O. Braun-Falco · G. Plewig · H.H. Wolff
DERMATOLOGIE und VENEROLOGIE

Springer
*Berlin
Heidelberg
New York
Barcelona
Budapest
Hongkong
London
Mailand
Paris
Santa Clara
Singapur
Tokio*

O. Braun-Falco
G. Plewig · H.H. Wolff

Dermatologie und Venerologie

4., vollständig überarbeitete
und erweiterte Auflage

Mit 850 größtenteils farbigen Abbildungen

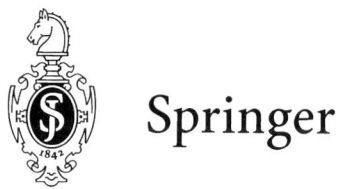

Professor Dr. med. Dr. h.c. mult. Otto Braun-Falco
vorm. Direktor der Dermatologischen Klinik und Poliklinik
der Ludwig-Maximilians-Universität München
Frauenlobstraße 9–11

80337 München

Professor Dr. med. Gerd Plewig
Direktor der Dermatologischen Klinik und Poliklinik
der Ludwig-Maximilians-Universität München
Frauenlobstraße 9–11

80337 München

Professor Dr. med. Helmut H. Wolff
Direktor der Klinik für Dermatologie und Venerologie
der Medizinischen Universität zu Lübeck
Ratzeburger Allee 160

23538 Lübeck

1. korrigierter Nachdruck der 4. Auflage 1997

Die erste und zweite Auflage sind erschienen im J.F. Lehmanns Verlag, München
unter dem Titel: E. Keining / O. Braun-Falco: Dermatologie und Venerologie

ISBN 3-540-53542-X   Springer-Verlag Berlin Heidelberg New York

ISBN 3-540-12023-8 3. Aufl.   Springer-Verlag Berlin Heidelberg New York
ISBN 0-387-12023-8 3th Ed.   Springer-Verlag New York Heidelberg Berlin

Die Deutsche Bibliothek — CIP-Einheitsaufnahme
Braun-Falco, Otto: Dermatologie und Venerologie / O. Braun-Falco ; G. Plewig ; H. H. Wolff. – 4., vollst. überarb. und erw. Aufl. – Berlin ; Heidelberg ; New York ; Barcelona ; Budapest ; Hong Kong ; London ; Mailand ; Paris ; Tokio : Springer, 1996
ISBN 3-540-53542-X   NE: Plewig, Gerd:; Wolff, Helmut H.:

Dieses Werk ist urheberrechtlich geschützt. Die dadurch begründeten Rechte, insbesondere die der Übersetzung, des Nachdrucks, des Vortrags, der Entnahme von Abbildungen und Tabellen, der Funksendung, der Mikroverfilmung oder der Vervielfältigung auf anderen Wegen und der Speicherung in Datenverarbeitungsanlagen, bleiben, auch bei nur auszugsweiser Verwertung, vorbehalten. Eine Vervielfältigung dieses Werkes oder von Teilen dieses Werkes ist auch im Einzelfall nur in den Grenzen der gesetzlichen Bestimmungen des Urheberrechtsgesetzes der Bundesrepublik Deutschland vom 9. September 1965 in der jeweils geltenden Fassung zulässig. Sie ist grundsätzlich vergütungspflichtig. Zuwiderhandlungen unterliegen den Strafbestimmungen des Urheberrechtsgesetzes.

© Springer-Verlag Berlin Heidelberg 1996
Printed in Germany

Die Wiedergabe von Gebrauchsnamen, Handelsnamen, Warenbezeichnungen usw. in diesem Werk berechtigt auch ohne besondere Kennzeichnung nicht zu der Annahme, daß solche Namen im Sinne der Warenzeichen- und Markenschutz-Gesetzgebung als frei zu betrachten wären und daher von jedermann benutzt werden dürften.

Produkthaftung: Für Angaben über Dosierungsanweisungen und Applikationsformen kann vom Verlag keine Gewähr übernommen werden. Derartige Angaben müssen vom jeweiligen Anwender im Einzelfall anhand anderer Literaturstellen auf ihre Richtigkeit überprüft werden.
Projektleitung: Dr. Wolfram Wiegers
Herstellung: W. Bischoff, Heidelberg
Einbandgestaltung: E. Kirchner, Heidelberg
Satz, Druck und Bindearbeiten: Universitätsdruckerei H. Stürtz AG, Würzburg

SPIN 10543466   23/3134 – 5 4 3 2 1 0 – Gedruckt auf säurefreiem Papier

Vorwort zur vierten Auflage

Das von Egon Keining und Otto Braun-Falco 1960 verfaßte und von Braun-Falco mit Gerd Plewig und Helmut H. Wolff 1976 in München weitergeführte Lehrbuch liegt nunmehr in seiner 4. deutschen Auflage vor. Es wurde von den Autoren wieder überarbeitet, in einigen Teilen neu gestaltet und durch Literaturhinweise ergänzt.

Die Ziele des Lehrbuches sind die gleichen geblieben. Zum einen soll es dem Studierenden der Medizin das Eindringen in das Fachgebiet der Dermatologie ermöglichen; zum anderen aber auch dem in der Weiterbildung befindlichen Arzt und dem Hautarzt in der Praxis bei seiner täglichen Arbeit ein verläßlicher Berater sein.

Die Entwicklung unseres Fachgebietes in den letzten Jahren ist gekennzeichnet durch die Beschreibung einer Reihe neuer dermatologischer Erkrankungen und durch eine Fülle neuer Erkenntnisse auf dem Gebiet ihrer Pathogenese dank der Fortschritte von immunologischen, molekularbiologischen und molekulargenetischen Methoden sowie durch viele neue therapeutische Prinzipien. Weiterhin haben die Geschlechtskrankheiten infolge epidemieartiger Ausbreitung der HIV-Infektion eine neue Dimension erreicht, weswegen auch die Darstellung dieser Erkrankung aus dermatovenerologischer Sicht ausführlich erfolgen muß.

Nach wie vor bleibt die Dermatologie ein morphologisches Fach. Die makroskopische Erfassung von Hauterscheinungen und ihr feingewebliches Substrat bei der mikroskopisch-histologischen Untersuchung bilden auch heute noch die Grundlagen dermatologischer Bemühungen. Sie werden ergänzt durch eine neue Ebene dermatologisch-morphologischer Betrachtungsweise von Hautveränderungen, der Dermatoskopie oder Auflichtmikroskopie, welche rasch besonders bei pigmentierten Hautveränderungen zunehmende Bedeutung erlangt hat. Hinzu kommen zahlreiche Labormethoden, welche die Diagnose entscheidend erleichtert und qualifiziert haben. Auch der dermatologisch konsultierte Arzt anderer medizinischer Spezialfächer vermag sich im Lehrbuch rasch zu informieren.

Mehr als 850 farbige Abbildungen illustrieren den Text. Dadurch ergibt sich eine wesentliche Ergänzung sowohl für den Studenten als auch für den in der Weiterbildung befindlichen Arzt und den praktisch tätigen Dermatologen, wenn diese sich mit Krankheitsbildern und deren Differentialdiagnose zu beschäftigen haben.

Das Fachgebiet der Dermatologie steht mehr und mehr integriert in der Medizin; es ist mit anderen Fächern eng verbunden und erfordert daher interdisziplinäre Kooperation. Besonders bemerkenswert sind die Fortschritte auch in der dermatologischen Therapie. Sie werden immer stärker geprägt durch innerliche und physikalische Behandlungsmethoden.

So hat die Dermatologie und Venerologie in den letzten 10 Jahren eine großartige Erweiterung erfahren. Aus diesem Grund haben die Autoren mehrere Kollegen zur Mitwirkung aufgefordert, die bei der Durchsicht einzelner Kapitel speziell im Hinblick auf Ätiologie und Pathogenese mitgeholfen und wertvolle Anregungen bezüglich Literaturreferenzen gegeben haben. Einzelne Kapitel wurden neu verfaßt. Allen sei dafür vielmals gedankt.

Zahlreiche Abbildungen und Vorlagen wurden ausgetauscht oder neu geschaffen. Sie wurden ausschließlich von unserem meisterlichen Fotografen, Herrn Peter Bilek angefertigt, dem wir an dieser Stelle wiederum für seine kontinuierliche und erfolgreiche Mitarbeit herzlich danken.

Nicht zuletzt gilt unser besonderer Dank wiederum dem Springer-Verlag Heidelberg für die hervorragende Ausstattung und die übersichtliche Druckanordnung dieses Buches.

So hoffen und wünschen wir, daß die vierte Auflage der „Dermatologie und Venerologie" ebenso wie die früheren Auflagen eine gute Resonanz bei den Lesern finden wird und ihnen bei ihrer beruflichen Arbeit von Nutzen sein möge.

München und Lübeck 1995   Die Verfasser

Vorwort zur dritten Auflage

Die 1. Auflage dieses Lehrbuches, von E. Keining und O. Braun-Falco verfaßt, erschien 1960, die 2. Auflage im Jahre 1969 im J. Lehmanns Verlag München. Mit dieser 3. Auflage erscheint das Lehrbuch jetzt im Springer-Verlag. Es wurde von O. Braun-Falco und seinen langjährigen Mitarbeitern G. Plewig und H.H. Wolff in wesentlichen Teilen neu gestaltet.

Wiederum wurde versucht, das ursprüngliche und in zwei Auflagen bewährte Konzept des Lehrbuches beizubehalten: Es soll dem Studierenden der Medizin das notwendige Wissen über das Fachgebiet der Dermatologie und Venerologie vermitteln, darüber hinaus aber auch dem in der Weiterbildung befindlichen Arzt und dem Kollegen in der Praxis bei seiner täglichen Arbeit ein verläßlicher Berater sein.

Bekanntlich leiden in der Praxis eines Allgemeinarztes etwa 20% der Patienten an Hauterkrankungen. Das Gebiet der Dermatologie und Venerologie ist ein visuelles Fach; der optische Eindruck einer von der Norm abweichenden Veränderung an der Haut oder den hautnahen Schleimhäuten steht daher am Anfang dermatologischer Bemühungen. Sorgfältige anamnestische Datenerhebung, bewußtes Wahrnehmen oder Erkennen der krankhaften Erscheinungen führen oft ohne weitere Untersuchungen zur Diagnose. Dermatologie und Venerologie können daher eigentlich nur auf dem Boden visueller Eindrücke und Erfahrungen erlernt werden; das geschriebene Wort und Schwarzweißabbildungen reichen dazu nicht immer aus. Es ist uns deshalb eine besondere Freude, daß in dieser Neuauflage der Text durch Farbabbildungen ergänzt werden konnte, um damit dem Studenten das Erlernen dieses Fachgebietes zu erleichtern und dem Arzt beim diagnostischen und differentialdiagnostischen Vergleich zu helfen.

Das Buch orientiert sich für die Ausbildungsbedürfnisse des Studenten am Gegenstandskatalog für den Zweiten Abschnitt der Ärztlichen Prüfung. Für die Weiterbildung zum Hautarzt wurden die entsprechenden Richtlinien berücksichtigt.

Unter dem Einfluß der Naturwissenschaften ist in der Dermatologie und Venerologie in den letzten Jahren neben der klassischen deskriptiven makroskopischen und mikroskopischen Morphologie zunehmend die naturwissenschaftliche Betrachtungsweise in den Vordergrund getreten und hat Diagnostik und Therapie wesentlich geprägt. Daher scheint es auch notwendig, modernen Erkenntnissen zur Ätiologie und Pathogenese mehr Raum zu gewähren. Nicht zuletzt wird dadurch die enge Verbindung der Dermatologie mit anderen Fächern der Medizin deutlich, die zur Kooperation anregen soll. Die Verfasser versuchten, in der täglichen Praxis und in der Klinik häufiger zu beobachtende Erkrankungen der Haut und Schleimhäute ausführlicher darzustellen als seltenere Dermatosen. Besonderer Wert wurde auch auf die Erörterung therapeutischer Möglichkeiten gelegt, wobei es allerdings weniger auf Vollständigkeit als auf die Darstellung von Prinzipien und objektivierbaren Verfahren ankam, daneben aber auch auf die Vermittlung jahrzehntelang empirisch bewährter therapeutischer Maßnahmen. Aus der Fülle der handelsüblichen Therapeutika wurden Beispiele aufgeführt, die sich uns bewährt haben; ihre Auswahl stellt kein Werturteil über nicht genannte Therapeutika dar. Auch das Therapie-Kapitel wurde als praxisnahe Informationsquelle gestaltet. Trotz der raschen Zunahme unserer Erkenntnisse und der Ausweitung unseres Fachgebietes in Spezialgebiete wie Andrologie, dermatologische Allergologie, dermatologische Angiologie, dermatologische Proktologie, Photobiologie und operative Dermatologie war es unser Ziel, den Umfang dieses Buches nicht allzusehr zu vergrößern. Notwendigenfalls wird man Handbücher oder Spezialliteratur zu Rate ziehen.

Abbildungen und Vorlagen wurden fast ausschließlich von unserem erfahrenen Photographen, Herrn P. Bilek angefertigt, dem auch an dieser Stelle besonders herzlich für seine unermüdliche Mitarbeit gedankt sei. Einige Abbildungen von tiefen Mykosen wurden dankenswerterweise von Professor Dr. C. Bopp, Pôrto Alegre, Brasilien, die Abbildung über Miliaria von Dr. E. Hölzle, Düsseldorf, zur Verfügung gestellt.

Zahlreiche Kollegen haben uns wertvolle Anregungen gegeben: Herr J. Fröhlich, Leitender Pharmaziedirektor am Klinikum der Universität München, Prof. Dr. H.E. Krampitz, Abteilung für Infektions- und Tropenmedizin der Universität München, Dr. W. Barran, Privatdozent Dr. M. Dorn, Dr. M. Meurer, Dr. U. Neubert und Prof. Dr. W.-B. Schill, Dermatologische Klinik und Poliklinik der Universität München. Besonders zu Dank verbunden sind wir Herrn Dr. A. Detter, Leitender Pharmaziedirektor am Klinikum Rechts der Isar, für die Durchsicht des Abschnittes über äußerliche Dermatotherapie.

Unseren Ehefrauen danken wir für ihre stete Rücksichtnahme während der Arbeit an diesem Buch und für ihre bereitwillige Mitarbeit beim Lesen der Korrekturen. Vor allem dem Verleger, Herrn Dr. Dr. h.c. H. Götze, Heidelberg, sei sehr herzlich dafür gedankt, daß er das Buch in den Springer-Verlag übernommen und so anerkennenswert ausgestattet hat.

München, Düsseldorf und Lübeck 1983   Die Verfasser

Inhaltsverzeichnis

1   Grundzüge der dermatologischen Diagnostik   1
2   Erkrankungen durch Viren   23
3   Erkrankungen durch Rickettsien   94
4   Bakterielle Erkrankungen   97
5   Erkrankungen durch Protozoen   261
6   Zoonosen   271
7   Dermatomykosen   279
8   Epizoonosen   319
9   Hauterkrankungen durch Würmer   335
10 Arzneimittelexantheme   351
11 Urtikaria, Angioödem und Anaphylaxie   373
12 Dermatitis und Ekzemerkrankungen   403
13 Physikalisch und chemisch bedingte Hauterkrankungen   477
14 Erythematöse, erythematosquamöse und papulöse Hauterkrankungen   523
15 Blasenbildende Erkrankungen   613
16 Pustelbildende Erkrankungen   657
17 Keratosen   671
18 Erkrankungen des Bindegewebes   697
19 Anomalien und Fehlbildungen der Haut   766
20 Entzündliche Erkrankungen des Knorpels   773
21 Erkrankungen des Fettgewebes   777
22 Erkrankungen der Blutgefäße   794
23 Hämorrhagische Diathesen   849
24 Erkrankungen der Lymphgefäße   887
25 Pruritus, Prurigokrankheiten, Artefakte, neurologische Erkrankungen   893
26 Störungen der Melaninpigmentierung   913
27 Dyschromien   939
28 Erkrankungen der Talgdrüsenfollikel   945
29 Erkrankungen der apokrinen Schweißdrüsen   977
30 Erkrankungen der ekkrinen Schweißdrüsen   981
31 Erkrankungen der Haare   992
32 Erkrankungen der Nägel   1029
33 Erkrankungen der Lippen und der Mundhöhle   1049
34 Erkrankungen von Glans penis und Präputium   1079
35 Erkrankungen des äußeren weiblichen Genitales   1095
36 Hauterkrankungen in der Schwangerschaft   1107
37 Hauterkrankungen durch Störungen des Lipoprotein- und Lipidstoffwechsels   1113
38 Systematisierte Lipidablagerungen   1131
39 Hauterkrankungen durch Störungen im Aminosäurestoffwechsel   1140
40 Gammopathien   1147

41 Amyloidosen **1153**
42 Hyalinosen **1161**
43 Hauterkrankungen durch Störungen im Glykosaminoglykanstoffwechsel **1165**
44 Porphyrien **1179**
45 Kalzinosen **1197**
46 Eisen-, Schwefel-, Zink- und Kupferstoffwechselstörungen **1203**
47 Purinstoffwechselstörungen **1209**
48 Ernährungs- und Stoffwechselstörungen **1213**
49 Avitaminosen und Hypervitaminosen **1219**
50 Granulomatöse Erkrankungen unbekannter Ursache **1231**
51 Erkrankungen mit Hypereosinophilie **1248**
52 Nävi **1252**
53 Zysten und Sinus **1277**
54 Benigne epitheliale Tumoren **1291**
55 Präkanzerosen **1302**
56 Pseudokanzerosen **1317**
57 Maligne epitheliale Tumoren **1324**
58 Maligne Melanome **1345**
59 Mesenchymale und neurale Tumoren **1359**
60 Pseudolymphome der Haut **1390**
61 Maligne Lymphome der Haut **1397**
62 Leukämien der Haut **1426**
63 Mastozytosen **1431**
64 Histiozytosen **1439**
65 Paraneoplastische Syndrome **1456**
66 Dermatologische Proktologie **1465**
67 Andrologie **1473**
68 Äußerliche Dermatotherapie **1487**
69 Innerliche Behandlung von Dermatosen **1533**
70 Physikalische Therapie **1552**

Sachverzeichnis **1569**

Mitarbeiterverzeichnis

Folgende Kolleginnen und Kollegen haben freundlicherweise bei einzelnen Lehrbuchkapiteln mitgewirkt. Für diese Zusammenarbeit wird sehr herzlich gedankt.

Privatdozent Dr. med. Dietrich Abeck
Dermatologische Klinik und Poliklinik
Technische Universität
Biedersteinerstraße 29
D-80802 München

Kapitel 4: 172–176

Dr. med. Ulrich Amon
PsoriSol Interdisziplinäres Therapiezentrum
Fachklinik für Dermatologie und Allergologie
Mühlstraße 31
D-91217 Hersbruck

Kapitel 20: 773–776
Kapitel 63: 1431–1438

Dr. med. Thomas Bergner
Hautarzt
Räterstraße 20
D-85551 Kirchheim b. München

Kapitel 31: 992–1028

Professor Dr. med. Dr. rer. nat.
Thomas Bieber
Dermatologische Klinik und Poliklinik
Ludwig-Maximilians-Universität
Frauenlobstraße 9–11
D-80337 München

Kapitel 10: 351–372
Kapitel 14: 582–590
Kapitel 16: 657–669

Professor Dr. med. Leena Kaarina
Bruckner-Tuderman
Universitätshautklinik
von-Esmarch-Straße 56
D-48149 Münster

Kapitel 43: 1165–1178

Dr. med. Friedemann Enders
Hautarzt
Friedrich-Keßler-Platz 5
D-58791 Werdohl

Kapitel 12: 414–431

Professor Dr. med. Peter Frosch
Hautklinik der Städtischen Kliniken
Beurhausstraße 40
D-44137 Dortmund

Kapitel 12: 404–413, 466–469

Professor Dr. Günter Goerz
Hautklinik der Heinrich-Heine-Universität
Moorenstraße 5
D-40225 Düsseldorf

Kapitel 44: 1179–1195

Privatdozent Dr. med. Wolfgang Hartschuh
Universitätshautklinik
Voßstraße 2
D-69115 Heidelberg

Kapitel 25: 893–895, 905–908

Professor Dr. med. Conrad Hauser
Universitätshautklinik
24, rue Micheli-du-Crest
CH-2111 Genf

Kapitel 64: 1439–1455

Professor Dr. med. Stefan Hödl
Universitätsklinik für Dermatologie und Venerologie Graz
Auenbrugger Platz 8
A-8036 Graz

Kapitel 21: 777–793

Professor Dr. med. Erhard Hölzle
Universitätshautklinik Hamburg-Eppendorf
Martinistr. 52
D-20251 Hamburg

Kapitel 13: 493–521
Kapitel 29: 977–980
Kapitel 30: 981–991

Professor Dr. med. Heiko Iven
Institut für Pharmakologie
Medizinische Universität zu Lübeck
Ratzeburger Allee 160
D-23538 Lübeck

Kapitel 69: 1533–1551

Dr. med. Thomas Jansen
Dermatologische Klinik und Poliklinik
Ludwig-Maximilians-Universität
Frauenlobstraße 9–11
D-80337 München

Kapitel 32: 1029–1048
Kapitel 65: 1456–1464

Privatdozent Dr. med. Peter Kaudewitz
Dermatologische Klinik und Poliklinik
Ludwig-Maximilians-Universität
Frauenlobstraße 9-11
D-80337 München

Kapitel 60: 1390-1396
Kapitel 61: 1397-1425
Kapitel 62: 1426-1430

Dr. med. Martina Kerscher
Dermatologische Klinik
Ruhr-Universität
Gudrunstraße 56
D-44791 Bochum

Kapitel 70: 1556-1562

Professor Dr. med. Peter Kind
Dermatologische Klinik und Poliklinik
Ludwig-Maximilians-Universität
Frauenlobstraße 9-11
D-80337 München

Kapitel 50: 1231-1247
Kapitel 51: 1248-1251
Kapitel 59: 1359-1389

Privatdozent Dr. med. Peter Karl Kohl
Universitätshautklinik
Voßstraße 2
D-69115 Heidelberg

Kapitel 4: 97-110

Professor Dr. med. Hans Christian Korting
Dermatologische Klinik und Poliklinik
Ludwig-Maximilians-Universität
Frauenlobstraße 9-11
D-80337 München

Kapitel 4: 110-122, 178-218, 240-250
Kapitel 7: 279-317
Kapitel 68: 1487-1532
Kapitel 69: 1533-1551

Privatdozent Dr. med. Dr. rer. nat.
Jürgen Kreusch
Hautarzt
Bei der Wasserkunst 15
D-23564 Lübeck

Kapitel 1: 11
Kapitel 22: 794-826
Kapitel 24: 887-892

Professor Dr. med. Thomas Krieg
Universitätshautklinik
Joseph-Stelzmann-Straße 9
D-50931 Köln

Kapitel 15: 614-622
Kapitel 18: 697-735

Professor Dr. med. Wolfgang Küster
Dermatologische Klinik
der Philipps-Universität
Deutschhausstraße 9
D-35037 Marburg

Kapitel 17: 671-696
Kapitel 19: 766-772
Kapitel 46: 1203-1208

Professor Dr. med. Michael Landthaler
Klinik und Poliklinik für Dermatologie
Klinikum der Universität
Franz-Josef-Strauß Allee 11
D-93042 Regensburg

Kapitel 36: 1107-1112
Kapitel 40: 1147-1152
Kapitel 58: 1345-1357
Kapitel 70: 1552-155, 1562-1568

Professor Dr. med. Bodo Melnik
Hautarzt
Eickhoffstraße 20
D-33330 Gütersloh

Kapitel 28: 945-976
Kapitel 37: 1113-1130
Kapitel 38: 1131-1139
Kapitel 39: 1140-1146

Professor Dr. med. Michael Meurer
Dermatologische Klinik und Poliklinik
Ludwig-Maximilians-Universität
Frauenlobstraße 9-11
D-80337 München

Kapitel 4: 148-160
Kapitel 15: 622-656
Kapitel 18: 736-755
Kapitel 51: 1248-1251

Privatdozent Dr. med. Helmut Näher
Universitäts-Hautklinik
Voßstraße 2
D-69115 Heidelberg

Kapitel 4: 110-121
Kapitel 35: 1097-1100

Dr. med. Uwe Neubert
Dermatologische Klinik und Poliklinik
Ludwig-Maximilians-Universität
Frauenlobstraße 9-11
D-80337 München

Kapitel 4: 162-171

Dr. med. Jörg Prinz
Dermatologische Klinik und Poliklinik
Ludwig-Maximilians-Universität
Frauenlobstraße 9-11
D-80337 München

Kapitel 14: 541-569

Professor Dr. med. Bernhard Przybilla
Dermatologische Klinik und Poliklinik
Ludwig-Maximilians-Universität
Frauenlobstraße 9–11
D-80337 München

Kapitel 11: 373–401
Kapitel 12: 414–435

Professor Dr. med. Dr. phil. Johannes Ring
Dermatologische Klinik und Poliklinik
Technische Universität
Biedersteinerstraße 29
D-80802 München

Kapitel 11: 373–401

Privatdozent Dr. med. Martin Röcken
Dermatologische Klinik und Poliklinik
Ludwig-Maximilians-Universität
Frauenlobstraße 9–11
D-80337 München

Kapitel 1: 17–21
Kapitel 2: 64–86
Kapitel 5: 261–270
Kapitel 9: 335–350
Kapitel 47: 1209–1211
Kapitel 48: 1213–1218
Kapitel 49: 1219–1230
Kapitel 57: 1324–1344

Professor Dr. med. Thomas Ruzicka
Hautklinik der Heinrich-Heine-Universität
Moorenstraße 5
D-40225 Düsseldorf

Kapitel 12: 445–459
Kapitel 41: 1153–1160
Kapitel 42: 1161–1163
Kapitel 45: 1197–1202

Dr. med. Christian Sander
Dermatologische Klinik und Poliklinik
Ludwig-Maximilians-Universität
Frauenlobstraße 9–11
D-80337 München

Kapitel 53: 1277–1290

Dr. med. Martin Schaller
Dermatologische Klinik und Poliklinik
Ludwig-Maximilians-Universität
Frauenlobstraße 9–11
D-80337 München

Kapitel 6: 271–278

Professor Dr. med. Rüdiger Scharf
Institut für Hämostaseologie und
Transfusionsmedizin
Heinrich-Heine-Universität
Moorenstraße 5
D-40225 Düsseldorf

Kapitel 23: 849–885

Professor Dr. med. Wolf-Bernhard Schill
Universitätshautklinik
Zentrum für Dermatologie und
Andrologie
Gaffkystraße 14
D-35392 Gießen

Kapitel 67: 1473–1486

Dr. med. Carl-Georg Schirren
Dermatologische Klinik und Poliklinik
Ludwig-Maximilians-Universität
Frauenlobstraße 9–11
D-80337 München

Kapitel 54: 1291–1301
Kapitel 57: 1324–1344

Professor Dr. med. Wilfried Schmeller
Klinik für Dermatologie und Venerologie
Medizinische Universität zu Lübeck
Ratzeburger Allee 160
D-23538 Lübeck

Kapitel 22: 826–845

Dr. med. Eva-Regina Thoma-Greber
Dermatologische Klinik und Poliklinik
Ludwig-Maximilians-Universität
Frauenlobstr. 9–11
D-80337 München

Kapitel 2: 64–93

Dr. med. Michael Tronnier
Klinik für Dermatologie und Venerologie
Medizinische Universität zu Lübeck
Ratzeburger Allee 160
D-23538 Lübeck

Kapitel 52: 1252–1276

Kapitel 1 Grundzüge der dermatologischen Diagnostik

Inhaltsverzeichnis

Dermatologische Klientel.	1
Untersuchung eines Hautkranken	2
Anamnese	2
Familienanamnese.	2
Allgemeine Anamnese	2
Eigene Anamnese	3
Jetzige Anamnese	3
Medikamentenanamnese	3
Körperliche Untersuchung	3
Unterschiede in der Struktur der Haut	4
Unterschiede in der Funktion der Haut	4
Hautveränderungen	4
Die Effloreszenzen	4
Makula (Fleck)	5
Urtika (Quaddel)	6
Papula (Papel), Nodulus (Knötchen),	
Nodus (Knoten), Tumor	6
Vesicula (Bläschen), Bulla (Blase)	7
Pustula (Pustel)	7
Crusta (Kruste, Borke), Nekrose (Schorf)	7
Squama (Schuppe).	7
Keratosen	8
Erosion, Ulcus (Geschwür), Vulnus (Wunde)	8
Exkoriation, Rhagade, Fissur	8
Cicatrix (Narbe).	8
Atrophie.	9
Verteilung und Anordnung der Effloreszenzen . . .	9
Allgemeine Untersuchung und Laboruntersuchungen .	10
Dermatoskopie (Auflichtmikroskopie)	11
Probeexzision und histopathologische Untersuchung .	11
Grundbegriffe der Dermatohistopathologie	13
Epidermis- und Basalschichtveränderungen	14
Pathologische Veränderungen im Korium	15
Histologische Diagnostik entzündlicher Dermatosen	16
Histologische Tumordiagnostik	16
In-situ-Hybridisierung und Polymerasekettenreaktion .	16
Immunologische Grundbegriffe: Immunabwehr,	
Immunität und Allergie.	17
Begriffe und Strukturen.	18
Zellsysteme des Immunsystems	19
Immunantwort	20
Immunität und Allergie.	21
Therapeutische Ansatzpunkte	21
Weiterführende Literatur	22

Dermatologische Klientel

Häufigkeit von Hauterkrankungen. In der ärztlichen Praxis ist etwa jeder 4. bis 6. Patient ein Hautkranker. In den Tropen gehören Dermatosen zu den häufigsten Krankheiten. Jeder Arzt muß daher in der Lage sein, die wichtigsten Hautkrankheiten zu erkennen und zu behandeln.

Altersabhängigkeit. Sie liegt bei vielen praktisch bedeutsamen Hauterkrankungen vor.

Neugeborene oder Säuglinge. Sie werden von ihren Eltern wegen angeborener Fehlbildungen („Muttermalen", Nävi), Erbkrankheiten der Haut (z. B. Ichthyosen) oder Säuglingsekzemen vorgestellt.

Kinder. Sie kommen wegen juckender Hauterkrankungen (z. B. Strophulus infantum, atopisches Ekzem) oder Hautinfektionen (Warzen, Impetigo contagiosa, Krätze).

Adoleszenz. Hier ist die Acne vulgaris der häufigste Grund für den Arztbesuch. Daneben spielen kosmetisch störende Hautveränderungen eine Rolle; bei Hauterscheinungen im Genitalbereich die Sorge vor Geschlechtskrankheiten.

Erwachsene. Sie entschließen sich oft dann zum Arztbesuch, wenn Hauterscheinungen an unbedeckten Körperteilen, in größerer Flächenausdehnung oder mit starkem Juckreiz auftreten. Die Frage der Berufsbedingtheit einer Hauterkrankung kann auftreten und ist versicherungsrechtlich wichtig. Frauen wünschen die Behandlung auch bei geringfügigen, jedoch kosmetisch störenden Hautveränderungen. Auch sexuell übertragene Erkrankungen sind nicht selten.

Ältere Menschen. Sie neigen wegen der altersbedingten Austrocknung ihrer Haut zu Juckreiz (Pruritus senilis); ferner treten zunehmend Umweltschäden (chronische aktinische Hautveränderungen, kumulativ-toxisches Ekzem) und Hauttumoren auf. Gelegentlich besteht Karzinophobie.

Ambulante oder klinische Behandlung. Die meisten Hauterkrankungen können ambulant behandelt werden.

Klinische Aufnahme von Patienten in eine Hautklinik ist notwendig:
- zur Durchführung umfassender diagnostischer Maßnahmen, z. B. im Rahmen einer Durchuntersuchung zur Aufdeckung kausaler Zusammenhänge,
- wenn erfahrungsgemäß mit systemischen Manifestationen einer Hauterkrankung oder Begleitkrankheiten zu rechnen ist (z. B. Dermatomyositis, progressive systemische Sklerodermie, Lupus erythematodes, paraneoplastische Syndrome),
- zur Behandlung großflächig ausgedehnter Hauterkrankungen (z. B. ausgedehnte Psoriasis, generalisierte Ekzeme, Pemphigus vulgaris),
- wenn eine spezielle Therapie klinische Durchführung (z. B. größere operative Eingriffe) oder klinische Kontrollen (z. B. Zytostatikatherapie) erfordert,
- bei Ausbleiben des Erfolges ambulanter Behandlungsmaßnahmen (z. B. bei Therapieresistenz, bei Nichtdurchführbarkeit der Behandlung aus Altersgründen, bei Nichtbefolgung der ärztlichen Anweisungen).

Untersuchung eines Hautkranken

Anamnese

Familienanamnese

Vererbte Dermatosen (Genodermatosen) werden durch die Familienanamnese aufgedeckt. Die Aufstellung eines Stammbaums läßt den Erbgang erkennen, z. B. bei Ichthyosen, palmoplantaren Keratosen oder hereditären Epidermolysen.
Die *Disposition* zu bestimmten Erkrankungen kann vererbt werden (z. B. Neigung zu Psoriasis oder zu allergischen Erkrankungen wie Heuschnupfen oder atopisches Ekzem).
Infektionskrankheiten können pränatal oder intrapartal übertragen werden (Syphilis, HIV-Infektion) oder sich durch den engen Kontakt innerhalb einer Familie verbreiten (z. B. Pyodermien, Läuse, Krätze).

Allgemeine Anamnese

Für die Aufdeckung kausaler Zusammenhänge können allgemeine Lebensumstände wesentlich sein, die oft auf den ersten Blick keinen Zusammenhang mit der Hauterkrankung vermuten lassen.

Berufsabhängigkeit. Insbesondere bei Ekzemen ist an einen äußeren Kontakt mit Noxen der beruflichen Umwelt zu denken. Die Hauterscheinungen entstehen primär am Ort der Einwirkung und neigen zu Besserung im Urlaub, bei Arbeitsunfähigkeit oder sogar über das Wochenende. Hauterkrankungen gehören zu den häufigsten Berufskrankheiten. Schon bei Verdacht auf eine Berufskrankheit soll eine ärztliche Meldung an die zuständige Berufsgenossenschaft erfolgen, damit eine gewissenhafte Abklärung veranlaßt und weiterer Schaden sowohl für den Betroffenen als auch für die Gesellschaft vermieden wird.

Weitere äußere Noxen. Neben den Berufsnoxen sind u. a. das Sonnenlicht, Wärme und Kälte, Kosmetika, Deodorants, Detergenzien, Chemikalien, Substanzen bei Hobbytätigkeiten für Hauterkrankungen verantwortlich. Hinweise liefert hierbei oft die Lokalisation der Hauterscheinungen am Ort der Einwirkung.

Kontakt mit Tieren. Er kann zu allergischen Reaktionen (z. B. Asthma oder atopischem Ekzem durch Tierhaarallergie) oder Übertragung von Infektionskrankheiten (z. B. Pilzerkrankungen, Erysipeloid) führen.

Innerlich einwirkende Agenzien. Sie führen zu eher symmetrischen Hauterscheinungen; so können multiforme, morbilliforme, skarlatiniforme, rubeoliforme oder urtikarielle Exantheme als Ausdruck allergischer, pseudoallergischer oder toxischer Reaktionen auf innerlich verabreichte Medikamente, auf Nahrungsmittel oder bei Infektionskrankheiten entstehen.

Jahreszeitliche Abhängigkeit. Sie ist für manche Hauterkrankungen typisch. Lichtbeeinflußte Hauterkrankungen sind im Frühling und im Sommer häufiger. Porphyria cutanea tarda, Miliaria und Dyshidrosis kommen mehr im Sommer, Erythema multiforme und Pityriasis rosea im Frühling und Herbst häufiger vor. Kältebeeinflußte Dermatosen, kapilläre Durchblutungsstörungen (z. B. Akrozyanose, Erythrocyanosis crurum puellarum, Pernionen) beobachtet man gehäuft in der kalten Jahreszeit.

Zusammenhang mit Menstruation und Gravidität. *Prämenstruelle Verschlimmerung* ist für manche Dermatosen typisch (z. B. Acne vulgaris, Herpes simplex praemenstrualis, Arzneimittelexantheme bei regelmäßiger Einnahme von Medikamenten vor der Menstruation).
Schwangerschaftsdermatosen treten während der Gravidität auf und heilen meist nach der Entbindung ab (z. B. Prurigo gestationis, Herpes gestationis, Melasma gravidarum).

Eigene Anamnese

Frühere Hautkrankheiten sind wichtig. Milchschorf in der Säuglingszeit spricht für atopische Diathese. Bei manchen Kinderkrankheiten (z.B. Windpocken, Masern) ist eine nochmalige Erkrankung – außer bei schwerer Immundefizienz – weitgehend ausgeschlossen. Innerliche Erkrankungen können zu Symptomen an der Haut führen, z.B. Hyperlipoproteinämien zu Xanthomen; bei Diabetes mellitus ist Kandidose häufiger, maligne Tumoren können Hautmetastasen verursachen. Umgekehrt können Hauterscheinungen erste Hinweise auf innerliche Erkrankungen liefern: bei Kandidose ist Diabetes mellitus auszuschließen, bei Dermatomyositis oder Acanthosis nigricans ein internes Karzinom, bei Erythema palmare eine Leberzirrhose. Manche Erkrankungen manifestieren sich gleichzeitig an der Haut und an inneren Organen, wie etwa der systemische Lupus erythematodes, die progressive systemische Sklerodermie, Leukämien oder Stoffwechselkrankheiten.

Jetzige Anamnese

Die Dauer der jetzt bestehenden Hauterkrankung liefert wichtige Anhaltspunkte (Fragen: Seit wann, wo beginnend, einmalig, dauernd oder intermittierend?). Genodermatosen und Nävi bestehen meist seit Geburt oder seit früher Kindheit. Chronische granulomatöse Hauterkrankungen (z.B. Lupus vulgaris), Stoffwechselerkrankungen (z.B. Xanthomatosen) oder innerliche Hautkrankheiten (z.B. Sarkoidose, systemische Sklerodermie) entwickeln sich über viele Jahre. Exogen bedingte Hautkrankheiten durch Infektion (z.B. Pyodermien, Virusinfektionen), durch physikochemische Noxen (z.B. Sonnenbrand, Verätzungen) oder allergische Reaktionen (z.B. akute Kontaktdermatitis, Arzneimittelexantheme) nehmen eher einen akuten Verlauf.

Die subjektiven Symptome sind vielfach für bestimmte Dermatosen charakteristisch, z.B. Juckreiz, Brennen, Ausfluß, Schweißsekretion, Haarausfall. Insbesondere die Juckreizanamnese ist aufschlußreich: Manche Dermatosen, beispielsweise Hautausschläge bei Syphilis, jucken nie. Verschiedene Qualitäten des Juckreizes bedingen unterschiedliche Reaktionen des Patienten: Bei einigen Dermatosen wird die Haut *gekratzt*, so daß strichförmige Kratzeffekte entstehen (z.B. bei Epizootien, Ekzemen); andere Hauterscheinungen werden *gescheuert* (z.B. Lichen ruber planus, Urtikaria; man sieht keine Kratzeffekte); bei wiederum anderen Dermatosen werden einzelne Effloreszenzen mit dem Fingernagel *zerkratzt* und hinterlassen schüsselförmige Narben (z.B. Prurigo simplex subacuta).

Medikamentenanamnese

Die bisher durchgeführte Therapie sollte erfragt werden, insbesondere ihre Dauer, ihre Verträglichkeit und ihre Wirksamkeit. Medikamente, die wegen einer Hauterkrankung verwendet wurden, können das klinische Bild so wesentlich verändern (Metamorphose), daß auch der Fachmann ein therapiefreies Intervall abwarten muß, um zur richtigen Diagnose zu gelangen. Die Labordiagnostik kann durch Vorbehandlung einer Erkrankung erschwert oder verhindert werden (z.B. kultureller Pilznachweis bei Vorbehandlung mit Antimykotika, Gonorrhö- oder Syphilisdiagnostik nach Vorbehandlung mit Antibiotika). Aber auch wegen anderer Erkrankungen gegebene Medikamente können selbst die Ursache einer Dermatose sein. An Ovulationshemmer, Abführ-, Schmerz-, Schlaf- oder Beruhigungsmittel ist zu denken, da diese häufig erst auf gezieltes Fragen hin angegeben werden.

Eine sorgfältige Anamnese erfordert Geduld und Zeit. Sie schafft aber gleichzeitig eine wesentliche Grundlage für das gerade bei der Behandlung chronischer Hautkrankheiten so wichtige Vertrauensverhältnis zwischen dem Arzt und seinem Patienten.

Körperliche Untersuchung

Die Inspektion des gesamten Hautorgans ist zur Untersuchung jedes Patienten mit einer Hauterkrankung notwendig. Einzuschließen sind dabei die Adnexe (Haare, Nägel), die Mundschleimhaut und die Genitoanalregion, ferner die Palpation der Lymphknoten. Bei Verdacht auf arterielle Durchblutungsstörungen sind insbesondere die Fußpulse zu palpieren.

Diese Untersuchung gibt Aufschluß über die Ausdehnung (Frage der ambulanten oder klinischen Behandlung) und das für die Diagnostik wichtige Verteilungsmuster der Dermatose. Nicht jeder vom Patienten spontan gezeigte Krankheitsherd reicht für die Diagnostik aus, und selbst ausgedehnte Dermatosen können arm an diagnostisch relevanten Primäreffloreszenzen sein. Schließlich können vom Grund des Arztbesuches unabhängige Befunde wichtig sein (z.B. Entdeckung eines malignen Melanoms am Rücken bei einem Patienten mit Handekzem). Für die bevorzugten Lokalisationen (Prädilektionsstellen) von Dermatosen sind viele Faktoren maßgeblich, von denen erst ein Teil bekannt ist.

Unterschiede in der Struktur der Haut

Am behaarten Kopf lokalisieren sich bestimmte Haarbodenerkrankungen und Haarveränderungen.
Talgdrüsenreiche Areale (Gesicht, vordere und hintere Schweißrinne) sind Prädilektionsstellen für Acne vulgaris und das seborrhoische Ekzem.
Palmae und Plantae sind reich an ekkrinen Schweißdrüsen und besitzen eine dicke Hornschicht. Haare und Talgdrüsen fehlen. Nur hier kommen dyshidrosiforme Eruptionen vor.
Apokrine Schweißdrüsen finden sich in den Axillen, an den Areolae mammae, am Mons pubis, im Perianalbereich. Nur an diesen Orten kommen Erkrankungen der apokrinen Drüsen vor wie Hidradenitis suppurativa, Morbus Fox-Fordyce oder Morbus Paget.
Die Übergangszonen zwischen Haut und Schleimhaut (Lippen, Genitoanalregion) sind Prädilektionsstellen für Herpes simplex, das fixe Arzneimittelexanthem, Präkanzerosen und spinozelluläre Karzinome.

Unterschiede in der Funktion der Haut

Der Hautsekretionstyp muß erfaßt werden. Anlagebedingt zeigen manche Menschen eine stärkere Talgproduktion und besitzen daher eine sehr fettige Haut (Seborrhö), andere dagegen eine trockene Haut (Sebostase). Die meisten Menschen nehmen eine Mittelstellung zwischen den extremen Varianten der Seborrhoiker und Sebostatiker ein.

Sekretionstyp und Hauterkrankungen. Manche Erkrankungen wie Acne vulgaris und seborrhoisches Ekzem sind an einen seborrhoischen Funktionszustand der Haut, andere wie atopisches Ekzem oder Ichthyosis vulgaris an eine Sebostase gebunden. Seborrhoiker sind empfänglicher für Infektionen durch Eitererreger. Der Hautsekretionstyp ist ferner wichtig für die Pflege der gesunden Haut und für die Wahl der äußerlichen Therapie.

Periphere Zirkulationsstörungen. Sie liefern die Voraussetzung für die Entwicklung bestimmter Dermatosen. Kennzeichnend sind Akrozyanose und Cutis marmorata an den distalen Extremitätenabschnitten. Hier lokalisieren sich bevorzugt Warzen, manche Dermatomykosen, Lupus vulgaris oder Perniones.

Intertriginöse Bereiche. Dies sind Regionen, wo Haut auf Haut liegt, d. h. axillär, submammär, umbilikal, inguinal, perianal, interdigital, insbesondere bei adipösen Patienten. Abdunstung und Abschilferung sind gehemmt, vermehrte Durchfeuchtung und Aufweichung der Haut führen zu Mazeration und erleichtern bakterielle und mykotische Hautinfektionen oder Kontaktallergisierung. Viele Dermatosen zeigen in den intertriginösen Bereichen eine Neigung zu papillomatöser Wucherung (z. B. Pemphigus vegetans).

Unbekannte Faktoren. Sie sind noch vielfach bei der Prädilektion von Hauterkrankungen im Spiel. Beispielsweise ist die *Schleimhautbeteiligung* für manche Dermatosen charakteristisch (z. B. Pemphigus vulgaris), bei anderen fehlt sie konstant (z. B. Dermatitis herpetiformis) und kann darum differentialdiagnostisch bedeutsam sein.

Hautveränderungen

Lokalisation von Hauterscheinungen. Die Inspektion des gesamten Hautorgans erfolgt zunächst aus angemessenem Abstand, der einen Überblick über den ganzen Patienten erlaubt. Dabei erkennt man, ob die Hautveränderungen asymmetrisch, unilateral, bilateral oder gar symmetrisch angeordnet sind. Asymmetrische Lokalisation läßt an exogene Genese (örtliche Infektion der Haut, physikalische oder chemische Kontaktnoxen) denken, bilaterale bzw. symmetrische Lokalisation eher an endogene Auslösung (z. B. Infektionskrankheiten wie Scharlach, Masern, Pocken, Windpocken; Arzneimittelexantheme, Lichen ruber planus, Psoriasis vulgaris).

Die Effloreszenzen

Einzelanalyse der Effloreszenzen. Nach dem Überblick über Lokalisation und Ausdehnung einer Hauterkrankung aus der Entfernung folgt das Studium der einzelnen Elemente aus der Nähe, aus Leseabstand. Ein Hautausschlag wird als *Exanthem* bezeichnet; seine kleinsten Einzelelemente sind die *Effloreszenzen*. Ein Ausschlag an der Schleimhaut heißt *Enanthem*. Die dermatologische Diagnose kann in den meisten Fällen aus der Lokalisation, Ausdehnung und Anordnung eines Exanthems und der Analyse seiner Effloreszenzen gestellt werden.
Die dermatologische Diagnostik ist also primär morphologisch-deskriptiv orientiert. Ohne Kenntnis der Effloreszenzen sind eine einwandfreie dermatologische Diagnose und auch eine differentialdiagnostische Abgrenzung nicht möglich.
Die Beherrschung der Effloreszenzenlehre ist außerdem Voraussetzung für eine *reproduzierbare schriftliche Dokumentation* von Hautbefunden im Interesse individueller Patienten wie auch der wissenschaftlichen Dermatologie.

Dynamik der Hautveränderungen. Exantheme wie Einzeleffloreszenzen zeigen Dynamik: sie entstehen, blühen auf, wandeln sich, klingen ab. Effloreszenzen beginnen als *Primäreffloreszenzen*, im weiteren Verlauf können durch Umwandlung oder Rückbildung *Sekundäreffloreszenzen* entstehen. Für die Diagnostik sind meist die Primäreffloreszenzen entscheidend; es gibt aber auch Fälle, in denen diese Differenzierung mißlingt. Wichtiger ist die präzise Erfassung aller jeweils vorliegenden morphologischen Einzelheiten.

Makula (Fleck)

Die Makula ist definiert als eine *umschriebene Farbabweichung im Hautniveau*. Maculae können unterschiedlich groß sein. Die Größe wird vergleichend (linsen-, markstückgroß) oder besser durch objektive Maßeinheiten (3 × 5 cm) angegeben. Der Rand kann scharf oder unscharf, die Form vielgestaltig sein.
Die Ursachen für umschriebene Farbveränderungen in der Haut sind mannigfaltig.

Einlagerung körperfremder Pigmente. Sie entstehen durch Schmucktätowierungen (Tusche, Farbstoffe), Schmutztätowierungen (Asche, Schießpulver, Stahl),

Tabelle 1.1. Maculae: Farbabweichungen im Hautniveau und ihre Ursachen

Farbe	Ursache
Rot	Hyperämie (Erythem)
	Teleangiektasien
	Blutextravasate (Purpura)
Blau	Zyanose
	Hämatom
	Melanin im Korium
Braun	Melanin
	Hämosiderin
Weiß	Melanin fehlt (Depigmentierung)
	Anämie
	Pseudoleukoderm
	Gefäßspasmus
Gelb	Karotin
	Lipoide
	Gallenfarbstoffe
	Elastisches Fasergewebe
Grau, Schwarz	Melanin
	Arsen
	Silber, Quecksilber
	Schmutz, Kohle, Schwarzpulver, Stahl, Teer, Dithranol
	Eisen (Eisenchloridätzung)
Verschiedene Farben	Schmucktätowierungen

exogen applizierte Medikamente (Teer, Dithranol, Silbernitrat, Kaliumpermanganat) und innerlich verabreichte Medikamente (Atebrin, Wismut, Silber, Quecksilber).

Körpereigene Stoffe. Eingelagert werden können u.a. Hämosiderin, Gallenfarbstoffe, Karotin oder Lipoide.

Maculae durch Blutaustritte. Sie sind häufig. Tiefliegende Blutextravasate sind blau, oberflächliche primär rot. Der typische Farbwechsel von rot über blaurot zu gelbgrün und gelb entsteht durch Umwandlung des Hämoglobins in Hämosiderin. Blutaustritte sind im Gegensatz zu Erythemen mit dem Glasspatel (Diaskopie) nicht wegdrückbar.

Nomenklatur der Blutaustritte. Eine *Purpura* liegt vor, wenn größere Hautgebiete (z.B. beide Beine) in symmetrischer Aussaat von kleinfleckigen Blutaustritten übersät sind. *Petechien* sind vereinzelte kleine Blutaustritte, *Sugillationen* sind münzgroß, *Ekchymosen* oder *Suffusionen* flächenhaft. Als *Hämatom* wird eine massive Blutung in die Haut oder tiefere Gewebe bezeichnet.

Maculae durch Veränderung des Melaningehalts. Als *Hyperpigmentierung* wird vermehrter Pigmentgehalt, als *Hypo-* bzw. *Depigmentierung* eine Verminderung oder Fehlen des Pigments der Haut bezeichnet. Erst im Verlauf einer Hauterkrankung auftretende sekundäre Hyperpigmentierungen heißen *Melanodermien*, sekundäre Depigmentierungen *Leukoderme*. Als *Pseudoleukoderme* werden umschriebene Aufhellungen der Haut bezeichnet, die nur scheinbar auf Depigmentierungen beruhen. Es handelt sich lediglich um ein Kontrastphänomen infolge stärkerer Pigmentierung der Umgebung. Wird z.B. eine Hautstelle abgedeckt, bleibt sie bei Sonnenexposition gegenüber der ungeschützten Umgebung heller. Die Umgebung eines Hautherdes kann auch durch Behandlung mit Farbstoffen oder Teerderivaten dunkel verfärbt werden, während der Herd selbst nach Abheilung hell erscheint. Auch umschriebene Gefäßspasmen kommen in Betracht.

Lupoides Infiltrat. Ansammlungen von Zellen im Korium werden als apfelgelee- oder rehfarbene Flecken sichtbar, wenn durch Glasspateldruck das Hautareal anämisiert wird. Das Phänomen wird als lupoides Infiltrat bezeichnet, weil es besonders für den Lupus vulgaris charakteristisch ist. Ein lupoides Infiltrat kommt aber auch bei Sarkoidose, Pseudolymphomen oder lupoider Rosazea vor.

Aktive Hyperämie erzeugt hellrote Flecken, die als *Erytheme* bezeichnet werden. Flächenhafte Erytheme fühlen sich wärmer an als die normale Haut.
Im Unterschied zu Blutextravasaten ist das Erythem mit dem Glasspatel ausdrückbar. Erytheme entstehen durch Vasomotorenreaktion (z. B. Schamröte = Erythema pudoris) oder Entzündung (z. B. Erysipel). Die Größe der Flecken ist für manche Erkrankungen typisch (z. B. Scharlach, Masern).

Passive Hyperämie. Sie entsteht bei Stauung des Blutes in kleinen venösen Hautgefäßen. Die blaurote, livide Farbe dieser Erytheme wird als *Zyanose* (Asphyxie) bezeichnet. Zyanotische Herde fühlen sich kälter an als die Umgebung und sind auch mit dem Glasspatel wegdrückbar. Zyanose ist oft vasomotorisch bedingt, wie bei Akrozyanose (Akroasphyxie) oder Cutis marmorata. Chronisch-entzündliche Vorgänge erhalten in zyanotischen Hautarealen auch eine blaurote Färbung, während der gleiche Prozeß z. B. am Stamm rot erscheint.

Anämie. Die verminderte Durchblutung führt in den betroffenen Hautarealen zu weißer Hautfarbe. Sie kann auf angeborenem fleckförmigem Kapillarmangel beruhen (Naevus anaemicus) oder durch örtlichen Gefäßspasmus entstehen (Digitus mortuus).

Urtica (Quaddel)

Diese Effloreszenz ist scharf umschrieben, beetartig flach über das Hautniveau erhaben, ziemlich derb, flüchtig und intensiv juckend. Die Farbe ist durch die Gefäßerweiterung hellrot (*Urtica rubra* bzw. *hyperaemica*) oder bei Kompression der Kapillaren durch das dermale Ödem weißlich (*Urtica porcellanea* bzw. *anaemica*). Urticae können Linsen-, Münz- und Handflächengröße, aber auch großflächig-landkartenartige Ausdehnung erreichen; sie werden nicht gekratzt oder zerkratzt, sondern nur gescheuert. Die Urtica entsteht durch Austritt von Serum mit Entwicklung eines umschriebenen dermalen Ödems. Die rasche Resorption des Ödems erklärt die Flüchtigkeit der Eruption innerhalb von Stunden.

Urtica profunda. Umschriebene Ödeme können auch in der Subkutis auftreten; dann erscheinen keine Quaddeln, sondern halbkugelig vorspringende, oft sogar flächenhafte, weiche Anschwellungen. Diese Urticaria profunda ist z. B. typisch für das angioneurotische (Quincke-)Ödem. Auch dabei ist rasche Rückbildung typisch.

Seropapel. Diese Effloreszenz entsteht, wenn sich im Zentrum einer kleinen Quaddel ein derbes Bläschen entwickelt. Sie ist typisch für Strophulus infantum und für Prurigo simplex subacuta.

Papula (Papel), Nodulus (Knötchen), Nodus (Knoten), Tumor

Diese Effloreszenzen sind über das Hautniveau erhaben und kompakt. Sie sind im Gegensatz zu Quaddeln dauerhafter, da ihnen eine Gewebevermehrung oder Zellinfiltration zugrunde liegt. Sie unterscheiden sich durch ihre Größe.

Papeln sind oberflächliche, umschriebene Erhabenheiten von 1 mm bis etwa 1 cm Durchmesser. Ihre Genese ist unterschiedlich. *Epidermale Papeln* entstehen durch umschriebene Verdickung der Epidermis (z. B. Verruca vulgaris). *Kutane Papeln* beruhen auf Gewebevermehrung im Korium (z. B. durch ein entzündliches Infiltrat bei syphilitischen Papeln). Gemischte oder *epidermokutane Papeln* entstehen durch Kombination beider Pathomechanismen (z. B. Papeln des Lichen ruber planus).

Infiltration bezeichnet eine großflächige, meist entzündlich gerötete Gewebeverdickung der Haut (z. B. bei Ekzem oder Mycosis fungoides).

Lichenifikation ist definiert als Verdickung der Haut mit vergrößerter Hautfelderung und vertieften Hautfurchen. Sie ist die Folge chronischer Entzündung der Haut (z. B. bei atopischem Ekzem).

Tuber (Höcker) ist eine papelartige Erhabenheit, die mit großer Regelmäßigkeit ulzeriert und eine Narbe hinterläßt. Streng genommen gibt sich diese Effloreszenz daher erst durch ihren Verlauf zu erkennen. Das Nebeneinander von frischen Höckern und den meist atrophischen Narben ist oft ein Hinweis (z. B. tuberoserpiginöses Syphilid). Papeln ulzerieren dagegen gewöhnlich nicht.

Noduli (Knötchen) und Nodi (Knoten). Hierbei handelt es sich um umschriebene, solide, gut von der Umgebung abgesetzte Substanzvermehrungen, meist kutan bis subkutan gelegen. Beide Begriffe sind nicht für Neoplasmen reserviert, sondern werden auch für entzündliche knotige Hauterscheinungen gebraucht (z. B. Nodus rheumaticus, Erythema nodosum). Nodi können ulzerieren (z. B. das Gumma bei Syphilis).
Phyma ist eine knollige Exkreszenz (z. B. Rhinophym).

Tumor (Geschwulst). Der Begriff ist nicht eindeutig definiert. Jede große Knotenbildung kann als Tumor bezeichnet werden. Die Bezeichnung ist nicht gleichbedeutend mit Neoplasma; ein Tumor ist allerdings oft auf Neoplasma verdächtig.

Vesicula (Bläschen), Bulla (Blase)

Diese Effloreszenzen sind über das Hautniveau erhaben und besitzen einen mit Flüssigkeit gefüllten Hohlraum. *Bläschen* sind bis erbsgroß, *Blasen* sind größer. Bläschen können ein- oder mehrkammerig sein, Blasen sind einkammerig.

Sitz der Blase. Bläschen bzw. Blasen können subkorneal (z. B. Impetigo contagiosa), intraepidermal (z. B. Dermatitis, Pemphigus vulgaris), subepidermal (z. B. bullöses Pemphigoid) oder kutan (z. B. Epidermolysis bullosa hereditaria dystrophica) entstehen. Von der Dicke der Blasendecke hängt die Widerstandsfähigkeit der Blase ab. Platzt ein Bläschen oder eine Blase, entsteht eine Erosion oder ein flaches Ulkus.

Blaseninhalt. Er kann aus Serum oder Blut bestehen (seröse bzw. hämorrhagische Bläschen oder Blasen).

Pathogenese. Die Kontinuitätstrennung innerhalb der Epidermis kann durch intrazelluläres Ödem und Zelluntergang (ballonierende Degeneration z. B. bei Herpes simplex), interzelluläres Ödem mit Auseinanderdrängen der Keratinozyten (z. B. Spongiose mit Mikroakantholyse, z. B. bei Dermatitis) oder durch Verlust der desmosomalen Zellkontakte (Akantholyse, z. B. beim Pemphigus vulgaris) zustande kommen. Subepidermale Blasen entstehen durch Basalzelldegeneration (z. B. bei Lichen ruber pemphigoides), durch verminderte Adhäsion in der Junktionszone zwischen Epidermis und Korium (z. B. beim bullösen Pemphigoid) oder durch Kontinuitätstrennung unterhalb der Basalmembran (z. B. bei Epidermolysis bullosa acquisita).

Ätiologie. Eine Vielzahl von Ursachen kann zu Bläschen oder Blasen führen, z. B. genetische Defekte (hereditäre Epidermolysen), physikalische und chemische Noxen (Sonnenbrand, Verätzung), Infektionen (Herpes simplex, Zoster), immunologische Phänomene (allergische Kontaktdermatitis, Pemphigus vulgaris) und noch unbekannte Faktoren (Lichen sclerosus et atrophicus).

Pustula (Pustel)

Es handelt sich um *mit Eiter gefüllte Hohlräume*. Sie können als primäre Pusteln entstehen, so bei Psoriasis pustulosa. Der leukozytäre Inhalt der Pustel geht dabei nicht auf eine Infektion zurück; der Inhalt primärer Pusteln ist steril. Häufig entwickeln sich Pusteln aus Bläschen und Blasen sekundär durch Eintrübung des primär serösen Inhalts (Eiterbläschen, Eiterblase), z. B. bei Impetigo.

Diese Pusteln enthalten Eitererreger. Sekundärinfektion von zunächst nichtbakteriellen Hauterkrankungen durch Eitererreger nennt man *Impetiginisation*.

Crusta (Kruste, Borke), Nekrose (Schorf)

Krusten entstehen durch Eintrocknung von Sekret auf Erosionen oder Ulzera. Das Sekret kann Serum (helle *seröse Krusten*), Blut (rote bis schwarze *hämorrhagische Krusten*) oder Eiter (honiggelbe bis gelbgrüne *eitrige Krusten*) darstellen. Krusten lassen sich durch feuchte Umschläge oder Salben aufweichen und ablösen; erst dann wird die darunter versteckte Hauterkrankung erkennbar. Eine dicke, austernschalenartig geschichtete Kruste wird als *Rupia* bezeichnet.

Schorf entsteht durch umschriebenen Gewebetod (Nekrose). Schorf ist in die Haut eingelassen, läßt sich nicht aufweichen und ablösen. Eine trockene Nekrose wird als *Mumifikation*, eine feuchte als *Gangrän* bezeichnet. Die Farbe von Schorf ist schmutziggrau bis schwarz. Zum Gewebetod kommt es durch Störungen der Blutversorgung (z. B. Arteriosklerose, Embolie, entzündliche Gefäßerkrankungen) oder exogene Einwirkungen (z. B. Verätzung, Verbrennung, Erfrierung).

Squama (Schuppe)

Schuppen bestehen aus Hornzellen. Während sich die physiologische Abschilferung der Hornzellen an der Hautoberfläche unmerklich vollzieht (Desquamatio insensibilis), tritt sie bei vermehrter oder pathologischer Verhornung als Schuppung in Erscheinung. Die Schuppung kann nach Form und Größe unterschiedlich sein:

Pityriasiforme Schuppung	fein, mehl- oder kleieartig (z. B. bei einfachen Kopfschuppen),
Psoriasiforme Schuppung	weiße, nichtkohärente spanartige Schuppen (wie Psoriasis vulgaris),
Kleinlamellöse Schuppung	kleine Hornlamellen (z. B. bei Ekzemen),
Ichthyosiforme Schuppung	groß, fischschuppenartig, relativ festhaftend (wie bei Ichthyosen),
Exfoliative Schuppung	große, lamellenartige Schuppen, (z. B. nach Scharlach),
Colleretteartige Schuppung	umgibt einen Herd halskrausenartig (z. B. bei Pityriasis rosea).

Die *Farbe* von Schuppen kann unterschiedlich sein:
– silberglänzende Schuppung,
  z. B. bei Psoriasis vulgaris,
– fettig-gelbe, talgdurchtränkte Schuppung
  bei seborrhoischem Ekzem.

Schuppenkrusten sind von eingetrockneten Sekreten (Serum, Blut, Eiter) durchtränkte Schuppenauflagerungen.

Keratosen

Diese festhaftenden Hornmassen lassen sich im Gegensatz zu Schuppen sehr schwer von der Haut abheben. Sie können eine genetische Verhornungsstörung oder starke mechanische Beanspruchung anzeigen (palmoplantare Keratosen) und auf chronisch lichtgeschädigter Haut auftreten (aktinische Keratosen). *Follikuläre Keratosen* sitzen fest in den Follikelmündungen (z. B. bei Lupus erythematodes chronicus, Lichen sclerosus et atrophicus).

Erosion, Ulkus (Geschwür), Vulnus (Wunde)

Diese Sekundäreffloreszenzen entstehen durch Substanzverluste verschiedener Tiefenausdehnung.

Erosion. Sie entsteht durch einen Verlust des Epithels bis zur Basalmembran, heilt durch Reepithelisierung ohne Narbe ab.

Pathogenese von Erosionen. Sie entstehen nach Platzen von Bläschen, Blasen oder Pusteln und Verlust der Blasendecken, durch Nekrose der Epidermis nach Strahlenschäden oder Verätzung, durch Ablösung der mazerierten Epidermis in intertriginösen Bereichen.

Ulkus. Das Ulkus oder Geschwür stellt einen in vorgeschädigter Haut bis in die Dermis oder gar Subkutis reichenden Substanzverlust mit schlechter Spontanheilungstendenz dar, der stets narbig heilt.

Pathogenese von Geschwüren. Die Hautschädigung kann exogen erfolgen, z. B. durch Verbrennung, Verbrühung, Erfrierung, Verätzung oder Strahlenschädigung dritten Grades sowie durch örtliche Infektionen. Der Gewebeuntergang kann aber auch durch vaskuläre Minderversorgung entstehen, z. B. bei Arteriosklerose, Embolien, entzündlichen Gefäßerkrankungen, Druck (Dekubitus); auch Granulome können ulzerös zerfallen (tuberkulöser Primärinfekt der Haut, Gumma bei Syphilis). Schließlich können maligne Tumoren ulzerieren. Wegen der meist ursächlichen Vorschädigung des Gewebes besteht schlechte Heilungstendenz. Zur Abheilung sind die Bildung von Granulationsgewebe aus der Tiefe und eine Epithelregeneration vom Rande her notwendig. Dabei entsteht eine Narbe.

Morphologie von Geschwüren. Ihre genaue Analyse erlaubt diagnostische und prognostische Schlüsse. Wesentlich sind die Beurteilung von
- Sitz und Zahl der Ulzera
- Größe, Tiefe und Form (rund, oval, nierenförmig, bizarr, polyzyklisch)
- Ulkusgrund (granulierend, eitrig, speckig)
- Ulkusrand (ausgestanzt, unterminiert, im Hautniveau liegend)
- Konsistenz des Gewebes im Ulkusbereich (weich, derb, steinhart)
- Haut der Ulkusumgebung (reaktionslos, entzündlich gerötet, nässend, infiltriert)

Vulnus (Wunde). Wunden sind Substanzdefekte, die durch Traumen (Verletzungen, Operationen) in primär ungeschädigter Haut entstehen. Sie heilen ebenfalls mit Narben ab, besitzen aber im Gegensatz zu Ulzera eine gute Spontanheilungstendenz.

Exkoriation, Rhagade, Fissur

Exkoriationen sind Gewebedefekte, die gerade bis ins Stratum papillare reichen. Dadurch werden einzelne Kapillarbögen eröffnet, es entstehen punktförmige Blutaustritte. Ursächlich handelt es sich um flächenhafte Schürfwunden oder strichförmige Kratzeffekte.
Rhagaden stellen spaltförmige Hauteinrisse durch Dehnung spröder Hautareale dar, vorzugsweise im Bereich der physiologisch belasteten natürlichen Hautfalten (Hände, Mundwinkel), so z. B. bei hyperkeratotisch-rhagadiformem Handekzem, Perlèche.
Fissuren nennt man radiäre, meist tiefe und schmerzhafte Einrisse im Analring.

Cicatrix (Narbe)

Narben sind bleibende Hautveränderungen, die durch den unvollkommenen Ersatz von Substanzverlusten des Koriums entstehen. Die Hautfelderung fehlt. Die Farbe frischer Narben ist rötlich bis blaurot, ältere sind weißlich. Fleckige Hyper- und Depigmentierungen sind nicht selten. Die Epidermis ist verdünnt, die Papillen sind verstrichen. Die Hautanhangsgebilde (Haare, Talg- und Schweißdrüsen) fehlen. Im Korium zeigen die Kollagenfaserbündel anstelle der lockeren, rhomboidalen Architektonik straffe, parallele Anordnung. Elastische Fasern fehlen weitgehend. Es resultiert verminderte funktionelle Belastbarkeit.
Die ideale Narbe liegt im Hautniveau. Überschießende Bindegewebeneubildung führt zur wulstartig vorspringenden *hypertrophischen Narbe*. Umgekehrt führt ungenügende Regeneration zur unter das Hautniveau eingesunkenen *atrophischen Narbe*.

Rückschlüsse auf die ursprüngliche Hauterkrankung sind aus einer Narbe meist weder klinisch noch histologisch möglich, da Narben einen vieldeutigen Endzustand darstellen. Ausnahmen sind z. B. die durch Lokalisation und trichterförmige Einziehung typischen Narben nach Acne vulgaris. Pocken (Variola) hinterlassen schüsselförmige, typische *varioliforme Narben*, ebenso die Acne necrotica oder schwer verlaufende Windpocken. Gruppiert im Bereich eines Nervensegments angeordnete varioliforme Narben zeugen von überstandenem Zoster. Brücken- oder Zipfelnarben sind meist Folge von Acne conglobata, von Halslymphknotentuberkulose und anderen chronischen Hautinfektionen.

Pachydermie ist eine Verdickung der Haut durch Fibrosierung, oft bedeckt von warzenartigen Hornauflagerungen.

Atrophie

Atrophie der Haut entsteht durch regressive Veränderungen mit Verdünnung des Koriums, der Epidermis und Verlust ihrer Adnexe. Die Atrophie ist niemals auf die Epidermis beschränkt. Bekanntestes Beispiel ist die senil-aktinische Atrophie der Haut an den Handrücken.

Dermatosen und Atrophie. Manche Hauterkrankungen führen niemals zu Atrophie (z. B. Psoriasis vulgaris), andere regelmäßig (z. B. Lichen sclerosus et atrophicus, Lupus vulgaris). Der Verlauf ist diagnostisch verwertbar.
Klinisch lassen sich *schlaffe und straffe Atrophien* unterscheiden.
Schlaff-atrophische Haut ist dünn und faltig, zigarettenpapierartig knitterbar, bei Straffung spiegelt die Oberfläche, Blutgefäße scheinen durch. Abgehobene Falten sinken nur langsam in das Hautniveau zurück. Schlaffe Atrophie ist typischer Endzustand bei Acrodermatitis chronica atrophicans.
Straff-atrophische Haut ist hart und gespannt, mit der Unterlage oft verhaftet, kaum abhebbar und nicht fältelbar. Hautrelief und Follikelmündungen fehlen, die Oberfläche spiegelt oder glänzt intensiv. Vermehrte Kollagenbildung hat zur Sklerose geführt (sklerotische Atrophie). Vor allem auf straffen Atrophien entwickeln sich Präkanzerosen und Karzinome.

Poikilodermie (Buntscheckigkeit der Haut) entsteht, wenn neben der Atrophie zusätzlich fleckige Hyper- und Depigmentierungen sowie Teleangiektasien auftreten. Poikilodermie ist typisch für Röntgenspätfolgen der Haut (chronische Radiodermitis, Röntgenoderm), aber auch für einige angeborene (kongenitale Poikilodermien) und erworbene Dermatosen (z. B. Dermatomyositis).

Pseudoatrophie ist die bei einigen epidermalen Dermatosen vorübergehend klinisch vorgetäuschte Atrophie, die histologisch nicht bestätigt werden kann (z. B. bei Morbus Brocq).

Verteilung und Anordnung der Effloreszenzen

Nach der Erfassung der Lokalisation und Ausdehnung von Hauterscheinungen und der Analyse der Einzeleffloreszenzen folgt die Beurteilung der Verteilung und Anordnung.

Verteilung. Einzelelemente eines Exanthems können über eine größere Hautfläche *disseminiert* (ausgestreut) sein, es können aber auch größere Hautgebiete zusammenhängend, ohne gesunde Hautinseln dazwischen, *diffus* befallen sein. Prädilektionsstellen sollten beachtet werden.

Anordnung. Die Einzelelemente können *regellos, ungruppiert oder gruppiert* stehen. Bei gruppierten Bläschen spricht man von *herpetiformer Anordnung* (benannt nach dem für diese Gruppierung typischen Herpes simplex). Bei *linearer* Anordnung finden sich die Effloreszenzen streifig, bei *segmentärer* Anordnung Nervensegmenten zugeordnet.
Systematisierte Hauterscheinungen sind in Linien oder Wirbeln angeordnet und folgen damit *scheinbar* dem Gefäß- oder Nervensystem.
Folliküläre Hauterscheinungen sind dann gegeben, wenn sich die Effloreszenzen an die Follikelöffnungen halten (z. B. folliküläre Papeln, folliküläre Keratosen).
Solitäre oder *zirkumskripte Herde* sind umschriebene, in Einzahl vorkommende Hautveränderungen.

Größe der Effloreszenzen. Zur Beschreibung werden gängige Vergleiche herangezogen: stecknadelspitz-, stecknadelkopf-, hirsekorn- (*miliar*), linsen- (*lentikulär*), münzgroß (*nummulär*). In allen wichtigen Fällen ist die Größe in objektiven Maßeinheiten (Millimeter, Zentimeter) anzugeben. Beispielsweise ist die Größe eines malignen Melanoms wichtig für die Prognose; auch günstige oder ungünstige Behandlungseffekte auf die Größe eines Ulcus cruris können so objektiviert werden.

Begrenzung der Effloreszenzen. Die Hautveränderungen können *scharf* oder *unscharf begrenzt* sein. Eine toxische Dermatitis ist scharf auf den Ort der Schädigung begrenzt (z. B. Sonnenbrand, Verätzung), ein chronisches allergisches Kontaktekzem verliert sich dagegen unscharf in der gesunden Haut (z. B. Nickelekzem).

Form der Herde. Die meisten Effloreszenzen sind *rundlich* oder *oval*, letztere sind manchmal nach den Spaltlinien der Haut ausgerichtet. Ringförmige *anuläre* oder *zirkuläre* Herde entstehen meist durch zentrale Abheilung und randweises zentrifugales Fortschreiten. Liegen mehrere ringförmige Effloreszenzen konzentrisch ineinander, ergibt sich *Iris-* oder *Kokardenform*. Entwickeln sich nur Teilsegmente von miteinander konfluierenden Ringen, entstehen bogige (*gyrierte*) oder schlangenförmig gewundene (*serpiginöse*) Herde. Durch *Konfluieren* zahlreicher kleiner rundlicher Elemente entstehen vielbogig begrenzte *polyzyklische* Herde.

Allgemeine Untersuchung und Laboruntersuchungen

Reine Hauterkrankungen. Bei vielen Dermatosen ist erfahrungsgemäß nur die Haut erkrankt, ohne daß weitere Organsysteme pathologische Veränderungen zeigen. In diesen Fällen kann man sich auf die exakte morphologisch-deskriptive Erfassung des klinischen Bildes beschränken.

Hauterkrankungen als Teilerscheinung von systemischen Erkrankungen. Manche Erkrankungen manifestieren sich gleichzeitig an der Haut und an weiteren Organsystemen. Beispiele sind die Dermatomyositis, der systemische Lupus erythematodes, die progressive systemische Sklerodermie, die Periarteriitis nodosa oder die malignen Lymphome. In diesen Fällen ist eine allgemeine Durchuntersuchung des Patienten in einer Hautklinik in Zusammenarbeit mit anderen medizinischen Fachrichtungen notwendig.

Hauterkrankungen als Sekundärphänomene innerer Erkrankungen. Innere Erkrankungen können sekundär zu Hautveränderungen führen. Nicht selten führt erst die Hauterscheinung den Patienten zum Arzt, der daraus die primäre Erkrankung diagnostiziert und durch weitere Untersuchungsverfahren sichern kann: bei Porphyria cutanea tarda eine Lebererkrankung, bei Xanthomen eine Hyperlipoproteinämie, bei Hautmetastasen ein innerliches Karzinom. Einige eigenartige Hautveränderungen finden sich mit gewisser Regelmäßigkeit bei Karzinomen innerer Organe. Sie sind wichtige Hinweise und werden als paraneoplastische Syndrome bezeichnet.

Rückwirkungen von Hauterkrankungen auf den Organismus. Schwere Hauterkrankungen können ernste Rückwirkungen auf den gesamten Organismus zeigen. Insbesondere führen ausgedehnte Verbrennungen, Verbrühungen, Pemphigus vulgaris, Erythrodermien zu Verschiebungen im Protein-, Elektrolyt-, Wärme- und Wasserhaushalt. Zu Rückwirkungen auf andere Organsysteme kann es auch durch die wegen einer Hauterkrankung eingeschlagene Therapie kommen, z. B. durch interne Glukokortikosteroidgaben, Antimalariamittel, Zytostatika oder Immunsuppressiva.

In allen diesen Fällen sind die entsprechenden diagnostischen und ggf. zusätzliche therapeutische Maßnahmen zu ergreifen.

Spezielle Untersuchungen. Diese sind vielfach in der dermatologischen Diagnostik notwendig, insbesondere

- *Epikutane und intrakutane Hauttestungen*, Rhinomanometrie, In-vitro-Tests (z. B. RAST) bei allergischen Erkrankungen
- *Mykologische, bakteriologische, virologische und serologische* Untersuchungsmethoden bei erregerbedingten Dermatosen
- *Histologische und immunzytologische* Untersuchungen bei Hauttumoren und vielen Dermatosen
- *Immunfluoreszenzuntersuchungen* bei den sog. Autoimmunkrankheiten
- *Angiologische Untersuchungen* bei Durchblutungsstörungen
- *Proktologische Untersuchungen* beim analen Symptomenkomplex
- *Andrologische Untersuchungen* bei Fertilitätsstörungen
- Schließlich aber auch alle üblichen Untersuchungsverfahren des *klinisch-chemischen* Labors

Die zur Diagnose von Dermatosen im Einzelfall wichtigen Untersuchungsverfahren, ihre Indikationen, ihr Prinzip und ihre Aussagefähigkeit werden bei der Besprechung der einzelnen Krankheiten genauer erläutert.

Diese kurze Zusammenstellung soll zeigen, daß die Dermatologie nach vielen Richtungen eng mit der gesamten Medizin verbunden ist. Ein besonders intensiver Kontakt besteht zur Inneren Medizin, zur Neurologie und Psychiatrie, zur Hals-Nasen-Ohren-Heilkunde, zur Augenheilkunde, zur Kinderheilkunde, zur Plastischen Chirurgie, zur Gefäßchirurgie, zur Frauenheilkunde und zur Urologie.

Dermatoskopie (Auflichtmikroskopie)

Diese in den letzten Jahren eingeführte Untersuchungstechnik hat die differentialdiagnostische Beurteilung pigmentierter Hauttumoren, aber auch von Blutgefäßen, Fremdkörpern und Parasiten wesentlich verbessert. Mittels speziell für die Dermatologie entwickelter optischer Instrumente (Dermatoskop, Dermatologisches Auflichtmikroskop, Videomikroskop) lassen sich die oberflächlichen Hautschichten bei 10- bis 100facher Vergrößerung beurteilen. Zur Beseitigung der Lichtreflexion der Hornschicht wird Paraffinöl aufgetragen, eine Glasplatte hebt restliche Reflexe an der Oberfläche auf. Am wichtigsten ist die Untersuchungstechnik in der Differentialdiagnose des malignen Melanoms. Bei pigmentierten Hautveränderungen wird die Strategie verfolgt, zunächst melanozytische Tumoren anhand geeigneter Merkmale zu unterscheiden und die Untergruppen mit Hilfe zusätzlicher Kriterien weiter zu differenzieren. Die Beschreibung der Befunde, die spezielle Terminologie und Bewertung findet sich in entsprechenden Lehrbüchern und wird in Kursen vermittelt. Der Erfahrene vermag 90–95% der malignen Melanome auflichtmikroskopisch sicher zu diagnostizieren, verglichen mit 70–80% bei klinisch-makroskopischer Untersuchung. Auch der Ausschluß eines malignen Melanoms ist oft zuverlässig möglich, wodurch unnötig belastende Operationen vermieden werden.

Außer zur Untersuchung von pigmentierten Hautveränderungen eignet sich die Dermatoskopie auch zur Untersuchung von Nagelfalzkapillaren bei Kollagenosen, von Nagelpigmentierungen, Haarschaftanomalien und zur Erkennung von Parasiten, insbesondere der Skabiesmilbe.

Probeexzision und histopathologische Untersuchung

Die histopathologische Untersuchung besitzt für die Diagnostik von Dermatosen und Hauttumoren wesentliche Bedeutung. Daher hat sich die Dermatohistopathologie innerhalb der Dermatologie zu einem Spezialgebiet entwickelt. Die meisten Hautkliniken verfügen über histologische Laboratorien, in denen klinikeigenes und von Hautärzten eingesandtes Biop-

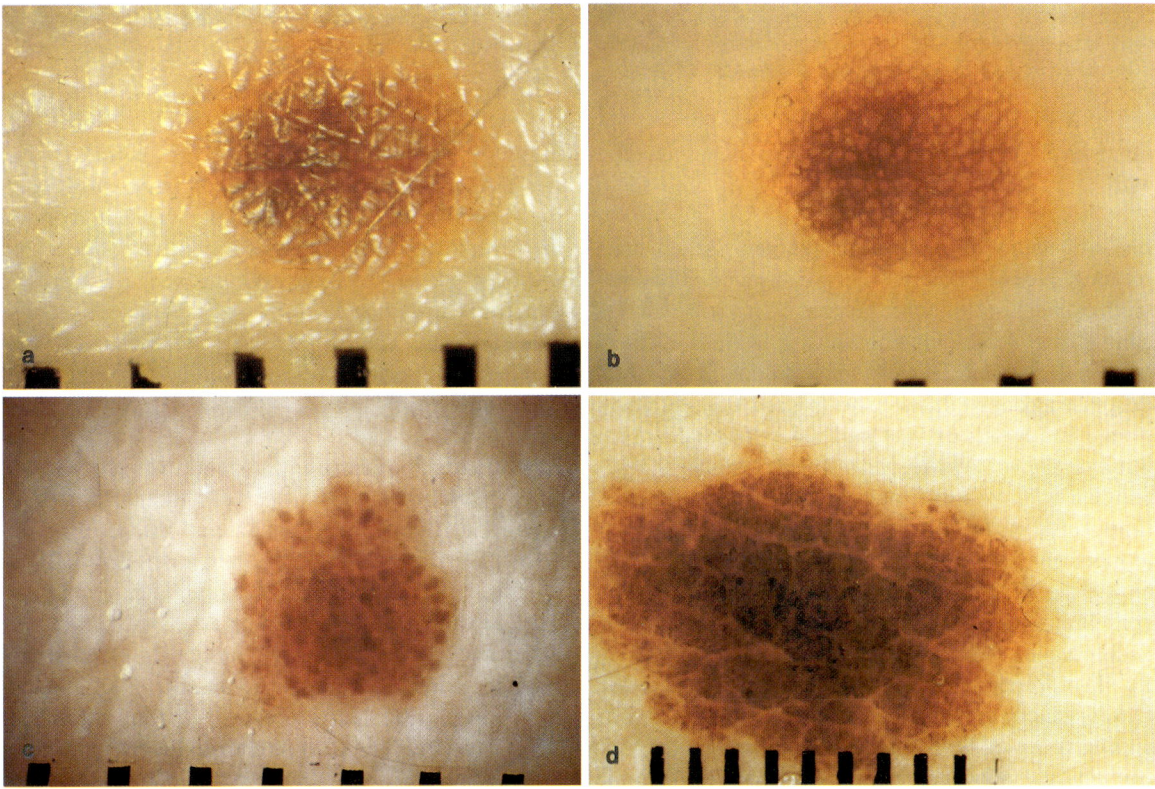

Abb. 1.1 a–d. Dermatoskopie. **a** Pigmentierter Nävuszellnävus (Junktionsnävus), ohne Ölimmersion, **b** derselbe Nävus nach Auftrag von Paraffinöl, regelmäßige Netzstruktur, **c** Epidermokorialer Nävuszellnävus, pigmentierte Nävuszellnester (Ölimmersion), **d** Epidermokorialer Nävuszellnävus, Schollenstruktur des Pigments (Ölimmersion) (Aufnahmen: Dr. J. Kreusch)

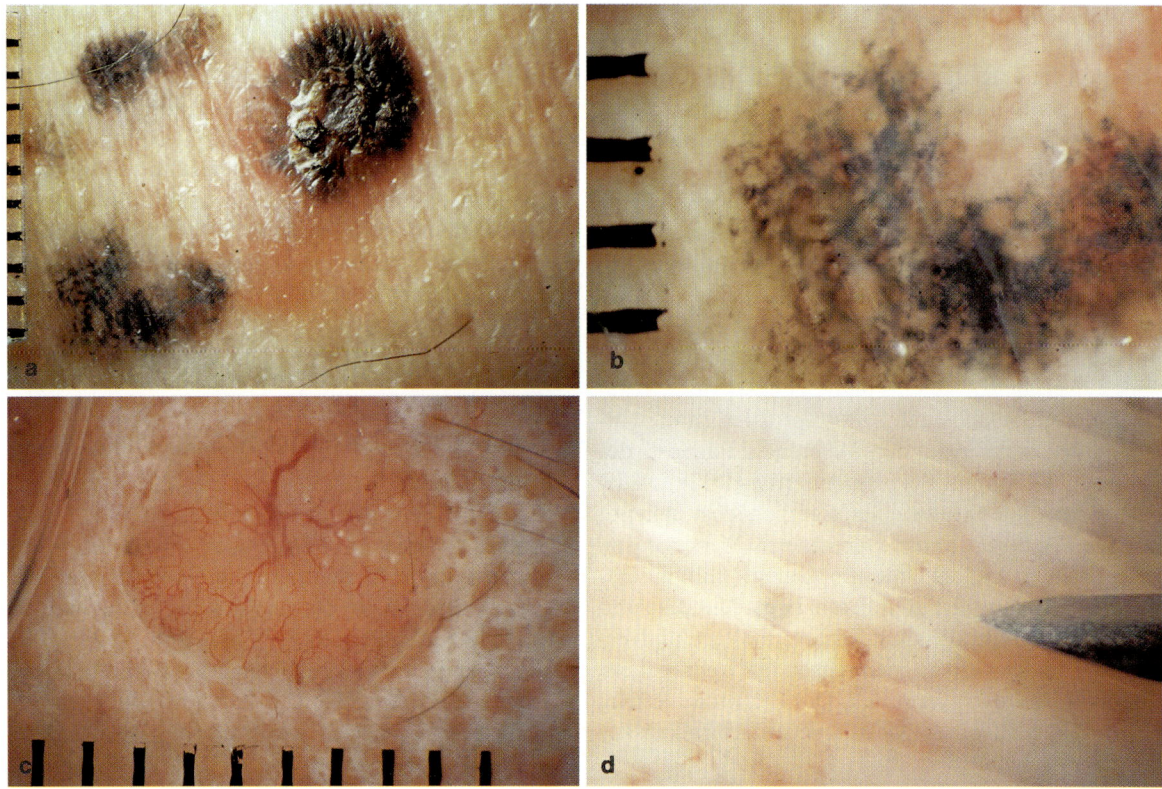

Abb. 1.2 a–d. Dermatoskopie, **a** Malignes Melanom (SSM) mit Knoten und Regressionszonen: Schuppung auf dem Knoten, fast normale Oberflächenstruktur im Bereich der pigmentierten Regressionszonen, **b** dasselbe Melanom, Melanophagen in Regressionszone (Ölimmersion), **c** Teleangiektasien in einem knotigen Basaliom (Ölimmersion), **d** Skabiesmilbe (Ölimmersion, × 60, Kanülenspitze zum Größenvergleich) (Aufnahmen: Dr. J. Kreusch)

siematerial bearbeitet und diagnostisch ausgewertet wird.

Indikationen für die dermatohistopathologische Untersuchung. Jedes exzidierte oder abgetragene Gewebestück sollte histologisch untersucht werden. Nur bei ganz offenkundigen Diagnosen ist eine Ausnahme erlaubt, z. B. bei vulgären Warzen. Unklare Verdachtsdiagnosen können durch histologische Untersuchung einer Probeexzision bestätigt oder ausgeschlossen werden. Vor schwerwiegenden therapeutischen Maßnahmen, z. B. vor Einleitung einer zytostatischen Therapie, sollte die histologische Sicherung auch bei einer anscheinend klaren Diagnose erfolgen. Ohne Ausnahme gilt dies für die Planung einer Strahlenbehandlung von Tumoren. Vorbestrahltes Gewebe ist meist für nachträgliche histologische Diagnostik ungeeignet. Bei Tumoroperationen kann die histopathologische Untersuchung die Frage beantworten, ob ein Tumor im Gesunden entfernt wurde. In entsprechenden Fällen muß die aufwendige mikrographische Chirurgie (mikroskopisch kontrollierte Chirurgie) mit Serienschnittuntersuchungen durchgeführt werden. Bei manchen Dermatosen ist die histologische Bestimmung des Stadiums (z. B. bei Mycosis fungoides) oder der Tiefenausdehnung (z. B. bei malignem Melanom) für Prognose und Therapie wichtig. Verlaufsbiopsien im Abstand von Wochen und Monaten können über die Progredienz einer Erkrankung oder die Effizienz der eingeschlagenen Therapie Aufschluß geben. Nicht zuletzt besitzt das aufbewahrte, jederzeit nachkontrollierbare histologische Präparat dokumentarischen Charakter.

Auswahl der Exzisionsstelle. Wichtig ist die Auswahl einer typischen, diagnostisch relevanten Hautveränderung. Am besten geeignet ist eine frische Primäreffloreszenz. Zerkratzte, verkrustete, lokal anbehandelte Herde sind meist unergiebig. Für die Biopsie soll bei disseminierten Hauterkrankungen möglichst eine Körperstelle gewählt werden, an der die entstehende Narbe kosmetisch und funktionell nicht stören kann. *Keloidneigung*, insbesondere im Hals- und Sternalbereich, ist zu beachten. Die Wundheilung kann im Fußknöchelbereich oder über der Schienbeinkante ungünstig sein, insbesondere bei Durchblutungsstörungen.

Biopsietechnik. Kleine Herde werden in Lokalanästhesie durch eine *Exzisionsbiopsie* mit dem Skalpell vollständig entfernt. Bei größeren Herden wird eine lanzettförmige *Inzisionsbiopsie* aus dem Randbereich mit Einschluß gesunder Haut vorgenommen. Die lanzettförmige Exzision mit dem Skalpell ist für die Beurteilbarkeit und das kosmetische Ergebnis die günstigste Methode. Daneben kann Material zur histopathologischen Untersuchung durch Kürettage mit dem scharfen Löffel, elektrochirurgische Abtragung, Kromayer-Stanzen (Stanzbiopsie) und durch Rasierklingenflachschnitt (shave biopsy) gewonnen werden.

Größe und Tiefe der Biopsie. Sie sind abhängig von der Fragestellung. Für oberflächennahe Prozesse mag ein Flachschnitt zur Diagnostik ausreichen (z. B. knotiges Basaliom), für tiefer gelegene Veränderungen sind ausgedehnte und tiefe Probeexzisionen notwendig (z. B. Granuloma anulare, Pannikulitis). Die Schnittrichtung bei In- und Exzisionen soll möglichst den Linien größter Hautspannung, den Kraftlinien, folgen. Diese Linien entsprechen meist den Hautfalten bei Altershaut und sind nicht mit den alten Langer-Hautspaltlinien identisch. Bei Beachtung der Kraftlinien entstehen weitgehend spannungsfreie Wunden, die sich „wie von selbst" schließen. Daraus resultiert die beste Narbenbildung.

Behandlung des Biopsiematerials. Das frische Exzidat muß sofort in das vorbereitete Gefäß mit Fixierungsflüssigkeit gebracht werden. Quetschung, Zerreißung, Austrocknung sind zu vermeiden. Die Größe des Gewebestückes soll einen Würfel von 1 cm Kantenlänge nicht überschreiten, dünne Scheiben können größer sein. Bei großen Präparaten müssen typische Anteile ausgeschnitten, markiert und getrennt verarbeitet werden. Die Menge an Fixierungsflüssigkeit soll mindestens das 20fache der Gewebemenge betragen. Die sofortige Beschriftung des Gefäßes schließt Verwechslungen aus.

Fixierungsflüssigkeiten. Standardfixierungsflüssigkeit ist 10% gepufferte Formaldehydlösung. Empfohlen wird auch Bouin-Lösung (Rp. Pikrinsäure ges. wäßr. 15,0; Formaldehyd 40% 5,0; Eisessig 1,0; letzterer soll frisch zugefügt werden). Für Hodenbiopsien ist Formaldehyd ungeeignet und Bouin-Lösung empfehlenswert.
10%ige Formaldehydlösung gefriert bei $-11°$ C. Postversand bei Wintertemperaturen kann durch Eiskristallbildung zu starken Alterationen des Gewebes führen und die histologische Beurteilung unmöglich machen. Die Zugabe von 96%igem Äthanol (10 Vol%) wird unter diesen Bedingungen empfohlen. Verringert werden diese Artefakte auch, wenn das Gewebe vor dem Postversand mindestens 6 h bei Zimmertemperatur durchfixiert wird.

Ausnahmen vom histologischen Standardverfahren. Das Exzidat darf für besondere Untersuchungsmethoden nicht in übliche Fixierungsmittel gebracht werden; es wird in jeweils vorher festgelegter spezieller Weise weiterbehandelt. Dies gilt v.a. für die Kryostatschnellschnittechnik, für bakteriologische Untersuchungen aus der Biopsie (z.B. Hauttuberkulose), direkte Immunfluoreszenz (blasenbildende Erkrankungen, Lupus erythematodes) sowie für histochemische, zytochemische, immunzytologische und elektronenmikroskopische Untersuchungen.

Begleitzettel. Der Histopathologe ist auf einige klinische Angaben dringend angewiesen: Exzisionsstelle, Alter und Hautfarbe des Patienten, kurze Anamnese, ggf. Vorbehandlung, kurzer Befund, klinische Differential- oder Verdachtsdiagnose, Fragestellung.

Grenzen der histologischen Diagnostik. Technisch bedingte Einschränkungen der histopathologischen Diagnostik können bei Nichtbeachtung der oben angeführten Grundsätze auftreten. Insbesondere kommen häufiger die Auswahl einer ungeeigneten Effloreszenz, zu kleine oder zu oberflächliche Biopsien, Quetschung, Zerreißung und Elektrokoagulation des Gewebes vor.
Aber auch das ideale Präparat, gute klinische Informationen und ein erfahrener Dermatohistopathologe sind keine Garantie für eine eindeutige Diagnose. In solchen Fällen ist ein Konsilium in Gegenwart des Patienten angezeigt.
Während für viele Tumoren das histologische Bild spezifisch ist, können bei entzündlichen Dermatosen manchmal nur bestimmte Reaktionsmuster erkennbar werden. Ihre Bewertung kann erst im Zusammenhang mit den klinischen Angaben oder der Untersuchung des Patienten erfolgen. Bekannte Beispiele für Grenzen der dermatohistopathologischen Diagnostik sind bei Tumoren die Abgrenzung zwischen Keratoakanthom und spinozellulärem Karzinom oder malignem Melanom und Naevus Spitz, bei den granulomatösen Entzündungen die Differentialdiagnose zwischen Lupus vulgaris, Sarkoidose, tertiärer Lues, Lepra, tiefen Mykosen und weiteren Granulomen.

Grundbegriffe der Dermatohistopathologie

Grundkenntnisse in der Dermatohistopathologie sind für das Verständnis dermatologischer Krankheiten und ihrer Pathogenese unerläßlich.

Grundsätzlich können sich mikromorphologisch erkennbare pathologische Veränderungen an der Epidermis und ihren Anhangsgebilden, den Adnexen, in der Dermis und in der Subkutis abspielen. Man erkennt Fehlfunktionen (z. B. Verhornungsstörungen), Hyperplasien, Fehlbildungen, Zysten, Entzündung (Ödem, Entzündungszellen), Kontinuitätstrennungen (intra-, subepidermal) und Neubildungen (benigne und maligne Tumoren).

Voraussetzung für die Beurteilung pathologischer Veränderungen ist die Kenntnis der normalen Histologie der Haut, deren Aufbau je nach Lokalisation, aber auch nach Lebensalter, ethnischer Herkunft, individueller Konstitution und Umweltbelastung stark variiert. Beispielhaft sei auf lokalisationsbedingte Unterschiede zwischen der von einer dicken und kompakten Hornschicht bedeckten, follikel- und talgdrüsenlosen, dafür schweißdrüsenreichen Palmoplantarhaut, der adnexreichen Axillarregion, der reich mit speziellen Talgdrüsenfollikeln ausgestatteten Gesichtshaut, der Außen- und Innenseite der Lippen verwiesen. Variationen in der Dicke der einzelnen Hautschichten, im Muster der Gefäß- und Nervenversorgung sowie der Bindegewebefasern sind ebenfalls zu beachten.

Epidermis- und Basalschichtveränderungen

Hyperkeratose. Verdickung der Hornschicht gegenüber der Norm. Dabei wird die *Retentionshyperkeratose* mit schmalem Stratum granulosum und verminderter Abschilferung des Horns (z. B. bei Ichthyosis vulgaris) von der *Proliferationshyperkeratose* mit dickem Stratum granulosum und beschleunigter Hornbildung (z. B. beim Kallus) unterschieden.

Hypokeratose. Verdünnung der Hornschicht, z. B. bei Altershaut. Dabei ist meist auch das Stratum granulosum reduziert.

Parakeratose. Histologisches Äquivalent qualitativ abnormer bzw. unvollständiger Verhornung und mangelhaften Abbaus von Zellbestandteilen (z. B. bei Psoriasis vulgaris). Dabei bleibt kondensiertes Kernmaterial in den Hornzellen sichtbar. Gleichzeitig fehlt weitgehend das Stratum granulosum. Nicht selten sind Para- und Hyperkeratose als *Parahyperkeratose* kombiniert. Regelrechte Verhornung mit vollständigem Kernabbau unmittelbar vor Übergang in die Hornschicht wird als *Orthokeratose* bzw. als *Orthohyperkeratose* bezeichnet.

Dyskeratose. Vorzeitige fehlerhafte Verhornung einzelner Keratinozyten, die sich als eosinophile Elemente innerhalb des im übrigen noch nicht verhornten Epidermiszellgefüges lösen, so z. B. bei Dyskeratosis follicularis Darier.

Apoptose. Sie ist von der Dyskeratose abzutrennen und bezeichnet den individuellen Zelltod. Einzelne homogen-eosinophile nekrotische Zellen (Civatte- oder Kolloidkörperchen) werden aus der Epidermis in die Dermis abgestoßen (z. B. bei Lichen ruber planus).

Granulose/Hypergranulose. Abnorme Verdickung des Stratum granulosum; sie ist bei manchen Erkrankungen herdförmig (z. B. bei Lichen ruber planus).

Akanthose. Verdickung der lebenden Epidermisschicht, des Rete Malpighi. Dabei wird die Epidermis entweder durchgehend akanthotisch, oder es kommt ausschließlich zur Verlängerung und Verbreiterung der Retezapfen, beispielsweise bei Psoriasis vulgaris.

Epidermisatrophie. Reduktion des Rete Malpighi auf wenige Zellagen, gleichzeitig meist mit Verdünnung des Stratum granulosum und der Hornschicht.

Altération cavitaire, ballonierende und retikuläre Degeneration. *Altération cavitaire* bezeichnet das intrazelluläre Ödem mit paranukleärer Vakuolenbildung; es handelt sich meist um ein Fixierungsartefakt. Bei massivem intrazellulären Ödem wird der Zelleib ballonartig aufgetrieben und der Kern flach an die Zellwand gedrückt: *ballonierende Degeneration* bei Virusbläschen, so bei Herpes simplex und Zoster. Es entstehen intraepidermale Bläschen. Wegen der bestehenbleibenden Zellwandreste zeigt die Epidermis das Bild der *retikulären Degeneration*. Diese kann außer bei Virusbläschen auch bei akuter bullöser Kontaktdermatitis entstehen.

Akantholyse. Die desmosomalen Zellverbindungen der Epidermis sind dynamische Strukturen, die normalerweise ständig gelöst und neugebildet werden. Auflösung und/oder Verhinderung ihrer Neuausbildung führt zu Abrundung der Epidermiszellen mit intraepidermaler (meist suprabasal beginnender) zunächst spaltförmiger Blasen. Diese Form des Kontinuitätsverlustes innerhalb der Epidermis wird als Akantholyse bezeichnet. Ursächlich in Frage kommen hierfür sowohl intrazelluläre Störungen der Tonofilamentbildung aufgrund genetischer Defekte (Morbus Hailey-Hailey) oder von Virusbefall (Herpes simplex), als auch die extrazelluläre Auflagerung von Antikörpern (Pemphigus vulgaris).

Spongiforme Pustel. Sie zeigt in den oberen Epidermisschichten die Ausbildung eines schwammartigen

Netzwerkes von Zellresten, in dessen Maschen neutrophile Leukozyten gelagert sind, und ist typisch für Psoriasis pustulosa.

Basalzellverflüssigung (-liquefaktion) oder hydropisch-vakuolisierende Basalzelldegeneration. Die vakuolig-degenerative Veränderung der Basalzellen kann bis zu deren völliger Auflösung (z.B. bei Lichen ruber oder Lupus erythematodes) und dadurch zu subepidermaler Blasenbildung führen.

Pigmentinkontinenz. Bei Schädigung oder Nekrose der Basalzellen wird intrazelluläres Melanin frei. Es kommt zum Übertritt des Pigments in die obere Dermis, wo es von Makrophagen gespeichert wird (z.B. bei Lichen ruber, bei fixem Arzneimittelexanthem). Melaninspeichernde Makrophagen heißen *Melanophagen*. Der früher gebräuchliche Ausdruck Melanophoren ist heute für bei Tieren vorkommende pigmenttragende Melanozyten reserviert, die raschen Farbwechsel der Haut ermöglichen, z.B. bei Fischen und Reptilien.

Exozytose. Einwanderung von Entzündungszellen aus dem Korium (Dermis) in die Epidermis (z.B. von Lymphozyten und Monozyten bei Ekzem). Kleine Ansammlungen von Entzündungszellen in der Epidermis führen zu *Mikroabszessen*, die für manche Erkrankungen typisch sind (z.B. Munro-Mikroabszesse: Ansammlungen neutrophiler Leukozyten in der Hornschicht bei Psoriasis vulgaris; Pautrier-Mikroabszesse: Ansammlung mononukleärer Zellen im Stratum spinosum bei T-Zell-Lymphomen).

Pathologische Veränderungen im Korium

Sie entsprechen weitgehend den von der allgemeinen Pathologie her geläufigen Vorgängen. An dieser Stelle können nur kurze Hinweise gegeben werden.

Papillomatose. Eine Verlängerung und Verbreiterung, manchmal auch Verzweigung des Papillarkörpers. Besonders ausgeprägt ist sie bei den blumenkohlartigen *Papillomen* (z.B. bei vulgären Warzen). Erweiterung der Kapillarschlingen und Serumaustritt im Stratum papillare führen zum Papillenödem.

Aktinische (solare) Elastose. Unter der Einwirkung von Licht kommt es in den chronisch exponierten Hautarealen zur Ansammlung von wellig-faserigem oder scholligem basophilem Material (basophile Degeneration), das sich mit Elastikafarbstoffen anfärbt. Daher wird es als elastotisches Material bezeichnet.

Entzündliches zelluläres Infiltrat. Es findet sich im Korium bei vielen Dermatosen. Dabei entstehen charakteristische *Muster*, deren Erkennung für die histopathologische Diagnostik der entzündlichen Hauterkrankungen entscheidend ist. Ein Muster ergibt sich v.a. aus der topographischen Zuordnung des entzündlichen Infiltrats, den vorliegenden Zelltypen und den parallel ablaufenden Veränderungen von Epidermis, Adnexen und dermalen Strukturen.

Topographische Zuordnung der Entzündungszellen. Das entzündliche Infiltrat kann ausschließlich die Kapillaren des *oberflächlichen dermalen Gefäßplexus* umgeben (z.B. bei Dermatitis), es kann aber auch vom *oberflächlichen und tiefen Plexus gleichzeitig* ausgehen (z.B. bei Lymphomen). Für manche Erkrankungen ist bandartige dichte Infiltration und Zerstörung der dermoepidermalen Grenzzone charakteristisch (z.B. bei Lichen ruber). Gelegentlich ist das Infiltrat *Adnexen* zugeordnet (z.B. bei Acne vulgaris). Aber auch locker disseminierte oder herdförmig dichte Zellansammlungen ohne Beziehung zu den Adnex- oder Gefäßstrukturen kommen in der Dermis vor (z.B. bei Acrodermatitis chronica atrophicans). Schließlich können weitgehend auf die Subkutis beschränkte entzündliche Veränderungen abgegrenzt werden (bei Pannikulitiden).

Zelltypen. Das entzündliche Hautinfiltrat kann überwiegend lymphozytär, lymphohistiozytär, histiozytär, leukozytär (Neutrophile, Eosinophile), plasmazellulär oder mastozytär sein. Man kann relativ monomorphe Infiltrate von bunten polymorphen Infiltraten unterscheiden. Neben den genannten Grundformen können abgewandelte Zelltypen vorkommen, insbesondere der monozytär-histiozytären Reihe: Makrophagen, Epitheloidzellen, lipoidspeichernde Schaumzellen (Xanthomzellen), Riesenzellen vom Langhans-, Touton- oder Fremdkörpertyp, hämosiderinspeichernde Siderophagen, melaninspeichernde Melanophagen. Schließlich können atypische Zellen bei malignen Systemerkrankungen des hämatopoetischen oder lymphoretikulären Systems vorkommen.

Identifizierung der Infiltratzellen. Die Bestimmung ist meist im histologischen Routinepräparat bei Hämatoxylin-Eosin-Färbung möglich. Spezialfärbungen sind z.B. für die Identifizierung von Mastzellen (Toluidinblaufärbung, Giemsa-Färbung) oder Hämosiderinspeicherung (Berlinerblaureaktion auf Eisen) notwendig. In besonderen Fällen führt die Zytochemie, insbesondere mit enzymzytochemischen Untersuchungen, weiter. Immunzytologische Methoden sind besonders für die Diagnostik von Tumoren und Lymphomen bedeutsam (Unterscheidung von T- und B-

Lymphozyten sowie ihrer Untergruppen), ebenso elektronenmikroskopische Untersuchungen (z. B. bei Langerhans-Histiozytosen).

Sonstige Veränderungen im Korium. Pathologische Veränderungen an den *Basalmembranen* der Epidermis, der Adnexe und Gefäße, aber auch der interzellulären *Grundsubstanz* des Koriums, lassen sich mit Spezialfärbungen (z. B. PAS, Hale-PAS) erfassen. *Elastische Fasern* können der Zerstörung anheimfallen (Elastorrhexis). Das *Kollagen* kann schollig zerfallen oder infolge von Nekrose seine Anfärbbarkeit verlieren.

Ablagerungen im Korium. Mit entsprechenden Färbemethoden können Ablagerungen von *Muzin* (z. B. bei REM-Syndrom, Myxödem), *Fibrin* (z. B. bei nekrotisierenden Vaskulitiden, im Rheumaknoten), *Amyloid* (bei Amyloidose), *Lipide* (bei Necrobiosis lipoidica) oder Kalkablagerungen (bei Kalzinosen) nachgewiesen werden. Doppelbrechende Kristalle (Cholesterin, Silikate) in Fremdkörpergranulomen leuchten im Polarisationsmikroskop auf.

Histologische Diagnostik entzündlicher Dermatosen

Während in der Diagnostik von Lymphomen und Pseudolymphomen sowie für die histologische Tumordifferenzierung vielfach immunzytologische Methoden herangezogen werden können, wird die Diagnose entzündlicher Dermatosen nach wie vor an klassischen Hämatoxylin-Eosin-Präparaten gestellt, bei Notwendigkeit ergänzt durch einige Spezialfärbungen wie die PAS-Reaktion (Basalmembranen, Pilzhyphen), Muzinfärbungen (Hale-PAS, kolloidales Eisen), Mastzellfärbung (Toluidinblau), Fite-Färbung oder Ziehl-Neelsen (Lepra, Tbc), von-Kossa-Färbung (Kalkablagerung) und Elastikafärbungen.
Entscheidend für die Diagnostik entzündlicher Dermatosen ist die Erkennung der von A. B. Ackerman beschriebenen etwa zehn histologischen Grundmuster (patterns) der Entzündung: oberflächlich-perivaskulär, oberflächlich und tief, nodulär, diffus, intraepidermal-vesikulär, pustulös, vaskulitisch, subepidermal-vesikulär, follikulär/perifollikulär, fibrosierend sowie subkutan (= Pannikulitis). Algorithmen, die zusätzliche Kriterien wie intraepidermale Veränderungen (Spongiose, Akantholyse, Auflösung der Junktionszone, psoriasiforme Hyperplasie etc.) und die Art der Entzündungszellen (lymphozytär, neutrophil, granulomatös etc.) erfassen, führen zur histologischen Diagnose oder engen zumindest die Differentialdiagnose ein.

Histologische Tumordiagnostik

Die klassische *Hämatoxylin-Eosin-Färbung* läßt die Lokalisation (oberflächlich, tief), die Begrenzung (scharf, unscharf), die Silhouette (symmetrisch, asymmetrisch), die Beziehung zur Epidermis (Kontinuität, junktionale Nester) des Tumors, die Form (epitheloid, spindelig, polymorph) und Anordnung der Zellen (einzeln, nestartig, adenoid), ferner Atypien, Mitosen, Differenzierung (Keratinisation, Haarfollikel, Sekretion), schließlich die Stromareaktion, eine Kapselbildung und ein begleitendes entzündliches Infiltrat erkennen. Diese Kriterien reichen in den meisten Fällen für die Diagnostik von benignen und malignen Hauttumoren aus.

Spezialfärbungen wie die PAS-Färbung (z. B. bei Morbus Paget), die Giemsa-Färbung (bei Lymphomen), Mastzellfärbung etc. sind weniger bedeutsam.

Immunzytologische Methoden wurden in den letzten Jahren zur Bestimmung der Differenzierungsrichtung (bzw. Histogenese) relativ wenig differenzierter Hauttumoren entwickelt, zunehmend zur Anwendung am Paraffinschnitt. Eine Palette von Antikörpern gegen verschiedene Zytokeratine kann zur Diagnostik von Epidermis- bzw. Adnextumoren eingesetzt werden; beispielhaft erwähnt seien auch die wichtigen Antikörper zur Identifizierung von Intermediärfilamenten wie Vimentin in Bindegewebszellen, Desmin (Muskelzellen), Faktor VIII (Endothelien), Neurofilamente (Nervenzellen); ferner gegen S-100-Protein (Melanozyten, Nävuszellen, Langerhans-Zellen, Schwann-Zellen), HMB-45 (zur Melanomdiagnostik), CEA (Morbus Paget); die Interpretation der Befunde erfordert allerdings große Erfahrung, da keine der Methoden streng zell- bzw. tumorspezifisch ist.

In-situ-Hybridisierung und Polymerasekettenreaktion

Beide Verfahren dienen dem Nachweis von bestimmten DNS-Sequenzen im Gewebe, sind aber für die Dermatohistopathologie routinemäßig derzeit (noch) nicht einsetzbar.
Bei der *In-situ-Hybridisierung* werden Gewebeschnitte nach Trennung der DNS-Doppelstränge unter Hitzeeinwirkung mit radioaktiv markierten DNS-Sequenzen (Sonden) inkubiert, die zu der gesuchten Sequenz komplementär sind und sich daher an diese anlagern (Hybridisierung). Der Nachweis erfolgt durch Autoradiographie. Wegen der äußerst geringen DNS-Mengen, die nachzuweisen sind, zusätzlicher Denaturie-

rung, Diffusion und Extraktion während der histotechnischen Prozeduren ist diese in-situ-Methode wenig empfindlich und in der Qualität der Morphologie unzulänglich.

Die 1985 beschriebene *Polymerasekettenreaktion* (PCR) ermöglicht eine hochspezifische, exponentielle (millionenfache) Vermehrung von DNS-Sequenzen nach Zugabe der entsprechenden Vorlage (Template) durch zyklischen Temperaturwechsel. Es wird versucht, diese in vitro sehr erfolgreiche Methode zur Anwendung auf dem histologischen Schnitt als In-situ-PCR weiterzuentwickeln, beispielsweise zum Nachweis von viraler oder bakterieller DNS, zur Analyse von Gendefekten bei Erbkrankheiten oder in Tumor- bzw. Lymphomzellen.

Weiterführende Literatur

Grundzüge der dermatologischen Diagnostik
Nomenklatur

Kreusch J, Rassner G (1991) Auflichtmikroskopie pigmentierter Hauttumoren. Thieme, Stuttgart
Leider M, Rosenblum M (1976) A dictionary of dermatological words, terms, and phrases. Dome Laboratories. West Haven
Marghescu S, Wolff HH (1982) Untersuchungsverfahren in Dermatologie und Venerologie, 3. Aufl. J.F. Bergmann, München
Pehamberger H, Steiner A, Wolff K (1987) In vivo epiluminescence microscopy of pigmented skin lesions. I. Pattern analysis of pigmented skin lesions. J Am Acad Dermatol 17:571–583
Stolz W, Braun-Falco O, Bilek P et al. (1993) Farbatlas der Dermatoskopie. Blackwell Wissenschaft, Berlin
Winkelmann RK (ed) (1987) Glossary of basic dermatological lesions (English, French, German, Spanish). The International League of Dermatological Societies, Committee on Nomenclature. Acta Derm Venereol (Stockh) Suppl 130

Probeexzision und histopathologische Untersuchung

Ackerman AB (1975) Biopsy. Why, where, when, how. J Dermatol Surg 1:21–23
Ackerman AB (1978) Histologic diagnosis of inflammatory skin diseases. A method by pattern analysis. Lea & Febinger, Philadelphia
Ackerman AB et al. (1982–1993) Differential diagnosis in dermatopathology. Vol I–IV. Lea & Febinger, Philadelphia
Ackerman AB, Guo Y, Vitale P (1992) Clues to diagnosis in dermatopathology. American Society of Clinical Pathologists, Chicago
Burgdorf WHC, Nasemann T, Jänner M et al. (1984) Dermatopathology. Springer, Berlin
Degitz K, Volkenandt M (1993) Polymerase chain reaction. Hautarzt 44:681–689
Gans O, Steigleder GK (1955, 1957) Histologie der Hautkrankheiten, vols 1, 2, 2nd edn. Springer, Berlin
Graham JH, Johnson WC, Helwig EB (eds) Dermal Pathology. Harper and Row, Hagerstown
Lever WF, Schaumburg-Lever G (1990) Histopathology of the skin, 7th edn. Lippincott, Philadelphia
MacKie RM (1984) Milne's Dermatopathology. Arnold, London
Mehregan AH, Hashimoto K (1991) Pinkus' Guide to Dermatopathology. 5th edn, Appleton & Lange, Norwalk
Nasemann T, Jänner M, Schütte B (1982) Histopathologie der Hautkrankheiten. Springer, Berlin
Schnyder UW (1979) Histopathologie der Haut, Teile 1 u. 2. Springer, Berlin (Spezielle pathologische Anatomie, Bd 7)
Unna PG (1894) Die Histopathologie der Hautkrankheiten. Hirschwald, Berlin
Wolff HH (1979) Biopsie und histologische Beurteilung. In: Konz B, Burg G (eds) Dermatochirurgie in Klinik und Praxis. Springer, Berlin, pp 7–14
Wolff HH (1984) Fehlermöglichkeiten bei Biopsie und histologischer Beurteilung. In: Konz B, Braun-Falco O (Hrsg) Komplikationen in der operativen Dermatologie, Springer, Berlin, S 9–13

Immunologische Grundbegriffe: Immunabwehr, Immunität und Allergie

Immunologische Reaktionen sind entweder zum Zeitpunkt der Auslösung oder für die Heilung von vielen dermatologischen Erkrankungen von zentraler Bedeutung. Die normale Immunantwort löst eine Immunabwehr gegen Krankheitserreger wie Pilze, Bakterien, Viren, Parasiten sowie Tumoren aus. Beim erworbenen Immundefizienzsyndrom (Aids) oder einer medikamentösen Immunsuppression wird die physiologische Immunabwehr blockiert oder verfälscht. Verfälschte oder fehlgeleitete Immunantworten sind für die verschiedenen Formen von Autoimmunkrankheiten und auch für allergische Reaktionen verantwortlich. Zu letzteren zählen Arzneimittelreaktionen, die Typ-I-Allergie bei extrinsischem Asthma, Rhinitis allergica und Hymenopterenallergie sowie die Typ-IV-Allergie, verantwortlich für Kontaktallergie, Psoriasis, Lichen ruber planus und Graft-versus-host-Reaktion.

Durch Impfungen, Kortikosteroidtherapie, Immunsuppressiva, Photo- und Photochemotherapie sowie die Verwendung oft nur schlecht definierter Immunstimulanzien wird täglich in die Regulation des Immunsystems eingegriffen.

In den letzten 10 Jahren haben sich Immunreaktionen soweit klären lassen, daß heute sowohl die Pathogenese dermatologischer Krankheiten als auch die Mechanismen immunmodulierender Therapieverfahren besser dargestellt werden können.

Begriffe und Strukturen

Antigen. Als Antigene werden ganz allgemein Glykoproteine bezeichnet, die theoretisch von den Zellen und Immunglobulinen des Immunsystems erkannt werden können. Sie werden in Fremdantigene, gegen die eine Immunantwort eingeleitet werden soll, und Selbstantigene, gegen die keine Immunantwort eingeleitet werden darf, eingeteilt. Von den T-Zell-Rezeptoren werden 9–20 Aminosäuren lange Polypeptidbruchstücke dieser Glykoproteine erkannt. Im Gegensatz zu T-Zell-Rezeptoren können Immunglobuline auch bestimmte Zucker (wie Dextrane) und Glykoproteine erkennen.

Cluster Designation. Dieser Begriff ist eher unter der Abkürzung CD bekannt und bezeichnet eine auf internationaler Ebene festgelegte Numerierung von molekularen Zellstrukturen. Jede funktionell eigenständige molekulare Struktur erhält eine auf speziellen Workshops festgelegte Nummer, die CD-Nummer. Jede Nummer definiert eine funktionelle Molekulareinheit, so daß homologe Moleküle bei allen Spezies die gleiche Nummer tragen. Die Reihenfolge der Nummern wird nicht funktionell, sondern ausschließlich chronologisch festgelegt.

Haupthistokompatibilitätskomplex. Der Haupthistokompatibilitätskomplex (MHC; *major histocompatibility complex*) oder auch humanes Leukozytenantigen (HLA) kann in verschiedene Gruppen von Oberflächenmolekülen unterteilt werden, deren wichtigste die MHC-Klasse-I- und MHC-Klasse-II-Moleküle sind. MHC-Moleküle definieren die immunologische Individualität. Daher stammen auch die alten Bezeichnungen Immunantwortgene und Transplantationsantigene. Während MHC-Klasse-I-Moleküle auf allen Zellen exprimiert werden, werden MHC-Klasse-II-Moleküle nur auf antigenpräsentierenden Zellen konstitutiv exprimiert. Auf anderen Zellen können MHC-Klasse-II-Moleküle nur nach bestimmten Aktivierungsvorgängen an der Oberfläche nachgewiesen werden.

Immunglobuline. Immunglobuline oder auch Antikörper werden von B-Lymphozyten gebildet und sezerniert. Ihre Aufgabe ist es, Fremdantigene zu erkennen, zu binden und somit spezifische Aufräumvorgänge einzuleiten. Am einen Ende besitzen Immunglobuline die jeweils individuellen Aminosäuresequenzen der variablen Region, die sich aus der leichten und der schweren Immunglobulinkette zusammensetzt. Die Aminosäuresequenz der variablen Region bestimmt die Antigenspezifität der Immunglobuline und ist für jede immunglobulinsezernierende Zelle spezifisch. Am gegenüberliegenden Ende des Antikörpers befindet sich die konstante Region, das distale Ende der schweren Immunglobulinkette. Sie bestimmt, welchem Isotypen (IgA, IgD, IgE, IgM, IgG 1–4) der Antikörper zugeordnet wird. Der Isotyp bestimmt die biologische Funktion des Antikörpers; er legt seine Lokalisation im Gewebe und die Art des Aufräumvorgangs fest, mit der das gebundene Antigen beseitigt wird.

Toleranz. Toleranz bedeutet, daß gegen ein bestimmtes Antigen keine Immunantwort eingeleitet werden kann. Toleranz besteht grundsätzlich gegen die körpereigenen Antigene und beruht entweder auf der Elimination potentiell autoaggressiver Lymphozyten oder deren funktioneller Inaktivierung.

T-Zell-Rezeptor. Der T-Zell-Rezeptor ist eine immunglobulinähnliche Struktur, die aus 2 Ketten, α- und β-Kette, zusammengesetzt ist und die Antigenspezifität der T-Lymphozyten bestimmt. Der konstante Teil des T-Zell-Rezeptors ist fest in der Zellmembran verankert und an ein Signalsystem gekoppelt, das die antigenspezifische Aktivierung der T-Lymphozyten steuert. Im Gegensatz zu Immunglobulinen, die auch freie Antigene erkennen, erkennt der T-Zell-Rezeptor nur Antigene, die an ein Molekül des MHC gebunden sind.

Zytokine, Lymphokine, Interleukine. Hierbei handelt es sich um eine zunehmend erkannte Anzahl von biologisch hoch aktiven Glykoproteinen, die Wachstum, Funktion und Differenzierung von Zellen regulieren

Tabelle 1.2

Cluster Designation	Korrespondierende Zellen und Funktionen
CD3	T-Lymphozyten, Konstante Struktur des T-Zell-Rezeptors, die in die Signalübertragung involviert ist
CD4	T-Helferlymphozyten. Stellt die Interaktion des T-Zellrezeptors mit dem MHC-Klasse-II-Molekül her
CD8	Zytotoxische T-Lymphozyten. Stellt die Interaktion des T-Zellrezeptors mit dem MHC-Klasse-I-Molekül her.
CD19	Spezifisches Antigen von B-Lymphozyten
CD20	Spezifisches Antigen von B-Lymphozyten
CD45 CD45RO CD45RA CD45RB	Gemeinsames Leukozytenantigen. CD45 ist bei der Aktivierung beteiligt und je nach Aktivierungszustand der Zellen an der Oberfläche unterschiedlich strukturiert. Es wird zur Trennung der naiven von voraktivierten Gedächtniszellen verwendet

und auf vielfältige Weise die Abläufe von Immunantworten und Entzündungen steuern. Sie werden in verschiedene funktionell oder morphologisch verwandte Familien eingeteilt. Im Gegensatz zur ursprünglichen Annahme können Zytokine nicht nur von Zellen des Immunsystems, sondern von einer großen Anzahl von Zellsystemen gebildet werden; dazu zählen auch Fibroblasten und insbesondere Keratinozyten. Zytokine können in proinflammatorische Zytokine, die vorwiegend von Makrophagen sezerniert werden, und in T-Lymphozyten-Zytokine unterteilt werden. Zu den proinflammatorischen Zytokinen werden in erster Linie Interleukin-1α, -β, Tumornekrosefaktor-α, -β, Interferon-α, -β und die Chemokine (Interleukin-8 und verwandte Zytokine) gerechnet. Wichtige T-Lymphozyten-Zytokine sind Interferon-γ, Tumornekrosefaktor-α, -β, sowie die Interleukine 2, 3, 4, 5, 9, 10 und 13.

Zellsysteme des Immunsystems

Antigenpräsentierende Zellen. Antigenpräsentierende Zellen haben die Aufgabe, Fremdkörper aufzunehmen, sie zu verdauen (prozessieren) und in kleine Polypeptide, Antigene im engeren Sinne, zu zerlegen. Im Anschluß an die Verdauung werden die Antigene an die Zelloberfläche gebracht, wo sie an die Moleküle des MHC gebunden sind. Dort können sie von den antigenspezifischen Rezeptoren der T-Lymphozyten erkannt werden und führen zur Aktivierung der T-Lymphozyten. Dieser Vorgang der Präsentation eines Antigens an T-Lymphozyten ist die Einleitung einer jeden Immunantwort. Neben dendritischen Zellen, den Langerhans-Zellen der Haut, können auch Makrophagen und B-Lymphozyten als antigenpräsentierende Zellen tätig sein.

Dendritische Zellen. Dendritische Zellen sind vom Knochenmark abgeleitete lymphoide Zellen, die Ähnlichkeiten mit Makrophagen besitzen und in Milz, Blut und ganz besonders in der Haut angetroffen werden. In der Epidermis werden sie nach ihrem Erstbeschreiber als Langerhans-Zellen bezeichnet und sind dort die einzige ortsständige Zelle, die Fremdstoffe (Antigene) aufnimmt und erkennt. Anschließend wandern sie in die regionalen Lymphknoten und leiten dort die Immunantwort gegen das aufgenommene Antigen ein. Dendritische Zellen werden heute als die wichtigsten antigenpräsentierenden Zellen angesehen.

Lymphozyten. Lymphozyten entstammen wie alle hämatopoietischen Zellen dem Knochenmark und bilden eine sehr heterogene Gruppe mononukleärer Zellen, deren gemeinsames Merkmal ist, daß sie immer nur spezifisch mit einer einzigen niedermolekularen Fremdkörperstruktur, dem Antigen, interagieren können.

B-Lymphozyten. B-Lmphozyten können 2 grundlegend unterschiedliche Funktionen übernehmen. Ihre wichtigste Funktion ist die Sekretion von Immunglobulinen; zum anderen können sie, ähnlich wie Makrophagen, Antigene aufnehmen und den T-Lymphozyten präsentieren. Kommen B-Lymphozyten in den lymphatischen Organen mit dem für sie relevanten Antigen in Kontakt, werden sie aktiviert und differenzieren während der nachfolgenden Teilungen zu langlebigen Gedächtniszellen oder zu immunglobulinproduzierenden Plasmazellen, die nicht mehr zur Zellteilung fähig sind.

T-Lymphozyten. T-Lymphozyten sind dadurch gekennzeichnet, daß sie auf ihrer Oberfläche den T-Zell-Rezeptor exprimieren, mit dem die Spezifität eines jeden T-Lymphozyten festgelegt wird. Das für die T-Lymphozyten spezifische Antigen wird mit Hilfe dieses T-Zell-Rezeptors erkannt. T-Lymphozyten werden aufgrund der akzessorischen Oberflächenantigene CD4 und CD8 funktionell in 2 Familien aufgeteilt: CD4 + T-Lymphozyten, die nur mit dem Haupthistokompatibilitätskomplex der Klasse II (MHC-Klasse-II; HLA.DQ, HLA.DP und HLA.DR) und CD8 + T-Lymphozyten, die nur mit dem Haupthistokompatibilitätskomplex der Klasse I (MHC-Klasse-I; HLA.A, HLA.B und HLA.C) interagieren. Gemeinsam ist allen T-Lymphozyten, daß sie im Gegensatz zu anderen Zellen des Immunsystems Antigene nicht allein erkennen können, sondern erst dann, wenn ihnen ihr spezifisches Antigen über den Haupthistokompatibilitätskomplex präsentiert wird.

CD4 + T-Lymphozyten, auch T-Helferzellen genannt, erkennen Antigene nur dann, wenn sie durch MHC-Klasse-II-Moleküle präsentiert werden. Ihnen wird heute bei der Steuerung der Immunantwort eine zentrale Rolle zugeschrieben, da sie nicht nur als Effektorzellen fungieren, sondern durch die Sekretion von Zytokinen den gesamten Ablauf der Immunantwort regulieren. Während der Immunantwort entwickeln sich CD4 + T-Lymphozyten in Effektorzellen, die ein ganz bestimmtes Muster von Zytokinen sezernieren. Die biologisch am weitesten divergierenden Phänotypen sind die Interleukin-2 und Interferon-γ produzierenden Th1-Zellen und die Interleukin-4, 5, 9, 10 und 13 produzierenden Th2-Zellen. Mit diesen Zytokinen bestimmen T-Lymphozyten nicht nur ihre eigene Funktion und Entwicklung. Über die sezernierten Zytokine regulieren sie insbesondere auch die Immunglobulinproduktion der B-Lymphozyten und die

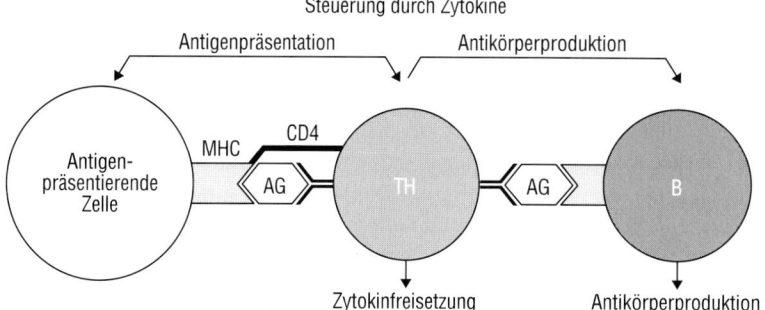

Abb. 1.3. Kaskade der Immunantwort. *AG* Antigen, *B* B-Lymphozyt, *MHC* Haupthistokompatibilitätskomplex, *TH* CD4+T-Helferzelle

Fähigkeit der antigenpräsentierenden Zellen, Fremdkörper aufzunehmen, zu prozessieren und zu präsentieren.

CD8+ T-Lymphozyten, auch zytotoxische T-Lymphozyten, sind die zentrale Effektorzelle bei der Abwehr von intrazellulären Krankheitserregern, insbesondere Viren, und von Tumoren. Sie erkennen Fremdproteine, die von krankhaft veränderten Zellen auf den MHC-Klasse-I-Molekülen präsentiert werden, und lysieren diese mit Hilfe von zytotoxischen Proteinen.

Immunantwort

Antigenpräsentation. In der Regel beginnt eine Immunantwort damit, daß ein Fremdkörper von antigenpräsentierenden Zellen aufgenommen und von ihnen in antigene Polipeptide aufgeteilt wird. Anschließend werden die Antigene auf den MHC-Molekülen der Zellen den T-Lymphozyten präsentiert. Handelt es sich um Peptide, die direkt aus dem Zellmetabolismus hervorgehen (wie virale Antigene oder Tumorantigene), dann werden sie über MHC-Klasse-I-Moleküle den CD8+ zytotoxischen Lymphozyten präsentiert. Handelt es sich um exogene Fremdkörper oder Haptene, wie die meisten Kontaktallergene, werden sie über die MHC-Klasse-II-Moleküle den CD4+T-Helferlymphozyten präsentiert.

T-Zellantwort. Durch die Präsentation eines Antigens an ruhende T-Helferlymphozyten (Th) werden diese aktiviert und unterliegen einem Reifungsvorgang, bei dem sie sich in bestimmte Phänotypen differenzieren. Der Phänotyp ist am besten durch die Zytokine definiert, die aktivierte T-Lymphozyten sezernieren. T-Helferlymphozyten können ein weites Spektrum unterschiedlicher Zytokine sezernieren und neigen dazu, sich im Verlauf einer Immunreaktion in polarisierte Phänotypen, Th1 und Th2, zu differenzieren. Th1 sezernieren große Mengen an Interferon-γ und Interleukin-2, vermitteln entzündliche Immunreaktionen und unterstützen die zytotoxische Funktion von CD8+ T-Lymphozyten. Th2 dagegen produzieren Interleukin-4, -5, -9, -10 und -13, werden für die Elimination extrazellulärer Parasiten benötigt und induzieren in B-Lymphozyten die Produktion von IgE und IgG4. Somit legen die Th1- und Th2-typischen Zytokinmuster die Reaktionsmuster und den Verlauf einer Immunantwort fest.

T-B-Zellinteraktion und Immunglobulinproduktion. B-Lymphozyten produzieren Immunglobuline, wenn sie mit ihren beiden wichtigsten Reaktionspartnern, dem Antigen und den antigenspezifisch aktivierten T-Lymphozyten interagieren. Daraus folgt, daß Th ganz entscheidend die Immunglobulinproduktion beein-

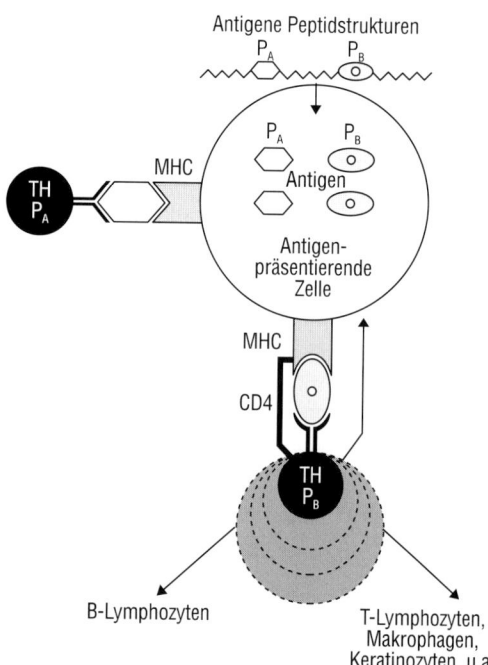

Abb.1.4. Aktivierung von T-Helferzellen. *MHC* Haupthistokompatibilitätskomplex, *PA* Peptid A, *PB* Peptid B, *TH* CD4+T-Helferzelle, *TH PA* PA-spezifische TH, *TH PB* PB-spezifische TH

flussen. Sie kontrollieren jedoch nicht nur die Antigenspezifität der sezernierten Antikörper, sondern auch ihren Isotyp und regeln so den Aufträummechanismus, mit dem ein bestimmtes Antigen beseitigt wird. Eine Ausnahme bilden einige makromolekulare Zucker (Dextrane), die diesen Weg umgehen und die Immunglobulinproduktion in B-Lymphozyten direkt anregen können.

Immunologisches Gedächtnis. Hierbei handelt es sich um einen funktionellen Begriff. Wird ein Körper erstmals mit einem Antigen konfrontiert, so benötigt er einige Tage, bis er gegen dieses Antigen eine wirksame Immunantwort etabliert hat. Durch diesen ersten Kontakt erwirbt das Immunsystem die Fähigkeit, bei einem Zweitkontakt auf dasselbe Antigen wesentlich schneller zu reagieren. Dieses Phänomen wird als immunologisches Gedächtnis bezeichnet und in Form der Impfung oder Immunisierung erfolgreich therapeutisch genutzt.

Immunität und Allergie

Nachdem ein Antigen von antigenpräsentierenden Zellen erkannt und prozessiert wurde, wird es auf dem MHC exprimiert. Sobald die für das Antigen spezifischen T-Lymphozyten mit diesen antigenpräsentierenden Zellen in Kontakt kommen, werden sie aktiviert. Dieser Vorgang beinhaltet, daß die T-Lymphozyten beginnen, Zytokine zu sezernieren, insbesondere Interleukin-2, ihre Struktur verändern, neue Oberflächenmoleküle exprimieren und sich teilen, so daß eine klonale Expansion stattfindet. Gleichzeitig mit der Expansion finden wichtige Differenzierungsvorgänge statt, die den weiteren Verlauf der Immunantwort bestimmen. Die T-Lymphozyten entwickeln sich entweder in Richtung Th1 oder Th2, wodurch das Reaktionsmuster der Immunantwort festgelegt wird. Th1 etablieren die zellvermittelte Immunität gegen intrazelluläre Krankheitserreger wie Viren, Mykobakterien und Tumoren. Ein klassisches Beispiel für eine Th1-vermittelte, zellvermittelte Immunabwehr ist die Tuberkulinreaktion. Das biologische Gegenstück zur Th1-Antwort ist die Th2-Antwort. Hierbei differenzieren sich die aktivierten Th zu Zellen (Th2), die vorwiegend Interleukin-4, -5, -9, -10 und -13 produzieren. Diese Zytokine hemmen die zellvermittelte Immunität und werden für die Abwehr extrazellulärer Parasiten, insbesondere Nematoden, benötigt.

Immunrektkionen vom Th1- oder Th2-Typ können aber auch schädlich werden, wenn sich die *Immunität* nicht gegen pathogene Antigene, sondern gegen Umweltsubstanzen richtet, mit denen ein regelmäßiger Kontakt gewünscht wird. Dann wird allgemein die *Immunität*, sei sie von Th1- oder vom Th2-Typ, als *Allergie* bezeichnet. Daraus folgt, daß *Allergie* nicht dadurch definiert ist, daß eine unphysiologische Reaktion abläuft, sondern dadurch, daß sich die Immunität entweder gegen einen nicht als pathogen einzustufenden Umweltstoff richtet, oder daß sie ungewöhnlich vehement abläuft.

Kontaktallergie und die lichenoide Form der Graftversus-host-Reaktion sind wichtige Beispiele für eine Th1-Immunität, die sich als Allergie vom verzögerten Typ manifestiert (Typ-IV-Allergie). Beispiele für Allergien mit den Immunreaktionen vom Th2-Typ sind Rhinitis allergica, allergisches Asthma, Hymenopterenallergie und einige medikamenteninduzierte Sofortreaktionen (Typ-1-Allergie).

Therapeutische Ansatzpunke

Die älteste und bis heute noch eleganteste immunologische Therapie ist die Impfung. Hierbei wird mit An-

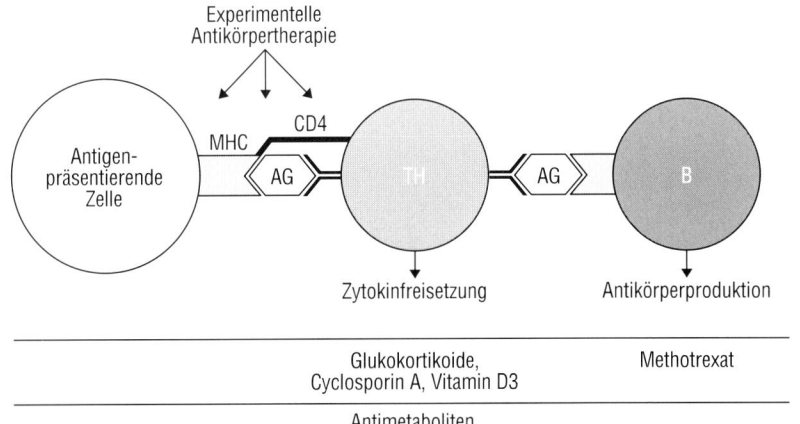

Abb. 1.5. Ansatzpunkte der Immuntherapie. *AG* Antigen, *B* B-Lymphozyt, *MHC* Haupthistokompatibilitätskomplex, *TH* CD4+-T-Helferzelle

tigenen, die große Homologien oder gar Identität mit Antigenen von pathogenen Keimen aufweisen, ein immunologisches Gedächtnis induziert. Somit ist der Körper befähigt, beim Kontakt mit den pathogenen Erregern in kurzer Zeit, noch bevor der Erreger sich ausbreitet, eine schützende Immunantwort zu etablieren. Neuere Therapieversuche, das Immunsystem durch die Gabe von Zytokinen zu aktivieren und so evtl. eine Antitumorantwort zu erzielen, waren bisher wegen toxischer Nebenwirkung wenig erfolgreich.

Hauptansatzpunkt immunologischer Therapieverfahren ist die Immunsuppression mit Glukokortikoiden und anderen Immunsuppressiva wie Methotrexat, Azathioprin, Cyclophosphamid und Cyclosporin A. Glukokortikoide haben multiple und z.T. auch heute noch nicht genau definierte Effekte auf das Immunsystem. Sie beeinträchtigen die Migration von Leukozyten, induzieren den Zelltod in proliferierenden Lymphozyten und dendritischen Zellen und hemmen die Aktivierung von T-Lymphozyten und deren Interleukin-2-Produktion. Obwohl der molekulare Angriffspunkt ein anderer ist, beruht auch die Wirkung von Cyclopsorin A darauf, daß es die Produktion von T-Zellzytokinen unterbindet. Die Wirkung von Methotrexat besteht insbesondere in der Hemmung der Antikörperproduktion, weshalb es in der Therapie immunglobulinmediierter Krankheiten (wie der Pemphigusgruppe) eingesetzt wird. Azathioprin und Cyclophosphamid, ursprünglich als Inhibitoren der DNS-Synthese entwickelt, können die Immunantwort von T-Lymphozyten beeinträchtigen und werden heute zur Behandlung der Graft-versus-host-Reaktion und schwerer Autoimmunkrankheiten eingesetzt.

Weiterführende Literatur

Immunologische Grundbegriffe

Abbas AK, Lichtman AH, Pober JS (1994) Cellular and molecular Immunology, 3rd edn Saunders, Philadelphia
Gemsa D, Kalden JR, Resch K (Hrsg) (1991) Immunologie. Grundlagen, Klinik, Praxis, 3. Aufl. Thieme, Stuttgart
Jäger L (1989) Klinische Immunbiologie und Allergologie, 3. Aufl. Fischer, Stuttgart
Keller R (1994) Immunologie und Immunpathologie, 4. Aufl. Thieme, Stuttgart
Klein J (1989) Immunologie, VCH Verlagsgesellschaft, Weinheim
Levine D (Hrsg) (1994) Cell 76 (2)
Paul WE (ed) (1993) Fundamental Immunology, 3rd edn. Raven Press, New York
Peter IM (Hrsg) (1991) Klinische Immunologie, Urban & Schwarzenberg, München
Roitt IM (1994) Leitfaden der Immunologie, 4. Aufl. Blackwell, Berlin

Kapitel 2   Erkrankungen durch Viren

Inhaltsverzeichnis

Warzen	24
Verrucae vulgares	25
Verrucae plantares	28
Verrucae planae juveniles	28
Condylomata acuminata	29
Condylomata acuminata (klassischer Typ)	29
Condylomata plana	30
Condylomata gigantea	30
Schleimhautwarzen	30
Isolierte Schleimhautwarzen	31
Disseminierte Schleimhautwarzen	31
Epidermodysplasia verruciformis	31
Therapie der Warzen	31
Andere warzenähnliche Erkrankungen	33
Fokale epitheliale Hyperplasie	33
Molluscum contagiosum	33
Erkrankungen durch das Herpes-simplex-Virus	35
Primärinfektionen durch HSV	36
Gingivostomatitis herpetica	36
Aphthoid Pospischill-Feyrter	38
Vulvovaginitis herpetica	38
Herpessepsis der Neugeborenen	38
Eczema herpeticatum	39
Primärer Herpes simplex der Haut	40
Sekundärinfektionen durch HSV	40
Herpes simplex und Herpes simplex recidivans in loco	40
Erythema multiforme bei Herpes simplex recidivans	43
Herpesinfektionen bei HIV-Infektion	43
Erkrankungen durch das Varicella-Zoster-Virus	44
Varizellen	44
Varizellen in der Schwangerschaft	46
Zoster	46
Pocken und Vakzine	51
Pocken	51
Katzenpocken, Affenpocken, Kuhpocken	53
Melkerknoten	53
Melkergranulationsknoten (Melkergranulom)	54
Ecthyma contagiosum	55
Maul- und Klauenseuche	56
Hand-Fuß-Mund-Exanthem	56
Herpangina	57
Andere Coxsackie-Virusinfektionen	57
Die sogenannten sechs Infektionskrankheiten	58
Masern	58
Scharlach	59
Röteln	61
Rubeola scarlatinosa	63
Erythema infectiosum	63
Papular purpuric gloves and socks-syndrome	63
Exanthema subitum	64
HIV-Infektion und Aids Erworbene Immunschwächeerkrankung)	64
Akute HIV-Krankheit	66
Neoplasien	66
Kaposi-Sarkom	66
Maligne Lymphome	69
Karzinome	69
Erregerbedingte Dermatosen	70
Virale Infektionen	70
Herpes-simplex-Virus	70
Varicella-Zoster-Virus	71
Zytomegalievirus	71
Orale Haarleukoplakie	71
Humane Papillomviren	72
Condylomata acuminata	72
Pockenvirenerkrankungen	72
Mykotische Infektionen	73
Candidosis	73
Haarzunge	73
Infektionen durch Pityrosporum ovale	74
Pityrosporumfollikulitis	74
Dermatophytosen (kutane Mykosen)	74
Kryptokokkose	74
Histoplasmose	74
Aspergillose	75
Kokzidioidomykose	75
Bakterielle Erkrankungen	75
Pyodermien	75
Follikulitiden	75
Furunkel und Abszesse	75
Ekthymata	75
Akut nekrotisierende ulzerierende Gingivitis (ANUG)	75
Mykobakteriosen	76
Tuberkulose	76
Atypische Mykobakteriosen	76
Epitheloide Angiomatose (bazilläre Angiomatose)	77
Syphilis	77
Parasitäre Erkrankungen	77
Scabies norvegica (Borkenkrätze)	77
Protozoenerkrankungen	78
Nichtinfektiöse provozierte Dermatosen	78
Erythemato-squamöse Erkrankungen	78
Seborrhoisches Ekzem	78
Psoriasis vulgaris	78
Morbus Reiter	79
Atopisches Ekzem	79
Xerodermie und erworbene Ichthyose	79
Papulöse Dermatitis	79
Acne vulgaris	80
HIV-assoziierte Photosensibilität	80
Porphyria cutanea tarda	80
Chronisch-aktinische Dermatitis	80

Photosensitives Granuloma anulare 80
UV-provozierte lichenoide Dermatitis 80
UV-induzierte Hyperpigmentierung 81
Haarwachstumsstörungen 81
Pigmentstörungen. 81
Erkrankungen der Gefäße 81
 Disseminierte Teleangiektasien 81
 Vaskulitiden 81
Autoimmunphänomene 81
Thrombozytopenie 81
Systemischer Lupus erythematodes 82
Sicca-Symptomatik 82
Aphthen. 82
Arzneimittelexantheme. 82
 Sulfonamide 82
 Andere Pharmaka. 83
  Antibakterielle Therapie 83
  Zytostatika und antiretrovirale Substanzen . . 83
  Antivirale Arzneimittel 83
Verfahren zum Nachweis einer HIV-Infektion . . . 83
Allgemeine diagnostische und therapeutische
 Leitlinien 84
 Basisdiagnostik zur Feststellung des Krankheits-
  stadiums (Staging). 84
 Allgemeine Therapie-Richtlinien. 84
  Antiretrovirale Therapie 84
  Primärprophylaxe opportunistischer
   Infektionen. 85
  Sekundärprophylaxe (Erhaltungstherapie) nach
   vorangegangener opportunistischer Infektion 85
Infektionsschutz 85
 Verhalten nach Stichverletzung 86
 Desinfektion 86
 Postexpositionsprophylaxe 86
Weiterführende Literatur 86

Die Zahl der virusbedingten Erkrankungen der Haut ist groß. Hauterscheinungen sind entweder Ausdruck einer direkten Infektion der Haut mit dermatotropen Viren (Verrucae vulgares, Molluscum contagiosum) oder sie entwickeln sich im Verlauf einer allgemeinen Viruskrankheit (Windpocken).

Warzen

Definition. Warzen sind von wenigen Ausnahmen abgesehen benigne infektiöse Epitheliosen. Ihnen liegt eine virusbedingte, reaktive und geschwulstähnliche, aber rückbildungsfähige Epithelhyperplasie (Akanthose, Hyperkeratose) mit konsekutiver Verbreiterung des bindegewebigen Papillarkörpers (Papillomatose) zugrunde. Warzen kommen an Haut und Schleimhäuten vor. Sie heilen gewöhnlich narbenlos ab, meist unter Hinterlassung weitgehender Immunität.

Erreger. Karyotropes DNS-Warzenvirus (menschliches Papillomavirus, Human-Papilloma-Virus = HPV) mit 7,9 Kilobasen und geschlossener, zirkulärer, doppelsträngiger DNS. Jeder zeigt weniger als 50% Homologie in der DNS-sequenz-spezifischen Hybridisierung im Vergleich zu allen anderen HPV-Subtypen unter stringenten Bedingungen. Aufgrund molekularer Hybridisierung, Restriktionsenzymanalyse, Polymerasekettenreaktion und immunfluoreszenztechnischer Verfahren werden verschiedene menschliche Papillomvirustypen unterschieden, wie aus der Tabelle zu ersehen ist. Zur Zeit sind 68 Typen (HPV 1–68) identifiziert. Teilweise werden mehrere Virustypen bei einer Warzenart gefunden.

Es existieren verschiedene Nachweismethoden zur Identifizierung der einzelnen Subtypen:

Antigenerkennung über gruppenspezifische Antigene der HPV. Nachteil: keine Klassifikation möglich, nur bei hochdifferenzierten Zellen mit hohem Virusgehalt positiv (HPV 1); bei HPV 16 wenig sensitiv. Vorteil: kommerziell erhältlich.

Serologische Tests. Keine Routinemethode; nur wenige HPV-Typen können nachgewiesen werden.

DNS-sequenzspezifische Hybridisierung. Nachteil: niedrige Sensitivität bei niedriger Viruszahl.

Polymerasekettenreaktion (polymerase chain reaction, PCR). Dient als Vorverstärker, um auch bei geringem Virusbefall (HPV 16) noch den Nachweis mit Hilfe der DNS-sequenzspezifischen Hybridisierung führen zu können.

Bedeutsam ist die Erkenntnis über *onkogene Viren* geworden. Der Nachweis onkogener Viren in Haut- oder Schleimhautläsionen beweist noch nicht, daß ein maligner Tumor vorliegt, insbesondere da onkogene Viren auch in benignen Papillomen gefunden werden. Allerdings ist beachtenswert, daß bei Morbus Bowen im Nagelorgan oder Bowen-Karzinomen im Zervixbereich HPV 16 oder HPV 18 gefunden wurden. Der Nachweis onkogener Viren in Haut- und Schleimhauttumoren ist daher durchaus bedeutsam geworden.

Epidemiologie. Weltweite häufige Erkrankung, die vorwiegend Kinder und Jugendliche befällt, teilweise Immunität hinterläßt und Erwachsene weitgehend vor weiteren Infektionen schützt. Bei immungeschwächten Patienten (nach Organtransplantationen oder bei HIV-Infektion) treten ungewöhnlichste und äußerst therapieresistente Warzenerkrankungen auf. Da das HPV und das BPV (bovines Papillomvirus) bei Mensch und Tier (Schlachtvieh, insbesondere Rindern) zu Infektionen führt, sind epidemieartige Erkrankungen bei Schlachthauspersonal als berufstypische Erkrankung bekannt. Weltweit gibt es eine Zu-

Tabelle 2.1. HPV-Typen in Hautläsionen, Genitalläsionen und Tumoren der Kopf-Hals-Region. (Modifiziert nach de Villiers 1992)

	Virustypen
Hautläsionen	
Verrucae vulgares	1–4, 26–29, 38, 41, 49, 57, 63, 65
Schlachterwarzen	2, 7
Epidermodysplasia verruciformis	2, 3, 5, 8–10, 12, 14, 15, 17, 19 20–25, 37, 47, 50
Morbus Bowen	16, 34, 35
Spinozelluläres Karzinom	5, 8, 14, 17, 20, 41, 47
Genitalläsionen	
Condylomata acuminata	6, 11, 42, 44, 51, 55, 69
In-situ-Karzinome	6, 11, 16, 18, 30–35, 39, 40, 42, 43, 45, 51, 52, 56, 57, 59, 61, 62, 64
Karzinome	6, 11, 16, 18, 31, 33, 35, 39, 45, 51, 52, 54, 56, 66
Kopf-Hals-Tumoren	
Papillome	6, 7, 11, 32, 57
Fokale epitheliale Hyperplasie Heck	13, 32
Karzinome	2, 6, 11, 16, 18, 30

nahme von Warzeninfektionen, ohne daß die Gründe dafür bekannt sind.

Pathogenese. Die Übertragung der Papillomviren ist möglich von Mensch zu Mensch, von Tier zu Tier und auch von Tier zu Mensch. Viruspapillome kommen bei fast allen Haustieren (Rindern, Pferden, Hunden, Katzen) vor. Die Inkubationszeit ist nicht genau bekannt; die Angaben reichen von 4 Wochen bis zu mehreren Monaten. Auch durch Autoinokulation entstehen neue Warzen. Strichförmig findet man sie in Kratzeffekten. Gelegentlich kommt exanthematische Ausbreitung vor. Es ist möglich, daß mehrere Virustypen gleiche klinische Erscheinungen hervorrufen können wie die Tabelle zeigt. Vielleicht spielen Lokalisation, Alter und Geschlecht für die morphologische Ausprägung eine Rolle.

Klinik. Eine große Zahl von Warzentypen werden unterschieden:

- Verrucae vulgares: vulgäre Warzen
- Verrucae plantares: Plantarwarzen, Dornwarzen und Mosaikwarzen (Myrmetium)
- Verrucae planae juveniles: plane juvenile Warzen
- Condylomata acuminata: spitze Kondylome, genitale Warzen
- Schleimhautpapillome: isolierte Schleimhautwarzen, disseminierte orale Papillomatose, Larynxpapillom, Condylomata plana, Morbus Heck

Verrucae vulgares

Vulgäre Warzen sind die häufigste Warzenform. Sie kommen einzeln oder in Vielzahl vor. Zum Angehen der Viren scheint eine gewisse Disposition zu gehören. Besonders anfällig sind akroasphyktische Körperteile, da hier die Inokulation wegen verminderter Abwehr bei schlechter Durchblutung erleichtert wird. Auch bei Kindern mit Atopie und sebostatischer Haut erfolgt die Virusinokulation leichter.

Klinik. Die initiale Warze ist etwa stecknadelkopfgroß, von einer Verruca plana juvenilis wenig verschieden. Sie stellt eine kalottenförmig sich vorwölbende, harte, hautfarbene Papel dar. Allmählich wird die Warze größer und ihre Oberfläche wird durch zunehmende Verhornung rauh. Sie ist scharf umschrieben und gekrönt von einer zerklüfteten, graugelblichen, durch äußere Verschmutzung und Bluteinlagerungen auch schwärzlichen Hyperkeratose. Besonders als sogenannte Mutterwarze wird sie erbsen- bis bohnengroß. In der Umgebung entstehen durch Autoinokulation oft sogenannte Tochterwarzen. Die Gestalt der Warzen wird durch ihren speziellen Sitz beeinflußt.

Finger- und Handrücken. Klassische kalottenförmige Warzen.

Augenlider. Hier kommen bevorzugt filiforme Warzen mit langem fadenförmigen Stiel (Pinselwarzen) vor. Sie werden oft für Fibrome gehalten.

Bartgegend. Kalottenförmige, aber auch filiforme Warzen, nicht selten in großer Zahl. Sie werden durch das Rasieren leicht angeschnitten und neigen dann zu großflächiger dichter Aussaat (Autoinokulation).

Finger- und Zehenzwischenräume. In den engen und von äußeren Einwirkungen geschützten Räumen zwischen den Fingern und Zehen werden die Warzen mehr papillomatös.

Volarfläche der Finger und Hände. Durch mechanisches Abreiben werden die Warzen an Fingerbeeren und Handballen mosaikartig: sogenannte Mosaikwarzen. Typisch sind kleine bräunlichschwärzliche

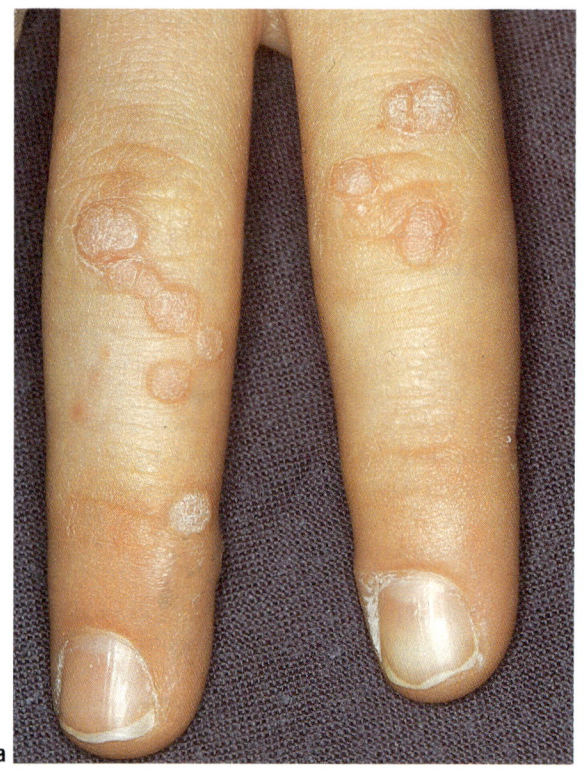

Abb. 2.1. a Verrucae vulgares, **b** paronychiale Warzen, **c** Dornwarzen

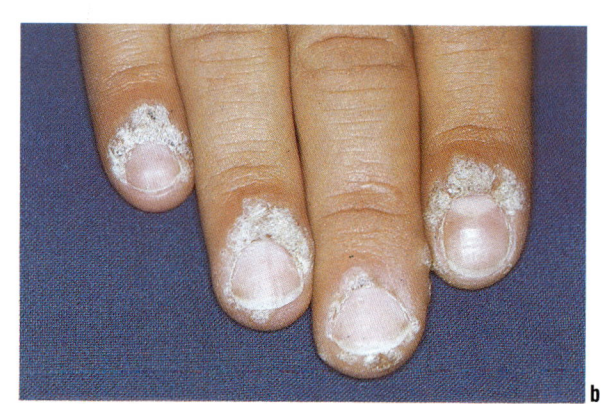

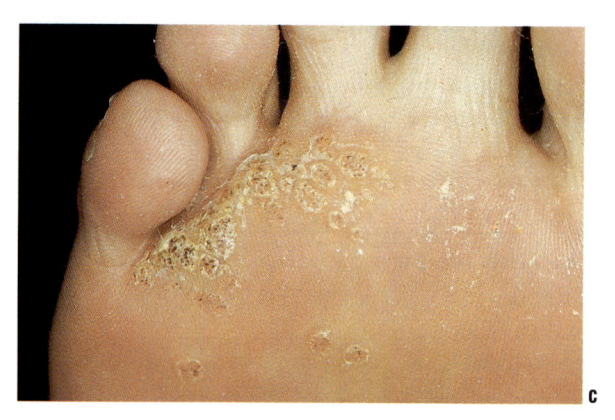

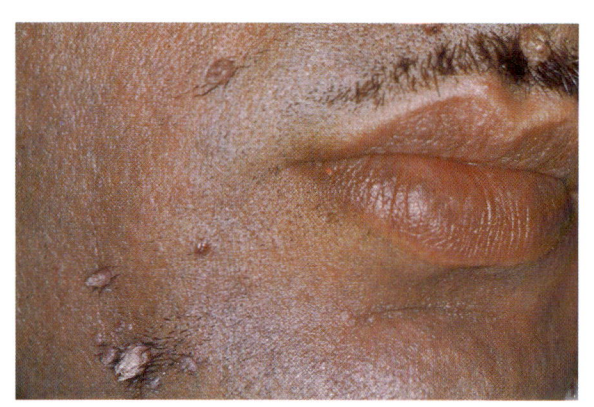

Abb. 2.2. Verrucae vulgares filiformes

Punkte oder Streifen (thrombosierte Kapillarschlingen mit Erythrozytenausschleusung in die Hornschicht).

Kapillitium. Hier wachsen Warzen nicht selten zu zotten-, faden- oder fingerförmigen Exkreszenzen (Verrucae digitatae), ähnlich papillomatösen Fibromen.

Lippenrot. Warzen sind hier gewöhnlich papillomatös oder filiform.

Fußsohlen. Hier breiten sich Warzen, häufig beetartig im Hautniveau liegend, zu Mosaikwarzen (Myrmetium) oder zu Dornwarzen aus, da sie wie ein Pflanzendorn durch das Körpergewicht in die Haut gedrückt werden. Typisch ist Randkallus.

Schleimhäute. An der Mundschleimhaut, insbesondere an Zungenspitze, Zungenrücken oder Zungenbändchen kommen ebenfalls Warzen vor: *Schleimhautwarzen.* Sie sind Viruspapillome, werden kalottenförmig oder plateauartig flach und haben eine weißlichgraue Farbe (Condylomata plana). Sie sind von spitzen Kondylomen (Condylomata acuminata), den Genitalschleimhautwarzen, zu unterscheiden, obwohl dies im Einzelfall nicht immer möglich ist.

Penisschaft und Außenseite der großen Labien. In Einzahl oder gelegentlich in Vielzahl finden sich verruziforme hautfarbene Papeln. Die Zelltypie kann bei der histologischen Diagnose zu differentialdiagnostischen Schwierigkeiten gegenüber bowenoiden Penispapeln und bowenoiden Vulvapapeln führen.

Paronychium. Paronychiale Warzen sind häufig. Sie können sich überall im paronychialen Bereich wie am proximalen oder seitlichen Nagelfalz ansiedeln. Bei seitlichem Sitz können sie unter die Nagelplatte hineinwachsen, zu partieller Onycholyse führen und starke Schmerzen verursachen. Durch Fingerkauen werden paronychiale Warzen häufig verschleppt (Pseudo-Koebner-Phänomen), da die Warzenviren sich leicht in den durch das Kauen bedingten Epitheldefekten absiedeln können. Gleiches wird bei Patienten beobachtet, welche ständig zwangartig die Haut im Paronychialraum abziehen. Vielfach handelt es sich dabei um Menschen mit Sebostase oder Atopie.

Nagelbett. Selten entwickeln sich Warzen primär subungual. Dann entstehen tumorartige, schmerzhafte, insbesondere druckschmerzhafte Warzen unter der Nagelplatte direkt im Nagelbett und können dann zu Knochenusurierungen führen. Im initialen Stadium erinnern sie an psoriatische Ölflecke. Differentialdiagnosen sind Keratoakanthom, spinozelluläres Karzinom, Glomustumoren, subunguale Exostosen, Chondrome und eventuell auch Psoriasisveränderungen.

Varia. Warzen können schließlich an allen bisher nicht aufgeführten Körperstellen auftreten: Konjunktiven, Nasenlöchern, Nasenschleimhaut, Rumpf etc. Verrucae vulgares kommen auch gleichzeitig mit Verrucae planae juveniles und/oder Condylomata acuminata vor.

Immundefekte. Bei Patienten mit angeborenen Immundefekten (Wiskott-Aldrich-Syndrom) oder erworbenen Immundefekten (immunsuppressive Behandlung bei Leukämien, Organtransplantation und HIV-Infektion) kann es zu einer Aussaat von Warzen kommen (*Verrucosis generalisata*). Es können Hunderte von Warzen gleichzeitig vorliegen, die durch therapeutische Maßnahmen kaum zu beherrschen sind.
Auch bei Kindern mit atopischem Ekzem können bei langfristiger örtlicher Glukokortikosteroidanwendung Autoinokulation zahlreiche Warzen am ganzen Körper vorkommen (*Eczema verrucatum, Verrucosis atopica*).

Histopathologie. Zwischen den einzelnen Papillomtypen kommen einige histologische Unterschiede vor, die jedoch nicht ausreichen, um den HPV-Typ mit Sicherheit zu bestimmen. Das feingewebliche Bild von Verrucae vulgares ist charakteristisch: Verbreiterung der Epidermis (Akanthose), fingerförmig ausgezogene bindegewebige Papillen (Papillomatose) zwischen den stark verlängerten Retezapfen. Im oberen Stratum spinosum und im Stratum granulosum liegen große vakuolisierte Zellen (ballonierte Retezellen) mit basophilen Kerneinschlüssen. Die Epidermis ist von einer mächtigen Hyperkeratose bedeckt, die charakteristische schlotförmige Parakeratosekegel und rauchfahnenartig konfigurierte Einschlüsse von Erythrozyten (intrakorneale Blutreste) aufweisen.

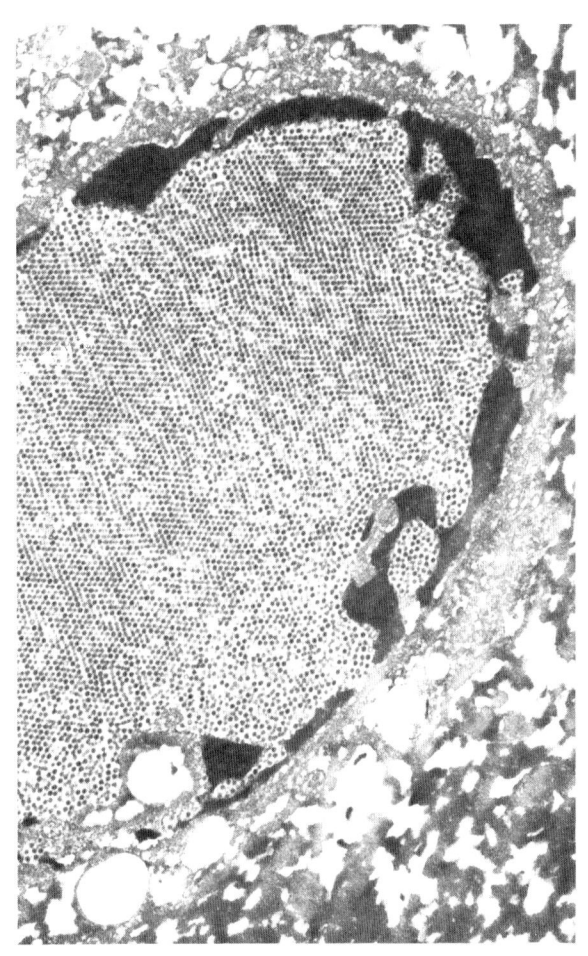

Abb. 2.3. Veruccae vulgares, HPV-Erreger intranukleär in einem Keratinozyten (Vergrößerung 80000:1)

Hybridisierungsverfahren an histologischen Schnitten. Mit radioaktiven aber auch nichtradioaktiven Proben können an Kryostatschnitten oder aber auch formalinfixierten Schnitten HPV-infizierte Zellen nachgewiesen werden. HPV-Proben werden kommerziell angeboten.

Elektronenmikroskopie. Der Nachweis von Viruspartikeln in histologischen Schnitten gelingt oft nur bei frischeren Warzen. Charakteristisch sind die Papillomviruselementarkörper, die sich fast ausschließlich in ballonierten Zellen im oberen Stratum spinosum, im Stratum granulosum und in den Kernresten der Parakeratose nachweisen lassen. Die Viruselemente sind oft kristalloid aggregiert, gelegentlich diffus verstreut oder auch in Ketten oder Gruppen gelagert.

Verlauf und Prognose. Verrucae vulgares heilen spontan nach unterschiedlich langem Verlauf von Wochen, Monaten oder Jahren narbenlos ab. Eine entzündliche Umwandlung der Warzen signalisiert die immunologische Abwehrreaktion des Körpers mit nachfolgender Abstoßung der Papillome.

Differentialdiagnose. Sie ist abhängig von der Warzenlokalisation: Keratoakanthom bei Sitz an Ohr und Lippen; spinozelluläres Karzinom an Ohr, Lippen und in aktinisch geschädigter Haut; Cornu cutaneum auf aktinischer Keratose, Morbus Bowen; seborrhoische Warze; warziges Dyskeratom Szymanski; Trichilemmom; Lichen ruber verrucosus, besonders an den Unterschenkeln mit Juckreiz und weiteren Haut- und Schleimhautherden; Arsenkeratosen an Handinnenflächen; Keratoma palmare et plantare dissipatum; Clavi syphilitici; Tuberculosis cutis verrucosa an Händen und Füßen.

Verrucae plantares

Synonyme. Fußsohlenwarzen, Dornwarzen

Klinik. Eine besondere klinische Variante der eigentlich zu den Verrucae vulgares zählenden Viruspapillome stellen die Warzen an den Fußsohlen dar. Eine Reihe unterschiedlicher Formen können sich ausbilden.

Plantarwarzen. Als solitäre Verruca-vulgaris-artige Effloreszenz, besonders im Fußgewölbe.

Plantarwarzenbeet. Oberflächlich sitzende Warzen kommen an Fußsohlen oder Zehenballen in großer Zahl als Mosaikwarzen vor. Durch das Körpergewicht werden sie in die Haut eingedrückt, sie sind daher nicht oder kaum erhaben. Sie können sich rasch ausbreiten, machen vielfach keine Beschwerden und neigen zu Rezidiven.

Dornwarzen. Wie alle Fußsohlenwarzen haben sie an Häufigkeit in den letzten Jahren deutlich zugenommen (Schwimmbäder, Sportstätten). Sie sind sehr schmerzhaft und führen gelegentlich zu Geh- oder Arbeitsunfähigkeit. Dornwarzen werden durch das Körpergewicht beim Gehen wie ein Pflanzendorn in die Fußsohle gedrückt. Durch einen umgebenden reaktiven Kallus werden sie auf breiter Fläche zugedeckt. Den Warzendorn stellt man durch Druck auf das Zentrum fest. Bei genauer Betrachtung finden sich dort zahlreiche bräunliche bis schwärzliche Punkte oder kleine Streifen, die durch schlotförmige Blutungen aus den Kapillaren in das Warzenepithel und anschließend transkorneale Erythrozytenausschleusung zustande kommen. Diese Warzenhämorrhagien sind differentialdiagnostisch in der Abgrenzung von Klavus und Kallus wichtig.

Riesenwarzen. Monströse Riesenwarzen, häufig an der fersennahen Fußsohlenregion, sind große und sehr tiefreichende Viruspapillome. Ihre Differentialdiagnose umfaßt Epithelioma cuniculatum und spinozelluläres Karzinom. Plantarwarzen gelten als besonders ansteckend. Es wird angenommen, daß die Ansteckung dort möglich ist, wo viele Menschen barfuß laufen, so in Schwimmbädern, Turnhallen, Umkleidekabinen, Heimen, Kasernen und an Badestränden.

Verrucae planae juveniles

[Besnier und Doyon 1881]

Definition. Besonders bei Kindern und Jugendlichen, seltener bei Erwachsenen oft plötzliche Aussaat von Hunderten von planen Warzen.

Klinik. An Hand- und Fingerrücken, Handgelenken, distalem Unterarm, im Gesicht, hier an Stirn, Bartgegend (Inokulation durch Rasieren) und an den Schläfen finden sich ganz flache epidermale Papeln von 1-4

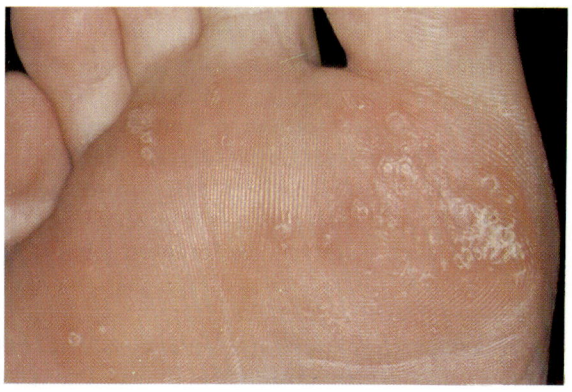

Abb. 2.4. Verrucae plantares (Mosaikwarzen)

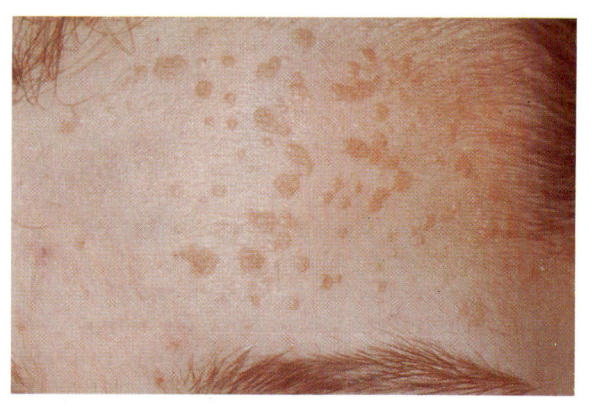

Abb. 2.5. Verrucae plantares juveniles

mm Durchmesser. Die Papeln sind rundlich oder oval, seltener polygonal und wegen ihres grauen, graugelben oder gelbbräunlichen Farbtons unauffällig. Die Oberfläche ist stumpf und fein gepunzt. Im Gesicht sind plane Warzen manchmal gelblich, xanthomähnlich, ferner kaffeebraun, rötlich oder ausgesprochen rot. Palpatorisch sind sie derb. Eine entzündliche Umwandlung signalisiert häufig die immunologische Abstoßung der Viruspapillome, die dann innerhalb weniger Tage nach allerdings oft monate- oder jahrelangem Verlauf narbenlos abheilen.

Histopathologie. Mäßige Akanthose, aber kaum Papillomatose, geringe Hyperkeratose mit Parakeratose. Zahlreiche ballonierte Zellen im oberen Stratum Malpighi und Stratum corneum. Kaum entzündliche Veränderungen im oberen Korium.

Differentialdiagnose. Lichen ruber planus hat spiegelnde Papeloberflächen. Diese sind blaurot, jucken und zeigen ein Wickham-Phänomen. Lichen nitidus spiegelt perlmuttartig. Acrokeratosis verruciformis, eine zum Morbus Darier gehörige Keratose. Verruca-plana-ähnliche seborrhoische Warzen älterer Leute.

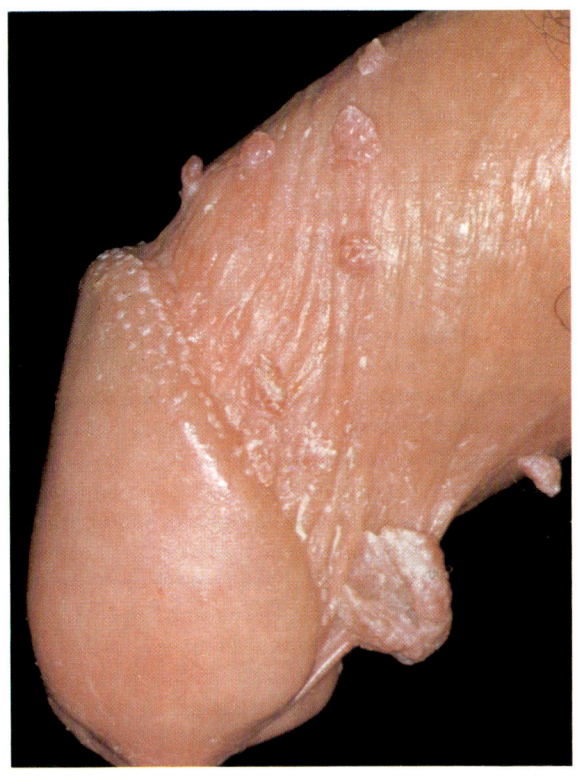

Abb. 2.6. Condylomata acuminata

Condylomata acuminata

Synonym. Feigwarzen

Definition. In intertriginösen Haut-Schleimhaut-Regionen vorkommende Warzeninfektionen, bei denen drei Verlaufsarten unterschieden werden:
- Condylomata acuminata: spitze Kondylome (klassischer Typ)
- Condylomata plana: vorwiegend an Cervix uteri und Präputium
- Condylomata gigantea: destruierende Form der Riesenkondylome (Buschke-Löwenstein-Tumoren)

Condylomata acuminata (klassischer Typ)

Ätiopathogenese. Die Übertragbarkeit der Feigwarzen durch Partnerinokulation ist erwiesen. Zum Angehen der Virusinfektion ist ein bestimmtes Milieu notwendig, welches durch Feuchtigkeit, Mazeration und Epithelläsion gekennzeichnet ist. Daher findet man Condylomata acuminata bei Patienten mit Phimose, chronischer gonorrhoischer und nichtgonorrhoischer Urethritis, Fluor vaginalis, Intertrigo, sekundärer Lues, Analekzem, chronischer Proktitis oder Oxyuriasis. Condylomata acuminata bei Kleinkindern im Anal- und Genitalbereich sollten auch an Kindesmißhandlungen, meist durch nahestehende Familienmitglieder, denken lassen.

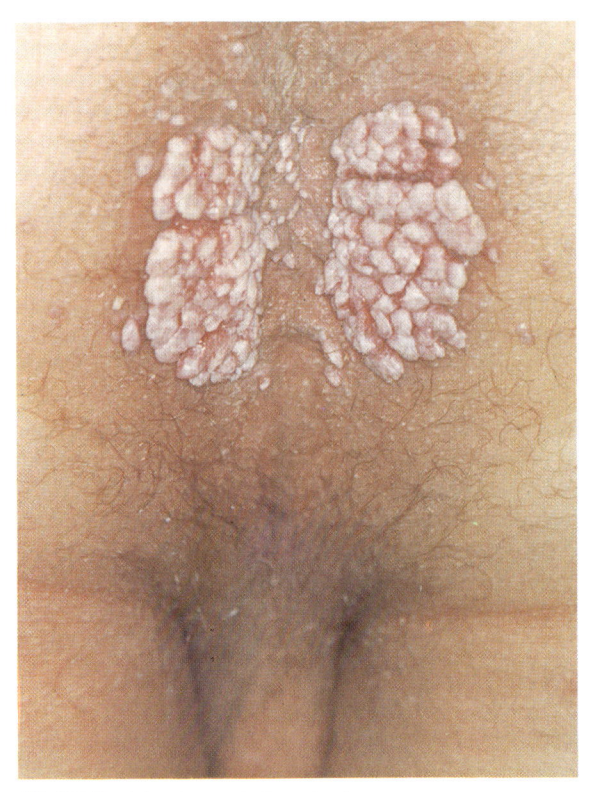

Abb. 2.7. Condylomata acuminata, perianal

Klinik. Der häufigste Sitz ist das Genitale. Zunächst bilden sich kleinste stecknadelkopfgroße, bei Mazeration weißliche, in anderen Fällen auch rötliche Knötchen, die noch Warzenähnlichkeit besitzen. Allmählich nehmen sie an Zahl und Größe zu, werden papillomatös und wachsen zu blumenkohlartigen Gebilden heran, die schließlich das ganze äußere Genitale überdecken können. Es entstehen gestielte Vegetationen, die sich auseinanderblättern lassen. Da, wo sie zweiseitigem Druck ausgesetzt sind, werden sie abgeplattet und hahnenkammförmig. Ist das Terrain trokken, bleiben auch Feigwarzen trocken und wohlerhalten; die papillomatösen Bildungen treten zu Büscheln zusammen. Sie sind haut- bis perlfarben, glänzend und tragen häufig einen Hornbelag. Setzt Mazeration ein, werden sie porzellanweiß und matschig. In der Tiefe der Falten bleiben sie naßrot. Sie mazerieren an Oberfläche und Basis auf weiten Flächen, nässen, werden schmierig und übelriechend. Schließlich werden sie nekrotisch. Bevorzugte Lokalisationen sind:
– *Bei der Frau* die großen und kleinen Labien bis zum Introitus vaginae. Hier herrscht die Blumenkohlform vor. Gelegentlich treten sie auch in der Vagina und an der Portio auf.
– *Beim Mann* die Kranzfurche und das innere Präputialblatt. Im Sulcus coronarius sind sie maulwurftatzenförmig und haben Ähnlichkeit mit papillomatösen Warzen. Häufig ist auch das Frenulum, seltener die Oberfläche der Glans, gelegentlich das Orificium urethrae befallen. An der Urethralschleimhaut können urethroskopisch ebenfalls Kondylome gefunden werden. Ist der ganze Präputialraum mit Feigwarzen vollgestopft, führen Mazerationen und Sekundärinfektionen zu Balanitis; es können entzündliche Druckusuren mit Durchbruch nach außen entstehen (Fensterung). Die Karzinomähnlichkeit kann dann groß sein.
Im Analbereich werden die Feigwarzen seitlich gepreßt und oftmals hahnenkammartig; das gleiche gilt für die Feigwarzen der Inguinalbeugen. Auf hautmazerierende, die Warzenerkrankung begünstigende Faktoren ist zu achten, wie Sekretion aus dem After (innere Hämorrhoiden, chronische Proktitis, Analprolaps, Rektalgonorrhö, Oxyuriasis), ferner auch auf rektale Lokalisation der Schleimhautwarzen (Rezidivquelle). Häufig sind Homosexuelle betroffen.
Extraanogenitale Feigwarzen sind selten, so im Nabel, unter den Mammae, in den Achselhöhlen oder den Nasolabialfalten bei Intertrigo, Seborrhö oder nässenden Ekzemen.

Prognose. Obwohl stark gewucherte und oft nekrotisch-zerfallende und zu Perforation führende Feigwarzen an Karzinome denken lassen, kommt es jedoch nicht zu Malignität.

Differentialdiagnose. Bedeutsam ist die Unterscheidung von Condylomata lata, die breit aufsitzen und nicht papillomatös, daher nicht mit einer Knopfsonde zu entfalten sind. Schwierig kann die Unterscheidung von Pemphigus vegetans sein. Dieser beschränkt sich nur selten auf die Genitalgegend, sondern betrifft auch andere Körpergebiete und die Mundschleimhaut. Seine Vegetationen sind nicht blumenkohlartig. Pusteln am Rande können zur richtigen Diagnose hinlenken.

Condylomata plana

Definition. Sonderform von Condylomata acuminata im Genitalbereich.

Klinik. Condylomata plana scheinen eine gewisse Bevorzugung für die Cervix uteri zu haben, kommen jedoch auch am Präputium vor. Bedeutsam ist, daß viele initiale Zervixdysplasien Papillomvirusantigene enthalten. HPV 16 und HPV 18 werden häufig in diesen Veränderungen gefunden; sie sind onkogene Viren und auch häufig in Zervixkarzinomen zu finden.

Condylomata gigantea
[Buschke-Löwenstein 1896, 1925]

Definition. Destruierend-wachsende Warzenpapillome, häufig im Präputial- oder Perianalraum.

Ätiopathogenese. Besonders begünstigende Milieufaktoren oder unzureichende Abwehrlage des Patienten führen zu Riesenkondylomentwicklung.

Klinik. Im Präputialraum, Perianalraum sowie am gesamten Perineum kommt es zu rasch wachsenden beetartigen und tumorförmigen Riesenkondylomen, die in die Corpora cavernosa einbrechen und Präputium und Penishaut perforieren können. Maligne Umwandlung kommt selten vor.

Differentialdiagnose. Condylomata lata, die jedoch breit aufsitzen und nicht papillomatös werden, ferner floride orale Papillomatose der Mundschleimhaut.

Schleimhautwarzen

Es lassen sich drei klinische Formen unterscheiden:
- Isolierte Schleimhautwarzen
- Disseminierte Schleimhautwarzen
- Larynxpapillome

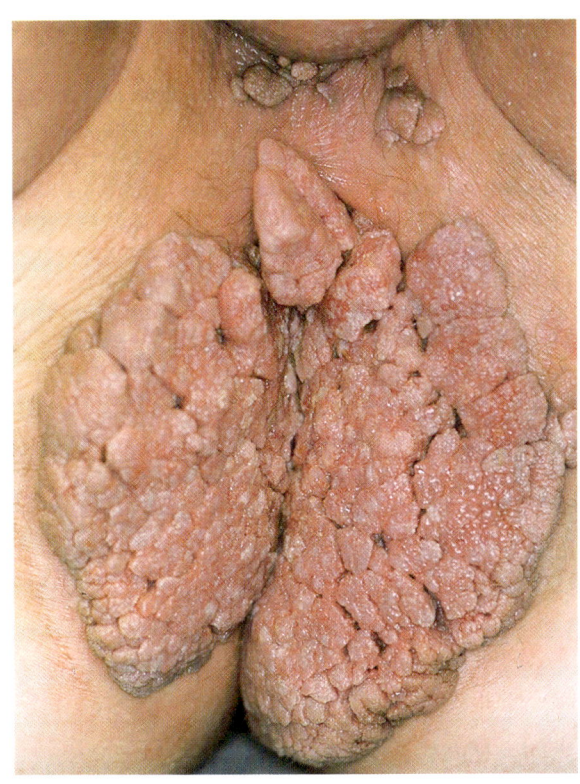

Abb. 2.8. Condylomata acuminata gigantea (Buschke-Löwenstein)

Isolierte Schleimhautwarzen

Sie finden sich an Lippenrot, Zunge, Zungenbändchen oder Wangenschleimhaut.

Disseminierte Schleimhautwarzen

Synonym. Orale Papillomatose

Im ganzen Mundbereich treten kleine, weißliche warzenähnliche Papeln, oft bis zu 100 Herde auf. Die Bestandsdauer ist unterschiedlich lang; Spontanabheilung nach Monaten oder Jahren ist möglich.

Differentialdiagnose. Morbus Heck (fokale epitheliale Hyperplasie), wobei sich kleine warzenähnliche Tumoren im Mundbereich und warzenähnliche Tumoren, wahrscheinlich Trichilemmome, im Gesicht finden. Innerhalb der Herde wurden humane Papillomviren gefunden (Typ 13, 32). Weißer Schleimhautnävus (white sponge nevus of the mucosa), der dominant vererbt wird und an Mundschleimhaut, Nase, Vagina und Anus vorkommen kann, seit Kindheit besteht und nicht spontan abheilt.

Epidermodysplasia verruciformis

[Lewandowsky und Lutz 1922]

Synonym. Verrucosis generalisata

Definition. Seltene Erkrankung mit ausgedehnten polymorphen virusinduzierten Warzen, die sich maligne transformieren können.

Ätiopathogenese. Bei einem Teil der Patienten ist familiäre Häufung, Blutsverwandtschaft der Eltern sowie geistige Retardierung berichtet worden. Eine benigne Verlaufsform, bei der HPV 3 mit vorwiegend planen Papillomen und eine Form mit möglicherweise maligner Entartung, bei der HPV 5 und HPV 8 gefunden wurden, werden beschrieben.

Klinik. Die Hautveränderungen sind entweder bereits angeboren oder treten in früher Jugend auf. Sie sind warzenähnlich, lichenoid und erinnern zunächst an plane Warzen. Charakteristisch ist, daß die Warzen sich vorwiegend an chronisch lichtexponierten Körperstellen entwickeln. Aber sie können auch an nichtchronisch lichtexponierter Haut vorkommen wie an Handflächen und Fußsohlen, Axillen und äußerem Genitale. Die Schleimhäute sind nicht betroffen. Die Warzen können zu Beeten konfluieren, besonders über Knien, Ellenbogen und am Rumpf. Besonders auffällig ist, daß es zu einer enormen Aussaat von Effloreszenzen kommt. Im Gesicht und am Rumpf können die Erscheinungen gelblichrötlich und schuppend sein und dann an Pityriasis versicolor erinnern.

Verlauf. Eine maligne Entartung einzelner Veränderungen kommt vor, so daß Übergänge in Morbus Bowen, Bowen-Karzinom und spinozelluläre Karzinome möglich sind. Röntgenstrahlen und ultraviolette Strahlen können die maligne Transformation begünstigen und sollten daher therapeutisch nicht angewandt werden.

Therapie der Warzen

Da Warzen Viruspapillome sind, es sich also um eine vorübergehende Infektionskrankheit handelt, darf die Therapie nicht zu aggressiv sein und soll vor allem keine Narben hinterlassen. Ausnahmen bilden nur die konsequente Tumorentfernung der malignen Verlaufsform der Epidermodysplasia verruciformis.
Die Art der Behandlung richtet sich bei allen Warzen nach Warzentyp, Zahl, Größe, topographischer Lokalisation, eigenen Erfahrungen des Arztes und Behandlungswunsch des Patienten. Eine abwartende Be-

handlung ist wegen der Spontanabheilung aller Warzen empfehlenswert.

Operative Behandlung. *Scharfer Löffel.* Einzelne vulgäre Warzen werden in Chloräthylvereisung oder Lokalanästhesie abgetragen.
Diathermieschlinge. Wie bei Entfernung mit scharfem Löffel. Vorsichtiges Vorgehen bei Verrucae vulgares wegen der Narbenbildung ist wichtig. Die Hauptindikation für die Diathermieschlingenbehandlung stellen spitze Kondylome dar.
Chirurgische Entfernung in Vollnarkose. Kommt höchstens bei sehr ausgedehnten Fußsohlenwarzen oder disseminierten Condylomata acuminata im Genitalbereich und intraanal in Betracht und sollte nur bei sehr kritischer Abwägung erfolgen, da nicht selten Rezidive folgen.

Vereisung mit flüssigem Stickstoff. Das Prinzip besteht in der Erzeugung einer subepidermalen Blase, mit der die Warze abgehoben wird. Pralle Spannungsblasen werden nach wenigen Tagen punktiert. Im allgemeinen Abheilung ohne Narben. Besonders Warzen an den Fingern, weniger an den Füßen, eignen sich für diese, allerdings schmerzhafte Therapie.

Laser. Bei spitzen Kondylomen heute üblich. Rauchabzug notwendig.

Keratolyse. Dieses Verfahren ist nur für vulgäre Warzen geeignet. Für alle hyperkeratotischen Warzen, besonders für Plantarwarzen, empfiehlt sich eine kombinierte konservative Behandlung mit einem salizylsäurehaltigen Pflaster (Guttaplast), das für drei bis fünf Tage fixiert wird; danach Abtragen der Hornzellmassen mit Schere, Skalpell oder einem Hornhauthobel. Anschließend zweimal tgl. Auftragen einer Warzensalbe (Rp. Cignolin 0,5–1,0; Acid.salicylic.12,5; Paraffin liquid. 2,5; Vaselin.alb.ad 50,0), die mit einem elastischen Pflaster abgedeckt wird. Nach etwa 10 Tagen wird die Keratolyse mit dem salizylsäurehaltigen Pflaster wiederholt, danach erneut Auftragen der Warzensalbe. Zur Keratolyse stehen auch verschiedene salizylsäurehaltige Lacke und Firnisse zur Verfügung. Die Behandlungsdauer kann Wochen, aber auch Monate betragen.

5-Fluorouracil und Salizylsäure. Verwendung als Zytostatikum in Verbindung mit dem Keratolytikum. Als Indikation gelten vulgäre Warzen. Die Lösung mit 0,5% Fluorouracil und 10% Salizylsäure (Verrumal) wird 2–3mal tgl. aufgetragen. Diese Therapie hat nur wenige Nebenwirkungen, wenn begrenzte Areale behandelt werden, ist aber oft nicht genügend wirksam.

Podophyllin. Als Indikation gelten spitze Kondylome. Mit einer 25%igen alkoholischen Lösung werden Condylomata acuminata im Genitalbereich einmal wöchentlich, — in einer Sitzung nicht mehr als 8–10 cm^2 Hautoberfläche — behandelt, damit es wegen der Resorption und Toxizität des Podophyllins nicht zu unerwünschten Nebenwirkungen kommt. Im allgemeinen wird empfohlen, die aufgetragene Lösung nach 3–6 h mit lauwarmem Wasser abzuwaschen, um eine zu starke toxische Dermatitis zu vermeiden. Diese hochprozentige Podophyllin-Lösung wird nur durch den Arzt angewandt und nicht dem Patienten rezeptiert. Eine 1%ige Lösung (Condylox) zur Selbstbehandlung durch den Patienten wird angeboten.

Keratolytika (Schälmittel). Diese eignen sich nur für Verrucae planae juveniles.

Vitamin-A-Säure. Als 0,025, 0,05 und 0,1%ige Zubereitungen (Creme, Lösung oder Gel: Airol, Cordes VAS, Epi-Aberel, Eudyna) wird sie ein- bis zweimal tgl. bei planen Gesichtswarzen eingesetzt.

Andere Schälmittel. Salizylsäure 1–5%, Resorzin 2% in Spiritus dilutus oder Resorzin-Zink-Paste 5–10%, 1- bis 2mal tgl. ebenfalls bei Verrucae planae juveniles.

Suggestivtherapie. Sie ist oft nur bei Kindern mit Verrucae vulgares und Verrucae planae juveniles empfehlenswert. Suggestivtherapie kann erfolgen durch Verordnung von Farbstofflösungen, „Saft von Schnekken" als dickflüssiger Zuckersirup oder von Pflanzenextrakten (Thuja occidentalis D$_6$ oral, dreimal 15 Tropfen täglich, vor den Mahlzeiten über mehrere Wochen) oder Pinselungen mit Thuja occidentalis-Urtinktur.

Röntgenbestrahlung. Obwohl recht wirksam, ist sie heute ganz aufgegeben worden, da immer wieder Röntgenspätschäden an der Haut gesehen wurden.

Virostatika. Sicher wirksame Virostatika zur Warzenbehandlung sind nicht bekannt. Dieses Prinzip wird in abgewandelter Form mit der 5-Fluorouraciltherapie (Verrumal) versucht.

Allgemeine Prinzipien. Bei Akrozyanose ist ein entsprechendes Gefäßtraining mit gefäßerweiternden Lokaltherapeutika (Amasin, Rubriment) sowie warmen Strümpfen, Handschuhen und gut sitzendem warmem Schuhwerk anzustreben. Dazu zählen auch überwärmende Hand- und Fußbäder mit nachfolgenden kalten Abgüssen entsprechend einer Kneippbehandlung. Das zum Angehen der Virusinfektion notwendige Milieu muß beseitigt werden. Dazu zählen Behandlung von Fluor oder Smegma sowie die Behandlung einer Hyperhidrosis an Händen und Füßen durch Leitungswasseriontophorese. Trockenpinselungen, Einlegen von Leinen- oder Mullstreifen, Zirkumzision etc. sind oft erforderlich, um immer wiederkehrende Warzeninfektionen, insbesondere spitze Kondylome, zu beseitigen. Bei spitzen Kondylomen im Analbereich müssen stets Rektumerkrankungen (innere Hämorrhoiden, chronische Proktitis, Kandidose, Oxyuriasis, Rektalgonorrhö und andere STD-Erkrankungen) ausgeschlossen werden. Alle Grunderkrankungen wie Fluor, bakterielle oder mykotische Infektionen sind zu sanieren. Bei spitzen Kondylomen ist gleichzeitige Partnerbehandlung wichtig, da es sonst zu Reinfektionen kommen kann.

Varia. Spitze Kondylome in der Fossa navicularis oder tiefer in der Urethra sollten vom Urologen mitbehandelt werden. Bei intravaginalem Befall mit spitzen Kondylomen ist die genaue gynäkologische Einstellung und Beseitigung aller Feigwarzen erforderlich. Kondylomverdächtige Areale im Genitalbereich bei Mann und Frau können durch Pinselungen mit 1%iger Essigsäure besser zur Darstellung gebracht werden. Stets sollte auch der Analraum mituntersucht werden. Homosexuelle haben häufig intraanal spitze Kondylome. Ausgedehnter urogenitaler Befall mit spitzen Kondylomen zwingt gelegentlich zu klinischer Behandlung, eventuell in Kurznarkose.
Plantarwarzen sollten nicht exzidiert oder kürettiert werden, da häufig bleibende druckschmerzhafte Narben resultieren.
Patienten mit Epidermodysplasia verruciformis werden ständig überwacht, um maligne Tumoren möglichst frühzeitig entfernen zu können. Orale Therapie mit aromatischem Retinoid (Acitretin) zur Viruspapillomprophylaxe hat sich nicht bewährt.

Andere warzenähnliche Erkrankungen

Fokale epitheliale Hyperplasie
[Archad et al. 1965]

Synonym. Morbus Heck

Definition. Verruziforme epitheliale Hyperplasie an der oralen Mukosa.

Vorkommen. Vorwiegend bei Kindern und Jugendlichen, insbesondere bei Indianern und Südamerikanern. Über familiäres Vorkommen wird berichtet.

Ätiologie. HPV-13 und insbesondere HPV-32 wurden in den oralen Läsionen gefunden.

Klinik. An der Mundschleimhaut, der Gingiva und an den Lippen finden sich multiple, zu Konfluenz neigende verruziforme Papeln von Mundschleimhautfarbe, die über Monate bis Jahre bestehenbleiben können.
Über maligne Entartung wurde nicht berichtet.

Histopathologie. Akanthose mit hellen Zellen im oberen Epidermisbereich, geringe Papillomatose und Parakeratose.

Therapie. Wenn gewünscht, Abtragung der Veränderungen in örtlicher Betäubung.

Molluscum contagiosum
[Bateman 1817]

Synonyme. Dellwarze, Epithelioma contagiosum

Erreger. Das Molluscum-contagiosum-Virus ist ein quaderförmiges DNS-Virus und gehört nicht zu den humanen Papillomviren (HPV), sondern zur Gruppe der Pockenviren. Es ist streng epidermotrop und mit 240×320 nm relativ groß.

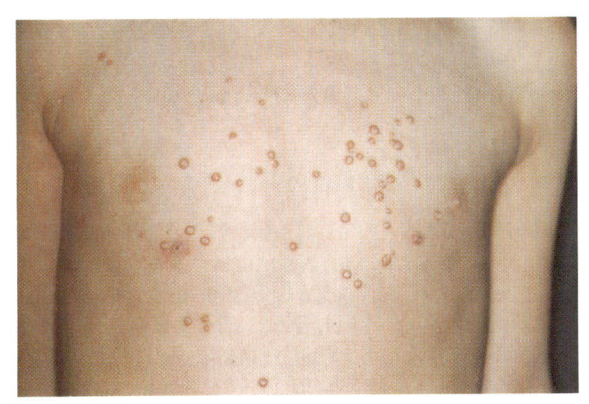

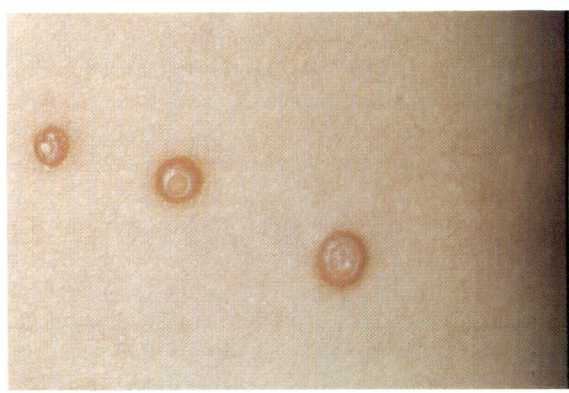

Abb. 2.9. Mollusca contagiosa

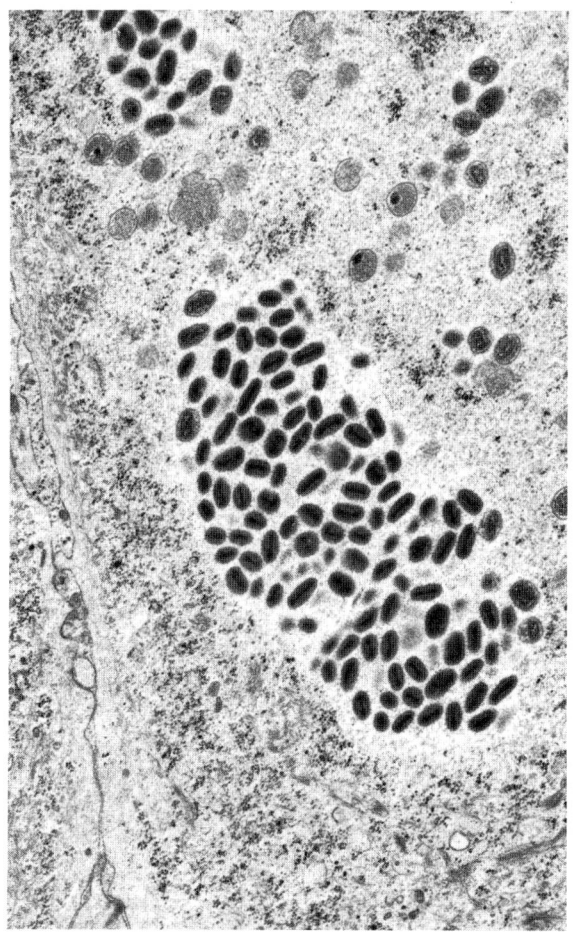

Abb. 2.10. Molluscum contagiosum, Viren in einem Keratinozyten (Vergrößerung 62 500:1)

Inkubation. Tage bis Wochen.

Infektionsmodus. Die Übertragung erfolgt von Mensch zu Mensch. Das eigentliche Virusreservoir ist nicht bekannt. Über kleine Epitheldefekte gelangt das Virus unmittelbar durch Schmierinfektion oder mittelbar durch Kleidung und Handtücher in die Haut. Bei Immundefizienz erhöhte Infektionsbereitschaft.

Klinik. Auf normaler Haut kommt es zu breitbasig aufsitzenden, isoliert oder in Gruppen stehenden, manchmal strichförmig angeordneten (Pseudo-Koebner-Phänomen), perlartigen, derben, zentral gedellten Knötchen; daher die Bezeichnung Dellwarze. Der Farbton ist weißlich, gelblich oder blaßrosa. Durch seitliches Quetschen mit einer Pinzette tritt aus der zentral gedellten Papel eine weißliche fettige Masse aus. Bereits bei schwacher mikroskopischer Vergrößerung erkennt man im Exprimat kernlose, homogene, epithelzellähnliche ovoide Gebilde, die *Molluscumkörperchen.* Diese sind virusbefallene Epidermiszellen. Manchmal findet sich nur ein einziges Molluscum contagiosum, meist bestehen mehrere in unterschiedlicher Größe, seltener mehrere hundert Mollusca. Bevorzugt befallen werden Kleinkinder und Jugendliche, insbesondere Atopiker, obwohl Dellwarzen auch in jedem anderen Lebensalter vorkommen können. Prädilektionsstellen sind Gesicht, Augenlider, Hals, Oberkörper, Oberarm, Axillarfalte, Perigenital- und Perianalregion. Kleinste Mollusca sind milienartig und noch ungedellt. Selten sind sie gestielt: *Molluscum contagiosum pediculatum,* riesengroß: *Molluscum contagiosum giganteum* oder intrafollikulär: *Molluscum contagiosum folliculare.* Sie können zu traubenförmigen Gebilden zusammenwachsen. Mollusca können sich auch im Rahmen einer immunologischen Abwehrlage des Körpers oder durch Kontamination mit pyogenen Keimen entzünden und gelegentlich so stark jucken, daß durch die Kratzeffekte weitere Mollusca-contagiosa-Viren inokuliert werden. Virusantigen findet sich in den infizierten Epidermiszellen, und 90% der Patienten haben durch Immunfluoreszenzuntersuchungen nachweisbare zirkulierende Antikörper gegen dieses Antigen. Patienten mit Immunmangelzuständen, so Kinder mit Leukämie oder Wiskott-Aldrich-Syndrom, bzw. Kinder oder Erwachsene unter zytostatischer Therapie, höheren Glukokortikosteroiddosen über längere Zeit oder HIV-Infektion neigen zu miliarer Aussaat von Mollusca contagiosa. Auch bei Patienten mit chronischem Ekzem oder atopischem Ekzem können besonders in glukokortikosteroidbehandelten Hautbereichen (lokale Immunschwäche) durch Autoinokulation Hunderte von Mollusca contagiosa entstehen: *Eczema molluscatum.*

Histopathologie. Das Molluscum contagiosum ist ein epitheliales Akanthom und typischerweise aus mehreren Läppchen aufgebaut, die durch dünne, radiär gestellte Bindegewebesepten getrennt sind. Dadurch entsteht das Bild einer quer durchgeschnittenen Apfelsine. Die sackartigen Läppchen umschließen virusinfizierte Epithelzellen. Auf den zylindrischen Basalzellen und in Stachelzellen türmen sich zahlreiche basophile Zellen auf, die an Größe zunehmen und massenhaft im Zytoplasma DNS-haltige Einschlußkörperchen (Viren) enthalten; der pyknotische Kern ist an die Zellwand gedrückt. Die alterierten Zellen sind in Ausstrichpräparaten erkennbare Molluscumkörperchen. Daneben bestehen einschlußkörperchenfreie Zellen des Stratum spinosum, die einen normalen Verhornungsablauf durchmachen. Zwischen diesen normal verhornenden Zellen liegen im Stratum corneum die ballonartig aufgetriebenen virushaltigen Zellen als runde oder ovale Zellen.

Differentialdiagnose. Milien, Hidrozystome oder Verrucae vulgares.

Therapie. Ausdrücken der Knötchen mit einer gebogenen Pinzette (Eihautpinzette), Abtragen mit einem scharfen Löffel oder Skalpell, eventuell nach Anritzen mit einem Starmesser oder einer Injektionskanüle, anschließend gute Desinfektion. Manchmal genügt ein keratolytisches Abpflastern (Guttaplast). Eine lokalanästhetisch wirkende Creme (Emla), unter Okklusivfolie 30–60 min vorher aufgetragen, ermöglicht schmerzfreies Entfernen der Mollusken.

Bei sehr zahlreichen Mollusca contagiosa und sehr unruhigen Kleinkindern ist gelegentlich die Entfernung der Mollusken in ausreichender Sedierung ohne Allgemeinnarkose angezeigt.

Erkrankungen durch das Herpes-simplex-Virus

Das pantrope und fakultativ neurotrope Herpes-simplex-Virus (HSV) führt an der Haut und an den Schleimhäuten sehr häufig zu Erkrankungen, die je nach sekundärem Organbefall und Lebensalter der Patienten prognostisch unterschiedlich zu beurteilen sind. Es wird zwischen Primär- und Sekundärinfektion unterschieden. Dabei können Haut, Schleimhäute, Augen oder Nervensystem befallen sein. Zudem kommt eine generalisierte Erkrankung vor, die fast alle Organe betrifft. In der Neugeborenenperiode tritt die oft letal ausgehende Herpessepsis auf, im Kleinkindalter bevorzugt die schwer verlaufende Herpeserstinfektion als Gingivostomatitis herpetica, und für das Erwachsenenalter charakteristisch ist der rezidivierende Herpes simplex. Herpesinfektionen werden durch das ubiquitär verbreitete Herpes-simplex-Virus ausgelöst, wobei die beiden Typen 1 und 2 vorkommen. Die Erstinfektion erfolgt fast stets im Kleinkindalter (obwohl es auch Erstinfektionen im Erwachsenenalter gibt), bleibt oft klinisch unauffällig und wird durch den Anstieg von Antikörpern nachgewiesen. Herpesrezidive werden nicht selten durch Provokationsmechanismen induziert: Sonnenbestrahlung (Herpes labialis), Trauma, wie beispielsweise bei Ringern (Herpes gladiatorum), fieberhafte Infekte (meist als Herpes labialis).

Herpes genitalis und Genitalkarzinom. Frauen mit gesicherter HSV-Infektion im Genitalbereich haben häufiger Zervixtumoren als Frauen ohne diese Virusinfektion. Bis zu 18% der Frauen mit Herpes progenitalis haben Zervixtumoren, ein retrospektiv und prospektiv gesicherter Zusammenhang. Zervixdysplasien, Zervixkarzinom in situ und invasive Zervixkarzinome sind etwa um das Vierfache höher in dieser Gruppe. Dazu gibt es mehrere Hypothesen: eine onkogene Potenz der HSV-Viren, insbesondere die Infektion mit HSV 2 an der Grenze zum Übergangsepithel, wo auch die meisten Zervixtumoren entstehen; HSV-Viren transformieren Zellen in Zellkulturen und sind onkogen in verschiedenen Tiermodellen; HSV-Antikörper, virale DNS und RNS-Transkriptase in Zervixkarzinomen; das häufige Zusammentreffen von HSV-Infektionen und HPV-Infektionen, wobei insbesondere onkogene HPV 16 und HPV 18 im Zervixbereich vorkommen.

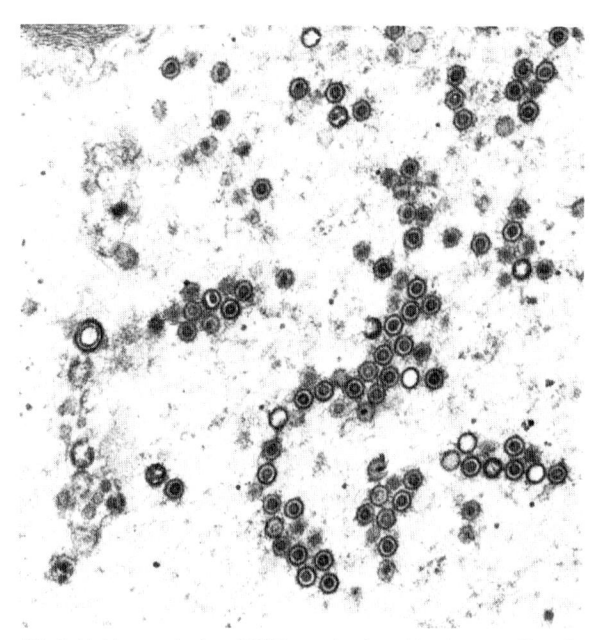

Abb. 2.11. Herpes simplex, HSV-Erreger in einem Keratinozyten (Vergrößerung 30 000 : 1)

Erreger. Das HSV (*Herpesvirus hominis*) ist ein karyotropes DNS-Virus und gehört zusammen mit dem Zoster-, Epstein-Barr- und Zytomegalievirus zur Gruppe der Herpesviren. Es mißt 90–150 nm im Durchmesser. Zwei Typen werden unterschieden:

HSV-Typ 1. Haut- und Mundschleimhautstamm, obwohl er auch im Genitalbereich und an anderen Körperstellen nachgewiesen werden kann.

HSV-Typ 2. Genitalstamm, obwohl dieser Typ auch an der Lippe und vielen anderen Regionen vorkommt.

Die Differenzierung der Virustypen erfolgt durch immunfluoreszenztechnische Methoden, Kultur oder Polymerasekettenreaktion.

Die Zuordnung von HSV-Typ 1 und HSV-Typ 2 zu den klinischen Lokalisationen ist nicht obligat; wegen anogenitaler Kontakte kommen beide Erreger auch in gegensätzlichen Lokalisationen vor.

Inkubation. Für die Erstinfektion wenige Tage, für die Sekundärinfektion werden ebenfalls wenige Tage (2–7 Tage) angegeben.

Epidemiologie. Die Erstinfektion durch das Herpes-simplex-Virus erfolgt häufig im Kleinkindalter, meist bis zum 5. Lebensjahr. Es wird angenommen, daß die meisten infizierten Menschen lebenslang Virusträger bleiben. Mit zunehmender Durchseuchung der Bevölkerung steigt der Prozentsatz der Antikörperträger an und wird bei jungen Erwachsenen mit etwa 85%, bei älteren Erwachsenen über 90% angegeben. Die Übertragung erfolgt durch Schmierinfektion (Kuß, Geschlechtsverkehr, Geburtsvorgang). Der Mensch ist das einzige Virusreservoir. Als Eintrittspforte gelten kleine Läsionen der Haut, der Schleimhäute des Urogenitaltraktes, der Schleimhäute des Magen-Darm-Traktes und der Konjunktiven. Eine virämische Übertragung von der Mutter auf den Fetus ist möglich.

Pathogenese. Die Art der klinischen Manifestation hängt von der Immunitätslage des Patienten ab. Nach häufig nicht diagnostizierter und daher inapparenter Erstinfektion kommt es zur Antikörperbildung. HSV wird jedoch nicht aus dem Körper eliminiert, so daß Viruselemente lebenslang in Form einer latenten Dauerinfektion persistieren. Bei nichtimmunisierten Patienten tritt HSV durch kleinste Haut- oder Schleimhautläsionen ein, vermehrt sich lokal, und es entsteht die charakteristische Primärinfektion (herpetiforme Bläschen, Aphthen). Eine Virämie schließt sich an. Auch über den Nervenweg scheint Virusdisseminierung möglich zu sein, ebenso Virusausbreitung von Zelle zu Zelle. Anstieg der Komplementbindungsreaktion zeigt die Erstinfektion mit HSV an. Herpesantikörpertiter persistieren während des ganzen Lebens und korrelieren oft nicht mit bisher durchgemachten Erkrankungen. Auch ohne Titerabfall kann es zu Herpesrezidiven kommen. Dieser Titerverlust tritt bei den virusgebundenen Antikörpern (V-Antikörpern), nicht aber bei den löslichen S-Antikörpern (S = soluble = löslich) auf. Die S-Antikörper fallen meist vor einem Herpesrezidiv ab.

Viele Menschen neigen zu Herpesrezidiven. Diese können als exogene Reinfektion oder als endogene Infektion mit Aufflackern der Herpeserkrankung durch verschiedenste Provokationsmechanismen entstehen. Da das Herpesvirus im erscheinungsfreien Intervall oft nicht nachgewiesen werden kann, wird diskutiert, ob es in Form einer DNS-Matrize vorliegt, bis der auslösende Provokationsfaktor die DNS zur Produktion eines virulenten Virus anregt. Eine andere Hypothese besagt, daß Herpesviren in den dorsalen Ganglien des Rückenmarks persistieren und nach einem Provokationsmechanismus entlang sensibler Nervenstränge in das entsprechende Haut- oder Schleimhautgebiet wandern.

Primärinfektionen durch HSV

Gingivostomatitis herpetica

Synonyme. Stomatitis aphthosa, Mundfäule

Definition. Häufige Erstinfektion mit dem HSV. Die Erkrankung tritt akut auf und verläuft mit vesikulo-aphthösen Mundschleimhautveränderungen und Allgemeinsymptomen.

Klinik. Ganz überwiegend sind Kleinkinder betroffen, selten ältere Säuglinge oder junge Erwachsene. Kontakt- oder Tröpfcheninfektion, besonders durch Personen mit anderen herpetischen Erkrankungen können in Gemeinschaften von Kindern (Kindergarten, Krankenhaus) zu kleinen Endemien führen. Nach einer Inkubationszeit von 2–7 Tagen entwickelt sich

Tabelle 2.2. Primär- und Sekundärinfektionen durch Herpes-simplex-Virus

Primärinfektion	Sekundärinfektion
Gingivostomatitis herpetica	Herpes simplex
(Stomatitis aphthosa)	Herpes simplex recidivans
Aphthoid Pospischill-Feyrter	Herpes genitalis
Vulvovaginitis herpetica	Herpes genitalis recidivans
Meningoencephalitis herpetica	Rezidivierende Keratoconjunctivitis herpetica
Herpessepsis der Neugeborenen	Eczema herpeticatum
Eczema herpeticatum	
Keratoconjunctivitis herpetica	
Primärer Herpes simplex	
mit ungewöhnlich schwerem Verlauf	
an Haut oder Schleimhäuten	

Tabelle 2.3. Erkrankungsorte und Krankheitsbilder durch HSV-Infektion

Lokalisation	Krankheitsbild	Vorwiegender HSV-Typ
Haut	Herpes simplex	1
	Herpes genitoglutaealis (im Hautbereich)	2
	Eczema herpeticatum	1
Schleimhaut	Gingivostomatitis herpetica	1
	Aphthoid Pospischill-Feyrter	1
	Vulvovaginitis herpetica	2
	Herpes genitalis (im Schleimhautbereich)	2
Auge	Keratoconjunctivitis herpetica	1 und 2
Zentralnervensystem	Meningoencephalitis herpetica	1 und 2
Generalisierte Erkrankung	Herpessepsis des Neugeborenen	2, selten 1

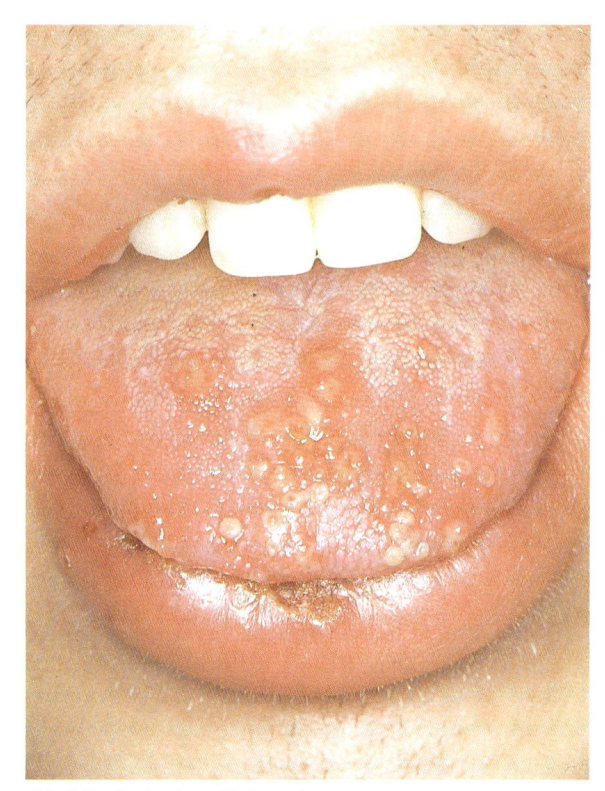

Abb. 2.12. Gingivostomatitis herpetica

ein akutes fieberhaftes Krankheitsbild mit typischen Erscheinungen der Mundhöhle (Mundfäule). Zu den Prodromen wie Unruhe und Reizbarkeit treten allgemeine Erscheinungen wie Fieber, Abgeschlagenheit, Erbrechen, Krampfneigung und Zeichen von Gingivitis und Stomatitis auf. Rasch entwickelt sich schmerzhafte entzündliche Rötung und Schwellung der Schleimhaut mit Foetor ex ore, quälendem Speichelfluß und behinderter Nahrungsaufnahme. Hinzu treten zahlreiche, oft 20–50 typische Aphthen, bevorzugt im Vestibulum oris, die sich aus Bläschen entwickeln, stets oberflächlich bleiben und die Gaumenmandeln verschonen. Die regionalen Lymphknoten sind schmerzhaft geschwollen.

Verlauf. Die Erscheinungen nehmen eine rasche Entwicklung. Oft ist bereits nach einer Woche gewöhnlich rückfallfreie Heilung eingetreten. Selten kommen Miterkrankungen von Naseneingang, Oberlippe oder der Finger (*herpetische Paronychie*) hinzu.

Prognose. Im allgemeinen gut. Gefürchtet ist Meningoencephalitis herpetica.

Diagnose. Akuter Krankheitsbeginn, massive Gingivostomatitis mit zahlreichen Aphthen, meist bei Kleinkindern, selten bei Erwachsenen, die vorher noch keine HSV-Infektion hatten. Virusnachweis durch Negativkontrastierung im Elektronenmikroskop, Kultur oder PCR.

Therapie
Innerlich. Bei schweren Verlaufsformen das Virostatikum Aciclovir (Zovirax) zur i.v.-Infusion. Säuglinge bis zu drei Monaten, Kinder über 12 Jahre und Erwachsene mit normalem Immunsystem erhalten 5 mg/kg KG, bei Herpesenzephalitis 10 mg/kg KG dreimal tgl. im Abstand von acht Stunden. Bei Patienten mit Immundefekt, eingeschränkter Nierenfunktion und weiteren Besonderheiten gelten gesonderte Vorschriften. Die Behandlungsdauer richtet sich nach dem klinischen Bild und beträgt mindestens fünf Tage, gegebenenfalls auch 10–14 Tage. Bei Verdacht auf bakterielle Sekundärinfektion Antibiotika nach Resistenzprüfung. Nichtsteroidale Antiphlogistika zur symptomatischen Therapie. Andere Immunstimulanzien haben sich nicht bewährt, eventuell Gabe von Gammaglobulin.
Äußerlich. Mundspülungen mit Herviros, Pyralvex, Cional, Kamillosan und Anwendung verdünnter

wäßriger Farbstofflösung (Pyoktanin wäßrig 0,2–0,5%), Schmerzstillung (Subcutin N, Dynexan A Gel).

Aphthoid Pospischill-Feyrter
[Pospischill 1921, Feyrter 1938]

Definition. Diese sehr seltene Krankheit, ebenfalls eine Erstinfektion durch HSV, kann als eine besonders schwere Verlaufsform der Gingivostomatitis herpetica angesehen werden. Sie wird bei abwehrgeschwächten Kindern als Zweitkrankheit nach Keuchhusten, Scharlach, Masern, Röteln, Windpocken oder Mumps gesehen.

Klinik. Typisch ist die gleichzeitige Erkrankung von Haut, Mundschleimhaut und Genitalregion. Im Gesicht finden sich in Mundnähe Herpes-simplex-Eruptionen mit Neigung zu Impetiginisation, an der Mundschleimhaut das Bild der Gingivostomatitis herpetica. Nicht selten ist auch das Genitale mitbetroffen. An den Akren kann es zu Bläschen kommen: *vagantes Aphthoid*.

Symptome. Das Allgemeinbefinden ist stark beeinträchtigt. Ein ähnliches Krankheitsbild, jedoch nicht mehr als Herpes-simplex-Erstinfektion, findet sich bei abwehrgeschwächten Erwachsenen, beispielsweise mit Leukämien und kachektischen Tumoren. Charakteristisch für die Diagnose ist das randwärts fortschreitende Wachstum der Effloreszenzen.

Therapie. Wie bei Gingivostomatitis herpetica. Zusätzlich Analgetika und Antiphlogistika.

Vulvovaginitis herpetica

Definition. Vulvovaginitis herpetica ist ebenfalls Ausdruck einer Primärinfektion durch HSV. Sie kann aber auch als sekundäre Infektion (*Vulvovaginitis herpetica recidivans*) in Erscheinung treten.

Klinik. Ähnlich wie bei der Gingivostomatitis herpetica kommt es meist bei Kleinkindern, seltener auch bei Jugendlichen und jungen Frauen nach einem uncharakteristischen Prodromalstadium zu einem akuten schmerz- und fieberhaften Krankheitsbild mit allgemeinen Beschwerden wie Abgeschlagenheit, Fieber und Erbrechen. Die Vulva ist entzündlich-gerötet und ödematös geschwollen. Hinzu kommt eine Aussaat von teilweise herpetiform angeordneten Bläschen mit klarem, später getrübtem Inhalt. Auch der proximale Teil der Vagina und der Portio kann mitbetroffen sein. Nach Ulzerationen und hämorrhagisch bedeckten Krusten kommt es innerhalb von 8–12 Tagen zur narbenlosen Abheilung.

Differentialdiagnose. Herpes simplex recidivans im Vulvovaginalbereich, Ulcus molle, Ulcus vulvae acutum, Aphthen bei Morbus Behçet.

Therapie
Innerlich. mit Aciclovir (Zovirax) wie bei Stomatitis aphthosa. Analgetika und Antiphlogistika bei Bedarf.
Äußerlich. Farbstoffpinselung mit wäßrigem Pyoktanin 0,2–0,5%ig; Lotio zinci und Sitzbäder.

Herpessepsis der Neugeborenen

Definition. Herpessepsis ist die schwerste Erkrankungsform nach Erstkontakt mit HSV. Sie wird nur bei Neugeborenen, besonders Frühgeburten, beobachtet (neonatale Herpes-simplex-Infektion). Herpes simplex tritt beim Neugeborenen fast stets durch eine Infektion vom Geburtskanal der Mutter auf, entweder aszendierend nach Blasensprung oder während der Entbindung durch den infizierten Geburtskanal. Selten kommt Herpes simplex durch Transmission aus nichtgenitalen Läsionen der Mutter oder des Pflegepersonals vor. Etwa die Hälfte der herpesinfizierten Neugeborenen zeigen Hautveränderungen wie beim Erwachsenen mit herpetiformen Bläschen. Die Diagnose wird oft nicht gestellt und der Herpes als Impetigo, Follikulitis oder eine andere neonatale papulovesikulöse Erkrankung verkannt. Bei 75% der infizierten Neugeborenen kommt es zur Virusaussaat mit schweren Allgemeinsymptomen: Fieber oder Hypothermie, Unruhe, Lethargie, Erbrechen, Appetitlosigkeit. Die Prognose bei Virusdisseminierung, bei der Herpesviren in allen Körperorganen isoliert werden können, ist sehr schlecht, da etwa 60% der Neugeborenen versterben und weitere 20% schwere bleibende Störungen aufweisen. Etwa 75% der Herpes-simplex-Infektionen werden durch HSV 2, die restlichen durch HSV 1 ausgelöst. Die Prognose ist bei beiden Virustypen gleich schlecht. Herpesinfektionen treten mehr als viermal so häufig bei Frühgeborenen wie bei normalem Geburtstermin auf.

Klinik. Nach einer Inkubationszeit von 2–6 Tagen entwickeln sich ein Herpes simplex an der Haut, eine Gingivostomatitis herpetica oder eine Keratokonjunktivitis und zusätzlich eine schwere Allgemeinkrankheit mit hohem Fieber, Dyspnoe, Leber- und Milzschwellung, Ikterus, Blutungsneigung sowie zerebralen Symptomen. Oft führt diese nach knapp einer Woche, meist infolge von massivem Kreislaufkollaps, zum Tode.

Prophylaxe. Wegen der hohen Infektionsrate von 40–60% für ein Kind bei herpeserkrankter Mutter werden Vorsorgeuntersuchungen bei folgenden Risikogeburten empfohlen:

- Frauen mit klinisch gesicherter Herpesinfektion oder bei Verdacht darauf
- Frauen mit einer früheren Herpes genitalis-Infektion
- Frauen, deren Geschlechtspartner eine Herpessimplex-Infektion gehabt hat
- Frauen, die Herpes simplex unterhalb der Gürtellinie gehabt haben, da sich häufig ein Herpes simplex genitalis findet

Die Vorsorgeuntersuchung erstreckt sich auf Inspektion, besser noch zervikovaginale Herpeskulturdiagnostik in den Wochen 32, 34, 36 und wöchentlich danach. Wird das Herpesvirus in diesen Wochen vor dem oder am Geburtstermin nachgewiesen, wird eine Sektion vor dem Blasensprung oder spätestens 4–6 h danach empfohlen. Mehr als 6 h nach dem Blasensprung bietet eine Sektion keinen Schutz mehr vor Herpes-simplex-Infektionen.

Prognose. Um so günstiger, je älter das erkrankte Kind ist.

Therapie
Innerlich. Aciclovir (Zovirax). Besondere Dosierungsvorschriften gelten für Frühgeburten. Auch Immunglobuline (Intraglobin, Polyglobin N, Proimmun, Sandoglobin) werden empfohlen. Wichtig ist die prophylaktische oder therapeutische Anwendung von Aciclovir bei der Mutter bei nachgewiesenem Herpes um die Geburtsperiode. Aciclovir ist nicht für eine Therapie während der Schwangerschaft zugelassen. Die Frage, ob Aciclovir für das Kind unbedenklich ist, bleibt ungeklärt. Die Entscheidung darüber sollte individuell mit dem Geburtshelfer besprochen werden. Schwestern und Ärzte mit HSV-Erkrankungen dürfen nicht auf Neugeborenenstationen arbeiten.
Äußerlich. Wie bei Gingivostomatitis herpetica.

Eczema herpeticatum
[Juliusberg 1889]

Synonyme. Varizelliforme Eruption Kaposi, Pustulosis acuta varioliformis Juliusberg

Definition. Generalisierte HSV-Infektion bei Patienten mit chronischen Ekzemen, besonders bei atopischem Ekzem, und Morbus Darier.

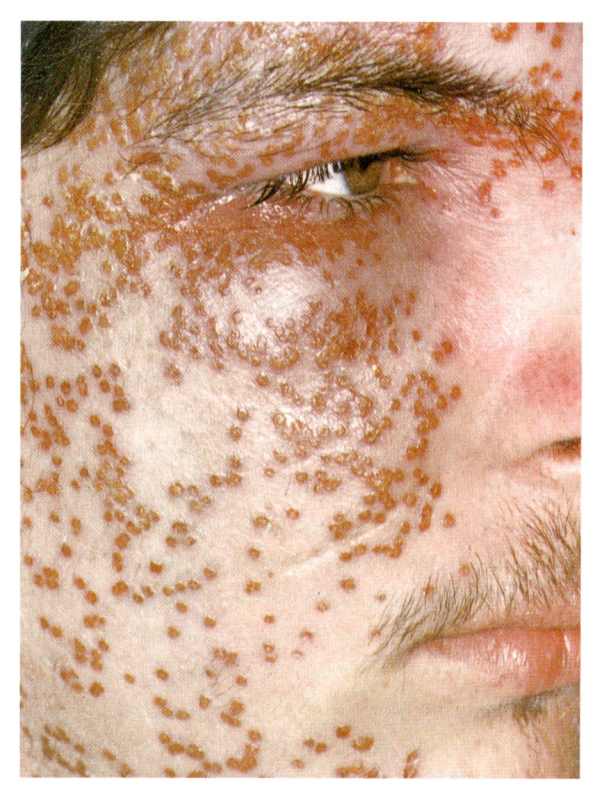

Abb. 2.13. Eczema herpeticatum

Vorkommen. Weltweit Zunahme dieser Erkrankung, wobei viele Patienten oft mehrere Krankheitsschübe innerhalb eines Jahres erleben. Ob die Zunahme der Erkrankung mit der topischen Immunschwäche durch Glukokortikosteroide oder durch Virulenzentwicklung, bedingt durch Virostatika, zusammenhängt, ist nicht gesichert.

Pathogenese. Das Eczema herpeticatum kommt sowohl als Primär- als auch Sekundärinfektion mit HSV vor. Sekundärinfektionen beginnen genauso foudroyant wie Primärinfektionen, haben aber oft einen milderen und kürzeren Verlauf. Als Herpesinfektionsquellen kommen Patienten selber in Frage, wenn sie kurz zuvor einen Herpes simplex gehabt haben (Autoinokulation). Meist handelt es sich um einen Herpes labialis. Ebenso häufig scheint eine Heteroinokulation zu sein mit Übertragung des Erregers von Personen aus der Umgebung (Eltern, Geschwister, Partner etc.). Die Erkrankung kommt dadurch zustande, daß ekzematös veränderte Haut, beispielsweise beim atopischen Ekzem durch HSV infiziert wird. Die Inokulation des Erregers wird durch die zahlreichen winzigen Hautoberflächendefekte erleichtert. Die weitere Ausbreitung des HSV erfolgt dann entweder von Zelle zu Zelle, lymphogen oder auch hämatogen. Langfristige äußerliche Glukokortikosteroidtherapie begünstigt die Infektion. Neben atopischen Patienten sind auch solche unter immunsuppressiver Behandlung oder miterworbenen Immundefekten (HIV-Infektion) gefährdet.

Klinik. Nach einer Inkubationszeit von 2–7 Tagen tritt das Krankheitsbild ohne Prodromalerscheinungen akut auf und ist durch Allgemeinsymptome wie Kopfschmerzen, Temperaturanstieg, Müdigkeit sowie Spannen der Haut an den betroffenen Stellen charakterisiert. Die Eruption stellt sich in Form gedellter, isoliert stehender Bläschen bis zu Linsengröße dar. Die Evolution der Hautveränderungen ist phasenhaft und gleichförmig. Die Bläschen trüben sich ein, zerplatzen und hinterlassen hämorrhagische Erosionen. Bevorzugter Sitz sind Gesicht und Hals mit Übergang auf die Arme und den Stamm. Nicht bei allen Patienten werden Bläschen gesehen, sondern nur winzige, oft schlitzförmig exsudative Hautnekrosen.

Symptome. Die Hautveränderungen sind mit hohem Fieber verbunden, das bis 40° C gehen kann und dann für 8–10 Tage auf gleicher Höhe bleibt und schließlich abfällt. Das Krankheitsbild kann durch Lidödeme, Diarrhö, Bronchopneumonie sowie durch zerebrale Symptome kompliziert sein.

Prognose. In schweren Fällen mit Vorsicht zu stellen. Gefürchtete Komplikationen sind zerebrale Veränderungen.

Differentialdiagnose. Früher Eczema vaccinatum, das heute wegen der abgeschafften Impfpflicht nicht mehr auftritt. Neuerdings werden animalische Pockeninfektionen (Katzenpocken, Affenpocken etc.) als schwer verlaufende lokale aber auch disseminierte Erkrankung gesehen. Letaler Ausgang ist möglich.

Therapie
Innerlich. Aciclovir (Zovirax) i.v. 5–8 Tage, gegebenenfalls anschließend oral Aciclovir. Bei bakterieller Superinfektion, meist durch Staphylococcus aureus, Antibiotika oral. Bis das Ergebnis einer Resistenzüberprüfung vorliegt, kann mit Erythromycin 3–4mal 500 mg/die behandelt werden. Wichtig ist die Kreislaufbeobachtung, Flüssigkeits- und Elektrolytkontrolle sowie nachfolgende Beseitigung ekzematöser Hautveränderungen.
Äußerlich. Austrocknende Maßnahme in Form von antiseptischen und antibiotischen Trockenpinselungen (Lotio zinci; der Zusatz von 0,5–1% Clioquinol (Vioform) wird empfohlen, von anderen jedoch abgelehnt). Bei sehr schmerzhaften Hautspannungen vorsichtige Cremebehandlung (Unguentum emulsificans aquosum), jedoch keine Salben oder Fettsalben.

Primärer Herpes simplex der Haut

Definition. Es handelt sich meist um klinisch sehr ausgedehnte, aber typische Erscheinungen im Gesicht. Epidemieartiges Auftreten von primären Herpes-simplex-Infektionen an der Haut werden bei sportlichen Massenveranstaltungen gesehen, insbesondere bei Ausscheidungskämpfen im Ringen. Bei solchen Sportveranstaltungen erkranken einige Teilnehmer an Herpes-simplex-Primärinfektion und einige an Herpes-simplex-Sekundärinfektion. Für diese Herpesinokulation ist der Ausdruck *Herpes gladiatorum* zutreffend.

Sekundärinfektionen durch HSV

Herpes simplex und Herpes simplex recidivans in loco

Synonyme. Fieberbläschen, Ekelbläschen, Gletscherbrand

Definition. Häufigste Manifestationsform einer Sekundärinfektion durch HSV. Nicht selten bilden sich Rezidive immer wieder an derselben Stelle.

Klinik. Nach einer Inkubationszeit von 2–5 Tagen (beispielsweise nach entsprechenden externen Provokationsmechanismen) kündigt sich der Herpes simplex durch Spannungsgefühl und Juckreiz, gelegentlich auch durch Schmerzen an. Die Prodromi können ähnlich wie bei Zoster sein. Ein 3–10 mm großer geröteter und ödematöser Herd mit eigentümlich pelzigem Gefühl geht dann in gedellte, isoliert oder auch gruppenförmig (herpetiform) stehende Bläschen über. Die zunächst prall gespannten stecknadelkopf- bis reiskorngroßen Bläschen, normalerweise 4–8 oder auch mehr, stehen sehr dicht und konfluieren. Die ganze Gruppe ist polyzyklisch begrenzt. Wenig später trübt sich der Bläscheninhalt ein. Die Bläschen platzen und

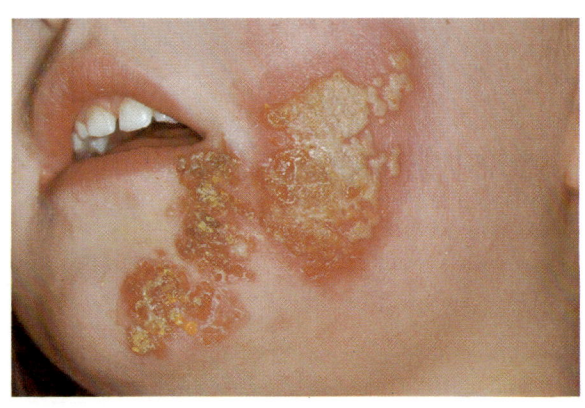

Abb. 2.14. Herpes simplex, Primärinfektion

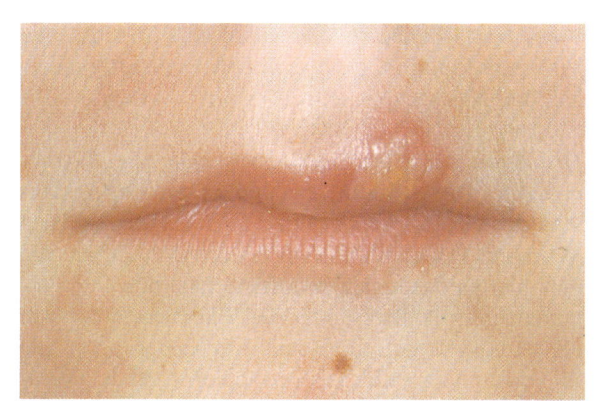

Abb. 2.15. Herpes simplex labialis

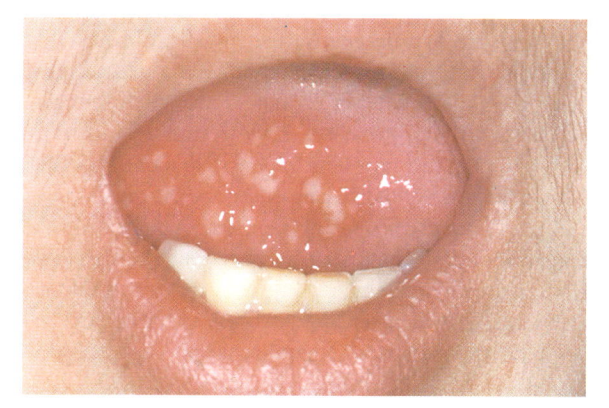

Abb. 2.16. Herpes simplex

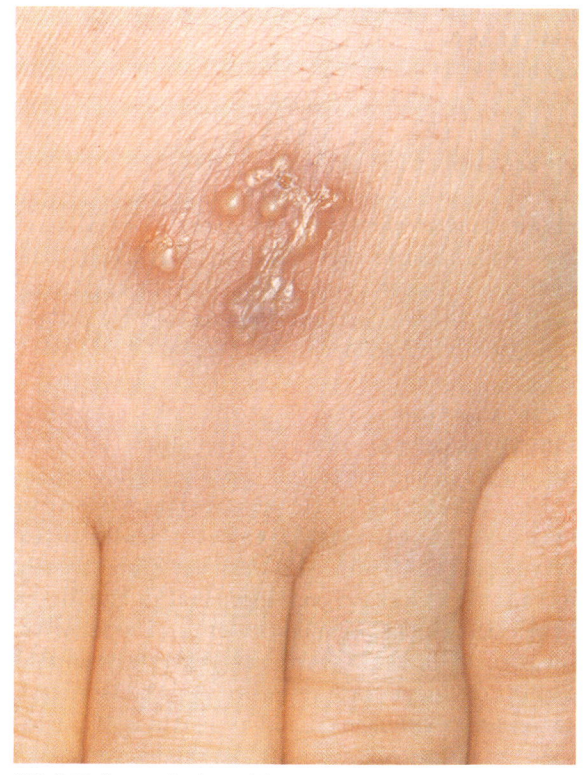

Abb. 2.17. Herpes simplex recidivans in loco

hinterlassen ebenfalls polyzyklisch begrenzte Erosionen. Häufigster Sitz dieser Herpes-simplex-Infektion ist die periorale Region, insbesondere das Lippenrot oder die an sie angrenzenden Hautpartien: *Herpes simplex labialis*. Die Bläschen trocknen dann zu bräunlichen Borken ein, die nach mehreren Tagen abfallen. Das Resterythem bildet sich bei unkompliziertem Verlauf ohne Narben zurück. Die Erkrankung ist nach 10–14 Tagen abgeheilt. Lymphknotenschwellung und geringe Lymphknotenschmerzhaftigkeit können vorkommen.

Herpes simplex kann aber auch, besonders als Primärinfektion, massiver und ausgedehnter verlaufen. Nicht nur der Einzelherd ist größer und die Zahl der Bläschen beträchtlicher, sondern es treten mehrere Bläschengruppen in raschen Schüben auf. Dann finden sich mäßige Spontanschmerzen und eine deutliche regionale Lymphknotenschwellung. Schwer verlaufende Herpesinfektionen, insbesondere bei bakterieller Sekundärinfektion (Impetiginisation), können mit flach eingezogenen Narben am Lippenrot abheilen.

Gleiche Bilder des Herpes simplex kommen auch am übrigen Körper vor. Im Gesicht findet sich Herpes simplex besonders am Naseneingang, an Wangen, Ohrläppchen und Augenlidern. Die Herpes-simplex-Erkrankung am Auge nimmt eine besondere Stellung ein. Drei Phasen der Herpeserkrankung werden in der Ophthalmologie unterschieden: direkt viral mit Keratitis dendritica und geographischer Keratitis; viralimmunogen mit stromaler Keratitis; und eine metaherpetische Form. Nicht selten auch an den Gluträen (*Herpes glutaealis*), aber auch in der Afterkerbe. Bedeutsam ist differentialdiagnostisch der *Herpes genitalis* und *progenitalis*. Bei massivem Befall kann die ganze Vulva von Herpesbläschen übersät sein. Beim Mann sitzt Herpes simplex an der Glans, im Sulcus coronarius, am Präputium oder am Penisschaft. Auch an Finger- und Handrücken ist Herpes simplex nicht selten. Herpes-simplex-Herde im paronychialen Gebiet kommen an Fingern und Zehen vor, selbst schon bei Kleinkindern. Dann sind die regionalen Lymphknoten häufig geschwollen und schmerzhaft.

Im Mund gibt es Herpes mit Sitz an der Zunge und an der Wangenschleimhaut. Hier bestehen die Bläschen nur kurz, bald gehen sie in kleine gelblich belegte, isoliert stehende oder konfluierende polyzyklisch begrenzte aphthoide Erosionen über.

Eine Reihe von Provokationsmechanismen können zu einem Herpes simplex führen. Es ist noch nicht geklärt, ob die Herpesviren in der Haut persistieren oder in hautnahen Nerven liegenbleiben und dann durch innerliche oder äußerliche Provokationsmechanismen aktiviert werden. *Herpes simplex traumaticus* entsteht nach Manipulation in der Mundhöhle und am Lippenrot nach Behandlungen beim Zahnarzt. Beim Geschlechtsverkehr kann HSV, meist vom Typ 2, als Herpes genitalis übertragen werden. Der bereits oben beschriebene *Herpes gladiatorum* gehört auch in diese Gruppe.

Im Verlauf fieberhafter Erkrankungen, besonders bei plötzlich hohem Fieber (Pneumonie und verschiedenste Virusinfekte) entsteht *Herpes febrilis*. Geplagt sind viele Frauen über Jahre hinaus von *Herpes menstrualis* bei oder vor der Menstruation. Chemische Substanzen können eine Herpeseruption fördern, wie Vergiftungen mit CO oder Hg.

Eine der häufigsten Provokationsmechanismen stellt eine stärkere UV-Belastung dar: *Gletscherbrand*. Ein starker Sonnenbrand im Gesicht, insbesondere durch Skifahren in den Frühlingsmonaten, Gletscherwanderungen, Aufenthalt am Meer oder durch Segelsport können schwerste Herpeserkrankungen auslösen. Diese sitzen oft um den ganzen Mund, entlang des Lippenrotes, am Naseneingang und an den Ohrläppchen.

Eine Besonderheit ist der *Herpes recidivans in loco*, der in regelmäßigen Abständen stets am gleichen Ort auftritt, so an einem bestimmten Finger, an der Lippe, glutäal oder an jeder beliebigen Körperstelle. Nach häufiger Wiederkehr kann sich durch die entzündungsbedingte Verlegung der Lymphwege ein stabiles Ödem ausbilden, das schließlich zu einer nicht rückbildungsfähigen Schwellung der betroffenen Weichteile führen kann: *Elephantiasis nostras*.

Nicht selten wird Herpes simplex sekundär bakteriell infiziert, insbesondere durch Staphylococcus aureus oder durch Streptokokken: *Herpes impetiginisatus*. Die Borkenauflagerungen werden dicker und sukkulenter. Über den eigentlichen Herpes hinaus kann sich die Impetigo dann unabhängig vom Herpes weiterausbreiten. Impetiginisierter Herpes heilt häufig mit Narben ab.

Diagnose. Das klinische Bild mit entzündlicher Rötung, herpetiformen Bläschen oder polyzyklischen Erosionen ist typisch. Im Tzanck-Test vom Grund eröffneter Bläschen werden in der Giemsa-Färbung multinukleäre epidermale Riesenzellen gefunden, die auf die Virusinfektion hindeuten.

Elektronenmikroskopischer Nachweis. Der schnellste und einfachste Virusnachweis gelingt durch die genannte Negativkontrastierung (negative staining). Bläschenmaterial wird auf einen Objektträger ausgestrichen und luftgetrocknet (postversandfähig). Das Material wird dann resuspendiert, auf elektronenmikroskopische Netzobjektträger aufgebracht und kurz mit Phosphorwolframsäure kontrastiert. Viren lassen sich rasch finden. Aufgrund der Virusgröße und der Virusoberflächenbeschaffenheit ist eine orientierende Viruszuordnung möglich, eine Differenzierung innerhalb der Virusgruppe jedoch nicht.

Histologie und Elektronenmikroskopie von Biopsiematerial. Diese Methoden werden nur zu wissenschaftlichen Zwecken benutzt. In der Tiefe des Rete Malpighii liegen nestförmig nekrotische Zellen, die ballonierten Retezellen, mit deutlichem inter- und intrazellulärem Ödem. Unter den Bläschen findet sich ein leukozytäres Infiltrat mit Einwanderung in die Bläschen und exsudativen Phänomenen. In den Keratinozyten können bei stärkerer elektronenmikroskopischer Vergrößerung Viren gefunden werden.

Virologische Typisierung. Virusneutralisationstest und Komplementbindungsreaktion erfassen das Auftreten von Antikörpern und deren Titerschwankungen. Kreuzreaktionen zwischen HSV 1 und 2 sind möglich. Hämagglutinationen haben sich nicht bewährt. Als schnelle und spezifische Methode ist die Immunfluoreszenzmikroskopie zu nennen. Typenspezifische fluoreszeinmarkierte Antiherpesseren werden mit dem Antigen auf einem Objektträger zur Reaktion gebracht. Die Beurteilung ist rasch möglich und erfolgt in einem Fluoreszenzmikroskop.

Virusisolierung. Material wird aus verdächtigen Haut- oder Schleimhautveränderungen durch Abstriche gewonnen und in einem Reagenzglas (feuchte Kammer) zum Transport gegeben. Spezielle Transportmedien, die postversandfähig sind, werden kommerziell angeboten. Eine genaue Typendifferenzierung zwischen HSV 1 und HSV 2 ist möglich, das Ergebnis der Kultur liegt meist nach 48 h vor.

Polymerasekettenreaktion. Mit dieser Technik kann aus Bläschenabstrichen, Körperflüssigkeiten, einschließlich Liquor cerebrospinalis, unfixierten aber auch formalinfixierten Probebiopsien von Herpesherden Herpesvirus nachgewiesen werden.

Differentialdiagnose. Sie hängt von Lokalisation und Entwicklungsphase der Erscheinungen ab. Am Mundwinkel sind Faulecken (*Angulus infectiosus*) zu erwägen. Manchmal ist Herpes schwer von Zoster zu unterscheiden, besonders bei größeren Herden an der Wange oder am Gesäß, oder wenn der Zoster abortiv mit nur wenigen Bläschengruppen auftritt. Bei Zoster finden sich die einzelnen herpetiformen Herde in verschiedenen Entwicklungsphasen. Entscheidend sind dann virologische Nachweismethoden. Die kleinblasige Impetigo contagiosa läßt niemals das Bläschen, sondern nur das sukkulente Borkenstadium erkennen und ist nicht polyzyklisch begrenzt. In der Mundhöhle führen Aphthen zu kreisrunden, meist größeren, isoliert stehenden gelblichen Erosionen, während Herpeserosionen gruppiert und polyzyklisch sind. Am Genitale ist an Ulcus molle und schankriforme Pyodermien zu denken. Beim Ulcus vulvae acutum stehen die aphthenartigen großen Ulzerationen stets isoliert. Herpes simplex recidivans am Nagelorgan von Fingern oder Zehen oder im Paronychialbereich kann mit Panaritien verwechselt werden (cave Inzision).

Therapie. Im allgemeinen reicht eine symptomatische Behandlung aus.
Innerlich. Bei schweren Herpesverläufen, Superinfektionen und Herpes im oder am Auge Aciclovir (Zovirax). Meist reicht eine orale Aciclovirtherapie aus. In besonderen Fällen kann die Behandlung intravenös begonnen werden.
Immunstimulanzien haben sich nicht bewährt. Immunsupprimierte Patienten, insbesondere HIV-Infizierte, bedürfen anderer innerlicher Therapiemaßnahmen. Eine Aciclovirtherapie ist oft wochenlang durchzuführen, da die schankriformen oder phagedänischen Herpeserkrankungen sich nur zögernd zurückbilden. Häufig wird die Aciclovirtherapie parenteral begonnen und dann über einen längeren Zeitraum oral fortgesetzt. Resistenzentwickelungen auf Aciclovir sind bekannt geworden. Auf die Speziallliteratur wird verwiesen.
Äußerlich. Solange keine Bläschen nachweisbar sind, empfehlen sich adstringierende Externa (phenolhaltige Pasten wie Labiosan). Auch das mehrfache Auflegen eines zuvor im Kühlschrank gut abgekühlten metallischen Gegenstandes (Löffel oder Messerklinge) wird von manchen Patienten als hilfreich empfunden. Die Anwendung von glukokortikosteroidhaltigen Externa als Creme, Paste oder Lotio hat sich bei initialem Herpes simplex bewährt, da sie vielfach die Erkrankungszeit zu verkürzen scheinen.
Im Bläschenstadium sollen keine Salben oder Fettsalben angewandt werden, da diese leicht zu Exazerbation und Sekundärinfektion führen können. Hier empfehlen sich Abtupfen mit alkoholischen Lösungen oder Trockenpinselungen mit antibiotischen oder antiseptischen Zusätzen [0,5% Clioquinol (Vioform) in Lotio Cordes]. Erst im Krustenstadium kommen Salben zur Anwendung. Antibiotische oder antiseptische Zusätze sind nur bei Sekundärinfektion indiziert.
Eine Reihe von Virostatika für die lokale Anwendung werden angeboten, haben sich bei kritischer Überprüfung jedoch als kaum oder nicht krankheitsverkürzend erwiesen. Sie enthalten Aciclovir (Zovirax), Idoxuridin (IDU „RöhmPharma", Virunguent, Spectanefran, Symniol, Zostrum), Vidarabin (Vidarabin 3% Thilo) oder Tromantadin (Viru-Merz). Kontaktsensibilisierung, besonders durch Tromantadin, ist nicht selten und sollte bei akuter Kontaktdermatitis im Bereich der Herpesbehandlung erwogen werden.

Erythema multiforme bei Herpes simplex recidivans

Bei manchen Patienten mit Herpes simplex recidivans kommt es 5–14 Tage nach einer Herpesinfektion, meist nach einem Herpes simplex labialis, zu einem Erythema multiforme, vorwiegend an den Handrücken, Unterschenkeln und Füßen, seltener am Rumpf. Diese vorwiegend im Frühjahr und Herbst rezidivierenden Eruptionen entsprechen den früher als *Typus annuus* des *Erythema exsudativum multiforme* beschriebenen Veränderungen. Die Erkrankung kann mit Fieber und allgemeinem Krankheitsgefühl einhergehen. Auch Schleimhautbeteiligungen im Mund und im Genitalbereich sowie an den Konjunktiven ist möglich.
Die Erythema-multiforme-Herde dürften durch immunologische Reaktion zustande kommen. Innerhalb der Erythema-multiforme-Herde wurde mit der Polymerasekettenreaktion Herpes-simplex-Virus nachgewiesen.

Herpesinfektionen bei HIV-Infektion

Ungewöhnlichste Herpeserkrankungen können bei HIV-infizierten Patienten vorkommen. Sekundärinfektionen treten häufig auf, nehmen besonders schwere Verläufe, können zosterartige Aspekte mit ausgedehnter Disseminierung und großer Behandlungsresistenz entwickeln.
Phagedänischer Herpes kann sich an jeder Stelle des Körpers, insbesondere jedoch im Gesicht, hier am Nasenflügel oder an den Lippenkomissuren entwikkeln und zu mutilierenden Nekrosen innerhalb von Wochen und Monaten führen.
Herpes simplex im Analbereich, insbesondere im Bereich des äußeren Schließmuskels, kann ebenfalls nekrotisieren und phagedänisch verlaufen und ist durch eine ungewöhnliche Schmerzhaftigkeit gekennzeichnet, die sonst bei einem Herpes simplex nicht vorkommt.
Zosteriforme Herpes-simplex-Infektionen, die jedoch nicht einem typischen Zostersegment entsprechen, sondern segmentunabhängig und weit disseminiert am Körper verstreut liegen können, bereiten ebenfalls oft diagnostische Schwierigkeiten.
Eczema herpeticatum, herpetische Meningitis, Meningoenzephalitis und Herpessepsis sind gefürchtete

Komplikationen im fortgeschrittenen Stadium der HIV-Infektion.

Kennzeichnend ist, daß Herpesinfektionen bei HIV-Infizierten atypisch verlaufen. Die polyzyklische Begrenzung, das Bläschenstadium und die für Herpes sonst so charakteristischen klinischen morphologischen Gegebenheiten sind nicht mehr zu erkennen. Bei geringstem Verdacht sollte eine Negativkontrastierung oder eine Viruskultur angestrebt werden und bei negativem Ausfall gegebenenfalls wiederholt werden.

Erkrankungen durch das Varicella-Zoster-Virus

Das Varicella-zoster-Virus (Gruppe der α-Herpesviren) ist ein längsovales oder rundliches Elementarkörperchen von etwa 150–200 nm Durchmesser, das gerade noch lichtmikroskopisch, besser jedoch elektronenmikroskopisch darzustellen ist. Die bei Varizellen und Zoster isolierten Erreger verhalten sich strukturell und biologisch identisch; beide Krankheiten werden durch ein und dasselbe Virus hervorgerufen. So erklären sich auch Vorkommnisse wie die Auslösung einer Zosterinfektion bei Erwachsenen durch Kontakt mit einem varizellenerkrankten Kind, Auslösung einer Varizelleninfektion bei Kindern durch Kontakt mit einem Zosterpatienten oder Ansteckung eines Patienten mit Zoster durch einen Zosterpatienten im gleichen Krankenzimmer. Daher sollten Patienten mit Zoster nicht bei Patienten mit primären oder sekundären Immunmangelzuständen untergebracht werden. Die Kontagiosität von Zoster ist sonst sehr gering oder praktisch nicht gegeben.

Die Varizellen stellen die Erstinfektion eines voll empfänglichen antikörperfreien Menschen mit dem Varicella-Zoster-Virus dar. Obwohl durch die Erkrankung eine weitgehende Immunität ausgelöst wird, scheinen sich die Erreger wahrscheinlich in den Ganglien lebenslang halten zu können. Beim Zoster handelt es sich entweder um die Folge einer *Reinfektion* oder, wahrscheinlich häufig ähnlich wie beim Herpes simplex, um die Folge einer *Reaktivierung* latent vorhandener Viren bei Teilimmunität. Die Annahme einer Teil- bzw. Restimmunität erklärt sich durch die örtliche Begrenzung der Erkrankung auf ein Nervensegment und die überwiegende Beschränkung auf das Erwachsenenalter. Lediglich bei Grundkrankheiten, die zu einer weitgehenden Resistenzminderung führen, wie Morbus Hodgkin, Leukämien, andere maligne Lymphome, Patienten, die langfristig unter Immunsuppressiva, Zytostatika und Glukokortikosteroiden stehen, und insbesondere bei HIV-Infizierten kann es wieder zu einem varizellenähnlichen Krankheitsbild eines Zoster generalisatus kommen. Überstandener Zoster führt bei sonst intakter Immunitätslage zu meist lebenslänglicher Auffrischung der Immunität. Immunsupprimiert können wiederholte und schwerste Zosterneuerkrankungen auftreten.

Varizellen

Synonyme. Windpocken, chicken pox

Definition. Erstinfektion ungeschützter Personen mit Varizella-Zoster-Virus und Aussaat von Bläschen auf gerötetem Grund an Haut und Schleimhäuten.

Vorkommen. Vorwiegend eine Kinderkrankheit. Die Erstinfektion kann jedoch auch im Erwachsenenalter vorkommen und verläuft dann schwerer als in der Kindheit. Typisch ist die hohe Kontagiosität.

Pathogenese. Die Übertragung erfolgt durch Schmier- oder Tröpfcheninfektion über die Luft, daher auch Windpocken. Die Erkrankung hinterläßt gewöhnlich lebenslängliche Immunität.

Klinik. Die Inkubationszeit beträgt 14 Tage, manchmal etwas länger. Befallen werden vorwiegend Kinder, aber auch Erwachsene können, falls sie in der

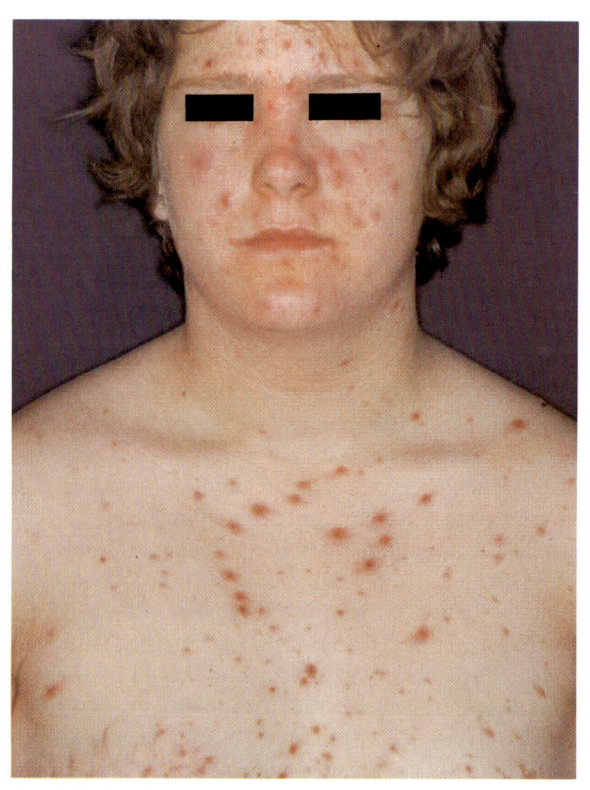

Abb. 2.18. Varizellen

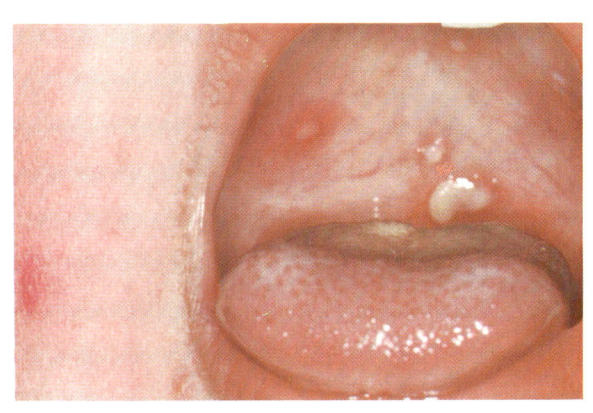

Abb. 2.19. Varizellen

Jugend noch keine Windpocken durchgemacht haben, Windpocken bekommen: *Varicellae adultorum*. Bei Erwachsenen verläuft die Erkrankung schwerer mit Prodromen wie Kopfschmerzen, initialem Erbrechen und höherem Fieber. Bei Kindern fehlen die Prodrome meistens, höchstens tritt geringe Abgeschlagenheit auf und das Fieber ist nur mäßig.

Exanthem. Am ganzen Körper, besonders an Kopf und Rumpf, treten verstreut rote Flecken auf, die dann zu kleinen Papeln und im Verlauf von Stunden zu stecknadelkopf- bis reiskorngroßen, manchmal auch größeren dünnwandigen Bläschen mit wasserklarem Inhalt werden, die von einem schmalen roten Hof umgeben sind. Die Eruption geht über mehrere Tage weiter, neue Bläschen kommen, ältere gehen nach Trübung des Inhalts in Krusten über. Die Zahl der Bläschen ist verschieden, manchmal sind es wenige, manchmal viele hundert. Mit großer Regelmäßigkeit ist das Kapillitium befallen, oft finden sich hier die ersten Bläschen. Bei Verdacht auf Varizellen sollte daher die Kopfhaut stets untersucht werden. Bei einem Teil der Patienten bleibt das Gesicht verschont; gewöhnlich ist es auch mit Effloreszenzen übersät. Hände und Füße sind fast immer bläschenfrei. Durch die Vielzahl der Entwicklungsphasen entsteht das für Varizellen typische bunte Bild, das mit einer Sternkarte verglichen wird.

Ist die Eruptionsphase überwunden, sintern die Bläschen zusammen, es entstehen bräunliche Borken, auch Schildchen genannt. Diese haften fest an der Haut und fallen nach 2–3 Wochen ab. Nach komplikationsfreiem Verlauf entstehen keine, nach Exkoriationen der Effloreszenzen wegen des bei Varizellen nicht selten stärkeren Juckreizes und anschließender Impetiginisation oder wegen stärkerer nekrotisierender Vaskulitis oft schüsselförmige varioliforme Narben. Sie finden sich besonders auf der Stirn und den Wangen.

Schleimhäute. Sie sind regelmäßig betroffen, im Mund bevorzugt der harte Gaumen und die Wangenschleimhaut. Hier stehen meistens nur kleine verstreute Erosionen, die gelblich bedeckt und durch einen schmalen roten Saum ringförmig begrenzt sind. Der Blick in die Mundhöhle klärt in Zweifelsfällen die Diagnose. Auch an den Konjunktiven, am Kehlkopf und an der Genitalschleimhaut können Bläschen aufschießen.

Symptome. Während des ganzen Verlaufs besteht geringes Fieber; jedoch ist das Allgemeinbefinden, von Juckreiz abgesehen, kaum beeinträchtigt. Mäßige Leukopenie, Lymphknotenschwellungen fehlen.

Histopathologie. Lichtmikroskopisch finden sich eine dünne Bläschendecke, herdförmige Kolliquation der Retezellen, ballonierende Degeneration hauptsächlich der Basalzellen mit Bildung von großen Ballons, die viele Kerne enthalten (epidermale Riesenzellen). Nur im Anfang ist das Bläschen mehrkammerig, rasch wird es durch Zerreißen noch vorhandener Septen einkammerig. Die Bläschen sind mit serös-fibrinösen Exsudatmassen angefüllt. Im Papillarkörper liegt eine gefäßbezogene Entzündung vor.

Verlauf. Im allgemeinen günstig. Komplikationen entwickeln sich nur ausnahmsweise. Am häufigsten ist die Impetiginisation der Bläschen. Eine allerdings gutartige Meningoenzephalitis kann etwa 10 Tage nach Beginn der Erkrankung auftreten. Gelegentlich kommen Nachkrankheiten wie atypische Pneumonie, Myositis, Otitis, Nephritis oder akute Myelitis vor.

Diagnostische Leitlinien. Elektronenmikroskopisch lassen sind die Viren durch das Negativkontrastverfahren (negative staining) leicht als 150–200 nm große Viruskörper nachweisen. Bei etwas atypisch verlaufenden Erkrankungen im Erwachsenenalter ist diese Methode zur Schnelldiagnostik besonders hilfreich. Von der Abnahme des Materials bis zur ultrastrukturellen Darstellung der Viren vergeht weniger als eine Stunde.
Der Virusnachweis aus Bläschenflüssigkeit in embryonalen Fibroblastenkulturen (zytopathischer Effekt) wird erst nach 8–14 Tagen ablesbar. Wegen der frühen Durchseuchung und der Viruspersistenz ist die Komplementbindungsreaktion nur bedingt als diagnostischer Hinweis zu werten.
Bläschengrundausstrich. Ballonierte Epithelzellen mit Epithelriesenzellen und Einschlußkörperchen.
Polymerasekettenreaktion. Aus Bläschenabstrich.

Differentialdiagnose. Strophulus infantum verläuft fieberfrei und besitzt keine Schleimhautbeteiligung;

zudem ist das Exanthem mehr urtikarieller Art. Echte Pocken (*Variola vera*) sind mit Varizellen kaum zu verwechseln, einmal wegen der Schwere der Erkrankung und zum anderen wegen der typisch genabelten Pusteln, die stets sämtlich gleich aussehen. Schwierig ist die Abgrenzung gegenüber *Variolois* wegen der nicht ganz so typischen Effloreszenzen. Jedoch sind im Ausstrichpräparat Paschen-Körperchen, bei Varizellen Riesenzellballons nachweisbar. Diese Differentialdiagnose spielt heute keine Rolle mehr, da die Pocken als erloschen gelten. Die Differentialdiagnose zwischen Zoster generalisatus und Varizellen kann beim Erwachsenen schwierig sein. Entscheidend ist die vorhandene segmentale Zostereruption.

Therapie. Diese beschränkt sich bei Fieber auf Bettruhe. Einpudern oder Trockenpinselungen (Lotio zinci) sind angebracht, Salben wegen der Gefahr der Sekundärinfektion kontraindiziert. Bei Juckreiz innerlich Antihistaminika oder verdünnte Essigwasserabreibungen. Bei Impetiginisation frühzeitige örtliche antibiotische Therapie.

Innerlich. Aciclovir (Zovirax) ist wirksam, braucht jedoch nicht bei normalen Varizellen verordnet zu werden. Schwere Varizellenverläufe, komplizierende Begleiterkrankungen, Immunmangelzustände und sonstige spezielle Gegebenheiten stellen eine Indikation zur Aciclovir-Therapie dar.

Prophylaxe. Sie ist wegen der enormen Kontagiosität illusorisch. Treten Varizellen auf einer geschlossenen Abteilung, beispielsweise der Kinderstation einer Klinik, auf, so müssen die Kinder, die bereits Varizellen überstanden haben, nicht entlassen werden. Kinder ohne bisher durchgemachte Varizellen können bis zum 12. oder 14. Tag ebenfalls in der Klinik bleiben, um dann kurz vor Ausbruch der Hauterscheinungen entlassen zu werden. Während dieser zwei Wochen sollen Kinder ohne Varizellen in der Anamnese nicht aufgenommen werden.

Varizellen in der Schwangerschaft

Tritt bei einer Schwangerschaft im ersten Trimenon eine Varizelleninfektion auf, so muß mit der Möglichkeit von Mißbildungen beim Kind gerechnet werden. Die beschriebenen Mißbildungen beim Neugeborenen reichen über Hydrozephalus, Katarakt oder Chorioretinitis bis zum Horner-Syndrom. Der Zusammenhang zwischen Mißbildung und Varizelleninfektion ist bisher allerdings nur in wenigen Fällen gesichert. Meist handelt es sich um Einzelfallbeschreibungen ohne exakte serologische Untersuchung. Das Risiko einer embryonalen Mißbildung nach einer Varizelleninfektion der Schwangeren wird mit etwa 1% angegeben. Eine Indikation zur Interruptio besteht im Gegensatz zur Rötelninfektion nicht. Infektion der Mutter nach dem ersten Trimenon scheint nicht zu Mißbildungen beim Kind zu führen.

Machen Mütter in der Spätschwangerschaft eine Varicella-Zoster-Infektion durch, erkranken etwa 25% der Neugeborenen an einer Varizelleninfektion. Der Verlauf ist um so schwerer, je näher die mütterliche Infektion vor dem Geburtszeitpunkt liegt.

Haben Schwangere noch keine Varizellen in der Kindheit durchgemacht und liegt eine gesicherte Exposition vor, besteht die Möglichkeit der Prophylaxe mit Zosterimmunglobulin mit hohem Antikörpertiter. Zusammenarbeit mit Gynäkologen und Pädiatern wird empfohlen. Bei Ausbruch der Erkrankung sind Gaben von Immunglobulin wirkungslos. Erkrankt die Schwangere kurz vor oder nach der Geburt, sollte das Neugeborene Zosterimmunglobulin erhalten, um die Erkrankung abzuschwächen.

Die Gabe von Aciclovir bei Varizellen in der Schwangerschaft ist umstritten. Es gibt strikte Empfehlungen, die Aciclovir-Therapie bei Schwangeren im ersten Trimenon zur Vermeidung einer kindlichen Mißbildung empfehlen, ebenso jedoch auch abratende Stimmen wegen einer möglichen Arzneimittelnebenwirkung auf den Fetus.

Zoster

Synonyme. Herpes zoster, Gürtelrose, Zona

Definition. Zweitinfektion mit Varizella-Zoster-Virus und Aussaat schmerzhafter gruppiert stehender Bläschen auf gerötetem Grund innerhalb eines oder mehrerer Hautnervensegmente.

Vorkommen. Zoster kommt in fast jedem Lebensalter vor. In der Jugend ist er selten, im Alter häufiger, sein Gipfel liegt zwischen dem 60. und 70. Lebensjahr. Der Zoster (Gürtel, griechisch) war schon im Altertum bekannt. Einen großen Fortschritt brachte von Bärensprung 1848, indem er bewies, daß ein Hauptsitz der Erkrankung in den Spinalganglien gelegen ist (Ganglionitis acuta posterior). Da motorische Lähmungen bei dieser Krankheit gewöhnlich fehlen, können ausschließlich nur die hinteren sensiblen Wurzeln befallen sein. Feyrter konnte zeigen, daß innerhalb eines betroffenen Segments an der Haut (Dermatoms) auch andere Organe betroffen sein können.

Inkubationszeit. 7–14 Tage.

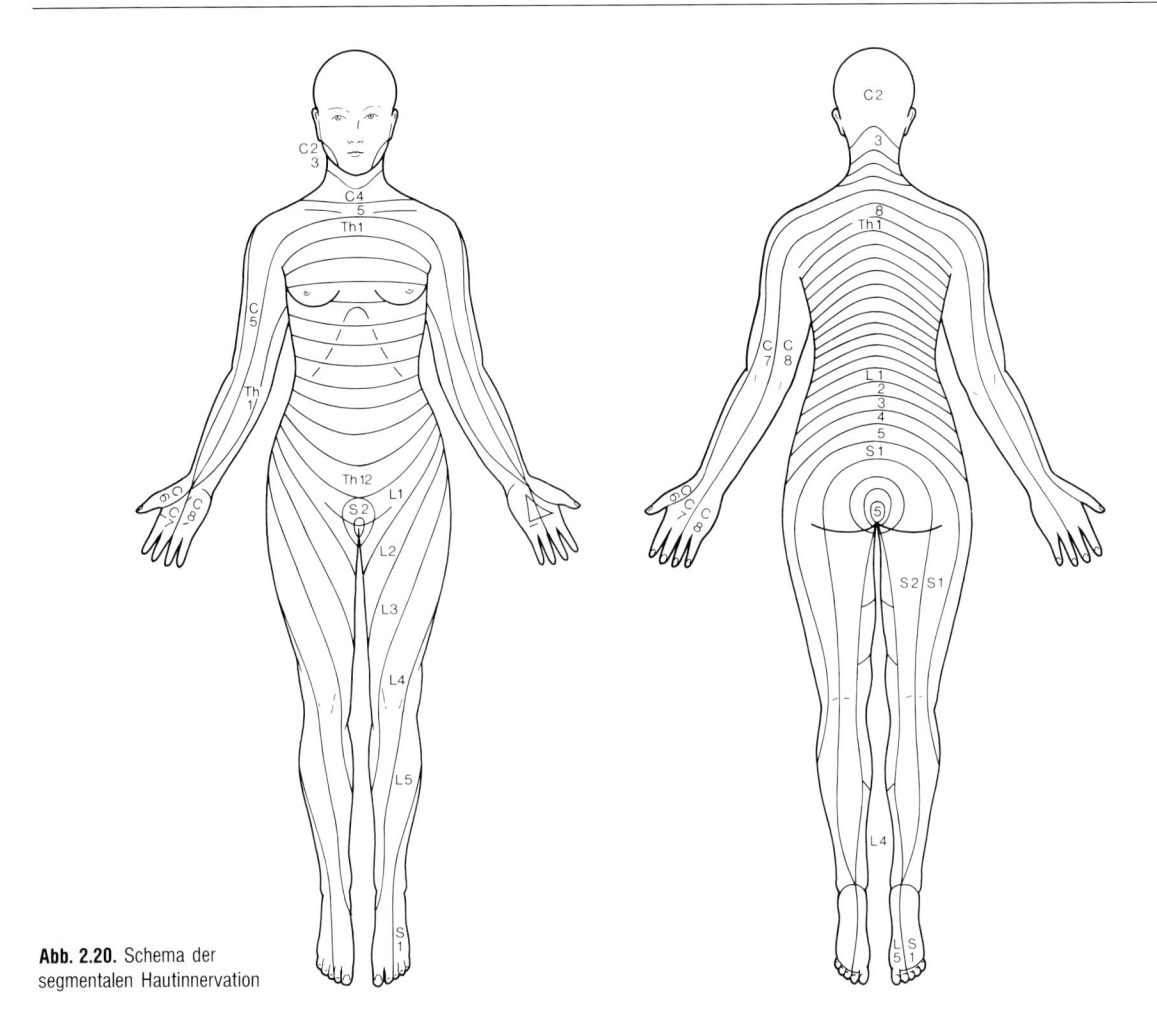

Abb. 2.20. Schema der segmentalen Hautinnervation

Pathogenese. Zoster gilt als Reinfektion mit Varizella-Zoster-Virus bei Teilimmunität oder als Folge einer Reaktivierung und latent vorhandener Varicella-Zoster-Viren. In diesem Zusammenhang ist an verschiedene Faktoren, die die örtliche oder allgemeine Resistenz der Patienten herabsetzen können, zu denken. Durch örtliche Provokation kann es zu einem Zoster traumaticus kommen. Heftige Erschütterung bestimmter Körperteile, Nervenverletzung, Röntgenbestrahlung, UV-Strahlen (phototoxische Reaktion auf PUVA) können das Auftreten von Zoster fördern. Auch toxische Einwirkungen können Zostereruptionen induzieren, so Kohlenoxidzoster oder Arsenzoster. Bemerkenswert ist ferner die Beziehung zwischen Zoster und Infektionskrankheit, so Zoster bei später Lues oder Pockenzoster. Diese Komplikation wird jedoch nicht bei lege artis behandelten Luesinfektionen gesehen. Bei inkompletter Immunitätslage oder sekundärem Immunmangel wird häufiger Zoster gesehen, der schwerer oder als Zoster generalisatus verlaufen und auch rezidivieren kann. HIV-Infizierte neigen zu ungewöhnlichen und schweren Zostererkrankungen.

Anfällig sind Patienten unter immunsuppressiver Behandlung. Besonders bei Zoster generalisatus ist daher auf Morbus Hodgkin, leukämische Erkrankungen sowie auf Karzinome zu achten. Auch Zoster bei älteren Erwachsenen sollte an diese Zusammenhänge denken lassen. Risikogefährdete Patienten sind im Hinblick auf ein mögliches Grundleiden zu untersuchen.

Die Segmental- oder Neuraltherapie postuliert, daß häufig Tumoren oder auch nichtbösartige, zumeist entzündliche Erkrankungen in den Organen zu finden sind, die in dem erkrankten Nervensegment liegen. Ein solcher strenger Zusammenhang ist jedoch meist nicht gegeben.

Klinik. Zoster ist eine segmentale Erkrankung. Es kommt zu einer gewöhnlich einseitigen akuten Eruption herpetiform angeordneter, oft in mehreren Gruppen stehender Bläschen im Verlauf eines oder mehrer Nervensegmente. Jedes Nervensegment kann befallen sein. Gelegentlich geht der Eruption ein Prodromalstadium mit Abgeschlagenheit, Müdigkeit, Magen-Darm-Störung, neuralgiformen Schmerzen im Be-

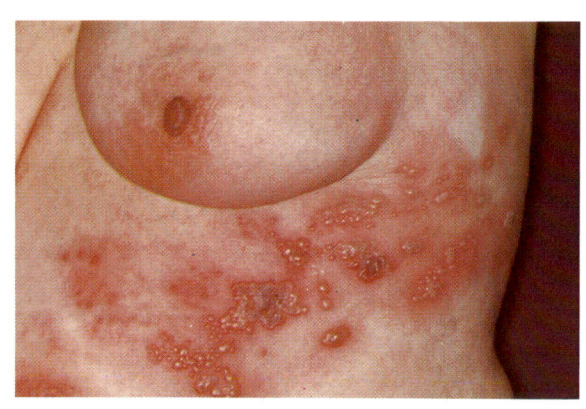

Abb. 2.21. Zoster

reich des entsprechenden Segments und bei Sitz im Kopfgebiet auch mit Zahn- und Halsschmerzen oder Nackensteifigkeit voraus. Die Temperatur ist geringfügig erhöht Zosterfieber ist selten. Die schon zu diesem Zeitpunkt möglichen Neuralgien steigern sich manchmal bis zu unerträglichen Schmerzen. Sie stehen oft in keinem Verhältnis zur Ausdehnung und Schwere der Zostereruption. Häufig fehlen jedoch Prodrome. Aus heiterem Himmel stellt sich als erstes Zeichen an einer umschriebenen Körperstelle ein geringes oder auch stärkeres Brennen ein. Kurze Zeit darauf bildet sich ein meist oväläres, in der Spaltrichtung der Haut gelegenes, nur leicht erhabenes, scharf umschriebenes Erythem, dem bald an anderen Stellen im Verlauf des Ausbreitungsgebietes dieses Nervensegments (Dermatoms) neue kleinere und größere Erythemherde folgen. In der weiteren Entwicklung des Krankheitsbildes schießen innerhalb dieser Erytheme stecknadelkopf- bis reiskorngroße, machmal auch größere, wasserklare, prall gespannte, perlartige Bläschen auf, zunächst in der Mitte, später auch randwärts. Viele Bläschen stehen isoliert, andere konfluieren. Das Aufschießen der herpetiformen Bläschen ist gewöhnlich innerhalb von 2–3 Tagen abgeschlossen. Wegen der kräftigen Decke platzen die Bläschen nur selten. Nach 2–7 Tagen trübt sich der Inhalt gelblich. Inzwischen ist die umgebende Rötung wieder abgeklungen. Etwa nach einer Woche beginnt die Austrocknung der Bläschen. Sie sinken dann ein, und es entsteht eine bräunliche oder gelbliche Borke. Nach dem 10. Tag finden sich nur noch festhaftende Krustenauflagerungen, die sich erst nach 2–3 Wochen ganz abstoßen. Narbenbildung kommt vor, insbesondere wenn es zu nekrotisierender Entzündung oder zu Sekundärinfektion gekommen war. Die gruppiert stehenden Narben sind dann zeitlebens ein charakteristisches Zosterresiduum.

Eine unangenehme Begleiterscheinung des Zosters sind Neuralgien, die schwächer oder auch manchmal äußerst heftig sein können. Oft überdauern sie die eigentliche Zostererkrankung langfristig (*postzosterische Neuralgie*). Ziemlich regelmäßig findet sich im entsprechenden Abflußgebiet eine Lymphknotenschwellung.

Die Zostereruption kann vom ersten Trigeminusast bis zur Fußsohle jedes Nervensegment befallen. Am häufigsten ist der Zoster im Bereich eines Thorakal- oder Lumbalnervensegmentes, daher auch der Name Gürtelrose. Im vielen Fällen beschränkt sich die Ausbreitung auf einen einseitigen Segmentbereich (*Zoster segmentalis*), oder es sind mehrere Segmente (*Zoster multiplex unilateralis*) betroffen. Diese können nebeneinander oder mit Überspringung mehrerer Segmente weiter auseinander liegen. Die Medianlinie des Körpers wird meist nicht überschritten, jedoch können kurze Dorsalnerven, welche die andere Seite mitversorgen, einbezogen sein. Über beide Körperseiten ausgebreitete Zostereruptionen sind selten. Eine Rarität ist der Befall vieler Segmente auf beiden Körperseiten. Stets ist jedoch die segmentale Ausbreitung über viele Nervengebiete erkennbar.

Besondere Manifestationen

Zoster ophthalmicus. Dieser lokalisiert sich im Ausbreitungsgebiet des ersten Trigeminusastes im Verlaufe des N. supratrochlearis und N. supraorbitalis. Im Bereich der Stirnhälfte und des anschließenden Kapillitiums wird der Zoster häufig hämorrhagisch und gangränös, eine präaurikuläre Lymphadenitis kommt hinzu. Die Umgebung des Auges und die Lider, oft auch auf der nicht von Zoster befallenen Seite, sind stark gerötet und ödematös geschwollen, und die starken Schmerzen und Neuralgien peinigen oft die Patienten. Bei einem Teil der Patienten, insbesondere wenn an der Nasenspitze Bläschen vorliegen (Beteiligung des R. nasociliaris), greift der Zoster auf die Konjunktiva und die Kornea über. Dann kann eine Keratitis interstitialis mit Hornhautgeschwüren entstehen. Auch das Innere des Auges kann beteiligt sein und Muskellähmungen können hinzukommen. Ophthalmologische Konsultation ist angeraten.

Zoster des ersten und dritten Trigeminusastes. Hier kommt es häufig zu Mundschleimhautbeteiligung. Die gleichseitige Wangenschleimhaut, Zungenpartie und der Gaumenrachen oben weisen herpetiform gruppierte aphthoide flache Erosionen oder Ulzerationen auf gerötetem Grund auf. Selten tritt eine stärkere Gingivitis ein, mehrere Zähne im Ober- und Unterkiefer können dann im betroffenen Nervensegment ausfallen.

Zoster im Kopfgebiet. Hier können meningeale Erscheinungen wie Nackensteifigkeit und Kopfschmer-

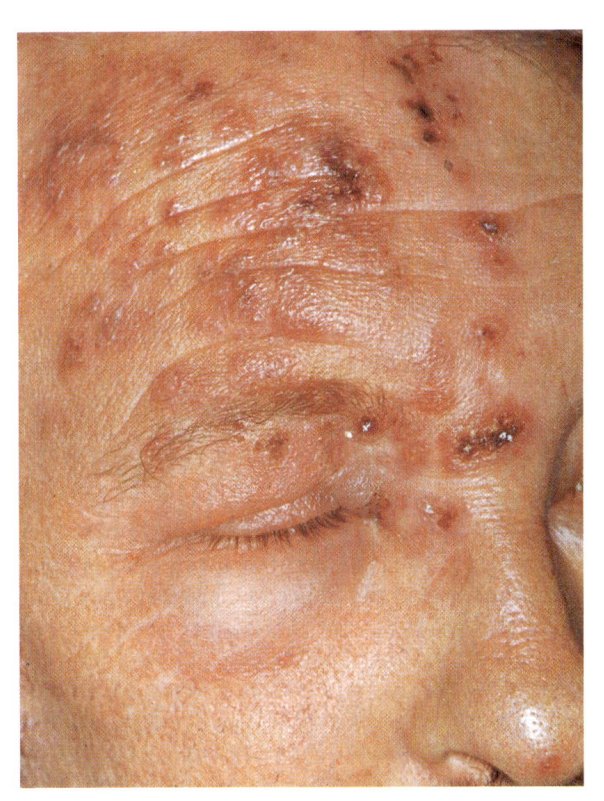

Abb. 2.22. Zoster nervi trigemini, rami primi

zen mit positivem Kernig-Zeichen hinzukommen. Im Liquor findet sich dann eine leichte Zellvermehrung.

Zoster oticus. Er kann sich auf das äußere Ohr mit Sitz an Ohrmuschel und Ohrumgebung beschränken. Ist das innere Ohr mitbeteiligt, können Akustikus- und Fazialislähmung hinzukommen. Die Prognose dieser Komplikation im Hinblick auf das Hörvermögen ist etwa in einem Drittel der Patienten absolut schlecht, in einem weiteren Drittel relativ schlecht.

Zoster bei HIV-Infektion. Ungewöhnlich schwere Zosterverläufe kommen bei HIV-Infizierten vor. Der Zoster tritt oft schon in frühen Erwachsenenjahren (20. bis 30. Lebensjahr), in hämorrhagisch-bullöser Form, an mehreren Segmenten, mit längerer Verlaufsdauer als gewöhnlich, und oft auch rezidivierend (2–3 Zosterschübe innerhalb eines Jahres) auf. Ebenso ungewöhnlich ist das Persistieren einer Zosterinfektion über mehrere Wochen und das nur unvollständige Ansprechen auf eine Aciclovir-Behandlung. Zoster mit schwerem Verlauf bei jungen Erwachsenen gilt als *Indikatorerkrankung* und kann die erste klinische Manifestation einer bis dahin nicht bekannten HIV-Infektion sein.

Histopathologie. Das Zosterbläschen ist feingeweblich mit dem Varizellenbläschen identisch und ähnelt sehr dem Herpes-simplex-Bläschen. Im Rete Malpighii kommt es zu einem herdförmigen interzellulären Ödem und zu ballonierender Degeneration. Erst später kommt es zur Invasion von Leukozyten. Der Umfang der Nekrose am Blasengrund ist abhängig von der Schwere des klinischen Verlaufs. Bemerkenswert ist oft die nekrotisierende Vaskulitis.
Am Spinalganglion finden sich regelmäßig entzündliche und degenerative Veränderungen (Ganglionitis acuta posterior), gelegentlich auch Hämorrhagien.

Verlauf. In der Jugend ist der Verlauf in der Regel leicht, mit dem Alter nimmt die Schwere der Erkrankung zu. Den schweren Verlauf erkennt man an hämorrhagischen Bläschen (*Zoster haemorrhagicus*). Nimmt die Gewebeschädigung noch mehr zu, so entwickeln sich in den Bezirken der Bläscheneruptionen schließlich rote Schorfe und nachfolgend nekrotische Ulzerationen innerhalb eines entzündlich geröteten Hautbereichs (*Zoster gangraenosus*). Die tiefen Nekrosen heilen nur langsam unter Hinterlassung varioliformer Narben ab.
Beim Zoster können unabhängig vom befallen Nervensegment einzelne Bläschen auf gerötetem Grund in geringer Zahl an der übrigen Haut auftreten: *aberrierende Bläschen*. Ist ihre Zahl klein, dann werden sie mehr zufällig entdeckt. Manchmal schießen hintereinander im Laufe von Tagen Hunderte von Bläschen auf, so daß der Aspekt eines Varizellenexanthems zustande kommt. Die Einzeleffloreszenzen besitzen also unterschiedliche Ausprägung. Dadurch entwickelt sich ein sternkartenartiges varizellenähnliches Bild, das als *Zoster generalisatus* bezeichnet wird. Wichtig ist, hier an Grundkrankheiten zu denken, die mit einem Immunmangel einhergehen.

Diagnostische Leitlinien. Typisches klinisches Bild, Virusnachweis im Negativkontrastverfahren, Polymerasekettenreaktion.

Differentialdiagnose. Im Anfangsstadium können Abgrenzungsschwierigkeiten zwischen Zoster und Herpes simplex gegeben sein. Abortiv verlaufende Zostererkrankungen im Kopfbereich sind manchmal nicht sicher von Herpes simplex abzutrennen. Wichtig ist der Verlauf. Beim Zoster findet man infolge der schubweisen Entwicklung die verschiedenen Herde innerhalb eines Segments in verschiedenen Entwicklungsstadien, so Herde mit Rötung, Bläschen, Verkrustung oder Abheilung nebeneinander (Sukzessiventwicklung). Hämorrhagien oder hämorrhagische Nekrosen sind für Zoster typisch.

Therapie. Die Behandlung des Zosters ist antiviral und soweit erforderlich antiphlogistisch, analgetisch oder auch antiinfektiös.

Innerlich. Virostatisch mit Aciclovir (Zovirax) i.v. bei schwerverlaufenden Zostererkrankungen, risikobehafteten Patienten und insbesondere Zoster im Gesichtsbereich. Einzeldosis 5 mg/kg KG dreimal tgl. im Abstand von 8 h. Bei Patienten mit Immundefekten bis zu 10 mg Aciclovir/kg KG. Die Behandlungsdauer beträgt etwa 5–7 Tage bis zur deutlichen Besserung des Hautbefundes. Gegebenenfalls kann die Aciclovirtherapie dann auch oral für einige Tage fortgesetzt werden. Bei Zoster im ersten Trigeminusbereich mit Augenbeteiligung (Zoster ophthalmicus) wird auf Anraten der Ophthalmologen oft für mindestens zwei Wochen Aciclovir gegeben. Für die orale Therapie stehen Aciclovirtabletten (200, 400, 800 mg) zur Verfügung, die jedoch nur eingesetzt werden, wenn eine intravenöse Aciclovirbehandlung nicht möglich ist. Die Dosierung beträgt 800 mg fünfmal tagsüber alle 4 h.

Antiphlogistisch. Diese Behandlung wird nur in besonderen Situationen eingesetzt. Indometacin, Diclofenac für wenige Tage.

Analgetisch. Die analgetische Behandlung richtet sich nach dem Schmerzzustand des Patienten. Sind die Schmerzen erträglich, kann ganz auf Analgetika verzichtet werden. Azetylsalizylsäure, Paracetamol, Tramadol und andere Schmerzmittel stehen zur Verfügung.

Antiinfektiös. Eine antibiotische Behandlung ist nur bei schweren Verlaufsformen und beim Zoster älterer infektionsgefährdeter Patienten notwendig. Die Antibiotika treffen nicht das Virus, führen aber zu einer Abschirmung gegenüber bakteriellen Sekundärinfektionen und können die gelegentlich fortschreitende nekrotisierende Entzündung eindämmen.

Bei schweren Zosterverlaufsformen steht immer wieder die Frage nach einer Glukokortikosteroidanwendung zur Diskussion. Während der initialen virämischen Phase ist es im allgemeinen kontraindiziert, zumal bekannt ist, daß sich auch ein Zoster bei Patienten, die wegen einer anderen Krankheit unter Kortikosteroidtherapie stehen, entwickeln kann. Andere Autoren teilen diese Auffassung nicht und verordnen bereits in der Akutphase der Zostererkrankung Kortikosteroide. Nach Abklingen des Bläschenstadiums und der Virämie sind die rasche Besserung der Entzündung, die Minderung der Schmerzzustände unter Steroiden (20–60 mg Prednisolonäquivalent tgl.) oft eindrucksvoll. Postzosterische Neuralgien unmittelbar oder erst viele Wochen nach durchgemachtem Zoster sprechen nicht mehr auf Glukokortikoidtherapie an. Die Frage, ob eine frühzeitige Steroidtherapie Zosterneuralgien verhindern kann, wurde in mehrfachen, großangelegten Studien überprüft; die Ergebnisse sind nicht einheitlich, und die meisten Zahlen sprechen dafür, daß das Steroid in dieser Hinsicht nicht wirksam ist.

Varia. Die Gabe von Vitaminen, insbesondere von Vitamin-B-Präparaten, auch in Kombinationspräparaten mit Schmerzmitteln, wird häufig durchgeführt. Vitamin B_1, B_6 und B_{12} haben keine pharmakologisch objektivierbare Wirkung beim Zoster.

Gelegentlich helfen Psychopharmaka die schweren Schmerzzustände zu überwinden. Diazepam, seine Derivate Levomepromazin (Neurocil) und viele andere Wirkstoffe aus dieser Gruppe helfen den oft schwer leidenden Patienten über ihre Schmerzattacken besser hinwegzukommen.

Für die postzosterischen Neuralgien werden verschiedene andere Alternativmethoden empfohlen: Akupunktur und psychotherapeutische Behandlung.

Gammaglobulininjektionen wurden häufig bei Krankheitsbeginn unter falschen theoretischen Vorstellungen gegeben. Der Schutz dieser Präparate ist wegen der geringen Immunglobulinanteile und der sehr kurzen Halbwertszeit unzureichend. Infektionsgefährdete Personen wie Schwangere oder immunologisch stark geschwächte Patienten können mit Zosterimmunglobulinen in ausreichender Dosis behandelt werden. Zosterimmunglobulin ist auf Anforderung erhältlich (Zentralinstitut für Transfusionswesen, Friedrichsberger Straße 60, D-22081 Hamburg).

Nach Ablauf der akuten Erscheinungen sollte beim Zoster im Segmentbereich, bei Zoster generalisatus allgemein nach provozierenden Faktoren wie Malignomen gesucht werden (maligne Lymphome, Morbus Hodgkin, Leukämien, Karzinome).

Äußerlich. Die Therapie richtet sich nach der Phase der Erkrankung. Im Initialstadium mit frischen Bläschen sind am Körper, abgesehen vom Gesichtsbereich, Schüttelmixturen, beispielsweise Lotio zinci, auch unter Zusatz von 0,5% Clioquinol (Vioform) angezeigt. Im Gesicht sollte auf Empfehlung der Ophthalmologen keine Zinkschüttelmixtur angewandt werden, da die Zinkpartikel leicht in das Auge übertragen werden und zu Reizungen führen und einen schon bestehenden Zoster ophthalmicus verschlechtern können. Auch im behaarten Kopfbereich sollte keine Schüttelmixtur benutzt werden. Die Lotio wird täglich dünn bis zum Eintrocknen der Bläschen auf alle befallenen Areale aufgetragen und nicht abgewaschen.

Nach Eintrocknen der Bläschen sind abweichende Salben indiziert, die einen antiseptischen oder antibiotischen Zusatz enthalten können. Für Zosterbläschen im Gesicht und im behaarten Kopfbereich kann bei Bedarf eine indifferente Creme oder eine antibiotikahaltige Creme (bei Verdacht auf Sekundärinfektion) aufgetragen werden.

Der Wert antiviraler Substanzen zur örtlichen Anwendung ist umstritten.

Pocken und Vakzine

Pocken

Synonyme. Variola, Variola vera, echte Pocken, Blattern, small pox

Definition. Pocken sind eine schwer verlaufende Viruserkrankung mit oft tödlichem Ausgang bei ungeschützten (ungeimpften) Menschen. Genabelte Bläschen sind charakteristisch und hinterlassen nach Abheilung Pockennarben. Durch weltweite Impfmaßnahmen gelten Pocken heute als erloschen.

Erreger. Variola-vera-Virus, Pox virus variolae, ein DNS-haltiges Quadervirus, 150–260 nm groß, 1907 von Paschen entdeckt.

Allgemeines. Die vom Pockenvirus und seinen Abwandlungen durch Änderung der Erregervirulenz erzeugten Krankheitsbilder müssen jedem Arzt geläufig sein, auch wenn die früher große Gefahr der weltweiten Pockenverschleppung durch den Tourismus jetzt gebannt ist. Maßnahmen bei Pockenverdacht oder wirklichem Vorliegen von Pocken sollten jederzeit gegenwärtig und durchführbar sein. In Asien trat der letzte Pockenfall 1975 in Bangladesch, in Afrika 1977 in Somali auf. In der Bundesrepublik erkrankte 1972 zuletzt in Hannover ein Jugoslawe an Pocken, in dessen Heimatprovinz bereits vor seiner Abreise Pocken, vom Irak eingeschleppt, ausgebrochen waren.
Der letzte aus Europa bekannte Fall einer Pockenerkrankung kam 1978 in England in einem Labor für Serologie vor. Von der WHO wurden Pocken für erloschen erklärt. Das Pockenvirus wird nur noch in zwei Laboratorien, in den USA und Rußland, verwahrt. Die von der WHO für Dezember 1993 vorgesehene endgültige Zerstörung dieser Pockenviren, deren molekulare Strukturen sequenziert sind, ist hinausgeschoben worden. Der nächste Termin ist für Mai 1996 vorgesehen, genau 200 Jahre nach der Erstimpfung eines Patienten durch Edward Jenner.

Immunität. Durch Impfschutz besteht ausreichende Immunität; kommt es dennoch zu einer Infektion, ist der Verlauf zumeist leicht. Bei unzureichender Immunitätslage (Teilimmunität), beispielsweise bei Menschen mit lange zurückliegender Schutzimpfung oder bei unzureichendem Impfschutz (Variolois) oder bei Infektion mit abgeschwächtem Virus (Alastrim), verläuft die Pockenerkrankung atypisch.

Klinik. Pocken werden von Mensch zu Mensch übertragen, zumeist durch Tröpfchen- oder Schmierinfektion, ferner durch Fliegen als Virusüberträger vom Kranken zu Nahrungsmitteln (Trinkwasser). Auch in den Schuppenkrusten der Patienten sind Erreger nachweisbar. Manchmal sind die Kontaktpersonen nicht feststellbar.
Nach einer Inkubationszeit von 13–14 (8–18) Tagen setzt mit großer Vehemenz ein dreitägiges Prodromalstadium (Initialstadium) ein mit hohen Temperaturen bis 40–41° C und Tachykardie. Hinzu kommen Erbrechen, Kopf- und Gliederschmerzen, auch Kreuzschmerzen. Meist kommt es in diesem Stadium zu einem Initialexanthem, mit Beginn im Gesicht und an den Armen, charakterisiert durch kleinste, leicht erhabene rote Maculae, danach Ausbreitung über den ganzen Körper. Gleichzeitig besteht oft Chemosis. Nach Ablauf von 3 Tagen Absinken der Temperatur, der Patient fühlt sich wieder relativ wohl.
Dies bedeutet aber nur für etwa 2 Tage eine Stille vor dem Sturm. Etwa am 5. Tag Umwandlung des Exanthems, wobei die Maculae jetzt papulös werden und in glänzende, zunächst noch klare Bläschen übergehen. Etwa vom 8. Tage an wird der Inhalt trüb und eitrig. Auf der Höhe der jetzt linsen- bis erbsgroßen, von einem düsterroten Hof umgebenen mehrkammerigen Pusteln werden Eindellungen sichtbar, ein für Pocken unverkennbares Bild.
Auch an Palmae und Plantae entwickeln sich derbe Papeln, allerdings ohne Übergang in Pusteln. Am dichtesten sind die Erscheinungen an Gesicht, Kopf und distalen Extremitätenabschnitten.
Die Effloreszenzen erscheinen häufig erst später an den übrigen Körperabschnitten, so daß an den Unterschenkeln die jüngsten, am Oberkörper die am längsten bestehenden Effloreszenzen erkennbar sind. An jeder Körperregion befinden sich alle Effloreszenzen im gleichen Entwicklungsstadium. Auch im Mund können Bläschen mit rascher Umwandlung in pseudomembranös belegte Ulzerationen übergehen. Während dieser Entwicklung ist die Temperatur angestiegen, der Patient ist delirant geworden. Durch Intoxikation und Herzschwäche fordert die Krankheit in dieser ersten Phase viele Todesopfer mit einer Letalitätsrate von 10–30% und mehr, je nach Erregervirulenz.
Überlebt der Patient die Erkrankung, trocknen die Pusteln mit dicken Krusten ab und hinterlassen die typischen schüsselförmigen, eingezogenen Narben, die bei Farbigen gewöhnlich depigmentiert, bei Weißen nicht selten hyperpigmentiert sind.

Abweichungen vom normalen Verlauf. Prognostisch ungünstig ist das Hämorrhagischwerden der Pusteln (*schwarze Blattern*). Gelegentlich ist die Erkrankung so akut, daß sich keine Bläschen mehr entwickeln, sondern nur noch flächenhafte Ekchymosen. Statt der Exantheme mit individuellen Bläschen und Pusteln treten bei diesen schweren Verlaufsformen flächenhaft Erytheme und regelrechte Blasen auf. Nicht minder ernst ist die *Variola confluens* mit Zusammenfließen der einzelnen Effloreszenzen. Übersteht der Patient das Stadium der Suppuration, so trocknen die Pusteln etwa vom 12. Tag an ein. In 8–10 Tagen werden die gelbbraunen Borken abgestoßen; es resultieren Pigmentierungen und viele runde Narben in Größe der Pusteln. Sie sind schüsselförmig unter das Hautniveau eingesunken. Diese Variolanarben beweisen zeitlebens die überstandene Krankheit. Gelegentlich kommt während der Pockenerkrankung eine Zostereruption vor (*Pockenzoster*).

Variolois. Vor allem bei Vakzinierten mit inkomplettem Impfschutz, also mit einer fortbestehenden Restimmunität, kommen auch leichtere Pockenfälle vor, sog. Variolois. Hier sind die Allgemeinsymptome abgemildert, die Effloreszenzen aller Phasen nur gering ausgeprägt und nur selten suppurativ. Narben bleiben aus oder sind geringfügig. Der Ausgang ist gutartig. Ähnlich zu beurteilen sind die sogenannten weißen Pocken (*Alastrim* oder *Variola minor*).

Histopathologie. Im Pockenbläschen retikuläre epidermale Degeneration. Durch starkes intrazelluläres Ödem bleibt nur noch ein Zellnetz (Retikulum = Netz) der Epithelzellen übrig. Im Zytoplasma finden sich neben den Zellkernen *Guarnieri-Körperchen;* das sind die das Pockenvirus umhüllenden Reaktionsprodukte. Tierexperimentell wird das Variolavirus durch den *Paul-Versuch* an der Kaninchenkornea in 24–48 h nachgewiesen.

Diagnose. Erregernachweis aus Bläschen, Pustelinhalt oder Krusten nach Färbung im Mikroskop oder sehr viel rascher und sicherer ungefärbt durch die Negativkontrastierung im Elektronenmikroskop. Noch besser kultureller Nachweis des Virus, das reichlich in Blut, Speichel und serösen Exsudaten vorkommt.

Kulturverfahren. Auf der Chorionallantoismembran von Hühnerembryonen oder in der Gewebekultur; das Ergebnis liegt nach 2–3 Tagen vor. Auch der Paul-Versuch mit Übertragung der Viren auf die Kaninchenkornea ist möglich.

Komplementbindungsreaktion. Virusantigen kann bereits vor der Eruption von Hauterscheinungen im Patientenserum oder später im Bläschen- oder Pustelinhalt oder in den Krusten durch Komplementbindungsreaktionen nachgewiesen werden. Der Nachweis von Antikörpern durch die Komplementbindungsreaktion (KBR) oder durch die Bestimmung neutralisierender Antikörper läßt erst vom 10. Tage an positive Ergebnisse erwarten.

Differentialdiagnose. Sie kann bei einem Einzelfall außerhalb einer Epidemie im Initialstadium schwierig sein. In diesem Stadium kommen zahlreiche exanthematische Infektionskrankheiten wie sekundäre Syphilis, Masern, Varizellen, Pityriasis lichenoides et varioliformis acuta, auch Arzneimittelexantheme, in Frage. Im Pustelstadium ist das Bild unverkennbar.

Prophylaxe. Sofortige Schutzimpfung aller Kontaktpersonen unter entsprechenden Vorsichtsmaßnahmen.

Therapie. Die Behandlung ist symptomatisch. Bettruhe, ständige Überwachung von Herz- und Kreislauffunktion und Antipyretika. Sekundärinfektionen werden antibiotisch behandelt.

Meldepflicht. Bereits bei Verdacht.

Maßnahmen bei Pockenverdacht. Die notwendigen Maßnahmen sollten in Ruhe und systematisch ergriffen werden. Der Patient ist dort, wo er sich gerade befindet, zu isolieren; Türen sind zu verschließen. Kontaktpersonen sind zunächst möglichst am Ort zu halten und zu registrieren. Der Patient darf nicht mit einem Krankenwagen in eine Klinik gefahren werden. Gesundheitsämter, Impfanstalten und Hautkliniken hatten früher einen Pockenalarmdienst vorbereitet. Telefonische Verständigung mit diesen Zentralen ist notwendig, wobei folgende Verdachtsmomente genannt werden können: Reise in ein Endemiegebiet, Laborkontakte, Kontaktpersonen, bisherige Pockenschutzimpfungen, wann zuletzt geimpft, bestehen Impfnarben? Eine charakteristische Impfnarbe macht einen Impfschutz wahrscheinlich, beweist ihn jedoch nicht. Bei Pockenverdacht wird der Patient an Ort und Stelle von Pockensachverständigen, die durch Schutzanzüge vor einer Infektion geschützt sein sollen, inspiziert. Erhärtet sich der Verdacht, wird Material für eine elektronenmikroskopische Schnelldiagnose (Negativkontrastierung) entnommen. Das Ergebnis liegt sehr rasch vor. Gleichzeitig sollten virologische Kulturen angelegt werden. Bei Bestätigung der Diagnose gehen alle Kontaktpersonen in Quarantäne.

Pockenschutzimpfung. Die gesetzliche Prophylaxe der Pocken bestand früher in einer zweimaligen Schutzimpfung. Ursprünglich war nur eine einmalige Vakzination vor Abschluß des ersten Lebensjahres vorgeschrieben. Da der Schutz nur etwa 10 Jahre währt, fielen 1870/74 immerhin noch 180000 Menschen in Deutschland den Pocken zum Opfer. Deshalb wurde durch Reichsgesetz 1874 eine 2. Vakzination im 12. Lebensjahr verfügt. Diese führte zur Pockenfreiheit. Sollte es jetzt zu einer Pockeneinschleppung kommen, wäre nur noch ein Bruchteil der Bevölkerung durch zurückliegende Impfungen ausreichend geschützt. Alle Länder haben die gesetzliche Schutzimpfung für die eigene Bevölkerung und auch die Touristen bei Einreise in das Land bereits abgeschafft, da Pocken von der WHO weltweit für ausgestorben erklärt wurden. Ein Beweggrund war, daß die jährlich auftretenden Komplikationen durch die Schutzimpfung größer seien als die Gefahr durch Einschleppung der Pocken. Auch in der Bundesrepublik ist die gesetzlich vorgeschriebene Pockenschutzimpfung 1976 abgeschafft worden.

Das Komitee für Orthopoxvirusinfektionen der WHO hat bei seiner Tagung in Genf folgende Empfehlungen herausgegeben: Alle Mitgliedstaaten der WHO haben routinemäßige Pockenschutzimpfung eingestellt. In keinem Land der Welt ist ein Impfzeugnis für Reisende erforderlich. Auch nach 1986 haben einige Länder ihre Militärangehörigen noch geimpft; die WHO empfiehlt, daß diese Impfung eingestellt wird. Allerdings empfiehlt die WHO weiterhin Immunisierungsimpfungen gegen andere Erkrankungen aus der Pokkengruppe.

Jenner hat als erster (1796) Schutzimpfungen mit Lymphe aus Kuhpocken vorgenommen. Das Virus ist das *Vakzinevirus (Poxvirus officinalis)*, das ebenfalls ein Quadervirus von 150–260 nm Größe ist. Es verursacht Protoplasmaeinschlüsse (Guarnieri-Körperchen), aber im Unterschied zum Variolavirus keine Kerneinschlüsse. Über den Ursprung dieses Virus besteht keine Klarheit; einige Autoren halten es für das ursprüngliche Kuhpockenvirus. Andere glauben an seine Abstammung vom Variolavirus, das aber Mutationen durchgemacht hat, weil die Rückentwicklung vom Vakzinevirus zum Variolavirus nicht möglich zu sein scheint. Das Kuhpockenvirus *(Poxvirus bovis)* ist vom Vakzinevirus abzutrennen. Echte Kuhpocken *(cow pox)* werden durch ein eigenes Virus erzeugt.

Die Pockenschutzimpfung wurde bei der Erstimpfung am rechten Oberarm, bei der Wiederimpfung am linken Oberarm durch Anlegen von zumeist 2 kleinen Skarifikationen mit einer in Lymphe eingetauchten Impflanzette vorgenommen (kutane Vakzination). Der Ablauf der Impfreaktion ist gesetzmäßig.

Bei der Vakzination wurde zwischen Erstimpfung (Erstimpfreaktion), Revakzination (Wiederimpfung, bei älteren Erstimpflingen) und Abweichung vom normalen Vakzinationsverlauf unterschieden. Gefürchtet waren die *akzidentielle Vakzine* und das *Eczema vaccinatum* durch Auto- oder Heteroinokulation. Weitere Impfkomplikationen waren *Vaccina inoculata*, *postvakzinale Ekzeme* und *Vaccina generalisata*.

Reservedepot für Pockenvakzine. Da mehr als 15 Jahre seit der letzten endemischen Pockenerkrankung vergangen sind, braucht Impfstoff nicht bereitgehalten zu werden.

Therapie
Innerlich. Die früher verfügbaren Vaccinin-Impfglobulin- und Vaccinin-Antigen-Impfstoffe (Behringwerke) sind nicht mehr im Handel.
Äußerlich. Symptomatisch mit Trockenpinselungen (Lotio zinci).

Katzenpocken, Affenpocken, Kuhpocken

Neben den echten Pocken gibt es eine Reihe von anderen im Tierreich vorkommenden Pockenerkrankungen, die infolge des nachlassenden Impfschutzes in der allgemeinen Bevölkerung neuerdings vermehrt Beachtung gefunden haben: Katzenpocken oder Affenpocken. Von mehr als 50 Erkrankungen beim Menschen durch Affenpocken wird jährlich berichtet. Die meisten Erkrankungen kommen aus Zaire. Der erste Todesfall durch Katzenpocken bei einem durch Atopie immunalterierten Patienten in der Bundesrepublik ist bereits vorgekommen. Katzenpocken werden durch Spielen mit infizierten streunenden Katzen übertragen. Die in den letzten Jahren beobachteten Katzenpockenerkrankungen verliefen unter schwerem Allgemeinkrankheitsgefühl mit hämorrhagisch-nekrotisierender Entzündung und nur sehr langsamem Heilungsverlauf.

Melkerknoten
[Jenner 1798]

Synonyme. Paravakzineknoten, Melkerpocken

Erreger. Spiralenförmiges, 120·280 nm großes Virus der Pockengruppe. Keine antigene Kreuzreaktion mit dem Vakzinevirus; keine Pathogenität für junge Mäuse oder für die Hühnerchorionallantoismembran.

Vorkommen. Selten. Kontakt mit Eutern infizierter Jungkühe, die eine Paravakzineerkrankung haben

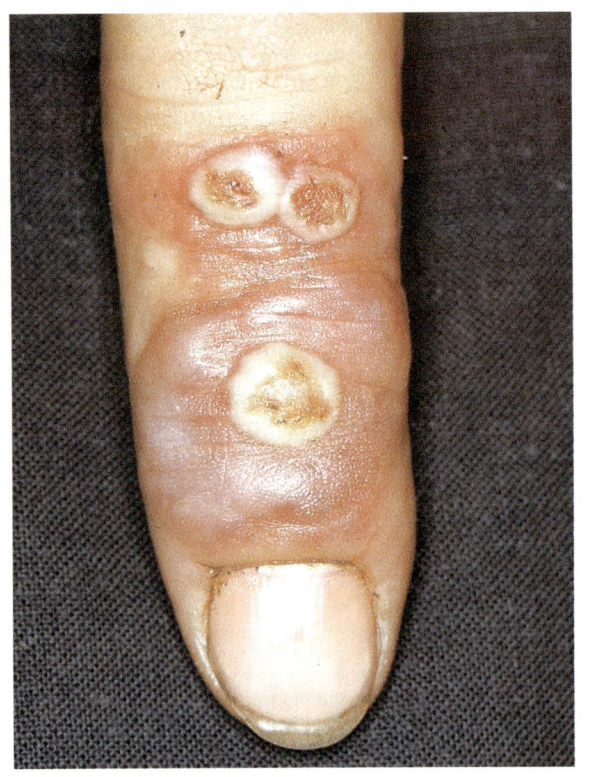

Abb. 2.23. Melkerknoten

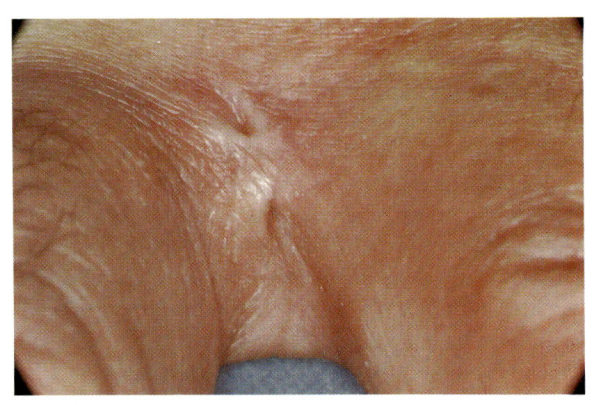

Abb. 2.24. Friseurgranulom

(Synonyme: Euterpocken, Spitzpocken, falsche Pokken), führt zu Hautinokulation meist an den Händen.

Klinik. Nach einer Inkubationszeit von etwa 5–7 Tagen treten an den Händen der Melker in Ein- oder Mehrzahl derbe, halbkugelige über das Hautniveau erhabene, gewöhnlich erbsengroße, gelblichbraune, meistens aber blaurötliche entzündliche Knoten auf, die eine blauschwärzliche Kuppe besitzen. Dadurch wird eine zentrale Delle vorgetäuscht. Die Oberfläche ist prall und spiegelnd, die Umgebung meist reaktionslos. Einschmelzung kommt nicht vor.

Diagnose. Elektronenmikroskopischer Nachweis (Negativkontrastierung) und histologische Untersuchung.

Histopathologie. Über einem gefäßreichen Granulationsgewebe liegen in der Epidermis ballonierte Zellen mit retikulärer Degeneration. Multilokuläre Bläschenbildung ähnlich den Vakzinepusteln, aber nur geringe Leukozyteneinwanderung, jedoch zahlreiche eosinophile Zellen, auch intraepidermal.

Differentialdiagnose. Vakzineknoten entstehen durch Übertragung von Vakzinevirus vom Rind auf den Melker. Vaccina inoculata, hämorrhagische Panaritien oder Paronychien rufen stärkere Schmerzen und größere Allgemeinerscheinungen hervor. Auch an Ecthyma contagiosum ist zu denken. Die Diagnose erfolgt durch elektronenmikroskopischen Virusnachweis im Negativkontrastverfahren, mikrobiologisch oder serologisch. Tuberculosis cutis verrucosa kann gleichfalls durch Melken auf die Hände übertragen werden. Der syphilitische Primäreffekt am Finger näßt und verursacht regionale indolente Lymphknotenschwellung.

Therapie. Symptomatisch austrocknende äußerliche Therapie.

Melkerschwielen. Sie sitzen am Endglied des Daumens als etwa erbsgroße Schwielen (Kallositäten), die bei der Schweizer-Methode des Melkens auftreten, wobei mit Einschlagen der Daumen zwischen Zeigefinger und Hohlhand gemolken wird.

Melkergranulationsknoten (Melkergranulom)

Keine Viruserkrankung der Haut. Die Erkrankung wird hier nur aus differentialdiagnostischen Gründen erwähnt. Melkergranulationsknoten bilden sich im Gebiet des Nagelfalz und an der Hautfalte zwischen 2 Fingern infolge einer Rhagade, durch die ein Kuhhaar in das Korium gelangt. Durch den Fremdkörper entstehen Fremdkörpergranulome. Melkergranulationsknoten heilen erst nach Entfernung des eingedrungenen Haares ab. Da meist nicht mehr mit den Händen gemolken wird, sieht man die Erkrankung bei uns kaum noch. Eine gleichartige Hautveränderung kommt bei Friseuren zwischen den Fingern vor, das *Friseurgranulom*.

Therapie. Bei Bedarf Exzision des Granulationsgewebes.

Ecthyma contagiosum

Synonyme. Orf, Schafpocken, Ecthyma infectiosum, Lippengrind der Schafe

Definition. Orf ist eine unter Schafen endemisch vorkommende Viruserkrankung, die durch Schmierinfektion auf den Menschen übertragen werden kann. Bevorzugt befallen sind Finger- und Handrücken. Klinisch bestehen rötliche nässende Knoten, die in etwa 35 Tagen spontan abheilen (Orf: altisländisch = *hrufa* = Wundschorf; mittelhochdeutsch = *rufe* = Schorf, Aussatz).

Erreger. Parapoxvirus ovis. Orfvirus, ein langgestrecktes DNS-Quadervirus (250·158 nm) mit spiraliger Filamentstruktur aus der Pockengruppe.
Das Virus ist wenig anfällig und hält sich über die Wintermonate an Zäunen, Futtertrögen und Scheunen. Schafe akquirieren das Orfvirus durch direkten Kontakt und entwickeln um Maul und Nase nässende, erythematöse sowie knotige Infiltrate. Junge Lämmer sind besonders anfällig, daher tritt Orf beim Menschen vorwiegend im Frühjahr auf. Übertragung durch direkten Kontakt mit befallenen Tieren, besonders durch Flaschenfütterung kleiner Lämmer oder bei religiösen Feiern (Schafopfer während der Osterfeiertage in der Türkei). Übertragung auf Rinder ist nicht möglich.

Epidemiologie. Unter Schafzüchtern relativ häufig vorkommendes Krankheitsbild. Wegen der Selbstheilung wird der Arzt häufig nicht aufgesucht.

Klinik. Nach einer Inkubationszeit von 3–11 Tagen entsteht zumeist ein Knoten, vorwiegend an der Streckseite der Finger. Zunächst bildet sich eine entzündlich gerötete Papel, die nach einer Woche in einen irisartig konfigurierten Knoten mit rotem Zentrum, einem weißlichen mittleren Ring und einer entzündlich-geröteten Umgebung übergeht. Die Knoten sind 1–2 cm groß, nässen, weisen eine papillomatöse Oberfläche auf, werden von einer Kruste bedeckt und heilen narbenlos nach etwa 5 Wochen ab. Bakterielle Sekundärinfektion ist nicht selten, wodurch narbige Abheilung möglich wird. Im Abflußgebiet findet sich dann häufig eine Lymphangitis mit regionaler entzündlicher Lymphknotenschwellung. Fieber kann für einige Tage bestehen.

Histopathologie. Ausgeprägte pseudoepitheliomatöse Hyperplasie. Perinukleäre eosinophile Viruseinschlußkörper bei vakuolig aufgelockerten Zellen des Epithels und Pyknose einzelner Keratinozyten. Dichtes entzündliches Infiltrat aus Plasmazellen, Histiozyten und Lymphozyten. Im Zentrum der Veränderung Nekrose des Epithels mit flacher Ulzeration.

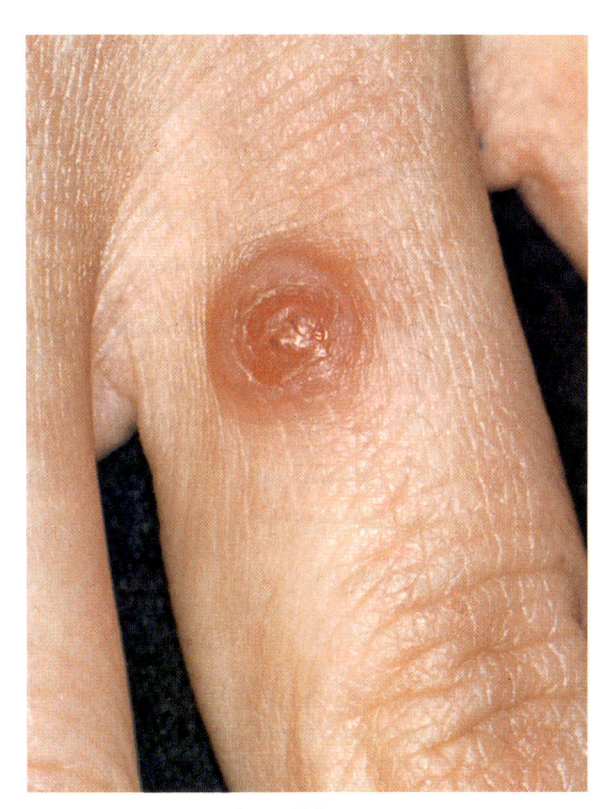

Abb. 2.25. Ecthyma contagiosum (Orf)

Prognose. Gut, keine Infektionsimmunität.

Virusnachweis. Zur Schnelldiagnose genügt elektronenmikroskopischer Nachweis in der Negativkontrastierung; sonst kultureller Nachweis auf Amnionzellkulturen. Tierinokulation, DNS-Hybridisierung und immunelektronenmikroskopische Verfahren gegen Oberflächenstrukturen des Virus sind Spezialverfahren und nicht für die Routinediagnostik geeignet.

Diagnose. Kontakt mit infizierten Schafen oder Verletzung an viruskontaminierten Weidezäunen oder Scheunen. Nässender entzündlicher Knoten an Fingern oder Handrücken, selten in anderen Lokalisationen.

Differentialdiagnose. Melkerknoten und Melkergranulom, Granuloma pyogenicum, Milzbrand, Kuhpocken, Tularämie.

Therapie. Symptomatisch mit feuchten Umschlägen, lokal desinfizierenden Maßnahmen zur Vermeidung einer bakteriellen Sekundärinfektion sowie Ruhigstellung des Fingers. Auch Kryochirurgie oder oberflächliche chirurgische Abtragung wird empfohlen.

Maul- und Klauenseuche

[Löffler und Frosch 1897]

Synonyme. Echte Maul- und Klauenseuche, foot und mouth disease, aphthous fever

Definition. Die Maul- und Klauenseuche (echte Maul- und Klauenseuche), die durch das Maul- und Klauenseuche-Virus ausgelöst wird, darf nicht mit *hand, foot and mouth disease* (Hand-Fuß-Mund-Exanthem, falsche Maul- und Klauenseuche) verwechselt werden, das durch Coxsackie-Viren bedingt ist.

Erreger. Maul- und Klauenseuche-Virus (MKS-Virus) aus der Picornavirusgruppe mit einem Durchmesser von 23–25 nm.

Epidemiologie. Maul- und Klauenseuche ist eine sehr selten auf Menschen übertragene, weltweit vorkommende Zoonose der großen und kleinen Klauentiere (Rinder, Schweine, Schafe). Der Mensch infiziert sich mit der Krankheit meist durch direkten Kontakt mit infizierten Tieren, – besonders Speichel –, selten durch infizierte Gegenstände, durch rohe Milch oder nichterhitzte Milchprodukte von infizierten Tieren.

Pathogenese. Das MKS-Virus vermehrt sich in der Umgebung der Eintrittspforte, wo es zu einer primären Blase kommt. Die häufigsten Eintrittspforten sind Haut oder Schleimhäute des oberen Respirations- und Verdauungstraktes.

Klinik. Nach einer Inkubationszeit von 2–6 Tagen folgen uncharakteristische Prodromalerscheinungen wie Fieber, Kopfschmerzen, Mattigkeit, Kreuzschmerzen. Innerhalb von 2–3 Tagen entwickelt sich am Ort der Infektion eine primäre Blase. In der folgenden 2–3 Tage dauernden virämischen Phase kommt es zur Ausbildung von oft linsengroßen Sekundäraphthen in der Mund-, Rachen-, Zungen- und Lippenschleimhaut, jedoch auch an Fußsohlen, Handflächen und Fingerspitzen. Der Rumpf und die Gliedmaßen bleiben meist frei. Die Hautveränderungen können stark jucken.

Auf der zunächst diffus entzündlich-geröteten Mundschleimhaut entwickeln sich aus Papeln etwa 2–10 mm große schmerzhafte Bläschen mit getrübtem Inhalt. Um die Bläschen liegt ein entzündlicher Hof. Nach dem Aufplatzen der Bläschen entstehen Erosionen und Ulzerationen. Die schmerzhaften Läsionen führen zu Speichelfluß und Schwellung von Zunge und Lippen. Bei bakterieller Sekundärinfektion sind die regionalen Lymphknoten angeschwollen. An der Haut siedeln sich die Bläschen besonders an Fingern, Handtellern, Zehen und Fußsohlen an. Haut- und Schleimhauterscheinungen heilen meist innerhalb von 14 Tagen narbenlos ab, falls keine bakterielle Superinfektion auftritt.

Histopathologie. Intraepidermale Bläschen mit eosinophiler Zellpyknose und retikulärer Epidermisdegeneration.

Prognose. Im allgemeinen gut.

Komplikationen. Gastroenteritis, Orchitis, Nephritis oder Myokardschädigung sind selten beschrieben worden, am häufigsten jedoch bakterielle Sekundärinfektion, die bei Säuglingen und Kleinkindern gelegentlich tödlich verlaufen kann.

Diagnose. Virusisolierung aus Bläschen, Erosionen oder Stuhl, besonders aber serologische Sicherung der Diagnose durch signifikanten Anstieg der Antikörpertiter.

Differentialdiagnose. Meist wird das Erythema multiforme in Seuchengebieten für die Erkrankung gehalten. Ferner Aphthoid Pospischill-Feyrter, Herpangina, sowie hand and foot mouth disease (durch Coxsackie-Viren hervorgerufen: meist A16, seltener A4, A5, A9 und A10).

Therapie. Symptomatische Behandlung. Äußerlich eintrocknende Maßnahmen. Therapie der Bläschen mit Lotio zinci mit 1% Clioquinol (Vioform).

Meldepflicht. Informierung des zuständigen Veterinärs.

Hand-Fuß-Mund-Exanthem

[Dalldorf und Sickles 1947]

Synonyme. Hand foot mouth disease, falsche Maul- und Klauenseuche

Definition. Akut auftretende Infektion mit bläschenförmiger Stomatis und trüben Bläschen an Hand- und Fußflächen.

Tabelle 2.4. Enantheme durch Coxsackie-Viren nach Sabin

Enanthem	Coxsackie-Virustyp
Herpangina Zahorsky	A2, 3, 4, 5, 6, 8, 10
Angina nodularis	B4
Lymphonoduläre Pharyngitis	A10
Gingivostomatitis	A3, 5

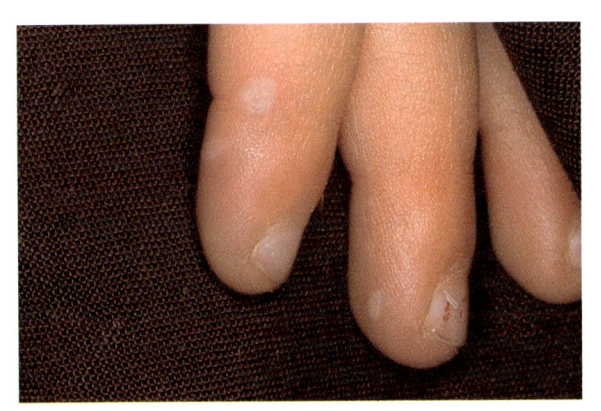

Abb. 2.26. Hand-Fuß-Mund-Exanthem

Erreger. Coxsackie-Viren (benannt nach der Stadt Coxsackie im Staate New York), meist Typ A 16, aber auch A 5, A 9, A 10, und Coxsackie-Viren B 2 und B 5.

Epidemiologie. Weltweit vorkommende Epidemien, vorwiegend in den Sommermonaten.

Pathogenese. Die Viren werden durch Sekret des Nasen-Rachen-Raumes oder des Respirationstraktes übertragen.

Klinik. Nach einer Inkubationszeit von 3–5 Tagen treten nach anfänglichen Halsschmerzen Bläschen an Rachen, Gaumen, Zunge und Zahnfleisch auf, die bald erodieren. Gleichzeitig oder kurz darauf kommen an Handflächen, Fingern, Zehen und Fußsohlen, seltener am Stamm, weißliche flache Bläschen auf geröteter Haut hinzu. Das Allgemeinbefinden ist gewöhnlich gut; bei Kleinkindern kann leichte Temperaturerhöhung auftreten.

Verlauf. Komplikationslos mit Abheilen der Haut- und Schleimhautveränderungen in etwa 8–10 Tagen.

Prognose. Gut.

Diagnose. Aufgrund des klinischen Bildes, der kleineren Epidemien, auch innerhalb einer Familie. Ferner Virusnachweis aus Rachenspülwasser und Anstieg neutralisierender Antikörper im Blutserum. Komplementfixierende Antikörper sind meist gruppen- und nicht typenspezifisch.

Differentialdiagnose. Herpangina und Erythema multiforme. Echte Maul- und Klauenseuche ist beim Menschen sehr selten.

Therapie. Symptomatisch mit milden Mundspülungen (Cional, Herviros, Kamillosan, Kavosan). Bei bakterieller Sekundärinfektion werden Antibiotika (Tetrazykline, Erythromycin) oder Sulfonamide empfohlen.

Herpangina

[Zahorsky 1920]

Synonyme. Pharyngitis vesicularis, ulzerative Pharyngitis, herpetic pharyngitis

Erreger. Coxsackie-Viren vom Typ A, gewöhnlich A 2, A 4, A 5, A 6, A 8, A 10, selten A 3.

Epidemiologie. Vorwiegend bei Kleinkindern und Jugendlichen sporadisch, endemisch oder epidemisch auftretender Rachenifekt, vorwiegend im Sommer und Herbst.

Klinik. Nach einer Inkubationszeit von 2–9 Tagen tritt plötzlich hohes Fieber bis zu 40° C auf. Der Fieberverlauf ist oft biphasisch. Allgemeinsymptome wie Krämpfe bei Kleinkindern, Abgeschlagenheit, Übelkeit, Erbrechen, Durchfall und Muskelschmerzen sind ausgeprägt.
Nach diesen Prodromen schießen an Gaumenbögen, Uvula und Tonsillen 3–5 mm große Bläschen auf, die einen roten Hof (Areola) haben. Nach wenigen Tagen platzen die Bläschen und gehen in flache gelbliche Ulzerationen über.

Verlauf. Die Bläschen und Ulzerationen heilen nach etwa 14 Tagen komplikationslos ab.

Prognose. Gut.

Diagnose. Aus dem klinischen Bild und in Verbindung mit Erkrankungen in der Umgebung. Virusisolierung aus Rachenspülwasser, Stuhl, Blut oder Liquor. Serologischer Antikörpernachweis. Komplementfixierende Antikörper lassen sich erst nach 2 Wochen nachweisen und sind häufig nur gruppen-, nicht aber typenspezifisch.

Differentialdiagnose. Gingivostomatitis herpetica, Angina Plaut-Vincenti, Masernenanthem, Diphtherie, Soor.

Therapie. Symptomatisch.

Andere Coxsackie-Virusinfektionen

Coxsackie-Virusexantheme sind klinisch nicht genau abgrenzbar und machen daher differentialdiagnostisch Schwierigkeiten. Sie können an Röteln, Exanthema subitum, Varizellen und Arzneimittelexanthem erinnern. Das Coxsackie-Virus Typ B ruft eine aseptische Meningitis und die sog. Sommergrippe, das Coxsackie-Virus Typ A die Bornholmer Krankheit (Myositis epidemica, epidemische Pleurodynie), Myokarditis, Perikarditis und Meningoenzephalitis hervor.

Die sogenannten sechs Infektionskrankheiten

Hierzu zählen:
1. Masern
2. Scharlach
3. Röteln
4. Rubeola scarlatinosa
5. Erythema infectiosum
6. Exanthema subitum

Masern

Synonym. Morbilli

Definition. Viruserkrankung mit hohem Kontagionsindex (90%), daher vorwiegend eine Erkrankung des Kindesalters. Nach katarrhalischem Stadium treten morbilliforme Exantheme auf. Diagnostisch wichtig sind die *Koplik-Flecken* (1898). Komplikationen durch Zweitkrankheiten sind möglich.

Erreger. Masernvirus, etwa 140 nm groß.

Epidemiologie. Wegen der weiten Verbreitung des Virus eine Erkrankung im Kindesalter. Das Virus ist hochkontagiös, aber sehr empfindlich. Übertragung durch Tröpfcheninfektion. Masern sind in Städten endemisch, in abgelegenen Orten werden sie von Zeit zu Zeit eingeschleppt.
Fast jeder Mensch macht Masern durch und erwirbt eine lebenslängliche Immunität. Durch Masernschutzimpfungen im Kleinkindalter werden Masern heute selten.

Klinik. Ansteckend sind Masern im katarrhalischen Stadium und während der ersten Tage des Exanthems. Inkubation bis zum katarrhalischen Stadium etwa 11 Tage, bis zum Exanthemausbruch 14 Tage.

Katarrhalisches Prodromalstadium. Dieses Stadium ist durch Fieber bis zu 40° C, Rhinitis, Konjunktivitis, Lichtscheu, Pharyngitis und Tracheitis mit trockenem Husten gekennzeichnet. Am 2. oder 3. Tag der Erkrankung treten *Koplik-Flecke* auf. Diese gegenüber den Backenzähnen auf der Schleimhaut sitzenden

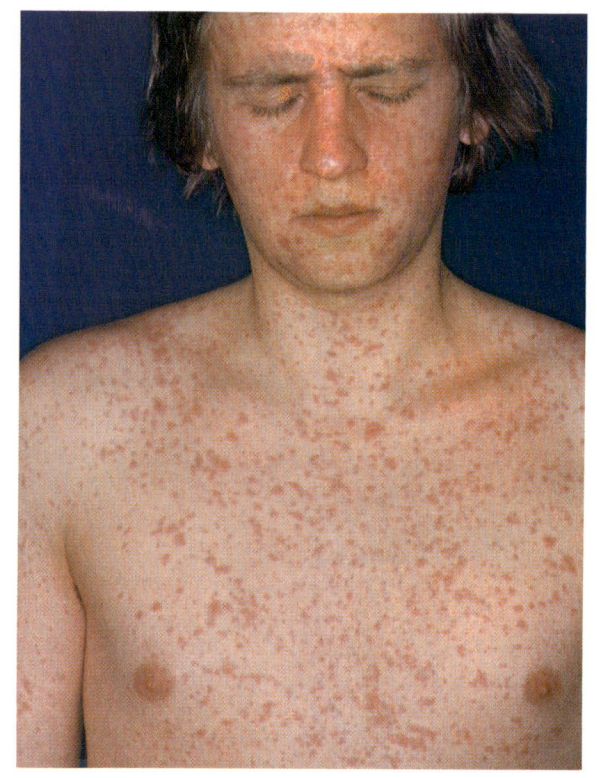

Abb. 2.27. Masern (Morbilli)

Flecken sind punktförmig, reinweiß und besitzen einen roten Hof. Sie lassen sich nicht wie Milchreste oder Soor wegwischen. Koplik-Flecken bestehen nur 1–2 Tage. Sie kommen auch bei anderen Viruserkrankungen vor.

Exanthematisches Stadium. Am 3. Tag folgt ein Enanthem aus roten Flecken an Gaumen, Tonsillen und Uvula. Inzwischen ist das katarrhalische Stadium abgeklungen, die Temperatur sinkt, steigt dann aber rasch wieder an. Damit liegt der Beginn des exanthematischen Stadiums vor. Der Hautausschlag besteht aus roten morbilliformen Flecken, die rund oder oval sind, erst blaßrot, dann dunkelrot; manchmal werden sie auch hämorrhagisch. Beginn des Exanthems im Gesicht und hinter den Ohren, es folgen Hals, Rumpf und schließlich Extremitäten. Während der Eruption wachsen die Flecken und konfluieren vielfach. Nach 3–4 Tagen lytischer Abfall der Temperatur und Abblassen des Exanthems, und zwar in der Reihenfolge des Auftretens. Oft folgt eine kleieförmige Abschilferung. Während des ganzen 8tägigen Verlaufs ist das Allgemeinbefinden stark beeinträchtigt. Ausnahmsweise verlaufen Masern auch foudroyant. Dann finden sich toxische Symptome wie Somnolenz, Hyperpyrese, blutige Stühle, Kreislaufstörungen, Krämpfe und rascher Exitus.

Häufige Komplikationen. Dies sind Bronchopneumonie und Otitis media. Gefürchtete, jedoch seltene Komplikationen sind Masernkrupp, Masernenzephalitis (1:100000) und die subakut sklerosierende Panenzephalitis (SSPE) sowie Resistenzminderung gegenüber Tuberkulose. Dermatologisch wichtig ist die während der Masern mögliche Streuung von Tuberkelbakterien in die Haut, die zu disseminiertem Lupus vulgaris führen kann.

Diagnose. Aufgrund des klinischen Bildes meist leicht. Bei Fehlen der Koplik-Flecken können differentialdiagnostische Schwierigkeiten entstehen. Koplik-Flecken kommen jedoch auch bei anderen Viruserkrankungen vor, z.B. durch Parvoviren, und sind daher nicht spezifisch für Masern. Ein Titer von >1:8 im Hämagglutinationshemmtest spricht für eine abgelaufene Infektion. Nur ein Titeranstieg um 2 Stufen in einem Serum, das 10–14 Tage später entnommen wurde, ist für eine Maserninfektion beweisend. Für die serologische Diagnostik der subakut sklerosierenden Panenzephalitis ist außer den überhöhten Antikörpern im Serum und Liquor der Nachweis von antinukleären Antikörpern im indirekten Immunfluoreszenztest charakteristisch.

Differentialdiagnose. Arzneimittelexantheme entwickeln sich vorwiegend von der Peripherie zum Rumpf hin. Bei Röteln besonders deutliche Vergrößerung der Lymphknoten am Hals und am Processus mastoideus (*Theodor-Drüse*) und Plasmazellvermehrung im Blut. Das Scharlachexanthem ist kleinfleckig, distinkt, läßt das mittlere Gesicht frei bei gleichzeitig vorliegender Angina und Himbeerzunge. Bei Fleckfieber findet sich Konjunktivitis, jedoch kein katarrhalischer Zustand. Bei Lues II kann die syphilitische Roseola an Masern erinnern, daher der im Volksmund gebräuchliche Name Kieler Masern.

Therapie. Die symptomatische Behandlung steht ganz im Vordergrund.

Schutzimpfungen
- Masern-Virus-Impfstoff
- Masernlebendimpfstoff (Behring-Werke)
- Masern-Impfstoff-Mérieux (Institut Mérieux)
- Masern-Vaccinol (Röhm-Pharma):
  Zusammensetzung: Attenuiertes Maservirus und der Zusatz von Neomycin.
  Indikation: Aktive Immunisierung gegen Masern ab 15. Lebensmonat.
- M-MVax (Behring-Werke) *Masern-Mumps-Lebendimpfstoff*
  Indikation: Abgeschwächtes Masernvirus und abgeschwächtes Mumpsvirus unter Zusatz von Neomycinsulfat und Humanalbumin.
  Anwendung: Aktive Immunisierung gegen Masern und Mumps ab 15. Lebensmonat.
- M-M-RVax (Behring-Werke) *Masern-Mumps-Röteln-Lebendimpfstoff*
  Zusammensetzung: abgeschwächtes Masernvirus, attenuiertes Mumpsvirus, abgeschwächtes Rötelnvirus unter Zusatz von Neomycin und Humanalbumin.
  Indikation: Aktive Immunisierung gegen Masern, Mumps und Röteln ab 15. Lebensmonat.

Impfreaktionen, Impfmasern. Der Masernlebendimpfstoff führt beim Impfling, bei etwa 20% der Kinder, zu einer leichten fieberhaften exanthematischen Erkrankung, die nicht ansteckend ist: *Impfmasern*. Koplik-Flecken an der Wangenschleimhaut können vorkommen. Nach Masernimpfung verringert sich die Gefahr einer Masernenzephalitis auf 1:1 Mio.

Meldepflicht. Nur bei Todesfällen.

Scharlach

[Sydenham 1661]

Synonym. Scarlatina

Definition. Scharlach ist eine bakterielle Erkrankung, ausgelöst durch Streptokokken der Gruppe A, die lysogene Bakteriophagen enthalten. Nach einer Pharyngitis entwickelt sich ein hochfieberhaftes Krankheitsbild mit skarlatiniformem Exanthem und Enanthem. Häufig folgen komplizierende Zweitkrankheiten. Durch Penizillinbehandlung hat die Erkrankung viel von ihrem Schrecken verloren.

Erreger. Streptokokken der Gruppe A.

Pathogenese. Durch Tröpfcheninfektion über eine Kontaktperson oder Nahrungsmittel kommt es zu einer Racheninfektion mit Pharyngotonsillitis. Treten in Streptokokken der Gruppe A lysogene Bakteriophagen auf, kann ein erythrogenes Toxin gebildet werden. Ein ähnliches Toxin kann von anderen Streptokokken der Gruppe C und D gebildet werden. Vergleichbar ist dieses Phänomen der phagenabhängigen Toxinbildung beim Corynebacterium diphtheriae. Innerhalb der Toxine können 3 Gruppen serologisch abgegrenzt werden.
Die Wirkung von Toxinen wird durch antitoxine (antitoxische) Antikörper aufgehoben. Im Laufe der Scharlacherkrankung entwickelt der Mensch diese gegen das Toxin gerichteten immunisierenden Antikörper, so daß er trotz möglicher wiederholter Strepto-

kokken-A-Infektion nur einmal den Scharlach durchmacht. Daneben werden antibakterielle Antikörper gebildet. Deshalb richtet sich die Auseinandersetzung des Menschen auf eine Infektion mit erythrogenen toxinbildenden Streptokokken der Gruppe A nach seiner Immunitätslage: eine typenspezifische antibakterielle Immunität und eine antitoxinspezifische Immunität, wobei 3 Kombinationsmöglichkeiten vorkommen:

- Typenspezifische antibakterielle Immunität mit oder ohne Antitoxinimmunität + Streptokokken A: keine klinische Erkrankung,
- Fehlende typenspezifische antibakterielle Immunität, aber vorhandene Antitoxinimmunität + Streptokokken A: Bakterieninfekt, z.B. Streptokokkenpharyngotonsillitis,
- Fehlende typenspezifische antibakterielle Immunität und fehlende Antitoxinimmunität + Streptokokken A: Streptokokkenpharyngitis und Scharlach. Der Scharlach kann durch rechtzeitige Antibiotikatherapie verhindert werden.

Eintrittspforte für die Erreger ist der Rachen (Scharlachpharyngitis). Ausnahmen machen Wund-, Verbrennungs- und Puerperalscharlach, sehr selten vorkommende Ereignisse mit ungewöhnlichen Eintrittspforten für diese Infektion.

Epidemiologie. Weltweite Erkrankung. Heute durch die Antibiotikatherapie und Sanierung von Dauerausscheidern (Nasopharynx) weitgehend eingedämmt.

Pathogenese. Erfolgt die Streptokokkeninfektion mit Stämmen, die das erythrogene Toxin bilden können, tritt ein Scharlach auf, denn nur das erythrogene Toxin ist für das Scharlachexanthem verantwortlich. Das erythrogene Toxin wird von lysogenen Streptokokken gebildet. Fehlt den Streptokokken das Genom des temperierten Phagen, wird kein Toxin gebildet. Andererseits kann ein toxinbildender Streptokokkenstamm nach lysogener Konversion das erythrogene Toxin bilden. Das erythrogene Toxin wirkt als Antigen und führt zur Ausbildung spezifischer Antitoxine, die das Toxin neutralisieren. Patienten mit solchen Antitoxinen im Serum können zwar weitere Streptokokkeninfektionen bekommen, jedoch kein Exanthem mehr.

Klinik. Nach einer Inkubationszeit von 2–5 Tagen treten *Initialsymptome* auf: Fieber, Kopfschmerzen, plötzliches Erbrechen und Halsschmerzen. Der Rachenring ist gerötet (Pharyngotonsillitis), am weichen Gaumen findet sich ein fleckiges Enanthem. Die Zunge ist belegt, die Halslymphknoten sind geschwollen und druckempfindlich.

Schon jetzt kann ein *Exanthem* auftreten. Manchmal ist es um Tage verzögert, bleibt ganz geringfügig oder fehlt entsprechend der jeweils vorhandenen Antitoxinimmunität. Die ersten und intensivsten exanthematischen Veränderungen finden sich in der Leistenbeuge, im Schenkeldreieck und an der Beugeseite der Arme. Das Exanthem kann auf diese Prädilektionsstellen beschränkt bleiben. Meist greift das Exanthem auf Brust, Bauch und Rücken über und generalisiert sich. Im Gesicht treten nur bei starkem Eruptionsdruck makulöse Effloreszenzen auf, oft bleibt es frei. Die Wangen sind dann gleichmäßig gerötet, aber charakteristisch ist das Freibleiben der perioralen Zone und der Kinngegend *(Facies scarlatinosa)*.
Die follikulär angeordneten Effloreszenzen sind stecknadelkopfgroße, erst blasse, dann deutlich rote und leicht erhabene Papelchen, die wegen der dichten Aussaat beim Bestreichen den Eindruck einer samtartigen Haut erwecken. Auch an Hand-, Finger-, Fuß- und Zehenrücken finden sich die gleichen punktförmigen Maculae. Ist die entzündliche Follikelreaktion sehr lebhaft, können kleinste scharlachtypische Bläschen auftreten *(Miliaria scarlatinosa)*. Die prall gefüllten Kapillaren innerhalb der Maculae können rupturieren und zu Hämorrhagien führen. Das Rumpel-Leede-Phänomen weist auf die abnorme Zerreißlichkeit der Kapillaren hin. Der Dermographismus hinterläßt nach 10–20 s einen anämisch-ikterischen Streifen (weißer Dermographismus); der Subikterus beruht auf dem erhöhten Bilirubingehalt durch die Toxine der Bakterien. Nach dem 2. Tag schilfert der Zungenbelag ab, die Zunge ist rot, die Papillen sind geschwollen *(Himbeerzunge, Scharlachzunge)*.
Während des Exanthems bleibt die typische Scharlachangina mit intensiver Rötung erhalten, die auch auf die hintere Rachenwand und den weichen Gaumen mit scharfer Abgrenzung an der Basis zur Uvula übergeht. Unter lytischer Temperatursenkung klingen die Haut- und Schleimhautveränderungen rasch wieder ab. Der Patient geht in die Rekonvaleszenz über, in der eine typische Form der Abschuppung auftritt, die den überstandenen Scharlach beweist. An Ohrmuscheln, Gesicht, Stamm und Extremitäten stellt sich eine Abschilferung ein. An Handflächen und Fußsohlen kommt es zu großlamellöser Schälung, an den Fingerbeeren und Zehenspitzen geht die Haut wie ein abgestreifter Handschuh ab. Auch wenn ein Exanthem fehlt, kann Abschuppung auftreten.

Verlauf. Er kann leicht oder schwer sein. Bei der toxischen oder malignen Form *(Scarlatina fulminans, toxischer Scharlach)* kommt es zu Hyperpyrexie, Somnolenz, Delirium, Krämpfen, Purpura und Kreislaufkollaps mit Exitus. Septische Verlaufsformen *(septischer Scharlach)* führen zu nekrotisierender Angina

(Angina Ludovici) mit starker Lymphknotenbeteiligung, Sinusitis, Hirnsinusthrombose oder Meningitis. Dem eigentlichen Scharlach folgt oft eine *zweite Krankheit*, die bedeutsamer als die erste Erkrankung sein kann. Es sind dies die Komplikationen, die wie bei anderen Streptokokkeninfektionen nach erreichter Rekonvaleszenz auftreten, nämlich Lymphadenitis, Otitis, Sinusitis, Myokarditis, Glomerulonephritis oder Polyarthritis.

Prognose. Bei früh einsetzender antibiotischer Therapie gut.

Diagnose. Wichtig ist das klinische Bild mit Fieber, Brechreiz, exsudativer Pharyngitis, dem follikulär gebundenen skarlatiniformen Exanthem, der Scharlachzunge, der Aussparung des Exanthems perioral sowie dem bakteriologischen Nachweis von Streptokokken der Gruppe A. Im Blut findet sich im Frühstadium eine hohe Leukozytose von 15000–40000, später Eosinophilie von 5–10%, im Verlauf Neutrophilie, dann Leukozytose und im Plasma der Granulozyten Döhle-Einschlußkörper. Im Urin finden sich Urobilinogen und anfangs Azeton, auch febrile Albuminurie, die aber kein Vorbote für eine Scharlachnephritis sein muß.

Differentialdiagnose. Masern, Röteln und skarlatiniforme Arzneimittelexantheme. Zu denken ist ferner an Staphylokokkenexantheme durch erythrogene toxinproduzierende Stämme (Ausgang der Infektion nicht vom Pharynx, sondern von tiefen Infektionen wie Osteomyelitis, Abszessen oder Pneumonie), ferner an infektiöse Mononukleose (heterophiler Agglutinationstest, Lymphadenopathie, Blutbild) und Virusinfektionen des oberen Respirationstraktes (Adeno- und Coxsackie-Viren).

Therapie. Vor Einführung der antibiotischen Therapie verstarb etwa jeder 5. Scharlachpatient. Heute ist die Letalität unter 0,5% gesunken. Penizillin für 10 Tage ($1-3 \times 10^6$ IE, sonst je nach Körpergewicht). Scharlachstreptokokken sind sehr penizillinempfindlich. Frühzeitige Behandlung ändert das Krankheitsbild dramatisch; das Fieber klingt ab, das Scharlachexanthem wird unterdrückt, und Komplikationen wie Otitis, Meningitis, Pyelonephritis, Polyarthritis, Glomerulonephritis und Erythema nodosum werden vermieden. Bei Penizillinallergie werden Tetrazykline oder Erythromycin empfohlen.

Meldepflicht. Im Erkrankungs- oder Todesfall. Erkrankungsverdächtige dürfen Schulen oder ähnliche Gemeinschaftseinrichtungen nicht betreten und nicht in Lebensmittelbetrieben oder Trinkwasserversorgungsanlagen beschäftigt sein.

Röteln

Synonyme. Rubeola, German measles

Definition. Viruskrankheit mit geringer Kontagiosität. Die Krankheit verursacht ein typisches Exanthem. Röteln in der Frühschwangerschaft führen häufig zur Embryopathia rubeolica mit Mißbildungen.

Erreger. Rötelnvirus mit einem Durchmesser von 50–100 nm.

Epidemiologie. Die Kontagiosität der Röteln ist geringer als die von Masern. Übertragung gewöhnlich durch Tröpfcheninfektion. Röteln treten nicht selten erst im Erwachsenenalter auf.

Klinik. Nach einer Inkubationszeit von 2–3 Wochen, in der Prodrome fehlen oder mit leichter Temperaturerhöhung und Katarrh nur angedeutet sind, bildet sich ein *Exanthem* aus. Dieses entwickelt sich rasch und ist schon nach 3 Tagen wieder verschwunden. Es beginnt schmetterlingsförmig im Gesicht, greift auf das retroaurikuläre Areal über und wird rasch an

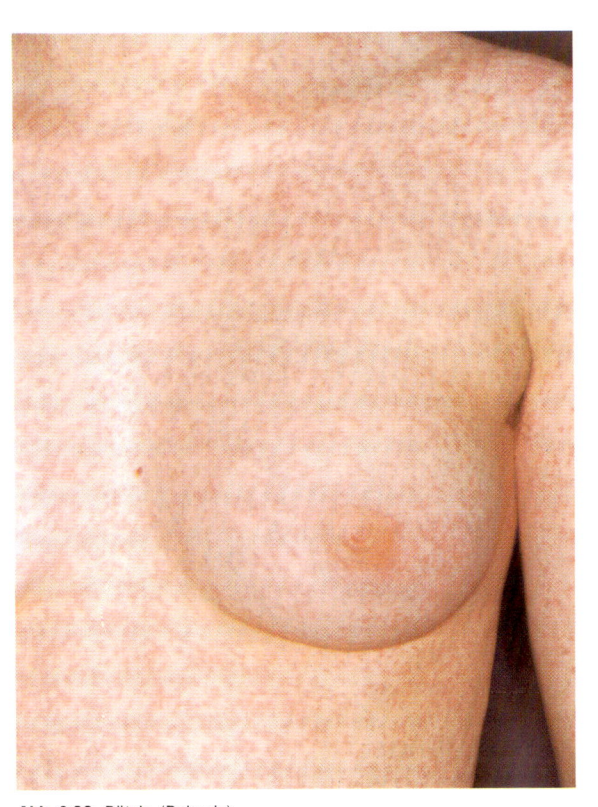

Abb. 2.30. Röteln (Rubeola)

Rumpf und Extremitäten sichtbar. Morphologisch ist es rubeoliform, d.h. von makulopapulöser Beschaffenheit. Die wenige Millimeter großen Flecken sind distinkt, lebhaft gerötet, gering erhaben und besitzen einen schmalen anämischen Hof. Gleichzeitig mit dem Exanthem kommt es zu Lymphknotenschwellungen, besonders zervikal und okzipital. Gelegentlich Milzschwellung. Sichtbar und leicht tastbar sind vergrößerte Lymphknoten auf dem Processus mastoideus (*Theodor-Drüse*). Bei Erwachsenen kann vorübergehend eine Arthralgie (Finger-, Hand-, Kniegelenke) auftreten. Das Krankheitsbild heilt komplikationslos ab. Auch latente oder klinisch inapparente Infektionen kommen bei Erwachsenen vor.

Diagnose. Makulopapulöses Exanthem, beginnend im Gesicht mit Ausbreitung auf Rumpf und Extremitäten. Subokzipitale und retroaurikuläre Lymphadenopathie, Plasmazellenvermehrung. Sicherung der Diagnose durch Virusisolierung (langwierig), besser serologisch. Beweisend für eine frische Rötelninfektion ist ein Titeranstieg um 2 Stufen (4facher Titeranstieg) mit dem Hämagglutinationshemmtest (HAH) oder der Nachweis von rötelnspezifischem IgM-Antikörper; eventuell PCR-Diagnostik.

Differentialdiagnose. Die Unterscheidung von Masern ist dann schwierig, wenn die Flecken konfluieren; von Scharlach, wenn diffuse Rötungen auftreten, auf denen die dunkleren Flecken stehen. Bei Röteln ist im Gegensatz zum Scharlach die Zirkumferenz des Mundes befallen. Im Blutbild zunächst Leukopenie mit vermehrten Eosinophilen und Lymphozyten, später Leukozytose. Polyskleradenitis kommt auch bei Lues II vor; bei jedem Patienten mit Rötelnverdacht sollte daher serologisch auf Luesinfektion geprüft werden. An Mononukleose ist zu denken.

Komplikationen. Rötelninfektion in den ersten Schwangerschaftsmonaten führt in etwa 1/3 der Erkrankungen zu schweren Mißbildungen des Feten. Je früher die Rötelninfektion in der Schwangerschaft auftritt, desto größer ist die Gefahr der Embryopathie. Zur Schwangerschaftsbetreuung gehört demnach auch die Überprüfung des Immunstatus gegenüber einer Rötelninfektion. Bei einem Titer von 1:16 muß die Patientin als empfänglich für eine Rötelnerstinfektion gelten; Schutzimpfung nach dem Wochenbett und serologische Kontrolle nach 2 Wochen sind angezeigt. Bei Rötelnkontakt empfiehlt sich die Gabe von Rötelnimmunglobulin.
Bei einem Titer von >1:16 liegt Immunität gegenüber Rötelninfektion vor. Zum Nachweis einer akuten Infektion ist ein 4facher Titeranstieg erforderlich. Bei einem Titer von >1:1024 ist ein Anstieg des Titers oftmals nicht mehr zu erfassen. Beweisend für eine frische Infektion ist der Nachweis von rötelnspezifischem IgM. Der IgM-Nachweis bei hohen Titern ist nur dann angebracht, wenn Anzeichen einer Infektion vorliegen oder Rötelninfektionen in der Umgebung der Schwangeren aufgetreten sind.

Impfstoffe. Rötelnlebendimpfstoffe. Rötelnimpfstoff-HDC-Mérieux (Institut Mérieux), Röteln-Vaccinol (Röhm-Pharma), Röt-Wellcovax (Wellcopharm), Rubellovac Röteln-HDC-Vaccine (Behringwerke). Diese Impfstoffe enthalten attenuiertes (abgeschwächtes) lebendes Rötelnvirus unter Zusatz von Neomycin (und Polymyxin-B-Sulfat bei Röt-Wellcovax) und Humanalbumin.

Indikationen: Aktive Immunisierung gegen Röteln bei Jungen und Mädchen ab dem ersten Lebensjahr. Da mit der Rötelnschutzimpfung die mögliche Virusembryopathie verhindert werden soll, sind lediglich Mädchen vor der Geschlechtsreife zur Impfung aufgerufen. Wird dieser Impftermin nicht wahrgenommen, so sollte zu einem späteren Zeitpunkt nur geimpft werden, wenn keine ausreichenden Antikörper vorliegen und somit kein Schutz gegeben ist. Wegen der durch die Impfung gesetzten Virämie darf in den nächsten 3 Monaten keine Schwangerschaft eintreten. Daher wird im gebärfähigen Alter eine kontrazeptive Behandlung gefordert und eine Schwangerschaft soll 2 Monate vor und 3 Monate nach der Impfung sicher verhütet werden. Jede Frau im gebärfähigen Alter sollte ihren Rötelntiter überprüfen und bei einem Titer von <1:16 im Hämagglutinationstest eine aktive Immunisierung durchführen lassen.
Prophylaxe der Röteln bei Schwangeren und damit Verhütung einer Rötelnembryopathie, besonders im ersten Trimenon sowie Prophylaxe und Mitigierung der Röteln und ihrer Komplikationen in jedem Lebensalter so bald wie möglich nach der Exposition. Impfstoffe: Röteln-Immunglobulin Behring (Behringwerke). 1 ml enthält 100–170 mg Immunglobulin vom Menschen mit Antikörpern gegen Rötelnvirus von mindestens 4500 IE. Bezüglich genauer Dosierung, Gegenanzeigen, Nebenwirkungen und Wechselwirkung wird auf die Gebrauchsinformation verwiesen.

Therapie. Keine, außer bei Infektionsgefährdung während der Schwangerschaft. Kommt es dennoch zum Rötelnausbruch während der Frühschwangerschaft, wird genetische Beratung empfohlen.

Rubeola scarlatinosa

Synonyme. Vierte Krankheit

Definition. Die Eigenständigkeit dieser Erkrankung ist nicht sicher bewiesen. Rubeola scarlatinosa wird auch als eine besondere Verlaufsform der Röteln oder als Abortivform des Scharlachs betrachtet. Eine Immunität entwickelt sich nicht.

Inkubation. 9–20 Tage.

Erreger. Ein spezifisches Virus wurde bisher nicht isoliert.

Klinik. Nach uncharakteristischem Prodromalstadium tritt ein rubeoliformes oder sehr kleinfleckiges skarlatiniformes Exanthem auf. Der Verlauf ist gutartig. Komplikationen sind nicht bekannt geworden.

Differentialdiagnose. Masern, Scharlach, ECHO-Virus-Exantheme, mit denen Rubeola scarlatinosa früher sicherlich häufig verwechselt wurden.

Therapie. Symptomatisch.

Erythema infectiosum

[Sticker 1899]

Synonyme. Ringelröteln, fünfte Krankheit

Definition. Seltenes, endemisch auftretendes, zumeist komplikationslos verlaufendes Krankheitsbild mit charakteristisch gyrierten Erythemen.

Erreger. Parvovirus B19, ein kleines DNS-Virus.

Epidemiologie. Seltenes Vorkommen. Jahrelang tritt Erythema infectiosum nicht auf, dann jedoch plötzlich in mehreren Fällen bei Klein- und Schulkindern und auch bei Erwachsenen. Die Erkrankung bleibt auf einen engen Patientenkreis beschränkt.

Klinik. Nach einer Inkubationszeit von 6–14 Tagen kommt es ohne Prodrome, ohne Allgemeinsymptome, ohne Enanthem und ohne Drüsenschwellungen zu einem Exanthem mit subfebrilen Temperaturen. Das Exanthem beginnt als diffuse oder figurierte, elevierte, livide Rötung im Gesicht und beschränkt sich meistens auf die Seiten des Nasenrückens und der Wangen. Die Mundpartie bleibt frei. Es kann auch sehr flüchtig sein und nach Stunden oder Tagen verschwinden. Dann greift das Exanthem auf die Innenseite der Ober- und Unterarme über, wobei münzgroße, ringförmige Erytheme girlandenförmig miteinander in Verbindung stehen. Oft sind die äußeren Ringe unvollständig und halbmondförmig. Nach einer Woche verschwindet das Exanthem ohne nachfolgende Schuppung und ohne Nachkrankheiten.

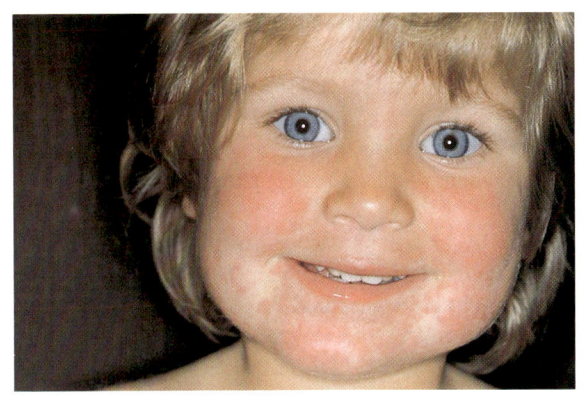

Abb. 2.28. Erythema infectiosum

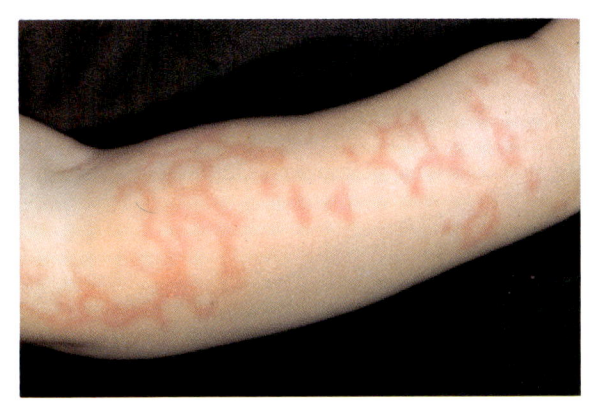

Abb. 2.29. Erythema infectiosum

Prognose. Günstig. Das Risiko einer Embryopathie bei Ringelröteln in der Schwangerschaft scheint sehr gering zu sein.

Diagnose. Girlandenförmig aneinandergereihte makulöse Erytheme in den Prädilektionsgebieten bei Kindern, Jugendlichen und auch bei Erwachsenen, endemisch auftretend. Komplementbindungsreaktion mit Anstieg von IgM und IgG, eventuell PCR-Diagnostik.

Differentialdiagnose. Arzneimittelexantheme, Enterovirusinfektionen, Masern, Röteln.

Therapie. Gegebenenfalls symptomatisch.

Papular-pupuric gloves and socks-syndrome

[Lossart et al. 1975; Harms et al. 1990]

Synonyme. Petechial glove and socks syndrome

Definition. Akuter Virusinfekt mit eigenartig ödematös-hämorrhagisch akral betonter Symptomatik.

Erreger. Parvovirus B 19. Das gleiche Krankheitsbild wird aber auch durch das Masernvirus ausgelöst, ebenso durch andere, bislang nicht definierte Viren.

Klinik. Infektionskrankheit mit Fieber, Arthralgien, Lymphadenopathie, Myalgien, Asthenie und Anorexie.
Hautveränderungen bestehen aus makulösen, papulösen purpurischen Exanthemen. Besonders die Hände in handschuhförmiger und die Füße in sockenartiger Form sind mitbetroffen. Auch die Mundschleimhaut kann befallen sein und Koplik-Flecken zeigen.

Diagnose. KBR mit Anstieg von IgM- und IgG-Antikörpern, eventuell PCR-Diagnostik.

Differentialdiagnose. Erythema infectiosum. Das gleiche Virus und die schon viel länger bekannte Ringelrötelnsymptomatik (Ohrfeigenwangen, geschlagene Wangen, girlandenförmiges Exanthem an den Armen).

Exanthema subitum

[Zahorsky 1910]

Synonyme. Roseola infantum, sechste Krankheit, Dreitagefieberexanthem

Erreger. Humanes Herpes-simplex-Virus 6.

Epidemiologie. Weltweites Vorkommen. Übertragung von Eltern auf Kinder möglich. Die Erkrankung ist ansonsten nur gering kontagiös.

Klinik. Nach einer Inkubationszeit von 3–7 Tagen plötzlich Fieberanstieg auf 40° C für 3 Tage mit geringer Störung des Allgemeinbefindens. Mit dem kritischen Temperaturabfall setzt ein rötelnähnliches Exanthem mit 3–5 mm großen, blaßroten Makulä ein, jedoch in anderer Reihenfolge wie bei den Röteln. Erst ist der Rumpf, dann sind die Extremitäten betroffen. Das Gesicht bleibt meist frei. Kein Enanthem. Nach 1–2 Tagen ist das Exanthem abgeklungen. Betroffen sind fast nur Kleinkinder im Alter von wenigen Monaten bis etwa 3 Jahren.

Prognose. Gut. Bleibende Immunität.

Diagnose. Kleinkinder, hohes Fieber für 3 Tage, dann anschließend ein rubeoliformes Exanthem, das 1–2 Tage bestehenbleibt.

Differentialdiagnose. Röteln, Masern, Scharlach, Erythema infectiosum, Virusexantheme durch ECHO-Viren (ECHO 4, 9, 8, 16 oder 18) oder Coxsackie-Viren (A 8, A 16, B 1, B 3).

Therapie. Symptomatisch, gegebenenfalls fiebersenkende Maßnahmen.

HIV-Infektion und Aids
Erworbene Immunschwächeerkrankung

Definition. Durch Infektion mit dem humanen Immundefizienzvirus (HIV) wird direkt oder indirekt eine Immunschwäche induziert, die sich am deutlichsten im Verlust der CD4-positiven T-Lymphozyten widerspiegelt. Folge dieser Immunschwäche sind die HIV-Krankheit und Aids, die insbesondere durch das Auftreten ungewöhnlicher Infektionskrankheiten, Dermatosen und Tumoren charakterisiert sind.

Historie. Die ersten, teils nachträglich nicht eindeutig belegbaren Aids-Erkrankungen wurden zwischen 1959 und 1970 publiziert. Zu den frühesten bewiesenen Fällen von Aids gehören ein britischer Seemann 1959/60 sowie eine Familie in Norwegen 1966; bei ihnen waren Kontakte in Afrika in den Jahren 1955 und 1965 vorausgegangen. 1981 wurden Krankheitsbilder wie Kaposi-Sarkom, Pneumocystis-carinii-Pneumonie und andere opportunistische Infektionen von der amerikanischen Gesundheitsbehörde (Center of Disease Control) als ein neues Krankheitsbild anerkannt. 1982 wurden der Ausdruck Aquired Immune Deficiency Syndrome (Aids) geprägt und die Aids-Risikogruppen definiert: homosexuelle Männer, Drogensüchtige, Einwohner gewisser endemischer Regionen (Zentralafrika und Karibik) sowie Faktor-VIII-behandelte Hämophile und Transfusionsempfänger. 1983 und 1984 wurde von unabhängigen Forschergruppen zuerst um Montagnier, dann um Gallo, Karpas und Hahn als Aids-Erreger ein Virus aus der Gruppe der Lentiviren beschrieben. In Deutschland wurden die ersten Aids-Erkrankungen 1982 beobachtet. Die ersten noch nicht standardisierten HIV-Antikörpertests lagen Mitte 1984 vor. 1986 wurde HIV-2 bei Patienten aus Westafrika isoliert, 1994 wurde der Subtyp O von Gürtler et al. beschrieben.

Klassifikation. Neben der klinischen Stadieneinteilung in *akute Infektion, seropositives Latenzstadium* (SLS), *Lymphadenopathiesyndrom* (LAS), *Aids-related-complex* (ARC) und *Vollbild Aids* wurden mehrere Klassifikationen der HIV-Infektion veröffentlicht. Die bislang gebräuchlichsten sind die Walter-Reed-Insti-

Tabelle 2.5. Walter-Reed-Klassifikation

Stadium	HIV	LAS	CD4+	Recall	Soor	O.I.
WR 1	+	–	>400	N	–	–
WR 2	+	+	>400	N	–	–
WR 3	+	+/–	<400	N	–	–
WR 4	+	+/–	<400	K	–	–
WR 5	+	+/–	<400	A	+	–
WR 6	+	+/–	<400	A/H	+/–	+

WR WR-Stadium, *HIV* HIV-Infektion, *LAS* Lymphadenopathiesyndrom, *CD4+* Lymphozyten/µl, *Recall* Hauttest auf Recallantigene, *N* Normergie, *A* Anergie, *O.I.* opportunistische Infektion
Zusatzbezeichnungen für die WR-Klassifikation: *ZNS* Enzephalopathie, *N* Neoplasie, *B* konstitutionelle Symptome (Fieber >1 Monat, Nachtschweiß, Gewichtsverluste >10%, Durchfälle >4 Wochen), *K* Kaposi-Sarkom

Tabelle 2.6. CDC-Klassifikation

CD4-Lymphozyten		Klinische Einteilung		
		A	B	C
>500	1	Stadium I		Stadium III (Aids)
200–499	2			
<200	3	Stadium II		

A Asymptomatisch, akutes retrovirales Syndrom, Lymphadenopathiesyndrom
B HIV-assoziierte, aber nicht Aids-definierende Erkrankungen
C Aids-definierende Krankheiten

tut-Klassifikation (WR, Washington, USA) und die Center of Disease Control-Klassifikation (CDC, Atlanta, USA). 1993 stellten die Weltgesundheitsorganisation (WHO) und die CDC einen Entwurf zu einem neuen Klassifikationssystem von HIV-Infektion und HIV-Krankheit vor.
Opportunistische Infektionen ohne Nachweis einer HIV-Infektion dürfen nicht als Aids gewertet werden. Sie können iatrogen, idiopathisch, hereditär oder durch andere immunsupprimierende Primärerkrankungen verursacht sein.

Pathogenese. Das humane Immundefizienzvirus (HIV, LAV, HTLV III) ist ein Retrovirus, das zur Gruppe der Lentiviren gehört. Sein genetisches Material ist RNS. Das Virus kann in allen Körperflüssigkeiten nachgewiesen werden. Wichtige Übertragungswege für das Virus sind Sexualkontakte, speziell der Kontakt von Samenflüssigkeiten mit Schleimhäuten. Schleimhautdefekte erhöhen das Infektionsrisiko.
Epidemiologisch die zweitwichtigste Übertragungsquelle sind Blutprodukte. Hierzu zählen Bluttransfusionen, Blutprodukte, insbesondere Faktor-VIII- und Faktor-IX-Präparate, das gemeinsame Benützen von kontaminierten Nadeln bei i.v.-Drogenabhängigen und kontaminierte Instrumente im Bereich der Medizin. Des weiteren haben Transmissionen bei Transplantationspatienten stattgefunden.
Die HIV-Übertragung von der Mutter auf das Kind kann intrauterin, intrapartum und beim Stillen erfolgen. Das Risiko wird in den industrialisierten Ländern mit 15–30% eingeschätzt.
Die Wahrscheinlichkeit, HIV auf andere Menschen zu übertragen, korreliert direkt mit der Höhe der Viruskonzentration in Samen- und Körperflüssigkeiten und indirekt mit dem Fehlen bzw. Rückgang von körpereigenen Antikörpern.

Epidemiologie. Die vom Aids-Zentrum im Robert-Koch-Institut Berlin für die Bundesrepublik Deutschland herausgegebenen Zahlen anonymer Meldungen, ausgewertet zum 31.12.95 sind: bestätigte HIV-Antikörperteste: 71727, Aids-Erkrankte 14078, davon verstorben 9055 (64,3%).
Weltweit wurden der WHO 1291810 Aids-Erkrankte bis zum 31.12.1995 gemeldet, doch wird die Zahl auf über 6 Mio. geschätzt. Die gleichzeitig geschätzte Anzahl der HIV-Infizierten beträgt weltweit 18–20 Mio. Während in den USA und Europa häufig noch die Hauptrisikogruppen homosexuelle und bisexuelle Männer, i.v.-Drogenabhängige sowie Transfusionsempfänger und Hämophile sind, ist in Ländern der dritten Welt die heterosexuelle Übertragung ohne Zweifel der dominierende Verbreitungsweg für HIV.

Klinik. Im Verlauf der HIV-Infektion kommt es zu einem breiten Spektrum von Erkrankungen an Haut und angrenzenden Schleimhäuten. Hautkrankheiten gehen internistischen Komplikationen häufig um Jahre voraus. In der Regel stellen HIV-assoziierte Hautkrankheiten keine eigenständigen Erkrankungen dar, sondern fallen durch ihr Auftreten in *ungewöhnlichen Altersgruppen, atypischer Lokalisation* und *außergewöhnlicher morphologischer Ausprägung* auf: *diagnostische Trias*. Hierdurch kommt ihnen bei der Frühdiagnose einer HIV-Infektion eine entscheidende Rolle zu. HIV-assoziierte Hauterkrankungen können jedoch nicht nur diagnostische, sondern auch prognostische Bedeutung haben. *Ulzeration, Dissemination, Persistenz,* vor allem bei Infektionserkrankungen der Haut, weisen auf ein eher fortgeschrittenes Stadium der Immunschwäche hin (*prognostische Trias*). Neben dem objektiven Krankheitswert HIV-assoziierter

Tabelle 2.7. Aids-definierende Erkrankungen

Protozoenerkrankungen	Pilzerkrankungen	Bakterielle Erkrankungen	Virale Erkrankungen	Tumoren
Pneumocystis-carinii-Pneumonie, Toxoplasmaenzephalitis, Kryptosporidienenteritis, länger als einen Monat persistierend	Candidaösophagitis, -tracheitis, -bronchitis und -pneumonie, Kryptokokoose extrapulmonal, z.B. Kryptokokkenmeningitis, Aspergillusinfektion, besonders Aspergilluspneumonie und Meningitis, disseminierte oder extrapulmonale Histoplasmose, Isosporidosen, chronisch-intestinal	Rezidivierende Salmonellenseptikämie, Tuberkulose, wiederholte bakterielle Infektionen mit Hämophilusarten, Streptococcus pneumoniae, anderen Streptokokkenarten, Staphylococcus aureus innerhalb von 2 Jahren bei Patienten >13 Jahre, die zu einer Septikämie, Pneumonie, Meningitis, Osteomyelitis, Arthritis oder zu Abszessen an inneren Organen geführt haben. Ausgeschlossen sind Otitis media sowie Haut- und Schleimhautabszesse. Infektionen durch atypische Mykobakterien (M. avium complex oder M. kausasii), dissenminiert oder extrapulmonal	Zytomegalievirusinfektionen (CMV), andere Organe als Leber, Niere oder Lymphknoten, Herpes-simplex-1- und -2-Infektionen mit Haut- und Schleimhautulzerationen, die länger als einen Monat persistieren, oder Bronchitis, Pneumonie, Ösophagitis, progressive multifokale Leukenzephalopathie (PML), HIV-Enzephalopathie	Non-Hodgkin-Lymphome (NHL), Kaposi-Sarkom, invasives Zervixkarzinom, HIV-wasting-syndrome (slim disease; slim = englisch = schlank)

(Seit 1993 Änderung der Aids-Definition durch das Center of Disease Control mit Erweiterung der Aids-Indikatorkrankheiten auf Lungentuberkulose, rezidivierende Pneumonien und invasives zervikales Karzinom sowie alle HIV-Infizierten mit weniger als 200 CD4-Helferzellen/µl; letzteres nur gültig in den USA)

Dermatosen steht für den Patienten insbesondere auch die Angst vor Stigmatisierung und Diskriminierung im Vordergrund.

Akute HIV-Krankheit

Innerhalb von 2–8 Wochen nach der Infektion mit HIV kann es bei den Patienten zu einem mononukleoseähnlichen Krankheitsbild mit Lymphknotenschwellung, Fieber, Schwäche, Nachtschweiß, Gelenk- und Muskelschmerzen sowie Diarrhö kommen. Häufig tritt gleichzeitig ein stammbetontes mononukleoseähnliches, makulopapulöses Exanthem auf, welches histologisch als perivaskuläres lymphozytäres Infiltrat imponiert. Fazialisparesen wurden beobachtet.

Diagnostik. Wiederholte serologische Kontrollen des p24-Antigens und Bestimmung der HIV-spezifischen Antikörper bis mindestens 12 Wochen nach der möglichen Infektion, besser aber bis zum Ablauf eines Jahres.

Therapie. Symptomatisch.

Neoplasien

Kaposi-Sarkom

[Kaposi 1872, Friedman-Kien 1981]

Definition. Maligne multilokuläre Neoplasie des Gefäßsystems.

Entwicklung. Das Kaposi-Sarkom wurde erstmals 1872 von dem ungarischen Dermatologen Moritz Kaposi unter dem Namen Sarcoma idiopathicum multiplex haemorrhagicum beschrieben. Heute werden vier verschiedene Formen des Kaposi-Sarkoms unterschieden: Das *klassische Kaposi-Sarkom* ist eine Erkrankung der älteren Männer, insbesondere jüdischer oder mediterraner Abstammung. Die *afrikanischen Kaposi-Sarkome*, vorwiegend bei jungen Erwachsenen und Kindern auftretend, sind durch einen wesentlich aggressiveren Verlauf gekennzeichnet. *Iatrogene Kaposi-Sarkome* treten bei immunsupprimierten Patienten z. B. nach Nierentransplantation auf. Sie sind in der Regel auf die Haut begrenzt, wobei eine Regression nach Verminderung der immunsupprimierenden Therapie möglich ist. Anfang der 80er Jahre wurde im Zusammenhang mit der HIV-Infektion das epidemische Auftreten von *disseminierten Kaposi-Sarkomen* bei homo- und bisexuellen Männern (>95% aller HIV-assoziierten Kaposi-Sarkome) beschrieben.

Etwa 20% der homo- und bisexuellen Männer erkranken im Laufe der HIV-Infektion an dem Tumor, hingegen nur <5% der HIV-Infizierten aus anderen Risikogruppen. Bei Frauen mit bisexuellen Partnern tritt das Kaposi-Sarkom in etwa 3% auf, während es bei Frauen mit drogenabhängigen Partnern nur in etwa 0,7% auftritt. Bei Partnerinnen Hämophiler wurde es bisher überhaupt nicht beobachtet.

Ätiopathogenese. Die Ätiologie des Kaposi-Sarkoms ist ungeklärt. Als Ursprungszelle werden vor allem pluripotente Mesenchymalzellen diskutiert, aber auch Endothelzellen, Perizyten und Fibroblasten. Diskutiert wird, daß für die Manifestation dieses Tumors ein weiteres infektiöses Agens, das mittels Geschlechtsverkehr übertragen wird, von wesentlicher Bedeutung sein könnte. Andere Viren, besonders aus der Gruppe der Herpesviren und bestimmte Zytokine wurden als möglicherweise wesentliche Kofaktoren für die Kaposi-Sarkom-Entstehung diskutiert.

Klinik und Verlauf. Bis zu 3% der HIV-positiven Patienten, die an Kaposi-Sarkomen erkranken, haben noch weitgehend normale Zahlen an CD4-positiven T-Lymphozyten. Mit zunehmender Immunschwäche nimmt der Tumor an Häufigkeit zu. Im Gegensatz zu klassischen Tumoren ist das Kaposi-Sarkom offensichtlich nicht ein metastasierender Tumor monoklonalen oder oligoklonalen Ursprungs, sondern eine allgemeine Erkrankung des Gefäßsystems. Für das HIV-assoziierte Kaposi-Sarkom gibt es keine absoluten Prädilektionsstellen mit Ausnahme des harten Gaumens. An der Haut tritt der Tumor bevorzugt als ein flacher spindelförmiger, geröteter Knoten auf, der sich an den Spaltlinien der Haut orientiert. Die Herde können auch als flache kreisförmige erythematöse oder leicht livide Makulä beginnen, besonders im Gesicht und an den Extremitäten. Das weitere Wachstum und die weitere Ausbreitung der Tumoren können nicht vorhergesagt werden. Manchmal verharren die Tumoren in ihrem Wachstum. Selten wurde bei Patienten mit gutem Immunstatus spontane Regressionen beobachtet. Wachsende Kaposi-Sarkome dehnen sich sowohl der Seite nach als auch der Tiefe nach aus und nehmen besonders an den Beinen einen bräunlichen Farbton an, der durch Hämosiderinablagerung im Tumorgewebe bedingt ist. An Händen, Füßen und im Genitalbereich können Kaposi-Sarkome zu schweren funktionellen Störungen führen. Selten ulzerieren Kaposi-Sarkome, wachsen Granuloma-pyogenicum-artig oder entwickeln sich zu mutieren-

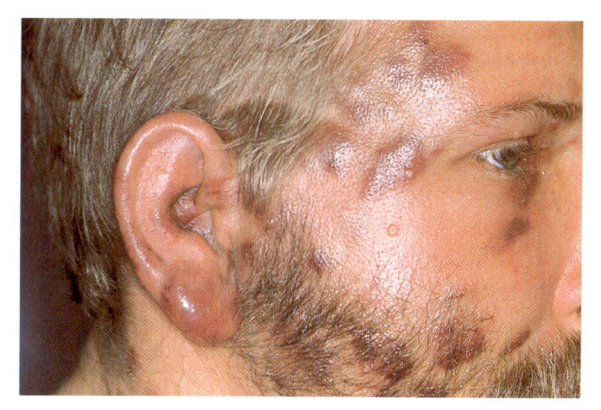

Abb. 2.31. Kaposi-Sarkom im Gesicht bei Aids

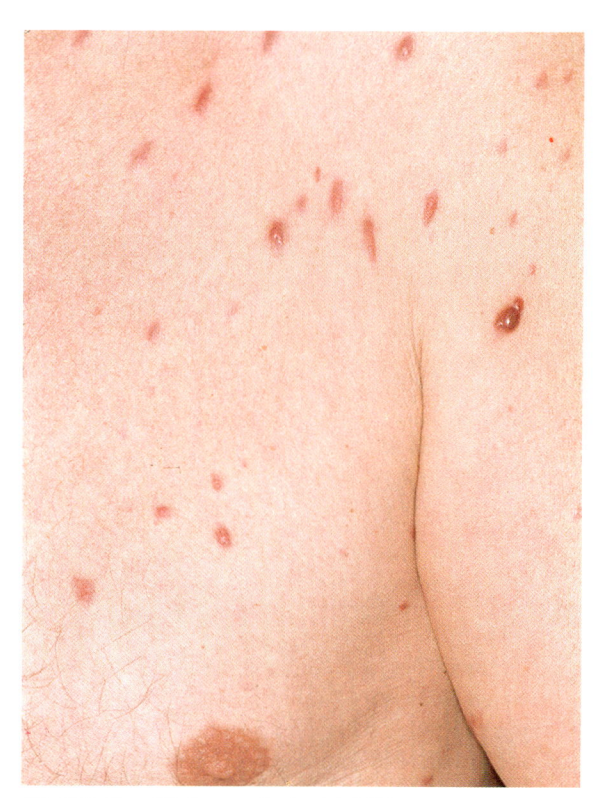

Abb. 2.32. Kaposi-Sarkom an der Brust bei Aids

Tabelle 2.8. Stadieneinteilung des Kaposi-Sarkoms nach Mitsuyasu

Stadium I	Geringer kutaner Befall. Weniger als 10 Hautläsionen oder eine einzige anatomische Region
Stadium II	Disseminierter kutaner Befall. Mehr als 10 Hautläsionen und mehr als eine anatomische Region
Stadium III	Nur viszeraler Befall (Gastrointestinaltrakt, Lymphknoten)
Stadium IV	Kutaner und viszeraler Befall, oder pulmonal A Keine allgemeine Symptomatik B Fieber und Diarrhoe unklarer Genese >2 Wochen, Verlust des Körpergewichts um mehr als 10%

Tabelle 2.9. Einteilung des Kaposi-Sarkoms nach der Aids Clinical Trial Group

Gruppe I	Tumorausdehnung auf Haut und Lymphknoten beschränkt und/oder geringfügige orale Beteiligung Immunsystem: >200 CD4 Lymphozyten/µl Allgemeinzustand: keine opportunistischen Infektionen Keine B-Symptomatik
Gruppe II	Tumorausdehnung mit Ödemen oder Ulzerationen, Kaposi-Sarkom der inneren Organe, ausgedehntes orales Kaposi-Sarkom Immunsystem: <200 CD4-Lymphozyten/µl. In der Anamnese opportunistische Infektionen, Mundsoor, B-Symptomatik, Karnowski-Index <70

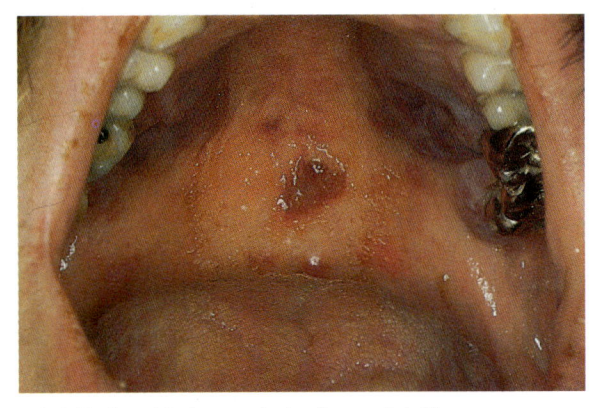

Abb. 2.33. Kaposi-Sarkom am harten Gaumen bei Aids

den Tumoren. Der harte Gaumen nimmt eine Sonderstellung ein. Hier entwickelt sich das Kaposi-Sarkom auffällig häufig und neigt zur Ulzeration. Um den Verlauf von Kaposi-Sarkomen zu verfolgen und vergleichen zu können, wurden verschiedene Einteilungen vorgeschlagen, von denen derzeit insbesondere 2 gebräuchlich sind: die Stadieneinteilung nach Mitsuyasu und die der Aids Clinical Trial Group.

Diagnostik. Auch wenn die Diagnose klinisch gestellt wird, sollte sie durch eine Biopsie gesichert werden. Dabei muß beachtet werden, daß in Exzisionsnarben im Sinne eines Köbner-Phänomens Rezidive auftreten können.

Differentialdiagnose. Im Anfangsstadium Hämatom, Angiom, Histiozytom, malignes Lymphom, sekundäres Syphilid, im Mund thrombozytopenische Purpura. Im späteren Stadium Granuloma pyogenicum oder bazilläre Angiomatose.

Therapie. Da das Kaposi-Sarkom primär nicht ein Tumor mit Metastasierungstendenz, sondern offensichtlich eine Erkrankung des gesamten Gefäßsystems ist, unterscheidet sich die Therapie grundsätzlich von der herkömmlicher Tumoren. Sie ist derzeit immer als eine palliative Maßnahme anzusehen. Die Therapieplanung muß sich an zwei Kriterien orientieren: der Tumorausdehnung, am besten beschrieben durch die Stadieneinteilung nach Mitsuyasu, und dem Immunstatus des Patienten, am einfachsten erfaßt durch die Gesamtzahl der CD4-positiven Lymphozyten im peripheren Blut. Sicherster Schutz vor dem Tumor ist ein funktionierendes Immunsystem, weshalb immunsupprimierende Systemtherapien nur mit großer Zurückhaltung eingesetzt werden sollten.

Innerlich. Nur bei Patienten mit generalisiertem Befall oder Beteiligung innerer Organe sollte eine systemische Therapie des Kaposi-Sarkoms erwogen werden. Bei den Systemtherapien ist immer der Immunstatus des Patienten zu berücksichtigen. Bei Patienten mit CD4-positiven Lymphozyten zwischen 500/µl und 200/µl kann eine Monotherapie mit Vincaalkaloiden (Vincristin oder Vinblastin) oder Etoposid (100 mg) durchgeführt werden. Weitere Möglichkeiten stellen die in den letzten Jahren häufig angewandte Therapie mit Interferon-α_2 in einer Dosierung von 9–36 Mio. E s.c. tgl. dar oder Kombinationstherapien, bei denen Interferon-α_2 z.B. 18 Mio. E 3mal/Woche zusammen mit einem Nukleosidanalogon, z.B. Azidothymidin 500 mg/die für 1/2 Jahr verabreicht werden. Die Nebenwirkungen dieser Kombinationstherapie beschränken sich in der Regel auf leichte hämatologische Veränderungen und grippeähnliche Symptomatik. Liegen die CD4-positiven Lymphozyten <200/µl, sind diese Therapieverfahren in der Regel nicht erfolgversprechend. Bei funktionell einschränkendem Kaposi-Sarkom mit Komplikationen wie pulmonaler Tumormanifestation und niedriger Zahl an CD4-positiven Lymphozyten sind Polychemotherapien meist die einzig erfolgversprechende Behand-

Tabelle 2.10. Therapie des HIV-assoziierten Kaposi-Sarkoms

CD4+-Lymphozyten	Tumorstadium (Mitsuyasu)	Therapie
>500	I+II	Abdecken/örtliche Therapie[a]
		Röntgen (fraktioniert)
	III+IV	Vincaalkaloide
	II[b]	Zidovudin + Interferon-α_2
499–200	I+II	Abdecken/örtliche Therapie[a]
		Röntgen (fraktioniert)
	III+IV	Vincaalkaloide
	II[b]	Zidovudin + Interferon-α_2
<200	I+II	Abdecken/örtliche Therapie[a]
		Röntgen (fraktioniert)
	III+IV	Liposomal verkapseltes Dauno-/Doxorubicin
	II[b]	Polychemotherapie

[a] Lasertherapie, Kryotherapie, intraläsionale Chemotherapeutika
[b] Bei sehr ausgeprägter Dissemination

Gesicht und Genitalien die bedeutendste. Sie ist weitgehend unabhängig vom Immunstatus des Patienten und nebenwirkungsarm, wenn die spezifischen Bedingungen der Röntgentherapie beachtet werden. Andere örtliche Therapiemaßnahmen eignen sich besonders dann, wenn viele kleinere flache, bis 2 cm große Tumoren in wenigen Sitzungen behandelt werden sollen. Zu diesen Verfahren zählen das Vereisen mit flüssigem Stickstoff, die Therapie mit Argonlaser und das Unterspritzen mit Vincristin oder Interferon. Für Vincristin wird empfohlen nach Lokalanästhesie 0,1 mg pro Herd intraläsional zu spritzen. Unter diesen Therapieverfahren, die allesamt mit Wundschmerz und einer relativ langen Abheilphase einhergehen, hat sich der Argonlaser zur Behandlung von schnell wachsenden Granuloma-pyogenicum-artigen Kaposi-Sarkomen im Gesicht, am Auge und im Mundbereich bewährt. Die intraläsionale Injektion mit Chemotherapeutika stellt eine wichtige Therapie für Kaposi-Sarkomen am harten Gaumen dar, da hier andere örtliche Therapiemaßnahmen wie Röntgenbestrahlung oder CO_2-Laser nur unter Hinnahme von größeren Nebenwirkungen eingesetzt werden können.

lung. In Kombination werden Vincristin oder Vinblastin zusammen mit Bleomycin und Adriamycin eingesetzt, um eine höhere Ansprechrate zu erzielen. Nebenwirkungen dieser Therapie sind u.a. ausgeprägte Myelodepression, Neurotoxizität und bei Bleomycin die Ausbildung einer Lungenfibrose. Eine Therapiealternative stellen die liposomal verkapselten Chemotherapeutika Daunorubicin (40–60 mg/m^2) und Doxorubicin (20 mg/m^2) dar. Durch die neue Galenik reichern sich diese Medikamente in den Tumoren verstärkt an, und man hofft eine erhöhte therapeutische Wirkung bei verminderter Toxizität zu erreichen. Nebenwirkungen betreffen besonders das blutbildende System.

Äußerlich. Sofern Kaposi-Sarkome nur kosmetisch stören, ist als erstes eine Abdeckung mittels Camouflage indiziert. Exzision einzelner Herde sollte wegen möglicher Narbenrezidive der Diagnosesicherung vorbehalten bleiben. Dehnen sich die Tumoren weiter aus oder führen sie zu funktionellen Störungen, bieten sich die örtlichen Therapiemaßnahmen an. Das wichtigste Verfahren ist die fraktionierte Röntgenweichstrahlen-Therapie mit 20–30 Gy Gesamtdosis pro Herd, Einzeldosen um 2–3 Gy und einer Gewebehalbwertstiefe, die dem Tiefendurchmesser des Tumors entspricht. Alternativ zu Röntgenstrahlen können schnelle Elektronen therapeutisch eingesetzt werden. Diese Therapie ist für ausgedehnte Hauttumoren, teils sehr schmerzhafte Tumoren an Händen und Füßen,

Maligne Lymphome

Die HIV-assoziierten Lymphome sind in erster Linie verschiedene Formen von B-Zell-Lymphomen, die differentialdiagnostisch bei Tumoren im Oropharynx erwogen werden müssen. Aber auch schlecht differenzierte kutane T-Zell-Lymphome, die sich in Form einer Erythrodermie, ulzerierender Tumoren oder, ähnlich B-Zell-Lymphomen als Lymphadenopathie manifestieren, werden beobachtet.

Karzinome

Bei Patienten mit einer HIV-Erkrankung im Stadium Aids können kutane Karzinome und Basaliome ein ungewöhnlich aggressives Wachstum zeigen. Basaliome bei diesen Patienten neigen dazu, in das subkutane Gewebe zu infiltrieren. Karzinome werden besonders im Anogenitalbereich gehäuft beobachtet. Ob das kloakogene Karzinom am Übergang zwischen Rektum und Anus bei Aids-Patienten häufiger ist als bei HIV-negativen homosexuellen Patienten, ist noch nicht gesichert. Genitale Viruspapillome mit onkogenen Papillomviren können ungewöhnlich aggressive Verlaufsformen annehmen. Das invasive Zervixkarzinom bei Frauen ist eine Aids-definierende Erkrankung.

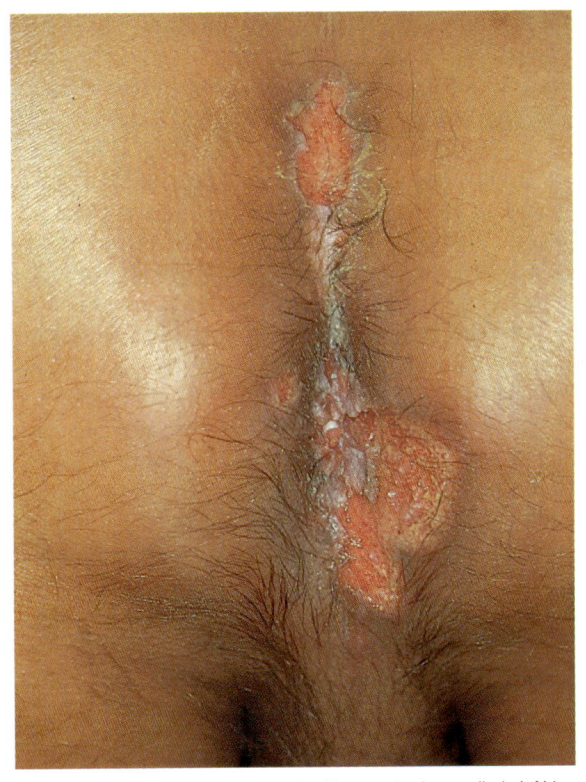

Abb. 2.34. Persistierender ulzerierender Herpes simplex analis bei Aids

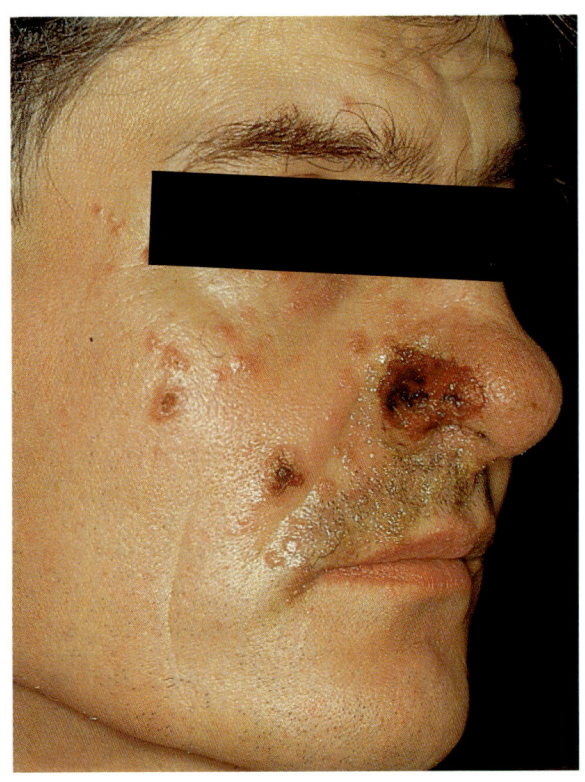

Abb. 2.35. Disseminierter nekrotisierender Herpes simplex bei Aids

Erregerbedingte Dermatosen

Virale Infektionen

Herpes-simplex-Virus

Die Durchseuchungsrate mit Herpes simplex beträgt bei Erwachsenen 85–90%. Bei HIV-Infektion werden Herpes-simplex-Viren und Zytomegalieviren von verschiedenen Autoren als Kofaktoren für die Progredienz der HIV-Krankheit diskutiert. Charakteristische Veränderungen findet man bei fortgeschrittenem Immundefekt, insbesondere bei Patienten mit CD4-positiven Lymphozyten unter 200/µl. Hier kommt es häufig zu flächenhaften, polyzyklisch begrenzten, tiefen verkrusteten Ulzerationen ohne Spontanheilungstendenz. Der *persistierende und ulzerierende Herpes simplex* kann außer an typischen Lokalisationen wie Nase, Mundwinkel und Anogenitalregion auch als verkrustete Ulzeration an Stamm und Extremitäten sowie disseminiert auftreten. Häufig beobachtet wird der Befall der Mundhöhle; eine Beteiligung der Ösophagusschleimhaut und distaler Darmabschnitte ist selten.

Diagnostik. Tzanck-Test, Abstriche zur elektronenmikroskopischen Untersuchung (Negativkontrastierung), immunfluoreszenzmikroskopische Untersuchung, PCR, Probebiopsie bei Verdacht auf zytomegalievirusbedingte Ulzera oder Mischulzera.

Differentialdiagnose. Schankriforme Pyodermie, zytomegalievirusbedingte Ulzera, Lues I, Ulcus molle, Foscarnet-induzierte Schleimhautulzera und sulfonamidinduziertes Erythema multiforme.

Therapie. Die Behandlung von Herpes-simplex-Infektionen richtet sich nach klinischem Erscheinungsbild und dem Schweregrad der Immundefizienz.
Innerlich. Das Mittel der ersten Wahl ist Aciclovir (Zovirax) in einer Dosierung von 5mal 200 mg/tgl. bis 5mal 800 mg/tgl. oral, in besonders schweren Fällen 5–10 mg Aciclovir/kg KG i.v. alle 8 h für 5–10 Tage. Derzeit noch relativ selten sind aciclovirresistente thymidinkinase-negative Herpes-simplex-Virusstämme. In diesen Fällen muß die intravenöse Behandlung mit Foscarnet 40 mg/kg KG 3mal tgl. durchgeführt werden. Bei Patienten mit weit fortgeschrittenem Immundefekt (CD4-positive Lymphozyten <100) und sehr häufigen Rezidiven kann eine Dauerprophylaxe mit Aciclovir in einer Dosierung von 3mal 200 oder 2mal 400 mg/die erwogen werden. Hierbei besteht jedoch die Gefahr der Resistenzentwicklung gegenüber Aciclovir.

Äußerlich. Desinfizierende Maßnahmen mit Clioquinol Lotio, Pyoktanin-Lösung (0,1–0,25%ig) oder Solutio Castellani, daneben adstringierende Gerbstoffe. Von einer Anwendung aciclovirhaltiger Externa bei HIV-Infizierten wird wegen der geringen Wirksamkeit und der Gefahr der frühen Resistenzentwicklung allgemein abgeraten.

Varicella-Zoster-Virus

Der Durchseuchungsgrad mit Varicella-Zoster-Virus beträgt in städtischen Regionen etwa 90%. Die Zostererkrankung wird als eine segmentale Reaktivierung der Varicella-Zoster-Viren bei Schwächung des Immunsystems verstanden. Sie kann bei noch kompensierter Immundefizienz ein erstes Zeichen einer relativen Schwächung sein und gilt daher bei sonst gesunden jungen Erwachsenen als möglicher Hinweis auf eine HIV-Infektion. Ein multisegmentaler Zoster ist ein prognostisch ungünstiges Zeichen. Bei ausgeprägter Immunschwäche werden auch hämorrhagisch nekrotisierende Verlaufsformen beobachtet. Seltener sind ein primär generalisierender Zoster, kurz aufeinanderfolgende Zosterepisoden, sowie die Mitbeteiligung von Lunge und ZNS.

Differentialdiagnose. Zoster bei anderen Grunderkrankungen wie Leukämie, Tumoren oder nach iatrogen induzierter Immunsuppression.

Therapie
Innerlich. Aciclovir. Die i.v.-Gabe (10 mg/kg KG 3mal/tgl. für 10 Tage) ist einer oralen Therapie (5mal 800 mg/tgl.) deutlich überlegen. Bei eingeschränkter Nierenfunktion ist das tägliche Behandlungsintervall zu verlängern oder die Dosis zu reduzieren. Bei Aciclovirresistenz kommt Foscarnet zur Anwendung (3mal 40 mg/kg KG i.v. über 10 Tage).
Äußerlich. Wie bei Herpes-simplex-Viruserkrankungen.

Zytomegalievirus

Die Durchseuchung der Bevölkerung mit Zytomegalievirus (CMV) beträgt etwa 50%, bei Homosexuellen und Drogenabhängigen liegt sie bei bis zu 90%. An freien Hautstellen selten zu beobachtende Erkrankung, an die vor allem bei persistierenden Ulzera im Bereich der Mundschleimhaut und bei anorektalen Ulzera gedacht werden muß. Das klinische Bild der kutanen CMV-Infektion ist sehr variabel. Im Bereich der Mukosa finden sich hauptsächlich scharf begrenzte, weißlich belegte Ulzera. An Stamm und Extremitäten treten auch knotige, morbilliforme und makulo-

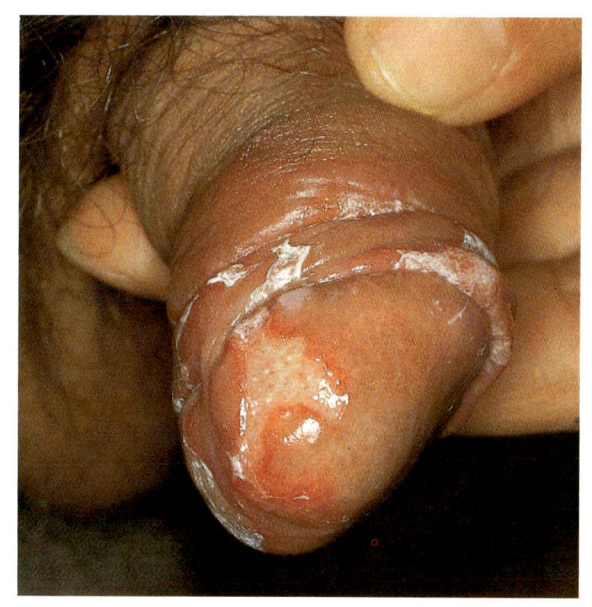

Abb. 2.36. Foscavir-bedingte Genitalulzera bei CMV-Erkrankung

papulöse Exantheme sowie verruköse oder indurierte Plaques, Bläschen, Petechien und Purpura auf. Die Manifestation einer CMV-Infektion der Haut findet sich ausschließlich bei Patienten mit fortgeschrittener Immundefizienz. Häufig sind CMV-Ulzera der Haut und Schleimhäute Ausdruck einer disseminierten CMV-Erkrankung. Die Mortalitätsrate liegt bei 85% innerhalb 1/2 Jahres.

Diagnostik. Histologischer Nachweis sogenannter Eulenaugenzellen, immunhistochemische Darstellung, PCR. Die Diagnose CMV-Retinitis wird ophthalmologisch gestellt.

Differentialdiagnose. Ulzera bei Herpes-simplex, Lues I, Pyodermie oder durch Foscarnet.

Therapie
Innerlich. Ganciclovir (stark myelotoxisch) bis zur Abheilung 5 mg/kg KG 2mal tgl., anschließend Erhaltungstherapie mit 6 mg/kg KG 5mal pro Woche. Bei Versagen Foscarnet 2mal tgl. 90 mg/kg KG, anschließend 1mal tgl. 90–120 mg/kg KG i.v. Eine häufig beobachtete Nebenwirkung der Foscarnet-Therapie sind Ulzera im Genitalbereich. Weiter sind Nephrotoxizität und Elektrolytveränderungen zu beachten.

Orale Haarleukoplakie

Bei der durch das Epstein-Barr-Virus bedingten (Durchseuchungsrate 90% in der Bevölkerung) oralen Haarleukoplakie handelt es sich um ein nahezu pathognomonisches Zeichen der HIV-Infektion, das

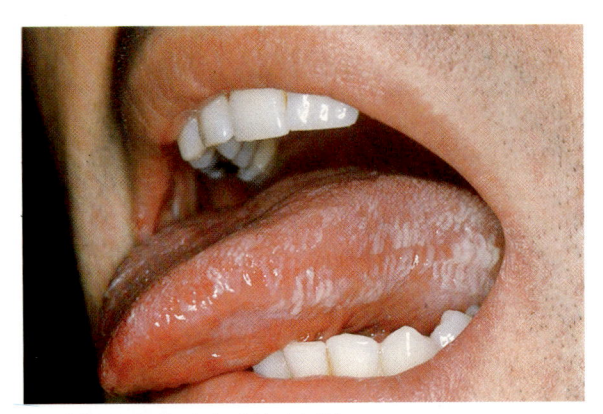

Abb. 2.37. Orale Haarleukoplakie bei Aids

sonst nur bei nierentransplantierten Patienten mit iatrogener Immunsuppression beschrieben wurde. Klinisch finden sich am Zungenrand meist beidseitig, sowie seltener an der Wangenschleimhaut wellblechartig angeordnete weißliche verruziforme, teilweise zu Plaques konfluierende, nichtabstreifbare Beläge. Histologisch findet man Akanthose und fokale Parakeratose mit pathognomonischen Ballonzellen.

Differentialdiagnose. Lichen ruber, Leukoplakia simplex, Morsicatio buccarum, Kandidose.

Therapie
Innerlich. Die orale Haarleukoplakie kann sich während virustatischer Therapien mit Aciclovir, Zidovudin oder Foscarnet vorübergehend zurückbilden.
Äußerlich. Über erfolgreiche Therapien mit topischer Anwendung von Vitamin-A-Säure oder Podophyllin-Lösung wurde berichtet.

Humane Papillomviren

Durch humane Papillomviren verursachte Verrucae vulgares werden gehäuft bei zellulärer Immundefizienz angetroffen und sind dann oftmals schwer behandelbar. Bekannt ist dagegen, daß bei HIV-Positiven auffallend häufig filiforme Warzen im Gesicht, am Stamm, im Bereich der Mundwinkel, der Lippen und des Halses beobachtet werden.

Condylomata acuminata

Als sexuell übertragbare Erkrankung finden sich Condylomata acuminata bei sexuellen Risikopatienten besonders häufig im Anogenitalbereich, aber auch oral. Bei HIV-Infizierten ist ein besonders ausgeprägter Befall typisch. Im Rahmen der Immundefizienz

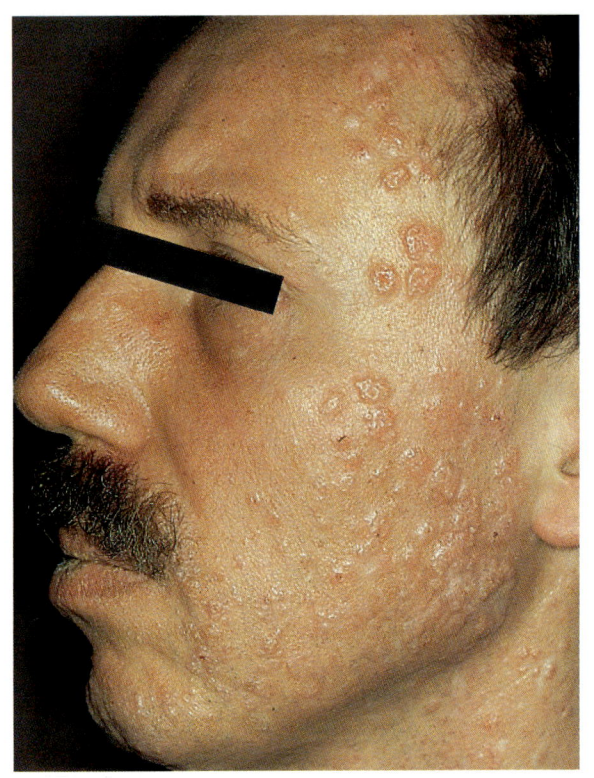

Abb. 2.38. Riesenmollusken bei Aids

wird ein erhöhtes Entartungsrisiko beschrieben. Anale und genitale Plattenepithelkarzinome sowie schwere Zervixdysplasien bis hin zum Zervixkarzinom werden bei Infektion mit den HPV-Typen 16 und 18 beobachtet.

Differentialdiagnose. Bowenoide Genitalpapulose, Verrucae vulgares, Condylomata lata.

Therapie. Podophyllin (25%ig) oder Podophyllotoxin-Lösung 0,5% (Condylox), daneben Kryotherapie (offenes Sprühverfahren). Bei kaustischen Methoden wie Abtragung mittels Diathermieschlinge und CO_2-Laser sollte gesichert sein, daß verdampfendes infektiöses Material nicht inhaliert werden kann. Bei Beteiligung des Präputiums ist eine Zirkumzision indiziert. Kontrolle und Therapie anderer sexuell übertragbarer Infektionserkrankungen.

Pockenvirenerkrankungen

Mollusca contagiosa
Mollusca contagiosa sind bei Kindern, deren Verwandten und Patienten mit atopischem Ekzem relativ häufig, sonst sehr selten. Bei Patienten mit HIV-Infektion korrelieren die relative Häufigkeit und das klini-

sche Bild eng mit dem Immunstatus. Bevorzugt sind das Gesicht und der Genitalbereich betroffen. Bei bereits fortgeschrittener Immundefizienz werden eine exanthematische Aussaat oder Riesenmollusken mit einer Größe von 1 cm Durchmesser und mehr beobachtet.

Diagnostik. Im Zweifelsfalle Histologie.

Therapie. Meist zeitaufwendig und unbefriedigend. Hohe Rezidivrate.
Innerlich. Vereinzelt wird über Behandlungsversuche mit Acitretin über mehrere Monate berichtet.
Äußerlich. Neben dem Exprimieren mit der Eihautpinzette, der Kürettage mittels scharfem Löffel (cave: Infektionsgefahr), dem Auftragen von Podophyllin-Lösung, stellt die Kryotherapie besonders bei Riesenmollusken eine Alternative dar. Zusätzlich haben die Therapie mit Brenztraubensäure (95%ig) und 5-Fluorurazil (2%ig) oder Trichloressigsäure (bis zu 50%ig) sowie topische Anwendung von Vitamin-A-Säure gute Erfolge gezeigt.

Mykotische Infektionen

Candidosis

Kandidosen sind die häufigsten Infektionskrankheiten bei HIV-positiven Patienten. Sie treten selbst bei noch normalen CD4-positiven Lymphozytenzahlen auf. Mundsoor, Soorösophagitis, chronische genitale Infektionen, Candida-Intertrigo und Candida-Enteritis haben unter allen opportunistischen Infektionen die höchste Prävalenz. Zu über 90% werden sie durch C. albicans, seltener durch C. tropicalis, C. glabrata und C. crusei verursacht. Nach den üblichen Klassifikationen wird die orale Candidosis dem Stadium WR 5 bzw. CDC B zugeordnet. Bei Nachweis einer Candidaösophagitis sind die Kriterien für das AIDS-Vollbild erfüllt.

Orale Kandidose
Sie wird bei 70–80% aller HIV-positiven Patienten im Laufe der HIV-Infektion nachgewiesen und ist damit die am häufigsten diagnostizierte Manifestation mukokutaner Hefepilzerkrankungen bei HIV-Infektion. Früher Hinweis auf eine orale Kandidose können Mundwinkelrhagaden (Perlèches) sein. Bei Mundsoor werden 4 Manifestationsformen unterschieden: die *akute pseudomembranöse Kandidose* ist durch weißlichgelbliche abstreifbare Beläge charakterisiert, die von einem entzündlichen Randsaum umgeben sind; die *akute erosive Kandidose*, bei der neben Rötung der Schleimhäute Erosionen und Ulzerationen auftreten; die *chronisch-atrophische Kandidose* mit hochroten Schleimhäuten, einer spiegelglatten Zungenoberfläche durch Papillenatrophie sowie die *chronisch-hyperplastische Kandidose*, bei der besonders im Bereich des harten Gaumens plaqueförmige oder papillomatöse hyperplastische Strukturen auftreten.

Diagnostik. Klinik, kultureller Nachweis mittels Abstrichuntersuchung oder Rachenspülwasser zur Quantifizierung. Bei Verdacht auf Soorösophagitis (Schluckbeschwerden) ist eine Gastroskopie angezeigt.

Differentialdiagnose. Leukoplakien; bei erosiver Kandidose Ausschluß von HSV-bedingten Ulzera, akut nekrotisierender Gingivitis, habituellen Aphthen oder medikamentenbedingten Nebenwirkungen.

Therapie
Innerlich. Neuere Triazolverbindungen, besonders Fluconazol und Itraconazol. Die Dosierung für wasserlösliches Fluconazol beträgt, je nach Schweregrad und Organbeteiligung, 100–400 mg tgl., oral oder i.v., für das lipophile Itraconazol 200–400 mg tgl. p.o., für 1–2 Wochen. Bei fortgeschrittener Immundefizienz (CD4-Lymphozyten <100/µl) und häufig rezidivierender Soorerkrankung ist eine Dauerprophylaxe mit Fluconazol zwischen 2mal 50 mg/Woche bis 3mal 100 mg/Woche per os gerechtfertigt (cave: Resistenzbildung). Bei schweren Candidainfektionen, die auf diese Substanzen nicht ansprechen, bilden Amphotericin B (auch liposomal verkapselt) i.v. sowie die Behandlung mit Flucytosin i.v. eine Alternative.
Äußerlich. Die üblichen topischen Therapieverfahren mit Nystatin-Lösung (2–3mal 4 ml/die), Amphotericin B Lutschtabletten (3–5mal 1/die) oder Miconazol Gel zeigen bei fortgeschrittener Immundefizienz keine ausreichende Wirkung mehr.

Haarzunge

Die meist nur kosmetisch störende weiße oder schwarze Haarzunge findet sich in der Normalbevölkerung bei <1%, bei Tumorpatienten und schweren chronischen Erkrankungen ist sie wesentlich häufiger. Bei HIV-Patienten wird eine Inzidenz von bis zu 25% angegeben. Sie ist charakterisiert durch eine weiße bis dunkelbraune Papillenhyperplasie am Zungenrücken und wird durch eine Mischinfektion aus Hefen und pigmentbildenden koryneformen Bakterien bedingt.

Differentialdiagnose. Orale Haarleukoplakie, Mundsoor.

Therapie. Strenge orale Hygiene, Anwendung von topisch wirksamen Antimykotika, Abbürsten der Zunge mit einer mittelweichen Zahnbürste unter Verwendung einer Vitamin-A-Säure-haltigen Lösung.

Infektionen durch Pityrosporum ovale

Pityriasis versicolor. Etwa 3–4% aller HIV-Infizierten erkranken an dieser Dermatose. Nachtschweiß wird als begünstigender Faktor bei Immunsupprimierten angenommen. Während von amerikanischen Autoren bei HIV-Infizierten wiederholt ausgedehnte, weitgehend therapieresistente Formen der Pityriasis versicolor beschrieben wurden, wurden in Europa bisher keine Unterschiede zwischen der Pityriasis versicolor bei HIV-positiven oder HIV-negativen Patienten bekannt. Die gleichzeitige Manifestation einer Pityrosporum-ovale-Follikulitis ist dagegen bei HIV-positiven Patienten nicht selten.

Therapie
Innerlich. Bei Therapieresistenz systemische Therapie mit Ketoconazol oder besser mit Itraconazol.
Äußerlich. Wie bei HIV-negativen Patienten.

Pityrosporumfollikulitis. Erkrankung vorwiegend der Talgdrüsenfollikel durch Pityrosporum ovale. Es finden sich bei vorwiegend seborrhoischem Hauttyp im Bereich des Schultergürtels und des Gesichtes juckende, follikulär gebundene erythematöse Papeln und Papulopusteln, die nach Zerkratzen Prurigopapeln ähneln können.

Diagnostik. Wegen der vielfältigen Ursachen für follikuläre Entzündungen bei HIV-positiven Patienten empfiehlt sich die Kombination aus mikrobiellem Erregernachweis und histopathologischen Untersuchungen mit der PAS-Färbung.

Differentialdiagnose. Papulöse Exantheme anderer Genese.

Therapie. Wie bei Pityriasis versicolor.

Dermatophytosen (kutane Mykosen)

Die Häufigkeit des Auftretens von Tinea corporis und Onychomykosen bei HIV-Infektionen wird in der Literatur sehr unterschiedlich bewertet. Während einige Arbeitsgruppen bei Dermatophytosen keine klinischen Auffälligkeiten zwischen HIV-positiven und HIV-negativen Patienten beobachten konnten, beschreiben andere ein gehäuftes Auftreten oder sehr ausgeprägte Formen von Tinea corporis oder Onychomykose.

Therapie
Innerlich. Tiefreichende und disseminierte Infektionen systemisch mit Itraconazol 100–200 mg/die für 15–30 Tage.
Äußerlich. Wie bei HIV-negativen Patienten.

Schwere Systemmykosen wie Histoplasmose, Kryptokokkose, Aspergillose und Kokzidioidomykose manifestieren sich nur selten an der Haut. Hauterscheinungen treten bei schwerst immunsupprimierten Patienten in der Regel durch hämatogene Streuung auf, selten durch primäre Inokulation.

Kryptokokkose

Cryptococcus neoformans, ein von einer Schleimkapsel umgebener Hefepilz, ist weltweit verbreitet und gelangt primär über die Lunge in den Körper. Bei ausgeprägter zellulärer Immundefizienz kann es zu einer sekundären hämatogenen Aussaat in die Meningen (Hauptmanifestation), Knochen, Nieren und Haut kommen. Das klinische Bild ist sehr variabel. Hauptsächlich im Gesicht und am Stamm, aber auch disseminiert über das gesamte Integument werden akneiforme Papeln, Pusteln, fistelnde Ulzera und basaloide Tumoren beschrieben.

Therapie
Innerlich. Fluconazol, Amphotericin B und Flucytosin i.v. Die systemische Therapie wird über mindestens 8 Wochen durchgeführt. Nach erfolgreicher Behandlung schließt sich eine Erhaltungstherapie mit Fluconazol an.
Äußerlich. Exzision der kutanen Herde.

Histoplasmose

Bei Patienten mit zellulärem Immundefekt kommt es nach Infektion mit Histoplasma capsulatum, einem dimorphen Pilz, in Abhängigkeit von der Erregermenge zu akuten, chronischen pulmonalen, kutanen oder disseminierten Erkrankungsformen. Die Erscheinungen können unspezifisch sein. Häufig finden sich Mollusca-contagiosa-ähnliche Papeln, Papulopusteln, chronische Abszesse, Knoten oder nichtheilende Ulzerationen.

Therapie
Innerlich. Initial Amphotericin B i.v., Erhaltungstherapie mit Itraconazol 400 mg/die.

Aspergillose

Bei Aids-Patienten wird das Auftreten einer Aspergillose durch die T-Zell-Schwäche und zusätzlich durch Neutropenie gefördert. Die Infektion erfolgt durch Inhalation, den Gastrointestinaltrakt oder kontaminierte Venenkatheter. Durch hämatogene Streuung kommt es zur Infektion von Gehirn, Herz, Knochen, Nieren, Lymphknoten und Haut. Die Hauterscheinungen sind vielgestaltig, beschrieben wurden erythematöse Maculae, Papeln und Pusteln sowie indurierte Plaques und Ulzera.

Therapie
Innerlich. Kombination aus Amphotericin B, Flucytosin und Itraconazol.

Kokzidioidomykose

Die Infektion mit Coccidioides immitis erfolgt in der Regel durch Inhalation der Sporen, auch die Reaktivierung einer früheren Infektion ist möglich. Die Hautveränderungen sind uncharakteristisch. Beschrieben wurden Papeln, Pusteln, Plaques mit erythematösem Randsaum, die zu Abszessen einschmelzen und ulzerieren können.

Therapie
Innerlich. Amphotericin B i.v., Itraconazol und Fluconazol bei meningealer Beteiligung, Ketoconazol als Erhaltungstherapie.

Bakterielle Erkrankungen

Pyodermien

Im Vergleich zu Virus- und Pilzinfektionen spielen bakterielle Infektionen der Haut bei HIV-Infizierten, zumindest bei Erwachsenen, eine untergeordnete Rolle. Deutliche Unterschiede lassen sich bei den verschiedenen Risikogruppen beschreiben. Während bei homosexuellen Patienten außer Follikulitiden oder perianalen Abszessen bakterielle Infektionen der Haut nicht deutlich vermehrt vorkommen, leiden i.v.-drogenabhängige Patienten gehäuft unter rezidivierenden Furunkeln, Abszessen und Ekthymata. Bei diesen Patienten sind soziale Verwahrlosung und nutritive Mangelerscheinungen oftmals wichtige Faktoren, die das Auftreten bakterieller Infektionen begünstigen. Eine weitere Risikogruppe für Pyodermien sind Patienten mit ausgeprägter HIV- oder medikamenteninduzierter Neutropenie.

Follikulitiden

Bakteriell bedingte Follikulitiden werden bei HIV-positiven Patienten in der Regel durch Staphylococcus aureus (staphylogene Ostiofollikulitis) oder Corynebakterien verursacht. An den Prädilektionsstellen wie Rücken, Oberschenkel und Glutealregion, finden sich locker disseminiert, follikulär angeordnete Pusteln und Papulopusteln z.T. mit umgebendem Erythem. Manche Autoren ordnen die staphylogenen Follikulitiden wegen ausgeprägter perifollikulärer Reaktion der Gruppe der papulösen Dermatosen zu.

Differentialdiagnose. Papulöse Dermatitis, Candidafollikulitis, Demodex-Follikulitis, Vaskulitis und Septikämien.

Furunkel und Abszesse

In der Regel durch Staphylococcus aureus bedingt, können Furunkel und Abzesse aber auch durch gramnegative Keime wie Escherichia coli oder Pseudomonas aeruginosa verursacht werden. Häufige Komplikationen sind Fisteln, Phlegmone, selten Sepsis. Die Therapie erfolgt wie bei HIV-negativen Patienten.

Ekthymata

Bei diesen durch hämolysierende Streptokokken bedingten Ulzera werden auch Mischinfektionen mit Staphylokokken, Haemophilus influenzae oder Pseudomonas beobachtet. Bei ausgeprägter Immunschwäche müssen kleine Ekthymata von exulzerierendem Herpes simplex abgegrenzt werden.

Akut nekrotisierende ulzerierende Gingivitis (ANUG)

Diese Erkrankung, charakterisiert durch Schwund der Interseptalpapillen, tiefen fibrinös und nekrotisch belegten Gingivaulzera und Zahnlockerung kommt bei Patienten mit ausgeprägter Immundefizienz vor und kann zu Knochenerosion und Zahnverlust führen. Bei Untersuchungen konnten wiederholt fusiforme Stäbchen, Spirillen, Streptokokken der Gruppe A und Candida albicans nachgewiesen werden. Für das Zustandekommen der ANUG wird, ähnlich wie bei oral-nekrotisierenden Entzündungen in Entwicklungsländern (Noma), die Kombination aus chronischer Infektionserkrankung, dekompensiertem Immunstatus, Mangelernährung und vernachlässigter oraler Hygiene als verantwortlich angesehen.

Diagnostik. Die Diagnose ist klinisch gelegentlich schwer zu stellen. Nachweis von Fusobakterien und Spirillen mittels bakteriologischem Abstrich (Fuchsinfärbung) oder elektronenmikroskopischer Nachweis (Negativkontrastierung).

Differentialdiagnose. Stomatitis herpetica, zytomegalievirusbedingte Ulzera, medikamentenbedingte orale Ulzerationen, chronische Leukopenie, Morbus Behçet.

Therapie. Häufig sehr schwer zu behandeln.
Innerlich. Penizillin, Erythromycin (2 g/tgl. über 10–14 Tage) oder Metronidazol.
Äußerlich. Professionelle Zahnreinigung und desinfizierende Maßnahmen (Pyoktaninlösung 0,25%ig, Chlorhexidin-Lösung). Daneben zur Schmerzstillung lokalanästhetikahaltige Lösungen; Brei- und Flüssigkost.

Mykobakteriosen

Im Rahmen der HIV-Infektion haben Infektionen mit Mykobakterien, insbesondere mit Mycobacterium (M.) tuberculosis und Erkrankungen mit den atypischen Mykobakterien M. avium, M. intracellulare und M. cansasii in den letzten Jahren an Bedeutung gewonnen. Allerdings sind Hauterkrankungen durch diese Mykobakterien selten.

Tuberkulose

Bei ausgeprägter Immundefizienz kann es an der Haut zu uncharakteristischen Verläufen kommen. Neben der Tuberculosis cutis colliquativa mit den Zeichen einer Lymphadenitis colliquativa, häufig mit Fisteln und düsterroter Entzündung der umgebenden Haut, findet sich bei Patienten mit Aids gehäuft die disseminierte Tuberculosis cutis milliaris mit dichtstehenden, teilweise ulzerierenden Papeln und Knoten.

Atypische Mykobakteriosen

Disseminierte atypische Mykobakteriosen werden bei HIV-Patienten mit dekompensiertem Immunstatus und CD4-Helferzellen ≤100 gehäuft beobachtet. In diesem Rahmen sind Hautmanifestationen als hämatogene Absiedelungen einer disseminierten Infektion

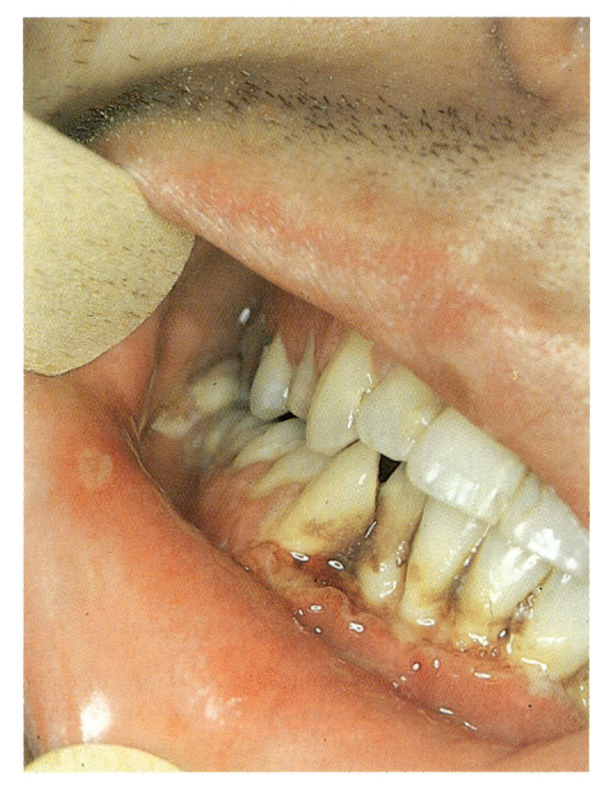

Abb. 2.39. Akut nekrotisierende ulzerierende Gingivitis im Stadium Aids-related complex

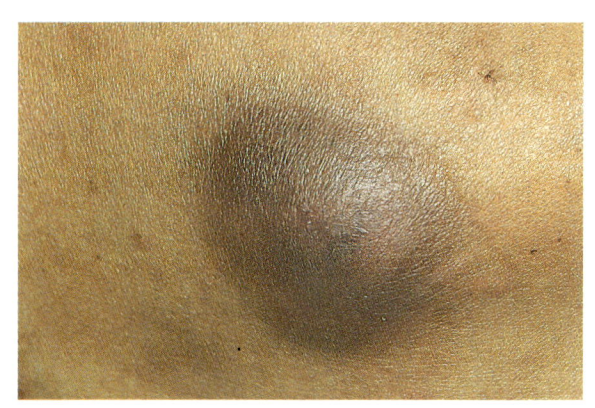

Abb. 2.40. Abszeß durch *Mycobacterium kansasii* bei Patientin mit Aids

zu verstehen. Einzelne Berichte beschreiben Hautveränderungen als unspezifische Papeln, lividrote Flekken, Knoten, Ulzerationen oder fistelnde Abszesse.

Diagnostik. Erregernachweis mikroskopisch (Ziehl-Neelsen-Färbung), mit Hilfe der Kultur oder PCR.

Therapie
Innerlich. Tuberkulostatische Kombinationstherapie nach Empfindlichkeitstestung für mindestens 9 Monate. Bei Lymphadenitis cutis colliquativa empfiehlt

sich eine operative Sanierung. Die in den USA beobachteten tuberkulostatikaresistenten Fälle wurden in Europa nur vereinzelt beschrieben.

Epitheloide Angiomatose (bazilläre Angiomatose)

Erreger ist der gramnegative Bacillus rochalimaea henselae und quintana.

Klinik. Klinisch finden sich einzelne oder multiple, rötliche, leicht blutende Papeln, Angioma-pyogenicum-ähnliche oder auch subkutan gelegene Knoten. Neben Ausbreitung an der Haut können Augen, Leber (Peliosis), ZNS, Lymphknoten und Knochen mitbetroffen sein.

Diagnostik. Die Diagnose ist histologisch zu stellen. Es finden sich angiomatöse Proliferationen und zelluläre Infiltrate aus neutrophilen Granulozyten. In der Silberfärbung nach Warthing-Starry lassen sich perivaskulär gruppiert Bakterien darstellen. Elektronenmikroskopie, PCR und Kultur sind möglich.

Differentialdiagnose. Kaposi-Sarkom, Granuloma pyogenicum und Hämangiome.

Therapie
Innerlich. Mittel der Wahl ist Erythromycin 2 g/tgl. über mindestens 4 Wochen. Einzelne Berichte liegen vor über erfolgreiche Behandlung mit Cotrimoxazol, Doxyzyklin, Isoniazid und Rifampicin. Die Prognose ist bei ausreichend durchgeführter Therapie gut, ansonsten potentiell lebensbedrohliche Erkrankung bei den in der Regel schwerst immunsupprimierten Patienten.

Syphilis

Unter den sexuell übertragbaren Erkrankungen kommt der Lues bei HIV-Infektion eine besondere Bedeutung zu. Diese beiden Infektionen beeinflussen sich gegenseitig insofern, als die HIV-Infektion den Verlauf der Syphilis verändern und umgekehrt eine Haut- und Schleimhautläsion, wie sie der syphilitische Primäreffekt darstellt, das Risiko einer HIV-Transmission beträchtlich erhöht. Die Prävalenz der Syphilis ist mit über 40% bei HIV-infizierten homosexuellen Männern deutlich höher als in der Allgemeinbevölkerung.

Klinik. Neben den klassischen Verläufen, die in der Regel auch bei HIV-positiven Patienten vorkommen, kann mit fortschreitender zellulärer Immundefizienz die Inkubationszeit der Syphilis verkürzt sein und multiple, zur Dissemination neigende Primäraffekte auftreten. Die Abheilungsphase ist verlängert, es wurden persistierende und besonders schmerzhafte Ulzera beschrieben. Im Rahmen der Lues II wurde mehrfach das Auftreten der Lues maligna mit stark ausgeprägter Allgemeinsymptomatik wie Fieber, Schwäche, Appetitlosigkeit und Gewichtsverlust sowie ulzerierenden Haut- und Schleimhautbefunden mit nekrotischen Belägen berichtet. Daneben häufen sich die Berichte über die rasche Progredienz der Erkrankung hin zur Tertiär- und Neurolues innerhalb von 1–2 Jahren post infectionem.

Diagnostik. Klinisch häufig schwierig. An serologischen Untersuchungen sind der TPHA- und VDRL-Test, der IgG- und IgM-FTA-ABS-Test sowie der 19S-IgM-FTA-ABS-Test durchzuführen. Die serologischen Befunde stehen häufig im Widerspruch zu den klinischen Erscheinungsbildern oder sind gelegentlich schwer zu interpretieren. Neben extrem hohen VDRL- und TPHA-Titern finden sich auch bei durch Erregernachweis gesicherter Treponema-pallidum-Infektion falsch-negative IgM-Tests, areaktive IgG-Tests bis hin zu völliger Seronegativität. Weitere Standarduntersuchungen sind der Erregernachweis mittels Dunkelfeldmikroskopie bei Lues I und nässenden Effloreszenzen bei Lues II. Bei negativer Dunkelfeldmikroskopie, aber typischer Klinik, empfehlen sich Probebiopsien aus dem Randbereich der Ulzera und Färbung nach Warthing-Starry oder Steiner. Bei speziellen Fragestellungen kann der Nachweis von Treponema pallidum im Gewebe und Exsudatproben mittels Immunfluoreszenzverfahren und PCR indiziert sein. Bei Verdacht auf Neurosyphilis sollte eine Liquoruntersuchung durchgeführt werden; manche Autoren empfehlen bei jeder Syphilis im Rahmen einer HIV-Infektion eine Lumbalpunktion.

Therapie
Innerlich. Da bei der von der CDC empfohlenen Therapie mit Benzathin-Penizillin (2–3mal 2,4 Mio. IE im Abstand von jeweils 1 Woche) auffallend häufig eine Progression zur Neurolues oder aber auch die Reaktivierung einer Syphilis nach abgeschlossener Therapie beobachtet wurden, sollte eine Syphilis im Rahmen einer HIV-Infektion entsprechend der Empfehlungen der Deutschen Gesellschaft zur Bekämpfung von Geschlechtskrankheiten behandelt werden.

Parasitäre Erkrankungen

Scabies norvegica (Borkenkrätze)

Die Scabies norvegica ist eine besonders schwere Verlaufsform der Skabies bei Immunsupprimierten. Die typischen Effloreszenzen der Skabies sind dann meist nicht mehr nachweisbar. Es kommt zu einer ausgedehnten Dermatitis bis hin zur Erythrodermie, mit borkenartiger silbriger Schuppung. Juckreiz kann fehlen.

Differentialdiagnose. Psoriasis vulgaris, Ekzeme, T-Zell-Lymphome.

Therapie
Äußerlich. Die Therapie erfolgt wie bei HIV-negativen Patienten; hohe Kontagiosität (bis zu 10000 Milben/g Hautschuppen).

Protozoenerkrankungen

Erkrankungen an der Haut, verursacht durch Protozoen wie z.B. durch Pneumocystis carinii oder Toxoplasma gondii sind seltene Komplikationen und Folge der hämatogenen Aussaat bei schwer immunsupprimierten Patienten. Hautveränderungen durch *Pneumocystis carinii* wurden als disseminiert verteilte erythematöse Papeln im Gesicht und am Stamm, Nekrosen der Fingerendglieder oder Abszesse in den Gehörgängen beschrieben. Bei kutaner *Toxoplasmose* wurden disseminierte rote Papeln an Stamm und Extremitäten beschrieben. *Mukokutane Leishmaniasis.* Eine Erkrankung die in Südamerika und im Sudan endemisch auftritt. In Europa wurden bisher etwa 20 HIV-positive Patienten mit Hautveränderungen, die der nodösen oder ulzerösen Form der kutanen Leishmaniose in der Regel entsprachen, beschrieben.

Nichtinfektiöse provozierte Dermatosen

Erythematosquamöse Erkrankungen

Seborrhoisches Ekzem

Die Prävalenz dieser Erkrankung wird in der Bevölkerung mit 3–7% angegeben. Bei HIV-Infizierten erhöht sich die Inzidenz in Abhängigkeit vom Immunstatus auf 20–70%. Das seborrhoische Ekzem bei jüngeren Menschen ist zu einer der wichtigsten Indikatorerkrankungen der HIV-Infektion geworden. Als begünstigende Faktoren werden neben einem Status seborrhoicus mikrobielle Einflüsse diskutiert. Insbesondere finden sich Pityrosporum ovale, Candida albicans und Demodex folliculorum.

Therapie
Innerlich. Nur schwere Erkrankungen rechtfertigen die systemische Gabe von Ketoconazol oder Itraconazol.

Äußerlich. Imidazolhaltige Externa, niedrigdosierte Cignolinzubereitungen (1/16% Dithranol in Cremegrundlage), bei Bedarf mit Zusatz von 2- bis 3%iger Salizylsäure. Daneben Teerpräparate und alkoholische Lösungen mit Erythromycin (1%ig) sowie Glukokortikoide.

Psoriasis vulgaris

Die Prävalenz der Psoriasis vulgaris beträgt bei HIV-Infizierten 2–4% und liegt somit kaum höher als in der Allgemeinbevölkerung. Anerkannt ist, daß die HIV-Infektion entweder direkt oder indirekt über die Verschlechterung des Immunstatus die Manifestation und den klinischen Verlauf einer bereits bestehenden Psoriasis vulgaris beeinflußt. Manche Autoren unterscheiden zwischen einer Typ-I-Psoriasis (erstmaliges Auftreten unter HIV-Infektion) und einer Typ-II-Psoriasis als Exazerbation einer vorbestehenden Psoriasis vulgaris. Besonders bei Patienten mit fortgeschrittener Immunschwäche treten neben typischen Manifestationen der Psoriasis gehäuft schwerere, exsudative und therapierefraktäre Verläufe bis hin zur Erythrodermie auf. Bei unerklärlicher Exazerbation einer Psoriasis wird ein HIV-Test angeraten.

Therapie. Mit zunehmender Einschränkung des Immunsystems wird bei HIV-positiven Patienten die Behandlung der Psoriasis schwieriger. Bei noch kompensierter Immundefizienz unterscheidet sich die Therapie in der Regel nicht wesentlich von der Therapie bei HIV-negativen Patienten. Wichtig ist, gleichzeitig bestehende opportunistische Infektionen auszuschließen oder zu behandeln, um Provokationsfaktoren zu reduzieren.
Innerlich. Wegen der zusätzlich immunsupprimierenden Wirkung wird allgemein versucht, Immunsuppressiva wie Methotrexat und Cyclosporin A zu vermeiden. Ein günstiger therapeutischer Effekt bei Patienten mit einer ausgeprägten Immunschwäche und sehr exsudativer Psoriasis vulgaris wurde wiederholt durch die systemische Behandlung mit Retinoiden (Acitretin) erzielt. Eine Besserung der Psoriasis vulgaris wurde auch unter Behandlung mit Zidovudin (AZT) beobachtet.
Äußerlich. Phototherapien wie UVB-Bestrahlung oder PUVA werden als erfolgversprechende Therapiemaßnahmen empfohlen. Das Risiko einer evtl. auftretenden Immunsuppression durch Phototherapie bei HIV-Positiven wird unterschiedlich eingeschätzt.

Morbus Reiter

Der Morbus Reiter ist eine der ersten Erkrankungen des rheumatischen Formenkreises, der eine Assoziation mit der HIV-Infektion zugeschrieben wurde. Die Prävalenzrate liegt bei etwa 0,5–1%, obgleich die in der Literatur angegebenen Daten stark variieren. Da die Psoriasis vulgaris bei HIV-Infizierten einen ungewöhnlich exsudativen Verlauf nehmen kann, ist der Morbus Reiter von der Psoriasis arthropathica häufig schwer abgrenzbar. Ungeklärt ist, inwieweit die durch das HIV induzierte Immunmodulation Autoimmunphänomene auslöst, die indirekt die Manifestation eines Morbus Reiter oder einer Psoriasis vulgaris triggern. Diese Vorstellung könnte auch erklären, daß die typische Manifestation des Morbus Reiter in die späten Stadien der HIV-Infektion mit ausgeprägter Immundefizienz fällt. Das Auftreten von Morbus Reiter innerhalb der HIV-Infektion wird als prognostisch ungünstig beurteilt. Bezüglich Klinik, Diagnostik und Differentialdiagnose bestehen gegenüber HIV-negativen Patienten keine Unterschiede.

Therapie
Innerlich. Die klassischen Therapieformen wie längerfristige Anwendung von hochdosierten Glukokortikoiden oder Methotrexat sind als sehr problematisch zu werten, da hierunter wiederholt die Manifestation von Aids-Vollbildern beobachtet wurde. Daher wird empfohlen, bei Patienten mit Morbus Reiter vor Therapiebeginn eine HIV-Infektion auszuschließen. Therapeutisch erfolgversprechend und ohne nachweisbare Nebenwirkung auf das Immunsystem dieser Patienten scheint die Gabe von Acitretin in Kombination mit kurzfristiger Gabe von Glukokortikoiden.
Äußerlich. Wie bei Psoriasis vulgaris.

Atopisches Ekzem

Wie bei zahlreichen anderen unspezifischen Reizen, so kann auch das atopische Ekzem im Rahmen der HIV-Infektion oder deren Begleiterkrankungen provoziert werden und therapeutische Schwierigkeiten bereiten. Manche Autoren berichten, daß bei HIV-Kranken die Manifestation des atopischen Ekzems häufiger ist als bei gleichaltrigen Vergleichspopulationen. Umstritten sind auch die Angaben über die Häufigkeiten von atopischem Ekzem bei Kindern mit Aids; hier wird über eine Häufigkeit von bis zu 50% berichtet. Klinisch zeigen sich neben den normalen Verlaufsformen besonders therapieresistente Verläufe bis hin zur Erythrodermie.

Therapie. Die therapeutischen Richtlinien sind die gleichen wie für die Behandlung von HIV-negativen Patienten, wobei systemische immunsupprimierende Therapieverfahren möglichst vermieden werden sollten.

Xerodermie und erworbene Ichthyose

Obgleich oft synonym gebraucht, stellen Xerodermie und erworbene Ichthyose 2 unterschiedliche Krankheitsbilder dar. Etwa 25–30% der HIV-Patienten klagten über trockene Haut und dem damit verbundenen Juckreiz. Manche Autoren diskutieren als mögliche Ursache hormonelle Störungen mit einer Verminderung der Talgsekretion und Veränderung der Zusammensetzung der Hautoberflächenlipide. Eine Zunahme der Beschwerden während der Wintermonate wird beobachtet. Die Xerodermie findet sich relativ häufig auch schon in frühen Stadien der HIV-Infektion und verstärkt sich in ihrer Ausprägung bei zunehmender Immunschwäche. Besonders ausgeprägt ist die Xerodermie bei Patienten mit Waistingsyndrom. Gelegentlich wird der Übergang von Xerodermie in Exsikkationsekzeme beobachtet. Wesentlich seltener treten, ähnlich wie bei Patienten mit anderen konsumierenden Erkrankungen, erworbene Ichthyosen im Rahmen der späten HIV-Erkrankung auf. Am häufigsten manifestiert sich die Ichthyose über den Streckseiten der Gelenke oder als Palmoplantarkeratose.

Therapie. Wie üblich.

Papulöse Dermatitis

Synonyme. Papulöse Dermatitis, papulöse Eruptionen, papulöse Urtikaria, eosinophile pustulöse Follikulitis Ofuji

Eine sehr häufige Krankheit bei Patienten mit mäßiggradiger bis schwerer Immunsuppression sind die verschiedenen Formen der papulösen Dermatitis. Sie manifestieren sich durch follikulär angeordnete, urtikariell erhabene Papeln und Knoten besonders am oberen Stamm und den Extremitäten. Sie ähneln klinisch der Prurigoform einer Dermatitis und sind von schwerem Juckreiz begleitet, der auf klassische Therapiemaßnahmen kaum anspricht. Weder bezüglich der klinischen Einordnung der papulösen Dermatitis noch bezüglich der Therapie konnte bisher ein allgemein anerkanntes Konzept erarbeitet werden. Klinisches Bild und Histologie der verschiedenen Formen von papulöser Dermatitis weisen so große Ähnlichkeiten auf, daß die verschiedenen Formen von papulöser Dermatitis als verwandte oder gar identische Reaktionsformen auf unterschiedliche Noxen angesehen werden.

Diagnostik. Histologisch findet man zahlreiche perivaskulär angeordnete oder intrafollikuläre monozytäre Zellen, eosinophile Leukozyten, die an eine Iktusreaktion oder antiparasitäre Reaktion oder eine eosinophile Pustulose Ofuji denken lassen. Wie bereits die Erstbeschreiber feststellen, enthalten bei vielen Patienten die Follikel im Zentrum dieser Knoten große Mengen an Demodex folliculorum oder Pityrosporum ovale und sind am ehesten als eine entzündliche Reaktion auf die unkontrollierte Ausbreitung von kutanen Saprophyten bei Immundefizienz zu verstehen. Milben oder Hefen lassen sich jedoch nicht bei allen Patienten nachweisen.

Differentialdiagnose. Follikulitiden verursacht durch Staphylococcus aureus, Akne und akneiforme Exantheme.

Therapie. Bei Nachweis von Demodex folliculorum Therapieeinleitung mit Hexachlorcyclohexan und anschließend Nachbehandlung mit glukokortikoidhaltigen Externa. Wichtig ist, die Therapie mit einem Antiskabiosum über einen längeren Zeitraum alle 1–2 Wochen zu wiederholen, da sich die Erreger nur numerisch reduzieren lassen und sonst Rezidive auftreten. Bei Nachweis von Pityrosporum ovale kommen Antimykotika zur Anwendung. Bei Patienten, bei denen sich keine Keime nachweisen lassen, wird derzeit die Therapie mit UVB-Bestrahlung empfohlen, wenn klassische antiphlogistische Behandlungen versagen.

Acne vulgaris

Verschiedene Autoren beschreiben das Neuauftreten oder Wiederauftreten einer Acne vulgaris in frühen oder mittleren Stadien der HIV-Infektion bei Patienten, die bereits jenseits des üblichen Aknealters sind. Es handelt sich dabei in der Regel um eine Acne papulopustulosa mit Prädilektionsstellen am Rücken und im Gesicht. Davon abzugrenzen ist die Acne medicamentosa, die ein monomorphes Bild zeigt. Eine Reihe von Medikamenten, insbesondere Vitamin-B-Präparate, die von HIV-positiven Patienten oft eingenommen werden, tragen zu ihrer Entstehung bei.

Therapie. Bei Acne medicamentosa Absetzen des verantwortlichen Präparates, sonst wie Acne vulgaris.

HIV-assoziierte Photosensibilität

Porphyria cutanea tarda

Die Porphyria cutanea tarda kommt bei HIV-positiven Patienten etwa 20mal häufiger als in der Normalbevölkerung vor.

Chronisch-aktinische Dermatitis

Chronisch-aktinische Dermatitis wurde bisher nur bei Patienten mit fortgeschrittener Immunschwäche diagnostiziert. Bei mehreren war sie die erste Manifestation einer HIV-bedingten Immunschwäche. Mögliche Auslöser der chronisch-aktinischen Dermatitis, insbesondere Medikamente, konnten bisher nicht eruiert werden; bei allen Patienten liegt definitionsgemäß eine ausgeprägte Überempfindlichkeit gegenüber UVB vor, in einzelnen Fällen auch gegenüber UVA. Die therapeutischen Richtlinien unterscheiden sich nicht von jenen für HIV-negative Patienten.

Photosensitives Granuloma anulare

Mit etwa 2% tritt das Granuloma anulare bei HIV-Positiven häufiger auf als in der Normalbevölkerung. Einige der Patienten entwickeln ein photosensitives Granuloma anulare in belichteten Hautarealen, das mit einer deutlich erhöhten Empfindlichkeit gegenüber UVB einhergehen kann.

UV-provozierte lichenoide Dermatitis

Die UV-provozierte lichenoide Dermatitis gleicht klinisch und histologisch einem Lichen ruber und tritt bei Patienten im Stadium Aids in lichtexponierten Hautarealen auf. Bei der überwiegenden Zahl der Patienten entsteht das Exanthem im zeitlichen Zusammenhang mit der Einnahme von photosensibilisierenden Antiphlogistika oder Chemotherapeutika, insbesondere Sulfonamiden, so daß angenommen wird, daß die lichenoide Hautreaktion bei HIV-positiven Patienten als eine UV-provozierte lichenoide Arzneimittelreaktion zu werten ist, insbesondere auch deshalb, weil andere lichenoide Hautreaktionen im Rahmen der HIV-Infektion nur selten beobachtet werden. Sofern die Erkrankung nicht in eine chronisch-aktinische Dermatitis übergegangen ist, führt das Absetzen der photosensibilisierenden Arzneimittel zum Abheilen der Hautkrankheit.

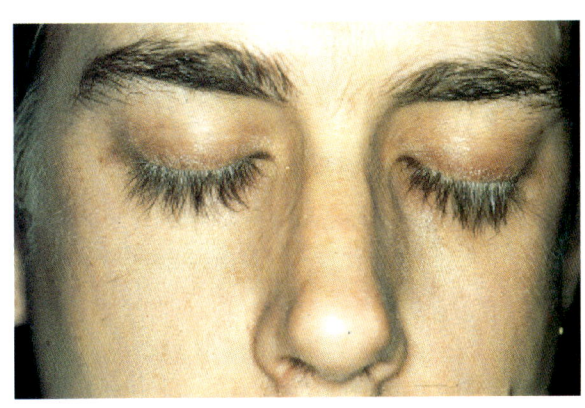

Abb. 2.41. Trichomegalie der Wimpern bei Aids

UV-induzierte Hyperpigmentierung

Die UV-induzierte Hyperpigmentierung wird vorwiegend bei Patienten mit Hauttyp V und VI beobachtet und geht nicht mit einer erhöhten Empfindlichkeit gegenüber UV-Strahlung einher. Ob Zidovudin kausal mit dieser UV-induzierten Hyperpigmentierung verbunden ist, ist unbekannt.

Haarwachstumsstörungen

Im Rahmen der HIV-Infektion wurden zwei Typen von Haarwachstumsstörungen beschrieben. Haarausfall, besonders des Kapillitiums, und erworbene Trichomegalie der Wimpern. Ein postinfektiöses akutes Effluvium wird gehäuft bei HIV-Positiven schon in der frühen Phase der Infektion gesehen. Das chronische Effluvium dagegen ist häufig im Rahmen des Stadiums Aids anzutreffen. Ausgelöst durch chronische Mangelzustände bei rezidivierenden Diarrhöen und Kachexie (Zinkmangel), aber auch medikamentös. Das androgenetische Effluvium scheint bei HIV-Positiven ebenfalls verstärkt zu sein. Abgegrenzt werden muß ein spezifisches Effluvium im Rahmen einer Lues II.

Nicht allzuselten tritt bei Patienten mit sehr niedrigen CD4-positiven Lymphozytenzahlen eine *Trichomegalie der Wimpern* auf, die die Patienten sogar dazu veranlassen kann, regelmäßig die Wimpern zu schneiden.

Pigmentstörungen

Über das gehäufte Auftreten verschiedener Pigmentstörungen wie Vitiligo, Erythema dyschromicum perstans und Melasma wurde berichtet. Bei Patienten mit Wastingsyndrom tritt häufig eine diffuse Hyperpigmentierung wie bei Morbus Addison auf.

Häufigste Pigmentstörungen sind die diffuse oder lineäre Braunverfärbung der Fingernägel sowie eine bräunliche Pigmentierung der Schleimhäute unter Zidovudin.

Erkrankungen der Gefäße

Disseminierte Teleangiektasien

Mit Zunahme des Immundefektes treten Teleangiektasien bei HIV-positiven Patienten vermehrt am Hals und Thorax auf. Die Ätiologie ist nicht geklärt.

Vaskulitiden

Vaskulitiden werden bei HIV-Positiven im fortgeschrittenen Stadium der Infektion beschrieben. Unklar ist, ob sie als direkte Folge der HIV-Infektion angesehen werden können. Es ist eher wahrscheinlich, daß bakterielle oder virale Begleitinfekte und Medikamente bei der Bildung zirkulierender Immunkomplexe und somit der Ausbildung einer Vaskulitis eine Rolle spielen. An den Unterschenkeln und gluteal kommt es zu Petechien und Purpura, in seltenen Fällen zu hämorrhagischen Papeln und Papulopusteln sowie Blasen und nekrotisierenden Ulzera.

Differentialdiagnose. Ulzerierender Herpes simplex.

Therapie. Wie bei HIV-negativen Patienten.

Autoimmunphänomene

Abgesehen von dem pathogenetischen Konzept, das die HIV-Infektion als eine durch das HIV-Virus induzierte Zerstörung der eigenen CD4-positiven Lymphozyten ansieht, ist nicht geklärt, inwieweit die Infektion vermehrt zu Autoimmunphänomenen im Bereich der Haut führt. Verschiedentlich wurde über die Assoziation von HIV-Infektion und Autoimmunphänomenen berichtet: Lupus-erythematodes-ähnliche Krankheitsbilder mit Raynaud-Syndrom, Myositiden, renale Störungen, Fieber, Arthralgien und zirkulierende Immunkomplexe werden häufig beobachtet. Antinukleäre Antikörper und Antikardiolipinantikörper sind häufiger bei HIV-positiven Patienten erhöht.

Thrombozytopenie

Im Rahmen der HIV-Infektion wird auffallend häufig eine thrombozytopenische Purpura beobachtet. Sie ist nicht von der klassischen immunthrombozytopenischen Purpura zu unterscheiden. Bei Thrombozytenzahlen <30000/µl finden sich vor allem am harten Gaumen, aber auch disseminiert am gesamten Integument, petechiale Blutungen. Pathogenetisch werden präzipitierende Immunkomplexe oder Antikörper, die sich gegen Plättchenmembranantigene richten und zu einem Abbau der Thrombozyten besonders in der Milz führen, diskutiert.

Therapie
Innerlich. Bei Thrombozytenzahlen <30000/µl Versuch mit Zidovudin 500–1000 mg/tgl. Wenn diese Behandlung sich als erfolglos erweist, können alternativ Immunglobuline (0,4 g/kg KG alle 3 Wochen) oder Prednison (1 mg/kg KG tgl. über mehrere Wochen) zur Anwendung kommen.

Systemischer Lupus erythematodes

Anzeichen für ein vermehrtes Auftreten von diskoidem Lupus erythematodes bei HIV-Infektion liegen nicht vor.

Sicca-Symptomatik

Xerostomie und Xerophthalmie treten bei HIV-Positiven gehäuft auf. In seltenen Fällen ist jedoch das Sjögren-Syndrom Folge einer Autoimmundestruktion.

Aphthen

Vor allem bei Patienten mit bereits manifester Immundefizienz wurden orale Aphthen beobachtet. Bei den an der Mundschleimhaut spontan auftretenden Ulzera kann zwischen einer Minorform mit dichtstehenden oberflächlichen bis zu 5 mm großen Aphthen, die in der Regel innerhalb von 14 Tagen abheilen, und einer Majorform mit sehr schmerzhaften, tiefen, bis zu 1 cm großen, einzeln stehenden Ulzera, die nicht selten mehrere Wochen bis Monate persistieren, unterschieden werden.

Differentialdiagnose. Orale Ulzera durch HSV, CMV, Arzneimittelnebenwirkungen, Aphthen bei Leukopenie, Morbus Behçet, ulzerierende Kandidose und akut nekrotisierende Gingivitis.

Therapie
Innerlich. Steroide oder ein Therapieversuch mit Thalidomid sollten therapieresistenten Majorformen vorbehalten sein.
Äußerlich. Glukokortikoide in Form von Lutschtabletten und Haftsalben. Daneben empfiehlt sich eine schmerzstillende Therapie mit lokalanästhetikahaltigen Mundspülungen (Subcutin) zusammen mit Mundpflege unter Verwendung von antimykotikahaltigen Lösungen.

Arzneimittelexantheme

Arzneimittelexantheme treten bei HIV-Infizierten häufig auf. 3 Ursachen werden diskutiert. Die durch die HIV-Infektion ausgelöste Immunmodulation, Stoffwechselstörungen wie ein verändertes Azetelierungsverhalten und ein bei Aids-Patienten beobachteter Glutathionmangel; die große Anzahl von Medikamenten, die gleichzeitig und in ungewöhnlich hohen Dosen über lange Zeiträume eingenommen werden (einschließlich der Selbstmedikation). Das gesamte Spektrum kutaner Arzneimittelreaktionen vom fixen toxischen Arzneimittelexanthem bis hin zum Lyell-Syndrom und der toxisch epidermalen Nekrolyse wird beobachtet.

Sulfonamide

Am häufigsten beobachtet wurden kutane Arzneimittelnebenwirkungen bei der Behandlung der akuten Pneumocystis-carinii-Pneumonie mit Cotrimoxazol (Trimethoprim/Sulfamethoxazol). Hierbei werden Exanthemraten von bis zu 50% beschrieben. Ähnlich hohe Inzidenzen von kutanen Reaktionen werden bei Toxoplasmosebehandlung (bis zu 30%) beschrieben. Zurückgeführt werden die kutanen Reaktionen auf den Sulfonamidanteil des Cotrimoxazol bzw. auf das bei der Toxoplasmosebehandlung angewandte Sulfadiazin.

Klinik. Häufig schon am 2. bis 3. Behandlungstag, typischerweise aber zwischen dem 10. bis 14. Tag nach Behandlungsbeginn, bildet sich ein kleinfleckiges lividrotes makulopapulöses Exanthem aus, beginnend am Rumpf mit Ausbreitung auf die Extremitäten. Es ist häufig von mäßigem Juckreiz, Brennen und Fieber begleitet. Das Exanthem kann großflächig konfluieren. Nicht selten sind die Schleimhäute befallen, mit flächenhaften Erosionen im Mundbereich.

Diagnostik. Die Feststellung des auslösenden Medikamentes kann aufgrund der großen Vielfalt gleichzeitig von den Patienten eingenommener Präparate schwierig sein. Hinzu kommt, daß allergologische Hauttestungen im Akutfall nicht möglich und nach Abklingen der Symptomatik bei veränderter immunologischer Reaktion der Haut nur im positiven Fall aussagekräftig sind.

Differentialdiagnose. Virusexantheme, Erythema multiforme und ulzerierender Herpes simplex der Mundschleimhaut.

Therapie
Innerlich. Bei schwersten Formen allergischer Reaktionen, wie dem Stevens-Johnson-Syndrom, muß die Medikation abgebrochen werden. Bei vitaler Bedrohung des Patienten durch opportunistische Infektionen wie Pneumocystis-carinii-Pneumonie und zerebraler Toxoplasmose wird bei weniger stark ausgeprägten Arzneimittelreaktionen meist die eingeleitete Medikation unter Gabe von Glukokortikoiden (Prednisolon 40–100 mg/tgl.) und Antihistaminika so lange wie nötig fortgesetzt. Wenn möglich, sollte nach einer Alternativmedikation gesucht werden wie Pentamidin i.v. bei Pneumocystis-carinii-Pneumonie und Atovaquone bei Toxoplasmose.

Andere Pharmaka

Antibakterielle Therapie

Die wichtigsten Medikamente dieser Gruppe sind Ampizillin, Amoxizillin (15%) und die tuberkulostatischen Therapien (20–30%). Reaktionen auf Ciprofloxacin werden nur selten beobachtet, zum Teil als Photosensibilisierung.

Zytostatika und antiretrovirale Substanzen

Bei Dideoxycytidin (DDC) wurden insbesondere orale Ulzera, bei Zidovudin (AZT) Pigmentstörungen beschrieben. Nach Bleomycin können Prurigo-simplex-subacuta-ähnliche Krankheitsbilder sowie diffuse, fleckige und lineare Hyperpigmentierungen auftreten. Daunorubicin und Doxorubicin können Braunverfärbungen der Haut und der Nägel verursachen.

Antivirale Arzneimittel

Unter Therapie mit Foscarnet kommt es vor allem bei hochdosierter Therapie zu Ulzera. Im Genitalbereich, hauptsächlich an der Glans penis, aber auch in der Mundhöhle und der Speiseröhre kommt es bei bis zu 20% der Patienten zu schmerzhaften Entzündungen, Erosionen bis hin zu Ulzerationen, die einem ulzerierenden Herpes simplex gleichen können. Sekundär kann es auch zur Ausbildung einer Phimose kommen.

Therapie. Strenge Hygienemaßnahmen in Form von Gliedbädern nach jeder Miktion, Anwendung von Zinkpasten oder kurzfristig steroidhaltige Haftsalben, sowie vermehrte Flüssigkeitszufuhr sind indiziert, wenn die Medikation nicht auf Ganciclovir umgestellt werden kann.

Verfahren zum Nachweis einer HIV-Infektion

Direkte Methoden – Nachweis von HIV oder von HIV-Bestandteilen

p24-Antigen-Test[1]
Polymerasekettenreaktion (PCR)[1]
HIV-Kultur/Virusanzucht
Elektronenmikroskopie

Indirekte Methode – Nachweis von Antikörpern gegen HIV-Bestandteile

ELISA[1] (enzym linked immunosorbent assay): Suchtest
Westernblot[1]: Bestätigungstest
Immunofluoreszenz
Radioimmunopräzipitationsassay (RIPA)
Agglutinationstest
Dotblot-Assay

[1] Gebräuchlichste Methoden

Nur ein eindeutig positiver HIV-Befund sollte den Patienten mitgeteilt werden. Hierzu werden benötigt:
– Zweimalige Durchführung eines Suchtestes, beispielsweise ELISA sowie
– ein Bestätigungstest, beispielsweise Westernblot

Daneben sollte unbedingt darauf geachtet werden, daß 2 an verschiedenen Zeitpunkten entnommene Serumproben vorliegen, um der Möglichkeit einer Namens- oder Reagenzverwechslung vorzubeugen. Bei negativen Testergebnissen und weiterhin bestehendem Verdacht auf eine mögliche Infektion sollte die serologische Untersuchung nach 6–12 Wochen wiederholt werden. In seltenen Fällen kann eine Serokonversion bis zu 12 Monate betragen.
Ein HIV-Test kann nur erfolgen, wenn Vorgehen und eventuelle Konsequenzen mit dem Patienten besprochen wurden und der Patient einverstanden ist.

Allgemeine diagnostische und therapeutische Leitlinien

Indikationen für einen HIV-Test

Anamnestische Hinweise
- Homosexualität oder Heterosexualität mit wechselnden Geschlechtspartnern ohne Infektionsschutz
- Geschlechtserkrankungen wie Gonorrhö und Syphilis
- Drogenabhängigkeit mit Mehrfachbenutzung von Injektionsspritzen
- Beschaffungsprostitution ohne Infektionsschutz
- Hämophilie mit Substitution vor allem vor 1985
- Bluttransfusionen (insbesondere vor 1985)
- Einreisende aus Endemiegebieten
- Kinder HIV-positiver Mütter

Verdächtige klinische Symptome
- Lymphadenopathie unklarer Genese über mehr als 6 Wochen
- Auftreten HIV-assoziierter Hauterkrankungen
- Häufung von Infektionserkrankungen

Basisdiagnostik zur Feststellung des Krankheitsstadiums (Staging)

Anamnese. Fieber, Nachtschweiß, Gewichtsabnahme, Leistungsminderung, Husten, Atembeschwerden, Diarrhö, Kopfschmerzen, Sehstörungen.

Klinische Untersuchung. Haut und Schleimhäute, Lymphknoten, orientierende internistische und neurologische Untersuchung, augenärztliche Untersuchung, Röntgen Thorax, Ultraschall Abdomen; bei Frauen gynäkologische Untersuchung.

Weiterführende Untersuchungen. HIV-Serologie (ELISA und Westernblot), Lymphozytendifferenzierung (CD4- und CD8-positive Lymphozyten), Intrakutantest mit Recallantigenen, HIV-p24-Antigen im Serum, β_2-Mikroglobulin im Serum, Neopterin im Urin, Serumelektrophorese, quantitative Bestimmung der Immunglobuline, Blutbild mit Thrombozyten und Differentialblutbild, Laktatdehydrogenase (LDH), Blutkörperchensenkungsgeschwindigkeit, Serumchemie (Nierenfunktion, Leberfunktion, Elektrolyte), serologische Untersuchungen auf Toxoplasmose, Syphilis, Hepatitis, Epstein-Barr-Virus, Zytomegalievirus, Herpes-simplex-Virus.
Bei Patienten mit > 500 CD4-positive Lymphozyten/µl werden halbjährliche klinische und immunologische Kontrollen empfohlen. Bei Patienten mit < 500 CD4-positive Lymphozyten/µl sind vierteljährliche Abstände angezeigt. Alle weiteren Untersuchungen richten sich nach dem Beschwerdebild des Patienten. Wenig sinnvoll erscheint eine allzu häufige Kontrolle der CD4-positiven Lymphozyten, wenn diese bereits längerfristig < 50/µl betragen. Seit kurzem kann auch die Bestimmung der Viruskonzentration im Plasma zur Therapieplanung herangezogen werden.

Allgemeine Therapierichtlinien

Innerhalb der ersten 10 Jahre nach der Infektion erkranken etwa 50% der Patienten an Aids-manifestierenden opportunistischen Infektionen oder Tumoren. Etwa 20% der Patienten sind zu diesem Zeitpunkt noch völlig beschwerdefrei. Die Aufgaben bei der Betreuung von Patienten in Frühstadien der HIV-Infektion liegen besonders darin, den Verlauf der Infektion zu überwachen, um aus evtl. auftretenden klinischen Auffälligkeiten und pathologischen Laborparametern die Progression beurteilen zu können. Wichtigstes Kriterium zur Beurteilung des Immundefektes sind die CD4-positiven Lymphozyten (T4, T-Helferzellen). Bei der Therapie der HIV-Infektion muß unterschieden werden zwischen dem Versuch einer *antiretroviralen Behandlung*, die das Fortschreiten der HIV-Erkrankung verzögern soll; einer *Primärprophylaxe*, die die Erstmanifestation einer opportunistischen Infektion verhindern soll sowie einer *Sekundärprophylaxe*, die bei erfolgter opportunistischer Infektion ein Rezidiv verhindern soll.

Antiretrovirale Therapie

Derzeit sind zugelassen: Azidothymidin (Zidovudin, AZT, Retrovir), Dideoxyinosin (DDI, Didanosin, Videx) und Dideoxyzytidin (DDC, Zalcitabin, HiviD). Die 3 Substanzen haben als Hauptangriffspunkt die reverse Transkriptase. Sie hemmen die Transkription des Virusgenoms in provirale DNS und damit die Integration in das Wirtsgenom. Sie sind Nukleosidanaloga und verursachen durch den Einbau falscher Nukleosidbausteine einen Abbruch in der Synthese des DNS-Antistranges.
Azidothymidin (AZT) ist die erste seit 1987 zugelassene Substanz, der, wenn auch in neuerer Zeit sehr kontrovers diskutiert, eine lebensverlängernde und lebensqualitätverbessernde Wirkung zugesprochen wird. Die Indikation zu dieser Therapie war anfänglich die fortgeschrittene HIV-Infektion in Dosierungen von bis zu 1500 mg/tgl. Heute wird die Gabe von AZT in Abhängigkeit zum klinischen Bild des Patien-

ten in der Regel bei CD4-positiven Lymphozyten < 300/μl in einer Dosierung von 500 mg/tgl. empfohlen. Die orale Bioverfügbarkeit des Medikamentes ist mit 65% gut; es ist liquorgängig, und eine zumindest vorübergehende wirksame Behandlung der HIV-Enzephalopathie wurde beschrieben. Wegen seiner möglichen myelotoxischen Nebenwirkungen sind regelmäßige Blutbildkontrollen angezeigt, um bei einem Hb-Abfall auf < 9 g/dl oder einer Granulozytenzahl von < 500–750/nl das Medikament abzusetzen oder zumindest die Dosis zu reduzieren. Die häufigsten Beschwerden sind Übelkeit, Erbrechen, Muskelschmerzen und Schlaflosigkeit.

Dideoxyinosin (DDI) ist seit 1992 für die Monotherapie bei Patienten mit AZT-Unverträglichkeit oder bei klinischer wie immunologischer Verschlechterung trotz vorangegangener AZT-Therapie (CD4-positive Lymphozyten < 250) in Deutschland zugelassen. Die Dosierung beträgt je nach Körpergewicht zwischen 2mal 100 mg–2mal 300 mg/Tag. Als wichtigste Nebenwirkungen stehen Pankreatitis und periphere Polyneuropathie im Vordergrund.

Dideoxyzytidin (DDC) ist seit 1994 in Deutschland bisher bei bedeutender klinischer oder immunologischer Verschlechterung zugelassen. Die Dosierung beträgt je nach Körpergewicht 3mal 0,75 mg oder 3mal 0,375 mg/die. Wichtigste Nebenwirkungen sind periphere Polyneuropathie, seltener Pankreatitis (<1%), daneben Stomatitis, Fieber, Übelkeit und Exantheme.

Bei allen 3 Substanzen muß besonders auf mögliche Wechselwirkungen mit anderen Medikamenten, wie sie zur Behandlung opportunistischer Infektionen eingesetzt werden, geachtet werden. Ganz allgemein gilt der Grundsatz, daß die Behandlung opportunistischer Infektionen Vorrang vor der antiretroviralen Therapie hat.

Bei allen Therapeutika wurde das Problem der schnellen Resistenzentwicklung bei Monotherapie beobachtet. Aus diesem Grund werden derzeit international Kombinationstherapien aus zwei oder drei antiretroviral wirksamen Medikamenten empfohlen. Eine Reihe neuerer Substanzen (Nukleosid und Non-Nukleosidanaloga, Proteaseinhibitoren) sind in Erprobung.

Primärprophylaxe opportunistischer Infektionen

Bei Helferzellen ≤ 200/μl wird mit einer Prophylaxe gegen *Pneumocystis-carinii-Pneumonie* begonnen. Hierfür stehen die orale Therapie mit Cotrimoxazol (Trimethoprim 80 mg und Sulfamethoxazol 400 mg tgl.), oder die Pentamidininhalationstherapie (in der Regel 300 mg einmal in 4 Wochen) zur Verfügung. Bei CD4-Lymphozyten ≤ 100/μl wird, v.a. bei positiver Toxoplasmoseserologie, eine Primärprophylaxe gegen *Toxoplasmose* mit Cotrimoxazol angeraten. Bei Patienten mit Cotrimoxazolunverträglichkeit bietet die Kombination aus Dapson und Pyrimethamin zusammen mit Folinsäure eine Alternative.

Eine Primärprophylaxe der disseminierten atypischen Mykobakteriose mit Rifabutin (Mycobutin, Internationale Apotheke) 300 mg/tgl. bei Patienten mit < 100 CD4-Zellen/μl, ist bisher nicht etabliert.

Sekundärprophylaxe (Erhaltungstherapie) nach vorangegangener opportunistischer Infektion

Pneumocystis-carinii-Pneumonie: Wie Primärprophylaxe. *Toxoplasmoseenzephalitis*: Pyrimethamin 50 mg/die plus Folinsäure. *Cytomegalievirusekrankungen*: Ganciclovir (6 mg/kg KG) oder alternativ Foscarnet (90–120 mg/kg KG) an 5–7 Tagen der Woche. *Soor*: Die Anwendung von Fluconazol (100–300 mg/Woche) zur Prophylaxe rezidivierenden Mundsoors bei Patienten mit CD4-Lymphozyten < 100/μl wird wegen möglicher Resistenzentwicklung gegen Azolverbindungen kontrovers diskutiert. *Herpes-simplex-Infektion*: Die Anwendung von Aciclovir, Dosierung zwischen 3mal 200 mg–3mal 400 mg oral, wird kontrovers diskutiert.

Infektionsschutz

Von der *Concerted Action of the EC Medical and Health Research Programme* konnten bis September 1993 52 gesicherte HIV-Serokonversionen nach beruflicher Exposition dokumentiert werden. In den USA wurden 33 Erkrankungen beschrieben. In Europa wurden 19 Personen dokumentiert. Hauptinfektionsquelle waren Nadelstichverletzungen.

Im Labor, bei der Blutabnahme, dem Anlegen von Infusionen, Gabe von Injektionen und bei Untersuchungen: kein Pipettieren mit dem Mund, Tragen von Einmalhandschuhen, Schutzkitteln, wenn nötig Augen- und Mundschutz, Verwerfen der Handschuhe vor Kontakt mit anderen Gegenständen, sofortiges Desinfizieren von verspritztem Material; Entsorgung von kontaminiertem Material in feste Abwurfbehälter, kein Zurückschieben von Nadeln in die Plastikkappen, ruhiges geordnetes Arbeiten, Sterilisation der Endoskope oder Verwendung von Einmalgeräten. Bei chirurgischem Vorgehen wird das Tragen von 2 Paar Latexhandschuhen empfohlen. Bei Verwendung von Latexhandschuhen wird bei einer Stichverletzung durch den Handschuh an der Außenseite der Nadel bereits 90% des Materials abgestreift.

Verhalten nach Stichverletzung

Die Infektionswahrscheinlichkeit mit HIV bei Verletzung sonst gesunder Haut durch chirurgische Nadeln, Nadeln mit Lumen und Skalpellen liegt zwischen 1:200 bis 1:400.

Sollte es trotz der obengenannten Vorsichtsmaßnahmen zu einer Verletzung gekommen sein, sind folgende Punkte zu beachten: Blutung anregen, um möglichst alles Fremdmaterial aus dem Stichkanal zu entfernen. Mindestdauer 1–3 Minuten. Das Ausschneiden des Stichkanals kann in engem zeitlichen Abstand (nicht länger als 30 min) zum Unfallereignis in Erwägung gezogen werden. Sinnvoll ist sicher, gerade bei Verletzungen im Bereich der Fingerkuppen, den Finger von proximal nach distal auszustreifen, um die Blutung zu erhalten, evtl. kann eine venöse Stauung angelegt werden.

Desinfektion

Stichkanal nach Möglichkeit spreizen, um die Wirkung des Desinfektionsmittels in die Tiefe hin zu erleichtern. Im Bedarfsfall Hilfspersonen hinzuziehen, Dauer 2–3 min. Desinfektionsmittel auf alkoholischer Basis sind zu bevorzugen, mindestens 70%ige alkoholische Lösungen. Bei Eindringen von infektiösem Blut in die Konjunktiven intensives Spülen mit Wasser oder physiologischer Kochsalzlösung. Für die Mundschleimhaut können alkoholische Lösungen bis 45% verwendet werden.

Nach Verletzung ist eine serologische Untersuchung des Patienten und des Verunfallten aus forensischen Gründen indiziert.

Postexpositionsprophylaxe

Voranzustellen ist, daß alle Empfehlungen, die hier gegeben werden, keine gesicherte wissenschaftliche Grundlage haben und gesicherte Beweise für die Wirksamkeit beim Menschen in den nächsten Jahren nicht zu erwarten sind. Ein schützendes HIV-Hyperimmunglobulin ist derzeit nicht vorhanden. Ob eine Postexpositionsprophylaxe durch die Gabe von antiretroviralen Substanzen wie AZT sinnvoll ist, wird als fraglich angesehen. Innerhalb der ersten 2 h (bis maximal 12 h) nach dem Unfallereignis sollten 250 mg AZT eingenommen werden, gefolgt von 5mal 250 mg tgl. über 14 Tage–6 Wochen. Häufig gesehene Nebenwirkungen sind Kopfschmerzen und gastrointestinale Beschwerden sowie Blutbildveränderungen. Das Vorliegen einer Schwangerschaft stellt keine absolute Kontraindikation mehr dar; des weiteren sollte nach Abschluß der Therapie eine Schwangerschaft für etwa 6 Monate sicher verhütet werden. Ein mutagener Einfluß von AZT, Einflüsse auf die Spermatogenese und die mögliche Onkogenität des Medikamentes sind nicht sicher auszuschließen. Eine Kombination aus verschiedenen Nukleosidanaloga wie AZT plus DDI, AZT plus DDC oder anderen erscheint möglich. Serologische Kontrollen sollten sofort, nach 6, 8 und 12 Wochen sowie nach 6 und 12 Monaten erfolgen. Der Sexualpartner des Verunfallten sollte bis zum Ausschluß einer Infektion nur geschützten Geschlechtsverkehr durchführen.

Weiterführende Literatur

Viruserkrankungen

Übersichten

Bachmann PA (ed) (1980) Leukemias, lymphomas and papillomas. Comparative aspects. Taylor and Francis, London

Evered D, Clark S (eds) (1986) Papillomaviruses. Ciba Found Symp 120

Galasso GJ, Merigan TC, Buchanan RA et al. (eds) (1984) Antiviral agents and viral diseases of man, 2nd edn. Raven, New York

Jablonska S, Orth G (eds) (1985) Warts/human papilloma viruses. Clinics in dermatology. Lippincott, Philadelphia

Melnick JL (ed) (1986) Progress in medical virology, vol 33. Karger, Basel

Nahmias AJ, Dowdle WR, Schinazi RF (eds) (1981) The human herpesviruses: an interdisciplinary perspective. Elsevier, New York

Nasemann T (1977) Viral diseases of the skin, mucous membranes and genitals. Clinical features, differential diagnosis and therapy with basic principles of virology. Saunders, Philadelphia

Robinson TWE, Heath RB (eds) (1983) Virus diseases and the skin. Churchill Livingstone, Edinburgh

Te-Wen Chang (ed) (1984) Herpes simplex virus. Clinics in dermatology. Lippincott, Philadelphia

Volkenandt M, Bürmer GC, Schadendorf D et al. (1993) The polymerase chain reaction-method and applications in dermatopathology. Am J Dermatopathol 15:118–126

Warzen

Ashinoff R, Li JJ, Jacobson M et al. (1991) Detection of human papillomavirus DNA in squamous cell carcinoma of the nail bed and finger determinated by polymerase chain reaction. Arch Dermatol 127:1813–1818

Balázs M (1986) Buschke-Löwenstein tumour. A histologic and ultrastructural study of six cases. Virchows Arch (A) 410: 83–92

Beaudenon S, Praetorius F, Kremsdorf D et al. (1987) A new type of human papillomavirus associated with oral focal epithelial hyperplasia. J Invest Dermatol 88: 130–135

Berth-Jones J, Hutchinson PE (1992) Modern treatment of warts: cure rates at 3 and 6 months. Br J Dermatol 127:262–265

Blauvelt A, Duarte AM, Pruksachatkunakorn C et al. (1992) Human papillomavirus type 6 infection involving cutaneous nongenital sites. J Am Acad Dermatol 27:876–879

Burns DA (1992) 'Warts and all' – the history and folklore of warts: a review. J R Soc Med 85:37–40

Chuang TY (1987) Condylomata acuminata (genital warts). An epidemiologic view. J Am Acad Dermatol 16: 376–384

Conant MA (ed) (1984) Viral infections. Semin Dermatol 3:89–154

Egawa K (1994) New types of human papillomaviruses and intracytoplasmic inclusion bodies: a classification of inclusion warts according to clinical features, histology and associated HPV types. Br J Dermatol 130:158–166

Egawa K, Inaba Y, Yoshimura K et al. (1993) Varied clinical morphology of HPV-1-induced warts, depending on anatomical factors. Br J Dermatol 128:271–276

Ferenczy A, Mitao M, Nagai N et al. (1985) Latent papillomavirus and recurring genital warts. N Engl J Med 313:784–788

Fierlbeck G, Rassner G, Pfister H (1992) Condylomata acuminata bei Kindern – Nachweis von HPV 6/11 und 2: Lokaltherapie mit Interferon-β-Hydrogel. Hautarzt 43:148–151

Giesen M, Hoffmann K, Stieler W et al. (1993) Kutane Condylomata acuminata in ungewöhnlicher Lokalisation und Ausbreitung. Hautarzt 44:160–163

Gissmann L (1984) Papillomaviruses and their association with cancer in animals and in man. Cancer Surv 3:161–181

Greenberg MD, Rutledge LH (1992) Understanding human papillomaviral infections in women. Semin Dermatol 3:241–245

Gross G, Gissmann L (1986) Urogenitale und anale Papillomavirusinfektionen. Hautarzt 37:587–596

Gross G, Ikenberg H, Gissmann L et al. (1985) Papillomavirus infection of the anogenital region: correlation between histology, clinical picture and virus type. Proposal of a new nomenclature. J Invest Dermatol 85:147–152

Gross G, Wagner D, Hauser-Brauner B et al. (1985) Bowenoide Papulose und Carcinoma in situ der Cervix uteri bei Sexualpartnern. Ein Beispiel für die Übertragbarkeit der HPV-16- Infektion. Hautarzt 36:465–469

Gross G, Ikenberg H, Roussaki A et al. (1986) Systemic treatment of condylomata acuminata with recombinant interferon-alpha-2a: low-dose superior to the high-dose regimen. Chemotherapy 32:537–541

Grußendorf-Conen EI (1993) HPV in der Onkogenese. Hautarzt 44:427–431

Guillet G, Borredon J, Duboseq MF et al. (1987) Prevalence of warts on hands of poultry slaughterers, and poultry warts. Arch Dermatol 123:718–719

Haneke E (1987) Behandlung von Warzen. In: Braun-Falco O, Schill WB (Hrsg) Fortschritte der praktischen Dermatologie und Venerologie, Bd. 11. Springer, Berlin, S 121–127

Hausen H zur (1987) Papillomviren bei menschlichen Karzinomen. In: Braun-Falco O, Schill WB (Hrsg) Fortschritte der praktischen Dermatologie und Venerologie, Bd. 11. Springer, Berlin, S 103–110

Jablonska S (1984) Wart viruses: human papillomaviruses. Semin Dermatol 3:120–129

Jablonska S (1987) Typisierung von Warzen. In: Braun-Falco O, Schill WB (Hrsg) Fortschritte der praktischen Dermatologie und Venerologie, Bd. 11. Springer, Berlin, S 111–120

Kang S, Fitzpatrick TB (1994) Debilitating verruca vulgaris in a patient infected with the human immunodeficiency virus. Arch Dermatol 130:294–296

Keefe M, Ghamdi A al, Coggon D et al. (1994) Cutaneous warts in butchers. Br J Dermatol 130:9–14

Keefe M, Ghamdi A al, Coggon D et al. (1994) Butcher's warts: no evidence for person to person transmission of HPV 7. Br J Dermatol 130:15–17

Kling AR (1992) Genital warts-therapy. Semin Dermatol 3:247–255

Knobler RM, Schneider S, Radlwimmer B (1992) Human papillomavirus in cervix carcinoma and condylomata acuminata-identification of HPV-DNA by improved dot-blot hybridization. Clin Exp Dermatol 17:392–396

Kowalzick L, Gross G, Ring J (1993) Humane Papillomviren: assoziierte Erkrankungen der Mamille. Hautarzt 44:644–646

Krogh G von (1992) Clinical relevance and evaluation of genitoanal papillomavirus infection in the male. Semin Dermatol 3:229–240

Leest RJ von, Zachow KR, Ostrow RS et al. (1987) Human papillomavirus heterogeneity in 36 transplant recipients. Arch Dermatol 123:354–357

Löning T, Ikenberg H, Becker J et al. (1985) Analysis of oral papillomas, leukoplakias and invasive carcinomas for human papillomavirus type related DNA. J Invest Dermatol 84:417–420

Mazzatenta C, Andreassi L, Biagioli M et al. (1993) Detection and typing of genital papilloma viruses in men with a single polymerase chain reaction and type-specific DNA probes. J Am Acad Dermatol 28:704–710

Moy R, Eliezri YD (1994) Significance of human papillomavirus-induced squamous cell carcinoma to dermatologists. Arch Dermatol 130:235–237

Nishikawa T, Kobayashi H, Shindoh M et al. (1993) A case of verrucous carcinoma associated with human papillomavirus type 16 DNA. J Dermatol 220:483–488

Petzoldt D, Pfister H (1980) HPV 1 DNA in lesions of focal epithelial hyperplasia Heck. Arch Dermatol Res 268:313–314

Pfau A, Talal AA, Bäumler W et al. (1994) Nd:YAG laser hyperthermia in the treatment of recalcitrant verrucae vulgares (Regensburg's technique). Acta Derm Venereol 74:212–214

Piepkorn M, Kumasaka B, Krieger JN et al. (1993) Development of human papillomavirus-associated Buschke-Löwenstein penile carcinoma during cyclosporine therapy for generalized pustular psoriasis. J Am Acad Dermatol 29:321–325

Rock B, Naghashfar Z, Barnett N et al. (1986) Genital tract papillomavirus infection in children. Arch Dermatol 122:1129–1132

Rübben A, Krones R, Schwetschenan B et al. (1993) Common warts from immunocompetent patients show the same distribution of human papillomavirus types as common warts from immunocompromised patients. Br J Dermatol 128:264–270

Schachner L, Hankin DE (1985) Assessing child abuse in childhood condyloma acuminatum. J Am Acad Dermatol 12:157–160

Soyer HP, Schadendorf D, Ceroni L et al. (1993) Verrucous cysts: histopathologic characterisation and molecular detection of human papillomavirus-specific DNA. J Cutan Pathol 20:411–417

Villiers EM de, Schneider A, Gross G et al. (1986) Analysis of benign and malignant urogenital tumors for human papillomavirus infection by labelling cellular DNA. Med Microbiol Immunol 174:281–286

Villiers EM de (1989) Heterogeneity of the human papillomavirus group. J Virol 63:4898–4903

Villiers EM de (1992) Laboratory techniques in the investigation of human papillomavirus infection. Genitourin Med 68:50–54

Vogel LN (1992) Epidemiology of human papillomavirus infection. Semin Dermatol 3:226–228

Zhu Y, Blauvelt A, Goldstein BA et al. (1992) Detection with the polymerase chain reaction of human papillomavirus DNA in condylomata acuminata treated in vitro with liquid nitrogen, trichloroacetic acid, and podophyllin. J Am Acad Dermatol 26:710–714

Epidermodysplasia verruciformis

Androphy EJ, Dvoretzky I, Lowy DR (1985) X-linked inheritance of epidermodysplasia verruciformis. Arch Dermatol 121:864–868

Lewandowsky F, Lutz W (1922) Ein Fall einer bisher nicht beschriebenen Hauterkrankung (Epidermodysplasia verruciformis). Arch Dermatol Syphilol 141:193–203

Lutzner MA, Blanchet-Bardon C, Orth G (1984) Clinical observations, virological studies, and treatment trials in patients with epidermodysplasia verruciformis, a disease induced by specific human papillomaviruses. J Invest Dermatol 83:18s–25s

Majewski S, Skopinska-Rozewska E, Jablonska S et al. (1986) Partial defects of cellmediated immunity in patients with epidermodysplasia verruciformis. J Am Acad Dermatol 15:966–973

Orth G (1986) Epidermodysplasia verruciformis: a model for understanding the oncogenicity of human papillomaviruses. Ciba Found Symp 120:157–169

Slawsky LD, Gilson RT, Hockley AJ (1992) Epidermodysplasia verruciformis associated with severe immunodeficiency, lymphoma, and disseminated molluscum contagiosum. J Am Acad Dermatol 27:448–450

Molluscum contagiosum

Epstein WL (1992) Molluscum contagiosum. Semin Dermatol 3:184–189

Schwartz JJ, Myskowski PL (1992) Molluscum contagiosum in patients with human immunodeficiency virus infection. J Am Acad Dermatol 27:583–588

Shelley WB, Burmeister V (1986) Demonstration of a unique viral structure: the molluscum viral colony sac. Br J Dermatol 115:557–562

Smith KJ; Yeager J, Wagner KF (1992) Molluscum contagiosum: ultrastructural evidence for its presence in skin adjacent to clinical lesions in patients infected with human immunodeficiency virus type I. Arch Dermatol 128:233–227

Syed TA, Lundin S, Ahmad M (1994) Topical 0.3% and 0.5% podophyllotoxin cream for self-treatment of molluscum contagiosum in males. Dermatology 189:65–68

Herpes-simplex-Viren

Aslanzadeh J, Helm KF, Espy MJ et al. (1992) Detection of HSV-specific DNA in biopsy tissue of patients with erythema multiforme by polymerase chain reaction. Br J Dermatol 126:19–23

Belongia EA, Goodman JL, Holland EJ et al. (1991) An outbreak of herpes gladiatorium at a high-school wrestling camp. N Engl J Med 325:906–910

Beutner KR (1992) Rational use of acyclovir in the treatment of mucocutaneous herpes simplex virus and varicella zoster virus infections. Semin Dermatol 3:256–260

Blom I, Bäck O, Egelrud T et al. (1986) Long-term oral acyclovir treatment prevents recurrent genital herpes. Dermatologica 173:220–223

Corey L, Spear PG (1986) Infections with herpes simplex viruses (two parts). N Engl J Med 314:686–691, 749–757

Corey L, Vontver LA, Brown ZA (1984) Genital herpes simplex virus infections: clinical manifestations, course, and complications. Semin Dermatol 3:89–101

Gross G (1986) Systemische Acyclovir-Therapie von immunkompetenten und immundefekten Patienten mit Herpes simplex- bzw. Varizella-Zoster-Virusinfektionen. Aktuel Dermatol 12:217–224

Grossman MC, Silvers DN (1992) The Tzanck smear: can dermatologists accurately interpret it? J Am Acad Dermatol 27:403–405

Harris HH, Foucar E, Anderson RD et al. (1986) Intrauterine herpes simplex infection resembling mechanobullous disease in a newborn infant. J Am Acad Dermatol 15:1148–1155

Hernes B, Kruse W, Hofmann H et al. (1986) Nachweis von Herpes-simplex-Virusantigen mit einem Enzymimmunoassay und direkter Immunfluoreszenz. Hautarzt 37:662–666

Huff JC (1992) Erythema multiforme and latent herpes simplex infection. Semin Dermatol 3:207–210

Miura S, Smith CC, Burnett JW et al. (1992) Detection of viral DNA within skin of healed recurrent herpes simplex infection and erythema multiforme lesions. J Invest Dermatol 98:68–72

Nahass GT, Goldstein BA, Zhu WY et al. (1992) Comparison of Tzanck smear, viral culture, and DNA diagnostic methods in detection of herpes simplex and varicellazoster infection. JAMA 268:2541–2544

Sarkell B, Blaylock WK, Vernon H (1992) Congenital neonatal herpes simplex virus infection. J Am Acad Dermatol 27:817–821

Schirren H, Schirren CG, Schlüpen E-M et al. (1995) Exazerbation eines Morbus Hailey-Hailey durch Infektion mit Herpes-simplex-Virus. Nachweis mittels Polymerasekettenreaktion. Hautarzt 46:494–497

Schmoeckel C, Hocheneder R (1987) Beurteilung der ultrastrukturellen Schnelldiagnostik mittels Negativkontrastierung von Herpesvirenerkrankungen aus Hautläsionen. Hautarzt 38:29–33

Spruance SL (1992) The natural history of recurrent oralfacial herpes simplex virus infection. Semin Dermatol 3:200–206

Vanderhooft S, Kirby P (1992) Genital herpes simplex virus infection: Natural history. Semin Dermatol 3:190–199

Vestey JP, Norval M (1992) Mucocutaneous infections with herpes simplex virus and their management. Clin Exp Dermatol 17:221–237

Varizella-Zoster-Virus

Boyd AS, Neldner KH, Zemtsov A et al. (1992) Photolocalized varizella. J Am Acad Dermatol 26:772–774

Dlugosch D, Eis-Hubinger AM, Kleim JP et al. (1991) Diagnose of acute and latent varicella-zoster virus infections using the polymerase chain reaction. J Med Virol 35:136–141
Dunkle LM, Arvin AM, Withley RJ et al. (1991) A controlled trial of acyclovir for chicken pox in normal children. N Engl J Med 325:1539–1544
Eis-Hübinger AM, Kaiser R, Kleim JP et al. (1992) Nachweis von Varizella-Zoster-Virus-Infektionen mittels Polymerasekettenreaktion. Hautarzt 43:767–771
Friedman-Kien AE, Lafleur FL, Gendler E et al. (1986) Herpes zoster: a possible early clinical sign for development of acquired immunodeficiency syndrome in high-risk individuals. J Am Acad Dermatol 14:1023–1028
Haas N, Labitzke U, Czarnetzki BM (1994) Retrospektive Untersuchung zur Häufigkeit und Dauer der postzosterischen Neuralgie. Z Hautkr 69:443–446
Higa K, Dan K, Manabe H (1987) Varicella-zoster virus infections during pregnancy: hypothesis concerning the mechanisms of congenital malformations. Obstet Gynecol 69:214–222
Isada NB, Paar DP, Johnson MP et al. (1991) In utero diagnosis of congenital varicella zoster virus infection by chorionic villus sampling and polymerase chain reaction. Am J Obstet Gynecol 165:1727–1730
Liesegang TJ (1984) The varicella-zoster virus: systemic and ocular features. J Am Acad Dermatol 11:165–191
Magliocco AM, Demetrick DJ, Sarnat HB et al. (1992) Varicella embryopathy. Arch Pathol Lab Med 116:181–186
Rowbotham MC (1992) Treatment of postherpetic neuralgia. Semin Dermatol 3:218–225
Sadick NS, Swenson PD, Kaufman RL et al. (1987) Comparison of detection of varicella-zoster virus by the Tzanck smear, direct immunofluorescence with a monoclonal antibody, and virus isolation. J Am Acad Dermatol 17:64–69
Tyring SK (1992) Natural history of varicella zoster virus. Semin Dermatol 3:211–217
Wassilew SW (1984) Management of pain in herpes zoster. Semin Dermatol 3:116–119

Pocken und Vakzine, Katzenpocken, Affenpocken, Kuhpocken
Baxby D (1984) Poxviruses. In: Wilson G, Miles A, Parker MT (eds) Topley and Wilson's principles of bacteriology, virology and immunity, vol. 4. Virology, 4th edn. Arnold, London
Blackford S, Roberts DL, Thomas PD (1993) Cowpox infection causing a generalized eruption in a patient with atopic dermatitis. Br J Dermatol 129:628–629
Casemore DP, Emslie ES, Whyler DK et al. (1987) Cowpox in a child, acquired from a cat. Clin Exp Dermatol 12:286–287
Claudy AL, Gaudin OG, Granouillet R (1982) Pox virus infection in Darier's disease. Clin Exp Dermatol 7:261–266
Jezek Z, Szczeniowski M, Paluku KM et al. (1987) Human monkeypox: clinical features of 282 patients. J Infect Dis 156:293–298
Lane JM, Ruben FL, Neff JM et al. (1969) Complications of smallpox vaccination 1968. National surveillance in the United States. New Engl J Med 281:1201–1208
Landthaler M, Strasser S, Schmoeckel C (1988) Vaccinia inoculata. Hautarzt 39:322–323
Lewis-Jones MS, Baxby D, Cefai C et al (1993) Cowpox can mimic anthrax. Br J. Dermatol 129, 625–627
Marwick C (1995) Smallpox virus destruction delayed yet again. JAMA 273:446
Mayr A (1985) Zur Gefährdung des Menschen durch Tierpocken nach Aufhebung der Pflichtimpfung gegen Pokken. Hautarzt 36:493–495
Mayr A (1993) Gefährdung von Mensch und Tier durch Pockeninfektionen bei Katzen. Deutsches Ärzteblatt 90:C-817–C-820
Nasemann T, Mayr A, Schaeg G et al. (1987) Infektion eines Mädchens mit Kuhpockenvirus. Hautarzt 38:414–418
Shelley WB, Shelley ED (1983) Farmyard pox: parapoxvirus infection in man. Br J Dermatol 108:725–727
World Health Organization Committee on Orthopox Infections (1986) Report of the fourth meeting. Weekly Epidemiol Record 61:289–293

Melkerknoten
Hartmann AA, Büttner M, Stanka F et al. (1985) Sero- und Immundiagnostik bei Parapoxvirusinfektion des Menschen. Melkerknoten, Ecthyma contagiosum-Kontaktinfektion. Hautarzt 36:663–669
Laevell UW, Phillips IA (1975) Milker's nodules. Pathogenesis, tissue culture, electron microscopy, and calf inoculation. Arch Dermatol 111:1307–1311
Nasemann T (1961) Die Viruskrankheiten der Haut und die Hautsymptome bei Rickettsiosen und Bartonellosen. 6. Melkerknoten (sensu strictiori im Sinne von Kaiser und Berger), Paravaccine-Knoten. In: Marchionini A, Nasemann T (Hrsg) Handbuch der Haut- und Geschlechtskrankheiten. Ergänzungswerk von Jadassohn J, Bd IV,2. Springer, Berlin Göttingen Heidelberg, S 184–203
Schuler G, Hönigsmann H, Wolff K (1982) The syndrome of milker's nodules in burn injury. J Am Acad Dermatol 6:334–339

Melkergranulationsknoten
Meneghini CL, Gianotti F (1964) Granulomatosis fistulosa of milker's hands. Dermatologica 128:38–50

Ecthyma contagiosum (Orf)
Gill MJ, Arlette J, Buchan KA et al. (1990) Human orf. Arch Dermatol 126:356–358
Günes AT, Gezen C, Kapdagh H et al. (1982) Ecthyma-contagiosum-Epidemien in der Türkei. Hautarzt 33:384–387
Kahn D, Hutchinson EA (1980) Generalized bullous orf. Int J Dermatol 19:340–341
Nasemann T (1961) Die Viruskrankheiten der Haut und die Hautsymptome bei Rickettsiosen und Bartonellosen. 7. Ecthyma contagiosum (Orf). In: Marchionini A, Nasemann T (Hrsg) Handbuch der Haut- und Geschlechtskrankheiten. Ergänzungswerk von Jadassohn J, Bd IV,2. Springer, Berlin Göttingen Heidelberg, S 203–208
Pether JVS, Guerrier CJW, Jones SM et al. (1986) Giant orf in a normal individual. Br J Dermatol 115:497–499
Ruzicka T, Schmoeckel C, Ryckmanns F (1983) Ecthyma contagiosum und Melkerknoten. MMW 125:1103–1104

Maul- und Klauenseuche, Hand-Fuß-Mund-Exanthem
Alonso A, Gomes MD, Ramalho AK et al. (1993) Characterization of foot-and-mouth disease virus by monoclonal antibodies. Viral Immunol 6:219–228
Conway SP (1987) Coxsackie B2 virus causing simultaneous hand, foot and mouth disease and encephalitis. J Infection 15:191
Elsner P, Lechner W, Stanka F (1985) Hand-Fuß-Mund-Krankheit. Hautarzt 36:161–164
Haneke E (1985) Electron microscope demonstration of virus particles in hand, foot and mouth disease. Dermatologica 171:321–326
House C, Meyer RF (1993) The detection of foot-and-mouth disease virus in oesophageal-pharyngeal samples by a polymerase chain reaction technique. J Virol Methods 43:1–6
Nasemann T (1987) Diagnostik von Virusexanthemen. In: Braun-Falco O, Schill WB (Hrsg) Fortschritte der praktischen Dermatologie und Venerologie, Bd 11. Springer, Berlin Heidelberg New York Tokyo, S 143–149
Thomas I, Janniger CK (1993) Hand, foot, and mouth disease. Cutis 52:265–266

Herpangina und andere Coxsackie-Virusinfektionen
Forman ML, Cherry JD (1968) Exanthems associated with uncommon viral syndromes. Pediatr 41:873–882
Magoffin RL, Jackson EW, Lennette EH (1961) Vesicular stomatitis and exanthem. A syndrome associated with coxsackie virus type A16. JAMA 175:441–445
Nakayama T, Urano T, Osano M et al. (1989) Outbreak of herpangina associated with coxsackievirus B3 infection. Pediatr Infect Dis J 8:495–498

Masern
ACIP (1987) Measles – United States, 1986. MMWR 36:301–305
ACIP (1987) Measles prevention. MMWR 36:409–425
Ackerman AB, Suringa DWR (1971) Multinucleate epidermal cells in measles. A histologic study. Arch Dermatol 193:180–184
Fraser KB, Martin SJ (1978) Measles virus and its biology. Academic Press, London New York
Linneman CC (1973) Measles vaccine: immunity, reinfection and revaccination. Am J Epidemiol 97:365–371

Scharlach
Bialecki C, Feder NM, Grant-Kels JM (1989) The six classic childhood exanthems: a review and update. J Am Acad Dermatol 21:891–903
Hallas G (1985) The production of pyrogenic toxins by Group A streptococci. J Hyg 95:47–57
Perks EM, Mayon-White RT (1983) The incidence of scarlet fever. J Hyg 91:203–209

Röteln
Aguado JM, Psada I, Gonzalez M, Lizasoain M et al. (1993) Meningoencephalitis and polyradiculoneuritis in adults: don't forget rubella. Clin Infect Dis 17:785–786
Centers for Disease Control (1987) Rubella vaccination during pregnancy – United States, 1971–1986. MMWR 36:457–461
Cooper LZ, Ziring PR, Ockerse AB et al. (1969) Rubella: clinical manifestations and management. Am J Dis Child 118:18–29
Mann JM, Preblud SR, Hoffmann RE et al. (1981) Assessing risks of rubella infection during pregnancy. A standardized approach. JAMA 245:1647–1652

Rubeola scarlatinosa, Erythema infectiosum, papular-purpuric gloves and socks syndrome
Anderson MJ, Pattison JR (1984) The human parvovirus. Brief review. Arch Virol 82:137–148
Anderson MJ, Kidd IM, Morgan-Capner P (1985) Humanparvovirus and rubella-like illness. Lancet II:663
Borradori L, Cassinotti P, Perremoud D et al. (1994) Papular-purpuric „gloves and socks" syndrome. Int J Dermatol 33:196–197
Cossart YE, Yield AM, Cant B et al. (1975) Parvovirus-like particles in human sera. Lancet I:72–73
Evans LM, Grossman ME, Gregory N (1992) Koplik spots and a purpuric eruption with parvovirus B19 infection. J Am Acad Dermatol 27:466–467
Feldmann R, Harms M, Saurat JH (1994) Papular-purpuric „gloves and socks" syndrome: not only parvovirus B19. Dermatology 188:85–87
Harms M, Feldmann R, Saurat JH (1990) Papular purpuric „gloves and socks" syndrome. J Am Acad Dermatol 23:850–854
MacAulay JC (1987) Human parvovirus infection with arthropathy. Br J Dermatol 116:883–884
Okabe N, Koboyashi S, Tatsuzawa O et al. (1984) Detection of antibodies to human parvovirus in erythema infectiosum (fifth disease). Arch Dis Child 59:1016–1019
Okochi K, Mori R, Miyazaki M et al. (1984) Nakatani antigen and human parvovirus (B19). Lancet I:160–161
Pérez-Ferriols A, Martinez-Aparicio A, Aliaga-Boniche A (1994) Papular-purpuric „gloves and socks" syndrome caused by measles virus. J Am Acad Dermatol 30:291
Plummer FA, Hammond GW, Forward K et al. (1985) An erythema infectiosum-like illness caused by human parvovirus infection. N Engl J Med 313:74–79
Reid DM, Reid TMS, Brown T et al. (1985) Human parvovirus-associated arthritis: a clinical and laboratory description. Lancet I:422–425
Shishiba T, Matsunaga Y (1993) An outbreak of erythema infectiosum among hospital staff members including a patient with pleural fluid and pericardial effusion. J Am Acad Dermatol 29:265–267
Trattner A, David M (1994) Purpuric „gloves-and-socks" syndrome: histologic, immunofluorescence, and polymerase chain reaction study. J Am Acad Dermatol 30:267–268
Veraldi S, Rizzitelli G, Lunghi G et al. (1993) Primary infection by human parvovirus B19. Dermatology 186:72–74
White DG, Woolf AD, Mortimer PP et al. (1985) Human parvovirus arthropathy. Lancet I:419–421
Whitley RJ (1985) Parvovirus infection. Chance and investigation. N Engl J Med 313:111–112
Zisman AS (1986) Human parvovirus infection. N Engl J Med 314:645

Exanthema subitum
Berenberg W, Wright S, Janeway CA (1949) Roseola infantum (exanthem subitum). New Engl J Med 241:253–259
Irving WL, Cunningham AL (1990) Serological diagnosis of infection with human herpesvirus type 6. Br Med J 300:156–159

Lips U, Zbinden R, Wunderli W (1992) Dreitagefieber: Übereinstimmung zwischen klinischer Diagnose und Serokonversion gegen das humane Herpes-Virus Typ 6 (HSV-6). Schweiz Med Wochenschr 122:795–799

Yamanishi K, Okuno T, Shiraki K et al. (1988) Identification of human herpesvirus-6 as a causal agent for exanthem subitum. Lancet I:1065–1007

Zahorsky J (1913) Roseola infantum. JAMA 61:1446–1450

HIV-Infektion und Aids
Bücher

Broder S, Merigan TC Jr, Bolognesi D (1994) Textbook of AIDS medicine. Williams & Wilkins, Baltimore

Brodt HR, Helm EB, Kamps BS (Hrsg) (1994) AIDS 1994. Diagnostik und Therapie HIV-assoziierter Erkrankungen, 4. Aufl. Steinhäuser, Wuppertal

Dancygier H (1993) AIDS. Ein klinischer Leitfaden, 2. Aufl. Thieme, Stuttgart

Fröschl M, Schöfer H (1994) Dermatologische Manifestationen. In: L'age-Stehr J, Helm EB (Hrsg) AIDS und die Vorstadien. Ein Leitfaden für Praxis und Klinik. Springer, Berlin

Kalibe T (1994) Strahlentherapie des HIV-assoziierten Kaposisarkoms unter besonderer Berücksichtigung der Röntgenweichstrahltherapie. In: Jäger H (Hrsg) HIV-Medizin: Möglichkeiten der individualisierten Therapie; Wissenschaftliche Ergebnisse in der Mitte der 90er Jahre (Münchner AIDS-Tage 1994, München). Ecomed, Landsberg, S 148–151

Röcken M, Breit R (1989) Dermatologie bei HIV-Infektionen und AIDS. Grundlagen – Klinik – Therapie. Ecomed, Landsberg

Schöfer H (Hrsg) (1989) Hauterkrankungen bei HIV-Infektion und AIDS. Schwer, Stuttgart

Stallmann D (1991) Hautveränderungen bei HIV-Infektion und AIDS. Deutsche Übersetzung von: Penneys NS (ed) Skin manifestations of AIDS. Deutscher Ärzteverlag, Köln

Steigleder GK, Rasokat H (Hrsg) (1990) Haut- und Schleimhautveränderungen bei HIV-Infektion und AIDS. Thieme, Stuttgart

Übersichten

Albrecht H, Stellbrink HG, Petersen J et al. (1994) Disseminierte Histoplasmose bei AIDS. Dtsch Med Wochenschr 119:657–662

Allen JE (1993) Drug-induced photosensitivity. Clin Pharmacol 12:580–587

Balfour HH, Benson C, Braun J et al. (1994) Management of acyclovir-resistant herpes simplex and varicella zoster virus infections. J Acq Imm Def Syn 7:254–260

Ballem PJ, Belzberg A, Devine PV et al. (1992) Kinetic studies of the mechanism of thrombocytopenia in patients with human immunodeficiency virus infection. N Engl J Med 327:1779–1784

Berger TG, Dhar A (1994) Lichenoid photoeruptions in human immunodeficiency virus infection. Arch Dermatol 130:609–613

Berry CD, Hooton TM, Collier AC (1987) Neurologic relapse after benzathine penicillin therapy for secondary syphilis in a patient with HIV infection. N Engl J Med 316:1387–1389

Bogner JR, Kronawitter U, Rolinski B et al. (1994) Liposomal doxorubicin in the treatment of advanced AIDS-related Kaposi sarcoma. J Acq Immun Def Syn 7:453–469

Boisseau AM, Conzigou P, Forestier JF et al. (1991) Porphyria cutanea tarda associated with human immunodeficiency virus infection. Dermatologica 182:155–159

Brambilla L, Boneschi V, Beretta G et al. (1984) Intralesional chemotherapy for Kaposi's sarcoma. Dermatologica 169:150–155

Bratzke B, Orfanos CE (1988) Akutes Primärstadium einer HIV-Infektion und Übergang in AIDS mit Kaposi-Sarkom 24 Monate danach. Hautarzt 39:514–518

Braun-Falco O (1989) AIDS – eine Herausforderung an die Dermato-Venerologie. Hautarzt 40:185–188

Bournèrias I, Biosnic S, Patey O et al. (1989) Unusual cutaneous cytomegalovirus involvement in patients with acquired immunodeficiency syndrome. Arch Dermatol 125:1243–1246

Buchness MR, Lim HW, Hatcher VA et al. (1988) Eosinophilic pustular folliculitis in the acquired immunodeficiency syndrome. N Engl J Med 318:1183–1186

Casanova JM, Puig T, Rubio M (1987) Hypertrichosis of the eyelashes in acquired immunodeficiency syndrome. Arch Dermatol 123:1599–1601

Center for Disease Control and Prevention MMWR (1993) Revised classification system for HIV infection and expanded surveillance case definition for AIDS among adolescents and adults. Arch Dermatol 129:287–290

Cohen PR, Grossman ME, Silvers DN et al. (1990) Generalized granuloma annulare located on sunexposed areas in a human immunodeficiency virus-seropositive man with ultraviolet B photosensitivity. Arch Dermatol 126:830–831

Conant MA (1987) Hairy leukoplakia. A new disease of the oral mucosa. Arch Dermatol 123:585–587

Coodley GO, Loveless MO, Merrill TM (1994) The HIV wasting syndrome: a review. J Acq Immun Def Syn 7:681–694

Coopman SA, Johnson RA, Platt R et al. (1993) Cutaneous disease and drug reactions in HIV infection. N Engl J Med 328:1670–1674

Coulman CU, Greene I, Archibald RWR (1987) Cutaneous pneumocystosis. Ann Intern Med 106:396–398

Duvic M, Johnson TM, Rapini RP et al. (1987) Acquired immunodeficiency syndrome – associated psoriasis and Reiter's syndrome. Arch Dermatol 123:1622–1632

Fahey JL, Taylor JMG, Detels R et al. (1990) The prognostic value of cellular and serologic markers in infection with human immunodeficiency virus type I. N Engl J Med 322:166–172

Frentz G, Niordson AM, Thomsen K (1989) Eosinophilic pustular dermatosis: an early skin marker of infection with human immunodeficiency virus? Br J Dermatol 121:271–274

Gallant JE, Moore RD, Chaisson RE (1994) Prophylaxis for opportunistic infections in patients with HIV infection. Ann Intern Med 120:932–944

Gallo RC, Salahuddin SZ, Popovic M et al. (1984) Frequent detection and isolation of cytopathic retroviruses (HTLV-III) from patients with AIDS and at risk for AIDS. Science 224:500–503

Garbe C, Husak R, Orfanos CE (1994) HIV-assoziierte Dermatosen und ihre Prävalenz bei 456 HIV-Infizierten. Beziehungen zum Immunstatus und ihre Bedeutung als diagnostischer Marker. Hautarzt 45:623–629

Glover R, Young L, Goltz RW (1987) Norwegian scabies in acquired immunodeficiency syndrome: report of a case resulting in death from associated sepsis. J Am Acad Dermatol 16:396–399

Greenberg RG, Berger TG (1990) Nail and mucocutaneous hyperpigmentation with azidothymidine therapy. J Am Acad Dermatol 22:327–330

Greenspan D, Greenspan JS, Hearst NG et al. (1987) Relation of oral hairy leukoplakia to infection with the human immunodeficiency virus and the risk of developing AIDS. J Infect Dis 155:475–481

Gregory N, Sanchez M, Buchness MR (1990) The spectrum of syphilis in patients with human immunodeficiency virus infection. J Am Acad Dermatol 22:1061–1067

Grosse G, Heise W, Staib F (1993) Histoplasmose der Haut als opportunistische Erstinfektion bei AIDS. Dtsch Med Wochenschr 118:1555–1560

Gürtler LG, Hauser PH, Eberle J et al. (1994) A new subtype of human immunodeficiency virus type 1 (MVP-5180) from Cameroon. J Virol 68:1581–1585

Hartmann M, Petzoldt D (1994) Viruserkrankungen der Haut bei HIV-Infizierten. Allergologie 17:316–320

Hauschild A, Peters-Dunsche C (1992) Intraläsionäre Behandlung des klassischen Kaposi-Sarkoms mit Interferon alpha. Hautarzt 43:789–791

Hedl A, Agathos M, Breit R (1994) Dermatomykosen bei HIV-Infektion. Allergologie 17:321–326

Heng MCY, Heng SY, Allen SG (1994) Co-infection and synergy of human immunodefiency virus-1 and herpes simplex virus-1. Lancet 343:255–258

Hettmannsperger U, Soehnchen R, Gollnick H et al. (1993) Bazilläre epitheloide Angiomatose bei fortgeschrittener HIV-Infektion. Hautarzt 44:803–807

Hevia O, Jiminez-Acosta F, Ceballos PI et al. (1991) Pruritic papular eruption of the acquired immunodeficiency syndrome: a clinicopathologic study. J Am Acad Dermatol 24:231–235

Hirsch MS, D'Aquila RT (1993) Therapy for human immunodeficiency virus infection. N Engl J Med 328:1686–1695

Inwald D, Nelson M, Cramp M et al. (1994) Cutaneous manifestations of mycobacterial infection in patients with AIDS. Br J Dermatol 130:111–114

Jaffe D, May LP, Sanchez M et al. (1991) Staphylococcal sepsis in HIV antibody seropositive psoriasis patients. J Am Acad Dermatol 24:970–972

Jasny B, Cohen G, Merson H et al. (1993) AIDS. The unanswered questions. Science 260:1253–1292

Katz DH (1993) AIDS: primarily a viral or an autoimmune disease? AIDS Res Hum Retrovir 9:489–493

Kopelman RG, Zolla-Pazner S (1988) Association of human immunodeficiency virus infection and autoimmune phenomena. Am J Med 84:83–89

Krown SE, Gold JWM, Niedzwiecki D et al. (1994) Interferon-α with zidovudine: safety, tolerance, and clinical and virologic effects in patients with Kaposi sarcoma associated with the acquired immunodeficiency syndrome (AIDS). Ann Int Med 112:812–821

Lane HC, Laughon BE, Falloon J et al. (1994) Recent advances in the management of AIDS-related opportunistic infections. Ann Intern Med 120:945–955

Magro CMJ, Crowson AN (1994) Eosinophilic pustular folliculitis reaction: a paradigm of immune dysregulation. Intern J Dermatol 33:172–178

Mahrle G, Rasokat H, Kurz K et al. (1989) Abnormer Verlauf der Syphilis bei HIV-Infektion. Ztschr Hautkrh 64:393–397

McNeely MC, Yarchoan R, Broder S et al. (1989) Dermatologic complications associated with administration of 2′,3′-dideoxycytidine in patients with human immunodeficiency virus infection. J Am Acad Dermatol 21:213–217

Meola T, Soter NA, Ostreicher R et al. (1993) The safety of UVB phototherapy in patients with HIV infection. J Am Acad Dermatol 29:216–220

Meigel W, Ramsauer J (1994) Nichtinfektiöse Hauterkrankungen bei der HIV-Infektion. Allergologie 17:327–332

Näher H, Helfrich S, Hartmann M et al. (1990) EBV-Replikation und Therapie der oralen Haarleukoplakie mit Acyclovir. Hautarzt 41:680–682

Näher H, Peters B (1992) Mycobacterium kansasii – Serum der Haut bei HIV-Infektion. Hautarzt 43:361–363

Ochsendorf FR, Schöfer H, Runne U et al. (1988) Therapie der oralen Haarleukoplakie mit Acyclovir. Hautarzt 39:736–738

Pantaleo G, Graziosi C, Fauci AS (1993) The immunopathogenesis of human immunodeficiency virus infection. N Engl J Med 328:327–332

Pekar U, Tilgen W, Weidauer H et al. (1988) Schleimhautmanifestationen bei HIV-Infektion. Hautarzt 39:243–246

Petzoldt D (1989) STD (sexually transmitted diseases) und die Übertragung der HIV-Infektion. Hautarzt 40:405–406

Petzoldt D (1991) Zur AZT-Prophylaxe einer beruflichen HIV-Infektion. Hautarzt 42:61–62

Petzold D, Hartmann M (1995) Neue Entwicklungen in der Behandlung der HIV-Infektion. Hautarzt 46:141–143

Plettenberg A, Meigel W (1993) Foscarnetbedingte Genitalulzera. Akt Dermatol 19:355–356

Plettenberg A, Meigel W (1994) Das endemische Kaposi-Sarkom. Ätiopathogenese, Epidemiologie, Klinik und Therapie. Allergologie 17:295–302

Presant CA, Scorlaro M, Kennedy P et al. (1993) Liposomal daunorubicin treatment of HIV-associated Kaposi's sarcoma. Lancet 341:1242–1243

Puppin D Jr, Cavegn BM (1993) Bazilläre Angiomatose. Eine pseudoneoplastische Infektion bei AIDS-Patienten. Hautarzt 44:361–364

Ranki A, Puska P, Mattinen S et al. (1991) Effect of PUVA on immunologic and virologic findings in HIV-infected patients. J Am Acad Dermatol 24:404–410

Rasokat H (1994) Allergien und Intoleranzphänomene im Rahmen der HIV-Infektion. Allergologie 17:333–338

Rosenthal D, LeBoit PE, Klumpp L et al. (1991) Human immunodeficiency virus-associated eosinophilic folliculitis. A unique dermatosis associated with advanced human immunodeficiency virus infection. Arch Dermatol 127:206–209

Ruzicka T, Fröschl M, Hohenleutner U et al. (1987) Treatment of HIV-induced retinoid-resistant psoriasis with zidovudine. Lancet 2:1469–1470

Samaranayake LP (1992) Oral mycoses in HIV infection. Oral Surg Med Oral Pathol 73:171–180

Sandström E, Öberg B (1993) Antiviral therapy in human immunodeficiency virus infections. Drugs 45:488–508

Sandström E, Öberg B (1993) Antiviral therapy in human immunodeficiency virus infections. Drugs 45:637–653

Schöfer H (1994) Syphilis: Besonderheiten bei HIV-Infektion. Allergologie 17:309–315

Schöfer H, Ochsendorf FR, Helm EB et al. (1987) Treatment of oral „hairy" leukoplakia in AIDS patients with vitamin A acid (topically) or acyclovir (systemically). Dermatologica 174:150–153

Schöfer H, Ochsendorf FR, Hochscheid I et al. (1991) Kaposi-Sarkome im Gesicht. Palliative Behandlung mit Kryochirurgie, intraläsionaler Chemotherapie, Röntgenweichstrahltherapie und Camouflage. Hautarzt 42:492–498

Schröder U, Breit R (1994) Hauterkrankungen durch Bakterien und Protozoen bei HIV-Infizierten. Allergologie 17:303–308

Tappero JW, Conant MA, Wolfe SF et al. (1993) Kaposi's sarcoma. Epidemiology, pathogenesis, histology, clinical spectrum, staging criteria and therapy. J Am Acad Dermatol 28:371–395

Toome BK, Bowers KE, Scott GA (1991) Diagnosis of cutaneous cytomegalovirus infection: a review and report of a case. J Am Acad Dermatol 24:857–863

Williams CA, Winkler JR, Grassi M et al. (1990) HIV-associated periodontitis complicated by necrotizing stomatitis. Oral Surg Oral Med Oral Pathol 69:351–355

Wlotzke U, Thiele B, Wolff HH et al. (1992) Scabies norvegica sive crustosa bei einem Patienten mit AIDS. Hautarzt 43:717–720

Wolff H, Anderson DJ (1989) HIV im Sperma. Hautarzt 40:737–740

Kapitel 3 Erkrankungen durch Rickettsien

Inhaltsverzeichnis

Epidemisches Fleckfieber 94
Endemisches Fleckfieber 96
Weiterführende Literatur 96

Epidemisches Fleckfieber

[Brill 1910, Ricketts 1910, Prowazek 1913]

Synonyme. Typhus exanthematicus, klassisches Fleckfieber, Brill-Krankheit

Erreger. Rickettsia prowazeki

Definition. Eine früher häufige, heute sehr seltene, durch Rickettsien verursachte, durch Körperläuse von Mensch zu Mensch übertragene schwere Erkrankung, die ganze Völker dezimiert hat. Mit zunehmendem Alter sehr hohe Mortalitätsrate.

Historisches. Rickettsiosen (exanthematischer Typhus etc.) haben in früheren Zeiten große Opfer gefordert. Viele militärische Operationen scheiterten am Ausfall der Soldaten durch Rickettsiosen. Zwischen 1918 und 1922 erkrankten in Europa und Rußland etwa 30 Mio. Menschen, wovon 3 Mio. verstarben.

Pathogenese. Die 1910 von Ricketts in den Darmepithelien infizierter Läuse und 1913 von Prowazek bei Fleckfieberkranken selbst gefundenen Rickettsien werden durch Kleiderläuse übertragen. Dadurch wird die Erkrankung leicht von Mensch zu Mensch weitergegeben. Im Vordergrund steht die Vaskulitis, die alle klinischen Symptome erklärt. Rickettsien wurden früher als virusähnliche Erreger angesehen, da sie kleiner als Bakterien sind und sich wie Viren nur innerhalb anderer lebender Zellen vermehren können. Heute wird jedoch angenommen, daß die Rickettsien echte kleine Bakterien sind, die obligat parasitär leben. In elektronenmikroskopischen Schnitten zeigen die Rickettsien viele Charakteristika von Bakterien; ferner weisen Rickettsien Enzyme von Bakterien sowie deren charakteristische Zellwand auf. Als Reservoir dient den Rickettsien eine Reihe von Arthropoden, in denen sie sich vermehren, ohne dort selbst erkennbare Krankheiten auszulösen. Nur bei Übertragung auf einen fremden Wirt, beispielsweise den Menschen, kommt es zur klinischen Erkrankung. Bis auf das Q-Fieber gehen alle Rickettsiosen mit charakteristischen Hauterscheinungen einher. Die durchgemachte Infektion hinterläßt spezifische komplementfixierende Antikörper, durch die eine genauere Diagnose möglich ist. Es bleibt eine dauernde Immunität.

Klinik. Nach 7–14 Tagen Inkubation tritt ein uncharakteristisches Prodromalstadium mit Abgeschlagenheit, Fieber bis zu 38° C und Kopfschmerzen auf. Danach fällt die Temperatur auf die Norm zurück. Plötzlich folgt für eine Woche eine hohe Kontinua zwischen 39–40,5° C mit heftigen Kopf- und Muskelschmerzen, schwerer Hinfälligkeit und Somnolenz. Nervöse Symptome stehen im Vordergrund, daneben Druckempfindlichkeit peripherer Nerven, Muskelzuckungen, Schlaflosigkeit, motorische Unruhe, Zungenzittern, fahler trockener Mund, Konjunktivitis, Bronchitis und Atmungsbeschleunigung. Der Puls steigt laufend an, wird hoch frequent, der Blutdruck fortgesetzt schwächer bis zu bedrohlichen Werten.
Am Anfang findet sich eine später wieder schwindende weiche Milzvergrößerung; 2–3 Tage nach Einsetzen der Kontinua (3. bis 6. Tag nach Krankheitsbeginn) treten *Roseolen* mit 2–4 mm großen blaßroten Flecken auf. Ein Teil der Flecken wird blau. Beginn meist an der oberen Brustpartie und den Schultern, dann Übergang auf Rumpf und Extremitäten. Auch Palmae und Plantae sind beteiligt. Das Abdomen erreicht das Exanthem meist erst spät. Im Unterschied zu Typhusroseolen sind die Flecken hier spärlich. Das Gesicht bleibt meist frei. Alle Flecken sind verschieden, manche groß, manche klein, viele rot, manche bläulich, einige konfluierend, viele stehen isoliert. Dieses Bild ist für Fleckfieber typisch. Wenige Tage später treten in Schüben im Zentrum der Flecken punktförmige Hämorrhagien auf, dies aber nur bei einem Teil der Patienten.

Diagnose. Epidemisches Fleckfieber in der Umgebung. Während der Rekonvaleszenz treten verschiedene Antikörper auf. Neben der Agglutination von hochtitrigen Rickettsiensuspensionen, der Neutralisation von Antikörpern infektiöser Rickettsien, der Komplementbindungsreaktion mit Antigenen von Rickettsien und der Neutralisation von Rickettsientoxinen ist die Agglutination von Proteus vulgaris

Tabelle 3.1. Rickettsienerkrankungen

Gruppe	Krankheit	Rickettsien-spezies	Arthropoden-vektor	Reservoir	Weil-Felix-Reaktion
Gruppe des Fleckfiebers	Endemisches Fleckfieber	R. moseri	Rattenfloh	Ratte	Positiv OX 19
	Epidemisches Fleckfieber	R. prowazeki	Laus (Pediculus hominis)	Mensch	Positiv OX 19
	Brill-Krankheit	R. prowazeki		Rezidiv eines latenten ende-mischen Fleck-fiebers	Schwach positiv oder negativ OX 19
Spotted-fever-Gruppe	Rocky Mountain spotted fever = amerikanisches Felsengebirgsfieber	R. rickettsii	Zecke	Kleine Säuge-tiere, Zecken	Positiv OX 19 und OX 2
	Fièvre boutonneuse = Mittelmeerfieber Südafrikanisches Zeckenbißfieber Kenya-Zeckentyphus	R. conorii	Zecke	Hunde, Nagetiere	Positiv OX 19 und OX 2
	Indischer Zecken-typhus Sibirischer Zecken-typhus = nordasiati-sche Rickettsiose	R. sibiricus	Zecke	Nagetiere	Positiv OX 19
	Queensland-Zeckentyphus	R. australis	Zecke	Beuteltiere, Nagetiere	Positiv OX 19
	Rickettsienpocken = russische vesiku-läre Rickettsiose	R. akari	Hausmaus-milbe	Hausmaus	Negativ
Tsutsugamushi-Fieber	Scrub-typhus	R. tsutsugamushi	Milben	Nagetiere, Milben	Positiv OXK
Q-Fieber	Q-Fieber	R. burneti (Coxiella burneti)	Inhalation trockenen Zeckenkots	Rinder, Schafe, Ziegen	Negativ

(Weil-Felix-Reaktion) das bekannteste Verfahren. Die Weil-Felix-Reaktion beruht auf dem Prinzip, daß die Bakterien Proteus vulgaris einzelne Antigene mit Rikkettsien gemeinsam haben, so daß Patienten mit einer Rickettsieninfektion Antikörper aufweisen, die einzelne Proteus-vulgaris-Stämme agglutinieren. Die Proteusstämme werden mit Unterziffern bezeichnet. Beispielsweise wird der Proteusstamm OX 19 durch Antikörper im Serum von Patienten mit einer Infektion von epidemischem und endemischem Fleckfieber agglutiniert.

Prognose. Bei früh eingeleiteter Tetrazyklintherapie gut; sonst hohe Komplikations- und Mortalitätsrate.

Differentialdiagnose. Andere Rickettsiosen sind aus der Tabelle ersichtlich.

Therapie. Tetrazykline oder Chloramphenicol (2,0–3,0 tgl.) sind sehr wirksam, wenn sie in der Frühphase der Erkrankung gegeben werden. Behandlung bis nach der Entfieberung. Wird die Behandlung nach dem 6. Behandlungstag begonnen, entwickelt sich eine Immunität wie bei unbehandelten Infektionen, und es treten später auch keine Rückfälle mehr auf. Werden dagegen die Antibiotika vor diesem Zeitpunkt gegeben oder auch nur kurze Zeit angewandt, reicht die Stimulierung des Immunmechanismus nicht aus, und es können Rezidive auftreten. Derartige Rückfäl le werden durch eine zweite antibiotische Behandlung verhindert, die 6 Tage nach der ersten Behandlung begonnen wird. Setzt die Therapie zu spät ein, kommt es zu irreversibler Schädigung, und die Antibiotika bleiben weitgehend wirkungslos. Eine Prophylaxe des endemischen Fleckfiebers sowie anderer Rickettsiosen ist durch Verhinderung der Übertragung durch Unterbrechung der Infektionskette möglich: Entlausung beim epidemischen Fleckfieber, Rattenbekämpfung beim endemischen Fleckfieber, Beseitigung von Dschungelvegetationen in der Umgebung von Brutstätten von Ratten und Milben, Auftragen von Repellents gegen Zecken beim Rocky Mountain spotted fever, Pasteurisierung von Milch beim Q-Fieber etc. Eine aktive Immunisierung kann auch durch eine Vakzine (formalinisierte Antigene) erreicht werden. Impfstoff ist gegen das epidemische Fleckfieber und das Rocky Mountain spotted fever erhältlich.

Meldepflicht

Endemisches Fleckfieber

Synonym. Murines (endemisches) Fleckfieber

Das klinische Bild des endemischen Fleckfiebers, das durch Flöhe übertragen wird, gleicht dem des epidemischen Fleckfiebers sehr. Die Erkrankung verläuft aber etwas leichter als das klassische Fleckfieber. Erreger, Differentialdiagnose und serologischer Nachweis sind aus der Tabelle zu ersehen.

Weiterführende Literatur

Boyd AS, Neldner KH (1992) Typhus disease group. Int J Dermatol 31:823–832
Hutterer J, Konrad K, Tappeiner G (1987) Südafrikanisches Zeckenbißfieber. Hautarzt 38:172–174
Lang MH, Wehrenberg O (1987) Erythema exsudativum multiforme bei Rickettsiose. Hautarzt 38:432–434
Leedom JM (1980) Q fever: an update. In: Swartz MN (ed) Current clinical topics in infectous diseases. McGraw-Hill. New York, pp 304–331
Saah AJ, Hornick RB (1985) Coxiella burnetii (Q fever). In: Mandell GL, Douglas RG, Bennet JE (eds) Principles and practice of infectious diseases, 2nd edn. Wiley, New York, pp 1088–1090
Schoel J, Voigtländer V (1987) Zeckenbißfieber. Hautarzt 38:170–171
Sexton DJ, Corey GR (1992) Rocky Montain "spotless" and "almost spotless" fever: a wolf in sheep's clothing. Clin Infect Dis 15:439–448
Sugita Y, Nagatani T, Okuda K et al (1992) Diagnosis of typhus infection with Rickettsia tsutsugamushi by polymerase chain reaction. J Med Microbiol 37:357–360
Taniguchi Y, Kanno Y, Ando K et al (1992) Tsutsugamushi disease (scrub typhus). Int J Dermatol 31:693–695
Voigtländer V, Kirschstein W (1985) Zeckenbißfieber (Fièvre boutonneuse). Beitrag zur Differentialdiagnose infektiöser Exantheme. Akt Dermatol 1:47–48
Weyer F (1980) Rickettsiosenimport (Nach Europa eingeschleppte Rickettsiosen). In: Gsell O (Hrsg) Importierte Infektionskrankheiten. Epidemiologie und Therapie. Thieme, Stuttgart, pp 11–16

Kapitel 4 Bakterielle Erkrankungen

Inhaltsverzeichnis

Gonorrhö 99
   Urogenitale Gonorrhö der Frau 101
   Gonorrhö der schwangeren Frau 101
   Gonorrhö des Kindes 102
   Aufsteigende Gonorrhö der Frau 102
   Gonorrhoische Urethritis des Mannes 103
   Aufsteigende Gonorrhö des Mannes 103
   Gonorrhoische Ulzera 105
   Rektale Gonorrhö 105
   Pharyngeale Gonorrhö 105
   Ophthalmoblennorrhoea neonatorum 105
   Ophthalmoblennorrhoea adultorum 106
   Disseminierte Gonokokkeninfektion 106
   Monarthritis gonorrhoica 107
   Perihepatitis gonorrhoica 107
   Therapie der Gonorrhö 108
   Kontrolluntersuchung 109
   Partnerbehandlung 109
   Meldepflicht 110
Nichtgonorrhoische Urethritis 110
   Chlamydien-Urethritis 110
   Mykoplasmenurethritis 110
   Trichomonaden-Urethritis 111
   Urethritis bei Acinetobacter-
   und bei Veillonella-Infektionen 111
   Staphylokokken-, Streptokokken-, Koli-Urethritis . 111
   Candida-Urethritis 111
   Virus-Urethritis 111
   Traumatische Urethritis 111
   Urethritis bei Balanitis 112
   Morbus Reiter 112
   Bakterielle Vaginose durch Gardnerella vaginalis,
   Bacteroides- und Mobiluncusspezies 114
Urogenitale Chlamydieninfektion 115
   Urogenitale Chlamydieninfektion der Frau . . . 117
   Chlamydieninfektion der weiblichen Harnorgane . 117
   Chlamydieninfektion der weiblichen Geschlechts-
   organe 117
      Bartholinitis 117
      Chlamydienzervizitis 117
      Endometritis 117
      Chlamydiensalpingitis 117
      Perioophoritis, Oophoritis and Peritonitis . 118
      Perihepatitis 118
   Urogenitale Chlamydieninfektion des Mannes . . 119
      Chlamydienurethritis 119
      Chlamydienepididymitis 119
   Extragenitale chlamydienbedingte Krankheits-
   erscheinungen 120
      Chlamydienproktitis 120
      Besiedelung des Pharynx 120
      Chlamydieninfektion des Neugeborenen . . . 120

      Chlamydienkonjunktivitis des Neugeborenen . . 120
      Chlamydienpneumonie des Neugeborenen . . . 121
      Chlamydienkonjunktivitis des Erwachsenen . . 121
Lymphogranulomatosis inguinalis 122
Syphilis 125
   Primärstadium der Syphilis: Lues I 128
      Genitaler Primäraffekt 128
      Extragenitale Primäraffekte 130
      Regionale Lymphknotenschwellung:
      syphilitischer Bubo 130
      Diagnose der Lues I 131
   Sekundärstadium der Syphilis: Lues II 131
      Erscheinungen der floriden Lues II 131
      Makulöses Syphilid bei Lues-II-Roseola . . . 132
      Papulöses und papulosquamöses Syphilid
      bei Lues II 133
      Abwandlungen papulöser Syphilide 134
      Weitere Formen von papulösen Syphiliden . . 135
      Pustulöses Syphilid bei Lues II 135
      Ulzeröse Syphilide bei Lues II 135
      Lues maligna 135
      Störungen des Melaninstoffwechsels bei Lues II . 136
      Störungen des Haarwachstums bei Lues II . . 136
      Erscheinungen an der Mundschleimhaut
      bei Lues II 137
      Angina syphilitica sive specifica 137
      Lymphknotenschwellung bei Lues II 138
      Allgemeinerscheinungen bei Lues II 138
      Miterkrankung innerer Organe bei Lues II . . 138
      Weitere Entwicklung der Lues II 138
      Übergang in die spätsekundäre Lues 139
      Ausgang der Lues II in Lues latens,
      tertiäre Lues and Metalues 139
   Tertiärstadium der Syphilis: Lues III 139
      Hautveränderungen bei Lues III 140
      Erscheinungen der Lippen und der Mundhöhle
      bei Lues III 141
      Tertiäre Lues innerer Organe 142
   Quartärstadium der Syphilis: Lues IV 143
      Tabes dorsalis 144
      Paralysis progressiva 144
   Lues connata 144
      Lues connata praecox 145
      Lues connata tarda 146
   Immunitätsphänomene der Syphilis 148
      Infektionsimmunität 149
   Untersuchungsmethoden 149
      Direkter Nachweis im Dunkelfeld 149
      Serologische Untersuchungsmethoden 149
      Nichttreponemale Seroreaktionen 149
         Komplementbindungsreaktionen 150
      Treponemale Seroreaktionen 150
      Suchreaktionen 153
      Bestätigungsreaktionen 154

Verlaufskontrollreaktionen 154
Nichtsyphilitisch bedingte reaktive Testergebnisse 154
Liquor cerebrospinalis 155
Therapeutisches Vorgehen 156
    Therapie der Frühsyphilis 157
    Behandlungsalternative bei Penizillinallergie. . . 158
    Therapie der Spätsyphilis. 159
    Therapie der Neurosyphilis 159
    Luestherapie in der Schwangerschaft 159
    Neugeborene mit normalen Liquorbefunden . . 159
    Neugeborene mit pathologischen Liquorwerten . 159
    Lues connata tarda 160
    Serokontrollen 160
    Behandlung von Sexualpartnern 160
    Gesetzliche Meldepflicht 160
Frambösie 160
Pinta 162
Endemische Syphilis 162
Borrelia-burgdorferi-Infektionen 162
    Erythema (chronicum) migrans 166
    Borrelienlymphozytom 168
    Acrodermatitis chronica atrophicans 169
Ulcus molle 172
    Bubo (Lymphadenopathie) 174
    Ulcus mixtum 174
    Ulcus molle und Aids 176
Hauterkrankungen durch Bakterien 176
    Hautflora 177
Pyodermien 178
    Pyodermien der Epidermis 178
        Impetigo contagiosa 178
        Kleinblasige Impetigo contagiosa 179
        Großblasige Impetigo contagiosa 181
        Staphylogenes Pemphigoid der Neugeborenen . . 183
        Staphylogenes Lyell-Syndrom 183
        Bulla repens 184
        Toxinschocksyndrom durch Staphylokokken . . 184
    Pyodermien der Haarfollikel 185
        Ostiofollikulitis 185
        Chronisch-rezidivierende Ostiofollikulitis der
        Männer 186
        Follikulitis und Perifollikulitis 186
        Folliculitis simplex barbae 186
        Folliculitis eczematosa barbae 187
        Folliculitis eczematosa vestibuli nasi 188
        Folliculitis sclerotisans nuchae 188
        Perifolliculitis capitis abscendens et suffodiens . . 189
        Pseudofolliculitis barbae 190
        Folliculitis decalvans capillitii 191
        Folliculitis decalvans faciei 192
        Gramnegative Follikulitis 192
        Furunkel 193
        Karbunkel 195
        Hordeolum 196
        Whirlpooldermatitis 197
    Pyodermien der Schweißdrüsen 197
        Multiple Schweißdrüsenabszesse der Neu-
        geborenen 198
        Hidradenitis suppurativa bei Acne inversa . . . 198
Streptokokkeninfektionen 199
    Erysipel 199
    Toxinschocksyndrom durch Streptokokken . . . 202

    Phlegmone 202
    Mundbodenphlegmone und Sehnenscheiden-
    phlegmone 203
    Holzphlegmone 203
    Nekrotisierende Fasziitis 203
    Ekthyma 203
    Sekundäre Hautinfektionen durch
    Streptokokken 204
    Allergische Hautveränderungen durch
    Gruppe-A-Streptokokken 205
Chronische Pyodermien 205
    Pyoderma vegetans 205
    Pyodermite végétante 206
    Pyodermia ulcerosa serpiginosa 206
    Schankriforme Pyodermie 206
    Acne necrotica 206
Erkrankungen durch diphtheroide Stäbchen . . . 207
    Erythrasma 208
    Trichobacteriosis palmellina 209
    Keratoma sulcatum 210
    Diphtherie der Haut 211
Aktinomykose 212
Nokardiose 214
Myzetom 215
Yersinia-enterocolitica-Infektion 216
Katzenkratzkrankheit 216
Bazilläre Angiomatose 217
Rhinosklerom 218
Mykobakteriosen der Haut 219
    Hauttuberkulosen 219
    Hauttuberkulosen bei Anergie 222
        Tuberkulöser Primärkomplex der Haut 222
        Sonderformen 223
        Tuberculosis cutis miliaris disseminata 224
        Tuberculosis miliaris ulcerosa mucosae et cutis . 224
        Tuberculosis fungosa serpiginosa 225
    Hauttuberkulosen bei Allergie 226
        Tuberculosis cutis verrucosa 226
        Lupus vulgaris 227
        Tuberculosis cutis colliquativa 231
        Tuberculosis subcutanea et fistulosa 233
    Tuberkulide 233
    Id-Reaktion 234
    Lichen scrophulosorum 234
    Papulonekrotisches Tuberkulid 235
    Erythema induratum 236
    Pseudotuberkulide 237
    Lupus miliaris disseminatus faciei 237
    Rosazeaartiges Tuberkulid 238
    Akneiformes Tuberkulid 238
    Hautinfektionen durch andere Mykobakterien 239
    Schwimmbadgranulom 239
    Infektion durch den Mycobacterium-avium-Komplex . 240
Lepra 240
    Lepromatöse Lepra (Lepra lepromatosa) 242
    Tuberkuloide Lepra (Lepra tuberculoides) 244
    Unbestimmte Lepra (Lepra indeterminata) . . . 245
    Dimorphe Lepra (Borderlinelepra) 245
    Nervenveränderungen bei Lepra 245
    Weitere Lepraveränderungen 246
    Leprareaktion 247
Weiterführende Literatur 250

Gonorrhö

Synonyme. Blennorrhö, Tripper

Definition. Die Gonorrhö ist eine bakterielle, durch Neisseria gonorrhoeae hervorgerufene Infektionskrankheit. Sie tritt vorwiegend an den Schleimhäuten des Urogenitaltraktes, des Analkanals, des Rachens und der Konjunktiven auf. Aufsteigende Infektionen können zu Sterilität, hämatogene Ausbreitung zu einer disseminierten Gonokokkeninfektion führen.

Erreger. Neisseria gonorrhoeae (Gonokokkus) wurde 1879 von Albert Neisser erstmals beschrieben und gehört zur Familie der *Neisseriaceae*. Diese umfaßt außer den humanpathogenen Neisserienarten *Neisseria gonorrhoeae* und *Neisseria meningitidis* eine Reihe von apathogenen Neisserienarten. Alle Neisserien sind aerob wachsende gramnegative Diplokokken.

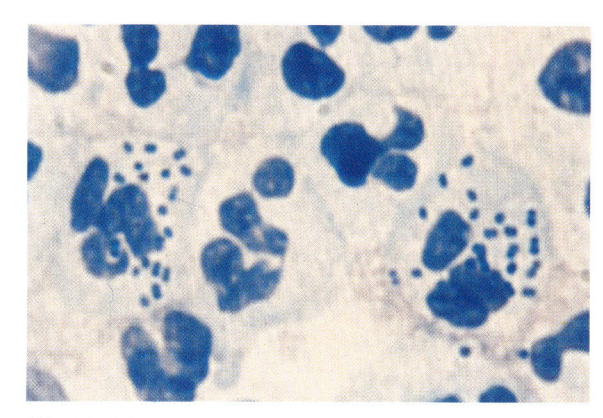

Abb. 4.1. *Neisseria gonorrhoeae*

Epidemiologie. Die Gonorrhö ist in Deutschland die häufigste meldepflichtige Geschlechtskrankheit und nach der Enteritis infectiosa die zweithäufigste meldepflichtige Infektionskrankheit. Nach Schätzungen der WHO stellt die Gonorrhö heute mit weltweit 25 Mio. Erkrankungsfällen jährlich die vierthäufigste sexuellübertragbare Erkrankung dar nach Trichomoniasis, Chlamydieninfektionen und genitalen Warzen.
Der Mensch ist der einzige Wirt von *Neisseria gonorrhoeae*. Die Übertragung erfolgt ausschließlich durch direkten Schleimhautkontakt, meist beim Geschlechtsverkehr oder auch beim Geburtsvorgang. Die Inkubationszeit beträgt 1–6 (–14) Tage. Entscheidend für die Weiterverbreitung der Gonorrhö ist der häufig symptomlose Verlauf der Erkrankung.

Pathogenese. Gonokokken bevorzugen die Zylinderepithelien der weiblichen und männlichen Urethra, des Zervikalkanals, des Rektums und der Konjunktiven. Während die von Plattenepithel ausgekleidete Vagina der erwachsenen Frau von den Erregern verschont bleibt, kann das höhere Epithel der Vagina von präpubertären Mädchen erkranken. *Neisseria gonorrhoeae* heftet sich mit Hilfe von Adhäsinen an ihrer Oberfläche (Pilusprotein, Opaqueprotein) insbesondere an die schleimproduzierenden Zellen an. Mit der Adhäsion erfolgt zusätzlich eine Schädigung umliegender Epithelzellen durch andere Gonokokkenmembranbestandteile (Lipooligosaccharid, Peptidoglykan). Die Gonokokken werden nun allmählich von Pseudopodien der Epithelzellen umschlossen und nach Übertragung ihres Porinproteins (Protein I) in die Membran der Wirtszelle von dieser aufgenommen. Nach Durchwanderung treten sie in das submuköse Bindegewebe aus. Hier treffen sie auf leukotaktisch angelockte Granulozyten, die sie phagozytieren und wieder an die Schleimhautoberfläche befördern. Das klinische und das mikroskopische Bild werden durch diese gonorrhoische Eitersekretion geprägt. Bestimmte Gonokokkentypen können in den Blutkreislauf eintreten und eine disseminierte Gonokokkeninfektion hervorrufen. Gonorrhö hinterläßt keine Immunität.

Nachweis von Neisseria gonorrhoeae. Die Diagnose einer Gonorrhö erfolgt durch den Erregernachweis im *mikroskopischen Präparat* und in der *Kultur*. Bei Frauen wird der Abstrich urethral und endozervikal entnommen. Durch zusätzliche anale und pharyngeale Abstriche kann die Nachweisrate erhöht werden. Bei Männern wird der Abstrich urethral entnommen. Bei homosexueller Orientierung müssen auch ein analer und pharyngealer Abstrich durchgeführt werden.

Mikroskopisches Ausstrichpräparat. Sekret wird auf einem Objektträger in dünner Schicht ausgestrichen. Zur Fixierung wird das Präparat mehrfach kurz durch die Bunsenflamme gezogen und dann gefärbt. Zur Färbung werden vorwiegend die Methylenblau- und die Gram-Färbung verwendet.

Methylenblaufärbung. Das Präparat wird mit 1%iger wäßriger Methylenblaulösung überschichtet oder in eine mit der Farblösung gefüllte Küvette eingetaucht. Nach kurzer Einwirkung (15 s) wird mit Wasser abgespült und das Präparat zwischen Fließpapier getrocknet. Man sucht bei niedriger Vergrößerung die leukozytenreichen Stellen und durchmustert diese bei Ölimmersion. Typisch für Gonokokken ist ihre paarweise (Diplokokken), in Haufen angeordnete, intraleukozytäre Lagerung. Diplokokken stehen senkrecht zueinander, sind gleich groß und haben Bohnen- oder Nierenform. Bei der Methylenblaufärbung färben sich alle Bakterien blau. Sie sollte ausschließlich bei der unkomplizierten Urethritis beim Mann in Verbindung mit einer typischen klinischen Symptomatik als diagnostisches Kriterium eingesetzt werden. Bei Gonorrhö der Frau und bei allen anderen Krankheitsmanifestationen ist eine Gram-Färbung erforderlich.

Gram-Färbung. Die Gram-Färbung ist ebenfalls technisch einfach durchzuführen; komplette Färbesets sind kommerziell erhältlich. Sie besteht aus folgenden Schritten:

1. Auftropfen von Kristallviolettlösung auf das fixierte Präparat, 2 min färben.
2. Abgießen und Abspülen mit Lugol-Lösung, 3 min einwirken lassen.
3. Abgießen und Abspülen mit 96%igem Alkohol, bis keine Farbwolken mehr abgehen, höchstens aber 1 Minute lang.
4. Abspülen mit Aqua destillata.
5. Gegenfärbung mit Safraninlösung für etwa 1 min.
6. Abspülen mit Aqua destillata und zwischen Filterpapier trocknen.

Die Gram-Färbung erlaubt die Differenzierung in gramnegative (rot) und grampositive (blauviolett) Keime. Bei Vorliegen einer typischen klinischen Symptomatik ist der Nachweis von *Neisseria gonorrhoeae* erbracht, wenn in der Gram-Färbung negative Diplokokken intraleukozytär in typischer Morphologie nachgewiesen werden. Der Nachweis ist zweifelhaft, wenn nur extrazelluläre Organismen oder atypische intrazelluläre gramnegative oder gramlabile Diplokokken vorhanden sind. *Neisseria meningitidis* kann auch intrazellulär gefunden werden und ist morphologisch von *Neisseria gonorrhoeae* nicht unterscheidbar. Nichtpathogene Neisserien liegen im allgemeinen extrazellulär.
Bei der symptomatischen Urethritis des Mannes liegt die Sensitivität der Gram-Färbung bei 95%. Bei asymptomatischen Männern, endozervikalen und rektalen Abstrichen sinkt die Sensitivität auf 40–70%. Die Spezifität einer typischen Gram-Färbung erreicht bei Vorliegen einer klinischen Symptomatik 100%.

Gonokokkenkultur. Bei verdächtiger Anamnese ohne klinische Symptomatik, unklarem Beschwerdebild oder zweifelhafter Gram-Färbung sollte die kulturelle Anzüchtung mit anschließender biochemischer Identifizierung des Erregers durchgeführt werden. Für die Bestimmung der Antibiotikaempfindlichkeit des Erregers und bei forensischer Fragestellung ist die Kultur unabdingbar. Die kulturelle Isolierung und Identifizierung von *Neisseria gonorrhoeae* stellt heute den diagnostischen Standard zum Nachweis einer Gonokokkeninfektion dar.

Gonokokken tolerieren kein Austrocknen und sollten sofort nach der Abstrichentnahme auf ein Kulturmedium geimpft werden. Als Alternative kann der Abstrich erst in eines der kommerziell erhältlichen Transportmedien überführt werden, wo Gonokokken bis zu 24 h zur Aufimpfung auf ein Nährmedium überleben können. Zur Isolierung von pathogenen Neisserien steht eine Reihe von Kulturmedien zur Verfügung, die antibiotische und antimykotische Zusätze enthalten. Am gebräuchlichsten ist das modifizierte Thayer-Martin-Selektivmedium, das Vancomycin, Colistin, Trimethoprim und Nystatin enthält. Um auch die sehr seltenen vancomycinempfindlichen Gonokokkenstämme anzüchten zu können, sollte parallel auch ein nichtselektives Medium beimpft werden. Die Kulturplatten müssen zwischen 35° und 36°C, bei hoher Luftfeuchtigkeit, einem pH von 6,75–7,5 und in einer mit 4–6% CO_2 angereicherten Atmosphäre bebrütet werden. Eine solche CO_2-Atmosphäre ist ohne weiteres in einem Kerzentopf herstellbar. Nach 18–48 h erscheinen glänzendgraue Gonokokkenkolonien, deren Größe und Form variieren kann. Nach der kulturellen Anzüchtung müssen zur eindeutigen Identifizierung von *Neisseria gonorrhoeae* das mikroskopische Kulturpräparat, die Zytochromoxidasereaktion und die Kohlenhydratvergärung durchgeführt werden. Alternativ zur Kohlenhydratvergärung kann auch der viel schnellere Koagglutinationstest mit gonokokkenspezifischen monoklonalen Antikörpern zur Kulturbestätigung von *Neisseria gonorrhoeae* durchgeführt werden. Damit können die Protein IA-(WI-) und die Protein IB-(WII/III-)-Serogruppen unterschieden werden. Die Serogruppen ihrerseits lassen sich mit Hilfe der Serotypisierung in eine Vielzahl von Serovaren unterteilen. Die Identifizierung ist zur Unterscheidung von *Neisseria meningitidis* und von apathogenen Neisserienarten erforderlich. Insbesondere Meningokokken können nicht nur aus dem Rachen, sondern auch aus den Konjunktiven, der Urethra und dem Rektum isoliert werden. Die Identifizierung wird ebenso wie die Gonokokkentypisierung in der Regel von Speziallaboratorien durchgeführt.

Antibiotikaempfindlichkeit. Nach der Identifizierung von *Neisseria gonorrhoeae* sollten ein β-Laktamase-Test zur Bestimmung der plasmidvermittelten Penizillinresistenz und ein Agardiffusionstest mit antibiotikahaltigen Filterplättchen zur Bestimmung der Antibiotikaempfindlichkeit durchgeführt werden. Weitergehende Aussagen erlaubt der Agardilutionstest in Speziallaboratorien. Penizillinresistenz kann durch chromosomal oder in Plasmiden gelegene Erbinformation vermittelt werden. Die letztere führt über die Bildung des Enzyms β-Laktamase (Penizillinase) zur

Unwirksamkeit von Penizillin. Mit dem Rückgang der Gonorrhömorbidität in der zweiten Hälfte der 80er Jahre nahm der Anteil der penizillaseproduzierenden *Neisseria gonorrhoeae*-(PPNG-)Stämme an manchen Orten bis auf 15% zu. In den USA reicht die PPNG-Inzidenz mancherorts bis zu 30% und in Asien und in Afrika bis zu 80%.

Die Penizillinresistenz durch Mutation der chromosomalen Erbinformation bewirkte in den 50er und 60er Jahren die langsame Empfindlichkeitsabnahme von *Neisseria gonorrhoeae* gegenüber Penizillin und ist häufig mit Resistenz auch gegen andere klassische Antibiotika wie Tetrazyklin, Chloramphenicol, Erythromycin und Streptomycin verbunden. Der Anteil der Gonokokkenstämme mit chromosomaler Penizillinresistenz liegt in Deutschland bei 3–6%. Erste Gonokokkenstämme mit chromosomaler Spektinomycin- und mit plasmidvermittelter Tetrazyklinresistenz sind beschrieben worden.

Direktnachweis. Alternativ zur Gonokokkenkultur wird in der Diagnostik angestrebt, Genauigkeit in der Identifizierung mit Verkürzung der erforderlichen Zeit zu verbinden. Der Direktnachweis bietet sich dort an, wo keine Kulturmethode zur Verfügung steht und die fehlende Testung der Antibiotikaempfindlichkeit in Kauf genommen wird. Dafür stehen ein Enzymimmunoassay und ein DNS-Hybridisierungstest zur Verfügung. Der Enzymimmunoassay hat eine geringere Sensitivität und Spezifität, der DNS-Hybridisierungstest zeigt nach ersten Erfahrungen hohe Sensitivität und hohe Spezifität.

Serodiagnose. Zur Zeit stehen keine serologischen Methoden zur Routinediagnostik einer unkomplizierten Gonorrhö zur Verfügung. Bei Verdacht auf eine komplizierte oder systemische Gonokokkeninfektion kann der Nachweis eines Titeranstiegs von Antikörpern gegen Gonokokkenoberflächenantigene zur Diagnose beitragen.

Klinik. Eine Infektion mit *Neisseria gonorrhoeae* bietet bei beiden Geschlechtern ein breites klinisches Spektrum. Im Vordergrund stehen die Symptome der Schleimhautinfektionen an der Eintrittspforte, die lokale Komplikationen hervorrufen und zu aufsteigenden Infektionen sowie zur disseminierten Gonokokkeninfektion führen können. Das klinische Spektrum wird durch asymptomatische Krankheitsverläufe ergänzt. Symptomatik und Verlauf der Erkrankung werden von Wirtsfaktoren sowie vom Gonokokkentyp bestimmt.

Urogenitale Gonorrhö der Frau

Der Muttermund mit dem Zervikalkanal ist der häufigste Infektionsort, bei 70–90% der Frauen mit *Cervicitis gonorrhoica* ist eine begleitende *Urethritis* vorhanden. Nur bei hysterektomierten Frauen stellt die Urethra den primären Infektionsort dar. Vermehrter *Fluor* ist das Leitsymptom, subjektiv bestehen stechender Schmerz oder Brennen bei der Harnentleerung, die sich bei bakterieller Begleitzystitis zu Tenesmen steigern können. Menorrhagie und Zwischenblutungen sind Symptome der Mitbeteiligung des Endometriums. Rund 50% aller Frauen mit urogenitaler Gonorrhö haben keinerlei Beschwerden – ein für die Epidemiologie entscheidender Faktor bei der Weiterverbreitung der Gonorrhö.

Bei vielen infizierten Frauen findet man bei der klinischen Untersuchung gelben bis weißlichgelben Fluor aus dem Zervikalkanal, Rötung und Schwellung der Portio und eine leicht induzierbare Kontaktblutung. Aus der Urethra kann Eiter exprimiert werden. Aber auch ein völlig unauffälliger klinischer Befund schließt eine Gonorrhö nicht aus. Lokale Komplikationen durch Mitbefall der urethralen Drüsen (Skene-Drüsen) und der Scheidenvorhofdrüsen (Bartholin-Drüsen) können vorkommen, aus den Drüsenausführungsgängen kann dann Eiter exprimiert werden.

Bei Sekretverhaltung kann ein *Bartholin-Pseudoabszeß* entstehen. Die Bartholin-Drüse erkrankt meistens einseitig; nur gelegentlich werden beide Drüsen befallen. Der kirsch- bis hühnereigroße Pseudoabszeß behindert die erkrankte Frau beim Sitzen und Gehen stark. Die gonorrhoische Infektion der Frau kann mit Rötung und Schwellung der kleinen und großen Labien bis zum Vollbild einer Vulvitis einhergehen.

Differentialdiagnose. Die klinische Diagnose einer Gonorrhö der Frau wird dadurch erschwert, daß gleiche oder ähnliche Symptome durch Chlamydia trachomatis, Trichomonas vaginalis, Candida albicans, Herpes-simplex-Virus und eine Reihe weiterer Mikroorganismen hervorgerufen werden können. Diese Erreger können aber auch gleichzeitig mit *Neisseria gonorrhoeae* im weiblichen Genitaltrakt vorkommen. Entscheidend ist der Erregernachweis.

Gonorrhö der schwangeren Frau

Die Gonorrhö der schwangeren Frau unterscheidet sich nicht wesentlich von den oben beschriebenen Symptomen, obwohl die Rate der ausschließlich im Rachen lokalisierten Infektionen besonders hoch liegen soll. Bedeutung hat die Gonorrhö der schwangeren Frau wegen der damit verbundenen Komplikationen wie vorzeitiger Blasensprung, Frühgeburt, Chorioamnionitis und septischer Abort. Ohne Behandlung besteht Gefahr für das Neugeborene in Form einer Ophthalmia neonatorum und einer oropharyngealen Infektion. Diese schwerwiegenden Folgen einer Gonokokkeninfektion rechtfertigen eine routinemäßige Kontrolle bei der ersten Schwangerschaftsuntersuchung. Schwangere aus STD-Risikogruppen sollten in der 36. bis 38. Schwangerschaftswoche erneut kontrolliert werden.

Gonorrhö des Kindes

Im Gegensatz zur Scheide der geschlechtsreifen Frau bietet das Zylinderepithel des Vestibulums und der Vagina von präpubertären Mädchen mit einem alkalischen pH günstige Voraussetzungen für eine Gonokokkeninfektion. Auch beim Kind können alle anderen Anteile des Harn- und Geschlechtsapparates in die Infektion einbezogen werden. Wenngleich auch asymptomatische Erkrankungen vorkommen, reichen die Symptome einer *Vulvovaginitis gonorrhoica infantum* meist von Juckreiz über eitrigen Ausfluß bis zu starker Dysurie. Durch diese Schmerzen kann es zur reflektorischen Harnretention, Appetitlosigkeit, Obstipation und Schlaflosigkeit des Kindes kommen. Bei der Untersuchung stellt man eine lebhafte Rötung und Schwellung der Schleimhaut des Vestibulums, der Urethralmündung sowie der kleinen und großen Labien fest. Auch die Innenflächen der Oberschenkel können durch den Ausfluß entzündlich gereizt sein. Beim Spreizen der Labien findet man viel eitriges Sekret.
Bei allen kindlichen Genitalerkrankungen mit eitrigem Ausfluß muß man an eine Gonorrhö denken. Mittelbare Infektionen durch verschmutzte Wäsche, Handtücher, Schwämme, Toilettensitz, Fieberthermometer oder Spielzeuge sind nicht zweifelsfrei erwiesen. Bei Nachweis einer Gonorrhö bei Kindern muß der dringende Verdacht auf sexuellen Mißbrauch des Kindes geäußert werden. Koinfektionen mit anderen STD-Erregern müssen ausgeschlossen werden. Zur Sicherheit des Kindes sollte die Möglichkeit der nichtsexuellen Übertragung nur dann in Betracht gezogen werden, wenn ein sexueller Mißbrauch ausgeschlossen werden konnte. Hier ist eine enge Zusammenarbeit mit Jugendamt oder Kinderschutzbund erforderlich.

Differentialdiagnose. Eine kindliche Vaginitis oder Vulvovaginitis kann außer durch *Neisseria gonorrhoeae* auch durch Darmbakterien, Oxyuren, Candida albicans, Trichomonaden oder durch einen Fremdkörper hervorgerufen werden.

Aufsteigende Gonorrhö der Frau

Die aufsteigende Gonokokkenerkrankung der Frau führt über das Endometrium und die Tuben zu den Ovarien und weiter in das Pelveoperitoneum, wobei oft keine Trennung von Einzelerkrankungen möglich ist. *Klinisch* findet sich vorwiegend eine Salpingitis, Adnexitis oder eine Infektion des gesamten Beckens (*pelvic inflammatory disease*, PID). Menstruation, Entbindung oder Fehlgeburt sind begünstigende Faktoren für die Aszension. Das Endometrium wird nur passager auf dem Weg der Infektion zu den Tuben infiziert; Menorrhagie und Blutungsanomalien können aber auf eine *Endometritis gonorrhoica* hinweisen. Eine Salpingitis tritt in ungefähr 10–20% der Fälle einer akuten *Cervicitis gonorrhoica* auf. Die *Salpingitis gonorrhoica* ist eine akute, klinisch ernste Erkrankung mit schwerem allgemeinem Krankheitsgefühl. Die Patientinnen klagen über Übelkeit, Brechreiz und Meteorismus, bei milderen Verlaufsformen über unklare abdominale Beschwerden oder Dyspareunie. Bei der klinischen Untersuchung stellt man meistens zervikalen Ausfluß, einen Portioschiebeschmerz, abdominale Abwehrspannung, Schmerzhaftigkeit und Schwellung der Adnexe oder sogar einen Tuboovarialabszeß fest. Weitere Befunde können Fieber bis 40° C, beschleunigter Puls, Leukozytose und Erhöhung der BSG sein. Im subakuten Stadium läßt sich in beiden Adnexgegenden ein druckschmerzhafter Tumor abgrenzen, die Tuben sind tastbar verdickt. Die Gram-Färbung von Zervikalabstrichen ist bei 40–60% der Frauen mit einer gonorrhoischen Salpingitis negativ, was die Notwendigkeit des kulturellen Nachweises unterstreicht. Bedeutung hat die gonorrhoische Salpingitis insbesondere wegen ihrer langfristigen Folgen wie Infertilität, Extrauteringravidität und durch Adhäsionen bedingte chronische Unterleibsschmerzen.
Eine *Perihepatitis acuta gonorrhoica* (Fitz-Hugh-Curtis-Syndrom) entsteht bei Frauen durch weiteres Aufsteigen von *Neisseria gonorrhoeae* aus den Tuben über die Bauchhöhle in den perihepatischen Bereich. Allerdings werden nur in rund 10% der akuten Perihepatitisfälle Gonokokken nachgewiesen. Der überwiegende Anteil der akuten Perihepatitiden wird durch *Chlamydia trachomatis* hervorgerufen. Die Beschwerden setzen relativ akut mit Schmerzen im rechten Oberbauch ein, die in die Schultern ausstrahlen und sich beim Atmen, Husten und bei Bewegung verstärken. Dabei können klinische Symptome einer gleichzeitig bestehenden Adnexitis überdeckt werden. Klinische Zeichen einer Peritonitis können vorhanden sein. Leukozytenzahlen und BSG sind nur bei Patienten mit ausgeprägten klinischen Beschwerden erhöht, Bilirubin und Transaminasen bei der Hälfte der Patienten. In der Laparoskopie werden die diagnostisch ty-

pischen Violinsaitenadhäsionen der Leberkapsel mit anderen Abdominalorganen und mit dem parietalen Peritoneum beobachtet. Diese Adhäsionen bleiben bestehen und können chronische Oberbauchbeschwerden verursachen.

Differentialdiagnose. Die Erkennung der Adnexitis bei gesicherter Gonorrhö ist nicht schwierig. Ansonsten muß man an Appendizitis, Hämatozele, Tubarabort und an einen stielgedrehten Ovarialtumor denken. Eine virale Hepatitis kann durch die Bestimmung der Leberenzyme, eine akute Cholezystitis durch ein Oberbauchsonogramm ausgeschlossen werden. Eine enge Zusammenarbeit mit Gynäkologen ist angezeigt.

Diagnose. Die Diagnostik der weiblichen Gonorrhö besteht nach der genauen Erhebung der Anamnese aus der klinischen Untersuchung mit Inspektion und Tastbefund, der Entnahme von Untersuchungsmaterial zum Erregernachweis, getrennt nach allen krankheitsverdächtigen Herden, sowie der Anzüchtung und Identifikation von *Neisseria gonorrhoeae.*
Um Sekret aus der Urethra der Frau zu gewinnen, spreizt man vor dem Einführen des Spekulums die Labien so, daß das *Orificium urethrae* frei liegt, reinigt die Harnröhrenmündung und streicht die Urethra von hinten nach vorn aus. Danach werden die urethralen und Scheidenvorhofdrüsen untersucht. Man komprimiert sie einzeln und streicht das gewonnene Sekret getrennt aus. Erst danach wird ein Spekulum geeigneter Größe eingeführt und die Zervix eingestellt. Danach muß zunächst der Muttermund mit einem größeren Tupfer gereinigt werden, bevor die Probe aus dem Zervikalkanal entnommen wird. Bei begründetem Verdacht sind mehrfache sorgfältige Kontrolluntersuchungen notwendig. In unklaren Fällen können Kontrolluntersuchungen am 2. und 3. Tag der Menstruation sinnvoll sein. Bei Verdacht auf gleichzeitige rektale Gonorrhö sollte auch ein Rektalabstrich mit einem mit physiologischer Kochsalzlösung angefeuchteten Watteträger durchgeführt werden (s. S. 105). Zweckmäßigerweise sollten gleichzeitig mit der Untersuchung auf Gonorrhö auch Abstriche für andere in Frage kommende Erreger abgenommen werden.

Gonorrhoische Urethritis des Mannes

Unter der *Urethritis gonorrhoica anterior* versteht man die Harnröhrenerkrankung der Pars spongiosa urethrae. Die Mehrzahl der infizierten Männer entwickelt innerhalb von 2–6 Tagen nach der Infektion klinische Symptome, bei denen meist massiver urethraler Ausfluß und Dysurie dominieren. Die Harnröhrenmündung verklebt leicht. Das Orificium urethrea kann geschwollen und gerötet sein. Durch den Ausfluß und zusätzliche Keimbesiedelung kann es zu einer *Balanoposthitis* kommen. Ungefähr ein Viertel aller Patienten entwickeln nie mehr als einen spärlichen, serösen Ausfluß, der von dem einer nichtgonorrhoischen Urethritis nicht unterscheidbar ist. Diese Männer sind tagsüber symptomfrei und nur morgens, vor der ersten Miktion, kann ein Eitertropfen exprimiert werden (Bonjourtropfen). Bei rund 10% aller infizierten Männer nimmt die Gonorrhö einen völlig asymptomatischen Verlauf. In der Literatur aus der präantibiotischen Ära wird berichtet, daß die profuse Eiterung einer floriden Gonorrhö auch unbehandelt nach etwa 3 Wochen abnimmt und fast alle Männer innerhalb von 6 Monaten erscheinungsfrei werden. Schon während des floriden Infektes werden oft die Urethraldrüsen des Mannes (Littré-Drüsen) mitinfiziert und können sich bis zu einem *Littré-Abszeß* ausdehnen. Paraurethrale Infiltrate kommen vor und können in seltenen Fällen zu einer *Cavernitis gonorrhoica* führen. Ein Befall der hinteren Harnröhre (*Urethritis gonorrhoica posterior*) wird durch Pollakisurie mit terminaler Hämaturie angezeigt. Als Komplikation der *Posteriorgonorrhö* kann eine Infektion der bulbourethralen Drüsen (Cowper-Drüsen) bis hin zum *Cowper-Abszeß*, vorkommen. Man findet dann hinter dem Skrotum einseitig oder beidseits von der Mittellinie bis zu kirschgroße Rötung und Schwellung. Eine Cowperitis kann zu einer Verengung der hinteren Harnröhre führen (*Cowper-Striktur*). Alle diese Komplikationen waren früher sehr gefürchtet, sind aber heute selten geworden.

Differentialdiagnose. Insbesondere bei milderem Verlauf kommt die Gruppe der nichtgonorrhoischen Urethritiden in Betracht.

Aufsteigende Gonorrhö des Mannes

Aufsteigende Infektionen der männlichen Geschlechtsorgane sind heute in den industrialisierten Ländern sehr selten geworden. Die aufsteigende Gonorrhö kann zu einer Prostatitis, Vesikulitis, Funikulitis und Epididymitis führen. Die Erkrankungen der einzelnen Abschnitte der männlichen Geschlechtsorgane sind klinisch kaum von einander unterscheidbar.

Akute bakterielle Prostatitis. Sie ist charakterisiert durch Fieber, Schüttelfrost, starkes Krankheitsgefühl, Harnverhaltung und Schmerzen im Unterbauch und im Dammbereich. Nur ungefähr 10% aller Prostatitiden können im Zusammenhang mit einer Gonokok-

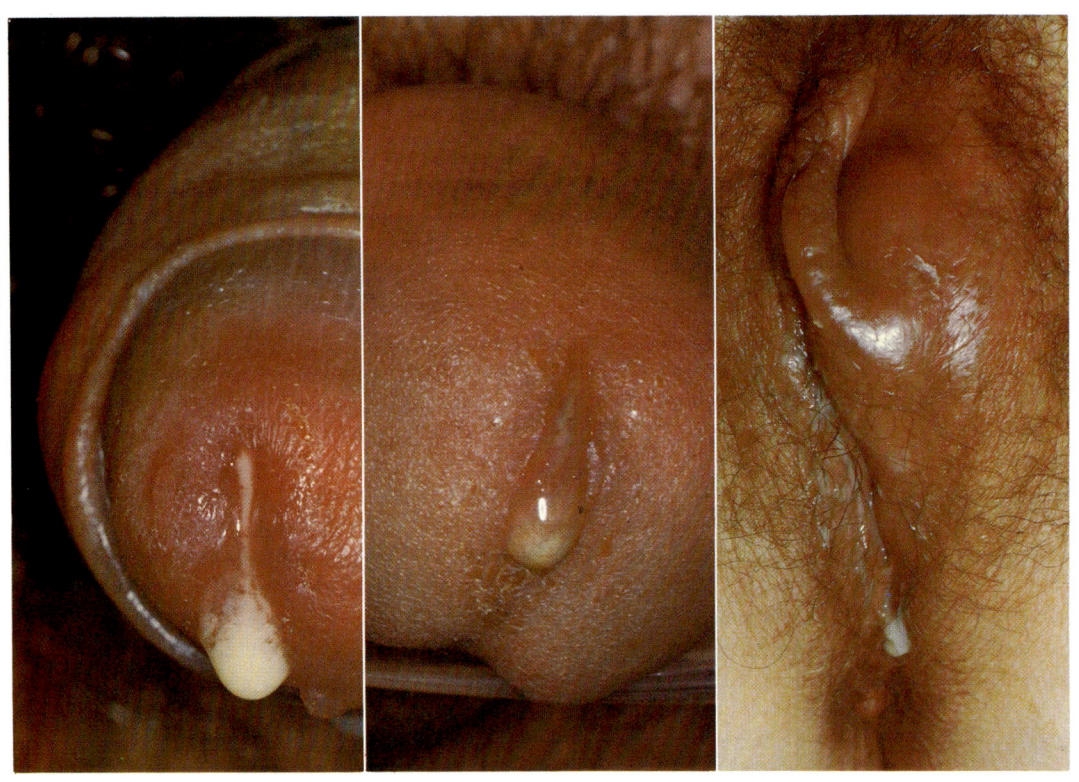

Abb. 4.2. a Akute Urethritis gonorrhoica, **b** Symptomarme Urethritis gonorrhoica, **c** Bartholinitis gonorrhoica mit Abszedierung

ken- oder Chlamydeninfektion gesehen werden. Bei der rektalen Untersuchung findet man dann eine angeschwollene, druckschmerzhafte Prostata mit verstrichenem Sulkus. Die Entzündung kann durch Sekretretention zu einem Pseudoabszeß führen. Bei einer *chronischen Prostatitis* berichten Patienten über unklares Druckgefühl und Ziehen im Unterbauch, Dysurie, Pollakisurie und Träufeln nach der Miktion. Blutige Pollutionen können auf Mitbefall der Bläschendrüsen hinweisen. Der *Ductus deferens* kann geschwollen und druckschmerzhaft sein.

Bakterielle Epididymitis. Sie tritt etwas häufiger auf und wird in rund 15% der Fälle durch *Neisseria gonorrhoeae* verursacht. Die Epididymitis kann schleichend mit Leistenbeschwerden, aber auch schlagartig mit schweren skrotalen Schmerzen beginnen, die in die Flanke ausstrahlen. Fieber bis 40° C, Schüttelfrost und Abgeschlagenheit können hinzukommen. Die BSG ist stark erhöht. Bei der Untersuchung findet man auf der betroffenen Seite ein stark gerötetes und geschwollenes Skrotum. Zu Beginn der Erkrankung ist zunächst der Nebenhoden im Bereich des unteren Hodenpoles (am Übergang zum Ductus deferens) und erst später der Nebenhodenkopf im Bereich des oberen Hodenpoles geschwollen. Die Palpation kann durch Hodensonographie ergänzt werden. Urethraler Ausfluß kann bei den Patienten mit gonorrhoischer Epididymitis völlig fehlen, obwohl die Gram-Färbung eines Urethralabstriches häufig positiv ist. Der Hoden selbst ist nicht betroffen, läßt sich aber durch die umgebende Schwellung oft nicht abgrenzen.

Durch Obliteration kann bei einseitiger Erkrankung eine Oligozoospermie, bei doppelseitiger Erkrankung eine Azoospermie resultieren. Nach der aufsteigenden Gonorrhö des Mannes bleibt daher häufig eine Sterilität zurück.

Differentialdiagnose. Außer *Neisseria gonorrhoeae* können auch *Escherichia coli*, *Streptococcus faecalis*, *Staphylococcus aureus*, *Chlamydia trachomatis* und *Ureaplasma urealyticum* aufsteigende Infektionen hervorrufen. *Mycobacterium tuberculosis* kann Ursache sowohl einer Prostatitis als auch einer meistens beidseitigen Epididymitis sein. Bei jungen Männern mit akuter Epididymitis müssen Samenstrangtorsion, maligner Hodentumor und Mumpsorchitis ausgeschlossen werden. Eine enge Zusammenarbeit mit Urologen ist angezeigt.

Diagnose. Voraussetzung für die Diagnose einer Gonorrhö beim Mann sind eine genaue Anamnese, die klinische Untersuchung und die Entnahme von Untersuchungsmaterial. Die klinische Untersuchung bei einer anogenitalen Infektion umfaßt die Inspektion der Genital- und Analgegend und die Palpation der inguinalen Lymphknoten. Vor dem Urethralabstrich sollte der Patient mindestens 3–4 h nicht uriniert haben, am besten erfolgt die Untersuchung morgens vor der ersten Miktion. Bei spärlichem Ausfluß sollte die Urethra zur Sekretgewinnung von hinten nach vorne ausgestrichen werden.

Zur klinischen Untersuchung bei einer aufsteigenden Gonorrhö gehört die Untersuchung des Skrotalinhalts, der Samenstränge und der Prostata in Knie-Ellenbogen-Lage. Bei einer akuten Prostatitis sind bereits im Mittelstrahlurin Gonokokken nachweisbar. Zur Diagnostik einer chronischen Prostatitis verwendet man die *Viergläserprobe*. Untersucht werden Ersturin, Mittelstrahlurin, durch Prostatamassage gewonnenes Prostatasekret und schließlich Exprimaturin. Aus jeder Portion sind Kulturen anzulegen. Zur Diagnose einer Epididymitis sollten Mittelstrahlurin und Ejakulat untersucht werden.

Gonorrhoische Ulzera

Gelegentlich wurden primäre, solitäre oder multiple gonorrhoische Ulzera der Genitalhaut oder -schleimhaut beschrieben. Gleichzeitiger gonorrhoischer Fluor kann fehlen. Koinfektionen mit *Treponema pallidum* sind beobachtet worden.

Rektale Gonorrhö

Eine Infektion der rektalen Schleimhaut besteht bei etwa der Hälfte der Frauen mit einer urogenitalen Gonokokkeninfektion meist infolge sekundärer Kontamination durch die Genitalsekrete. Bei homosexuellen Männern und Analverkehr ist das Rektum ein häufiger primärer Infektionsort. Das Rektum als einziger Infektionsort wird bei etwa 5% der Frauen mit Gonorrhö und bei 40% der homosexuellen Männer mit Gonorrhö festgestellt.

Bei Frauen verläuft die rektale Gonorrhö häufig asymptomatisch, während rund zwei Drittel der homosexuellen Männer Beschwerden äußern. Die Symptome reichen von geringem analem Pruritus über unklare Hämorrhoidalbeschwerden bis zu Zeichen einer klassischen Proktitis mit rektalen Schmerzen, Tenesmen, Völlegefühl und Ostipation. Nur gelegentlich bestehen perianale Rötung und Ausfluß. Bei der proktoskopischen Untersuchung findet man aber häufig Rötung, leichte Verletzlichkeit und eitrige Beläge auf der Schleimhaut. Die Materialentnahme für die mikroskopische und kulturelle Untersuchung sollte unter proktoskopischer Sicht erfolgen. Die symptomlose rektale Gonorrhö stellt ein Infektionsreservoir für homosexuelle Männer dar.

Pharyngeale Gonorrhö

Der Rachen ist nur in rund 5% der Gonorrhöpatienten der einzige Infektionsort. Bei Patienten, die eine urogenitale Gonorrhö haben, liegt eine Mitbeteiligung des Rachens bei 8–22% der Frauen, bei 3–7% der heterosexuellen Männer und bei 11–25% der homosexuellen Männer vor. Die Übertragung erfolgt über orogenitalen Kontakt. Nur vereinzelt wurde die Übertragung durch Küssen beschrieben. Ungefähr 90% der Fälle mit Gonokokkenpharyngitis verlaufen asymptomatisch, weswegen bei jedem STD-Patienten routinemäßig ein Rachenabstrich zu fordern ist. Die Spontanheilungsrate der pharyngealen Gonorrhö soll innerhalb von 3 Monaten 100% betragen. Das Untersuchungsmaterial wird durch Abstreichen der hinteren Rachenwand und des Tonsillenbereiches entnommen. Wegen des symptomlosen Vorkommens von Meningokokken und einiger apathogener Neisserienarten ist die zweifelsfreie Sicherung der Diagnose einer pharyngealen Gonorrhö nur durch die Kultur mit anschließender Identifizierung der Erregers möglich.

Ophthalmoblennorrhoea neonatorum

Die Gonokokkenkonjunktivitis des Neugeborenen kann durch eine *intrauterine Infektion* oder durch *Infektion während des Geburtsvorganges* auftreten. Das Risiko einer intrauterinen Gonokokkeninfektion wird durch frühzeitigen Blasensprung und durch Frühgeburt begünstigt. Bei diesen Kindern treten die klinischen Erscheinungen bereits bei oder wenige Stunden nach der Geburt auf.

Das Risiko einer *intrapartalen Infektion* durch eine infizierte Mutter liegt bei 30–50%. Erscheinungen einer akuten purulenten Konjunktivitis treten dann 5 Tage nach der Geburt auf, die Erkrankung kann gelegentlich auch asymptomatisch verlaufen. Die Kinder entwickeln aber meistens an beiden Augen eine derbe Schwellung der Lider, gefolgt von einer Chemosis und einem zunehmenden eitrigen Sekret, das sich nach Öffnen der Lider schwallartig entleert. Die Augen sind äußerst schmerzhaft und druckempfindlich. Häufig ist die Lidspalte verkrustet. Ohne Behandlung kann die Erkrankung rasch auf die Hornhaut übergreifen und über Ulzeration und Perforation zu Sekundärglaukom, Hornhautstaphylom und Erblindung führen. Im 19. Jahrhundert hatten mehr als die Hälfte aller Blinden ihr Augenlicht durch eine gonorrhoische Neugeborenenophthalmie verloren. Heute liegt die Inzidenz einer *Ophthalmia neonatorum* bei exponierten Kindern, die die 1881 von Credé beschriebene Silbernitratprophylaxe erhalten haben, zwischen 0% und 5%. Eine gleichzeitige oropharyngeale Gonokokkeninfektion kommt bei 35% der Kinder mit einer Ophthalmie vor.

Die in der Dienstordnung für Hebammen von 1985 enthaltene Pflicht zur Durchführung der Credé-Prophylaxe ist teilweise durch landesrechtliche Vorschriften aufgehoben worden.

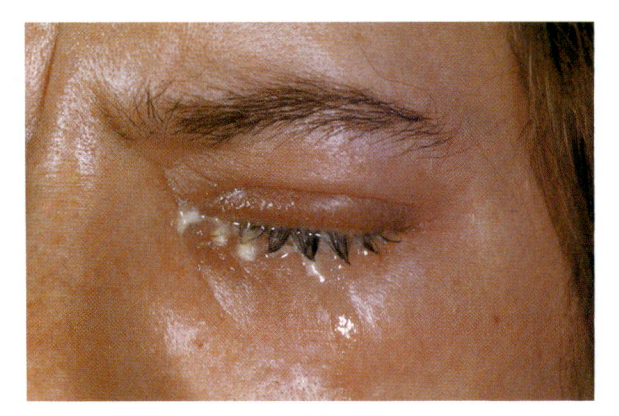

Abb. 4.3. Ophthalmoblennorrhoea adultorum

Ophthalmoblennorrhoea adultorum

Die Gonokokkenophthalmie des Erwachsenen verläuft im allgemeinen stürmisch und hat eine schlechtere Prognose als beim Neugeborenen. Meist wird ein Auge bei Patienten mit gleichzeitig bestehender anogenitaler Gonorrhö befallen. Die Übertragung erfolgt vermutlich durch Autoinokulation. Patienten mit einer anogenitalen Gonorrhö sollten deswegen auf die Möglichkeit der Übertragung der Infektion auf die Augen hingewiesen werden. Die Symptome bestehen zu Beginn in Augentränen, Lichtscheu, Brennen und Jucken, die in die bei der Neugeborenenophthalmie beschriebenen Erscheinungen übergehen. Hornhautbefall, Perforation und Verlust des Sehvermögens sollen leichter vorkommen als beim Neugeborenen. Milde und asymptomatische Verläufe der gonorrhoischen Konjunktivitis bei Erwachsenen wurden ebenfalls beschrieben.

Differentialdiagnose. Die Silbernitratprophylaxe kann eine irritative Konjunktivitis (Argentumkatarrh) des Neugeborenen hervorrufen. Sie tritt meistens innerhalb von 6–8 h nach der Instillation auf und verschwindet wieder in 24–48 h. In den industrialisierten Ländern ist *Chlamydia trachomatis* eine der häufigsten Ursachen einer Neugeborenenkonjunktivitis. Daneben können *Staphylococcus aureus, Hämophilusspezies, Pneumokokken* oder das *Herpes-simplex-Virus* eine Ophthalmie hervorrufen. Eine Gonokokkeninfektion muß bei jeder kindlichen Konjunktivitis ausgeschlossen werden. Zusammenarbeit mit Ophthalmologen ist angezeigt.

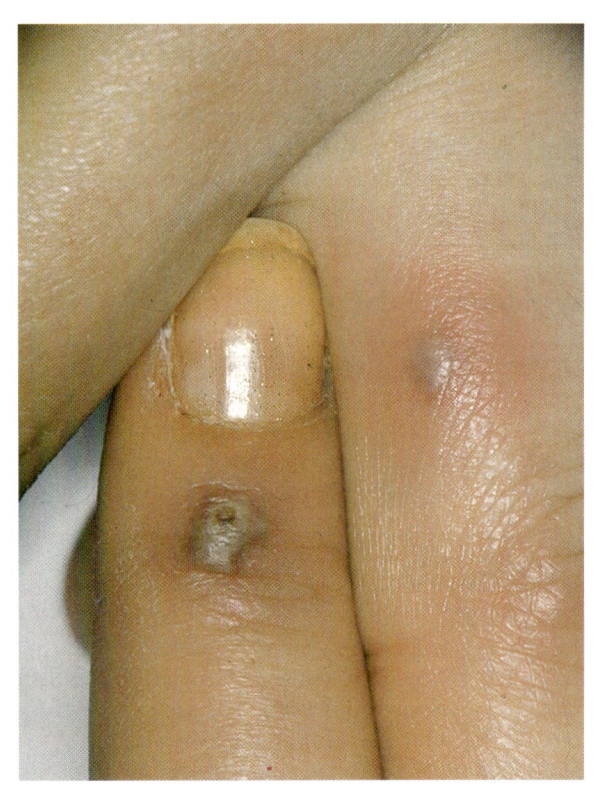

Abb. 4.4. Disseminierte Gonokokkeninfektion

Disseminierte Gonokokkeninfektion

Eine disseminierte Gonokokkeninfektion (DGI) tritt bei etwa 0,5–3% der Patienten mit einer lokalen Gonorrhö auf. Eine DGI ist häufiger bei Frauen (60–97%) als bei Männern. Bei Frauen treten die ersten Symptome meistens innerhalb von 7 Tagen nach der letzten Menstruation, nach Entbindung oder Abort auf.

Ein angeborener Komplementdefekt der späten Komplementkomponenten (C5–C9) ist bei 5–15% der Patienten mit DGI nachweisbar, bei rezidivierendem Verlauf liegt der Prozentsatz höher. Die DGI wird vorwiegend durch Gonokokkenstämme mit dem Protein-IA-Phänotyp hervorgerufen, die häufig nur geringe lokale Beschwerden verursachen, resistent gegen die bakterizide Wirkung von normalem Humanserum und in der Regel sehr penizillinempfindlich sind. Eine DGI ist bei homosexuellen Männern selten, da Protein-IA-Gonokokkenstämme in dieser Population kaum vorkommen.

Die DGI ist klinisch durch die Trias *Fieberschübe, akute Polyarthritis* und *typische Hauterscheinungen* gekennzeichnet. Die Krankheit beginnt in der Regel mit Arthralgien und Tendosynovialitis, eine deutliche Arthritis mit Gelenkerguß tritt erst im späteren Verlauf bei 30–40% der Patienten auf. Am häufigsten sind Handgelenk, Fingergrundgelenke, Sprunggelenke oder die Knie betroffen. Fieber, Leukozytose oder Hauterscheinungen treten bei 50–75% der Patienten mit einer DGI auf.

Die *Hautveränderungen* bestehen meist aus akral, meist an den Fingern, in Gelenknähe lokalisierten flohstichartigen Hämorrhagien, entzündlichen Papeln und hämorrhagischen Pusteln, die zentral nekrotisch werden. In der Regel werden weniger als 30 Einzeleffloreszenzen unterschiedlicher Stadien gezählt. Histologisch zeigt sich eine leukozytoklastische Vaskulitis mit fibrinoider Gefäßwandnekrose, Mikrothromben und Erythrozytenextravasaten.

Monarthritis gonorrhoica

Eine disseminierte Gonokokkeninfektion (DGI) kann aber auch oligo- oder monosymptomatisch in Form einer *Monarthritis gonorrhoica* auftreten. Sie tritt primär nach einer Inkubationszeit von 1–3 Wochen schlagartig auf oder folgt einer Polyarthralgie bzw. -arthritis. Fast stets handelt es sich um ein großes Gelenk, oft ein Kniegelenk. In abnehmender Häufigkeit folgen Sprung-, Hand-, Ellenbogen- und Hüftgelenk. Das Gelenk ist überwärmt, zeigt einen fluktuierenden Erguß und schmerzhaft eingeschränkte Beweglichkeit. Übergang in ein Gelenkempyem mit phlegmonöser Entzündung ist möglich. Eine bleibende Gelenkversteifung als Folge war in der präantibiotischen Ära nicht selten.

Pathogenetisch handelt es sich bei den akuten Polyarthritiden um reaktive Gelenkveränderungen durch Immunkomplexe, während bei den eher chronischen Monoarthritiden oft eine direkte Besiedelung der Gelenke durch Gonokokken nachgewiesen werden kann.

Perihepatitis gonorrhoica

Diese kann, insbesondere bei Männern, gelegentlich im Rahmen einer DGI auftreten. *Skleritis, Iritis* und *Iridozyklitis* wurden ebenfalls bei der DGI beschrieben, *Endo-, Myo- und Perikarditis, Meningitis* und *Osteomyelitis* können als ungewöhnliche Komplikation einer DGI angesehen werden. Die frühzeitige Erkennung einer Endokarditis bei DGI-Patienten ist wegen der Gefahr eines progredienten Herzklappenschadens wichtig. Eine Gonokokkenmeningitis zeigt sich unter den typischen klinischen Erscheinungen einer akuten bakteriellen Meningitis. Bei den Komplikationen einer DGI können die Gelenk- und Hautveränderungen einer DGI völlig fehlen.

Insgesamt wird wegen der häufig asymptomatischen Verläufe einer lokalen Gonokokkeninfektion und den gelegentlich uncharakteristischen Krankheitszeichen cincr systemischen Infektion zu selten an eine DGI gedacht.

Der *Nachweis* einer systemischen Gonokokkeninfektion ist manchmal schwierig. Die Bakteriämie verläuft schubweise, und mit dem Verlauf der Erkrankung gelingen die Blutkulturen seltener. Nur bei 20–30% aller DGI-Patienten können Gonokokken im Blut, in weniger als der Hälfte aus Blutkultur, Gelenkpunktat oder Hautbiopsie angezüchtet werden. In 70–80% der DGI-Patienten kann dagegen *Neisseria gonorrhoeae* aus einem primären, meist genitalen Infektionsort isoliert werden, obwohl die Hälfte dieser Patienten keine entsprechenden Symptome zeigt.

Differentialdiagnose. Bei der typischen Symptomentrias Fieber, Gelenk- und Hautveränderungen kommen differentialdiagnostisch eine systemische Meningokokkeninfektion und septische Prozesse durch andere, vorwiegend gramnegative Erreger sowie eine Vasculitis allergica in Frage. Stehen arthritische Veränderungen im Vordergrund, muß an Morbus Reiter gedacht werden. Weiterhin müssen Arthritiden durch andere Bakterien oder im Rahmen einer akuten Hepatitis B, aber auch eine rheumatoide Arthritis abgegrenzt werden.

Diagnose der DGI. Von allen potentiellen Schleimhautlokalisationen müssen, unabhängig vom Vorliegen klinischer Erscheinungen, Abstriche durchgeführt werden. Zusätzlich muß der Versuch der Isolierung von *Neisseria gonorrhoeae* aus einer Blutkultur, aus Gelenkflüssigkeit oder aus einer Hauteffloreszenz unternommen werden. Eine Zusammenarbeit mit Orthopäden ist angezeigt. Nicht nur aus epidemiologischen, sondern auch aus diagnostischen Gründen sollten alle Sexualpartner untersucht werden. Gelegentlich kann die DGI nur durch den Nachweis einer Gonorrhö beim Partner nachgewiesen werden. Die Diagnose einer DGI ist gesichert, wenn *Neisseria gonorrhoeae* aus Blut, Gelenkflüssigkeit, Hautbiopsie oder Liquor isoliert werden konnte. Bei Fehlen einer positiven Gonokokkenkultur sowohl aus systemischen als auch lokalen Manifestationsorten ist die Diagnose einer DGI wahrscheinlich, wenn typische klinische Erscheinungen gut auf die antibiotische Therapie ansprechen.

Therapie der Gonorrhö

Bis Mitte der 70er Jahre war Penizillin Mittel der Wahl zur Behandlung der Gonorrhö, das zwar in zunehmend steigender Dosierung, aber mit großer Sicherheit Gonokokken vernichtete. Als Kontraindikation galt lediglich eine Penizillinallergie. 1976 wurden erstmals aus Asien und Westafrika stammende penizillinaseproduzierende *Neisseria gonorrhoeae*-(PPNG-)-Stämme isoliert, die Penizillin unwirksam machen. Seit dieser Zeit ist der Anteil der PPNG-Stämme an allen Gonokokkenisolaten weltweit zunehmend. Chromosomal penizillinresistente Gonokokken erschweren weiter die Resistenzlage. Penizillin kann zur Gonorrhötherapie nur noch dann eingesetzt werden, wenn der infizierende Gonokokkenstamm bekanntermaßen penizillinempfindlich ist. Neben dem häufig eingesetzten Spectinomycin sind die penizillinasestabilen Drittgenerations-Zephalosporine und die Zweitgenerationsquinolone in den Vordergrund der Therapieempfehlungen gerückt.

Therapie der urogenitalen Gonorrhö. Die *Einzeitbehandlung* der unkomplizierten Gonorrhö hat sich gegenüber der mehrtägigen Behandlung durchgesetzt. Zur *oralen Einzeitbehandlung* stehen Ofloxacin (Tarivid) 400 mg oder Ciprofloxacin (Ciprobay) 500 mg zur Verfügung. Zur *i.m.-Einzeitbehandlung* werden Spectinomycin (Stanilo) 2 g oder Ceftriaxon (Rocephin) 250 mg eingesetzt. Alle genannten Therapien sind als gleichwertig anzusehen, obwohl mit den neuen Gyrasehemmern noch umfangreiche Erfahrungen fehlen. Einzelne resistente Stämme gegen Spectinomycin und auch gegen Ciprofloxacin sind bereits bekannt geworden. Alle für die Einzeitbehandlung der Gonorrhö genannten Antibiotika sind voll gegen penizillinresistente Gonokokkenstämme wirksam. Ceftriaxon vermag zusätzlich eine Syphilis in der Inkubationsphase zu heilen.

Wegen häufiger koexistenter Infektionen mit *Chlamydia trachomatis* oder *Ureaplasma urealyticum* kann an die Einzeitbehandlung der Gonorrhö eine 7tägige Behandlung mit Tetrazyklin (4mal 500 mg tgl.) oder Doxyzyklin (2mal 100 mg tgl.) angeschlossen werden. Bei lokalen Komplikationen, wie Skeneitis, Bartholinitis oder Littreitis muß die Behandlung auf mehrere Tage ausgedehnt werden. Bei Abszeßbildung ist Entlastung durch Aspiration oder Inzision erforderlich.

Therapie der pharyngealen und rektalen Gonorrhö. Die zur Therapie der urogenitalen Gonorrhö empfohlenen Therapeutika sind nicht gleichwertig zur Behandlung der extragenitalen Gonorrhö geeignet. Zur Behandlung der pharyngealen Gonorrhö kann Ceftriaxon, zur Behandlung der rektalen Gonorrhö Ceftriaxon oder Spectinomycin eingesetzt werden.

Therapie der Gonorrhö in der Schwangerschaft. Schwangere Frauen mit einer Gonorrhö können mit einmalig Cefotaxim (Claforan) 500 mg i.m. oder Ceftriaxon (Rocephin) 250 mg i.m. behandelt werden. Eine gleichzeitig bestehende Chlamydieninfektion sollte anschließend über 7 Tage mit Erythromycin (4mal 500 mg tgl.) behandelt werden. Tetrazykline und Chinolone dürfen in der Schwangerschaft nicht verabreicht werden. Die Unbedenklichkeit der Anwendung von Spectinomycin während der Schwangerschaft konnte noch nicht nachgewiesen werden.

Therapie der Gonorrhö bei Kindern. Die Behandlung von Kindern mit Gonorrhö sollte stationär erfolgen. Kinder mit weniger als 45 kg Körpergewicht und unkomplizierter anogenitaler Gonorrhö können mit einmalig Ceftriaxon (Rocephin) 125 mg i.m. behandelt werden. Bei über 45 kg Körpergewicht können Erwachsenendosierungen angewendet werden. Auch bei Kindern ist die gefahrlose Anwendung von Spectinomycin noch nicht gezeigt worden. Die kindliche DGI sollte wie die Ophthalmoblennorrhö (s.u.) behandelt werden. Entlassung aus stationärer Behandlung sollte erst nach Vorliegen einer negativen Kontrolluntersuchung erfolgen und wenn die Sicherheit des Kindes bei der Rückkehr in das heimische Milieu gewährleistet ist.

Therapie der Ophthalmoblennorrhö. Um Spätfolgen zu vermeiden, ist sofortiger stationärer Therapiebeginn erforderlich. Neugeborene mit einer gonorrhoischen Ophthalmie können über 7 Tage mit tgl. 25–50 mg/kg KG Ceftriaxon (Rocephin) oder mit tgl. 2mal 25 mg/kg KG Cefotaxim (Claforan) i.v. oder i.m. behandelt werden. Bei bekannter Penizillinempfindlichkeit kann Penizillin G (4mal 25000 IE/kg KG) ebenfalls über 7 Tage gegeben werden.

Erwachsene können mit Cefoxitin (Mefoxitin) 4mal 1 g tgl., Cefotaxim (Claforan) 4mal 500 mg tgl. oder Ceftriaxon 1 g i.v. tgl. über mindestens 5 Tage behandelt werden. Bei bekannter Penizillinempfindlichkeit kann Penizillin 2mal 10 Mio. IE i.v. gegeben werden. Die alleinige lokale Augenbehandlung mit antibiotischen Tropfen oder Salben ist nicht ausreichend und bei systemischer Behandlung auch nicht erforderlich. Um die Bindehäute vor Verkrustung zu schützen, sollten sie mehrfach täglich mit physiologischer

Kochsalzlösung gespült werden. Bei einseitiger Erkrankung muß das gesunde Auge durch einen Uhrglasverband geschützt werden.

Therapie der aufsteigenden Gonorrhö. Empfohlen wird bei beiden Geschlechtern eine mehrtägige intravenöse Therapie unter stationären Bedingungen. Da häufig Mischinfektionen mit Chlamydia trachomatis, Mycoplasma hominis, Enterobakterien und Anaerobiern vorliegen, ist eine Kombination von Antibiotika erforderlich. Eine mögliche Kombination ist Cefoxitin (Mefoxitin) 3mal 2 g, Doxyzyklin (Vibramycin) 2mal 100 mg und Metronidazol (Arilin) 3mal 500 mg tgl.

Therapie der disseminierten Gonokokkeninfektion. Hierzu ist in der Regel stationäre Behandlung erforderlich. Sie kann mit 4mal 1 g Cefoxitin, 4mal 500 mg Cefotaxim oder 1mal 1 g Ceftriaxon i.v. oder mit 2mal 2 g Spectinomycin i.m. durchgeführt werden. Bei Penizillinempfindlichkeit haben sich 2mal 10 Mio. IE Penizillin G tgl. i.v. bis zur klinischen Besserung, danach Amoxicillin 4mal 500 mg oder Ampicillin 4mal 500 mg per os tgl. bewährt. Die Gesamtdauer der antibiotischen Therapie sollte mindestens 7 Tage betragen.

Zur Behandlung der durch *Neisseria gonorrhoeae* bedingten Meningitis, Endokarditis und Osteomyelitis können die gleichen Antibiotika in der gleichen Dosierung angewandt werden. Die Dauer der i.v.-Therapie sollte aber auf mehrere Wochen ausgedehnt werden. Bei phlegmonöser Gelenkentzündung und Gelenkempyem ist neben der antibiotischen Therapie eventuell eine operative Behandlung erforderlich.

Kontrolluntersuchung

Für die Abheilung einer Gonorrhö nach erfolgter Therapie ist nicht das subjektive Befinden des Patienten entscheidend, sondern allein der negative bakterielle Kontrollbefund. Nach dem Gesetz zur Bekämpfung der Geschlechtskrankheiten hat sich der Kranke bis zur Feststellung der Heilung des Geschlechtsverkehrs zu enthalten. 3–7 Tage nach Beendigung der Therapie sollten von allen vorher infizierten Lokalisationen Kontrollabstriche abgenommen werden. Bei Bedarf können mehrere Kontrolluntersuchungen, bei Frauen am besten auch unmittelbar nach der nächsten Menstruation, erfolgen. Bei Weiterbestehen oder Wiederaufflammen der klinischen Symptomatik nach der Behandlung kann es sich um ein *Therapieversagen*, eine *Reinfektion* oder eine *nichtgonorrhoische Urethritis* handeln. Kulturen sollten erneut von allen infizierten Lokalisationen entnommen werden. Eine Testung der Antibiotikaempfindlichkeit ist nun obligatorisch. Wenn der infizierende Gonokokkenstamm gegen das verwendete Antibiotikum empfindlich war, handelt es sich in der Regel um eine Reinfektion. Die Gonokokkentypisierung kann ebenfalls zur Unterscheidung eines Therapieversagens von einer Reinfektion beitragen. Da die Gonorrhö häufig mit anderen sexuell übertragbaren Erkrankungen assoziiert ist, sollten auch diese mitberücksichtigt werden. Das Fortbestehen der Urethritissymptomatik kann auch durch eine Koinfektion mit Erregern einer nichtgonorrhoischen Urethritis bedingt sein. Wegen der längeren Inkubationszeit einer Chlamydienurethritis sollten Chlamydienabstriche spätestens bei der Gonorrhötherapiekontrolle genommen werden. Eine nach Behandlung der gonorrhoischen Urethritis fortbestehende Urethritis durch andere Erreger wurde früher als postgonorrhoischer Katarrh bezeichnet.

Alle Gonorrhöpatienten sind klinisch und serologisch auch auf *Syphilis* zu untersuchen. Wegen der längeren Inkubationszeit der Syphilis sind zu Beginn der gonorrhoischen Symptomatik noch keine klinischen und serologischen Krankheitszeichen zu erwarten. Daher ist eine serologische Untersuchung auf Syphilis vor und 6 Wochen nach der Gonorrhötherapie erforderlich. Die Patienten sollten auch auf die Möglichkeit einer gleichzeitig erworbenen *HIV-Infektion* hingewiesen und vor und 3 Monate nach der Gonorrhötherapie serologisch untersucht werden.

Partnerbehandlung

Nach dem Gesetz zur Bekämpfung der Geschlechtskrankheiten ist der Arzt verpflichtet, die Ansteckungsquellen seines Patienten zu ermitteln. Alle in Frage kommenden Geschlechtspartner des Patienten sollten untersucht und gegebenenfalls mitbehandelt werden. Bei Gonorrhö von Kindern müssen nicht nur alle erwachsenen und kindlichen Haushaltsmitglieder, sondern auch alle Gelegenheitskontakte des Kindes untersucht werden. Partneruntersuchung und -behandlung ist nicht nur aus epidemiologischen Gründen von Bedeutung, sondern dient auch zum Schutz des Sexualpartners vor einer Erkrankung und des Patienten vor einer Reinfektion. Zu einer vorsorglichen Therapie des Partners ohne eindeutige Diagnose wird sich der Arzt nur bei niedriger Compliance entscheiden.

Meldepflicht

Nach dem Gesetz zur Bekämpfung der Geschlechtskrankheiten vom 23.7.1953 (zuletzt geändert am 19.12.1986) ist die Gonorrhö in der Bundesrepublik Deutschland eine meldepflichtige Geschlechtskrankheit. Die Meldung erfolgt an das zuständige Gesundheitsamt ohne Namensnennung unter Angabe von Geburtsjahr und Geschlecht des Patienten. Eine namentliche Meldung sieht das Gesetz nur dann vor, wenn sich der Patient der Behandlung oder der vom Arzt verordneten Nachuntersuchung entzieht.

Nichtgonorrhoische Urethritis

Beim Mann kann eine akute oder chronische Urethritis nicht nur durch Gonokokken, sondern auch durch andere Mikroben induziert werden. *Mehrfachinfektionen* mit verschiedenen Erregern sind nicht selten. Außerdem können einer Urethritis auch nichtinfektiöse Ursachen zugrunde liegen. Zu einer Zeit, als nur die Gonorrhö eindeutig zu diagnostizieren war, wurden alle übrigen Urethritisformen als nichtgonorrhoische oder unspezifische Urethritiden zusammengefaßt. Nachdem die Erreger bzw. Ursachen der nichtgonorrhoischen Urethritiden überwiegend definiert sind, ist der Begriff unspezifische Urethritis nicht mehr gerechtfertigt.

Chlamydien-Urethritis

Die Chlamydienurethritis tritt doppelt bis viermal so häufig wie gonorrhoische Urethritis auf und umfaßt mehr als die Hälfte der nichtgonorrhoischen Urethritiden. Chlamydia trachomatis der Serovars D–K sind die häufigsten Urethritiserreger. Klinik, Diagnostik und Therapie werden auf S. 115 beschrieben.

Mykoplasmenurethritis

Mykoplasmen sind unbewegliche, sporenlose, pleomorphe, gramnegative Bakterien, die 300–500 nm groß sind. Ähnlich den L-Formen der Bakterien besitzen sie keine feste Zellwand. Sie passieren Bakterienfilter, wachsen aber im Gegensatz zu Viren auf unbelebten Nährmedien. Auf Spezialnährböden können harnstoffspaltende (Ureaplasmen) und nichtharnstoffspaltende Mykoplasmen unterschieden werden.
Bei den Arten von klinischer Relevanz für urogenitale Infektionen (*Ureaplasma urealyticum, Mycoplasma hominis*) handelt es sich um fakultativ pathogene Erreger, die als Kommensalen im Urogenitaltrakt auftreten. Bei sexuell aktiven Männern und Frauen werden Mycoplasma hominis und Ureaplasma urealyticum in 14 bis zu 75% angetroffen. Beide Mycoplasmenarten sind deshalb mit zahlreichen urogenitalen Erkrankungen in Verbindung gebracht worden, was sich jedoch in den meisten Fällen nicht bestätigen ließ. Nur Ureaplasma urealyticum, nicht jedoch Mycoplasma hominis, ist Erreger von Urethritiden und kommt für eine begleitende Prostatitis in Frage. Außerdem kann Ureaplasma urealyticum die Spermienmotilität beeinflussen, ohne daß allerdings seine Bedeutung für männliche Fertilitätsstörungen definiert ist. Bis zu 25% der nichtgonorrhoischen Urethritiden werden durch Ureaplasma urealyticum verursacht.
Eine Ureaplasma urealyticum-Urethritis ist insbesondere bei weißlich-serösem Fluor, steriler Leukozyturie und saurem Urin-pH in Erwägung zu ziehen. Klinisch besteht Dysurie in Form von Juckreiz und mäßigem Brennen. Aufgrund des Vorkommens von Ureaplasma urealyticum als Kommensale kann die Diagnose Ureaplasma urealyticum-Urethritis strenggenommen erst gestellt werden, wenn andere Erreger (z.B. Chlamydia trachomatis, Neisseria gonorrhoeae) ausgeschlossen und polymorphkernige Leukozyten nachgewiesen sind. Außerdem ist der quantitative Nachweis des Erregers anzustreben, da mit höherer Konzentration des Mikroorganismus seine pathogene Rolle wahrscheinlicher wird. Da diese diagnostischen Auflagen nicht immer realisierbar sind, scheint probatorische Behandlung gerechtfertigt.

Nachweis von Mykoplasmen. Mykoplasmen lassen sich aufgrund ihrer Größe und geringen Affinität zu Farbstoffen im Gram-Präparat nicht nachweisen. Der Nachweis erfolgt kulturell. Mit einer kalibrierten Öse, die die quantitative Bestimmung erlaubt, wird Urethralsekret in ein spezielles Transportmedium (z.B. Shepards A7 Medium) gebracht. Transport bei 4° C. Im Labor Überimpfung auf Spezialnährböden (z.B. Shepards A7 mit Agar und Serumzusätzen), denen ein Ammoniakindikator zur Unterscheidung von Mycoplasma hominis und Ureaplasma urealyticum zugesetzt werden kann. Ureaplasma urealyticum wächst innerhalb von 2–3 Tagen in Form von Kolonien, die aufgrund ihrer Größe (15–60 µm Durchmesser) nur mikroskopisch sichtbar sind. Mycoplasma hominis-Kolonien sind größer (200–300 µm Durchmesser), allerdings ebenfalls nur mikroskopisch sichtbar und haben typischerweise Spiegeleiform, die durch zentrales, tiefes Wachstum im Agar und nur oberflächliches in der Peripherie zustande kommt. Serologische Untersuchungen sind für die Diagnostik von urogenitalen Infektionen ohne Bedeutung.

Therapie. Bei der Therapie der Ureaplasma-Urethritis sind die Tetrazykline Mittel der Wahl. 7 Tage lang

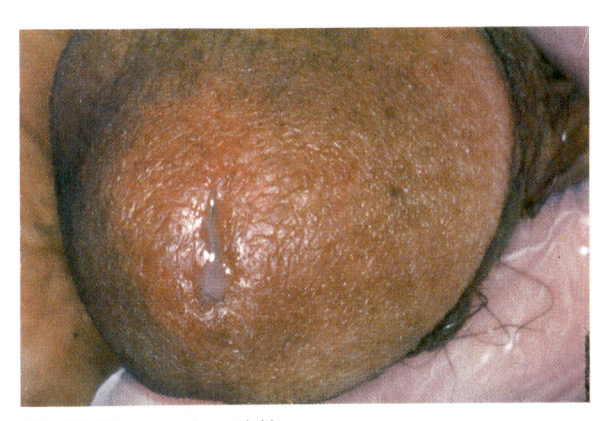

Abb. 4.5. Trichomonadenurethritis

zen können. Sie sind aber größer und satter gefärbt; außerdem findet man hier und da einzelne Kokken, Gonokokken liegen stets paarweise. In der Gram-Färbung sind Gonokokken negativ, Staphylokokken positiv. Auch Streptokokken, besonders ihre Enterokokkenvariante, erzeugen gelegentlich eine Urethritis. Kolibakterien (gramnegative Stäbchen) befallen seltener die Urethra; häufiger sind Kolizystitis mit Koliprostatitis oder -epididymitis sowie die aufsteigende Infektion mit Pyelonephritis. Zur Diagnose sollte der kulturelle bakteriologische Erregernachweis angestrebt werden.

Therapie. Antibiotika nach Antibiogramm.

werden 4mal tgl. 500 mg Tetrazyklin-HCl oder Oxytetracyclin, oder 2mal tgl. 100 mg Minocyclin oder Doxycyclin verabreicht. Vergleichbare Wirksamkeit hat Erythromycin 4mal tgl. 500 mg für 7 Tage.
Für die Eliminierung von Mycoplasma hominis, beispielsweise bei Infektion der Partnerin, werden Tetrazykline in obiger Dosierung empfohlen oder 4mal 150 mg Clindamycin für 7 Tage.

Trichomonaden-Urethritis

Diese Erkrankung ist in Kap. 5 ausführlich behandelt.

Urethritis bei Acinetobacter- und bei Veillonella-Infektionen

Diese Bakterienarten (Acinetobacter calcoaceticus = aerobe gramnegative Stäbchen, Veillonella = anaerobe gramnegative Kokken) werden als mögliche Erreger von Urethritiden angesehen, wobei der kulturelle Nachweis und die Differenzierung kompliziert sind. Beide können auch als Kommensalen vorkommen.

Therapie. Tetrazykline über 2–4 Wochen in der üblichen Dosierung werden empfohlen.

Staphylokokken-, Streptokokken-, Koli-Urethritis

Urethritiden können durch zahlreiche weitere Bakterienarten hervorgerufen werden. Am häufigsten ist die Staphylokokken-Urethritis. Ihre mikroskopische Abgrenzung von der Gonorrhö im Methylenblaupräparat kann schwierig sein, weil auch Staphylokokken phagozytiert sein und Diplokokkenanordnung besit-

Candida-Urethritis

Auch der Hefepilz Candida albicans kann eine chronische Urethritis unterhalten, insbesondere sekundär bei Vorschädigung des Epithels, bei weiteren disponierenden Faktoren (z.B. Diabetes mellitus, Immundefizienz) sowie aufsteigend von einer Candidabalanitis bzw. Vulvovaginitis. Der Nachweis erfolgt durch Nativpräparat und die mykologische Kultur von gewonnenem Sekret und Urin. Zusätzlich Stuhluntersuchung. Partner sind ebenfalls zu untersuchen.

Therapie. Ketoconazol (z.B. Nizoral) 200 mg, Fluconazol (z.B. Diflucan) 100 mg für 7 Tage oder Itraconazol (z.B. Sempera) 100–200 mg für 7 Tage. Bei allen Präparaten Beachtung von Kontraindikationen.

Virus-Urethritis

Urethritis durch das Herpes-simplex-Virus kommt vor (Urethritis herpetica); sie kann von Herpes-simplex-Eruption am äußeren Genitale begleitet sein.

Therapie. Acyclovir (Zovirax) 5mal 200 mg für 5 Tage.

Wahrscheinlich haben auch weitere Virusarten die Fähigkeit zur zeitweiligen Ansiedlung in der Urethra und kommen als Ursache einer Urethritis in Frage (z.B. das Zytomegalievirus).
Als Teilsymptom wurden Urethritiden bei Varizellen und Röteln beschrieben.

Traumatische Urethritis

Mechanische und chemische Traumen können Urethritis auslösen und unterhalten. Ursächlich kommen ärztliche Eingriffe mit Kathetern oder Instrumenten sowie die Instillation von Medikamenten und Desinfizienzien in Frage. Auch Manipulationen des Patienten, Masturbation und Einführung von Gegenständen in die Urethra sind zu erwägen. Unbefriedigte sexuelle Erregungen können zu Urethritis und sogar zu einer Epididymitis erotica mit vorübergehender Schwellung und Schmerzhaftigkeit der Nebenhoden führen.

Urethritis bei Balanitis

Jeder entzündliche Prozeß im Vorhautraum (Balanitis, Balanoposthitis) kann zu Reizung der Urethra und Keimeinschleppung mit sekundärer Urethritis führen. Die Behandlung mit Trockenlegung des Vorhautraumes beseitigt auch die Urethritis.

Morbus Reiter

[Stoll 1776, Brodie 1818, Fiessinger und Leroy 1916, Reiter 1916]

Synonyme. Reiter-Syndrom, Fiessinger-Leroy-Syndrom, Keratoderma blenorrhagicum

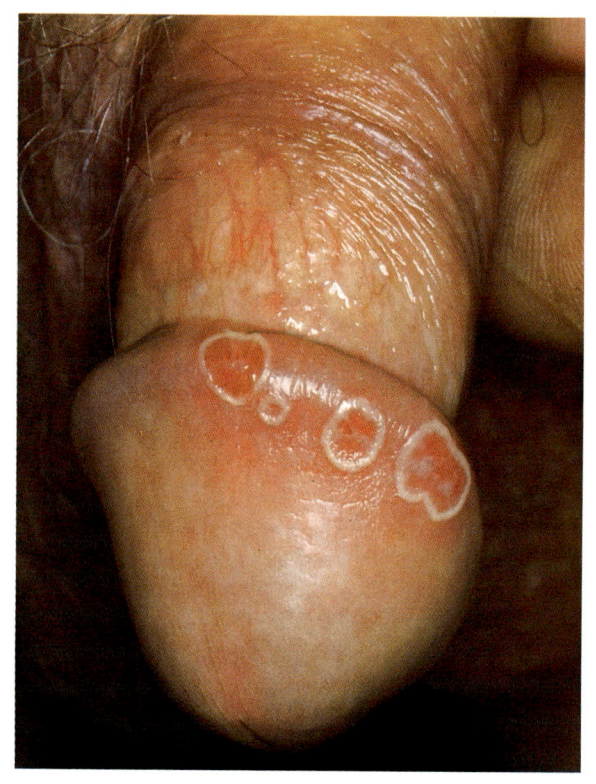

Abb. 4.6. Morbus Reiter, Balanitis erosiva circinata

Diese Erkrankung muß bei nichtgonorrhoischer Urethritis, insbesondere bei jüngeren Männern, differentialdiagnostisch in Erwägung gezogen werden.

Definition. Der Morbus Reiter ist eine reaktive entzündliche Systemerkrankung, die bei genetischer Disposition nach infektiösen Urethritiden oder Enteritiden auftritt und durch die Trias Arthritis, Urethritis und Konjunktivitis sowie eine Vielzahl weiterer möglicher Manifestationen gekennzeichnet ist.

Vorkommen. Epidemiologisch lassen sich zwei Formen unterscheiden:
Der *posturethritische M. Reiter* tritt ein bis vier Wochen nach Chlamydien-Urethritis auf und kommt fast ausschließlich bei jüngeren Männern vor.
Der *postenteritische M. Reiter* folgt auf einen symptomatischen oder asymptomatischen bakteriellen Darminfekt durch Erreger wie Shigellen, Salmonellen, Yersinien oder Campylobacter. Dabei sind beide Geschlechter gleich häufig betroffen.
Da Urethritis und Enteritis sowohl vorangehende Auslöser als auch Manifestationen des M. Reiter sein können, wird die Analyse des Einzelfalles oft schwierig.

Ätiopathogenese. Auffällig sind genetische Faktoren: Familiäre Häufung und insbesondere die signifikante Assoziation mit HLA B27 (80–90%). Der genaue immunologische Mechanismus der systemischen entzündlichen Reaktion ist unbekannt. Diskutiert werden dabei unter anderem die Persistenz von Erregern oder Antigenen in Folge von Defekten bei deren Elimination sowie Autoimmunvorgänge im Sinne von Mimikry.

Klinik. Neben der klassischen Trias
- Urethritis
- Arthritis
- Konjunktivitis/Iridozyklitis

werden bei M. Reiter zahlreiche weitere Haut- und Schleimhauterscheinungen, die Beteiligung innerer Organe sowie pathologische Laborwerte beobachtet.

Urethritis. Sie kann akut mit eitrigem oder blutig-eitrigem Fluor und starken Schmerzen beim Wasserlassen auftreten und somit einer akuten Gonorrhö gleichen. Letztere Diagnose muß ebenso wie weitere erregerbedingte Urethritiden stets ausgeschlossen werden. Die Urethritis kann aber auch weniger dramatisch, subakut mit nur geringem serösen Fluor ohne stärkere Dysurie verlaufen.

Beteiligung weiterer Urogenitalorgane. Charakteristisch und daher diagnostisch bedeutsam ist die Balanitis circinata. Chronische Prostatitis ist häufig, dane-

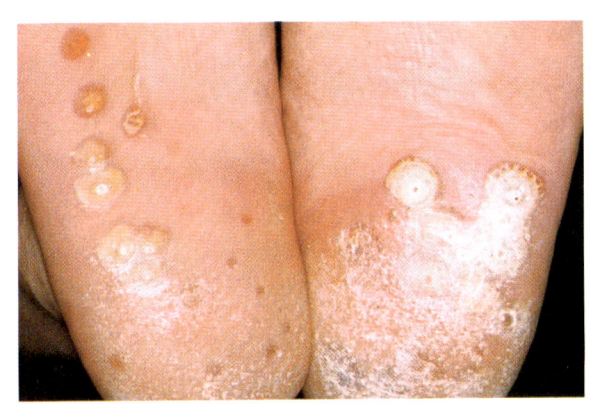

Abb. 4.7. Morbus Reiter, Keratoderma blenorrhagicum

ben kommen Zystitis und Pyelonephritis vor. Bei Frauen wird eine Zervizitis beobachtet.

Augensymptome. Häufig ist die Konjunktivitis, die meist bilateral auftritt; sie kann wegen Geringfügigkeit oder transitorischem Verlauf übersehen werden. Iridozyklitis, Uveitis von unterschiedlichem Schweregrad kommen vor, auch Lidschwellungen und Keratitis.

Arthritis. Die Gelenkmanifestationen sind mit etwa 95% aller Fälle sehr häufig und ähneln einer rheumatoiden Arthritis. Sie betreffen überwiegend die gewichtsbelasteten Gelenke der unteren Extremität und die Sakroiliakalgelenke. Dabei können zunächst einzelne Gelenke betroffen sein, der Verlauf erstreckt sich schubweise über Jahre und Jahrzehnte. Während der akuten Phase sind die Gelenke geschwollen, die darüberliegende Haut ist manchmal gerötet, starke Schmerzen treten spontan und besonders bei Bewegungen auf. Radiologische Veränderungen sollen in 40% der Fälle nachweisbar sein, können aber trotz wiederholter Schübe fehlen. Rheumafaktoren im Blut sind nicht nachweisbar.

Weitere Beteiligung des Bewegungsapparates. Vorkommen können Tendinitis, Fasziitis, Synovitis und ankylosierende Spondylitis.

Hautmanifestationen. Psoriasiforme Hautveränderungen werden in etwa 10% der Fälle beobachtet. Sie folgen meist einige Wochen nach der Urethritis oder Enteritis, manchmal korreliert mit Gelenkveränderungen. Prädilektionsstellen sind die Handflächen und Fußsohlen, an denen symmetrische Veränderungen vorkommen, die klinisch und histologisch einer exsudativen Psoriasis vulgaris oder Psoriasis pustulosa entsprechen. Bei etwa 10% der Patienten wird das typische schwielenartige Keratoderma blenorrhagicum beschrieben. Ferner sind die distalen Phalangen von Fingern und Zehen sowie die Paronychien befallen, wobei Nageldystrophie (20–30%) und völliger Nagelverlust vorkommen. Kapillitium und Bauchnabel sind weitere bevorzugte Lokalisationen der erythematös-squamösen Herde, die im übrigen an jeder Körperstelle in unterschiedlichem Ausmaß auftreten können.

Histopathologie der Hautveränderungen. Die Epidermis zeigt Akanthose mit Verlängerung der Reteleisten, Hyperparakeratose mit spongiformen Pusteln und neutrophilen Munro-Abszessen in der Hornschicht. In der oberen Dermis findet sich ein entzündliches Infiltrat mit zahlreichen Neutrophilen. Das Bild ist von Psoriasis vulgaris bzw. Psoriasis pustulosa nicht zu unterscheiden.

Schleimhautveränderungen. Neben der erwähnten Urethritis und Konjunktivitis kann eine Stomatitis mit Rötung, Papeln, Hämorrhagien bis hin zu Erosionen und Ulzerationen an Mund- und Rachenschleimhaut vorkommen. Eine Enteritis mit Diarrhöen wird gelegentlich beobachtet.

Weitere Organbeteiligungen. Selten wurden bei M. Reiter Myokarditis, Perikarditis, AV-Block, Aorteninsuffizienz, Optikusneuritis, Pleuritis, Lungeninfiltrate, Thrombophlebitis und Amyloidose beschrieben.

Allgemeinerscheinungen. Je nach Schwere und Akuität der Erkrankung bestehen eine Störung des Allgemeinbefindens, mäßiges bis hohes Fieber, beschleunigte BSG und Leukozytose.

Verlauf und Prognose. Die Erkrankung beginnt gewöhnlich 1–4 Wochen nach einer urethritischen oder enteritischen Infektion. Nur in einem geringen Teil der Fälle kommt es innerhalb von Monaten zur Ausheilung. Ansonsten ist der Verlauf der Erkrankung langwierig und erstreckt sich mit schubweisen Verschlechterungen unterschiedlicher Akuität und Remissionen über Monate und Jahre. Dabei steht oft die Arthritis im Vordergrund, während die Haut- und Schleimhauterscheinungen zurückgehen. Aber auch Fälle mit chronischer Persistenz der Balanitis kommen vor. Die Polyarthritis führt nicht selten zu Invalidität. Ernste neurologische oder kardiologische Manifestationen wurden in 3% der Fälle beschrieben. Bleibende Defekte wie Urethralstriktur, Glaukom oder Beeinträchtigungen des Sehvermögens sind selten.

Diagnostik und Differentialdiagnose. Entscheidend ist das klinische Bild, das beim Vorliegen der klassischen

Symptomentrias und der Balanitis circinata leicht einzuordnen ist. Oligosymptomatische Fälle und Erkrankungen bei Frauen können Schwierigkeiten bereiten. Insbesondere die gonorrhoische und andere erregerbedingte Urethritiden müssen durch mehrfache Untersuchungen sorgfältig ausgeschlossen werden. Die Arthritis ist von der rheumatischen und der psoriatischen, aber auch von septischer und gonorrhoischer Arthritis abzugrenzen. Bei akutem Verlauf kommen rheumatisches Fieber, Sepsis und Serumkrankheit in Frage. Die Hautveränderungen werden als krankheitstypische Manifestationen der Psoriasis vulgaris oder Psoriasis pustulosa angesehen. Bei schwerer Uveitis kommen differentialdiagnostisch u.a. M. Behçet und Toxoplasmose in Frage. Die übrigen Organmanifestationen können durch eine Vielzahl von Ursachen bedingt sein. Die Diagnose des M. Reiter muß letztlich per exclusionem und über das klinische Gesamtbild gestellt werden.

Therapie. Bei noch nachweisbarer Infektion von Urethra oder Darm ist eine entsprechende antibiotische Therapie indiziert. Die Chlamydien-Urethritis wird üblicherweise mit Doxyzyklin (2 × 100 mg tgl., über 7 Tg.) behandelt.
Wegen der Arthritiden sind nichtsteroidale Antiphlogistika (Acetylsalicylsäure, insbesondere aber Indometacin, Diclofenac), oft auch Glukokortikosteroide unentbehrlich. Dosis und Zeitdauer richten sich nach Akuität und Verlauf der Erkrankung. Nach Ausschöpfung dieser Möglichkeiten kommt bei schwerem Krankheitsbild Methotrexat (7,5 bis 15 mg einmal wöchentlich) in Frage, das zu sicheren Remissionen führt und sich bei M. Reiter insgesamt besser bewährt hat als die langfristige Therapie mit Glukokortikosteroiden. Neuerdings hat sich auch die Therapie mit Acitretin (Neotigason) bewährt, ggf. in Kombination mit Methotrexat und Prednisolon. Bei schwerwiegenden Haut- und Schleimhautveränderungen wurde auch Ciclosporin empfohlen. Neben der Beachtung der üblichen Kontraindikationen sollte vor Anwendung von Zytostatika oder Immunsuppressiva auch eine HIV-Infektion ausgeschlossen werden.
Die Psoriasisherde werden örtlich mit Glukokortikosteroiden behandelt, ggf. auch mit UVA oder PUVA. Während akuter Schübe und entsprechend gestörtem Allgemeinbefinden sind Bettruhe, Analgesie und sorgfältige Lagerung zur Erhaltung der Gelenkbeweglichkeit selbstverständlich.

M. Reiter bei HIV-Infektion. In späteren Stadien der HIV-Infektion (ARC bzw. AIDS) kommt es nicht selten zur Entwicklung eines M. Reiter; die Prävalenz beträgt je nach Autor 0,5–11%. Die Haut- und Gelenksymptome sind dabei oft schwer von der ebenfalls bei HIV-Infizierten vorkommenden exsudativen Psoriasis vulgaris, Psoriasis pustulosa oder Psoriasis arthropathica abzugrenzen. Die Pathogenese ist ungeklärt. So könnte das Retrovirus selbst analog anderen Mikroorganismen die Erkrankung triggern, aber auch indirekt über die HIV-bedingte Immunmodulation; schließlich wird auch die Auslösung durch zusätzliche Erreger wie Shigellen oder Campylobacter diskutiert. Der M. Reiter zeigt bei HIV-Infizierten eine ungünstige Prognose, sein Auftreten gilt andererseits auch als prognostisch ungünstiges Zeichen im Rahmen der HIV-Erkrankung. Problematisch ist ferner die Therapie, bei der sich die längerfristige Gabe von Steroiden oder Methotrexat verbietet. Nichtsteroidale Antiphlogistika und Acitretin sind Therapie der ersten Wahl.

Bakterielle Vaginose durch Gardnerella vaginalis, Bacteroides- und Mobiluncusspezies

Synonym. Aminkolpitis

Erreger. Unterschiedliche Erreger werden mit der Entstehung der Erkrankung in Verbindung gebracht. Als Leitkeim gilt der ursprünglich von Gardner und Humes 1955 entdeckte und später als *Gardnerella vaginalis* bezeichnete Keim, der sich bei bestimmten Kulturbedingungen grampositiv verhält und eine Keulenform zeigt, was früher auch zur Bezeichnung *Corynebacterium vaginale* Anlaß gegeben hat. Gegenwärtig sind unter Gardnerellen katalase- und oxidasenegative, gramnegative bis gramlabile Bakterien zu verstehen, die Essigsäure zu fermentieren vermögen. Anhand der biochemischen Leistung lassen sich 8 Biotypen differenzieren. In vielen Fällen läßt sich neben Gardnerella vaginalis *Bacteroides* nachweisen, daneben Peptokokken und Peptostreptokokken. Als häufigste Bacteroidesart hat *Bacteroides capillosus* zu gelten, daneben Bacterioides bivius und *Bacterioides disiens*.
Bereits 1895 hat Krönich auch im Scheidensekret kommaförmige Mikroorganismen beobachtet. Die Assoziation gebogener anaerober Bakterien (curved rods) mit der Erkrankung geht insbesondere auf die Untersuchungen von Spiegel zurück. Die gebogenen stäbchenförmigen Mikroorganismen sind gramvariabel bzw. gramnegativ. Heute werden die Erreger dem Genus *Mobiluncus* zugerechnet. Die wichtigste Spezies stellt *Mobiluncus curtisii* dar, ein 1,7 µm langes gramvariables Stäbchen, das durch Arginin stimuliert wird und hieraus Ornithin, Citrullin und Ammoniak bildet. Je nach Wanderungsverhalten und Ausfall des Nitrattestes wird zwischen den Subspezies *Mobilun-*

cus curtisii subspecies curtisii und *Mobiluncus curtisii subspecies holmesii* unterschieden. *Mobiluncus mulieris* stellt demgegenüber eine andere Spezies dar, die Bakterien sind größer (2,9 μm lang).

Häufigkeit. Die bakterielle Vaginose gehört heute neben der Trichomoniasis zu den häufigen sexuell übertragenen Erkrankungen der Frau.

Pathogenese. Die kausale Bedeutung der einzelnen Erreger ist bis heute nicht vollständig aufgeklärt. Von zentraler Bedeutung scheint eine Scheidenflorastörung durch prädisponierende Faktoren und bestimmte Mikroorganismen zu sein. Das Ökosystem der Scheide ist nachhaltig gestört; in der Sprache der Gynäkologen hat sich der Reinheitsgrad stark verschlechtert.

Klinik. Eine bakterielle Vaginose wird diagnostiziert, wenn drei der folgenden Kriterien vorliegen (Amsel, 1983):

- Wenig bis reichlich dünner homogener Ausfluß aus der Scheide (milchartig), pH >4,5
- Entwicklung von Fischgeruch (biogene Amine) nach Zufügung von 10%iger Kalilauge
- Schlüsselzellen im Naßpräparat

Bei den Schlüsselzellen oder clue cells handelt es sich um aus der Scheide abgeschilferte Epithelzellen, deren Zytoplasma aufgrund der Anwesenheit von zahlreichen Mikroorganismen granuliert erscheint. Die Patientin selbst stört vor allem der Ausfluß, der in etwa der Hälfte der Fälle wahrgenommen wird, der unangenehme Scheidengeruch und die Reizung der Vulva. Häufig geht dem Auftreten der bakteriellen Vaginose eine andere sexuell übertragene Erkrankung voraus, etwa eine Trichomoniasis. Häufig werden Antikonzeptiva unterschiedlicher Art eingenommen.

Diagnostische Leitlinien. Sie gründen sich auf den obengenannten Parametern. Der kulturelle Nachweis der einzelnen Erreger ist möglich. Routinemäßig ist am ehesten an eine Isolierung von *Gardnerella vaginalis* zu denken. Die Anzüchtung auf Schokoladenagar gelingt, wobei nach 2- bis 3tägiger Bebrütung bei 37 °C in 5%iger CO_2-Atmosphäre abgelesen wird. Der Erreger gibt sich dann im positiven Falle als stecknadelkopfgroße Kolonien ohne Verfärbung des umliegenden Nährbodens zu erkennen. Besonders geeignet ist das Spezialmedium nach Totten.

Differentialdiagnose. In erster Linie Trichomoniasis, aber auch andere Erkrankungen wie Vulvovaginalkandidose, Fischgeruchkrankheit (fish odor syndrome).

Therapie
Innerlich. Das Mittel der Wahl stellt Metronidazol dar, das aber nicht bei bestehender Schwangerschaft verordnet werden darf. Gegeben werden 2 × 500 mg p.o. tgl. über 7 Tage (Clont). Alternativ kommt Ampicillin in einer Einzeldosis von 500 mg, über 7 Tage 4 × täglich gegeben in Betracht (Binotal); es ist aber wesentlich schwächer wirksam.

Urogenitale Chlamydieninfektion

Definition. Die urogenitale Chlamydieninfektion ist eine infektiöse bakterielle Erkrankung der verschiedenen Epithelien des Urogenitaltraktes durch *Chlamydia trachomatis*. Ihre Bedeutung liegt insbesondere darin, daß infolge der Entzündungen durch Verklebung von Nebenhoden und Tuben bleibende Sterilität auftreten kann. Die Chlamydiensalpingitis ist weltweit die häufigste Ursache der tubaren Sterilität.

Erreger. Das kokkoide Bakterium *Chlamydia trachomatis* wurde 1908 von Halberstaedter und Prowazek entdeckt. Es liegt in 2 Entwicklungsformen vor: dem extrazellulären, infektiösen Elementarkörper und dem intrazellulären, replikativen Partikularkörper. Chlamydien bilden eine eigenständige Ordnung und Gattung; die Art *Chlamydia trachomatis* besteht aus 2 Biovars, dem Trachom- und dem Lymphogranuloma-venereum-Biovar. Die Serovars D–K innerhalb des Trachombiovars sind für die urogenitalen, mit dem Leitsymptom Fluor einhergehenden Chlamydieninfektionen verantwortlich.

Inkubationszeit. Sie beträgt 7–21 Tage. Bei der Frau verlaufen die Hälfte und beim Mann 1/3 der Chlamydieninfektionen klinisch inapparent.

Verbreitung. Die urogenitale Chlamydieninfektion ist weltweit die häufigste sexuell übertragbare Krankheit. Sie tritt heute doppelt bis viermal so häufig auf wie die Gonorrhö und wird fast ausschließlich durch Geschlechtsverkehr übertragen. Mittelbare Infektionen in Form von Schmierinfektionen über Handtücher und dergleichen sind für die urogenitale Infektion nicht bekanntgeworden. Nur bei der Chlamydienkonjunktivitis spielt Schmierinfektion eine Rolle.

Pathogenese. Als obligat intrazelluläres Bakterium weist *Chlamydia trachomatis* einen unterschiedlichen Tropismus für Epithelien des Urogenitaltraktes, des Rektums und die konjunktivalen Epithelien auf. Die bevorzugte Wirtszelle stellt das Zylinderepithel der

Zervix dar. Während das Epithel des weiblichen Genitaltraktes und das Urethralepithel ebenfalls infiziert werden können, bleibt die vom Plattenepithel überzogene Vagina unabhängig von alters- und zyklusabhängigen Hormonveränderungen von Chlamydieninfektionen verschont. Bei der aufsteigenden Infektion im weiblichen Genitaltrakt scheint den durch Uterus und Tuben vordringenden Spermien eine wichtige Funktion zuzukommen.

Die Elementarkörper sind metabolisch inaktiv. Nach Eindringen in die Wirtszelle wandeln sie sich in die Retikularkörper um, die im Verlaufe ihrer intrazellulären Vermehrung die Wirtszelle in aller Regel zerstören. Das reaktiv auftretende entzündliche Exsudat besteht neben Leukozyten mit zunehmender Dauer überwiegend aus Makrophagen. Für chronische Verläufe mit minimaler oder fehlender Symptomatik sind intrazellulär persistierende Chlamydien verantwortlich zu machen.

Nachweis von Chlamydia trachomatis. Alle Formen der Chlamydieninfektion lassen sich ausschließlich durch den Erregernachweis diagnostizieren. Die Gewinnung des geeigneten Untersuchungsmaterials (entzündliches Exsudat mit Urethral- oder Zervikalepithelzellen etc.) wird bei den einzelnen Krankheitsbildern beschrieben. Aufgrund ihrer geringen Größe und geringen Affinität zu Farbstoffen lassen sich Chlamydieninfektionen weder nativ noch mit einfachen oder Differentialfärbungen nachweisen. Auch zytologische Verfahren sind zum Nachweis ungeeignet. Da Chlamydien obligat intrazelluläre Bakterien sind, läßt sich dieser Erreger nicht auf künstlichen Nährboden anzüchten. Im Untersuchungsmaterial wird der Erreger durch

- Zellkultur und/oder
- immunologische Verfahren (monoklonale fluoreszierende Antikörper, Enzymimmunoassay) oder Nukleinsäurenachweis,
- Polymerasekettenreaktion
nachgewiesen.

Chlamydienzellkultur. Die Zellkultur ist die Methode der Wahl bei der Chlamydiendiagnostik wegen ihrer *höheren Spezifität* und *größeren Empfindlichkeit*. Das Zellkulturverfahren zeigt diese Eigenschaften jedoch nur, wenn bei der Abstrichentnahme und dem Transport folgende Bedingungen eingehalten werden:

- Der Tupfer sollte aus Baumwolle bestehen, der Schaft aus Aluminium oder Plastik, nicht jedoch aus Holz oder Dakron, da die letztgenannten Materialien Chlamydien schädigen.
- Das Abstrichmaterial muß in adäquates Medium (Sacharose-Phosphatpuffersystem) aufgenommen werden.
- Das Transportmedium muß bei 4° C gehalten werden. Wenn die Inokulation in die Zellkultur nicht innerhalb von 12 h durchgeführt werden kann, muß auf −70° C tiefgefroren werden.

Die Durchführung der Zellkultur (McCoy-Zellen) ist mit großem technischen Aufwand verbunden und daher nur in großen mikrobiologischen Labors oder Spezialabors einiger Hautkliniken möglich. Auch die Interpretation des Zellkulturergebnisses sollte dem Spezialisten vorbehalten sein. Wegen der großen Empfindlichkeit des Erregers wird der Nachweis von *Chlamydia trachomatis* in der Zellkultur nur die Ausnahme und nicht die Regel sein.

Direktnachweisverfahren. Bei diesem Verfahren werden Antigene oder die Nukleinsäuren des Erregers nachgewiesen. Hierzu stehen prinzipiell 3 Methoden zur Verfügung: die direkte Immunfluoreszenz mittels fluoreszeinmarkierter genus- oder gattungsspezifischer monoklonaler Antikörper (Fluoreszenzmikroskop), der Enzymimmunoassay für den Antigennachweis (Photometer) und die Hybridisierungsverfahren zum Nachweis von Nukleinsäuren (Lumineszenzmessung).

Die technische Durchführung der Direktnachweisverfahren ist prinzipiell auch in kleinen Laboreinheiten möglich, setzt allerdings die Interpretation der Befunde und die Standardisierung voraus. Die Versendung von Abstrichmaterial an Laboratorien zur Untersuchung mit dem Direktnachweisverfahren ist unproblematisch. Der Transport erfolgt für den direkten Immunofluoreszenztest in Form eines fixierten Objektträgers, für den Enzymimmunoassay und die Hybridisierungsverfahren in Form spezieller Transportmedien.

Serologie. Unabhängig vom Nachweisverfahren kommt der Bestimmung von Antichlamydienantikörpern bei der unkomplizierten urogenitalen Chlamydieninfektion keine Bedeutung zu. Bei den auf die Schleimhäute beschränkten Infektionen werden IgG-Antikörper nicht regelmäßig gebildet (geringe Sensitivität), oder sie treten spät im Infektionsverlauf auf und persistieren nach Abheilung (geringe Spezifität). IgM-Antikörper werden gebildet, verschwinden jedoch, ohne daß die Infektion abheilt. Der Verlauf der IgA-Antikörpertiter entspricht ungefähr dem der IgG-Antikörper. Bei den komplizierten, aszendierten urogenitalen Chlamydieninfektionen können hohe IgG- und IgA-Antikörpertiter die Verdachtsdiagnose erhärten. Darauf hinzuweisen ist, daß alle derzeit erhältlichen Nachweisverfahren genusspezifische Antichlamydienantikörper nachweisen, d.h. sie zeigen nicht nur eine urogenitale Infektion mit *Chlamydia* *trachomatis* an, sondern können auch Ausdruck einer *Chlamydia psittaci*- oder *Chlamydia pneumoniae*-Infektion sein.

Polymerasekettenreaktion. Wird nur bei speziellen Fragestellungen angewandt.

Urogenitale Chlamydieninfektion der Frau

Die wichtigste Lokalisation der Chlamydieninfektion bei der Frau ist die Zervix. Von dort kann die Infektion dann bis in die Tuben aufsteigen. Die Infektion der Urethra der Frau kann entweder sekundär oder auch isoliert erfolgen.

Chlamydieninfektion der weiblichen Harnorgane

Chlamydien können die Urethra im zweiten und dritten Drittel bis hin zum Trigonum vesicae infizieren. Das erste Drittel der Urethra ist mit glattem Epithel ausgekleidet, das gegenüber einer Besiedelung mit *Chlamydia trachomatis* ebenso resistent ist wie das Blasenepithel. Entzündungszeichen treten nur eingeschränkt auf.

Urethralsyndrom und Urethritis. Überwiegend verläuft die Urethritis asymptomatisch. Unter Urethralsyndrom wird eine Dysurie und Pollakisurie ohne Nachweis einer Bakteriurie durch koliforme Erreger im Urin verstanden. In 60–70% wird dieses Krankheitsbild durch eine *Chlamydia-trachomatis*-Urethritis verursacht. Die Urethritis ist klinisch durch Ausfluß, Schwellung und Rötung des Meatus urethrae gekennzeichnet. Die Inkubationszeit beträgt etwa 10–14 Tage. Im gefärbten Ausstrich des geringen, serösen Ausflusses findet man polymorphkernige Leukozyten ohne Nachweis von koliformen Bakterien. Hämaturie und suprapubische Schmerzen gehören nicht zum Urethralsyndrom und müssen an eine Zystitis anderer bakterieller Genese denken lassen.

Chlamydieninfektion der weiblichen Geschlechtsorgane

Bartholinitis

Sehr selten dringen Chlamydien in die Ostien der Bartholin-Drüsen an den Innenseiten der kleinen Labien beiderseits des Meatus vaginae ein. Meistens besteht die Erkrankung einseitig. Wie bei der häufigeren Bartholinitis gonorrhoica kann eine flohstichartige Rötung des Ostiums, die als *Sänger-Punkt* bezeichnet wird, auf die Erkrankung hinweisen. Zu einem Verschluß des Ostiums durch die entzündliche Schwellung und zur Bildung eines schmerzhaften kirsch- bis taubeneigroßen Pseudoabszesses kommt es nur bei Mischinfektionen mit Gonokokken.

Chlamydienzervizitis

Am häufigsten wird bei der Frau der Muttermund von Chlamydien infiziert. Es handelt sich dabei immer um eine Endozervizitis, da *Chlamydia trachomatis* nur das hochprismatische Säulenepithel befallen kann. Bei Frauen mit Ektopie ist die Infektionsrate erhöht, da mehr infizierbares Säulenepithel an exponierter Stelle vorliegt.

Klinik. In der Hälfte der Fälle verläuft die Infektion asymptomatisch. Klinisch manifeste Verläufe äußern sich in gelblichem bis weißem, schleimigem Ausfluß, der durch Irritation Juckreiz und Brennen am Introitus nach sich zieht. Bei der Untersuchung zeigt sich bei Dreiviertel der Frauen eine im Bereich der Portio durch Entzündung und Ödem gerötete und geschwollene Zervix, aus der ein gelblicher bis weißer mukopurulenter Fluor abgesondert wird. Weitere Zeichen sind Ektopie und Kontaktblutung. Mit zunehmender Dauer können die Krankheitszeichen zurückgehen. Auch der Übergang von einem lange Zeit asymptomatischen in einen symptomatischen Verlauf ist möglich.

Endometritis

Der Isthmus uteri trägt wie das Cavum uteri überwiegend ein niedriges kubisches Epithel, das von *Chlamydia trachomatis* weniger gut als das Zylinderepithel der Endozervix infiziert werden kann. Dennoch besteht bei der Hälfte der Patientinnen mit einer Zervizitis auch eine Endometritis. Begünstigende Faktoren der Ausbreitung sind die Zusammensetzung des Zervixsekretes bei der Ovulation, Muskelkontraktionen des Uterus (Orgasmus) und Intrauterinpessare. Außerdem scheint den Spermien eine Vehikelfunktion bei der Ausbreitung zuzukommen. Die entzündlichen Vorgänge am Endometrium nehmen nach der Menstruation ab. Klinisch weisen leichte abdominelle Schmerzen, eine Hypermenorrhö sowie Zwischenblutungen auf eine Endometritis hin. Bei der isolierten Zervizitis fehlen diese Krankheitszeichen.

Chlamydiensalpingitis

Bei weiterer Aszendenz des Erregers wird das Tubenepithel infiziert. Dies tritt in etwa 10% der Fälle von

Chlamydienzervizitis auf. Zunächst bleiben die Tuben noch frei beweglich und ihre abdominellen Ostien offen. Während bei der gonorrhoischen Salpingitis mit Fortschreiten der Infektion die Epithelien zerstört werden, scheinen direkte zytopathogene Effekte durch Chlamydien nicht aufzutreten. Vielmehr bestimmen wahrscheinlich immunologische Vorgänge und Mischinfektionen die Schwere der Entzündung der Tuben. Pyosalpinx und Wandabszesse wie bei Gonorrhö treten nur bei Mischinfektionen auf. Dennoch kann die der Entzündung folgende bindegewebige Umwandlung der Tubenwand mit teilweiser Verklebung des Tubenlumens zur Sterilität führen. Mehr als die Hälfte aller Fälle mit tubarer Sterilität ist auf *Chlamydia trachomatis* zurückzuführen. Die Wahrscheinlichkeit dieser Komplikation beträgt etwa 20% bei der ersten Salpingitis und nimmt mit jeder neuen Episode zu. Bei 3 und mehr liegt die Wahrscheinlichkeit der tubaren Sterilität bei etwa 75%. Gleichzeitig steigt die Wahrscheinlichkeit einer ektopischen Schwangerschaft auf das Zehnfache.

Klinisch ist die Chlamydiensalpingitis durch subakut bis chronisch auftretende leichte abdominelle Schmerzen gekennzeichnet, gelegentlich besteht auch leichtes Fieber und häufig eine stark beschleunigte BSG.

Perioophoritis, Oophoritis und Peritonitis

Von den Tuben fortschreitend können die Ovarien in den Entzündungsprozeß eingeschlossen werden und der Erreger in die Bauchhöhle gelangen. Da bei diesem Verlauf eine Trennung der Einzelzustände nicht mehr möglich ist, wird dieser Zustand in der angelsächsischen Literatur *pelvic inflammatory disease* genannt. Auf diesen Ausdruck und seine deutsche Übersetzung akute Entzündung des kleinen Beckens sollte jedoch, wenn immer es möglich ist (z.B. nach diagnostischer Laparotomie), zugunsten einer auf anatomische Gegebenheiten gestützten und deshalb präzisen Terminologie verzichtet werden. Das Mesothel des Peritoneums kann nur sehr beschränkt von *Chlamydia trachomatis* infiziert werden.

Perihepatitis

Innerhalb der Bauchhöhle kann *Chlamydia trachomatis* eine Perihepatitis verursachen. Dieses Krankheitsbild soll in 5% als Komplikation bei Salpingitis auftreten. Das diagnostische Leitsymptom sind rechtsseitige Schmerzen mit umschriebener Bauchdeckenspannung im oberen Abdomen sowie Fieber und eine Erhöhung der BSG.

Diagnose der genitalen Chlamydieninfektion der Frau. Die Diagnose kann nur durch den Erregernachweis gestellt werden. Neben der Anamnese sind dazu folgende Schritte notwendig:
- Klinische Untersuchung des weiblichen Genitaltraktes unter besonderer Beachtung der krankheitstypischen Lokalisationen,
- Entnahme von Material zum Erregernachweis an für die Erkrankung typischen Stellen,
- Nachweis von *Chlamydia trachomatis* im Untersuchungsmaterial.

Inspektion. Diese ist nur durch regelrechte Untersuchung mit dem Vaginalspekulum möglich. Da Chlamydieninfektionen gleichzeitig mit anderen sexuell übertragbaren Krankheiten auftreten können, muß die Untersuchung auch deren krankheitstypische Veränderungen einschließen.

Materialentnahme zur Untersuchung auf Chlamydia trachomatis. In den Aufgabenbereich des Dermatologen fällt die Materialentnahme aus Urethra und Zervix. Da es sich bei Chlamydien um obligat intrazelluläre Bakterien handelt, ist es wichtig, daß das Abstrichmaterial Epithelzellen enthält, die am Ort der Entzündung abgestreift werden müssen.

Um Abstrichmaterial aus der Urethra der Frau zu gewinnen, spreizt man die Labien so, daß das Orifizium freiliegt, reinigt die Harnröhrenmündung mit einem Tupfer und führt dann den eigentlichen Abstrichtupfer in die Harnröhre ein. Handelt es sich um die Abklärung eines asymptomatischen Verlaufs, so kann der Tupfer zuvor mit Transportmedium oder physiologischer Kochsalzlösung angefeuchtet werden. Der Tupfer wird 2- bis 3mal vorsichtig gedreht. Die Abstrichentnahme sollte mindestens 4 h nach der Mictio erfolgen.

Danach wird das Spekulum in die Vagina eingeführt und die Portio eingestellt. Zunächst muß mit einem separaten Tupfer der Zervixschleim entfernt werden, bevor der eigentliche Abstrichtupfer in die Zervix eingeführt wird. Die Gewinnung von Abstrichmaterial bei Endometritis und Salpingitis erfolgt durch den Gynäkologen. Nach der Therapie einer urogenitalen Chlamydieninfektion müssen die gleichen Untersuchungen durchgeführt werden, um den Erfolg der Behandlung zu kontrollieren.

Serologie. Bei aszendierten Infektionen bestehen hohe IgG- und IgA-Titer, die als Hinweis für die Diagnose herangezogen werden können.

Urogenitale Chlamydieninfektion des Mannes

Beim Mann infiziert *Chlamydia trachomatis* in erster Linie die Harnwege und zu einem erheblich geringeren Teil die Geschlechtsorgane. Beim Mann hat die Chlamydieninfektion nur eine untergeordnete Bedeutung als Ursache für die Sterilität.

Chlamydienurethritis

Dieses Krankheitsbild wurde früher unter dem Begriff unspezifische Urethritis geführt. Nachdem der Erreger eindeutig definiert ist, ist der Begriff für diese Urethritisform nicht mehr gerechtfertigt. Die Chlamydienurethritis tritt doppelt bis 4mal so häufig wie die gonorrhoische Urethritis auf und macht mehr als die Hälfte der nichtgonorrhoischen Urethritiden aus.

Nach dem Eindringen in die Harnröhre befällt *Chlamydia trachomatis* das Zylinderepithel der *Pars pendula urethrae*. Von dort breitet es sich über die gesamte Urethra aus und führt zu einer exsudativen Entzündung, die jedoch an Akuität der Gonorrhö nachsteht. Nach einer Inkubationszeit von 10 Tagen bis zu 3 Wochen tritt ein gelblicher bis weißer mukopurulenter Ausfluß auf. Dabei kann die Harnröhrenmündung verkleben. Mit der Zunahme des Fluors entwickelt sich Dysurie in Form von Juckreiz und mäßigem Brennen beim Wasserlassen. Bei der Untersuchung lassen sich neben einer diskreten Rötung des Orifiziums und dem Ausfluß keine weiteren Befunde erheben. Im Ausfluß finden sich bei 2/3 der Fälle polymorphkernige Leukozyten. Bei 1/3 verläuft die Chlamydienurethritis klinisch asymptomatisch, wobei allerdings nicht selten ebenfalls polymorphkernige Leukozyten nachweisbar sind. Da selten auch gelber Fluor auftreten kann und eine Gonorrhö insbesondere bei chronischem Verlauf nahezu asymptomatisch verlaufen kann, läßt sich die gonorrhoische von der Chlamydienurethritis aufgrund des klinischen Erscheinungsbildes nicht zuverlässig unterscheiden. Wie die Gonorrhö kann die Chlamydienurethritis von der symptomatischen Phase in die asymptomatische Phase übergehen. Ein Fortschreiten der entzündlichen Vorgänge über das Trigonum vesicae hinaus ist sehr selten. Eine Infektion der Prostata ist postuliert worden, aber bisher nicht belegt.

Differentialdiagnose. Vergleichbare Symptome treten bei der Mykoplasmenurethritis und bei Trichomoniasis auf. Differentialdiagnostisch erwogen werden müssen außerdem die Candidaurethritis, Urethritiden im Zusammenhang mit Virusinfektionen sowie traumatische Urethritisformen. Auch die chronische Gonorrhö, bei der die stark exsudative Phase abgeklungen ist, kann klinisch einer Chlamydienurethritis entsprechen. Mehrfachinfektionen sind zu beachten. Entscheidend ist der Erregernachweis.

Chlamydienepididymitis

Durch intrakanalikuläre Ausbreitung des Erregers über den Ductus deferens kann eine Nebenhodenentzündung entstehen. Wie bei der Epididymitis gonorrhoica kann sich das Krankheitsbild langsam entwickeln, meistens handelt es sich bei der Chlamydienepididymitis jedoch um eine akute Erkrankung, die schlagartig mit Fieber, Schüttelfrost und Abgeschlagenheit einsetzt. Mit der raschen Anschwellung des meist nur einseitig befallenen Nebenhodens gehen starke Schmerzen einher. In der Regel sind die Krankheitserscheinungen bei der Chlamydienepididymitis geringer ausgeprägt als bei der gonorrhoischen Epididymitis. Die Schwellung beginnt nahe dem unteren Pol, später erfaßt die Schwellung auch den Nebenhodenkopf, und der Samenstrang kann schmerzhaft anschwellen.

Als Folge der Nebenhodenentzündung kann es zur Verklebung und dadurch zur Undurchgängigkeit der Nebenhodenkanälchen kommen. Dies kann zu Oligozoospermie führen, bei der seltenen doppelseitigen Epididymitis auch zu Azoospermie.

Differentialdiagnose. Bei unter 35jährigen Patienten, bei denen die Epididymitis ganz überwiegend durch sexuelle Übertragung zustande kommt, ist differentialdiagnostisch an Infektionen durch Gonokokken oder Mykoplasmen zu denken. Bei älteren Patienten kommen für die akute Epididymitis insbesondere Eitererreger oder Viren in Frage. Tuberkulose führt am Nebenhoden zu mehr höckerigen, harten Infiltraten. Epididymitiden wurden auch bei Typhus, Grippe und Morbus Bang beschrieben. An Begleitepididymitis bei malignem Hodentumor ist zu denken. Der Nachweis der Chlamydienätiologie ergibt sich aus der mikrobiologischen Untersuchung des Urethralabstrichs.

Diagnose der genitalen Chlamydieninfektion des Mannes. Die Diagnose einer genitalen Chlamydieninfektion kann nur durch den Erregernachweis gesichert werden. Neben der Anamnese und der klinischen Untersuchung der Genitalregion sind die sachgerechte Entnahme von Untersuchungsmaterial, der Transport und die Verarbeitung aufgrund der hohen Empfindlichkeit des Erregers von großer Wichtigkeit.

Inspektion. Die klinische Untersuchung der Genitalregion muß so angelegt sein, daß neben den urethritistypischen Krankheitszeichen auch die krankheitstypischen Veränderungen anderer sexuell übertragbarer Krankheiten erfaßt werden. Insbesondere sollte auf Hautmanifestationen von Syphilis geachtet werden, wobei wegen der asymptomatischen Latenzphasen dieser Erkrankung serologische Kontrollen angezeigt sind. In den Untersuchungsgang eingeschlossen werden die Palpation des Nebenhodens und der Samenstränge sowie aus differentialdiagnostischen Gründen die Untersuchung der Prostata.

Materialentnahme zur Untersuchung auf Chlamydia trachomatis. Zur Materialgewinnung aus der Urethra wird die Vorhaut zurückgestreift und bei starker Sekretion die Harnröhrenmündung mit einem separaten Tupfer gereinigt. Der eigentliche Abstrichtupfer wird dann 2–4 cm in die Harnröhre eingeführt. Handelt es sich um die Abklärung eines asymptomatischen Verlaufs, so ist es zweckmäßig, den Tupfer zuvor mit Transportmedium oder physiologischer Kochsalzlösung anzufeuchten. Der Tupfer wird 2- bis 3mal in der Urethra vorsichtig gedreht. Um ausreichende Mengen des Abstrichmaterials mit dem Erreger zu erhalten, sollte die Materialentnahme mindestens 4 h nach der Mictio erfolgen.

Im Ejakulat können Chlamydien mit der Zellkultur nicht nachgewiesen werden, da der Zinkionengehalt dieses Sekrets einen toxischen Effekt auf die Zellen in der Kultur ausübt. Die Direktnachweisverfahren sind für diese Fragestellung bisher nicht ausreichend evaluiert. Da die Chlamydienepididymitis in aller Regel auch mit einer Chlamydienurethritis einhergeht, kann die Diagnose aus dem Gesamtbild bei Ausschluß anderer Erreger gestellt werden.

Extragenitale chlamydienbedingte Krankheitserscheinungen

Chlamydienproktitis

Die Chlamydienproktitis ist beim Mann die Folge passiven Analverkehrs. Bis zu 15% der Proktitiden werden bei homosexuellen Männern durch *Chlamydia trachomatis* verursacht. Bei der Frau kann die Chlamydienproktitis aufgrund der anatomischen Gegebenheiten Ausdruck einer Ausbreitung der genitalen Infektion auf das Rektum sein.

Das klinische Erscheinungsbild reicht vom asymptomatischen Verlauf bis zu leichten anorektalen Schmerzzuständen, schleimig-eitrigem Ausfluß und Juckreiz sowie sekundär zu einem Analekzem. Bei der proktoskopischen Untersuchung zeigen sich gerötete und geschwollene, verletzbare Schleimhaut mit mukopurulenten Sekretauflagerungen und sehr selten erosive Veränderungen. Tiefere Ulzerationen erfordern weitere Abklärung.

Bei der mikroskopischen Untersuchung abgestrichenen Sekrets lassen sich häufig auch bei klinisch inapparenten Verläufen polymorphkernige Leukozyten nachweisen. Die Diagnose kann nur durch den kulturellen Erregernachweis sichergestellt werden. Das Abstrichmaterial wird nach Reinigung der Schleimhaut mit einem angefeuchteten Tupfer mit einem zweiten Tupfer gewonnen, unter leichtem Drücken mehrmals hin- und herbewegt, um abgeschilferte Epithelzellen zu erhalten. Die Antigennachweisverfahren und Nukleinsäurehybridisierungsverfahren weisen aufgrund der Begleitflora viele falsch-positive Ergebnisse auf.

Besiedelung des Pharynx

Insbesondere bei der Infektion des Neugeborenen unter der Geburt ist *Chlamydia trachomatis* im Nasopharynx nachzuweisen. Die Besiedelung führt jedoch zu keinen entzündlichen Veränderungen. Auch bei orogenitalen Sexualpraktiken genital Chlamydieninfizierter gibt es keine Anhaltspunkte für ein entsprechendes Krankheitsbild des Pharynx.

Chlamydieninfektion des Neugeborenen

Besteht bei einer Gebärenden eine Chlamydienzervizitis, so kann der Erreger beim Geburtsvorgang durch Kontakt mit infiziertem Sekret, unter Umständen auch durch Aspiration, auf das Neugeborene übertragen werden. Die Wahrscheinlichkeit, mit der es zu einer solchen vertikalen Übertragung kommt, liegt bei ungefähr 60–70%. In der Folge tritt bei 35–50% der Neugeborenen eine Konjunktivitis und bei 11–20% eine Pneumonie auf.

Chlamydienkonjunktivitis des Neugeborenen

Die Credé-Prophylaxe mit Argentum nitricum kann die Entstehung einer Chlamydienkonjunktivitis beim Neugeborenen nicht verhindern. Auch das Einträufeln von Erythromycinlösung in den Konjunktivalsack bietet nur einen begrenzten Schutz, da häufig eine Wiederbesiedelung der Konjunktiven vom Nasopharynx aus erfolgt.

Der Beginn liegt nicht vor dem 5. Tag und nicht später als am 12. Tag nach der Geburt. Die Klinik reicht vom asymptomatischen Verlauf bis zur eitrigen Konjunktivitis. Die Konjunktiven sind gerötet und im tarsalen Konjunktivalbereich infiltriert. Mit längerem Verlauf (nach 2–5 Wochen) können sich lymphoide Follikel im Bereich der tarsalen Konjunktiven bilden. Verläufe bis zu 2 Jahren wurden beobachtet. Ohne

Behandlung kann die Erkrankung chronisch werden und zu Narbenbildung und Vaskularisierung der Konjunktiven mit Einschränkung der Sehleistung führen. Perforation und Einschmelzung gehören nicht zum Krankheitsbild.

Chlamydienpneumonie des Neugeborenen

Dieses Krankheitsbild wurde früher als pertussoide eosinophile Pneumonie beschrieben. Die Inkubationszeit beträgt 3–16 Wochen. Nach Prodomi in Form einer Rhinitis tritt trockener Husten meistens anfallsweise und mit stakkatoartigem Charakter auf. Hinzu kommen Tachypnoe und Zeichen der nasopharyngealen Obstruktion. Typischerweise besteht nur geringe Temperaturerhöhung, es fehlen allgemeine Krankheitszeichen. Auskultatorisch Rasselgeräusche, im Thoraxröntgenbild überblähte Lunge. Im Blut regelmäßig Eosinophilie und überwiegend auch Hypergammaglobulinämie (IgM und IgG). Das Krankheitsbild kann sich über 4–5 Wochen hinziehen und heilt spontan ab. Komplikationen sind nicht bekannt. Der Erregernachweis kann aus Trachealsekret bzw. dem Nasopharynxabstrich versucht werden.

Chlamydienkonjunktivitis des Erwachsenen

Die durch *Chlamydia trachomatis* verursachte Einschlußkörperchenkonjunktivitis wird durch Schmierinfektion direkt übertragen; das Synonym Schwimmbadkonjunktivitis ist insofern nicht treffend. Bei bis zu 90% der Frauen und bis zu 50% der Männer besteht eine begleitende urogenitale Chlamydieninfektion. Eine entsprechende Diagnostik ist deshalb bei diesem Krankheitsbild obligatorisch.
Nach 5–21 Tagen entwickelt sich ein Fremdkörpergefühl mit Tränenfluß, dann schleimige, zunehmend eitrige Sekretion. Die Konjunktiven sind gerötet und infiltriert. Bei chronischem Verlauf kann es zu Narben und Vaskularisierung kommen, üblicherweise heilt die Erkrankung folgenlos ab. Bei der Materialentnahme zur Diagnostik ist zu beachten, daß Konjunktivalepithelien mit abgestreift werden, was durch vorsichtiges leichtes Aufrauhen der Konjunktiva im tarsalen Bereich mit einer Platinöse erreicht werden kann.

Therapie der urogenitalen Chlamydieninfektion. Mittel der Wahl bei der Behandlung der urogenitalen Chlamydieninfektion sind die Tetrazykline. Trotz jahrelangen Einsatzes sind bisher keine Resistenzentwicklungen bekannt geworden. Therapieversager lassen sich nur durch fehlende Compliance oder eine gestörte enterale Resorption erklären; außerdem ist eine Reinfektion auszuschließen. Die in der Behandlung der Gonorrhö und Syphilis eingesetzten Penizilline und Zephalosporine zeigen keine Wirksamkeit gegenüber Chlamydien.

Behandlung der unkomplizierten urogenitalen Chlamydieninfektion. Grundsätzlich sind alle Tetrazyklinderivate wirksam. Tetrazyklin-HCl wird in einer Dosierung von 4mal 500 mg über 7 Tage verabreicht. Bevorzugt wird Doxyzyklin aufgrund seiner besseren Resorption und Verträglichkeit, das über 7 Tage in einer Dosis von 2mal 100 mg tgl. verabreicht wird. Erythromycinderivate werden in einer Tagesdosis von 4mal 500 mg über 7 Tage zugeführt. Bei intestinaler Unverträglichkeit kann die Tagesdosis auf 4mal 250 mg reduziert werden, die Therapie sollte dann jedoch über 14 Tage fortgeführt werden. Erythromycin ist indiziert, wenn Tetrazykline kontraindiziert sind (Schwangerschaft, Tetrazyklinallergie). Das neuere Azithromycin (Zithromax) ist bei einmaliger oraler Gabe von 1 g wirksam. Auch Sulfonamide können eingesetzt werden. Mit 800 mg Sulfamethoxazol 2mal tgl. für 10 Tage (als Bestandteil der Kombination mit dem gegen Chlamydien unwirksamen Trimethoprim) kann erfolgreich behandelt werden. Die neueren Gyrasehemmer (Chinolone) weisen deutlich schlechtere Behandlungsergebnisse auf.
Durch die angegebenen Therapieschemata werden die Gonorrhö und ein Großteil der Mykoplasmeninfektionen miterfaßt. Bei einer Doppelinfektion mit Treponema pallidum wird dieser Erreger in der frühesten Inkubationsphase ebenfalls eliminiert. Dies entbindet jedoch nicht von einer serologischen Untersuchung auf Syphilis, die sofort und nach 6 Wochen durchgeführt werden sollte.

Therapie der Neugeborenenkonjunktivitis und Neugeborenenpneumonie. Neben örtlichen Maßnahmen, wie Einträufeln von Erythromycinaugentropfen, ist die Gabe von Erythromycinsirup 50 mg/kg KG 4mal tgl. für 14 Tage angezeigt, um eine Reinfektion durch den Nasopharynx besiedelnde Chlamydien zu unterbinden. Die Therapie der Neugeborenenpneumonie erfolgt nach dem gleichen internen Behandlungsprotokoll.

Behandlung der komplizierten urogenitalen Chlamydieninfektion. Die Gabe von Tetrazyklinen, Doxyzyklin oder Erythromycin sollte bei der Epididymitis über mindestens 14 Tage erfolgen. Hochlagerung des Hodens ist zweckmäßig, die Gabe von Glukokortikoiden und Antiphlogistika kann indiziert sein, um die entzündliche Reaktion und damit die Bildung von Adhäsionen zu hemmen. Zusammenarbeit mit einem Urologen ist empfehlenswert.
Bei der Adnexitis handelt es sich häufig um eine Mischinfektion mit Neisseria gonorrhoeae oder An-

aerobiern. Außerdem kann Mykoplasma hominis beteiligt sein. Eine das komplette Erregerspektrum abdeckende Antibiotikakombination ist kaum möglich. Da *Chlamydia trachomatis* in über 60% an dieser Infektion beteiligt ist, sollte ein Tetrazyklin- oder Erythromycinderivat bei der Kombinationstherapie (über 14 Tage) nicht fehlen. Um der Gefahr von Verklebungen mit nachfolgender Sterilität zu begegnen, ist die Gabe von Glukokortikoiden zu erwägen. Die Zusammenarbeit mit dem Gynäkologen ist empfehlenswert.

Kontrolluntersuchungen und Feststellung der Heilung.
Angesichts der Möglichkeit asymptomatischer Verläufe kann der Therapieerfolg nur durch eine mikrobiologische Kontrolluntersuchung festgestellt werden.

Lymphogranulomatosis inguinalis
[Hunter 1786, Nicolas-Favre-Durand 1913]

Synonme. Lymphogranuloma inguinale, Lymphogranuloma venereum (engl./am.), Lymphopathia venerea, klimatischer Bubo, Morbus Nicolas-Durand-Favre

Definition. Diese chlamydienbedingte Krankheit wird fast ausschließlich durch den Geschlechtsverkehr übertragen und kommt meist in tropischen und subtropischen Gebieten vor. Bekämpfung und Behandlung ist den gesetzlichen Bestimmungen über Geschlechtskrankheiten unterworfen.

Erreger. *Chlamydia trachomatis*, Serotypen L1–L3.

Epidemiologie. Vorwiegend in tropisch-subtropischen Ländern. In der westlichen Welt werden Lymphogranulomatosis-inguinalis-Erkrankungen fast ausschließlich unter Seeleuten, Homosexuellen, Prostituierten und bei aus Endemiegebieten heimkehrenden Reisenden oder Soldaten beobachtet. Lymphogranulomatosis inguinalis kommt 2- bis 8mal häufiger bei Männern als bei Frauen vor. Bei Männern treten meist Leistenbubonen auf, während Frauen an Elephantiasis genito-ano-rectalis erkranken. Wahrscheinlich ist für die unterschiedliche Lokalisation der Erkrankung bei Männern und Frauen der Sitz der Primärläsionen von Bedeutung. Beim Mann sind die Eintrittspforten für die Chlamydien in erster Linie am Penis mit Abflußgebiet nach den Leistenlymphknoten lokalisiert. Bei Frauen sind die Eintrittspforten für die Chlamydien intravaginal oder an der Portio gelegen und sitzen dementsprechend im Abflußgebiet für die intrapelvikalen und anorektalen Lymphknoten. Chlamydien sollen auch durch das Auge eindringen können (Konjunktivitis mit okuloglandulärem Syndrom). Der klinisch geheilte Patient kann infektiös bleiben.

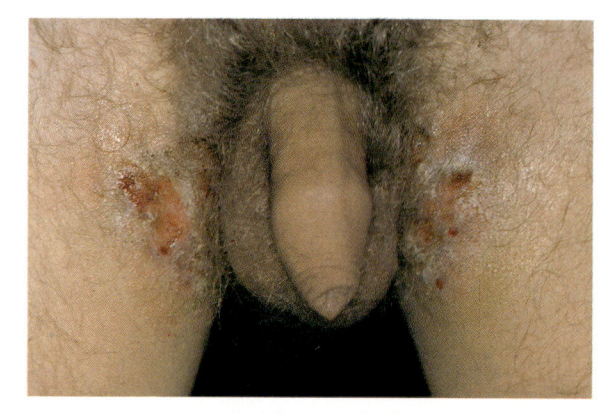

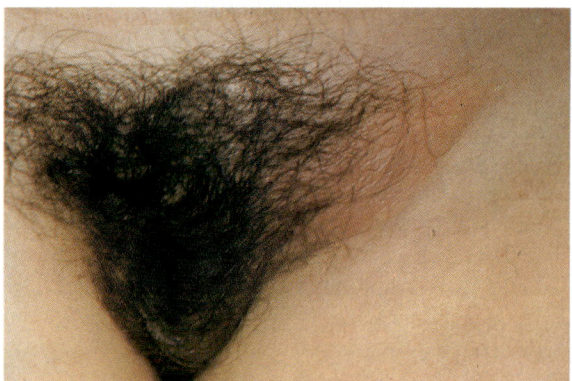

Abb. 4.8 und 4.9. Lymphogranulomatosis inguinalis

Der weitere Verlauf der Lymphogranulomatosis-inguinalis-Infektion hängt von der Immunitätslage der Patienten ab. Kommt es rasch zu Antikörperbildung, verläuft die Erkrankung gutartig und kurzdauernd. Bei schlechterer Immunitätslage wird die Erkrankung umfangreicher, hartnäckiger und langwieriger. Viele überstehen die Erkrankung unbemerkt oder machen sie ambulant durch. Andere sind bettlägerig, stark mitgenommen und berufsunfähig. Letaler Ausgang kommt nur im Fall von Sekundärinfektionen vor. Allerdings ist der vollausgebildete anorektale Symptomenkomplex quoad vitam nicht ungefährlich.

Klinik. Das klinische Bild wird in 3 Stadien eingeteilt. Die Chlamydien breiten sich in der frühen Krankheitsphase in Blut, Liquor und Milz aus.

Stadium I: Primärläsion. Die Inkubationszeit beträgt mindestens 14 Tage, oft länger. Die Primärläsion ist eine hirsekorn- bis reiskorngroße Papel, die dann in eine Papulovesikel oder Papulopustel übergeht und schließlich flach ulzeriert. Es entleert sich ein seröses Sekret, anschließend ist das flache Ulkus oft grauschmierig belegt. Insgesamt hat die Primärläsion nichts Typisches. Die Knötchen und flachen Ulzerationen erinnern an initiale Ulcera mollia. Selbst primäraffektähnliche Infiltrate wie bei Lues kommen vor. Beim Mann finden sich die Veränderungen an der Glans penis, in der Kranzfurche, außerdem am Präputium oder in der vorderen Urethra, bei der Frau an der Vulva, in der Vagina, Zervix oder Portio. Die Primärläsion ist schmerzlos und wird häufig nicht bemerkt. Ihr Bestand ist meist kurzdauernd.

Stadium II: Bubonen. Etwa 2 Wochen nach dem Auftreten der Primärläsion breitet sich die Erkrankung auf dem Lymphwege aus. Meist ist die entzündliche Leistenlymphknotenschwellung einseitig, selten auch doppelseitig. Normalerweise schwellen die Lymphknoten oberhalb, seltener diejenigen unterhalb des Poupart-Bandes an. Diese verschmelzen miteinander zu Paketen. Sie werden hühnerei-, manchmal faustgroß. Dann verkleben sie mit der Haut, jedoch bleiben die Knoten auf der Unterlage verschiebbar. Die Oberfläche der jetzt schmerzhaften Knoten ist entzündlich gerötet. Der Farbton ist erst rot, dann blaurötlich, später braun-rötlich. Meist kommt es im Zentrum des Knotens zu einem Abszeß, häufig zu Perforation nach außen und zu Fistelbildung. Aus den Fistelöffnungen entleert sich weißlich-grauer, rahmiger, mit Bröckchen durchsetzter Eiter. Später schließt sich die Fistel unter eingezogener Narbenbildung. Liegt die Primärläsion im Rektum oder in der Vagina, so kommt es zum Befall der perirektalen und paraaortalen Lymphknoten (Gerota-Drüsen). Auch bei Sitz am äußeren Genitale können diese Lymphknotenstationen mitbefallen sein. Umfaßt man bei entspannter Bauchdecke und angewinkelten Knien die Beckenschaufel, so fühlt man auf ihrer Innenseite fest aufsitzende, geschwollene Drüsen. Dieser *intraabdominelle Bubo* ist diagnostisch wichtig. Die Entwicklung der Bubonen verläuft mit oder ohne Allgemeinsymptome. Dazu zählen Fieber, allgemeines Krankheitsgefühl, Appetitlosigkeit und Gewichtsverlust. Als weitere Zeichen der Generalisation können rheumatoide Beschwerden, Gelenkschwellungen und Exantheme nach Art des Erythema nodosum, Erythema multiforme, aber auch nur flüchtige erythematöse und urtikarielle Ausschläge beobachtet werden. Konjunktivitis, Meningoenzephalitis, Hepatosplenomegalie, Arthralgie, Nackensteife und Kopfschmerzen sind häufige Komplikationen. Im Blut anfänglich Leukozytose, später Lymphozytose; die BSG ist erhöht.

Stadium III: Elephantiasis genito-ano-rectalis ulcerosa. Dieses Endstadium kann jahrelang schwelen und mit Strikturen und Fibrosen in Genitaltrakt und Rektalgebiet einhergehen. Gefürchtete Komplikationen sind Elephantiasis der äußeren Genitalien, so der Labien, der Klitoris, des Penis und des Skrotum. Bei Frauen kommt es häufig zu Strikturen im Rektum, ebenso bei Homosexuellen.

Historisches. Dieses III. Stadium des Lymphogranuloma inguinale wurde lange Zeit als selbständiges Leiden beschrieben, so unter dem Namen éléphantiasis de l'appareil génital, esthiomène (Huguier 1848); anorektaler Symptomenkomplex (Fournier). Esthiomène und anorektaler Symptomenkomplex wurden unter der Bezeichnung syndrome de Jersild zusammengefaßt. Erst die Frei-Reaktionen und der Nachweis der Chlamydien erwiesen dieses Krankheitsbild als Teilerscheinung und III. Stadium des Lymphogranuloma inguinale. Klinisch macht es einen Unterschied aus, ob sich der Schwerpunkt des Krankheitsgeschehens im Bereich des genitalen oder anorektalen Komplexes abspielt.

Elephantiasis genitalium. Bei Frauen beginnt das Lymphogranuloma inguinale gewöhnlich mit einer Primärläsion im Genitalbereich, so an den großen oder kleinen Labien, am Orificium urethrae, der Klitoris, Vagina, Portio oder der hinteren Kommissur. Es entstehen dann langjährige Geschwüre mit anschließender Elephantiasis. Gelegentlich beschränken sich die Veränderungen auf einen engen Bereich, so auf den Anfangsteil der Urethra (Fischmaulurethra) oder auf das Gebiet der Klitoris. In der Mehrzahl der Fälle ist eine der beiden großen Labien in ihrer ganzen Ausdehnung befallen. Sie sind auffällig vergrößert und von gummiartiger Konsistenz. Dabei kann es zu glatten Wulstbildungen mit tiefen auseinanderfaltbaren Furchen oder zu einer verrukösen papillomatösen Beschaffenheit mit Ulzerationen kommen. In der Vagina und perineal können elephantiastische Wulstbildungen hinzukommen. Auch das anorektale Gebiet kann einbezogen werden. Kompliziert wird das Bild durch Strikturen der Urethra, durch Fistelbildung zwischen Urethra und Vagina und zwischen Vagina und Rektum.
Bei Männern kommt es, wenn auch selten, zu einer Elephantiasis des Skrotum oder des Penis.

Anorektaler Symptomenkomplex. Dieser leitet sich in der Regel von einer Infektion im Genitalbereich her, kann aber auch unmittelbar durch Primärläsionen im Aftergebiet oder vom Rektum her stammen. Die Erkrankung des anorektalen Bereichs stellt die größte Gefahr beim Lymphogranuloma inguinale dar. Um den After findet man Wulstbildungen wie Hämorrhoiden oder Feigwarzen. In der Umgebung des Rektum erkranken die Gerota-Lymphknoten, die oberhalb des Afters in einem 2–6 cm breiten Gebiet zu schweren Stauungsphänomenen führen. Der Enddarm ist verdickt, verhärtet, höckrig infiltriert und im Lumen eingeengt. Der Stuhl wird bleistiftförmig und mit blutig-eitrigen Schleimauflagerungen vom Rektum her überlagert. Im Rektum finden sich zahlreiche kleinere und größere Geschwüre. Schließlich treten perianal und perirektal Fistelbildungen auf. Nach langem Verlauf läßt die Sekretion nach: *Fistulae siccae*, die ohne Heilungstendenz fortbestehen.

In diesem Stadium ist das Allgemeinbefinden meist erheblich beeinträchtigt. Die Stuhlentleerung ist außerordentlich erschwert. Lymphogranulomatosis inguinalis kann durch gleichzeitiges Vorliegen anderer Geschlechtskrankheiten, so Syphilis, Gonorrhö und Ulcus molle kompliziert werden.

Prognose. Relativ gut bei rechtzeitiger Erkennung und Behandlung im Stadium I und Frühstadium II. Schlecht bei voll ausgeprägtem Stadium III mit Elephantiasis und anorektalem Symptomenkomplex.

Diagnose. Kontakt in Endemiegebieten, schmerzloses Knötchen, das ulzeriert; entzündliche Bubonen, anorektaler Symptomenkomplex.

Labordiagnostik

Ausstrich. Der direkte Nachweis von Chlamydien aus Primärläsionen, Ulkus, Buboneneiter oder Biopsiematerial gelingt kaum.

Kulturelle Darstellung. Überimpfung von Infektionsmaterial auf McCoy-Zellkulturen. Identifizierung der Clamydien durch immunologische Verfahren.

Komplementbindungsreaktion. Dies ist die wichtigste diagnostische Methode. Die KBR wird 2–4 Wochen nach Erkrankung positiv. Wichtig ist der Anstieg der Antikörper über mindestens 4 Titerstufen. Nach entsprechender Therapie der Lymphogranulomatosis-inguinalis-Infektion gehen die Antikörper zurück. In den meisten Fällen liegt jedoch die akute Erkrankung so lange zurück, daß ein Titeranstieg nicht mehr gemessen werden kann. In diesem Fall unterstützt ein Einzeltiter von 1:64 oder mehr die klinische Diagnose; ein Einzeltiter von 1:16 ist als verdächtig anzusehen.

Frei-Test (1930). Dieser hat seine Bedeutung für die Diagnose einer Lymphogranulomatosis-inguinalis-Infektion verloren. Zu den Nachteilen der geringen Sensitivität und Spezifität und der möglichen Überempfindlichkeit auf Hühnereiweiß ist der Umstand hinzugekommen, daß das Testantigen nicht mehr im Handel erhältlich ist.

Mikroimmunfluoreszenz-(Mikro-IF-)Test. Dieser ist empfindlicher als die KBR. Die ursprüngliche Methode weist Antikörper gegen typenspezifische Antigene nach. Der modifizierte Test, welcher eine L2-Kette als Antigen nützt, ist praktikabler. Antikörper gegen alle C.-trachomatis-Typen können nachgewiesen werden. Da Erkrankungen im akuten Stadium selten beobachtet werden, sind 4fache Titeranstiege oder der Nachweis von IgM-Antikörpern selten. Meist findet man bei Lymphogranulomatosis inguinalis sehr hohe IgG-Antikörpertiter ($\geq 1:2000$), die die Titer bei nicht gonorrhoischer, chlamydienbedingter Urethritis weit übersteigen.

Überwanderungsimmunelektrophorese. Dieses serologische Verfahren verwendet für die Diagnose einer Lymphogranulomatose ein lösliches gereinigtes Antigen, das von einem Lymphogranulomatosis-inguinalis-Erreger gewonnen wurde. Es sollen damit nur noch Lymphogranulomatosis-inguinalis-spezifische Antikörper gemessen werden. Keine Kreuzreaktion mit anderen Serotypen von Chlamydia trachomatis. Die Anwendung der beiden letztgenannten Untersuchungsmethoden bleibt bisher nur Speziallaboratorien vorbehalten.

Differentialdiagnose. Hierzu zählen alle Erkrankungen, die eine inguinale Lymphadenopathie hervorrufen, wie genitaler Herpes simplex, Syphilis, Tuberkulose, Morbus Hodgkin, Pest und Tularämie.

Therapie

Innerlich. Erste Wahl ist Doxyzyklin 2×100 mg täglich für 14–21 Tage. Ferner kommen Erythromycin (4×500 mg täglich für 21 Tage), Sulfamethoxazol (4×400 mg täglich für 21 Tage) oder Tetrazyklin (4×500 mg für 14 Tage) in Betracht. Der Antikörper ist dann rückläufig; dies spricht für eine Eliminierung der Chlamydien. Sekundärinfektionen, besonders durch gramnegative Keime, sind zu beachten. Die antibiotische Therapie wirkt im III. Stadium nur noch symptomatisch. Dann müssen oft chirurgisch-palliative Maßnahmen durchgeführt werden, um Fisteln und Strikturen zu korrigieren.

Syphilis

Synonym. Lues

Definition. Die Syphilis ist eine weltweit verbreitete, durch *Treponema pallidum (Spirochaeta pallida)* ausgelöste hochchronische Infektionskrankheit, die am häufigsten durch geschlechtlichen Kontakt, jedoch auch intrauterin, selten durch Bluttransfusion oder sogar durch Schmierinfektion, übertragen wird und unbehandelt über Jahrzehnte verläuft. Spontane Abheilung ist allerdings möglich. Syphilis kann unbehandelt zu tödlich endenden Erkrankungen der großen Gefäße, zu Tabes dorsalis, progressiver Paralyse, Optikusatrophie und Apoplexien führen. Auch heute noch kommen bei intrauteriner Infektion Totgeburten vor. Syphilis ist sowohl eine Geschlechtskrankheit als auch eine Hautkrankheit. Die chamäleonartige Wandelbarkeit ihrer morphologischen Bilder führt zu großen differentialdiagnostischen Schwierigkeiten. Durch die Infektion kommt es im infizierten Gewebe und innerlich zu spezifischen zellulären und humoralen Immunreaktionen.

Erreger. Der Erreger der Syphilis ist *Treponema pallidum* (Treponema = drehen, Faden; pallidum = blaß, wegen der blassen Anfärbung nach Giemsa). Treponema pallidum gehört zu der Familie der Spirochaetaceae, die auch die Arten Borrelien und Leptospiren einschließen. Treponema pallidum ist zum Unterschied von anderen Spirochäten kein Blutparasit, sondern ein Gewebeparasit; die Blutbahn dient nur zum Erregertransport.

Aussehen von Treponema pallidum und Nachweis. Treponema pallidum ist ein äußerst feines, korkenzieherartig gewundenes, fakultativ anaerobes Bakterium von 5–15 µm Länge. Die Windungen sind gleich hoch und sehr gleichmäßig. Sie besitzen einen Abstand, der ungefähr der Höhe der einzelnen Windungen entspricht. Etwa in der Mitte der Spirale liegt ein weiter ausgezogener Windungsanteil. Das ist der Ort, an dem Treponema pallidum langsame, steife und typische *Knickbewegungen* ausführt. Darüber hinaus vollführt Treponema pallidum langsame *Rotationsbewegungen* um die Längsachse. Andere saprophytäre Spirochäten oder Spirillen sind viel bewegungsaktiver als Treponema pallidum. Außerdem beeindrucken diese anderen Spirochätenarten durch aktive Fortbewegung (Lokomotion). Treponema pallidum besitzt in Flüssigkeiten keine Eigenlokomotion. Stößt Treponema pallidum auf festere Medien, beispielsweise Zellen, findet sie dort einen Anstoß zur Bewegung. Die fehlende Fähigkeit zur Eigenfortbewegung ist ein wichtiges Erkennungszeichen für Treponema pallidum.

Treponema pallidum ist durch Routineverfahren nur schwer anfärbbar. Aus diesem Grunde ist die *Dunkelfelduntersuchung* von Nativpräparaten nach Landsteiner und Mucha auch heute noch die Methode der Wahl. Sie gestattet nicht nur die genaue Untersuchung der Treponemenform, sondern auch der Eigenbewegungen. Mit Hilfe erregerspezifischer monoklonaler Antikörper ist auch der immunhistologische Nachweis von Treponema pallidum im Gewebe möglich.

Dunkelfeldtechnik

Materialentnahme. Da Treponema pallidum ein intrazellulärer Parasit ist, sitzen die Erreger nicht an der Oberfläche, sondern im Gewebe innerhalb der syphilitischen Veränderungen. Man kann daher nicht von der Oberfläche luesverdächtiger Hauterscheinungen mit der Platinöse abgewischtes Material zum Erregernachweis verwenden. Material, das neben Treponema

Historisches — Fortschritte in der Syphilisforschung

- 1903 Metschnikow und Roux: Erfolgreiche Übertragung der Syphilis auf Affen
- 1905 Schaudinn und Hoffmann: Entdeckung von Treponema pallidum. Nobelpreis für Medizin 1906
- 1906 Wassermann, Neisser und Bruck: Bekanntgabe der nichttreponemalen Komplementbildungsreaktion auf Syphilis (Wassermann-Reaktion, WaR)
- 1910 Ehrlich und Hata: Bekanntgabe von Altsalvarsan (Präparat 606)
- 1914 Ehrlich: Bekanntgabe von Neosalvarsan (Präparat Nr. 914)
- 1917 Meinicke und Sachs-Georgi: Einführung der Präzipitationsreaktion auf Syphilis. Beginn der Entwicklung der sogenannten Nebenreaktion
- 1943 Mahoney, Arnold und Harris: Einführung von Penizillin in die Syphilistherapie
- 1957 Deacon, Falcone und Harris: *F*luoreszenz-*T*reponemen-*A*ntikörper-*T*est (FTA-Test)
- 1964 Hunter, Deacon und Meyer: Absorption unspezifischer Antikörper im FTA-Test (FTA-ABS-Test)
- 1965 Rathley, Tomizawa und Kamatsu: *T*reponema-*p*allidum-*H*ämagglutinations-*T*est (TPHA-Test)
- 1969 Atwood und Miller: 19S-IgM-Fluoreszenz-Treponemen-Antikörpertest (19S-IgM-FTA-ABS-Test)

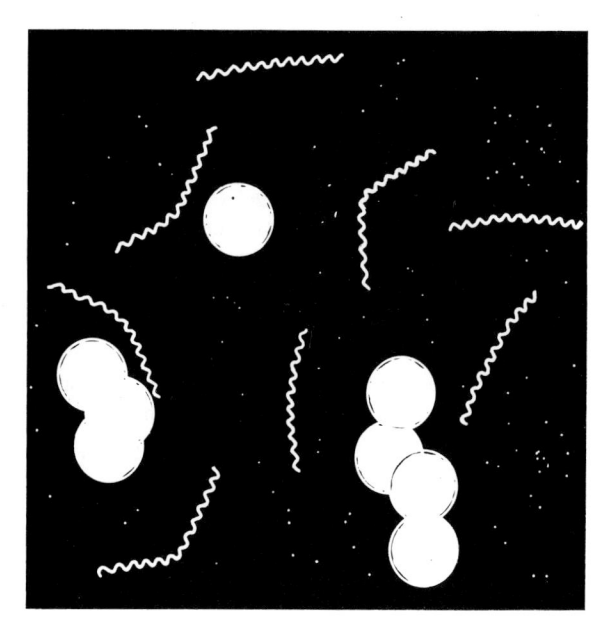

Abb. 4.10. *Treponema pallidum*, Reizserum mit *Treponemata pallida* und Erythrozyten im Dunkelfeld (schematische Darstellung)

Dunkelfeldmikroskop. Abdunkeln des Untersuchungsraumes erleichtert das Auffinden der Treponemen. Die Erreger werden bei niedriger Vergrößerung gesucht und mit einem 40er-Objektiv eingestellt. Die Umgebung ist tiefdunkel, die korpuskulären Elemente leuchten hell auf. Treponema pallidum ist als feine, silbrig aufleuchtende, fadenförmige Spirale mit ihren typischen Knick- und Rotationsbewegungen bei fehlender Eigenfortbewegung zu erkennen. Oft findet man in jedem Gesichtsfeld mehrere Treponemen; manchmal müssen viele Gesichtsfelder oder auch mehrere Präparate durchgemustert werden, um sie zu finden. Andere, meist saprophytäre Spirochäten bzw. Spirillen fallen durch grobe Windungen, Starrheit, lebhafte Fortbewegung oder durch die kurze Form auf.

Lymphknotenpunktion. Finden sich in einem Primäraffekt, beispielsweise auch wegen antiseptischer oder antibiotischer örtlicher Vorbehandlung keine Erreger, so stellt die Lymphknotenpunktion nach Hoffmann eine Alternative dar; allerdings ist sie nur selten erfolgreich.

pallidum noch Bakterien oder saprophytäre Spirochäten enthält, ist zur Beurteilung ungeeignet. Einwandfreies Material wird gewonnen, indem der Primäraffekt oder andere möglicherweise infizierte Haut- und Schleimhautveränderungen von der Tiefe her vorsichtig exprimiert werden, um Gewebesaft zu erhalten. Deshalb wird die Oberfläche zunächst durch einen in Kochsalzlösung getränkten Gazetupfer, noch besser mit etwas Azeton oder Äther, gesäubert. Nach der Oberflächenreinigung nimmt man einen zweiten feuchten Tupfer und reibt vorsichtig weiter, bis sich eine leichte Arrodierung einstellt. Mit den Fingern wird ein mäßiger kontinuierlicher Druck von der Seite her ausgelöst, um das Hervorquellen des Gewebesaftes, des *Reizserums*, zu fördern. Spontane Reizserumbildung ist syphilisverdächtig. Das Reizserum gewinnt man entweder mit einem Deckgläschen oder mit einer Platinöse. Ist es wasserklar, so ist es zur Untersuchung geeignet; ist es trüb, so sind meist Erythrozyten beigemengt. In diesem Fall wird das Präparat verworfen und ein erneuter Reizserumtropfen gewonnen. Manchmal empfiehlt es sich, zunächst auf dem Objektträger einen kleinen Tropfen physiologischer Kochsalzlösung aufzutragen und dann mit einer Platinöse mehrfach zwischen Entnahmestelle und dem Objektträger hin- und herzugehen. Die Platinöse wird dabei kurz in dem Kochsalztropfen herumgedreht. Anschließend wird das Deckgläschen leicht auf dem Objektträger angedrückt, damit die Flüssigkeitsschicht ausreichend dünn wird und stärkere Strömungen vermieden werden. Sodann Untersuchung im

Kultur. Treponema pallidum läßt sich nicht sicher reproduzierbar auf künstlichen Nährböden anzüchten. Zum Erregernachweis kommt die Kultur nicht in Betracht.

Polymerasekettenreaktion (PCR-Diagnostik). Diese molekularbiologische Methode erlaubt den hochsensiblen Nachweis von Treponema-pallidum-spezifischen Genabschnitten in verschiedenen klinischen Proben wie zum Beispiel Gewebebiopsien oder Liquor.

Tierexperimentelle Syphilis. Die Übertragung der Syphilis auf Versuchstiere gelang Metschnikow und Roux 1903 bereits vor der Entdeckung des Erregers. Tiermodelle spielten eine große Rolle in der Geschichte der Syphilisdiagnostik und Syphilistherapie. Der heute nicht mehr übliche, jahrzehntelang besonders bedeutsame *Treponema-pallidum-Immobilisa*tionstest (TPI-Test, Nelson-Test) setzte die Gewinnung von Treponema pallidum aus syphilitischer Orchitis von Kaninchen voraus. Die Übertragung von Treponema pallidum auf Labortiere erschloß die Möglichkeit, Chemotherapeutika gegen Syphilis zu erproben und ihre Toxizität und Wirksamkeit zu untersuchen.

Pathogenese. Übertragen wird Treponema pallidum meist direkt durch mikroskopisch kleine Veränderungen der Haut, der Hautumschlagsfalten zur Schleimhaut oder der oberflächennahen Schleimhaut.

Die unmittelbare Übertragung von Mensch zu Mensch erfolgt gewöhnlich durch Geschlechtsverkehr. Eintrittspforte kann jedoch grundsätzlich jede Körperstelle sein. Die häufigsten Infektionsstellen sind Genital- und Mundbereich. Mittelbare Übertragung durch Gebrauchsgegenstände spielt praktisch keine Rolle, weil Treponema pallidum sehr empfindlich gegen Austrocknung, Temperaturschwankungen, Sauerstoff- und pH-Veränderungen ist. Syphilis ist nicht in allen Stadien ansteckungsfähig. Hoch infektiös ist nur die Frühsyphilis. Hier liegt das Übertragungsrisiko zwischen 10 und 60%. Mit zunehmendem Krankheitsverlauf nimmt die Kontagiosität ab. Spätsekundäre Lueserscheinungen sind bereits erregerärmer, aber noch kontagiös. Fehlen Symptome ganz, ist Syphilis auch nicht mehr ansteckend, kann aber von infizierten Schwangeren intrauterin auf den Fetus übertragen werden. Die tertiäre Lues liefert zwar schwere Krankheitsbilder, ihre Erscheinungen führen jedoch nicht zu Übertragung. Auch Lues latens ist nicht durch Kontakt übertragbar. Die früher mögliche Transfusionssyphilis ist heute aufgrund serologischer Kontrollen ausgeschlossen.

Im Kapillarsystem der Haut und der regionalen Lymphknoten finden die Treponemen unmittelbaren Kontakt zum Gewebe und zu Lymphozyten. Dort vermehren sie sich, bis ihre Anzahl ausreicht, um klinische Erscheinungen zu erzeugen.

Klinik
Einteilung und allgemeiner Verlauf der Syphilis. Bereits 1837 entwickelte Ricord die klinische Einteilung der Syphilis in drei Stadien, das primäre, sekundäre und tertiäre. Die *primäre Syphilis (Lues I)* ist das Stadium des *Primäraffektes*. Dem folgt das *sekundäre Stadium (Lues II)*, gekennzeichnet durch Generalisation der syphilitischen Erscheinungen. Primäre und sekundäre Syphilis *(Lues I und Lues II)* werden auch als *Frühsyphilis* bezeichnet. Die sekundären Erscheinungen treten zum Primäraffekt hinzu. Der Generalisation der Syphilis folgt der Spontanverlauf, eine sich über 2–3 Jahre erstreckende Zeit von *inkonstanten Frühlatenzen* (Phasen klinischer Erscheinungsfreiheit), abgelöst durch immer geringer werdende Rezidive. Dabei ändern sich sukzessiv die klinischen Bilder. Bei manchen Patienten fehlen schließlich klinische Erscheinungen ganz, so daß die Lues geheilt erscheint. Bei schlechter Abwehrlage kann aber nach 3–5 Jahren und länger die *Spätsyphilis* mit dem *tertiären Stadium (Lues III)* einsetzen und zur *Metalues (Lues IV)* fortentwickeln. Die Krankheitserscheinungen, zu denen die Syphilis nunmehr führt, weichen völlig von denen der Frühsyphilis ab. Der Übergang vom sekundären in das tertiäre Stadium ist fließend. Erst wenn das Vollbild einer tertiären Syphilis vorliegt, ist der Unterschied definitiv.

Ricord standen weder Erregernachweis noch Serologie und Liquordiagnostik als Untersuchungsmethoden zur Verfügung. Seine Stadieneinteilung hört daher mit dem tertiären Stadium auf. Nicht erkennbar war für ihn die syphilitische Natur von *Tabes dorsalis* und *progressiver Paralyse* als *quartäres Stadium*, denn dazu sind Serum- und Liquordiagnostik sowie gegebenenfalls Erregernachweis im Gehirn erforderlich. Die heutige Einteilung umfaßt:

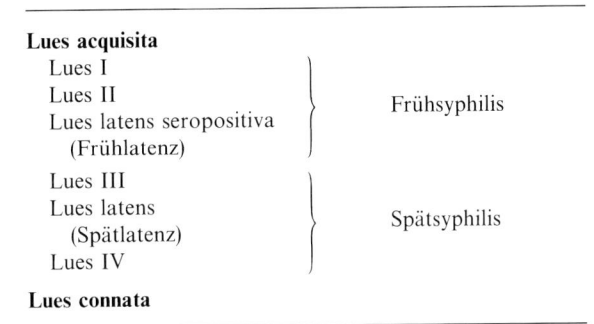

Lues acquisita
- Lues I ⎫
- Lues II ⎬ Frühsyphilis
- Lues latens seropositiva (Frühlatenz) ⎭
- Lues III ⎫
- Lues latens (Spätlatenz) ⎬ Spätsyphilis
- Lues IV ⎭

Lues connata

Die *Lues acquisita* ist von der *Lues connata* zu unterscheiden; erstere entsteht durch exogene Übertragung und beginnt meist mit dem Primäraffekt, letztere ist Folge einer diaplazentaren Übertragung der Erreger einer schwangeren Frau mit Frühsyphilis auf ihre Frucht. Infektion des Kindes beim Geburtsakt dagegen rechnet zur *Lues acquisita*. Als besonderes Vorkommnis, zumindest aus historischer Sicht, ist die *dekapitierte Lues* nach Bluttransfusion zu erwähnen, die auch als *Transfusionlues* bezeichnet wurde. Hier gelangen die Erreger bei einer Transfusion von erregerhaltigem Blut direkt in die Blutbahn; daher fehlt ein Primäraffekt. Von vornherein kommt es zur Generalisation mit den Erscheinungen der Lues II. Derartige Infektionen sind wegen serologischer Überwachung von Blutspendern heute so gut wie ausgeschlossen.

Inkubationszeit. Sie beträgt in der Regel drei Wochen. Die Zeit bis zum Auftreten des Primäraffektes nennt man die *erste Inkubationszeit*, die Zeit zwischen Primäraffekt und Sekundärstadium auch die *zweite Inkubationszeit*. Während der ersten Inkubationszeit findet sich am Patienten kein Anhalt für Lues. Auch gibt es keine prämonitorischen Zeichen. Zufällig vorkommender Herpes simplex genitalis ist kein Lueszeichen; er heißt auch *Herpes praemonitorius*, weil er bei Patienten als Eintrittspforte für Treponema pallidum in Frage kommen kann. Die drei Wochen bis zur Ausbildung der ersten klinischen Erscheinungen nach fraglicher Ansteckung bedeuten oftmals eine Wartezeit. Wird bei dem in Frage kommenden Partner eine nachgewiesene Syphilis nachgewiesen, ist Übertragung wahrscheinlich. In diesem Falle kann eine *prophylaktische Behandlung* durchgeführt werden wie bei manifester Syphilis.

Primärstadium der Syphilis: Lues I

Die Inkubationszeit der Lues findet ihren Abschluß mit dem Auftreten des Primäraffektes oder Schankers. Zu jedem Primäraffekt gehört die nicht schmerzhafte Lymphknotenschwellung im Lymphabflußgebiet, auch Bubo genannt. Die klinische Einheit von Primäraffekt und Bubo hat große diagnostische und differentialdiagnostische Bedeutung. Eine luesverdächtige Lymphknotenschwellung ist Anlaß zur Suche nach einem Primäraffekt im Abflußgebiet; ebenso wird im Falle einer luesverdächtigen Veränderung im Abflußgebiet nach einem Bubo gesucht.

Zahl der Primäraffekte. Der Primäraffekt entwickelt sich an der Eintrittspforte der Erreger. Meist tritt der Primäraffekt in Einzahl auf. Auch eine Vielzahl von Schankern kommt vor, allerdings selten, weil sie der Zahl der Eintrittspforten entsprechen. Auch Weiterimpfungen während der ersten Inkubationszeit sind möglich, *Abklatsch-* oder *Sukzessivschanker.* Sobald jedoch eine ausreichende Infektionsimmunität eingetreten ist, bleiben weitere Schanker aus.

Sitz des Primäraffekts. Der Primäraffekt ist meist asymmetrisch lokalisiert. Da er schmerzlos ist, übersieht ihn der Patient gelegentlich oder entdeckt ihn nur zufällig. Daher bekommt der Arzt nur selten das initiale Stadium eines Primäraffekts zu sehen.

Größe des Primäraffekts. Primäraffekte können verschieden groß sein. Es gibt reiskorngroße Schanker, die Mikroschanker, linsen- und bohnengroße, selten auch übergroße Schanker, die Riesenschanker.

Induration des Primäraffekts. Auch der Grad der Induration ist verschieden. Kleine oder flächenhaft sich ausbreitende Schanker können gelegentlich jede Härte vermissen lassen. Die Härte ist also kein absolut sicheres Erkennungsmerkmal, obwohl es sehr hinweisend ist. Gewöhnlich liegt die Konsistenz eines Spielkartenblattes vor *(Kartenblattschanker);* die Induration kann bis zur Knorpelhärte anwachsen.

Morphologie des Primäraffekts. Auch die Oberfläche des Schankers ist unterschiedlich. Ist er von einer nahezu intakten Haut überzogen, so spricht man von einem *überhäuteten Schanker.* Allerdings beginnt jeder Primäraffekt mit einer *Primärpapel,* die dann in einen Erosivschanker übergeht und schließlich ulzeriert. Ist die Oberfläche lediglich erodiert, so liegt ein *Erosivschanker* vor. Das *Ulcus durum* ist ein schüsselförmig die zentralen Partien des Knotens einnehmendes Ulkus, das im Unterschied zu einem Ulcus molle keine unterminierten Ränder aufweist. Basis und Rand sind hart infiltriert. In seltenen Situationen kommt auch Nekrose vor *(Ulcus phagedaenicum gangraenosum).* Die Unterschiede in Größe, Härte und Oberflächenbeschaffenheit addieren sich bei einer erheblichen Zahl von Schankerkombinationen. Weitaus am häufigsten sind der wechselnd große *Erosivschanker* und das *Ulcus durum,* wobei sich ersterer durch flächenhafte, scharf umschriebene Ausbreitung auszeichnet, aber meist nicht so hart ist. Typisch ist die *Schinkenfarbe,* auch in Anbetracht des fettigen, firnisartigen Glanzes. Vom speziellen Sitz hängt auch die Oberflächenbeschaffenheit des Primäraffekts ab. Sitzt der Primäraffekt an Berührungsflächen, so ist er unbedeckt; an den Hautoberflächen fehlt eine solche Mazeration, so daß er schließlich squamös wird oder, ähnlich wie eine Impetigo contagiosa, verborkt. Allen Schankern gemeinsam ist die Bildung von *Reizserum.*

Sonderformen der Primäraffekte. Ein abweichendes Bild liefert der Primäraffekt in Form des *Oedema indurativum.* Es ist bei Frauen häufiger als beim Mann. An einer großen Labie, im Bereich des Präputiums, selten auch am Skrotum, kommt es zu einer harten, elephantiasisartigen Schwellung durch massive entzündliche Reaktion der im betroffenen Gebiet liegenden Lymphwege. Das ganze Gewebe kann um das Mehrfache anschwellen, fühlt sich hart an und ist häufig kupferfarben entzündet gerötet. Fehlt bei Oedema indurativum und entsprechendem Bubo ein klinischer Primäraffekt, so kann dieser sich in der Harnröhre verbergen. Das Orificium urethrae ist darum häufig durch Sekret verklebt.

Klinische Besonderheiten. Auch der jeweilige Sitz des Primäraffekts macht einen Unterschied im Aussehen und in der Differentialdiagnose aus. Genitale Primäraffekte sind viel häufiger als extragenitale. Auf 100 genitale Schanker kommen etwa 10–15 extragenitale Primäraffekte. Bei hartem Schanker am Genitale denkt nicht nur der Arzt, sondern auch der Patient an eine Lues; in extragenitalen Lokalisationen denkt der Patient nicht an einen Primäraffekt.

Genitaler Primäraffekt

Beim *Mann* sitzen diese meist an der Glans und im Sulcus coronarius. An der Glans ist das Ulcus durum am häufigsten, am Sulcus coronarius der ihm bandförmig anliegende kartenblattförmige Erosivschanker. Am inneren Vorhautblatt sind beide Erscheinungsformen etwa gleich häufig. Nur gelegentlich findet man einen periurethralen Primäraffekt. Dieser umgibt kranzförmig das Orificium urethrae. Er ist mit *Ulcus gonorrhoicum* bei Gonorrhö verwechselbar,

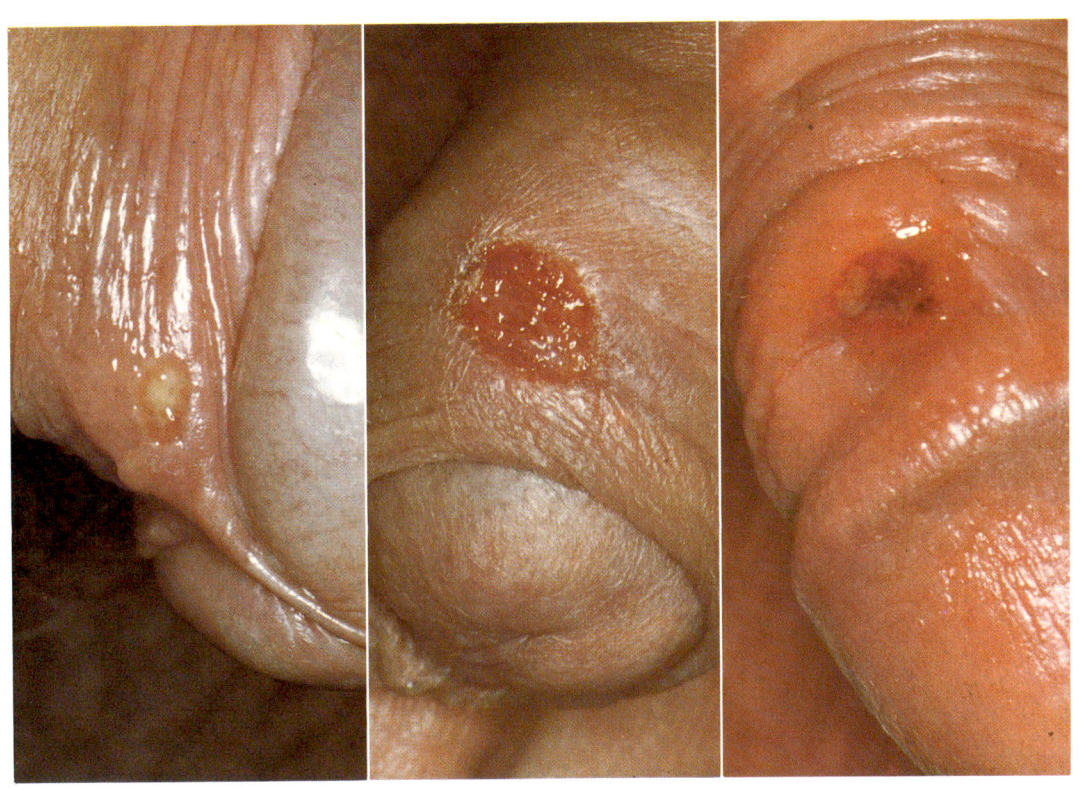

Abb. 4.11. Lues I, Primäraffekte: Ulcus durum, Erosivschanker, Ulcus durum

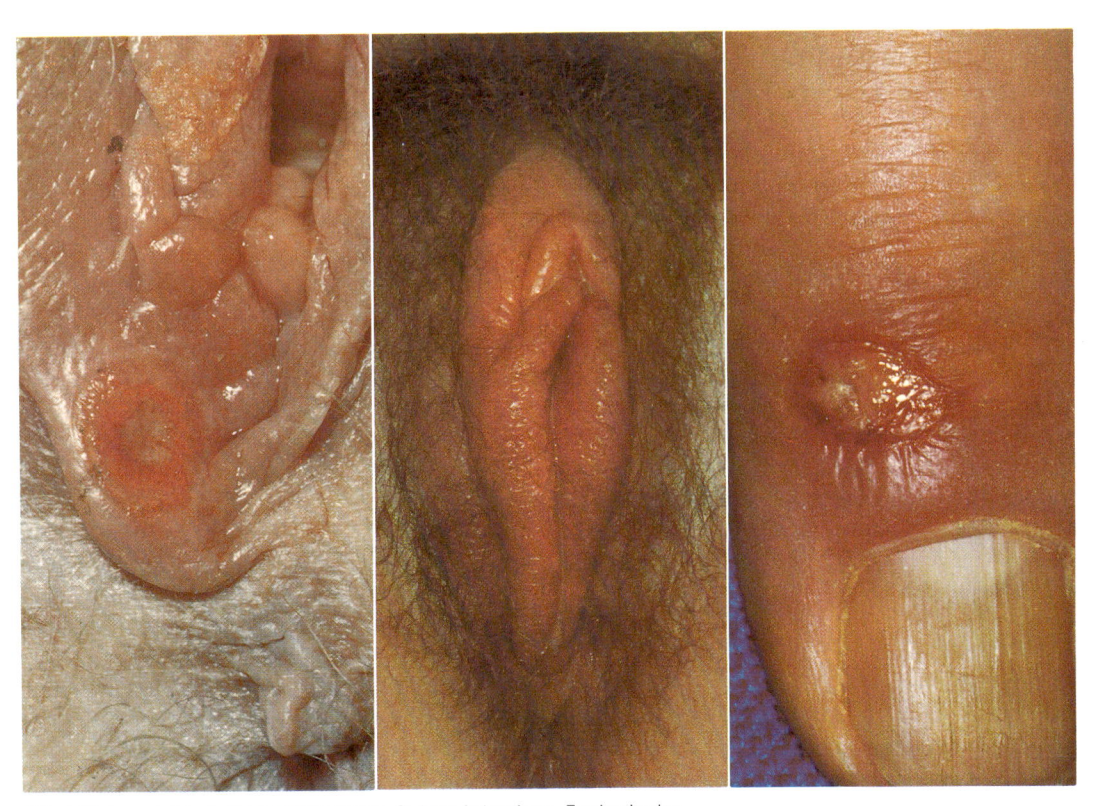

Abb. 4.12. Lues I, Primäraffekte: Ulcus durum, Oedema indurativum, Erosivschanker

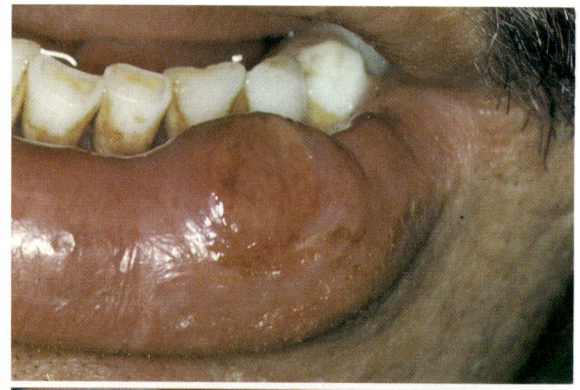

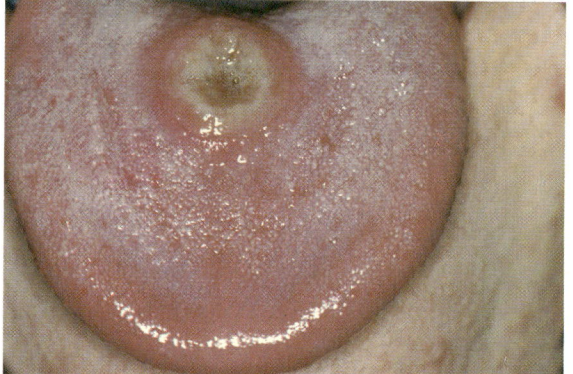

Abb. 4.13. Lues I, Ulcus durum

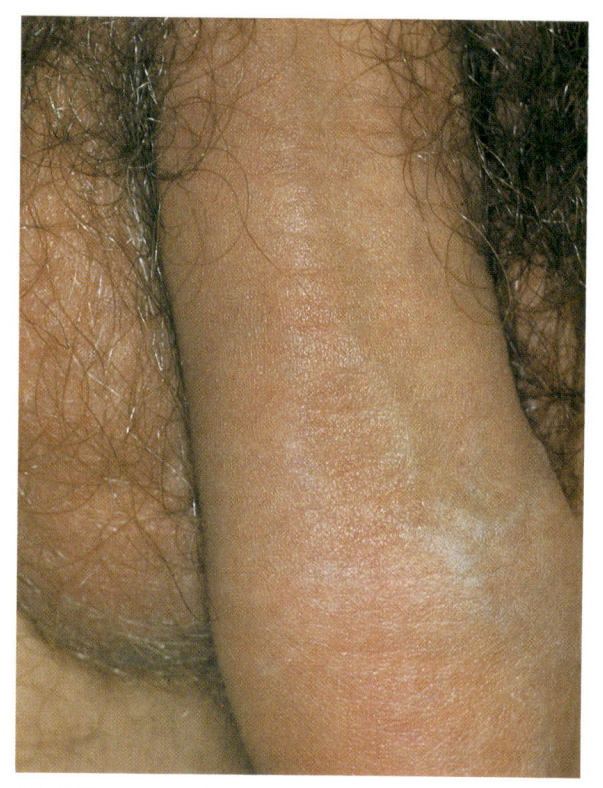

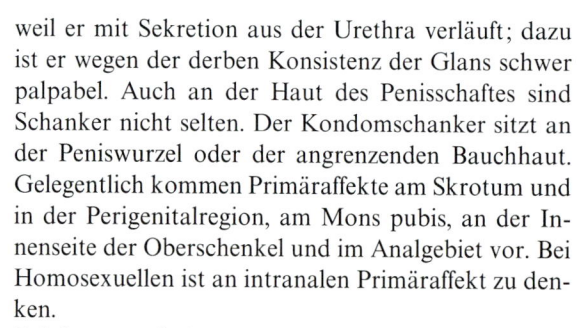

Abb. 4.14. Lues I, dorsaler Lymphstrang am Penis durch sklerosierende Lymphangitis

weil er mit Sekretion aus der Urethra verläuft; dazu ist er wegen der derben Konsistenz der Glans schwer palpabel. Auch an der Haut des Penisschaftes sind Schanker nicht selten. Der Kondomschanker sitzt an der Peniswurzel oder der angrenzenden Bauchhaut. Gelegentlich kommen Primäraffekte am Skrotum und in der Perigenitalregion, am Mons pubis, an der Innenseite der Oberschenkel und im Analgebiet vor. Bei Homosexuellen ist an intranalen Primäraffekt zu denken.

Bei der *Frau* findet man Primäraffekte am häufigsten an den großen und kleinen Labien unter wechselnden Bildern, häufig auch in Form des Erosivschankers an der hinteren Kommissur. Relativ häufig ist der Sitz im Bereich der Klitoris, der Urethralmündung und der hinteren Komissur des Introitus vaginae. Primäraffekte in der Vagina selbst sind selten und werden leicht übersehen. Man muß das Spekulum langsam einführen und die sich spreizende Schleimhaut genau ansehen. An der Portio sind harte Schanker selten.

Extragenitale Primäraffekte

Diese sitzen bevorzugt perianal und intrarektal, sonst bevorzugt am Mund und in der Mundhöhle. Am häufigsten sind dann die Lippen betroffen. Außen an der Lippe ist der Primäraffekt sichtbar und mahnt zur Vorsicht; liegt der Schanker an der Innenseite, so ist er versteckt und dadurch gefährlich. Danach folgen die meist einseitig an den Tonsillen lokalisierten Schanker, die diphtheroid belegt sein können. Primäraffekt an der Gingiva ist schwer zu erkennen. Schanker an der Zunge, besonders der Zungenspitze oder am Gaumen sind selten, etwas häufiger die Primäraffekte an der Wangenschleimhaut. Ebenso finden sich Schanker an der weiblichen Brustwarze, an Fingern, Zehen und schließlich an jeder beliebigen Körperstelle.

Regionale Lymphknotenschwellung: syphilitischer Bubo

Die mit dem Primäraffekt verbundene schmerzlose (indolente) Lymphknotenschwellung (Lymphadenitis syphilitica) sitzt stets im zugehörigen Lymphabflußgebiet. Sitzt der Primäraffekt am äußeren Genitale, so schwellen einseitig die Leistenlymphknoten an. Bei Lokalisation an der Unterlippe sind es die submentalen Lymphknoten; der Tonsillarprimäraffekt führt zur retromandibulären Lymphknotenschwellung. Ein Schanker am Finger geht mit Bubo an der Ellenbeuge oder Axilla einher. Sitzt der Primäraffekt am Anus, so schwellen nicht nur die intraabdominellen, sondern auch die Leistenlymphknoten an, da Abflußwege nach beiden Seiten hin vorhanden sind. Sitzt der Primäraffekt am Nabel, so schwellen sowohl die Achsel als auch die Leistenlymphknoten an. Nur ein einziger Primäraffekt macht bei seinem speziellen Sitz fast nie äußerlich tastbare Lymphknoten, der Primäraffekt der Portio, weil hier intraabdominelle Lymphknoten indurieren.

Der stets vorhandene Bubo ist fast immer *indolent*. Selten, insbesondere bei inguinalem oder analem Sitz des Primäraffektes oder bei bakterieller Sekundärinfektion werden auch Schmerzen bei Bewegung oder Berührung angegeben. Das geschwollene Lymphknotenpaket ist hart *(syphilitische Skleradenitis)*, die bedeckende Haut ist frei verschieblich und abhebbar. Einschmelzung kommt nicht vor. Der Bubo ist stets die stärkste Lymphknotenschwellung im Rahmen der sich später ausbildenden Polyskleradenitis bei sekundärer Lues. Ein indolenter Bubo abszediert nicht, und die bedeckende Haut ist nicht entzündet. Seine Rückbildung erfolgt innerhalb von Tagen bis Wochen bei entsprechender Behandlung; unbehandelt bildet er sich im Laufe von Wochen bis Monaten mit der klinischen Rückbildung der Lues II zurück.

Diagnose der Lues I

- Klinische Verdachtsdiagnose aufgrund der Anamnese, des Primäraffektes und der regionalen indolenten Lymphknotenschwellung
- Erregernachweis im Dunkelfeld
- Serologische Reaktion

Besteht eine Lues I erst ganz kurze Zeit, fallen die nichttreponemalen Seroreaktionen (VDRL-Test) häufig noch nicht reaktiv aus, da diese erst 2–3 Wochen nach Auftreten des Primäraffektes positiv werden.

Differentialdiagnose des Primäraffektes. Wegen der unterschiedlichen klinischen Ausprägung und verdächtigen Lokalisationen kommen verschiedene Differentialdiagnosen in Betracht.

Die Bezeichnungen Primäraffekt und syphilitischer Schanker passen für alle Ersterscheinungen der Lues. Das syphilitische Ulcus durum ist mit dem Ulcus molle verwechselbar. Auch ein Ulcus molle kann gelegentlich induriert sein. Ätzbehandlungen, früher beispielsweise mit Argentum nitricum bei Herpes simplex genitalis, an bakteriellen Infekten oder auch an Ulcus molle, können ein Ulcus durum vortäuschen.

Ulcus mixtum ist eine Doppelinfektion mit Treponema pallidum und dem Ulcus-molle-Erreger Haemophilus ducreyi. Das Ulkus ist wegen der kürzeren Inkubationszeit des Ulcus molle zunächst weich, wird aber 3 Wochen später hart.

Erosivschanker sind verwechselbar mit Balanitis erosiva und erodiertem, jedoch polyzyklisch begrenztem Herpes simplex. Karzinome der Glans sind ebenfalls schmerzlos, steinhart und zerfallen nekrotisch. Histologisch zeigen sie Tumorgewebe. Ein Primäraffekt am Finger, früher selten berufsbedingt bei Ärzten, wird für chronische Paronychie gehalten, ein Primäraffekt an der Lippe für Furunkel, schankriforme Pyodermie oder Lippenkarzinom.

Ein besonderes Vorkommnis ist die *Reinduration*. Das ist das Wiederauftreten einer Induration am Ort eines vorausgegangenen Schankers nach ungenügender Behandlung.

Sekundärstadium der Syphilis: Lues II

Das Sekundärstadium der Syphilis (Lues II) beginnt etwa in der 9. Woche nach der Infektion. Der ganze Organismus wird in der Zwischenzeit hämatogen und lymphogen mit Erregern überschwemmt. Der Übergang der Lues I in die Lues II bedeutet keine Stadienablösung, sondern eine Stadienaddition. Aus der lokalen Spirochätose ist eine generalisierte Spirochätose geworden. Zu Primäraffekt und Bubo sind die Sekundärveränderungen hinzugetreten. Bei frischer Lues II sind Primäraffekt und Bubo oft noch nachweisbar. Häufig jedoch findet man keinen Primäraffekt mehr, weil er entweder klinisch unscheinbar war (Mikroschanker) oder überhaupt nicht zu finden ist. Auch kann er bereits in Rückbildung begriffen sein.

Erscheinungen der floriden Lues II

Die bei Lues II vorkommenden Haut- und Schleimhautveränderungen weisen großen Formenreichtum auf. Auch der Sitz der Veränderungen am Körper ist wechselhaft trotz unverkennbarer Bevorzugung bestimmter Stellen. Insbesondere werden die natürlichen Berührungsflächen der Schleimhäute und der Haut befallen. Es gibt keinen Ort, an dem nicht luische Veränderungen auftreten können. Man nennt solche spezifischen Exantheme oder Enantheme *Syphilide*.

Wegen der Generalisation der Treponemen kann bei frischer Lues II mit symmetrischen und ungruppierten Exanthemen gerechnet werden. Sie sind reich an Erregern, besonders nässenden Exanthemen und Schleimhautveränderungen. Erst im späteren Se-

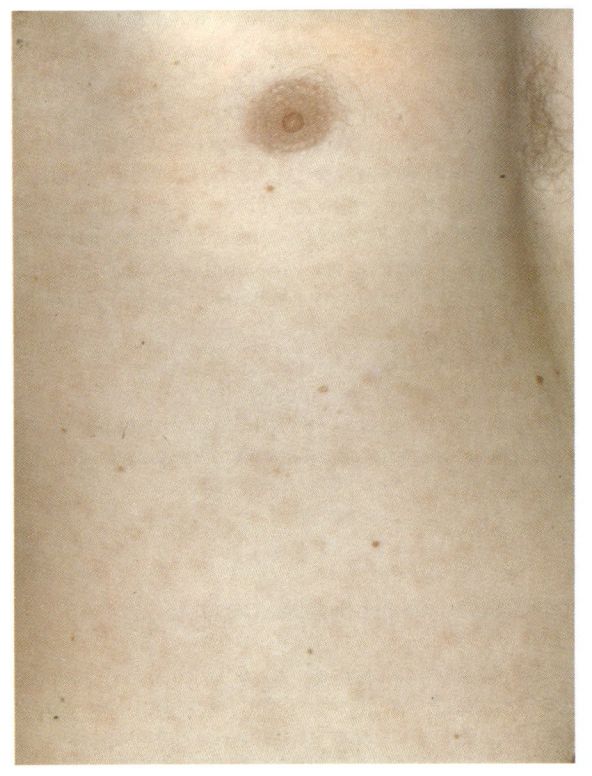

Abb. 4.15. Lues II, Roseola

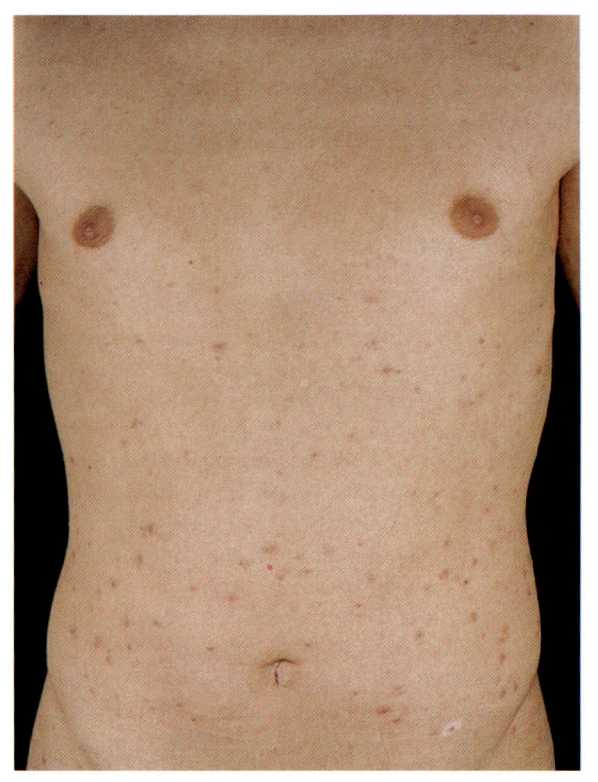

Abb. 4.16. Lues II, makulopapulöses Syphilid

kundärstadium nimmt die Tendenz zur Asymmetrie und Gruppierung der Hauterscheinungen zu und der Erregerreichtum ab. Wichtig für die Diagnose ist ferner, daß die Exantheme der Lues II nie jucken, vesikulöse oder bullöse Exantheme nicht vorkommen und meist ohne Narben oder Atrophie abheilen.

Makulöses Syphilid bei Lues-II-Roseola

Das häufigste Erscheinungsbild der Lues II ist das *makulöse Exanthem*, auch *makulöses Syphilid* oder *Roseola* genannt. Das Bild ist monomorph. Das stets symmetrisch lokalisierte Exanthem besteht aus isolierten Flecken, die vorwiegend rund, manchmal auch etwas oval und nach den Spaltlinien der Haut ausgerichtet sind. Die Maculae sind am häufigsten linsengroß, gelegentlich auch größer. Es gibt alle Übergänge von fast nicht erkennbarer Unauffälligkeit bis etwa zur Deutlichkeit eines Masernexanthems.

Die Erkennungsschwierigkeit wird noch dadurch vermehrt, daß die Maculae unscharf und dadurch schattenhaft sind. Gelegentlich werden die Effloreszenzen andeutungsweise urtikariell (*Roseola urticata*), manchmal ist die urtikarielle Note follikulär gebunden, und die Effloreszenzen sind gekörnt (*Roseola granulata*). Häufigster Sitz der Roseola ist der

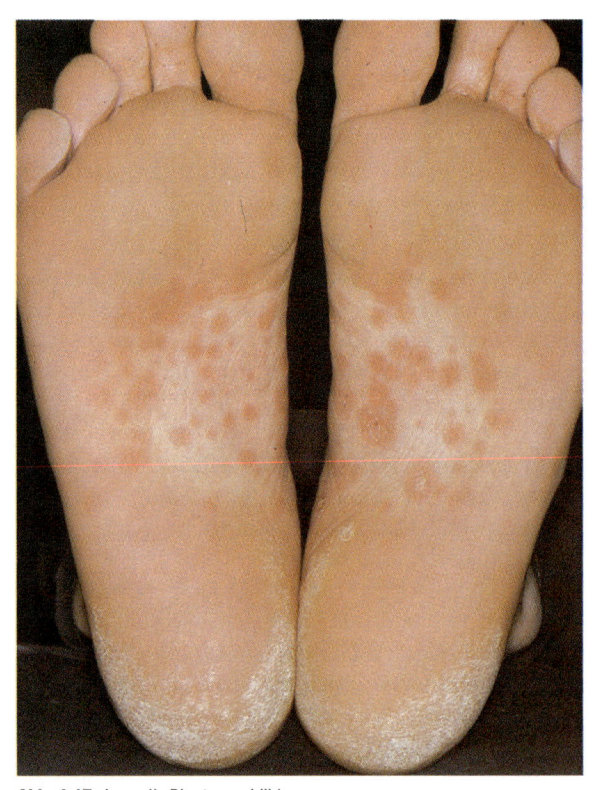

Abb. 4.17. Lues II, Plantarsyphilid

Stamm, besonders Oberbauch und Rumpfseiten. Oft sind die Extremitäten exanthemfrei, manchmal nimmt der Ausschlag erst an den Oberarmen und Oberschenkel langsam ab. Die Beugeflächen werden bevorzugt befallen. Im Gesicht sitzen die Maculae meist auf der Stirn. Besonders wichtig ist das Vorkommen von Roseola an Handflächen und Fußsohlen, die alle gleichzeitig befallen sein können.

Differentialdiagnose der Roseola. Die wichtigste Differentialdiagnose sind Masern, weshalb unter Seeleuten der luische Ausschlag auch als Kieler Masern bezeichnet wurde. Es fehlen aber katarrhalische Erscheinungen, Fieber und Koplik-Flecke. Röteln sind feinfleckig und führen meistens auf beiden Processus mastoidei zu Lymphknotenschwellungen. Andere Virusexantheme, insbesondere bei HIV-Infektion, müssen ebenfalls erwogen werden. Arzneimittelexantheme haben lebhaftrote Efflorszenzen, die scharf umschrieben sind und sich von der Peripherie her zentralwärts ausbreiten. Arzneimittelexantheme treten bevorzugt an den Streckseiten der Extremitäten auf und zeigen später eine Schuppung. Roseolae schuppen nicht. Schwer erkennbar ist die Roseola bei gleichzeitiger Cutis marmorata, weil eine komplizierte Vermischung von Hauttönen entsteht. Bei längerfristigem Verweilen des entkleideten Patienten in einem gut temperierten Raum gleicht sich die Marmorierung der Haut jedoch aus, und die Roseola wird deutlicher sichtbar.

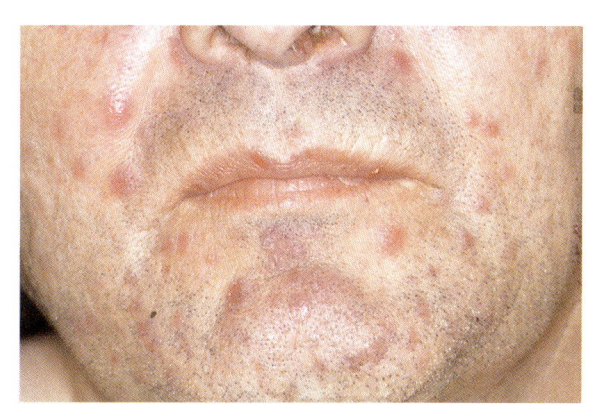

Abb. 4.18. Lues II, papulöses Syphilid

Papulöses und papulosquamöses Syphilid bei Lues II

Das papulöse Syphilid ist etwa halb so häufig wie das makulöse Syphilid. Bei stärkerer Infiltration entwickeln sich papulöse Effloreszenzen, oft kommen daher makulöse und papulöse Herde nebeneinander vor: *makulopapulöses Syphilid*. In dieser Ausbildungsphase kann das Exanthem verbleiben, oder es entwickelt sich zu einem rein *papulösen Syphilid* weiter. Dann treten umschriebene, äußerst kompakte derbe Papeln auf. Die Effloreszenzen des papulösen Syphilids sind kalottenförmig, rötlich bis braunrötlich und oft spiegelnd *(lichenoide Papeln)*. Viele dieser Papeln weisen auf Knopfsondendruck *Schmerzhaftigkeit* auf (positives Sondenphänomen). Aus papulösen Syphiliden lassen sich fast stets Erreger nachweisen. Das Exanthem findet sich symmetrisch am Stamm, seltener an den Extremitäten, gelegentlich auch isoliert an Palmae und Plantae, aber auch an der Stirn oder im ganzen Gesicht. Am Kapillitium sind Papeln gut erkennbar, sie werden leicht beim Kämmen verletzt und verkrusten dann. Wegen ihrer Ähnlichkeit mit Impetigo contagiosa spricht man von einem *impetiginösen Syphilid*.

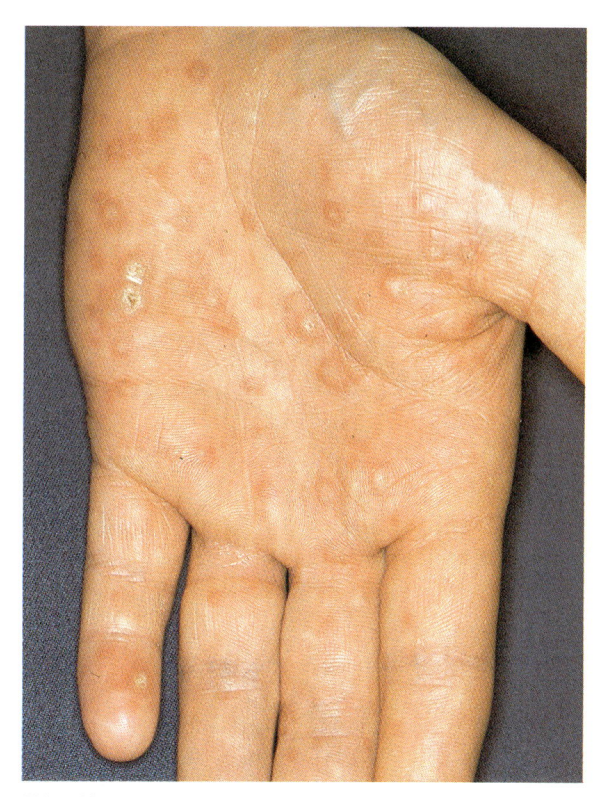

Abb. 4.19. Lues II, Palmarsyphilid

Differentialdiagnose. In Frage kommt Pityriasis lichenoides chronica, die wegen ihrer Luesähnlichkeit früher auch Dermatitis syphilidiformis genannt wurde. Es fehlen aber andere Luessymptome. Lichen ruber planus (Juckreiz) und kleinknotige maligne Lymphome sowie disseminiertes Kaposi-Sarkom kommen ebenfalls in Betracht.

Verlauf. Nicht selten kommt es durch fortschreitende Umwandlung auf einigen oder mehreren Papeln zur Ausbildung von Schuppen: *papulosquamöses Syphilid*. Die Ähnlichkeit mit einer Pityriasis lichenoides chro-

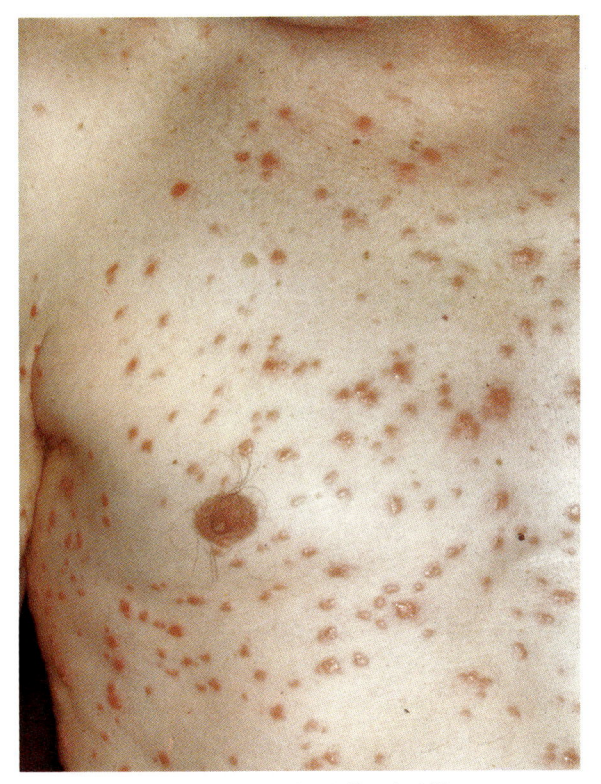

Abb. 4.20. Lues II, lichenoides papulonoduläres Syphilid

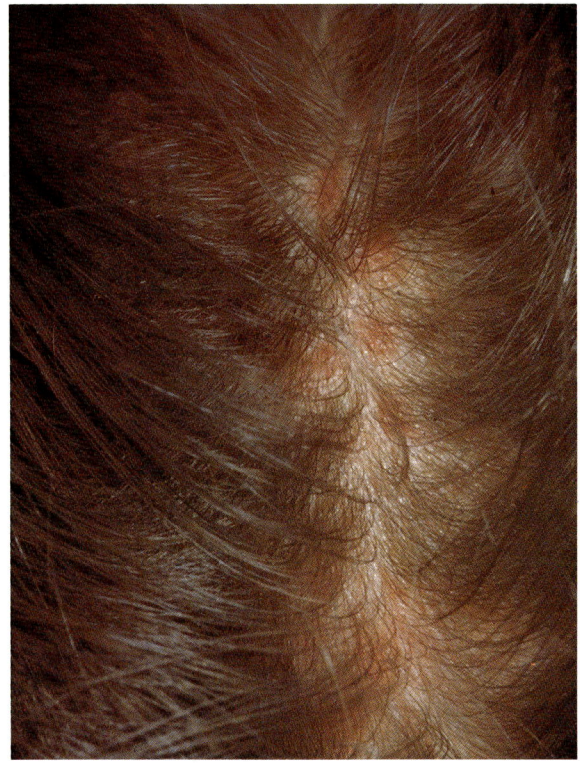

Abb. 4.21. Lues II, papulöses Syphilid

nica wächst daher, es fehlt aber die kollodiumhautähnliche Schuppe, die bei dieser Dermatose nach Rückbildung der Papel als letztes auf der Haut zurückbleibt. Bei Schuppenbildung tritt oft die Psoriasis (*psoriasiformes Syphilid*) in den differentialdiagnostischen Bereich.

Abwandlungen papulöser Syphilide

Sie stellen sich in intertriginösen Gebieten ein, so an den großen und kleinen Labien, in der Rima ani und perianal, präputial, noch seltener in Achselhöhlen und Leistenbeugen, etwas häufiger am Nabel, am Skrotum und an der Innenseite der Oberschenkel. An diesen Orten erodieren und mazerieren die Papeln. Die so modifizierten Papeln werden erosiv und nässen: *erosive nässende Papeln*. Durch den ständigen Reiz des Sekrets wird eine Wucherung der Papeln (Vegetation) angeregt. Es entstehen nicht nur nässende, sondern auch breite vegetierende Papelbeete, die *Condylomata lata,* oder auch breite Kondylome genannt. Sie sind besonders reich an Erregern. Nässende Papeln sind bei Lues II besonders häufig und für sie charakteristisch. Typisch ist ein süßlicher Fötor.

Differentialdiagnose. In erster Linie ist an Condylomata acuminata zu denken. Diese sind auseinander-

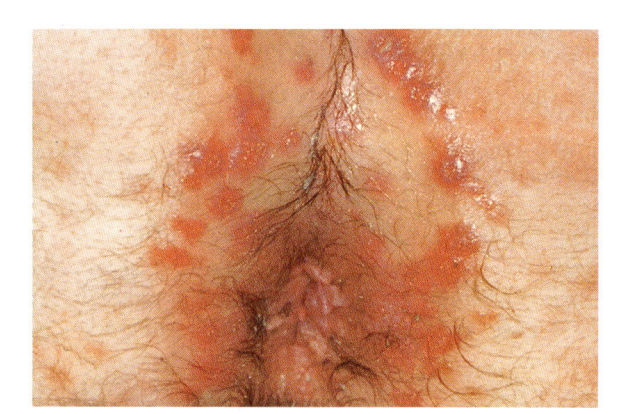

Abb. 4.22. Lues II, perianale erodierte und nässende Papeln

faltbar, hahnenkammartig und haben kein papulöses breit aufsitzendes Basisinfiltrat. Manche Formen der Windeldermatitis liefern ein posterosives Syphiloid, das sehr luesähnlich aussehen kann. Auch die Dermatitis papulosa infantum (Granuloma glutaeale infantum), ein durch längerfristige örtliche Anwendung von Glukokortikoiden induziertes Krankheitsbild im Windelbereich bei Säuglingen, ist zu erwägen; es fehlen aber Treponema pallidum und andere Luessymptome. Condylomata lata in der Aftergegend werden gelegentlich für Hämorrhoiden gehalten.

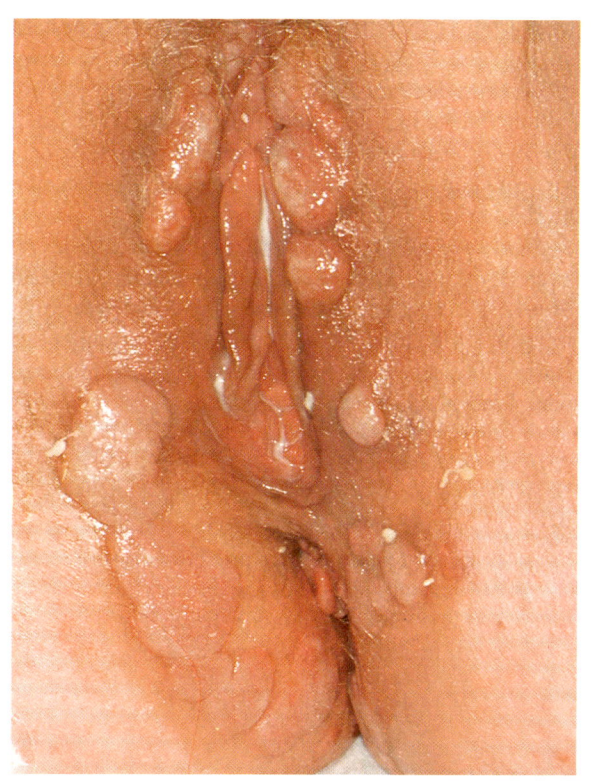

Abb. 4.23. Lues II, Condylomata lata

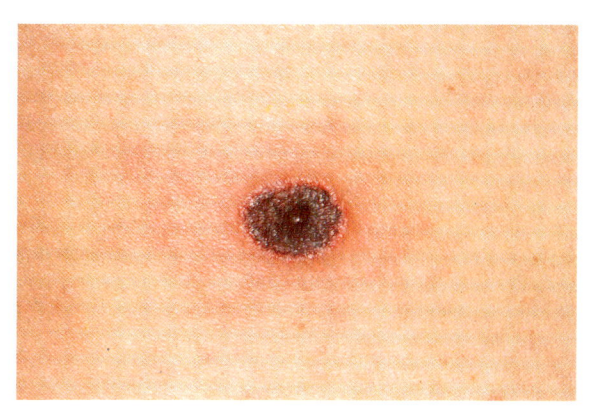

Abb. 4.24. Lues maligna

Weitere Formen von papulösen Syphiliden

Die *Corona veneris* sitzt am seborrhoischen Stirnbereich an der Haargrenze. Differentialdiagnostisch ist an seborrhoisches Ekzem, Psoriasis oder Acne necroticans zu denken. Papulöse Syphilide im Gesicht sind nicht selten. Sie sitzen besonders in der Nasolabialfalte, an beiden Mundwinkeln und in der Mentalfalte. Sie können auch papillomatös werden (*papillomatöse Syphilide*). Gegenüber Impetigo contagiosa fällt ihre Symmetrie auf. Außerdem weisen sie ein Basisinfiltrat auf. Faulecken (Angulus infectiosus) an den Mundwinkeln besitzen im Gegensatz zu *Mundwinkelpapeln* bei sekundärer Syphilis keine papulöse Infiltration. Gelegentlich kommen luische Papeln an den Kontaktflächen der Zehen als *interdigitale Papeln* vor. Sie können mit Erosio interdigitalis verwechselt werden, nässen aber stärker und sind infiltriert. Anders ist das Bild luischer Papeln an Handflächen und Fußsohlen: *Palmoplantarsyphilid*. Mechanisch entsteht hier über der entzündlichen Infiltration eine umschriebene schwielenartige Keratose, die zum Bild der *Clavi syphilitici* führt. Durch Entwicklung umschriebener braunroter syphilitischer Papeln am Nagelfalz entstehen *luische Paronychien,* die sich sekundär auf das Nagelwachstum auswirken können. Auch an einen Primäraffekt in dieser Lokalisation ist zu denken.

Pustulöses Syphilid bei Lues II

Pustulöse Syphilide kommen nur sehr selten vor. Im Zentrum papulöser Effloreszenzen können sich Pusteln bilden; sie trocknen wieder ein und hinterlassen eine krustöse Auflagerung. Gelegentlich kommt es aber sofort zu einer Pustel, die nach kurzem Bestand mit einer Kruste bedeckt ist. Die Exantheme können also papulopustulös, rein pustulös oder durch eintrocknende Pusteln papulokrustös sein. Solche Exantheme sehen wie Variola aus.

Ulzeröse Syphilide bei Lues II

Gelegentlich kommt es bei Lues II zu Ulzeration von Papeln mit Entwicklung von ulzerösen Syphiliden. Normalerweise heilen die Effloreszenzen der Lues II narbenlos ab. Ulzeration und Narbenbildung sind also bei Lues II ungewöhnlich. Manchmal sind nur wenige Effloreszenzen, die ulzerieren, vorhanden: *frühulzeröses Syphilid*.

Lues maligna

Diese Variante ist sehr selten. Ihr wichtigstes Kennzeichen ist das durchwegs ulzerierende Exanthem. Lues maligna verläuft als schweres, konsumierendes Krankheitsbild, was an eine besondere Widerstandlosigkeit (Immundefizienz) dieser Patienten gegenüber den Erregern denken läßt. Lues maligna wird daher häufiger bei Patienten mit HIV-Infektion beobachtet. Lues maligna kann mit oder ohne Primäraffekt beginnen. Kommt es zu einer Initialsklerose, ist diese bereits durch Neigung zur Ulkusbildung mit dicken, pseudomembranösen Belägen ausgezeichnet. Der regionale schmerzlose Bubo ist meist nur schwach entwickelt. Mit Beginn des Sekundärstadiums entstehen zunächst wenige Papeln, die einen roten entzündlichen Hof ausbilden und zentral zerfallen. So entstehen schüsselförmige Ulzerationen, die sich rasch vergrößern und zunehmend von einer dicken austernschalenartig geschichteten Borke bedeckt werden (*Rupia syphilitica*). Die Ränder der Geschwüre besitzen nicht die bei Lues übliche Härte, sondern sind weich. Die Zahl der Effloreszenzen ist meist gering. An der Mundschleimhaut finden sich pseudomembranös bedeckte Geschwüre, an den Tonsillen Ulzerationen mit weißlichgrauen diphtheroiden Belägen. An der Uvula und am weichen Gaumen kann es durch geschwürigen Zerfall zu ausgedehnten Zerstörungen kommen. Auch Verstümmelungen der Vulva wurden gesehen. Eine Polyskleradenitis fehlt. Das Allgemeinbefinden ist mit Appetitlosigkeit, Mattigkeit, anämischer Blässe, Abmagerung und Temperaturen zwischen 38–39° C erheblich beeinträchtigt. Die Seroreaktionen werden manchmal erst verspätet positiv, so daß eine nichtreaktive Serologie noch nicht gegen Lues spricht. In solchen Fällen bietet sich die PCR-Diagnostik an.

Diagnose der Lues maligna. Die hervorstechenden Besonderheiten sind geschwüriger Zerfall aller Haut- und Schleimhautveränderungen, Ausbleiben einer nennenswerten Infiltration der Ulkusränder, Ausbleiben einer generalisierten Skleradenitis, verzögertes Positivwerden der Syphilisseroreaktion, vor allem bei HIV-Infektion, und konsumierende Allgemeinbeschwerden.

Verlauf. Lues maligna kann ohne Therapie lebensbedrohlich werden.

Störungen des Melaninstoffwechsels bei Lues II

Bei der Rückbildung luischer Effloreszenzen kann es zu einer postinflammatorischen Störung im Melaninstoffwechsel kommen. Es sind dies keine luesspezifischen Vorgänge, weil andere entzündliche Dermatosen das gleiche bewirken können. So kann vorübergehend die Pigmentproduktion am Ort des abklingenden Syphilids gehemmt werden (Depigmentierung). Ebenso kann es zu einer Anregung der Melaninbildung mit Hyperpigmentierung kommen. Pigmentveränderungen können erst in der Rückbildungsphase des Exanthems, gewöhnlich 4–6 Wochen nach dem Eintritt der Sekundärperiode erwartet werden.
Wird die Pigmentbildung gehemmt, so resultiert eine fleckförmige Depigmentierung, das *Leucoderma specificum*. Das Leucoderma specificum findet sich am häufigsten seitlich am unbedeckten Hals. Es besteht aus unscharf begrenzten, isoliert stehenden, etwa erbsgroßen depigmentierten Flächen, die den Hals auf breiter Fläche unauffällig umziehen und als *Halsband der Venus* bezeichnet werden. Syphilitische Leukoderme kommen auch in den vorderen Achselfalten vor. Sie bilden sich nur langsam zurück.
Syphilitische Effloreszenzen können bei Rückbildung auch hyperpigmentieren. Dann entstehen dunkelbraune Flecken, die als *Pigmentsyphilide* bezeichnet werden. Differentialdiagnostisch ist hier besonders an Restpigmentierungen nach Arzneimittelexanthemen oder Lichen ruber planus zu denken.

Differentialdiagnose. Sie ist kompliziert. Viele Dermatosen führen zu Leukodermen, so Psoriasis (Leucoderma psoriaticum), eine mit Cignolin behandelte Psoriasis (Pseudoleucoderma psoriaticum) oder eine Pityriasis lichenoides chronica. Diese Leukoderme haben andere Lokalisationen; beim syphilitischen Leukoderm finden sich noch andere Luessymptome.

Störungen des Haarwachstums bei Lues II

Ebenso wie Pigmentveränderungen kommen bei Lues oft Störungen des Haarwachstums vor. Der Haarausfall ist gewöhnlich herdförmig, entsprechend dem Sitz des vorausgegangenen Exanthems. Ursache des luischen Haarausfalls ist entweder eine toxische oder entzündliche Schädigung des anagenen Haarfollikel. Auch der Zeitpunkt des Beginns ist der gleiche, etwa 8–12 Wochen nach Einsetzen der Lues II. Die kurze Frisur bei Männern macht die Erkennung der *Alopecia specifica areolaris* relativ leicht, schwieriger ist sie bei langem Haar. Die Lichtung des Kopfhaars ist klein- oder großflächig, manchmal stehen die Herde dicht, sonst treten sie spärlicher auf, als seien im Haarboden die Motten gewesen (Mottenfraßalopezie). Fast nie kommt es in den Herden zu einem totalen Haarschwund. Viele Patienten bemerken die fleckigen Haarlichtungen nicht, sondern klagen nur über ein allgemeines Effluvium. Der spezifische Haarausfall kommt auch an Augenbrauen und anderen behaarten Körperstellen vor. Die spezifische Alopezie bildet sich spontan zurück. Neben dem herdförmigen Haarausfall kann es bei Lues II auch zu diffusem Haarausfall kommen: *Alopecia specifica diffusa*. Die Patienten geben vermehrten Haarausfall an. Bei der klinischen Inspektion ist besonders das Kopfhaar diffus gelichtet und der Haarboden leicht rötlichgelblich entzündlich verändert. Bei jedem diffusen Effluvium ist an Lues zu denken.

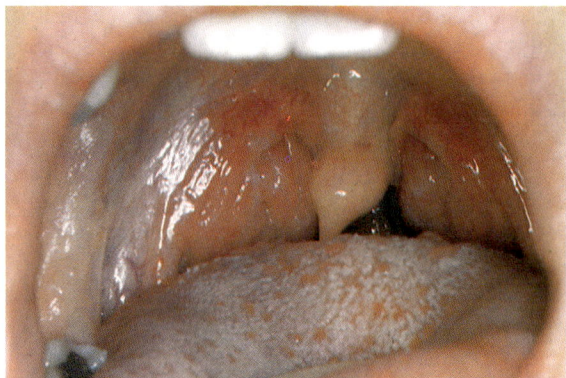

Abb. 4.26. Lues II, Anigina specifica

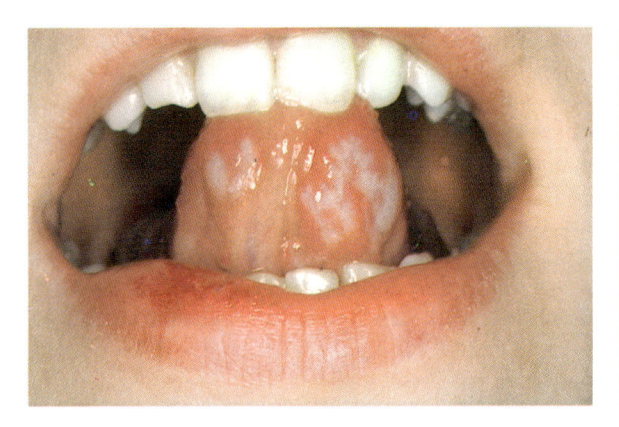

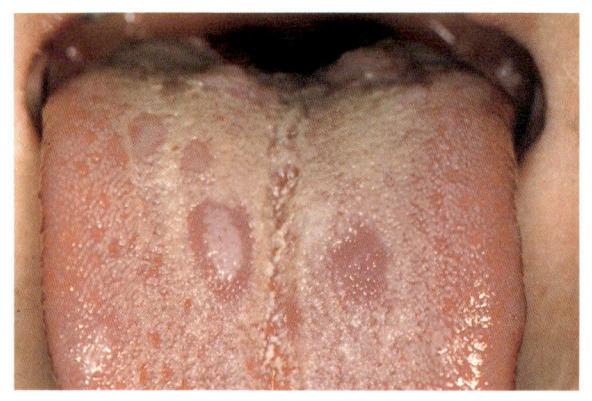

Abb. 4.25. Lues II, Plaques muqueuses

am Zungenrücken gut sichtbar zu werden, muß eine stärkere Infiltration hinzukommen, aus den Plaques müssen dann Papeln geworden sein. Die entzündlich-verquollenen Zungenpapillen werden vollständig in die Papeln einbezogen, so daß kleine glatte Flächen, die *plaques lisses*, auftreten. Nimmt die Infiltration weiter zu, erheben sich die Plaques geringfügig plateauartig und liefern dann das Bild der *Schildkrötenzunge*. Die Oberfläche ist weißgrau belegt, und bei weiterer Steigerung der Veränderungen kommt es zur Erodierung oder Ulzeration.

Differentialdiagnose. Kommen luische Erscheinungen isoliert an der Mundschleimhaut vor, kann deren Erkennung schwierig sein. Dann muß die Diagnose durch Erregernachweis, Serologie und Polyskleradenitis geführt werden. Die Unterscheidung der plaques muqueuses von scharf umschriebenen kreisrunden oder ovalen schmerzhaften Aphthen ist leicht, ebenso von polyzyklisch begrenztem Herpes simplex. Lichen ruber, Lupus erythematodes chronicus und Leukoplakie stellen stabile, langfristig unverändert bestehende Schleimhautveränderungen mit typischen morphologischen Eigenschaften dar.

Angina syphilitica sive specifica

Diese hat erhebliche diagnostische Bedeutung. Die spezifische Angina ist bei sekundärer Lues von den Schleimhautplaques zu unterscheiden, weil es sich im Tonsillenbereich um die Erkrankung des lymphadenoiden Gewebes handelt, in gleicher Weise wie Polyskleradenitis. Die ganze Tonsille ist entzündlich-geschwollen und palpatorisch derb. Dementsprechend sind beide Mandeln vorgewölbt und entzündlich-gerötet. Durch den mazerierenden Einfluß des Mundsekrets bilden sich an den Oberflächen schleierartige grauweiße diffuse Beläge. Typisch für die Angina spe-

Differentialdiagnose. Die wesentlichste Differentialdiagnose ist die Alopecia areata. Dort sind die Herde scharf begrenzt, völlig haarlos und die Haare an den Rändern leicht auszupfbar. Auch an diffuse Alopezien anderer Ursachen ist zu denken.

Erscheinungen an der Mundschleimhaut bei Lues II

Prinzipiell entsprechen die Syphilide der Mundschleimhaut denen an der Haut. Modifiziert werden sie durch die mazerierende Einwirkung des Speichels und die Tatsache, daß Papeln an den Schleimhäuten nicht erhaben sind. Die Schleimhautsyphilide faßt man als *Schleimhautplaques* oder *plaques muqueuses* zusammen. Wegen ihres Erregerreichtums sind sie gefährliche Infektionsquellen.

Das unkomplizierte Bild eines Luesenanthems ist das fleckförmige Erythem. Am leichtesten erkennt man die linsengroßen roten Flecke am harten und weichen Gaumen oder an der Wangenschleimhaut. Nur kurzfristig sind sie rein erythematös. Durch Entzündung, Ödem und beginnende Infiltration ist die Oberfläche der Effloreszenzen jetzt Mazerationswirkungen ausgesetzt, die zu einem hauchartigen grauen Schleier führen. Dadurch entstehen die *plaques opalines*. Um

cifica sind also ödematöse Schwellung der Tonsillen, diskrete Rötung unter leichter Einbeziehung der Umgebung und schleierartige grauweiße Beläge, Schluckbeschwerden und fehlendes Fieber.
Typisch ist ein süßlicher luestypischer Foetor ex ore.

Differentialdiagnose. Angina specifica muß von zahlreichen Erkrankungen abgegrenzt werden. Der luische Primäraffekt an der Tonsille ist gewöhnlich einseitig, und die regionale Lymphknotenschwellung ist dort am stärksten. Akute Angina verursacht starke und schmerzhafte Schluckbeschwerden und verläuft fieberhaft. Diphtherie greift meist auf Gaumensegel und Uvula über, erzeugt aber oft nur mäßige Temperaturerhöhung. Plaut-Vincent-Angina mit bizarren matschigen Ulzerationen ist eher mit einem Primäraffekt zu verwechseln, aber kaum mit einer sehr viel weniger sukkulenten und belegärmeren Angina specifica.

Lymphknotenschwellung bei Lues II

Bei jeder floriden Lues II findet sich eine *Polyskleradenitis (Scleradenitis multiplex)*. Die Stärke der luischen Lymphknotenschwellungen ist Schwankungen unterworfen. Im allgemeinen werden die Lymphknoten erbsen- bis bohnengroß. Einige sind kleiner. Stets sind sie gut abgrenzbar, derb und an ihrer Oberfläche glatt, verschieblich auf der Unterlage, und die Haut über ihnen ist nicht verbacken. Luische Lymphknotenschwellungen sind nicht schmerzhaft und schmelzen nicht ein. Ohne Behandlung erfolgt nach mehreren Monaten eine allmähliche Rückbildung. Bei Verdacht auf Lues werden sämtliche Lymphknoten des Kopf- und Halsgebietes, danach die der Achseln, Paramamillär-, Kubital- sowie Inguinalregion untersucht. Meist ist nur ein Teil aller Lymphknoten verdickt, wobei die im Abflußgebiet des Primäraffekts gelegenen Lymphknoten häufig am meisten vergrößert sind.

Allgemeinerscheinungen bei Lues II

Allgemeinsomatische Symptome können bei Lues II völlig fehlen oder geringfügig sein. Ist das Allgemeinbefinden beeinträchtigt, stellt sich vermehrt das Ruhebedürfnis ein. Die Patienten sind abgeschlagen und appetitlos, haben eine fahle Gesichtsfarbe und klagen über nachlassende Arbeitskraft. Leichte Temperaturerhöhung kann auftreten. In wechselnden Kombinationen kommen Myalgien und polyarthritische Schmerzen vor. Knochenschmerzen, *Dolores osteocopi*, besonders an den langen Röhrenknochen, in Femur, Tibia, Humerus, aber auch in der Schläfengegend, im Brustbereich oder in der Klavikula treten besonders nachts auf. Wahrscheinlich werden sie durch spezifische, klinisch nicht faßbare Periostitiden bedingt. Charakteristisch sind ferner *nächtliche Kopfschmerzen*, besonders im Hinterkopf oder bandförmig um den ganzen Kopf herum als Folge einer spezifischen, durch Liquoruntersuchung nachweisbaren *frühsyphilitischen Meningitis cerebrospinalis*. Fast bei der Hälfte aller unbehandelten Patienten mit Lues I oder II finden sich klinisch symptomlose Liquorveränderungen. Diese haben keine Beziehung zu den späten zerebrospinalen Veränderungen wie Tabes dorsalis oder progressive Paralyse.

Miterkrankung innerer Organe bei Lues II

Diese ist selten. Am bekanntesten ist eine meist einseitige luische *Iritis*, die entweder in Form der Iritis papulosa mit Knötchenbildungen auf der Regenbogenhaut oder als Iritis serosa auftritt. Eine weitere Komplikation ist die *luische Nephritis*, die akut oder chronisch verlaufen kann. Gelegentlich kommen bei Lues II *zirkumskripte Myalgien, Phlebitiden* und *Periphlebitiden* vor. Schwer abzugrenzen ist die syphilitische Hepatitis. Wahrscheinlich handelt es sich bei *luischer Hepatitis* um die gleichzeitige Erkrankung an infektiöser Hepatitis. Allerdings scheinen einzelne Beobachtungen die Eigenständigkeit der frühsyphilischen Hepatitis nahezulegen.

Weitere Entwicklung der Lues II

Der massive Befall des Körpers mit Treponema pallidum, zu dem es bei der Lues II kommt, wird im weiteren Verlauf mehr und mehr durch immunologische Abwehrleistung zurückgedrängt. Die klinischen Erscheinungen bilden sich nicht nur zurück, sondern können schließlich spontan völlig verschwinden. Lediglich die serologischen Reaktionen bleiben positiv. Diesen Zustand bezeichnet man als *Lues latens seropositiva*, und zwar als *Frühlatenz*. Es kann aber bereits nach einigen Wochen zu klinischen Rezidiven kommen.
Ein *erstes Rezidiv* wird unter einem modifizierten Bild sichtbar. Die Erregerzahl ist aufgrund der immunologischen Abwehrlage geringer geworden. Typisch für diese Krankheitsphase ist die *Rezidivroseola*. Es wird vermutet, daß überall dort, wo sich bei florider Lues II Hauterscheinungen entwickelt haben, eine lokalisierte Gewebeimmunität zustande kommt. Die ersten Exanthemstellen bleiben meist von Rezidiver-

scheinungen verschont, während sich neue Hauterscheinungen in der Umgebung einstellen. Sie sind daher oft ringförmig: *Roseola anularis*. Auch die Rezidivroseola ist symmetrisch lokalisiert. Typisch für Rezidive ist ferner das *korymbiforme Syphilid* (korymbus = Blütentraube), auch *Bombensyphilid* genannt. Es handelt sich um eine Gruppe von kleineren und größeren Papeln, die nach Art einer explodierten Bombe angeordnet sind. Im Zentrum liegen größere Papeln und ausgestreut in der Umgebung kleinere Papeln. Sie sind derb und oft schuppend. Morphologisch stellen sie ein gruppiertes papulosquamöses Syphilid dar.

Hierher gehört auch das gruppiert papulöse oder gruppiert follikuläre Syphilid der Rezidivzeit, der *Lichen syphiliticus*. Im Umkreis von 1–2 cm finden sich symmetrisch lokalisierte, follikulär gebundene, bis stecknadelkopfgroße spitzkegelige Papelchen, die leicht gerötet und derb sind und an ihrer Spitze oft ein kegelförmiges Schüppchen tragen. Differentialdiagnostisch ist der Lichen trichophyticus bei der Trichophytie abzugrenzen, ferner Lichen scrophulosorum bei Tuberkulose.

Eine seltene Form der Rezidivlues ist das *nodöse Syphilid*. Es kommt hauptsächlich an den Unterschenkeln vor und kann mit Erythema nodosum verwechselt werden. Im Gegensatz dazu ulzeriert es jedoch leicht. Das nodöse Syphilid muß differentialdiagnostisch gegen andere nodöse Eytheme abgegrenzt werden. *Zirzinäre Syphilide* können schon bei florider Lues II vorkommen, häufiger sind sie in der Phase des Frührezidivs. Sie sind bogig oder girlandenförmig begrenzt und bilden bis münzgroße Herde. Zirzinäre seborrhoische Gesichtspapeln sind Spielarten dieser Luesform.

Übergang in die spätsekundäre Lues

Nach Abklingen des ersten Rezidivs folgt eine bereits längere Latenzperiode, die Periode klinischer Erscheinungsfreiheit, worauf ein 2., 3. oder sogar 4. Rezidiv folgen kann. Die Rezidive werden immer symptomärmer und weniger kontagiös, da die Zahl der Erreger in den Erscheinungen abnimmt. Es wird angenommen, daß sich die Rezidivmöglichkeiten durch die Entwicklung der zellulären Immunität einengen. Die Lokalisationssymmetrie der Exantheme geht mehr und mehr verloren. Gruppierung, aber noch vorhandene Symmetrie spricht für spätsekundäre Erscheinungen. Erst wenn die Symmetrie ganz verlorengegangen ist, handelt es sich um den Übertritt der Erkrankung in das tertiäre Stadium. Im allgemeinen verläuft die sekundäre Lues über 2–3 Jahre.

Ausgang der Lues II in Lues latens, tertiäre Lues und Metalues

Der Ablauf einer unbehandelten Lues ist nicht stets gleich. Eine Lues kann spontan zur Abheilung kommen. Angaben über die Häufigkeit dieses Ereignisses schwanken (bis zu 60%). Oft kommt es bereits früh zu einer langjährigen äußerst stabilen Latenz, bei der bei einem Teil der Patienten die nicht treponemalen Seroreaktionen, gelegentlich auch die treponemalen Seroreaktionen nichtreaktiv (negativ) werden. Bei den meisten unbehandelten Patienten bleiben jedoch die treponemalen Seroreaktionen positiv und bei etwa 60% der Patienten auch die nichttreponemalen Seroreaktionen. Eines Tages können dann neue Lueserscheinungen auftreten, ebenso können 10, 20 oder mehr Jahre verstreichen, bis sich unvorhergesehen die Lues wieder an Haut oder inneren Organen manifestiert.

Frühsyphilis (Lues I und Lues II), innerhalb des ersten Jahres und *Spätsyphilis* (Lues III und Metalues) können durch einen langdauernden erscheinungsfreien Zeitraum getrennt sein, aber auch ineinander übergehen. Der Verlauf der Lues ist von der sich entwickelnden zellulären Immunitätslage abhängig. Für das Zustandekommen der Tertiärperiode der Lues ist die immunologische Auseinandersetzung des Wirtes mit dem Erreger erforderlich. Es entwickelt sich eine zelluläre Reaktion vom Tuberkulintyp (Typ-IV-Reaktion nach Coombs und Gell). Jetzt wird syphilitisches Antigen mit der Entwicklung eines histologisch typischen syphilitischen Granuloms beantwortet, dessen charakteristischer klinischer Ausdruck das *Gumma* darstellt. Demgegenüber kann sich bei fortschreitender Erkrankung auch ein Zustand der *Anergie* ausbilden, der wahrscheinlich zu der *Metalues* führt.

Wenn eine tertiäre Lues auftritt, braucht eine Parenchymlues (Metalues) nicht befürchtet zu werden. Diese Annahme entspricht auch in etwa den realen Verhältnissen.

Tertiärstadium der Syphilis: Lues III

Im Anschluß an die Frühsyphilis (Lues I und Lues II) entwickelt sich nach einer Periode von etwa 3–5 Jahren das Tertiärstadium.

Die *klinischen Erscheinungen* sitzen jetzt nicht ausgestreut, sondern meist asymmetrisch, neigen zur Gruppierung, Einschmelzung und heilen unter Hinterlassung von Atrophie oder Narben ab. In den klinischen Erscheinungen sind wegen der guten zellulären Gewebsabwehr so gut wie keine Erreger mehr nachweisbar. Tertiäre Erscheinungen sind daher nicht kontagiös, und klinisch ist der Erregernachweis nicht möglich. Möglicherweise bringt hier die PCR-Diagnostik zum Nachweis spezifischer Erreger-DNS-Sequenzen neue Einsichten. Histologisch sind die Erscheinungen des Tertiärstadiums durch eine zur Nekrose neigende spezifische granulomatöse Entzündung, das syphilitische Granulom, gekennzeichnet.

Die nichttreponemalen Seroreaktionen können in dieser Phase reaktiv, in etwa 30% der Patienten aber auch nichtreaktiv sein. Die spezifischen treponemalen Seroreaktionen (TPHA- oder FTA-Test) sind stets reaktiv.

Ein klinisch-diagnostisch wichtiger Test ist die rasche Rückbildung tertiärer Erscheinungen, besonders von Gummen unter innerlicher Jodkaligabe. Dieses Verhalten wird zur Erkennung tertiär-luischer Veränderungen herangezogen. Die *Diagnose ex juvantibus* wird durch Therapie gestellt (Rp: Kal.jodat. 10,0 Aqua.dest. ad 150,0 M.D.S. 3mal tgl. einen Teelöffel, bei guter Verträglichkeit 3mal tgl. einen Eßlöffel für 5 Tage). Innerhalb dieser 5 Tage kommt es zu auffälliger Säuberung und überraschender Heilungstendenz tertiär-luischer Erscheinungen, so daß man daraus auf eine Lues III zurückschließen kann. Wichtig ist, daß vor der Jodkaliverabreichung eine Lungentuberkulose oder Schilddrüsenerkrankung ausgeschlossen wird.

Der Verlauf der Lues im Tertiärstadium ist variabel. Entweder entwickeln sich nach dem 3. bis 5. Krankheitsjahr Erscheinungen an Haut, Schleimhäuten oder an inneren Organen, oder die Lues bleibt klinisch symptomlos.

Hautveränderungen bei Lues III

Die tertiären Erscheinungen an der Haut lassen sich morphologisch in zwei Formen einteilen: die *Lues tuberosa (tuberöse Syphilide)* mit kutaner und die *Lues gummosa* (Gumma, gummata = altägyptisches Wort für Gummi) mit subkutaner Lokalisation.

Kutane Syphilide bei Lues III. Bei Lues III kann es zur Eruption gruppierter kutaner Tubera, dem *tuberösen Syphilid* kommen. Zunächst stehen nur wenige Tubera (Papeln mit Abheilung unter Atrophie) in einer engen Gruppe zusammen, isoliert oder teilweise konfluierend, wobei der Zusammenschluß aus Einzeltubera durch bogige Begrenzungen gut erkennbar bleibt. Die rotbräunlichen derben Einzeleffloreszenzen sind bis erbsengroß und erheben sich kalottenförmig aus der Haut. Sie können mit Schuppen bedeckt sein. Nach Rückbildung dieser tuberösen Syphilide resultiert eine flache hyper- oder depigmentierte Atrophie. Typisch ist zentrale Rückbildung mit Atrophie

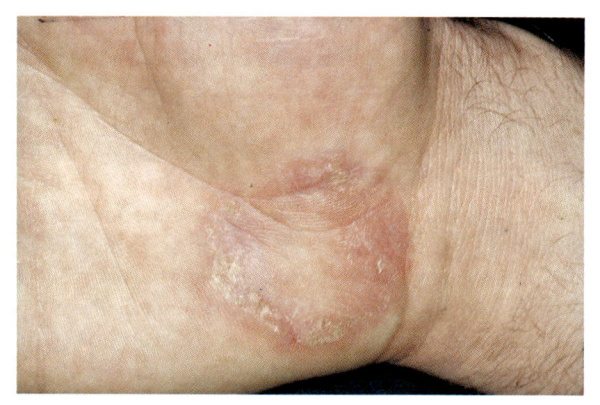

Abb. 4.27. Lues III, tuberöses Syphilid

und periphere Progredienz. So kommt es zu schlangenförmiger Konfiguration der Herde: *tuberoserpiginöses Syphilid*.

Ulzerieren die Tubera, dann entstehen serpiginös mehrere Millimeter bis 0,5 cm breite Ulzerationen, die wie ausgestanzt wirken und einen gelblich-nekrotischen Grund aufweisen und austernschalenähnlich verborken: *tubero-ulzero-serpiginöses Syphilid*. Vernarbung beginnt im Zentrum, peripher schreitet die knötchenförmige Ulzeration fort. Rezidive in den Narben kommen nicht vor. Im Gegensatz zum Lupus vulgaris, bei dem Rezidive in den Narben häufig sind. Als Faustregel gilt: Was der Lupus vulgaris in Jahren zerstört, wird durch Lues in Wochen und Monaten zerstört. Bei Glasspateldruck fehlt ein lupoides Infiltrat. Tuberoserpiginöse Syphilide können überall sitzen, bevorzugt aber im Gesicht und am Kapillitium.

Differentialdiagnose. Lupus vulgaris, Sarkoidose und Mycosis fungoides, Histoplasmose.

Subkutane Syphilide bei Lues III. Das subkutane Syphilid bei Lues III, das *Gumma,* kann überall an der Haut auftreten. Zunächst bildet sich ein etwa bohnengroßer Knoten in der Subkutis. Dieser wächst und ist schließlich mit Haut und Unterlage verbacken. Die darüber liegende Haut zeigt eine lividrote und braunrote Färbung. Die Konsistenz ist derb und gummiartig. Infolge zentraler Nekrose kommt es in Wochen und Monaten zur Fluktuation, danach zu einer Perforation nach außen. Die Perforationsöffnung erweitert sich zu einem wechselnd großen Ulkus, aus dem sich gelblich-trübe, eiterähnliche fadenziehende Flüssigkeit entleert. Ulkusrand und Ulkusgrund bleiben gummiartig derb. Nicht selten ist die Konfiguration ulzerierter Gummen nierenförmig. Der Geschwürsrand ist zerklüftet und von schmierig-eitrigem Detritus ausgefüllt. Auf Druck sind die pflaumen- bis apfelgroßen Gummata deutlich schmerzhaft. Regionale

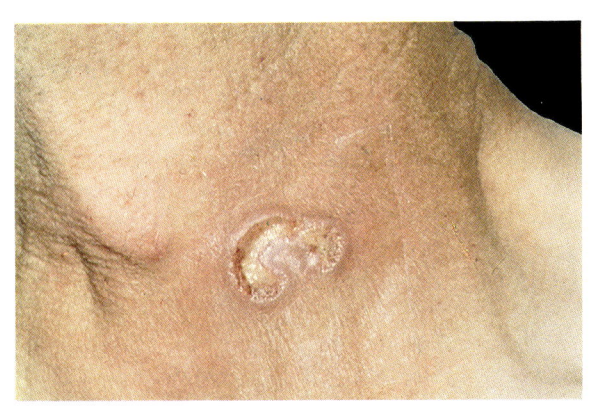

Abb. 4.28. Lues III, Gumma am Hals

Lymphknotenschwellung fehlt. Gummen heilen Wochen bis Monate später nach ausgedehnter Gewebszerstörung spontan ab. Die Narbe ist glatt und weiß, umgeben von einer hyperpigmentierten Zone. Allmählich kann eine bestimmte Körperregion durch Gummata tiefgreifend destruiert werden. Gummata können in allen Schichten zwischen Haut und Knochen auftreten, in Subkutis, Periost oder Knochen. Gummata sitzen an Stirn, Kapillitium, Lippen, Halsregion, Genitale, Unterschenkel oder jeder beliebigen Körperstelle. Oft sind sie nur einzeln vorhanden, aber auch mehrere Gummata sind möglich. Knochengummata sitzen mit Vorliebe an unmittelbar unter der Haut gelegenen Röhrenknochen wie Tibia, Radius, Klavikula, Sternum, Schulterblatt, Schädeldach oder Stirnbein. Muskelgummata beginnen im gefäßführenden interstitiellen Gewebe und zerstören den Muskel.

Diagnose. In gleicher Weise wie die eines tuberösen Syphilids: Klinik, Serologie, Jodkaliprobe, Histopathologie und, falls nötig, PCR-Diagnostik.

Differentialdiagnose. Es ist an alle Erkrankungen zu denken, die einen gleichartigen chronischen Verlauf wie Gummata nehmen, d.h. chronische Erkrankungen, die durch subkutane Knoten Verbackensein mit der Haut, Einschmelzen, Perforation, Ulkusbildung und schließlich Abheilung unter Hinterlassung von Narben charakterisiert sind. Hierzu zählen Tuberkulose (Tuberculosis cutis colliquativa, Erythema induratum Bazin), Aktinomykose, Sporotrichose, Lupus erythematodes profundus, maligne Hautlymphome, Pannikulitisformen oder granulomatöse Erkrankungen.

Erscheinungen der Lippen und der Mundhöhle bei Lues III

Lippen. An den Schleimhautseiten der Lippen, besonders der Oberlippe, kommen selten tuberoserpiginöse Syphilide und Gummata vor. Bei syphilitischer Makrocheilie findet sich eine starke Schwellung der Oberlippe, die Hautveränderungen sitzen als diffuse Infiltrationen mit Ausgang in Sklerosierung auf der Schleimhautseite. Verwechselbar sind solche Veränderungen mit Cheilitis granulomatosa (Melkersson-Rosenthal-Syndrom) und Elephantiasis der Oberlippe durch rezidivierende Erysipele oder Herpes simplex recidivans.

Mundhöhle. Bei der heute sehr seltenen gummösen Lues des Nasenseptums, der Nasennebenhöhlen, des harten und weichen Gaumens und des Tonsillarbereiches handelt es sich entweder um Weichteilgummata oder um periostale oder ossale Gummata. Gummata finden sich häufiger in der Nase als in der Mundhöhle. In der Nase wird am häufigsten das Septum befallen. Von dort greift die gummöse Erkrankung auf den Nasenboden unter Einbeziehung des Knochens über. Durch Einschmelzung kommt es zu Zerstörung und Perforation des Gaumens. Nach Abheilung verbleibt eine offene Kommunikation zwischen Nase und Mundhöhle, die operativ oder durch Obturatorverschluß versorgt werden muß.

Differentialdiagnose. Abzugrenzen sind angeborene Knochendefekte, zerfallende Karzinome, die randständig hart und histologisch unterscheidbar sind, ferner seitlich sitzende Zahnfisteln sowie Osteomyelitis, die mit Schmerzen und Fieber einhergeht.

Gaumen und Tonsillen. Die gummöse Lues kann auch auf das Gaumensegel übergreifen. Häufig ist zunächst der gummöse Zerfall einer Tonsille, dann Übergreifen auf Uvula und Teile des weichen Gaumens. Auch primärer Sitz von Gummata am Gaumensegel kommt vor. Die Tonsille schwillt zunächst an und ist gerötet, dann entsteht ein scharf begrenztes, schmierig-eitrig bedecktes Ulkus von Bohnengröße. Schließlich greift der Prozeß auf das Gaumensegel über und vernichtet die Uvula. Als Endstadium bleibt ein unregelmäßig begrenzter V-förmiger Defekt großer Teile des vernarbten Gaumensegels übrig, wodurch der Pharyngealraum offen liegt. Das defekte Gaumensegel ist meist nach einer Seite hin verzogen.

Differentialdiagnose. Anfangs ist das ulzerierte Tonsillengumma mit einem Primäraffekt zu verwechseln. Dieser ist aber reich an Erregern und mit einem retromandibulären Bubo verbunden, der häufig schon äußerlich an der Vorwölbung der Haut zu erkennen ist.

Lues III verursacht keine Lymphknotenschwellungen. Angina specifica bei Frühsyphilis ist symmetrisch. Karzinome an der Tonsille sind steinhart. Sie sind ebenso wie Metastasen anderer Karzinome histologisch abzutrennen. Tuberkulöse Ulzerationen (Tuberculosis miliaris ulcerosa mucosae an einer Tonsille) sind weich, schmerzhaft und reich an Erregern.

Gingiva. Andere Lokalisationen für Gummata in der Mundhöhle sind selten, so der Befall der Gingiva bei Lues III, meist in Zusammenhang mit einem Knochengumma der Mandibula. Dies ist von Karzinomen oder Dekubitalgeschwüren bei kariösen Zähnen abzugrenzen.

Zunge. Die tertiäre Lues der Zunge ist heute sehr selten. Sie hat verschiedene Erscheinungsformen:

Tuberöse Zungenlues. Bei einem Teil der Patienten kommt es am Zungenrücken zu linsengroßen Tubera, die einschmelzen und die Zungenpapillen vernichten, so daß das Zungenrelief abgegrast, spiegelglatt und narbig-atrophisch weißlich erscheint. Neue Tubera können auftreten und allmählich die narbig-atrophische Zungenoberfläche erweitern. Schließlich bilden sich am Zungenrücken unregelmäßig bogig begrenzte, papillenfreie, glatte, narbig-atrophisch sklerosierte, unterschiedlich große Areale aus. Diese spiegelnd glatte Flächen können leukoplakisch werden und stellen eine fakultative Präkanzerose dar.

Differentialdiagnose. Lichen ruber planus, Lupus erythematodes, Leukoplakien.

Zungengumma. Dieses tritt gewöhnlich solitär auf. Irgendwo an der Zunge, meist in den Interstitien des Muskelgewebes oder auf die Muskulatur übergreifend, bildet sich ein schmerzloser, tiefliegender Knoten, der einschmilzt, nach dem Zungenrücken hin perforiert und in ein sich vergrößerndes schmerzloses Ulkus übergeht. Nach langsamer Abheilung resultiert eine tief eingezogene harte Narbe mit randständigen Wulstbildungen.

Differentialdiagnose. Zungenkarzinom.

Glossitis interstitialis. Auch diese ist bei uns sehr selten. Bei der oberflächlichen Form *(Glossitis interstitialis superficialis)* entwickelt sich eine diffuse entzündliche atrophisierende Veränderung am Zungenrücken. Beherrscht wird das Bild von einer in den Schleimhautanteilen gelegenen diffusen interstitiellen granulomatösen Entzündung, die nur Teile des Zungenrückens einnimmt. Das Endresultat ist eine oberflächliche Schrumpfung und Sklerosierung unter Zerstörung und Nivellierung der Papillen. Auch hier besteht Neigung zu Leukoplakie. Bei tiefer gelegenem Sitz *(Glossitis interstitialis profunda)* entwickelt sich eine spezifische granulomatöse Entzündung. Abszeßbildungen, Perforationen und Ulzerationen fehlen. Anfangs ist die Zunge noch geschwollen *(Makroglossie)*, dann folgt eine zunehmende Schrumpfung und Sklerosierung. Durch die ganze Zunge hindurch kann eine massive Verhärtung getastet werden. An der Zungenoberfläche sind unregelmäßig und unterschiedlich tiefe Falten zu sehen.

Differentialdiagnose. Im Stadium der Makroglossie ist Verwechslung mit Glossitis granulomatosa, auch mit Lingua plicata (regelmäßige Furchung durch Implikation) oder Karzinom möglich. Auffälligerweise bilden sich auf dem Boden von Lues III der Zunge nicht selten Karzinome. Deshalb sollte auch bei Zungenkarzinomen an Lues gedacht werden.

Lues miliaris ulcerosa mucosae (Arndt 1926). Diese liefert das gleiche Bild wie die Tuberculosis miliaris ulcerosa mucosae. Sie kann überall in der Mundhöhle lokalisiert sein. An irgendeiner Stelle der Schleimhaut, beispielsweise an Zunge, Tonsillen oder Gingiva kommt es zu oberflächlichen Ulzerationen mit bizarren, wie angenagt aussehenden Rändern, die feine stecknadelgroße Nekroseherde besitzen. Die oberflächlich zerklüftete Geschwürfläche ist mit Detritus bedeckt und sondert ein serös-eitriges Sekret ab.

Differentialdiagnose. Bei Tuberculosis miliaris ulcerosa mucosae handelt es sich um eine erregerreiche Abseuchungstuberkulose; Mycobacterium tuberculosis ist leicht nachweisbar. Der Tuberkulöse zeigt meist reduziertes Allgemeinbefinden und leidet an einer fortgeschrittenen Lungentuberkulose oder einer anderen Organtuberkulose. Bei Lues miliaris ulcerosa mucosae ist die körperliche Verfassung gut. Die treponemalen Seroreaktionen sind reaktiv, und die Jodkaliprobe führt zu rascher Rückbildung.

Tertiäre Lues innerer Organe

Bei tertiärer Lues erkranken meist nur einzelne Organe wie Leber, Lunge oder Gehirn. In diesem Stadium befaßt sich nicht mehr der Dermatologe allein mit dem Patienten. Bei Lues des Auges ist der Ophthalmologe, bei Lues des Zentralnervensystems der Neurologe, bei kardiovaskulärer Lues der Internist zuständig.

Auge. In verschiedenen Abschnitten des inneren Auges kommen Gummata vor. Am häufigsten sind sie an der Iris, auch im Glaskörper zu finden. Eine der bedenklichsten luischen Erkrankungen des Auges ist die Optikusatrophie. Sie kann als Folge einer Neuritis oder sekundär durch Druck luischer Veränderungen auf den Sehnerv entstehen. Genuine Optikusatrophie findet man bei Taboparalyse. Sie kann zur völligen Erblindung führen. Auch Augenmuskellähmungen sind keine Seltenheit. Sie können je nach Sitz ein- oder doppelseitig auftreten. Reflektorische Pupillenstarre auf Lichteinfall, das *Argyll-Robertson-Zeichen*, ist pathognomonisch für Taboparalyse. Sie ist das Ergebnis einer Zerstörung der Verbindung zwischen N. opticus und N. oculomotorius. Meist finden sich gleichzeitig Miosis und Anisokorie. Die gleiche Bedeutung hat die absolute Pupillenstarre, die mit Mydriasis verläuft. Sie weist auf eine Erkrankung des Okulomotoriuskerns hin und kann sowohl durch Metalues als auch durch Gummata bedingt sein. Keratitis parenchymatosa ist ein Symptom konnataler Lues; nur selten hat sie tuberkulöse Genese.

Ohr. Innenohrschwerhörigkeit ist das wichtigste Symptom der Hutchinson-Trias und weist auf Lues connata hin.

Herz und Blutgefäße. Internistisch steht die Lues des Herzens, der Aorta und der Blutgefäße im Vordergrund. Das syphilitische Aneurysma ist eine lebensgefährliche Erkrankung, da es zur Spontanruptur kommen kann. Auch die Koronargefäße können befallen sein. Gummata sind in verschiedenen Lokalisationen des Herzens möglich. Sie zerfallen ebenso wie andere Gummata und hinterlassen ihre schweren Folgen für die Herzfunktion am Reizleitungssystem oder gehen mit Herzinfarktsymptomatik einher. Solche Symptome können auch im Verlauf einer Herxheimer-Reaktion nach Beginn einer Penizillinbehandlung auftreten. Daher sollte vor Behandlungsbeginn von Patienten mit länger bestehender Lues latens, Lues connata oder Spätsyphilis stets eine klinische Untersuchung auf kardiovaskuläre Lues vorgenommen werden.

Parenchymatöse Organe. Die gummöse Lungenlues stellt eine schwierige Differentialdiagnose gegenüber Lungenkarzinom, Lungentuberkulose und Lungensarkoidose dar. An der Leber treten meist isolierte Gummata auf, auch eine interstitielle zirrhotische Hepatitis kommt vor. Luische Veränderungen sind auch am Intestinaltrakt, an der Milz und am Urogenitalapparat möglich. Gummata in den Corpora cavernosa oder eine Cavernitis interstitialis luica sind sehr selten.

Hoden. Die Hodenlues ist relativ häufig. Orchitis et periorchitis fibrosa luica kommt bei Lues connata vor; sie geht in Hodenatrophie über. Hodengummata zeichnen sich zunächst durch eine beträchtliche Größenzunahme der Hoden aus, oft sind es mehrere Knoten, wodurch der Hoden sich höckrig anfühlt. Sie können ohne zu perforieren wieder vernarben und hinterlassen Einziehungen im Hodenparenchym. Bei anderen Patienten brechen sie nach außen durch, und es entstehen tiefe Ulzerationen, die unter Einbeziehung der Skrotalhaut vernarben.

Differentialdiagnose. Gummen und maligne Tumoren (Seminom, Sarkom) bevorzugen den Hoden; Tuberkulose, Gonorrhö und unspezifische Infektionen betreffen vorwiegend den Nebenhoden.

Knochen. Oft steht die Knochenlues in Zusammenhang mit Unterschenkelulzerationen. Sie führt zu Osteosklerose und Osteoporose. Hier kommt es zu einem massiven Knochenumbau mit mächtiger Verdickung, der wegen seiner wabigen Beschaffenheit dennoch unstabil bleibt. Bei Lues connata finden sich an den Fingern Spina-ventosa-ähnliche Veränderungen. Knochenappositionen an Tibia und Stirnhökkern führen zu Säbelscheidentibia und Olympierstirn, Zerstörung des knöchernen Nasengerüsts zur typischen syphilitischen Sattelnase. Gummöse Knochenlues ist am häufigsten an den langen Röhrenknochen und am Schädeldach. Aber auch Kiefer, Becken und Wirbelsäule können in allen ihren Teilen betroffen sein. Syphilitische Gelenkerkrankungen sind selten.

Nervensystem. Ein sehr schweres Krankheitsbild ist die gummöse Hirnlues. Da sie zu einer Steigerung des Hirndrucks führt, entwickelt sich die gleiche Symptomatologie wie bei Hirntumoren. Die Diagnose der Lues cerebri ergibt sich aus Anamnese, Seroreaktionen aus Blut und Liquor und bildgebenden Verfahren (CT, NMR). Bedeutsam ist auch die zerebrospinale Gefäßlues, die zumeist zu einem arterioskleroseähnlichen Symptomenkomplex führt. Die Erscheinungen stellen sich in einem relativ frühen Lebensalter ein und zeichnen sich durch kleinere, flüchtige, sich wiederholende Apoplexien aus. Die Prognose ist abhängig vom Umfang der schon vorliegenden Schäden. Syphilitische Meningoenzephalitis liefert Bilder wie Querschnittserkrankungen des Rückenmarks.

Quartärstadium der Syphilis: Lues IV

Metalues umfaßt die Krankheiten Tabes dorsalis und progressive Paralyse. Man spricht von *quartärer Lues*, weil es sich um eine echte Progredienz der Lues handelt. Tabes und Paralyse stellen einen anderen Weg der Weiterentwicklung als Lues III dar, wahrscheinlich deshalb, weil sich bei den Erkrankten eine anergische Reaktionslage entwickelt hat.

Sowohl im Gehirn als auch am Rückenmarkparenchym entstehen degenerative Veränderungen (im

Volksmund Rückenmarkerweichung), die erregerreich sind. Um den Hauptsitz der Erkrankung in den Vordergrund zu stellen, spricht man auch von einer Parenchymlues. Der Verlauf der Lues bis zu diesem Quartärstadium beträgt 10–20 Jahre. Aber auch wesentlich früherer Erkrankungsbeginn ist möglich. Es wird angenommen, daß es bei 3% aller Luespatienten zu Tabes dorsalis und bei 5% zu progressiver Paralyse kommt, falls die Erkrankung nicht behandelt wird.

Tabes dorsalis

Klinisch ist sie hauptsächlich gekennzeichnet durch lanzinierende Schmerzen, sensorische Ataxie, Verlust des Patellar- und Achillessehnenreflexes, positives Romberg-Zeichen und reflektorische Pupillenstarre. Je nach dem Grad der Erkrankung können diese Symptome schwach ausgeprägt oder nur teilweise vorhanden sein. Bei fortgeschrittener Erkrankung sind sie sämtlich vorhanden, deutlich ausgeprägt und leicht erkennbar. Hinzutreten kann eine Optikusatrophie, auch besteht Neigung zu Spontanfrakturen.
Bei manchen Patienten verläuft die Erkrankung foudroyant. Bereits in 3–4 Jahren kann ohne Behandlung der Exitus eintreten. Bei anderen Patienten verläuft sie protrahiert und kann ein Jahrzehnt oder mehr in Anspruch nehmen.

Diagnose. Aus den klinisch-neurologischen Befunden und aus der serologischen Untersuchung von Blut und Liquor. Die nichttreponemalen Seroreaktionen (VDRL-Test) können in 25% negativ ausfallen.

Paralysis progressiva

Klinisch beginnt sie mit unbestimmten Symptomen wie ständigen Kopfschmerzen. Danach kommt es in zunehmendem Maße zur Veränderung der psychischen Persönlichkeit unter sehr vielgestaltigen Bildern. Manche Patienten gebärden sich expansiv, manche sind depressiv, andere verfallen einer zunehmenden Demenz, und bei wieder anderen entwickeln sich agitierte Formen. Sprachstörungen wie Silbenstolpern, Schriftunregelmäßigkeiten, ein- oder doppelseitige Krämpfe sowie apoplektische Insulte sind häufige Symptome.

Diagnose. Die nichttreponemalen Seroreaktionen verhalten sich bei Paralyse insofern anders als bei Tabes dorsalis, als sie zu fast 100% im Serum als auch im Liquor reaktiv sind. Die Liquorveränderungen bedeuten nicht eine Persistenz frühsyphilitischer Veränderungen, sondern sind unmittelbar durch die zerebrospinale Erkrankung bedingt.

Differentialdiagnose. Die tertiäre Lues des Gehirns und die Paralyse sind wegen der in beiden Situationen vorkommenden psychischen Alterationen manchmal nicht leicht zu unterscheiden. Die Lues III des Gehirns spricht auf Jodkali an, auch wenn Restitution ausbleibt. Taboparalyse verhält sich refraktär.

Lues connata

Synonyme. Syphilis connata, angeborene Syphilis

Definition. Der Lues connata liegt eine Intrauterinübertragung der Krankheit von der Mutter auf den fetalen Organismus zugrunde. Die früheren Begriffe Lues hereditaria und Lues congenita werden diesem Tatbestand nicht gerecht, da es sich nicht um eine genetisch determinierte vererbte Erkrankung handelt.

Vorkommen. Heute sehr selten.

Ätiopathogenese. Die Übertragung der Lues auf die Frucht erfolgt gewöhnlich im 4. bis 5. Schwangerschaftsmonat nach Abschluß der Plazentaentwicklung. Lues connata hat eine unbehandelte, floride Lues der Mutter zur Voraussetzung. Je frischer die Lues der Mutter, desto schwerer werden die Folgen für den in der Entwicklung begriffenen Feten. Eine Luesinfektion der Mutter vor Beginn der Schwangerschaft oder im ersten Trimenon der Schwangerschaft wird dann nicht auf den Embryo übertragen, wenn bei rechtzeitiger Erkennung eine ausreichende Behandlung erfolgt.
Wird gleichzeitig mit der Konzeption die Lues auf die Mutter übertragen und nicht behandelt, so kommt es sofort während der Frühlues zu einer massiven Infektion der Plazenta. Im 4. bis 5. Monat gehen die Erreger diaplazentar auf den Fetus über. Die syphilitische Plazenta ist entzündlich-verändert, ödematös durchtränkt und hat deswegen ein erhöhtes Gewicht. Die schlecht ernährte kranke Frucht bleibt klein. Der fetale Organismus wird hämatogen von Erregern überschwemmt, und es kommt zur *syphilitischen Totgeburt* im 7. bis 8. Schwangerschaftsmonat. Typisch ist das oft gefundene Mißverhältnis zwischen Plazenta- und Fruchtgewicht. In den Plazentazotten findet sich reichlich syphilitisches Granulationsgewebe (Fränkel-Granulome).
Liegt die unbehandelte Luesinfektion bei der Mutter bereits länger zurück, beispielsweise als spätsekundäre Lues, so ist die Infektion der Plazenta geringer, weil die syphilitischen Erscheinungen bereits erregerärmer geworden ist. Es wird dann zwar ein lebensfähiges Kind, allerdings mit den klinischen Symptomen der Lues connata, geboren.

Bei sehr lange zurückliegender Lues der Mutter, etwa in der Phase der Spätsyphilis, kann auch ein gesundes Kind geboren werden, wenn es während der Schwangerschaft nicht zu einem Übertritt von Erregern auf den kindlichen Organismus gekommen ist.

Bei Patientinnen, die wegen einer Früh- oder Spätlues ausreichend behandelt worden sind, aber noch positive Seroreaktionen aufweisen, können die mütterlichen Reagine und spezifischen Antikörper mit Ausnahme von IgM auf das Kind übergehen, so daß nach der Entbindung die nichttreponemalen und treponemalen Seroreaktionen beim sonst gesunden Neugeborenen reaktiv ausfallen können. Die mütterlichen Antikörper werden innerhalb von 3–4 Monaten abgebaut und die Seroreaktionen dann wieder nichtreaktiv. Der Ausschluß einer angeborenen Syphilis gelingt dadurch, daß der TPHA- und FTA-ABS-Test bei Mutter und Kind reaktiv sind, der Nachweis von spezifischen Antikörpern der IgM-Klasse durch den 19S-IgM-FTA-ABS-Test im kindlichen Serum jedoch nicht gelingt.

IgG-Antikörper werden diaplazentar übertragen, unabhängig davon, ob sich beim Kind eine Luesinfektion entwickelt hat oder nicht. IgM-Antikörper können jedoch wegen ihrer Molekulargröße die Plazentaschranke nicht überschreiten. Das bedeutet, daß IgM-Tests bei einem gesunden Säugling nichtreaktiv sind. Der Nachweis von treponemalen IgM-Antikörpern beim Kind beweist, daß eine Infektion in der Fetalzeit stattgefunden hat und damit die eigene Bildung von Antikörpern im kindlichen Organismus.

Auch wenn eine Syphilisinfektion der Mutter erst wenige Wochen vor der Entbindung erfolgt, kann ein gesundes Kind geboren werden. Allerdings ist es möglich, daß die Frucht sich während des Geburtsvorgangs an floriden Erscheinungen im Genitalbereich der Mutter ansteckt. Dann entsteht beim Neugeborenen, analog wie beim Erwachsenen, eine akquirierte Lues mit der Entwicklung eines Primäraffektes an der Inokulationsstelle, nicht selten am Augenlid.

Pathologische Veränderungen an Plazenta und Frucht. Diese finden sich ab dem 7. Schwangerschaftsmonat. Dementsprechend finden auch Tot- und Frühgeburten sowie die Entbindung von konnatal erkrankten Feten ab diesem Monat statt. Totgeburten kommen bei Frühlues einer graviden Mutter in 80–90% vor. Aborte in der Frühschwangerschaft haben andere Ursachen. Bei Lues connata sind in Plazenta, inneren Organen, Frucht und in der Nabelschnur Erreger nachweisbar. Ist die Frucht sehr stark mazeriert, kann PCR-Diagnostik (Polymerasekettenreaktion) helfen. Nichttreponemale und treponemale Seroreaktionen sind bei florider Lues im Blut von Mutter und Kind und im Fruchtwasser reaktiv.

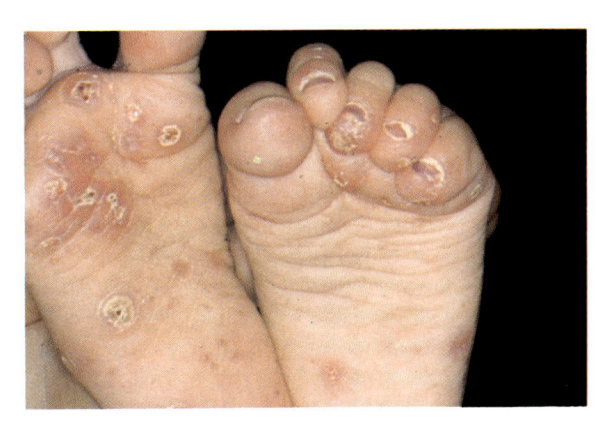

Abb. 4.29. Lues connata praecox

Klinik der Lues connata. Hierbei werden *Lues connata praecox* und *Lues connata tarda* unterschieden. Unter Lues connata praecox versteht man die beim Neugeborenen beziehungsweise im Säuglingsalter vorkommenden Veränderungen der angeborenen Lues. Von Lues connata tarda wird gesprochen, wenn bei einem Jugendlichen oder Erwachsenen konnatal-syphilitische Erscheinungen festgestellt werden.

Lues connata praecox

Gelegentlich werden Kinder mit Lues connata ohne Hauterscheinungen geboren. Sie sind aber auffällig atrophisch, untergewichtig, die Haut ist blaß und schlaff und das Aussehen der Kinder wirkt greisenhaft. Der Leib ist durch eine Hepatosplenomegalie trommelförmig aufgetrieben, und es besteht eine Anämie. Oft verrät zunächst sonst nichts eine luische Infektion. Erst später stellt sich eine Rhinitis syphilitica dar.

Andere Kinder weisen von vornherein erhebliche Erscheinungen an Haut und Schleimhäuten sowie inneren Organen auf. Hier handelt es sich vom Krankheitsverlauf her um eine Lues II. Sehr früh findet sich bereits eine *Rhinitis syphilitica* (Coryza syphilitica, Koryza = Schnupfen), welche die erkrankten Neugeborenen beim Trinken stark behindert, ferner Pneumonia alba, *interstitielle Hepatitis* (Feuersteinleber), eine indurative Leberentzündung mit Bindegewebeproliferation, Milztumor, Anämie, Enzephalomeningitis mit Hydrocephalus communicans hypersecretorius, Osteochondritis syphilitica, besonders in Form der Osteochondritis epiphysarea, oft verbunden mit Epiphysenlösungen.

Die typische *Parrot-Pseudoparalyse* mit einwärts gedrehten, schlaff herunterhängendem und nicht aktiv beweglichem Unterarm beruht auf einer Epiphysenlösung im Ulnarbereich infolge Osteochondritis syphilitica. Sie ist ein charakteristisches Zeichen. Solche Veränderungen können im Vordergrund stehen, während die Hauterscheinungen zurücktreten.

Haut- und Schleimhauterscheinungen bei Lues connata praecox entsprechen denen bei Lues II. So finden sich makulöse, papulöse, papulopustulo-krustöse Exantheme, rupiaähnliche impetiginöse Syphilide, Condylomata lata und Alopecia specifica. An den Schleimhäuten kommt es zu plaques muqueuses. Eine Polyskleradenitis ist die Regel.

Durch das Saugen wird das Mundgebiet stark beansprucht. Mit Vorliebe stellt sich an den Lippen ein Papelkranz ein, der sich in flächenhafte Induration im Umkreis der Lippenhaut umwandelt und dann das Bild der *Hochsinger-Infiltrate* liefert. Das indurierte starre Gewebe neigt zu tiefen *radiären Lippeneinrissen,* die in die Gesichtshaut übergreifen und sich durch Querrhagaden verbinden. Diese Rißbildungen erreichen in der 3. bis 7. Lebenswoche ihren Höhepunkt, nach 1/2 Jahr heilen sie unter Hinterlassung tiefer, strahliger, sich in das Lippenrot erstreckender Narbenzüge *(Parrot-Furchen)* langsam wieder ab. Sie sind ein bleibendes Stigma für durchgemachte Lues connata. Hochsinger-Infiltrate gibt es auch in anderen Lokalisationen, so an Kinn, Nase, Augenbrauen, Kreuzbein, Palmae und Plantae, Fersen, Glutäen sowie After- und Genitalgegend. Sitzen die flächenhaft geröteten, derben Infiltrate an den Fußsohlen und Fersen, wird durch Fußscheuern die Haut dünn gerieben, so daß spiegelnde entzündlich-gerötete Flächen entstehen *(syphilitische Glanzhaut)*. Niemals beim Erwachsenen, wohl jedoch beim Neugeborenen kommen bullöse Erscheinungen der Syphilis vor, die als *Pemphigus syphiliticus* bezeichnet werden. Hier handelt es sich um subepidermale Blasen, besonders am Palmae und Plantae mit Übergreifen auf Unterarme und Unterschenkel. Die manchmal bohnen- bis pfenniggroßen Blasen gehen nach Zerstörung der Blasendecken in nässende, erregerreiche Plaques über.

Diagnose. Lues connata bei einem Kind mit manifesten Symptomen bei der Geburt, die in den ersten Lebenswochen noch stärker zunehmen, bereitet diagnostisch keine großen Schwierigkeiten. Erregernachweis sowie positive Seroreaktionen kommen hinzu. Schwieriger wird die Diagnose, wenn sich die Zeichen einer Lues connata erst später einstellen. Selbst die so typische Rhinitis syphilitica muß nicht früh vorhanden sein. Erst allmählich stellen sich diskrete Symptome der Lues connata ein wie blasse Haut, Appetitlosigkeit, Zurückbleiben im Wachstum, Anämie, Hepatosplenomegalie, allgemeine Lymphadenitis, Krämpfe usw. Es gibt auch Kinder, bei denen Erscheinungen langfristig fehlen oder diese wegen Geringfügigkeit übersehen werden. Erst Jahre später bilden sich im Verlauf des Kindesalters tertiäre Syphilide aus. Mit Recht spricht man in solchen Fällen von *Lues connata tarda.* Im übrigen unterscheidet sich der spätere Verlauf einer Lues connata nicht von einer Lues acquisita. Nach Jahren kann es zu Lues III, aber auch zu Lues IV kommen.

Differentialdiagnose. Bei Säuglingen ist ein posterosives Syphiloid, eine Form des Glutäalekzems abzugrenzen. Es fehlen sonstige Zeichen der Lues; die Mutter ist luesfrei.

Lues connata tarda

Oftmals müssen bleibende Stigmata der Lues connata bei einem Jugendlichen oder Erwachsenen abgegrenzt werden. Die bleibenden Stigmen der Lues connata gliedern sich in drei Gruppen:

- sichere Stigmen
- weniger beweiskräftige Stigmen, die bei Lues connata vorkommen, aber auch andere Ursachen haben können
- fragliche Stigmen

Sichere Stigmen

Syphilitische Sattelnase. Die Erkrankung beginnt mit einer *Rhinitis syphilitica* (Koryza = Schnupfen), wobei

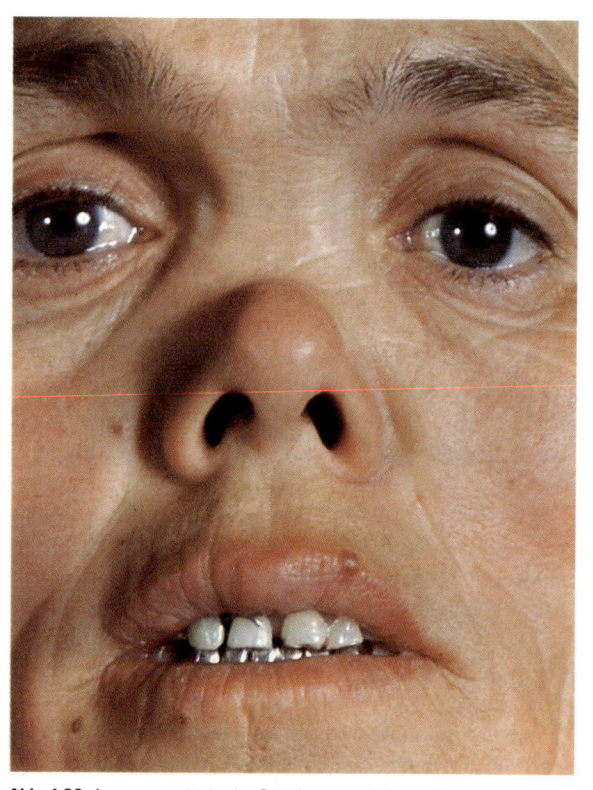

Abb. 4.30. Lues connata tarda, Sattelnase und Parrot-Furchen

die Nase zunächst verstopft und die Schleimhäute gerötet und geschwollen sind. Der diffus-hyperplastischen Phase folgt ulzeröser Zerfall. Knorpel und Knochen sind eingezogen. Das Nasenseptum bricht ein. In der Heilungsphase kommt es zu Schrumpfung der Nasenschleimhaut. Daraus resultiert das bleibende Bild der syphilitischen Sattelnase. Bei dieser ist die Nasenspitze in den hinter ihr gelegenen Knorpelknochenraum zurückgekippt und etwas nach oben angehoben. Da durch die Destruktion des Knorpel-Knochen-Gerüstes zwischen Nasenspitze und Nasenbasis ein zu weiter Raum entstanden ist, werden nach beiden Seiten Hautfalten nach Art von Steigbügelriemen aufgeworfen.

Parrot-Furchen. Perioral finden sich narbige Einkerbungen, die sich von der Haut bis in das Lippenrot erstrecken. Sie kommen auch perianal vor. Parrot-Furchen sind differentialdiagnostisch von Riß- und Narbenbildungen anderer Genese abzugrenzen. Faulecken (Perlèche) vernarben nicht. Luische Rhagaden und Narben pflanzen sich in die angrenzende Gesichtshaut fort. Das gleiche gilt für vermehrte Felderung des Lippenrotes bei atopischem Ekzem. Rhagaden und Narben anderer Genese bleiben auf das Lippenrot beschränkt. Auch stark ausgeprägte Altersrunzeln sind nur radiär gestellte Fältelungen um den Mund, aber keine Narben. Sie gehen gewöhnlich nicht in das Lippenrot über.

Hutchinson-Trias. Zur sicheren Erkennung einer Lues connata gehören die drei Symptome: Hutchinson-Zähne, Keratitis parenchymatosa und Innenohrschwerhörigkeit. Die Trias kann vollständig oder inkomplett sein. Das Einzelsymptom besitzt nicht mehr die gleiche Beweiskraft.

Hutchinson-Zähne. Alleine sind sie nicht absolut beweisend. Es handelt sich um eine eigentümliche Zahnveränderung der oberen Schneidezähne ausschließlich am bleibenden Gebiß, die wahrscheinlich auf eine frühe toxische Schädigung der zweiten Zahnanlage zurückgeht. Für die von Hutchinson (1858) beschriebene Anomalie ist die Tonnenform der oberen Schneidezähne typisch. Der normale Schneidezahn verschmälert sich nach der Basis zu, der Hutchinson-Zahn ist am breitesten an der Basis und verschmälert sich zur Schneidefläche hin. Dabei kann der freie Rand der Schneidefläche eine gerade Linie darstellen (Schraubenzieherform), oder es findet sich eine semilunäre Einkerbung wie beim Vollbild des Hutchinson-Zahns. Außerdem besitzen Hutchinson-Zähne eine charakteristische Stellungsanomalie; sie stehen gewöhnlich lückenartig weiter als normal auseinander (Diastema) und konvergieren oft zur Mitte zu.

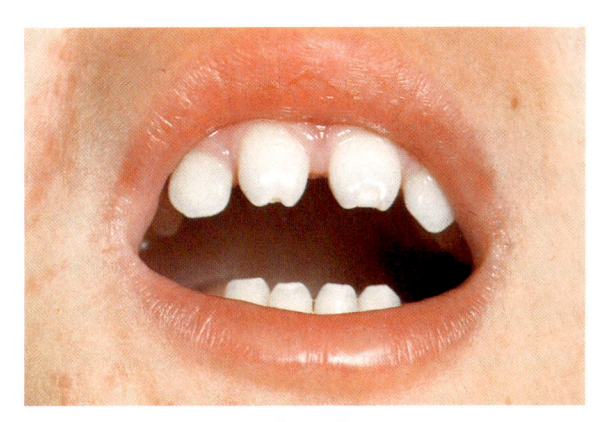

Abb. 4.31. Lues connata tarda, Tonnenzähne

Differentialdiagnose. Rachitische Zähne stehen zumeist regelrecht, können einen etagenförmigen Bau haben und zeigen Schmelzdefekte.

Keratitis parenchymatosa. Sie ist eine Erkrankung des Hornhautparenchyms. Die milchglasartige Trübung beginnt am Limbus und überzieht vorhangartig die Hornhaut. Es gibt auch Erkrankungen mit Infiltratbildung in den mittleren Hornhautpartien. Keratitis parenchymatosa tritt meistens zwischen dem 6. und 20. Lebensjahr auf und kann zu vorübergehendem, meist jedoch dauerhaftem Sehverlust führen.

Diagnose. In Verbindung mit anderen sicheren Stigmata leicht (Lues connata tarda, serologischer Befund). Die Erkrankung spricht nicht auf antibiotische Therapie an.

Innenohrschwerhörigkeit. Diese oder Taubheit ist das dritte Symptom der Hutchinson-Trias.

Differentialdiagnose. Idiopathische Hörnervenatrophie, erbliche Innenohrschwerhörigkeit und atypische Otosklerose.

Therapie. Hörhilfen.

Weniger beweiskräftige Stigmen

Sie sind diagnostisch brauchbar im Zusammenhang mit anderen Stigmen.

Knochenanomalien. Sie resultieren aus früh- oder spätluischen Knochenerkrankungen: Osteochondritis syphilitica mit degenerativen Veränderungen an der Knorpelgrundsubstanz, abnormen Wucherungen von Knorpelzellen, Nekroseherden innerhalb des Knorpels und pathologischen Verkalkungsvorgängen. Es kommen Konsistenzveränderungen an den Diaphy-

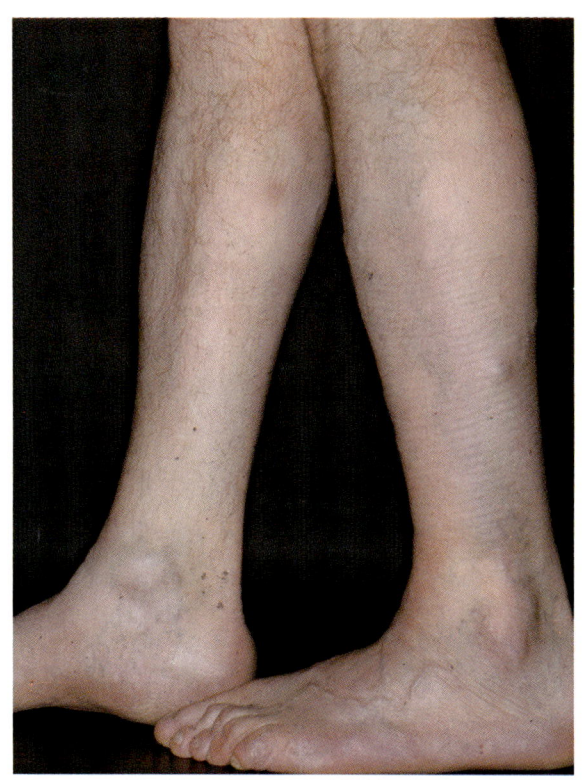

Abb. 4.32. Lues connata tarda, Säbelscheidentibia

senenden hinzu. Die Spongiosaspangen bleiben unterentwickelt, die Ossifikation ist erheblich gestört. Hierfür bilden sich bleibende Hyperostosen und Schalen um die Knochenkerne. Spätsyphilitische Veränderungen führen zu diffuser hyperplastischer Osteochondritis und Periostitis. Eine bleibende Knochendeformität ist das *Caput natiforme* (natiform = gesäßartig). Hierbei handelt es sich um auffällige Stirnhöcker mit tiefer medianer Schädelfurche. Kommt es zu einer Vorwölbung der ganzen Stirnbeingegend, so entsteht eine Olympierstirn. Typisch ist ferner die Türkensäbelform der *Tibien* mit nach vorn konvex gebogener und doppeltkonturierter Beschaffenheit. An den Oberarmknochen sind die gleichen Deformitäten weniger auffällig. Deutlich sind oft Auftreibungen an den Knochenenden in unmittelbarer Gelenknähe.

Fragliche Stigmen

Auch diese liefern einige diagnostische Hinweise. Dazu gehören ein enger, sogenannter *gotischer Gaumen*, der aber auch normalerweise vorkommt. Auch das *Dubois-Zeichen* mit verkürztem kleinem Finger und einer Endgelenkfalte proximal von der Mittelgelenkfalte des Ringfingers ist nicht sicher. Die Auftreibung der Klavikula im Bereich des Sternoklavikulargelenks, das *Higoumenakis-Klavikulazeichen* ist im Zu-sammenhang mit anderen Stigmata brauchbar und sollte röntgenologisch geprüft werden.

Diagnose. Bei jedem Patienten mit ungeklärter oder zufällig serologisch entdeckter Lues latens ist nicht nur an eine Lues acquisita, sondern auch an Lues connata zu denken. Die Patienten sind auf das Vorhandensein bleibender Stigmata zu untersuchen.

Immunitätsphänomene der Syphilis

Beim Menschen kommt es im Verlauf der primären Syphilis (Lues I) zur Bildung nichtimmunisierender humoraler Antikörper, welche für die Diagnostik der Syphilis bedeutsam sind. Durch die einzelnen serologischen Reaktionen werden Antikörper unterschiedlicher Spezifität erfaßt. Es existieren agglutinierende (TPHA-Test), präzipitierende (VDRL-Test) und immobilisierende (TPI-Test, heute nicht mehr durchgeführt) Antikörper. Es ist daher verständlich, daß eine Vielzahl von serologischen Tests entwickelt wurde, um die unterschiedlichen Antikörper bei Lues nachweisen zu können.

Zwei Klassen von *Seroreaktionen* können bei Lues unterschieden werden:

- klassische oder nichttreponemale Seroreaktionen
- spezifische oder treponemale Seroreaktionen

Mit den nichttreponemalen Seroreaktionen (WaR, heute nicht mehr durchgeführt; VDRL-Test) werden Antikörper gegen Phospolipide, vor allem gegen Cardiolipin nachgewiesen. Cardiolipin stellt zusammen mit Lezithin und Cholesterin das Antigen im VDRL-Test dar. Cardiolipin ist in den Mitochondrien lokalisiert und wird bei Syphilis möglicherweise infolge von Gewebezerfall freigesetzt. Die bei Lues gegen Cardiolipin gerichteten Antikörper bezeichnet man auch als Reagine.

Mit den treponemalen Seroreaktionen werden Antikörper nachgewiesen, welche direkt gegen den Erreger Treponema pallidum gerichtet sind. Diese antitreponemalen Antikörper sind ihrer Natur nach ebenfalls heterogen und gegen verschiedene antigene Determinanten von Treponema pallidum gerichtet. Sie können auch mit anderen antigenverwandten Treponemenstämmen reagieren. Als Antigensubstrat für die treponemalen Seroreaktionen werden Homogenisate oder Extrakte von pathogenen Treponemen verwendet.

Die einzelnen serologischen Reaktionen dieser beiden Hauptgruppen zeigen ein unterschiedliches und zum Teil charakteristisches Verhalten in den verschiedenen Stadien der Lues. Sowohl die Serumkonzentration der Antikörper als auch die Immunglobulinklasse, der sie angehören (IgM, IgG), ändern sich phasenhaft in Abhängigkeit vom Krankheitsstadium und von der durchgeführten Therapie. Bei der Syphilis werden, wie bei anderen Infektionskrankheiten auch, vom infizierten Organismus in der Frühphase der Erkrankung Antikörper der makromolekularen IgM-Klasse gebildet. Später wird diese primäre humorale Immunantwort von einer sekundären sogenannten anamnestischen humoralen Immunantwort abgelöst, bei der überwiegend Antikörper der IgG-Klasse, die eine höhere Antigenspezifität besitzen, gebildet werden. Dieser Wechsel von der IgM- zur IgG-Klasse tritt sowohl bei den unspezifischen wie auch bei den treponemenspezifischen Antikörpern auf. Aus dem Verhältnis von IgM- und IgG-Antikörpern lassen sich daher im Einzelfall Folgerungen auf das Stadium der Erkrankung ziehen.

Frühestens 14 Tage nach der Infektion sind im Serum des Luespatienten antitreponemale Antikörper der IgM-Klasse nachweisbar. 3–4 Wochen nach Infektion, also mit oder kurz vor dem Auftreten des Primäraffekts, werden antitreponemale Antikörper der IgG-Klasse gebildet. Die unspezifischen nichttreponemalen Lipoidantikörper werden erst etwas später nachweisbar, und zwar die Lipoid-IgM-Antikörper 5 Wochen und die Lipoid-IgG-Antikörper 6 Wochen nach der Infektion.

Im Gegensatz zu den IgG-Antikörpern scheint die Bildung von IgM-Antikörpern durch immunologisch kompetente Plasmazellen an das Überleben und die kontinuierliche Antigenstimulation durch gewebeparasitäre Treponemata pallida gebunden zu sein.

Ein deutlicher Titerabfall der im Blut zirkulierenden Antikörper vor allem der IgM-Klasse, erfolgt nur bei Patienten, bei denen eine adäquate antitreponemale Therapie im Stadium I oder im frühen Stadium II der Lues durchgeführt wurde.

Bei mehr als 90% der Patienten bleiben dagegen die treponemenspezifischen IgG-Antikörper, unabhängig davon, ob die Krankheit ausgeheilt ist oder nicht, gewöhnlich lebenslang nachweisbar. Dies entspricht der sogenannten *Seronarbe*. Lediglich die Titer der unspezifischen Lipoidantikörper (Reagine) können unter die serologische Nachweisgrenze fallen.

Es ist schwer zu deuten, warum die spezifischen Luesreaktionen bei später Primärsyphilis, sekundärer Syphilis und Spätsyphilis auch nach ausreichender Therapie reaktiv bleiben, da angenommen werden muß, daß nach adäquater Therapie alle Syphiliserreger vernichtet wurden. Wahrscheinlich behalten, ähnlich wie nach viralen oder bakteriellen Infektionen, gewisse Zellklone zeitlebens die Erinnerungsfähigkeit, nach vorgegebenen Matrizen Antikörper der IgG-Klasse zu produzieren. Diese sind dann als Seronarbe zeitlebens im Serum nachweisbar. Dafür spricht auch, daß bei mehr als einem Drittel der HIV-Patienten mit durchgemachter Syphilis die Produktion der treponemalen Antikörper unter dem Einfluß der zellulären Immundefizienz eingestellt wird.

Infektionsimmunität

Eine natürliche Immunität gegen Syphilisinfektionen existiert nicht. Jeder nicht an Syphilis erkrankte Mensch kann von dieser Krankheit betroffen werden. Zur Übertragung einer Lues genügen nur wenige Erreger, vielleicht genügt ein einziges Treponema pallidum.

Während der primären Syphilis bildet sich der Zustand der Infektionsimmunität aus. Die nunmehr bestehende Syphilis schützt den betreffenden Organismus vor einer Superinfektion. Besteht eine ausreichende Infektionsimmunität, so wird durch die Erreger an einer erneuten Inokulationsstelle kein neuer Primäraffekt erzeugt. Heilt die Syphilis durch entsprechende Therapie oder spontan aus, so erlischt auch die Infektionsimmunität. Der Körper ist dann wieder empfänglich für eine neue Syphilisinfektion. Reinfektion ist daher, von einigen Ausnahmen abgesehen, ein Kriterium für die Abheilung einer früheren Syphilis.

Untersuchungsmethoden

Direkter Nachweis im Dunkelfeld

Diese Methoden zum direkten Erregernachweis im Dunkelfeld wurden bereits besprochen (s. S. 125).

Serologische Untersuchungsmethoden

Diese besitzen in der Diagnostik und zur Kontrolle der Therapie eine große Bedeutung.

Nichttreponemale Seroreaktionen

Die nichttreponemalen klassischen Seroreaktionen beruhen meist auf dem Nachweis von Phospholipidantikörpern. Je nach Art der Testmethode können sie in Komplementbindungsreaktionen oder Flockungsreaktionen eingeteilt werden.

Komplementbindungsreaktionen

Historisches. Dieser Test folgt im Prinzip der von Bordet und Gengou (1901) beschriebenen Komplementbindungsreaktionen. In der Originalmethode von Wassermann, Neisser und Bruck (1906) wurden Antigenextrakte aus konnatal-syphilitisch verändertem Lebergewebe benutzt, später aus Rinderherzen isolierte Phospholipide (Kardiolipin). Diese Antikörper gegen Phospholipide wurden auch als Reagine bezeichnet. Die Wassermann-Reaktion (WaR) hat mehr als 80 Jahre eine herausragende Rolle in der Luesserologie gespielt. Heute wird sie nicht mehr durchgeführt.

Flockungsreaktionen. Da die Flockungsreaktionen neben der WaR durchgeführt wurden, hat man sie auch als *Nebenreaktionen* bezeichnet.

Prinzip. Diese Reaktionen beruhen darauf, daß die Seren, welche Reagine enthalten, beim Zusammentreffen mit Lipoidpartikeln in kolloidaler Suspension sichtbare Präzipitate zeigen. Die Flockungsreaktion wird makroskopisch (Makroflockungstest) oder mikroskopisch (Mikroflockungstest) abgelesen.

Makroflockungstest: RPRC-Test = Rapid-Plasma-Reagin-Card-Test (Schnelltest)

Prinzip. Das Antigen Kardiolipin ist mit feinen Kohlepartikeln versetzt. Die Reaktion mit dem Phospholipidantikörper wird dadurch mit bloßem Auge sichtbar.

Methodik. Der RPRC-Test ist aus unverdünntem Serum und Plasma möglich. Der Test wird auf wegwerfbaren Einmalkärtchen durchgeführt. Das Ergebnis liegt in weniger als 30 min vor. Die makroskopische Ballung der Kohlepartikel weist auf einen reaktiven Testfall hin. Bei hoher Antikörperkonzentration wird diese gelegentlich erst nach Verdünnung des Serums mit Kochsalz sichtbar.

Anwendung. Dieser Test ist verbreitet und dient zur orientierenden Diagnostik einer Frühlues. Ein besonderer Vorteil liegt in der raschen Durchführbarkeit, so daß er bei ambulanten Patienten, bei denen Verdacht auf eine Lues vorliegt, zur sofortigen Diagnose mit herangezogen werden kann.

Mikroflockungstest. Hierzu zählt der Kardiolipin-Mikroflockungstest (VDRL-Test).

VDRL-Test = Venereal-Disease-Research-Laboratory-Test. Dieses auch als *Harris-Test* bekannte Verfahren ist die weltweit mit am häufigsten angewandte Flokkungsprobe. Als Antigen wird eine Mischung aus Kardiolipin, Lezithin und Cholesterin benutzt. Der VDRL-Test ist zum Nachweis von Phospholipidantikörpern im Serum und im Liquor sehr gut geeignet. Die Reaktion kann *quantitativ* in Serumverdünnungsreihen durchgeführt und als Titer *(VDRL-Titration)* angegeben werden.

Methodik. Der Test wird auf Objektträger manuell oder als automatisches Verfahren im Autoanalysegerät durchgeführt.

Aussagewert. Durch gut standardisierte Antigene ist der VDRL-Test sowohl im Rahmen der Erstdiagnostik, besonders aber zur Verlaufskontrolle nach Therapie geeignet.

Spezifität der nichttreponemalen Seroreaktionen. Alle klassischen Reaktionen sind wesentlich weniger spezifisch als die treponemalen Seroreaktionen.

Treponemale Seroreaktionen

Neben den nicht treponemalen oder klassischen Seroreaktionen existieren serologische Verfahren zum Nachweis von treponemenspezifischen Antikörpern. Daher nennt man sie auch treponemale Seroreaktionen. Die Treponemenantigene werden aus Treponema pallidum gewonnen. Die Tests sind sehr spezifisch, allerdings auch zeitaufwendiger und in der Regel nur durch geschultes Personal durchführbar.

Historisches. Der TPI-Test (*Treponema-pallidum-Immobilisationstest*), auch Nelson-Test oder Nelson-Mayer-Test genannt, wurde 1949 eingeführt, war auf wenige Speziallaboratorien begrenzt und wird heute nicht mehr durchgeführt.

FTA-ABS-Test = Fluoreszenz-Treponema-Antikörper-Absorptionstest

Prinzip. Dies ist ein Verfahren zum Nachweis von treponemalen Antikörpern im Patientenserum mittels der indirekten Immunfluoreszenztechnik.

Methodik. Als Antigen dient eine Suspension von abgetöteten Treponemata pallida, die auf einem Objektträger getrocknet und fixiert sind. Die Erreger sind lyophilisiert und nicht infektiös. Das zu beurteilende Serum wird vorher mit ultraschallfragmentierten Reiter-Treponemen zur Entfernung von luesunspezifischen Gruppenantigenen absorbiert. Antitreponemale Antikörper aus dem Patientenserum reagieren mit den spezifischen antigenen Determinanten an der

Oberfläche der Treponemen. Die Bindung von spezifischen Antikörpern vom IgG- oder IgM-Typ an die antigenen Determinanten der lyophilisierten Treponemen wird nach einem zweiten Inkubationsschritt mit einem fluoreszenzmarkierten Antihumanglobulinserum oder Fraktionen davon (Anti-IgG, Anti-IgM) in einem Fluoreszenzmikroskop sichtbar gemacht. Der technische Aufwand ist relativ groß. Antibiotika im Patientenserum beeinflussen den FTA-ABS-Test nicht.

Aussagewert. Der FTA-ABS-Test wird etwa 4 Wochen nach Infektionsbeginn reaktiv. Er bleibt dann über viele Jahre reaktiv, gleichgültig ob die Syphilisinfektion behandelt wurde oder nicht. Daher gibt er keine Information über die Behandlungsbedürftigkeit einer Syphilisinfektion. Der FTA-ABS-Test wird heute gewöhnlich als Bestätigungstest oder in Verbindung mit nichttreponemalen Tests zur Luesdiagnose verwendet.
Falsch-reaktive (positive) Ergebnisse gibt es beispielsweise bei systemischem Lupus erythematodes oder anderen Autoimmunkrankheiten mit Anti-DNS-Antikörpern oder zirkulierenden Immunkomplexen, wo eine ungewöhnliche perlenschnurartige Fluoreszenz der Treponemen beobachtet wird.

IgM-FTA-ABS-Test und 19S-IgM-FTA-ABS-Test
Prinzip. Nachweis von antitreponemalen Antikörpern vom IgM-Typ im Patientenserum. Antitreponemale Antikörper finden sich bei konnataler und frisch erworbener Lues in der IgM-Fraktion, bei älterer spontan geheilter, oder ausreichend behandelter Lues in der IgG-Fraktion. Der mehrmalige Nachweis von treponemenspezifischen IgM-Antikörpern in gleichbleibender Titerhöhe spricht nach heutiger Auffassung für die Persistenz des Erregers im Organismus und daher für Behandlungsbedürftigkeit.

Methodik. Wie bei dem FTA-ABS-Test, nur wird im IgM-FTA-ABS-Test ausschließlich gegen IgM gerichtetes Antihumanglobulinserum verwendet. Es hat sich allerdings gezeigt, daß der IgM-FTA-ABS-Test im Vollserum durch die gleichzeitig vorhandenen spezifischen IgG-Antikörper kompetitiv gehemmt werden und dadurch falsch-negativ ausfallen kann. Diese kompetitive Hemmung beruht darauf, daß IgG-Antikörper gewöhnlich eine hohe Affinität zu dem Antigensubstrat aufweisen und so die Reaktion der IgM-Antikörper mit dem Antigensubstrat hemmen können. Bei Verdacht auf kompetitive Hemmung wird daher aus dem Patientenserum die hochmolekulare 19S-IgM-Antikörperfraktion chromatographisch von der niedermolekularen 7S-IgG-Antikörperfraktion abgetrennt und der FTA-ABS-Test ausschließlich mit der IgM-haltigen Serumfraktion durchgeführt. Diese Modifikation des IgM-FTA-ABS-Tests wird daher als 19S-IgM-FTA-ABS-Test bezeichnet.

Aussagewert. Seine besondere diagnostische Bedeutung hat der IgM-FTA-ABS-Test oder besonders der 19S-IgM-FTA-ABS-Test bei Lues connata und zur Überprüfung einer vollständigen Abheilung nach entsprechender Antibiotikatherapie bei Lues acquisita. Reaktive nichttreponemale und treponemale serologische Reaktionen bei der Mutter bedingen wegen der Plazentagängigkeit der kleinen IgG-Moleküle ein ebenfalls reaktives Ergebnis bei Neugeborenen, ganz gleich ob das Kind syphilitisch erkrankt ist, oder ob es sich nur um einen diaplazentaren Übertritt von Immunglobulinen in den kindlichen Organismus handelt. Erst nach ungefähr 3–6 Monaten fällt der Titer dieser von der Mutter übertragenen IgG-Antikörper ab. Die nichttreponemalen und treponemalen Seroreaktionen werden dann nicht reaktiv. Die genaue Diagnose einer Lues connata ist jedoch post partum durch den Nachweis erregerspezifischer Immunglobuline vom IgM-Typ möglich, weil diese infolge ihrer Molekülgröße nicht durch die Plazenta treten können und im Falle einer konnatalen Luesinfektion vom infizierten Fetalorganismus selbst gebildet werden. Ein reaktiver 19S-IgM-FTA-ABS-Test beweist daher eine intrauterine Syphilisinfektion des Kindes. Beim Erwachsenen ist der 19S-IgM-FTA-ABS-Test für die Frühdiagnose einer Luesinfektion sowie für die Erfolgsbeurteilung einer durchgeführten Behandlung geeignet. Mit dem 19S-IgM-FTA-ABS-Test können bereits 14 Tage nach einer Luesinfektion spezifische treponemale IgM-Antikörper nachgewiesen werden. Diese werden bei längerer Krankheitsdauer zunehmend von treponemenspezifischen IgG-Antikörpern abgelöst. Bei einer behandelten Frühsyphilis kommt es meist rascher (d.h. innerhalb von 3 Monaten) zu einem Abfall der spezifischen IgM-Antikörper, im 19-SIgM-FTA-ABS-Test als Titerabfall erkennbar, als nach Therapie erst im Latenzstadium oder bei Auftreten von Spätkomplikationen. Der Zeitpunkt, zu dem keine IgM-Antikörper mehr nachweisbar sind, hängt von der Sensitivität des Tests ab und beträgt gewöhnlich weniger als 24 Monate. Ein konstant bleibender Titer von treponemenspezifischen IgM-Antikörpern deutet auf ein Persistieren von Treponema pallidum hin. Ein deutlicher Titeranstieg der IgM-Antikörper zeigt eine Reinfektion an.
Der 19S-IgM-FTA-ABS-Test ist wichtig für die serologische Diagnose von Lues connata bei Neugeborenen, für die Beurteilung der Behandlungsbedürftigkeit von Patienten mit Lues latens sowie Patienten mit unklaren Krankheits- oder Therapieangaben.

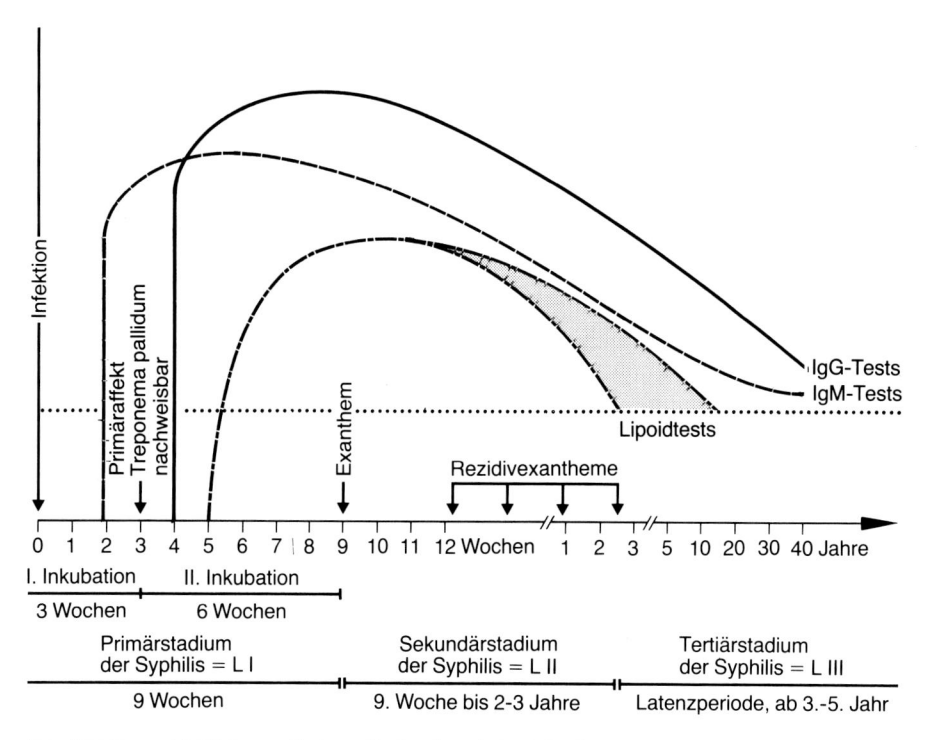

Abb. 4.33. Seroreaktivität in verschiedenen Stadien der unbehandelten Lues

TPHA-Test = Treponema-pallidum-Hämagglutinationstest

Prinzip. Erregerspezifische treponemale Antikörper werden im Serum oder Liquor mittels Hämagglutination nachgewiesen.

Methodik. Als Antigen dient eine Suspension von formalin-behandelten und tannierten Hammelerythrozyten. Sie werden mit dem Antigen von Treponema pallidum nach deren mechanischer Aufschließung durch Ultraschallfragmentierung beladen. Die Reaktion von antitreponemalen Antikörpern des Patientenserums mit den antigenbeschichteten Erythrozyten führt zu einer Agglutinierung der Erythrozyten, die mikroskopisch als feingranulärer Niederschlag erkennbar ist. Unspezifische Heteroagglutinine werden vorher durch ein absorbierendes Medium entfernt. Der TPHA-Test ist manuell oder vollautomatisch durchführbar.

Aussagewert. Der TPHA-Test wird etwa 3–4 Wochen nach erfolgter Infektion reaktiv und bleibt über Jahre oder Jahrzehnte auch bei behandelter Lues reaktiv. Der TPHA-Test ist leicht quantitativ durchführbar, hochspezifisch, gut reproduzierbar und daher heute der wichtigste treponemale Suchtest. Der TPHA-Test kann quantitativ durchgeführt werden, die Titerhöhe gibt allerdings keinen Hinweis auf Aktivität bzw. Behandlungsbedürftigkeit der Syphilis.

ELISA = enzyme-linked-immuno-sorbent-assay. Der Nachweis treponemenspezifischer Antikörper der IgG- oder IgM-Klasse ist heute auch mit Hilfe von ELISA-Verfahren möglich.

Beurteilung der Seroreaktionen. Sie sollte nur zusammen mit allen anamnestischen und klinischen Daten des Patienten vorgenommen werden. Nur in bestimmten Situationen kommt den Seroreaktionen entscheidende diagnostische Bedeutung zu.

Spezifität verschiedener Seroreaktionen. Werden alle oben aufgeführten serologischen Untersuchungen an folgenden in der Reihenfolge ihrer Bedeutung aufgeführten Kriterien bewertet: Spezifität, Empfindlichkeit, reproduzierbare quantitative Aussage, technischer Aufwand, Störanfälligkeit und Automatisierbarkeit, nimmt der TPHA-Test als Luessuchtest den wichtigsten Platz ein. Bei Luesverdacht sollte immer eine treponemale und eine nichttreponemale Reaktion (z. B. TPHA-Test und VDRL-Test) gleichzeitig durchgeführt werden. Der TPHA-Test kommt in der Mikromethode mit 0,025 ml Patientenserum aus. Er ist schon nach der 3. Woche post infectionem und auch in sehr hohen Serumverdünnungen noch reaktiv. Das Ergebnis des automatisierten Tests ist schon nach 4 h erhältlich. Die Resultate von TPHA- und FTA-ABS-Test zeigen bei reaktiven Seren in 92–95%

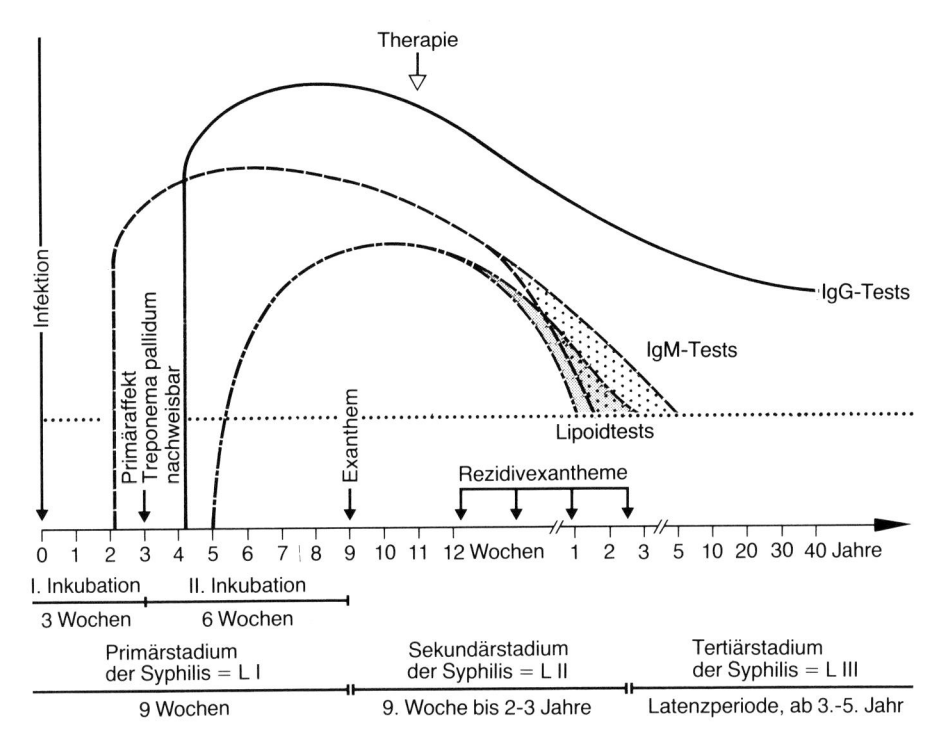

Abb. 4.34. Seroreaktivität in verschiedenen Stadien der behandelten Lues

einen hohen Grad an Übereinstimmung. Voneinander abweichende Ergebnisse bei reaktiven Seren sind dadurch zu erklären, daß nach ausreichender Therapie im Frühstadium der Lues (Lues I) der FTA-ABS-Test eher dazu neigt, nicht reaktiv zu werden, während der TPHA-Test meist lebenslang reaktiv bleibt und daher für eine Verlaufs- und Therapiekontrolle der Syphilis ungeeignet ist.

Allgemeines. Die serologischen Reaktionen können unterteilt werden in:
- Suchreaktionen
- Bestätigungsreaktionen
- Verlaufskontrollreaktionen
- Spezialreaktionen

Suchreaktionen

Eine Luesserologie wird entweder bei Patienten routinemäßig vorgenommen, die wegen einer anderen Diagnose zum Arzt kommen, oder als epidemiologische Untersuchung (Screening) zum Aufdecken von Luesinfektionen. Suchtests werden fast stets im Rahmen dermatologischer Erstkonsultationen in Hautarztpraxen oder in Hautkliniken sowie bei der Schwangerenvorsorge, beim Militär, bei der Seefahrt oder bei der Einstellung bei Behörden durchgeführt. Immer

Tabelle 4.1. Diagnostischer Anwendungsbereich der Luesseroreaktionen

Suchreaktionen	TPHA-Test
	VDRL-Test
	Schnelltest (RPRC)
	IgG-ELISA
Bestätigungsreaktionen	VDRL-Titration
	IgG-FTA-ABS-Test
Reaktionen zur Beurteilung der Behandlungsbedürftigkeit	VDRL-Titration
	IgM-FTA-ABS-Test
	19S-IgM-FTA-Test[a]
	IgM-ELISA
Verlaufskontrollreaktionen	VDRL-Titration
	19S-IgM-FTA-Test[a]
	IgM-ELISA

[a] Der 19S-IgM-FTA-Test muß nach Fraktionierung des Serums durchgeführt werden, wenn der IgG-FTA-ABS-Test als Bestätigungsreaktion positiv, der IgM-FTA-ABS-Test (im Vollserum) aber kompetitiv gehemmt ist

werden Suchreaktionen bei Vorliegen anderer Geschlechtskrankheiten (z. B. Gonorrhö) oder bei einer HIV-Infektion und bei begründetem anamnestischem oder klinischem Verdacht auf Luesinfektion veranlaßt.

RPRC-Test. Der RPRC-Test (Schnelltest) ist als Sofortreaktion bei Syphilisverdacht durchführbar. Der Patient kann auf das Ergebnis warten. Er ist nur von Bedeutung zur sofortigen serologischen Bestätigung, vor allem bei Verdacht oder Ausschluß einer sekundären Lues. Bei Reinfektion ist der RPRC-Test nicht mehr aussagefähig.

TPHA-Test. Dieser erfüllt die Voraussetzungen zur Erfassung einer klinisch eventuell unerkannten Syphilisinfektion, möglichst aller Stadien und reaktivem Verhalten sehr früh nach der Infektion. Als Nachteile sind zu nennen: ein positiver TPHA-Test bleibt in der Regel mit und ohne Therapie lebenslang reaktiv, während andere Suchtests, wie der VDRL-Test, bei ausreichend behandelter Lues im Titer zurückgehen oder sogar nichtreaktiv werden. Dafür wird der VDRL-Test erst 2–3 Wochen später als der TPHA-Test reaktiv und fällt im Stadium der Spätsyphilis häufiger nichtreaktiv aus. Der TPHA-Test ist außerordentlich empfindlich und erregerspezifisch. Bereits etwa 3 Wochen nach der Infektion ist er reaktiv. Ist der Test nichtreaktiv und besteht weiterhin klinischer Verdacht auf Lues, wird er kurzfristig wiederholt. Bei inadäquaten Reagenzien kann es zu biologisch unspezifischen reaktiven oder nichtreaktiven Ergebnissen kommen.

VDRL-Test. Dieser ist wegen seiner guten Empfindlichkeit und relativen Spezifität ebenfalls als Luessuchreaktion geeignet. Er ist der wichtigste nichttreponemale Suchtest und wird etwa in der 5. bis 6. Woche nach Infektionsbeginn positiv. Bei frischer Infektion steigt der Titer um mehrere Stufen an, und bei nichtbehandelter Lues ist der Titer hoch.

Als Suchreaktion kann auch ein IgG-ELISA eingesetzt werden.

Bestätigungsreaktionen

Hierfür bietet sich der IgG-FTA-ABS-Test an. Nur selten stimmen TPHA-Test und IgG-FTA-ABS-Test nicht überein.

Verlaufskontrollreaktionen

Der VDRL-Test ist wegen der bereits bei den Suchreaktionen genannten Gründen sehr gut zur Therapiekontrolle geeignet. Die quantitative Auswertbarkeit (VDRL-Titration) durch deutlichen Titerabfall macht ihn zum wichtigsten Verlaufskontrolltest. Spezifische treponemale Tests wie TPHA- und FTA-ABS-Test sind nicht als Verlaufskontrollreaktionen geeignet. Sie bleiben gewöhnlich auch nach ausreichender Behandlung von sekundärer Lues oder spätsekundärer Lues reaktiv. Bei besonderen Fragestellungen (Lues connata, Behandlungsbedürftigkeit einer Lues latens seropositiva, Reinfekt) kann auch der 19S-IgM-FTA-ABS-Test oder ein IgM-ELISA herangezogen werden.

Nichtsyphilitisch bedingte reaktive Testergebnisse

Es gibt einige Möglichkeiten für falsch-reaktive (falsch-positive) Reaktionsausfälle.

Technisch bedingter falsch-reaktiver Ausfall. Fehlerhafte Reagenzien, unzureichende Standardisierung und Kontrolle der Antigene, Verwechslungen.

Normabweichungen. Einige gesunde Menschen bilden aus noch ungeklärten Gründen einen Überschuß von Reaginen, der zu falsch-reaktiven nichttreponemalen Tests führt. Die treponemalen Tests sind dann nicht reaktiv.

Biologisch falsch-reaktive Befunde. Diese betreffen praktisch nur nichttreponemale Tests und werden besser als **b**iologisch **a**spezifisch-**r**eaktive **B**efunde (*bar*-Befunde) bezeichnet, weil weder der Testvorgang noch das Ergebnis falsch sind. Die nichttreponemalen Seroreaktionen sind reaktiv, die treponemalen Seroreaktionen dagegen nicht. Manche bar-Befunde sind über Wochen, Monate oder Jahre reaktiv, um dann spontan nichtreaktiv zu werden. Häufig sind es Erkrankungen mit Gewebezerfall und Freisetzen von Phospholipiden und der Möglichkeit der Bildung von Phospholipidantikörpern sowie Erkrankungen mit pathologisch erhöhten Serumimmunglobulinkonzentrationen, die zu falsch-reaktivem Ausfall von nichttreponemalen Seroreaktionen führen können. Bekannte Beispiele sind Scharlach zwischen dem 20. und 48. Krankheitstag, akuter Malariaanfall, Fleckfieber in der akuten Krankheitsphase, infektiöse Mononukleose (Pfeiffer-Drüsenfieber), eosinophiles Lungeninfiltrat, verschiedene Formen der Pneumonien, schwere Tuberkulose, Lepra (bei etwa 40% der Patienten), Karzinosen, Autoimmunerkrankungen wie Polyarthritis rheumatica, Thyreoiditis, systemischer Lupus erythematodes, Antiphospholipidsyndrom, aber auch Schwangerschaft in den letzten Monaten sowie tropische Treponematosen wie Pinta und Frambösie gehören hierzu.

Falsch-negative Testergebnisse bei Immuninsuffizienz. Bei schwerer Immuninsuffizienz, insbesondere im Verlauf von HIV-Infektion, kann es gelegentlich vorkommen, daß treponemale und nichttreponemale Seroreaktionen nicht reaktiv ausfallen. So sind HIV-infizierte Patienten mit klinisch-aktiver Frühsyphilis, aber negativem VDRL- und 19S-IgM-FTA-ABS-Test beschrieben worden. Auch bei Reinfektionen kann bei gleichzeitiger HIV-Infektion der 19S-IgM-FTA-ABS-Test falsch-negativ ausfallen. Die bei Gesunden mit durchgemachter und regelrecht behandelter Syphilis fast immer nachweisbare Seronarbe (lebenslang reaktiver TPHA- und FTA-ABS-Test) bildet sich bei etwa einem Drittel der HIV-Infizierten im Verlauf zurück.

Liquor cerebrospinalis

Indikation zur Liquoruntersuchung. Sie besteht bei Patienten mit Verdacht auf Neurosyphilis, die eine reaktive Luesserologie und unklare neurologische Symptomatik aufweisen, insbesondere bei Patienten mit unbehandelter oder nicht sicher ausreichend behandelter Lues latens, wenn die Infektion mehr als 2 Jahre zurückliegt. Führt die Lues zu Veränderungen des Zentralnervensystems, können reaktive Liquorbefunde innerhalb von 3–5 Jahren post infectionem erwartet werden. Sind die Liquorbefunde dagegen 5 Jahre nach einer Syphilisinfektion noch normal, ist die Wahrscheinlichkeit, daß der Patient noch eine Neurosyphilis entwickelt, sehr gering.

Serologische Liquordiagnostik

Dazu sind 3–5 ml Liquor ausreichend. Der Liquor sollte frisch entnommen werden und frei von Blutbeimengungen sein.
Sämtliche serologischen Syphilistests können im Liquor cerebrospinalis mit den gleichen Reagenzien und mit geringfügigen Modifikationen der Methoden wie im Serum durchgeführt werden. Als Suchtests geeignet sind der TPHA- und VDRL-Test, als Bestätigungsreaktion wird heute der 19S-IgM-FTA-ABS-Test durchgeführt. **B**iologisch **a**spezifisch-**r**eaktive Befunde (*bar*-Befunde) kommen im Liquor nur selten vor.

Nichttreponemale Tests

VDRL-Test. Zum Testansatz wird die doppelte Antigenmenge benutzt. Ein reaktiver Befund im VDRL-Test kann auch bei Fehlen der klinischen Symptome das Zeichen einer Neurosyphilis sein. Allerdings sind die Befunde bei 30–60% aller Patienten mit Neurosyphilis im VDRL-Test nichtreaktiv. Der VDRL-Test im Liquor sollte daher immer durch mindestens einen treponemalen Test ergänzt werden.

Treponemale Tests

TPHA-Test. Reaktivität des Liquor cerebrospinalis im TPHA-Test gilt als Hinweis auf das Bestehen einer Neurosyphilis. Eine Hämagglutination ab der Grenzverdünnung von 1 : 10 gilt als reaktiv. Ein hoher Titer im TPHA-Test spricht bei intakter Schrankenfunktion der Blut-Liquor-Barriere für eine syphilitische Erkrankung im Zentralnervensystem.

FTA-ABS-Test. Dieser verhält sich im Liquor ebenso wie der TPHA-Test. Allerdings sind quantitative Titerangaben weniger geeignet als im TPHA-Test. Nicht reaktive TPHA- und FTA-ABS-Tests im Liquor schließen das Vorliegen einer Neurosyphilis aus.

IgM-FTA-ABS-Test. Bei unbehandelter aktiver Neurolues können mit diesen Verfahren im Liquor treponemenspezifische IgM-Antikörper nachgewiesen werden.

Weitere Methoden der Liquordiagnostik bei Neurosyphilis

Parallel zu einer serologischen Liquoruntersuchung einschließlich der IgM-Tests sollte immer eine vollständige Liquordiagnostik mit Bestimmung der Zellzahl und der Gesamtproteinkonzentration und eine Bestimmung der Albumin- und Immunglobulinkonzentrationen im Liquor und Serum durchgeführt werden. Durch die Korrelation der Serum- mit den Liquorbefunden können Hinweise auf die Funktion der Blut-Liquor-Schranke und auf das Vorliegen einer intrathekalen Treponema-pallidum-Antikörperbildung (ITpA) im Zentralnervensystem gegeben werden.

ITpA-Index. Dieser wird berechnet aus
– TPHA-Titer im Liquor
– Gesamt-IgG im Liquor
– TPHA-Titer im Serum
– Gesamt-IgG im Serum
oder
– TPHA-Titer (Liquor)·Gesamt-IgG (Serum)
– Gesamt-IgG (Liquor)·TPHA-Titer (Serum)
Dieser ITpA-Index steigt bei Neurosyphilis mit intrathekaler treponemenspezifischer Antikörperproduktion auf Werte >2 an.

Liquorbefunde nach erfolgreicher Behandlung. Nach Behandlung einer Neurosyphilis sollten mindestens 2 Liquorkontrollen im Abstand von 12 Monaten durchgeführt werden. Die Zellzahl normalisiert sich meist bereits innerhalb der ersten 6 Monate nach Therapie, die Liquoreiweißkonzentration kann noch über mehrere Jahre erhöht bleiben. Die Reaktivität im VDRL-Test klingt allmählich quantitativ, selten auch qualitativ ab. Ein 2 Jahre nach Therapieende nicht mehr reaktiver TPHA-Test im Liquor oder ein deutlicher Abfall der TPHA-Titer mit ITpA-Index <2 gilt, bei sonst fehlenden Aktivitätszeichen (normale Zellzahl und Gesamteiweißkonzentration), als Zeichen für eine ausreichend behandelte oder abgeheilte Neurosyphilis.

Therapie

Penizillin. In allen Stadien der Lues ist Penizillin das wirksamste Mittel. Es führt zur Abtötung der Erreger, dringt in alle Körperflüssigkeiten ein und überwindet die Blut-Liquor-cerebrospinalis- sowie Plazentaschranke. Hier bestehen allerdings Unterschiede für verschiedene Penizillinarten und dem Plazentagewebe. Daher ist es auch bei Neurolues, Lues connata und in der Schwangerschaft verwendbar.
Penizillin wirkt in vitro bei einer Konzentration von 0,0025 IE/ml, in vivo (Blut) ab 0,3 IE/ml treponemozid. Ein Blutspiegel von 0,078 IE/ml gilt als optimal. Die Höhe der anzustrebenden Penizillinkonzentration im Blut, der *eutherapeutische Blutspiegel,* steht also fest.
Nicht nur eine ausreichende Penizillinkonzentration ist zur Abtötung der Erreger in Körperflüssigkeiten, Organen und Geweben erforderlich, sondern dieser Blut- und Gewebespiegel muß auch über einen genügend langen Zeitraum aufrechterhalten werden. Aus diesem Grunde werden bei der Luestherapie Penizillinderivate bevorzugt, die eine Depotwirkung ermöglichen. Meist sind es Kombinationspräparate mit einem wasserlöslichen Anteil und einer Depotkomponente, wodurch der Penizillinspiegel genügend lange hoch bleibt. Treponema pallidum teilt sich etwa alle 33 Stunden. Solange Treponemata pallida lebensfähig sind, können sie durch ständige Teilung die durch Komplexbildung mit Penizillin blockierten Enzyme zur Mukopeptidsynthese ersetzen. Sinkt daher während dieses Zeitraums die Hemmkonzentration des Penizillins unter den eutherapeutischen Schwellenwert, überleben die Erreger, da jetzt die Membransynthese der Mukopeptide wieder ohne Störung ablaufen kann. Eine Behandlungsdauer von mindestens 2 Wochen mit ständigen Serumkonzentrationen von mindestens 0,03 IE/ml wird als therapeutische Mindestanforderung bei Frühsyphilis betrachtet. Bei Spätsyphilis besteht die Tendenz zu längerer Behandlungsdauer (3–4 Wochen), um jedes Behandlungsrisiko auszuschalten. In der Bundesrepublik Deutschland wird meist über 3–4 Wochen therapiert. Erneut auftretende Luessymptome können sowohl Ausdruck eines Rezidives (selten) als auch eines Reinfektes (häufig) sein.

Herxheimer-Reaktion. Bei erstmaliger Behandlung von Patienten mit Lues, besonders in einer treponemenreichen Phase (späte Lues I, Lues II, Lues connata praecox) kann es unter der treponemoziden Wirkung von Penizillin rasch zu einem Erregerzerfall kommen, der durch allgemeintoxische Wirkungen sowie die Exazerbation vorhandener Lueserscheinungen gekennzeichnet ist. Innerhalb von 8 Stunden nach der ersten Antibiotikainjektion können Fieber bis 40° C, Schüttelfrost und Verstärkung syphilitischer Exantheme auftreten. Das gleiche Phänomen kann bei herdförmiger Lues, beispielsweise Mesaortitis syphilitica auftreten und zur Aortenruptur mit Exitus führen. Das Fieber kann eigentlich als erwünschte Reaktion angesehen werden, da es den Zerfall der Erreger begünstigt, analog der früher üblichen Malariafiebertherapie nach Wagner von Jauregg (1917) bei Tabes dorsalis und progressiver Paralyse. Durch eine vor oder gleichzeitig mit der ersten Penizillingabe verabfolgte Injektion von Glukokortikoiden (50–100 mg eines wasserlöslichen Präparates i.m. oder i.v.), oder auch oral, können die Symptome gemildert werden. Die Indikation für eine Glukokortikoidtherapie sollte von Einzelfaktoren (ängstliche Patienten, bekannte Kreislaufstörungen etc.) abhängig gemacht werden. Nach der ersten Penizillingabe sollte jeder Patient mehrere Stunden unter ärztlicher Kontrolle verbleiben.

Therapeutisches Vorgehen

Seit 40 Jahren hat sich Penizillin als Luestherapeutikum bewährt. Es ist nicht toxisch und außerordentlich wirksam; Erregerresistenzen wurden nicht beobachtet und Nebenwirkungen sind selten (weniger als 1%). Einheitliche Dosisrichtlinien zur Behandlung der Lues existieren nicht. Die hier wiedergegebenen Richtlinien zur Therapie entsprechen den Empfehlungen der Deutschen Gesellschaft zur Bekämpfung der Geschlechtskrankheiten e.V. (GBGK) aus dem Jahre 1992. Unterschiede ergeben sich bezüglich der Dauer der Behandlung bei der Lues, nämlich bei Frühlues (Lues I, Lues II, Lues latens seropositiva von <1 Jahr Dauer), bei Spätlues (Lues latens seropositiva von >1 Jahr Dauer, Lues III, kardiovaskuläre Lues) und Neurolues. Die Frühlues (Lues mit einer Dauer von <1 Jahr) wird mit 14 Tagen und die Spätlues (Lues mit einer Dauer von >1 Jahr) wird 21 Tage mit Penizillin behandelt. Bei Neurolues wird eine Behandlungsdauer von 21 Tagen, gelegentlich auch 28 Tagen vorgeschlagen.

Tabelle 4.2. Klinische Stadien der Lues und serologische Untersuchungsbefunde

Klinisches Stadium	Methoden			
	Nichttreponemale Seroreaktion VDRL, RPRC	Treponemale Seroreaktion		
		TPHA	IgG-FTA-ABS	19S-IgM-FTA-ABS
Unbehandelte Frühsyphilis: Lues I seronegativa	Nicht reaktiv	Schwach reaktiv bis reaktiv	Schwach reaktiv bis reaktiv	Reaktiv
Unbehandelte Frühsyphilis: Lues I seropositiva	Reaktiv, Titeranstieg	Reaktiv	Reaktiv	Reaktiv
Unbehandelte Frühsyphilis: Lues II und Reinfektion	Reaktiv, hohe Titer	Reaktiv	Reaktiv	Reaktiv
Unbehandelte Spätsyphilis: Lues III, Neurosyphilis,	Reaktiv bis nichtreaktiv (30%), hohe bis niedrige Titer	Reaktiv	Reaktiv	Reaktiv bis nichtreaktiv (10%)
Unbehandelte Lues connata, Lues connata praecox, Lues connata tarda	Reaktiv mit gleich hohem oder höherem Titer als bei der Mutter	Reaktiv	Reaktiv	Reaktiv
Ausreichend behandelte Frühsyphilis: Lues I	Nicht reaktiv bis reaktiv	Reaktiv	Reaktiv	Nichtreaktiv (nach 3–6 Monaten)
Ausreichend behandelte Frühsyphilis: Lues II	Nicht reaktiv bis reaktiv	Reaktiv	Reaktiv	Nichtreaktiv (nach 6–18 Monaten)
Ausreichend behandelte Spätsyphilis: Lues III	Nicht reaktiv bis reaktiv	Reaktiv	Reaktiv	Nichtreaktiv (nach 12–24 Monaten)
Ausreichend behandelte Neurolues	Nicht reaktiv bis reaktiv	Reaktiv	Reaktiv	Nichtreaktiv
Ausschluß einer angeborenen Syphilis beim Neugeborenen, diaplazentar übertragene IgG-Antikörper	Reaktiv, gleich hohe Titer wie die Mutter, jedoch absinkende Titer	Reaktiv	Reaktiv	Nichtreaktiv
Lues connata praecox	Reaktiv	Reaktiv	Reaktiv	Reaktiv
Unbehandelte Reinfektion mit oder ohne klinische Symptomatik	Reaktiv, Titeranstieg	Reaktiv	Reaktiv	Reaktiv, Titeranstieg

Therapie der Frühsyphilis

Standardtherapie. Behandlung mit Clemizol-Penizillin.

Präparat. Clemizol-Penizillin i.m. „Grünenthal" (1 Flasche enthält 1 Mio. IE Clemizol-Penizillin).

Dosierung. Tgl. 1 Mio. IE (1 Amp.) i.m.

Behandlungsdauer. 14 Tage. Die tägliche Injektionsbehandlung darf nicht unterbrochen werden. Bereits bei zweitägiger Unterbrechung sind Therapieversager möglich.

Nebenwirkungen. Gelegentlich kann durch die sedierende Wirkung von Clemizol die Verkehrssicherheit der Patienten beeinträchtigt werden. Versehentliche intravasale Injektion kann ein Hoigné-Syndrom auslösen.

Kontraindikationen. Penizillinallergie.

Alternativempfehlung. Behandlung mit Benzyl-Penizillin-Benzathin.

Präparat. Tardocillin-1200-Suspension zur i.m.-Injektion (1 spritzfertige Amp. enthält 1,2 Mio. IE Benzylpenizillin-Benzathin und 0,08 g Tolycain-HCl).

Dosierung. Wegen der starken resorptionsverzögernden Wirkung von Benzathin genügt einmal wöchentlich eine i.m.-Injektion von 2 Amp. (2,4 Mio. IE Benzylpenizillin-Benzathin).

Behandlungsdauer. Am 1. und 8. Tag der Behandlung i.m.-Injektion von je 2 Amp. Tardocillin 1200 (in die rechte und linke Gesäßhälfte). Auch alleinige Einzeitbehandlung mit 2,4 Mio. IE Benzylpenizillin-Benzathin i.m. ist möglich; diese Indikation kann sich besonders bei Durchreisenden und unzuverlässigen Patienten ergeben.

Kontraindikationen. Penizillinallergie oder/und Tolycainallergie. Nicht indiziert bei Neurolues.

Besonderheiten. Auf ausführliche Allergieanamnese ist Wert zu legen. Wegen der Möglichkeit anaphylaktischer Zwischenfälle sollte bei einer Therapie mit intramuskulären Penizillininjektionen eine entsprechende Notfallausrüstung vorhanden sein. An die Möglichkeit einer Jarisch-Herxheimer-Reaktion ist zu denken.
Perorale Syphilisbehandlung mit Penizillin kann wegen der Möglichkeit der unregelmäßigen Einnahme und der schwer kontrollierbaren Resorption nicht empfohlen werden.

Behandlungsalternative bei Penizillinallergie

Bei Penizillinallergie oder begründetem Verdacht wird Tetrazyklin oder Erythromycin empfohlen. Über die Wirksamkeit anderer Antibiotika bestehen nicht genügend Erfahrungen. Gegenüber Streptomycin und Gentamycin ist Treponema pallidum nicht empfindlich.

Tetrazykline

Substanz. Tetrazyklin-HCl

Präparate. Achromycin 500 Filmtabletten, Hostacyclin 500 Filmtabletten, Tetracyclin-Heyl 500 Filmtabletten, Tetracyclin Wolff 500 Kapseln, Tetralution 500 Kapseln.

Dosierung. Oral 500 mg exakt alle 6 h (2,0 g/tgl.) ohne Unterbrechung. Da die Tetrazyklinabsorption aus dem Gastrointestinaltrakt durch Kalzium, Magnesium, Aluminium und Eisen in Nahrungsmittel (Milchprodukten) beeinflußt wird, sollten die Kapseln entweder 1 h vor oder 2 h nach den Mahlzeiten eingenommen werden.

Behandlungsdauer. 15 Tage

Doxizyklin

Präparate. Doxy-Wolff 100 Filmtabletten, Vibramycin Tabs Tabletten oder andere Präparate.

Dosierung. Oral 100 mg alle 12 h (200 mg tgl.) ohne Unterbrechung.

Behandlungsdauer. 15 Tage

Kontraindikationen. Eine Tetrazyklintherapie ist bei der Behandlung von Lues während der Schwangerschaft und bei Lues connata praecox wegen möglicher Nebenwirkungen auf Knochen und Zahnbildung sowie Zahnverfärbung beim Kind sowie bei Tetrazyklinallergie kontraindiziert.

Erythromycin

Die orale Behandlung setzt wegen der bei Erythromycin vorkommenden gastrointestinalen Nebenwirkungen ein hohes Maß an Zuverlässigkeit voraus. Von den Erythromycinderivaten ist Erythromycinäthylsuccinat besonders gut verträglich. Erythromycinestolat sollte nicht verordnet werden. Neuere Makrolidpräparate sind Clarithromycin und Roxithromycin. Sie sind wesentlich besser magenverträglich als die bisherigen Erythromycinderivate. Kontrollierte Studien für diese Indikation liegen noch nicht vor.

Präparate. Ery-Diolan 500 Filmtabletten, Erythrocin 500 Neo Filmtabletten Klacid, Rulid oder andere Präparate.

Dosierung. Oral Erythromycin 500 mg, Clarithromycin 150 mg oder Roxithromycin 150 mg exakt alle 6 h ohne Unterbrechung.

Behandlungsdauer. 15 Tage

Kontraindikationen. Die bei Tetrazyklin gefürchtete Nebenwirkung auf Knochen und Zahnbildung während der Schwangerschaft und bei Kindern entfällt bei Erythromycinen.

Intravenöse Therapie

Gegebenenfalls kann die Therapie intravenös (100 mg Doxyzyklin 2mal tgl.) oder 500 mg Erythromycinlaktobionat (Erythrocin, 0,5 g i.v. 4mal tgl.), jeweils für 15 Tage unter stationären Bedingungen erfolgen. Ausreichende Erfahrungen mit der parenteralen Behandlungsalternative liegen nicht vor.

Therapie der Spätsyphilis

Standardtherapie. Behandlung mit Clemizol-Penizillin G.

Präparat. Clemizol-Penicillin i.m. „Grünenthal".

Dosierung. Täglich 1 Mio. IE (1 Amp.)

Behandlungsdauer. 21 Tage

Alternativempfehlung. Behandlung mit Benzylpenizillin-Benzathin.

Substanz. Benzylpenizillin-Benzathin

Präparat. Tardocillin 1200 Suspension zur i.m.-Injektion.

Dosierung. Intramuskuläre Injektionsbehandlung mit 2,4 Mio. IE Benzylpenizillin-Benzathin (=2 Ampullen) 3mal im Abstand von 7 Tagen.

Kontraindikationen. Penizillin- oder Tolycainallergie.

Therapie der Neurosyphilis

Stationäre Behandlung ist erforderlich. Kombinierte Infusions- und Injektionsbehandlung.
Penizillin-G-Infusionen 6mal 5 Mio. IE tgl. für 10 Tage, anschließend Clemizol-Penizillin i.m. 1 Mio. IE für 21 Tage.
Bei neurologischen Nebenwirkungen des Penizillins kann die tägliche Penizillindosis auf 6mal 2 Mio. IE reduziert werden.
Behandlungsalternative bei Penizillinallergie: intravenöse Injektionsbehandlung mit 100 mg Doxyzyklin 2mal tgl. für 30 Tage. Größere Erfahrungen liegen mit dieser Therapie allerdings nicht vor. Aufgrund seiner ungenügenden Liquorgängigkeit ist Erythromycin zur Therapie der Neurosyphilis nicht geeignet.

Luestherapie in der Schwangerschaft

Bei Feststellung einer Lues in der Schwangerschaft sollte sofort behandelt werden. Mittel der Wahl ist Penizillin, da es die Plazentaschranke überschreitet und der kindliche Organismus daher intrauterin behandelt wird.
Schwangere Frauen sollten nach abgeschlossener ausreichender Luestherapie monatlich mit nichttreponemalen quantitativen Luesreaktionen (Verlaufskontrollreaktionen mit dem VDRL-Test) für den Rest der Schwangerschaft überwacht werden. Steigt der Titer über 4 Stufen an, ist die Behandlung zu wiederholen. Nach der Geburt werden Mutter und Kind serologisch mit dem 19S-IgM-FTA-ABS-Test kontrolliert. Bei ausreichender Therapie der Mutter vor ihrer Schwangerschaft braucht während der Schwangerschaft keine Sicherheitsbehandlung durchgeführt werden, solange die nichttreponemalen serologischen Reaktionen in ihrem Titer unverändert bleiben.

Neugeborenes. Sofort nach der Geburt wird ein 19S-IgM-FTA-ABS-Test im *Nabelschnurblut* empfohlen. Er ist bei ausreichender Therapie der Mutter nichtreaktiv; die von der Mutter übertragenen nichttreponemalen und treponemalen IgG-Antikörper verschwinden spontan innerhalb von etwa 3 Monaten. Bei Nachweis von IgM-Antikörpern muß behandelt werden.

Neugeborene mit normalen Liquorbefunden

Ist der Verdacht auf eine Lues connata praecox beim Neugeborenen durch klinische und serologische Untersuchung gegeben und sind die Liquorbefunde normal, so genügt eine einmalige Behandlung mit Benzylpenizillin-Benzathin (Tardocillin 1200) in einer Dosierung von 50000 IE/kg KG i.m.

Kontraindikationen. Bei Penizillinunverträglichkeit muß auf Erythromycin ausgewichen werden. Tetrazykline sind kontraindiziert.

Neugeborene mit pathologischen Liquorwerten

Wasserlösliches Penizillin G (verschiedene Handelspräparate) 50000 IE/kg KG i.m. oder i.v. tgl., auf 2 Dosen verteilt, für 14 Tage, oder wasserlösliches Prokainpenizillin G mit Penizillin-G-Natrium (verschiedene Handelspräparate) 50000 IE/kg KG i.m. tgl. für mindestens 14 Tage.
Bei konnataler Lues, die erst nach der Neonatalperiode bekannt wird, gelten die gleichen Medikamentendosen wie bei Neugeborenen mit Lues connata.
Darauf folgt die Empfehlung, den VDRL-Test als serologische Verlaufskontrollreaktion 3, 6 und 12 Monate sowie jährlich über 5 Jahre nach Therapie einer Lues durchzuführen. Die Ausheilung einer Lues kann 1–2 Jahre nach Therapieende durch einen nichtreaktiven 19S-IgM-FTA-ABS-Test bestätigt werden. Bei Lues connata größerer Kinder braucht die Dosis nicht die für die Lues bei Erwachsenen geltenden therapeutischen Dosen zu überschreiten.

Sollte bei konnataler Lues jenseits der Neonatalperiode eine Penizillinbehandlung wegen Allergie nicht möglich sein, wird Erythromycin entsprechend dem Körpergewicht verordnet, jedoch in den für Erwachsene gültigen Dosen. Bei Kindern unter 8 Jahren dürfen Tetrazykline nicht verabreicht werden.

Lues connata tarda

Die Therapie entspricht derjenigen bei Spätsyphilis.

Serokontrollen

Jeder Patient, der wegen einer Lues behandelt wurde, sollte 3, 6, 12 Monate und dann einmal jährlich für weitere 4 Jahre nach Abschluß der Therapie mit quantitativen nichttreponemalen Verlaufskontrollseroreaktionen (VDRL-Test) nachuntersucht werden. Wurden anstelle von Penizillin Ausweichpräparate gewählt, sollten die klinischen und serologischen Kontrollen besonders sorgfältig sein (einschließlich Liquoruntersuchungen). Die nichttreponemalen Seroreaktionen können 8–12 Monate benötigen, um abfallende Titer erkennen zu lassen. Je älter die Lues, desto langsamer, wenn überhaupt, kommt es zu einer Normalisierung dieser Seroreaktionen. Patienten mit Neurolues werden länger, mindestens 3 Jahre lang in kürzeren Abständen, dann alle 6 Monate nachkontrolliert, einschließlich regelmäßiger Liquorkontrollen. Die Ausheilung einer Lues kann 1–2 Jahre nach Therapieende durch einen nichtreaktiven 19S-IgM-FTA-ABS-Test bestätigt werden.

Behandlung von Sexualpartnern

Sexualpartner sollten möglichst sofort untersucht werden. Es besteht ein hohes Infektionsrisiko sowie die Möglichkeit einer noch nicht manifesten Syphilis. Klinische und serologische Kontrolle sollte nach etwa 6 Wochen erfolgen. Eine prophylaktische Mitbehandlung des Partners kann erfolgen, wenn dieser nach sorgfältiger Aufklärung und Abwägung des Therapierisikos zustimmt und die Behandlung der Möglichkeit wiederholter Kontrolluntersuchungen vorzieht.

Empfehlungen in den USA

Das Centers for Disease Control und Prevention (CDC) hat in den *1993 Sexually Transmitted Diseases Treatment Guidelines* Empfehlungen für Lues I und Lues II gegeben, die von den Empfehlungen der Deutschen Gesellschaft zur Bekämpfung der Geschlechtskrankheiten e.V. etwas abweichen.

Lues I und Lues II: Für Erwachsene Benzylpenizillin-Benzathin G 1,4 Mio. IE i.m. als Einmaldosis. Für Kinder wird ebenfalls Benzylpenizillin-Benzathin G 50000 IE/kg KG i.m. als Einmaldosis empfohlen.
Zur Behandlung von Lues latens seropositiva mit einer Bestandsdauer von <1 Jahr: Benzylpenizillin-Benzathin G 2,4 Mio. IE i.m. als Einmaldosis.
Zur Behandlung von Lues latens seropositiva mit einer Bestandsdauer von >1 Jahr oder unbekannter Dauer: Benzylpenizillin-Benzathin 7,2 Mio. IE i.m. Gesamtdosis verabfolgt in 3 geteilten Dosen zu 2,4 Mio. IE i.m. pro Woche.
Bezüglich weiterer Einzelheiten bei Neurosyphilis, Syphilis bei HIV-infizierten Patienten, Syphilis in der Schwangerschaft, Lues connata, Patienten mit einer Anamnese für Penizillinallergie etc. wird auf die ausführlichen Darstellungen (MMWR 1993) hingewiesen.

Gesetzliche Meldepflicht

Nach dem Gesetz zur Bekämpfung der Geschlechtskrankheiten ist jede Lues dem zuständigen Gesundheitsamt zu melden. Es handelt sich hierbei um eine statistische Meldung ohne Namensnennung. Namentliche Meldung sieht das Gesetz zur Bekämpfung der Geschlechtskrankheiten nur dann vor, wenn sich der Patient der Behandlung entzieht und eine Gefahr für seine Umwelt bedeutet. Die Meldung der konnatalen Syphilis muß stets mit Namensnennung erfolgen, da diese Form der Syphilis zusätzlich nach dem Bundesseuchengesetz meldepflichtig ist.

Frambösie

Synonyme. Yaws, pian, Buba, Parru, Parangi

Definition. Nichtvenerische, nichtkonnatale, ansteckende, chronische, der Syphilis verwandte Treponematose, die durch drei Stadien gekennzeichnet ist: ein initiales Ulkus oder Granulom (mother yaw), eine frühe nichtdestruktive und eine späte destruktive Phase mit Haut-, Knochen- und Periostveränderungen. Späte Manifestationsformen führen zu schweren körperlichen Behinderungen.

Erreger. Treponema pertenue (Castellani 1905). Morphologisch mit Treponema pallidum identisch. Es besteht eine gewisse Kreuzimmunität zwischen Syphilis und Frambösie. Patienten mit Frambösie weisen eine partielle Immunität gegenüber Lues auf, während Patienten mit Lues sich kaum mit Frambösie infizieren können.

Epidemiologie. Ausbreitungsgebiete der Frambösie sind die Tropen zwischen dem Wendekreis des Krebses und des Steinbocks, einschließlich Karibik, tropisches Amerika, Äquatorialafrika, Indien, Sri Lanka, Malaysia, Indonesien, Thailand, Kambodscha, Vietnam, Nordaustralien, Philippinen und einige Südpazifikinseln. Es wird geschätzt, daß etwa 50 Mio. Menschen an Frambösie leiden. Frambösie ist, im Gegensatz zu Syphilis, die vorwiegend in Stadtgebieten vorkommt, eine Erkrankung in ländlichen Regionen mit niedrigem Lebensstandard. Feuchtigkeit und Hitze begünstigen die Ausbreitung. „Frambösie beginnt, wo die Straßen aufhören." Obwohl Syphilis und Frambösie sehr viele Gemeinsamkeiten aufweisen, bestehen deutliche klinische und epidemiologische Unterschiede. Frambösie ist keine Geschlechtskrankheit und kommt nicht konnatal vor. Sie befällt vorwiegend Kinder und führt im Tertiärstadium nicht zu zentralnervöser oder kardiovaskulärer Beteiligung. Der Primäraffekt bei Frambösie lokalisiert sich gewöhnlich extragenital.

Die Übertragung erfolgt von Mensch zu Mensch durch unmittelbaren Kontakt. Übertragung durch die Fliege *Hippelates pallipes* wird diskutiert, ist aber nicht bewiesen.

Klinik. Einteilung in drei Stadien.

Primärstadium. Nach etwa dreiwöchiger Inkubationszeit tritt ein Primäraffekt irgendwo an der Haut auf, vorwiegend jedoch an den Unterschenkeln unmittelbar unter dem Knie. Mütter können von ihren Kleinkindern an jeder Körperstelle, wo es zu direktem Kontakt kommt, infiziert werden; ebenso werden Kleinkinder von ihren erkrankten Müttern vorwiegend in der Mundumgebung infiziert. Dieser Mutterherd *(mother yaws)* ist eine entzündlich-infiltrierte Papel oder eine Gruppe von Papeln, die rasch in ein *Ulkus* übergeht, das sich papillomatös vegetierend, frambösiform (framboise = Himbeere) entwickelt. Er ist im Unterschied zu einem syphilitischen Primäraffekt weich und kann relativ groß werden. Das Ulkus weist reichlich Sekretion auf, die reich an Treponema pertenue ist. Die Erreger sind leicht im Dunkelfeld nachweisbar. Regionale *Lymphknotenschwellung* kommt bei der Mehrzahl der Patienten vor. Die Lymphknoten sind diskret oder groß, hart, schmerzlos und schmelzen nicht ein. Allgemeinsymptome wie Fieber oder Gelenkschmerzen kommen vor. Der Mutterherd persistiert für mehrere Monate und heilt mit atrophischer hypo- oder hyperpigmentierter Narbe ab.

Sekundärstadium. Etwa 3–12 Monate nach Infektionsbeginn treten fleischfarbene, himbeerartige papulöse und ulzerierende granulomatöse Veränderungen auf *(Frambösiome, daughter yaws, Pianome)*, die sehr erregerreich sind. Ihre disseminierte Verteilung ist gewöhnlich symmetrisch. Zwei klinische Verlaufsformen werden beobachtet, ein größerer Effloreszenztyp ähnlich dem Mutterherd *(makropapulöse Variante)* und ein kleinerer Effloreszenzentyp *(mikropapulöse Variante)* mit miliaren, follikulären lichenoiden Papeln. Seltene Erscheinungen sind makulöse Eruptionen *(Frambösieroseola)* und dyschromische Formen mit schuppender Oberfläche. Charakteristisch ist die Erkrankung von Handflächen und Fußsohlen mit Keratodermien. Rhagaden, Schuppung und Schmerzhaftigkeit führen zu einem eigenartigen Gang der Patienten, meist Kleinkindern, der als *crab yaws* bezeichnet wird. Weitere Sonderformen im Sekundärstadium weisen Klavi an Fußsohlen und Paronychien an Fingern und Zehen auf.

Ebenso charakteristisch ist Knochenbeteiligung bei Frambösie, die bei Kindern die erste Manifestation der Erkrankung darstellen kann. Knochen- und Periosterkrankung führen zu schmerzhafter Schwellung. Im Gegensatz zu Syphilis ist Schleimhautbeteiligung sehr selten, ebenso Polyskleradenitis.

Allgemeinsymptome äußern sich in Fieber, Kopfschmerzen und nächtlichen Knochenschmerzen.

Rezidive der mikro- oder makropapulösen Effloreszenzen sind häufig, bestehen monatelang und heilen unter Pigmentverschiebung ab.

Tertiärstadium. Das späte Tertiärstadium entwickelt sich bei unbehandelter oder unzureichend behandelter Frambösie aber nicht notwendigerweise. Gelegentlich kann die Latenzphase mehrere Jahre betragen. Kinder ab 5 Jahren können bereits das Tertiärstadium aufweisen. Haut, Knochen, Gelenke, aber nicht das Zentralnervensystem oder das kardiovaskuläre System sind betroffen. Ulzerationen oder Vernarbungen sowie Kontrakturen stehen im Vordergrund. 7 Manifestationsformen kennzeichen das Tertiärstadium:

Nodöse oder tuberkuloide Veränderungen (Pianide). Etwa 8–10 an der Hautoberfläche gelegene Knoten bilden bogenförmig angeordnete Plaques.

Gummen. Sie treten vorwiegend an den Beinen auf. Sie manifestieren sich als solitäre, harte, zunächst verschiebliche, später verbackene, schmerzlose, tief subkutan liegende Knoten, die ulzerieren oder sezernieren.

Spätkomplikationen sind Knochenusuren und Ankylosen.

Palmoplantare Keratodermien. Schmerzhafte hyperkeratotisch-rhagadiforme, unscharf begrenzte Veränderungen, oft mit kleinen kraterförmigen Einsenkungen in der Hornschicht und keratotischen Papeln (*Keratoderma punctatum*).

Osteoartikuläre Veränderungen. Periostitis, Osteitis und gummöse Osteoperiostitiden sind wichtige Komplikationen, vorwiegend an den langen Röhrenknochen (Tibia, Radius, Ulna), häufig mit Beteiligung der darüber liegenden Haut. Eine Säbelscheidentibia kann vorkommen.

Gangosa. Dies ist eine besonders augenfällige Mutilation der zentralen Gesichtspartien mit Beteiligung von Knochen, Knorpel und Schleimhaut. Obwohl Zunge und Stimmbänder nicht befallen sind, entsteht eine eigenartige nasale Sprache, daher der Ausdruck Gangosa (spanisch = dumpfe Stimme) durch *mutilierende Rhinopharyngitis*.

Goundou oder *Gundu* (Rhinopharyngitis mutilans). Exostosen von Nasenbein und angrenzenden Kieferknochen bis zu gigantisch sich vorwölbenden, das Sehen beeinträchtigende Formen.

Juxtaartikuläre Knoten (Nodositates juxtaarticulares). Feste runde, unterschiedlich große Knoten, vorwiegend an Knie, Ellenbogen, Fuß- und Handgelenk. In Brasilien wurden juxtaartikuläre Knoten trotz häufigen Frambösievorkommens nicht gesehen. Ihre Beziehung zur Frambösie wird deshalb von manchen Autoren bezweifelt.

Diagnose. Bei entsprechender geographischer Lokalisation klinisch aus den Effloreszenzen. Erregernachweis und serologische Verfahren wie bei Syphilis.

Differentialdiagnose. Bei initialen Veränderungen: vegetierende Pyodermie, atypische Mykobakterieninfektionen, Tuberkulosen der Haut, vegetierende Karzinome (in den Tropen häufig), Syphilis, frambösiforme Leishmaniose, Tungiasis (Honigwabenplaques), impetiginisierte Skabies. Bei Spätmanifestationsformen: Syphilis, Lepra, mukokutaner Leishmaniose, Tuberkulose, Pinta.

Therapie. Penizillin wirkt kurativ. Penizillin (Penizillin-G-Natrium-Prokainpenizillin) $6 \cdot 10^5$ IE (jeden 2. Tag 4mal) oder eine Einmalinjektion von $2,4 \cdot 10^6$ IE Benzathin-Benzylpenizillin oder PAM (Penizillin-aluminiummonostearat; dieses Präparat ist nicht in allen Ländern erhältlich). Präventivbehandlung mit Penizillin hat sich bewährt und wird von der WHO empfohlen.

Pinta

Synonyme. Mal del pinto, Carate, Cute, Cativa

Definition. Endemische, nichtvenerische ansteckende Treponematose (*Treponema carateum*) mit Hauterscheinungen, die zu auffälligen Depigmentierungen führen.

Endemische Syphilis

Synonyme. Bejel (Syrien, Irak und andere arabische Länder), Sklerljevo (Jugoslawien), Njovera (Rhodesien), Dichuchewa und Rewan (Afrika)

Definition. Endemische, nichtvenerische Syphilis, die in abgegrenzten Bevölkerungsgebieten vorkommt. Die endemische Syphilis verläuft wie die venerisch übertragene Syphilis, erinnert aber teilweise an Frambösie. Der Primäraffekt fehlt häufig. An der Mund-, Anal-, und Genitalschleimhaut kommen in der Sekundärphase Plaques, an Haut und Knochensystem destruktive Veränderungen vor. Endemische Syphilis wie auch die Frambösie führen selten zu Lues connata; dies könnte dadurch erklärt werden, daß im geschlechtsreifen Alter die Erkrankung bereits lange genug zurückliegt, so daß gesunde Kinder geboren werden.

Borrelia-burgdorferi-Infektionen

Synonyme. Lyme-Borreliose, Erythema-migrans-Borreliose, Schildzeckenborreliosen

Definition. Die *Borrelia-burgdorferi*-Infektionen sind Antropozoonosen, die weltweit, hauptsächlich jedoch in den gemäßigten Klimazonen der nördlichen Hemisphäre beobachtet werden. Im Hinblick auf unterschiedliche Schweregrade und Organmanifestationen der Erkrankung läßt sich eine europäische Erythema-migrans-Borreliose von einer nordamerikanischen Variante der Erkrankung (Lyme-Borreliose) unterscheiden. Der Erreger ist eine 1981 entdeckte, als *Borrelia (B.) burgdorferi* bezeichnete und gewöhnlich von Schildzecken der Gattung *Ixodes* übertragene Spirochäte. Bis heute sind 4 Subtypen (Genospezies) des Erregers (*B. burgdorferi* sensu stricto, *B. garinii*, *B. afzelii* und *B. japonica*) bekannt. Die Krankheit selbst zeigt einen sehr variablen Verlauf mit möglichen Entzündungsvorgängen an nahezu allen Organen, bevorzugt jedoch an der Haut, dem Nervensystem, den Gelenken und dem Herzmuskel. Nach Steere lassen sich 3 Stadien der gewöhnlich schubweise fortschreitenden Erkrankung unterscheiden. Einem auf die Haut beschränkten (lokalisierten) Stadium I können ein Stadium II der disseminierten Infektion, schließlich ein Stadium III der chronischen Infektion folgen. Als charakteristische Hautmanifestation des Stadium I gilt das Erythema migrans (EM), während die Acrodermatitis chronica atrophicans (ACA) dem Stadium III zugeordnet wird. Ein Borrelienlymphozytom (BL Lymphadenosis cutis benigna) kann sich prinzipiell in jedem der 3 Stadien entwickeln, tritt jedoch am häufigsten im Stadium II im Bereich des Zeckenstiches auf.

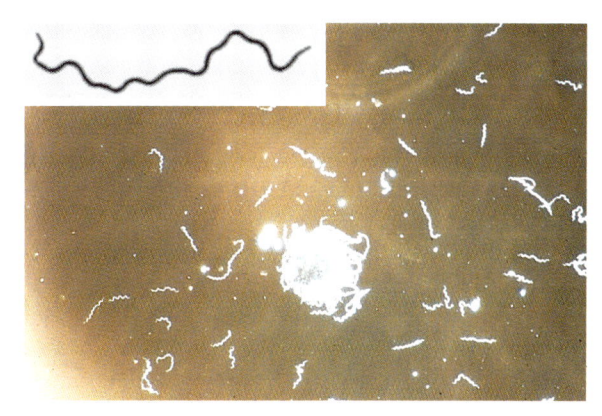

Abb. 4.35. *Borrelia burgdorferi*

Epidemiologie. Die Übertragung der *Borrelia-burgdorferi-Infektion* ist an Vektoren gebunden. Hauptvektoren sind Schildzecken des Genus *Ixodes* wie *Ixodes ricinus* in Europa, *Ixodes persulcatus* in Asien, *Ixodes scapularis* und *Ixodes pacificus* in den USA. Mit regionalen Unterschieden beherbergen 4–60% dieser Zecken *B. burgdorferi* in ihrem Mitteldarm. Nicht nur die ausgewachsenen Zecken, sondern auch die vorausgehenden Entwicklungsstadien, vornehmlich die Nymphen, selten die Larven, können den Erreger übertragen. Hierzu ist allerdings ein längerer Saugakt erforderlich. Der Stich selbst bleibt wegen seiner Schmerzlosigkeit und der sogar im vollgesogenen Zustand nur geringen Größe insbesondere von Larven und Nymphen häufig unbemerkt.

Ixodes ricinus, auch als Holzbock oder Schafzecke bezeichnet, ist in den Wald- und Weidegebieten ganz Europas einschließlich Südskandinaviens, Irlands, Großbritanniens, der ehemaligen europäischen Sowjetunion bis zum Kaspischen Meer, Nordirans und einiger nordafrikanischer Länder wie Algerien und Marokko heimisch. Zu den über 200 natürlichen Wirtstieren und Infektionsquellen der Zecken zählen kleine Nager (insbesondere für Larven und Nymphen) sowie Schalentiere (für adulte Zecken). Darüber hinaus tragen Vögel zu Verbreitung infizierter Zecken bei. Auch durch Nutz- und Haustiere wie Rinder, Schafe, Katzen und Hunde gelangen die Zecken in das Umfeld des Menschen. Entsprechend der mit zunehmender Erwärmung im März oder April einsetzenden und bis in den November hin andauernden Stechaktivität der Zecken treten akute Erkrankungen vorwiegend im Sommerhalbjahr, beginnend im späten Frühjahr bis in den späten Herbst hinein, auf.

Als passagere Vektoren und gelegentliche Überträger von *Borrelia burgdorferi* kommen neben den Schildzecken auch stechende Insekten wie Mücken und Stechbremsen, beispielsweise *Stomoxys calcitrans*, in Betracht. Dies geht sowohl aus exakten Angaben von Patienten wie aus dem fluoreszenzoptischen Nachweis von *B. burgdorferi* in verschiedenen blutsaugenden Insekten hervor.

Erreger. *B. burgdorferi* sensu lato (= Sammelbegriff für die 4 heute bekannten Genospezies) gehört zur Gattung *Borrelia* innerhalb der Familie der *Spirochaetaceae*. Zu dieser Gattung zählen weitere humanpathogene Borrelien wie der Erreger des Läuserückfallfiebers, *B. recurrentis,* und die Erreger der von Lederzecken übertragenen afrikanischen Zeckenrückfallfiebererkrankungen. Es handelt sich um schraubenförmige Mikroorganismen mit schlängelnden oder korkenzieherartig rotierenden Bewegungen um die Längsachse. Die Länge variiert zwischen 4 und 30 µm, die Breite zwischen 0,2 und 0,4 µm. Wie bei allen Spirochäten wird ein innerer Protoplasmazylinder von einer Zytoplasmamembran umhüllt. Um diesen winden sich in der Längsrichtung 7–11 im Subterminalbereich ansetzende periplasmatische Flagellen (Axialfilamente). Sie werden eingeschlossen von einer äußeren Hüllenmembran. *B. burgdorferi* ist mikroaerophil und benötigt zur Vermehrung u.a. Glukose, N-Azetylglukosamin und langkettige Fettsäuren. In einer komplex zusammengesetzten serumhaltigen Nährlösung, dem Barbour-Stoenner-Kelly-(BSK-)-Medium, beträgt die Generationszeit zwischen 8 und 24 h. Borrelien sind gramnegativ und lassen sich mit nahezu allen Anilinfarben, im Gewebe mit Silberimprägnationstechniken, aus Blut oder Kulturmedium auch nativ im Dunkelfeld oder Phasenkontrastmikroskop darstellen. *B. burgdorferi* besitzt ein lineäres Chromosom und zwischen 4 und 9 lineäre und zirkuläre Plasmide aus extrachromosomaler DNS. Bis auf Plasmide, welche die Ausbildung der Oberflächenproteine OspA, OspB, OspC und OspD kodieren, ist ihre Funktion unbekannt. Die Beobachtung, daß der Verlust eines lineären, OspC-kodierenden Plasmids im Verlauf wiederholter Kulturpassagen mit dem Verlust der Infektiosität von *B. burgdorferi* einhergeht, läßt vermuten, daß dieses Plasmid für die Virulenz des Erregers wesentliche Eigenschaften kodiert. Auch temperente, in das Genom integrierte Bakteriophagen, wie sie sowohl in dem ursprünglichen Zeckenisolat als auch in Hautisolaten nachgewiesen wurden, könnten Virulenzfaktoren darstellen. Grundsätzlich zeichnen sich insbesondere die europäischen Isolate von *B. burgdorferi* durch eine erhebliche antigenetische Variabilität aus. Durch Gensequenzanalyse lassen sich heute 4 Subspezies der von Schildzecken übertragenen *Borrelia burgdorferi sensu lato* unterscheiden. Die in Nordamerika vorherrschende Genospezies ist *Borrelia burgdorferi sensu stricto*. In Mitteleuropa wurde bei Hautborreliosen vorwiegend (bei ACA ausschließlich) eine vorläufig als *Borrelia afzelii* bezeichnete Spezies identifiziert, während bei neurologischen Manifestationen wie dem Bannwarth-Syndrom vorrangig eine 3. Spezies — *Borrelia garinii* — gefunden wird. Verbreitung und Pathogenität der in Japan aus Schildzecken der Spezies *Ixodes ovatus* gewonnenen Genospezies *B. japonica* sind noch ungeklärt.

Klinische Manifestationen. Wie die Syphilis zeichnet sich auch die *Borrelia-burgdorferi-Infektion* durch eine große Vielfalt möglicher Krankheitsmanifestationen an nahezu jedem Organsystem aus. Generell wird in Nordamerika gewöhnlich ein schwererer Verlauf, häufig mit deutlichen Anzeichen einer systemischen Infektion, multiplen Erythemata migrantia und Arthritiden beobachtet, als dies bei der Mehrzahl der europäischen Patienten der Fall ist. Andererseits tritt die Acrodermatitis chronica atrophicans als die in Europa seit 1883 bekannte und anscheinend an den Erreger *B. afzelii* gebundene Organmanifestation nur sehr selten in Amerika auf. Man kann im Ablauf der Infektion eine akute Frühphase von einer chronischen Spätphase oder auch – in Analogie zur Syphilis – 3 Stadien unterscheiden.

Die typische, gewöhnlich zwischen 3 und 14 Tagen nach dem Zeckenbiß auftretende und von Steere als Leitsymptom der Erkrankung hervorgehobene lokale Manifestation des

Stadium I ist das *Erythema chronicum migrans*. Als solitäre Hautveränderung oder auch im Zentrum eines Erythema migrans kann ein *Borrelienlymphozytom (Lymphadenosis cutis benigna)* entstehen. Selten entwickeln sich spätere Krankheitserscheinungen auch ohne vorausgehendes Erythema migrans. Die Hautveränderung kann spontan abheilen, ohne daß weitere Symptome auftreten.

Im **Stadium II** der disseminierten Infektion sind folgende Organmanifestationen möglich:

Haut
Sekundäre ringförmige Eritheme
Borrelienlymphozytom
Periorbitale und Wangenerytheme
Diffuse und urtikarielle Erytheme
Pannikulitis

Bewegungsapparat
Wandernde Schmerzen in Gelenken, Sehnen, Schleimbeuteln, Muskeln, Knochen
Kurzdauernde Arthritisattacken
Myositis
Osteomyelitis

Nervensystem
Meningitis
Meningoradikuloneuritis
Diskrete Enzephalitis
Mononeuritis multiplex

Lymphatisches System
Regionale oder generalisierte Lymphknotenschwellungen
Milzvergrößerung

Herz
AV-Block
Myoperikarditis
Pankarditis

Augen
Konjunktivitis
Selten: Iritis, Chorioiditis, Netzhautblutung oder -ablösung
Panophthalmitis

Leber
Hepatitis, auch rezidivierend

Respirationstrakt
Rachenentzündung
Trockener Reizhusten
ARDS-Syndrom (acute respiratory distress syndrome)

Urogenitaltrakt
Mikroskopische Hämaturie
Proteinurie
Selten: Orchitis

Allgemeinbefinden
Krankheitsgefühl, Abgeschlagenheit
Kopf- und Nackenschmerzen
Fieber

Die Krankheitserscheinungen sind meist nur von kurzer Dauer. Sie können spontan abklingen oder auch rezidivieren.

Stadium III. Monate bis Jahre nach dem Einsetzen der Infektion können chronisch-persistierende Erkrankungen folgender Organe auftreten:

Haut
Acrodermatitis chronica atrophicans
Zirkumskripte Sklerodermien (?)
Lichen sclerosus et atrophicus (?)

Bewegungsapparat
Anhaltende Arthritisattacken
Chronische Arthritis
Periostitis
Gelenkluxationen bei ACA

Nervensystem
Chronische Enzephalomyelitis mit spastischen Paraparesen
ataktischen Gangstörungen, diskreten mentalen Störungen
Abgeschlagenheit (chronisches Erschöpfungssyndrom)
chronische axonale Polyradikulopathie
Selten: Demenz

Augen
Keratitis

Infektionen während der Schwangerschaft. Ebenso wie *Treponema pallidum* und die Rückfallfieberborrelien kann auch *Borrelia burgdorferi* die Plazentaschranke überwinden und zur Infektion des Feten führen. Dies kann sowohl den intrauterinen Fruchttod und Abort wie auch kongenitale Defekte des Neugeborenen zur Folge haben. Falls bei der Mutter eine Borrelieninfektion, z.B. ein Erythema migrans, während der Schwangerschaft aufgetreten ist und das Neugeborene Krankheitszeichen aufweist, sollte auch eine konnatale *Borrelia-burgdorferi-Infektion* differentialdiagnostisch berücksichtigt werden. Mit einem erhöhten Risiko sind offenbar Infektionen in der Frühschwangerschaft verbunden.

Labordiagnostik. In der Frühphase selten, in der Spätphase häufiger beobachtete pathologische Abweichungen von Laborparametern sind eine beschleunigte Blutkörperchensenkungsgeschwindigkeit, erhöhte Serumkonzentrationen von Immunglobulinen und Immunkomplexen, Hypokomplementämie, erhöhte SGOT-Werte, Anämie, Proteinurie und Mikroerythrozyturie. Bei Beteiligung des Zentralnervensystems finden sich eine mononukleäre Liquorpleozytose, Zeichen einer Blut-Hirn-Schranken-Störung und autochthon (intrathekal) gebildete Antikörper gegen *Borrelia burgdorferi* im Liquor.

Erregernachweis. Die kulturelle Isolierung von *B. burgdorferi* aus erkranktem Gewebe liefert den eindeutigen Beweis für eine Infektion. Leider mißlingt die Anzüchtung in BSK-Medium auch heute noch in vielen Fällen, vor allem aus chronisch-erkranktem Gewebe. Positive Kulturergebnisse wurden in erster Linie aus Erythema-migrans-Proben erzielt. Als neues besonders spezifisches und sensitives, aber auch störanfälliges Verfahren bietet sich die Amplifikation spezifischer Gensequenzen durch Polymerasekettenreaktion an.
Die Darstellung von Borrelien im Gewebe mittels Silberimprägnationstechniken, Immunogold-Silber- oder Immunoperoxidasefärbung ist außerordentlich arbeitsaufwendig und hat sich als Routineverfahren nicht eingebürgert.

Serologie. Im Vordergrund der Diagnostik von *Borrelia-burgdorferi-Infektionen* steht der Nachweis von Antikörpern gegen *B. burgdorferi* in Serum oder Liquor. Gewöhnlich werden ein indirekter Immunfluoreszenztest unter Verwendung in vitro angezüchteter Borrelien und nach Vorabsorption der Seren mit *Treponema phagedenis* zur Eliminierung kreuzreagierender Antikörper oder ein Enzymimmunosorbentassay (ELISA) mit ultraschallbehandelten Borrelien in der Festkörperphase eingesetzt. Diese in zahlreichen Modifikationen durchgeführten Verfahren haben allerdings hinsichtlich ihrer Spezifität und Sensitivität enttäuscht. Falsch-negative Serobefunde werden besonders in der Frühphase der Erkrankung beobachtet. Falsch-positive Reaktionen können bei Patienten mit florider Syphilis, Rückfallfieber und Mononucleosis infectiosa sowie bei Erkrankungen mit polyklonaler B-Zellen-Aktivierung auftreten. In serologisch zweifelhaften Fällen kann ein Western-Blot, d.h. die Bindung von Antikörpern des Patientenserums an *Borrelia-burgdorferi-spezifische* immundominante Proteine unterschiedlichen Molekulargewichts, nach deren gelelektrophoretischer Auftrennung, zur Klärung beitragen. Wegen bisher noch fehlender einheitlicher Bewertungskriterien, der Verwendung verschiedener Genospezies von *B. burgdorferi* als Antigenquelle, der letztlich nicht mehr nativ vorliegenden Borrelienproteine und des möglichen Auftretens unspezifischer Banden durch kreuzreagierende Antikörper kann allerdings auch der Western-Blot zu Fehldeutungen verleiten und nur in erfahrenen Händen als ultima ratio der Borrelienserologie gelten. Derzeit hofft man, die Spezifität von Immunoblots und Enzymimmunoassays durch den selektiven Einsatz gereinigter, angereicherter oder rekombinanter, für die humorale Immunantwort im Früh- und Spätstadium der Lyme-Borreliose wesentlicher Borrelienantigene steigern zu können. Aus dem Fehlen von IgM-Antikörpern sowohl in den Früh- wie in den Spätstadien der Infektion, insbesondere auch bei Acrodermatitis chronica atrophicans, kann nicht auf eine Ausheilung der Erkrankung geschlossen werden. Als Indikator für die Aktivität der Infektion sind sie demnach nur bedingt geeignet. Ein signifikantes Absinken erhöhter IgG-Antikörper-Titer ist erst etwa 2–3 Monate nach antibiotischer Behandlung zu erwarten. Bei Spätmanifestationen mit hohen Ausgangstitern können Resttiter trotz fehlender klinischer Symptomatik noch über Jahre hin bestehenbleiben. Andererseits wurden Patienten mit einer klinisch-progredienten Spätsymptomatik trotz einer nach frühzeitiger antibiotischer Behandlung eingetretenen Seronegativität beschrieben. Bei der diagnostischen Wertung erhöhter Antikörpertiter sollte auch die Möglichkeit einer asymptomatischen Infektion berücksichtigt werden. Es können sonst durch andere Erkrankungen verursachte Symptome fälschlich einer Lyme-Borreliose zugeschrieben werden und so zu diagnostischen und therapeutischen Irrtümern führen. Die Diagnose sollte deshalb niemals allein aufgrund eines serologischen Befundes, sondern immer unter Einbeziehung von Anamnese, klinischen Befunden und weiteren diagnostischen Kriterien erfolgen.

Therapie. Penizillin hat sich bei Austestungen in vitro und im Tiermodell als weniger wirksam erwiesen als früher angenommen. Ungenügende Wirksamkeit im Tierversuch zeigte auch das in vitro sehr wirksame Erythromycin. Zu uneinheitlichen Ergebnissen führten randomisierte Therapiestudien mit neuen Makroliden wie Roxithromycin, Clarithromycin und Azithromyzin. Gute Wirksamkeit in vitro und in vivo zeigten Amoxicillin, Tetrazykline einschließlich Doxyzyklin und Minozyklin, Zephalosporine [Cefotaxim, Ceftriaxon, Cefuroxim] und Imipenem. Aminoglykoside und Cotrimoxazol sind unwirksam, unzureichend wirksam die Quinolone.
Manifestationen des 2. und 3. Stadiums einer Borrelieninfektion sollten nach Möglichkeit parenteral mit einem hochwirksamen Antibiotikum wie Ceftriaxon, Cefotaxim oder Imipenem behandelt werden. Bei der Therapiedauer sind die langen Generationszeiten des Erregers zu berücksichtigen. Sie sollte daher bei Frühstadien mindestens 14, bei Spätstadien mindestens 21 Tage betragen. Zu Beginn der Therapie kann es, gelegentlich auch um Tage verzögert, zu einer *Jarisch-Herxheimer-Reaktion* mit Symptomen wie Kopfschmerzen, Fieber und verstärkten Herdreaktionen kommen.

Die Resultate pro- und retrospektiver klinischer Therapiestudien sind widersprüchlich. Eine retrospektive Auswertung des Krankheitsverlaufs bei Erythema-migrans-Patienten erbrachte keine signifikant unterschiedlichen Behandlungsergebnisse nach oraler Therapie mit Penizillin, Tetrazyklinen einschließlich Minozyklin sowie Erythromyzin. Unabhängig vom jeweils eingesetzten Antibiotikum litten etwa 30% der Patienten in jeder Gruppe auch nach der Behandlung unter Krankheitssymptomen.
In diesem Zusammenhang ist es bemerkenswert, daß der kulturelle Nachweis von *B. burgdorferi* aus Hautproben in einigen Fällen auch nach antibiotischer Behandlung der Patienten gelang. Die Ergebnisse experimenteller Studien weisen darauf hin, daß *B. burgdorferi* spezifische Bindungen mit extrazellulären Matrixproteinen wie Fibronektin oder Kollagen eingehen und auch in bestimmte Zellen des Wirtsorganismus wie Endothelzellen und Fibroblasten eindringen und so wahrscheinlich die Einwirkung von Antibiotika überdauern kann. Bei der Entwicklung neuer Therapieansätze wird man diese Befunde berücksichtigen müssen.

Erythema (chronicum) migrans
[Afzelius 1909, Lipschütz 1913]

Definition. Durch Stich von Schildzecken, gelegentlich auch von Insekten ausgelöstes zentrifugal fortschreitendes Erythem. Mögliche Erreger sind *B. burgdorferi sensu stricto* (USA, seltener in Europa), *B. afzelii* (in Mitteleuropa überwiegend) und *B. garinii* (Europa). Das Erythema migrans (EM) gilt als Leitsymptom der Lyme-Borreliose.

Vorkommen. Das Vorkommen des Erythema migrans deckt sich mit dem der Lyme-Borreliose. Es ist wie diese an die Verbreitung von Schildzecken der Gattung *Ixodes* als Hauptvektoren gebunden. Die Erkrankung ist nicht alters- oder geschlechtsgebunden.

Pathogenese. Während des Saugaktes der Zecke können Borrelien aus deren Speichelflüssigkeit in das Gewebe des menschlichen oder tierischen Wirtsorganismus übertragen werden. Nach Tagen bis Wochen kann sich als Folge einer horizontalen Ausbreitung der Borrelien im dermalen Bindegewebe ein expandierendes Erythem als lokale Manifestation entwickeln. Bei bis zu über 40% der Patienten läßt sich eine regionale Lymphknotenschwellung feststellen.

Klinik. Ein EM kann nach dem Stich einer Schildzecke, selten eines Insektes, in jedem Lebensalter und nahezu am gesamten Integument, am häufigsten je-

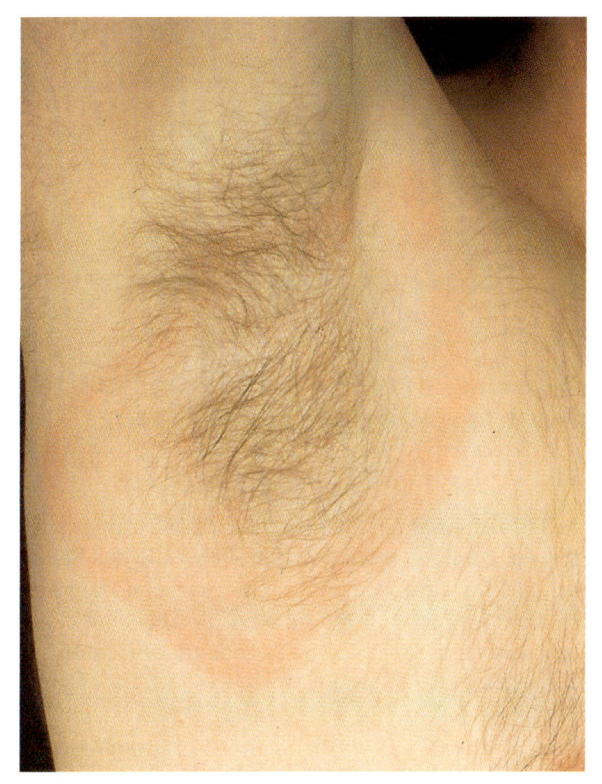

Abb. 4.36. Erythema chronicum migrans

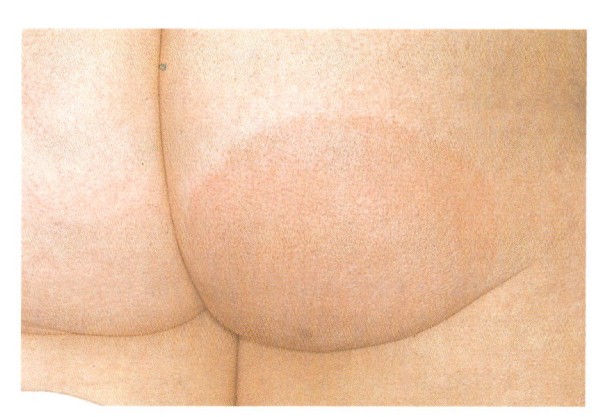

Abb. 4.37. Erythema chronicum migrans, Zeckeneinstichstelle an der unteren Gesäßfalte erkennbar

dann auf einen zentrifugal wandernden bogigen hellrötlichen Randsaum. Das Erythema migrans kann unterschiedlich lange und in wechselnder Intensität zwischen wenigen Wochen und bis zu über 1 Jahr bestehenbleiben, im Mittel heilt es nach etwa 10 Wochen ab. In seltenen Fällen kann es spontan oder nach ungenügender antibiotischer Behandlung rezidivieren. Etwa ein Drittel der Patienten berichten über lokalen Juckreiz, etwas seltener wird über Hitzegefühl oder brennende Schmerzen im Herd geklagt. Als atypische Varianten können sich wallartig aufgeworfene Ränder, unregelmäßig fleckige, schuppende, vesikulöse oder — insbesondere an den unteren Extremitäten — petechial-hämorrhagische Erytheme bilden. Intensive Herdsymptome weisen auf eine ungünstige Krankheitsentwicklung hin. Sie werden signifikant häufiger als symptomlose oder symptomarme Erytheme von späteren Komplikationen an anderen Organen, z. B. Nervensystem oder Bewegungsapparat, gefolgt.

Allgemeinsymptome. Etwa zwei Drittel der Patienten berichten über grippeähnliche, auf eine Allgemeininfektion hindeutende, das Erythema migrans begleitende oder ihm vorausgehende Beschwerden. Am häufigsten sind dies Krankheitsgefühl, Abgeschlagenheit und Kopfschmerzen, seltener flüchtige wandernde Gelenkschmerzen, muskelkaterartige Myalgien sowie erhöhte Körpertemperaturen, die subjektiv als Frösteln oder — selten — als Schüttelfröste erlebt werden. Treten 5 oder mehr solcher frühen Krankheitssymptome auf, erhöht sich damit signifikant die Wahrscheinlichkeit späterer Krankheitsmanifestationen. Als sichtbares Zeichen einer bakteriämischen Aussaat des Erregers — und damit des Übergangs vom lokalisierten Stadium I in das Stadium II einer disseminierten Infektion — können sich weitere, gelegentlich multiple Erytheme am übrigen Integument entwickeln. Ein solcher Verlauf wird in den USA bei durchschnittlich einem Drittel, in Europa nur bei rund 5% der Patienten gesehen. Andererseits sollte das spontane oder auch durch antibiotische Therapie induzierte Verschwinden eines oder auch mehrerer Erythemata migrantia nicht mit einer Ausheilung der Infektion gleichgesetzt werden. Daß diese fortbestehen und lediglich ein anderes Organsystem erfassen kann, läßt sich nicht selten an einem mit dem Verschwinden des Erythema migrans auftretenden Bannwarth-Syndrom beobachten.

doch an den unteren Extremitäten entstehen. Die Inkubationszeit ist sehr variabel. Sie beträgt im Mittel etwa 10 Tage, kann jedoch zwischen wenigen Tagen bis zu mehreren Monaten differieren.
Ein zunächst homogenes, mit einer inkonstanten Wanderungsgeschwindigkeit peripherwärts fortschreitendes Erythem entwickelt sich ausgehend von der Bißstelle. An dieser kann eine kleine Papel oder eine polsterartige blaurötliche Schwellung verbleiben. Bei etwa 80% der Patienten blaßt das anfänglich homogene Erythem zentralwärts ab und beschränkt sich

Histopathologie. Der Randsaum eines Erythema (chronicum) migrans zeigt bei meist unveränderter Epidermis erweiterte, von gewöhnlich nur mäßig ausgeprägten lymphohistiozytären Infiltraten umgebene Kapillaren vor allem im oberen, ödematös aufgelokkerten Korium. Häufig zeigen sich hier Zeichen einer diskreten Vaskulitis mit Endothelschwellungen, perivasalen Fibrinablagerungen und Erythrozytenextravasaten, gelegentlich auch Kerntrümmern (Leukozytoklasie). Mit Hilfe der indirekten Immunfluoreszenztechnik lassen sich dann gewöhnlich Ablagerungen von Immunglobulinen, Komplement und Fibrinogen an den Gefäßwänden nachweisen. Im Zentrum finden sich ausgeprägtere, auf das interstitielle Gewebe und die tieferen Koriumschichten übergreifende, gelegentlich Plasmazellen und eosinophile Granulozyten enthaltene Zellinfiltrate.

Differentialdiagnose. Neben unspezifischen Insektenstichreaktionen sind besonders das streptogene Erysipel, fixe allergische Exantheme, Tinea sowie ein fast nur am Handrücken auftretendes Erysipeloid zu berücksichtigen. Die bogigen, urtikariell erhabenen Ränder des Erythema anulare centrifugum pflegen keinen vollständigen Ring zu bilden.

Therapie. Zur Behandlung eines Erythema migrans können β-Laktame wie Amoxicillin (3mal 1000 mg, bei Kindern 20–40 mg/kg KG tgl.), Tetrazykline wie Doxyzyklin oder Minozyklin (2mal 100 mg tgl.) peroral, 14–21 Tage, letztere jedoch ebenso wie andere Tetrazykline nicht bei Kindern <8 Jahren, in der Schwangerschaft oder Stillzeit eingesetzt werden. Als Alternativen kommen Erythromyzin (3- bis 4mal 500 mg, bei Kindern 30 mg/kg KG tgl. peroral, 14–21 Tage) und neuere Makrolide wie Azithromyzin, Clarithromyzin und Roxitromyzin in Betracht. Die klinische Wirksamkeit der letztgenannten, in vitro dem Erythromyzin überlegenen Wirkstoffe ist allerdings noch unzureichend gesichert. Ob parenterale Behandlung in der Frühphase, z. B. mit Zephalosporinen der Cefotaximgruppe, zu besseren Langzeitergebnissen führen, läßt sich noch nicht beantworten.

Borrelienlymphozytom

Synonyme. Lymphadenosis cutis benigna, Pseudolymphom, Lymphoplasie der Haut

Definition. Ektopische, zu Knoten oder Schwellungen führende Bildung lymphfollikulären Gewebes in der Haut.

Vorkommen. Die Verbreitung des Borrelienlymphozytoms scheint ebenso wie die der Acrodermatitis chronica atrophicans etwa derjenigen von *Ixodes ricinus* in Europa zu entsprechen. In Nordamerika wird es offenbar nur selten beobachtet. Kinder, Jugendliche und Frauen sind häufiger betroffen. Borrelienlymphozytome kommen sowohl in der Frühphase der Borrelieninfektion, im Zentrum eines Erythema migrans, als auch im 2. oder 3. Stadium der Borrelieninfektion, beispielsweise auf einer Acrodermatitis-chronica-atrophicans-Veränderung vor.

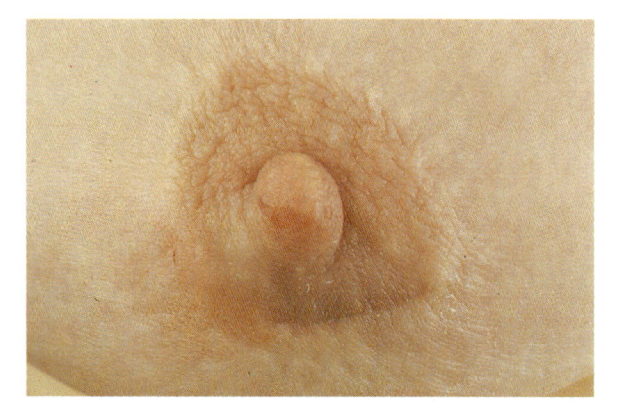

Abb. 4.38. Lymphadenosis cutis benigna (Pseudolymphom)

Ätiopathogenese. Nach der Übertragung von Borrelien in die menschliche Haut durch Zecken- oder Insektenstich kann sich, ausgelöst durch den Erreger, eine lymphoproliferative knotige Reaktion entwickeln. Diese verschwindet spontan oder nach antibiotischer Behandlung. Es wird allerdings auch für möglich gehalten, daß allein durch das Hypostom oder den Speichel der Zecke ein Lymphozytom als Fremdkörperreaktion hervorgerufen werden kann.

Klinik. Gewöhnlich tritt das Borrelienlymphozytom solitär als ziemlich scharf umschriebener, polsterartig weicher, sattroter oder blaurötlicher, von verdünnter Haut bedeckter Knoten in Erscheinung. Prädilektionsstellen sind die Ohrmuscheln samt Ohrläppchen, der Nacken, die Brustwarzen und Warzenhöfe, die Achselhöhlen, das Skrotum und die Fußrücken. Bei Diaskopie zeigt sich ein gleichmäßig gelblichgraues Infiltrat. Bei etwa 25% der Patienten entwickelt sich eine regionale Lymphknotenschwellung.

Verlauf. Unbehandelt kann das Borrelienlymphozytom zwischen Monaten und mehr als einem Jahr bestehenbleiben. Ein Borrelienlymphozytom der Frühphase geht nicht selten einer Meningopolyneuritis voraus.

Histopathologie. Das Borrelienlymphozytom ist polyklonal und zeigt dichte, perivaskuläre lymphohistiozytäre Infiltrate mit Beimengen von Plasmazellen, Makrophagen und gelegentlich Eosinophilen in der Dermis. Unter Aussparung eines schmalen subepidermalen Streifens können diese zunehmend eine lymphknotenartige Architektur mit rundlichen Reaktionszentren, großen und kleinen Keimzentrumszellen (Zentroblasten und Zentrozyten) sowie Keimzentrumsmakrophagen (Sternhimmelzellen) entwickeln. Wie bei der Acrodermatitis chronica atrophicans findet sich eine Zerstörung des elastischen Gewebes und eine Atrophie der Hautanhangsorgane. Die Unterscheidung von einem ebenfalls follikulär strukturierten malignen B-Zell-Lymphom ist durch immunzytologische Charakterisierung der Zellinfiltrate mittels monoklonaler Antikörper möglich. Im Gegensatz zum B-Zell-Lymphom enthält das Borrelienlymphozytom B- und T-Lymphozyten polyklonaler Herkunft, Histiozyten bzw. Makrophagen und Plasmazellen mit Immunglobulinbildung vom κ- und λ-Typ.

Differentialdiagnose. Aus klinischer Sicht müssen zahlreiche knotige Hautveränderungen vom Borrelienlymphozytom abgegrenzt werden. Außer Insektenstich- und Fremdkörperreaktionen sind hier Histiozytome, entzündlich irritierte Zysten epidermaler Anhangsgebilde, Hautmetastasen, Sarkoidose und Granuloma eosinophilicum faciei zu nennen. Die histologische Abgrenzung gegen maligne B-Zell-Lymphome, aber auch gegen pseudolymphomartige Arzneimittelreaktionen sowie Lupus erythematodes kann schwerfallen und gelegentlich Fehlinterpretationen verursachen.

Therapie. Ein in der Frühphase einer Borrelieninfektion auftretendes Lymphozytom sollte ebenso wie ein Erythema migrans behandelt werden (S. 168).

Acrodermatitis chronica atrophicans
[Herxheimer und Hartmann 1902]

Synonyme. Diffuse idiopathische Hautatrophie, Morbus Herxheimer

Definition. Chronische, bevorzugt die Extremitätenstreckseiten befallende, nach entzündlich-ödematösem Beginn in Atrophie mündende Hauterkrankung. Sie wird heute dem Spätstadium der *Borrelia-burgdorferi*-Infektion zugeordnet.

Vorkommen. Die Verbreitung der Erkrankung deckt sich weitgehend mit derjenigen der Schildzecke *Ixodes ricinus*. Sie wird häufig in Nord-, Mittel- und Osteuropa, selten in Frankreich, Nord- und Südamerika, fast nie in Fernost beobachtet. In etwa 2/3 der Erkrankungen sind Frauen betroffen, am häufigsten im 5. Lebensjahrzehnt.

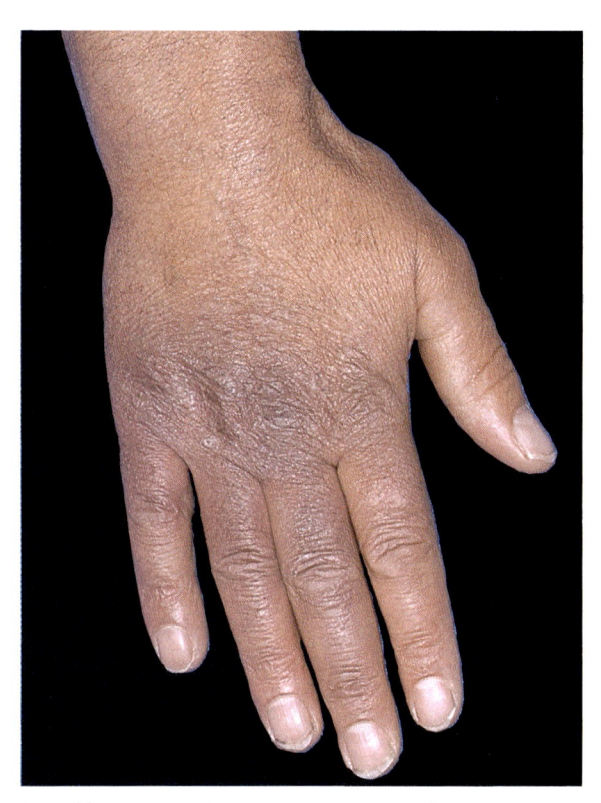

Abb. 4.39. Acrodermatitis chronica atrophicans, entzündlich-ödematöses Stadium

Ätiopathogenese. Die Acrodermatitis chronica atrophicans (ACA) kann heute in Europa als Leitsymptom für die Spätphase der *Borrelia-burgdorferi-Infektion* angesehen werden. Etwa 20% der Erkrankten haben vorausgehend ein Erythema migrans beobachtet, häufig an der gleichen Extremität, an der sich Monate bis Jahre später die Akrodermatitis entwickelte. Unklar ist bis heute, weshalb die Akrodermatitis fast ausschließlich in den oben erwähnten europäischen Regionen und in Übereinstimmung mit der Verbreitung von *Ixodes ricinus* auftritt. Sehr wahrscheinlich sind hierfür bestimmte Eigenschaften von an diese *Ixodesspezies* als Vektor gebundenen Borrelien erforderlich. Durch die Polymerasekettenreaktion konnte jedenfalls bisher ausschließlich eine für den Genotyp *B. afzelii* charakteristische Gensequenz nachgewiesen werden. Zum anderen dürfte sowohl eine genetisch verankerte Prädisposition der Betroffenen wie auch lokale Voraussetzungen (niedrige Hauttemperaturen in gelenknahen Bereichen, Minderung des Quotienten aus den Partialdrucken von O_2 und CO_2 bei chronisch-venöser Insuffizienz) von Bedeutung sein. Nicht eindeutig geklärt ist auch, wie die zunehmende Zerstörung und Atrophie sowohl der bindegewebigen Strukturen wie auch der Epidermis und ihrer Anhangsgebilde zustande kommt.

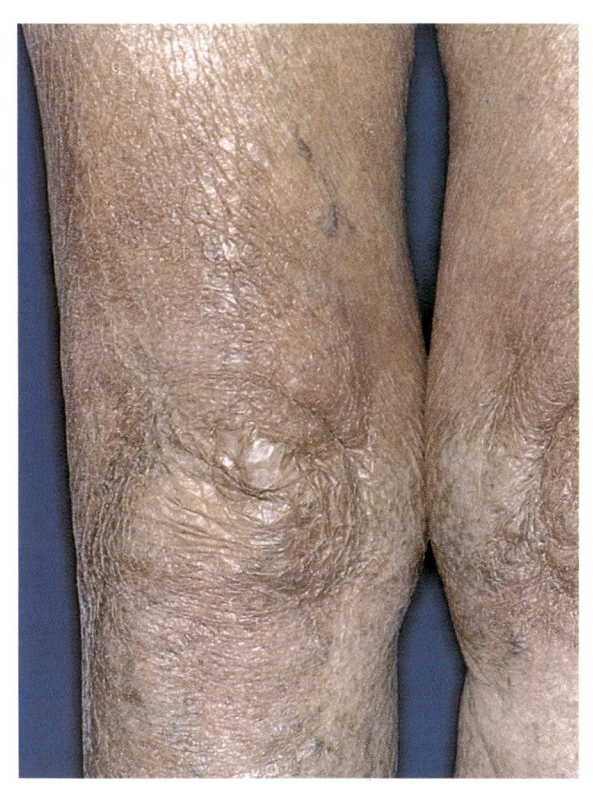

Abb. 4.40. Acrodermatitis chronica atrophicans, Entwicklung zum atrophischen Stadium

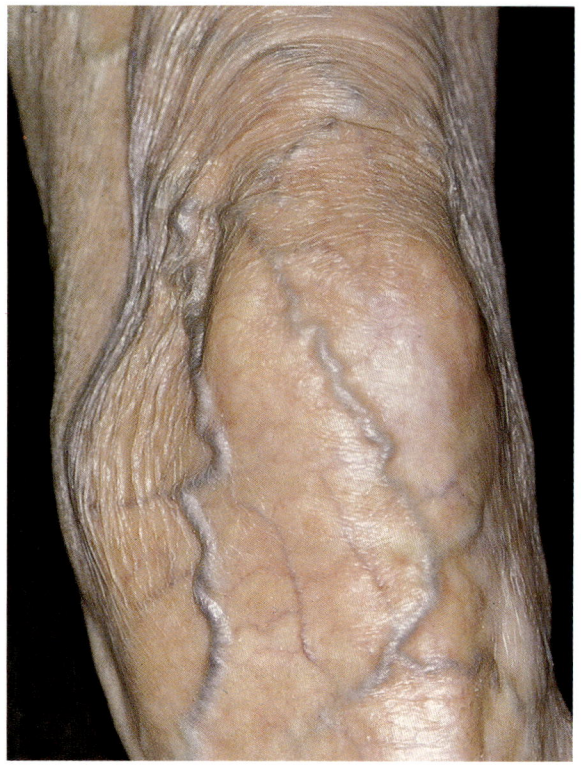

Abb. 4.41. Acrodermatitis chronica atrophicans, atrophisches Stadium

Klinik
Lokalisation. Die Acrodermatitis chronica atrophicans tritt bevorzugt über Gelenken (Knie, Ellenbogen) sowie an den Streckseiten der distalen Extremitätenabschnitte auf, kann jedoch auch die proximalen Extremitätenabschnitte und die Rumpfhaut, gelegentlich auch die Gesichtshaut erfassen. An den Unterarmen, selten an den Unterschenkeln, können die Herde durch streifen- oder strangförmige Rötungen, die sog. Ulnar- oder Tibiastreifen, verbunden sein. Es besteht die Neigung zum Fortschreiten von distal nach proximal, zum Übergreifen auf die kontralateralen Extremitäten, gelegentlich zu fast universeller Ausbreitung. Häufig lassen sich regionale, gelegentlich auch generalisierte Lymphknotenschwellungen feststellen.

Entzündlich-ödematöses Stadium. Es entwickelt sich eine zunächst relativ gut abgrenzbare polsterartige Hautschwellung mit entzündlicher Rötung, die sich später bläulich färbt und langsam größer wird. Gelegentlich dominiert die Schwellung bei nur geringer Rötung das klinische Bild und kann so ein Lymphödem oder eine tiefe Phlebothrombose vortäuschen. Da subjektive Symptome meist fehlen, wird diese Phase vom Patienten häufig übersehen. Hinweise können die allmähliche, beim Schuhkauf auffallende Vergrößerung eines Fußes oder auch eine geschwollene, verfärbte und druckschmerzhafte Ferse oder Zehe liefern.

Atrophisches Stadium. Falls nicht frühzeitig antibiotisch behandelt wird, tritt zunehmend Atrophie des dermalen und epidermalen Gewebes ein. Sie kennzeichnet sich klinisch durch dünne, welke, haarlose und zigarettenpapierartig fältelbare Haut. Hinzu treten Teleangiektasien, Phlebektasien und Pigmentverschiebungen.

Sklerosierungen. Als Resultat einer überschießenden Neubildung kollagenen Bindegewebes, bei gleichzeitig zugrunde gehendem elastischem Fasernetz, können sich besonders an Unterschenkeln und Fußrükken derbe, elfenbeinfarbene Streifen und Platten mit panzerartig verdickter, straffer Haut bilden. Aus Verwachsungen mit Periost und Gelenkkapseln können Gehbeschwerden resultieren. Abgesehen von den sklerodermiformen platten- oder strangartigen Indurationen *innerhalb* atrophischer Veränderungen finden sich gelegentlich auch von einer zirkumskripten Sklerodermie nicht unterscheidbare plaqueförmige Sklerosierungen am übrigen Integument. Auch die Kombination einer Acrodermatitis chronica atrophicans mit Lichen sclerosus et atrophicus ist nicht selten.

Fibroide Knoten. In Gelenknähe, insbesondere über den Ellenbogen, können sich bis walnußgroße, kutansubkutan gelegene knorpelharte Knoten innerhalb der atrophischen Veränderungen entwickeln.

Dermatitis atrophicans maculosa und *Anetodermie.* Gelegentlich manifestiert sich eine ACA als Aussaat multipler linsen- bis pfenniggroßer Eryhteme mit einem für die ACA typischen histologischen Befund. Nach zunehmender Atrophie und Abklingen der Entzündung kann die Dermatitis atrophicans maculosa in eine Anetodermie münden. Auch innerhalb, selten außerhalb der flächigen atrophischen Hautveränderungen kann es zu umschriebenen, hernienartigen Vorwölbungen atrophischer Haut kommen.

Sekundäre Veränderungen. Mit der Entwicklung der Atrophie gehen Haarfollikel, Talg- und manchmal auch die Schweißdrüsen zugrunde. Daher wird die Haut abnorm trocken und neigt zu Exsikkationsekzemen. Weil ferner atrophische Haut mechanischen Insulten gegenüber kaum Widerstand leistet, führen auch Bagatelltraumen, besonders an den Beinen, leicht zu torpiden Ulzerationen. Auf ihrem Boden kann sich ein spinozelluläres Karzinom entwickeln. Bemerkenswert ist auch das gehäufte Auftreten von Pseudolymphomen, Lipomen und Fibromen, malignen B-Zell-Lymphomen, selten auch von Sarkomen.

Neuropathien, Beteiligung des Zentralnervensystems. Neurologische Störungen lassen sich bei etwa einem Drittel der Acrodermatitis-chronica-atrophicans-Patienten nachweisen. Symptome sind ziehende oder brennende Schmerzen und sensible Reizerscheinungen im Bereich der Hautveränderungen oder deren Nachbarschaft. Die Muskeleigenreflexe können abgeschwächt sein, gelegentlich treten Muskelkrämpfe, selten leichte Paresen auf. Eine Beteiligung des Zentralnervensystems kann sich durch ein chronisches Erschöpfungssyndrom, auch durch Konzentrations-, Merkfähigkeits- und Affektstörungen äußern. Liquorbefund und Elektroenzephalogramm sind jedoch bei diesen Patienten fast immer unauffällig.

Myopathien. Sie können sowohl in frühen wie in späten Krankheitsstadien, somit auch als Begleiterkrankung einer Acrodermatitis chronica atrophicans, auftreten. Sie pflegen sich klinisch durch Muskelschmerzen, -schwellungen oder -atrophien sowie Paresen zu äußern. Histopathologisch finden sich meist interstitielle oder Herdmyositiden. Auch über Fasziitiden, die nach klinischen und histologischen Kriterien teilweise einer eosinophilen Fasziitis (Shulman-Syndrom) ähneln, wurde berichtet.

Knochensystem. Knochenveränderungen (Atrophien, Kortikalisverdickungen) wurden ebenso wie Gelenkmanifestationen (Arthralgien, Arthritiden, Arthrosis-deformans-artige Subluxationen der kleinen Finger- und Zehengelenke) immer wieder bei Acrodermatitis chronica atrophicans beschrieben, jedoch der Annahme eines pathogenetischen Zusammenhanges nicht allgemein zugestimmt. Nach der Beschreibung der Lyme-Arthritis als der in Nordamerika dominierenden Spätmanifestation der Lyme-Borreliose lassen sich jedoch die bei etwa 30% der Acrodermatitis-chronica-atrophicans-Patienten beobachteten Skelettveränderungen jetzt besser zuordnen.

Laborparameter. Etwa zwei Drittel der Acrodermatitis-chronica-atrophicans-Patienten zeigen eine beschleunigte BSG und erhöhte Immunglobulinkonzentrationen, meist von Immunglobulin G, seltener von IgA und IgM im Serum. Bei mehr als zwei Drittel der Patienten lassen sich auch erhöhte Konzentrationen zirkulierender Immunkomplexe finden. Bei nahezu 100% der Patienten kommen durchwegs hohe Titer von IgG-Antikörpern, selten jedoch IgM-Antikörper gegen *Borrelia burgdorferi* vor.

Histopathologie. Im entzündlich-ödematösen Stadium findet sich im Korium ein deutliches Ödem, erweiterte Blut- und Lymphgefäße sowie lymphohistiozytäre, anfänglich auf die Gefäßumgebung konzentrierte Zellproliferate mit zunehmender Beimengung von Plasmazellen. Für das atrophische Stadium typisch ist der Schwund kollagener und – im Gegensatz zur Sklerodermie – auch elastischer Fasern. Die kollagenen Fasern zeigen außerdem Quellung und Homogenisierung; die von entzündlichen Zellinfiltraten umhüllten Haarfollikel und Talgdrüsen schwinden. Das verschmälerte Korium ist eher gleichmäßig von einem Infiltrat aus Lymphozyten, Histiozyten und vielen Plasmazellen durchsetzt, jedoch bleibt ein schmaler Streifen unter der atrophisch verdünnten, bandartigen, oft hyperkeratotischen Epidermis frei. In der Zusammensetzung des *Knochenmarks* ist eine Vermehrung von Plasmazellen, lymphoiden Zellen, Eosinophilen und Gewebemastzellen charakteristisch.
Die kulturelle Anzüchtung gelingt seltener als beim Erythema migrans. Ebenso wie bei den anderen Hautmanifestationen der *Borrelia-burgdorferi-Infektion* ist der Nachweis spezifischer DNS-Sequenzen durch die Polymerasekettenreaktion möglich.

Differentialdiagnose. Im entzündlich-ödematösen Stadium sind Verwechslungen mit Phlebothrombose,

Perniosis und hochgradiger Akrozyanose möglich. Im atrophischen Stadium liegen Verwechslungen mit Stauungsdermatitis bei chronisch-venöser Insuffizienz und mit seniler Hautatrophie nahe. Bei letzterer fehlen jedoch die für die eine floride Acrodermatitis chronica atrophicans typischen Entzündungszeichen. Generell werden häufig zunächst periphere Durchblutungsstörungen vermutet und eine angiologische Diagnostik veranlaßt. Im Zuge der reparativen Phase auftretende band- oder plattenartige Sklerosierungen können mit zirkumskripter Sklerodermie, juxtaartikuläre fibroide Knoten mit Rheumaknoten, verwechselt werden.

Therapie. Wegen der offenbar gerade in den Spätstadien der Erkrankung besonders langen Generationszeiten des Erregers sollte die Dauer der antibiotischen Behandlung 14 Tage nicht unterschreiten. Bei oraler Therapie mit Doxyzyklin oder Minozyklin (200 mg p.o. tgl.) oder Amoxizillin (4mal 500 mg tgl.) sollte 3–4 Wochen behandelt werden. Während sich die entzündlich-ödematösen Veränderungen und die fibroiden Knoten unter antibiotischer Therapie gut zurückbilden, ist die atrophische Haut nicht mehr beeinflußbar. Bei extrakutanen Manifestationen sollte parenteral, etwa mit Penizillin G 20 (4mal 5 Mio. IE) oder Ceftriaxon (2 g tgl. für 2–3 Wochen i.v.) therapiert werden.

Ulcus molle
[Ducrey 1889]

Synonyme. Weicher Schanker, Schankroid, chancroid

Definition. Ulcus molle ist eine fast nur durch Geschlechtsverkehr übertragene und durch den gramnegativen Erreger *Haemophilus ducreyi* verursachte Geschlechtskrankheit. Klinische Kennzeichen sind eine oder mehrere von einem entzündlichen Randwall umgebene, unterminierte, schmerzhafte Ulzerationen, die einer regionalen schmerzhaften entzündlichen Lymphknotenschwellung vorausgehen. Neben dem Genitalbereich können, meist durch Autoinokulation, auch andere Körperregionen Sitz der Hautveränderungen sein. Die Erkrankung hinterläßt keine Immunität.

Historisches. Ulcus molle ist seit 1852 als von der Syphilis abzutrennende eigenständige Erkrankung erkannt. 1889 wurde der Erreger von dem neapolitanischen Bakteriologen Ducrey nach erfolgreicher, mehrfacher Passage von Geschwüreiter auf gesunde menschliche Haut beschrieben. Unna konnte 1892 den Erreger färberisch in Schankergewebe nachweisen. Die kulturelle Anzüchtung gelang etwa gleichzeitig mehreren Forschergruppen um die Jahrhundertwende.

Erreger. Haemophilis ducreyi ist ein kurzes, durchschnittlich 1,25–1,40 μm langes und 0,55–0,60 breites, gramnegatives Stäbchenbakterium mit abgerundeten Ecken, das zur Kettenbildung neigt. In der Methylenblau- oder Giemsa-Färbung ist häufig eine bipolare Anfärbung zu erkennen, die mit einer Sicherheitsnadel verglichen wurde. Ultrastrukturelle Untersuchungen konnten außer dem für gramnegative Organismen charakteristischen dreilamellaren Zellwandaufbau auch das Vorhandensein von Pili aufzeigen. Protein- sowie Lipopolysaccharidzusammensetzung der Bakterienwand wurden charakterisiert und hinsichtlich ihrer Bedeutung als Virulenzfaktoren untersucht. Für experimentelle Fragestellungen stehen ein Kaninchen- und ein Mausmodell zur Verfügung.

Epidemiologie. Ulcus molle ist eine weltweit verbreitete Erkrankung, die die Syphilis zahlenmäßig sogar übertrifft. Endemisch ist die Erkrankung in den Ländern des tropischen Afrika und Südostasiens sowie dem indischen Subkontinent und einigen Ländern Südamerikas. In den westlichen Industrieländern ist das Ulcus molle eine zwar relativ seltene, jedoch regelmäßig auftretende Erkrankung. Darüber hinaus werden auch in diesen Ländern gelegentlich endemische Häufungen beobachtet, wie beispielsweise 1977 in Berlin und München. Auch in den Niederlanden, der Türkei, Grönland sowie Kanada wurde über kleinere Epidemien berichtet. Die USA verzeichnen seit Anfang 1980 eine stetige Patientenzunahme mit über 5000 Erkrankungen allein im Jahr 1987. Die Ausbreitung der Erkrankung wird begünstigt durch mangelnde medizinische Versorgung, unzureichende hygienische Verhältnisse sowie in besonderem Maße durch Prostitution. Dies erklärt auch das erhöhte Vorkom-

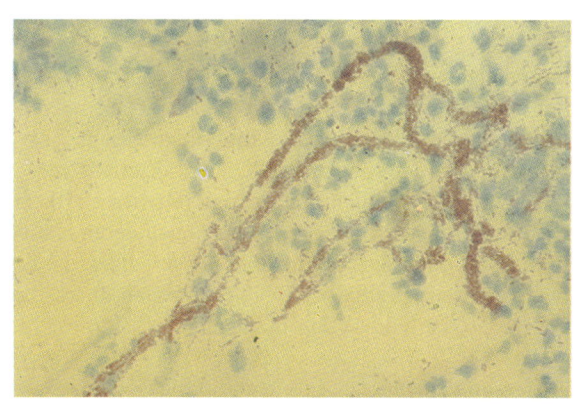

Abb. 4.42a. *Haemohilus ducreyi (streptobacilli)*

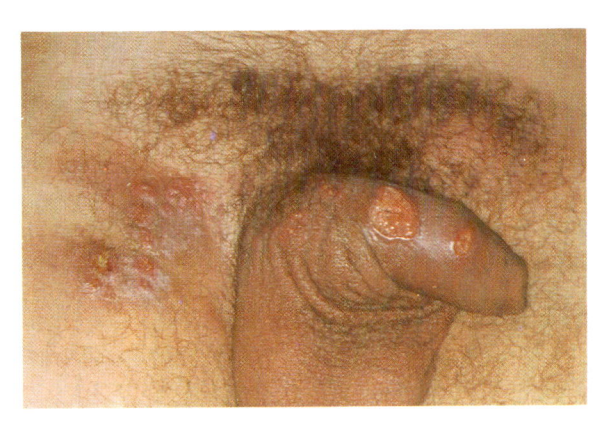

Abb. 4.42b. Ulcus molle, multiple Herde

men von Ulcus molle in Kriegszeiten. Während des Koreakrieges machte die Erkrankung 1/3 aller Geschlechtskrankheiten aus, womit Ulcus molle zwar seltener als Gonorrhö, jedoch wesentlich häufiger als Syphilis auftrat. Männer erkranken insgesamt häufiger als Frauen, jedoch ist das Verhältnis nicht, wie früher angenommen, um ein Vielfaches höher. Aufgrund verbesserter diagnostischer Möglichkeiten beträgt beispielsweise das Verhältnis von Männern und Frauen in Nairobi (Kenia) derzeit 2:1. Wurden früher für die höhere Gefährdung des männlichen Geschlechts symptomlose Keimträgerinnen verantwortlich gemacht, konnten neuere Untersuchungen deren Existenz nicht bestätigen. Für die Ausbildung einer Infektion beim Mann scheint das Präputium von Bedeutung zu sein, da nichtzirkumzidierte Männer häufiger erkranken.

Pathogenese. Die Ausbildung einer Haemophilus-ducreyi-Infektion bedarf vorbestehender Mikroläsionen an Haut oder Schleimhäuten. Der Erreger kann bei intakter Epidermis keinen Gewebeschaden setzen, was sowohl beim Menschen als auch im Tierversuch gezeigt wurde. Für die Ausbildung von Ulcus molle sind sowohl Erreger (Lipopolysaccharide; Haemophilus ducreyi verfügt nicht über extrazelluläre Enzymaktivitäten) als auch Entzündungsmediatoren in der Haut selbst von Bedeutung.

Klinik. Die *Inkubationszeit* beträgt in der Regel mehr als 2 und weniger als 10 Tage, mit einem Mittel von 3–7 Tagen. Die Primäreffloreszenz ist eine von dem Patienten gewöhnlich nicht wahrgenommene zarte Papel mit umgebendem Erythem, die rasch in eine Pustel und dann in ein schmerzhaftes, weiches Ulkus übergeht. In typischen Fällen ist der Geschwürrand etwas aufgeworfen und unterminiert mit den Zeichen des doppelten Randes: außen ein hellroter entzündlicher Randsaum, an den sich nach innen hin ein schmaler gelblicher Nekrosestreifen anschließt. Der Ulkusgrund ist graugelblich bedeckt, darunter liegt ein gefäßreiches Granulationsgewebe. Die Größe eines Ulcus molle ist sehr variabel. Palpatorisch ist es in typischen Fällen weich und schmerzhaft. Ulcus molle hat seine Prädilektionsstellen im Genitalbereich, obwohl es prinzipiell überall sitzen kann. Beim Mann finden sich Ulcera mollia bevorzugt am inneren Blatt des ödematös geschwollenen Präputiums, Sulcus coronarius und Frenulum; weniger häufig betroffen sind Glans, Penisschaft oder Mons pubis. Bei der Frau sind große und kleine Labien, Umgebung der Urethra, hintere Kommissur, seltener die Scheide, öfters die Portio befallen. Anale und extragenitale Veränderungen, überwiegend durch Autoinokulation bedingt, stellen insgesamt seltene Vorkommnisse dar wie auch eine durch Haemophilus ducreyi bedingte isolierte Urethritis.

Die Zahl der Ulcera mollia wechselt. Sie hängt von der Eintrittspforte und der Möglichkeit der Weiterverimpfung (Autoinokulation) ab. Mehrere Ulcera mollia, in der Regel 2–4, finden sich bei etwa zwei Drittel der Patienten, während die übrigen nur eine einzige Ulzeration aufweisen.

Klinische Sonderformen

Nicht selten weisen Ulcera mollia Abweichungen von der Regelgröße nach unten wie nach oben auf: Zwergschankroid *(dwarf chancroid)* mit einer Ulkusgröße von 0,1–0,5 cm oder Riesenschankroid *(giant chancroid)* mit einer Ulkusgröße >2 cm.

Weitere klinische Varianten stellen dar:

Follikuläres Ulcus molle (follicular chancroid). Um einen Haarfollikel, häufig im Mons-pubis-Gebiet, liegt ein reiskorngroßes ausgestanztes Ulkus, aus dem das Haar zentral herausragt. Mehrere follikuläre Ulzerationen können gleichzeitig vorliegen.

Ulcus molle elevatum (papular chancroid). Im Geschwürgrund bildet sich überschießendes Granulationsgewebe, so daß das Ulkus über das Hautniveau ragt. Der scharf begrenzte Geschwürrand bleibt erhalten.

Ulcus molle gangraenosum (phagedenic chancroid). Wahrscheinlich bedingt durch bakterielle Mischinfektion kommt es zu rapidem Geschwürzerfall; der ganze Penis kann nekrotisch zerfallen.

Ulcus molle serpiginosum (serpiginous chancroid). Es ist selten. Rasche bogige Ausdehnung und geschwüriger Zerfall bis auf die Bauchwand und die Innenseiten der Oberschenkel.

Transitorisches Ulcus molle (transient chancroid). Sehr kleines und schnell wieder abheilendes Ulkus, dem aber eine deutliche entzündliche Lymphadenopathie folgt.

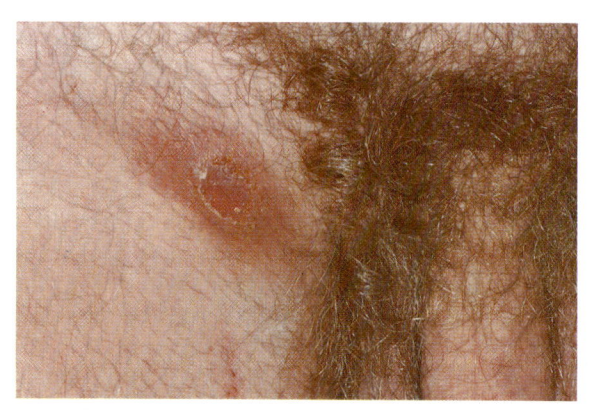

Abb. 4.43. Ulcus molle, entzündlicher Bubo

Bubo (Lymphadenopathie)

Bei über der Hälfte der Patienten beschränkt sich die Erkrankung auf das typische Ulkus. Andernfalls kommt es zur charakteristischen bakteriellen *Ulcus-molle-Lymphangitis* und dem regionalen *Ulcus-molle-Bubo*. Die Lymphangitis verläuft häufig unbemerkt, nur selten ist eine teigige Lymphstrangbildung am dorsalen Penisschaft tastbar. Im Verlauf des doralen Lymphstranges kann es an der Peniswurzel zu einem bohnen- bis kirschkerngroßen Abszeß, dem *Bubonulus* kommen.

Eine Mitbeteiligung der regionalen Lymphknoten bezeichnet man als Ulcus-molle-Bubo. Der Bubo manifestiert sich 1–2 Wochen nach der Primäreffloreszenz, ausnahmsweise auch bereits wenige Tage nach Ulkusbeginn oder erst im späteren Verlauf nach Abheilung des Ulcus molle. Die Leistengegend schwillt über Nacht an, die Haut ist enzündlich-gerötet und ödematös. Ein oder mehrere Lymphknoten erkranken (*Lymphadenitis, Lymphoperiadenitis*). Die Leistengegend wird schmerzhaft. Danach rasche Weiterentwicklung, schon nach 24 h deutliche Fluktuation mit drohender Einschmelzung. Die Haut über dem Abszeß ist entzündlich gerötet und dünn ausgespannt. Bei etwa der Hälfte der Patienten kommt es zur Perforation nach außen und Eiterentleerung. Die Lymphknoten sind mit der Umgebung verbacken. Nach der Lymphknotenabszedierung schließen sich ohne rechtzeitige Therapie vielfach Fistulationen an. Die im Buboinhalt vorkommenden *Haemophilus ducreyi* infizieren den Fistelrand, so daß sich ein *schankröser Bubo* entwickelt. Das die Fistel umgebende Ulkus wird oft münzgroß; auch gangränöser Zerfall ist möglich.

Symptome. Die Patienten fühlen sich abgeschlagen, leichtes Fieber tritt auf.

Ulcus mixtum

Neben Haemophilus ducreyi können auch gelegentlich Erreger weiterer Geschlechtskrankheiten wie beispielsweise Neisseria gonorrhoeae in Ulcera mollia nachgewiesen werden. Der Begriff Ulcus mixtum kennzeichnet hierbei das gleichzeitige Vorhandensein von Haemophilus ducreyi und Treponema pallidum. Dringen Lueserreger zusätzlich in die Eintrittspforte ein, so verhärtet sich im typischen Falle das Ulcus molle nach der Inkubationszeit für Syphilis, d.h. gewöhnlich nach 3 Wochen, und es entsteht ein Ulcus mixtum, aus dem man die Erreger beider Krankheiten nachweisen kann. Ätzbehandlung eines Ulcus molle mit Argentum-nitricum-Lösung führt ebenfalls zur Verhärtung der Ränder und zur Erschwerung der Diagnose.

Erregernachweis

Ausstrich. Der *Direktausstrich* spielt heute bei der Diagnosestellung einer Haemophilus-ducreyi-Infektion aufgrund ungenügender Sensitivität und Spezifität nur eine untergeordnete Rolle: Nekrotisches Gewebe des Ulcus molle oder des schankrösen Bubo wird mit einer Platinöse oder einem Watteträger vom gesäuberten Wundgrund, besser noch aus dem unterminierten Randwall, auf einem Objektträger ausgestrichen. Hierbei sollte das Ausstreichen oder Ausrollen in einer Richtung erfolgen, um die einem Fischzug oder auch einem Fingerabdruck ähnelnde Anordnung der Streptobazillen zu erhalten. Das Auffinden eines solchen Fischzuges wird durch die kontrastreiche Methylgrün-Pyroninfärbung nach Unna und Pappenheim erleichtert (Farblösung: Methylgrün 0,15; Pyronin 0,25; Alkohol 2,5; Glyzerin 20,0; Karbolwasser 0,5 ad 100,0; als Fertiglösung im Handel erhältlich). Zum Nachweis des Gram-Verhaltens ist eine Gram-Färbung notwendig, während sich die bipolare Anfärbung (Sicherheitsnadel) der Erreger gut mit Methylenblau oder Giemsa darstellen läßt. Färberischer Erregernachweis gelingt in 50–90% der Erkrankung. Obwohl der Nachweis der fischzugartigen Anordnung im Einzelfall durchaus Hinweise zu geben vermag, reicht lediglich der Nachweis gramnegativer Stäbchen zur Diagnosesicherung nicht aus, da solche wegen begleitender Mischinfektionen fast immer in Genitalulzerationen vorhanden sein können. Aufgrund der geringen Sensitivität und Spezifität des Direktausstriches wird auf die alleinige Anwendung dieses diagnostischen Verfahrens in den Ländern mit endemischem Auftreten von Ulcus molle wie beispielsweise Kenia heute verzichtet.

Weitere Direktnachweisverfahren. Der Nachweis von Haemophilus ducreyi im Direktausstrich immunfluoreszenzoptisch durch den Einsatz monoklonaler Antikörper, mit Hilfe von DNS-Sonden oder der Polymerasekettenreaktion ist möglich und zeigt für alle 3 Verfahren eine hohe Sensitivität und Spezifität. Jeder wird doch keine dieser Methoden routinemäßig eingesetzt.

Kultureller Nachweis. Die Anzüchtung des Erregers ist durch die Entwicklung von Selektivmedien in den letzten 15 Jahren entscheidend vereinfacht worden. Die Materialentnahme erfolgt mit einem Watteträger oder der Platinöse vom unterminierten Rand des Ulkus bzw. des perforierten Lymphknotens. Zur Primäranzüchtung von Haemophilus ducreyi werden überwiegend die beiden folgenden Festmedien verwendet: CC-Agar Base mit 2% Rinderhämoglobin, 5% fetalem Kälberserum und 1% IsoVitaleX-Anreicherung oder Mueller-Hinton-Agar-Base mit 5% gekochtem Pferdeblut und 1% IsoVitaleX-Anreicherung. Beiden Medien wird Vancomycin (3 mg/L) zugesetzt. Bei Verwendung eines Selektivmediums lassen sich Anzüchtungsraten von etwa 70% erreichen, die sich bei Kombination beider Medien auf über 80% verbessern lassen, was wahrscheinlich durch Unterschiede im Substratbedarf der Organismen begründet ist. Eine wesentlich geringere Nachweisrate ergibt der kulturelle Anzüchtungsversuch von Buboaspirationsmaterial, wobei sich diese erhöhen läßt, wenn das zuletzt aspirierte Material zur Anzüchtung des Erregers verwendet wird. Die Anzüchtung des Erregers erfolgt in einer mikroaerophilen Atmosphäre bei 33°–35° C über 48 h.
Kolonien von Haemophilus ducreyi zeigen makroskopisch ein charakteristisches, polymorphes, den Eindruck einer Mischkultur erweckendes Bild, da die Kolonien um einen Mittelwert von etwa 2 nm in ihrer Größe variieren. Als weitere Besonderheit zeichnet die Kolonien aus, daß sie ohne Desintegration intakt auf der Nährbodenoberfläche verschieblich sind. Zur weiteren Erregercharakterisierung bietet sich das Kulturpräparat (Gram-Färbung) an, biochemisch der Nachweis von Oxidaseaktivität bei Fehlen von Kataseaktivität sowie der Nachweis von β-Laktamase durch den Nitrocefintest, der auf der Aufspaltung des chromogenen Zephalosporins bei Anwesenheit von β-Laktamase beruht, was mit einer Farbänderung verbunden ist.

Biopsie. Diese ist vorzugsmäßig aus dem Randbereich des Ulcus molle zu entnehmen. Ein Dreizonenaufbau (Heyman) ist charakteristisch mit einer oberflächlichen Nekroseschicht (Ulkusgrund aus polymorphkernigen Leukozyten, Fibrin und Erythrozyten), einer mittleren Schicht aus ödematös durchtränktem Korium mit Blutgefäßen und Gefäßthromben und einer tiefen Schicht aus entzündlichem Infiltrat mit Plasmazellen und Lymphozyten. Obwohl durch den Dreizonenaufbau des Ulcus molle histologisch von den anderen, zu Ulzerationen führenden Geschlechtskrankheiten gut unterschieden werden kann, spielt dieses Vorgehen in der diagnostischen Praxis keine Rolle mehr.

Serologische Nachweisverfahren. Sie haben bei der Diagnosestellung einer Haemophilus-ducreyi-Infektion keine Bedeutung erlangt und sind auch kommerziell nicht erhältlich.

Luesserologie. Bei Stellung der Ulcus-molle-Diagnose sind zu Beginn der Therapie sowie 6 Wochen später Serokontrollen (Suchreaktionen) auf Syphilis durchzuführen, um eine Doppelinfektion nicht zu übersehen.
HIV-Serologie wird ebenfalls empfohlen.

Prognose. Unbehandelt wird das Ulcus molle chronisch; es kommt nicht zur Spontanheilung. Die Prognose einer Haemophilus-ducreyi-Infektion ist allerdings bei sachgerechter chemotherapeutischer Behandlung gut. Neben den auch unter dieser Behandlung auftretenden Komplikationen wie Ulcus-molle-Bubo-Entwicklung und Ruptur sind als mögliche weitere Komplikationen zu nennen: postinflammatorische Vernarbungen, Phimose, Urethrafisteln bei Sitz am Penisschaft und tiefreichende Destruktionen sowie Auftreten von Verrucae vulgares oder Condylomata acuminata im Bereich abgeheilter Ulzerationen.

Diagnose. Weiches schmerzhaftes Schankroid, unterminierter Randwall; entzündlich-einschmelzender schmerzhafter Bubo. Aufenthalt der Patienten in Endemiegebieten. Erregernachweis im gefärbten Ausstrichpräparat und möglichst in der Kultur.

Tabelle 4.3. Differentialdiagnose zwischen Ulcus molle und Ulcus durum bei Syphilis

	Ulcus molle	**Ulcus durum**
Inkubationszeit	3–7 Tage	3 Wochen
Zahl der Ulzera	Meist Mehrzahl	Meist Einzahl
Konsistenz	Weich	Hart
Ulkusmorphologie	Dreizonenaufbau	Kein Dreizonenaufbau
Ulkusrand	Unterminiert	Nichtunterminiert
Symptome	Schmerzhaft	Schmerzlos
Regionale Lymphknotenschwellung	Entzündlich Einschmelzungsneigung, weich, schmerzhaft	Nichtentzündlich, hart, schmerzlos

Differentialdiagnose. Ulcus durum bei Syphilis, meist in Einzahl. An Ulcus mixtum ist zu denken und nach Treponema pallidum zu suchen. Die Syphilisserologie ist mehrfach zu wiederholen. Auch Doppelinfektion mit Neisseria gonorhoeae ist nicht selten. Herpes simplex genitalis läßt sich durch die Anamnese (Rezidive in loco) und klinisch durch die gruppierte Anordnung von Bläschen oder polyzyklische Begrenzung der schmerzhaften Erosionen sowie labortechnische Verfahren abgrenzen. In Endemiegebieten ist Verwechslungsmöglichkeit mit Lymphogranuloma inguinale möglich. Auch Ulzerationen nichtvenerischen Ursprungs müssen in die Differentialdiagnose einbezogen werden. Hierzu zählen ferner Balanoposthitis erosiva circinata und schankriforme Pyodermie durch banale Eitererreger, erosive Veränderungen bei Erythema multiforme oder fixer Arzneimittelreaktion, Ulcus vulvae acutum Lipschütz und Ulzerationen bei Morbus Behçet, schließlich auch exulzeriertes Karzinom.

Therapie
Innerlich. Haemophilus ducreyi hat in den letzten Jahren gegenüber einer Vielzahl ursprünglich geeignet erscheinender Antibiotika und Chemotherapeutika chromosomale und vor allem plasmidbedingte Resistenzen entwickelt. Resistenz liegt heute im allgemeinen gegenüber Penizillin G, Tetrazyklin, Sulfamethoxazol und Spektinomyzin vor. In Südostasien weist auch ein hoher Prozentsatz der Isolate Trimethoprim-Unempfindlichkeit auf. Folgende Behandlungsprotokolle werden gemäß den Sexually Transmitted Diseases Treatment Guidelines des Centers for Disease Control, Atlanta, empfohlen; die erreichten Heilungsraten werden mit 97% angegeben:
- orale Gabe von Erythromyzin (Erythrocin) 500 mg 4mal tgl. über 7 Tage,
- intramuskuläre Einmaltherapie von 250 mg Ceftriaxon (Rocephin),
- orale Gabe von Ciprofloxacin (Ciprobay), 500 mg 2mal tgl. über 3 Tage.

Äußerlich. Desinfizierende Bäder oder Umschläge mit 8-Chinolinosulfat (Chinosol) oder von Kaliumpermanganat können neben der antibiotischen Behandlung durchgeführt werden.
Bei Paraphimose oder entzündlicher Phimose ist notfalls Dorsalinzision durchzuführen. Bei prallgespannten Bubonen ist Aspiration des Eiters angezeigt, die notfalls wiederholt durchzuführen ist. Bubonen sollten nicht breit inzidiert werden.

Ulcus molle und Aids

Die Übertragung, insbesondere die heterosexuelle Transmission der HIV-Infektion wird durch verschiedene sexuell-übertragbare Erkrankungen erhöht, wobei das Risiko hierfür infolge der durch Haemophilus ducreyi bedingten Genitalulzerationen am höchsten eingeschätzt wird. So liegt die Möglichkeit der Übertragung einer HIV-Infektion beispielsweise für Frauen mit Ulcus molle 4- bis 5mal höher als bei Frauen mit anderen sexuell-übertragbaren Erkrankungen. Eine zugrunde liegende HIV-Infektion beeinflußt auch Klinik und Verlauf des Ulcus molle mit Auftreten atypischer und schwerer verlaufender Symptomatik. Negative Auswirkungen hat eine HIV-Infektion auch auf das Ansprechen der Haemophilus-ducreyi-Infektion auf therapeutische Einmal- oder Kurzbehandlungsschemata die häufig trotz bestehender Erregerempfindlichkeit nicht zur Abheilung führen, so daß bei diesem Personenkreis mehrtägige (10–14) Behandlungen durchzuführen sind.

Meldepflicht. Die Erkrankung unterliegt dem Gesetz zur Bekämpfung der Geschlechtskrankheiten.

Hauterkrankungen durch Bakterien

Definition. Unter Hauterkrankungen durch Bakterien bzw. bakteriellen Hauterkrankungen sind im engeren Sinne Infektionskrankheiten des Hautorgans zu verstehen, die auf die unmittelbare Anwesenheit von Bakterien auf oder in der Haut zurückgehen. Im weiteren Sinne gehören hierher aber auch Hauterkrankungen, die Ausdruck einer Infektionskrankheit, aber in anderer Lokalisation sind. Die Anwesenheit bestimmter Mikroorganismen auf der Haut muß keinen Krankheitswert haben. Auch auf gesunder Haut finden sich zahlreiche Bakterien unterschiedlicher Arten, ja selbst Krankheitserreger im engeren Sinn können bei intakter Barriere für einige Zeit auf der Haut verweilen, ohne daß ein wahrnehmbarer Schaden resultiert. Es gilt somit zwischen latenter Infektion und manifester infektiöser Hauterkrankung zu unterscheiden. Innerhalb der Gruppe der infektiösen Hauterkrankungen im engeren Sinne kann man wiederum differenzieren zwischen solchen der freien Haut und der Hautanhangsgebilde, insbesondere der Haartalgdrüseninfundibula. Bei vielen bakteriell bedingten Infektionskrankheiten der Haut liegt eine Mischinfektion vor. Dies ist nicht zuletzt unter dem Aspekt der Erregerempfindlichkeit gegenüber Chemotherapeutika von Bedeutung.

Hautflora

Aufbau der Hautflora

Während die Haut des Menschen in utero steril ist, erfolgt bereits im Geburtskanal eine bakterielle Kontamination, die sich dann post partum weiter verstärkt. Die auf die Haut kommenden Bakterien können sich entweder auf Dauer ansiedeln oder aber jeweils nur für eine begrenzte Zeit. Man unterscheidet zwischen einer *residenten*, einer *temporär residenten* und einer *transienten Flora*. Eine wesentliche Einflußgröße für die Zusammensetzung der bakteriellen Hautflora stellt der Standort dar: Wie in der natürlichen Umwelt des Menschen kann man zwischen unterschiedlichen Biotopen differenzieren, insbesondere zwischen Feuchtbiotopen, Trockenbiotopen und talgreichen Biotopen.

Unter der Vielzahl physikalisch-chemischer Parameter, die auf die Zusammensetzung der bakteriellen Hautflora Einfluß nehmen, ist der *Hautoberflächen-pH-Wert* herausgestellt worden. Schade und Marchionini haben bereits 1928 festgestellt, daß der Hautoberflächen-pH-Wert im Sauren liegt; eine wesentliche Bedeutung für die Fähigkeit von Bakterien, sich an die Hautoberfläche zu binden bzw. zu vermehren. Nicht an allen Stellen der Haut ist ein identischer pH-Wert zu finden. In den Achselhöhlen als einem intertriginösen Raum ist ein wesentlich höherer pH-Wert vorhanden als an der freien Haut des Vorderarms. Es wurde der Begriff des Säuremantels geprägt, der besagen soll, daß der saure Haut-pH an der freien Haut die Haut vor eigentlichen krankheitserregenden Keimen schützt, während harmlose Keime dort durchaus leben können. Die intertriginösen Räume wurden in diesem Zusammenhang auch als physiologische Lücken aufgefaßt. Der Hautoberflächen-pH-Wert an der freien Haut, etwa an der Stirn, liegt im Durchschnitt zwischen 5,4–5,9.

Durch äußere Einwirkung kann es zu einer Verschiebung des Hautoberflächen-pH-Werts kommen, insbesondere dann, wenn im Rahmen der Hautreinigung ein alkalisches Hautreinigungsmittel gebraucht wird, wie es viele Seifen darstellen. Dadurch wird langfristig eine Verschiebung des Hautoberflächen-pH-Wertes möglich, und es kommt zu einer Änderung in der Zusammensetzung der bakteriellen Hautflora. An Stirn wie Vorderarm nehmen bei Anstieg des Hautoberflächen-pH-Wertes die Propionibakterien an Zahl wesentlich zu, nicht aber die koagulase-negativen Staphylokokken, so daß Unterschiede in der Propionibakteriendichte (koloniebildende Einheiten je cm^2) in der Größenordnung von 10^3 bzw. 10^2 bestehen.

Residente Hautflora. Eine Vielzahl unterschiedlicher Mikroorganismen findet sich ständig auf der menschlichen Haut. Es handelt sich um Keime, die am besten bei Anwesenheit von Sauerstoff wachsen, also aerobe Bakterien, sowie solche, die eine reduzierte Sauerstoffspannung bevorzugen, sogenannte mikroaerophile Bakterien. Von der Morphe der Bakterien her kann man zwischen Kugelbakterien (Kokken) und länglichen Bakterien (Stäbchen) unterscheiden. Erstere werden repräsentiert durch die aeroben Arten der Familie *Micrococcaceae*. Dermatologisch relevant sind insbesondere Staphylococcus-Spezies, daneben aber auch Mikrokokkusarten. Leitkeim ist *Staphylococcus epidermidis*, daneben *S. warneri*, *S. hemolyticus*, *S. hominis*, *S. saccharolyticus*, *S. auricularis*, *S. saprophyticus*, *S. conii* subspecies I; *Micrococcus agilis* und *Micrococcus restinae*. Der Name koagulase-negative Staphylokokken rührt daher, daß eine wesentliche Reaktion zur Unterscheidung des pathogenen Keims *Staphylococcus aureus* von anderen Staphylokokken, die Untersuchung der Plasmakoagulaseaktivität (Objektträger/Röhrchen), negativ ausfällt. Koagulase-negative Staphylokokken sind Leitkeim auf der freien Haut. Diesem entspricht im Bereich der Follikeltrichter, wo eine reduzierte Sauerstoffspannung gegeben ist, nicht aber eine völlige Abwesenheit von Sauerstoff (anaerobe Bedingung) das Genus *Propionibacterium*, vertreten vor allem durch *P. acnes*, daneben aber auch durch *P. granulosum* und *P. avidum*. Weitere Stäbchenbakterien auf der normalen menschlichen Haut sind die diphtheroiden Stäbchen, die taxonomisch noch nicht endgültig eingeordnet sind. Zu nennen sind die lipophilen Diphtheroiden (small colony diphtheroids), die in der Nähe des *Corynebacterium xerosis* gesehen werden, des weiteren *Corynebacterium pseudotuberculosis*, *Corynebacterium goutcheri*, *Corynebacterium pseudodiphthericum* sowie *Corynebacterium bovis*. Nicht zu den Bakterien gehörig, aber ebenfalls ein normaler Bewohner der menschlichen Hautoberfläche ist die lipophile Hefe *Malassezia furfur* (Pityrosporum ovale). Malassezia kommt insbesondere an Gesicht, Brust und Rücken vor, die Zahl der koloniebildenden Einheiten pro cm^2 (KbE/cm^2) liegt bei 10^2.

Die wichtigste Methode zur Bestimmung der Keimdichte von Bakterien auf menschlicher Haut stellt die *Detergenswaschmethode* nach Williamson und Kligman dar. Eine tensidhaltige Waschflüssigkeit wird in definierter Menge in einen Glaszylinder bestimmten Durchmessers eingebracht und an der Hautoberfläche mit einem Kunststoffspatel fest gerieben. Die so erhaltene Waschflüssigkeit wird dann verdünnt und eine Keimzählung durchgeführt, wobei auf geeignete Wachstumsbedingungen (Medien, Atmosphäre) bezüglich der unterschiedlichen Bakterienarten zu achten ist.

An der Beugeseite des Unterarmes findet sich ein trockenes Biotop. Hier stehen die Koagulase-negativen Staphylokokken mit 10^2–10^3 KbE/cm^2 ganz im Vordergrund, lipophile *Corynebacterium-Spezies* und *Propionibacterium-Spezies* finden sich nur in geringerer Zahl. In dem feuchten Biotop Axilla zeigen sich von Mensch zu Mensch Unterschiede: Bei einem Teil dominieren Koagulase-negative Staphylokokken, und *Corynebacterium-Spezies* machen wiederum nur einen geringen Anteil am Gesamt aus, bei anderen Menschen verhält sich die Relation umgekehrt. An einem talgreichen Biotop wie der Stirn liegen die Keimdichten von *Propionibacterium-Spezies* vergleichsweise sehr hoch, Koagulase-negative Staphylokokken spielen aber auch hier eine wesentliche Rolle. Für das Überleben von Bakterien auf der Haut kommt dem Follikeltrichter wesentliche Bedeutung zu. In der Praxis macht sich dies unter anderem bemerkbar, wenn es gilt, die Hautoberfläche möglichst zu entkeimen, speziell bei der Vorbereitung von Operationen. In der Regel läßt sich nur eine deutliche Verminderung der Keimdichte um etwa zwei Zehnerpotenzen herbeiführen. Die Restitution der Hautflora erfolgt nach einer Desinfektion meist innerhalb von 24–72 h. Im Haar-Talgdrüsen-Infundibulum liegen die unterschiedlichen Bakterienarten wegen der unterschiedlichen Wachstumsfaktoren in einer speziellen Verteilung vor: *Malassezia furfur* siedelt im obersten Anteil, Koagulase-negative Staphylokokken finden sich im mittleren und oberen Anteil, *Propionibacterium-Spezies* im gesamten Bereich.

Transiente und temporär residente Hautflora. Auch andere als die oben genannten Bakterien kommen auf der Haut vor. Die Verweildauer beträgt dann aber im Normalfall nur wenige Stunden bis einige Tage. Zu nennen sind hier *Staphylococcus aureus*, der besonders bei Nasen-Rachen-Keimträgern unter Umständen ständig auf die eigene Haut gelangt, sowie gramnegative Stäbchen der Familien *Enterobacteriaceae* und *Pseudomonadaceae*, von denen die ersteren zum Teil regelmäßig als Bestandteil der Darmflora vorkommen und auch fäkal-manuell verbreitet werden; die letzteren finden sich auch in der häuslichen Umwelt des Menschen, etwa in Blumenvasen (Naßkeime). Entscheidend dafür, daß der Kontakt mit solchen pathogenen Keimen nicht zu einer Erkrankung führt, ist die Integrität der epidermalen Barriere. Der pH-Wert ist hier ein Faktor, andere sind Wasser- und Fettgehalt der Hornschicht, ihre Abschilferung, die Temperatur und schließlich die Stabilität des Ökosystems der bakteriellen Flora selbst. Nach künstlich herbeigeführter Keimverminderung auf der Haut, etwa im Rahmen einer Desinfektion oder forcierten Duschens, ist vermehrt mit dem Auftreten von pathogenen Keimen, etwa *Staphylococcus aureus*, zu rechnen. Für die Entstehung einer tatsächlichen Infektionskrankheit kommen auch immer die Eigenschaften des Erregers hinzu, die ihm ermöglichen, den Wirt zu attackieren. Diese Faktoren zusammen machen die Virulenz des einzelnen Stammes aus. Zu nennen sind die M-Proteine von Streptokokken, die die Phagozytose behindern oder ihre epidermalen Toxine, die eine Exfoliation fördern. Diese Virulenz der Erreger wird zum Teil auch durch die Anwesenheit zusätzlichen genetischen Materials bedingt, wenn Viren vom Typ der Bakteriophagen aufgenommen worden sind. Bestimmte Phagentypen von Staphylokokken lösen gehäuft eine Hautinfektion aus; große Bedeutung kommt der Anwesenheit von Phagen auch bei der Pathogenität von *Corynebacterium diphtheriae* zu.

Pyodermien

Definition. Pyodermien sind bakterielle Infektionen der Haut durch Eitererreger. Diese Erkrankungen können die freie Haut oder die Hautanhangsgebilde betreffen.

Pyodermien der Epidermis

Zu den primären Pyodermien gehören staphylogene und streptogene Impetigo contagiosa, Follikulitis, Furunkel und Karbunkel, Paronychien sowie Ekthyma. Auch das Erysipel wird hierzu gerechnet. Davon abzugrenzen sind sekundäre bakterielle Infektionen, die existente Hautveränderungen weiterhin komplizieren. Beispiele sind Sekundärinfektionen auf Ekzemen, Geschwüren, Hautverletzungen, Verbrennungen oder Varizellen.

Definition. Häufige, in allen Teilen der Welt vorkommende, meist ungefährlich verlaufende Infektionen durch grampositive Kokken, sogenannte Eiterkokken, d.h. Staphylococcus- und Streptococcus-Spezies.

Impetigo contagiosa

Definition. Impetigo ist eine oberflächliche Infektion der Haut durch Streptokokken oder Staphylokokken. Die Erkrankung tritt überwiegend bei Kindern, sehr viel seltener bei Erwachsenen auf. Man kann klinisch eine kleinblasige Impetigo und eine großblasige Impetigo unterscheiden. Bis zum Schulalter ist die Impetigo sehr kontagiös (Impetigo contagiosa), wodurch es zu Endemien in Familien, Kindergärten und Schulen kommen kann. Bei Erwachsenen sind mangelnde

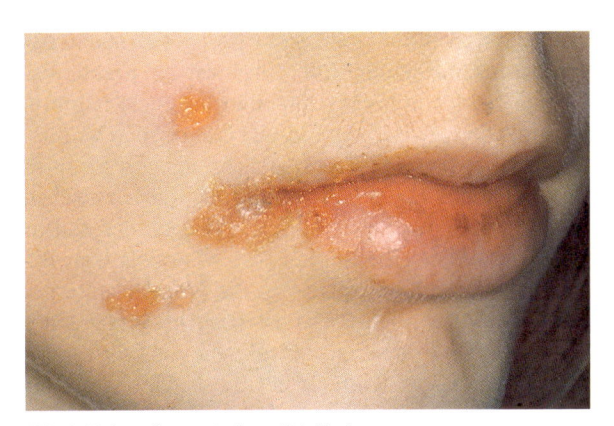

Abb. 4.44. Impetigo contagiosa, kleinblasig

Sauberkeit oder eine Störung der Hautflora wesentliche Realisationsfaktoren für die Infektion.

Epidemiologie. Impetigo kann sowohl durch *Streptococcus pyogenes*, vorzugsweise der Gruppe A, aber auch durch *Staphylococcus aureus* hervorgerufen werden. Beide Keime finden sich im Rahmen eines Keimträgertums bei vielen Gesunden im Nasen-Rachen-Raum. Die Übertragung von hier auf die Haut ist besonders durch den kratzenden Finger möglich. Übertragung von Mensch zu Mensch erfolgt insbesondere dann, wenn die Menschen eng zusammenwohnen (Schmierinfektion).

Kleinblasige Impetigo contagiosa

Synonym. Impetigo contagiosa streptogenes

Definition. Die häufige, im wesentlichen bei Kindern auftretende Infektionskrankheit ist charakterisiert durch Bläschen, die rasch platzen und eine honiggelbe Kruste entwickeln.

Erreger. Meist hämolysierende Streptokokken; selten auch Staphylokokken. Bei den Streptokokken handelt es sich um grampositive Kugelbakterien von 0,5 μm Durchmesser, die häufig in Ketten angeordnet angetroffen werden. Ein wesentliches Unterscheidungsmerkmal unter den Streptokokken stellt die Hämolyse dar. Fehlt sie, so handelt es sich um γ-Hämolyse, bei grünlicher Verfärbung spricht man von α-Hämolyse, bei Aufhellung des Blutagars von β-Hämolyse. Streptokokken kann man aufgrund des Polysaccharidgehaltes der Zellwand über ihre serologischen Eigenschaften klassifizieren. Dieser ursprünglich von Lancefield inaugurierten Klassifikation zufolge lassen sich die 21 verschiedenen Spezies verschiedenen Gruppen (A–D) zuordnen. Für die Haut besonders wichtig ist der Streptokokkus der Gruppe A, der Spezies *Streptococcus pyogenes*. Auch bei der Entstehung der akuten Glomerulonephritis scheint Kreuzreaktivität zwischen Streptokokkenantigen und Wirtsgewebe eine Rolle zu spielen. Zur Virulenz von Streptokokken der Gruppe A tragen auch extrazelluläre Produkte bei wie Desoxyribonuklease (DNase), Exotoxine, Hämolysine, Hyaluronidase sowie Streptokinase. DNaseB kann in großen Mengen gebildet werden und löst eine gut nachweisbare Immunantwort aus, insbesondere auch bei Patienten mit akuter Glomerulonephritis nach Hautinfektion. Die Titer bleiben weiterhin länger erhöht als die Antistreptolysin-O-Titer.

Streptokokken können eine Vielzahl unterschiedlicher erregerbedingter Erkrankungen auslösen, wobei die Manifestation außer an der Haut vorwiegend im Respirationstrakt stattfindet. Zudem gibt es nicht erregerbedingte aber erregerassoziierte Erkrankungen wie das akute rheumatische Fieber und die akute Glomerulonephritis; letztere ist im Zusammenhang mit einer Impetigo zu fürchten.

Mikrobiologische Diagnostik. Geeignetes Material wie etwa Blasenflüssigkeit läßt sich im Ausstrichpräparat nach Gram-Färbung untersuchen, im typischen Falle finden sich dann in Ketten angeordnete grampositive Kokken. Die Kultur wird auf Schafblutagar durchgeführt. Ein Antibiogramm ist dann erforderlich, wenn bei der Behandlung nicht auf das in der Regel wirksame Penizillin G bzw. Penizillin V zurückgegriffen werden soll. Bei den serologischen Untersuchungen ist unter dermatologischen Aspekten dem Anti-DNase-B-Titer der Vorrang vor dem Antistreptolysin-O-Titer einzuräumen. Insbesondere unter epidemiologischen Gesichtspunkten erscheint die Serotypisierung interessant: Bestimmte auf der Haut vorkommende Keime sind in besonderer Weise mit der Auslösung einer Glomerulonephritis assoziiert. Zu nennen sind Stämme mit der Kombination von T-Antigen 4 und M-Antigen 60 bzw. T-Antigen 14 und 49 sowie M-Antigen 49.

Klinik. An beliebigen, meist asymmetrischen Körperstellen entstehen zunächst kleine rote Maculae, die rasch in glasstecknadelkopfgroße prall gespannte wasserklare Bläschen übergehen, die von einem schmalen Entzündungshof umgeben sind. Dieses Stadium sieht man praktisch nie, da die Bläschendecke sehr dünn ist und rasch platzt. Aus dem Blasengrund setzt eine starke Exsudation ein, die dann eintrocknet und zu Borkenauflagerungen führt. Im Vordergrund des klinischen Bildes stehen daher *honiggelbe Krusten* auf gerötetem Untergrund. Zunächst ist die Zahl der linsen-, bohnen- oder pfenniggroßen Herde klein. Sie konfluieren jedoch, die Herde werden bogig. Durch Schmierinfektion treten an beliebigen Stellen neue Herde auf. Schmerzhafte Lymphknotenschwellungen können hinzutreten. Die Erscheinungen heilen narbenlos ab. Bevorzugt befallen sind unbedeckte Körperstellen wie Gesicht, besonders die Nasen- und Mundumgebung, Kapillitium, Hals und Hände. Wo gekratzt wird, entstehen neue Herde. Die Mundwinkel sind häufig befallen (*Angulus infectiosus*), ferner das Paronychium. Schnupfen begünstigt die Übertragung der Erreger am eigenen Körper und von Mensch zu Mensch. Die Impetigo beginnt daher häufig unter der Nase.

Histopathologie. Das Impetigobläschen sitzt subkorneal. Es enthält Bakterien, Fibrin und neutrophile Leukozyten. Daneben finden sich Spongiose und subepidermal eine mäßige entzündliche Reaktion.

Verlauf. Unbehandelt kann die Erkrankung längere Zeit dauern. Zahlreiche Impetigoherde können auftreten und auch zu allgemeinen Krankheitssymptomen mit Fieber, Unwohlsein und Appetitlosigkeit führen. Durch Behandlung kann der Verlauf einer Impetigo auf wenige Tage verkürzt werden. Eine gefürchtete Komplikation bei längerem Bestand einer Impetigo contagiosa ist die *postinfektiöse Glomerulonephritis* (*Impetigonephritis*), die bei etwa 4% der Patienten auftreten soll; wahrscheinlich ist sie jedoch seltener. Die Nierenerkrankung wird durch spezifische Streptokokkentypen (nephritogene Streptokokken) ausgelöst. Urinuntersuchungen während der Impetigo und einige Wochen danach sollten stets durchgeführt werden. Serologische Untersuchungen sind parallel durchzuführen. Auch kann in spezialisierten Laboratorien die Typisierung von Streptokokken in nephritogene und nichtnephritogene Stämme durchgeführt werden (M-Typisierung). Dies ist wichtig bei Streptokokkenendemien.

Diagnostische Leitlinien. Aufgrund des typischen klinischen Bildes ist sie in der Regel leicht zu stellen, insbesondere ist bei Kindern mit Sekretion aus der Nase und honiggelben Krusten in der Nachbarschaft an diese Erkrankung zu denken. Der mikrobiologischen, klinisch-chemischen und serologischen Diagnostik kommt zusätzlich Bedeutung zu.

Prognose. Gut, außer bei Entwicklung einer akuten Glomerulonephritis.

Differentialdiagnose. Die früher gemachten Unterschiede zwischen staphylogener und streptogener Impetigo allein aufgrund des klinischen Bildes (kleinblasige Impetigo durch Streptokokken, großblasige Impetigo durch Staphylokokken) lassen sich nicht immer aufrechterhalten. Allerdings wiesen unsere Patienten bei kleinblasiger Impetigo fast stets hämolysierende Streptokokken und nur gelegentlich Staphylococcus aureus auf. Die Anzüchtung von Streptokokken hängt wesentlich von der Zeitdauer zwischen der Materialentnahme und dem Anlegen der Kultur ab. Bei direkter Überimpfung des Materials vom Patienten auf die Kulturplatte ist die Nachweisrate der Streptokokken hoch; bei postalischem Versand des Untersuchungsgutes mit Zeiträumen von 24–48 h bis zum Anlegen der Kultur sinkt die Nachweisrate für Streptokokken erheblich ab. Herpes simplex, insbesondere an den Übergangspartien von Haut zu Schleimhäuten, ist polyzyklisch begrenzt, kann aber impetiginisiert sein. Erscheinungen der sekundären Syphilis im Gesicht sind symmetrisch und haben ein Basisinfiltrat.

Therapie
Innerlich. Insbesondere bei ausgedehntem Befall, bei zugrundeliegendem atopischen Ekzem sowie bei endemischer Häufung akuter Glomerulonephritis durch Streptokokken ist eine perorale Antibiotikagabe angezeigt. Liegt kulturell nur eine Infektionskrankheit durch Streptokokken der Gruppe A vor, so ist Penizillin oral zu verabfolgen. Erwachsene erhalten 3mal 1,2 Mio. IE Phenoxymethylpenizillin-Kalium (Isocillin); entsprechendes gilt für Jugendliche und Schulkinder, Kleinkinder erhalten 3mal tgl. 300 000 IE in Form eines Saftes. Ist die gleichzeitige oder alleinige Anwesenheit von *Staphylococcus aureus* nicht ausgeschlossen, so muß sich die Wahl des Antibiotikums hieran orientieren. Erwachsene wie auch Schulkinder und Jugendliche erhalten 2–3 g Oxacillin-Natrium (Stapenor, Kapseln à 0,25 g) in 4–6 Einzeldosen, Säuglinge über 3 Monate 1 g/Tag in 4 Einzeldosen, Säuglinge bis 3 Monate 3mal tgl. 50 mg/kg KG (Saft). Bei Oxacillin-Natrium handelt es sich um ein penizillinasefestes Penizillin. Insbesondere bei gesicherter oder zu vermutender Penizillinallergie ist auf Erythromycin auszuweichen. Erwachsene und Kinder über 8 Jahre erhalten 1 g am Tag, verteilt auf 4 bzw. 2 Einzelgaben; Säuglinge und Kleinkinder sowie junge Schulkinder erhalten 30–50 mg/kg KG in 3–4 Einzeldosen. Je nach Alter sind Kapseln bzw. Saft zu bevorzugen (Monomycin).
Äußerlich. Krusten werden mittels Salben abgeweicht, etwa mit 0,5% Clioquinol-Vaselin oder 3–5% Salizylvaselin. Zusätzlich sind feuchte Verbände mit desinfizierenden Lösungen zu empfehlen, wie Chlorhydroxichinolin-(Chinosol)Lösung (fett-feuchte Behandlung).
Erosive Areale sind insbesondere mit clioquinolhaltigen Cremes zu behandeln (0,5%, Linolasept-Emul-

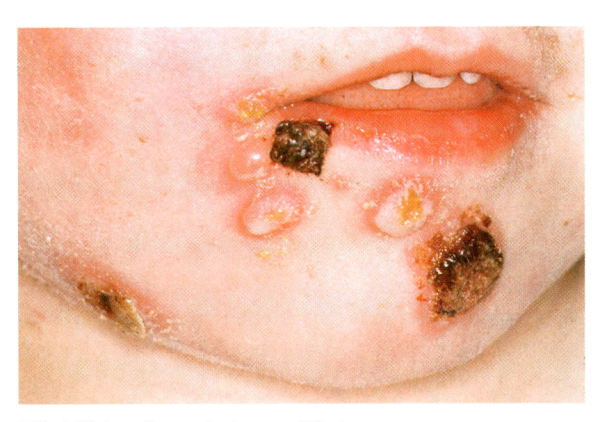

Abb. 4.45. Impetigo contagiosa, großblasig

sion). Antibiotika sollten hier nicht topisch eingesetzt werden, insbesondere ist auf die Anwendung des lebenswichtigen Chemotherapeutikums Gentamicin zu verzichten, da es zur Selektion resistenter Staphylokokken auf der Haut kommen kann.

Zusätzliche Maßnahmen. Regelmäßige gründliche Hautreinigung mit desinfizierenden Zubereitungen (Dermofug) bzw. sauren Syndets (Sebamed flüssig). Körperwäsche und Bettwäsche sind in kurzen Abständen zu wechseln und, soweit möglich, bei hohen Temperaturen zu waschen. Fingernägel sind kurz zu halten.

Großblasige Impetigo contagiosa

Synonyme. Impetigo staphylogenes, bullöse Impetigo, Impetigo contagiosa staphylogenes

Definition. Es handelt sich um eine insbesondere bei Kindern, aber auch bei Erwachsenen auftretende Infektionskrankheit der Haut durch *Staphylococcus aureus* mit Ausprägung großer schlaffer Blasen.

Erreger. Bei *Staphylococcus aureus* handelt es sich um einen aeroben, fakultativ aber auch um einen anaeroben grampositiven Keim von Kugelgestalt (Kokkus) mit einem Durchmesser von 0,7–1,2 µm. An der Oberfläche von Staphylokokken finden sich Rezeptoren für Bakteriophagen, was eine Subtypisierung auf der Basis der herbeigeführten Lyse erlaubt. Zur Virulenz von Staphylococcus aureus trägt eine Vielzahl von extrazellulären Produkten bei. Unter den Enzymen sind Nukleasen, Proteasen, Lipasen, Katalasen sowie Hyaluronidase, Lysozym, β-Laktamase und Milchsäuredehydrogenase anzuführen. Als Exotoxine werden von den meisten Stämmen in Mehrzahl membranschädigende Toxine abgesondert in Form der α-, β-, γ- bzw. δ-Hämolysine und des Leukozidins. Die als Enterotoxine A–E bezeichneten Proteine spielen eine wesentliche Rolle bei Lebensmittelvergiftungen. Auf die epidermolytischen Toxine und das Toxinschocksyndrom wird weiter unten eingegangen.

Vorkommen. Weltweit, in gemäßigten Klimazonen vorwiegend in den warmen Sommermonaten; in feuchtwarmen tropisch-subtropischen Klimaten gehäuft.

Epidemiologie. Die großblasige Impetigo kann im Rahmen von Kleinraumepidemien in Kindergärten oder Familien auftreten. Die Kontagiosität ist groß. Auf Kinderstationen kann es zu einer Ausbreitung der Erreger kommen.

Pathogenese. Zwei Exotoxine von Proteinnatur, die ein identisches Molekulargewicht von 24000 aufweisen aber biochemisch-immunologisch unterschiedlich sind, verursachen eine Trennung der Epidermislagen auf der Ebene des Stratum granulosum über eine Separation der Desmosomen. Im Tiermodell der neugeborenen Maus führt Applikation des Exotoxins zu intraepidermaler Akantholyse mit Spaltbildung und Abhebung der obersten Hautschichten (Stratum corneum). Die epidermalen Toxine spielen auch eine zentrale Rolle bei der Auslösung des staphylogenen Lyell-Syndroms. Die großblasige Impetigo ist daher als Forme fruste dieser schweren Erkrankung aufzufassen. Die Entstehung der großblasigen Impetigo ist insbesondere mit *Staphylococcus aureus* des Phagentyps 71 in Verbindung gebracht worden.

Klinik. Im Vordergrund stehen schlaffe Blasen auf entzündlich gerötetem Untergrund, die anfangs wasserklaren Inhalt haben, sich weißlichgrau und dann rahmig-eitrig eintrüben. Nach kurzer Bestandsdauer kollabiert das Blasendach, die Blasendecke liegt wie angeklatscht meist etwas gekräuselt auf dem Blasengrund. Bei Sitz an abhängigen Körperpartien buckeln sich die Blasen am unteren Pol durch die absinkende Blasenflüssigkeit und hypopyonartige Sedimentierung der Leukozyten sackartig aus. Nach Zerstören der Blasendecke erscheinen gerötete erodierte Flächen, die feucht- und firnisartig-glänzend wirken und eine coretteartige Schuppung besitzen. Stärkere Verkrustungen wie bei der kleinblasigen Impetigo fehlen im allgemeinen. Die Abheilung erfolgt narbenlos. Häufig bleiben vorübergehende Resterytheme und Hyperpigmentierungen zurück. Die Prädilektion und Art der Ausbreitung stimmen mit denen der kleinblasigen Impetigo überein. Meist ungestörtes Allgemeinbefinden bei geringerer Ausdehnung. Bei starker Ausdehnung zunehmendes Krankheitsgefühl.

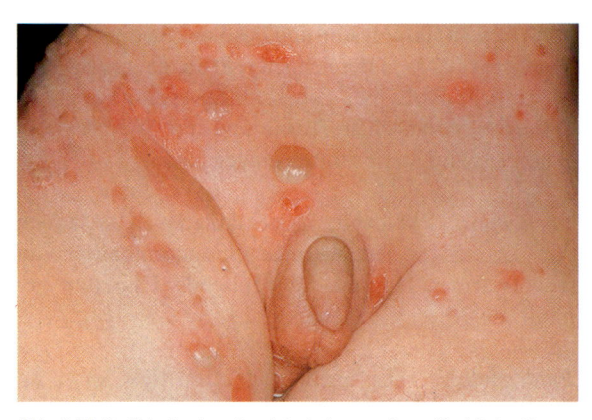

Abb. 4.46. Großblasige Impetigo (staphylogenes Pemphigoid) des Neugeborenen

Histopathologie. Die Blase bei großblasiger Impetigo sitzt intraepidermal, meist weit oben im Stratum Malpighii, enthält Fibrin und neutrophile Leukozyten. Daneben finden sich Spongiose und subepidermal eine mäßige entzündliche Reaktion.

Verlauf. Unkomplizierter Verlauf bei geringer Ausdehnung. Bei großflächiger Entwicklung und weit erodierten Flächen ist die Gelegenheit zur Resorption toxischer Stoffe gegeben. Daher ist die Erkrankung für Neugeborene keineswegs harmlos.

Klinische Diagnose. Zumeist leicht. Große schlaffe Blasen mit eitriger Eintrübung und erodierten Flächen bei meist jugendlichen Patienten sind pathognomonisch. Nach einem zugrundeliegenden atopischen Ekzem ist zu suchen.

Mikrobiologische Diagnose. Im nach Gram gefärbten Ausstrichpräparat lassen sich grampositive Kokken in Haufen oder Weintraubenform nachweisen. Zur Kultur kann normaler Schafblutagar herangezogen werden, die Erreger sind nicht anspruchsvoll, 5% CO_2 in der Atmosphäre beschleunigt aber das Wachstum. Zur Abgrenzung anderer Staphylokokken dient der Koagulasetest. Er kann am einfachsten in Form eines Objektträgertests durchgeführt werden, bei Verklumpung der Erreger in Gegenwart des Reagens liegt Positivität vor. Unter den biochemischen Leistungen ist insbesondere die Mannitspaltung anzuführen. Eine genaue Klassifikation der verschiedenen Staphylokokkenspezies ist über die Bunte Reihe möglich; dazu können vorgefertigte Sets herangezogen werden (API STAPH). Wichtig ist die Erstellung eines Antibiogramms. Dies kann mit dem Agardiffusionstest erfolgen, der aber nur semiquantitative Ergebnisse liefert, vorzugsweise ist der Agardilutionstest oder Mikrodilutionstest zu verwenden. Dabei können entweder die minimalen Hemmkonzentrationen durch Einsatz vollständiger Verdünnungsreihen der einzelnen geprüften Antibiotika ermittelt werden oder aber man prüft, wie sich die Empfindlichkeit bei bestimmten Grenzkonzentrationen verhält (break points). Allgemein wird beim Antibiogramm in der Bewertung zwischen sensibel, intermediär und resistent unterschieden. Im dermatologischen Krankengut ist mit Wahrscheinlichkeit von einer Penizillinresistenz auszugehen, ein großer Teil der Keime ist auch gegenüber Tetrazyklin resistent, ein kleinerer gegen Erythromycin. Eine Empfindlichkeit gegenüber penizillinasefestem Penizillin wie Oxacillin ist in der Regel anzunehmen. Es gibt aber multiresistente *Staphylococcus aureus*-Stämme (MRSA); sie sind vorwiegend auf Intensivstationen anzutreffen. Diese Stämme sind gegenüber Penizillin, Cephalosporin, Tetrazyklin, Chloramphenicol, Erythromycin und Sulfonamiden resistent. Vancomycin sowie Aminoglykoside sind häufig wirksam.

Differentialdiagnose. Pemphigus syphiliticus neonatorum beim Neugeborenen, aber die Lokalisation der Blasen an Palmae und Plantae sowie die weiteren Lueserscheinungen grenzen dieses Krankheitsbild ab. Bei Epidermolysis bullosa hereditaria steht die mechanische Entstehungsweise an druckbeanspruchten Stellen im Vordergrund. Hinzu kommt das ständige Rezidivieren an gleichen Orten. Bei kleinblasiger Impetigo contagiosa sieht man fast nie Bläschen, sondern immer nur dicke honiggelbe Borken.

Prognose. Früher war die Neugeboreneninfektion wegen des letalen Ausgangs in 70% der Erkrankungen eine schwere Krankheit. Daher war auch die Meldung der Schälblasen gerechtfertigt. Die Erkrankung hat aber durch die Möglichkeit einer entsprechenden antibiotischen Therapie und durch entsprechende Desinfektion der Nabelschnurwunde ihren Schrecken verloren. Die Prognose der großblasigen Impetigo bei Kindern und Erwachsenen ist gut und daher die Krankheit nicht meldepflichtig.

Therapie
Innerlich. Insbesondere bei ausgedehntem Befall bei zugrundeliegendem atopischem Ekzem sowie bei endemischer Häufung akuter Glomerulonephritis durch Streptokokken ist eine perorale Antibiotikagabe angezeigt. Liegt nur eine Infektionskrankheit durch Streptokokken der Gruppe A vor, so ist Penizillin peroral zu verabfolgen. Erwachsene erhalten 3mal 1,2 Mio. IE Phenoxymethylpenizillin-Kalium (Isocillin); entsprechendes gilt für Jugendliche und Schulkinder; Kleinkinder erhalten 3mal tgl. 300 000 IE in Form eines Saftes. Ist die gleichzeitige oder alleinige Anwesenheit von *Staphylococcus aureus* nicht

ausgeschlossen, so muß sich die Wahl des Antibiotikums hieran orientieren. Erwachsene wie auch Schulkinder und Jugendliche erhalten 2–3 g Oxacillin-Natrium (Stapenor) in 4–6 Einzeldosen, Säuglinge über 3 Monate 1 g/Tag in 4 Einzeldosen, Säuglinge bis 3 Monate 3mal tgl. 50 mg/kg KG. Bei Oxacillin-Natrium handelt es sich um ein penizillinasefestes Penizillin. Insbesondere bei gesicherter oder zu vermutender Penizillinallergie ist auf Erythromycin auszuweichen. Erwachsene und Kinder über 8 Jahre erhalten 1 g am Tag, verteilt auf 4 bzw. 2 Einzelgaben; Säuglinge und Kleinkinder sowie junge Schulkinder erhalten 30–50 mg/kg KG in 3–4 Einzelgaben. Je nach Alter sind Kapseln bzw. Saft zu bevorzugen (Monomycin).

Äußerlich. Krusten werden durch Salben abgeweicht, etwa mit 0,5% Clioquinol-Vaselin oder 3–5% Salizylvaselin. Zusätzlich sind feuchte Verbände mit desinfizierenden Lösungen zu empfehlen, insbesondere Chlorhydroxichinolin-(Chinosol)Lösung (fett-feuchte Behandlung).

Staphylogenes Pemphigoid der Neugeborenen

Synonym. Pemphigus acutus neonatorum

Im Säuglingsalter scheint bei staphylogener Infektion der Epidermis die Entwicklung von Blasen besonders rasch zu erfolgen. Die Blasen werden teilweise sehr groß. Weil sie sich unausgesetzt allseitig weiterschieben, spricht man auch von *Schälblasen*. Intertriginöse Bereiche, ein günstiges Milieu für die Bakterien, werden besonders großflächig betroffen. Dadurch entstehen weite Areale, die für die Resorption von Toxinen geeignet sind. Der Übergang in das staphylogene Lyell-Syndrom (Dermatitis exfoliativa neonatorum Ritter v. Rittershain, 1878) ist dann fließend. Erreger ist oft *Staphylococcus aureus*, Phagengruppe II, Phagentyp 71.

Staphylogenes Lyell-Syndrom

[Lyell 1956]

Synonyme. Dermatitis exfoliativa neonatorum Ritter v. Rittershain 1878, Staphylococcal scalded skin syndrome (SSSS), Epidermolysis toxica acuta, toxische epidermale Nekrolyse, Syndrom der verbrühten Haut

Erreger. Staphylococcus aureus, meist Phagentyp 71. Das von diesen Staphylokokken gebildete Exotoxin löst an der Epidermis die charakteristischen Veränderungen aus. Selten kommen Staphylokokken ohne Phagentyp 71 als Erreger in Frage.

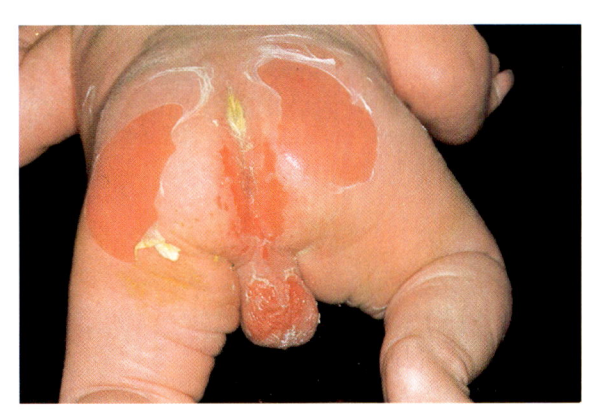

Abb. 4.47. Dermatitis exfoliativa neonatorum, staphylogenes Lyell-Syndrom

Ätiopathogenese. Säuglinge in den ersten drei Monaten, ältere Kleinkinder und immunologisch geschwächte, oft nierenkranke Erwachsene werden befallen. Das Exotoxin (Epidermolysin) induziert die akantholytische Spaltbildung in der Epidermis. Ausgangspunkt ist oft eine Hautinfektion mit *Staphylococcus aureus* etwa des Nabelstumpfes.

Klinik. Oft im Anschluß an eine eitrige Konjunktivitis, Otitis oder Pharyngitis tritt ein skarlatiniformes Exanthem auf. Hinweisend ist der periorifizielle Beginn des Exanthems. Das Exanthem dehnt sich rasch aus; die Patienten fühlen sich krank. Nikolski-Zeichen positiv. Innerhalb von 24–48 h bilden sich weit ausgedehnt am ganzen Körper große schlaffe Blasen, die leicht rupturieren und wie angeklatscht auf der hellroten erodierten Epidermis liegen. Dadurch entsteht die Ähnlichkeit mit flächenhaften Hautverbrennungen 2. Grades, d. h. ein kombustiformes Bild. Die Bläschendecke trocknet rasch aus und schuppt groblamellös ab.
Selten besteht Schleimhautmitbeteiligung. Die Epithelisierung geht innerhalb von einer Woche vonstatten, sofern die Behandlung rechtzeitig erfolgt.

Histopathologie. Lichtmikroskopisch findet sich ein akantholytischer Spalt in der oberen Epidermis innerhalb des Stratum granulosum, also eine subkorneale Blase. Auffällig normal sieht die restliche Epidermis aus, insbesondere fehlen Zellnekrosen. Das Korium ist ebenfalls fast frei von Entzündungszeichen; die Spaltbildung vollzieht sich also ohne Zytotoxizität.

Eine *Diagnose* ist in kürzester Zeit durch *Schnellschnittuntersuchung* möglich, wobei vom abgelösten Blasendach, das fast ausschließlich aus Hornschicht besteht, Gefrierschnitte angefertigt werden. Wichtig ist die Abgrenzung gegenüber medikamentös ausgelöstem Lyell-Syndrom, bei dem die Spaltbildung sub-

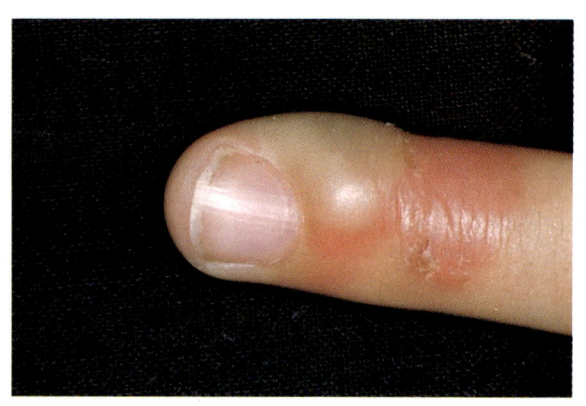

Abb. 4.48. Bulla repens

epidermal liegt und die Blasendecke aus der ganzen eosinophilen nekrotischen Epidermis besteht.

Diagnostische Leitlinien. Klinisches Bild der wie verbrüht wirkenden Haut, positives Nikolski-Zeichen, Blasendeckenhistologie im Kryostatschnitt, akantholytische Zellen im Blasenausstrich, bakteriologischer Nachweis von Staphylokokken auch aus hautfernen Infektionsherden (Auge, Ohr, Rachen).

Differentialdiagnose. Großblasige, bullöse Impetigo (Pemphigus neonatorum), skarlatiniforme Exantheme und medikamentöses Lyell-Syndrom (toxische epidermale Nekrolyse).

Prognose. Wegen des oft schweren Verlaufs mit Zurückhaltung zu stellen. Sepsis und Pneumonie sind gefürchtete Komplikationen.

Therapie
Innerlich. Penizillinasefeste Penizilline, notfalls auch Erythromycin. Glukokortikoide sind primär nicht indiziert.
Äußerlich. Symptomatisch wie bei ausgedehnten Verbrühungen.

Bulla repens

Synonym. Umlauf

Erreger. Staphylococcus aureus; selten Streptokokken.

Klinik. Durch die Entwicklung an einer Stelle der Haut mit dicker Hornschicht, die ein Platzen verhindert, entstehen beispielsweise an einer Fingerspitze, besonders an der Volarseite der Finger, oder an Palmae oder Plantae sehr feste Blasen. Meistens entwickelt sich nur eine Blase, die beachtlich groß werden kann und von einem Entzündungshof umgeben ist.

Bei Sitz am Finger umgreift die Blase den ganzen Nagel (daher: Umlauf) und geht auf den Nagelfalz über; manchmal wird auch das Nagelbett mitbetroffen, so daß sich der Nagel lockert oder ganz abhebt. Die Decke der sich rasch vergrößernden prall gespannten Blasen ist so widerstandsfähig, daß sie kaum zerstört wird. Der Inhalt trübt sich ein, wird aber meist nicht ausgesprochen rahmig-eitrig. Oft ist die Blase oben vorwiegend serös, unten durch Leukozytensedimentierung gelblich-eitrig. Da die Blase meistens nicht zerstört wird, unterbleibt die Keimverschleppung an andere Orte. Nach Eröffnung der Blase sieht man eine intensiv rote Erosion, auf der sich der Blasenrestinhalt verkrusten kann.

Symptome. Die Bulla repens verursacht Spannungsgefühl und Schmerzen, jedoch nicht so stark wie ein Panaritium.

Verlauf. Zumeist über Tage, selten mehrere Wochen. Kombination mit Paronychie und Übergang in ein Panaritium oder in eine Phlegmone sind gefürchtete, aber seltene Komplikationen.

Differentialdiagnose. Panaritium mit klopfender schmerzhafter Entzündung und tieferer Ausdehnung; Überweisung an den Chirurgen erforderlich. Herpes simplex hat polyzyklisch begrenzte Bläschen, mit weißlich-trübem, gelegentlich hämorrhagischem Inhalt oder Erosionen und rezidiviert häufig in loco.

Therapie
Innerlich. Im allgemeinen nicht erforderlich. Bei infektionsgefährdeten Kindern penizillinasefeste Penizilline oder Erythromycin.
Äußerlich. Fingerbad in dünner Seifenlösung, Abtragen der Blase und feuchte Verbände mit Chlorhydroxichinolin (Chinosol) bis zum Überhäuten. Behandlung der erodierten Wundflächen mit desinfizierenden Zubereitungen, Clioquinol-Emulsion (Linolasept Emulsion), Fusidinsäure-Creme (Fucidine) oder PVP-Jodlösung (Braunol).

Toxinschocksyndrom durch Staphylokokken

Definition. Durch ein Exotoxin von *Staphylococcus aureus* hervorgerufene Multiorganerkrankung unter Beteiligung der Haut mit unter Umständen lebensbedrohlichem Verlauf.

Erreger. Staphylococcus aureus, in der Regel mit Bildung eines Proteins mit einem Molekulargewicht von 22 000. Im Tierversuch läßt sich eine Vielzahl der Erscheinungen des Toxinschocksyndroms auslösen.

Vorkommen. Bevorzugt ist das weibliche Geschlecht betroffen, hauptsächlich im gebärfähigen Alter. Ein Zusammenhang mit der Menstruation ist zu erkennen, insbesondere wenn besonders saugfähige Tampons verwendet werden.

Ätiopathogenese. Die Erreger befinden sich an einer Stelle des Körpers, etwa in der Scheide, ohne hier wesentliche Krankheitserscheinungen unmittelbar hervorzurufen. Diese gehen auf die Ausbreitung des Toxins im Körper zurück.

Klinik. Initial zeigt sich an der Haut ein generalisiertes makulöses Exanthem, das nach 1–2 Wochen zu einer akralen Desquamation speziell von Handflächen und Fußsohlen bzw. Fingern und Zehen Anlaß gibt. Charakteristisch sind Temperaturen von 39° C und mehr, ein erniedrigter Blutdruck (unter 90 mm Hg bei Erwachsenen) und damit verbunden orthostatische Probleme. Zu Beginn Erbrechen und Durchfall. Charakteristisch sind des weiteren Muskelschmerzen sowie eine CK-Erhöhung. Die Schleimhäute der Scheide, des Oropharynx oder der Konjunktiven können hyperämisch sein. Die harnpflichtigen Substanzen im Serum können ansteigen, des weiteren Gesamtbilirubin, SGOT und SGPT; die Thrombozyten sinken oft unter 100000/µl ab. Orientiertheit und Bewußtsein können beeinträchtigt sein.

Verlauf. Unter Umständen tödlich, Letalität von 2–3%.

Differentialdiagnose. Toxinschocksyndrom durch Streptokokken.

Therapie. Intensivtherapie unter Einsatz wirksamer Antibiotika.

Pyodermien der Haarfollikel

Definition. Eiterinfektionen der Haarfollikel sind sehr häufige Erkrankungen, kommen in fast jedem Lebensalter vor und zeichnen sich durch chronischen Verlauf aus. Dementsprechend kann die Behandlung schwierig sein.

Ostiofollikulitis

Synonym. Impetigo Bockhart

Definition. Ostiofollikulitis ist eine sehr oberflächlich lokalisierte Infektion der Haarfollikel durch Staphylokokken. Klinisch führendes Symptom sind follikulär gebundene Pusteln.

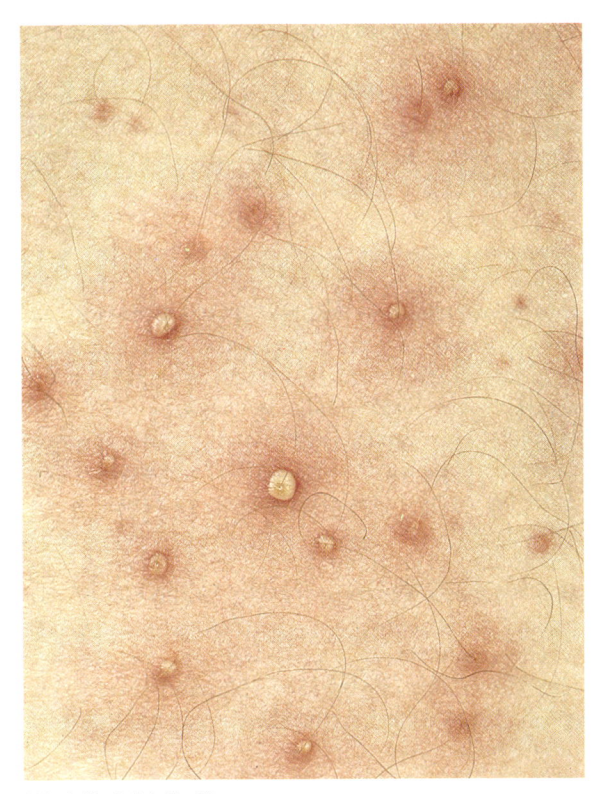

Abb. 4.49. Ostiofollikulitis

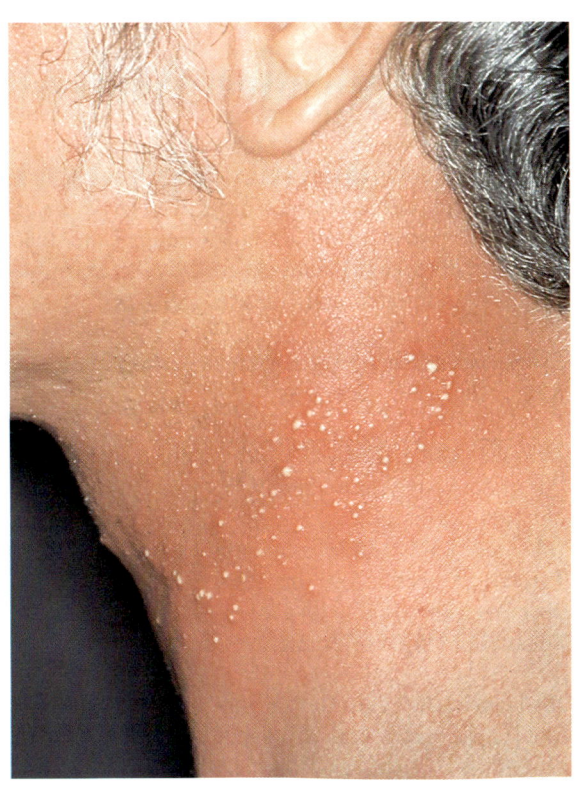

Abb. 4.50. Follikulitis durch *Staphyolococcus aureus*

Erreger. Staphylococcus aureus

Vorkommen. Ostiofollikulitiden sind bei uns nicht selten, viel häufiger aber noch in feuchtwarmen tropischen Zonen. Bevorzugt wird das männliche Geschlecht; vor der Pubertät sehr selten.

Ätiopathogenese. Die bakterielle Infektion der Haarfollikel verlangt bestimmte Voraussetzungen: feuchtwarme, intertriginöse Räume, starkes Schwitzen bei adipösen Patienten im Rahmen von fieberhaften Erkrankungen, zu fett oder zu feucht behandelte Hautareale, feucht-mazerierende Bedingungen eines Plastikokklusivverbandes, Infektabwehrschwäche durch Lokaltherapeutika wie Glukokortikosteroide oder Teere begünstigen das Angehen der Infektion. Feuchte Dunstverbände geben ideale Wachstumsbedingungen für die Vermehrung von Bakterien. Auch juckende Dermatosen wie ein atopisches Ekzem geben Gelegenheit zu Ostiofollikulitis. Fernerhin sind zyanotische Hautabschnitte wie die schlecht durchblutete Glutäalhaut oder die behaarten Unterschenkelpartien ein Vorzugsterrain für eine chronische, bakteriell bedingte Follikulitis.

Klinik. Das führende Symptom sind follikulär gebundene, hellgelbe Pusteln. Betroffen sind die Terminalhaarfollikel mit einem kräftigen Haar, das zentral in der Pustel steht. Werden Vellushaarfollikel befallen, ist der follikuläre Sitz nicht so leicht zu erkennen. Die meisten der stecknadelkopfgroßen, halbkugelig-prall gespannten gelblichen Pusteln besitzen peripher einen schmalen roten Entzündungshof. Dicht ausgestreute Pusteln stehen auf diffus entzündlich-geröteter Fläche. Zerstörte Pusteln führen zu eitriger Verkrustung, die sich nach wenigen Tagen unter Hinterlassung eines Resterythems abstößt. Ostiofollikulitis kann überall sitzen, bevorzugt kommt sie im Gesicht, an Kapillitium, Extremitäten und Achselhöhlen vor.

Symptome. Meist kein, gelegentlich geringer Juckreiz. Keine Allgemeinsymptome.

Histopathologie. Follikulär gebundene, subkorneale Pustel; leukozytäres entzündliches Infiltrat im Infundibulum des Follikels.

Verlauf. Unbehandelt oft chronisch-rezidivierend über Wochen, Monate und Jahre. Bei entsprechender Behandlung kurzer Verlauf.

Differentialdiagnose. Bei chronischem Verlauf und Sitz im perioralen Bereich ist an Candida-Follikulitis zu denken. Chronisch-follikuläre Trichophytie (besonders an den Unterschenkeln bei Frauen, stärker infiltriert, positiver Pilznachweis) führt nur selten zu follikulärer Pustulation. Akneiforme Exantheme durch Medikamente und Halogene. Pusteln bei Acne vulgaris, Ölakne oder Teerakne. Kleinpapulopustulöses Syphilid.

Prognose. Günstig

Therapie
Innerlich. Nur bei ausgedehnten oder therapieresistenten Infektionen peroral durch Antibiotika entsprechend dem Antibiogramm.
Äußerlich. Nach geeigneter Desinfektion (Isopropanol 70%ig) mechanische Eröffnung von Pusteln. Behandlung desinfizierend mit PVP-Jodlösung (Betaisodona, Braunol) bzw. desinfizierenden Cremes (Linolasept Emulsion, enthält Clioquinol 0,5%). Alternativ kommt Fusidinsäure-Creme (Fucidine) oder auch Lotio alba mit 0,5% Clioquinol in Betracht. Häufiger Wäschewechsel.

Chronisch-rezidivierende Ostiofollikulitis der Männer

Diese entwickelt sich besonders an den Unterschenkeln und am Gesäß erwachsener Männer, nicht selten in Verbindung mit Pernio follicularis gluteális als chronisch-rezidivierende Ostiofollikulitis. Leitsymptom ist in diesen Fällen Juckreiz, der bei der akuten Ostiofollikulitis gewöhnlich fehlt.

Follikulitis und Perifollikulitis

Definition. Die pathogenen Keime, meist sind es grampositive Kokken, speziell *Staphylococcus aureus*, seltener gramnegative Bakterien, dringen tief in die Haarfollikel ein. Die Erkrankung betrifft den ganzen Follikel und greift auf das perifollikuläre Gewebe über. Solange nur Hyperämie, Ödem oder Leukozytenvermehrung auftreten, gehört diese Veränderung noch zum Bild der Follikulitis. Entwickelt sich aber im perifollikulären Gewebe ein Abszeß, so liegt bereits ein beginnender Furunkel vor.
Übergänge von Follikulitis über Perifollikulitis zu Furunkel sind nicht selten. Follikulitiden können überall am Körper auftreten, außer an Handflächen und Fußsohlen, weil dort keine Haarfollikel vorkommen. Aufgrund der charakteristischen Bilder werden einige Sonderformen der Follikulitis klinisch herausgestellt.

Folliculitis simplex barbae

Synonym. Follikulitis der Bartgegend

Im Bartbereich und an den seitlichen Halspartien treten einzeln, disseminiert oder auch zusammenstehend

Follikulitiden auf. Durch Rasieren wird die Infektion verschmiert. Am Hals kommt die mechanische Scheuerung hinzu. Anfangs ähnelt das Bild einer Ostiofollikulitis. Man sieht kleinste peripiläre Pustelchen, die aber bereits auf einem follikulären, entzündlichen Knötchen mit rotem Hof stehen. Die Follikulitis wird immer deutlicher. Beim Rasieren wird Brennen oder Schmerzhaftigkeit empfunden. Meist sind die Follikulitiden über ein größeres Feld ausgestreut, im Zentrum dichter.

Besonders an der Oberlippe kommt ein Zusammenfließen vieler Follikulitiden vor. Diese aggravierte Form läßt meist mehrere dicht zusammenstehende, bohnengroße, papulöse, entzündlich infiltrierte, lebhaft-rote Knoten, durchbrochen von einer großen Zahl infizierter Haare, erkennen. Das Bild ähnelt einer initialen tiefen Trichophytie.

Verlauf. Chronisch mit Rezidivneigung.

Differentialdiagnose. Candida-Follikulitis, gramnegative Follikulitis, initiale tiefe Trichophytie, Pseudofolliculitis barbae.

Prognose. Gut

Therapie
Innerlich. Wenn nötig Antibiotika nach Erregerspezies und Empfindlichkeit, bei Anwesenheit von *Staphylococcus aureus* Oxacillin peroral bzw. Erythromycin.
Äußerlich. Desinfizierende Cremes (0,5%ige Clioquinol-Öl-in-Wasser-Emulsion, Linolasept Emulsion), evtl. Fusidinsäure. Rasierverbot bzw. Desinfektion des Rasiergerätes mit 70%igem Isopropanol, auch mechanische Epilation der betroffenen Haare.
Bei stärker entzündlicher Komponente initial parallel zum Gebrauch von Desinfizienzien auch Einsatz von mittelstarken topischen Steroiden in Cremegrundlage.

Folliculitis eczematosa barbae

Definition. Kombinierte Erkrankung, bei der primär oft ein Ekzem der Bartgegend besteht, auf das sich eine Follikulitis als typische Sekundärinfektion aufpfropft. Aber auch die umgekehrte pathogenetische Reihenfolge ist zu beobachten.

Vorkommen. Häufig bei Männern; sehr selten bei Frauen.

Klinik. Häufiger Beginn des Ekzems an der Oberlippe infolge einer chronischen Rhinitis (Rhinitis vasomotorica, Polypen, Nebenhöhlenerkrankungen), eines atopischen Ekzems oder eines allergischen bzw. toxischen Kontaktekzems. Das Ekzem dehnt sich perioral aus und geht auf das Kinn oder die ganze Bartgegend über. Durch die Perifollikulitis wird das Ekzem stärker infiltriert. Die erkrankten Haare lassen sich meist schmerzlos epilieren und zeigen eine trüb-glasige Umscheidung im Wurzelbereich. Tiefere Knoten oder Abszesse gehören nicht immer zum Krankheitsbild. Die Oberfläche ist durch eingetrocknetes, schmutziggelbes Sekret verkrustet, andere Stellen sind flach erodiert und nässen stärker. Selten kann unter ähnlichen Voraussetzungen ein impetiginisiertes Ekzem im Bereich der Augenbrauen, am Kapillitium und in der Regio pubis vorkommen.

Symptome. Follikulär gebundene Pusteln auf ekzematisierter und infiltrierter Haut, vorwiegend im Bartbereich. Starker Juckreiz.

Histopathologie. Follikulär gebundener Abszeß, interfollikuläres Ekzemsubstrat.

Verlauf. Er ist nicht der einer einfachen Follikulitis, sondern bei fehlender Behandlung wegen der Ekzematisation über Jahre und Jahrzehnte hin extrem chronisch.

Diagnostische Leitlinien. Erregernachweis und Abklärung der Ekzemursachen.

Differentialdiagnose. Trichophytia profunda barbae geht mit erhabenen kleinen und größeren sukkulenten und fistulierenden entzündlichen Knoten einher. Die erkrankten Haare sind pilzbefallen; Beginn meist kurzfristig irgendwo in der Bartgegend, die Oberlippe ist oft nicht mitbetroffen. Ferner Candida-Follikulitis.
Die tiefe Trichophytie hieß mit altem Namen *Sycosis parasitaria* (Syca = Feige); das Wort symbolisierte morphologisch Knotenbildung bei tiefer Trichophytie; parasitaria bedeutete pilzführend. Die banale bakterielle Follikulitis hieß mit altem Namen *Sycosis non parasitaria*, wobei non parasitaria für erregerfrei stand, da man die Bakterien zu dieser Zeit färberisch und kulturell noch nicht darstellen konnte.

Prognose. Wegen Rezidivneigung vorsichtig zu stellen.

Therapie
Innerlich. Antibiotika in ausreichend hoher Dosis und über ausreichend lange Zeiträume nach Antibiogramm. Insbesondere empfiehlt sich der Einsatz von penizillinasefesten Penizillinen wie Oxacillin peroral.

Initial kommt zusätzlich eine systemische antiphlogistische Behandlung mit Glukokortikoiden in Betracht (40–60 mg Prednisolon/Tag, 2–3 Wochen lang in absteigender Dosis), was ein zugrundeliegendes Ekzem zu beseitigen vermag und so der Follikulitis die Möglichkeit nimmt, sich weiter auszudehnen.

Äußerlich. Feuchte Umschläge mit desinfizienzienhaltigen Lösungen, etwa Chlorhydroxychinolin (Chinosol). Später Cremes mit Zusatz von Desinfizienzien wie Clioquinol 0,5% (Linolasept Emulsion). In Kombination sind Antiphlogistika einzusetzen, etwa mittelstarke topische Glukokortikoide in Cremeform. Mögliche das Ekzem auslösende Ursachen sind abzuklären (Hals-Nasen-Ohren-ärztliche Untersuchung, Epikutantestung).

Folliculitis eczematosa vestibuli nasi

Hierbei handelt es sich um eine seltene, vorwiegend bei erwachsenen Frauen vorkommende Dermatose, welche sich häufig auf der Basis einer chronischen Rhinitis entwickelt. Sie ist gekennzeichnet durch Ekzematisation mit chronischer Verkrustung und Juckreiz sowie Vibrissenfollikulitis im Vestibulum nasi. Auf Atopie sollte geachtet werden.

Verlauf. Hochchronisch, Rezidivneigung groß.

Therapie. Innere Antibiotikagabe. Anwendung von Desinfizienzien in Öl-in-Wasser-Emulsion sowie 0,5% Clioquinol-haltiger Zubereitung. Einfetten, etwa mit Nasensalbe (*Rp.* Paraffin. subliquid. und Bepanthen-Salbe $\overline{aa}$) oder Fucidine Salbe.

Folliculitis sclerotisans nuchae

Synonyme. Aknekeloid, Acne keloidalis nuchae, Folliculitis keloidalis

Definition. Chronisch-fibrosierende Follikulitis im Nacken von Männern, die zu brettharten ausgedehnten keloidiformen Narben und narbiger Alopezie führt.

Vorkommen. Nur Männer sind betroffen, Schwarze häufiger als Weiße, Erkrankungsalter meist jenseits der Pubertät, oft erst im 20. bis 40. Lebensjahr. Die Erkrankung wird auch als Teilsymptom von Acne inversa beobachtet.

Ätiopathogenese. Die Erkrankung beginnt mit tiefen Follikulitiden, die durch Staphylokokken bedingt sind. Gramnegative Keime werden sehr selten gefunden. Der subakuten Follikulitis schließt sich eine chronisch-fibrosierende Follikulitis und Perifollikulitis an. Im tieferen kutanen Gewebe kommt es zur Ausbildung von epithelausgekleideten Fistelgängen und keloidiformen Narbensträngen. Im Endzustand liegen große keloidale Stränge und Platten vor, in denen es sporadisch zu immer wiederkehrenden Follikulitiden mit Büschelhaarbildung kommt. Am Rand treten neue keloidiforme Knötchen auf.

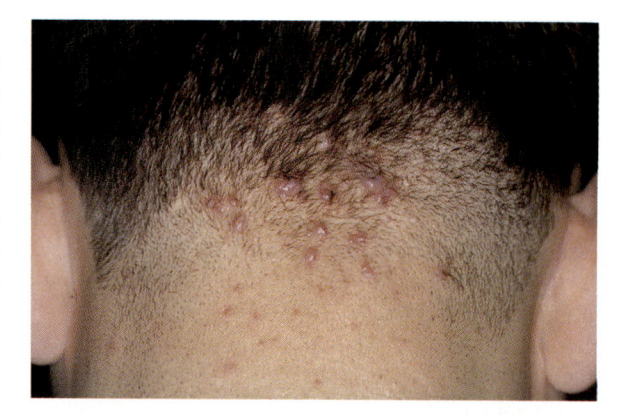

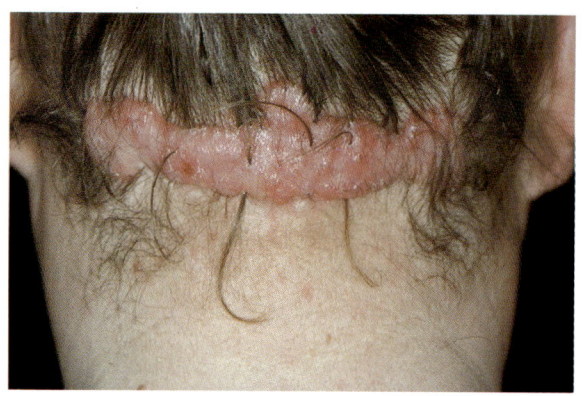

Abb. 4.51. Folliculitis sclerotisans nuchae, Aknekeloid

Klinik. Bevorzugt an der Nackenhaargrenze entwickeln sich langsam bläulichrote, sehr derbe follikuläre Papeln, teilweise auch akneartige Papulopusteln, ohne daß es zur zentralen Einschmelzung kommt. Die Effloreszenzen konfluieren und führen zu keloidartigen Wülsten und Platten, über denen die Haut atrophisch gespannt ist und stärker glänzt. Über weite Strecken fehlen die Haare, an anderen Stellen treten mehrere Haare pinselförmig aus einem gemeinsamen, erhalten gebliebenen Infundibulum hervor (Büschelhaare oder Pinselhaare). Die ursprünglich einzeln austretenden Haare werden durch die fibrosierende Entzündung zu Gruppen vereinigt. Die Follikulitiden bleiben klinisch häufig unauffällig, während die fibrotischen Bindegewebehyperplasien das Bild beherrschen. Bis zu handgroße, entstellende, quer verlaufende keloidiforme Platten und Wülste können sich im Laufe der Jahre entwickeln. Sie bleiben nicht auf den Nacken beschränkt, sondern dehnen sich auf den Hinterkopf aus.

Symptome. Gelegentlich Keloidbildungen, Schmerzen und Bewegungseinschränkungen des Nackens.

Histopathologie. Unspezifische, oft das gesamte Bindegewebe einnehmende, große und gefäßreiche Narbenplatten, epithelausgekleidete Fistelgänge und zu Büscheln angeordnete Haare.

Verlauf. Äußerst chronisch über Jahre.

Differentialdiagnose. Abgrenzung gegenüber umschriebenen Formen von Perifolliculitis capitis abscedens et suffodiens.

Prognose. In bezug auf die Abheilung oder Rückbildung der Keloide schlecht. Entwicklung eines spinozellulären Karzinoms auf solchen Narbenplatten ist beschrieben worden.

Therapie. Sehr schwierig.
Innerlich. Nur bei Bedarf mit Antibiotika, orientiert an der Art des Erregers und seiner Empfindlichkeit. Isotretinoin hat sich nicht bewährt.
Äußerlich. Kleine Herde werden en bloc exzidiert und die Defekte primär verschlossen, größere plastisch durch Vollhautlappen gedeckt. Keloidrezidive sind möglich. Symptomatisch kommt eine lokale desinfizierende Behandlung (PVP-Jodlösung, Betaisodona, Braunol) in Betracht, auch zusammen mit Glukokortikosteroiden. Die keloidiformen Wülste werden auch durch intraläsionale Injektionen von Glukokortikosteroidkristallsuspensionen oft günstig beeinflußt wie Triamcinolonazetonid (Volon A 10-Kristallsuspension), 1:3 bis 1:5 mit physiologischer NaCl- oder Lokalanästhetikum-Lösung (Mepivacain) verdünnt, mehrfach im Abstand von Wochen. Kryochirurgie kann gute Ergebnisse liefern, auch CO_2-Laser-Abtragung.

Perifolliculitis capitis abscendens et suffodiens
[Hoffmann 1908]

Synonyme. Atrophisierende Erkrankung mit Büschelhaaren, profunde dekalvitierende Follikulitis (Nobel 1905)

Definition. Nur bei Männern mit starker Seborrhö vorkommende, schwere, chronisch-fortschreitende Krankheit mit ausgedehnten Kolliquationsnekrosen

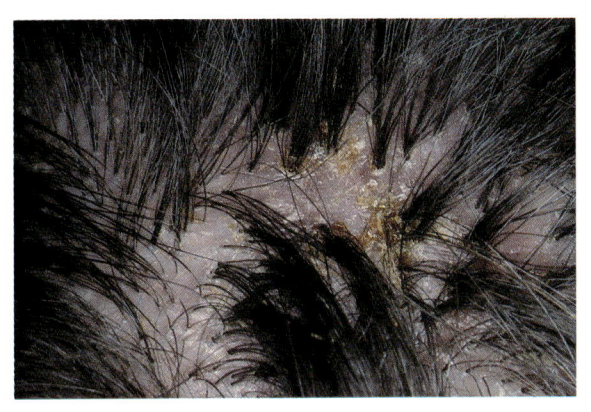

Abb. 4.52. Perifolliculitis capitis abscedens et suffodiens, Büschelhaare

am gesamten behaarten Kopf und Nacken. Narbige Alopezie, fistulierende Abszeßgänge und Besiedelung mit gramnegativen Keimen erschweren den Verlauf.

Erreger. Eiterkokken, zumeist Staphylokokken, sowie verschiedene gramnegative Keime, ferner normale Standortflora.

Vorkommen. Sehr selten. Nur Männer ab dem 20. Lebensjahr sind befallen. Die Krankheit wird bei allen Rassen beobachtet.

Ätiopathogenese. Nicht sicher bekannt. Wahrscheinlich begünstigen Büschelhaare die Erkrankung. Dabei münden mehrere Terminalhaarfollikel schon in der Mitte des Koriums in einen gemeinsamen Infundibulumkanal ein, wodurch ein weites Akroinfundibulum entsteht, das für Infektionen besonders anfällig ist. Manche Patienten zeigen Symptome von Acne conglobata mit Acne inversa. Vielleicht handelt es sich in solchen Fällen um eine besondere Verlaufsform der Acne conglobata am Kapillitium. Bei Neigung zu hypertrophischer oder keloidiformer Narbenbildung kann das Krankheitsbild im Nacken an Folliculitis scleroticans nuchae erinnern.

Klinik. Entweder im behaarten Nacken oder an irgendeiner Stelle des Kapillitiums, oft gleichzeitig an mehreren Stellen, beginnen tiefe Follikulitiden. Mehrere benachbarte Follikel werden durch Perifollikulitis einbezogen. Die entzündlichen Veränderungen geben Anlaß zu Papeln, schmerzlosen abszedierenden, kolliquierenden und perforierenden subkutanen Knoten und Granulomen. Die Haare fallen aus. Epithelausgekleidete fuchsbauartige Tunnelsysteme durchziehen große Teile der Kopfhaut und reichen bis an die Galea. Die Kolliquationsnekrosen sind meist auffallend wenig schmerzhaft. Durch Druck auf die Kopfschwarte entleeren sich hämorrhagisches Sekret und Eiter gleichzeitig aus mehreren weit abgelegenen Fistelöffnungen. Die Kopfhaut ist mit eitrigem Sekret und Blut verkrustet. Weicht die Entzündung, bleiben atrophische Brückennarben und hypertrophische Zipfelnarben zurück, in deren Bereich die Haare fehlen. Das Kapillitium gewinnt ein „mottenzerfressenes Aussehen" mit bleibenden Alopezieherden. Neue Schübe kommen nach Wochen oder Monaten. Schließlich kann die gesamte Kopfhaut befallen sein. Meist besteht Seborrhö.

Histopathologie. Unspezifisch. Weit ausgedehnte, bis an die Galea aponeurotica reichende, abszedierende, einschmelzende und granulomatöse Entzündung mit zahlreichen Fremdkörperreaktionen um Haarfragmente; epithelausgekleidete tunnelartige Gänge und narbige Alopezie.

Verlauf. Hochchronisch über Jahre und Jahrzehnte.

Differentialdiagnose. Follikulitiden; näviforme kongenitale Büschelhaare im Nacken; Folliculitis scleroticans nuchae, welche stets ohne eitrige Entzündung verläuft.

Prognose. Sie ist quoad sanationem mit Vorsicht zu stellen. Nach jahrelanger Infektion ist Entwicklung von Amyloidose möglich. Sepsis wurde bisher nicht beschrieben.

Therapie. Unbefriedigend. Auf Diabetes mellitus sollte geachtet werden. Die psychische Führung des Patienten ist sehr wichtig.

Innerlich. Nach Erregercharakterisierung und Antibiogramm oft über Wochen Antibiotika. Auf einen möglichen Erregerwechsel ist zu achten. Glukokortikoide können zur Eindämmung der abszedierenden Erkrankung versucht werden, jedoch nur über kurze Zeit und unter Antibiotikaschutz. Die Behandlung mit Isotretinoin (13-cis-Retinsäure, Roaccutan), in einer Dosierung von etwa 1 mg/kg KG über 12–20 Wochen, hat sich bei einigen Patienten bewährt.

Äußerlich. Umschläge mit Desinfizienzienlösung (Chinosol). Antimikrobiell wirksame Shampoos, etwa mit Selendisulfid (Ellsurex). Mechanische Epilation einzelner Haargruppen bei nicht so ausgedehntem Befall. Plastisch-chirurgisches Vorgehen mit großzügiger Resektion kann angezeigt sein.

Pseudofolliculitis barbae
[Dubreuilh 1922]

Synonyme. Pili recurvati, Pili incarnati

Definition. Einwachsende Barthaare mit entzündlicher Fremdkörperreaktion nach Art einer Follikulitis. Häufig bei dunkelpigmentierten Menschen mit steifen gekräuselten (Bart-)Haaren; primär keine follikuläre Pyodermie.

Vorkommen. Selten bei hellhäutigen europäischen Rassen, häufiger bei dunkelpigmentierten mediterranen Rassen und sehr häufig bei afrikanischen Rassen mit Kräuselhaaren.

Ätiopathogenese. Die meist durch feuchte Rasur bedingten scharfen Spitzen der starren sichelförmig gekrümmten Haare im Bartbereich, besonders der seitlichen Wangenpartien und der Submandibulargegend biegen sich im Akroinfundibulum bogenförmig um und graben sich transfollikulär in das obere Bindegewebe oder die Epidermis ein. Obwohl die Haare zunächst frei an die Hautoberfläche gelangen, neigen sie sich parallel zur Epidermis und können so mit ihren scharfen Haarspitzen wiederum in die Haut eindringen. Es entwickelt sich stets eine perifollikuläre Fremdkörperentzündung. Das Haar rollt sich auf. Bakterielle sekundäre Begleitreaktionen und postinflammatorische Komedonenbildungen sind möglich. Besonders Feuchtrasuren sowie mechanisches und chemisches Epilieren führen zu diesen Veränderungen.

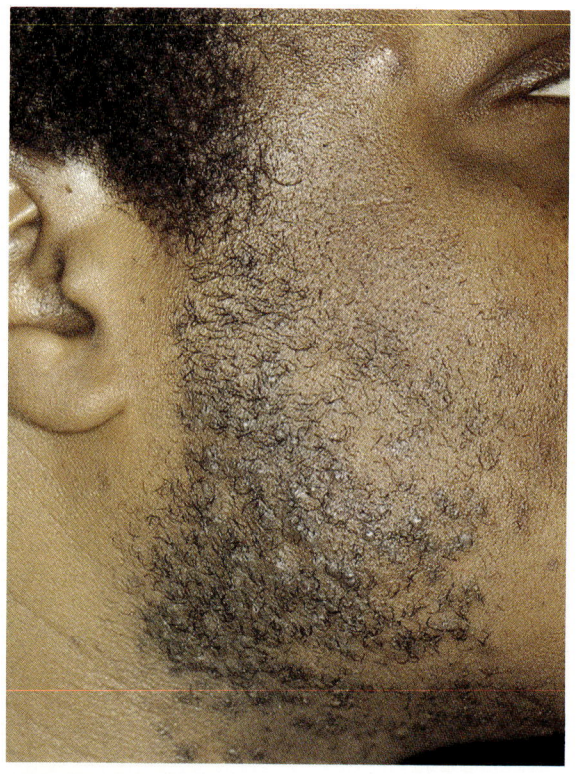

Abb. 4.53. Pseudofolliculitis barbae (eingewachsene Barthaare)

Klinik. Betroffen sind vorwiegend Männer mit starkem Bartwuchs, insbesondere Angehörige dunkler Rassen mit gekräuseltem (Bart-)Haar. Selten sind hellhäutige Männer befallen. Rasieren ist oft die auslösende Ursache.

Vorzugsweise in der Bartgegend, aber auch an jeder beliebigen Körperstelle wie am Kapillitium, Mons pubis oder Oberschenkel entwickeln sich follikulär gebundene, derbe, entzündlich-gerötete Knötchen, die meist neben der Follikelmündung gelegen sind.

Bei ausgedehnter Erkrankung spricht man auch von *Pseudofollikulitisdiathese*. Die postinflammatorische Hyperpigmentierung ist besonders bei dunkelhäutigen Menschen ein kosmetisch störendes Problem.

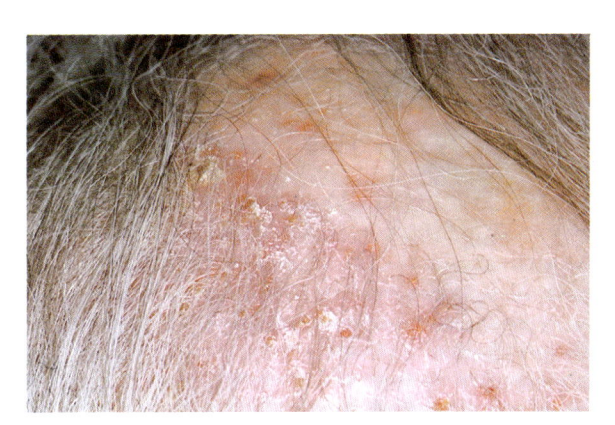

Abb. 4.54. Folliculitis decalvans capillitii

Histopathologie. Fremdkörpergranulom (Trichogranulom) in der Umgebung von Terminalhaarfollikeln.

Verlauf. Hochchronisch, oft ein ganzes Leben lang. Postinflammatorische Komedonen wie bei akneiformen Erkrankungen können auftreten.

Diagnostische Leitlinien. Typischer Sitz, zumeist an seitlichen Wangen- und Halspartien, rekurvierte eingewachsene Haare mit perifollikulären entzündlichen Knötchen, Hyperpigmentierung, sekundären Komedonen und gelegentlichem Juckreiz.

Differentialdiagnose. Candida-Follikulitis, entzündliche Akne, gramnegative Follikulitis

Therapie. Umstellung von Feucht- auf Trockenrasur, da dabei die Haare nicht so kurz abgeschnitten werden und die Rekurvation außerhalb der Follikelostien erfolgen kann. Freilegen aller rekurvierten Haare mit einer Pinzette. Beste Prophylaxe ist Wachsenlassen eines Bartes. Hyperpigmentierung und Komedonen können teilweise durch Vitamin-A-Säure-Schälbehandlung (Airol, Epi-Aberel, Eudyna, Cordes VAS) oder Salizylsäure (10%)-Spiritus beseitigt werden. Anwendung von erythromycinhaltigen Lösungen (Aknemycin-Lösung).

Folliculitis decalvans capillitii
[Quinquand 1888]

Definition. Sehr seltene, chronische, zur atrophisierenden Alopezie (Pseudopeladezustand) führende, bakteriell bedingte Follikulitis am Kapillitium.

Erreger. Meist *Staphylococcus aureus*; zusätzlich Besiedlung mit gramnegativen Mikroorganismen möglich.

Vorkommen. Selten, vorwiegend bei Männern; Patienten mit schlechter Abwehrlage.

Ätiopathogenese. Die Besiedlung mit Bakterien ist nur ein pathogenetischer Mechanismus. Warum es zur Atrophie und damit zum bleibenden Haarausfall kommen kann, ist unklar. Patienten mit Resistenzminderung durch Diabetes mellitus, chronische Nephritis, Dysproteinämie oder Immunsuppression sollen zu dieser Erkrankung neigen.

Klinik. Herdförmige Ausbreitung mit oberflächlichen, auch tiefer und peripherwärts fortschreitenden Follikulitiden mit Entwicklung einer Atrophie, die klinisch an Pseudopelade (Brocq) erinnert. Im atrophischen Herd können vereinzelt Haare erhalten bleiben. An den Randzonen der Herde schreitet die follikulär gebundene Pustulation fort. Häufig bleiben Büschelhaare zurück, wobei mehrere Haarschäfte büschelartig aus einer Follikelöffnung austreten.

Symptome. Atrophisierende Alopezie ohne weitere Beschwerden mit follikulär gebundenen Pusteln in der Peripherie.

Histopathologie. Im akuten Stadium abszedierende Follikelentzündung, im Endstadium unspezifische narbige Alopezie.

Verlauf. Hochchronisch bis zur narbigen Alopezie.

Differentialdiagnose. Vernarbende Alopezien (Pseudopeladezustand) nach: Lupus erythematodes, Lichen ruber, granulomatöse Tinea, eosinophile Follikulitis.

Prognose. In bezug auf das Wiederwachstum der Haare schlecht, sonst gut.

Therapie

Innerlich. Antibiotika je nach nachgewiesenem Erreger und dessen Antibiogramm. Fusidinsäure, anfangs systemisch, später topisch und bei *Staphylococcus-aureus*-Besiedelung der Nase auch intranasal (Fucidine Salbe). Bei stärkerer Entzündung kurzfristig Glukokortikosteroide (1 mg/kg KG) in abfallender Dosierung.

Äußerlich. Gegebenenfalls Einsatz erythromycinhaltiger Externa im Sinne von Lösungen (Aknemycin-Lösung). Fusidinsäure-Creme, auch Steroidcreme unter Okklusivbedingungen unter ärztlicher Betreuung.

Folliculitis decalvans faciei

Synonyme. Folliculitis sycosiformis atrophicans (Hoffmann 1931). Ulerythema sycosiforme, lupoide Sycosis (Brocq 1888)

Definition. Sehr seltene Variante der Folliculitis decalvans capillitii mit Sitz im Gesicht; zumeist besteht ein einziger Herd.

Erreger. Meist *Staphylococcus aureus*

Vorkommen. Extrem selten

Ätiopathogenese. Chronische staphylogene Follikelinfektion mit Ausgang in Atrophie.

Klinik. Prädilektionsstellen sind Bartgegend und selten Augenbrauen; extrem selten sind auch andere Hautbereiche betroffen. Die Erkrankung betrifft vorwiegend Terminalhaarfollikel, aber auch die Vellushaarfollikel im Bereich des Gesichts können betroffen sein. Zentrale Abheilung mit Atrophie und peripheres Fortschreiten mit Follikulitiden sind charakteristisch.

Histopathologie. Unspezifische abszedierende Follikulitis; im Endstadium narbige Alopezie.

Verlauf. Hochchronisch, über Monate und Jahre.

Diagnostische Leitlinien. Aus dem klinischen Bild: einem einzigen, zu Vernarbung neigenden Herd im Gesichtsbereich mit Randpustulation wird die Diagnose gestellt.

Differentialdiagnose. Lupus erythematodes chronicus, Lupus vulgaris, atrophisierende Alopezien. Leitsymptom ist die eitrige Follikulitis im Randbereich.

Prognose. Für das Wiederwachstum der Haare schlecht, sonst gut.

Therapie. Wie bei Folliculitis decalvans capillitii.

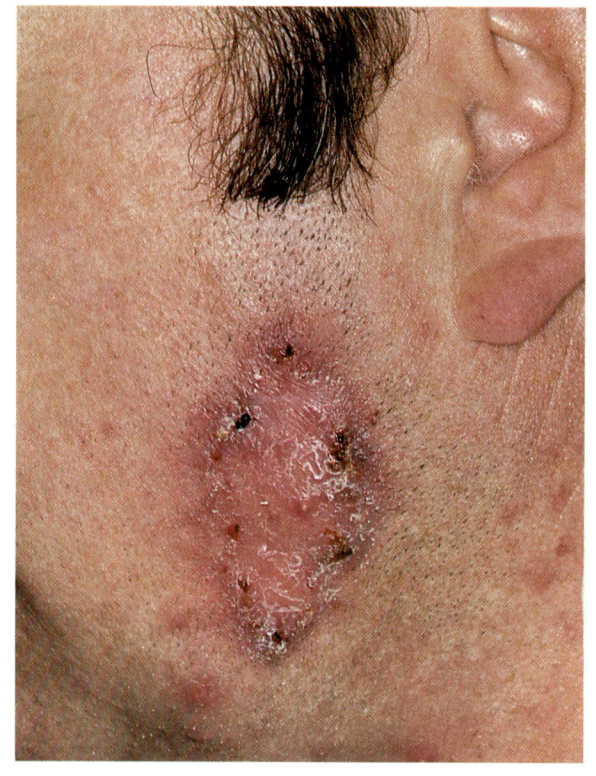

Abb. 4.55. Folliculitis decalvans faciei

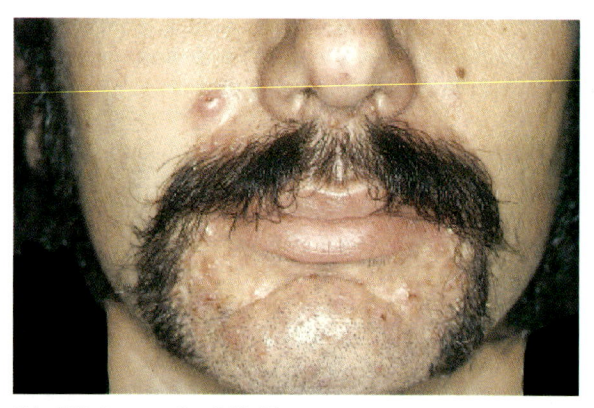

Abb. 4.56. Gramnegative Follikulitis

Gramnegative Follikulitis
[Fulton et al. 1968]

Definition. Chronisch-rezidivierende Follikulitis durch gramnegative Erreger mit zahlreichen zentrofazial stehenden Pusteln, vorwiegend bei älteren männlichen Aknepatienten mit Seborrhö.

Erreger. Bei Typ I der Erkrankung *Enterobacter*, *Klebsiella* und *Escherichia coli*; bei Typ II *Proteus*.

Vorkommen. Zunehmend häufiger. Fast ausschließlich sind Männer mit starker Seborrhö betroffen.

Ätiopathogenese. Gramnegative Bakterien verdrängen die normale Bakterienflora von freier Haut und Haarfollikeln, ausgelöst durch eine Störung der bakteriellen Ökologie infolge langzeitiger lokaler oder oraler antimikrobieller Therapie durch Antiseptika oder Antibiotika, insbesondere bei Patienten mit Acne vulgaris oder Rosazea, insbesondere nach langfristiger systemischer Tetrazyklintherapie. Erregerreservoire sind neben den Follikeln die Nasen-Rachen-Schleimhäute. Häufig werden gramnegative Keime auch im Urogenitaltrakt gefunden (Ejakulatkultur). Manche Patienten weisen Abweichungen im Immunsystem auf. Es ist ungeklärt, ob diese abortive Immunschwäche zum Auftreten der gramnegativen Follikulitis prädisponiert.

Klinik. Fächerförmig breiten sich zunächst auf der Oberlippe um die Nasenöffnung und dann am Kinn um den Mund herum zahlreiche blaßgelbe, follikulär gebundene Pusteln auf entzündlich-gerötetem Grund aus. Auch Kapillitium, Brust und Rücken können betroffen sein. Die Patienten leiden stets an einer starken Seborrhö.

Symptome. Rezidivierend follikulär gebundene Pusteln im perinasalen und perioralen Bereich auf seborrhoischer Haut. Juckreiz. Sonst subjektiv gering.

Histopathologie. Follikulär gebundene kleine Abszesse ohne Komedonen.

Verlauf. Chronisch-rezidivierend über Jahre, keine Hautatrophie.

Diagnostische Leitlinien. Typische Anamnese: ältere Aknepatienten, Seborrhö, vorausgegangene antimikrobielle Therapie, klinisches Bild mit rezidivierenden Pusteln um Mund und Nase oder am Stamm. Nachweis gramnegativer Stäbchen und mangelndes Ansprechen auf Therapie sind hinweisend. Mehrfachinfektion mit 2 oder 3 gramnegativen Keimen (z.B. *E. coli, Klebsiellen* und *Pseudomonas*) ist möglich.

Differentialdiagnose. Staphylogene Follikulitiden, Acne vulgaris, Rosazea, Candida-Follikulitis.

Prognose. In bezug auf die Follikulitis ungewiß, sonst gut.

Therapie. Die Behandlung ist außerordentlich schwierig und unbefriedigend; in vielen Fällen kann keine dauernde Heilung erreicht werden. Wiederholte bakteriologische Untersuchungen mit Charakterisierung der Erregerempfindlichkeit sind notwendig.

Innerlich. Isotretinoin (13-cis-Retinsäure, Roaccutan) stellt die Behandlung der Wahl dar (0,5–2 mg/kg KG für 12–20 Wochen; besondere Vorschriften gelten für Frauen im gebärfähigen Alter. Darunter geht die Seborrhö zurück, und die gramnegativen Stäbchen werden eliminiert. Eine langfristige Remission ist möglich. Alternativ kommt nur eine systemische Antibiotikatherapie in Betracht, insbesondere parenteral mit Breitspektrumzephalosporinen der dritten Generation, wie Cefotaxim (Claforan) bzw. Zweitgenerationsquinolonen, wie Ciprofloxacin (Ciprobay). Bei gleichzeitiger Besiedlung von Haut und Urogenitaltrakt werden gleichzeitig oder nacheinander Isotretinoin und Antibiotikum empfohlen.

Äußerlich. Kosmetika auf Salben- oder Cremebasis sind zu meiden. Desinfizienzien wie PVP-Jodlösung können versucht werden. Rasierer sollten mit 70%igem Isopropanol regelmäßig desinfiziert werden. Benzoylperoxid in niedriger Dosierung (3–5%).

Furunkel

Definition. Tiefsitzender entzündlicher Knoten mit zentraler eitriger Einschmelzung, der aus der Infektion eines Haarfollikels durch Staphylokokken hervorgeht.

Erreger. Staphylococcus aureus

Vorkommen. Häufige Erkrankung, besonders bei mangelhafter Hygiene.

Pathogenese. Furunkel stellen eine Schmierinfektion dar. Die Schmierinfektion kann durch Autoinokulation infolge Übertragung von Erregern aus dem Nasen-Rachen-Raum des Patienten selbst, durch Übertragung von außen wie beim Hospitalismus, durch Übertragung von Mensch zu Mensch oder durch staphylokokkenkontaminierte Kleidungsstükke zustande kommen. Die Bakterien dringen von außen in den Follikelkanal der Haare, meist von Terminalhaarfollikeln, ein, vermehren sich dort und entfalten aufgrund von Enzymwirkungen erhebliche entzündliche perifollikuläre Veränderungen. Es werden Leukozyten chemotaktisch angelockt, was zu einem follikulär gebundenen Abszeß führt. Furunkel treten ebenso wie andere Staphylokokkeninfektionen besonders bei Patienten mit konsumierenden Erkrankungen, Stoffwechselkrankheiten (z.B. Diabetes mellitus), kongenitalen oder erworbenen zellulären oder humoralen Immundefekten, auch bei HIV-Infektionen, auf und werden außerdem durch langdauernde innerliche

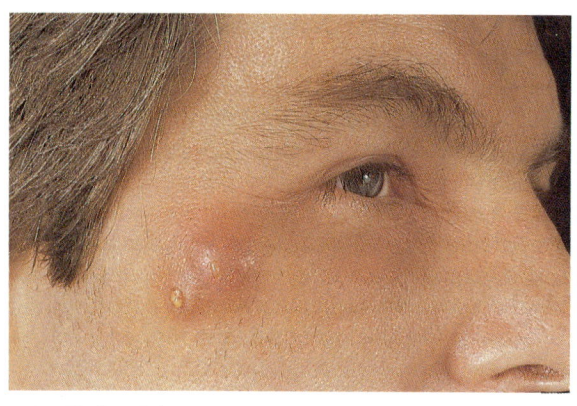

Abb. 4.57. Furunkel

oder äußerliche Glukokortikoidtherapie oder auch durch immunsuppressive bzw. zytostatische Therapie begünstigt.

Klinik. Furunkel können sich an allen Körperstellen entwickeln, wo sich Haare finden, besonders an Nakken, Gesicht, Axilla, Gesäß, Armen und Beinen. An Palmae und Plantae kommen daher Furunkel nicht vor. Scheuerstellen werden bevorzugt befallen, ferner das Vestibulum nasi oder der äußere Gehörgang. Eintrittspforte für die Erreger ist das Akroinfundibulum eines Haarfollikels. Ein Furunkel beginnt mit einer gelbrahmigen reiskorngroßen Pustel, die rasch in eine tieferreichende Follikulitis und Perifollikulitis übergeht. Die Entzündung mit Abszedierung und nekrotischem Zerfall breitet sich auf das kutane und evtl. auch subkutane Gewebe aus. Unter zunehmendem Spannungsgefühl entwickelt sich akut ein druckschmerzhafter, entzündlich geröteter Knoten, oft mit Ödem in der Umgebung. Häufig gesellen sich eine Lymphangitis und eine schmerzhafte Lymphadenitis hinzu, ebenso eine leichte Temperaturerhöhung. Dort, wo ursprünglich eine Pustel saß, findet sich eine gelblichbräunliche Verkrustung als Zeichen der Gewebenekrose. Da eine große Zahl der im Furunkelfeld sitzenden Haare mit ihren Papillen im Abszeß liegen, erkranken auch diese. Nach mehreren Tagen erfolgt zentrale Einschmelzung mit zunehmender Verflüssigung und Abgrenzung. Jetzt ist der Furunkel reif. Die Prüfung auf Fluktuation ist jetzt positiv. Die Verflüssigung schreitet zur Oberfläche hin fort, und es folgt unter Entleerung gelblich-rahmigen Eiters Durchbruch nach außen, während sich das nekrotisch zerfallende Gewebe immer mehr als Pfropf demarkiert. Dieser sitzt zunächst noch fest in der Abszeßhöhle; einige Zeit später löst er sich durch demarkierende leukozytäre Entzündung und läßt sich herausziehen. Der Gewebedefekt wird durch Granulationsgewebe geschlossen. Es erfolgt Abheilung, meist unter eingezogenen Narben, deren Umfang von der Furunkelgröße abhängig ist. Nicht jeder Furunkel bricht nach außen durch. Solange der Furunkelinhalt unter Druck steht, ist die Schmerzhaftigkeit groß. Eröffnet sich der Furunkel, lassen die Beschwerden sofort nach.

Nasen- und Oberlippenfurunkel. Aufgrund der topographisch-anatomischen Lage und den dadurch bedingten Komplikationsmöglichkeiten werden einige Furunkel besonders herausgestellt. Furunkel oberhalb der Verbindungsstelle Mundwinkel-Ohrläppchen sind besonders gefährlich, da ihre Abflußgebiete über die Venae angulares zum Sinus cavernosus reichen und dort zu gefürchteten Thrombosen führen können (Sinusthrombose).

Oberlippenfurunkel werden leicht phlegmonös, wobei eine Einschmelzungsneigung kaum vorhanden ist. Es entwickelt sich ein ausgedehntes kollaterales entzündliches Gesichtsödem. Hohes Fieber, Schüttelfrost und Benommenheit weisen auf einen Einbruch des Erregers in die Blutbahn und Entwicklung einer Sepsis hin. Unsachgemäße Manipulation wie Drücken ist zu vermeiden. Besonders gefürchtet sind derartige Furunkel durch antibiotikaresistente Erreger.

Nasenfurunkel sind nicht selten durch mechanisches Ausziehen der Vibrissen bedingt; wichtig ist daher die Empfehlung des Abschneidens der Vibrissen, um nicht durch Traumatisation neue Eintrittspforten zu schaffen.

Furunkulose. Sie liegt vor, wenn ein Furunkel den anderen ablöst, oft über Jahre. Der Grund ist oft eine Schmierinfektion; manchmal ist die Ursache nicht erkennbar. Zu beachten ist, daß Grundkrankheiten zu Furunkulose disponieren, etwa Diabetes mellitus, chronische Niereninsuffizienz, Kachexie, Immunmangelzustände und Dysproteinämien. Andere dermatologische Grundkrankheiten können eine Furunkulose begünstigen, wenn die sonst vor bakterieller Infektion schützende Hornschicht infolge juckender oder exkoriierter Dermatosen nicht mehr vorhanden ist, so bei Ekzemen (vor allem beim atopischen Ekzem), Skabies, Dermatitis herpetiformis, Pediculosis etc. Auch durch äußerliche therapeutische Maßnahmen wie Fettsalben, Teeranwendungen, Glukokortikosteroidokklusivverbände, feuchte auf der Haut verbleibende Kleidung etc. kann Furunkulose ausgelöst werden.

Symptome. Spannungsgefühl, geröteter Knoten mit Ödem in der Umgebung, zentrale Einschmelzung und Schmerzhaftigkeit bis zum Zeitpunkt der Entleerung. Lymphangitis, Lymphadenitis, Fieber und Unwohlsein.

Histopathologie. Im oberen, mittleren und tieferen Korium, meist um Haarfollikel orientierte abszedie-

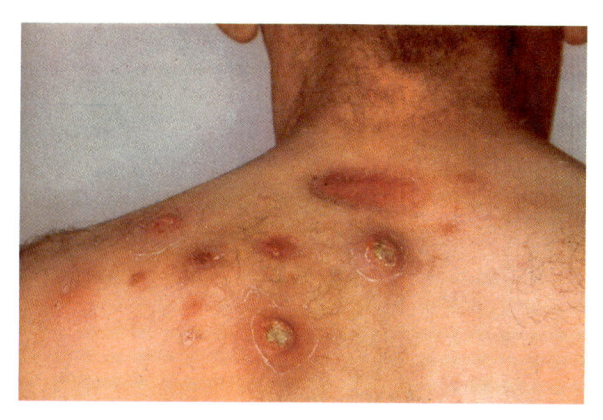

Abb. 4.58. Furunkulose

rende Entzündung, anfangs mit neutrophilen Granulozyten, später mit Aufräumreaktionen, zentraler Nekrose, später fibrosierender Entzündung.

Verlauf. Furunkel heilen meist unkompliziert mit zentral eingezogener Narbe ab. Bei besonderem anatomischen Sitz, wie beispielsweise im Gesicht, sind Furunkel gelegentlich gefährliche Erkrankungen. Furunkulose kann über Jahre verlaufen.

Prognose. Günstig, bei Sitz im Gesicht vorsichtig zu stellen.

Differentialdiagnose. In der Bartgegend tiefe Trichophytie; in der Achselhöhle Hidradenitis-suppurativa-artige Abszesse bei Acne inversa.

Therapie
Innerlich. Zumeist ist (außer bei geringer Ausprägung) eine systemische antimikrobielle Chemotherapie angezeigt, die sich an der Empfindlichkeit von *Staphylococcus aureus* zu orientieren hat. Da dieser Keim häufig Penizillinase bildet, sind penizillinasefeste Penizilline indiziert. Bei schweren Verlaufsformen, insbesondere beim Gesichtsfurunkel, ist eine intravenöse Zufuhr zu bevorzugen. Intravenös bei Erwachsenen in 4–6 Einzeldosen 2–4 g am Tag Oxacillin (Stapenor). Bei Kindern von 1–6 Jahren werden 1–2 g am Tag in 4 Einzeldosen gegeben, bei Säuglingen über 3 Monate 4mal tgl. 20 mg/kg KG, bei Säuglingen bis 3 Monate 3mal tgl. 20 mg/kg KG, bei Neugeborenen und Frühgeborenen ist die angegebene Einzeldosis nur 2mal tgl. zu verabfolgen. Die perorale Therapie bei Erwachsenen sowie Jugendlichen und Kindern ab 6 Jahren mit Kapseln à 0,25 g in der Dosierung von 2–3 g pro Tag in 4–6 Einzeldosen. Bei Verdacht auf Penizillinallergie ist Erythromycin anzuwenden. Erwachsene und Kinder über 8 Jahre erhalten eine Tagesdosis von 1 g, verteilt auf 4 Einzelgaben (Monomycin, Kapseln à 250 mg), oder das neuere, besser magenverträgliche Roxithromycin (Rulid) als Filmtabletten à 150 bzw. 300 mg (letzteres 1mal tgl.); alternativ Rulid junior Granulat. Sonstige Schulkinder, Kleinkinder und Säuglinge erhalten 30–50 mg/kg KG in 3–4 Einzelgaben (die Saftform enthält anders als die Kapselform Erythromycinethylsuccinat, wobei 235 mg 200 mg Erythromycin entsprechen). In Form von Erythromycinlaktobionat kann das Chemotherapeutikum auch intravenös verabfolgt werden (Erythrocin), bei intravenöser Zufuhr ist aber mit dem Auftreten einer Thrombophlebitis an der Injektionsstelle zu rechnen. In jedem Falle ist eine Überprüfung der Chemotherapeutikaempfindlichkeit des Erregers anzustreben; bei Resistenz gegen die obigen Antibiotika ist ggf. auf Alternativchemotherapeutika wie Vancomycin auszuweichen. Oft besteht Resistenz gegenüber Tetrazykline oder Doxyzykline.

Äußerlich. Ruhigstellen des betroffenen Körperabschnitts, Hochlagern soweit möglich. Bei Gesichtsfurunkel wird Sprechverbot sowie Umstellung auf weiche Kost empfohlen. Jedes Drücken am Furunkel ist schädlich. Durch unsachgemäßes Herumdrücken an einem Pickel wird oft eine bedrohliche Entwicklung provoziert. Zu Beginn feuchte Umschläge mit antimikrobiell wirkenden Zusätzen wie Hydroxychinolin (Chinosol), Polyvinylpyrrolidon-Jod-Komplex (Betaisodona, Braunol). Zudem ist die Anwendung von 0,5% Clioquinol in Lotio alba angezeigt, wobei auch die Umgebung mitzubehandeln ist.
Die Inzision wird von mancher Seite empfohlen, sie ist aber in der Ära effektiver Chemotherapeutika im Regelfall nicht notwendig. Der Verzicht hilft das Entstehen unschöner Narben zu vermeiden. Inzidiert wurde insbesondere bei reifen Furunkeln, d. h. bei praller Spannung des Zentrums, kurz vor Spontanaufbruch. Ist dieser Zustand noch nicht erreicht, werden sogenannte Zugsalben verwendet (Destillate bituminösen Schiefers, Ichtholan spezial).

Prophylaxe. Alle begünstigenden Faktoren sind zu suchen und soweit möglich auszuschalten. Insbesondere bei Furunkulose ist auf eine adäquate Körperhygiene zu achten. Reinigung der Hände mit Syndets, regelmäßiges Wechseln der Handtücher (evtl. Einmalhandtücher), der Bettwäsche und der Nachtkleidung sowie Kurzschneiden der Fingernägel werden empfohlen.

Karbunkel

Definition. Ein Karbunkel ist die schwerste Verlaufsform eines Furunkels durch rasche Größenzunahme und phlegmonöse Entwicklung.

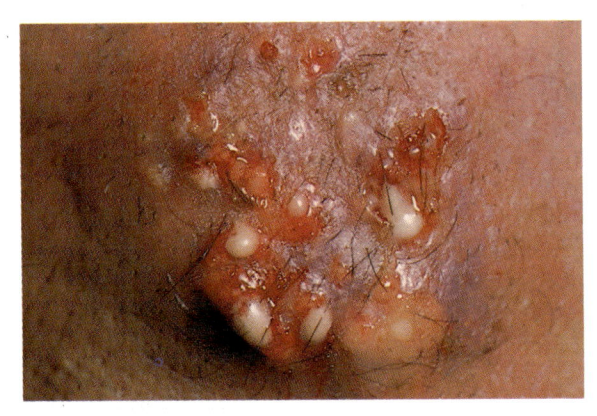

Abb. 4.59. Karbunkel, Nacken

Erreger. *Staphylococcus aureus*, möglicherweise auch Streptokokken.

Vorkommen. Viel seltener als Furunkel. Männer nach dem 40. Lebensjahr erkranken bevorzugt am Nacken oder Rücken.

Pathogenese. Wie bei Furunkel.

Klinik. Karbunkel können wie Furunkel in allen follikeltragenden Hautpartien vorkommen. Karbunkel neigen zu foudroyantem Fortschreiten ohne erkennbare Abgrenzung, so daß phlegmonöse Komplikationen im Vordergrund stehen. In einem größeren Areal, beispielsweise bei einem Nackenkarbunkel im Nakken, entwickelt sich eine bretthartes, erhabene, äußerst schmerzhafte entzündliche Infiltration mit Übergreifen auf die Subkutis und die Faszien. An multiplen Stellen kann es zu eitriger Einschmelzung mit wabenartigen Durchbrüchen durch die Haut kommen. In schweren Fällen schmilzt das ganze infiltrierte Gebiet ein, so daß eine große Nekrose mit Gewebeabstoßung bis auf die Faszien entsteht.

Symptome. Der Allgemeinzustand ist angegriffen. Es bestehen starke Abgeschlagenheit, Fieber, Schüttelfrost, Lymphangitis und Lymphadenitis. Sepsisgefahr ist gegeben.

Histopathologie. Bis an die Faszien reichende abszedierende Entzündung, sonst unspezifisch.

Verlauf. Abhängig von der gezielten Therapie, oft über mehrere Wochen lang.

Differentialdiagnose. Große Furunkel, aggregierte Furunkel in einer Körperregion.

Prognose. Auch heute noch bei ausreichender Therapie mit Vorsicht zu stellen.

Therapie
Innerlich. Wie bei Furunkel. Auf begünstigende Kofaktoren ist zu achten.
Äußerlich. Wie bei Furunkel. Die Frage einer chirurgischen Intervention ist mit dem Chirurgen zu diskutieren.

Hordeolum

Synonym. Gerstenkorn

Definition. Follikulitis mit Perifollikulitis im Bereich der Augenwimpern (Zilien).

Vorkommen. Relativ häufig, auch als Teilsymptom bei Furunkulose.

Erreger. Meist *Staphylococcus aureus*.

Pathogenese. Schmierinfektion durch Verschleppung von Eitererregern durch Wischen am Augenlid. Patienten mit Furunkulose oder Lidekzem, besonders mit atopischem Ekzem, neigen zu Hordeola.

Klinik. Üblicherweise wird nur ein Follikel, aus dem die Wimper austritt, seltener werden gleichzeitig mehrere Follikel infiziert. Zunächst entsteht am Augenlid ein Fremdkörpergefühl, später läßt sich ein durchaus schmerzhaftes entzündlich-gerötetes Knötchen erkennen, das sich in einer Pustel um eine Wimper herum umwandelt. Lidödem kann hinzukommen. Ist der Zilienabszeß reif, entleert er sich spontan und die Abheilung erfolgt rasch. Gelegentlich können mehrere Hordeola gleichzeitig oder nacheinander auftreten, so daß eine Art Furunkulose der Augenlider zustande kommt (*Hordeolose*). Das kommt bei atopischem Ekzem, seborrhoischem Ekzem oder anderen ekzematösen Lidranderkrankungen im Sinne einer Blepharitis eczematosa vor, da juckreizbedingtes Scheuern die bakterielle Follikelinfektion begünstigt.
Ein sehr ähnliches Krankheitsbild kann von den Talgdrüsenfollikeln der Lider (*Meibom-Drüsen*) ausgehen. Die entzündlichen Knoten sitzen dann nicht am Lidrand, sondern weiter oberhalb der Lidkante.

Histologie. Follikulär gebundene abszedierende Entzündung.

Verlauf. Spontane Abheilung erfolgt meist in wenigen Tagen. Selten sind chronisch über Wochen und Monate rezidivierende Hordeola.

Differentialdiagnose. Chalazeon, Follikulitis durch Demodex folliculorum; Talgdrüsentumor am Lid einschließlich Talgdrüsenkarzinom.

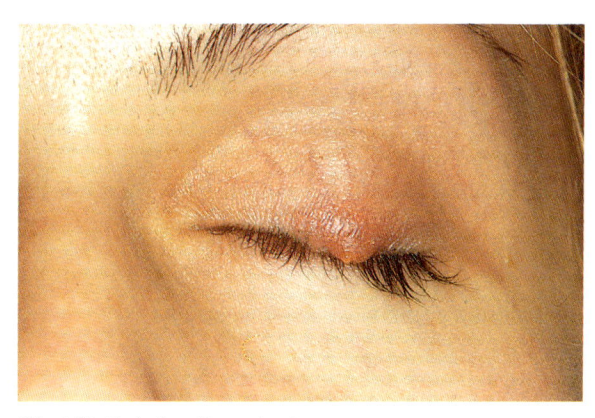

Abb. 4.60. Hordeolum (Gerstenkorn)

Prognose. Günstig.

Therapie
Äußerlich. Antibiotikahaltige Cremes, möglichst nach Erreger- und Resistenzbestimmung, insbesondere gentamicinhaltige Creme (Refobacin-Creme). Gegebenenfalls durch den Ophthalmologen Spaltung reifer Abszesse bzw. Exprimieren, was rasch Erleichterung bringt.

Whirlpooldermatitis

[McCausland und Cox 1975]

Synonyme. Hot-tub-associated dermatitis, Hot-tub dermatitis. Ein ähnliches Krankheitsbild wird auch bei Tauchern gesehen (*Taucheranzugdermatitis, diving suit dermatitis*)

Definition. In heißen Gemeinschaftsbadeanlagen erworbene Infektion der Follikel mit Juckreiz bedingt durch *Pseudomonas aeruginosa*. Selten auch Fernübertragung aus Warmwasserboilern (Duschfollikulitis) oder aus Waschmaschinen (Kontamination der darin gesäuberten Wäsche).

Erreger. Pseudomonas aeruginosa, ein gramnegatives Stäbchen, speziell des Serotyps 0:11.

Vorkommen. Zunächst vor allem in Nordamerika, seitdem weltweit. Auftreten speziell im Winter, was mit der gehäuften Benutzung warmer Gemeinschaftsbäder zusammenhängen dürfte. Die Anzahl der Erkrankten unter den Benutzern einer kontaminierten Einrichtung wird auf 7–100% beziffert.

Ätiopathogenese. Bei Kontamination eines Whirlpools, eines Schwimmbades oder Warmwasserbekkens mit *Pseudomonas aeruginosa* (unter Umständen durch wolkige Trübung und fauligen Geruch zu erkennen) sowie Quellung des Stratum corneum und kleinen mechanischen Defekten im Follikelbereich kommt es zu dieser Infektionskrankheit. Meist Serotyp 0:11; selten 0:9, 0:10, 0:6, 0:1.

Klinik. Vor allem am Stamm, speziell im Bereich des Thorax lateral in symmetrischer Verteilung follikulär gebundene rötliche Makulä, Papeln, Pusteln und Bläschen. Zusätzlich kann es zu einer schmerzhaften Rötung und Schwellung der Brustdrüsen kommen. Nicht selten bestehen Allgemeinerscheinungen wie Fieber, Übelkeit und Erbrechen, eine schmerzhafte Beteiligung der axillären Lymphknoten kommt ebenso vor wie Ohren- und Halsschmerzen. Diese Erscheinungen dürften auf die Freisetzung von Exotoxinen zurückgehen. Die Hauterscheinungen können mit starkem Juckreiz einhergehen.

Verlauf. In der Regel selbstlimitierend, über 7–10 Tage. Komplikationen bis hin zur Sepsis werden beschrieben.

Therapie. Der Wert einer systemischen oder topischen Therapie bei unkompliziertem Verlauf ist bislang nicht gesichert. Örtlich wird die Anwendung austrocknender Schüttelmixtur empfohlen.

Prophylaxe. In den USA wird ein freier Chlorgehalt des Wassers von 1–3 ppm empfohlen sowie die Einstellung des pH-Wertes auf 7,2–7,8. Eine zu geringe Chlorierung oder Bromierung des Badewassers kann auf methodische Probleme der Konzentrationsbestimmung zurückgehen.

Pyodermien der Schweißdrüsen

Im Gegensatz zu den Haarfollikeln, die leicht durch Staphylokokken erkranken können, kommen staphylogene Erkrankungen der ekkrinen Schweißdrüsen, wenn überhaupt, nur sehr selten vor. Es ist sogar umstritten, ob es eine echte bakterielle Infektion der Schweißdrüsenknäuel gibt. Das in der Tiefe der Dermis gelegene Schweißdrüsenendstück ist nie primär Sitz einer bakteriellen Erkrankung. Das Wort Hidradenitis ist daher nicht zutreffend. Im Gegensatz dazu können die peripheren Anteile der ekkrinen Schweißdrüsen, die geraden Ausführungsgänge im oberen Korium sowie die intraepithelial gelegenen und korkenzieherartig gewundenen Abschnitte, das Akrosyringium, im Rahmen der Miliaria betroffen sein. Auch die apokrinen Schweißdrüsen sind nicht primär Sitz einer bakteriellen Infektion. Schweißdrüsenausführungsgänge oder deren intraepidermaler Anteil, das Akrosyringium, sind ebenfalls nicht Sitz von staphylogenen oder streptogenen Pyodermien, so daß die Ausdrücke Ostioporitis, Poritis und Periporitis heute entbehrlich sind.

Multiple Schweißdrüsenabszesse der Neugeborenen

Definition. Seltene Pyodermieform bei infektionsabwehrgeschwächten Säuglingen durch Staphylokokken. Die Abgrenzung von follikulärer Pyodermie ist klinisch nicht möglich. Die Eigenständigkeit dieser Schweißdrüsenerkrankung wird angezweifelt.

Erreger. Meist *Staphylococcus aureus*.

Vorkommen. Sehr selten.

Pathogenese. Unspezifische adnexorientierte infektiöse Abszesse. Die Infektion findet sich überwiegend bei abwehrgeschwächten und unterernährten Säuglingen. Warum es zur Besiedlung der Haut und der hautnahen ekkrinen Schweißdrüsenausführungsgänge mit Bakterien kommt, ist unbekannt.

Klinik. Hauptsitz sind Hinterkopf, Rücken und Gesäß, gelegentlich kommt eine andersartige Verteilung vor. Es entwickeln sich rote, tiefsitzende Knötchen bzw. Knoten, die zentral einschmelzen, spontan unter Entleerung gelb-rahmigen Eiters perforieren und narbig abheilen. Manchmal beginnt die Erkrankung wie eine Follikulitis, wendet sich dann aber dem kutanen Gewebe zu und wird hier entzündlich knotenförmig und damit furunkuloid. Die Knoten wölben sich halbkugelig vor, was besonders wegen des noch schwach ausgebildeten Fettpolsters auffällt.

Verlauf. Akut bis subakut.

Diagnostische Leitlinien. Die Diagnose wird aus dem klinischen Bild und aufgrund der mikrobiologischen Untersuchungen gestellt.

Differentialdiagnose. Der Aspekt erinnert an Furunkel, die Erkrankung geht aber nicht von den Haarfollikeln aus; auch fehlt die Entwicklung eines zentralen eitrigen Nekrosepfropfes.

Prognose. Gut

Therapie
Innerlich. Penizillinasefeste Penizilline oder Erythromycin (vergleiche Furunkel).
Äußerlich. Eventuell Stichinzision, Bäder mit desinfizierenden Zusätzen. Clioquinol Öl-in-Wasser-Emulsion, Fucidine. Schutz der umgebenden Haut mit Pasten.

Hidradenitis suppurativa bei Acne inversa

Synonym. Schweißdrüsenabszesse bei Erwachsenen

Definition. Chronische, einschmelzende und zu Narben neigende furunkuloide Entzündung axillär, inguinal, in der oberen Analfalte und im Mons-pubis-Bereich, vorwiegend bei Männern.

Erreger. Staphylokokken, und auch sekundäre Besiedlung mit gramnegativen Stäbchen (*Enterobacteriaceae*, wie *Proteus*, *Klebsiella* und *Escherichia coli*). Diesen Keimen kommt wohl aber keine primäre pathogenetische Bedeutung zu.

Vorkommen. Selten, bei Männern häufiger als bei Frauen. Die Erkrankung kommt überwiegend bei Männern jenseits des 20. Lebensjahres vor, nicht selten im Rahmen der Acne inversa.

Ätiopathogenese. Über die Ätiologie dieser Erkrankung ist nichts Sicheres bekannt. Die klinische Beobachtung hat gezeigt, daß diese schweren entzündlichen, intertriginös beginnenden und sich manchmal weit ausdehnenden abszedierenden Veränderungen im Rahmen der Acne inversa feststellbar sind. Es kommen auch monosymptomatische Erkrankungen ohne Zeichen einer Acne conglobata am Rumpf vor. Die Besiedlung durch gramnegative Stäbchen ist wohl als Sekundärphänomen zu sehen. Als begünstigende Faktoren kommen in Betracht: starkes Schwitzen, scheuernde Kleidung, Ausrasieren der Achselhaare, depilierende Externa und Salben- oder Teerapplikation.

Klinik. Hauptsitz sind die Achselhöhlen, dann die Inguinalgegend mit Übergang auf das Skrotum bzw. die Labien und den Mons pubis. Auch der ganze Damm und schließlich die gesamten Gesäßpartien können durch fortschreitende unterminierende Entzündung befallen sein. Nicht selten bestehen Symptome einer Acne conglobata mit Narben, Zysten, Pilonidalsinus und Fistelkomedonen, aber gelegentlich kann der Inguinal-, Axillar- oder Gesäßbefall auch als *monosymptomatische Erkrankung* in Form von Abszessen auftreten. Es entwickeln sich zunächst follikulär gebundene, entzündliche, oberflächlich gelegene, schmerzhafte Knötchen, die langsam größer werden und zu tieferliegenden, harten druckschmerzhaften Knoten heranwachsen. Die Achselhöhlenhaut wird knoten- und strangförmig vorgewölbt. An mehreren Stellen kommt es zu furunkelartiger eitriger Einschmelzung mit Spontandurchbrüchen und Fistulation. Nach Stichinzision entleert sich gelber rahmiger Eiter. Bei leichtem Verlauf kommt spontane Rückbildung vor. Sonst zieht sich die Erkrankung durch ständiges Aufschießen neuer furunkuloider Knoten und Abszesse sowie tieferreichende, teilweise bis an die Faszien gehende Fistelgänge, die auch mit Epithel ausgekleidet sind, über Monate, Jahre und Jahrzehnte hin. Postinflammatorisch bilden sich häufig sekundäre Komedonen, Fistelkomedonen und Brückennarben aus. Dermatogene Kontrakturen im Schultergelenk sind häufige Folgekrankheiten. Geruchsbelästigung und dauernd verschmutzte Wäsche treiben den Patienten oftmals in gesellschaftliche Isolation.

Symptome. Druckschmerzhafte furunkuloide Knoten und schmerzhafte Bewegungseinschränkung mit Arbeitsunfähigkeit. Fakultativ finden sich eine erhöhte BSG, Leukozytose, niedriges Serumeisen und Entzündungszeichen in der Serumelektrophorese.

Histopathologie. Weit ausgedehntes und tieferreichendes Abszeßgewebe, das die kräftigen Terminalhaarfollikel der Axillarregion umgrenzt; Follikulitis und Perifollikulitis. Ekkrine und apokrine Schweißdrüsen sind primär nicht betroffen, können aber sekundär durch bis zu faustgroße, einschmelzende Gewebedefekte mit in das Abszeßgewebe einbezogen werden. Im Anal-Damm-Gesäß-Bereich können die Abszesse bis in die Muskulatur und an die Faszien reichen.

Diagnostische Leitlinien. Die Diagnose ist klinisch leicht möglich; nach weiteren Symptomen von Acne conglobata ist zu suchen. Oft findet man diagnostisch wichtige Komedonen in der Axilla.

Differentialdiagnose. Furunkel, Karbunkel; im Genitoanalbereich Rektumfisteln; Morbus Crohn, Aktinomykose.

Prognose. Zurückhaltend, da Spontanheilung und medikamentöse Therapie oft nicht den gewünschten Erfolg bringen. Sekundäre Amyloidose und spinozelluläre Karzinome (Marjolin-Ulkus) sind gefürchtete Spätkomplikationen. Die psychosozialen Probleme überschatten die langwierige Erkrankung: Alkoholismus, Arbeitslosigkeit, gesellschaftliche Ächtung (Geruchsbelästigung) und familiäre Probleme kommen übergehäuft vor.

Therapie
Innerlich. Bei akuten Erscheinungen sind Antibiotika systemisch zu verabfolgen, orientiert an Erreger und Resistenz. Sofern die Therapie ohne mikrobiologische Abklärung erfolgen muß, kommt insbesondere Erythromycin in Betracht. Isotretinoin in einer Dosierung von 0,5–1,0 mg/kg KG (Roaccutan) kann den klinischen Zustand wesentlich verbessern, insbesondere präoperativ. Näheres insbesondere bezüglich erforderlicher Sicherheitsmaßnahmen bei Acne conglobata.
Äußerlich. Trockenlegen feuchter intertriginöser Räume. Desinfizierende Behandlung, unter anderem durch Anwendung von Polyvinylpyrrolidon-Jod-haltiger Lösung (Betaisodona, Braunol). Abdecken der intakten Haut in der Umgebung mit 0,5% Clioquinol Zinkpaste. Bei drohender Einschmelzung ist notfalls eine Stichinzision vorzunehmen, daran sollte sich eine lockere Tamponade anschließen. Die einzige erfolgversprechende Maßnahme ist die frühzeitige und ausgedehnte operative Sanierung mit Exzision der Entzündungsherde weit im Gesunden mit plastischer Defektdeckung. Einzelheiten siehe im Kapitel über Akne.

Prophylaxe. Schwierig. Insbesondere ist auf adäquate Körperhygiene zu achten. Frühzeitige chirurgische Beseitigung auch initialer Herde.

Streptokokkeninfektionen

Erysipel

Synonyme. Erysipelas, Wundrose, Rotlauf

Definition. Häufige akute Infektionskrankheit der Haut, insbesondere des Gesichts und der Extremitäten, in der Regel mit Fieber und Schüttelfrost.

Erreger. *Streptococcus pyogenes* (β-hämolysierende Streptokokken der Gruppe A); daneben werden auch Streptokokken der Gruppen B, C und G angeschuldigt, unter den Eiterkokken des weiteren *Staphylococcus aureus*; schließlich kommen auch gramnegative Stäbchen (*Enterobacteriaceae*) als Erreger in Betracht, unter anderem *Klebsiella pneumoniae*.

Inkubationszeit. Wenige Stunden bis zwei Tage.

Ätiopathogenese. Erregereintritt meist durch eine Hautstelle mit gestörter Barrierefunktion, etwa bei mazerativem Typ der Tinea pedum, Ulcus cruris venosum, Bagatellverletzungen, bei Rhagaden und Ero-

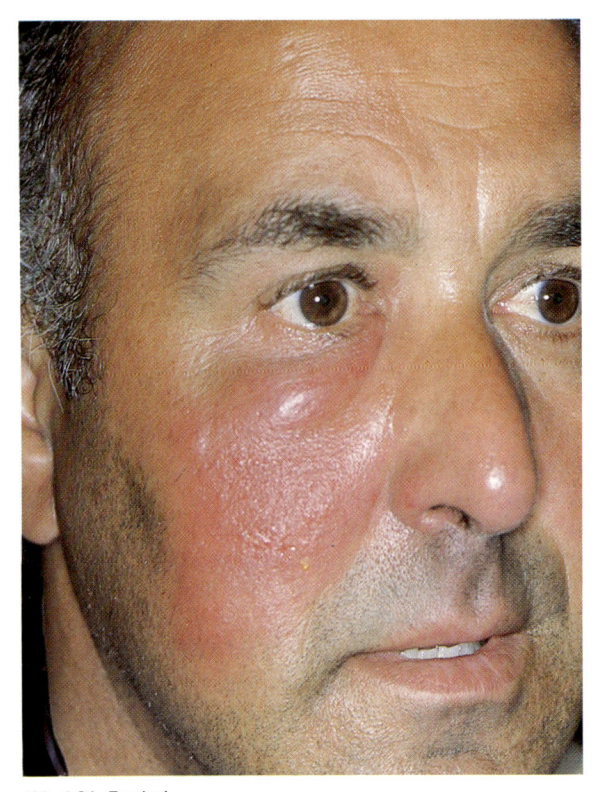

Abb. 4.61. Erysipel

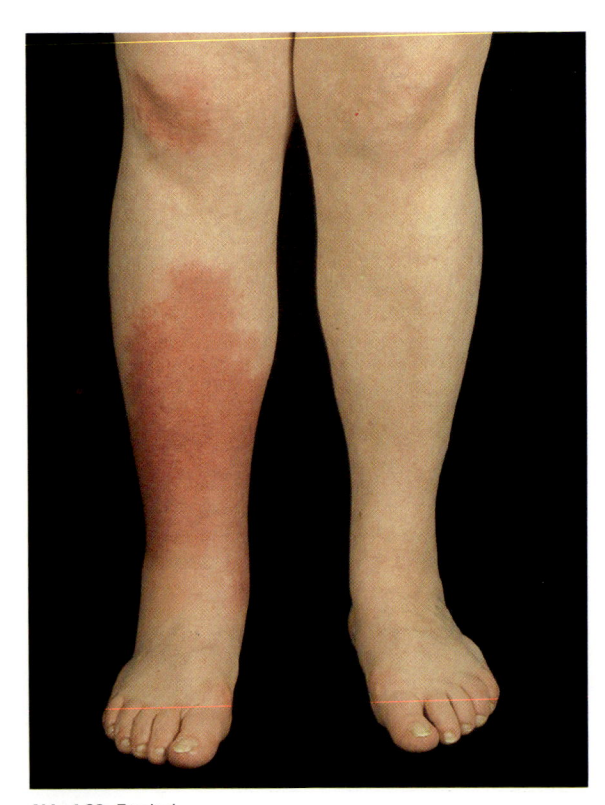

Abb. 4.62. Erysipel

sionen etwa im Naseneingangsbereich, bedingt durch chronische Entzündung (chronische Rhinitis). Die möglichen Eintrittspforten bedingen die Prädilektionsstellen, neben den Unterschenkeln das Gesicht, wobei typischerweise eine gewisse räumliche Distanz zwischen dem Erysipel und der Eintrittspforte zu erkennen ist (Beispiel: Zehenzwischenraumrhagade und Erysipel am Unterschenkel). Eine wesentliche Quelle für die Erreger stellt der Nasopharynx des Betroffenen selbst dar (Keimträgertum von *Streptococcus pyogenes* bei 20–30% junger Erwachsener). Bei der Ausbreitung der Erreger über Lymphspalten kann es auch zu strichförmigen Entzündungsreaktionen mit einer strangförmigen Lymphangitis kommen. Nicht selten schwellen die regionalen Lymphknoten an und schmerzen auf Druck. Im Rahmen der Erstmanifestation besteht eigentlich immer Schüttelfrost und hohes Fieber, im Wiederholungsfalle sind insbesondere die Allgemeinreaktionen typischerweise abgeschwächt: *mitigiertes Erysipel*. Der Spontanverlauf ist in einem solchen Falle auch kürzer.

Klinik. Die gewöhnlich asymmetrische Erkrankung beginnt akut unter dem Bild einer akuten Dermatitis mit Spannungsgefühl und Druckschmerz. Rasch folgen flächenhafte intensive Rötung und Schwellung, die peripher wachsen, aber stets zur Umgebung hin scharf begrenzt bleiben. Typisch sind zungenförmige oder unregelmäßige Ausläufer. Das befallene Gebiet fühlt sich heiß an; peripheres Wachstum erfolgt unterschiedlich rasch. Auf dem Erythem können Bläschen und große Blasen auftreten (*Erysipelas vesiculosum et bullosum*). Besonders an den stasisabhängigen Körperpartien kann das Erysipel hämorrhagisch-blasig werden. Selten, aber gefürchtet, ist die nekrotische Verlaufsform (*Erysipelas gangraenosum*), die bei geschwächter Abwehrlage oder prädisponierenden Faktoren wie Diabetes mellitus, Unterschenkelödem oder peripheren arteriellen Durchblutungsstörungen vorkommt.

Das *Erysipelas phlegmonosum* entsteht als schwerste Krankheitsform auf der Basis von infektiösen Entzündungen mit Abszessen. Vielfach sind dann auch Staphylokokken nachzuweisen. Besonders gefährdet sind die Augenlider (Lidnekrose), auch Orbita und Mittelohr.

Besonders häufig und gefährlich ist ein *Gesichtserysipel*, wenn es über dem Nasensattel beginnt und eine schmetterlingsförmige Ausbreitung mit beidseitigem Lidödem annimmt. Ausdehnung auf Orbita und Sinus sagittalis mit Sinusthrombose werden als mögliche Komplikationen gefürchtet.

Erysipele können auch die *Schleimhäute* befallen, so nach operativen Eingriffen an der Nase und den Nebenhöhlen. Gefürchtet ist das *Larynxerysipel*, das unter Glottisödem letal enden kann. Beim *Vulvaerysipel* kommt es zur massiven Schwellung und Rötung der Labien, die nekrotisch zerfallen können. Auch das *Peniserysipel* kann foudroyant gangränös verlaufen; man spricht dann von der *Fournier-Gangrän*.

Symptome. Flächenhafte und schmerzhafte Rötung, Schwellung, Überwärmung, Lymphangitis und Lymphadenitis mit Fieber bis zu 40° C und Schüttelfrost. Die BKS ist stark erhöht (Sturzsenkung); neutrophile Leukozytose.

Histopathologie. Ausgeprägtes Ödem des gesamten Koriums übergreifend auf die Subkutis mit Gefäßdilatation; zudem entzündliche Infiltrate unter Einschluß von neutrophilen polymorphkernigen Granulozyten, unter Umständen Nachweis von Bakterien mittels Spezialfärbung (Gram, Giemsa).

Verlauf. Bei rechtzeitiger adäquater Behandlung Abheilung, wobei aber chronische Schwellungszustände bedingt durch Verklebung von Lymphgefäßen zurückbleiben können. Bei manchen Patienten entwickelt sich in identischer Lokalisation immer wieder ein Erysipel: *chronisch-rezidivierendes Erysipel*. Die Intervalle zwischen den Manifestationen können wenige Wochen betragen. In der Regel handelt es sich um mitigierte, d. h. abgeschwächte Erysipele. Ursache für chronisch rezidivierende Erysipele sind nicht erkannte oder nicht sanierte Eintrittspforten, zumeist eine mazerative Tinea pedum.

Komplikationen. Mit Myo-, Endo- und Perikarditiden, Glomerulonephritis, aber auch Pneumonie muß gerechnet werden. In der Praxis häufiger ist beim chronisch-rezidivierenden Erysipel das Problem der zunehmenden Gewebeverdickung (Lymphödem) im Sinne der *Elephantiasis nostras*. Im Lippenbereich kann eine Makrocheilie (Tapirlippe) auftreten, die Unterschenkel können monströs aufgetrieben werden.

Diagnostische Leitlinien. Die Diagnose wird klinisch unter Berücksichtigung von Fieber und Schüttelfrost, hoher BKS und Leukozytose gestellt. Der Erregernachweis gelingt in vielen Fällen nicht, sein Fehlen stellt somit die Diagnose nicht in Frage. Mit einem angefeuchteten Watteträger ist ein Oberflächenabstrich von der Veränderung zu gewinnen, desgleichen gilt es Abstriche vom Nasenvorhof bzw. der Rachenhinterwand zu entnehmen und schließlich von der vermuteten Eintrittspforte, etwa bei Erysipel des Unterschenkels vom mazerierten Zwischenzehenraum. Serologisch kommt dem Anti-DNAse-B-Titer am ehesten gewisse Bedeutung zu; er sollte zu Erkrankungsbeginn und nach 10 Tagen ermittelt werden, um einen Anstieg zu erfassen.

Differentialdiagnose. In erster Linie akute Kontaktdermatitis; dabei fehlt stets Fieber, die BKS ist nicht beschleunigt, und allergische Streuphänomene sind nicht selten. Beginnender Zoster im Gesichtsbereich kann von einem Erysipel schwer abzutrennen sein. Erysipeloid sitzt an den Händen, wobei die Berufsanamnese wichtig ist; Fieber besteht nicht, die Hauterscheinungen besitzen einen mehr blauroten Farbton, und der Verlauf ist weniger stürmisch. Angioneurotisches Ödem (Quincke-Ödem) kann Anklänge an Erysipel aufweisen, zeigt aber keine Rötung und kein Fieber.

Verlauf und Prognose. Durch den Einsatz von Antibiotika hat die Erkrankung viel an Schrecken verloren. Die früher gefürchtete Bakteriämie mit Sepsis und Abszessen in verschiedenen Organen kommt heute bei rechtzeitig einsetzender Antibiotikatherapie nicht mehr vor. Nur Kleinstkinder, ältere Menschen und Patienten mit Risikofaktoren (Diabetes mellitus, primäre oder sekundäre Immunmangelzustände) entwickeln immer noch derartige Komplikationen. Bei rechtzeitiger Therapie ist die Prognose sonst gut. Für bestimmte Lokalisationen gilt dies aber nicht, etwa für den Larynx.

Therapie. Bettruhe mit Ruhigstellung und Hochlagerung des erkrankten Körperabschnittes. Bei Gesichtserysipel Sprechverbot und Ernährung mittels flüssiger Kost.

Innerlich. Nachdem die Erkrankung in der Regel durch Streptokokken der Gruppe A hervorgerufen wird und diese im dermatologischen Krankengut im Regelfall penizillinempfindlich sind, gilt Penizillin als Mittel der Wahl. Bei mäßiggradiger Ausprägung insbesondere im Extremitätenbereich kommt eine perorale Therapie mit Phenoxymethylpenizillin in Betracht, Schulkinder, Jugendliche und Erwachsene erhalten eine Stunde vor den Mahlzeiten 3mal tgl. 1 Tbl. à 1,2 Mio. IE (Isocillin-1,2 Mega Filmtabletten). Kleinkinder erhalten 3mal tgl. 300 000 IE in Saftform, Säuglinge 3mal tgl. die Hälfte dieser Dosis. Bei mittelschweren Fällen erhalten Kinder und Jugendliche Benzylpenizillin i.v. (Kurzinfusion) oder i.m. in 4–6 Einzelgaben (Penicillin Grünenthal), wobei eine Gesamtdosis von (1–)4 Mio. IE pro Tag zu empfehlen ist. In schweren Fällen ist Benzylpenizillinnatrium in einer Einzeldosis von 10 Mio. IE 4mal tgl. per Kurzinfusion zu verabfolgen. Bei Erkrankungsfällen, die eine parenterale Therapie nahelegen, ist insbesondere dann, wenn außer Streptokokken andere Erreger nicht ausgeschlossen werden können, ein Drittgenerationszephalosporin als Kurzinfusion zu empfehlen, u.a. 3mal 2 g Cefotaxim (Claforan) pro die. Bei Penizillinallergie oder entsprechendem Verdacht kommt

in erster Linie Erythromycin in Betracht, das allerdings nur grampositive Kokken erfaßt.
Äußerlich. Feuchte Umschläge mit Desinfizienzienlösungen mit Chinolinolsulfat (Chinosol). Alternativ kommt 0,5% Clioquinol in Zinkpaste in Betracht. Später ist auch der Einsatz von clioquinolhaltiger Öl-in-Wasser-Emulsion zu erwägen (Linolasept-Emulsion). Im Falle einer Gangrän ist oft eine nekrolytische Therapie angezeigt, ggf. auch chirurgische Versorgung. Die Eintrittspforte ist stets mitzubehandeln. So ist etwa beim mazerativen Typ der Tinea pedis eine Therapie mit einer Antimykotikumcreme sowie Einlegen von Mullstreifchen angezeigt.

Prophylaxe. Bei Rezidivieren eines Erysipels ist besonders konsequent die Sanierung von Eintrittspforten anzustreben. Darüber hinaus empfiehlt sich eine Antibiotikaprophylaxe im Anschluß an die Akutbehandlungsphase. Hierzu empfiehlt sich 1mal monatlich die intramuskuläre Injektion von Benzathin-Penizillin G (Tardocillin 1200). Diese Prophylaxe sollte, sofern indiziert, primär zumindest über sechs Monate durchgeführt werden.

Toxinschocksyndrom durch Streptokokken

Synonym. Streptococcal toxic shock-like syndrome

Definition. Schwere, hämorrhagisch-bullöse Erkrankung mit systemischer Beteiligung, Organversagen und hoher Letalität bei sonst gesunden Erwachsenen.

Erreger. Streptokokken, Gruppe A, meist Typ M1, M3, M5 und M-unklassifizierbar.

Pathogenese. Sehr virulente Streptokokken (M-Typen, Proteaseaktivität, pyogene Exotoxinproduktion) verursachen bei Gesunden oder aufgrund von Verletzungen, chirurgischen Wunden, Diabetes mellitus, sonstigen medizinischen Problemen schwerste Allgemeinsymptome.

Klinik. Gesunde Erwachsene werden meist überraschend von foudroyant verlaufender nekrotisierender Fasziitis befallen. Innerhalb von 2–3 Tagen akutes Krankheitsbild mit Exanthem, hämorrhagischen Blasen, hohem Fieber, Fasziitis, Myositis, Pneumonie, Meningitis, und vielen anderen Organmanifestationen mit Schocksymptomatik. Hohe Mortalität von 10–20%.

Verlauf. Abhängig von den Organbeteiligungen und der Schocksymptomatik.

Differentialdiagnose. Staphylokokkenbedingtes Toxinschocksyndrom.

Therapie
Innerlich. Penizillin, hochdosiert, intravenös. Häufig Resistenz auf Erythromycin und Clindamycin.
Äußerlich. Chirurgisches Debridement soweit erforderlich.

Phlegmone

Definition. Bakteriell bedingte, schwer verlaufende akut entzündliche Infektionskrankheit der Haut und darunter liegender Gewebe mit diffuser Ausbreitung sowie Übergang auf Faszien, Muskeln und Sehnen, mit Neigung zur Einschmelzung.

Erreger. Meist *Staphylococcus aureus* oder aber auch Streptokokken der Gruppe A.

Ätiopathogenese. Im Anschluß an Bagatellverletzungen, Panaritium, Erysipel, nach unsteriler Injektionstechnik, im Bereich infizierter Operationswunden oder ausgehend von einer Thrombophlebitis treten die Erreger in das subkutane Gewebe ein. Dadurch entstehen akute Entzündungen mit diffuser Ausbreitung und Abszessen, die jedoch nicht scharf begrenzt sind. Es folgt rascher Einbruch in die Blut- und Lymphwege. Schweres Krankheitsgefühl und hohes Fieber gehören zur Phlegmone.

Klinik. An umschriebener Stelle entsteht eine sich heiß anfühlende Rötung, die zunächst wie ein Erysipel aussieht, die aber von vornherein in einer tieferen Schicht der Haut lokalisiert ist, erkennbar an der leicht zu erzeugenden Dellenbildung im teigig-entzündlichen Ödem. Der Farbton wird rasch lividrot, die Haut wirkt durch das starke Ödem pseudoatrophisch und glänzend. Die Erkrankung ist außerordentlich schmerzhaft. Schwere Allgemeinsymptome kommen hinzu. In der Tiefe zerfallen das Bindegewebe und nicht selten auch die Muskulatur nekrotisch. Aber nur selten entwickeln sich in der Subkutis eitrige Abszesse, die bis zur Haut durchbrechen; sie dehnen sich dafür häufiger in die Tiefe aus. Lymphangitis und Lymphadenitis treten frühzeitig hinzu. Thrombophlebitis und Sepsis mit Allgemeinsymptomen sind möglich.

Symptome. Erysipelartige Rötung, teigig-entzündliches Ödem. Abszesse mit Neigung zu Tiefenausdehnung, Lymphangitis, Lymphadenitis und Fieber. Die klassischen Zeichen der Entzündung: Rubor, Calor, Dolor und Functio laesa sind vorhanden. Ferner bestehen hohes Fieber, BKS-Erhöhung und ausgeprägte Leukozytose.

Diagnostische Leitlinien. Die Diagnose wird klinisch gestellt.

Prognose. Unter Berücksichtigung des Lebensalters, des Allgemeinzustandes, des Sitzes, des Erregers, auch bei rechtzeitig eingeleiteter Therapie, mit Vorsicht zu stellen.

Therapie. Hochdosierte Antibiotikatherapie, zunächst parenteral. Im Laufe der Erkrankung ist die Therapieentscheidung an dem womöglich isolierten Erreger und seiner Chemotherapeutikaresistenz zu überprüfen. In Betracht kommen entweder penizillinasefeste Penizilline wie Oxacillin (Stapenor) oder Drittgenerationszephalosporine wie Cefotaxim (Claforan). Wichtig ist auch eine äußerliche Therapie mit desinfizierenden feuchten Umschlägen. Der Thromboseneigung ist besondere Aufmerksamkeit zu schenken. Die Notwendigkeit eines operativen Eingriffs ist mit dem Chirurgen zu diskutieren. Große Bedeutung kommt Bettruhe und allgemeiner Ruhigstellung der erkrankten Körperpartie zu.

Mundbodenphlegmone und Sehnenscheidenphlegmone

Es handelt sich um gefürchtete Sonderformen.

Holzphlegmone

Synonym. Angina Ludovici

Sie ist eine brettharte, wenig schmerzhafte, bläulichrötliche Infiltration der Haut und der Subkutis im Hals-, seltener im Gesichtsbereich, ohne besondere Tendenz zur eitrigen Einschmelzung. Sie wird vorwiegend bei älteren Männern mit reduziertem Allgemeinbefinden beobachtet. Da krankheitsspezifische Erreger nicht isoliert werden konnten, muß man diese typische Erkrankung mit einer speziellen Abwehrlage des Patienten in Verbindung bringen.

Verlauf. Subakut

Therapie. Penizillinasefeste Penizilline und Breitspektrumantibiotika, besonders Cephalosporine.

Nekrotisierende Fasziitis

Eine seltene, aber sehr schwere phlegmonöse Entzündung. Hier breitet sich die akute nekrotisierende Entzündung besonders unter der Haut in der Tiefe der Faszien, z. B. an Unterschenkeln oder Oberschenkeln, aus. Gefürchtet ist der Übergang der Entzündung auf die großen Gelenke sowie Übergriff auf die Gefäßnervenstränge. Auf Anaerobierinfektion ist zu achten.

Therapie. Frühzeitig breite chirurgische Eröffnung und Antibiotikatherapie nach Erreger- und Resistenzbestimmung.

Ekthyma

Synonym. Ekthyma simplex

Definition. Bakteriell bedingte Krankheit, die wie eine Impetigo mit einer großen Pustel auf gerötetem Grund beginnt, aber dann, oft überraschend, zu einer tiefergreifenden Nekrose führt. Es handelt sich also um eine ulzerierende Pyodermie.

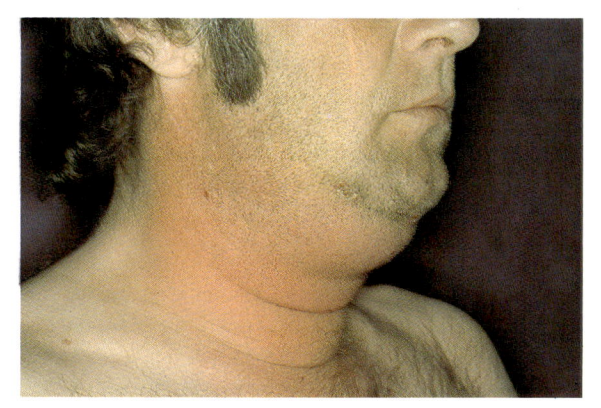

Abb. 4.63. Halsphlegmone

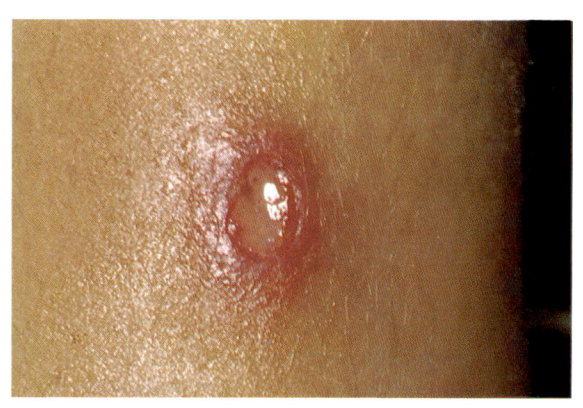

Abb. 4.64. Ekthyma, Unterschenkel

Vorkommen. In tropischen und subtropischen Klimazonen bei mangelhafter Ernährung und unzureichender Hygiene; bei uns sonst bei schlechter Hygiene, zumeist bei obdachlosen Menschen.

Erreger. Streptokokken der Gruppe A. Ein ähnliches Krankheitsbild kann bei Pseudomonassepsis auftreten (hierbei schlechter Allgemeinzustand: *Ekthyma gangraenosum*).

Ätiopathogenese. Bei kleinen Hautdefekten Eintreten von Bakterien, speziell Streptokokken, in die Haut, insbesondere bei entsprechenden Umwelteinflüssen (feuchtheißes Klima) und mangelnder Hygiene. Auftreten deshalb insbesondere auch bei Soldaten, vorwiegend in subtropischen Klimaten (Schützengrabengeschwür) und bei Abenteuerurlaubern. Nicht selten Auftreten auch postekzematös und postskabiös. An den Unterschenkeln sind chronische Veneninsuffizienz oder Unterschenkelekzeme bahnend wirksam. Ekthymata können auch Folgezustand von Varizellen sein, diese heilen dann unter varioliformen Narben ab. Eine wesentliche Komponente in der Pathogenese scheint auch eine unzureichende (quantitativ oder qualitativ) Ernährung zu sein.

Klinik. Beginn wie eine großblasige Impetigo, aber auch mit einer münzgroßen Pustel mit gerötetem Hof. Die normalerweise epidermal begrenzte Erkrankung breitet sich rasch in das subkutane Gewebe aus. Es entsteht ein nekrotisches Ulkus, das von einer eintrocknenden, schmutziggraugelben, manchmal rupiaartigen Kruste zugedeckt ist. Hinzu treten können, wenn auch keineswegs regelmäßig, Lymphangitis, Lymphadenitis oder Phlebitis. Die spontane Heilungstendenz ist äußerst gering. Prädilektionsstellen sind Unterschenkel, so bei Erdarbeitern nach zufälligen Verletzungen.
Aber auch jede andere Körperstelle kann von Ekthymata befallen werden. Bei davon betroffenen, meist unterernährten Kindern sind ebenfalls infolge von Minimaltraumen oder Insektenstichen die Unterschenkel am häufigsten Sitz der Erkrankung. Ekthymata heilen unter Vernarbung ab.
Als eine mögliche Maximalvariante ist das *Ulcus tropicum* aufzufassen. Hierbei handelt es sich um ein infektiös bedingtes Ulkus, das aber pathogenetisch nicht einheitlich definiert ist.

Verlauf. Spontanheilung ist selten, nach mehreren Wochen, manchmal erst nach vielen Monaten. Es stellt sich Wundgranulation ein und es kommt zur Vernarbung mit kennzeichnender Randhyperpigmentierung.

Prognose. Sehr chronische Erkrankung, sofern die ätiopathogenetischen Faktoren nicht beseitigt werden. Gewöhnlich Abheilung nach protrahiertem Verlauf. Als Komplikation kann Glomerulonephritis auftreten.

Differentialdiagnose. Vaskulitische Unterschenkelulzerationen, Erythema induratum (Bazin), ulzeröse sekundäre Syphilide, Lues maligna, ulzerierte Gummata.

Therapie
Innerlich. Systemische Antibiotikatherapie, insbesondere parenteral, wie beim Erysipel beschrieben. Um Rezidive zu vermeiden sind Risikofaktoren soweit wie möglich auszuschalten.
Äußerlich. Feuchte Verbände mit Desinfizienzien (Chinosol) oder 1‰ Silbernitrat oder 0,5% wäßriger Aluminiumchloridlösung. Die Umgebung ist mit Zinkpaste abzudecken. Bei Lokalisation am Bein Kompressionsverbände. Keine Fettsalben.

Sekundäre Hautinfektionen durch Streptokokken

Definition. Gruppe-A-Streptokokken können noch eine Reihe anderer Krankheitsbilder verursachen, die sich auf normaler Haut oder auf vorbestehenden Hautveränderungen entwickeln. Diese Krankheiten werden hier nur kurz angeführt.

Subakute bakterielle Endokarditis mit Hauterscheinungen, vornehmlich petechialen kleinen Blutungen

Subunguale Splitterhämorrhagien bei subakuter bakterieller Endokarditis

Osler-Knoten bei subakuter Endokarditis durch Streptococcus viridans und andere Erreger (*Staphylococcus aureus*). Sie treten nicht selten zu Hunderten als kleine hämorrhagische Knötchen auf. Sie sind bis erbsgroß, entzündlich gerötet und schmerzhaft. Wegen des weißlichen Zentrums erinnern sie oft an urtikarielle Effloreszenzen. Prädilektionsstellen sind Finger- und Zehenkuppen, Thenar- und Hypothenargebiet. Nicht selten finden sie sich auch an Armen und Beinen; eine gruppenförmige Anordnung ist charakteristisch. Die Osler-Knoten bestehen nur kurz für wenige Tage. Sie heilen ohne Ulzeration ab, aber oft unter Schuppung.

Janeway-Makulä. Dies sind kleine erythematöse Erscheinungen oder angedeutet knotenförmige, hämorrhagische Effloreszenzen, besonders an Handflächen und Fußsohlen. Sie treten bei subakuter bakterieller Endokarditis und häufig auch bei akuter Endokarditis (meist durch *Staphylococcus aureus*, seltener durch

Streptokokken) auf. Janeway-Makulä sind zahlreich und im Gegensatz zu den Osler-Knoten nicht schmerzhaft.

Allergische Hautveränderungen durch Gruppe-A-Streptokokken

Definition. Im Anschluß an eine akute Streptokokkeninfektion, besonders im Hals oder im oberen Respirationstrakt, kann sich nach 2–4 Wochen wahrscheinlich infektallergisch eine Reihe von Dermatosen entwickeln:

Erythema nodosum, Erythema exsudativum multiforme, Vasculitis allergica, Erythema rheumaticum

Purpura fulminans

Exazerbation einer Psoriasis, meist vom kleinfleckigen, exanthematischen Typ

Chronische Pyodermien

Eine Pyodermie, die nicht an Hautanhangsgebilde gebunden ist, kann in eine chronische Erkrankung mit Neigung zu Vegetationen übergehen. Manche chronischen Pyodermien neigen zu Atrophisierung und besitzen dadurch Züge, die an Hauttuberkulose (Tuberculosis fungosa serpiginosa), Mykosen (Sporotrichose, Blastomykose) oder Bromoderm erinnern können.

Pyoderma vegetans
[Nanta und Bazex 1937]

Synonyme. Chronisch vegetierende Pyodermie, Pyodermia vegetans, Pyodermite végétante et verruqueuse

Definition. Infektionskrankheit der Haut durch von außen eingedrungene Erreger mit Ausprägung eines chronischen Geschwürs, das sich durch papillomatöse Wucherung des Wundgrundes auszeichnet. Eine Unterteilung in papillomatöse chronische Pyodermien und ulzerierende chronische Pyodermien ist versucht worden.

Erreger. Insbesondere ß-hämolysierende Streptokokken der Gruppe A (*Streptococcus pyogenes*), daneben auch *Staphylococcus aureus* und *Enterobacteriaceae*.

Vorkommen. Selten

Pathogenese. Ausgang von banalen Pyodermieformen, infizierten Verletzungen oder Ulzerationen.

Werden diese beispielsweise über längere Zeit mit fettenden Salben behandelt, so kommt es anstelle der angestrebten Rückbildung zu einer fortlaufenden Zunahme der Entzündungsvorgänge, wobei sich das Pyodermiebild immer mehr modifiziert. Eine chronisch vegetierende Pyodermie kann somit Folge einer unsachgemäßen Lokaltherapie sein.

Klinik. Bevorzugter Sitz an den Extremitäten. Der primäre Infektionsherd wächst an seinen Rändern. Mehr und mehr entwickeln sich größere und lividrote Infiltrationen, auf denen neue Pustulationen aufschießen. Innerhalb des entzündlich infiltrierten Bereichs entstehen kleinere oder größere Nekrosen und damit Ulzerationen, Unterminierungen, Fisteln oder Gänge, zudem papillomatöse und verruziforme Vegetationen (Wucherungen), die mit schmierig-eitrigem und verkrustetem Sekret belegt sind. Aus den Fistelgängen entleert sich auf Druck serös-eitriges Sekret. Meist finden sich vegetierende Pyodermien als Einzelherde, selten sind es mehrere. Die Herde schwanken zwischen Münz- und Handflächengröße. Nach Abheilung verbleiben unregelmäßige, narbig-atrophische Einziehungen mit Brücken- und Zipfelnarben.

Verlauf. Über Monate und Jahre hin ohne spontane Rückbildungstendenz.

Differentialdiagnose. Bromoderma tuberosum, Papillomatosis cutis carcinoides, Tuberculosis fungosa serpiginosa, tiefe Mykosen (Blastomykose, Sporotrichose), Aktinomykose, Nokardiosen und Pyoderma gangraenosum.

Prognose. Trotz durch Antibiotikatherapie verbesserter Behandlungsmöglichkeiten mit Vorsicht zu stellen.

Therapie
Innerlich. Antibiotika. Die gewählte Initialtherapie, etwa mit penizillinasefesten Penizillinen, ist an den Ergebnissen der mikrobiologischen Untersuchungen (Erregerisolierung, Antibiogramm) zu orientieren.
Äußerlich. Absetzen einer etwa vorbestehenden Salbentherapie. Anwendung feuchter Umschläge mit Desinfizienzien (Chinosol), Silbernitrat 1‰ oder wäßrigem Aluminiumchlorid 0,5–1,0%, Farbstoffpinselungen mit Solutio Pryoktanini oder Solutio Castellani. Gegebenenfalls Abtragen störender Vegetationen mit scharfem Löffel oder der Diathermieschlinge. Danach Fortsetzung der Therapie mit feuchten Umschlägen. In manchen Fällen läßt sich ein endgültiger Therapieerfolg nur erzielen, indem man das gesamte betroffene Areal exzidiert und nach Wundgranulation eine Spalthautdeckung vornimmt, evtl. in der Gitternetztechnik (Meshgraft).

Pyodermite végétante

[Azua]

Hier steht die papillomatöse Proliferation mit pseudokanzeröser Epidermishyperplasie im Vordergrund des klinischen Bildes. Vielfach wird diese Erkrankung mit der Papillomatosis cutis carcinoides (Gottron) identifiziert.

Pyodermia ulcerosa serpiginosa

Diese Dermatose unterscheidet sich hauptsächlich durch den morphologischen Aspekt von der chronisch vegetierenden Pyodermie. Meist treten mehrere Herde am Rumpf geschwächter Menschen auf. Die Ähnlichkeit zum Pyoderma gangraenosum ist groß. Suche nach Paraproteinämie und Tumorsuche.

Schankriforme Pyodermie

Definition. An syphilitischen Primäraffekt (Schanker) erinnernde Pyodermie.

Erreger. Meist *Staphylococcus aureus*

Klinik. Prädilektionsstelle ist die Bartgegend, insbesondere im Unterlippenbereich. Daneben können aber auch die Wimpernregion, die Wangen, das Gesäß und das Genitale betroffen sein.

Differentialdiagnose. Ulcus durum bei Syphilis, Ulcus molle, bei zentraler Verkrustung auch Anthrax (Pseudomilzbrand).

Therapie
Innerlich. In vielen Fällen erweist es sich als sinnvoll, eine systemische Antibiotikatherapie durchzuführen.

Die Auswahl des Antibiotikums hat sich an den mikrobiologischen Untersuchungsergebnissen (Erreger, Antibiogramm) zu orientieren. Primär ist insbesondere an den Einsatz von penizillinasefesten Penizillinen (Oxacillin, Stapenor) zu denken, alternativ bei Penizillinallergie an Erythromycin.
Äußerlich. Feuchte Umschläge mit desinfizierenden Lösungen (Chinosol), zudem auch desinfizienzhaltige Öl-in-Wasser-Emulsionen, auch Fusidinsäure. Fettsalben sind kontraindiziert.

Acne necrotica

[Baum 1910]

Synonyme. Acne varioliformis, nekrotisierende lymphozytäre Follikulitis

Definition. Chronische Erkrankung mit papulonekrotischen Veränderungen im Kopf- und Gesichtsbereich und Abheilung unter Hinterlassung varioliformer Narben. Keine Beziehung zu Acne vulgaris.

Vorkommen. Die chronische Erkrankung ist sehr selten geworden. Umwelt- oder Vererbungsfaktoren sind nicht sicher bekannt. Davon betroffene Patienten leiden oft an starker Seborrhö.

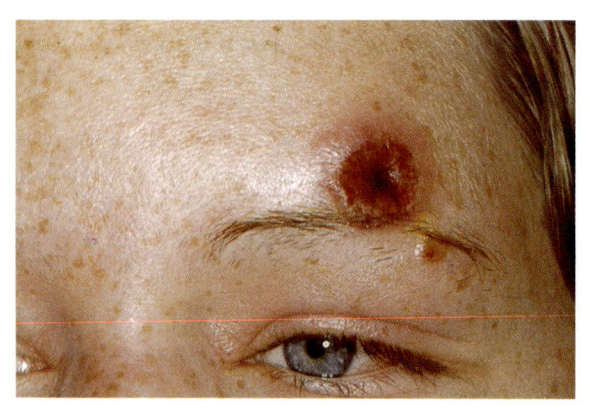

Abb. 4.65. Schankriforme Pyodermie

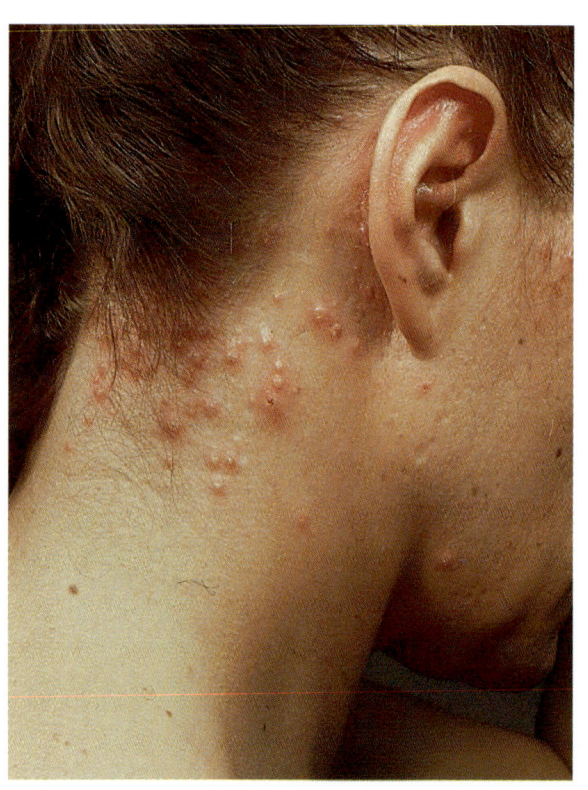

Abb. 4.66. Acne necrotica

Ätiopathogenese. Nicht geklärt. Der Nachweis von Streptokokken oder Staphylokokken deutet auf eine bakterielle Ursache hin. Allerdings sind Antibiotika nicht sicher wirksam. Wahrscheinlich handelt es sich nicht um eine Pyodermie. Solange die Ätiologie nicht geklärt ist, wird dieses Krankheitsbild noch im Kapitel Pyodermie abgehandelt.

Klinik. Die Bezeichnung Acne necrotica läßt eine Beziehung zu Akneerkrankungen vermuten; dies ist aber nicht der Fall. Vorwiegend sind erwachsene Frauen betroffen. Prädilektionsstellen sind die seborrhoischen Hautareale Kapillitium, Gesicht, Brust- und Rückenrinne. Meist ist der behaarte Kopf, jedoch nicht das ganze Kapillitium, sondern im wesentlichen die Haaransatzzone, betroffen. Hier stehen die Effloreszenzen wenige Zentimeter weit innerhalb und außerhalb der Haargrenze. Ähnlich ist der Sitz an der Zirkumferenz bei männlicher Glatzenbildung.
Jede Effloreszenz steht isoliert. Sie ist 2–4 mm groß und besteht zunächst in einer entzündlich geröteten derben Papel, die bald zentral in eine Papulopustel übergeht. Diese trocknet ein und geht in eine papulonekrotische Grundeffloreszenz über. Gelegentlich findet sich in nächster Umgebung ein schmalrandiges Erythem. Die Farbe des zentralen Schorfs ist gelblichbräunlich, oft auch düsterrot (hämorrhagische Nekrose). Er haftet über längere Zeit sehr fest, stößt sich dann ab und hinterläßt eine varioliforme Narbe; daher auch die Bezeichnung: Acne varioliformis. Die typischen Narben in ihrer speziellen Lokalisation sind zeitlebens ein Beweis für überstandene Acne necrotica.

Symptome. Führendes Symptom ist Juckreiz.

Histopathologie. Intrafollikulär granulozytärer Abszeß mit Nekrose der Infundibulaepithelien.

Prognose. Günstig, wenn man von den persistierenden varioliformen Narben absieht. Große Rezidivneigung.

Differentialdiagnose. Vasculitis allergica vom papulonekrotischen Typ, papulonekrotisches Tuberkulid und bei Saisongebundenheit Hidroa vacciniformia. Alle diese Erkrankungen weisen aber andere Prädilektionsstellen auf.

Therapie
Innerlich. Mittel der Wahl ist Isotretinoin (Roaccutan). Dosierung, Kontraindikation und Nebenwirkungen wie bei Akne. Sonst Versuch mit Antibiotika nach Erreger- und Resistenzbestimmung.
Äußerlich. Symptomatischer Versuch mit Benzoylperoxid, desinfizierenden Emulsionen.

Erkrankungen durch diphtheroide Stäbchen

Diphtheroide Stäbchen, d.h. grampositive Stäbchenbakterien mit polaren keulenförmigen Auftreibungen (Korynebakterien), stellen reguläre Bestandteile der normalen Hautflora dar. Manche von ihnen wie *Corynebacterium pseudodiphtheriae* und *Corynebacterium xerosis* rufen in der Regel keine Hauterkrankungen hervor. Andere sind mit der Entstehung von Hauterkrankungen assoziiert, ohne daß es sich dabei um Infektionskrankheiten im engeren Sinne handeln würde: Propionibakterien, insbesondere *Propionibacterium acnes*, spielen eine wesentliche Rolle in der Entstehung der Acne vulgaris. Bestimmte Spezies, die bis heute taxonomisch zum Teil unzureichend definiert sind, sind mit der Entstehung bestimmter, im wesentlichen harmloser Erkrankungen assoziiert, so *Corynebacterium minutissimum* mit Erythrasma wie aus der Tabelle ersichtlich. In bestimmten Lokalisationen tra-

Tabelle. 4.4. Haut- und Schleimhauterkrankungen, bei denen diphtheroide Stäbchen eine Rolle spielen

Krankheit	Erreger	Häufigkeit/Bemerkungen
Erythrasma	*Corynebacterium minutissimum*	Häufig
Trichobacteriosis palmellina	*Corynebacterium tenuis*	Häufig
Keratoma sulcatum	Koryneforme Bakterien, Streptomyzeten	Relativ selten
Follikulitiden	*Propionibacterium acnes, Propionibacterium granulosum*	Selten
Diphtherie	*Corynebacterium diphtheriae*, meist *variatio gravis*	Selten
Hautdiphtherie	*Corynebacterium diphtheriae*, meist *variatio mitis* oder *gravis*	Selten
Acne vulgaris	*Propionibacterium acnes, Propionibacterium granulosum*	Nur Teilkomponente in der Pathogenese, Verhornungsstörung primär

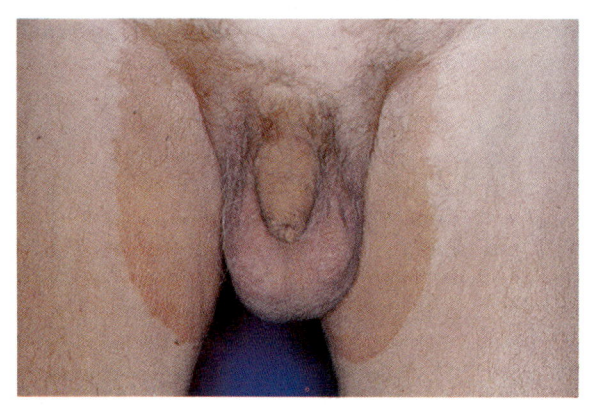

Abb. 4.67. Erythrasma

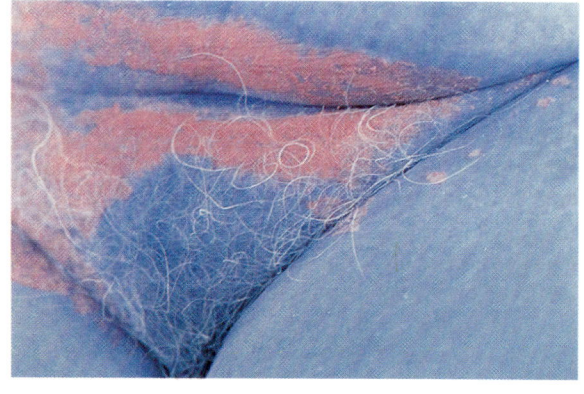

Abb. 4.68. Erythrasma, Rotfluoreszenz im Wood-Licht

gen diphtheroide Stäbchen auch wesentlich zur Hautgeruchsbildung bei, etwa im Achselbereich. Dies erklärt den verbreiteten Einsatz von mikrobiziden Substanzen in Desodorantien.

Erythrasma

Definition. Bakteriell bedingte intertriginöse Erkrankung besonders älterer Menschen mit rotbraunen ausgedehnten Makulä, meist asymptomatisch.

Vorkommen. Erkrankung bei beiden Geschlechtern, gelegentlich bis 20% der Bevölkerung. Bevorzugt befallen sind ältere Menschen, Männer viel häufiger als Frauen. Die Erkrankung ist in den Tropen häufig. Prädisponierende Faktoren sind Hyperhidrosis, mangelhafte Hygiene, Diabetes mellitus, Adipositas, enge abdunstungsverhindernde Kleidung etc. Erythrasma sitzt intertriginös inguinal, kommt aber auch axillär, submammär, umbilikal oder in den Zehenzwischenräumen vor.

Erreger. Corynebacterium minutissimum. Das porphyrinproduzierende diphtheroide Stäbchen fluoresziert rot durch UVA-Strahlung (Wood-Licht). Geringe Kontagiosität.

Pathogenese. Pathogenetische Voraussetzungen sind ähnlich wie bei der durch die lipophile Hefe Malassezia furfur bedingten Pityriasis versicolor: feuchtwarmes Milieu, lokale Hyperhidrose, Mazeration mit Epitheldefekten, intertriginöse feuchtwarme Areale begünstigt durch Adipositas, anatomisch enger Kontakt von Haut zu Haut (zu enge Zehenzwischenräume, etwa bei Zehenschiefstand), submammärer Raum, okklusiv wirkende Kleidung (durch Kunstfasern, Kunstleder, Gummi). Die Corynebakterien liegen oberflächlich im Stratum corneum und dringen nicht in das lebende Epithel oder das Bindegewebe ein. *Corynebacterium minutissimum* bildet wie fast alle Korynebakterien Porphyrine. Porphyrine fluoreszieren angeregt durch langwellige UV-Strahlung (UVA: 320–400 nm) ziegel- oder korallenrot. Dieses Phänomen wird zur klinischen Diagnose der Erkrankung mit Hilfe der Wood-Licht-Lampe genutzt.

Klinik. Bevorzugter Sitz des Erythrasmas sind beim Mann die Anliegeflächen des Skrotums am Oberschenkel; häufig ist die linke Seite stärker als die rechte befallen. Bei Frauen sind die Hautveränderungen im Genitalbereich meist auf die schmalen Kontaktstellen der großen Labien mit den Oberschenkeln begrenzt. Seltener findet man Erythrasma in den Axillae, im submammären Raum, in der Analkerbe, in den Bauchfalten bei Adipositas oder in den Zehenzwischenräumen. Zunächst bilden sich bräunliche und rötliche Flecken, die zu einem großflächigen Herd mit zumeist peripher scharfer Begrenzung konfluieren. In der Umgebung können punkt- bis linsengroße Herde vorkommen. Die Hautoberfläche ist glatt, eine feine pityriasiforme Schuppung ist meist schwer erkennbar. Bei stärkerem Schwitzen, längerem Sitzen oder durch Scheuerung kann Juckreiz hinzukommen. Dies ist Ausdruck einer Irritation. Dann sind die Herde entzündlich gerötet (*gereiztes Erythrasma*). Das Erythrasma stellt häufig einen Nebenbefund dar, dessen der Patient sich oft nicht bewußt ist. Die rotbraunen, oft großflächigen Herde können beim Tragen einer Badehose ästhetisch störend wirken.

Symptome. Gewöhnlich keine subjektiven Beschwerden. Bei Reizung kann Pruritus hinzukommen.

Histopathologie. Diagnostisch nicht verwertbar, da die Bakterien sehr oberflächlich im Stratum corneum liegen.

Verlauf. Wenn unbehandelt, chronisch über viele Jahre und Jahrzehnte mit langsamer Progredienz der Herde. Exazerbation im Sommer.

Diagnostische Leitlinien. Erythrasma kann in den meisten Fällen klinisch leicht aus den Symptomen: intertriginös scharf begrenzter Sitz, rotbraune Flekken ohne Schuppung gestellt werden. Die Diagnose kann durch Untersuchung im Wood-Licht gesichert werden.

Bakteriennachweis. Die wichtigste Methode ist die *Wood-Licht-Untersuchung*, benannt nach dem Physiker Wood. Als Wood-Licht-Lampe dient meist eine Quecksilberröhre, die im langwelligen UV-Bereich eine besonders hohe Intensität hat. Das bei der Untersuchung unerwünschte kurzwellige Licht (UV B ≤320 nm) wird weitgehend durch ein Filter (beispielsweise Schott UG5), das unerwünschte langwellige sichtbare Licht (≥400 nm) durch ein Wood-Glas-Filter (nickeloxid- oder kobalthaltiges Glas) abgefiltert. So liefert die Wood-Licht-Lampe durch eine Zweifilterkombination fast nur UV A-Strahlung zwischen 320–400 nm (Gerät: Fluotest forte, Hanau). In diesem Wellenlängenbereich liegt das Absorptionsspektrum der Porphyrine, klinisch erkennbar an der ziegelroten Fluoreszenz. Das Erythrasma fluoresziert in der ganzen Fläche intensiv rot. Ein abgedunkelter Raum und die Beachtung der Einbrenndauer der Wood-Lampe zur Erzielung der maximalen Intensität (2–10 min) werden empfohlen. Andere diphtheroide Stäbchen können rosarot oder orangefarben fluoreszieren. Die Wood-Licht-Untersuchung wird beispielsweise auch zur Beurteilung der orangefarbenen Follikelfluoreszenz durch *P. acnes* und *P. granulosum* bei Aknepatienten herangezogen. Bei der Mikrosporie (Microsporum audouinii, Microsporum canis) wird eine grünliche Fluoreszenz im Wood-Licht zur Diagnose benutzt.

Nativpräparat. Oberflächengeschabsel von erkrankter Haut mit nachfolgender Gram- oder Giemsa-Färbung zum Nachweis von diphtheroiden Stäbchen ist möglich, jedoch nicht sinnvoll, da die Keime zur normalen Bakterienflora fast jeder Hautoberfläche gehören.

Kultur. Anzüchtung unter aeroben Bedingungen auf Spezialnährböden in 5–7 Tagen, ziegelrote Fluoreszenz der Kolonien im Wood-Licht. Mikrobiologische Charakterisierung über gefärbtes Ausstrichpräparat (Gram) und vorgefertigte Bunte Reihe (API, Diphtheroide).

Differentialdiagnose. Tinea inguinalis (Epidermophytia inguinalis) zeigt betonte Randbildung, oft mit Papeln, Papulopusteln und zentraler Regression. Pityriasis versicolor kommt auch im Erythrasmagebiet des Oberschenkels vor, lokalisiert sich dann aber auch am Rumpf. Intertrigo ist oft schwierig von Erythrasma abzugrenzen; beide Zustände können sich auch überlappen. Die Wood-Licht-Untersuchung ist hilfreich. An Psoriasis vulgaris ist zu denken.

Prognose. Gut. Rezidive häufig.

Therapie. Wichtig ist die Beseitigung von Milieufaktoren. Fettsalben sind zu meiden.
Innerlich. Sofern eine Lokaltherapie sich nicht als ausreichend erweist oder wenig aussichtsreich erscheint, kommt eine perorale Gabe von Erythromycin in Betracht. Erwachsene und Kinder über acht Jahre nehmen 1 g verteilt auf zwei bzw. vier Einzelgaben (Monomycin-Kapseln).
Äußerlich. Breitspektrumantimykotika, insbesondere des Azoltyps, die auch gegen grampositive Keime wirksam sind. Gründliche tägliche Hautreinigung mit Wasser und Syndets. Verschwinden der Rotfluoreszenz im Wood-Licht zeigt den Therapieerfolg an. Die bräunliche Hyperpigmentierung kann auch nach Beseitigung der Erreger länger fortbestehen.

Trichobacteriosis palmellina

Synonym. Trichomycosis palmellina

Definition. Mit bloßem Auge wahrnehmbare Ansammlung von diphtheroiden Stäbchen im Bereich der Achselhaare bei Hyperhidrose und unzureichender Körperhygiene (Trix, Trichos = Haar, Mycosis = frühere fälschliche Annahme einer Pilzinfektion, palmellina = roter Farbstoff der Alge *Palmella cruenta*).

Vorkommen. Relativ häufig; Männer sind häufiger als Frauen betroffen.

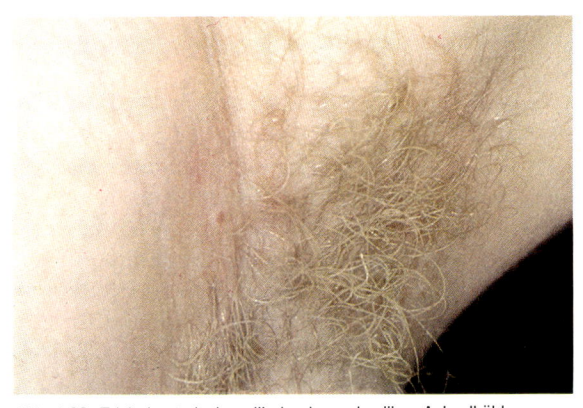

Abb. 4.69. Trichobacteriosis axillaris sive palmellina, Achselhöhle

Erreger. Corynebacterium tenuis

Ätiopathogenese. Corynebakterien gehören zur normalen Standortflora der Haut und der Haarschäfte von Kopf-, Achsel-, Scham- und Stammhaaren. Bei mangelhafter Hygiene, Hyperhidrosis und intertriginösen Bedingungen mit feuchter Wärme sowie mangelhafter Abdunstung bilden die saprophytären grampositiven Bakterien dichte, das Haar umscheidende Kolonien. Besonders in den feuchten intertriginösen Bereichen finden sich schon normalerweise hohe Keimzahlen von coryneformen Bakterien.

Klinik. Die Haare der Achselregion, seltener des Mons pubis oder ganz selten die Terminalbehaarung des Körpers sind von weißgelblichen, rötlichen oder schwärzlichen, stumpf wirkenden, schwer abstreifbaren Auflagerungen über viele Zentimeter Länge umgeben. Demnach spricht man von *Trichomycosis palmellina flava*, *rubra* oder *nigra*. Das Haar wirkt wie eingekrustet oder von Rauhreif überzogen. Der ranzig-säuerliche Geruch der ungewaschenen Haut in diesen Bereichen lenkt auf die Veränderungen hin. Krankheitssymptome fehlen.

Symptome. Subjektiv keine. Oft Bromhidrosis.

Mikroskopie. Abgeschnittene Haare, am besten in Immersionsöl eingelegt, zeigen schon bei schwacher lichtmikroskopischer Vergrößerung die Inkrustationen. Auch im Dunkelfeld grenzen sich die Bakterienmassen deutlich vom Haarschaft ab. Mikrobiologisch handelt es sich um Reinkulturen von *Corynebacterium tenuis*.

Verlauf. Bei mangelnder Körperhygiene chronisch.

Diagnostische Leitlinien. Die Diagnose ergibt sich leicht aus dem klinischen Bild, der mikroskopischen Untersuchung einzelner Haare bzw. der bakteriologischen Anzüchtung der Corynebakterien. Die verschiedenen Farbnuancen deuten auf die Porphyrinsynthese dieser Bakterien hin.

Therapie
Äußerlich. Adäquate Körperhygiene unter Einsatz von reinigenden Desinfizienszubereitungen oder sauren Syndets beseitigen den Zustand schnell und verhindern bei weiterer Benutzung auch Rezidive. In hartnäckigen Fällen werden die Haare rasiert. Eine Hyperhidrosis sollte durch Desodorantien bekämpft werden, häufiger Wäschewechsel ist anzuraten, Einsatz von Textilien aus Naturfasern ist zu bevorzugen.

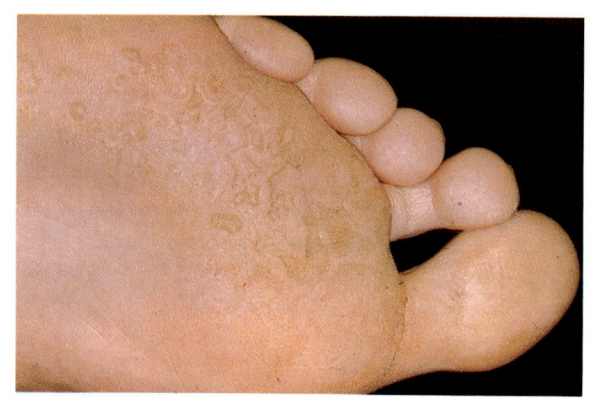

Abb. 4.70. Keratoma sulcatum

Keratoma sulcatum
[Castellani 1910]

Synonyme. Pitted keratolysis (pit=Grube, Grübchen), plantar pitting

Definition. Durch Mazeration und Bakterien verursachte grübchenförmige Hornhautdefekte an den mechanisch belasteten Bereichen der Fußsohle bei starker Hyperhidrose und okklusiv wirkendem Schuhwerk mit schmerzhaft brennenden Beschwerden.

Historisches. Die Erkrankung hat schon seit langer Zeit bei militärischen Operationen zu erheblichen Ausfällen geführt. Klassische Beschreibungen des Keratoma sulcatum stammen bereits aus der englischen Kolonialzeit in Indien.

Vorkommen. Weltweit beobachtete Erkrankung, besonders des männlichen Geschlechts. Häufig in tropischen und subtropischen Klimazonen.

Erreger. Diphtheroide Stäbchen, zu nennen sind Korynebakterien; *Dermatophilus congolensis*.

Pathogenese. Ein Faktor ist in der durch Fußschweiß und Hemmung der Perspiratio insensibilis begünstigenden Fußsohlenhornhaut zu sehen. In kalten Klimazonen oder bei barfußlaufenden Menschen in trockenen Klimazonen ist diese Hauterkrankung unbekannt. Barfußlaufen auf feuchten Böden (Sumpfgelände, Reisfeldern, Flußniederungen) oder okklusiv wirkendes Schuhwerk (Gummischuhe, Militärstiefel) schaffen gleiche Bedingungen. Ein zweiter Faktor ist die im feuchtwarmen Milieu aufkommende quantitative Vermehrung der diphtheroiden Stäbchen der Standortflora. Die Aufquellung der Hornschicht und die enzymatische Aktivität der Bakterien (hornlösende Wirkung von Keratinase bzw. Proteasen) führen in der ödematös durchtränkten Hornschicht zu flachen grübchenartigen Verlusten der Fußsohlenhornschicht, ohne jedoch nässende, erosive oder ulzerierende Ausmaße anzunehmen. Sportler (Tennis, Squash, Langlauf) und bestimmte Industriearbeiter (längeres Arbeiten in Gummistiefeln bei feuchtwarmer Umgebung) neigen zu Keratoma sulcatum.

Klinik. Stets besteht Hyperhidrosis; nicht selten in Kombination mit Lividität der Fußsohlen. Prädilektionsstellen der Veränderungen sind die durch Druck belasteten und kallösen Sohlenabschnitte wie Ferse, Großzehenballen und seitliche Sohlenanteile. Die Hornhaut ist oft in 3–8 cm großen Arealen weißlich verfärbt und wirkt aufgequollen. Die darunterliegenden Epidermis-Bindegewebe-Abschnitte wirken ödematös durchtränkt und am Rande entzündlich gerötet. In der weißlich mazerierten Haut liegen grübchenförmige, 1–3 mm große flache, wie ausgestanzt wirkende Hornschichtdefekte, die teilweise zu 1–3 cm großen flachen Vertiefungen konfluieren. Bei Entlastung des Fußes werden keine Schmerzen angegeben. Es besteht nur geringer Druckschmerz, der zu unerträglich brennenden, stechenden Schmerzen beim Gehen und bei längerer Dauerbelastung führt. Abortive Formen des Keratoma sulcatum werden gewöhnlich zufällig entdeckt.

Symptome. Heiße Fußsohlen, brennender, stechender Schmerz in den Fußsohlen beim Gehen an den mechanisch belasteten Stellen bei oft erheblicher Bromidrosis.

Histologie. Umschriebene Defekte im Stratum corneum.

Verlauf. Akute Entwicklungsmöglichkeit, sonst chronisch, solange die auslösenden Faktoren wie Hyperhidrosis pedum, okklusives Schuhwerk mit Behinderung der Abdunstung und mangelhafte Hygiene anhalten.

Prognose. Günstig bei Beseitigung der Milieufaktoren.

Therapie
Äußerlich. Erythromycin in geeigneter Grundlage (Aknemycin-Lösung). Zusätzlich ist die Hyperhidrose zu bekämpfen, etwa durch Leitungswasseriontophorese.

Diphtherie der Haut
[Bretonneau 1826]

Definition. Seltene Infektionskrankheit durch Diphtheriebakterien infolge Auto- und Heteroinokulation. Unerkannt kann das Krankheitsbild schwer und nach Auftreten der klassischen Diphtherie (Angina) mit Lähmungen verlaufen.

Vorkommen. Während Rachendiphtherie 1964 noch in >7000 Fällen in der Bundesrepublik Deutschland auftrat, wurde zwischen 1970 und 1974 nur noch eine einzige Erkrankung gesehen. Zwischen 1975 und 1982 traten im norddeutschen Raum wieder vermehrt Diphtheriefälle (*Corynebacterium diphtheriae*, Typ mitis, Toxizitätstest nach Elek positiv) auf. 1977 wurde erstmalig wieder ein toxischer Diphtheriestamm aus einer Wunde gezüchtet. Eine Assoziation zwischen Hautdiphtherie und Alkoholabhängigkeit wird gesehen. 1993 und 1994 deutliche Zunahme der Diphtherie in Osteuropa. 1995 Todesfall in Deutschland.

Erreger. *Corynebacterium diphtheriae*, meist Typ mitis.

Pathogenese. Die meist endemisch auftretende Erkrankung geht von Rachen-Kehlkopf-Infektionen aus, die unter dem Bild einer Angina verlaufen. Durch Keimverschleppung auf banale Hautwunden wie Ekzeme oder impetiginisierte Hautveränderungen infolge Auto- oder Heteroinokulation kommt es zu schmierig belegten Wunden. Mikrobiologische Umgebungsuntersuchungen und Rachenabstriche sowie Durchführung des *Schick-Tests* lassen die Ausbreitung der Endemie erkennen.

Klinik. Nach einer Inkubationszeit von wenigen, meist 7 Tagen, entstehen auf der Haut bogig begrenzte Ulzerationen mit entzündlichem Randsaum. Diese wirken wegen der steil abfallenden Ränder wie ausgestanzt. Der Ulkusgrund ist von einer schmierigen, gelblichgrauen oder mehr gelbweißlichen, festhaftenden Pseudomembran bedeckt.

Diagnostische Leitlinien. Züchtung der Erreger von Rachen-(Kehlkopf-)Abstrichen und vom Wundgrund auf Universal- und Selektivmedien. Die Kulturen gehen in 24–48 h an. In Ausstrichpräparaten schlanke Stäbchen mit Polkörperchen und typischer Lagerung. Toxizitätstest nach Elek und Herstellung eines Antibiogramms. Wird nicht an Diphtherie gedacht, so wird die Diagnose vielfach erst nach Auftreten von Lähmungserscheinungen gestellt.

Therapie
Innerlich. Sofortige antibiotische und Serotherapie. In der Bundesrepublik steht nur ein antitoxisches Immunserum vom Pferd zur Verfügung (Diphtherie-Antitoxin Behring). Es enthält 4000 antitoxische Einheiten (IE)/ml. Prophylaktisch 3000 IE i.m. Thera-

peutisch 250–2000 IE/kg KG je nach Schwere der Erkrankung i.v.; eventuell Erhöhung oder Wiederholung der Dosis. Ausschluß einer Überempfindlichkeitsreaktion auf heterologes Serum ist erforderlich.

Antibakterielle Therapie mit Penizillin G oder Erythromycin erfolgt sekundär zur Unterstützung der Serumtherapie, jedoch nicht als ihr Ersatz. Sie verhindert durch Vermehrungshemmung und Eliminierung der Erreger eine weitere Toxinproduktion und darf erst begonnen werden, wenn die Abstriche zur bakteriologischen Untersuchung gewonnen worden sind. Kontaktpersonen von Diphtheriepatienten werden nach Entnahme von Rachen- und Nasenabstrichen antibakteriell mit $1,2 \cdot 10^6$ IE Phenoxymethylpenizillin pro Tag oder Erythromycin behandelt. Ist die Kontaktperson nicht gegen Diphtherie geimpft oder liegt diese länger als fünf Jahre zurück, sollte unmittelbar mit einer aktiven Immunisierung begonnen werden.

Prophylaxe. Die aktive Immunisierung ist in den letzten Jahren weltweit vernachlässigt worden. Allerdings schützt die antitoxische Immunität nach aktiver Impfung nicht grundsätzlich vor einer Diphtherieinfektion. Geimpfte erkranken aber viel seltener und wenn, dann in leichterer Form.

Aktive Immunisierung durch 2malige Injektion von Diphtherietoxoid im Abstand von 4 Wochen und durch eine 3. Impfung nach 1 Jahr. Sie ist entweder als Einzelimpfung mit monovalentem Diphtherieadsorbatimpfstoff oder in Verbindung mit Tetanus als DT- bzw. trivalent mit Pertussis als DPT-Impfung möglich.

Auffrischungsimpfungen alle 5 Jahre in altersadäquater Dosierung werden empfohlen. Für die Auffrischimpfung im Erwachsenenalter sollte nur 1/40 der Normdosis der Kinderimpfung eingesetzt werden. Ein spezieller Erwachsenenimpfstoff „Td" der Behring-Werke mit vollem Gehalt an Tetanustoxoid und reduziertem Anteil von 5 IE Diphtherietoxoid steht zur Verfügung und ist für die gleichzeitige Auffrischimpfung gegen Tetanus und Diphtherie von Jugendlichen und Erwachsenen gedacht.

Aktinomykose

[Bollinger 1877, Israel 1878]

Definition. Eitrig-einschmelzende und granulomatöse Infektionskrankheit mit meist chronischem Verlauf als zervikofaziale, thorakale oder abdominale Form, ausgelöst durch den grampositiven sporenlosen Anaerobier (Aktinomyzeten) *Actinomyces israelii*. Für das Zustandekommen der Infektion ist die Mithilfe anderer Bakterien (Mitläufer) erforderlich.

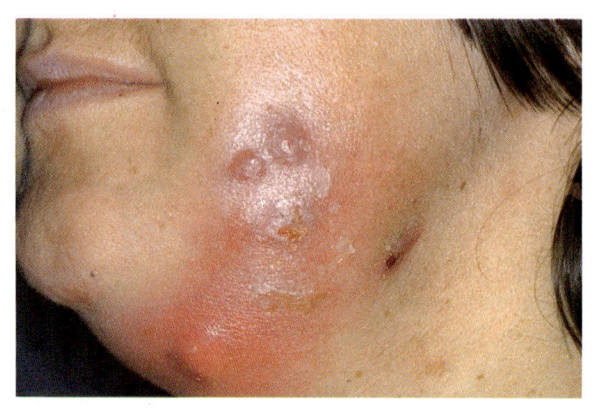

Abb. 4.71. Aktinomykose, zervikofaziale Form

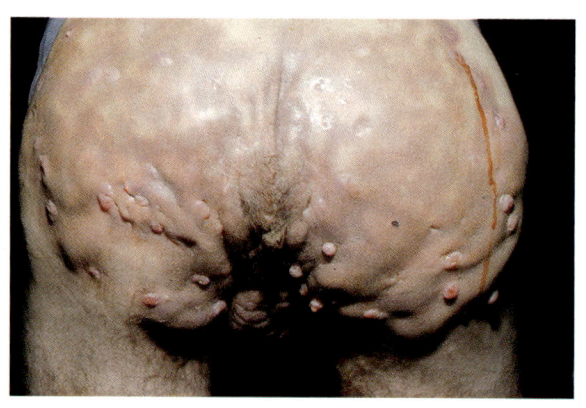

Abb. 4.72. Aktinomykose

Erreger. Haupterreger ist *Actinomyces israelii*, ein grampositives pleomorphes fädiges Bakterium von bis zu 1 µm Dicke, nicht säurefest, anaerob bzw. mikroaerophil. Neben Actinomyces israelii ist auch *Actinomyces naeslundii* sowie die *Actinomyces viscosus* in Betracht zu ziehen. Actinomyces israelii kommt normalerweise in Dentalplaques vor. Nicht selten finden sich Begleitkeime wie *Actinomyces actinomycetem comitans*.

Epidemiologie. Aktinomykose ist eine weltweit auftretende Infektionskrankheit, häufiger bei der Land- als bei der Stadtbevölkerung, und kommt dreimal so häufig bei Männern wie bei Frauen vor.

Pathogenese. Anaerobe oder mikroaerophile Bakterien sind häufig an Infektionen bei Mensch und Tier beteiligt. Wie andere sporenlose Anaerobier ist *Actinomyces israelii* ein Keim der normalen Standortflora bei Mensch und Tier. Wichtige Standorte dieser Anaerobier sind der Mund-Rachen-Raum und sporadisch der Dickdarm. Von diesen physiologischen Standorten aus kann es zu endogener Infektion kommen, sofern die Anaerobier beim Eindringen in das tiefere Gewebe anaerobe Bedingungen vorfinden. Neben der endogenen Infektion aus der Normalflora der Patienten ist ein zweites wichtiges Merkmal der Anaerobierinfektion, wie beispielsweise der Aktinomykose, die Mischinfektion mit anderen Anaerobiern oder Aerobiern. Aus nicht geklärten Gründen ist *Actinomyces israelii* nicht allein in der Lage, Aktinomykose hervorzurufen; die Mithilfe anderer Bakterien (Mitläufer) ist erforderlich. *Actinomyces israelii* wird zu über 50% in exidiertem Tonsillenmaterial nachgewiesen. Verletzungen wie Knochenfrakturen (Kieferbrüche) und Zahnextraktionen begünstigen das Angehen einer anaeroben Infektion. Die als Boden- oder Gräsersaprophyten weitverbreiteten Aktinomyzetenarten sind aber wahrscheinlich keine Krankheitserreger für den Menschen.

Klinik. Je nach Eintrittspforte und damit Lokalisation werden drei klinische Formen der Aktinomykose unterschieden:
Zervikofaziale Aktinomykose. Sie ist die häufigste Form und macht etwa 95% aller Infektionen bei uns aus. Zahnfleisch, Mundboden, Wangenschleimhaut oder Unterkiefer bilden die Eintrittspforte, besonders als odontogene Infektion von kariösen Zähnen. Zunächst entstehen derbe entzündliche Knoten, danach subkutane Anschwellungen der Wange, der Submental- oder Submandibularregion. Von hier aus kann es zu einer sekundären Hautaktinomykose kommen. Meist seitlich am Hals entstehen mächtige, bretthare entzündliche Infiltrationen, die wulstförmig verlaufen, Einziehungen haben und paketartig voneinander abgetrennt sein können. Über den Geschwülsten sieht die Haut blaurot aus und fühlt sich hypertherm an. Es entstehen Fistelöffnungen oder auch kleine Ulzerationen, aus denen sich serös-eitriger Abszeßinhalt abpressen läßt. Im Sekret finden sich charakteristische gelbe, eben sichtbare stecknadelkopfgroße Körnchen, die Aktinomyzesdrusen. Auffälligerweise fehlen Lymphknotenschwellungen. Periostitis und Osteomyelitis folgen bei längerem Krankheitsverlauf.
Thorakale Aktinomykose. Sie entsteht bei Eintritt der Erreger in die Lunge. Sekundär kommt es durch abszedierende Fistelgänge oder subkutane Abszesse zur Mitbeteiligung der Haut. Hustenreiz mit Auswurf und Pleuralschmerzen sind die Lungensymptome.
Abdominale Aktinomykose. Sie entwickelt sich durch Eintrittspforten am Darm. Eine intraabdominale Tumormasse, oft mit einem Psoasabszeß, ist vorhanden. Sekundär kann es zur Hautbeteiligung kommen.

Symptome. Im Gegensatz zur zervikofazialen Aktinomykose verursachen die thorakale und abdominale Aktinomykose Allgemeinsymptome wie Fieber, Schüttelfrost, Nachtschweiß und Gewichtsverlust.

Verlauf der zervikofazialen Aktinomykose. Hochchronisch ohne Beeinträchtigung des Allgemeinbefindens. Die brettharten Infiltrate und die Osteomyelitis führen jedoch zu auffälligen entstellenden Veränderungen. Im Wangenbereich kann es zu Schwellungen mit Bewegungseinschränkung von Augenlidern, Mund und Hals kommen.

Prognose. Abhängig von der Aktinomykoseform. Die zervikofaziale Aktinomykose hat bei rechtzeitiger Diagnose und Therapie eine günstige Prognose.

Diagnostische Leitlinien. Die Diagnose wird aus dem klinischen Bild mit dem chronischen Verlauf, der Anamnese (Weichteilverletzung, Knochenfraktur, Zahnstatus) und dem Erregernachweis gestellt.

Ausstrich. Die Diagnose stützt sich auf den Nachweis von *Drusen*. Dabei handelt es sich um stecknadelkopfgroße derbe Körnchen, die gelb- bis rotbräunlich tingiert sind und bei schwacher Vergrößerung unter dem Mikroskop blumenkohlartig aussehen. Nach vorsichtiger Quetschung zeigt sich bei stärkerer Vergrößerung ein Aggregat myzelartiger Aktinomyzeskolonien, was zu der früheren Zuordnung zu den Pilzen geführt hat. Zusätzlich sind Begleitbakterien nachweisbar.

Kultur. Bei reduzierter Sauerstoffspannung und erhöhter Kohlendioxidkonzentration lassen sich die Erreger unter Umständen bei 35–37° C auf komplexen Nährböden anzüchten; neben Standardmedien wie Hirn-Herz-Dextrose-Agar kommen Spezialmedien wie Strahlenpilzagar nach Heinrich und Korth (1967) in Betracht. Bereits nach 48 h läßt sich plattenmikroskopisch an der Oberfläche des Kulturmediums das Wachstum von myzelartigen Kolonien (spinnenförmig) erkennen. Nach 10–14 Tagen sind weißliche Kolonien mit bloßem Auge erkennbar. Die Identifizierung der Art gründet sich auf direkte bzw. indirekte Immunfluoreszenz; es gibt artspezifische Oberflächenantigene. Die definitive Zuordnung ist aber aufgrund von Kreuzreaktionen so nicht zweifelsfrei möglich; weitergehende Untersuchungsverfahren schließen die Gaschromatographie ein.

Histologie. Im Hautexzisat Nachweis von Drusen.

Serologische Untersuchungen oder *Hauttests* sind nicht relevant.

Differentialdiagnose. Andere chronisch-kolliquierende infektiöse Dermatosen wie Tuberculosis cutis colliquativa, Tuberculosis subcutanea et fistulosa, syphilitische Gummen, Sporotrichose, Lymphogranulomatosis inguinalis, Metastasen maligner Tumoren, dentogene Fistel, Nokardiose.

Therapie. Die Behandlung der Aktinomykose erfordert oft chirurgisches und chemotherapeutisches Vorgehen. Soweit erforderlich Inzision und Drainage von Abszessen, Exzision chronisch-fibrotischen, nichtdurchbluteten Gewebes. Die Antibiotikatherapie sollte über Wochen oder Monate in hoher Dosierung erfolgen. *Actinomyces israelii* ist gut empfindlich gegen die meisten Antibiotika, eine Resistenz besteht gegenüber Aminoglykosiden und Nitroimidazolen. Die umfassende Therapie erfordert nicht nur die Beseitigung der Aktinomyzeten, sondern auch die der Mitläuferbakterien. Die Antibiotikatherapie muß die Resistenz der Mitläufer mitberücksichtigen.
Mittel der Wahl ist Penizillin G, etwa Benzylpenizillin (Penicillin G Grünenthal) als Kurzinfusion 4mal tgl. in einer Einzeldosis von 10 Mio. IE über längere Zeit, zumindest 3–4 Wochen, später retardiertes Penizillin (Benzathinpenizillin: Tardocillin 1200), 2 Ampullen i.m. alle 4 Wochen, bis zur völligen Abheilung. Sofern möglich, sollte in dieser Phase aber die orale Gabe von Penizillin (Phenoxymethylpenizillin) in einer Dosierung von 4mal 1 Mio. IE tgl. der Vorzug gegeben werden (Baycillin Mega). Angesichts des breiten Spektrums und der speziellen Anaerobierkomponente wird an Zephalosporinen zur parenteralen Anwendung speziell Cefoxitin (Mefoxitin) empfohlen. Bei β-Laktamantibiotikaallergie oder entsprechendem Verdacht kommt Tetrazyklin in Betracht, initial in Form von Doxyzyklin i.v. (Vibravenös).

Nokardiose

[Nocard 1888, Eppinger 1890, Lindenberg 1909]

Definition. Die Nokardiose ist eine akute oder chronische Infektionskrankheit, die bei Inokulation der Haut zu primären Hautinfektionen, bei Inhalation zu Lungeninfektionen und konsekutiv zu Sepsis Anlaß gibt: *superfizielle*, *pulmonale* und *systemische* Verlaufsform.

Historisches. Der französische Veterinärmediziner Nocard beschrieb 1888 bei Rindern eine durch aerobe, teilweise säurefeste Aktinomyzeten verursachte Lymphangitis. Der österreichische Internist Eppinger berichtete 1890 über eine neue pathogene Cladothrix und eine durch sie hervorgerufene Pseudotuberkulose, eine Lungeninfektion mit Sepsis und Hirnabszessen; der amerikanische Arzt Lindenberg beschrieb unter dem Namen Discomyces brasiliensis 1909 in Brasilien einen Keim, den er aus einem Myzetom am Bein isoliert hatte. Die Bezeichnung der neuen Spezies wurde später in *Nocardia brasiliensis* abgeändert.

Erreger. Bei den Nokardien handelt es sich um grampositive unbekapselte und unbegeißelte pleomorphe, teils verzweigte Fäden bzw. Stäbchen von bis zu 1 µm Dicke. Die ursprünglich als einheitlich angesehene Art *Nocardia asteroides* ist nach neueren Untersuchungen heterogen; es wird zwischen *Nocardia asteroides* (*sensu strictiori*) und *Nocardia farcinica* differenziert. Weitere humanpathogene Nokardien sind *Nocardia brasiliensis*, *Nocardia otitidiscaviarum* sowie *Nocardia transvalensis*.

Pathogenese. Entsprechend dem natürlichen Vorkommen im Erdreich sind Nokardiosen exogene Infektionen. Sie kommen durch Inokulation von kontaminiertem Erdreich (Schürfwunden, Stichwunden durch Stacheln und Dornen von Pflanzen) zustande und führen zu Hautnokardiose, durch Inhalation von kontaminiertem Staub zu Lungennokardiose. Eine Übertragung von Mensch zu Mensch findet nicht statt. Im Gegensatz zu den Aktinomykosen sind Nokardiosen primär eine Monoinfektion ohne synergistische Begleitkeime.

Nokardiosen lassen sich einteilen in
- pulmonale Erkrankungen (häufig)
- systemische Erkrankungen (selten)
- superfizielle Erkrankungen (selten)

Pulmonale und systemische Nokardiosen werden vorwiegend bei immunologisch gestörten Patienten gesehen. Der Erreger ist überwiegend *Nocardia asteroides sensu ampliori*. Dagegen findet sich *Nocardia brasiliensis* selten, bei Nokardiosen < 10%, häufig aber als Erreger der in Mittel- oder Südamerika verbreiteten Myzetome (Madurafuß). *Nocardia brasiliensis* wird auch bei der superfiziellen Form gefunden.

Klinik der sporotrichoiden Nokardiose. Subakut oder chronisch verlaufende Pyodermie. Beginn als Pustel. Abszeß mit abszedierenden Knoten in sporotrichoider (kettenförmiger) Anordnung entlang eines Lymphabflußgebietes. Bei Verletzung am Fuß verläuft die Nokardiose dann unter dem Bild eines infizierten Unterschenkelgeschwürs, bei Verletzung an Hand oder Arm unter dem Bild einer sporotrichoiden lymphangitischen Form analog der Sporotrichose.

Symptom. Abszedierende Eiterung und Fistulation ohne allgemeine Beschwerden.

Verlauf. Bei primär kutaner Nokardiose relativ gut; bei pulmonaler oder systemischer Nokardiose auch heute bei umfassender Chemotherapie bis zu 50% Letalität.

Diagnostische Leitlinien. Anamnestisch (Verletzung mit Inokulation von Erdreich); *klinisch* aus dem sporotrichoiden Bild; *histologisch* aus dem Drusennachweis (nicht immer möglich, bei sporotrichoider Nokardiose so gut wie nie; Drusen existieren auch bei anderen Infektionen); *bakteriologisch* durch kulturellen Nachweis. Auf Universalnährböden oder Medien für Tuberkulosediagnostik wie etwa Löwenstein-Jensen-Medium kommt es innerhalb etwa 4 Tagen zur Ausprägung myzelialer Kolonien, die sich mit bloßem Auge erkennen lassen. Nach 1–2 Wochen zeigen sich Kolonien üblicher Größe mit einem Saum aus radiären Myzelfäden. Typisch ist Bildung eines Pigments, gelblich- bis rötlichorange. Lufthyphen sind bei älteren Kulturen charakteristisch. Die Erregeridentifizierung ist schwierig. Die vorläufige Einordnung gründet sich auf Hydrolysetests.

Differentialdiagnose. Aktinomykose, Tuberkulose, atypische Mykobakterieninfektionen, Histoplasmose, Sporotrichose, Kokzidiomykose (Erreger von lymphokutanen Syndromen).

Therapie
Innerlich. Bei Innenorganbefall wird eine Sulfonamidmonotherapie empfohlen, insbesondere mit Sulfadiazin in höchsten Dosen, bis zu 12 g/tgl.; steht die Hautbeteiligung im Vordergrund, so kann mit Erfolg Cotrimoxazol eingesetzt werden, 2mal 1 Tbl. Bactrim oder Eusaprim forte tgl. (160 g Trimethoprim und 800 mg Sulfamethoxazol). Behandlung bis zur völligen Erscheinungsfreiheit; dies kann Wochen bis Monate in Anspruch nehmen. Eine lokale Hyperthermie ist zusätzlich erwogen worden. In vielen Fällen kommt neben der Chemotherapie der chirurgischen Intervention entscheidende Bedeutung zu.

Myzetom

[Carter 1860]

Synonyme. Madurafuß, Maduramykose

Definition. Chronische, polyätiologische Infektion von Kutis, Subkutis und Knochen, vorwiegend am Fuß, selten an Hand, Rücken oder Schulter nach Inokulation von Bakterien oder Pilzen wie *Actinomycesspezies, Nocardia brasiliensis, Streptomyces madurae, Allescheria boydii, Madurella mycetomi, Madurella grisea, Phialophora jeanselmi* und vielen anderen.

Epidemiologie. Ursprünglich aus Madura (Indien) berichtet, ist die Erkrankung in vielen Teilen der Welt (Afrika, Asien, Zentral- und Südamerika) beobachtet

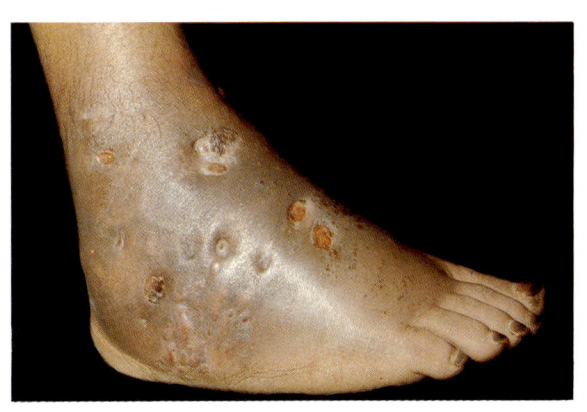

Abb. 4.73. Myzetom durch *Nocardia brasiliensis* (Nocardiose)

worden; in den USA relativ selten, bei uns gewöhnlich durch Einwanderer aus Endemiegebieten vorkommend. Berufskrankheit von Archäologen und Erdarbeitern nach langem Aufenthalt in Endemiegebieten. Die Landbevölkerung erkrankt häufiger als Stadtbewohner, bedingt durch die Erdverseuchung mit Bakterien und Pilzen und durch das Barfußgehen.

Pathogenese. Bagatellverletzungen, vorwiegend durch Holzsplitter und Dornen; besonders bei der barfußgehenden, jüngeren männlichen Bevölkerung.

Klinik. Knotige, tumoröse, oft grotesk riesengroße Schwellungen mit abszedierenden Fistelgängen, eitrig-blutiger Sekretion, aber auffallend geringer Schmerzhaftigkeit. Osteomyelitis ist charakteristisch. Aus den Fistelöffnungen entleeren sich mit dem Sekret schon für das Auge sichtbare Knötchen (*Drusen, Schwefelgranula, sulfur granules*). Diese Drusen stellen eine besonders große Kolonie des betreffenden Erregers dar, die von einer Schale oder Kruste aus Fibrin, welche vom Wirtsorganismus stammt, umgeben ist. Je nach Erreger, Bakterien oder Pilzen, kommen verschiedene Farben der Drusen vor: gelb, weiß, rosa, braun oder schwarz.

Verlauf und Prognose. Je nach Erreger. Unter Umständen tritt eine bakterielle Sekundärinfektion hinzu, an der die Patienten versterben. Amyloidose ist eine häufige Komplikation.

Diagnostische Leitlinien. Bei entsprechendem geographischem Vorkommen wird die Diagnose aus dem klinischen Bild, dem Drusennachweis sowie der Erregeridentifizierung in Pilz- oder Bakterienkulturen gestellt. Auch histologisch (PAS-Reaktion) können Drusen in der erkrankten Haut nachgewiesen werden. Auf Begleitkeime ist zu achten; *Staphylococcus aureus* ist der häufigste Mitläufer. Kulturelle Anzüchtung auf Spezialnährböden bei 30° C und 37° C, nach entsprechendem Waschen der Drusen wie bei Aktinomykose. Tierversuche helfen nicht weiter in der Diagnostik.

Therapie. Sie richtet sich nach dem Erreger. Die Myzetombehandlung ist äußerst problematisch. Actinomyces species sprechen teilweise auf Penizillin, Sulfonamide oder Tetrazykline an. *Madurella mycetomi* ist auf Amphotericin B empfindlich. Mit Imidazolverbindungen (Ketoconazol, Nizoral, oder Itraconazol, Sempera) liegen begrenzte Erfahrungen vor. Amputation sind oft unumgänglich.

Yersinia-enterocolitica-Infektion

Synonym. Yersiniosis

Definition. Durch ein gramnegatives Stäbchen, das primär im Darm vorkommt, hervorgerufene Infektionskrankheit, die durch Enteritis, zudem gelegentlich auch Fieber, Arthritis, Erythema nodosum sowie andere Komplikationen gekennzeichnet ist.

Erreger. *Yersinia enterocolitica*, ein gramnegatives Stäbchen der Familie *Enterobacteriaceae*.

Vorkommen. In Skandinavien häufig. Auch bei uns werden immer mehr Infektionen beobachtet, wahrscheinlich infolge verbesserter diagnostischer Möglichkeiten. Die Infektion erfolgt von Mensch zu Mensch oder über Tiere, besonders durch Schweine. Eine Disposition für Zweiterkrankungen auf erblicher Basis scheint zu bestehen. Insbesondere ist das Zustandekommen der *Yersiniaarthritis* genetisch mitbedingt: Über 90% der Patienten weisen den HLA-Typ B27 auf. Daher gehört die Arthritis zur Gruppe der HLA-B27-positiven rheumatoiden Erkrankungen, wozu ankylosierende Bechterew-Spondylarthritis, Morbus Reiter, Arthritis psoriatica, Colitis ulcerosa, Ileitis terminalis (Morbus Crohn) sowie reaktive Arthritiden nach Salmonellen- und Shigelleninfektion zählen. Außerdem scheint der HLA-B27-Genotyp auch andere Yersiniakomplikationen zu begünstigen, da Iritis, Karditis und urologische Komplikationen gehäuft bei HLA-B27-positiven Patienten gesehen werden. Hingegen besteht beim *Erythema nodosum* durch Yersiniainfektion eine negative Korrelation.

Klinik. Hinweisend ist die Trias:

- *Magen-Darm-Beschwerden* (Diarrhö, Bauchschmerzen, Übelkeit, Erbrechen)
- *Fieber*
- *Hauterscheinungen* (Erythema nodosum, Sweet-Syndrom, Exantheme)

Als weiteres wegweisendes Symptom kommt häufig eine *Arthritis* hinzu. Selten treten auch Iritis, Karditis, Glomerulonephritis, Sepsis, Hepatitis, hämolytische Anämie, Myalgien etc. auf.

Das klinische Bild wechselt mit dem Alter der Erkrankten. Kleinkinder leiden an Diarrhö, ältere Kinder an Bauchschmerzen wie bei Appendizitis, aber nur selten Arthritis. Erwachsene haben Diarrhö, Fieber, Arthritis und, fast nur bei Frauen vorkommend, Erythema nodosum oder Sweet-Syndrom; ältere Patienten bleiben entweder symptomlos oder entwickeln nur Erythema nodosum.

Diagnostische Leitlinien. Die Diagnose erfolgt bakteriologisch und serologisch.

Kultur. Aus Stuhl oder betroffenem Gewebe wird der Erreger angezüchtet unter Einsatz von aus der Salmonellendiagnostik bekannten Selektivmedien; inbesondere bewährt sich die 10tägige Kälteanreicherung bei 2–6 °C in phosphatgepufferter Kochsalzlösung. Die serologische Klassifikation erfolgt über O-Serogruppierung sowie Untersuchung von biochemischen Leistungen.

Serologie. Agglutinintiter in der Vidal-Reaktion bzw. im Mikroterverfahren mit OH- und O-Antigen. Die OH-Antigene werden aus Kulturen von Yersinia enterocolitica O-3 und O-9 gewonnen.

Therapie. Die Darmerkrankung vom Typ der Enteritis bzw. Pseudoappendizitis bedarf im Regelfall keiner Chemotherapie. Bei anderen Verlaufsformen ist aber eine Chemotherapie zu erwägen, insbesondere selbstverständlich, wenn Anhaltspunkte für septische Generalisation bestehen. Mittel der Wahl ist Tetrazyklin, zusätzlich gelten neuere Zephalosporine als wirksam.

Katzenkratzkrankheit

[Debré, Mollaret und Reilley 1930]

Synonyme. Cat scratch disease, Maladie des griffes du chat

Definition. Die Katzenkratzkrankheit ist eine erregerbedingte Erkrankung überwiegend junger Menschen, bei der die Haut die Eintrittspforte darstellt, die wesentlichen Krankheitserscheinungen aber nicht hier, sondern in den regionalen Lymphknoten auftreten sowie unter Umständen auch in anderen Organen.

Erreger. Es handelt sich um ein pleomorphes Stäbchen von 0,2–0,5·1,3 µm Größe, das in Wirtsgewebe am besten mittels Versilberung nach Warthin-Starry nachweisbar ist. Die Kultur auf einem Spezialmedium, nicht aber auf Routinemedien, ist möglich (Wear et al. 1983). Es besteht Ähnlichkeit, wenn auch wohl nicht Identität mit dem Erreger der bazillären Angiomatose. Provisorisch wurden die Bazillen der Gattung *Rothia* zugeordnet. In neuester Zeit sprechen einige Parameter aber gegen eine Zuordnung zur Gattung *Rothia*; man hat deshalb die Bezeichnung *Afipia felis* vorgeschlagen.

Pathogenese. Wie der Name der Erkrankung nahelegt, kommt es im Zusammenhang mit einer mechanischen Schädigung der epidermalen Barriere insbesondere durch Kratzen zur Übertragung des Erregers von der Katze (Wirt) auf den Menschen, wobei Entzündungserscheinungen vorwiegend in den regionalen Lymphknoten auftreten, aber auch andernorts.

Auftreten. Weltweit, betroffen sind insbesondere Kinder und Jugendliche (80%).

Klinik. Nach unterschiedlich langer Inkubationszeit von meist 10 Tagen (3–60 Tagen) entsteht eine wenig charakteristische Papel als *Primärläsion* an der Inokulationsstelle. In der Mehrzahl der Fälle steht die Lymphadenopathie im Abflußgebiet (*Primärkomplex*) im Vordergrund. Entsprechend der Inokulationsstelle sind sehr häufig die Lymphknoten der oberen Extremitäten betroffen. Dies gilt insbesondere für die der Axillen sowie die Lymphknoten im Hals- und Kieferbereich, zervikal wie submandibulär, aber auch inguinal und femoral. Charakteristisch ist eine Neigung zur Einschmelzung, die in manchem Krankengut fast die Hälfte aller Patienten betrifft. Bei etwa einem Viertel der Patienten kommt es zu Allgemeinerscheinungen. Im Vordergrund stehen Fieber, Müdigkeit, Kopfschmerzen und Gewichtsverlust sowie Splenomegalie und trockener Rachen. An der Haut können sich skarlatiniforme, morbilliforme und makulopapulöse *Exantheme* entwickeln. Erythema multiforme, Erythema nodosum, Zoster, Konjunktivitis und Enzephalopathie wurden als Zweitkrankheit beobachtet. Eine spezielle Manifestationsform stellt das *okuloglanduläre Parinaud-Syndrom* dar; hierbei bildet sich bei Inokulation an der Bindehaut eine präaurikuläre Adenopathie. Lebensgefährliche disseminierte Formen der Katzenkratzkrankheit wurden bei immunsupprimierten Patienten beschrieben.

Diagnostische Leitlinien. Die Diagnose gründet sich auf den Nachweis von Kratzeffekten bzw. Bißstellen und dazu in Beziehung stehende Lymphknotenschwellung sowie auf die Anamnese (Katzenkontakt). Bei einer histologischen Untersuchung einer Lymphknotenbiopsie zeigt sich in der HE-Färbung im typischen Falle eine nekrotisierende epitheloidzellige granulomatöse Entzündung, in der Warthin-Starry-Silberfärbung zeigen sich zarte pleomorphe argentaffine Bazillen. Die Kultur mit Spezialmedien kann versucht werden.

Differentialdiagnose. Tuberkulöser Primärkomplex, Primärkomplex bei Tularämie, Lymphogranuloma inguinale, Brucellose, Sporotrichose, atypische Mykobakterieninfektion, bazilläre Angiomatose.

Therapie. Im typischen Fall verläuft die Erkrankung günstig. Eine systemische Chemotherapie ist dann nicht angezeigt. Ihr tatsächlicher Wert ist bis heute auch nicht definitiv etabliert. Erwogen werden insbesondere Breitspektrumantibiotika wie Erythromycin (3mal 500 mg/tgl. p.o.) oder Ciprofloxacin (500 mg 2mal tgl. p.o. für 10–14 Tage). Alternativ wird Trimethoprim-Sulfamethoxazol empfohlen. Bei Fluktuation kommt Punktion in Betracht. Lokal desinfizierende Behandlung mit PVP-Jodlösung (Betaisodona, Braunol).

Bazilläre Angiomatose
[Stoler et al. 1983, Weaver et al. 1983]

Synonyme. Epitheloide Angiomatose, bacillary angiomatosis

Definition. Seit den 80er Jahren auftretende, bis dahin unbekannte bakterielle Erkrankung der Haut und verschiedener innerer Organe, die manche Ähnlichkeit mit dem Kaposi-Sarkom und dem Granuloma pyogenicum hat. Schwere, mit Fieber und Sepsis einhergehende Verlaufsformen bei immungeschwächten Patienten (HIV).

Erreger. *Rochalimaea henselae*, von Weaver et al. 1983 beschriebenes gramnegatives Stäbchen. Langsames Wachstum auf Nährböden, so daß es in der Routinediagnostik übersehen wird, falls nicht gezielt danach gesucht wird. Serologische Antikörperbestimmung derzeit nicht möglich, da Antigengemeinschaft mit häufig vorkommenden apathogenen Keimen. Darstellung in Gewebeschnitten mit der Versilberungstechnik nach Warthin-Starry.

Historisches. Das Fünftagefieber wurde 1915 erstmals während des 1. Weltkriegs in Schützengräben (*trench fever*) von Flandern beobachtet; es trat auch bald in Osteuropa auf: *Wolhynisches Fieber; Mäusefieber* oder *His-Werner-Krankheit; Schienbeinfieber, shank fever* oder *shinbone fever* wegen der heftigen Schienbeinschmerzen. Damals erkrankten mehr als 1 Mio. Soldaten. Die Seuche verschwand, trat aber im spanischen Bürgerkrieg und im 2. Weltkrieg erneut auf mit über 100000 Erkrankungen. Nach 1945 keine weiteren Infektionen mehr, die Erreger verschwanden. Als Infektionskeim wurde zunächst *Rickettsia quintana* angesehen, retrospektiv aber als ein anderes Bakterium identifiziert, *Rochalimaea quintana*. Wahrscheinlich waren die in den Schützengräben Flanderns zahlreich vorkommenden Wühlmäuse, *Arvicola terrestris*, das ursprüngliche Reservoir.

Eine verwandte Bakterienart, *Rochalimaea vinsonii*, fand sich bei den Wühlmäusen *Microtus pennsylvanicus*, die besonders auf der Insel Grosse Isle in Quebec im Sankt-Lorenz-Strom vorkamen. Auf dieser Quarantänestation starben allein 1847, auf dem Höhepunkt der Einwandung aus Europa, viele tausend Einwanderer an einer unklaren Infektionskrankheit. Erst 1946 wurde als Erreger *Rochalimaea vinsonii* als Ursache erkannt.

Bei AIDS-Infizierten traten nicht nur Hautveränderungen auf (epitheloide oder bazilläre Angiomatose), sondern es fanden sich auch schwerste Allgemeinsymptome mit *Peliosis hepatis* (Purpura hepatis), aber auch Purpura der Milz, unklarem Fieber und tödlichem Ausgang. Das einige Zeit mit dem Kaposi-Sarkom oder dem Granuloma pyogenicum verwechselte Krankheitsbild ist heute als eigenständige bakterielle Komplikation überwiegend, aber nicht ausschließlich, bei HIV-Infektion bekannt. Bislang wurde die Peliosis hepatis als sehr seltene Komplikation bei konsumierenden Erkrankungen wie Tuberkulose oder Karzinomen, aber auch bei Steroidanabolikaabusus gesehen.

Epidemiologie. Weltweites Vorkommen, zunächst gehäuft in den Ballungsregionen der AIDS-Erkrankten in den USA, neuerdings aber auch in Westeuropa. Männer sind häufiger als Frauen betroffen. Neuerdings wurde neben *Rochalimeae henselae* auch die scheinbar ausgestorbene *Rochalimaea quintana* bei diesen Patienten isoliert, der Erreger des Fünftagefiebers.

Pathogenese. Durch *Rochalimaea henselae* werden Hautherde (bazilläre Angiomatose), aber auch gleichartige bazilläre Angiome an inneren Organen, vorwiegend der Leber, ausgelöst.

Klinik. Einzelne, aber auch multiple, bis Tausende millimeter- bis zentimetergroße rotblaue Papeln und Knoten an Haut und Schleimhäuten (Mund, Nase, Konjunktiva, Anus). Initiale Knoten sind kuppelförmig mit intakter Oberfläche, sie ulzerieren jedoch bald und bluten dann leicht. Tiefer kutan-subkutan gelegene Knoten sind derb-gummös.

Symptome. Das Allgemeinbefinden bei alleinigen Hauterscheinungen ist gut, bei Organbeteiligung von Leber und Milz oft schlecht mit Fieber und Abgeschlagenheit.

Verlauf. Chronisch, progredient falls unbehandelt. Spontanheilung einzelner Herde ist möglich. Septikämie mit Fieber sowie Thrombozytopenie und Petechien kommen als besondere Verlaufsform bei Aids-Erkrankten und anderen immunsupprimierten Patienten vor.

Histopathologie. Angiomatöse Konvolute mit eosinophiler Matrix. Die Bakterien sind fast nur in Spezialfärbungen (Warthin-Starry) zu sehen, kaum dagegen in Gram- oder H&E-Färbungen. Verwechslungen mit Kaposi-Sarkom oder Granuloma pyogenicum sind möglich.

Diagnostische Leitlinien. Klinisches Bild, Histopathologie mit Spezialfärbungen, elektronenmikroskopische Darstellung, PCR, kultureller Erregernachweis sowie Ansprechen auf Erythromycin oder Ciprofloxacin.

Differentialdiagnose. Klinisch wie histologisch Kaposi-Sarkom (in dem als Kollisionstumor die bakterielle Angiomatose vorkommen kann); Pseudo-Kaposi-Tumoren (Akroangiodermitis); Granuloma pyogenicum; Bartonellose.

Therapie
Innerlich. Erythromycin oral 4mal 500 mg/tgl. p.o. für 10–14 Tage oder Ciprofloxacin 2mal 500 mg/tgl. p.o. Besondere Dosierungen sind bei großknotig ulzerierenden Formen oder Sepsis mit Peliosis hepatis angezeigt.

Rhinosklerom
[Hebra 1870]

Definition. Chronisch-entzündliche Erkrankung der Nase, der Mundschleimhaut und des oberen Respirationstraktes von relativ geringer Kontagiosität, ausgelöst durch Klebsiella pneumoniae, subspecies rhinoscleromatis.

Vorkommen. Die Erkrankung ist bei uns extrem selten, kommt meist in östlichen Ländern vor. In China, Indien, Zentralafrika, südlichen Bezirken von Afrika sowie Zentral- und Südamerika wurde endemisches Vorkommen beobachtet. Hauptsächlich erkranken Menschen zwischen dem 20. und 35. Lebensjahr.

Erreger. Unbewegliche bekapselte gramnegative Stäbchen. Im besonderen handelt es sich um eine Subspezies von *Klebsiella pneumoniae* nämlich *Klebsiella pneumoniae, subspecies rhinoscleromatis*. Für die verwandte Erkrankung Ozaena wird der Erreger *Klebsiella pneumoniae, subspecies ozaenae*, verantwortlich gemacht.

Klinik. Die Erkrankung ist primär hochchronisch im Verlauf und beginnt gewöhnlich mit einem rhinitischen Vorstadium, das allerdings charakterisiert ist durch eine fötide Nasensekretion, Krusten und Trockenheit von Nase und Rachen.
Die Symptome können Verdacht auf atrophische Rhinitis aufkommen lassen. Langsam kommt es zur Ausbildung von entzündlichen Infiltrationen innerhalb der Nasenschleimhaut und im Bereich der Oberlippen, die sich bis zum Pharynx oder Larynx ausdehnen können. Es entwickeln sich knorpel- bis steinharte rötliche vegetierende Granulationen, die die Nasenöffnung umgebende Haut wird mitergriffen, und die Veränderungen können zu unförmigen knotigen Gebilden verschmelzen. Die entzündlichen Erscheinungen treten langsam zurück, und es kommt zu schrumpfenden Vorgängen, die zu einer Behinderung der Atmung führen können. Die infektiösen Infiltrate können sogar auf den Knochen übergehen.
Das Allgemeinbefinden bleibt ungestört.

Histopathologie. Das histopathologische Bild ist typisch. Man findet im mittleren Korium eine chronische Entzündung mit zahlreichen Plasmazellen und Russell-Körperchen, daneben einen krankheitsspezifischen Zelltyp, die *Mikulicz-Zellen*. Es handelt sich um große runde, aufgequollen wirkende Histiozyten (Durchmesser bis zu 200 µm) mit schleimigem Inhalt und vielen Bazillen (Giemsa-Färbung, Gram-Färbung).

Diagnostische Leitlinien. Die Diagnose wird mittels Bakterienkultur gestellt. Wichtig ist die Abgrenzung von anderen Klebsiellen. Außerdem kommt ein Tierversuch in Betracht, da der Erreger für Mäuse pathogen ist. Serologische Reaktionen (KBR) und Intrakutanteste sind nicht spezifisch.

Differentialdiagnose. In Betracht kommen mukokutane Leishmaniase, südamerikanische Blastomykose oder Parakokzidioidomykose. Auch an Granuloma gangraenescens nasi und maligne Tumoren ist zu denken, ferner an tertiäre Syphilis, Lepra sowie maligne Lymphome. Wichtig ist die Anamnese mit sehr chronischem Verlauf und der Befund harter schmerzloser Infiltrate.

Therapie. Empfohlen wird eine Kombinationsbehandlung mit mehreren antibakteriellen Chemotherapeutika. Als wirksam gelten unter anderem Erythromycin und Tetrazykline, aber auch Aminoglykoside wie Streptomycin. Unter Umständen ist chirurgische Intervention erforderlich.

Mykobakteriosen der Haut

Hauttuberkulosen

Allgemeines. Bei der Tuberkulose der Haut handelt es sich nicht um eine einzelne, gut abgrenzbare Erkrankung, sondern um eine Vielfalt klinisch und prognostisch unterschiedlicher Hauterkrankungen, hervorgerufen durch Mycobacterium tuberculosis. Von wesentlicher Bedeutung für die Ausbildung der verschiedenen Formen von Hauttuberkulosen sind:
- die verschiedenen Erregertypen
- der unterschiedliche Infektionsmodus
- die jeweilige Immunitätslage des Organismus
- hauteigene Faktoren (Terrainfaktoren)

Bei der Gesamtbevölkerung der Bundesrepublik Deutschland beträgt die Zahl aller Tuberkuloseerkrankungen zur Zeit etwa 59 auf 100 000 bei Inländern und 129 auf 100 000 bei Ausländern. Die Zahl der Hauttuberkulosen wird zur Zeit auf etwa 0,5–1 Patient pro 100 000 Einwohner geschätzt.
Hauttuberkulosen sind *meldepflichtig*.

Historisches. Bereits 2 Jahre nach Entdeckung des *Mycobacterium tuberculosis* fand Robert Koch im Jahre 1882 in Hautveränderungen eines Lupus vulgaris Tuberkelbakterien. Damit war die nosologische Zusammenführung einer Reihe von gut umschriebenen Hauterkrankungen unter dem Begriff der Hauttuberkulosen möglich geworden. 1891 erkannte Koch die Änderung der Reaktivität der Haut gegenüber virulenten oder abgetöteten Tuberkelbakterien durch vorausgegangene Infektion des Organismus mit Tuberkelbakterien. Seit 1906 interpretierte von Pirquet dieses Andersreagieren der Haut auf intrakutan verabreichte abgetötete oder erhitzte Tuberkelbakterien nach Überwindung eines tuberkulösen Primärkomplexes als *tuberkulospezifische Allergie*. Seit dieser Zeit wurde die *Tuberkulintestung* an der Haut zu einer wichtigen Methode zur Beurteilung des zellulären Immunitätszustandes (Anergie, Normergie, Hyperergie).

Diese Beobachtungen ermöglichten auch die Entwicklung des Begriffs *Tuberkulide*. Hierunter versteht man symmetrische, nicht ansteckende Hauterscheinungen, die nicht durch teilungsfähige Tuberkelbakterien erzeugt werden, sondern an der Haut als Reaktion auf Tuberkelbakterienantigen bei hyperergischer Rekationslage des Patienten entstehen sollen. Auf der Induktion einer tuberkulospezifischen zellgebundenen Allergie (Typ IV nach Coombs und Gell) beruht auch die Tuberkuloseschutzimpfung mit BCG.

Epidemiologie. Hauttuberkulosen kommen überall auf der Welt vor, sind aber in kühleren und lichtärmeren Klimazonen häufiger. Infektionsquellen sind tuberkulöse Tierbestände (Perlsucht der Rinder) und Patienten mit floriden Organtuberkulosen, besonders der Lungen. Auch soziale und ökonomische Bedingungen sind wichtige Faktoren der Tuberkulosehäufigkeit; Kriegszeiten, Armut, Überbevölkerung, mangelhafte Hygiene und Unterernährung erhöhen das Infektionsrisiko, desgleichen Störungen der zellulären Immunität, beispielsweise im Verlauf von Schwangerschaft, Aids, Diabetes, Sarkoidose, Lymphogranulomatose oder malignen Lymphomen. Auch langfristige Behandlungen mit Zytostatika oder Glukokortikoiden können das Infektions- bzw. Erkrankungsrisiko besonders für Lungentuberkulose erhöhen. Mit Zurückgehen der Menschen- und Rindertuberkulose sind auch Hauttuberkulosen bei uns selten geworden.

Erreger. Das *Mycobacterium tuberculosis* ist ein 2,5–3,5 µm langes und 0,3–0,6 µm dickes, leicht gekrümmtes und bewegliches sporenloses grampositives Stäbchen, das säure-, alkali- und alkoholfest ist, einen hohen Lipidgehalt aufweist und langsam wächst. Die verschiedenen Formen von Hauttuberkulosen können sowohl durch Mycobacterium tuberculosis als auch durch das eng verwandte Mycobacterium bovis hervorgerufen werden. Meist sagt daher das klinische Bild einer Hauttuberkulose nichts über den Erregertyp aus. Wichtig ist die Typendifferenzierung bei Verdacht beruflicher Infektion, so bei Veterinären oder Landwirten.
Atypische Mykobakterien, zu denen das Mycobacterium balnei (Schwimmbadgranulom) und auch das Mycobacterium avium (Geflügeltuberkulose) gehören, können zwar an Hauttuberkulosen erinnernde Hauterscheinungen hervorrufen, sind aber nicht den Hauttuberkulosen zuzurechnen.
Zum *Erregernachweis* aus Sekreten oder/und erkrankter Haut kommen in Betracht: mikroskopischer Nachweis, Kultur, Tierversuch und PCR-(Polymerasekettenreaktion-)Diagnostik. Wir kennen erregerreiche und erregerarme Hauttuberkulosen.
Die *Übertragung* von Mycobacterium tuberculosis in die Haut kann exogen durch Inokulation oder endogen – lymphogen, hämatogen – durch indirekte Ausbreitung erfolgen. Neben der Immunitätslage des Organismus und örtlichen Terrainfaktoren spielen eine wesentliche Rolle für die Entstehung verschiedener Formen von Hauttuberkulosen: Art der Übertragung, Menge der übertragenen Erreger und Lokalisation der Erreger in den verschiedenen Hautschichten.

Immunitätszustand. Mycobacterium tuberculosis enthält etwa 30 verschiedene antigene Substanzen, von denen die wichtigsten, die Tuberkuloproteine, auch die aktiven Komponenten von Tuberkulin darstellen. Das Eindringen von Erregern in den menschlichen Organismus löst immunologische Vorgänge aus, von denen die zellulär vermittelten Spättypreaktionen (Typ IV nach Coombs und Gell) klinisch die größere Bedeutung haben.
Von dem Wiener Kinderarzt Clemens von Pirquet wurde 1906 der kutane *Tuberkulintest* zum Nachweis der Tuberkulinallergie eingeführt. Als Antigen dient entweder Alttuberkulin (AT) oder das heute meistens verwandte gereinigte Tuberkulin (GT), auch PPD (*pu*rified *p*rotein *d*erivative) genannt.
Zur Prüfung einer tuberkulospezifischen Sensibilisierung dienen:

- die perkutane Tuberkulinpflasterprobe mit Tuberkulinsalbe „S" (Fresenius)
- Multipunkturtest [Tine-Test (Lederle); Tubergentest (Behringwerke)]; Tuberkulintest PPD (Institut Mérieux) nach Mendel und Mantoux
- der Intrakutantest mit AT oder GT in verschiedenen Verdünnungen

Da es sich bei positiver Reaktion um eine allergische Spättypreaktion handelt, sollte die Ablesung an der Haut frühestens nach 48–72 h vorgenommen werden. Ist ein Mensch noch niemals mit Tuberkelbakterien in Berührung gekommen, so bleibt die Hautreaktion nach intrakutaner Tuberkulinzufuhr negativ, es liegt eine *Anergie* vor. Man kann von *positiver Anergie* sprechen, weil der betreffende Organismus normalerweise befähigt ist, nach Kontakt mit Tuberkelbakterien oder ihren antigenen Fraktionen eine zelluläre allergische Reaktion vom Spättyp (Typ IV nach Coombs und Gell) zu entwickeln.
Hat ein Patient die Erstinfektion (tuberkulöser Primärkomplex) überstanden, so fällt der Tuberkulintest positiv aus. Als Zeichen einer zellvermittelten allergischen Reaktion vom Spättyp entsteht am Impfort nach einem Zeitraum von 48–72 h eine entzündlich-gerötete Papel. Die *tuberkulospezifische Allergie* bleibt gewöhnlich zeitlebens bestehen. Sie kann allerdings durch die Immunabwehr schwächende Erkrankungen wie Lymphogranulomatose, Sarkoidose, Aids oder maligne Lymphome abgeschwächt oder sogar negativ werden. Auch durch eine ungünstig verlaufende Organtuberkulose kann ein Organismus, der zunächst eine gute Abwehrlage hatte, in seiner Immunabwehr derart reduziert werden, daß der vorher positive Tu-

berkulintest im Verlauf negativ wird. Der Organismus ist anergisch geworden; man spricht von einer *negativen Anergie*, da in diesem Fall gewöhnlich eine Änderung der Reaktionslage wegen des schweren Krankheitsverlaufes nicht mehr zu erwarten ist.

Normalerweise führt also die Überwindung einer tuberkulösen Primärinfektion dauerhaft zu einer positiven Tuberkulinreaktion und damit zu einer *allergischen Reaktionslage*, die allgemein-körperlich einen gewissen Schutz vor einer erneuten Infektion bietet. Am Hautorgan kann dieser jedoch durch hauteigene Minderresistenzen (Terrainfaktoren) eine beachtliche Beeinträchtigung erfahren und *Superinfektion* zulassen. Postprimäre Hauttuberkulosen entstehen nur dann, wenn Tuberkelbakterien exogen oder endogen in die Haut gelangen, was relativ selten vorkommt, und wenn hier die Ansiedlung und Ausbreitung wegen relativ mangelhafter örtlicher Abwehrmechanismen leicht ist. Da beide Voraussetzungen nicht oft zusammentreffen, sind Hauttuberkulosen selten.

Schließlich kann die tuberkulöse Allergie durch schwer definierbare Vorkommnisse über die normale Allergiereaktion hinaus gesteigert sein. Man spricht dann von einer hyperergischen Reaktionslage oder *Hyperergie*. In solchen Fällen findet man bereits eine positive Tuberkulinreaktion bei Intrakutantestung mit sehr stark verdünntem Alttuberkulin (10^{-8}–10^{-9}). Die hyperergische Reaktionslage soll eine wesentliche Voraussetzung für das Auftreten von Tuberkuliden sein.

Histopathologie. Das histologische Substrat der Hauttuberkulosen wie auch anderer Tuberkulosen ist abhängig vom Immunitätszustand des Organismus. Im Zustand der Anergie ist das feingewerbliche Substrat gekennzeichnet durch eine örtliche unspezifisch-entzündliche Reaktion mit Exsudation und Auftreten polymorpher Leukozyten, später von mononukleären Zellen (Lymphozyten, Makrophagen).

Bei allergischer bzw. hyperergischer Reaktionslage entwickelt sich das typische *tuberkulöse Granulom* (Tuberkel), welches sich in charakteristischer Form aus einer zentralen Verkäsungszone mit Untergang aller Gewebestrukturen, einem Wall von Epitheloidzellen mit Langhans-Riesenzellen und einer Außenzone von Lymphozyten aufbaut. Im tuberkulösen Granulom findet man mikroskopisch nur selten Erreger. Das histologisch typische Substrat eines tuberkulösen Granuloms läßt die Diagnose einer Hauttuberkulose nicht sicher zu, da auch andere chronische Hauterkrankungen ein gleichartiges feingewebliches Substrat *(tuberkuloides Granulom)* aufweisen können, beispielsweise Cheilitis granulomatosa, Rosazea, tiefe Mykosen, Sarkoidose, tuberkuloide Lepra oder Schwimmbadgranulom. Der Nachweis eines tuberkuloiden Granuloms in der Haut ist daher nicht gleichbedeutend mit der Diagnose Hauttuberkulose.

Diagnostik von Hauttuberkulosen. Die verschiedenen Formen von Hauttuberkulosen werden in erster Linie klinisch-morphologisch diagnostiziert. Zur definitiven Sicherung der Diagnose kommen in Betracht:

Nachweis von Mycobacterium tuberculosis. Erregernachweis ist grundsätzlich aus jeder Hauttuberkuloseform möglich; eine Ausnahme machen nur die Tuberkulide. Besonders leicht ist der Nachweis von Tuberkelbakterien bei bakterienreichen anergischen Formen von Hauttuberkulose: tuberkulöser Primärkomplex, Miliartuberkulose der Haut, Tuberculosis miliaris ulcerosa mucosae et cutis und Tuberculosis fungosa serpiginosa. Bei allergischen Formen von Hauttuberkulosen findet man kaum Erreger im mikroskopischen (Eiter) oder histologischen Präparat, wohl aber in der Kultur oder im Tierversuch; allerdings läßt sich mit neueren molekularbiologischen Methoden wie PCR-Technik rasch und spezifisch Erreger-DNS nachweisen.

Histologisches Substrat. Der Nachweis eines tuberkuloiden Granuloms kann zur Stützung der Diagnose mit herangezogen werden. Die histologische Untersuchung allein ist zur Diagnosestellung nicht ausreichend.

Tuberkulospezifische Allergie. Aus dem Ausfallen des Tuberkulintestes kann man keine diagnostischen Rückschlüsse ziehen. Er dient nur der Feststellung, ob der Patient bereits mit Tuberkelbakterien in Kontakt gekommen ist oder nicht. Gelegentlich können gewisse Unterschiede in der Stärke der Tuberkulinreaktion (Tuberkulinschwellenbestimmung) und in ihrem klinischen Bild der Reaktion mit ausgewertet werden (z.B. bei der Feststellung einer hyperergischen Reaktionslage).

Untersuchung anderer Organe auf allgemeine Tuberkulose. Sie ist für die Diagnose einer Hauttuberkulose nicht von Bedeutung, weil Hauttuberkulosen mit und ohne klinisch nachweisbare innere Organtuberkulose vorkommen können. Allerdings sollte bei jeder festgestellten Hauttuberkulose eine entsprechende Untersuchung erfolgen.

Klassifikation der Hauttuberkulosen. Eine allseits befriedigende Klassifikation existiert nicht. Die von uns vorgeschlagene Klassifikation orientiert sich an dem jeweiligen tuberkulospezifischen Immunzustand des Patienten und hat sich praktisch bewährt.

Tabelle 4.5. Hauttuberkulosen

Reaktionslage des Organismus	Tuberkulin-reaktion	Erreger-quantität	Kutane Formen	Subkutane Formen
Anergie Positiv	∅	+++	Tuberkulöser Primärkomplex	
Anergie Negativ	∅	+++	Tuberculosis cutis miliaris disseminata Tuberculosis miliaris ulcerosa cutis et mucosae Tuberculosis fungosa serpiginosa	
Allergie (Postprimäre Haut-tuberkulosen)	+	+	Tuberculosis cutis luposa Tuberculosis cutis verrucosa	Tuberculosis cutis colliquativa
Hyperergie (Id-Reaktionen)	++	+/0	Lichen scrophulosorum Papulonekrotisches Tuberkulid	Erythema induratum

Hauttuberkulosen bei Anergie
Tuberkulöser Primärkomplex
BCG-Schutzimpfung
Tuberculosis cutis miliaris disseminata
Tuberculosis miliaris ulcerosa mucosae et cutis
Tuberculosis fungosa serpiginosa

Hauttuberkulosen bei Allergie
Tuberculosis cutis verrucosa
Tuberculosis cutis luposa
Tuberculosis cutis colliquativa

Tuberkulide
Lichen scrophulosorum
Papulonekrotisches Tuberkulid
Erythema induratum

Hauttuberkulosen bei Anergie

Diese Formen von Hauttuberkulosen entwickeln sich bei Menschen, die entweder vorher überhaupt noch nicht mit Mycobacterium tuberculosis in Berührung gekommen (*positive Anergie*) oder durch eine schwere Organtuberkulose (z.B. exsudative Lungentuberkulose) im Krankheitsverlauf in diesen anergischen Reaktionszustand (*negative Anergie*) geraten sind. Der intrakutane Tuberkulintest ist negativ. Wegen der fehlenden zellulären Immunabwehr können die Erreger leicht in den Organismus eindringen und sich schrankenlos vermehren. Erscheinungen an Haut und Schleimhäuten sind daher erregerreich und kontagiös.

Tuberkulöser Primärkomplex der Haut

Synonyme. Tuberculosis primaria cutis, tuberkulöser Schanker

Definition. Der tuberkulöse Primärkomplex entwickelt sich als Erstinfektion meist in der Lunge oder im Darm. An der Haut ist er außerordentlich selten. Er manifestiert sich als Primärinfekt an der Eintrittsstelle von Mycobacterium tuberculosis mit einer regionalen spezifischen Lymphadenitis.

Pathogenese. Drei Voraussetzungen müssen zu seiner Entstehung gegeben sein:
- Tuberkelbakterien, z.B. Patient mit offener Tuberkulose in direktem Kontakt mit dem Patienten
- eine kleine Hautläsion als Eintrittspforte für Mycobacterium tuberculosis
- eine positive Anergie, d.h. der Patient darf vorher noch keine tuberkulöse Infektion durchgemacht haben

Klinik. Der tuberkulöse Primärkomplex ist durch Bipolarität der Erscheinungen gekennzeichnet. An der Eintrittsstelle der Tuberkelbakterien entsteht nach einer Inkubationszeit von 3–4 Wochen eine kleine entzündliche Papel, welche rasch ulzerös zerfällt und wochenlang keine Spontanheilungstendenz besitzt: *Primärinfekt*. Mit oder ohne Lymphangitis kommt es regional zur *spezifischen Lymphknotenreaktion* mit entzündlicher Vergrößerung der Lymphknoten, Einschmelzung und nicht selten Perforation nach außen mit Ulzeration. Selten kann klinisch faßbare Lymphknotenschwellung auch fehlen. Im Ausstrich von eitrigem Material findet man reichlich Erreger, desgleichen im histologischen Substrat.

Histopathologie. Der tuberkulöse Primärkomplex zeigt zunächst eine uncharakteristische, abszedierende entzündliche Reaktion. Erst nach Ausbildung der tuberkulospezifischen Allergie (3–6 Wochen), prüfbar durch Tuberkulinkonversion, kommt es zur Ausbildung von typischen tuberkulösen Granulomen und Abnahme der Erreger.

Diagnose. Mikroskopischer Erregernachweis und Kultur, eventuell PCR-Diagnostik.

Verlauf. Meistens entwickelt sich der tuberkulöse Primärkomplex der Haut bei Kindern an freigetragenen Hautstellen (Gesicht, Extremitäten). Nach einem Krankheitsverlauf von 4–12 Wochen kommt es spontan zur Abheilung. Der Tuberkulintest wird dabei positiv (Allergie). Nicht selten entwickelt sich an der Stelle des Primärinfekts im weiteren Verlauf ein Lupus vulgaris. Diese postprimäre Tuberkulose entsteht bei einem allergisierten Organismus als Reaktion auf im Korium noch vorhandene Erreger. Bemerkenswert ist ferner das mögliche Auftreten von Erythema nodosum.

Differentialdiagnose. Bei Kindern kommt differentialdiagnostisch praktisch nur die Tuberculosis cutis colliquativa (Skrophuloderm) in Betracht. Hier fehlt aber der Primärinfekt, die Krankheit verläuft viel chronischer, manchmal über Jahre, und Erreger sind im Ausstrich von eitrigem Sekret nur selten nachweisbar. Auch an Primärherde bei Tularämie, Aktinomykose, Sporotrichose und Mycobacterium-marinum-Infektion ist zu denken.

Therapie. Den tuberkulösen Primärkomplex der Haut kann man unbehandelt lassen, um die tuberkulospezifische Immunisation des Organismus nicht zu stören; Schutzverband mit Isoniazidpuder (zerstoßene Tabletten) genügt in solchen Fällen. Polychemotherapie kommt nur bei kompliziertem Verlauf in Betracht. Es ist empfehlenswert, mit der antituberkulösen Therapie vor der Entwicklung der regionalen spezifischen Lymphadenitis zu beginnen.

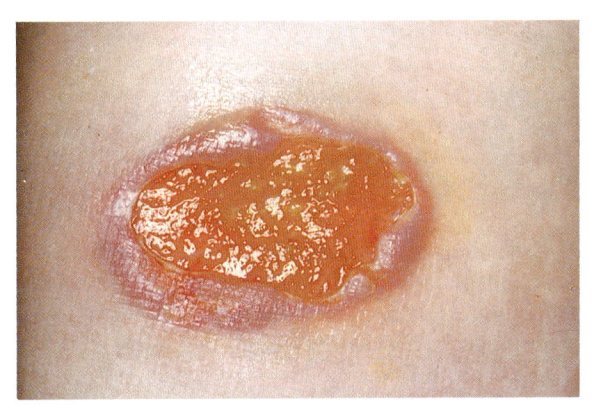

Abb. 4.74. Ulkus nach BCG-Impfung

Sonderformen

Tuberkulöser Primärkomplex im Tonsillen-Halslymphknoten-Bereich. Bei Kindern kann sich nach Trinken von tuberkelbakterienhaltiger Kuhmilch an einer Tonsille eine Infektion mit nachfolgendem tuberkulösem Primärkomplex (*Fütterungstuberkulose*) entwickeln, bei dem die meist einseitige Tonsillenveränderung (Primärinfekt) relativ unscheinbar bleibt, während die einschmelzende *regionale Halslymphknotentuberkulose* das klinische Bild prägt. Die gleichseitigen Halslymphknoten schwellen an, können miteinander verbacken, abszedieren, fisteln, mit Zipfel- und Brückennarben abheilen und so zu einem Krankheitsbild führen, das der Tuberculosis cutis colliquativa in diesem Bereich sehr gleicht.

Zirkumzisionstuberkulose der Säuglinge. Sie ist ebenfalls ein tuberkulöser Primärkomplex, der früher häufiger vorkam, wenn der tuberkulös erkrankte Beschneider durch Ablutschen die frische Wunde infizierte. Die Zirkumzisionswunde heilt zunächst ab, bricht nach der Inkubationszeit wieder auf und führt zu einem typischen bipolaren tuberkulösen Primärkomplex mit Erkrankung der inguinalen Lymphknoten. Diese Erkrankung ist heute extrem selten.

Tuberkuloseschutzimpfung mit BCG. Sinn der Tuberkuloseschutzimpfung ist es, durch intrakutane Verabfolgung des in seiner Virulenz abgeschwächten, ehemals virulenten bovinen Mykobakterienstammes (*Bazillus-Calmette-Guérin*) eine tuberkulospezifische Allergie und damit einen guten Immunitätszustand zur Abwehr einer Tuberkuloseinfektion zu erzeugen. Die BCG-Impfung führt bei vorher nicht tuberkuloseinfizierten tuberkulin-negativen Patienten zu einer primärkomplexartigen Reaktion. Die BCG-Impfung ist für Tuberkuloseexponierte (Ärzte, Pflegekräfte), die nicht auf Tuberkulin reagieren, und für Neugeborene empfehlenswert. Vor der BCG-Impfung von Patienten mit HIV-Infektion wird gewarnt.

Impfmethode und Impfreaktion. Als Impfmethode der Wahl ist die intrakutane BCG-Impfung anzusehen. Neugeborene können, wenn sie sonst gesund sind, ab dem 2. Lebenstag bis zu 6 Wochen ohne vorgehende Tuberkulintestung geimpft werden. Bei Kindern >6 Lebenswochen ist eine Vorprüfung mit Tuberkulin erforderlich, um die positive Anergie festzustellen. Bei einem Tuberkulinpositiven würde die BCG-Impfung zu einem Koch-Phänomen mit Ulzeration an der Impfstelle führen und ist daher zu vermeiden. Impfort ist gewöhnlich die Gegend vor dem Trochanter major. An der Impfstelle entsteht nach 2–6 Wochen ein entzündlich-gerötetes Knötchen, das sich im Verlauf zu einem bläulich-lividen Infiltratherd umwandelt, der klinisch und histologisch ganz einem Lupus vulgaris entspricht. In dem Primärinfektionsherd kann etwa 1 Jahr lang ein tuberkuloides Granulom nachweisbar sein. Die regionalen Leistenlymphknoten können dabei leicht geschwollen sein. Innerhalb von 12 Wochen kommt es zur Tuberkulinkonversion.

Komplikationen. Als Komplikation sind größere Ulzerationen am Impfort infolge bakterieller Sekundärinfektion, Kratzens oder fehlerhafter (zu tiefer) Injektion möglich. Im eitrigen Sekret des Impfulkus sind massenhaft BCG-Keime nachweisbar, bis sich die zelluläre Allergie entwickelt hat.
Im Verlauf der BCG-Impfung können nach Ausbildung der tuberkulospezifischen Allergie, d.h. Positivwerden des Tuberkulintestes, auch Tuberkulide wie lichenoides Tuberkulid, papulonekrotisches Tuberkulid, nodöse Eytheme oder multiforme Erytheme in Erscheinung treten.

Therapie. Schutzverband mit Isoniazidpuder (zerstoßene Tabletten). Innerhalb von Monaten kommt es zur Spontanabheilung. Auch die regionalen Lymphknoten können einschmelzen und perforieren. In solchen Fällen, welche klinisch nicht von einer Tuberculosis cutis colliquativa zu unterscheiden sind, sollte neben örtlicher Behandlung frühzeitig eine innerliche Verabfolgung von Isoniazid (8 mg/kg KG tgl.) oder – besonders bei Erwachsenen – Polychemotherapie (INH, Rifampicin, Pyrazinamid, Ethambutol) bis zum Verschwinden der klinischen Symptome durchgeführt werden.

Tuberculosis cutis miliaris disseminata

Synonym. Miliartuberkulose der Haut

Definition. Sehr seltene hämatogene Erkrankung der Haut bei Säuglingen oder Kleinkindern sowie immunsupprimierten älteren Menschen meist zusammen mit Miliartuberkulose, die sich akut oder subakut entwickelt und, falls die internen Manifestationen nicht letal verlaufen, sogar spontan abheilen kann.

Pathogenese. Echte Miliartuberkulose der Haut entsteht infolge einer hämatogenen Aussaat von Tuberkelbakterien bei anergischer Reaktionslage des Organismus (negative Anergie: Tuberkulintest negativ). Daher findet man in den Hauterscheinungen reichlich Erreger. Diese kontagiöse Erkrankung entwickelt sich entweder im Anschluß an einen kompliziert verlaufenden tuberkulösen Primärkomplex, bei Organtuberkulose, bei allgemeiner Miliartuberkulose und nach interkurrenten Infekten (z.B. Masern).

Klinik. Meist entstehen in einem Schub an der Haut dichtstehende rötlichbraune oder rötlichblaue makulöse bzw. papulöse Effloreszenzen, die eine hämorrhagische Note besitzen und sich ulzeronekrotisch weiterentwickeln können. Die Mundschleimhaut kann mitbetroffen sein.

Diagnose. Leicht durch Erregernachweis.

Prognose. Sie ist abhängig vom Ausmaß der innerlichen Organtuberkulose.

Differentialdiagose. Abt-Letterer-Siwe-Syndrom, Pityriasis lichenoides acuta et varioliformis, sekundäre Syphilis und Arzneimittelexantheme.

Therapie. Antituberkulöse Polychemotherapie unter klinischen Bedingungen.

Tuberculosis miliaris ulcerosa mucosae et cutis

Synonyme. Tuberkulöse Haut- und Schleimhautgeschwüre, Tuberculosis cutis orificialis, orifizielle Tuberkulose

Definition. Es handelt sich um eine erregerreiche kontagiöse Tuberkulose im Bereich orifizieller Schleimhäute und periorifizieller Hautanteile infolge Autoinokulation von Tuberkelbakterien bei ungünstig verlaufender innerer Organtuberkulose (z.B. Lungen, Darm). Der Tubelkulintest ist gewöhnlich negativ (negative Anergie).

Klinik. Tuberculosis ulcerosa pflegt sich an den „Straßen" zu etablieren, über die tuberkelbakterienreiche Sekrete ausgeschieden werden. Man spricht daher von *Abseuchungstuberkulose*. Die Häufigkeit dieser Infektionen wird mit etwa 0,2 % der Patienten mit innerer Organtuberkulose angegeben. Männer im mittleren und höheren Alter werden bevorzugt befallen.
Hauptsitz sind die Mundhöhle vom Kehlkopf bis zu den Lippen und deren naher Umgebung, also der Weg des erregerreichen Sputums bei offener Lungentuberkulose. Sitz sind ferner das Orificium urethrae bei Nierentuberkulose sowie Rektum, After und seine Umgebung bei intestinaler Tuberkulose. Anogenitale tuberkulöse Haut- und Schleimhautgeschwüre sind bei Patienten mit Aids nicht selten. Gelegentlich können Erreger wegen fehlender Immunabwehr von dort auch in beliebige Hautveränderungen eindringen.

An den Inokulationsstellen kommt es zur Entwicklung kleiner rötlicher Papeln, die sich pustelartig gelblich umwandeln und dann geschwürig zerfallen. Die kleinen, sich später ausweitenden, aber selten mehr als 2 cm großen oberflächlichen und unregelmäßig begrenzten Ulzera zeigen einen eitrigen, manchmal auch geröteten Grund. Oft sieht man auch zahlreiche (miliare) gelbliche Stippchen, die kleinen Nekroseherden entsprechen. Die Ulzerationen sind meist von einer ödematös-geschwollenen Mukosa umgeben. Sie sind weich und sehr schmerzhaft; deshalb erschweren sie bei Sitz im Mund die Nahrungsaufnahme und bei Sitz im Analtrichter die Defäkation. Wegen der anergischen Reaktionslage des Organismus sind sie reich an Tuberkelbakterien und daher eine beachtliche Infektionsquelle.

Histopathologie. Unter den Ulzera findet man eine massive, unspezifische, exsudative und zellulär proliferierende Entzündung mit Nekrosen; auch tuberkuloide Granulome kommen vereinzelt vor. In den Veränderungen können Mykobakterien mit der Ziehl-Neelsen-Färbung leicht nachgewiesen werden.

Diagnose. Sie ist leicht, wenn eine Organtuberkulose (Lungen-, Darm-, Nieren- oder Genitaltuberkulose) bekannt ist und man bei schmerzhaften Ulzerationen im orifiziellen und periorifiziellen Bereich an tuberkulöse Schleimhautgeschwüre denkt. Vom Geschwürgrund entnimmt man Material und färbt nach Ziehl-Neelsen. Selbstverständlich ist auch das Ergebnis von Kultur, Tierversuch und PCR-Diagnostik positiv.

Differentialdiagnose. In der Mundhöhle ist besonders an Lues miliaris ulcerosa mucosae bei tertiärer Syphilis zu denken. Das dermatologische Bild ist das gleiche; es fehlen aber Tuberkelbakterien und Organtuberkulose. Ulzerierte Karzinome sind steinhart, schmerzlos und lassen sich histologisch ausschließen. Ulzeröse Aphthen heilen relativ rasch ab. An ulzerierten Herpes simplex bei Patienten mit sekundärem Immunmangel (malignem Lymphom, HIV-Infektion) ist zu denken.

Prognose. Die Erkrankung ist meist ein Symptom einer offenen und weit fortgeschrittenen Organtuberkulose bei stark reduzierter tuberkulospezifischer Abwehr (negative Anergie); die Prognose ist daher meist ungünstig. Die Haut- und Schleimhautveränderungen sind indessen leicht heilbar.

Therapie. Polychemotherapeutische Behandlung der Organtuberkulose. Örtlich zusätzlich entzündungswidrige Behandlung und Touchierungen mit wäßriger Milchsäurelösung (2%). Gegen Schmerzen Benzocain-Lösung (Subcutin N) oder Lidocain-Gel (Dynexan A Gel).

Tuberculosis fungosa serpiginosa

Definition. Diese sehr seltene chronische und erregerreiche tuberkulöse Hautinfektion entwickelt sich hauptsächlich bei alten Menschen mit einer altersbedingten negativen Anergielage nach exogener oder endogener Erregerinokulation in die Haut.

Pathogenese. Es handelt sich hierbei um eine extrem seltene, klinisch typische Hauttuberkuloseform, die durch exogene Inokulation oder Autoinokulation (offene Organtuberkulose) oder auch durch kontinuierliches Übergreifen einer Tuberkulose von tieferliegendem Gewebe (Knochen, Muskeln) auf die Haut entstehen kann.

Klinik. Vorzugsweise an den Unterarmen und Handrücken entstehen papillomatöse Wucherungen ohne Hornbildung. Die Veränderungen schmelzen oft in der Tiefe ein, perforieren, fisteln und entleeren ein trübseröses oder eitriges Sekret. Die pilzartig über das Hautniveau erhabenen Hauterscheinungen können zentral spontan abheilen und peripher unter entzündlicher Reaktion fortschreiten. Auf diese Weise entsteht ein Krankheitsbild, das klinisch einer chronisch-vegetierenden Pyodermie sehr ähnlich sein kann. Der Tuberkulintest ist negativ. Aus den Hauterscheinungen lassen sich leicht Tuberkelbakterien im Sekret, im histologischen Präparat und kulturell nachweisen.

Histopathologie. In einem unspezifischen entzündlichen Infiltrat kleinste tuberkuloide Granulome ohne wesentliche Verkäsungsneigung.

Verlauf. Günstig, wenn eine tieferliegende Tuberkulose nicht vorliegt.

Differentialdiagnose. Tuberculosis cutis verrucosa, chronisch-vegetierende Pyodermie, Papillomatosis cutis carcinoides, Bromoderm, spinozelluläres Karzinom.

Therapie
Innerlich. Polychemotherapie der Organ- bzw. Gewebetuberkulose.
Äußerlich. Desinfizierende feuchte Umschläge, eventuell plastisch-chirurgische Abtragung. Keine Salben.

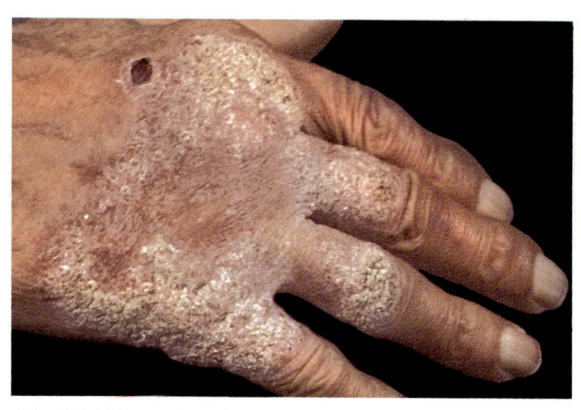

Abb. 4.75. Tuberculosis cutis verrucosa

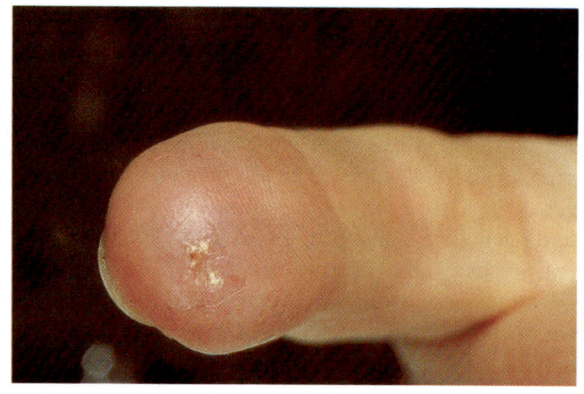

Abb. 4.76. Leichentuberkel (Verruca necrogenica)

Hauttuberkulosen bei Allergie

Diese Hauttuberkulosen haben eine tuberkulospezifische Allergielage des Organismus zur Voraussetzung und können sich nur bei Menschen entwickeln, die bereits einen tuberkulösen Primärkomplex durchgemacht haben. Man hat sie daher als *postprimäre Hauttuberkulosen* bezeichnet. Diese Erkrankungen sind gekennzeichnet durch Erregerarmut, typische tuberkulöse Granulome im feingeweblichen Substrat und einen positiven Tuberkulintest. Die Kontagiosität der Hauterscheinungen ist sehr gering.

Eine Sonderform dieser Erkrankungen stellen die *Tuberkulide* dar. Tuberkulide entstehen wahrscheinlich als allergische Fernreaktion an der Haut auf tuberkulöse Antigenwirkung bei allergisch-hyperergischer Reaktionslage des Organismus.

Tuberculosis cutis verrucosa

[Riehl und Paltauf 1886]

Synonyme. Schlachtertuberkel, Verruca necrogenica, Leichentuberkel, warzige Hauttuberkulose

Definition und Pathogenese. Sie entwickelt sich stets als exogene Hautinfektion bei Menschen, die einen tuberkulösen Primärkomplex durchgemacht und dadurch einen gewissen Grad von Immunität erreicht haben. Der Tuberkulintest ist daher gewöhnlich positiv. Die Kontagiosität ist sehr gering, Tuberkelbakterien sind vorzugsweise kulturell oder als Tbc-DNS molekularbiologisch nachweisbar. Man hat diese Hauttuberkulose auch als *postprimäre Inokulationstuberkulose* charakterisiert. Durch eine oft unscheinbare Eintrittspforte (Verletzung, Rhagade, Scheuerstelle) treten die Erreger in die Haut ein. Meistens sind Bauern, Metzger, Tierärzte und Abdecker betroffen, ferner Menschen, die mit tuberkulösem Material beruflich im Tierbereich, in Kliniken oder in pathologischen Instituten in Berührung kommen (Ärzte, Sektionsgehilfen oder Anatomieangestellte, Medizinstudenten). Bei diesen Berufsgruppen gilt die Erkrankung als Berufskrankheit.

Der *Schlachtertuberkel* ist meist auf eine Infektion durch Mycobacterium bovis (Erreger der Perlsucht der Rinder) zurückzuführen. Er kommt hauptsächlich bei Abdeckern, Metzgern, Bauern oder Tierärzten vor. Diese Form verläuft äußerst chronisch, sehr warzenartig und örtlich begrenzt. Tuberkulöse Beteiligung der regionalen Lymphknoten fehlt zumeist.

Der *Leichentuberkel (Verruca necrogenica)* wird gewöhnlich durch Mycobacterium tuberculosis verursacht. Ärzte, Angestellte und Medizinstudenten können sich bei der Sektionsarbeit an Leichen mit Organtuberkulose infizieren. Hier vollzieht sich die Entwicklung der Erkrankung oft rascher. Bereits nach einigen Tagen kann sich an der Eintrittspforte eine Rötung ausbilden, die in einer Pustel übergeht und sich dann zum Bild der Tuberculosis verrucosa cutis entwickelt. Die Herde zeigen größere entzündliche Sukkulenz; sie sind häufiger von tuberkulöser Lymphangitis sowie selten von regionaler einschmelzender Lymphadenitis begleitet.

Klinik. Diese heute bei uns, nicht aber in Osteuropa, sehr seltene Hauttuberkulose entwickelt sich gewöhnlich an Hand- oder Fingerrücken, bevorzugt an den seitlichen Partien; ferner auch im Fuß- oder Fersenbereich. Es können mehrere Herde entstehen. Einseitigkeit ist häufiger. An der Inokulationsstelle kommt es zur Entwicklung einer kleinen schmerzfreien, düsterroten Papel oder auch Papulopustel, die derb ist, peripher wächst und von einem entzündlichen Hof umgeben ist. Die Veränderung ist vielfach frühzeitig von einer verruziformen Keratose bedeckt. Hat der plattenförmige Herd erst eine gewisse Größe erreicht, kann es zentral zur Rückbildung mit mäßiger Hautatrophie kommen. Peripheres Wachstum des entzündlichen warzenartigen Herdes führt zu ringförmigen, manchmal auch serpiginösen Konfigurationen. Diaskopisch sind Lupusknötchen nicht nachweisbar. In den zentral atrophischen Hautarealen kommt es im Gegensatz zum Lupus vulgaris nicht zu Rezidiven. Die chronische Erkrankung ist gewöhnlich subjektiv symptomlos.

Histopathologie. Man findet tuberkuloide Strukturen, meist ohne typische Verkäsung im oberen Korium, Pseudoabszesse und Erweichungsherde an der dermoepidermalen Verbundzone zusammen mit einer vielfach pseudoepitheliomatösen Verbreiterung der Epidermis mit bemerkenswerter Hyper- und Parakeratose. Tuberkelbakterien lassen sich färberisch fast nie darstellen.

Diagnose. Erregernachweis durch Kultur, Tierversuch oder PCR-Diagnostik.

Verlauf. Unterschiedlich, je nachdem ob die Inokulationstuberkulose durch Mycobacterium tuberculosis oder Mycobacterium bovis bedingt ist.

Prognose. Die Prognose der Tuberculosis verrucosa cutis ist günstig, obwohl ernstere Entwicklungen, besonders bei Leicheninfektionen, nicht auszuschließen sind.

Diagnose. Vor Verwechslung mit Warzen schützen das die verruziformen Herde umgebende livid-rote entzündliche Infiltrat und die zentrale Atrophie. Lupus vulgaris verrucosus zeichnet sich durch manchmal diaskopisch nicht leicht feststellbare Lupusknötchen aus, welche bei Tuberculosis cutis verrucosa nicht vorkommen. Die Abgrenzung gegenüber Bromoderm, chronisch-vegetierender Pyodermie, Keratoakanthom, spinozellulärem Karzinom, tertiärer Syphilis, Chromomykose oder Blastomykose kann schwierig sein. Die verruköse Verlaufsform einer Infektion durch atypische Mykobakterien (z.B. Schwimmbadgranulom) kann nur durch kulturelle Identifizierung der Erreger aus der Haut sichergestellt werden.

Therapie. Monochemotherapie mit Isoniazid (INH) in einer Dosierung wie bei Lupus vulgaris ist durchweg erfolgreich. Falls nötig, Polychemotherapie. Örtlich Versuch mit Glukokortikoidsalbe. Unterstützend kann Röntgenweichstrahlentherapie in Betracht kommen (5 Gy in mehrtägigem Abstand bis zu einer Gesamtdosis von etwa 15 Gy).
Kleine Herde können exzidiert werden; danach sollte eine tuberkulostatische Therapie (5,0–6,0 mg Isoniazid/kg KG/tgl.) über 6 Monate durchgeführt werden. Bei entsprechenden Berufen *Anzeige auf Berufserkrankung*.

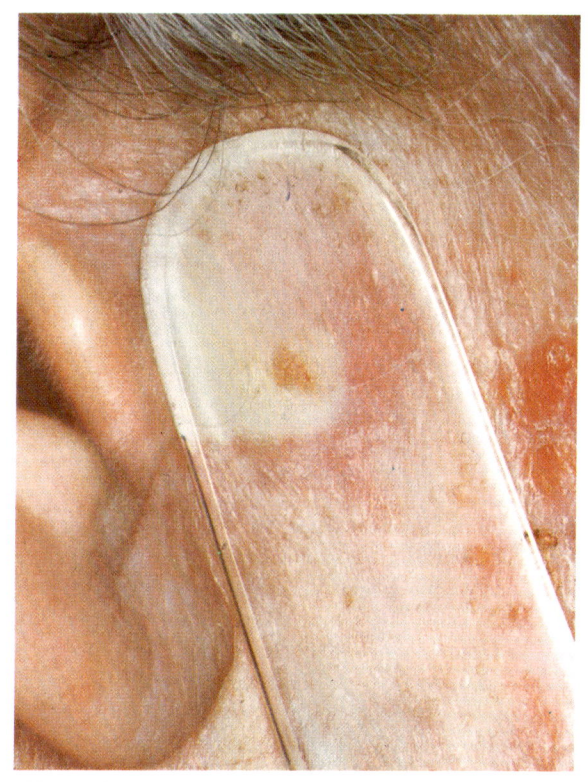

Abb. 4.77. Lupus vulgaris, Lupusknötchen bei Diaskopie

Lupus vulgaris
[Willan and Bateman]

Synonym. Tuberculosis cutis luposa

Definition. Lupus vulgaris ist die häufigste postprimäre kutane Form von Hauttuberkulose mit hochchronischem Verlauf und Destruktionsneigung.

Allgemeines. Unter allen Hauttuberkulosen kommt Lupus vulgaris (Lupus = Wolf, fressende Flechte) am häufigsten vor und ist auch von großer sozialmedizinischer Bedeutung. Früher wurde die Häufigkeit in Deutschland mit etwa 4–6 Fällen auf 1 000 000 Einwohner angegeben. Heute ist diese Krankheit selten. Man rechnet weltweit mit etwa 50 000 Neuerkrankungen pro Jahr. Die Erkrankung ist in Indien und Ostasien relativ häufig. Lupuskranke sind relativ häufiger an Lungentuberkulose erkrankt, wie auch bei Lungentuberkulose Lupus vulgaris vergleichsweise deutlich häufiger vorkommt. Lupus vul-

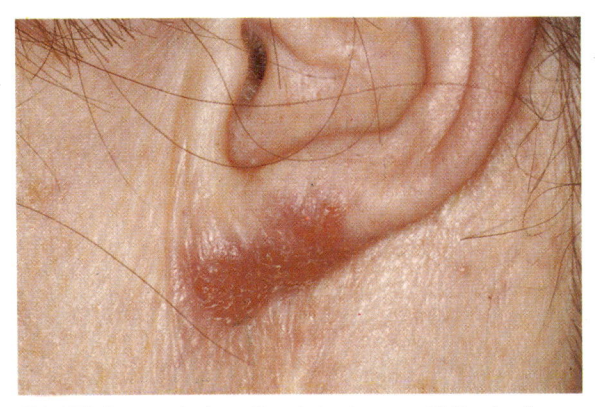

Abb. 4.78. Lupus vulgaris mutilans („abgefressenes Ohrläppchen")

garis kommt in jedem Alter vor. Beim weiblichen Geschlecht ist er doppelt so häufig wie beim männlichen Geschlecht. Die Erkrankung verläuft sehr chronisch über Jahre und Jahrzehnte. Wegen ihres häufigen Sitzes im Gesicht, mit erheblichen Entstellungen durch die zerstörenden tuberkulösen Hauterscheinungen, hat das Gesundheitswesen es sich zur Aufgabe gemacht, die erkrankten Patienten zu betreuen. Lupus vulgaris ist *meldepflichtig*.

Pathogenese. Lupus vulgaris ist eine *kutane Form von postprimärer Hauttuberkulose*. Der Tuberkulintest ist daher positiv, und die Erkrankung kann am Ort der Primärinfektion entstehen. Bei etwa 1/2 der Patienten entwickelt sich Lupus vulgaris im Verlauf einer anderen tuberkulösen Organerkrankung. Die Erreger können sowohl durch exogene Inokulation als auch hämatogen oder lymphogen von einer inneren Organtuberkulose aus ins Korium gelangen. Auch bei Durchbruch von Abszessen bei Tuberculosis colliquativa cutis oder Weichteiltuberkulose kann das Korium infiziert werden. Man spricht in solchen Fällen von *Etagenwechsel* der Tuberkulose (Gottron): Primär liegt eine *subkutane* Hauttuberkulose, beispielsweise einer Tuberculosis cutis colliquativa vor, und sekundär kommt es zu einer Beteiligung der *Kutis*. Die Tuberculosis colliquativa cutis kann abheilen, der kutan entstandene Lupus vulgaris sich weiter ausbreiten. Von besonderer Bedeutung ist die Tatsache, daß *Terrainfaktoren* bei der Entstehung des Lupus vulgaris eine wesentliche Rolle spielen. Besonders disponiert sind die kühlen, oft durchblutungsgestörten Akren des Menschen wie Nase, Wange, Ohrränder, Streckseiten der Glieder, Außenseiten von Glutäen und Mammae. An der Schleimhaut kommt Lupus vulgaris nur extrem selten vor. Als *Erreger* wird meistens Mycobacterium tuberculosis nachgewiesen. Die sich ausbildenden tuberkulösen Granulome führen im weiteren Verlauf zur Zerstörung von Haut und darunter liegenden Knorpelanteilen im betroffenen Bereich und damit zu entstellender Mutilation. Abheilung erfolgt unter Narbenbildung. In straffen Lupusnarben ist die Entstehung von spinozellulären Karzinomen (*Lupuskarzinom*) als Spätfolge nicht selten.

Klinik. Prädilektionsstellen des Lupus vulgaris sind durchblutungsgestörte kühle Akren. Gewöhnlich beginnen die Veränderungen solitär; aber auch zwei und mehrere Hautstellen können gleichzeitig erkranken. Bei hämatogener Aussaat von Tuberkelbakterien im Rahmen einer vorübergehend anergischen Reaktionslage wie etwa nach Masern kann es zu disseminiertem Auftreten von Lupusherden kommen: *Lupus vulgaris postexanthematicus*. Oft bleibt der Ursprung auch unklar.
Primärefforeszenz ist das kutane *Lupusknötchen*, eine kaum linsengroße Effloreszenz von braunrötlichem Farbton. Anämisiert man die Haut in diesem Bereich mit einem Glasspatel (*Diaskopie*), so wird ein stecknadelkopfgroßes, apfelgelee- oder mehr rehfarbenes, in der Kutis liegendes Knötchen sichtbar, das „wie ein gekochtes Sagokorn" in die Haut eingelassen erscheint, weil es durch einen schmalen glasig aussehenden Saum unscharf von der Umgebung abgesetzt ist. Pigmentflecke der Haut grenzen immer scharf an die umgebende Haut. Die Eigenfarbe des Lupusknötchens kommt durch den Gehalt der Epitheloidzellen an Lipoiden zustande.
Der diaskopische Nachweis von Lupusknötchen ist nicht gleichbedeutend mit der Diagnose Lupus vulgaris, sondern zeigt zunächst nur ein *lupoides Infiltrat* an. Lupoide Infiltrate kommen bei verschiedenen Dermatosen mit einem zellreichen histologischen Substrat vor, so bei Sarkoidose der Haut, Rosacea lupoides, Lupus erythematodes lupoides, Pseudolymphomen der Haut oder bei Spindelzellnävus.
Die Identifizierung eines lupoiden Infiltrates als Lupusknötchen wird erst durch das *Sonden- oder Mandrinphänomen* möglich. Mit einer kleinen Knopfsonde oder einem Mandrin bricht man bei mäßigem Druck auf die Haut in das lupoide Infiltrat ein. Bei dem Herausziehen der Sonde bzw. des Mandrins folgt ein Blutstropfen. Das Sonden- bzw. Mandrinphänomen kommt dadurch zustande, daß unter der verdünnten Epidermis im mittleren Korium das Bindegewebe durch nekrotisierende tuberkulöse Granulome zerstört ist. Die obengenannten anderen Erkrankungen mit lupoiden Infiltraten zeigen nur das Diaskopiephänomen. Das Sondenphänomen ist also ein wesentlicher Hinweis auf das Vorliegen eines Lupusknötchens.

Lupusfleck. Er ist der klinische Initialherd und kann einem kleinen Hämangiom oder einem Spitznävus

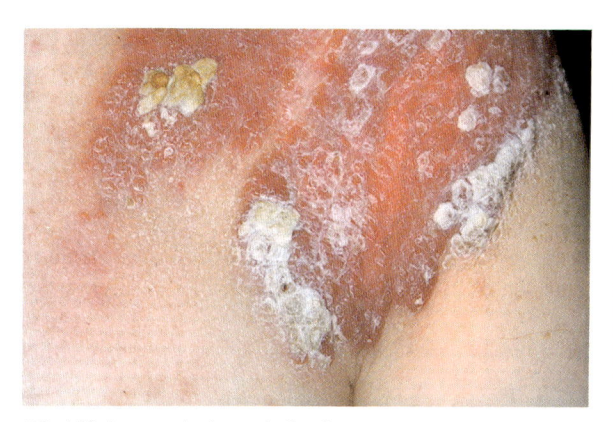

Abb. 4.79. Lupus vulgaris psoriasiformis

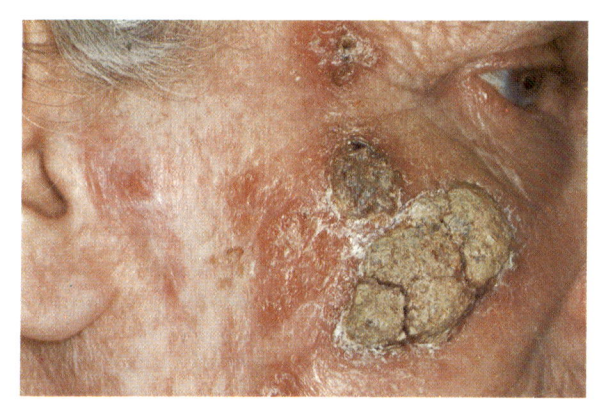

Abb. 4.80. Lupus vulgaris

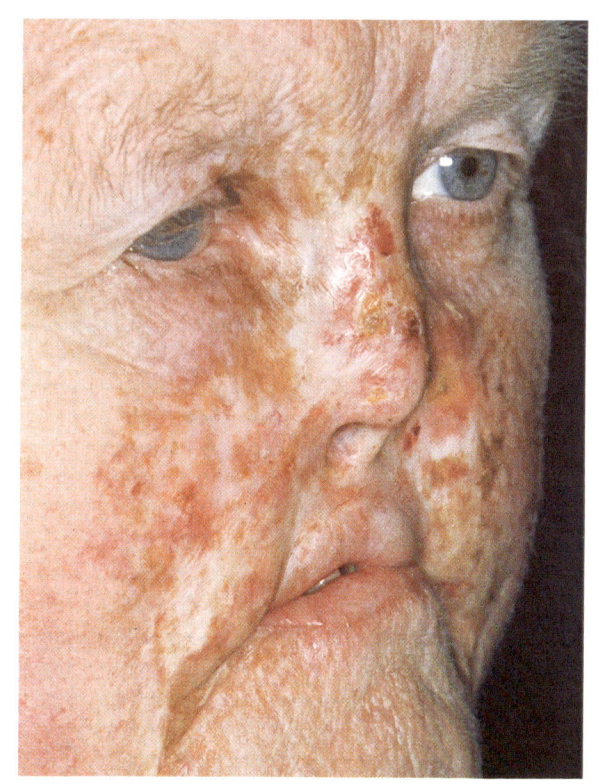

Abb. 4.81. Lupus vulgaris mutilans, Lupusnarben, teilweise nach Röntgentherapie

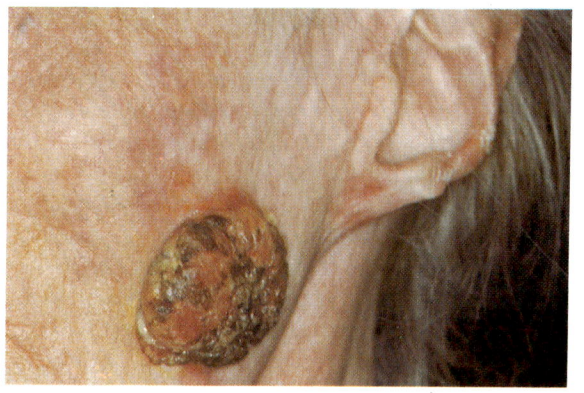

Abb. 4.82. Lupus vulgaris mit Lupuskarzinom

ähneln. Unter Glasspateldruck sieht man in der stecknadelkopf- bis linsengroßen, peripher wachsenden Effloreszenz nur wenige dicht aggregierte Lupusknötchen. Aus einem Lupusfleck entwickeln sich in vielen Jahren die verschiedenartigsten Formen von Lupus vulgaris. Kommt es zu einer peripheren Ausbreitung von Lupus vulgaris, so liegt ein *Lupus vulgaris planus* vor. In solchen Herden kann es auch zur Spontanregression unter Hinterlassung von atrophischen Narben kommen. Die weitere Entwicklung ist charakterisiert durch quantitative Zunahme der spezifischen tuberkulösen Granulome und sekundäre Veränderungen wie Schuppenbildung, Hornauflagerungen, Nekrosen mit ulzerösem Zerfall von Haut und Knorpel sowie Narbenbildung. So entsteht eine große Variationsbreite möglicher Erscheinungsformen.

Lupus vulgaris exfoliativus. Er ist charakterisiert durch eine psoriasiforme Schuppung; in der Differentialdiagnose gegenüber Psoriasis vulgaris entscheiden Nachweis von Lupusknötchen, positives Sondenphänomen sowie das histologische Substrat.

Lupus vulgaris verrucosus. Dieser ist durch warzenähnliche Epidermisreaktion gekennzeichnet.

Lupus vulgaris tumidus (hypertrophicus). Er ist charakterisiert durch eine starke Zunahme des kutanen tuberkulösen Infiltrates mit knotenförmig erhabenen Veränderungen.

Lupus vulgaris ulcerosus. Kommt durch zunehmende Nekrosen innerhalb der tuberkulösen Granulome mit fortschreitendem ulzerösem Zerfall von Haut- und Knorpelanteilen zustande. Diese Verlaufsform führt zu schweren und den Patienten belastenden Zerstörungen, d.h. Mutilationen. Im Bereich erosiver oder ulzerierter Flächen kann es zu papillomatösen Vegetationen kommen: *Lupus vulgaris vegetans* oder *Lupus vulgaris papillomatosus*.

Lupus vulgaris der Schleimhäute. Häufigster Sitz ist die Nasenschleimhaut, oft das Vestibulum nasi zwischen Septum und Nasenflügel, ferner das knorpelige Septum sowie der vordere Anteil der unteren Muschel. Auch in der Mundhöhle kommt Lupus vulgaris vor. Die Erkrankung kann per continuitatem von der Haut auf die Schleimhaut übergehen oder umgekehrt, die Knötchen sind hier meist prominent, grauweißlich oder froschlaichartig glasig-transparent. Durch Agminierung entstehen erhabene höckrige Knoten, die ulzerieren können, dann serös-eitrig bedeckt sind und einen granulierenden Grund aufweisen. Die Ulzerationen sind weich und bluten leicht. In der Nase kann es zu Verborkung, Atembehinderung, Sekretfluß und Blutungen kommen. Das gleichzeitige Vorkommen von Lupus vulgaris an der Haut weist auf die richtige Diagnose.

Auch bei *Dacryocystitis tuberculosa* mit Fistulation im Nasenlidwinkel kann es durch Inokulation von Tuberkelbakterien um die Fistel zur Entwicklung eines Lupus vulgaris kommen.

Verlauf. Lupus vulgaris ist eine äußerst chronische nichtkontagiöse Erkrankung. Im allgemeinen entwickelt sich ein Lupus im Verlauf von Jahren und Jahrzehnten. Lupusherde heilen stets mit Atrophie oder Narben ab. Typisch sind Lupusrezidive in Lupusnarben; im Gegensatz dazu kommen *Narbenrezidive* in abgeheilten tertiär syphilitischen Erscheinungen (tuberoserpiginöses Syphilid) niemals vor.

Lupus vulgaris kann zu schweren Entstellungen führen, welche die freie Beweglichkeit von Gelenken (Hände, Füße) beschränken oder unmöglich machen. Im Gesicht kann es zur Zerstörung von Haut und Knorpel im Bereich der Nasenspitze und der Ohren kommen. Die Nase wirkt wie abgegriffen. Zerstört werden indessen nur die Weichteile, niemals wie etwa bei tertiärer Syphilis, die Knochen. Durch atrophische oder sklerotische Narbenbildungen kann es zur Verziehung des Mundes, Ektropionierung der Augenlider oder Anmodellierung der knorpeligen Restanteile der Ohren an die Kopfhaut kommen. Im Halsbereich kann durch Narben die Kopfbeweglichkeit eingeschränkt werden; an den Extremitäten können zirkuläre Narbenzüge zu distaler Elephantiasis führen. Diese schweren Zustände führen an Händen, Füßen und im Gesicht zu äußerst störenden Mutilationen: *Lupus vulgaris mutilans.* Sie sind heute sehr selten.

Komplikationen. Neben den Multilationen ist das spinozelluläre Karzinom in Lupusnarben, das *Lupuskarzinom,* gefürchtet. In schlaff-atrophischen Lupusnarben ist die Neigung zu späterer Karzinomentwicklung geringer als in straff-sklerotischen Lupusnarben. Bereits in kleinen umschriebenen sklerotischen harten Narben kann es zu keratotischen Auflagerungen kommen, welche an Röntgenkeratosen oder aktinische Keratosen erinnern. Diese Erscheinungen sollten exzidiert werden. Kommt es innerhalb solcher Keratosen zur Infiltration, so liegt meist bereits ein invasives spinozelluläres Karzinom, d.h. ein Lupuskarzinom vor. Das Lupuskarzinom hat wegen seines raschen Wachstums und seiner Metastasierungsneigung eine schlechte Prognose. Es war früher gefürchtet.

Histopathologie. Lupus vulgaris ist gekennzeichnet durch kutan lokalisierte, zu zentraler Verkäsung neigende *tuberkulöse Granulome*; Erreger findet man im Schnittpräparat nur höchst selten. Die Epidermis ist meist atrophisch, kann aber auch zu Akanthose und Hyperkeratose neigen. Das klinisch unter Glasspateldruck erkennbare Lupusknötchen ist nicht identisch mit nur einem mikroskopisch erkennbaren Tuberkel, sondern besteht histologisch aus einem Konglomerat von vielen Tuberkeln.

Tuberkuloide Granulome kommen bei verschiedenen chronischen Dermatosen vor, so bei Sarkoidose, Rosacea lupoides, Lupus erythematodes lupoides, lupoider perioraler Dermatitis, tuberkuloider Lepra und tertiärer Syphilis. Deswegen ist die alleinige histologische Untersuchung für die Diagnose von Lupus vulgaris nicht ausreichend.

Diagnose. Als diagnostische Hilfsmittel gelten:
- Die *Anamnese.* Lupus vulgaris entwickelt sich über lange Zeiträume. Ein initialer Lupus vulgaris wird meist erst nach einer Bestandsdauer von 5 Jahren diagnostiziert.
- Diaskopischer Nachweis von *Lupusknötchen*
- Positives *Sondenphänomen*
- Positiver *Tuberkulintest*
- *Histologische Untersuchung*
- *Erregernachweis* durch Kultur, Tierversuch oder PCR-Diagnostik sichert die klinische Diagnose

Differentialdiagnose. Wegen der großen Erscheinungsvielfalt von Lupus vulgaris, besonders bei fortgeschrittener Erkrankung, kann die Differentialdiagnose schwierig sein. Sie reicht von Psoriasis bis zu Morbus Bowen und von lupoider Leishmaniasis bis zu Lupus erythematodes. In jedem Zweifelsfall sind Biopsie und Allgemeinuntersuchung indiziert. Tuberoserpiginöse Syphilide können wegen zentraler Abheilung unter Atrophie und peripheren Fortschreitens lupusähnlich sein. Sie führen aber nicht zu Rezidiven innerhalb narbig-atrophisch abgeheilter Bezirke. Ihre Entwicklung ist auch viel rascher (Wochen und Monate) als die von Lupus vulgaris (Jahre und Jahrzehnte); ferner reagieren sie prompt auf kurzfristige Behandlung mit Jodkalilösung (Diagnose ex juv-

antibus); auch die serologische Blutuntersuchung ist wesentlich.
Sarkoidose der Haut kann ein sehr lupusähnliches Bild aufweisen. Fehlende Zerfallsneigung sowie negatives Sonderphänomen weisen auf die Diagnose Sarkoidose ebenso hin wie entsprechende Lungen- oder Knochenveränderungen sowie eine relative tuberkulospezifische Anergie.
In der klinischen Abgrenzung des Lupus vulgaris verrucosus von der Tuberculosis verrucosa cutis ist der Nachweis von Lupusknötchen wichtig.

Prognose. Der Lupus vulgaris hat heute seinen Schrecken verloren, da er innerhalb von Monaten selbst in ausgedehnten Fällen durch Chemotherapie heilbar geworden ist. Eine aktive innere Organtuberkulose ist nicht oft nachweisbar. Alte verkalkte Herde in den Lungen können vorhanden sein; nur selten findet sich eine aktiv progrediente Lungentuberkulose. Obwohl eine kausale Beziehung nicht bestehen muß, ist die Morbidität von Lupus vulgaris bei Patienten mit Lungentuberkulose etwa viermal größer als in der Allgemeinbevölkerung. Lupus vulgaris ist im übrigen ein rein örtliches Geschehen, das gewöhnlich ohne Rückwirkung auf den Allgemeinorganismus bleibt.

Therapie. Die Behandlung des Lupus vulgaris wird auch wie die Behandlung von anderen Organtuberkulosen mittels antituberkulöser Chemotherapeutika durchgeführt.

Monochemotherapie. Im Gegensatz zur Chemotherapie von Organtuberkulosen ist Monochemotherapie mit Isonikotinsäurehydrazid (z. B. Isoniazid, INH) noch üblich; Bakterienresistenz wird nur selten beobachtet. INH-Präparate werden mit Pyridoxin und Cyanocobalamin (z. B. Tebesium, Isozid) verabfolgt, um neurogene Nebenwirkungen zu vermeiden. Die Behandlung ist eine vielmonatige Langzeitbehandlung, während der es zu langsamer Rückbildung des Lupus vulgaris kommt. Über den Zeitraum der klinischen Abheilung hinaus ist eine Nachbehandlung von 6 Monaten nötig, um Rückfälle zu vermeiden. Die Tagesdosis beträgt 5,0–6,0 mg INH/kg KG tgl. beim Erwachsenen; sie sollte vor dem Frühstück nüchtern eingenommen werden. Nach Prüfung der Verträglichkeit und bei gelegentlichen Kontrollen von Blutbild und Leberfunktion kann die Behandlung ambulant erfolgen. Die Heilungsraten liegen bei 95%. Nichtansprechen von Lupus vulgaris auf INH-Therapie muß an unregelmäßige Medikamentzufuhr, Stoffwechselstörungen (Diabetes mellitus) oder Bakterienresistenzentwicklung denken lassen.

Nebenwirkungen unter INH-Behandlung. Sie kommen ausnahmsweise vor und manifestieren sich als gastrointestinale Störungen (Magenschmerzen und/oder Obstipation), Hepatotoxizität oder durch Schwindelgefühl, wobei sich letzteres meist durch kurzfristiges Absetzen überwinden läßt. Ernster zu beurteilen sind Akroparästhesien, Optikusneuritis oder psychotische Zustände, zu deren Vermeidung Pyridoxin (Hexobion, 10–20 mg tgl.) empfohlen wird. Wichtig sind Alkoholverbot und alle 4–6 Wochen Kontrolle von Blutbild, Leber und Nervensystem.

Polychemotherapie. Sie ist bei nachgewiesener Bakterienresistenz oder bei Verdacht auf Bakterienresistenzentwicklung unter Monochemotherapie, welche sich nach längeren Behandlungszeiträumen entwickeln kann, indiziert. In diesen Fällen sollten INH (5,0–6,0 mg/kg KG tgl.), Rifampizin (10 mg/kg KG tgl.) unter entsprechender Kontrolle der Nebenwirkungen, über 9 Monate und evtl. für die ersten 2 Behandlungsmonate Pyrazinamid (1,5 g–2,0 g tgl. in Abhängigkeit vom Körpergewicht) sowie Ethambutol (15 mg–25 mg/kg KG tgl.) verordnet werden. Auf langfristige Verabfolgung von Streptomycin oder Prothionamid ist wegen stärkerer Nebenwirkungen zu verzichten.

Verschiedenes. Kleine Lupusherde können im Gesunden exzidiert werden; danach erfolgt eine sechsmonatige tuberkulostatische Schutzbehandlung.
Nichtexzidierbare größere Lupusherde behandelt man ebenfalls tuberkulostatisch. Unterstützend können hyperämisierende Maßnahmen wie Phototherapie (UV-B-) oder Photochemotherapie lokal eingesetzt werden; auch zusätzlich örtliche Behandlung mit antibiotikahaltigen Glukokortikoidexterna kann in Betracht kommen. Hat die Erkrankung zu ausgedehnten Mutilierungen geführt, so sind nach Abheilung plastisch-chirurgische Maßnahmen indiziert und hilfreich. Bei mutilierendem Lupus im Gesicht kommt auch kosmetische Korrektur mit Epithesen aus Kunststoff in Betracht. Wichtig ist Nachsorge im Hinblick auf Lupusrezidive und Lupuskarzinom.

Tuberculosis cutis colliquativa

Synonyme. Skrophuloderm, tuberkulöses Gumma

Definition. Es handelt sich um eine chronische subkutane Form von Hauttuberkulose, die sich bei Patienten mit durchgemachtem Primärkomplex entwickelt, d.h. um eine postprimäre Hauttuberkulose. Der Tuberkulintest ist daher positiv. Eine subkutane knotenförmige Tuberkulose führt zur abszedierenden Ein-

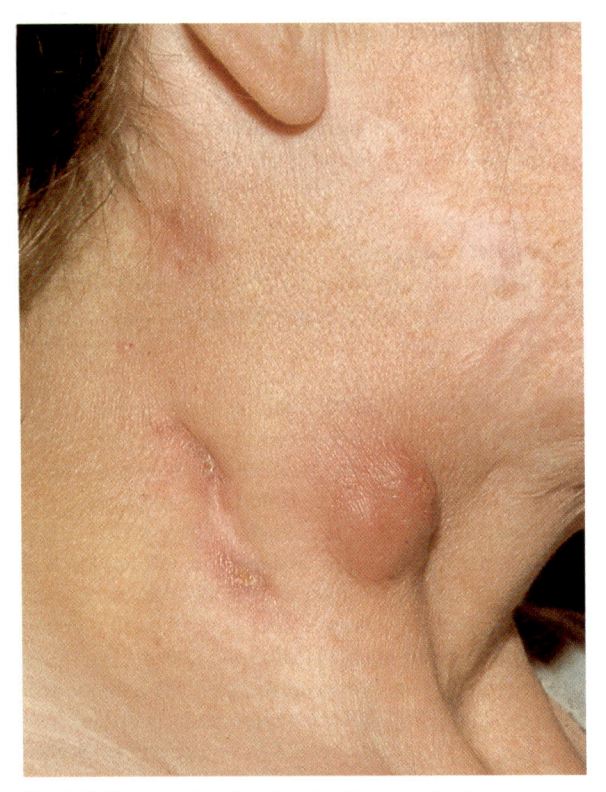

Abb. 4.83. Tuberculosis cutis colliquativa (Skrophuloderm)

gantuberkulose) können besonders ältere Erwachsene mit verminderter Widerstandskraft oder schlechter Immunlage betroffen werden. Hier entstehen meist multipel im subkutanen Fettgewebe entsprechende Hauterscheinungen.

Klinik. Tuberculosis cutis colliquativa kommt häufig in der Submandibularregion und Supraklavikularregion sowie vor dem M. sternocleidomastoideus und am seitlichen Hals vor, wo primär Lymphknoten tuberkulös erkrankt sind. Bei hämatogenen Formen können auch multiple Herde, besonders am Rumpf auftreten.
Morphologisch ist die Erkrankung gekennzeichnet durch Auftreten umschriebener subkutaner entzündlicher Knoten, die infolge zentraler Kolliquationsnekrose zur Erweichung, später zur Perforation mit Fistelung oder Ulzeration führen und unter Hinterlassung von eingezogenen, gestrickt wirkenden Narben abheilen. Fistelung und Ulzeration können über lange Zeit bestehen. Aus den Fisteln entleert sich ein mehr wäßriges, eitriges oder käsiges Material, in dem man Tuberkelbakterien nachweisen kann.

Tuberculosis cutis colliquativa der Kinder. Sie ist bei uns extrem selten, da die Trinkmilch von Mykobakterien frei ist. Die Erkrankung nahm früher ihren Ausgang von tuberkulös erkrankten Halslymphknoten (tuberkulöse Halslymphome), die sich im Rahmen eines tuberkulösen Primärkomplexes (Primärinfekt an der Tonsille) ausbilden. In über 80% dieser Fälle, die durch Milchinfektion entstanden sind, hat man Mycobacterium bovis nachgewiesen. Möglich ist auch eine Infektion von der Lunge her.
Die Halslymphknotentuberkulose der Kinder beginnt mit umschriebenen, scharf abgesetzten derben Halslymphknotenschwellungen im submandibulären Bereich oder vor dem M. sternocleidomastoideus. Die Knoten wachsen in Wochen bis Monaten heran, wobei sich die darüber liegende Haut lividrot verfärbt. Schließlich wölben die Knoten die Haut tumorös vor, erweichen und weisen zentrale Fluktuation auf. Inzwischen ist der kalte Abszeß mit der Haut verbakken; durch Perforation entstehen Fisteln und auch Ulzerationen. Ständiges Wechseln von Rückbildung und Exazerbation mit Auftreten frischer Knoten, welche abszedieren und nach außen durchbrechen, ist typisch. Als Abheilungsresultat sind schließlich gestrickt aussehende Narben mit trichterförmigen Einziehungen, Wulst-, Zipfel- oder Brückenbildungen als bleibende Zeichen dieser Erkrankung zu sehen. Durch Inokulation von Erregern im eitrigen Sekret aus dem subkutanen Gewebe in die Kutis kann sich im Narbengebiet später infolge von *Etagenwechsel* im erkrankten Bereich ein Lupus vulgaris entwickeln.

schmelzung und zum sekundären Durchbruch durch die darüberliegende Haut mit nachfolgender Ulzeration, Fistelung und narbiger Abheilung.

Vorkommen. Skrophuloderm war früher bei jungen Menschen häufig und entwickelte sich zumeist nach einer Infektion mit bovinen Erregern im Rahmen eines tuberkulösen Primärkomplexes als mit Primärinfekt an der Tonsille (*Halslymphknotentuberkulose*). Sie wird auch bei älteren Menschen infolge verminderter Resistenz beobachtet. Heute ist die Erkrankung selten.

Pathogenese. Sie ist unterschiedlich.
- Exogene Entstehung. Durch exogene Inokulation von Tuberkelbakterien in die Subkutis kann eine Tuberculosis cutis colliquativa induziert werden, z. B. nach Verletzung mit einer erregerhaltigen Punktionsnadel im Anschluß an eine Lumbalpunktion bei tuberkulöser Meningitis.
- Entstehung durch kontinuierliche Mitbeteiligung der Haut im Verlauf tuberkulöser Erkrankungen hautnaher Organe wie Lymphknoten, Knochen, Gelenke, Muskeln oder Nebenhoden.
- Entstehung durch hämatogene Ausstreuung von Mykobakterien. Von einem primären Fokus (Or-

Tuberculosis cutis colliquativa der Erwachsenen. Bei Erwachsenen und alten Menschen entsteht die Erkrankung meist hämatogen und tritt an beliebigen Körperstellen auf, so an Hals oder Brust, in der Leistenregion, an den Glutäen oder der Zunge. Oft findet man mehrere Herde. Beginn in der Subkutis mit einem derben, sich rasch vergrößernden Knoten, der durch livid entzündliche Hautverfärbung markiert ist. Erweichung, Durchbruch nach außen und Fistulation sind die Folgeereignisse. Durch neue Knotenbildung vergrößert sich das Erkrankungsfeld. Die Zahl der Fisteln nimmt zu. Durch Abszeßresorption und Vernarbung entstehen trichterförmige Einziehungen der Haut; hinzu kommen auch hier Wulst-, Brücken- und Zipfelnarben, die manchmal größere Flächen der Haut einnehmen und kosmetisch außerordentlich störende Abheilungsresultate liefern.

Symptome. Unspezifische Entzündungssymptome (BKS erhöht, Leukozytose im Blutbild, Serumelektrophorese mit Entzündungsprofil).

Histopathologie. Im Bereich der zentralen Kolliquationsnekrose und Abszeßbildung findet man eine unspezifische nekrotisierende Entzündung, in Randgebieten dagegen tuberkuloide Granulome und verkäsende Tuberkel. Gelegentlich sind auch Tuberkelbakterien in den Gewebeschnitten nachweisbar.

Tuberculosis subcutanea et fistulosa

Sie kann als Sonderform der Tuberculosis cutis colliquativa gelten. Zumeist in der Anogenitalregion kommt es zu ausgedehnten knotigen Infiltraten mit Einschmelzungstendenz, Fistelbildungen und eitriger Sekretion. Das histologische Bild zeigt eine abszedierende Entzündung und tuberkuloide Strukturen. Die Diagnose ist an den Erregernachweis (Kultur, Tierversuch, PCR) zu binden, da ein klinisch gleichartiges Krankheitsbild durch Acne conglobata inversa, bakterielle Infektion (Pyodermia subcutanea et fistulosa), Lymphogranuloma venereum oder Sporotrichose verursacht sein kann.

Differentialdiagnose. Wichtig ist die Abgrenzung anderer Erkrankungen, welche die gleiche morphologische Dynamik aufweisen, wie sie auch für syphilitische *Gummen* charakteristisch ist: subkutane entzündliche Knotenbildung, Erweichung, Durchbruch nach außen mit Fistulation oder Ulzeration. Hierzu zählen tertiäre Syphilis (Gumma), Lymphogranuloma venereum, Sporotrichose, andere tiefe Pilzinfektionen und Aktinomykose. Hier entscheiden serologische, mikrobiologische und histologische Untersuchungen.

Diagnose. Klinisches Bild. Erregernachweis (mikroskopisch, Kultur, Tierversuch oder PCR-Diagnostik) in eitrigen Sekreten oder Exzisionsmaterial.

Prognose. Subjektiv führt die Erkrankung meist nicht zu Beschwerden und reagiert gut auf Polychemotherapie. Die Prognose ist daher günstig. Sich selbst überlassen oder fehlerhaft behandelt, führen die Veränderungen zu kosmetisch äußerst störenden Narben, besonders auffällig an den seitlichen Halspartien.

Therapie. Bei der Halslymphknotentuberkulose der Kinder hat sich die frühzeitige operative Ausräumung der möglichst noch nicht eingeschmolzenen Lymphknotenpakete bewährt. Die Krankheitsdauer wird dadurch wesentlich verkürzt und störende Narbenbildung vermieden. Wichtig ist, daß sofort danach mit Chemotherapie begonnen wird. Diese Behandlung sollte als *Polychemotherapie* klinisch eingeleitet und mindestens über 9 Monate durchgeführt werden. Dosierungsrichtlinien für Erwachsene werden auf S. 231 beschrieben; bei Kindern entsprechend geringere Dosen. Wichtig ist entsprechende Kontrolle von Nebenwirkungen. Bei Verdacht auf nicht regelmäßige Einnahme der Tabletten kommt intermittierende Behandlung in Betracht. Auch allgemein roborierende Maßnahmen haben ihren Platz. Tuberculosis cutis colliquativa bei Erwachsenen und alten Menschen ist für operatives Vorgehen oft ungeeignet, nicht zuletzt wegen manchmal erheblicher Ausdehnung. Hier wird Polychemotherapie eingesetzt. Stets sollte nach Organtuberkulose gefahndet werden.

Tuberkulide

Der Begriff *Tuberkulid* wurde 1896 von Darier geprägt. Man versteht darunter disseminiert und symmetrisch auftretende Exantheme, die bei allergisch-hyperergischer Reaktionslage des Organismus von einem innerlichen Tuberkuloseherd durch tuberkuloantigene Wirkung (hämatogene Streuung von Tuberkelbakterien, Bestandteilen von Tuberkelbakterien oder anderen antigen wirksamen Substanzen) ausgelöst werden. Der Tuberkulintest als Ausdruck spezifischer zellulär-allergischer Immunabwehr ist stets stark positiv. In den Hauterscheinungen von Tuberkuliden sind daher vermehrungsfähige Erreger färberisch oder kulturell praktisch nie nachweisbar; mit PCR-Technik konnte indessen DNS von Mykobakterien entdeckt werden. Kontagiosität ist nicht gegeben. Histologisch besteht tuberkuloider Gewebeaufbau, bei bestimmten Tuberkuliden mit Vaskulitis. Tuberkulide waren stets selten. Da die Tuberkulosemorbidität bei uns stark zurückgegangen ist, sind Tuberkulide sehr rar geworden. Ihre Existenz wird daher von manchen Autoren angezweifelt. Da Tuberkulide aber auch nach Injektion von Tuberkulin, nach BCG-Impfung oder unter chemotherapeutischer Behandlung von Tuberkulose (Freisetzung spezifischer Antigene?) auftreten können, ist an ihrer Existenz grundsätzlich nicht zu zweifeln. Auch weiß man heute, daß Tuberkulide unter antituberkulöser Polychemotherapie abheilen, wahrscheinlich weil ein klinisch unauffälliger Tuberkulosefokus saniert wurde. Sicher sind aber früher eine Reihe von dermatologischen Krankheitsbildern allein aufgrund ihres tuberkuloiden feingeweblichen Substrates als Tuberkulid interpretiert worden, welche de facto nicht dazu gehörten.

Id-Reaktion

Ausgehend von dem Begriff *Tuberkulid* wurde der Begriff *Id-Reaktion* geprägt. Id-Reaktionen werden heute als allergische Fernreaktion der Haut auf mikrobielle Antigene gedeutet. Sie sind auch unter dem Synonym *Mikrobide* bekannt und treten als Ausdruck einer Antigen-Antikörper-Reaktion bei allergisch-hyperergischer Reaktionslage des Patienten im Verlauf von Infektionen durch Bakterien, Pilze oder Viren auf. Entsprechend ihrer verschiedenen Ätiologie bezeichnet man sie als *Bakteride, Mykide oder Viruside*. Im allgemeinen treten sie 1–3 Wochen nach Krankheitsausbruch in Erscheinung und manifestieren sich als makulopapulöse Exantheme, nodöse oder multiforme Erytheme. Aus dem morphologischen Bild eines Mikrobids kann man nicht auf dessen Genese bzw. die auslösende Ursache schließen.

Lichen scrophulosorum
[Hebra 1860]

Synonym. Tuberculosis cutis lichenoides

Definition. Lichen scrophulosorum ist heute bei Europäern sehr selten, aber ein sicheres Tuberkulid. Betroffen sind besonders Kinder und Jugendliche, bei denen ein tuberkulöser Primärkomplex (z. B. Halslymphknotentuberkulose) oder auch eine sekundäre Organtuberkulose besteht. Die Erkrankung ist nicht kontagiös.

Pathogenese. Hier trifft das anfangs Ausgeführte voll zu. Lichen scrophulosorum wurde nach intrakutaner Tuberkulintestung, nach BCG-Impfung und unter Chemotherapie einer Organtuberkulose mit guter Abwehrlage beobachtet.

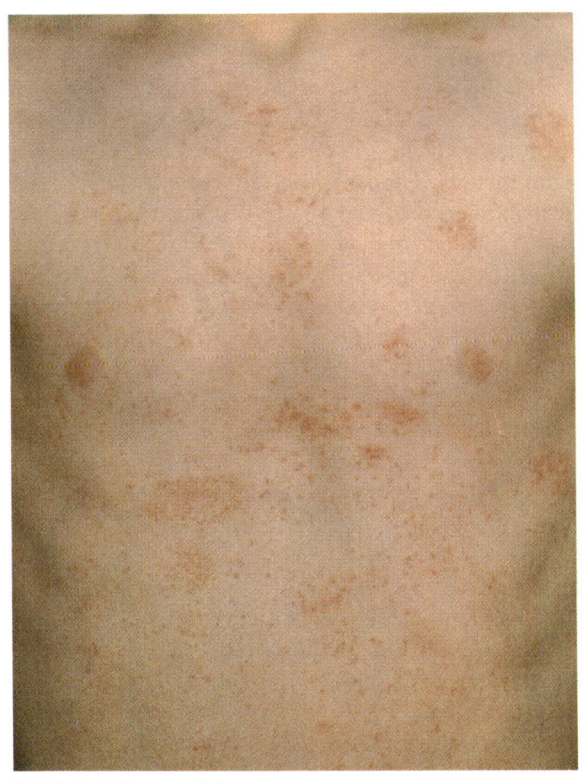

Abb. 4.84. Lichen scrophulosorum

Klinik. Prädilektionsstellen sind die seitlichen Rumpfpartien. Das Exanthem ist sehr diskret und besteht aus symmetrisch angeordneten, gruppiert stehenden kleinsten Einzeleffloreszenzen, welche bis zu münzgroßen Herden zusammentreten können und oft länglich oval, entsprechend den Spaltlinien der Haut, ausgerichtet wirken.
Als Primäreffloreszenz ist eine follikuläre oder perifollikuläre spitzkegelige Papel zu erkennen, die an ihrer Spitze eine feine Keratose tragen kann. Die Farbe der Papel ist gelblich-braun-rötlich oder oft fast hautfarben. Sie kann auch (selten) ein kleines Bläschen tragen. Gelegentlich sind die kleinen spitzkegelig agminierten Papeln mehr polygonal und erinnern an Lichen ruber acuminatus. Da das Exanthem keine subjektiven Beschwerden verursacht, wird es oft übersehen.

Histopathologie. Meist perifollikulär findet man typische tuberkuloide Strukturen mit Langhans-Riesenzellen. Zur Hautoberfläche zu können kleine Nekroseherde bestehen. Gelegentlich sind die tuberkuloiden Veränderungen untermengt mit einem unspezifischen entzündlichen Infiltrat; auch die Schweißdrüsenausführungsgänge können von tuberkuloiden Granulomen umgeben sein. Im Gewebeschnitt findet man färberisch keine Tuberkelbakterien.

Prognose. Die Eruption bildet sich gewöhnlich nach einigen Wochen wieder zurück; gelegentlich kann sie aber auch länger bestehen bleiben. Rezidive kommen vor.

Diagnose. Der Lichen scrophulosorum besteht aus spitzkegeligen spinulösen Papeln in gruppierter Anordnung, sehr ähnlich denen, wie sie für eine positive Kutanreaktion bei der Moro-Probe typisch sind. Der Tuberkulintest ist stark positiv. Färberisch, kulturell und im Tierversuch ist Mycobacterium tuberculosis gewöhnlich nicht nachweisbar.

Differentialdiagnose. Exantheme, die aus follikulären oder perifollikulären sehr kleinen spitzkegeligen Papelchen mit feiner Keratose bestehen, nennt man *spinulöse Exantheme*; morphologisch spricht man von *Spinulosismus*.
Auch bei anderen infektiösen Erkrankungen kann bei allergisch-hyperergischer Reaktionslage des Organismus ein derartiges Exanthem als *Id-Reaktion* in Erscheinung treten. *Lichen syphiliticus* ist ein klein-papulöses, follikuläres oder lichenoides gruppiertes Syphilid im Verlauf tertiärer Syphilis. *Lichen trichophyticus* kann bei gleichzeitiger tiefer Trichophytie (Tinea capitis oder Tinea corporis profunda) oder nach Trichophytininjektion beobachtet werden.
Nichtgruppierte follikuläre Exantheme mit spinulösen Papeln können schließlich bei Streuung eines allergischen Kontaktekzems, bei Lichen ruber follicularis, lichenoider Sarkoidose oder bei Vitamin-C-Mangel als Lichen scorbuticus (Streckseiten der Extremitäten) vorkommen.

Therapie. Behandlung der Grunderkrankung mit Polychemotherapie. Wegen spontaner Rückbildungsneigung ist ansonsten innerliche Therapie nicht notwendig; evtl. äußerliche Behandlung mit Lotio zinci oder Glukokortikoidexterna.

Papulonekrotisches Tuberkulid

Synonym. Tuberculosis cutis papulonecrotica

Definition. Es handelt sich um eine chronisch-rezidivierende symmetrische Eruption von nekrotisierenden und mit varioliformen Narben abheilende Papeln, besonders in durchblutungsgestörten Hautarealen. Ihr liegt eine allergische Reaktion vom Vaskulitistyp gegenüber antigenem Material von Tuberkelbakterien zugrunde. Der Tuberkulintest ist stark positiv. Kontagiosität besteht nicht. Die Existenz dieser Dermatose wird von manchen angezweifelt.

Vorkommen. Die Erkrankung kommt in der Hauptsache bei weiblichen Jugendlichen und jüngeren Frauen vor; sie ist heute bei uns wegen der relativ geringen Tuberkulosedurchseuchung extrem selten.

Pathogenese. Man interpretiert die Erkrankung als eine Reaktion des betreffenden Organismus auf tuberkuloantigenes Material bei allergisch-hyperergischer Reaktionslage. Die Tuberkulinempfindlichkeit ist gewöhnlich hochgradig (positive intrakutane Reaktionen bei einer Alttuberkulinverdünnung von 10^{-8}–10^{-9}). Der stark positive Tuberkulintest kann nekrotisierend verlaufen.

Klinik. Besonders an den Streckseiten von Armen und Beinen mit Bevorzugung von Ellbogen, Knien, Hand- und Fußrücken sowie im Bereich der unteren Rumpf- und Gesäßregion kommt es gewöhnlich symmetrisch zu locker disseminierten, manchmal auch gruppiert stehenden Eruptionen, die bevorzugt im Winter auftreten und im Sommer abklingen können.
Primär entwickeln sich glasstecknadelkopfgroße bis halberbsgroße Papeln oder Knötchen, in deren Zentrum es durch Gewebsnekrose zu einer pustelähnlichen Umwandlung kommt. Ältere Effloreszenzen sind durch einen zentral eingelassenen nekrotischen Schorf gekennzeichnet. Nach einiger Zeit wird dieser abgestoßen; es bildet sich eine wie ausgestanzt wirkende varioliforme Narbe. Die Papeln können zu kraterartigen Ulzerationen zerfallen: *ulzeröses Tuberkulid*. Frische Papeln und alte Narben stehen oft nebeneinander; die Zahl der Herde kann sehr verschieden sein.

Symptome. Allgemeine Symptome und Hautsymptome (Juckreiz, Brennen) bestehen gewöhnlich nicht. Lymphknotentuberkulose oder Organtuberkulose kann vorhanden sein. Familien- oder Eigenanamnese für Tuberkulose ist oft positiv. Übergang in Lupus vulgaris und Assoziierung mit Erythema induratum Bazin wurden bekannt.

Histopathologie. Im mittleren Korium finden sich Gefäßveränderungen (lymphozytische Vaskulitis) mit Thromben sowie fibrinoider Nekrose und in der Umgebung Nekroseherde mit tuberkuloiden Strukturen, aber auch unspezifische entzündliche Veränderungen. Der typische feingewebliche Aufbau eines tuberkuliden Granuloms fehlt. Tuberkelbakterien sind im Gewebeschnitt färberisch praktisch nicht nachzuweisen.

Verlauf. Die Erkrankung verläuft chronisch-rezidivierend, oft über viele Jahre und Jahrzehnte. Durch das rezidivierende Auftreten von neuen Effloreszenzen, ulzerierten Knötchen und varioliformen Narben an Armen und Beinen sind die Patienten in ihrem Befinden stark beeinträchtigt.

Diagnose und Differentialdiagnose. In jedem Fall sollte der Patient genauestens auf eine Organtuberkulose einschließlich Retroperitonealtuberkulose untersucht werden. Wichtig ist der Ausschluß einer Vasculitis allergica vom papulonekrotischen Typ. Außerdem kommt die Abgrenzung der Pityriasis lichenoides varioliformis acuta in Betracht, obwohl hier mehr Rumpf, Palmae und Plantae betroffen sind. Die Abgrenzung der Prurigo simplex subacuta wird durch den intensiven Juckreiz der letztgenannten Krankheit leicht möglich. Bei Sitz der Erscheinungen im Gesicht ist wegen des gleichen Effloreszenztypes die Acne necrotica abzugrenzen. Da färberisch und kulturell vermehrungsfähige Erreger nicht nachweisbar sind, Versuch des Nachweises von mykobakterieller DNS mittels PCR-Diagnostik. In allen Fällen sind in der Praxis histologische Untersuchung und Tuberkulintestung entscheidend.

Therapie
Innerlich. Antituberkulöse Polychemotherapie ist indiziert; gelegentlich führt kurzzeitige Kombination mit Glukokortikoiden in mittlerer Dosis rasch zu weitgehender Besserung.

Äußerlich. Wärmezufuhr und durchblutungsfördernde Maßnahmen. Anwendung nikotinsäureesterhaltiger Medikationen wie Amasin Creme, Dermotherma N Salbe. Auch Rubriment-Bäder werden empfohlen. Glukokortikoide können versuchsweise angewandt werden.

Erythema induratum
[Bazin 1861]

Synonyme. Nodöses Tuberkulid, Tuberculosis cutis indurativa

Definition. Es handelt sich um eine nichtkontagiöse disseminierte chronische Erkrankung in kutan-subkutanen Hautbereichen mit entzündlichen knotigen und zur Ulzeration neigenden Veränderungen an den Unterschenkelbeugeseiten vorzugsweise bei jungen Frauen mit allergisch-hyperergischer Reaktionslage und einem tuberkulösen Herd im Körper.

Vorkommen. In einer Zeit, in der die Tuberkulosemorbidität groß war, konnte auch Erythema induratum häufiger beobachtet werden. Heute ist es sehr selten und wird vorwiegend aus Gegenden mit einer höheren Tuberkulosedurchseuchung beschrieben. Bevorzugt betroffen sind Frauen in jüngerem oder mittleren Alter mit pyknischer Konstitution und peripheren Zirkulationsstörungen wie kalten Akren, Akrozyanose oder Cutis marmorata. Beim männlichen Geschlecht kommt es fast nicht vor.

Ätiologie und Pathogenese. Die pathogenetischen Vorgänge sind grundsätzlich die gleichen wie bei den übrigen Tuberkuliden. Auf tuberkuloantigenen Reiz, vielleicht nach hämatogener Ausstreuung von Tuberkelbakterien oder ihrer Bestandteile, kommt es an durchblutungsgestörten Akren unter exogenen Kälteeinflüssen (Arbeiten in kalten Räumen wie Metzgereien) und manifesten Kälteschäden wie Perniosis zu einer disseminierten allergisch-hyperergischen Reaktion im kutan-subkutanen Hautbereich. Die Seltenheit des Erythema induratum in heutiger Zeit ist insofern vielleicht auch mitbedingt durch die anderen Lebens- und Kleidungsgewohnheiten junger Mädchen und Frauen in unseren Tagen.

Klinik. Die Erscheinungen sind gewöhnlich symmetrisch ausgeprägt und bevorzugen die Wadengegend. Hier entstehen wenige, zunächst subkutan gelegene erbs- bis kirschgroße, manchmal plattenförmige derbe, gut abgegrenzte, prall-elastische Knoten, die sich leicht palpieren lassen. Nach Monaten pflegen sich diese Knoten, besonders im Sommer, zurückzubilden.

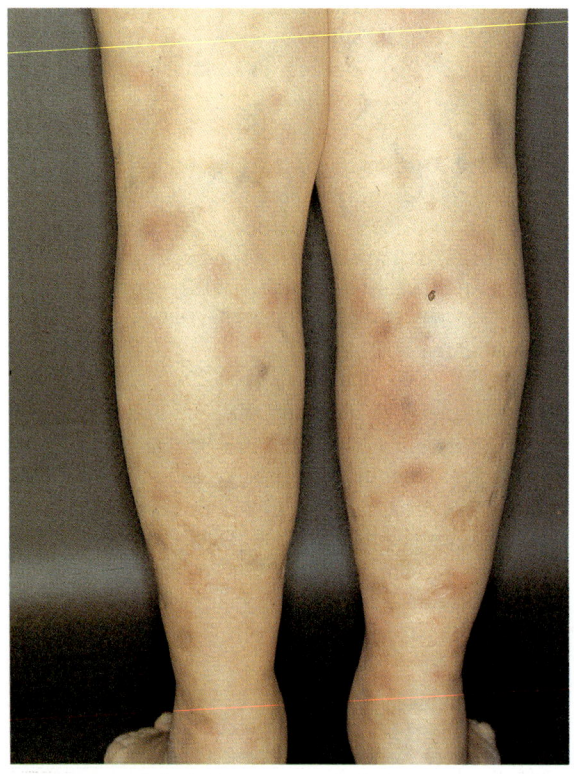

Abb. 4.85. Erythema induratum

Oft werden sie aber größer, die Haut über ihnen wird lividrot, sie verbacken mit der Haut, schmelzen zentral ein, brechen nach außen auf und bilden Ulzerationen oder Fisteln. Die schmierig belegten oder verkrusteten Ulzerationen können über lange Zeit bestehenbleiben, verursachen aber keine Schmerzen. Begleitsymptomatik: Kalte Füße, Akrozyanose, Cutis marmorata, Hyperhidrosis palmoplantaris, Erythrocyanosis crurum puellarum oder Perniosis follicularis.

Histopathologie. Oft benötigt man mehrere Biopsien, um eine definitive Diagnose zu stellen. Das Substrat ist eine granulomatöse Vaskulitis, welche subkutane Venen mit einer perivaskulären Entzündung betrifft. Sekundär wird granulomatöse lobuläre Pannikulitis und lipophager Fettgewebeersatz (Wucheratrophie) beobachtet, zuletzt kommt es zu Fibrosierung.

Verlauf. Die Erkrankung verläuft chronisch über mehrere Jahre, vielfach mit Verschlechterung in der kalten Jahreszeit. Neue Knoten bilden sich aus, die ulzerierten Knoten zeigen nur geringe Heilungstendenz und heilen mit eingezogenen Narben ab. Insgesamt kann eine günstige Prognose gestellt werden. Bei sorgfältiger Suche findet man bei einer ganzen Reihe von Fällen eine aktive Organtuberkulose oder die Angabe über eine durchgemachte Tuberkulose. Auch lymphogene frische Veränderungen, welche für Tuberkulose der retroperitonealen Lymphknoten sprechen können, wurden festgestellt.

Differentialdiagnose. Obwohl von manchen Autoren bezweifelt wird, daß es sich beim Erythema induratum um einen tuberkulospezifischen Vorgang handelt, sind wir aufgrund eigener Erfahrungen der Auffassung, daß diese Krankheit wirklich existiert. Die chronisch-rezidivierenden, zu Ulzeration neigenden Knoten an den Waden junger Frauen mit durchblutungsgestörten Extremitäten sind typisch. Wichtig ist die Abgrenzung anderer knotiger Unterschenkeldermatosen. Erythema nodosum ist druckschmerzhaft, bevorzugt die Unterschenkelstreckseiten und ulzeriert nie. Schwierig kann bei subkutanen Knoten die Abgrenzung einer Lipogranulomatosis subcutanea (Rothmann-Makai) sein; diese besitzt ein anderes histologisches Substrat. Auch Vasculitis nodosa (Montgomery) sowie knotenförmige Periarteriitis nodosa cutanea müssen abgegrenzt werden. Schließlich ist auch an Gummen bei tertiärer Syphilis zu denken, da die Entwicklungsdynamik der Effloreszenzen die gleiche ist; allerdings sind diese meist asymmetrisch lokalisiert. Knotenförmige Pernionen sind noch strenger jahreszeitlich gebunden, verlaufer aber mehr subakut und treten an den am meisten kälteexponierten Akren (seitlichen Fußanteilen, Knien) auf. In jedem Fall ist histologische Untersuchung zu fordern. Der färberische und kulturelle Bakteriennachweis verläuft gewöhnlich negativ. Mit PCR-Diagnostik wurde mykobakterielle DNS nachgewiesen. Der Tuberkulintest ist stark positiv.

Therapie. Tuberkulostatische Polychemotherapie über viele Monate (s.S. 231). Wichtig ist die Beachtung der peripheren Durchblutungsstörungen. Wir empfehlen daher warme Fußbekleidung, Vermeidung von Bodenkälte und Aufenthalt in warmen Räumen. Wechselbäder oder Bäder mit nikotinsäureesterhaltigen durchblutungsfördernden Mitteln (z.B. Rubriment-Bäder) und Anwendung durchblutungsfördernder Salben (z.B. Amasincreme) sind wichtige Maßnahmen. Besonders rückbildungsfördernd wegen ihres guten zirkulatorischen Einflusses und der Wärmezufuhr an den Beinen wirken Kompressionsverbände.

Pseudotuberkulide

Es handelt sich um Erkrankungen, die früher den Tuberkuliden zugerechnet wurden, da das histologische Substrat durch tuberkuloide Granulome in der Haut geprägt ist. Indessen wurden niemals Tuberkelbakterien in den Hauterscheinungen solcher Erkrankungen nachgewiesen, der Tuberkulintest ist entweder gering positiv oder negativ und Beziehungen zu einer inneren Organtuberkulose konnten nicht festgestellt werden. Aus diesen Gründen werden die hier dargestellten Erkrankungen als Pseudotuberkulide von den Tuberkuliden abgetrennt, obwohl die Krankheitsbezeichnungen teils noch auf Tuberkulose hindeuten.

Lupus miliaris disseminatus faciei
[Fox 1878]

Synonym. Tuberculosis lupoides miliaris disseminata faciei

Definition. Es handelt sich um eine symmetrische papulöse, papulosquamöse bis papulopseudopustulöse lupoide Eruption im Gesicht, die einen chronisch-wellenförmigen Verlauf nimmt und sich spontan zurückbildet.
Es erkranken vorwiegend jüngere Männer (20–35 Jahre). Da vermehrungsfähige Tuberkelbakterien nicht nachgewiesen wurden und auch eine Organtuberkulose so gut wie nie gefunden wurde, ist eine Beziehung zu Tuberkuliden nicht gegeben. Wahrscheinlich handelt es sich um eine polyätiologische tuberkuloid-granulomatöse Hautreaktion charakteristischer Prägung.

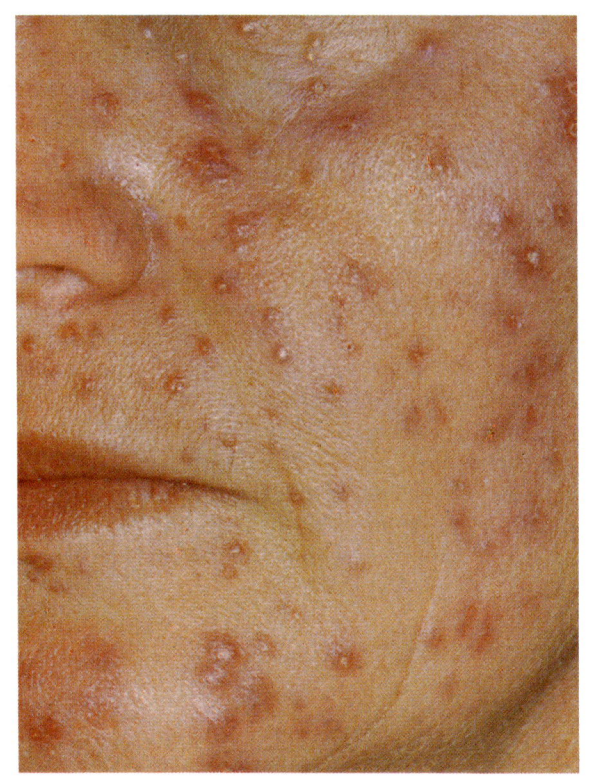

Abb. 4.86. Lupus miliaris disseminatus faciei

Klinik. Meist im Gesicht, gelegentlich aber auch am Hals, selten am Kapillitium und extrem selten am Stamm treten symmetrisch glasstecknadelkopf- bis hanfkorngroße sukkulente blaurote oder mehr bräunlichrote halbkugelige weiche Papeln in lockerer Dissemination in Erscheinung, die kalottenförmig vorspringen und von einer feinen Schuppung bedeckt sein können. Auch angedeutete Pustulation kommt gelegentlich vor. Wichtig ist, daß bei Glasspateldruck typische Lupusknötchen nachweisbar sind, die allerdings stets isoliert stehen und nicht wie bei Lupus vulgaris zu größeren Komplexen aggregiert erscheinen; das Sondenphänomen ist gewöhnlich negativ.

Symptome. Subjektive Symptome wie Juckreiz werden meist nicht angegeben. Gemeinsames Auftreten mit Erythema nodosum, auch bei Yersiniosis, wurde bekannt.

Histopathologie. Das feingewebliche Substrat besteht in typischen tuberkuloiden Granulomen mit größeren zentralen Nekrosen und breiten Säumen aus Epitheloidzellen und Riesenzellen sowie einigen Lymphozyten.

Verlauf. Der Verlauf der Erkrankung, welche sich relativ rasch entwickelt, kann sich subchronisch oder chronisch über Monate oder 1–2 Jahre erstrecken. Die Hautveränderungen zeigen keine Neigung zu echter Einschmelzung oder Ulzeration. Abheilung erfolgt unter Bildung zart-atrophischer Närbchen.

Selten sind *tiefe Verlaufsformen* mit kleinknotigen Infiltraten, die sich unter den Fingern hin- und herrollen lassen und nach außen nur zu bräunlichroten Flecken führen. Diese Form nähert sich noch mehr dem akneiformen Tuberkulid des Gesichts (*Aknitis*).

Diagnose und Differentialdiagnose. Das klinische Bild der Erkrankung ist außerordentlich typisch.

Rosacea lupoides ist neben lupoiden Papeln durch gleichzeitiges Vorhandensein von Erythemen und Teleangiektasien meist bei Frauen charakterisiert. Acne vulgaris hat ein mehr polymorphes Krankheitsbild mit Komedonen, Papeln, Papulopusteln. Glukokortikoid- oder halogenindinduzierte Akne kann in der Abgrenzung Schwierigkeiten machen. An kleinknotige Sarkoidose und papulosquamöses Syphilid ist zu denken. Auch die periorale rosazeaartige Dermatitis kann sich in einer lupoiden Form präsentieren, die klinisch und histologisch sehr an Lupus miliaris disseminatus faciei erinnert oder in einem Teil der gegenwärtigen Fälle diesem entsprechen dürfte.

Therapie
Innerlich. In Betracht kommen Minozyklin, Doxyzyklin, Isotretinoin oder auch kurzfristig Glukokortikoide in mittlerer Dosierung. Antituberkulöse Polychemotherapie ist nicht indiziert. In Einzelfällen ist auch Isoniazid (etwa 5,0 mg/kg KG tgl.) wirksam, wenn es über Monate verabfolgt ird.
Äußerlich. Gleichartige Behandlung wie bei papulöser Rosazea. Auch an Photochemotherapie (PUVA) ist in resistenten Fällen zu denken.

Rosazeaartiges Tuberkulid
[Lewandowsky 1913]

Heute wird das rosazeaartige Tuberkulid nicht mehr als eigenes Krankheitsbild akzeptiert; es dürfte sich in diesen Fällen entweder um eine lupoide Rosazea oder um eine lupoide, d.h. granulomatöse Erscheinungsform der perioralen rosazeaartigen Dermatitis handeln.

Akneiformes Tuberkulid

Die alte Bezeichnung für das akneiforme Tuberkulid im Gesicht war *Aknitis*. Auch diese Erkrankung wird heute nicht mehr anerkannt.

Hautinfektionen durch andere Mykobakterien

Mykobakterien können klassifiziert werden in typische Mykobakterien wie Mycobacterium tuberculosis und Mycobacterium bovis und *atypische Mykobakterien*, welche durch ihre Wachstumscharakteristik in langsam- und raschwachsende Spezies klassifiziert werden können. Diese Einteilung wird auch durch DNS-Studien bestätigt. Die rasch wachsenden atypischen Mykobakterien von dermatologischem Interesse umfassen zwei pathogene Organismen, nämlich Mycobacterium chelonae von der Taube und Mycobacterium fortuitum vom Frosch. Zu den langsam wachsenden Mykobakterien gehören 8 verschiedene Spezies, welche auch menschliche Krankheiten hervorrufen können.

Zwei Spezies, Mycobacterium marinum und Mycobacterium ulcerans, verursachen spezifische Hauterkrankungen, das Schwimmbadgranulom und das Buruli-Ulkus. Die Bakterien sind wegen ihrer dicken lipidreichen und säurefesten Kapsel sehr resistent gegen Schädigung. Ihr ubiquitäres Vorkommen spricht dafür, daß sich bei vielen Menschen ein guter Immunzustand aufbaut. Ein neuer Organismus, Mycobacterium haemophilum, soll nur in Gegenwart von Eisen wachsen, gewöhnlich in Form von Eisenammoniumzitrat und bei niedrigen Temperaturen. Während die meisten Infektionen bei immunsupprimierten Patienten beobachtet wurden, konnte bei einem Kind mit zervikaler Adenitis ebenfalls Mycobacterium haemophilum isoliert werden.

Tabelle 4.6. Langsam wachsende Mykobakterien bei menschlichen Erkrankungen

Runyon-Gruppe	Spezies
1	Mycobacterium kansasii
	Mycobacterium marinum
2	Mycobacterium scrofulaceum
	Mycobacterium szulgai
3	Mycobacterium avium intracellulare
	Mycobacterium malmoense
	Mycobacterium ulcerans
	Mycobacterium xenopi

Klinik. Atypische mykobakterielle Hautveränderungen können entweder als primäre oder durch Inokulation hervorgerufene Hautveränderungen mit Ulzerationsneigung auftreten. Die Ulzerationen können heilen, sich verruziform transformieren oder sich langsam vergrößern, was in Relation zu der Immunantwort des Patienten steht. Abszesse nach Injektion oder granulomatöse Pannikulitis kann im subkutanen Gewebe vorkommen. Atypische Mykobakterien können auch hämatogen oder lymphogen streuen; im letzteren Fall kann die Infektion entlang der abführenden Lymphwege zu sporotrichoiden Knoten und einer entsprechenden Lymphadenopathie führen. Ausbreitung auf Schleimhäute ist möglich.

Tuberkulidartige Reaktionen wie papulonekrotisches Tuberkulid oder Erythema-nodosum-artige Hautveränderungen wurden beschrieben.

Generalisierte atypische Mykobakteriose bei Homosexuellen mit HIV-Infektion verläuft gewöhnlich letal.

Therapie. Häufig werden umschriebene primäre Veränderungen erfolgreich exzidiert. Auch Röntgenbestrahlung soll heilend wirken. Wenn es zu ausgedehnten Ulzerationen kommt, wie bei dem tropischen Buruli-Ulkus, kann Hauttransplantation erforderlich werden. Chemotherapie wird im allgemeinen als Kombinationsbehandlung durchgeführt, so in Form von Rifampicin mit Ethambutol oder Cotrimoxazol. Auch Tetrazykline und Minozyklin kommen in Betracht. Umschriebene Veränderungen durch *Mycobacterium kansasii* können mit einer Dreierkombination behandelt werden: Rifampicin, Isoniazid und Ethambuthol. Veränderungen durch *Mycobacterium avium* erfordern eine Fünferkombination über lange Zeit. *Mycobacterium chelonei* soll auf Erythromycin und Amikacin ansprechen.

Schwimmbadgranulom

Definition. Gelegentlich vorkommende granulomatöse Reaktion in der Haut durch Infektion mit einem atypischen Mykobakterium: *Mycobacterium marinum*.

Vorkommen. Relativ selten. *Mycobacterium marinum* ist ein saprophytischer Organismus, der in feuchter Umgebung bei etwa 32° C besonders gut wächst. Daher sind die Infektionen praktisch stets auf die Haut beschränkt. Infektionen kommen nach Bagatellverletzungen beim Baden in ungenügend chlorierten Schwimmbädern (daher die Bezeichnung *Schwimmbadgranulom*), bei deren Reinigung oder beim Hantieren in Warmwasseraquarien zustande.

Ätiologie. Mycobacterium marinum kommt in warmem Wasser (Meer, Schwimmbecken) in wärmeren Regionen vor und kann aus Schlamm oder erkrankten Fischen isoliert werden. Es kann auch aus den hervorgerufenen Hauterscheinungen isoliert und gezüchtet werden. Erregernachweis ist wegen der Abgrenzung gegenüber Hauttuberkulose wichtig.

Klinik. Gewöhnlich innerhalb von 2–4 Wochen entsteht am Verletzungsort meist ein einzelner, bläulichroter entzündlicher Knoten mit verruziformer Oberfläche. Die Veränderungen haben gewöhnlich 1–2 cm Durchmesser und tendieren nach gewisser Zeit zu oberflächlicher Ulzeration. Prädilektionsstellen sind Hand- und Fußrücken, Ellbogen und Knie.
Auch umschriebene abszeßartige entzündliche Knoten im Verlauf der ableitenden Lymphgefäße (*sporotrichoide Form*) oder im Bereich der regionalen Lymphknoten sind möglich.

Histopathologie. Im oberen Korium typische tuberkuloide Strukturen mit zentraler meist fibrinoider Nekrose. Manchmal gelingt der Nachweis säurefester Stäbchen.

Verlauf. Bei spontanem Verlauf Abheilung innerhalb von etwa 1–3 Jahren, oft mit Narbenbildung.

Diagnose. Anamnese, klinisches Bild und kultureller Erregernachweis (Wachstum bei 30–33° C innerhalb von 7–10 Tagen).

Differentialdiagnose. An tuberkulösen Primärkomplex und Tuberculosis cutis verrucosa ist zu denken. Bei lymphangitischen oder lymphadenitischen Krankheitsbildern muß Sporotrichose berücksichtigt werden. Leishmaniose und tertiäre Syphilis sollen ausgeschlossen sein.

Therapie. Kleine Herde können im Gesunden exzidiert werden. Auch Vereisung mit flüssigem Stickstoff und Kürettage mit Elektrodesikkation wurden empfohlen. Vor einer innerlichen Behandlung mit antituberkulöser Chemotherapie sollte die Empfindlichkeit des isolierten, oft hochresistenten Erregers bestimmt werden. Empfohlen wird Rifampicin allein oder zusammen mit Ethambutol (EMB-Fatol). Neuerdings wurde ein Kombinationspräparat aus Isoniazid, Protionamid und Dapson (Isoprodian) empfohlen. Ferner Tetrazykline, Minozyklin oder Cotrimoxazol (Bactrim). Eventuell Versuch mit Ciprofloxazin (Ciprobay, 2mal 750 mg tgl.). Durchschnittliche Behandlungsdauer etwa 6 Wochen.

Infektion durch den Mycobacterium-avium-Komplex

Der Mycobacterium-avium-Komplex umfaßt zwei Spezies, *Mycobacterium avium* und *Mycobacterium intracellulare*, welche in der Natur ubiquitär vorkommen. Am häufigsten führen diese Keime zu chronischen Lungeninfektionen bei Patienten mit gestörter Immunabwehr (langfristige Therapie mit Glukokortikoiden oder Zytostatika, HIV-Infektion). Manche Patienten mit HIV-Infektion kommen an disseminierter Infektion durch den Mycobacterium-avium-Komplex zu Tode.

Klinik. Neben chronischer Lungeninfektion, Osteomyelitis oder Lymphadenitis ist die Haut nur relativ selten betroffen.

Traumatische Hautinokulation. In diesen extrem seltenen Fällen kommt es nach traumatischer Inokulation bei entsprechend immungeschwächten Patienten zum Auftreten von schlecht heilenden Beinulzerationen und papulösen Veränderungen, die teilweise an ulzeröse Lepra erinnern.

Hauterscheinungen bei disseminierter Infektion. Diese treten meist in Verbindung mit einer aktiven Lungeninfektion bei Patienten mit gestörter Immunabwehr auf und sind sehr polymorph. Man findet disseminierte Erytheme, Knötchen, Ulzera, Pusteln, Abszesse oder Pannikulitis.

Prognose. Die Prognose disseminierter Infektionen durch Mycobacterium-avium-Komplex ist wegen beachtlicher Letalität mit großer Vorsicht zu stellen.

Therapie. Wenn möglich, vor Beginn Resistenzbestimmung. Am meisten bewährt hat sich eine kombinierte antituberkulöse Polychemotherapie in Fünferkombination über längere Zeiträume.

Lepra

Synonyme. Morbus Hansen, Hansenosis, Zaraath (biblisch)

Definition. Lepra ist eine chronisch verlaufende, wenig kontagiöse Infektionskrankheit, ausgelöst durch das *Mycobacterium leprae*. Akute Exazerbationen sind möglich. Die Erkrankung zählt zu den Geißeln der Menschheit, da sie mit schwersten Verstümmelungen einhergehen kann. Durch frühzeitige Behandlung ist Abheilung möglich, von einer vollständigen Eradikation des Erregers ist üblicherweise aber nicht auszugehen.

Erreger. *Mycobacterium leprae* stellt ein leicht gekrümmtes bzw. gerades sporenloses, nichtbewegliches säurefestes Stäbchen dar mit einem Durchmesser von 4–7 bzw. 0,3–0,4 μm. Mikroskopisch läßt sich der Erreger mittels der Ziehl-Neelsen- oder Fite-Faraco-Färbung darstellen. Oft Anordnung in Gruppen (Globi), dicht gepackt wie Zigarren. Anders als das nahe verwandte *Mycobacterium tuberculosis* ist *Mycobacterium leprae* bei Färbung mit Silbernitrat durchscheinend hell, Tuberkelbakterien dagegen schwarz. Kultivierung auf leblosen Medien ist nicht möglich. Als Versuchstier eignet sich insbesondere das neunbändrige Gürteltier (Armadillo novemcergtus).

Historisches. Lepra ist eine weltweit verbreitete Erkrankung seit Geschichtsbeginn. Bereits im Altertum finden sich entsprechende Dokumentationen in altägyptischen und altchinesischen Werken. Ob sich die Lepra in der Bibel im Leviticus der fünf Bücher Moses unter der Zaraath genannten Erkrankung mit verbirgt, ist unklar. Im klassischen Altertum gerieten die früheren Kenntnisse vorübergehend in Vergessenheit, wurden in der alexandrinischen Zeit aber wieder Wissensgut. Durch die Feldzüge der römischen Legionen und besonders durch die Kreuzzüge erfuhr die Lepra in Mitteleuropa eine seuchenhafte Ausbreitung. Ihre Übertragbarkeit war bereits im Mittelalter bekannt. Vom 16. Jahrhundert an ging sie wieder zurück und war auf bestimmte Gegenden in Europa, wie südeuropäische Länder, Skandinavien und Baltikum, begrenzt. In der Neuzeit haben moderne Prophylaxe und Therapie die Lepra in diesen Ländern praktisch zum Verschwinden gebracht. In Deutschland kommen jetzt Erkrankungsfälle durch Einschleppung (Rückwanderer, Gastarbeiter, Besucher, Heilungssuchende) vor.

Aussatz kann nicht vollinhaltlich mit Lepra gleichgesetzt werden. Ausgesetzt aus der menschlichen Gemeinschaft wurden früher zwar Leprakranke, aber aus Unkenntnis auch andere kranke Menschen mit ekelerregenden Hauterkrankungen wie Pemphigus, Mycosis fungoides oder Psoriasis. Der Begriff Lepra geht auf das griechische Lepra (von Lepis = Schuppe) bzw. das indogermanische Lap (Abschälen) zurück.

In vielen deutschen Städten gab es bis zum 18. Jahrhundert noch Leprosorien und Leprafriedhöfe; vereinzelte Erkrankungen tauchten auch noch in diesem Jahrhundert auf. Laut Gesetz mußten Leprose sich mit Lepraklappern bemerkbar machen, ehe sie eine Brücke überschreiten durften, damit die gesunde Bevölkerung ausweichen konnte.

Epidemiologie. Weltweit wird die Zahl der Leprakranken heute auf 10–15 Mio. Menschen geschätzt. Lepra kommt vorwiegend in den Tropen und Subtropen, aber auch in kühleren Zonen wie Nepal und Korea vor und bevorzugt einen geographischen Gürtel, der durch den 40. nördlichen und 40. südlichen Breitengrad begrenzt wird. Zu den Hauptgebieten zählen Indien, Zentralafrika und das ozeanische Inselreich. Aus China liegen keine Zahlen vor. Leprabekämpfung gehört zu den vordringlichen Aufgaben der Medizin und wird von der WHO in besonderer Weise gefördert.

Lepra wird nicht vererbt oder konnatal übertragen. Allerdings wurde eine Assoziierung zu HLA-B8 und (fraglich) zu HLA-A9 beschrieben. Kinder sind gegenüber Lepra empfänglich. Die Ansteckung erfolgt gewöhnlich im Kindes- oder Jugendalter. In der Kindheit werden beide Geschlechter gleich häufig, nach der Pubertät wird das männliche Geschlecht bevorzugt befallen. Zwei Faktoren sind für die Ausdehnung der Lepra notwendig, die Empfänglichkeit des Patienten (Immunstatus) und der Kontakt mit offenen Fällen. Zu den offenen Fällen zählen die erregerreiche lepromatöse und die dimorphe Lepraform, nur selten die reaktive Form der tuberkuloiden Lepra. Ein Reservoir für Leprabakterien soll die Muttermilch sein, ein weiteres die Muskulatur. Lepra kommt bei Menschen aller sozialen Schichten vor, jedoch vorzugsweise bei der armen Bevölkerung, die auf engem Raum unter unzureichenden hygienischen Verhältnissen zusammenlebt. Bei ausreichender Hygiene und Ernährung unter zivilisierten Verhältnissen scheint die Übertragungsgefahr gering zu sein.

Eine genuine Lepraerkrankung im Tierreich ist nicht sicher bekannt. Im Tierexperiment kann das Bakterium jedoch auf einige Spezies übertragen werden, so auf die Pfoten von Mäusen, ohne daß es zu einer generalisierten Lepra kommt, oder auf die Armadillos (Gürteltiere), bei denen eine generalisierte Leprainfektion vorkommt. Armadillos sind Vektoren, die als Infektionsquelle gelten; im US-Staat Louisiana haben bis in unsere Zeit hinein Verletzungen von Jägern durch Armadillos oder Verzehr von ungenügend präpariertem Gürteltierfleisch Lepra ausgelöst.

Pathogenese. Die Übertragung von Mensch zu Mensch ist nicht ganz sicher bekannt. Die Infektion verläuft wahrscheinlich durch langen und engen Kontakt mit offenen Leprösen. Eine direkte Übertragung durch die Luft ist nicht möglich. In heißen Ländern scheinen Insekten wie Fliegen, Wanzen und Flöhe eine indirekte Rolle zu spielen, da es durch sie zu oberflächlichen Hautverletzungen, Pyodermien und chronischen Ulzerationen kommen kann. Eine Primärläsion oder ein Primäraffekt, wie beispielsweise bei Tuberkulose oder atypischen Mykobakterieninfektionen, ist nicht bekannt. Prädilektionsareale von *Mycobacterium leprae* sind Haut, Schleimhaut, oberer Respirationstrakt und periphere Nerven; es siedelt sich besonders in den Schwann-Zellen ab. Das färberische Verhalten (*morphologischer Index*) zeigt an, ob es lebensfähig und vermehrungsfähig ist oder nicht: Gänzlich gefärbte Bakterien (*solid staining rods*) sind vermehrungsfähig; Bakterien mit fehlender Anfärbung im Zentrum oder diffuser unregelmäßiger Polfärbung gelten als nicht vermehrungsfähig.

Diese Differenzierung ist wichtig für Prognose und Therapieerfolg. Kommt ein negativer Lepromintest (unzureichende immunologische Abwehrlage) hinzu, besteht Infektionsgefahr. Patienten mit lepromatöser Lepra sind hochgradig anergisch auf das Mycobacterium-leprae-Antigen, reagieren auch auf nichtbakterielle Antigene kaum und weisen schließlich nur selten eine Kontaktallergie auf.

Lepromintest. Dieser ist kein diagnostischer Test, sondern eine hilfreiche Methode zur Klassifizierung der Lepra und zur Beurteilung der Prognose. Lepromin ist kommerziell bei uns nicht erhältlich.

Drei Antigene werden zur Intrakutaninjektion benutzt:

- Vollständiges Lepromin (Mitsuda), ein Gemisch aus mazeriertem Gewebe von Lepra lepromatosa, das $1,6 \cdot 10^8$ Mycobacteria leprae/mm^3 sowie Gewebedetritus enthält
- Bazillenantigen (Dharmendra), das nur Mycobacterium leprae enthält
- Proteinlepromin (Olsmos-Castro), das einzelne antigene Fraktionen von Mycobacterium leprae enthält

Die Ablesung erfolgt nach 2 Tagen und nach 3 Wochen. Nach 48 h kann sich ein infiltriertes Erythem von 10–20 mm bilden (positiver Lepromintest). Er weist auf eine Überempfindlichkeit hin, hat jedoch kaum klinische Relevanz. Diese Reaktion wird als *Frühreaktion nach Fernandez* (*Fernandez-Reaktion*) bezeichnet. Im weiteren Verlauf kann sich die Frühreaktion in ein chronisch-entzündliches, über 5 mm großes Knötchen umwandeln. Das Gewebe wird exzidiert und histologisch aufgearbeitet. Bei dieser *Spätreaktion nach Mitsuda* (*Mitsuda-Reaktion, Leprominreaktion*) findet sich ein tuberkuloides oder sarkoides Granulom.

Ein positiver Lepromintest (Allergie) weist auf eine tuberkuloide Lepra mit guter Abwehrlage und günstiger Prognose, ein negativer Lepromintest (Anergie) auf lepromatöse oder dimorphe Lepra mit schlechter Abwehrlage hin. Kontaktpersonen in Endemiegebieten mit negativem Lepromintest sollten wegen der Infektionsgefährdung prophylaktisch behandelt oder evakuiert werden. In leprafreien Zonen wie bei uns weist der Lepromintest eine Parallele zum Tuberkulintest nach Mendel-Mantoux auf; er ist bei > 80% der Bevölkerung positiv und deutet auf eine immunologische Auseinandersetzung mit Mycobacterium tuberculosis hin. Im menschlichen Körper werden die Schwann-Zellen zu den Wirtszellen des Mycobacterium leprae gerechnet; dorthin gelangen die Bakterien entweder direkt, durch die Haut oder über die Blutbahn.

Klinik. Nach einer nicht genau bekannten Inkubationszeit von schätzungsweise 3–20 Jahren können völlig uncharakteristische Frühsymptome auftreten, die variabel sind und den Patienten nicht zum Arzt führen. In weiten Teilen der Welt fürchten sich die Menschen davor, auch bei begründeten Hinweissymptomen wie Pigmentaufhellungen der Haut, Anästhesien, Muskelatrophien, chronischem Schnupfen oder Nasenbluten den Arzt aufzusuchen, da mit der Diagnose Lepra ihr soziales Gefüge zusammenbricht. Jahrelange ärztliche Betreuung, Einweisung in Leprosorien, Trennung von Familie und Beruf tragen auch heute noch das Stigma des Aussatzes. Aufgrund klinischer, bakteriologischer, histologischer und immunologischer Befunde wird Lepra nach einem Spektrum eingeteilt. Zwei stabile, polar gegensätzliche Typen, die erregerreiche anergische *lepromatöse Lepra* und die erregerarme allergische *tuberkuloide Lepra*, bilden die Hauptformen. Dazwischen liegen die *Lepra indeterminata* und die *dimorphe Lepra* (*Borderlinelepra*). Die spezielle Art der Auseinandersetzung zwischen Erreger und Wirt führt zu dem jeweiligen ausgeprägten klinischen Bild. Neben der hier im folgenden verwendeten Klassifikation der WHO, die lepromatöse, tuberkuloide, Borderline- und indeterminierte Lepra unterscheidet, gibt es auch die Klassifikation nach Job (1978), nach der unterschieden werden: lepromatöse, Borderline-, Borderline-tuberkuloide, tuberkuloide, indeterminierte und schließlich rein neurale Lepra (neuritische Lepra).

Lepromatöse Lepra (Lepra lepromatosa)

Definition. Sie ist die maligne, anergische, infektiöse Verlaufsform bei schlechter Immunität und ernster Prognose ohne Neigung zur Selbstheilung. Die Leprominreaktion ist negativ. In den Erscheinungen der Haut und Schleimhäute finden sich massenhaft Erreger. Solche Patienten können mehr als 1 kg Bakterien in sich tragen. Die histologische Untersuchung zeigt schaumzellenreiche Granulome (*Virchow*- oder *Leprazellen*).

Haut. Die Hauterscheinungen sind symmetrisch ausgebildet und bestehen aus Maculae, infiltrierten Plaques und bräunlichroten, oft auch hautfarbenen Infiltraten, die bald knotig werden. Die Knoten werden *Leprome* genannt. Die Begrenzung der Hauterscheinungen ist unscharf.

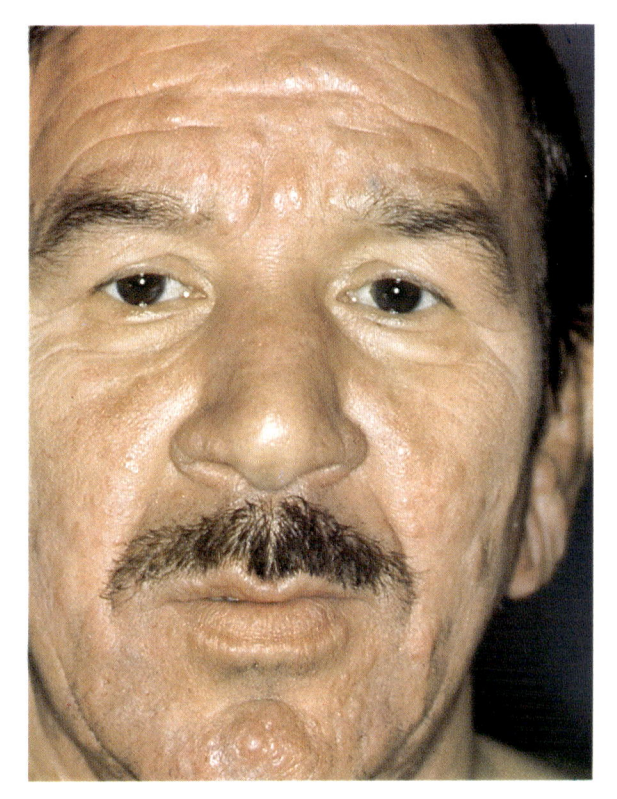

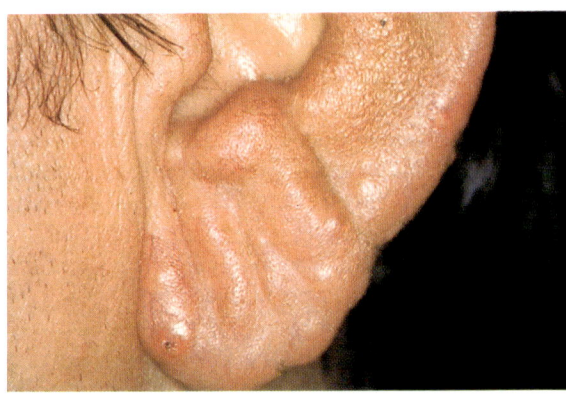

Abb. 4.87. Lepra lepromatosa

Die Maculae sind rund oder oval und finden sich vorwiegend an bedeckten Körperstellen. Die infiltrierten Knoten sind unterschiedlich groß, unscharf begrenzt, die darüber liegende Haut ist trocken, atrophisch oder ödematös durchtränkt. Trockenheit, Anhidrosis, Alopezie und Anästhesie sind vier wichtige klinische Kriterien. Papeln und Knoten (Leprome) können aus den Maculae, aber auch aus normaler Haut hervorgehen. Sie sind millimeter- bis zentimetergroß und von elastischer bis harter Konsistenz. Subkutaner Sitz ist möglich. An Druckstellen wie Ellbogen, Knien, Gesäß, Gesicht und Ohren sind sie häufig. Leprome können spontan (lepromatöse Gummen), durch Trauma (Anästhesie) oder in reaktiven Stadien (Leprareaktion) ulzerieren. Dann ist die Gefahr der Sekundärinfektion groß. Flächige Infiltrationen, Leprome und Keratokonjunktivitis machen die *Facies leonina* aus. Später konfluieren die Knoten und bilden girlandenförmige Bögen. Lepraherde finden sich meist an den kühlen Körperzonen; an warmen Körperteilen, wie Kopfhaut, Nacken, Axillae, Leisten und Sternum, fehlen sie häufig. Im Gesicht lokalisieren sich die Leprome auf Nase, Ohren, Jochbögen und Stirn. Die Hautfurchen bleiben frei, wodurch das Gesicht oft faltig aufgeworfen wirkt. Die Vergrößerung der Ohrläppchen ist pathognomonisch, Haarausfall der lateralen Augenbrauen durch weiche lepromatöse Infiltrate (Madarose) ist charakteristisch und ein Frühsymptom.

Bei der *diffusen Lepromatosis* (Lucio-Latapi), auch *lazarine Lepra* genannt, kommt es zu einer generalisierten wachsartigen Hautinfiltration, die an ein Myxödem erinnert. Arme und Beine sind geschwollen, diffus gerötet mit zyanotischer Komponente, leicht hyperpigmentiert, auch teleangiektatisch; Knoten fehlen. Alopezie von Wimpern, Brauen und Kopfhaut gehören dazu (*Alopecia lepromatosa*). Die übrige Haut ist trocken und schuppig. *Mycobacteria leprae* finden sich massenhaft auch in anscheinend gesunder Haut. Im *reaktiven Stadium* kommt es zu Blasen und dann zu bizarren Hautnekrosen (*Lucio-Phänomen* 1852), die sich in tiefe Ulzerationen umwandeln und schließlich mutilierend mit Narben abheilen. Befall der Nasenschleimhaut mit destruierender Rhinitis ist ein Frühsymptom. Diese Verlaufsform wird besonders in Mittelamerika (Mexiko) beobachtet.

Schleimhäute. Die Nasenschleimhaut ist fast stets befallen. Chronischer Schnupfen in Endemiegebieten ist verdächtig auf Lepra, so auch Epistaxis, Behinderung der Nasenatmung durch Leprome und Destruktion des Nasenseptums mit charakteristischer Einsenkung des distalen Nasendaches (*Kleeblattnase* nach Gay-Prieto). Im Larynxbereich können lepromatöse Infiltrationen zu eitriger Laryngitis und Erstickungsanfällen führen.

Auch andere Schleimhäute, wie Lippen, Mundhöhle, Zunge, aber auch Lymphknoten, Hoden, Leber, Milz und endokrine Drüsen können betroffen sein; dies führt zu entsprechenden, oft charakteristischen Symptomen wie Gynäkomastie, Infertilität und Leberzellschaden.

Augen. Beteiligung der Augen ist häufig und schwerwiegend. Infiltrationen an Lidern, Skleren, Kornea, Iris und Ziliarkörper können zu Sehbehinderung oder Erblindung führen. Die Augenbeteiligung ist bei der Leprareaktion gefürchtet.

Nerven. Nervenveränderungen stehen nicht so sehr im Vordergrund wie bei der tuberkuloiden Lepra. Manchmal tritt Nervenbeteiligung erst bei Rückbildung der Hauterscheinungen auf. Durch spezifische Infiltrate entlang der peripheren Nerven kommt es zu Paralysen, besonders der von N. ulnaris oder N. radialis versorgten Mm. interossei mit typischer Muskelatrophie; Kleinfinger- und Daumenballen schwinden, eine Klauenhand resultiert. An den Fingern und Zehen treten Verstümmelungen durch lepromatöse Infiltrate und durch sekundäre Infekte und trophische Ulzerationen auf.

Leprareaktion. Die akute Exazerbation der Lepra lepromatosa nennt man *Leprareaktion. Erythema nodosum leprosum* tritt nicht nur an den Beinen, sondern auch an Armen, im Gesicht und am Rumpf auf. Es neigt zu Rezidiven und kommt nur bei lepromatöser Lepra vor.

Tuberkuloide Lepra (Lepra tuberculoides)

Definition. Dies ist die gewöhnlich nichtkontagiöse, relativ benigne und langsam verlaufende Lepra ohne systemische Beteiligung, mit Neigung zu spontaner Regression bei guter Abwehrlage des Organismus (allergische Reaktionslage) und meist günstiger Prognose. Andererseits können die Patienten schwere behindernde Mutilationen davontragen. Die Hautveränderungen sind bakterienfrei oder bakterienarm. Die Leprominreaktion ist stark positiv. Histologisch liegen tuberkuloide oder sarkoide Granulome vor. Die tuberkuloide Lepra betrifft fast nur Haut und periphere Nerven, selten die Lymphknoten. Hauterscheinungen sind oft gering ausgeprägt, asymmetrisch und nicht selten auf das Ausbreitungsgebiet eines Nerven oder eine bestimmte Hautzone begrenzt.

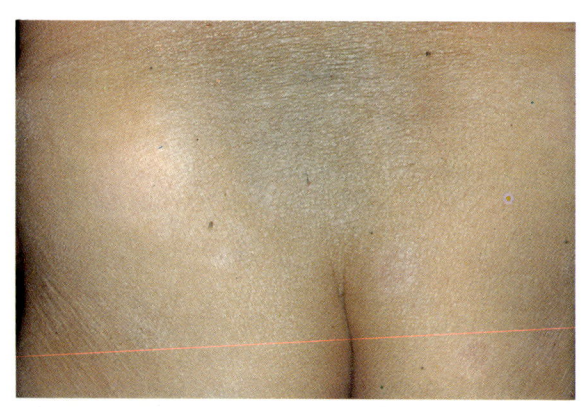

Abb. 4.88. Tuberkuloide Lepra

Haut. Die tuberkuloide Lepra beginnt häufig wenig eindrucksvoll mit einer oder wenigen, gering erhabenen, aber stets scharf begrenzten, rötlichen oder leicht rötlichvioletten Maculae oder mit kleinen Papeln, die sich peripherwärts vergrößern und zentral unter Hinterlassung depigmentierter, auch gering atrophischer Herde abheilen. Frische Hautveränderungen sind gekennzeichnet durch Hyperästhesie. Im Verlauf kommt es besonders im Zentrum der Herde zu *Sensibilitätsstörungen*, zuerst zum Verlust der Temperaturempfindung, später der Berührungs- und Schmerzempfindung. Auch die begleitende *Anhidrosis* ist ein wertvolles diagnostisches Zeichen.

Nerven. Bei allen Formen von tuberkuloider Lepra kann es zu Nervenbeteiligung kommen. Entzündliche granulomatöse Veränderungen äußern sich klinisch in Spannung, strangartiger, klinisch gut palpabler Verdickung oder spindelförmigen Auftreibungen an den peripheren Nerven und Verlust ihrer Funktion. Die Nervenbeteiligung ist anders als bei lepromatöser Lepra meist schwer und asymmetrisch. Die Nervenschädigungen führen zu Paresen und sekundär zu Muskelatrophien, im Gesicht zu Fazialisparese, Ptose der Oberlider und mimischer Starre (*Facies antonina*, nach dem Gesicht des leidenden Hl. Antonius), zu Stimmbandlähmungen mit Stimmverlust, an den Händen zu Atrophie der Mm. interossei, der Daumen und Kleinfingerballen, zu Kontrakturen mit Klauenstellung und an den Füßen zu Atrophien der kleinen Fußmuskeln, Steppergang, trophischen Ulzerationen (mal perforant). Innere Organbeteiligung fehlt. Die Entwicklung der Veränderung ist relativ langsam.

Die tuberkuloide Lepra wird je nach dem Grad der Ausdehnung in zwei Formen unterteilt:

Minorform. Bei ihr bestehen erythematöse, leicht erhabene Hautveränderungen in Form kleiner Papeln mit unregelmäßiger Begrenzung, die konfluieren und zu landkartenartigen Herden zusammentreten können.
Die Veränderungen sind anästhetisch, anhidrotisch und finden sich häufig in der Nähe von Körperöffnungen, besonders an den Augenlidern, Anus und Skrotum. Spontane Rückbildung dieser relativ stabilen Form der tuberkuloiden Lepra ist möglich.

Majorform. Die Hautveränderungen sind stärker erhaben und imponieren als infiltrierte, weiche und erythematöse Papeln, Knötchen oder Plaques. Das Zentrum ist oft eingesunken und blasser, so daß komplette oder inkomplette Ringe entstehen. Tuberkuloide Plaques finden sich vorwiegend an Gesäß, Rücken, Gesicht, um die Körperöffnungen und an den dorsalen und seitlichen Gliedmaßenabschnitten. Bakteriologisch findet man häufiger positive Resultate, in den Hautveränderungen etwa bei 50% und an der Nasenschleimhaut etwa bei 10% der Patienten, allerdings ohne Bildung von Globi. Plaques und verdickte Nerven finden sich fast stets benachbart nebeneinander, Hornhautgeschwüre resultieren durch Anästhesie und Lagophthalmus. Akute Episoden im Sinne der Leprareaktion können bei dieser Form vorkommen. Aber auch hier ist spontane Rückbildung möglich; weitere Entwicklung in die dimorphe Form oder selbst in lepromatöse Lepra ist allerdings häufiger. Dann wird die vorher positive Leprominreaktion negativ. Es handelt sich also bei dieser Form um eine unstabile Verlaufsform der tuberkuloiden Lepra.

Unbestimmte Lepra (Lepra indeterminata)

Diese unstabile Lepraform wird klinisch durch auf Haut und Nerven beschränkte Veränderungen, bakteriologisch durch wenige oder nicht nachweisbare *Mycobacteria leprae*, histologisch durch uncharakteristische Entzündungsreaktionen und immunologisch durch einen meist schwach positiven oder negativen Lepromintest charakterisiert.

Hautveränderungen. Sie sind asymmetrisch; hypo- oder hyperpigmentierte, teilweise gering entzündlich veränderte makulöse Herde mit Anästhesie und Anhidrosis. Gesäß, Hals, Rumpf und Extremitäten können befallen sein. Das Gesicht bleibt fast stets verschont.

Nervenveränderungen. Diese Veränderungen im Sinne einer lepromatösen Polyneuritis mit Verdickung erkrankter Nerven sind ein wichtiger Teil dieser Lepraform und führen zu Paralysen, Klauenhand sowie zu trophischen perforierenden Ulzerationen an den Füßen.
Die Lepra indeterminata kann Monate oder Jahre bestehenbleiben. Spontane Regression kommt vor; Übergang in lepromatöse Lepra — der vorher positive Lepromintest wird dann negativ — ist häufig, in tuberkuloide Lepra selten. Die Leprareaktion kommt praktisch nicht vor.

Dimorphe Lepra (Borderlinelepra)

Diese Lepraform ist selten und wird als eine Entwicklungsphase der Majorform der tuberkuloiden Lepra aufgefaßt. Sie ist klinisch durch Haut- und Nervenveränderungen, bakteriologisch durch stets reichlich nachweisbare *Mycobacteria leprae*, histologisch durch gleichzeitig nebeneinander vorliegende tuberkuloide und lepromatöse Gewebereaktionen und immunologisch durch einen gewöhnlich negativen Lepromintest charakterisiert. Die dimorphe Lepra steht zwischen den beiden polaren Typen der Lepra: der lepromatösen und tuberkuloiden Form. Dementsprechend wandeln sich klinische, bakteriologische, histologische und immunologische Befunde. Unbehandelt geht diese unstabile Lepraform gewöhnlich in die lepromatöse Lepra, behandelt in die tuberkuloide Lepra über. Die wenigen, meist asymmetrischen Hautveränderungen sind trockene hypopigmentierte Makulä und einzelne große kuppelförmige Knoten. Typische Effloreszenzen der Haut sind anuläre, teilweise rote oder kupferfarbene Knoten oder Plaques mit unscharfer peripherer Begrenzung und wie ausgestanzt wirkenden freien Zonen (Schweizer-Käse-Muster); bandartige oder wie geographische Muster angeordnete Effloreszenzen kommen besonders an den Beinen vor. Frühzeitig finden sich deutliche Nervenbeteiligung (asymmetrische Neuritis ist ein Frühsymptom) sowie Alopezie der Augenbrauen.

Nervenveränderungen bei Lepra

Nervenbeteiligung ist ein wichtiger Teil der Lepra und kommt bei allen Lepraformen vor. Nur die peripheren Nerven werden betroffen, nicht das ZNS. Die Neuritis bei Lepra wird als *multiple Mononeuritis* definiert, d.h. gleichzeitige oder sukzessive Erkrankung von zwei oder mehr peripheren Nerven. Es handelt sich also nicht um eine echte Polyneuritis. Nervenbeteiligung ist bei lepromatöser Lepra häufiger symmetrisch, bei tuberkuloider Lepra häufiger asymmetrisch. Die Nervenveränderungen umfassen Verdickungen, Sensibilitätsstörungen, motorische und trophische Störungen.

Nervenverdickungen. Die Palpation der peripheren Nerven gehört zu jeder klinischen Untersuchung auf Lepra. Folgende Lokalisationen sind vorwiegend betroffen: N. ulnaris in der Epitrochleagrube, N. peronaeus am Fibulaköpfchen, N. auricularis major, N. occipitalis minor, die oberflächlichen zervikalen Nerven und der N. radialis am Handgelenk. Klinisch finden sich zylindrische kordelartige Verdickungen, spindelige Auftreibungen und aufgereihte knotenförmige Verdickungen. Der Tastbefund ist fibrös-hart, aber auch weich (Pseudoabszeß). Bei der Palpation werden oft Schmerzen angegeben.

Sensibilitätsstörungen. Erste klinische Zeichen können Hyperästhesie, Parästhesie, dann Hypästhesie und Anästhesie sein. Kühlere, peripher gelegene Körperpartien sind frühzeitig betroffen, die Sensibilitätsstörungen breiten sich nach proximal aus. Zuerst geht die Fähigkeit zur Unterscheidung von *Wärme* und *Kälte*, dann von *Schmerz* und zuletzt von *Berührung*, besonders *Druck*, verloren. Deshalb kommt es unbemerkt zu Verbrennungen, Verletzung und Sekundärinfektion von Wunden. Manchmal geht nur die Unterscheidung für ein Merkmal verloren (dissoziierte Anästhesie). Der Histamintest hilft bei der Frühdiagnose. Lepröse Neuritiden können anfangs auch von unerträglichem Juckreiz, Parästhesien, Störungen der Schweißsekretion und Neuralgien begleitet sein.

Motorische Störungen. Folge der Nervenerkrankung sind vielseitige *Muskelatrophien*. Frühsymptom ist eine Muskelschwäche, wie beispielsweise beim Gehen, Halten kleiner Objekte oder bei der Mimik. Die distalen Extremitätenabschnitte, Hände und Füße sowie das Gesicht sind zuerst befallen. Neuritis des N. facialis hat Ektropion und Lagophthalmus (ungeschützte Kornea) zur Folge. Bei doppelseitiger Fazialisparese entsteht ein wächsernes ausdrucksloses Gesicht (*Facies antonina*). Ulnarisparesen lassen die Hypothenarmuskelgruppe atrophieren, Kleinfinger und Ringfinger stehen in Kontrakturstellung (Klauenhand, Krallenhand). Ist der N. medianus auch noch befallen, kommt es zur totalen Krallenhand. N.-radialis-Parese führt zur Fallhand.

Trophische Störungen. Im Rahmen der Miterkrankung vasomotorischer Nerven treten vielfältige trophische Störungen auf. Die Haut ist zunächst trocken, schuppig, atrophisch. Spontan können sich Blasen entwickeln, die platzen und sekundär ulzerieren. Haarausfall, Anhidrosis, Hyperkeratosen an den Fußsohlen, besonders typisch an der Ferse und über dem 1. und 5. Metatarsalkopf, sowie proliferierende trophische Ulzerationen mit der Gefahr von Sekundärinfektionen kommen hinzu. Knochenusuren, Knochenfisteln (Osteomyelitis), resorptive Vorgänge an den distalen Knochensegmenten von Händen und Füßen mit typischer schmerzloser Verkümmerung von Fingern und Zehen, Nagelverdickungen und Nagelatrophien bilden die schweren Verstümmelungen der Lepra. Die Finger können bis auf kurze Stümpfe völlig mutiliert sein. Atrophie der Alveolarfortsätze des Os maxillare führt zur Lockerung und zum Ausfall der Schneidezähne, ein wichtiges anthropologisches Merkmal, sowie zur Atrophie der Nasenknochen mit Ausbildung einer Leprasattelnase.

Weitere Lepraveränderungen

Schleimhäute. Bei der lepromatösen Lepra ist die Nasenschleimhaut sehr häufig befallen, jedoch noch nicht im Initialstadium. Daher kann der Nasenabstrich auf *Mycobacterium leprae* nicht zur Frühdiagnose der Erkrankung dienen. Chronisches Nasenbluten (Epistaxis), chronische Erkältung (Nasenobstruktion) und Rhinitis wie bei vasomotorischer Rhinitis sind häufig nicht erkannte, jedoch sehr verdächtige Zeichen für Lepra. Schmerzlose Nasenseptumperforationen kommen vor. Erregerreiches Nasensekret ist wahrscheinlich eine der hauptsächlichsten Infektionsquellen bei offener Lepra. Auch weicher Gaumen, Uvula und Nasopharynx können infiltriert sein.

Augen. Unbehandelte lepromatöse Lepra führt fast unweigerlich zu Augenerkrankungen, direkt durch *Mycobacterium leprae* oder indirekt durch Nervenbeteiligung (N. trigeminus, N. facialis). Perikorneale, schmerzlose Stauungskonjunktivitis, die einen rötlich-orangefarbenen Ring bildet, ist pathognomonisch. Miliare Aussaat von Lepromen kommt in der Sklera und Iris vor (Irisperlen). Iridozyklitis zerstört den Ziliarkörper. Akute Iritis kann sich bei Erythema nodosum leprosum entwickeln, eine gefürchtete Augenkomplikation mit Gefahr der Erblindung. Keratitis, Ulcus corneae und Pannusbildung führen zur totalen Vernarbung und Erblindung. Ptosis der Lider und Lagophthalmus führen indirekt zu Augenschäden (*Panophthalmia leprosa*).

Leber und Milz. Leber und Milz sind bei lepromatöser Lepra bei einem Drittel der Patienten betroffen; nicht infektiöse Hepatitis, Leberzirrhose und Amyloidose sind Komplikationen.

Nieren. Bei etwa 75% aller Leprapatienten kommt es zu Nierenbeteiligung: Albuminurie, Glomerulonephritis, nephrotisches Syndrom und Amyloidose. Urämie ist wahrscheinlich die häufigste Todesursache bei Lepra. Sekundäre Amyloidose betrifft außer Leber und Milz die Schilddrüse und Nebennieren.

Gonaden. Schmerzhafte beidseitige Epididymitis und Orchitis bei lepromatöser Lepra mit testikulärer Fibrose; Sterilität und Impotenz sind nicht selten. Die lepröse Gynäkomastie bei Männern steht damit in Zusammenhang. Die zusätzliche Alopezie der Augenbrauen verleiht den Patienten einen eunuchoiden oder femininen Aspekt. Die Ovarien sind sehr selten betroffen.

Lymphknoten. Inguinale Lymphknoten sind häufig schmerzlos vergrößert und bakterienreich.

Hautadnexe. Alopecia-areata-artiger Haarausfall an Augenbrauen, Bart und Kopfhaut sind frühe und wichtige Zeichen der Lepra. Die Nägel bleiben im

Wachstum stehen. Die Schweißbildung ist in anästhetischen lepromatösen Arealen fast völlig aufgehoben.

Leprareaktion

So bezeichnet man eine episodische akute Exazerbation der Erkrankung, die spontan, im Anschluß an Lepromintestung oder bei Therapie auftreten kann. Zwei Leprareaktionstypen werden unterschieden:

Typ I. Er ist zellvermittelt und besteht in einer entzündlichen Umwandlung bestehender Lepraherde. Er kommt bei tuberkuloider, dimorpher und lepromatöser Lepra vor.

Typ II. Er wird wahrscheinlich als eine Arthus-Reaktion durch zirkulierende Immunkomplexe ausgelöst, aber teilweise auch als Shwartzman-Sanarelli-Phänomen gedeutet. Schon existierende Lepraherde werden nicht befallen, aber es tritt ein Erythema nodosum leprosum auf, oder es kommen Erythema-multiforme-artige Herde hinzu.

Bei *lepromatöser Lepra* ist die Leprareaktion viel häufiger als bei tuberkuloider Lepra und nimmt einen schweren Verlauf. Allgemeinsymptome des toxisch-infektiösen Zustands sind Fieber, Kopfschmerzen, Schüttelfrost, Adynamie und Arthralgien. Neben der Exazerbation vorhandener und dem Auftreten neuer Hauterscheinungen kommen Neuritiden, folgenschwere Exazerbation der Augensymptomatik und viszerale Manifestation an Leber, Milz, Nieren, Testes oder Pleura vor. Die Patienten zeigen toxische Schocksymptome und können in diesem Zustand sterben. Bei *tuberkuloider Lepra* kommen systemische Symptome nicht vor. Die Leprareaktion beschränkt sich auf Exazerbation alter und Auftreten neuer Hauterscheinungen sowie akuter Nervenbeteiligung mit Nervenschwellung und Neuralgien. Bei *Lepra indeterminata* kommt die Leprareaktion praktisch nicht vor. Das *Lucio-Phänomen* mit nekrotischen Hautulzerationen kommt nur bei diffuser lepromatöser Lepra vor.

Prognose. Sie wird vom jeweiligen Lepratyp bestimmt. Bei lepromatöser Lepra und Lucio-Phänomen ist sie ungünstiger als bei anderen Formen. Manche Patienten sterben nach wechselvollem Krankheitsverlauf von 10–15 Jahren an der Weiterentwicklung der Erkrankung so an Amyloidose, interkurrenten Infekten, Osteomyelitis, Tuberkulose oder Sepsis. Bei tuberkuloider Lepra ist die Prognose günstiger, da es gewöhnlich nicht zu einer wesentlichen Lebensverkürzung kommt. Hier wird die Prognose auch durch den Grad der Nervenbeteiligung bestimmt.

Diagnostische Leitlinien. Wichtig sind die exakte Anamnese im Verdachtsfall und die Frage nach Aufenthalt in Leprazonen. Die hier aufgeführten Maßnahmen dienen der Diagnose der Lepra, ihrer biologischen Einordnung und der Erkennung des Umfangs von Nervenbeteiligung. Die Prüfung von Temperatur, Schmerz und Berührung gehört zu den wichtigsten Maßnahmen der Lepradiagnostik.

Labortests

Histamintest. Ein Tropfen Histaminphosphat oder Histaminchlorhydrat 1:1000 wird auf die Haut aufgebracht und die Haut mit einer Nadel angeritzt; es kann auch 0,1 ml i.c. injiziert werden. Normal ist die Dreifachreaktion (Lewis) von *Erythem*, aus dem sich eine *Quaddel* bildet, dem sich ein größeres *Reflexerythem* (Axonreflex) anschließt. Bei Lepra bildet sich im befallenen Areal zwar eine Quaddel, aber wegen der pathologischen Veränderung der vasomotorischen Nerven kein Reflexerythem.

Schwitztest. Fehlende Schweißsekretion und Cutis-anserina-Reaktion in lepromatösen Herden. 0,1 ml Pilocarpinchlorhydrat 1:100 (oder Mecholyl) wird i.c. in einen mit Jodstärkelösung angepinselten Lepraherd gespritzt. Der früher durchgeführte allgemeine Schwitztest wird wegen der möglichen Kreislaufbelastung heute nicht mehr durchgeführt.

Erregernachweis

Anritzen des Herdes, Abstreichen von Gewebematerial und Färbung nach Ziehl-Neelsen oder Fite-Faraco. Nur bei tuberkuloider und unbestimmter Lepra kann der direkte Erregernachweis negativ sein. Ebenso wichtig sind Abstriche aus der *Nasenschleimhaut*; Verwechslung mit unspezifischen säurefesten Saprophyten ist möglich.

Polymerasekettenreaktion. Molekulargenetischer Nachweis aus verschiedensten Sekreten, frischen oder formalinfixierten Gewebeproben.

Bakteriologische Kultur. Nicht möglich. Überimpfung auf Tiere dient nur für besondere wissenschaftliche Fragestellungen und kommt für die Routinediagnostik nicht in Betracht.

Antikörpernachweis. Antikörpernachweis gegen phenolisches Glykolipid I (PGL I) aus dem Patientenserum. Bei multibazillären Lepraformen (BC, LL) ist mit einem positiven Nachweis bei 98% der Patienten, bei paucibazillären Formen (TT, BT) nur bei 30–50% aller Erkrankten zu rechnen. Testverfahren sind IgM-Elisa, Dot-Elisa und Gelatinepartikelagglutination. [Kontaktanschrift: Deutsches Aussätzigen-Hilfswerk e.V., Armaur-Hansen-Institut, Hermann-Schell-Str. 7, D-97074 Würzburg. Telefon 09 31-88 49 49, FAX 09 31-35 21 160].

Hautbiopsie. Wichtig bei Lepra lepromatosa, Lepra tuberculoides (Majorform) sowie zur Abgrenzung der dimorphen Lepra.

Nervenbiopsie. Nur notwendig, wenn Hautveränderungen fehlen, wie bei rein neuraler tuberkuloider Lepra oder Borderlinelepra.

Leprominreaktion. Diese wird meist als Mitsuda-Reaktion durchgeführt. Die Leprominreaktion ist negativ bei lepromatöser Lepra, meist negativ bei dimorpher Lepra, stark positiv bei tuberkuloider Lepra und meist mäßig positiv bei Lepra indeterminata. Ein positiver Lepromintest (Allergie) weist auf Resistenz gegen Mycobacterium leprae hin und wird daher bei benignen Formen der Lepra, bei Gesunden und bei Kontaktpersonen gefunden, während ein negativer Lepromintest (Anergie) auf verminderte oder fehlende Abwehrleistung hindeutet und bei malignen Formen der Lepra vorkommt.

Neurologische Untersuchung. Prüfung von Temperatur (Warm-Kalt-Unterscheidungsfähigkeit), Schmerz (Nadelstich) und Berührung.

Jodkalitest. Dieser Provokationstest ist gefährlich und wird daher nicht mehr angewandt.

Biochemische Untersuchungen. Nichttreponemale Seroreaktionen auf Syphilis sind in etwa 30% der Patienten unspezifisch positiv; jedoch sind die treponemalen Reaktionen wie TPHA-Test und FTA-ABS-Test nicht reaktiv. Häufigere Abweichungen sind Hypercholesterinämie, erhöhte Gesamtlipide, Kryoglobulinämie und Hyperglobulinämie.

Differentialdiagnose. Sie kann für die verschiedenen Formen der Lepra sehr schwierig sein und erfordert spezielle Erfahrung. In Endemiegebieten ist die beste Empfehlung: Stets an Lepra denken. Bei uns ist bei Menschen an Lepra zu denken, die sich in Lepragebieten aufgehalten haben. Nicht selten wird bei Patienten mit tuberkuloider Lepra histologisch die Diagnose Sarkoidose gestellt.

Prophylaxe. Sie gehört zu den wichtigen und wesentlichen Aufgaben der Leprabekämpfung. Im wesentlichen besteht sie in der Erfassung von Leprapatienten, selektiver Isolierung bakteriell-positiver Patienten, Behandlung aller bekannten Patienten mit Lepra, Kontrolle der Kontaktpersonen durch regelmäßige Untersuchung sowie auch notfalls in prophylaktischer Behandlung Lepromin-negativer Kontaktpersonen. Eine von der WHO durchgeführte prophylaktische Umgebungs-BCG-Schutzimpfung in Afrika und in Burma brachte keine positiven Ergebnisse. Eine wichtige Rolle spielt die Aufklärung der Patienten über die Lepra, die Einrichtung von Ambulatorien sowie die Verbesserung der hygienischen Verhältnisse und des Ernährungszustandes der gefährdeten Menschen. Der Isolierzwang wurde in den letzten Jahren aufgelockert. Patienten mit tuberkuloider Lepra werden heute nicht mehr isoliert. Auch besteht die Tendenz, nicht mehr pflegebedürftige Patienten mit lepromatöser Lepra aus der Isolierung zu entlassen, sofern genügende Sicherheit für regelmäßige ärztliche Kontrollen und Durchführung der Behandlungsmaßnahmen sowie entsprechende hygienische Verhältnisse gegeben sind.

Therapie
Allgemeine Maßnahmen. Sie bestehen in Verbesserung der hygienischen Verhältnisse, ausreichender Sauberkeit, ausreichender Ernährung und verbesserten Wohnverhältnissen.

Medikamente. Entsprechend den Empfehlungen der WHO wird heute eine Kombinationstherapie empfohlen. Dabei orientiert sich das Behandlungsschema an der Menge der vorhandenen Bakterien. Sie besitzt auch wesentliche Bedeutung bei der Stellung der Prognose und der Beurteilung der Wirksamkeit der eingesetzten Medikamente. In diesem Zusammenhang finden der *bakteriologische Index* (*BI*) und der *morphologische Index* (*MI*) Anwendung.

Sulfone. Sie werden zur Zeit in großem Umfang eingesetzt als Lepratherapeutika. Sie scheinen bakteriostatisch, aber nicht bakterizid zu wirken. Das Mittel der Wahl ist DADPS. DADPS steht in Form von 50-mg-Tabletten in Deutschland als Dapson-Fatol zur Verfügung. Die übliche Dosis liegt bei 25–50 mg DADPS tgl. für Erwachsene, aber selbst 100 mg und maximal 200 mg werden verabreicht. Die Behandlung sollte einschleichend und insbesondere bei der Lepra lepromatosa zunächst mit niedrigen Dosen erfolgen, um eine Leprareaktion zu vermeiden. Folgende Dosierung wird empfohlen (nach Canizares und Harman und dem Carville-Leprosorium in den USA):

1. Monat: 25 mg DADPS 1mal/Woche
2. Monat: 25 mg DADPS 2mal/Woche
3. Monat: 25 mg DADPS 3mal/Woche
4. Monat: 50 mg DADPS 2mal/Woche
5. Monat: 50 mg DADPS 3mal/Woche
6. Monat: 100 mg DADPS 2mal/Woche
7. Monat: 100 mg DADPS 3mal/Woche

Die von der WHO empfohlene Dosierung ist höher und beträgt 100 mg DADPS 6mal wöchentlich.

Bei unzureichender Patientenkooperation kann DADPS (*Diazetyldiaminodiphenylsulfon*) 225 mg i.m. injiziert werden. Der Blutspiegel ist etwa zwei Monate lang ausreichend hoch. Disubstituierte Sulfone sind wenig gebräuchlich.

Bei lepromatöser und dimorpher Lepra richtet sich die Therapie nach dem bakteriologischen Index (BI) und dem morphologischen Index (MI). *Der bakteriologische Index* ergibt sich aus der Zahl der säurefesten Stäbchen in Ausstrichen von Lepraherden und wird quantitativ von 6+ mit >1000 Mykobakterien bis 1+ mit 1–10 Mykobakterien/100 Gesichtsfelder beurteilt. *Der morphologische Index* gibt die Zahl der granulär-unterschiedlich gefärbten (*beaded staining*), nicht vermehrungsfähigen und nicht infektiösen Mykobakterien an.

Die Bakterienabstriche aus der Nasenschleimhaut (bakteriologischer Index und morphologischer Index) werden erst nach 1–2 Jahren, aus Lepromen erst nach >2 Jahren (5–7 Jahre) negativ. Die Sulfontherapie muß daher über viele Jahre, in reduzierter Dosis vielleicht sogar lebenslänglich, erfolgen.

Rifampicin (Rifa). Es ist ein bakterizid wirkendes Tuberkulostatikum. Dosierung 300–600 mg für einige Wochen. Innerhalb von 1–2 Wochen sind Nasenabstrich und Leprome frei von lebenden Erregern.

Grundsätzlich werden heute Rifampicin, Dapson und Clofazimin als Therapeutika der ersten Wahl angesehen. Unter Rifampicin allein fällt der bakteriologische Index innerhalb von Wochen ab, unter Dapson in Monaten oder Jahren. Abstriche aus der Nasenschleimhaut werden unter Umständen erst nach ein bis zwei Jahren, aus Lepromen erst nach mehr als zwei Jahren (5–7 Jahre) negativ. Eine Monotherapie mit Sulfonen, wie sie unter Kostengesichtspunkten nicht selten immer noch durchgeführt wird, muß daher über viele Jahre, oft lebenslang, in reduzierter Dosis erfolgen. Dapson wirkt wohl bakteriostatisch, Rifampicin demgegenüber bakterizid. Unter allen Einzelsubstanzen, die diskutiert werden, kann Rifampicin derzeit als am effektivsten angesehen werden. Im Zusammenhang mit einer möglichen Monotherapie mit Dapson gilt es zudem zu berücksichtigen, daß resistente Stämme vorkommen.

Bei *bakterienarmer Lepra* (tuberkuloider Lepra, undeterminierter Lepra und Borderline-tuberkuloider Lepra) verabfolgt man über mindestens sechs Monate Dapson 100 mg tgl., sowie einmal im Monat 0,6 g Rifampicin. Bei der *bakterienreichen Lepra* (lepromatöse Form, Borderlineform und Borderline-lepromatöser Typ) wird über mindestens zwei Jahre bzw. bis zum Negativwerden des mikroskopischen Präparates Dapson tgl. 0,1 g (Dapson, Fatol) sowie Rifampicin (Rifa) einmal im Monat 0,6 g und Clofazimin (Lampren) tgl. 0,05 g und zusätzlich einmal im Monat 0,3 g gegeben. Im Falle eines *Erythema nodosum leprosum* kommt bei schwerer Verlaufsform die systemische Glukokortikoidtherapie in Betracht, alternativ die Gabe von Clofazimin. Dieses hat nicht nur antibakterielle, sondern auch antiphlogistische Wirkung, welche allerdings erst nach einigen Wochen eintritt. Bei leichter Ausprägung kommen auch nichtsteroidale Entzündungshemmer wie Azetylsalizylsäure in Betracht. Soweit möglich ist die antimikrobielle Chemotherapie weiterzuführen. Bei Iridozyklitis wird lokal ein Glukokortikosteroid sowie ein Mydriatikum eingesetzt.

Erwünschte und unerwünschte Arzneimittelwirkungen der wichtigsten Antileprotika

Dapson hemmt die Folsäuresynthese von *Mycobacterium leprae*. Bei jahrelanger Anwendung im Rahmen einer Monotherapie kann es zur sekundären Resistenz kommen, auch ist mit primärer Resistenz des Erregers zu rechnen. Insbesondere bei Glukose-6-Phosphat-Dehydrogenase-Mangel kann es zu einer bedrohlichen Hämolyse kommen; vor Therapie ist deshalb eine entsprechende Untersuchung vorzunehmen. Darüber hinaus führt Dapson dosisabhängig zur Methämoglobinämie, was regelmäßige Kontrollen des Hämoglobins notwendig macht. Auch kommt es gelegentlich zu gastrointestinalen Störungen, peripherer Neuropathie und Nephropathie. Unter Therapie mit Dapson bei der Lepra kann es zu einem Erythema nodosum leprosum kommen, was im Sinne einer Id-Reaktion bei Zerfall des Erregers zu deuten ist. Zur Beherrschung können systemisch Glukokortikosteroide notwendig sein, die Behandlung mit Dapson kann meist fortgeführt werden. Durch Rifampicin werden die Dapsonblutspiegel erniedrigt.

Rifampicin ist ein Antibiotikum aus der Gruppe der Rifamycine; es hemmt die bakterielle RNS-Polymerase und wirkt so bakterizid auf sich vermehrende Bakterien, speziell auch Mykobakterien. Anders als bei der Tuberkulose sind Resistenzprobleme bei der Lepra bislang nicht bekannt. Unter Rifampicin kommt es bei bis zu 20% der Patienten zu einem Anstieg der Transaminasen im Serum. Vielfach normalisieren sich die Werte unter weiterer Anwendung. Bei Transaminasekonzentration über 100 U/l bzw. erhöhtem Bilirubin ist Rifampicin aber abzusetzen, da fatale Leberdystrophien möglich sind. Unter Therapie sind regelmäßige Leberwertkontrollen angezeigt. Zusätzlich ist mit gastrointestinalen Störungen, Hauterscheinungen wie Juckreiz, und passagerer Neutropenie zu rechnen (regelmäßige Blutbildkontrolle). Rifampicin kann eine Reihe von zentralnervösen Wirkungen haben, wie Schläfrigkeit, Ataxie, Sehstörungen und Muskelschwäche. Selten kann es, wohl im Rahmen einer Idiosynkrasie, zu Nierenschädigungen mit Nierenversagen kommen. Rifampicin kann die Wirkung von oralen Kontrazeptiva und Antikoagulantien beeinträchtigen.

Clofazimin (Lampren) ist ein speziell gegen *Mycobacterium leprae* wirksamer Phenazinfarbstoff. In der Behandlung der Lepra wird Clofazimin entweder zusätzlich zu Dapson eingesetzt oder als Ersatz bei Sulfonresistenz, des weiteren in der Behandlung der Leprareaktion (Erythema nodosum). In der Schwangerschaft ist es ebenso kontraindiziert wie Rifampicin. In der Regel wird Clofazimin gut vertragen, häufig kommt es jedoch zu einer Verfärbung der Haut (rot bis braun). Charakteristisch ist auch eine Verfärbung von Tränenflüssigkeit, Schweiß, Urin. Gelegentlich kommt es zu Xerosis, Ichthyosis, Photosensibilisierung und akneartigen Eruptionen. In nicht wenigen Fällen treten Übelkeit, Erbrechen, Bauchschmerzen, Durchfall, Appetitlosigkeit und Gewichtsverlust auf, v. a. bei Anwendung von hohen Dosen über längere Zeit (mehr als drei Monate). Unter Therapie ist die Leber- und Nierenfunktion zu kontrollieren (in vierwöchentlichen Abständen).

Alternativpräparate. Im Falle der seltenen primären Resistenz gegen Clofazimin bzw. Rifampicin kommen Ethionamid und Prothionamid in Betracht, auch bestimmte Zweitgenerationsquinolone wie Ciprofloxacin (Ciprobay).

Rehabilitation. Alle Wege sollten beschritten werden, um Leprapatienten familiär, gesellschaftlich und beruflich zu rehabilitieren. Physiotherapie, plastisch-rekonstruktive Chirurgie (Nasenplastik, Ohrplastik, künstliche Fingergelenke, Sehnen- und Nerventransplantate an Beinen und Armen) zur Beseitigung von perforierenden Ulzerationen, Kontrakturen und Gelenkversteifungen zählen zu den dankbarsten Aufgaben.
Die Leprabehandlung ist heute erfolgreich durchführbar und hat der früher schicksalhaft verlaufenden schweren Erkrankung viel Böses genommen.

Meldepflicht

Weiterführende Literatur

Gonorrhö

Britigan BE, Cohen MS, Sparling PF (1985) Gonococcal infection: A model of molecular pathogenesis. New Eng J Med 312:1683–16942

Brunham RC, Binns B, Guijon F, et al. (1988) Etiology and outcome of acute pelvic inflammatory disease. J Inf Dis 158:510–517

Deutsche Gesellschaft zur Bekämpfung der Geschlechtskrankheiten (1992) Richtlinien 1992 zur Diagnostik und Therapie von sexuell übertragbaren Krankheiten

Farell MK, Billmire ME, Shamroy JA et al. (1981) Prepubertal gonorrhea: A multidisciplinary approach. Pediatrics 67:151–153

Florack M, Plewig G (1986) Disseminierte Gonokokkeninfektionen werden häufig übersehen. Dtsch Ärzteblatt 83:3023–3026

Gründer K (1989) Gonorrhö: Bakteriologie, Klinik, Diagnose und Therapie. Kohlhammer, Stuttgart

Gschnait F, Korting HC, Stary A (1990) Sexuell übertragbare Erkrankungen. Springer, Wien

Hofmann H, Petzoldt D (1985) Nachweis von Gonokokkenantigen mit einem Enzymimmunoassay (Gonozyme). Ergebnisse mit den ursprünglichen und den modifizierten Testverfahren. Hautarzt 36:675–681

Holmes KK, Mardh P-A, Sparling PF et al. (1990) Sexually transmitted diseases. McGraw-Hill, New York

Ison CA, Easmon CSF (1991) Epidemiology of penicillin resistent Neisseria gonorrhoeae. Genitourin Med 67:307–311

Kohl PK, Knapp JS, Hofmann H et al. (1986) Epidemiologic analysis of Neisseria gonorrhoeae in the Federal Republic of Germany by auxotyping and serological classification using monoclonal antibodies. Genitourin Med 62:145–150

Kohl PK, Meyer TF, Petzoldt D (1985) Gonokokkenoberflächenantigene und ihre Bedeutung für Serotypisierung und Vakzine. Hautarzt 36:320–325.

Kohl PK, Géraud GP, Piotrowski HD et al. (1990) „High level" Tetrazyklinresistenz von Neisseria gonorrhoeae. Hautarzt 41:438–441

Kohl PK, Ison CA, Danielsson D et al. (1990) Current status of serotyping of Neisseria gonorrhoeae. Eur J Epidemiol 6:91–95

Korting HC, Abeck D, Braun–Falco O (1991) Unkomplizierte Gonorrhoe — rationale Therapie heute. Akt Dermatol 17:234–239

Korting HC, Neubert U, Abeck D et al. (1985) Gonoblennorhoea adultorum (Gonococcal conjunctivitis) -A „disappearing disease" which does not disappear. Dermatologica 170:17–21

Korting HC, Neubert U, Braun–Falco O (1983) Erregernachweis im Blut bei disseminierter Gonokokkeninfektion. Kasuistik und Literaturübersicht. Hautarzt 34:403–406

Lebedeff DA, Hochmann EB (1980) Rectal gonorrhea in men: Diagnosis and treatment. Ann Intern Med 92:463–467

Rosen T (1982) Unusual presentations of gonorrhea. J Am Acad Dermatol 6:369–372

Tice AW, Rodriguez VL (1981) Pharyngeal gonorrhoea. JAMA 246:2717–2719

Morbus Reiter

Belz J, Breuemann DL, Nordlung JJ et al. (1989) Successful treatment of a patient with Reiter's syndrome and acquired immunodeficiency syndrome using etretinate. J Am Acad Dermatol 20:898–903

Bitter T (ed) (1979) Symposium on Reiter's syndrome. Ann Rheum Dis 38 (Suppl 1)

Duvic M, Johnson RM, Rapini RP et al. (1987) Acquired immunodeficiency syndrome-associated psoriasis and Reiter's syndrome. Arch Dermatol 123:1622–1632

Edwards L, Hansen RC (1992) Reiter's syndrome of the vulva. Arch Dermatol 128:811–814

Haake N, Altmeyer P (1988) Vulvovaginitis circinata bei Morbus Reiter. Hautarzt 39:748–749

Marghescu S, Kock BW, Lubach D (1985) Uranitis circinata beim Morbus Reiter. Therapie mit Etretinat (Tigason). Hautarzt 36:291–293

Reiter H (1916) Über eine bisher unerkannte Spirochäteninfektion (Spirochaetosis arthritica). Dtsch Med Wochenschr 42:1535–1536

Sterry W, Gross W (1984) Dermatitis-Arthritis-Syndrome. Akt Dermatol 10:131–137

Bakterielle Vaginose

Criswell BS, Ladwig CL, Gardner HL et al. (1969) Haemophilus vaginalis: vaginitis by inoculation from culture. Obstet Gynecol 33:195–199

Gardner HL (1980) Haemophilus vaginalis vaginitis after twenty-five years. Am J Obstet Gynecol 137:385–390

Gardner HL, Dukes CD (1955) Haemophilus vaginalis vaginitis. A newly defined specific infection previously classified "nonspecific" vaginitis. Am J Obstet Gynecol 69:962–976

Granitzka S, Petersen EE, Petzoldt D et al. (1986) Sexuell übertragbare Krankheiten. Chlamydien — Gardnerella — Gonorrhoe. Editiones Roche, Basel

Hartmann AA, Elsner P (1984) Gardnerella vaginalis-Infektion — eine weitere STD. Hautarzt 35:512–516

Marquiz-Davila G, Martinez-Barreda CE (1985) Predictive value of the „clue cells" investigation and the amine volatilization test in vaginal infections caused by Gardnerella vaginalis. J Clin Microbiol 122:686–687

Petersen EE (1985) Die Aminkolpitis. Gynäkologe 18:131–135

Piot P, Vanderheyden J (1984) Gardnerella vaginalis and nonspecific vaginitis. In: Holmes KK, Mardh PA, Sparling PF et al. (1984) Sexually transmitted diseases. McGraw-Hill, New York, pp 421–427

Urogenitale Chlamydieninfektion

Jones RB (1991) New treatments for Chlamydia trachomatis. Am J Obstet Gynecol 164:1789–1793

Näher H, Zimmermann J, Lamminger C, Petzoldt D (1991) Die Aussagekraft von Symptomen und Befunden bei der urethralen Chlamydia-trachomatis-Infektion. Hautarzt 42:434–438

Näher H, Zimmermann J, Lamminger C, Petzoldt D (1991) Die Aussagekraft von Symptomen und Befunden bei der zervikalen Chlamydia-trachomatis-Infektion. Hautarzt 42:687–691

Ridgway GL (1992) Advances in the antimicrobial therapy of chlamydial genital infections. J Infect 25, Supplement 1:51–59

Ridgway GL, Taylor-Robinson D (1991) Current problems in microbiology: Chlamydial infections: Which laboratory test? J Clin Pathol 44:1–5

Taylor-Robinson D (1991) Genital chlamydial infections: clinical aspects, diagnosis, treatment and prevention. In: Harris JRW, Forster SM (eds) Recent Advances in Sexually Transmitted Diseases and AIDS. Edinburgh, Churchill Livingstone, pp 219–262

Taylor-Robinson D, Thomas BJ (1991) Laboratory techniques for the diagnosis of chlamydial infections. Genitourin Med 67:256–266

Lymphogranulomatosis inguinalis

Becker LE (1976) Lymphogranuloma venereum. Int J Dermatol 15:26–33

Buntin D (1994) The 1993 sexually transmitted disease treatment guidelines. Semin Dermatol 13:269–274

Lymphogranuloma venereum (1993) MMWR 42/RR-14 42:26–27

Menke HE, Schuller JL, Stolz E et al. (1979) Treatment of lymphogranuloma venereum with rifampicin. Br J Vener Dis 55:379

Perine PL, Osoba AO (1984) Lymphogranuloma venereum. In: Holmes KK, Mardh PA, Sparling PF, Wiesner PJ (eds) Sexually transmitted diseases. McGraw Hill, New York, pp 281–291

Quinn TC, Goodell SE, Mkrtichian E et al. (1981) Chlamydia trachomatis proctitis. N Engl J Med 305:195–199

Richtlinien 1992 zur Diagnostik und Therapie von sexuell übertragbaren Krankheiten. Deutsche Gesellschaft zur Bekämpfung der Geschlechtskrankheiten e.V. 18–19

Schachter J (1977) Lymphogranuloma venereum and other nonocular Chlamydia trachomatis infections. In: Hobson D, Holmes K (eds) Nongonococcal urethritis and related infections. Am Soc Microbiol, Washington, pp 91–97

Sonck CE (1972) Lymphogranuloma inguinale. Klinische, epidemiologische und immunologische Aspekte. Hautarzt 23:280–286

Syphilis — Allgemeines

Perine PL, Hopkins DR, John RKS et al. (1984) Handbook of endemic treponematoses, Yaws, endemic syphilis, and pinta. WHO, Geneva

Prange H (1987) Neurosyphilis. In: Neundörfer B, Schimrigk K, Soyka D (Hrsg) Praktische Neurologie. VCH, Weinheim

Richtlinien 1992 zur Diagnostik und Therapie von sexuell übertragbaren Krankheiten. Deutsche Gesellschaft zur Bekämpfung der Geschlechtskrankheiten (GBGK)

Schell RF, Musher D (eds) (1983) Pathogenesis and immunology of treponemal infections. Immunology series, vol 20. Dekker, New York

Sgroi SM (1981) Handbook of clinical intervention in child sexual abuse. Lexington Books. Lexington

1985 STD treatment guidelines. J Am Acad Dermatol 14:707–726

Wolff HH (1987) Dermatologie der disseminierten Gonokokkeninfektion und von Viruserkrankungen (Röteln, Erythema infectiosum) In: Holzmann H, Altmeyer P, Marsch WC et al. (Hrsg) Dermatologie und Rheuma. Springer, Berlin Heidelberg New York Tokyo, S 308–316

1993 Sexually Transmitted Diseases Treatment Guidelines, CDC, MMWR 42:1–102, 1993

Einzelarbeiten
Bernstein D, DeHertogh D (1992) Recently acquired syphilis in the elderly population. Arch Intern Med 152:330–332
Bernard C, de Moerloose P, Trembler C et al. (1990) Biological true and false serological tests for syphilis: their relationship with anticardiolipin antibodies. Dermatologica 180:151–153
Dämmrich J, Fischbach W, Mössner J et al. (1992) Die tertiäre gummatöse Lues der Leber – eine heute unerwartete Erkrankung. Leber Magen Darm 2/92, S 79–82
Ernst AA, Martin DH (1993) High syphilis rates among cocaine abusers identified in an emergency department. Sex Transm Dis 2:66–69
Felman YM (1993) Sexually transmitted diseases: Selections from the literature since 1990. Syphilis: Epidemiology. Cutis 52:72–74
Felman YM (1990) Recent developments in sexually transmitted diseases: acquired immunodeficiency syndrome in patient over fifty. Cutis 45:419–420
Haas JS, Bolan G, Larsen SA et al. (1990) Sensitivity of treponemal test for detecting prior treated syphilis during human deficiency virus infection. J Infect Dis 162:862–866
Holzmann HP, Meurer M, Braun-Falco O (1987) Aussagekraft des 19S-IGM-FTA-ABS-Test für Diagnostik und Therapie der Syphilis. Eigene Erfahrungen und Anmerkungen zur Methodik. Hautarzt 38:76–81
Hook EW, Marra CM (1992) Acquired syphilis in adults. New Engl J Med 326:1060–1069
Huber TW, Storms S, Young P et al. (1993) Reactivity of microhemagglutination, fluorescent treponemal antibody absorption, venereal disease research laboratory, and rapid plasma reagin tests in primary syphilis. J Clin Microbiol 17:405–409
Klingmüller G (1983) Treponema pallidum oder Spirochaeta pallida? Hautarzt 34:628–631
Koff AB, Rosen T (1993) Nonvenereal treponematoses: Yaws, endemic syphilis, and pinta. J Am Acad Dermatol 29:519–535
Löwhagen GB, Andersson M, Blomstrand C et al. (1983) Central nervous system involvement in early syphilis. Part I. Intrathecal immunoglobulin production. Acta Derm Venereol (Stockh) 63:409–417
Löwhagen GB, Brorson JE, Kaijser B (1983) Penicillin concentrations in cerebrospinal fluid and serum after intramuscular, intravenous, and oral administration to syphilitic patients. Acta Derm Venereol (Stockh) 63:53–57
Luger A (1983) Die IgM-Diagnostik in der Syphilisserologie. Wien Klin Wochenschr 95:843–847
Luger A (1985) Spontanheilung der Syphilis. Hautarzt 35:493
Merlin S, Andre J, Alacoque B et al. (1985) Importance of specific IgM antibodies in 116 patients with various stages of syphilis. Genitourin Med 61:82–87
Meurer M, Braun-Falco O (1987) Diagnostik und Therapie der Syphilis in der Schwangerschaft und bei Neugeborenen. Geburtshilfe Frauenheilkd 47:81–86
Meurer M, Braun-Falco O (1987) Latente und manifeste erworbene Syphilis – Klinik, Diagnostik und Therapie. Urologe (A) 26:263–267

Müller F (1986) Specific immunoglobulin M and G antibodies in the rapid diagnosis of human treponemal infections. Diagn Immunol 4:1–9
Müller F (1986) Neonatal syphilis. Prevention, clinical diagnosis and diagnostic procedures in children of syphilitic mothers. In: Simon C, Wilkinson P (eds) Diagnosis of infectious diseases – new aspects. Schattauer, Stuttgart
Müller F, Wollemann G (1985) Analysis of specific immunoglobulin M immune response to Treponema pallidum before and after penicillin treatment of human syphilis. Eur J Sex Transm Dis 2:67–72
Müller F, Moskophidis M, Prange HW (1984) Demonstration of locally synthesized Immunoglobulin M antibodies to Treponema pallidum in the central nervous system of patients with untreated neurosyphilis. J Neuroimmunol 7:43–54
Neinstein LS, Goldenring J, Carpenter S (1984) Nonsexual transmission of sexually transmitted diseases: an infrequent occurrence. Pediatrics 74:67–76
Poulsen A, Kobayasi T, Secher L et al. (1986) Treponema pallidum in human chancre tissue: an electron microscopic survey. Acta Derm Venereol (Stockh) 66:423–430
Pizzaro A, Fonseca E, Anciones B, Lara ML, Contreras F (1992) Long-term undiagnosed syphilis with clinical presentation of meningitis. Clin Exp Dermatol 17:125–126
Poulsen A, Kobayasi T, Secher L et al. (1986) Treponema pallidum in macular and papular secondary syphilitic skin eruptions. Acta Derm Venereol (Stockh) 66:251–258
Prange HW (1986) Diagnostische Maßnahmen und Kriterien der Neurosyphilis. Dtsch Med Wochenschr 111:625–627
Rolfs RT, Nakashima AK (1990) Epidemiology of primary and secondary syphilis in the United States, 1981 through 1989. JAMA 264:1432–1437
Schmidt BL, Luger A, Duschet P et al. (1994) Spezifische IgM-Teste in der Syphilis-Diagnose. Hautarzt 45:685–689
Schmidt BL, Hutapea NO, Gschnait F et al. (1985) The value of Treponema pallidum specific IgM tests for the diagnosis of latent yaws. Eur J Sex Transm Dis 2:171–174
Schönfeld J (1984) Die Syphilis im Spiegel der klassischen Literatur. Zentralbl Haut Geschlechtskr 150:349–354
Sontheimer RD (1987) The anticardiolipin syndrome. A new way to slice an old pie, or a new pie to slice? Arch Dermatol 123:590–595
Stevens RW, Schmitt ME (1985) Evaluation of an enzymelinked immunosorbent assay for treponemal antibody. J Clin Microbiol 21:399–402
Thomas P, Schuck A, Meurer M et al. (1994) Angina specifica und Plaques muqueuses der Mundhöhle bei Lues II. Hautarzt 45:639–641
Weinstein C, Miller MH, Axtens R et al. (1987) Livedo reticularis associated with increased titers of anticardiolipin antibodies in systemic lupus erythematosus. Arch Dermatol 123:596–600
White ST, Loda FA, Ingram DL et al. (1983) Sexually transmitted diseases in sexually abused children. Pediatrics 12:16–21

Frambösie
Eason RJ, Sommerfield SD, Tasman-Jones T et al. (1985) Resurgent yaws in the Solomon Islands. Aust NZ J Med 15:727–730

Engelkens HJ, Judanarso J, Oranje AP et al. (1991) Endemic treponematoses. Part I. Yaws. Int J Dermatol 30:77–83

Engelkens HJ, Niemel PL (1991) The resurgence of yaws. World-wide consequences. Int J Dermatol 30:99–101

Engelkens HJ, ten Kate FJ, Judanarso J et al. (1993) The localisation of treponemes and characterisation of the inflammatory infiltrate in skin biopsies from patients with primary or secondary syphilis, or early infectious yaws. Genitourin Med 62:102–107

Koff AB, Rosen T (1993) Nonvenereal treponematoses: yaws, endemic syphilis, and pinta. J Am Acad Dermatol 29:519–539

Meheus A, Antal GM (1992) The endemic treponematoses: not yet eradicated. World Health Stat Q 45:228–237

Reid MS, Talwat EN, McNamara KM et al. (1983) Fluctuations in antibody levels in infection with Treponema pertenue. A four-year follow-up of Karkar islanders with early yaws. Aust J Dermatol 24:71–78

Rothschild BM, Heathcote GM (1993) Characterization of the skeletal manifestations of the treponemal disease yaws as a population phenomenon. Clin Infect Dis 17:198–203

Schmutz J, Rufli T (1984) Zur Differentialdiagnose indolenter Ulzera bei Tropenrückkehrern: die Frambösie. Schweiz Med Wochenschr 114:880–882

Sehgal VN, Jain S, Bhattacharya SN et al. (1994) Yaws control/eradication. Int J Dermatol 33:16–20

Borrelia-burgdorferi-Infektionen

Aberer E, Brunner C, Suchanek G (1989) Molecular mimicry and Lyme borreliosis; a shared antigenic determinant between Borrelia burgdorferi and human tissue. Ann Neurol 26:732–737

Aberer E, Stanek G (1987) Histopathological evidence for spirochetal origin of morphea and lichen sclerosus et atrophicans. Am J Dermatopathol 9:374–379

Ackermann R (1986) Erythema-migrans-Borreliose und Frühsommer-Meningoenzephalitis. Zwei verschiedene durch Zecken übertragene Infektionskrankheiten in der Bundesrepublik Deutschland. Dtsch Ärztebl 83:1765–1774

Adam T, Graf B, Neubert U, Göbel UB (1992) Detection and classification of Borrelia burgdorferi by direct sequencing of 16SrRNA amplified after reverse transcription. Med Microbiol Lett 1:120–126

Asbrink E, Olsson I, Hovmark A (1986) Clinical manifestations of erythema chronicum migrans Afzelius in Sweden. A study on 231 patients. Zbl Bact Microbiol Hyg (A) 263:229–236

Asbrink E, Hovmark A (1987) Cutaneous manifestations of Ixodes-borne borrelia spirochetosis. Int J Dermatol 26:215–223

Bäfverstedt B (1943) Über Lymphadenosis benigna cutis. Acta Derm Venereol (Stockh) (Suppl) 11:1–202

Bakken LL, Case KL, Callister SM et al. (1992) Performance of 45 laboratories participating in a proficiency testing program for Lyme disease serology. J Am Med Ass 268:891–895

Braun-Falco O, Burg G (1975) Lymphoretikuläre Proliferationen in der Haut. Cytochemische und immuncytologische Untersuchungen bei Lymphadenosis benigna cutis. Hautarzt 26:124–132

Burgdorfer W, Barbour AG, Hayes SF et al. (1982) Lyme disease – a tick-borne spirochetosis? Science 216:1317–1319

Burgdorfer W, Barbour AG, Hayes SF et al. (1983) Erythema chronicum migrans – a tick-borne spirochetosis. Acta Tropica 40:79–83

Dattwyler RJ, Halperin JJ, Volkman DJ et al. (1988) Treatment of late Lyme borreliosis – randomised comparison of ceftriaxone and penicillin. Lancet II:1191–1194

Duray PH, Steere AC (1988) Clinical pathologic correlations of Lyme disease by stage. Ann NY Acad Sci 539:65–79

Duray PH, Asbrink E, Weber K (1989) The cutaneous manifestations of human Lyme disease: a widening spectrum. Adv Dermatol 4:255–276

Hauser W (1955) Zur Kenntnis der Acrodermatitis atrophicans arthropathica. Arch Dermatol 199:350–393

Herzer P, Wilske B, Preac-Mursic V et al. (1986) Lyme arthritis: clinical features, serological, and radiographic findings of cases in Germany. Klin Wochenschr 64:206–215

Horst H (Hrsg) (1991) Einheimische Zeckenborreliose (Lyme-Krankheit) bei Mensch und Tier. Perimed, Erlangen

Jablonska S (1975) Acrodermatitis atrophicans and its sclerodermiform variety; relation to scleroderma. In: Jablonska S (ed) Scleroderma and pseudoscleroderma, 2nd edn. Warsaw, Poland, PZWL, pp 580–593

Krampitz HE, Brk S (1987) Zur Epidemiologie der Ixodes-Borreliose in Süddeutschland. Immun Infekt 15:141–148

Kristoferitsch W (1989) Neuropathien bei Lyme-Borreliose. Springer, Wien New York

Liegner KB, Shapiro JR, Ramsay D et al. (1993) Recurrent erythema migrans despite extended antibiotic treatment with minocycline in a patient with persisting Borrelia burgdorferi infection. J Am Acad Dermatol 28:312–314

Melchers W, Meis J, Rosa P et al. (1991) Amplification of Borrelia burgdorferi DNA in skin biopsies from patients with Lyme disease. J Clin Microbiol 29:2401–2406

Neubert U (1987) Erythema migrans in der Gravidität. Hautarzt 38:182–183

Neubert U (1989) Klinische Aspekte der Borrelia-burgdorferi-Infektionen. Zschr Hautkr 64:649–656

Neubert U (1991) Zirkumskripte Sklerodermien und Lichen sclerosus et atrophicus – mögliche Folgen einer Borrelieninfektion? In: Hornstein OP (Hrsg) Beiträge zur Dermatologie, Bd 15. Virale und bakterielle Infektionskrankheiten der Haut. Perimed, Erlangen, S 232–247

Piesmann J, Mather TN, Sinsky RJ et al. (1987) Duration of tick attachment and Borrelia burgdorferi transmission. J Clin Microbiol 25:557–558

Plörer A, Sepp N, Schmutzhard E et al. (1993) Effects of adequate versus inadequate treatment of cutaneous manifestations of Lyme borreliosis on the incidence of late complications and late serologic status. J Invest Dermatol 100:103–109

Preac-Mursic V, Wilske B, Schierz G (1986) European Borrelia burgdorferi isolated from humans and ticks: culture conditions and antibiotic susceptibility. Zbl Bacteriol Microbiol Hyg (A) 263:112–118

Reimers CD, Pongratz DE, Neubert U et al. (1989) Myositis caused by Borrelia burgdorferi. Report of 4 cases. J Neurol Sci 91:215–226

Reimers CD, Neubert U, Kristoferitsch W et al. (1992) Borrelia burgdorferi infection in Europe: an HLA-related disease? Infection 20:197–200

Rufli T, Lehner S, Aeschlimann A et al. (1986) Zum erweiterten Spektrum zeckenübertragener Spirochätosen. Hautarzt 37:597–602

Steere AC (1989) Lyme disease. N Engl J Med 321:586–596

Weber K, Burgdorfer W (eds) (1993) Aspects of Lyme borreliosis. Springer, Berlin Heidelberg New York Tokyo

Weber K, Neubert U (1986) Clinical features of early erythema migrans disease and related disorders. Zbl Bacteriol Microbiol Hyg (A) 263:209–228

Weber K, Neubert U, Thurmayer R (1986) Antibiotic therapy in early erythema migrans disease and related disorders. Zbl Bacteriol Microbiol Hyg (A) 263:377–388

Weber K, Preac-Mursic V, Neubert U et al. (1988) Antibiotic therapy of early European Lyme borreliosis and acrodermatitis chronica atrophicans. Ann NY Acad Sci 539:324–345

Wienecke R, Zöchling N, Neubert U et al. (1994) Molecular subtyping of *Borrelia burgdorferi* in erythema migrans and acrodermatitis chronica atrophicans. J Invest Dermatol 103:19–22

Ulcus molle

Abeck D, Johnson AP, Grimm W et al. (1989) Zur Ätiopathogenese des Ulcus molle: Gegenwärtiger Wissensstand – zukünftige Forschungsansätze. Hautarzt 40:407–410

Albritton WL (1989) Biology of *Haemophilus ducreyi*. Microbiol Rev 53:377–389

Ballard RC, Abeck D, Korting HC et al. (1989) Morphologische Varianten des durch *Haemophilus ducreyi* bedingten Genitalulkus. Hautarzt 40:443–447

Greenblatt RM, Lukehart SA, Plummer FA et al. (1988) Genital ulceration as a risk factor for human immunodeficiency virus infection. AIDS 2:47–50

Johnson AP, Abeck D, Davies HA (1988) The structure, pathogenicity and genetics of *Haemophilus ducreyi*. J Infect 17:99–106

Korting HC, Abeck D, Neubert U et al. (1989) Diagnose und Therapie des Ulcus molle heute. Hautarzt 40:418–422

Richtlinien 1992 zur Diagnostik und Therapie von sexuell übertragbaren Krankheiten GBGK, Deutsche Gesellschaft zur Bekämpfung der Geschlechtskrankheiten e. V.

Sexually transmitted Diseases Treatment Guidelines (1993) vol 42 1993

Hauterkrankungen durch Bakterien
Allgemeines

Abeck D, Korting HC (1991) Einsatz von Antibiotika bei Hauterkrankungen. Bayer Internist 11:45–53

Barnett BO, Frieden IJ (1992) Streptococcal skin disease in children. Semin Dermatol 11:3–10

Braun-Falco O, Korting HC (1986) Der normale pH-Wert der menschlichen Haut. Hautarzt 37:126–129

Buntin DM, Rosen T, Lesher JL et al. (1991) Sexually transmitted diseases: bacterial infections. J Am Acad Dermatol 25:287–299

Canizares O, Harman RRM (eds) (1992) Clinical tropical dermatology, 2nd edn. Blackwell, Oxford

Findlay GH (1987) The dermatology of bacterial infections. Blackwell, Oxford

Hartmann AA (1992) Composition of the skin flora. In: Braun-Falco O, Korting HC (eds) Skin cleansing with synthetic detergents. Springer, Berlin Heidelberg New York Tokyo, pp 83–86

Hartmann AA (1987) Zum Stand der Taxonomie der Residentflora der Haut des Menschen. In: Hornstein O-P (Hrsg) Neue Entwicklungen in der Dermatologie, Bd 4. Springer, Berlin Heidelberg New York Tokyo, S 81–98

Joklik WK, Willet HP, Amos DB et al. (eds) (1988) Zinsser Microbiology, 19th edn. Appleton and Lange, Norwalk

Korting HC (1989) Bakterielle Infektionen der Haut — eine Renaissance. Med Welt 40:1062–1065

Korting HC, Abeck D, Grimm W et al. (1990) Heutige In-vitro-Empfindlichkeit von Hautbakterien gegenüber unterschiedlichen Chemotherapeutika. Quantitative Ergebnisse des Mikrodilutionstests. Akt Dermatol 16:37–41

Lambert HP, Farrar WE, Swarz MN (1982) Infectious diseases illustrated. An integrated text and color atlas. Gower Medical, London

Leyden JJ, McGinley KJ, Nordstrom KM et al. (1987) Skin microflora. J Invest Dermatol 88:65s–72s

Maibach H (1982) Microbiology of human skin. Semin Dermatol 1:91–152

Maibach HI, Aly R (eds) (1981) Skin microbiology, relevance to clinical infection. Springer, Berlin Heidelberg New York Tokyo

Noble WC (1983) Microbial skin disease: its epidemiology. Arnold, London

Pettit JHS, Parish LC (1984) Manual of tropical dermatology. Springer, Berlin Heidelberg New York Tokyo

Salyers AA, Whitt DD (eds) (1994) Bacterial pathogenesis. A molecular approach. Blackwell, Oxford

Schaller KF (ed) (1993) Colour atlas of tropical dermatology and venerology. Springer, Berlin Heidelberg New York Tokyo

Wright AL, Colver GB (1988) Tetracyclines–how safe are they? Clin Exp Dermatol 13:57–61

Pyodermien

Decker MD, Lybarger JA, Vaughn WK et al. (1986) An outbreak of staphylococcal skin infections among river rafting guides. Am J Epidemiol 124:969–976

Heimbach DM, Engrav LV, Marvin JA et al. (1987) Toxic epidermal necrolysis. A step forward in treatment. JAMA 257:2171–2175

Toxinschocksyndrom (Staphylokokken und Streptokokken)

Hoge CW, Schwartz B, Talkington DF et al. (1993) The changing epidemiology of invasive group A streptococcal infections and the emergence of streptococcal toxic shock-like syndrome. A retrospective population-based study. JAMA 269:384–389

Invasive group A streptococcus infections — United Kingdom, 1994 (1995). Arch Dermatol 131:18

The Working Group on Severe Streptococcal Infections (1993) Defining the group A streptococcal toxic shock syndrome. Rationale and consensus definition. JAMA 269:390–391

Wolf JE, Rabinowitz LG (1995) Streptococcal toxic shock-like syndrome. Arch Dermatol 131:73–77

Folliculitis decalvans

Abeck D, Korting HC, Braun-Falco O (1992) Folliculitis decalvans. Long-lasting response to combined therapy with fusidic acid and zinc. Acta Derm Venereol (Stockh) 72:143–145

Bogg A (1963) Folliculitis decalvans. Acta Derm Venereol (Stockh) 43:14–24

Suter L (1983) Folliculitis decalvans. Hautarzt 32:429–431

Perifolliculitis capitis abscedens et suffodiens
Berne B, Venge P, Öhmann S (1985) Perifolliculitis capitis abscedens et suffodiens (Hoffmann). Complete healing associated with oral zinc therapy. Arch Dermatol 121:1028–1030
Hoffmann E (1908) Perifolliculitis capitis abscedens et suffodiens: case presentation. Dermatol Z 15:122–123
Schewach-Millet M, Ziv R, Shapira D (1986) Perifolliculitis capitis abscedens et suffodiens treated with isotretinoin (13-cis retinoic acid). J Am Acad Dermatol 15:1291–1292

Gramnegative Follikulitis
Blankenship ML (1984) Gram-negative folliculitis. Follow-up observations in 20 patients. Arch Dermatol 120:1301–1303
El Baze P, Thyss A, Caldani C et al. (1985) Pseudomonas aeruginosa O-11 folliculitis. Development into ecthyma gangrenosum in immunosuppressed patients. Arch Dermatol 121:873–876
Fulton JE, McGinley K, Leyden J et al. (1968) Gram-negative folliculitis in acne vulgaris. Arch Dermatol 98:349–353
James WD, Leyden JJ (1985) Treatment of gram-negative folliculitis with isotretinoin: positive clinical and microbiologic response. J Am Acad Dermatol 12:319–324
Jansen T, Melnik B, Plewig G (1994) Gramnegative Follikulitis als Begleitkomplikation bei Rosazea. Akt Dermatol 20:381–384
Jansen T, Neubert U, Plewig G (1994) Gramnegative Follikulitis: Eine diagnostische und therapeutische Herausforderung. Münch Med Wochenschr 136:93–96
Leyden JJ, McGinley KJ, Mills OH (1979) Pseudomonas aeruginosa gram-negative folliculitis. Arch Dermatol 115:1203–1204
Neubert U, Plewig G, Ruhfus A (1986) Treatment of gram-negative folliculitis with isotretinoin. Arch Dermatol Res 278:307–313
Noble WC (1982) Infection with gram negative bacilli. Semin Dermatol 1:111–117
Plewig G, Braun-Falco O (1974) Gram-negative Folliculitis. Hautarzt 25:541–546
Plewig G, Nikolowski J, Wolff HH (1982) Action of isotretinoin in acne, rosacea and gram-negative folliculitis. J Am Acad Dermatol 6:766–785
Trüb RM, Elsner P, Burg G (1993) Pseudomonas-aeruginosa-Follikulitis nach Epilation. Hautarzt 44:103–105

Whirlpooldermatitis
Chandrasekar PH, Rolston KVI, Kannangara DW et al. (1984) Hot tub-associated dermatitis due to Pseudomonas aeruginosa. Case report and review of the literature. Arch Dermatol 120:1337–1340
Fox AB, Hambrick GW Jr (1984) Recreationally associated Pseudomonas aeruginosa folliculitis. Report of an epidemic. Arch Dermatol 120:1304–1307
Insler MS, Gore H (1986) Pseudomonas keratitis and folliculitis from whirlpool exposure. Am J Ophthalmol 101:41–43
Lacour JP, Baze PE, Castanet J et al. (1994) Diving suit dermatitis caused by Pseudomonas aeruginosa: two cases. J Am Acad Dermatol 31:1055–1056
Schirren CG, Stolz W, Plewig G (1992) Whirlpool-Dermatitis: Eine neue epidemische Freizeitdermatose. Dtsch Ärztebl 89:1548–1550
Silverman AR, Nieland ML (1983) Hot tub dermatitis: a familial outbreak of Pseudomonas folliculitis. J Am Acad Dermatol 8:153–156
Thomas P, Moore M, Bell E et al. (1985) Pseudomonas dermatitis associated with a swimming pool. JAMA 253:1156–1159

Hidradenitis suppurativa bei Acne inversa
Plewig G, Steger M (1989) Acne inversa (alias acne triad, acne tetrad or hidradenitis suppurativa). In: Marks R, Plewig G (eds) Acne and related disorders. Proceedings of an International Symposium, Cardiff 1988. Dunitz, pp 345–358

Erysipel und Phlegmone
Buchanan CS, Haserick JR (1977) Necrotizing fasciitis due to group A ß-hemolytic streptococci. Arch Dermatol 101:665–668
Cox NH, Knowles MA, Porteus ID (1994) Pre-septal cellulitis and facial erysipelas due to Moraxella species. Clin Exp Dermatol 19:321–323
Hammer H, Wanger L (1977) Erysipelas and necrotizing fasciitis. Br J Dermatol 96:409–419
Heng MCY, Khoo M, Cooperman A et al. (1994) Haemorrhagic cellulitis: a syndrome associated with tumour necrosis factor. Br J Dermatol 130:65–74
Kranz KR, Reed OM, Grimwood RE (1986) Necrotizing fasciitis associated with porphyria cutanea tarda. J Am Acad Dermatol 14:361–367

Ekthyma
Boisseau AM, Sarlangue J, Perel Y et al. (1992) Perineal ecthyma gangraenosum in infancy and early childhood: septicemic and nonsepticemic forms. J Am Acad Dermatol 27:415–418
Sevinsky LD, Viecens C, Ballesteros DO et al. (1993) Ecthyma gangraenosum: a cutaneous manifestation of Pseudomonas aeruginosa sepsis. J Am Acad Dermatol 29:106–108

Chronische Pyodermien, schankriforme Pyodermien
Branom WT Jr, Hyman AB, Rubin Z (1963) Chancriform pyoderma. Arch Dermatol 87:736–739
Degos R, Carteaud A (1953) Pyodermite végétante d'Hallopeau. Forme en casque et en demi-cuirasse. Ann Dermatol Syphiligr 80:254–262
Frain-Bell W (1957) Pyoderma chancriformis faciei. Br J Dermatol 69:19–24
Gay Prieto J, Cascos MA (1951) Über die Pyodermitis chronica vegetans von Azua. Dermatologica 103:135–144

Acne necrotica
Kossard S, Collins A, McCrossin I (1987) Necrotizing lymphocytic folliculitis: the early lesion of acne necrotica. J Am Acad Dermatol 16:1007–1014
Milde P, Goerz G, Plewig G (1993) Acne necrotica (varioliformis). Nekrotisierende lymphozytäre Follikulitis. Hautarzt 44:34–36
Montgomery S, Collins A, McCrossin I (1987) Acne necrotica miliaris of the scalp. Arch Dermatol 36:40–44

Krankheiten durch Propionibakterien und Corynebakterien

Hande KR, Witebsky FG, Brown MS et al. (1976) Sepsis with a new species of Corynebacterium. Ann Intern Med 85:423–426

Stamm WE, Tomkins LS, Wagner KF et al. (1979) Infection due to Corynebacterium species in marrow transplant patients. Ann Intern Med 91:167–173

Yocum RC, McArthur J, Petty BG et al. (1982) Septic arthritis caused by Propionibacterium acnes. JAMA 248:1740–1741

Erythrasma

Montes LF, Dobson H, Dodge BG et al. (1969) Erythrasma and diabetes mellitus. Arch Dermatol 99:674–680

Sarkany I, Taplin D, Blank H (1962) Incidence and bacteriology of erythrasma. Arch Dermatol 85:578–582

Somerville DA (1970) Erythrasma in normal young adults. J Med Microbiol 3:57–64

Trichobacteriosis axillaris

Crissey JT, Rebell GC, Laskas JJ (1952) Studies on the causative organism of trichomycosis axillaris. J Invest Dermatol 19:187–197

Freeman RG, McBride M, Knox JM (1969) Pathogenesis of trichomycosis axillaris. Arch Dermatol 100:90–95

McBride ME, Freeman RG, Knox JM (1968) The bacteriology of trichomycosis axillaris. Br J Dermatol 80:509–514

Keratoma sulcatum

Nordstrom KM, McGinley KJ, Cappiello L et al. (1987) Pitted keratolysis. The role of Micrococcus sedentarius. Arch Dermatol 123:1320–1325

Richman T (1993) Pitted keratolysis. J Am Acad Dermatol 28:144–145

Shelley WB, Shelley ED (1982) Coexistent erythrasma, trichomycosis axillaris, and pitted keratolysis: an overlooked corynebacterial triad? J Am Acad Dermatol 7:752–757

Tilgen W (1979) Pitted keratolysis (keratolysis plantare sulcatum). J Cutan Pathol 6:18–30

Zaias N (1982) Pitted and ringed keratolysis. A review and update. J Am Acad Dermatol 7:797–791

Diphtherie

Belsey MA, Sinclair M, Roder R et al. (1969) Corynebacterium diphtheriae skin infections in Alabama and Louisiana. A factor in the epidemiology of diphtheria. N Engl J Med 280:135–138

Höfler W (1991) Cutaneous diphtheria. Int J Dermatol 30:845–847

Krech T, Wittelsbürger C (1987) Immunological methods for detection of diphtheria toxin (passive hemagglutination and ELISA for detection of toxin from cultures and serum). Zentralbl Bakteriol Mikrobiol Hyg (A) 265:124–135

Naumann P (1983) Diphtheria in West Germany (FRG). PHLS Communicable Dis Rep 83:18

Naumann P, Hagedorn HJ, Paatz R (1983) Diphtherie-Immunität und ihre epidemiologische Bedeutung. Dtsch Med Wochenschr 108:1090–1096

Naumann P, Krech T, Maximescu P et al. (1986) Phagenlysotopie und Epidemiologie der Diphtherie-Erkrankungen 1975–1984. Dtsch Med Wochenschr 111:288–292

Windorfer A, Naumann P (1983) Zur gegenwärtigen Diphtherie-Situation. Dtsch Med Wochenschr 108:1087–1089

Aktinomykose

Brown JR (1973) Human actinomycosis: a study of 181 subjects. Hum Pathol 4:319–330

Lentze F (1967) Die Aktinomykose und ihre Mikrobiologie. In: Heite JH (Hrsg) Krankheiten durch Aktinomyceten und verwandte Erreger. Wechselwirkung zwischen pathogenen Pilzen und Wirtsorganismus. Springer, Berlin Heidelberg New York, S 1–11

Stein E, Schaal KP (1984) Die Aktinomykosen. Das Krankheitsbild aus heutiger Sicht. Zentralbl Haut Geschlechtskr 150:183–187

Varkey B, Landis FB, Tang TT et al. (1974) Thoracic actinomycosis. Dissemination to skin subcutaneous tissue and muscle. Arch Intern Med 134:689–693

Weber G, Galli K (1983) Tumorartige Organmanifestationen einer Aktinomykose. Hautarzt 34:92–95

Nokardiose

Domman SNW, Widmer M, Domman-Scherrer C et al. (1994) Actinobacillus actinomycetem-comitans isoliert aus einem Mycetom (des Vorderarms). Hautarzt 45:402–405

Frazier AR, Rosenow III EC, Roberts GD (1975) Nocardiosis. A review of 25 cases during 24 months. Mayo Clin Proc 50:657–663

Itoh M, Okamoto S, Kariya H (1986) Survey of 200 cases of sporotrichosis. Dermatologica 172:209–213

Moeller CA, Burton CS (1986) Primary lymphocutaneous Nocardia brasiliensis infection. Arch Dermatol 122:1180–1182

Neubert U (1983) Sporotrichoide Hautinfektionen. In: Braun-Falco O, Burg G (Hrsg) Fortschritte der praktischen Dermatologie und Venerologie, Bd X. Springer, Berlin, S 410–415

Rippon JW (1977) Nocardia. A geographic prevalence. Arch Dermatol 113:237

Tsuboi R, Takamori K, Ogawa H et al. (1986) Lymphocutaneous nocardiosis caused by Nocardia asteroides. Case report and literature review. Arch Dermatol 122:1183–1185

Wortman PD (1993) Treatment of a Nocardia brasilicnsis mycetoma with sulfamethoxazole and trimethoprom, amikacin, amoxicillin and clavulanate. Report of a case. Arch Dermatol 129:564–567

Myzetom

Barnetson R StC, Milne LJR (1978) Mycetoma. Br J Dermatol 99:227–231

Gudat W, Böckers M, Bräuninger W (1992) Botryomykose durch Fusobakterien. Hautarzt 43:448–450

Zaias N, Taplin D, Rebell G (1969) Mycetoma. Arch Dermatol 99:215–225

Yersinia-enterocolitica-Infektionen

Hagen AG, Lassen J, Nordbö Berge L (1974) Erysipelas-like disease caused by Yersinia enterocolitica. Scand J Infect Dis 6:101–102

Hanuksela M, Ahvonen P (1975) Skin manifestations of human yersiniosis. Ann Clin Res 7:368–373

Korting HC, Tröscher W (1978) Arthritis und Erythema nodosum als typische Manifestationen einer Yersinia-enterocolitica-Infektion. Med Welt 29:1754–1758

Katzenkratzkrankheit

Black JR, Herrington DA, Hadfield TL et al. (1986) Life-threatening cat-scratch disease in an immunocompromised host. Arch Intern Med 146:394–396

Cotter B, Maurer R, Hedinger C (1986) Cat scratch disease: evidence for a bacterial etiology. A retrospective analysis using the Warthin-Starry stain. Virchows Arch (A) 410:103–106

English CK, Wear DJ, Margileth AM et al. (1988) Cat-scratch disease. Isolation and culture of the bacterial agent. JAMA 258:1347–1352

Fischer GW (1990) The agent of cat-scratch disease. In: Mandell GL, Douglas RG Jr, Bennet JE (eds) Principles and practice of infectious diseases, 3rd edn. Churchill Linvingstone, New York, pp 1874–1877

Ginsburg CM (1984) Cat-scratch adenitis. Pediatr Infect Dis 3:437–439

Holley H (1991) Successful treatment of cat-scratch disease with ciprofloxacin. JAMA 265:1563–1565

Perkins BA, Swaminathan B, Jackson LA et al. (1992) Pathogenesis of cat-scratch disease. N Engl J Med 327:1599–1600

Schlossberg D, Morad Y, Krouse TB et al. (1989) Culture-proved disseminated cat-scratch disease in acquired immunodeficiency syndrome. Arch Intern Med 149:1437–1439

Vasalli G, Rossi E (1991) Kratzenkrankheit. Schweiz Rundschau Med 80:1324–1326

Willems PJ, Gerritsen J, Mulder HJ et al. (1986) Cat scratch fever. Am J Dis Child 140:57–58

Pasteurella-multocida-Infektionen

Francis DP, Holmes MA, Brandon G (1975) Pasteurella multocida infections after domestic animals bites and scratches. JAMA 233:42–45

Weber DJ, Wolfson JS, Swartz NM et al. (1984) Pasteurella multocida infections. Report of 34 cases and review of the literature. Medicine (Baltimore) 63:133–154

Bazilläre Angiomatose

Brenner DJ, Hollis DG, Moss CW et al. (1991) Proposal of Afipia gen. nov., with Afipia felis sp. nov. (formerly the cat scratch disease bacillus), Afipia clevelandensis sp. nov. (formerly the Cleveland Clinic Foundation strain), Afipia broomeae sp. nov. and three unnamed genospecies. J Clin Microbiol 29:2450–2460

Cockerell CJ (1995) Bacillary angiomatosis and related diseases caused by *Rochalimaea*. J Am Acad Dermatol 32:783–790

Koehler JE, Quinn FD, Berger TG et al. (1992) Isolation of Rochalimeae species from cutaneous lesions of bacillary angiomatosis. N Engl J Med 327:1625–1631

Lucey D, Dolan MJ, Moss CW et al. (1992) Relapsing illness due to Rochalimeae henselae in immunocompetent hosts: implication for therapy and new epidemiological association. CID 14:638–688

Müller HE (1992) Rochalimaea henselae. Der Erreger bakterieller Angiomatose, Peliosis hepatitis und Septikämie. Münch Med Wochenschr 124:741–743

Plettenberg A, Tronnier M, Kreusch J et al. (1995) Bazilläre Angiomatose. Hautarzt 46:39–43

Regnery RJ, Anderson BE, Clarridge JE et al. (1992) Characterization of a novel Rochalimaea species, R. henselae sp. nov., isolated from blood of a febrile, human immunodeficiency virus-positive patient. J Clin Microbiol 30:265–274

Relman AD, Loutit JJ, Schmidt TM et al. (1990) The agent of bacillary angiomatosis. N Engl J Med 1573–1580

Weiss E, Moulder JW: Genus II. Rochalimaea (Macchiavello 1947) In: Krieg NR, Holt JG (eds) (1961) Bergey's manual of systemic bacteriology, vol 1, 1984. Williams & Wilkins, Baltimore, pp 698–701

Welch DF, Pickett DA, Slater LN et al. (1992) Rochalimaea henselae sp. nov., a cause of septicemia, bacillary angiomatosis and parenchymal bacillary peliosis. J Clin Microbiol 30:275–280

Hauttuberkulosen

ACIP (1988) Use of BCG vaccines in the control of tuberculosis: a joint statement by the ACIP and the Advisory Committee for Elimination of Tuberculosis. MMWR 37:663–675

Beyt EG, Ortbals DW, Santa Cruz DJ et al. (1980) Cutaneous mycobacteriosis: analysis of 34 cases with a new classification of the disease. Medicine (Baltimore) 60:95–109

Bork K (1985) Disseminierte lichenoide Form des Lupus vulgaris. Hautarzt 36:694–696

Bräuninger W, Bork K, Hoede N (1981) Tumorförmiger Lupus vulgaris. Hautarzt 32:321–323

Braun-Falco O, Ehring F, Kalkoff KW et al. (1977) Die Tuberkulosen der Haut. Hautarzt 28:266–269

Brown FS, Anderson RH, Burnett JW (1982) Cutaneous tuberculosis. J Am Acad Dermatol 6:101–106

Feldman RA (1974) Primary mycobacterial skin infection: a summary. Int J Dermatol 13:353–356

Fisher JR (1977) Miliary tuberculosis with unusual cutaneous manifestations. J Am Acad Dermatol 238:241–242

Goette KD, Jacobson KW, Doty RD (1978) Primary inoculation tuberculosis of the skin. Prosector's paronychia. Arch Dermatol 114:567–569

Izumi AK, Masunaga J (1982) BCG vaccine-induced lupus vulgaris. Arch Dermatol 118:171–172

Kalkoff KW (1980) Mykobakteriosen. In: Korting GW (ed) Dermatologie in Praxis und Klinik, vol II. Thieme, Stuttgart, pp 18.36–18.77

Korting HC, Rohrßen U, Neubert U et al. (1988) Kulturell gesicherter Lupus vulgaris. Klinik, Histologie, Mikrobiologie und Therapie. Aktuel Dermatol 14:127–132

Marcoval J, Servitje O, Moreno A et al. (1992) Lupus vulgaris. J Am Acad Dermatol 26:404–407

Penneys NS, Leonardi CL, Cook S et al. (1993) Identification of mycobacterium tuberculosis DNA in five different types of cutaneous lesions by the polymerase chain reaction. Arch Dermatol 129:1594–1598

Pereira CA, Webber B, Orson JM (1976) Primary tuberculous complex of the skin. J Am Med Assoc 235:942

Ramesh V, Misra RS, Jain RK (1987) Secondary tuberculosis of the skin: clinical features and problems in laboratory diagnosis. Int J Dermatol 26:578–581

Sehgal VN, Srivastava G, Khurana VK et al. (1987) An appraisal of epidemiologic, clinical, bacteriologic, histopathologic and immunologic parameters in cutaneous tuberculosis. Int J Dermatol 26:521–526

Steidl M, Neubert U, Volkenandt M et al. (1993) Lupus vulgaris confirmed by polymerase-chain reaction. Br J Dermatol 129:314–318

Thomas JP, Durr FE (1983) Ethambutol dose-plasma level correlation studies in guinea pigs. Am Rev Respir Dis 127:352–353

Tuberkulide und Pseudotuberkulide
Braun-Falco O, Thomas P (1995) Zum Tuberkulid-Begriff aus heutiger Sicht. Hautarzt 46:383–387
Förström L, Hannuksela M (1970) Antituberculous treatment of erythema induratum Bazin. Acta Derm Venereol (Stockh) 50:143–147
Graham-Brown RAC, Sarkany I (1980) Lichen scrofulosorum with tuberculous dactylitis. Br J Dermatol 103:561–564
Hassoun PM (1988) Erythema induratum and active pulmonary tuberculosis. Am J Med 84:784–785
Hudson PM (1976) Tuberculide (lichen scrofulosorum) secondary to osseous tuberculosis. Clin Exp Dermatol 1:391–394
Lewandowsky F (1917) Über rosaceaähnliche Tuberkulide des Gesichtes. Correspondenz-Blatt für Schweizer Ärzte 47:1280–1282
Miescher G (1943) Rosacea und Rosacea-ähnliche Tuberkulide. Dermatologica 88:150–170
Morrison JGL, Fourie ED (1974) The papulonecrotic tuberculide. From Arthus reaction to lupus vulgaris. Br J Dermatol 91:263–270
Nishigori C, Taniguchi S, Hayakawa M (1986) Penis tuberculides: papulonecrotic tuberculides on the glans penis. Dermatologica 172:93–97
Ollert MW, Thomas P, Korting HC et al. (1993) Erythema induratum of Bazin. Arch Dermatol 129:469–473
Schumachers R (1967) Zwei Fälle eines lichenoiden Tuberkulids (Lichen scrophulosorum). Hautarzt 18:81–84
Smith NP, Ryan TJ, Sandersohn KV (1976) Lichen scrofulosorum. A report of four cases. Br J Dermatol 94:319–325
Wilson-Jones E, Winkelmann RK (1986) Papulonecrotic tuberculid: a neglected disease in Western countries. J Am Acad Dermatol 14:815–826

Hautinfektionen durch andere Mykobakterien
Black MM, Eykyn SJ (1977) The successful treatment of tropical fish tank granuloma (M. marinum) with cotrimoxazole. Br J Dermatol 97:689–692
Collins FM (1989) Mycobacterial disease, immunosuppression and acquired immunodeficiency syndrome. Clin Microbiol Rev 2:360–377
Donta ST, Smith PW, Levitz RE et al. (1986) Therapy of M. marinum infections. Use of tetracyclines versus rifampicin. Arch Int Med 146:902–904
Friedman BF, Edwards D, Kirkpatrick CH (1988) M. avium intracellulare: cutaneous presentations of disseminated disease. Am J Med 85:257–263
Grange JM (1982) Mycobacteria and the skin. A review. Int J Dermatol 21:497–503
Heironimus JD, Winn RE, Collins CB (1984) Cutaneous nonpulmonary Mycobacterium chelonei infection. Successful treatment with sulfonamides in an immunosuppressed patient. Arch Dermatol 120:1061–1063
Horsburgh CR, Mason UG, Farhi DC (1985) Disseminated infection with M. avium-intracellulare: a report of 13 cases and review of the literature. Medicine 64:36–48
Huminer D, Pitlik SD, Block C et al. (1986) Aqariumborne Mycobacterium marinum skin infection. Report of a case and review of the literature. Arch Dermatol 1232:698–703
Jänner M, Reinel D, Kühlwein A (1983) Infektion mit Mycobacterium marinum aus einem Aquarium. Hautarzt 34:635–637
Madjar DD, Carvallo E, Proper SA et al. (1985) Adjunctive surgical management of cutaneous mycobacterium fortuitum infection. J Dermatol Surg Oncol 11:708–712
Neubert U (1983) Sporotrichoide Hautinfektionen. In: Braun-Falco O, Burg G (Hrsg) Fortschritte der praktischen Dermatologie und Venerologie, Bd 10. Springer, Berlin, S 410–415
Santa Cruz DJ, Strayer DS (1982) The histologic spectrum of the cutaneous mycobacterioses. Hum Pathol 13:485–495
Travis WD, Travis LB, Robertson GD (1985) The histopathologic spectrum in Mycobacterium marinum infection. Arch Pathol Lab Med 109:1109–1113

Lepra
Bahmer FA, Menzel S (1987) Lepratherapie heute. Hautarzt 38:1–3
Becker D, Bräuninger W (1994) Klinik und Therapie der frühen lepromatösen Lepra an einem Fallbeispiel. Hautarzt 45:845–848
Brazin SA (1982) Leprosy (Hansen's disease). Otolaryngol Clin North Am 15:597–611
Browne SG (1976) Leprosy. Ciba-Geigy, Basel
Browne SG (1979) The diagnosis and management of early leprosy. The Leprosy Mission, London
Bryceson A, Pfaltzgraff RE (1979) Leprosy. Churchill Livingstone, London
Fuchs J, Schulz C, Ochsendorf F et al. (1992) Diagnostische und therapeutische Probleme bei Leprapatienten aus dermatologischer Sicht. Berichte aus dem klinischen Alltag. Akt Dermatol 18:231–235
Harboe M (1981) Mycobacterium leprae and the host response. Lepr Rev 52 (Suppl) 1:1–14
Hastings RC, Convit J (1986) Leprosy. Churchill Livingstone, Edinburgh
Hay RJ (1988) The control of infective skin diseases — the lessons of leprosy research. Br J Dermatol 119:495–502
Jeh Sung K, Bum Kim S, Choi Ho J et al. (1993) Detection of Mycobacterium leprae DNA in formalin-fixed, paraffin-embedded samples from multibacillary and paucibacillary leprosy patients by polymerase chain reaction. Int J Dermatol 32:710–713
Jopling WH, McDougall AC (eds) (1988) Handbook of leprosy. Heinemann, Oxford
Kaplan DL (1993) Biblical leprosy: an anachronism whose time has come. J Am Acad Dermatol 28:507–510
Klingmüller G (1980) Lepra. In: Korting GW (Hrsg) Dermatologie in Praxis und Klinik, Bd II. Thieme, Stuttgart, S 18121–18150
Modlin RL, Rea TH (1987) Leprosy: new insight into an ancient disease. J Am Acad Dermatol 17:1–13
Modlin RL (1994) Th1-Th2 paradigm: insights from leprosy. J Invest Dermatol 102:828–832
Reichart P (1976) Facial and oral manifestations in leprosy. Oral Surg 41:385–399
Ridley DS, Jopling WH (1966) Classification of leprosy according to immunity. A five-group system. Int J Leprosy 34:255–273

Rodellas AC, Ramirez Bosca A, Holzmann H et al. (1992) Immunologie der Lepra. Übersicht zu Daten des Zeitraumes 1980–1990. Hautarzt 43:184–189

Schadewaldt H (1969) Zur Geschichte der Lepra. Hautarzt 20:124–130

Schaller KF (Hrsg) (1993) Colour atlas of topical dermatology and Venerology. Springer, Berlin, Heidelberg

Thangaraj RH, Yawalkar SJ (1987) Leprosy for medical practitioners and paramedical workers. Ciba-Geigy, Basel

Thomas J, Joseph M, Ramanujam K et al. (1980) The histology of the Mitsuda reaction and its significance. Lepr Rev 51:329–339

Truman RW, Kumaresan JA, McDonough CM et al. (1991) Seasonal and spatial trends in the detectability of leprosy in wild armadillos. Epidemiol Infect 106:549–560

Walsh GP, Meyers WM, Binford CH et al. (1981) Leprosy — a zoonosis. Lepr Rev (Suppl) 1:77–83

World Health Organization Report of Study Group (1982) Chemotherapy of leprosy for control programmes. WHO Techn Rep Ser 675

World Health Organization Report of Study Group (1985) Epidemiology of leprosy in relation to control. WHO Techn Rep Ser 716

Yawalkar SJ (ed) (1992) Leprosy for medical practioners and paramedical workers. Fifth edition. Ciba-Geigy, Basel

Kapitel 5 Erkrankungen durch Protozoen

Inhaltsverzeichnis

Leishmaniosen 261
   Kutane Leishmaniose 263
      Kutane Leishmaniose der Neuen Welt 264
      Diffuse kutane Leishmaniose 264
      Hyperge Form der chronisch-kutanen
      Leishmaniose. 264
   Kala-Azar (viszerale Leishmaniose) und dermale
   Post-Kala-Azar-Leishmaniose
   (dermale Leishmaniose) 265
   Mukokutane Leishmaniose 266
Trichomoniasis 267
Weiterführende Literatur 269

Leishmaniosen

Definition. Leishmaniosen sind durch Protozoen hervorgerufene Erkrankungen, die schon im Altertum bekannt waren. Sie sind in den warmen Teilen der Erde stark verbreitet, mit Ausnahme von Südasien und Australien. Leishmaniosen zählen zu den häufigsten parasitären Infektionskrankheiten der Welt. Etwa 12 Mio. Menschen in 80 Ländern sind infiziert. Jährlich wird mit 400000 Neuinfektionen gerechnet und die Zahl steigt wahrscheinlich an.
Die endemische Zone liegt in Europa südlich der 10 °C-Jahresisotherme (Nordgrenze des Ölbaums), verläuft geschlängelt und mit tiefen Ausbuchtungen auf dem Balkan und in Frankreich. Von dort wird die Erkrankung häufig in die gemäßigten Breiten eingeschleppt, ohne bei uns heimisch werden zu können.
Die Leishmanien sind obligat intrazelluläre Parasiten der Gattung *Leishmania*, die zur Familie der Trypanosomatidae innerhalb der Ordnung Kinetoplastida gehört.

Ätiologie und Pathogenese. Die Leishmaniose ist in der Regel eine Anthropozoonose; der Lebenszyklus der Leishmanien bedarf zweier Wirte: eines Vertebraten, in der Regel ein Säugetier, und eines Insekts, nachtaktive 1–2 mm große Kleinmücken des Genus *Phlebotomus, Lutzomyia* und *Psychodopygus* (Schmetterlingsmücken, engl.: sandfly). Entsprechend ihrem Wirt leben die Leishmanien während ihres Lebenszyklus in 2 morphologisch unterschiedlichen Formen. Beim Menschen und anderen Säugetieren existieren sie innerhalb von Makrophagen als rundliche bis ovale geißellose 2–3 µm große Amastigote. In den Arthropoden leben sie als längliche geißeltragende Promastigote von 10–15 µm Länge und 2–3 µm Breite. Beide Formen haben einen Kern und einen kleineren DNS-enthaltenden Kinetoplasten. Obwohl die Promastygoten der unterschiedlichen Leishmanienspezies kleinere Größenunterschiede aufweisen, lassen sich die intrazellulären Amastigote der verschiedenen Spezies morphologisch nicht voneinander unterscheiden.
Die Ansteckung erfolgt über die Mücken, selten auch über Bluttransfusionen; in Einzelfällen wurde über eine kongenitale Übertragung und durch intimen Mensch-zu-Mensch-Kontakt berichtet. Die *Phlebotomen* fliegen sehr schlecht und nur kurze Strecken. Als Bodenbrüter halten sie sich deshalb immer in der Nähe ihrer Brutplätze auf und stechen Menschen bevorzugt in ebenerdigen Schlafräumen, da sie nur nachts fliegen können. Die kleinen Mücken können auch Moskitonetze durchdringen und stechen den Schlafenden in nicht bedeckten Hautarealen, insbesondere Gesicht und Arme. Obergeschosse aktiv zu erreichen gelingt den *Phlebotomen* nicht ohne Hilfe kräftiger Luftbewegungen. Da Leishmaniosen in der Regel Anthropozoonosen sind, ist die Ansteckungsgefahr in der Nähe infizierter Tiere wegen der geringen Reichweite der *Phlebotomen* besonders groß. Jede Leishmanienspezies bevorzugt ein oder mehrere Wirbeltiere mit Ausnahme von *Leishmania donovani donovani* und *Leishmania tropica*, die ganz überwiegend, wenn nicht exklusiv, anthropomorph sind.

Klassifikation. Früher wurden die Leishmaniosen vorwiegend nach klinischem Erscheinungsbild und geographischer Verteilung klassifiziert. So gibt es die Leishmaniose der Alten und die der Neuen Welt. Heute sind mehr als 15 humanpathogene Leishmanien bekannt. Diese Formen werden nicht morphologisch unterschieden, sondern mit Hilfe biochemischer, immunologischer oder molekularbiologischer Techniken. Gebräuchlich sind Enzymelektrophorese, Serotypisierung sezernierter Faktoren, DNS-Aufteilung durch Endonukleasen oder Untersuchungen der Kinetoplasten-DNS. Eine sehr häufige Methode ist die elektrophoretische Aufteilung von Isoenzymen. Die effektivste und einfachste Methode ist die Identifizierung mit Hilfe von monoklonalen Antikörpern.

Tabelle 5.1. Klassifikation der Leishmaniose

Klinische Formen	Spezies	Hauptverbreitung
Kutane Leishmaniose		
Alte Welt	*Leishmania minor*	
	Leishmania major	Naher Osten
	Leishmania tropica	Naher Osten, frühere UdSSR
	Leishmania aethiopica	Äthiopien, Kenia
	Leishmania infantum	Mittelmeerländer
Neue Welt	*Leishmania-mexicana-Komplex*	Mexiko, Zentralamerika
	Leishmania-brasiliensis-Komplex	Brasilien, Bolivien
	Leishmania amazonensis	Brasilien
Diffuse anerge kutane Leishmaniose		
Alte Welt	*Leishmania aethiopica*	Äthiopien
Neue Welt	*Leishmania-brasiliensis-Komplex*	Südamerika
Rezidivleishmaniose	*Leishmania tropica*	Mittlerer Osten, frühere UdSSR
Viszerale Leishmaniose	*Leishmania donovani*	Indien, Ostafrika
	Leishmania infantum	Mittelmeerländer
	Leishmania chagasi	Süd- und Mittelamerika
Post-Kala-Azar-Leishmaniose	*Leishmania donovani*	Indien, Nepal, China
Mukokutane Leishmaniose	*Leishmania-brasiliensis-Komplex*	Brasilien

Immunbiologie. Das klinische Spektrum der Leishmaniose ist am besten mit jenem der Lepra zu vergleichen. Der eine Pol ist die kutane Leishmaniose, bei der der Wirt eine hochspezifische zellvermittelte Immunität erwirbt, die ihm nach einem Jahr einen lebenslangen parasitenspezifischen Schutz verleiht. Der andere Pol ist die viszerale Leishmaniose, bei der keine Hinweise für eine wirksame Immunreaktion vorliegen. Als intermediäre Typen kann man die mukokutane und die disseminierte kutane Leishmaniose ansehen, bei der eine sehr starke entzündliche Reaktion vorliegt, bei der es trotzdem zu einer extensiven Proliferation der Organismen kommt, jedoch ohne systemische Ausbreitung der Leishmanien. Im Gegensatz zur Lepra ist jedoch die Immunantwort gegenüber Leishmanien nicht nur vom Wirt abhängig, sondern wird auch ganz entscheidend durch die Leishmanienspezies beeinflußt. In Abhängigkeit von der Leishmanienspezies und bisher unbekannten geographischen Faktoren, führt eine Leishmanieninfektion zu sehr unterschiedlichen Krankheitsbildern. Die einzelnen Krankheitsbilder weisen sehr stark auf bestimmte Leishmanienspezies hin, sind aber nicht pathognomonisch. Augenscheinlich ähnliche oder identische Leishmanien können ein sehr breites Spektrum von Erkrankungen verursachen, und umgekehrt können fast alle Krankheitsbilder durch mehr als eine Leishmanienspezies hervorgerufen sein.

Immunantwort. Bei wenigen anderen Erkrankungen wurde die Bedeutung der Immunantwort für die Kontrolle einer Infektion so intensiv untersucht wie bei Leishmaniose. Leishmanienspezifische Immunglobuline können nach einer Infektion nachgewiesen werden; die Immunglobulintiter sind besonders hoch bei Patienten mit viszeraler Leishmaniose. Makrophagen und T-Lymphozyten scheinen die Empfänglichkeit eines Wirtes für Leishmanien zu kontrollieren. Das Töten intrazellulärer Amastygoten ist sauerstoffabhängig und hängt von der Generation von Sauerstoffradikalen und Hydrogenperoxid ab. Der entscheidende Mechanismus für die intrazelluläre Degeneration der Amastygoten ist jedoch die zelluläre Immunantwort vom verzögerten Typ. Die Fähigkeit, eine Leishmanieninfektion zu kontrollieren, hängt von antigenspezifischen T-Lymphozyten ab. T-Lymphozyten, die Interferon-γ und Interleukin-2 sezernieren, werden für eine effiziente Elimination der Leishmanien benötigt. Die Produktion von Interferon-γ und Interleukin-12 geht mit der Fähigkeit einher, Leishmanien zu eliminieren und nach intrakutaner Injektion von hitzeabgetöteten Erregern eine Immunreaktion vom Tuberkulintyp auszubilden (*Montenegro-Reaktion*). Patienten, deren T-Lymphozyten auf eine Stimulation mit Leishmanien relativ wenig Interferon-γ und Interleukin-2 und stattdessen relativ viel Interleukin-4 bilden, scheinen nicht fähig, die Infektion ausreichend zu kontrollieren und neigen dazu, eine viszerale oder disseminierte kutane Leishmaniose zu entwickeln. Die Montenegro-Reaktion ist bei diesen Personen negativ, dafür finden sich sehr hohe antigenspezifische Immunglobulintiter. Die protektiven Interferon-γ- und Interleukin-2-bildenden T-Lymphozyten werden als Th1, die Interleukin-4 und Interleukin-5 bildenden T-Lymphozyten als Th2 bezeichnet.

Die durch Th1-Lymphozyten etablierte Immunität ist

lebenslang und antigenspezifisch, d.h., sie besteht nur für eine Leishmanienspezies. Es gibt nur eine einzige Ausnahme: Eine Immunität gegen Leishmania major schützt vor einer Infektion mit Leishmania tropica minor. Wird das Immunsystem sehr stark geschwächt, wie z.B. im Rahmen einer HIV-Infektion, kann auch die leishmanienspezifische Immunität betroffen werden. Selbst Jahrzehnte nach der Infektion kann es dann zu einer Reaktivierung der Leishmaniose kommen.

Kutane Leishmaniose

[Wright 1907]

Synonyme. Entsprechend ihrer weiten geographischen Verbreitung hat sie viele Namen, die alle auf den afroasiatischen Raum hinweisen, allerdings das häufige Vorkommen im westlichen Mittelmeerraum nicht widerspiegeln: Orient-, Biskra-, Siskra-, Aleppo-, Jericho-, Bagdad-, Gafsa-, Nil-, Delhi-, Lahore-, Dattel- und Jahresbeule.

Definition. Eine durch verschiedene Leishmanienspezies hervorgerufene Infektionskrankheit der Haut, die klinisch mit knotigem und ulzerierendem, histologisch mit charakteristischem Granulationsgewebe einhergeht. Klinisch können 3 oft ineinander übergehende Verlaufsformen unterschieden werden:
1. Lokalisierte knotige, mehr oder minder schnell ulzerierende und spontan narbig abheilende Form; sie ist am häufigsten.
2. Hyperergische, immer wieder an neuen Stellen rezidivierende Form.
3. Anergisch-generalisierte Verlaufsform, die sich primär flächig über größere Hautbezirke ausbreitet.

Vorkommen. Die kutane Leishmaniose kann nur in warmen Ländern erworben werden, dort bevorzugt in sommertrockenen, sandigen Wüstenrandgebieten. Sie kommt im ganzen Mittelmeergebiet, einschließlich aller dortigen Inseln, im Mittleren Osten bis nach Indien, im Süden der Sowjetunion und Chinas sowie in Afrika mit Ausnahme des Regenwaldgürtels vor. Entsprechend der Verbreitung der Vektoren findet sich die Leishmaniose vorwiegend in Niederungen bis 400 m über dem Meeresspiegel, in Äthiopien, im äquatorialen Ostafrika und in den Anden Südamerikas auch im Hochland bis fast 3000 m Höhe. Die Vektoren fliegen nachts in Schlafräume ein; in Endemiegebieten gibt es daher Erstinfektionen meist schon in frühester Kindheit.

Klinik. Die Krankheit beginnt meist 2–4 Wochen nach dem Stich einer infizierten Schmetterlingsmücke mit einer kleinen erythematösen *Papel*, die im Laufe der nächsten Wochen und Monate langsam wächst. Sie dehnt sich vornehmlich der Seite nach aus und hat einen lividroten Randsaum. Die ältere Veränderung ist zentral flach ulzeriert und mit Krusten bedeckt. Kleine *Satellitenknötchen* können in der Peripherie auftreten, und gelegentlich entwickeln sich auch subkutane Knoten entlang der proximalen Lymphabflußwege. Ein lokales invasives Wachstum, das sich ins subkutane Fettgewebe und sogar bis auf den Muskel ausdehnt, ist selten. Nach 2–6 Monaten stoppt das Wachstum, der Knoten kann ulzerieren und heilt dann in der Regel von alleine mit einer diskreten Narbe ab. Selten besteht die kutane Leishmaniose mehr als 24 Monate und wird dann als eine *nichtheilende chronisch kutane Leishmaniose* bezeichnet. Die Betroffenen haben einen oder aber auch mehrere Läsionen, die insbesondere bei *Leishmania major* auftreten. Während Infektionen mit *Leishmania major* zu furunkuloiden Knoten führen, die meist ulzerieren (feuchte Läsion), zahlreich sind und auch relativ häufig mit einer Lymphknotenbeteiligung einhergehen, führt eine Infizierung mit *Leishmania minor* eher zu trockenen, langsam wachsenden Plaques, die flach ulzerieren oder auch papulös bleiben können (trockene Läsion). Hier ist ein sekundärer Lymphknotenbefall eher selten; es finden sich in der Regel nur wenige Knoten, besonders im Gesicht. Die Inkubationszeit ist relativ lang, 2–12 Monate und mehr. Beide Formen der Leishmaniose heilen in der Regel spontan ab, obgleich 10% der mit *Leishmania tropica* infizierten Patienten eine *Rezidivansform der Leishmaniose* entwickeln.

Die kutane Leishmaniose durch *Leishmania infantum* ist besonders in den Mittelmeerländern und im Sudan verbreitet. Die Herde ähneln beim Erwachsenen jenen der *Leishmania major*, doch ist ihre Verweildauer in der Regel kürzer. Diese Form der Leishmaniose ist besonders in den nordwestlichen Ländern des Mittelmeers verbreitet und dort endemisch.

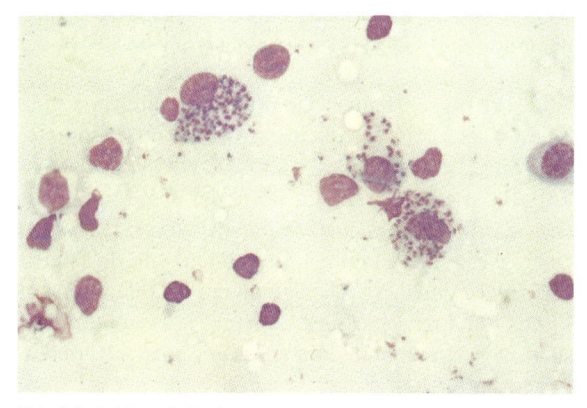

Abb. 5.1. *Leishmania tropica*

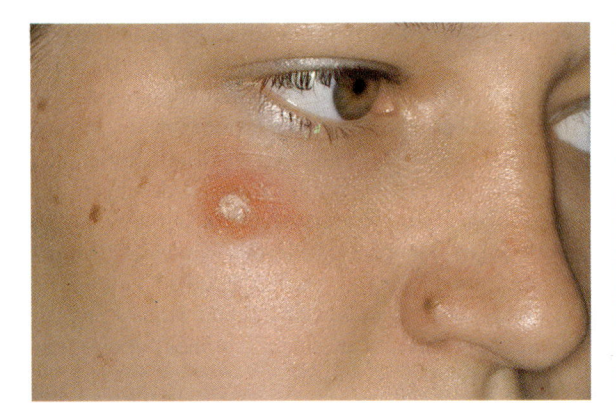

Abb. 5.2. Kutane Leishmaniose (Orientbeule)

Auch durch *Leishmania aethiopica* kann eine klassische, örtlich begrenzte kutane Leishmaniose ausgelöst werden. Etwa 20% der Patienten entwickeln jedoch eine diffuse kutane Leishmaniose.

Kutane Leishmaniose der Neuen Welt

Die kutane Leishmaniose der Neuen Welt zeichnet sich durch eine größere klinische Variabilität aus. Parasiten des *Leishmania-mexicana-Komplexes* führen in der Regel zu Läsionen, die jenen der *Leishmania major* ähneln. In Mexico und Zentralamerika werden sie durch eine im Wald lebende Mücke übertragen, die die Parasiten besonders im Bereich des seitlichen Gesichtes und der Ohren inokuliert. Besonders gefährlich ist die Invasion des Ohrknorpels; häufig wird dann die Pinna zerstört, und die Herde heilen erst nach vielen Jahren ab *(Chiclero-Ulzera)*.

Auch die Veränderungen, die durch *Leishmania brasiliensis* verursacht werden, gleichen häufig jenen der klassischen kutanen Leishmaniose. Einige Spezies des *Leishmania-brasiliensis-Komplexes* neigen jedoch zur Invasion von Schleimhäuten und verursachen die mukokutane Leishmaniose.

Diffuse kutane Leishmaniose

Bei manchen Formen der Leishmaniose der Alten wie der Neuen Welt können große Hautareale durch die Leishmaniose befallen sein. Sie enthalten dann zahlreiche mit Amastigoten gefüllte Makrophagen. Es besteht keine Tendenz zum Systembefall. In der Alten Welt wird diese Form insbesondere durch *Leishmania aethiopica* verursacht und bei etwa 20% aller Patienten in Äthiopien und im Sudan beobachtet. In Südamerika wird diese Form durch einige bisher noch nicht genau charakterisierte Formen des *Leishmania-*

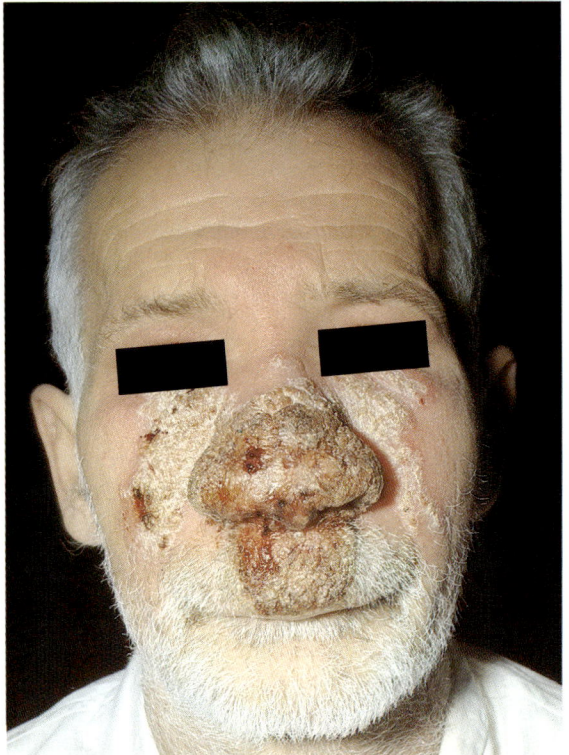

Abb. 5.3. Leishmaniasis brasiliensis, mukokutane Form

brasiliensis-Komplexes verursacht. Die diffuse kutane Leishmaniose beginnt in der Regel als ein einzelnes Knötchen und führt dann erst zu einer lokalen und später weiter ausgedehnten Streuung von Satellitenherden. Charakteristisch sind *nichtulzerierende Knoten*, die sehr an eine Lepra lepromatosa erinnern und diffus über das Gesicht und den Stamm ausgedehnt sein können. Diese Form der Leishmaniose ist sehr schwer zu behandeln. Die Hautläsionen sind sehr parasitenreich, es finden sich sehr hohe zirkulierende Antikörper aber keine Hinweise für eine zelluläre Immunität. Die Montenegro-Reaktion ist negativ.

Hyperge Form der chronisch-kutanen Leishmaniose

Diese wird unterteilt in eine persistierende und eine Rezidivans-Form. Sie zeichnen sich aus durch lupoide Infiltrate, die histologisch an ein Sarkoid oder an eine Tuberkulose erinnern. Klinisch findet man braunrötliche oder braungelbliche Papeln, meistens in der Nähe einer Narbe nach kutaner Leishmaniose. Die Papeln können zu einer Plaque konfluieren und dann einem Lupus vulgaris sehr stark ähneln. Sie verschlechtern sich im Sommer und können dann auch ulzerieren. Selten sind keloidähnliche oder ausgeprägte verruköse Formen der unteren Extremitäten. Die Herde können auch psoriasiform sein und sich großflächig am Körper ausbreiten.

Symptome. Die Leishmaniose verursacht gewöhnlich keine oder nur geringfügige Beschwerden, es sei denn, daß die Herde funktionell stören wie bei Sitz am Augenlid oder Ohrrand.

Histopathologie. Im nodösen und ulzerativen Frühstadium Granulationsgewebe aus Histiozyten, Lymphozyten, Plasmazellen und Granulozyten. Der Erregerreichtum der Veränderungen ist umgekehrt proportional zur Dauer der Läsionen. Der direkte Erregernachweis in diesen Herden ist nur in den ersten 5–7 Monaten der Erkrankung möglich, obwohl die kulturelle Anzüchtung auch noch aus älteren Herden gelingt. Im Rezidivansstadium findet man tuberkuloide Granulome.

Verlauf. Der Verlauf der Leishmaniose ist gewöhnlich komplikationslos. Selten kommt es zu Lymphangitis und Erysipelen sowie Pyodermien mit Lymphknotenschwellungen.

Diagnose. Sie ist meistens leicht möglich aus Anamnese (Aufenthalt in Endemiegebieten), klinischem Befund und Erregernachweis.

Erregerisolierung. Aus Geschabsel, noch besser aus dem Abklatsch- oder Zupfpräparat von Biopsiematerial aus dem Rand der Geschwürfläche sind die Erreger auf Blutagar (Novy-McNeal-Nicolle, NNN) oder auf Adler-Medium züchtbar. *Leishmania tropica* wächst langsam in zusammenhängenden feingranulären Rosetten in der flüssigen Phase des Mediums. Auch aus Lymphknotenmaterial sind die Erreger nachweisbar. Übertragung des Kulturmaterials auf Tiere, wie z. B. Hamster, ist möglich. Sie löst dort eine lokale oder systemische Infektion aus. Übertragung vom Menschen auf ein Kulturmedium und wieder auf den Menschen löst eine typische kutane Leishmaniose aus.

Ausstrich. Nach guter Reinigung des Ulkus wird Material kürettiert, besser noch nach flacher Inzision am Rande des Ulkus gewonnen und nach Fixierung durch Methylalkohol mit Giemsa-Lösung gefärbt. Die knotige und die noch nicht zu alte ulzeröse Form sind sehr erregerreich. Die basophil angefärbten Leishmanien mit dem größeren und dem kleineren Kinetoplast, die beide deutlich eosinophil angefärbt sind, liegen frei oder in großen phagozytierenden Histiozyten vornehmlich am Rande der Effloreszenz und sehen rund oder oval aus.

Biopsie. Intrazellulär gelegene Leishmanien. Günstiger als ein mit Giemsa-Lösung gefärbter Mikroschnitt ist die Gewebeabklatschmethode auf einem Objektträger, wobei die frische Schnittfläche der Probeexzision mehrfach direkt auf einen Objektträger abgetupft wird. Anschließend Giemsa-Färbung.

Leishmaniaantigen-Intrakutantest. Hitzeabgetötete Erreger (100000/1,0 ml) werden intrakutan injiziert. Bei vorliegender Infektion beweist eine positive Reaktion nach 48 h in Form einer Impfpapel von 1–2 cm Durchmesser auf erythematösem Grund (histologisch vom Tuberkulintyp), daß sich eine Allergie entwickelt hat *(Montenegro-Reaktion)*. Da auch bei lange zurückliegender abgeheilter Leishmaniose ein positiver Testausfall zu erwarten ist, hat der Test in Endemiegebieten keine sichere diagnostische Bedeutung.

Differentialdiagnose

Nodöse Form: Furunkel, Karbunkel, Basaliom, Keratoakanthom, Lupus erythematodes.
Diffuse kutane Form: Ekthyma, Tropengeschwür, Frambösie, maligne Tumoren, syphilitischer Primäraffekt, tuberkulöser Primärinfekt, Lepra lepromatosa.
Hypererge Form: Lupus vulgaris, tuberoserpiginöses Syphilid, Sarkoidose und tuberkuloide Lepra, Sporotrichose und atypische Mykobakterieninfektion (Mycobacterium marinum ulcerans).

Kala-Azar (viszerale Leishmaniose) und dermale Post-Kala-Azar-Leishmaniose (dermale Leishmaniose)

Synonyme. Viszerale Leishmaniose, Dumdumfieber, Post-Kalar-Azar-Dermatose, Post-Kala-Azar-dermale Leishmaniose, Post-Kala-Azar-dermale Leishmanoide (Kala = schwarz, Azar = Fieber).

Definition. Eine durch *Leishmania donovani donovani* sowie die verwandten Stämme *Leishmania donovani infantum* und *Leishmania donovani chagasi* verursachte Infektionskrankheit des retikulohistiozytären Zellsystems von Milz, Leber und Knochenmark. *Leishmania infantum* führt vorwiegend bei Kindern zu Kala-Azar, während sie bei Erwachsenen auch zu einer kutanen Leishmaniose führen kann. Der Krankheitsverlauf ist entweder akut mit zweigipfliger Fieberkurve im Tagesverlauf oder protrahiert. Es kommt zu Splenomegalie, Hepatomegalie, Anämie, Leukopenie und einem charakteristischen Dunklerwerden der Haut.

Vorkommen. Die viszerale Leishmaniose ist weltweit verbreitet in tropisch-subtropischen Zonen mit bevorzugtem Auftreten in Indien, Bangladesch, China, Sudan, West- und Ostafrika, Ostrußland und einigen

Zonen Südamerikas. Auch um das Mittelmeer gibt es Endemieherde der Viszeralleishmaniose; die Erkrankung tritt dort besonders bei Kindern auf.

Klinik. Die Inkubationszeit beträgt 2–4 Monate; aber auch 10 Tage bis zu über einem Jahr werden angegeben. Das *Post-Kala-Azar-Syndrom* tritt etwa 1–3 Jahre nach der Erkrankung an viszeraler Leishmaniose auf. Der Krankheitsverlauf ist chronisch, erreicht nach 4–6 Monaten seinen Höhepunkt, und kann, wie im Sudan, nach weniger als 6 Monaten tödlich enden.

Kala-Azar hat ein viel mannigfalteres klinisches Bild als die kutane Leishmaniose. Charakteristisch sind: *Pigmentierungen* in Form fleckiger bräunlich-schwärzlicher Makulä (daher der Name Kala-Azar), *Hautveränderungen* in Form trockener, rauher, derber Hautoberflächen mit glänzenden atrophischen Unterschenkeln, Gefäßveränderungen mit Haut- und Schleimhautblutungen sowie prominenten großen Hautvenen, Haarausfall und *Schleimhautveränderungen* mit blasser Mundschleimhaut, Stomatitis und Gingivitis.

Dermales Post-Kala-Azar-Leishmanoid (DPKL). Diese Dermatose besteht aus der Trias hypopigmentierte Makulä, erythematöse Makulä und Knoten. Sie tritt bei etwa 5% der ostafrikanischen Patienten während der Rekonvaleszenzphase auf. Die Patienten entwickeln im Bereich des Gesichtes und der Streckseiten der Extremitäten diskrete Papeln, die histologisch ein tuberkuloides Infiltrat und einzelne wenige Parasiten zeigen. Dieses Exanthem heilt spontan im Verlauf weniger Monate ab.

In Indien dagegen entwickeln sich bei etwa 20% aller Patienten 1–2 Jahre nach einer viszeralen Leishmaniose hypopigmentierte Makulä, die an eine Lepra lepromatosa erinnern können. Im späteren Verlauf treten diffuse Knoten innerhalb dieser Makulä auf. Sie zeigen eine ständige Progression, kaum eine spontane Heilungstendenz und bandartige urtikarielle Veränderungen.

Symptome und Verlauf. Kala-Azar und das Dermale Post-Kala-Azar-Leishmanoid sind schwere Krankheiten. Unbehandelt sterben etwa 75–95% der Patienten innerhalb von 2 Jahren. Die Allgemeininfektion mit Herz-, Leber-, Milz- und Knochenmarkbeteiligung macht diese Tropenkrankheit zu einem großen allgemeinmedizinischen Problem. Setzt die spezifische Behandlung rechtzeitig ein, wird Ausheilung bei 95% der Patienten erreicht.

Die dermalen Leishmanoide sind schwieriger zu behandeln und heilen oft nicht ganz ab.

Diagnose. Sie ist wie bei kutaner Leishmaniose gewöhnlich gut möglich aus Anamnese (Endemiegebiet), klinischem Befund und Erregernachweis. Der Erregernachweis gelingt aus Blut, Knochenmark, Lymphknotenmaterial und Blut. Die Erreger sind innerhalb von 1–4 Wochen auf NNN-Medium anzüchtbar. Inokulation beim Hamster verursacht systemische Infektion. Im Gegensatz dazu führen Erreger der kutanen Leishmaniose, *Leishmania tropica*, nur zu lokalisierten Infektionen im Bereich der Inokulationsstellen. Beim dermalen Post-Kala-Azar-Leishmanoid sind die Erreger lediglich aus Geschabselmaterial von entzündlich geröteten Makulä oder aus Knoten, jedoch nicht aus hypopigmentierten Makulä und auch nicht aus rotem Knochenmark oder Lymphknotenmaterial nachweisbar. Spezifische Antikörper sind bei Kala-Azar meist in hoher Konzentration nachweisbar (ausgenommen bei Immunkompromittierten); bei DPKL meist nur in niedriger Konzentration.

Mukokutane Leishmaniose

Die mukokutane Leishmaniose stellt eine schwere, gelegentlich lebensbedrohliche Form der Leishmaniose dar, die besonders in der Neuen Welt zu finden ist. Sie ist in Mittelamerika relativ selten, dafür in Brasilien sehr häufig und wird in der Regel durch Erreger des *Leishmania-brasiliensis-Komplexes* (vermutlich bei 80% der Infizierten) verursacht. In der Alten Welt kann sie durch *Leishmania aethiopica* verursacht werden. In der Regel ist die mukokutane Leishmaniose die Folge einer hämatogenen oder lymphogenen Streuung. In seltenen Fällen kann sie auch per continuitatem durch eine kutane Leishmaniose des Gesichtes ausgelöst werden. Wegen des zerstörerischen Wachstums wird die Erkrankung in Südamerika auch *Espundia* genannt.

Fast immer sind die Nase und der Nasenknorpel betroffen. Diese Form der Leishmaniose beginnt häufig mit einem kleinen Knötchen, das sich langsam ausdehnt und nach Erreichen der Schleimhäute in eine granulomatöse Krankheit übergeht, die zum Gewebezerfall führt. Der Verlauf der mukokutanen Leishmaniose ist nicht vorhersehbar. Einige Patienten können diese Infektion ohne zusätzliche Medikation kontrollieren, während sich bei anderen eine schwere progressive Krankheit mit ausgeprägter Gewebezerstörung entwickelt. Die Patienten versterben dann häufig an bakteriellen Sekundärinfektionen der Ulzera.

Der Nachweis von *Leishmania brasiliensis* ist sehr schwer, da die Erscheinungen trotz allem relativ erregerarm sind. Aus diesem Grunde sind die Leishmanien nur mit sehr großer Schwierigkeit zu isolieren, es sei denn, es handelt sich um Patienten mit multiplen derartigen Läsionen. Wegen der Schwierigkeiten beim Erregernachweis werden andere Indirekttests wie der Intrakutantest oder die Bestimmung von leishmanienspezifischen Antikörpern im Serum zur Diagnostik herangezogen. Die Verwendung monoklonaler Antikörper, die gegen Amastigote gerichtet sind, kann die Sensitivität der histologischen Diagnostik wahrscheinlich um ein Vielfaches steigern.

Mit zunehmender Erkrankung wird der Mund-Nasen-Bereich zunehmend funktionell eingeschränkt. Es kommt zur Behinderung beim Essen und Trinken sowie zu ausgeprägter Schwellung, die dann auch die Atmung beeinträchtigen kann.

Differentialdiagnose. Treponematosen, Lepra lepromatosa, südamerikanische Blastomykose, Histoplasmose, Chancrum oris, nasale Myiasis, spinozelluläre Karzinome, Pyoderma gangraenosum und das Midlinegranulom.

Therapie. Die Behandlung der Leishmaniose richtet sich nach dem Erreger und der klinischen Manifestation. Es gibt keine einheitlichen Therapieempfehlungen. Wichtig ist, daß insbesondere die altweltlichen Leishmaniosen in Europa und im Vorderen Orient dazu neigen, spontan abzuheilen. Da die meisten Therapieformen sehr nebenwirkungsreich sind und im Bereich der Haut zu Narbenbildung führen können, ist hier das Abwarten des natürlichen Verlaufes eine berechtigte Therapiemöglichkeit, zumal die Erkrankung praktisch nicht kontagiös ist.

Innerlich. Diese Therapieform ist gerechtfertigt bei Ulzera in kosmetisch oder funktionell bedeutenden Regionen, wie der Periorbitalregion, Ulzera ohne Heilungstendenz oder ausgeprägter lokaler Extension, nichtheilenden Formen der Leishmaniose mit lymphatischer Streuung, Infektionen durch Erreger des *Leishmania-brasiliensis-Komplexes*, Chiclero-Ulkus, *Leishmania tropica*, wegen der Gefahr der hyperergen Leishmaniose und schließlich Ulzera durch *Leishmania aethiopica* und Formen des *Leishmania-mexicana-Komplexes* wegen der Gefahr der Entwicklung einer disseminierten kutanen Leishmaniose.

Das Standardtherapeutikum der Leishmaniose ist das 5wertige Antimon (CSb^5). Bei Behandlung der hyperergen Leishmaniose kann die Gabe von 5wertigem Antimon durch die systemische Gabe von Glukokortikoiden unterstützt werden.

Unter den 5wertigen Antimonpräparaten sind das Natriumstibogluconat (Pentostam) und Megluminantimonat (Glucantime) die Medikamente der ersten Wahl für die systemische Therapie. Pentostam wird in der Regel 10–14 Tage lang in einer Dosis von 10–20 mg/kg KG tgl. verabreicht. Bei viszeraler Leishmaniose und bei Therapieversagen wird 15–20 mg/kg KG für 20–40 Tage empfohlen. Bei der diffusen disseminierten Form kann die Therapiedauer bis auf 60 Tage ausgedehnt werden.

Amphotericin B ist bei antimonresistenten Formen das Medikament zweiter Wahl. Es wird besonders bei der mukokutanen und der diffusen disseminierten Form in der gleichen Dosierung wie bei tiefen Mykosen eingesetzt. Alternativ zum Amphotericin B können Pentamidin oder Paromomycin i.v. eingesetzt werden. Weitere Medikamente, die in der Therapie der Leishmaniose angewandt werden, sind u. a. Azole wie Ketokonazol und Itrakonazol, fernerhin Dapsone sowie Rifampicin, evtl. in Kombination mit INH.

Die Nebenwirkungen der Antimonpräparate sind Schmerzen im Bereich der Injektionsstelle, lokale Thrombosen, Anorexie, Übelkeit, Kopfschmerzen, Myalgien und Arthralgien, Urtikaria und anaphylaktoide Reaktionen, kardiale Arrhythmien, Nieren- und Leberstörungen sowie hämolytische Anämie.

Äußerlich. Bei kutanen Läsionen, die selbstbegrenzt sind und nicht zur Chronizität neigen, kann der natürliche Verlauf abgewartet werden. Zum anderen können die Herde exzidiert werden, mit Kryochirurgie (Vereisungszeit etwa 60–90 s) oder Überwärmung (5 min bei 55 °C) behandelt werden. Weiter werden zur Vermeidung von Narben und Morbidität die periläsionale Applikation von Antimonpräparaten (1–3 ml in den Randwall, 1–3mal pro Woche, insgesamt 2–6 Applikationen) oder die Applikation einer paromomyzinhaltigen Salbe (15%) mit 15% Benzethoniumchlor oder 10% Harnstoff empfohlen.

Immuntherapie. Die Ansätze der Immuntherapie liegen einmal in der Impfung und zum anderen in der unterstützenden Therapie durch Zytokine, Interferon-γ in Kombination mit Antimonpräparaten. Obgleich gerade von der Impfung Erfolge zu erwarten sind, konnte sie bis heute nicht in die Routinetherapie bei Leishmaniose übernommen werden.

Trichomoniasis

[Donne 1836]

Definition. Eine durch *Trichomonas vaginalis*, ein flagellentragendes Protozoon, ausgelöste häufige sexuell übertragende Erkrankung (STD = sexually transmitted disease). Urogenitale Infektion mit Vaginitis, Urethritis und seltener Salpingitis bei Frauen bzw. Urethritis, Epididymitis und Prostatitis bei Männern.

Erreger. Drei Spezies sind für den Menschen von Bedeutung: *Trichomonas vaginalis*, *Trichomonas tenax* der Mundhöhle (in den anaeroben Nischen der Gingiva, führt zu Gingivitis) und *Pentatrichomonas hominis* im Dickdarm. *Trichomonas vaginalis* ist etwa 4–45 µm lang und 2–14 µm breit und zur Lokomotion durch vier vordere Flagellen und eine hintere Flagelle, die in eine undulierende Membran eingebettet ist, befähigt. Die zuckenden oder schwingenden Bewegungen, das Schlagen der Flagellen sind charakteristisch für diesen Erreger. *Trichomonas vaginalis* zeigt eine Adhärenz an Oberflächenstrukturen, insbesondere Schleimhäute. Durch die enge interdigitale Verzahnung zwischen den Membranen des Protozoons und der Wirtszelle wird die Phagozytose von Organellen, Bakterien und anderen Partikeln ermöglicht.

Die Erreger vermehren sich durch binäre Teilung unter anaeroben Bedingungen. *Trichomonas vaginalis* existiert nur als vegetative Zellform, Zysten sind nicht gefunden worden. Immunologisch werden verschiedene Stämme von Trichomonas vaginalis unterschieden.

Vorkommen. Häufig, genaue Zahlen sind jedoch nicht bekannt, da es keine meldepflichtige Erkrankung ist. Schätzungsweise sind etwa 180 Mio. Menschen weltweit mit *Trichomonas vaginalis* infiziert. Der Erreger wird bei 10–20% der Frauen isoliert, die eine gynäkologische Klinik aufsuchen, bei 50–75% von Prostituierten. Am häufigsten wird das Protozoon bei Frauen in der Altersgruppe von 16–35 Jahren gefunden. Weniger häufig ist es bei Männern, wahrscheinlich wegen der selbstlimitierenden Erkrankung. Bei Männern, die eine STD-Sprechstunde aufsuchen, wird es in etwa 4% isoliert und in mehr als 15% bei Männern mit nichtgonorrhoischer Urethritis (NGU). Die Transmission ist überwiegend durch Sexualkontakt mit einer hohen Prävalenz bei sexuell-aktiven Menschen mit wechselnden Partnern. Von Bedeutung ist, daß Trichomoniasis bei mehr als 70% der Frauen mit Gonorrhö vorkommt (Co-Infektion). Inokulation von *Trichomonas vaginalis* bei Freiwilligen löst die typischen Infektionszeichen aus. Der nichtvenerische Übertragungsweg ist sehr selten. Das Protozoon ist gegen Austrocknung empfindlich, konnte aber in feuchten Schwämmen noch nach 90 min und in Wasser von 36° C Temperatur noch nach 24 h identifiziert werden. Die Infektion über Toilettensitze ist theoretisch möglich, aber sehr selten, allerdings bei spritzendem Toilettenwasser auf die Anogenitalregion durchaus gegeben.

Pathogenese. *Trichomonas vaginalis* heftet sich an verhornendes aber nicht an kolumnäres Epithel an. Deswegen werden Vagina, Urethra, Skene-Drüsen und in geringerem Umfang auch die Zervix infiziert. Bei präpubertären Mädchen sind Blase und Harnröhre aber nicht die Vagina ein Ansiedlungsbereich für Protozoen. Bei Männern wird das Protozoon in Urethra, Prostata, Nebenhoden und Präputialsack gefunden. Extraurogenitale Infektionen sind sehr selten.

Die Infektion kann sich als akute entzündliche Erkrankung zeigen, oder es liegen asymptomatische Träger vor. Die Symptome können sich nach einer Menstruation verschlechtern. Nicht selten ist ein infizierter männlicher Partner lediglich asymptomatisch erkrankt, während die Frauen eine ausgesprochen entzündliche Trichomoniasis aufweisen. Deswegen ist die Behandlung von Partnern außerordentlich wichtig. Im entzündlichen Stadium ist die Infektion von einer ausgeprägten polymorphzelligen Leukozytose begleitet. Eine Immunität entwickelt sich nicht. Daher sind wiederholte Infektionen häufig. Weder eine systemische Antikörperproduktion noch lokale antitrichomonale IgA-Produktion kann für die Diagnostik verwendet werden.

Klinik. *Frauen* klagen meist über einen weißlichen, graugelblichen oder grünlichen, gelegentlich auch schaumigen vaginalen Ausfluß. Die Labien sind dabei häufig entzündlich-geschwollen. Die Scheidenwand, aber auch die Zervix können eine erdbeerartige rotgranulöse Oberfläche zeigen. Endometritis und Salpingitis sind seltene Ereignisse.

Männer sind meist asymptomatisch. Andere Patienten klagen über eine ausgeprägte Trichomonadenurethritis. *Trichomonas vaginalis* ist einer der Haupterreger nichtgonorrhoischer Urethritis (NGU); der Ausfluß ist dann meist nur gering, selten purulent. Wichtige Hinweise sind Brennen beim Wasserlassen oder brennende Schmerzen während oder nach dem Geschlechtsverkehr. Trichomonadeninfektionen bei Männern sind oft selbstlimitiert. In einer kontrollierten Studie ging die Inzidenz von 70 auf 33% innerhalb von zwei Wochen nach dem letzten Sexualkontakt spontan zurück. Balanoposthitis, Epididymitis und Prostatitis sind seltene Komplikationen. Infertilität kann eine seltene späte Komplikation dieser Erkrankung sein.

Diagnostische Leitlinien. Bei Frauen sind die klinischen Symptome eine Vulvovaginitis, Juckreiz und dünnflüssig schaumiger Ausfluß, floride granuläre Vaginitis und eine erdbeerfarbene Zervix. Der Erreger wird aus Vagina bzw. Zervix oder Urethra nachgewiesen. Notwendig ist eine Kolposkopie mit guter Einstellung der anatomischen Verhältnisse. Mit einem Wattestäbchen oder einer Platinöse wird vaginaler Ausfluß aus dem vorderen oder hinteren Scheidengewölbe sowie aus Zervix und Urethra gewonnen. Das Abstrichmaterial wird entweder in ein Reagenzglas mit physiologischer Kochsalzlösung übertragen oder zusammen mit einem Tropfen Kochsalzlösung direkt auf einen mikroskopischen Objektträger gebracht. Der Tropfen wird mit einem Deckglas überdeckt und kurz angewärmt, um die Motilität der Protozoen zu steigern, und dann bei niedriger und höherer Vergrößerung mikroskopisch untersucht. Für eine bessere optische Darstellung wird der Kondensor heruntergedreht und die Irisblende weitgehend geschlossen. Soweit vorhanden, können Phasenkontrastmikroskopie oder Dunkelfeldmikroskopie die Nachweisrate wesentlich erhöhen. Im feuchten Ausstrich sind die neutrophilen Leukozyten sehr viel zahlreicher als die abgeschilferten Vaginalepithelzellen. Flagellen und undulierende Membran können oft gut identifiziert werden. Feuchte Präparate sind in etwa 75% der infizierten Patienten positiv. Kulturen sind sehr viel sensitiver. Ein kommerzielles Medium ist Trichosel (Baltimore Biological Laboratories). Die meisten Stämme wachsen innerhalb von 48 h.

Die Diagnose bei infizierten Männern ist ähnlich. Die urethrale Schleimhaut wird vorsichtig mit einer Platinöse oder mit einem Wattestäbchen abgestrichen. Feuchte Präparate sind trotz gesicherter Infektion in mehr als der Hälfte der Patienten negativ. Daher werden wiederholte Abstriche, Sedimentuntersuchungen des Morgenurins, Sekretionsuntersuchungen nach Prostatamassage oder Ejakulatuntersuchungen empfohlen. Für Männer sind die Kulturen für die Diagnose von besonderer Bedeutung mit der höchsten Ausbeuterate von Urethralabstrichen oder aus dem Urinsediment, besonders nach Prostatamassage. Eine zuverlässige Serodiagnostik gibt es nicht.

Therapie
Innerlich. Metronidazol. Die Dosierungsempfehlungen variieren. Als Einmaldosis wird 1,5–2 g Metronidazol (Arilin, Clont) empfohlen (Ausheilungsrate 90%), alternativ 2mal 500 mg über 5–7 Tage (Ausheilungsrate 95%). Auch Tinidazol (Simplotan, Sorquetan) ist wirksam.

Die Einmaldosis wird am häufigsten empfohlen. Sie garantiert die beste Patientencompliance und bedeutet die niedrigste Gesamtdosis pro Behandlung. Erstrebenswert ist die gleichzeitige Behandlung von Sexualpartnern, sie erhöht die Heilungsrate auf mehr als 95%. Vielleicht sind niedrigere Dosen von 1,5 g oder sogar 1,0 g ebenfalls ausreichend. Die Behandlung schwangerer Frauen im ersten Trimenon ist kontraindiziert, im zweiten und dritten Trimenon äußerst zurückhaltend zu sehen. Falls erforderlich, kann eine einmalige orale Dosis Metronidazol nach dem ersten Trimenon gegeben werden. Die Nebenwirkungen des Metronidazols, insbesonders bei höherer Einmaldosierung, sind Übelkeit (10%) und vaginale Kandidose. Die Interaktion mit Alkohol ist von Bedeutung. Metronidazol verursacht ähnlich wie Disulfiram Übelkeit und einen Flush, da der hepatische Ethanolmetabolismus gehemmt wird. Die Prothrombinzeit kann verlängert sein. Daher ist Vorsicht bei Patienten mit Antikoagulanzien erforderlich. Eine karzinogene und mutagene Wirkung wird immer wieder diskutiert, ist aber nicht bewiesen.

Äußerlich. Clotrimazol und andere Imidazolderivate, jedoch ohne überzeugende Ergebnisse.

Weiterführende Literatur

Leishmaniosen
Ashford RW, Desjeux P, Raadt P de (1992) Estimation of population at risk of infection and number of cases of leishmaniasis. Parasitol Today 8:104–105

Blum J, Hatz C, Junghanss T (1994) Therapie kutaner und mukokutaner Leishmaniosen. Dtsch Med Wschr 119:1169–1172

Canizares O, Haman RRM (eds) (1992) Clinical tropical dermatology. 2nd edn. Blackwell, Oxford

Dietrich M, Kern P (1983) Tropenlabor. Diagnostik für ärztliche Praxis mit einfacher Laborausrüstung. Fischer, Stuttgart

Garcia LS. Bruckner DA (1993) Diagnostic medical parasitology. American Society for Microbiology, Washington

Harms G, Bienzle U (1993) Leishmaniose. In: Lang E (Hrsg) Tropenmedizin in Klinik und Praxis. Thieme, Stuttgart, S 37–53

Koff AB, Rosen T (1994) Treatment of cutaneous leishmaniasis. J Am Acad Dermatol 31:693–708

Lambert HP, Farrar WE, Swartz MN (1982) Infectious diseases illustrated. An integrated text and color atlas. Gower Medical, London

Moll H (1993) Epidermal Langerhans cells are critical for immunoregulation of cutaneous leishmaniasis. Immunol Today 14:383–387

Olliaro PL, Bryceson ADM (1993) Practical progress and new drugs for changing patterns of leishmaniasis. Parasitol Today 9:323–328

Pirmez C, Yamamura M, Uyemura K et al. (1993) Cytokine patterns in the pathogenesis of human leishmaniasis. J Clin Invest 91:1390–1395

Selim MM, Vlasin Z, Jaroskova L (1990) Leishmaniasis: currently recommended treatment. Int J Dermatol 29:318–321

Weinrauch L, El-On J (1987) Current therapy of cutaneous leishmaniasis. Int J Dermatol 26:567–568

Kutane Leishmaniose
Allain DS, Kagan IG (1975) A direct agglutination test for Leishmaniasis. Am J Trop Med Hyg 24:232–236

Berger TG, Meltzer MS, Oster CN (1985) Lymph node involvement in leishmaniasis. J Am Acad Dermatol 12:993–996

Berger RS, Perez-Figaredo RA. Spielvogel RL (1987) Leishmaniasis: the touch preparation as a rapid means of diagnosis. J Am Acad Dermatol 16:1096–1105

Blank C, Fuchs H, Rappersberger K et al. (1993) Parasitism of epidermal Langerhans cells in experimental cutaneous leishmaniasis with Leishmania major. J Infect Dis 167:418–425

Bryceson A (1976) Tropical dermatology. Cutaneous leishmaniasis. Br J Dermatol 94:223–226

Bryceson ADM, Murphy A, Moody AH (1994) Treatment of "Old World" cutaneous leishmaniasis with aminosidine ointment: results of an open study in London. Trans R Soc Trop Med Hyg 88:226–228

Chong H (1986) Oriental sore. A look at trends in and approaches to the treatment of leishmaniasis. Int J Dermatol 25:615–623

El-On J, Livshin R, Even-Paz Z et al. (1986) Topical treatment of cutaneous leishmaniasis. J Invest Dermatol 87:284–288

El-On J, Halevy S, Grunwald MH et al. (1992) Topical treatment of Old World leishmaniasis caused by Leishmania major: a double-blind control study. J Am Acad Dermatol 27:227–231

Fukuhara S, Klingmüller G (1976) Elektronenmikroskopische Untersuchungen der Leishamiasis cutanea I. Leishmania tropica im Gewebe. Arch Dermatol Res 255:305–316

Funt T, McCormack P (1992) Dermal plaques on the face of a child. Arch Dermatol 128:681–684

Furner BB (1990) Cutaneous leishmaniasis in Texas: report of a case and review of the literature. J Am Acad Dermatol 23:368–371

Kanj LF, Kibbi AG, Zaynoun S (1993) Cutaneous leishmaniasis: an unusual case with atypical recurrence. J Am Acad Dermatol 28:495–496

Kellum RE (1986) Treatment of cutaneous leishmaniasis with an intralesional antimonial drug (Pentostam). J Am Acad Dermatol 15:620–622

Koerber WA Jr, Koehn MC, Jacobs PH et al. (1978) Treatment of cutaneous leishmaniasis with antimony sodium gluconate. Arch Dermatol 114:1226

Kubba R, Al-Gindan Y, El-Hassan AM et al. (1987) Clinical diagnosis of cutaneous leishmaniasis (oriental sore). J Am Acad Dermatol 16:1183–1189

Kurban AK (1973) Behandlung der Haut-Leishmaniose. Hautarzt 24:369–372

Lin CS, Wang WJ, Wong CK et al. (1986) Cutaneous leishmaniasis. Clinical, histopathologic, and electron microscopic studies. Int J Dermatol 25:511–515

Mermel LA (1990) Cutaneous leishmaniasis-chiclero ulcer in an Wisconsin native. J Am Acad Dermatol 23:1178–1179

Nelson DA, Gustafson TL, Spielvogel RL (1985) Clinical aspects of cutaneous leishmaniasis acquired in Texas. J Am Acad Dermatol 12:985–992

Rau RC, Dubin HV, Taylor WB (1976) Leishmania tropica infection in travellers. Arch Dermatol 112:197–201

Sangueza OP, Sangueza JM, Stiller MJ et al. (1993) Mucocutaneous leishmaniasis: a clinicopathologic classification. J Am Acad Dermatol 28:927–932

Simpson TW (1985) Leishmaniasis. In: Provost TT, Farmer ER (eds) Current therapy in dermatology 1985, 1986. Dekker/Mosby, St. Louis, pp 194–198

Strick RA, Borok M, Gasiorowski HC (1983) Recurrent cutaneous leishmaniasis. J Am Acad Dermatol 9:437–443

Vardy DA, Frankenburg S, Goldenhersh M et al. (1993) Unusual extensive disease caused by Leishmania major parasites. Clin Exp Dermatol 18:36–40

Weinrauch L, Livshin R, Jacobs GP et al. (1984) Cutaneous leishmaniasis: failure of topical treatment with imidazole derivatives in laboratory animals and man. Arch Dermatol Res 276:133–134

Viszerale und Post-Kala-Azar-Leishmaniose

Davidson RN, Croft SL, Scott A et al. (1991) Liposomal amphotericin B in drug-resistant visveral leishmaniasis. Lancet 337:1061–1062

Girgla HA, Marsden RA, Singh GM et al. (1977) Post-kala-azar dermal leishmaniasis. Br J Dermatol 97:307–311

Górgolas de M, Castrillo JM, Guerrero MLF (1993) Visceral Leishmaniasis in patients with AIDS: report of three cases treated with pentavalent antimony and Interferon-γ. Clin Infect Dis 17:56–58

Hockmeyer WT, Wellde BT, Sabwa CL (1984) A complement fixation test for visceral leishmaniasis using homologous parasite antigen I. Ann Trop Med Parasitol 78:489–493

Jaffe CL, Bennett E, Grimaldi G Jr et al. (1984) Production and characterization of species-specific monoclonal antibodies against Leishmania donovani for immunodiagnosis. J Immunol 133:440–447

Kien-Truong T, Ambroise-Thomas P, Quilici M et al. (1969) Diagnostic sérologique des leishmanioses par immunofluorescence sur coupes des foies ou de rates de hamsters infestés avec Leishmania donovani. Bull Soc Pathol Exot 62:1077–1082

Neafie RC, Connor DH (1976) Visceral leishmaniasis. In: Binford CH, Conner DH (eds) Pathology of tropical and extraordinary diseases. Armed Forces Institute of Pathology, Washington

Ramesh V, Misra RS, Saxena U et al. (1993) Post-kala-azar dermal leishmaniasis: a clinical and therapeutic study. Int J Dermatol 32:272–275

Sundar S, Rosenkaimer F, Murray HW (1994) Successful treatment of refractory visceral leishmaniasis in India using antimony plus interferon-γ. J Infect Dis 170:659–662

Yesudian P, Thambiah AS (1974) Amphotericin B therapy in dermal leishmanoid. Arch Dermatol 109:720–722

Trichomoniasis

Fouts AC, Kraus SJ (1980) Trichomonas vaginalis: Reevaluation of its clinical presentation and laboratory diagnosis. J Infect Dis 141:137–143

Honigberg BM (1979) Biological and physiological factors affecting pathogenicity of trichomonads. In: Levandowsky M, Hunter SH (eds) Biochemistry and physiology of protozoa, vol II, 2nd edn. Academic, New York, pp 409–427

Kampmeier RH (1978) Description of Trichomonas vaginalis by M.A.Donné. Sex Transm Dis 5:119

Korting HC, Fröschl M (1987) Aktuelle Diagnostik wichtiger sexuell übertragbarer Erkrankungen: AIDS, Gonorrhoe, nichtgonorrhoische Urethritis. Hautarzt 38:43–50

Mason PR, Brown IML (1980) Trichomonas in pregnancy. Lancet II:1025–1026

Rein MF, Müller M (1984) Trichomonas vaginalis. In: Holmes KH, Mardh PH, Sparling PF et al. (eds). Sexually transmitted diseases. McGraw Hill, New York

Spence MR, Hollander DH, Smith J et al. (1980) The clinical and laboratory diagnosis of Trichomonas vaginalis infection. Sex Transm Dis 7:168–171

Thomason JL, Gelbart SM (1989) Trichomonas vaginalis. Obstet Gynecol 74:536–541

Richtlinien 1992 zur Diagnostik und Therapie von sexuell übertragbaren Krankheiten. Deutsche Gesellschaft zur Bekämpfung der Geschlechtskrankheiten e.V.

Kapitel 6 Zoonosen

Inhaltsverzeichnis

Erysipeloid	271
Malleus	272
Melioidosis	273
Anthrax	273
Pest	275
Tularämie	275
Brucellose	276
Rattenbißkrankheit	277
Weiterführende Literatur	278

Hierunter versteht man bei Tieren meist seuchenhaft auftretende Infektionskrankheiten, die gelegentlich auch auf den Menschen übertragen werden können.

Erysipeloid
[Rosenbach 1887]

Synonym. Schweinerotlauf

Definition. Akute Infektion, meist nach Bagatellverletzung an der Hand und bei Fischern, Schlachtern, Hausfrauen oder Personen, die Kontakt mit frischem Geflügel oder Fleisch haben.

Pathogenese. *Erysipelothrix rhusiopathiae* (Synonym: *E. insidiosa*), ein leicht kultivierbares, kurzes, nichtbewegliches grampositives Stäbchen.

Epidemiologie. Erysipelothrix rhusiopathiae ist der Erreger von Hautinfektionen und systemischen Infektionen beim Schwein, kommt bei Salzwasserfischen, auf Krabben, an Schalentieren, aber auch bei Geflügel, besonders bei Puten, sonst in Verbindung mit Tierprodukten wie Knochen und Häuten vor. Die Infektionen erfolgen in den Sommermonaten und sind fast ausschließlich auf Kontaktpersonen beschränkt, die Zugang zu infiziertem tierischem Material haben. Epidemien kommen bei Krabbenfischern (crab dermatitis) und bei Herstellern von Knöpfen aus Knochen vor. Es entwickelt sich keine bleibende Immunität.

Pathogenese. Der Patient ist meistens in der fleisch- oder tierverarbeitenden Industrie beschäftigt. Nach Bagatelltraumen mit Verletzung durch Fleisch (Knochen), Fischgräten, Krabbenstacheln etc. kommt es zur Erregerinokulation.

Klinik. Nach einer Inkubationszeit von 3–7 Tagen entwickelt sich ausgehend von der Hautverletzung sowie in deren Umgebung zunächst unter schmerzhaftem Spannungsgefühl ein hellroter Fleck, der peripher wächst und erysipelähnlich wirkt, auch dadurch, daß die Herde scharfbogig begrenzt sind. Im Zentrum klingt die Rötung wieder ab, am Rande schreitet sie fort, bis die Erkrankung zum Stillstand kommt. Meist bleibt sie auf ein umschriebenes Gebiet beschränkt, beispielsweise den Handrücken.
Aber auch großgyrierte Ausweitung auf Arme und Rumpf ist möglich. Prädilektionsstellen sind die Hände. Bei multiplen Inokulationsstellen können auch symmetrisch angeordnete Hautveränderungen auftreten.
Bei gutem Allgemeinbefinden kommt es überwiegend nicht zu Fieber. Selten kann eine Arthritis im Bereich der befallenen Haut vorkommen. Oft entwickelt sich eine regionale Lymphknotenschwellung. Bronchitis tritt nach Inhalation der Erreger auf. Endokarditis und Septikämie können vorkommen.

Verlauf. Bei normalerweise unkompliziertem Verlauf klingt die Infektion nach 2–3 Wochen ab, kann aber auch mit Wechsel von Exazerbation und Besserung über viele Monate persistieren.

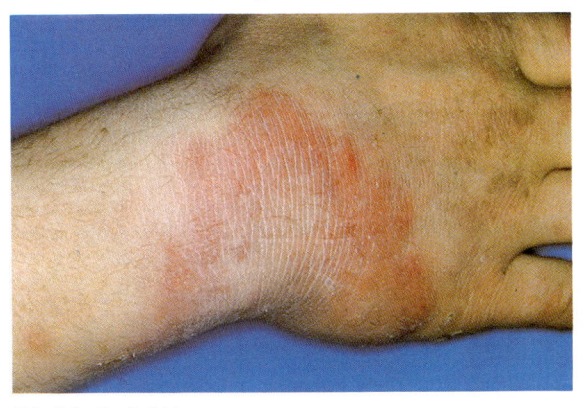

Abb. 6.1. Erysipeloid

Prognose. Gut, abgesehen von seltenen systemischen Komplikationen.

Diagnose. Aufgrund der Berufsanamnese und des klinischen Bildes. Kultureller Erregernachweis am besten durch Skarifikation der Randpartien und Gewinnung von Gewebeflüssigkeit oder noch besser aus einer Probebiopsie.

Differentialdiagnose. Foudroyanter Verlauf beim fieberhaften Erysipel. Erythema migrans bevorzugt Stamm und proximale Gliedmaßenabschnitte und breitet sich viel langsamer aus.

Therapie
Innerlich. Penzillin oral in Dosen zwischen $2-3 \cdot 10^6$ IE/Tag für 3-6 Tage. Bei Penizillinunverträglichkeit wird Erythromycin empfohlen. Höhere und längere Antibiotikatherapie ist bei Arthritis, Sepsis oder Endokarditis erforderlich.
Äußerlich. Ruhigstellung der erkrankten Gliedmaßen sowie feuchte Umschläge.

Malleus

Synonym. Rotz, glanders

Definition. Rotz ist eine schwere akut oder chronisch verlaufende Infektionskrankheit vor allem bei Einhufern (Pferd, Esel, Maultier), aber auch bei anderen Haustieren mit gelegentlicher Übertragung auf den Menschen (Pferdewirte, Landwirte, Tierärzte, Abdekker) besonders durch Kontakt mit Nasen- und Geschwürsekret erkrankter Tiere.

Erreger. Pseudomonas mallei, ein leicht kultivierbares, nichbewegliches, gramnegatives Bakterium und ein obligater Säugetierparasit, biochemisch zu unterscheiden von *Pseudomonas pseudomallei*, dem Erreger der Melioidosis, einer in Südostasien bei Tier und Mensch vorkommenden Infektionskrankheit.

Epidemiologie. Durch konsequente Bemühungen ist Malleus heutzutage in Europa und Nordamerika sehr selten. Die Hauptinfektionen stellen Pferde dar, durch die der Mensch direkt infiziert wird.

Klinik. Die Inkubationszeit beträgt 2-7 Tage. Zwei klinisch unterschiedliche Verlaufsformen werden gesehen. Bei der akuten, fulminanten Form ist der Krankheitsbeginn abrupt mit Kopfschmerzen, Gliederschmerzen, Schüttelfrost, Übelkeit und Erbrechen. Bei der chronischen Form setzen diese Beschwerden langsam ein. Nach vielen Wochen entwickeln sich typische kutane und subkutane Knoten, Abszesse und abszedierende Fistelgänge.

Akuter Rotz der Haut. An der Inokulationsstelle tritt eine münzgroße entzündliche Rötung und Schwellung, oft mit einer Pustel im Zentrum auf, die sich in ein gezacktes, unterminiertes, speckig-eitrig belegtes Ulkus umwandelt. Dieser Primäraffekt wird von einer schmerzhaften regionalen Lymphangitis und Lymphadenitis begleitet. Ab dem 3. bis 7. Krankheitstag kommt es zur Sepsis mit stürmischem Krankheitsbild (Generalisation). Unter hohem Fieber, Schüttelfrost, Übelkeit und Milzschwellung entwickeln sich schubweise Hauterscheinungen. Sie sind zunächst makulös, später bullös oder pustulös und zerfallen schließlich geschwürig *(Rotzgeschwüre)*. Sitz der Erkrankung ist die gesamte Haut, bevorzugt jedoch das Gesicht. Nasen-, Mund- und Konjunktivalschleimhaut sind gleichfalls befallen. Abszesse an inneren Organen, in der Muskulatur und der Subkutis, eitrige Arthritiden und Bronchopneumonien, Nierenabszesse führen zu letalem Ausgang in der 2. bis 3. Krankheitswoche.

Primärer Nasenrotz. Hier ist die Nasenschleimhaut Eintrittspforte. Entzündliche Schwellung macht Nasenatmung fast unmöglich. Später auch hier Pusteln und Geschwüre mit zäher, blutig-eitriger Sekretion. Bei Beteiligung des Larynx nimmt die Atemnot zu und es kann zu Erstickungserscheinungen kommen.

Chronischer Rotz. Er verläuft lokalisiert, der Primäraffekt kann fehlen, ebenso die Lymphknotenschwellung und die Beeinträchtigung des Allgemeinzustandes. Die Entwicklung ist schleichend, begleitet von Glieder- und Gelenkschmerzen kommt es im Gesicht, am Rumpf oder an den Gliedern zu Entwicklung von Knoten, die unter Temperaturerhöhung nekrotisch zerfallen, kraterförmig werden, einen proliferierenden Grund besitzen und schlechte Heilungstendenz aufweisen. Nach Erscheinungsfreiheit können neue Schübe auftreten, auch kann der chronische Verlauf in einen akuten übergehen und rasch zum Tode führen.

Chronischer Rotz der Schleimhaut. Tiefe, scharf begrenzte Ulzerationen, Infiltrationen und Abszesse mit Mutilationen im Gesicht.

Prognose. Ohne Antibiotikatherapie schlechte Prognose der akuten Verlaufsform, bessere Prognose der chronischen Verlaufsform des Rotz.

Diagnose. Aus epidemiologischen Daten, dem klinischen Bild, dem Erregernachweis und serologischen Befunden. Bakteriennachweis mit der Gramfärbung von Ulkusabstrichen, Eiter oder aus Abszeßgewebe und in der Kultur. Agglutinations- und Komplementbindungstests sind ab dem 20. Tag positiv. Intrakutantests (Spätreaktion) mit Erregerextrakt (Mallein) werden nicht mehr durchgeführt.

Differentialdiagnose. Miliartuberkulose und Typhus im Initialstadium; Bakterien und Pilzinfektionen, die zur sporotrichoiden Bildern führen; Melioidosis bei multiplen Hautabszessen.

Therapie
Innerlich. Sulfonamide (Sulfadiazin-Heyl 100 mg/kg KG/Tag), die sich bei Laborinfektionen mit der pulmonalen Form des Rotz bewährt haben. Kombination von Streptomycin und Tetrazyklin. Isolation der Patienten notwendig.
Äußerlich. Symptomatisch mit desinfizierenden feuchten Verbänden und Salben.

Meldepflicht

Melioidosis

Synonyme. Whitmore-Krankheit, Melioidosis

Definition. Akut septisch oder chronisch-granulomatös verlaufende systemische Infektion mit *Pseudomonas pseudomallei*.

Erreger. Pseudomonas pseudomallei ist ein gramnegatives Bakterium mit bipolarer Anfärbbarkeit. Erregerreservoir im Boden und Wasser meist südostasiatischer oder tropischer Länder.

Epidemiologie. Hauptinfektionsquelle stellen feuchter Boden, Pflanzen sowie Wasser innerhalb tropischer Klimazonen dar. Die Infektion erfolgt durch Inhalation oder Ingestion des Organismus aber auch durch Hautverletzung oder nach Verletzung mit gebrauchten Injektionsnadeln.

Klinik. Im akuten Krankheitsstadium septische Bronchialinfektion mit Kopfschmerz, Muskelschmerzen und Husten. Gelegentlich Ausbildung schwerer Diarrhöen. Im chronisch-granulamatösen Stadium tuberkuloseähnliches Krankheitsbild der Lungen. An der Haut zeigen sich gewöhnlicherweise Abszesse oder subkutan gelegene Fistulationen. Ein Wiederauftreten der Erkrankung kann nach mehrjährigem ruhendem Verlauf erfolgen.

Histopathologie. Im akuten Stadium Auftreten von multiplen kleinen Abszessen mit Granulomen in der Umgebung sowie Beteiligung multipler Organe. Innerhalb des Abszesses oft Nachweis massenhafter Bakterien mittels Gramfärbung. Beim chronischen Krankheitsverlauf Auftreten von ausgedehnten Granulomen. Nachweis von Abszeßabsiedelungen in den Lymphknoten.

Prognose. Ohne suffiziente Behandlung schlecht.

Diagnose. Kulturell aus Blut, Eiter sowie Sputum. Anzüchtung im Tierversuch (Meerschweinchen), wenn kulturell nicht anzüchtbar. Im Tierversuch kommt es zu einer generalisierten septischen Infektion. Serologische Testverfahren mittels spezifischer Hämagglutinationsreaktion sollten bei unklaren Fieberzuständen mit einbezogen werden.

Behandlung. Aufgrund ausgeprägter Therapieresistenz ist eine kombinierte Behandlung mit mehreren Medikamenten notwendig und führt zu einer verminderten Morbidität. Tetrazykline, Chloramphenikol und Novobiozin sowie Sulfadiazin hochdosiert.

Meldepflichtige Erkrankung

Anthrax

Synonyme. Pustula maligna, Milzbrand der Haut

Definition. Anthrax ist eine Erkrankung von Haustieren und wilden Tieren und kann von dort akzidentiell auf den Menschen übertragen werden. Der Hautmilzbrand ist die Pustula maligna.

Erreger. *Bacillus anthracis,* ein grampositives Bakterium, das in der freien Natur und unter Kulturbedingungen Sporen bildet, aber nicht im Gewebe.

Epidemiologie. Befall von wildlebenden Tieren und Haustieren. Milzbrandsporen sind sehr resistent und

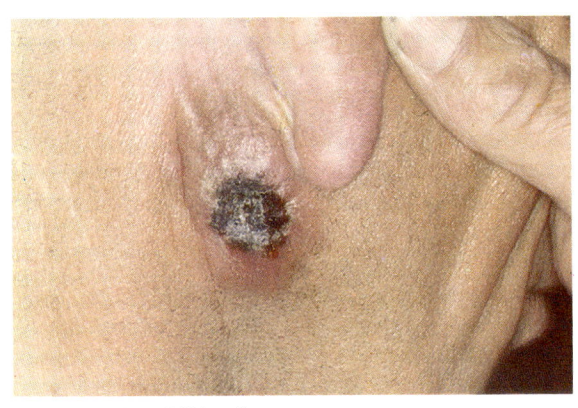

Abb. 6.2. Anthrax (Milzbrand)

überleben jahrelang in tierischen Produkten (Haare, Haut etc.), aber auch auf Weiden und in Stallungen. Rinder, Schafe, weniger häufig Pferde, Schweine und Geflügel erkranken. Durch verseuchtes Futter gelangt der Erreger in den Darm, wo sich die Haupterscheinungen zeigen. Der Mensch kann sich unmittelbar am Tier oder an tierischen Produkten infizieren. Gefährdet sind Tierärzte, Bauern, Abdecker, Metzger, Lederhändler, Bürstenmacher, Entladearbeiter in Häfen oder Arbeiter in der Felle und Wolle verarbeitenden Industrie (Berufskrankheit). Sporenbildung ist auch unter Wundverbänden möglich. Impfungen und scharfe Kontrollen der Viehbestände haben Anthrax in westlichen Ländern sehr selten werden lassen, aber Importe aus dem Mittleren und Fernen Osten, Afrika und Südamerika bergen die Gefahr der Sporeneinschleppung.

Pathogenese. Die Infektion spielt sich vorwiegend an exponierten Körperstellen, wie Gesicht, Nacken und Händen stets in Verbindung mit einem Hautdefekt ab. Milzbrand hinterläßt keine Immunität.

Hautmilzbrand. Entsteht durch Inokulation von Erregern in Hautläsionen. Dies ist die häufigste Form des Milzbrands.

Lungenmilzbrand. Sporeninhalation durch Staubinfektion beispielsweise von nichtdesinfizierten Rohfellen (Hadern, Woll-, und Borstensortiererkrankheit).

Darmmilzbrand. Aufnahme von Sporen mit der Nahrung, insbesondere keimhaltiger Milch oder verseuchtem Fleisch führen zu dieser Infektionsform.

Klinik. Inkubationszeit zwischen 3 und höchstens 8 Tage. Leichtes Fieber, allgemeines Unwohlsein und das Auftreten der *Pustula maligna* sind die ersten Symptome. An der Eintrittspforte zeigt sich akut ein hellroter Fleck mit rascher papulöser Umwandlung. Innerhalb von 2 Tagen entsteht im Zentrum eine schlaffe Blase, die zunächst serös, später intensiv hämorrhagisch wird. Die Umgebung ist in weiter Ausdehnung infiziert und nimmt einen braunroten, sogar violetten Farbton an. Nach Eintrocknen der Blase zentrale Umwandlung in einen nabelartig eingesunken, schwärzlichen Schorf (Anthrax = Kohle), nicht selten kranzartig von einem Bläschensaum umgeben. Der Aspekt ist karbunkelartig geworden: *Milzbrandkarbunkel.*

Verlauf. Oft tritt eine Lymphangitis und eine schmerzhafte Lymphadenitis hinzu. Nach etwa 7–10 Tagen demarkiert sich die Entzündung, der nekrotische Schorf stößt sich ab, und es erfolgt Abheilung unter Narben.

Milzbrandödem. Es ist sehr selten. Es entwickelt sich ein ausgedehnter phlegmonöser Prozeß mit teigigödematöser Infiltration. Die Schwellung wird immer mehr düsterrot und geht in ausgedehnte Nekrosen über. Regelmäßig entstehen auf den breiten Infiltrationen hämorrhagische Blasen. Auffällig ist die geringe oder fehlende Schmerzhaftigkeit. Das Allgemeinbefinden ist schlecht, die Prognose vorsichtig zu stellen. Das Milzbrandödem lokalisiert sich vorzugsweise an Lippen, Augenlidern oder Hals.

Milzbrandsepsis. Sie entwickelt sich häufiger aus dem Milzbrandödem als aus einer Pustula maligna. Dabei gelangen Erreger in die Blutbahn, und rasch treten Sepsiszeichen mit hohem Fieber, Tachykardie, Mattigkeit, Leibschmerzen, Erbrechen, blutigen Durchfällen und Milzvergrößerung auf. Milzbrandsepsis verläuft entweder foudroyant oder erstreckt sich über einige Wochen.

Prognose. Im allgemeinen unter Penizillintherapie günstig. Gefürchtet sind Milzbrandödem, noch mehr Milzbrandsepsis. Pulmonaler, intestinaler und meningealer Anthrax sowie Anthraxsepsis haben sehr schlechte Prognose.

Diagnose. Aus der Berufsanamnese, dem klinischen Bild und dem Erregernachweis. Der Nachweis großer grampositiver Stäbchen aus Bläschenflüssigkeit oder im Material unterhalb des nekrotischen Gewebes unterstützen den Infektionsverdacht. Entgültige Diagnose durch kulturellen Nachweis des Erregers und dessen Empfänglichkeit für bestimmte Bakteriophagenlyse. Selten gelingt der Bakteriennachweis aus dem Blut. Serologische Diagnostik unzuverlässig.

Differentialdiagnose. Furunkel und Karbunkel sind zwar lebhaft rot und dick infiltriert, weisen aber nicht den gleichen hämorrhagischen Zerfall auf. Staphylokokkenphlegmonen sind schmerzhafter.

Therapie. Isolierung des Patienten, Bettruhe, Ruhigstellung der kranken Körperregion. Da Milzbrandbakterien sporenbildend sind, werden sie wegen der außerordentlich widerstandsfähigen Dauerformen gefürchtet. Keine Sporen in den Hautveränderungen, wohl aber im Verbandsmaterial, das deshalb gewissenhaft vernichtet werden muß.
Innerlich. Parenteral Penizillin G $1 \cdot 10^6$ IE, alle 4–6 h. Andere Empfehlungen reichen bis $40 \cdot 10^6$ IE pro Tag. Bei Penizillinunverträglichkeit Tetrazykline 2,0 g tgl. i.v. Behandlungsdauer über 2 Wochen, mindestens aber eine Woche über die Temperaturnormalisierung hinaus. Eine zellfreie Vakzine, die aus nichttoxischen

Mutationsstämmen hergestellt ist, steht für Angestellte mit Risikoberufen zur Verfügung.
Äußerlich. Feuchte Verbände sind kontraindiziert. Trockenes Abdecken der Hautveränderungen. Keine Inzision und kein Abtragen der Nekrosen, da dadurch eine Bakteriämie gefördert wird.

Prophylaxe. Keine passive Immunisierung möglich. Prophylaxe für bestimmte Risikoberufe wird in einigen Ländern erwogen, aber noch nicht routinemäßig durchgeführt.

Meldepflicht. Milzbrand ist auch im Verdachtsfall melde- und isolierpflichtig.

Pest

Synonyme. Schwarzer Tod, Pest, Pestilentia

Definition. Schwere, akute fieberhafte Infektion, die durch Flöhe von natürlichen Wirtstieren (wilde oder domestizierte Nagetiere) auf den Menschen übertragen wird. Die Pestinfektion führt zu 3 Erkrankungsformen: Bubonenpest, Bubonenpest mit Sepsis, Lungenpest.

Erreger. Yersinia pestis, ein aerobes gramnegatives Bakterium mit charakteristischer Sicherheitsnadelform durch bipolare Anfärbung.

Epidemiologie. Endemische Pest, kommt bei Nagetieren noch in zahlreichen europäischen Ländern und den USA vor. Durch Flöhe übertragene Infektion, vorwiegend als Bubonenpest (Beulenpest, Schwarzer Tod). Neuerdings wird Pest bei Präriehunden in den USA und sporadisch endemisch bei Indianern in Reservaten gesehen. Pest ist endemisch in Südostasien und einigen afrikanischen Ländern. Endemisches Auftreten der Pest 1994 in Indien.

Klinik. Nach 1–6 Tagen Inkubation erfolgen plötzlich Gliederschmerzen, Muskelschmerzen, Tachykardie und hohes Fieber.

Bubonenpest. Dem Flohstich folgt eine kleine Papel oder Papulovesikel, die allerdings oft übersehen wird. Es entwickelt sich ein großer schmerzhafter Lymphknoten im Abflußgebiet. Der Bubo erstreckt sich auf mehrere Lymphknoten, die Umgebung ist ausgedehnt infiltriert. Folgt Bakteriämie, kommt es zu foudroyantem Verlauf mit Petechien, Ekchymosen und disseminierter intravaskulärer Koagulopathie durch das Pesttoxin (Schwarzer Tod). Auch Erythem, gedellte Bläschen und Pusteln können auftreten. Vorwiegend ist der Rumpf betroffen.

Bubonenpest mit Sepsis und Lungenpest. Schwerverlaufende, meist letal ausgehende Infektion, sofern die Diagnose nicht rechtzeitig gestellt wird. Chemo- und Antibiotikatherapie haben die Mortalität auf <10% gesenkt.

Diagnose. Epidemiologische Information, klinisches Bild und Erregernachweis. Nachweis von Yersinia pestis im gramgefärbten Ausstrichmaterial oder in spezifisch markierten Fluoreszenzpräparaten (Antikörpernachweis) aus infiziertem Gewebe und dem kulturellen Erregernachweis aus Blut, Sputum oder Bubonenaspirat. Serologische Methoden liefern nur retrospektive Information. Der Antikörpernachweis durch Agglutinations-Hämagglutinations- und Komplementbindungsversuchen ist hauptsächlich von epidemiologischem Interesse.

Therapie. Isolierung besonders bei Lungenpest.
Innerlich. Streptomycin i.m., 3,0 g tgl. für 2 Tage, dann 1,5–2,0 g tgl. für weitere 5–10 Tage. Alternativ Chloramphenikol oder Tetrazyklin, da bereits Streptomyzinresistenz bekannt. Dosierung: Chloramphenikol 4,0 g tgl. für 2 Tage, 3,0 g tgl. für weitere 5–10 Tage. Tetrazykline 2,0 g i.v. tgl. für 1 Woche, dann 1,5 g tgl. für eine weitere Woche.
Äußerlich. Bubonen sollten nicht inzidiert werden, solange keine ausreichende Antibiotikatherapie erfolgt.

Meldepflicht

Tularämie
[McCoy und Chapin 1912]

Synonyme. Hasenpest, Nagetierseuche, Francisella-tularensis-Infektion, Lemmingfieber, Ohara's disease, deer fly fever

Definition. Diese pestähnliche Erkrankung tritt bei Nagetieren (Feldmäusen, Wildkaninchen, Hasen, Erdhörnchen) auf. Sie führt zu Epidemien unter den Tieren und kann durch Kontakt mit einem erkrankten Tier durch Genuß infizierten Fleisches oder durch Insekten vom Tier auf den Menschen übertragen werden. Die Krankheit wird in 4 Formen unterteilt:
- Ulzeroglanduläre Form (am häufigsten)
- Okuloglanduläre Form
- Typhusartige Form
- Pulmonale Form

Der Name Tularämie stammt vom Ort der ersten Auffindung, Tulare in Kalifornien.

Erreger. Francisella tularensis (Francis 1913), ein plemorphes, gramnegatives Stäbchenbakterium, das auf Kulturmedien wächst oder zu intrazellulärem Parasitismus des retikuloendothelialen Systems bei Labortieren führt.

Epidemiologie. Tularämie breitet sich epidemisch aus und kommt auch in Europa (Norwegen, Schweden, Finnland, Österreich) vor. Jäger sind gefährdet und werden durch Kaninchen, Füchse, Eichhörnchen, Stinktiere und Ratten infiziert. 1993 wurden in den Vereinigten Staaten über 132 Fälle registriert.

Pathogenese. Francisella tularensis gelangt durch kleinste Hautverletzungen in den Körper. Durch Fliegenstiche oder Zeckenbisse wird die Erkrankung auf Menschen oder Tiere übertragen. Eintrittspforten der Menschen sind je nach Infektionsmodus Haut, Mund- und Nasenschleimhaut, Konjunktiven Respirations- und Verdauungstrakt.

Klinik. Nach 2–10 Tagen Inkubationszeit können, begleitet von Allgemeinerscheinungen, Allgemeinsymptomen einer Infektionskrankheit wie Kopf-, Glieder- und Muskelschmerzen sowie Fieber, folgende Manifestationsformen auftreten:

Kutan-glanduläre Tularämie. An der Eintrittspforte, meist gleichbedeutend mit einer Verletzungsstelle, bildet sich ein *Primäraffekt* in Form eines kleinknotigen, blauroten Infiltrats, das nach Pustelbildung geschwürig zerfallen kann. Häufigster Sitz sind die Hände. Rasch kommt es zu einer regionalen schmerzhaften *Lymphadenitis* von Hühnereigröße, die oft nach 2–3 Wochen einschmilzt und dann fistuliert. Auch mehrere Primäraffekte mit unabhängiger Lymphknotenschwellung sind möglich, andererseits auch fehlender Primäraffekt. Dann besteht lediglich Lymphadenitis (rein glanduläre Form).

Mukoglanduläre Tularämie. Der Primäraffekt sitzt an der Mundschleimhaut unter dem Bild von Aphthen, sonstigen Ulzerationen, einer Plaut-Vincent-Angina usw. Lymphknotenschwellungen kommen hinzu.

Okuloglanduläre Tularämie. Sie beginnt mit Konjunktivitis oder Lidödem, es folgen präaurikuläre submandibuläre Lymphknotenschwellungen. Meist heilt diese Tularämieform in wenigen Monaten ab.

Verlauf. Ausnahmsweise führt hämatogene Aussaat zu einer Allgemeininfektion mit remittierendem Fieber, Lungen- und Darmbeteiligung, peripheren und zentralnervösen Erscheinungen mit Milztumor. Derartige Verlaufsformen enden vereinzelt auch tödlich. *Tularämide* können als Ausdruck der Allergisierung der Haut als polymorphe Exantheme unter skarlatiniformen, papulopustulösen, ulzerösen, multiformen Bildern oder als nodöse Erytheme auftreten. Eine überstandene Infektion hinterläßt Immunität gegenüber systemischer Tularämie, eine Reinfektion kann aber erneut Hautulzerationen auslösen.

Diagnose. Aus epidemiologischen Angaben, klinischem Bild, Nachweis von *Francisella tularensis* und Hautulzera, Blut oder Knochenmark im Direktpräparat oder in der Kultur. Serologische Nachweismethoden: Immunfluoreszenztest, ELISA, Serumagglutinationstest (ab dem 10. Tag positiv). Kreuzreaktion besteht gegenüber Brucellose.

Differentialdiagnose. Beim Primäraffekt: Furunkel, Paronychie, Ekthyma, Anthrax, Sporotrichose. Bei ausgeprägter Lymphadenitis: Katzenkratzkrankheit, Melioidose, Malleus, Lymphogranuloma venereum, HIV-Infektion. Bei fieberhafter Erkrankung: Rocky-Mountain-Fleckfieber. Sonst: Hauttuberkulosen, Brucellosen, Morbus Hodgkin.

Therapie
Innerlich. Streptomycin 1,0 g täglich i.m., Spiramycin 2–3 g peroral täglich verteilt auf drei Einzeldosen. Alternativ Gentamycin, Tetrazyklin. Schwächere Wirksamkeit von Chloramphenicol. Die Behandlungsdauer schwankt individuell zwischen 7 und 14 Tagen abhängig vom Schweregrad der Symptome. Bei frühzeitiger Behandlung höhere Heilungsrate.
Äußerlich. Symptomatisch. Lymphknoten sollten nicht inzidiert werden.

Meldepflicht

Brucellose
[Bruce 1887]

Synonyme. Febris melitensis, Febris undulans, Maltafieber, Mittelmeerfieber, Wellenfieber

Definition. Brucellose ist eine akute oder chronische Infektionskrankheit, die durch infizierte Tiere oder verseuchte Tierprodukte auf den Menschen übertragen wird. Die akute Form verläuft sepsisähnlich mit Bakteriämie, die chronische weitgehend uncharakteristisch.

Erreger. Brucellae sind kokkobazilläre, nichtbewegliche gramnegative Stäbchen, welche keine Sporen bilden. Vertreter dieser gramnegativen Brucellagruppe [*Brucella abortus* (Bang), *Brucella melitensis*, *Brucella suis*], die gelegentlich beim Menschen, besonders bei Bauern und Veterinären mit chirurgischer Tätigkeit vorkommen, verursachen diese klassische Anthropozoonose.

Epidemiologie und Pathogenese. Das Reservoir für Brucellae sind Haustiere; der Mensch infiziert sich an erkrankten Tieren, infizierten Tierprodukten oder durch Verzehr kontaminierter roher Milch, Brucellose kommt daher überwiegend bei Tierärzten, Tierpflegern und Angestellten der fleischverarbeitenden Industrie vor. Beispielsweise kommen in der Bundesrepublik Deutschland jährlich zwischen 80–100 Brucelloseerkrankungen vor. 1993 wurde in den USA über 120 Patienten berichtet.

Klinik. Nach 1–3 Wochen Inkubationszeit tritt Fieber mit Kopfschmerzen, gefolgt von allgemeinem Krankheitsgefühl und leichter Temperaturerhöhung auf. Das Fieber (*Febris undulans*) weist aufgrund seines wellenförmigen Verlaufs oft auf diese Infektion hin.

Hautveränderungen. Diese sind uncharakteristisch und manifestieren sich als makulöse, psoriasiforme, papulöse, papulovesikulöse, hämorrhagische oder multiforme polymorphe Exantheme. Bei <10% der Erkrankten kommt es zu krusten- oder plattenartigen Infiltraten und nachfolgender ekthymaartiger Ulzeration. Brucellantigen kann bei veterinärmedizinischem Personal besonders an den Unterarmen nach Abortausräumung verseuchter Rinder und Kontakt mit Fruchtwasser oder Scheidensekret zu akut-fieberhaften Reaktionen führen, die mit elevierten entzündlich-geröteten Papeln einhergehen, schließlich ulzerieren. Werden attenuierte Brucellastämme, die zu Immunisierung von Haustieren zur Verfügung stehen, zufällig bei Veterinärpersonen inokuliert, können schwerste allgemeine Symptome auftreten. Wahrscheinlich handelt es sich bei diesen Veränderungen um kontaktallergische Reaktionen.

Verlauf. Lymphadenitis, Hepatosplenomegalie, eitrige Gelenkentzündung und Orchitis sind mögliche Komplikationen.

Prognose. Gut bei frühzeitiger Behandlung, sonst unsicher.

Diagnose. Aus epidemiologischer Information (Kontakt mit erkrankten Tieren), Erregernachweis (Blutkultur, Kultur aus Knochenmark oder granulomatösen Entzündungsherden verschiedenster Organe), ansteigender Serumagglutinationstiter [bei 1:40 IE/ml verdächtig, bei 1:80 IE/ml positiv (Widal-Reaktion)]. Bei chronischer Organbrucellose und bei latenten Infektionen sind auch negative Agglutinationstiter möglich. Daher sind immer Untersuchungen wie KBR und/oder ein Immunfluoreszenztest erforderlich. Das Prozonenphänomen und die Entwicklung blockierender Antikörper müssen beim Agglutinationstest berücksichtigt werden. Früher gebräuchliche Hauttests mit Brucellantigen sind heute bedeutungslos. Kreuzreaktion mit *Francisella tularensis* möglich.

Differentialdiagnose. Zahlreiche andere bakterielle Infektionen wie Listeriose, Tuberkulose, Salmonellose, Endokarditis, Morbus Hodgkin.

Therapie
Innerlich. Tetrazyklin 2,0 g tgl. verteilt auf 4 Einzeldosen, oral für 3–4 Wochen, Kombination mit Streptomyzin (1,0 g tgl. i.m. für 7–14 Tage).
Äußerlich. Symptomatisch.

Meldepflicht

Rattenbißkrankheit

Synonyme. Erythema arthriticum epidemicum, Haverhill-Fieber

Definition. Akute, von Nagetieren auf den Menschen übertragene Infektionskrankheit mit Fieber, Polyarthralgien und Exanthem.

Erreger. *Streptobacillus moniliformis*, ein gramnegativer, pleomorpher Bazillus. Das Wachstum in der Kultur ist oft kettenförmig mit Filamentform und geschwollenen Körperchen, die wie Candida (Monilia) aussehen.

Epidemiologie. *Streptobacillus moniliformis* wird in etwa der Hälfte aller wildlebenden oder in Laboratorien gehaltenen Ratten gefunden. Durch Laborinfektion ist die Rattenbißkrankheit in den letzten Jahren häufiger geworden. Infektionsübertragung durch Bißverletzung und Aufnahme verunreinigter Nahrung. 1926 kam es in der amerikanischen Stadt Haverhill in Massachusetts durch Verzehr kontaminierter Milch zu zahlreichen Infektionen (Haverhill-Fieber). Die Erkrankung ist in Asien häufig, bei uns seltener.

Klinik. Während der Rattenbiß oft bereits abgeheilt ist, treten nach 1–5 Tagen Inkubationszeit Fieber, Schüttelfrost, Kopfschmerzen und Myalgien auf.

Hautveränderungen. Ein morbilliformes, makulopapulöses Exanthem entwickelt sich 2–3 Tage nach Beginn der Infektionssymptome. Bevorzugt befallen sind die Extremitäten mit Palmae und Plantae, Petechien kommen hinzu.

Diagnose. Aus epidemiologischen Daten, Fieber und Erregernachweis. Streptobacillus moniliformis ist am besten im Blut nachweisebar.

Differentialdiagnose. Meningokokkensepsis, Gonokokkensepsis, verschiedene Virusexantheme, Rocky-Mountain-Fleckfieber.

Therapie
Innerlich. Penizillin $2-3 \cdot 10^6$ IE/tgl., verteilt auf 4 Dosen für 12–14 Tage, Ausweichpräparate sind Tetrazykline oder Streptomyzin.
Äußerlich. Symptomatisch.

Meldepflicht

Weiterführende Literatur

Zoonosen
Allgemeines
Joklik WK, Willett HP, Amos DB et al. (1988) Zinsser Microbiology, 19th edn. Appleton and Lange, Norwalk

Erysipeloid
Grieco MH, Sheldon C (1970) Erysipelothrix rhusiopathiae. Ann NY Acad Sci 174:523–532
Nelson E (1955) Five hundred cases of erysipeloid. Rocky Mt Med J 5:2–40
Park CH, Poretz DM, Goldenberg R (1976) Erysipelothrix endocarditis with cutaneous lesions. South Med J 69:1101–1103

Rotz und Melioidosen
Buchman RJ, Kmiecik JE, LaNoue AM (1973) Extrapulmonary melioidosis. Am J Surg 125:324–327
Howe C, Sampath A, Spotnitz M (1971) The Pseudomallei group: a review. J Infect Dis 124:598–606
Mackowiak PA, Smith JW (1978) Septicemic melioidosis. Occurrence following acute influenza A six years after exposure in Vietnam. JAMA 240:764–766
Piggot JA, Hochholzer L (1970) Human melioidosis. A histopathologic study of acute and chronic melioidosis. Arch Pathol 90:101–111
Redfearn MS, Palleroni NJ (1975) Glanders and melioidosis. In: Hubbert WT (ed) Diseases transmitted from animals to man. Thomas, Springfield

Anthrax
Brachman PS (1980) Inhalation anthrax. Ann N Y Acad Sci 353:83–93
Dutz W, Kohout E (1971) Anthrax. Pathol Ann 6:209–248
Gold H (1955) Anthrax: a report of 117 cases. Arch Intern Med 96:387–396
Logan NA, Carman JA, Melling J et al. (1985) Identification of Bacillus anthracis by API tests. J Med Microbiol 20:75–85
Ness GB v (1971) Ecology of anthrax. Anthrax undergoes a propagation phase in soil before it infects livestock. Science 172:1303–1307
Turnbull PCB, Broster MG, Carman A et al. (1986) Development of antibodies to protective antigen and lethal factor components of anthrax toxin in humans and guinea pigs and their relevance to protective immunity. Infect Immun 52:356–363

Pest
Cantey JR (1974) Plague in Vietnam. Clinical observations and treatment with kanamycin. Arch Intern Med 133:280–283
Centers for Disease Control (CDC) (1988) Human plague – United States, 1988. MMWR 37:653–656
Finegold MJ (1968) Pathogenesis of plague. A review of plague deaths in the United States during the last decade. Am J Med 45:549–554
Hull HF, Montes JM, Mann JM (1987) Septicemic plague in New Mexico. J Infect Dis 155:113–118
Mengis CL (1962) Plague. N Engl J Med 267:543–546
Portnoy DA, Blank HF, Kingsbury DT et al. (1983) Genetic analysis of essential plasmid determinants of pathogenicity in Yersinia pestis. J Infect Dis 148:297–304
Reed WP, Palmer DL, Williams RC Jr. et al. (1970) Bubonic plague in the southwestern United States. A review of recent experience. Medicine (Baltimore) 49:465–486

Tularämie
Francis E (1928) Symptoms, diagnosis und pathology of tularemia. JAMA 91:1155–1160
Hitch JM, Smith DC (1938) Cutaneous manifestations of tularemia Arch Dermatol Syphilol 38:859–876
Schuermann H, Reich H (1950) Zur Klinik und Histologie des cutan lokalisierten tularämischen Primäraffekts. Arch Dermatol Forsch 190:579–604
Syrjälä H, Koskela P, Ripatti T et al. (1986) Agglutination and ELISA methods in the diagnosis of tularemia in different clinical forms and severities of the disease. J Infect Dis 153:142–145
Young LS, Bicknell DS, Archer BG et al. (1969) Tularemia epidemic: Vermont, 1968. Forty-seven cases linked to contact with muskrats. N Engl J Med 280:1253–1260
Zdenek C (1994) Skin manifestations of tularemia. Int J Dermatol 30:468–470

Brucellosen
Joint FAO/WHO expert committee on brucellosis (1971) Fifth report. WHO, Geneva (WHO technical report series, no 464)
Ritagos GA, Kappos Rigatou I (1977) Cutaneous manifestations of brucellosis. Br J Clin Pract 31:167–172
Schirger A, Nichols DR, Martin WJ et al. (1960) Brucellosis: experience with 224 patients. Ann Intern Med 52:827–837
Spink WW (1956) The nature of brucellosis. University of Minnesota Press, Minneapolis
Verstraete DR, Creasy MT, Caveney NT et al. (1982) Outer membrane proteins of Brucella abortus: isolation and characterization. Infect Immun 35:979–989

Rattenbißkrankheit
Cole JS, Stoll RW, Bulger RJ (1969) Ratbite fever: report of 3 cases. Ann Intern Med 71:979–981
Holden FA, MacKay JC (1964) Rat-bite fever – an occupational hazard. Can Med Assoc J 91:78–81
Place EH, Sutton LE (1934) Erythema arthriticum epidemicum (Haverhill fever). Arch Intern Med 54:659–684
Raffin BJ, Freemark M (1979) Streptobacillary rat-bite fever: a pediatric problem. Pediatrics 64:214–217
Roughgarden JW (1965) Antimicrobial therapy of ratbite fever. A review. Arch Intern Med 116:39–54

Kapitel 7   Dermatomykosen

Inhaltsverzeichnis

Das Reich der Pilze 279
Diagnostik von Mykosen. 281
    Grundprinzipien 281
    Materialgewinnung 281
    Mikroskopische Untersuchung (Nativpräparat) . 281
    Kultur. 283
    Serologie, Histologie. 284
    Antimykogramm 285
    Wood-Licht-Untersuchung 285
Oberflächliche Mykosen 285
    Pityriasis versicolor 285
    Weiße Piedra 286
    Onychomykose 287
    Otomykose. 287
    Schwarze Piedra 287
    Tinea nigra. 287
Kutane Mykosen 287
    Dermatomykosen durch Dermatophyten 287
        Tinea capitis. 288
        Mikrosporie 288
        Favus. 289
        Tinea barbae. 290
        Tinea faciei und Tinea corporis 290
        Tinea inguinalis. 291
        Tinea manus 292
        Tinea pedis. 293
        Tinea der Unterschenkel 294
        Tinea unguium 294
        Immunphänomene bei Dermatophytosen . . . 295
        Mykide 296
        Granuloma trichophyticum. 296
        Therapie der Dermatophytosen 296
            Allgemeine Richtlinien. 296
            Therapie der Tinea der freien Haut 297
            Dosierung 297
            Nebenwirkungen 297
            Therapie der Onychomykose 299
    Dermatomykosen durch Hefe- oder Sproßpilze . . 300
        Kandidosen 300
        Kandidose der Mundschleimhaut 300
        Vulvovaginale Kandidose. 302
        Candidabalanitis 303
        Interdigitale Kandidose 303
        Candidaintertrigo. 304
        Kandidose im Windelbereich 305
        Candidaparonychie und Candidaonycho-
           mykose 305
        Candidafollikulitis. 306
        Chronische mukokutane Kandidose 307
    Pityrosporumfollikulitis 308
    Dermatomykosen durch Schimmelpilze. 308
Subkutane Mykosen. 309
    Sporotrichose. 309
    Chromoblastomykose 310
    Myzetom 311
Systemmykosen. 312
    Kryptokokkose. 312
    Blastomykose. 313
    Parakokzidioidomykose 313
    Histoplasmose 314
    Kokzidioidomykose 315
Weiterführende Literatur 315

Definition. Mykosen sind durch Pilze bedingte Infektionskrankheiten. Abzutrennen von den eigentlichen Pilzerkrankungen der Haut und angrenzenden Schleimhäute sind Erkrankungen wie das seborrhoische Ekzem, die zwar durch Pilze mitbedingt, aber nicht allein durch sie hervorgerufen werden.
Bei den Pilzerkrankungen des Menschen lassen sich unterscheiden:
- *Oberflächliche Mykosen*
- *Kutane Mykosen*
- *Subkutane Mykosen*
- *Systemmykosen*

Die letztgenannte Gruppe wird nur am Rande dargestellt, da diese Erkrankungen in der Regel nicht vom Dermatologen behandelt werden.

Das Reich der Pilze

Definition. Pilze sind eine Zellwand ausbildende *Eukaryonten*, die auf oder in organischem Material einen *Thallus* ausbilden können und sich asexuell oder sexuell fortpflanzen. Anders als Pflanzen vermögen Pilze kein Chlorophyll zu bilden, sind somit nicht zur Photosynthese befähigt und daher auf von anderen Lebewesen geschaffene Substanzen angewiesen (heterotroph). Deswegen rechnet man die Pilze nicht mehr dem Reich der Pflanzen zu, sondern einem eigenen Reich. Von den Bakterien unterscheiden sich die Pilze durch einen echten Zellkern: Die genetische Information ist umgeben von einer eigenen Membran. Bei Bakterien ist dagegen nur von einem Zellkernäquivalent zu sprechen. In der vorwiegend aus Chitin aufgebauten Zellwand unterscheiden sich die Pilze ebenfalls von den Bakterien. Bei den Pilzen handelt es sich um Einzeller, in einem Zellverbund können sich einzelne Zellen aber unterschiedlich spezialisieren. Medizinisch relevant sind Pilze nicht nur als Erreger von

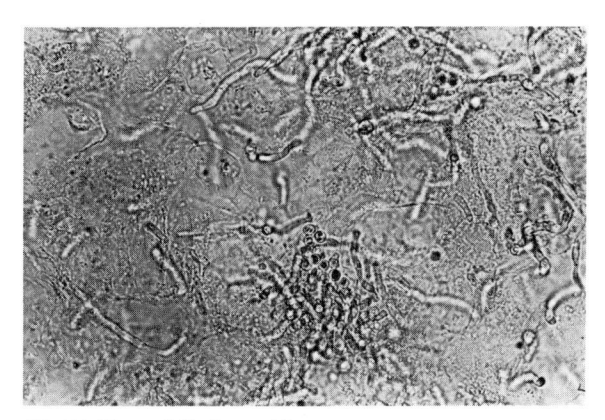

Abb. 7.1. Pilzmyzel, Hyphen und Sporen

Infektionskrankheiten *(Mykosen)* und pilzassoziierten Erkrankungen, sondern auch als Allergene: man spricht von *Mykoallergosen,* etwa bei dem durch manche Schimmelpilze hervorgerufenen Asthma bronchiale allergicum. Des weiteren können Pilzbestandteile als Toxine wirken und Vergiftungen hervorrufen: *Mykotoxikosen.* Die Aflatoxine des Schimmelpilzes Aspergillus flavus können Lebensmittel kontaminieren und sind karzinogen.

Wenngleich bestimmte Pilze Krankheitserreger für Menschen, Nutztiere und Kulturpflanzen darstellen, sollte doch ihre Bedeutung für die Ökologie im Kreislauf der Natur und auch ihre Nutzung durch den Menschen, beispielsweise bei der alkoholischen Gärung, bei der Antibiotikaherstellung und als Bäckerhefe, nicht vergessen werden.

Klassifizierung. Im einfachsten Falle liegt der Pilz als zur Knospung befähigter Einzeller vor, den man auch *Sproßpilz* nennt. Im Sinne des angloamerikanischen Sprachgebrauches kann auch der Begriff *Hefe* hierfür verwendet werden. Diesem weiteren Hefenbegriff steht ein engerer gegenüber, wonach es sich bei den Hefen um Vertreter der Abteilung *Ascomycota* handelt, die bei geeigneten Umweltbedingungen (Nährstoffe, Temperatur) Sexualsporen ausbilden (Askosporen). Als Beispiel ist die Bierhefe zu nennen, Saccharomyces cerevisiae. Die klinisch sehr wichtigen Candida- und Kryptokokkenarten sind hiervon als nicht sporenbildende Hefen abzugrenzen.

Liegt ein Pilz nicht in der rundlichen Form des Sproßpilzes vor, sondern in einer länglichen, fadenartigen, so spricht man von einer *Hyphe.* Pilze in Hyphenform bezeichnet man auch als *Fadenpilze.* Manche Pilzarten können sowohl in Sproß- wie in Fadenpilzform vorliegen: *Dimorphismus.* So können die medizinisch wichtigen Vertreter der Gattung Candida außer in der Hefen- oder Sproßpilzform auch in Form von Pseudomyzelien vorliegen. Anders als bei einem echten Myzel liegen hier nicht vollständig unterscheidbare Einzelelemente vor, vielmehr finden sich innerhalb größerer fädiger Gebilde Einschnürungen. Unter einem *Myzel* versteht man mehrere miteinander innig verhaftete Hyphen. Bei Abstammung von einer einzigen Zelle liegt ein *Thallus* vor, der bei loser Strukturierung auch *Kolonie* genannt wird.

Die genauere Klassifikation der Pilze gründet sich insbesondere auf morphologische Merkmale, speziell solche, die mit sexueller oder asexueller Fortpflanzung in Zusammenhang stehen. Pilze ohne septierte Hyphen bilden die niedrig organisierten *Zygomykota.* *Ascomycota* und *Basidiomycota* sind durch poröse Septen gekennzeichnet, die sich durch Poren auszeichnen. Bei den Ascomycota ist ein Durchtritt von Zellkernen möglich, bei den Basidiomycota nicht. Pilze mit der Möglichkeit der sexuellen Fortpflanzung werden auch als *Fungi perfecti* oder *Eumycota* bezeichnet, die übrigen als *Fungi imperfecti* oder *Deuteromycota.* Zu letzteren rechnen viele auch dermatologisch relevante Pilze. Daran orientiert sich im klinischen Alltag die Nomenklatur, auch dann, wenn bei einem speziellen Pilz zwischenzeitlich die Möglichkeit der sexuellen Fortpflanzung aufgezeigt werden konnte und damit sowohl eine Bezeichnung für den Pilz als Fungus imperfectus wie als Fungus perfectus existiert. Wie generell im Bereich der Biologie üblich, werden Pilze nach Abteilung, Klasse, Ordnung, Familie, Gattung (Genus) und Art (Spezies) klassifiziert. So gehört beispielsweise die Art Piedraia hortae zum Genus Piedraia, der Familie Saccardinulaceae, der Ordnung Myrangiales, der Klasse Loculoascomycetes und der Abteilung Ascomycota.

Da für den Kliniker die mikrobiologische Nomenklatur und Einteilung der Pilze relativ schwierig erscheint, teilt man die medizinisch relevanten Pilze auch vereinfachend ein in Dermatophyten, Hefe- und Schimmelpilze (D-H-S-System).

Die medizinisch relevanten Dermatophyten gehören unterschiedlichen Gattungen an: Trichophyton mit Hauptvertretern Trichophyton rubrum und Trichophyton mentagrophytes, Microsporum unter anderem mit Microsporum canis und Microsporum gypseum, Epidermophyton mit Epidermophyton floccosum.

Unter den Hefepilzen kommt Candida albicans eine zentrale Bedeutung zu, des weiteren ist die lipophile Hefe Malassezia furfur (auch Pityrosporum ovale genannt) zu erwähnen. Unter den in gemäßigten Klimazonen weniger bedeutsamen Schimmelpilzen sei Aspergillus niger angeführt, des weiteren Piedraia hortae.

Fortpflanzung. Träger der sexuellen Fortpflanzung im Rahmen einer Meiose sind bei den Pilzen *Sporen.* Sporen können auch bei der asexuellen Fortpflanzung im Rahmen einer Mitose auftreten. Manche Sporen sind beweglich, manche unbeweglich. Im Rahmen der asexuellen Fortpflanzung können aber auch *Konidien* gebildet werden; sie stellen das Ergebnis von Knospung oder Differenzierung einer vorbestehenden Hyphe dar und sind stets unbeweglich. Sind sie klein, spricht man vom Mikrokonidien, ansonsten von Makrokonidien. Erstere sind in der Regel einzellig, letztere mehrzellig.

Diagnostik von Mykosen

Grundprinzipien

Die Diagnose einer Mykose gründet sich auf die klinische wie die mikrobiologische Untersuchung. Erstere basiert im wesentlichen auf der Inspektion sowie der Untersuchung mit einer speziellen UV-Lampe (Wood-Licht), letztere auf mikroskopischen, kulturellen und gegebenenfalls auch histologischen und serologischen Untersuchungen. Optimale Ergebnisse kann die Laboratoriumsdiagnostik nur liefern, wenn das Untersuchungsmaterial in geeigneter Weise gewonnen worden ist.

Materialgewinnung

Bei Hautmykosen gilt es, Material im Bereich neuentstandener Hautveränderungen zu entnehmen, an der *freien Haut* vor allem Bläschendecken und Schuppen, möglichst mit einem sterilen Skalpell. Sind Pusteln vorhanden, werden diese nach Desinfektion – etwa mit 70%igem Isopropanol – mit einer sterilen Kanüle eröffnet und der Inhalt mit einer sterilen Platinöse gewonnen.
Zur Untersuchung des *Nagelorgans* werden mit dem Skalpell oder dem sterilen scharfen Löffel Keratinmassen gewonnen, soweit möglich hyperkeratotisches Material vom Nagelbett. Besonders geeignet ist Material, das mit einer speziellen hochtourigen Fräse im Übergangsbereich von veränderten und normalen Anteilen der Nagelplatte gewonnen wird (Arbeitsplatzsicherheit gewährleisten).
Bei Veränderungen der *Schleimhäute* ist Material von der Oberfläche abzustreifen, entweder mit der sterilen Platinöse oder einem geeigneten Watteträger. Bei Hefepilzerkrankungen des Orogastrointestinaltraktes kann es sinnvoll sein, quantitative Untersuchungen durchzuführen.
Für die Untersuchung des *Mund-Rachen-Raumes* wird Rachengurgelwasser gewonnen: Etwa 15 ml portioniertes abgekochtes Leitungswasser (aufbewahrt etwa in Sputumröhrchen) wird 30 Sekunden lang mit den zu untersuchenden Schleimhäuten in Kontakt gebracht und anschließend in das Leergefäß zurückgespieen.
Für die Untersuchung des *Intestinaltraktes* eignet sich Stuhl. Eine kirschkerngroße Probe wird in einen Erlenmeyer-Kolben gegeben, der bereits mit Trypsinlösung und Glasperlen versehen ist und dann mit Stopfen verschlossen wird.
Für die *histologische Diagnostik* wird eine Hautgewebsprobe benötigt, die in üblicher Weise gewonnen und formalinfixiert werden kann.

Mikroskopische Untersuchung (Nativpräparat)

Damit lassen sich Hinweise auf das Vorliegen einer Pilzerkrankung in kurzer Zeit gewinnen. In der Regel ist eine Spezies-Diagnostik so aber nicht möglich. Ausnahmen bestehen bei Malassezia furfur und Piedraia hortae. Das Untersuchungsmaterial wird zunächst auf einen sauberen Glasobjektträger verbracht und mit einem Deckgläschen bedeckt, unter das man anschließend vom Rande her mittels einer Pipette 15%ige Kalilauge laufen läßt. Für 1 h läßt man das Präparat in einer feuchten Kammer mit feuchtem Fließpapier stehen. Keratinmassen werden auf diese Weise entweder aufgelöst oder durch Quellung transparent, während die Pilzzellwand erhalten bleibt. Bei kurzer Erwärmung des Präparates über der Bunsenbrennerflamme kann auch sofort untersucht werden. Eine beschleunigte Untersuchung ist auch möglich, wenn man der Kalilauge 40% Dimethylsulfoxid (DMSO) zusetzt. Die Beurteilung der Präparate erfolgt mit dem Hellfeldmikroskop bei 16- bis 40facher Objektivvergrößerung. Im positiven Falle finden sich Hyphen oder Pseudomyzelien, Hefen bzw. Sporen. Mit Pilzelementen verwechselt werden können die sogenannten Mosaikfungi, ein chemisches Reaktionsprodukt der zugesetzten Lauge mit dem Untersuchungsmaterial. In Zweifelsfällen sollte man das Präparat über Nacht liegen lassen und dann kurz über der Flamme erwärmen, woraufhin Mosaikfungi, nicht aber Myzelien verschwinden. Das ungefärbte mikroskopische Pilzpräparat wird als *Nativpräparat* bezeichnet. Manche Untersucher empfehlen die Beifügung eines Farbstoffes, in erster Linie Laktophenol-Baumwollblau.
Die Sensitivität des Nativpräparates kann auch gesteigert werden durch Zusatz eines optischen Aufhellers (Blankophor), notwendig ist bei der Beurteilung dann aber ein Fluoreszenzmikroskop.
Spezielle differentialdiagnostische Hinweise ergeben sich bei der Untersuchung von Haaren durch die Lagerung der Hyphen und Sporen, entweder außen auf

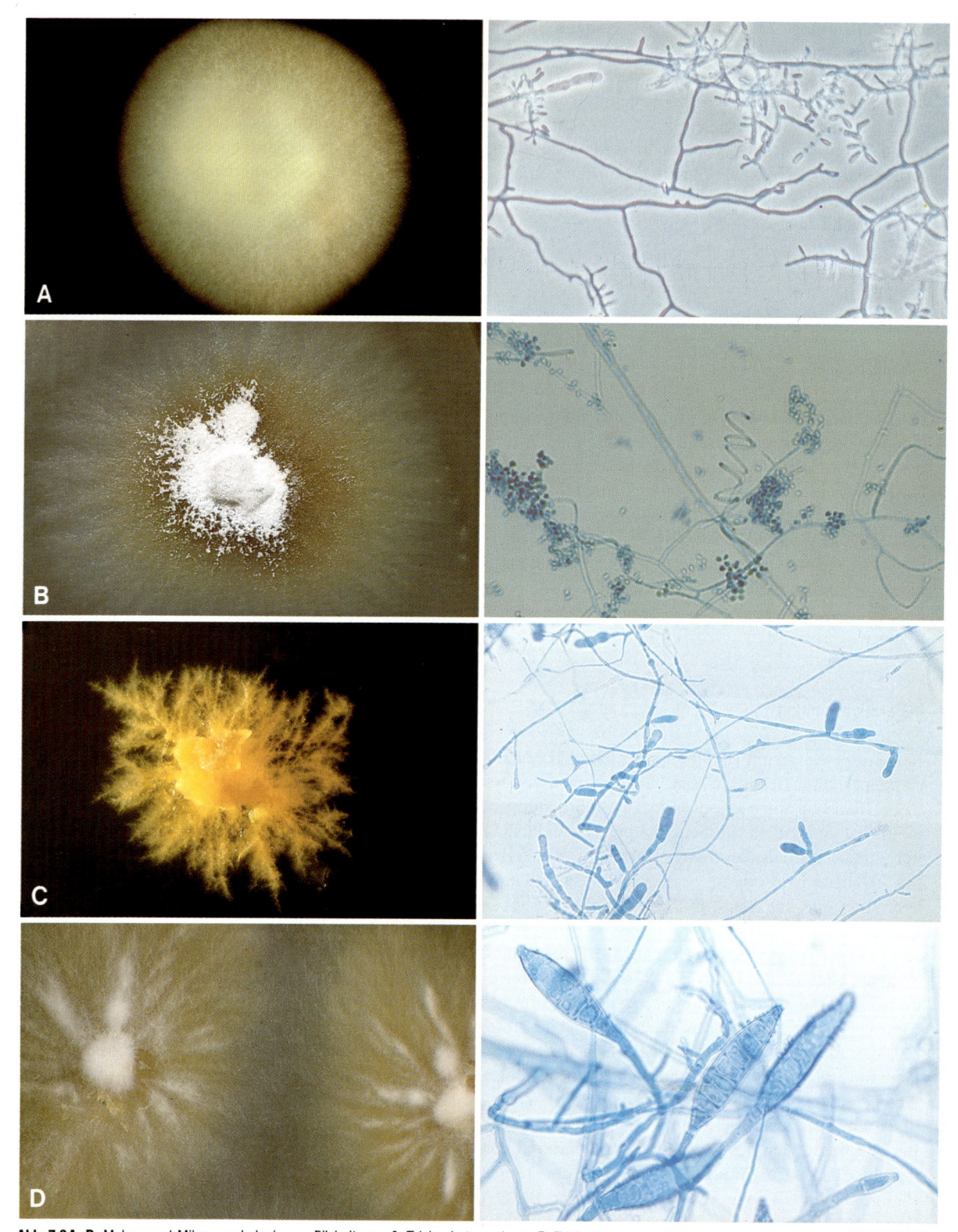

Abb. 7.2 A–D. Makro- und Mikromorphologie von Pilzkulturen, **A** *Trichophyton rubrum*, **B** *Trichophyton mentagrophytes*, **C** *Epidermophyton floccosum*, **D** *Microsporum canis*

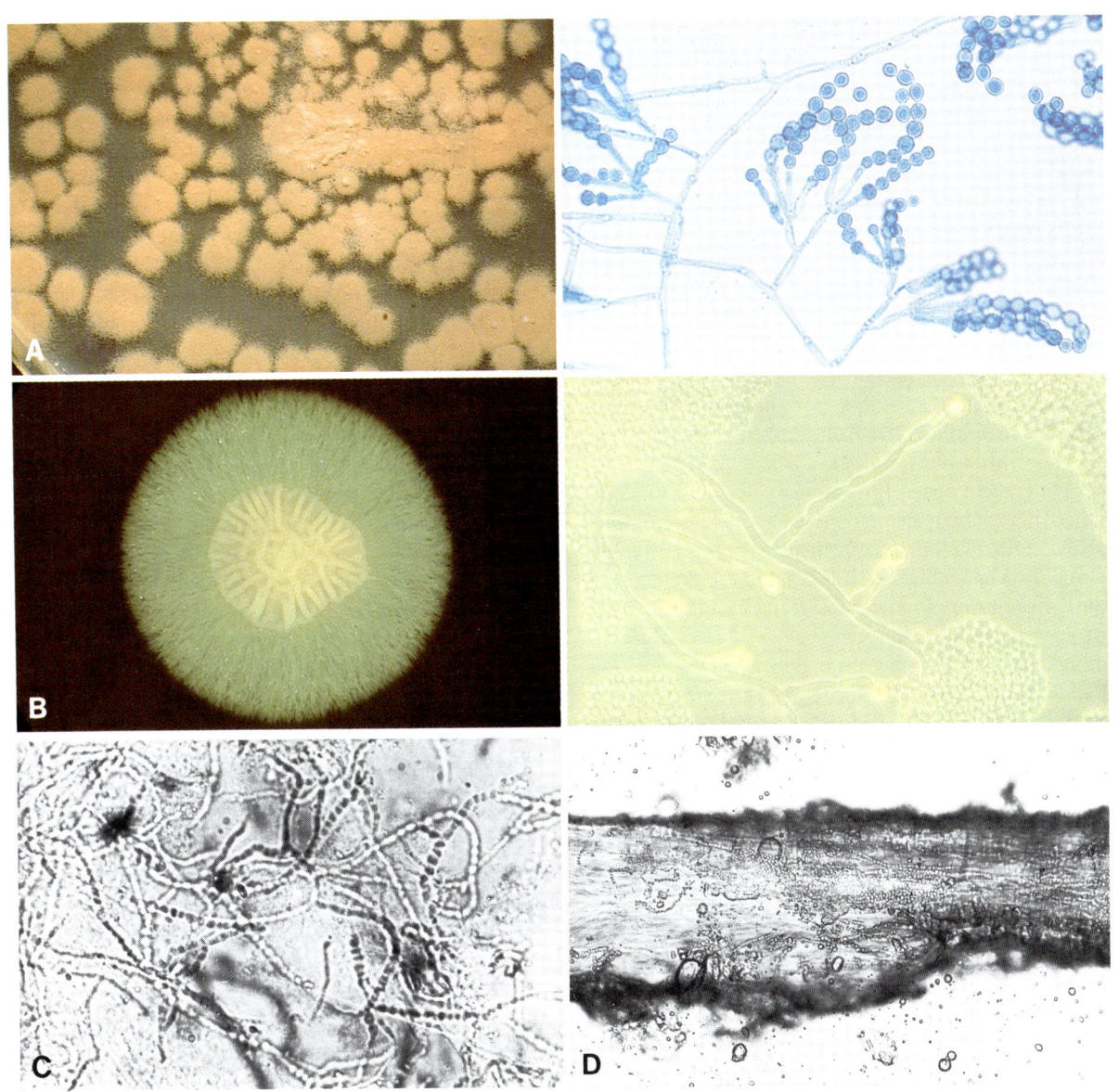

Abb. 7.3 A–D. Makro- und Mikromorphologie von Pilzkulturen. **A** *Scopulariopsis brevicaulis* (Schimmelpilz), **B** *Candida albicans* (Hefe), **C** und **D** Nachweis von Pilzen im Nativpräparat (**C** Hautschuppen, **D** Haar)

der Kutikula (ektotrich) oder auch innen im Haarschaftbereich (endotrich).

Bei Untersuchung auf die Hefe Cryptococcus neoformans gilt es deren charakteristische Schleimkapsel darzustellen; hierzu empfiehlt sich die Zugabe von Tusche (nach Burri).

Kultur

Da das Nativpräparat nur Aussagen erlaubt über die Anwesenheit von Pilzen, nicht aber über deren Art, ist zusätzlich eine kulturelle Untersuchung durchzuführen, die die Bestimmung der Pilzspezies erlaubt. Das Untersuchungsmaterial wird dazu auf geeignete Nährböden aufgeimpft. Diese befinden sich üblicherweise in Kunststoffpetrischalen oder Schrägagarröhrchen: International üblich ist der *Sabouraud-Glukose (2 oder 4%ig)-Agar*:

Glukose 20,0 g oder 40,0 g
Pepton 10,0 g
Agar-Agar 15,0 g
Aqua destillata ad 1000,0 ml

In Deutschland wird auch häufig der ähnlich zusammengesetzte *Kimmig-Agar* verwendet.

Die Inkubation kann bei Raumtemperatur erfolgen. Optimale Wachstumsbedingungen für Dermatophyten bietet ein Brutschrank mit 25–26° C, für Hefen und Trichophyton verrucosum liegt der Wert bei 37° C. Hefen, aber auch Schimmel, wachsen in der Regel innerhalb weniger Tage, für Dermatophyten ist ein Zeitraum von 3 Wochen anzunehmen. Trichophyton-verrucosum-Kolonien können auch dann noch sehr klein sein. Schimmel stellen in vielen Fällen Kontaminanten dar; um ihr Wachstum zu unterdrücken, kann man dem Nährboden den Hemmstoff Cycloheximid zusetzen (400 mg/l). Bakterielle Begleitflora läßt sich durch Beifügung von Antibiotika hemmen (z.B. 40 000 I.E./l Penizillin und 40 mg/l Streptomyzin). Die Beurteilung der Kulturen stützt sich auf Makro- und Mikromorphologie sowie ggf. weitergehende Untersuchungen. Im Rahmen der makroskopischen Beurteilung gilt es insbesondere die Koloniegröße und Kolonieoberflächenstruktur (Faltenbildung), Beschaffenheit des Randes und die Pigmentbildung zu erfassen. Ein falsch-negatives Kulturergebnis ist zu befürchten, wenn kurz vor der Materialgewinnung eine das Pilzwachstum beeinträchtigende Behandlung durchgeführt worden ist. Die mikroskopische Beurteilung der Kultur orientiert sich an der Form der Hyphen und Größe, Form und Anordnung von Makro- oder Mikrokonidien. Für die Untersuchung stellt man entweder ein Zupfpräparat oder ein Transparentklebeband-Abklatschpräparat her. Für ersteres wird mit dem mykologischen Haken Material auf einen Objektträger verbracht, dessen Oberfläche zuvor mit 0,9%iger Kochsalzlösung oder Laktophenol-Baumwollblau-Lösung beschickt worden ist. Letztere Art von Präparat erlangt man, indem das Transparentklebeband kurz auf die Kolonieoberfläche gedrückt und dann mit der Klebeseite nach unten auf einem Objektträger befestigt wird, der zuvor mit Laktophenol-Baumwollblau-Lösung beschickt worden ist.

Zur Differenzierung zwischen Dermatophyten und Schimmeln kann man auch das Dermatophytentestmedium nach Taplin einsetzen, das den Indikator Phenolrot enthält. Bei Anwesenheit von Dermatophyten kommt es über eine Alkalisierung des Nährbodens in der Regel zum Farbumschlag nach Rot. Es handelt sich allerdings nur um ein orientierendes Verfahren.

Die lipophile Hefe Malassezia furfur wächst auf den üblichen festen Medien nicht; sie benötigt spezielle Nährstoffe, wie sie etwa im Vollmilchmedium vorliegen. Die Bebrütung erfolgt in feuchter Atmosphäre bei 34° C über 14 Tage.

Weitergehende Untersuchungen sind bei Dermatophyten nicht zuletzt notwendig, wenn es die häufigsten Spezies Trichophyton rubrum und Trichophyton mentagrophytes zu differenzieren gilt. Auf Kartoffelglukoseagar bildet Trichophyton rubrum, anders als Trichophyton mentagrophytes, vermehrt rotes Pigment. Im Ureasetest verhält sich der erstere Keim negativ (Ureaseagar nach Philpot). Entsprechendes gilt für den Haarperforationstest. Mittels des Ammoniumnitratbasisagars mit Histidin läßt sich Trichophyton rubrum von Trichophyton megninii unterscheiden; ersterer Keim benötigt kein L-Histidin. Eine Unterscheidung der medizinisch relevanten Hefen ist auf Basis von makro- und mikromorphologischen Kriterien anhand der Primärkultur im Regelfall nicht möglich.

Eine rasche Unterscheidung zwischen Candida albicans und anderen Hefen erlaubt der Keimschlauchtest (Serumschnelldiagnose nach Taschdjian). Dazu werden Pilzelemente von der Kultur in 1–2 ml Humanserum gegeben und für einige Stunden bei 37° C inkubiert. Candida albicans bildet rasch Pseudomyzelien, andere Hefen nicht. Bewährt hat sich auch die Untersuchung mit Reisagar. Bei Kultur auf diesem Mangelmedium bildet Candida albicans wie auch der nahe verwandte oder identische Keim Candida stellatoidea Chlamydosporen. Diese Pilzelemente sind durch eine verdickte Außenwand zum Schutz gegen Austrocknung gekennzeichnet, was ihnen einen mantelartigen Aspekt gibt, der wiederum bei der Benennung wegweisend war.

Eine Speziesidentifikation nicht nur für Candida albicans, sondern auch für die anderen Candidaspezies ermöglicht die bunte Reihe; dabei handelt es sich um eine Kombination unterschiedlicher Assimilations- und Fermentationsuntersuchungen. Für die Praxis empfehlen sich vorgefertigte Diagnostika entsprechenden Typs, speziell API 32 C. Innerhalb der Spezies Candida albicans erhält man ggf. eine zusätzliche Differenzierung: es lassen sich sog. Biotypen erkennen, was bei epidemiologischen Untersuchungen (Sexualpartner) von Bedeutung sein kann. Zudem ist bei Candida albicans eine Differenzierung in den Serotyp A und B mittels eines Antiserums möglich.

Serologie, Histologie

Serologische Untersuchungen spielen derzeit bei Mykosen von Haut und angrenzenden Schleimhäuten keine wesentliche Rolle. Große Bedeutung kommt ihnen aber bei der Erfassung von Systemmykosen zu. Bei der histologischen Untersuchung müssen Spezialfärbungen eingesetzt werden, um Pilzelemente zur Darstellung zu bringen. Insbesondere empfehlen sich die PAS- und die Grocott-Färbung.

Antimykogramm

Die In-vitro-Empfindlichkeit von Hefen wie Dermatophyten gegenüber unterschiedlichen Antimykotika läßt sich durch Mikrodilutionstests erfassen. Der aus der Bakteriologie bekannte Blättchentest eignet sich ausschließlich für die Testung von Hefen auf Fluzytosin-Empfindlichkeit. Ein *Antimykogramm* ist insbesondere bei Problemmykosen indiziert, etwa bei der oralen Kandidose HIV-Infizierter oder der Onychomykose.

Wood-Licht-Untersuchung

Eine spezielle Möglichkeit der klinisch-mykologischen Diagnostik bietet die Untersuchung von womöglich befallenen Hautarealen mit der UV-Strahlung der Wood-Lampe. Bei Infektion durch Trichophyton schönleinii ist mit einer hellgrünen Fluoreszenz zu rechnen, grüne Fluoreszenz ist auch bei Microsporum audouinii, Microsporum canis, Microsporum distortum sowie Microsporum ferrugineum beschrieben worden.

Oberflächliche Mykosen

Die oberflächlichen Mykosen werden vor allem von Hefen hervorgerufen; die Hauptrolle spielt Malassezia furfur.

Pityriasis versicolor

[Eichstedt 1846]

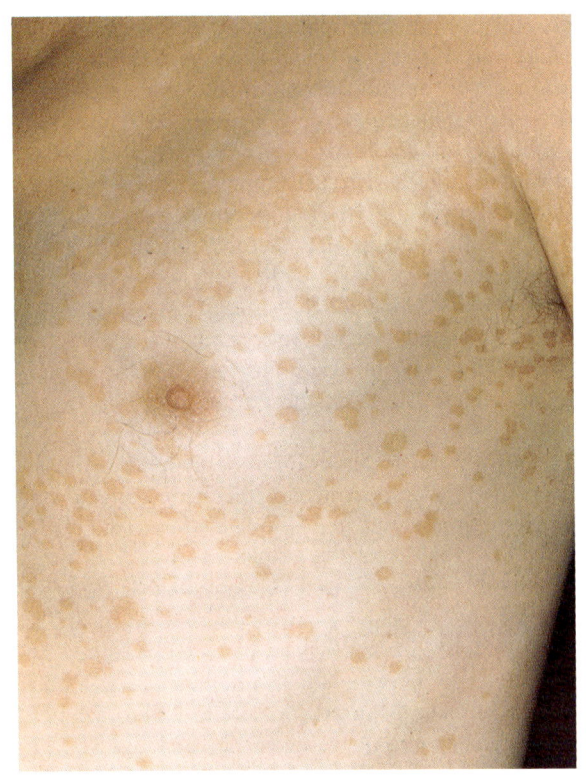

Abb. 7.4. Pityriasis versicolor

Synonym. Tinea versicolor. Dies ist eine unkorrekte, jedoch im Angloamerikanischen benutzte synonyme Bezeichnung. Der Begriff Tinea sollte auf Dermatophytosen begrenzt werden.

Definition. Oberflächliche, nicht oder kaum entzündliche Pilzerkrankung durch Malassezia furfur.

Erreger. *Malassezia furfur* (*Pityrosporum ovale*).

Vorkommen. Die Erkrankung kommt bei Jugendlichen in der Regel erst nach der Pubertät und bei Erwachsenen vor. Die Erkrankung ist in subtropischen und tropischen Klimazonen, bei Adipositas, bei Behinderung der Abdunstung der Haut durch Kunstfaserwäsche und bei mangelhafter Hygiene häufig.

Pathogenese. Malassezia furfur benötigt zur Entwicklung ein feuchtwarmes, mit Lipiden angereichertes Milieu. Daher ist für die Erkrankung eine Hyperhidrosis oleosa Voraussetzung, d.h. starkes Schwitzen bei Seborrhö oder auch mangelnde Abdunstung bei Kleidung aus synthetischen Fasern oder gehäuftem Eincremen der Rumpfhaut. Die Erkrankung kann Hinweis auf vermehrtes Schwitzen bei vegetativer Dystonie, Hyperthyreose, Tuberkulose (Nachtschweiß) sowie HIV-Infektion sein.

Klinik. Prädilektionsstellen sind die talgdrüsenreiche Brust- und Rückenmitte. Von hier aus greifen die Veränderungen auf die seitlichen Rumpfpartien über. Seltener sind die Nabelregion, die Innenseiten der Oberschenkel und die Oberarme befallen. Man findet scharf umschriebene, zunächst linsen- bis pfenniggroße, später unregelmäßig landkartenartige konfluierende milchkaffeefarbene bis schmutziggelbe oder bräunliche Flecke, die an primäre Pigmentstörungen denken lassen. Die Tönungen innerhalb der Herde sind häufig im Sommer wegen der Bräunung der übrigen Haut heller und im Winter dunkler als die übrige Haut; daher die Bezeichnung versicolor. Die Herde zeigen meist eine pityriasiforme Schuppung. Diese feine kleieförmige Schuppung wird besonders deutlich, wenn man mit einem Holzspatel über einen Herd streicht. Dieses gegenüber nichtschuppenden andersartigen Pigmentstörungen (besonders Vitiligo) wichtige, einfache diagnostische Zeichen heißt *Hobelspanphänomen*. Unter Sonnenbestrahlung kommt Rückbildung vor, dabei sieht man manchmal im Bereich der ursprünglichen Herde gegenüber der Umgebung Aufhellungen: *Pityriasis versicolor alba*. Nicht sicher geklärt ist, ob es sich nur um ein Pseudoleukoderm infolge Abdeckung der Haut gegenüber den bräunenden UV-Strahlen in den Herden durch die feinen Schuppen und die Pilzrasen handelt, denn die Mikroorganismen bilden auch Substanzen mit depigmentierender Wirkung, beispielsweise Azelainsäure. Subjektive Beschwerden außer der kosmetischen Beeinträchtigung fehlen. Die Kontagiosität ist gering.

Verlauf. Pityriasis versicolor verläuft hochchronisch, unter den entsprechenden Milieubedingungen sind Exazerbationen und Remissionen jederzeit möglich.

Diagnose. Klinisches Bild, Verlauf und Hobelspanphänomen sind sehr typisch. Entscheidend ist der relativ einfache Pilznachweis im Nativpräparat von abgeschabten Schuppen aus Hautarealen mit Hobelspanphänomen. Man erkennt breite, kurze, segmentierte Hyphen und dazwischen traubenartige Sporenhäufchen aus 10–30 Einzelsporen. Anstelle des Nativpräparates läßt sich auch relativ einfach ein Klebestreifenpräparat anfertigen. Man drückt einen durchsichtigen Klebestreifen (Tesafilm) etwa 5mal hintereinander und mit jeweils neuer Klebefläche in dem verdächtigen Hautbezirk an und zieht den Streifen ab, wobei jeweils eine Hornzellenschicht am Klebestreifen haftet. Der Streifen wird auf einen Objektträger geklebt und bei 400facher Vergrößerung mikroskopiert. Die Beurteilung ist gegenüber dem Kalilaugenpräparat dadurch erschwert, daß sich außer den Pilzstrukturen auch die Hornzellgrenzen darstellen. Der unsichere kulturelle Nachweis von Malassezia furfur ist für Routinezwecke entbehrlich. Im Wood-Licht fluoreszieren Pityriasis-versicolor-Herde rötlich oder grünlichgelb. Die diagnostische Bedeutung dieser Maßnahme ist allerdings gering.

Differentialdiagnose. Vitiligo und Pseudoleukoderme sind durch das fehlende Hobelspanphänomen abzugrenzen. Man sollte in Zweifelsfällen nach den kosmetischen Gewohnheiten insbesondere bei atopischer Diathese (Pityriasis alba bei Atopie) fragen, da die pityriasiforme Schilferung der Herde durch Einkremen kaschiert werden kann. Erwähnt seien ferner Erythrasma und seborrhoisches Ekzem.

Therapie
Innerlich. Nur wenn äußerliche Behandlung nicht wirksam ist, kommt die Gabe von 200 mg Itraconazol (Sempera)/die über eine Woche in Betracht. Zur Vermeidung der häufigen Rezidive kann in besonders schweren Einzelfällen eine Intervalltherapie erwogen werden. Unter Umständen genügt die einmalige perorale Gabe von 200 mg/die im Monat, gegebenenfalls ist die Medikation auf mehrere Tage auszudehnen (Heilversuch).
Äußerlich. Wichtig sind häufiges Baden oder Duschen unter Verwendung von Syndets. Besonders bewährt hat sich die Behandlung des Haarbodens als Ort der eigentlichen Pilzvermehrung mit imidazolhaltigen Präparaten (Econazol: Epi-Pevaryl P.v.; Ketoconazol: Terzolin). Anfangs sind diese Präparate alle 2–3 Tage anzuwenden, wobei es sich empfiehlt, das Arzneimittel mit Wasser zum Schäumen zu bringen und auch die Prädilektionsstellen am Stamm mitzubehandeln, etwa unter der Dusche. Zusätzlich empfiehlt sich die regelmäßige Behandlung der befallenen Stellen außerhalb des Haarbodens mit Ketoconazol-Creme (Nizoral) oder einem anderen Breitbandantimykotikum in Creme- oder Gelform. Auch das Einreiben aller befallenen Körperareale — nach vorheriger Wasserbenetzung — mit Selen(4)-Sulfid (Ellsurex) wird empfohlen: Dabei wird die Paste nach 2- bis 5minütiger Einwirkung durch Abspülen mit klarem Wasser entfernt. Die Anwendung kann täglich über bis zu 2 Wochen erfolgen. Bei schuppender Kopfhauterkrankung kann Ellsurex ein- bis 2mal wöchentlich am Haarboden angewendet werden. Alternativ wird Fabry-Spiritus angewandt (Rp. Phenol. liquefact. 1,0; Acid. salicyl. 2,0; Spirit. dilut. ad 100,0; D.S. Fabry-Spiritus). Abdunstungshemmende Unterwäsche und sonstige Bekleidung (speziell aus Kunstfasern) sollten vermieden werden. Bei Verdacht auf innerliche Ursachen einer Hyperhidrose sollten entsprechende Untersuchungen veranlaßt werden (Schilddrüsenfunktion, HIV-Infektion, Tuberkulose, psychovegetative Störungen).

Weiße Piedra

Synonym. Trichomycosis nodosa

Definition. Als Piedra wird eine Pilzinfektion der Haarschäfte mit Ausbildung harter knotiger Auflagerungen bezeichnet. Weiße Piedra wird durch einen Hefepilz hervorgerufen.

Vorkommen. Weiße Piedra kommt in den subtropischen und gemäßigten Zonen vor, in Europa ist sie selten.

Ätiologie. Erreger der weißen Piedra ist der Hefepilz *Trichosporon cutaneum (früher Trichosporon beigelii)*. Sein Name rührt von der Haut her, die an der Oberfläche eines Flüssigmediums ausgebildet wird.

Klinik. Es handelt sich um eine Infektion des Haarschaftes im Kopf-, Bart- oder Achselbereich mit Bildung oft mehrerer perlartig aufgereihter steinharter Knoten (piedra = Stein) aus Myzel. Die Haare werden brüchig; ansonsten sind mit der Infektion keine Beschwerden verbunden.

Therapie. Abschneiden befallener Haare sowie örtliche Anwendung von Antimykotika werden empfohlen.

Onychomykose

Eine Onychomykose, insbesondere der Zehennägel, kann durch Schimmelpilze (*Scopulariopsis brevicaulis*) bedingt sein. Mischinfektionen mit Dermatophyten kommen vor; schlechtes Ansprechen auf Griseofulvin kann manchmal so erklärt werden. Wiederholter Nachweis eines Schimmels in der Kultur bei gleichzeitig positivem Nativpräparat erfordert antimykotische Behandlung, gleichgültig ob es sich um eine primäre oder sekundäre Mykose handelt. Auch eine Zwischenzehenintertrigo kann durch Schimmelpilze mitverursacht werden.

Otomykose

Häufig besiedeln Schimmelpilze (Aspergillusarten, speziell Aspergillus niger) den äußeren Gehörgang. Der Begriff Otomykose hat sich hierfür besonders in der HNO-Heilkunde eingebürgert, obwohl es sich meist um die Komplikation eines atopischen oder seborrhoischen Ohrekzems handeln dürfte, wenn man von den Otomykosen bei chronischer Otitis media absieht. Grundsätzlich eignen sich wie im Regelfall bei Schimmelpilzinfektionen der Haut Breitspektrumantimykotika vom Typ der Polyene (Amphotericin B, Ampho-Moronal) und Azole (Clotrimazol, Canesten) in Cremeform.

Schwarze Piedra

Die als Trichomycosis nodosa nigra bezeichnete Erkrankung ist in subtropischen und tropischen Klimaten häufig, in Mitteleuropa sehr selten. Bedingt durch den Schimmel *Piedraia hortae* bilden sich steinharte schwarze Knötchen am Haarschaft.

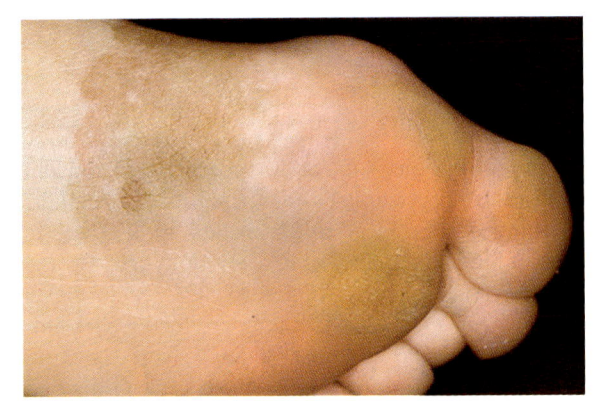

Abb. 7.5. Tinea nigra

Tinea nigra

Der Schimmel *Exophiala werneckii* (früher: *Cladosporium werneckii*) vermag obere Schichten des Stratum corneum zu besiedeln und gibt dann zu einer Verfärbung Anlaß. Prädilektionsstellen sind Fußsohlen und Handteller. Es finden sich braune bis schwarze, scharf kleinbogig begrenzte, nicht oder wenig schuppende Flecke, meist ohne Beschwerden oder mit geringem Juckreiz. Die Bedeutung liegt in gelegentlich vorkommender Verwechslung mit Naevus spilus, akraler Lentigo oder malignem Melanom. Die Diagnose wird durch das Nativpräparat und die Pilzkultur gestellt. Hinweise ergibt auch die PAS-Färbung einer Gewebeprobe, wenn unter anderer klinischer Verdachtsdiagnose eine Biopsie entnommen wurde. Zur Behandlung werden insbesondere Benzimidazole eingesetzt, ohne daß freilich im Regelfall eine Heilung zu erwarten wäre.

Kutane Mykosen

Als Erreger der kutanen Mykosen finden sich Dermatophyten, Hefen und Schimmel. Besondere Bedeutung kommt den Dermatophyten zu.

Dermatomykosen durch Dermatophyten

Nomenklatur. Die durch Dermatophyten hervorgerufenen Erkrankungen werden auch als Dermatophytosen bezeichnet. Im klinischen Sprachgebrauch hat sich der aus dem Angloamerikanischen stammende Begriff Tinea durchgesetzt. Er wird durch die Angabe der Lokalisation qualifiziert:
- Tinea capitis (Kopf)
- Tinea barbae (Bart)
- Tinea faciei (Gesicht)
- Tinea corporis (Körper)

- Tinea inguinalis (Leiste)
- Tinea manuum (Hände)
- Tinea pedum (Füße)
- Tinea unguium (Nägel)

Früher wurde die Auffassung vertreten, anhand der klinischen Ausprägung einer Dermatophytose auf die Gattung des Erregers rückschließen zu können, in diesem Sinne hat man von Epidermophytien, Trichophytien und Mikrosporie gesprochen. Da in vielen Fällen aber Dermatophyten unterschiedlicher Gattungen identische klinische Bilder hervorrufen können, besitzt dieses Einteilungsprinzip keine Gültigkeit mehr. Die praktische Anwendung dieser Begriffe war weiter dadurch erschwert, daß man auch als Epidermophytien Dermatophytosen haarfreier Bezirke wie der Handflächen und Fußsohlen, unter Trichophytien Dermatophytosen der behaarten Haut und - korrespondierend - unter Onychomykosen Dermatophytosen des Nagelorgans verstanden hat. Gegen diese Einteilung spricht unter anderem, daß Onychomykosen nicht nur durch Dermatophyten hervorgerufen werden. Insbesondere die Trichophytien wurden auch noch nach der vermuteten Lokalisierung der Erkrankung eingeteilt vor dem Hintergrund des einst viel angewandten Etagenkonzepts. Unterschieden wurde zwischen einer oberflächlichen, mittleren und tiefen Trichophytie (Trichophytia superficialis, intermedia, profunda).

Tinea capitis

Definition. Als Tinea capitis wird die Dermatophytose des behaarten Kopfes, der Augenbrauen und Augenwimpern durch Arten der Gattungen Trichophyton und Microsporum bezeichnet. Unter klinisch praktischen Gesichtspunkten werden unterschieden:
- Tinea im engeren Sinne (oberflächliche und tiefe Trichophytie)
- Mikrosporie
- Favus, auch Tinea favosa genannt

Tinea capitis (sensu strictiori)

Erreger. Grundsätzlich kommt eine Vielzahl von Dermatophyten in Betracht, unter den Trichophyten sind neben *Trichophyton mentagrophytes* und *Trichophyton verrucosum* speziell auch *Trichophyton violaceum* und *Trichophyton tonsurans* zu nennen, unter den Microsporumarten *Microsporum gypseum* und *Microsporum audouinii*.

Klinik. Säuglinge, Klein- und Schulkinder werden häufig, Erwachsene selten befallen. Es entwickeln sich

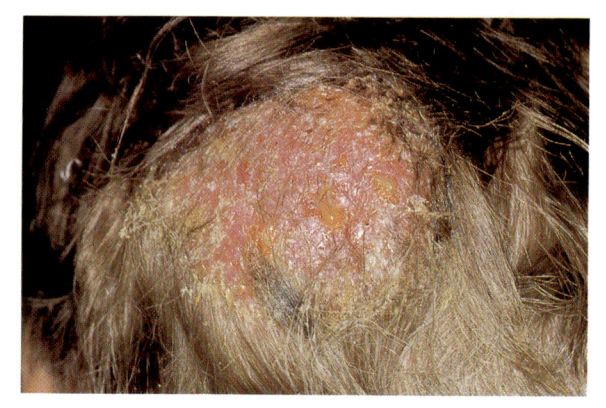

Abb. 7.6. Tinea capitis (tiefe Trichophytie)

scheibenförmige, scharf begrenzte, entzündlich gerötete und infiltrierte Herde mit deutlicher Schuppung. Der Entzündungsgrad kann unterschiedlich sein. Bei stark ausgeprägten Entzündungszeichen (Rötung, entzündliche Infiltration, Schuppung, Pusteln) spricht man von der *phlegmasischen Form*, die im wesentlichen der tiefen Trichophytie entspricht. Dagegen kennzeichnet pityriasiforme Schuppung bei weitgehend fehlender Rötung die *aphlegmasische Form*, die der oberflächlichen Trichophytie entspricht.

Die Pilze dringen bei der tiefen Form in den Follikeln an den Haaren in die Tiefe und führen zu follikulären Pusteln, oft zu Knotenbildungen mit massiver eitriger Sekretion. Mit altem Namen heißt diese Krankheitsform *Kerion Celsi*. Nuchale Lymphknotenschwellungen sind typisch, erhebliche Allgemeinerscheinungen wie Fieber, Kopfschmerzen und Erbrechen kommen vor. Bakterielle Superinfektion kann hinzutreten. Spontane Abheilung ist nach Monaten möglich. Auch die Rückbildung unter adäquater Behandlung dauert mehrere Wochen. Die massive, abszedierende Entzündung bedingt manchmal auch eine Zerstörung der Haarwurzeln, so daß eine herdförmige, bleibende, narbige Alopezie (*Pseudopeladezustand*) entstehen kann.

Diagnostik. Entscheidend ist der Pilznachweis in Schuppen oder an ausgezogenen Haaren im Nativpräparat und in der Kultur.

Mikrosporie

[Gruby 1841]

Definition. Der Begriff Mikrosporie ist mehrdeutig. Einerseits versteht man darunter alle Infektionen durch Mikrosporumarten, auch wenn das dadurch hervorgerufene klinische Bild einer Tinea entspricht.

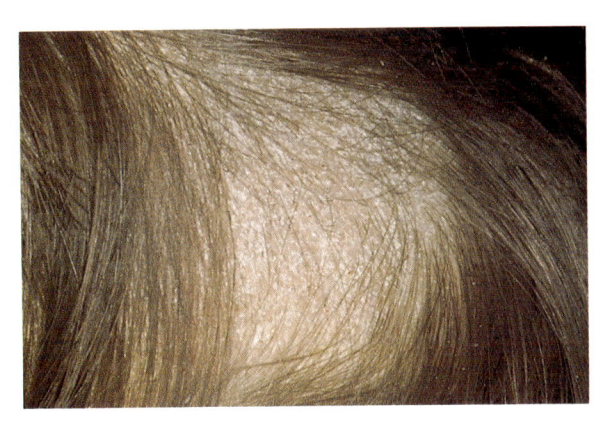

Abb. 7.7. Mikrosporie

Im engeren Sinn wird darunter das nachfolgend beschriebene, hochkontagiöse, besondere klinische Krankheitsbild verstanden.

Erreger. Microsporum audouinii, heute häufig auch Microsporum canis.

Klinik. Am Kapillitium entstehen zunächst multiple, kleinste, pityriasiform schuppende Herde. Diese breiten sich allmählich bis zu mehreren Zentimeter Größe aus und konfluieren zu polyzyklisch begrenzten Arealen. Auffällig ist, daß eine entzündliche Rötung meist völlig fehlt. Die Haare sind in den wie mit Mehl bestäubt erscheinenden Herden kurz über dem Haarboden abgebrochen. Ist eine stärkere entzündliche Komponente doch vorhanden, spricht dies für die Anwesenheit von Microsporum canis oder einer anderen Mikrosporumart, jedenfalls gegen die von Microsporum audouinii.

Vorkommen. Mikrosporie befällt fast ausschließlich Kinder, bevorzugt Knaben, und heilt in der Pubertät spontan ab. Die Mikrosporie ist infektiös und kontagiös; sie kommt endemisch in Kindergärten, Schulen und Internaten vor. Früher bestand Meldepflicht nach dem Seuchengesetz. Infektionsquelle sind oft Haus- bzw. Spieltiere, speziell in südlichen Urlaubsgebieten Katzen, mit denen die Kinder am Strand Kontakt haben.

Diagnose. Von entscheidender Bedeutung ist der Erregernachweis im Nativpräparat und in der Kultur. Bei der mikroskopischen Untersuchung von Haarstümpfen fällt eine Unzahl kleiner Sporen auf, die den Haarschaft umscheiden (Durchmesser 2–3 µm), was zu der Bezeichnung Mikrosporie geführt hat. Hilfreich ist die Untersuchung mit der Wood-Lampe, bei der Mikrosporieherde weißlich-grün fluoreszieren. Dabei werden auch klinisch noch unauffällige Herde erkannt, z.B. im Gesicht und am oberen Rumpf. Die Wood-Lampe eignet sich auch für die einfache und rasche Reihenuntersuchung von Schulklassen oder von krankheitsverdächtigen Haustieren.

Favus

[Remak 1837]

Synonym. Tinea favosa

Definition. Der Favus ist eine chronische Sonderform der Tinea capitis, bei der Myzelmassen enthaltende, schildchenförmige Schuppenkrusten, die Scutula, entstehen und die mit narbiger Alopezie (Pseudopelade-Zustand) abheilt.

Erreger. Trichophyton schönleinii.

Vorkommen. Die Erkrankung ist in Deutschland sehr selten. Größere Endemiegebiete finden sich in Südeuropa, im Nahen und Mittleren Osten, speziell in Iran, sowie in Kaschmir und Grönland.

Klinik. Säuglinge und Kinder sind bevorzugt befallen; jedoch besteht keine Tendenz zur Abheilung in der Pubertät wie bei den übrigen Tinea-capitis-Formen. Die unbehandelte Infektion kann den Patienten lebenslang begleiten. Nicht selten wird der Erreger in Familien von Generation zu Generation übertragen. Dies hat früher irrtümlich zu der Vermutung Anlaß gegeben, die Erkrankung sei erblich. Man unterscheidet drei Schweregrade des Favus:
1. Die mildeste Form zeigt eine leichte Rötung der Kopfhaut, Verlust des Haarglanzes, jedoch keinen Haarausfall.
2. Bei dem zweiten Schweregrad finden sich eine stärkere entzündliche Rötung und die charakteristischen *Scutula*. Dies sind schwefelgelbe, linsengroße, schüsselförmige gedellte Schuppenkrusten (Scutulum = Schildchen), die sich im und um den Haarfollikel entwickeln und im Zentrum einen oder mehrere Haarschäfte umschließen. Die Haare fallen aus.
3. Beim 3. Schweregrad entsteht Haarverlust von mehr als $1/3$ des Kapillitiums, zentral atrophische Abheilung, peripheres Fortschreiten mit Bildung neuer Scutula. Stärkere Krustenauflagerung, Exsudation und bakterielle Superinfektion führen zu einem unangenehmen käsigen oder an Mäuseurin erinnernden Geruch. Neben der Erkrankung des Kapillitiums sind Stammherde selten; in ihnen können dann ebenfalls Scutula und Übergang in Atrophie vorkommen.

Der Erreger Trichophyton schönleinii kann auch eine Tinea unguium (*Onychomycosis favosa*) erzeugen, die sich klinisch von der durch andere Erreger hervorgerufenen Nagelmykose nicht unterscheidet. Wichtig ist daher die Inspektion der Nägel.

Diagnose. Das klinische Bild mit typischer Lokalisation, den Scutula und der Atrophie sowie der eigenartige Geruch sind sehr typisch. Entscheidend ist der Erregernachweis aus Scutula und befallenen Herden im Nativpräparat und in der Kultur.

Tinea barbae

Definition. Als Tinea barbae wird die tiefe Dermatophyteninfektion der bärtigen Anteile von Gesicht und Hals bezeichnet. Die Erkrankung kommt somit nur bei Männern vor.

Erreger und Verbreitung. Dermatophyteninfektionen der Bartregion sind heute relativ selten. Sie entstehen insbesondere bei Kontakt mit infizierten Großtieren, speziell Rindern. Dermatophyten, die beim Tier vorkommen, bezeichnet man auch als zoophil. Hier ist Trichophyton verrucosum anzuführen, der Erreger der Kälberflechte. Nicht selten ist die Erkrankung beruflich bedingt, nach der Berufskrankheitenverordnung (Nr. 3102) sind vom Tier auf den Menschen übertragbare Erkrankungen anzeigepflichtig. Charakteristisch ist, daß bei einer Infektion des Menschen mit zoophilen Dermatophyten – anders als bei einer solchen mit anthropophilen – eine starke Entzündungsreaktion erfolgt. Die Pilze als Erreger der Tinea barbae wurden schon in der Frühzeit der Mikroskopie erkannt. Das mit einer Feige zu vergleichende klinische Bild wurde deshalb auch *Sycosis parasitaria* genannt und so von der *Sycosis non parasitaria* abgetrennt, der chronischen tiefen bakteriellen Follikulitis, deren Erreger (Staphylokokken) ursprünglich mikroskopisch wegen des Fehlens geeigneter Färbungen noch nicht erkannt werden konnten.

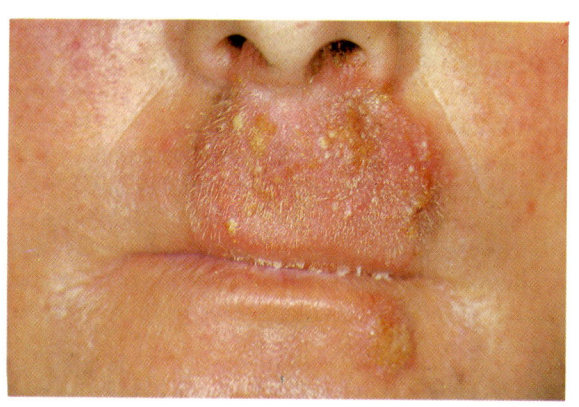

Abb. 7.8. Tinea barbae

Klinik. Die Erkrankung beginnt mit vereinzelten eitrigen Follikulitiden, wobei die Erreger beim Rasieren weiterverbreitet werden. Die zunächst oberflächliche Entzündung mit Rötung, Schuppung und Pusteln dringt rasch in die Tiefe der Haarfollikel vor, es entstehen weiche, infiltrierte, furunkuloide Knoten. Die Herde sind von follikulären Pusteln übersät. Durch Einschmelzung entstehende unterminierte, konfluierende Abszesse großer Bartbereiche sind die schwerste Form der Tinea barbae. Die bestaubt aussehenden Barthaare stecken lose wie Dochte in den Follikelöffnungen und lassen sich schmerzlos zu diagnostischen oder therapeutischen Zwecken epilieren. Die regionalen Lymphknoten sind entzündlich geschwollen und druckschmerzhaft. In schweren Fällen treten Allgemeinsymptome (Fieber, Abgeschlagenheit) hinzu. Die Erkrankung erreicht nach 4–6 Wochen ihren Höhepunkt. Wegen des intensiven Kontakts der Pilze innerhalb der Infiltrate mit dem Gewebe kommt es mehr und mehr zu Allergisierungs- und Immunisierungsphänomenen. Unter ihrem Einfluß bilden sich die Erscheinungen zurück, bis schließlich Heilung resultiert. Narben entstehen kaum oder sind recht unscheinbar. Die Haare wachsen meist wieder.

Diagnose. Die Diagnose der Tinea barbae ist wegen des typischen klinischen Bildes meistens leicht. Sie wird durch Pilznachweis an epilierten Haaren gesichert. Im Nativpräparat findet man zumeist ektotriche Lagerung der Pilze auf der Haarkutikula. Die Pilzkultur informiert über den Erreger.

Differentialdiagnose. Chronische staphylogene Follikulitis, gramnegative Follikulitis, Furunkel, Karbunkel, Folliculitis eczematosa barbae, Candidafollikulitis, Skrofuloderm, Aktinomykose.

Tinea faciei und Tinea corporis

Erreger. Alle Dermatophyten-Gattungen können das Krankheitsbild hervorrufen. Bei Kindern nach Kontakt mit weitgehend erscheinungsfreien Spieltieren, speziell Katzen etwa beim Urlaub im Mittelmeerraum, findet sich *Microsporum canis*; des weiteren kommt *Microsporum gypseum* in Betracht, ein Keim, der im Erdreich vorkommt und nach Verletzungen in die Haut eindringen kann (geophiler Dermatophyt, speziell bei Gärtnern). Unter den Trichophyten sind *Trichophyton rubrum* und *Trichophyton mentagrophytes* zu nennen; *Epidermophyton floccosum* kommt ebenfalls in Betracht.

Klinik. Insbesondere bei Kindern können scharf begrenzte, scheibenförmige, sich zentrifugal ausbreiten-

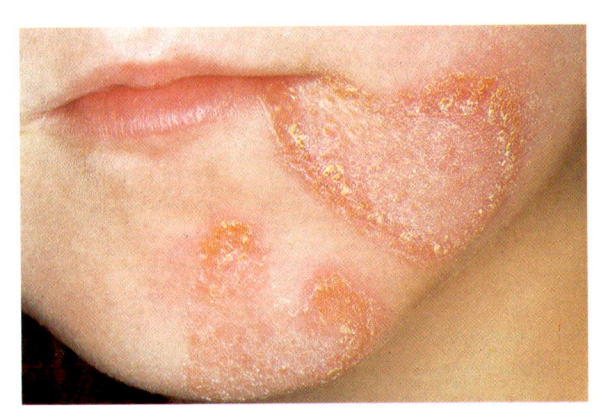

Abb. 7.9. Tinea faciei

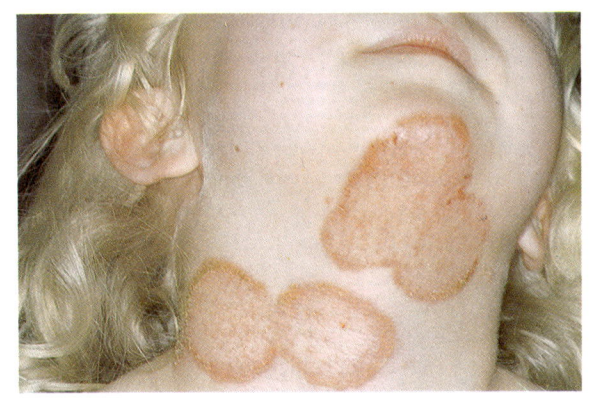

Abb. 7.10. Tinea colli

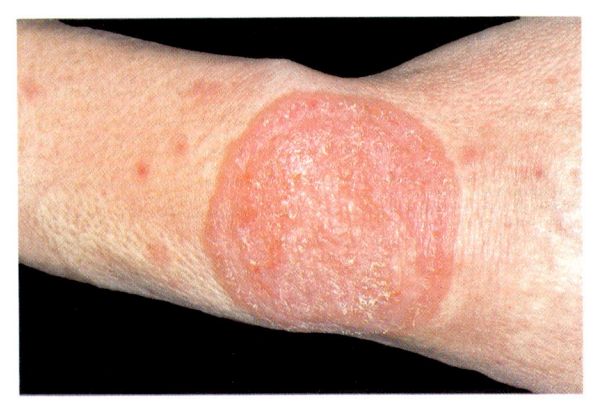

Abb. 7.11. Tinea corporis, Handgelenk

de bogige Herde einer Tinea im nicht behaarten Gesicht auftreten. Rötung, Schuppung, Randbetonung (Perinomodie) mit kleinen Bläschen oder Pusteln sind typisch. Bemerkenswert sind die Abheilung der Herde im Zentrum und ihr peripheres Fortschreiten. Dadurch entstehen charakteristische Ringformen. Es besteht Juckreiz. Bei relativ geringen Entzündungszeichen (aphlegmasische Formen) kann die Diagnose schwer sein. Aber auch bei inadäquater, nur symptomatischer Behandlung durch glukokortikoidhaltige Externa werden die typischen Entzündungszeichen unterdrückt und die Beurteilung erschwert (*Tinea incognita*).

Das für den Gesichtsbereich beschriebene klinische Bild wird bei Kindern und Erwachsenen auch an Hals, Stamm und Extremitäten beobachtet. Nicht selten bleibt das Krankheitsbild zunächst unbeachtet oder wird als nummuläres Ekzem verkannt. Dann entstehen ausgedehnte, gyrierte, oft zentral abheilende und sich randwärts ausbreitende Herde der Tinea corporis. Wird in Verkennung der Diagnose mit glukokortikoidhaltigen Externa behandelt, kommt es zu weitgehender Unterdrückung der Hauterscheinungen und des Juckreizes, während sich die Pilzinfektion ausbreitet.

Differentialdiagnose. Psoriasis vulgaris, Parapsoriasis en plaques Brocq, Mycosis fungoides, trichophytiformes Ekzem, Ekzematide. Entscheidend ist stets der Pilznachweis.

Tinea inguinalis

Erreger. Der Inguinalbereich ist Prädilektionsstelle für die Manifestation von Pilzerkrankungen durch Epidermophyton floccosum. Heute ist aber auch in dieser Lokalisation Trichophyton rubrum häufiger, gelegentlich kommt Trichophyton mentagrophytes vor.

Klinik. In der Inguinal- und Genitoanalregion, besonders bei erwachsenen Männern, beginnt die Erkrankung mit juckenden, scharf begrenzten, rundlichen entzündlich-roten bis braun-roten Herden, die sich randwärts ausbreiten und zu polyzyklischen Herden konfluieren können. Im Randbereich finden sich Bläschen, manchmal auch kleine Pusteln und Schuppen. Die Randbetonung und das im ganzen polymorphe ekzemartige Krankheitsbild erklären die alte Bezeichnung *Eczema marginatum* (Hebra).

Prädilektionsorte sind die Innenseiten der Oberschenkel an den Anlageflächen des Skrotums, auch das Skrotum selbst. Von hier schreitet die Krankheit auf die freien Hautflächen fort, nicht selten über den Damm auf die Glutäalgegend. Als weitere intertriginöse Bereiche können der submammäre Raum bei adipösen Frauen sowie die Achselhöhlen, ferner die Ellenbeugen und Kniekehlen erkranken.

Die Infektion erfolgt entweder durch Kontakt (Partneruntersuchung), zunächst aber fast immer durch Autoinokulation von einer gleichzeitig bestehenden Fußmykose, die bei Patienten mit Tinea inguinalis nie

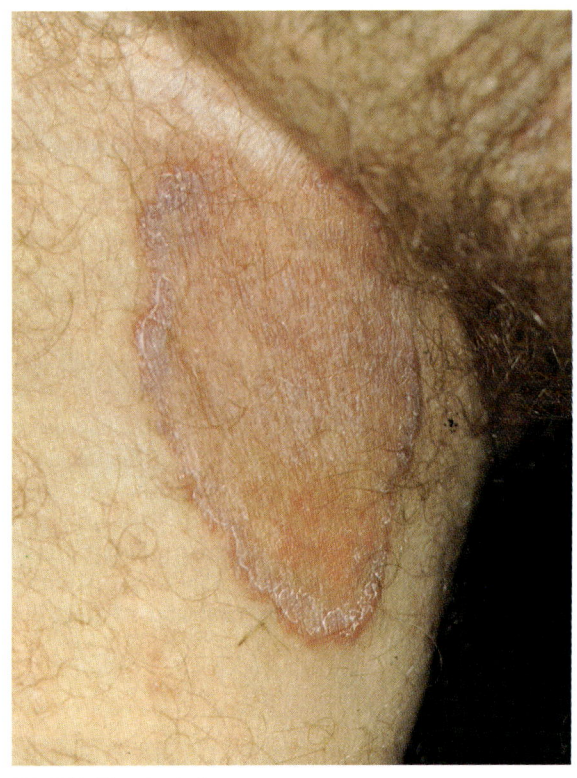

Abb. 7.12. Tinea inguinalis

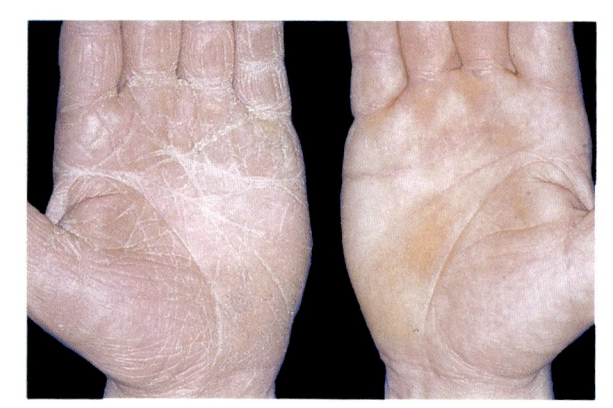

Abb. 7.13. Tinea manus, squamös-hyperkeratotische Form

übersehen werden sollte. Auch eine Übertragung durch Handtücher und Wäsche erscheint möglich. Begünstigend für das Angehen der Infektion sind Schweißstauung und Reibung durch enge, luftundurchlässige Körperwäsche, sitzende Tätigkeit (auch nichtporöse Autositze), tropisches Klima sowie eine bestehende mazerierte Intertrigo. Adipöse sind bevorzugt betroffen; auch an Diabetes mellitus ist zu denken.

Symptome. Juckreiz, besonders bei längerem Sitzen und in der Wärme. Exazerbationen nach langem Sitzen (Auto, Flugzeug).

Diagnose. Entscheidend ist der Pilznachweis im Nativpräparat und in der Kultur.

Differentialdiagnose. Abzugrenzen sind Erythrasma (fehlende Randbetonung, ziegelrote Fluoreszenz im Wood-Licht), Ekzeme (unscharfe Begrenzung mit maximalen Veränderungen im Zentrum, evtl. Streuphänomene), Intertrigo und intertriginöse Psoriasis.

Tinea manus

Definition. Als Tinea manus wird die Dermatophyteninfektion der Hand bezeichnet. Dabei ergeben sich verschiedene klinische Bilder je nach Lokalisation der Infektion und Reaktionsweise des Organismus; bei Befall beider Hände: Tinea manuum.

Erreger. Die Infektion ist fast immer durch *Trichophyton rubrum* oder *Trichophyton mentagrophytes*, seltener durch *Epidermophyton floccosum* bedingt. Infektionsreservoir ist meist die gleichzeitig bestehende Tinea pedum.

Klinik. Auffällig ist die Einseitigkeit oder deutliche Asymmetrie der Hauterscheinungen. An Hand- und Fingerrücken gleicht das Bild dem der Tinea corporis mit *erythematosquamösen*, scharf begrenzten, randbetonten, polyzyklischen Herden, die sich randwärts ausbreiten und oft feinste Pusteln haben. Interdigital kann eine *erosiv-mazerative*, intertriginöse Form auftreten, wenngleich dieses Bild überwiegend nicht durch Dermatophyten, sondern durch Candida albicans hervorgerufen wird. Die *dyshidrosiforme* Tinea manuum ist durch juckende Bläschen und Pusteln an Handtellern, seitlichen und volaren Fingerregionen charakterisiert. Am häufigsten ist die *squamös-hyperkeratotische* oder *hyperkeratotisch-rhagadiforme* Tinea manuum mit Sitz an Palmae, palmaren Fingeranteilen und an den Fingerkuppen. Man sieht eine feine festhaftende Schuppung auf leicht geröteter Haut und nicht selten schmerzhafte Rhagaden. Beim Händegeben fühlt sich die erkrankte Hand rauh und trocken an. Wichtig ist eine oft gleichzeitig bestehende Tinea unguium (Onychomykose). Für die Diagnose entscheidend ist der Pilznachweis. Infektionsreservoir kann eine Tinea unguium, Tinea pedis oder Tinea inguinalis sein.

Differentialdiagnose. Hyperkeratotisch-rhagadiformes oder dyshidrosiformes Handekzem (doppelseitig), Psoriasis palmaris (Psoriasis an anderer Stelle), Mykidreaktion der Hände (zum Beispiel bei Fußmykose), intertriginöse Kandidose.

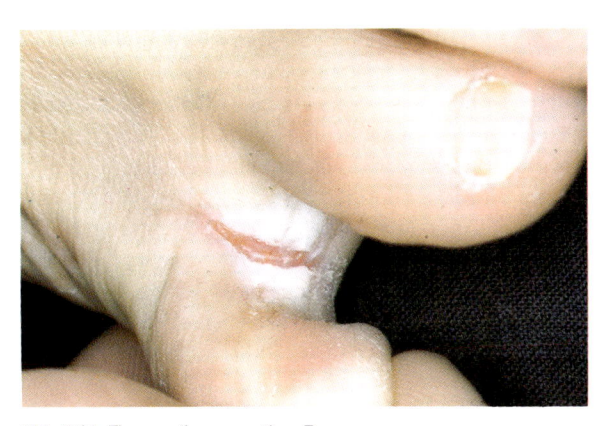

Abb. 7.14. Tinea pedis, mazerativer Typ

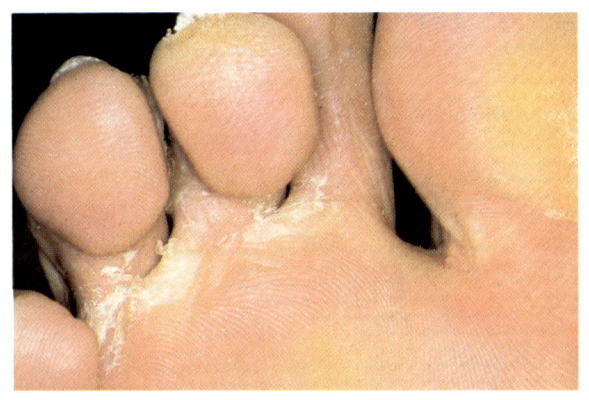

Abb. 7.15. Tinea pedis, squamös-hyperkeratotischer Typ

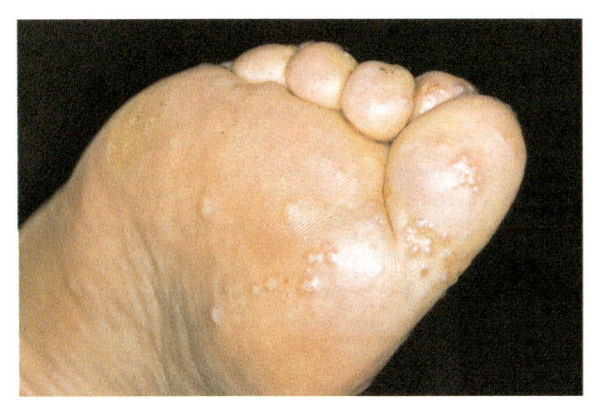

Abb. 7.16. Tinea pedis, dyshidrosiformer Typ, Fußgewölbe

Tinea pedis

Synonyme. Fußmykose, Fußpilzerkrankung, Athletenfuß

Definition. Tinea pedis ist die Dermatophyteninfektion des Fußes, insbesondere der Zehen und Fußsohlen; bei Befall beider Füße: Tinea pedum.

Erreger. Häufigster Erreger ist *Trichophyton rubrum*, daneben kommen *Trichophyton mentagrophytes* und *Epidermophyton floccosum* vor.

Verbreitung. Die Tinea pedis ist eine der häufigsten dermatologischen Erkrankungen. Ihre Häufigkeit wird in Deutschland auf 15–30% geschätzt, in bestimmten Kollektiven ist sie höher, so bei Bergarbeitern (bis 70%) und bei Sportlern (athlete's foot). Besonders betroffen scheinen Schwimmer zu sein und Menschen, die über lange Zeit hinweg Sportschuhe aus wenig luftdurchlässigem Material tragen.

Pathogenese. Pathogenetisch spielt das feuchtwarme Mikroklima im Schuh die wichtigste Rolle, Hyperhidrose und Akrozyanose sind begünstigende Faktoren. Die Mehrzahl der Patienten mit arteriellen und gehäuft auch solche mit venösen Durchblutungsstörungen leiden an Onychomykosen bzw. Tinea pedis. Über weitere individuelle Dispositionsfaktoren (Immunstatus) ist derzeit wenig Sicheres bekannt. Die verursachenden Pilze sind fast ubiquitär; ihre Sporen sind monatelang in der Umwelt des Menschen virulent, beispielsweise in Schuhen, Holzrosten der Schwimmbäder und Turnhallen, Badematten und Hotelteppichen. Eine wichtige Prophylaxe ist die Fußhygiene, insbesondere das sorgfältige Abtrocknen der Zehenzwischenräume nach dem Baden oder Duschen und das Tragen möglichst luftiger Schuhe.

Klinik. Das klinische Bad entspricht den der bei Tinea manuum beschriebenen Formen. Am häufigsten sind die intertriginöse und die squamös-hyperkeratotische Tinea pedis, seltener die dyshidrosiforme und am Fußrücken die erythematosquamöse Variante.

Intertriginöser Typ. Man findet ihn am häufigsten in den besonders engen 3. und 4. Zehenzwischenräumen, aber auch die übrigen Interdigitalräume bleiben nicht verschont. Spreizt man die Zehen, findet man eine grauweißlich verquollene Haut. Durch Ablösung der mazerierten Schichten entstehen nässende Erosionen und Rhagaden. Die Erkrankung greift auf die Zehenunterseite über. Bei Hyperhidrose (Tragen von Gummistiefeln, Sportschuhen, durch Autoheizung etc.) kann es zu akutem Aufflammen der Erscheinungen mit starkem Juckreiz kommen.

Squamös-hyperkeratotischer Typ. Er ist ebenfalls häufig und charakterisiert durch meist herdförmige, asymmetrische, scharf begrenzte schuppende Hyperkeratose. Rhagaden können hinzutreten. Hauptlokalisationen sind Fußränder, Fersen und Zehenspitzen. Aber auch eine diffus schuppende Keratose der gesamten Fußsohle, besonders einseitig, kann Ausdruck einer Tinea pedis sein. Bei allen Formen der Tinea pedis ist die Miterkrankung der Nägel häufig und ein diagnostisches Leitsymptom.

Dyshidrosiformer Typ. Er gleicht im wesentlichen dem bei Tinea manuum beschriebenen Bild. Besonders im Bereich des Fußgewölbes kommt es zumeist im Sommer und bevorzugt an schwülwarmen Tagen zur Entwicklung einer Gruppe von dyshidrosiformen, oft leicht getrübten Bläschen mit fadenziehendem Inhalt, manchmal auf leicht entzündlich gerötetem Grund. Es besteht heftiger Juckreiz. Abheilung erfolgt mit Schuppenkrusten. Frische und alte Effloreszenzen sieht man bei längerer Dauer nebeneinander. Selten entstehen größere Blasen. In den Schuppen gelingt der Pilznachweis leicht.

Verlauf. Fußmykosen verlaufen meist über Jahre und Jahrzehnte chronisch-intermittierend. Sommerklima, Tropen, ungeeignetes Schuhwerk, Zentralheizung, Autoheizung und feuchtwarmes Mikroklima schaffen günstige Bedingungen. Als wichtige Komplikationen sind *Erysipele* der Unterschenkel zu nennen, für die die Erosionen und Rhagaden zwischen den Zehen die häufigste Eintrittspforte darstellen. Ferner sind therapiebedingte, durch Bestandteile von Antimykotika ausgelöste Kontaktallergien zu erwähnen.

Differentialdiagnose. Beim intertriginösen Typ sind die einfache Intertrigo, bakterielle Zwischenzeheninfekte durch Feuchtkeime (gramnegativer bzw. bakterieller Fußinfekt) und Kandidose rein klinisch schwer abzugrenzen. Beim squamös-hyperkeratotischen Typ sind vor allem hyperkeratotische oder hyperkeratotisch-rhagadiforme Fußekzeme, Psoriasis plantaris, Lichen ruber planus und hereditäre Keratosen abzutrennen. Mikroskopischer Pilznachweis und Pilzkultur sind diagnostisch entscheidend. Beim dyshidrosiformen Typ ist an dyshidrosiforme Ekzeme (meist doppelseitig) und an Psoriasis pustulosa palmaris et plantaris zu denken.

Tinea der Unterschenkel

Nomenklatur. Der eigentlich zweckmäßige Begriff Tinea cruris oder Tinea crurum wird in der angloamerikanischen Nomenklatur mit Tinea inguinalis synonym gebraucht. Deshalb wird sinnvollerweise von Tinea der Unterschenkel gesprochen. Auch die Bezeichnung *chronische folliculäre Trichophytie der Unterschenkel* ist gebräuchlich.

Klinik. Hauptsächlich bei Frauen mit bestehender Tinea pedis oder Tinea unguium findet man, nicht selten nach Rasieren der Beinhaare, bevorzugt an den unteren zwei Dritteln der Unterschenkelaußenseiten, follikulär gebundene, von einem Haar durchbohrte, braun- oder lividrote Knötchen, die gelegentlich gruppiert stehen oder flächenhaft konfluieren. Follikuläre Pusteln kommen selten vor. Am Knötchenrand sieht man eine krausenartige Schuppung. Meist sind Frauen betroffen, die an Akrozyanose, Keratosis follicularis oder Pernio follicularis leiden. Subjektiv kann erheblicher Juckreiz bestehen. Die Krankheit verläuft hochchronisch über Jahre und Jahrzehnte.

Differentialdiagnose. Bakterielle Follikulitis, Candidafollikulitis, follikuläre Psoriasis vulgaris. Die Diagnose stützt sich auf den Pilznachweis im Nativpräparat und auf die Kultur aus Schuppen oder Haaren.

Tinea unguium

Synonym. Alternativ wird auch der Begriff *Onychomykose* verwendet, er schließt jedoch Pilzerkrankungen des Nagels durch andere Pilze als Dermatophyten (wie etwa Hefepilze) ein.

Definition. Als Tinea unguium wird die Infektion des Nagelorgans durch Dermatophyten bezeichnet.

Erreger. Am häufigsten findet sich *Trichophyton rubrum*, aber auch viele andere Dermatophyten können gelegentlich eine Onychomykose verursachen, besonders *Trichophyton mentagrophytes* und *Epidermophyton floccosum*. Unter den Erregern der Candidaonychomykose steht *Candida albicans* im Vordergrund, daneben spielt *Candida tropicalis* eine Rolle, unter den Schimmeln *Scopulariopsis brevicaulis*.

Verbreitung. Unter den Nagelerkrankungen machen Onychomykosen 18–40% aus. Onychomykosen repräsentieren 30% aller Dermatomykosen. Über 99% aller Onychomykosen gehen auf eine Dermatophyteninfektion zurück.

Pathogenese. Die Erreger müssen als ubiquitär gelten. Insbesondere Bereiche, in denen viele Menschen barfuß laufen, sind Ort der Infektion. Im Regelfall dürfte zunächst einmal eine Tinea pedis entstehen. Die Erreger dringen vom Hyponychium zum Nagelbett vor. Einen Spezialfall stellt die Candidaonychomykose der Bäcker und Konditoren dar, hier kommt es zu einer Begünstigung der Infektion sowohl durch die Schädigung der Hornschichtbarriere wie durch das optimale Nährstoffangebot in Form zuckerhaltiger Lösungen.

Klinik. Die Tinea unguium betrifft häufiger die Füße als die Hände, bei Befall der Hände sind die Füße in

der Regel mitbetroffen. Zunächst sind einzelne Nagelorgane betroffen, bei Befall mehrerer wird nicht selten ein einzelner Strahl ausgespart. Klinisch werden die folgenden 4 Typen der Onychomykose unterschieden:
- Distolateraler subungualer Typ
- Leukonychia trichophytica
- Proximal-subungualer Typ
- Dystrophischer Typ

Bei dem häufigsten *distolateralen subungualen Typ* gelangt der Erreger von einer benachbarten infizierten Stelle der Haut über das Hyponychium von distal nach proximal zu dem Nagelbett und der Nagelmatrix. Subungual bildet sich eine Hyperkeratose aus, so daß es distal zu einer Abhebung der anfangs noch intakten Nagelplatte (*Onycholysis semilunaris*) und Gelbverfärbung (*Dyschromasie*) kommt. Im Falle einer bakteriellen Superinfektion resultiert eine schmutzigbraune bis grüne Verfärbung (speziell bei Pseudomonas aeruginosa). Bei stärkerer Ausprägung der subungualen Keratose können Krümelnägel entstehen (*Onychodystrophie*).

Im Bereich der Zehennägel kommt gelegentlich die oberflächliche weiße Onychomykose vor, insbesondere bei Infektion mit Trichophyton mentagrophytes.

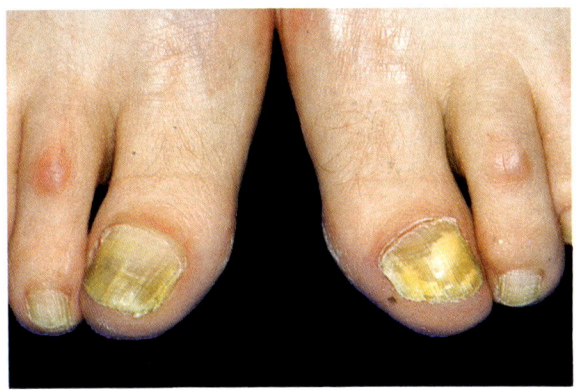

Abb. 7.17. Onychomykose durch *Trichophyton rubrum*

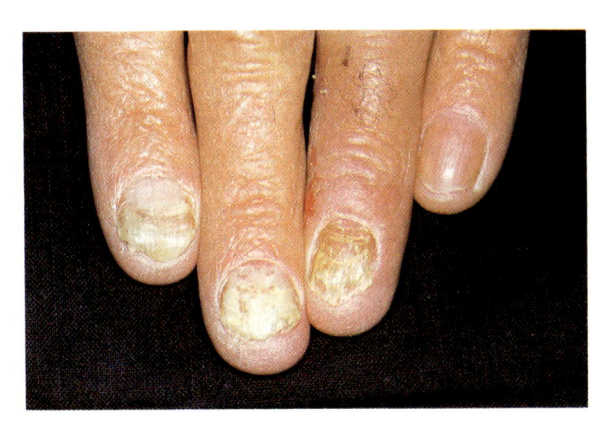

Abb. 7.18. Onychomykose durch *Trichophyton rubrum*

Nach Mazeration der Nageloberfläche in feuchtwarmem Milieu dringen die Pilze hier in den proximalen Anteil der Nagelplatte oberflächlich ein. Klinisch imponiert ein weißlicher Fleck oder eine fast ganz weißlich verfärbte Nagelplatte: *Leukonychia trichophytica*. Dringen Pilze von proximal her über das Eponychium zur Nagelmatrix vor und dann auch in die Nagelplatte ein, so entsteht eine verfärbte und dystrophische Nagelplatte, die langsam vorwächst: *proximale subunguale Onychomykose*.

Im Rahmen der chronischen mukokutanen Kandidose kommt es nicht selten zu einer starken Mitbeteiligung der Nagelorgane, so daß eine regelrechte Nagelplattenstruktur nicht mehr ausgebildet wird: *dystrophische Onychomykose*, meist durch Candida albicans. Abzugrenzen von der eigentlichen Onychomykose ist die Matrixschädigung im Zusammenhang mit einer durch Pilz bedingten Paronychie, also Infektion des Nagelwallbereiches. In der Regel handelt es sich hierbei um eine Mitreaktion, die nicht unmittelbar durch Erreger bedingt ist. Mykotische Paronychien werden insbesondere durch Candida albicans, aber auch durch andere Candidaspezies wie Candida parapsilosis und Candida tropicalis hervorgerufen. Klinisch wegweisend sind Rötung und Schwellung des Nagelwalls. Es ist oft möglich, mit einer sterilen Platinöse unter dem proximalen Nagelwallanteil Material für die Pilzkultur zu gewinnen.

Häufig spielen bei der Manifestation einer Onychomykose begünstigende Faktoren eine Rolle. Zu nennen sind Angiopathien, Polyneuropathien, Stoffwechselerkrankungen wie der Diabetes mellitus und immunologische Störungen.

Differentialdiagnose. Insbesondere Psoriasis vulgaris des Nagelorgans sowie Lichen ruber und parunguale Ekzeme sind zu bedenken. Wesentliche Bedeutung kommt dem Pilznachweis in Nativpräparat und Kultur zu. Zu beachten ist aber, daß Pilznachweis eine Nagelpsoriasis nicht ausschließt (Onychomykose findet sich bei Nagelpsoriasis gehäuft).

Immunphänomene bei Dermatophytosen

Die Anwesenheit von Dermatophyten in der Haut führt beim Patienten zur Bildung humoraler und zellulärer Antikörper, die sich durch Intrakutantestung nachweisen lassen. Nach intrakutaner Injektion von Pilzantigenen (Trichophytin) kann es sowohl zu einer Reaktion vom Soforttyp (Typ I) als auch zu einer Spätreaktion vom Tuberkulintyp (Typ IV) kommen. Gereinigte Trichophytine sind Glykoproteine, deren Kohlenhydratanteil für die Sofortreaktion und deren Peptidanteil für die Spätreaktion verantwortlich sein

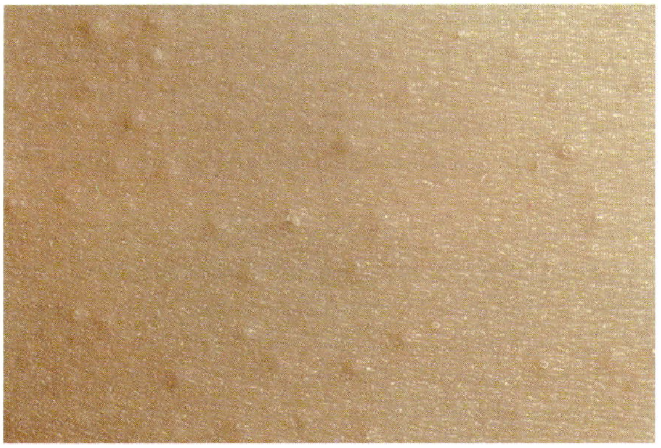

Abb. 7.19. Mykid, Lichen trichophyticus

soll. Die Reaktionen besitzen nur geringen diagnostischen Wert, da sie auch nach Abheilung der Mykose noch über viele Jahre nachweisbar bleiben. Sichere Anhaltspunkte dafür, daß die Antikörper eine krankheitsüberwindende oder gar immunisierende Bedeutung besitzen, fehlen. Daher ist die früher versuchte therapeutische Injektion von Trichophytin bei tiefer Trichophytie heute nicht mehr gebräuchlich.

Mykide

Entwickelt sich im Laufe einer Dermatophytose eine hypererge Reaktionslage, können bei Resorption von Pilzantigen auch fern vom Herd der Infektion Hauterscheinungen auftreten, in denen naturgemäß keine Pilze nachweisbar sind. Diese Erscheinungen werden als Mykide, allgemein auch als *Id-Reaktionen* (Trichophytid, Epidermophytid, Mikrosporid) bezeichnet. Klinisch handelt es sich um symmetrische dyshidrosiforme Eruptionen an Händen und Füßen, nodöse oder multiforme Erytheme in extremitätenbetonter Lokalisation. Nicht selten, jedoch leicht zu übersehen ist der *Lichen trichophyticus.* Dabei findet man symmetrisch am Stamm gruppiert stehende, blaß-erythematöse, spitzkegelige, follikuläre Papeln. Ein Hinweis ist das gleichzeitige Bestehen einer oft massiven Dermatophytose. Mykide können auch während intensiver Behandlung einer manifesten Mykose auftreten, möglicherweise wegen der verstärkten Antigenresorption bei Abtötung der Erreger. Sie bilden sich spontan zurück, wenn die Mykose unter der Behandlung abheilt.

Granuloma trichophyticum
[Majocchi 1883]

Definition. Es handelt sich um eine durch granulomatöse Entzündung gekennzeichnete Variante der chronisch-infiltrativen Tinea.

Vorkommen. Sehr selten, in jedem Lebensalter, bevorzugt bei jüngeren Erwachsenen.

Pathogenese. Meist auf dem Boden einer oberflächlichen Trichophytie kommt es zum Eindringen von Pilzelementen in die Kutis, daraufhin zur granulomatösen Entzündung. Diskutiert wird, ob unter besonderen immunologischen Bedingungen die primäre Entwicklung des Granuloms vorkommen kann. Erreger können alle Trichophytonarten sein; oft sind sie animaler Herkunft.

Klinik. Prädilektionsstellen sind Kapillitium, Bart, Extremitäten, Inguinal-, Skrotal- und Glutäalbereich. Meist finden sich schmerzlose, rotbraune, oft gruppierte Knötchen und Knoten, seltener flächenhafte entzündliche Infiltrate. Die Oberfläche kann ekzematig schuppen; Abszedierung ist selten.

Diagnose. Pilznachweis in Nativpräparat und Pilzkultur aus Schuppen und Haaren. Histologisch finden sich in der PAS-Färbung Pilzelemente außer in der Hornschicht der Epidermis und des Haarfollikels auch innerhalb eines granulomatösen entzündlichen Infiltrats im Korium.

Therapie. Neben der örtlichen antimykotischen Therapie ist stets eine innerliche Behandlung angezeigt.

Therapie der Dermatophytosen

Allgemeine Richtlinien

Richtige Behandlung setzt eine exakte Diagnose voraus. Die Dermatophyteninfektion soll durch den Nachweis im Nativpräparat und durch die Kultur gesichert sein. Ist das Nativpräparat positiv, die Kultur aber negativ, sollte eine erneute Untersuchung erfolgen, ehe mit einer Therapie begonnen wird. Dies gilt insbesondere für Manifestationsformen, bei denen eine innere Behandlung notwendig ist. Die Therapie richtet sich nach der Lokalisation (freie Haut, intertriginöse Bereiche, behaarter Kopf, Nägel), der Akuität (akute oder chronische Entzündung), der Tiefe der Infektion (oberflächlich oder tief) und schließlich nach der Kontagiosität (bei Mikrosporie ist auch die Notwendigkeit des Schutzes der Umgebung zu bedenken).

Therapie der Tinea der freien Haut

Innerlich. Zur peroralen Therapie der Dermatophytosen der freien Haut stehen heute Antimykotika dreier unterschiedlicher Substanzklassen zur Verfügung, Griseofulvin, Itraconazol, Fluconazol, Ketoconazol sowie Terbinafin. Bei Griseofulvin handelt es sich um ein Schmalspektrumantimykotikum, das im wesentlichen nur Dermatophyten erfaßt. Entsprechendes gilt grundsätzlich für Terbinafin. Bei Ketoconazol und Itraconazol sowie Fluconazol handelt es sich demgegenüber um Breitspektrumantimykotika, chemisch sind sie der großen Arzneistoffklasse der Azole zuzurechnen. Griseofulvin wurde ursprünglich aus dem Schimmel Penicillium griseofulvum gewonnen. Alle Substanzen gelangen nach Aufnahme über den Magen-Darm-Trakt in die Blutbahn und dann weiter in erheblichem Umfang in die Haut. Therapeutisch kommt insbesondere der Anreicherung in der Hornschicht Bedeutung zu, dem Sitz der Erreger.

Indikationen. Die unterschiedlichen handelsüblichen Griseofulvinzubereitungen, also mikronisiertes (Likuden M) sowie ultramikronisiertes (Polygris) sind indiziert bei allen Erkrankungen der Haut und ihrer Anhangsgebilde durch Dermatophyten. Ketoconazol (Nizoral) und Itraconazol (Sempera) sowie Terbinafin (Lamisil) sind indiziert bei auf topische Therapie nicht ansprechende Dermatophytosen der freien Haut, bei Ketoconazol ist die Mikrosporie ausgenommen. Fluconazol (Diflucan Derm 50) ist indiziert bei Hautmykosen wie Tinea corporis etc., bei Tinea pedis im Rahmen eines Behandlungsversuchs; des weiteren bei Pityriasis versicolor. Angesichts der möglichen Nebenwirkungen der peroralen Therapie wird man in vielen Fällen eine örtliche Behandlung bevorzugen, insbesondere bei Befall kleiner, gut zugänglicher Hautareale. Speziell bei dem nicht ganz seltenen hyperkeratotischen Typ der Tinea manus oder pedis ist ein Ansprechen auf topische Therapie kaum zu erwarten. Im Regelfall eine Indikation zur systemischen Therapie, speziell mit Griseofulvin, stellen die Tinea capitis und die Tinea barbae dar. Die innerliche Behandlung – mit Griseofulvin – wird auch bevorzugt, wenn einer Ausbreitung von Dermatophyten in einer Gemeinschaft (Schule, Heime) vorgebeugt werden soll, speziell bei Infektionen von Kindern und Jugendlichen mit Microsporum canis.

Dosierung

Griseofulvin. Erwachsene nehmen von dem unter pharmakokinetischen Gesichtspunkten zu bevorzugenden ultramikronisierten Griseofulvin in der Regel 1 Tbl. Polygris à 330 mg tgl. ein, in schweren Fällen kann die Dosis verdoppelt werden. Zur Anwendung bei Kindern kann die handelsübliche Form halbiert bzw. geviertelt werden: Kinder von 2–14 Jahren nehmen $^1/_4$–1 Tbl. ein, entsprechend 6–7 mg/kg KG. Um einem Rückfall vorzubeugen, wird einige Zeit über die klinische Erscheinungsfreiheit hinaus behandelt. Bei vielen Formen der Tinea reicht die Applikation über wenige Wochen aus, die Behandlung einer hyperkeratotischen Tinea kann Monate beanspruchen.

Itraconazol. Im Regelfall wird täglich 1 Kapsel Sempera à 100 mg verabreicht. Die Regelbehandlungsdauer beträgt 2 Wochen, speziell bei Tinea der Handinnenflächen und Fußsohlen 4 Wochen. Zum Zeitpunkt des so definierten Therapieendes muß der endgültige Erfolg noch nicht eingetreten sein. Nicht selten tritt er ohne jegliche weitere Maßnahme erst nach einigen weiteren Wochen ein. Bei Kindern liegen derzeit noch nicht hinreichende Erfahrungen vor, um die regelmäßige Anwendung von Itraconazol zu rechtfertigen.

Fluconazol. Die Dosierung beträgt 50 mg täglich über 2–7 Wochen. Bei Kindern ist der Einsatz bei fehlender therapeutischer Alternative ab dem 2. Lebensjahr möglich. Eine Saftform steht zur Verfügung (Diflucan Derm Saft).

Ketoconazol. Dieses Azol kann bis zu 2 Monate lang gegeben werden, die Tagesdosis liegt bei 1 Tablette Nizoral à 200 mg. Für Kinder ab 2 Jahren mit bis zu 20 kg KG lautet die Dosierungsempfehlung auf 2,5–5 mg KG, bei Kindern bis zu 30 kg KG auf 1mal tgl. $^1/_2$ Tablette entsprechend 100 mg. Ketoconazol soll nicht gegeben werden, wenn in den letzten 4 Wochen Griseofulvin eingenommen wurde. Bei einer Therapiedauer von mehr als 10 Tagen ist zu Beginn und unter Therapie (alle 14 Tage) eine Laborkontrolle zur Überprüfung der Leberfunktion (SGPT) durchzuführen. Angesichts der Abhängigkeit der Resorption vom Magensaft sind sekretionsmindernde Präparate frühestens 2 h später als Ketoconazol einzunehmen.

Terbinafin. Mit Terbinafin wird in Form von 1 Tbl. Lamisil à 250 mg behandelt. Wegen fehlender Erfahrung ist es im Kindesalter kontraindiziert. Zu denken ist an eine 4wöchige Anwendungsdauer.

Nebenwirkungen

Griseofulvin. Vor dem Hintergrund der jahrelangen Erfahrungen ist dieses Antimykotikum als gut verträglich einzustufen. Die akute intermittierende und die hepatische Porphyrie stellen aber strikte Kontraindikationen dar. Bei Lebererkrankungen ist generell Vorsicht geboten. In der Schwangerschaft ist Griseofulvin kontraindiziert, unter Therapie muß eine sichere Verhütung gewährleistet sein. Werden Männer im fortpflanzungsfähigen Alter behandelt, so ist Sorge zu tragen, daß eine Zeugung ausgeschlossen ist. Diese Vorsichtsmaßnahmen spiegeln die Tatsache wider, daß Griseofulvin nicht nur auf Pilzzellen einen teilungshemmenden Effekt ausübt. An sich harmlose, dosisabhängige Nebenwirkungen wie Übelkeit und Kopfschmerzen können die Durchführbarkeit einer Griseofulvintherapie einschränken. Bei Patienten mit entsprechender genetischer Prägung (speziell bei Vorhandensein von Ribonukleoproteinantikörpern im Serum) kann ein Lupus-erythematodes-artiges Krankheitsbild ausgelöst werden.

Itraconazol. Wie generell bei Azolen stellen Schwangerschaft (Embryotoxizität) und Stillperiode eine Kontraindikation dar. Vor und unter Therapie ist bei Frauen im fortpflanzungsfähigen Alter eine Schwangerschaft auszuschließen, bis 4 Wochen nach Behandlungsende sollte eine Schwangerschaft nicht eintreten. Gelegentlich kommt es unter Anwendung zu Übelkeit und Kopfschmerzen, insgesamt ist Itraconazol aber sehr gut verträglich. Eine strenge Indikationsstellung ist erforderlich, wenn eine Lebererkrankung vorliegt oder andere Arzneimittel verabfolgt werden, die als hepatotoxisch gelten.

Fluconazol. Siehe Therapie der oralen Kandidose.

Ketoconazol. Dieses Benzimidazol weist ein wesentlich anderes Sicherheitsprofil auf. Die insgesamt relativ seltenen harmlosen Nebenwirkungen wie Übelkeit, Schwindelgefühl oder Durchfall stellen kein größeres Problem dar. Veränderungen der Leberfunktionswerte ohne Krankheitswert kommen ebenfalls vor. In etwa 1 auf 10000 Anwender freilich tritt eine chemische Hepatitis auf, unter Umständen erst nach längerfristiger Anwendung. Schwere (letale) Verläufe dieser als Idiosynkrasie aufgefaßten Erkrankungen sind beschrieben. Insbesondere bei Anwendung hoher Dosen kann es über eine hemmende Beeinflussung der Testosteronbildung zu Gynäkomastie kommen. Bezüglich der Schwangerschaft und Stillzeit gelten die gleichen Vorschriften wie bei Itraconazol.

Terbinafin. Dieses Allylamin macht gelegentlich Kopfschmerzen, gastrointestinale Beschwerden wie Übelkeit sowie allergische Hautreaktionen, unter anderem Urtikaria. Sehr selten treten, nach Absetzen reversible, Geschmacksstörungen auf. In Einzelfällen kommt es zu einer schwerwiegenden Leberschädigung bzw. schweren Hautreaktionen mit Blasenbildung.

Äußerlich. Zur äußerlichen Anwendung steht eine Vielzahl unterschiedlicher Antimykotika zur Verfügung. Bei einigen älteren Präparaten haben kontaktallergische Reaktionen ein wesentliches Problem dargestellt. Kriterium für die Auswahl muß letztlich das Verhältnis von Wirksamkeit und Verträglichkeit sein; die neueren Antimykotika unterschiedlicher chemischer Klassen sind hier als einander ähnlich einzustufen. Unterschiede bestehen eher in der Bioverfügbarkeit auf der Basis einer unterschiedliche Penetrationsfähigkeit. Einer Reihe von neueren Antimykotika wird auch eine antiinflammatorische Wirkung zugesprochen, u.a. dem Bifonazol und dem Naftifin. Von daher erscheint der gleichzeitige zusätzliche Einsatz von Glukokortikoiden im Regelfall nicht notwendig, einschlägige Kombinationspräparate werden ausnahmsweise für etwa 7 Tage bei durch starke Entzündung geprägten Mykosen empfohlen. Wesentliche Bedeutung kommt der Arzneiform zu. Die meisten Wirkstoffe sind heute in Fertigpräparaten verfügbar: Cremes, Gele und Lösungen stehen dabei im Vordergrund. Unter der Vielzahl der *Azole* sind insbesondere Clotrimazol (Canesten) und Miconazol (Daktar) als die ersten Vertreter und Bifonazol (Mycospor) und Sertaconazol (Zalain) als neuere Derivate zu nennen. Auf die gelegentlich beobachtete Azolkontaktallergie ist zu achten.

Eine wesentliche Alternative zu den Azolen stellt der erste Vertreter der *Pyridone*, das Ciclopiroxolamin (Batrafen), dar. Ihm wird eine besonders gute Penetrationsfähigkeit zugesprochen, was seinen Einsatz speziell bei durch Hyperkeratose geprägten Veränderungen und Nagelmykosen nahelegt. Das Naftifin (Exoderil) repräsentiert als erstes neueres Präparat zur örtlichen Anwendung die Substanzklasse der *Allylamine*. Während die genannten Azole und das Pyridon im vollen Sinne Breitspektrumantimykotika darstellen, ist bei den Allylaminen die Wirkung gegenüber Dermatophyten größer als gegenüber sonstigen an der Haut vorkommenden Pilzen. Das schon länger verfügbare Tolnaftat (Tonoftal) richtet sich ausschließlich gegen Dermatophyten.

Grundsätzlich kommt immer noch auch die Anwendung von Farbstoffen vom Typ des Triphenylmethans in Betracht. Zu nennen ist insbesondere die aufgrund der Anwesenheit von Fuchsin rot gefärbte Solutio Castellani (Rp. Solutio Castellani DRF), die insbesondere beim mazerativen Typ der Tinea pedis (mit Einlegen von Mullstreifchen) und bei sonstigen Erkrankungen in intertriginösen Räumen angezeigt ist. Die Färbung mindert freilich die Akzeptanz durch die Patienten. Speziell bei tief lokalisierten Formen der Tinea kommt die Anwendung von 10%iger Schwefel-Zink-Paste in Betracht. Zusätzlich sind Chinosol-Umschläge möglich (Chinosol-Lösung 1:1000). Bei Favus und hyperkeratotischer Tinea werden Zubereitungen mit Salizylsäure empfohlen. Für letzteren Zustand bietet sich die Hebra-Salbe mit Salizylsäure an (Rp. Acid. salicylic. 5.0 (bis 20.0); Ungt. diachylon DRF ad 100,0). Bei dyshidrosiformen Erscheinungen bewähren sich Bäder oder feuchte Umschläge mit Zubereitungen der Eichenrinde oder davon abgeleiteten Stoffen (Tamol; Tannolact, Tannosynt).

Therapie der Onychomykose

Die Onychomykose unterscheidet sich von den übrigen pilzbedingten Erkrankungen der Haut (mit Ausnahme der hyperkeratotischen Tinea) grundsätzlich durch schlechteres Ansprechen auf Therapie. Neuere Antimykotika haben aber einen wesentlichen Fortschritt gebracht.

Innerliche Behandlung

Griseofulvin. Zur Behandlung der Onychomykose angewendet werden seit langer Zeit die bereits aufgeführten Griseofulvinpräparate. Bei ultramikronisiertem Griseofulvin erscheint bei Erwachsenen die Gabe von 660 mg/die angezeigt, jedenfalls bei Onychomykose der Füße, die als schwere Infektion anzusehen ist. Die Behandlungsdauer hat sich an der Lokalisation der Veränderung zu orientieren. Im Bereich der Fingernägel ist eine Anwendungsdauer von 3–6 Monaten zu veranschlagen, bei den Fußnägeln von 12(–18) Monaten. Zur Stabilisierung des Therapieerfolges wird in der Regel über den Zeitpunkt der klinischen und mikrobiologischen Heilung einige Wochen hinaus behandelt. Liegt die Heilungsrate im Rahmen einer Monotherapie mit Griseofulvin an den Händen klinisch bei 60 und mykologisch bei 87%, so lauten die korrespondierenden Zahlen für die Füße nur auf 18 bzw. 37%. Insbesondere bei Einsatz von Griseofulvin in herkömmlicher Form kann die Erfolgsquote durch zusätzliche Behandlungsmaßnahmen gesteigert werden. Zu denken ist an die operative Entfernung der erkrankten Nagelplatte (Nagelextraktion) in Leitungsanästhesie wie an zusätzliche örtliche medikamentöse Behandlung. Dabei kann versucht werden, befallene Nagelplattenanteile abzuweichen, mit Kaliumjodid-Nagelabweichsalbe (Rp. Clioquinol. 0,5, Kal. iodat. 50,0; Lanolin. ad 100,0; M. unter Erwärmen, D.S. Kaliumjodid-Nagelabweichsalbe) bzw. Carbamid-Nagelabweichsalbe (Rp. Urea pur. 40,0; Vaselin. flav. 25,0; Lanolin. 25,0, Cerae flav. 10,0; M.D.S. Carbamid-Nagelabweichsalbe, Fertigpräparat mit 20% Harnstoff Onychomal).

Bei Abdeckung der Umgebung mit harter Zinkpaste, speziell der Nagelwälle, wird die Nagelaufweichsalbe auf die veränderte Nagelplatte aufgebracht und mittels eines undurchlässigen Pflasters (Leukoplast) für Okklusivbedingungen gesorgt. Nach 2–3 Tagen lassen sich dann aufgeweichte Anteile mechanisch mit einer speziellen Nagelfeile abtragen. Danach kann die Prozedur wiederholt werden.

Terbinafin. Einen Durchbruch in der Therapie der Tinea unguium hat das Terbinafin (Lamisil) gebracht. Verabfolgt man 250 mg/die peroral über 3 Monate, so ist in der Mehrzahl der Fälle von Tinea unguium der Hände resp. Füße Heilung zu erwarten. Die Möglichkeit seltener schwerwiegender unerwünschter Arzneimittelwirkungen läßt aber die kritische Abwägung von Nutzen und Risiko im Einzelfall als sehr wichtig erscheinen.

Itraconazol (Sempera) ist seit kurzem ebenfalls zur Therapie der Onychomykose zugelassen, u. a. in Form der besonders geschätzten Puls-Therapie. Dabei werden 400 mg pro die über 7 Tage verabfolgt (Semperal). Darauf folgen 3 Wochen Pause. Dieses Applikationsschema wird insgesamt 3mal hintereinander eingesetzt, ein vierter Puls kann in Betracht kommen.

Äußerliche Behandlung

Nachdem lange Zeit die alleinige äußerliche Anwendung von Antimykotikazubereitungen als wenig effektiv angesehen werden mußte, stellt die Kombination der Ablösung der befallenen Anteile der Nagelorgane mit hochprozentiger Harnstoff-Antimykotikum-Paste und konsekutiv einer Antimykotikumcreme – bei Abfeilen gelösten Materials und Okklusion durch speziell zugeschnittene Pflaster – einen wesentlichen Fortschritt dar (Mycospor-Nagelset). Die Ablösung der befallenen Nagelanteile gelingt in der Regel innerhalb von 14 Tagen; bis zur Rekonstitution einer im optimalen Falle normalen Nagelplatte dauert es dann noch einige Monate, während der die Anwendung von Bifonazol-Creme erforderlich ist. In Betracht kommt auch der Einsatz von wirkstoffhaltigen Nagellacken. 8%iger Ciclopirox-Lack (Nagel-Batrafen) wird initial 1mal jeden zweiten Tag in dünner Schicht auf befallene Nagelanteile aufgetragen, in Abhängigkeit von der Schwere über bis zu 6 Monate. Ab dem zweiten Monat kann 2mal wöchentlich, ab dem dritten 1mal wöchentlich appliziert werden. Der 5%ige Amorolfin-Lack (Loceryl-Nagellack) wird 1- oder 2mal in der Woche appliziert, wobei nicht mehr als 80% der Nageloberfläche initial betroffen sein sollen.

Dermatomykosen durch Hefe- oder Sproßpilze

Dermatomykosen können durch unterschiedliche Candidaarten (Kandidosen, speziell durch Candida albicans), Malassezia (Pityriasis versicolor durch Malassezia furfur) und Trichosporon (weiße Piedra durch Trichosporon cutaneum) hervorgerufen werden. Die praktische Bedeutung von Torulopsis- und Rhodotorulaspezies ist gering. Manche Hefen können auch tiefe oder systemische Mykosen verursachen. Die Hefen sprechen auf die Antimykotika der Polyenreihe wie Nystatin und Amphotericin B an, des weiteren auf Azole wie Ketoconazol und Fluconazol, nicht aber auf Griseofulvin.

Kandidosen

Synonyme. Soor, Candidamykosen, Candidosis, Candidiasis, Moniliasis

Die Endung -iasis soll nach internationaler Vereinbarung Krankheiten durch Würmer oder Protozoen vorbehalten sein, beispielsweise Amoebiasis.

Definition. Kandidosen sind Pilzerkrankungen durch Erreger der Gattung Candida. In der Regel betreffen Kandidosen Haut und angrenzende Schleimhäute, wobei bei Vorliegen einer oralen Kandidose auch tiefere Abschnitte des Orogastrointestinaltraktes mitbefallen sein können. Diesen lokalisierten Kandidosen stehen die Erscheinungsformen der disseminierten Kandidose (Befall innerer Organe) gegenüber.

Erreger und Vorkommen. Unter der Vielzahl von Candidaarten kommt Candida albicans die wesentliche Bedeutung zu. Der Keim gehört bei vielen Gesunden zur normalen Flora. Insbesondere in der Mundhöhle und am äußeren Genitale (Scheide, Präputialraum) läßt sich nicht selten Candida albicans nachweisen, ohne daß Krankheitserscheinungen bestehen. Der bloße Nachweis des Erregers in menschlichem Untersuchungsmaterial stellt daher noch keine Indikation zur antimykotischen Behandlung dar. Sie ist nur angezeigt, wenn weitere Gründe sie notwendig machen, etwa entzündliche Veränderungen oder die Gefahr der Generalisation bei extremer Abwehrschwäche (Zytostatikabehandlung, Aids). Candida albicans als Florabestandteil liegt in der Regel in der Kugel- bzw. Hefenform vor, im Rahmen von Erkrankungen wird verstärkt die Pseudomyzelform ausgeprägt. Dem kann auch diagnostische Bedeutung zukommen: der kulturelle Nachweis von Candida albicans in der Speiseröhre beweist noch keine Ösophagitis, wohl aber der histologische Nachweis von Pseudomyzelien in einer endoskopisch gewonnenen Gewebeprobe (PAS-Färbung).

Begünstigende Faktoren. Die Besiedlung mit Candida ist wie die *manifeste Kandidose* Ausdruck einer Abwehrschwäche des Wirtes. Prädisponierende Faktoren sind Säuglings- und Greisenalter, Schwangerschaft, hormonelle Kontrazeption, Stoffwechselerkrankungen wie Diabetes mellitus, maligne Erkrankungen wie Leukämie und maligne Lymphome. Auch im Rahmen der Pharmakotherapie kann eine Kandidose als unerwünschte Arzneimittelwirkung resultieren. Dies gilt zum einen für Glukokortikoide und Zytostatika, zum anderen für Antibiotika. Bei letzteren scheint eine wesentliche Rolle der Störung der Mikroflora zuzukommen: wenn die Bakterien der Mund- bzw. Darm- oder Scheidenflora beispielsweise unter Breitspektrumantibiotika geschädigt werden, können sich die Candida-albicans-Keime vermehren. Bei den Glukokortikoiden dürfte eine wesentliche Rolle die Vermehrung der verfügbaren Glukose spielen, bei den Zytostatika die Verminderung der neutrophilen Granulozyten. Auch die T-Lymphozyten spielen eine wesentliche Rolle, wie sich im Rahmen der HIV-Infektion erkennen läßt.

Kandidosen von Haut und Schleimhäuten können auch auf eine lokale Resistenzminderung zurückgehen. So kann sich aus einer Windeldermatitis im Sinne einer toxischen Dermatitis eine Windelkandidose entwickeln, bei mechanischer Irritation der Mundschleimhaut durch eine schlechtsitzende Zahnprothese kann eine orale Kandidose auftreten.

Kandidose der Mundschleimhaut

Synonyme. Mundsoor, Stomatitis candidomycetica

Vorkommen. Eine orale Kandidose kann schon bei Neugeborenen vorkommen. Die Infektion erfolgt im Geburtskanal, die Manifestation beim Kind erfolgt in den ersten Lebenstagen. Im Alter findet sich Mundsoor nicht selten bei Zahnlosigkeit oder Tragen von schlechtsitzenden Zahnprothesen. Den Weg für eine orale Kandidose können erosive Erkrankungen der Mundschleimhaut ebnen, etwa Pemphigus vulgaris und Lichen ruber. Die orale Kandidose stellt die häufigste opportunistische Infektion bei HIV-Infizierten dar.

Klinik. Es lassen sich mehrere Manifestationsformen unterscheiden. Nach Lehner gibt es die:

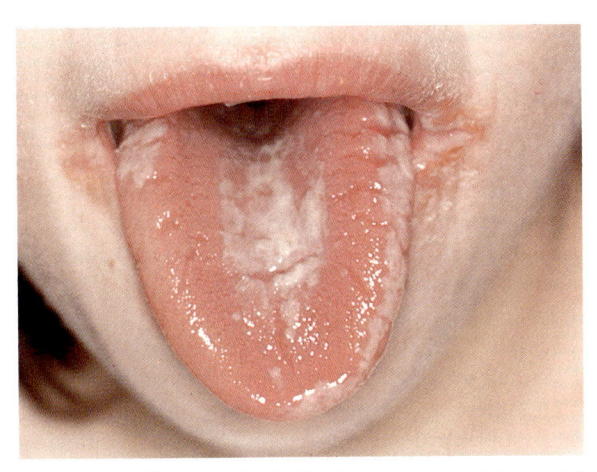

Abb. 7.20. Kandidose der Mundschleimhaut, Angulus infectiosus und Glossitis

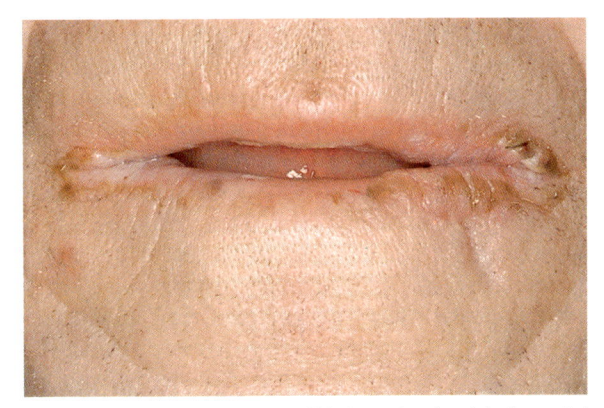

Abb. 7.21. Kandidose der Mundschleimhaut, Angulus infectiosus bei zahnlosem Mund

- Akute pseudomembranöse Kandidose, als Mundsoor weithin bekannt,
- Chronische atrophische Kandidose, der die Gebißstomatitis entspricht,
- Chronische hyperplastische Kandidose, der die Candidaleukoplakie entspricht,
- Akute atrophische Kandidose, der die Glossitis rhombica mediana (midline glossitis) entspricht.

Bei der akuten pseudomembranösen Form finden sich auf gerötetem Grund spritzer- bis fleckförmige, abstreifbare weißliche Beläge, die konfluieren können. Betroffen sind Zunge, Wangen bzw. Gaumen, ein Befall des Pharynx und tieferer Abschnitte des Gastrointestinaltraktes oder Respirationstraktes können hinzukommen.

Ebenfalls der oralen Kandidose zugerechnet werden kann die *Perlèche* oder der *Angulus infectiosus*, bei dem im Mundwinkelbereich von Krusten bedeckte Einrisse auftreten, in denen sich reichlich Candida albicans nachweisen läßt.

Diagnose. Sie ist leicht. Differentialdiagnostisch wesentlich ist die leichte Abstreifbarkeit der Beläge mit dem Holzspatel. In der Kultur ist massenhaft Candida albicans nachweisbar; in Rachenspülwasser kann eine quantitative Untersuchung vorgenommen werden.

Differentialdiagnose. Milch- oder Breireste lassen sich mühelos abwischen. Leukoplakien finden sich erst in der 2. Lebenshälfte; es handelt sich meist um solitäre Herde, die nicht abstreifbar sind. Bei Lichen ruber der Mundhöhle finden sich charakteristische netzig gezeichnete Anteile. Vor einer Verwechslung mit Plaques muqueuses bei sekundärer Syphilis schützen die eingehende Untersuchung des Patienten und die serologische Abklärung. Entsprechendes gilt für die Haarzelleukoplakie, die bei der HIV-Infektion – an den Zungenseitenkanten – vorkommt. Zu beachten ist die Möglichkeit der gleichzeitigen Manifestation der angeführten Erkrankungen. Da oft auch eine Candidabesiedlung des Darmes besteht, soll zusätzlich eine Stuhluntersuchung auf Candida albicans erfolgen.

Therapie und Prophylaxe. Insbesondere in bezug auf die orale Kandidose der Neugeborenen ist eine Prophylaxe – schon im Rahmen der Schwangerenvorsorge – wichtig. Generell gilt es begünstigende Faktoren zu erkennen und möglichst zu beseitigen. Die medikamentöse Behandlung der Kandidose kann innerlich oder äußerlich erfolgen.

Innerlich. Bei rezidivierender oropharyngealer Kandidose werden 50–100 mg/die Fluconazol (Diflucan) eingesetzt, bei der chronischen atrophischen oralen Kandidose von Zahnprothesenträgern 1mal tgl. 50 mg. Die Anwendungsdauer beträgt 7–14 Tage. Fluconazol in einer Tagesdosis von 50 mg wird auch zum Versuch der Vorbeugung von Kandidosen bei abwehrgeschwächten Patienten über begrenzte Zeit empfohlen. Primäre oder sekundäre Erregerresistenz kommt vor. Als unerwünschte Wirkungen der Fluconazolgabe sind unter anderem Übelkeit, Bauchschmerzen, Durchfall, Blähungen sowie Kopfschmerzen und periphere Nervenstörungen zu nennen, bei schwerwiegenden Grunderkrankungen und Multimedikation sind schwere Leberschäden beobachtet worden. Bei Aids-Patienten wurden auch schwerwiegende exfoliative Hautveränderungen in Einzelfällen gesehen, die Frage des Kausalzusammenhanges bleibt aber offen. Bei beginnenden Hautveränderungen unter Fluconazol sollte das Medikament abgesetzt werden. Wie bei allen Azolen zur peroralen Anwendung stellen Schwangerschaft und Stillen Kontraindikationen dar. Alternativ kommen Ketoconazol (Nizoral) und Itraconazol (Sempera) in Betracht, letzteres bislang aber nur im Rahmen eines Heilversuchs.

Äußerlich. Azole eignen sich grundsätzlich auch zur topischen Therapie, so 2%iges Miconazol-Gel (Daktar-Mundgel); die Anwendungsdauer beträgt 1–2 Wochen. Weiter eignen sich die Polyenantimykotika Nystatin und Amphotericin B. Für die Mundhöhle kommt insbesondere die Anwendung der Suspension in Betracht (Candio-Hermal, Moronal, Ampho-Moronal). Eine Alternative bieten Lutschtabletten (Ampho-Moronal). Sie sollen 4mal tgl. nach der Mahlzeit und vor dem Schlafengehen in der Mundhöhle zerlassen werden. Bewährt haben sich auch Pinselungen mit dem Farbstoff Gentianaviolett (Rp. Pyoctanin 0,25–0,5% wäßrig).

Vulvovaginale Kandidose

Synonyme. Candidavulvovaginitis, Kandidose der Vagina, vaginaler Soor, Candidakolpitis, Vulvovaginitis candidomycetica

Vorkommen. Die Vulvovaginalkandidose ist eine sehr häufige Erkrankung. Nicht selten kommt sie zusammen mit anderen infektiösen Erkrankungen der Scheide vor. Bei vielen Frauen manifestiert sich die vulvovaginale Kandidose nur ein einziges Mal im Leben, bei anderen neigt die Erkrankung zu Rezidiven und kann zum schwerwiegenden Problem werden. Eine Vielzahl von unterschiedlichen Faktoren wird als begünstigend angesehen: *Schwangerschaft, Diabetes mellitus,* orale Kontrazeptiva, Glukokortikoidtherapie, eng anliegende Unterwäsche aus synthetischem Material, antimikrobielle Chemotherapie (systemisch wie lokal), gehäufter Geschlechtsverkehr, mechanische und chemische Irritation (Scheidenspülungen), hoher Anteil süßer Speisen in der Nahrung. Als bedeutsam wird die Übertragung vom Enddarm her im Falle von dessen Kolonisation angesehen (spill over).

Klinik. Durch Candida albicans und andere Hefen bedingte entzündliche Erkrankungen des äußeren Genitale betreffen sowohl die Vulva wie die Vagina. Sie sind geprägt durch reichlich Ausfluß und weißliche abwischbare Auflagerungen auf der Scheidenwand sowie ein ausgeprägtes Erythem im Bereich der Vulva wie auch der angrenzenden Inguinalregion. Als subjektive Symptome treten Wundsein des Scheidenvorhofs und der Perianalregion, Juckreiz sowie Ausfluß aus der Scheide auf. Charakteristisch ist weißlichcremiger bis käsigkrümeliger Ausfluß. Die Diagnose muß sich auf Nativpräparat und Kultur stützen, wobei das gesamte Spektrum auch weiterer möglicher Erreger abgegriffen werden muß. Eine Stuhluntersuchung auf Candida ist angezeigt.

Differentialdiagnose. Insbesondere ist an eine bakterielle Vaginose und an Trichomoniasis zu denken. Die Qualität des Ausflusses kann dabei nur hinweisende Funktion haben. Der Fluor bei Trichomoniasis ist im typischen Fall milchig dünn und unter Umständen blasig. Hinweise auf eine bakterielle Vaginose gibt der Amintest und der Nachweis von Schlüsselzellen im Naßpräparat. Auch eine Gonorrhö darf keinesfalls übersehen werden.

Therapie. Soweit wie möglich sollten begünstigende Faktoren ausgeschaltet werden. Grundsätzlich kommen äußere und innere Behandlung in Betracht. Die örtliche Behandlung mit Azolpräparaten ist gut wirksam, die Heilungsraten liegen zumindest kurzfristig bei etwa 90%, was auch bei innerlicher Behandlung nicht wesentlich überschritten wird. Auf besonders große Akzeptanz stößt die Einmalbehandlung: eine 500-mg-Vaginaltablette einmalig appliziert wirkt genausogut wie 2 Vaginaltabletten mit Clotrimazol zu je 100 mg an 3 aufeinanderfolgenden Tagen. Clotrimazol-Vaginaltabletten zu 100 mg stehen zusammen mit einem geeigneten Applikator gebrauchsfertig zur Verfügung (Rp. gyn. Canesten 3, 2 OP). Eine Vaginaltablette (gyn. Canesten 1) mit 500 mg Clotrimazol ist im Handel erhältlich. Bei deutlicher ausgeprägten Krankheitserscheinungen im Bereich der Vulva ist zusätzlich eine 10%ige Clotrimazol-Creme zu empfehlen (z.B. gyn. Canesten 1-Vaginalcreme). Grundsätzlich kann Clotrimazol örtlich auch in der Schwangerschaft eingesetzt werden, im ersten Trimenon besteht freilich der Verdacht auf ein erhöhtes Spontanabortrisiko. Alternativ kommt Nystatin-Genitalcreme in Betracht (Moronal-Genitalcreme). 1- bis 2mal tgl. sind etwa 4 g mittels Applikator tief in die Scheide einzubringen. Auch bei 2maliger täglicher Anwendung über 14 Tage liegen die Heilungsraten freilich merklich niedriger als bei der kürzerfristigen Behandlung mit Azolen.

Spricht eine vulvovaginale Kandidose auf örtliche Behandlung nicht an, so kann Fluconazol einmalig in einer Dosis von 150 mg eingesetzt werden (Fungata-Kapsel). Schwere Leberfunktionsstörungen, ein Lebensalter < 16 Jahre sowie Schwangerschaft und Stillperiode stellen Kontraindikationen dar. Alternativ kommt auch Ketoconazol in Betracht (1mal tgl. 2 Tbl. Nizoral à 200 mg über 5–10 Tage). Bei der rezidivierenden Vulvovaginalkandidose (4 dokumentierte Krankheitsepisoden in einem Jahr oder mehr) erweist sich die Rezidiv-Prophylaxe mit Ketoconazol als effektiv: während ohne Behandlung innerhalb sechs Monaten mit einem Rezidiv in über 70% der Patientinnen zu rechnen ist, sinkt diese Quote auf 30%, wenn 400 mg Ketoconazol peroral über 5 Tage während der Menstruationsblutung verabfolgt werden.

Eine Eintagestherapie der auf äußerliche Behandlung nicht ansprechenden vulvovaginalen Kandidose ist auch mit Itraconazol möglich (Siros; 2 Kaps. à 100 mg morgens und abends). Darunter kommt es gelegentlich zu gastrointestinalen Beschwerden oder Kopfschmerzen. Schwangerschaft und Stillperiode stellen Kontraindikationen dar, eine Schwangerschaft sollte bis 7 Tage nach Behandlungsende verhindert werden.

Candidabalanitis

Synonyme. Balanitis candidomycetica, Soorbalanitis

Vorkommen. Eine Balanitis (Entzündung der Eichel) oder Balanoposthitis (Entzündung der Eichel und des inneren Vorhautblattes) mit Infektion durch Candida albicans kommt vorwiegend bei älteren und adipösen Männern sowie bei Diabetes mellitus und bei Phimose vor. Begünstigend sind das feuchtwarme Milieu im Präputialraum, mangelhafte Hygiene, speziell ungenügendes Abtrocknen nach dem Waschen oder Candidavulvovaginitis bei Sexualpartnerinnen.

Klinik. Die Veränderungen bestehen in meist umschriebenen Rötungen, grauweißlichen Auflagerungen oder nässenden Erosionen im Vorhautraum. Im Krankheitsverlauf kann es akut oder subakut zu entzündlicher Schwellung des inneren Präputialblatts bis zur entzündlichen Phimose und stärkerer eitriger Sekretion infolge bakterieller Sekundärinfektion kommen. Subjektiv besteht Brennen oder Juckreiz.

Diagnose. Sie wird durch die mykologische Untersuchung gesichert.

Differentialdiagnose. Abzutrennen sind unspezifische Balanitis, Balanitis plasmocellularis, Balanitis erosiva circinata, Psoriasis und Erythroplasie Queyrat. Gegebenenfalls muß eine Probeexzision durchgeführt werden.

Therapie. Das therapeutische Prinzip besteht in Reinigung und Austrocknung des Präputialraumes, um Candida albicans die Lebensbedingungen zu nehmen. Gliedbäder werden mit stark verdünnter, hellroter Kaliumpermanganatlösung oder Chinolin (Chinosol-Lösung 1:1000) durchgeführt, danach muß der Vorhautraum stets gut abgetrocknet werden. Pinselung mit Gentianaviolett (0,1–0,5% wäßrig) ist altbewährt, allerdings stark färbend. Gentianaviolettlösung darf nicht zu häufig oder zu stark konzentriert verwendet werden, da Nekrosen (*Gentianaviolettnekrosen*) resultieren können. Nach dem Eintrocknen der Lösung muß stets ein Mullstreifen in den Vorhautraum eingelegt werden. Nystatin- oder Amphotericin-B-haltige Cremes (nicht Salben) oder entsprechende Azolzubereitungen sind ebenfalls gut wirksam und werden vom Patienten wegen der fehlenden Verfärbung bevorzugt; sie dürfen aber nur ganz dünn aufgetragen werden. Stets soll ein Mullstreifen eingelegt und nach jedem Urinieren erneuert werden. Bei bereits epithelisierter Haut kann ein nystatinhaltiger Puder eingestreut werden (Moronal-Puder). Die Anwendung von glukokortikosteroidhaltigen Externa ist gewöhnlich nicht indiziert. Zur Hautreinigung werden saure Syndets eingesetzt. Stuhluntersuchungen auf Candida albicans und der Ausschluß eines Diabetes mellitus sollten ergänzend durchgeführt werden. In hartnäckig rezidivierenden Fällen und bei Phimose ist eine Zirkumzision indiziert.

Interdigitale Kandidose

Synonym. Erosio interdigitalis blastomycetica seu candidomycetica

Definition. Eine besondere und klinisch typische Form von Candidaintertrigo zwischen Fingern und Zehen.

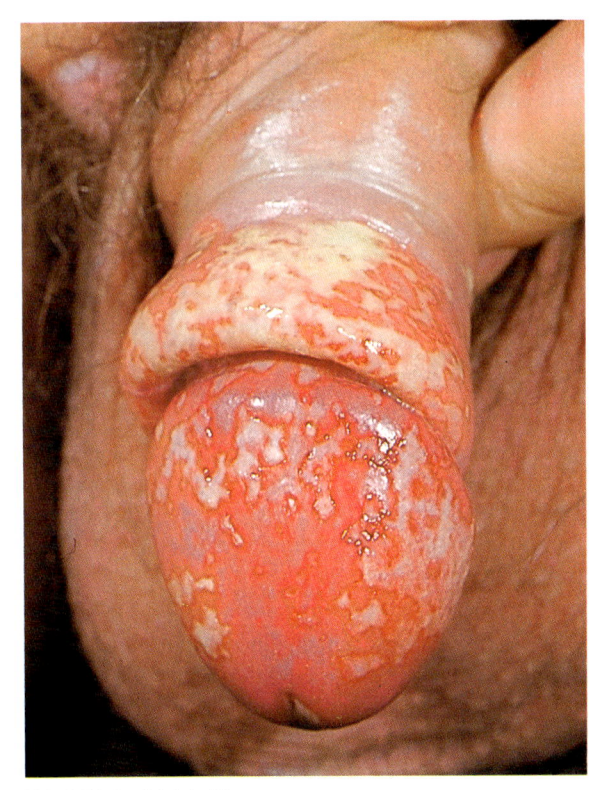

Abb. 7.22. Candidabalanitis

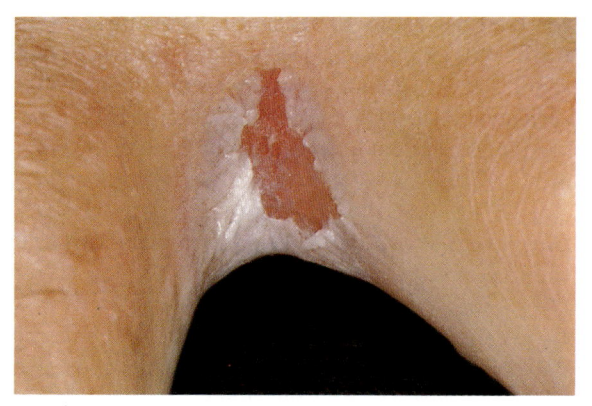

Abb. 7.23. Interdigitale Kandidose

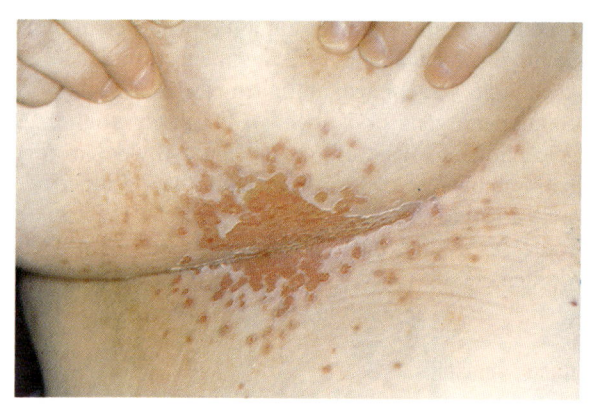

Abb. 7.24. Candidaintertrigo

Vorkommen. Adipositas, Diabetes mellitus und häufige Handarbeit in Wasser und Waschmittellaugen sowie ungenügendes Abtrocknen der Finger sind begünstigende Faktoren.

Klinik. Sitz sind die Umschlagfalten der Interdigitalräume, besonders der enge und meist geschlossen gehaltene Raum zwichen dem 3. und 4. Finger und der 3. und 4. Zehe. Hier entwickelt sich durch Schweißstauung, Retention von Wasser und Seifenresten nach dem Waschen leicht eine Intertrigo mit einer krausenartigen, von weißlich-verquollenem mazeriertem Epithel umgebene Erosion, in der sich Candida albicans findet. Es bestehen Juckreiz und Brennen und oft auch schmerzhafte Rhagaden.

Diagnose. Der Pilznachweis erfolgt aus Randschuppen oder Epithelgeschabsel.

Differentialdiagnose. Das Bild ist an den Händen sehr typisch. An den Zehen sind Intertrigo, bakterieller Fußinfekt und der mazerative Typ der Tinea pedis abzugrenzen.

Therapie. Das Therapieprinzip besteht in Trockenlegung des intertriginösen Raums. Pinselungen mit Solutio Castellani, Gentianaviolett (0,5% wäßrig) oder Trockenpinselungen mit Lotio alba, ggf. mit Zusatz von 0,5% Clioquinol (Vioform), sind nützlich. Die aneinanderliegenden Hautflächen sind durch eingelegte Mullstreifen zu trennen. Unter den Antimykotika bieten sich Polyene in geeigneter Zubereitung (Ampho-Moronal-Creme, Candio-Hermal Creme, Moronal Puder) an, daneben auch Azole wie Clotrimazol (Canesten, Canifug, Mycofug). Wichtig sind die Aufdeckung begünstigender Faktoren und entsprechende Aufklärung der Patienten.

Candidaintertrigo

Synonym. Intertrigo candidomycetica

Vorkommen. Candidaintertrigo ist häufig, wobei begünstigende Faktoren eine wesentliche Rolle spielen, insbesondere Adipositas, Diabetes mellitus und allgemeine Abwehrschwäche.

Pathogenese. Erosiv-mazerative Hautveränderungen im feuchtwarmen intertriginösen Bereich stellen einen idealen Nährboden für Candida albicans dar. Die Kandidose ist daher die häufigste Komplikation einer Intertrigo. Ursache und Folge sind dabei nicht klar zu unterscheiden: der Erreger verstärkt die Entzündung, die Entzündung begünstigt wiederum den Erreger. Weitere begünstigende Faktoren sind starkes Schwitzen, enge und luftundurchlässige Kleidung und mangelhafte Hygiene.

Klinik. Hauptlokalisation sind die anatomischen oder funktionellen intertriginösen Hautregionen (Hautfalten) wie Inguinalbeugen, Genitoanalregion, Achselhöhlen, Submammär- und Bauchfalten bei Adipositas sowie Anliegestellen von Gliedprothesen. Typisch sind die relativ scharfe Begrenzung durch eine dem entzündlich geröteten und nässenden Herdzentrum zugewandte Schuppenkrause (Collerette) und manchmal randwärts als Primäreffloreszenzen kleine Pusteln mit weißgelblichem Inhalt.

Diagnose. Die Verdachtsdiagnose muß durch den Pilznachweis aus Schuppenmaterial (mikroskopisch, kulturell) bestätigt werden. Bei Kandidose im Genitoanalbereich belegt die Stuhluntersuchung nicht selten eine Kolonisation des Darmes als Infektionsquelle.

Differentialdiagnose. Einfache Intertrigo, toxische oder allergische Kontaktdermatitis, intertriginöse Psoriasis vulgaris, Morbus Hailey-Hailey.

Therapie. Entscheidend ist die Trockenlegung der betroffenen intertriginösen Räume durch Einlegen von Mullstreifen oder beispielsweise Hochbinden der Brust. Bewährt sind Pinselungen mit Solutio Castellani oder Gentianaviolett (0,5% wäßrig), Clioquinol (Vioform 0,5%) in Lotio alba aquosa oder Zinköl, Antimykotika in geeigneten Grundlagen (z.B. Polyene oder Azole in Form von Creme, Lösung oder Puder). Stark fetthaltige Zubereitungen sind kontraindiziert, da sie die Abdunstung behindern. Stets müssen Externa in dünner Schicht aufgetragen werden. Zur Nachbehandlung und Prophylaxe eignen sich Puder. Neben Fertigpräparaten mit Wirkstoffen wie Nystatin oder Clotrimazol kommt in Betracht: Rp. Acid. salicylic. 2,0; Acid. tannic. 2,0; Talc. venet., Zinc. oxydat. aa ad 100,0). An die genannten begünstigenden Faktoren ist zu denken, insbesondere ist ein Diabetes mellitus auszuschließen oder gut einzustellen. Bei Darmbesiedlung mit Candida albicans ist eine Darmsanierung durch Nystatin oder Amphotericin B sinnvoll (3mal tgl. 1–2 Drgs. Moronal bzw. Candio-Hermal; 4mal tgl. 1 Tbl. Ampho-Moronal; jeweils für 2–4 Wochen).

Kandidose im Windelbereich

Synonyme. Soorwindeldermatitis, Windelsoor

Vorkommen. Die Erkrankung ist im Säuglingsalter sehr häufig zu beobachten, bei Inkontinenz aber auch in anderen Lebensaltern.

Pathogenese. Die dichtschließende Kombination von Stoffwindel und darüber liegendem Gummihöschen oder aber die aus Vliesstoff und Plastikschutzfolie bestehende industriell gefertige Höschenwindel bilden im Genitoanalbereich einen funktionellen intertriginösen Raum. Sehr leicht entsteht hier eine mazerativ-erosive Intertrigo. Die nässenden Erosionen im feuchtwarmen Windelbereich sind ein besonders guter Nährboden für Candida albicans. Das Erregerreservoir bildet nicht selten der Enddarm.

Klinik. Typisch sind neben Mazeration der Haut und flächenhaften Erosionen oft eine Colleretteschuppung sowie kleine Pusteln mit gelblichweißlichem Inhalt im Randbereich der Herde. Die meist perianal beginnenden Herde breiten sich zunächst über den Windelbereich, später auch über größere Hautareale aus. Nicht selten entsteht ein psoriasiformes Bild.

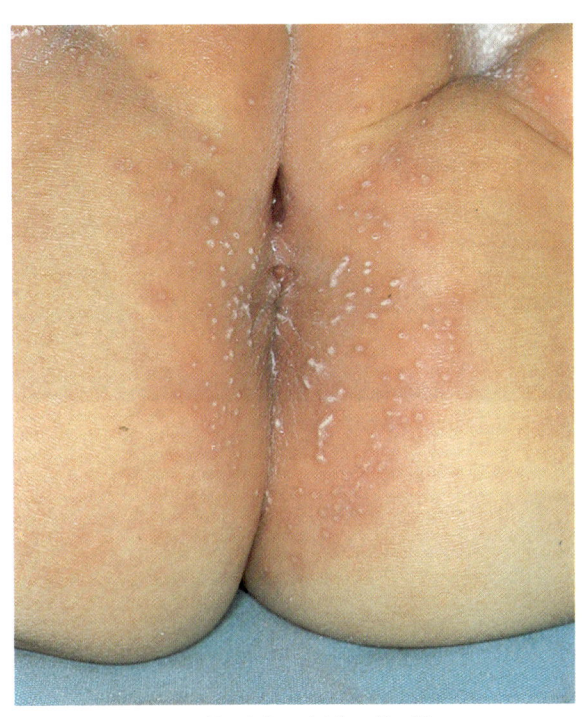

Abb. 7.25. Windeldermatitis mit intertriginöser Kandidose

Diagnose. Ein Abstrich von Erosionen zeigt in der Kultur massenhaft Candida albicans. Vielfach ist Candida albicans auch in Abstrichen von der Mundschleimhaut und im Stuhl nachweisbar.

Differentialdiagnose. Abzutrennen sind vor allem die einfache Windeldermatitis (Dermatitis ammoniacalis), Psoriasis vulgaris und Dermatitis seborrhoides.

Therapie. Am wichtigsten ist eine gute Pflege, insbesondere häufiges Trockenlegen. Bei Verwendung der keineswegs nachteiligen industriell gefertigten Höschenwindeln ist solchen der Vorzug zu geben, die in erheblichem Umfang Wasser binden (Moltex, Pampers ultra). Die äußerliche Behandlung entspricht der bei Candidaintertrigo. Besonderer Wert kommt geeigneten antimykotikumhaltigen Pasten zu (Candio-Hermal Softpaste oder Multilind Heilpaste mit Nystatin, Epi-Pevaryl Heilpaste mit Econazolnitrat sowie Zinkoxid). Sofern Candida albicans auch im Stuhl nachzuweisen ist, kann eine Darmbehandlung durch perorale Nystatingabe erwogen werden (Moronal- oder Candio-Hermal Suspension).

Candidaparonychie und Candidaonychomykose

Definition. Eitrige Nagelfalz- und Nagelbettentzündung durch Candida, speziell Candida albicans.

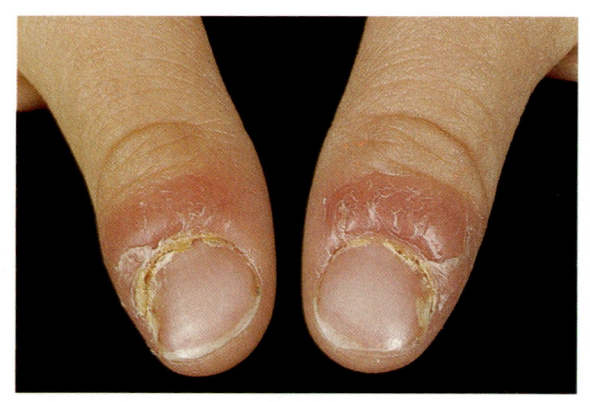

Abb. 7.26. Chronische Candidaparonychie

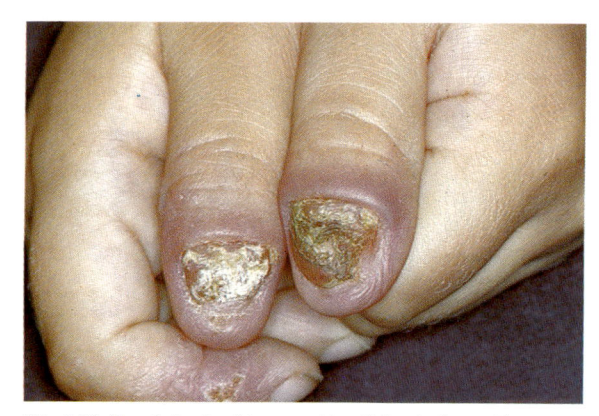

Abb. 7.27. Chronische Candidaparonychie mit Onychodystrophie

Vorkommen. Das Krankheitsbild findet sich, oft auch in chronischer Form, gehäuft bei Frauen im klimakterischen Alter, bei Akroasphyxie, Hyperhidrose, intensiver Haushaltstätigkeit mit häufiger Arbeit in Wasser oder Waschlauge und bei Konditoren. Auch alimentäre Dystrophie mit Eiweiß- und Eisenmangel soll eitrige Paronychien fördern.

Klinik. Bei der Candidaparonychie ist der Nagelwall streckenweise vorgebuckelt, entzündlich gerötet, an der Oberfläche gespannt und spontan oder auf Druck schmerzhaft. Leicht entleert sich aus dem Raum unter dem fehlenden Nagelhäutchen serös-eitriges Sekret. Die Candidaonychomykose ist klinisch nicht sicher von der durch Dermatophyten bedingten Tinea unguium zu unterscheiden. Relativ typisch sind der Beginn im Bereich von Nagelfalz und Nagelbett als Paronychie und die erst sekundäre Invasion der Nagelplatte. Grünschwarze Verfärbung des Nagels, besonders in seinen seitlichen Anteilen, kann ein Hinweis auf Nagelbettkandidose sein. Hervorgerufen wird sie durch die meist vorliegende bakterielle Begleitinfektion (Pseudomonas aeruginosa). Länger dauernde Entzündung im Bereich der Nagelmatrix führt zu dystrophischen Veränderungen der Nagelplatte (Wellung, unregelmäßige Riffelung), ohne daß in ihr selbst Erreger vorhanden sein müssen.

Diagnose. Entscheidend ist der mikroskopische und kulturelle Erregernachweis aus Schuppen, eitrigem Sekret und Nagelgeschabsel.

Differentialdiagnose. Die Paronychie und Onychodystrophie kann außer durch Candida albicans auch durch Dermatophyten und Bakterien (Staphylokokken, Streptokokken, Pseudomonas aeruginosa, Proteus mirabilis), selten auch durch Schimmelpilze bedingt sein.

Therapie. Bei eitrigen und stark entzündlichen Erscheinungen sind zunächst feuchte Verbände und Fingerbäder mit antiseptischen Lösungen indiziert (stark verdünnte, hellrote Kaliumpermanganatlösung, Chinosol 1:1000), später Pinselungen mit Solutio Castellani oder Breitspektrumantimykotika: Clotrimazol-Lösung (Canesten, Canifug, Mycofug), Bifonazol-Lösung (Mycospor), Ciclopiroxolamin-Lösung (Batrafen). Die Antimykotikumlösung läßt man tropfenweise in den Nagelfalzbereich laufen. Bei andauernder eitriger Sekretion muß der Spalt vorsichtig tamponiert werden. Begünstigende Faktoren sind möglichst auszuschalten. Ein Waschverbot muß man nicht aussprechen, wohl aber gutes Abtrocknen anraten. Salben sind kontraindiziert, da sie der erwünschten Austrocknung entgegenwirken. In der Spätphase der Behandlung können Antimykotika auch in Form von Cremes Verwendung finden. Den Breitspektrumantimykotika ist der Vorzug zu geben, da gleichzeitig eine Wirkung gegen bakterielle Begleitkeime (speziell Staphylokokken) gegeben ist.

Candidafollikulitis

Synonym. Folliculitis (barbae) candidomycetica

Vorkommen. Selten

Pathogenese. Eine Follikulitis kann, insbesondere im Bartbereich, bei erwachsenen Männern außer durch Bakterien und durch Dermatophyten auch durch Candida albicans hervorgerufen werden. Hierbei sind prädisponierende Faktoren wie Diabetes mellitus und allgemeine oder örtliche Schwächung der Abwehrlage bei malignen Lymphomen, Leukämien, Aids, Glukokortikoid- und Zytostatikabehandlung sowie inadäquate längerfristige Vorbehandlung von Hauterscheinungen mit Glukokortikoiden und Antibiotika bedeutsam. Oft besteht Seborrhö.

Klinik. Im Bartbereich findet man honiggelbe Krusten (Impetigo-contagiosa-ähnlicher Typ), kleine follikuläre Pusteln (Folliculitis-simplex-ähnlicher Typ) oder mit Krusten bedeckte, von Pusteln durchsetzte Papeln und Knoten (Tinea-barbae-ähnlicher Typ). Der Verlauf ist chronisch.

Diagnose. Das Krankheitsbild entgeht häufig der klinischen Diagnose. Chronischer Verlauf und fehlendes Ansprechen auf antibiotische Therapie müssen den Verdacht wecken. Beweisend ist der Nachweis von Candida albicans aus Krusten und an epilierten Barthaaren. Die bakteriologische Untersuchung gibt über etwaige gleichzeitig vorhandene Eitererreger Aufschluß.

Differentialdiagnose. Meist wird primär an Impetigo contagiosa, Tinea barbae, bakterielle Follikulitis oder Furunkel gedacht.

Therapie. Ablösung der Krusten mit 3- bis 5%iger Salizylvaseline oder fett-feuchten Verbänden, kurzfristig kommen auch feuchte Umschläge mit desinfizierenden Lösungen in Betracht (Chinosol 1:1000). Später werden Breitspektrumantimykotika vom Typ der Azole (Clotrimazol: Canesten, Canifug, Mycofug) oder Pyridone (Ciclopiroxolamin: Batrafen) eingesetzt. Wichtig ist die Aufdeckung und Beeinflussung der prädisponierenden Faktoren. Bei Nachweis von Candida albicans in der Mundhöhle oder im Enddarm ist eine orale bzw. perorale Therapie zu erwägen.

Chronische mukokutane Kandidose

Definition. Als chronische mukokutane Kandidose wird eine hartnäckige, den Behandlungsversuchen weitgehend widerstehende chronische Kandidose bezeichnet, die gleichzeitig an Haut und Schleimhäuten verschiedener Körperregionen auftritt, oft bereits im Kindesalter. Ursächlich liegen verschiedenartige immunologische Defekte zugrunde.

Pathogenese. Bei chronischer mukokutaner Kandidose können unterschiedliche ursächliche Faktoren beteiligt sein. Besonders muß an angeborene Störungen der zellulären Immunabwehr (bei Thymusaplasie), der humoralen Abwehr (Agammaglobulinämie), erworbene Immundefekte (maligne Lymphome, Morbus Hodgkin, Aids, maligne Tumoren) und therapieinduzierte Abwehrschwäche (Immunsuppressiva, Zytostatika, Glukokortikoide) gedacht werden. Eine fragliche Rolle spielen Endokrinopathien (Hypoparathyreoidismus, Hypoadrenokortizismus) und Eisenmangel.

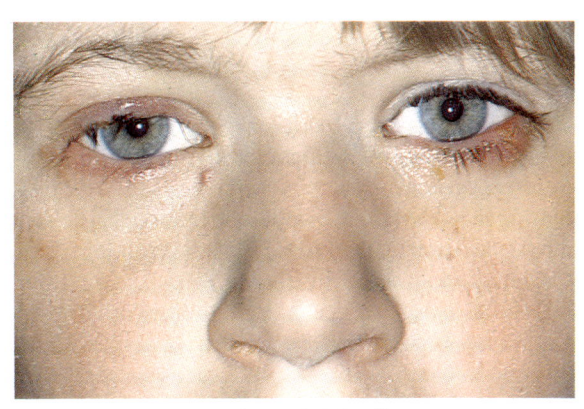

Abb. 7.28. Mukokutane Kandidose mit Lidbeteiligung

Familiäre Formen wurden beschrieben; dies spricht für die Bedeutung genetischer Formen.

Klinik. Man findet gleichzeitig verschiedene Formen von Kandidose der Haut und Schleimhäute, beispielsweise oral (Mundsoor) gekennzeichnet durch weißliche Beläge auf rötlichem Grund, bis in Pharynx und Oesophagus hinabreichend, Perlèche, Konjunktivitis und Blepharitis, Darmstörungen, erosiv-mazerative Intertrigo, Urethritis, Zystitis, Vulvovaginitis, eitrige Paronychien, Onychodystrophie und Granulome der Haut. Oft besteht auch eine Anfälligkeit gegenüber weiteren Infektionen, durch Pilze, Viren oder Bakterien. Bemerkenswert ist die starke Entzündungsantwort, insbesondere vom granulomatösen Typ.
Nach Higgs und Wells lassen sich folgende Formen unterscheiden:

Familiäre chronische mukokutane Kandidose
Autosomal-rezessiv. Meist leichtere Erkrankung, aber mit persistierenden Herden, besonders im Mund und an den Nägeln. Keine Endokrinopathien.

Diffuse chronische mukokutane Kandidose
Autosomal-rezessiv. Ausgedehnte Hautherde und Candidagranulome im Mund sowie Neigung zu rezidivierenden Atemwegsinfekten.

Kandidose-Endokrinopathie-Syndrom
Autosomal-rezessiv bei Hypoparathyreoidismus, Morbus Addison, Hypothyreose, Gonadenschäden.

Chronische mukokutane Kandidose mit Spätmanifestation
Nicht genetisch bedingt. Es handelt sich um eine uneinheitliche Gruppe. Die Erkrankung tritt hier meist nach dem 35. Lebensjahr auf.

Diagnose. In Schuppen, Eiter und sonstigen Sekreten der klinischen Veränderungen sowie im Stuhl lassen sich Candida albicans, seltener andere Candidaspezies, etwa Candida tropicalis und Candida parapsilosis, nachweisen.

Therapie. Die *äußerliche* Therapie erfolgt nach den bei den verschiedenen klinischen Formen von Kandidose angegebenen Richtlinien. In Betracht kommen die Poylene (Nystatin, Amphotericin B) ebenso wie die Azole (Clotrimazol) sowie Ciclopiroxolamin. Eine wesentliche klinische Beeinflussung ist aber nur durch *innerliche* Gabe von geeigneten Antimykotika möglich. Erfahrungen in großem Umfang liegen mit Ketoconazol (Nizoral) vor. Bei Tagesdosen von etwa 200 mg peroral kommt es nach längerer Zeit zu deutlicher Besserung. Diese hält auch nach Absetzen an, wobei aber stets mit einem Rezidiv zu rechnen ist. In manchen Fällen hat sich auch eine langfristige Rezidivprophylaxe mit Ketoconazol empfohlen. In Einzelfällen ist mit einem Nachlassen der In-vitro-Empfindlichkeit des Erregers unter Therapie zu rechnen. Alternativ kommt Fluconazol (Diflucan) in einer Tagesdosis von 50–100 mg für Behandlung und Rezidivprophylaxe in Betracht.
Eine Vielzahl zusätzlicher Behandlungsmaßnahmen ist versucht worden, etwa Zufuhr von Eisen zur Behebung eines Eisenmangels und Zufuhr von Transferfaktor zur Beseitigung des Immundefektes. Trotz ermutigender Berichte über einzelne Erfolge scheint die Mehrzahl der Patienten hierauf nicht anzusprechen.

Pityrosporumfollikulitis

[Potter et al. 1973]

Synonym. Malasseziafollikulitis

Definition. Es handelt sich um eine durch die lipophile Hefe Malassezia furfur hervorgerufene chronische Follikulitis im Stammbereich. Für die Eigenständigkeit der Erkrankung spricht u.a. die experimentelle Auslösbarkeit.

Pathogenese. Die Erkrankung tritt insbesondere bei bestimmten prädisponierenden Faktoren auf. Ursprünglich wurde sie im Zusammenhang mit systemischer Therapie mittels Glukokortikoiden, Antibiotika und Immunsuppressiva gesehen; heute beobachtet man sie insbesondere bei HIV-Infizierten.

Klinik. Es handelt sich um eine Erkrankung von Erwachsenen. Meist besteht starke Seborrhö, nicht selten Zustand nach Acne vulgaris. Prädilektionsstelle ist der Rücken. Der klinische Aspekt ist monomorph und erinnert an ein akneiformes Exanthem: es finden sich follikelgebundene entzündliche Papeln, selten Papulopusteln in verschiedenen Entwicklungsphasen. Regression erfolgt gewöhnlich mit einer bräunlichen Kruste, die sich leicht abkratzen läßt.

Symptome. Die Erkrankung verläuft gewöhnlich symptomlos, gelegentlich ist sie mit Juckreiz verbunden.

Diagnostik. Entscheidend ist der mikrobiologische Befund. Im typischen Falle findet man keine grampositiven Kokken, meist auch keine diphtheroiden Stäbchen, vielmehr reichlich Malassezia furfur im Nativpräparat, der Kultur oder auch im histologischen Schnitt (PAS-Färbung).

Verlauf. Chronisch.

Differentialdiagnose. Zu berücksichtigen sind akneiforme Exantheme anderer Ursachen, auch akneiformes Syphilid.

Therapie. Eine einfache Methode besteht in der Anwendung von 50%igem Propylenglykol in Wasser, zunächst 2mal tgl. für 3 Wochen, dann ggf. 2mal wöchentlich (Erhaltungsbehandlung). Ebenso wirksam sind selensulfidhaltige Shampoos zur Ganzkörperbehandlung (Ellsurex, Selsun) wie bei Pityriasis versicolor. Als Breitspektrumantimykotikum ist Econazol (Epi-Pevaryl Creme) etabliert. Zusätzlich erscheint eine Behandlung des Haarbodens als Ort der Vermehrung von Malassezia furfur sinnvoll (Econazol-Lösung: Epi-Pevaryl P.v. oder Ketoconazol-Shampoo: Terzolin). In der Regel spricht die Erkrankung auf die Therapie rasch an, mit einer ausgeprägten Rückfallneigung ist aber zu rechnen.

Dermatomykosen durch Schimmelpilze

Schimmel sind in der Umwelt sehr verbreitet und gelangen deshalb auch häufig als Anflugkeime auf die menschliche Haut. Somit stellt der kulturelle Nachweis allein noch keinen Nachweis ätiopathogenetischer Relevanz dar und gibt somit auch nicht Anlaß zu einer gezielten Behandlung. Bei durch Schimmel u.U. möglichen Krankheitserscheinungen sind stets andere Ursachen auszuschließen, darüber hinaus ist der wiederholte Nachweis derselben Spezies erforderlich. Stärker noch als bei Dermatophyten und Hefen bedarf es einer Abwehrschwäche des Wirtes, damit eine Schädigung möglich wird. Einige Schimmelpilzerkrankungen der Haut werden in den Kapiteln *Oberflächliche Mykosen* und *Kutane Mykosen* kurz abgehandelt. Grundsätzlich eignen sich zur Behandlung die Breitspektrumantimykotika vom Typ der Polyene wie Amphotericin B (Ampho-Moronal) und Azole wie Clotrimazol (Canesten, Canifug, Mycofug) in Cremeform.

Subkutane Mykosen

Synonyme. Dermale Mykosen, tiefe Mykosen der Haut

Sporotrichose

[Schenck 1898]

Definition. Nach Verletzung auftretende, vor allem tiefere Kompartimente der Haut sowie regionale Lymphbahnen und Lymphknoten betreffende, durch Sporothrix schenckii hervorgerufene Erkrankung.

Erreger und Vorkommen. Der Erreger Sporothrix schenckii ist der Prototyp eines dimorphen Pilzes. Er lebt verbreitet in der Umwelt auf faulendem Holz. Hauptverbreitungsgebiet sind subtropische und tropische Gebiete. So stellt die Erkrankung in Mexiko die häufigste Pilzinfektion tieferer Hautkompartimente dar. Der Erreger wird meist zusammen mit Pflanzenmaterial in die Haut verbracht, etwa bei Einziehen eines Splitters. Vor allem Hände und Füße sind betroffen. Aufnahme des Pilzes über Inhalation und Ingestion sind auch möglich, es kommt dann zu primär extrakutaner Manifestation. Sporotrichose befällt auch Haus- und Wildtiere, jedoch findet keine Übertragung von Tieren auf den Menschen statt, wie auch niemals von Mensch zu Mensch.

Klinik

Lymphokutane Sporotrichose. Diese Form ist am häufigsten und wird auch als gummöse Form bezeichnet. Die Inkubationszeit beträgt durchschnittlich 3 Wochen; Krankheitserscheinungen können aber auch bereits nach 5 Tagen oder erst mehrere Monate nach der Inokulation auftreten. Es entsteht als Primärherd eine entzündliche Papel, eine Papulopustel, ein Ulkus oder ein kutan-subkutaner Knoten mit Ulzeration durch nekrotischen Zerfall. Dadurch ergibt sich das Bild des *Sporotrichoseschankers.* Der Primärherd kann innerhalb von Monaten narbig abheilen, während sich neue Knoten im Verlauf der den Primärherd drainierenden Lymphgefäße entwickeln. Man findet dann entlang den Lymphgefäßen aufgereiht multiple Knoten, über denen die Haut blaurot aussieht. Daher auch die Bezeichnung *lymphangitische Sporotrichose.* Dieses Bild ist sehr charakteristisch und hat dazu Anlaß gegeben, auch bei anderen klinisch ähnlichen Erkrankungen von einer *sporotrichoiden Infektion* zu sprechen. Die distalen Knoten abszedieren, brechen nach außen durch und sind von fest haftenden Krusten bedeckt. Die mehr vom Primärherd entfernten Knoten zeigen eher gummöse Konsistenz und geringere Neigung zur Nekrose. Das Allgemeinbefinden ist bei dieser Form der Sporotrichose i.allg. nicht gestört, jedoch erstreckt sich der Verlauf über Jahre.

Fixe kutane Sporotrichose. Bei dieser seltenen klinischen Form bleiben infolge guter Abwehrlage bei bereits vorhandener Sensibilisierung gegen den Erreger in Endemiegebieten die Erscheinungen auf die Inokulationsstelle beschränkt. Meist finden sich hier verruköse oder krustenbedeckte, manchmal von Satelliten umgebene Herde, die an Tuberculosis cutis verrucosa oder Leishmaniase erinnern. Jahrelanges Bestehenbleiben, Spontanheilung unter Narbenbildung, auch örtliche Rezidive sind möglich.

Disseminierte Sporotrichose der Haut. Ausgehend von einzelnen kutanen Läsionen kann es nach hämatogener Streuung zu umschriebenen oder disseminierten Herden der Haut bzw. innerer Organe kommen. Ernst sind die Verläufe der disseminierten Sporotrichose der Haut, bei der zahlreiche entzündliche Knoten überall am Körper auftreten, die erbs- bis haselnußgroß, subkutan gelegen und mit der Haut verbacken sind. Sie schmelzen zentral ein, brechen eitrig nach außen durch, fisteln oder bilden chronische Ulzera. Typisch ist das Nebeneinander von blauroten, zentral nabelartig eingedellten Knoten, ulzerierenden und fistelnden Herden. An allgemeine Abwehrschwäche ist zu denken.

Mukokutane Sporotrichose. Diese Diagnose wird gestellt, wenn neben der Haut Schleimhäute miterkranken.

Extrakutane systemische Sporotrichose. Bei dieser seltenen und gefährlichen Form können Knochensystem, große Gelenke, Auge, Muskeln und Nieren befallen sein.

Diagnose. Die wichtigste Untersuchung ist bei durch die Anamnese gegebenem Verdacht die relativ einfache Kultur des Erregers aus Eiter, Sekreten, Aspiraten von einschmelzenden Knoten oder aus Biopsiematerial. Bei den kutanen Formen finden sich im Nativpräparat oder histologisch nur sehr wenige Erreger, am ehesten noch nach Trypsinandauung der Schnitte oder fluoreszenzmikroskopisch unter Verwendung markierter Antikörper. Man findet feine, septierte, verzweigte Hyphen von 1–2 µm Durchmesser, mit anhängenden runden oder ovalen Konidien von 2–5 µm Durchmesser. Das histologische Bild zeigt eine relativ charakteristische, jedoch nichtspezifische Kombination aus zentralem Abszeß, einer umgebenden tuberkuloiden Zone mit Epitheloidzellen und Langhans-

Riesenzellen sowie peripher einem syphilisähnlichen Infiltrat mit Lymphozyten, Plasmazellen und Fibroblasten. Diagnostisch weniger bedeutsam sind der Agglutinationstest zum Nachweis von Antikörpern im Serum und der Intrakutantest mit Sporotrichin, das allerdings kommerziell nicht verfügbar ist.

Differentialdiagnose. Bei der lymphokutanen Form sind andere sporotrichoide Infektionen abzugrenzen. Als Erreger kommen dabei Bakterien in Betracht, u.a. Nokardien. Grundsätzlich ist auch an die folgenden Erkrankungen zu denken: Syphilis III, Tuberculosis cutis colliquativa oder verrucosa, atypische Mykobakteriosen, Leishmaniasis, Tuberculosis subcutanea et fistulosa im Perianalbereich, Tularämie, Malleus, Bromo- und Jododerm, schwere Acne conglobata und speziell die Acne inversa.

Therapie
Innerlich. Bei der lymphokutanen Form hat sich die perorale Gabe von Kalium iodatum (Rp. Kal. iodat. 10,0; Aqua dest. ad 150,0 in steigender Dosierung, inital 1 ml 3mal tgl. bis hin zu 12–15 ml am Tag über 6–8 Wochen) bewährt. Eine wesentliche Alternative besteht in Ketoconazol (Nizoral), das üblicherweise in Tagesdosen von 200 mg eingesetzt wird, im Einzelfall ist eine Verdoppelung zu erwägen. Heute ist besonders auch an den Einsatz von Itraconazol (Sempera) zu denken, in einer Tagesdosis von 100 mg über 3 Monate.
Äußerlich. Desinfizierende und antimykotische Zubereitungen, insbesondere Lösungen und Cremes von Breitspektrumantimykotika des Azoltyps (Clotrimazol, Econazol, Miconazol, Ketoconazol). Die äußere Behandlung allein reicht aber nicht aus. Unterstützend wird örtliche Überwärmung empfohlen (elektrisch betriebene Taschenöfchen).

Chromoblastomykose
[Lane und Medlar 1915]

Synonyme. Chromomykose, Dermatitis verrucosa

Erreger und Vorkommen. Unterschiedliche Erreger können das durch verruciforme und papillomatöse Veränderungen gekennzeichnete Krankheitsbild hervorrufen. Bei den Erregern handelt es sich um Schwärzepilze, verschiedene pigmentierte Pilzarten, die auf faulendem Holz vorkommen und bei Verletzungen in die Haut gelangen können. Prototypisch ist *Phialophora verrucosa* zu nennen, in Frage kommen auch *Phialophora jeanselmii, Phialophora gougerotii, Fonsecaea pedrosoi, Fonsecaea compacta, Fonsecaea dermatitidis* sowie *Cladosporium carrionii.* Die

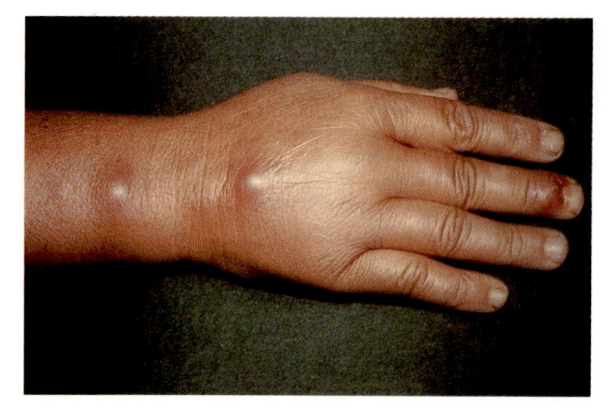

Abb. 7.29. Sporotrichose, lymphangitischer Typ

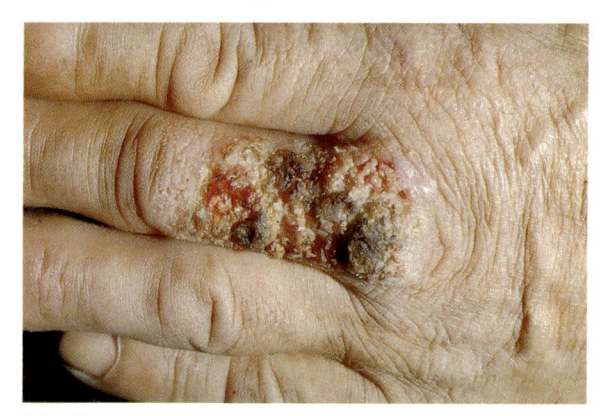

Abb. 7.30. Sporotrichose, fixe kutane Form

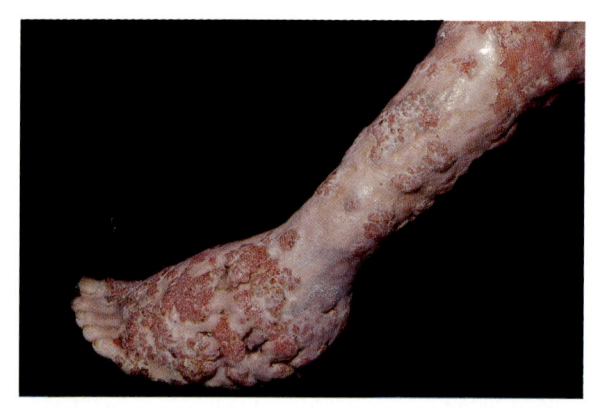

Abb. 7.31. Chromoblastomykose

Schwärzepilze heißen auch Dematiazeen. Da sie unter Umständen neben Hefe- und Hyphenformen auch Drusen ausprägen, hat man auch von trimorphen Pilzen gesprochen. Das Auftreten der Chromoblastomykose beschränkt sich auf die Tropen und Subtropen, nur im Einzelfall muß in Europa mit dem Krankheitsbild gerechnet werden.

Klinik. Prädilektionsstellen sind wegen der Verletzungsmöglichkeit besonders die Füße und Hände. Am häufigsten sind an der Inokulationsstelle auftretende Papeln und Pusteln, die sich hochchronisch zu massiven verruciformen oder papillomatösen granulomatösen Hautreaktionen weiterentwickeln. Ulzerationen und bakterielle Superinfektionen sind häufig. Generalisation ist selten.

Diagnose. Sie wird durch Erregernachweis in der Kultur und im histologischen Schnitt gesichert. Im Gewebe erscheinen die verschiedenen verursachenden Pilze identisch. Die bräunlich erscheinenden Pilzelemente zeichnen sich durch eine dicke Membran, Septen und Falten aus. Der Durchmesser liegt bei 5–12 µm (sklerotische Zellen oder sclerotic bodies). Histologisch findet man neben granulomatöser, abszedierender und fibrosierender Entzündung vor allem eine pseudoepitheliomatöse Hyperplasie der Epidermis.

Therapie. In frühen Stadien sind die chirurgische Exzision, auch Elektrodesikkation oder Kryotherapie sinnvoll. Örtliche medikamentöse Behandlung ist wenig aussichtsreich. Die systemische Therapie besteht in der gleichzeitigen i.v.-Gabe von Amphotericin B und 5-Flucytosin (Ancotil). Amphotericin B wird initial in einer Dosis von 0,1 mg/kg KG verabreicht; dann langsame Steigerung bis 1 mg/kg KG. Die Behandlung ist mit einer Fülle möglicher unerwünschter Arzneimittelnebenwirkungen verbunden; zu nennen sind u.a. Fieber (Schüttelfrost) und Thrombophlebitis an der Injektionsstelle. Dosislimitierend ist insbesondere die Nephrotoxizität. Sie kann nach neuerer Auffassung durch ausreichende Zufuhr von Kochsalz gesenkt werden. 5-Flucytosin wird ebenfalls intravenös verabfolgt. Die Tagesdosis beträgt 150 mg/kg KG. Sie wird aufgeteilt in 4 Einzeldosen alle 6 h. Mögliche Nebenwirkungen reichen von Übelkeit und Erbrechen über Diarrhö bis zu Blutbildveränderungen. Eine Chromomykose kann auch 1mal tgl. mit 1–2 Kapseln, d.h. 100–200 mg Itraconazol (Sempera) tgl. über 6 Monate behandelt werden.

Myzetom
[Van Dyke und Carter 1860]

Synonyme. Madurafuß (bei entsprechender Lokalisation), Maduramykose

Definition. Als Myzetom wird ein klinisches Bild bezeichnet, das durch verschiedenartige Erreger – Bakterien- und Pilzarten – hervorgerufen wird. Es handelt sich um eine lokalisierte chronische Infektion, meist der Füße und Unterschenkel, seltener der Hände und anderer Körperstellen. Die Infektion durchsetzt Haut, subkutanes Gewebe und möglicherweise auch Knochen; dabei entstehen abszedierende fistelnde Knoten und Platten. Die granulomatöse Entzündung verursacht eine oft unförmige tumorartige Anschwellung.

Erreger und Vorkommen. Neben Bakterien wie Actinomyces- und Nocardienarten (*Actinomyces israeli, Actinomyces bovis, Nocardia brasiliensis, Nocardia asteroides*) sind Pilze zu nennen, besonders der Gattung Madurella (*Madurella mycetomi, Madurella grisea*). Die Erreger sind weltweit als Bodensaprophyten verbreitet. Zur Erkrankung kommt es aber vor allem in tropischen und subtropischen Räumen (Zentralafrika, Mexiko), häufig durch Inokulation beim Barfußlaufen. Der Name Madurafuß geht auf das häufige Vorkommen dieser Erkrankung in der Provinz Madura in Indien zurück. In Europa gelten Rumänien und Bulgarien als betroffene Länder.

Klinik. Sie ist unabhängig von der speziellen Erregerart. Typisch sind tumorartige deformierende Schwellung, Fistelgänge und Entleerung von trüb-eitrigem Sekret, das charakteristische Drusen (grains) enthält. Dabei handelt es sich um makroskopisch sichtbare schwärzliche, weißliche oder gelbliche Körnchen, die Erregerkolonien darstellen. Trotz des oft monströsen klinischen Bildes besteht meist relativ geringer Schmerz. Superinfektion durch Staphylokokken ist häufig. Hämatogene oder lymphogene Generalisation kommt dagegen nur sehr selten vor.

Diagnose. Das klinische Bild ist typisch. Die Identifizierung des Erregers erfolgt in der Kultur aus Fisteleiter mit den Drusen oder aus Biopsiematerial. Bereits aus Farbe und Größe der Drusen sind Rückschlüsse auf den speziellen Erreger möglich. Im histologischen Präparat erweisen sich die Drusen als Gram- sowie Grocott-positiv.

Differentialdiagnose. Abzutrennen ist die Osteomyelitis durch Staphylokokken oder Mycobacterium tuberculosis.

Therapie. Sie ist schwierig, da die wenigen geeigneten Chemotherapeutika nur schwer in ausreichender Konzentration an die Erreger herangebracht werden können. Wichtig ist die Erreger- und Resistenzbestimmung. Bei Vorliegen von Actinomycesarten als Erreger ist eine hochdosierte intravenöse Behandlung mit Penizillin G angezeigt ($10 \cdot 10^6$ I.E./die), über lange Zeit. Alternativ kommen Zweitgenerationszephalosporine mit Anaerobierwirkung wie Cefoxitin in Betracht, aber auch Tetrazykline. Die Mehrzahl der durch Pilze bedingten Erkrankungsfälle ist einer medikamentösen Behandlung nicht zugänglich. Erwogen werden Flucytosin, Amphotericin B und Ketoconazol.

Die reparativen Vorgänge im natürlichen oder medikamentös erreichten Heilungsverlauf sind meist durch brettharte Fibrosierung gekennzeichnet. Auch bei ausgeheiltem Myzetom machen häufig monströse Deformationen noch eine Amputation erforderlich, die oft von vornherein die aussichtsreichste Therapie darstellt.

Systemmykosen

Synonyme. Endomykosen, viszerale Mykosen

Definition. Pilzerkrankungen innerer Organe.

Einteilung und Hauterscheinungen. Die Systemmykosen lassen sich in zwei große Gruppen einteilen:
Systemmykosen durch obligat pathogene Pilze, die bei immunkompetenten Wirten auftreten, und bei denen als Eintrittspforte die Lunge fungiert. Alle einschlägigen Erreger sind dimorphe Pilze. Die Gewebeantwort besteht in tuberkuloiden Granulomen. In der überwiegenden Mehrzahl der Fälle wird eine spezifische Allergie entwickelt, was schließlich zur Spontanheilung führt. Das Auftreten ist auf bestimmte Gebiete der Erde beschränkt. Die Haut spielt als Manifestationsorgan allenfalls eine nachrangige Rolle.

Systemmykosen durch fakultativ pathogene Pilze. Notwendige Bedingung für das Auftreten ist eine Abwehrschwäche. Es handelt sich also um opportunistische Infektionen. Die Eintrittspforte kann variieren. Die Prognose wird von der Grunderkrankung bestimmt. Die Gewebeantwort zeigt sich als Nekrose, Abszeß oder Granulom. Die Erkrankungen sind grundsätzlich ubiquitär. Die Haut kann das Organ der Erstmanifestation darstellen, oder sie ist Zielorgan bei einer Sepsis.

Kryptokokkose

[Busse 1894 und Buschke 1895]

Synonyme. Kryptokokkusmykose, europäische Blastomykose, Torulose, Morbus Busse-Buschke

Erreger und Verbreitung. Erreger ist *Cryptococcus neoformans*, ein von einer Schleimkapsel umgebener Hefepilz. Er ist weltweit verbreitet, vor allem in den Exkrementen von Tauben, die sehr häufig Träger des Erregers sind, ohne selbst zu erkranken. Der Erreger ist im dunklen feuchten Milieu der Taubennistplätze jahrelang lebensfähig und kann durch Staub übertragen werden. In Mitteleuropa ist die Infektion selten, obwohl der Erreger auch hier vorkommt; in letzter Zeit treten gehäuft Behandlungsfälle im Zusammenhang mit der HIV-Infektion auf.

Vorkommen und Pathogenese. Eintrittspforte ist fast immer die Lunge. Ob es eine primäre Kryptokokkose der Haut gibt, ist zweifelhaft. Meist handelt es sich um eine subakute oder chronische Allgemeinerkrankung durch hämatogene oder lymphogene Aussaat des Erregers, der alle Organe befallen kann. Betroffen sind Lunge, Zentralnervensystem, Skelett, Herz, Augen und Testes, während Niere, Nebennieren, Leber, Milz und Lymphknoten meist verschont bleiben. Symptomloser Verlauf kommt vor. Es erkranken überwiegend Männer (2:1) der Altersklasse zwischen 30 und 60 Jahren. Die Erkrankung von Kindern ist selten. Die Kombination mit schweren Grunderkrankungen wie Morbus Hodgkin, Leukämien und Tuberkulose ist häufig. Heute ist insbesondere bei HIV-Infizierten mit einer Kryptokokkose zu rechnen.

Klinik. Haut und Schleimhäute zeigen in 10–15% der Patienten Erscheinungen, entweder als erstes Symptom oder im Verlauf der Krankheit. Sie bestehen in akneiformen Papeln und Pusteln, kutan-subkutanen Platten und Knoten mit Einschmelzung und Ulzeration. Ulzera mit ausgestanzten oder gelatinös weichen Rändern entstehen häufig in der Umgebung von Nase und Mund.

Diagnose. Im Eiter oder Liquor finden sich in Tuschepräparaten 5–15 µm große knospende Zellen mit in der Regel gut sichtbarer Kapsel. Die Kultur ist einfach; dem Medium darf jedoch kein Cycloheximid zugesetzt werden.

Differentialdiagnose. Sie umfaßt je nach klinischem Bild Hauterscheinungen bei Meningoenzephalitis, maligne Tumoren wie Karzinome und Basaliome, Tuberkulose und andere bakterielle Erkrankungen.

Therapie. Bedrohlich unter den unterschiedlichen Manifestationsformen ist insbesondere die Kryptokokkenmeningitis. Zur systemischen Behandlung eingesetzte Chemotherapeutika sollen deshalb gut liquorgängig sein. Es werden tgl. etwa 0,4–0,6 mg/kg KG Amphotericin B i.v. verabfolgt, im Rahmen einer Monotherapie oder zusammen mit Flucytosin (Ancotil, 75–100 mg/kg KG tgl.) peroral, aufgeteilt in 6 Einzeldosen. Neuerdings wird Fluconazol (Diflucan) empfohlen: Am ersten Behandlungstag gibt man 400 mg, anschließend 1mal tgl. 200–400 mg; nach Behandlungsende kann zur Vorbeugung ein Versuch mit 1mal tgl. mindestens 100 mg gemacht werden. Neben der peroralen steht eine injizierbare Form zur Verfügung. Die Fluconazolprophylaxe ist auch nach Initialtherapie mit Amphotericin B zu erwägen.

Blastomykose
[Gilchrist 1894]

Synonyme. Nordamerikanische Blastomykose, Morbus Gilchrist, Chicago-Krankheit

Erreger und Vorkommen. Blastomyces dermatitidis als Erreger kommt saprophytär im Boden vor. Von hier aus gelangt er durch die Luft in die Lungen. Wie der Name andeutet, kommt die Erkrankung besonders in Nordamerika vor, daneben ist aber auch Mittelamerika und in geringem Umfang Südamerika sowie Afrika zu nennen. Vor allem betroffen sind erwachsene Männer.

Klinik. Die Manifestation der Erkrankung erfolgt in der Lunge. Von hier aus kann es über hämatogene Streuung zu einem Befall anderer Organe kommen. Speziell zu nennen ist die Haut, neben dem inneren männliche Genitale (Prostata) und den Knochen. Die Haut stellt das häufigste Organ der extrapulmonalen Manifestation der Erkrankung dar, so daß man von einem Dermatotropismus des Erregers sprechen könnte. Es entstehen einzeln stehende oder gruppierte Papeln, Papulopusteln und kutan-subkutane Knoten mit Neigung zu Ulzeration, hauptsächlich an den Händen, Füßen und im Gesicht, später auch am Stamm. Allmählich resultieren bogig begrenzte, zentral narbig abheilende Herde mit wulstartig erhabenen und verrukösen Rändern, oft von Krusten bedeckt. Diagnostisch wichtig sind im Zentrum der Herde schwarze, punktförmige abgestoßene Papillargefäße sowie im Randbereich kleine miliare Abszesse.

Diagnose. Entscheidend ist der Nachweis der durch eine Doppelkontur der Zellwand ausgezeichneten Erreger im Gewebe, deren Größe bis zu 40 μm betragen kann. Charakteristisch ist die Vermehrung durch solitäre Sprossung: Paracoccidioides brasiliensis ist durch eine multiple Sprossung gekennzeichnet. Besonders eignet sich zur Untersuchung eitriges Sekret aus Abszessen. Nativpräparat, Kultur sowie histologische Untersuchung (PAS-, Grocott-Färbung) tragen zur Sicherung der Diagnose bei.

Differentialdiagnose. Abzugrenzen sind andere tiefe Mykosen sowie Lupus vulgaris, Tuberculosis cutis verrucosa, syphilitische Gummen, Lymphogranuloma inguinale, Lepra, ferner Bromo- und Jododerm, Pyoderma gangraenosum oder ulzerierende Tumoren.

Therapie. Die akute pulmonale Infektion mit Blastomyces dermatitidis bedarf in der Regel beim immunkompetenten Wirt keiner Behandlung. Ansonsten wird Ketoconazol (Nizoral) peroral in einer Dosis von 400 mg tgl. empfohlen, bei mangelndem Ansprechen kann auf 600–800 mg/die gesteigert werden. Alternativ kommt Amphotericin B i.v. in Betracht. Itraconazol (Sempera) kann in einer Dosis von 100–400 mg/die über 6 Monate eingesetzt werden.

Parakokzidioidomykose
[Lutz 1908]

Synonyme. Südamerikanische Blastomykose, brasilianische Blastomykose, Morbus Lutz-Splendore-Almeida

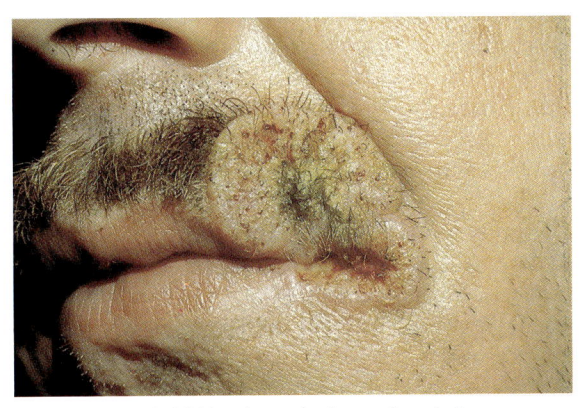

Abb. 7.32. Parakokzidioidomykose, ulzerös-vegetierende Form

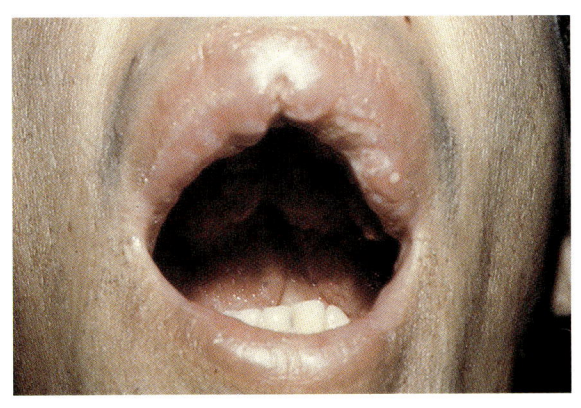

Abb. 7.33. Parakokzidioidomykose

Erreger und Vorkommen. Die in der Regel chronisch verlaufende Erkrankung wird durch *Paracoccidioides brasiliensis* hervorgerufen, einen Keim, dessen eigentliches Habitat noch nicht aufgeklärt werden konnte. Die Erkrankung tritt in Süd- und Mittelamerika auf, besonders in Brasilien, wo sie ein zentrales Gesundheitsproblem darstellt. Es erkranken ganz überwiegend Männer.

Klinik. Der Erreger scheint nach Aufnahme über die Luft primär die Lunge anzugreifen. An der Lunge können verschiedene Manifestationsformen unterschieden werden: Neben einer primären subklinisch verlaufenden pulmonalen Form die pulmonale Reinfektion mit möglicherweise allergischer Grundlage sowie eine akute und chronische progressive Lungenerkrankung. Zwischen einer pulmonalen Form und einer disseminierten Form der Parakokzidioidomykose wird unterschieden. Außerhalb der Lungen wird besonders die Haut des Gesichtes und die Mundhöhlenschleimhaut erfaßt. Im Rahmen einer primären pulmonalen Parakokzidioidomykose mit subklinischem Verlauf kann es zur Streuung in den Oropharynx kommen; diese mukokutane lymphangitische Form der Erkrankung kann Leitsymptom sein. Charakteristisch sind Befall von Gingiva und Lymphknoten. Der mukokutane Befall kann sich in granulomatösen ulzerierenden und mutilierenden Veränderungen äußern, angeschwollene Lymphknoten neigen zu Einschmelzung und Fistulation. Extrapulmonal werden neben Schleimhäuten und Haut insbesondere auch die Nebennieren betroffen.

Diagnose. Der Erreger kann in geeignetem (eitrigem) Untersuchungsmaterial wie Punktat aus einschmelzenden Lymphknoten, Sputum und Wundsekret mikroskopisch und kulturell nachgewiesen werden. Bei der mikroskopischen Untersuchung ist insbesondere auf die Anwesenheit sog. Steuerradformen zu achten, die die multiple Sprossung einzelner Kugelformen erkennen läßt.

Therapie. Mittel der Wahl ist Ketoconazol (Nizoral), peroral in einer Tagesdosis von 200–400 mg über 6–12 Monate; bei schweren Verläufen wird Amphotericin B i.v. bevorzugt. Itraconazol (Sempera) kann in einer Tagesdosis von 100 mg über 5 Monate verabfolgt werden.

Histoplasmose
[Darling 1906]

Synonyme. Morbus Darling, retikuloendotheliale Zytomykose

Erreger und Vorkommen. Erreger der in bestimmten Gebieten der Erde sehr verbreiteten granulomatösen Erkrankung ist *Histoplasma capsulatum*. Es handelt sich um einen dimorphen Pilz mit Schimmelkolonien als saprophytärer Wuchsform und einer Hefe-ähnlichen parasitären Wuchsform. Endemisch tritt die Erkrankung vor allem in Amerika und Asien auf, sporadische Fälle gibt es in fast allen Ländern. Durch Inhalation von Staub gelangt der Erreger in die Lunge. In der menschlichen Umwelt kommt Histoplasma capsulatum in Erde vor, die mit Exkrementen angereichert ist, etwa von Fledermäusen und Hühnern. Erstere können den Erreger auch selbst beherbergen.

Klinik. Häufig verläuft die Erkrankung mild oder latent, sie fällt dann meist nur durch Zufall bei Röntgenuntersuchungen der Lunge oder bei Durchführung eines entsprechenden Hauttests auf. Bei der seltenen progressiven Verlaufsform treten neben der Lungenbeteiligung unterschiedlicher Stärke Hepatosplenomegalie, Temperaturerhöhung, Husten und Gewichtsverlust ein. Ohne Behandlung kann es in 6–12 Monaten zum Tod kommen. Mukokutane Manifestationen betreffen den Oropharynx, wo es zu Ulzeration und Mutilation kommen kann. Selten tritt die primäre schankriforme Inokulationshistoplasmose auf. Hierbei kommt es nach Verletzungen durch direktes Einbringen des Erregers zum geschwürigen Zerfall der Haut.

Diagnose. Kultur von Sputum ist hilfreich. In Biopsien lassen sich die Erreger mittels PAS- und Grocott-Färbung gut darstellen, charakteristisch ist die Lokalisation innerhalb von Makrophagen.

Differentialdiagnose. Wie bei Blastomykose.

Therapie. Grundsätzlich richtet sich das Vorgehen nach der Art der Manifestation. Bei der blande verlaufenden Infektion der Lunge bedarf es keiner Behandlung. Die disseminierte Erkrankung des immunkompetenten Wirts ohne Beteiligung des zentralen Nervensystems wird mit Ketoconazol (Nizoral) peroral in Dosen von 400–800 mg/Tag über 6–12 Monate behandelt. Alternativ kommt Amphotericin B i.v. in Betracht. Dies gilt besonders bei Beteiligung des zentralen Nervensystems oder bei Immunsuppression. Liegt als Grundkrankheit Aids vor, so wird Amphotericin B in einer Dosis von 0,5–1 g/Tag gegeben, anschließend im Sinne einer Erhaltungsbehandlung

Ketoconazol 400 mg/Tag peroral oder Amphotericin B i. v. 1 mg/kg KG und Woche. Mit Itraconazol (Sempera) kann 1- bis 2mal tgl. in einer Einzeldosis von 200 mg über 8 Monate behandelt werden.

Kokzidioidomykose

[Wernicke 1892]

Synonyme. Kokzidioidales Granulom, Valley Fever, Wüstenrheumatismus, California-Krankheit

Erreger und Vorkommen. Erreger der in der Regel gutartigen und oft inapparent verlaufenden Infektionskrankheit, die primär den Respirationstrakt befällt, ist *Coccidioides immitis*. Die Übertragung erfolgt über erregerhaltigen Staub. Die Erkrankung kommt endemisch in heißen und trockenen Klimazonen vor, speziell im Südwesten der USA, Zentral- und Südamerika. Übertragung von aus Endemiegebieten stammendem Verpackungsmaterial kommt vor. Nicht zuletzt werden auch Soldaten betroffen, die sich in militärischen Einrichtungen in Endemiegebieten aufhalten.

Klinik. In der Regel stellt die Lunge nach Einatmen erregerhaltigen Staubes die Eintrittspforte dar. Gelegentlich kommt es nach Verletzung zu einer primären Hauterkrankung. Heilt die Lungenerkrankung nicht spontan ab und schreitet gar fort, können Fieber, Schmerzen im Brustbereich, Husten und Dyspnoe resultieren. Hämoptoe kann dazukommen. An der Lunge finden sich dann typischerweise Kavernen. Die Ausbildung eines großen Einzelherdes in der Lunge in Form eines Kokzidioidoms kommt vor. Andere Varianten der Lungenerkrankung stellen die schleichende Pneumonie mit Husten, Appetitlosigkeit, Fieber, Hämoptoe und Dyspnoe sowie Brustschmerzen dar. Dissemination ist möglich, so ist die durch Granulome gekennzeichnete Meningitis die häufigste nach der durch Tuberkelbakterien und Cryptococcus. An der *Haut* können sich verruziforme Granulome mit Einschmelzung und Gewebedestruktion ausprägen. Eine Prädilektion besteht für den Kopf-Hals-Bereich, etwa die Nasolabialfalten und das Kapillitium.

Diagnose. Zur mikroskopischen Untersuchung eignen sich Eiter wie Sputum. Wichtig ist auch die histologische Untersuchung: es finden sich Sphärulen. Dabei handelt es sich um mit Endosporen gefüllte Sporangien von 30–60 μm Größe, die in der HE-Färbung erkennbar sind. Die Anzüchtung des Erregers gelingt ohne Schwierigkeiten. Vorkehrungen zum Schutz des Laborpersonals vor Inhalation der entstehenden hochinfektiösen Sporen sind aber zwingend erforderlich, handelt es sich doch um den Erreger der Systemmykose mit der höchsten Virulenz.

Differentialdiagnose. Wie bei Blastomykose.

Therapie. Die harmlos verlaufende, typische akute Lungenerkrankung bedarf keiner Behandlung. Bei entsprechender Schwere (Kavernenbildung, fortschreitende Infiltration) wird Ketoconazol (Nizoral) peroral in einer Tagesdosis von 400–600 mg über 6–18 Monate eingesetzt, alternativ kommt Amphotericin B i. v. in Betracht. Entsprechend geht man auch bei disseminierten Formen vor; besteht hier meningeale Beteiligung, so wird Amphotericin B der Vorzug zu geben sein. Rezidive sind eher nach Ketoconazol zu erwarten.

Weiterführende Literatur

Dermatomykosen – Bücher

Bartlett JG (1991) Pocket book of infectious disease therapy. Williams & Wilkins, Baltimore

Deacon JW (1988) Introduction to modern mycology. 2nd edn. Blackwell, Oxford

Evans EGV, Richardson MD (1989) Medical mycology. A practical approach. IRL Press at Oxford University Press, Oxford

Frey D, Oldfield RJ, Bridger RC (1985) Farbatlas pathogener Pilze. Schlütersche Verlagsanstalt und Druckerei, Hannover

Grigoriu D, Delacrétaz ZJ, Borelli D (1984) Lehrbuch der medizinischen Mykologie. Huber, Bern

Hauck H, Seeliger HPR, Adam W (Hrsg) (1984) Orale Mykosen – Therapie. Standort und künftige Bedeutung. Urban & Schwarzenberg, München

Heber W, Hauss H (1983) Mykologische Techniken in der ärztlichen Praxis. Schwarzeck, München

Hornstein OP, Meinhof W (Hrsg) (1991) Fortschritte der Mykologie 150 Jahre nach Johann Lucas Schönlein. Beitr Dermatol 14. Perimed, Erlangen

Jones HE (ed) (1987) Ketoconazole today. A review of clinical experience. ADIS Press, Manchester

McGinnis MR (1980) Laboratory handbook of medical mycology. Academic Press, New York

Nolting S, Fegeler K (1984) Medizinische Mykologie, 2. Aufl. Springer, Berlin

Odds FC (1988) Candida and candidosis. 2nd edn. Baillière Tindall, London

Rippon JW (1988) Medical mycology, 3rd edn. Saunders, Philadelphia

Schäfer-Korting M, Korting HC, Mutschler E (1985) Pharmakokinetik oraler Antimykotika. Schattauer, Stuttgart

Seeliger HPR, Heymer T (1981) Diagnostik pathogener Pilze des Menschen und seiner Umwelt. Thieme, Stuttgart

Verbov JL (1986) Superficial fungal infections. MTP Press, Lancaster

Dermatomykosen – Übersichten

Faergemann J, Maibach H (1983) Griseofulvin and ketoconazole in dermatology. Sem Dermatol 2:262–269

Graybell JR (1989) New antifungal agents. Eur J Clin Microbiol Infect Dis 8:402–412

Korting HC (1991) Allgemeine Mykologie: Pilze. Spezielle Mykologie: Pilzerkrankungen. In: Hahn H, Falke D, Klein P (Hrsg) Medizinische Mikrobiologie. Springer, Berlin, S 846–877

Korting HC, Schäfer-Korting M (1988) Pilzerkrankungen und Antimykotika. In: Mutschler E, Moser U, Schäfer-Korting M (Hrsg) Aktuelle Pharmakologie, Fortbildungsreihe für Krankenhausapotheker 14. Dtsch Apotheker-Ztg 128:119–127

Lesher JL, Smith JG (1987) Antifungal agents in dermatology. J Am Acad Dermatol 17:383–394

Stevens DA (1988) The new generation of antifungal drugs. Eur J Clin Microbiol Infect Dis 7:732–735

Wiebe VJ, de Gregorio MW (1988) Liposome-encapsulated amphotericin B: a promising new treatment for disseminated fungal infections. Rev Infect Dis 10:1097–1101

Oberflächliche Mykosen

Bäck O, Faergemann J, Hörnqvist R (1985) Pityrosporum folliculitis: a common disease of the young and middle-aged. J Am Acad Dermatol 12:56–61

Faergemann J, Maibach HI (1984) Pityrosporum yeasts. Their role as pathogens. Int J Dermatol 23:463–465

Helfman RJ (1981) Tinea nigra palmaris et plantaris. Cutis 28:81

Korting HC, Loferer S, Hamm N (1991) The detergent scrub method for quantitative determination of Malassezia furfur on chest and back skin: comparative evaluation of three different media. Mycoses 34:267–271

Plewig G (1978) Pityrosporum in normal sebaceous follicles, comedones, acneiform eruptions, and dandruff. Mykosen (Suppl) I:155–163

Schäfer-Korting M, Korting HC (1989) Antimykotika – Pharmakologie und therapeutische Anwendung. Arzneimittelther 7:10–18

Steinman HK, Papperfort B (1984) White piedra – a case report and review of the literature. Clin Exper Dermatol 9:591–598

Kutane Mykosen

Beretty PJM, Neumann HAM, Hulsebosch HJ (1980) Pityrosporum folliculitis: is it a real entity? Br J Dermatol 103:565–566

Ford G (1984) Pityrosporum folliculitis. Int J Dermatol 23:320–321

Potter BS, Burgoon CF Jr, Johnson WC (1973) Pityrosporum folliculitis. Report of seven cases and review of the Pityrosporum organism relative to cutaneous diseases. Arch Dermatol 107:388–391

Dermatophytosen

André J, Achten G (1987) Onychomycosis. Int J Dermatol 26:481–490

Burkhart CG (1981) Tinea incognito. Arch Dermatol 117:606–607

Difonzo EM, Capugi P, Moretti S et al. (1985) Kerionartige Tinea barbae hervorgerufen durch Epidermophyton floccosum. Mykosen 28:265–268

Georgii A, Korting HC (1991) Antifungal susceptibility testing with dermatophytes. mycoses 34:193–199

Grigoriu A, Grigoriu D, Delacrétaz J (1985) Das Zusammenwirken von Pilzarten bei Hautkrankheiten. Mykosen 28:559–568

Hansen RG (1985) The changing epidemiology of tinea capitis and its clinical implications. Pediatr Dermatol 2:236–237

Herbert A (1988) Tinea capitis. Arch Dermatol 124:1554–1557

Korting HC, Schäfer-Korting M (1992) Is tinea unguium still widely incurable? A review three decades after the introduction of griseofulvin. Arch Dermatol 128:243–248

Lison E, Clayton Y, Hay RJ et al. (1986) The microbiology of foot infection. Mykosen 29:147–152

Matsumoto T, Ajello L (1987) Current taxonomic concepts pertaining to the dermatophytes and related fungi. Int J Dermatol 26:491–499

McGonigle JJ, Yillson OF (1967) Otomycosis: an entity. Arch Dermatol 95:45–46

Meinhof W (1990) Isolierung und Identifizierung von Dermatophyten. Zbl Bakt 273:229–245

Roberts DT (1985) Onychomycosis. Sem Dermatol 4:222–229

Schwartz BK, Clendenning WE (1987) Tinea pedis during childhood. Cutis 40:477–478

Szepes E (1986) Mykotische Infektionen psoriatischer Nägel. Mykosen 29:82–84

Vroey C de (1984) Ecological and epidemiological aspects in dermatophytoses. Zbl Bakt Hyg A257:234–239

Zaror L, Fischmann O, Borges M et al. (1986) The role of cats and dogs in the epidemiological cycle of Microsporum canis. Mykosen 29:185–188

Zienicke HC, Korting HC, Lukacs A et al. (1991) Dermatophytosis in children and adolescents: epidemiological, clinical, and microbiological aspects changing with age. J Dermatol (Tokyo) 18:438–446

Kandidosen

Brammer KW (1987) Treatment of vaginal candidiasis with a single oral dose of fluconazole. Eur J Clin Microbiol Infect Dis 7:364–367

Calderone RA (1989) Host-parasite relationships in candidosis. mycoses 32, Suppl 2:12–17

Campell RL, Seymour JL, Stone LC et al. (1987) Clinical studies with disposable diapers containing absorbent gelling materials: evaluation of effects on infant skin condition. J Am Acad Dermatol 17:978–987

Dixon PN, Varin RP, English MP (1969) Role of Candida albicans infection in napkin rashes. Brit Med J 2:23–27

Graybill JR, Herndon JH, Kniker WT et al. (1980) Ketoconazole treatment of chronic mucocutaneous candidiasis. Arch Dermatol 116:1137–1141

Hopwood V, Crowley T, Horrocks CT et al. (1988) Vaginal candidosis: relation between yeast counts and symptoms and clinical signs in non-pregnant women. Genitourin Med 64:331–334

Horowitz BJ, Edelstein SW, Lippman L (1987) Sexual transmission of Candida. Obstet Gynecol 69:883–886

Jorizzo JL (1984) The spectrum of mucosal and cutaneous candidosis. Dermatol Clin 2:19–27

Korting HC (1993) Fungal infections of the vulva and vagina. In: Elsner N, Martius N (eds) Vulvovaginitis. Marcel Dekker, New York, pp 129–158

Korting HC, Ollert M, Braun-Falco O (1988) Kandidosen und Dermatophytosen bei HIV-Infektion. Akt Dermatol 14:309–313

Langford-Kuntz AA, Rüchel R, Reichart PA (1988) Orale Manifestationen der Candidiasis bei HIV-Infektion. Klinisch-mikrobiologische Untersuchungen. Dtsch Zeitschr Mund-Kiefer-Gesichts-Chir 12:28–35

Merkus JMWM (1990) Treatment of vaginal candidiasis: orally or vaginally? J Am Acad Dermatol 23:568–572

Milsom I, Forssman L (1982) Treatment of vaginal candidosis with a single 500 mg clotrimazole pessary. Brit J Vener Dis 58:124–126

Ollert M, Korting HC, Braun-Falco O (1988) Pathomechanismen bei Infektionen mit Candida albicans. Hautarzt 39:498–503

Pindborg JJ (1989) Classification of oral lesions associated with HIV infection. Oral Surg Oral Med Oral Pathol 67:292–295

Porro GB, Parente F, Cernuschi M (1989) The diagnosis of esophageal candidiasis in patients with acquired immune deficiency syndrome: is endoscopy always necessary? Am J Gastroenterol 84:143–146

Shepherd MG, Poulter RTM, Sullivan PA (1985) Candida albicans: biology, genetics, and pathogenicity. Ann Rev Microbiol 39:579–614

Sindrup JH, Weismann K, Petersen CS et al. (1988) Skin and oral mucosal changes in patients infected with Human Immunodeficiency Virus. Acta Derm Venereol (Stockh) 68:440–443

Sobel JD (1990) Vaginal infections in adult women. Med Clin North Amer 74:1573–1602

Schimmelpilzerkrankungen

Carrión AL (1950) Yeastlike dematiaceous fungi infecting the human skin. Special reference to the so-called Hormiscium dermatitis. Arch Dermatol Syph 61:996–1009

Mok WY (1982) Nature and identification of Exophiala werneckii. J Clin Microbiol 16:976–978

Subkutane Mykosen

Barnetson RSC, Milne LJR (1978) Mycetoma. Br J Dermatol 99:227–231

Itoh M, Okamoto S, Kariya H (1986) Survey of 200 cases of sporotrichosis. Dermatologica 172:209–213

Lavalle P, Mariat F (1983) Sporotrichosis. Bull Inst Pasteur 81:295–322

Restrepo A, Robledo J, Goméz MEZI et al. (1986) Itraconazole therapy in lymphangitic and cutaneous sporotrichosis. Arch Dermatol 122:413–417

Travassos LR, Lloyd KO (1980) Sporothrix schenckii and related species of Ceratocystis. Microbiol Rev 44:683–721

Systemmykosen

Armstrong CW, Jenkins SR, Kaufman L et al. (1987) Common-source outbreak of blastomycosis in hunters and their dogs. J Infect Dis 155:568–569

Basler MC, Lagomarsino SL (1979) Coccidioidomycosis: clinical review and treatment update. Int J Dermatol 18:104–110

Bernhardt MJ, Ward WQ, Sams WM (1984) Cryptococcal cellulitis. Cutis 34:359–361

Bradsher RW, Rice DC, Abernathy RS (1985) Ketoconazole therapy for endemic blastomycosis. Ann Intern Med 103:872–879

Bronnimann DA, Galgiani JN (1989) Coccidioidomycosis. Eur J Clin Microbiol Infect Dis 8:466–473

Davies SF, Sarosi GA (1989) Blastomycosis. Eur J Clin Microbiol Infect Dis 8:474–479

Elewski BE, Hazen PG (1989) The superficial mycoses and the dermatophytes. J Am Acad Dermatol 21:655–673

Goodwin RA, Des Prez RM (1978) Histoplasmosis: state of the art. Am Rev Resp Dis 117:129–146

Hazelhurst JA, Fismer HF (1985) Histoplasmosis presenting with unusual skin lesions in acquired immune deficiency syndrome (AIDS). Brit J Dermatol 113:345–348

Hobbs ER, Hampstead RW (1984) Cutaneous coccidioidomycosis simulating lepromatous leprosy. Int J Dermatol 23:334–336

Holmberg K, Meyer RD (1989) Diagnosis and therapy of systemic fungal infections. Raven, New York

Iacobellis FW, Jacobs MI, Cohen RP (1979) Primary cutaneous cryptococcosis. Arch Dermatol 115:894–985

Lynch DP, Naftolin LZ (1987) Oral cryptococcus neoformans infection in AIDS. Oral Surg 64:449–453

Mycoses Study Group (1985) Treatment of blastomycosis and histoplasmosis with ketoconazole. Ann Intern Med 103:861–872

Penn RL, Lambert RS, George RB (1983) Invasive fungal infections: the use of serologic tests in diagnosis and management. Ann Intern Med 143:1215–1219

Polak A (1989) Combination therapy for systemic mycosis. Infection 17:203–209

Pricard JG, Sorotzkin RA, James RE III (1987) Cutaneous manifestations of disseminated coccioidomycosis in the acquired immune deficiency syndrome. Cutis 39:203–205

Salfelder K (1979) Farbatlas tiefer Mykosen beim Menschen. Schattauer, Stuttgart

Schupbach CW, Whealer CE Jr, Briggaman RA et al. (1976) Cutaneous manifestations of disseminated cryptococcosis. Arch Dermatol 112:1734–1740

Tenenbaum MJ, Greenspan J, Kerkering TM (1982) Blastomycosis. Crit Rev Microbiol 9:139–163

Tomecki KJ, Dijkstra JWE, Hall GS et al. (1989) Systemic mycoses. J Am Acad Dermatol 21:1285–1293

Van't Wout JW, Mattie H, Van Furth R (1988) A prospective study of the efficacy of fluconazole (UK-49858) against deep-seated fungal infections. J Antimicrob Chemother 21:665–672

Walsh TJ, Pizzo A (1988) Treatment of the systemic fungal infections: recent progress and current problems. Eur J Clin Microbiol Infect Dis 7:460–475

Witorsch P, Utz JP (1968) North American blastomycosis. A study of 40 patients. Medicine 47:169–200

Wolf JL, Little JR, Pappagianis D (1986) Disseminated coccidioidomycosis in a patient with the acquired immune deficiency syndrome. Diagn Microbiol Infect Dis 5:331–336

Kapitel 8   Epizoonosen

Inhaltsverzeichnis

Läuse: Pedikulose.	319
Pediculosis capitis.	319
Pediculosis vestimentorum	321
Pediculosis pubis.	322
Wanzen: Cimikose.	323
Tropische Wanzen.	324
Flöhe: Pulikose.	324
Menschenfloh.	324
Sandfloh.	325
Hautflügler.	325
Zweiflügler.	325
Stechmücke	326
Gewöhnliche Stubenfliege	326
Stechfliege	326
Bremsen.	326
Myiasis externa.	326
Larva migrans	326
Übertragung von Krankheiten	327
Raupen.	327
Arachnida.	327
Arachneae	327
Schwarze Witwe.	327
Loxosceles reclusa.	327
Skorpione	328
Milben	328
Skabies (Krätze).	328
Postskabiöse persistierende Papeln.	330
Postskabiöser Pruritus und Skabophobie.	331
Scabies norvegica.	331
Scabies animalis beim Menschen	331
Cheyletiellosis	331
Hühner- oder Vogelmilben	332
Hausstaubmilbe.	332
Haarbalgmilbe.	332
Trombidiose.	332
Zecken.	333
Weiterführende Literatur.	334

Definition. Epizoonosen sind Hauterkrankungen durch von außen an die Haut herantretende tierische Parasiten (Ektoparasiten). Bei Epizoonosen im strengen Sinne leben die Parasiten auf der Haut (Beispiel: Läuse); als Epizoonosen im weiteren Sinne werden hier auch Hauterscheinungen durch nicht auf der Haut lebende Tiere behandelt (Beispiel: Insektenstich).

Verbreitung. Epizoonosen sind im gemäßigten Klima viel seltener als in den Tropen. Auch sind die hygienischen Verhältnisse entscheidend; mangelhafte Körperpflege und enger Wohnraum begünstigen Parasiten. Andererseits haben weltweiter Reiseverkehr und verstärkte Promiskuität, vielleicht auch immunologisch-epidemiologische Gründe in den letzten Jahren wieder eine Zunahme von Epizoonosen auch in Mitteleuropa gebracht. Sie dürfen bei Juckreiz differentialdiagnostisch keinesfalls übersehen werden.

Läuse: Pedikulose

Erreger. Läuse gehören zu den Insekten. Beim Menschen kennt man drei Arten:

- Kopflaus: *Pediculus capitis*
- Kleiderlaus: *Pediculus vestimentorum*
- Filzlaus: *Pediculus pubis* bzw. *Phthirus pubis*

Läuse besitzen drei Paar kräftige, mit Krallen versehene Beine. Die befruchteten Weibchen kleben mit einem wasserunlöslichen Kitt aus der Anhangsdrüse des Ovars ihre 150–300 Eier, die etwa 0,8 mm langen ovalen Nissen, an die Kopf- oder Schamhaare (Kopf-, Filzläuse) oder in die Säume der Wäsche (Kleiderläuse). Die Läuselarven schlüpfen nach etwa 8 Tagen, durchlaufen drei Häutungen und sind nach 2–3 Wochen geschlechtsreif. Läuse saugen alle paar Stunden Blut; sie können nur wenige Tage hungern.

Pediculosis capitis

Erreger und Verbreitung. Die Kopflaus (*Pediculus capitis*) ist 2–3,5 mm lang. Kinder und Menschen mit langem Haar werden bevorzugt befallen. Die Übertragung erfolgt von Mensch zu Mensch. Mangelhafte Hygiene und Leben in engen Gemeinschaften wirken begünstigend. Nicht selten kommt es zur Entwicklung kleiner Endemien in Schulen.

Klinik. Hauptsitz ist das Kapillitium; Bart- und Schamhaare sind nur selten befallen. Am Kopfhaar ist besonders die Gegend hinter den Ohren betroffen. Kopfläuse nehmen alle 2–3 h durch Biß Blut auf. Hauterscheinungen werden erst nach Stunden oder mehreren Tagen bemerkt. Dabei entwickeln sich hochrote urtikarielle Papeln, die wegen des Eindringens von Läusespeichel stark jucken. Es entsteht oft im Nacken ein typisches *Läuseekzem*. Das Kratzen führt oft zu bakterieller Sekundärinfektion mit Kru-

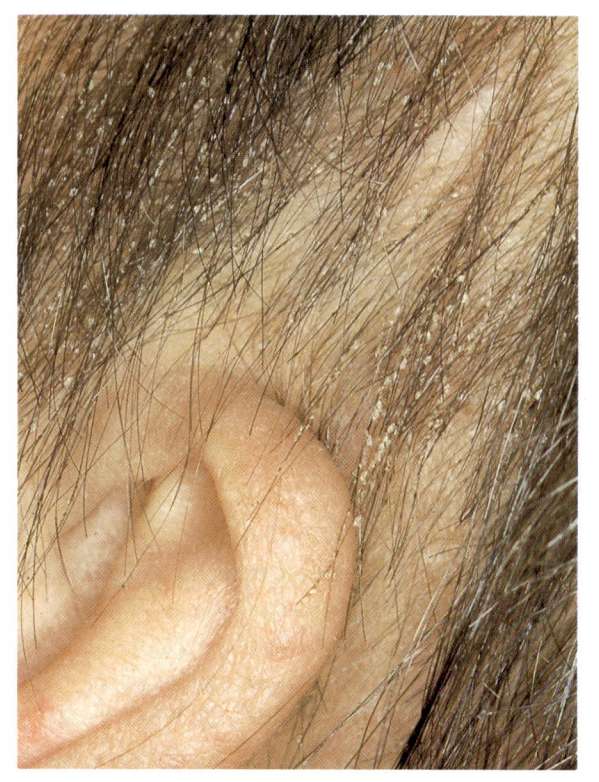

Abb. 8.1. Pediculosis capitis, Nissen

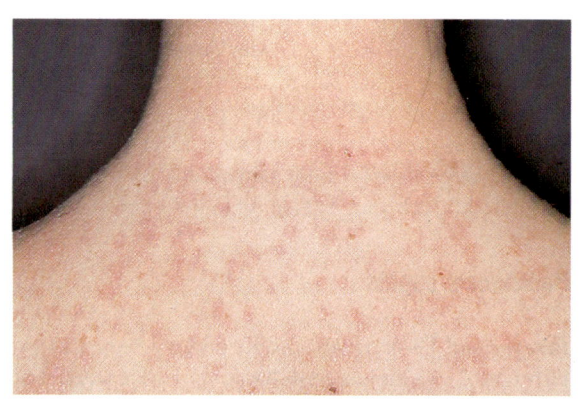

Abb. 8.2. Pediculosis capitis, Läuseekzem am Nacken

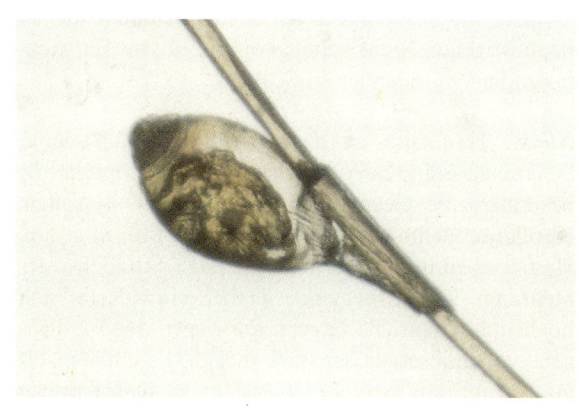

Abb. 8.3. Nisse

sten und schließlich starker Verfilzung der Haare. Die Sekundärinfektion bedingt eine schmerzhafte Lymphadenitis im Okzipital- und Halsbereich mit Neigung zu Abszedierung.

Diagnose. Sie wird nur selten durch den Nachweis der Läuse selbst bestätigt. Erheblicher Juckreiz kann bereits durch wenige Läuse hervorgerufen werden. Findet man keine Läuse, so sucht man nach *Nissen.* Diese knospenartig an die Haare angeklebten ovalen, 0,8 mm langen Eier stecken in einer Chitinhülle. Sie sitzen zunächst nahe dem Haarboden, „wandern" durch das Wachstum der Haare zur Haarspitze und sind dann meist bereits leer, der Deckel auf der Nisse fehlt. Nissen lassen sich im Gegensatz zu Kopfschuppen nicht vom Haar abstreifen, sondern sitzen fest. Prädilektionsstellen sind die Haarpartien hinter den Ohren. Bei Verdacht: seitliches Hochheben der Haare über den Ohren und dort nach Nissen suchen; Läuse findet man kaum. Kopfjucken, Kopf- und Nackenekzem mit Impetiginisation müssen den Arzt daran erinnern, an Kopfläuse zu denken.

Differentialdiagnose. Kopfekzem, Impetigo contagiosa, Tinea amiantacea, Psoriasis capillitii.

Therapie. Nicht nur die Läuse, sondern auch die Embryonen in den Nissen müssen abgetötet werden.
Lindan (γ-Hexachlorcyclohexan) wird als 0,3%iges Gel (Jacutin Gel) angewendet. Die Haare werden mit einem Shampoo (Syndet) gewaschen, danach noch feucht mit dem Gel sorgfältig eingerieben und dieses durch wiederholtes Kämmen gut verteilt. Hierfür werden etwa 15 g benötigt. Das Gel muß drei Tage lang im Haar verbleiben, danach erfolgt Kopfwäsche. Auch die Nissen werden bei dieser Behandlung abgetötet und können durch Spülen mit warmem Essigwasser (1 Teil 6%iger Speiseessig auf 2 Teile Wasser) und nachfolgendes Kämmen mit einem feinen Läusekamm (Jacutin-Nissenkamm; in Apotheken) entfernt werden. Lindan ist in der Schwangerschaft und Stillzeit kontraindiziert, für Säuglinge und Kleinkinder zugelassen.
Allethrin/Piperonylbutoxid. Es wird als Spray (Jacutin N) verwendet und wirkt ebenfalls auf Läuse und Nissen. Bei einem Sprühabstand von 1–2 cm wird der Zerstäuber nach außen mit der Hand abgedeckt. Wichtig ist die sorgfältige Behandlung des gesamten Haarbodens einschließlich Schläfen und Nacken mit Sprühstößen von 1–2 sec Dauer. Nach 30 min wird das Haar mit üblichem Shampoo gewaschen, danach Spülung mit Essigwasser und Auskämmen wie oben angegeben. Eine Kontrolluntersuchung erfolgt nach einer Woche, bei erneutem Nachweis von Läusen oder Nissen muß die Behandlung wiederholt werden.

Schals und Kopfbedeckungen können aus 20 cm Abstand besprüht werden. Das Präparat ist während der Stillzeit und bei Säuglingen kontraindiziert. Die Anwendung soll nur in großen, gut gelüfteten Räumen erfolgen. Auf die besondere Toxizität für Kaltblütler (Terrarium, Aquarium) sei hingewiesen.

Malathion. Mit der Lösung (Organoderm; brennbar!) werden Haare und Kopfhaut vollständig benetzt (10–20 ml). Nach Lufttrocknung (kein Fön) und 12 Stunden Einwirkungszeit wird das Haar gründlich mit Shampoo gewaschen. Nachkontrolle nach 8–10 Tagen. Malathion wird an Keratin adsorbiert und soll dadurch einen gewissen protektiven Effekt für einige Wochen aufweisen. Es ist kontraindiziert bei Säuglingen.

Pyrethrumextrakt. Die Flüssigkeit (Goldgeist forte) wird in das Haar eingerieben und nach 30 min ausgespült. Kleinkinder und Säuglinge sollten nur unter ärztlicher Aufsicht behandelt werden.

Umgebungsuntersuchung. Alle Kontaktpersonen (Familie, Kindergarten, Schule, Altersheim) sollten untersucht und gegebenenfalls behandelt werden. Kleine Endemien sind nicht selten.

Übertragung von Krankheiten. Kleiderläuse übertragen Rickettsiosen, Fleckfieber, Wolhynisches Fieber und Rückfallfieber.

Diagnose. Nachweis von Kleiderläusen und Nissen in den Nähten der Unterwäsche.

Differentialdiagnose. Dermatitis herpetiformis, Ekzeme, Alterspruritus, diabetischer Pruritus, unspezifische Hautveränderungen bei Morbus Hodgkin.

Therapie. Die Wäsche wird ausgekocht oder besser durch spezielle Firmen entwest. Notfalls können Kon-

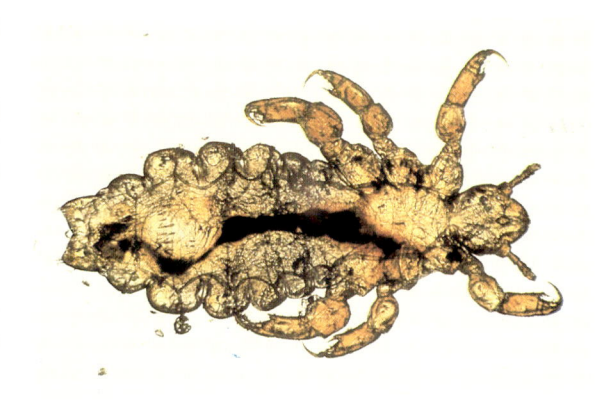

Abb. 8.4. *Pediculus vestimentorum* (Kleiderlaus)

Pediculosis vestimentorum

Erreger und Verbreitung. Die Kleiderlaus *(Pediculus vestimentorum)* ist mit 3–4,5 mm Länge etwas größer als die Kopflaus; ferner sind die Hinterleibssegmente nicht so scharf eingekerbt. Bei beiden handelt es sich um Unterarten, die sich kreuzen können. Kleiderläuse findet man unter geordneten sozialen Verhältnissen nur selten. Häufiger sind sie bei Stadt- und Landstreichern, verbreitet in Kriegs- und Elendszeiten, nicht selten gleichzeitig mit Kopf- und Filzläusen. Die Kleiderlaus sitzt nicht am Körper, sondern in der anliegenden Kleidung. Die Nissen werden rosenkranzartig an die Säume der Kleider geklebt. Kleiderläuse vermehren sich sehr rasch.

Klinik. Der Biß bleibt zunächst unbemerkt, das Speichelsekret führt zu Rötung, Quaddeln und Knötchen mit sehr starkem Juckreiz. Die Haut ist bald übersät von strichförmigen Kratzeffekten, die oft sekundär impetiginisiert werden. Die so entstehende Vagantenhaut *(Cutis vagantium)* besitzt außerdem zahlreiche helle Närbchen mit umgebender Hyper- und Depigmentierung. Dieses Bild ist insgesamt recht charakteristisch.

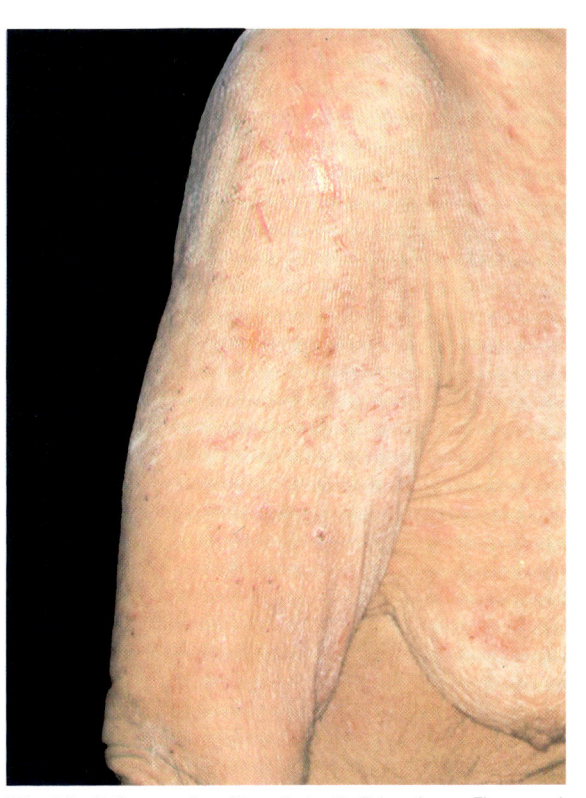

Abb. 8.5. *Cutis vagantium* (Vagantenhaut), Exkorationen, Ekzem und Pigmentstörungen

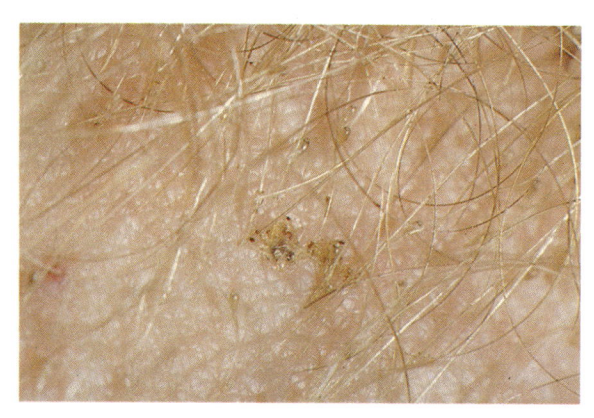

Abb. 8.6. Pediculosis pubis, Filzläuse und Nissen

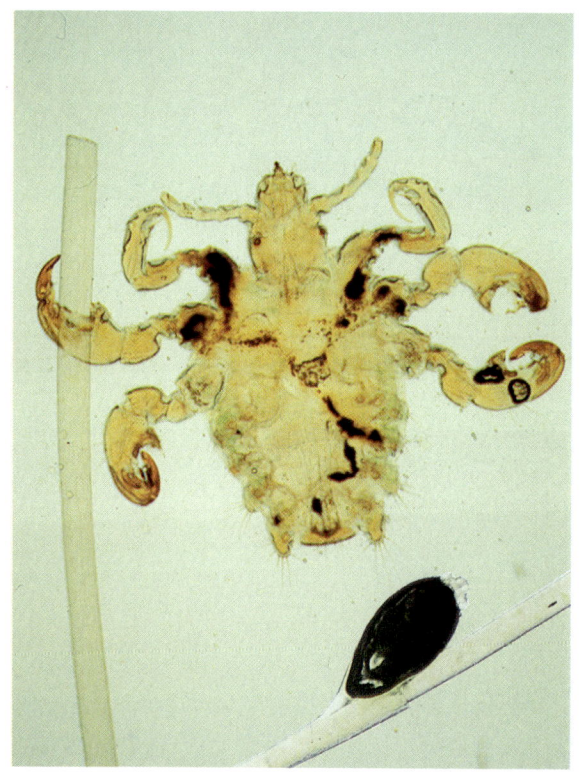

Abb. 8.7. *Pediculus pubis* (Filzlaus) und Nisse

Pediculosis pubis

Synonym. Phthiriase

Erreger. Die Filzlaus *(Pediculus pubis; Phthir(i)us pubis)* ist mit 1,5–2 mm Länge kleiner als die Kopf- und die Kleiderlaus und von breiter, schildförmiger Gestalt. Das 2. und 3. Beinpaar enden in ausgeprägten Krallen, mit denen sich die Laus in der Nähe des Haarbodens am Haar festhält. Filzläuse bewegen sich im Gegensatz zu den übrigen Läusearten kaum, sie sind daher schwerer zu erkennen. Auch vermehren sie sich nur langsam. Die Nissen sind leichter zu finden.

Übertragung. Sie erfolgt bei engem körperlichem Kontakt, meist beim Geschlechtsverkehr, aber auch von Eltern auf Kinder. Ausbreitung über Kleidung, Bettwäsche oder Handtücher erscheint möglich.

Klinik. Gebiete mit apokrinen Schweißdrüsen sind der Lieblingssitz dieser Läuseart: Schambehaarung, Genitoanalbereich, Achselhaare, aber auch starke Behaarung im Brust- und Bauchbereich. Selten, häufiger allenfalls bei Kleinkindern, findet man sie im Kapillitium, in Augenbrauen und Wimpern. Der Juckreiz bei Pediculosis pubis ist nur mäßig, aber meist nachts stärker. Kratzeffekte fehlen gewöhnlich. Als Folge der Filzlausstiche entstehen verwaschene, stahlblaue oder schieferfarbene linsen- bis fingernagelgroße Flecke, die *Maculae coeruleae (tâches bleuâtres)*. Sie entstehen wahrscheinlich aus kleinen Hämorrhagien durch intrakutane Einlagerung von grünlichen Hämoglobinabbauprodukten unter dem Einfluß von Läusespeichel.

Diagnose. Die Maculae coeruleae in typischer Lokalisation, besonders am Unterbauch oder Oberschenkelansatz, sind wichtige diagnostische Hinweise. Beweisend ist der Nachweis der Läuse oder ihrer Nissen. Immer wenn über Juckreiz im Genital- oder Achselbereich geklagt wird, muß eine Pediculosis pubis in Betracht gezogen werden.

Therapie. Sie erfolgt nach dem gleichen Schema wie bei Kopfläusen, wobei die Präparate Lindan (z. B. Jacutin Gel), Allethrin/Piperonylbutoxid (Jacutin N Spray) und Pyrethrumextrakte (Goldgeist forte) in Frage kommen. Bei stärkerer Körperbehaarung muß diese neben Scham- und Achselhaar mitbehandelt werden. Wichtig ist auch die Untersuchung und Behandlung der Kontaktpersonen.

Die Behandlung bei Befall der Augenbrauen und Wimpern von Kleinkindern ist schwierig, da die genannten Präparate eine toxisch-irritative Konjunktivitis bewirken. Wenn möglich, sollten Läuse und Nis-

taktinsektizide in Sprayform (Jacutin N) verwendet werden. Einstreuen von Jacutinpuder hat sich auch prophylaktisch bewährt. Die Behandlung der Hauterscheinungen folgt allgemeintherapeutischen Regeln je nach Aktualität und Sekundärinfektion der ekzematösen Veränderungen.

sen einzeln mit einer Pinzette aus den Wimpern entfernt werden. Zur örtlichen Behandlung empfohlen werden einfaches weißes Vaselin (Rp. Vaselin alb.) oder Ungt. hydrargyrum flavum (Rp. Hydrargyrum flav. 0,2; Vaselin. alb. 10,0), auch Malathion 0,5% in wäßriger Lösung.

Wanzen: Cimikose

Erreger. Unter den 40 verschiedenen Wanzenarten ist die Bettwanze *Cimex lectularius* wichtig. Tierwanzen (von Hühnern, Schwalben usw.) werden nur ausnahmsweise auf den Menschen übertragen; sie erzeugen Juckreiz und papulourtikarielle Hauterscheinungen. Das Weibchen der Bettwanze ist 5 mm lang und 3 mm breit, das Männchen kleiner. Die mit kurzen Borsten besetzten Wanzen sind nüchtern stark abgeplattet und von gelblich-transparenter Farbe; vollgesogen haben sie eine dunkelrote Farbe und sind aufgetrieben. Wanzen stinken, da Drüsen in der Nähe des dritten Beinpaars ein widerlich riechendes Sekret absondern. Das Weibchen legt täglich 2–3 Eier, die sich in 1–2 Monaten über 5 Larven- bzw. Nymphenstadien voll entwickeln. Die lichtscheuen Bettwanzen verkriechen sich tagsüber in dunkle Ritzen von Wänden, Möbeln, Fußböden, hinter Bilder, in elektrische Schalter und Wandlampen. Hier nisten sie. Sie stellen sich in verwahrlosten Räumen ein und waren früher schwer zu beseitigen. Die modernen Insektizide haben dies geändert.

Der Mensch wird nachts durch Ankriechen oder Herabfallenlassen der Wanzen von der Zimmerdecke aufgesucht, zunächst unbemerkt. In wenigen Minuten ist die Nahrungsaufnahme beendet. Bettwanzen saugen etwa einmal pro Woche Blut, können aber auch monatelang hungern. Das durch den Biß eingebrachte Speicheldrüsensekret erzeugt Juckreiz und führt zu Hautveränderungen, die zunächst meistens erheblich, nach Gewöhnung geringfügig sind oder gar fehlen.

Klinik. Erstmalig zerstochene Menschen weisen im Gesicht Lidödem und an allen von der Nachtkleidung freigelassenen Körperteilen, so an Händen und Armen, vielfach gruppierte Quaddeleruptionen auf. Bei Glasspateldruck findet man im Zentrum der Quaddel einen hämorrhagischen Punkt, die Bißstelle. Besonders in asphyktischen Gebieten können auch Bläschen und Blasen auftreten. Umwandlung in stark juckende Papeln über mehrere Tage kommt vor. Allmählich tritt eine Gewöhnung an die Wanzenstiche ein. Heftige Reaktionen bleiben dann aus. Schließlich bemerkt man nichts mehr von der Anwesenheit der Wanzen. Blutflecke und Wanzenkot im Bettzeug können Hinweise sein.

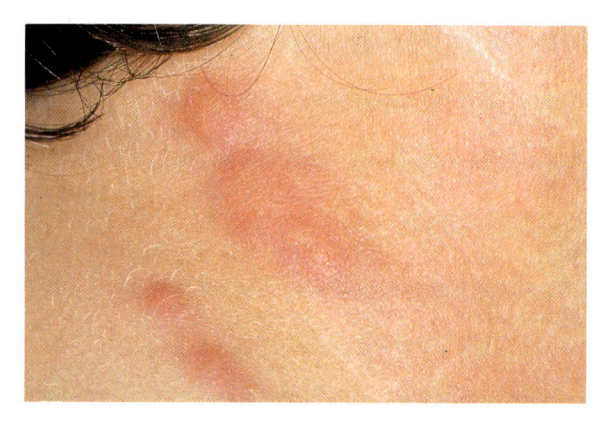

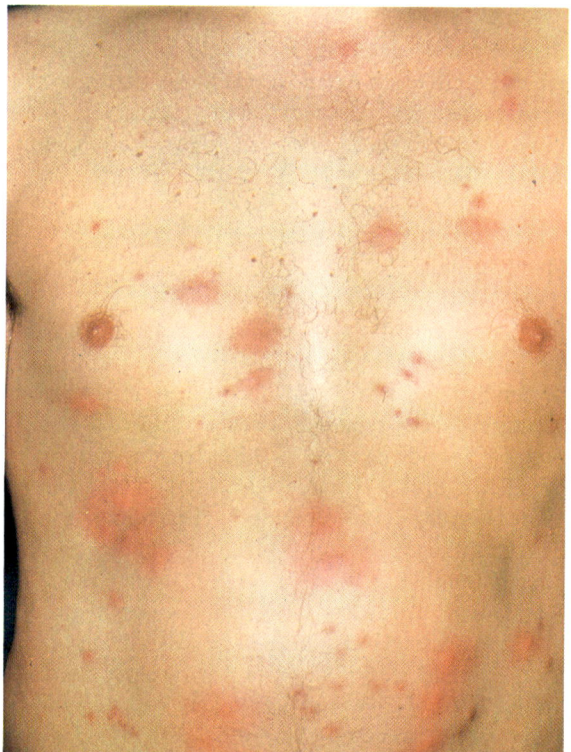

Abb. 8.8. Cimikose, Hauterscheinungen durch Bettwanzen

Differentialdiagnose. Urticaria acuta, Prurigoformen, Strophulus adultorum, multiforme Erytheme, Stiche anderer Insekten (Pulicosis).

Therapie. Die Hauterscheinungen behandelt man mit Lotio zinci (auch mit Zusatz von 2–4% Polidocanol = Thesit), Mentholspiritus (1%), ggf. mit Glukokortikosteroidtinktur oder -creme. Der Wert der örtlichen Therapie mit Antihistaminika (Fenistil-, Soventol-, Systral-, Tavegil-Gel) ist umstritten. Bei starkem Juckreiz können Antihistaminika innerlich eingesetzt werden. Wichtig ist die Vernichtung der Wanzen in den betroffenen Räumen durch Insektizide.

Tropische Wanzen

Während *Cimex lectularius* in gemäßigten und subtropischen Zonen vorkommt, lebt *Cimex hemipterus* oder *Cimex rotundus* in feucht-tropischem Klima. Erwähnt seien die geflügelten Raubwanzen, die vorwiegend in Südamerika vorkommen. Sie übertragen die gefürchtete *Chagas-Krankheit*, eine Trypanosomiase, die beispielsweise als Chagas-Myokarditis zum Tode führen kann.

Flöhe: Pulikose

Erreger und Verbreitung. Flöhe sind flügellose Insekten mit zahlreichen Arten, die streng spezialisiert oder bevorzugt auf jeweils einem Wirtstier leben. Die Wirte können Säuger oder Vögel sein: Menschenfloh, Hunde-, Katzen-, Ratten-, Hühnerfloh.

Menschenfloh

Der Menschenfloh *Pulex irritans* ist 2–4 mm lang und vermag mit dem letzten seiner 3 Beinpaare, den Sprungbeinen, etwa 50 cm hoch und 60 cm weit zu springen. Wegen seiner Lichtscheu verkriecht er sich hinter Fußbodenleisten, in Möbelritzen und unter Teppichen. Früher war der Menschenfloh sehr häufig, heute ist er dank der Wohnungshygiene mit Gebrauch des Staubsaugers bei uns selten. In öffentlichen Verkehrsmitteln ist er immer noch anzutreffen, auch in Kinos und Theatern. Das Weibchen legt bis zu 500 Eier, aus denen sich über 3 Larvenstadien und die Puppe, je nach Mikroklima in 3–6 Wochen, die endgültige Form (*Imago*) entwickelt. Das Puppenstadium kann in unbewohnten Räumen bis zu 1 Jahr dauern; durch mögliche Wirte bewirkte Vibrationen im Raum wird dann das Schlüpfen der Flöhe ausgelöst. Die Lebensdauer von Menschenflöhen betrug in Gefangenschaft fast $1^1/_2$ Jahre, andere Arten lebten sogar $5^1/_2$ Jahre. Ein Floh kann mehrmals am Tag stechen und Blut saugen, aber auch monatelang hungern. Beim Einstich durch das Mundwerkzeug wird ein hyperämisierendes Sekret ausgeschieden, das gerinnungshemmende Substanzen enthält und damit die Nahrungsaufnahme erleichtert.

Klinik. Flohstiche finden sich meist multipel, asymmetrisch an den bedeckten Körperstellen. Man findet Quaddeln, die zentral den punktförmigen hämorrhagischen Einstich erkennen lassen, am besten unter Glasspateldruck: *Purpura pulicosa*. Seltener sind große Blasen, letztere besonders an den unteren Extremitäten. Kinder können stark zerstochen sein und ein

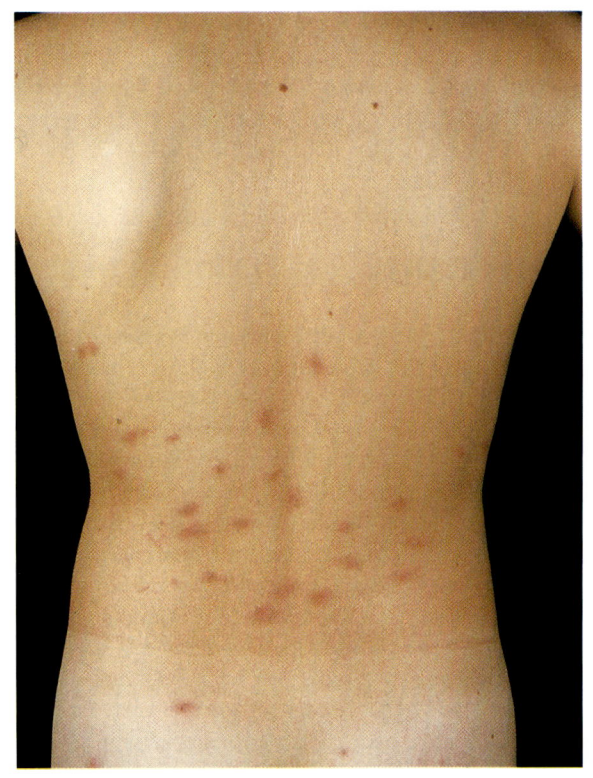

Abb. 8.9. Flohstiche

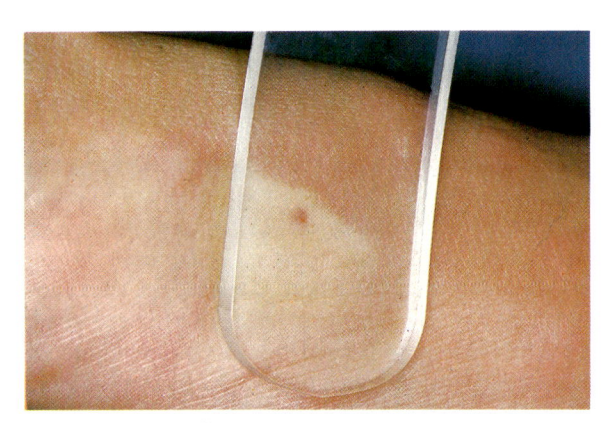

Abb. 8.10. Purpura pulicosa

Exanthem aufweisen, das wie *Strophulus infantum* aussieht. Gegenüber ähnlichen Exanthemen anderer Genese ist der zentrale Blutpunkt in fast jeder Effloreszenz diagnostisch entscheidend.

Differentialdiagnose. Akute Urtikaria, Strophulus infantum, Prurigo simplex acuta, Windpocken, andere Insektenstiche.

Übertragung von Krankheiten. Der tropische Rattenfloh, seltener der Menschenfloh, kann die Pest von Nagetieren auf den Menschen übertragen. In subtropischen Gebieten ist dieser Floh auch Überträger des Rattenfleckfiebers durch *Rickettsia mooseri*. Der nordische Rattenfloh kann Ratten- und Zwergbandwürmer übertragen.

Therapie. Örtlich und ggf. innerlich wie bei Wanzenstichen. Die Flöhe selbst werden durch Insektizide abgetötet. Wichtig ist auch die Behandlung von Hunden und Katzen sowie ihrer Lagerstätten. Insektenabweisende Einreibungen mit Repellents, beispielsweise Autan, werden prophylaktisch empfohlen.

Sandfloh

Erreger und Klinik. Der Sandfloh *Tunga penetrans* ist im tropischen Amerika und in Afrika verbreitet. Er ist etwa 1,5 mm lang. Das begattete Weibchen bohrt sich in die Haut der Füße ein, insbesondere in den Interdigitalräumen, an den Fußsohlen und unter den Zehennägeln. Auch die Genitoanalregion wird häufiger betroffen. Innerhalb von 7–14 Tagen erreicht der Parasit Erbsengröße. Das Hinterteil mit Atem- und Geschlechtsöffnungen ragt aus der Haut. Nach Ausstoßung von bis zu 300 Eiern stirbt das Weibchen ab. Juckreiz, Sekundärinfektionen, Schmerzen sind die Folge. Pusteln, furunkuloide Abzesse, schmierige Ulzeration mit Lymphangitis und Gangrän komplizieren das Bild. An Tetanus und Gasbrand ist zu denken.

Therapie. Sandflöhe entfernt man mit einer Nadel oder feinen Pinzette. Mit Äther, Terpentinöl oder Petroleum getränkte Tupfer töten den Sandfloh ab. Gelegentlich ist Exzision notwendig. Bei eitriger Sekundärinfektion ist innerliche antibiotische Therapie indiziert. Bei schwerem Befall können orale Gaben von Thiabendazol (25–50 mg/kg KG tgl. für 2–4 Tage) oder Niridazol erfolgreich sein. Tetanusprophylaxe ist zu bedenken. Zur Prophylaxe wird die Anwendung von Insektiziden in Schuhen und Strümpfen empfohlen.

Hautflügler

Erreger. Zu den Hautflüglern *(Hymenoptera)* gehören Bienen, Wespen, Hornissen und Hummeln, deren schmerzhafte Stiche zu Hautveränderungen und Allgemeinsymptomen führen können. Der Bienenstachel besitzt Widerhaken, er wird zusammen mit dem „weiterpumpenden" Giftapparat nach dem Stich ausgerissen. Wespen und Hummeln können mehrfach stechen.

Klinik. Wirkungen der Stiche sind erhebliche ödematöse Schwellung und Rötung, die sich erst nach Tagen zurückbildet. Es handelt sich dabei um eine toxische Reaktion durch das aus zahlreichen Einzelkomponenten bestehende Insektengift. Stiche in Augenhöhe erzeugen Lidödem, Stiche in die Lippen eine rüsselartige Anschwellung. Gefährlich sind Stiche innerhalb der Mundhöhle, weil sie Zungenschwellung und Glottisödem mit Erstickungsgefahr nach sich ziehen. Eine Häufung von Stichen kann zu generalisierter Urtikaria und zu toxischen Allgemeinreaktionen bis zum tödlichen Kreislaufversagen führen. Wiederholtes Stechen kann bei Disponierten zu einer Allergie (Typ-I-Reaktion) gegen das betreffende Gift führen. In diesem Fall können auch kleinste Giftmengen nach einer Reaktionszeit von gewöhnlich 5–20 min maximale Reaktionen wie generalisierte Urtikaria, Schockfragmente oder das Vollbild eines anaphylaktischen Schocks auslösen. Andererseits ist von Imkern bekannt, daß auch eine Immunisierung möglich ist, so daß in diesen Fällen ein Stich keine nennenswerte Reaktion mehr hervorruft.

Therapie. Ein im Einstich vorhandener Stachel ist zu entfernen.
Innerlich. Nur bei schweren toxischen Reaktionen hochdosiert Glukokortikosteroide, Antihistaminika und ggf. Kreislaufmittel. Bei stärkeren allergischen Reaktionen oder Zeichen von anaphylaktischem Schock subkutan Adrenalin und sofortiges Anlegen eines venösen Zuganges; Volumensubstitution, Glukokortikosteroide und Antihistaminika, bei akutem Asthma auch Euphyllin (Schockbehandlung, s. S. 396).
Äußerlich. Wie bei Wanzenstichen.

Prophylaxe. Einreibung mit Repellents (z. B. Autan). Bei Insektengiftallergie, die durch RAST und ggf. den unter Vorsichtsmaßnahmen durchgeführten Pricktest nachgewiesen werden kann, sollte bei Gefährdung ein Notfallset mitgeführt werden. Hyposensibilisierungstherapie.

Zweiflügler

Erreger. Zu den Zweiflüglern *(Diptera)* gehören die Stechmücken, Stechfliegen, gewöhnlichen Fliegen und Bremsen. Ihre Stiche verursachen meist juckende Hauterscheinungen. Selten treten ihre Larven (Maden) als Hauptparasiten in Erscheinung.

Klinik. An der Stichstelle entsteht eine Quaddel mit zentralem Einstich, die sich in eine stark juckende Papel umwandelt. Als Komplikation kommt die Im-

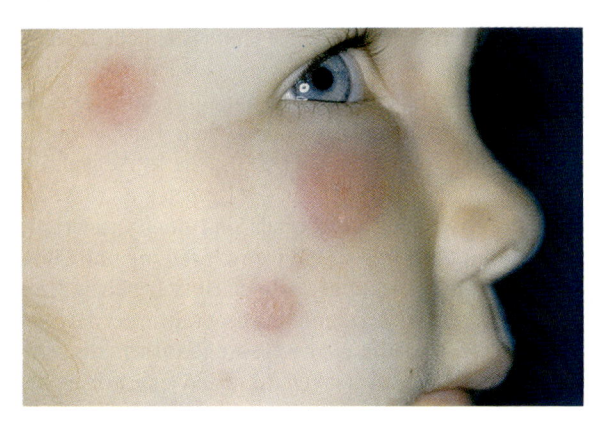

Abb. 8.11. Mückenstiche

petiginisation von Kratzeffekten vor. Gelegentlich entwickeln sich auch bis zu pflaumengroße pralle Blasen, meist an zyanotischen Unterschenkeln. Diese *Culicosis bullosa* wurde früher in Unkenntnis der Ursache als *Pemphigus hystericus* bezeichnet. Selten sind über die gewöhnliche Stichrekation hinausgehende örtliche oder allgemeine allergische Reaktionen.

Therapie. Wie bei Wanzenstichen.

Prophylaxe. Einreibung mit Repellents.

Stechmücke

Culex pipiens findet sich in Europa und in Amerika sehr häufig an den Ufern der Flüsse und Seen.

Gewöhnliche Stubenfliege

Musca domestica attackiert den Menschen nur selten, besonders bei Gewitterschwüle. Die Hautreaktionen sind unbedeutend.

Stechfliege

Stomoxys calcitrans, der „Wadenstecher" kommt besonders auf dem Lande vor und verursacht im Spätsommer schmerzhafte Stiche mit urtikarieller Reaktion an den Waden.

Bremsen

Tabanus. Sie sind im Sommer in Wassernähe zahlreich und verursachen schmerzhafte urtikarielle Hautveränderungen.

Myiasis externa

Als Folge der Eiablage verschiedener Fliegenarten – auch der gewöhnlichen Stubenfliege *Musca domestica* – können sich Larven (Maden) in vernachlässigten schmierigen offenen Hautwunden, ulzerierten Hautveränderungen und nekrotisch zerfallenden Tumoren entwickeln. Sie verschwinden mit der Reinigung der Ulzera.

Larva migrans

Synonyme. Myiasis linearis migrans, Hautmaulwurf, creeping disease

Klinik. Bestimmte Larven, z. B. von Pferdebremsen (*Gastrophilus intestinalis*) oder Hakenwürmern (Ankylostoma = Nematoden), können in die Haut eindringen. Sie kriechen, diese untertunnelnd, weiter und erzeugen gyrierte rötliche Linien und starken Juckreiz. Sie wandern mit einer täglichen Geschwindigkeit von einigen Millimetern bis zu 2 cm. Sekundär kann es zur Impetiginisation kommen. Bei perianalem Sitz mit Ausgang vom Analtrichter besteht Verdacht auf Darminfektion durch Strongyloides stercoralis aus Hundekot.

Therapie. Der Versuch einer Exzision oder Vereisung verfehlt oft die Larve am Gangende. Sehr wirksam ist die äußerliche Behandlung mit 10%igem Thiabendazol (2 Tbl. je 0,5 g in 10 g Vaselin 2mal tgl., oder äußerliche Anwendung der zur oralen Therapie erhältlichen 10%igen Präparation). Behandlungsdauer etwa 1 Woche, am besten unter Okklusivverband.
Die innerliche Behandlung mit Thiabendazol (50 mg/kg KG tgl. für 3 Tage) ist ebenfalls wirksam. Empfohlen wird auch die Einzeitbehandlung mit 400 mg Albendazol oder 2mal 6 mg Ivermectin.

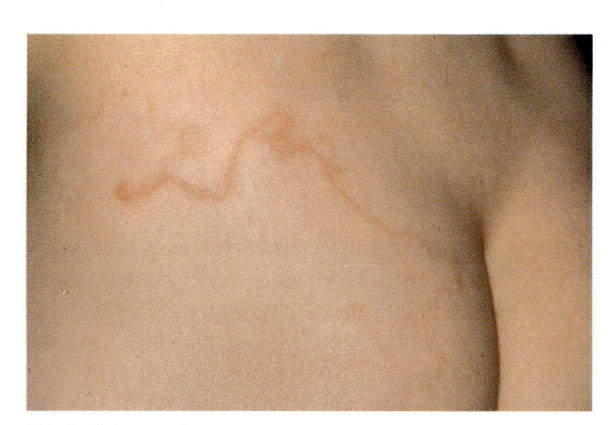

Abb. 8.12. Larva migrans

Übertragung von Krankheiten

In den Tropen besitzen verschiedene Stechmücken wichtige medizinische Bedeutung als Überträger von gefürchteten Krankheiten. So übertragen z. B. Arten der Gattung *Anopheles* die Malaria und Filariosen, andere Steckmücken u.a. Gelbfieber, Denguefieber, Pappataciefieber, Schlafkrankheit und wichtige Tierseuchen. Sandfliegen übertragen die Leishmaniose.

Raupen

Die Raupen mancher Schmetterlinge, so die der Prozessionsspinner und Bärenspinner, besitzen feine Härchen mit für die Haut toxischen Substanzen. Im Wald oder unter Bäumen fallen die Raupen auf die Haut. Ihre Härchen dringen wie feine Nadeln ein und entfalten toxische Einflüsse. Es kommt zu stark juckenden hellroten Erythemen, juckenden urtikariellen Papeln, *Kontakturtikaria*, auch zu Bläschen mit Nachweismöglichkeit des eingedrungenen Haars. Da die Raupe weiterkriecht, findet sich oft eine strichförmige Anordnung der Veränderungen. Wird gewischt oder gekratzt, entsteht eine *Raupendermatitis*.

Man erkennt sie an der Anordnung der Erscheinungen, ihrem Sitz an freigetragenen Körperpartien, gern am Nacken, und aus anamnestischen Angaben.

Arachnida

Zur Klasse der Arachnidae (Spinnentiere) zählen u.a. die Ordnungen

- Araneae (Spinnen)
- Scorpiones (Skorpione)
- Acari (Milben) und
- Ixodidae (Zecken)

von deren zahlreichen Arten einige dermatologische Bedeutung besitzen und in Auswahl nachfolgend dargestellt werden.

Araneae (Spinnen)

Ihr Körper gliedert sich in Zephalothorax und Abdomen; ersterer trägt 4 Beinpaare und den Giftapparat, der durch Biß, nie durch Stich, entleert wird. Spinnen sind Räuber und ernähren sich von Insekten, nur wenige Arten sind für den Menschen gefährlich, auch nicht die Tarantel, Vogel- und Wolfsspinnen. Mitteleuropäische Spinnen können allenfalls juckende erythematös-urtikarielle Reaktionen erzeugen.

Schwarze Witwe

Latrodectus mactans ist fast über die gesamte Erde verbreitet, außer im nördlichen Amerika, in Mitteleuropa und Ostasien. Das Weibchen ist bis 15 mm, das Männchen 3–5 mm lang; die Spinne ist tiefschwarz bis grau, mit roten Flecken und einem gelben, orangefarbenen oder roten sanduhrförmigen Fleck auf der Ventralseite des kugeligen Abdomens. Das Weibchen tötet das Männchen nach der Kopulation und wird dadurch zur Schwarzen Witwe.

Der Biß erfolgt im Freien, z. B. bei Feldarbeit, beim Rasten auf Steinmauern, ferner in Schuppen, Scheunen oder rustikalen Toilettenhäuschen (Sitz der Spinne unter dem Toilettendeckel).

Klinik. Der Biß wird oft nicht bemerkt, nur winzige Punkte markieren die Einstichstelle. Innerhalb von 15 min setzt sich ins Unerträgliche steigender Schmerz in den regionalen Lymphknoten ein, ausstrahlend in Bauch und Extremitäten. Starke Bauchkrämpfe lassen an ein akutes Abdomen, spastische Muskelkrämpfe an Tetanus denken. Weitere Symptome der Intoxikation sind Kopfschmerz, Atemnot, Nausea, Schweißausbrüche und Berührungsempfindlichkeit. Das ödematös gerötete, durch Grimassen verzerrte Gesicht wird als *Facies latrodectismica* bezeichnet. Die Episode dauert 1–2 Tage. Auslösend ist das Neurotoxin α-Latrotoxin, ein Protein von 125 Kd, das Neurotransmitter aus cholinergen und adrenergen Nervenenden freisetzt und wegen seiner Spezifität in der neurophysiologischen Forschung verwendet wird.

Trotz der großen Dramatik und komplexen Symptomatologie sind Todesfälle selten, sie kommen am ehesten bei Kindern oder alten Menschen vor.

Therapie. Kalziumglukonat (10 ml 10%ige Lösung i.v.), ggf. Muskelrelaxanzien. Spezifische Antiseren können über die regionalen Zentren für Vergiftungsfälle angefordert werden.

Loxosceles reclusa

Loxoscelesspezies sind weltweit verbreitet, *Loxosceles laeta* in Südamerika, *Loxosceles rufescens* im Mittelmeergebiet, *Loxosceles reclusa* in den USA (*brown recluse spider*). Sie sind 8–15 mm lang, von gelbbrauner Farbe, mit geigenförmigem Ornament auf dem Zephalothorax; sie leben überwiegend in Häusern (Kleider- und Vorratsschränke). Das Gift enthält vor allem ein Nekrotoxin (Sphingomyelinase = Phospholipase D) und hämolytische Faktoren.

Klinik. Die Hautveränderungen an der zunächst unauffälligen Bißstelle können von Juckreiz und Quaddeln bis zu sich innerhalb von Tagen entwickelnden Blasen und ausgedehnten hämorrhagischen Nekrosen reichen. Als Zeichen der systemischem Intoxikation kann Nausea, Erbrechen, Fieber, aber auch progressive intravasale Hämolyse mit Hämaturie, Nierenversagen und Anämie hinzutreten (viszerokutaner Loxoscelismus). Todesfälle sind selten und kommen fast ausschließlich bei Kindern vor.

Therapie. Kleine Bisse erfordern nur symptomatische äußerliche Behandlung. Frühzeitige hochdosierte systemische Glukokortikoidgaben sollen die Nekrosebildung vermindern und die Allgemeinsymptome günstig beeinflussen. Antibiotika verhindern Sekundärinfektionen. Sulfonamide und Sulfone (z. B. Dapson) sollen ebenfalls die Beschwerden mindern. Heparin ist bei disseminierter intravasaler Koagulation indiziert. Bei Hämolyse sind Bluttransfusionen lebensrettend. Empfohlen wird auch die frühzeitige großzügige chirurgische Exzision der entstehenden Nekrose, notfalls mit späterer plastischer Deckung.

Skorpione

Sie sind weltweit verbreitet, ein ernstes Gesundheitsproblem beispielsweise in Mexiko (etwa 100000 Stiche, davon 800 tödlich pro Jahr), Marokko, Algerien und Tunesien. Die Tiere leben verborgen, sind nachtaktiv und stechen mit ihrem am Hinterleib sitzenden gekrümmten Stachel nur, wenn sie nicht fliehen können (in Schuhen, Kleidung, beim Greifen unter Holz etc.). Stiche südeuropäischer Skorpione sind schmerzhaft, aber meist harmlos; ansonsten können ihre Neurotoxine sofort oder innerhalb von Stunden schwere Krämpfe, Kreislaufversagen und Lungenödem auslösen, mit besonders bei Kindern tödlichem Ausgang.

Therapie. Schockbekämpfung, ggf. Atropin, Antiserum.

Milben

Skabies (Krätze)

[Aristoteles, Hippokrates]

Erreger. Die Krätzmilbe *Sarcoptes scabiei* (*Acarus siro var. hominis*) ist von halbkugeliger Form, besitzt 4 Beinpaare und Tracheenatmung. Die weiblichen Milben sind 0,3–0,4 mm, die männlichen etwa halb so groß. Das begattete Weibchen gräbt mit seinen kräftigen Mandibeln feine tunnelartige Gänge in der Hornschicht der menschlichen Haut und sitzt stets am Ende des Ganges im sog. Milbenhügel. Es legt täglich 2–3 Eier und stirbt nach wenigen Wochen ab. Aus den Eiern entwickeln sich über sechsbeinige Larven und achtbeinige Nymphen in etwa 3 Wochen geschlechtsreife Milben. Larven, Nymphen und Männchen leben auf der Haut in Mulden unter Hornschuppen. Die Männchen gehen nach der Kopulation zugrunde.

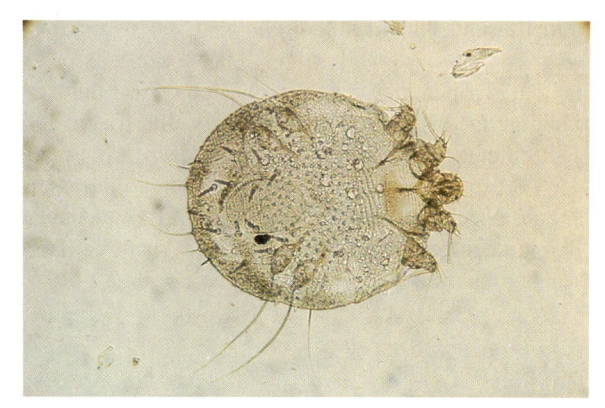

Abb. 8.13. *Sarcoptes scabiei* (Krätzmilbe)

Übertragung. Sie erfolgt durch begattete Weibchen bei engem körperlichen Kontakt besonders in der Bettwärme, z. B. beim Geschlechtsverkehr, in Lagern, zwischen Kindern, unter ungünstigen Wohnverhältnissen. Die Übertragung durch Körper- oder Bettwäsche ist selten. Nichtgebrauch und Auslüften von Wäsche für 4 Tage unterbricht diese Infektionsmöglichkeit, da die Milben außerhalb der Haut nur 2–3 Tage überleben. Bis die erfolgte Übertragung bemerkt wird, vergehen gewöhnlich 3–6 Wochen bei Erstinfektion und etwa 24 Stunden bei Reinfektion (Allergie).

Klinik. Typisches Symptom ist der starke Juckreiz, besonders in der Bettwärme. *Prädilektionsstellen* sind die Interdigitalfalten an Händen und Füßen, die Ellenbeugen, die vorderen Achselfalten, der Brustwarzenhof, der Nabel, die Gürtelregion, der Penis, der innere Fußrand, die Knöchelregionen und die Kontaktflächen der Glutäen. Der Rücken ist selten befallen, Kopf und Nacken sind fast immer frei. Lediglich bei Säuglingen findet man Erscheinungen am Kopf und im Gesicht, ferner bevorzugt an Handtellern und Fußsohlen.

Diagnostisch entscheidende *Hauterscheinungen* sind die kommaartigen oder unregelmäßig gewundenen, wenige Millimeter, seltener Zentimeter langen *Milbengänge*. Am Gangende ist mit bloßem Auge die Milbe als dunkles Pünktchen gerade noch erkennbar. Kratzeffekte, Ekzematisation und Impetiginisation

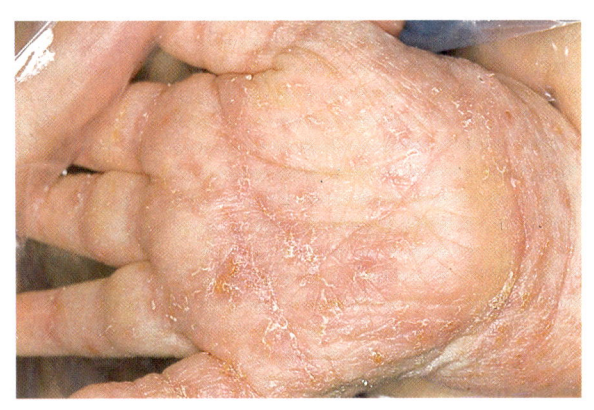

Abb. 8.14. Skabies, Milbengänge

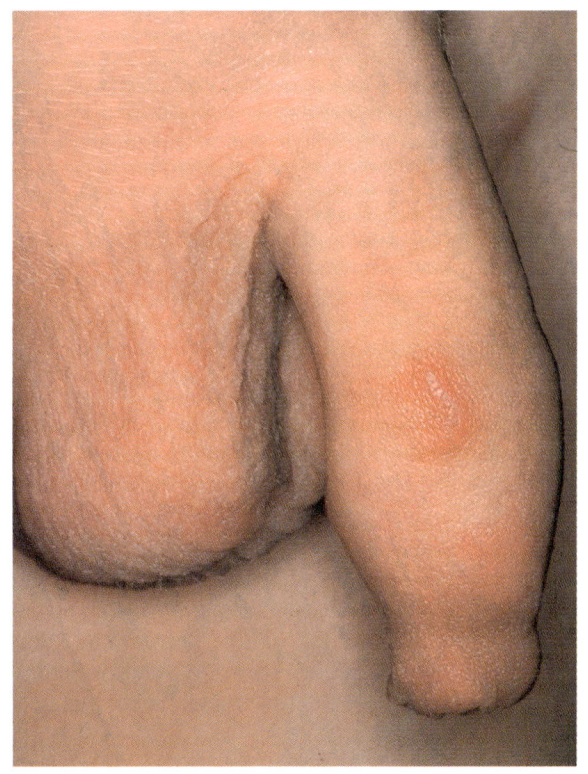

Abb. 8.15. Skabies, Milbengang mit Entzündungsreaktion

ausgedehnten Kratzeffekte *Impetiginisation* häufig. Auch eine *Ekzematisation* der Skabies durch zusätzliche Kontaktallergien bei der Anwendung juckreizstillender oder antibiotischer Puder und Salben ist nicht selten (Benzokain-, Neomycinallergie). In Endemiegebieten oder nach längerem Bestehen einer Skabies kann sich *Immunität* entwickeln, die zur Abnahme der Zahl der Milben, manchmal auch zur Spontanheilung führt. Besonders bei Patienten aus guten sozialen Verhältnissen, die ihre Haut pflegen, findet man oft starke subjektive Beschwerden bei minimalen Hauterscheinungen, die diagnostische Schwierigkeiten bereiten. An diese *gepflegte Skabies* muß man denken und gezielt nach Milbengängen suchen.

Milbennachweis. Man beachtet zunächst sämtliche Prädilektionsorte, sucht hier nach Gängen und darin wiederum nach Milben. Eine Lupe oder das Dermatoskop ist hilfreich; im Auflichtmikroskop bei 20- bis 40facher Vergrößerung kann die Milbe sogar eindeutig identifiziert werden. Zum mikroskopischen Milbennachweis geht man mit einer nicht zu spitzen Nadel, auch Sicherheitsnadel, fast parallel zur Haut in den Milbengang ein, schiebt sie dort bis zu dem feinen Pünktchen vor, an dem sich die Milbe befindet. Der Gang wird in diesem Milbenhügel angeritzt und sein Grund mit der Nadel ausgewischt. Die feuchte Milbe bleibt als eben sichtbares Kügelchen an der Nadel haften. Als Instrumente sind auch feine Kosmetikmesserchen (Moncorps-Messer) oder eine Injektionskanüle geeignet. Der Gang kann auch dargestellt werden durch Auftupfen von Farbstoff mit einem Filzschreiber und Applikation eines Tropfens Alkohol; durch Kapillarkraft zieht die Farbe in den Gang, der Überschuß wird abgewischt. Tinte oder Tetrazyklinlösung (dann Fluoreszenz im Wood-Licht) werden ebenfalls als hilfreich angegeben. Empfohlen wird ferner der Milbennachweis durch mehrmaliges Abziehen eines Tesafilmstreifens von der Haut bis zur Eröffnung der Gänge. Mikroskopisch erkennt man die Milbe bei schwacher Vergrößerung besonders gut auch an ihren lebhaften Beinbewegungen. Manchmal findet man auch nur typische Eier und *Skybala* (Kotballen). Nur durch den Nachweis der Milbe ist die Diagnose einer Skabies eindeutig gesichert. Weitgehend beweisend sind die Gänge, starker nächtlicher Juckreiz an den Prädilektionsstellen sowie Juckreiz bei Kontaktpersonen, beispielsweise mehreren Familienmitgliedern.

mit Entwicklung von Papulovesikeln, Pusteln, Follikulitiden und ausgedehnten eitrigen Krusten führen sekundär zu einem bunten Bild.
Das klinische Bild hängt vom Immunstatus des Patienten ab: Erstinfektionen beim Normergischen verursachen zunächst geringe Hauterscheinungen und Beschwerden, wobei der Patient aber bereits ansteckungsfähig ist. Mit Entwicklung einer Allergie verstärkt sich der *Juckreiz*. An den Milbengängen entwickeln sich entzündliche Papeln; zusätzlich kann ein pruriginöses papulovesikulöses *ekzematoides Exanthem* entstehen. In diesem Stadium ist wegen der oft

Differentialdiagnose. Alle pruriginösen und prurigoartigen Exantheme, Kontaktekzeme, atopisches Ekzem, Impetigo. Jedes Mamillenekzem ist nicht nur verdächtig auf Morbus Paget, sondern auch auf Skabies.

Therapie. γ-Hexachlorcyclohexan (Lindan; Jacutin-Emulsion). Es ist das Mittel der Wahl bei Erwachsenen, bei richtiger Anwendung ist es gut wirksam und sicher. Es ist farb- und geruchlos. Milben und Nymphen werden sofort abgetötet; da dies für Embryonen in den Eiern nicht gesichert ist, wird die Therapie an drei aufeinanderfolgenden Tagen durchgeführt. Neurotoxische Wirkungen sind nur bei oraler Aufnahme oder stärkerer Resorption zu erwarten. Letztere wird durch Lipide und Lösungsvermittler induziert, daher soll die Haut vor der Behandlung durch Duschen oder ein Vollbad mit Detergenzien von Hautfett und Salbenresten gereinigt werden. Die Möglichkeit verstärkter Resorption ist auch bei Schädigung der Barrierefunktion der Haut z.B. in ausgedehnten Ekzemherden zu bedenken. Generell wird folgendes Vorgehen empfohlen:

- Bett- und Körperwäsche täglich wechseln und wegen der meist vorhandenen bakteriellen Eitererreger auch auskochen. Oberbekleidung 4 Tage lang nicht benutzen, möglichst chemisch reinigen.
- Dusche oder Vollbad mit Detergens zur Entfettung der Haut.
- Gründliche Einreibung des gesamten Körpers vom Hals abwärts mit Jacutin-Emulsion. Dabei Prädilektionsstellen wie Finger- und Zehenzwischenräume besonders beachten.
- Nach 12–24 h Reinigungsbad oder (besser:) Dusche.
- Durchführung dieser Prozeduren einschließlich des Wäschewechsels 3mal innerhalb von 3 Tagen.
- Gleichzeitig Untersuchung und Behandlung von Kontaktpersonen.
- Nachbehandlung der meist gereizten bzw. exsikkierten Haut durch Ölbäder, Pflegesalben, antibiotische oder niedrig konzentrierte steroidhaltige Cremes je nach klinischem Bild (Impetiginisation, Ekzematisation).

Benzylbenzoat (Antiscabiosum Mago KG, 25%). Die Substanz ist gut wirksam und gilt als wenig toxisch, wenngleich gelegentlich die Haut irritierend. Die Behandlung wird ebenfalls nach obigem Schema durchgeführt, allerdings soll das Präparat 3 Tage lang 2mal täglich appliziert und erst am 4. Tag durch Duschen oder ein Vollbad abgewaschen werden.

Weitere Therapiemöglichkeiten. In der Literatur erwähnt werden: Sulfur (10%, bei Kindern 2,5%) in gelbem Vaselin, wirksam und sicher; ferner Permethrin (Creme, 5%), Malathion (Organoderm) und Crotamiton (Euraxil). Neuerdings wird auch Allethrin/Piperonylbutoxid (Spregal-Spray) empfohlen; nicht in der Schwangerschaft, bei Säuglingen und bei gereizter Haut.

Schwangerschaft und Stillzeit. Lindan ist kontraindiziert; es wird die Behandlung mit Benzylbenzoat empfohlen.

Säuglinge und Kleinkinder (bis zu 3 Jahren). Klinische Behandlung ist zu empfehlen, am besten zeitgleich mit den Kontaktpersonen. Pro Tag sollte abwechselnd nur eine Körperhälfte (oberhalb/unterhalb des Nabels) behandelt werden, insgesamt 4 Tage lang. Benzylbenzoat (Antiscabiosum Mago KG) ist vorzuziehen. Bei Behandlung mit Lindan sollten die Rückstände des Gels bereits nach 3 Stunden Einwirkungsdauer mit warmem Wasser abgewaschen werden.

Kinder (3–10 Jahre). Benzylbenzoat wie bei Erwachsenen; Lindan mit verkürzter Einwirkungsdauer von 3 h an 2 (–3) Tagen.

Umgebungsuntersuchung. Die Kontaktpersonen von Skabiespatienten sollten untersucht werden. Wegen der Latenzzeit von einigen Wochen sind zunächst unbemerkte kleine Endemien in der Familie, in Schulklassen und Kindergärten nicht selten. Bei geringstem Verdacht sollte eine Mitbehandlung, beispielsweise der Geschwister, erfolgen.

Postskabiöse persistierende Papeln

Besonders bei Kleinkindern treten gelegentlich nach ausreichender antiskabiöser Behandlung und ohne die Möglichkeit einer Reinfektion (z.B. unter klinischen Bedingungen) braunrote bis linsengroße Papeln, meist am Rumpf auf. Histologisch findet man ein manchmal pseudolymphomartiges histiozytär-eosinophiles Infiltrat. Es dürfte sich um eine hyperergische Hautreaktion handeln. Die Behandlung kann durch Glukokortikoidcreme, auch durch vorsichtige intraläsionale Injektion einer Glukokortikoidkristallsuspension erfolgen.

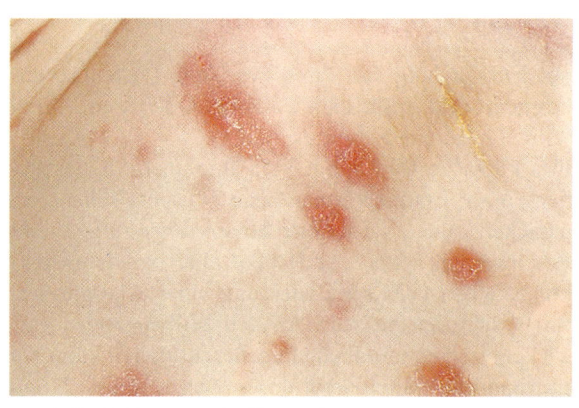

Abb. 8.16. Skabies, postskabiöse persistierende Papeln

Postskabiöser Pruritus und Skabophobie

Synonym. Akarophobie

Die antiskabiöse Behandlung führt oft zu einer leichten Irritation der Haut mit Juckreiz, der einen Nichterfolg der Behandlung vortäuschen kann. Ist dieser *postskabiöse Pruritus* trotz entsprechender Behandlung nach 2–3 Wochen noch nicht verschwunden, so sollte auch an Rückfall oder Reinfektion (Anamnese) gedacht werden.
Manche Patienten steigern sich dann in eine *Skabophobie* und führen andauernd verschiedenartige antiskabiöse Behandlungen durch, die ihrerseits Hautreizungen bewirken. Sorgfältige Aufklärung, gelegentlich Suggestivtherapie oder leichte Sedativa helfen im Einzelfall.

Scabies norvegica

[Daniellsen und Boeck 1848]

Synonym. Borkenkrätze, Scabies crustosa

Es handelt sich um eine seltene Variante der Skabies, bei der die Hauterscheinungen besonders massiv und ausgedehnt sind.
Symmetrisch findet man bevorzugt an Händen, Ellenbogen, Knien und Sprunggelenken dicke schmutziggraue Keratosen und Borkenauflagerung. Daneben sind auch die normalerweise von Skabies verschonten Hautbezirke wie Gesicht, Kapillitium und Nägel befallen; die gesamte Haut kann Rötung und Schuppung im Sinne einer Erythrodermie aufweisen. Hauptsächlich sind Patienten mit schweren *Störungen der Immunabwehr* betroffen, beispielsweise Patienten mit AIDS, Leukämien, Bloom-Syndrom, kachektische Tumorpatienten und Patienten unter langdauernder Behandlung mit Glukokortikoiden oder Zytostatika. Auch findet sich diese maximale Form der Skabies bei Debilen oder Anstaltspatienten. In allen Borken sind massenhaft Skabiesmilben nachweisbar. Daher besteht Infektiosität für die Umgebung.

Therapie. Wie bei Skabies, aber zusätzlich keratolytische Salben.

Scabies animalis beim Menschen

Auch bei Tieren ist die Krätze weit verbreitet, sowohl bei Haustieren als auch bei wildlebenden Tieren. Die Milbenarten sind auf die jeweilige Tierart spezialisiert und verursachen Räude mit Haarausfall, Schuppen und Borken, Ekzeme, Juckreiz, manchmal auch zunehmende Abmagerung und den Tod. Gelegentlich gehen derartige Tiermilben auf den Menschen über und verursachen starken Juckreiz mit variablen ekzemartigen Hauterscheinungen, insbesondere urtikariellen und vesikulösen oder erosiv-krustösen Veränderungen. Impetiginisierung ist nicht selten. Diese Milben können sich nur vorübergehend auf der menschlichen Haut halten und graben keine Gänge.

Diagnose. Wichtig ist die anamnestische Angabe von Kontakten mit räudigen Tieren; Milben lassen sich kaum jeweils nachweisen.

Therapie. Meist genügen Vollbad und Wäschewechsel. Die Hauterscheinungen behandelt man mit entzündungswidrigen und juckreizstillenden Externa, wie Lotio zinci oder vorübergehend einer niedrig konzentrierten Glukokortikoidcreme; bei Impetiginisation sind antibakterielle Zusätze wertvoll. Behandlung der Haustiere durch den Tierarzt.

Cheyletiellosis

[Lomholdt 1917]

Synonym. Cheyletiellainfektion

Definition. Eine von Tieren auf den Menschen übertragbare Milbenerkrankung, die heftigen Juckreiz verursacht.

Erreger. Cheyletiella ist eine sich nicht in die Haut eingrabende Milbe von etwa 0,5 mm Länge. Es existieren fünf Arten:

- *Cheyletiella parasitivorax* bei Kaninchen
- *Cheyletiella yasguri* bei Hunden
- *Cheyletiella blakei* bei Katzen
- *Cheyletiella furmani* bei Kaninchen
- *Cheyletiella strandtmanni* bei Hasen

Die Erreger kommen weltweit vor. Die milbenbefallenen Tiere zeigen oft eine mehlartige Schuppung des Fells.

Ätiopathogenese. Direkter Befall des Menschen (oft Tierbesitzer) mit Übertragung vom Haustier wie Hund, Katze oder Kaninchen. Zur Auslösung der Hauterscheinungen beim Menschen ist wahrscheinlich eine immunologische Reaktion (Typ I oder/und Typ IV) erforderlich.

Klinik. Prädilektionsstellen beim Menschen sind Arme und Stamm, oft dort, wo es zu besonders engem Kontakt mit dem erkrankten Haustier kam. Die Effloreszenzen sind polymorph mit erythematösen Maculae, Papeln, Vesikeln und exkorierten Papeln. Der Juckreiz ist unterschiedlich stark ausgeprägt und hängt vielleicht vom Grade der Sensibilisierung ab.

Verlauf. Spontaner Rückgang des Juckreizes und Abheilen der Hauterscheinungen innerhalb von 1–3 Wochen. Postinflammatorische Hyperpigmentierung ist möglich.

Therapie. Behandlung der Tiere, am besten mit vorübergehender Elimination der Tiere aus dem Haushalt. Ohne den natürlichen Wirt überleben die Milben nur wenige Tage (Weibchen bis zu 10 Tage). Symptomatische Behandlung der Hauterscheinungen mit Steroidcreme, Lotio zinci oder Crotamiton Lotio (z. B. Euraxil).

Hühner- oder Vogelmilben

Die weitverbreitete Hühner- oder Vogelmilbe *Dermanyssus gallinae seu avium* befällt nicht nur die Tiere, sondern sitzt auch in deren Nestern, wie Taubenschlägen, Hühnerställen, Vogelkäfigen. Von dort suchen sie nachts ihre Wirtstiere zur Nahrungsaufnahme auf. Beim Reinigen von Vogelkäfigen können sie auf den Menschen übertragen werden und kleinfleckige, erythematöse, urtikarielle oder auch papulovesikulöse Exantheme erzeugen, die stark jucken. Bei längerdauerndem oder mehrfachem Kontakt können die Hauterscheinungen auch allergisch bedingt sein, zusätzlich kann allergisches Asthma bronchiale ausgelöst werden. Wichtig für die Diagnose ist die Anamnese mit entsprechenden Angaben über die Umgebung und Tätigkeit des Patienten. Eine Allergie kann durch Intrakutantestung, RAST, eventuell IgE-Bestimmung gesichert werden.

Nahrungsmittelmilben. Die mit den Tierräudenmilben verwandten *Tyroglyphiden* kommen oft in großen Mengen als Schmarotzer in Produkten wie Mehl, Korn, Käse, Tabakblättern und getrockneten Früchten vor. Beim Sortieren und Verladen gelangen sie auf die menschliche Haut und lösen an unbedeckten Körperstellen stark juckende, kleinpapulöse oder papulovesikulöse Exantheme aus.

Als gerade noch sichtbare Milbe kommt der *Pediculoides ventricosus* mitunter in ungeheuren Mengen in Getreide, Bohnen und Stroh vor, wo er sich von anderen Schädlingen des Getreides (Larven, Puppen, Raupen) ernährt. Beim Schlafen im Stroh, beim Dreschen, bei der Arbeit in Silos gelangen die Milben in größerer Zahl auf die menschliche Haut. Nach wenigen Stunden kommt es zum Auftreten eines erheblichen Juckreizes. Das entstehende Exanthem besteht aus hellrötlichen, bis etwa linsengroßen Papeln, die zentral ein Bläschen oder Pustelchen tragen können. Daneben finden sich manchmal urtikarielle, auch zentral hämorrhagische Effloreszenzen. In schweren Fällen ist der ganze Körper übersät, dabei können Fieber und Albuminurie bestehen. Bei Sackträgern entwickelt sich die als *Getreidekrätze* oder *Gerstenkrätze* bekannte Krankheit v. a. an Armen, Hals und Rücken.

Therapie. Antipruriginöse Mittel, indifferente Lokaltherapie, Prophylaxe mit Insektiziden.

Hausstaubmilbe

Die Milbe *Dermatophagoides pteronyssinus* vermehrt sich im Hausstaub, insbesondere bei hoher Luftfeuchtigkeit. Sie kommt für die Auslösung von allergischen Reaktionen vom Soforttyp (Typ-I-Reaktion) wie allergischem Asthma bronchiale, Rhinitis allergica und Conjunctivitis allergica, aber auch von atopischem Ekzem in Betracht. Dieser Zusammenhang läßt sich durch Intrakutantestung, RAST und IgE-Bestimmung nachweisen.

Haarbalgmilbe

[Henle 1841, Simon 1842]

Die Haarbalgmilbe *Demodex folliculorum* lebt als 0,3 mm langer Saprophyt in den Haartalgdrüsenfollikeln, besonders im Gesicht bei Menschen mit seborrhoischem Hauttyp, aber auch in Talgdrüsenausführungsgängen des äußeren Gehörganges, der Brustwarzen und der Meibom-Drüsen. Sichere pathogenetische Beziehungen zu Hauterkrankungen im Sinne einer Demodikiose fehlen; spekuliert wird über eine ursächliche Bedeutung bei papulopustulösen Rosazeaformen, die therapeutisch schwer zu beeinflussen sind. Juckende follikuläre Papeln im Kopf-Hals-Bereich mit Nachweis stark vermehrter Demodex-Besiedlung wurden bei HIV-Patienten beschrieben. Im Gegensatz zum Menschen sind bei Tieren schwere, zur Kachexie führende Hautveränderungen bekannt. Die Haarbalgmilben sollen unter Schwefelbehandlung (5%ige Schwefel-Zink-Paste), Jacutin-Emulsion oder Euraxil-Lotio abgetötet werden. Diese Behandlung wird daher bei resistenten Formen der papulopustulösen und indurierten Rosazea empfohlen.

Trombidiose

Synonyme. Erntekrätze, Heukrätze, Herbstbeiße, Sendlinger Beiß, Giesinger Beiß

Erreger. Viele Arten von Laufmilben *(Trombidien)* leben an Gräsern, Blumen, Sträuchern und Weinstökken. Nur ihre Larven erzeugen Hauterscheinungen, so die der *Trombicula autumnalis.* Die Larven gelangen beim Aufenthalt im Gebüsch, bei Spaziergängen, Forst- und Erntearbeiten auf die Haut des Menschen. Sie saugen Blut und fallen wieder ab; sie sind daher nur ausnahmsweise auf der Haut als eben noch erkennbare rote Pünktchen nachzuweisen.
Besonders in feuchten Spätsommermonaten kommen sie in Mitteleuropa landstrichweise vor. Andere Spezies finden sich in vielen Teilen der Welt (USA, Südamerika).

Klinik. Prädilektionsstellen sind die Anliegeflächen enger Kleidung, wie Gürtel, Hosenträger, Büstenhalter. Hauterscheinungen stellen sich erst einige Stunden nach der Exposition in Form von roten Makulä und Quaddeln ein, nach 24–48 h finden sich bis linsengroße Papeln oder Seropapeln mit manchmal leichter Hämorrhagie. Mit den Hauterscheinungen entwickelt sich ein sehr starker Juckreiz. Der Juckreiz hält meist eine Woche an, die Hauterscheinungen bestehen etwa 2 Wochen lang.

Diagnose. Sie ergibt sich aus Anamnese, plötzlichem Beginn, typischer Jahreszeit und den strophulusartigen Hauterscheinungen an bedeckten(!) Hautarealen in typischer Lokalisation.

Differentialdiagnose. Prurigo simplex acuta, Strophulus, Urtikaria.

Therapie. Indifferente Lokaltherapie mit Lotio zinci, Polidocanol (Thesit) 5% in Lotio, Steroidlotionen oder -cremes.

Zecken

Erreger. In Europa ist *Ixodes ricinus,* in den USA sind *Ixodes dammini* und *Ixodes pacificus* als Überträger von Krankheiten (s. u.) bedeutsam. Neurotoxinproduzierende Zeckenarten, deren Biß lebensbedrohliche Vergiftungen hervorrufen kann, kommen u.a. in den USA *(Dermacentor andersoni)* und Australien *(Ixodes holocyclus)* vor. Der in Europa heimische Holzbock Ixodes ricinus hält sich an Bäumen und Sträuchern in waldreichen Gegenden auf. Aus Eiern entstehen über Larven und Nymphen in Wochen bis Jahren die 3–4 mm langen Weibchen und die etwas größeren Männchen. Die Zecken lassen sich von Zweigen auf wildlebende Kleinsäuger, Haustiere und Menschen herabfallen. Sie bohren zunächst unbemerkt unter Absonderung eines anästhesierenden und antikoagulierenden Sekrets ihr Mundwerkzeug (Hypostom) in die Haut ein, in der es durch Widerhaken verankert wird. Der Saugakt dauert 3–12 Tage, wobei auch eine Übertragung von Bakterien und Viren zwischen Zecke und Wirt möglich ist. Nach dem Saugakt zieht die Zecke das Mundwerkzeug zurück und fällt vom Wirt ab.

Zeckenbißreaktionen. Der Saugakt verursacht nur geringen örtlichen Juckreiz. Wird die saugende Zecke als braunrotes oder schwarzblaues rundliches Gebilde gewaltsam entfernt, bleiben Teile in der Haut zurück und verursachen eine Fremdkörperreaktion, das *Zeckengranulom*. Beim Eindringen von Bakterien können Pyodermien bis zum Furunkel oder ein Erysipel entstehen, die entsprechender Behandlung bedürfen.

Entfernung der saugenden Zecke. Die Zecke soll mit einer am Hypostom angesetzten spitzen Pinzette vorsichtig herausgezogen werden, da eine Reizung durch das häufig empfohlene Aufbringen von Petroleum, Öl, Alkohol, Alleskleber etc. die Abgabe von Speichel und damit die Übertragung von Erregern verstärken soll. Verbleibende Reste sollen durch Exzision oder Stanzung baldmöglichst entfernt werden.

Übertragung von Krankheiten durch Zecken. Wichtiger als die unmittelbare Zeckenbißreaktion ist die Übertragung von Bakterien und Viren als Erreger von Krankheiten, häufig mit dermatologischen und neurologischen Symptomen. Die Spirochätenart *Borrelia burgdorferi* wurde 1982 als Erreger der seit Jahrzehnten in Zusammenhang mit Zeckenbissen diskutierten Erkrankungen Erythema chronicum migrans, Lymphadenosis cutis benigna, Acrodermatitis chronica atrophicans sowie der zahlreichen Organmanifestationen der Lyme-Borreliose identifiziert.
Als nichtdermatologische Komplikation nach Zeckenbiß ist in Mitteleuropa die *Frühsommermeningoenzephalitis (FSME)* durch ein Arbovirus zu nennen. Hauptsymptom sind Kopfschmerzen. Die Diagnose wird serologisch durch Blutabnahme bei Krankheitsbeginn (Nachweis spezifischer IgM-Antikörper) und nach 3 Wochen gesichert, die Prognose ist relativ günstig. Bei stärkeren Kopfschmerzen während oder mit Beginn obiger Erkrankungen sollte an sie gedacht werden.
Endemiegebiete sind in Mitteleuropa besonders die Waldgebiete Süddeutschlands und Österreichs.

Aktive Immunisierung gegen FSME wird bei besonderer Exposition (Waldarbeiter etc.) empfohlen, derzeit wegen möglicher Nebenwirkungen jedoch nicht generell (z. B. für Urlauber).

Passive Immunisierung kommt bis 48 h nach Zeckenbiß in Betracht, ist aber nach dem 5. Tag nicht mehr sinnvoll.

Weiterführende Literatur

Agathos MC (1994) Skabies. Hautarzt 45:889–903

Alexander JO (1984) Arthropods and human skin. Springer, Berlin

Barnes L, McCallister RE, Lucky AW (1987) Crusted (Norwegian) scabies. Occurence in a child undergoing a bone marrow transplant. Arch Dermatol 123:95–97

Bork K, Ohmer K (1977) Tungiasis (Sandfloh-Krankheit). Dtsch Ärztebl 74:425–428

Brown HW (1975) Basic clinical parasitology. 4th edn. Appleton-Century-Crofts, New York

Davies JE, Dedhia HV, Morgade C et al (1983) Lindane poisonings. Arch Dermatol 119:142–144

Donaldson RJ (ed) (1979) Parasites and Western man. University Park Press, Baltimore

Engel PM, Kreusch J, Wolff HH (1993) Tungiasis. Z Hautkr 68:810–813

Glover R, Young L, Goltz RW (1987) Norwegian scabies in acquired immunodeficiency syndrome: report of a case resulting in death from associated sepsis. J Am Acad Dermatol 16:396–399

King LE (1987) Spider bites. Arch Dermatol 123:41–43

McKoy KC, Moschella SL (1985) Parasites, arthropods, hazardous animals, and tropical dermatology. In: Moschella SL, Hurley HJ (eds) Dermatology, vol 2, pp 1731–1820

Mebs D (1992) Gifttiere. Ein Handbuch für Biologen, Toxikologen, Ärzte, Apotheker. Wiss. Verlagsgesellschaft, Stuttgart

Mumcuoglu Y, Rufli T (1983) Dermatologische Entomologie. Humanmedizinisch bedeutsame Milben und Insekten in Mitteleuropa. Perimed, Erlangen

Niebauer G, Bardach HG (1982) Urlaubsdermatosen. Thieme, Stuttgart

Orkin M, Maibach HJ (eds) (1985) Cutaneous infestation and insect bites. Dekker, New York

Rasmussen JE (1987) Lindane. A prudent approach. Arch Dermatol 123:1008–1010

Schuller-Petrovic S, Mainitz M, Böhler-Sommeregger K (1987) Tungiasis – eine immer häufigere Urlaubsdermatose. Hautarzt 38:162–164

Shacter B (1981) Treatment of scabies and pediculosis with lindane preparations: an evaluation. J Am Acad Dermatol 5:517–527

Smiley RL (1970) A review of the family Cheyletiellidae (Acarina). Ann Entomol Soc Am 63:1056–1078

Steigleder GK (1970) Epizootien, ihre Erkennung, Behandlung und Prophylaxe. In: Braun-Falco O, Bandmann HJ (eds) Fortschritte der praktischen Dermatologie und Venerologie, vol 6., Springer, Berlin, pp 272–286

Stüttgen G, Haas N, Mittelbach F et al (1982) Umweltdermatosen. Reisen und Urlaub. Springer, Wien

Wong RC, Hughes SE, Vorhees JJ (1987) Spider bites. Review in depth. Arch Dermatol 123:98–104

Kapitel 9 Hauterkrankungen durch Würmer

Inhaltsverzeichnis

Einführung. 335
Nematoden (Nemathelminthes, Rundwürmer) 336
    Enterobiasis 336
    Askariasis 338
    Trichinose 339
    Kutane Larva migrans 339
    Strongyloidiasis. 341
    Lymphatische Filariosen 341
    Loiasis 342
    Onchozerkose 342
    Drakunkulose 344
Plathelminthes (Plattwürmer) 345
    Zestoden. 345
        Zystizerkose 345
        Andere Plattwurmerkrankungen. 345
        Zystische Echinokokkose und alveoläre Echino-
        kokkose 346
    Trematoden (Saugwürmer) 347
        Bilharziose 347
        Zerkariendermatitis 348
Weiterführende Literatur 349

Einführung

Klimatische Faktoren, mangelhafte Hygiene und bestimmte Ernährungsgewohnheiten begünstigen vor allem in subtropischen und tropischen Ländern das Vorkommen zahlreicher durch Würmer bedingter Infektionen, die oft auch mit Hauterscheinungen einhergehen können. Man rechnet mit etwa 150 verschiedenen Wurmarten, die den Menschen befallen können. Die Mehrzahl von ihnen sind Kuriositäten oder seltene Irrgäste aus dem Tierreich. Im gemäßigten Klima ist die Zahl der parasitären Würmer beim Menschen begrenzt und überschaubar, doch werden Wurminfektionen häufig übersehen.

Es gibt kein Organ oder Organsystem im menschlichen Körper einschließlich des strömenden Blutes, in dem nicht die eine oder andere Wurmart oder deren Larven leben können. Dementsprechend sind bei Wurminfektionen viele verschiedene Übertragungsvarianten, Arten des Zustandekommens und Formen der Therapie zu beachten.

Die Mechanismen, die zur Begrenzung oder Überwindung von parasitären Infektionen im allgemeinen und Wurminfektionen im speziellen führen, sind nur bruchstückhaft bekannt. Sowohl epidemiologische Studien in Endemiegebieten als auch experimentelle Untersuchungen haben aber eindeutig belegt, daß die Immunabwehr des Wirtes den Verlauf parasitärer Infektionen bestimmt. Bei der Kontrolle extrazellulärer Parasiten, insbesondere der Nematoden, scheint den T-Zell-Zytokinen der Interleukin-4-Familie sowie den IgE-Antikörpern eine Schlüsselrolle zuzukommen. Die starke Aktivierung des Immunsystems, die mit einer Parasiteninfektion einhergeht und anscheinend für deren Eindämmung benötigt wird, kann auch von schädlichen Nebenwirkungen begleitet sein. Bekannt ist, daß Sekundärkrankheiten, die sog. allergischen Allgemeinerscheinungen, häufig Nematodeninfektionen begleiten. Sekundärkrankheiten, die im Verlauf schwerer und lang andauernder Parasiteninfektionen auftreten, weisen oftmals große Ähnlichkeiten zu Autoimmunkrankheiten auf.

Das Hautorgan kann bei Wurminvasionen direkt oder indirekt betroffen sein. Einmal kann es Abfangbarriere und zugleich die Endstation für Wurmlarven sein, für die der Mensch ein Fehlwirt ist. Irrtümliche Penetrationsversuche rufen oft besonders heftige lokale und auch allgemeine Intoleranzreaktionen hervor, beispielsweise bei kutaner Larva migrans oder Zerkariendermatitis. Zum anderen kann das umgebende Gewebe auf die Ansiedlung und Vermehrung von mehr oder weniger gut angepaßten dermatotropen Würmern in der Haut oder im subkutanen Gewebe reagieren, beispielsweise bei Onchozerkose oder Medinawurm. Auf allergische Allgemeinreaktionen bei Besiedlung mit darm- oder gewebebewohnenden Helminthen und deren Wanderlarven wurde bereits hingewiesen.

Die Diagnose parasitärer Hauterkrankungen beruht auf dem Nachweis der Parasiten, ihrer Larven oder Eier. In manchen Fällen können serologische Parameter zu Hilfe gezogen werden. Neuerdings werden auch molekularbiologische Techniken, insbesondere die Polymerasekettenreaktion herangezogen. Die letzteren sind jedoch noch im Entwicklungsstadium und ihr diagnostischer Aussagewert ist aufgrund meßtechnischer Probleme schwer zu beurteilen, insbesondere da mit dieser hochsensiblen Methode höchstwahrscheinlich auch Infektionen erfaßt werden, die keinen Krankheitswert besitzen.

Ein Breitbandanthelmintikum, das gegen alle Wurmarten gleich gut hilft, existiert bis heute nicht.
Aus dermatologischer Sicht sind Würmer aus den folgenden 3 Unterstämmen von Bedeutung:

Tabelle 9.1. Häufige pathogene Würmer

Nemathelminthes (Rundwürmer)

Nematoda (Fadenwürmer)

Enterobius vermicularis	Madenwurm, Oxyuren
Ascaris lumbricoides	Spulwurm
Trichuris trichiura	Peitschenwurm
Ancylostoma duodenale	Hakenwürmer
Necator americanus	Hakenwürmer
Ancylostoma brasiliense	Larva migrans
Strongyloides stercoralis	Zwergfadenwurm
Trichinella spiralis	Trichinen
Brugia malayi	
Wuchereria bancrofti	
Loa loa	
Onchocerca volvulus	
Dracunculus medinensis	Guineawurm

Plathelminthes (Plattwürmer)

Trematoda (Saugwürmer)

Schistosoma mansoni	Darmbilharziose
Schistosoma japonicum	
Schistosoma intercalatum	
Schistosoma haematobium	Blasenbilharziose
Clonorchis sinensis	Chinesischer Leberegel
Opisthorchis felineis	Katzenleberegel
Opisthorchis viverrini	
Heterophyes heterophyes	
Fasciolopsis buski	
Trichobilharzia	

Cestoda (Bandwürmer)

Hymenolepis nana	Zwergbandwurm
Diphyllobothrium latum	Fischbandwurm
Taenia saginata	Rinderbandwurm
Taenia solium	Schweinebandwurm
Echinococcus granulosus	Hundebandwurm
Echinococcus multilocularis	

Annelida (Ringel- oder Borstenwürmer)

Hirudinea	Blutegel

Nemathelminthes (Rundwürmer). Bedeutungsmäßig steht die Klasse der *Nematoden* (Fadenwürmer) im Vordergrund. Sie sind alle von klassischer Wurmgestalt, in der Regel farblos, unsegmentiert, verschiedengeschlechtlich, haben einen kreisrunden Querschnitt, eine sehr widerstandsfähige Kutikula und eine Leibeshöhle mit Verdauungs- und Geschlechtsorganen. Wichtig für die Diagnose von Nematodeninfektionen ist der direkte Nachweis der Parasiten, ihrer Eier oder Larven – je nach Art – in Stuhl, Urin, Blut und Geweben. Nur für wenige Arten stehen diagnostische Seroreaktionen mit ausreichender Verläßlichkeit zur Verfügung. Die Bestimmung des Serum-IgE stellt eine wertvolle Ergänzung zur parasitologischen Diagnostik dar. Eine stärkere IgE-Erhöhung kann auch bei fehlender Bluteosinophilie ein Hinweis für eine parasitäre Erkrankung sein.

Plathelminthes (Plattwürmer). Die hier interessierenden Vertreter gehören zu 2 verschiedenen Klassen:

Cestodes (Zestoden oder Bandwürmer). Es sind bandförmige septierte Hermaphroditen von wenigen Millimetern bis zu mehreren Metern Länge. Sie bewohnen als geschlechtsreife Formen das Darmlumen, als Larven aber die verschiedensten Körperorgane. Ein Verdauungstrakt fehlt. Nahrung wird durch die Körperoberfläche aufgenommen. Für den Menschen haben die Gattungen Taenia, Diphyllobothrium und Echinococcus vorrangige Bedeutung.

Trematodes (Trematoden, Saugwürmer, Egel). Die meisten Angehörigen dieser Tierklasse sind zungen- oder lanzettförmig dorsoventral abgeflacht und gurkenkern- bis markstückgroß. Mit Ausnahme der getrenntgeschlechtlichen Schistosomen sind alle Trematoden Hermaphroditen. Je nach geographischer Region sind verschiedene Saugwurmarten von vorrangiger Bedeutung. Besonderes Gewicht kommt in den meisten Tropenländern den Schistosomen zu.

Annelida (Ringel- oder Borstenwürmer). Ihr morphologisches Kriterium ist der Aufbau aus ringförmigen Körpersegmenten. Einige Vertreter aus der Klasse Hirudinea sind beim Menschen als temporäre blutsaugende Ektoparasiten (Blutegel) bekannt. Die meisten Arten sind wasserbewohnend: in manchen feuchtheißen Tropengebieten Ostasiens und Südamerikas gibt es auch Landbewohner (Haemadipsae), die in der Vegetation auf vorbeistreifende Blutspender lauern. Alle Blutegel erzeugen beim Saugakt Hautwunden, die wegen des Einsickerns gerinnungshemmender Speichelbestandteile lange und heftig nachbluten können. Auch Prurigo-nodularis-artige Hautreaktionen an den Bißstellen sind beobachtet worden. Sonst sind die Annelida harmlos.

Nematoden (Nemathelminthes, Rundwürmer)

Enterobiasis

Synonyme. Oxyuriasis, Enterobiasis vermicularis

Definition. Häufige Wurmerkrankung des Menschen in unseren Zonen, vorwiegend bei Kindern. Weltweite Verbreitung. Ohne nennenswertes Krankheitsgefühl

Tabelle 9.2. **Behandlung von Wurminfektionen** (Allgemeine Therapieempfehlungen modifiziert nach Rote Liste 1994 und Garcia und Bruckner 1993)

Erreger	Medikament/Therapie	Dosierung
Oxyuren	Pyrantelembonat	10 mg/kg KG, max. 1 g/1 Tag; Wiederholung nach 2 Wochen
	Mebendazol	100 mg/1 Tag; Wiederholung nach 2 Wochen
Ascaris lumbricoides	Mebendazol	100 mg, 2mal tgl. für 3 Tage
	Pyrantelembonat	10 mg/kg KG, max. 1 g/Tag
Trichinella spiralis	Mebendazol zusammen mit Glukokortikoiden	200–400 mg, 3mal tgl. für 3 Tage; dann 10 Tage 400–500 mg, 3mal tgl. 20–60 mg/Tag
Kutane Larva migrans	Albendazol	400 mg/Tag für 2–3 Tage
	Thiabendazol[a]	Lokal: 5–15% in Salbengrundlagen okklusiv für 4 Tage
Strongyloides stercoralis	Albendazol	400 mg tgl. für 3 Tage
	Thiaobendazol[a]	25 mg/kg KG, 2mal tgl. für 3–6 Tage
Wuchereria bancrofti/ Filiarose	Diethylcarbamazin	Tag 1: 1mal 50 mg; Tag 2: 3mal 50 mg; Tag 3: 3mal 100 mg; Tage 4–21: 3mal tgl. 2–3 mg/kg KG
	Ivermectin	150 µg/kg KG, 2mal pro Jahr
Loa loa	Diethylcarbamazin Ivermectin	Wie Wuchereria bancrofti
Onchocerca volvulus	Ivermectin Diethylcarbamazin	Wie Wuchereria bancrofti
Dracunculus medinensis	Aufrollen des Wurmes auf ein Holzstäbchen	
Taenia solium (Zystizerkose)	Albendazol	15 mg/kg KG tgl. für 8 Tage; nicht bei okulärer Zystizerkose
	Praziquantel	50 mg/kg KG tgl. für 15 Tage; nicht bei okulärer Zystizerkose
	Exzision erreichbarer Herde	
Echinococcus granulosus	Exzision Albendazol	2mal tgl. 400 mg, 3–6 Monate
Echinococcus multilocularis	Exzision Albendazol	2mal tgl. 400 mg, 3–6 Monate
	Mebendazol	50–60 mg/kg KG tgl. für mindestens 2 Jahre
Schistosoma haematobium Schistosoma mansoni Schistosoma japonicum	Praziquantel	60 mg/kg KG an 1 Tag (verteilt auf 3 Dosen)

[a] Nicht in der Roten Liste 1994 aufgeführt (Rote Liste, Cantor Verlag, Aulendorf).

für den Patienten leben die Würmer im Darm. Perianaler Juckreiz, perianale Ekzematisation und perianale Sekundärinfektion durch Bakterien, Viren oder Pilze sind die hauptsächlichsten dermatologischen Komplikationen.

Parasiten. Enterobius vermicularis, Madenwurm, Oxyuris.
Die weiblichen Würmer sind 8–13 mm und die männlichen 2–5 mm lang.

Infektionsmodus. Der häufigste Infektionsweg ist die Schmierinfektion, vor allem von einem Menschen zum anderen. Dies wird dadurch begünstigt, daß die befruchteten Eier unter günstigen Bedingungen bis zu 20 Tagen außerhalb des Körpers überleben können. Auch eine Infektion durch Wurmeier aus Gemüsen und Salaten, die mit menschlichen Fäkalien kopfgedüngt sind, ist möglich. Ist die Infektion zustande gekommen, erfolgt die Übertragung neuer Eier aus der Aftergegend zum Mund automatisch durch unmittel-

bare Schmierinfektion. Wird dieser Zyklus unterbrochen, erlischt die Verwurmung nach 4–8 Wochen.
Die Oxyuren siedeln in allen Abschnitten des Dickdarms, Zäkums und Rektums. Ihre Eier legen die Weibchen im Darm, hauptsächlich aber in der Anal- und Perianalgegend sowie im Bereich des weiblichen Genitales ab. Dazu verläßt das Weibchen den Darm durch den After. Die abgelegten Eier schlüpfen erst, wenn sie über den Mund wieder in den Darm gelangen. Entwicklung und Vermehrung verlangen also einen festgelegten Zyklus.

Klinik. Die Patienten sind meist bei guter Gesundheit. Hinweisendes Symptom ist der durch die Würmer in der Aftergegend erzeugte lebhafte Pruritus ani. Durch das Kratzen werden die Finger mit Wurmeiern infiziert und diese wieder in die Mundhöhle übertragen. Der Juckreiz stellt sich oft in der Bettwärme ein und kann Schlaflosigkeit verursachen. Das ständige Kratzen bedingt in der Analgegend Erosionen und führt dadurch zu Ekzematisation, möglicherweise auch zu Sekundärinfektionen: Pyodermien oder Virusinfektionen wie Condylomata acuminata, Mollusca contagiosa. Vor allem sind Kinder betroffen. Bei Mädchen kann das Einwandern von Oxyuren in den Genitalbereich Vulvovaginitis erzeugen. Selten ist chronisch-rezidivierende Urtikaria ein Symptom dieser Verwurmung.

Erregernachweis. Durch Inspektion der Aftergegend oder des Stuhls lassen sich oft die Oxyuren makroskopisch erkennen. Ebenso können Wurmeier aus dem Stuhl nachgewiesen werden. Die einfachste Technik besteht darin, daß ein durchsichtiges Klebeband (Tesafilm oder Pinworm diagnostic tape, Parke-Davis) morgens an den ungereinigten Analrand gedrückt und anschließend auf einen Objektträger geklebt wird. Die Oxyureneier sind mikroskopisch an ihrer ovalen Form leicht erkennbar.

Therapie
Innerlich. Pyrantelemboat (Helmex), Pyrviniumembonat (Molevac) oder Mebendazol (Vermox) als Eindosisbehandlung. Die Behandlung sollte nach 2 Wochen wiederholt werden. Mebendazol ist das bestwirkende Breitbandanthelmintikum und wirkt sicher bei allen Rundwürmern und ihren Larvenstadien. Wichtig ist, daß alle Anthelmintika exakt nach Gebrauchsanweisung dosiert werden. Auf Schwangerschaft ist zu achten.
Äußerlich. Der durch Oxyuren erzeugte Analpruritus und das Analekzem heilen ab, sobald die Oxyuriasis beseitigt ist. Dazu gehört, daß die Übertragung der Wurmeier vom After zum Mund verhütet wird. Kurzschneiden der Fingernägel, Handwäsche nach jedem Stuhlgang. Kinder sollten nachts eng sitzende Höschen tragen.

Askariasis

Synonyme. Askaridiasis, Askaridose

Definition. Weltweit sehr verbreitete Wurmkrankheit, auch in unseren Breiten häufig. Allergische Phänomene stehen im Vordergrund der dermatologischen Symptomatik.

Parasiten. Ascaris lumbricoides, Spulwurm.
Die starr-elastischen, bis bleistiftdicken Würmer werden 15–40 cm lang und leben im Dünndarm. Die männlichen Würmer sind kleiner als die weiblichen. Letztere produzieren täglich etwa 200000 Eier.

Infektionsmodus. Die Infektion betrifft ganz besonders häufig Kinder. Große Mengen von Eiern werden täglich mit dem Stuhl ausgeschieden. Die Infektion erfolgt mit reifen Wurmeiern, die an Frischgemüse, Obst und anderen pflanzlichen Nahrungsmitteln haften. Die frischgeschlüpften Larven durchwandern die Wand des Dünndarms und erreichen die Lunge über den venösen Blutstrom, nachdem sie die Leber passiert haben. In den Lungen verursachen sie ein vorübergehendes eosinophiles Infiltrat (*Löffler-Syndrom*). Von der Lunge aus gelangen sie über die Trachea zum Pharynx, werden dann erneut geschluckt und kehren in den Dünndarm zurück, wo sie ihre Reifung zum adulten Wurm beenden.

Klinik. Geringer Spulwurmbefall bereitet dem Träger von seiten des Darms keine wesentlichen Beschwerden. Der Wurmbefund wird meist nur zufällig erhoben. Starker Wurmbefall ist jedoch aus mehreren Gründen nicht unbedenklich. Wurmeier, Stoffwechselprodukte und Bestandteile von Würmern und Larven führen infolge ihrer allergisierenden Bestandteile (Askaridenallergene) zu immunologischen Reaktionen wie chronischer Urtikaria, Bluteosinophilie, flüchtigen, eosinophilen Lungeninfiltraten, Tenesmen und diarrhöischen Darmerscheinungen. Daher sollte bei Eosinophilie und chronischer Urtikaria stets auch an Askarideninfektion gedacht werden. Bedrohliche Komplikationen, die v.a. bei stärkerem Befall auftreten, sind intestinale Obstruktionen durch Dünndarmileus, Volvulus oder Invagination und eine Einwanderung in die Gallenwege.

Erregernachweis. Wurmeier im Stuhl. Bei schwachem Befall sind Anreicherungsverfahren erforderlich mittels Sedimentations- oder Flotationstechniken, z. B. Ovassaytest. Wie bei allen intestinalen Wurminfektionen gilt auch bei Askariasis, daß bei entsprechendem Verdacht Stuhl durch ein erfahrenes Labor wiederholt untersucht werden muß. Gelegentlich wird die Infektion durch Abgang von Würmern mit dem Stuhl oder Erbrochenem entdeckt.

Diagnose. Sie ist an den Parasitennachweis gebunden. Bluteosinophilie und IgE-Erhöhung im Blutserum können diagnostische Hinweise geben.

Therapie. Das Medikament der Wahl ist Mebendazol (Vermox) oder Albendazol (Zentel, Eskazol). Alternativ kann mit Pyrantelembonat (Helmex) behandelt werden. Die Dosierung erfolgt nach Vorschrift. Mit Beseitigung des Wurmbefalls verschwindet eine auf Askariden zurückzuführende Urtikaria.

Trichinose
[von Zenker 1860]

Synonyme. Trichinenerkrankung, Trichinellose, Trichiniasis

Definition. Weltweit vorkommende, bei uns relativ seltene Wurmerkrankung, die während der Wanderung der Larven manchmal zu schweren Allgemeinsymptomen führen kann.

Parasiten. Trichinella spiralis. Trichinen können in vielen verschiedenen Arten von Vertebraten vorkommen. Die männlichen Würmer sind 1,4–2 mm, die weiblichen 3–4 mm lang.

Infektionsmodus. Für den Menschen stellt larvenhaltiges Schweinefleisch die häufigste Infektionsquelle dar (80% der Erkrankten). Die Larven liegen dort aufgerollt und eingekapselt vorwiegend in der quergestreiften Muskulatur. Im Magen-Darm-Kanal werden die Larven frei und reifen im Dünndarmlumen. Bereits 5 Tage nach der kontaminierten Fleischkost gebären die Weibchen Larven. Die Larven penetrieren die Darmwand und überschwemmen den gesamten Wirtsorganismus auf dem Blutweg.
Durch strenge Beachtung der gesetzlichen Vorschriften zur trichinoskopischen Schlachtfleischprüfung ist der Parasit bei unseren Haustieren so gut wie ausgestorben, kommt aber noch in Wildschweinen vor.

Klinik. Die Schwere der Erkrankung hängt von der Menge der Larvenaufnahme ab. Symptome der Krankheit sind Fieber, Koliken, Durchfälle, heftige Muskelschmerzen und hohe Eosinophilie. Hinzu kommen straffe Ödeme im Gesicht, speziell im Lidbereich, sowie an Hand- und Fußflächen, seltener roseolaartige Exantheme. Subunguale Splitterblutungen sind charakteristisch. Bedrohliche Komplikationen sind Myokarditis (Rhythmusstörungen), Enzephalitis, Bronchopneumonie und Sepsis. Viele Erkrankungen verlaufen jedoch klinisch stumm und werden nicht diagnostiziert.

Diagnose. Muskelschmerzen, Bluteosinophilie, meist ausgeprägter Anstieg der Serumkreatinkinase, Trichinennachweis durch Muskelbiopsie, Seroreaktionen (ELISA und andere) und erhöhter IgE-Spiegel im Serum.

Differentialdiagnose. Im akuten Stadium Dermatomyositis.

Therapie. Albendazol (Eskazol) 10–15 mg/kg KG tgl. in 2 Tagesdosen oder Mebendazol (Vermox) 200–400 mg 3mal tgl. für 3 Tage, dann 400–500 mg 3mal tgl. für 10 Tage. Genaue Dosierungsvorschrift und Nebenwirkungen beachten. Zur Vorbeugung der während der Therapie möglichen sekundären Krankheitssymptome sollen begleitend 20–60 mg Glukokortikoide eingenommen werden; bei bedrohlichen Komplikationen ist initial eine hochdosierte parenterale Gabe (bis 1 g) angezeigt.

Prophylaxe. Ausreichendes Kochen oder Braten des Fleisches.

Meldepflicht

Kutane Larva migrans
[Lee 1874]

Synonyme. Creeping eruption, creeping disease, plumber's itch, water dermatitis (engl.)

Definition. Weltweit in feuchten Gegenden, besonders den Subtropen und Tropen vorkommende Erkrankung. Bei uns ist sie selten. Sie kommt vorwiegend bei Arbeitern vor, die barfuß oder im feuchten Erdreich beschäftigt sind (Grubenarbeiten, Tunnelbau) oder bei Installationsarbeiten in feuchten Hausschächten (plumber's itch). Neuerdings wird sie relativ häufig als Reisekrankheit aus den Tropen oder Subtropen importiert. Unter dem Ausdruck kutane Larva migrans verbirgt sich eine große Gruppe von Erkrankungen, die durch verschiedene Nematodenlarven ausgelöst werden, welche durch die oberflächlichen Hautschichten wandern.

Klinisch mit der kutanen Larva migrans verwandt ist die subkutane Dirofilariasis, die durch Dirofilaria repens ausgelöst wird.

Erreger. Die erste nachgewiesene Hautinfektion (creeping eruption) wurde durch *Ancylostoma brasiliense* ausgelöst. Neben Ancylostoma brasiliense, das die häufigste Ursache kutaner Larva-migrans-Erkrankungen darstellt, können aber auch andere Hakenwürmer klinisch sehr ähnliche Bilder auslösen: *Ancylostoma caninum* (Hundehakenwurm), *Ancylostoma duodenale*, und *Necator americanus* (Menschenhakenwurm), *Bunostomum phlebotum* (Rinderhakenwurm) sowie Strongyloidesarten.

Infektionsmodus. Die Larven leben im feuchten Erdreich oder an Sandstränden, wohin sie mit Menschen- oder Tierkot gelangen. Sie dringen durch die intakte Epidermis ein, wo sie charakteristische Wanderungen in einem Tunnelgang in der Epidermis zurücklegen, daher die Bezeichnung Larva migrans. Sekundär kommt es zu einer entzündlichen Reaktion. Je nach Typ können die Larven für Tage, Wochen und Monate in der Haut überleben.

Abzugrenzen ist die Infektion mit Dirofilaria repens, einer Filarienart mit einem unterschiedlichen Infektionsmodus. Endwirt für Dirofilaria-Spezies sind verschiedene Säugetierarten, insbesondere Hund und Katze. Hier erfolgt die Infektion jedoch über einen Zwischenwirt, insbesondere Stechmücken, die sich beim Stechen von Hunden oder Katzen mit Mikrofilarien infizieren und beim Stechen des Menschen die invasionsfähigen Larven übertragen. Im Gegensatz zu den anderen Formen von Larva migrans liegt hier die Infektion subepidermal.

Klinik. An der Eintrittsstelle entwickelt sich in wenigen Stunden eine stark juckende Dermatitis mit Ödem, Papeln und Papulovesikeln. Mit Beginn der Larvenwanderung werden die pathognomonischen girlanden- oder zickzackförmigen entzündlichen Streifen sichtbar. Je nach Larvenart wechselt die Wanderungsgeschwindigkeit. In Minuten oder Stunden kann die Larve beachtliche Strecken zurücklegen. Die Infektionen sind vorwiegend an den Füßen lokalisiert, bei entsprechender Exposition, wie Liegen am Badestrand, auch an anderen Körperstellen. Wegen des starken Juckreizes können die Larva-migrans-Infektionen sekundär zu ausgeprägten impetiginisierten Ekzemen führen, in denen dann die Larvengänge oftmals schwer nachzuweisen sind.

Bei den subkutanen Infektionen mit Dirofilaria-Spezies kommt es im Verlauf von Wochen und Monaten, meist im Gesichtsbereich, zu einer zunehmenden subkutanen Schwellung. In manchen Fällen kann die Entstehung des subkutanen Knotens von rezidivierenden Ödemen im Sinne eines Quincke-Ödems begleitet sein.

Symptome. Juckreiz und Schlaflosigkeit stehen im Vordergrund der Beschwerden. Allgemeinsymptome bestehen nicht.

Histopathologie. Bei idealer Schnittführung sind die Larven in dem von ihnen gegrabenen Tunnel angeschnitten. Der Tunnel liegt intraepidermal, da die meisten Parasiten die Basalmembran nicht durchdringen. In der Umgebung des Tunnels befindet sich ein dichtes lymphozytäres und eosinophilenreiches Infiltrat.

Prognose. Gut. Bakterielle Superinfektion kann zu Pustulation und sogar phlegmonösen Reaktionen führen.

Diagnose. Arbeits- bzw. Urlaubsanamnese, bizarr streifige Erythembänder. Histologie und Larvennachweis mit entzündlichem eosinophilenreichem Infiltrat.

Differentialdiagnose. Myiasis interna: Fliegenmadeninfektion der Haut (Gastrophilus). Strongyloidiasis.

Therapie
Innerlich. Eine innerliche Therapie ist nur bei sehr ausgeprägtem Befall oder Versagen der äußerlichen Therapie indiziert. Mittel der Wahl ist Albendazol (Eskazol) 400 mg/Tag für 2–3 Tage. Thiabendazol (Minzolum, Mintezol) oral ist ebenfalls wirksam, aber von häufigen Nebenwirkungen begleitet.
Äußerlich. Die Therapie der Wahl ist das Auftragen von Thiabendazol in 5–15%iger Konzentration in Unguentum alcoholicum lanae aquosum mit Okklusivtechnik. Innerhalb von 3–4 Tagen führt dieses Therapieverfahren bei etwa 90% der Patienten zur Heilung.

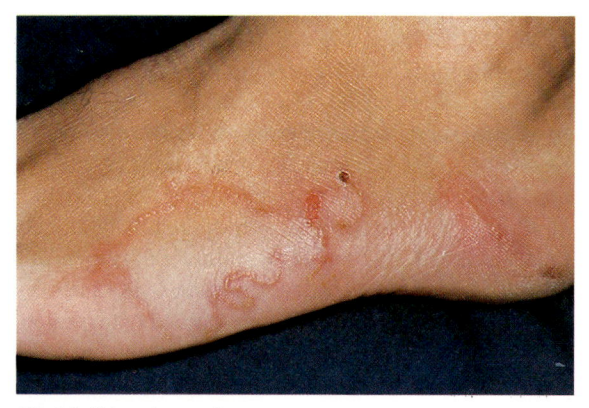

Abb. 9.1. Kutane Larva migrans

Früher wurden auch kaustische Applikation von Säuren oder Kälte bis zur Blasenbildung empfohlen. Schmerzen, Narben, Pigmentstörung und Ungewißheit, ob der Parasit durch die Therapie getroffen ist, führten dazu, daß diese Therapieverfahren nicht mehr empfohlen werden.

Strongyloidiasis
[Fülleborn 1926]

Synonyme. Strongyloidose, Larva currens, racing larva (Arthur und Shelley 1958)

Parasit. Strongyloides stercoralis, Zwergfadenwurm

Epidemiologie. Strongyloides stercoralis ist ein Parasit von Menschen, gelegentlich auch von Affen und Hunden. Die Würmer leben bevorzugt in warmen feuchten Gebieten, sie können aber auch selten in temperierten Zonen angetroffen werden. Weltweit sind etwa 80 Mio. Menschen infiziert.

Infektionsmodus. Der 2–3 mm lange weibliche Wurm lebt als Parasit in der Mukosa des Duodenums und Jejunums und produziert durch Selbstbefruchtung bis zu 50 Eier täglich. Gewöhnlich schlüpfen die Larven bereits im Darm und werden mit dem Stuhl ausgeschieden. Sie entwickeln sich innerhalb von wenigen Stunden bis Tagen zu den infektiösen Larvenformen. Diese Larven können dann in die Haut penetrieren. Meist werden die Larven beim Barfußlaufen in kontaminierten Gegenden erworben; Touristen infizieren sich häufig an kontaminierten Stränden. Neben diesem Infektionsmodus besteht die Gefahr der wiederholten Autoinfektion, wenn die Larven bei entsprechendem Sauerstoffpartialdruck bereits im Darm zu infektiösen Formen heranreifen und in der perianalen Region in die Haut eindringen. Nach der Infektion wandern die Larven von der Haut zur Lunge, werden dann über die Trachea ausgeschieden und nachfolgend geschluckt.

Klinik. Nach der Penetration können die Larven sowohl lokale als auch Allgemeinsymptome verursachen. Ähnlich wie nach der Infektion mit Askariden können pulmonale Symptome auftreten wie Husten, Dyspnoe, Bronchospasmus und in seltenen Fällen Hämoptyse. Klinisch von besonderer Bedeutung sind die gastrointestinalen Symptome wie Diarrhöen, Koliken, Übelkeit, Erbrechen, aber auch Verstopfung, gastrointestinale Blutungen und Gewichtsverlust. Im Bereich der *Haut* sind am häufigsten unspezifische makulopapulöse Exantheme und Juckreiz beschrieben sowie eine oberflächliche oder auch tiefe Urtikaria. Auffallend ist, daß die Urticae 2–3 Tage bestehen bleiben können. Als pathognomonisch sind schnell wandernde urtikarielle Stränge zu werten (Larva currens). Die Larven können in der Haut mit einer Geschwindigkeit von 5–15 cm/h wandern und ein entsprechendes urtikartielles Band provozieren. Dies wird besonders bei Autoinfektion beobachtet, wobei die strangförmigen Urticae innerhalb von Stunden vom Analring aus zentrifugal wandern. Diese urtikariellen Phänomene sollen auf Proteasen zurückzuführen sein, die durch die *Strongyloides-stercoralis*-Larven produziert werden.

Bei starker Immunsuppression, insbesondere unter Kortikoidbehandlung, kann es zu einer generalisierten Strongyloidiasis kommen, die unbehandelt meist letal verläuft. Bei dieser Form der Strongyloidiasis kann im Bereich des Abdomens eine Purpura auftreten, wobei die Larven dann in den dermalen Gefäßen nachweisbar sind.

Diagnose. An eine Strongyloidiasis sollte bei Urtikaria gedacht werden, wenn die Patienten aus Endemiegebieten kommen. Zu beachten ist dabei, daß eine Strongyloidesinfektion Jahre bis Jahrzehnte bestehen kann. Das sicherste diagnostische Kriterium ist der Nachweis von lebhaft beweglichen, nadelförmigen Larven im frischen, noch warmen Stuhlausstrich oder Duodenalsaft. Auch Anreicherungsverfahren sind möglich. Zu beachten ist, daß auch in erfahrenen Laboratorien der direkte Nachweis bei einer einmaligen Untersuchung nur bei etwa 40% der Patienten gelingt. Für serologische Untersuchungen ist ein hochsensitiver ELISA entwickelt worden, der aber noch nicht kommerziell erhältlich ist. Anamnestisch ist die Angabe von schnell wandernden bandartigen urtikariellen Läsionen von großer Bedeutung.

Therapie. Mittel der Wahl ist Albendazol (Zentel, Eskazol) 400 mg tgl. über 3 Tage. Tiabendazol (Minzolum) 25 mg/kg KG 2mal tgl. für 3–6 Tage und Mebendazol (Vermox) 2mal 200 mg tgl. über 7 Tage sind ebenfalls wirksam. Eine Wiederholung der Therapie nach etwa 3 Wochen ist wegen der häufigen Autoinfektion empfehlenswert. Die systemische Gabe von Steroiden ist kontraindiziert.

Lymphatische Filariosen
[Bancroft 1880]

Synonyme. Filariasis, Bancroft-Filariasis, Malayische Filariasis, Elephantiasis tropica

Definition. Die lymphatische Filariose ist eine Erkrankung, die nur in Endemiegebieten der Tropen und Subtropen auftritt. Weltweit sind etwa 90 Mio. Menschen erkrankt. Die geschlechtsreifen Würmer bewohnen vorzugsweise das Bindegewebe und die Lymphgefäße. In den Lymphbahnen führt die Infektion zu Lumenverengung durch Endothelwucherungen, die als entzündliche Antwort auf Stoffwechselprodukte des Parasiten angesehen werden. Dadurch und durch bakterielle Sekundärinfektion entstehen chronischer Lymphstau und Elephantiasis tropica.

Parasiten. *Wuchereria bancrofti*, *Brugia malayi* (Bruck 1927) und *Brugia timori*. Die männlichen Filarien sind etwa 40 mm lang, die weiblichen doppelt bis 3mal so groß. Die Mikrofilarien sind 0,2–0,3 mm lang.

Infektionsmodus. Die Filiariose wird durch nachts stechende Moskitoarten der Genera Culex, Mansonia oder Anopheles, die subtropische Variante von *Wuchereria bancrofti* durch am Tage saugende Aedes-Arten übertragen. Der Mensch wird durch infektiöse Larven während des Blutsaugens der Mücken infiziert. Diese wandern dann entlang der Lymphgefäße in Richtung Lymphknoten und entwickeln sich dort zum erwachsenen Wurm. Die weiblichen Würmer geben Mikrofilarien ins Blut ab. Diese Mikrofilarien können sich nicht direkt zu adulten Würmern entwickeln. Sie müssen zuerst von einer Steckmücke aufgenommen werden und sich im Darm der Mücken zu infektiösen Formen entwickeln, die dann beim Stechen wiederum an den Menschen weitergegeben werden. Für Wuchereria ist der Mensch der einzige Wirt. Als Infektionsreservoir befallen Brugia-Arten auch Hauskatzen, Hunde und Affen.

Klinik. Die ersten Symptome der Filariose treten etwa 3–6 Monate nach der Infektion auf: hohes Fieber, Lymphangitis und Lymphadenitis. Das Fieber beginnt gewöhnlich mit Schüttelfrost, besteht 1–5 Tage und klingt dann spontan wieder ab. Die Patienten haben in der Regel noch keine Mikrofilarien im Blut. Im Gegensatz zum Erysipel breitet sich die Lymphangitis von den infizierten Lymphknoten nach distal aus. Die Lymphangitis entwickelt sich bevorzugt an den Beinen und im Genitalbereich, besonders bei *Wuchereria bancrofti*. Die Lymphangitiden rezidivieren und nehmen chronische Verlaufsformen an. Durch die Fibrose der Lymphabflußwege kann es zu Lymphvarizen, Hydrozele und Aszites kommen. Der Verlauf wird durch bakterielle Sekundärinfektionen und Erysipele kompliziert. Unförmige Anschwellung der Beine und Genitalien führt zu Elephanthiasis tropica. Sowohl während der Erkrankung als auch im Rahmen der Therapie kann es zu allergischen Reaktionen mit Fieber, Urtikaria, Erythema-nodosum-artigen Schwellungen und Lymphangitis kommen.

Diagnose. Diese beruht auf dem Nachweis von Mikrofilarien aus Blut oder Lymphe (Anreicherungsverfahren), während der Präpotenzzeit zwischen Infektion und Beginn der Mikrofilarienbildung (bei *Wuchereria bancrofti* 6–24 Monate, bei *Brugia-Arten* 3–12 Monate). In den Spätstadien ist die Diagnose oft nur noch aufgrund klinischer Daten, anamnestischer Angaben über Aufenthalt in Infektionsgebieten und den Nachweis von Antikörpern (ELISA, IFT und andere Methoden) zu stellen.

Prophylaxe. Bei Reisen: 2mal monatlich 100 mg Diethylcarbamazin (Hetrazan). In Endemiegebieten kann das praktisch geschmacklose Diethylcarbamazin dem Speisesalz zugefügt werden. Durch 0,1%igen Zusatz fiel die Mikrofiliarienhäufigkeit der durchseuchten Bevölkerung stark ab. Neben Diethylcarbamazin wird häufig Ivermectin zur Prophylaxe eingesetzt. Außerdem werden Schutz vor nächtlichen Insektenstichen (Klimaanlage, Moskitonetz) sowie Insektenrepellents (Autan, Ki-Ta) empfohlen.

Therapie. Diethylcarbamazin (Hetrazan) oder Ivermectin nach Vorschrift bis zum Verschwinden der Mikrofilarien aus dem Blut.

Loiasis
[Guyot 1778, Cobbolt 1864, Argyl-Robertson 1895]

Synonyme. Loiase, Loa-loa-Filariose, Kamerunschwellung, Calabar swelling (engl.)

Definition. Fast nur in Äquatorialafrika vorkommende, relativ harmlose Wurmerkrankung mit charakteristischem sichtbarem Wurmbefall der Haut. Heute durch Tourismus auch gelegentlich in unsere Breiten eingeschleppt.

Parasit. Loa loa, Wanderfilarien

Infektionsmodus. Übertragung der Larven durch Bremsen der Gattung *Chrysops*. Im Menschen als Wirtsorganismus reifen die Larven zu Würmern im Bindegewebe tieferer Körpergewebe heran und wandern erst dann zur Hautoberfläche. Das Weibchen ist 5–7 cm, das Männchen bis zu 3,5 mm lang.

Klinik. Loa loa verursacht den Patienten oft keine Beschwerden. Charakteristisch ist sonst eine nur wenige Tage anhaltende flächenhafte, entzündlich-ödematöse Schwellung der Haut (Kamerunschwellung), in der das Weibchen nachgewiesen werden kann. Allergische Phänomene wie Urtikaria können hinzukommen. Selten ist die Migration der *Loa loa* in die Conjunctiva bulbi.

Diagnose. Diese beruht auf dem Nachweis von Mikrofilarien im Blut (Anreicherungsverfahren). Die Präpotenzzeit beträgt mindestens 6 Monate. Gelegentlich können geschlechtsreife Würmer direkt in Haut oder Konjunktiven gefunden werden. Der IgE-Spiegel im Serum ist häufig erhöht. In der Regel besteht eine ausgeprägte Bluteosinophilie.

Therapie. Diethylcarbamazin (Hetrazan) oder Ivermectin. Liegen zahlreiche zirkulierende Mikrofilarien vor, muß vorsichtig therapiert werden, da durch den Zerfall der Erreger schwere anaphylaktische Schocksymptome auftreten können.

Onchozerkose

Synonyme. Onchozerkiasis, Knotenfilariose, Flußblindheit

Definition. Vorkommen in Äquatorialafrika, Zentral- und Südamerika sowie im Jemen und Südwestsaudiarabien. Nach derzeitigen Schätzungen sind 45–50 Mio. Menschen infiziert und davon etwa 3 Mio. erblindet. Im Bereich des Hautorgans kann die Onchozerkose sehr unterschiedliche Krankheitsbilder hervorrufen. Bemerkenswert ist, daß einige Erkrankungsformen nur in bestimmten Regionen vorkommen, was dazu geführt hat, daß die Onchozerkose in den verschiedenen Ländern ganz unterschiedliche Bezeichnungen trägt.

Parasit. *Onchocerca volvulus*

Infektionsmodus. *Onchocerca volvulus* wird durch tagaktive kleine Mücken (Kriebelmücke, *Simulium*) von Mensch zu Mensch übertragen. Nach dem Stich durch die befallene weibliche Kriebelmücke wachsen die Filarien im subkutanen Fettgewebe in einem Zeitraum von etwa 1 Jahr zu erwachsenen Würmern heran. Die männlichen Würmer sind 2–6 cm, die weiblichen 35–50 cm lang. Diese Würmer liegen in der Regel als eng ineinander verschlungene Paare in fibrösen subkutanen Knoten, in denen sie bis zu 15 Jahre leben können. Nach der Befruchtung können die Weibchen sehr zahlreiche bis zu 0,3 mm lange Mikrofilarien produzieren, die durch die verschiedenen Körpergewebe des Wirtes wandern. Entsprechend der subkutanen Reifung der Würmer wandern Mikrofilarien erst 15–18 Monate nach der Infektion in die Haut und sind besonders in der Umgebung der subkutanen Knoten in hoher Konzentration nachweisbar.

Klinik. Die verschiedenen klinischen Bilder lassen sich am besten unter den folgenden 5 Hauptsymptomen zusammenfassen: subkutane Knoten, verschiedene Formen von Ekzemen, Hautatrophie und Depigmentierung, Lymphadenopathie und sklerosierende Lymphangitis sowie schließlich okuläre Veränderungen, die zu Blindheit führen können.

Zum Zeitpunkt der Infektion treten keine charakteristischen Hautsymptome auf. In den Monaten nach der Infektion treten die *Onchozerkome*, derbe, schmerzlose, subkutane Knoten unterschiedlicher Größe auf, die bei starker Infektion zu glatten Tumormassen konfluieren können. Je nach geographischer Region sind unterschiedliche Körperteile bevorzugt befallen.

Mit dem Schlüpfen der Mikrofilarien beginnt die Dermatitis, die anfangs besonders im Bereich der Onchozerkome lokalisiert ist. Zunächst ist die Dermatitis eher kleinpapulös mit generalisiertem Juckreiz. Die Hautmanifestationen können dabei jenen der Skabies sehr ähnlich sein. Im weiteren Verlauf kann die Dermatitis in eine Prurigoform übergehen oder sich auch mehr zu einem stark lichenifizierten Ekzem entwickeln. Besonders in Afrika kann die Dermatitis in eine Hautatrophie übergehen, die entweder generalisiert oder aber auf eine Extremität oder die Leistenregion beschränkt ist. Die Haut wirkt dann stark gefältelt, schlaff und trocken. Juckreiz ist meist nicht mehr vorhanden. In manchen Regionen führt eine lang anhaltende Onchozerkose auffallend häufig zu Depigmentierungen. Das Pigment ist dann nur noch fleckförmig um die Follikel erhalten, so daß die Haut einer Leopardenhaut ähnelt. Ein weiteres charakteristisches Zeichen der Spätonchozerkose ist eine nichtschmerzhafte Lymphadenopathie, die manchmal von einem Lymphödem begleitet sein kann.

Typische Sonderformen der Onchozerkose. In Mexiko und Guatemala ist eine erysipelähnliche Lymphangitis des Gesichtes verbreitet, die mit starkem Fieber, Kopfschmerzen und Photophobie einhergeht. Sie wird heute als eine allergische Reaktion auf die Mikrofilarien gedeutet. Weitere Formen sind die starke Hyperpigmentierung einer Extremität, die besonders in den arabischen Ländern vorkommt und *Sowda* genannt wird, sowie die *hanging groins*, die praktisch nur in Afrika angetroffen werden.

Allergische Phänomene resultieren aus der Freisetzung von Allergenen aus Mikrofilarien. Diese rufen auch die gefürchteten Augenkomplikationen hervor, wie Keratitis, Chorioretinitis, Iridozyklitis, Glaskörpertrübung und Pannusbildung. Der Pannus wächst bei der Onchozerkose von der Seite oder von unten in die Hornhaut ein, während er beim Trachom von oben her wächst. In manchen Flußgegenden tritt die Erblindung (river blindness) so häufig auf, daß die Bevölkerung die landwirtschaftlich ansonsten bevorzugten Flußniederungen verlassen muß.

Diagnose. Nachweis von Mikrofilarien in der Haut. Frische Hautgeschabsel oder oberflächliche epidermale Biopsien, die entweder mit Nadel oder Skalpell oder einer modifizierten Sklerastanze nach Walzer gewonnen werden, werden in physiologischer Kochsalzlösung aufgeschwemmt. Die Mikrofilarien verlassen dann das Gewebe und können in der wäßrigen Lösung frühestens nach 30 min, besser aber nach 24 h, bei kleiner Vergrößerung im Mikroskop erkannt werden. Auch direkter Nachweis der Parasiten mit einer Spaltlampe in der vorderen Augenkammer ist möglich.
Nach einem Therapieversuch mit Diethylcarbamazin (Hetrazan) können schwere allergische Hautreaktionen sowie auch Systemreaktionen auftreten. In einem Zeitraum von 30 min–24 h nach einer einmaligen Gabe von 50 mg treten stark juckende Papeln auf. Der Therapieversuch führt zu lokalisiertem oder generalisiertem Juckreiz, einem Exanthem aus urtikariellen Papeln, stark juckenden und brennenden Augen, Augentränen und bei manchen Patienten zu Systemreaktionen wie Gelenkschmerzen, Fieber und kardiovaskulären Symptomen. Schwere systemische Reaktionen auf den Therapieversuch hin können sogar tödlich verlaufen. Dieser Behandlungsversuch *(Mazotti-Test)* darf wegen dieser Nebenwirkungen nur noch dann durchgeführt werden, wenn sowohl in der Hautbiopsie als auch ophthalmologisch Mikrofilarien nicht nachgewiesen werden können.

Therapie. Eine endgültig befriedigende Therapie der Onchozerkose ist nicht bekannt. Die Onchozerkose kann mit Diethylcarbamazin (Hetrazan) behandelt werden, das aber wegen der Gefahr der allergischen Schocksymptomatik durch die abstrebenden Mikrofilarien oftmals einschleichend gegeben werden muß unter gleichzeitiger Gabe von Antihistaminika oder Kortikosteroiden. Heute wird bevorzugt Ivermectin verabreicht, das meist besser vertragen wird. Insbesondere die schweren Allgemein- und Hauterscheinungen nach Therapiebeginn sind wesentlich milder ausgeprägt. Da durch die Behandlung in erster Linie die Mikrofilarien getroffen werden, muß sie über einen längeren Zeitraum wiederholt verabreicht werden (alle 6–12 Monate).
Suramin, ein weiteres Medikament, das zur Behandlung der Onchozerkose eingesetzt werden könnte, besitzt zwar im Gegensatz zu den beiden obengenannten Wirksamkeit gegen die Adultwürmer, führt jedoch häufig zu schweren Nebenwirkungen. Aus diesen Gründen wird Suramin zur Behandlung der Onchozerkose praktisch nicht mehr eingesetzt.
Neben der Systemtherapie kann es auch angezeigt sein, einzelne störende Onchozerkome zu exzidieren.

Prophylaxe. Die Prophylaxe ist schwierig. Nur eine permanente Behandlung der gesamten Risikobevölkerung wäre wirklich erfolgversprechend. Bei Reisen in Endemiegebiete kann eine Prophylaxe mit Ivermectin oder Diethylcarbamazin durchgeführt werden.

Drakunkulose

Synonyme. Dracontiasis, Drakunkuliasis, Guineawurminfektion

Definition. Die Erkrankung ist seit dem Altertum bekannt. Sie ist weit verbreitet in tropischen und subtropischen Trockengebieten. Sitz der Erkrankung sind v. a. die Beine, insbesondere Unterschenkel und Füße. Vor dem Erscheinen des Wurmes an der Hautoberfläche können eine Urtikaria und fieberhafte Allgemeinsymptome auftreten, anschließend kommt es an der Durchtrittstelle des Wurmes zu Blasen und Ulzeration.

Erreger. Dracunculus medinensis, Medinawurm

Infektionsmodus. Der Endwirt für die ausgewachsenen Würmer ist der Mensch. Gelangen Larven in Süßwasserreservoirs, dann werden sie dort von kleinen Krebsen der Gattung *Cyclops* aufgenommen. Der Mensch nimmt den Flohkrebs unbeabsichtigt mit dem Trinkwasser auf. Die Larven werden im Darmtrakt freigesetzt, und wandern durch die Duodenalmukosa in das subkutane Fettgewebe. Die Parasiten wachsen dann zur Geschlechtsreife heran. Die Weibchen sind bis zu 120 cm lang und 1–2 mm dick, die Männchen dagegen nur etwa 2–4 cm lang. Während die Männchen 3–7 Monate post infectionem sterben, nehmen die Weibchen an Größe zu und wandern in Richtung Unterhautgewebe der unteren Extremitäten. Dort erreicht der weibliche Wurm seine endgültige Größe und nach etwa 10–14 Monaten Wanderzeit die Haut des Wirtes. An dieser Stelle entwickelt sich eine Blase, die bei Kontakt mit kaltem Wasser rupturiert und zahlreiche Drakunkulus-Larven freisetzt. Diese Larven sind ausschließlich für die Flohkrebse infektiös, die wiederum vom Menschen aufgenommen werden müssen.

Klinik. Drakunkulose macht während der langen Inkubationszeit über 8–12 Monate keine Beschwerden. Kurz vor dem Auftreten der Blase am Bein können allergische Phänomene wie Urtikaria, Fieber, Brechreiz, Durchfälle, Dyspnoe und Eosinophilie auftreten. Anschließend bildet sich eine Blase, die bei Kontakt mit kaltem Wasser rupturiert. In der darunter liegenden Erosion bzw. dem Ulkus ist dann der Kopf des Medinawurmes ersichtlich. Das Ulkus ist häufig Eintrittspforte für sekundäre bakterielle Infektionen.

Diagnose. Nachweis des Wurmkopfes und der beweglichen Wurmlarven aus dem Geschwür am Fuß. In Endemiegebieten kommt die Drakunkulose häufig saisonal gebunden im Frühjahr vor. Röntgenologisch können manchmal abgestorbene verkalkte Wurmreste in der gleichen Extremität nachgewiesen werden. Der IgE-Spiegel im Serum und die Eosinophilenzahl im peripheren Blut können erhöht sein.

Therapie. Früher wie auch heute werden die Würmer, die aus dem Ulkus herausschauen, langsam Tag für Tag 3–5 cm aus ihrem Gang herausgezogen und über ein Hölzchen aufgerollt. Bei zu schnellem Vorgehen kann der Wurm reißen und zu schweren entzündlichen Reaktionen führen. Die Extraktion wird durch innerliche Gabe von Diethylcarbamazin (Hetrazan), Mebendazol (Vermox) oder Ivermectin unterstützt; die Medikamente sind jedoch nicht helminthozid wirksam. Wichtig ist neben der Extraktion des Wurmes sorgfältige Wundhygiene und Infektionsprophylaxe.
Es wird von Medizinhistorikern diskutiert, ob diese jahrtausende alte Extraktionstechnik nicht das Vorbild für den Äskulapstab, das Symbol des Arztes, gab.

Plathelminthes (Plattwürmer)

Zestoden

Zystizerkose

Synonym. Finnenkrankheit

Parasiten. Larven von *Taenia solium* (Schweinebandwurm)

Infektionsmodus. Normalerweise ist der Mensch der Endwirt von Taenia solium. Er infiziert sich mit Zystizerken aus Schweinefleisch. Aus den Zystizerken reift der Bandwurm heran, der dann große Mengen von Eiern freisetzt. Mit diesen Eiern werden Schweine infiziert, die dann als Zwischenwirt die für den Menschen infektiösen Zystizerken in ihrer Muskulatur beherbergen. Akzidentell kann eine Zystizerkose auch beim Menschen auftreten durch die Aufnahme von Bandwurmeiern per os. Aus Embryonen entstehen nach einer Transformationszeit von etwa 8–12 Wochen die Finnen.
Die Finnen, *Cysticercus cellulosae*, können sich beim Menschen in allen Organen befinden, werden aber meist nur bemerkt, wenn sie im Auge, Gehirn (Neurozystizerkose), Herzmuskel oder in der Haut auftauchen.

Klinik. Während der Migration der Finnen kommen allergische Phänomene mit flüchtigen Erythemen, Schwellungen, Bluteosinophilie und erhöhtem IgE-Serumspiegel vor. Bleibende und schwere Veränderungen kommen dann zustande, wenn sich Zystizerken in Organe einlagern, in denen keine Expansionsmöglichkeit besteht, wie Auge oder Gehirn. Kutan und subkutan können Knötchen von Erbs- bis Bohnengröße auftreten. Sie sind scharf begrenzt, prallelastisch, rundlich, schmerzlos und bleiben jahrelang bestehen.

Diagnose. Exzision eines Hautknotens zum Nachweis der Finnen. Nachweis verkalkter älterer Zystizerken im Röntgenbild. Spaltlampenuntersuchung bei Finnen in der vorderen Augenkammer. Bei der Autoinfektion Nachweis von Wurmeiern im Stuhl. Erhöhter IgE-Spiegel im Serum. Nachweis spezifischer Antikörper (ELISA, Westernblot) im Serum und bei Neurozystizerkose auch im Liquor.

Therapie. Zur Behandlung der intestinalen *Taenia-solium*-Infektion wird Niclosamid (Yomesan) oder Praziquantel (Cesol) empfohlen. Auch Mebendazol (Vermox) kommt in Betracht.
Als Therapie der Wahl gilt eine medikamentöse Behandlung mit Albendazol (Eskazol) in einer Dosierung von 15 mg/kg KG tgl. über 8 Tage. Alternativ kann Praziquantel (Zystizide) 50 mg/kg KG über 15 Tage gegeben werden. Bei Beteiligung der Augen oder Neurozystizerkose ist eine begleitende Therapie mit Kortikosteroiden angezeigt und bei vorbekannten Krampfanfällen die Einstellung mit Antikonvulsiva. Bei Therapieversagen sowie bei Hydrocephalus internus und großen ventrikulären Zysten kann eine neurochirurgische Therapie unumgänglich sein.

Andere Plattwurmerkrankungen

Eine weitere Plattwurmerkrankung wird durch den Fischbandwurm *Diphyllobothrium latum* ausgelöst. Übertragung durch Verzehr ungekochter Fische. Vorkommen weltweit in Küstenstrichen, wo rohe Fische verzehrt werden.

Zystische Echinokokkose und alveoläre Echinokokkose

Synonyme. Hydatidenkrankheit, Hundebandwurmkrankheit

Definition. Weltweit verbreitete, durch Karnivoren, besonders Hunde und Füchse, vermittelte Erkrankung mit charakteristischen zur Verkalkung neigenden Zysten. Vorzugslokalisation sind Leber und Lunge; potentiell sind sie aber in allen Organen einschließlich Haut zu finden.

Parasiten. Von den 4 für den Menschen pathogenen Echinokokkenarten sind vorwiegend *Echinococcus granulosus* und *Echinococcus multilocularis* von Bedeutung. Jeder dieser beiden Erreger verursacht ein für ihn pathognomonisches Krankheitsbild. Die 2–6 mm langen Bandwürmer des *Echinococcus granulosus* leben im Dünndarm von Hunden, die der wichtigste Endwirt sind. Für *Echinococcus multilocularis* sind insbesondere Füchse und gelegentlich auch Hunde, Wölfe, Schakale und Katzen mögliche Endwirte. Die reifen Endglieder, die mit Eiern angefüllten Proglottiden, werden mit den Fäzes ausgeschieden. Zwischenwirte sind Schafe, Schweine und Pferde, für *Echinococcus multilocularis* auch Mäuse, die wiederum die Eier aufnehmen. In deren Darm verlassen die Onkosphären die Eihülle, überwinden die Darmwand und gelangen auf dem Blutweg in verschiedene parenchymatöse Organe, meist Leber und Lunge. Bei *Echinococcus multilocularis* ist primär stets sie Leber befallen. Dort reifen blasenförmige Larven (Finnen) heran, welche die Bandwurmkopfanlage ausbilden. Der Entwicklungsgang wird erst geschlossen, wenn ein Endwirt, meist sind es Hunde oder Füchse, die Finnen mit reifen Kopfanlagen (Protoscolices) aufnimmt. Der Mensch ist nicht Zwischenwirt, sondern nur ein Nebenwirt, da durch die Infektion des Menschen der biologische Zyklus nicht vervollständigt wird.

Klinik. Infektionen mit *Echinococcus granulosus* betreffen in 2/3 der Erkrankungsfälle die Leber, in 20% die Lunge und dann Peritoneum, Milz, Nieren, Muskulatur, Knochen, Haut und andere Organe. Echinococcus granulosus sprießt nach innen und bildet meist solitäre Zysten. Es bilden sich ein- oder mehrkammerige Zysten von Millimetern bis 30 cm Durchmesser. Klinische Symptome fehlen meistens über Jahre oder Jahrzehnte, bis erst durch mechanische Verdrängungserscheinungen an Nachbarorganen uncharakteristische Allgemeinsymptome, dann tastbare Tumoren und schließlich Ikterus auftreten. Hautzysten liegen subkutan, sind weich-fluktuierend bis prall-elastisch, nichtverschieblich, schmerzlos, ohne entzündlichen Hof und können bis faustgroß werden. Zystizerken sind kleiner und immer gleich groß. Ganz oder teilweise abgestorbene Zysten verkalken.

Bei *Echinococcus multilocularis* verläuft die Krankheit völlig anders. Das Wachstum der Finnen verursacht ein tumorartiges Bild, da sie sich infiltrierend und organüberschreitend ausdehnen. Es bilden sich Ansammlungen von kleinen, derben bis kirschgroßen Bläschen, die beim Schneiden knirschen und eine kolloidartige Masse enthalten können. Die Zysten haben keine eigentliche Zystenwand, so daß sie nicht herauszuschälen und somit radikal zu entfernen sind. In Zystenhöhlen kommt es zu Nekrosen, aus denen sich septische Bilder mit Perforation und Blutungen entwickeln können. Eine Frühdiagnose ist ebenso wie bei Echinococcus-granulosus-Infektionen nicht möglich. Die Diagnose wird meist erst bei Vorliegen von Ikterus, Hepatosplenomegalie und Aszites gestellt.

Diagnose

Röntgenuntersuchung. Übersichtsaufnahmen von Abdomen und Thorax, um einen Zwerchfellhochstand rechts durch Hepatomegalie zu erkennen und Verkalkungen in Leber, Milz, Lunge und anderen Organen zu erfassen. Für Infektionen mit Echinococcus granulosus sprechen schalenförmige, verhältnismäßig regelmäßig aufgebaute Verkalkungen, für Echinococcus multilocularis sich ungeordnet, traubenförmig ausdehnende Verkalkungen. Ferner kommen angiographische Methoden zum Nachweis gefäßarmer Bezirke bei Echinococcus granulosus oder zum Nachweis von Gefäßvermehrungen bei Echinococcus multilocularis, ähnlich wie bei malignen Tumoren, in Frage.

Sonographie und Computertomographie. Diese beiden Verfahren sind heute die wichtigsten bildgebenden Verfahren in der Diagnose der Echinokokkose, insbesondere, da sie zwischen zystischen und soliden Strukturen unterscheiden.

Laparoskopie. Zum Nachweis von Leber- oder Milzzysten. Die Punktion der Zysten ist kontraindiziert, da es zu anaphylaktischem Schock und zur Aussaat von Tochterzysten kommen kann.

Immunologie. Indirekte Hämagglutination, Komplementbindungsreaktion, indirekte Immunfluoreszenz und Latexagglutination stehen zur Verfügung. Die indirekte Immunfluoreszenz mit intakten Protoscolices wurde als spezifischste, die indirekte Hämagglutination mit Hydatidenflüssigkeit als empfindlichste Reaktion angesehen. In den letzten Jahren wurden hochsensitive und hochspezifische Immunoblot- und ELISA-Tests beschrieben, die jedoch noch nicht kommerziell erhältlich sind.

Laboruntersuchungen sind weniger brauchbar. Eosinophilie im Blut ist nur bei einem Drittel der Erkrankten anzutreffen.

Therapie. Ziel jeder Echinokokkenbehandlung ist die chirurgische Therapie mit Entfernung der Zysten. Diese ist bei Echinococcus granulosus wesentlich leichter als bei Echinococcus multilocularis.
Für die medikamentöse Therapie sind Mebendazol (50–60 mg/kg KG tgl.) und Albendazol (400 mg 2mal tgl.) die Medikamente der ersten Wahl. Die Behandlung sollte mindestens 3–6 Monate durchgeführt werden. Die Medikamente sind vor allem bei der alveolären Echinokokkose wohl oft nicht parasitizid, sondern verhindern eher das Fortschreiten der Parasitenausbreitung (parasitostatische Wirkung). Häufig ist daher eine langfristige Behandlung erforderlich.

Trematoden (Saugwürmer)

Synonyme. Saugwürmer, Egel

Trematoden haben zwei muskulöse Saugnäpfe, einen Mundsaugnapf und einen Bauchsaugnapf. Die meisten Trematoden sind Hermaphroditen. Eine wichtige Ausnahme bilden die Schistosomen. Zur Weiterentwicklung ist eine *Schnecke* als *Zwischenwirt* erforderlich. Jede Trematodenart ist an eine bestimmte Schneckenart gebunden. In der Schnecke entwickeln sich schließlich *Zerkarien*, die in das Wasser ausschwärmen und auf unterschiedliche Weise in den Menschen gelangen (Durchbohren der Haut), Aufnahme mit der Nahrung oder anderweitig per os. Je nach Art können Trematoden beim Wirt im Darm, in den Gallengängen, in der Lunge oder in den Blutgefäßen vorkommen. Bekanntestes Krankheitsbild ist die Bilharziose.

Bilharziose

[Bilharz 1851]

Synonym. Schistosomiasis

Definition. Wegen der schweren Krankheitsfolgen eine der wichtigsten Erkrankungen in warmen Ländern. Die WHO schätzt, daß etwa 200 Mio. Menschen mit Schistosomen infiziert sind, allein in Afrika über 90 Mio.

Parasiten. *Schistosoma haematobium* (Blasenbilharziose), *Schistosoma mansoni*, *Schistosoma japonicum* (Darmbilharziose, Fuji 1848), *Schistosoma intercalatum* und *Schistosoma mekongi*.

Infektionsmodus. Voraussetzung sind eiausscheidende Vertebraten wie der Mensch. Als Zwischenwirte fungieren Schnecken. Die Verunreinigung der Schneckengewässer kommt durch Fäkalien und Harn zustande. Außerdem sind eine konstant hohe Wassertemperatur über 25° C und direkter Kontakt des Menschen mit dem verseuchten Wasser erforderlich. Das Defäkieren und Urinieren an Ufern und in das Wasser sind die Grundlage für die Infektion. Beim Trinken von verseuchtem Wasser, ebenso beim Durchwaten dieser Gewässer oder durch Waschen wird der Kontakt der Zerkarien mit der menschlichen Haut hergestellt. Die Zerkarien durchdringen die Haut des Menschen aktiv, gelangen auf dem Blut- und Lymphweg in die Venen des Splanchnikus- und Urogenitalbereiches und reifen dort zu geschlechtsreifen Würmern heran. Je nach Spezies sind die Weibchen 7–26 mm und die Männchen 6–20 mm lang.

Klinik. Ein juckendes urtikarielles Exanthem kann selten an der Hauteintrittsstelle der Zerkarien auftreten. Es ist in der Regel wesentlich weniger ausgeprägt als die Zerkariendermatitis und findet sich vorwiegend bei Menschen die wiederholt infiziert werden. Nach 3–10 Wochen beginnt eine allergisch-febrile akute Krankheitsphase mit Fieber, Eosinophilie, Gelenkschmerzen, Urtikaria und Ödemen als Reaktion auf den parasitären Organbefall. Nach Tagen klingt dieses akute Stadium ab. Es wird dann von dem sich jahrelang hinziehenden chronischen Stadium abgelöst, das mit der Eiablage durch die Weibchen beginnt. Daraus entwickelt sich das chronische Krankheitsbild mit Erscheinung der Blasen-, Darm-, Lungen- und Gehirnbilharziose. Charakteristische Folgen sind Hepatosplenomegalie, Aszites, portale Stauungen und Urogenitalkarzinome.
In Endemiegebieten von *Schistosoma haematobium* und *Schistosoma mansoni* können auch genitale und perigenitale Veränderungen durch die Eier hervorgerufen werden. Gewöhnlich sind es schmerzlose weiche, warzig vegetierende Knötchen und Knoten, die unterschiedlich stark pigmentiert sind. Manchmal sind die Läsionen mit wabenartig angeordneten Fisteln im Bereich des Perineums und der Glutealregion assoziiert. Ulzerationen, Sekundärinfektion und maligne Entartung werden beobachtet. Extragenitale Hauterscheinungen sind wesentlich seltener und werden dann vorwiegend am Stamm und periumbilikal beobachtet. In der Histologie findet sich ein diffuses Infiltrat besonders aus Eosinophilen und Neutrophi-

len, die um die Schistosomeneier herum angeordnet sind.

Diagnose. Schistosomeneier können im Stuhl oder Harn, ebenso aber auch in der rektalen Schleimhautbiopsie oder in Biopsiematerial von Leber oder Blase ab etwa 5–12 Wochen nach der Infektion nachgewiesen werden.

Zur Diagnose können indirekte Immunfluoreszenz (IIFT)- und ELISA-Tests herangezogen werden. Der IIFT, bei dem adulte Schistosomen als Antigen verwendet werden, wird als spezifisch angesehen. Hiermit können die menschenpathogenen *Schistosoma mansoni*, *Schistosoma haematobium*, *Schistosoma japonicum* und *Schistosoma intercalatum* identifiziert werden. Ein Titer von >1:20 wird als positiv angesehen. Er wird etwa 1–2 Wochen nach der Zerkarienhüllenreaktion positiv.

In letzter Zeit scheinen sich hochspezifische und hochsensitive ELISA-Untersuchungen durchzusetzen, die auch für die Therapiekontrolle verwendet werden können.

In frühen Phasen der Infektion können Antikörper gegen Zerkarien, die Larvenform des Parasiten, nachgewiesen werden. Bei massivem Zerkarienbefall sind bereits nach 2 Wochen Antikörper nachweisbar. Eine positive Reaktion kann aber nur in Verbindung mit der Klinik gewertet werden. Falsch-positive Reaktionen können bei Zerkariendermatitis, Fasziolainfektionen oder wiederholten Trichinellainfektionen beobachtet werden.

Prophylaxe. Schneckenvernichtung mit Molluskiziden, umwelthygienische Maßnahmen (sauberes Wasser, Änderung der Bewässerungsmethoden). Massenbehandlungskampagnen mit Praziquantel.

Therapie. Die Therapie der Bilharziose hat sich in den letzten Jahren grundlegend geändert. Eine Eintagstherapie mit Paziquantel (Biltrizide) 40–60 mg/kg KG ist eine sichere Therapie gegen die erwachsenen Würmer aller Schistosomenspezies. Bei Befall des Nervensystems können begleitend Glukokortikosteroide zur Reduktion des entzündlichen Ödems verordnet werden.

Zerkariendermatitis

Synonyme. Schistosomendermatitis, swimmer's itch (engl.)

Definition. Akut auftretende Dermatitis nach kutanen Penetrationsversuchen von Zerkarien, deren eigentlicher Endwirt Wasservögel oder kleine Säugetiere sind. Die Erkrankung tritt weltweit an Seen und in bestimmten Küstenbereichen auf, an heißen Tagen auch in unseren Breiten und verläuft zeitlich begrenzt.

Parasiten. Als Auslöser der Zerkariendermatitis sind etwa 20 verschiedene Arten von Schistosomen bekannt, u.a. *Trichobilharzia ocellata* und *Trichobilharzia szidati*.

Infektionsmodus. Die Zerkarien benutzen Schnecken als Zwischenwirte. Echte Wirte sind Wasservögel oder kleine Säugetiere. Zerkarien, die in Europa in Seegebieten des Voralpenlandes, in den holsteinischen Seen, im Zürichsee etc. vorkommen, dringen beim Baden in die menschliche Haut ein. Sie können sich aber im menschlichen Körper nicht weiter entwickeln; daher endet die Infektionskette mit dem Tod der Zerkarien in der Haut. Lediglich die akute Dermatitis hat medizinische Bedeutung.

Klinik. Kurz nach dem Baden empfinden die Betroffenen Juckreiz, der von einem makulösen Erythem begleitet sein kann. Bei bereits sensibilisierten Patienten kann die Penetration zu einem stark juckenden diffusen Erythem und sogar generalisierter Urtikaria führen, die von Allgemeinsymptomen begleitet sein kann. Etwa 10–17 h später entwickeln sich dann einzelnstehende, stark juckende Papeln, die von einem Erythem umgeben sind. Bei sehr starker Zerkarienexposition können die Papeln konfluieren und von einer ödematösen Schwellung der befallenen Hautareale begleitet sein. Diese immunologische Reaktion führt innerhalb von 3 Tagen zum Absterben der Zerkarien, und nach 1 Woche klingt die *Zerkariendermatitis* ab. Beim Erstkontakt dagegen überleben die Zerkarien bis zu 2 Wochen in der Haut. Die Sensibilisierung, sofern sie eintritt, erfolgt dann innerhalb der ersten 5–14 Tage, so daß die Zerkariendermatitis erst 1–2 Wochen nach dem Bad auftritt.

Diagnose. Sie ergibt sich aus der anamnestischen Angabe des unmittelbaren zeitlichen Zusammenhangs mit dem Baden in einem offenen Gewässer.

Prophylaxe. Vermeiden von Baden in stehenden natürlichen Oberflächengewässern mit reicher Vegetation an heißen Tagen, insbesondere in den frühen Morgenstunden, da die Schnecken die Zerkarien in den frühen Morgenstunden freisetzen.

Therapie. Nur symptomatische Behandlung mit Lotio zinci, glukokortikoidhaltiger Lotio oder Creme; notfalls innerliche Gabe von Antihistaminika oder Glukokortikosteroiden.

Weiterführende Literatur

Übersichten

Barker RH (1994) Use of PCR in the field. Parasitol Today 10:117–119
Breckenridge A, Orme M, Edwards G (1987) Clinical pharmacology looks at tropical medicine. Trans R Soc Trop Med Hyg 81:529–533
Dönges J (1988) Parasitologie, 2. Aufl. Thieme, Stuttgart
Garcia LS, Bruckner DA (1993) Diagnostic medical parasitology. American Society for Microbiology, Washington
Goldsmith R, Heyneman D (1989) Tropical Medicine and Parasitology. Appleton & Lange, Norwalk
James DH, Gilles HM (1985) Human antiparasitic drugs: pharmacology and usage. Wiley, New York
Kayser FH, Bienz KA, Eckert J et al. (1986) Medizinische Mikrobiologie. Immunologie, Bakteriologie, Mykologie, Virologie, Parasitologie, 6th edn. Thieme, Stuttgart
Lang W (1993) Tropenmedizin in Klinik und Praxis. Thieme, Stuttgart
Maizels RM, Bundy DAP, Selkirk ME et al. (1993) Immunological modulation and evasion by helminth parasites in human populations. Nature 365:797–805
Mehlhorn H, Peters W (1983) Diagnose der Parasiten des Menschen. Fischer, Stuttgart
Piekarski G (1988) Medical parasitology. Springer, Berlin Heidelberg New York Tokyo
Röcken M, Urban JF, Shevach EM (1992) Infection breaks T-cell tolerance. Nature 359:79–82
Röcken M, Shevach EM (1992) Do parasitic infections break T-cell tolerance and trigger autoimmune disease? Parasitol Today 9:377–380
Seitz HM, Saathoff M (1987) Serodiagnostik parasitärer Erkrankungen (ausgenommen Malaria). Dtsch Ärztebl 84:C-1318–C1322
Urban JF, Madden KB, Svetic A et al. (1992) The importance of Th2 cytokines in protective immunity to nematodes. Rev Immunol 127:205–220
Warren K, Mahmoud A (1990) Tropical and geographical medicine. McGraw Hill, New York

Nematoden

Enterobiasis
Mayers CP, Purvis RJ (1970) Manifestations of pinworms. Can Med Assoc J 103:489–493
Symmers W StC (1950) Pathology of oxyuriasis. With special reference to granulomas due to the presence of oxyuris vermicularis (Enterobius vermicularis) and its ova in the tissues. Arch Pathol 50:475–516

Askariasis
Piggott J, Hansbarger EA Jr, Neafie RC (1970) Human ascariasis. Am J Clin Pathol 53:223–234

Trichinose
Bailey TM, Schantz PM (1987) Trichinosis surveillance, 1985. MMWR 36:1–5
Campbell WC (ed) (1983) Trichinella and trichinosis. Plenum, New York
Most H (1978) Trichinosis – preventable yet still with us. N Engl J Med 298:1178–1180
Saathoff M, Kasper M, Demmer H (1978) Nachweis von Trichinella-Antikörpern. Vergleichende Untersuchungen zur Sensibilität und Spezifität verschiedener in der Diagnostik angewandter Verfahren. Dtsch Med Wochenschr 103:6106–6111

Kutane Larva migrans
Bergner T, Löscher T, Barutzki D et al. (1990) Subkutane Dirofilariasis: Infektion mit Dirofilaria repens. Hautarzt 41:265–269
Feinstein RJ, Rodriguez-Valdes J (1984) Gnathostomiasis or larva migrans profundus. J Am Acad Dermatol 11:738–740
Golsch S, Engst R, Borelli S (1991) Die kutane Larva migrans. Akt Dermatol 17:240–242
Guill MA, Odom RB (1978) Larva migrans complicated by Loeffler's syndrome. Arch Dermatol 114:1525–1526
Orihuela AR, Torres JR (1990) Single dose of albendazole in the treatment of cutaneous larva migrans. Arch Dermatol 126:398–399
Thune PO (1972) Creeping eruption of larva migrans. Int J Dermatol 11:231–232
Wolf P, Ochsendorf FR, Milbradt (1993) Aktuelle Therapiemöglichkeiten bei Larva migrans cutanea. Hautarzt 44:462–465

Strongyloidiasis
Amer M, Attia M, Ramadan AS et al. (1984) Larva currens and systemic disease. Int J Dermatol 23:402–403
Arthur RP, Shelley WB (1958) Larva currens. A distinctive variant of cutaneous larva migrans due to strongyloides. Arch Dermatol Syphilol 78:186–190
Böckers M, Bork K (1988) Prurigo und weitere diagnostisch bedeutsame Hautsymptome bei Strongyloidose. Hautarzt 39:34–37
Kustner LC von, Genta RM (1988) Cutaneous manifestations of strongyloidiasis. Arch Dermatol 124:1826–1830
Niebauer G, Bardach HG (1982) Urlaubsdermatosen. Thieme, Stuttgart, pp 99–105
Orecchia G, Pazzaglia A, Scaglia M et al. (1985) Larva currens following systemic steroid therapy in a case of strongyloidiasis. Dermatologica 171:366–367
Purvis RS, Beightler EI, Diven DG et al. (1993) Strongyloides stercoralis hyperinfection. Int J Dermatol 31:160–171
Smith JD, Goette DK, Odom RB (1976) Larva currens. Cutaneous strongyloidiasis. Arch Dermatol 112:1161–1163

Lymphatische Filariosen
Ambroise-Thomas P, Truong TK (1972) Application of the indirect fluorescent antibody test on sections of adult filariae to the serodiagnosis, epidemiology and post-therapeutic surveillance of human filariasis. WHO, Geneva, pp 1–32
Denham DA, McGreevy PB (1977) Brugian filariasis. Adv Parasitol 15:243–250
Fanning MM, Kazura JW (1985) Brugia malayi: clearance of microfilaremia induced by diethylcarbamazine independently of antibody. Exp Parasitol 60:396–403
Hawking F (1979) Diethylcarbamazine and new compounds for the treatment of filariasis. Adv Pharmacol Chemother 16:129–194

Reddy MVR, Malhotra A, Harinath BC (1984) Detection of circulating antigen in bancroftian filariasis by sandwich ELISA using filarial serum IgG. J Helminthol 58:259–262

Sasa M (1976) Human filariasis. University Park Press, Baltimore

Speiser F (1980) Application of the enzyme-linked immunosorbent assay (ELISA) for the diagnosis of filariasis and echinococcosis. Trop Med Parasitol 31:459–466

Loiasis

Eveland LK, Yermakov V, Kenney M (1975) Loa loa infection without microfilaraemia. Trans R Soc Trop Med Hyg 69:354–362

Hubler WR Jr, Gregory JF, Knox JM et al. (1973) Loaiasis. A case report and review of literature. Arch Dermatol 108:835–836

Kern P (1984) Loiasis. Internist 25:236–241

Onchozerkose

Buck AA (ed) (1974) Onchocerciasis, symptomatology, pathology, diagnosis. WHO, Geneva

Büttner DW (1984) Onchocerciasis. Internist 25:229–235

Klenk A, Geyer E, Zahner H (1984) Serodiagnosis of human onchocerciasis: evaluation of sensitivity and specifity of a purified Litomosoides carinii adult worm antigen. Trop Med Parasitol 35:81–84

Murdoch ME, Hay RJ, Mackenzie CD et al. (1993) A clinical classification and grading system of the cutaneous changes in onchocerciasis. Brit J Dermatol 129:260–269

Rozenman D, Kremer M, Zuckerman F (1984) Onchocerciasis in Israel. Arch Dermatol 120:505–507

Soboslay PT, Newland HS, White AT et al. (1987) Ivermectin effect on microfilariae of Onchocerca volvulus after a single oral dose in humans. Trop Med Parasitol 38:8–10

Stingl P (1987) Hautkrankheiten in Sierra Leone. Hautarzt 38:146–154

Stingl P (1987) Onchocerciasis. Übertragung – Klinik – Diagnose – Behandlung – Immunverhältnisse. Hautarzt 38:709–715

Stingl P, Ross M, Gibson DW et al. (1984) A diagnostic "patch test" for onchocerciasis using topical diethylcarbamazine. Trans R Soc Trop Med Hyg 78:254–258

Taylor HR, Greene BM, Langham ME (1980) Controlled clinical trial of oral and topical diethylcarbamazine in treatment of onchocerciasis. Lancet I:943–946

Drakunkuliasis

Bunikowski R, Lufft H, Trautmann M (1991) Epidemiologische und klinische Aspekte der Drakunkulose. Akt Dermatol 17:291–293

Hopkins D (1983) Dracunculiasis. An eradicable scourge. Epidemiol Rev 5:208–219

Lentner A, Jansen W, Genzel I (1993) Drakunkulose (Medinawurmerkrankung). Z Hautkr 68:159–161

Zystizerkose

Raimer S, Wolfe JE Jr (1978) Subcutaneous cysticercosis. Arch Dermatol 114:107–108

Tschen EH, Tschen EA, Smith EB (1981) Cutaneous cysticercosis treated with metrifontane. Arch Dermatol 117:507–509

Echinokokkose

Amir-Jahed AK, Fardin R, Farzad A et al. (1975) Clinical echinococcosis. Ann Surg 182:541–546

Disko R, Braveny I (1979) Echinokokkose. Aktuelle Probleme der Diagnose und Verbreitung. Med Klin 74:1159–1163

Gemmel MA, Lawson JR, Roberts MG (1986) Control of echinococcosis/hydatidosis: present status of worldwide progress. Bull WHO 64:333–339

Gottstein B, Eckert J, Fey H (1983) Serological differentiation between Echinococcus granulosus and E. multilocularis infections in man. Z Parasitenkd 69:347–356

Liu D, Lightowlers MW, Rickard MD (1992) Evaluation of a monoclonal antibody-based competition ELISA for the diagnosis of human hydatidosis. Parasitology 104:357–361

Bilharziose

Ansari N (ed) (1973) Epidemiology and control of schistosomiasis (bilharziasis). Karger, Basel

Dietrich M (1984) Bilharziose. Internist 25:222–228

Dietrich M, Kern P (1983) Tropenlabor. Diagnostik für ärztliche Praxis mit einfacher Laborausrüstung. Fischer, Stuttgart

Editorial (1993) Schistomiasis in U.S. peace corps volunteers – Malawi, 1992 MMWR 42:565–570

Gupta BC, Basch PF (1987) The role of Schistosoma mansoni males in feeding and development of female worms. J Parasitol 73:481–486

Pearson RD, Guerrant RL (1983) Praziquantel: a major advance in anthelminthic therapy. Ann Intern Med 99:195–198

Sabah AA, Fletcher C, Webbe G et al. (1986) Schistosoma mansoni: chemotherapy of infections of different ages. Exp Parasitol 61:294–303

Taylor P, Murate HM, Manomano K (1988) Efficacy of low doses of praziquantel for Schistosoma mansoni and S. haematobium. J Trop Med Hyg 91:13–17

Torres JM (1976) Dermatologic manifestations of schistosomiasis mansoni. Arch Dermatol 112:1539 1543

Tsang VCW, Wilkins PP (1991) Immunodiagnosis of Schistosomiasis: screen with FAST-ELISA and confirm with immunoblot. Clin Lab Med 11:1029–1039

Webbe G (1987) Treatment of schistosomiasis. Eur J Clin Pharmacol 32:433–436

Yi XM, Combes C (1987) Effect of praziquantel on larval stages of Schistosoma japonicum. Trans R Soc Trop Med Hyg 81:645–665

Zerkariendermatitis

Hoeffler DF (1977) "Schwimmer's itch" (cercarial dermatitis). Cutis 19:461–467

Kimming P (1984) Zerkarien-Badedermatitis. Ätiologie – Klinik – Nachweis – Therapie und Bekämpfung. Z Allgem Med 60:967–973

Krampitz HE, Piekarski G, Saathoff M et al. (1974) Zerkarien-Dermatitis. Münch Med Wochenschr 116:1491–1496

Osment LS (1976) Update: seabather's eruption and swimmer's itch. Cutis 18:545–547

Kapitel 10 Arzneimittelexantheme

Inhaltsverzeichnis

Einführung. 351
Pathogenetische Faktoren und Hautreaktionen . . . 352
    Allergische Reaktionen. 352
    Pathomechanismen der allergischen
    Arzneimittelreaktionen. 354
        Humorale allergische Reaktionen
        vom Soforttyp 354
        Zelluläre allergische Reaktionen vom Spättyp
        oder verzögerten Typ 356
Klinik und Ätiologie der allergischen
Arzneimittelexantheme. 357
    Makulourtikarielle Arzneimittelexantheme . . . 357
    Thrombozytopenische Purpura 357
    Vasculitis allergica als Arzneimittelreaktion . . . 358
    Erythematohämorrhagische, hämorrhagische
    und hämorrhagisch-bullöse
    Arzneimittelexantheme. 358
    Arzneimittelreaktion vom Typ der Serumkrankheit
    und Exantheme bei Serumkrankheit 358
    Skarlatiniforme, morbilliforme oder rubeoliforme
    Arzneimittelexantheme. 359
    Erythematovesikulöse Arzneimittelexantheme . . 359
    Nodöse Arzneimittelexantheme 359
    Lichenoides Arzneimittelexantheme. 360
    Fixes Arzneimittelexanthem. 360
    Multiforme Erytheme und erythematobullöse
    Arzneimittelexantheme. 362
    Medikamentöses Lyell-Syndrom. 362
    Purpura chronica progressiva 365
Pseudoallergien. 365
Intraarterielle Injektion 366
    Embolia cutis medicamentosa. 366
Toxische Arzneimittelexantheme. 367
    Pathomechanismen 367
Klinik und Ätiologie der toxischen Arzneimittel-
exantheme 368
    Nässende und exfoliierende Erythrodermien. . . 368
    Hämorrhagische Cumarinnekrosen 368
    Alopecia diffusa toxica – diffuses toxisches
    Effluvium 368
    Akute Kohlenmonoxidvergiftung 368
    Provokation latenter oder manifester
    Hauterkrankungen 368
    Akneiforme Arzneimittelexantheme 368
    De-novo-Provokation von Hauterkrankungen
    durch Arzneimittel 369
Histopathologie der Arzneimittelexantheme. . . . 370
Richtlinien zur Diagnostik 370
Therapie der Arzneimittelreaktionen 371
Weiterführende Literatur 372

Einführung

Synonyme. Toxisch-allergisches Arzneimittelexanthem, Toxikodermie, toxisches Arzneimittelexanthem, Arzneimittelintoleranz der Haut, Arzneimittelunverträglichkeit der Haut

Definition. Unter Arzneimittelexanthem versteht man Haut- und Schleimhautveränderungen, die als unerwünschte Nebenwirkung im Sinne einer Unverträglichkeit bei Verabfolgung von Arzneimitteln in gebräuchlicher, normalerweise nicht-toxischer Dosierung auftreten. So unterscheidet man die Reaktionen, die auf den pharmakologischen Effekt zurückzuführen sind (pharmakologische Toxizität) von den Überempfindlichkeitsreaktionen, die als Ausdruck einer allergischen Reaktion oder einer pseudoallergischen Reaktion bei Intoleranz oder bei Idiosynkrasie ausgelöst werden.
In vielen Fällen von arzneimittelbedingten Hautreaktionen läßt sich kein sicheres Urteil über die jeweilige Pathogenese abgeben.

Vorkommen. Arzneimittelinduzierte Haut- und Schleimhautnebenwirkungen sind häufig. Bei bis zu 5% der Patienten mit Hauterkrankungen sind die Hauterscheinungen durch Arzneimittel hervorgerufen worden. Arzneimittelexantheme kommen bei Kindern seltener vor als bei Erwachsenen, weil der Arzneimittelkonsum bei ihnen geringer ist. Geschlechtsgebundene Unterschiede im Auftreten von Arzneimittelexanthemen sind nicht sicher, wenn man von geschlechtsspezifischen Hormonnebenwirkungen absieht. Allerdings ist bemerkenswert, daß bestimmte Arzneimittelreaktionen wie nodöse Erytheme oder Vasculitis allergica beim weiblichen Geschlecht wesentlich häufiger vorkommen. Für das Wirksamwerden genetischer Faktoren im Hinblick auf Arzneimittelexantheme sind noch keine größeren Erfahrungen vorhanden. Es dürfte aber damit zu rechnen sein, daß auch genetisch bedingte Unterschiede in Enzymsystemen die Metabolisierung von Arzneimitteln wesentlich beeinflussen können. So ist beispielsweise die langsame Inaktivierung von Isoniazid an einen autosomal-rezessiven Erbgang gebunden und durch Unterschiede in der Geschwindigkeit der Azetylierung und Inaktivierung von Isoniazid bedingt. Auch die Arzneimittelprovozierbarkeit von Lupus erythematodes scheint einen genetischen Hintergrund zu haben. Umwelteinflüsse können ebenfalls eine Rolle spielen, so beispielsweise die Einwirkung von Sonnenlicht bei der Auslösung von arzneimittelinduzierten phototoxischen oder photoallergischen Arzneimittelexanthemen.

Durch Arzneimittel ausgelöste Hauterscheinungen können ebenso wie die Syphilis viele Hauterkrankungen imitieren. Außerdem können sie auch Hauterkrankungen provozieren, so z. B. Pemphigus vulgaris, bullöses Pemphigoid oder Lichen ruber planus. Aus diesem Grunde ist es dringend geboten, bei jedem Patienten mit einer Haut- oder Schleimhauterkrankung eine sorgfältige *Arzneimittelanamnese* zu erheben. Hierbei sollte nicht nur nach Medikamenten im engeren Sinne gefragt werden, sondern auch nach Medikationen, welche von Patienten vielfach nicht als Arzneimittel bewertet werden, so nach Ovulationshemmern, Vitaminpräparaten, Schlaf- oder Beruhigungsmitteln, Abführmitteln und anderen.

Die große Zahl möglicher Arzneimittelnebenwirkungen muß den Arzt veranlassen, bei Einleitung einer Therapie stets auch an die Möglichkeit arzneimittelbedingter Nebenwirkungen zu denken und das Nutzen-Risiko-Verhältnis seiner Therapie bei der Behandlung seines Patienten zu berücksichtigen.

Pruritus. Starker Juckreiz kann das erste Symptom einer Arzneiunverträglichkeit sein. Nicht selten ist Pruritus ein frühes Warnsymptom, dem bei Fortsetzung der Arzneimittelzufuhr Hauterscheinungen folgen. Als alleiniges Unverträglichkeitssymptom wurde Pruritus beobachtet nach Histaminliberatoren wie Opiumalkaloiden und ähnlichen Verbindungen, nach Psychopharmaka (Antidepressiva), Belladonnaalkaloiden, Barbituraten, oralen Kontrazeptiva, Diuretika, Sulfonylharnstoffderivaten, Gyrasehemmern, Penizillinen, nichtsteroidalen Antiphlogistika, Laxanzien und Sulfonamiden.

Persistierender Juckreiz wurde nach Infusion mit Hydroxyäthylstärke beschrieben. Entsprechende Ablagerungen lassen sich in der Haut elektronenmikroskopisch nachweisen.

Par- und Dysästhesien. Sie können alleine und als erstes Symptom einer auftretenden Arzneimittelunverträglichkeit vorkommen in Form von Brennen oder Stechen wie mit Nadeln an Fingern, Zehen und um den Mund. Besonders im Verlauf von antituberkulöser Chemotherapie mit Isoniazid oder Paraaminosalizylsäure sowie antimykotischer Behandlung, z. B. mit Griseofulvin, ist daran zu denken.

Verlauf und Prognose. Diese sind meist günstig. Nach Absetzen des auslösenden Arzneimittels klingen die Hauterscheinungen ab. Immerhin können aber auch schwere Verlaufsformen mit innerer Organbeteiligung vorkommen. Das arzneimittelinduzierte Lyell-Syndrom ist mit einer Letalität von fast 50% behaftet.

Pathogenetische Faktoren und Hautreaktionen

Die morphologische Vielfalt arzneimittelbedingter Hautreaktionen deutet bereits darauf hin, daß auch die Ätiopathogenese von Arzneimittelexanthemen sehr unterschiedlich sein kann. Trotzdem wird versucht, anhand der Morphologie und der immunpathologischen Befunde eine Klassifikation der Hautreaktionen nach der vermuteten Pathogenese vorzunehmen.

Allergische Reaktionen

Allergische Arzneimittelexantheme machen den größten Teil aller Arzneimittelnebenwirkungen an der Haut aus. Sie entwickeln sich dann, wenn ein Medikament verabreicht wird, gegen das der Patient vorher eine Überempfindlichkeit entwickelt hat. Dabei ist zu bedenken, daß Arzneimittel meist nicht reine Pharmaka darstellen, sondern in Vehikeln dargeboten werden (z. B. in Dragees), die ihrerseits Inhaltsstoffe (Farbstoffe, Inhaltsstoffe der Drageemasse) enthalten, welche zur Sensibilisierung führen können. So ist beispielsweise das Auftreten von Urtikaria oder fixen Arzneimittelexanthemen durch Farbstoffbestandteile von Kapseln bekannt.

Meist wirken Pharmazeutika wegen ihrer geringen Molekülgröße zunächst als inkomplette Antigene oder Haptene. Sie selbst oder ihre Metaboliten werden erst im Körper an Proteine gebunden und bilden somit Antigene. Jetzt werden diese vom Immunsystem als fremd erkannt und lösen eine allergische Reaktion aus. Die Haptendeterminanten der meisten Arzneimittel konnten noch nicht identifiziert werden. Lediglich für Penizillin und einzelne Sulfonamide sind sie bekannt. Die chemische Struktur von Arzneimitteln ist für die antigene bzw. sensibilisierende Wirkung von erheblicher Bedeutung. Häufig kann man allergische Arzneimittelreaktionen der Haut gegen *Parastoffe* beobachten. Es handelt sich dabei um paragruppenhaltige chemische Verbindungen, d.h. organische aromatische Substanzen mit reaktiven Gruppen (Amino-, Hydroxil-, Nitro- oder Halogengruppen) in *Parasubstitution*. Zu den Parastoffen gehören beispielsweise Lokalanästhetika wie Prokain, Benzokain oder Tetrakain, Tuberkulostatika (Paraaminosalizylsäure), orale Antidiabetika oder Sulfonamide. Ist die Überempfindlichkeit auf eine bestimmte Verbindung beschränkt, so spricht man von *monovalenter*

Tabelle 10.1. **Allergische Grundreaktionen mit klinischen Krankheitsäquivalenten** (nach Gell und Coombs)

Reaktionstyp	Humorale antikörpervermittelte Reaktionen: Allergische Reaktionen vom Soforttyp				Nichthumorale, zellvermittelte Reaktionen: Allergische Reaktionen vom Spättyp	
	Typ I **Anaphylaktische Reaktion**	**Typ II** **Zytotoxische Reaktion**	**Typ III Immunkomplexreaktion**		**Typ IV**	
			Arthus-Typ	Serumkrankheitstyp	Tuberkulintyp	Ekzemtyp
Antigene	Medikamente, Nahrungsmittel, Nahrungsmittelzusätze, Insektengifte, Aeroallergene, Tierepithelien	Medikamente	Medikamente, mikrobielle Antigene	Fremdproteine (Frischzellenextrakte) Streptokinase, Medikamente, Insektengift	Medikamente, mikrobielle Antigene, Autoantigene	Kontaktallergene, meist mit niedrigem Molekulargewicht (Medikamente, Metalle, Konservierungsstoffe und Duftstoffe u. a.)
Antikörpertyp	IgE (IgG). Nicht präzipitierende, nicht komplementinduzierende Reagine fixiert auf Mastzellen und basophilen Leukozyten	IgM-(IgA-, IgG-) Antikörper reagieren mit der Zellmembran oder sonst fixierten Antigenen unter Komplementaktivierung	IgG, IgA, IgM-Antikörper bilden mit Antigenen unter Komplementbildung lösliche Immunkomplexe	Wie Arthus-Typ	Spezifisch sensibilisierte T-Lymphozyten in der Dermis. Diese reagieren mit exogenen oder endogenen Antigenen (Allergene)	Langerhans-Zellen, spezifisch sensibilisierte T-Lymphozyten. Letztere reagieren mit exogen oder hämatogen an die Haut gelangten Kontaktallergene
Mediatoren	Histamin, Leukotriene, Prostaglandine, Zytokine, Tryptase	Anaphylatoxine Chemotaxis (C_5)	Aktivierte Komplementbestandteile	Wie Arthus-Typ	Freisetzung von Lymphokinen aus den spezifisch sensibilisierten T-Lymphozyten nach Kontakt mit dem Antigen	Wie beim Tuberkulintyp
Gewebsreaktionen	Vasodilatation, Permeabilitätssteigerung der Gefäße, Ödem, Hypersekretion von Schleimdrüsen, Kontraktion glatter Muskulatur, Chemotaxis von Eosinophilen, Thrombozytenaggregation	Zytolyse, exsudative leukozytäre Entzündung	Chemotaxis von neutrophilen Granulozyten, Freisetzung von lysosomalen Enzymen, akute leukozytoklastische nekrotisierende Entzündung	Wie Arthus-Typ	Zelluläre, vorwiegend lymphohistiozytäre Entzündung im Korium (wie beim Tuberkulintest)	Zelluläre, vorwiegend lymphohistiozytäre Entzündung mit unterschiedlicher Exsudation und Epidermisbeteiligung: Exoserose – Spongiose – spongiotische Bläschen Exozytose – Einwanderung von sensibilisierten T-Lymphozyten und Makrophagen in die Epidermis Reaktiv: Akanthose mit Hyperparakeratose
Auftreten beim Sensibilisierten nach Antigenexposition	In Sekunden bis wenigen Stunden	In wenigen Stunden	Nach Sensibilisierung in einigen Minuten bis Stunden, Maximalreaktion meist nach 6 h	4–14 Tage, meist am 9. Tag nach Injektion oder Therapiebeginn; neu gebildete Antikörper reagieren mit noch vorhandenen Antigenen	Stunden bis wenige Tage, meist innerhalb von 8–24 h	Stunden bis wenige Tage, meist innerhalb von 48 h
Klinische Krankheiten	Urtikaria, Quincke-Ödem, Rhinitis allergica, Conjunctivitis allergica, Asthma bronchiale allergicum, gastrointestinale Sofortreaktionen, anaphylaktischer Schock	Immunhämolytische Anämie, thrombopenische Purpura, Agranulozytose, Pemphigus vulgaris (?) Bullöses Pemphigoid (?)	Lokale Arthus-Reaktion, Vasculitis allergica, Glomerulonephritis bei SLE oder postinfektiös allergische Alveolitis (Taubenzüchter-, Farmerlunge), multiforme Erytheme (?)	Serumkrankheit, Arzneireaktionen vom Serumkrankheitstyp	Akute Transplantatabstoßung infektiöse Exantheme (z. B. Masern), multiforme oder nodöse Exantheme, Autoimmunerkrankungen (z. B. Hashimoto-Thyreoiditis, allergische Enzephalomyelitis)	Akute allergische Kontaktdermatitis, chronisches allergisches Kontaktekzem, hämatogenes allergisches Kontaktekzem

Sensibilisierung. Bei Gruppensensibilisierung ist sie auf chemisch oder strukturell ähnliche Substanzen, z. B. die Parastoffe, bezogen. Auch im Bereich von Psychopharmaka können Gruppenallergien beobachtet werden, so bei Phenothiazinen und Dibenzepinderivaten. Bei *polyvalenter Sensibilisierung* liegt eine erworbene Überempfindlichkeit gegen viele chemisch unterschiedliche Verbindungen vor, so beispielsweise gegen Tetrazykline, Phenazone und Phenothiazine.

In manchen Fällen ist die als Arzneimittel zugeführte Substanz nicht primär das Antigen. Letzteres entsteht vielmehr erst im Organismus durch chemische Umwandlung oder Abbau. Nicht in allen Fällen sind diese allergenen Metaboliten bekannt. Warum ein Medikament morphologisch unterschiedliche Arzneimittelexantheme hervorrufen kann, ist nicht geklärt. Eine wichtige Erkenntnis der Dermatologie geht dahin, daß Arzneimittelexantheme oft das Resultat eines Kombinationsgeschehens darstellen. Immer wieder ist zu beobachten, daß Infektionen (grippaler Infekt, Tonsillitis) die Entwicklung eines allergischen Arzneimittelexanthems begünstigen. Exponiert man nach der überstandenen infektiösen Erkrankung den Patienten mit dem betreffenden Arzneimittel allein, so löst dieses keine Hautreaktion mehr aus.

Nach dem Eintritt eines Antigens in den Organismus vergehen etwa 8–12 Tage, bis eine Immunreaktion entsteht, beispielsweise Antikörper gebildet werden und bei fortgesetzter Antigenzufuhr bzw. Antigenpersistenz eine Antigen-Antikörper-Reaktion eintritt, deren Folgen als allergische Erkrankung sichtbar werden. Wenn der Organismus demgegenüber bereits vorher sensibilisiert war, so kann der Vorgang vom Eindringen des Antigens bis zur Manifestation der allergischen Arzneimittelreaktion wesentlich schneller ablaufen. Allergische Reaktionen durch humorale Antikörper können als anaphylaktische Reaktion oder Reaktion vom Arthus-Typ bereits in Minuten bis wenigen Stunden zu Haut- oder Schleimhautveränderungen führen (Sofortreaktion, Allergie vom Soforttyp). Zellvermittelte allergische Reaktionen (Allergie vom Tuberkulin- oder Ekzemtyp) dagegen werden erst 24–48 h nach Eindringen des Antigens manifest (verzögerte Reaktion, Allergie vom Spättyp).

Die Beachtung des zeitlichen Ablaufes liefert wertvolle Hinweise bei der Aufklärung von Arzneimittelexanthemen.

Von Coombs und Gell wurden die immunologischen Grundreaktionen klassifiziert und klinisch-allergische Erkrankungen zugeordnet. Obwohl diese Klassifikation vom immunologischen Standpunkt sehr schematisch ist, hat sie weiterhin erheblichen didaktischen Wert.

Pathomechanismen der allergischen Arzneimittelreaktionen

Humorale allergische Reaktionen vom Soforttyp

Diese manifestieren sich klinisch beim bereits sensibilisierten Organismus innerhalb von wenigen Minuten bis einigen Stunden. Erfolgt die Senisibilisierung im Verlauf der Anwendung eines Arzneistoffes, so sind allergische Reaktionen nicht vor dem 5. Tag zu erwarten. Sie sind antikörpervermittelt.

Typ-I-Reaktion: Anaphylaktische Reaktion. Diese Reaktionen werden durch nichtpräzipitierende und nichtkomplementbindende IgE-Antikörper hervorgerufen. Diese Immunglobuline werden nach Sensibilisierung im Organismus gebildet und sind nicht selten in Form erhöhter Werte des Serum-IgE nachweisbar. Bestimmte Zytokine spielen bei der Regulation der IgE-Synthese eine zentrale Rolle, so beispielsweise das IgE-synthesefördernde Interleukin 4 und sein Antagonist Interferon-γ. Auch die wichtige Rolle von Interleukin-4-sezernierenden T-Zellen (T-Helfer-Typ-II-Zellen, TH2) wurde in den letzten Jahren deutlicher. Die Bindung von IgE-Molekülen erfolgt an der Oberfläche von Zellmembranen, speziell an Gewebemastzellen und basophilen Granulozyten über den hochaffinen IgE-Rezeptor. IgE-Moleküle können sich jedoch ebenfalls an zahlreiche andere Leukozyten wie eosinophile Granulozyten, Monozyten oder B-Zellen sowohl über einen niedrigaffinen, als auch über einen hochaffinen IgE-Rezeptor binden. Die Brückenbildung zwischen zwei Antikörpermolekülen an der Zelloberfläche durch bivalente Antigene (cross-linking) induziert eine Kaskade enzymatischer Reaktionen, die zur Freisetzung von Mediatoren aus Mastzellen, Basophilen und anderen Leukozyten führt. Hier werden im wesentlichen drei große Familien von Substanzen freigesetzt:

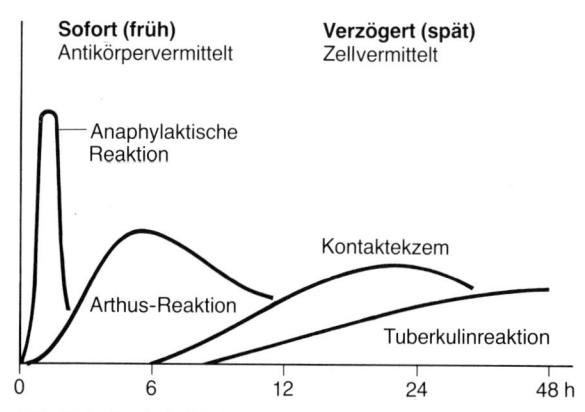

Abb. 10.1. Geschwindigkeit des Ablaufs von Immunreaktionen (nach E. Macher)

Tabelle 10.2. Einteilung der Arzneimittelreaktionen nach der vermuteten Pathogenese

Allergische Arzneimittelreaktionen

Typ I	Makulourtikarielle Exantheme
Typ II	Thrombozytopenische Purpura
Typ III	Vasculitis allergica
	Erythematohämorrhagische und bullöse Exantheme
	Exantheme bei Serumkrankheit
	Nodöse Erytheme
Typ IV	Skarlatiniforme, morbilliforme und rubeoliforme Exantheme
	Lichenoides Exanthem
	Fixes Arzneimittelexanthem
	Multiforme Erytheme und erythematobullöse Exantheme
	Arzneimittelinduziertes Lyell-Syndrom
	Purpura chronica progressiva
	Pseudolymphomartige Hautreaktion

Pseudoallergische Arzneimittelreaktionen

Idiosynkrasie	Anaphylaktoide Reaktion, z. B. bei Azetylsalizylsäure-, Röntgenkontrastmittelidiosynkrasie
Intoleranzreaktionen	
Besondere Formen	Jarisch-Herxheimer-Reaktion
	Embolia cutis medicamentosa
Toxische Reaktionen	Nässende und exfoliative Erythrodermien
	Hämorrhagische Cumarinnekrose, Barbituratnekrose
	Diffuses Effluvium
	Akute Kohlenmonoxidvergiftung
Provokation latenter oder manifester Hauterkrankungen	Z. B. Akneinduktion durch Hormone
De-novo-Provokation von Dermatosen durch Arzneimittel	Z. B. Psoriasisprovokation durch β-Rezeptorenblocker

1. Lipidmediatoren (Leukotrien B_4, Leukotrien C_4, plättchenaktivierender Faktor (PAF), Prostaglandin D_2),
2. Mediatoren der Anaphylaxie (Histamin, Serotonin, Proteoglykane, Serinprotease) und
3. schließlich auch Zytokine (Interleukin-3, Interleukin-4, Interleukin-5, Interleukin-6, und Tumornekrosefaktor-α).

Durch Einwirkung dieser Substanzen auf das Gewebe kommt es zu einer Erweiterung und Permeabilitätssteigerung von Blutgefäßen mit Seruminsudation in das Gewebe, Chemotaxis von Eosinophilen und zur Kontraktion glatter Muskulatur. Das Ausmaß der durch die Antigen-Antikörper-Reaktion ausgelösten Freisetzung von Histamin und anderen Mediatoren sowie der Ort des Geschehens bestimmen die klinischen Krankheitsäquivalente.

Anaphylaktischer Schock. Dieser entwickelt sich meist innerhalb weniger Minuten infolge Freisetzung großer Histaminmengen und führt zu Bronchialspasmus, oft lokalisiertem Ödem (Larynx- oder Glottisödem), allgemeiner Gefäßerweiterung mit Hypotonie und Kollaps. An der Haut können akute Urtikaria oder ein Quincke-Ödem auftreten.

Lokalisierte organbegrenzte anaphylaktische Reaktionen, sogenannte Schockfragmente. Diese treten nur dort auf, wo es zu einer Antigen-Antikörper-Reaktion mit Freisetzung von Mediatoren gekommen ist. Blepharokonjunktivitis, Rhinosinusitis serosa und allergisches Asthma bronchiale entwickeln sich beispielsweise als Ausdruck einer Pollenallergie am Ort des direkten exogenen Antigenkontaktes.

Hauterscheinungen. Hämatogener Antigentransport in die Haut führt beim Sensibilisierten an Orten, an denen Mastzellen entsprechende IgE-Antikörperbindung aufweisen, bei dermaler Lokalisation zur Urtikaria, bei subkutaner Lokalisation zur Urticaria profunda oder Quincke-Ödem.

Die auslösenden Antigene besitzen meist ein höheres Molekulargewicht (Proteine). Niedermolekulare Medikamente sind wahrscheinlich zunächst inkomplette Antigene (*Haptene*), die im Organismus entweder direkt oder, nach Metabolisierung an ein Protein gebunden, zum Vollantigen werden.

Typ-II-Reaktion: Zytotoxische Reaktion. Diese wird oft durch Arzneimittel ausgelöst. Hier sind die Allergene an Zelloberflächen gebunden. Spezifische Antikörper (IgG und IgM) bilden beim Sensibilisierten mit den zellmembranfixierten Antigen oder Zellmembranantigen unter Komplementverbrauch Immunkomplexe. Durch die bei diesem Vorgang aktivierte Komplementkaskade kommt es zu einer Zellschädigung der betroffenen Zellen mit möglicher Zytolyse. Beim Sensibilisierten vollzieht sich dieser Vorgang innerhalb weniger Stunden.
Klinische Äquivalente dieser Reaktionsform sind die akute immunhämolytische Anämie, allergische Thrombozytopenie, allergische Granulozytopenie und Agranulozytose. Ob auch Pemphigus vulgaris und bullöses Pemphigoid hier anzufügen sind, scheint noch nicht sicher.

Typ-III-Reaktion: Immunkomplexreaktion. Diese kann sich in 2 Reaktionsformen manifestieren:

● *Reaktion vom Arthus-Typ.* Bei Überschuß löslicher Antigene kommt es zur Bildung löslicher Antigen-Antikörper-Komplexe im Blut oder im Gewebe. Antikörper der Klassen IgG, IgA und IgM reagieren unter Komplementverbrauch mit löslichen Antigenen. Die Ablagerung solcher Immunkomplexe in den Blutgefäßen oder im Bereich von Basalmembranen mit Aktivierung der Komplementkaskade führt zur Permeabilitätssteigerung, Chemotaxis von neutrophilen Leukozyten mit Freisetzung lysosomaler Enzyme und nachfolgender nekrotisierender Entzündung mit Hämorrhagie und Leukozytoklasie. Als Allergene kommen besonders Medikamente sowie bakterielle Antigene in Betracht. Als Reaktionszeit können wenige Minuten bis etwa 15 h angenommen werden. Das häufigste klinische Äquivalent dieses Reaktionstyps sind die verschiedenen Formen von Vasculitis allergica. Ob auch das Erythema multiforme sowie das Sweet-Syndrom dazugehören, ist nicht sicher. Auch das lokale Arthus-Phänomen ist hier anzuführen.

● *Reaktion vom Typ der Serumkrankheit.* Hier entwickelt sich die Erkrankung gewöhnlich nach einer Latenzzeit von 4–14 Tagen (meist 9–10) im Anschluß an die Allergenzufuhr bei einem bislang nichtsensibilisierten Menschen. Das Besondere dieser Reaktion liegt darin, daß im Menschen ein größeres Allergendepot besteht (z. B. Depotpenizillin, Fremdserum), aus dem auch nach abgeschlossener Sensibilisierung Allergen im Überschuß für die Bildung von Immunkomplexen zur Verfügung steht. Ein gleichartiger Reaktionstyp kann dann ausgelöst werden, wenn ein Arzneimittel täglich über eine gewisse Periode verabfolgt wird. Nach erfolgter Sensibilisierung führt die Bildung von Antigen-Antikörper-Komplexen mit Ablagerung in Blutgefäßwänden und -membranen zum Vollbild der *Serumkrankheit*. Das klinische Bild ist dann gekennzeichnet durch Fieber, erythematöse oder urtikarielle Exantheme, Polylymphadenitis, Polyarthralgie, möglicherweise Polyserositis und akute Nephritis. Bei geringerer Symptomatik bestehen dann beispielsweise eine akute Urtikaria oder eine flächenhafte brettharte Rötung und Schwellung am Injektionsort eines Arzneimittels nach entsprechender Latenzzeit. Auch hämorrhagisch-nekrotisierende Veränderungen können auftreten. Purpura an Handinnenflächen wird als typisch für die Serumkrankheit angesehen. Bei den Arzneistoffen sind eiweißhaltige Fremdseren, Depotpräparate, besonders Depotpenizillin oder Streptokinase als Auslöser hervorzuheben.

Zelluläre allergische Reaktion vom Spättyp oder verzögerten Typ

Typ-IV-Reaktion:
Diese Reaktionen sind zellvermittelt. Sensibilisierte T-Lymphozyten reagieren mit exogenen oder endogenen Allergenen. Zirkulierende Antikörper werden nicht gefunden. Nach Kontakt der antigenpräsentierenden Zellen mit dem Allergen entwickelt sich eine entzündliche Reaktion erst nach einer Latenzzeit von 12–48 h. Daher die Bezeichnung: Reaktion vom Spättyp. Zwei Typen können unterschieden werden:

Zelluläre Allergie vom Tuberkulintyp. Nach Aufbereitung des Allergens durch Makrophagen reagieren sensibilisierte Lymphozyten mit den Allergenen, die v.a. perivaskulär in der Haut liegen. Antigen-spezifische T-Lymphozyten, die Bruchteile des Allegens (Antigenpeptide) mittels ihrer spezifischen T-Zell-Rezeptoren erkennen können, führen dann zu einer entzündlichen Reaktion. Hier werden sowohl von den T-Zellen als auch von den Makrophagen und von den Endothelzellen zahlreiche unterschiedliche Faktoren sezerniert, die zu einer entzündlichen zellulären Reaktion mit Gefäßerweiterung, Permeabilitätssteigerung und Ödem führen. Je nach Intensität der einzelnen Gewebereaktionen können unterschiedliche Symptome erwartet werden.
Als klinische Äquivalente dieses Reaktionstyps werden allergische Exantheme angesehen, so morbilliforme, skarlatiniforme oder rubeoliforme Arzneimittelexantheme, wahrscheinlich auch Erythema multiforme und Erythema nodosum, ferner pseudolymphomartige Arzneimittelreaktionen und das fixe Arzneimittelexanthem.

Zelluläre Allergie vom Ekzemtyp. Im Unterschied zur zellulären Allergie vom Tuberkulintyp ist bei der zellulären Allergie vom Ekzemtyp die Epidermisbeteiligung wesentlich. Während der Sensibilisierungsphase werden durch die Hornschicht eingetretene Allergene von intraepidermalen antigenpräsentierenden Langerhans-Zellen aufgenommen. Gleichzeitig werden wahrscheinlich die umliegenden Keratinozyten so gereizt, daß sie Faktoren wie GM-CSF, TNF-α und Interleukin-1 produzieren. Daraufhin verlassen die Langerhans-Zellen die Epidermis in Richtung Lymphknoten, wo sie naive T-Lymphozyten zur Proliferation stimulieren. Nach dem Vorgang der Sensibilisierung führt ein erneuter exogener oder endogener Kontakt mit dem Kontaktallergen zu einer Stimulation der antigenspezifischen T-Zellen mit Freisetzung von Lymphokinen und Entwicklung einer entzündlichen Reaktion vom Ekzemtyp. In diesem Falle findet die Antigenpräsentation überwiegend in der Haut statt.

Typische klinische Äquivalente dieser Reaktion sind die akute allergische Kontaktdermatitis, das chronisch-allergische Kontaktekzem, möglicherweise auch gewisse Formen von atopischem Ekzem und schließlich eine Reihe von Arzneimittelexanthemen mit epidermaler Beteiligung im Sinne des hämatogenen allergischen Kontaktekzems.

Makulourtikarielle Arzneimittelexantheme

Solche Reaktionen sind am zweithäufigsten und können sich aus einem makulösen Arneiexanthem durch zunehmende urtikarielle Note entwickeln. Häufig entsteht jedoch primär das makulourtikarielle Arzneimittelexanthem unter dem Bild einer akuten Urtikaria. Selten treten auch Zeichen einer systemischen anaphylaktischen Reaktion auf. Die Hautveränderungen treten meist innerhalb der ersten 24 Stunden nach Behandlungsbeginn auf und persistieren bis zu drei Tagen. Verlaufsformen mit Angioödem bleiben relativ selten.

Thrombozytopenische Purpura

Im allgemeinen unterscheidet man zwischen allergischen und nichtallergischen Mechanismen. Bei nichtallergischen Mechanismen kann es, wie z. B. durch Bleomycin, zur Thrombozytopenie und Gefäßschädigung kommen. Des weiteren können auch Plasminogenaktivatoren schmerzhafte Purpuraerscheinungen verursachen.

Die allergische thrombozytopenische Purpura entwickelt sich als Folge einer zytotoxischen Reaktion (Typ-II-Reaktion) bei sensibilisierten Patienten. Es kommt zu Immunkomplexbildung an der Oberfläche

Klinik und Ätiologie der allergischen Arzneimittelexantheme

Arzneimittelexantheme sind klinisch-morphologisch außerordentlich vielgestaltig. Einen Rückschluß von dem klinisch-morphologischen Erscheinungsbild auf die Art des auslösenden Medikaments oder den Pathomechanismus ist meist nicht möglich. Daher kann ein Arzneimittel verschiedene Arten von Arzneimittelreaktionen auslösen je nach dem Ort, an dem sich die Unverträglichkeitsreaktion abspielt. Im allgemeinen sind Arzneimittelexantheme, da sie hämatogen ausgelöst werden, disseminiert und symmetrisch angeordnet. Bemerkenswert ist die Bevorzugung der Streckseiten der Extremitäten, ferner auch die Möglichkeit der Schleimhautbeteiligung (*Enanthem*). Viele Arzneimittelexantheme verursachen Juckreiz. Häufig findet sich eine Bluteosinophilie.

Stets ist daran zu denken, daß Arzneimittelnebenwirkungen auch innere Organe in Mitleidenschaft ziehen können. Auf Fieber, Anämie, Leukopenie, Thrombopenie, Albuminurie, Anurie, Hepatitis, Myokarditis, Nephritis oder asthmatische Zustände ist zu achten.

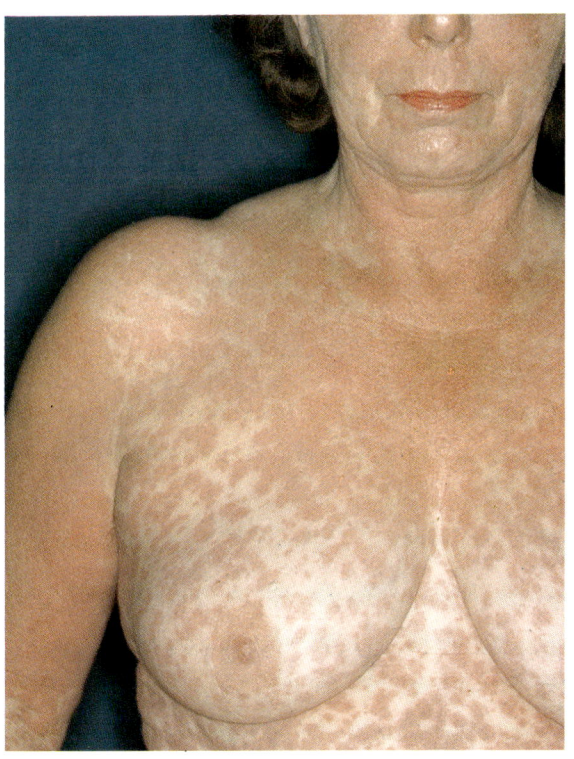

Abb. 10.2. Makulöses Arzneimittelexanthem

der Thrombozyten. Das Bild ist das einer thrombozytopenischen Purpura mit Petechien, Hämorrhagien, Sugillationen und Suffusionen.
In solchen Fällen kann durch den Blutplättchenagglutinationstest die immunologische Natur dieser Reaktion festgestellt werden. Im Blutplättchenagglutinationstest werden Medikamente zu Thrombozyten hinzugefügt. Wenn ein Antikörper vorhanden ist, kommt es zur Agglutination der Thrombozyten, der eine Lyse folgt, sobald Komplement hinzugefügt wird.

Mögliche Auslöser
Analgetika, Antiphlogistika: Azetylsalizylsäure, Paracetamol, Puyrazolonderivate, Indometacin

Chemotherapeutika: Sulfonamide, Rifampizin

Antiepileptika, Sedativa, Psychopharmaka: Phenytoin, Carbamazepin, Phenothiazinderivate

Diuretika: Hydrochlorothiazid, Furosemid

H_2-*Antihistaminika*: Cimetidin, Ranitidin

Viele andere Substanzen kommen ebenfalls ursächlich in Betracht. Nicht selten ist die thrombozytopenische Purpura mit Kapillarschädigung verbunden (Rumpel-Leede-Phänomen positiv), was auf einem Kombinationseffekt beruhen dürfte.

Vasculitis allergica als Arzneimittelreaktion

Sie ist die Folge einer humoralen allergischen Immunkomplexvaskulitis (Typ-III-Reaktion), die sich an den Gefäßen von Haut und Schleimhäuten lokalisiert. Die Erkrankung ist an anderer Stelle (s. S. 812) ausführlich dargestellt. Neben bakteriellen Antigenen und Tumorantigenen spielen Arzneimittel als Antigen eine wesentliche Rolle.
Wichtig ist auch, daß Antibiotika ätiologisch in Betracht kommen. Nicht selten handelt es sich auch um Kombinationseffekte von Infektion und Arzneimittel.

Mögliche Auslöser
Analgetika, Antiphlogistika: Phenylbutazon, Indometacin

Antibiotika, Chemotherapeutika: Penizillin, Erythromyzin, Sulfonamide

Antiepileptika: Hydantoinderivate

Diuretika: Benzothiadiazinderivate

Erythematohämorrhagische, hämorrhagische und hämorrhagisch-bullöse Arzneimittelexantheme

In abhängigen Partien (Glutäen, distale obere und untere Extremitätenabschnitte) oder bei entsprechender mechanischer Belastung (nach Stauen einer Blutdruckmanschette) kommt es bei den oben erwähnten Exanthemen zu einer hämorrhagischen Note infolge stärkerer Gefäßschädigung mit Erythrozytenaustritt. Gewöhnlich ist das Rumpel-Leede-Phänomen positiv, während Thrombozyten und Gerinnung normal sein können.

Mögliche Auslöser
Antibiotika: Penizillin, Sulfonamide

Sedativa, Antiepileptika: Hydantoinderivate, Hypnotika (Barbiturate)

Laxanzien: Phenolphthalein

Antiphlogistika, Antirheumatika: Goldsalze, Indometacin, Pyrazolonderivate

Arzneimittelreaktion vom Typ der Serumkrankheit und Exantheme bei Serumkrankheit

Bei beiden Reaktionsformen handelt es sich um eine humorale antikörpervermittelte Typ-III-Reaktion mit Ausbildung von pathogenen Immunkomplexen. Das Besondere liegt darin, daß diese Antikörperreaktion zwischen den in der Inkubationszeit vom Körper gebildeten Antikörpern und noch nicht aus dem Organismus eliminiertem Antigen zustande kommt.

Serumkrankheit. Sie entwickelt sich nach erstmaliger Verabfolgung von artfremdem Immunserum, gewöhnlich Pferdeserum, im Rahmen einer Serumprophylaxe oder Serumtherapie nach einer Sensibilisierungszeit von 4–14 Tagen, gelegentlich auch bis zu 3 Wochen. Oft ist der Beginn akut mit einer bretthartentzündlich-ödematösen oder urtikariellen Reaktion an der intramuskulären Injektionsstelle. Rasch entwickeln sich Fieber, generalisierte Lymphadenitis und Hauterscheinungen.

Exantheme bei Serumkrankheiten. Sie sind stets symmetrisch disseminiert, meist stark juckend und ihrer klinischen Morphologie nach vorwiegend als morbilliforme oder skarlatiniforme Exantheme, akute Urtikaria oder als Quincke-Ödem, seltener als hämorrhagische Exantheme zu identifizieren.

Innerliche Manifestationen. Diese manifestieren sich vor allem nach Art einer Polyarthritis, Polysynovitis oder Myalgien; auch Neuritiden können hinzutreten. Oligurie und Albuminurie weisen auf Nierenbeteili-

gung, Erbrechen und Durchfälle auf Darmbeteiligung hin. Die BSG ist leicht erhöht, gewöhnlich besteht eine geringe Leukozytose mit mäßiger Eosinophilie. Im allgemeinen klingen die Krankheitserscheinungen nach einigen Tagen wieder ab, wenn auch Arthropathien und Neuritiden sich langsamer zurückbilden.
Erfolgt nach einer Serumkrankheit eine *Reinjektion* des gleichen Serums, so kann mit zwei Reaktionsformen gerechnet werden:
Nach länger zurückliegender Erstinjektion (ein Jahr oder mehr) entwickelt sich meist bereits nach einer Latenzphase von 2–7 Tagen, d.h. beschleunigt, das Bild der *Serumkrankheit* mit besonders intensiver Reaktion an der Injektionsstelle. Nach kürzerer, selten auch länger zurückliegender Erstinjektion stellt sich als Sofortreaktion ein *anaphylaktischer Schock (Immunkomplexanaphylaxie)* ein, der unter schweren akuten Symptomen von Kreislaufkollaps, Konvulsionen, Asthma bronchiale, spontanem Abgang von Stuhl und Urin schließlich im Koma zum Tode führen kann.

Arzneimittelreaktionen vom Typ der Serumkrankheit.

Diese werden besonders durch solche Arzneimittel ausgelöst, die nach Injektion über längere Zeit depotartig im Körper verbleiben. Nach Abschluß der Antikörperbildung kann es dann zu einer Immunkomplexreaktion vom Typ III kommen.
Besonders häufig beobachtet man diese Reaktionen nach intramuskulärer Penizillingabe oder Verabfolgung eiweißhaltiger Medikamente wie Insulin, Frischzellensuspensionen, Organextrakten oder anderen Fremdproteinen.
Es kann sich ebenfalls das Vollbild der Serumkrankheit entwickeln, meist jedoch stehen örtliche Reaktionen an der Injektionsstelle und die beschriebenen Exantheme im Vordergrund der klinischen Erscheinungen.

Skarlatiniforme, morbilliforme oder rubeoliforme Arzneimittelexantheme

Diese Reaktionen stellen die häufigsten Formen aller Arzneimittelexantheme dar. Sie erinnern an die jeweiligen Infektionserkrankungen und entwickeln sich meist als generalisierte Form einer zellulären Allergie (Typ IV nach Coombs und Gell). Diese makulösen Exantheme treten innerhalb von 2–3 Tagen nach Exposition bei sensibilisierten Patienten auf, bei nichtsensibilisierten vielfach bis zu zwei Wochen nach Behandlungsbeginn. Bei Penizillin und seinen Derivaten kann das Exanthem noch bis zu zwei Wochen nach Beendigung der Therapie auftreten.
Oft gehen diese Reaktionen mit einer schmetterlingsartigen entzündlich-ödematösen Gesichtsrötung einher sowie mit Allgemeinerscheinungen: Fieber, Abgeschlagenheit, Leuko- und Thrombopenie. Sie können an systemischen Lupus erythematodes erinnern. Gelegentlich findet man auch eine Eosinophilie und Juckreiz. Bei Weiterentwicklung können sich auf den fleckigen Exanthemen Hämorrhagien, Bläschen, Pusteln oder sogar Nekrosen entwickeln.

Mögliche Auslöser

Analgetika, Antipyretika, Antiphlogistika: Phenazetin, Phenylbutazon, Oxyphenbutazon, Acetylsalizylsäure, Indometacin

Antibiotika: Penizillin, Ampizillin, Cephalosporin, Streptomyzin, Tetrazyklin, Chloramphenicol, Erythromycin, Gentamycin, Isoniazid

Antiepileptika: Hydantoinderivate, belladonnahaltige Arzneien

Chemotherapeutika: Sulfonamide, Isoniazid, Nitrofurantoin, Azol-Antimykotika

Hypnotika: Barbiturate, Chloralhydrat

Psychopharmaka: Chlorpromazin, Meprobamat, Benzodazepine, Phenothiazine

Schwermetallsalze: Gold

Andere: Thiazide, Chinidine

Erythematovesikulöse Arzneimittelexantheme

Diese entwickeln sich sekundär auf disseminierten makulösen Exanthemen infolge einer zunehmend exsudativen Entzündung. Sie können gelegentlich auch Ausdruck einer allergischen hämatogenen Kontaktdermatitis sein, wobei sich dann primär erythematovesikulöse oder papulovesikulöse Veränderungen ausbilden. Bei Fortschreiten der Erkrankung kann sich durch großflächige Konfluierung eine nässende vesikuloödematöse sekundäre Erythrodermie entwickeln.

Mögliche Auslöser

Antibiotika: v.a. Penizillin

Antimalariamedikamente

Analgetika, Antiphlogistika: Phenazon, Oxyphenbutazon, Salizylate

Chemotherapeutika: Sulfonamide, Isoniazid

Phenolphthaleinhaltige Laxanzien

Schwermetallsalze: Gold, organische Arsenverbindungen, Lithium, Wismut

Nodöse Arzneimittelexantheme

Diese treten in Form entzündlich-geröteter, gut umschriebener kutan-subkutan-lokalisierter Knoten an der Haut auf, bevorzugen in lockerer Disseminierung die Extremitätenstreckseiten und verlaufen akut bis subakut. Bei alleinigem Sitz an den Vorderseiten der Unterschenkel kann die Abgrenzung zum Erythema nodosum schwierig sein. Vielfach fehlt der kontusiforme Aspekt.

Pathogenetisch dürfte diesen Veränderungen entweder eine allergische Reaktion vom Typ II oder/und vom Tuberkulintyp zugrunde liegen. Auch bei intrakutaner Testreaktion mit dem auslösenden Antigen kann es zu einer Hautreaktion vom Tuberkulintyp kommen. Bemerkenswert ist, daß nodöse Erytheme häufiger bei Frauen vorkommen, die Ovulationshemmer einnehmen. Ob damit die Empfänglichkeit für diesen Typ von allergischer Reaktion gesteigert ist, bedarf noch der Abklärung.

Nodöse Arzneimittelexantheme sind relativ selten. Auf jeden Fall sollten Streptokokkeninfektion, Yersiniose, Tuberkulose und Sarkoidose ausgeschlossen werden.

Als auslösende Noxen wurden orale Ovulationshemmer, Sulfonamide (Sulfathiazol), Salizylate, Bromide, Jodide sowie Goldsalze und Gestagene beschrieben. Vielleicht liegt auch häufiger ein Kombinationsgeschehen (Infekt *und* Arzneimittel) vor.

Lichenoides Arzneimittelexanthem

Lichenoide Arzneimittelexantheme zeichnen sich durch lichenoide Papeln aus, bevorzugen aber meist die Streckseiten und den Rumpf und nicht die Prädilektionsstellen des Lichen ruber planus (Handgelenke, Glans penis, Schleimhäute). Im allgemeinen beginnen die Veränderungen einige Wochen bis Monate nach Medikamentanwendung. Vielfach heilen sie mit starker Hyperpigmentierung ab. Atrophie und Poikilodermieartige Veränderungen können sich ausbilden.

Die *Pathogenese* der lichenoiden Arzneimittelreaktion ist unklar. Es gibt jedoch einige Hinweise, die auf die Bedeutung autoreaktiver zytotoxischer T-Zellen hindeuten, wie es bei der Graft-versus-host-Reaktion vermutet wird. Experimente im Tiermodell unterstützen diese Hypothese.

Mögliche Auslöser

Antirheumatika, Analgetika, Antiphlogistika: Azetylsalizylsäure, Indometacin, Piroxicam, Penicillamin

Antibiotika, Chemotherapeutika: Penizilline, Tetrazykline, Antimalariamittel, Dapson, Aciclovir

Diuretika: Benzothiadizinderivate

Schwermetallsalze: Gold

β-Blocker

ACE-Hemmer: Captopril

α_2-*Adrenorezeptor-Agonisten*: α-Methyldopa

Diagnostisches Leitsymptom ist die Lichen-ruber-Ähnlichkeit der Veränderungen; allerdings fehlen gewöhnlich Mundschleimhauterscheinungen.

Das histologische Bild ist oft nicht von dem des Lichen ruber planus zu unterscheiden. Differentialdiagnostisch sollte auch an den paraneoplastischen Pemphigus gedacht werden. Bei dieser Erkrankung steht gelegentlich ein lichenoides Exanthem im Vordergrund der Veränderungen.

Fixes Arzneimittelexanthem

Ebenso wie durch die englische Bezeichnung fixed drug eruption wird auch durch die deutsche Krankheitsbezeichnung herausgestellt, daß diese arzneimittelbedingten Haut- und/oder Schleimhautveränderungen bei wiederholter Medikamentenzufuhr stets wieder an derselben Haut- oder Schleimhautstelle auftreten. Diese Beobachtung, zusammen mit der Tatsache, daß eine Epikutantestung mit dem Allergen im Krankheitsherd zu einer positiven örtlichen Aufflammreaktion führen kann, deutet auf eine zelluläre Allergie vom Spättyp (Typ-IV-Reaktion) hin. Dies wird dadurch bestätigt, daß antigenspezifische T-Zell-Klone aus erkrankter Haut isoliert und charakterisiert werden konnten. Auch die Expression von ICAM-1-Adhäsionsmolekülen und Klasse-II-Antigenen auf Keratinozyten in betroffenen Hautarealen sowie das Vorhandensein eines für Lymphozyten chemotaktischen Proteins, IP 10, deuten auf eine örtliche Bildung von γ-Interferon hin. So könnte sich die elektive Lokalisation der Herde bei Rezidiven durch einen besonderen Tropismus solcher Memory-T-Lymphozyten erklären lassen.

Klinik. Es handelt sich gewöhnlich um einen einzelnen Herd, der wenige Millimeter bis zu über 2 cm im Durchmesser groß sein kann und sich durch rundliche Konfiguration und ein scharf begrenztes ödematisiertes, düster-violettrotes Erythem auszeichnet, welches bullös werden kann. Gelegentlich ist eine urtikarielle oder herpetiforme Morphologie möglich. Die rezidivierenden rötlich-violetten, violett-braunen, bläulich-bräunlichen typischen makulösen Herde bleiben oft über Monate bestehen. Nicht selten kommt es zur schlaffblasigen Epidermisablösung im Herd. Bei erneuter Medikamentenzufuhr entwickeln sich frische Hautveränderungen stets wieder an denselben alten Stellen.

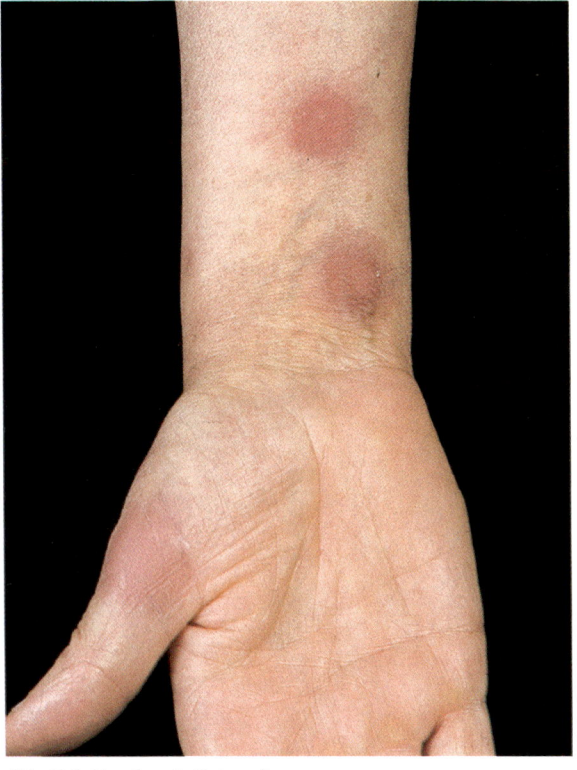

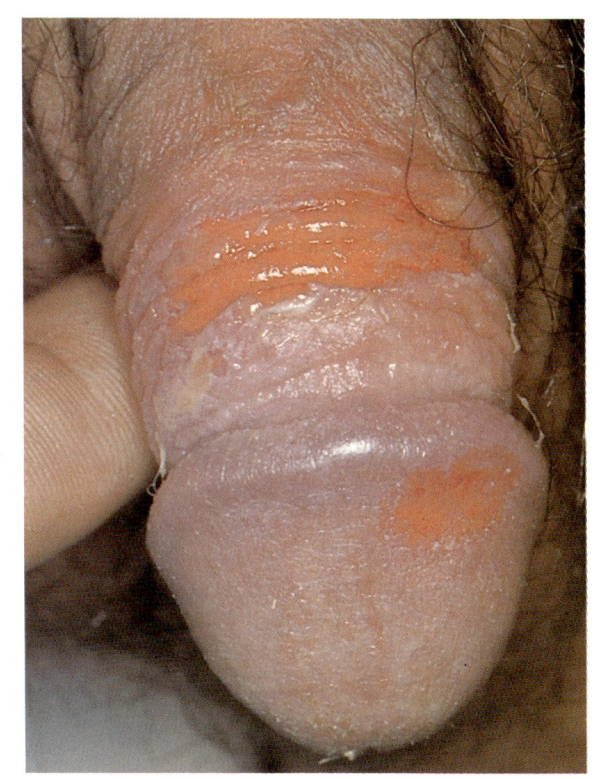

Abb. 10.3. Fixe Arzneimittelexantheme

Gewöhnlich treten solche Herde nur an einer Stelle auf. Das *multifokale fixe Arzneimittelexanthem* ist durch Ausbildung mehrerer Herde gekennzeichnet, welche stets die gleiche typische Morphologie aufweisen.
Bevorzugt befallen sind die Extremitäten, Palmae und Plantae sowie das Genitale (z.B. Glans penis oder Skrotum). Auch an der Mundschleimhaut kann sich ein fixes Arzneimittelexanthem etablieren. Die Veränderungen jucken gewöhnlich nicht, verursachen aber brennende Hitze. Allgemeinsymptome fehlen. Die Abheilung erfolgt meist mit lang anhaltender intensiver graubrauner *Restpigmentierung*.
Bei Sitz an den Schleimhäuten kann es zu oberflächlichen Erosionen kommen, die bei Sitz im Mund, an den Konjunktiven oder der Urethra auch an Herpes simplex (polyzyklische Begrenzung der Erosion) oder Pemphigus vulgaris erinnern können.
Histologie. Lichenoides oder Erythema-multiforme-artiges Reaktionsmuster. Eine hydropische Degeneration der epidermalen basalen Zellen, die sich bis zur epidermalen Nekrose steigern kann, ist das wesentliche Merkmal der akuten Phase. Diese kann sich bis zur subepidermalen Kontinuitätstrennung weiterentwickeln, begleitet von Ödem und einem zellulär-entzündlichen perivaskulären Infiltrat. Verstärkte Pigmentierung und Pigmentinkontinenz sind in der Regel vorhanden, auch zwischen den Rezidivphasen.

Mögliche Auslöser
Analgetika, Antiphlogistika: Pyrazolonderivate, Phenazonderivate, Indometacin, Piroxicam, Azetylsalizylsäure

Antibiotika, Chemotherapeutika: Penizilline, Tetrazykline, Erythromyzin, Sulfonamide, Antimalariamittel, Metronidazol

Antiepileptika, Hypnotika: Barbiturate, Hydantoinderivate

Laxanzien: Phenolphthalein

Aber auch viele andere Arzneimittel können fixe Arzneimittelexantheme verursachen, so organische Arsenverbindungen, Halogenide (Jodide, Bromide), Chinin, Chinidin, Nystatin, Dapson, Kontrazeptiva oder antineoplastische Chemotherapeutika.
Im allgemeinen ist die Anamnese typisch, und Karenzversuche verlaufen erfolgreich.

Multiforme Erytheme und erythematobullöse Arzneimittelexantheme

Die an Erythema exsudativum multiforme erinnernden Arzneimittelreaktionen sind sehr ernst zu nehmen. Sie können zu massiven multiformen Hauterscheinungen führen, allerdings nicht selten ohne die für das Erythema exsudativum multiforme so typischen Kokardeneffloreszenzen. Gelegentlich kommt es auch, insbesondere bei den Formen mit starker Neigung zu Zentripetalausbreitung und intensiver Schleimhaut- und Konjunktivalbeteiligung, zu lebensbedrohlichen Krankheitsbildern.

Das medikamentöse Lyell-Syndrom kann als Maximalvariante dieser Entwicklung gelten. Vielfach ergibt die Anamnese ein Kombinationsgeschehen, wobei akute Tonsillitis, Streptokokkenangina oder grippaler Infekt *und* Arzneimittel als kausale Faktoren wirksam sind. So erklärt sich auch die Beobachtung, daß später die nochmalige Verabreichung des in Betracht kommenden Arzneimittels beschwerdelos vertragen wird. Trotzdem sollten Expositionsversuche wegen des Risikos vermieden werden.

Mögliche Auslöser

Antirheumatika, Analgetika, Antiphlogistika: Pyrazolonderivate, Indometacin, Diclofenac, Penicillamin

Anitibiotika, Chemotherapeutika: Cephalosporine, Penizilline, Sulfonamide, Tetrazykline, Aminoglykoside

Antiepileptika, Sedativa: Carbamazepin, Barbiturate, Hydantoinderivate

Chinin, Chinidin

Metallsalze: Goldsalze

Diuretika: Furosemid, Thiazidderivate

Aber auch viele andere Medikamente wie Psychopharmaka, phenophthaleinhaltige Laxanzien, Sulfonylharnstoffderivate wurden als Ursache für multiforme Erytheme bekannt.

Medikamentöses Lyell-Syndrom

[Lyell 1956]

Synonyme. Toxic epidermal necrolysis (TEN), Epidermolysis necroticans combustiformis, Epidermolysis acuta toxica, Syndrom der verbrühten Haut

Definition. Akut verlaufende Maximalvariante eines erythematobullösen Arzneimittelexanthems, das bei etwa 20–40% der Patienten tödlich verläuft.

Ätiopathogenese. Gewöhnlich ergibt die Anamnese einen unklaren fieberhaften Infekt mit Arzneimittelzufuhr. Allerdings wird von 20% der Patienten die Ein-

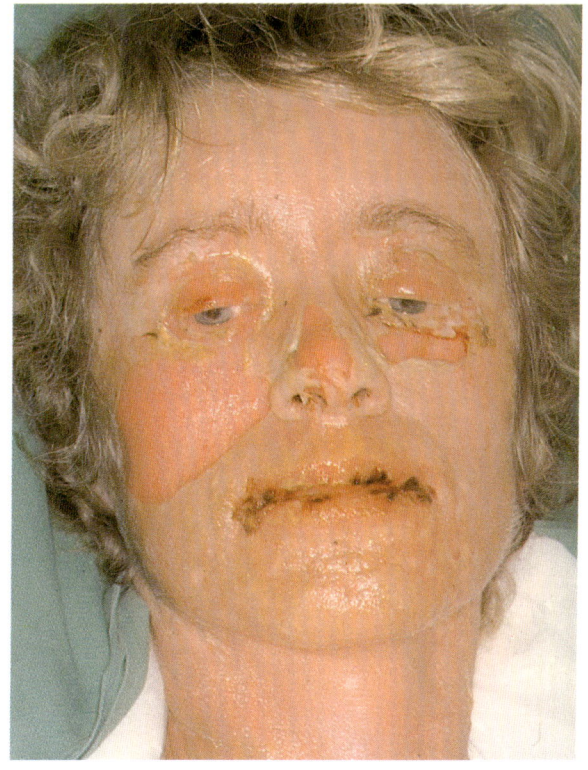

Abb. 10.4. Medikamentös induziertes Lyell-Syndrom

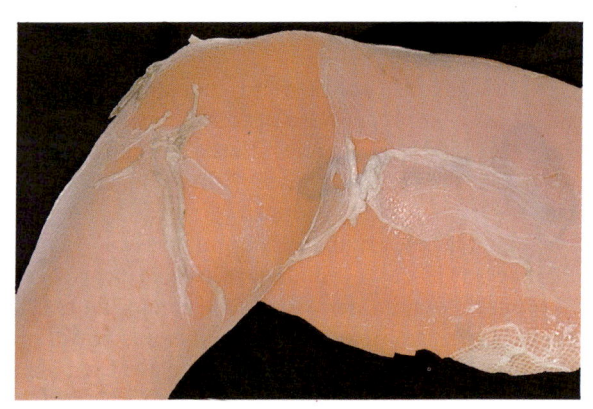

Abb. 10.5. Medikamentös induziertes Lyell-Syndrom

nahme von Medikamenten verneint. Die Erkrankung kann in jedem Alter auftreten.

Die Pathogenese der Erkrankung ist nicht sichergestellt. Diskutiert werden angeborene Idiosynkrasie und Shwartzman-Sanarelli-Phänomen.

Positive Epikutan- und Lymphozytentransformationstests mit auslösenden Medikamenten lassen auch an eine allergische Spättypreaktion (Typ IV) denken. Wahrscheinlich handelt es sich um eine Maximalvariante eines multiformen Erythems.

Als häufig kausal gelten Pyrazolonderivate, Sulfonamide, Hydantoinderivate und Barbiturate. Aber auch viele andere Medikamente wurden in ursächli-

Tabelle 10.3. Arzneistoffe, die mit dem Auftreten eines Lyell-Syndroms in Zusammenhang gebracht wurden

Analgetika, Antiphlogistika, Antirheumatika
  Acetylsalicylsäure
  Benoxaprofen
  Diclofenac
  Goldsalze
  Ibuprofen
  Indometacin
  α-Penicillamin
  Phenacetin
  Piroxicam
  Pyrazolonderivate
  Salicylsäurederivate
  Sulindac

Antibiotika
  Aminoglykoside
  Cephalosporine
  Chloramphenicol
  Gyrasehemmer
  Makrolide
  Penicilline
  Sulfonamide
  Tetracycline

Diuretika
  Benzothiadiazinderivate
  Chlorthalidon

Betablocker
  Atenolol
  Propranolol

Gichttherapeutika
  Allopurinol
  Colchicum

Anitepileptika, Hypnotika, Sedativa
  Barbiturate
  Carbamazepin
  Hydantoinderivate
  Phenothiazinderivate

Chemotherapeutika
  Antituberkulotika
  Glykopeptide
  Nitrofurane

Antimykotika
  Griseofulvin
  Fluconazol
  Terbinafin

Antineoplastische Chemotherapeutika
  Chlorambucil
  Cyclophosphamid
  Methotrexat

Sonstige
  α-Interferon
  α-Methyldopa
  Antihelmintika
  Chinin
  Codein
  Impfungen
  Kortikosteroide
  Phenolphthalein
  Sulfonylharnstoffderivate
  Theophyllin

chem Zusammenhang gesehen, so Phenylbutazon, Oxyphenbutazon, Benoxaprofen, Chinin, Penizilline, Nitrofurantoin, Goldsalze, Chloramphenicol, Tetrazykline, Allopurinol und Acetazolamid.

Klinik. Eine prodromale Phase kann mit dem Lyell-Syndrom einhergehen. Diese besteht aus einer trivialen nasopharyngealen Infektion oder unklaren Symptomen wie Fieber, Rhinitis bzw. Konjunktivitis und einer Dysurie. Die Prodrome dauern etwa 2–3 Tage an. In 30% der Fälle entstehen Schleimhautbeteiligungen während dieser Zeit. Rasch entwickelt sich im Gesicht, am Rumpf und Streckseiten der Extremitäten ein zunächst fleckiges, disseminiertes makulöses erythematöses Exanthem, das zu großflächiger Konfluierung und Ausbildung von Bläschen und größeren schlaffen Blasen führt. Schnell kommt es zu flächenhafter Ablösung der Epidermis, die wie bei einer ausgedehnten Verbrühung oder vergleichsweise wie ein feuchtes Leinentuch auf der Haut zu liegen scheint, daher die Bezeichnung: Syndrom der verbrühten Haut. Das Nikolski-Phänomen ist meistens positiv; durch leichten seitlichen Druck läßt sich die Epidermis von ihrer Unterlage abschieben. Bemerkenswert ist die frühe Beteiligung der Ober- und Unterlider; hier kommt es rasch zu Erosionen, die hämorrhagisch verkrusten. Gleichzeitig sind die Konjunktiven massiv entzündlich verändert und neigen zu Symblepharonbildung. Innerhalb von 24 h kann durch fibrinreiches Sekret eine Verklebung zwischen Konjunktiven und Kornea zustande kommen. Die Mund- und Genitalschleimhäute sind entzündlich gerötet, erosiv oder ulzerös und neigen zu hämorrhagischer Verkrustung. Auch hier kann es besonders bei Frauen rasch zur Adhäsion kommen. Diese Erscheinungen bereiten stärkste subjektive Beschwerden.

Symptome. Das Allgemeinbefinden ist sehr stark gestört. Hohes Fieber, gelegentlich Somnolenz und allgemeine Abgeschlagenheit lassen erkennen, daß es sich um eine schwere Erkrankung handelt. Durch die ausgedehnten epidermisfreien Areale, die manchmal innerhalb von 24 h entstehen, kommt es zum Verlust großer Mengen von Körperflüssigkeiten mit Störungen in der Aufrechterhaltung der Elektrolyt- und der Flüssigkeitsbalance. In 60% der Fälle kommt es zu Glomerulonephritis und Urethritis mit möglicher Retentionssymptomatik. Bronchopneumonie, Glomerulonephritis und Hepatitis entwickeln sich als Komplikationen oft erst in der 2. bis 4. Woche.

Laborbefunde. Erhöhte BSG, lymphopenische Leukozytose, Vermehrung der α- und β-Globulinfraktion im Serum sind typisch. Im Urin können Zeichen von Nierenbeteiligung nachweisbar werden. Bei Anzeichen von Exsikkation ist Hämatokritbestimmung angeraten.

Histopathologie. Charakteristisch ist eine flächenhafte eosinophile Nekrose der Epidermis. Ihre Ablösung vom Korium erfolgt durch subepidermale Kontinuitätstrennung bei nur geringfügigen Veränderungen im oberen Korium in Form von entzündlichem Ödem und stärkerer Vasodilatation (sogenanntes leeres Korium). Zellulär-entzündliche Reaktionen im Korium gehören nicht zum frischen Bild des arzneimittelinduzierten Lyell-Syndroms. Immunphänotypische Untersuchungen zeigen meistens CD 8-positive Suppressor- bzw. zytotoxische T-Lymphozyten entlang der Basalmenbranzone und in der Epidermis. Ähnliche Befunde werden auch in den Veränderungen nach epikutaner oder intrakutaner Testung des verantwortlichen Arzneimittels beschrieben.

Verlauf. Die Erkrankung verläuft akut, in etwa 20–40% der Fälle letal. Ihre Prognose sollte in Abhängigkeit von der Ausdehnung der Hauterscheinungen sowie den innerlichen Komplikationen mit Vorsicht gestellt werden, vergleichsweise wie bei einer großflächigen Verbrühung, wenn diese mehr als 30–40% der Haut betrifft. Infolge der massiven akuten toxischen Reaktion kommt es nicht selten auch zu vorübergehenden Störungen des Nagelwachstums (Beau-Reil-Furchen) oder zum Ausfall aller Finger- und Fußnägel. Es kann Narbenbildung resultieren, so daß neues Nagelwachstum nicht mehr eintritt. Im Bereich des Kapillitiums ist nicht selten eine diffuse toxische Alopezie zu beobachten. Die Hauterscheinungen heilen im Verlauf ohne Narben ab.

Diagnostische Leitlinien. Schwere Erkrankung mit zur Generalisierung neigenden kombustiformen Hautveränderungen und flächenhafter Epidermisablösung im Anschluß an unklaren Infekt und medikamentöse Behandlung.

Differentialdiagnose. In erster Linie gilt es, das *staphylogene Lyell-Syndrom,* identisch mit der Dermatitis exfoliativa neonatorum (Ritter von Rittershain) zu berücksichtigen. Das staphylogene Lyell-Syndrom kommt hauptsächlich bei Neugeborenen, Kleinkindern und Kindern vor und ist durch ein Staphylokokkenexotoxin (Epidermolysin) induziert. Die Abgrenzung ist auch in frühen Entwicklungsphasen durch histologische Kryostatschnittuntersuchung einer Blasendecke möglich. Bei medikamentösem Lyell-Syndrom besteht die Blasendecke aus der gesamten eosinophil-nektrotischen Epidermis. Bei staphylogenem Lyell-Syndrom dagegen kommt es unter der Hornschicht, hoch im Stratum Malphighi zur epidermalen Spaltbildung; daher besteht hier die Blasendecke nur aus dem Stratum corneum, dem Stratum granulosum und einzelnen Stachelzellen, die wenige nekrobiotische Veränderungen aufweisen. Diese Abgrenzung ist im Hinblick auf die einzuschlagende Therapie sehr wichtig.

Ferner ist an schwere Formen von *Erythema multiforme* (Stevens-Johnson-Syndrom) zu denken. Hier zeigen aber die multiformen Hautveränderungen histologisch eine viel stärkere zellulär-entzündliche Begleitreaktion.

Therapie. Die Ausdehnung des Lyell-Syndroms sollte nach der Neunerregel abgeschätzt werden. In Abhängigkeit von der Ausdehnung der Hautveränderung in Prozent der Körperoberfläche in bezug auf das Lebensalter und vom Auftreten einer der Verbrennungskrankheit ähnelnden Symptomatik muß die Behandlung je nach Schwere der Erkrankung in dafür spezialisierten Einrichtungen erfolgen. Es besteht hohe Infektionsgefahr.

Behandlungsprinzipien
- Behandlung des Wärmeverlusts durch ausreichende Wärmezufuhr.
- Behandlung des Flüssigkeits- und Eiweißverlusts unter Kontrolle von Herz- und Kreislauftätigkeit, nach den Regeln der Verbrennungstherapie.
- Entzündungswidrige Therapie. Diese wird immer noch diskutiert. Während sich nach eigener Erfahrung bei medikamentösem Lyell-Syndrom der parenterale Einsatz von Glukokortikoiden (80–200 mg Prednisolanäquivalent) bewährt hat, wird von anderer Seite der Glukokortikoidtherapie keine wesentliche Wirkung beigemessen. Manche Studien scheinen darauf hinzudeuten, daß systemische Glukokortikoidtherapie, möglicherweise wegen der Immunblockade, die Prognose ungünstig beeinflußt. Wichtig ist, daß vor Einsatz von Glukokortikoiden sichergestellt ist, daß es sich nicht um ein staphylogenes Lyell-Syndrom handelt, weil in ei-

nem solchen Fall Glukokortikoide allein kontraindiziert wären. Wegen der hohen Nebenwirkungsrate kommen nichtsteroidale Antiphlogistika nicht in Betracht.
- Vermeidung und Behandlung von Sekundärinfektionen mit Breitspektrumantibiotika. Durch laufende Kontrolle der Hautoberflächenflora können Infektionen früh erkannt und dann behandelt werden. Man sollte solche Breitspektrumantibiotika wählen, die wie beispielsweise Erythromycin geringe Sensibilisierungspotenz besitzen. Auf Penizillin, Penizillinderivate und Ampicillin ist zu verzichten.
- Innerliche Komplikationen treten meistens erst in der 2. oder 3. Woche auf und müssen von internistischer Seite mitbehandelt werden.
- Wichtig ist eine adäquate äußerliche Behandlung. Dazu gehört die kontinuierliche Überwachung und Frühbehandlung der Augen- und Schleimhautveränderungen wegen Adhäsionsgefahr. Solange die nekrotische Epidermis nicht sekundär infiziert ist, sollte sie belassen werden. Der Patient ist möglichst wie bei einer Verbrühung zu behandeln. Bewährt haben sich Metallinefolien und nichtklebende Auflagen. Später können Verbände mit antibiotischen und epithelisierungsfördernden Salben oder fettfeuchte Verbände die Reepithelisierung fördern.

Die *Prognose* eines Lyell-Syndroms hängt wesentlich von der sorgfältigen Pflege der Patienten ab.

Purpura chronica progressiva
[Schamberg 1901]

Synonyme. Morbus Schamberg, Adalinexanthem, progressive pigmentäre Dermatose

Diese Dermatose findet sich andernorts ausführlich dargestellt (s. S. 875). Die Pathogenese ist nicht sicher aufgeklärt. Wahrscheinlich handelt es sich um eine zelluläre allergische Reaktion vom Spättyp (Typ-IV-Reaktion) mit entzündlicher Gefäßreaktion und Austritt von Erythrozyten aus erweiterten oberflächlichen Hautkapillaren. Das Wesen der Erkrankung liegt also pathogenetisch in einer chronischen Kapillaritis mit Erythrozytendiapedese. Meist bilden sich die Erscheinungen erst nach längerer Arzneimitteleinnahme aus und lokalisieren sich bevorzugt an den unteren Extremitäten bis zum Unterbauch und den Glutäen, seltener an den distalen Partien der oberen Extremitäten. *Auslösende Noxen* sind zumeist Karbamide, welche als schwache Hypnotika bekannt sind. Auch Meprobamat, Carbamazepine und Phenazetin werden diskutiert. Auch Psychopharmaka wie Diazepam können solche Hautreaktionen verursachen.

Die Diagnose läßt sich histologisch und durch Karenz- oder Expositionstest stellen. Bei einem Teil der Patienten ist auch der Epikutantest am Rücken, speziell aber in den purpurischen Hautveränderungen, mit dem entsprechenden Allergen positiv und zeigt histologisch eine Ekzemreaktion.

Pseudoallergien

Definition. Es handelt sich um nichtimmunologische Überempfindlichkeitsreaktionen mit klinischen Symptomen, die allergischen Erkrankungen entsprechen. Sie können alle allergischen Reaktionen nachahmen, insbesondere solche vom Soforttyp als anaphylaktoide Reaktion. Man unterscheidet Überempfindlichkeitsreaktionen mit Bezug zum pharmakologischen Effekt: Intoleranz von denen ohne Bezug zum pharmakologischen Effekt: Idiosynkrasie.

Anaphylaktoide Reaktion bei Idiosynkrasie. Es gibt Hinweise dafür, daß sich Arzneimittelexantheme auf der Grundlage angeborener Überempfindlichkeit nichtimmunologischer Natur entwickeln können. Als wichtigste Beispiele seien hier insbesondere Konjunktivitis, Urtikaria und anaphylaktoide Reaktionen bei Idiosynkrasie auf Analgetika vom Typ der Prostaglandinsynthesehemmer genannt. Solche Reaktionen treten auch bei Überempfindlichkeit gegenüber Röntgenkontrastmitteln, Sulfiten, Benzylalkohol, Farbstoffen oder Azetat auf.

Intoleranz. Unter Intoleranz im engeren Sinne versteht man die individuelle Unverträglichkeit therapeutischer Dosierung. Es handelt sich um eine gesteigerte Empfindlichkeit im Sinne der pharmakologischen Toxizität, die sich in Form einer pseudoallergischen Reaktion manifestieren kann. Das Auftreten von *Marcumarnekrosen* bei prädisponierten älteren Frauen auf dem Boden einer Intoleranz gegenüber der gefäßaktiven Wirksamkeit von Cumarinen kann hier als Beispiel angeführt werden. Für zahlreiche Medikamente konnte gezeigt werden, daß Intoleranzreaktionen das Resultat von individuellen Unterschieden in der enzymatischen Ausstattung und damit der Metabolisierungsfähigkeit für das betreffende Arzneimittel darstellen. Es ist bekannt, daß bestimmte genetische Abnormitäten wie etwa ein Defekt in der Glukose-6-Phosphat-Dehydrogenase oder hereditäre Methämoglobinämie zu unüblichen pharmakologischen Reaktionen auf bestimmte Arzneimittel führen können.

Jarisch-Herxheimer-Reaktion
Darunter versteht man das Auftreten einer akuten Hautreaktion nach Anwendung eines antimikrobiellhochwirksamen Medikamentes bei einer Infektionser-

krankung. Der rasche therapiebedingte Untergang von Mikroorganismen führt zur Freisetzung von pyrogenen oder vasoaktiven Substanzen (Toxinen), die ihrerseits ein bereits vorhandenes Exanthem verstärken oder ein neues auslösen können. Ein typisches Beispiel ist die Jarisch-Herxheimer-Reaktion nach der ersten Penizillininjektion bei sekundärer Syphilis. Hier kommt es innerhalb von wenigen Stunden zur Verstärkung eines makulösen oder makulopapulösen syphilitischen Exanthems, zum Neuauftreten eines Syphilids und oft einer Allgemeinreaktion in Form von Fieber und Kopfschmerzen. Bei den folgenden Penizillininjektionen ist eine derartige Reaktion nicht mehr zu beobachten, da der Großteil der Erreger bereits abgetötet ist. Auch bei Penizillin- oder Minozyklinbehandlung von Erythema chronicum migrans kann es zur Jarisch-Herxheimer-Reaktion kommen.

Intraarterielle Injektion

Embolia cutis medicamentosa

[Lesser 1899, Nicolau 1925]

Synonyme. Umschriebene Hautnekrosen nach intramuskulärer Injektion, zosteriforme Hautnekrosen, livedoartige Dermatitis, infarktähnliche Hautnekrosen, Nicolau-Syndrom

Definition. Im Anschluß an intramuskuläre Injektion sich entwickelnde, livedoartige hämorrhagische Hautentzündung mit möglichem Übergang in Hautnekrose und Tendenz zu sehr langer Heilungsdauer.

Vorkommen. Selten

Ätiopathogenese. Die Veränderungen entwickeln sich immer im Anschluß an intramuskuläre Injektion eines Arzneimittels, gewöhnlich intraglutäal. Die Pathogenese ist nicht ganz sicher abgeklärt; darauf deuten auch die verschiedenen Diagnosebezeichnungen. Vermutet wird intraarterielle Arzneimittelinjektion mit schlagartiger embolischer Durchblutungsstörung, Ischämie mit Livedo und nachfolgender Nekrose als Ausdruck eines infarktartigen Geschehens. Dies konnte früher nach Wismutinjektion durch den Nachweis von Wismutkristallen in kleinen Arterien (Wismutembolie) nachgewiesen werden. Aber auch periarterielle Injektion oder/und intramurale Injektion kann einen arteriellen Spasmus verursachen, die arterielle Blutzufuhr drosseln oder ganz verhindern und schließlich dasselbe Krankheitsbild hervorrufen. Peri- oder intraneurale Injektionen rufen ebenfalls sofortige Schmerzen im Gesäß und in den Extremitäten hervor. Dies besonders dann, wenn das Arzneimittel

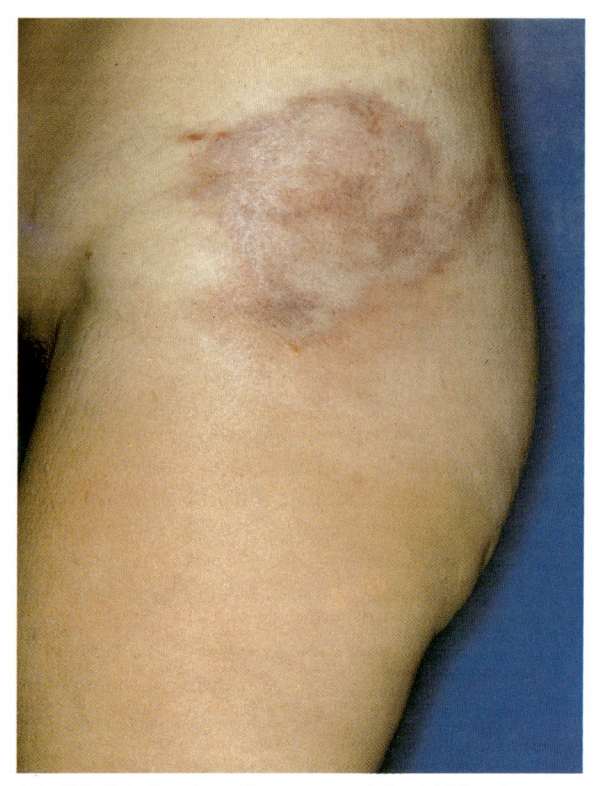

Abb. 10.6. Embolia cutis medicamentosa nach i.m.-Injektion eines dexamethasonhaltigen Kombinationspräparates (Antirheumatikum)

Tabelle 10.4. Arzneimittel, bei denen nach intramuskulärer Injektion umschriebene Hautnekrosen beobachtet wurden. In den Handelspräparaten sind die genannten Wirkstoffe zum Teil in unterschiedlicher Kombination vorhanden

Stoffgruppe	Wirkstoff
Sulfonamide	Sulfapyridin Sulfathiazol Sulfisomidin
Depotpenizilline	Prokain-Penizillin Benzathin-Penizillin
Aminoglykoside	Streptomycin
Tetrazykline	Chlortetrazyklin
Expektoranzien	Chinin, Kampfer Eukalyptol, Menthol
Antirheumatika	Phenylbutazon Diclofenac
Lokalanästhetika	Procain, Lidocain
Kortikosteroide	Dexamethason Triamcinolon
Sonsitge	Wismut, α-Interferon

zwischen den glutealen Muskeln deponiert wird und zur Irritation von kleinen Ästen des N. ischiadicus führt. Die Folge kann wiederum maximale Vasokonstriktion mit Ischämie sein. Schließlich können örtliche Nekrosen auch durch unsachgemäße intramuskuläre Injektion ausgelöst werden, so beispielsweise durch zu oberflächliche Injektion eines Arzneimittels in das subkutane glutäale Fettgewebe.

Klinik. Minuten bis wenige Stunden nach i.m.-Injektion entwickelt sich meist im Bereich der Injektionsstelle ein brettharter livid-erythematischer Herd, manchmal auch eine livide bretthart Infiltration mit Livedo-racemosa-artiger Zeichnung (*Dermatitis livedoides*), der örtliche oder ausstrahlende Schmerzen verursacht. Abheilung manchmal mit bräunlicher Hyperpigmentierung.

In schweren Fällen kommt es etwa nach 24–72 h zur ersten zentralen Demarkierung und Ausbildung von flachen bis kegelförmig in die Tiefe reichenden hämorrhagischen Nekrosen, die später feucht werden können. Auch Blasenbildung kommt vor. An der betreffenden Extremität können auch vorübergehend schlaffe Lähmungen beobachtet werden. Bakterielle Sekundärinfektion ist möglich.

Innerhalb von Wochen bis Monaten kommt es zur schmerzhaften Demarkierung und Abstoßung der hämorrhagischen Schorfe innerhalb der Herde mit Ausbildung von tiefen Ulzerationen, sekundärer Wundheilung und Abheilung unter dem Bild bizarrer flacher atrophischer Narben.

Verlauf. Der Verlauf hängt von der Nekrotisierungstendenz ab. Er kann sich Wochen bis Monate hinziehen. Schmerzen und Einschränkung der Gehfähigkeit beeinträchtigen die Patienten stark.

Therapie
Innerlich. Bei Beginn der Veränderungen kann man versuchen, durch gefäßerweiternde Arzneimittel wie Pentoxifyllin (Trental), Nikotinsäure oder Papaverin die hämorrhagische Nekrotisierungstendenz zu vermindern.

Äußerlich. Behandlungsversuch mit Glukokortikoiden in Cremeform, sonst Pasta zinci und nach Demarkierung übliche Wundbehandlung mit nekrolytischen, granulationsfördernden und epithelisierenden Maßnahmen.

Toxische Arzneimittelexantheme

Pathomechanismen

Akute toxische Arzneimittelreaktionen durch Überdosierung. Beispielhaft seien Hämorrhagien der Haut nach Überdosierung von Barbituraten (*Barbituratnekrosen der Haut*) genannt oder akutes Auftreten von Stomatitis ulcerosa oder von akutem Haarausfall nach hoher Dosierung oder Überdosierung von Zytostatika. Relative Überdosierung kann bei Verabfolgung normaler Arzneimitteldosen dann zustande kommen, wenn die Nierenfunktion gestört ist, vorwiegend bei älteren Menschen. Auch bei unreifem Lebermetabolismus, wie bei Neugeborenen nach Frühgeburt, kann beispielsweise die Gabe von Chloramphenikol zum Syndrom des grauen Babys führen.

Kumulation. Voraussetzung hierfür ist die Verabreichung eines Medikaments über längere Zeit. So können Störungen der Pigmentierung als Folge einer Kumulation angesehen werden. Als Beispiele wären hier insbesondere Hyperpigmentierungen nach längerer Einnahme von Clofazimine, Arsen und Phenothiazin zu erwähnen. Während Tetrazykline und Minozyklin bei Kindern zur gelben Verfärbung der Zähne führen können, induzieren Cyclophosphamid, Doxorubicin und Timolol Pigmentierungen der Nägel und Nikotinsäure Acanthosis-nigricans-artige Reaktionen.

Auch Schwermetalle (Arsenverbindungen, Goldsalze) werden in der Haut abgelagert, interferieren mit zellulären Enzymsystemen und können so nach einigen Wochen zu Hauterscheinungen führen. Ein anderes Beispiel sind Arsenspätschäden (Arsenmelanose, Arsenkeratose, multiple Rumpfhautbasaliome, Morbus Bowen, innerliche Karzinome), wie sie nach längerfristiger Arseneinnahme 20–30 Jahre später auftreten. Auch die Hypervitaminose A, welche sich in Verdünnung der Kopfhaare und Haarverlust äußert, kann hier angeführt werden. Dies gilt ebenfalls für akneiforme Exantheme durch Halogene, Vitamine oder Isoniazid.

Pharmakologische Nebenwirkungen. Diese verlangen eine besonders kritische Beurteilung des Nutzen-Risiko-Verhältnisses der vorgesehenen Therapie. Besonders genannt seien Zytostatika, welche bei üblicher Dosierung chronischen diffusen Haarausfall verursachen, oder Glukokortikoide, welche dosisabhängig bei längerer Therapiedauer akneiforme Exantheme (Steroidakne), Hypertrichose, Diabetes mellitus, Hypertonie, Magenperforation oder Osteoporose auslösen können.

Störungen des ökologischen Gleichgewichts. Durch längerfristige Behandlung mit Glukokortikoiden, Zytostatika oder auch Antibiotika wird das mikrobiologische Gleichgewicht im Bereich von Haut und Schleimhäuten verändert. In der Folge kann es zu einer massiven Kandidose in Mund, Darm oder der Anogenitalregion kommen. Auch bakterielle bzw. virale Infektionen können erleichtert werden.

Klinik und Ätiologie der toxischen Arzneimittelexantheme

Nässende und exfoliierende Erythrodermien

Sie entstehen vielfach erst nach längerdauernder Behandlung durch Kumulation, können einen schwierigen und komplikationsreichen Verlauf (Bronchopneumonie, Nephritis) nehmen und auch therapeutisch schwer zugänglich sein.

Mögliche Auslöser
Antiepileptika: Hydantoinderivate
Antiphlogistika: Phenylbutazon
Chemotherapeutika: Malariamedikamente

Hämorrhagische Cumarinnekrosen

Gelegentlich kommt es bei adipösen älteren Frauen in den ersten Wochen einer Antikoagulanzientherapie mit cumarinhaltigen Medikamenten zu Petechien, Sugillationen und hämorrhagischen Infarkten, die zu ausgedehnten Hautnekrosen Veranlassung geben. Diese Veränderungen werden für alle Cumarinverbindungen beschrieben, insbesondere Phenbrocumon (Marcumar). Dagegen sind nekrotische Veränderungen bei Antikoagulanzientherapie mit Heparin offenbar sehr selten. Bei Cumarinnekrosen können die Veränderungen so massiv ablaufen, daß Amputation (z. B. einer Brust) in Betracht gezogen werden muß.
Die *Pathogenese* scheint wohl mit einer genetisch gebundenen oder erworbenen Defizienz der Protein-C-, einer Vitamin-K-abhängigen Serinprotease, in Verbindung zu bringen sein. Eine allergische Reaktion liegt nicht vor. Man vermutet toxische Effekte auf das Endothel von Blutgefäßen. Deswegen empfiehlt es sich, bei Bedarf dem Auftreten der Nekrosen mit Injektionen von Vitamin K entgegenzuwirken. Obwohl nicht sicher ist, daß sich eine Weiterführung der Antikoagulanzientherapie negativ auswirkt, wird doch zu empfehlen sein, auf Heparin überzugehen, wenn sich solche Veränderungen an der Haut zeigen. Es ist auf jeden Fall darauf zu achten, daß die Kombination von Cumarinen mit anderen Arzneistoffen wie Chinidin, Azapropazon (Tolyprin) und insbesondere Itrakonazol die Antikoagulanzienaktivität verstärken kann.
Barbituratnekrosen und *Kohlenmonoxidnekrosen* treten besonders an den distalen Extremitätenabschnitten auf und sind toxisch bedingt.

Alopecia diffusa toxica – diffuses toxisches Effluvium

Dosisabhängig entwickelt sich ein *telogenes Effluvium* (Alopezie vom Spättyp) 2–3 Monate nach Therapiebeginn oder ein *anagenes Effluvium* (Alopezie vom dystrophischen Typ oder Soforttyp) 2–3 Wochen nach Therapiebeginn.

Mögliche Auslöser. Folgende Medikamente kommen häufiger ursächlich in Betracht: Zytostatika (fast alle Typen), Antikoagulanzien (Heparin, Cumarinderivate), Hormone, Ovulationshemmer, Androgene (bei Frauen), Thyreostatika (Carbimazol und Carbimazolanaloge, Thiourazilanaloge), Tamoxifen, Clomifen und Cyproteronazetat.

Akute Kohlenmonoxidvergiftung

Möglich sind hierbei Hauterscheinungen in Form eines massiven dermalen Ödems im Gesicht und an den Extremitäten sowie umschriebene bullöse Reaktionen.

Histopathologie. Subepidermale Blasen mit epidermaler Nekrose, auch der sekretorischen Anteile ekkriner Schweißdrüsen.

Symptome. Neben den Hauterscheinungen kommt es zur Myolyse der quergestreiften Muskulatur mit Myoglobinurie, welche durch akute Tubulusnekrose zu einer Niereninsuffizienz führen kann. Auch hämolytische Anämie wurde beobachtet, desgleichen periphere Neuropathien.

Differentialdiagnose. Die angegebenen Symptome sollten nicht nur an Kohlenmonoxid-, sondern auch an *Barbituratvergiftung* denken lassen.

Therapie. Symptomatisch

Provokation latenter oder manifester Hauterkrankungen

Als Beispiele hierfür seien genannt die Provokation einer Dermatitis herpetiformis durch kaliumjodidhaltige Medikamente oder jodhaltiges Tafelsalz, die Provokation eines Lupus erythematodes durch Hydralazine oder Prokainamid oder die Provokation einer von Psoriasis vulgaris durch Lithiumsalze, β-Blocker oder Antimalariamittel.

Akneiforme Arzneimittelexantheme

Im wesentlichen unterscheidet man sie von den medikamenteninduzierten Akneschüben. *Akneinduzieren-*

de Medikamente sind meistens Hormone, vor allen Dingen Androgene, Anabolika und Gestagene. Hier findet man Seborrhö, Komedonen und typische Papulopusteln in den Prädilektionsstellen.

Im Gegensatz hierzu können manche Arzneimittel *akneiforme Hautreaktionen* auslösen, bei denen zwar Papulopusteln auftreten, jedoch keine Komedonen. Als auslösende Faktoren gelten hier insbesondere Vitamine (A, B_2, B_6, B_{12}), Isoniazid, Halogene (Jod, Brom, chlorierte Kohlenwasserstoffe), Antiepileptika (Hydantoinderivate), Phenobarbital, Trimethadion, aber auch Danazol, Chinidin, Lithium und Azathioprin.

Hauterscheinungen durch B-Vitamine (B_2, B_6, B_{12}), Folsäure, Vitamin D oder Tetrazykline sind mehr durch das Bild einer *akneiformen Follikulitis* am oberen Rücken und der vorderen Brustpartie charakterisiert. Auch hier kommt es nicht zur Ausbildung von Komedonen. Letztere Reaktionen wurden auch unter Behandlung mit Chloramphenikol, Dactinomycin, Furosemid, Lithiumsalzen und Piperazin beobachtet. Bei ausgedehnten generalisierten exanthematischen pustulösen Reaktionen sollte man an Antibiotika wie Ampicillin, Amoxycillin, Erythromycin und Tetrazyklin denken.

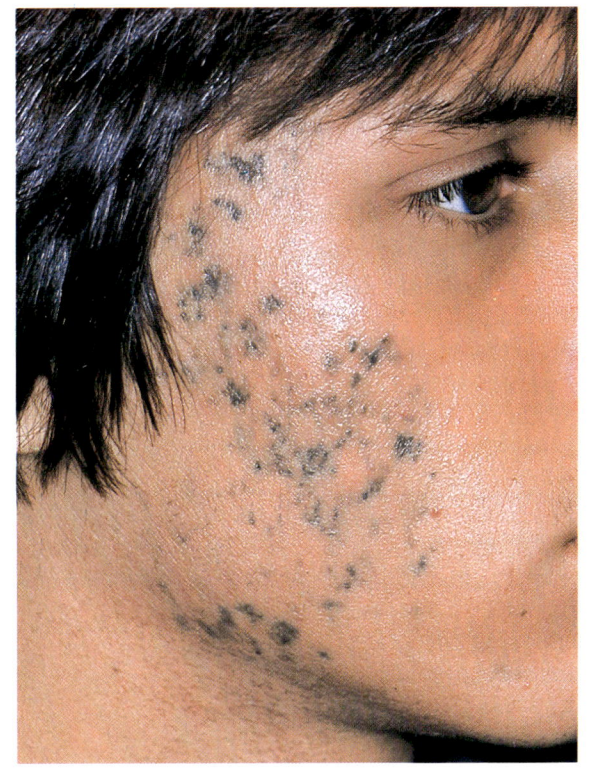

Abb. 10.7. Hyperpigmentierung nach Einnahme von Minocyclin

De-novo-Provokation von Hauterkrankungen durch Arzneimittel

Wahrscheinlich auf dem Boden einer genetischen Prägung und der speziellen pharmakodynamischen Wirkung des betreffenden Medikaments vermögen Arzneimittel Exantheme auszulösen, die bekannten Dermatosen gleichen oder mit ihnen identisch sind. Es ist wichtig, bei jedem Hautausschlag an Arzneimittelprovokation zu denken und eine entsprechende Anamnese zu erheben.

Acne vulgaris: Glukokortikosteroide, Hormone (Androgene, Gestagene), Anabolika

Akneiforme Exantheme: Glukokortikosteroide, Vitamine (B_1, B_6, B_{12}), Barbiturate, Tetrazykline, Antiepileptika, Lithium und Halogenide

Bullöses Pemphigoid: Furosemid, Salazosulfapyridin, Phenazetin, Penizillinamid, Nadolol

Chloasma (Melasma): Phenytoin, Hormone (Östrogene, orale Kontrazeptiva)

Dermatitis herpetiformis: Halogenide, Progesteron

Dyshidrose: Trichophytin, Penizillin, Antibiotika, Nickel

Erythema multiforme

Erythema nodosum

Kontaktdermatitis und Kontaktekzem: Antibiotika (Penizillin, Streptomycin, Gentamicin, Kanamycin), Sulfonamide, Clioquinol, Psychopharmaka (Chlorpromazin, Phenothiazine u.a.), Meprobamat, Antihistaminika, Promethazin, Diuretika (Thiazide), quecksilberhaltige Diuretika, Antidiabetika, Prokain, Chinin, Chinidin, Disulfiram, Chloralhydrat, Halogenide

Lichenoide Exantheme

Lichen-ruber-artige-Arzneimittelexantheme: Arsen, Goldsalze, Sulfonamide, p-Aminosalizylsäure, Chinin und Chinidin, Methyldopa, β-Rezeptorenblocker, Antimalariamittel

Lupus erythematodes: Hydralazin, Isoniazid, Prokainamid, Hydantoinderivate, Phenothiazinderivate, Phenylbutazon, Phenopyrazon, Tetrazykline, Penizillin, Griseofulvin, Sulfonamide, Practolol, Penicillamin, Östrogene, Progesteron, Kontrazeptiva, 6-Mercaptopurin, Metallsalze (Arsen, Gold, Wismut), Trimethadion, Primidon, Thiouruazil, Vakzination, PUVA-Therapie

Pityriasis rosea: Barbiturate, Captopril, Meprobamat, Goldsalze, Ketotifen, Metronidazol

Pemphigus vulgaris: Arsen, Sulfonamide, Penicillamin, Rifampicin, Azetylsalizylsäure, Sulfasalazin, Isoniazid, Bleomycin, Furosemid, Chloroquin, Phenylbutazon, Heroin, Practolol, Goldsalze

Porphyria cutanea tarda: Barbiturate, Hydantoine, Sulfonamide, Tetrazykline, Antidiabetika, Griseofulvin, Isoniazid, Hexachlorbenzol, Nitrophenole, Östrogene, Diäthylstilböstrol, Ovulationshemmer, Androgene

Porphyria variegata: Barbiturate, Sulfonamide, Griseofulvin, Stilböstrol, Ovulationshemmer

Prurigo simplex subacuta: Progesteron, Androgene

Pseudolymphome: Hydantoinderivate, Phenylbutazon, Salizylate, phenazetinhaltige Arzneimittel, Mentholderivate

Psoriasis pustulosa: Sulfonamide, Penizillin, Salizylate, Opiate, Glukokortikosteroidentzug, Antimalariamittel (Chloroquin, chloroquinartige Verbindungen), Arsen, Lithium, Diltiazem

Psoriasis vulgaris: Lithium, Gold- und Metallsalze (Gold, Arsen), β-Rezeptorenblocker (besonders Practolol, Propranolol, Oxyprenolol, Pindolol), Antimalariamittel (Chloroquin, Mepacrin, Primaquin), Vakzination, Vitamin-A-Derivate, Chinidin

Thrombozytopenische Purpura

Vasculitis allergica

Histopathologie der Arzneimittelexantheme

Die verschiedenen Formen von Arzneimittelexanthemen sind auch im histologischen Bild je nach Art und Grad ihrer Ausprägung außerordentlich unterschiedlich und nicht spezifisch. Gewöhnlich findet man entsprechend der kutan-vaskulären Reaktion entzündliche Veränderungen bevorzugt im Stratum papillare und Stratum reticulare an den kleinen Blutgefäßen mit Endothelschwellung, Verquellung der Gefäßwand, perivaskulärem Ödem und perivaskulärer zelliger Infiltration (zelluläre Vaskulitis).

Bei akuten Exanthemen stehen vielfach mehr exsudative Phänomene im Vordergrund, bei mehr subakuten bis chronischen Exanthemen vorwiegend die perivaskuläre lymphozytäre Infiltration (akute bzw. subakute oder chronische Kapillaritis). Bei akuten hämorrhagischen Exanthemen findet man nicht selten starke Erythrozytenextravasation oder ein histologisches Substrat, das für die leukozytoklastische Vasculitis allergica typisch ist: fibrinoide Verquellung der Gefäßwände mit Erythrozytendiapedese, Anreicherung von neutrophilen und eosinophilen Leukozyten, die der Leukozytoklasie (Zelluntergang unter Freisetzung von pyknotischen Kernresten) anheimfallen. Dieser Reaktionstyp ist kennzeichnend für die allergische Gewebereaktion vom Typ III.

Chronische Arzneimittelexantheme vom Typ der hämorrhagisch-pigmentären Dermatosen sind von diesen histologisch nicht zu unterscheiden. Beim medikamentösen Lyell-Syndrom steht die Epidermisnekrose in beachtlichem Gegensatz zu den geringfügigen Veränderungen (Ödem, Kapillarerweiterung) im oberen Korium.

Richtlinien zur Diagnostik

Wegen der Vielfältigkeit möglicher klinisch-morphologischer Reaktionen und der Nachahmung von Erkrankungen anderer Genese kann die Diagnose eines Arzneimittelexanthems schwierig sein. Wichtig ist, stets an die Möglichkeit eines Arzneimittelexanthems zu denken. Zur Diagnostik ist folgendes Vorgehen empfehlenswert:

Gezielte Anamnese. Diese ist im Verdachtsfall sehr wichtig. Dabei sollte nicht nur nach Arzneimitteln zur Behandlung von schwereren Erkrankungen gefragt werden, sondern auch nach Medikamenten zur Behebung kleinerer Beschwerden oder Unpäßlichkeiten, welche vom Patienten vielfach ohne ärztliche Empfehlung eingenommen werden (Laxanzien, Ovulationshemmer und Mittel zum Abnehmen, Vitamine, Augentropfen). Auch auf Allergene in Nahrungsmitteln mit Farbstoffen oder Konservierungsstoffen ist zu achten.

Karenztest. Man versteht darunter das Absetzen der in Betracht kommenden medikamentösen Noxe. Der Karenztest ist von hohem diagnostischen Wert. Nach Wegfall der schädigenden Noxe heilen die Krankheitserscheinungen ab. In jedem Fall sollte man so vorgehen, daß möglichst sämtliche Medikamente abgesetzt werden, von denen eine sensibilisierende Wirkung bekannt ist. Nach Abklingen des Exanthems kann vorsichtig und sukzessive eine Reexposition versucht werden. Lebenswichtige Arzneimittel (z. B. Kardiaka, Insulin) dürfen nur nach Rücksprache mit dem zuständigen behandelnden Arzt abgesetzt werden.

Expositionstest. Dieser dient dazu, unter mehreren in Betracht kommenden Medikamenten das verursachende herauszufinden. Vor dem notwendigen Absetzen lebenswichtiger Arzneimittel sollte der verschreibende Arzt konsultiert werden. Expositionstests sollten möglichst in der Klinik durchgeführt werden. Sie verlangen besonders bei allergischen Reaktionen vom Typ I große Vorsicht (Beginn mit kleinsten Arzneimengen) und gegebenenfalls Testung unter Notfallbereitschaft. Sind bei den Provokationstests Reaktionen (z. B. allergische Agranulozytose, Status asthmaticus, Lyell-Syndrom) zu erwarten, die – auch unter Berücksichtigung von zugrundeliegenden schweren internistischen Erkrankungen – therapeutisch möglicherweise nicht beherrschbar sind, besteht eine Kontraindikation für die Reexposition mit den verdächtigen Substanzen. Hier empfiehlt sich vielmehr ein Expositionstest mit Ausweichpräparaten.

In-vivo-Tests. Epikutan- und Intrakutantests können ebenfalls in Betracht kommen, um den Auslöser zu ermitteln. Beweisend ist ein positives Testergebnis.

Intrakutantestung. Diese Tests werden in erster Linie in Betracht kommen, wenn es sich um kutan-vaskuläre Reaktionen handelt. Bei Verdacht auf allergische Reaktionen vom Typ I sollte man zunächst das Antigen (aufgelöstes und verdünntes Medikament) im Reibetest oder Pricktest prüfen, bevor man sich zu einem Scratchtest oder Intrakutantest mit intrakutaner Injektion des Antigens entschließt. Prinzip: Zunächst möglichst geringes Antigenangebot, um allgemeine anaphylaktoide oder anaphylaktische Nebenwirkungen zu vermeiden.

Epikutantestung. Diese kommt höchstens dann in Betracht, wenn bei der Genese eines Exanthems infolge epidermaler Beteiligung mit einer Spättypreaktion (Typ-IV-Reaktion vom Tuberkulin- oder Ekzemtyp) gerechnet werden kann. Epikutantestung kann beispielsweise bei Testung im Krankheitsherd bei fixem Arzneiexanthem oder arzneimittelinduzierten hämorrhagisch-pigmentären Dermatosen zu positiven Resultaten führen.

In-vitro-Tests. Verläßliche In-vitro-Tests sind bisher nur bei immunologisch vermittelten Reaktionen und hier nur bei einer geringen Anzahl als Auslöser in Frage kommender Arzneistoffe etabliert.

RAST (Radio-Allergo-Sorbent-Test) oder *CAP (Carrier-Polymer)-System.* Mit dieser Methode werden bei allergischen Sofortreaktionen (Typ-I-Reaktion) im Patientenserum spezifische IgE-Antikörper gegen ein Arzneimittel nachgewiesen. Bislang steht dieser Test zum Nachweis spezifischer IgE-Antikörper nur für wenige Arzneimittelallergene (z. B. Penizilline, Insulin) zur Verfügung.

Lymphozytentransformationstest. Dieser beruht auf einer lymphoblastenartigen Transformation von T-Lymphozyten des Patienten bei Typ-IV-Reaktionen nach Antigenkontakt. Er ist noch nicht von wesentlicher praktischer Bedeutung, da nicht selten unbekannte Metaboliten eines Arzneimittels als Antigene wirken und nicht das Arzneimittel selbst.

Immunpathologische Methoden. Diese dienen dem Nachweis von präzipitierenden Immunglobulinen (Komplementkomponenten) oder Immunkomplexen in der Haut, besonders der Wand von Blutgefäßen (Venolen) im oberen Korium. Diese Reaktionen sind nicht arzneispezifisch und daher nicht zum Nachweis von Arzneiallergenen geeignet.

Therapie der Arzneimittelreaktionen

Das Wichtigste ist die Erkennung und Eliminierung der verursachenden medikamentösen Auslöser. Daher beginnt jede Therapie eines Arzneimittelexanthems mit dem Absetzen von in Betracht kommenden Medikamenten. Lebenswichtige Arzneimittel dürfen allerdings nur nach Rücksprache mit dem behandelnden Arzt abgesetzt oder durch chemisch andersartige Verbindungen ersetzt werden.

Innerlich. Glukokortikoide oral in mittleren (60–80 mg Prednisolonäquivalent tgl.) oder höheren (80–200 mg Prednisolonäquivalent tgl.) Dosen, eventuell auch in noch höherer Dosierung. Bei akuten Verlaufsformen kann hochdosierte parenterale Verabreichung erforderlich werden.

Antihistaminika sind auch bei starkem Juckreiz nur vorsichtig einzusetzen, da diese selbst sensibilisierend wirken können. Außerdem sollten sie in der Behandlung nur auf solche Arzneimittelexantheme beschränkt sein, bei denen starker Juckreiz vorhanden ist und allergische Reaktionen vom Typ I als Grundlage des Arzneimittelexanthems vermutet werden können.

Kalziumsalze werden besonders bei urtikariellen und stark juckenden akuten Arzneimittelexanthemen vielfach intravenös verabfolgt. Ihre pharmakologische Wirkung ist aber nicht sicher erklärbar.

Allgemeinerscheinungen, Kollapszustände oder Organmanifestationen müssen nach den Regeln der Inneren Medizin behandelt werden.

Äußerlich. Adäquate äußerliche Behandlung kann den Ablauf der Krankheitserscheinungen erheblich abkürzen. Sie richtet sich nach dem klinischen-morphologischen Befund. Trockene erythematöse Exantheme sollten am besten mit Puder, Lotio zinci oder Lotio zinci spirituosa behandelt werden; gegebenenfalls kann eine Glukokortikoidcreme unterlegt werden. Bei blasenbildenden Exanthemen und nässenden Hauterscheinungen sind feuchte Umschläge bis zur Epithelisierung indiziert, später weiche Pasten. Auf Sekundärinfektion ist zu achten. Bei stärker infiltrierten Exanthemen sind Glukokortikoide in Creme oder halbfettigem Vehikel (CreSa) äußerlich angezeigt. Auch hier ist Zweischichtenbehandlung (Sandwichtechnik) mit zusätzlicher Abdeckung durch weiche Zinkpasten möglich. Die Therapie des medikamentösen Lyell-Syndroms wurde auf S. 364 dargestellt.

Weiterführende Literatur

Baer RL (1987) Hämatogenes Kontaktekzem durch Arzneimittel. In: Braun-Falco O, Schill W-B (Hrsg) Fortschritte der praktischen Dermatologie und Venerologie, 11. Ausgabe. Springer, Berlin, S 265–268

Bork K (1985) Kutane Arzneimittelnebenwirkungen. Schattauer, Stuttgart

Braun-Falco O, Bandmann HJ (1970) Das Lyell-Syndrom. Huber, Bern

Breathnach SM, Hintner H (eds) (1992) Adverse drug reactions and the skin. Blackwell, London

Bronner AK, Hood AF (1983) Cutaneous complications of chemotherapeutic agents. J Am Acad Dermatol 9:645–653

Bruinsma W (1987) A guide to drug eruptions. The file of adverse reactions to the skin, eth edn. Amsterdam

DeSwarte RD (1984) Drug allergy – problems and strategies. J Allergy Clin Immunol 74:209–221

Fellner MJ, Zeide DA (eds) (1986) Unexpected drug reactions. Clin Dermatol 4:1–203

Goerz G, Ruzicka T (1978) Lyell-Syndrom. Grosse Ser II. Grosse, Berlin

Goldstein RA (1984) Drug allergy: prevention, diagnosis, treatment. J Allergy Clin Immunol 74:549–550

Guillaume JC, Roujeau JC, Revuz J et al. (1987) The culprit drugs in 87 cases of toxic epidermal necrolysis (Lyell's syndrome). Arch Dermatol 123:1166–1170

Heimbach DM, Engrav LH, Marvin JA et al. (1987) Toxic epidermal necrolysis. A step forward in treatment. JAMA 257:2171–2175

Hermann I, Gall M (1990) Diagnose und Therapie des persistierenden Pruritus nach Infusion von Hydropyäthylstärke (HÄS). Akt Dermatol 16:166–167

Ippen H (1976) Photoallergien: Pathogenese und Therapie. In: Braun-Falco O, Marghescu S (Hrsg) Fortschritte der praktischen Dermatologie und Venerologie, Bd 8. Springer, Berlin, S 177–182

Kauppinen K, Stubb S (1984) Drug eruptions: causative agents and clinical types. A series of in-patients during a 10-year period. Acta Derm Venereol (Stockh) 63:320–324

Kienitz T, Braun-Falco O (1976) Umschriebene Hautnekrosen nach intramuskulärer Injektion. Münch Med Wochenschr 118:1515–1518

Krebs A (1986) Drug eruptions: pathogenesis, diagnostis and clinical manifestations. In: Champion RH (ed) Recent advances in dermatology, vol 7. Churchill Livingstone, Edinburgh, pp 55–175

Kuokkanen L (1972) Drug eruptions: a series of 464 cases in the Department of Dermatology, University of Turku, Finland, during 1966–1970. Acta Allergol 27:407–438

Levy G (1986) Kinetics of drug action: an overview. J Allergy Clin Immunol 78:754–761

Marghescu S (1987) Fixe toxische Arzneiexantheme. In: Braun-Falco O, Schill W-B (Hrsg) Fortschritte der praktischen Dermatologie und Venerologie, Bd 11. Springer, Berlin, S 269–271

Merck H, Bickers D (1992) Dermatopharmakologie und Dermatotherapie. Blackwell, Oxford

Plewig G (1987) Akneiforme Arzneireaktion und provozierte Akne. In: Braun-Falco O, Schill W-B (Hrsg) Fortschritte der praktischen Dermatologie und Venerologie, Bd 11. Springer, Berlin, S 280–286

Przybilla B, Schwab-Przybilla U, Ruzicka T et al. (1987) Phototoxicity of non-steroidal anti-inflammatory drugs demonstrated in vitro by a photo-basophil-histamine-release test. Photodermatol 4:73–78

Ring J (1988) Angewandte Allergologie, 3. Ausgabe. MMW Medizin Verlag, München

Roujeau JC, Huynh TN, Bracq C et al. (1987) Genetic susceptibility to toxic epidermal necrolysis. Arch Dermatol 123:1171–1173

Rzany B, Mockenhaupt M, Baur S, Stocker U, Schöpf E (1993) Schwere Hautreaktion. Hautarzt 44:549–556

Sehgal VN, Gangwani OP (1987) Fixed drug eruptions: current concepts. Int J Dermatol 26:67–74

Steigleder GK, Merk H (1987) Arzneimittelprovozierte Akne. In: Braun-Falco O, Schill W-B (Hrsg) Fortschritte der praktischen Dermatologie und Venerologie, Bd 11. Springer, Berlin, S 272–279

Van Arsdel PP Jr (1982) Allergy and adverse drug reactions. J Am Acad Dermatol 6:833–845

Weck AL de (1986) Drugs as allergens. J Allergy Clin Immunol 78:1047–1050

Wintroub BU, Stern R (1985) Cutaneous drug reactions: pathogenesis and clinical classification. J Amer Acad Dermatol 13:167–179

Wolff K, Winkelmann RK (eds) (1980) Vasculitis. Lloyd-Luke, London

Zürcher K, Krebs A (1992) Cutaneous drug reactions. An integral synopsis of today's systemic drugs, 2nd ed., Karger, Basel

Kapitel 11   Urtikaria, Angioödem und Anaphylaxie

Inhaltsverzeichnis

Einführung... 373
Physikalische Urtikaria 376
　　Dermographismus........................... 376
　　Urticaria factitia................................ 377
　　Druckurtikaria................................... 377
　　Kälteurtikaria..................................... 378
　　Wärmeurtikaria................................. 379
Cholinergische Urtikaria.......................... 380
Adrenergische Urtikaria........................... 381
Aquagene Urtikaria................................... 381
Kontakturtikaria.. 381
Akute, chronisch-intermittierende und chronische
　　Urtikaria... 382
Nichtimmunologische oder Pseudoallergische Urtikaria 382
Immunologische oder allergische Urtikaria 384
　　Akute Urtikaria.................................. 384
　　Chronisch-intermittierende Urtikaria....... 386
　　Chronische Urtikaria........................ 386
　　Diagnostik.. 388
Angioödem... 391
Hereditäres Angioödem............................ 392
Urtikariavaskulitis..................................... 393
　　Schnitzler-Syndrom........................ 394
Anaphylaxie und anaphalaktoide Reaktion 394
　　Hoigné-Syndrom............................. 395
Bienengiftallergie und Wespengiftallergie 396
Therapie von Urtikaria............................. 396
Hyposensibilisierung................................. 398
Weiterführende Literatur.......................... 399

Einführung

Definition. Unter Urtikaria versteht man das exanthematische Auftreten von zumeist juckenden Quaddeln (Urtikä). Die deutsche Krankheitsbezeichnung *Nesselsucht* erinnert an die typische Hautreaktion nach Kontakt mit der Brennessel (*Urtica dioica*). Die einzelnen Effloreszenzen einer Urtikaria entstehen und verschwinden relativ rasch. Ätiologie und Pathogenese dieses monomorphen Exanthems sind vielfältig.

Epidemiologie. Urtikariaerkrankungen gehören zu den 20 häufigsten Hauterkrankungen. Man schätzt, daß etwa 20–30% der Menschen einmal im Laufe ihres Lebens zumindest eine akute Urtikaria durchmachen. Gelegentlich ist Urtikaria mit Angioödem (Quincke-Ödem) kombiniert; dies deutet auf gleiche Pathomechanismen hin. Über die Häufigkeit von chronischer Urtikaria in der Gesamtbevölkerung liegen wenig exakte Daten vor. Epidemiologische Untersuchungen weisen auf Prävalenzraten in der Allgemeinbevölkerung von 1–4% hin. Aus dem Fernen Osten werden Raten von 6% mitgeteilt. Im Kindesalter herrscht die akute Urtikaria vor, chronische Formen sind selten. Bei erkrankten Erwachsenen überwiegt das weibliche Geschlecht (1,5:1). Auch das hereditäre Angioödem kann bereits in der Kindheit auftreten.

Pathomechanismus und Quaddelbildung. Die Quaddel ist das Resultat eines umschriebenen Ödems in der oberen Dermis infolge von Erweiterung und Permeabilitätssteigerung der Blutgefäße mit Austritt von Blutplasmabestandteilen. Die typische Quaddel-Erythem-Reaktion entspricht den Hauterscheinungen, die man nach intrakutaner Injektion von Histamin beobachten kann, die *Lewis-Trias* bzw. Dreifachreaktion: an der Injektionsstelle zunächst geringes *Erythem* infolge von Vasodilatation; danach Ausbildung einer *Urtika* (Quaddel) infolge von dermalem Ödem durch Steigerung der Kapillarpermeabilität; und schließlich um diese Reaktion Ausbildung eines *Erythemhofes* infolge Gefäßerweiterung durch Axonreflex. Die Aktivierung von kutanen Mastzellen und die Freisetzung von Mediatoren stehen im Zentrum der Pathophysiologie der Urtikaria. Mastzellen, die in der Nähe von Blutgefäßen und Hautadnexen anzutreffen sind, sezernieren präformierte Mediatoren (Histamin, Heparin, Enzyme) sowie neugebildete Mediatoren wie Eikosanoide (Prostaglandine, Leukotriene). Der Vorgang der Histaminfreisetzung ist mit einer histologisch und elektronenmikroskopisch darstellbaren Degranulierung von Mastzellen verbunden; sie geben ihre metachromatischen Granula an die Umgebung ab. Es handelt sich um einen aktiven Stoffwechselvorgang mit Energie- und Sauerstoffverbrauch. Die Zellen gehen dabei nicht zugrunde, sind jedoch bis zur vollen Regranulierung einige Zeit (Stunden bis Tage) refraktär gegen weitere Stimulierung. Dies erklärt auch die klinische Tatsache, daß es stets einige Zeit dauert, bis an derselben Hautstelle nach Abklingen einer Quaddel eine neue Effloreszenz entsteht (Refraktärphase).

Mastzellen können über ganz verschiedene Reize zur Mediatorfreisetzung stimuliert werden. Neben immunologischen Mechanismen, hier vor allen Dingen Immunglobulin-E-(IgE-)abhängige Reaktionen (Typ-I-

Reaktion nach Coombs und Gell) können Komplementaktivierung, Zytokine, nervale Einflüsse, aber auch zahlreiche direkte Histaminliberatoren und physikalisch-chemische Reize zu einer Mastzellenaktivierung mit Degranulierung führen. Die klassische Immunglobulin-E-vermittelte Reaktion wird durch Kontakt des Allergens mit spezifischen IgE-Antikörpern auf der Mastzellenoberfläche und Überbrückung von mindestens 2 benachbarten IgE-Molekülen ausgelöst. Das IgE ist an der Mastzellen- und Basophilenoberfläche über einen hochaffinen Rezeptor gebunden, der Speziesspezifität zeigt. Deshalb gelang der jahrzehntelang einzig mögliche Nachweis von sensibilisierenden Antikörpern dieser Klasse (vor der Entdeckung des IgE) durch Serumübertragung im *Prausnitz-Küstner-Test* nur am Menschen oder an Primaten (passive kutane Anaphylaxie). Lange Zeit wurde angenommen, daß der hochaffine IgE-Rezeptor nur auf Mastzellen und basophilen Leukozyten anzutreffen sei. Nach neuesten Erkenntnissen findet er sich jedoch auch auf der Oberfläche von epidermalen Langerhans-Zellen des Menschen, wo er möglicherweise über die Antigenpräsentation bei der Entstehung des atopischen Ekzems eine Rolle spielt, sowie auf eosinophilen Granulozyten.

Zwischen Mastzellen und Nervensystem bestehen enge Verbindungen. Man hat solche Kontakte auch elektronenmikroskopisch darstellen können. Neurotransmitter wie Substanz P sind direkte Histaminliberatoren und möglicherweise an der Entstehung des Axonreflexes beteiligt. Umgekehrt wirkt Histamin auf die sensorischen Nervenfasern als der bekannteste und wohl potenteste juckreizerzeugende Stoff. Nahezu alle bekannten Juckreizauslöser bewirken mehr oder weniger direkt auch eine Histaminfreisetzung. Dennoch gibt es neben Histamin auch andere juckreizauslösende Substanzen und Reize.

Über die Steuerung der Histaminabgabe aus den Mastzellen unter normalen Bedingungen bestehen keine gesicherten Vorstellungen. Bedenkt man aber, daß Mastzellen in sehr enger räumlicher Beziehung zum terminalen vegetativen Nervenendretikulum stehen und von hier aus steuernden Einflüssen unterliegen dürften (z.B. cholinergische Urtikaria), so wird verständlich, daß über psychovegetative Einflüsse in der Haut auch eine nichtimmunologische Irritation von Mastzellen zur Mediatorfreisetzung führen kann, und daß individuelle Unterschiede in der Reaktionskapazität auf histaminfreisetzende Einflüsse existieren.

Bei einer ganzen Reihe von Urtikariaerkrankungen, wie bei familiärer Kälteurtikaria, Druckurtikaria oder Urtikaria bei Pseudoallergie scheinen offenbar auch noch andere Mediatoren für die antihistaminresistente Quaddelbildung in Betracht zu kommen. Man denkt an Serotonin, Bradykinin, die Leukotriene C_4, D_4 und E_4, an Prostaglandine und auch an proteolytische Enzyme.

Klinik. Primäreffloreszenz ist die Urtika oder Quaddel, eine beetartig erhabene, scharf begrenzte derbe Effloreszenz, die juckt. Bei Glasspateldruck kann man in der Quaddel die gelbliche Eigenfarbe der Seruminsudation sichtbar machen. Gelegentlich gelingt es bei seitlichem Druck, verursacht durch Einziehung der Follikelmündungen infolge der Seruminsudation, ein Orangenschalenphänomen auszulösen. Nicht selten sind Quaddeln von einem unterschiedlich breiten, manchmal fleckigen, hellroten Erythem umgeben; dieses kommt durch reflektorische Vasodilatation (Axonreflex) zustande und wird als Reflexerythem auch nach intrakutaner Histamininjektion beobachtet.

Quaddeln entwickeln sich rasch, innerhalb von wenigen Minuten (Sofortwirkung von freigesetzten Mediatoren) und sind von Fall zu Fall nach Farbe, Größe und Form verschieden. Ihre Farbe ist gewöhnlich infolge der Gefäßerweiterung entzündlich hellrot: *Urtica rubra*. Infolge Kompression oberflächlicher Hautblutgefäße durch das kutane Ödem können sie auch weißlich-anämisch aussehen: *Urtica porcellanea*. Ihre Größe schwankt von etwa Stecknadelkopfgröße (bei follikulären Quaddeln), über Linsengröße (an der Stelle eines Mückenstichs) bis zu überhandgroßen flächenhaften Herden bei *Urtica gigantea*.

Die Form der Quaddel ist ebenfalls sehr verschieden und abhängig von der Intensität der Eruption und der Rückbildungsneigung der einzelnen Effloreszenzen. Dicht nebeneinanderstehende, randwärts sich vergrößernde Quaddeln können konfluieren und dadurch polyzyklisch begrenzte, landkartenartige Herde bilden: *Urticaria circinata*. Zentrale Rückbildung führt zu Ringformen: *Urticaria anularis*.

Erfolgt die umschriebene Ödembildung nicht in der oberen Kutis, sondern in der Subkutis, so entsteht keine Quaddel, sondern eine umschriebene, meist hautfarbene Schwellung: *Urticaria profunda*. Dieser Effloreszenztyp ist für *Quincke-Ödem* und *hereditäres Angioödem* charakteristisch.

Innerhalb von Quaddeln kann es bei stärkerer Exsudation zur Entwicklung von Blasen kommen: *Urticaria bullosa*. Diese Reaktionsform sieht man nicht selten im Bereich akrozyanotischer Unterschenkel im Anschluß an Mückenstiche (*Culicosis bullosa*). Neben Plasmabestandteilen können Blutbestandteile in die Haut austreten und Erythrozyten zu hämorrhagisch gefärbten Quaddeln führen: *Urticaria haemorrhagica*. Diese machen in der Folge dieselben farblichen Veränderungen durch wie andere Blutaustritte in die Haut. Schließlich kann es an Orten von Quaddeln reaktiv zu vermehrter melanozytischer Aktivität mit örtlicher Hyperpigmentierung kommen: *Urticaria cum pigmentatione.* Letztere hat nichts zu tun mit Urticaria pigmentosa, einer Mastozytose.

Dynamik von Quaddeln. Quaddeln entwickeln sich gewöhnlich innerhalb von wenigen Minuten nach Histaminfreisetzung in der oberen Kutis durch Insudation von Plasmabestandteilen. Daher haben sie auch nur kurzen Bestand; das umschriebene Ödem wird bald wieder resorbiert. Bei rascher Resorption kann eine Quaddel nach bereits 20 min wieder verschwunden sein. Im allgemeinen bilden sie sich nach mehreren Stunden (3–8 h) wieder zurück. Bestehen die Einzeleffloreszenzen länger als 1–2 Tage, so handelt es sich entweder überhaupt nicht um urtikarielle Effloreszenzen oder aber um einen Urtikariatyp, bei dem nicht Histamin wirksam war, sondern andere Entzündungsmediatoren. Dies gilt beispielsweise für die Quaddeln bei Urtikariavaskulitis.

Juckreiz. Intensiver Pruritus ist kennzeichnend und besonders während der Entstehung von Quaddeln störend; später wird er geringer. Auffällig ist die Qualität der Juckreizbeantwortung. Effloreszenzen bei Urtikaria werden gewöhnlich nicht ge- oder zerkratzt, sondern gescheuert oder gerieben. Daher sieht man selbst bei stärkstem Juckreiz keine Kratzeffekte. Gewöhnlich nimmt der Juckreiz gegen Abend bei zunehmend vagotoner Reaktionslage zu.

Beteiligung anderer Organe oder Gewebe. Diese ist selten, am häufigsten noch bei akuter allergischer Urtikaria mit Subschock- oder Schocksymptomatik zu beobachten. Hier kann Beteiligung von Schleimhäuten in Form von *Glottisödem* oder *Larynxödem* akut zu lebensbedrohlichen Zuständen führen. Heiserkeit weist auf diese Komplikation hin. Abdominalschmerzen infolge Mitreaktion seröser Häute oder *Durchfälle* durch Mitbeteiligung des Darms oder *Asthmaanfälle* infolge von Bronchospasmen sind relativ selten, ebenso Schwellung von Gelenken infolge *synovialer Ödeme.* Auf die bei akuter Urtikaria mögliche Temperaturerhöhung weist auch die deutsche Bezeichnung *Nesselfieber* hin. Übelkeit, Brechreiz und andere Schocksymptome mit akuter Urtikaria gehen über die reine Hauterkrankung hinaus und sind als *anaphylaktoide Reaktion* zu diagnostizieren.

Histopathologie. Man findet Ödem im Stratum papillare und Stratum reticulare. Der subepidermale Kapillarplexus der Haut ist verengt, die tieferen kutanen Blutgefäße dagegen sind erweitert und das Bindegewebe ödematisiert. Vorwiegend perivaskulär findet man besonders dann, wenn es sich um länger persistierende Effloreszenzen handelt, eine lockergefügte zelluläre Reaktion aus Lymphozyten, gelegentlich auch neutrophilen Granulozyten und Eosinophilen. Auf Urtikariavaskulitis deuten Leukozytoklasie, Ablagerung von Immunglobulinen (IgG) sowie von Komplementbestandteilen (C3) in den Gefäßwänden hin.

Verlauf. Der Verlauf einer Urtikaria kann sehr unterschiedlich sein. Bei Urtikaria durch *exogenen* Kontakt mit urtikariogenen Stoffen ist der Verlauf rasch; in wenigen Stunden bilden sich die Veränderungen wieder zurück.

Akute Urtikaria. Sie liegt vor, wenn akut Erscheinungen auftreten und die Erkrankung innerhalb von längstens 6 Wochen abgeheilt ist; meistens erfolgt die Rückbildung innerhalb von 1–2 Wochen.

Chronisch-intermittierende Urtikaria. Sie ist zu diagnostizieren, wenn über einen Zeitraum von mehr als 6 Wochen immer wieder nach erscheinungsfreien Intervallen akute urtikarielle Eruptionen auftreten.

Chronische Urtikaria. Sie liegt vor, wenn sich eine Urtikaria mit ständig neu auftretenden Quaddeln über einen Zeitraum von mehr als 6 Wochen hin erstreckt. Dabei können eine *chronisch-kontinuierliche Urtikaria* mit fortgesetztem tagtäglichen Auftreten von Quaddeln und eine *chronisch-rezidivierende Urtikaria* (mit kurzfristigen Phasen von Erscheinungsfreiheit) unterschieden werden.

Klassifikation. Die Einteilung der Urtikaria kann nach ihrer klinischen Morphologie und ihrer Lokalisation erfolgen, was aber für die Praxis wenig hilfreich ist, ferner nach dem zeitlichen Verlauf (akute Urtikaria, chronisch-intermittierende Urtikaria, chronische Urtikaria) oder nach ätiopathophysiologischen Gesichtspunkten.

Als *Sonderformen* gelten:
- Kontakturtikaria (nach dem Auslösungsweg)
- Angioödem (nach der Morphologie)
- Urtikariavaskulitis (nach der Pathophysiologie)
- Urtikaria und Angioödem als Symptome von anaphylaktoider Reaktion

Die *akute Urtikaria* stellt die häufigste Verlaufsform dar. Sie heilt meist spontan ab, manchmal ist ärztliche Hilfe erforderlich. Die Ätiopathogenese bleibt oft unklar, häufig wird eine allergische Reaktion vermutet. Histamin ist eine der entscheidenden Mediatorsubstanzen. Auffällig ist das Zusammentreffen von akuter Urtikaria, Einnahme von Arzneimitteln und akutem Infekt. In diesem Fall werden die angeschuldigten

Tabelle 11.1. Einteilung der Urtikaria

Allergisch	**Enzymdefekt**
Nahrungsmittel	Angioneurotisches Ödem
Arzneimittel	(Cl-Inaktivatormangel)
Aeroallergene	– Hereditär
Kontakturtikariaallergene	– Erworben (Malignome)
Sonstige Fremdstoffe	Serumcarboxypeptidase-B-Mangel
Toxisch	
Insekten, Pflanzen	**Autoimmunkrankheiten**
Pseudoallergisch	Urtikariavaskulitis
Azetylsalizylsäure, Analgetika	Systemischer Lupus erythematodes
Konservierungsmittel, Farbstoffe	Kryoglobulinämie, Paraproteine
Herdreaktionen	**Psycho-soziale Konflikte**
Parasiten	Streß
Mykosen	Depression
Bakterielle und virale Infekte	Sonstige
Neoplasie	
	Hormonstörung
Physikalisch	(z. B. Schilddrüse)
Mechanisch	
(Factitia, Druck, Vibration)	**Urticaria pigmentosa**
Thermisch (Kälte, Wärme)	(Mastozytose)
Cholinergisch (Anstrengung)	
Wasser	**Idiopathisch**
Licht	
Strahlen	

Arzneimittel oft später reaktionslos vertragen. Unter den vielen Spielarten der *chronischen Urtikaria* gehören 15–20% zur Gruppe der physikalischen Urtikaria, von den übrigen, nicht physikalisch ausgelösten Fällen sind etwa 5–10% allergischer Natur, 15–20% pseudoallergisch. Ein Rest von etwa 50% bleibt ätiopathogenetisch ungeklärt. Hier ordnen sich auch die sog. Herdreaktionen ein, wo es bei Vorliegen eines Infektes, bei Bestehen eines Malignoms oder bei Parasitenbefall zu chronischer Urtikaria kommt, die nach Beseitigung des Fokus abheilt.

Der Begriff *idiopathische Urtikaria,* d. h. Urtikaria unbekannter Ursache, ist relativ. Je nach den diagnostischen Bemühungen des Untersuchers wird dieser Prozentsatz kleiner oder größer sein. Bei einem Teil dieser Fälle dürfte es sich um eine Autoimmungenese handeln.

Urtikarielle Hautveränderungen, die bei Mastozytose auftreten (Urticaria pigmentosa), werden dort abgehandelt.

Physikalische Urtikaria

In etwa 10–20% können urtikarielle Hauterscheinungen durch physikalische Reize ausgelöst werden. Beim *Kontakttyp* lokalisieren sich die urtikariellen Hauterscheinungen nur am Ort der Reizeinwirkung. Beim *Reflextyp* können sie auch als Fernreaktion auftreten und mit Symptomen wie Hypotonie, Tachykardie, Prickeln in der Nase oder an den Fingerspitzen einhergehen. Die Hauterscheinungen selbst manifestieren sich als urtikarielle Erytheme oder typische Quaddeln. Neigung zu Figurierung kommt nur sehr selten vor. Vielfach besteht eine Vasoneurose. Allergie im Sinne einer Sofortreaktion vom Typ I ist nur teilweise erwiesen.

Dermographismus

Er wird durch Reiben, Strichziehen oder Schreiben mit einem harten, stumpfen Gegenstand (geschlossene Sicherheitsnadel) auf der Haut unter Druckausübung erzeugt.

Roter Dermographismus. Er entwickelt sich in dem gezogenen Hautstrich nach etwa 15–20 s in Form einer lebhaften Rötung der Haut infolge örtlicher Vasodilatation. Diese Reaktion kann wieder abklingen, oder es kommt eine zweite Reaktion hinzu. Das *Reflexerythem* bildet sich um den erythematösen Hautstrich herum als eine mehr oder minder großflächige, vielfach unregelmäßig flammenförmig auslaufende Rötung. Dieses umgebende Erythem wird deshalb als Reflexerythem bezeichnet, weil es durch eine Reizung sensorischer Nerven mit reflektorischer Vasodilatation (Axonreflex) ausgelöst wird.

Urtikarieller Dermographismus. Er wird auch als Leistendermographismus bezeichnet und kann als 3. Reaktionstyp bei manchen Patienten nach mehreren Minuten (3–5 min) in dem gezogenen Hautstrich in Form einer urtikariellen Reaktion auftreten, bedingt durch mechanisch ausgelöste Freisetzung von Histamin und anderen Mediatoren. Bei Patienten mit dieser gesteigerten Reaktionsform wandelt sich also ein auf die Haut geschriebenes Wort in eine urtikarielle Eruption um, die dem Schriftzug entspricht. Diese kann 15 min bis über 1 h bestehenbleiben und mit Juckreiz einhergehen. Ganz selten kommt *urtikarieller Spätdermatographismus* vor, der sich erst nach 3–6 h entwickelt und bis zu 24 h bestehen kann.

Starke Reflexerytheme und urtikarieller Dermographismus finden sich vielfach bei vegetativ labilen Menschen oder unter Streßbedingungen (psychovegetative Störungen). Bisher wurde angenommen, daß bei diesen entweder Histamin besonders leicht freigesetzt wird oder sie besonders intensiv auf freigesetztes Histamin reagieren.

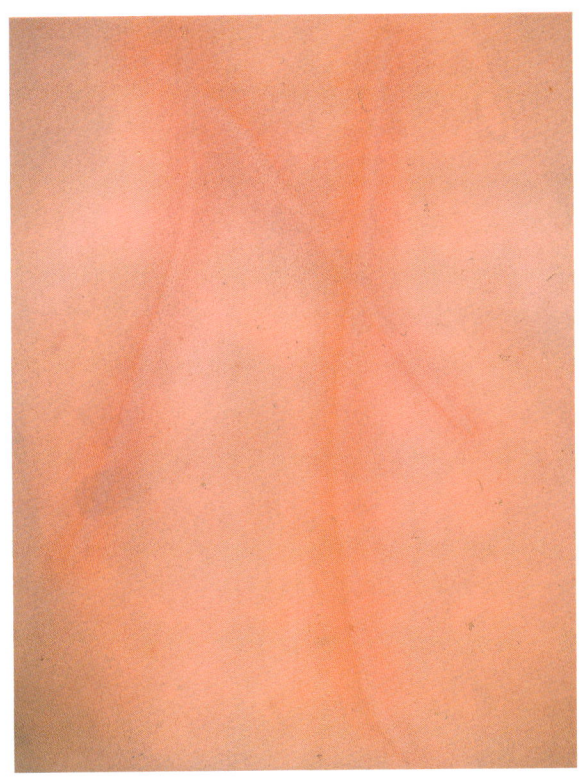

Abb. 11.1. Urtikarieller Dermographismus

Weißer Dermographismus. In diesem Fall findet sich innerhalb des Hautdruckstrichs keine hyperämische, sondern eine anämische, eine weiße Reaktion. Es ist noch nicht sichergestellt, ob diese Reaktion allein durch Vasokonstriktion hautoberflächennaher Blutgefäße zustande kommt oder durch ödembedingte Kompression der Kapillaren. Weißer Dermographismus ist typisch für Patienten mit Atopie, speziell mit atopischem Ekzem. Innerhalb entzündlicher Hautveränderungen verschiedener Genese, so beispielsweise bei Psoriasis vulgaris, seborrhoischem Ekzem oder atopischem Ekzem kann ebenfalls nicht selten weißer Dermographismus unspezifischer Art ausgelöst werden.

Urticaria factitia

Synonym. Dermographische Urtikaria

Sie wird so bezeichnet, weil diese Form von chronischer Urtikaria gekennzeichnet ist durch meist strich- oder streifenförmige Erytheme und urtikarielle Hautreaktionen an Scheuerstellen von Kleidung, innerhalb von Kratzstrichen oder nach Reiben der Haut. Die Patienten geben an, daß sie vielfach morgens nach dem Aufstehen oder abends beim Zubettgehen erheblicher Juckreiz quält, und sie deshalb scheuern oder kratzen. In den mechanisch belasteten Hautpartien kommt es dann zur Entwicklung von meist streifigen oder unregelmäßig konfigurierten Quaddeln. Da diese wieder Juckreiz verursachen, wird ein Circulus vitiosus ausgelöst. Urticaria factitia entwickelt sich vielfach bei Menschen mit einer abnorm gesteigerten Erregbarkeit des Gefäßnervensystems der Haut auf dem Boden einer psychovegetativen Störung. Die Anamnese ergibt oft außergewöhnliche psychische Belastungen oder Streßsituationen, auch akute Infekte im oberen Respirationstrakt.

Diagnose. Sie ist einfach, wenn man die Anamnese genau eruiert und auf urtikariellen Dermographismus untersucht. Dabei findet man gewöhnlich auch ein starkes Reflexerythem. Bezüglich der Ursache gilt dasselbe wie für den Dermographismus. Ganz selten wurde vorübergehende Urticaria factitia während Penizillinbehandlung beobachtet.

Therapie. Aufklärung der Ursache für die psychovegetative Erregbarkeitssteigerung; notwendigenfalls psychosomatische Beratung.
Innerlich. Symptomatische Behandlung mit Antihistaminika und sedierenden Medikamenten (Hydroxyzin (z.B. Atarax), Opipramol (z.B. Insidon) über längere Zeit.
Äußerlich. Zur Juckreizbekämpfung Zinkschüttelmixtur mit Polidocanol (Thesit 5%) oder antihistaminhaltige Gele (z.B. Fenistil, Soventol, Systral, Tavegil).

Druckurtikaria

Synonym. Urticaria mechanica

Klinik. Diese Erscheinung entsteht nach einmaligem Schlag, Stoß oder Druck an den Stellen der Reizein-

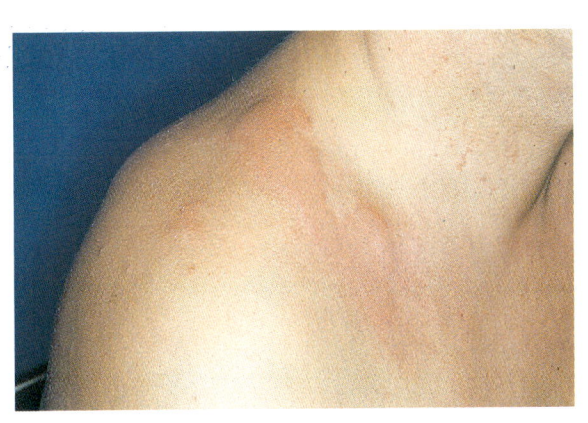

Abb. 11.2. Druckurtikaria

wirkung, daher die Bezeichnung, so nach Stehen, Laufen, Sitzen auf harter Unterlage, z. B. nach Zahnbehandlung. Die Hautreaktion ist meist nicht eine typische Quaddel an der mechanisch beanspruchten Stelle, sondern zeigt gerötete, mehr tiefe, gelegentlich schmerzhafte örtliche Schwellungen vom Quincke-Ödemtyp. Sie kann mit einem meist urtikariellen Dermographismus und auch mit chronisch-rezidivierender Urtikaria anderer Form kombiniert vorkommen. Häufig ist Druckurtikaria mit grippeartigen Allgemeinsymptomen verbunden.

Pathogenese. Die Hautreaktion dürfte bedingt sein durch Mediatorenliberation aus Mastzellen infolge der physikalischen Druckeinwirkung auf die Haut. Bemerkenswert ist die individuell schwankende Reaktionsbereitschaft. Da man bei der verzögerten Form von Druckurtikaria (Hautreaktion 4–6 h nach Druckapplikation) in der Haut mononukleäre Zellen zusammen mit Eosinophilen gefunden hat, wurde auch an allergische Ursache gedacht.

Diagnose. Zur Diagnosesicherung empfiehlt sich der Drucktest:

Gürteltest. Hier wird ein etwa 10 cm breiter Gürtel mit 2 Gewichten von zusammen 10 kg an den Enden für 10–20 min auf die Schulter gehängt.

Zylindertest. Ein Kupferzylinder von etwa 4 cm Durchmesser, mit einem Gewicht von 8–10 kg beschwert, wird für 10–20 min auf die Oberschenkelstreckseite gegeben.

Ablesung erfolgt in beiden Fällen nach 10–30 min (*Druckurtikaria vom Soforttyp*) und nach 2–6 h (*Druckurtikaria vom Spättyp*). An der belasteten Stelle manifestiert sich eine positive Reaktion als urtikarielle Hautveränderung mit Apfelsinenschalenphänomen, die nach etwa 10 min ihr Maximum entwickelt hat und über 30 h bestehenbleiben kann.

Therapie. Die Behandlung ist schwierig.
Innerlich. Antihistaminika wie z. B. Dimetinden (Fenistil) u. a., aber auch nichtsedierende wie Astemizol (Hismanal), Cetirizin (Zyrtec), Loratidin (Lisino), Terfenadin (Teldane) sind manchmal wirksam. Versuch mit psychovegetativ sedierenden Maßnahmen wie bei Urticaria factitia; in schweren Fällen Glukokortikosteroide systemisch unter Beachtung der Nebenwirkungen; versuchsweise auch nichtsteroidale Antirheumatika.
Äußerlich. Wie bei Urticaria factitia (S. 377).

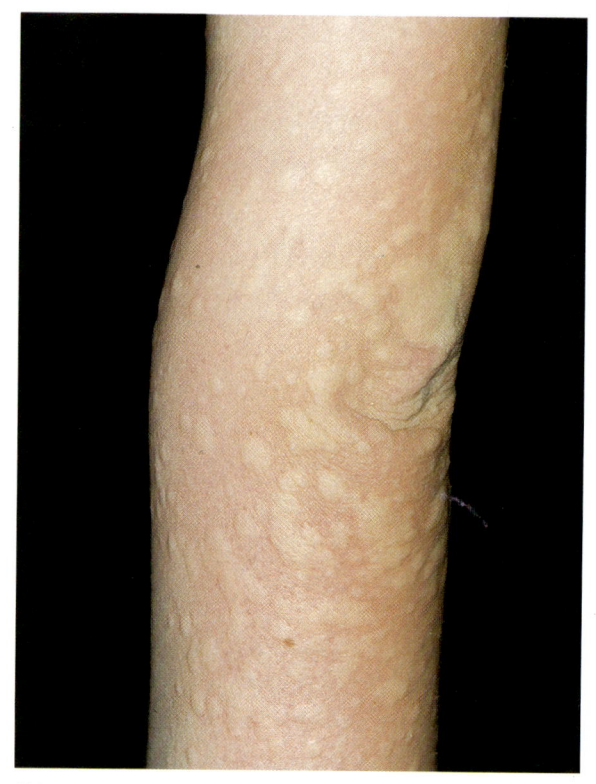

Abb. 11.3. Kälteurtikaria

Kälteurtikaria

Synonyme. Urticaria e frigore, Kältekontakturtikaria

Vorkommen. Sie gehört zu den häufigen Formen von physikalischer Urtikaria. Ganz selten kommt sie als *autosomal-dominant vererbte familiäre Kälteurtikaria vom Soforttyp oder Spättyp* vor. Meist ist sie erworben; das mittlere Lebensalter ist bevorzugt betroffen. Unverkennbar ist Saisongebundenheit. Sie entwickelt sich an Hautstellen nach direkter Kälteeinwirkung (*Kontakttyp*) oder auch als Fernurtikaria nach örtlicher oder innerlicher Kälteeinwirkung (*Reflextyp*).

Pathogenese. Bei der *idiopathischen erworbenen Kälteurtikaria* vom Kontakttyp konnte für manche Fälle durch Prausnitz-Küstner-Reaktion eine allergische Ursache (Typ-I-Reaktion) nachgewiesen werden. Diese ist aber nicht immer sicher, so daß man auch erhöhte Erregbarkeit des vegetativen Nervensystems der Haut auf Kältereiz, Mediatoren wie Histamin oder Kinine freizusetzen, vermutet hat. Für eine Beteiligung des Komplementsystems besteht bisher kein Anhalt. Die Reaktion führt schließlich zur Freisetzung von Histamin und anderen Mediatoren, und auf diesem Wege zu einer urtikariellen Reaktion. Manchmal geht der Erkrankung akute Tonsillitis oder ein Infekt im oberen Respirationstrakt voraus.

Klinik. Typisch sind Anamnese und Befund. Bei idiopathischer erworbener Kälteurtikaria kommt es besonders in der kalten Jahreszeit nach Kälteeinwirkung an den unbedeckten Körperpartien, so an Gesicht, Hals, Händen oder anderen exponierten Körperstellen, zur Eruption von juckenden Erythemen und Quaddeln (*Kontakttyp*). Von manchen Patienten wird angegeben, daß auch kalter Wind zur Auslösung führt (*Kaltlufturtikaria*), gelegentlich auch, daß plötzlicher Temperaturabfall ätiologisch bedeutsamer ist als der absolute Kältegrad. Auch kalte Waschungen können den gleichen Effekt haben (*Kaltwasserurtikaria*). Attacken von Kälteurtikaria können sich auch innerhalb von Minuten nach Zufuhr kalter Speisen oder kalter Flüssigkeiten entwickeln (*Reflextyp*).

Symptome. Allgemeinerscheinungen (Müdigkeit, Kopfschmerzen, Dyspnoe, Tachykardie) sind bei umschriebener Kälteurtikaria selten, können aber bei ausgedehnten Formen zu schockartiger Symptomatik führen. Plötzliche Todesfälle in Freibädern nach einem Sprung ins kalte Wasser können die Folge kälteinduzierter Freisetzung großer Mediatormengen, besonders von Histamin, sein.
Gelegentlich wurde Kälteurtikaria mit Ascaridiasis, Fokalinfekt oder Nahrungsmittelallergie kombiniert beobachtet. Weiterhin wurde positive Kältekontaktstimulation bei primärer und sekundärer Kryoglobulinämie (z. B. maligne Lymphome, angioimmunoblastische Lymphadenopathie), bei Mononukleose und Syphilis sowie Vorliegen von Kälteagglutininen, Kältefibrinogen und Kältehämolysinen festgestellt. Auf Hämoglobinurie ist zu achten.

Histopathologie. In frischen Veränderungen findet man lediglich eine Degranulation von Mastzellen, manchmal mit zellulär-entzündlicher Reaktion aus vorwiegend neutrophilen Leukozyten.

Diagnose. Anamnese und Kältetest.

Kältekontakturtikaria. Der Test wird gewöhnlich mit Eiswasser (0° C) oder mit Eiswürfeln durchgeführt. Die Expositionszeit beträgt in Abhängigkeit von der Hautreaktion 5–10 min, bei kalten Hand- und Armbädern (5–6° C) 10–20 min. Exakter ist das Auflegen von mit Eiswasser gefüllten Kupferzylindern oder Reagenzgläsern für ansteigende Zeiträume zur Bestimmung einer Reaktionsschwelle.

Kältereflexurtikaria. Hier sollte ein doppelseitiges kaltes Armbad (10° C) für 10–20 min durchgeführt werden oder ein kaltes Wannenteilbad (10–16° C). Das Ergebnis wird in Form kleinster Quaddeln auch an fernliegenden, nicht exponierten Hautbereichen deutlich.

Therapie. Bei idiopathischer erworbener Kälteurtikaria sind sedierende und nichtsedierende Antihistaminika wie Astemizol (Hismanal), Cetirizin (Zyrtec), Loratidin (Lisino), Terfenadin (Teldane) und Hydroxyzin (Atarax) empfehlenswert. Erstere sollten vor der Kälteexposition eingenommen werden. Bei familiärer Kälteurtikaria sind sie gewöhnlich unwirksam.
Penizillinbehandlung führt bei etwa 20–50% der Patienten zu recht positiven Effekten; der Wirkungsmechanismus ist unbekannt. Tägliche Infusionen von 10^6 IE Benzylpenizillin (Penizillin „Grünenthal") über 2–3 Wochen sind erforderlich. Orale Penizilline oder Penizillamin haben sich nicht als geeignet erwiesen. Auch ein Versuch mit Antimalariamitteln wie Hydroxychloroquin (Quensyl, 2mal 1 Tbl. tgl. für 1–2 Wochen) ist möglich. Von manchen wird Doxepin (Aponal) empfohlen.

Wärmeurtikaria

Synonyme. Urticaria e calore, Wärmekontakturtikaria

Definition. Diese Urtikaria ist äußerst selten und wird durch direkte äußerliche Wärme- oder Hitzeeinwirkung auf die Haut ausgelöst. Innerhalb weniger Minuten entwickeln sich im Kontaktbereich Erytheme mit typischen Quaddeln: *Wärmekontakturtikaria vom Soforttyp*.

Pathogenese. Wahrscheinlich handelt es sich um eine Vasoneurose (psychovegetative Störung) mit gesteigerter Empfindlichkeit der histaminfreisetzenden Mastzellen gegen Wärmereiz. Auch an gesteigerte Empfindlichkeit gegenüber Azetylcholin wurde gedacht. Eine allergische Ursache (passive Übertragung) konnte nicht erwiesen werden. C-1-Inhibitor-Verminderung wurde festgestellt.
Abzugrenzen durch entsprechende Anamnese ist die extrem seltene *hereditäre Wärmekontakturtikaria vom Spättyp*.

Diagnose. Anamnese und Wärmetest.

Wärmetest. Applikation eines Testzylinders (Kupferzylinder, Reagenzglas mit warmem Wasser von 38–42° C) an der Haut der Armbeugeseite. Innerhalb einer Expositionszeit von 5–10 min entwickeln sich Quaddeln im Kontaktbereich. Bei der hereditären Form vom Spättyp vergehen viele Stunden bis zur Reaktion.

Therapie. Nur symptomatisch.

Innerlich. Versuch mit Indomethazin und Antihistaminika, evtl. psychovegetativ-sedierenden Substanzen Hydroxyzin (Atarax), Opipramol (Insidon), Bellergal über längere Zeit.

Äußerlich. Versuch mit Lotio zinci mit Polidocanol (5%ig) oder Antihistamingelen (z.B. Fenistil, Soventol, Systral, Tavegil).

Wiedererwärmungsurtikaria

Diese kommt dann zustande, wenn Patienten nach längerem Aufenthalt in der Kälte in einen warmen Raum kommen. Innerhalb von wenigen Minuten entwickelt sich dann eine stark juckende Eruption von Quaddeln, vorzugsweise an den unbedeckten Körperpartien. Allergische Bedingtheit ist nicht sicher; möglicherweise handelt es sich um eine besondere Form von cholinergischer Urtikaria.

Lichturtikaria

Diese wird durch ultraviolette Strahlen oder/und sichtbares Licht an den Kontaktstellen ausgelöst (s. S. 502).

Röntgenurtikaria

Die extrem seltene Hautreaktion wird durch Röntgenstrahlen ausgelöst und äußert sich in urtikariellen Reaktionen in Hautbereichen, die aus therapeutischen Gründen mit Röntgenstrahlen behandelt werden. Sie treten innerhalb kürzester Zeit auf. Durch passive Übertragung konnte bewiesen werden, daß es sich um eine IgE-abhängige Immunreaktion (Typ-I-Reaktion) handelt.

Cholinergische Urtikaria

Synonyme. Schwitzurtikaria, Anstrengungsurtikaria

Definition. Im Anschluß an eine Erhöhung der Körpertemperatur, meist nach körperlicher Anstrengung mit Schwitzen, entstehen typische linsengroße, stark juckende Quaddeln auf fleckigem Erythem.

Vorkommen. Seltenes psychovegetatives Syndrom, besonders nach stärkeren seelischen Belastungen wie Streß, Examensvorbereitung, Tod von Angehörigen, gelegentlich auch nach heißem Essen oder Aufenthalt in einem heißen Raum.

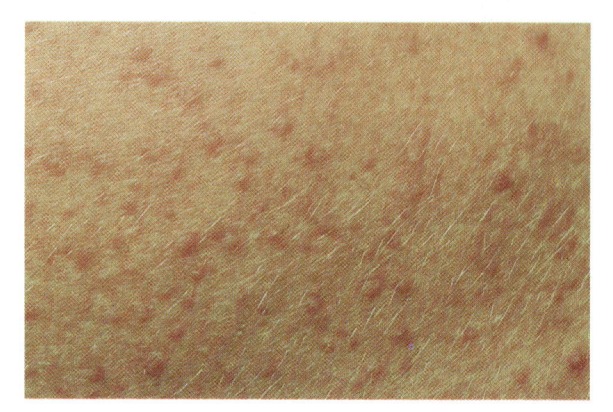

Abb. 11.4. Cholinergische Urtikaria

Pathogenese. Wahrscheinlich handelt es sich nicht um einen einförmigen Pathomechanismus. Sicher besteht erhöhte Empfindlichkeit gegenüber Azetylcholin. Intrakutane Injektion von Azetylcholin, Metacholinchlorid oder Pilocarpin in einer Verdünnung von 1:1000 oder stärker führt zur Entwicklung einer typischen cholinergischen Quaddel, subkutane Injektion von 0,1–0,5 mg Carbachol (Doryl) zur Auslösung eines Schubes. Bei ausgedehnter cholinergischer Urtikaria konnte andererseits eine Erhöhung des Plasmahistaminspiegels beobachtet werden. Ferner ist passive Übertragung mittels Blutserum gelegentlich gelungen. Dies spricht dafür, daß es sich um eine immunologische, IgE-abhängige Urtikaria vom Typ I handeln könnte.

Klinik. Im Anschluß an körperliche Anstrengung, die mit Steigerung der Körpertemperatur und Schwitzen verbunden ist, aber auch nach Baden oder Duschen in heißem Wasser oder bei Fieberzuständen kommt es bevorzugt im oberen Rumpfbereich akut zu disseminierten urtikariellen Hauterscheinungen.
Typisch ist ihre Morphologie: etwa linsengroße, relativ derbe kalottenförmige Quaddeln, welche von einem breiten Reflexerythem umgeben sind. Konfluierung ist nicht selten.

Symptome. Starker Juckreiz. Gelegentlich kann die Eruption von Allgemeinsymptomen wie Übelkeit, Speichelfluß, Kopfschmerzen oder Darmbeschwerden begleitet sein (Azetylcholineffekt?).

Prognose. Sie ist vorsichtig zu stellen, da die Erkrankung über viele Monate bestehenbleiben kann.

Diagnose. Typische Anamnese, charakteristisches klinisches Bild und Testung.

Test auf cholinergische Urtikaria. Heißes Halbkörperbad (40–41° C für 10–20 min), doppelseitiges Armbad (40–44° C für 20–25 min) oder Treppensteigen oder Arbeiten bis zum Schwitzen. Diese Tests führen zu typischen Hauterscheinungen, bei Heißwassertests auch außerhalb des Testorts.

Carbacholtest. Unter entsprechenden Kautelen.

Therapie. Wichtig ist die Eruierung psychosomatischer Störungen und deren Behandlung, evtl. zusammen mit einem Psychiater oder Psychotherapeuten. Ansonsten parasympathikolytisch wirkende Substanzen wie Sekalealkaloide oder Benzodiazepine. Besonders Hydroxyzin (Atarax) zu Beginn 3mal 10 mg tgl. oder höher, später 1mal 10 mg tgl. als Erhaltungsdosis wird empfohlen. Wichtig ist, daß die Therapie über längere Zeit durchgeführt wird. Über günstige Effekte von Danazol (Winobanin) 100–600 mg tgl. oder Stanozolol wurde berichtet.

Adrenergische Urtikaria

[Shelley und Shelley 1985]

Definition. Streßbedingte Episoden von akuter Urtikaria, offenbar bei psycholabilen Menschen.

Vorkommen. Bisher sehr selten beschrieben.

Pathogenese. Nicht genau bekannt. Intradermale Testung mit Adrenalin (10 ng in 0,02 ml physiologischer Kochsalzlösung) oder Noradrenalin produziert die klinisch-typischen Quaddeln mit Juckreiz, die durch Propranolol oder Tolazin blockiert werden können. Gesteigerte Adrenalinempfindlichkeit?

Klinik. Nach Episoden von starkem emotionalen Streß bei psycholabilen Menschen, auch nach Kaffeegenuß, starker Pruritus und Eruption von makulourtikariellen und urtikariellen Effloreszenzen (1–4 mm), die teilweise einen typischen weißen Halo (3–5 mm) aufweisen.

Symptome. Juckreiz über einige Stunden, während der Attacken. Erhöhung der Plasmawerte von Epinephrin, Norepinephrin, Dopamin und Prolaktin möglich.

Differentialdiagnose. Abgrenzung von cholinergischer Urtikaria: Kein roter, sondern weißer Halo um die Effloreszenzen. Keine Auslösung durch heiße Bäder.

Therapie. Versuch mit β-Blockern wie Propranolol (Dociton 25 mg 2mal tgl.).

Aquagene Urtikaria

[Shelley und Rawnsley 1964]

Definition. Auftreten von Quaddeln nach Kontakt der Haut mit Wasser, unabhängig von dessen Temperatur.

Vorkommen. Extrem selten, gelegentlich familiär.

Pathogenese. Unklar. Es wird vermutet, daß solche Patienten gegen eine wasserlösliche Substanz in der Epidermis reagieren, die ins Korium diffundiert, zur Mastzellaktivierung führt und dadurch zur Quaddelbildung.

Klinik. Kleine Quaddeln, denen bei cholinergischer Urtikaria ähnlich, entwickeln sich in 2–30 min an den Kontaktstellen mit Wasser. Juckreiz.

Therapie. Besserung durch Antihistaminika. Sonst Einfetten der Haut vor und unmittelbares Abtrocknen nach Wasserkontakt.

Aquagener Pruritus

Von der aquagenen Urtikaria abzugrenzen ist der aquagene Pruritus, der nach Wasserkontakt ohne sichtbare Hautveränderungen entsteht, und schlecht auf Antihistaminika anspricht.

Kontakturtikaria

Hier ist die Urtikaria Folge eines exogenen Kontaktes mit urtikariogenen Stoffen und daher auf den Ort der Einwirkung beschränkt. Das urtikarielle Exanthem ist daher auch nicht selten asymmetrisch lokalisiert. Es wird meist durch Proteine, heute besonders durch natürliches Latex verursacht. Weniger bekannt ist, daß auch niedrigmolekulare Substanzen (Haptene) als Auslöser in Betracht kommen.

Ätiopathogenese. Sie ist sehr verschiedenartig. Folgende Möglichkeiten kommen häufiger in Betracht:

Toxische Einwirkung. Auf die Kontakturtikaria durch Brennesseln wurde bereits verwiesen. Die feinen Härchen der Pflanze bohren sich in die Haut. Ihre Giftwirkung löst Quaddelbildung aus.

Raupenurtikaria. Sie entsteht gewöhnlich am Hals durch Gifteinwirkung der Härchen von Raupen, besonders der Prozessionsraupe, die von Bäumen auf den Menschen herabfallen.

Urtikaria durch exogenen Kontakt mit Seetieren. Quallen, besonders die Feuerqualle und Seeanemonen, lösen eine meist toxisch bedingte Urtikaria aus.

Insektenstiche oder Insektenbisse. Stiche oder Bisse von Bienen, Wespen, Hornissen, Spinnen, Wanzen, Flöhen, Mücken oder Ameisen können ebenfalls zu einer toxischen urtikariellen Kontaktreaktion führen. Meist klingen diese Reaktionen bald wieder ab. Urtikarielle Reaktionen durch Insektenstiche können über längere Zeit jucken und schließlich sekundär zur Entwicklung juckender infiltrierender Papeln bzw. Knötchen mit nur langsamer Regressionstendenz führen (allergische Typ-IV-Reaktion). Auch Milben können bei Hautkontakt lokal-toxische urtikarielle Reaktionen verursachen.
Davon abzutrennen ist die allergische akute Urtikaria, evtl. mit Schocksymptomatik bei Wespen- oder Bienengiftallergie.

Histaminliberation. Hier ist die Kontakturtikaria durch exogene Resorption von Histaminliberatoren in die Haut bedingt, d.h. durch Substanzen, die aus Mastzellen Histamin freisetzen und dadurch bei empfindlichen Menschen urtikariogen wirken; es handelt sich demnach nicht um einen allergischen Pathomechanismus. Kausal kommen Histaminliberatoren wie Bacitracin, Polymyxin, Perubalsam oder Bienengiftsalben in Betracht.

Kontaktallergie vom Soforttyp. Hier ist der Patient bereits vorher durch entsprechenden Kontakt sensibilisiert. Die allergische Sofortreaktion (IgE-vermittelte Reaktion vom Typ I) tritt innerhalb weniger Minuten über die durch Mastzellendegranulation ausgelösten Histaminmediatoreneffekte ein. Juckende urtikarielle Hauterscheinungen treten in der Kontaktzone auf.
Als Kontaktallergene vom Soforttyp kommen in Betracht:
- *Tierische Allergene*: Bienengift, Wespengift, Tierhaare, Raupenhaare, Quallen.
- *Pflanzliche Allergene*: Latex (in Gummihandschuhen), Pollen, Zitrusfrüchte (Apfelsinenschale, Zitronenschale), Perubalsam, Zimtaldehyd.
- *Nahrungsmittel*: Schalen von Zitrusfrüchten, Kartoffel, Spargel, Zwiebel, Fischmehle.
- *Arznei-, Kosmetik- und Berufsstoffe*: Antibiotika, Sterilisationsmittel, Formaldehyd, Resorzin, Lippenstiftfarben, Jod, Metallsalze, Isozyanate, Amine, Epoxidverbindungen, Akryle, Ammoniumpersulfat (Bleichmittel im Friseurhandwerk) und viele andere.

Besonders beim Eindringen von Kontakturtikariogenen in die Haut (Bienenstich, Wespenstich, Latex) ist mit akuter Urtikaria im Rahmen anaphylaktischer Reaktionen, Larynx- und Glottisödem sowie Kollaps und Schocksymptomatik zu rechnen.

Verlauf. Je nach Grad der Sensibilisierung des Patienten und Antigenangebot kann die Kontakturtikaria auf die Kontaktstelle beschränkt bleiben, mit akuter Urtikaria und Angioödem oder als Kontaktanaphylaxie mit lebensbedrohlichen anaphylaktoiden Reaktionen verbunden sein.

Diagnose. Sie ist bei Beachtung der Anamnese leicht. Bei allergischer Kontakturtikaria kann ein modifizierter Epikutantest (geschlossene Testung mit Allergenexposition für 20 min, Ablesen nach 30 min) zur Objektivierung einer Kontaktallergie vom Soforttyp führen.

Therapie. Meidung der Kontaktnoxe.
Innerlich. Antihistaminika, eventuell Glukokortikoide.
Äußerlich. Antihistamingele (z. B. Fenistil, Soventol, Systral, Tavegil), Glukokortikoide (Lotion oder Creme) oder Lotio zinci spirituosa mit Polidocanol (Thesit 5%ig).

Akute, chronisch-intermittierende und chronische Urtikaria

Ätiopathogenese und Verlauf einer Urtikaria können, abgesehen von dem im Vorhergehenden Aufgeführten, sehr verschiedenartig sein und verlangen in jedem Einzelfall eine sorgfältige Analyse. Es hat sich bewährt, die nichtimmunologische oder pseudoallergische Urtikaria von immunologischer Urtikaria abzugrenzen und dem Verlauf des Einzelfalles (akut, chronisch-intermittierend, chronisch) zu berücksichtigen, weil sich daraus wesentliche Schlußfolgerungen für das diagnostische Handeln ergeben. Gewisse Überschneidungen sind bei der folgenden Darstellung nicht zu vermeiden.

Nichtimmunologische oder Pseudoallergische Urtikaria

Eine Reihe von Therapeutika und Diagnostika können zu anaphylaktoiden Reaktionen führen, die klinisch das Bild einer allergischen Sofortreaktion einschließlich *akuter Urtikaria* oder Quincke-Ödem aufweisen, ohne daß aber immunologische Mechanismen nachweisbar wären. Hierfür hat sich der Begriff *Pseudoallergie* eingeführt.

Pathogenese. Die Pathogenese pseudoallergischer Urtikaria durch *Arzneimittel, Nahrungsmittelzusatzstoffe* oder *Diagnostika* ist noch nicht im einzelnen aufgeklärt. Aus Mediator-sezernierenden Zellen wie Mastzellen werden offenbar Mediatorstoffe wie Histamin ohne (bisher nachweisbare) spezifische immunologische Reaktionen abgegeben, die zu urtikariellen Hautveränderungen und anaphylaktoiden Phänomenen führen: *Pseudoallergie*. Ihr liegt offenbar eine Überempfindlichkeit des Individuums zugrunde, die sich qualitativ von dem zu erwartenden pharmakologisch-toxikologischen Effekt der auslösenden Noxe unterscheidet, wie beispielsweise Urtikaria durch Azetylsalizylsäure. Zu erwartende Nebeneffekte wären Magenschleimhautreizung, Thrombozytenhemmung. Besonders bei chronischer Urtikaria spielen pseudoallergische Reaktionen pathogenetisch eine wichtige Rolle. Sie können nur durch den oralen *Provokationstest* bei *Idiosynkrasie* (*OPTI*) diagnostiziert werden.

Medikamente, Anästhetika und Anticholinergika. Von einer Reihe dieser Präparate wie Opiate (Morphin), Pethidin (Dolantin) sowie Atropin oder Papaverin ist bekannt, daß sie gelegentlich zu Flushreaktionen oder urtikariellen Exanthemen führen können. Das gleiche gilt für Anästhetika wie Propanidid (Epontol), Thiopental (Trapanal), D-Tubocurarin (Curarin) und Succinylcholin (Lysthenon). Diese Agenzien können direkt Histamin aus Blutbasophilen und Mastzellen freisetzen. Es muß aber eine Bereitschaft für diese Reaktion (Idiosynkrasie) vorhanden sein.

Kolloidale Volumenersatzmittel. Die Häufigkeit anaphylaktoider Reaktionen durch künstliche Volumenersatzmittel ist schwer zu schätzen. Sie wird mit etwa 0,1 % angegeben, die von Nebenwirkungen durch Humanalbumin ebenfalls mit 0,01 %. In vielen Fällen scheint es auch hier zur Histaminfreisetzung zu kommen, die letztendlich für die akute Symptomatik verantwortlich ist. Ob es sich um eine direkte Histaminfreisetzung aus Mastzellen oder um einen indirekten Effekt nach vorangegangener immunologischer Reaktion oder um die Folge anderer Mechanismen handelt, ist noch nicht sichergestellt. Dies gilt auch für die seltenen Reaktionen auf Humanalbumin, während den schweren dextraninduzierten Reaktionen offenbar immunologische Pathomechanismen (Immunkomplexanaphylaxie, Typ III) zugrunde zu liegen scheinen.

Röntgenkontrastmittel. Anaphylaktoide Reaktionen kommen nach intravenöser Verabreichung von üblichen Röntgenkontrastmitteln (Derivaten von Trijodbenzoesäure) bei etwa 5 % der Patienten vor. Meist besteht keine Jodallergie. Röntgenkontrastmittel setzen einerseits direkt Histamin aus Gewebemastzellen und Blutbasophilen frei; eine Erhöhung des Histaminspiegels im Serum konnte nachgewiesen werden. Andererseits verursachen sie eine Verminderung von Serumkomplement infolge Aktivierung des alternativen Wegs des Komplementsystems; die Komplementfaktoren C3a und C5a können wiederum Histamin freisetzen. Auch Freisetzung von Serotonin aus Thrombozyten ist möglich. Entscheidend bleibt allerdings eine individuelle gesteigerte Empfindlichkeit.

Azetylsalizylsäure und andere Antiphlogistika. Urtikaria, Quincke-Ödem, Asthma und anaphylaktoide Reaktionen durch Azetylsalizylsäure und andere nichtsteroidale Antiphlogistika sind seit langem bekannt und werden als *Analgetikaidiosynkrasie* bezeichnet. Etwa 1 % der mit diesen Medikamenten behandelten Menschen neigt zu solchen Reaktionen. Offenbar besteht gelegentlich auch familiäre Neigung. Bei Patienten mit Asthma bronchiale wurde die Häufigkeit der Azetylsalizylsäureidiosynkrasie mit 2–10 %, bei Patienten mit chronischer Urtikaria mit 22–50 % angegeben. Patienten mit Überempfindlichkeit gegenüber Azetylsalizylsäure können gleichzeitig auch gegenüber Indometacin oder anderen Antiphlogistika pseudoallergisch sein. Vielfach haben solche Patienten auch Idiosynkrasien gegenüber Azofarbstoffen, beispielsweise in Nahrungsmitteln, oder gegenüber anderen Nahrungsmittelzusatzstoffen wie Benzoesäureverbindungen.

Besonders muß man an Pseudoallergie denken, wenn bei Patienten mit chronischer Urtikaria keine weiteren Noxen gefunden werden können oder zusätzlich zur chronischen Urtikaria generalisierter Flush, starker Juckreiz am behaarten Kopf sowie konjunktivale Reaktionen, Sekretion der Nasenschleimhaut und bronchospastische Beschwerden auftreten.

Weitere Medikamente. Hier kommen Antibiotika (Chlortetrazyklin, Polymyxin) und Sympathikomimetika (Amphetamin, Phenylethylamin, Oxedrin) in Betracht. Aber auch Vitamin B_1 (Thiamin) oder Eisensalze können anaphylaktoide Pseudoallergien auslösen. Auch hier wird im wesentlichen an eine histaminliberierende Wirkung gedacht.

Nahrungsmittelzusatzstoffe. Hier spielen Konservierungsmittel (z. B. Sulfite, Benzoate), Farbstoffe und Geschmacksverstärker eine Rolle.

Klinik. Klinisch ist die *akute pseudoallergische Reaktion* bei voller Ausprägung durch eine anaphylaktoide Symptomatik charakterisiert. Sie beginnt mit einem generalisierten erythematösen Exanthem (*Flush*) und einem akuten urtikariellen Exanthem oder einer akuten Urtikaria. Hinzu treten konjunktivale Reizzustände mit Gefäßinjektion, Nasensekretion und bronchospastischen Beschwerden. Tachykardie und Hypotonie können bis zur voll ausgeprägten Schocksymptomatik führen.

Die subjektive Symptomatik ist durch die Organgebundenheit bestimmt. Bei der akuten pseudoallergischen Reaktion an der Haut besteht neben auf oberen Rumpf, Gesicht und Kopf beschränkten flushartigen Rötungen oder urtikariellen Reaktionen sehr starker Juckreiz mit Bevorzugung am Kapillitium.

Bei *Patienten mit chronischer Urtikaria* kann die histaminliberierende Idiosynkrasie gegen bestimmte Medikamente oder Nahrungsmittelzusatzstoffe ausschließlich oder als unterhaltender Kofaktor in Betracht kommen.

Differentialdiagnose. Diese hat IgE-abhängige anaphylaktische Reaktionen (Typ I) zu berücksichtigen. Die Abgrenzung kann gelegentlich Schwierigkeiten machen: entsprechende Anamnese (Atopie), spätere Intrakutantestung und Bestimmung der IgE-Serumkonzentration können bei der Abgrenzung pseudoallergischer Reaktionen hilfreich sein. Entscheidend ist der Ausfall des OPTI (Oraler Provokationstest bei Idiosynkrasie) mit den in Betracht kommenden Stoffen.

Therapie. Sie entspricht der Therapie der akuten Urtikaria mit Schocksymptomatik bzw. des anaphylaktischen Schocks (s. S. 396).

Immunologische oder allergische Urtikaria

Diese werden durch eine fast unübersehbare Vielzahl von Ursachen ausgelöst. Die allergische Ursache ist diagnostisch oft erfaßbar.

Vorkommen. Immunologische oder allergische Urtikaria ist häufig und zeigt keine Beziehung zu ethnischen Faktoren. Sie tritt oft im 3. bis 4. Lebensjahrzehnt auf und betrifft vorzugsweise das weibliche Geschlecht.

Früher vermutete man, daß eine genetische Prädisposition insofern besteht, als atopische Diathese das Risiko zu allergischer Urtikaria, Angioödem und Anaphylaxie erhöht. Es konnte allerdings nachgewiesen werden, daß das Risiko solcher Reaktionen, zumindest gegenüber Penizillin, bei atopischen Menschen nicht erhöht ist.

Ätiopathogenese. Allergische Urtikaria ist polyätiologisch bedingt. In Betracht kommen Arzneimittel, Nahrungsmittel, Nahrungsmittelzusatzstoffe, Genußmittel, Inhalationsantigene, mikrobielle Antigene bei Infektionen, hormonelle Antigene, Stoffwechselstörungen, Autoantigene (maligne Tumoren, Autoimmunkrankheiten) und emotionale Faktoren. Zweifellos bleibt besonders bei Patienten mit chronischer Urtikaria die Ursache nicht selten unklar. Hier spricht man von idiopathischer Urtikaria.

Die immunologische Reaktion, welche einer allergischen Urtikaria zugrunde liegt, kann unterschiedlicher Natur sein:

Urtikarielle Sofortreaktion. Diese bildet sich als IgE-abhängige Typ-I-Reaktion beim Sensibilisierten innerhalb von Minuten nach Antigenzufuhr als Teil einer anaphylaktoiden Reaktion aus. Sie kann verbunden sein mit Bronchospasmen, Kehlkopf- oder Glottisödem und unter Kreislaufsymptomatik zum anaphylaktischen Schock mit tödlichem Ausgang führen.

Verzögerte Sofortreaktion. Sie ist ebenfalls IgE-abhängig, tritt aber beim Sensibilisierten erst 8–36 h nach Antigenzufuhr in Erscheinung. Der Mechanismus dieser Reaktion ist noch nicht exakt abgeklärt. Man nimmt an, daß auch hier eine IgE-abhängige Antigen-Antikörper-Reaktion an der Mastzellenoberfläche zur Freisetzung biologisch-aktiver Mediatoren aus Blutbasophilen und Mastzellen führt.

Serumkrankheitsreaktion. Hier tritt die urtikarielle Reaktion erst 7–11 Tage nach der ersten Antigenzufuhr auf und ist Teilsymptom einer als Serumkrankheit zu interpretierenden Reaktion (Typ-III-Reaktion).

Leukozytoklastische Vaskulitis. Hier entwickelt sich eine Urtikaria als Ausdruck einer Immunkomplexreaktion. Beispielhaft sei auf die Urtikariavaskulitis verwiesen.

Diagnose. Auf die Diagnostik der Urtikaria durch Karenztest, Intrakutantest, Expositionstest und RAST wird später eingegangen.

Akute Urtikaria

Von akuter Urtikaria spricht man, wenn die Krankheitserscheinungen akut einsetzen und die Erkrankung nicht länger als 6 Wochen besteht.

Vorkommen. Häufigste Form von Urtikaria. Meist als Sofortreaktion vom anaphylaktoiden Typ (Typ-I-Reaktion) tritt sie plötzlich in Form eines mehr oder minder intensiven Quaddelschubes bei Sensibilisierten sofort nach entsprechender resorptionsbedingter Latenzzeit (per os, i.m., i.v.-Injektionen) auf. Gelegentlich bleibt es nicht beim akuten Urtikariaschub, sondern Angioödem, Larynxödem, Glottisödem, Bronchospasmus, mäßige Temperaturerhöhung, Übelkeit, Brechreiz sowie Kreislaufstörungen (Hypotonie) können zu schockartigen Reaktionen führen.
Bei der verzögerten Sofortreaktion kommt es erst nach 8–36 h zu urtikariellen Hauterscheinungen, die aber ebenfalls mit Larynx- oder Glottisödem verbunden sein können.
Serumkrankheitsartige Reaktionen treten erst 7–11 Tage später auf, manifestieren sich ebenfalls als akute Urtikaria, evtl. verbunden mit anderen Symptomen der Serumkrankheit wie Fieber, Lymphknotenschwellungen, Gelenkschmerzen, Blutbildabweichungen. Dieser Reaktionstyp entwickelt sich besonders häufig nach Verabreichung von Penizillin oder eiweißhaltigen Organextrakten (Frischzellen, Hormonen).
Auf die akute pseudoallergische Urtikaria wurde bereits hingewiesen.

Ätiologie. Bei akuter Urtikaria ist besonders an Arzneimittel, Nahrungs- oder Genußmittel, Inhalationsantigene, Insektenstich oder Insektenbiß zu denken. Zumeist kann der Patient die auslösende Noxe angeben.

Arzneimittel. Sie sind die häufigste Ursache. Es gibt kaum ein Medikament, das nicht eine akute Urtikaria auslösen könnte. Die Urtikaria kommt nach parenteraler Arzneiverabreichung wesentlich häufiger vor als nach oraler Anwendung. Besonders oft wird *Penizillinurtikaria* (Sofortreaktion vom Typ I oder Typ III) beobachtet.
Allergenextrakte
Für diagnostische oder therapeutische Zwecke
Antibiotika
Penizillin, Cephalosporinderivate, und viele andere
Blut
Frischblut, Konservenplasma bei Unverträglichkeit gegenüber Blutgruppen, Rh-Faktor oder anderen Faktoren
Chemotherapeutika
Sulfonamide, Paraaminosalizylsäure, Isoniazid, Immunsuppressiva, Zytostatika
Hormone
Insulin, ACTH, eiweißhaltige Organextrakte (Fremdproteine)

Hypnotika, Analgetika, Barbiturate, Meprobamat, Carbamazepin

Nahrungs- und Genußmittel. Diese sind nicht selten kausal bedeutsam. Folgende Noxen kommen häufiger in Betracht:
- *Tiere*: Fisch, Krebs, Hummer, Austern, Muscheln, bestimmte Fleischsorten (Hammel), Käsesorten (pilzhaltiger Käse)
- *Früchte*: Erdbeeren, Stachelbeeren, Walnüsse, Zitrusfrüchte, Kiwi
- *Gemüse*: Hülsenfrüchte, Tomaten, Sellerie, Dill
- *Genußmittel*: Kakao, chininhaltige Tonicgetränke, bestimmte Weinsorten
- Gewürze
- *Infektionsantigene*: Gelegentlich wird akute Urtikaria bei Parasitenbefall (Helmintheninfektion) oder anderen mikrobiellen Infektionen gesehen.
- *Inhalationsantigene*: Diese sind nur selten urtikariogen. In Betracht kommen Pollen, proteinhaltige Dämpfe, Staub, Parfüms.
- *Insektenantigene*: Hier entwickelt sich die akute Urtikaria als Typ-I-Reaktion nach Sensibilisierung gegenüber Bienengift, Wespengift oder im Anschluß an einen Stich als disseminierte urtikarielle Reaktion, nicht selten mit Schocksymptomatik.
- *Salizylsäure und antipyrinhaltige Arzneimittel*
- *Vakzinen und Seren*: Frischzellenzubereitungen (Fremdproteine), artfremde Antitoxinseren, Impfstoffe gegen Poliomyelitis, Gelbfieber u.a., Bakterienvakzinen
- *Vitamine*: B_1 und B_2

Verlauf. Der Verlauf einer akuten Urtikaria hängt von der sich entwickelnden Begleitsymptomatik ab. Bei auftretendem Glottis- oder Kehlkopfödem und Zeichen von Kreislaufstörungen mit Schocksymtomatik ist Sofortbehandlung notwendig.

Prognose. Sie ist günstig, da der Patient das auslösende Antigen gewöhnlich selbst erkennt und im Fall eines Rezidivs frühzeitig in der Lage ist, sich selbst zu behandeln (Schockapotheke für den Patienten) oder sich in die Klinik zu begeben.

Diagnostische Leitlinien. Zum Nachweis des auslösenden Antigen können Karenztest, Expositionstests, Intrakutantestung und RAST in Betracht kommen. Intrakutantests sollen wegen einer möglichen Refraktärphase erst 3–4 Wochen nach Abheilung der Urtikaria durchgeführt werden.

Therapie. Siehe S. 396.

Chronisch-intermittierende Urtikaria

Diese ist dadurch charakterisiert, daß es innerhalb eines Zeitraums von mehr als 6 Wochen, nicht selten über Jahre hin, nach unterschiedlich langen erscheinungsfreien Intervallen immer wieder zum Auftreten einer akuten Urtikaria stärkerer oder geringerer Ausprägung kommt. Aus dem chronisch-intermittierenden Verlauf wird deutlich, daß vom Patienten ursächliche Antigene bislang nicht erkannt wurden und daher nicht gemieden werden konnten. Sorgfältige Anamnese führt vielfach zu Aufklärung der Ursache.

Pathogenese. Meistens handelt es sich um eine IgE-abhängige Sofortreaktion vom Typ I.

Ätiologie. Die Ursachen für eine chronisch-intermittierende Urtikaria sind die gleichen wie bei akuter Urtikaria.

Medikamente. Von Zeit zu Zeit, beispielsweise wegen Menstruationsbeschwerden, vorübergehender Kopfschmerzen oder Unpäßlichkeit wird ein Medikament eingenommen, gegen das der Patient überempfindlich ist. Gelegentlich kann ein Patient wegen Gruppenüberempfindlichkeit, d.h. Sensibilisierung gegen Stoffe mit gemeinsamer chemischer Grundstruktur wie die *Para*stoffe (Stoffe mit reaktiven Gruppen am Benzolring in *Para*stellung), auf verschiedenartige Arzneimittel wie Anästhetika, Sulfonamide oder Sulfonylharnstoffe mit chronisch-intermittierenden urtikariellen Eruptionen reagieren.

Nahrungs- und Genußmittel. Auch diese kommen kausal in Betracht, wenn die antigenen Stoffe nur von Zeit zu Zeit zugeführt werden, wie etwa Sellerie bei Selleriellergie, Chinin in Form von Tonicgetränken oder Farbstoffe in Fruchtsäften.

Inhalationsantigene. Sie sind nur selten als Ursache bekannt geworden.

Verlauf. Günstig, weil es zumeist leicht gelingt, die Ursache aufzufinden.

Diagnose. Sorgfältige Erhebung der Anamnese. Zur kausalen Abklärung gleiches Vorgehen wie bei akuter Urtikaria.

Therapie. Wie bei akuter Urtikaria (s. S. 396).

Chronische Urtikaria

Von chronischer Urtikaria spricht man dann, wenn eine Urtikariakrankheit sich über mehr als 6 Wochen erstreckt. Treten bei leichter Symptomatik täglich neue urtikarielle Quaddeleruptionen in Erscheinung, so spricht man von *chronisch-kontinuierlicher Urtikaria*. Treten bei relativ geringem Eruptionsdruck urtikarielle Quaddeln nur in Intervallen von einem bis mehreren Tagen auf, so spricht man auch von *chronisch-rezidivierender Urtikaria*.

Meist erkranken Erwachsene an chronischer Urtikaria. Sie kann Monate, auch Jahre dauern und den Patienten durch dauernden Juckreiz subjektiv sehr stören. Je länger die Erkrankungsdauer, desto geringer sind die Heilungsaussichten.

Pathogenese. Sie ist nicht klar. Sicher ist, daß wohl nur ein kleiner Teil dieser Fälle als Ausdruck einer antikörpervermittelten IgE-abhängigen Sofortreaktion (Typ-I-Reaktion) interpretiert werden kann. Wahrscheinlich sind etwa 20–30 % dieser Fälle als nichtimmunologische, d.h. als pseudoallergische Urtikaria zu interpretieren. Vielleicht ist auch ein kleiner Teil Ausdruck einer Immunkomplexreaktion (Typ-III-Reaktion). Bei etwa 30–50 % der Patienten ist es schließlich auch unter Heranziehung entsprechender Untersuchungen nicht möglich, die auslösende Ursache zu finden: *idiopathische chronische Urtikaria*.

Ätiologie. Physikalische Urtikariaformen und cholinergische Urtikaria müssen zunächst ausgeschlossen werden. Chronische Urtikaria kann durch alle in der Tabelle auf S. 374 genannten Faktoren ausgelöst oder unterhalten werden. Dies ist bei der Diagnostik entsprechend zu berücksichtigen. Besonders in Betracht kommen:

Arzneimittel. Diese sind selten die Ursache, weil sie nicht kontinuierlich oder fast kontinuierlich über so lange Zeit eingenommen werden und bei Allergie meist akute massive Urtikariaschübe auslösen. Es muß aber betont werden, daß auch chronische Urtikaria Ausdruck einer Idiosynkrasie sein kann.
Der häufigste Idiosynkrasie auslösende Stoff ist Azetylsalizylsäure; daher spricht man auch von *Aspirinidiosynkrasie* oder *Aspirinpseudoallergie*.

Nahrungsmittel. Diese kommen für sich allein als Antigene für eine Typ-I-Reaktion seltener ursächlich in Betracht. In vielen Fällen handelt es sich auch hier um die Auslösung und Unterhaltung pseudoallergischer Phänomene infolge einer Idiosynkrasie. Allerdings sollte auf gewöhnliche Nahrungs- und Genußmittel geachtet werden, die täglich in verschiedener Form in der Nahrung enthalten sind, wie Milch, Milchprodukte, Ei und Eiprodukte (Teigwaren, Getreidesorten, Kaffee oder Tee).

Inhalationsallergene. Diese sollen in etwa 5–10 % ursächlich bedeutsam sein. Pollenallergie äußert sich meistens in Rhinitis allergica, Conjunctivitis allergica, Asthma bronchiale oder in schweren Fällen in einer akuten Urtikaria. Falls es zu einer chronischen Urtikaria kommen sollte, bleibt auch diese jahreszeitlich auf die Flugzeit der antigenen Pollen beschränkt. Aber auch an andere Inhalationsantigene wie Tierhaare, Hausstaubmilben, Federn, Wolle, Baumwolle ist zu denken.

Endogene chronische Urtikaria. Sie ist häufig. Man nimmt an, daß bei diesen Patienten körpereigene oder körperfremde Antigene von Proteincharakter die kutanvaskuläre allergische Reaktion vom Soforttyp (Typ-I-Reaktion) induzieren. Auch andere Mechanismen können wirksam sein, so die oben erwähnte Immunkomplexreaktion (Typ-III-Reaktion) oder die Kombination mehrerer urtikariogener Faktoren wie physikalische Urtikaria bei gleichzeitiger Nahrungsmittelallergie und/oder Fokalgeschehen. Autoantikörper gegen IgE oder gegen den hochaffinen IgE-Rezeptor werden diskutiert. In etwa 50 % muß auch nach sorgfältiger Allgemeinuntersuchung und entsprechendem Testprogramm die Diagnose *idiopathische chronische Urtikaria* gestellt werden, weil eine Ursache nicht gefunden werden konnte.

Folgende *Ursachen* werden vermutet:
Fokalgeschehen. Dieses soll in etwa 5–10 % ursächlich verantwortlich sein; seine Bedeutung wird allerdings unterschiedlich beurteilt. Immerhin empfiehlt sich Fokussuche (Tonsillen, Nebenhöhlen, Zähne, Gallenblase, Adnexe, Prostata). Pathogenetisch macht man toxische Produkte aus dem Bakterienstoffwechsel oder Bakterienbestandteile von Proteincharakter als Antigene verantwortlich, die bei laufender Abgabe in die Blutbahn eine chronische Urtikaria unterhalten können. In solchen Fällen kann der operativen Beseitigung des Fokus ein letzter Urtikariaschub folgen. Fokussuche gehört nach wie vor zum Standardprogramm der Urtikariadiagnostik.

Störungen im Magen-Darm-Trakt. Diese sollen in etwa 60 % für Auslösung und Unterhaltung einer chronischen Urtikaria in Betracht kommen. Es muß allerdings betont werden, daß sich klinisch und röntgenologisch nur selten sichere Zeichen einer chronischen Gastritis, Enteritis, Kolitis oder chronischen Appendizitis finden lassen, wenn auch Symptome wie Müdigkeit, Kopfschmerzen, Völlegefühl oder Obstipation auf Verdauungsstörungen hinzuweisen scheinen. Früher ätiologisch in den Vordergrund gestellte Funktionsstörungen des Magens (Anazidität, Hyperazidität oder Achylie) werden heute kaum noch diskutiert. Auch Störungen der exokrinen Pankreasfunktion, Passagestörungen durch hypersekretorische Gastroduodenitis und pathologische Darmflora (Besiedlung des Duodenums mit Kolibakterien) oder mangelhafte Nahrungsverwertung (Stärke, Fett, Muskelfasern im Stuhl) lenken den Verdacht auf derartige Veränderungen. Man vermutet, daß infolge gesteigerter Permeabilität der Darmwand bei umschriebenen entzündlichen Veränderungen die Resorption von enteral zugeführten nutritiven oder bakteriellen Proteinen ermöglicht wird, welche nach Passage der Leber als Antigen wirksam werden können. Infolge gestörter Verdauung (Magen-Pankreas-Störung) sollen Nahrungsmittelproteine nicht bis zu Aminosäuren abgebaut werden können, sondern als solche oder als Bruchstücke (Peptide) resorbiert und dann nach Darmwandpassagen antigen wirksam werden können. Schließlich denkt man auch im Falle einer pathologischen Darmbesiedlung an die Möglichkeit bakterieller oder mykotischer Sensibilisierung. Bei einer beachtlichen Zahl von Patienten gelingt es bei Nachweis von *Candida albicans* im Stuhl (enterale Kandidose) durch entsprechende Behandlung, die Hauterkrankung zum Sistieren zu bringen.

Infestation. Wurmbefall kommt für die Unterhaltung einer chronischen Urtikaria in Betracht. Auslösend und als Antigene wirken Fremdproteine, die bei Befall von Nematoden, Trematoden und selten von Zestoden in das umgebende Gewebe freigesetzt werden und in die Blutbahn gelangen. Bei uns ist die chronisch-rezidivierende Urtikaria bei Askaridiase noch am häufigsten; neben Bluteosinophilie kann möglicherweise ein flüchtiges eosinophiles Lungeninfiltrat (Röntgenaufnahme) auf diese Diagnose hinweisen. Entscheidend ist die Untersuchung des Stuhls auf Wurmeier. Bei Verdacht auf Oxyuriasis morgendliche Untersuchung mit der Klebestreifenmethode. Bei Berufstätigen oder Urlaubern aus dem tropischen Afrika ist auch an Onchozerkose zu denken. Nach Beseitigung der Infestation heilt die chronische Urtikaria ab.

Endokrine Störungen. Sie sind als Ursache schwer zu beurteilen. Man vermutet Autoantikörperbildung. Beschrieben wurde chronische Urtikaria bei Menstruationsbeschwerden mit prämenstrueller Verschlimmerung, bei Gravidität oder im Klimakterium. Auch Schilddrüsenfunktionsstörungen sind auszuschließen. Bei Diabetes mellitus soll ebenfalls chronische Urtikaria vorkommen; wichtig ist der Ausschluß einer Insulinallergie.

Andere innere Erkrankungen. Als *Symptom* kommt chronische Urtikaria bei einer Reihe von inneren Erkrankungen vor. Genannt seien Ösophagusdivertikel, Morbus Hodgkin, chronische Lymphadenose oder Leukosen, multiples Myelom, Polyzythämie, Hepatopathien, Polyarteriitis, Makroglobulinämie Waldenström, Kryoglobulinämie, Lupus erythematodes oder maligne Tumoren. Auch hier sind die ätiopathogenetischen Zusammenhänge meist nicht abgeklärt. Zum Teil dürften die Hauterscheinungen auf Antikörperbildung mit allergischer Reaktion (vom Soforttyp, Typ III) zurückzuführen sein.

Psychogene Faktoren. Ob wirklich eine *psychogene chronische Urtikaria* existiert, ist bislang nicht einwandfrei geklärt. Nicht bezweifelt werden kann die Tatsache, daß durch psychogene Faktoren eine chronische Urtikaria speziell auch im Hinblick auf den Pruritus verschlimmert werden kann. Dies ist besonders der Fall, wenn chronische Urtikaria mit Leistendermographismus verbunden ist.

Die Ursachenaufklärung chronischer Urtikaria ist demnach eine umfangreiche Aufgabe, die meist nur klinisch und in Zusammenarbeit mit anderen Fachdisziplinen gelöst werden kann.

Diagnostik

Für die Diagnostik der chronischen Urtikaria hat sich ein *Dreistufenprogramm* bewährt, das sich an der Praxis orientiert und mit zunehmender Intensität des Krankheitsbildes auch die Intensität der diagnostischen Maßnahmen intensiviert. Die einzelnen Stufen dieses Programmes gliedern sich jeweils in Anamnese, Befund, Laboruntersuchungen und spezielle Testverfahren.

Stufe I: Basis-Untersuchung. Diese umfaßt die sorgfältige Erhebung der Anamnese und eine allgemeine klinische Untersuchung. Hier sollte auch psychosozialen Faktoren Aufmerksamkeit geschenkt werden.
Hereditäres Angioödem läßt sich durch sorgfältige Erfassung der Familienanamnese sowie durch klinische Symptomatik (nur Angioödem, keine Urtikaria) abgrenzen.
Wichtig ist der Ausschluß einer physikalischen Urtikaria. Physikalische Provokationstests gehören daher zu jeder Urtikariadiagnostik; sie umfassen die Testung mit Kälte, Wärme, Druck, Anstrengung sowie die Prüfung des Dermographismus.
Auch an Kontakturtikaria sollte bei einer entsprechenden Anamnese gedacht werden.
Lichttestungen bleiben den anamnestisch leicht zu erkennenden Sonderfällen von Lichturtikaria vorbehalten.

Das Angioödem, das sowohl hereditär als auch erworben auftreten kann, zeichnet sich durch einen Mangel an Ci-Inaktivator aus, der meist immunchemisch, in 15% nur funktionell nachweisbar ist.
Aus dem klinischen Erscheinungsbild ergeben sich wesentliche Hinweise. Ausgedehnte flushartige Erytheme, mit vorwiegender Lokalisation der Hauterscheinungen im Bereich der oberen Brustpartie und des Kopfes, sowie starker Juckreiz am Kopf sprechen eher für pseudoallergische Reaktionen, insbesondere bei Azetylsalizylsäureidiosynkrasie.
Cholinergische Urtikaria hat krankheitstypische Effloreszenzen mit feinen follikulär betonten Quaddeln. Akute allergische Urtikaria kann mit Allgemeinsymptomen im Sinne einer Anaphylaxie einhergehen.

Stufe II: Intensivuntersuchung. Sie beinhaltet eine nochmalige Anamneseerhebung. Hier kann zusätzlich dem Patienten die Führung eines Diättagebuches angeraten werden, aus dem sich eventuelle Beziehungen des Krankheitsverlaufes zur Aufnahme von Nahrungsmitteln ergeben. In dieser Phase steht die Fokussuche im Vordergrund, die in Zusammenarbeit mit anderen Fachdisziplinen durchgeführt wird.

Hauttestungen

Um allergische Urtikariaformen zu erkennen, werden Hauttestungen durchgeführt. Dabei wird das möglicherweise auslösende Allergen an das mastzellreiche gefäßführende Bindegewebe im oberen Korium gebracht, wo es die antikörpervermittelte (meist IgE-) Reaktion vom Soforttyp in Form einer Quaddel-Erythem-Reaktion am Testort auslöst. *Kutantests* sind wertvoll bei der Erkennung von verdächtigen Antigenen. Je stärker die Sensibilisierung gegenüber einen oder mehreren Antigenen ist, desto geringer sollte die zu Testzwecken zugeführte Antigenmenge sein, damit es nicht zur Auslösung anaphylaktischer Reaktionen kommt. Wichtig ist auch, daß therapeutische Sofortmaßnahmen möglich sind, wenn man derartige Testungen durchführt.

Anamnese. Vor jeder Kutantestung muß eine exakte Anamnese erhoben werden. Hierbei ist auf durchgemachte Erkrankungen, Zeichen von Atopie, frühere allergische Erkrankungen und frühere Allergietestungen ebenso zu achten wie auf gleichzeitige medikamentöse Behandlung. Insbesondere können Kutanteste nicht durchgeführt werden, wenn Arzneimittel eingenommen werden, die eine allergische Sofortreaktion hemmen können, wie Antihistaminika oder Glukokortikosteroide.

Testindikation. Die Domäne diagnostischer Kutantestungen zum Nachweis einer Sofortallergie liegt in der

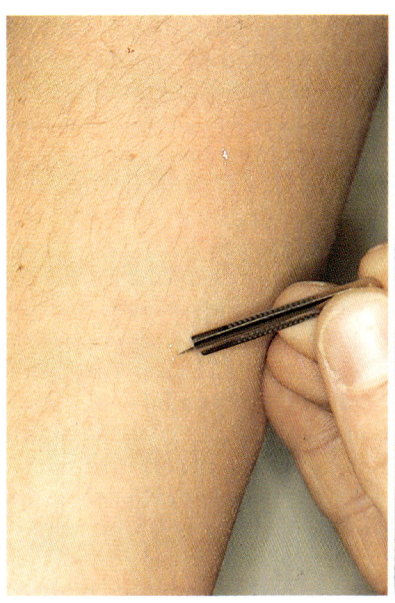

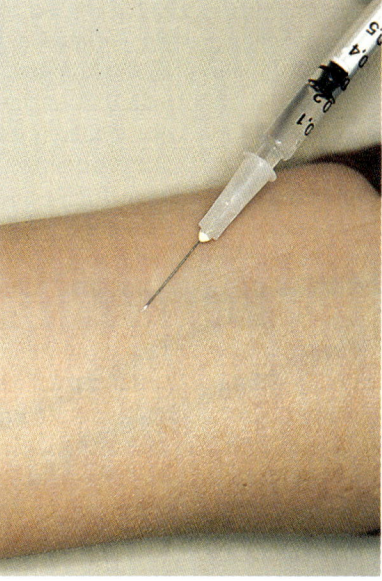

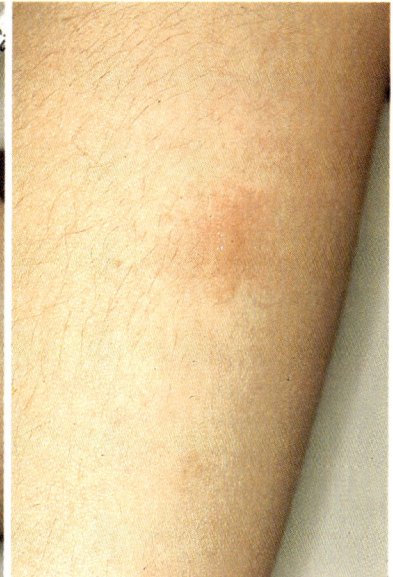

Abb. 11.5. Pricktestung   **Abb. 11.6.** Intrakutantestung   **Abb. 11.7.** Positiver Intrakutantest

Sicherstellung von nutritiv oder inhalatorisch bedingten Sofortreaktionen, auch der Aufdeckung anderer Manifestationsformen von Typ-I-Reaktionen wie Heuschnupfen, allergische Konjunktivitis oder allergisches Asthma bronchiale durch Pollenallergene. Wichtige Einzelantigene sind Hund-, Katzen-, Pferde- und Hausstaubmilbenallergene oder verschiedene Pollen wie Hasel, Erle, Birke oder Gräser.

Testarten. Man unterscheidet folgende Arten von kutanen Hauttests, die je nach Sensibilisierungsgrad bzw. Intensität der klinischen Symptomatik vorgenommen werden sollen, um den Patienten möglichst wenig zu belasten.

Reibetest. Bei Verdacht auf hochgradige Sensibilisierung kann das betreffende Antigen in die Haut eingerieben werden. Ein positiver Test zeigt sich nach 5–15 min als Sofortreaktion in Form einer urtikariellen Reaktion an.

Stichtest (Pricktest). Mit einer Lanzette oder einer Impfnadel (Injektionsnadel) wird durch einen vorher auf die Haut des Unterarms aufgetragenen Tropfen allergenhaltiger Lösung ein nicht oder höchstens minimal blutender Einstich in die Haut durchgeführt, nach 5 min die Antigenlösung abgewischt und nach 20 min die Hautreaktion abgelesen. Positive Reaktion deutet sich als urtikarielle Reaktion im Einstichbereich an, eventuell umgeben von einem Reflexerythem. Die durch einen umschriebenen Stich penetrierenden Antigenmengen sind gering. Daher ist bei diesem Test auch das Risiko von Nebenwirkungen im Sinne anaphylaktoider Reaktion gering.

Skarifikationstest (Scratchtest). Hier wird mit einer Impflanzette oder einer Injektionsnadel eine nicht oder höchstens minimal blutende Skarifikation durchgeführt und die antigenhaltige Lösung aufgebracht. Nach 5 min kann diese abgewischt werden. Die in das Hautbindegewebe eindringenden Antigenmengen sind größer als beim Stichtest. Wenn mehrere Skarifikationstests gleichzeitig positiv ausfallen, können durch die freigesetzten Mediatorsubstanzen generalisiertes Jucken, akute Urtikaria und Schocksymptome in Form von Herzklopfen, Schwäche und Atemnot ausgelöst werden.

Intrakutantest (Intradermaltest). Hier wird die fraglich wäßrige Antigenlösung intrakutan in das obere Korium injiziert. Dazu wird höchstens eine Menge von 0,05 ml verwendet. Die injizierten Antigenmengen sind wesentlich größer als beim Reibe-, Stich- oder Skarifikationstest. Aus diesem Grunde sollte dieser Test nur dann durchgeführt werden, wenn die anderen Tests negativ ausfallen oder nicht genügend Informationen liefern. Die Gefahr anaphylaktoider oder anaphylaktischer Reaktionen ist bei intrakutaner Testung wesentlich größer. Daher sollte der Intrakutantest zur Aufdeckung einer allergischen Reaktion vom Soforttyp nur gezielt eingesetzt werden.
- *Antigenhaltige Lösungen.* Diese Antigenlösungen, auch Antigenextrakte genannt, werden industriell oder von Speziallaboratorien an Hautkliniken hergestellt und in festgelegten Konzentrationen getestet.
- *Testkonzentrationen und Testart.* Diese hängen von dem Grad der anamnestisch erfaßten Überemp-

findlichkeit ab. Je höher der Sensibilisierungsgrad, desto niedriger die Testkonzentration, um Schockwirkungen zu vermeiden. Das gleiche gilt für die Testart. Je höher der Sensibilisierungsgrad, desto geringer das Antigenangebot, d.h. zunächst Reibetest, dann Prick-Test usw.

- *Ablesung der Hautreaktionen.* Die Hautreaktionen werden zunächst nach 20 min abgelesen, da es sich um allergische IgE-abhängige Reaktionen vom Soforttyp (Typ-I-Reaktion) handelt. An der Teststelle bildet sich bei positivem Ergebnis eine weißlich-rötliche Quaddel mit einem intensiven Reflexerythem. Die Stärke der Reaktion wird in Beziehung zur Kontrollreaktion mit physiologischer Kochsalzlösung und Histaminlösung (0,1 %ig) beurteilt und mit +, ++, +++ oder ++++ angegeben.

Soll eine antikörpervermittelte Sofortreaktion vom Immunkomplextyp (Typ-III-Reaktion) beurteilt werden, so ist es notwendig, die Hautreaktion nach einigen Stunden noch einmal abzulesen.

Wichtig ist, daß die Kutantestung nicht bei Patienten durchgeführt wird, die einen urtikariellen Dermographismus oder eine Urticaria factitia aufweisen, da hier bereits die mechanische Hautbelastung zur unspezifischen urtikariellen Reaktion führen kann. Die Auswertung von Intrakutantests verlangt große Erfahrung. Trotz klinisch-sicherer Überempfindlichkeit können auch negative Ergebnisse vorkommen. In seiner Bewertung ist demnach ein positiver Hauttest sicherer. Wichtig ist, daß nur solche Tests bewertet werden, bei denen auch klinische Relevanz gegeben ist. Dies gilt insbesondere im Hinblick auf die Herstellung von Hyposensibilisierungslösungen bei Pollenallergie (Rhinitis allergica, Conjunctivitis allergica, Asthma bronchiale), die ganz überwiegend durch In-vitro-Tests und Inhalationstest weiter abgeklärt werden müssen.

In-vitro-Allergiediagnostik

Die In-vitro-Allergiediagnostik bei IgE-vermittelter Soforttypreaktion umfaßt den Nachweis spezifischer Antikörper der Klasse IgE gegen häufige Umweltallergene. Zum IgE-Nachweis werden heute verschiedene Verfahren eingesetzt.

RAST (Radio-Allergo-Sorbent-Test). Dieser Test dient zur In-vitro-Erkennung von spezifischen Antikörpern der Klasse IgE im Blutserum (IgE-RAST). Das Prinzip des RAST besteht darin, daß Papierscheiben oder andere Träger mit dem Antigen beladen sind. Sind im Blut des zu Testenden spezifische, gegen das Antigen (Allergen) gerichtete IgE-Antikörper vorhanden, so binden sich diese an das Antigen. Der spezifische, gebundene Antikörper kann im Anschluß daran mit ^{125}J-markiertem Anti-IgE oder einem anderen Indikator nachgewiesen werden.

Der Vorteil ist, daß es sich um einen In-vitro-Test handelt, der auch quantitative Aussagen ermöglicht. Es stehen viele Antigene für den RAST zur Verfügung, so Gräser-, Kräuter- und Baumpollen, Milben, Epithelien, Hausstaub, Schimmel, Nahrungsmittel, Insektengifte. Auch mit Penizillin kann ein derartiger Test durchgeführt werden. Je nach dem Reaktionsausfall wird die Quantität spezifischer IgE-Antikörper in Klassen (4 oder 6) angegeben. Auch der Nachweis spezifischer IgG-Antikörper durch einen IgG-RAST wird versucht. Bei der Beurteilung der Spezifität des RAST ist zu bedenken, daß durch die Gegenwart möglicher blockierender Antikörper anderer Immunklassen das Testergebnis nicht den wahren Gegebenheiten Rechnung tragen kann. Ein negativer RAST besagt nicht, daß keine Sensibilisierung am Erfolgsorgan vorliegt. Nichtrelevante RAST-Ergebnisse sind häufig. Der relativ teure RAST empfiehlt sich besonders in unklaren Fällen und in solchen, wo die Hauttestung nicht die notwendige Information liefert.

Radioimmun- und Enzymimmuntests. Neuerdings stehen neben den *Radioimmun-(RIA-)* auch *Enzymimmun-(EIA-)* Verfahren zur Verfügung, die nach einem relativ gleichartigen Prinzip arbeiten.

PRIST (Papier-Radio-Immuno-Sorbent-Test). Dieser Test entspricht weitgehend dem RAST mit Ausnahme der Tatsache, daß anstelle von Allergen an die Papierscheiben Anti-IgE gekoppelt ist. Mit radioaktiv markiertem Anti-IgE werden die gebundenen Serum-IgE-Moleküle erkannt. Mit dem PRIST lassen sich auch kleinere IgE-Serumkonzentrationen gut erfassen. Der Normalwert liegt < 100 kU/l.

Indikation. Die Bestimmung des Gesamt-IgE hat bei der Diagnostik oder Differentialdiagnostik von verschiedenen Urtikariaformen nur eine begrenzte Aussagekraft, insbesondere bei Fragen der Zuordnung zu Erkrankungen des atopischen Formenkreises.

In-vitro-Histaminfreisetzung aus basophilen Leukozyten nach spezifischer antigener Stimulation. Dieser Test wird in speziellen Laboratorien durchgeführt.

Andere immunologische Tests. Verschiedene immunologische Techniken zum Nachweis von Antikörpern (Agardiffusionstest, passive Hämagglutination) oder Leukozytenstimulation besitzen wissenschaftliches Interesse, aber keine allgemein praktische Bedeutung.

Stufe III: Provokationstestung. Sie umfaßt Provokationstestungen mit verschiedenen Diätverfahren, die unter klinischen Bedingungen durchgeführt werden, um eine möglichst exakte Standardisierung der Umweltbedingungen sowie eine sofortige Notfalltherapie bei eventuell eintretenden anaphylaktoiden Reaktionen zu gewährleisten. Diese Stufe ist indiziert, wenn nach Ausschöpfung der bisher durchgeführten Diagnostik zur Kausalaufklärung bei chronischer Urtikaria eine eindeutige ursächliche Klärung nicht möglich war.

Nach Durchführung einer *Eliminationsdiät* (Meidung verdächtiger Substanzen) wird eine *Aufbau- oder Suchdiät* angeschlossen, die verschiedene Standardnahrungsmittel umfaßt und im Einzelfall spezifisch modifiziert werden kann.

Tabelle 11.2. Aufbau- oder Suchdiät für Erwachsene (nach Ring und Braun-Falco). **Beginn im symptomfreien Intervall oder nach 5–10 Tagen strenger Eliminationsdiät**

Stufe 1	Milch und Milchprodukte
Stufe 2	Kohlenhydrate und Gemüse
Stufe 3	Fleisch
Stufe 4	Geflügel und Ei
Stufe 5	Fisch und Meeresfrüchte
Stufe 6	Gemischte Mahlzeiten mit Farb- und Konservierungsstoffen

Daran schließt sich die *orale Provokationstestung bei Idiosynkrasie (OPTI)* zur Diagnose von pseudoallergischen Reaktionen an. Wichtig ist die Kenntnis der Lebensmittelzusatzstoffe und der zu ihrer Deklarierung verwendeten EWG-Nummern (E-Nummern), um den Patienten Hinweise zur möglichen Meidung der Substanzen geben zu können. Die Durchführung derartiger Provokationsverfahren erfordert große Erfahrung, es muß nicht nur die Compliance des Patienten, sondern auch die der Besucher, des medizinischen Personals und der Ärzte bedacht werden. Außerdem muß eine ständige Notfallbereitschaft gewährleistet sein.

Bei dem oralen Provokationsverfahren sind Blindansätze empfehlenswert, um psychosomatische Einflüsse abzuschätzen. Als Plazebo empfehlen sich Kapseln mit medizinischer Kohle, Mannit oder Laktose.

Als Parameter der Provokation wird die subjektiv und objektiv faßbare Symptomatik herangezogen, ggf. kann auch eine Freisetzung von Mediatoren (Histamin, Mastzellentryptase) durch geeignete Bestimmungen in Körperflüssigkeiten erfaßt werden.

Tabelle 11.3. Oraler Provokationstest bei Idiosynkrasie (OPTI, nach Ring und Przybilla)

Tag 1	Tartrazin 10–50 mg, PHB-Ester 500 mg
Tag 2	Farbenmischung I–II Farbenmischung I je 5 mg (Chinolingelb E104, Gelborange E110, Azorubin E122, Amaranth E123, Cochenillerot E124) Farbenmischung II je 5 mg (Erythrosin E127, Patentblau E131, Indigotin E132, Brillantschwarz E151, Eisenoxide E172)
Tag 3	Natriumbenzoat 50–250–500 mg
Tag 4	Kaliumdisulfit 10–50–100 (–300) mg
Tag 5	Azetylsalizylsäure 50–250–500 (–1000) mg
Tag 6	Eventuell Plazebo, Wiederholung, sonstige

Angioödem
[Quincke 1882]

Synonyme. Quincke-Ödem, angioneurotisches Ödem, akutes umschriebenes Hautödem, Oedema cutis circumscriptum acutum

Definition. Akute, zu rascher Rückbildung neigende, umschriebene unförmige Schwellung der Haut infolge von Ödem im subkutanen Gewebe, meist Ausdruck einer allergischen Sofortreaktion (Typ I).

Vorkommen. Vorwiegend bei jüngeren Frauen. Vererbungsfaktoren sind nicht bekannt. Eine engere Bindung zu Atopie scheint nicht zu existieren.

Ätiopathogenese. Meist dürfte es sich um den klinischen Ausdruck einer allergischen Reaktion vom Soforttyp (Typ I) handeln. Im Unterschied zu Urtikaria ist der Ort der Reaktion mit Freisetzung von Mediatoren und nachfolgender Ödembildung das subkutane Gewebe. Daher auch die Bezeichnung *Urticaria profunda*. Nicht selten kommt Angioödem gleichzeitig mit akuter oder chronisch-intermittierender Urtikaria vor oder auch als Teilsymptom anaphylaktoider oder anaphylaktischer Reaktionen. Aus diesem Grund ist bei Angioödem stets auf akutes Glottis- oder Larynxödem zu achten.

Die Ätiologie ist oft schwer eruierbar. Bleibt sie unerkannt, so handelt es sich um ein *idiopathisches Quincke-Ödem*. Meist handelt es sich aber doch um allergische Reaktionen. Zu denken ist an eiweißhaltige Nahrungsmittel, Nahrungsmittelzusatzstoffe, Medikamente, Inhalationsallergene oder pflanzliche Ursachen. Angioödem ist schließlich nicht selten Ausdruck einer Pseudoallergie-(Idiosynkrasie)reaktion.

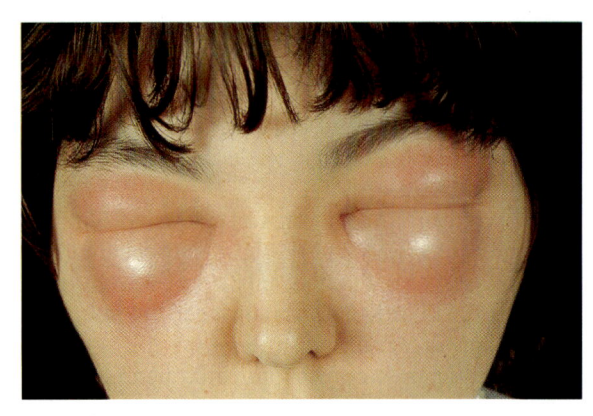

Abb. 11.8. Angioödem

Auch Zusammenhänge mit gastrointestinalen, endokrinen (Thyreoidea, Parathyreoidea) oder psychovegetativen Störungen wurden vermutet.

Klinik. Gelegentlich entwickelt sich unter gering ausgeprägten Prodromalerscheinungen wie Appetitlosigkeit, Verdauungsstörungen oder innerlicher Unruhe akut eine umschriebene, teigig-ödematöse subkutane Schwellung der Haut und der Schleimhäute, die von Spannungsgefühl, aber nicht von Juckreiz begleitet wird. Bevorzugter Sitz sind Augenlider, Lippen mit rüsselartiger Verformung, Genitalien, ferner Glieder in Gelenknähe. Die Haut im Bereich der unförmigen Schwellungen ist blaß oder höchstens gering erythematös. Gewöhnlich sind nur ein oder wenige Herde vorhanden.

Die Veränderungen erreichen innerhalb einiger Stunden ihre maximale Ausdehnung, um nach einigen weiteren Stunden wieder zu verschwinden, da nach 8–24–72 h das subkutane Ödem resorbiert ist. Schwellungen der Schleimhäute können jedoch durch Zungenödem, Larynx- oder Pharynxödem akut zu Erstickungsgefahr führen. Das Angioödem neigt zu Rezidiven, und zwar vielfach immer wieder in derselben Lokalisation; hier kann die Haut schließlich schlaff-faltig werden: *sekundäre Dermatochalasis*.

Symptome. Gewöhnlich sind die Symptome der Hauterscheinungen gering. Juckreiz besteht nicht. Das Angioödem kann zusammen mit Urtikaria vorkommen und auch als Teilsymptom einer anaphylaktoiden oder anaphylaktischen Reaktion. Auch über Auftreten mit Epilepsie wurde berichtet. Gelegentlich findet sich paroxysmal Hämoglobinurie. Gleichzeitiges Vorkommen mit psychovegetativen Funktionsstörungen wie Migräne, Kolonspasmen oder Asthma bronchiale wurden beschrieben.

Histopathologie. Ödem im subkutanen Binde- und Fettgewebe, manchmal mit geringer perivaskulärer entzündlicher Reaktion und eosinophilen Leukozyten.

Verlauf. Akut als Teilsymptom einer anaphylaktoiden Reaktion vom Typ I, ferner chronisch-rezidivierend als idiopathisches Angioödem ohne erkennbare Ursache oder auch chronisch als allergische Hautreaktion ähnlich und zusammen mit einer chronisch-intermittierenden oder chronischen Urtikaria.

Prognose. Sie sollte vorsichtig gestellt werden, wenn lebensbedrohliche Situationen durch entsprechende Schwellungszustände der Mund-, Pharynx- oder Larynxschleimhaut im Vordergrund stehen.

Diagnose. Vorgehen wie bei akuter, chronisch-intermittierender oder chronischer Urtikaria.

Differentialdiagnose. Akute Kontaktdermatitis kann zwar auch zu starkem Ödem führen; die Haut ist aber stets entzündlich gerötet und juckt meist intensiv. Akutes Erysipel kann ebenfalls zu starken Schwellungen führen, ist aber von Fieber, hoher BSG und Leukozytose begleitet. Beginnender Zoster, besonders im Trigeminusbereich, kann zu einseitigen Schwellungszuständen führen, die meist ebenfalls stärker erythematös sind, aber in der ersten Entwicklungsphase schwierig abgrenzbar sein können. Hereditäres Angioödem ist meist nicht mit Urtikaria verbunden; auf familiäres Vorkommen und viszerale Symptomatik ist zu achten. Auch an Lymphödem und Melkersson-Rosenthal-Syndrom ist zu denken.

Therapie. Wie bei Urtikaria (s. S. 396).

Hereditäres Angioödem

Synonym. Hereditäres Quincke-Ödem

Definition. Selten vorkommende familiäre Krankheit, gekennzeichnet durch akut auftretende subkutane ödematöse Schwellungen und gelegentlich viszerale Symptomatik mit Beginn im Kindesalter.

Vorkommen. Sehr selten, bis etwa 0,4 % der Patienten mit Urtikaria und Quincke-Ödem. Gynäkotropie. Der Erkrankungsbeginn liegt vielfach vor dem 15. Lebensjahr. Die positive Familienanamnese läßt einen autosomal-dominanten Erbgang vermuten. Vererbt wird ein Defekt im Komplementsystem: mangelhafte oder fehlende Aktivität von C1-Inaktivator (C1-Esteraseinhibitor). C1-Inaktivator ist ein α-Globulin und beeinflußt nicht nur die Komplementaktivierung, sondern greift auch in die Kininbildung ein. C1-Inaktivator hemmt auch den aktivierten Hagemann-Faktor, Kallikrein und Plasmin. Funktionelle Inaktivität verlangt immunchemische Charakterisierung.

Klinik. Typische Hinweise liefert bereits die Familienanamnese. Als Prodrome werden Müdigkeit, Kopfschmerzen, Unwohlsein und/oder Erbrechen angegeben. Gelegentlich nach Traumen oder Verletzungen, nach Streßsituationen, meist aber spontan und ohne faßbare Ursachen, kommt es anfallsartig an irgendeiner Körperstelle zu akuten Schwellungen wie beim Quincke-Ödem. Eine Prädilektion besteht nicht. Diese Schwellungen treten nur selten mit akuter Urtikaria kombiniert auf und jucken nicht. Nach einigen Stunden oder innerhalb von 1–2 Tagen bilden sich diese Symptome zurück.

Symptome. Spannungsgefühl, kaum Juckreiz. Gelegentlich leiden die Patienten für 1–2 Tage an akuten abdominalen Attacken mit Erbrechen oder schweren Leibschmerzen, die an ein akutes Abdomen erinnern; Fieber, Leukozytose und Bauchdeckenspannung fehlen allerdings. Diese Beschwerden sind wahrscheinlich durch ein entsprechendes umschriebenes akutes Ödem der Darmwand bedingt.

Histopathologie. Ödem im subkutanen Gewebe. Erweiterung der postkapillären Venolen, kein zelluläres Infiltrat. Ähnliche Veränderungen können auch experimentell durch Injektion von C1-Esterase in die Haut induziert werden.

Verlauf. Die gefährlichste Komplikation ist das Larynxödem mit Erstickungsgefahr. In manchen Familien sind mehrere Mitglieder vor Erreichen des mittleren Erwachsenenalters erstickt. Gelegentlich wurde gemeinsamen Vorkommen mit Lupus erythematodes und malignen Lymphomen beschrieben.

Diagnostische Leitlinien. Familiäres Vorkommen von Angioödemen mit Beginn im Kindesalter. Vielfach ist Gesamtkomplement oder C4 erniedrigt. Nachweis eines verminderten C1-Inaktivators im Blutserum. Bei etwa 20% der Patienten kann das C1-Inaktivatorprotein in normaler oder sogar erhöhter Konzentration vorkommen; in diesen Fällen hat das Trägerprotein keine normale Funktion und zeigt ein abnormes elektrophoretisches Wanderungsverhalten.

Differentialdiagnose. Erworbenes Angioödem (Quincke), meist im Erwachsenenalter, nicht selten kombiniert mit akuter Urtikaria und Juckreiz.

Therapie. Die Erscheinungen sprechen auf Antihistaminika, Kalzium oder Glukokortikosteroide nur gering oder gar nicht an. Während akuter Attacken ist intermittierende Verabfolgung von Adrenalin und falls früh genug gegeben von Frischplasma (400–2000 ml), das den C1-Inaktivator in ausreichender Konzentration enthält, oder am besten i.v.-Injektion von gereinigtem C1-Inaktivator (3000–6000 E C1-Inaktivator, Behringwerke) indiziert. Diese können auch vor traumatisierenden Eingriffen wie operative Maßnahmen oder Zahnextraktion verabfolgt werden. Erfolgreiche Prävention von akuten Attacken soll auch mit hohen Dosen von antifibrinolytischen Pharmaka wie Tranexamsäure (z.B. Anvitoff, Cyklokapron, Ugurol) gelingen. Unter den Androgenen hat sich für die Prophylaxe des Androgenderivat Danazol (Winobanin, 200–600 mg tgl.) bewährt, weil es nicht nur die akuten Schwellungszustände verhindern kann, sondern auch die Synthese von C1-Esteraseinhibitor und C4 verbessert. Die Dosierung sollte individuell und im Hinblick auf die Nebenwirkungen durchgeführt werden (Beginn mit 600 mg tgl., langsame Verminderung auf Erhaltungsdosen, bei 250 mg jeden 2. Tag).

Urtikariavaskulitis

[McDuffie et al. 1973]

Definition. Urtikariavaskulitis ist ein Syndrom, daß sich klinisch an der Haut durch chronische Urtikaria manifestiert, der histologisch eine leukozytoklastische nekrotisierende Vaskulitis zugrunde liegt. Es ist damit eine Reihe von inneren Störungen verbunden. Die Abgrenzung erfolgt durch histologische und immunpathologische Untersuchung.

Vorkommen. Bei etwa 1–5% aller Patienten mit chronischer Urtikaria liegt eine Urtikariavaskulitis vor. Frauen zwischen dem 20. und 70. Lebensjahr werden bevorzugt befallen. Vererbung wurde nicht sicher bewiesen.

Ätiopathogenese. Unbekannt. Man denkt an eine Autoimmunerkrankung, der pathogenetisch eine Immunkomplexvaskulitis (Venulitis), d.h. eine allergische Typ-III-Reaktion nach Coombs und Gell zugrunde liegt. Besonders betroffen sind die Venolen im Stratum reticulare des Koriums.

Klinik. Gewöhnlich besteht klinisch das Krankheitsbild einer chronisch-rezidivierenden Urtikaria über viele Jahre (2–12). Die nichtjuckenden urtikariellen Hauterscheinungen imponieren als gut umschriebene, indurierte, gerötete, anämisierbare (Diaskopie) Quaddeln oder elevierte Erytheme, selten mit punkt- oder streifenförmigen purpurischen Flecken. Die Einzelef-

floreszenz bleibt gewöhnlich mehr als 24 h, in allen Fällen weniger als 72 h bestehen.
Die Hauterscheinungen sind mit anderen Symptomen verbunden: Arthralgien mit Gelenkschwellung, abdominale Schmerzen, Polylymphadenopathie oder selten Glomerulonephritis. Auch Kombination mit Paraproteinen (Plasmozytom) wurde beobachtet.

Symptome. Es besteht kein Juckreiz. Ferner sind folgende Befunde typisch: Erhöhung der BSG, Leukozytose, Bluteosinophilie und Hypokomplementämie (in 50%, C1, C4, C3, C5).

Histopathologie. Typisch ist das histologische Substrat in Form einer fibrinoid-nekrotisierenden Venulitis im oberen Korium mit Leukozytoklasie und Erythrozytendiapedese. Immunpräzipitate von IgG und C3 im Gefäßbereich.

Verlauf. Chronisch über Jahre, zumal die Therapie im Einzelfall sehr schwierig sein kann.

Diagnostik. Chronische Urtikaria mit Arthralgien, abdominalen Beschwerden und eventuell Glomerulonephritis. Untersuchung auf Paraproteine. Hautbiopsie erforderlich.

Differentialdiagnose. Wichtig ist die Abgrenzung von Kryoglobulinämie, systemischem Lupus erythematodes, Schnitzler-Syndrom und Vasculitis allergica vom Schönlein-Henoch-Typ.

Therapie. Unbefriedigend.

Innerlich. Symptomatische Behandlung mit Antihistaminika wie Astemizol (Hismanal), Cetirizin (Zyrtec), Loratidin (Lisino), Terfenadin (Teldane) oder Prednison (bis 30 mg tgl.), meist ohne Effekt. Einzelerfolge mit Immunsuppressiva (Azathioprin, 6-Mercaptopurin) wurden bekannt. Versuch mit Ciclosporin.

Äußerlich. Lotio zinci, evtl. mit Polidocanol (Thesit) 5%, Antihistamingele (z.Fenistil, Soventol, Systral, Tavegil).

Schnitzler-Syndrom
[Schnitzler et al. 1974]

Dieses ist gekennzeichnet durch Koexistenz von chronischer Urtikariavaskulitis und monoklonaler Makroglobulinämie, manchmal auch Hyperfibrinogenämie. Starke Knochenschmerzen sind typisch. Es ist offenbar therapierefraktär gegen H_1- und H_2-Blokker, Dapson, Colchizin, Chloroquin, Immunsuppressiva (Azathioprin), Chlorambucil und Cyclophosphamid.

Anaphylaxie und anaphylaktoide Reaktion

Anaphylaxie. Sie ist die Maximalvariante der allergischen Sofortreaktion, die den Gesamtorganismus erfaßt. Dabei strömt das Antigen in der Regel hämatogen an (injiziert oder oral eingenommen); es kann jedoch auch nach ausgedehntem Kontakt mit Haut- oder Schleimhautoberfläche (Kontakturtikaria, Aero-

Tabelle 11.4. Schweregradskala zur Klassifizierung anaphylaktischer/anaphylaktoider Reaktionen (nach Ring und Meßmer)

Grad	Haut	Abdomen	Respirationstrakt	Herz-Kreislauf
I	Juckreiz Flush Urtikaria Angioödem	–	–	–
II	Juckreiz Flush Urtikaria Angioödem	Nausea, Krämpfe	Rhinorrhö Heiserkeit Dyspnoe	Tachykardie ($\Delta > 20$/min) Hypotension ($\Delta > 20$ mm Hg systolisch) Arrhythmie
III	Juckreiz Flush Urtikaria Angioödem	Erbrechen Defäkation	Larynxödem Bronchospasmus Zyanose	Schock
IV	Juckreiz Flush Urtikaria Angioödem	Erbrechen Defäkation	Atemstillstand	Kreislaufstillstand

allergene) über massive Mediatorausschüttung zur Anaphylaxie kommen. Anaphylaxie wird heute als immunologisch bedingte, akute allergische Allgemeinreaktion definiert, die mit einem typischen Symptomspektrum einhergeht und dementsprechend nach Schweregraden klassifiziert werden kann. Hauterscheinungen können, müssen aber nicht bei allen Schweregraden bestehen. Häufig beginnt die anaphylaktische Reaktion mit Erstsymptomen am Hautorgan, die dem Erfahrenen wesentliche Informationen geben: Kribbeln an Handflächen, Fußsohlen, Nasenspitze oder Zunge.

Anaphylaktoide Reaktion. Nicht nur immunologische Reaktionen können eine anaphylaktische Reaktion auslösen, sondern ähnliche klinische Symptome werden auch ohne Beteiligung von Immunreaktionen beobachtet. Deshalb hat sich der Begriff anaphylaktoide Reaktion als klinischer Überbegriff zur Beschreibung dieses Symptomenspektrums bewährt, ohne daß damit eine Aussage über den Pathomechanismus verbunden wäre. Eine solche wird oft erst Wochen nach dem Ereignis im Labor oder überhaupt nicht möglich.
Neben der Immunglobulin-E-vermittelten Reaktion kommt auch das Krankheitsbild der *Immunkomplexanaphylaxie* vor; hier kommt es über zirkulierende Immunkomplexe und Komplementaktivierung zur Sofortreaktion (z. B. Dextranunverträglichkeit).

Auslöser anaphylaktoider Reaktionen. Neben *Arzneimitteln* kommen *Nahrungsmittel* (Nüsse, Erdnüsse, Sellerie, Fisch, Mohn, selten auch Äthanol) in Betracht.
Aeroallergene oder *Dunststoffe* (Fischdunst u.a.) können bei hochgradig Sensibilisierten zur Anaphylaxie Anlaß geben, wie die Anamnese eines Patienten zeigt, bei dem es in weiter Distanz von einer Fischstube zur anaphylaktischen Reaktion kam.
Kontakturtikariogene können ebenfalls Allgemeinreaktionen hervorrufen, die man dann als Kontaktanaphylaxie bezeichnet, beispielsweise durch Latexhandschuhe, Salbengrundlagen etc.
Lichturtikaria kann ebenfalls zur Anaphylaxie führen. Nicht selten bewirkt erst eine Kombination verschiedener Noxen (Anstrengung oder Streß zusammen mit bestimmten, sonst tolerierten Nahrungsmitteln) die Reaktion: *Summationsanaphylaxie*. Hier verbergen sich möglicherweise auch die Fälle von idiopathisch-rezidivierender Anaphylaxie, wo es ohne erkennbaren Anlaß manchmal bei Anstrengung zu rezidivierenden anaphylaktoiden Episoden kommt. Auch Medikamente (β-Blocker) können anaphylaktoide Reaktionen verstärken. Sie sollten deshalb vor Hauttestungen zur Abklärung lebensbedrohlicher anaphylaktoider Reaktionen nach Rücksprache mit dem behandelnden Arzt abgesetzt werden; sie dürfen Patienten mit Risiko der Entwicklung derartiger Reaktionen (z. B. bei Insektengiftallergie) nicht verordnet werden.

Hoigné-Syndrom

[Hoigné und Schoch 1959]

Definition. Unmittelbar nach Injektion von Kristallsuspension (Depotpenizillin, Glukokortikoide) auftretendes, meist reversibles embolisch-toxisches Syndrom mit zentralnervöser Symptomatik.

Vorkommen. Selten.

Ätiopathogenese. Sehr wahrscheinlich handelt es sich um ein akut einsetzendes Ereignis nach intravasaler Injektion von Kristallsuspensionen, die bei Applikation in Gefäße eintreten können. Sie entfalten im Zentralnervensystem toxische Wirkungen.

Klinik. Während oder direkt im Anschluß an die meist intramuskuläre Injektion von Depotpenizillinen treten akut Zyanose, Husten, abnorme Geschmacksempfindungen auf der Zunge und Kribbeln in Händen und Füßen auf. Auch akustische Veränderungen wie Ohrgeräusche oder Schwerhörigkeit können sich einstellen, ebenfalls optische Sensationen. Der Patient kommt in einen starken Erregungszustand mit Todesangst. Hinzutreten von Bewußtseinstrübungen, Schwindel, Tachykardie und Fingertremor.

Symptome. Es kann vorübergehend zu einer Bluteosinophilie kommen.

Tabelle 11.5. Auslösefaktoren anaphylaktischer/anaphylaktoider Reaktionen

Arzneimittel (alle Applikationsformen!)
Zusatzstoffe
Nahrungsmittel
Berufsstoffe
Insektengifte
Aeroallergene
Seminalflüssigkeit
Echinokokkenzysten
Kälte, Wärme, Licht
Kontakturtikariogene
C1-Inaktivator-Mangel
Systemische Mastozytose
Anstrengung
Idiopathisch (?)
Summation verschiedener Faktoren

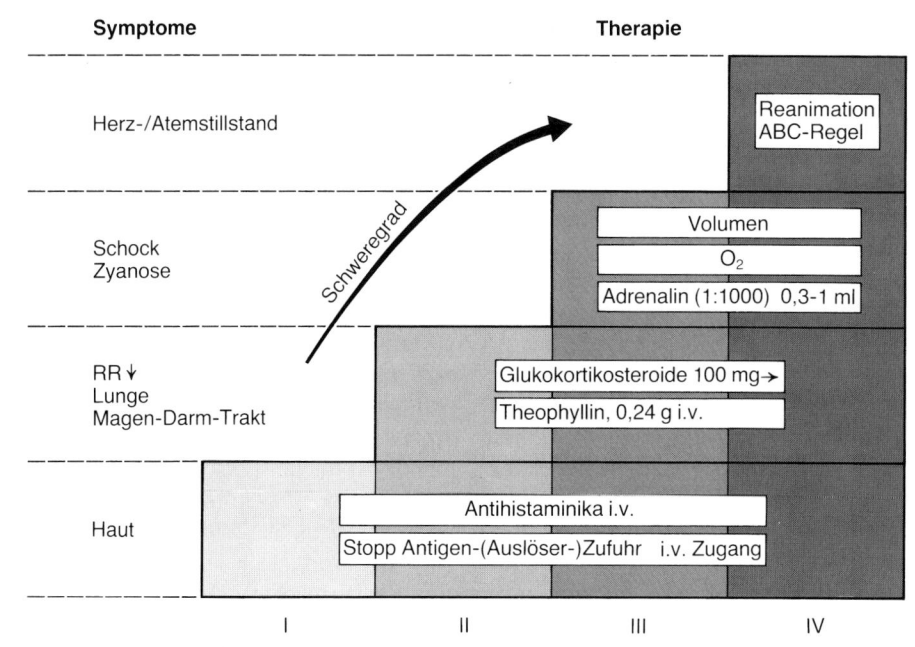

Abb. 11.9. Phasengerechte Therapie anaphylaktoider Reaktionen (nach Ring)

Symptome	Therapie (Phasen I–IV)
Herz-/Atemstillstand	Reanimation ABC-Regel
Schock, Zyanose	Volumen; O₂; Adrenalin (1:1000) 0,3–1 ml
RR ↓, Lunge, Magen-Darm-Trakt	Glukokortikosteroide 100 mg →; Theophyllin, 0,24 g i.v.
Haut	Antihistaminika i.v.; Stopp Antigen-(Auslöser-)Zufuhr, i.v. Zugang

Verlauf. Innerhalb von wenigen Minuten bilden sich die Erscheinungen ohne Residuen zurück. Dies ist wahrscheinlich der Fall, wenn sich die Penizillinkristalle aufgelöst haben. Intravasale Kristallembolien konnten pathologisch-anatomisch nachgewiesen werden.

Therapie. Wie bei anaphylaktischem Schock.

Bienengiftallergie und Wespengiftallergie

Bis zu 5% der Bevölkerung sollen betroffen sein. Auch der Bienen- und Wespengiftallergie liegt eine humorale allergische Reaktion vom Soforttyp (Typ I nach Coombs und Gell) zugrunde. Die Erscheinungen werden also hauptsächlich durch Freisetzung von Mediatoren wie Histamin ausgelöst. Hauptbestandteil des Giftes von Bienen und Wespen sind verschiedene aktive Enzyme, Peptide und biogene Amine. Beim Bienengift handelt es sich beispielsweise um Substanzen wie Histamin, Mellitin, Apamin, Hyaluronidase und Phospholipasen. Wespengift enthält neben Histamin auch Serotonin, Wespenkinin und ebenfalls Phospholipasen.

Klinik. Wespengift- oder Bienengiftallergie äußert sich durch
- Akute Urtikaria, evtl. mit akutem Angioödem
- Akute anaphylaktoide Symptomatik bis zum anaphylaktischen Schock

Diagnose. Anamnese, Hauttest und RAST

Therapie. Die akut auftretenden Erscheinungen können lebensbedrohliche Ausmaße annehmen und verlangen sofortige notärztliche Maßnahmen. Bei IgE-vermittelter Bienen- oder Wespengiftallergie vom Soforttyp mit systemischen Stichreaktionen ist eine Hyposensibilisierungsbehandlung mit gereinigten Antigenen erforderlich (s. S. 398).

Therapie von Urtikaria

Allgemeines

In der Therapie der Urtikaria ist zwischen kausalen Maßnahmen zu unterscheiden, die die auslösende Ursache(n) beseitigen, und einer symptomatischen Therapie der akuten exsudativ-entzündlichen Reaktion.

Ausschaltung der auslösenden Noxe. Zu den Karenzmaßnahmen bei akuter Urtikaria gehört beispielsweise nach oraler Zufuhr von medikamentösen oder nutritiven Noxen die Verabfolgung von abführenden Stoffen wie Karlsbader Salz mit anschließender Adsorption mit Kohle (Carbo medicinalis). Eine ein- bis 3tägige (manchmal bis zu 10tägige) Karenzdiät in Form von Kartoffeln, Reis, Mineralwasser oder verdünntem schwarzen Tee mit Traubenzucker hat sich bewährt.

Bei *chronischer Urtikaria* ist die Ausschaltung antigener Noxen, beispielsweise durch Beseitigung von Fokalherden, gleichartig zu sehen.

Nicht selten ist eine Besiedlung des Gastrointestinaltraktes mit Candida albicans und entzündlicher Reaktion der Darmschleimhaut von Bedeutung. Auch an umschriebene entzündliche Vorgänge, welche die Resorption von proteinhaltigen Antigenen möglich machen, und an pathologische Darmflora wurde gedacht. Hier hat sich folgendes Vorgehen bewährt:

1. Antibiotikum
   1. bis 5. Tag. Tetrazyklinhydrochlorid oder Oxytetrazyklin (2,0 g tgl.), auch Doxyzyklin 1–2mal 100 mg tgl.)
2. Antikandidotikum
   1. bis 5. Tag. Nystatin (Moronal, 4mal 2 Drg. tgl.) oder Amphotericin B (Ampho-Moronal, 4mal 1 Tbl. tgl.)
3. Wiederherstellung der Darmflora
   6. bis 20. Tag. Omniflora, Perenterol oder Mutaflor
4. Antihistaminikum
   1. bis 6. Tag bei Bedarf, ab 6. Tag Tagesantihistaminika (z. B. Omeril oder Tavegil, 3mal 1 Drg. 10 min vor den Mahlzeiten) für etwa 3 Wochen.

Mit dieser Kombinationstherapie kann bei etwa 20% der Patienten mit idiopathischer chronisch-rezidivierender Urtikaria Besserung oder Abheilung erzielt werden.

Diätetische Maßnahmen. Sie sind bei allen Urtikariaformen, bei denen nachweislich Nahrungsmittel oder Nahrungsmittelzusatzstoffe eine verdächtige Rolle spielen, unumgänglich. Dabei existiert keine Pauschaldiät bei Allergien. Die spezifische Allergiediät besteht in der Meidung des einzelnen relevanten Allergens, das durch geeignete Diagnostik identifiziert sein muß. Bei Überempfindlichkeit auf Zusatzstoffe empfiehlt sich eine additivafreie Diät.

Pharmakotherapie

Medikamentöse Therapieverfahren setzen an den verschiedenen Schritten in der Entstehung einer urtikariellen oder anaphylaktoiden Reaktion an und umfassen verschiedene Substanzgruppen.

Histaminsynthesehemmer. Das sind Substanzen, die als Hemmer der Histidindekarboxylase diskutiert werden und als Tritoqualin (Inhibostamin) sowie verschiedene Flavonoide zur Verfügung stehen.

Mastzellenblocker. Diese Substanzen hemmen auf der Oberfläche von Mastzellen und basophilen Leukozyten die Freisetzung vasoaktiver Mediatoren wie Histamin, wahrscheinlich infolge Besetzung des Kalziumkanals. Am bekanntesten ist Dinatriumcromoglyzat (DNCG). Da es nur topisch wirkt, findet es in Form von Pulver, Aerosol, Tropfen oder Sprays prophylaktische Anwendung bei allergischem Asthma bronchiale (z. B. Intal), Heuschnupfen (z. B. Lomupren), allergischer Konjunktivitis (z. B. Opticrom) oder allergischer Enteritis (z. B. Colimune). Bei akuter und chronischer Urtikaria spielt es keine große Rolle. Auch verschiedene Antihistaminika besitzen mastzellenblockierende Eigenschaften, so Ketotifen (Zaditen), Oxatomid (Tinset) oder Loratadin (Lisino).

Antihistaminika. Antihistaminika stehen im Zentrum der Urtikariatherapie. Sie blockieren durch kompetitive Hemmung die Wirkung von Histamin an den entsprechenden Rezeptoren an den Gefäßen, Drüsen oder der glatten Muskulatur. Die klassischen Antihistaminika sind H-1-Rezeptorantagonisten, nicht mit völliger Spezifität; vielmehr besitzen sie noch antagonistische Wirkungen gegenüber anderen Rezeptoren wie diejenigen für Azetylcholin, Serotonin, Dopamin etc. Außerdem besteht vielfach eine mehr oder weniger sedierende Nebenwirkung, die durchaus erwünscht sein kann wie bei nächtlichem Juckreiz. Bekannte Antihistaminika sind Clemastin (Tavegil), Dimetindenmaleat (Fenistil), Mebhydrolin (Omeril), Promethazin (Atosil). Als neuere, nichtsedierende H-1-Antagonisten werden z. B. Astemizol (Hismanal), Cetirizin (Zyrtec), Loratadin (Lisino) und Terfenadin (Teldane) verordnet.

Bei bestimmten Patienten kann sich auch der kombinierte Einsatz von H_1- und von H_2-Antagonisten [Cimetidin (z. B. Tagamet], Ranitidin (z. B. Zantic, Sostril)] als hilfreich erweisen.

Die äußerliche Anwendung von Antihistaminika zur Juckreizstillung wird weithin geübt (Palacril-Lotio, Fenistil-Gel, Soventol-Gel, Systral-Gel, Tavegil-Gel), jedoch kritisch diskutiert; den Grundlagenstoffen kommen per se kühlende Effekte zu. Zur Behandlung einer generalisierten Urtikaria ist topische Antihistaminanwendung ungeeignet.

Gefäßabdichtende Substanzen. Hier werden, besonders in Deutschland, Kalziumsalze oral (Frubiase-Kalzium-Trinkampullen, Calcium Sandoz fortissimum-Brausetabletten) oder intravenös (Calcium Sandoz Injektionslösung 10% oder 20% i. v.) verabreicht, ohne daß die günstige Wirkung pharmakologisch sicher zu begründen wäre.

Sympathomimetika. Die in der Asthmatherapie und Anaphylaxiebehandlung bekannten Adrenergika können auch bei chronischer Urtikaria hilfreich sein, wo sie oral verabreicht werden, beispielsweise als Salbutamol (Sultanol).

Anticholinergika. Insbesondere bei cholinerger Urtikaria, aber auch bei stark psychosomatisch überlagerten Fällen von chronischer Urtikaria haben sich Anticholinergika bewährt (z. B. Bellergal).

Psychopharmaka. Wenn bei chronischer Urtikaria psychovegetative Störungen von Bedeutung scheinen, werden entsprechende Arzneimittel empfohlen, so z. B. Hydroxyzin (Atarax), Opipramol (Insidon) oder Doxepin (Aponal).

Glukokortikosteroide. Bei akuter Urtikaria sind sie gelegentlich in mittleren oder hohen Dosen indiziert bei schweren Verläufen oder beginnender anaphylaktoider Symptomatik. Bei lebensbedrohlichen anaphylaktischen Schockzuständen sollte die i. v.-Verabreichung von Glukokortikoiden erst vorgenommen werden, wenn der Kreislauf durch Adrenalin oder verwandte Pharmaka stabilisiert ist. Bei chronischer Urtikaria wirken Glukokortikoide nur morbostatisch und sollten nach Möglichkeit vermieden werden. Der Wert von Kombinationspräparaten aus Glukokortikosteroiden und Antihistaminika (z. B. Adeptolon, Celestamine, Corto-Tavegil) im Sinne eines Steroideinspareffektes wird unterschiedlich diskutiert. Bei akuten Zustandsbildern kann jedoch ihr Einsatz indiziert sein.

Plasmapherese. Diese Immuntherapieform kann zu temporären Remissionen bei Patienten mit schwerer chronischer Urtikaria und Nachweis von Autoantikörpern führen. Auch *Ciclosporin* wird versucht.

Äußerliche Therapie. Die örtliche Behandlung ist nur symptomatisch juckreizstillend. Zu empfehlen sind Schüttelmixturen (Lotio zinci oder Lotio zinci spirituosa, Lotio Cordes), evtl. mit Zusatz von Polidocanol-L(Thesit bis 5%). Ferner antihistaminhaltige Gele (z. B. Fenistil, Soventol, Systral, Tavegil) oder Crotamiton (Euraxil Lotio). Auch Glukokortikoide haben eine juckreizstillende Wirkung; wenn man sich für sie entscheidet, sollten sie in einer nichtfettenden Grundlage (Lotio, Creme) angewandt werden. Spirituslösungen (Rp. Menthol 1,0; Thymol 0,5; Spir. dil. ad 100,0 M.D.S.) wirken ebenfalls juckreizlindernd.

Präparate mit fraglicher Wirksamkeit. Neben den gesicherten Therapieverfahren sind zur Behandlung von idiopathischer chronischer Urtikaria eine Reihe von Verfahren verbreitet, deren Wirksamkeit nicht geklärt oder bewiesen ist, so beispielsweise Phytotherapeutika, Homöopathika (Galphimia glauca), Histamin-γ-Globulin-Gemische (z. B. Histadestal), Akupunktur, bakterielle Vakzine. Das oben erwähnte gefäßabdichtende Kalzium ist möglicherweise auch hier einzuordnen.

Hyposensibilisierung

Unter einer spezifischen Hyposensibilisierung versteht man die wiederholte Zufuhr von zunehmenden Mengen des relevanten Allergens bis zum Erreichen einer sog. Erhaltungsdosis mit dem Ziel, Symptombesserung oder Erscheinungsfreiheit zu erreichen.

Diese Therapie stellt neben der Karenz bei allergischen Erkrankungen die einzige kausale Behandlungsmethode dar. Das Verfahren wird seit über 80 Jahren geübt, ohne daß der Wirkungsmechanismus geklärt wäre. Nach einer Hypothese ist die Hyposensibilisierung an eine verstärkte Bildung von blockierenden IgG-Antikörpern gebunden. Tatsächlich werden vermehrt IgG-Antikörper gebildet, jedoch läßt sich im Einzelfall aus der Höhe dieser Antikörper der erreichte Schutz nicht ablesen. Daneben werden Änderungen in der T-Zellen-Regulation, Induktion von Suppressorzellen, Entwicklung von B-Zellen-Toleranz sowie antiidiotypische Antikörper als mögliche Wirkmechanismen diskutiert. Auch die Freisetzungsbereitschaft (releasability) von mediatorsezernierenden Zellen scheint abzunehmen.

Indikation. Die Indikation zur Hyposensibilisierung muß streng gestellt werden. Sie richtet sich nach der Schwere des Krankheitsbildes, der Unmöglichkeit der Allergenkarenz sowie dem gesicherten Nachweis einer IgE-vermittelten relevanten Sensibilisierung, so bei bestimmten Formen der allergischen Rhinokonjunktivitis oder des allergischen Bronchialasthmas.

Die spezifische Hyposensibilisierung findet vorwiegend Einsatz bei der kausalen Behandlung der Insektengiftanaphylaxie, wo in kontrollierten Studien und anhand von Stichprovokation in Notfallbereitschaft gezeigt werden konnte, daß diese Behandlung in 80–90% effektiv ist.

Hyposensibilisierung bei Pollenallergie wird gewöhnlich 3–5 Jahre lang präsaisonal durchgeführt. Die Erfolge werden mit 70–80% Heilungen oder Besserungen angegeben.

Kontraindikationen. Sie bestehen in chronischen Infekten, Erkrankungen des Immunsystems, sekundären Schäden am Reaktionsorgan, Therapie mit β-Blockern, mangelnder Compliance.

Praktische Durchführung. Nach sorgfältiger Diagnostik und Indikationsstellung kommt der Extraktauswahl der eingesetzten Allergene die entscheidende Bedeutung zu. Dies erfordert Erfahrung. Allergene werden inzwischen sehr rein hergestellt und sind von verschiedenen Herstellern im Handel. Die Injektion ansteigender Allergendosen erfolgt in der Regel subkutan. Nur der allergologisch erfahrene Arzt sollte bei entsprechender Überwachung des Patienten und unter Bereitstellung von Notfallausrüstung diese Therapie durchführen. Es ist wesentlich, daß keine intravasale Injektion erfolgt (während der Injektion mehrmals aspirieren).

Es existieren unterschiedliche Arten der Hyposensibilisierung je nach verwendeten Extrakten und dementsprechend unterschiedlichen Injektionsabständen. So kann die Schnellhyposensibilisierung insbesondere bei lebensbedrohlichen allergischen Reaktionen beispielsweise Insektengiftallergie unter klinischen Bedingungen mit mehreren Injektionen pro Tag durchgeführt werden. In der Erhaltungsphase werden meist einmal monatlich Allergeninjektionen verabreicht.

Nebenwirkungen. Örtliche Reaktionen an der Injektionsstelle in Form von Erythem, Ödem, Schmerz, Juckreiz, selten auch von Granulomen sowie Allgemeinreaktionen in Form einer Exazerbation der allergischen Grunderkrankung, ferner Serumkrankheit (bei sehr hohen Dosen) sowie anaphylaktische Reaktion. Letztere ist die häufigste und gefürchtetste Komplikation. Deshalb muß der Patient nach jeder Injektion 30 min in ärztlicher Beobachtung verbleiben. Wird dies nicht eingehalten, sollte die Hyposensibilisierung abgebrochen werden.

Bei korrekter Indikationsstellung und erfahrener Durchführung stellt die Hyposensibilisierung ein erfolgreiches und geeignetes Verfahren dar, das Immunsystem spezifisch umzustimmen.

Weiterführende Literatur

Übersichten

Champion RH, Greaves MW, Kobza-Black A et al. (1985) The urticarias. Churchill Livingstone, Edinburgh, pp 1–237

Czarnetzki BM, Grabbe, J (1993) Urtikaria. Springer, Berlin Es gibt eine neue 2. Auflage

Goerz G (1993) H_1- und H_2-Blocker: Was gibt es Neues? In: Braun-Falco O, Plewig G, Meurer M (Hrsg) Fortschritte der praktischen Dermatologie und Venerologie. Springer, Heidelberg Bd 13:371–379

Grabbe J, Czarnetzki BM (1992) Akute und chronische Urtikaria. Dtsch Med Wschr 117:1365–1370

Juhlin L (1981) Modern approaches to treatment of chronic urticaria. In: Ring J, Burg G (ed) New Trends in allergy, Springer, Berlin pp 279–282

Mathews KP (1983) Urticaria and angioedema. J Allergy Clin Immunol 72:1–14

Paul E, Greilich KD, Dominante G (1987) Epidemiology of urticaria. Monogr Allergy 21:87–115

Ring J (1988) Angewandte Allergologie, 2. Aufl. MMV Medizin, München

Ring J (1991) Epidemiologie allergischer Erkrankungen. Münchner Medizin Verlag, München

Soter NA, Wassermann SI (1979) Urticaria, angioedema. A consideration of pathogenesis and clinical manifestations. Int J Dermatol 18:518–532

Stafford CT (1990) Urticaria as a sign of systemic disease. Am Allergy 64:264–270

Whitlock FA (1976) Psychophysiological aspects of skin disease. Saunders, London

Physikalische Urtikaria

Gorevic PD, Kaplan AP (1980) The physical urticarias. Int J Dermatol 19:419–435

Illig L (1973) Physical urticaria. Its diagnosis and treatment. Curr Probl Dermatol 5:79–116

Illig L, Kunick J (1969) Klinik und Diagnostik der physikalischen Urticaria. I. Hautarzt 20:167–178

Illig L, Kunick J (1969) Klinik und Diagnostik der physikalischen Urticaria. II. Hautarzt 20:499–512

Illig L, Kunick J (1969) Klinik und Diagnostik der physikalischen Urticaria. III. Hautarzt 21:16–25

James MP, Eady RAJ, Kobza-Black A et al. (1980) Physical urticaria: a microscopic and pharmacological study of mast cell involvement. J Invest Dermatol 74:451

Jorizzo JL, Smith EB (1982) The physical urticarias: an update and review. Arch Dermatol 118:194–201

Urticaria factitia

Breathnach SM, Allen R, Ward AM et al. (1983) Symptomatic dermographism: natural history, clinical features, laboratory investigations and response to therapy. Clin Exp Dermatol 8:463–476

Dover JSS, Kobza Black A, Ward AM et al. (1988) Delayed pressure urticaria. Clinical features, laboratory investigations, and response to therapy of 44 patients. J Am Acad Dermatol 18:1289–1298

Horiko T, Aoki T (1984) Dermographism (mechanical urticaria) mediated by IgM. Br J Dermatol 111:545–550

Kaplan AP (1984) Unusual cold-induced disorders, cold-dependent dermographism and systemic cold urticaria. J Allergy Clin Immunol 73:453–456

Mayou SC, Kobza Black A, Eady RA et al. (1986) Cholinergic dermographism. Br J Dermatol 115:371–377

Winkelmann RK (1986) The histology and immunopathology of dermographism. J Cutan Pathol 12:486–492

Wong RC, Fairley JA, Ellis CN (1984) Dermographism: A review. J Am Acad Dermatol 11:643–652

Druckurtikaria

Czarnetzki BM, Meentken J, Rosenbach T et al. (1984) Clinical, pharmacological and immunological spects of delayed pressure urticaria. Br J Dermatol 111:315–323

Czarnetzki BM, Meentken J, Kolde G et al. (1985) Morphology of the cellular infiltrate in delayed pressure urticaria. J Am Acad Dermatol 12:253–259

Davis KC, Mekori YA, Kohler PF et al. (1986) Possible role of diet in delayed pressure urticaria – preliminary report. J Allergy Clin Immunol 77:566–569

Estes SA, Yung CW (1981) Delayed pressure urticaria. An investigation of some parameters of lesion induction. J Am Acad Dermatol 5:25–31

Peters MS, Winkelmann RK, Greaves MW et al. (1986) Extracellular deposition of eosinophill granule major basic protein in pressure urticaria. J Am Acad Dermatol 15:513

Winkelmann RK, Black AK, Dover J et al. (1986) Pressure urticaria: histopathological study. Clin Exp Dermatol 11:139–147

Kälteurtikaria

Czarnetzki BM, Frosch PJ, Sprekeler R (1981) Localized cold reflex urticaria. Br J Dermatol 104:83–87

Grandel KE, Farr RS, Wanderer AA et al. (1985) Association of platelet-activating factor with primary acquired cold urticaria. N Engl J Med 313:405–409

Heavey DJ, Kobza-Black AK, Barrow SE et al. (1986) Prostaglandin D2 and histamine release in cold urticaria. J Allergy Clin Immunol 78:458–461

Langer P, Hornstein OP (1993) Ist die Penicillintherapie bei Kälteurtikaria noch indiziert? Akt Dermatol 19:296–297

Neittaanmäki H (1985) Cold urticaria: Clinical findings in 220 patients. J Am Acad Dermatol 13:636–644

Schach A, Kleinhans D (1986) Wärme-Kontakt-Urtikaria und Kälte-Kontakt-Urtikaria. Z Hautkr 61:1077–1080

Stafford CT, Jamieson DM (1986) Cold urticaria associated with C4 deficiency and elevated IgM. Ann Allergy 56:313–316

Wanderer AA (1990) Cold urticaria syndromes: Historical background, diagnostic classification, clinical and laboratory characteristics, pathogenesis and management. J Allergy Clin Immunol 85:965–984

Winkelmann RK (1985) Immunofluorescent and histologic study of cold urticaria. Arch Dermatol Res 40:37–40

Wärmeurtikaria

Daman L, Lieberman Ph, Ganier M et al. (1978) Localized heat urticaria. J Allergy Clin Immunol 61:273–278

Greaves MW, Sneddon IB, Smith AK et al. (1974) Heat urticaria. Br J Dermatol 90:289–292

Tatnall FM, Gaylarde PM, Sarkany I (1984) Localized heat urticaria and its management. Clin Exp Dermatol 9:367–374

Wüthrich B (1979) Clinical and immunological studies on acquired heat contact urticaria. Dermatologica 158:371–376

Cholinergische Urtikaria

Berth-Jones J, Grahham-Brown RAC (1989) Cholinergic pruritus, erythema and urticaria: A disease spectrum responding to danazol. Brit J Dermatol 121:235–237

Czarnetzki BM, Galinski C, Meister R (1984) Cutaneous and pulmonary reactivity in cholinergic urticaria. Br J Dermatol 110:587–591

Hirschmann JV, Lawlor F, English JSC et al. (1987) Cholinergic urticaria. A clinical and histologic study. Arch Dermatol 123:462–467

Illig L (1967) Zur Pathogenese der cholinergischen Urticaria. Klinische Beobachtungen und histologische Untersuchungen. Arch Klin Exp Dermatol 229:231–247

Kaplan AP, Natbony SF, Tawil AP et al. (1981) Exercise-induced anaphylaxis as a manifestation of cholinergic urticaria. J Allergy Clin Immunol 68:319–324

Kleinhans D (1987) Anstrengungsinduzierte Urtikaria und Anaphylaxie. In: Braun-Falco O, Schill WB (Hrsg) Fortschritte der Praktischen Dermatologie und Venerologie, Bd 11, Springer, Berlin S 75–77

Murphy GM, Kobza-Black A, Greaves MW (1983) Persisting cholinergic erythema: a variant of cholinergic urticaria. Br J Dermatol 109:343–348

Adrenergische Urtikaria

Haustein UF (1990) Adrenergic urticaria and adrenergic pruritus. Acta Dermatol Venereol (Stockh) 70:82–84

Shelley WB, Shelley ED (1985) Adrenergic urticaria: A new form of stress-induced hives. Lancet ii:1031–1033

Aquagene Urtikaria und aquagener Pruritus

Czarnetzki BM, Breetholt KH, Traupe H (1986) Evidence that water acts as a carrier for an epidermal antigen in aquagenic urticaria. J Am Acad Dermatol 15:623–627

Shelley WB, Rawnsley HM (1964) Aquagenic urticaria: contact sensitivity reaction to water. JAMA 198:895–898

Steinmann HK, Greaves MW (1985) Aquagenic pruritus. J Am Acad Dermatol 13:91–96

Kontakturtikaria

Fisher AA (1982) Contact urticaria due to medicaments, chemicals and food. Cutis 30:168–174

Hjorth N, Roed-Petersen J (1976) Occupational protein contact dermatitis in food handlers. Contact Dermatitis 2:24–42

Kanerva L (1993) Contact urticaria. In: Burdorf HHC, Katz SI (eds), Dermatology: Progress and perspectives. Parthenon Publ, New York, pp 745–749

Kleinhans D (1985) Kontakt-Urticaria. Derm Beruf Umwelt 33:198–203

Kligman A (1990) The spectrum of contact urticaria. Wheals, erythema and pruritus. Dermatol Clin 8:57–60

Krogh von G, Maibach HI (1982) The contact urticaria syndrome. Semin Dermatol 1:59–66

Lahti A (1980) Non-immunologic contact urticaria. Acta Dermato Venereol (Stockh) 60 Suppl 91:3–43

Maucher M (1972) Anaphylaktische Reaktionen beim Epicutantest. Hautarzt 23:139–140

Maucher OM, Fuchs A (1983) Kontakturticaria im Epicutantest bei Pyrazolallergie. Hautarzt 34:383–386

Ring J, Galosi A, Przybilla B (1986) Contact anaphylaxis from emulgade F. Contact Dermatitis 15:49–50

Akute, chronisch-intermittierende und chronische Urtikaria

Brostoff J, Challacombe SJ (eds) (1987) Food allergy and intolerance. Baillière Tindall, London

Grabbe J, Zuberbier T, Jeap S et al. (1993) Chronische Urtikaria: Diagnostisches und therapeutisches Vorgehen. In: Braun-Falco O, Plewig G, Meurer M (Hrsg), Fortschritte der praktischen Dermatologie und Venerologie, Bd 13. Springer, Heidelberg S 118–122

Grattan CEH, Francis DM, Slater NCP et al. (1992) Plasmapheresis for severe unremitting chronic urticaria. Lancet 339:1078–1080

Greaves MW (1981) Antihistamine treatment: a patient self-assessment method in chronic urticaria. Br Med J 119:179–184

Hambrick HJ, Moore GW (1983) Giardiasis causing urticaria in a child. Am J Dis Child 137:761–763

Jacobson KW, Branch LB, Nelson WS (1980) Laboratory tests in chronic urticaria. JAMA 243:1644–1648

Juhlin L (1976) Wichtige Faktoren, die Urtikaria und Vasculitis auslösen. In: Braun-Falco O, Marghescu S (Hrsg) Fortschritte der praktischen Dermatologie und Venerologie, Bd 8. Springer, Berlin pp 189–203

Juhlin L (1981) Recurrent urticaria: a clinical investigation of 330 patients. Br J Dermatol 104:369–381

Leighton PM, MacSween HM (1990) Strongyloides stercoralis: The cause of an urticarial-like eruption of 65 years' duration. Arch Intern Med 150:1747–1748

Mittman RJ, Bernstein DI, Steinberd DR et al. (1989) Progesterone responsive urticaria and eosinophilia. J Allergy Clin Immunol 84:304–309

Monroe EW, Schulz CI, Maize JC et al. (1981) Vasculitis in chronic urticaria: an immunopathologic study. J Invest Dermatol 76:103–107

Ring J, Braun-Falco O (1987) Allergie-Diät: Verfahren zur Diagnostik und Therapie von Nahrungsmittel-Allergien und Pseudo-Allergien. Hautarzt 38:198–205

Ring J, Przybilla B (1985) „Drei Stufen Programm" zum diagnostischen Vorgehen bei chronischer Urtikaria. Hautarzt 36 (Suppl VII):50–53

Settipane RA, Constantine HP, Settipane GA (1980) Aspirin intolerance and recurrent urticaria in normal adults and children. Epidemiology and review. Allergy 35:149–156

Sheehan-Dare RA, Henderson MJ, Cotteril JA (1990) Anxiety and depression in patients with chronic urticaria and generalized pruritus. Br J Dermatol 123:769–774

Stephens CJM, Black MM (1989) Perimenstrual eruptions: autoimmune progesterone dermatitis. Seminars Dermatol 8:26–29

Wüthrich B, Häcki-Herrmann D (1980) Zur Ätiologie der Urtikaria. Eine retrospektive Studie anhand von 316 konsekutiven Fällen. Z Hautkr 55:102–111

Wüthrich B (1986) Nahrungsmittelallergien. Internist (Berl) 27:362–371

Angioödem

Bork K, Kreuz W, Witzke G (1984) Hereditäres angioneurotisches Ödem. Klinik, Diagnostik, Patientenführung und medikamentöse Therapie. Dtsch Med Wschr 109:1331–1335

Colten HR (1987) Hereditary angioneurotic edema, 1887 to 1987. N Engl J Med 317:43–44

Dick W, Cullmann W (1985) Gegenwärtige diagnostische Möglichkeiten beim hereditären Angioödem (HAE) und beim erworbenen Angioödem (AAE). Immun Infekt 13:113–118

Fabiani JE, Simkin GO, Leoni J et al. (1985) Hereditary angioedema: polymorphism. Ann Allergy 55:830–834

Gleich GJ, Schroeter AL, Marcoux JP et al. (1984) Episodic angioedema associated with eosinophilia. New Engl J Med 310:1621–1626

Kleinhans D, Schach A, Rüthe U et al. (1986) Immunozytom mit erworbenem C1-Esterase-Inhibitor-Mangel und rezidivierendem Angioödem. Dtsch Med Wochenschr 111:742–744

Köppl H, Meurer M, Schieler H et al. (1983) Hereditäres angioneurotisches Ödem. Klinisches Syndrom und Therapie. Hautarzt 34:377–382

Niedecken H, Wehrmann W, Bauer R (1984) Danazoltherapie beim hereditären Angioödem. Therapiewoche 34:5741–5744

Schindera F (1985) Angeborener Komplementmangel, hereditäres angioneurotisches Ödem und C2-Defekt. Med Klin 80:263–277

Späth PJ, Wüthrich B, Bütler R (1984) C1 inhibitor functional activities in hereditary angioedema. Plasma of patients under therapy with attenuated androgens. Dermatologica 169:301–304

Stoppa-Lyonnet D, Tosi M, Laurent J et al. (1987) Altered C1 inhibitor genes in type I hereditary angioedema. N Engl J Med 317:1–6

Urtikarivaskulitis

Janier M, Bonvalet D, Blanc MF et al. (1989) Chronic urticaria and macroglobulinemia (Schnitzler's syndrome). Report of two cases. J Am Acad Dermatol 20:206–211

Mehregan BR, Hall MJ, Gibson LE (1992) Urticaria vasculitis: A histopathologic and clinical review of 72 cases. J Am Acad Dermatol 26:441–448

Meurer M (1981) Urticaria vasculitis. In: Ring J, Burg G (eds) New trends in allergy. Springer, Berlin pp 148–151

Monroe EW (1981) Urticaria vasculitis: an updated review. J Am Acad Dermatol 5:88–95

Sanchez NP, Winkelmann RK, Schroeter AL et al. (1982) The clinical and histopathologic spectrums of urticarial vasculitis: study of forty cases. J Am Acad Dermatol 7:599–605

Schnitzler L, Schubert B, Boasson M et al. (1974) Urticaire chronique, lesions osseuses, macroglobulinemie IgM: maladie de Waldenström? Bull Soc Franc Dermatol 81:363

Stingl G (1983) Urtikaria-Vaskulitis. In: Braun-Falco O, Burg G (Hrsg) Fortschritte der praktischen Dermatologie und Venerologie, Bd 10. Springer, Berlin S 305–308

Wagner G, Niemeyer U (1993) Urtikaria-Vaskulitis mit Arthralgien, nekrotisierender Appendizitis und nekrotisierender Colitis sinistra. Akt Dermatol 19:250–254

Anaphylaxie und anaphylaktoide Reaktion

Champion RH, Lachmann PJ (1986) Specific desensitisation in dermatology. In: Champion RH (ed) Recent advances in dermatology, no 7. Churchill Livingstone, Edinburgh, pp 233–250

Georgitis JW, Reisman RE (1985) Venom skin tests in insect-allergic and insect-nonallergic populations. J Allergy Clin Immunol 76:803–807

Lichtenstein LM, Valentine MD, Sobotka AK (1979) Insect allergy: the state of the art. J Allergy Clin Immunol 64:5–12

Müller U (1988) Insektenstichallergie. Fischer, Stuttgart

Przybilla B, Ring J (1983) Anaphylaxis to ethanol and sensitization of acetic acid. Lancet 1:483

Przybilla B, Ring J, Grieshammer B et al. (1987) Schnellhyposensibilisierung mit Hymenopterengiften. Verträglichkeit und Therapieerfolg. Dtsch Med Wschr 11:416–424

Ring J (1987) Spezifische Hyposensibilisierung. Wirkungsmechanismen, Erfolge, Probleme. Allergologie 10:392–403

Ring J, Messmer K (1977) Incidence and severity of anaphylactoid reactions to colloid volume substitutes. Lancet I:466–468

Sheffer AL, Soter NA, McFadden ER et al. (1983) Exercise-induced anaphylaxis: a distinct form of physical allergy. J Allergy Clin Immunol 71:311–316

Kapitel 12   Dermatitis und Ekzemerkrankungen

Inhaltsverzeichnis

Einleitung 403
Akute toxische Kontaktdermatitis und chronisches
  kumulativ-toxisches Ekzem 404
  Akute toxische Kontaktdermatitis 404
  Chronisches kumulativ-toxisches Kontaktekzem . . 407
    Pityriasis simplex 409
    Exsikkationsekzematid 409
    Chronisches kumulativ-toxisches Kontaktekzem . 410
  Sonderformen 412
    Intertrigo 412
    Intertriginöses Ekzem 413
    Hyperkeratotisch-rhagadiformes Hand- und
    Fußekzem 413
Akute allergische Kontaktdermatitis und chronisches
  allergisches Kontaktekzem 414
  Akute allergische Kontaktdermatitis 421
  Chronisches allergisches Kontaktekzem 422
    Dyshidrotisches Ekzem 424
    Chronisches allergisches dyshidrosiformes Ekzem 425
    Hämatogenes allergisches dyshidrosiformes
    Ekzem 425
    Allergische Kontaktreaktionen an Schleimhäuten 425
    Hämatogene allergische Kontaktdermatitis/
    hämatogenes allergisches Kontaktekzem . . . 426
  Verlauf der akuten allergischen Kontaktdermatitis
  und des chronischen allergischen Kontaktekzems . 426
  Diagnose der Kontaktallergie 426
  Therapie von akuter Kontaktdermatitis und
  chronischem Kontaktekzem 431
    Beseitigung und Meidung der Kontaktnoxen . . 431
    Hautreinigung 431
    Äußerliche Therapie 431
    Indifferente Therapie 431
      Akuitätsgrad der Hautveränderungen . . . 432
      Lokalisation der Hautveränderungen . . . 432
      Talgdrüsensekretionszustand des Patienten . . 433
    Differente Therapie 433
    Innerliche Therapie 435
    Allgemeinbehandlung 435
Seborrhoisches Ekzem 436
  Seborrhoisches Ekzem der Säuglinge 437
    Erythrodermia desquamativa 439
  Seborrhoisches Ekzem der Erwachsenen 439
Nummuläres (mikrobielles) Ekzem 442
Atopie und atopisches Ekzem 445
  Atopie 445
  Pollenallergie 447
  Atopisches Ekzem 448
Dermatitis und Ekzeme in verschiedenen Lebens-
  abschnitten 460
  Dermatitis und Ekzeme bei Säuglingen und
  Kindern 460
    Atopisches Ekzem 460

Seborrhoische Dermatitis 461
Lippenekzem, periorales Ekzem 461
Nummuläres Ekzem 461
Kontaktdermatitis und Kontaktekzem 461
Pomadenkruste 462
Juvenile plantare Dermatose 462
Dermatitis papulosa juvenilis 463
Intertrigo 463
Windeldermatitis 464
Altersekzeme 465
  Exsikkationsekzem alter Menschen 465
Berufsekzeme – Ekzeme als Berufskrankheit 466
Weiterführende Literatur 470

Einleitung

Den Formenkreis von akuter Dermatitis und chronischen Ekzemen hat man auch unter der Bezeichnung *epidermale Intoleranzreaktion* zusammengefaßt. Diese Erkrankungen sind sehr häufig; nach größeren Statistiken betreffen sie 15–25% aller Patienten mit Hauterkrankungen. Sie können als nichtinfektiöse und daher auch nichtkontagiöse, polyätiologische entzündliche Dermatosen definiert werden, bei denen die pathologischen Veränderungen in der Epidermis und im oberen Korium das klinische Bild entscheidend prägen.

Bei akutem Verlauf stehen exsudativ-entzündliche Vorgänge mit Rötung, Schwellung, Bläschen, Nässen und Krusten, bei chronischem Verlauf proliferativ-entzündliche Vorgänge mit Rötung, Epidermisverdikkung (Akanthose), Schuppung oder Lichenifikation im Vordergrund der häufig juckenden Hauterscheinungen.

Diese Erkrankungen können exogen oder endogen bei individueller Reaktionsbereitschaft durch bekannte oder unbekannte Noxen ausgelöst werden. Sie sind entweder toxisch oder allergisch bedingt.

Nomenklatur. Auf dem Gebiet der epidermalen Intoleranzreaktionen ist sie auch heute noch uneinheitlich, weil weder von der Ätiologie noch von der Pathogenese her eine allseits befriedigende Klassifikation getroffen werden kann. Die klinischen Diagnosebezeichnungen *Dermatitis* und *Ekzem* werden vielfach synonym gebraucht. Man spricht unter Berücksichtigung des Verlaufs von akuter, subakuter oder chronischer Dermatitis, aber auch von akutem, subakutem oder chronischem Ekzem und meint dasselbe. Im angloamerikanischen Bereich scheint sich die Bezeichnung Dermatitis für alle in Frage kommenden Erkrankungen immer mehr durchzusetzen. Wir möchten allerdings an dem älteren, in Europa immer noch vielerorts üblichen Ekzembegriff festhalten und damit alle jene epidermalen Intoleranzreaktionen charakterisieren, welche eine synchrone Polymorphie von Hautefforeszenzen aufweisen und durch ausgesprochene Chronizität gekennzeichnet sind.

So hat es sich seit Jahrzehnten bewährt, epidermale Intoleranzreaktionen von akutem Verlauf und rascher Rückbildungsfähigkeit als Dermatitis und solche von chronischem Verlauf und geringer Spontanregressionstendenz als Ekzem zu bezeichnen. Man muß sich aber bewußt sein, daß alle möglichen Übergänge im Verlauf vorkommen und beispielsweise sowohl als allergische Kontaktdermatitis bei wiederholtem Kontakt mit den ursächlich relevanten Kontaktallergenen chronisch werden, d.h. in ein Ekzem übergehen kann, als auch bei einem chronisch-allergischen Kontaktekzem durch erneute Exposition gegenüber dem kausalen Kontaktallergen eine akute Exazerbation in Erscheinung treten kann. Diese Unterscheidung ist besonders für die Praxis im Hinblick auf die Ursachenforschung und die Therapie sinnvoll.

Unter Zugrundelegung der obigen Definition ergibt sich folgende Klassifikation:
- Akute Kontaktdermatitis: toxisch oder allergisch
- Chronisches Kontaktekzem: kumulativ-toxisch oder allergisch
- Seborrhoisches Ekzem
- Nummuläres (mikrobielles) Ekzem
- Atopisches Ekzem

Akute toxische Kontaktdermatitis und chronisches kumulativ-toxisches Ekzem

Durch einmalige exogene Einwirkung obligat toxischer, d.h. primär stark hautschädigender Stoffe, kann bei normaler Hautempfindlichkeit eine akute toxische Kontaktdermatitis ausgelöst werden. Bei wiederholter exogener Einwirkung schwach hautirritierender Stoffe kann sich bei entsprechender Disposition ein chronisches kumulativ-toxisches Ekzem entwickeln. In beiden Fällen handelt es sich um entzündliche Hautveränderungen mit klinisch auffälliger Beteiligung der Epidermis, bei denen primär allergische Vorgänge pathogenetisch nicht verantwortlich sind.

Akute toxische Kontaktdermatitis

Synonyme. Akute nichtallergische Kontaktdermatitis, akutes toxisches Kontaktekzem, acute irritant contact dermatitis

Definition. Die akute toxische Kontaktdermatitis entwickelt sich als eine akute entzündliche Reaktion nach äußerlichem Kontakt mit primär obligat-toxischen, die Haut schädigenden Noxen bei normaler Hautempfindlichkeit.

Vorkommen. Wesentlich häufiger als die allergische Kontaktdermatitis. Sie tritt bei allen Menschen auf, die der betreffenden Kontaktnoxe ausgesetzt sind. Genetische Faktoren sind lediglich insofern von Bedeutung, als die Intensität der Hauterscheinungen auch von Individualfaktoren abhängig ist, so z.B. die Intensität einer Dermatitis solaris (Sonnenbrand) vom Melaningehalt der Haut und der Hornschichtdicke.

Ätiopathogenese. Akute toxische Kontaktdermatitis entsteht dort, wo die Haut einer toxischen Kontaktnoxe ausgesetzt war. Die Intensität der Hauterscheinungen hängt von einer Reihe von exogenen und endogenen Faktoren ab. Sehr starke chemische Irritanzien führen innerhalb weniger Minuten unabhängig von der Körperregion zu Blasen oder Gewebenekrosen. Solche Verätzungen (Cauterisatio) sind die Folge von Unfällen mit konzentrierten Säuren oder Laugen (z.B. Salpetersäure, Schwefelsäure, Natronlauge). Bei weniger starken Irritanzien wird das Ausmaß der klinisch erkennbaren Hautreaktion entscheidend durch die Menge der penetrierten Noxe beeinflußt; neben biophysikalischen Parametern wie Konzentration, Vehikel, Zeit, Temperatur und Applikationsmodus spielt hierbei die Körperregion eine große Rolle. Hautpartien mit zahlreichen „shunts" in Form von Talgdrüsenöffnungen und Schweißdrüsenausfüh-

Tabelle 12.1. Exogene und endogene Faktoren, von denen die toxische Hautreaktion abhängt

Exogene Faktoren
- Art des Irritans (chemische Struktur, pH)
- Menge des penetrierten Irritans (Löslichkeit, Vehikel, Konzentration, Art und Dauer der Einwirkung)
- Körperregion
- Körpertemperatur
- Mechanische Faktoren (Druck, Reibung, Abrasion)
- Klimatische Bedingungen (Temperatur, Luftfeuchtigkeit, Wind)

Endogene Faktoren
- Individuelle Empfindlichkeit für das betreffende Irritans
- Primär hyperirritable (empfindliche) Haut
- Atopie (insbesondere atopisches Ekzem)
- Unfähigkeit zur Abhärtung (Hardening–Phänomen)
- Sekundäre Hyperirritabilität (Status eczematicus)
- Rassische Faktoren
- UV-Strahlen-Empfindlichkeit
- Alter

rungsgängen sowie intertriginöse Hautareale zeigen eine um ein Vielfaches erhöhte Penetration im Vergleich zu anderen Regionen. Die entscheidende Penetrationsbarriere ist jedoch die Hornschicht in bezug auf Morphologie (Dicke, Dichte, ziegelartige regelmäßige Schichtung der Korneozyten) und chemische Zusammensetzung (Oberflächenfilm, Keratin, epidermale Lipide). Allgemein gilt, daß die Haut des Gesichtes und des Halses der Axillar- und Inguinalregion sowie des Genitales empfindlicher bzw. irritabler ist als die des übrigen Körpers, inbesondere der Hand- und Fußsohlen.

Die große interindividuelle Streuung in der Hautirritabilität wird durch eine Reihe von endogenen Faktoren geklärt. Stark pigmentierte Rassen sind nicht nur gegenüber UV-Strahlung unempfindlicher als weiße, sondern reagieren auch auf die meisten chemischen Irritanzien schwächer. Unter den Weißen sind wiederum die sehr hellhäutigen, zu Sonnenbrand neigenden Typen (Typ I und II nach Fitzpatrick) irritabler als die dunkelhäutigen. Obwohl es demnach Personen mit genuin-empfindlicher Haut gibt, kann die Reaktivität auf ein bestimmtes (neues) chemisches Irritans bis heute aufgrund der Reaktionsstärke eines oder mehrerer chemischer Irritanzien nicht zuverlässig vorhergesagt werden. Große intraindividuelle Abweichungen werden vor allem bei chemisch sehr verschiedenartigen Noxen beobachtet.

Die Zahl der primär toxischen Kontaktnoxen in unserer Umwelt ist unübersehbar groß. In Betracht kommen:

Physikalische Kontaktnoxen. UV-Strahlen, Röntgenstrahlen, andere ionisierende Strahlen, Laser, thermische und mechanische Reize.

Chemische Kontaktnoxen. Alkalische und saure Lösungen, organische Lösungsmittel wie Xylol, Toluol, Benzin, Fettlösungsmittel (Azeton, Tetrachlorkohlenstoff), Detergenzien, Zwischen- und Endprodukte von Chemikalien, Krotonöl, hydrotoxische Substanzen in Anemonen, Spargel, Senf, bestimmten Fruchtsäften oder phototoxische Substanzen, die nicht selbst, sondern erst nach Lichteinwirkung (natürliche oder künstliche UV-Strahlung) zur akuten phototoxischen Kontaktdermatitis führen.

Auch Kampfstoffe, die primär die Haut schädigen können wie Tränengas, Lost und andere kommen in Betracht.

Eine Sonderform ist die aerogene (toxische) irritative Dermatitis. Durch die Einwirkung von irritierenden Stäuben oder Dämpfen entsteht im Gesicht und an den der Luft exponierten Arealen eine Dermatitis mit Rötung und Infiltration, z. T. mit starkem Ödem bis zur Blasenbildung. Neben toxischen Stäuben (Hölzer, Steine) spielen verschiedene Kunststoffe die Hauptrolle (Diallylglykolkarbonatmonomer, Phenolformaldehydharze).

Die Pathogenese einer akuten toxischen Kontaktdermatitis ist abhängig von der Art der Schädigung. Zahlreiche Angriffspunkte sind je nach Noxe und Einwirkungsdauer möglich: Kampfstoffe hemmen Enzymsysteme in den Keratinozyten; UV- und ionisierende Strahlen interferieren mit dem DNS-Stoffwechsel; Detergenzien lösen Lipide aus der Hornschicht und führen in höheren Konzentrationen zu Membranschäden lebender epidermaler Zellen; organische Lösungsmittel erzeugen Vasodilatation und intravasale Thromben; Krotonöl und einige Detergenzien sind chemotaktisch für neutrophile Leukozyten; Dimethylsulfoxid ist ein starker Mastzellendegranulator und vermindert die Hornschichtbarriere gegenüber Wasser und vielen anderen Stoffen; Pharmaka wie Anthralin, Tretinoin oder Benzoylperoxid, deren irritative Wirkung gut bekannt ist, haben zahlreiche biologische Wirkungen, die von den toxischen Nebenwirkungen oft nicht zu trennen sind.

Klinik. Klinisch zeigt die Entzündungsreaktion daher ein breites Spektrum in Abhängigkeit von Art und Einwirkungsintensität der Noxe: schwache bis düsterrote Erytheme, zum Teil mit Infiltration und Einblutungen, Blasen, Pusteln, Urticae und Hornschichtschäden verschiedenster Art (Austrocknung, Schuppung, Erosionen).

Sitz der Hauterscheinungen ist stets und ausschließlich der Ort, an dem die toxische Kontaktnoxe auf die Haut eingewirkt hat. Daher lokalisiert sich die Erkrankung oft asymmetrisch und die Hauterscheinungen sind stets scharf auf den Kontaktbereich begrenzt. Zumeist ist die Kontaktnoxe vom Patienten anamnestisch leicht zu eruieren. Streuphänomene, wie sie für die akute allergische Kontaktdermatitis typisch sind, fehlen. Stets heilen die Hauterscheinungen ab, wenn die Kontaktnoxe beseitigt ist: Cessat causa, cessat effectus. Zumindest für einen Teil der Noxen typisch ist ein phasenhafter Verlauf der entzündlichen Hautreaktion, wie man ihn am Beispiel des Krotonölversuchs von Hebra (Krotonöldermatitis) oder beim Ablauf eines Sonnenbrandes (Dermatitis solaris) feststellen kann. Wenn man die klinische Morphologie der Hauterscheinungen im Verlauf registriert, ergibt sich eine zeitliche Folge verschiedenartiger klinischer Morphen: *metachrone Polymorphie*.

Stadium erythematosum et oedematosum. Zunächst entwickelt sich innerhalb des Kontaktbereiches eine entzündlich-exsudative Hautreaktion, die sich klinisch mit starker akuter Hautrötung und ödematöser Schwellung der Haut manifestiert.

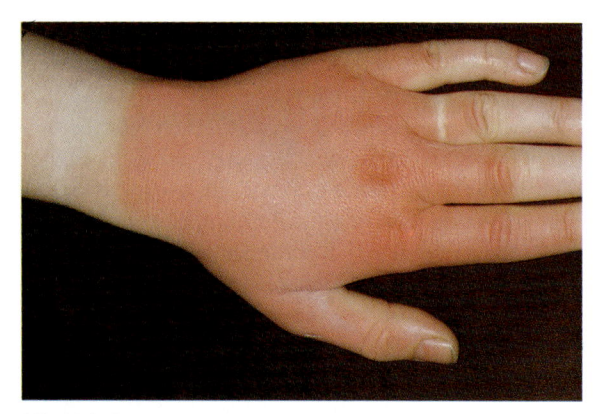

Abb. 12.1. Akute toxische Kontaktdermatitis (Dermatitis solaris), Stadium erythematosum et oedematosum

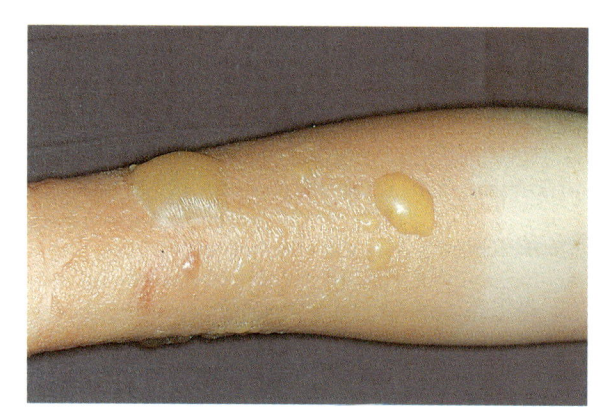

Abb. 12.2. Akute toxische Kontaktdermatitis auf Epoxidharz, Stadium bullosum

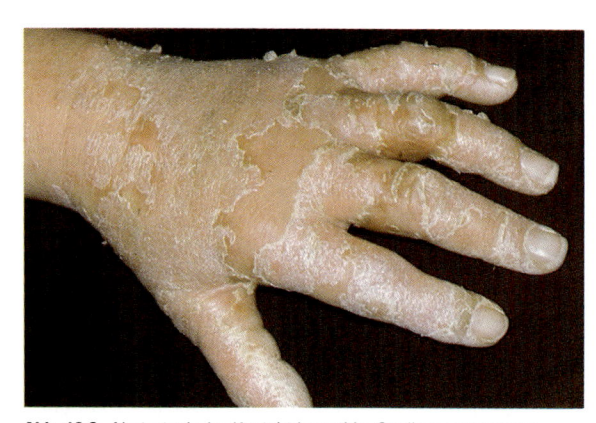

Abb. 12.3. Akute toxische Kontaktdermatitis, Stadium squamosum

Stadium vesiculosum oder Stadium bullosum. Innerhalb der Hautrötung kann es bei entsprechender Intensität der Veränderungen zu einer Eruption von Bläschen oder Blasen kommen. Da die Bläschen intraepidermal, d.h. relativ oberflächlich gelegen sind, besitzen sie nur eine relativ dünne Blasendecke, die rasch zerreißt, so daß im Zentrum der Hautveränderungen bald Erosionen entstehen.

Stadium madidans. Jetzt ist das klinische Bild durch erodierte entzündlich gerötete und nässende Flächen gekennzeichnet.

Stadium crustosum. Das aus den Erosionen auf die Hautoberfläche ausgetretene Sekret trocknet unter Krustenbildung ein.

Stadium squamosum. Durch einsetzende Regenerationsvorgänge, welche zur Eliminierung der Kontaktnoxe führen, wird der Neuaufbau der Epidermis eingeleitet. Die Krusten werden abgestoßen. Die vermehrte regenerative Aktivität der Epidermis führt vorübergehend zur Schuppenbildung.

Resterythem. Nach abgelaufener Regeneration wirkt die Hautoberfläche wieder ganz normal, lediglich eine geringfügige Rötung läßt noch für einige Zeit die Lokalisation der abgelaufenen toxischen Kontaktdermatitis erkennen.
Nicht in jedem Fall von akuter Kontaktdermatitis müssen alle Krankheitsphasen durchlaufen werden. Bei schwächerer Hautschädigung können Bläschen oder Nässen fehlen. Auch können Bläschen eintrocknen, und es kommt über das Stadium squamosum zur Abheilung. Gelegentlich entwickelt sich nur das Stadium erythematosum.

Symptome. Das Allgemeinbefinden bleibt gewöhnlich ungestört, auch Fieber fehlt. Lediglich bei sehr ausgedehnten Veränderungen kann dies anders sein. Als führende subjektive Symptome werden je nach der Intensität der Hauterscheinungen meist brennender Schmerz, selten auch Juckreiz angegeben.

Histopathologie. Unter dem toxischen Reizeinfluß entwickelt sich eine akute Entzündung der Haut mit interzellulärem Ödem (Spongiose) und intraepidermalen Bläschen in der Epidermis; im oberen Korium Zeichen einer akuten exsudativen Entzündung mit Weitstellung von Kapillaren, perivaskulärem Ödem, Rundzelleninfiltration mit Exozytose in die Epidermis, nicht selten auch von zahlreichen neutrophilen Leukozyten.
Neben diesem typischen Bild einer relativ starken toxischen Reaktion gibt es zahlreiche Varianten, je nach Noxe und Einwirkungsintensität. In vielen Fällen ist das histologische Bild unspezifisch und nur im Zusammenhang mit den anamnestischen Angaben richtungsweisend.

Verlauf. Er ist selbstbegrenzt; wenn der Reiz beseitigt ist, heilt die akute Hautentzündung ab. Allerdings kann der Vorgang der akuten toxischen Kontaktdermatitis auch eine Kontaktsensibilisierung gegen die betreffende Kontaktnoxe einleiten, so daß später selbst geringe Konzentrationen derselben Noxe genügen, um eine akute allergische Kontaktdermatitis auszulösen.

Diagnostische Leitlinien. Akuter Beginn, meist asymmetrische Lokalisation, keine Streuphänomene. Metachrone Polymorphie und stets klare anamnestische Angaben.

Differentialdiagnose. Sie wird bestimmt vom Sitz der toxischen Kontaktdermatitis. In erster Linie ist an Erysipel (Fieber, Leukozytose, hohe BSG) oder Erysipeloid zu denken.
Bei Sitz im Gesicht und längerem Bestand sollten neben einer aerogenen Kontaktallergie auch systemischer Lupus erythematodes und Dermatomyositis berücksichtigt werden.
Phototoxische Kontaktdermatitis entwickelt sich nur in belichteten Hautarealen.

Therapie. Wichtig ist die Beseitigung der Kontaktnoxe. Bei Einwirkung chemischer Noxen Abwaschen oder Abbaden mit Wasser. Danach entzündungswidrige Behandlung.

Innerlich. Glukokortikoide in mittlerer Dosierung (etwa 40–60 mg Prednisolonäquivalent) nur bei stark entzündlichen und ausgedehnten Veränderungen. Antihistaminika bei Bedarf, evtl. nichtsteroidale Antiphlogistika.
Äußerlich. s. S. 431.

Chronisches kumulativ-toxisches Kontaktekzem

Synonyme. Toxisch-degeneratives Ekzem, nichtallergisches Kontaktekzem, Abnutzungsdermatose (Behring), Expositionsekzem (Keining), cumulative irritant dermatitis

Definition. Dieses Ekzem entwickelt sich in unterschiedlichster Intensität als Kumulativeffekt, d. h. als Folge wiederholter Einwirkung von Kontaktnoxen in geringer, primär die Haut nichtschädigender Konzentration über einen längeren Zeitraum bei individuell gegebener Ekzembereitschaft. Es erkranken daher nur einzelne Personen innerhalb einer Gruppe, die den gleichen Schädigungen der Haut ausgesetzt ist. Die klinischen Veränderungen manifestieren sich unterschiedlich intensiv, abhängig von Intensität und Dauer der kumulativen Hautschädigung. Das kumulativ-toxische Kontaktekzem kommt häufig vor und ist meistens an Handrücken und Extremitäten lokalisiert. Hausfrauen, Männer im Bauberuf und Menschen, die sich gehäuft Reinigungsprozessen unterziehen müssen, erkranken bevorzugt.

Ätiopathogenese. Im Gegensatz zur akuten toxischen Kontaktdermatitis, welche durch Kontakt mit einer primär obligat-toxischen Kontaktnoxe ausgelöst wird, ist für die Entwicklung und Aufrechterhaltung des chronischen kumulativ-toxischen Kontaktekzems die wiederholte oder andauernde Einwirkung von primär nicht obligat-toxischen Substanzen über einen längeren Zeitraum verantwortlich zu machen. Daher auch die Bezeichnungen iterativ-traumatisches Ekzem (wiederholte Traumatisierung der Haut) oder Abnutzungsdermatose („Abnutzung" der Haut durch wiederholten Kontakt mit schädigenden Substanzen) oder Expositionsekzem (ständige Exposition durch beruflichen oder außerberuflichen Umgang mit hautirritierenden Substanzen).
Unter normalen Bedingungen sind die Abwehrfunktionen der Haut gegen solche täglichen Kontaktnoxen ausreichend.
In diesem Zusammenhang sind von Bedeutung:

Pufferkapazität der Haut. Die Hautoberfläche hat einen sauren pH-Wert um 5,7. Dieser sogenannte Säuremantel der Haut (Marchionini und Schade) kann schwach alkalische Lösungen bis zu einem gewissen Grad neutralisieren. In gleicher Weise können auch gering konzentrierte saure Lösungen abgepuffert werden. Wird die Pufferkapazität der Haut durch wiederholte Belastung erschöpft, so kann es zur Schädigung tieferer Epidermisbereiche und dadurch zur Auslösung von entzündlichen Veränderungen kommen.

Wasserbindungsvermögen der Haut. Das Stratum corneum der Hautoberfläche besteht nicht nur aus Keratin, sondern auch aus wasser- und fettlöslichen Nichtkeratinstoffen, die beim Vorgang des Zelluntergangs im Rahmen der Verhornung freigesetzt werden. Dieser natural moisturizing factor ist für das Wasserbindungsvermögen der Hornschicht verantwortlich und schützt die Hornschicht vor Austrocknung. Werden solche für eine glatte Hautoberfläche wichtigen wasserbindenden Nichtkeratinstoffe (Aminosäuren, Zukker, Lipidbestandteile, Amadoriverbindungen) aus der Hornschicht herausgelöst, so nimmt das Wasserbindungsvermögen der Hornschicht ab, und es entwickelt sich eine rauhe, zur Schuppung neigende Hautoberfläche.
Die epidermalen Lipide spielen als Kittsubstanzen zwischen den Korneozyten der Hornschicht eine wesentliche Rolle für die Wasserbindung der Haut. Ein Mangel an epidermalen Lipiden, insbesondere an Ceramiden, führt zur Austrocknung und zu Schuppen. Dadurch wird auch die Barrierefunktion der Hornschicht beeinträchtigt, der transepidermale Wasserverlust (perspiratio insensibilis) und die Durchlässigkeit für exogene Noxen nehmen zu. Patienten mit

atopischem Ekzem weisen einen Mangel an Ceramiden auf. Die erhöhte Empfindlichkeit gegenüber chemischen Reizstoffen bei Atopikern läßt sich neben anderen biologischen Unterschieden durch eine verminderte Penetrationsbarriere erklären.

Lipidfilm der Hautoberfläche. An der Hautoberfläche findet sich ein Lipidfilm, der durch Spreitung des Hauttalgs an der Hautoberfläche und durch epidermale Lipide entsteht und je nach dem Grad des Schwitzens als eine Emulsion vom Typ Wasser-in-Öl oder Öl-in-Wasser fungiert. Dieser Lipid-Schweiß-Film besitzt auch antimikrobielle Eigenschaften. Werden durch ständig wiederholten Kontakt mit Waschmitteln, Detergenzien oder organischen Lösungsmitteln entfettende Effekte auf die Hautoberfläche ausgeübt, so entsteht ein Mißverhältnis zwischen exogener Entfettung und hauteigener kompensatorischer Rückfettung und auch dadurch eine rauhe, trockene, zur Schuppung neigende Haut mit stärkerer Entzündungsbereitschaft.

Individualfaktoren. Nicht jeder Mensch entwickelt unter den gleichen kumulativ-toxischen Einflüssen ein chronisches kumulativ-toxisches Kontaktekzem, es muß vielmehr eine individuelle Erkrankungsbereitschaft gegeben sein. Besonders gefährdet sind Menschen mit primär trockener Haut (Xerose, Sebostase). So erklärt sich die Tatsache, daß viele Patienten mit dieser Ekzemform an Ichthyosis vulgaris, Atopie, speziell atopischem Ekzem oder Xerodermie leiden.

Kumulativ-toxische Kontaktnoxen. Als Ursache ist der wiederholte Kontakt mit solchen Kontaktnoxen anzusehen, die bei wiederholter Anwendung die Abwehrleistungsfunktion der Hautoberfläche erschöpfen.

Chemische Reizstoffe. Diese sind sehr vielfältig.

Wasser. Zu häufiges Duschen oder Baden, häufiges Schwimmen, auch in stärker chloriertem Wasser, häufiges Händewaschen in kalkhaltigem hartem Wasser kann zu einer Schädigung der Hornschicht führen, vor allen Dingen bei Einwirkung von alkalischen Seifen.

Detergenzien. Seifen, Syndets oder flüssige Waschmittel entfernen den Lipidfilm und wasserlösliche Inhaltsstoffe. Gehäuftes Duschen unter Anwendung von Schaumkörpern (synthetische Detergenzien oder Seifen) kann zur Austrocknung der Haut und schließlich zu chronischen kumulativ-toxischen Ekzematid- oder Ekzemreaktionen führen.

Alkalische und saure Lösungen. Sie erschöpfen die Pufferkapazität der Hautoberfläche.

Organische Lösungsmittel. Wiederholter Kontakt mit Azeton, Alkohol, Benzin, Benzol, Tetrachlorkohlenstoff, Toluol und anderen Lösungsmitteln entfettet die Haut und führt zur Austrocknung.

Physikalische Reize. Auch wiederholte Bestrahlung mit Sonnenlicht oder UV-Strahlen kann zur Austrocknung der Haut führen. Das gleiche gilt für mechanische Noxen, wie sie durch Arbeiten mit entfettenden Stoffen (Wolle, Staub, Sand) oder durch Reiben bzw. Scheuern entstehen können.

Hauteigene Sekrete. Besonders Speichel und Wundsekret haben aufgrund ihres Gehalts an proteolytischen Enzymen einen hautirritierenden Effekt. Typisch ist das peritraumatische Ekzem um chronische Wunden, Ulcera cruris, Anus praeter oder das periorale Lippenleckekzem bei atopischen Kindern.
Nach Erschöpfung der Abwehrleistung und der protektiven Funktion der Hautoberfläche können die an sich gering konzentrierten Kontaktnoxen in lebende Epidermisschichten eindringen und dort einen chronisch-entzündlichen Vorgang auslösen, der sich klinisch je nach Intensität der chronischen Schädigung in Trockenheit der Haut mit Schuppung oder Fissuren, Pityriasis, Ekzematid (entzündliche Rötung mit Schuppung oder feinsten Hornschichteinrissen) oder chronisch-entzündlicher Ekzemreaktion mit Rötung, Schwellung, manchmal Bläschen, Krusten sowie Lichenifikation äußern kann.

Klinische Krankheitsbilder

Die klinisch-morphologische Symptomatik des chronischen kumulativ-toxischen Kontaktekzems variiert und ist abhängig von der Intensität der chronisch irritierenden Belastung und der Fähigkeit der Haut, diese zu kompensieren oder zu regenerieren.
Bei folgenden Krankheitsbildern können kumulativ-irritative Faktoren in der Pathogenese eine wichtige Rolle spielen:
- Kumulativ-toxisches Handekzem
- Juvenile plantare Dermatose
- Pityriasis simplex (capillitii, faciei, corporis)
- Exsikkationsekzematid
- Lidekzem
- Lippenleckekzem
- Reaktionen auf Kosmetika
- Reaktionen auf dermatologische Externa
- Pflasterreizungen
- Windeldermatitis

- Intertrigo
- Perianal- und Stomaekzem
- Pflanzenekzem
- Ekzem durch Wolle und Textilien
- Aerogene irritative Dermatitis

Pityriasis simplex

Dieses ist die schwächste Form einer Hautreaktion auf zu starke Belastung bzw. mangelhafte protektive Funktion. Die hier zu besprechenden Zustände sind vielfach durch zu intensive Reinigungsmaßnahmen bedingt und das Resultat eines Mißverhältnisses zwischen reinigungsbedingter Irritation der Haut und Regeneration. Daher sind in erster Linie Patienten mit Sebostase betroffen, ferner Säuglinge und Kleinkinder vor der Pubertät, bei denen die Talgdrüsen ihre volle Funktion noch nicht aufgenommen haben sowie ältere Menschen mit sebostatischer Haut an den distalen Extremitäten. Man findet diese Hautveränderungen besonders in der kalten Jahreszeit, wenn die von der Umgebungstemperatur abhängige Talgdrüsenfunktion und die Luftfeuchtigkeit abnehmen, die Reinigungsmaßnahmen aber vielfach mit gleicher Intensität wie im Sommer weitergeführt werden.

Unter Pityriasis simplex versteht man umschriebene, meist an den Extremitäten und am Kopf auftretende Herde, in denen die Haut pityriasiform schuppt, sonst aber nicht verändert ist. Dieser Zustand kann mit Juckreiz verbunden sein. Je nach der Lokalisation der Hautveränderungen können folgende Manifestationsformen unterschieden werden:

Pityriasis simplex capillitii. Hierbei handelt es sich um die trockene Kopfschuppung. Sie tritt bei Patienten mit Sebostase auf und kann bereits durch wenige Haarwäschen mit entfettenden Shampoos bedingt sein. Es resultieren mehr oder weniger umschriebene stärker schuppende Herde am Kapillitium, evtl. mit Juckreiz. Neuerdings wird neben einer anlagebedingten Störung in der Talgzusammensetzung auch eine pathogene Rolle von Pityrosporum ovale diskutiert. Differentialdiagnostisch ist bei umschriebenen Herden (Tinea amiantacea) auch an Dermatophyteninfektion (Tinea capitis) zu denken.

Pityriasis simplex faciei. Diese Veränderung kommt am häufigsten bei Säuglingen und Kleinkindern vor. Vielfach besteht Atopie oder atopisches Ekzem. Anamnestisch ergibt sich meistens, daß die Mütter zu häufig das Mund- und Wangengebiet zur Säuberung mit Seifen bzw. Syndets reinigen. Man findet an den Wangen feine kleieförmig schuppende Herde ohne wesentliche entzündliche Rötung. Bei erwachsenen

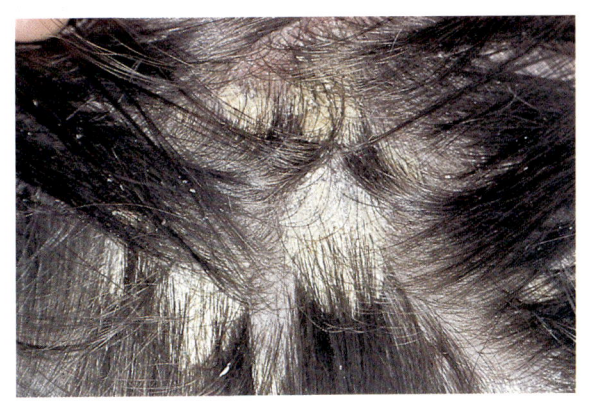

Abb. 12.4. Tinea amiantacea

Männern kann der gleiche Zustand durch gehäufte Anwendung von alkoholischen Gesichtswässern oder Seifen hervorgerufen werden.

Die feinschuppenden Herde absorbieren im Sommer die melanininduzierenden UV-Strahlen, so daß die pityriasiform schuppenden Herde gegenüber der übrigen gebräunten Haut stärker kontrastieren und sehr hell aussehen können: *Pityriasis alba faciei*.

Pityriasis simplex corporis. Auch hier handelt es sich um chronische Veränderungen, die an der Körperhaut und besonders akzentuiert an den distalen Extremitätenabschnitten vorkommen können. Man findet eine trockene Haut und pityriasiform schilfernde Herde. Führendes subjektives Symptom ist Juckreiz, dieser führt auch den Patienten zum Arzt. Viele Fälle von *Alterspruritus* sind nichts anderes als eine exogen bedingte Exsikkation der Hornschicht und Pityriasis simplex corporis. Wichtig ist die Anamnese im Hinblick auf Reinigungs- und Badegewohnheiten.

Auch hier bleiben die Herde infolge des UV-absorbierenden Effektes der Schuppen blaß (*Pseudoleukoderm*) und fallen dann dem Patienten in den Sommermonaten besonders auf. *Pityriasis alba corporis* ist meistens an den Extremitäten zu finden und bei Kindern nicht selten Zeichen einer atopischen Diathese.

Exsikkationsekzematid

Synonyme. Austrocknungsekzem, xerotisches Ekzem, Eczema hiemalis, asteatotisches Ekzem

Definition. Das Exsikkationsekzematid kann als spezielle und klinisch gering ausgeprägte Form des kumulativ-toxischen Kontaktekzems interpretiert werden. Es entwickelt sich als präekzematöser Zustand, der nicht nur durch pityriasiforme Schuppung gekennzeichnet ist, sondern bereits eine chronisch-entzündliche Note (Erythem) besitzt.

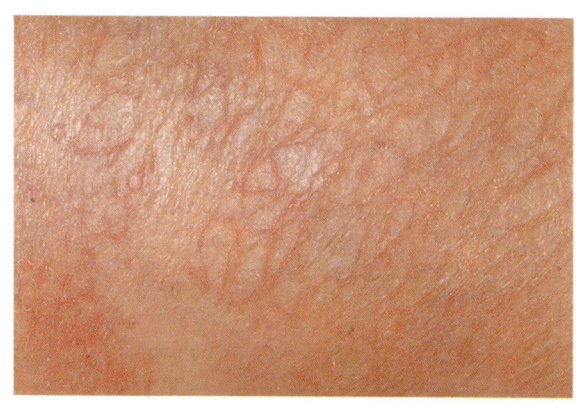

Abb. 12.5. Eczéma craquelé

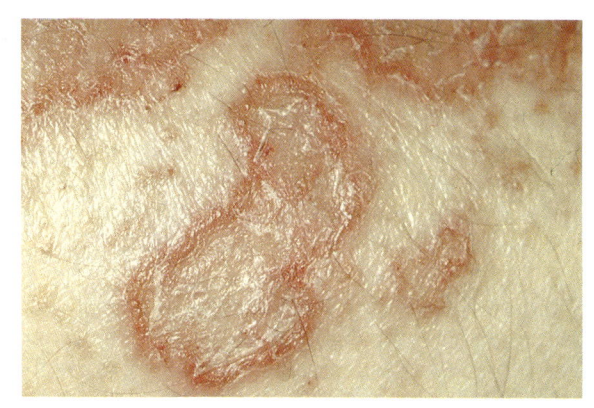

Abb. 12.6. Eczéma cannelé

Klinik. Im Gesicht oder an der übrigen Körperhaut, allerdings mit deutlicher Bevorzugung der distalen Körperanteile, findet man meist locker disseminiert mehrere 2–4 cm große Herde von rundlicher oder ovaler Konfiguration. Die Haut ist dort geringfügig entzündlich gerötet und schuppt pityriasiform oder psoriasiform. Gelegentlich entwickeln sich in einem solchen erythematosquamösen Herd tiefrote Hornschichteinrisse, die an das Krakelee von Vasen erinnern; dieses Krankheitsbild wird *eczéma craquelé* genannt. Oder es entwickelt sich in den Randbezirken kleinerer Ekzematidherde ein bis zu 1 mm breiter zirkulär verlaufender Hornschichteinriß, in dessen Bereich der Papillarkörper rot durchscheint. Diese spezielle Form des Exsikkationsekzematids wird *eczéma cannelé* (frz. canneler = auskehlen) bezeichnet.

Symptome. Das Exsikkationsekzematid tritt meistens bei Kindern, Menschen mit Sebostase, Atopie oder bei älteren Menschen in Erscheinung und ist gewöhnlich durch zu häufiges Waschen oder Baden, übermäßige Anwendung von Seifen bzw. Schaumbädern bedingt. Bevorzugt stellen sich die Hautveränderungen in der kalten Jahreszeit ein, weil dann das relative Mißverhältnis zwischen exogen-bedingter Austrocknung (Exsikkation) der Hornschicht und nachfolgender Regeneration noch stärker in Erscheinung tritt. Führendes Symptom ist mäßiger bis starker Juckreiz.

Differentialdiagnose. Bei disseminiertem Exsikkationsekzematid ist an Pityriasis rosea, pityriasiformes Seborrhoid, Parapsoriasis en plaques (Brocq), Mycosis fungoides, Psoriasis vulgaris und oberflächliche Trichophytie zu denken.

Chronisches kumulativ-toxisches Kontaktekzem

Definition. Dieses Ekzem ist charakterisiert durch eine stärkere entzündliche Note, oft mit *synchroner Polymorphie*: gleichzeitiges Auftreten von entzündlicher Rötung, Hautverdickung und Schuppung, seltener auch von Bläschen oder Krusten und sekundärer Neigung zur Lichenifikation. Die Ursache ist selten monofaktoriell, sondern eine Kombination von beruflichen und außerberuflichen Noxen. Oft besteht eine atopische Diathese. Sekundäre Kontaktsensibilisierung ist nicht selten.

Klinik. Vorwiegend in beruflich exponierten Hautbereichen, meist an Handrücken und Unterarmen, bei intensiven Waschvorgängen oder mechanischer Belastung (angewaschenes Ekzem), entwickeln sich umschriebene oder diffuse, zumeist unscharf abgegrenzte Herde. Hier ist die Haut entzündlich gerötet und leicht infiltriert und kann sekundäre Veränderungen aufweisen, entweder im Sinne einer mehr akut-exsudativen Reaktion mit Bläschen, Krusten und Schuppenkrustenbildung, häufiger aber einer mehr akut-exsudativen Reaktion mit zunehmender entzündlicher Hautverdickung im Sinne der Lichenifikation. Zumeist stehen entzündliche Rötung sowie Infiltration mit Schuppung, evtl. Rhagaden im Vordergrund des

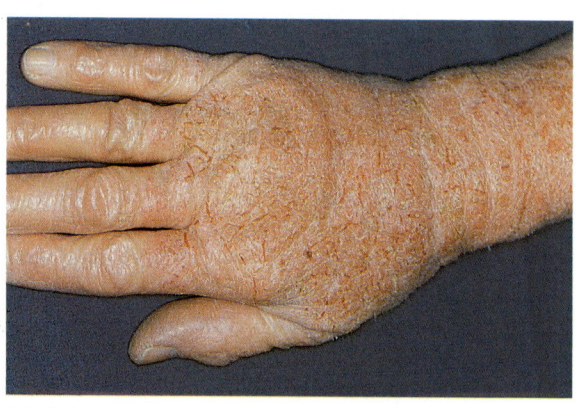

Abb. 12.7. Chronisches kumulativ-toxisches Handekzem

klinischen Bildes. Stets fehlen die für ein allergisches Kontaktekzem typischen Streuphänomene an der übrigen Haut.
Bei einem Teil der Patienten können durch berufliche Irritanzien die Hautveränderungen ausschließlich auf die Greifflächen der Finger beschränkt sein (Ätzmittel, Kleber, Pflanzen- und Fruchtsäfte).

Symptome. Juckreiz ist typisch, kann aber auch fehlen. Sekundär können sich im Fingerbereich Paronychien entwickeln, ferner Onychodystrophie im Sinne von Ekzemnägeln. Die Epikutantestung mit Kontaktallergen verläuft typischerweise negativ. Positive Reaktionen können entweder ohne Relevanz für das Handekzem sein oder den wichtigen Hinweis für eine Kombination mit einer Kontaktallergie liefern.

Ursachen. Bei Hausfrauen ist das chronische kumulativ-toxische Handekzem vielfach bedingt durch gehäuftes Reinigen, Waschen oder Baden. Auch bei Friseurlehrlingen, Krankenschwestern, Bäckern und Köchen kommt es nicht selten vor.
Bei Männern wird das beruflich bedingte Handekzem hauptsächlich bei Bauarbeitern beobachtet, die mit alkalischen Stoffen wie Mörtel, Zement etc. zu tun haben. Chronische Einwirkung von Schneideölen in der Maschinenindustrie sowie viele Chemikalien wie Phenol, Benzin, scharfe Handreiniger wie Tri kommen ebenfalls als auslösende Ursachen in Betracht.
Als Berufe mit relativ hohem Erkrankungsrisiko gelten ferner Drucker, Fischer, Fleischer, Friseure, Gärtner und Floristen, Kraftfahrzeugmechaniker, Masseure, Metallarbeiter, Reinigungsberufe, Zahntechniker und Zahnartikelfeinmechaniker.

Histopathologie. Das histologische Bild ist nicht spezifisch. Je nach der klinischen Ausprägung findet man epidermal mehr exsudativ-spongiotisch bis zu Bläschen akzentuierte Veränderungen oder akanthotische Epidermisverdickung mit Hyperparakeratose und spongiotischer Auflockerung, im Korium leichte Papillomatose mit entzündlicher, vorwiegend perivaskulärer lymphohistiozytärer Infiltration.
Auch moderne immunhistochemische Methoden lassen eine sichere Differenzierung zwischen toxisch und allergisch nicht zu.

Verlauf. Er ist chronisch, wenn die kausalen Faktoren nicht beseitigt werden können; auch die Rezidivneigung ist dann groß. Da es durch kumulative Irritation zur Schädigung der Hautoberfläche und Freilegung von Epidermislagen kommt, wird die Haftung und Einwirkung von Kontaktnoxen, die als Kontaktallergene wirken können, erleichtert. Daher sind kumulativ-toxische Ekzeme vielfach Wegbereiter chronischer allergischer Kontaktekzeme. Gerade bei Bauarbeitern hat man die Erfahrung gemacht, daß das chronische kumulativ-toxische Kontaktekzem häufig der zu Berufsunfähigkeit führenden Kontaktallergie gegenüber Dichromat vorangeht. Eingetretene Kontaktallergisierung äußert sich klinisch meist in Akuitätssteigerung mit stärkerer Exsudation (Bläschen, Nässen, Krusten), akuten Schüben oder in typischen krankheitsfernen Streuphänomenen.

Diagnose. Wichtig ist die anamnestische Erfassung von Hauttyp, Reinigungsgewohnheiten, Häufigkeit und Art von Badeprozeduren, Verwendung von entfettenden Badezusätzen, ferner die Berufs- und Freizeitanamnese. Wichtig ist die Abklärung der individuellen Ekzembereitschaft (Atopie, Ichthyosis vulgaris, Sebostase, Alterssebostase).

Alkalineutralisation und Alkaliresistenz. Zur Feststellung eines geschädigten oder verminderten Puffervermögens der Hautoberfläche wurde von Burckhardt die Prüfung der Alkalineutralisation und der Alkaliresistenz eingeführt. Beide Tests sind allerdings nicht allgemein akzeptiert. Es ist nicht möglich, mit deren Hilfe eine differentialdiagnostische Aussage über den Typ eines Handekzems hinsichtlich allergisch bzw. kumulativ-toxisch zu machen. Auch in bezug auf die Abschätzung des Ekzemrisikos bei Berufsanfängern haben diese Tests enttäuscht, da die erfaßte Alkaliempfindlichkeit nicht für alle Irritanzien repräsentativ sein kann.

Epikutantestung. Neben anamnestischen und klinischen Parametern kommt für die Diagnosestellung einer sorgfältigen Epikutantestung die größte Bedeutung zu. Auch bei klinisch typischen chronischen kumulativ-toxischen Handekzemen sollte auf Epikutantestung mit in Betracht kommenden Kontaktallergenen aus Beruf, Haushalt und Hobby nicht verzichtet werden, um sicher zu sein, daß sich nicht bereits sekundär eine Kontaktallergie aufgepfropft hat. Bei raschem Rezidiv mit Juckreiz und Bläschen (Stunden bis wenige Tage) nach mehrwöchiger (2–3 Wochen) Arbeitspause spielt wahrscheinlich doch ein Berufsallergen eine wichtige Rolle, das bisher übersehen worden ist (missed allergen). Beim kumulativ-toxischen Ekzem treten die Krankheitserscheinungen in der Regel erst nach mehreren Tagen oder wenigen Wochen wieder auf, wenn im Jahresurlaub Abheilung erfolgt war. Sind ähnliche Erkrankungen in dem betreffenden Arbeitsmilieu relativ häufig, so ist dies ein weiterer Faktor für die Zuordnung als toxisch. Nur selten handelt es sich dabei um Epidemien durch ein neues Kontaktallergen.

Differentialdiagnose. In erster Linie ist an chronisch-allergische Kontaktekzeme zu denken, die sich auch sekundär nach Kontakt mit Medikamenten, Kosmetika oder Berufsstoffen entwickeln können, aber auch an Psoriasis oder Dermatophytose (Tinea).
Besondere Beachtung verdient das atopische Handekzem. Typisch ist das rezidivierende Auftreten von dyshidrisiformen Bläschen an den Fingerseitenflächen mit gelegentlichem Übergang auf die Handinnenflächen. Feuchtarbeit und Kontakt mit Irritanzien aggravieren die Symptomatik. Ein Unterlassen der Tätigkeit führt jedoch nicht immer zur vollständigen Abheilung. Nicht selten liegt zusätzlich eine Nickelsensibilisierung vor. Gerade in solchen Fällen ist eine sichere diagnostische Zuordnung des Handekzems oft nicht möglich; es liegen Kombinationen (Hybride) vor zwischen Atopie, Kontaktallergie und kumulativ-toxischen Einflüssen. Die Gewichtung der Einzelkomponenten mag im Einzelfall sehr unterschiedlich sein. Auf jeden Fall muß bei einem Handekzem neben sorgfältiger Atopieanamnese und Inspektion des Integumentes bezüglich des Vorliegens von klinischen Atopiezeichen auch eine adäquate Labordiagnostik eingesetzt werden (Pricktest mit Standardallergenen, IgE-Bestimmung, Suchtests für inhalative Atopie).

Therapie. Reduzierung von Feuchtarbeit und chronisch einwirkenden kumulativ-irritierenden Kontaktnoxen. Kurzfristig örtliche Glukokortikoidanwendung in Creme oder Salben. Wichtig ist konsequente Hauttherapie, die Anwendung von rückfettenden Seifen (Olatum, Neutrogena) und Nachfetten der Haut mit Emulsionen (seba-med-Lotion, Satina-Milch oder -Creme, Abitima, Neutrogena, Linola, Physiane). Besondere Bedeutung haben in diesem Zusammenhang harnstoffhaltige Externa, da sie die Wasserbindung der Hornschicht erhöhen (Basodexan, Nubral, Xeroderm, 5% Urea in Cold Cream Roche-Posay) oder ähnliche Rezepturen. Wegen des geringeren Sensibilisierungsrisikos sind daher Plastikhandschuhe den Gummihandschuhen vorzuziehen. Der Nutzen von Hautschutzsalben wird kontrovers diskutiert. In Risikoberufen, insbesondere in der Metallverarbeitung, muß unter Beachtung der besonderen Verhältnisse im Betrieb ein Hautschutzplan nach dem Dreipunkteprogramm: Hautschutz, schonende Reinigung, Hautpflege erstellt werden. Für den Haushalt und verschiedene Naßberufe können Produkte mit relativ breitem Spektrum, v.a. gegen Detergenzien empfohlen werden (Aqua non Hermal, Preval Lipogel, Sansibal, Silicoderm F, Taktosan). Zur Behandlung kontraindiziert sind Puder, Schüttelmixturen, Trockenpasten oder alkoholische Lösungen.

Sonderformen

Als Sonderformen der nichtallergischen akuten toxischen Kontaktdermatitis können die Windeldermatitis (Dermatitis ammoniacalis) und die akute Intertrigo, als Sonderformen des nichtallergischen chronischen kumulativ-toxischen Kontaktekzems das intertriginöse Ekzem sowie auch Fälle von hyperkeratotisch-rhagadiformen Handekzem gelten.

Intertrigo

Definition. Diese entwickelt sich besonders bei adipösen, leicht schwitzenden Menschen, aber auch bei Säuglingen in intertriginösen Haurträumen.

Pathogenese. Als intertriginöse Räume bezeichnet man jene Bereiche, wo sich Hautflächen normalerweise gegenseitig berühren: Retroaurikulärraum, Halsfalten, Achselhöhlen, submammärer Raum, Nabel, Bauchfalten, Genitokruralfalten, Rima ani, Präputialraum, Interdigitalräume der Finger und Zehen. Intertriginöse Räume sind biologisch dadurch charakterisiert, daß hier die Schweißabdunstung vermindert und der Säuremantel der Haut gestört ist: alkalischer pH-Wert an der Hautoberfläche. Leicht kommt es durch Sekretstauung, besonders bei mangelnder Hygiene, zu Mazeration sowie entzündlicher Reaktion der Haut und auch zu bakterieller oder mykotischer Sekundärinfektion.

Klinik. In solchen Hautfalten kann es bei Säuglingen und Kleinkindern, v.a. aber bei korpulenten, leicht schwitzenden Menschen infolge mechanischer Belastung (Reiben) bzw. nach starker körperlicher Anstrengung zu einem akuten Krankheitsbild kommen, das sich auf die Anlageflächen der Haut beschränkt und morphologisch durch akute entzündliche Rötung, Mazeration, im Verlauf durch Erosion und brennendes seröses Exsudat gekennzeichnet ist und somit wesensmäßig als akute toxische Kontaktdermatitis anzusehen ist.

Symptome. Symptome sind akutes Wärmegefühl mit Juckreiz oder brennenden Schmerzen. Die akute Intertrigo im Perianalbereich wird Wolf genannt; sie kann in akuten Phasen das Gehen stark behindern.

Verlauf. Bei rechtzeitiger Behandlung Abheilung, sonst mögliche Entwicklung eines chronischen intertriginösen Ekzems, ferner Gefahr von Sekundärinfektion durch Bakterien oder Pilze, besonders durch *Candida albicans*.

Therapie (s. S. 432).

Intertriginöses Ekzem

Definition. Dieses entwickelt sich auf dem Boden einer Intertrigo oder primär chronisch. Bei Fortbestehen der kausalen Faktoren wie Schweißretention, Wärme, Reibung, mangelhafte Reinlichkeit oder begünstigender Faktoren wie Adipositas oder Diabetes mellitus, kann sich auf dem Boden einer akuten Intertrigo ein chronisch-entzündlicher Zustand entwickeln. Dieses chronische intertriginöse Ekzem ist pathogenetisch als kumulativ-toxisches Ekzem zu interpretieren.

Klinik. Es ist gekennzeichnet durch eine zumeist symmetrische chronische entzündliche Rötung in intertriginösen Bereichen, die sich zur gesunden Haut meist scharf abgesetzt, ferner durch Nässen der erodierten Hautflächen sowie starken Juckreiz. In Umschlagfalten kann es zu Rhagaden kommen.
Es bestehen besonders gute Voraussetzungen für Sekundärinfektionen durch Bakterien oder *Candida albicans* sowie für Kontaktsensibilisierung. Letztere wird vorwiegend durch örtlich angewandte Arzneimittel (Desinfektionsmittel, Antibiotika, Inhaltsstoffe von Cremes oder Salben) ausgelöst und damit häufig zum Wegbereiter einer akuten allergischen Kontaktdermatitis oder eines chronischen allergischen Kontaktekzems, das dann auch zu Streuphänomenen in anderen Hautbereiche neigt.

Differentialdiagnose. An intertriginöse Psoriasis vulgaris, intertriginöses seborrhoisches Ekzem, intertriginöse Kandidose, Pemphigus vulgaris und an Morbus Hailey-Hailey ist zu denken.

Therapie. Trockenbehandlung [Lotio zinci evtl. mit Zusatz von Clioquinol (Vioform 0,5%)]. Bei erosiven Hautveränderungen sind Pinselungen mit wäßrigen Farbstofflösungen (Brillantgrün 0,5%, Pyoktanin 0,5%) bewährt, ferner zu Behandlungsbeginn auch Anwendung von Glukokortikoiden als Schüttelmixtur (Volon A), Lotion, Milch oder Creme. Fettende Salben sind wegen Behinderung der Abdunstung und Förderung von Sekundärinfektionen kontraindiziert. Wichtig ist die Beseitigung der intertriginösen Verhältnisse durch Einlegen von Leinenstreifen mit Auspolsterung oder etwa Hochbinden der Brüste; auch adstringierende Puder sind zu empfehlen. Häufiges Duschen oder Baden unter Verwendung nichtalkalisierender Waschmittel (Dermowas, Eubos, Praecutan, Satina, seba med) oder solche mit desinfizierenden Zusätzen (Betaisodona Flüssigseife) wird empfohlen.

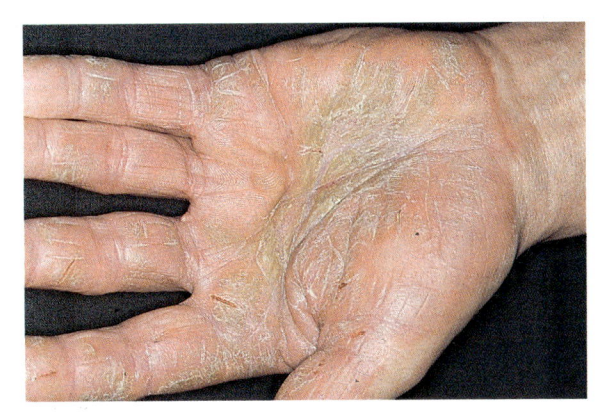

Abb. 12.8. Hyperkeratotisch-rhagadiformes Handekzem

Hyperkeratotisch-rhagadiformes Hand- und Fußekzem

Synonyme. Tylotisches Hand- und Fußekzem, Schwielenekzem

Definition. Es handelt sich um eine trockene Ekzemform mit sehr chronischem Verlauf und Prädilektion der schwielig-keratotischen, gering entzündlichen Herde an Palmae und Plantae.

Ätiopathogenese. Ursächlich ist das hyperkeratotisch-rhagadiforme Ekzem vielfach nicht aufzuklären. Für eine Kontaktallergie kann im Epikutantest nur selten ein Hinweis gefunden werden. Wir sind der Ansicht, daß es sich bei dieser entzündlich-hyperkeratotischen Reaktionsform der Haut zumindest in einem Teil der Fälle um ungewöhnliche regenerative Phänomene auf dem Boden dyshidrosiformer Bläscheneruptionen bei besonderer individueller Disposition (z.B. Atopie) handelt. Aus der Berufsanamnese ergibt sich gewöhnlich kein kausaler Zusammenhang.

Klinik. Führendes klinisches Symptom sind wenige, meist scharf begrenzte, gering entzündlich gerötete Herde mit verdickter schwielenartig-gelblicher Hornschicht und teilweise tiefen Rhagaden infolge mechanischer Belastung. Bei wiederholter subtiler Inspektion im Krankheitsverlauf sieht man oft in den Randzonen der Krankheitsherde kleine dyshidrosiforme Bläschen. Nicht immer sind Palmae und Plantae gleichzeitig betroffen.

Verlauf. Hochchronisch mit großer Rückfallneigung.

Differentialdiagnose. Vor allen Dingen sind Psoriasis vulgaris, squamös-hyperkeratotische Tinea manuum et pedum, hyperkeratotischer Lichen ruber planus sowie selten Lupus erythematodes chronicus auszuschließen. An Dyshidrose als Ursache ist zu denken.

Wichtig sind die genaue Untersuchung und Verlaufsbeobachtung des Patienten, zumal auch die histologische Untersuchung nicht sicher zur Diagnose führen muß. Ausschluß einer Kontaktallergie.

Therapie
Innerlich. Ein Versuch mit Acitretin (Neotigason) in relativ niedriger Tagesdosierung (10–20 mg) sollte in schweren Fällen unternommen werden. Auch niedrig dosierte systemische Glukokortikoidtherapie kommt in Betracht.
Äußerlich. Sehr schwierig. Wichtig ist die Motivierung des Patienten zu intensiver Behandlung. Starke mechanische Hautbelastung sollte vermieden werden. Bewährt haben sich Fettsalben mit Zusatz von hochwirksamen Glukokortikoiden (z. B. Dermoxin, Amciderm, Ultralan) unter Plastikfolienokklusivverband für 12 h, im Wechsel mit antipsoriatischer Therapie [Cignolin in steigenden Konzentrationen (0,1–2,0%) in Salizyl-(5%-)Vaselin oder Salizyl-(5%-)Zinkpaste]. Auch salizylsäurehaltige Kombinationssalben (Rp. Acid. salicylic. 10,0–(20,0), Ungt. diachylon 40,0, Betnesol-Salbe ad 100,0) oder Handelspräparate (z. B. Diprosalic, Locasalen, Psoradexan) kommen in Betracht.
Röntgenweichstrahlentherapie (3mal 1 Gy im Abstand von 8–10 Tagen) hat sich bei manchen Patienten bewährt; sie kann auch nach mehrmonatigem Abstand einmal wiederholt werden.

Akute allergische Kontaktdermatitis und chronisches allergisches Kontaktekzem

Synonyme. Akutes allergisches Kontaktekzem, chronisch-allergische Kontaktdermatitis

Definition. Akute allergische Kontaktdermatitis und chronisches allergisches Kontaktekzem sind die Extreme möglicher Verlaufsformen in ihrer Akuität sehr variabler und daher auch von der klinischen Morphologie her recht unterschiedlicher Hautmanifestationen einer Kontaktallergie mit entzündlicher Reaktion in Epidermis und Dermis. Akuter allergischer Kontaktdermatitis und chronischem allergischem Kontaktekzem liegt eine zellvermittelte Allergie vom Spättyp (Typ-IV-Reaktion nach Coombs und Gell) mit einer speziellen Beteiligung der Epidermis (Allergie vom Ekzemtyp) zugrunde. Der Patient ist durch früheren Kontakt mit der auslösenden Substanz (Kontaktallergen) sensibilisiert, d.h. überempfindlich. Bei erneutem Kontakt mit dem Allergen kommt es zu einer akuten, subakuten oder chronisch-entzündlichen Kontaktreaktion. Die akute allergische Kontaktreaktion wird von uns als Kontaktdermatitis, die chronische als Kontaktekzem bezeichnet.

Vorkommen. In einer Hautklinik machen akute allergische Kontaktdermatitis und chronisches allergisches Kontaktekzem etwa 5–15% aller Dermatosen aus. Die Prävalenz von Kontaktdermatitis und Kontaktekzem in der Bevölkerung ist hoch (2–9%) und in industrialisierten Staaten offensichtlich höher als in Agrarländern. Bei chronischem Verlauf, nicht zuletzt auch bei Berufsekzemen, liegen in vielen Fällen Kombinationen von allergischem und kumulativ-toxischem Kontaktekzem vor, wobei für die Auslösung kumulativ-toxischer Reaktionen häufig eine atopische Veranlagung von Bedeutung ist. Obwohl besonders Handekzeme bei Frauen häufiger sind, besteht keine grundsätzliche geschlechtsspezifische Disposition.

Ätiopathogenese. Akute allergische Kontaktdermatitis und chronisches allergisches Kontaktekzem können sich nur entwickeln, wenn die Haut durch vorherigen Kontakt mit dem betreffenden Kontaktallergen (Ekzematogen) sensibilisiert, d.h. überempfindlich wurde.

Folgende Faktoren spielen in der Pathogenese allergischer Kontaktreaktionen eine wichtige Rolle

Sensibilisierbarkeit. Nur bestimmte Personen erwerben unter ansonsten gleichartigen Expositionsbedingungen (z. B. Tätigkeit als Hausfrau, Maurer) eine Kontaktallergie, d.h. die Sensibilisierbarkeit oder Bereitschaft zur Kontaktallergie stellt einen wesentlichen Faktor dar. Eine bestimmte genetische Determination scheint den Menschen offenbar empfindlicher für den Erwerb einer Kontaktallergie zu machen; eindeutige Bezüge zu HLA-Typen sind allerdings nur ansatzweise bekannt. Psoriasis geht demgegenüber mit einer verminderten Bereitschaft zur Kontaktsensibilisierung einher. Für die Entwicklung eines chronisch-allergischen Kontaktekzems können neben der genetischen Disposition auch Stoffwechselstörungen wie Diabetes mellitus oder Hyperthyreose, nervale Störungen (Paresen, Paralysen), Störungen des vegetativen Nervensystems mit Änderungen der Hautblutgefäßreaktion (Akrozyanose, Cutis marmorata) und die Hautirritabilität eine Rolle spielen.

Örtliche Faktoren. Akute allergische Kontaktdermatitis und chronisch-allergisches Kontaktekzem entstehen durch Kontakt der Haut mit Umweltstoffen (Kontaktallergenen). Die Sensibilisierung wird eingeleitet durch das Eindringen von zumeist niedermolekularen Substanzen in die Epidermis. Penetration und Sensibilisierung werden begünstigt durch intensiven Kontakt (z. B. Nickelkontaktallergie durch Ohrringe) und insbesondere krankhafte Zustände der Haut, die zu einer Störung der physiologischen Funktion führen. Folgende, teilweise überlappende Faktoren können für die Kontaktsensibilisierung gegenüber einer Substanz von Bedeutung sein:

- *Störung des physiologischen Puffervermögens der Hautoberfläche,* z. B. Alkalischäden an den Händen durch häufigen Umgang mit Seifen, Zement oder Kalk.
- *Störung der physiologischen Kohärenz der Hornschicht,* z. B. Dyshidrose, Tinea manuum et pedum mit Bläschen oder Erosionen, weiterhin Austrocknung der Haut durch häufige Reinigungsmaßnahmen.
- *Mazeration der Haut,* z. B. Intertrigo, interdigitale Tinea pedum, chronische Otitis mit Sekretion, Mazeration in der Umgebung von Fisteln, Ulzera oder künstlichen Ausgängen.
- *Chronisches kumulativ-toxisches Kontaktekzem,* insbesondere bei Menschen bestimmter Berufsgruppen, wie bei Bauarbeitern oder Friseurinnen; nicht selten „Vorreiter" eines chronisch-allergischen Kontaktekzems.
- *Vorbestehendes chronisch-allergisches Kontaktekzem* durch ein oder mehrere andere Kontaktallergene.

Kontaktsensibilisierung. Der Vorgang der Kontaktsensibilisierung beginnt mit der Aufnahme des Kontaktallergens durch die Haut und endet mit der Proliferation allergenspezifischer T-Lymphozyten in den Lymphknoten und deren Abgabe in den Blutkreislauf, über den sie zurück in die Haut gelangen. Man kann unterscheiden zwischen einer zur Sensibilisierung führenden Primärreaktion oder *Induktionsphase* (*afferenter* Schenkel der Immunreaktion) und der zur allergischen Hautreaktion (akute allergische Kontaktdermatitis, chronisches allergisches Kontaktekzem) führenden Sekundärreaktion oder *Auslösungsphase* (*efferenter* Schenkel der Immunreaktion).

Induktionsphase. Zu allergischen Reaktionen vom Spättyp (Ekzemtyp) führende Kontaktallergene sind nicht selten Ionen (z. B. Nickel, Kobalt, Dichromat) oder chemisch wohldefinierte Verbindungen mit relativ niedrigem Molekulargewicht. Die Sensibilisierungspotenz von Kontaktallergenen ist sehr unterschiedlich; sie hängt nicht zuletzt von der Konzentration des jeweiligen Kontaktallergens und der Einwirkungsdauer auf der Haut ab. Die chemische Struktur eines Kontaktallergens läßt keine sicheren Rückschlüsse auf dessen Sensibilisierungspotenz zu. Starke Sensibilisatoren, mit denen bei fast allen Menschen eine Kontaktallergie vom Spättyp ausgelöst werden kann, sind bestimmte substituierte Benzolverbindungen wie das 2,4-Dinitrochlorbenzol (DNCB), das auch in der experimentellen Kontaktallergieforschung benutzt wird. Bereits durch einmaligen Hautkontakt kann der Mensch nach 5–7 Tagen sensibilisiert sein. Auch Pikrylchlorid und zahlreiche Pflanzenallergene (z. B. Primin aus *Primula obconica*), gewisse Dalbergione aus Palisanderarten, Desoxyapachol aus Teakholz oder Thioglykolatverbindungen sind starke Kontaktallergene. Eine eher schwache Sensibilisierung beim Menschen entsteht durch Nickel- oder Dichromationen. Dennoch gehören Nickel- und Dichromationen klinisch zu den häufigsten Kontaktallergenen; die grundsätzlich niedrige Sensibilisierungspotenz wird durch den häufig intensiven Hautkontakt und durch die weite Verbreitung dieser Ionen aufgewogen. Manche Verbindungen induzieren erst nach langjährigem Umgang allergische Kontaktekzeme, so das Chromatekzem der Hände bei Maurern.

In die Epidermis gelangende, niedermolekulare Kontaktallergene sind wahrscheinlich keine Vollantigene, sondern *Haptene,* d.h. inkomplette Antigene, die erst durch die Bindung an Proteine (epidermale Proteine, dermale Proteine, Serumproteine?) zu Vollantigenen werden. Der erste Schritt ist die Aufnahme des Kontaktallergens durch epidermale antigenpräsentierende Zellen, die *Langerhans-Zellen*. Diese dendritischen Zellen aus der Makrophagenreihe repräsentieren 3–5% der epidermalen Zellpopulation. Mit ihren Dendriten bilden sie ein intraepidermales Netzwerk und sind in der Lage, Krankheitserreger (Pilze, Bakterien, Viren) oder chemische Substanzen zu erkennen, aufzunehmen und zu „bearbeiten". Ultrastrukturell zeigen sie charakteristische Organellen, die Birbeck- oder Langerhans-Zellgranula. Langerhans-Zellen finden sich nicht nur in der Epidermis, sondern auch in der Dermis und in Lymphknoten. An der Oberfläche der Langerhans-Zelle wird das Antigen zusammen mit den Strukturen des major histocompatibility complex (MHC) der Klasse II (HLA-DR) T-Lymphozyten präsentiert. Ob diese Interaktion in der Haut oder erst nach Eintritt der Langerhans-Zelle in das Lymphsystem im peripheren Lymphknoten stattfindet, ist nicht sicher bekannt. Die Aktivierung der T-Lymphozyten benötigt als 2. Signal Interleukin-1 (IL-1), das sowohl von Langerhans-Zellen als auch von Keratinozyten sezerniert wird. Die Proliferation antigenspezifischer T-Lymphozyten findet in der parakortikalen Zone der regionalen Lymphknoten statt. Es entwickeln sich antigenspezifische Gedächtnis-T-Zellklone, memory cells, die bei erneutem Kontakt mit dem Allergen dieses über ihren für das jeweilige Antigen spezifischen Rezeptor erkennen und dann mit ihm als Effektorzellen reagieren. Neben der Proliferation von Effektor-T-Zellen kommt es auch zur Bildung von Suppressor-T-Zellen, die resultierende Reaktionslage stellt ein Gleichgewicht zwischen fördernden und hemmenden Effekten dar. Aus dem Lymphknoten gelangen über den Ductus thoracicus und den Blutweg die allergenspezifischen Effektorzellen in die Haut, wo sie den Effektorschenkel der örtlichen Immunüberwachung repräsentieren. Hiermit ist die Induktions- oder Sensibilisierungsphase abgeschlossen; sie benötigt mindestens 5–7 Tage. Eine einmal eingetretene Sensibilisierung gegenüber einem Kontaktallergen bleibt langfristig (Jahre, Jahrzehnte, lebenslang) bestehen.

Auslösungsphase. Wenn die Sensibilisierung eingetreten ist, genügen geringste Mengen des betreffenden Kontaktallergens an der Haut zur Auslösung einer allergischen Kontaktreaktion. Diese Reaktion tritt nicht sofort nach Kontakt, sondern verzögert, im allgemeinen frühestens nach 4–8 h, gewöhnlich nach 24–48 h, gelegentlich auch noch später auf. Sie wird daher als Reaktion vom Spättyp (Ekzemtyp) bezeichnet. Für unterschiedliche Reaktionszeiten sind Eigenschaften des Kontaktallergens, der Sensibilisierungsgrad und die Art des Kontaktes (z.B. verzögerte Allergenpenetration an Handtellern und Fußsohlen) von Bedeutung.
Nach der Klassifikation von Coombs und Gell stellt diese allergische Reaktion eine Typ-IV-Reaktion dar. Die Sensibilisierung kann nicht durch Serum, wohl aber durch sensibilisierte T-Lymphozyten übertragen werden, wie die klassischen Versuche von Landsteiner gezeigt haben. Die allergenspezifischen Helfer-T-Zellen erkennen das Kontaktallergen mit ihren Rezeptoren. Hierdurch kommt es zur Zellaktivierung mit Freisetzung von verschiedenen Zytokinen (IL-2, IL-4, IL-6, IL-8, Interferone etc.). Dabei setzen offensichtlich nicht alle T-Zellen dieselben Zytokine frei, vielmehr ist das Sekretionsmuster von der Art der aktivierten Subpopulation abhängig. Zytokine haben keine spezifische Zielzelle, sie sind pluripotent und wirken auf verschiedene Zellpopulationen. Hierdurch kommt es zur Ansammlung von Entzündungszellen am Orte des Kontaktes mit dem Allergen; klinisch zeigt sich Kontaktdermatitis oder Kontaktekzem.
Sehr wahrscheinlich werden während der Induktionsphase nicht nur T-Zellen, sondern auch B-Zellen stimuliert und von diesen humorale Antikörper gebildet. Die Bedeutung dieser Antikörper für die Kontaktallergie vom Ekzemtyp ist allerdings noch nicht klar. Offensichtlich werden während akuter Krankheitsschübe manchmal Immunkomplexe gebildet.

Allergische Kontaktdermatitis und allergisches Kontaktekzem neigen zu Streureaktionen:

Ekzemstreuung. Fern von den anfänglich durch unmittelbaren Kontakt betroffenen Hautstellen treten häufig zunächst follikulär gebundene Papulovesikel auf, im Verlauf können sich konfluierende ekzematische Veränderungen entwickeln. Diese Streuherde werden damit erklärt, daß vom Ort der Kontaktreaktion entweder das Kontaktallergen oder von den T-Lymphozyten gebildete Lymphokine hämatogen an andere Körperstellen gelangen. Kommt es bei einem sensibilisierten Menschen zu einer systemischen Allergenzufuhr (Arzneimittel, Nahrungsmittel), so können disseminiert symmetrische, teilweise großflächige Reaktionen als *hämatogene allergische Kontaktdermatitis* auftreten.

Resistenz und Immuntoleranz. *Resistenz* gegen die Entwicklung einer Kontaktallergie ist nur denkbar, wenn das T-lymphozytäre Immunsystem funktionsunfähig oder funktionsgestört ist. Bei Patienten mit atopischem Ekzem und vielleicht auch Psoriasis vulgaris ist die Kontaktsensibilisierbarkeit in experimentellen Untersuchungen vermindert. Ob dies auch von praktischer Bedeutung ist, d.h. Kontaktallergie bei diesen Patienten seltener auftritt, kann nicht sicher gesagt werden.
Immuntoleranz ist gegeben, wenn die Auseinandersetzung des Immunsystems mit dem Kontaktallergen aktiv zu einer Abschwächung oder Hemmung der kontaktallergischen entzündlichen Hautreaktion führt. Immuntoleranz läßt sich beispielsweise auslösen, wenn man einem Organismus vor der Sensibilisierung das Kontaktallergen parenteral oder enteral zuführt. Bereits etablierte Reaktionen sind allerdings wenig zu beeinflussen. Das Phänomen der Immuntoleranz legt Ansätze zur Prophylaxe und möglicherweise auch Behandlung bereits etablierter Kontaktallergien nahe.
Als *Abhärtungseffekt* (hardening) bezeichnet man die Tatsache, daß manche Patienten mit chronischen kontaktallergischen Handekzemen, insbesondere Berufsekzemen, trotz fortlaufend weiterem Kontakt mit dem auslösenden Kontaktallergen nach einigen Wochen bis Monaten eine wesentliche Besserung bemerken und daher weiter ihre berufliche Tätigkeit ausüben können. Es ist dies ein wenig verläßlicher, vermutlich unspezifischer Effekt. Im Epikutantest zeigt sich üblicherweise keine Änderung, die kontaktallergischen Reaktionen sind weiterhin positiv.

Kontaktallergene. Die Anzahl bedeutsamer Kontaktallergene ist außerordentlich groß und nimmt laufend zu. Kontaktallergene haben zumeist ein Molekulargewicht < 1000. Hochmolekulare Substanzen wie Pro-

Tabelle 12.2. Körperregionen und häufige Kontaktallergene

Lokalisation der Hautreaktion	Kontaktallergene[a]	Lokalisation der Hautreaktion	Kontaktallergene[a]
Behaarter Kopf	Haarpflegemittel und -kosmetika, Haarspangen	Genitale	Toilettenartikel, Kondom (Gummihilfsstoffe, Latex, spermizide Substanzen), antikonzeptionelle äußere Mittel, Pessar, Desinfektionsmittel
Stirn	Hutband, Haarnetze, Schutzmasken, aerogen übertragene Pflanzenteile		
Augenlider	Kosmetika, Ophthalmika, Kontaktlinsenpflegemittel, aerogen übertragene Pflanzenteile, Nagellack	Arme	Schmuck, Kosmetika, Kleidung
		Hände	Berufsstoffe, Handschuhe (Gummihilfsstoffe, Latex, Chromat, Farbstoffe), Hautschutzmittel, Kosmetika, Toilettenartikel, Schmuck
Ohren	Schmuck, Otologika, Brillengestelle		
Mundschleimhaut	Nutritiva, Mund- und Zahnpflegemittel, Prothesen, Zahnfüllmaterialien, Kaugummi	Beine	Toilettenartikel, Kosmetika, Strümpfe (Farbstoffe, Gummi), andere Kleidung
Gesicht	Kosmetika, Toilettenartikel, Sonnenschutzmittel, aerogen übertragene Pflanzenteile, Schutzmasken	Unterschenkel bei Ulcus cruris	örtliche Therapeutika: Duftstoffe, Wollwachsalkohole, Neomycin, Benzocain, Konservierungsstoffe, Phytoallergene
Hals	Schmuck, Kosmetika, Kleidungsstücke (Halstücher, Woll- und Pelzkragen)	Füße	Schuhmaterialien (Chromat, Gummi, Klebstoffe), Antiperspiranzien, Antimykotika, Strumpffarben
Achselhöhlen	Kosmetika, Toilettenartikel, Kleidung		
Stamm	Kleidung, Metallschließen, Kosmetika	Perianalregion	Toilettenartikel, Desinfektionsmittel, Hämorrhoidenmittel

[a] Bei jeder Lokalisation ist an örtliche Therapeutika und selbstverordnete Präparate zu denken.
Die häufigsten Allergengruppen für alle Lokalisationen sind Duftstoffe, Salbengrundlagen und Konservierungsstoffe, für die Hände auch Berufsstoffe.

teine sind nur gelegentlich Kontaktallergene, so beispielsweise bei der Proteinkontaktdermatitis an den Händen von Küchenarbeitskräften.

Kontaktallergene mit hohem Sensibilisierungsvermögen, wie z. B. parasubstituierte Benzolverbindungen (z. B. Dinitrochlorbenzol, p-Phenylendiamin, manche Sulfonamide), Pflanzenallergene [z. B. Primula obconica, giftiger Efeu (Rhus toxicodendron)], ätherische Öle, Perubalsam oder manche Antibiotika (z. B. Neomycin) lösen häufiger primär eine akute allergische Kontaktdermatitis aus.

Kontaktallergene mit geringerem Sensibilisierungsvermögen wie Metallionen (Nickel, Kobalt, Dichromat) oder bestimmte Gummihilfsstoffe (z. B. Thiurame) führen eher primär zu einem chronisch-allergischen Kontaktekzem. Beispiele sind das Nickelekzem durch Modeschmuck, Strumpfhalter, BH-Schließen oder Jeansknöpfe, das Chromatekzem der Maurer oder das Gummiekzem der Hausfrauen.

Anamnese. Bei akuter allergischer Kontaktdermatitis ist das vermutliche Kontaktallergen oft durch eine sorgfältige Anamnese leicht zu identifizieren. Der Patient gibt an, daß der akut erkrankte Hautbereich beispielsweise mit Externa behandelt wurde oder mit bestimmten Substanzen oder Gegenständen Kontakt hatte. Hutbanddermatitis oder Heftpflasterdermatitis bleiben meist streng auf die Kontaktstelle begrenzt. Die akute allergische Kontaktdermatitis durch Inhaltsstoffe äußerlicher Therapeutika (z. B. Sulfonamide, Antibiotika, Lokalanästhetika) ist ebenfalls am Applikationsort lokalisiert, neigt aber zu unscharfer Begrenzung und örtlicher sowie allgemeiner Streuung. Die Kontaktdermatitis durch volatile Kontaktallergene, die als Gas, Dunst (Dunstallergene) oder Staub auf die Haut gelangen können, ist ebenso wie die sonneninduzierte photoallergische Kontaktdermatitis an unbedeckten Hautbereichen von Gesicht, Nacken, Handrücken und Unterarmen, eventuell auch an den Unterschenkeln, lokalisiert; mögliche Auslöser sind Pflanzeninhaltsstoffe, Duftstoffe, Formaldehyd oder Epoxidharze.

Im Gegensatz dazu wird das Kontaktallergen von Patienten mit chronisch-allergischen Kontaktekzemen, die vorwiegend an Handrücken, Gesicht, Hals, Gelenkbeugen oder Skrotum, weniger häufig an Kopf, Rückenhaut, Palmae oder Plantae vorkommen, gewöhnlich nicht erkannt. Hier gilt es, durch besonders sorgfältige Anamnese die in Betracht kommenden Kontaktallergene aufzuspüren bzw. einzugrenzen. Neben der Lokalisation der Veränderungen sind vor allem Beruf, Hobbies und besondere Lebensgewohn-

heiten neben alltäglichen Umgebungskontakten des Patienten zu analysieren.
Durch sorgfältige Anamnese unter besonderer Berücksichtigung der Lokalisation der Hauterscheinungen gelingt es zumeist, vermutete Kontaktallergene dem beruflichen Bereich, Kontakten des täglichen Lebens (z. B. Schmuck, Kleidung, Kosmetika, Hobbies) oder äußerlichen Behandlungsmaßnahmen zuzuordnen. Die im folgenden genannten Kontaktallergene sind häufig Ursache von Hautreaktionen. Die endgültige Identifizierung von Kontaktallergenen erfolgt durch den Epikutantest (s. S. 426).

Kontaktallergene in Pflanzen. Kontaktallergische Hautreaktionen (akute Dermatitis oder chronisches Ekzem) durch Pflanzenallergene (*phytogene Kontaktallergie*) sind bei uns wesentlich seltener als in Nordeuropa oder den USA. Kontaktallergene finden sich in Blüten und grünen Pflanzenteilen, gelegentlich aber auch in den Wurzeln. Unter den Zierpflanzen, welche häufiger allergische Kontaktreaktionen verursachen, sind am bedeutendsten die Kompositen (Korbblüter, Asteraceae, z. B. Ringelblume, Mutterkraut), Tulpen (Tulpenfinger bei Gärtnern und Züchtern), Alstromerien, Primeln und Hyazinthen. Bei den durch Narzissen verursachten Hautschäden handelt es sich hingegen meist um irritative Kontaktreaktionen. Am bekanntesten ist die heute nicht mehr so häufige Primelallergie, die durch das sehr potente Kontaktallergen Primin (2-Methoxy-6-pentyl-1,4-benzochinon) verursacht wird. Zur Auslösung einer schweren akuten Kontaktdermatitis besonders an frei getragenen Körperstellen (Gesicht, Hände, oberer Hals) genügt es gelegentlich, wenn der Sensibilisierte in ein Zimmer tritt, in dem sich eine priminbildende *Primula obconica* befindet. Differentialdiagnostisch ist in solchen Fällen aufgrund der Lokalisation der Hautveränderungen an den freigetragenen Hautpartien auch an photoallergische oder phototoxische Kontaktdermatitis zu denken.
Tulpen- und Narzissenzwiebeln verursachen bei chronischem Kontakt mehr das Bild eines hyperkeratotisch-rhagadiformen Fingerekzems. Kontaktallergische Reaktionen auf Gemüse und Früchte werden selten, auf Gewürze und Duftstoffe wie Lorbeeröl, Kamille, Vanille, Zimt, Pfeffer oder Muskat nicht so selten beobachtet. Es ist daran zu denken, daß Duftstoffe auch in Kosmetika, Seifen oder Lokaltherapeutika vorkommen. Kontaktallergene finden sich auch in zahlreichen tropischen Hölzern.

Kontaktallergene in örtlichen Therapeutika
- Grundlagen: Wollwachsalkohole, Cetylstearylalkohol
- Konservierungsmittel: Parabene, Chlorazetamid, Euxyl K 400
- Wirkstoffe: Antibiotika, Antimykotika, Bufexamac, Lokalanästhetika, Desinfizienzien, Lichtschutzmittel, Phytoallergene, Glukokortikosteroide
- Begleitstoffe: Duftstoffe

Kontaktallergene in Kleidern. Appretur (Formaldehyd), Farbstoffe, besonders schwarze oder dunkelblaue (p-Phenylendiamin) in Berufskleidung, Pelzen, dunkler Unterwäsche, Leggings oder Strümpfen, Chromat (Leder, grüne Berufskleidung), Gummibestandteile (Gummiakzeleratoren, Antioxidanzien, Farbstoffe), Nickel und Kobalt in Metallschließen oder Metallknöpfen.

Kontaktallergene in Schmuck. Nickel (häufig auch in Gold- und Weißgoldlegierungen), Kobalt, Palladium

Kontaktallergene in Kosmetika.
Grundlagen: Wollwachsalkohole
Konservierungsstoffe: Parabene, Chlorazetamid, Euxyl K 400
Differente Stoffe: Duftstoffe (z. B. Perubalsam, Zimtaldehyd, Isoeugenol, Eichenmoosextrakt), Farbstoffe in Nagellack oder Lidschatten (z. B. Kobaltblau), Dauerwellösungen (z. B. Thioglykolate), Formaldehyd und Kunstharze in Nackellack, Kolophonium in Schminken.

Berufliche Kontaktallergene. Die Zahl beruflicher Kontaktallergene ist außerordentlich groß, Kontakte mit typischen Berufsallergenen können auch bei Hobbytätigkciten vorkommen. Abhängig von der jeweiligen Berufstätigkeit ist mit sehr unterschiedlichen Kontaktallergenen zu rechnen. Hier können nur einige allgemeine Hinweise gegeben werden. Ihre Erkennung ist die Aufgabe des Hautarztes, der sich speziell mit Allergologie (*Ekzematogenkunde*) beschäftigt.
Unabhängig vom jeweiligen Beruf oder Hobby ist stets, insbesondere bei Handekzemen, auch an kontaktallergische Reaktionen auf Hautschutzsalben, Hautreinigungsmittel, Hautpflegeprodukte sowie Schutzhandschuhe zu denken.

Bäcker. Riech- und Aromastoffe (Zitronenöl, Bittermandelöl), Gewürze (Zimt), Bleichmittel, Konservierungsmittel (Benzoate). Typ-I-Allergene (Proteinkontaktdermatitis): Eier, Mehle, Backhilfsmittel.

Büroangestellte. Kopierpapier, Druck- und Kopierfarben, Tintenfarben, Klebstoffe.

Tabelle 12.3. Irritantien in verschiedenen Berufen (modifiziert nach Bruze und Emmet 1990)

Bademeister	Naßarbeit, Seifen und Detergenzien, Chlorzusätze für Badewasser	Holzarbeiter	Detergenzien, Lösungsmittel, Öle,- Holzkonservierungsmittel
Bäcker und Konditor	Seifen und Detergenzien, Ofenreiniger, Fruchtsäfte, Essig, Zitronen- und Milchsäure, Gewürze, Enzyme	Installateure	Naßarbeit, Handreiniger, Öle, Lötmittel
Barkeeper	Naßarbeit, Seifen und Detergenzien, Fruchtsäfte, Alkohol	Juweliere	Säuren und Laugen zur Metallsäuberung, Poliermittel, Lötmittel, Rostentferner, Kleber
Bauberufe	Zement, Kreide, Salzsäure und Flußsäure, Holzkonservierungsmittel, Leime	Köche, Bufettservice	Seifen und Detergenzien, Naßarbeit, Gemüse und Fruchtsäfte, Gewürze, Fisch, Fleisch, Schalentiere, Essig, Salatsoßen
Bergbau	Öl, Schmutz, Zement, Steinstaub		
Bodenleger	Detergenzien, Lösungsmittel, Zement, Klebstoffe	Konserven- und Nahrungsmittelindustrie	Seifen und Detergenzien, Naßarbeit, Pökelsalz, Gemüse und Fruchtsäfte, Früchte und Fruchtsäfte, Fisch, Fleisch, Schalentiere
Buchbinder	Leim und Lösungsmittel		
Büroarbeiter	Ammoniak von Fotokopierpapier, kohlefreies Durchschlagpapier	Krankenhauspersonal	Seife und Detergenzien, Naßarbeit, Desinfektionsmittel, quaternäre Ammoniumverbindungen
Chemische und pharmazeutische Industrie	Seifen und Detergenzien, Naßarbeit, Lösungsmittel, zahlreiche andere Irritanzien, die für den einzelnen Arbeitsplatz spezifisch sind	Kunststoffindustrie	Lösungsmittel, Säuren, Oxydanzien, Styrole, Diisozyanate, Acylmonomere, Diallylphthalate, Inhaltsstoffe von Epoxydharzsystemen
Dachdecker	Teer, Pech, Asphalt, Lösungsmittel, Handreiniger	Landwirtschaftliche Berufe	Pestizide, Kunstdünger, Desinfizenzen, Reinigungsmittel für Melkmaschinen, Benzin, Dieselöl, Pflanzen, Tiersekrete
Drucker	Lösungsmittel, Handreiniger, Akrylate in ultraviolettlichthärtenden Druckfarben und Lacken		
Elektriker, elektrotechnische Industrie	Lötmittel, Metallreiniger, Epoxidharz-Härter	Maler und Anstreicher	Lösungsmittel, Farbemulsionen, Farbentferner, organische Zinnverbindungen, Handreiniger
Färber	Lösungsmittel, oxydierende und reduzierende Agenzien, Bleichmittel (Hypochlorit), Haarentferner	Maurer	Zement, Kreide, Säuren
		Mechaniker	Detergenzien, Handreinigungsmittel, Entfetter, Schmiermittel, Öle, Kühlmittel, Batteriesäure, Lötmittel
Fischer	Naßarbeit, Öle, Benzin, Fisch, Schalentiere, Innereien		
Fleischer	Seifen und Detergenzien, Naßarbeit, Gewürze, Fleisch und Innereien	Medizinisch-technische Assistentin	Lösungsmittel, Formaldehyd, Glutalaldehyd (insbesondere im Labor)
		Metallarbeiter	Handreiniger, Kühlschmierstoffe, Lösungsmittel
Former	Reinigungsmittel, Öle, Phenolformaldehyd-Harze	Radio- und Fernsehtechniker	Organische Lösungsmittel, Metallreiniger, Lötmittel
Fotografen	Laugen, Säuren, Lösungsmittel, oxydierende und reduzierende Agenzien	Reinigungsberufe	Naßarbeit, Detergenzien, Lösungsmittel
Friseure	Seife, Naßarbeit, Shampoos, Dauerwell- und Blondiermittel	Schuhmacher	Lösungsmittel, Poliermittel, Farben
Gärtner, Floristen	Kompost, Kunstdünger, Pestizide, irritierende Pflanzen- und Pflanzenteile	Schweißer	Öle, Metallreiniger, Entfettungsmittel
		Textilarbeiter	Lösungsmittel, Bleichmittel, Detergenzien
Galvaniseure	Säuren, Laugen, Lösungsmittel, Detergenzien	Tierärzte	Seifen und Detergenzien, Hypochlorit, Kresol, Innereien, Tiersekrete
Gerber	Naßarbeit, Säuren, Laugen, oxydierende und reduzierende Agenzien, Lösungsmittel, proteolytische Enzyme	Wäschereiarbeiter	Detergenzien, Naßarbeit, Bleichmittel, Lösungsmittel, Fleckentferner
		Zahnärzte und Zahntechniker	Seifen und Detergenzien, Naßarbeit, Lötmittel, Klebstoffe, Akrylmonomere, Lösungsmittel, Lokalanästhetika
Gummiarbeiter	Talkum, Zinkstearat, Lösungsmittel		
Hausarbeit	Seifen und Detergenzien, Naßarbeit, Putzmittel, Poliermittel, Nahrungsmittel	Zimmerleute und Tischler	Poliermittel, Lösungsmittel, Leim, Detergenzien, Holzschutzmittel

Elektriker. Gummi- und Gummihilfsstoffe, Metalle (Elektroden), Isoliermaterial.

Friseure. Dauerwellmittel (Glyzerylmonothioglykolat, Ammoniumthioglykolat), Duftstoffe, Farbstoffe (Paragruppenstoffe, Azofarbstoffe), Gummihilfsstoffe, Nickel (Kontaktallergie häufig vorberuflich erworben).

Hausfrauen. Backmittel, Gummihilfsstoffe, Inhaltsstoffe von Seifen und Haushaltsmitteln (Duftstoffe, Konservierungsstoffe, Terpentin), Desinfektionsmittel, Chrom- und Nickelsalze, Kosmetika.

Gärtner. Phytoallergene (auch aerogen übertragen), Gummihilfsstoffe.

Heil- und Pflegeberufe. Gummi (Latex, Gummihilfsstoffe), Duftstoffe, Desinfektionsmittel (Formaldehyd, Glutaraldehyd, Quecksilberderivate), Arzneistoffe.

Landwirtschaft. Schädlingsbekämpfungsmittel, Konservierungsmittel in Schmierölen etc., aerogen übertragene Pflanzenteile, Futterzusätze (häufig auch als Photokontaktallergene), Gummihilfsstoffe.

Maurer und Bauhandwerker. Chromat und Kobalt in Zement, Betonhärtemittel, Kunstharze, Füllschäume, Gummihilfsstoffe.

Metallarbeiter. Kühl- und Schmiermittel, Bohröle, Lötwasser, Duftstoffe, Konservierungsmittel, Klebstoffe, Rostschutzmittel, Gummihilfsstoffe, Metalle (selten).

Textilarbeiter. Appretur (Formaldehyd), Farben, Konservierungsmittel der Farbansätze, Beizen, Gummihilfsstoffe.

Bei der Suche nach Kontaktallergenen ist zu berücksichtigen, daß in einer Zubereitung (Kosmetikum, örtliches Therapeutikum, Berufsstoff) zumeist mehrere Komponenten enthalten sind, die als Kontaktallergene in Frage kommen. So kann eine Kontaktallergie gegen eine antibiotikumhaltige Salbe auf dem darin enthaltenen Antibiotikum beruhen, aber auch durch Komponenten der Salbengrundlage (z. B. Wollwachsalkohole, Konservierungsstoffe [z. B. p-Hydroxibenzoesäureester] oder Duftstoffe) verursacht werden.

Klinik. Das klinische Bild der kontaktallergischen Hautreaktion ist sehr variabel und abhängig vom Sensibilisierungsgrad des jeweiligen Patienten, der Exposition und örtlichen, hauteigenen Faktoren. Man muß sich vergegenwärtigen, daß es sich um einen dynamischen Vorgang handelt. Einmaliger Kontakt mit einem Kontaktallergen bei hohem Sensibilisierungsgrad führt zu einer *akuten allergischen Kontaktdermatitis.* Wiederholter Kontakt mit einem Kontaktallergen bei einem Patienten mit niedrigem Sensibilisierungsgrad kann zu sich ständig wiederholenden, geringen entzündlichen Reaktionen und nachfolgenden regenerativen Phänomenen mit Epidermisverdickung und Hyperparakeratose, d.h. zum Bild des *chronischen Kontaktekzems,* führen. Zwischen diesen Extremen sind vielfältige Kombinationen von akut-exsudativen und chronisch-zellulären entzündlichen Reaktionen vorstellbar, so daß früher nach dem Akuitätsgrad von akutem, subakutem oder chronischem Kontaktekzem gesprochen wurde.

Histopathologie. Je nach dem Akuitätsgrad sind unterschiedliche morphologische Substrate zu erwarten.

Akute allergische Kontaktdermatitis. Sie ist charakterisiert durch Gefäßerweiterung im Stratum papillare und oberen Stratum reticulare, starkes perivaskuläres Ödem, besonders in den Papillen, und eine zelluläre entzündliche Reaktion mit Lymphozyten, Makrophagen sowie vereinzelt auch neutrophilen und eosinophilen Granulozyten. In der Epidermis kommt es vielfach eher umschrieben zu einem interzellulären Ödem (Exoserose) mit schwammartiger Epidermisauflockerung (Spongiose) und Einwanderung von lymphozytären Zellen in den interzellulären Raum der Epidermis (Exozytose). Durch Ruptur von interzellulären desmosalen Verbindungen entwickeln sich schließlich intraepidermale Bläschen (spongiotische Bläschen). Platzen diese, so entleert sich das Serum an die Hautoberfläche und trocknet zu Krusten ein. Regenerative Vorgänge führen zu vorübergehender epidermaler Verbreiterung (Akanthose) mit Störungen der Verhornung (Hyperkeratose, Parakeratose).

Chronisch-allergisches Kontaktekzem. Es ist nicht so sehr durch exsudative als mehr durch infiltrative entzündliche Vorgänge gekennzeichnet. Durch wiederholte kleine exsudative Entzündungsschübe kommt es zu regenerativen Phänomenen. So entwickeln sich langsam eine Verdickung der Epidermis (Akanthose) bis zum 4- bis 5fachen des Normalen und Verhornungsstörungen (Hyperparakeratose). Im verdickten Stratum papillare und im oberen Stratum reticulare stehen perivaskuläre, dichtere Infiltrate von Makrophagen und Lymphozyten im Vordergrund. Meist, aber nicht immer, findet man umschrieben Areale von Spongiose oder angedeuteter spongiotischer Bläschenbildung, ferner Exozytose von Lymphozyten und Makrophagen in umschriebene Epidermisbereiche.

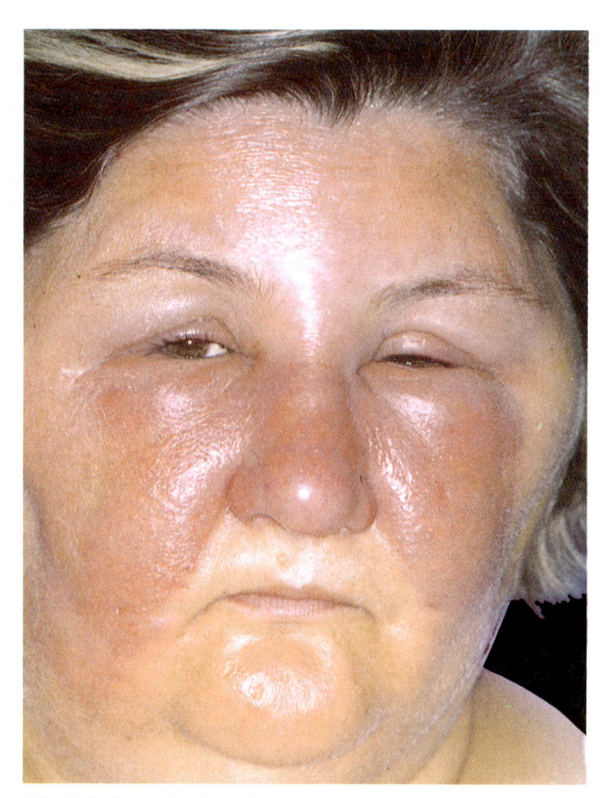

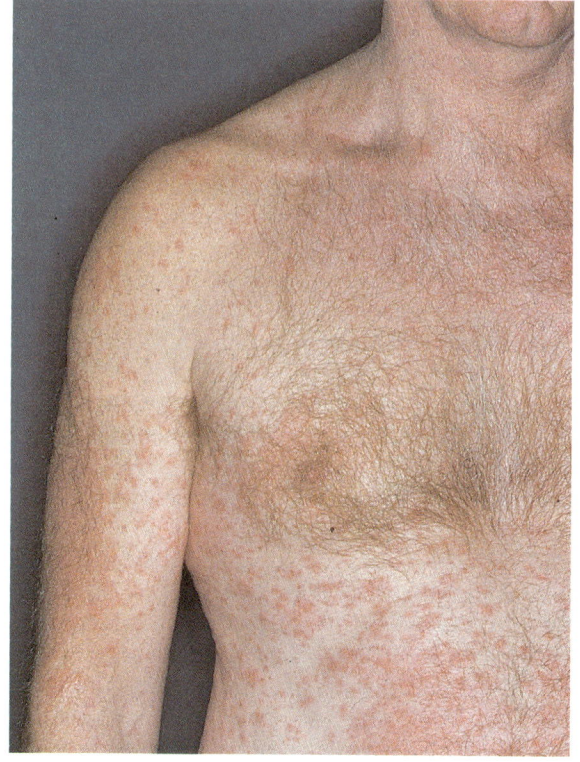

Abb. 12.9. Akute allergische Kontaktdermatitis, Kontaktallergen: Terpentindämpfe

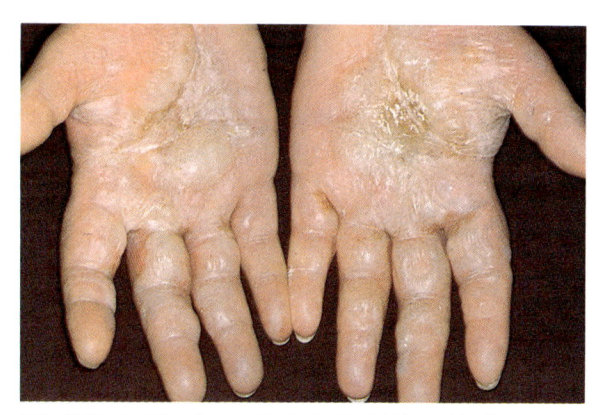

Abb. 12.10. Dyshidrosiforme allergische Kontaktdermatitis, Kontaktallergen: Epoxidharze

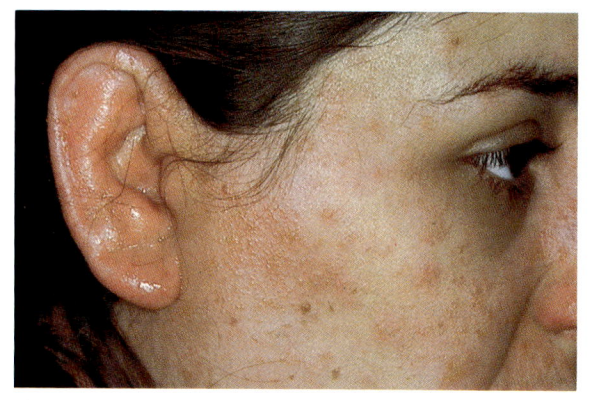

Abb. 12.11. Akute allergische Kontaktdermatitis am Ohr mit Streuherden an der Wange, Kontaktallergen: Neomycin in Ohrentropfen

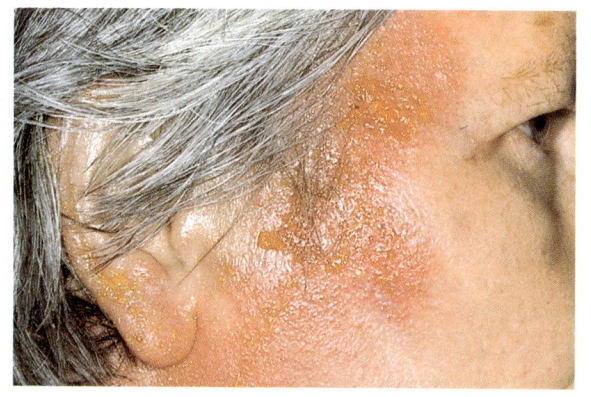

Abb. 12.12. Akute allergische Kontaktdermatits, Stadium crustosum, Kontaktallergen: Haarfärbemittel

Abb. 12.13. Akute allergische Kontaktdermatitis, Kontaktallergen: Ingelan-Puder

Akute allergische Kontaktdermatitis

Synonym. Akutes allergisches Kontaktekzem

Die akute allergische Kontaktdermatitis entwickelt sich nach einer Reaktionszeit von gewöhnlich 24–48 h primär in denjenigen Hautbereichen, die mit dem Kontaktallergen in Berührung gekommen sind. Sie ist häufig asymmetrisch lokalisiert. Die akuten entzündlichen Hautveränderungen nehmen einen gesetzmäßigen Verlauf.

Stadium erythematosum et oedematosum. Es besteht eine entzündliche, exsudative Reaktion mit starker Rötung und ödematöser Schwellung im Kontaktbereich. Besonders in Hautbereichen mit lockerem Bindegewebe (z. B. Augenlider) kann das Ödem massiv werden.

Stadium vesiculosum et bullosum. Im Bereich der entzündlich-ödematösen Hautareale kommt es zur Eruption von Bläschen oder Blasen.

Stadium madidans. Jetzt ist das klinische Bild durch entzündlich gerötete, oberflächlich erodierte und nässende Flächen gekennzeichnet.

Stadium crustosum. Das an der Hautoberfläche ausgetretene Sekret trocknet unter Ausbildung von Krusten ein. Gewöhnlich sind diese transparent gelblich, bei Sekundärinfektion eitrig, bei Hämorrhagien rötlich.

Stadium squamosum. Regenerative Vorgänge führen vorübergehend zur Schuppung.

Resterythem. Eine geringfügige Rötung läßt noch einige Zeit die Lokalisation der abgelaufenen akuten allergischen Kontaktdermatitis erkennen.

Innerhalb der einzelnen Phasen ist das klinische Bild relativ einheitlich. Im zeitlichen Ablauf ergibt sich aber entsprechend den Stadien die für die akute Kontaktdermatitis typische *metachrone Polymorphie*, d.h. zeitlich nacheinander wird das klinische Bild durch einen einheitlichen, aber jeweils von den anderen Phasen unterschiedlichen morphologischen Aspekt geprägt. Die Intensität der allergischen Kontaktdermatitis ist von Fall zu Fall verschieden. Bei massiven Reaktionen werden alle Stadien durchlaufen, bei schwächeren Reaktionen können Bläschen, Nässen oder auch Schuppung fehlen. Wichtig ist die Neigung zu *symmetrischen Streureaktionen.*

Symptome. Führendes subjektives Symptom ist Juckreiz. Das Allgemeinbefinden ist ansonsten meist ungestört, Fieber fehlt meist. Bluteosinophilie kann bei ausgedehnten Reaktionen vorkommen.

Differentialdiagnose. Wichtig ist die Abgrenzung von der akuten toxischen Kontaktdermatitis. Während die akute allergische Kontaktdermatitis im Zentrum der Hautveränderungen am massivsten ausgeprägt ist und sich zur Peripherie hin unscharf gegenüber der normalen Haut abgrenzt sowie zu Streureaktionen neigt, ist die akute toxische Kontaktdermatitis im erkrankten Bereich morphologisch einförmig geprägt, zeigt gewöhnlich randwärts scharfe Begrenzung und keine Streuphänomene. Bei jeder akuten Kontaktdermatitis sind Erysipel (Fieber, BSG-Erhöhung, Leukozytose), bei Sitz an den Händen Erysipeloid, bei Sitz im Gesicht systemischer Lupus erythematodes und Dermatomyositis, bei Lokalisation im Orbitalbereich initialer Zoster und Quincke-Ödem zu bedenken.

Chronisches allergisches Kontaktekzem

Synonym. Chronisch-allergische Kontaktdermatitis

Das chronische allergische Kontaktekzem kann sich primär entwickeln oder durch Chronifizierung einer akuten allergischen Kontaktdermatitis bei fortgesetztem Allergenkontakt. Chronisch-allergische Kontaktekzeme neigen eher zu symmetrischer Lokalisation, unscharfer Begrenzung der Hauterscheinungen und zu symmetrischen Streureaktionen (Ekzemstreuung) mit Dissemination von papulovesikulösen Effloreszenzen in Hautbezirke entfernt vom Kontaktbereich mit dem Allergen. Chronisch-allergische Kontaktekzeme bleiben durch sich ständig wiederholenden Kontakt mit oft nicht erkannten Kontaktallergenen bestehen. Sie besitzen daher nur eine geringe Spontanheilungstendenz; betroffene Patienten haben meist eine individuelle, nicht selten auch familiäre Ekzembereitschaft. Das chronisch-allergische Kontaktekzem entwickelt sich vielfach auf vorgeschädigter Haut.

Klinik. Das klinische Erscheinungsbild ist vielgestaltig. Während bei der akuten allergischen Kontaktdermatitis exsudativ-entzündliche Hauterscheinungen das Bild prägen, ist es bei chronischem allergischem Kontaktekzem die Neigung zu entzündlicher Hautverdickung infolge zellulärer Infiltrationen im oberen Korium und zu reaktiver Epidermisverdickung (Akanthose) mit vermehrter und qualitativ gestörter Hornschichtbildung (Hyperparakeratose). Chronisch-allergische Kontaktekzeme sind gewöhnlich durch eine *synchrone Polymorphie* gekennzeichnet, d.h. durch das gleichzeitige Nebeneinander von Rötung, Bläschen, Erosionen, Krusten, Schuppen und entzündlicher Hautverdickung in ein und demselben Herd. Steht die zelluläre Proliferation ganz im Vordergrund, so kommt es zur *Lichenifikation*. Besonders bemerkenswert ist die Neigung zu *Ekzemstreuung* in herdferne Hautpartien.
Vielfach kann eine bestimmte klinische Morphe das Krankheitsbild entscheidend prägen. Man hat daher klinisch-morphologisch nässendes, krustöses, schuppendes oder lichenifiziertes Ekzem unterschieden.

Lichenifiziertes Ekzem. Kennzeichnend sind besondere Chronizität, sehr geringe Spontanheilungstendenz sowie intensiver Juckreiz. Die Haut ist entzündlich verdickt, die Hautfelderung ist vergröbert und weist oft eine lichenartige Spiegelung sowie Exkoriationen durch Kratzen auf. Dem Zustand liegen feingeweblich eine mächtige Akanthose mit Hyper- und Parakeratose sowie eine Papillomatose mit entzündlicher lymphomakrophagozytärer Infiltration im oberen Korium zugrunde; exsudative Vorgänge (Spongiose) fehlen praktisch völlig.

Differentialdiagnose. Es sind Lichen simplex chronicus (Vidal) und umschriebene Lichenifikationen bei atopischem Ekzem abzugrenzen.

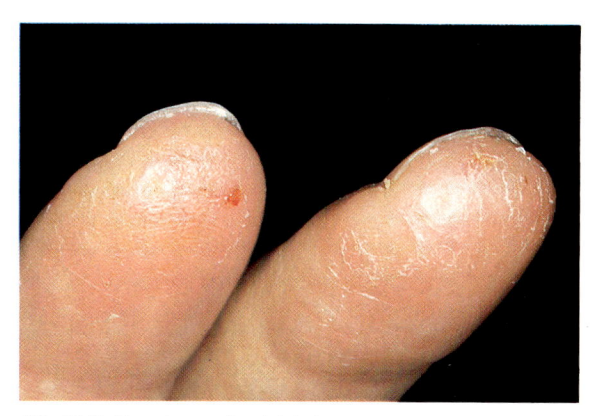

Abb. 12.15. Fingerkuppenekzem bei einem Zahnarzt, Kontaktallergie gegen Anästhetika

Lokalisation chronisch-allergischer Kontaktekzeme. Chronisch-allergische Kontaktekzeme können sich an jeder Stelle der Haut ausbilden, da das gesamte Hautorgan sensibilisiert ist. Eine Einteilung nach der Lokalisation ist von praktischem Wert, bei bestimmten Lokalisationen ist an jeweils typische Kontaktallergene oder Differentialdiagnosen zu denken.

Kopfekzem. Neben kontaktallergischen Reaktionen sind Psoriasis vulgaris, atopisches Ekzem und seborrhoisches Ekzem in Betracht zu ziehen.

Ohrekzem. Psoriasis vulgaris, seborrhoisches Ekzem oder Otomykose sind von kontaktallergischen Reaktionen abzugrenzen.

Lid- und Lidrandekzem. Neben kontaktallergischen Reaktionen sind atopisches Ekzem und Demodikose zu bedenken.

Lippenekzem. Als Kontaktallergene sind Inhaltsstoffe in Zahnpasten, Lippenstiften oder Mundspülmitteln in Betracht zu ziehen. Insbesondere bei Kindern ist an ein kumulativ-toxisches Lippenleckekzem sowie an eine Cheilitis sicca bei Atopie zu denken.

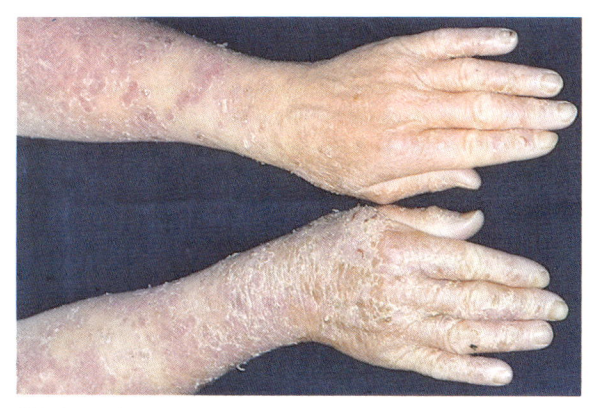

Abb. 12.14. Chronisches allergisches Kontaktekzem

Handekzem. Chronisch-allergische Handekzeme bevorzugen die Hand- und Fingerrücken, weil die Handinnenfläche durch eine dickere Hornschicht gegen das Eindringen von Kontaktallergenen besser geschützt ist. Sie treten gewöhnlich beidseitig auf, sind jedoch an der Arbeitshand vielfach stärker ausgeprägt. Als Kontaktallergene bedeutsam sind nicht nur Berufsstoffe, sondern auch Kontaktstoffe bei Hobbytätigkeiten, in Kosmetika und örtlichen Therapeutika.

Fingerkuppenekzem. Bei Zahnärzten muß man an Kontaktallergie durch Lokalanästhetika, bei Floristen und Gärtnern durch Umgang mit Zierpflanzen (z. B. Tulpenzwiebeln, Chrysanthemen) denken.
Bei ekzematösen Veränderungen im Bereich der Hände ist die Klärung der Frage wichtig, ob es sich um die Manifestation eines atopischen Ekzems oder einer ekzematisierten Dyshidrosis, ggf. auch um eine Kombination dieser Krankheitsbilder mit einem chronisch-allergischen Kontaktekzem handelt.

Mamillenekzem. Neben kontaktallergischen Reaktionen (z. B. durch Mamillenpflege in der Schwangerschaft) ist differentialdiagnostisch bei symmetrischen Veränderungen an Skabies, bei einseitigen Veränderungen erwachsener Frauen an Morbus Paget zu denken. Mamillenekzeme sind oft Ausdruck eines atopischen Ekzems.

Unterschenkelekzem. Unterschenkelekzeme haben unterschiedliche Ursachen. Besteht eine chronische venöse Insuffizienz, werden sie auch als *Stauungsekzeme* bezeichnet. Bevorzugt betroffen sind die beiden distalen Drittel der Unterschenkel. Meist findet man bei solchen Patienten Varikose mit Ödem und chronische Hypodermitis. Die Hauterscheinungen manifestieren sich mit Rötung, oft Schuppung oder Schuppenkrusten sowie gelegentlich auch Bläschen mit Nässen.

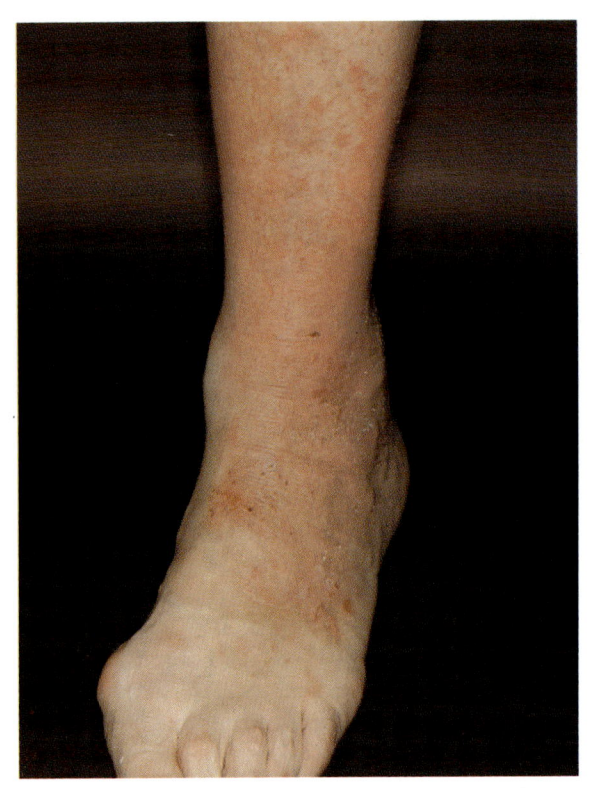

Abb. 12.16. Chronisches allergisches Kontaktekzem, Kontaktallergene: Perubalsam, Wollwachsalkohole

Stets besteht starker Juckreiz mit dem Zwang zum Kratzen oder Scheuern.
Bei der Mehrzahl der Patienten kann durch Epikutantestung eine oligo- oder polyvalente Kontaktallergie nachgewiesen werden. Ob es darüber hinaus auch ein tatsächliches Stauungsekzem gibt, scheint zumindest fraglich. Primäre Varikose allein führt eigentlich niemals zu einem Stauungsekzem, weswegen auch die Bezeichnung variköses Ekzem zu vermeiden ist. Ödem allein verursacht kein Ekzem, wie von kardialen oder renalen Ödemen her bekannt ist.
Wichtig in der Genese dieser Ekzemform ist die chronische venöse Insuffizienz mit chronischer Hypodermitis oder Dermatosklerose. Möglicherweise sind es kleine Verletzungen, die zu Behandlung und in der Folge zu Kontaktsensibilisierung gegen örtliche Therapeutika Anlaß geben.

Periulzeröses oder paratraumatisches Unterschenkelekzem. Dieses entwickelt sich als primär nicht allergische Hautreaktion durch Sekretmazeration der Haut um Ulcera cruris. Örtliche Behandlung führt sekundär zur Kontaktsensibilisierung (Pfropfallergie) gegenüber Inhaltsstoffen von Lokaltherapeutika und in der Folge zu allergischen Kontaktreaktionen.

Psoriasiformes Ekzem bei chronischer venöser Insuffizienz. Dieses wurde auch als *Parakératose infectieuse* bezeichnet. Mikrobiellen Faktoren (Staphylokokkenantigenen) auf der gestauten Extremität wurde ursächliche Bedeutung beigemessen. Klinisch stehen scheibenförmige Herde mit psoriasiformem Aspekt, allerdings mit mehr exsudativer Schuppenkrustenbildung im Vordergrund. Es bestehen Juckreiz und gelegentlich auch Neigung zu Streuphänomenen. In Schuppenmaterial können häufig Staphylokokken nachgewiesen werden, deren ätiologische Bedeutung allerdings ungewiß ist. Es bestehen Beziehungen zum nummulär-mikrobiellen Ekzem; wichtig ist die Abgrenzung von Psoriasis vulgaris.

Genitalekzem. Im Vergleich zu akuter allergischer Kontaktdermatitis durch Antiseptika, Desodoranzien, Antimykotika oder Antibiotika sowie antikonzeptielle Externa ist das chronisch-allergische Genitalekzem relativ selten. Insbesondere im Skrotalbereich ist bei chronisch-entzündlichen Zuständen, die mit entzündlicher Rötung, Schuppung, Nässen und Juckreiz einhergehen, auch bei Fehlen von Pusteln stets an *Kandidose* zu denken. Diabetes mellitus ist in Betracht zu ziehen. Selten führt Zink- oder Vitamin-B-Mangel, dann hauptsächlich bei älteren Patienten, zu derartigen Veränderungen. Die wichtigste Differentialdiagnose ist das atopische Genitalekzem.

Analekzem. Zur Intertrigo in der Perianalregion s. S. 412 und 463. Chronische allergische Analekzeme sind selten, am ehesten sind sie bedingt durch Kontaktallergie gegenüber örtlichen Therapeutika oder Inhaltsstoffen von Toilettenpapier (z. B. Farb- oder Duftstoffen). Häufig entwickeln sie sich sekundär auf einer Intertrigo (z. B. infolge von Proktitis, Hämorrhoiden) oder auf einer analen *Kandidose* als Pfropfallergie. *Differentialdiagnostisch* ist insbesondere an *Kandidose,* atopisches Analekzem und Psoriasis vulgaris zu denken. Häufige Kontaktallergene bei allergischem Analekzem sind Bestandteile von Salbengrundlagen, Konservierungsmittel, Duftstoffe, Formaldehyd, Clioquinol, Phytoallergene (Propolis, Hamamelis, Ringelblume).

Dyshidrotisches Ekzem

Definition. Es handelt sich um ein allergisches Kontaktekzem an Handinnenflächen und/oder Fußsohlen auf dem Boden einer genuinen Dyshidrosis.

Ätiopathogenese. Bei Patienten mit genuiner Dyshidrosis treten zu den dyshidrosiformen Bläschen entzündliche Rötung, Krusten und Schuppen in Erscheinung. Es wird angenommen, daß es auf dem Boden einer genuinen Dyshidrosis sekundär zur Kontaktallergie (z. B. gegenüber Berufs- oder Umweltstoffen, örtlichen Therapeutika) gekommen ist.

Klinik. Neben der typischen Dyshidrose an den Prädilektionsstellen entwickeln sich dyshidrosiforme, nichtakrosyringial lokalisierte Bläschen, die sich auf die Dorsalflächen von Händen und Füßen ausdehnen können. Streureaktionen sind möglich. Es besteht intensiver Juckreiz.

Histopathologie. Ekzem mit intraepidermalen spongiotischen Bläschen ohne Bezug zu Schweißdrüsenstrukturen.

Diagnose. Bei Dyshidrosis in der Anamnese wird die Diagnose gestellt, wenn im Epikutantest relevante Kontaktsensibilisierungen nachgewiesen werden, durch mykologische Untersuchung eine dyshidrosiforme Tinea manuum et pedum ausgeschlossen ist, und es sich nicht um ein atopisches Ekzem an Händen und Füßen handelt (Anamnese, Atopiestigmata, gesteigerte IgE-Immunantwort [Pricktests, Gesamt-IgE, SX1-RAST]).

Differentialdiagnose. Das chronisch-allergische dyshidrotische Ekzem ist vom chronisch-allergischen dyshidrosiformen Ekzem im wesentlichen durch die Anamnese abzugrenzen: Beim Patienten mit typischer genuiner Dyshidrosis kommt es sekundär zur ekzematischen Veränderung der Hauterscheinungen.

Chronisches allergisches dyshidrosiformes Ekzem

Definition. Dieses ist auf Handinnenflächen oder Fußsohlen begrenzt und ähnelt einer Dyshidrosis, ist aber primär ein chronisch-allergisches Kontaktekzem.

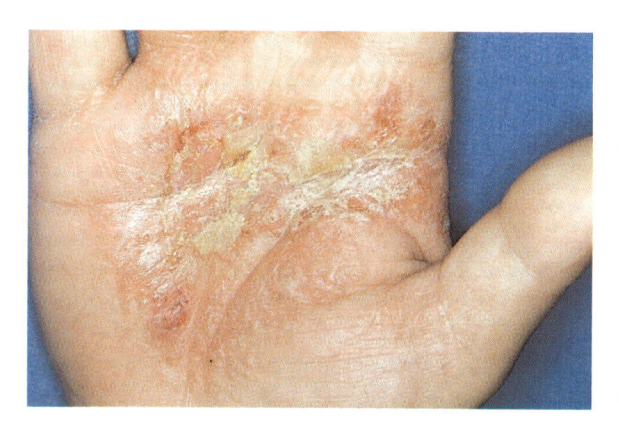

Abb. 12.17. Chronisches allergisches dyshidrosiformes Ekzem, Kontaktallergen: Nickel (Schere)

Ätiopathogenese. An Händen und Füßen entwickelt sich ein chronisch-allergisches Kontaktekzem, das mit kleinen dyshidrosisartigen Bläschen auf entzündlich-gerötetem Grund beginnt und deshalb der Dyshidrosis klinisch ähnlich ist.

Klinik. Die nicht seltene Erkrankung betrifft häufiger Frauen. Das klinische Bild entspricht weitgehend demjenigen des chronischen dyshidrotischen Ekzems mit Bläschen und der im übrigen typischen synchronen Ekzempolymorphie. Allerdings fehlt die anamnestische Angabe einer primären genuinen Dyshidrosis.

Diagnose. Genaue Anamnese mit fehlender Angabe einer genuinen Dyshidrose, Ausschluß einer dyshidrosiformen Tinea manuum et pedum sowie Nachweis relevanter Kontaktsensibilisierungen im Epikutantest (gegenüber Berufsallergenen, Kosmetika oder örtlichen Therapeutika) ermöglichen die Diagnose.

Differentialdiagnose. Neben dem dyshidrotischen Kontaktekzem ist das dyshidrosiforme atopische Ekzem zu berücksichtigen.

Hämatogenes allergisches dyshidrosiformes Ekzem

Definition. Bei entsprechender Kontaktallergie kommt es als Ausdruck einer zellulären Spätreaktion nach innerlicher Aufnahme des Kontaktallergens (z. B. Nikkel, Arzneistoffe, Nahrungsmittelzusatzstoffe, Antigeninjektionen wie Impfstoffe und Proteine, Pilzantigene) innerhalb von 2–3 Tagen, manchmal innerhalb von wenigen Stunden, zu einer akuten Reaktion, die sich besonders bei wiederholter Zufuhr des Auslösers in ein chronisches dyshidrosiformes Ekzem weiterentwickeln kann. Streuphänomene am Integument kommen vor.

Diagnose. Diese wird durch Anamnese, Epikutantest und oralen Provokationstest (nach vorheriger Karenz) gestellt.

Allergische Kontaktreaktionen an Schleimhäuten

Diese umfassen Kontaktstomatitis, Kontaktcheilitis, Kontaktkonjunktivitis, Kontaktbalanitis und Kontaktvulvitis. Führende Symptome sind entzündliche Rötung, eventuell auch mit Ödem, postvesikuläre Erosionen und auch Ulzerationen. Subjektiv bestehen Juckreiz, Brennen oder Schmerzen. Bezüglich Einzelheiten der Erkrankungen sei auf die entsprechenden Kapitel verwiesen. Wichtig ist die Identifizierung der ursächlichen Kontaktallergene.

Allergische Stomatitis. Prothesenstoffe, Zahnpasten, Mundwässer, Haftpasten für Prothesen, Therapeutika (Antiseptika, Antibiotika, Lokalanästhetika, Lutschtabletten), Kaugummi.

Allergische Cheilitis. Lippenstiftinhaltsstoffe, Sonnenschutzmittel, Arzneistoffe.

Allergische Konjunktivitis. Ophthalmika, Konservierungsmittel für Kontaktlinsen, Kosmetika, Sprays.

Allergische Balanitis oder Vulvitis. Intimkosmetika, Kondome, örtliche Antikonzeptiva, Gleitmittel, Desinfektionsmittel, örtliche Therapeutika.

Hämatogene allergische Kontaktdermatitis/ hämatogenes allergisches Kontaktekzem

Bei bestehender Kontaktsensibilisierung kann ein allergisches Kontaktekzem nicht nur durch äußerlichen Kontakt, sondern auch durch innerliche, d. h. enterale oder parenterale Zufuhr des Kontaktallergens ausgelöst werden. Dies ist besonders bei medikamentösen Kontaktallergenen (z. B. Antibiotika, Antipruriginosa) möglich. Es ist disseminiert und tritt symmetrisch auf mit zunächst mehr follikulärer, dann flächenhaften Erscheinungen einer allergischen Kontaktreaktion. Das Fehlen eines Ausgangsherdes für eine Streuung und die von vornherein symmetrische Ausprägung deuten auf die innerlich induzierte Auslösung hin.
Gelegentlich können Allgemeinsymptome wie Fieber, BSG-Erhöhung, Lymphknotenschwellung, Leukozytose mit Eosinophilie, seltener auch asthmatische Anfälle, Diarrhöen, Stomatitis oder ZNS-Symptomatik auftreten.
Diagnostisch wichtig ist eine genaue Anamnese, die neben Medikamentenzufuhr auch Nahrungsmittel und Exposition gegenüber Metallen (z. B. in Endoprothesen) zu berücksichtigen hat. Gelegentlich löst die innerliche Allergenzufuhr Aufflammreaktionen älterer, abgeheilter Ekzemherde (z. B. am Orte eines früheren Epikutantests) aus. Eine Sonderform ist das hämatogene allergische dyshidrosiforme Ekzem.
Die *Prognose* ist günstig, wenn das ursächliche Kontaktallergen erkannt und gemieden werden kann.

Verlauf der akuten allergischen Kontaktdermatitis und des chronisch-allergischen Kontaktekzems

Die akute allergische Kontaktdermatitis ist meist nur von begrenzter Dauer. Die entzündlichen Hautveränderungen heilen nach Erkennung und Meidung des ursächlichen Kontaktallergens rasch ab (Cessat causa, cessat effectus). Demgegenüber wird das chronisch-allergische Kontaktekzem durch fortgesetzten Allergenkontakt aufrechterhalten, da die verursachenden Kontaktallergene nicht erkannt wurden oder schwer zu meiden sind. So kommen beispielsweise häufige Kontaktallergene wie Nickel, Gummiinhaltsstoffe oder Chromat in sehr vielen Gegenständen und Materialien nicht nur des beruflichen, sondern auch des außerberuflichen Lebens vor. Erneuter Kontakt führt zu neuen Schüben, die auch akut verlaufen können. Wellenförmiger Verlauf mit gelegentlichen Besserungen ist daher häufig. Bei erneuten Kontakten mit den ursächlichen Kontaktallergenen, gelegentlich aber auch nach Behandlungsfehlern kann es nicht nur zu einer örtlichen Aufflammreaktion, sondern auch zu massiver Streuung bis hin zur sekundären Erythrodermie kommen.

Diagnose der Kontaktallergie

Epikutantest. Ist durch sorgfältige Anamnese und Erhebung des Befundes (Lokalisation der Hautreaktion) das Spektrum in Betracht kommender Kontaktallergene eingeengt, kann durch den Epikutantest (Jadassohn und Bloch) der Auslöser aufgedeckt werden. Dem Wesen nach ist der Epikutantest ein Provokationstest, bei dem in einem umschriebenen Hautbereich eine akute allergische Kontaktdermatitis ausgelöst wird. Wichtig und häufig nicht einfach ist die Abgrenzung kontaktallergischer von toxischen oder anderen nichtallergischen Reaktionen. Epikutantestung wird nur vorgenommen, wenn sie erforderlich ist, da ein zwar kleines, aber nicht auszuschließendes Risiko der Induktion einer Kontaktallergie durch den Testvorgang selbst besteht.

Voraussetzungen. Wichtig ist, daß der Epikutantest stets an normaler Haut vorgenommen wird und keinesfalls bei manifestem Ekzem, da sonst unspezifisch-positive Reaktionen auftreten können (angry back). Auch ausgeprägte ekzematöse Veränderungen an anderen Körperstellen können durch eine allgemeine Steigerung der Hautreagibilität (status eczematicus) unspezifische Reaktionen begünstigen. Umgekehrt führen bestimmte Arzneistoffe (z. B. Glukokortikosteroide örtlich oder innerlich, Zytostatika), aber auch ultraviolette (UV-)Strahlung zu einer Abschwächung der Reaktionslage, so daß falsch-negative Testresultate auftreten können; gegebenenfalls ist der Test dann auf einen späteren Zeitpunkt zu verschieben.

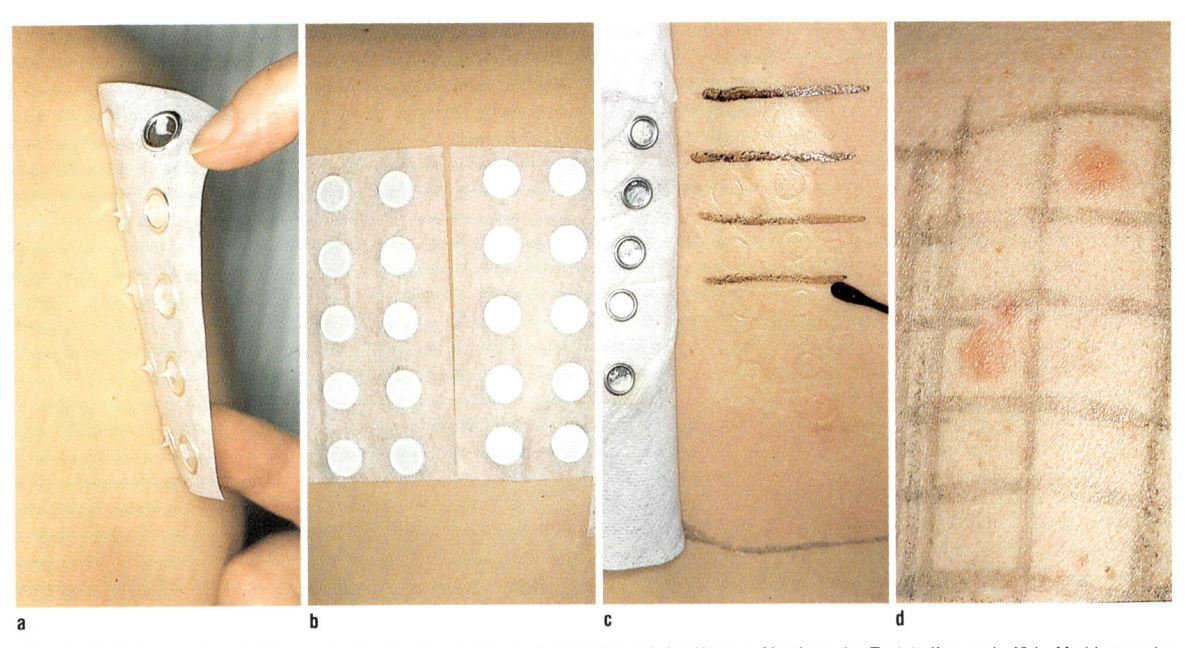

Abb. 12.18. Epikutantest, **a** Aufkleben der Teststreifen, **b** fixierte Teststreifen auf der Haut, **c** Abnahme der Teststreifen nach 48 h, Markierung der Testfelder, **d** zwei positive Epikutantests

Tabelle 12.4. Epikutane Testreihen[a] bei Verdacht auf allergische Kontaktreaktionen durch örtliche Therapeutika oder Kosmetika

Testsubstanz	Testkonzentration (%)	Testvehikel	Testsubstanz	Testkonzentration (%)	Testvehikel
Salbengrundlagen			**Antiseptika und Antioxidantien in medizinischen Externa und Kosmetika (Konservierungsmittel I)**		
Wollwachsalkoholsalbe DAB 9 (Eucerin)	100	V	Imidazolidinylharnstoff (Germall 115)	2	V
Polyethylenglycol DAB 8	100	V	Bronopol	0,5	V
Glycerinmonostearat DAB 8	30	V	Triclosan	2	V
Isopropylmyristat	20	V	Phenylquecksilberazetat	0,01	W
Triethanolamin (Trolamin)	2,5	V	Cetylpyridiniumchlorid	0,1	V
Cetylstearylalkohol (Lanette O)	20	V	Chlorkresol	1	V
Stearylalkohol	30	V	Chloroxylenol	1	V
Sorbitansesquioleat (Arlacel 83)	20	V	Chlorazetamid	0,2	V
Sorbitanmonooleat (Span 80)	2	V	o-Phenylphenol	1	V
Polyoxyethylen-Sorbitan-Monopalmitat (Tween 40)	10	V	Sorbinsäure	2	V
			Benzalkoniumchlorid	0,1	V
Polyoxyethylen-Sorbitan-Monooleat (Tween 80, Polysorbat 80 DAB 9)	10	V	Quaternium 15	1	V
			Zink-Pyrithion	0,1	W
			Natriumbenzoat	5	V
Propylenglykol	5	V	Chlorhexidinglukonat	0,5	W
Tertiäres Butylhydrochinon	1	V	Diazolidinylharnstoff (Germall II)	2	W
			Phenoxyethanol	1	V
			Dibromdicyanobutan	0,1	V
			Butylhydroxytoluol (BHT)	2	V
			Butylhydroxyanisol (BHA)	2	V
			Chlorbutanol	5	V
			Cetalkoniumchlorid	0,1	V
			Benzylalkohol	1	V

[a] Ergänzung der Standardreihe (s. Tabelle 12.7) *V* Weißes Vaselin; *W* Wasser

Tabelle 12.5. Epikutane Testreihe[a] bei Verdacht auf allergisches Kontaktekzem bei Friseuren

Testsubstanz	Testkonzentration (%)	Testvehikel
Ammoniumpersulfat	2,5	V
Ammoniumthioglykolat	1	V
p-Toluylendiamin (freie Base)	1	V
3-Aminophenol	1	V
p-Aminophenol	1	V
Resorcin	1	V
Hydrochinon	1	V
Pyrogallol	1	V
Glyzerylmonothioglykolat	1	V
Cocamidopropylbetain (in Wasser)	1	W

[a] Ergänzung zur Standardreihe (s. Tabelle 12.7) *V* Weißes Vaselin; *W* Wasser

Tabelle 12.6. Epikutane Testreihe[a] bei Verdacht auf allergisches Kontaktekzem durch Zusatzstoffe in Industriechemikalien (z.B. Kühlschmiermitteln)

Testsubstanz	Testkonzentration (%)	Testvehikel
1,3,5-Tris-(2-hydroxyethyl-)hexahydrotriazin	1	V
2-Hydroxymethyl-2-nitro-1,3-propanediol (Tris nitro)	1	V
Bronopol	0,5	V
Methylolchloracetamid	0,2	V
Chlorazetamid	0,2	V
o-Phenylphenol	1	V
Chlorokresol	1	V
Zinkethylen-bis-(dithiocarbamat) (Zineb)	1	V
Pyrithion-Natrium	0,1	W
Dibromdicyanobutan	0,1	V
Octylisothiazolinon	0,1	V
Bioban P 1487 (4-2-Nitrobutylmorpholin 70% + 4,4-(2-Ethyl-2-nitromethylen) dimorpholin)	1	V
Bioban CS 1135 (3,4-Dimethyloxazolidin 74,7% + 3,4,4-Trimethyloxazolidin 2,5%)	1	V
Bioban CS 1246 (1-Aza-3,7-dioxa-5-ethylbicyclo-3,3,0-octan)	1	V
Methylen-bis-thiocyanat	0,02	V
Chloroxylenol	1	V
Methylen-bis-oxazolidin	1	V
Benzylhemiformal	1	V
Propylenglykolhemiformal	1	V

[a] Ergänzung der Standardreihe (s. Tabelle 12.7) *V* weißes Vaselin; *W* Wasser

Testort. Testort ist die obere Rückenhälfte, die frei von entzündlichen Hautveränderungen sein muß.

Teststoffe. Diese werden nach Anamnese und Befund ausgewählt. Der Basisdiagnostik dient eine *Standardreihe*, in der die häufigsten Kontaktallergene zusammengefaßt sind. Die wichtigsten Kontaktallergene sind regional unterschiedlich und ändern sich im Zeitverlauf, die Inhaltsstoffe der Standardreihe müssen fortgesetzt aktualisiert werden. Die zu prüfenden Testsubstanzen werden in geeigneten Vehikeln (zumeist Vaselin) inkorporiert. Da im Epikutantest der Nachweis einer kontaktallergischen Reaktion zu führen ist, müssen die Testkonzentrationen so gewählt werden, daß die Testzubereitungen von normaler Haut reaktionslos vertragen werden. Bei einigen Substanzen (z.B. Nickelsulfat, Kaliumdichromat) liegen die zur Auslösung kontaktallergischer Reaktionen erforderlichen Konzentrationen an der Grenze zur irritativen Wirkung, so daß die Interpretation auftretender Reaktionen hier besonders großer Sorgfalt und Erfahrung bedarf. Zur Information über geeignete Testkonzentrationen und Testvehikel stehen umfangreiche Tabellenwerke zur Verfügung. Substanzen, mit denen Erfahrungen im Epikutantest fehlen, dürfen nur mit großer Vorsicht getestet werden, da es nicht nur zu überschießenden örtlichen oder gar allgemeinen Reaktionen, sondern auch zu einer Kontaktsensibilisierung durch die Testung selbst kommen kann.

Testablauf. Die Testsubstanzen werden mittels handelsüblicher Testpflaster (z.B. Finn Chambers on Scanpor, Al-Test mit Fixierung durch Fixomull Stretch) okklusiv und nicht verschiebbar auf die Haut aufgebracht. Sie verbleiben hier mindestens einen, gewöhnlich 2 Tage. Dann erfolgt nach Abnahme der Testpflaster die erste Ablesung der Testreaktionen; die Testorte werden dabei markiert, um ihre Zuordnung zu den einzelnen Kontaktallergenen im weiteren Testverlauf zu gewährleisten. Die zweite Ablesung erfolgt 3 oder 4 Tage nach Aufbringen der Testpflaster. Manchmal kommt es erst später, manchmal eine Woche nach Testbeginn, zum Auftreten kontaktallergischer Reaktionen, besonders häufig beispielsweise auf Neomycin oder p-Phenylendiamin. Diese Reaktionen dürfen nicht übersehen werden.

Bewertung der Testreaktionen. Wichtig ist die Abgrenzung kontaktallergischer von irritativ-toxischen Re-

Tabelle 12.7. Standardreihe des Epikutantests. Häufige Kontaktallergene in Europa.

Testsubstanz	Testkonzentration (%)	Testvehikel
Kaliumdichromat	0,5	V
p-Phenylendiamin (freie Base)	1	V
Thiuram-Mix[a]	1	V
Neomycinsulfat	20	V
Kobalt(II)-chlorid; 6 H$_2$O	1	V
Benzocain	5	V
Nickel(II)-sulfat; 6 H$_2$O	5	V
Kolophonium	20	V
N-Isopropyl-N-phenyl-p-phenylendiamin	0,1	V
Wollwachsalkohole	30	V
Mercapto-Mix[b]	2	V
Epoxidharz	1	V
Perubalsam	25	V
p-tertiäres Butylphenol/Formaldehydharz	1	V
Formaldehyd	1	W
Duftstoff-Mix[c]	8	V
Dibromdicyanobutan, Phenoxyethanol (Euxyl K 400)	0,5	V
Quecksilber(II)-amidchlorid	1	V
Terpentin	10	V
(Chlor)Methylisothiazolon (Kathon CG)	0,01	W
Paraben-Mix[d]	16	V
Thiomersal	0,1	V
Weißes Vaselin	100	
Cetylstearylalkohol	20	V
Zinkdiethyldithiocarbamat	1	V

V Weißes Vaselin; *W* Wasser

[a] Thiuram-Mix 1%: Tetraethylthiuramdisulfid 0,25%, Tetramethylthiuramdisulfid 0,25%, Tetramethylthiurammonosulfid 0,25%, Dipentamethylenthiuramdisulfid 0,25%
[b] Mercapto-Mix 2,0%: N-Cyclohexylbenzothiazylsulphenamid 0,5%, Mercaptobenzothiazol 0,5%, Dibenzothiazyldisulfid 0,5%, Morpholinylmercaptobenzothiazol 0,5%
[c] Duftstoff-Mix 8,0%: Zimtalkohol 1%, Zimtaldehyd 1%, Eugenol 1%, Amylzimtaldehyd 1%, Hydroxycitronellal 1%, Geraniol 1%, Isoeugenol 1%, Eichenmoos 1%
[d] Paraben-Mix 16%: Butyl-, Ethyl-, Methyl-, Propyl-p-oxybenzoesäure je 4%
[e] Quinolin-Mix 6%: Clioquinol 3%, Chlorquinaldol 3%

aktionen, die beispielsweise durch zu hohe Konzentrationen der Testsubstanzen oder eine besondere Hautempfindlichkeit des Patienten bedingt sein können. Bei kontakt-toxischer Reaktion nimmt die Stärke der Testreaktion nicht selten vom zweiten Testtag an ab: Reaktion vom *Decrescendotyp*; bei kontaktallergischer Reaktion dagegen nimmt sie vom zweiten Tag an eher noch zu: Reaktion vom *Crescendotyp*. Weiter können toxische Reaktionen anhand morphologischer Charakteristika (z.B. scharfe Begrenzung, follikuläre Veränderungen, Petechien) erkannt werden. Eine korrekte Ablesung setzt große Erfahrung mit der Testmethode voraus.

Die Bewertung der Testreaktionen erfolgt im einzelnen nach folgender Einteilung:

0	Keine Reaktion
(+)	Fragliche allergische Reaktion: nur Erythem
+	Positive allergische Reaktion: Erythem, Infiltrat, keine oder wenig Papeln
+ +	Positive allergische Reaktion: Erythem, starkes Infiltrat, zahlreiche Papeln, gegebenenfalls Bläschen
+ + +	Positive allergische Reaktion: dichtstehende Papeln und Bläschen (bis zur vollständigen Blasenbildung)
IR	Irritative (toxische) Reaktion

Eine Kontaktallergie liegt vor, wenn bei der zweiten Ablesung oder später mindestens eine + Reaktion gefunden wird. Bei Zweifeln über die Bewertung aufgetretener Reaktionen kann eine Wiederholungstestung erforderlich sein.

Interpretation der Testergebnisse. Positive Reaktionen im Epikutantest müssen hinsichtlich ihrer klinischen Relevanz bewertet werden. Die gefundenen Kontaktallergene müssen zum klinischen Befund und der Anamnese passen, ehe sie als Ursache für eine aktuelle Hautkrankheit angenommen werden dürfen. Nicht selten werden kontaktallergische Reaktionen gefunden, die vielleicht früher bedeutsam waren oder deren Relevanz überhaupt unklar ist.

Allergenspektrum. Folgende Klassifikation hat sich bewährt.

Monovalente Kontaktallergie. Diese liegt vor, wenn bei der Epikutantestung eine positive Reaktion nur gegen 1 Testsubstanz gefunden wurde, z.B. gegen Kaliumdichromat. Da Kaliumdichromat aber in vielen Materialien (z.B Zement, Zementschnellhärtern, Imprägnierungsmitteln, Chromfarben, Farbfilmentwickler, Leder, Gerbstoffen) vorkommt, kann in diesem Fall eine monovalente Kontaktallergie zu einer weitreichenden Einschränkung beruflicher und außerberuflicher Tätigkeiten führen. Andererseits können andere Kontaktallergene, so z.B. das Antibiotikum Neomycin, sehr leicht gemieden werden.

Oligovalente Kontaktallergie. Diese liegt vor, wenn positive Reaktionen gegen 2–5 chemisch nichtverwandte Kontaktallergene festgestellt werden.

Polyvalente Kontaktallergie. Sie ist gegeben, wenn positive Testreaktionen auf mehr als 5 chemisch nichtverwandte Teststoffe gefunden werden. Betroffen sind häufig Patienten, die wegen chronisch-rezidivierender Hauterkrankungen (z. B. Unterschenkelekzem bei Ulcus cruris, Berufsekzem) über längere Zeit örtliche Behandlung benötigen und dann beispielsweise gegen Externagrundlagen, Konservierungsstoffe oder differente Wirkstoffe (z. B. Antibiotika, Antimykotika, Lokalanästhetika, Perubalsam) in örtlichen Therapeutika sensibilisiert sind.

Wenn zahlreiche positive epikutane Testreaktionen auftreten, so ist daran zu denken, daß diese unspezifisch bedingt sein können (angry back). Bei polyvalenter Kontaktallergie muß das Testergebnis daher überprüft werden: Nach Ablauf von mindestens 3–4 Wochen und sicherer Abheilung der Testreaktionen werden die gefundenen Kontaktallergene einzeln nochmals getestet, wobei höchstens 4–6 Substanzen voneinander entfernt auf die Haut aufgebracht werden sollten.

Gruppenallergie. Sie liegt vor, wenn eine Kontaktsensibilisierung gegen verschiedene Stoffe gleicher chemischer Grundstruktur besteht. Dabei kann die Sensibilisierung durch Kontakt nur mit einer dieser Substanzen erworben worden sein. Als Beispiel sei die *Parastoffgruppenallergie* genannt. Sie ist charakterisiert durch eine Sensibilisierung gegen Substanzen, die als chemische Kernstruktur einen Benzolring mit *paraständigen* reaktiven Gruppen (NO_2-, Cl-, NH_2- oder OH) aufweisen. Ein typisches Beispiel ist p-Phenylendiamin mit der folgenden Strukturformel:

$$H_2N-\langle\bigcirc\rangle-NH_2$$

Stoffe mit dieser Grundstruktur, neben p-Phenylendiamin z. B. Benzocain (Anästhesin), Anilin, Sulfonamide, bestimmte Farbstoffe, werden im Organismus zu Chinonen umgeformt. Von Bedeutung ist auch die Gruppenallergie gegen verschiedene Antibiotika, so beispielsweise gegen Neomycin, Gentamycin, Kanamycin, Framycetin oder Paromomycin. Praktisch bedeutsam ist Gruppenallergie gegen bestimmte Psychopharmaka oder Triphenylmethanfarbstoffe wie Brillantgrün und Gentianaviolett.

Kopplungsallergie. Man versteht darunter eine gleichzeitige Sensibilisierung gegen verschiedene Kontaktallergene in ein- und demselben Gegenstand oder Material, so beispielsweise eine Kontaktallergie gegen Nickel- *und* Gummiakzeleratoren bei Strumpfhalterekzem oder gegen Dichromat *und* Kobalt bei Zementekzem.

Pfropfallergie. Sie liegt vor, wenn bei einem allergischen Kontaktekzem sekundär durch äußerliche Therapie eine zusätzliche Kontaktsensibilisierung ausgelöst wird, z. B. gegen Neomycin.

Erst nach Erkennung der ursächlichen Kontaktallergene ist man in der Lage, den Patienten zu beraten und ihm dadurch zu helfen, eine Abheilung der Hauterkrankung zu erzielen und Rückfälle zu vermeiden. Dies gilt ganz besonders für beruflich bedingte chronisch-allergische Kontaktekzeme, die zu Arbeitsplatzwechsel oder Aufgabe des ursprünglichen Berufes zwingen können. Der nach dem Epikutantest ausgestellte *Allergiepaß* informiert den Patienten und den behandelnden Arzt über die nachgewiesenen Kontaktallergene. Eine eingehende individuelle Beratung muß den Patienten über die Notwendigkeit und die Möglichkeiten der persönlichen *Allergenprophylaxe* aufklären.

Wenn bei der Epikutantestung aufgrund der klinischen Situation zu erwartende Reaktionen nicht gefunden werden, so ist die Testung mit den verdächtigen Substanzen zu wiederholen; der Reaktionsausfall in einem biologischen System wie dem Epikutantest unterliegt vielfältigen Einflüssen; falsch-negative Ergebnisse sind daher nicht ganz selten. Bei Verdacht auf kontaktallergische Reaktionen durch äußerlich anzuwendende Präparate (Kosmetika, Therapeutika) kann manchmal auch erst ein kontrollierter *Gebrauchstest* mit wiederholter Anwendung des Externums eine Sensibilisierung aufdecken.

Systemischer Provokationstest. Besteht Verdacht auf eine hämatogene allergische Kontaktdermatitis oder ein hämatogenes allergisches Kontaktekzem, so kann durch vorsichtige, innerliche Gabe des vermuteten Auslösers (z. B. Nickel, Perubalsam) ein *Expositionstest* vorgenommen werden. Wegen der Möglichkeit des Auftretens nicht nur schwerer, sondern auch unerwarteter, beispielsweise anaphylaktoider Reaktionen sollten derartige Provokationstests nur unter klinischen Bedingungen erfolgen.

In-vitro-Methoden. Grundsätzlich sind zum Nachweis einer Kontaktallergie In-vitro-Methoden verfügbar, bei denen die Reaktion von peripheren Blutzellen auf Allergenkontakt untersucht wird. Am häufigsten wird der *Lymphozytentransformationstest* verwendet, bei dem die Stimulation der DNS-Synthese nach Allergenkontakt gemessen wird. Eine weitere Methode ist der *Makrophagenmigrationsinhibitionstest*. Die klinische Bedeutung dieser Methoden ist aber wegen des großen technischen Aufwandes, der unsicheren Ergebnisse und der fehlenden Standardisierung bislang gering.

Therapie von akuter Kontaktdermatitis und chronischem Kontaktekzem

Die Behandlung der verschiedenen Formen von akuter Kontaktdermatitis und chronischem Kontaktekzem bedarf großer Erfahrung und umfassenden therapeutischen Einfühlungsvermögens.

Beseitigung und Meidung der Kontaktnoxen

Der Kontakt mit allen in Betracht kommenden primär-toxischen oder kumulativ-toxischen Substanzen und Kontaktallergenen muß vermieden werden. Zur Beseitigung auf der Haut noch vorhandener Kontaktnoxen hat sich insbesondere bei akuten Reaktionen als erste therapeutische Maßnahme ein *Reinigungsbad* bewährt. Bei trockener Haut ist Zugabe von Badeöl sinnvoll oder auf geeignete Rückfettung zu achten. Das Meiden insbesondere von Kontaktnoxen, die zu chronischen Kontaktekzemen führen, ist nicht immer einfach, zumal wenn eine Kontaktsensibilisierung gegen Substanzen besteht, die in der allgemeinen oder beruflichen Umwelt häufig vorkommen (wie beispielsweise Nickel oder Duftstoffe). Voraussetzung des therapeutischen Erfolges ist die Identifizierung der krankheitsauslösenden Kontakte. Zur Aufdeckung von Kontaktsensibilisierungen ist ein *Epikutantest* erforderlich, bei Nachweis einer Kontaktallergie ist ein *Allergiepaß* auszustellen. Wichtig ist, daß der Patient im individuellen Gespräch auf die krankheitsauslösenden und krankheitsunterhaltenden Faktoren hingewiesen wird.

Hautreinigung

Das Waschverbot bei Patienten mit akuter Kontaktdermatitis oder chronischem Kontaktekzem, welches früher zu Beginn jeder Ekzemtherapie ausgesprochen wurde, war in Wirklichkeit ein Seifenverbot. Herkömmliche Seifen reagieren alkalisch, führen zu einer stärkeren Quellung der Haut, dringen in die lebenden Epithelschichten der entzündlich veränderten Haut ein und fällen dort intrazelluläres Kalzium aus. Dadurch kam es früher vielfach zu einer Verschlimmerung der Hauterscheinungen mit verstärktem Juckreiz. Syndets (synthetische Detergenzien) haben diese Effekte nicht, sind meistens neutral oder entsprechend dem physiologischen Haut-pH-Wert eingestellt, besitzen keine kalziumfällende Wirkung, haben eine geringfügig adstringierende (proteinfällende) Wirkung und verursachen außerdem nur eine geringe Quellung der Haut. Mit solchen Therapeutika, wie z.B. Dermowas, Satina oder seba med kann eine schonende Hautreinigung durchgeführt werden, bevor die äußere Behandlung vorgenommen wird. Ein Versuch zeigt, ob Syndets ohne Nachteil vertragen werden.

Badetherapie. Neben dem Reinigungsbad zur Entfernung von Kontaktnoxen hat sich die Badetherapie auch als adjuvante Behandlungsmaßnahme bewährt; sie kommt besonders bei großflächigen Erkrankungen zur Anwendung. Als antiphlogistische Zusätze können Weizenkleie- oder Haferstrohextrakt verwendet werden. Ölzusätze wirken der Austrocknung der Haut entgegen (z.B. Balmandol, Balneum Hermal, Linola-Fett-Ölbad, Liquidin Badeöl, Ölbad Cordes, Oleatum, Oleobal, Preval-Ölbad).
Bei chronischen, zu Lichenifikation neigenden Ekzemen oder prurigoartigen Veränderungen sind auch Teerzusätze (Ichtho-Bad, Liquidin mit Teer) indiziert. Zusatz von Schwefel ist zu vermeiden, da dieser zu Irritationen führen kann.

Äußerliche Therapie

Diese verlangt viel Erfahrung, weil es sich um entzündliche und reizbare Hauterkrankungen handelt, bei denen inadäquate Maßnahmen Exazerbationen und im Fall von allergischen Erkrankungen Streureaktionen bis zur Generalisation zur Folge haben können. Es ist daher notwendig, eine möglichst wirkungsvolle, aber auch möglichst reizarme äußerliche Therapie durchzuführen.
Äußerliche Behandlung wird mit Externa durchgeführt. Ein Externum besteht aus dem Arzneiträger, auch Grundlage, Trägerstoff oder Vehikel genannt, und dem differenten Arzneimittel, z.B. einem Glukokortikoid.
Wichtig ist zunächst zu prüfen, welches *Vehikel* (z.B. Schüttelmixtur, Paste, Creme oder Salbe) geeignet ist; erst dann kommt die Auswahl des differenten Wirkstoffs. Selbst die beste differente Behandlung versagt, wenn nicht eine adäquate Grundlage gewählt wird. Bereits diese hat nämlich aufgrund ihrer physikalischen und chemischen Eigenschaften *kurative Wirkung*.

Indifferente Therapie

Man versteht darunter die Behandlung mit bzw. Auswahl der geeigneten Grundlage. Die *Auswahl der Grundlage* richtet sich nach dem Akuitätsgrad der Dermatose, der betroffenen Körperregion und dem Talgdrüsensekretionszustand (Seborrhö, Sebostase) des Patienten. Dabei ist darauf zu achten, daß für den jeweiligen Patienten bedeutsame Kontaktallergene

(z. B. Wollwachsalkohole, Duftstoffe) in der ausgewählten Zubereitung nicht enthalten sind.

Akuitätsgrad der Hautveränderungen

Akute Kontaktdermatitis: Stadium erythematosum. Dieses klingt spontan nach Beseitigung der Kontaktnoxe ab. Indiziert sind Puder, oberflächlich entzündungswidrige Schüttelmixtur oder kühlende hydrophile Creme (Typ Ö/W), Lotion (Milch) oder Spray. Nicht indiziert sind Paste, lipophile Creme (Typ W/Ö), Salbe oder Fettsalbe, da solche Grundlagen die Wärme- und Wasserdampfabgabe hemmen und dadurch die akute Entzündung fördern.

Akute Kontaktdermatitis: Stadium vesiculosum. Bei einer initialen kleinblasigen Eruption kann man versuchen, die Bläschen durch Schüttelmixtur oder hydrophile Creme (Typ Ö/W) einzutrocknen. Palmoplantar ist Anwendung von Pasta exsiccans DRF empfehlenswert. Bestehen größere Bläschen oder Blasen und Anhalt für bakterielle Sekundärinfektion (Impetiginisation), so sind feuchte Umschläge indiziert. Sie wirken mazerierend auf die Blasendecken und durch Erzeugung von Verdunstungskälte entzündungshemmend, trocknen aber auch die Haut rasch aus. Gegebenenfalls kann dies durch Unterlegen einer hydrophilen Creme abgemildert werden: fett-feuchte Behandlung. Dazu eignen sich glukokortikoidhaltige Externa, wenn nötig mit antibiotischen Zusätzen.

Akute Kontaktdermatitis: Stadium squamosum. Hier ist meist lipophile Creme (Typ W/Ö) indiziert. Durch Emulsionen mit höherem Fettgehalt wird die Restitution des Flüssigkeits- und Fettgehalts der Hornschicht gefördert und Schuppenbildung vermindert. Nicht indiziert sind Puder, Schüttelmixtur, feuchte Umschläge oder hydrophile Creme wegen ihrer zu oberflächlichen und austrocknenden Wirkung.

Chronisches Kontaktekzem: nässendes oder krustöses Ekzem. Auch hier sind feuchte bzw. fett-feuchte Umschläge indiziert. Im Falle sehr ausgedehnter Erscheinungen kann statt des feuchten Umschlages kurzfristig wechselnd ein feuchter Schlafanzug angewandt werden. Bei Impetiginisierung ist entsprechende antimikrobielle Therapie notwendig.
Feuchte Behandlung sollte nicht länger als 2–3 Tage durchgeführt werden, da sonst eine zu starke Austrocknung der Haut eintritt.

Chronisches Kontaktekzem, entzündlich-infiltriertes und lichenifiziertes Ekzem. Je chronischer und je stärker infiltriert ein Ekzem, desto fetthaltiger sollte die Grundlage sein. Indiziert sind besonders weiche Paste, lipophile Creme und auch Fettsalben. Bewährt hat sich die Okklusivbehandlung, bei der eine glukokortikosteroidhaltige Creme oder Salbe mit Plastikfolie (Oclufol oder Haushaltsfolie) für 8–12 h tgl. abgedeckt wird. Die genannten Vehikel üben dann eine größere Tiefenwirkung aus und fördern so auch die Aufnahme differenter Arzneistoffe in die erkrankte Haut.
Nicht indiziert sind feuchter Verband, Puder, Schüttelmixtur oder hydrophile Creme sowie wasserhaltige Lotion wegen ihrer nur oberflächlichen antiphlogistischen und gleichzeitig austrocknenden Wirkung.

Lokalisation der Hautveränderungen

Intertriginöse Hautareale. In intertriginösen Hautbereichen (Hautfalten) ist mit Wärmestau, stärkerer Hornschichthydratation und verminderter Wasserdampfabgabe zu rechnen. Sekretstau und mikrobielle Sekundärinfektionen sind begünstigt. Kontraindiziert sind Grundlagen, die diese Vorgänge fördern: Puder, weiche Paste, lipophile Creme, Salbe oder Fettsalbe. Indiziert sind feuchte Umschläge, möglicherweise kurzfristig Schüttelmixtur und hydrophile Creme, besser noch Lotion (Milch). Auch wäßrige Lösungen mit Farbstoffzusätzen (Pyoktanin 0,1%, Brillantgrün 0,1%) wirken günstig, da adstringierend und antiseptisch.

Hyperkeratotisch-rhagadiformes Hand- und Fußekzem. Schwielenartige Hornauflagerungen und ihre Ursache, die entzündliche Hautreaktion, sind zu beseitigen. Als Grundlagen indiziert sind fetthaltige Salben, Lipocreme (Typ W/Ö) oder Fettsalben (Unguentum molle), die auch mit einem feuchten Verband (fett-feuchte Behandlung) angewendet werden können. Nicht indiziert sind austrocknende Maßnahmen, wie alleinige feuchte Umschläge, Puder, Schüttelmixtur, hydrophile Creme, Lotion (Milch) oder harte Paste.

Behaarter Kopf. Hautveränderungen am behaarten Kopf sind oft schwer zu behandeln. Geeignet sind hydrophile Creme und Lotion (Milch), auch abwaschbare Komplexsalben wie Polyethylenglykolsalbe. Kontraindiziert sind nicht auswaschbare fettende Grundlagen, so lipophile Creme, Salbe, Fettsalbe und alle Formen von Paste.

Skrotalregion. Zu beachten ist, daß durch die Skrotalhaut differente Medikamente wesentlich stärker aufgenommen werden als durch die übrige Haut. So ist die perkutane Penetration von Hydrokortison hier 40mal höher als am Unterarm. Ferner neigt die Skrotalhaut zur Austrocknung. Austrocknende Grundlagen (Puder, Schüttelmixtur, hydrophile Creme) sollten nur kurzfristig angewandt werden. Zu vermeiden sind stark fettende Salben wegen der intertriginösen Lokalisation mit Neigung zur Sekundärinfektion sowie alkoholische Tinkturen, die zu Hautbrennen führen. Empfehlenswert sind weiche Pasten und Zinköl, insbesondere bei Kindern.

Talgdrüsensekretionszustand des Patienten

Der Talgdrüsensekretionszustand des Patienten ist zu berücksichtigen, im allgemeinen ist eine Therapie mit gegensätzlichen Grundlagen sinnvoll. Patienten mit Seborrhö vertragen erfahrungsgemäß relativ fettarme Grundlagen wie Puder, Schüttelmixtur, alkoholische Lösungen, hydrophile Cremes oder harte Pasten besser. Patienten mit trockener Haut (Sebostase, Asteatose) vertragen dagegen besser fettreichere Grundlagen, wie Zinköl, weiche Paste, lipophile Creme, Salbe oder Fettsalbe. Bei intermediärem Talgdrüsensekretionstyp sind mäßig fettende Grundlagen geeignet.

Differente Therapie

Man versteht hierunter die Anwendung von Pharmaka in geeigneter Grundlage.

Glukokortikosteroide. Der entscheidende Durchbruch in der Ekzemtherapie war die Einführung der Glukokortikosteroide in die äußerliche Behandlung. Sie sind außerordentlich wirksam und kürzen die Ekzemkrankheit eindrucksvoll ab. Durch ihre stark antiexsudative und antiphlogistische Wirkung werden die entzündlichen Erscheinungen in wenigen Tagen entscheidend gebessert. Wichtig ist, Glukokortikosteroide in der richtigen Grundlage anzuwenden. Es hat sich bewährt, für die primäre Behandlung hochwirksame Zubereitungen zu verwenden und nach Besserung rasch auf schwächer wirksame Glukokortikosteroide überzugehen, um bei längerfristiger Anwendungsnotwendigkeit Nebenwirkungen zu vermeiden. Bei umschriebenen, chronisch-infiltrierten oder lichenifizierten Kontaktekzemen kommt die Anwendung von Glukokortikosteroidsalben unter Plastikfolienokklusion in Betracht. Zur Vermeidung von Sekundärinfektionen sollte ein solcher Verband am Tag höchstens für 12 h angelegt werden.
Die Penetration der Glukokortikosteroide hängt im wesentlichen von der Hornschicht ab, in der sich gewöhnlich ein Depot bildet, von dem aus die weitere Penetration erfolgt. Auch durch die Ausführungsgänge von Talg- und Schweißdrüsen werden Glukokortikosteroide resorbiert.
Bei großflächiger äußerlicher Behandlung, insbesondere unter Okklusion, ist daran zu denken, daß größere Glukokortikosteroidmengen resorbiert werden können. Vor allen Dingen entzündliche Veränderungen mit Störung der normalen Hornschicht (nässende oder intertriginöse Hauterscheinungen) begünstigen dies. Insbesondere auch bei der Behandlung von Kindern ist an innerliche Effekte zu denken.
Einzelne infiltrierte Ekzemherde (z. B. lichenifiziertes Ekzem, hyperkeratotisch-rhagadiformes Handekzem) können durch intrafokale Injektion von verdünnter Glukokortikosteroidkristallsuspension (z. B. Triamcinolon-Kristallsuspension, 1:5 verdünnt mit Mepivacain) behandelt werden. Die Injektion muß in das Korium, nicht in die Subkutis erfolgen, damit es nicht zur Fettgewebeatrophie mit Dellenbildung kommt.
Durch zeitgerechten Einsatz von glukokortikosteroidhaltigen Externa kann man die Abheilungszeit von akuter Dermatitis und chronischem Ekzem wesentlich raffen. Da es sich um eine morbostatische, nicht um eine kausale Therapie handelt, sind Rückfälle nach Absetzen der Therapie, besonders bei chronischem Ekzem, nicht selten.

Antiekzematika. Akute oder auch subakute Kontaktdermatitis können gewöhnlich durch die örtliche Behandlung mit Glukokortikosteroiden in einer geeigneten Grundlagen innerhalb weniger Tage zur Abheilung gebracht werden. Größere therapeutische Schwierigkeiten bestehen bei chronischen Ekzemen mit chronischer entzündlicher Infiltration und Lichenifikation, ganz abgesehen von deren Rezidivfreudigkeit. Aus diesem Grund haben auch heute noch ältere differente Antiekzematika einen wichtigen Platz im Therapieplan, nicht zuletzt auch in Kombination mit äußerlicher Glukokortikosteroidtherapie im Sinne einer Tag-Nacht-Wechselbehandlung oder einer Doppelschichttherapie.

Teere oder teerartige Wirkstoffe. Steinkohlenteer (Pix lithantracis) oder Ichthyol können verschiedenen Grundlagen zugesetzt werden, wobei weiche Pasten, lipophile Cremes, Salben oder Fettsalben wegen größerer Tiefenwirkung zu bevorzugen sind. Schwarze Farbe und unangenehmer Teergeruch setzen dieser Therapie Grenzen. Bei lichenifizierten oder mit Pruigoerscheinungen einhergehenden Ekzemen kann reiner Steinkohlenteer angewandt werden. Geringere Tiefenwirkung haben teerhaltige Flüssigkeiten, wie Liquor carbonis detergens. Pflanzenteere wie Birkenholzteer (Oleum rusci 3% in Spiritus dilutus) werden nicht so gut toleriert wie Steinkohlenteer. Auch glukokortikosteroidhaltige Externa mit Teerzusätzen haben sich bewährt. Bei Anwendung von Steinkohlenteer ist dessen photosensibilisierende Wirkung zu bedenken: daher während der Teerbehandlung Verbot von Sonnenexposition, UV-Strahlen- oder Röntgenstrahlentherapie für die behandelten Hautareale. Teere und teerartige Wirkstoffe sollten stets nur wenige Tage angewandt werden, damit es nicht zu unspezifischen Irritationen oder zu Nebenwirkungen wie Teerfollikulitis oder Teerakne kommt.

Schwefel. In alten antiekzematischen Rezepturen spielte Schwefel eine große Rolle. Schwefel soll antimikrobiell und antikeratotisch wirken. Er ist Bestandteil vieler älterer Kombinationssalben, so von Unguentum Wilkinson, das zusammen mit Solutio Castellani bei chronischen hyperkeratotisch-rhagadiformen Hand- oder Fußekzemen, aber auch bei Psoriasis in dieser Lokalisation erfolgreich angewandt wird. Schwefel ist zurückhaltend anzuwenden, da er nicht selten Exazerbationen von chronischen Ekzemen auslöst.

Antimikrobielle Substanzen. Grundsätzlich ist bei subakuten oder chronischen Ekzemen an Sekundärinfektion durch Bakterien oder Pilze zu denken. Bakterielle Sekundärinfektionen zeigen sich als Impetiginisation an Händen und Füßen durch Aufschießen von Pusteln; mykotische Infektionen werden vorwiegend in intertriginösen Arealen angetroffen.
Für feuchte Umschläge (feuchte Verbände) hat sich uns neben Argentum nitricum oder Chinosol (0,1% mit Wasser verdünnt) physiologische Kochsalzlösung bewährt. Pinselungen einzelner Herde mit Triphenylmethanfarbstoffen (Brillantgrün, Gentianaviolett) wirken gegen grampositive Bakterien und Hefepilze. In intertriginösen Bereichen sollten sie wegen der Gefahr von Nekrosen möglichst nicht in höherer Konzentration als 0,1% angewandt werden. Bei Verdacht auf Sekundärinfektionen durch Pilze stehen Breitbandantimykotika zur Verfügung, auch in Kombination mit Glukokortikosteroiden (z. B. Daktar-Hydrocortison, Epipevisone). Bei intertriginösen Ekzemen hat sich Clioquinol (Vioform) als besonders geeignet erwiesen, das 0,5%ig in Zinköl oder Pasten angewandt wird. Auch eine Doppelschichttherapie, d.h. Auftragen schwacher glukokortikosteroidhaltiger Externa und darüber Anwendung von Clioquinol in einer geeigneten Grundlage, hat sich bewährt.

Antibiotika. Am häufigsten findet man in Externa Bacitracin, Chloramphenicol, Framycetin, Gentamycin, Neomycin oder Tetrazykline. Bei der äußerlichen Anwendung von Antibiotika, insbesondere von Neomycin, sind die Möglichkeiten einer Resistenzentwicklung der Bakterien und des Auftretens kontaktallergischer Reaktionen zu bedenken. Relativ wenig Kontaktsensibilisierungen werden gegen Tetrazykline gesehen; allerdings ist die zunehmende Tetrazyklinresistenz der Staphylokokken zu berücksichtigen. Auch Fusidinsäure (Fucidine) wird empfohlen.

Salizylsäure. Acidum salicylicum wird wegen seiner keratolytischen, leicht antimikrobiellen sowie die Penetration von Glukokortikosteroiden fördernden Wirkung in der Ekzemtherapie eingesetzt. Bei chronischen Ekzemen hat Salizylsäure in fettenden Grundlagen (5–10% in Vaselin oder Unguentum molle) eine krusten- und schuppenlösende Wirkung. Bei hyperkeratotisch-rhagadiformen palmoplantaren Ekzemen hat sich Salizyl-Salbe mit Glukokortikosteroidzusatz bewährt. Salizylhaltige Zubereitungen dürfen wegen der Möglichkeit resorptiver Vergiftung nicht großflächig angewandt werden; bei Säuglingen und Kleinkindern sollte auf ihre Anwendung möglichst verzichtet werden.

Harnstoff. Harnstoff besitzt keratolytische, juckreizstillende, leicht antibakterielle und penetrationsfördernde Wirkungen; er hat wasserbindende und epidermisverdünnende Eigenschaften. Insbesondere akute entzündliche Hautveränderungen können durch höhere Harnstoffkonzentration aber auch gereizt werden. Bei chronischen Ekzemen kann er in Konzentrationen bis 10% in geeigneter Grundlage wie Salbe oder lipophiler Creme zur Intervallbehandlung oder in Kombination mit Glukokortikosteroiden angewandt werden.

Nichtsteroidale Antiphlogistika. Zur Vermeidung der Nebenwirkungen von Glukokortikosteroiden wurde der bislang wenig erfolgreiche Versuch unternommen, nichtsteroidale Antiphlogistika, wie sie in der Rheumatherapie angewandt werden, topisch bei chronischen Ekzemen einzusetzen. Das Phenylessigsäurederivat Bufexamac (Parfenac) ist selbst schwachen nichtfluorierten Glukokortikosteroiden unterlegen.

Phototherapie. Photochemotherapie (PUVA), manchmal auch Phototherapie mit UVB-reichen Strahlern, kann bei der Behandlung von Handekzemen, insbesondere dyshidrotischer oder dyshidrosiformer Ekzeme, erfolgreich sein. Gegebenenfalls kommt eine Photo-(chemo-)therapie auch bei anderen chronischen Ekzemformen in Betracht.

Dermatoröntgentherapie. Röntgenweichstrahlentherapie kommt nur noch selten bei erwiesenermaßen therapieresistenten, chronischen umschriebenen Ekzemen in Betracht, so z.B. bei chronischen lichenifizierten oder bei hyperkeratotisch-rhagadiformen Hand- bzw. Fußsohlenekzemen. Niedrige Röntgendosen unter geeigneten Bedingungen (0,6–1 Gy, 3mal im Abstand von etwa 8–10 Tagen) können die Hautreaktionslage in den erkrankten Bereichen so ändern, daß beachtliche Fortschritte erreicht werden und Glukokortikosteroide wieder besser wirken. Während und nach einer Röntgenbestrahlung dürfen außer Glukokortikosteroiden keine anderen differenten Medikamente wie Teer, Schwefel oder Salizylsäure angewandt werden (Kombinationseffekt). Bei chronischen, ansonsten nicht zu behandelnden universellen Ekzemen kann auch Röntgenfernbestrahlung günstige Ergebnisse bringen.

Innerliche Therapie

Innerliche Behandlung ist im allgemeinen nur symptomatisch und morbostatisch wirksam.

Glukokortikosteroide. Diese sind in der Behandlung von akuter Kontaktdermatitis oder chronischem Kontaktekzem sehr wirksam. Sie sollten aber nur bei ausgedehnten und durch Streureaktionen zur Generalisation neigenden Hauterscheinungen unter strenger Beachtung der Kontraindikationen zur Anwendung kommen. Die Behandlung ist kurz- bis allenfalls mittelfristig (1–6 Wochen), anfangs mittelhoch dosiert (40–60 mg Prednisolonäquivalent tgl.), nach wesentlicher Besserung rasch abfallend (auf 5–7,5 mg Prednisolonäquivalent) zu führen. Bei Säuglingen und Kleinkindern beträgt die Anfangsdosis 1–2 mg Prednisolonäquivalent/kg KG. Langdauernde innerliche Glukokortikosteroidtherapie, möglichst unter der Cushing-Schwelle, aber nicht >7,5 mg Prednisolonäquivalent tgl., ist nur bei höchst hartnäckig rezidivierenden dyshidrotischen oder dyshidrosiformen Ekzemen indiziert. Als Glukokortikosteroide haben sich Prednison, Prednisolon, Fluocortolon und Methylprednisolon bewährt.

Retinoide. In der Behandlung hyperkeratotisch-rhagadiformer Hand- und Fußekzeme kann die Gabe von Acitretin (Neotigason) über einige Wochen zu wesentlicher Besserung führen. Die Initialdosis von etwa 30 mg tgl kann im allgemeinen rasch auf 10 mg tgl. reduziert werden. Kontraindikationen und Nebenwirkungen dieser Medikation sind zu beachten.

Antihistaminika (H_1-Blocker). Orale Antihistaminika sind vielfach hilfreich in der Juckreizbekämpfung, bei der einer sedierenden Wirkung dieser Arzneistoffe offensichtlich eine bedeutsame Rolle zukommt. Eine Reihe modernerer Antihistaminika wirken langfristiger und besitzen keine wesentliche sedierende Wirkung [Astemizol (Hismanal), Cetirizin (Zyrtec), Loratadin (Lisino), Terfenadin (Teldane)]. Individuell unterschiedliche Reaktionen kommen vor, so daß im Einzelfall zu prüfen ist, ob die gewünschte juckreizdämpfende Wirkung eintritt bzw. der sedierende Effekt mit der beruflichen Tätigkeit oder dem Führen eines Kraftfahrzeugs in Einklang zu bringen ist. Bei stark juckenden und großflächigen Kontaktdermatitiden und Ekzemen kann eine Kombination von Glukokortikosteroiden und Antihistaminika sinnvoll sein, fixe Kombinationen sind dabei wegen der mangelnden Steuerbarkeit der Dosierung allerdings weniger geeignet. Antihistaminika kommen auch als Allergene in Betracht.

Kalzium. Kalziumpräparate zur i.v.-Injektion und in Form von Tabletten werden auch heute noch zur „Gefäßabdichtung" und Juckreizbekämpfung vielfach angewandt, obwohl ihr Effekt fraglich ist. Wir verwenden sie nicht.

Antibiotika und Chemotherapeutika. Diese sind nur bei nachgewiesener bakterieller Sekundärinfektion indiziert. Entscheidend für die Wahl des Antibiotikums ist das Ergebnis der Erregerresistenzbestimmung. Gewöhnlich wird man Tetrazykline, Oxytetrazyklin, Cephalosporine oder Erythromyzin anwenden; wegen der sensibilisierenden Wirkung aber möglichst keine Penizilline. Auch mit der Anwendung von Kombinationspräparaten wie Sulfamethoxazol-Trimethoprim (Bactrim, Eusaprim) sollte man vorsichtig sein, wenn entsprechende Hinweise auf Allergie gegeben sind.

Saluretika. Bei ausgedehnter akuter Kontaktdermatitis mit starker Exsudation und Ödemen können kurzfristig Saluretika zur Ödemausschwemmung in Betracht kommen.

Allgemeinbehandlung

Besonders bei Patienten mit chronischen Ekzemen besteht durch die Hauterscheinungen und den ständigen Juckreiz ein erheblicher Leidensdruck. Suche und Beseitung möglicher auslösender oder begünstigender Faktoren müssen minutiös erfolgen. Ekzeme, und besonders das atopische Ekzem, gehören zu jenen Hauterkrankungen, die auch emotional beeinflußbar sind. Gegebenenfalls ist in Zusammenarbeit mit einem Psychotherapeuten oder Psychiater zu überprüfen, ob psychische Faktoren eine wesentliche krankheitsunterhaltende Rolle spielen. Eine entsprechende psychosomatische Behandlung, auch mit Neuroleptika, Tranquilizern oder anderen peripher oder zentral wirkenden vegetativ-sedierenden Pharmaka ist dann zu erwägen.

Diät. Häufig wird die Frage gestellt, ob eine bestimmte Diät bei chronischen Ekzemen sinnvoll ist. Bei ausgedehnter akuter Kontaktdermatitis sind Hafer-, Reis- oder Obsttage zur Ausschwemmung entzündlicher Ödeme sinnvoll. Auch eine konsequent durchgeführte salzarme (natriumarme) Diät wirkt entzündungswidrig und kann bei chronischen Ekzemen Gutes bringen, ist aber praktisch schwer durchzuführen. Im übrigen können Faktoren, die als juckreizauslösend oder exazerbationsfördernd erkannt worden sind, so Alkohol, Nikotin, Koffein, saures Obst oder Zitrusfrüchte gezielt gemieden werden. Die sichere Identifizierung von Provokationsfaktoren, die beispielsweise hämatogene kontaktallergische Reaktionen auslösen oder ein atopisches Ekzem verschlechtern können, macht eine eingehende allergologische Abklärung, einschließlich einer in der Klinik durchzuführenden Eliminationsdiät oder oralen Provokationstests, erforderlich. Ohne eine solche diagnostische Sicherung sind eingreifendere diätetische Maßnahmen, insbesondere bei Kindern, abzulehnen.

Nachsorge. Ist die allergische Kontaktdermatitis oder das chronische Kontaktekzem abgeheilt, so gilt es, Rückfälle zu vermeiden. Der Patient muß den Kontakt mit den Stoffen, die als auslösend erkannt wurden, meiden. Hierüber ist er ausführlich aufzuklären. Bei beruflich bedingten Ekzemen kommt ein Arbeitsplatz- oder Berufswechsel in Betracht. Anzeige über das Vorliegen einer Berufskrankheit oder ein Hautarztbericht sind entsprechend den geltenden Bestimmungen zu erstatten.
Die oben genannten *Hautreinigungsmittel* sollten noch einige Wochen weiterbenutzt werden. Eine langsam ausschleichende äußerliche Therapie mit niedrig konzentrierten Dosen von Glukokortikosteroidzubereitungen in kombinierter Anwendung mit Basistherapeutika (Basissalbe, Basiscreme) ist eine wichtige Maßnahme zur Vermeidung von Rückfällen.

Hautschutz. Bei vielen beruflich bedingten Handekzemen ist auf das Tragen von geeigneten Schutzhandschuhen Wert zu legen. Dabei ist zu berücksichtigen, daß bei undichten Handschuhen eindringende Kontaktnoxen dann unter Okklusion auf die Haut einwirken und so besonders ungünstig wirksam werden; weiter sind manche Handschuhmaterialien für bestimmte Substanzen permeabel. Schließlich kann sich auch bei Tragen von Gummihandschuhen eine Kontaktallergie entwickeln.
Auch Hautschutzsalben können Rückfälle vermeiden helfen. Hier werden zahlreiche Präparate angeboten, die teilweise entsprechend den verschiedenen Berufsnoxen eine ganz bestimmte Zusammensetzung besitzen. Die Vermeidung der Kontaktnoxe ist sicherlich wesentlich günstiger als noch so gute Hautschutzpräparate. Auch die zur Hautreinigung verwendeten Mittel sollten den Berufsstoffen angepaßt sein, um eine effektive, schonende Reinigung zu ermöglichen. Immer ist daran zu denken, daß auch Hautschutzmaßnahmen zu Kontakt mit Allergenen führen können (z. B. Gummihilfsstoffe in Schutzhandschuhen, Duftstoffe in Reinigungsmitteln und Schutzsalben) und deshalb individuell zu gestalten sind.

Spezifische Hyposensibilisierung. Die Erzeugung von Immuntoleranz gegenüber Kontaktallergenen, die zu allergischen Reaktionen vom Typ IV führen, wurde durch orale Zufuhr der betreffenden Substanzen versucht. Eine derartige Hyposensibilisierung ist bisher nicht von praktischer Bedeutung.

Seborrhoisches Ekzem
[Unna 1887]

Synonyme. Seborrhoische Dermatitis, dysseborrhoische Dermatitis, Morbus Unna

Definition. Das seborrhoische Ekzem ist eine gut definierte chronische Dermatose, welche bei Menschen mit Seborrhö am Kapillitium, in talgdrüsenreichen sowie intertriginösen Hautarealen vorkommt und klinisch in typischer Weise geprägt ist. Seborrhoisches Ekzem kommt bei Säuglingen und Erwachsenen vor; es tritt in verschiedenen Formen in Erscheinung. Über seine Ursachen ist wenig bekannt; diskutiert werden Beziehungen zur Psoriasis.

Vorkommen. Obwohl familiäres Vorkommen beobachtet wird, ist ein gesicherter Erbgang bisher nicht nachgewiesen. Vorwiegend betroffen sind Säuglinge in den ersten 3 Lebensmonaten und Erwachsene bevorzugt um das 4. Lebensjahrzehnt, nicht selten auch alte Menschen. Bei jungen Menschen mit zentrofazialem seborrhoischem Ekzem ist an HIV-Infektion zu denken. Leichte Androtopie.

Ätiopathogenese. Die Ursache ist nicht sicher bekannt. Folgende Faktoren werden diskutiert:

Status seborrhoicus. Vermehrte Talgdrüsenproduktion (Seborrhö) ist ein wesentlicher prädisponierender Faktor.
Unter dem Einfluß einer temporären, endogen hohen Androgenbildung durch die Nebennierenrinden sind die Talgdrüsen bei Neugeborenen aktiv, werden aber dann inaktiv und bleiben es bis zu Beginn der Pubertät. Das seborrhoische Ekzem der Säuglingszeit ist deshalb auf die ersten 3 Lebensmonate beschränkt.

Weiterhin entsprechen die Prädilektionsstellen des seborrhoischen Ekzems (behaarter Kopf, Retroaurikularregion, Gesicht, vordere und hintere Schweißrinne am Rumpf) den talgdrüsenreichen Hautgebieten. Auch Patienten mit Parkinsonismus neigen nicht nur zur Seborrhö (Salbengesicht), sondern auch zu seborrhoischem Ekzem. Alles, was Hautsekrete (Talg, Schweiß) auf der Haut zurückhält (Woll-, Perlon-, Nylonunterwäsche) fördert die Entstehung dieses Ekzems; daher auch die Bezeichnung *eczème flanellaire*. Qualitative Störungen in der Talgzusammensetzung wurden nicht sichergestellt; insofern ist der Ausdruck Dysseborrhö nicht begründet.

Mikrobielle Einflüsse. Bereits Unna und Sapporo haben Bakterien oder Hefepilze *(Pityrosporum ovale)* ätiologisch verantwortlich gemacht. In den Prädilektionsgebieten des seborrhoischen Ekzems ist der Gehalt an Bakterien und besonders lipophilen Hefen ungewöhnlich hoch. Bei Säuglingen mit seborrhoischer Dermatitis findet man oft *Candida albicans* im Stuhl oder/und in den Hautläsionen; mittels Intrakutantest, dem Nachweis von agglutinierenden Antikörpern im Serum und dem Lymphozytentransformationstest konnte bei erkrankten Säuglingen eine Sensibilisierung gegen *Candida albicans* nachgewiesen werden. Aber auch bakterielle Degradation des Talg-Schweiß-Films an der Hautoberfläche sowie vermehrt vorkommende Staphylokokken können pathogenetisch über eine Sensibilisierung gegen bakterielle Bestandteile oder Stoffwechselprodukte bedeutsam sein. Das rasche therapeutische Ansprechen auf eine antimykotische Therapie mit Ketoconazol deutet auf lipophile Hefen, besonders auf *Pityrosporum ovale*, als pathogenes Agens, wie von Unna vermutet; allerdings scheinen Azolantimykotika auch antiphlogistische Effekte zu besitzen.

Andere Faktoren. Für eine mögliche Rolle des Nervensystems sprechen Beobachtungen, wonach Hauterscheinungen entweder nur im Bereich einer Trigeminusschädigung, bei Poliomyelitis oder bei Syringomyelie beobachtet werden konnten. Morbus Parkinson ist ebenfalls mit erhöhter Morbidität und Schwere von seborrhoischem Ekzem verbunden. Immer wieder hört man von Patienten, daß emotionaler Streß rasch Hauterscheinungen auslösen oder verschlimmern kann. Vielfach Besserung im Urlaub. Bemerkenswert ist ferner die deutliche jahreszeitliche Abhängigkeit mit einem Erkrankungsgipfel im Winter. Interessant ist weiterhin, daß Hauterscheinungen im Gesicht bei Zinkmangelzuständen, so auch bei *Akrodermatitis enteropathica*, dem seborrhoischen Gesichtsekzem sehr ähnlich sein können; allerdings spricht letzteres nicht auf orale Zinkbehandlung an.

Auch Störungen im Stoffwechsel essentieller Fettsäuren wurden bekannt. Vitamin-B-Mangel kann diese Dermatose ebenfalls verursachen. Seborrhoisches Ekzem ist schließlich sehr häufig bei HIV-infektionsbedingtem Immunmangel (bis zu 50% der Patienten) und so besonders bei jungen Menschen auch ein diagnostisch wichtiger Marker für das erworbene Immunmangelsyndrom.

Da das pathologisch-anatomische Substrat ganz dem eines chronischen psoriasiformen Ekzems entspricht, denkt man am ehesten an eine allergische Reaktion (Typ-IV-Reaktion nach Coombs und Gell vom Ekzemtyp). Bei Patienten im Erwachsenenalter mit psoriatischer Diathese kann sich über das Phänomen des isomorphen Reizeffekts aus einem seborrhoischen Ekzem eine Psoriasis entwickeln. Solche Veränderungen sind klinisch schwer einzuordnen; man hat daher auch von *Seborrhiasis* gesprochen.

Klinik. Bei allen Patienten besteht ein Status seborrhoicus, bei Erwachsenen vielfach verbunden mit einer grauweißlichen oder gelblichen Hautfarbe, besonders an Kopf und Gesicht, ferner erweiterten Poren und leichter pityriasiformer Schuppung.
Einige Formen lassen sich klinisch ohne Schwierigkeiten differenzieren.

Seborrhoisches Ekzem der Säuglinge

Synonym. Dermatitis seborrhoides infantum

Definition. Entzündliche ekzematoide Erkrankung im Bereich des behaarten Kopfes und intertriginöser Räume mit entzündlicher Rötung und fettigen Schuppen bei Säuglingen innerhalb der ersten 3 Lebensmonate.

Vorkommen. Selten. Bevorzugt befallen sind pastöse Flaschenkinder mit Tendenz zum Übergewicht. Für Heredität besteht kein Anhalt.

Ätiopathogenese. Die Ätiopathogenese ist nicht sicher abgeklärt. Neben einer erhöhten Talgdrüsenaktivität (Seborrhö) wird neuerdings auch einer Besiedlung der Hautveränderungen mit dem Hefepilz *Candida albicans* ätiologisch vermehrte Aufmerksamkeit geschenkt. Bei 200 erkrankten Säuglingen konnte dieser Pilz zu 95% auf der Haut und zu 97% im Darm nachgewiesen werden. Es wird erwogen, ob die Erkrankung nicht als ekzematoide pilzallergische Reaktion zu deuten sein könnte. Die diesbezügliche Bedeutung von Pityrosporum ovale ist allerdings unklar.

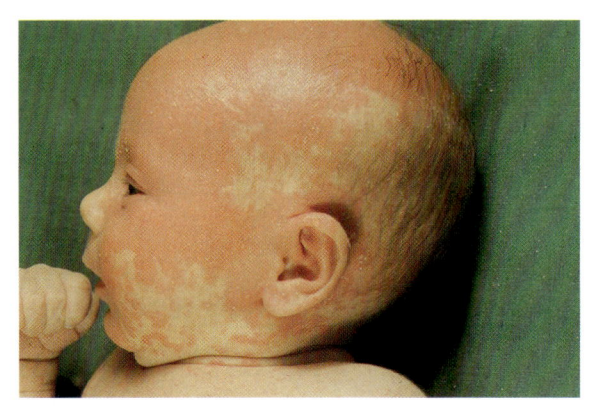

Abb. 12.19. Seborrhoisches Ekzem beim Säugling

Klinik. Bei Säuglingen entwickelt sich das seborrhoische Ekzem gewöhnlich in den ersten 3 Lebensmonaten, kann aber auch noch innerhalb der ersten 1 1/2 Lebensjahre auftreten. Prädilektionsstellen sind die Scheitelregion, die mittleren Gesichtspartien, Hals- und Brustfalten und die großen intertriginösen Körperfalten.
Am Kapillitum findet man, zunächst bevorzugt im Scheitelbereich über der vorderen Fontanelle, unterschiedlich starke Auflagerungen fettiger, verdickter und durch Einrisse gefelderter gelblicher Schuppen ohne entzündliche Rötung, den *Gneis.* Er ist durch vermehrte Talgdrüsenproduktion und leichte Hyperkeratose bedingt, kann das einzige Zeichen eines seborrhoischen Ekzems bleiben oder wird über kurz oder lang abgestoßen. Gelegentlich spontan, aber auch infolge von forcierten Behandlungsversuchen mit Öl oder Fettsalben kann es zur Irritation der Haut kommen. Es entwickeln sich umschriebene Herde mit entzündlicher Rötung, fettiger Schuppung oder Schuppenkrustenbildung und damit das klinische Bild eines seborrhoischen Ekzems. Recht häufig werden im Verlauf der Erkrankung, begünstigt durch Wärme und Feuchtigkeitsstau in Hautfalten und intertriginösen Räumen (Halsfalten, Axillen, Anogenitokruralfalten, Windelgegend) diese Hautgebiete mitbetroffen. Man findet unterschiedlich große, scharf abgesetzte entzündlich-gerötete Herde, die in den intertriginösen Bereich auch nässen können, sonst aber mehr fettige Schuppenauflagerung oder Schuppenkrusten zeigen, ferner gelegentlich auch eine auf *Candida albicans* hindeutende Colleretteschuppung einzelner Herde in den Randzonen. Nicht selten sind Streuherde am Rumpf. Wegen der Ähnlichkeit dieser Herde mit Psoriasis vulgaris hat man auch die Bezeichnung *Psoriasoide* eingeführt; im angloamerikanischen Sprachraum spricht man in solchen Fällen, in denen es akut in der Windelgegend zu vom Perianal- und Inguinalraum ausgehenden Erscheinungen kommt, welche auch zu Rumpf- und Gesichtsherden Veranlassung geben können, von *Napkin-(Windel-)-Psoriasis,* weil die Herde sehr an Psoriasis vulgaris erinnern. Da die Hauterscheinungen aber gewöhnlich spätestens nach einigen Monaten abheilen und nicht rezidivieren, handelt es sich nicht um eine echte Psoriasis.
Bakterielle *(Staphylococcus aureus, Pseudomonas aeruginosa)* und mykotische *(Candida albicans, Epidermophyton floccosum) Sekundärinfektion* ist nicht selten. In jedem Fall sollte der Stuhl auf enterale Kandidose untersucht, ferner auch bei der Mutter nach Kandidose (Kolpitis, enterale Kandidose) gefahndet werden.

Symptome. Sie sind gering, manchmal leichter Juckreiz.

Verlauf. Chronisch. Als Komplikation ist spontan oder nach irritierender Therapie auch mit Streuphänomen und Entwicklung einer *Erythrodermia desquamativa* zu rechnen. Generell ist die Prognose günstig.

Differentialdiagnose. Diese hat besonders das atopische Ekzem zu berücksichtigen. Hier beginnen die sehr viel stärker juckenden Hauterscheinungen (Kratzeffekte) gewöhnlich erst ab dem 3. Lebensmonat. Auch an Skabies und Langerhans-Zellen-Histiozytose ist zu denken.

Therapie. Die Therapie sollte grundsätzlich abtrocknend und entzündungswidrig sein. Wegen Exazerbationsneigung sollten differente Maßnahmen nur vorsichtig eingesetzt werden.
Diät. Reichlich Flüssigkeitszufuhr, ferner Ausgleich von Unter- oder Überernährung.
Innerlich. Glukokortikoide (Prednisolon 1,0 mg/kg KG tgl.) sind nur sehr selten indiziert. Antibiotika sollten nur nach Antibiogramm eingesetzt werden, wenn entsprechende klinische Symptome auf Sekundärinfektion hindeuten. Bei Juckreiz symptomatisch Antihistaminika (z.B. Atosil Sirup, Fenistil Sirup, Mereprine Sirup).
Äußerlich. Häufig Wäschewechsel, leichte Bekleidung. Bei warmer Witterung oder entsprechenden Verhältnissen Liegen ohne Windeln.

Behandlung der Kopfherde. Abweichen der Schuppen mit Salizylsäure (3%) in Oleum olivarum oder 0,5–1,0% in Lygal Salbengrundlage. Zur Kopfwäsche z.B. Dermowas, Satina oder seba-med-flüssig. Danach Behandlung der Kopfherde mit nichthalogenierten Glukokortikoiden in Cremegrundlage (z.B. Dermatop, Linola-H, Pandel). Behandlung und Beachtung möglicher mikrobieller Sekundärinfektion. Okklusivbehandlungen oder feuchte Dunstverbände am Kopf sollten wegen möglicher Wärmestauung mit Hyperthermie vermieden werden. Es kann akut zum *Ekzemtod* kommen. Nur feuchte Verbände sind gelegentlich zweckmäßig.

Behandlung der Körperherde. Es empfiehlt sich Trokkenpinselung (Lotio zinci mit Zusatz von Clioquinol (Vioform) 0,5%). Zur Behandlung intertriginöser Bereiche hat sich Vioform-Zinköl (0,5%) bewährt. Halogenierte Glukokortikoide sollten lediglich als Creme oder Lotion und nur für kurze Zeit angewandt werden, bei bakterieller Sekundärinfektion mit antibiotischem Zusatz. Besteht eine Candidainfektion, so ist zusätzliche Behandlung mit Amphotericin B (z.B. Ampho-Moronal-Lotio, Ampho-Moronal-Creme), Nystatin (z.B. Candio-Hermal-Puder, -Paste oder -Creme) oder Ketoconazol (z.B. Nizoral-Creme) indiziert. Auch enterale Kandidose (Stuhluntersuchung) ist entsprechend zu behandeln. Seifenwaschungen sollten wegen ihrer irritierenden Wirkung vermieden werden. Handwarme Bäder mit entzündungswidrigen Zusätzen (Haferstrohextrakt, Weizenkleieextrakt, Milcheiweiß wie Lactomederm sowie Zusätze von Öl (Balneum Hermal, Linola Fett Ölbad, Oleatum) wirken oft günstig.

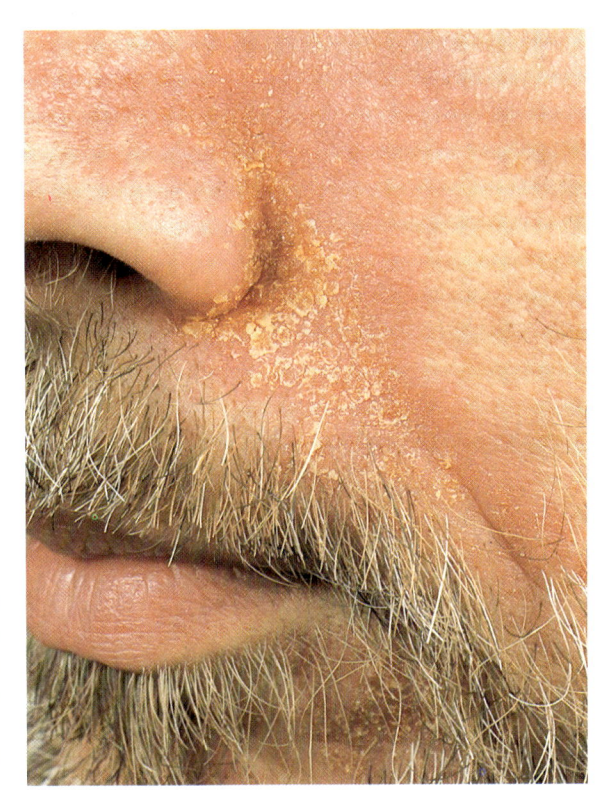

Abb. 12.20. Seborrhoisches Ekzem

Erythrodermia desquamativa

[Leiner 1907]

Synonym. Morbus Leiner

Definition und Klinik. Durch Konfluieren und Ausbreitung des seborrhoischen Ekzems der Säuglinge *(Dermatitis seborrhoides infantum)* kann es schließlich über großflächige Hautbeteiligung zu einer sekundären Erythrodermie kommen. Meist entwickelt sich dieser Zustand akut und führt zu universeller, entzündlicher Hautrötung mit einer fettigen lamellösen Schuppung, die am Kopf und im zentrofazialen Bereich besonders auffällig ist.

Allgemeinsymptome. Fieber, Anämie und besonders Diarrhöen sowie Erbrechen mit metabolischer Azidose können die Hauterscheinungen begleiten; es fehlen indessen periphere Lymphadenopathie und Pruritus. Bakterielle Sekundärinfektion kann die Erkrankung komplizieren und zu letalen Entwicklungen führen. In solchen Fällen hat man Störungen in der Leukozytenfunktion (gestörte Chemotaxis) nachgewiesen und einen C5-Inhibitor verantwortlich gemacht.

Seborrhoisches Ekzem der Erwachsenen

Klinik. Obwohl das seborrhoische Ekzem als Dermatose leicht erkannt werden kann, können doch die verschiedenen morphologischen Ausprägungen und Lokalisationen sowie der unterschiedliche Verlauf die Erkennung gelegentlich schwer machen. Folgende Formen sind abzugrenzen:

Seborrhoisches Ekzematid. Es ist die mildeste Ausprägungsform (Ekzematid = präekzematöser Zustand). Neben starker Seborrhö, oft verbunden mit Hyperhidrose *(Hyperhidrosis oleosa)*, findet man am Kapillitium, im Gesicht, hier bevorzugt in der Augenbrauen- und Nasolabialregion, aber auch retroaurikulär, nicht selten auch in der Brustmitte, eine fettig-gelbliche, pityriasiforme Schuppung, die sich auf unregelmäßigen, scharf abgegrenzten, wenig intensiven Erythemen ausbildet.

Wahrscheinlich ist auch das *Erythema paranasale junger Frauen*, welches vielfach recht therapieresistent ist, hier einzubeziehen. Juckreiz fehlt oder ist gering, der Verlauf hochchronisch. Auch das männliche Geschlecht bleibt nicht verschont.

Herdförmiges seborrhoisches Ekzem. Es ist der voll ausgeprägte Zustand mit chronischem, oft rezidivie-

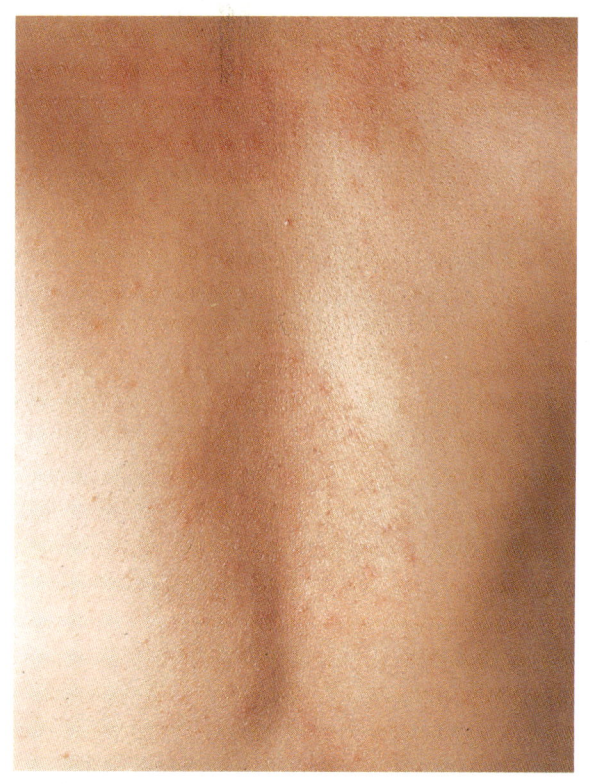

Abb. 12.21. Seborrhoisches Ekzem

rendem Verlauf. Prädilektionsstellen sind die seborrhoischen Hautregionen: Kapillitium, Retroaurikularregion, äußere Gehörgänge, mittlere Augenbrauenpartie einschließlich Nasolabialfalten und vordere sowie hintere Schweißrinne, daneben aber auch intertriginöse Räume, wie seitliche Halspartien, Axillar-Nabel- und Genitokruralgegend. In diesen Bereichen besteht eine starke Seborrhö, und es entwickeln sich gelbliche, entzündlich-gerötete und leicht infiltrierte Herde von unregelmäßiger scharfer Begrenzung mit gelblichen Schuppen.

Kapillitium. Hier beginnen die Veränderungen meist mit perifollikulären Rötungen und Schuppung. Durch Konfluenz entstehen unterschiedlich große, scharf begrenzte, weiter zu Konfluierung neigende Herde, die stärker entzündlich-gerötet und leicht infiltriert sind sowie eine typische fettdurchtränkte, weißlich-gelbliche Schuppung aufweisen. Oft greifen die Herde auf Nacken, Retroaurikularregion und seitliche Halspartien über. Nicht selten entsteht im Retroaurikularbereich eine schlecht heilende Fissur, die auch zu sekundärer bakterieller Infektion (Impetiginisation) neigt. Die äußeren Gehörgänge können, nicht selten sogar allein, betroffen sein. Rötung, fettige Schuppung und gelegentlicher Juckreiz charakterisieren das klinische Bild dieser schwerbehandelbaren rezidivierenden Veränderungen.

Gesicht. Hier bevorzugt das seborrhoische Ekzem die mittleren Augenbrauenpartien, die Nase, speziell die Nasolabial- und Submentalfalten. Scharf bzw. unregelmäßig begrenzte Rötung mit fettiger Schuppung, gelegentlich auch stärkerer Infiltration der Herde ist typisch. Gelegentlich besteht Lichtempfindlichkeit oder Provozierbarkeit durch Sonnenlicht oder künstliche UV-Strahlung.

Rumpf. In Brustmitte, seltener in der hinteren Schweißrinne, entstehen perifollikuläre infiltrierte Rötungen, die zu größeren petaloiden (blattförmigen) Herden mit scharfer, großbogiger oder polyzyklischer Begrenzung und Randbetonung konfluieren *(Eczema mediothoracicum)*. Die Schuppung ist hier gewöhnlich gering, weil sich die Schuppen durch vermehrtes Schwitzen ablösen. Bläschenbildung oder Verkrustung fehlen fast immer. Oft tritt das prästernale seborrhoische Ekzem im Winter auf, wenn die Abdunstung der Haut durch Winterkleidung behindert wird *(Eczème flanellaire)*.

Intertriginöses seborrhoisches Ekzem. Es wird nicht allgemein als Variante des seborrhoischen Ekzems anerkannt und von vielen mit dem chronischen intertriginösen Ekzem identifiziert. Es kann sich aber im Sinne einer Exazerbation auf ein herdförmiges seborrhoisches Ekzem aufpfropfen. Befallen werden intertriginöse Räume: Axillen, Submammärregion, Nabelgegend, Leisten, Perianalgegend. Hier findet man wie bei chronischen intertriginösen Ekzemen scharf abgesetzte Eryrtheme mit fettiger Schuppung, gelegentlich kommt es auch zur Entwicklung von Rhagaden und bei mangelhafter Beachtung zu bakterieller bzw. mykotischer Sekundärinfektion. Auch die Genitalgegend kann betroffen sein. Entzündliche Rötung und Schwellung stehen mit im Vordergrund des klinischen Bildes. Wichtig ist in solchen Fällen die Abgrenzung von Kandidose und Intertrigo.

Disseminiertes seborrhoisches Ekzem. Es entwickelt sich akut oder subakut in zwei Formen. Entweder entsteht ohne ersichtliche Ursache oder nach Irritation vorhandener Herde, so nach Sonnenexposition oder durch nicht vertragene äußerliche Behandlung eine Aussaat neuer, stärker entzündlicher und mehr exsudativer Veränderungen. Neben Kopf, Gesichtsmitte, seitlichen Halspartien, Brust und Rückenmitte sind auch Axillen, submammäre Räume, Mamillen, Nabel, Genitokruralregion und große Gelenkbeugen betroffen. In symmetrischer Aussaat findet man unterschiedlich große, auch zu flächiger Konfluierung neigende Herde, die entzündlich-gerötet sind und schuppen, aber auch erodieren, nässen und verkrusten können. Die Ähnlichkeit mit intertriginösen Ekzemen kann sehr groß sein. Bakterielle Sekundärinfektion und besonders in intertriginösen Bereichen sekundäre Infektion durch *Candica albicans* sind nicht selten. Der Juckreiz ist in solchen Fällen stärker. Diese Form muß von Kontaktekzemen, Psoriasis vulgaris und Candidainfektion abgegrenzt werden.

Pityriasiformes Seborrhoid. Es ist zwar selten, aber wahrscheinlich doch eine Ausdrucksform des seborrhoischen Ekzems. Akut bis subakut kommt es zur Entwicklung eines rumpfbetonten Exanthems, das sehr an Pityriasis rosea erinnert. Man findet runde oder ovale, entsprechend den Hautlinien ausgerichtete, entzündlich gerötete Herde mit einer leichten, oft zentral betonten pityriasiformen Schuppung, die zu größeren Arealen konfluieren können. Die Extremitäten können auch distal betroffen sein, ebenfalls Gesicht und Nacken. Im Gegensatz zu Pityriasis rosea fehlt die Primärplaque (tache mère) und eine eindeutige Colleretteschuppung.

Seborrhoische Erythrodermie. Gelegentlich ist die Neigung zur Exazerbation bei disseminiertem seborrhoischem Ekzem groß. Besonders bei nichttolerierter äußerlicher Behandlung oder Kontaktsensibilisierung kann es zur Generalisation kommen.
Wichtig ist in solchen Fällen die differentialdiagnostische Abgrenzung von der Alterserythrodermie mit Kachexie und Lymphknotenschwellung und vom Sézary-Syndrom, dem ebenfalls Hautveränderungen vorangehen können, die an ein seborrhoisches Ekzem erinnern.

Symptome. Subjektive Symptome bei seborrhoischen Ekzematiden und herdförmigen seborrhoischen Ekzemen sind meist gering. Bei stärkerer Infiltration der Herde kann leichter Juckreiz angegeben werden. Bei disseminiertem seborrhoischem Ekzem besteht leichter bis mittelschwerer Juckreiz, desgleichen bei seborrhoischer Erythrodermie. Das Allgemeinbefinden bleibt ungestört. Nicht selten ist das Auftreten von Erscheinungen an den Lidern mit einer *Blepharitis,* die auch als *Blepharitis chronica eczematosa* alleiniger Ausdruck eines seborrhoischen Ekzems sein kann.

Histopathologie. Akanthotische Verdickung der Epidermis mit Hyper- und Parakeratose, Seruminsudationen in die Hornschicht, Krusten, ödematöser Durchtränkung der unteren Epidermislagen (Spongiose) und im oberen Korium Ödem sowie vorwiegend perivaskuläre lymphohistiozytäre Infiltration. Intrakorneale Munro-Leukozytenabszesse gehören nicht zum Bild des seborrhoischen Ekzems, sondern weisen auf Psoriasis vulgaris hin.

Verlauf. Der Verlauf von seborrhoischen Ekzematiden und herdförmigen seborrhoischen Ekzemen ist meist chronisch; unter geeigneter Behandlung bessern sich die Veränderungen, um nach Aussetzen der Behandlung bald wieder zu rezidivieren. Bei disseminierten oder intertriginösen Formen ist die Prognose wegen schwieriger therapeutischer Zugänglichkeit und der Neigung zu Kontaktsensibilisierung vorsichtig zu stellen. Es kann oft schwierig sein, bei Patienten mit Seborrhö das seborrhoische Ekzem von Psoriasis vulgaris abzugrenzen. Ein seborrhoisches Ekzem kann durch einen isomorphen Reizeffekt bei Patienten mit psoriatischer Diathese in Psoriasis vulgaris übergehen.

Diagnostische Leitlinien. Starke Seborrhö des Patienten mit entzündlich-geröteten, fettig schuppenden Herden in den seborrhoischen Arealen und gelegentlich in den intertriginösen Bereichen.

Differentialdiagnose. Bei seborrhoischem Ekzematid und herdförmigem seborrhoischem Ekzem kann die klinische Abgrenzung von Psoriasis vulgaris bei Patienten mit Seborrhö schwierig sein. Psoriasis vulgaris tritt meist über die Stirn-Haar-Grenze hinaus. Die Schuppung der Herde ist trockener. Typische Psoriasisphänomene an Hautherden können bei der Diagnose ebenso helfen, wie die Suche nach anderen Psoriasisherden und typischen Nagelveränderungen. Ferner ist an Impetigo contagiosa bei Herden am Kopf und im Gesicht zu denken. Bei intertriginösen seborrhoischen Ekzemen sind vor allem Psoriasis vulgaris und intertriginöse Kandidose in Betracht zu ziehen. Bei disseminiertem seborrhoischem Ekzem sollten Pityriasis rosea und streuende bzw. hämatogene Kontaktekzeme abgegrenzt werden. Bei seborrhoischer Erythrodermie ist an Sézary-Syndrom zu denken.

Therapie
Innerlich. Unter der Vorstellung, daß lipophile Hefen eine wesentliche Krankheitsursache darstellen, kommt antimykotische Behandlung mit Ketoconazol (z. B. Nizoral) oder Itrakonazol (Sempera, Siros) in Betracht. Antibiotische Behandlung nach Antibiogramm nur bei massiver Sekundärinfektion. Ansonsten bei chronisch-rezidivierenden Formen bei Erwachsenen auch Versuch mit Tetrazyklinen (1. Woche: 1,0 g tgl., 2. Woche: 0,5 g tgl., ab 3. Woche: 0,25 g tgl.). Glukokortikoide in mittlerer Dosis (Prednisolon, beim Erwachsenen 40–60 mg tgl.) nur bei disseminiertem seborrhoischem Ekzem mit Exazerbationsneigung. Isotretinoin (Roaccutan) in niedrigen Dosen (5–10 mg tgl.) kann die Seborrhö reduzieren und eine Besserung des seborrhoischen Ekzems bewirken.

Äußerlich. Wegen Rezidivneigung ist langfristig zu behandeln und die Seborrhö soweit wie möglich zu korrigieren. Die Behandlung ist entzündungswidrig und antimikrobiell. Wichtig zu wissen ist, daß das seborrhoische Ekzem eine reizbare Dermatose darstellt; deshalb ist von aggressiveren Behandlungsmethoden Abstand zu nehmen.

Kopfherde. Für die Kopfwäsche kommen antiseborrhoische Haarwaschmittel in Betracht, welche keratolytische und antimikrobielle Zusätze besitzen: Selensulfid (z.B. Selsun), Zinkpyrithion (z.B. de-squaman), Salizylsäure (z.B. Squamasol, Criniton), Teer (z.B. Berniter, Polytar). Bewährt hat sich neuerdings Ketokonazol (Terzolinlösung) als Antimykotikum auch gegen lipophile Hefen (2mal wöchentlich). Auch Shampoos ohne spezielle Zusätze, die Detergenzien enthalten, lösen Schuppen gut ab und führen rasch zur Besserung (z.B. Dermowas, seba-med-flüssig).
Antiseborrhoische Kopftinkturen enthalten Schwefel, Salizylsäure, Resorcin oder nichtfeminisierende Östrogene (z.B. Alpicort-F-neu, Crinohermal Haartinktur, Crinohermal-fem-neu-Haartinktur, Ell-Cranell, Sebohermal, Schwefel Diasporal-Tinktur).
Als Rezeptur empfiehlt sich: Rp. Acid. salicyl. 2,0; Resorcin 2,0; Sol. Cordes ad 100,0; MDS Antiseborrhoische Kopftinktur.
Auch Glukokortikoide in alkoholischer Lösung (z.B. Alpicort-N, Crinohermal-P-Haartinktur, Ecural Lösung, Lygal Kopftinktur, Pantocrinale) sind für kurze Zeit empfehlenswert, evtl. mit Teerzusatz (z.B. Alpicort, Dexacrinin). Bei stärker entzündlich veränderten Herden kommt man initial ohne halogenierte Glukokortikoide nicht aus; da Salben schlecht vertragen werden und die Haare zusammenkleben, sind als Vehikel Cremes, Lotionen oder Gele vorzuziehen. Hierbei empfiehlt sich folgendes Vorgehen: 2- bis 3mal wöchentlich abends Auftragen der glukokortikoidhaltigen Creme mit Okklusion (Einmalduschhaube), morgens Kopfwäsche, danach Applikation einer alkoholischen Glukokortikoidtinktur. Schuppenkrustenauflagerungen im Kopfbereich lassen sich durch Anwendung von Salizylsäure (3–5%) in Adeps benzoatus oder Lygal-Salbengrundlage über Nacht mit anschließender Kopfwäsche entfernen. Versuch mit Ketokonazol (Nizoral Creme).

Gesichts- und Körperherde. Die Behandlung des seborrhoischen Ekzems ist schwierig und verlangt vom Arzt wie auch vom Patienten Geduld. Patienten mit seborrhoischem Ekzem vertragen fettende Vehikel nicht gut. Zur Reinigung sind alkalifreie Waschmittel empfehlenswert. Zur Entfettung der Gesichtshaut werden alkoholische Lösungen mit Zusatz von Salizylsäure (2–3%), Resorcin (2%) in 50% Äthanol oder Sol. Cordes empfohlen. Tagsüber schwefelhaltiger Puder (Sulfoderm) oder abtrocknende Aknekosmetika (Aknefug-Milch simplex, Aknichthol soft). Erythromyzinhaltige Externa im Gesicht (Akne-Cordes-Gel 2%, Clinofuggel, Stiemycine Lösung) sowie Ketokonazol (Nizoral Creme) wurden empfohlen. Auch Metronidazol (1–2%) in Neribas Creme, kommt für Gesichtsherde in Betracht. Vielfach muß man mit Glukokortikoiden in Cremeform behandeln. Halogenierte Glukokortikoide mit Clioquinolzusatz (z.B. Locacorten-Vioform-Creme) sollten aber nur relativ kurzfristig angewandt werden, weil sonst mit Nebenwirkungen (rosazeaartiger perioraler Dermatitis, teleangieektatischen Erythemen oder Atrophie) zu rechnen ist.
Nachts kommt Trockenbehandlung [Lotio zinci mit Clioquinol (5%) oder/und Ichthyol (2–5%) sowie mit Sulfur praecipitat. (2–5%)] in Betracht. Nässende Herde sprechen gut auf Farbstoffe (Brillantgrün 1% wäßrig) an.
Badetherapie mit Zusatz von Weizenkleie- oder Haferstrohextrakt (z.B. Silvapin) hat sich bewährt, außerdem synthetische Detergenzien als entfettende Badezusätze. Schwefelzusatz kann zu Irritationen führen.
Bei *seborrhoischer Blepharitis* kommen in Absprache mit dem Ophthalmologen hydrokortisonhaltige Augensalben (z.B. Ficocortril Augensalbe (0,5%ig), evtl. auch mit antibiotischem Zusatz (z.B. Achromycin Augensalbe, Terracortril Augensalbe) in Betracht. *Cave:* Katarakt oder Glaukom.

Nummuläres (mikrobielles) Ekzem

[Devergie 1857]

Synonyme. Nummuläre Dermatitis, Dermatitis nummularis, diskoides Ekzem

Definition. Locker disseminierte münzförmige, gewöhnlich scharf abgegrenzte Ekzemherde mit Nässen und Krustenbildung.

Vorkommen. Gewöhnlich sind ältere Erwachsene zwischen dem 50. und 70. Lebensjahr betroffen. Bei Männern kommt es häufiger vor.

Ätiopathogenese. Nicht sicher bekannt, möglicherweise polyätiologisch. Es wurde vermutet, daß Bakterien entweder direkt oder auf dem Weg einer kontaktallergischen Reaktion vom Ekzemtyp gegenüber mikrobiellen Antigenen die Erkrankung auslösen können. Daher auch die Bezeichnung *mikrobielles Ekzem*. Obwohl in solchen exsudativen Ekzemherden (guter Nährboden) nicht selten Staphylokokken oder Strep-

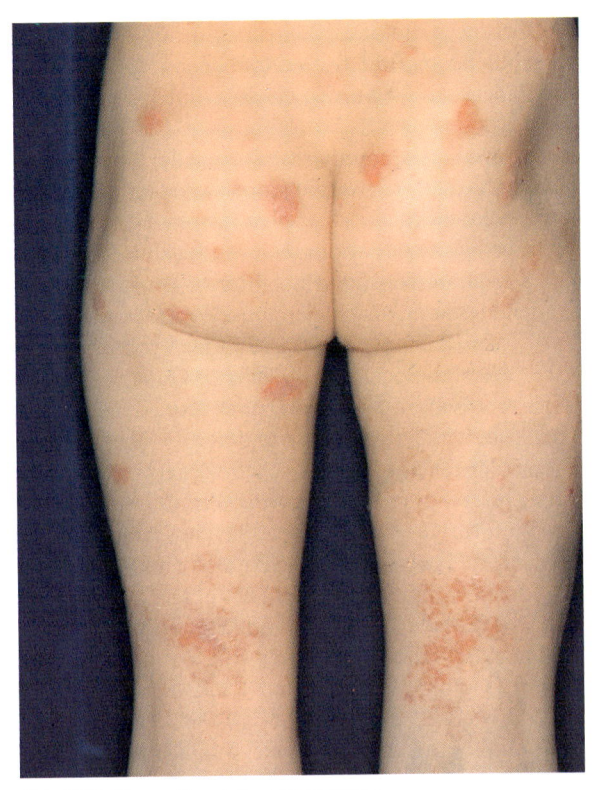

Abb. 12.22. Nummuläres (mikrobielles) Ekzem

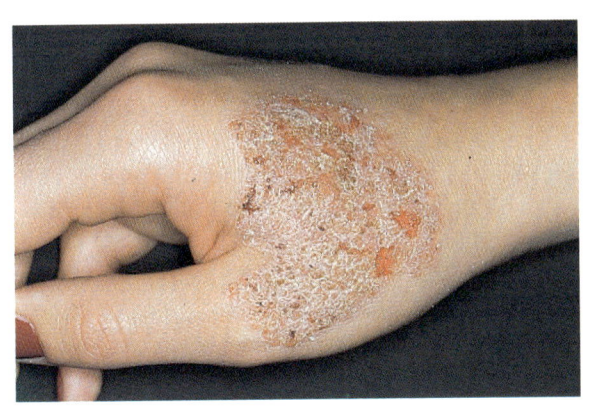

Abb. 12.23. Nummuläres (mikrobielles) Ekzem

Klinik. Die Erkrankung beginnt mit einem zunächst kleinen (Durchmesser 0,3–1,0 cm), scharf begrenzten erythematösen, gelegentlich auch leicht ödematisierten Herd mit Papulovesikeln, welche manchmal besser zu tasten als zu sehen sind. Die akut-exsudative Reaktion führt zum Zerplatzen der Bläschen, so daß nunmehr scharf begrenzte münzenförmige, entzündlich-gerötete Herde mit einem Durchmesser bis zu 5 cm und mehr und gelblichen Krusten oder Schuppenkrusten das führende Symptom darstellen. Randweises Fortschreiten mit Neigung zu zentraler Regression kann zu trichophytiformen Bildern führen. Die Zahl der Herde ist verschieden. Manchmal existiert nur ein Herd. Nicht selten entwickeln sich bilateral oder sogar symmetrisch zahlreiche Herde, die an Größe zunehmen. Auch zusätzliche akute kleinherdige oder follikulär-symmetrische Ekzemstreuung kommt vor. Prädilektionsstellen sind die Unterschenkel, aber auch der Stamm, hier besonders die obere Rückenpartie, und die Oberarme. Bei jüngeren Männern und Frauen beginnt die Erkrankung nicht selten an Handrücken und Unterarmen. Keine Schleimhautbeteiligung.

Symptome. Keine Allgemeinsymptome. Meist besteht mäßiger oder intensiver Juckreiz. Keine IgE-Erhöhung im Serum. Antistreptolysintitererhöhung kommt vor.

Histopathologie. Typisches akutes oder subakutes Ekzembild mit exsudativ-entzündlicher Exoserose, Spongiose und spongiotische Bläschen in der Epidermis. Ödem und vorwiegend perivaskuläres entzündliches Infiltrat in der oberen Dermis und reaktiv ein psoriasiformes Substrat (Akanthose mit fleckiger Hyper- und Parakeratose) ohne Munro-Abszesse.

Verlauf. Die Dermatose neigt zur Chronizität mit wechselndem wellenförmigem Verlauf. Viele Patienten leiden über viele Jahre daran. Wegen Rezidivneigung und manchmal relativ schwieriger Therapiezugänglichkeit ist die Prognose vorsichtig zu stellen. Auch auf bakterielle Sekundärinfektion ist zu achten. Wichtig ist ferner die Aufklärung kausal in Betracht kommender Faktoren.

Differentialdiagnose. Sie hat eine Reihe von Dermatosen zu berücksichtigen.

Einzelherde. Sie können an Tinea corporis erinnern; hier sind Pilznachweis im Nativpräparat und Kultur entscheidend. Einzelne nummuläre Psoriasisherde sind frei von Bläschen. An Impetigo contagiosa ist zu denken.

tokokken nachweisbar sind, bleibt ihre pathogenetische Bedeutung dennoch unklar. Eine Beziehung zur Atopie (atopisches Ekzem) ist zweifelhaft. Gelegentlich findet man Fokalinfektion (chronische Bronchitis, Bronchiektasien, chronische Prostatitis, chronische Tonsillitis); ihre pathogenetische Bedeutung ist unklar. Vielleicht ist eine mikrobielle Kontaktallergie für die Chronizität und die Disseminierungsneigung verantwortlich. Für Nahrungsmittelallergie oder emotionalen Streß als Ursache fehlen Anhaltspunkte. Vielfach bleibt die Ursache für die stark exsudative Ekzemreaktion unbekannt.

Disseminierte nummuläre Herde. Hier ist der Kreis in Betracht kommender Möglichkeiten größer:

Nummuläres atopisches Ekzem. Bei *Kindern* vor der Pubertät kann sich die Atopie in disseminierten diskoiden Herden mit entzündlicher Rötung, geringer Infiltration und meist nur Schuppung mit Kratzeffekten, bevorzugt an Armen und Beinen äußern. Bei *Erwachsenen,* hauptsächlich Frauen mit stärkerer Sebostase, kann sich die atopische Disposition ebenfalls allein in nummulären Ekzemherden manifestieren. Sie sind zwar scheibenförmig, aber zumeist nicht sehr exsudativ und bevorzugen Handrücken, Streckseiten der Unterarme sowie selten die der Beine. Meist neigen solche Herde auch zur Lichenifikation. Diagnostisch hilfreich sind Atopieanamnese, Untersuchung auf klinische Atopiezeichen, Intrakutantestung, RAST und IgE-Bestimmung.

Disseminierte Exsikkationsekzematide. Diese lokalisieren sich bevorzugt an den Streckseiten der Extremitäten bei Erwachsenen mittleren und höheren Alters mit sebostatischer Haut, oft nach zu intensiven Reinigungsprozeduren.

Parapsoriasis en plaques (Morbus Brocq). Hier finden sich die niemals exsudativen (keine Bläschen, keine Krusten), therapieresistenten streifigen Herde vorwiegend am Rumpf.
Hiervon abzugrenzen ist ein an Morbus Brocq erinnerndes Krankheitsbild, das vorwiegend an den Extremitäten vorkommt, oft verkannt wird und gekennzeichnet ist durch scharf begrenzte ovale, runde oder unregelmäßig konfigurierte gerötete Herde ohne Infiltration mit pityriasiformer Schuppung und, wenn überhaupt, geringem Juckreiz. Die Herde sind für die vorwiegend männlichen Patienten, welche meist 40–50 Jahre alt sind, eher kosmetisch störend und wegen ihrer Therapieresistenz belastend. Übergang in Mycosis fungoides kommt offenbar nicht vor. Man hat diese Dermatose auch als *Pseudopsoriasis (chronic superficial dermatitis)* bezeichnet.

Allergisches Kontaktekzem. Auch dieses kann selten eine nummuläre Ausprägung aufweisen. Besonders bei Lokalisation solcher Herde an Hand- und Fußrücken ist daran zu denken. Als auslösende Allergene kommen Nickel, Chromat, auch örtlich angewandte Arzneimittel in Betracht. Hilfreich ist Berufsanamnese.

Therapie. Suche nach auslösenden Faktoren.
Innerlich. Sanierung von Fokalinfektionen; evtl. Breitspektrumantibiotika, wenn möglich nach vorheriger Resistenzbestimmung von Bakterien aus Krankheitsherden. Glukokortikoidstoß in mittlerer Dosierung (40–80 mg Prednisolonäquivalent) nur in schweren Fällen und für kurze Zeit. Bettruhe kann notwendig werden.
Äußerlich. Das nummuläre (mikrobielle) Ekzem ist eine irritable Dermatose. Fettsalben und teerhaltige Externa werden bei frischen exsudativen Herden nicht vertragen (Exazerbationsgefahr). Feuchte Verbände mit Steroidcreme sind sehr hilfreich. Bei stärker nässenden Herden: Adstringieren und Abtrocknen durch Farbstoffe (Brillantgrün 1% wäßrig, Pyoktanin 0,5–1,0% wäßrig), auch Sol. Castellani. Günstig (oft nur morbostatisch) wirken anfänglich fluorierte Glukokortikoide in fettarmer Grundlage (Milch, Lotion, Creme, Paste), mit antibiotischem Zusatz oder besonders Clioquinol (z. B. Linola-sept-Emulsion, Locacorten-Vioform-Creme und Locacorten-Vioform-Paste). Bewährt hat sich Okklusivbehandlung mit Glukokortikoidcremeapplikation für 12–24 h. Nach Abklingen der exsudativen Vorgänge übliche Ekzemtherapie: Pasten oder Trockenpinselung mit Zusatz von Clioquinol (Vioform 0,5–1%) und Ichthyol (2–5%) oder versuchsweise Pix lithanthracis (0,5–3%) alternierend mit Glukokortikoidcreme in möglichst niedrigen Konzentrationen wie Prednikarbat (Dermatop), Hydrokortisonbuteprat (Pandel), Mometason (Ecural) oder Hydrokortison (Hydrocortison-Wolff).
Für stärker infiltrierte Einzelherde kommt auch die intrafokale Injektion verdünnter Glukokortikoidsuspension (Volon-A-Kristallsuspension 1:5 verdünnt mit Mepivakain 1%) in Betracht. Bäder mit entzündungshemmenden Zusätzen und Öl sind von günstiger Wirkung; ebenfalls ist Nachfettung günstig (z. B. Linola-Emulsion, Neribas-Creme, Satina Milch, sebamed-Lotion).

Exsudative diskoide lichenoide Dermatitis

Die Existenz dieser Erkrankung (*Morbus Sulzberger-Garbe* 1937) wird bezweifelt. Sie betrifft vorwiegend Männer, gewöhnlich im 5. bis 7. Lebensjahrzehnt. Erkrankungen bei Kindern kommen vor. Sitz der disseminierten stark juckenden Dermatose sind die Streckseiten der Extremitäten, Axillen und die untere Gesichtspartie. Auch Penis und Skrotum sind regelmäßig und vielfach zu Beginn der akut einsetzenden, ätiologisch ungeklärten Erkrankung betroffen. Man findet drei Effloreszentypen:

- An nummuläres Ekzem erinnernde verkrustete diskoide Herde
- Bezirke diffuser Lichenifikation
- Lichenoide Papeln (daher auch die Bezeichnung: *oid-oid-disease*). Gelegentlich Eosinophilie.

Therapie. Glukokortikoide innerlich.

Atopie und atopisches Ekzem

Atopie

Definition und Einführung. Unter Atopie (a-topos — griechisch = falsch plazierte, merkwürdige Erkrankung) wurde von Coca und Cooke 1923 die Neigung zu bestimmten allergischen Erkrankungen der Haut und Schleimhäute, nämlich zu atopischem Ekzem, allergischem Asthma bronchiale und allergischen Erkrankungen durch Pollen wie Heufieber, Heuschnupfen oder Pollenkonjunktivitis zusammengefaßt. Diese Neigung ist erblich und verbunden mit dem Auftreten von Reaginen, d.h. zytotropen Antikörpern, die sich an Mastzellen oder basophile Leukozyten im Blutserum binden. Wir wissen heute, daß diese Reagine dem Immunglobulin E entsprechen und mit radioimmunologischen Methoden (RIST oder PRIST) nachweisbar sind.

Die immunologische Reaktionsart des Organismus entspricht der Reaktion vom Soforttyp (Typ I nach Coombs und Gell). Der Eintrittspforte der Allergene entsprechend, kann es zu verschiedenen klinischen Reaktionsformen kommen, beispielsweise zur Blepharoconjunctivitis allergica oder Rhinitis allergica, zu allergischem Bronchialasthma sowie, nach vorwiegend hämatogener (oraler) Zufuhr, auch zu Urtikaria oder Quincke-Ödem. Die Manifestation des atopischen Ekzems läßt sich allerdings nicht als Soforttypreaktion deuten. Es hat sich allerdings in den letzten Jahren gezeigt, daß allergenspezifische IgE-Antikörper sich auch an epidermale Langerhans-Zellen binden, dort mit dem entsprechenden Kontaktallergen, das von innen oder außen an die Haut gelangt, reagieren und dann eine immunologische Reaktion vom Spättyp, d.h. vom Ekzemtyp (Typ IV nach Coombs und Gell) auslösen.

Die Neigung zu Atopie, zur gegenüber der Norm erhöhten Bildung von humoralen Antikörpern (IgE) nach Kontakt mit Allergenen (*Atopenen*), ist erblich; sie folgt offenbar einem polygenen Erbgang und ist teilweise HLA-abhängig. Bei der Ausprägung der klinischen Zustandsbilder spielen jedoch multifaktorielle Umweltfaktoren (Infekte, Streß, emotionale Belastungen) eine wesentliche Rolle. Der Patient mit Atopie ist ein *Hyperreaktor*, wahrscheinlich auf dem Boden einer vergleichsweise größeren Freisetzungsfähigkeit (*releasability*) von krankheitsinduzierenden und immunregulatorisch wirksamen Entzündungsmediatoren.

Atopie manifestiert sich beim Patienten zumeist als *Rhinitis allergica, allergisches Asthma bronchiale* oder *atopisches Ekzem*. Die Erkrankungen können gleichzeitig auftreten oder sich nacheinander entwickeln. Vielfach hört man die Angabe, daß sich das atopische Ekzem bessert, wenn das allergische Asthma stärker in Erscheinung tritt oder umgekehrt. Zumeist ist die frühe Kindheit durch die Erscheinungen des atopischen Ekzems (Milchschorf) charakterisiert. In der späteren Kindheit und frühen Jugend steht die Pollenallergie im Vordergrund und im Erwachsenenalter das atopische Ekzem und/oder das allergische Bronchialasthma.

Der Dermatologe hat mit Pollinose und Asthma bronchiale meist nur vom diagnostischen Standpunkt aus zu tun, kommt es doch darauf an, in diesen Fällen die auslösenden und krankheitsunterhaltenden Allergene (z.B. inhalative oder Nahrungsmittelallergene) zu erkennen und ggf. eine Hyposensibilisierungsbehandlung einzuleiten.

Es ist wichtig, diejenigen Umweltallergene zu erkennen, welche im Einzelfall die atopische Krankheitsmanifestation auslösen und unterhalten; und falls möglich, eine Hyposensibilisierungsbehandlung einzuleiten.

Um eine Atopie festzustellen, wird empfohlen, neben der Eigen- und Familienanamnese sowie Hautinspektion Intrakutantestungen mit Hausstaubmilbenallergenen, Katzenhaarallergenen und Graspollenallergenen durchzuführen. Diese Allergene führen bei Patienten mit Atopie besonders häufig zu positiven Hautreaktionen vom Soforttyp (Quaddel, Reflexerythem). Die entsprechenden humoralen IgE-Antikörper können im Blutserum durch den RAST ermittelt werden. Auch eine verzögerte Weißreaktion, d.h. eine anämische Reaktion der Haut nach intrakutaner Injektion von Azetylcholin, Mecholyl oder nach Auftragen von Nikotinsäureestern ist typisch für Atopie.

Ätiopathogenese. Patienten mit Atopie zeigen eine *endogene Hyperreaktivität*. Sie reagieren nach Kontakt mit in der Umwelt vorkommenden Allergenen mit quantitativ erhöhter Bildung von Antikörpern der IgE-Klasse. Die Steuerung der IgE-Bildung unterliegt wahrscheinlich dem Einfluß eines dominanten Gens auf Chromosom 6. Neuere Untersuchungen zeigen, daß auch zellvermittelte allergische Kontaktreaktionen vom Typ IV nach Coombs und Gell, also vom Ekzemtyp, eine Rolle spielen.

Als Allergene kommen gewöhnlich Proteine oder Glykoproteine in Betracht, die in der Umwelt vorhanden sind. Zu den wichtigsten zählen Hausstaub (v.a. die Hausstaubmilbe), Pollen, Tierepithelien, Schimmelpilzsporen oder Nahrungsmittel. Gegen diese Allergene werden spezifische IgE-Antikörper von den IgE-produzierenden B-Lymphozyten (Plasmazellen) gebildet. Diese Antikörper sind mit dem RAST im Blutserum der Patienten nachweisbar. Am Ort der Antigen-Antikörper-Reaktion kommt es zu klinischen Veränderungen. Die spezifischen IgE-Antikör-

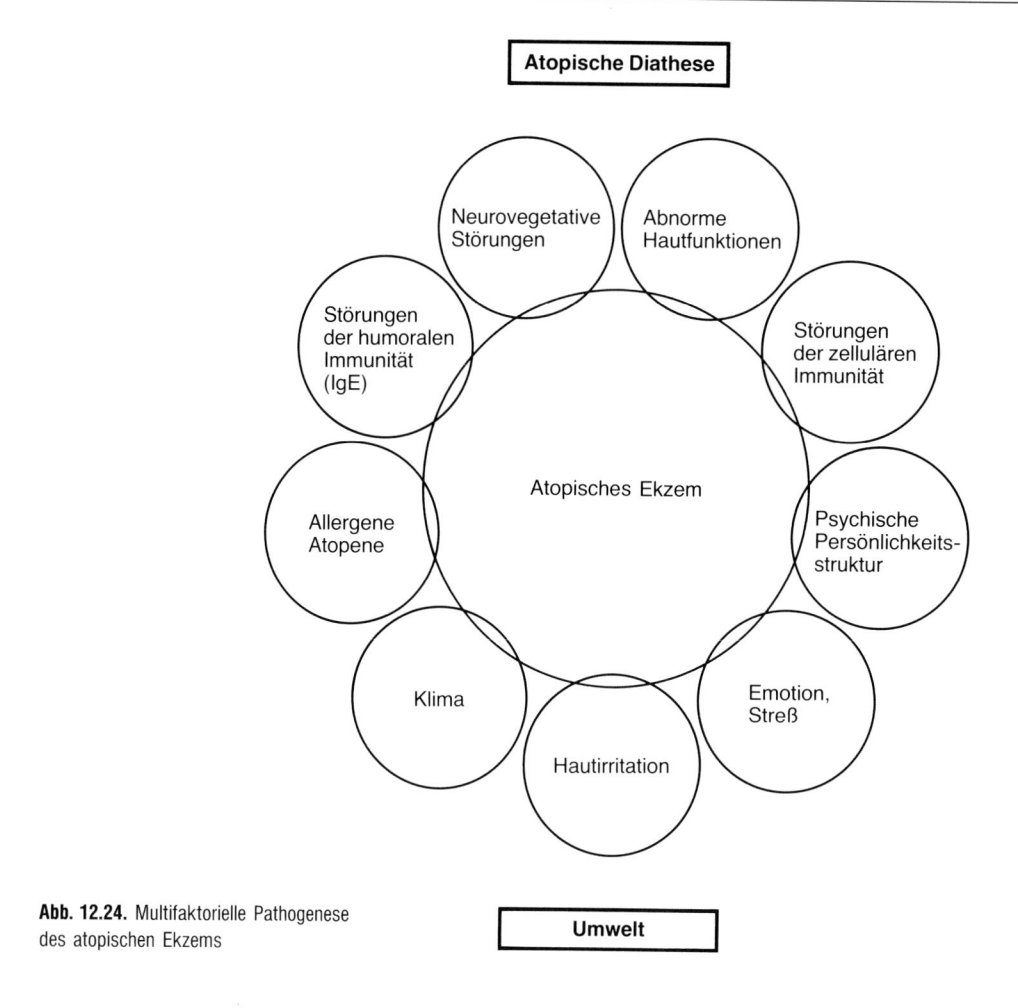

Abb. 12.24. Multifaktorielle Pathogenese des atopischen Ekzems

per lokalisieren sich auf Mastzellen und basophilen Leukozyten, wo sie mit ihrem Fc-Teil an entsprechenden Rezeptoren haften. Bei Kontakt mit dem spezifischen Allergen wird über eine Brückenbildung benachbarter IgE-Moleküle ein Signal zu komplexen Enzymaktivierungsvorgängen gegeben, die kalzium- und energieabhängig unter Beteiligung des intrazellulären zyklischen Nukleotidsystems zur Freigabe von Histamin aus den metachromatischen Granula dieser Zellen führen. Außer Histamin werden weitere biologisch aktive Mediatoren freigesetzt, so der platelet activating factor (PAF), der eosinophil chemotactic factor (ECF), ein neutrophil chemotactic factor (NCF) und das bradykininfreisetzende Enzym Kallikrein. Die freigesetzten Mediatoren verursachen die akuten entzündlich-exsudativen Reaktionen oder, wie die Prostaglandine und Leukotriene (slow reacting substance of anaphylaxis, SRS-A), eine Konstriktion der glatten Bronchialmuskulatur. In der Haut werden die spezifischen IgE-Antikörper auch über einen high affinity receptor an Langerhans-Zellen gebunden und lösen nach Reaktion mit dem entsprechenden Antigen eine allergische Reaktion vom Ekzemtyp aus.

Klinik. Atopie manifestiert sich beim Patienten an den Orten des Allergenkontakts:

- An der *Haut* als atopisches Ekzem (auch als Urtikaria)
- An den *Augen* als allergische Konjunktivitis
- An der *Nasenschleimhaut* als allergische Rhinitis (Heuschnupfen)
- An den *Lungen* als allergisches Asthma bronchiale

Als auslösende Allergene kommen Pollen, Hausstaubmilben, Tierepithelien, Pilzsporen, Fasern, Berufsstaub, Nahrungsmittelallergene und viele andere in Betracht.

Diagnose. Größte Bedeutung bei der Aufdeckung atopischer Erkrankungen hat neben der Familienanamnese (in 60–70% positiv) die allergologische Spezialanamnese. Sie ist auch für die diagnostischen Testuntersuchungen maßgebend.

Eosinophilie im Blut. Diese hat auch viele andere Ursachen. Eosinophilie im Bronchialsekret ist besonders dann ein Hinweis, wenn sie nach diagnostischem Allergenkontakt festgestellt wird.

Hauttestungen. Die Hauttestung besteht in dem Einbringen von Allergenen *in* (intradermale Testung [IDR] oder Intrakutantestung) oder *auf* die Haut (Epikutantestung).

Intrakutantestung. Je nach dem Grad der Sensibilisierung und der Art des Allergens werden unterschiedlich invasive Hauttests durchgeführt (s. S. 389): *Reibetest, Pricktest, Scratchtest* oder *intrakutane Injektion.* Vielfach geht man bei Intrakutantestungen von *Allergenmischextrakten* aus, die mehrere Allergene enthalten, z. B. einen kombinierten Baumpollenextrakt oder Fischallergenextrakt. Erst bei positiver Reaktion werden die Mischextrakte in *Einzelextrakte* wie Birkenpollenextrakt weiter aufgeschlüsselt.
Die *urtikarielle Sofortreaktion* an der Teststelle in Form einer Quaddel mit Pseudopodien und einem umgebenden Reflexerythem erreicht ihr Maximum nach etwa 15 min. Die Auswertung erfolgt gegen eine Kontrollquaddel mit physiologischer Kochsalzlösung (Negativkontrolle) und einer Maximalquaddel mit Histaminlösung 1:10000 (Positivkontrolle). Bewertet werden die Durchmesser der Quaddel und des Reflexerythems. Falsch-positive Reaktionen kommen bei Urticaria factitia, falsch-negative unter Behandlung mit Glukokortikoiden oder Antihistaminika vor.
Wichtig ist, daß bei Intrakutantestungen mit *Nebenwirkungen* wie anaphylaktischem Schock oder Schockfragmenten gerechnet werden muß. Entsprechende therapeutische Maßnahmen zur Soforthilfe sind deshalb bereitzuhalten (Anaphylaxiekoffer, Sauerstoff, Antihistamine, Glukokortikoide, Adrenalin).

Epikutantest. Er dient der Aufdeckung einer Kontaktallergie vom Ekzemtyp und wird nach den entsprechenden Kriterien durchgeführt (s. S. 426). Er spielt für die Aufklärung von Allergenen, die atopisches Ekzem auslösen und unterhalten können, eine zunehmend bedeutsame Rolle. Als Kontaktallergene für die Testung kommen die gleichen Substanzen, beispielsweise Pollen oder Hausstaubmilbenallergene, in Betracht wie zur Intrakutantestung.

Provokationstest. Provokationsproben dienen zur Klärung der Frage, ob das testermittelte Allergen wirklich ursächlich von pathogenetischer Bedeutung ist. Sie spielen insbesondere bei Nahrungsmittelallergien eine Rolle, bei denen der Nachweis spezifischer IgE-Antikörper häufig nicht mit deren krankheitsauslösender Wirkung gleichzusetzen ist. Provokationstests, z. B. bei Fischallergie mittels einer Fischmahlzeit, sollten nur klinisch unter entsprechenden Kautelen (Anästhesiebereitschaft) durchgeführt werden.

Nasaltest. Beim Nasaltest erfolgt Aufbringen der Allergenlösung auf die Nasenschleimhaut und Messung der entstehenden allergischen Reaktion vom Soforttyp (Schwellung der Nasenschleimhaut) durch ein Rhinomanometer.

Inhalationstest. Inhalationstests beruhen auf dosierter Allergenzufuhr und, bei positiver Reaktion, auf der exakten Registrierung der Bronchialkonstriktion mittels fortlaufender Vitalkapazitätsmessung, quantitativer Erfassung des Expirationsstoßes und anderer respiratorischer Parameter wie Atemgrenzwert, Atemwiderstand oder funktionelles Residualvolumen. Der Inhalationstest hat eine wichtige Stellung in der Diagnostik des allergischen Asthma bronchiale erhalten. Inhalationstests verlangen spezielle Kenntnisse und sollten nur unter entsprechenden sofortterapeutischen Kautelen durchgeführt werden.

In-vitro-Untersuchungen. Die genannten Tests werden ergänzt durch die Bestimmung des Gesamt-IgE im Serum mittels RIST oder PRIST bzw. CAP (capsulated hydrophilic carrier polymer) und die quantitative Bestimmung der allergenspezifischen IgE-Antikörper durch den RAST.

Pollenallergie

Auch die Pollenallergie gehört zu den allergischen Reaktionen vom Soforttyp. Sie entsteht durch Sensibilisierung gegen verschiedenartige Pollen.

Vorkommen. Pollenallergie ist Teilsymptom der atopischen Diathese, der genetischen Neigung zu erhöhter Sensibilisierungsbereitschaft. In den hochentwickelten Industrieländern sind etwa 5–10% der Gesamtbevölkerung von der Pollenallergie betroffen. Die Krankheitsinzidenz scheint zuzunehmen. Interessanterweise erkranken an Pollinose insbesondere Stadtbewohner und Angehörige höherer sozialer Schichten (Schüler, Studenten, Akademiker). Der Erkrankungsgipfel liegt zwischen dem 10. bis 20. Lebensjahr; danach bilden sich die Erscheinungen gewöhnlich wieder zurück, ohne daß hierfür eine Erklärung gegeben werden könnte.

Ätiopathogenese. Wahrscheinlich können nur etwa 100 Pflanzengattungen eine Pollenallergie auslösen. Vor allem sind es blühende Gräser, die eine größere Sensibilisierungspotenz besitzen. Gräserpollenallergene treten meist plötzlich und zunehmend intensiv Ende April oder Anfang Mai auf und rezidivieren mit relativer Gesetzmäßigkeit jedes Jahr.

Die Beschwerden sind in den Monaten Mai bis Juni am stärksten und können sich gelegentlich bei erneuter Gräserblüte noch einmal im Frühherbst einstellen. Auch Baumpollen, Getreidepollen, Kräuterpollen oder Blumenpollen kommen als potentielle Allergene in Betracht. Zur Auslösung von klinischen Symptomen genügen etwa 10–50 Pollen in 1 m^3 Atemluft. Über die Blütezeiten informiert ein Pollenflugkalender. In manchen Ländern existiert Pollenfluginformation über Presse und Rundfunk.

Klinik. Pollinose manifestiert sich klinisch dort, wo es nach Schleimhautkontakt zur Auslösung einer Typ-I-Reaktion kommt. Daher sind besonders die Bindehäute der Augen und die oberen Luftwege betroffen. An den Augen entwickelt sich eine akute Bindehautreizung mit Rötung und Schwellung sowie Tränensekretion und Juckreiz: *Pollenkonjunktivitis*.
Die Menschen klagen über Niesattacken, blockierte Nasenatmung und wäßrige Sekretion mit hohem Taschentuchverbrauch: *Pollenrhinitis*. Die Haut um die Nasenöffnung ist oft gereizt.
Am Rachen kommt es zu Juckreiz mit rauhem kratzendem Gefühl: *Pollenpharyngitis*; gelegentlich auch zu petechialen Blutungen, ebenfalls in den Gehörgängen.
Bei Kleinkindern kann es nach Pollenkontakt im Vulvabereich, wie Hinsetzen in blühendes Gras, zu starkem Juckreiz und entzündlicher Reaktion kommen: *Pollenvulvitis*.
Diese Beschwerden treten saisonal und vor allem bei hohem Pollenflug (sonnige, windige Tage) auf. Neben diesen saisongebundenen Veränderungen können nach entsprechend großer Allergenresorption *allergisches Pollenasthma* sowie sekundär chronische Sinusitis oder Sinobronchitis auftreten.

Diagnose. Der Dermatologe ist besonders für die Diagnose der Pollinose zuständig. Es empfiehlt sich, eine ausführliche *Allergiediagnostik* durchzuführen, diese sollte umfassen:
- Genaue Erhebung der Anamnese
- Vergleich mit dem Pollenflugkalender
- Allergologische Hauttestung
- IgE-Bestimmung
- RAST
- Möglicherweise Provokation mit Allergenextrakten.

Letztere wird in Kooperation mit dem HNO-Arzt, Ophthalmologen und/oder Pulmologen vorgenommen.

Differentialdiagnose. Bei Sinobronchitis und Tracheobronchitis sowie Enteritis sind infektiöse Erkrankungen auszuschließen.

Therapie. In Betracht kommen die Anwendung von Antihistaminika (H1-Rezeptorantagonisten) wie Astemizol (Hismanal), Cetirizin (Zyrtec), Loratadin (Lisino), Terfenadin (Teldane) oder von Natriumcromoglykat als Prophylaktikum (Nase: Lomupren, Augen: Opticrom, Darm: Colimune, Bronchien: Intal) sowie Hyposensibilisierung.

Atopisches Ekzem

[Willan 1808]

Synonyme. Atopische Dermatitis, Neurodermitis atopica, Neurodermitis diffusa, Neurodermitis disseminata, Neurodermitis constitutionalis, endogenes Ekzem Besnier-Prurigo

Allgemeines. Die Schwierigkeit bei der Anwendung des Begriffs atopische Erkrankung beruht darin, daß es sich bei der allergischen Rhinitis, der allergischen Konjunktivitis und dem allergischen Bronchialasthma um IgE-vermittelte allergische Reaktionen vom Soforttyp (Typ I nach Coombs und Gell) handelt, beim atopischen Ekzem aber sehr wahrscheinlich um ein komplexes Zusammenwirken mehrerer immunologischer und nicht-immunologischer Faktoren, die teilweise noch nicht bekannt sind.
Aus dieser Tatsache ergeben sich auch heute noch die bestehenden Schwierigkeiten in der Nomenklatur. Die Bezeichnung *Neurodermitis*, von Brocq 1891 geprägt, deutet auf die Annahme einer pathogenetischen Beziehung zum Nervensystem hin, weil der starke Juckreiz als krankheitsauslösend angenommen wurde. Epitheta, wie sie in den Krankheitsbezeichnungen *Neurodermitis constitutionalis* oder *Neurodermitis atopica* zum Ausdruck kommen, beziehen sich besonders auf die pathogenetische Bedeutung familiärer oder hereditärer Faktoren, während sich Bezeichnungen *atopisches Ekzem, endogenes Ekzem* oder *konstitutionelles Ekzem* mehr an der ekzematösen Morphe orientieren.

Definition. Das atopische Ekzem kann als eine chronische oder chronisch-rezidivierende, in ihrem morphologischen Aspekt und Gesamtablauf recht verschiedenartige entzündliche Hauterkrankung mit starkem Juckreiz gekennzeichnet werden, welche erbmäßig verankert ist und oft in der betreffenden Familie oder bei dem Erkrankten zusammen mit anderen atopischen Erkrankungen vom Soforttyp wie allergische Rhinitis, allergische Konjunktivitis und allergisches Asthma bronchiale vorkommt. Die morphologische Ausprägung der Erkrankung wechselt gewöhnlich mit dem Alter des Patienten und der Akuität der Hauterscheinungen.

Vorkommen. Die Häufigkeit von atopischen Erkrankungen nimmt zu und wird in der Bevölkerung zwischen 5–20% geschätzt, wobei sich die Erkrankungen zumeist als Rhinitis allergica und atopisches Ekzem (etwa 50%), aber in einem deutlich geringeren Prozentsatz als allergisches Bronchialasthma äußern. Das atopische Ekzem manifestiert sich meistens bereits im Säuglingsalter, oft schon im 2. bis 3. Lebensmonat. Es kann allerdings auch noch während der Kindheit auftreten; Erstmanifestation nach der Pubertät ist relativ selten. Die Neigung zu Bronchialasthma ist größer, wenn die Erkrankung bereits früh im Leben beginnt und eine entsprechende familiäre Belastung vorliegt.

Vererbungsmodus. Er ist noch nicht in allen Einzelheiten bekannt. Der Erbmodus ist nicht an ein einzelnes Gen gebunden, auch ein Einfluß des HLA-Systems scheint nicht zu bestehen. Die Erkrankungswahrscheinlichkeit für die Kinder wird bei einem Elternteil mit Atopie auf 25–30% geschätzt. Bei zwei Elternteilen mit Atopie ist sie wesentlich größer, etwa 60%. Wahrscheinlich ist ein polygener Vererbungsmodus. Vererbt wird nicht eine bestimmte atopische Erkrankung, sondern die Disposition zur atopischen Reaktion verschiedener Systeme. Bei etwa 60–70% der Patienten ist die Familienanamnese für Atopie positiv. Aus diesem Grund besitzt die sorgfältige Erhebung der Familien- und Eigenanamnese im Hinblick auf atopische Erkrankungen auch diagnostische Bedeutung für die Einordnung eines atopischen Ekzems. Neben der ererbten Disposition sind teils exogene, teils individuelle Realisationsfaktoren von Wichtigkeit. Unter den Umweltfaktoren spielen nicht nur Allergene wie beispielsweise Inhalationsallergene (Hausstaubmilbe, Pollen, Tierhaare) oder Nahrungsmittelallergene (nicht selten zusammen mit allergischer Urtikaria) wie Milcheiweiß, Obst, Ei, Fisch oder Konservierungsstoffe bei der Auslösung atopischer Erkrankungen im Respirationstrakt oder Darm eine Rolle, sondern auch individuelle Faktoren wie Streß oder psychovegetative und psychosomatische Störungen.

Gemeinsames Vorkommen mit anderen Erkrankungen. Bei etwa 30% der Fälle wird *Ichthyosis vulgaris* beobachtet, in einer noch größeren Häufigkeit trockene Haut (Asteatose, Sebostase) mit verändertem Lipidgehalt und erhöhter Wasserpermeabilität der Haut (gestörte Barrierefunktion). Viele Patienten zeigen die typische Ichthyosishand mit verstärkter Handlinienzeichnung (*Hyperlinearität*). *Vitiligo* soll bei Patienten mit atopischem Ekzem häufiger in Erscheinung treten und *Alopecia areata* bei solchen Patienten eine ungünstigere Prognose besitzen. Bemerkenswert ist auch die allerdings sehr seltene Ausbildung von Augenanomalien wie *Neurodermitiskatarakt*, besonders bei jungen Menschen, seltener *Keratokonus* oder *Ablatio retinae*. Beziehungen zu Dyshidrose, dyshidrotischem Handekzem und Urtikaria sind gegeben, solche zu Migräne werden diskutiert, sind aber nicht als gesichert anzusehen.

Ätiopathogenese. Die Ursache für das atopische Ekzem ist auch heute noch nicht ganz aufgeklärt. Insbesondere ist unklar, warum die Erkrankung bereits in der Säuglingszeit beginnt und von Patient zu Patient einen so unterschiedlichen Verlauf nehmen kann. Seinem Wesen nach ist das atopische Ekzem in den frühkindlichen Erkrankungsphasen mehr durch ein entzündlich-exsudatives Ekzembild (Rötung, Bläschen, Krusten) gekennzeichnet, während später zunehmend entzündlich-proliferative und exkoriierte Hautverdikkung (lichenoide Papeln, Lichenifikation und Prurigopapeln) das klinische Bild beherrschen. Allein als allergische Sofortreaktion, woran man wegen der oft erhöhten IgE-Werte im Serum denken könnte, ist dieses makro- und mikromorphologische Substrat nicht zu erklären. Auch verzögerte, zellvermittelte Reaktionen vom Ekzemtyp spielen eine Rolle, wie neuere Untersuchungen gezeigt haben.

Störungen der humoralen Immunität. Menschen mit erblicher Disposition zu Atopie reagieren auf Kontakt mit Stoffen der Umwelt (Allergenen) mit einer Sensibilisierung vom Soforttyp. Diese Sensibilisierung ist durch eine urtikarielle Sofortreaktion auf die Allergene mittels Intrakutantest (Prick- oder Scratchtest) nachzuweisen. Immunologisch handelt es sich um eine allergische Reaktion vom Soforttyp (Typ I nach Coombs und Gell). Der gesunde Mensch reagiert nicht nach Kontakt mit solchen in der Umwelt vorkommenden Stoffen. Diese allergische Reaktionsweise des atopischen Organismus erklärt aber nicht allein das Wesen des atopischen Ekzems.

Bei Patienten sind bereits in der frühkindlichen Phase durch Hauttests positive Reaktionen vom Soforttyp gegenüber Nahrungsmittel- und Inhalationsallergenen zu finden. Der Prozentsatz positiver Hauttestreaktionen wird mit 50 bis >90% angegeben. Patienten mit allergischem Asthma bronchiale oder allergischer Rhinitis (Heuschnupfen) zeigen signifikant häufiger positive Intrakutantestreaktionen auf Inhalationsallergene, besonders Hausstaub, Hausstaubmilbe (Dermatophagoides pteronyssinus), Pollen- und Tierallergene (Tierhaare und Tierschuppen). Menschliche Kopfschuppen und Proteine im Schweiß können ebenfalls als Allergene wirken. Wenn auch über die kausale Bedeutung von Inhalationsallergenen für die Auslösung oder Exazerbation des atopischen Ekzems noch keine ganz klaren Vorstellungen bestehen, so ist doch jedem Dermatologen bekannt, daß saisongebundene Phasen von Heuschnupfen mit einer Verschlimmerung der Hauterscheinungen einhergehen können und umgekehrt. Auch Nahrungsmittelallergene (Eiweiß in Milch, Fisch, Mehlarten, Obst oder Gemüse) ergeben häufig positive Testreaktionen, obwohl diese nicht immer mit der klinischen Symptomatik übereinstimmen. Immerhin wird von Müttern oft angegeben, daß Juckreiz und entzündliche Hauterscheinungen bei ihren Säuglingen durch Genuß bestimmter Nahrungsmittel (z. B. Milch, Zitrusfrüchte) provoziert werden. Prospektive Studien zeigen, daß sich Säuglingsernährung mit Muttermilch in den ersten Lebenswochen anstatt mit Kuhmilch bei atopischen Kindern positiv auswirken kann; daher wird Muttermilchernährung in den ersten Lebensmonaten empfohlen. Auch durch äußeren Kontakt mit Pollen können entzündliche Hautreaktionen, so bei kleinen Mädchen eine Pollenvulvitis, ausgelöst werden.

Insgesamt ist also die pathogenetische Bedeutung der Reaktionen vom Soforttyp für die Pathogenese des atopischen Ekzems noch nicht voll einschätzbar, obwohl eine Reihe von Daten für eine solche sprechen. Insofern sind auch entsprechende Intrakutan- und In-vitro-Tests (RAST) angezeigt, wobei aber die Testreaktionen kritisch im Zusammenhang mit dem gesamten klinischen Bild gesehen werden müssen und möglicherweise auch zu weiteren Maßnahmen (Expositionstests, Eliminationsdiät) Veranlassung geben sollten.

Die IgE-Bestimmung erfolgt heute meistens mit dem PRIST. Bei der Mehrheit der Patienten mit schwerem atopischem Ekzem ist der IgE-Serumspiegel erhöht. Besonders wenn gleichzeitig Manifestationen im Respirationstrakt (allergisches Asthma, allergische Rhinitis) vorliegen, findet man erhöhte IgE-Spiegel. Da aber auch bei einzelnen Patienten mit ausgedehnten Hauterscheinungen der IgE-Serumspiegel in normalen Grenzen liegen kann, besitzt die Bestimmung des IgE-Spiegels, abgesehen vom Verdacht auf *Hyper-IgE-Syndrom* (Buckley), keine pathognomonische Bedeutung. Dies um so mehr, als auch bei anderen entzündlichen Dermatosen eine Erhöhung von IgE im Serum vorkommt. Eine fehlende Erhöhung von IgE im Serum spricht also nicht gegen die Diagnose einer atopischen Erkrankung. Bemerkenswert ist der Abfall erhöhter IgE-Werte bei Krankheitsremission.

In den letzten Jahren konnte durch moderne immunologische Methoden ein besseres Verständnis der Regulation der IgE-Bildung erzielt werden. Bestimmte Zytokine, die von aktivierten T-Lymphozyten gebildet werden, insbesondere das Interleukin 4 (IL-4) und das Interferon-γ (IFN-γ) sind in einem komplexen Netzwerk regulatorischer Signale an der IgE-Synthese durch B-Lymphozyten beteiligt. Weitere Untersuchungen auf diesem Gebiet könnten therapeutische Konsequenzen haben, wenn es gelingen sollte, die Überproduktion von IgE zu hemmen.

Mit dem RAST steht eine In-vitro-Methode zum Nachweis von allergenspezifischen Antikörpern im Patientenserum zur Verfügung. Es können damit Antikörper der IgE-Klasse gegen eine Reihe von Inhalations- und Nahrungsmittelallergenen nachgewiesen werden. Der RAST bzw. CAP ist bei atopischem Ekzem ebenfalls in höherem Prozentsatz positiv; es können damit auch zirkulierende Antikörper auf Allergene in der Umwelt nachgewiesen werden, die im intrakutanen Hauttest nicht erfaßt wurden.

Störungen der zellulären Immunität. Neben Störungen der humoralen Immunität scheint bei Patienten mit atopischem Ekzem eine Reduzierung der zellvermittelten Immunität vorzuliegen. Bemerkenswert ist die erhöhte Anfälligkeit solcher Patienten für virale, bakterielle und mykotische Hautinfektionen. Solche Infektionen kommen bei Atopikern einerseits häufiger vor, andererseits können sie einen schwereren Verlauf nehmen. Als Komplikationen dieser Art sind bekannt: Eczema vaccinatum, Eczema herpeticatum, Eczema verrucatum, Eczema molluscatum, Eczema coxsaccium, ferner die Neigung zu Impetigo contagiosa und Tinea corporis.

Bei schweren Verläufen des atopischen Ekzems wurden nachgewiesen: deutliche Reduzierung von Erythrozytenrosettenbildung, verändertes Ansprechen von T-Lymphozyten auf Mitogene, verminderte In-vitro-Stimulierbarkeit von Lymphozyten mit bakteriellen und mykotischen Antigenen und verminderte Neigung zur Kontaktsensibilisierung (bei allerdings erhöhter Inzidenz der Nickelkontaktallergie), verminderte Zahl oder Aktivität von natural killer cells (NK-Zellen). Entsprechend der Schwere der Hauterkrankung sind die Suppressor-T-Lymphozyten vermindert. Aus der Praxis bekannt ist auch die Tatsache, daß die Patienten eine geringere Tendenz zur Entwicklung einer allergischen Kontaktdermatitis nach örtlich-angewandten Medikamenten haben. Schließlich wurden auch Defekte an neutrophilen Granulozyten (Chemotaxis, Phagozytose) und Monozyten (Chemotaxis) nachgewiesen. Die Bluteosinophilen können vermehrt sein und stärker auf Streß ansprechen. Die Zahl von IgE-tragenden Lymphozyten scheint erhöht zu sein. Die Interpretation solcher Befunde ist schwierig. Eine Hypothese geht dahin, daß die überschießende IgE-Bildung bei Patienten mit atopischem Ekzem durch einen speziell in den ersten drei Lebensmonaten vorhandenen sekretorischen IgA-Mangel bedingt ist und wegen eines Defizits an Suppressor-T-Lymphozyten nicht abgedrosselt wird. In diesem Sinne würde der grundlegende Defekt im

T-Lymphozytensystem zu suchen sein. Man könnte sich vorstellen, daß infolge gestörter Hemmung der T-Lymphozyten-Aktivierung die entzündlichen Hautveränderungen sich in gleicher Weise spontan entwickeln können wie sonst bei kontaktallergischer Dermatitis. Dafür sprechen auch neuere Forschungsergebnisse.

IgE-tragende, antigenpräsentierende Zellen in der Epidermis, die Langerhans-Zellen, können ebenfalls eine bedeutende Rolle bei der Entstehung der ekzematösen Hautveränderungen einnehmen. Man nimmt an, daß antigenspezifische IgE-Moleküle, die an der Oberfläche der epidermalen Langerhans-Zellen über einen high affinity receptor gebunden sind, aerogene Allergene, z. B. Hausstaubmilbenantigene von der Hautoberfläche aus und Nahrungsmittelallergene über den Blutweg binden. Diese werden dann von den Langerhans-Zellen ähnlich wie andere Kontaktallergene an allergenspezifische T-Lymphozyten präsentiert und lösen dann die entzündlich-allergische Ekzemtypreaktion aus. Dieses neue Konzept der Pathogenese des atopischen Ekzems bildet eine Brücke zwischen dem humoralen (IgE-vermittelten) und dem zellulären Schenkel der Immunantwort und findet klinische Unterstützung in der Tatsache, daß Epikutantests mit inhalativen Allergenen, beispielsweise mit Pollen, bei Patienten mit atopischem Ekzem im Gegensatz zu Gesunden zu ekzematösen Hautreaktionen im Testfeld führen können.

Störungen des vegetativen Nervensystems. Am besten bekannt ist der weiße Dermographismus, d.h. die Entwicklung einer Gefäßkontraktion nach mechanischer Hautbelastung in normal erscheinenden Hautarealen. Auch nach Auftragen von Nikotinsäureester (z. B. Rubriment) kommt es reaktiv nicht zu einem Erythem (Rötung), sondern zur Anämie infolge von Kapillarkontraktion (Weißreaktion). Injektion von cholinergischen Pharmaka wie Azetylcholin führt ebenfalls zu einer Weißfärbung der Haut innerhalb der Injektionsstelle. Sicherlich ist weißer Dermographismus in entzündlich veränderten Hautarealen uncharakteristisch. Die Neigung zur Gefäßkontraktion solcher Patienten manifestiert sich auch an der vergleichsweise niedrigeren Hauttemperatur der Finger und der starken Gefäßkontraktion nach Kälteexposition. Ob es sich hier um eine abnorme Sensitivität der α-adrenergen Stimulation der Muskelfasern handelt, ist nicht sicher. In diesem Zusammenhang ist die Szentivanyi-Theorie der ß-adrenergischen Blockade bekannt geworden. Die Hemmung der ß-Rezeptorenaktivität resultiert in einem verminderten reaktiven cAMP-Anstieg der Zellen mit verstärkter Tendenz zur Bildung von Entzündungsmediatoren. Aus der Störung der Balance zwischen α- und ß-adrenergen Rezeptoren kann vielleicht auch die erhöhte Empfindlichkeit der glatten Muskelzellen im Bereich der Blutgefäße und Pilomotoren erklärt werden. Die fehlende cAMP-induzierte Hemmung der Antikörpersynthese kann zur vermehrten Antikörperbildung führen. Insofern könnte den pharmakologischen und immunbiologischen Störungen eine gemeinsame Ursache zugrunde liegen.

Weitere funktionelle Störungen der Haut

Sebostase (Asteatose). Die verminderte Talgdrüsenproduktion ist ein typischer Befund bei Patienten mit atopischem Ekzem. Die Haut ist trocken und empfindlich, sie neigt bei zu häufigem Waschen oder Duschen zur weiteren Austrocknung und zu Juckreiz. Verständlich ist daher auch die geringe Neigung solcher Patienten zu Erkrankungen des seborrhoischen Formenkreises wie Acne vulgaris, Rosazea oder seborrhoisches Ekzem. Der trockenen und empfindlichen Haut liegen möglicherweise auch Störungen im Bereich der Bildung epidermaler Lipide (Ceramide) oder im Stoffwechsel der essentiellen Fettsäuren (δ-6-Desaturasemangel) zugrunde, die auch immunologische Konsequenzen haben können; auf die Abnormitäten im Stoffwechsel essentieller Fettsäuren stützt sich die Diätempfehlung von γ-Linolensäure.

Störungen der Schweißbildung. Solche Störungen sind nicht sicher, wohl aber solche in der Schweißabgabe. Manche Patienten klagen bei Schwitzen über starken Juckreiz. Es wird diskutiert, ob die Schweißabgabe infolge von Störungen in der Hornschicht (Hyperkeratose und Parakeratose) behindert wird und der Schweiß nach Durchtritt aus den Schweißdrüsenausführungsgängen in die umgebende Haut zu entzündlichen Reaktionen Veranlassung gibt (*Schweißretentions-Syndrom*). Schweiß enthält auch IgE und Entzündungsmediatoren und kann Quaddel- und Reflexerythemreaktionen hervorrufen.

Klimaallergene. Man hat sogenannte Klimaallergene als ursächlich für die Entwicklung und Unterhaltung von atopischem Ekzem angeschuldigt. Im Gebirge über 1500 m Höhe oder an der Nordsee fühlen sich die Patienten meist sehr wohl; die zugrunde liegenden pathophysiologischen Vorgänge sind schwer zu fassen. Neben allergologischen Faktoren können auch Sonnenschein und die psychische Entspannung von Bedeutung sein.

Psychologische und nervöse Faktoren. Diese spielen oft eine sehr wichtige Rolle. Man kann sich das Wirksamwerden von Streß oder anderen psychologischen Faktoren über das Adenylzyklase-cAMP-System vorstellen. Patienten mit atopischem Ekzem sind oft asthenische Typen mit überdurchschnittlicher Intelligenz, Egoismus, Unsicherheit, Mutter-Kind-Konfliktsituationen (dominante Mutter), Frustration, Aggression oder unterdrückten Angstzuständen. Es bleibt offen, was primär und was sekundär ist, können doch die stark juckenden Hauterscheinungen auch die Persönlichkeit prägen und besonders bei Kindern Entwicklung und Vorankommen in der Schule empfindlich beeinträchtigen.

Bakterien. Patienten mit atopischem Ekzem neigen zur Staphylokokkenbesiedelung ihrer Haut und können erhöhte IgE-Staphylokokkenantikörper im Serum aufweisen. Die pathogenetische Bedeutung ist unklar, sollte aber zur Mitbehandlung veranlassen.

Klinik. Das atopische Ekzem ist eine chronische bzw. chronisch-rezidivierende Erkrankung, welche durch starken Juckreiz mit Kratzeffekten, ekzematöse, papulovesikulöse Veränderungen mit Verkrustung sowie pruriginösen Papeln, Knötchen und Lichenifikation charakterisiert sein kann. Im frühkindlichen Alter überwiegt zumeist das exsudativ-ekzematische Bild, während im Schulkind- und Erwachsenenalter Juckreiz, pruriginöse lichenoide Papeln und Lichenifikation im Vordergrund des klinischen Erscheinungsbildes stehen.

Atopisches Ekzem in der Säuglingszeit

Die Bezeichnung *Eczema infantum* für diese Erkrankung ist schlecht, weil sich dahinter auch Kontaktekzeme, seborrhoische Ekzeme und andere Ekzeme in der Säuglingszeit verbergen können. Etwa 80% aller Säuglingsekzeme sind indessen frühkindliche Manifestationen von atopischem Ekzem. Gewöhnlich um den 3. Lebensmonat und etwas häufiger bei Jungen treten meist zunächst an den seitlichen Wangen und am behaarten Kopf umschriebene Rötungen mit papulovesikulösen Effloreszenzen auf, welche sehr stark jucken, massiv zerkratzt werden und zu entzündlich-nässenden oder entzündlich-krustösen Hauterscheinungen führen. Daher die frühere Bezeichnung: *frühexsudatives Ekzematoid* (Rost). Da die Kinder häufig in dieser Zeit abgestillt und auf Kuhmilch umgesetzt wurden, hat man an Kuhmilchallergie gedacht; die Bezeichnung *Milchschorf* oder *Crusta lactea* rührt vom Aussehen, nämlich der Ähnlichkeit mit verbrannter Milch her. Schließlich können der ganze behaarte Kopf und das Gesicht erkrankt sein und ohne Prädilektion disseminiert-ekzematisierte Herde an Rumpf und Streckseiten der Extremitäten auftreten. Oft bleibt die Windelgegend relativ weitgehend ausgespart.

Im Krabbelalter können auch die Knie stark betroffen sein. Der Juckreiz ist quälend; die Kinder sind viel-

Abb. 12.25. Atopisches Ekzem beim Säugling, sogenannter Michschorf

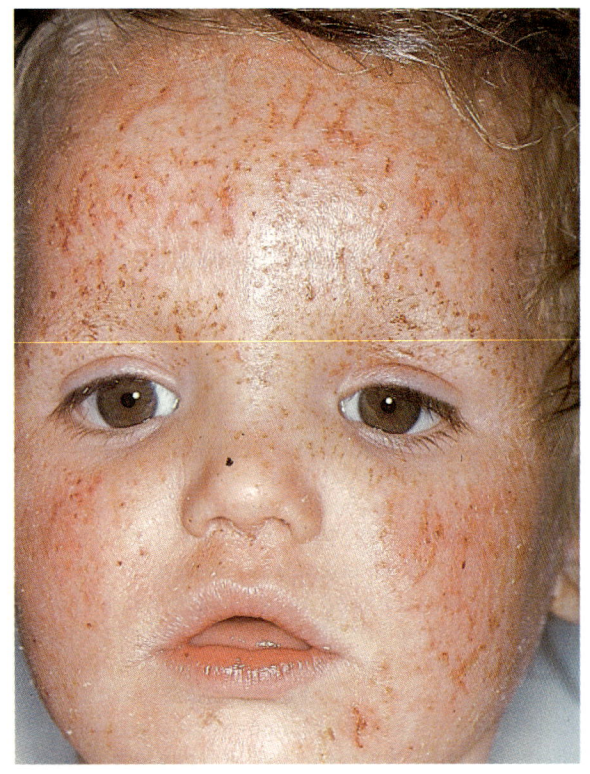

Abb. 12.26. Atopisches Ekzem beim Kleinkind

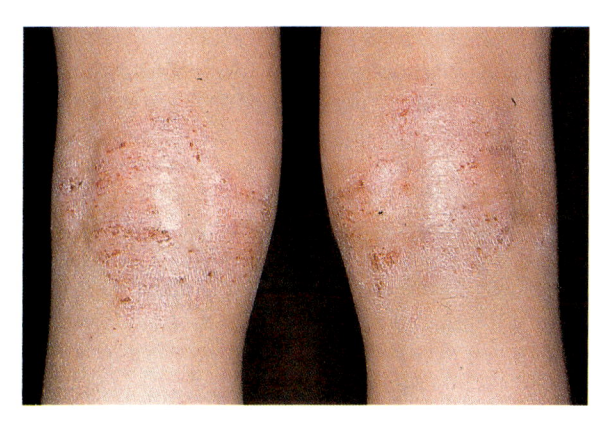

Abb. 12.27. Atopisches Ekzem im Kindesalter, sogenanntes Beugenekzem

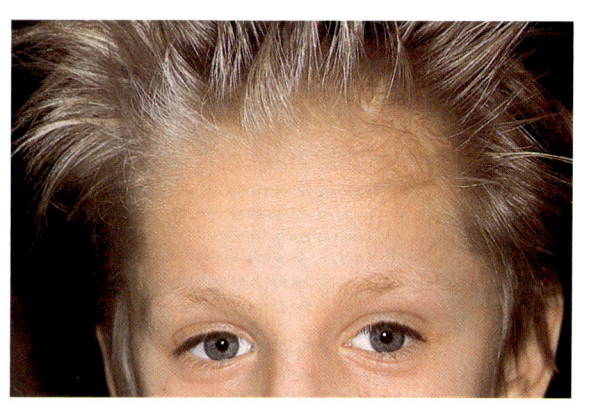

Abb. 12.28. Hertoghe-Zeichen und Atopiefalten der Unterlider

fach weinerlich, weil sie nachts nicht schlafen können. Groß ist die Neigung zu bakterieller Sekundärinfektion (Impetiginisation); vielfach besteht auch Lymphadenopathie. Die Erscheinungen können in dieser Form für einige Monate bis zu etwa 2 Jahren chronisch oder schubweise verlaufen, um dann langsam ihren exsudativen Charakter zu verlieren. Bei etwa 50% der kleinen Patienten heilen die Erscheinungen bis zum Ende des 2. Lebensjahres ab.

Atopisches Ekzem in der Kindheit

Diese Manifestationsform kann sich aus der exsudativ-ekzematoiden Krankheitsphase der Säuglingszeit entwickeln oder auch primär auftreten. Es besteht deutliche Sebostase (Asteatose). Prädilektionsstellen für die Veränderungen sind die großen Gelenkbeugen (Ellenbeugen, Handgelenke, Kniekehlen), ferner Nakken, seitliches Gesicht, Lidregion, Fußrücken und Hände. Daher die früheren Bezeichnungen: *Eczema flexurarum* oder *Beugenekzem*. Hier findet man unscharf begrenzte entzündliche Rötung und Papeln, Kratzeffekte mit Verkrustung sowie bereits initiale entzündliche Infiltration und Lichenifikation. In den Gelenkbeugen scheint die Neigung zu pruriginösen lichenoiden Papeln und Lichenifikation, in den übrigen Hautanteilen und besonders an den Handrücken die Neigung zu exsudativen Veränderungen, die auch zu Onychodystrophie führen können, größer zu sein. Wenn solche Kinder im Sommer viel im Wasser spielen, ist oft nur eine Hand erkrankt, wie auch bei Daumenlutschern der betreffende Daumen, besonders in den Randgebieten, ekzematoid verändert sein kann (*atopisches Daumenekzem*). Auch *atopisches Lippenleckekzem* kann auftreten.

Atopisches Ekzem bei Jugendlichen und Erwachsenen

Hier sind die Hauterscheinungen ebenfalls stets symmetrisch. Prädilektionsstellen sind Gesicht (Stirn, Augenlider, Perioralgegend), Hals (besonders Nacken), oberer Brustbereich und Schultergürtel, die großen Gelenkbeugen und die Handrücken.

In schweren Fällen ist die Kopfhaut gerötet, entzündlich infiltriert, schuppt pityriasiform und zeigt multiple stark juckende, hämorrhagisch verkrustete Kratzeffekte, bei alleiniger Manifestation früher als *neurotische Exkoriationen* interpretiert. Bei starker Mitbeteiligung der Kopfhaut kann es zu diffusem Haarausfall kommen. Im Gesicht entsteht manchmal sehr plötzlich, beispielsweise nach emotionalem Streß, entzündliche Rötung mit nachfolgender Infiltration, während sich typische Lichenifikation nicht entwickelt. Bemerkenswert ist ein graugelbliches Hautkolorit, die Patienten wirken dadurch älter und auch melancholisch. Die seitlichen Augenbrauen sind gelichtet (*Hertoghe-Zeichen*). Die Haare sind trocken und glanzlos. Bei Männern findet man häufiger einen tiefstehenden

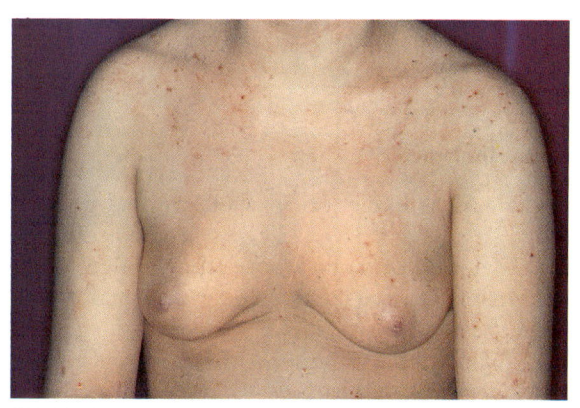

Abb. 12.29. Atopisches Ekzem beim Erwachsenen

pelzmützenartigen Stirnhaaransatz, beim weiblichen und männlichen Geschlecht gelegentlich auf beiden Stirnseiten eine *alopecia-temporalis-triangularis-artige Haarlichtung*.

Am Rumpf stehen meist mehr flächenhafte entzündlich-infiltrierte Herde mit Neigung zu Konfluierung im Vordergrund, die sekundär zur Hyperpigmentierung neigen. Im Bereich der Beugen und des Nackens findet sich bevorzugt entzündliche *Lichenifikation*; hier ist die Haut mehr diffus entzündlich gerötet und verdickt, zeigt vergröberte Hautfelderung und Schuppung. Diese Veränderungen verlieren sich unscharf in die normale Haut; typisch sind ferner Erosionen und Exkoriationen mit hämorrhagischer Verkrustung infolge starken Kratzens. Experimentelle Untersuchungen haben gezeigt, daß allein durch Scheuern und Kratzen Lichenifikation ausgelöst und unterhalten werden kann; es besteht aber auch kein Zweifel daran, daß Lichenifikation primär durch aggregiertes Auftreten von pruriginösen lichenoiden Papeln zustande kommt. Führendes Symptom der Erwachsenenphase des atopischen Ekzems ist quälender Juckreiz. Dieser tritt anfallsweise auf; Juckkrisen führen besonders häufig nachts zu Schlaflosigkeit, Übermüdung und Leistungsminderung. Die Fingernägel werden durch ständiges Scheuern abgewetzt und poliert (*Glanznägel*). Bei starker Ausdehnung der Hautveränderungen kann es zu reaktiver Lymphknotenvergrößerung kommen: *dermatopathische Lymphadenopathie*.

Neben diesem Vollbild kommen auch mehr lokalisierte Veränderungen bei Jugendlichen und Erwachsenen mit geringer Ausprägung der Erkrankung vor. Bevorzugt an Handrücken und Fingerrücken, aber auch an Armen, Gesicht und den großen Beugen findet man umschriebene, gering entzündlich infiltrierte und gerötete Herde mit einer pityriasiformen Schuppung und nach der Sommerzeit gelegentlich Depigmentierung: *nummuläres atopisches Ekzem*. Besonders bei nummulärem Ekzem an den Handrücken ist an atopisches Ekzem zu denken. Anamnese und sorgfältige Untersuchung des Patienten führen zur richtigen Diagnose und Abgrenzung gegenüber nummulär-mikrobiellem Ekzem, kumulativ-toxischem Ekzem oder allergischem Kontaktekzem.

Sonderformen

Das atopische Ekzem bei Jugendlichen und Erwachsenen kann über längere Zeit bestehen, seine Intensität klingt jedoch gewöhnlich nach dem 30. Lebensjahr ab. Meist bilden sich die Hauterscheinungen intervallweise mehr und mehr zurück. Gelegentlich sind nur noch Hautveränderungen zu beobachten, die nicht mehr dem Vollbild des atopischen Ekzems entsprechen.

Kapillitium. Besondere Manifestationsformen können sich am Kapillitium als stecknadelkopfgroße hämorrhagische Krusten entwickeln, früher als *neurotische Exkoriationen* oder *Acne necroticans miliaris capitis* bezeichnet. Typisch sind starker Juckreiz und hohe Rezidivneigung. Pityriasiforme Schuppen können Ausdruck der Sebostase bei Atopie sein.

Kopf und Nacken. Bei head and neck dermatitis (Hjorth) bei Atopie wird die kopathogene Rolle des hefeartigen Haarfollikelpilzes *Pityrosporum ovale* diskutiert.

Ohrläppchen. An der unteren Ansatzstelle des Ohrläppchens findet sich nicht selten eine Rhagade mit Rötung und geringer entzündlicher Infiltration, die auch von Krusten bedeckt sein kann. Sie entspricht der bakteriell induzierten *retroaurikulären Intertrigo*.

Lippen. Ein typisches Stigma bei Jugendlichen und Erwachsenen mit atopischem Ekzem ist die vermehrte Fältelung der Lippen (*Pseudo-Parrot-Furchen*) und besonders in der kalten Jahreszeit die exfoliierende *Cheilitis sicca* mit stärkerem Juckreiz. Daraus resultierendes andauerndes Lippenlecken führt über zunehmende Austrocknung zur verstärkten Entzündung: Bei jedem *Lippenleckekzem* ist daher an Atopie zu denken.

Das *Lutsch- oder Saugekzem von Säuglingen* mit perioraler entzündlicher Reaktion und feinsten lichenoiden Papeln muß ebenfalls als wenig auffällige Variante chronischer Hautirritation bei Atopie betrachtet werden.

Vulva. Das lichenifizierte atopische Ekzem der Vulva ist durch sehr starken Juckreiz, Lichenifikation, Chronizität und Rezidivneigung gekennzeichnet. Es stellt die häufigste Form von Vulvaekzem dar.

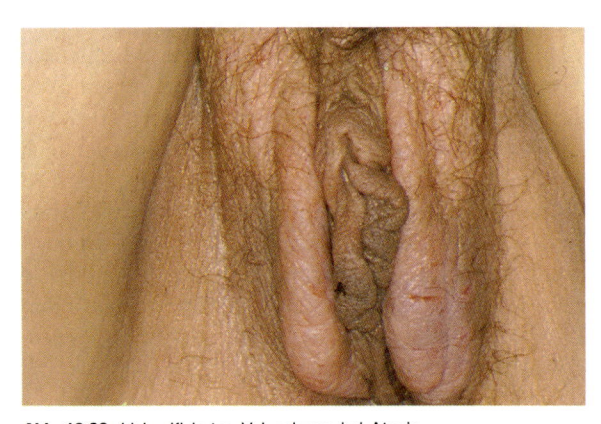

Abb. 12.30. Lichenifiziertes Vulvaekzem bei Atopie

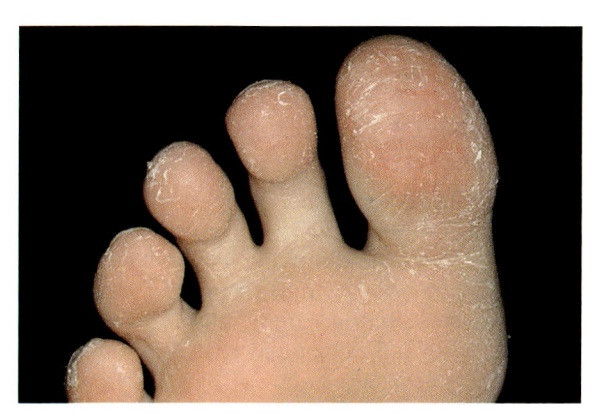

Abb. 12.31. Pulpitis sicca bei Atopie

Finger und Zehen. Pulpite sèche (*pulpite digitale kératosique craquelée récidivante, Syndroma digitocutaneum minimum, Dermatitis hiemalis*) ist eine Manifestationsform des atopischen Ekzems besonders bei Kleinkindern. An den Fingern oder Zehen findet man nicht selten familiär (Atopieanamnese) pergamentartige gerötete Haut ohne typisches Papillarmuster mit einer feinen festhaftenden Schuppung, die an Dyshidrosis lamellosa sicca oder Tinea erinnert; daher auch die Bezeichnung: *Pseudomykose*. Durch Beteiligung des Paronychiums kann Onychodystrophie und durch bakterielle Sekundärinfektion Paronychie induziert werden (s. S. 462).

Lichtprovoziertes atopisches Ekzem. Es ist sehr selten. In den lichtexponierten Bereichen (zentrales Gesicht, Nacken, distale Extremitäten), zumeist bei Mädchen, kommt es saisongebunden zu mehr exsudativen Veränderungen mit starkem Juckreiz.

Prurigoform des atopischen Ekzems. Mit und ohne Veränderungen im Sinne des atopischen Ekzems bei Erwachsenen können meist ab dem 3. Lebensjahrzehnt überwiegend kleinknotige Veränderungen an den Streckseiten der Extremitäten auftreten, die nach morphologischem Befund und Juckreizanamnese an Prurigo simplex subacuta erinnern, während in höheren Altersstufen mehr locker disseminierte, an Prurigo simplex chronica erinnernde grobknotige Effloreszenzen, sog. Prurigoknoten, im Vordergrund stehen können, manchmal von einer dermatopathischen Lymphadenopathie begleitet.

Nummuläres atopisches Ekzem und atopisches Handekzem. Das Vollbild des atopischen Ekzems kann sich zurückbilden und die Erkrankung sich später nur in Form disseminierter, scheibenförmiger Herde mit entzündlicher Rötung, Schuppenbildung und geringer Neigung zur Lichenifikation manifestieren. Die Abgrenzung vom nummulär-mikrobiellen Ekzem ist wichtig.

Bei Erwachsenen kann später ein *chronisches atopisches Handekzem* die einzige Manifestation sein. Seinem Wesen nach ist dieses ein chronisches kumulativ-toxisches Ekzem auf dem Boden der leicht irritablen sebostatischen Haut des Atopikers. Betroffen sind bevorzugt Menschen, die häufig die Hände reinigen müssen. Man findet an den Hand- und Fingerrücken entzündlich-gerötete, leicht schuppende Herde, auch mit Rhagaden. Bevor man die Diagnose chronisches kumulativ-toxisches Handekzem stellt, sollten stets durch sorgfältige Familien- und Eigenanamnese sowie weiterführende Untersuchungen Beziehungen zur Atopie sichergestellt werden. Der Anteil atopiebe-

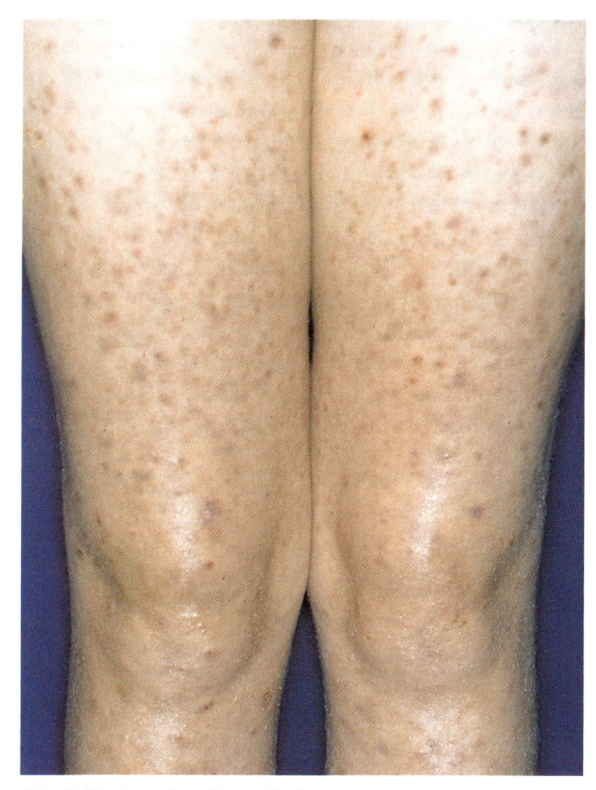

Abb. 12.32. Atopisches Ekzem, Prurigoform

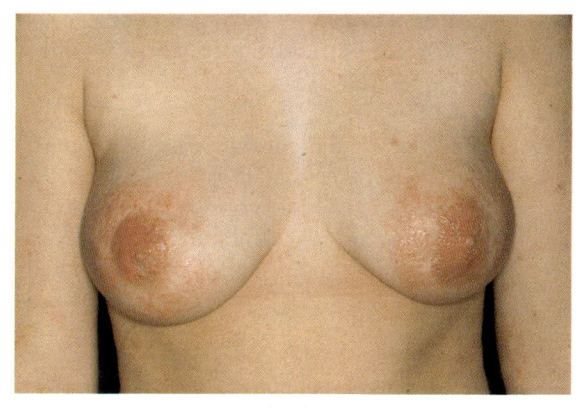

Abb. 12.33. Mamillenekzem bei Atopie

dingter Handekzeme muß auf 20–30% geschätzt werden. Nicht selten führen sie zur Berufsunfähigkeit. Kontaktallergene als Pathogene sollten durch Epikutantest ausgeschlossen werden.

Hyper-IgE-Syndrom (Job-Syndrom, Buckley-Syndrom). Als mögliche Maximalvariante des atopischen Ekzems können bestimmte Fälle von *Hyper-IgE-Syndrom* (Buckley 1972) bei Kindern mit ekzematösen Hauterscheinungen oder unspezifischen exkoriierten papulopustulösen Veränderungen besonders an Kapillitium, Axillen und Leisten, rezidivierenden Infekten, Urtikaria und Bronchitis und zellulärer Abwehrschwäche gesehen werden. Die IgE-Serumspiegel liegen über 2000 IE/ml; Eosinophilie, oft >50%, kommt vor.

IgE-Dermatitis. Sie wurde von Winkelmann 1973 beschrieben und ist definiert als eine chronische akrale Dermatitis (Ekzem) mit extrem hohen IgE-Werten im Blutserum (10 000 IE/ml und mehr); sie muß wohl als eine besondere Ausdrucksform des atopischen Ekzems angesehen werden.

Symptome. Führendes Symptom ist starker Juckreiz. Dieser tritt entweder krisenhaft auf oder in ekzematisierten Arealen andauernd. Er wird mit heftigem Kratzen beantwortet, so daß strichförmige Kratzeffekte ein wesentliches Symptom darstellen. Besonders heftig kann unbewußter Juckreiz während der Nacht sein. Einzelne Effloreszenztypen wie pruriginöse Papeln am Kopf und bei der Prurigoform des atopischen Ekzems werden zerkratzt. Mit der auftretenden Blutung ist subjektive Erleichterung verbunden. Bei ausgedehnten Krankheitserscheinungen kann dermopathische Lymphadenopathie auftreten, ferner bei bakterieller Sekundärinfektion auch Lymphangitis und Lymphadenitis.

Konkomittierende Symptome sind: Conjunctivitis allergica, Rhinitis allergica (Heuschnupfen), Heufieber oder/und allergisches Bronchialasthma. Diese Erkrankungen kommen in 30–50% der Patienten mit atopischem Ekzem vor und entwickeln sich zumeist nach der kindlichen Phase.

Augenveränderungen. Sie können sich als *Neurodermitiskatarakt, Keratokonus* oder *nicht-allergische Keratokonjunktivitis* manifestieren. Auch isolierte atopische Blepharitis ist möglich. Katarakt wird nach unserer Erfahrung nur sehr selten (<5%) und besonders bei Jugendlichen beobachtet. Ablatio retinae wurde gelegentlich beschrieben.

Verstärkung der Infraorbitalfalten (Dennie-Morgan-Linie, Dennie-Morgan-Infraorbitalfalte) ist ein wichtiges Zeichen für atopische Erkrankung; bei atopischem Ekzem kommt die Atopiefalte in etwa 70% vor.

Histopathologie. Das feingewebliche Bild hängt von der Art der Erkrankung ab. Bei mehr exsudativen Herden während der infantilen Phase findet man dieselben Erscheinungen wie bei allergischer Kontaktdermatitis: Spongiose und spongiotische Bläschen, beginnende Akanthose mit Hyper- und Parakeratose und Serumeinschlüssen sowie dermal perivaskuläres Infiltrat aus Lymphozyten und Histiozyten mit Exozytose. In lichenifizierten Arealen ist die Epidermis auf das 3- bis 5fache akanthotisch verdickt und zeigt Verhornungsstörungen (Hyperparakeratose); der Papillarkörper ist hypertrophisch und von Entzündungszellen (Lymphozyten, Histiozyten) durchsetzt. Bemerkenswert ist wie bei Psoriasis die große Zahl von Mastzellen, welche auch den erhöhten Histamingehalt in chronisch-lichenifizierten Herden erklären.

Verlauf. Abnahme der exsudativen und Zunahme der lichenifizierten Hauterscheinungen mit dem Älterwerden der Patienten. In allen Phasen können zunehmend mehr Hautareale befallen werden, und die Erkrankung kann schließlich generalisiert sein. Es entwickelt sich sekundär eine *atopische Erythrodermie*. Vielfach besteht Eosinophilie im Blut.

Prognose. Diese ist wegen möglicher Sekundärinfektion bei Kleinkindern vorsichtig zu stellen. Im allgemeinen läßt die Intensität der Erkrankung nach dem ersten Lebensjahr nach. Die Hauterscheinungen werden geringer und verschwinden zumeist bis zum 30. Lebensjahr. Eigentümlich und nicht geklärt sind die Beziehungen zu anderen atopischen Organmanifestationen wie Asthma bronchiale oder Rhinitis allergica. Patienten, die zusätzlich an diesen Organmanifestationen leiden, geben gelegentlich an, daß mit spontaner oder therapiebedingter Besserung der Hauterscheinungen die Lungenveränderungen oder auch Nasenveränderungen sich verschlechtern oder umgekehrt. Im Einzelfall ist es schwer, eine verläßliche Prognose zu stellen.

Komplikationen. Diese sind im wesentlichen durch sekundäre Infektionen oder unsachgemäße Therapie (rigorose Diätversuche mit sekundären Mangelerscheinungen, Glukokortikosteroidnebenwirkungen) bedingt. Bei Kindern mit schwerem atopischen Ekzem wurde über Wachstumsverzögerung berichtet. Bei den Infektionen spielen Störungen der Leukozyten- und Lymphozytenfunktion (*minimale Immundefizienz*) eine Rolle, aber auch die Tatsache, daß die Hauterscheinungen der Patienten nach monate- bis jahrelanger Behandlung mit glukokortikoidhaltigen Externa für Infektionen empfindlicher werden. Auf der Haut solcher Patienten ist häufig eine Besiedlung mit *Staphylococcus aureus* nachweisbar.

Bakterielle Sekundärinfektion. Diese äußert sich in einer meist durch *Staphylococcus aureus* bedingten *Impetiginisation* der Herde. Gelbe impetigoartige Verkrustung von Hauterscheinungen mit unangenehmem Geruch ist ein typischer Befund, der zusammen mit schmerzhafter Lymphknotenschwellung zur Diagnose führt. Furunkel, Erysipel oder Otitis externa sind relativ selten.

Virale Sekundärinfektion. Auch gegenüber der Infektion mit Viruserregern ist die gestörte Barrierefunktion der Haut solcher Patienten empfindlich. Dies gilt v.a. für Virusinfektionen durch Herpes-simplex-Virus: *Eczema herpeticatum.* Neuerdings wird auch über Übertragung des Katzenpockenvirus berichtet. Diese Erkrankungen entwickeln sich akut mit Fieber und entsprechenden Allgemeinerscheinungen. An der Haut findet man zahlreiche Bläschen in demselben Entwicklungsstadium. Praktisch wichtig ist Blasengrundausstrich mit Nachweis von epithelialen Riesenzellen (Tzanck-Test); evtl. ist Erregernachweis im Elektronenmikroskop mittels Negativkontrastierung, durch Immunfluoreszenz, PCR oder Viruskultur notwendig. Leicht zu diagnostizieren sind Virusinfektionen durch Molluscum-contagiosum-Virus: *Eczema molluscatum,* oder Humanpapillomavirus (HPV): *Eczema verrucatum.* Besonders bei Warzen im Paronychialbereich und an Fußsohlen bei Kindern ist an Atopie zu denken. *Coxsackie-Virusinfektion* im Bereich von atopischem Ekzem (*Eczema coxsaccium*) kommt sehr selten vor.

Mykotische Sekundärinfektion. Interessanterweise ist diese selten, kommt bevorzugt als Dermatomykose bei Erwachsenen vor und sollte bedacht werden, wenn mehr figurierte erythematosquamöse Hauterscheinungen unter Glukokortikoidtherapie nicht entsprechend abklingen.

Neuerdings wird besonders für das atopische Ekzem am Kapillitium und Nacken die pathogenetische Rolle einer Kontaktallergie gegenüber *Pityrosporum ovale* diskutiert und auch für Exazerbationen verantwortlich gemacht. Für eine solche Bedeutung sprechen Erfolge mit örtlicher Ketokonazoltherapie.

HIV-Infektion. Sie kann zur Exazerbation von atopischem Ekzem führen.

Schmutziger Hals. Gräulich-bräunliche retikuläre Hyperpigmentierungen, besonders in vorderen und seitlichen Halspartien, entwickelt sich bei chronischem atopischen Ekzem als Melanodermatitis-toxica-artige Reaktion durch langfristigen Salbengebrauch und Belichtung.

Diagnostische Leitlinien. Pruritus und typisches klinisches Bild, in der Säuglingszeit mehr exsudativ-ekzematoide Herde im Kopf-, Gesicht- und Rückenbereich, später dagegen mehr lichenifizierte Hauterscheinungen mit besonderer Prädilektion im Bereich der großen Beugen, am Nacken und Gesichtsbeteiligung.

Wichtig ist nach Hanifin und Rajka bei Verdacht auf atopisches Ekzem auch die Untersuchung und Erfassung der weniger vordergründigen, aber häufigen *Atopiesymptome*:

- Familien- und Eigenanamnese in bezug auf atopische Krankheiten (atopisches Ekzem, allergisches Asthma bronchiale, allergische Rhinitis, allergische Konjunktivitis)
- Neigung zu Juckreiz; besonders nach Duschen und Baden sowie im Winter
- Gesteigerte Irritabilität der Haut, besonders Wollempfindlichkeit, Seifenempfindlichkeit sowie Empfindlichkeit gegen Fettlösungsmittel
- Gesicht mit tiefem Haaransatz und typischer Atopiefalte im Bereich der Unterlider (Dennie-Morgan-Infraorbitalfalte), ferner Hertoghe-Zeichen (Fehlen der lateralen Augenbrauen), trockene Lippen mit Pseudo-Parrot-Furchen
- Hyperlinearität palmar und plantar (vermehrte und vertiefte Furchung: sog. Ichthyosishand)
- Neigung zu IgE-Erhöhung
- Funktionelle Störungen der Hautfunktion mit verminderter Schweißbildung, gesteigerte Pilomotorenreaktion auf mechanische Belastung, anämischer weißer Dermographismus, verzögerte und paradoxe Weißreaktion, Kapillarkontraktion nach

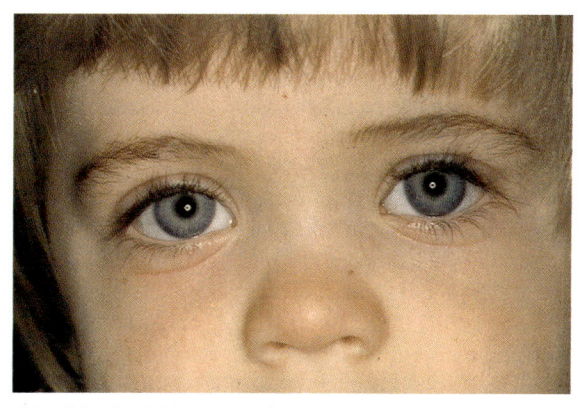

Abb. 12.34. Atopiefalten an den Unterlidern

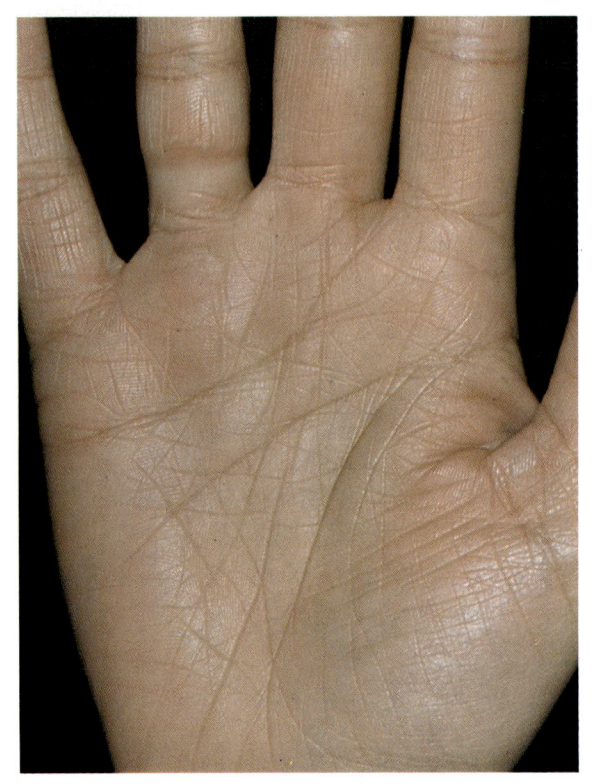

Abb. 12.35. Sog. Ichthyosishand, atopische Hyperlinearität

Injektion von cholinergischen Pharmaka (Azetylcholin) sowie nach örtlicher Anwendung hyperämisierender Medikamente wie Nikotinsäureester (Rubriment-Test) in normaler Haut
- Neigung zu Kopfschuppen, Pityriasis alba im Gesicht und den oberen Extremitäten, zu nicht-allergischem Handekzem, Mamillenekzem, Cheilitis sicca sowie Hautinfektionen
- Nahrungsmittelempfindlichkeit
- Keratokonus
- Gesteigerte Reaktivität bei intrakutanen Hauttests vom Soforttyp

Differentialdiagnose. Die Diagnose des atopischen Ekzems bereitet meist keine Schwierigkeiten. In der Säuglingszeit ist die vorwiegend im intertriginösen Bereich lokalisierte seborrhoische Dermatitis abzugrenzen, ferner gelegentlich allergische Kontaktekzeme, Skabies und Pyodermien. Bei lokalisierten Formen Erwachsener muß an Lichen simplex chronicus, nummulär-mikrobielles Ekzem, chronisch-lichenifizierte Kontaktekzeme und auch an nicht-allergische Ekzeme bei Ichthyosis vulgaris gedacht werden; letztere sind meistens Ausdruck einer Atopie. Ferner sind in letzter Zeit eine Reihe von Stoffwechselkrankheiten und Immunopathien mit Hauterscheinungen bekannt geworden, die an atopisches Ekzem erinnern, so bei Phenylketonurie, glutensensitiver Enteropathie, kongenitaler ektodermaler Dysplasie vom anhidrotischen Typ (Anhidrosis hypotrichotica), Zöliakie oder Wiskott-Aldrich-Syndrom, bei dem die Kombination von thrombozytopenischer hämorrhagischer Diathese mit entsprechenden Hauterscheinungen auf die richtige Diagnose hinweist, ferner bei Hyper-IgE-Syndrom, Netherton-Syndrom (Syntropie mit Trichorrhexis invaginata und vermehrter Argininbernsteinsäureausscheidung im Harn) sowie bei DiGeorge-Syndrom, Ataxie-Teleangiektasie-Syndrom, geschlechtsgebundener Agammaglobulinämie sowie selektivem IgA-Mangel-Syndrom. Bei entsprechenden Hautveränderungen bereits in früher Kindheit ist daher daran zu denken.

Therapie. Die Behandlung ist vielschichtig und wird durch das klinische Bild bestimmt. Bei ausgedehnter Erkrankung mit exsudativ-ekzematoiden Erscheinungen im Säuglingsalter ist klinische Behandlung erforderlich. Bei Kindern, Jugendlichen und Erwachsenen kann sie meist auf einen kurzen Zeitraum von 1–2 Wochen begrenzt werden.

Innerlich. Im wesentlichen Symptombehandlung und Vermeidung bekannter Ursachen. Bei schweren bakteriellen Sekundärinfektionen werden entsprechend dem Antibiogramm Antibiotika eingesetzt, bei akuten viralen Sekundärinfektionen γ-Globulin und Virostatika (z. B. Acyclovir). Bei Verdacht auf Exazerbation durch Pityrosporum ovale kann Itrakonazol kurzfristig indiziert sein. Einen festen Platz zur Behandlung des störenden Juckreizes haben Antihistaminika (H1-Blocker). Hier sollte man aber bei Tag keine oder nur wenig sedierende Antihistaminika verordnen, um die Reaktionsfähigkeit des Patienten nicht zu stark einzuschränken (Inhibostamin, Omeril, Systral C, Tavegil). Gute Erfahrungen bestehen neuerdings auch mit Langzeitpräparaten wie Astemizol (Hismanal), Cetirizin (Zyrtec), Loratadin (Lisino) oder Terfenadin (Teldane). Bei Säuglingen oder Kindern sind Antihistaminsäfte (Atosil, Fenistil, Mereprine) besonders abends indiziert. Bewährt hat sich bei vordergründiger psychovegetativer Symptomatik in Einzelfällen auch eine Behandlung mit Benzodiazepinverbindungen (Limbatril), Opipramol (Insidon) oder Oxazepam (Adumbran, Praxiten) abends. Parasympatikolytisch wirkende Pharmaka wie Hydroxyzin (Atarax) oder Oxazepam (Adumbran) kommen ebenfalls in Betracht. Die Behandlungsdauer sollte mindestens 4–6 Wochen betragen. Glukokortikoide in mittlerer Dosierung (etwa 40 mg Prednisolon tgl. oder entsprechende Isodosen) sollten nur bei ausgedehnten Erscheinungen oder akuten Exazerbationen kurzfristig

(1–2 Wochen) eingesetzt werden; danach ausschleichende Behandlung. Bewährt haben sich dann auch Kombinationspräparate mit Antihistaminika (Adeptolon, Celestamine). Immunsuppressiva (Azathioprin), Interferon-γ und Cyclosporin sind in ihrer Wirkung noch nicht hinreichend überprüft, kommen aber in schwersten Fällen in Betracht.

Äußerlich. Die äußerliche Therapie wird zweigleisig durchgeführt: Behandlung der entzündlichen Hautveränderungen und Austestung der individuell am besten vertragenen ständigen Hautpflege als Rezidivprophylaxe. Morphologie der Hautveränderungen und Komplikationen sind hierfür ausschlaggebend. Es gelten die Grundregeln der Dermatotherapie und die Ekzemtherapie. Alkoholische Lösungen und hautaustrocknende Externa wie Gele oder Lotio zinci sind möglichst zu vermeiden; sie kommen nur bei akutentzündlichen Rötungen in Betracht. Halbfette oder fettende Salbengrundlagen (Creme, Salben) werden bevorzugt. Zur kurzfristigen entzündungshemmenden Anfangsbehandlung haben sich halogenierte Glukokortikosteroide bewährt (Betnesol, Celestan, Dermoxin, Diprosone, Emovate, Halog, Jellin, Nerisona, Sermaka, Topsym, Volon u.a.). Mitunter ist es sinnvoll, eine Mischung von Steroidcreme und der gleichen Steroidsalbe (Cresa) zu gleichen Teilen einzusetzen; allerdings ist dabei auf den raschen Zerfall solcher Emulsionen zu achten. Entsprechende Fertigpräparate werden angeboten (z. B. Alfason-Cresa, Pandel-Cresa). Bei stärkeren exsudativen Veränderungen hat sich auch stundenweise fett-feuchte Behandlung (glukokortikoidhaltige Externa und darüber feuchter Verband oder feuchter Schlafanzug) sehr bewährt. Wenn halogenierte Glukokortikoide auf größere Hautpartien über längere Zeit angewandt werden, ist mit örtlichen Nebenwirkungen und besonders bei Kindern mit adrenaler Suppression zu rechnen. Geringer entzündlich-infiltrierte Veränderungen heilen bald unter einer Behandlung mit niedrigkonzentrierten halogenierten Glukokortikoidexterna wie Volonimat, Celestan-V-mite, Prednisolon (Linola H), Hydrokortison oder nichthalogenierten Doppelestern wie MPA (Advantan), Prednikarbat (Dermatop), Hydrokortisonbuteprat (Pandel), mit darüber applizierten weichen Pasten (Pasta zinci mollis) oder Mandelölzinkpaste (Pasta zinci mollis DAB6, adde 5–10% Ol. amygdalarum) ab.

Bei stärker infiltrierten und lichenifizierten Herden hat sich auch Teerbehandlung für kurze Zeit von 5–8 Tage bewährt, entweder in Form von Unterpinselungen mit Liquor carbonis detergens oder Steinkohlenteer in weicher Paste (*Rp.* Pix lithantrac. 0,5-3,0; Clioquinol 0,5; Past. zinci moll. ad 100,0; M.D.S.). Auch mehrmaliges Auftragen von reinem Steinkohlenteer (Pix lithantracis) in eintägigem Abstand kommt bei Erwachsenen in Betracht, desgleichen Ichthyol (2–6%) in weichen Pasten. Kombinationspräparate mit Glukokortikoiden (Ichthocortin) stehen zur Verfügung.

Wichtig ist bei jeder Glukokortikoidtherapie die Beachtung möglicher bakterieller oder mykotischer, besonders von Candida-albicans-Infektionen, Sekundärinfektionen und chronischer Nebenwirkungen.

Badetherapie. Sie hat sich bei der Anfangsbehandlung bewährt. Entzündungswidrige Zusätze [Haferstrohextrakt, Weizenkleie (z. B. Silvapin)] zusammen mit Ölzusätzen (z. B. Balmandol, Balneum-Hermal-F, Linola-Fett-Ölbad, Liquidin, Oleatum, Oleobal, Ölbad Cordes) kommen in Frage. Wichtig ist Nachfettung der noch feuchten Haut mit Unguentum molle oder anderen fetthaltigen Salben (z. B. Abitima, Excipial Mandelöl Salbe, Excipial U Lipolotio, Laceran, Linola Fett N-Creme, Linola Fett 2000, Hydranorm). Wenn die exsudativen Erscheinungen geringer geworden sind oder Lichenifikation im Vordergrund steht, kommen auch Teerbäder oder Teer-Öl-Bäder, wie Balneum Hermal mit Teer, Liquidin mit Teer in Betracht. Polidocanol-Zusatz soll juckreizlindernd wirken (z. B. Balneum Hermal plus).

Hautreinigung. Bei der Hautreinigung sollten möglichst alkalische Seifen vermieden und statt dessen nichtalkalische Hautreinigungsmittel wie Dermowas, Praecutan, Satina oder saure Syndets wie seba med empfohlen werden. Auf Nachfettung der gereinigten und damit entfetteten Haut ist zu achten.

Ultraviolett-Therapie. Bei generalisierten Fällen eines atopischen Ekzems hat sich als unterstützende Maßnahme die Ultraviolett-Ganzkörper-Bestrahlung mit UVA oder der Kombination von UVA und UVB bewährt. In schwersten Fällen kann auch wie bei Psoriasis PUVA-Therapie in Betracht kommen. Die günstige Wirksamkeit des langwelligen UVA (UVA 1) benötigt noch weiterer Bestätigung. Neuerdings wurde in Einzelfällen über Erfolge bei schweren Krankheitszuständen mit extrakorporaler Photophorese berichtet.

Klimabehandlung. Wärmestauung kann infolge Schweißretention Hautveränderungen akut verschlechtern. Überraschenden Nutzen bringt oft Klimawechsel. Geeignet ist Gebirgsklima in Höhen über 1500 m (Alpen) oder Meeresklima (Nordsee, Helgoland). Warum diese Reizklimazonen besonders geeignet sind, ist bislang nicht sicher abgeklärt. Sicher ist es nicht allein der verminderte Gehalt der Luft an Inhalationsallergenen, wenngleich die Hausstaubmilbe über 1500 m Meereshöhe kaum oder gar nicht vorkommen soll. Oft klingen die Hautveränderungen in wenigen Tagen ohne wesentliche Therapie in der neuen Umgebung ab, um ebenso häufig nach der Rückkehr zu Hause wieder bald zu rezidivieren.

Diät. In der Regel können die Patienten alles essen; gelegentlich besteht Überempfindlichkeit gegen bestimmte Nahrungsmittel wie Zitrusfrüchte, Milch, Kuhmilch, Ei oder Tyramin. Wenn solche sicher zur Exazerbation führen, sind sie aus der Nahrung zu eliminieren, evtl. auch nach vorheriger Testung (Intrakutantest, RAST, Eliminationsdiät oder Provokationsdiät). Kochsalzzusatzfreie Diät ist empfehlenswert. Übergewicht sollte vermieden werden. Familiär belastete Neugeborene sollten möglichst 1/2 Jahr gestillt werden.
Wegen der möglichen Rolle von essentiellen Fettsäuren bei der Entstehung des atopischen Ekzems (δ-6-Desaturasemangel) kann bei bestimmten Patienten die Supplementierung der Diät mit δ-Linolensäure-haltigem Nachtkerzenöl (z. B. Epogam) sinnvoll sein.

Psychosomatik. Bei ausgewählten Fällen mit deutlicher psychosomatischer Komponente sollten psychotherapeutische (verhaltensmedizinische) Maßnahmen evtl. in entsprechenden Rehabilitationskliniken erwogen werden.

Nachbehandlung. Richtige Nachbehandlung (Rehabilitation) der Haut hilft, Rezidive zu vermeiden. Die trockene sebostatische Haut des Atopikers neigt zur Austrocknung und Irritation; gehäuftes und zeitlich ausgedehntes Baden oder häufiges Duschen unter Verwendung von alkalischen Seifen ist daher zu vermeiden. Auch Schaumbäder sollten gemieden werden; statt dessen Zusatz von Badeölen (z. B. Balmandol, Balneum Hermal F, Liquidin, Ölbad Cordes, Oleatum, Linola Fett-Ölbad), für Kleinkinder auch $^{1}/_{2}$ l Milch mit 1 Eßlöffel Olivenöl vermischt dem Kinderbad zufügen. Nach Hautreinigung mit synthetischen Detergenzien (z. B. Dermowas, Eubos, Satina, seba med compact, seba med flüssig) stets Nachfetten der Haut mit Öl-in-Wasser-Emulsion (z. B. Linola Emulsion, seba med Lotion, Satina-Milch, Excipial U Lipolotio) oder, falls nicht ausreichend, mit Wasser-in-Öl-Emulsionen (Ungt. alcoholi lanae aquosum, Abitima, Laceran, Linola Fett N, pH 5-Eucerin, Satina Creme), oder Hautsalbe (*Rp.* Sol. acid. citric. (5%) 30,0; Glyzerin 10,0; Ungt. Cordes ad 100,0; M.D.S. Hautsalbe). Auch sehr weiche Pasten kommen in ehemaligen Ekzembereichen in Betracht: *Rp.* Ol. amygdae. 5,0, Pasta zinci mollis DAB6 ad 100,0; M.D.S. Weiche Mandelölzinkpaste oder *Rp.* Zinc. oxydati, Talci a̅a̅ 15,0, Ol. arachidis 20,0, Ungt. mollis ad 100,0; M.D.S. Sehr weiche Zinkpaste. Reine Fettsalben (Ungt. molle, Ungt. paraffini, Linola Fett 2000) 2- bis 3mal wöchentlich abends sind bei sehr trockener Haut sinnvoll. Zusatz von Harnstoff (3–10%) hat sich besonders bei schuppender, sebostatischer Haut bewährt (z. B. Basodexan S, Laceran, Nubral, Excipial U Lipolotio).
Durch regelmäßige Nachbehandlung und kontinuierliche Hautpflege können Rezidive vermieden und Glukokortikoide eingespart werden. Der Lerneffekt einer solchen integrierten Therapie kann im Rahmen eines kurzfristigen Klinikaufenthaltes verbessert werden.

Allgemeines. Wohnräume sollten nicht zu trocken gehalten werden (Luftfeuchtigkeit mindestens 55%). Stellt sich heraus, daß sich durch Haustiere (Katzen, Hunde, Vögel) oder Hausstaub (Teppiche, Vorhänge) das Krankheitsbild verschlechtert, sind nach entsprechender Intrakutantestung die notwendigen Maßnahmen (z. B. Hausstaubmilbenbeseitigung durch Entfernen von Teppichen) zu veranlassen. Gewöhnlich ist in diesen Fällen das atopische Ekzem mit einer Rhinitis allergica oder Asthma bronchiale kombiniert.
Bemerkenswert ist ferner die Wollempfindlichkeit. Kleidung aus Wolle sollte nicht auf freier Haut getragen werden; generell ist Baumwollkleidung zu empfehlen.
Obwohl die Pockenerkrankung erloschen ist, sollte der Arzt wissen, daß eine Pockenschutzimpfung wegen Gefahr generalisierter Vaccina nicht durchgeführt werden darf, solange Hauterscheinungen bestehen. Enger Kontakt mit Familienmitgliedern oder Patienten mit Herpes simplex sollte wegen der Gefahr der Auslösung eines Eczema herpeticatum vermieden werden.

Dermatitis und Ekzeme in verschiedenen Lebensabschnitten

Dermatitis und Ekzeme bei Säuglingen und Kindern

Unter der vielbenutzten Bezeichnung *Eczema infantum* verbergen sich in ihrer Ätiologie, klinischen Morphologie und prognostischen Beurteilung verschiedenartige chronische Ekzemkrankheiten, die Abgrenzung verlangen.

Atopisches Ekzem

Dies macht besonders in der mehr exsudativ-ekzematoiden Frühform (Milchschorf) das Gros aller Ekzeme bei Kindern aus.

Seborrhoische Dermatitis

Das seborrhoische Ekzem der Säuglinge entwickelt sich gewöhnlich in den ersten 3 Lebensmonaten, kann aber auch noch innerhalb der ersten $1^1/_2$ Lebensjahre auftreten. Es bevorzugt Kopf und intertriginöse Bereiche. Auf Begleitkandidose ist zu achten.

Lippenekzem, periorales Ekzem

Dieses Ekzem ist durch seine typische Lokalisation im Bereich der Lippen und der angrenzenden Haut charakterisiert. Man findet pergamentartig trockene entzündlich-gerötete Haut mit feinen festanhaftenden Schuppen, Exkoriationen und nicht selten Rhagaden. Juckreiz führt zu ständiger juckreizlindernder Befeuchtung durch Ablecken der Lippen, dieses wiederum zu verstärkter Austrocknung durch Abdunstung und konsekutiver Entzündungsreaktion *(Lippenleckekzem)*. Dem Wesen nach handelt es sich um ein nichtallergisches kumulativ-toxisches Ekzem. Es kommt meistens bei Kindern mit atopischer Diathese vor. Bakterielle Sekundärinfektion kann zur Impetiginisierung, virale Sekundärinfektion zu Herpes simplex labialis oder zur Besiedlung mit Verrucae vulgares führen. Wichtig ist die Unterbrechung des Circulus vitiosus durch das Lippenlecken. Fragliche Kontaktallergene sind durch Epikutantestung auszuschließen.

Therapie. Kurzfristige Anwendung von glukokortikoidhaltigen Externa (Advantan, Dermatop, Ecural, Pandel) in fettiger Grundlage; längerfristige Anwendung halogenierter Glukokortikoide kann zur Entwicklung von perioraler Dermatitis führen. Am Abend Abdecken mit Zinkpaste, evtl. mit Zusatz von Ichthyol (2%) und/oder Clioquinol (0,5%) oder mit Penaten-Creme. Zur Pflegebehandlung empfiehlt sich häufiges Einfetten mit einem entsprechenden Lippenstift (Labello), abends Lippenpomade (Rp. Bepanthen-Salbe, Paraffin. subliquid. $\overline{aa}$ ad 30,0; M.D.S. Lippenpomade).

Nummuläres Ekzem

Dieses kommt bei Säuglingen praktisch nicht, wohl aber selten im Schulkindalter vor. Meistens handelt es sich um die nummuläre Manifestationsform des atopischen Ekzems. Entsprechende Anamnese, klinische Untersuchung (Atopiestigmen), IgE-Bestimmung und Intrakutantestung sind angezeigt.

Kontaktdermatitis und Kontaktekzem

Akute allergische Kontaktdermatitis und chronisch-allergisches Kontaktekzem

Obwohl bei entsprechender Empfindlichkeit Kinder wie Erwachsene in gleicher Weise durch Kontaktallergene zu sensibilisieren sind, findet man im Säuglings- und Kindesalter diese Dermatosen nur selten, wahrscheinlich weil noch nicht so viele Umweltallergene die Haut treffen. Sie können ausgelöst werden durch Kontaktallergie gegenüber anästhetikahaltigen Salben, Jodtinktur, Antibiotika in Salben, ferner gegen Inhaltsstoffe in Salben und Pflegecremes wie beispielsweise Lanolin. Auch hämatogene Kontaktekzeme, etwa durch Sulfonamide, kommen vor. Im Einzelfall ist daher die Abgrenzung von anderen Ekzemformen durch Anamnese, Befund, IgE-Bestimmung sowie Epikutantestung wichtig.

Akute toxische Kontaktdermatitis und chronisches kumulativ-toxisches Kontaktekzem

Diese Erkrankungen sind nicht so selten wie kontaktallergische Hautreaktionen.

Akute toxische Kontaktdermatitis. Sie wird beobachtet nach Pinselungen mit Farbstofflösungen zur Behandlung anderer Dermatosen im intertriginösen Windelbereich, so nach örtlicher Behandlung mit Pyoktanin (Gentianaviolettlösung). Auf dem Boden der Kontaktdermatitis können sich sogar Nekrosen mit Ulzeration entwickeln: *Pyoktaninnekrosen, Gentianaviolettnekrosen.* Aus diesem Grund sollten Triphenylmethanfarbstoffe wie Kristallviolett oder Pyoktanin nicht in einer Konzentration von mehr als 0,1–0,3% in wäßriger Lösung zur Behandlung von bakteriell sekundär infizierten Dermatosen oder sekundär ekzematisierten Kandidosen in intertriginösen Räumen angewandt werden.

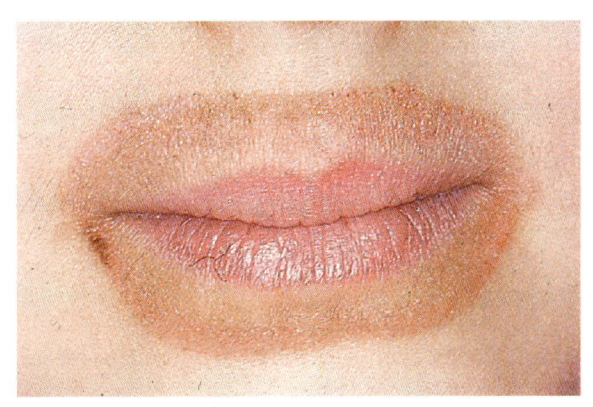

Abb. 12.36. Periorales Ekzem

Chronisches kumulativ-toxisches Kontaktekzem. Es entspricht zumeist dem Bild des Exsikkationsekzematids der Erwachsenen und tritt bevorzugt bei Kindern mit Atopie in Erscheinung.

Klinik. Meist findet man unscharf begrenzte entzündlich-gerötete Herde mit geringer Infiltration und pityriasiformer Schilferung, gelegentlich auch Erosionen und Kratzeffekte, welche auf den bestehenden Juckreiz hinweisen. Bevorzugt ist die Haut der Wangen, der Ellenbogengegend und der Handrücken betroffen, aber auch andere Teile der Körperhaut.

Ätiopathogenese. Es handelt sich um eine nichtallergische Kontaktreaktion durch kumulativ-toxische Irritation der Haut infolge gehäufter Reinigungsmaßnahmen (zu häufiges Waschen des Gesichtes, besonders nach den Mahlzeiten, zu rauhe Handtücher, zu starke Entfettung der Haut durch häufige Seifenwaschungen oder ständig reibende Kleidung) oder ständigem Planschen im Wasser. Kinder mit Sebostase, geringfügiger Ichthyosis vulgaris oder atopischer Diathese erkranken bevorzugt.

Differentialdiagnose. Abgrenzung von atopischem Ekzem.

Therapie. Vermeidung von hautirritierenden Expositionen und äußerliche Behandlung mit weichen Pasten (Pasta zinci mollis) mit Zusatz von Ichthyol (2–4%) und Ol. arachidis (5,0–10,0). Falls erforderlich niedrigkonzentrierte halogenierte glukokortikoidhaltige Cremes (Celestan-V-mite, Volonimat) oder nichthalogenierte glukokortikoidhaltige Cremes (Linola H, Advantan, Alfason CreSa, Dermatop, Ecural, Pandel, CreSa) für wenige Tage. Besonders im Gesicht ist längerfristige Anwendung von halogenierten Glukokortikoiden wegen der Gefahr von Nebenwirkungen, speziell von perioraler Dermatitis und Verdünnung der Haut mit Teleangiektasien, zu vermeiden. Geeignete Hautpflege.

Pomadenkruste

[Gartmann und Steigleder 1975]

Bei Säuglingen wurden nach übermäßigem Gebrauch von Hautpflegemitteln wie Cremes, Ölen oder weichen Pasten symmetrisch in den Inguinal-, aber auch Glutäalfalten grau-bräunliche oder gelblich-bräunliche, wie gepflastert wirkende, polygonale Auflagerungen festgestellt, die sich mechanisch nicht vollständig ablösen lassen. Während man zunächst daran dachte, daß die Auflagerungen auf eine mangelhafte Entfernung der aufgetragenen Pflegeagenzien zurückzuführen seien, wurde inzwischen festgestellt, daß die Pomadenkruste keine artifizielle Auflagerung darstellt, sondern durch pflegebedingte parakeratotische Hornschichtverdickung verursacht wird. Man muß also annehmen, daß die Inhaltsstoffe solcher Pflegemittel einen kumulativ-keratoplastischen Effekt ausüben. Ganz selten wurde die Pomadenkruste auch *bei Erwachsenen* in anderer Lokalisation (Wangen, Unterschenkel) gesehen, speziell bei Stauungsekzem am Unterschenkel, nach langfristiger Pastenbehandlung.

Therapie. Absetzen von Babyölen und Babysalben, kurzfristig feuchte Verbände, Pflege durch Einpudern und Bäder mit Ölzusatz.

Juvenile plantare Dermatose

Synonyme. Peridigitale Dermatose, Pulpitis sicca, *pulpite sèche,* Dermatitis hiemalis, atopic winter feet

Definition. Es handelt sich um eine chronische nichtallergische, wahrscheinlich kumulativ-toxische, squamös-rhagadiforme, gering entzündliche Hautreaktion von Ekzematidcharakter im Bereich der Zehen, des Vorfußes und der Finger, meist bei Kindern mit atopischer Diathese.

Vorkommen. Die Erkrankung tritt vorwiegend in der kälteren Jahreszeit auf und bevorzugt Kinder beiderlei Geschlechts vom 1. bis zum 15. Lebensjahr mit einem Erkrankungsgipfel zwischen dem 1. und 5. Lebensjahr. Die Kinder weisen meistens eine starke Sebostase auf und sehr häufig eine auf Atopie hinweisende Eigen- oder Familienanamnese sowie Atopiestigmen (s. S. 455).

Ätiopathogenese. Örtliche Faktoren scheinen für diese Dermatose wesentlich zu sein, so beispielsweise Entfettung der Haut und Reibeeffekt von Nylonsocken oder Sportschuhen. Allerdings erklärt dies nicht entsprechende Veränderungen an den Fingerbeeren; aber Handschuhe, Fäustlinge und Irritation durch Hantieren in feuchtem Milieu können auch dort zu entsprechenden Hautveränderungen führen. Wesensmäßig handelt es sich um eine nichtallergische kumulativ-toxische ekzemartige Reaktion, die besonders im Winter vorkommt. Das histopathologische Substrat ist das eines Exsikkationsekzematids. Epikutantests und Untersuchung auf pathogene Pilze sind stets negativ.

Klinik. Prädilektionsstellen sind die Zehenendglieder, besonders die Zehenkuppen. Die Veränderungen können sich medial auf die Fußsohle hin erstrecken; auch die Ferse kann betroffen sein. Die Fingerkuppen können ebenfalls erkranken. Man findet eine leicht entzündliche Rötung. Die Haut wirkt bei Druck pergamentartig und zeigt trockene, fest anhaftende craqueléeartige Schuppung mit Neigung zu schmerzhaften Rhagaden.

Verlauf. Chronisch mit Besserungsphasen während der Sommerzeit infolge vermehrter Schweißbildung.

Differentialdiagnose. Die Veränderungen werden häufig verkannt, als squamöse Form einer Tinea pedum interpretiert (deshalb *Pseudomykose*) und entsprechend behandelt. An allergisches Kontaktekzem durch Schuhmaterial oder Farbstoffe von Socken ist zu denken (Epikutantestung). Wichtig zur richtigen Einordnung der Veränderungen ist die Atopieanamnese.

Therapie. Schwierig, da rezidivfreudig. Beseitigung der Ursachen. Glukokortikoide wirken nur bedingt. Wichtig ist zur Verminderung der erhöhten Perspiratio insensibilis das Einfetten der Haut mit Ungt. molle oder anderen Salben (Excipial Mandelölsalbe, Hydranorm, Linola Fett oder weicher Zinkpaste mit 5–10% Ol. arachidis, eventuell nachts mit Plastikfolienokklusion. Auch weiche Pasten mit Ichthyol (3–6%) kommen in Betracht, ferner keratolytisch-antiphlogistische Maßnahmen (Salizylvaseline (3%), Carbamid-Creme Widmer, Basodexan-Creme, Nubral oder Nubral forte) für kürzere Zeit.

Dermatitis papulosa juvenilis

Synonyme. Frictional dermatitis of children, sandbox dermatitis

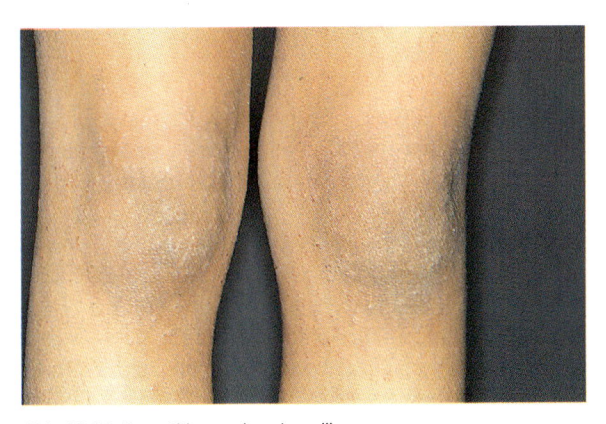

Abb. 12.37. Dermatitis papulosa juvenilis

Diese mehr hautfarben-lichenoide als ekzematöse Hautreaktion mit kleinen stecknadelspitzgroßen weißlichen oder blassen spinulösen Papeln an Ellenbeugen, Knien oder gelegentlich an den Handrücken bei Kindern und Jugendlichen wurde auf S. 591 beschrieben. Sie ist auf chronisches Reiben und nachfolgender lichenoider lymphohistiozytärer Reaktion zurückzuführen und kommt gehäuft bei Kindern mit Sebostase und atopischer Diathese vor.

Intertrigo

Definition. Besonders bei Säuglingen und Kleinkindern mit relativer Adipositas, stärkerem Schwitzen, ungeeigneter, die Schweißabgabe behindernder Kleidung oder nicht ausreichender Hygiene kann es in intertriginösen Bereichen, d.h. in Hautfalten, zu einer primär nichtallergischen kumulativ-toxischen Dermatitis kommen.

Klinik. Scharf begrenzte Rötung im Bereich von Hautkontaktflächen (Nackenfalte, Achselfalten, Nabel, Genitokruralfalten, Perianalregion). Sekundäre bakterielle Infektion durch Streptokokken ist möglich, Mischinfektionen mit Anaerobiern kann zu *pseudomembranöser Intertrigo* Veranlassung geben, die an Hautdiphtherie erinnert. Mykotische Infektion durch *Candida albicans* ist nicht selten.
Als Sonderform wurde die *perianale Dermatitis der Neugeborenen* beschrieben, die bei Kindern in den ersten 3 Lebenswochen vorkommt und zu streng auf Anus und Perianalgegend beschränkter Rötung, möglicherweise Ödem und oberflächlicher Erosion führt. Meistens heilen die Veränderungen nach einigen Wochen spontan ab. Bei manchen Kindern kommt es zu Rezidiven, wenn nicht kontinuierlich auf sorgfältige Pflege des Perianalraums mit abdeckenden Pasten (Zinkoxid 10% in Ungt. emulsificans aquosum, Penaten-Creme) geachtet wird.

Symptome. Sie sind gewöhnlich gering und bestehen in leichtem Juckreiz oder Brennen.

Verlauf. Über Wochen und Monate hin möglich, wenn die verursachenden Faktoren nicht vermieden werden. Komplikationen können durch bakterielle und mykotische Sekundärinfektion, selten auch durch sekundäre kontaktallergische Ekzematisation bedingt sein, ferner auch als periorale dermatitisähnliche Reaktion oder Granuloma glutaeale infantum bei längerer Anwendung halogenierter Glukokortikoide.

Differentialdiagnose. An seborrhoische Dermatitis ist zu denken. Hier zeigen die Herde fettige Schuppung

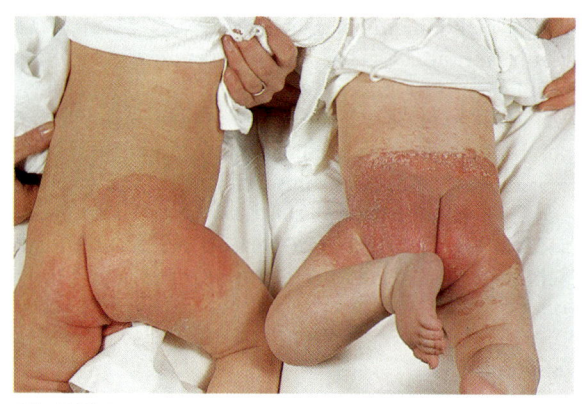

Abb. 12.38. Windeldermatitis

und sind nicht nur auf die intertriginösen Räume beschränkt; Gesicht und Kopf sind mitbetroffen.

Therapie. Regelmäßige Säuberung unter Verwendung von alkalifreien Waschmitteln und Badezusätzen (z. B. Lactomederm, Silvapin Weizenkleie). Wichtig ist gutes Abtrocknen der intertriginösen Bereiche, die Anwendung absorbierender Puder (Rp. Talci, Zinc. oxydat. $\overline{aa}$; M.D.S. Hautpuder) oder weiche Zinkpaste sowie Penaten-Creme.

Windeldermatitis

Synonyme. Dermatitis glutaealis, Dermatitis ammoniacalis, Erythema glutaeale, Erythema papulosum posterosivum, posterosives Syphiloid

Definition. Die Windeldermatitis ist eine nichtallergische, kumulativ-toxische entzündliche Hautreaktion im Windelbereich durch irritierende körpereigene und körperfremde Noxen.

Vorkommen. In leichterer Ausprägung nicht selten; geringe Manifestationen werden nicht dem Arzt vorgestellt. Häufigkeitsgipfel beginnender Hauterscheinungen im 2. bis 4. Lebensmonat.
Ein gleichartiges Krankheitsbild wird auch bei alten Menschen mit Inkontinenz oder Lähmungen beobachtet.

Ätiopathogenese. Die Erkrankung kann als ein multifaktorielles Syndrom interpretiert werden.

Feuchtwarmes Milieu. Der gesamte Windelbereich des Säuglings ist ein intertriginöser Raum. Durch Feuchtigkeitsstauung und Sekretdurchtränkung infolge der Ausscheidung des Säuglings kommt es zu Veränderungen der physiologischen Hautoberflächenbeschaffenheit: Mazeration der Hornschicht, Verlust des sauren pH-Wertes der Hautoberfläche und mechanische Irritation der Hornschicht. Diese Entwicklung wird durch zu seltenen Wechsel von Windeln verstärkt.

Ammoniakalische Zersetzung des Urins. In diesem feuchtwarmen Milieu kommt es besonders während der Nacht, wenn kein Windelwechsel durchgeführt wird, infolge bakterieller Zersetzung des Harnstoffs im Urin zur Bildung von Ammoniak, der als wichtigster Faktor für die Entstehung der Windeldermatitis gilt. Eine ganze Reihe von Bakterien besitzen Ureaseaktivität, ganz besonders aber *Proteus*. Die durch diese Vorgänge entstehende kumulativ-toxische Kontaktdermatitis ist bei dem feuchtwarmen Milieu eine besonders günstige Voraussetzung für weitere mikrobielle Infektionen mit Bakterien (hämolysierende Streptokokken) oder Pilzen *(Candida albicans)*.
Bei Kindern mit Windeldermatitis wurde in einer Studie in 77% *Candida albicans* an der Haut nachgewiesen; als wesentliche Infektionsquelle gilt dabei der mütterliche Geburtsweg, da bei etwa 30% aller Graviden eine vaginale *Kandidose* nachweisbar ist.

Andere irritierende Faktoren. „Scharf" riechender Urin mit normalem pH(?) soll gelegentlich proteolytische Enzyme enthalten und so zusätzlich einen irritierenden Effekt ausüben. Auch direkte chemisch-toxische Irritation durch saure Stühle, wie sie bei Kindern mit eiweißreicher Diät entstehen können, wurde beschrieben.

Klinik. Windeldermatitis entwickelt sich zunächst in Form einer erythematösen oder erythematosquamösen Intertrigo im Bereich der Leistenbeugen, der Genitalgegend und der Glutealgegend bis hin zu den Beugeseiten der Oberschenkel und dem unteren Abdomen. Sie bleibt stets auf den windelbedeckten Hautbereich begrenzt. Bald kommt es zu stärkerer Entzündung mit Entwicklung von Bläschen, Nässen, gelegentlich auch in Randpartien zur Krustenbildung. Bei der Untersuchung weist Ammoniakgeruch auf die Diagnose hin.

Sekundäre Kandidose. Besonders im Randbereich findet man weißlich-trübe Pusteln oder kleine erythematöse Herde mit collerettenartiger Schuppung.

Bakterielle Sekundärinfektion kann zu eitriger Pustulation und zu multiplen, wie ausgestanzt wirkenden Ulzera (Ekthyma) führen.
Bei längerfristigem Bestehen entwickeln sich oft entzündlich-gerötete Papeln oder Knötchen, deren Derbheit und morphologischer Aspekt an ein papulöses Syphilid erinnert; daher die Bezeichnung: *posterosives*

Syphiloid (Sevestre, Jaquel und Ferraudt 1919). Es fehlen aber konkomittierende klinische Luessymptome. Negative Seroreaktion (TPHA, VDRL) und fehlende Erreger in den Hautveränderungen erlauben im Zweifelsfall leicht die richtige Diagnose.

Symptome. Windeldermatitis kann Juckreiz und Schmerzen verursachen und weinerliches Verhalten bedingen. Allgemeinsymptome wie Fieber weisen auf bakterielle Sekundärinfektionen hin.

Histopathologie. Wie bei kumulativ-toxischem Ekzem.

Verlauf. Weitgehend abhängig von sorgfältiger Behandlung und richtiger Pflege. Wichtig ist, bakterielle und mykotische Sekundärinfektion zu erkennen.

Differentialdiagnose. Seborrhoisches Ekzem der Säuglinge kann durch andere Prädilektionen zumeist rasch ausgeschlossen werden. Miliaria ist nicht selten; hier findet man auch Veränderungen außerhalb des Windelbereichs. An disseminierte *Kandidose* im Windelbereich und im Darm ist zu denken (Pilznachweis im Nativpräparat und in der Kultur von Hauterscheinungen und Stuhl).
Gelegentlich sind die Veränderungen psoriasiform. In diesen Fällen ist es notwendig, durch den Verlauf zu entscheiden, ob es sich um eine *psoriasiforme Windeldermatitis* [napkin psoriasis, Psoriasoid (Tachua 1924)] gehandelt hat oder um eine möglicherweise durch Candidainfektion provozierte Psoriasis vulgaris. In solchen Fällen kann die Beachtung von Erscheinungen außerhalb des Windelbereichs mit typischer Phänomenologie und die mangelhafte therapeutische Ansprechbarkeit diagnostisch weiterführen. Bemerkenswert ist, daß sich bei etwa 20% der Kinder mit napkin psoriasis später Psoriasis entwickelt hat.

Therapie
Innerlich. Gezielte systemische antibiotische Therapie entsprechend dem Antibiogramm für wenige Tage kann bei schwerer bakterieller Sekundärinfektion indiziert sein. Bei sekundärer Kandidose ist Darmsanierung [4mal 1–2 Pipetten einer Nystatinsuspension (Moronal) für 10–14 Tage] anzustreben und auch Mitbehandlung der Mutter. Bei starkem Juckreiz entsprechende Antihistaminika (Atosil-, Fenistil- oder Mereprine-Sirup).
Äußerlich. Häufiges Trockenlegen, notwendigerweise unter Verwendung waschbarer Stoffwindeln und Vermeidung von okklusiven Plastikhöschen. Auch an die Beseitigung anderer Ursachen (Diarrhö) ist zu denken. Eher austrocknende Behandlung mit Zinköl (Oleum zinci) oder, vorübergehend, mit Zinkschüttelmixtur (Lotio zinci), jeweils mit 0,1% Vioform. Wenn nötig, auch kurzfristig Glukokortikoide als Milch oder Creme (Locacorten-Vioform-Creme). Längere Anwendung, besonders von halogenierten Glukokortikoiden, kann in dem okkludierten Windelbereich zu Hautatrophie, perioraler dermatitisartiger Hautreaktion, Granuloma glutaeale infantum sowie Allgemeinwirkungen führen. Wenn Verdacht auf mikrobielle Sekundärinfektion besteht, haben sich auch adstringierende Farbstoffe (0,1%ige wäßrige Pyoktaninlösung) als wirksam erwiesen. Örtlich hat sich bei Candidabesiedelung Amphotericin B in Creme (Ampho-Moronal) oder Nystatin in Pasten (Candio-Hermal-Softpaste) zur Primärbehandlung bewährt. Fettende Salben sind wegen der Akuität der Entzündung und der intertriginösen Lokalisation kontraindiziert.

Altersekzeme

Unter dieser Bezeichnung hat man chronische juckende ekzematöse Hautveränderungen bei alten Menschen zusammenfassen wollen. Allerdings ist grundsätzlich zu sagen, daß ältere Menschen an den gleichen Formen von akuter Dermatitis und chronischem Ekzem erkranken können wie Jugendliche oder jüngere Erwachsene. Besonders häufig sieht man allerdings nichtallergische kumulativ-toxische Kontaktekzeme durch chronische Hautirritation infolge nichtadäquater Hautreinigung oder Hautpflege. Ein allein durch das Alter verursachtes Ekzem existiert nicht.

Exsikkationsekzem alter Menschen

Synonyme. Altersekzem, seniles Ekzem, asteatotisches Ekzem

Definition. Chronisches Ekzem mit juckenden Hautveränderungen bei trockener Haut (Alterssebostase, Asteatose) meist infolge relativ gehäufter Reinigungsvorgänge, aber auch infolge teilweise ungeklärter innerlicher Faktoren.

Vorkommen. Bei Männern häufiger als bei Frauen. Vererbungsfaktoren sind nicht bekannt. Meist Patienten mit Sebostase oder atopischer Diathese.

Ätiopathogenese. Die Talgsekretion ist bei älteren Menschen besonders an den Extremitäten geringer, ebenso die Wasserbindungskapazität der Hornschicht. Man spricht von *Alterssebostase* oder *Asteatose*. Auf dieser Grundlage verursachen relativ häufige Wasch- und Badevorgänge, besonders bei großzügiger Verwendung von Seifen, eine zusätzliche Entfettung und Alkalisierung der Haut sowie eine stärkere Herauslösung von wasserlöslichen Inhaltsstoffen und Lipoiden aus der Hornschicht, die normalerweise für die Wasserbindung und damit das physiologische Verhalten der Hautoberfläche mitverantwortlich sind. Die Haut wird rauh und springt auf. Es treten Juckreiz und entzündliche Veränderungen hinzu. So bildet sich das *Altersekzem*. Auch klimatische Faktoren scheinen von Bedeutung zu sein, da diese Ekzemform besonders in trockenen Wintermonaten oder bei Patienten, die sich in stark geheizten Räumen aufhalten, gesehen wird.

Innerliche Ursachen für Alterssebostase (Asteatose) sollten nicht übersehen werden: Innere maligne Tumoren, Leber- und Nierenerkrankungen, Myxödem oder Diabetes mellitus. Auch Arzneimittel wie Zytostatika oder Lipidsenker können sebostatische Haut induzieren.

Klinik. Zunächst besteht als führendes Symptom über längere Zeit Pruritus. Dann treten an der oft sehr trockenen und ichthyosiform-schuppenden Haut von Unterschenkeln, Armen, Handrücken sowie seltener des Rumpfes pityriasiform-schuppende, entzündlich-gerötete und gewöhnlich scharf abgesetzte Herde von Fingernagel- bis Talergröße auf, die nur selten nässen. Bemerkenswert ist die Neigung der trockenen Haut zu oberflächlichen Hornschichteinrissen im Sinn des eczèma craquelé oder eczèma cannalé.

Symptome. Juckreiz, der vielfach im Verhältnis zu den gering entzündlichen Veränderungen unerwartet stark ist.

Histopathologie. Geringfügige akantotische Verbreiterung der Epidermis mit leichter Hyper- und Parakeratose und perivaskuläre, vorwiegend lymphozytäre Reaktion um Kapillaren im Stratum papillare und oberem Stratum reticulare.

Verlauf. Chronisch, wenn die Ursache nicht erkannt wird. Die Prognose ist bei entsprechender Behandlung und anschließender Pflege der Haut günstig.

Differentialdiagnose. Bei disseminierten Herden ist an Parapsoriasis en plaques (Morbus Brocq) zu denken, ferner auch an Mycosis fungoides. Epikutantestungen fallen negativ aus. Ekzematide bei Atopie und nummuläres Ekzem sollten bedacht werden.

Therapie. Das wichtigste ist Ursachenforschung sowie Aufklärung des Patienten (Konstanterhaltung der Luftfeuchtigkeit, Meidung von Wollkleidung und gehäuften Dusch- oder Badevorgängen, keine Schaumbadezusätze).

Innerlich. Antihistaminika.

Äußerlich. Behandlung der Ekzemherde mit niedriggestellter glukokortikoidhaltiger Creme (Advantan, Cordes H, Dermatop, Ecural, Linola H, Pandel) oder einer Cremesalbe (Alfason CreSa, Pandel CreSa). Auch nächtliche Anwendung von weicher Zinkpaste mit Zusatz von Ichthyol (2–5%) nach Vorbehandlung mit glukokortikoidhaltiger Creme hat sich bewährt. Empfehlenswert ist die Behandlung der sebostatischen Haut durch Anwendung von Ölzusätzen beim Baden oder Duschen. Ferner Hautpflege mit Wasser-in-Öl-Emulsionen (Ungt. alcohol. lanae aquosum, Linola Fett 2000, Lipocreme Cordes, Satina Creme). Gelegentlich werden Öl-in-Wasser-Emulsionen (Ungt. emulsificans aquosum, Linola Emulsion, Nivea Milch, Preval Lipogel, seba-med-Lotion, Satina Milch, pH 5-Eucerin-Milch) besser vertragen. Auch harnstoffhaltige Externa (z. B. Excipial U Lipolotio, Basodexan, Carbamid Creme Widmer) kommen im weiteren Verlauf in Betracht. Unter dieser Behandlung sollten die Veränderungen in kurzer Zeit abheilen.

Berufsekzeme — Ekzeme als Berufskrankheit

Durch den täglichen Kontakt mit Berufsnoxen und aggressiven Reinigungsmitteln können chronische kumulativ-toxische Kontaktekzeme oder chronische allergische Kontaktekzeme induziert werden. Bevorzugte Lokalisation sind die Handrücken, da die schädigenden Stoffe die Handinnenflächen wegen der dikkeren Hornschicht nicht so leicht angreifen können. Häufig ist bei Rechtshändern die rechte, bei Linkshändern die linke Hand stärker betroffen. Berufsekzeme machen etwa 10% aller entschädigungspflichtigen Berufserkrankungen aus.

Chronische kumulativ-toxische Handekzeme. Sie entwickeln sich vielfach als erste Intoleranzreaktion bei Menschen, die durch ihre berufliche Tätigkeit mit alkalischen Substanzen (Maurer), Fettlösungsmitteln (Berufe mit Ölkontakten) oder wegen starker Verschmutzung mit hautaggressiven Waschmitteln zu tun haben.

Vielfach sind diese Ekzeme *Vorläufer einer Kontaktallergie*. Infolge der Veränderung der Hautoberfläche (Erschöpfung des Pufferungsvermögens der Hautoberfläche, Entfettung der Hautoberfläche, Störung der normalen Kohäsion der Hornschicht) gelangen Kontaktallergene leichter in die Haut und führen so sekundär zur Kontaktsensibilisierung gegen berufsbedingte Kontaktallergene (z. B. Kaliumdichromat in Zement bei Maurern). Die Folge ist meist ein *chronisches allergisches Kontaktekzem*.

Da beim Auftreten berufsbedingter Ekzeme mit Intensivierung der Hauterscheinungen und Ausweitung der Kontaktallergie die Gefahr einer *Berufsunfähigkeit* gegeben ist, hat der Gesetzgeber für berufliche Hauterkrankungen entsprechende Maßnahmen festgelegt.

In der Anlage 1 zur *Berufskrankheitenverordnung* (BEKV) heißt es unter Nr. 5101: „Schwere oder wiederholt rückfällige Hauterkrankungen, die zur Unterlassung aller Tätigkeiten gezwungen haben, die für die Entstehung, die Verschlimmerung oder das Wiederaufleben der Krankheit ursächlich waren oder sein können." Unter diesen Gegebenheiten wird eine Hauterkrankung zur entschädigungspflichtigen Berufserkrankung.

Hautarztverfahren. Um beruflich verursachte Hauterscheinungen und besonders berufsbedingte Hautekzeme möglichst frühzeitig als solche zu erkennen und die notwendigen Schritte einzuleiten, welche die Entstehung einer Berufskrankheit verhindern können, wurde 1972 das Verfahren zur Früherfassung beruflich verursachter Hauterkrankungen *(Hautarztverfahren)* eingeführt. Es soll damit erreicht werden, daß durch den vorbehandelnden Arzt oder Werkarzt eine hautärztliche Untersuchung und Beratung veranlaßt wird, wenn die Möglichkeit einer Hauterkrankung durch berufliche Tätigkeit besteht, wieder auflebt oder sich verschlimmert. Der Hautarzt erstellt dann einen Bericht auf einem speziellen Formblatt *(Hautarztbericht)*, das dem behandelnden Arzt und in Durchschrift der Berufsgenossenschaft und der Krankenkasse zugesandt wird. Es können dann bereits die notwendigen Ermittlungen weitergeführt werden. Wenn ein begründeter Verdacht auf eine Berufserkrankung gegeben ist, erfolgt ärztliche Anzeige über eine Berufskrankheit.

In der Praxis besteht oft Unklarheit darüber, wann ein Hautarztbericht und wann die *ärztliche Anzeige über eine Berufskrankheit* (BK) (Grüne Meldung) erfolgen soll. Der Hautarztbericht soll immer dann erstellt werden, wenn der Dermatologe der Überzeugung ist, daß bei diesem Patienten zwar eine Berufsdermatose vorliegt, er aber aus gegenwärtiger Sicht noch eine Chance habe, im ausgeübten Beruf zu verbleiben. Eine ungünstige Berufsperspektive bei schwerem oder wiederholt rückfälligem Verlauf und dem medizinischen Zwang, die gefährdende berufliche Tätigkeit aufzugeben, ist dagegen Anlaß für die Grüne-BK-Anzeige.

Bevor eine Grüne-BK-Anzeige erstellt wird, sind vom Hausarzt drei Fragen zu beantworten:

1. Besteht eine Berufsdermatose, ja/nein?
2. Ist sie schwer oder wiederholt rückfällig, ja/nein?
3. Muß sich der Patient beruflich verändern, ja/nein?

Kann er alle drei Fragen mit *Ja* beantworten, so erstellt er die BK-Anzeige. Kann er auch nur 1 Frage *nicht* mit Ja beantworten oder hat er diesbezüglich Zweifel, ob der Patient wie bisher beruflich weiterarbeiten kann, so darf der Hautarzt immer nur den Hautarztbericht erstellen.

Ärztliche Anzeige über eine Berufskrankheit. Bei begründetem Verdacht auf ein Berufsekzem oder eine andere Berufskrankheit ist der Arzt verpflichtet, nach Anlage 3 der BEKV (Berufskrankheitenverordnung) eine *ärztliche Anzeige über eine Berufskrankheit* auf einem grünen Formblatt (Grüne Meldung) zu erstatten. Das gleiche gilt auch für die Anzeigepflicht des Unternehmers. In einem *Gutachten* stellt dann der staatliche Gewerbearzt oder ein von der jeweiligen Berufsgenossenschaft beauftragter Hautarzt den *medizinischen Grundtatbestand* der berufsbedingten Hauterkrankung fest.

Schwere der Hauterkrankung. Bei einem *Berufsekzem* liegt diese dann vor, wenn:

- Die Erkrankung zu wiederholter hautfachärztlicher Behandlung geführt hat
- Die Erkrankung nach Art und Ausprägung klinisch schwer ist; maßgebliche Kriterien sind Ausbreitung, Schmerzhaftigkeit, Entstellung, Therapieresistenz und Folgeschäden
- Schwerwiegende Kontaktsensibilisierung auf beruflich nichtvermeidbare Kontaktallergene vorliegen
- Ein Zustand ununterbrochener Behandlungsbedürftigkeit von mindestens 6 Monaten bestanden hat

Bei einem positiven Epikutantest ist immer die klinische Relevanz zu prüfen. Die Möglichkeit des beruflichen Kontaktes reicht alleine nicht aus. Die Relevanz ergibt sich aus dem nachgewiesenen wiederholten Kontakt und dem klinischen Korrelat eines allergischen Kontaktekzems. Eine stark positive (+++) Reaktion, z. B. auf Nickelsulfat, begründet bei einer Metallarbeiterin oder Friseurin alleine nicht die Schwere der Erkrankung.

Wiederholte Rückfälligkeit. Diese ist gegeben, wenn mindestens zwei Rückfälle und damit drei Erkrankungsfälle vorliegen. Dabei ist darauf zu achten, daß der Versicherte zwischen den einzelnen Krankheitsschüben weder arbeitsunfähig noch behandlungsbedürftig war, da sonst nicht ein Rückfall, sondern eine

Verschlimmerung vorliegt. Kann dem Versicherten ein erneuter Rückfall der Hauterkrankung nicht zugemutet werden, so kann diese Hauterkrankung als schwer interpretiert werden.

Unterlassung aller gefährdenden Tätigkeiten. Bei der letzten Novellierung der Berufskrankheitenverordnung wurde bewußt darauf verzichtet, daß nur der gelernte Arbeiter für die Anerkennung einer BK in Frage kommt. Entscheidend ist neben der Schwere oder der wiederholten Rückfälligkeit der objektive Zwang zur Unterlassung der gefährdenden bzw. schädigenden Tätigkeiten. Darunter fallen auch Tätigkeiten, die keine besondere berufliche Ausbildung erfordern (z. B. bei Reinigungsberufen und Hilfsarbeitern in verschiedenen Branchen). Die aufzugebende Tätigkeit kann auch nur einen Teil der am Arbeitsplatz verrichteten Aufgaben betreffen (z. B. Aufgabe von Haarefärben oder Dauerwellenlegen bei einem selbständigen Friseurmeister unter Beibehaltung der kaufmännischen und supervisorischen Tätigkeiten). Wurde die gefährdende Tätigkeit bei insgesamt leichtem Krankheitsverlauf und fehlender fachgerechter Behandlung aus freien Stücken des Versicherten aufgegeben, so ist ein objektiver medizinischer Zwang nicht nachgewiesen.

Kausalzusammenhang. Selbstverständlich muß der kausale Zusammenhang einwandfrei aufgeklärt werden. Hierzu dient eine sorgfältige Berufsanamnese.

Örtlicher Zusammenhang. Erkrankung im Bereich der beruflich exponierten Hautareale (Berufsekzem der Hände).

Zeitlicher Zusammenhang mit der beruflichen Tätigkeit. Verschlimmerung der Hauterkrankung während der beruflichen Tätigkeit, Besserung der Hauterscheinungen bei Urlaub oder anderweitigen Arbeitspausen.

Wesentliche Teilursache. Bei anlagebedingten Erkrankungen, die durch die berufliche Tätigkeit verschlimmert werden (z. B. atopisches Ekzem) ist vor allem für Gutachten die Frage nach der Wesentlichkeit entscheidend. Wenn die beruflich schädigende Tätigkeit nach der Verlaufsbeobachtung und medizinischen Erkenntnissen so stark ist, daß demgegenüber die endogenen Faktoren zurücktreten, zumindest jedoch als gleichwertig anzusehen ist, so ist die berufliche Tätigkeit als *wesentlich* anzusehen.

Gelegenheitsursache. Überwiegen die endogenen Faktoren für die Manifestation einer Hauterkrankung, so kann der beruflichen Tätigkeit die Rolle einer Gelegenheitsursache zukommen. Dies gilt insbesondere für Fälle, wenn die berufliche Tätigkeit mit einer normalen Einwirkung des täglichen Lebens austauschbar ist (z. B. Verschlimmerung des geringgradig bereits vorher bestehenden Handekzems bei einer Krankenschwesterschülerin innerhalb von sechs Wochen nach Beschäftigungsaufnahme).

Fragen des Kausalzusammenhanges sind oft sehr schwer eindeutig zu beantworten und führen immer wieder zu Kontroversen in Gutachten. Dies gilt vor allem für anlagebedingte Erkrankungen, insbesondere dem atopischen Ekzem. Wichtig ist daher eine genaue Anamnese: Atopie, erstmaliges Auftreten der Hautveränderungen, Lokalisation, Morphe, Verlauf während der beruflichen Tätigkeit, Besserung bei kurzfristigen und längeren Arbeitspausen. Daneben muß immer eine sorgfältige Testung erfolgen (Epikutantestung mit Standardreihe, Berufsserien und mitgebrachten eigenen Substanzen, Atopie-Screening) und eine Katamnese mit kritischer Beurteilung der Testergebnisse. Oft ist ein Arbeitsversuch mit engmaschiger Verlaufsbeobachtung und Inspektion des Arbeitsplatzes diagnostisch hilfreich. Auch ein *stationäres Heilverfahren* kann aufschlußreich sein; die Dermatose kann losgelöst vom Arbeitsmilieu in ihrem Verlauf beobachtet werden. Durch intensive stadiengerechte Therapie kann rasch eine Besserung und Stabilisierung des Hautzustandes erreicht werden. Voraussetzung für die Durchführung eines Heilverfahrens ist allerdings die Anerkennung der Dermatose als Berufskrankheit, oder es handelt sich um eine Maßnahme nach § 3 BeKV zur Verhinderung einer BK. In besonders schwierigen Fällen kann eine mehrtägige klinisch-stationäre Verlaufsbeobachtung für eine eindeutige Bewertung des Ursachenzusammenhanges ratsam sein (Genehmigung des Unfallversicherungsträgers erforderlich).

Erst dann kann in schwierigen Fällen eine eindeutige Bewertung in bezug auf die Folgen der Berufsdermatose durchgeführt werden. Bei der *vorübergehenden Verschlimmerung* erreicht die Hauterkrankung mit einem beruflich bedingten Anteil nach einer bestimmten Zeit (Wochen bis Monate) wieder den alten Zustand. Die *dauernde Verschlimmerung* kann unterteilt werden in eine richtungsgebende und in eine abgrenzbare. Bei der *richtungsgebenden Verschlimmerung* treten die endogenen Ursachen gegenüber den exogenen (beruflichen) für den Krankheitsverlauf in den Hintergrund. Der Ablauf der Erkrankung wird nachhaltig verstärkt und nimmt einen schweren Verlauf an (z. B. minimale Hauterscheinungen bei einem Patienten mit einem atopischen Ekzem vor Berufsaufnahme, schweres persistierendes Handekzem nach zwei Jahren im Beruf und Persistenz der Hauterscheinungen – wenn auch in abgeschwächter Form — nach Aufgabe der schädigenden Tätigkeit). Dagegen ist bei der anhaltend *begrenzten Verschlimmerung* der Verschlimmerungsanteil durch die berufliche Tätigkeit in seiner Höhe überschaubar und abgrenzbar.

Voraussetzung zur Anerkennung. Liegt ein Kausalzusammenhang zwischen einer Hauterkrankung und der vom Versicherten an seinem Arbeitsplatz verrichteten Tätigkeit vor, so muß dieser zur Unterlassung aller Tätigkeiten gezwungen werden, die für die Entstehung, die Verschlimmerung oder das Wiederaufleben der Krankheit ursächlich waren oder sein können. Der Zwang zur Unterlassung der beruflichen Tätigkeit muß also vorgelegen haben. So liegt beispielsweise bei einem Maurergesellen oder einem Maurermeister eine entschädigungspflichtige Hauterkrankung vor, wenn diese an einem Handekzem infolge Chromatallergie leiden; Chromate sind Inhaltsstoffe von Zementen. Außerdem soll der Versicherte auch in Zukunft von den beruflichen hautschädigenden Stoffen ferngehalten werden.

Tabelle 12.8. Beispiel: Vorkommen des Kontaktallergens Kaliumdichromat in der Umwelt

Zemente	Glasfarben
Zementschnellhärter	Keramikfarben
Auftaumittel	Ätzmittel für Metallplatten
Härter für Fußbodenbeläge	Papiere für Lichtdruckverfahren
Bleichmittel für technische Fette und Öle	Farbfilmentwickler
Bleimennige	photographischer Abschwächer
Holzbeizen	
Feuerschutzsalbe und entsprechend imprägnierte Hölzer	Fixations- und Konservierungsmittel in Laboratorien
Gerbmittel für Leder und Lederersatz	Hilfsstoffe der chemischen Industrie (Oxydationsprozesse) und der Gummiindustrie
Mattierungsmittel für Buntmetallbleche	
Chromsalzlösungen für die Galvanisation	Gießsand
	feuerfeste Formen und Steine
Waschmittel	Chromgelatine
Chromschwefelsäure	Leim
Bohnerwachs und Schuhputzmittel	Zündmischungen
	Zündholzköpfchen
Wellpappe	Zusatzstoffe für Feuerwerkskörper
Papierprodukte	
wasserfestes Papier und Textilien	farbige Kerzen
	künstliche Blumen
Hilfsstoffe der Textilindustrie	Farbstoffe für Kugelschreiberminen
Faserimprägnationsmittel zur Färbung	Tinten
	Kunststoffe
Appreturmittel	Pflanzenvernichtungsmittel
Beizen	Getreideschutzpräparate
Chromfarben	Tätowierungsfarbstoffe
Emaillefarben	Holzasche, Trockenbatterien

Tag des Eintrittes des Versicherungsfalles. Die Festlegung des Unfalltages erfolgt durch den Versicherungsträger, nachdem das Vorliegen einer BK Nr. 5101 festgestellt worden ist. Handelt es sich um eine schwere Erkrankung, dann kann der Beginn der Krankheit im Sinne der Krankenversicherung maßgeblich sein (erstmalige ärztliche Behandlung). Bei einer wiederholt rückfälligen Erkrankung ist der Unfalltag der erste Tag der 3. Arbeitsunfähigkeit. Der Versicherungsfall kann erst eintreten, wenn die beruflich-gefährdende Tätigkeit aufgegeben worden ist und hierfür ein objektiver Zwang vorgelegen hat.

Beurteilung der Minderung der Erwerbsfähigkeit. Nach Anerkennung einer Berufsdermatose als Berufskrankheit Nr. 5101 ist die Minderung der Erwerbsfähigkeit (MdE) zu bemessen. *Die Empfehlung der Arbeitsgemeinschaft für Berufsdermatologie* der Deutschen Dermatologischen Gesellschaft (DGG) in Zusammenarbeit mit dem Hauptverband der gewerblichen Berufsgenossenschaften stellt eine Leitlinie dar, die die vormals zum Teil großen Abweichungen in den Gutachten vermeiden soll. Der Inhalt der nachfolgenden Punktetabelle soll aber nicht absolut bindend sein. Abweichungen im Einzelfall werden notwendig sein. Bei der Festsetzung der MdE ist entscheidend, in welchem Umfang dem Versicherten der *allgemeine Arbeitsmarkt* mit seinen vielfältigen Arbeitsmöglichkeiten verschlossen ist.

Bei den Hauterscheinungen sind Morphe, Ausmaß und Lokalisation zu berücksichtigen. Die Sensibilisierung ist nach Umfang, Intensität und klinischer Relevanz zu bewerten (die Stärke der Epikutantestreak-

Tabelle 12.9. Punktetabelle der Arbeitsgemeinschaft für Berufsdermatologie der DGG zur Schätzung der Minderung der Erwerbsfähigkeit

Befunde persistierend Verbreitet	Keine	Gering oder wenig	Mittelgradig Mäßig	Stark Weit
Hauterscheinung	0	5	10	15–20
Umfang und Intensität der Sensibilisierungen	0	5	10	15–20
Verbreitung des Allergens/ der Allergene	0	5	10	15–20

Bewertung

Punkte MdE	Punkte MdE	Punkte MdE
0– 5 = 0%	20–30 = 20%	50–60 = 30%
10–15 = 10%	35–45 = 25%	>60 = >30%

tion korreliert nicht in jedem Fall mit der klinischen Bedeutung). Bei der Verbreitung der Allergene ist zu prüfen, in welchem Ausmaß der allgemeine Arbeitsmarkt davon betroffen ist. Leider sind in bezug auf den letzten Punkt genaue Angaben meist nicht möglich. Kaliumdichromat wird bei uns zu den ubiquitären Allergenen gezählt, da es in zahlreichen Stoffen vorkommt (s. Tabelle 12.8). Das Vorkommen von Dichromat in einem Stoff muß jedoch nicht notwendigerweise zu einem allergischen Kontaktekzem bei einem Sensibilisierten führen, da die Manifestation von zahlreichen Faktoren abhängt. In einem eindeutigen Fall, wie bei einem Maurer mit nachgewiesener klinisch-relevanter Dichromatsensibilisierung ist eine MdE von 20–30% sicher gerechtfertigt. Die klinische Erfahrung zeigt, daß die Hauterscheinungen selbst nach Meidung von Zement häufig lange persistieren und bei erneutem intensivem Kontakt mit dichromathaltigen Gegenständen rasch rezidivieren. Bei in der Umwelt relativ selten vorkommenden Allergenen (z. B. Haarfarben, saure Dauerwellen, Medikamente) wird die MdE mit 5–15% in der Regel zu bemessen sein.

Besondere berufliche Betroffenheit. Diese kann vorliegen, wenn eine hochqualifizierte, über viele Jahre ausgeübte Tätigkeit aufgegeben werden muß. Vor allem bei sehr qualifizierten älteren Versicherten kann die Verweisung auf den allgemeinen Arbeitsmarkt eine unbillige Härte darstellen. In solchen Fällen sollte im Gutachten eine Empfehlung für eine Höherbewertung der MdE gegeben werden.

Rente. Eine Rente wird einem Versicherten zuteil, wenn die Voraussetzungen für seine BK erfüllt sind und die MdE mindestens 20% beträgt. Liegt die MdE unter 20%, so liegt abgesehen von den sogenannten Stützrentenfällen (§ 581 Abs. 2 RVO) keine entschädigungspflichtige BK vor; es erfolgt die „Anerkennung dem Grunde nach". Zwei Jahre nach Eintritt des Versicherungsfalles muß die Dauerrente festgesetzt werden. Eine Änderung der MdE kann nur dann erfolgen, wenn eine *wesentliche Änderung* im Krankheitsverlauf eingetreten ist, d. h. eine Abweichung der MdE um mehr als 5%.

§ 3 der Berufskrankheitenverordnung. Im dermatologischen Bereich hat diese Verordnung eine besondere Bedeutung wegen der zu ergreifenden Präventionsmaßnahmen. Im Text der Verordnung heißt es wörtlich:

§ 3 „(1) Besteht für einen Versicherten die Gefahr, daß eine Berufskrankheit entsteht, wiederauflebt oder sich verschlimmert, so hat der Träger der Unfallversicherung mit allen geeigneten Mitteln dieser Gefahr entgegenzuwirken. Ist die Gefahr für den Versicherten nicht zu beseitigen, hat der Träger der Unfallversicherung ihn aufzufordern, die gefährdende Tätigkeit zu unterlassen. Der für den medizinischen Arbeitsschutz zuständigen Stelle ist Gelegenheit zur Äußerung zu geben.

(2) Stellt der Versicherte die Tätigkeit ein, weil die Gefahr für ihn nicht zu beseitigen ist, so hat ihm der Träger der Unfallversicherung zum Ausgleich hierdurch verursachter Minderung des Verdienstes oder sonstiger wirtschaftlicher Nachteile eine Übergangsleistung zu gewähren. Als Übergangsleistung wird ein einmaliger Betrag bis zur Höhe der Jahresvollrente oder eine monatlich wiederkehrende Zahlung bis zur Höhe der Vollrente, längstens für die Dauer von fünf Jahren gewährt."

Entscheidend für die Anwendung des § 3 BeKV ist: Es besteht die *konkrete Gefahr,* daß eine BK mit Wahrscheinlichkeit entsteht oder wiederauflebt oder sich verschlimmert. Die gefährdende Tätigkeit muß nicht bereits aufgegeben worden sein. Der Kausalzusammenhang, zumindest im Sinne der wesentlichen Teilursache, muß jedoch gegeben sein. Die Anwendung des § 3 ist außerdem an die Erkrankungen gebunden, die in der Liste der Berufskrankheiten aufgeführt sind. Die Maßnahmen nach § 3 stellen für die Versicherungsträger im Rahmen der Berufsdermatologie einen erheblichen Kostenfaktor dar. Darunter fallen nicht nur die Behandlungskosten, sondern auch Aufwendungen für persönliche Schutzausrüstungen, Ausgleich von Minderverdienst bei innerbetrieblicher Umsetzung sowie die oft unvermeidliche Umschulung bei jüngeren Versicherten. Die Empfehlung der Anwendung von Maßnahmen nach § 3 BeVK ist v.a. bei endogenen Erkrankungen, die durch die berufliche Tätigkeit verschlimmert werden, oft nicht einfach zu entscheiden. Diesbezüglich wird auf die Fachliteratur verwiesen (insbesondere Kühl und Klaschka 1990).

Weiterführende Literatur

Akute toxische Kontaktdermatitis und chronisches kumulativ-toxisches Kontaktekzem

Bäurle G (1986) Handekzeme. Studie zum Einfluß von konstitutionellen Umweltfaktoren auf die Genese. Schattauer Stuttgart

Bruynzeel DP, Ketel WG van, Scheper RJ et al. (1982) Delayed time course of irritation by sodium lauryl sulfate: observations on threshold reactions. Contact Dermatitis 8:236–239

Bruze M, Emmet EA (1990) Occupational exposures to irritants. In: EM Jackson, R Goldner (eds) Irritant contact dermatitis. Dekker New York Basel, pp 81–106

Coenraads PJ, Bleumink E, Nater JP (1975) Susceptibility to primary irritants. Age dependance and relation of contact allergic reactions. Contact Dermatitis 1:177–181

Dooms-Goossens AE, Debusschere KM, Gevers DM et al. (1986) Contact dermatitis caused by airborne agents. J Am Acad Dermatol 15:1–10
Epstein E (1984) Hand dermatitis: practical management and current concepts. J Am Acad Dermatol 10:397–424
Frosch P (1985) Hautirritation und empfindliche Haut. Grosse, Berlin
Frosch PJ (1994) Cutaneous Irritation. In: RJG Rycroft, T Menné, PJ Frosch (eds) Textbook on contact dermatitis, 2nd edition. Springer, Berlin
Frosch PJ, Czarnetzki BM (1987) Surfactants cause in vitro chemotaxis and chemokinesis of human neutrophils. J Dermatol Res 272:269–278
Frosch PJ, Kligman AM (1977) A method for appraising the stinging capacity of topically applied substances. J Soc Cosm Chem 28:197–209
Frosch PJ, Wissing CH (1982) Cutaneous sensitivity to ultraviolet light and chemical irritants. Arch Dermatol Res 282:269–278
Gehse M, Kähndler-Stürmer P, Gloor M (1987) Über die Bedeutung der Irritabilität der Haut für die Entstehung des berufsbedingten allergischen Kontaktekzems. Dermatol Monatsschr 173:400–404
Gollhausen R, Kligman AM (1985) Effects of pressure on contact dermatitis. Am J Ind Med 8:323–328
Hamami I, Marks R (1988) Structural determinants of the response of the skin to chemical irritants. Contact Dermatitis 18:71–75
Jackson EM, Goldner R (eds) (1990) Irritant contact dermatitis. Dekker, New York Basel
Klaschka F (1977) Nicht-allergische Kontaktreaktionen der Haut. Z Hautkr 52 (Suppl) 2:24–32
Lammintausta K, Kalimo K (1981) Atopy and hand dermatitis in hospital wet work. Contact Dermatitis 7:301–308
Liden S (1986) Contact dermatitis. Semin Dermaol 5:213–306
Lim KB, Tan T, Rajan VS (1986) Dermatitis palmaris sicca – distinctive pattern of hand dermatitis. J Clin Exp Dermatol 6:553–559
Lovell CR (1993) Plants and the skin. Blackwell Scientific Publ Oxford, London
Malten KE, Arend J den, Wiggers RE (1971) Delayed irritation: hexanediol diacrylate and butanediol diacrylate. Contact Dermatitis 1:112–116
Menné T, Hjort N (1985) Frictional contact dermatitis. Am J Indust Med 8:401–402
Murray HE, Forsey RR (1975) Eczema craquelé. Arch Dermatol 111:1536
Nilsson E, Mikaelsson B, Andersson S (1985) Atopy, occupation and domestic work as risk factors for hand eczema in hospital workers. Contact Dermatitis 13:216–223
Pinnagoda J, Tupker Ra, Coenraads PJ et al. (1989) Prediction of susceptibility to an irritant response by transepidermal water loss. Contact Dermatitis 20:341–346
Prottey C (1978) The molecular basis of skin irritation. In: Breuer MM (ed) Cosmetic science, vol 1. Academic, London, pp 275–349
Rothenberg HW, Meeńe T, Sjolin KE (1977) Temperature dependent primary irritant dermatitis from lemon perfume. Contact Dermatitis 3:37–48
Rystedt I (1985) Atopic background in patients with occupational hand eczeme. Contact Dermatitis 12:247–254
van der Valk PGM, Crijns MC, Nater JP et al. (1984) Skin irritancy of commercially available soap and detergent bars as measured by water vapour loss. Dermatosen 32:87–90
Wertz PW, Miethke MC, Long SA et al. (1985) The compositions of the ceramides from human stratum corneum and from comedones. J Invest Dermatol 84:410–412

Kontaktdermatitis und Kontaktekzem

Adams RM (1990) Occupational skin disease. Grune & Stratton, New York
Baer R (1987) Hämatogenes Kontaktekzem durch Arzneimittel. In: Braun-Falco O, Schill WB (Hrsg) Fortschritte der dermatologischen Dermatologie und Venerologie, Bd 12. Springer, Berlin, S 265–268
Bandmann HJ, Fregert S (1982) Epicutantestung. 2. Aufl. Springer, Berlin
Bandmann HJ (1985) Ist die Alkaliresistenz-Probe heute noch sinnvoll? Zeitschr Hautkr 60:1734
Bäurle G (1986) Handekzeme. Studie zum Einfluß von konstitutionellen und Umweltfaktoren auf die Genese. Schattauer, Stuttgart, S 1–126
Benezra C, Ducombs G, Sell Y et al. (1985) Plant contact dermatitis. Dekker, Philadelphia
Bork K (1980) Vulgäres Ekzem. In: Korting GW (ed) Dermatologie in Praxis und Klinik, Bd 2. Thieme Stuttgart, pp 11.1–11.55
Cronin E (1980) Contact dermatitis. Churchill Livingstone, Edinburgh
Edman B (1985) Sites of contact dermatitis in relationship to particular allergens. Contact Dermatitis 13:129–135
Enders F, Przybilla B, Ring J et al (1988) Epikutantestung mit einer Standardreihe. Ergebnisse bei 12.026 Patienten. Hautarzt 39:779–786
Fisher AA (1986) Contact dermatitis. 3rd edn. Lea and Febiger, Philadelphia
Foussereau J, Benezra C, Maibach HI et al (1982) Occupational contact dermatitis. Saunders, Philadelphia
Fregert S (1981) Manual of contact dermatitis. 2nd edn. Munksgaard, Copenhagen; Year Book Medical, Chicago, pp 1–139
Frosch P (1985) Hautirritation und empfindliche Haut. Grosse, Berlin
Frosch PJ, Dooms-Goosens A, Lachapelle JM et al (eds) (1989) Current topics in contact dermatitis. Springer, Berlin Heidelberg New York Tokyo
Gollhausen R, Enders F, Przybilla B et al. (1988) Trends in allergic contact sensitization. Contact Dermatitis 18:147–154
Gollhausen R, Przybilla B, Ring J (1989) Reproducibility of patch tests. J Am Acad Dermatol 21:1196–1202
de Groot AC (1986) Patch testing. Test concentrations and vehicles for 2800 allergens. Elsevier, Amsterdam-New York-Oxford
Hatch KL, Maibach HI (1985) Textile dye dermatitis. A review. J Am Acad Dermatol 12:1079–1092
Hausen BM (1988) Lexikon der Kontaktallergene: Allergiepflanzen – Pflanzenallergene. ecomed, Landsberg/München
Keczkes K, Basheer Am, Wyatt EH (1982) The persistence of allergic contact sensitivity: a 10-year follow-up in 100 patients. Br J Dermatol 107:461–465
Klaschka F (1977) Nicht-allergische Kontaktreaktion der Haut. Z Hautkr 52 (Suppl 2): 24–32

Lovell CR (1993) Plants and the skin. Blackwell Scientific Publ, Oxford
Maibach H (ed) (1982) Exogeneous dermatoses. Semin Dermatol 1:85
Marghescu S (1980) Dyshidrosen. In: Dermatologie in Praxis und Klinik, Bd. II. Korting GW (Hrsg). Thieme, Stuttgart
Menné T, Christophersen J, Maibach HI (1987) Epidemiology of allergic contact sensitization. In: Schlumberger HD (ed) Epidemiology of allergic diseases. Monographs in allergy, vol 21. Karger, Basel, pp 132–161
Ring J (ed) (1990) Eczema-Dermatitis. Semin Dermatol 9:195–246
Schulz KH, Fuchs T (1990) Der Epikutantest. In: Fuchs E, Schulz KH (Hrsg) Manuale Allergologicum, Bd IV, 4. Dustri, Deisenhofen, S 1–24
Schuman SH, Dobson R (1985) An outbreak of contact dermatitis in farm workers. J Am Dermatol 13:220–223
Storrs FJ (1984) Permanent wave contact dermatitis: Contact allergy to glyceryl monothioglycolate. J Amer Acad Dermatol 11:74–85

Seborrhoisches Ekzem
Bergbrant IM (1991) Seborrhoeic dermatitis and Pityrosporum ovale: Cultural immunological and Clinical studies. Acta Dermato Venereol (Stockh) 1991, Suppl 16
Braun-Falco O, Heilgemeier GP, Lincke-Plewig H (1979) Histologische Differentialdiagnose von Psoriasis vulgaris und seborrhoischem Ekzem des Kapillitiums. Hautarzt 30:478–483
Carr MM, Pryce DM, Ive FA (1987) Treatment of seborrheic dermatitis of the scalp to topical ketoconazole. Br J Dermatol 116:213–216
Degreef H (1988) Die Therapie des seborrhoischen Ekzems. Akt Dermatol 14:409–411
Erlichman M, Goldstein R, Levi E et al. (1981) Infantile flexural seborrheic dermatitis. Neither biotin nor essential fatty acid deficiency. Arch Dis Child 56:560–562
Evans DIK, Holzel A, MacFarlane H (1977) Yeast opsonization defect and immunoglobulin deficiency in severe infantile dermatitis (Leiner's disease). Arch Dis Child 52:691–695
Faergemann J (1993) Pityrosporum ovale – assoziierte Dermatosen. In: Braun Falco O, Plewig G, Meurer M (Hrsg) Fortschritte der praktischen Dermatologie, Bd 13. Springer, Berlin, S 234–237
Gloor M, Wiegand I, Friedrich HC (1972) Über Menge und Zusammensetzung der Hautoberflächenlipide beim sogenannten seborrhoischen Ekzem. Dermatol Monatsschr 158:759–764
Goodyear HM, Harper JI (1989) Leiner's disease associated with metabolic acidosis. Clin. Exp Dermatol 14:364–366
Green CA, Farr PM, Shuster S (1987) Treatment of seborrheic dermatitis with ketoconazole: II. Response of seborrheic dermatitis of the face, scalp and trunk to topical ketoconazole. Br J Dermatol 116:217–221
Groisser D, Bottone EJ, Lebwohl M (1989) Association of pityrosporum orbiculare (Malassezia furfur) with seborrhoic dermatitis in patients with acquired immunedeficiency syndrome (AIDS). J Am Acad Dermatol 20:770–773
Heng MCY, Henderson CL, Barker DC et al. (1990) Correlation of pityrosporum ovale density with clinical severing of seborrheic dermatitis as assessed by a simplified technique. J Am Acad Dermatol 23:82–86
Hjorth N, Clemensen OH (1983) Treatment of dermatitis of the head and nack with ketoconazole in patients with type I hypersensitivity for pityrosporum orbiculare. Semin Dermatol 2:26–29
Höffler U, Gloor M, Peters G et al. (1980) Qualitative und quantitative investigations on the resident bacterial skin flora in healthy persons and in the non-affected skin patients with seborrheic eczema. Arch Dermatol Res 286:297–312
Karwar AJ, Majid A, Garg MP et al. (1981) Seborrheic dermatitis-like eruptin caused by cimetidine. Arch Dermatol 117:65–66
Kligman AM, Leyden JJ (1983) Seborrheic contact dermatitis. Semin Dermatol 2:57–59
Leiner C (1908) Über Erythrodermia desquamativa, eine eigenartige universelle Hautdermatose der Brustkinder. Arch Dermatol Syph (Berlin) 89:65–76; 89:163–189
Mathes KJ, Douglas MC (1985) Seborrhoeic dermatitis in patients with acquired immunodeficiency syndrome. J Am Acad Dermatol 13:947–951
McGinley KJ, Leyden JJ, Marples RR et al. (1975) Quantitative microbiology of the scalp in non-dandruff, dandruff, and seborrheic dermatitis. J Invest Dermatol 64:401–405
Nolting S (1993) Die Therapie der Erkrankungen aus dem seborrhoischen Formenkreis. Akt Dermatol 19:255–256
Pomodore P, Burrous D, Eedy DF et al. (1986) Seborrheic eczema – a disease entity or a clinical variant of atopic eczema. Br J Dermatol 115:341–350
Tollesson A, Frithz A (1993) Essential fatty acids in infantile seborrhoic dermatitis. J Am Acad Dermatol 28:957–961
Unna PG (1921) Das seborrhoische Ekzem. Das Petaloid. Münch Med Wochenschr 18:547–548
Webster G (1991) Seborrheic dermatitis. Int J Dermatol 30:843–844
Yates VM, Kerr REI, McKie RM (1983) Early diagnosis of infantile seborrheic dermatitis and atopic dermatitis – clinical features. Br J Dermtol 108:633–638
Yates VM, Kerr REI, Frier K et al. (1983) Early diagnosis of infantile seborrheic dermatitis and atopic dermatitis – total and specific IfE levels. J Dermatol 108:639–645

Nummuläres (mikrobielle) Ekzem
Abeck D, Strasser S, Braun-Falco O (1992) Exsudative diskoide lichenoide Dermatitis („oid-oid-disease". Akt Dermatol 18:280–282
Freeman K, Hewitt M, Warin AP (1984) Two cases of distinctive exsudative discoid and lichenoid chronic dermatosis of Sulzberger and Garbe responding to azathioprine. Br J Dermatol 111:215–220
Jansen T, Küppers Ü, Plewig G (1992) Exsudative diskoide und lichenoide chronische Dermatose Sulzberger-Garbe („Oid-Oid-Disease")-Realität oder Fiktion. Hautarzt 43:426–431
Rebora A (1989) Sulzberger-Garbe-Disease in Europe. Int J Dermatol 28:22
Röckl H (1972) Das nummuläre und das mikrobielle Ekzem. Hautarzt 23:326–330
Schwartze G, Koester H, Lübbe D (1976) Zum Verhalten der Immunoglobuline beim mikrobiellen Ekzem. Dermatol Monatsschr 162:571–576

Sirot G (1983) Nummular eczema. Semin Dermatol 2:68–74
Stevens DM, Ackerman AB (1984) On the concept of distinctive exsudative discoid and lichenoid chronic dermatosis (Sulzberger-Garbe). Is it nummular dermatitis? Am J Dermopathol 6:387–395
Sulzberger MB (1979) Distinctive exsudative discoid and lichenoid chronic dermatosis (Sulzberger and Garbe) reexamined 1978. Br J Dermatol 100:13–20
Sulzberger MB, Garbe W (1937) Nine cases of a discoid and lichenoid chronic dermatosis. Arch Dermatol Syphilol 36:247–278

Atopie und atopisches Ekzem
Al-Ahmar HF, Jurban AK (1976) Psychological profile of patients with atopic dermatitis. Br J Dermatol 95:373–377
Atherton DJ (1988) Diet and atopic eczema. Clin Allergy 18:215–228
Atherton DJ, Carabott F, Glover MT et al (1988) The role of psoralen photochemotherapy (PUVA) in the treatment of severe atopic eczema in adolescence. Br Med J 118:791–795
Barnetson R StC, Merrett TC (1983) Food allergy and atopic eczema. Proc Nutr Soc 42:247–256
Beck H, Korsgaard J (1989) Atopic dermatitis and house dust mites. Br J Dermatol 120:245–251
Binkley KE (1992) Role of food allergy in atopic dermatitis. Int J Dermatol 31:611–614
Bjarnason I, Goolamali SK, Levi AJ et al (1985) Intestinal permeability in patients with atopic eczema. Br J Dermatol 112:291–297
Braathen LR (1985) T-cell subsets in patients with mild and severa atopic dermatitis. Acta Dermato Venereol (Stockh) 114 (Suppl):133–136
Bruynzeel-Koomen C, Mudde GC, Bruynzeel PLB (1990) Die Pathogenese der atopischen Dermatitis. Allergologie 13:325–338
Buckley RH (1989) The hyperimmunoglobulin E syndrome. In: Stiehm ER (ed) Immunologic disorders in infants and children. Saunders, Philadelphia, pp 320–326
Buckley RH, Sampson HA (1981) The hyperimmunoglobulin E syndrome. In: Franklin ED (ed) Clinical immunology update. Elsevier, New York, pp 147–167
Burton JL (1990) Essential acids and the skin. In: Champion RH, Pye RJ (eds) Recent advances in dermatology. Churchill Livingstone, Edinburgh, Chapter 8, pp 129–145
Butler M, Atherton D, Levinsky RJ (1982) Quantitative and functional deficit of suppressor T cells in children with atopic eczema. Clin Exp Immunol 50:92–98
Champion RH, Lachmann PJ (1986) Specific desensitization in dermatology. In: Champion RH (ed) Recent advances in dermatology. Churchill Livingstone, Edinburgh, pp 233–250
Chandra RK, Puri S, Suraiya C et al (1986) Influence of natural food antigen avoidance during pregnancy and lactation on incidence of atopic eczema in infants. Clin Allergy 16:563–569
Colver GB, Mortimer PS, Millard PR et al (1987) The "dirty neck" – a reticulate pigmentation in atopics. Clin Exp Dermatol 12:1–4
Cronin E, McFadden JP (1993) Patients with atopic eczema do become sensitized to contact allergens. Contact Dermatitis 28:225–228
Dahl MV (1983) Staphylococcus aureus and atopic dermatitis. Arch Dermatol 119:840–846

Davis SC, Schaller J, Wedgewood RJ (1966) Job's syndrome: recurrent „cold" staphylococcal abscess. Lancet I:1013–1015
Diepgen TL, Fatasch M, Hornstein OP (1991) Kriterien zur Beurteilung der atopischen Hautdiathese. Dermatosen Beruf Umwelt 39:79–83
Donabedian H, Gallin JI (1983) The hyperimmunoglobulin E recurrent infection (Job's syndrome). Medicine 62:195–208
Drake LA, Ceilly RI, Cornelison RL et al. (1992) Guidelines of care for atopic dermatitis. J Am Acad Dermatol 26:485–488
Garrity JA, Liesegang TJ (1984) Ocular complications of atopic dermatitis. Can J Ophthalmol 19:21–24
Hanifin JM (1983) Clinical and basic aspects of atopic dermatitis. Semin Dermatol 2:5–19
Hanifin JM (1987) Veränderte Phosphodiesterase-Aktivität der Leukozyten bei atopischem Ekzem. Hautarzt 38:258–261
Hanifin JM, Butler JM, Chan SC (1985) Immunopathology of the atopic diseases. J Invest Dermatol 85:161s–164s
Hanifin JM, Cooper KD, Roth HL (1986) Atopy and atopic dermatitis. J Am Acad Dermatol 15:703–706
Hanifin JM, Rajka G (1980) Diagnostic features of atopic dermatitis. Acta Dermato Venereol (Stockh) 92 (Suppl):44–47
Hauser C, Wüthrich B, Matter L et al. (1985) Immune response to Staphylococcus aureus in atopic dermatitis. Dermatologica 170:114–120
Herzberg J (1973) Wenig bekannte Formen der Neurodermitis. Hautarzt 24:407–501
Holden CA (1990) Atopic dermatitis: a defect of intracellular secondary messenger systems? Clin Exp Allergy 20:131–136
Jekler J, Larko O (1988) UVB phototherapy of atopic dermatitis. Br J Dermatol 199:697–705
Keswick BH, Seymour JL, Miligan MC (1987) Diaper area skin microflora of normal children and children with atopic dermatitis. J Clin Microbiol 25:216:221
Kristmundsdottir F, David TJ (1987) Growth impairment in children with atopic eczema. J Roy Soc Med 80:9–12
Krutmann J, Czech W, Diepgen T et al. (1992) Highdose UVA1 therapy in the treatment of patients with atopic dermatitis. J Am Acad Dermatol 26:225–230
Küster W, Petersen M, Christophers E et al. (1990) A family study of atopic dermatitis. Arch Dermatol Res 282:98–102
Leung DYM, Geha RS (1986) Immunoregulatory abnormalities in atopic dermatitis. Clin Rev Allergy 4:67–86
Marsh DG, Meyers DA, Bias WB (1981) The epidemiology and genetics of atopic allergy. N Engl J Med 305:1551–1559
McGeady SJ, Buckley RH (1975) Depression of cellmediated immunity in atopic eczema. J Allergy Clin Immunol 56:393–406
Melnik B (1993) Gamma-Linolensäure zur Prophylaxie und Therapie des atopischen Ekzems? In: Braun-Falco O, Plewig G, Meurer M (Hrsg) Fortschritte der praktischen Dermatologie und Venerologie, Bd 13. Springer, Berlin, S 137–148
Melnik BC, Plewig G (1989) Is the origin of atopy linked to deficient conversion of ω-6-fatty acids to prostaglandin E_1? J Am Acad Dermatol 21:557–563

Motala C, Potter PC, Weinberg EG et al (1988) Anti-Staphylococcus aureus – specific IgE in atopic dermatitis. J Allergy Clin Immunol 78:583–589

Nahmia AJ, Foreschle JE, Feomino PM et al (1968) Generalised eruption in a child with eczema due to Coxsackie virus A16. Arch Dermatol 97:147–148

Pfeiff B, Pullmann H, Eis-Hubinger AM et al. (1991) Letale Tierpockeninfektin bei einem Atopiker unter dem Bild einer Variola vera. Hautarzt 42:293–297

Pike MG, Heddle RJ, Boulton P (1986) Increased intestinal permeability in atopic eczema. J Invest Dermatol 86:101–104

Platts-Mills TAE, Mitchell EB, Rowntree S et al (1983) The role of dust mite allergens in atopic dermatitis. Clin Exp Dermatol 8:233–247

Przybilla B, Ring J (1990) Food allergy and atopic eczema. Semin Dermatol 9:220–225

Przybilla B, Eberlein B (1993) Das schwere atopische EKzem: Diagnostik und Therapie. In: Braun-Falco O, Plewig G, Meurer M (Hrsg) Fortschritte der praktischen Dermatologie und Venerologie, Bd 13. Springer, Berlin, S 129–136

Rajka G (ed) (1975) Atopic dermatitis. Major problems dermatol, vol 3. Saunders, London

Rajka G (1983) Atopic dermatitis. In: Rook AJ, Maibach HI (eds) Recent advances in dermatology, vol 6. Churchill Livingstone, Edinburgh, pp 105–126

Rajka G (1989) Essential aspects of atopic dermatitis. Springer, Berlin

Reed CE, Busse WW, Lee TP (1976) Adrenergic mechanisms and the adenyl cyclase system in atopic dermatitis. J Invest Dermatol 67:333–338

Reinhold V, Wehrmann W, Bauer R (1986) Defizit natürlicher Killerzellen (NK-Zellen) im peripheralen Blut bei atopischer Dermatitis. Hautarzt 37:438–443

Ring J (1981) Atopic dermatitis: a disease of immunovegetative (autonomic) dysregulation. In: Ring J, Burg G (eds) New trends in allergy. Springer, Berlin, pp 237–249

Ring J (1983) Was ist Atopie? In: Braun-Falco O, Burg G (Hrsg) Fortschritte der praktischen Dermatologie und Venerologie, Bd 10. Springer, Berlin Heidelberg New York Tokyo, S 103–111

Ring J (1988) Angewandte Allergologie, 2. Auflage. MMW Medizin Verlag, München

Ring J, Dorsch W (1985) Altered releasability of vasoactive mediator secreting cells in atopic eczema. Acta Dermato Venereol (Stockh) 114 (Suppl):9–23

Ring J, Przybilla B (eds) (1991) New trends in allergy III. Springer, Berlin

Rocha C, de Maubeuge J, Sarfati M (1984) Characterization of cellular infiltrates in skin lesions of atopic eczema by means of monoclonal antibodies. Dermatologica 169:330–338

Rokugo M, Tagami H, Usuba Y et al. (1990) Contact sensitivity to Pityrosporum ovale in patients with atopic dermatitis. Arch Dermatol 126:627–632

Ross JS, Camp RDR (1990) Cyclosporin A in atopic dermatitis. Br J Dermatol 122 (Suppl): 41–45

Ruzicka T, Ring J (1987) Enhanced releasability of prostaglandin E_2 and leukotrienes B_4 and C_4 from leukocytes of patients with atopic eczema. Acta Dermato Venereol (Stockh) 67:469–479

Ruzicka T, Ring J, Przybilla B (eds) (1991) Handbook of atopic eczema. Springer, Berlin

Rystedt I (1985) Prognostic factors in atopic dermatitis. Acta Dermato Venereol (Stockh) 65:206–213

Rystedt IM, Strannegard IL, Strannegard A (1986) Recurrent viral infections in patients with past or present atopic dermatitis. Br J Dermatol 114:575–582

Saarinen UM, Kajosaari M, Backman A (1979) Prolonged breast feeding as prophylaxis for atopic disease. Lancet ii:163–166

Sampson HA ((1988) The role of food allergy and mediator release in atopic dermatitis. J Allergy Clin Immunol 81:635–645

Sampson HA, McCaskill CC (1985) Food hypersensitivity and atopic dermatitis: evaluation of 113 patients. J Pediatr 107:669–675

Schmutz JL, Weber M, Beurey J (1989) Cataracte et dermatologie. Ann Dermatol Vénéréol 116:133–139

Snyderman R, Rogers E, Buckley RH (1977) Abnormalities of leukotaxis in atopic dermatitis. J Allergy Clin Immunol 60:121–126

Stingl G, Gazze LA, Czarnecki N et al (1981) T cell abnormalities in atopic dermatitis patients: imbalances in T cell subpopulations and impaired generation of Con-A induced suppressor cells. J Invest Dermatol 76:468–473

Stolz W, Thomas P, Ruzicka Th et al. (1993) Katzenpocken. In: Braun-Falco O, Plewig G, Meurer M (Hrsg) Fortschritte der praktischen Dermatologie und Venerologie, Bd 13. Springer, Berlin, S 524–526

Stone SP, Müller SA, Gleich GJ (1973) IgE levels in atpic dermatitis. Arch Dermatol 108: 806–811

Uehara M, Miyauchi H (1984) The morphologic characteristics of dry skin in atopic dermatitis. Arch Dermatol 120:1186–1190

Uehara M, Sawai T (1989) A longitudinal study of contact sensitivity in patients with atopic dermatitis. Arch Dermatol 125:366–368

Van Asperen PP, Gleeson M, Kemp AS et al (1985) The relationship between atopy and salivary IgA deficiency in infancy. Clin Exp Immunol 62:753–757

Van Bever HP, Docx M, Stevens WJ (1989) Food and food additives in severe atopic dermatitis. Allergy 44:488–594

Werner Y, Lindberg M (1985) Transepidermal water loss in dry and clinically normal skin in patients with atopic dermatitis. Acta Dermato Venereol (Stockh) 65:102–105

White MI, Noble WC (1986) Consequences of colonization and infection by Staphylococcus aureus in atopic dermatitis. Clin Exp Dermatol 11:34–40

Wüthrich B (1975) Zur Immunpathologie der Neurodermitis constitutionalis. Huber, Bern

Yu B, Sawai T, Uehara M et al (1988) Immediate hypersensitivity to human dander in atopic dermatitis. Arch Dermatol 124:1530–1533

Pomadenkruste

Gartmann H, Steigleder GK (1975) Inguinale „Pomaden"-Kruste der Säuglinge. Z Hautkr 50:667–669

Jansen T, Küppers U, Plewig G (1991) Pomadenkruste der Kopfhaut unter dem Bild eines Cornu cutaneum. Hautarzt 42:642–644

Landes E (1981) Faziale Pomadenkruste. Hautarzt 32:432–433

Vakilzadeh F, Kalveram KJ (1979) Pomadenkruste. Hautarzt 30:321–322

Juvenile Plantare Dermatose

Ashton RE, Russell-Jones R, Griffiths WAD (1985) Juvenile plantar dermatosis. Arch Dermatol 121:253–260

Jones SK, English JSC, Forsyth A (1987) Juvenile plantar dermatosis – an 8-year follow-up of 102 patients. Clin Exp Dermtol 1:5–7

Kint A, van Hecke E, Leys G (1982) Dermatitis plantaris sicca. Dermatologica (Basel) 165:500–509

McKie RM (1982) Juvenile plantar dermatosis. Semin Dermatol 1:67–71

Dermatitis papulosa juvenilis

Bork K, Hoede N (1978) Juvenile papulöse Dermatitis. Hautarzt 29:216–218

Patrizi A, DiLernia V, Ricci G et al. (1990) Atopic background of a recurrent papular eruption of childhood (frictional lichenoid eruption). Pediatric Dermatol 7:111–115

Waisman M, Gables C, Sutton RL (1966) Frictional lichenoid eruption in children. Arch Dermatol 94:592–593

Windeldermatitis

Keswick BH, Seymour JL, Milligan MC (1987) Diaper area skin microflora of normal children and children with atopic dermatitis. J Clin Microbiol 25:216–221

Thomsen K (1981) Seborrhoic dermatitis and napkin dermatitis. Acta Derm Venereol Suppl (Stockh) 95:40–42

Weston WL, Lane AT, Weston JA et al. (1980) Diaper dermatitis: current concepts. Pediatrics 66:532–536

Wolff HH (1976) Windeldermatitis: Ein polyätiologisches Syndrom. In: Braun-Falco O, Marghescu S (Hrsg) Fortschritte der praktischen Dermatologie und Venerologie, Bad 8. Springer, Berlin, S 9–17

Altersekzem

Caplan RM (1979) Superficial hemorrhagic fissures of the skin. Arch Dermatol 101:442–451

Meinhof W (1970) Degenerativ-toxische und Exsiccationsschäden der Haut. In: Braun-Falco O, Bandmann H-J (Hrsg) Fortschritte der praktischen Dermatologie und Venerologie, Bd 6. Springer, Berlin, S 93–102

Berufsekzeme – Ekzeme als Berufskrankheit

Adams RM (1983) Occupational skin disease. Grune and Stratton, New York, pp 361–378

Adams RM, Fischer AA (1986) Contact allergen alternatives: 1986. J Am Acad Dermatol 14:951–969

Bäurle G (1987) Aktuelle Probleme bei der Begutachtung. Z Hautkrankh 62:1639–1646

Borelli S (1985) Hautarztbericht – Hautarztverfahren Dt. Derm 33:1339–1343

Cronin E (1980) Contact dermatitis. Churchill Livingstone, Edinburgh

Fabry H (1986) Probleme der ärztlichen Begutachtung aus der Dermatologie. In: Die ärztliche Begutachtung, Fritze E (Hrsg) Steinkopff, Darmstadt, S 562–599

Fisher AA (1986) Contact dermatitis. 3rd ed. Lea and Febiger; Philadelphia

Foussereau J, Benezra C, Maibach HI et al. (1982) Occupational contact dermatitis. Clinical and chemical aspects. Saunders, Philadelphia

Fregert S (1974) Occupational contact dermatitis. In: Fergert S (ed) Manual of contact dermatitis

Frosch PJ, Rycroft RJG (1992) International legal aspects of contact dermatitis. In: Rycroft RJG, Menné T, Frosch PJ, Benezra C (eds) Textbook on Contact Dermatitis. Springer, Berlin Heidelberg New York Tokyo

Kühl M, Klaschka F (1990) Berufsdermatosen. Urban und Schwarzenberg, München

Maibach HI (ed) (1987) Occupational and industrial dermatology. 2nd ed. Year Book Medical, Chicago

Mathias CGT (1988) Occupational dermatoses. J Am Acad Dermatol 19:1107–1114

Nauroth E (1989) Hautarztbericht, Berufskrankheitenanzeige, Begutachtung. Akt Dermatol 15:346–351

Schindera I, Schindera K-M (1991) BK-Haut. Berufskrankheiten Nr. 5101. 2. Auflage, Asche, Hamburg

Wendland M-E, Wolff HF (1989) Die Berufskrankheitenverordnung (BeKV). 14. LFG. V Berlin

Kapitel 13 Physikalisch und chemisch bedingte Hauterkrankungen

Inhaltsverzeichnis

Mechanische Hautschädigungen........... 477
   Hyperpigmentierung................ 477
   Blasen........................ 478
   Hyperkeratose................... 478
   Kallus........................ 478
   Klavus........................ 478
   Black heel..................... 479
   Granuloma fissuratum.............. 480
   Dekubitus..................... 480
Thermisch bedingte Hauterkrankungen....... 481
   Combustio und Ambustio........... 481
Kältebedingte Hautschädigungen.......... 485
   Congelatio..................... 485
   Perniones..................... 486
      Pernio follicularis............ 487
      Akute Frühlingsperniosis......... 488
      Herbstperniosis................ 488
         Kälteurtikaria.............. 488
         Kryoglobulinämie........... 488
         Kälteagglutininkrankheit....... 488
         Kältepannikulitis........... 488
         Kältepurpura............... 488
Hautschädigungen durch Elektrizität........ 488
   Elektrischer Strom............... 488
   Blitzschlag.................... 489
Chemische Hautschädigungen............ 489
   Cauterisatio.................... 489
   Hautschäden durch Kampfstoffe...... 490
Hautkrankheiten durch ionisierende Strahlen... 491
   Radiodermatitis acuta und Radiodermatitis
   chronica..................... 491
Lichtdermatosen..................... 493
   Physikalische Grundlagen........... 493
   Reparaturmechanismen in der DNS nach
   photobiologischer Schädigung....... 495
   Erythem und Sonnenbrand......... 495
   Hauttypen..................... 496
   Pigmentierung.................. 496
   Lichtschwiele................... 497
   Lichtquellen.................... 497
   Photobiologische Testverfahren....... 497
Lichtprovozierte Hautreaktionen.......... 498
   Dermatitis solaris................ 499
   Ceratoconjunktivitis photoelectrica..... 500
Chronische lichtprovozierte Reaktionen an normaler
Haut............................ 501
Lichtreaktionen an erkrankter Haut........ 501
Primäre Lichtdermatosen............... 501
   Urticaria solaris................. 502
   Polymorphe Lichtdermatose......... 504
   Hydroa vacciniformia............. 505
   Aktinische Prurigo............... 506
Lichtdermatosen durch exogene Photosensibilisierung......................... 507
   Phototoxische Dermatitis........... 508
   Berloque-Dermatitis............... 509
   Dermatitis bullosa pratensis......... 510
   Photoallergische Kontaktdermatitis und photo-
   allergisches Kontaktekzem.......... 510
   Hämatogene Photoallergie.......... 512
   Chronische aktinische Dermatitis...... 512
      Persistierende Lichtreaktion....... 514
      Aktinisches Retikuloid........... 514
      Photosensitives Ekzem........... 514
      Chronische photosensitive Dermatitis.. 514
Sekundäre, durch Licht und Röntgenstrahlen
beeinflußte Dermatosen................ 515
   Xeroderma pigmentosum............ 515
Weiterführende Literatur................ 517

Mechanische Hautschädigungen

Die Haut ist dazu befähigt, mechanischen Hautschädigungen durch kompensatorische Maßnahmen entgegenzutreten. Die Art der Reaktion hängt davon ab, ob die mechanischen Hautschäden massiv und akut oder weniger intensiv und chronisch auftreten. Bei akuter mechanischer Hautirritation, beispielsweise durch Reiben, kommt es zu dermoepidermaler Kontinuitätstrennung mit Blasen. Chronische oder intermittierende mechanische Irritation geringerer Intensität induziert eine vermehrte Epidermopoese mit Akanthose und Hyperkeratose und damit Epidermisverdickung. Auch das melanozytische System kann durch mechanische Hautreize zur Melanopoese angeregt werden. Bei ungewöhnlich massiver Reaktion der Haut auf mechanische Hautschäden ist an kongenitale Störungen zu denken, so beispielsweise an hereditäre Epidermolysen.

Hyperpigmentierung

Hyperpigmentierungen kommen bei manchen Menschen durch längerfristige Scheuerung oder Druck von Kleidungsstücken zustande, z.B. durch Bruchbänder, Prothesen, Gürtel oder Träger. Adipöse Patienten neigen zu Hyperpigmentierungen, besonders in intertriginösen Bereichen. Die vermehrte Pigmentierung beruht wahrscheinlich auf einer Stimulierung der Melanozyten; das Pigment ist Melanin.

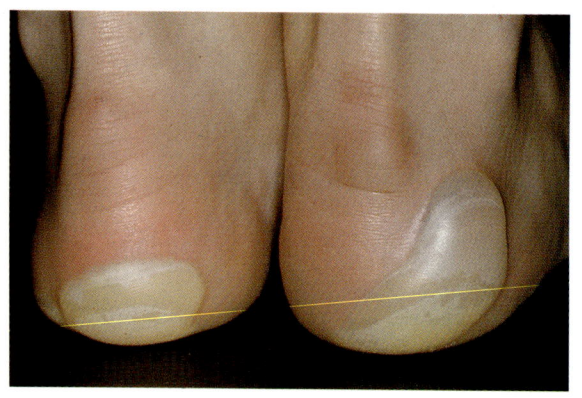

Abb. 13.1. Bullosis mechanica

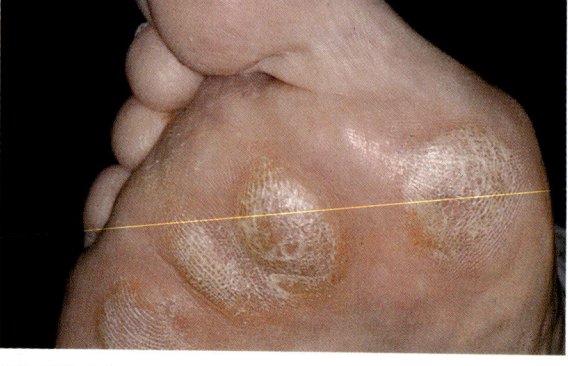

Abb. 13.2. Kallus

Therapie. Vermeiden von Reiben und Scheuern, danach langsame Rückbildung.

Blasen

Blasen entstehen akut durch Wärme und Reiben unter Druck an den Füßen nach längeren Märschen, an den Händen bei ungewohnter Arbeit wie Rudern, Tennisspielen usw. Die Blasen liegen subepidermal.

Therapie. Kleine Blasen werden nicht eröffnet, da das intakte Blasendach den besten Infektionsschutz gewährt. Größere unter Spannung stehende und schmerzhafte Blasen werden durch Anritzen oder Stickpunktion mit einer sterilen Einmalkanüle eröffnet. Danach desinfizierende Lösungen (Mercurochrom) und Pflasterverband.

Hyperkeratose

Ständiges Reiben unter mäßigem Druck führt nicht mehr zu Blasen, sondern im Sinne einer Schutzfunktion zur Hyperkeratose, d.h. zur Verdickung der Hornschicht. Verschiedene Formen von Hyperkeratosen werden je nach klinischer Lokalisation oder pathologisch-anatomischem Aufbau unterschieden. Ihnen liegt eine Proliferationshyperkeratose zugrunde. Schwielenhorn ist meist gelb.

Kallus

Synonyme. Schwiele, Callositas

Prädilektionsorte sind die Handinnenflächen und Fußsohlen. Schwielen bilden sich an den Volae von Handarbeitern und Sportlern oder an Reibestellen von Fingerringen, an den Plantae bei unpassendem Schuhwerk, z.B. Fersenkallus durch Holzsandalen. Die Druckstellen bestimmen den Sitz.

Manche Hobbies, Berufe oder Angewohnheiten bringen ungewöhnliche Schwielen mit sich, beispielsweise an den Fingerkuppen bei Gitarrenspielern, über den Daumenendgelenken bei Melkern, welche mit eingebeugtem Daumenendglied melken: *Melkerschwielen*, über den Daumengrund- und Mittelgelenken bei Fingerlutschern: *Lutschschwielen* und über Mittel- und Endgelenken mehrerer Finger bei tickartigem Kauen: *Kauschwielen*.

Graugelbliche schmutzig wirkende Hyperkeratosen in der Patellagegend waren typische Stigmen bei Ordensschwestern: *Betknie* oder bei Putzfrauen: *Hausmädchenknie*, sogenannte dirty knees der Hausmädchen. Letztere können auch von einer mechanischen Hypertrichose begleitet sein.

Klavus

Synonym. Hühnerauge

Definition. Schmerzhafte durch Druck bedingte Kallusbildung mit zentralem keratotischem Pfropf an den Füßen.

Vorkommen. Häufig, besonders bei Frauen mit zu engem drückendem Schuhwerk.

Ätiologie. Klavi gehören zu echten Kallusbildungen, haben allerdings besondere Voraussetzungen. Sie entwickeln sich als runde, scharf geschnittene Hyperkeratosen mit zentralem pfropfartigem keratotischem Dorn bei fortgesetztem Druck durch enge oder spitze Schuhe auf der festen Unterlage des Knochens, so am Dorsum der Zehengelenke und am vorderen Fußballen, ferner seitlich im 4. Interdigitalraum.

Klinik. Klavi sind meist 5–8 mm große, gelbliche, schwielige Keratosen, gelegentlich auf durch Druck bedingtem, entzündlich-gerötetem Grund, die einen trichterförmig in die Tiefe vordringenden Dorn besitzen, das sogenannte Auge, das bei Schuhdruck hauptsächlich den Schmerz auslöst. Klavi finden sich meistens an den Zehengelenken, aber auch seitlich zwischen den Zehen durch Druck der Gelenkköpfchen der Nachbarzehe bei zu engem Schuhwerk; hier kann es durch sekundär entzündliche Vorgänge, besonders bei Patienten mit Diabetes mellitus, zur Entwicklung schmerzhafter Fisteln kommen. Bei feuchtwarmem Wetter und in neuem Schuhwerk bereiten Hühneraugen erhebliche Schmerzen und können zur Gehbehinderung führen.

Histopathologie. Unter der Epidermis degenerative Bindegewebeveränderungen mit Ödem, Verflüssigung und fibrosierender Entzündung; es kann zu Verschmelzung mit der Gelenkkapsel und Streckaponeurose kommen. Das Epithel ist reaktiv akanthotisch verbreitet mit Hypergranulose und pfropfartiger Hyperkeratose.

Diagnose. Sie ist einfach aufgrund des charakteristischen Befundes und des Druckschmerzes.

Differentialdiagnose. Bei Dornwarzen finden sich charakteristische thrombosierte Kapillarschlingen in Form brauner Punkte oder braun-schwärzlicher streifenförmiger Einlagerungen im Zentrum. Manche Dornwarzen sind seitlich von Kallus umgeben und daher diagnostisch schwer abgrenzbar; erst nach Abpflastern mit Salizylpflaster (Guttaplast) und Abtragen des Kallus sieht man die Warze.

Therapie. Die Hyperkeratose kann am besten nach einem heißen Bad beschnitten oder abgehobelt (Hühneraugenhobel mit auswechselbaren Einmalklingen) werden. Das Aufweichen der Hornmassen gelingt sehr gut durch salizylsäurehaltige Pflaster (Guttaplast) für 48–72 h. Mechanische Druckentlastung und Beendigung des Circulus vitiosus ist auch durch Hühneraugenringe möglich. Operative Entfernung ist schwierig, da dabei Gelenköffnungen möglich sind und Operationsnarben wiederum Anlaß für schmerzhafte Druck- und Reibestellen geben. Bei entzündlichen Hühneraugen mit Fistulation im Interdigitalraum ist Exzision und primäre Wundnaht, meist jedoch sekundäre Wundheilung angezeigt. Wichtig ist die *Prophylaxe*: gut sitzende, nicht zu enge Schuhe und orthopädisches Korrigieren von Stellungsanomalien der Füße.

Black heel
[Crissey und Peachey 1961]

Synonyme. Pseudochromidrosis plantaris (Bazex et al. 1962), kalkaneale Petechien, schwarze Ferse, Hyperkeratosis haemorrhagica (Rufli 1980)

Definition. Meist bei Jugendlichen mit sportlicher Betätigung im Fersenschwielenbereich oder an den Zehenkuppen vorkommende bläulichschwärzliche Fleckung oder Streifen durch Blutaustritte.

Vorkommen. Weltweites Auftreten; relativ häufig bei jugendlichen athletischen Menschen, die Sportarten wie Fußball, Basketball, Tennis oder Squash spielen und durch plötzliches Springen auf die verschwielten Fersen oder Zehen die Kapillaren massiv belasten.

Ätiopathogenese. Es handelt sich bei den schwarzen streifigen oder punktförmigen Einlagerungen um umgewandeltes Blut in der Hornschicht als Ausdruck einer vorübergehenden starken mechanischen Belastung mit Zerreißung kleiner Gefäße bei Sportarten mit Springen und plötzlichem Stoppen auf den Fersen oder Zehen.

Klinik. Meist im seitlichen Bereich der Fersen findet man eine unregelmäßig streifige oder mehr aggregier-

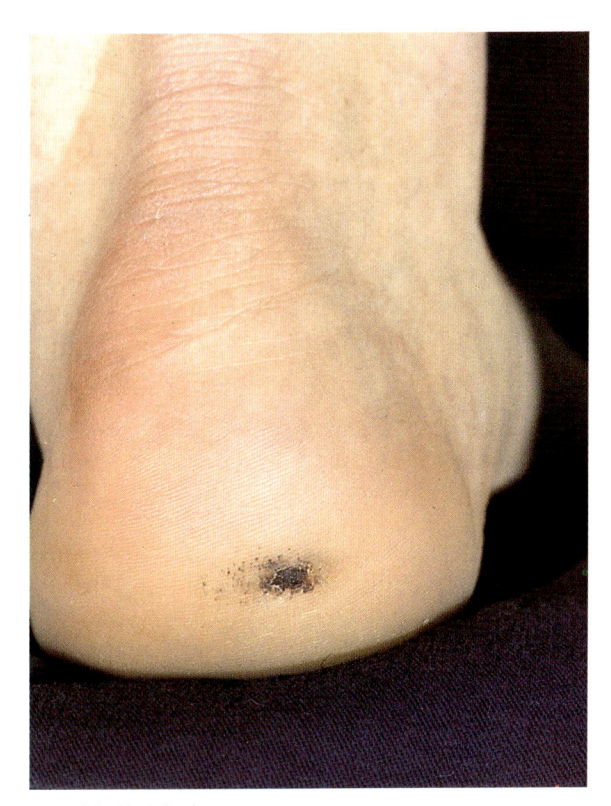

Abb. 13.3. Black heel

te Einlagerung von schwärzlichem oder bläulichschwärzlichem Material. Langsam stößt sich dieses Material auch nach außen ab. Die Veränderungen sind nur sehr selten schmerzhaft und bilden sich spontan wieder zurück, wenn die intensive sportliche Betätigung reduziert ist.

Histopathologie. Im Stratum corneum seenartige Einlagerung von Blutresten mit positiver Eisenreaktion.

Differentialdiagnose. Verwechslungen mit malignen Melanomen und Tätowierungen sind vorgekommen.

Therapie. Aufklärung des Patienten.

Granuloma fissuratum
[Epstein 1965]

Synonym. Acanthoma fissuratum

Definition. Entwicklung schmerzhaften Granulations- und Schwielengewebes an der Ohrmuschelrückseite, seltener am seitlichen Nasenrücken, durch Druckstellen der Brille.

Ätiologie. Das Ende der Brillenbügel saugt und drückt sich gelegentlich so fest auf die Ohrgegend, daß es zu mechanisch bedingter Entzündung mit Granulationsgewebe, Hyperkeratose und gelegentlich auch zur Sekundärinfektion kommt.

Klinik. Meist einseitig kaffeebohnenförmiges, hautfarbenes oder gering entzündlich gerötetes exophytisch wachsendes Knötchen mit zentraler Einkerbung oder Fissur.
Gelegentlich entleert sich entzündlich-seröses Sekret. Beim Tragen der Brille entwickeln sich Schmerzen an der Ohrmuschel; bei Palpation geringe Druckempfindlichkeit.

Histopathologie. Granulomatöse bzw. fibrosierende Entzündung, mit pseudoepitheliomatöser Epidermishyperplasie und zentraler Epitheleinstülpung.

Diagnose. Klinisch charakteristisch, da an mechanisch bedingten Druckstellen durch Brillengestell.

Therapie. Druckentlastung durch mechanische Korrektur der Brille. Wenn nötig, antibiotische Creme mit Zusatz von Glukokortikoiden; notfalls Exzision der Veränderung im entzündungsfreien Intervall.

Dekubitus

Definition. Ein traumatischer Dekubitus wird durch längere Druckeinwirkung mit ischämischer Nekrose ausgelöst.

Ätiologie und Pathogenese. Am bekanntesten ist Dekubitus am Gesäß oder an den Hüftpartien und der Lumbosakralregion infolge längerer Bettlägerigkeit bei alten Menschen, nach Unfällen, Apoplexie, neurologischen Erkrankungen, Lähmungen oder Operationen. Andere Dekubitusgeschwüre bilden sich unter zu engen Verbänden oder Gipsschalen. Durch die Gewebeanämisierung entstehen Nekrosen. Hier spielt die Reduzierung des Allgemeinzustandes eine wichtige Rolle. Traumatischer Dekubitus unter Gipsverbänden kann sich bei Kindern bereits nach 2–3 Tagen entwickeln. Auch bei vaskulären Erkrankungen wie Arteriosklerose oder bei Kryoglobulinämie können besonders an den Fersen Dekubitalulzera entstehen.

Klinik. Scharf begrenzt auf die Druckstellen und Auflageflächen wie Fersen, Lumbosakralregion oder Schulterblatt entstehen anfangs schmerzfreie und deshalb unbemerkt bleibende, relativ scharf begrenzte ödematöse lividrote Bezirke, die sich zunehmend scharf markieren und in trockene graugelbliche Nekrosen übergehen oder zunächst blasige Epidermisabhebung zeigen. Bedingt durch die zumeist feuchtwarmen Milieubedingungen (intertriginös, durch Verbände, Urin) ist die Gefahr von geschwürigem Zerfall und bakterieller Sekundärinfektion groß. Der Dekubitusrand ist häufig unterminiert. Der geschwürige Zerfall dehnt sich rasch in die Tiefe bis auf Faszien, Sehnen, Muskeln und Knochen aus. Dekubitus kann große Ausmaße annehmen.

Symptome. Schmerzen, Sekundärinfektion, Amyloidose.

Diagnose. Klinisch charakteristisch im Bereich von Druckzonen.

Therapie. Die Behandlung von Dekubitus ist außerordentlich langwierig und auch schwierig, da nicht immer die druckauslösenden Faktoren wie z.B. eine Lähmung, ausgeschaltet werden können. Intensive Ulkustherapie mit abdauenden, dann granulationsfördernden Medikamenten unter ständiger Beachtung der bakteriellen Besiedlung mit Erreger- und Keimresistenz. Dazu zählt auch die Abdeckung der Umgebung durch harte oder weiche Zinkpasten, die aus pflegerischen Gründen oft in Form von Sprays appliziert werden (Desitin-Salbenspray), auch durch Silikon. Besonders wichtig sind entlastende Maßnahmen wie Wasserkissen, Druck-, Hänge- oder Rotationsbetten (Dekubitusmatratzen). Ebenso wichtig ist die *Prophylaxe*: häufiges Wechseln der Lagerung, tägliches Abreiben (Franzbranntwein) verbunden mit einer leichten Klopfmassage der Hand und Pflege mit Salbensprays. Von Dekubitalgeschwüren gehen häufig Hospitalinfektionen aus.

Thermisch bedingte Hauterkrankungen

Combustio und Ambustio

Synonyme. Verbrennung und Verbrühung

Definition. Gewebezerstörung durch Hitzeeinwirkung.

Vorkommen. Häufige Unfallkomplikation und besonders häufige Unfallursache im Kleinkindesalter. Verbrennungen und Verbrühungen kommen als Unfälle im Haushalt, im Straßenverkehr, am Arbeitsplatz und bei der Schiffahrt und Luftfahrt sowie bei Industriekatastrophen, in den Sommermonaten häufig beim Grillfeuer sowie im Winter beim Fondueessen vor. Zu Kriegszeiten spielen Verbrennungen eine große Rolle.

Ätiologie. Als Ursache kommen direkte Flammeneinwirkung, Gasexplosionen, heiße Metalle, heiße Flüssigkeiten oder heiße Dämpfe in Frage.

Klinik. Verbrennungen werden in 3 Grade eingeteilt, abhängig von der Intensität und Dauer der schädigenden Einwirkung.

Verbrennung 1. Grades. Sie beschränkt sich auf die oberen Epidermisschichten. Es kommt lediglich zu einem schmerzhaften Erythem, möglicherweise mit Schwellung des betroffenen Areals. In wenigen Tagen klingen die Hauterscheinungen unter Schuppung wieder ab. Konsekutive Hyperpigmentierung ist möglich.

Verbrennung 2. Grades. Gleichfalls noch relativ oberflächlicher Natur. Neben der entzündlichen Rötung treten charakteristische Brandblasen auf. Die großen unterkammerten subepidermal gelegenen Blasen entstehen sofort oder wenige Stunden nach der Hitzeexposition. Brandblasen sind oft eingerissen, so daß das erodierte Korium rot und feucht glänzend freiliegt. Die Hautanhangsgebilde sind ebenfalls betroffen; die Haare versengen unter Hitzeeinwirkung, die Haarwurzeln bleiben jedoch intakt, so daß das Haarwachstum nicht gefährdet ist. Im verbrannten Areal besteht keine Analgesie auf Nadelstiche. Die Abheilung geht langsamer als bei einer Verbrennung 1. Grades vor

sich, aber auch hier mit Restitutio ad integrum. Sekundärinfektionen sind möglich, ebenso Änderungen der Pigmentierung mit Hypo- und Hyperpigmentierung.

Verbrennung 3. Grades. Hier liegt eine tieferliegende Gewebezerstörung vor. Sie betrifft auch das Korium, die Hautanhangsgebilde (die Haare lassen sich schmerzlos herausziehen) und je nach Hitzeeinwirkung ebenfalls darunter gelegene Gewebeabschnitte. Die Hautzirkulation fehlt. Auf Nadelstich besteht Analgesie. Bei tiefergreifenden Gewebezerstörungen einschließlich Unterhautfettgewebe, Sehnen und Knochen spricht man von Verkohlung. Der Koagulationsschorf zeigt weißliche oder schwärzliche Farbe, kann lederartig trocken oder feucht sein. Nach Abstoßen des Schorfs wird eine ulzerierte granulierende Wundfläche sichtbar, die alle Phasen der sekundären Wundheilung durchmacht und mit Vernarbung ausheilt. Zwischen zweit- und drittgradiger Verbrennung bestehen fließende Übergänge. Oft müssen Tage nach dem Unfall die Verbrennungsgrade noch einmal überprüft werden.

Verbrennungsnarben. Sie liefern typische Bilder. Sie sind unregelmäßig, teils atrophisch, teils hypertrophisch oder keloidiform, von Strangbildungen durchzogen, über den Gelenken verkürzt und können dermatogene Kontrakturen erzeugen. *Keloide* auf Verbrennungsnarben entwickeln sich oft bei Kindern und Jugendlichen. Relativ selten entstehen nach Jahrzehnten *Karzinome* auf Verbrennungsnarben.

Verbrennungsausdehnung. Die Größenausdehnung der Verbrennung, wonach sich die Sofortmaßnahmen nach dem Unfall richten (Einlieferung in ein Krankenhaus oder in eine Spezialverbrennungsstation) und auch die spätere Prognose wird nach einer Berechnung angegeben, für die sich die *Wallace-Neunerregel* bewährt hat. Bei Kindern ist die Hautoberfläche im Verhältnis zum Körpergewicht und zur Körpergröße

Tabelle 13.1. Neunerregel nach Wallace mit Modifikation für Kinder (Körperoberfläche in %)

Körperteil	Neugeborenes	Kleinkind	Schulkind	Erwachsener
Kopf	21	19	15	9
Rumpf vorn	16	16	16	18
Rumpf hinten	16	16	16	18
Arm	9,5	9,5	9,5	9
Bein	14	15	17	18
Genitale	1	1	1	1

viel größer als bei Erwachsenen: Daher gelten hier andere Regeln.

Symptome. Die Verbrennungssymptome werden alle zur *Verbrennungskrankheit* zusammengefaßt, die sich in mehrere Stadien gliedert:
Akute Schockphase, durch das Trauma bedingt, innerhalb der ersten 48 h;
Latente Schockphase während der katabolen Intermediärphase der Verbrennungskrankheit in den 2–4 Wochen nach dem Unfall, bis zum Abheilen der Wunden;
Reparations- oder Heilphase, bei der sich Infektionen akut oder chronisch und Zeichen des gramnegativen *septischen Schocks* entwickeln können. Diese Reparations- oder Heilphase ist zeitlich nicht genau begrenzt und kann sich mit der latenten Schockphase teilweise überdecken.

Verbrennungsschock. Der primäre Verbrennungsschock im direkten Anschluß an das Unfallereignis ist seinem Wesen nach ein Wundschock. Der sekundäre oder eigentliche Verbrennungsschock ist viel gefährlicher. Die Gefahr eines sekundären Verbrennungsschocks besteht beim Erwachsenen bei etwa 20%, beim Kind unter 12 Jahren bei 10% verbrannter Körperoberfläche. Mit zunehmender Verbrennungsausdehnung und -intensität nimmt auch die Gefahr eines Schocks zu.
Der eigentliche Verbrennungsschock ist ein hypovolämischer Schock. Über die Wundflächen kommt es zum Flüssigkeitsverlust nach außen über die geschädigten Gefäße und Interstitien, aber auch nach innen in das Verbrennungsödemgebiet. Durch die Verbrennung werden vasoaktive Mediatoren wie Histamin und Kinine freigesetzt, so daß es auch (abseits der Verbrennung) zu verbrennungsfernen Ödemen kommt. Unmittelbar nach der Verbrennung und in den ersten 2 Tagen nach dem Unfall sind die Flüssigkeitsverluste am größten. Im Verbrennungsschock kommt es zur deutlichen Senkung des onkotischen Druckes über eine Verminderung des zirkulierenden Blutvolumens und zu hämodynamischer Insuffizienz. Die Katecholaminausschüttung ist maximal gesteigert. Schließlich können metabolische Azidose, Hypoxie, Mikrothromben (sludge) mit vollständiger Stase nicht nur im Verbrennungsareal, sondern in allen wesentlichen Organen auftreten. Neben der Abnahme der Myokardfunktion sind als Schockorgane Niere, Lunge und Leber gefährdet.

Klinik. Hyperthermie, Blässe, kalte Akren, normotone Tachykardie oder hypotone Bradykardie, Durstgefühl und Unruhe deuten einen drohenden Schock an. Der eigentliche Schock ist gekennzeichnet durch kalte Akren, schweißbedeckte Haut, Tachykardien über 100 Pulsschläge/min, Hypotonie <100 mg Hg ($\approx 13,3$ kPa; Lebensgefahr bei <70 mm Hg $\approx 9,3$ kPa). Die Patienten sind unruhig und haben Brechreiz. Singultus, klonische Krämpfe und Erbrechen sind ungünstige Symptome. Die durch den Plasmastrom aus den Gefäßen in das Gewebe besonders in den ersten 48 h bedingte Oligämie führt zur Verminderung der Sauerstoffversorgung vor allem in Gehirn, Nieren, Leber, Muskeln und Gastrointestinaltrakt. Die Nierenfunktion kann akut versagen (Anurie), so daß harnpflichtige Substanzen retiniert werden und unbehandelte Patienten nach einigen Tagen an Urämie sterben können.

Verlauf. Gefürchtete Komplikationen aller Verbrennungen sind auch heute noch Wundinfektionen. Dabei ist bakterielle Besiedlung der Verbrennungsherde durch grampositive Keime wie Staphylokokken oder auch Streptokokken, aber auch besonders durch gramnegative Keime möglich. Die Endo- und Exotoxine der Bakterien lösen ebenfalls Schocksymptomatik aus; bakterielle Wundbesiedlung kompliziert die Abheilung der Hauterscheinungen.
Wunddiphtherie und *Scharlach* (oft verwechselt mit skarlatiniformen Exanthemen bei Verbrennungen im Kindesalter, ausgelöst durch Toxine) waren früher gefürchtete Komplikationen und werden heute in der antibiotischen Ära kaum noch gesehen, sollten aber den Ärzten bekannt bleiben. Nach wie vor gefürchtet sind Magen- und Duodenalgeschwüre mit teilweise unstillbarer Hämorrhagie, die auf die durch Oligämie bedingte Stase und die durch Zellverfall in der Haut freiwerdenden gewebsaktiven Mediatoren zurückgehen. Andere Komplikationen sind Bronchitiden und Bronchopneumonien.

Prognose. Sie hängt erheblich von Intensität und Ausdehnung der Verbrennung ab. Verbrennungen von $<5\%$ der Körperoberfläche sind meist unbedenklich. Neben der Größe der Verbrennungsfläche sind Verbrennungsschock und Wundinfektionen die wesentlichen prognostischen Faktoren. Kritisch sind Verbrennungen $>20\%$ Körperoberfläche beim Erwachsenen und $>10\%$ beim Kind. Getrübt wird die Prognose weiterhin durch höheres Lebensalter, Organ- und Kreislaufkrankheiten, Gravidität oder Puerperium.

Therapie. Sie richtet sich nach Ausdehnung und Schwere der Verbrennung. Besondere Aufmerksamkeit erfordert die Behandlung von Verbrennungen bei Kindern. Um vor Überraschungen sicher zu sein, sollte jedes Kind mit einer Verbrennung $>10\%$ und jedes Kleinkind mit einer Verbrennung von $>5\%$ der Körperoberfläche unverzüglich in ein Krankenhaus gebracht werden. Verbrennungen bei Erwachsenen

>10–15% sollten ebenfalls klinisch behandelt werden. Die örtliche Behandlung soll den natürlichen Heilungsablauf fördern, ein günstiges funktionelles Resultat erreichen und Sekundärinfektionen verhüten.

Innerlich. Die Therapie des akuten Verbrennungsschocks ist in schweren Fällen eine Angelegenheit von Verbrennungszentren, wie sie sich z.B. in Bochum, Ludwigshafen und Nürnberg befinden[1]. Gleich nach dem Unfall soll, abhängig vom Ausmaß und Schweregrad der Verbrennung, mit einer Volumensubstitution begonnen werden (Schockprophylaxe). Da in den ersten 8–16 h die Flüssigkeitsverluste am größten sind, muß in diesem Zeitraum ausreichend Volumen durch Dauertropfinfusion ersetzt werden; bei Verbrennungen von <20% kann die Flüssigkeit auch peroral gegeben werden. Die Menge muß nach der vorliegenden Situation ermittelt werden. Dazu bieten sich die Allgöwer- oder Evans-Regel und das Dubois-Normogramm an. Die Zusammensetzung der Infusionslösung sollte sich nach den Empfehlungen der International Society for Burn Injuries richten.

Ausgedehnte drittgradige Verbrennungen und starke Ödeme werden mit Infusionslösungen nach einer modifizierten Brouk-Formel über einen zentral-venösen Zugang betreut. Der Infusionsbehandlung liegen klinische Gesichtspunkte, Befunde stündlicher Urinausscheidungen und die mehrfach am Tage gemessenen Hämatokritwerte zugrunde. Hinzu kommt die Überwachung von Säure-Basen-Gleichgewicht, Leber- und Nierenfunktion. Abhängig von der Blutgasanalyse muß notfalls eine antazidotische Therapie hinzukommen. Die Puffermengen, z.B. Natriumdikarbonat, berechnen sich nach entsprechenden Formeln.

Äußerlich. Als Erste-Hilfe-Maßnahmen, die der Patient häufig selber vornehmen kann, kommen Abspülungen der verbrannten Areale mit kaltem Wasser in Frage. Anschließend notfalls trockene (sterile) Abdeckung bis zur weiteren ärztlichen Versorgung.

Verbrennung 1. Grades. Unmittelbar nach der Hitzeeinwirkung wirken Einbringen oder Abspülen mit kaltem Wasser oder kühle feuchte Umschläge oft schmerzlindernd und bremsen ein eventuell entstehendes Ödem. Auch Einpudern mit indifferentem Talkumpuder oder Aufpinseln von Lotio alba lindert die Schmerzen durch kühlende Wirkung. Sonst Anwendung von Glukokortikoiden in Form von Lotionen, Cremes oder Gelen zur Vermeidung von Entzündung und Ödem. Wundgele, Wundgaze oder Sprühverbände sind entsprechende Lokaltherapeutika. Antibiotika oder sulfonamidhaltige Lokaltherapeutika sind nicht indiziert.

---

[1] Zentralinformation für die Bundesrepublik Deutschland, Leitstelle Brandbetten, Hamburg, Tel. 040/248 28 837

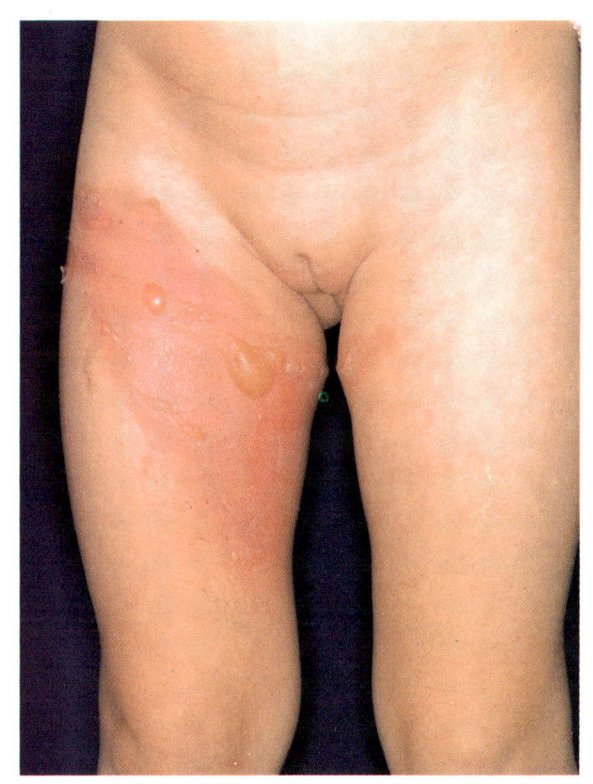

Abb. 13.4. Verbrühung 2. Grades

Verbrennung 2. Grades. Brandblasen sollten nicht eröffnet, höchstens zur Druckentlastung steril abpunktiert werden, da die intakte Blasendecke besten Schutz vor Sekundärinfektion gewährt. Außerdem sind nach Abtragen der Blasendecke die Wundfläche wesentlich schmerzhafter. Erosive Flächen werden durch sterile, mit Metall bedampfte, gut saugende Folien (Metalline) bis weit in die gesunden Hautbezirke abgedeckt. Stehen diese Folien nicht zur Verfügung, können fetthaltige Gazeverbände angewandt werden (Branolind Salbenkompressen, Lohmatuell, Sofratuell). Werden Externa direkt aufgetragen, sollten die Salbengrundlagen keine Schmerzen auslösen. Gefürchtet sind Wundinfektionen durch gramnegative Keime (Pyocyaneus, Klebsiellen, Proteus) und durch Streptokokken. Erreger- und Resistenzbestimmungen sind fortlaufend durchzuführen. Bei Keimresistenz ist Übergang auf Silbersulfadiazin-Lokaltherapeutika (Flammazine Creme) möglich.

In ödemgefährdeten Arealen, wie Gesicht und Genitale, können zur ersten Wundversorgung auch glukokortikosteroidhaltige Cremes, Schäume oder Lotionen verwendet werden. Auf Sekundärinfektion ist zu achten.

Verbrennung 3. Grades. Die örtliche Therapie gleicht der Behandlung von Verbrennungen 2. Grades, zumal oft fließende Übergänge vorliegen. Chirurgische Maß-

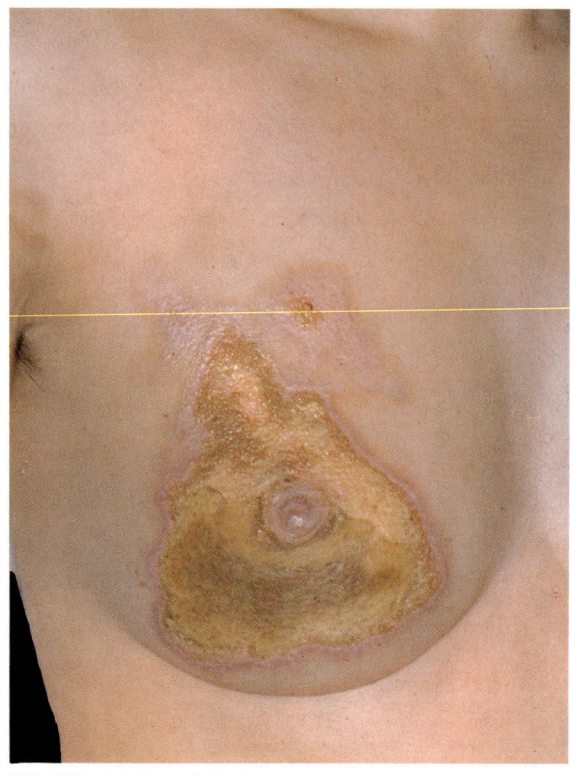

Abb. 13.5. Verbrühung 3. Grades

Eine nekrolytische Lokalbehandlung mit eiweißabdauenden Präparaten kann hinzukommen: Streptokinase-Streptodornase in Lösungen, Schleim oder Gel (Varidase), Fibrinolyse oder Desoxyribonuklease (Fibrolan), kollagenolytische Enzyme aus Clostridium histolyticum (Iruxol).

Zusätzliche Behandlungsmaßnahmen

Schmerzbekämpfung. Pethidinderivate (Dolantin) sollten verabfolgt werden, dagegen keine Morphiumpräparate.

Tetanusprophylaxe. Sie ist bei jeder Form der Verbrennung mit Eröffnung der Epidermisoberfläche indiziert, sofern kein ausreichender Impfschutz mehr besteht.

Herztherapie. Bei schweren Verbrennungen, besonders bei älteren Menschen.

Antihypotonika. Diese sind wegen der ohnehin maximalen Katecholaminausschüttung nicht indiziert.

Glukokortikoide. In Form wäßriger Präparate nur bei Sonderindikationen.

Antibiotikaprophylaxe. Sie wird generell abgelehnt.

Antibiotikatherapie. Nur bei Sekundärinfektion und nach Erregerresistenzbestimmung.

Therapie der latenten Schockphase (katabole Intermediärphase). Die sich der akuten Phase anschließende katabole Phase erfordert aufgrund der oft erstaunlich hohen Kalorienverluste dementsprechende bis zu 7000 kcal reichende Substituierung. Diese Kalorien müssen enteral oder auch parenteral zugeführt werden. Bei schwersten Verbrennungen kann die Gabe von Albumin-Gammaglobulin und Vollblut notwendig sein.

Therapie von Infektionen. Die Antibiotikatherapie kann bei septisch-toxischen Verläufen einen zentralen Anteil in der Behandlung einnehmen. Die Infektionserreger sind häufig gramnegative Keime wie Pyocyaneus (süßlicher Apfelgeruch), Proteus mirabilis, aber auch resistente Staphylokokken- und Streptokokkenstämme. Erreger- und Resistenzbestimmungen gehören zur täglichen Betreuung von Verbrennungspatienten.

Neben der bakteriellen Besiedlung spielen auch Pilzinfektionen eine große Rolle, da sie gelegentlich letale Komplikationsfaktoren darstellen können. Candidaalbicans-Sepsis ist gefürchtet; eine fortlaufende Kontrolle verbrannter Hautareale von Mundhöhle, Sputum und Stuhl ist angezeigt.

Phosphorverbrennungen (Phosphorbrandbomben). Hier gesellt sich zur Hitzeeinwirkung die Phosphor-

nahmen spielen in diesem Verbrennungsstadium eine wesentliche Rolle. Das tote Gewebe wird, entgegen dem sonstigen chirurgischen Vorgehen nicht sofort abgetragen, sondern über Tage und Wochen lang stehengelassen. In den modernen Verbrennungsabteilungen wird zunächst ein konservatives Vorgehen beibehalten, d.h. geschlossene Wundbehandlung mit sterilen Verbänden; Unterstützung der Nekrolyse durch enzymhaltige Präparate und chirurgisches Débridement. Der Nachteil der Frühexzision um den 3. bis 5. Tag nach dem überwundenen Schock sind Blutverlust, erneute hypovolämische Schockgefahr, Narkoserisiken und Schaffung von weit ausgedehnten Wundflächen mit oft nur begrenzter Möglichkeit zur sofortigen Deckung. Spalthautlappen, Mesh-graft-Techniken, Homo- und Hetero- sowie Xenotransplantate sind verschiedene Möglichkeiten. Andere semikonservative Verfahrenstechniken, wie die tangentiale laminare Exzisionstechnik nach Janzekovic mit schichtweiser Nekroseabtragung durch Thiersch-Messer, bieten sich an.

Die früher viel geübte örtliche Behandlung mit koagulierenden oder adstringierenden Maßnahmen wie 2- bis 5%iger wäßriger Tanninlösung wird heute nicht mehr befürwortet, ebenso nicht die früher übliche Auftragung von 0,25- bis 0,5%iger wäßriger Silbernitratlösung.

wirkung, solange Luft an die Wunden herantritt. Darum luftabschließende Behandlung, wobei sich zunächst Öl, dann Bäder mit 2%igem Kupfersulfatzusatz zur Inaktivierung des Phosphors bewährt haben.

Kältebedingte Hautschädigungen

Congelatio

Synonym. Erfrierung

Definition. Unter einer Erfrierung versteht man die Abkühlung des Körpers oder von Körperteilen durch Kälte (Temperaturen $<0°$ C).

Vorkommen. Häufig. Charakteristische Erkrankung, die meist beim alpinen Sport (kleine Erfrierungen an Ohren, Fingern, Nase, Zehen), aber auch in der Landwirtschaft auftritt.

Ätiologie und Pathogenese. Eine Erfrierung ist einerseits abhängig von der Intensität der Kälte, der Dauer ihrer Einwirkung und der Luftfeuchtigkeit, andererseits von dem Körperschutz, den die Kleidung liefert, und dem Ausmaß der Körperbewegung, das dem Kälteeinfluß entgegenwirkt. Erfrierungen beginnen im Bereich der Gefäßendstrombahnen, also der äußersten Körperpartien, so an Fingern, Zehen, Nase und Ohren, pflanzen sich mit Zunahme des Kälteeinflusses auf Hände und Füße, danach weiter auf die Extremitäten fort und können schließlich den ganzen Körper betreffen, was Erfrierungstod bedeutet. Der Körper ist dann hartgefroren und starr. Erhöht wird die Erfrierungsgefahr durch Akroasphyxie, Hand- und Fußschweiß, feuchte, abschnürende und nicht ausreichend isolierende Bekleidung, körperliche Überanstrengung, Erschöpfung, Alkoholzufuhr oder Blutverlust.
Pathophysiologie. Der Grad der Gewebeschädigung durch die Kälteeinwirkung hängt von der Dauer der Kälteexposition und vom Grad der Temperaturverminderung ab. Im Gegensatz zur Hitzeeinwirkung kommt es aber nicht zu einer Eiweißkoagulation. Schon bei einer Umgebungstemperatur von 16–20° C verliert der unbekleidete Mensch fortlaufend Wärme. Die ersten Zeichen der Unterkühlung sind Kältegefühl und Kontraktur der Mm. arrectores pilorum (Gänsehaut). Durch die Kälteeinwirkung kommt es zur Ausschüttung histaminartiger Substanzen, die alle weiteren exsudativ-entzündlichen Phänomene bedingen: Vasodilation, erhöhte kapilläre Durchlässigkeit, Entzündung, Verlangsamung des Blutkreislaufs, Sauerstoffmangel und Nekrosen. Congelatio ist stets eine Summationswirkung von Kälteeinfluß und Ischämie. Ob eine wirkliche Eiskristallbildung im Gewebe zustande kommt und welche Bedeutung sie hat, ist nicht sicher bekannt.

Ähnlich wie die Verbrennung kann auch die Erfrierung in 3 Grade unterteilt werden:

1. *Dermatitis congelationis erythematosa*
2. *Dermatitis congelationis bullosa*
3. *Dermatitis congelationis escharotica*

Sonderstellungen nehmen die Schäden durch Lawinen oder Schiffsunglücke ein. Hier gibt es die Unterkühlung und den sogenannten Scheintod. Unterkühlungen von $<22°$ C Körpertemperatur sind irreversibel. Temperaturen von $<20°$ C im Mastdarm zeigen den Tod durch Wärmeverlust an.

Klinik
Erfrierung 1. Grades. Der geringste Grad an Erfrierung zeichnet sich durch ischämische Kontrakturen der Hautgefäße aus. Die Haut wird weiß und gefühllos, die angefrorenen Teile sind schmerzhaft. Nach rascher Kälteausschaltung erfolgt Übergang in ein lebhaft juckendes Erythem, das nur flüchtige Folgen hat und bald von normaler Hautbeschaffenheit abgelöst wird.

Erfrierung 2. Grades. Sie entsteht nach tiefergreifenden Kälteexpositionen. Nach Wiedererwärmen des Gewebes bilden sich seröse oder hämorrhagische subepidermale Blasen.

Erfrierung 3. Grades. Noch intensivere Kälteeinwirkung führt kurze Zeit später zur Gewebenekrose. Die erstarrten Körperteile werden blauschwarz, hart und unempfindlich. Danach entwickelt sich entweder das prognostisch günstigere Bild der trockenen Nekrose (Mumifikation) in Form eines braunschwarzen lederartigen Schorfs, oder es kommt unter bakteriellem Einfluß zur feuchten Nekrose (Gangrän). Die Gewebenekrose wird vom gesunden Gewebe her durch De-

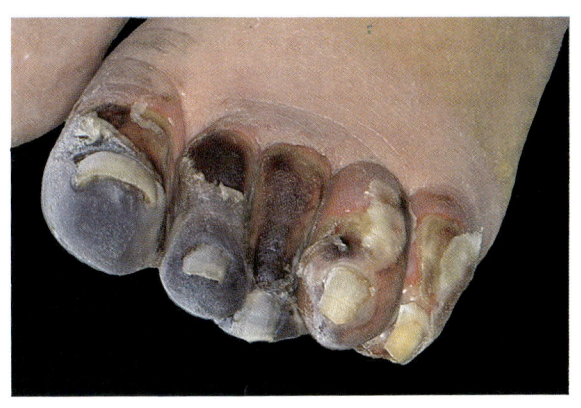

Abb. 13.6. Erfrierung 3. Grades

markation (demarkierende Entzündung) abgegrenzt oder abgestoßen. Bis zur spontanen Abstoßung von Gliedmaßenabschnitten wie Zehen oder Fingern vergehen viele Monate.

Symptome. Allgemeinerscheinungen fehlen gewöhnlich; jedoch haben die resultierenden Schäden an den tiefen Gefäßen, Muskeln, Knochen und Nerven auch später noch subjektive Beschwerden, abnorme Kälteempfindlichkeit und Wetterfühligkeit zur Folge.

Verlauf. Die Prognose wird durch das Ausmaß der Erfrierung bestimmt. Gravierend wirken sekundäre Infektionen, ebenso Alkohol, weil durch die Gefäßerweiterung die allgemeine Unterkühlung rascher voranschreitet und zum Erfrierungstod führen kann.

Therapie
Innerlich. Zur allgemeinen Körpererwärmung werden warme und heiße Getränke (Tee, Kaffee, Alkohol) gegeben. Medikamentöse Unterstützung zur Gefäßdilatation durch verschiedene Medikamente: Carbamoylcholinchlorid (Doryl), Acetylcholin, Tolazolin-HCl (Priscol), β-Pyridilmethanol (Ronicol), Kallidinogenase (Padutin), Dihydroergotaminmischpräparate (Hydergin), Pentoxifyllin (Trental), auch als Infusion.
Äußerlich. Wiederbelebung der erfrorenen Gewebe vom Gesamtkörper her durch allgemeine Erwärmung, wobei die erfrorenen Partien zunächst relativ kühl gehalten und nicht durch überheiße Bäder oder überheiße Wärmelichtbögen erwärmt werden sollten. Die plötzliche Erwärmung der erfrorenen Körperteile ist kontraindiziert, da zwischen dem Sauerstoffbedarf des wiedererwärmten Gewebes und der Sauerstoffzufuhr ein Mißverhältnis mit Vertiefung der örtlichen Gewebeschädigung zustande kommt.
Wärmezufuhr durch Bäder mit einer Wassertemperatur von maximal 35° C, Lichtbögen mit Temperaturen zwischen 30–40° C oder warme Umschläge. Die Lokalbehandlung entspricht sonst der nach Verbrennungen. Bei Erfrierungen 3. Grades ist es wichtig, Mumifikationen anzustreben. Deshalb keine feuchten Verbände, vielmehr Puderbehandlung, eventuell antibiotische Puder. Erst nach Demarkation kommen chirurgische Maßnahmen in Frage. Frühamputationen im gesunden Gewebe sind bei feuchter Gangrän mit drohender Sepsis zu erwägen.

Perniones

Synonyme. Pernionen, Frostbeulen, Perniosis

Definition. Frostbeulen kommen bereits durch Kälteeinwirkung, die nur wenig unterhalb der Zimmertem-

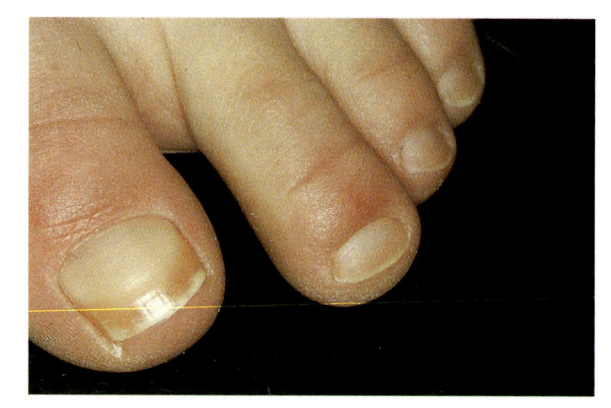

Abb. 13.7. Pernionen (Frostbeulen)

peratur zu liegen braucht, zustande und haben periphere funktionelle Gefäßstörungen wie Akroasphyxie als Voraussetzung. Es handelt sich um bläulichrote, ödematöse, oft kissenartig umschriebene oder mehr diffuse, unscharf begrenzte, knotenförmige entzündliche Schwellungen, die bei Erwärmung intensiv jucken oder schmerzhaft brennen und wegen der wärmebedingten Hyperämie zinnoberrot werden.

Vorkommen. Vor allem im Frühjahr und im Herbst. Bevorzugt betroffen sind jugendliche Menschen mit Akrozyanose, hauptsächlich bei Arbeiten im Freien in den frühen kalten Morgenstunden, z. B. bei der Feldbestellung oder nach Aufenthalt in feuchtkalten Räumen. Frauen erkranken häufiger als Männer; die Patientinnen weisen oft vegetative Störungen an den Akren auf, so Akrozyanose, Cutis marmorata, Erythrocyanosis crurum puellarum oder Hyperhidrosis.

Ätiologie. Von Bedeutung sind Temperaturen wenig über 0° C bei größerer Luftfeuchtigkeit. Darüber hinaus handelt es sich um ein Zusammenspiel von vegetativ gestörter Gefäßfunktion mit erniedrigten Temperaturen, deren Einflüsse bereits in den naßkalten Zeiten des Herbstes und Frühlings zustande kommen. Auslösend wirkt eine mangelhafte Anpassung an die Temperaturbedingungen in Zeiten mit schroffem Wechsel zwischen warm und kalt. Begünstigend wirken zu enges Schuhwerk, dünne Strümpfe, enge Handschuhe und Nässe oder unzureichende Kleidung beim Sport. Frauen, die in kalten Küchen (Steinfliesen) oder Metzgerläden (Kälte, Nässe) arbeiten, neigen zu Pernionen, ebenfalls Menschen mit neurovegetativen Störungen, beispielsweise nach Poliomyelitis.

Klinik. Frostbeulen finden sich hauptsächlich an den Dorsalseiten der Finger und Zehen, an den Unterschenkeln und Innenseiten der Knie oder an der weiblichen Brust; es sind bläulichrote, ödematöse, oft kissenartig umschriebene oder mehr diffuse, unscharf begrenzte knotenförmige entzündliche Schwellungen, die bei Erwärmung intensiv jucken, schmerzhaft brennen und wegen der wärmebedingten Hyperämie zinnoberrot werden. Pernionen können verschiedenes Aussehen haben und von kleinknotigen, follikulär gebundenen Papeln bis zu großen Knoten mit Hämorrhagien, blasiger Abhebung (*blasige Pernionen*) mit Übergang in Ulzeration (*ulzerierte Pernionen*) und Sekundärinfektionen reichen.

Histopathologie. Unspezifisch. Fibrosierende Entzündung im oberen Korium, Gefäßweitstellung, lymphohistozytäre Infiltrate und ödematöse Durchtränkung im oberen Korium. Bei blasigen Pernionen auch subepidermale Blasen, bei ulzerierten Pernionen infarktförmige Nekrose in oberen Korium und des darüberliegenden Epithels.

Symptome. Nicht selten juckendes Brennen, wenn der Patient in geheizte Räume kommt.

Verlauf. Bei Neigung zu Frostbeulen können bei entsprechenden Umweltbedingungen Perniones über viele Jahre lang auftreten, da sie Teil eines Konstitutionstyps sind. Im höheren Erwachsenenalter verlieren sich meist die Pernionenschübe. Die Prognose ist gut, sofern Kälteeinflüsse ferngehalten und die Zirkulationsstörungen verbessert werden.

Differentialdiagnose. Bei Sitz an Fingern und Handrücken ist an Chilblain-Lupus-Veränderungen zu denken. Die Unterscheidung von Erythema induratum Bazin, namentlich wenn die Hautveränderungen ulzeriert sind, kann bei Lokalisation an den Unterschenkeln unmöglich sein. Große nichtulzerierte Knoten an den Unterschenkeln können eine großknotige Sarkoidose (Morbus Boeck) sein. Frühlingsperniosis ist schwer von Erythema multiforme ohne Kokardeneffloreszenzen zu unterscheiden. Tritt die Frühlingsperniosis gehäuft bei einer gleichen klimatischen Faktoren ausgesetzten Arbeitsgruppe auf und fehlen Herpes-simplex-Infektionen oder andere virale oder bakterielle Infekte, ist die Differenzierung wiederum leichter.

Therapie
Innerlich. Förderung der Durchblutung mit dilatierend wirkenden Substanzen: Naftidrofuryl (Dusodril), Pentoxifyllin (Trental), Piribedil (Trivastal), β-Pyridilmethanol (Ronicol), Xantinolnikonitat (Complamin), Cinnarizin (Stutgeron) etc.
Äußerlich. Wichtigste allgemeine Maßnahme ist der Schutz vor feuchtkalten Umweltbedingungen sowie eine trockene, warme und isolierende Schutzkleidung. Hierzu zählen warme Schuhe, pelzgefütterte Stiefel, Wollstrümpfe, lange Hosen, weite Handschuhe, Vorwärmen des Bettes und Bettschuhe in der kälteren Jahreszeit. Hantieren in kaltem Wasser und kalter Nässe sind zu vermeiden. Bewährt haben sich Stützgehverbände und Kompressionsverbände, weil sie durchblutungsfördernd wirken und Kälteeinflüsse fernhalten.

Zufuhr von Wärme oder hyperämisierende Maßnahmen in allen Formen sind indiziert: warme Bäder mit Zusatz von Nikotinsäurebenzylester (als Mischpräparat Rubriment); Nikotinsäurebenzylester-Creme (Amasin); Nonylsäurevanillylamid und Nikotinsäurebutoxyäthylester (Finalgon); Heißluftkästen, Diathermie, Fangopackungen etc. Wechselbäder für ein Gefäßtraining sind nur mit Vorsicht anzuwenden. Bei starker Entzündung vorübergehend glukokortikoidhaltige Externa. Bei ulzerierten Pernionen Wundheilungstherapie, bei Sekundärinfektionen Wundreinigung, sonst Therapie wie bei Ulcus cruris.

Pernio follicularis

Typisches morphologisches Bild. Zahlreiche, dicht gestreute, lividrote, stecknadelkopfgroße perifollikuläre Papeln breiten sich über größere Hautareale wie die ganzen Unterschenkel, Oberschenkel und Glutäen oder die Streckseiten der Arme aus. Die Haare stehen wegen der Dauerkontraktionen der Haarbalgmuskeln senkrecht zur Haut (*Cutis anserina perpetua*). Oft entwickelt sich darüber hinaus eine follikuläre Hyperkeratose (Keratosis follicularis, Lichen pilaris). Subjektive Erscheinungen fehlen; die perifollikulären Pernionen können aber kosmetisch störend wirken. Bei anderen Patienten bleiben sie, abgesehen von hartnäckigem Juckreiz oder Brennen, unbemerkt. Pernio follicularis ist ein Prädispositionsfaktor für chronische, durch Bakterien oder auch Pilze bedingte Follikulitis.

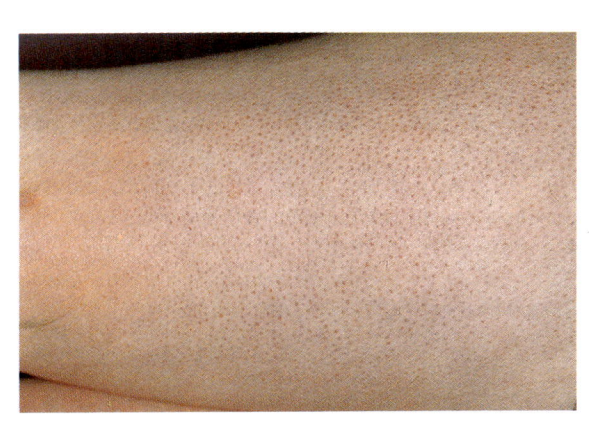

Abb. 13.8. Pernio follicularis

Akute Frühlingsperniosis

[Keining 1940]

Sie tritt besonders im Frühjahr bei jugendlichen Menschen mit Akrozyanose und bei Arbeiten im Freien bei feuchtkalten Temperaturen auf. Meist entstehen die Hauterscheinungen eruptiv. An Ohrrändern, Handrücken und Unterarmen sowie an den Unterschenkeln kommt es in symmetrischer Aussaat zu linsengroßen Erythemen oder flach erhabenen geröteten Papeln. Nicht selten erinnern die Erscheinungen an ein Erythema exsudativum multiforme, ohne daß sie zu blasigen Formen neigen. Frühlingsperniosis tritt in kleineren Endemien bei Menschen auf, die gleichen Umweltbedingungen ausgesetzt sind. Einige Autoren fassen die Frühlingsperniosis als eine Variante der polymorphen Lichtdermatose auf.

Herbstperniosis

Sie tritt bei herbstlichen Temperaturen auf. Ihr Hauptsitz sind die Unterschenkel und Füße, da sie bei den Patienten auftreten, die häufig in schlecht geheizten feuchtkalten Räumen arbeiten.

Kälteurtikaria

Kryoglobulinämie

Kälteagglutininkrankheit

Kältepannikulitis

Seltenes Krankheitsbild, fast nur bei sehr adipösen Frauen. Nach umschriebener Kälteeinwirkung kommt es nach 48 h zu Erythema-nodosum-artigen, schmerzhaft entzündlich-geröteten kutan-subkutan gelegenen Infiltraten. Reiten in feuchtkalter Jahreszeit mit ungenügend isolierender Kleidung führt, besonders bei Frauen, zu Kältepannikulitis am lateralen Gesäß und an den Seiten der Oberschenkel.
Prädilektionsstellen für diese Pannikulitis sind Gesäß, Hüften, Oberschenkel, Mammae oder auch Hals und Doppelkinn.
Histologisch zeigt sich eine Fettgewebsentzündung, die auch experimentell durch Auflegen eines Eisstückchens ausgelöst werden kann.
Unter der Bezeichnung *Adiponecrosis e frigore* wurde über derartige Kältepannikulitiden berichtet.

Kältepurpura

Das Krankheitsbild ist selten. Betroffen sind meist Frauen. Kältepurpura kann experimentell ausgelöst werden. Klinisch kommt es an den akroasphyktischen Extremitäten zu linsengroßen, vielfach follikulär gebundenen petechialen Blutungen, die eine netzförmige Anordnung (entsprechend einer Cutis marmorata) aufweisen können.
Ätiologisch kommen Kälteagglutinine und Kryoglobuline in Betracht, während Thrombozyten, Gerinnungsfaktoren und Rumpel-Leede-Zeichen unauffällig sind.

Hautschädigungen durch Elektrizität

Hautverletzungen sind durch *elektrischen Strom* oder durch *Blitzschlag* möglich.

Elektrischer Strom

Elektrische Verbrennungen. Sie entstehen durch Einwirkung von Joule-Wärme, z. B. am Flammenbogen, durch entzündete Kleidungsstücke oder durch heiße Metalle, und unterscheiden sich nicht von Verbrennungen durch Hitze.

Typische elektrische Hautschädigungen. Sie werden durch elektrisch-mechanische Vorgänge erzeugt. Während bei Niederspannungsunfällen Hauterscheinungen meist fehlen, kommt es bei Hochspannungsunfällen und durch Blitzschlag an den Stromeintritts- und Austrittsstellen je nach Stommenge zu verschieden großen *Strommarken*. Diese sind von der Stromintensität abhängig. Entweder findet man eine scharf abgesetzte, streifige oder punktförmige, weißlich-glänzende oder auch schwärzliche Erhebung oder Einsenkung, oder aber nach starker Stromeinwirkung, tief ausgestanzte oder stichartige Defekte, Verschorfung oder Ulzerationen. Auf der Haut getragene metalli-

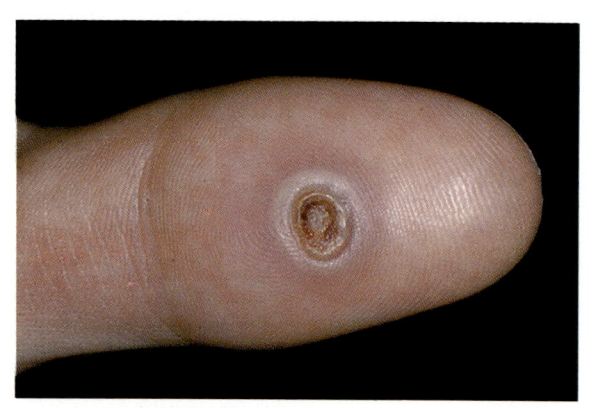

Abb. 13.9. Strommarke

sche Gegenstände wie Ringe, Ketten, Armbänder und Uhren, aber auch metallische Endoprothesen können zu Schmelzdefekten an der Haut, am Bindegewebe bzw. am Knochen führen oder durch Imprägnation der Haut mit Metalloxiden *Schmelzspuren* hinterlassen, auch bei der Iontophorese zur Behandlung der Hyperhidrosis. Unter *Metallisation* versteht man die bräunliche oder schwärzliche Verfärbung der Haut in der Umgebung der Elektrode durch elektrolytische Zerstäubung von Elektrodenmetallteilen.

Blitzschlag

Physikalische Grundlagen. Ein Blitz entsteht zwischen zwei Ladungsbezirken in Gewitterwolken. Er beginnt mit einem Abwärtsblitz, der stufenweise von den Wolken zur Erde wächst und den Blitzkanal, das ist der leitende Pfad des Blitzstromes, herstellt. Hat die Vorentladung einen Kontakt zum Erdboden gefunden, kommt es zur Hauptentladung. Diese verläuft in entgegengesetzter Richtung, also von der Erde zu den Wolken hin. Die wiederum aus den Wolken kommenden Nachladungen gelangen über den gleichen Kanal zur Erde. Durch die explosionsartige Ausdehnung der Luft im Blitzkanal kommt es zu den Schallwellen des Donners. Sowohl der Abwärtsblitz als auch die Hauptentladung können einen Menschen treffen. Abwärtsblitze sind am häufigsten. Innerhalb von Bruchteilen einer Sekunde entstehen Ströme von mehreren 10 000 A, am Menschen wird eine Spannung von mehreren 100 000 V erreicht. Durch einen Gleitüberschlag fließt der größte Teil des Blitzstromes an der Außenseite des Körpers ab. Durch Kleidung und Hautgewebe entsteht ein Widerstand, so daß über den Körper nur noch ein Strom von wenigen Ampère fließt. Durch derartige Überschlagseffekte kann es zum Überleben der direkt vom Blitz getroffenen Menschen kommen. Viel gefährlicher ist der Einschlag eines Aufwärtsblitzes, der hauptsächlich am Berggipfel vorkommt. Dabei kommt es nicht zu dem lebensrettenden Überschlag des Blitzes. Mögliche Todesursache bei Blitzunfällen sind Herzstillstand, Atemstillstand, Verbrennungen von Haut und inneren Organen, Frakturen, mechanische Zerreißungen innerer Organe, insbesondere des Gehirns oder ausgedehnte Blutungen.

Prophylaxe bei Gewittern. Außerhalb von Gebäuden ist ein Auto die beste Zufluchtstätte (Faraday-Käfig). Fahrzeuge mit Kunststoffdächern schützen ungenügend. Im Freien besteht der beste Blitzschutz in einer Hockstellung mit eingezogenem Kopf und enggeschlossenen Füßen, um den Erdboden nur mit einer kleinstmöglichen Fläche zu berühren; die Hände sollen den Boden nicht berühren. Bei Blitz nicht unter Bäumen stehen. Bei Gewittern Fernsehantennen oder Netzstecker der Fernsehgeräte herausziehen. Bei Gewitter nicht telefonieren, da auch Telefonleitungen Ziele für Blitzeinschläge sind.

Klinik. Bei Blitzschlag finden sich nicht selten von der Stromeintrittstelle ausgehende bizarre, verästelte, farnkrautartige oder trockene nekrotische Hautveränderungen, *Blitzfiguren*. Die Stromaustrittstelle markiert sich ebenso durch recht unterschiedliche Hautveränderungen, die von Erythemen bis zu nekrotisch verkohlten Zerstörungen reichen. Die blitzgetroffene Haut ist meist unempfindlich und schmerzfrei. Da der elektrische Strom das Gewebe oft stärker schädigt als unter der intakten Haut vermutet wird, verzögert sich die Abheilung nicht selten erheblich. Obgleich Entzündungen, sekundäre Infektionen und Fieber fehlen, kommt die Abheilung nur langsam zustande.
Allgemeinsymptome bei elektrischer Verbrennung oder Blitzschlag hängen vom Ausmaß der einwirkenden Energie ab. Eine direkte Folge des durch den Körper fließenden elektrischen Stromes sind Kammerflimmern, Herzstillstand, Nerven- und Rückenmarksschädigung, Hirnödem, Seh- und Hörstörungen, Atemstillstand, Anurie und Hämoglobinurie.

Histologie. Unspezifisch. Auffällig sind die starke ödematöse Durchtränkung, die Weitstellung der Gefäße und Koagulationsnekrosen.

Prognose. Günstig, sofern der Verunglückte die ersten Stunden überlebt.

Therapie
Innerlich. Bei schweren Unfällen (nach Starkstrom und Blitzschlag) wird sofortige Einweisung in eine Überwachungsstation empfohlen. Besondere Aufmerksamkeit gilt Herz, Kreislauf und Nieren. Die Behandlung Blitzverletzter entspricht einer kardiopulmonalen Wiederbelebung.
Äußerlich. Möglichst konservative Trockenbehandlung (Gele, Puder); sonstige Maßnahmen wie bei Verbrennungen.

Chemische Hautschädigungen

Cauterisatio

Synonym. Verätzung

Eine Unzahl chemischer Stoffe kann durch Kontakt Hautschäden verursachen. Vor allem handelt es sich um Ätzwirkungen bestimmter Chemikalien. Ihr klini-

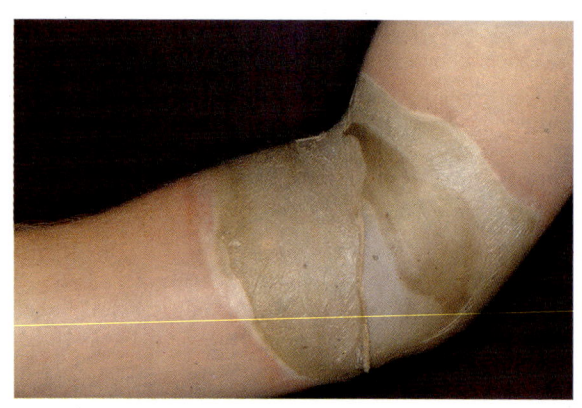

Abb. 13.10. Verätzung 3. Grades durch Essigsäure

sches Bild ist die Verätzung. Sie ist in erster Linie abhängig von der Konzentration der ätzenden Substanz, ihrem Aggregatzustand und ihrer Einwirkungsdauer. Auch die Dicke der Hornschicht ist von Bedeutung. Verätzungen stellen meistens *Berufsunfälle* (gewerbliche Verätzungen) oder *Haushaltsunfälle* (besonders bei Kleinkindern) dar. Die Art der Noxe bestimmt die Zelleiweißveränderung. Verätzungen kommen auch als Artefakte vor.

Säuren. Hier kommt es durch Eiweißfällung zur *Koagulationsnekrose*. Da die Säure bei diesem Vorgang oft rasch völlig neutralisiert ist, sind Ätzungen durch Säuren meist oberflächlich und scharf begrenzt. Die Ätzschorfe wirken pergamentartig. Ihre Farbe wird durch die Art der einwirkenden Säure bedingt. So führt Schwefelsäure zunächst zu einer weißen Verquellung, später zu braunen bis schwarzen Schorfen. Nach Salpetersäure finden sich gelbliche Schorfe (Xanthoproteinreaktion). Salzsäure induziert bizarre schmutzig-weiße Schorfe, Flußsäure tiefe, gelbgrünliche Ätzschorfe, Pikrinsäure schmutzigbraune Schorfe in gelb verfärbtem Hautareal, Karbolsäure zunächst weißliche, später bräunliche Ätzschorfe. Auch organische Säuren wie Ameisensäure, Trichloressigsäure, Milchsäure, Zitronensäure oder Oxalsäure können in höheren Konzentrationen nekrotisierende Wirkungen entfalten. Verätzungen durch konzentrierte Entkalkungslösungen werden oft im Haushalt verursacht.

Alkalien. Natronlauge, Kalilauge, Ammoniak, Kalkstickstoff, Kalk und kalkhaltige Verbindungen wie Zement, Thomasmehl, Karbid und Kaliumpermanganat führen zur Eiweißauflösung unter Bildung von Alkalialbuminaten. Hier führt die Auflösung der Zelleiweiße zur *Kolliquationsnekrose*, die den eindringenden alkalischen Noxen weitere Ausbreitung erlaubt. Die Hautschäden sind in diesem Fall nicht nur auf den Bezirk der Einwirkung begrenzt, sondern pflanzen sich auf die angrenzenden Hautareale und zur Tiefe hin fort. Der Ätzschorf selbst ist von weicher Konsistenz, wirkt gequollen oder gallertig und färbt sich später bräunlich (Hämoglobinumwandlung). Die Verätzungen sitzen immer nur an den unmittelbar betroffenen Stellen, von denen aus aber Abrinnspuren zustande kommen, die für das Bild typisch sind. Laugenverätzungen kommen häufig in Industriebetrieben vor, besonders in der Seifenindustrieherstellung.

Verlauf. Naturgemäß sind in erster Linie alle unbedeckten Körperregionen betroffen. Nach Ausbildung des Ätzschorfes vergehen viele Stunden oder auch mehrere Tage, bis eine reaktive Entzündung in Form von Rötung und Schwellung auftritt. Erst dann folgt Demarkation des nekrotischen Hautbereiches, der sich abstoßen muß, um sekundäre Wundheilung mit Granulation und Epithelisierung möglich zu machen. Tiefe Verätzungen können zu entstellenden, funktionsbehindernden Narben und Keloiden führen. Die Narbenbildung nach Alkaliverätzungen ist generell intensiver als nach Säuren. Sekundärinfektionen pflegen den Heilungsverlauf und das Heilungsresultat wesentlich zu komplizieren. Verätzung kann auch mit Allgemeinerscheinungen verbunden sein. Organschädigungen durch Resorption sind nicht ausgeschlossen, so beispielsweise Nierenschädigung nach ausgedehnter Phenolverätzung.

Therapie
Innerlich. Im Bedarfsfall Glukokortikoide und Diuretika.
Äußerlich. Abspülung und Verdünnung der Ätzstoffe mit reichlich Wasser. Neutralisationsversuche sind meist ohne Vorteil. Höchstens bei Phenol kommt Alkohol (30–50% äußerlich) als Antidot in Frage. Bei Flußsäureverätzung wird baldige Exzision empfohlen. Die reaktive Entzündung kann durch äußerliche Anwendung von Glukokortikoiden abgemildert werden. Weiteres Vorgehen wie bei chronischen Ulzerationen eventuell mit enzymatischer Ablösung der Ätzschorfe (Fibrolan, Iruxol, Varidase), Wundbehandlung und zur Keloidprophylaxe Nachbehandlung mit heparin- bzw. heparinoidhaltigen Salben (Hirudoid, Lasonil).

Hautschäden durch Kampfstoffe

Die nekrotisierende Wirkung von Kampfstoffen ist allgemein bekannt, so die von *Lost* (Gelbkreuz), einem Chlordiäthylsulfid. Etwa 2 h nach dem Kontakt stellt sich eine entzündliche Rötung ein, nach 1–2 Tagen zeigt sich eine blasige Abhebung. Nach 8–10 Tagen reißen die Blasen ein und lassen eine schmierig belegte, nekrotische Wundfläche mit außerordentlich schlechter Heilungstendez zutage treten, die Sekundärinfektionen leicht zugänglich ist. Da Kampfgift außerordentlich schnell eindringt, ist eine Entgiftung durch Chloramin nur in den ersten Minuten nach Kontakt aussichtsreich.

Lewisit wirkt ähnlich, jedoch rascher. Der Verlauf ist günstiger. Zur Hautentgiftung eignen sich oxydierende Mittel und Dimercaprol (BAL = British-Anti-Lewisit = 2, 3-Dimercaptopropanol).

Hautkrankheiten durch ionisierende Strahlen

Radiodermatitis acuta und Radiodermatitis chronica

Es handelt sich um zwei morphologisch verschiedene Folgen nach Einwirkung ionisierender Strahlen auf die Haut. Als solche kommen in Frage: Grenzstrahlen, Röntgenstrahlen, γ-Strahlen, die von radioaktivem Kobalt oder Radium emittiert werden, seltener β-Strahlen, die von dem heute nicht mehr benutzten radioaktiven Strontium ausgehen und schließlich α-Strahlen bei dem heute ebenfalls nicht mehr üblichen Thorium X als Hauptquelle. Radium- und Röntgenstrahlen sind die hauptsächlich in Frage kommenden Strahlenarten. Strahlenunfälle in der Rüstungsindustrie, wie Atomkraftwerken und durch leichtsinnigen Umgang mit strahlenden Elementen, meistens aus dem medizinischen Bereich, wurden in den letzten Jahren gehäuft beobachtet.

Radiodermatitis acuta. Diese, meist als *Röntgendermatitis acuta*, entwickelt sich akut nach einer Latenzzeit von einigen Tagen (6–12 Tage). Bestrahlungen mit >7 Gy führen zu Röntgenerythemen.

Radio- oder Röntgendermatitis 1. Grades. Abhängig von der verabreichten Strahlendosis kommt es im bestrahlten Feld zu einer Radio- oder Röntgendermatitis 1. Grades in Form eines düsterroten Erythems, später gewöhnlich gefolgt von einer diffusen oder fleckigen Hyperpigmentierung. Je nach Gewebehalbwertstiefe und Dosis (etwa 3,8 Gy) der verabfolgten Röntgenstrahlen resultiert eine vorübergehende Blockierung der Talgdrüsensekretion und eine befristete Alopezie. Der Haarausfall stellt sich 3 Wochen nach der Bestrahlung ein, das Wiederwachsen der Haare nach 4–12 Wochen. Diesen Effekt der Röntgenstrahlen hat man sich therapeutisch bei der temporären Röntgenepilation zunutze gemacht.

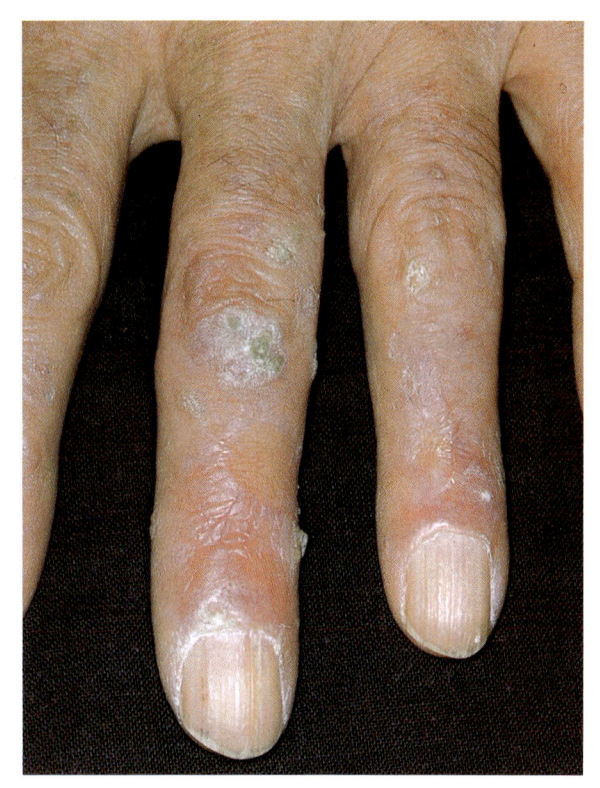

Abb. 13.11. Chronische Radiodermitis (Röntgenoderm) mit multiplen Röntgenkeratosen und Nageldystrophie bei einem Chirurgen

Radio- oder Röntgendermatitis 2. Grades. Größere Strahlendosen (>8–10 Gy) führen zu einer Radio- oder Röntgendermatitis 2. Grades, die mit entzündlicher Rötung, Ödem, Bläschen und späterem Nässen einhergeht. Hier resultiert im bestrahlten Bereich dauernder Verlust der Haare, Talgdrüsen und Nägel, größtenteils auch der Schweißdrüsen. Schon diese Strahlenmengen genügen, um bleibende Veränderungen zu verursachen.

Radio- oder Röntgendermatitis 3. Grades. Diese bedeutet eine akute toxische Strahlenschädigung mit primärer tiefer Gewebenekrose. Ihre unmittelbare Folge sind schmerzhafte Ulzerationen: *akutes Röntgenulkus* mit protrahiertem und schlechtem Heilungsverlauf, verbunden mit Spätfolgen.

Radiodermatitis chronica. Diese, auch *Radioderm* oder *Röntgenoderm* genannt, entwickelt sich als Spätfolge zwei Jahre bis Jahrzehnte nach der Bestrahlung. Nach Röntgendosen >12–15 Gy ist mit dieser Entwicklung zu rechnen. Unausbleiblich ist diese bereits in wechselnder Intensität nach Röntgendermatitis 2. und 3. Grades. Den gleichen Effekt können aber auch wiederholte kleinere und über längeren Zeitraum verabfolgte Strahlenmengen haben, wie sie zur Behandlung

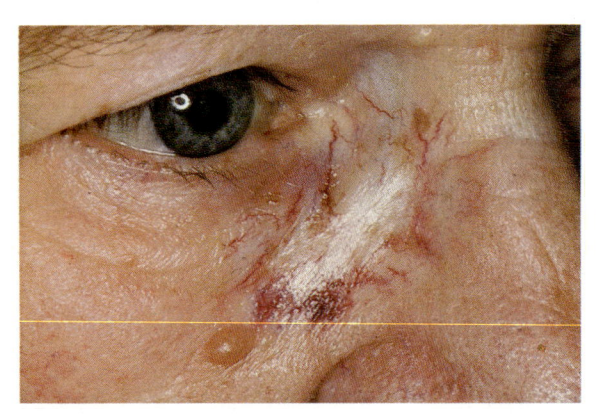

Abb. 13.12. Poikilodermatische Radiodermatitis chronica nach Röntgentherapie eines Basalioms

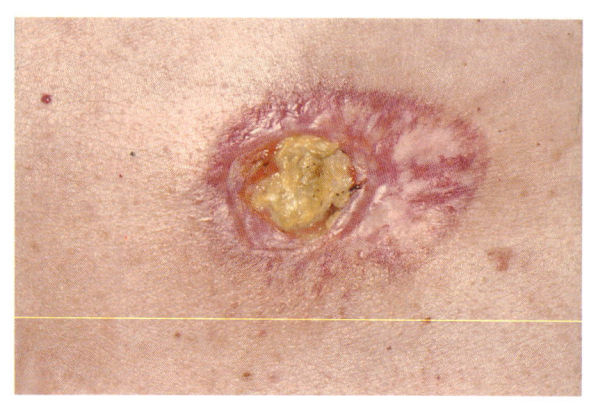

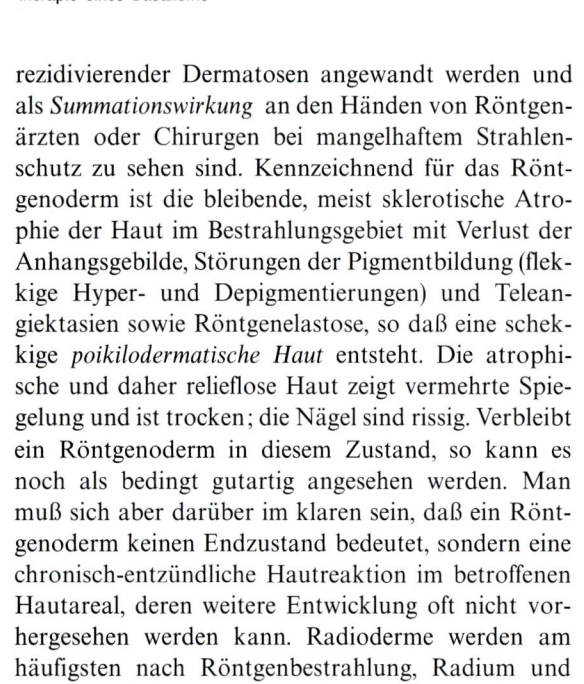

Abb. 13.13. Radiodermitis chronica mit Röntgenulkus

rezidivierender Dermatosen angewandt werden und als *Summationswirkung* an den Händen von Röntgenärzten oder Chirurgen bei mangelhaftem Strahlenschutz zu sehen sind. Kennzeichnend für das Röntgenoderm ist die bleibende, meist sklerotische Atrophie der Haut im Bestrahlungsgebiet mit Verlust der Anhangsgebilde, Störungen der Pigmentbildung (fleckige Hyper- und Depigmentierungen) und Teleangiektasien sowie Röntgenelastose, so daß eine scheckige *poikilodermatische Haut* entsteht. Die atrophische und daher relieflose Haut zeigt vermehrte Spiegelung und ist trocken; die Nägel sind rissig. Verbleibt ein Röntgenoderm in diesem Zustand, so kann es noch als bedingt gutartig angesehen werden. Man muß sich aber darüber im klaren sein, daß ein Röntgenoderm keinen Endzustand bedeutet, sondern eine chronisch-entzündliche Hautreaktion im betroffenen Hautareal, deren weitere Entwicklung oft nicht vorhergesehen werden kann. Radioderme werden am häufigsten nach Röntgenbestrahlung, Radium und radioaktivem Kobalt gesehen. Röntgenoderme nach Grenzstrahlen oder Thorium X (heute obsolet) sind meist gutartiger, weil die Strahlenwirkung nur sehr oberflächlich ist.

Röntgenulkus. Da im atrophischen Zentrum eines Röntgenoderms nur sehr schlechte Durchblutungsverhältnisse und eine chronische Entzündung existieren, entwickelt sich leicht eine zentrale Ulzeration, das *chronische Röntgenulkus*, sei es nach geringfügigem Trauma oder durch ungenügende Sauerstoffversorgung des Gewebes. Das Ulkus ist scharf begrenzt und zeigt einen speckigen, gelben, sehr fest anhaftenden nekrotischen Belag, den sogenannten Röntgenspeck. Granulationsneigung fehlt. Deshalb sind Röntgenulzera auch durch sehr schlechte Heilungstendenz charakterisiert. Gewöhnlich sind alle Versuche, eine Überhäutung durch konservative Therapie zu erreichen, hoffnungslos; in günstigen Fällen läßt sich bei kleinen Ulzerationen im Verlauf vieler Monate noch Abheilung erreichen. Sonst bleibt nur Exzision im Gesunden und plastisch-chirurgische Versorgung.

Röntgenkarzinom. Eine stets vorhandene große Gefahr ist die Weiterentwicklung eines Röntgenulkus zu einem Röntgenkarzinom. Vorläufer eines Karzinoms können auch hornige, harte, teilweise Cornu-cutaneum-artige Exkreszenzen auf einem Röntgenoderm sein, die an aktinische Keratosen erinnern und als *Röntgenkeratosen* bezeichnet werden. Dies bedeutet in jedem Fall eine *Präkanzerose*. Fühlt man ein hartes basales Infiltrat, so liegt meistens schon ein *Röntgenkarzinom* vor. Bei etwa 20% der Patienten tritt diese Komplikation ein; durchweg handelt es sich um spinozelluläre Karzinome. Auch Melanome oder von degeneriertem Bindegewebe ausgehende Sarkome kommen vor, allerdings sehr selten.

Therapie
Akute Radio- und Röntgendermatitis. Häufig werden Puder, gelegentlich auch Fettsalben oder weiße Vaseline empfohlen, wenn Erosivreaktionen erwünscht sind, wie bei Röntgentherapie maligner Hauttumoren. Akute Röntgenulzerationen verlangen gelegentlich kortikoidhaltige oder indifferente Salben sowie schmerzstillende und antineuralgische Mittel, auch Antiphlogistika.

Chronische Radio- und Röntgendermatitis. Laufende Kontrolle des Zustandes ist erforderlich, einmal wegen der Pflege und zur Vermeidung von Röntgenulzerationen, zum anderen wegen der Karzinomgefahr. Im allgemeinen empfiehlt sich Einfettung der Haut mit reizlosen Grundlagen. Bewährt haben sich auch heparin- oder heparinoidhaltige Salben (Hirudoid-Salbe, Lasonil). Keratosen sollten möglichst frühzeitig exzidiert oder elektrokoaguliert werden. Zur Behandlung von Röntgenulzera empfehlen sich reizlose Salben und kollagenolytische Maßnahmen, bei starkem Röntgenspeck wie bei einer Ulcus-cruris-Therapie. Bakterielle und mykotische (Candida) Sekundärinfektionen sollten beseitigt werden, da sie die Ulzerationen vergrößern. Glukokortikoidhaltige Salben sind nur bei kurzfristiger Anwendung zur antiphlogistischen Behandlung indiziert, sonst aber kontraindiziert, da sie granulationshemmend und ulkusvergrößernd wirken. Meist kommt nur eine Totalexzision des Röntgenulkus und Röntgenoderms mit Deckung des Defektes durch Verschiebeplastik oder, nach Entwicklung eines granulierenden Wundgrundes, durch freie Transplantation in Frage.

Lichtdermatosen

Das Licht, insbesondere das Sonnenlicht, spielt eine wesentliche Rolle bei vielen dermatologischen Erkrankungen. Daraus hat sich das Gebiet der *Photobiologie* (Lichtbiologie), der *Lichtdiagnostik* und der *Phototherapie* (Lichttherapie) entwickelt. Der Prozentsatz der Dermatosen, die direkt oder indirekt mit Licht zusammenhängen, ist groß; sie reichen vom Sonnenbrand über phototoxische und photoallergische Erkrankungen bis zu den benignen und malignen chronischen Lichtschäden der Haut (Elastose, Basaliome, spinozelluläre Karzinome und zum Teil maligne Melanome).

Physikalische Grundlagen

Licht ist ein Teil des elektromagnetischen Spektrums. Der Bereich der optischen Strahlung umfaßt ultraviolette Strahlung, sichtbares Licht und Infrarotstrahlung.

Die für die photobiologischen Reaktionen im Rahmen der Lichtdermatosen verantwortlichen Wellenlängen liegen im Bereich der optischen Strahlung und sind in der Tabelle eingerahmt.

Im Sonnenspektrum machen die UV-Strahlen etwa 10%, das sichtbare Licht etwa 50% und die Infrarotstrahlung etwa 40% aus. Diese Zahlen sind jedoch von geographischer Breite, jahreszeitlichem Sonnenstand, Tageszeit und Bewölkungsverhältnissen abhängig.

Photobiologisch an der Haut wirksam sind die UV-Strahlung und das sichtbare Licht. Die biologischen Einflüsse der Infrarotstrahlung auf die Haut sind wenig untersucht worden und liegen möglicherweise in einer Verstärkung des chronischen Lichtschadens.

Die unsichtbare UV-Strahlung wird in 3 Bereiche eingeteilt. Die Unterteilung beruht auf biologisch-physikalischen Gesetzen, beispielsweise der Fähigkeit, Erythem oder Melaninpigment zu bilden, und auf konventioneller Übereinkunft.

Tabelle 13.2. Teile des elektromagnetischen Spektrums

Strahlenart	Wellenlänge [nm]
Gammastrahlen	0,0001–0,14
Röntgenstrahlen	0,0005–20
Ultraviolette Strahlung	
UV-C	40–280
UV-B	280–320
UV-A	320–400
UV-A2	320–340
UV-A1	340–400
Sichtbares Licht	400–800
Infrarotstrahlung	$800–10^5$
Radiowellen	$10^5–10^{15}$

UV-C. Es kommt an der Erdoberfläche nicht vor, da diese von der Sonne emittierte kurzwellige UV-Strahlung von der Atmosphäre insbesondere durch die Ozonschicht absorbiert wird. UV-C kommt aber bei einigen künstlichen Strahlern vor, so bei Xenonlampen und Quecksilberdampflampen. Es kann durch Filter abgeblockt werden. Da UV-C auf Einzeller letal wirkt, wird es für manche technischen Zwecke, beispielsweise für die bakterielle Entkeimung der Luft verwendet. UV-C löst ein Erythem aus, das nach etwa 6 h an der Haut sichtbar wird. Die UV-C-bedingte Hautbräunung ist gering. Dagegen reizen die UV-C-Strahlen besonders die Bindehäute, so daß beim Umgang mit diesen Strahlen Schutzbrillen getragen werden müssen. Fensterglas blockiert sie.

UV-B. Es kommt im natürlichen Sonnenlicht vor und erreicht die Erdoberfläche. UV-B ist auch Bestandteil einiger künstlicher Lichtquellen, die zu diagnostischen und therapeutischen Zwecken benutzt werden. So haben Quecksilberdampflampen kräftige Emissionslinien bei 297, 303 und 313 nm. UV-B reizt die Konjunktiven, allerdings etwas geringer als UV-C; jedoch muß beim Umgang mit UV-B-emittierenden künstlichen Strahlern, ebenso wie bei starker Sonnenexposition, eine Schutzbrille getragen werden. UV-B wird durch Fensterglas abgefiltert; daher ist ein Sonnenbrand durch UV-B hinter Fensterglas nicht möglich. Es durchdringt jedoch Quarzglas und Wasser; daher kann man sich auch beim Schwimmen einen Sonnenbrand zuziehen.

Biologische Wirkungen von UV-B sind das Erythem (Sonnenbrand), das 12–24 h nach der Exposition auftritt und durch eine Prostaglandinsynthese der Keratinozyten vermittelt wird sowie die Pigmentierung (Sonnenbräune), die 48–72 h nach der Bestrahlung als Spätpigmentierung hinzukommt.

Durch UV-B erfolgt eine Photoisomerisierung von 7-Dehydrocholesterin zu den biologisch wirksamen Vorstufen des Vitamin D3.

Zu den negativen Wirkungen zählen akute und chronische Schädigungen der Haut. Die durch UV-B induzierten akuten oder chronischen Effekte an Zellen der Epidermis, des Bindegewebes und der Blutgefäße sind DNS- RNS-, Protein- und Zellmembranveränderungen. Insbesondere mutagene Effekte an der DNS führen zur Karzinogenese.

UV-B-Strahlen von mehr als einer minimalen Erythemdosis (MED) führen histologisch zu einer charakteristischen phototoxischen Veränderung an den epidermalen Keratinozyten. Dosisabhängig treten intra- und interzelluläres Ödem, dyskeratotische Zellen (sunburn cells, Spiegeleizellen) auf. Wahrscheinlich spielt hierbei die Synthese von Tumornekrosefaktor α (TNF-α) durch die Keratinozyten eine Rolle. Die Gefäße im oberen Korium werden weitgestellt; es besteht ein geringfügiges perivaskuläres entzündliches Infiltrat.

UV-A. Es kommt im natürlichen Sonnenlicht vor, erreicht die Erdoberfläche und ist weniger toxisch als UV-C und UV-B. In höheren Dosen bewirkt es ein Soforterythem, es löst die Sofortpigmentierung aus und induziert die Synthese von Melanin, wodurch eine Spätpigmentierung hervorgerufen wird. Das UV-A-Erythem unterscheidet sich biologisch vom Sonnenbrand, da keine Schädigung der Keratinozyten (Sonnenbrandzellen) entsteht. Die Intensität des UV-A in der Sonnenstrahlung ist etwa 500- bis 1000fach höher als die des UV-B, so daß bei einer Sonnenexposition unter natürlichen Bedingungen auch durch UV-A Erythem und Pigmentierung bewirkt werden.

UV-A-Strahlung kann weiter in das UV-A1 (340–400 nm) und das UV-A2 (320–340 nm) unterteilt werden. Strahlung im Bereich von UV-A2 kann in einem geringen Maß UV-B-ähnliche Wirkungen erzeugen. Hierzu gehören mutagene Effekte an der DNS und eine stärkere Erythemwirksamkeit. UV-A ist ebenfalls Bestandteil zahlreicher diagnostischer und therapeutischer Bestrahlungsgeräte. So haben Quecksilberdampflampen eine kräftige Emissionslinie bei 365 nm und Fluoreszenzlampen, wie sie in Bestrahlungsgeräten für Phototherapie und Photochemotherapie benutzt werden, können ihr Hauptemissionsspektrum im UV-A-Bereich besitzen.

UV-A reizt die Konjunktiven in kleinen Dosen nicht, wohl aber in Kombination mit photosensibilisierenden Medikamenten. UV-A durchdringt Fensterglas, so daß UV-A-bedingte Photodermatosen auch hinter einer Fenster- oder Autoscheibe ausgelöst werden können.

Im Gegensatz zu den UV-B-Strahlen führt UV-A in Dosen bis zu 100 J/cm^2 histologisch nicht zu phototoxischen Veränderungen in der Epidermis.

Die Gefäße des oberen Plexus in der Dermis werden jedoch weitgestellt, und es entsteht ein geringfügiges lymphohistiozytäres Infiltrat, welches auch eosinophile und neutrophile Granulozyten enthalten kann.

Sichtbares Licht und Infrarotstrahlung. Die biologischen Wirkungen von sichtbarem Licht an der Haut sind gering. Lediglich bei Patienten mit extremer Photosensibilisierung im Rahmen einer Lichturtikaria oder einer chronischen aktinischen Dermatitis (Ekzem), können Hautveränderungen durch sichtbares Licht ausgelöst werden. Infrarot führt in hohen Dosen zu einer Hitzeschädigung der Haut. Ob spezifische biologische Wirkungen an der Haut durch Infrarotstrahlung ausgeübt werden, ist nicht sicher bekannt. In einigen Tierversuchen konnte die Schädigung des Bindegewebes durch UV-B durch zusätzliche Infrarotstrahlung verstärkt werden. Auch sind einige klinische Beobachtungen bekannt, die auf eine mögliche kokarzinogene Wirkung von Infrarot hinweisen. So scheint häufiges Sitzen vor offenem Kaminfeuer die Entwicklung spinozellulärer Karzinome an der Haut der Unterschenkel zu fördern. Auch wurden spinozelluläre Karzinome beschrieben, die an den Kontaktstellen mit auf der Haut getragenen Wärmeöfchen (bei verschiedenen Volksstämmen in Asien) entstanden.

Dosimetrie. Ähnlich wie in der Röntgentherapie existieren für UV-Strahlen definierte Einheiten:

Watt = Leistung oder Intensität des Strahlers
Watt · s = Joule (J)
Joule = Energiemenge

Beispielsweise wird die Leistung eines Strahlers in Watt (W) oder Milliwatt (mW) angegeben, wobei dann die Intensität als Leistung pro Flächeneinheit, also W/m^2 (mW/cm^2), ausgedrückt wird.

Die Einheit der Dosis, d.h. der eingestrahlten Energie (J) wird ebenfalls pro Flächeneinheit (Hautoberfläche) angegeben:

$$\frac{W \cdot s}{cm^2} = \frac{J}{cm^2}$$

Somit wird bei Lichttestungen oder Lichttherapie die Dosis in J/cm^2 angegeben. Die Angabe der Bestrahlungszeit allein ist keine ausreichende Dosisangabe.

Dosismeßgeräte. UV-A- und UV-B-Meßgeräte werden als Handgeräte angeboten. Sie sind meist auf spezifische Bestrahlungsgeräte abgestimmt und für Absolutmessungen an unterschiedlichen Strahlenquellen relativ ungenau. Ein sehr viel exakteres Meßgerät im UV-Bereich, mit Meßköpfen für UV-A und UV-B ist das Gerät Centra (Osram). Ebenfalls genauere Meßinstrumente sind Bolometer (Thermopile), die in Verbindung mit einem Anzeigegerät Angaben in Watt oder Joule ermöglichen. Abstandgesetze und Zeitfaktoren müssen berücksichtigt werden.

Reparaturmechanismen in der DNS nach photobiologischer Schädigung

Drei Reparaturmechanismen für licht- und UV-geschädigte Zellen sind bekannt:

Photoreaktivierung. Nach Exposition mit sichtbarem Licht und UV-Strahlung entstehen Pyrimidindimere durch Ausbildung eines Zyklobutanringes. Der beschädigte Molekülabschnitt wird in situ funktionell wiederhergestellt, ohne daß ein Kettenteil der DNS exzidiert wird. Die Aufspaltung gelingt durch ein spezifisches Enzym unter Mitwirkung von Strahlung des Wellenlängenbereiches von 300–450 nm, daher der Ausdruck Photoreaktivierung.
Die klinische Relevanz dieses Mechanismus scheint beim Menschen gegenüber anderen Spezies fraglich.

Exzisionsreparatur. Der geschädigte DNS-Abschnitt wird entfernt und durch normale Nukleotide ersetzt, wodurch die DNS-Funktion wiederhergestellt ist. Dieser Mechanismus stellt die Grundlage der Exzisionsreparatur dar, der in der Fachsprache auch „cut and patch", „schneiden und flicken" genannt wird. Der Vorgang fällt unter die Dunkelreparatur (dark repair), da für die Reparatur im Gegensatz zur Photoreaktivierung eine Mitwirkung von Licht nicht erforderlich ist. Die Exzisionsreparatur kann autoradiographisch sichtbar gemacht werden. 3H-Thymidin führt zu einer spärlichen Markierung (sparse labeling). Dieses Phänomen wird auch als „unscheduled DNA-synthesis" bezeichnet. Da die ursprünglichen Basenpaarsequenzen wieder synthetisiert werden, entstehen keine Mutanten.
Patienten mit Xeroderma pigmentosum vom Typ A bis I haben eine gestörte Exzisionsreparatur, die zu der Annahme einer Korrelation zwischen Karzinogenese und fehlerhafter DNS-Reparatur bei dieser Erkrankung geführt hat.

Postreplikationsreparatur. Der Schaden wird nicht direkt repariert. Er wird entweder ignoriert oder umgangen und die fehlende genetische Information wird durch ausreichende Information innerhalb der Zellen ausgeglichen. Zu einem späteren Zeitpunkt wird die entstandene Lücke durch Reparatursynthese geschlossen. Dieser Mechanismus ist jedoch relativ fehlerhaft, so daß durch die Reparatur mehr Mutanten entstehen können als durch den primären UV-Schaden.

Erythem und Sonnenbrand

Es hat sich als praktisch erwiesen, die Dosis anzugeben, die im UV-B-Bereich ein gut sichtbares und abgrenzbares Erythem 24 h nach Bestrahlung auslöst. Sie wird die *minimale Erythemdosis* (MED) genannt und ist die geringste UV-B-Dosis, welche gleichförmige Rötung mit scharfer Begrenzung auf der Haut erzeugt. Die Ermittlung der MED erfolgt mit Serien abgestufter Strahlungsdosen (Lichttreppe). Für das Verhältnis aufeinanderfolgender Dosen einer Lichttreppe sind die Faktoren 1,25 oder 1,4 gebräuchlich. Die Ablesung erfolgt nach 12–24 h. Die MED hängt vom Hauttyp und der Körperregion des Patienten ab. Getestet wird an nichtlichtexponierter und nichtgebräunter Haut, beispielsweise am Gesäß. Die Energiemenge, die 1 MED auslöst, hängt ferner von der Wellenlänge ab. Eine MED im Bereich von UV-B (300 ± 5 nm) wird im Mittel durch 0,038–0,053 J/cm^2 ausgelöst; für eine MED im UV-C-Bereich (250 ± 5 nm) benötigt man 0,02 J/cm^2 und im UV-A-Bereich etwa 1000mal mehr, zwischen 20 und 50 J/cm^2. Liegen keine näheren Angaben vor, bezieht sich die MED auf den UV-B-Bereich. An einem sonnigen, wolkenlosen Sommertag kann etwa eine 20fache MED auf die Haut gelangen.

Minimale Phototoxizitätsdosis (MPD) ist die geringste UV-A-Dosis, die in Verbindung mit einer lichtsensibi-

Tabelle 13.3. Klassifikation der Hauttypen, Hautreaktionen auf die erste 30minütige Sonnenexposition im Sommer

Typ	Hautrötung Sonnenbrand	Bräunung
I	Immer	Nie
II	Immer	Gelegentlich
III	Gelegentlich	Immer
IV	Nie[a]	Immer
V	Dunkelhäutige Rassen[a], Mittelmeerbewohner, Mexikaner, Indianer etc.	
VI	Schwarze[a]	

[a] Nach extremer UV-Exposition sind auch bei diesen Hauttypen Sonnenbrand sowie zusätzliche Pigmentierung möglich.

lisierenden Substanz (8-Methoxypsoralen) eine gerade sichtbare gleichmäßige Rötung mit scharfer Begrenzung erzeugt. Auch die nachfolgende Pigmentierung in den Bestrahlungsfeldern kann zur Ablesung dieser MPD herangezogen werden. Die Ermittlung der MPD erfolgt ähnlich wie bei der MED mit Serien abgestufter Strahlungsdosen; Ablesung nach 48–72 h, weil erst dann das phototoxische Erythem seinen Höhepunkt erreicht. Die MPD wird bei der Einleitung der Photochemotherapie, so bei der PUVA-Therapie (*Psoralen + UV-A*-Strahlung) benutzt und liefert einen Anhaltspunkt für die initiale UV-A-Dosis. Getestet wird ebenfalls an nichtlichtexponierter und nichtgebräunter Haut (Gesäß). Die MPD wird in J/cm^2 angegeben und liegt bei der PUVA-Therapie gewöhnlich im Bereich von 0,2–2 J/cm^2 (Hauttyp I–III).

Hauttypen

Unabhängig von der eingestrahlten Energiemenge durch das natürliche Sonnenlicht oder durch künstliche Strahlenquellen hängen die biologische Reaktion, wie Erythem, Sonnenbrand, Pigmentierung, Lichtschwiele, phototoxische Reaktionen und auch lichtbedingte Langzeitwirkungen wie aktinische Keratosen, Basaliome, Karzinome und Melanome von dem jeweiligen Hauttyp ab. Die Einteilung in 6 Hauttypen entstammt der klinischen Beobachtung (Tabelle 13.3). Typ-I- und Typ-II-Personen haben oft eine helle Hautfarbe, blaue Augen und blondes oder rotblondes Haar sowie Sommersprossen. Jedoch weisen manche Typ-I- und Typ-II-Personen auch dunkelbraunes Haar und braune oder grüne Augen auf. Typ-I- und Typ-II-Personen sind besonders gefährdet im Hinblick auf die Entwicklung chronischer Lichtschäden der Haut.

Pigmentierung

Durch Stimulierung der Melanozyten kommt die Pigmentierung (Bräunung, Sonnenbräune) zustande. Es werden 2 Arten von Pigmentierung unterschieden:

Sofortpigmentierung (Direktpigmentierung, **i**mmediate **p**igment **d**arkening = IPD) (Isolde Hausser 1938)

Unmittelbar nach oder während der Bestrahlung im Bereich von 300–450 nm tritt eine aschgraue oder bräunliche Pigmentierung auf, die sich im Farbton deutlich von der kupfer-kaffeebraunen Pigmentierung durch UV-B (Sonnenbräune) unterscheidet. Die maximal wirksamen Wellenlängen für die Sofortpigmentierung liegen bei 340 nm. Meist sind 10–30 J/cm^2 (330–460 nm) zur Auslösung dieses Phänomens erforderlich. Die Schwellendosis liegt um so niedriger, je mehr Pigmentierung bereits in der Haut vorhanden ist. Sofortpigmentierung gibt es nach einem ausgiebigen Sonnenbad während der UVA-reichen Nachmittagsstunden, ebenso nach Applikation größerer UV-A-Dosen im Rahmen der Photochemotherapie oder nach Benutzung einer Sonnenliege oder eines Sonnenbettes zur kosmetischen Bräunung der Haut. Die Sofortpigmentierung verliert sich nach Stunden. Einmal applizierte hohe UV-A-Dosen oder wiederholt applizierte kleinere UV-A-Dosen führen auch zu einer Pigmentierung vom verzögerten Typ. Sofortpigmentierung beruht auf einer Photooxidation nicht gefärbter Melaninvorstufen.

Spätpigmentierung (indirekte Pigmentierung, verzögerte Pigmentierung, Melanogenese, Sonnenbräune). Sie tritt etwa 24–72 h nach UV-Applikation durch künstliche Lichtquellen oder natürliches Sonnenlicht auf. Wellenlängen um 297 nm haben die stärkste Pigmentierungskapazität. Das Aktionsspektrum für die Melanogenese reicht jedoch von 250 nm–400 nm. Im UV-A-Bereich ist die Pigmentierungswirkung etwa 100- bis 1000fach geringer als bei 297 nm. Allerdings wird dies durch den sehr viel höheren UV-A-Anteil im Sonnenlicht weitgehend ausgeglichen, so daß unter natürlichen Bedingungen auch durch UV-A eine Melaninsynthese induziert wird. Die Sonnenbräune bleibt, je nach Ausmaß der Pigmentierung, Tage bis Wochen bestehen. Die Melaninbildung ist in ihrem quantitativen Ausmaß abhängig von genetischen sowie hormonellen Faktoren. Die melaninproduzierenden Zellen (Melanozyten) sitzen in der Basalzellenregion der Epidermis. Etwa jede 5. bis 8. Zelle in der Basalschicht ist ein Melanozyt. Unter dem Einfluß der pigmentinduzierenden UV-Strahlung werden vermehrt Melanosomenkomplexe gebildet und innerhalb der Melanozyten in die Perikaryonregion und auch in die distalen Abschnitte der Melanozyten dispergiert. Die Melanozytenzellausläufer geben Melanosomenkomplexe an Keratinozyten ab. Ein Melanozyt und 36 Keratinozyten bilden zusammen die *epidermale Melanineinheit*. Die Anzahl der Melanozyten weist beim Menschen topographische Unterschiede auf. Die Hautpigmentierung hängt von der Zahl und der Aktivität der epidermalen Melanozyten ab. Die absolute Zahl der Melanozyten weist keine rassischen Unterschiede auf. In einer epidermalen Basalzelle finden sich bei einem Schwarzen etwa 400, bei einem hellhäutigen Mitteleuropäer dagegen nur etwa 100 Melanosomen. Bei Europäern, mongoloiden Rassen und amerikanischen Indianern sind die Melanosomen etwa $0{,}6 \times 0{,}3$ μm groß. Gewöhnlich sind 2 oder mehrere Melanosomen in den Keratinozyten von einer

Membran umhüllt. Dagegen sind die Melanosomen bei schwarzen Rassen oder den australischen Ureinwohnern mit 1,2 × 0,6 µm viel größer und liegen nicht in Komplexen verpackt, sondern einzeln im Zytoplasma der Keratinozyten. In Keratinozyten halten sich die Melanosomenkomplexe unterschiedlich lange, werden dort teilweise abgebaut und auf dem Weg der Hornzellbildung schließlich mit den Korneozyten (Hornzellen) abgestoßen. Korneozyten gebräunter Haut enthalten mehr Melaningranula als Korneozyten heller Haut.

Die fakultative Pigmentierung hängt von der Fähigkeit des betreffenden Menschen ab, durch Sonne oder künstliches Licht über den konstitutionellen Pigmentgehalt hinaus zu pigmentieren. Bei einigen Tieren unterliegt die Pigmentierung weitgehend hormonellen Einflüssen (MSH = melanozytenstimulierendes Hormon). Beim Menschen sind die hormonellen Zusammenhänge teilweise gesichert. Östrogenabhängige Pigmentanomalien sind umschriebene Hyperpigmentierungen der Mamillen und der Linea fusca während einer Schwangerschaft sowie chloasmaartige Pigmentierung durch hormonelle Kontrazeptiva. Die dunkelbraune diffuse Pigmentierung bei Morbus Addison wird durch adrenokortikotropes Hormon (ACTH), welches auch MSH-artige Wirkungen besitzt, verursacht.

UV-A- und UV-B-induzierte Pigmentierung der Haut unterscheidet sich in der Pigmentverteilung innerhalb der Epidermis. Bei der UV-B-induzierten Melanogenese werden vermehrt Melanosomen in allen Ebenen der Epidermis in die Keratinozyten eingelagert und über die Hornschicht ausgeschleust, so daß über die gesamte Schichtdicke der Epidermis, einschließlich der Hornschicht, Melanin als Schutzpigment zur Verfügung steht. Nach UV-A-Bestrahlungen bleibt das neugebildete Melanin vorwiegend auf die basalen Schichten der Epidermis beschränkt. Die Schutzwirkung gegen toxische UV-B-Strahlung ist daher wesentlich geringer, da die Keratinozyten in den höheren Epidermisschichten ungeschützt bleiben.

Lichtschwiele

[Miescher 1940]

Dieser Ausdruck ist nicht sicher definiert, er beinhaltet aber den Schutz vor erythemerzeugender bzw. pigmentierender UV-Strahlung. Wirksame Barriere gegen erythemerzeugende UV-Strahlung ist besonders das Stratum corneum. Ebenso geht in diesen Faktor die Epidermisdicke (Akanthose) ein. Die 15–20 Lagen von Hornzellen an der Rumpfhaut sind eine ungenügende, die 80–200 Zellagen der Handfläche eine ausgezeichnete Schutzbarriere. Wiederholte UV-B-Applikation verdickt die Hornschicht; UV-A-Strahlung kann einen solchen Effekt nicht auslösen. Hyperkeratose, Verbreiterung der Epidermis und Vermehrung von Melanin bilden zusammen den natürlichen Lichtschutz der Haut. Ergänzend wirken die Mechanismen zur Reparatur der DNS-Schäden. UV-B induziert eine bessere Schutzwirkung, da sowohl Lichtschwiele als auch Pigmentverteilung über die gesamte Epidermis zustande kommen. Demgegenüber kann UV-A zwar eine kosmetisch ansprechende Bräune bewirken, die Schutzwirkung ist aufgrund der fehlenden Lichtschwiele und der auf die basalen Schichten der Epidermis beschränkten Pigmentverteilung vergleichsweise geringer (etwa 50% bei vergleichbarem Bräunungsgrad). Die Lichtschwiele bleibt wochenlang bestehen und wird in den sonnenarmen Jahreszeiten wieder abgebaut.

Lichtquellen

In der Dermatologie wird eine ganze Reihe von Apparaten zu diagnostischen und auch therapeutischen Zwecken benutzt.

Alle diese Geräte haben ein breites Spektrum. Einengung der Spektren ist durch Filter möglich, jedoch sinkt dadurch die Leistung ab. Schwierig ist die Applikation hoher UV-A-Dosen mit konventionellen Fluoreszenzstrahlern; um 20–40 J/cm^2 zu applizieren, benötigt man etwa 20–60 min Bestrahlungszeit. Einen Fortschritt haben Metallhalogenidstrahler vom Typ des UVASUN gebracht.

Monochromatoren als Prismen- oder Gittermonochromatoren liefern wahlweise sehr enge Spektren, die von der Art der Lichtquelle abhängig sind. Der Brenner in einem Monochromator kann eine Quecksilberhochdrucklampe oder Xenonlampe sein. Monochromatoren sind zur Bestimmung von Aktionsspektren, beispielsweise photosensibilisierender Medikamente oder bei Lichturtikaria geeignet; nachteilig ist die lange Bestrahlungszeit und das kleine Bestrahlungsfeld. Für diagnostische Zwecke haben sich Gittermonochromatoren (Bausch und Lomb, USA; Dermolum HI, Müller, Moosinning) bewährt.

Photobiologische Testverfahren

Phototest. Manche Dermatosen werden allein durch Strahlung ausgelöst, beispielsweise eine Lichturtikaria oder polymorphe Lichtdermatose. Daneben gibt es Dermatosen, die nur durch die Kombination von Photosensibilisator und Strahlung ausgelöst werden, so eine photoallergische oder phototoxische Dermati-

Tabelle 13.4. Auswahl von Geräten, die zur Testung geeignet sind

Gerät	Hauptsächlicher UV-Anteil
Fluoreszenzlampen Waldmann PUVA F85, Philips TL/09	UV-A
Fluoreszenzlampen Philips TL01 und TL/12, Silvania F75, Westinghouse FS20	UV-B
Metallhalogenidstrahler Mutzhas UVASUN 3000, 5000 Photomed	UV-A
Xenondrucklampe	UV-C bis sichtbares Licht (solar simulating radiation)
Quecksilberhochdrucklampe	UV-C bis sichtbares Licht (solar simulating radiation)

Tabelle 13.5. Durchschnittliche UV-A-Mindestdosen zur Auslösung einer Testreaktion

Diagnose	Durchschnittlich erforderliche UV-A-Mindestmenge in J/cm^2
Urticaria solaris	0,05 – 2,0
Photoallergische Kontaktdermatitis	1 – 10
Phototoxische Kontaktdermatitis	5 – 30
Hämatogene Photoallergie	3 – 10
Persistierende Lichtreaktion	0,5 – 5
Polymorphe Lichtdermatose	40 –100
Hydroa vacciniformia	40 – 60

tis. Entsprechend werden erstere mit Licht allein, letztere mit Sensibilisator und UV-Strahlung zusammen getestet. Ziel der Tests ist die experimentelle Auslösung der pathognomonischen Hautveränderungen.

Minimale Testdosis. Die zur Auslösung des Krankheitsbildes unter den täglichen Lebensbedingungen oder im Labor im Testareal erforderliche minimale Dosis wird in J/cm^2 entsprechend der Wellenlänge angegeben, sofern dies möglich ist. Die auslösende Dosis schwankt erheblich, von $<0,1 J/cm^2$ bei Urticaria solaris bis $>40 J/cm^2$ UVA bei der polymorphen Lichtdermatose.

Photopatchtest (belichteter Epikutantest). Die fraglichen Photoallergene werden im Duplikat wie in einem normalen Epikutantest unter standardisierten Bedingungen (Finn-chambers) auf die Rückenhaut aufgetragen. Die häufigsten Photoallergene sind in Photopatch-Testblocks zusammengefaßt. Hierzu bestehen Empfehlungen durch internationale Arbeitsgruppen. Nach 24 h wird eine Patchtestreihe geöffnet und mit 5–10 J/cm^2 UV-A bestrahlt. Ablesungen der Testreaktionen erfolgen unmittelbar vor und nach Bestrahlung sowie an aufeinanderfolgenden Tagen bis zu 72 h nach Bestrahlung. Die Kontroll-Patchtestreihe bleibt 24 h oder 48 h geschlossen und wird nach Abnahme sofort und täglich bis 72 h nach Applikation bewertet. Insbesondere die Kontrollreihen müssen während der gesamten Testung lichtgeschützt bleiben.

Lichtprovozierte Hautreaktionen

Lichtprovozierte Hautreaktionen umfassen photobiologische Reaktionen an normaler Haut, Photodermatosen, die eine pathologische Reaktionsbereitschaft der Haut voraussetzen, und lichtbedingte Verstärkung von anderen Hauterkrankungen im Sinne einer Aggravierung. Unter den Photodermatosen können primäre Lichtdermatosen, bei denen elektromagnetische Strahlung das wichtigste pathogenetische Prinzip darstellt, von sekundären Lichtdermatosen, die Genodermatosen oder Stoffwechselerkrankungen mit einer erhöhten Lichtempfindlichkeit umfassen, abgetrennt werden. Der Wellenbereich, der zu einer bestimmten Reaktion führt, heißt das *Aktionsspektrum*. Es ist wichtig, das Aktionsspektrum zu ermitteln, um entsprechende therapeutische und prophylaktische Maßnahmen durchführen zu können. Der Sonnenbrand kann durch UV-B-absorbierende und -reflektierende Lichtschutzmittel vermieden werden. Phototoxische und photoallergische Reaktionen sowie die überwiegende Zahl der primären Lichtdermatosen werden durch langwelliges UV-A ausgelöst, so daß Breitbandlichtschutzmittel mit Absorption im UV-A-Bereich angewandt werden müssen. Die erythropoetische Protoporphyrie zeigt ein Aktionsspektrum im sichtbaren Licht (400–410 nm, Soret-Bande); daher ist in diesem Fall ein Lichtschutz durch lichtundurchlässige abdeckende Zubereitungen (Make-up) erforderlich.

Lichtprovozierte Reaktionen an normaler Haut. Diese umfassen im wesentlichen adaptative Vorgänge zur Lichtanpassung der Haut und akute sowie chronische toxische Einflüsse auf das Hautorgan. Sie stellen ein großes medizinisches Problem dar, weil dazu neben Sonnenbrand und lichtbedingter Alterung der Haut insbesondere lichtbedingter Krebs gehört.

Die lichtprovozierten Reaktionen an normaler Haut sind in der Tabelle 13.6 zusammengefaßt. UV-Ery-

Tabelle 13.6. Lichtprovozierte Reaktionen an normaler Haut

Verlauf	Hautreaktion
Akut	Sonnenbrand
	Sofortpigmentierung
	Melanogenese
	Lichtschwiele
	Immunsuppression
Chronisch	Elastose
	Altershaut
	Landmannshaut
	Seemannshaut
	Freizeithaut
	Morbus Favre-Racouchot
	Präkanzerosen
	Aktinische Keratose
	Lentigo maligna
	Malignome
	Basaliom (manche Formen)
	Spinozelluläres Karzinom (manche Formen)
	Lentigo-maligna-Melanom

them und Pigmentierung der Haut wurden bereits besprochen. Bezüglich der chronischen Lichtschäden wie Hautalterung, Präkanzerosen und Malignome wird auf die entsprechenden Kapitel verwiesen.

Auch die durch ionisierende Strahlen (wie Röntgen- oder Kobaltstrahlen) induzierten Hautreaktionen im Sinne der Radiodermatitis und des Röntgenoderms gehören im weiteren Sinne in dieses Kapitel, werden jedoch hier nicht näher besprochen. Nachfolgend wird kurz auf die immunsuppressiven Effekte der UV-Bestrahlung und auf den Sonnenbrand als die häufigste UV-induzierte Dermatose eingegangen.

Akute lichtprovozierte Reaktionen an normaler Haut.
UV-induzierte Immunsuppression. Seit Ende der 70er Jahre wurden grundlegende Kenntnisse über die Wechselwirkung zwischen UV-Strahlung und Immunsystem gewonnen. Hieraus hat sich die Photoimmunologie als ein neues biomedizinisches Spezialgebiet entwickelt. Richtungweisend waren die Arbeiten von Kripke über die Antigenität UV-induzierter Tumoren. Durch Experimente an syngenen Mäusen wurde gefunden, daß Vorbestrahlung mit UV-B zu einer spezifischen Immuntoleranz gegen UV-induzierte Hauttumoren führt, so daß diese Tumoren in vorbestrahlten Wirtstieren nach Transplantation weiterwachsen können, während sie von unbestrahlten Tieren abgestoßen werden. Ebenso gelingt es nicht, auf vorbestrahlten Hautarealen durch Allergenexposition eine Kontaktsensibilisierung zu erzeugen. Statt dessen entsteht eine Toleranz gegenüber dem Antigen. Die spezifische Immuntoleranz gegen tumorassoziierte Antigene und Kontaktallergene wird durch T-Suppressorzellen vermittelt. Durch Vorbestrahlung der Tiere kann auch eine systemische Immuntoleranz gegenüber Tumorantigenen und chemischen Allergenen induziert werden. Weiterhin kann die zellvermittelte Immunantwort gegen Organtransplantate und gegen bestimmte Mikroorganismen gehemmt werden. Neben UV-B wirkt auch UV-A in Kombination mit Photosensibilisatoren (Psoralen), beispielsweise als systemische Photochemotherapie, immunmodulierend. Der lokale immunsuppressive Effekt wird wahrscheinlich durch Beeinflussung der Funktion der Langerhanszellen in der Epidermis bewirkt. Die Langerhanszellen zeigen nach UV-B-Exposition wie auch nach PUVA-Behandlung einen Verlust der antigenpräsentierenden Funktion. Diese Wirkung ist innerhalb von 3–4 Wochen reversibel. Als mögliche Mediatoren für systemische immunsuppressive Wirkungen werden Urokainsäure, α-melanozytenstimulierendes Hormon und Zytokine mit immunsuppressiven Eigenschaften (Kontra-Interleukin-1, IL-10) vermutet. Urokainsäure entsteht in der Hornschicht durch eine Trans-cis-Photoisomerisierung. Die anderen postulierten immunsuppressiven Faktoren werden vermutlich von Keratinozyten nach UV-Exposition produziert.

Dermatitis solaris

Synonym. Sonnenbrand

Definition. Sonnenbrand wird durch die am stärksten erythemerzeugenden Wellenbereiche der UV-B-Strahlung ausgelöst. Das Erythem ist prostaglandinvermittelt. Histologisch kommt es zu einer Schädigung epithelialer Keratinozyten (dyskeratotische Zellen, Spiegeleizellen).

Vorkommen. Häufige Reaktion der Haut, direkt abhängig vom genetischen Hauttyp, Ausprägungsgrad adaptativer Mechanismen und von Umwelteinflüssen (Jahreszeit, Witterungsverhältnissen, Dauer der Lichtexposition).

Ätiologie und Pathogenese. Sonnenbrand wird durch zu intensive Bestrahlung mit Sonnenlicht oder einer UV-B-enthaltenden Lichtquelle bei einer im übrigen normalen Lichtempfindlichkeit der Haut (Hauttpyen I–VI) ausgelöst. Besonders reich an UV-Strahlen ist Sonnenlicht an der See und im Hochgebirge. Es fehlen UV-absorbierende Staub- und Dunstteilchen; mit zunehmender Höhe nimmt die durchstrahlte Schichtdicke der Atmosphäre ab. Hinzu kommt die Reflektion des erythemerzeugenden UV-Spektrums durch Schnee, Wasser und Sand. Die Intensität der Hauterscheinungen ist abhängig von der Strahlenintensität der Sonne oder einer künstlichen UV-Quelle, der Bestrahlungsdauer, der Hornschichtdicke und dem Pigmentierungsgrad des bestrahlten Hautareals. Ein Sonnenbrand entspricht meist einer mehrfachen MED. Bei wolkenlosem Himmel im Hochsommer um die Mittagszeit wird als Faustregel eine MED in etwa 20 min erreicht, so daß bei entsprechender Verweildauer in der Sonne während eines ganzen Tages mehr als eine 20fache MED eingestrahlt werden kann. Zwischen 295 und 315 nm liegen die am stärksten erythemerzeugenden Strahlen. Das sichtbare Hauterythem wird durch Gefäßweitstellung im subepithelialen Bindegewebe bedingt. Der Mechanismus des UV-Erythems ist an Prostaglandine als Entzündungsmediatoren gebunden. Prostaglandininhibitoren wie Indometacin und Azetylsalizylsäure können das UV-Erythem weitgehend unterdrücken, haben jedoch keinen Einfluß auf die Entstehung von UV-geschädigten Keratinozyten.

Pathogenese. Die Allgemeinkrankheit wird wahrscheinlich durch von den Keratinozyten produzierte Zytokine (Interleukin-6) mit nachfolgendem Anstieg von Akutphasenproteinen (C-reaktives Protein) vermittelt.

Klinik. Sonnenbrand stellt sich akut nach 4–6 h ein, erreicht seinen Höhepunkt nach 12–24 h und klingt nach 72 h wieder ab. Das maximale UV-Erythem nach Bestrahlung mit künstlichen UV-Quellen wird meist nach 24 h abgelesen. Zustande kommt eine auf den Ort der Bestrahlung begrenzte toxische Kontaktdermatitis mit metachroner Polymorphie. Zuerst entsteht eine intensive Hautrötung mit ödematöser Schwellung und Hitzegefühl, danach bilden sich Bläschen und Blasen. Es folgt ein nässendes und krustöses Stadium, welches in Schuppung und schließlich in Abheilung übergeht. Bei geringerem Sonnenbrand folgt nur Schuppung auf die entzündliche Rötung. Danach kommt es zur Pigmentierung der Haut. Bei sehr starker Sonneneinstrahlung, verbunden mit Hitzestau, können allgemeines Unwohlsein mit Fieber, Übelkeit, Erbrechen, Kopfschmerzen und Kreislaufkollaps hinzukommen.

Melaninpigmentierung. Die Sofortpigmentierung spielt beim akuten Sonnenbrand keine Rolle. Die Spätpigmentierung, die Sonnenbräune, kommt durch Melaninneubildung zustande.

Histopathologie. 12–72 h nach Einwirkung der UV-Strahlung finden sich dosisabhängig im oberen und mittleren, weniger im unteren Stratum spinosum eosinophile dyskeratotische Zellen mit pyknotisch zusammengeschrumpften Kernen und einem blaß-leer aussehenden Zytoplasma (Sonnenbrandzellen, Spiegeleizellen). Die fokale Zellnekrose kann bei intensiver UV-Einwirkung in ausgedehnte Epithelnekrosen übergehen und bis zu Blasen führen. Die Blutgefäße im oberen Korium sind weitgestellt. Es besteht ein geringfügiges perivaskuläres lymphohistiozytäres Infiltrat.

Verlauf und Prognose. Gut.

Differentialdiagnose. Ein Sonnenbrand kann gelegentlich durch eine phototoxische Medikamentenreaktion überlagert sein. Tetrazykline und Psoralene (8-MOP, 5-MOP oder Trimethylpsoralen) können nach lokaler oder oraler Zufuhr zu massiven phototoxischen Reaktionen führen, einschließlich subungualer Hämorrhagien und phototoxischer Onycholyse an Fingern und Zehen.

Therapie
Innerlich. Nur bei schweren Sonnenbrandreaktionen Glukokortikoide oder Antiphlogistika vom Typ Azetylsalizlysäure (Aspirin) oder Indometacin (Amuno).
Äußerlich. Die Behandlung entspricht der einer toxischen Kontaktdermatitis. Bei initialem Sonnenbrand hat sich die äußerliche Anwendung von Puder oder Glukokortikoiden in Form von Cremes, Schaum oder milchigen Zubereitungen und von feuchten Umschlägen bewährt. Auftragen von Lotio zinci lindert Juckreiz und erzeugt Kühlung.

Keratoconjunctivitis photoelectrica

Bei sehr starker Sonnenbestrahlung kann es zu einer *Keratoconjunctivitis photoelectrica* (*photogenica*)

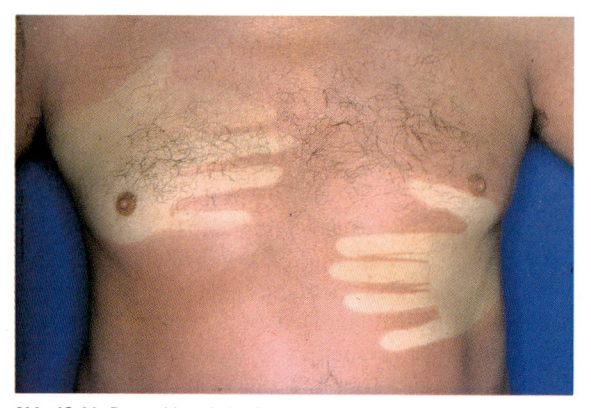

Abb. 13.14. Dermatitis solaris, Stadium erythematosum

(Schneeblindheit) kommen. UV-B, insbesondere kurzwellige UV-B-Strahlen, und das nur von künstlichen Strahlern stammende UV-C (Raumentkeimungslampen, Elektroschweißgeräte) wirken besonders reizend auf die Konjunktiven.

Chronische lichtprovozierte Reaktionen an normaler Haut

Neben der Entwicklung von Präkanzerosen und Karzinomen sowie dem Lentigo-maligna-Melanom gehört hierzu die lichtbedingte Hautalterung (photoaging). Lichtbedingte Hautalterung und chronologische Alterungsprozesse in der Haut überlagern sich additiv. Der Lichtschaden entwickelt sich nur in chronisch lichtexponierten Hautarealen, insbesondere bei hellhäutigen, lichtempfindlichen Personen. Bei pigmentgeschützten dunkelhäutigen Menschen sind derartige Veränderungen kaum zu finden.

Zielzellen der chronischen Lichtschädigung sind Melanozyten, Keratinozyten und Fibroblasten. Eine Schädigung der Melanozyten führt zur fleckigen Hyper- und Depigmentierung, wahrscheinlich auch zur Entwicklung der Lentigines seniles. Durch maligne Entartung entstehen Lentigo maligna und Lentigo-maligna-Melanom. Chronische UV-Schädigung der Keratinozyten führt schließlich zur Entwicklung aktinischer Keratosen und spinozellulärer Karzinome. Im Mittelpunkt der Bindegewebeschädigung steht der Fibroblast. Die aktinische Elastose ist gekennzeichnet durch Vermehrung und schließlich Degeneration der elastischen Fasern (Elastose), einer Zerstörung des kollagenen Bindegewebes und einer Vermehrung der Grundsubstanz (Glykosaminoglykane). Die Bindegewebeschädigung wird vorzugsweise durch UV-B, in geringerem Maße jedoch auch durch UV-A verursacht. Infrarotstrahlung wirkt möglicherweise additiv. Im lichtgeschädigten Bindegewebe sind die Gefäße rarifiziert und weitgestellt. Dies führt zur Ausbildung von Teleangiektasien. In diesem Sinne ist auch die Erythrosis interfollicularis colli eine Frühmanifestation des chronischen Lichtschadens. Zusammenfassend wird der chronische Lichtschaden der Haut als Altershaut, Seemannshaut oder Landmannshaut bezeichnet.

Lichtreaktionen erkrankter Haut

Im Unterschied zu den eigentlichen lichtbedingten Dermatosen (Photodermatosen) repräsentieren lichtprovozierbare Reaktionen an erkrankter Haut Dermatosen anderer Genese, die durch Licht provoziert oder verschlimmert werden können. Dies gilt in besonderem Maße für einige Formen des kutanen Lupus erythematodes. Auch die lymphozytäre Infiltration (Jessner-Kanof) zeigt eine Photoaggravierung. Bekannt ist auch das Auftreten von Herpes simplex nach Sonneneinstrahlung (Herpes solaris, Gletscherbrand), ebenso wie die Verschlechterung der Dyskeratosis follicularis sowie von bullösen Dermatosen durch Sonnenexposition. Bei manchen Hauterkrankungen kommt es nach Lichtexposition zu einem isomorphen Reizeffekt (Köbner-Phänomen), beispielsweise bei Lichen ruber planus oder Psoriasis vulgaris.

Durch Licht provozierbare Dermatosen

Dyskeratosis follicularis (Morbus Darier)
Disseminierte, oberflächliche aktinische Porokeratose (Chernovsky und Freeman)
Periorale Dermatitis
Lichen ruber planus
Herpes simplex
Lupus erythematodes
Lymphozytäre Infiltration (Jessner-Kanof)
Rosazea
Seborrhoisches Ekzem
Atopisches Ekzem (selten)
Psoriasis (selten)
Morbus Duhring
Morbus Hailey-Hailey
Pemphigus foliaceus
Pemphigus erythematosus
Bullöses Pemphigoid

Eine Reihe von Hauterkrankungen spricht gut auf UV-Exposition an. So weisen atopisches Ekzem, Psoriasis vulgaris oder Acne vulgaris in der sonnenreichen Jahreszeit oder unter einer entsprechenden Phototherapie deutliche Besserung des Hautbefundes auf. Die Ansprechbarkeit mancher Hauterkrankungen auf UV-Strahlen wird therapeutisch genutzt.

Lichttherapeutisch beeinflußbare Hautkrankheiten

Akne
Psoriasis vulgaris
Parapsoriasiskrankheiten
Mycosis fungoides, Sézary-Syndrom
Atopisches Ekzem
Pruritus, Prurigo, Photodermatosen

Primäre Lichtdermatosen

In Anlehnung an Magnus werden idiopathische Lichtdermatosen wie Lichturtikaria (Sonnenurtikaria), polymorphe Lichtdermatose, Hydroa vacciniformia und aktinische Prurigo zusammengefaßt. Diese Erkrankungen treten bei sonst gesunden Patienten

Tabelle 13.7. Einteilung der primären Photodermatosen

Klinische Diagnose	Klinisches Bild	Häufigkeit	Aktionsspektrum (Wellenlängenbereich)	Testung möglich, Reproduktion der Dermatose unter Laborbedingungen
Idiopathische Photodermatosen				
Lichturtikaria	Urticae	Sehr selten	UV-A, UV-B, UV-C, sichtbares Licht	Ja
Polymorphe Lichtdermatose	Distinkt stehende monomorphe Papeln, Papulovesikeln oder Plaques	Häufig	UV-A, seltener UV-B	Ja
Hydroa vacciniformia	Blasen, z.T. hämorrhagisch, Krusten, varioliforme Narben	Sehr selten	UV-A	Ja
Aktinische Prurigo	Prurigopapeln, Plaques, Lichenifikation	Sehr selten	UV-A, UV-B	Ja
Mit bekanntem Photosensibilisator				
Phototoxische Reaktion	Erythem, Blasen, sonnenbrandähnlich	Relativ häufig	UV-A	Ja
Photokontaktallergie	Dermatitis, Ekzem	Relativ häufig	UV-A	Ja
Hämatogene (systemische) Photoallergie	Dermatitis, lichenoide Papeln	Selten	UV-A	Ja
Persistierende Photosensitivität (chronische aktinische Dermatitis)				
Persistierende Lichtreaktion	Lichenifiziertes Ekzem	Selten	UV-B, UV-A, sichtbares Licht	Ja
Aktinisches Retikuloid	Lichenifiziertes Ekzem, lymphomartige Infiltrate	Selten	UV-B, UV-A, sichtbares Licht	Ja
Photosensitives Ekzem	Chronisches Ekzem	Selten	UV-B	Ja
Chronisch photosensitive Dermatitis	Chronisches Ekzem	Selten	UV-B, UV-A	Ja
Photoaggravierte atopische Dermatitis	Chronisches Ekzem	Selten	UV-B, UV-A	Ja

auf; ihre Ätiologie ist weitgehend ungeklärt. Eine weitere Gruppe von primären Lichtdermatosen wird durch chemische Photosensibilisierung im Rahmen einer phototoxischen oder photoallergischen Dermatitis verursacht. Schließlich kann noch die Gruppe der chronischen persistierenden Photosensibilisierung (chronische aktinische Dermatitis) unterschieden werden.

Urticaria solaris
[Merklen 1904]

Synonyme. Sonnenurtikaria, Lichturtikaria, photoallergische Urtikaria

Definition. Nur durch elektromagnetische Strahlung ausgelöste urtikarielle Hautreaktion wenige Minuten nach Sonnen-(Licht-)exposition, verstärkt an normalerweise bedeckten Hautarealen. Die Lichturtikaria besteht über viele Jahre.

Vorkommen. Sehr selten. Meist im Erwachsenenalter.

Ätiologie und Pathogenese. Die Ätiologie ist ungeklärt. Das Aktionsspektrum kann von Röntgenstrah-

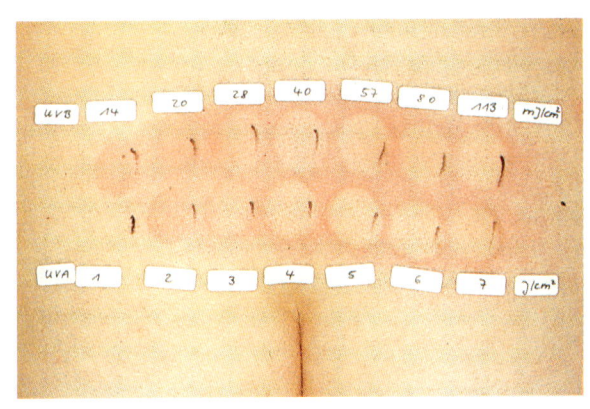

Abb. 13.15. Urticaria solaris

len (sehr selten) bis zum Infrarot reichen. Manche Patienten entwickeln eine urtikarielle Reaktion an der Stelle, wo ihr eigenes Plasma oder Serum, das vorher bestrahlt worden war, injiziert wird. Frühere Klassifikationen beruhen auf Kriterien wie Aktionsspektrum, Transfertests (Prausnitz-Küstner) sowie histologischen Veränderungen. Eine neuere Einteilung schlägt zwei Typen der Lichturtikaria vor. Allgemein wird postuliert, daß einfallendes Licht durch ein Chromophor (Präkursor des vermutlichen Photoallergens) absorbiert wird. Die Vorläufersubstanz wird aktiviert und es entsteht dadurch das Photoallergen. Spezifisches, gegen das Photoallergen gerichtetes IgE wird an die Mastzellen der Haut gebunden. Durch Anlagerung des Photoallergens an dieses spezifische IgE an der Mastzellenoberfläche wird die Ausschüttung von Histamin mit der nachfolgenden Entstehung einer Quaddel veranlaßt. Damit entspricht die Lichturtikaria einer allergischen Reaktion vom Soforttyp (Typ I nach Coombs und Gell). Der Typ I der Lichturtikaria zeichnet sich dadurch aus, daß der Patient eine spezifische Vorläufersubstanz besitzt. Beim Typ II der Lichturtikaria wird spezifisches IgE gegen ein normalerweise in jeder Haut bei Bestrahlung entstehendes Photoprodukt gebildet. Trotzdem Histamin ein wichtiger Mediator für die Lichturtikaria darstellt, wird die urtikarielle Reaktion durch Antihistaminika nur unzureichend blockiert.

Klinik. An allen Körperstellen, vorwiegend jedoch an sonst lichtgeschützten Arealen, treten unmittelbar nach der Bestrahlung (Sonne, Lichttestung mit Geräten) Brennen, Spannen der Haut, danach Erytheme und nach Minuten stark juckende Quaddeln auf. Die urtikarielle Reaktion hält für Minuten bis Stunden an. Dosisabhängig kann es zu großflächigen Quaddeln, Ödem, Herz-Kreislauf-Beschwerden, Hypotonie, Tachykardie oder sogar Schocksymptomatik kommen. Vor einer Ganzkörperbestrahlung zu diagnostischen Zwecken ist daher zu warnen.

Histopathologie. Ödematöse Durchtränkung des oberen Koriums. Bei einigen Patienten findet man auch lymphozytäre und granulozytäre perivaskuläre Infiltrate mit Eosinophilen und Kerntrümmern sowie Ablagerungen von Komplementfaktoren 6–36 h nach Auftreten der Quaddeln.

Verlauf. Oft chronisch über Jahre, mit ungewisser Neigung zur Abheilung.

Diagnose. Testung mit Strahlen unterschiedlichster Wellenlänge (UV-C, UV-B, UV-A, sichtbares Licht und Infrarot), um das Aktionsspektrum und auch die erforderliche Dosis zum Auslösen der Quaddeln (MUD = minimale Urtikariadosis) zu erfassen. Weiter kommen Transfertests (Prausnitz-Küstner, heute obsolet) und In-vitro-Vorbestrahlung des Plasmas oder Serums in Frage.

Differentialdiagnose. Polymorphe Lichtdermatose, urtikarielle Kontaktdermatitis und andere Urtikariaformen sowie urtikarielle Reaktionen bei erythropoetischer Protoporphyrie (EPP).

Therapie
Innerlich. Viele Antihistaminika haben sich als meist nicht ausreichend wirksam erwiesen. Terfenadin oder Astemizol ist jedoch bei einigen Patienten hilfreich. Die erythematöse Frühreaktion kann durch Antihistaminika nicht beeinflußt werden.
Phototherapie. Durch wiederholte Sonnenlicht- und/oder UV-Bestrahlung kommt es zu einem Erschöpfungsphänomen der Haut (Lichtgewöhnung, Hardening, Tachyphylaxie), die dann nicht mehr mit Quaddeln reagiert. Dieses Stadium der Toleranz hält jedoch nur 2–3 Tage an. Deshalb ist eine Lichtgewöhnung zur dauerhaften Behandlung einer Lichturtikaria meist nicht ausreichend.
Photochemotherapie. Diese hat sich als Methode der Wahl bei Lichturtikaria etabliert. Vor Beginn der oralen Photochemotherapie mit UV-A und 8-Methoxypsoralen, die analog zur Behandlung der Psoriasis durchgeführt wird, empfiehlt es sich, Toleranz durch wiederholte provokative Bestrahlungen am gesamten Integument zu erzeugen. Überlappend mit dieser Lichtgewöhnung wird dann die PUVA-Behandlung initiiert. Sie muß während der sonnenreichen Jahreszeit als Erhaltungstherapie fortgesetzt werden, kann aber abhängig von der Lichtempfindlichkeit des Patienten über die Wintermonate ausgesetzt werden.
Plasmapherese. Bei Nachweis eines Serum- oder Plasmafaktors kann durch Plasmapherese eine zumindest vorübergehende Besserung der Lichturtikaria erreicht werden.

Polymorphe Lichtdermatose

[Rasch 1900, Hausmann und Haxthausen 1929]

Synonyme. Polymorphic light eruption (PMLE); summer eruption. Sommerprurigo (Hutchinson 1879), Prurigo aestivalis, Lupus-erythematodes-artige Lichtdermatose, Eczema solare

Definition. Besonders in den gemäßigten Zonen häufig vorkommende, ätiologisch ungeklärte, durch Sonneneinwirkung entstehende, stark juckende Hautveränderungen. Morphologisch werden papulöse, papulovesikulöse und plaqueartige Varianten unterschieden. Die Reaktion ist bei den einzelnen Patienten stets monomorph. Wahrscheinlich handelt es sich um eine Immunreaktion vom verzögerten Typ.

Vorkommen. Relativ häufige Erkrankung in unseren Breiten, vorwiegend in den Monaten März bis Juni, außerhalb der Saison auch bei Touristen, die in sonnenreiche Regionen fahren. Die Prävalenz wird auf 20% geschätzt. Sie kann in jedem Alter auftreten, auch in der Kindheit. Bei uns kommt sie vorwiegend bei jungen Patienten vor, und zwar vorwiegend bei Frauen (9:1), während in Kalifornien die Geschlechtsverteilung 1:1 sein soll. Familiäre Häufung sowie eine Assoziation mit Minorkriterien der atopischen Diathese sind beschrieben. Die polymorphe Lichtdermatose kommt auch bei dunkelhäutigen und negroiden Patienten vor, ist jedoch bei der hellhäutigen Bevölkerung am häufigsten. Eine Sonderform bildet die familiär vorkommende Variante bei Indianern der amerikanischen Kontinente, die jedoch meist der aktinischen Prurigo zugeordnet wird.

Ätiopathogenese. Die Ätiologie ist unbekannt. Als Pathogenese wird eine zellvermittelte immunologische Reaktion vom verzögerten Typ angenommen. Dafür sprechen der klinische Verlauf sowie Art der Effloreszenzen und histopathologisches Bild. Das auslösende Allergen wurde bislang nicht gefunden. Experimentelle Untersuchungen machen Hitzeschockproteine (heat shock proteins) als antigenwirksame Photoprodukte wahrscheinlich. Die Patienten weisen normale Erythem- und Pigmentierungsreaktionen auf. Das Aktionsspektrum liegt bei der Mehrzahl der Patienten im UV-A. Wenige Patienten reagieren auf UV-A und UV-B sowie ausschließlich auf UV-B.

Klinik. Die Hautveränderungen entwickeln sich wenige Stunden bis einige Tage nach intensiver Sonnenexposition als verzögerte Reaktion. Nur sonnenexponierte Haut ist betroffen. Zunächst treten fleckige Erytheme begleitet von Juckreiz auf. Dann entwickeln sich distinkt stehende Veränderungen, die bei starker Lichtexposition auch zu Konfluierung neigen. Es ist eine Vielzahl von morphologischen Varianten beschrieben worden.

Ekzemartige Bilder und Narben gehören nicht zur polymorphen Lichtdermatose, können jedoch sekundär als Komplikationen durch Ekzematisierung oder Exkoriation auftreten. Trotz der unterschiedlichen morphologischen Varianten ist die polymorphe Lichtdermatose beim einzelnen Patienten stets monomorph. Es entstehen Papeln, Papulovesikeln oder Plaques. Auch Sonderformen werden unterschieden (Tabelle). Bevorzugte Lokalisationen sind Halsausschnitt, laterale Bereiche der Oberarme, Handrücken, Oberschenkel und seitliche Gesichtspartien. Die Hautveränderungen bilden sich spontan bei Lichtka-

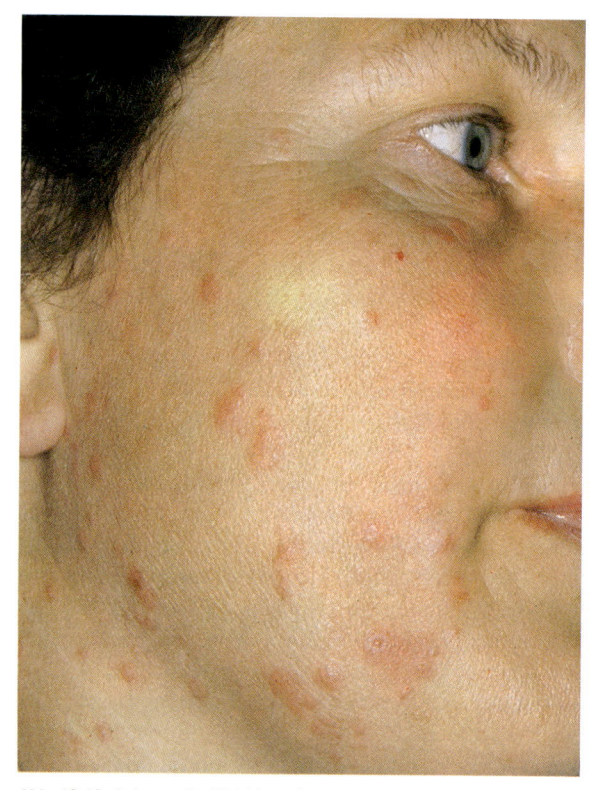

Tabelle 13.8. Morphologische Varianten der polymorphen Lichtdermatose

---

Papulöser Typ
Hämorrhagischer Typ
Plaque-Typ
Erythema-multiforme-artiger Typ
Papulovesikulöser Typ
Iktus (insektenstich-)-artiger Typ
Vesikulobullöser Typ

Abb. 13.16. Polymorphe Lichtdermatose

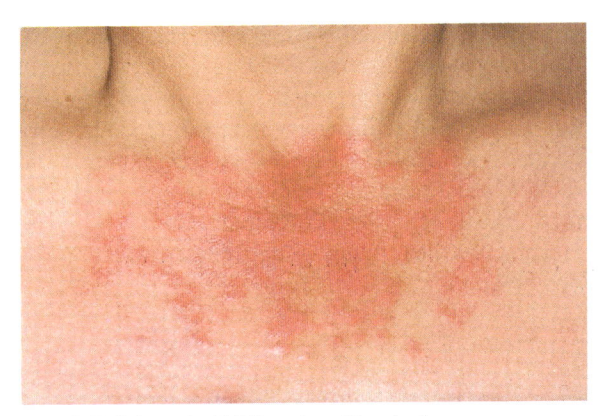

Abb. 13.17. Polymorphe Lichtdermatose, Sternalregion

renz innerhalb von mehreren Tagen zurück. Sie hinterlassen keine Residuen.

Verlauf. Er ist im ganzen chronisch rezidivierend, jeweils nach starker Sonnenexposition. Im Verlauf der sonnenreichen Jahreszeit zeigen viele Patienten einen Gewöhnungseffekt, so daß schließlich auch intensivere Sonnenbäder toleriert werden.

Histopathologie. Allen morphologischen Varianten gemeinsam ist ein durch die gesamte Dermis reichendes manschettenförmiges perivaskuläres lymphozytäres Infiltrat. Hinzu treten subepidermales Ödem und meist eine geringe Vakuolisierung der Basalzellen. Exozytose und Spongiose sind unterschiedlich ausgeprägt, bei vesikulobullösen Varianten bis zur Blasenbildung gesteigert. Umschriebene Epidermisnekrosen sind typisch für den Iktustyp.

Diagnostische Leitlinien. Monomorphe Eruption in sonnenbestrahlten Hautarealen von Halsausschnitt, Armen, Oberschenkeln und Gesicht, vorwiegend zu Beginn der sonnenreichen Saison, vorwiegend bei jungen Frauen. Charakteristischer zeitlicher Verlauf mit Beginn wenige Stunden bis einige Tage nach Exposition und spontaner Remission ohne Hinterlassung von Residuen innerhalb von Tagen.

Diagnose. Typische Anamnese. Durch experimentelle Provokationen in einem Testareal, wobei wiederholt Bestrahlungen mit 60–100 J/cm^2 UV-A oder 1,5 MED UV-B durchgeführt werden, können die genuinen Hautveränderungen an den Prädilektionsstellen reproduziert werden. Histologische Untersuchungen aus genuinen oder provozierten Herden unterstützen die Diagnose.

Differentialdiagnose. Je nach Typ der polymorphen Lichtdermatose unterschiedlich. Beim papulösen oder papulovesikulösen Typ: photoallergisches Ekzem, atopisches Ekzem, Iktus, Prurigo simplex acuta oder subacuta sowie hämorrhagische Vaskulitis. Beim Plaquetyp: Lichturtikaria, erythropoetische Protoporphyrie sowie Erythema multiforme. Sehr schwierig abzugrenzen können photosensitive Formen des kutanen Lupus erythematodes sein. Der Lupus erythematodes zeigt jedoch eine Latenzzeit von 1–3 Wochen nach intensiver Sonneneinwirkung und eine langsame Abheilung innerhalb von Wochen nach Sonnenkarenz. Histologische und immunologische Untersuchungen sowie die Suche nach Organmanifestationen von Lupus erythematodes sind entscheidend zur Abgrenzung.

Therapie. Diese ist einfach, da bei Vermeidung weiterer Exposition eine schnelle spontane Remission eintritt. Sie kann durch äußerliche Glukokortikoide in Cremes oder Lotionen sowie durch Zinkschüttelmixtur beschleunigt werden.

Prophylaxe
Innerlich. Die Prophylaxe durch innerliche Arnzeimittel ist enttäuschend. Empfohlen werden β-Carotin, Chloroquin, Nikotinamid, Escherichia-coli-Extrakt, Antihistaminika und Kalzium.
Äußerlich. Lichtschutzmittel mit Breitbandfilterwirkung sind hilfreich. Sie können durch allgemeine Lichtschutzmaßnahmen wie angepaßte Kleidung und vernünftiges Verhalten ergänzt werden. Viele Patienten erzielen hierdurch eine schonende Lichtgewöhnung.
Phototherapie. Die meisten Patienten erfahren während des Sommers eine Lichtgewöhnung. Diese kann durch eine Phototherapie vor der sonnenreichen Jahreszeit vorweggenommen werden. Hierzu eignen sich Ganzkörperbestrahlungen mit UV-A und/oder UV-B. Gelegentlich werden durch die Phototherapie leichte Schübe der polymorphen Lichtdermatose provoziert. Es sind dann vorübergehend äußerliche Anwendungen von Glukokortikoiden sowie Therapiepausen hilfreich.
Photochemotherapie. PUVA ist außerordentlich wirksam, sollte jedoch extrem lichtempfindlichen Patienten vorbehalten bleiben.

Hydroa vacciniformia

[Bazin 1860]

Definition. Sehr seltene, akut auftretende, durch zahlreiche hämorrhagische Blasen im Gesicht und an den Händen charakterisierte Erkrankung, varioliform narbig abheilend. Erstmanifestation meist in der Kindheit.

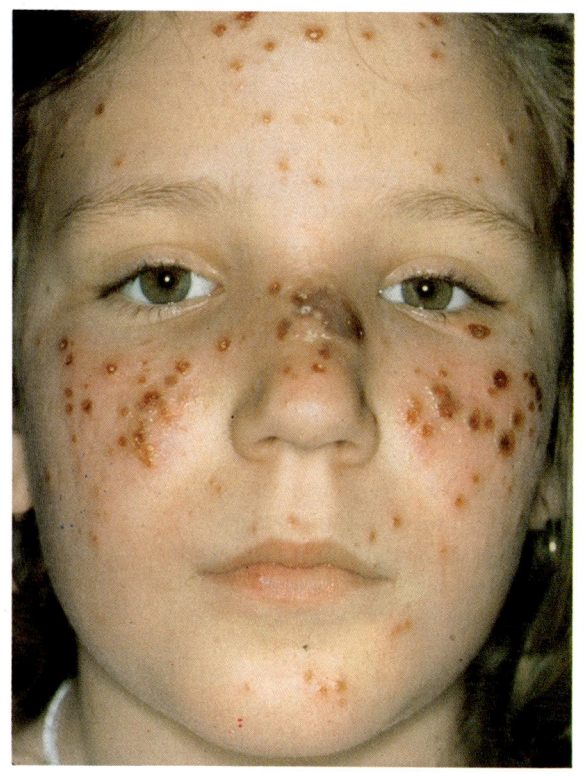

Abb. 13.18. Hydroa vacciniformia

Hypopigmentierungen, so daß eine Hautbeschaffenheit mit vielgestaltigem Anblick resultiert.
Es gibt leichte, schwere und sehr schwere Fälle, die mit Fieber und reduziertem Allgemeinbefinden einhergehen können. Über die Vernarbung hinaus kann es zu Mutilationen an Nase, Ohrmuscheln und Fingern mit erheblicher Entstellung kommen. Auch Hornhautnarben infolge Augenmitbeteiligung wurden bekannt.

Symptome. Eritheme, Blasen, oft hämorrhagisch-nekrotische Krusten und varioliforme Narben, jahreszeitlich rezidivierend.

Histopathologie. Fokale Epidermisnekrose, intraepitheliale Bläschen und subepidermale Blasen, angefüllt mit Leukozyten, perivaskulär orientierte nekrotisierende Entzündung.

Verlauf. Die Erkrankung rezidiviert in jedem Frühjahr, um oft im Erwachsenenalter spontan abzuklingen.

Differentialdiagnose. Wichtig ist die Abgrenzung solcher Erkrankungen von erythropoetischen und hepatischen Porphyrien (Porphyrine im Blut und Urin, Erythrozytenfluoreszenz). Bei Hydroa vacciniformia ist der Porphyrinstoffwechsel normal.

Vorkommen. Selten, gelegentlich familiär. Erstmanifestation gewöhnlich vor dem 10. Lebensjahr; wahrscheinlich sind Mädchen häufiger als Jungen betroffen. Erkrankungsschübe wird durch starke Sonnenexposition während der lichtreichen Jahreszeit provoziert.

Ätiologie und Pathogenese. Unbekannt. Es wird eine Photodermatose mit Ähnlichkeit zur polymorphen Lichtdermatose angenommen. Der Verlauf ist jedoch schwerer, da UV-Strahlung zu Blasen mit Vernarbung führt und häufig Augenbeteiligung mit Konjunktivitis und Keratitis beobachtet werden. Die Effloreszenzen können unter Laborbedingungen mit UV-A reproduziert werden.

Klinik. Hydroa vacciniformia bietet ein sehr einprägsames Krankheitsbild. Sie beschränkt sich auf unbedeckte Körperareale. Mit der Frühjahrssonne stellen sich an Ohren, Nase, Wangen, Fingern, Handrücken und Unterarmen umschriebene entzündliche Rötungen ein, auf denen sich Blasen mit serösem oder hämorrhagischem Inhalt bilden. Diese trocknen unter Bildung von schwärzlichem Schorf ein. Abgestoßen hinterbleiben schüsselförmige, varioliforme, oft depigmentierte Narben. Hinzu gesellen sich Hyper- und

Therapie. Eine kausale und wirksame Therapie ist nicht bekannt. Meiden von direktem und auch indirektem Sonnenlicht: gegebenenfalls UV-Schutzbrille.
Innerlich. PUVA-Therapie im Frühjahr vor Beginn der sonnenreichen Jahreszeit. Versuch mit Pyridoxin (Benadon, 600 mg tgl.) und β-Carotin (Carotaben). In schweren Fällen Glukokortikoide.
Äußerlich. Symptomatische Behandlung der Blasen und hämorrhagischen Krusten mit Salben und allgemein wundheilungsfördernder Therapie. Lichtschutz im UV-B-Bereich ist wirkungslos; Abdecken mit stark wirkenden Breitbandlichtschutzmitteln, die auch im UV-A-Bereich absorbieren oder totale Abdeckung der Haut mit Make-up oder hautfarbener Lotion (Lotio Cordes hautfarben).

Aktinische Prurigo
[Lopez-Gonzáles 1961]

Definition. Seltene idiopathische Photodermatose mit Auftreten im Kindesalter und chronisch-persistierendem Verlauf. Pruriginöse Hautveränderungen in lichtexponierten Hautpartien stehen im Vordergrund. Die Lichtempfindlichkeit ist stark ausgeprägt.

Vorkommen. Die Erkrankung ist bei der weißen Bevölkerung selten. Größere Serien werden aus England und Skandinavien beschrieben. Der Beginn liegt in der Kindheit, bei mehr als 80% der Patienten vor dem 10. Lebensjahr. Überwiegend sind Frauen betroffen, etwa 50% der Patienten besitzen eine atopische Diathese. Eine familiäre Variante kommt bei Indianern in Nord- und Lateinamerika vor. Sie wird dort als *hereditäre polymorphe Lichtdermatose* oder *familiäre aktinische Prurigo* bezeichnet.

Ätiopathogenese. Die Ursache ist unbekannt. Das Aktionsspektrum für die Provokation pruriginöser Hautveränderungen liegt im UV-B und UV-A mit einem Überwiegen des UV-A-Bereichs. Der Pathomechanismus ist weitgehend unbekannt. HLA-Typisierung bei amerikanischen Indianern zeigt dort eine Bevorzugung von B40 und Cw3 sowie A3, A24 und Cw4, wodurch die Heredität dieser Erkrankung bei der indianischen Bevölkerung unterstrichen wird. Einige Patienten weisen eine paradoxe Reaktion mit Verstärkung des UV-A- und UV-B-Erythems nach topischer Applikation von Indometacin auf.

Klinik. Pruriginöse Hautveränderungen bestehen an chronisch lichtexponierten Arealen wie Gesicht, häufig zentrofazial, Nacken, Ohren, Handrücken und Unterarmen. Sie finden sich in geringerer Ausprägung auch an bedeckten Körperstellen, insbesondere am Rücken. Häufig besteht eine exsudative exfoliative Cheilitis der Unterlippe. Juckreiz ist das vorherrschende Symptom. Unmittelbar nach Sonnenexposition entsteht ein ödematöses Erythem, das sich langsam zurückbildet und allmählich in eine ekzematoide, dann pruriginöse Phase übergeht.
In der Kindheit sind bevorzugt die lichtexponierten Areale befallen, und der Verlauf ist überwiegend saisonal. Später werden zunehmend bedeckte Körperstellen ergriffen und die Erkrankung nimmt einen perennialen Charakter an. Die aktinische Prurigo persistiert bis in das Erwachsenenalter, und bei wenigen Patienten (25%) kommt es in der Adoleszenz zu einer Besserung.

Symptome. Vorwiegend in lichtexponierter Haut lichenifizierte Erytheme, polsterartige Infiltrationen und Pruriginötchen. Starker Juckreiz und hohe Lichtempfindlichkeit.

Histopathologie. Die papulösen oder plaqueartigen Herde zeigen diskrete Akanthose, Exozytose und Spongiose in der Epidermis sowie ein lymphohistiozytäres, perivaskuläres Infiltrat in der Dermis, gelegentlich mit eosinophilen Granulozyten.

Verlauf. Meist vor dem 10. Lebensjahr bis in das Erwachsenenalter anhaltend.

Differentialdiagnose. Abzugrenzen sind photoaggraviertes atopisches Ekzem, polymorphe Lichtdermatose und chronische aktinische Dermatitis (persistierende Lichtreaktion). Hinweisend sind der pruriginöse Aspekt, die starke Lichtempfindlichkeit sowie der typische Verlauf.

Therapie. Symptomatisch. Es ist ein Kennzeichen der Erkrankung, daß sich die Behandlung sehr schwierig gestaltet. Bevorzugt werden Kortikosteroide äußerlich und innerlich angewandt. Darüber hinaus konnte bisher keine lokale oder systemische Medikation, mit Ausnahme von Thalidomid, eine wesentliche Besserung erzielen. Auch Lichtgewöhnung durch Phototherapie oder PUVA-Behandlung können das Krankheitsbild häufig nicht beeinflussen. Photochemotherapie scheint jedoch bei einigen Patienten günstig zu sein.

Lichtdermatosen durch exogene Photosensibilisierung

Diese Hautreaktionen werden in zwei große Gruppen eingeteilt: phototoxische und photoallergische Reaktionen.

Tabelle 13.9. Pathogenese phototoxischer und photoallergischer Hautreaktionen

Substanz und Strahlenenergie
↙ ↘

Phototoxische Reaktion	Photoallergische Reaktion
↓	↓
Aufnahme von Energie	Umwandlung der Substanz durch UV-Strahlung in ein neues Hapten
↓	↓
Übertragung von Energie (Bildung von Peroxiden, freien Radikalen und Wärme)	Kopplung mit Protein zum Vollantigen
↓	↓
Toxische Zellschädigung	Immunologische Sensibilisierung
↓	↓
Akute phototoxische Kontaktdermatitis	Photoallergische Reaktion
	↓
	Akute photoallergische Kontaktdermatitis oder chronisches photoallergisches Ekzem

Tabelle 13.10. Klinische Charakteristika phototoxischer und photoallergischer Reaktionen

Charakteristika	Phototoxizität	Photoallergie
Häufigkeit	Häufig	Selten
Latenz zwischen erster Exposition und Hautreaktion	Fehlt	Vorhanden
Strahlendosis (meist UV)	Meist hoch	Meist niedrig
Aktionsspektrum	Eng, meist langwellige UV-Strahlung (UV-A)	Breit, meist langwellige UV-Strahlung (UV-A)
Effloreszenzen	Verstärkter Sonnenbrand, Erytheme, Blasen, Pigmentierung	Polymorph; Erythem, Papulovesikeln, Blasen, Pigmentierung, Licheninfikation
Exazerbation	Fehlt	Streuherde in unbestrahlten Hautarealen, Aufflammreaktion in früheren Testarealen

Tabelle 13.11. Phototoxisch-wirksame Medikamente

	Arzneimittel	Vorkommen
Lokal	Teer	Berufsstoffe, Therapeutika
	Acridin	Berufsstoffe, Therapeutika
	Eosin	HE-Färbung, früher Lippenstiftfarbe
	Furocumarine	Pflanzen (Knorpelmöhre, Schierlingskraut, Bärenklau, Feige, Sellerie)
	8-Methoxypsoralen	Meladinine (Therapeutikum)
Oral oder parenteral	Tetrazykline	Tetrazyklin, Oxytetrazyklin, selten Doxyzyklin
	Phenothiazine	Atosil, Eusedon
	Griseofulvin	Likuden, Fulcin, Polygris
	Nalidixinsäure	Nogram
	Furocumarine	Meladinine, Oxsoralen
	Furosemid	Lasix
	Amiodaron	Cordarex
	Piroxicam	Brexidol, durapirox, Felden, Pirophlogont, Pirorheum, Rheumitin
	Tiaprofensäure	Surgam
	Dimethyltriazenoimidazolcarboxamid	DTIC (Zytostatikum)
	Ciprofloxacin	Ciprobay

Phototoxische Dermatitis

Definition. Photochemisch ausgelöste entzündliche Hautreaktion im belichteten Bereich ohne immunologische Grundlage. Manifestation meist als Dermatitis unter dem Bild einer starken Sonnenbrandreaktion.

Vorkommen. Häufiger als photoallergische Reaktionen. Klinisch wichtig sind die *Phytophotodermatitis* (*Wiesengräserdermatitis*) und phototoxische Reaktionen durch Medikamente. Das Prinzip der Phototoxizität wird auch therapeutisch genutzt (PUVA).

Ätiologie und Pathogenese. Während beim Sonnenbrand eine rein quantitative Strahlenüberdosierung vorliegt, bedarf es zur Auslösung einer phototoxischen Reaktion eines Photosensibilisators in Gegenwart von UV-Strahlung. Photosensibilisierende Substanzen können endogen entstehen (Porphyrine) oder exogen über die Haut, den Magen-Darm-Trakt oder parenteral (Medikamente) zugeführt werden.
Strahlendosen, die bei normaler Lichtempfindlichkeit der Haut reaktionslos toleriert werden, führen in Verbindung mit photosensibilisierenden Stoffen akut zu entzündlichen sonnenbrandähnlichen Hautrekatio-

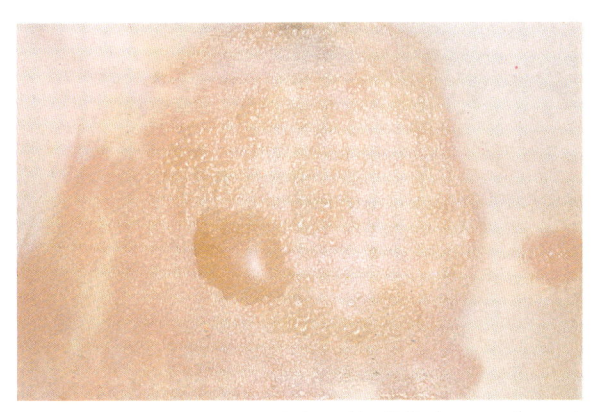

Abb. 13.19. Phototoxische Kontaktdermatitis (8-Methoxypsoralen und Belichtung)

nen. Bekannt sind phototoxische Reaktionen nach örtlicher Applikation von Steinkohlenteer, von 8-Methoxypsoralen, 5-Methoxypsoralen, Trimethylpsoralen oder ähnlichen Furocumarinen, z.B. aus den Pflanzen Bärenklau oder der Knorpelmöhre (Wirkungsprinzip bei der PUVA-Therapie); Akridinfarbstoffe (Trypaflavin, Rivanol, Flavidin) oder Eosin. Mit Psoralen behandelte Patienten dürfen sich deshalb dem Sonnenlicht nur wenig exponieren. Phototoxische Reaktionen bei Arbeitern in der Erdölindustrie und Teerverarbeitung sind bekannt.

Klinik. Das klinische Bild ist sonnenbrandähnlich und zeigt eine akute toxische Dermatitis in lichtexponierten Hautarealen mit Rötung, Ödem, Bläschen oder Blasen und nachfolgend oft starker Pigmentierung. Besonders durch Tetrazykline wird eine phototoxische Onycholyse, die vorwiegend die distalen Bereiche des Nagelbetts betrifft, hervorgerufen. Phototoxische Reaktionen nach Amiodaron (Cordarex) können mit einer schiefergrauen, meist irreversiblen Pigmentierung der lichtexponierten Areale einhergehen.

Diagnose. Anamnese und typischer Befund. Gegebenenfalls Nachweis des Photosensibilisators durch innerliche Photoprovokation oder Photopatchtest.

Berloque-Dermatitis

[Freund 1916, Rosenthal 1924]

Definition. Streifenförmige oder diffuse Hyperpigmentierung nach örtlicher Anwendung von phototoxisch wirksamen Substanzen in Kosmetika und UV-Einwirkung.

Vorkommen. Bei Frauen häufiger als bei Männern.

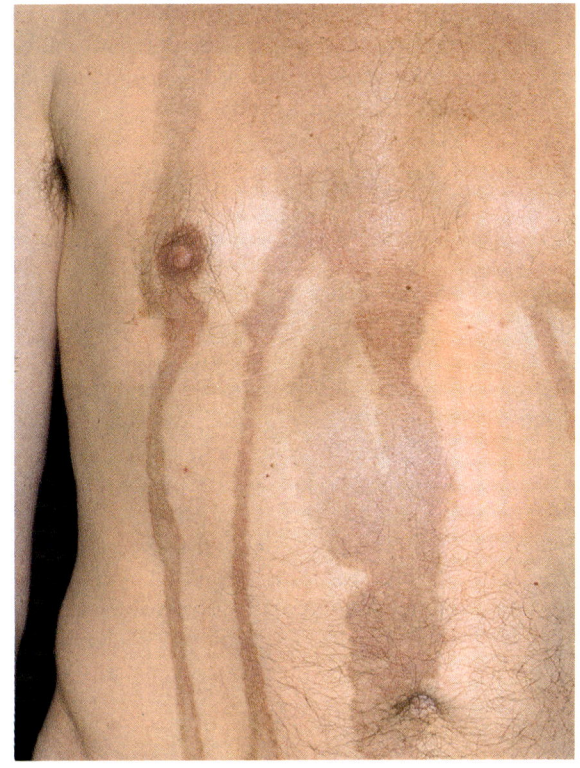

Abb. 13.20. Berloque-Dermatitis

Ätiologie und Pathogenese. Zahlreiche Duftstoffe in parfümierten Toilettenwassern, Kölnisch Wasser, Seifen, Cremes und Lotionen aus der Gruppe der Bergamottöle oder ähnliche ätherische Öle sind phototoxisch wirksam. In Verbindung mit Sonneneinstrahlung (UV-A) kommt es zu phototoxischen Reaktionen; starke Transpiration und feuchte Haut fördern die Entstehung.

Klinik. Nach Sonnenbestrahlung kommt es an der benetzten oder behandelten Haut nach Stunden oder Tagen zu entzündlicher Rötung und Bläschen bzw. Blasen. Die Abheilung erfolgt unter lange persistierender Hyperpigmentierung. Bei geringer Strahlendosis kann das vesikuläre entzündliche Stadium auch ausbleiben und langsam eine direkte Hyperpigmentierung entstehen. Sitz der artefiziell wirkenden Erscheinungen sind meistens Gesicht, Hals, Brust und Rücken. Man findet braunrote oder tiefbraune Streifen die dem Weg des herablaufenden Parfümtropfens entsprechen.

Nach langfristigem Gebrauch von Kosmetika wie Rasiercreme, After-shave-Lotion oder Feuchtigkeitscreme kommt es besonders im Stirn- und Jochbogenbereich zu diffuser *chloasmaartiger Hyperpigmentierung*.

Symptome. Kosmetisch störende meist streifige Hyperpigmentierungen.

Histopathologie. Phototoxisch geschädigte Zellen im Epithel. Vermehrte Pigmentierung in der Basalzellregion, Pigmentinkontinenz mit Melaninaufnahme in Makrophagen im oberen Korium.

Verlauf. Monatelang bleibende Pigmentierung. Solange der kausale Zusammenhang nicht erkannt wird, besteht Rezidivmöglichkeit.

Differentialdiagnose. Bei diffuser Pigmentierung andere Formen von Hyperpigmentierungen, Chloasma.

Therapie. Absetzen aller parfümierten und phototoxisch wirkenden Medikamente und Kosmetika. Konsequenter duftstofffreier Lichtschutz.
Äußerlich. Monobenzon in 5- bis 10%iger Konzentration oder in Kombination mit Prednisolon; Schälbehandlung mit Vitamin-A-Säure (Epi-Aberel, Eudyna): starke Depigmentierung bewirkt die Kombination aus Vitamin-A-Säure 0,1%, Hydrochinon 5,0% und Hydrokortison 1% (Pigmanorm). Gelegentlich treten aber bleibende Depigmentierungen auf.

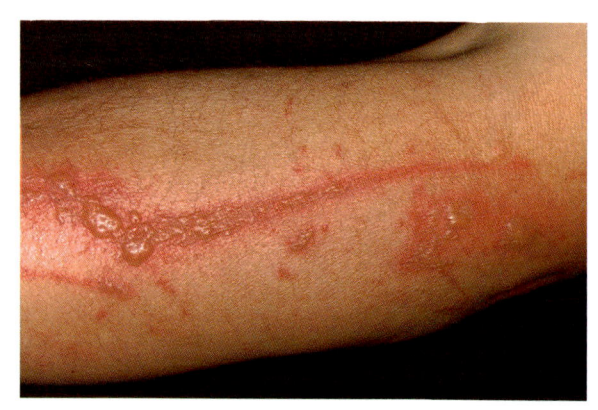

Abb. 13.21. Dermatitis pratensis am Arm

Dermatitis bullosa pratensis

[Oppenheim 1917]

Synonyme. Wiesengräserdermatitis, Dermatitis pratensis, Phytophotodermatitis

Definition. Mit Blasen und Hyperpigmentierungen einhergehende phototoxische Dermatitis durch Pflanzen (pratum = Wiese).

Vorkommen. In den Sommermonaten häufig, besonders bei Kindern.

Ätiologie. Photosensibilisierende Substanzen, meist Furocumarine aus Wiesengräsern, Schierlingskraut, Knorpelmöhre, Feigenbäumen in Verbindung mit dem UV-A des Sonnenlichts lösen eine akute bullöse und nachfolgend stark hyperpigmentierende Dermatitis aus. Eine wesentliche Vorbedingung scheint gegeben zu sein, wenn man sich nach dem Baden mit noch feuchter Haut ins Gras legt und damit den Hautkontakt mit dem Photosensibilisator erleichtert.

Klinik. Streifen- oder strichartige bizarr konfigurierte, erythematobullöse Veränderungen lediglich an den Kontaktstellen, besonders an Beinen, Gesicht, Hals und Unterarmen sind charakteristisch. Keine Streuphänomene. Anamnestisch wird Sonnenexposition auf Wiesen nach einem Bad, Wanderungen oder Gartenarbeit angegeben, wobei stets Kontakt mit furocumarinhaltigen Gräsern oder Pflanzen gegeben ist. Später starke Hyperpigmentierung.

Symptome. Juckreiz oder brennendes Jucken.

Histopathologie. Phototoxisch geschädigte Zellen in der Epidermis, intra- und subepitheliale Blasen, Epithelnekrosen. Nachfolgende Hyperpigmentierung in der Basalzellregion mit Pigmentinkontinenz.

Verlauf. Die Hyperpigmentierung besteht oft wochen- und monatelang.

Differentialdiagnose. Photoallergische Kontaktdermatitis auf Rhusantigen (Rhus toxicodendron, poison ivy = giftiger Efeu; poison oak = giftige Eiche) bei uns selten, in Nordamerika sehr häufig. Toxische Dermatitis anderer Genese.

Therapie. Meiden aller photosensibilisierenden Pflanzen.
Äußerlich. Symptomatische Behandlung mit Glukokortikoidcreme. Lotio zinci. Bei großflächigen Blasen Therapie wie bei Verbrennung 2. Grades.

Photoallergische Kontaktdermatitis und photoallergisches Kontaktekzem

Im Unterschied zu den obligat phototoxisch wirkenden Substanzen, die, sofern sie an die Haut gelangen und genügend UV-Strahlung einwirkt, jedermann in gleicher Weise betreffen, treten photoallergische Reaktionen nur dann auf, wenn eine spezifische Sensibilisierung erworben wurde. Dies trifft unter einer großen Zahl von Menschen immer nur auf Einzelne zu.

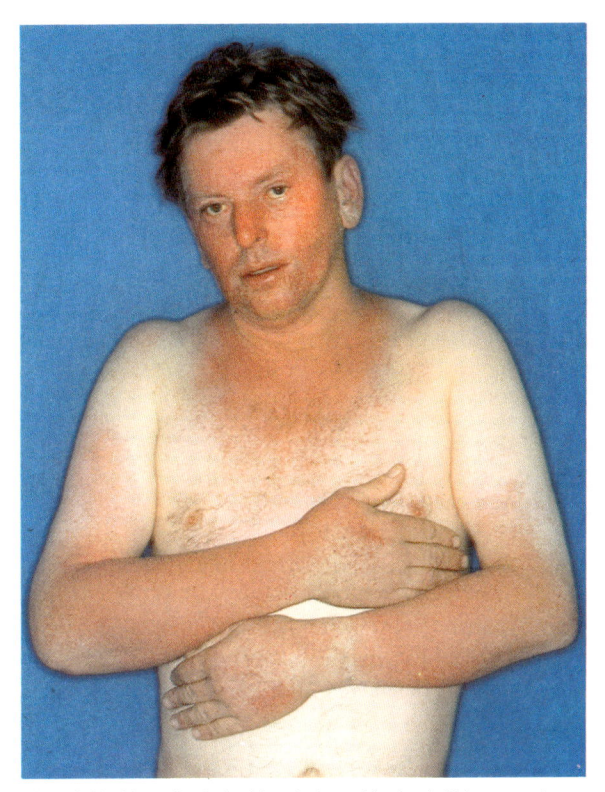

Abb. 13.22. Photoallergische Kontaktdermatitis durch Chlorpromazin

Manche Substanzen wirken schwach, andere dagegen stark photoallergisierend.
Die photoallergisierenden Substanzen können durch epikutanen Kontakt oder durch orale bzw. parenterale Aufnahme zur Sensibilisierung eines Patienten führen. Nach Photokontaktsensibilisierung reagieren viele Patienten auf das Allergen, ganz gleich, auf welche Weise es an oder in den Körper gelangt.
Manche Substanzen sind sowohl Kontaktallergene als auch Photo(kontakt)allergene, so daß Testungen kompliziert werden. In ganz seltenen Fällen bewirkt ein Medikament eine Kontaktallergie, eine Photokontaktallergie und eine phototoxische Reaktion (Beispiel: Chlorpromazin, Tiaprofensäure, 8-Methoxypsoralen).

Definition. Hauterkrankungen vorwiegend an lichtexponierten Körperstellen, die durch direkten Kontakt mit einem Photoallergen und UV-A-Strahlung entsteht.

Vorkommen. Selten. Meist sind Erwachsene betroffen.

Ätiologie. Durch direkten Kontakt des Allergens mit der Haut kommt es nach unbekannt langer Zeit zu einer Sensibilisierung. Nur im unmittelbaren Zusammenspiel von Allergen und Strahlung kommt die allergische Reaktion zustande. Absorptionsspektrum des Allergens und Aktionsspektrum können identisch sein, häufig sind sie jedoch unterschiedlich, so daß angenommen wird, daß die einfallende Strahlung das Photoallergen ändert (beispielsweise Sulfanilamid, Phenothiazine, halogenierte Salizylanilide). Das Aktionsspektrum liegt fast stets im UV-A-, nur sehr selten, wie bei einigen Sulfonamiden, auch im UV-B-Bereich.
Bekannte Beispiele sind die halogenierten Salizylanilide, die bis in die 70er Jahre noch weltweit zu epidemieartigem Anstieg von lichtprovozierten Ekzemen geführt haben, heute jedoch weitgehend aus dem Handel gezogen sind.
Eine Photokontaktallergie persistiert ein Leben lang wie eine Kontaktallergie.

Klinik. Das akute Krankheitsbild beschränkt sich auf lichtexponierte Hautanteile und zwar dort, wo zusätzlich der Kontakt mit dem auslösenden Photoallergen stattgefunden hat. Es zeigt Zeichen der *allergischen Kontaktdermatitis* mit relativ scharf begrenzten Erythemen sowie Papulovesikeln und selten Blasen. Das submentale Dreieck ist häufig frei (geringer Lichteinfall). Die erkrankten Hautabschnitte grenzen sich von den durch Kleider lichtgeschützten Körperstellen ab. Bei geringer Lichtexposition (Herbst, Winter) oder geringer Zufuhr des Photoallergens sind die Hautveränderungen gering ausgeprägt und verwaschen.
Das Krankheitsbild geht bei fortgesetzter Allergenzufuhr in eine chronische Form über (*chronisches photoallergisches Kontaktekzem*). Die Haut ist gering entzündlich-gerötet, aber lichenifiziert und schuppt. An unbedeckten und unbelichteten Körperstellen finden sich keine Herde, sofern die Kleidung genügend Lichtschutz bietet; jedoch kommen Streuherde (Ekzemstreuung) vor.

Allgemeinsymptome. Lediglich Juckreiz.

Histopathologie. Charakteristische perivaskuläre lymphohistiozytäre Infiltrate, die zu Exoserose und Exozytose mit Spongiose und Akanthose, Papillomatose, Parahyperkeratose führen. Lichtgeschädigte Zellen im Epithel sind selten.

Verlauf. Chronisch, sofern das Photoallergen nicht erkannt und eliminiert wird.

Therapie. Ausschaltung des Photoallergens, Behandlung des akuten oder chronischen Krankheitsbildes wie bei Dermatitis oder Ekzem allergischer Genese. Lichtschutz durch dichte Kleidung und Sonnenschutzmittel, die auch im UV-A-Bereich wirken.

Tabelle 13.12. Wichtige Photoallergene

	Stoffgruppen	Vorkommen

Lokal	Halogenierte Salizylanilide
	  Tetrachlorsalizylanilid (TCSA)
	  Tribromsalizylanilid (TBSA)
		Seifen, Toilettenartikel, Desinfektionsmittel,
		Dermatotherapeutika

	Hexachlorophen	Desinfektionsmittel
	Bithionol	Desinfektionsmittel
	Fenticlor	Antimykotikum, nicht mehr im Handel
	Buclosamid	Antimykotikum, nicht mehr im Handel
	Ambrette Moschus	Duftstoff in Toilettenartikeln, weitgehend ersetzt
	Paraaminobenzoesäure	Sonnenschutzmittel (UV-B)
	4-Isopropyldibenzoylmethan	Sonnenschutzmittel (UV-A, UV-B)
	2-Hydroxy-4-Methoxybenzophenon	Sonnenschutzmittel (UV-A, UV-B)
	p-Methoxyzimtsäure-Isoamylester	Sonnenschutzmittel (UV-B)
Oral	Tiaprofensäure	Antirheumatikum (Surgam)
	Promethazin	Phenothiazin (Atosil)
	Chlorpromazin	Nur noch in der Veterinärmedizin verwendet (Landwirte, Ferkelzüchter)
	Hydrochlorothiazid	Diuretikum (Amilorid, Disalunil, diu-Melusin, Esidrix und Kombinationspräparate)
	Chinidin	Antiarrhythmikum (Chinidin-duriles, Chinidinum sulfuricum, Optochinidin
	Fenofibrat	Lipidsenker

Hämatogene Photoallergie

Das Krankheitsbild gleicht weitgehend dem der akuten oder chronischen photoallergischen Kontaktreaktion. Lediglich die Allergenzufuhr erfolgt nicht perkutan, sondern enteral/parenteral. Beispiele sind Phenothiazine, Sulfonamide, Hydrochlorothiazid und Chinidinderivate.

Diagnose und Therapie. Wie bei photoallergischer Kontaktdermatitis bzw. Kontaktekzem.

Chronische aktinische Dermatitis
[Hawk und Magnus 1979]

Synonyme. Chronisch persistierende Photosensitivität. Darunter werden die zum Teil synonym gebrauchten Begriffe persistierende Lichtreaktion, photosensitives Ekzem, chronische photosensitive Dermatitis und aktinisches Retikuloid zusammengefaßt

Definition. Schwere Erkrankung mit sehr hoher Lichtempfindlichkeit. Es besteht ein stark juckendes chronisches Ekzem in lichtexponierten Arealen, das allein durch Lichtexposition ohne Zufuhr eines Photosensibilisators ausgelöst und unterhalten wird.

Tabelle 13.13. Hypothetische Pathogenese der chronischen aktinischen Dermatitis und Einteilung in ihre Subtypen

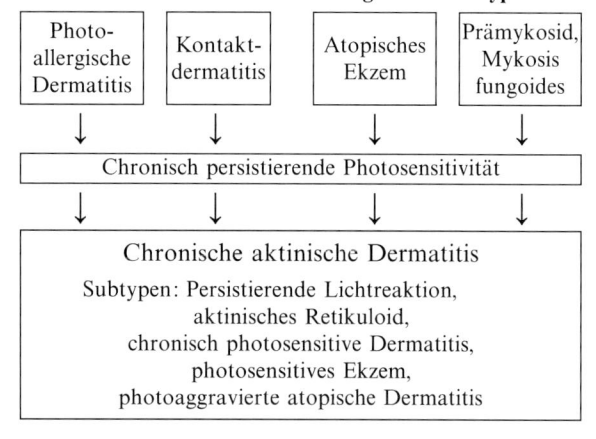

Photo- allergische Dermatitis	Kontakt- dermatitis	Atopisches Ekzem	Prämykosid, Mykosis fungoides
↓	↓	↓	↓
Chronisch persistierende Photosensitivität			
↓	↓	↓	↓
Chronische aktinische Dermatitis Subtypen: Persistierende Lichtreaktion, aktinisches Retikuloid, chronisch photosensitive Dermatitis, photosensitives Ekzem, photoaggravierte atopische Dermatitis			

Vorkommen. Relativ selten. Bevorzugt sind ältere Männer betroffen, gelegentlich auch Frauen im mittleren und höheren Lebensalter. Die Erkrankung exazerbiert in der sonnenreichen Jahreszeit.

Ätiopathogenese. Ursprünglich wurde die Erkrankung als persistierende Lichtreaktion (1962) beschrieben. Bekannt wurde das epidemieartige Auftreten infolge Verwendung von halogenierten Salizylaniliden in desodorierenden Seifen. Dabei entwickelte sich aus einer photoallergischen Dermatitis eine chronisch-persistierende Photosensitivität. In diesem Stadium genügt elektromagnetische Strahlung alleine, ohne weitere Allergenzufuhr, zur Unterhaltung der Dermatitis (des Ekzems). Gleichzeitig tritt eine Veränderung (switch) des Aktionsspektrums auf. Während die photoallergische Dermatitis durch UV-A provoziert wird, entsteht das Ekzem bei der persistierenden Lichtreaktion zunächst durch UV-B-Strahlung. Im weiteren Verlauf kann sich das Aktionsspektrum dann auf UV-A und sogar das sichtbare Licht ausweiten. Der Pathomechanismus ist unklar. Es wird angenommen, daß UV-B-Bestrahlung zur Entstehung eines antigenen Photoprodukts, welches möglicherweise vom ursprünglichen endogenen Trägerprotein abstammt, führt.

Neben der persistierenden Lichtreaktion wurden inzwischen ähnliche Krankheitsbilder unter den Bezeichnungen *aktinisches Retikuloid, photosensitives Ekzem* und *chronische photosensitive Dermatitis* beschrieben. Möglicherweise gehört hierzu auch die *lichtaggravierte atopische Dermatitis*. Für den Verlauf der Erkrankung ist charakteristisch, daß zu einer vorbestehenden chronischen entzündlichen Dermatose eine sekundäre Photosensibilisierung hinzutritt. In diesem Stadium genügt dann elektromagnetische Strahlung alleine, um die Dermatitis zu unterhalten. Als vorbestehende chronische Dermatitis kommen photokontaktallergische Dermatitis, systemische Photoallergie, chronische Kontaktdermatitis, atopische Dermatitis und möglicherweise Parapsoriasis im Rahmen eines Prämykosids in Betracht.

Klinik. Es entsteht eine chronische meist lichenifizierte Dermatitis (ein Ekzem) in den lichtexponierten Hautarealen, wobei auch Streuphänomene in von Bekleidung zwar bedeckter aber ungenügend geschützter Haut vorkommen. Die Haut ist entzündlich gerötet, oft livid-rot, diffus polsterartig verdickt, gefurcht und mit Schuppen bedeckt. Der quälende Juckreiz führt zu Exkoriationen. In extremem Ausmaß entstehen polsterartige entzündliche Schwellungen wie bei kutanen Lymphomen, entsprechend einer *Facies leontina*. Prädilektionsstellen sind Stirn, Wangen, Ohrmuscheln, Ohrläppchen, Nacken, Hals und Handrücken. Häufig bleiben retroaurikuläre Region und submentales Dreieck aufgrund der dort geringen Lichteinwirkung frei oder sind in geringerem Maße befallen. Bei schwerem Verlauf ist das gesamte Integument betroffen. Da das Aktionsspektrum breit sein kann und sich dann vom UV-B bis in das sichtbare Licht hinein erstreckt und die Lichtempfindlichkeit hoch ist, genügen kleine Lichtmengen, die auch durch dünne Kleidung hindurchdringen, um die chronische Hautentzündung auch an den bedeckten Körperstellen entstehen zu lassen.

Symptome. Starker Juckreiz bei sonst unauffälligem Allgemeinbefund.

Histopathologie. Es zeigt sich eine meist chronische lichenifizierte spongiotische Dermatitis mit Hyperkeratose, Parakeratose, geringer Papillomatose und plumper oder psoriasiformer Akanthose (Ekzemmorphologie). Das entzündliche, vorwiegend lymphohistiozytäre Infiltrat ist sehr dicht, oft bandartig und drängt das ältere elastotisch veränderte Bindegewebe in die Tiefe. Starker Epidermotropismus des Infiltrates läßt an initiale Mycosis fungoides denken. In diesen Fällen wird die Bezeichnung aktinisches Retikuloid verwendet. Bei aktinischem Retikuloid wird ein Überwiegen der T-Suppressor-Zellen beschrieben.

Verlauf. Hochchronisch. Mit längerem Bestand nimmt die Lichtempfindlichkeit zu. Die Patienten sind durch die schweren, schon durch geringste Lichtdosen fortwährend unterhaltenen Ekzeme äußerst stark beeinträchtigt.

Differentialdiagnose. Abzugrenzen sind insbesondere eine systemisch ausgelöste photoallergische Reaktion bei fortwährender Zufuhr des Photosensibilisators. Weiterhin eine aerogene Kontaktdermatitis häufig verursacht durch Pflanzen aus der Gruppe der Compositae, wobei die allergenwirksamen Sesquiterpenlaktone durch schwebende Pflanzenteile an die Haut gelangen. Weitere Differentialdiagnosen umfassen Mycosis fungoides sowie chronisches generalisiertes atopisches Ekzem.

Therapie
Innerlich. Neben immunsuppressiven Maßnahmen durch systemisch angewandte Glucokortikosteroide, Azathioprin und Cyclosporin A hat sich die PUVA-Therapie als Methode der Wahl etabliert. Die Einleitung der Behandlung kann wegen der möglicherweise bestehenden UV-A-Empfindlichkeit schwierig sein. Es müssen dann Initialdosen unterhalb der Ekzemschwellendosis gewählt werden. Eine Kombination mit systemischen Kortikosteroiden oder Immunsuppressiva (Azathioprin) ist in dieser Anfangsphase hilfreich. Im weiteren Verlauf erfolgt die PUVA-Behandlung wie bei der Psoriasis.
Alleinige Phototherapie im Sinne einer Lichtgewöhnung gelingt bei diesen Patienten nicht, da hierdurch die Dermatitis fortwährend verstärkt wird.
Äußerlich. Im Vordergrund steht das Meiden der auslösenden Strahlung. Da das Aktionsspektrum breit sein kann und dann vom UV-B- über den UV-A-Bereich bis in das sichtbare Licht hineinreicht, muß besonders intensiver Lichtschutz erfolgen. In Extremfällen kann auch die künstliche Beleuchtung am Arbeits-

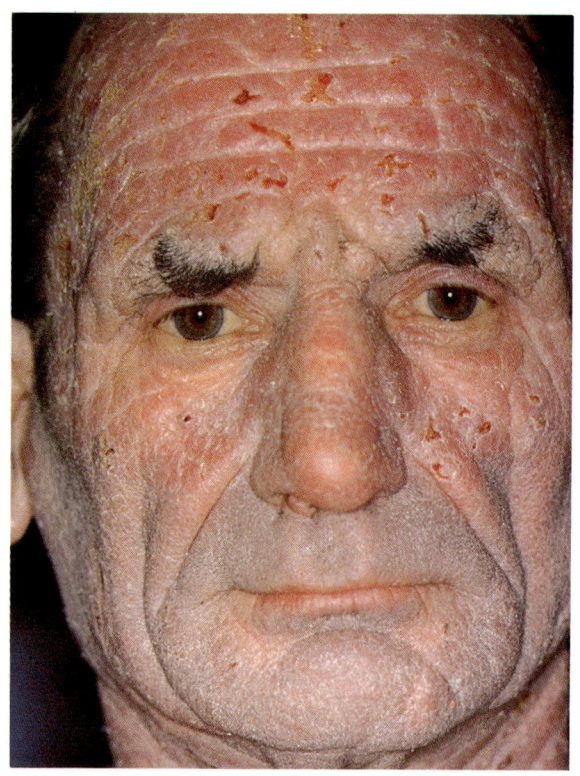

Abb. 13.23. Persistierende Lichtreaktion

platz oder in der Wohnung zur kontinuierlichen Ekzemunterhaltung beitragen. Solche Patienten sind schwerst beeinträchtigt. Im allgemeinen helfen Verlagerung von Freizeitaktivität auf die Abend- und Nachtstunden sowie Tragen lichtschützender Kleidung. Auch abdeckende, getönte Zubereitungen wie Make-up oder hautfarbene Lotionen.

Persistierende Lichtreaktion
[Wilkinson 1962]

Die Erstbeschreibung erfolgte im Rahmen einer Epidemie von Photokontaktallergien bei Arbeitern, die beruflich beim Umgang mit halogenierten Salizylaniliden exponiert waren. Diese Personen entwickelten im weiteren Verlauf eine persistierende Photosensitivität. Die charakteristischen Kriterien der persistierenden Lichtreaktion sind chronisch-ekzematöse Hautveränderungen in lichtexponierter Haut, vorausgehende akute Photokontaktdermatitis, Aktionsspektrum im UV-B- oder zusätzlich im UV-A-Bereich und der Nachweis eines Photoallergens im Photopatchtest.

Aktinisches Retikuloid
[Ive et al. 1969]

Hierdurch wurde eine der persistierenden Lichtreaktion ähnliche Photodermatose bei älteren Männern bezeichnet, die histologisch Ähnlichkeiten zu einem T-Zell-Lymphom zeigte. Das aktinische Retikuloid ist definiert durch infiltrierte Papeln und Plaques in lichtexponierter Haut, T-Zell-Lymphom-artiges histologisches Bild, Photosensitivität gegenüber UV-B und UV-A, oft auch gegenüber sichtbarem Licht sowie durch einen negativen Photopatchtest.

Photosensitives Ekzem
[Ramsay und Kobza-Black 1973]

Die Autoren beschrieben eine Gruppe älterer Männer, die Lichtempfindlichkeit auf dem Boden langbestehender Ekzeme unterschiedlicher Genese entwickelten. Photopatchtests waren negativ, das Aktionsspektrum war auf den UV-B-Bereich beschränkt. Das photosensitive Ekzem wird daher charakterisiert durch eine vorausgehende chronische Dermatitis (Ekzem), die sich zunehmend in lichtexponierter Haut verstärkt, ein auf das UV-B beschränktes Aktionsspektrum und einen negativen Photopatchtest. Im Epikutantest werden häufig Kontaktallergene identifiziert.

Chronische photosensitive Dermatitis
[Frain-Bell et al. 1974]

Wie bei dem photosensitiven Ekzem wurden ursprünglich ausschließlich ältere Männer mit chronischen Ekzemen in der Vorgeschichte beschrieben. Allerdings zeigten die photodiagnostischen Untersuchungen ein breites Aktionsspektrum und positive Patch- wie auch Photopatchtests. Dieses Krankheitsbild wurde definiert durch eine vorausgehende chronische Dermatitis (Ekzem), klinisch und histologisch chronische Dermatitis in lichtexponierter Haut, meist breites Aktionsspektrum, das UV-B mit oder ohne UV-A oder sichtbares Licht umfaßt, sowie positive Reaktionen in Patch- und/oder Photopatchtest bei einem Teil der Patienten.

Kommentar. Da diese unterschiedlichen Krankheitsbilder große Ähnlichkeiten und überlappende Kriterien aufweisen, hat sich der Gebrauch der Bezeichnung *chronische aktinische Dermatitis* als Überbegriff durchgesetzt. Die genannten Sonderformen können dann als Subtypen die Diagnose einer chronischen aktinischen Dermatitis ergänzen.

Sekundäre, durch Licht- und Röntgenstrahlen beeinflußte Dermatosen

Von den wichtigsten in der folgenden Tabelle aufgeführten sekundären Lichtdermatosen wird hier nur das Xeroderma pigmentosum besprochen. Die übrigen lichtprovozierten Reaktionen werden an anderer Stelle abgehandelt.

Xeroderma pigmentosum
[Kaposi 1870]

Definition. Sehr seltene Genodermatose mit gesteigerter Lichtempfindlichkeit und frühzeitigem Auftreten von Altershaut und zahlreichen malignen Hauttumoren aufgrund von Defekten der DNS-Reparatursysteme. Die malignen Hauttumoren können Basaliome, spinozelluläre Karzinome und maligne Melanome umfassen. Häufig sind auch Augensymptome und neurologische Symptome vergesellschaftet.

Vorkommen. Sehr selten. Autosomal-rezessive Vererbung, häufig bei Konsanguinität der Eltern.

Ätiopathogenese. Es handelt sich um eine abnorme Reaktion der UV-bestrahlten Haut. Cleaver beschrieb 1968 erstmals den weitgehend gestörten Exzisionsreparaturmechanismus von Thymindimeren. Seitdem sind mehrere Xeroderma-pigmentosum-Varianten beschrieben worden. Es wird angenommen, daß der gestörte Reparaturmechanismus direkt oder indirekt mit den für diese Patienten so pathognomonischen Karzinomen, Melanomen und malignen Weichteiltumoren zusammenhängt.

Allerdings lassen andere Genodermatosen wie das Cockayne-Syndrom oder die Trichothiodystrophie, obwohl sie vergleichbare Defekte der DNS-Reparatur aufweisen, eine erhöhte Inzidenz von Hauttumoren vermissen. Allein durch die erhöhte Mutabilität auf dem Boden der DNS-Reparaturdefekte wird daher die Tumorentstehung bei Xeroderma pigmentosum nicht ausreichend erklärt. Es wird deshalb spekuliert, ob ein zusätzlicher immunologischer Defekt für die Tumorentstehung notwendig ist. Untersuchungen über eine Verminderung der Zytotoxizität von natürlichen Killerzellen bei Xeroderma pigmentosum oder eine verstärkte UV-Empfindlichkeit der Langerhans-Zellen der Epidermis bieten zusätzliche Erklärungsmöglichkeiten.

Das Xeroderma pigmentosum (XP) wird aufgrund klinischer Merkmale und molekularbiologischer Befunde in 10 Gruppen eingeteilt: XP-A bis XP-I und eine Xeroderma-pigmentosum-Variante. Bei den Gruppen A-I liegt jeweils ein anderer Defekt in der frühen Phase des Exzisionsreparaturmechanismus der DNS auf UV-Strahlung vor. Dieser Defekt ist in vielen Zellinien (Epidermiszellen, Lymphozyten, Fibroblasten) nachweisbar. Die Heterogenität könnte für

Abb. 13.24. Xeroderma pigmentosum

Tabelle 13.14. Sekundäre Lichtdermatosen

Ursache	Hautschaden
Enzymdefekte	Hartnup-Syndrom Phenylketonurie Xeroderma pigmentosum De-Sanctis-Caccione-Syndrom
Verlust körpereigener Schutzfunktionen	Vitiligo Albinismus Chediak-Higashi-Syndrom
Photosensibilisator durch körpereigene Stoffwechselprodukte	Porphyrien
Genodermatosen mit erhöhter Lichtempfindlichkeit	Bloom-Syndrom Cockayne-Syndrom Rothmund-Thomson-Syndrom Chediak-Higashi-Syndrom
Genodermatose mit erhöhter Empfindlichkeit auf Röntgenstrahlen	Ataxia teleangiectatica (Louis-Bar-Syndrom)

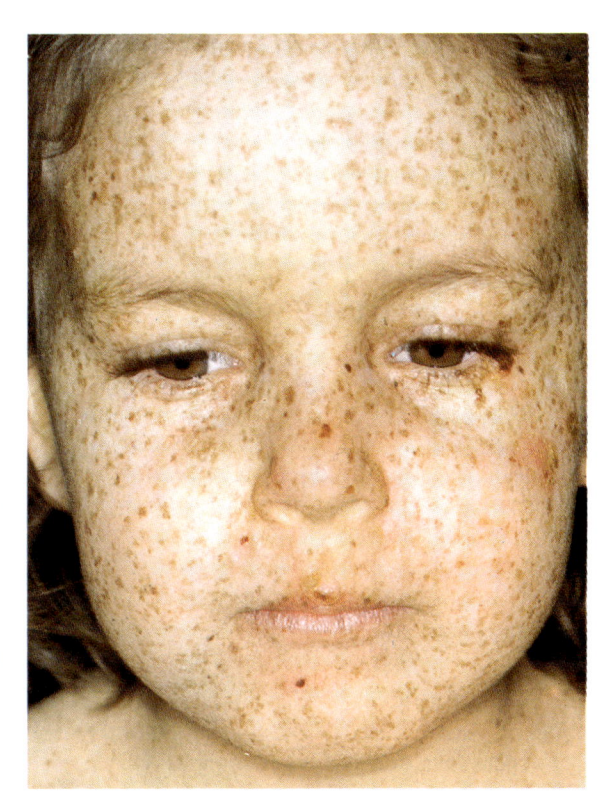

Tabelle 13.15. Charakteristika der Komplementationsgruppen bei Xeroderma pigmentosum. (Nach Jung E.G., modifiziert, Jahrbuch der Dermatologie 1988)

Gruppe	Haut-symptome	Haut-tumoren	Neurologische Symptome
A	+++ (Früh)	SK	++
B	+++		+
C	++ − +++	SK, B	
D	++	MM	
E	+ (Spät)	B	
F	++		+
G	++		+
H	+		+
I	+++		+
Variante	+ (Spät)	B	

+++ Schwer, ++ mittel, + leicht; MM = malignes Melanom; SK = spinozelluläres Karzinom; B = Basaliom

die Existenz mehrerer Endonukleasen sprechen, die möglicherweise an verschiedene Replikationssysteme gekoppelt sind und die jeweils nur an spezifischen DNS-Abschnitten aktiv sind. Bisher konnten 15 Gene isoliert werden, die an der Kodierung des Exzisionsreparatursystems beteiligt sind.
Die 10. Gruppe, die *Xeroderma-pigmentosum-Variante,* weist einen Defekt der Postreplikationsreparatur auf.
Klinisch zeigen Patienten mit Xeroderma-pigmentosum-Variante, im Gegensatz zu den Gruppen XP−A bis XP−I, eine spätere Erstmanifestation der Hautveränderungen und der Tumorentwicklung. Der Gesamtverlauf ist bedeutend günstiger. Auch diese Variante wird autosomal-rezessiv vererbt. Die früher übliche Bezeichnung *pigmentiertes Xerodermoid* ist zugunsten des Ausdrucks *Xeroderma-pigmentosum-Variante* aufgegeben worden.

Klinik. Meist schon im Kleinkindesalter fällt eine gesteigerte Lichtempfindlichkeit der Haut auf. Bereits nach kurzer Lichtexposition kommt es zum Sonnenbrand, der als Erythem über Wochen bestehenbleiben kann. In lichtexponierter Haut treten hellbraune bis schwarze, dichtstehende Lentigines auf, die in Größe, Zahl und Farbgebung stark variieren. Auch treten flächenhafte an Lentigo maligna erinnernde Herde hinzu. Die Haut wird buntscheckig (poikilodermatisch) durch fleckige Hyper- und Depigmentierungen, fleckige Erytheme, Teleangiektasien und aktinische Keratosen. Die Hautoberfläche ist trocken und atrophisch (Xeroderm). In der Dermis besteht eine ausgeprägte aktinische Elastose. Schließlich entstehen bereits im Kindes- und Jugendalter multiple Präkanzerosen und maligne Hauttumoren. Auch Keratoakanthome sowie Sarkome wurden beschrieben. Die Tumorinzidenz ist 1000- bis 2000fach erhöht. Spinozelluläre Karzinome sind häufiger mit den Komplementationsgruppen A und C assoziiert. Maligne Melanome finden sich bevorzugt in Gruppe D, Basaliome treten gehäuft in Gruppe E und bei der XP-Variante auf. Häufig sterben die Patienten an metastasierenden Malignomen vor Abschluß des 3. Lebensjahrzehnts.
Neurologische Veränderungen. Sie sind bei etwa 20% aller Xeroderma-pigmentosum-Patienten zu beobachten. Es besteht eine ausgesprochene Assoziation zur Gruppe A, wobei meist über Intelligenzdefekte, motorische Störungen und Reflexabschwächungen berichtet wird. Unter dem *De-Sanctis-Cacchione-Syndrom* werden besonders schwere XP-Krankheitsbilder mit Zwergwuchs, Mikrozephalie, zerebellarer Ataxie und Debilität zusammengefaßt.
Augenveränderungen. Diese werden in etwa 40% der Patienten beschrieben. Meist sind die lichtexponierten Lider und der vordere Augenabschnitt betroffen. Es bestehen Photophobie, Keratokonjunktivitis, Ulzeration und Dysplasie der Kornea sowie okuläre Neoplasien.

Symptome. In die Jugend vorverlagerte chronisch-lichtexponierte Altershaut mit dem ganzen Spektrum aktinisch bedingter prämaligner und maligner, teilweise metastasierender Tumoren. Das Allgemeinbefinden der Patienten ist häufig reduziert: Augensymptome, Minderwuchs und geistige Defekte kommen vor.

Histopathologie. Poikilodermie und unterschiedlich lichtgeschädigte Zellen im Epithel sowie UV-bedingte Tumoren. Der gestörte Exzisionsreparaturmechanismus kann autoradiographisch an Epidermis- und Bindegewebezellen nachgewiesen werden.

Verlauf. Zunehmende Verschlechterung mit frühzeitigem letalen Ausgang, sofern nicht auf konsequenten UV-Schutz und frühzeitige Tumortherapie geachtet wird.

Differentialdiagnose. Von den Komplementationsgruppen XP-A bis XP-I können die Xeroderma-pigmentosum-Variante und das De-Sanctis-Cacchione-Syndrom abgegrenzt werden. Bei der Xeroderma-pigmentosum-Variante treten Hautveränderungen erst nach der Pubertät oder oft noch wesentlich später auf; daher die frühere Bezeichnung *Xeroderma pigmentosum tardivum. De-Sanctis-Cacchione-Syndrom* mit Oligophrenie, hereditärer spinaler Ataxie, Hypogonadismus, proportioniertem Minderwuchs und Xeroderma pigmentosum.

Prophylaxe. Eine Prophylaxe neuer Hauttumoren kann durch oral gegebene Retinoide (Acitretin = Neotigason; 13-cis-Retinsäure = Isotretinoin = Roacutan) versucht werden. Die Dosis muß allerdings wesentlich höher als bei der sonst üblichen Therapie (Psoriasis, Acne conglobata) sein, etwa 1,0–2,0 mg/kg KG oder noch höher. Oft wird eine solch hohe Dosis allerdings nicht vertragen. Diese prophylaktische Behandlung muß ständig durchgeführt werden.

Therapie. Nur zeitlebens absolutes Meiden der auslösenden UV-Strahlung bewahrt die Patienten vor dem sonst unabwendbaren malignen Verlauf. Verlagerung des Tages- in einen Nachtrhythmus. Schutzkleidung, Breitband-Lichtschutzmittel. Dazu ist ständige ärztliche Überwachung mit frühzeitigem Entfernen aller prämalignen und malignen Tumoren durch Exzision, Kürettage, Kryotherapie etc. angezeigt.

Weiterführende Literatur

Physikalisch und chemisch bedingte Hauterkrankungen

Mechanische Hautschädigungen

Allman RM, Laprade CA, Noel LB et al. (1986) Pressure sores among hospitalized patients. Ann Intern Med 105:337–342

Arndt KA, Mihm MC Jr, Parrish JA (1973) Bullae: a cutaneous sign of a variety of neurologic diseases. J Invest Dermatol 60:312–320

Gorse GJ, Messner RL (1987) Improved presure sore healing with hydrocolloid dressings. Arch Dermatol 123:766–771

Kligman AM, Klemme JC, Susten AS (eds) (1985) The chronic effects of repeated mechanical trauma to the skin. Liss, New York

Meigel WN, Plewig G (1976) Kauschwielen, eine Variante der Fingerknöchelpolster. Hautarzt 27:391–395

Paller AS, Hebert AA (1986) Knuckle pads in children. Am J Dis Child 140:915–917

Peachey RD (1971) Factors affecting blister formation. Br J Dermatol 85:497

Acanthoma fissuratum

Benedetto AV, Bergfeld WF (1979) Acanthoma fissuratum. Histopathology and review of the literature. Cutis 24:225–229

Dorn M, Plewig G (1981) Acanthoma fissuratum cutis. Hautarzt 32:145–148

MacDonald DM, Martin SJ (1975) Acanthoma fissuratum – spectacle frame acanthoma. Acta Derm Venereol (Stockh) 55:485–488

Thermisch bedingte Hauterkrankungen

Ashby M (1985) Erythema ab igne in cancer patients. J R Soc Med 78:925–927

Finlayson GR, Sams WM Jr, Smith GR JG Jr (1966) Erythema ab igne: a histopathological study. J Invest Dermatol 46:104–108

Hurwitz RM, Tisserand ME (1987) Erythema ab igne. Arch Dermatol 123:21–22

Kligman LH (1982) Intensification of ultraviolet-induced dermal damage by infrared radiation. Arch Dermatol Res 272:229–238

Kligman LH, Kligman AM (1984) Reflections on heat. Br J Dermatol 110:369–375

Peterkin GAG (1955) Malignant change in erythema ab igne. Br Med J II:1599–1602

Congelatio

Centers for Disease Control (CDC) (1988) Hypothermia prevention. MMWR 37:780–782

Compton CC (1992) The delayed postburn blister. A commonplace but commonly overlooked phenomenon. Arch Dermatol 128:249–252

Killian H (1981) Cold and frost injuries. Springer, Berlin, Heidelberg, New York

Lacour M, Le Coultre C (1991) Spray-induced frostbite in a child: a new hazard with novel aerosol propellants. Pediatr Dermatol 8:207–209

Wolf C, Diem E (1985) Kontinuierliche Sympathikusblokade bei Erfrierungen der Extremitäten. Hautarzt 36:688–690

Pernionen

Coskey RJ, Mehregan AH (1974) Shoe boot pernio. Arch Dermatol 109:56–57

Dana AS, Rex IH Jr, Samitz MH (1969) The hunting reaction. Arch Dermatol 99:441–450

Herman EW, Kezis JS, Silvers DN (1981) A distinctive variant of pernio. Clinical and histopathologic study of nine cases. Arch Dermatol 117:26–28

Korting GW, Böckers M (1983) Perniosis pachydermica. Akt Dermatol 9:31–33

Kältepannikulitis

Beacham BE, Cooper PH, Buchanan CS et al. (1980) Equestrian cold panniculitis in women. Arch Dermatol 116:1025–1027

Haxthausen H (1941) Adiponecrosis e frigore. Br J Dermatol 53:83–89

Hochsinger C (1902) Über eine akute kongelative Zellgewebsverhärtung in der Submentalregion bei Kindern. Monatsschr Kinderheilk 1:323–327

Solomon LM, Beerman H (1963) Cold panniculitis. Arch Dermatol 88:897–900

Hautschädigung durch Elektrizität

Ackerman AB, Goldfader GL (1971) Electrical burns of the mouth in children. Arch Dermatol 104:308–311

Bartholomew CW, Jacoby WD, Ramchand SC (1975) Cutaneous manifestations of lightning injury. Arch Dermatol 111:1466–1468

Bingham H (1986) Electrical burns. Clin Plast Surg 13:75–85

Chemische Hautschädigungen

Barranco VP (1991) Mustard gas and the dermatologist. Int J Dermatol 30:684–686

Keyser H de, Geerts ML, Colardyn F et al. (1986) Hautschäden durch Einwirkung von Stickstofflost. Hautarzt 37:467–471

Lane PR, Hogan DJ (1985) Chronic pain and scarring from cement burns. Arch Dermatol 121:368–369

Momeni AZ, Enshaeih S, Meghdadi M et al. (1992) Skin manifestations of mustard gas. A clinical study of 535 patients exposed to mustard gas. Arch Dermatol 128:775–780

Sebastian G (1994) Praxisrelevante Therapieempfehlungen bei Flußsäureverätzungen. Hautarzt 45:453–459

Vogt RF Jr, Dannenberg AM Jr, Schofield BH et al. (1984) Pathogenesis of skin lesions caused by sulfur mustard. Fundam Appl Toxicol 4:S71–S83

Hauterkrankungen durch ionisierende Strahlen

Anderson NP, Anderson HE (1951) Development of basal cell epithelioma as a consequence of radiodermatitis. Arch Dermatol Syphilol 63:586–596

Hatlinghus S, Rode L, Christensen I et al. (1986) Sarcoma following irradiation for breast cancer. Acta Radiol Oncol 25:239–242

Mortensen AC, Kjeldsen H (1987) Carcinomas following Grenz ray treatment of benign dermatoses. Acta Derm Venereol (Stockh) 67:523–555

Lichtdermatosen

Auletta M, Gange RW, Tan OT et al. (1986) Effect of cutaneous hypoxia upon erythema and pigment responses to UVA, UVB, and PUVA (8-MOP – UVA) in human skin. J Invest Dermatol 86:649–652

Barth J (1987) Johann Wilhelm Ritter (1776–1810) und die Entdeckung der UV-Strahlung vor 185 Jahren. Hautarzt 38:301–303

Beitner H (1986) The effect of high dose long-wave ultraviolet radiation (UVA) on epidermal melanocytes in human skin: a transmission electron microscopic study. Photodermatol 3:133–139

Beitner H, Wennersten G (1985) A qualitative and quantitative transmission electron microscopic study of the immediate pigment darkening reaction. Photodermatology 2:273–278

DeLeo VA (ed) Photosensitivity diseases, 2nd edn. Saunders, Philadelphia

Elmets CA, Mirando W, Krutmann J (1991) UVB effects on human antigen presenting cell function. Photochem Photobiol 53:24S

Harber LC, Bickers DR (1989) Photosensitivity diseases. Principles of diagnosis and treatment, 2nd edn. Decker, Toronto

Haußer I (1938) Über spezifische Wirkung des langwelligen ultravioletten Lichts auf die menschliche Haut. Strahlentherapie 62:315–322

Hönigsmann H, Stingl G (eds) (1985) Therapeutic photomedicine. Karger, Basel

Hönigsmann H, Schuler G, Aberer W et al. (1986) Immediate pigment darkening phenomenon. A reevaluation of its mechanisms. J Invest Dermatol 87:648–652

Jackson EM (ed) (1986) Photobiology of the skin and eye, vol 5. Drug and chemical toxicology. Dekker, New York

Kim TA, Golden P, Ullrich SE et al. (1990) Immunosuppression by factors released from UV-irradiated epidermal cells: selective effects on the generation of contact and delayed hypersensitivity after exposure to UVA or UVB radiation. J Invest Dermatol 94:26–32

Kligman AM, Lavker RM (1988) Cutaneous aging: The differences between intrinsic aging and photoaging. J Cutan Aging Cosmet Dermatol 1:5–12

Kligman LH, Kligman AM (1986) The nature of photoaging: Its prevention and repair. Photodermatol 3:215–227

Lavker RM, Kaidbey KH (1982) Redistribution of melanosomal complexes within keratinocytes following UV-A irradiation: a possible mechanism for cutaneous darkening in man. Arch Dermatol Res 272:215–228

Magnus IA (1976) Dermatologic photobiology: clinical and experimental aspects. Blackwell, Oxford

Meirowsky E (1909) Über Pigmentbildung in vom Körper losgelöster Haut. Frankfurter Z Pathol 2:438–448

Miescher C (1932) Untersuchungen über die Bedeutung des Pigments für den UV-Lichtschutz der Haut. Strahlentherapie 45:201–216

Miescher G, Minder H (1939) Untersuchungen über die durch langwelliges Ultraviolett hervorgerufene Pigmentdunkelung. Strahlentherapie 66:6–23

Parrish J, Kripke ML, Morison WL (eds) (1983) Photoimmunology. Plenum, New York

Rivers JK, Norris PG, Murphy GM et al. (1989) UVA sunbeds: tanning, photoprotection, acute adverse effects and immunological changes. Br J Dermatol 6:767–777

Ryckmanns F, Schmoeckel C, Plewig G et al. (1987) Early persistent UVA-pigmentation: Ultrastructural and morphometric analyses. Arch Dermatol Res 279:173–179

Schwarz T, Urbanski A, Gschnait F et al. (1987) UV-irradiated epidermal cells produce a specific inhibitor of interleukin 1 activity. J Immunol 138:1457–1463

Spiegel H, Plewig G, Hofmann C et al. (1978) Photoaugmentation. Ein photobiologisches Phänomen. Arch Dermatol Res 261:189–200

Taylor CR, Stern RS, Leyden JJ et al. (1990) Photoaging/photodamage and photoprotection. J Am Acad Dermatol 22:1–15

Urbach F, Gange RW (eds) (1986) The biological effects of UVA radiation. Praeger, New York

Photobiologische Testmethoden

Hölzle E (1991) Photopatch-Test: Ergebnisse der multizentrischen Studie. Akt Dermatol 17:117–123

Hölzle E (1987) Procedures for diagnosing photodermatoses. Photochem Photobiophys Suppl:431–445

Hölzle E, Neumann N, Hausen B et al. (1991) Photopatch testing: The 5-year experience of the German, Austrian, and Swiss photopatch test group. J Am Acad Dermatol 25:59–68

Hölzle E, Plewig G, Hofmann C et al. (1985) Photopatch testing. Results of a survey on test procedures and experimental findings. Zentralbl Haut Geschlechtskr 151:361–456

Hölzle E, Plewig G, Lehmann P (1987) Photodermatoses – diagnostic procedures and their interpretation. Photodermatol 4:109–114

Jansen CT, Wennersten G, Rystedt I et al. (1982) The Scandinavian standard photopatch test procedure. Contact Dermatitis 8:155–158

Neumann NJ, Hölzle E, Lehmann P et al (1994) Pattern analysis of photopatch test reactions. Photodermatol 10:65–73

Przybilla B (1987) Phototestungen bei Lichtdermatosen. Hautarzt 38:S23–S28

Schauder S (1990) Photodiagnostik: der modifizierte intradermale Test im Vergleich zu anderen Verfahren zum Nachweis von phototoxischen und photoallergischen Arzneireaktionen. Z Hautkr 65:247–255

Lichturtikaria

Armstron RB (1986) Solar urticaria. Dermatol Clin 4:253–259

Diffey BL, Farr PM (1988) Treatment of solar urticaria with terfenadine. Photodermatol 5:25–29

Duschet P, Schwarz T, Gschnait F (1989) Plasmapherese bei Lichturtikaria. Ein rationales Therapiekonzept in Fällen mit nachgewiesenem Serumfaktor. Hautarzt 40:553–555

Hölzle E, Hofmann C, Plewig G (1980) PUVA treatment for solar urticaria and persistent light reaction. Arch Dermatol Res 269:87–91

Hölzle E, Roser-Maaß E, Hofmann C et al. (1981) Photochemotherapie von Photodermatosen: Lichturtikaria, persistierende Lichtreaktion und polymorphe Lichtdermatose. Hautarzt 32:S404–S406

Horio T (1987) Solar urticaria – sun, skin, and serum. Photodermatol 4:115–117

Juhlin L, Malmros-Enander I (1986) Solar urticaria: mechanism and treatment. Photodermatol 3:164–168

Kojima M, Horiko T, Nakamura Y et al. (1986) Solar urticaria: the relationship of photoallergen and action spectrum. Arch Dermatol 122:550–555

Leenutaphong V, Hölzle E, Plewig G et al. (1987) Plasmapheresis in solar urticaria. Photodermatol 4:308–309

Leenutaphong V, Hölzle E, Plewig G (1989) Pathogenesis and classification of solar urticaria: A new concept. J Am Acad Dermatol 21:237–240

Leenutaphong V, Hölzle E, Plewig G (1990) Solar urticaria: Studies on mechanisms of tolerance. Br J Dermatol 122:601–606

Leenutaphong V, von Kries R, Hölzle E et al. (1988) Solar urticaria induced by visible light and inhibited by UVA. Photodermatol 5:170–174

Monfrecola G, Nappa P, Pini D (1990) Solar urticaria in the visible spectrum successfully treated with astemizole. Dermatologica 180:154–156

Norris PG, Murphy GM, Hawk JL et al. (1988) A histological study of the evolution of solar urticaria. Arch Dermatol 124:80–83

Parrish JA, Jaenicke KF, Morison WL et al. (1982) Solar urticaria: treatment with PUVA and mediator inhibitors. Br J Dermatol 106:575–580

Plewig G (1986) Ätiologie der Lichturtikaria. Hautarzt 36:S42–S45

Torinuki W, Tagami H (1986) Solar urticaria without inhibitory spectrum: demonstration of both circulating photoallergen and reaginic antibodies. Dermatologica 173:116–119

Polymorphe Lichtdermatose

Birt AR, Davis RA (1975) Hereditary polymorphous light eruption of American Indians. Int J Dermatol 14:105–111

Corbett MF, Hawk JL, Herxheimer A et al. (1982) Controlled therapeutic trials in polymorphous light eruption. Br J Dermatol 107:571–581

Diepgen TL, Häberle M, Fartasch M et al. (1989) Charakteristika der polymorphen Lichtdermatose – Ergebnisse einer prospektiven Befragung und Untersuchung 302 Betroffener. Z Hautkr 64:279–285

Elpern DJ, Morison WL, Hood AF (1985) Papulovesicular light eruption. A defined subset of polymorphous light eruption. Arch Dermatol 121:1286–1288

Fusaro RM, Johnson JA (1980) Hereditary polymorphic light eruption in American Indians. Photoprotection and prevention of streptococcal pyoderma and glomerulonephritis. JAMA 244:1456–1459

Hausmann W, Haxthausen H (1929) Die Lichterkrankungen der Haut. In: Strahlentherapie, 11. Urban & Schwarzenberg, Berlin, S 62–71

Hölzle E (1992/93) Die polymorphe Lichtdermatose. In: Jahrbuch der Dermatologie – Licht und Haut –. Macher E, Kolde G, Bröcker EB (Hrsg). Biermann, Zülpich, S 143–154

Hölzle E, Plewig G, Hofmann C et al. (1982) Polymorphous light eruption. Experimental reproduction of skin lesions. J Am Acad Dermatol 7:111–125

Hölzle E, Plewig G, Kries R von et al. (1987) Polymorphous light eruption. J Invest Dermatol 88:32s–38s

Jansén CT (1985) Oral carotinoid treatment in polymorphous light eruption: a cross-over comparison with oxychloroquine and placebo. Photodermatol 2:166–169

Jansén CT, Karvonen J (1984) Polymorphous light eruption. A seven-year follow-up evaluation of 114 patients. Arch Dermatol 120:862–865

Jansén CT, Karvonen J, Malmiharju T (1982) PUVA therapy for polymorphous light eruptions: comparison of systemic methoxsalen and topical trioxsalen regimens and evaluation of local protective mechanisms. Acta Derm Venereol (Stockh) 62:317–320

Lane PR, Sheridan DP, Hogan DJ, Moreland A (1991) HLA typing in polymorphous light eruption. J Am Acad Dermatol 24:570–573

Lehmann P, Hölzle E, Plewig G (1986) Vesikulobullöse Form der polymorphen Lichtdermatose. Allergologie 9:32–53

Lindmaier A, Neumann R (1991) Der PLD-Patient. Hautarzt 42:430–433

Moncada B, Gonzalez-Amaro R, Baranda ML et al. (1984) Immunopathology of polymorphous light eruption. J Am Acad Dermatol 10:970–973

Norris PG, Hawk JLM (1990) Polymorphic light eruption. Photodermatol 7:186–191

Orr PH, Birt AR (1984) Hereditary polymorphic light eruption in Canadian Inuit. Int J Dermatol 23:472–475

Plewig G, Hölzle E, Lehmann P (1986) In: Hönigsmann H, Stingl G (eds) Therapeutic photomedicine. Phototherapy for photodermatoses. Curr Probl Dermatol 15:254–264

Rasch C (1900) Om et polymorft (erytematost, vesikulost og ekzematoidt) Lysudslet. Hospitalstid 43:478–480

Hydroa vacciniformia

Bazin E (1862) Leçons théoriques et cliniques sur les affections génériques de la peau. Delabrage 1, Paris, pp 132–134

Bennion SD, Johnson C, Weston WL (1987) Hydroa vacciniforme with inflammatory keratitis and secondary anterior uveitis. Pediatr Dermatol 4:320–324

Eramo LR, Garden JM, Esterly NB (1986) Hydroa vacciniforme. Diagnosis by repetitive ultraviolet-A phototesting. Arch Dermatol 122:1310–1313

Galosi A, Plewig G, Ring J et al. (1985) Experimentelle Auslösung von Hauterscheinungen bei Hydroa vacciniformia. Hautarzt 36:566–572

Hann SK, Im S, Park YK, Lee S (1991) Hydroa vacciniforme with unusually severe scar formation: diagnosis by repetitive UVA phototesting. J Am Acad Dermatol 25:401–403

Jaschke E, Hönigsmann H (1981) Hydroa vacciniforme-Aktionsspektrum. UV-Toleranz nach Photochemotherapie. Hautarzt 32:350–353

Ketterer R, Morier P, Frenk E (1994) Hydroa vacciniforme. Dermatology 189:428–429

Meigel W, Kuhlwein A, Wiskemann A (1981) Hydroa vacciniforme Bazin. Z Hautkr 56:1447–1456

Sonnex TS, Hawk JLM (1988) Hydroa vacciniforme: a review of ten cases. Br J Dermatol 118:101–108

Sunohara A, Mizuno N, Sakai M, Kawabe Y, Sakakibara S (1988) Action spectrum for UV erythema and reproduction of the skin lesions in hydroa vacciniforme. Photodermatol 5:139–145

Aktinische Prurigo

Addo HA, Frain-Bell W (1984) Actinic prurigo – a specific photodermatosis? Photodermatol 1:119–128

Birt AR, Davis RA (1971) Hereditary polymorphous light eruption of American Indians. Int J Dermatol 14:105–111

Farr PM, Diffey BL (1989) Treatment of actinic prurigo with PUVA: mechanism of action. Br J Dermatol 120:411–418

Hölzle E, Rowold J, Plewig G (1992) Aktinische Prurigo. Hautarzt 43:278–282

Lane PR, Sheridan DP, Irvine J et al. (1990) HLA-typing in actinic prurigo. J Am Acad Dermatol 22:1019–1022

Lovell CR, Hawk JLM, Calnan CD, Magnus IA (1983) Thalidomide in actinic prurigo. Br J Dermatol 108:467–471

Phototoxische und photoallergische Reaktionen

Addo HA, Ferguson J, Frain-Bell W (1987) Thiazide-induced photosensitivity: a study of 33 subjects. Br J Dermatol 116:749–760

Epstein JH (1983) Phototoxicity and photoallergy in man. J Am Acad Dermatol 8:141–147

Ferguson J, Addo HA, Johnson BE et al. (1987) Quinine-induced photosensitivity: clinical and experimental studies. Br J Dermatol 117:631–640

Hölzle E, Rowold J, Peper S et al. (1989) Die belichtete Epikutantestung. Allergologie 12:13–20

Horio T (1984) Photoallergic reaction. Classification and pathogenesis. Int J Dermatol 23:376–382

Ljunggren B (1989) The piroxycam enigma. Photodermatol 6:151–154

Ljunggren B, Bjellerup M (1986) Systemic drug photosensitivity. Photodermatol 3:26–35

Ljunggren B, Sjövall P (1986) Systemic quinine photosensitivity. Arch Dermatol 122:909–911

McKerrow K, Greig DE (1986) Piroxicam-induced photosensitive dermatitis. J Am Acad Dermatol 15:1237–1241

Przybilla B, Ring J, Schwab U et al. (1987) Photosensibilisierende Eigenschaften nichtsteroidaler Antirheumatika im Photopatch-Test. Hautarzt 38:18–25

Schauder S, Ippen H (1988) Photoallergisches und allergisches Kontaktekzem durch Dibenzoylmethan-Verbindungen und andere Lichtschutzfilter. Hautarzt 39:435–440

Thune P, Jansen C, Wennersten C et al. (1988) The Scandinavian multicenter photopatch study 1980–1985: final report. Photodermatol 5:261–269

Von Kries P, Hölzle E, Lehmann P et al. (1987) Routine photopatch testing with tiaprofenic acid. Photodermatol 4:306–307

Wennersten G, Thune P, Jansen CT et al. (1986) Photocontact dermatitis: current status with emphasis on allergic contact photosensitivity (CPS) occurrence, allergens, and practical phototesting. Semin Dermatol 5:277–289

Chronische aktinische Dermatitis

Frain-Bell W, Hetherington A, Johnson BE (1979) Contact allergic sensitivity to chrysanthemum and the photosensitivity dermatitis and actinic reticuloid syndrome. Br J Dermatol 101:491–501

Galosi A, Hölzle E, Plewig G et al. (1982) PUVA-Therapie bei persistierender Lichtreaktion. Hautarzt 33:657–661

Giannelli F, Marimo B, Botcherby PK et al. (1983) Cellular hypersensitivity to UV-A: a clue to the aetiology of actinic retuculoid? Lancet I 88–91

Haxthausen H (1933) Persistent hypersensitivity to light after the intravenous injections of tryptoflavine. Br J Dermatol 45:16–19

Haynes HA, Bernhard JD, Gange RW (1984) Actinic reticuloid. Response to combination treatment with azathioprine, hydroxychloroquine and prednisone. J Am Acad Dermatol 10:947–952

Heller P, Wieczorek R, Waldo E et al. (1994) Chronic actinic dermatitis. An immunohistochemical stuty of its T-cell antigenic profile, with comparison to cutaneous T-cell lymphoma. Am J Dermatopathol 16:510–516

Hölzle E, Hofmann C, Plewig G (1980) PUVA treatment for solar urticaria and persistent light reaction. Arch Dermatol Res 269:87–91

Ive FA, Magnus IA, Warin RP et al. (1969) "Actinic reticuloid": a chronic dermatosis associated with severe photosensitivity and the histological resemblance to lymphoma. Br J Dermatol 81:469–485

Lim HW, Buchness MR, Ashinoll R et al. (1990) Chronic actinic dermatitis: study of the spectrum of chronic photosensitivity in 12 patients. Arch Dermatol 126:317–323

Milde P, Hölzle E, Neumann N et al. (1991) Chronische aktinische Dermatitis. Konzeption und Fallbeispiele. Hautarzt 42:617–622

Murphy GM, Maurice PM, Norris PG et al. (1989) Azathioprine in the treatment of chronic actinic dermatitis: a double blind controlled trial with monitoring of exposure to ultraviolet radiation. Br J Dermatol 121:639–646

Norris PG, Camp RDR, Hawk JLM (1989) Actinic reticuloid: response to cyclosporin. J Am Acad Dermatol 21:307–309

Norris PG, Hawk JLM (1990) Chronic actinic dermatitis. A unifying concept. Arch Dermatol 126:376–378

Plewig G, Hölzle E, Lehmann P (1986) Phototherapy for photodermatoses. Curr Probl Dermatol 15:254–264

Roelandts R (1993) Chronic actinic dermatitis. J Am Acad Dermatol 28:240–249

Vandermaesen J, Roelandts R, Degreef H (1986) Light on the persistent light reaction – photosensitivity dermatitis – actinic reticuloid syndrome. J Am Acad Dermatol 15:685–692

Wolf C, Hönigsmann H (1988) Das Syndrom der chronisch-aktinischen Dermatitis. Persistierende Lichtreaktion – aktinisches Retikuloid. Hautarzt 39:635–641

Xeroderma pigmentosum

Bohnert E (1991) Hypermutabilität bei Xeroderma pigmentosum. Akt Dermatol 17:97–100

Braun-Falco O, Galosi A, Dorn M et al. (1982) Tumorprophylaxe bei Xeroderma pigmentosum mit aromatischem Retinoid (Ro-9359) Hautarzt 33:445–448

De Sanctis C, Cacchione A (1932) L'idiozia xerodermica. Riv Sper Freniat 56:269–292

English JSC, Swerdlow AJ (1987) The risk of malignant melanoma, internal malignancy and mortality in xeroderma pigmentosum patients. Br J Dermatol 117:457–461

Jung EG (1988) Xeroderma pigmentosum (XP). In: Macher E, Knop und Bröcker (Hrsg) Jahrbuch der Dermatologie 1988. Biermann, Zülpich, S 141–149

Kraemer KH, DiGiovanna JJ, Peck GL (1993) Isotretinoin does prevent skin cancer. Arch Dermatol 129:43

Kraemer KH, Lee MM, Scotto J (1987) Xeroderma pigmentosum. Cutaneous, ocular, and neurologic abnormalities in 830 published cases. Arch Dermatol 123:241–250

Kraemer KH, Levy DD, Parris CN et al. (1994) Xeroderma pigmentosum and related disorders: examining the linkage between defective DNA repair and cancer. J Invest Dermatol 103:96–101

Lehmann AR, Bridges BA (1990) Sunlight-induced cancer: some new aspects and implications of the xeroderma pigmentosum model Br J Dermatol 122 (Suppl) 35:115–119

Moshell AN (1989) Prevention of skin cancer in xeroderma pigmentosum with oral isotretinoin. Cutis 43:485–490

Norris PG, Limb A, Hamblin AS et al. (1990) Immune function, mutant frequency, and cancer risk in the DNA repair defective genodermatoses xeroderma pigmentosum, Cockayne's syndrome, and trichothiodystrophy. J Invest Dermatol 94:94–100

Kapitel 14 Erythematöse, erythematosquamöse und papulöse Hauterkrankungen

Inhaltsverzeichnis

Erythematöse Dermatosen 524
   Anfallsweises Erröten 524
   Erythema e pudore 524
   Erythema faciale persistens 525
   Flush bei Karzinoidsyndrom 525
   Palmare und plantare Erytheme 525
      Erythema palmare et plantare hereditarium . . . 525
      Erythema palmare et plantare symptomaticum . 526
   Erythema neonatorum toxicum 526
   Erythema dyschromicum perstans 527
   Figurierte Erytheme 527
      Erythema anulare centrifugum 527
      Erythema gyratum repens 528
      Erythema gyratum perstans 529
      Erythema anulare rheumaticum 529
      Erythema scarlatiniforme desquamativum recidivans 529
      Erythema necroticans migrans 530
      Erythema elevatum et diutinum 531
   Multiforme und nodöse Erytheme 532
   Erythema multiforme 532
   Morbus Kawasaki 535
   Erythema nodosum 536
   Nodöse Erytheme 538
   Akute febrile neutrophile Dermatose 538
Pityriasis rosea 540
Psoriasis vulgaris 541
   Psoriatische Erythrodermie 554
   Psoriasis pustulosa 555
   Psoriasis arthropathica 556
Prophylaxe und Therapie der Psoriasis vulgaris . . . 558
   Prophylaxe 558
   Therapie 558
Pityriasis rubra pilaris 570
Die sogenannte Parapsoriasisgruppe 572
   Pityriasis lichenoides 572
      Pityriasis lichenoides chronica 572
      Pityriasis lichenoides et varioliformis acuta . . . 574
   Parapsoriasis en plaques 575
      Parapsoriasis en plaques: kleinherdig-benigner Typ 576
      Parapsoriasis en plaques: großherdig-entzündlicher Typ 576
      Parapsoriasis en plaques: großherdig-poikilodermatischer Typ 578
   Parakeratosis variegata 578
Erythrodermien 579
   Erythrodermien im Säuglings- und Kindesalter . 580
   Erythrodermien im Erwachsenenalter 580
   Erythrodermien durch Generalisation vorher bestehender Dermatosen 581
   Erythrodermien bei hämatologischen Erkrankungen und malignen Lymphomen der Haut . 582
   Erythrodermien mit unbekannter Ursache . . . 582
Lichen ruber planus 582
   Lichen ruber planus integumentalis 583
      Lichen planus exanthematicus 584
      Lichen planus der alten Leute 584
      Herdförmiger Lichen planus 584
      Lichen planus anularis 584
      Lichen planus linearis 585
      Lichen ruber verrucosus 585
      Großknotiger Lichen planus 585
      Lichen planus atrophicans 585
      Lichen planus pemphigoides 585
      Lichen planus erosivus 585
      Lichen planus actinicus 586
      Lichen planus der Handinnenflächen und Fußsohlen 586
   Lichen ruber planus der Hautanhangsgebilde . . 586
      Lichen planus der Nägel 586
      Lichen planus follicularis 586
      Lichen planus follicularis capillitii 586
      Lichen planus der Schleimhäute 586
      Lichen planus der Mundschleimhaut 586
      Lichen planus genitalis 587
      Lichen planus im Analbereich 587
      Sonderformen des Lichen planus 587
Lichenoide Exantheme 589
Graft-versus-host-Erkrankung 589
   Akute Graft-versus-host-Reaktion 589
   Chronische Graft-versus-host-Reaktion 590
Dermatitis papulosa juvenilis 591
Akrodermatitis papulosa eruptiva infantilis 592
Infantiles akrolokalisiertes papulovesikulöses Syndrom 593
Lichen simplex chronicus 594
   Lichénification géante 596
   Lichen simplex chronicus verrucosus 596
Lichen striatus 596
Acanthosis nigricans 597
   Pseudoacanthosis nigricans 600
Papillomatosis confluens et reticularis 600
Dermatitis papulosa nigra 601
Weiterführende Literatur 601

Den hier abgehandelten Hauterkrankungen ist gemeinsam, daß sie klinisch-morphologisch gekennzeichnet sind durch erythematöse, erythematosquamöse oder papulöse Primäreffloreszenzen und eine meist unbekannte Ätiologie.

Erythematöse Dermatosen

Anfallsweises Erröten

Synonyme. Episodisches Erröten, flushing.

Definition. Vorübergehende vasodilatorische Rötung der Haut im Gesicht.

Klinik. Nicht selten. Sie kann sich auch auf andere Hautanteile wie Hals oder Sternalregion ausbreiten. Plötzliches Erröten kann bedingt sein durch Verlust des neuralen Vasotonus als Ergebnis direkter Reaktion der glatten Gefäßmuskulatur.
Die meisten Episoden von Erröten haben verschiedene Pathomechanismen: Die Hitze von *Kaffee* ist für plötzliche Gesichtsröte mehr verantwortlich als Koffein. Das plötzliche Erröten wird in diesem Fall wahrscheinlich über das hypothalamische Wärmeregulationszentrum vermittelt.
Alkohol erregt Gesichtsröte durch verschiedene Mechanismen. Acetaldehyd, ein Alkoholmetabolit, verursacht Gesichtsrötung besonders bei Orientalen, welche diese Substanz nicht gut metabolisieren können. Die Enzyme β-Hydroxylase und Alkoholdehydrogenase können durch Medikamente gehemmt werden, so daß eine Verstärkung der Alkoholrötung zustande kommt. Als solche Arzneimittel sind β-Laktamantibiotika, Chlorpropamid, Disulfiram, Griseofulvin, Kalziumkarbamid, Metronidazol und Phentolamin bekannt geworden. *Sherry* und *Wein* enthalten Histamin, manche *Käsesorten* Tyramin, welche beide Gesichtsröte induzieren können.
Gesichtsröte bei Patientinnen in der *Menopause* ist ein sehr typisches Phänomen. Veränderungen in der Blutgefäßfülle, der Hauttemperatur wie auch vermehrte Schwitzneigung und erhöhte Herztätigkeit werden bei Gesichtsröte in der Menopause beobachtet. Die Östrogen- und Gonadotropinspiegel im Blut sind nicht wesentlich geändert beim Auftreten von Menopausesymptomen, obwohl bekannt ist, daß Östrogene diese Symptome unterdrücken können. Östrogene selbst verursachen einen Anstieg von Dopamin im ZNS infolge einer Hemmung der Tyrosinhydroxylase. Enkephaline wurden als Mediator für die Gesichtsröte bei Rosazea diskutiert. Intravenöse Endorphingaben können Gesichtsröte hervorrufen, das Hyperendorphinsyndrom ebenfalls. Bekannt ist die Gesichtsröte nach Genuß von glutamathaltigen Speisen in chinesischen Restaurants.

Therapie. Nikotinsäurebedingtes Erröten steht in Relation zu Prostaglandin und kann durch Indomethacin oder Salizylate gehemmt werden. Atropin hemmt den Glutamatflush des China-Restaurant-Syndroms. Östrogene hemmen den Menopausenflush, Naloxon den Chlorpropamidflush. Männer mit testikulärer Insuffizienz können ebenfalls Gesichtsröte entwickeln, welche durch Cyproteronacetat behandelt werden kann. Die Behandlung von Histaminflush wird bei Mastozytosen behandelt.

Erythema e pudore

Synonyme. Schamröte, Erythema e irritatione, blushing

Definition. Vor allem bei jugendlichen Menschen vorkommendes emotionelles Erythem durch vorübergehende Hyperämie.

Pathogenese. Es handelt sich um den Ausdruck einer labilen Gefäßregulation mit plötzlicher Erweiterung der Gefäße des subepidermalen Gefäßplexus infolge reaktiver Hyperämie.

Klinik. Meistens handelt es sich um psychovegetativ labile Menschen. Oft bestehen auch andere Zeichen psychovegetativer Dysregulation wie Hyperhidrose, Akrozyanose oder Pseudoleucoderma angiospasticum der Hände. Akut entsteht im Gesicht, am Hals und im oberen Brustbereich ein hellrotes, randweise scharf abgesetztes fleckiges Erythem. Dieses wird durch psychische Erregung, Schamgefühl oder andere Spannungszustände ausgelöst. Nach überstandener seelischer Emotion klingt es rasch wieder ab.

Therapie. Im allgemeinen nicht notwendig, evtl. Psychopharmaka.

Tabelle 14.1. Episodische Gesichtsröte — Ursachen und Mechanismen

Ursache	Agens	Mediator
Emotion	Neural, ZNS	Substanz P
Physikalisch	Hitze	Mehrere
Chemisch	Äthanol	Acetaldehyd
Arzneimittel	Nikotinsäure	Prostaglandin
Nahrungsmittel	Glutamat	Azetylcholintyp
Endokrinologisch	Menopause	Gonadotrophin
	Hyperendorphinsyndrom	Enkephalin
Neoplasien	Mastozytose	Histamin, Kinine
	Karzinoid	Prostaglandine, Serotonin
	Pankreas	Vasoaktive intestinale Polypeptide

Erythema faciale persistens

Synonyme. Persistierende Gesichtsröte, konstitutionelle Gesichtsmaske, Typus rusticanus

Klinik. Symmetrische persistierende Gesichtsröte, besonders im Wangen- oder Wangen-Nasen-Kinn-Bereich mit Aussparung der Perioralgegend, gelegentlich auch mit Teleangiektasien, ist Ausdruck einer vegetativen Dauerirritation. Im Bereich der Wangenröte ist die Hauttemperatur deutlich erhöht.
Diese konstitutionelle Gesichtsmaske entwickelt sich bereits in der Kindheit und kommt familiär vor. Das weibliche Geschlecht ist bevorzugt; meist pyknische Typen („draller Typ" Moncorps). Diese Erscheinung wird auch als Teilsymptom bei Ulerythema ophryogenes beobachtet.

Therapie. Äußerlich abdecken.

Flush bei Karzinoidsyndrom

Synonyme. Anfallsweise Rötung, phenomenal flushing

Definition. Anfallhaftes Auftreten von flächenhaften, bläulichrötlichen Erythemen im Gesicht und im Nakken ist typisch für Karzinoidsyndrom.

Vorkommen. Typisches Symptom des Karzinoidsyndroms, welches im übrigen durch gastrointestinale Symptome (chronisch-rezidivierende Diarrhöen, Ileussymptomatik, Abdominalschmerzen und Hyperperistaltik), kardiovaskuläre Symptome (Rechtsherzinsuffizienz) und respiratorische Symptome (Anfälle von Dyspnoe, asthmatische Zustände) gekennzeichnet ist.

Pathogenese. Die anfallsweisen tumorinduzierten Symptome sind durch Serotonin (5-Hydroxytryptamin) ausgelöst, welches durch eine Monoaminooxydase und Aldehydoxydase zu 5-Hydroxyindolessigsäure metabolisiert und mit dem Urin ausgeschieden wird. Aus diesem Grunde spielt die Bestimmung der 5-Hydroxyindolessigsäure im Urin bei Krankheitsverdacht eine wichtige Rolle. Auch die ursächliche Beteiligung anderer Kinine und vasoaktiver Peptide wird in Betracht gezogen.

Klinik. Plötzlich kommt es im Gesicht und im Nakken, aber auch im oberen Rumpfbereich zu unterschiedlich großen, flächenhaften Erythemen, die in ihrer Tingierung von Rosa über Rot zu mehr violetten Farbtönen schwanken können. Auch urtikarielle Veränderungen werden gelegentlich beobachtet. Die Episoden dauern nur wenige Minuten. Die Flushattakken können abhängig sein von der Größe des Tumors, und können dann häufiger auftreten. Mit der Zeit kann sich auch eine *Dauerrötung* im Gesicht und im Nacken einstellen. Auch die Kapillaren und Venolen der Haut erweitern sich und verursachen eine fleckige Zyanose des Gesichtes. Nach Entfernung des Karzinoids kann sich die Gefäßerweiterung wieder zurückbilden.
Mit einer Flushattacke können Tachykardie, abdominale Schmerzen, Diarrhö oder periorbitale Ödeme auftreten.

Diagnostik. Diagnostisch leitend ist die Anamnese mit den anfallsweisen rotvioletten Erythemen (Serotoninflush) zusammen mit gastrointestinalen Symptomen.

Therapie. Entfernung des Tumors, Versuch mit Serotonin- (z.B. Periactinol) und Prostaglandinantagonisten.

Palmare und plantare Erytheme

Erythema palmare et plantare hereditarium
[Lane 1929]

Synonyme. Hereditäres Palmarerythem, red palms

Definition. Es handelt sich um ein autosomal-dominantes erbliches Leiden, das vorzugsweise männliche Familienangehörige betrifft.

Klinik. Es ist gekennzeichnet durch ein symmetrisches, lebhaftrotes Dauererythem, besonders im Bereich von Daumen- und Kleinfingerballen, weniger stark ausgeprägt auch an den Plantae. Man vermutet

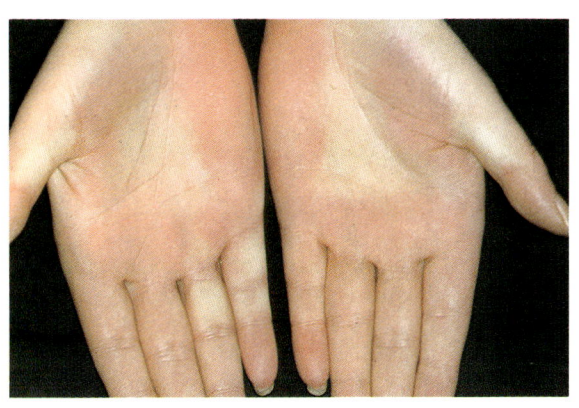

Abb. 14.1. Erythema palmare

eine angeborene Dysplasie der Hautblutgefäße mit vermehrter Durchblutung.

Differentialdiagnose. Abzugrenzen sind symptomatische Formen von Erythema palmare et plantare sowie Minimalvarianten von Palmoplantarkeratosen. Untersuchung von Familienangehörigen ist angezeigt.

Therapie. Nicht möglich.

Erythema palmare et plantare symptomaticum

Synonyme. Symptomatisches Palmarerythem, Red liver palms

Definition. Ohne Hinweis auf Erblichkeit bildet sich dieses Dauererythem im Laufe des Lebens aus.

Vorkommen. Am häufigsten sieht man diese Veränderungen als *Leberhände* bei chronischen Lebererkrankungen. Oft sind sie hier mit weißlich verfärbten oder mehr milchglasfarbenen Fingernägeln verbunden. Bei Patienten mit chronischer Polyarthritis ist dieser Zustand ebenfalls häufig. Auch bei chronischen Erkrankungen wie Karzinomen, systemischem Lupus erythematodes, Diabetes mellitus, Hyperthyreose oder auch bei vegetativer Dystonie (Nikotinabusus) wurden diese Veränderungen gesehen. Palmarerytheme können sich auch während der Gravidität aus- und nach erfolgter Entbindung zurückbilden. Über die pathogenetischen Beziehungen (vasoaktive Mediatoren?) ist wenig bekannt. Möglicherweise handelt es sich um eine periphere Hypervolämie.

Klinik. An Handtellern, speziell über den stärker hervortretenden Bereichen wie Daumenballen, Kleinfingerballen und Beugeflächen der Endphalangen findet man das Dauererythem.

Therapie. Behandlung des Grundleidens, sonst nicht beeinflußbar.

Erythema neonatorum toxicum
[Leiner 1912]

Synonyme. Toxisches Erythem der Neugeborenen, Erythema neonatorum allergicum, Urticaria neonatorum

Definition. Relativ häufig (30–50%), völlig harmlose und spontan abklingende Hautreaktion mit unbekannter Ätiologie bei Neugeborenen in den ersten Lebenstagen.

Vorkommen. Vom Dermatologen selten beobachtet; Rassen- oder Geschlechtsgebundenheit wurden nicht festgestellt.

Ätiopathogenese. Unbekannt. Man vermutet eine postpartale Umstellungsreaktion des Neugeborenen. Bemerkenswert ist, daß diese besonders beim 2. Kind vorkommende Hautreaktion mit einem guten Entwicklungszustand der Kinder verbunden sein soll; die Diagnose ist bei Frühgeborenen selten. Bluteosinophilie läßt an allergische Pathogenese denken.

Klinik. In den ersten 2–3 Lebenstagen entwickeln sich plötzlich Hauterscheinungen, die für einige Tage bestehenbleiben können. Man sieht disseminierte, zur Konfluierung neigende Erytheme am Stamm oder an den Gliedmaßen. Sie beginnen als kleine rote Maculae, die häufig zentral urtikariell wirken oder Papulovesikeln bzw. -pusteln aufweisen können. Pustelausstriche lassen zahlreiche Eosinophile erkennen.

Symptome. Allgemeinsymptome oder Krankheitsgefühl bestehen nicht. Gelegentlich Bluteosinophilie.

Histopathologie. Im allgemeinen findet man in den oberflächlichen follikulären oder perifollikulären Krusten reichlich eosinophile Leukozyten. Im oberen Korium ist diffus oder mehr perivaskulär ein entzündliches Infiltrat mit vielen Eosinophilen nachweisbar. Die Epidermis kann sekundär geringfügige Akanthose und Hyperkeratose aufweisen. Bläschen oder Pusteln liegen intraepidermal oder subkorneal.

Verlauf. Meist kommt es innerhalb von 2–3 Tagen, seltener erst nach 1–2 Wochen zur Spontanheilung.

Differentialdiagnose. Wichtig ist die Abgrenzung von Miliaria cristallina oder Miliaria rubra, welche Rumpf und intertriginöse Hautbereiche bevorzugen. Auch an staphylogene Infektionen (Impetigo contagiosa, Follikulitis) ist zu denken. Bakterielle Untersuchung eines Bläschenausstrichs ist daher angezeigt; bei Staphylodermie findet man im Blasengrundausstrich neutrophile Leukozyten und nicht wie beim toxischen Erythem der Neugeborenen Eosinophile. An Incontinentia pigmenti ist zu denken.

Therapie. Puder oder Lotio zinci.

Erythema dyschromicum perstans
[Convit et al. 1961]

Synonym. Ashy dermatosis

Definition. Disseminierte Dermatose, charakterisiert durch dichtstehende aschgraue Pigmentierungen der Haut nach einer vielfach übersehenen entzündlichen Krankheitsphase.

Vorkommen. Sehr selten, stets erworben.

Ätiopathogenese. Man denkt an eine sekundäre Hyperpigmentation nach einem Arzneimittelexanthem, einem figurierten Erythem oder einem spontan abheilenden Lichen ruber planus *(Lichen pigmentosus)*. Auch andere Umweltnoxen werden diskutiert; so wurde beispielsweise bei einem Kind die Erkrankung nach Düngemittelkontakt (Lecken von Ammoniumnitrat) beschrieben.

Klinik. Das Krankheitsbild ist durch eine lockere oder dichtere Aussaat von aschgrauen fleckigen Hyperpigmentierungen mit besonderer Prädilektion am Rumpf, manchmal in schräger, den Hautlinien entsprechende Anordnung charakterisiert. Gelegentlich zeigen die Herde ein geringfügiges Erythem.

Histopathologie. Der eigentümliche aschgraue Farbton kommt durch Pigmentinkontinenz zustande, d.h. durch tätowierungsartige Ablagerung von Melanin im oberen Korium innerhalb und außerhalb von Melanophagen.

Verlauf. Die aschgrauen Pigmentierungen können lange bestehenbleiben und bilden sich, wenn überhaupt, nur sehr langsam zurück.

Differentialdiagnose. Incontinentia pigmenti.

Therapie. Gegebenenfalls kosmetisch abdecken.

Figurierte Erytheme

In der Gruppe der erythematösen Hauterkrankungen lassen sich einige Hautkrankheiten zusammenstellen, die gekennzeichnet sind durch das Auftreten figurierter Erytheme mit Neigung zu zentrifugaler Ausbreitungstendenz. Diese Erkrankungen sind in ihrer Ursache noch nicht aufgeklärt. Es scheint aber, daß es sich um Überempfindlichkeitsreaktionen gegenüber infektiösen Agenzien, Nahrungsmitteln, Arzneimitteln oder malignen Tumoren handelt.

Erythema anulare centrifugum
[Darier 1916]

Definition. Es handelt sich sehr wahrscheinlich um eine polyätiologische allergische Reaktion besonders typischer Prägung mit chronischem Verlauf.

Vorkommen. Hauptsächlich bei Erwachsenen im mittleren Lebensalter, ohne Geschlechtsbevorzugung. Auch bei Neugeborenen von Müttern mit systemischem Lupus erythematodes wurde diese Erkrankung bekannt.

Ätiopathogenese. In vielen Fällen bleibt die Ursache unerkannt. Man denkt an eine allergische Bedingtheit.
Bei der *polyätiologischen Hautreaktion* sollte gedacht werden an:
- *Maligne Tumoren.* Nach Entfernung maligner Tumoren (Brust, Magen-Darm, Pankreas, Lunge etc.) hat man Abheilung und nach Rezidiv Wiederauftreten der Hauterscheinungen beobachtet.
- *Infektionen.* Die Erkrankung wurde bei Meningitis, Fokalinfektionen, Tuberkulose sowie Streptokokken- und Virusinfektionen gesehen. An Infektionen durch Candida albicans (genitale oder enterale Kandidose) sollte gedacht werden, auch an Tinea pedum.
- *Infestation.* Nach Askariden oder anderen Würmern sollte ebenfalls gesucht werden. Des weiteren ist auf Störungen der Magen-Darm-Funktion, ähnlich wie bei chronischer Urtikaria, zu achten.
- *Autoimmunkrankheiten.* Systemischer Lupus erythematodes, Sjögren Syndrom, Paraproteinämie.
- *Medikamente.* Provokation durch Salizylate, Chloroquin oder Penizillin (Anamnese)
- *Nahrungsmittel.* Nahrungsmittelallergie durch Proteine (Fisch, Leguminosen, Pilzkäse).

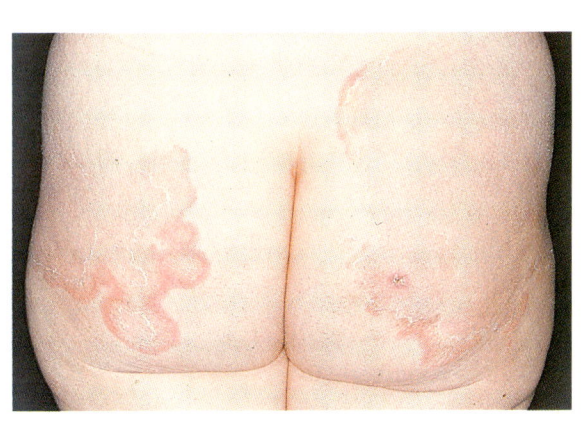

Abb. 14.2. Erythema anulare centrifugum

Klinik. Am Rumpf, auch proximal an den Gliedmaßen und der Glutäalregion, dagegen seltener im Gesicht, am Kopf oder an den Akren entwickeln sich zunächst meist asymmetrisch elevierte, teilweise regelrecht urtikarielle Erytheme, die zentrifugal auswachsen und sich zentral langsam zurückbilden. So entstehen allmählich bogenförmige, ringförmige oder polyzyklisch begrenzte bandförmige Herde, die eigentümlicherweise im Laufe des Tages auch ihre urtikarielle Note verlieren können und dann nur noch erythematös sind. Die Herde können sich nach Tagen, Wochen oder Monaten wieder zurückbilden; neue Herde entstehen entweder an noch nicht befallener Haut, aber auch in abgeheilten Hautbereichen. Die Hauterscheinungen pendeln in dieser Weise zwischen anulärem Erythem oder urtikariellem Aufschwellen hin und her. Die zentral abgeheilten Partien können sekundär leicht hyperpigmentiert sein. Selten sind ganz feine Bläschen oder feine colleretteartige Schuppung zu sehen; sehr selten feinste Hämorrhagien.

Symptome. Bei Entstehung von urtikariell elevierten Erythemen kann Juckreiz vorhanden sein. Manche Patienten haben subfebrile Temperaturen bei Entwicklung neuer Herde.

Differentialdiagnose. Anuläre Formen von Urtikaria, Erythema multiforme, subakut kutanem Lupus erythematodes, Dermatitis herpetiformis (Duhring), bullösem Pemphigoid oder Psoriasis sollten ausgeschlossen werden. Wichtig ist, daß man eine Tinea corporis nicht übersieht. Wegen der anulären Herde ist auch an Granuloma anulare, anuläre Formen der Sarkoidose (lupoides Infiltrat, Diaskopie) und an Lepra zu denken. Bei Erythema gyratum repens (Gammel) wandern die Erytheme rasch.

Histopathologie. Unveränderte Epidermis; im mittleren und tieferen Korium ein perivaskulär orientiertes, sehr dichtes Infiltrat, das sich vorwiegend aus Lymphozyten zusammensetzt, aber auch von Histiozyten oder eosinophilen Leukozyten begleitet sein kann. Deutliche Vaskulitis mit Schwellung der Gefäßendothelien und gelegentlich Ablagerung von Lipoiden.

Therapie. Wie bei chronischer Urtikaria. Allergenanalysen sind angezeigt. Behandlung der Grundkrankheit. Im übrigen kommt symptomatische Therapie mit Antihistaminika und Antiphlogistika (Salizylate, Antimalariamittel) in Betracht. Örtliche Behandlungsversuche mit glukokortikoidhaltigen Externa, auch unter Plastikfolienokklusion, führen meist nicht zu wesentlicher Besserung.

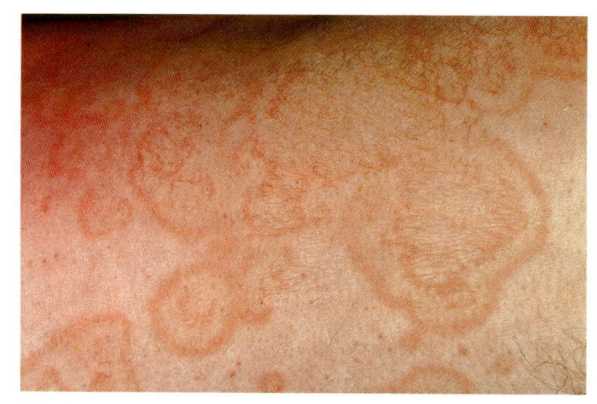

Abb. 14.3. Erythema gyratum repens

Erythema gyratum repens
[Gammel 1952]

Definition. Morphologisch typisches paraneoplastisches Syndrom.

Ätiologie. Es scheint eine weitgehende Identität mit dem Erythema anulare centrifugum zu bestehen, wenn man nicht dem Erythema gyratum repens, das vorwiegend bei Patienten zwischen dem 4. bis 6. Lebensjahrzehnt beobachtet wird, einen noch stärkeren Hinweis auf ein innerliches Karzinom (Mammakarzinom, Genitalkarzinom, Prostatakarzinom, Lungen-, Ösophagus- oder Magenkarzinom) beimessen möchte. Die Erythemfiguren ändern sich wesentlich rascher (in Stunden) als bei Erythema anulare centrifugum.

Klinik. Unter dieser Bezeichnung wurde ein Krankheitsbild beschrieben, das generalisierter ausgeprägt ist als das Erythema anulare centrifugum und bei dem gering infiltrierte oder urtikariell elevierte, rasch wandernde, 1–2 cm breite streifige Erytheme in anulärer, girlandenartiger oder spiralig ineinander geschwungener Anordnung das klinische Bild prägen. Daher auch die Bezeichnung: Zebrahaut. Besonders charakteristisch ist eine an den Rändern der Erytheme auftretende colleretteartige Schuppung und die Entwicklung neuer Ringe oder Girlanden innerhalb alter sich zentrifugal weiter ausbreitender Herde. Prädilektionsstellen sind Rumpf und proximale Extremitäten. Hinzu treten flächenhafte, teils hyperkeratotische Erytheme an Gesicht, Hals, Händen und Füßen. Auch die Lymphknoten können vergrößert sein. Pruritus ist manchmal stark. Gelegentlich Bluteosinophilie.

Histopathologie. Unspezifisches geringfügiges perivaskuläres Infiltrat im oberen Korium. In manchen Fällen Präzipitate von IgG und C3 in der Basalmembranzone.

Erythema gyratum perstans

[Colcott-Fox 1891]

Hierbei handelt es sich ebenfalls um ein anuläres Erythem, das aber oft familiär vorkommt. Aus diesem Grunde wurde 1966 von Beare et al. die Bezeichnung *Erythema anulare familiale* vorgeschlagen.
Die Hauterscheinungen sollen früher beginnen, manchmal sogar schon kurz nach der Geburt. Im übrigen entspricht das Bild weitgehend dem Erythema anulare centrifugum. Bemerkenswert ist das familiäre Vorkommen; aber auch von Patienten mit innerlichen Malignomen wurde berichtet.

Erythema anulare rheumaticum

[Lehndorff und Leiner 1922]

Synonyme. Erythema marginatum rheumaticum, Erythema circinatum

Definition. Sehr typische, rasch entstehende und abklingende Erscheinung bei Kindern mit akuter Polyarthritis (akutes rheumatisches Fieber).

Vorkommen. Bei etwa 10–20% der Patienten mit akuter Polyarthritis, offenbar häufiger bei gleichzeitiger Herzbeteiligung.

Ätiopathogenese. Sehr wahrscheinlich handelt es sich um eine allergische Reaktion, ausgelöst durch β-hämolysierende Streptokokken der Gruppe A.

Klinik. Die Erkrankung entsteht meist zu Beginn eines akuten rheumatischen Fiebers. Prädilektionsstelle ist der Stamm, hier besonders die periumbilikale Region. Auch Glutäen, Gesicht oder Handrücken können betroffen sein. Es entwickelt sich ein diskretes Exanthem aus multiplen, zartrosaroten Flecken, die rasch auswachsen und zu anulären Figuren führen. Wenn die Randbezirke erhaben sind, spricht man auch von *Erythema marginatum rheumaticum*. Die Herde neigen zur Konfluenz. Das diskrete Exanthem ist gewöhnlich nachmittags stärker ausgeprägt und wird besonders bei plötzlicher Kälteexposition (Abdecken der Bettdecke) deutlich. Juckreiz besteht nicht.

Histopathologie. Erweiterung von Kapillaren im Stratum papillare, geringfügige zellulär entzündliche perivaskuläre Begleitreaktion aus Lymphozyten, Histiozyten und Neutrophilen. Kein Anhalt für fibrinoide Nekrose.

Verlauf. Die einzelnen Veränderungen sind kurzlebig (Stunden bis wenige Tage). Spontanes Abklingen des schubweise auftretenden Exanthems nach Wochen bis Monaten. Auf jeden Fall ist es ein Zeichen eines akuten rheumatischen Fiebers und deutet auf rheumatische Endokarditis hin. Letztere kann übrigens auch ohne Gelenkerscheinungen auftreten.

Differentialdiagnose. Das ebenfalls bei akutem rheumatischem Fieber vorkommende *Erythema papulatum* (Cockayne 1912) ist extrem selten. Hier findet man erhabene Erytheme, die an Granuloma anulare erinnern können, an den Ellbogen und Knien. Die Einzeleffloreszenzen können 3–4 mm groß werden und bilden sich nach etwa einer Woche wieder zurück.

Therapie. Behandlung der Grundkrankheit (Penizillin), sonst örtlich antiphlogistisch.

Erythema scarlatiniforme desquamativum recidivans

[Féréol-Besnier 1978]

Definition. Sehr typische lokalisierte oder generalisierte Hauterkrankung, die durch Erytheme mit skarlatiniformer Hautschilferung gekennzeichnet ist. Oft durch Arzneimittel bedingt.

Vorkommen. Extrem selten.

Ätiopathogenese. Es handelt sich sowohl um eine durch Toxine von Staphylokokken, die ebenfalls skarlatiniforme Exantheme auslösen können, als auch arzneimittelbedingte Erkrankung. Skarlatiniforme Exantheme werden ausgelöst durch Vitamin A, Vitamin B_1, wismuthaltige Arzneimittel, Gold- und Chininverbindungen, Hydantoine, Salizylate und Diuretika. Auch Drogenabusus wurde bekannt.

Klinik. Nach einer Prodromalphase mit Übelkeit, Temperaturanstieg, auch Schüttelfrost sowie Kopf- und Gliederschmerzen bildet sich ein makulöses Exanthem aus, das zumeist am Stamm beginnt und innerhalb von Tagen generalisiert. Kopf, Hände und Füße werden zuletzt betroffen.
Noch vor Abblassen des Exanthems kommt es zur skarlatiniformen Desquamation, die am Kopf pityriasiform, am Stamm aber skarlatiniform mittel- bis groblamellös ausgeprägt ist. Charakteristisch ist die handschuh- und sandalenartige exfoliative Schuppung an Händen und Füßen.

Symptome. Allgemeinsymptome wie Enteritis, Bronchitis, Epistaxis, Gelenkschwellung, Proteinurie oder Mikrohämaturie können die Hauterscheinungen begleiten.

Ganz selten bleibt das Exanthem auf Hände und Füße beschränkt: *Erythema scarlatiniforme desquamativum recidivans localisatum.*

Verlauf. Die akute Erkrankung klingt innerhalb von Wochen ab, kann aber nicht selten rezidivieren.

Histopathologie. Die Epidermis ist nur sekundär betroffen und zeigt Orthokeratose mit parakeratotischen Bereichen bei Schwund des Stratum granulosum. Im oberen Korium entzündlich-exsudative Vorgänge.

Differentialdiagnose. Differentialdiagnostisch ist vor allem an akute Dermatosen mit skarlatiniformer Schuppung zu denken: Desquamatio aestivalis, Tinea manum et pedum, Dyshidrosis lamellosa sicca, Pityriasis rubra pilaris, Psoriasis vulgaris.

Therapie. Beachtung der Arzneimittelanamnese, Behandlung einer begleitenden infektiösen Erkrankung, ansonsten örtlich wirksame entzündungswidrige und keratolytische Maßnahmen.

Erythema necroticans migrans

[Becker, Kahn und Rothman 1942]

Synonyme. Fünfte obligate kutane Paraneoplasie, necrolytic migratory erythema, Staphylodermia superficialis circinata

Definition. Es handelt sich um eine obligate paraneoplastische Dermatose, die auf einen glukagonsezernierenden Tumor der Inselzellen im Pankreas hinweist. Meist wird ein Inselzellkarzinom oder ein Pankreasschwanzkarzinom gefunden.

Vorkommen. Die Erkrankung ist sehr selten, aber typisch. Meist sind Frauen nach dem Klimakterium betroffen.

Ätiopathogenese. Einiges spricht dafür, daß das katabol wirksame Glukagon mit den Hautveränderungen in Beziehung steht. Dies um so mehr, als die Hauterscheinung nach operativer Entfernung des Tumors sistiert. Das gleiche Krankheitsbild wurde auch ohne glukagonsezernierende Tumoren beobachtet.

Klinik. Meist sind die Beine, insbesondere Oberschenkel und Inguinalregion, zunächst betroffen. Die Erkrankung kann sich weiter ausbreiten und zur Dissemination führen.
In teilweise bizarr konfigurierten umschriebenen Erythemen kommt es zentral zur Entwicklung von prall gespannten trüben Bläschen, die bei Größenzunahme und peripherem Fortschreiten flach und schlaff werden, dann entweder eintrocknen oder nach oberflächlicher Erosion verkrusten und schließlich abschuppen. Durch peripheres Fortschreiten neuer Herde mit zentraler Abheilung entstehen zirzinäre, anuläre oder serpiginöse, wandernde Veränderungen.
Vielfach kommt es auch in der Perioralregion zu zunehmender Verkrustung. Glossitis ist nicht selten.

Symptome. Es besteht Diabetes mellitus. Die BSG kann erhöht sein, und dies besonders in der Phase neuer Schübe. Die Plasmaglukagonwerte sind erheblich gesteigert (normal 0,1–0,3 pg/ml) auf Werte von 850–3000 pg/ml. Vielfach besteht auch Gewichtsabnahme und therapieresistente Anämie. Auch intermittierende Diarrhö mit Hypokaliämie, Thrombosen und psychischen Störungen können auf ein Glukagonomsyndrom hinweisen. Wichtig ist die Syntropie dieser Dermatose mit einem Pankreaskarzinom, das teilweise als α-Zellkarzinom, Inselzellkarzinom, oder Pankreasschwanzkarzinom beschrieben wird.
In Einzelfällen wurde ein Kolonkarzinom festgestellt, auch chronische (kalzifizierende) Pankreatitis und chronische Hepatitis, selbst ohne Erhöhung der Glukagonwerte: *Pseudoglukagonsyndrom.*

Histopathologie. Subkorneale Pustelbildung mit neutrophilen Leukozyten, nekrobiotischen und dyskeratotischen Epidermiszellen. Die dyskeratotischen Zellen ähneln akantholytischen Zellen bei Pemphigus foliaceus; die Immunfluoreszenz ist allerdings negativ.

Verlauf. Chronisch. Abheilung nach Entfernung des Tumors.

Diagnostische Leitlinien. Zirzinäre, anuläre, girlandenförmige, pustulierende Erytheme mit zentrifugaler Entwicklung und typischer Prädilektion sowie Zeichen von Glukagonomsyndrom: Diabetes mellitus, Anämie, Glossitis und Gewichtsabnahme. Die Hautveränderungen sind unverkennbar. Bakteriologisch wird vielfach regelmäßig Staphylococcus aureus nachgewiesen. Gelegentlich auch zusätzliche Besiedelung der Hauterscheinungen durch Candida albicans.

Differentialdiagnose. Diese hat in erster Linie die Erythema-anulare-centrifugum-artige Psoriasis mit Pustulation zu berücksichtigen. Weiterhin ist an Pemphigus foliaceus, Pustulosis subcornealis, Psoriasis pustulosa generalisata, und bei Lokalisation in intertriginösen Räumen auch an Morbus Hailey-Hailey, intertriginöse Kandidose, Acrodermatitis enteropathica oder Zinkmangel zu denken.

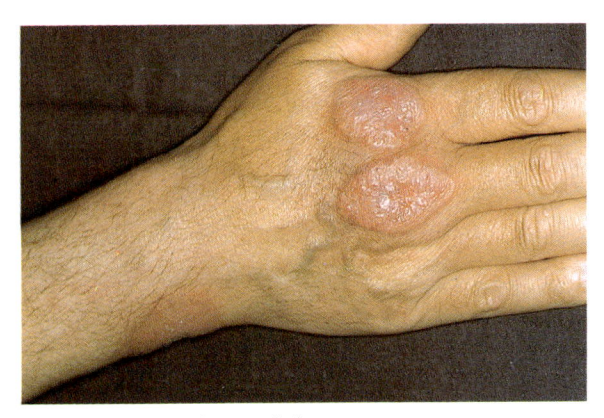

Abb. 14.4. Erythema elevatum diutinum

Therapie. Behandlung des Grundleidens.
Innerlich. Versuch mit Glukokortikoiden.
Äußerlich. Nach Antibiogramm antibiotische, sonst Farbstoffe und abtrocknende Behandlungsmaßnahmen.

Erythema elevatum et diutinum

[Hutchinson 1878, Radcliff-Crocker und Williams 1894]

Definition. Chronische symmetrische Dermatose mit entzündlichen Papeln, Knötchen und Knoten, besonders an den Extremitäten durch eine persistierende leukozytoklastische Vaskulitis; möglicherweise Ausdruck einer infektallergischen Reaktion.

Vorkommen. Sehr selten, bevorzugt bei Frauen.

Ätiopathogenese. Unbekannt; oft nach rezidivierenden Infekten. Es wird an eine allergische Form von nekrotisierender leukozytoklastischer Vaskulitis durch Immunkomplexe gedacht. Gelenkrheumatische Veränderungen sind meistens nachzuweisen. Antikörper gegen Strepktokokken sind oft nachweisbar, und Intrakutanteste mit Streptokokkenantigen, manchmal auch anderen bakteriellen Antigenen, z. B. Escherichia coli, fallen auffällig stark aus. Auch Assoziierung mit Morbus Crohn wurde bekannt.

Klinik. Prädilektionsstellen sind die Streckseiten der Extremitäten, besonders Füße, Knie und Handrücken. Multiple Papeln, Knötchen oder infiltrierte und deutlich über die Haut erhabene Plaques mit glatter Oberfläche, oftmals auch mit eingesunkenem Zentrum, entwickeln sich locker disseminiert oder aggregiert in den genannten Hautbereichen. Jüngere Effloreszenzen sind hellrot; später neigen sie zu lividroten oder auch rötlichbraunen Farbtönen. Die Konfiguration der Veränderungen ist rund bis oval, manchmal auch anulär oder polyzyklisch, ihre Konsistenz derb elastisch. Hämorrhagische Ulzerationsneigung ist offenbar selten. Bei Abheilung entwickelt sich vielfach eine zarte Atrophie und Hyperpigmentierung.

Symptome. Gelegentlich treten Brennen und Spannung bei Entwicklung der Veränderungen auf; auch Juckreiz kann mäßig ausgeprägt sein. Innerliche Begleiterkrankungen werden meist nicht beobachtet. Auf Syntropie mit Gicht und Arthralgien (etwa 40% der Fälle) ist zu achten, desgleichen auf Arzneimittelunverträglichkeit.
Assoziation mit Paraproteinämie (Plasmozytom) wurde beschrieben (Immunelektrophorese des Blutserums), ferner Antithrombin-III-Mangel.

Histopathologie. In frischen Herden massive Entzündung. Das ganze Korium ist zellig durchsetzt, wobei neutrophile und eosinophile Leukozyten trotz des chronischen Verlaufes der Erkrankung quantitativ den größten Anteil ausmachen. Außerdem findet man Zeichen massiver leukozytoklastischer Vaskulitis. Ältere Hautveränderungen zeigen Granulationsgewebe und Vaskulitis. In machen Fällen kann im Bindegewebe Cholesterin nachgewiesen werden [*extrazelluläre Cholesterinose* (Urbach et al. 1932)]. Im Bindegewebe fehlen die für Granuloma anulare typischen Neroseherde mit Muzin.

Verlauf. Chronischer Verlauf über Jahre. Die Erscheinungen können persistieren, schwinden, und neue können auftreten. Eines Tages heilen sie spontan ab.

Differentialdiagnose. Mit Granuloma anulare hat die Erkrankung weder klinisch noch histologisch Gemeinsamkeiten. Die extrazelluläre Cholesterinose wird heute als eine Variante des Erythema elevatum et diutinum betrachtet, wobei reichlich Lipide und Cholesterin nachweisbar sind. Wegen histologischer Gemeinsamkeiten ist an Granuloma faciale und an Churg-Strauss-Granulom zu denken.

Therapie. Versuch mit Antibiotika, Sulfonamidkombinationen (Bactrim, Eusaprim), ferner besonders initial mit Dapson (50–150 mg tgl.) unter Kontrolle der Nebenwirkungen. Antiphlogistika und Glukokortikoide kommen ebenfalls in Betracht, auch intrafokale Injektionen von Glukokortikoidkristallsuspensionen. Penizillintherapie kann bei Streptokokkeninfektion helfen.

Multiforme und nodöse Eritheme

Erythema multiforme

[Hebra 1866]

Synonyme. Erythema exsudativum multiforme (EEM). Es wird heute angenommen, daß die nachfolgend genannten Bezeichnungen die gleiche Erkrankung in unterschiedlicher klinischer Ausprägung beinhalten: Syndroma muco-cutaneo-oculare acutum (Fuchs 1876), Ectodermose érosive pluriorificielle oder Fiessinger-Rendu-Syndrom (1917), Stevens-Johnson-Syndrom (1922), Dermatostomatitis (Baader 1925).

Definition. Akut auftretende, klinisch sehr charakteristische Erkrankung, welche sich als allergische Reaktion einheitlicher Art auf polyätiologischer Grundlage entwickelt. Die *leichte Form* (*Minorform*) ist relativ häufig und wird besonders im Frühjahr und Herbst beobachtet. Die *schwere Form* (*Majorform*) ist selten und mit schweren Allgemeinerscheinungen verbunden. Betroffen sind zumeist Menschen zwischen dem 2. bis 4. Lebensjahrzehnt; es besteht Androtropie.

Ätiologie. Sie bleibt oft unbekannt. Solche Fälle unterscheiden sich im klinischen Bild nicht von denen mit bekannter Ursache.

Infektionen. Es ist bekannt, daß sich die Erkrankung im Verlauf von Infektionen durch Viren, Bakterien oder Pilze entwickeln kann.
– *Virusinfektionen.* Am häufigsten entsteht Erythema multiforme im Verlauf einer Infektion mit Herpes-simplex-Virus: *postherpetisches Erythema multiforme*. Vielfach findet sich in der Vorgeschichte bei häufig im Frühjahr und Herbst rezidivierenden Verlaufsformen von Erythema multiforme: *Typus annuus Hebra*, ein Herpes simplex an den Lippen oder andernorts; 1–2 Wochen danach kommt es zum Ausbruch der Hauterkrankung.
Auch nach anderen Virusinfektionen wie Pocken, Lymphogranuloma inguinale, Hepatitis B, Melkerknoten, Mumps, Poliomyelitis, Masern oder Grippe und früher nach Pockenschutzimpfung wurde die Erkrankung beobachtet.
– *Bakterieninfektionen.* Häufiger geht der Erkrankung ein Streptokokkeninfekt im oberen Respirationstrakt voraus. Akuter Tonsillitis oder katarrhalischen Erscheinungen in den oberen Luftwegen (Pharyngitis, Bronchitis) mit Abgeschlagenheit und mäßigem Fieber können flüchtige rheumatoide Beschwerden (*vagantes Rheumatoid*) mit Kreuz-, Muskel- oder Gelenkschmerzen folgen; 2–3 Wochen später kommt es zum Ausbruch der Hauterkran-

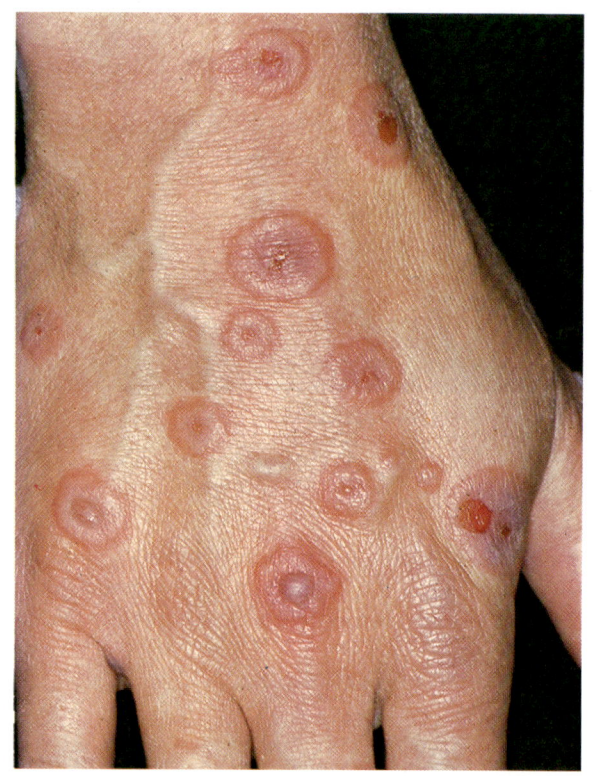

Abb. 14.5. Erythema multiforme

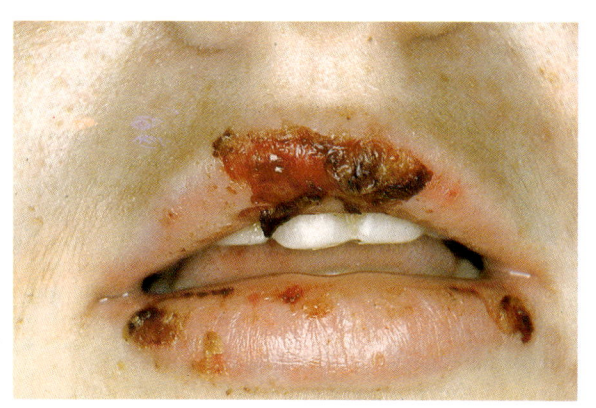

Abb. 14.6. Erythema multiforme

kung. Man hat diese Form auch als *Typus anginosus* oder *Typus rheumaticus* bezeichnet. Der AST kann erhöht sein. Der Typus anginosus rezidiviert gewöhnlich nicht. Auch im Verlauf von Typhus, Diphtherie, Syphilis, Yersiniosis, Trichomoniasis oder Tularämie kommt Erythema multiforme vor.
– *Mykoplasmeninfektionen.* Die primär atypische Pneumonie durch Mykoplasmeninfektion wurde häufiger als Ursache für schwere Verlaufsformen (Stevens-Johnson-Syndrom) beschrieben. Bei diesen Patienten finden sich hohe KBR-Titer gegen Chlamydia trachomatis.

– *Mykotische Infektionen.* Tiefe Trichophytie, Histoplasmose oder Kokzidioidomykose können ebenfalls die Erkrankung auslösen.

Arzneimittel. Erythema multiforme wird vielfach nach Medikamenteneinnahme beobachtet. Besonders zu denken ist an Sulfonamide, Langzeitbakteriostatika, Hydantoine, Pyrazolonderivate, Barbiturate, Penizilline, Phenylbutazon, Carbamazepine, Phenothiazine, Chinin, Arsen, Halogene und Belladonna.

Maligne Tumoren. Maligne Tumoren an inneren Organen, besonders maligne Lymphome und Karzinome können, nicht selten nach Bestrahlung, Erythema-multiforme-artige Exantheme auslösen.

Autoimmunkrankheiten. Das Zusammentreffen mit Lupus erythematodes, Polyarteriitis nodosa oder Wegener-Granulomatose wurde beschrieben.

Pathogenese. Beim Erythema multiforme handelt es sich um eine klinisch und histologisch charakteristische Eruption, die sich auf allergisch-hyperergischer Basis an der Haut entwickelt und im dermoepidermalen Bereich abläuft. Die Zuordnung zu einem bestimmten allergischen Reaktionstyp ist noch nicht gelungen; am meisten wird an eine allergische Reaktion vom Typ IV nach Coombs und Gell gedacht. Die Reaktionskette beim Typus anginosus mit Streptokokkeninfekt im oberen Respirationstrakt, rheumatoiden Beschwerden und Exanthem scheint auch in diesem Sinn zu sprechen. Auch Immunkomplexerkrankung (Typ-III-Reaktion nach Coombs und Gell) wird erwogen, da im Blut und in Geweben Immunkomplexe nachgewiesen wurden. Autoantikörper gegen Epidermiszellen wurden gefunden. Assoziierung mit HLA-B15, HLA-Aw33, HLA-DRw53 sowie DQ-W3 ist bemerkenswert, aber nicht gesichert.

Klinik. Die akut einsetzende Erkrankung ist durch symmetrische Hauterscheinungen charakterisiert. Prädilektionsstellen sind Handrücken und Streckseiten der Vorderarme; bei stärkerer Ausprägung auch Ellbogen, Knie, Fußrücken, seitliche Gesichts- und Halspartien. Die Handinnenflächen und Fußsohlen können betroffen werden. Hinzutreten können Veränderungen an Mund-, Genital- und Analschleimhaut.

Leichte Form (Minorform). Hier entstehen manchmal nur an den Handrücken hellrote scharf abgesetzte Erytheme, die durch Exsudation rasch eine urtikarielle Note gewinnen (elevierte Erytheme) und sich innerhalb von 2–3 Tagen zu 5–15 mm großen Herden vergrößern können. Das Zentrum wird bald flach und zyanotisch, gelegentlich auch hämorrhagisch, während der Rand hellrot bleibt. Im Zentrum kann es auch zu Blasenbildung kommen. Jetzt hat sich die für dieses Krankheitsbild so charakteristische *Kokarden- oder Irisefffloreszenz* entwickelt: zentrale Hämorrhagie mit Bläschen oder Blase, umgeben von einer zyanotischen Zone und nach außen abgegrenzt von einem schmalen, hellroten, leicht elevierten Erythem. So ergibt sich ein multiformes Bild.

Die Herde können beliebig disseminiert sein, gruppiert stehen, konfluieren und dann randständig eine zirzinäre Begrenzung aufweisen. Auch *anuläre* Formen mit Rückbildung im Zentrum sind nicht selten. Gelegentlich kommt es durch subepidermale Blasen zu Erosionen an der Mundschleimhaut, besonders auch an den Lippen. Letzeres wird besonders beim postherpetischen Erythema multiforme beobachtet. Beim Typus anginosus bleiben die Schleimhäute meist verschont.

Schwere Form (Majorform). Schwere Verlaufsformen wurden bereits von Hebra (1866) und Kaposi (1879) erkannt. Sie wurden später unter vielen Synonymen beschrieben; im angloamerikanischen Raum ist die Bezeichnung *Stevens-Johnson-Syndrom* gebräuchlich. Es handelt sich um ein sehr charakteristisches schweres Krankheitsbild, das ganz plötzlich einsetzt. Meistens sind ältere Kinder oder jugendliche Erwachsene männlichen Geschlechts betroffen. Vielfach entwickelt sich das Syndrom nach einer Herpes-simplex-Infektion oder nach Arzneimitteleinnahme. Die Erkrankung beginnt wie eine leichte Form des Erythema multiforme; es entwickeln sich aber auf den multiformen Erythemen kleinere oder größere Blasen. Die Blasenbildung kann so im Vordergrund stehen, daß differentialdiagnostisch an bullöse Dermatosen zu denken ist. Die Hautveränderungen können sich schubweise über einen Zeitraum von 2–3 Wochen entwickeln; sie bevorzugen ebenfalls Extremitäten und Gesäß, weniger häufig den Rumpf. Vielfach sind auch die Beugeseiten betroffen. Massiv erkranken die sichtbaren Schleimhäute von Mundhöhle, Atemwegen, Genitalschleimhaut und Analregion.

Schleimhäute. Sie werden auf weite Strecken durch subepidermale Blasen erodiert und sind mit Blasenresten oder fibrinösen Belägen bedeckt. An den Lippen entstehen melänaartige Blutkrusten (diagnostisch wichtig) und Rhagaden. Mundöffnen und Nahrungsaufnahme sind extrem schmerzhaft und induzieren neue Blutungen. Als Folge eingeschränkter Nahrungs- und Flüssigkeitsaufnahme können die Patienten in kurzer Zeit stark an Gewicht verlieren und Zeichen von Exsikkose aufweisen. Auch die Schleimhäute von Pharynx und Trachea sind oft mitbetroffen. An den Genital- und Analschleimhäuten können schmerzhafte Erosionen und Ulzerationen mit speckig-fibrinösen Auflagerungen auftreten.

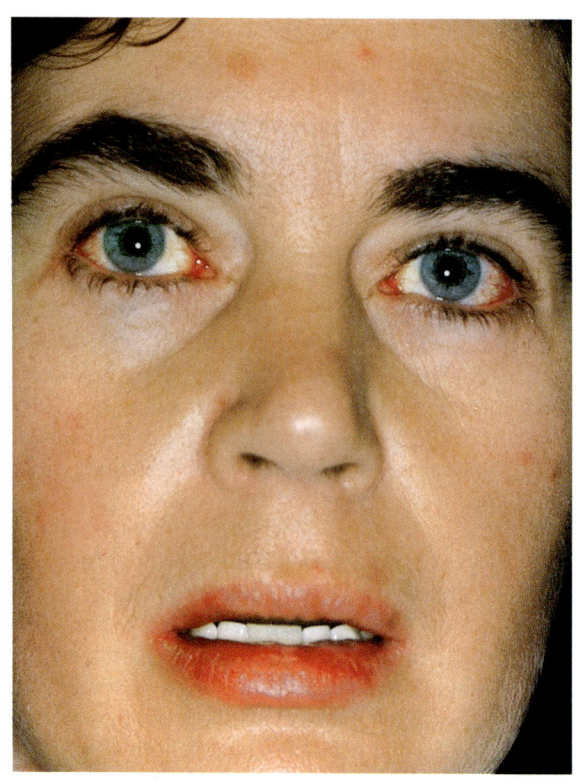

Abb. 14.7. Erythema multiforme (Fuchs-Syndrom)

Augenbeteiligung. Sie kommt bei über 90% der Patienten vor, am häufigsten als katarrhalische oder purulente Konjunktivitis. Ernster und folgenreicher sind Blasen im Konjunktivalbereich mit Symblepharonbildung, ferner Keratitis mit Entwicklung von Ulcus corneae, Iritis oder Uveitis. Von Rezidiv zu Rezidiv kann der Sitz der Veränderung Unterschiede aufweisen. Bleibende Hornhauttrübung oder Synechien sind unangenehme, aber seltene Folgen. Krankheitsbilder mit hauptsächlicher Augen- und Mundschleimhautbeteiligung werden als *Fuchs-Syndrom* bezeichnet.

Allgemeinbefinden. Es ist stark gestört. Die Patienten fühlen sich sehr krank, leiden an Abgeschlagenheit, Kopfschmerzen und an hohem Fieber. Bei schwereren Verlaufsformen können komplizierend Bronchopneumonien, Nierenveränderungen mit Hämaturie oder sogar tubuläre Nekrose mit Nierenversagen sowie toxisches Kreislaufversagen hinzutreten. Dieser schwere Zustand kann sich über 6 Wochen hinschleppen. *Rezidive* besonders nach vorangehender Herpes-simplex-Infektion an den Lippen sind nicht selten.

Symptome. Die Eruption der Hauterscheinungen verursacht zunächst keine subjektiven Beschwerden; eventuell ist leichter Juckreiz vorhanden. Wenn es zur Entwicklung von Blasen und Erosionen kommt, können entsprechende Beschwerden auftreten. Die Hauterscheinungen heilen praktisch stets ohne Residuen ab, manchmal allerdings mit länger bestehenden Hyperpigmentierungen.

Histopathologie. Die ersten Veränderungen sind durch Vasodilatation mit einem vorwiegend lymphozytären perivaskulären Infiltrat in der oberen Dermis mit Neigung zu Exozytose gekennzeichnet. Es kann auch zum Austritt von Erythrozyten kommen; selten von neutrophilen Leukozyten. Eosinophile Leukozyten fehlen. Im Zentrum von Veränderungen vakuolige Degeneration in den unteren Epidermislagen und auch nekrotische Epidermiszellkomplexe wie bei Lyell-Syndrom. In schweren Fällen kann die ganze Epidermis nekrotisch werden. Blasenbildung durch subepidermale Kontinuitätstrennung.

Verlauf. Von Patient zu Patient sehr unterschiedlich. Bei *leichten Verlaufsformen* treten die Kokardeneffloreszenzen möglicherweise nur an den Handrücken oder Handinnenflächen auf, und das Krankheitsbild klingt bald wieder ab. In anderen Fällen kommt es zu einer dichteren Aussaat von Effloreszenzen mit geringen Veränderungen an den Lippen oder an der Mundschleimhaut.

Schwere Verlaufsformen sind charakterisiert durch Hauterscheinungen, die dichter stehen und eine Neigung zu hämorrhagischer oder bullöser Entwicklung aufweisen. Hinzu kommen massive Veränderungen an Mundschleimhaut (100%), Augen (91%), Genitalschleimhäuten (50–60%) sowie Bronchitis (6%), Pneumonie (etwa 20%) und hohes Fieber.

Prognose. Die Prognose des Erythema multiforme ist meistens gut. Bei schweren Verlaufsformen wird die Letalität unbehandelter Patienten mit 5–20% angegeben. Solche Patienten sollten möglichst umgehend in eine Klinik eingewiesen werden.

Differentialdiagnose. Bullöse Formen mit Erscheinungen an Händen und im Mund wurden vielfach für Maul- und Klauenseuche gehalten. Pemphigus vulgaris kann bei akutem isoliertem Auftreten an den Schleimhäuten in der Abgrenzung Schwierigkeiten bereiten. Das bullöse Pemphigold kann wegen seines multiformen Charakters bei akut auftretenden Eruptionen klinisch ein ähnliches Bild darbieten; es bevorzugt aber alte Menschen und hat dann chronischen Verlauf ohne wesentliche Allgemeinerscheinungen. Auch an polymorphe Erscheinungsformen von Vasculitis allergica oder Dermatitis herpetiformis (Duhring) ist zu denken. Bei Hand-Fuß-Mund-Krankheit durch Coxsackie-Virus A16, A5 oder A10 findet man eine schmerzhafte Stomatitis ohne Lippenbeteiligung und flache Blasen an Händen und Füßen, welche sich innerhalb von 1–2 Wochen bilden; multiforme Erscheinungen an den übrigen Extremitäten fehlen hier. Auch an Morbus Kawasaki ist zu denken. Bei atypischen Fällen kann die Abgrenzung gegenüber arzneimittelbedingtem initialem Lyell-Syndrom schwierig sein.

Therapie. Die Behandlung hat sich der Schwere der Erkrankung anzupassen.

Innerlich. Bei leichteren rezidivierenden Formen von postherpetischem Erythema multiforme wird Langzeitprophylaxe mit Acyclovir (Zovirax) in individueller Dosis (etwa 200 mg 3mal tgl.) empfohlen. Auch Nikotinsäureamid (100–200 mg 3mal tgl.) in Kombination mit Folsäure (5–10 mg 3mal tgl.) über mehrere Wochen und Monate kommt in Betracht; Erfolgsstatistiken fehlen allerdings. Antiphlogistika wie Indometacin (Amuno), Piroxicam (Felden), Oxyphenbutazon (Tanderil) oder Diclofenac (Voltaren) sollten wegen ihrer zusätzlichen allergisierenden Potenz nur unter sorgfältiger Kontrolle eingesetzt werden. Therapie der Wahl bei akuten schwereren Verlaufsformen sind Glukokortikoide, die zunächst in höheren Tagesdosen (60–80–120 mg Prednisolon oder Äquivalentdosen), dann in fallender Dosierung über 2–4 Wochen eingesetzt werden. Wichtig ist Abschirmung durch Breitbandantibiotika wegen Neigung zu bakteriellen Sekundärinfektionen. Wegen Allergisierungsgefahr kein Penizillin oder Ampizillin. In allen schweren Fällen ist Bettruhe angezeigt, bei Exsikkose und Kreislaufversagen entsprechende allgemeinmedizinische Behandlung. Auf ausreichende Flüssigkeits- und Nahrungszufuhr (flüssige Kost, Astronautenkost, Breikost) ist zu achten, notwendigenfalls durch Infusionen.

Äußerlich. Bei elevierten Erythemen und geschlossenen kleinblasigen Eruptionen an der Haut kommt man mit Puder, Trockenpinselungen oder glukokortikoidhaltigen Lotionen (Volon-A-Schüttelmixtur) aus. Erodierte Flächen werden mit fetthaltigen antibiotischen Externa (mittels fettfeuchter Verbände) behandelt, um Sekundärinfektionen zu vermeiden. Manchmal bewährt sich zur Abtrocknung auch antiseptische Tinkturbehandlung (Brilliantgrün 1% wäßrig, Pyoktanin oder Mercuchrom). Bei Erscheinungen an der Mundschleimhaut sind Spülungen mit Kamillenlösungen (Kamillosan) angezeigt, vor der Nahrungsaufnahme zur Behandlung von Schmerzen Spülungen mit anästhesierender Lösung (Subcutin). Auch die Pinselung von Erosionen mit Mundtherapeutika (Herviros) kommt in Betracht. Schmerzhafte Verkrustungen der Lippen werden durch fettende Maßnahmen (Rp. Unguentum molle, Paraffinum subliquidum aa) erweicht.

Bei Augenerscheinungen ist frühzeitige konsiliarische Untersuchung durch den Ophthalmologen angezeigt; bei allen schweren Verlaufsformen ist die Zusammenarbeit mit einem Internisten anzustreben.

Morbus Kawasaki
[Kawasaki et al. 1974]

Synonyme. Akutes febriles mukokutanes Lymphadenopathiesyndrom, mukokutanes Lymphknotensyndrom

Definition. Akute Erkrankung im frühen Kindesalter mit Exanthemen, Enanthemen, inneren Manifestationen und Lymphknotenveränderungen; Ursache ungeklärt. Man denkt an eine akute infektiöse Erkrankung.

Vorkommen. Die Erkrankung ist seit vielen Jahren in Japan (über 30000 Mitteilungen) bekannt und wird seit einiger Zeit auch in Deutschland beobachtet. Meist erkranken Kinder im 2. bis 3. Lebensjahr. Geringe Bevorzugung des männlichen Geschlechts.

Ätiopathogenese. Unbekannt. An virusähnliche Erreger ist gedacht worden. Möglicherweise handelt es sich aber um eine besondere Reaktion des Organismus (Vaskulitis kleinerer und mittlerer Gefäße) auf verschiedene vorwiegend bakterielle Noxen.

Klinik. Die Erkrankung beginnt mit antibiotikaresistentem Fieber über 1–2 Wochen. Entzündung der Konjunktiven und Mundschleimhaut in Form von trockenen und roten Lippen, Stomatitis und Pharyngitis.

Haut. An der Haut bilden sich polymorphe Exantheme aus, die mehr skarlatiniform oder Erythema-multiforme-artig aussehen können. Symmetrisches Palmoplantarerythem, das sich ödematös umwandeln kann und nach 2–3 Wochen abschuppt. Hinzu kommt eine erhebliche Lymphknotenschwellung am Hals.

Weitere Symptome. Wichtig sind innere Symptome wie Myokarditis, koronare Arteriitis, Diarrhö, Arthralgien oder Arthritis. Gelegentlich kann Nackensteife eine aseptische Meningitis anzeigen.

Labor. Proteinurie, Leukozyturie sowie Leukozytose mit Linksverschiebung, starke BSG-Beschleunigung und Erhöhung von α_2-Globulin sind typisch. Gelegentlich können Transaminasen und Bilirubin im Blutserum erhöht sein; Thrombozytose ab der 2. Krankheitswoche.

Prognose. Bei der akuten Erkrankung nicht ganz ungünstig; im wesentlichen durch die innerlichen Organmanifestationen, besonders des Herzens, bestimmt. Die Letalität wird mit 1–2% angegeben und bezieht sich besonders auf pathologische Veränderungen an den Koronararterien.

Differentialdiagnose. Sehr vielfältig. Besonders sind toxischer Scharlach, infektiöse Mononukleose, Bruzellose, Leptospirosen, Mykoplasmeninfektion, Typhus, akutes rheumatisches Fieber, Hand-Mund-Fuß-Krankheit und Morbus Wissler sowie Morbus Still zu berücksichtigen.

Diagnose. Hauptsymptome sind Fieber, Veränderungen der Mundhöhle und Lippen sowie das Palmoplantarerythem mit Desquamation in der zweiten Krankheitswoche; weiter werden Exantheme und Lymphknotenschwellung bei über 90% der Patienten beobachtet.

Therapie. Symptomatisch, vorwiegend mit Salizylaten, mindestens bis zu 2 Monate nach Abklingen des Fiebers. Zusätzlich wurde auch hochdosiert γ-Globulin (Intraglobin, Beriglobin) empfohlen. Wegen der erhöhten Thromboseneigung wird vor Glukokortikoidtherapie eher gewarnt; stattdessen werden Antiphlogistika und speziell Salizylate empfohlen. Antibiotika sind nicht indiziert.

Erythema nodosum

[Hebra 1860]

Synonym. Erythema contusiforme

Definition. Sehr typische polyätiologische akut-entzündliche Hauterkrankung mit kutan-subkutanen schmerzhaften erythematösen Knoten vorwiegend an den Streckseiten der Unterschenkel, wahrscheinlich besonderer immunologischer Pathogenese.

Vorkommen. Das kaum verwechselbare Erythema nodosum ist nicht selten, bevorzugt das weibliche Geschlecht (6:1) und kommt in der Hauptsache bei Jugendlichen und jugendlichen Erwachsenen vor. Die meisten Patienten sind zwischen 20–35 Jahren alt; im Einzelfall ist das Alter auch von der Ätiologie und geographischen Faktoren abhängig. Die meisten Erkrankungen werden in den ersten 6 Monaten des Jahres beobachtet.

Pathogenese. Das Erythema nodosum ist eine polyätiologische allergische Reaktion der Haut. Ob es sich allein um eine Immunkomplexerkrankung, bei der in den Blutgefäßen der tieferen Dermisschichten und der Fettgewebesepten abgelagerte Immunkomplexe die entzündliche Gewebeantwort auslösen, oder ob es sich zusätzlich noch um eine allergische Reaktion vom verzögerten Typ (allergische Reaktion vom Typ IV nach Coombs und Gell) handelt, ist noch nicht geklärt.

Ätiologie. Sicher ist, daß sehr unterschiedliche ätiologische Faktoren zugrunde liegen können:

Streptokokkeninfektion. Sehr häufig findet man Erythema nodosum als Hautreaktion im Rahmen der Reaktionskette: Streptokokkeninfekt im oberen Respirationstrakt → rheumatoide Beschwerden → Erythema nodosum. Erythema nodosum als streptogen induzierte immunologische Reaktion ist bei Kindern und Jugendlichen am häufigsten. Es entwickelt sich nach einen Intervall von 2–3 Wochen und kann mit rheumatischem Fieber verbunden sein.

Tuberkulose. An Erythema nodosum als Ausdruck einer tuberkuloallergischen Reaktion ist besonders bei Kleinkindern, Kindern und Erwachsenen bis zum 30. Lebensjahr zu denken. Hier entwickelt sich die Erkrankung meist im Verlauf der Primärinfektion. Die intrakutane Tuberkulinreaktion wird während der Erkrankung positiv oder ist es bereits vorher. Diese Ätiologie ist bei uns selten, nicht aber in Indien oder Afrika.

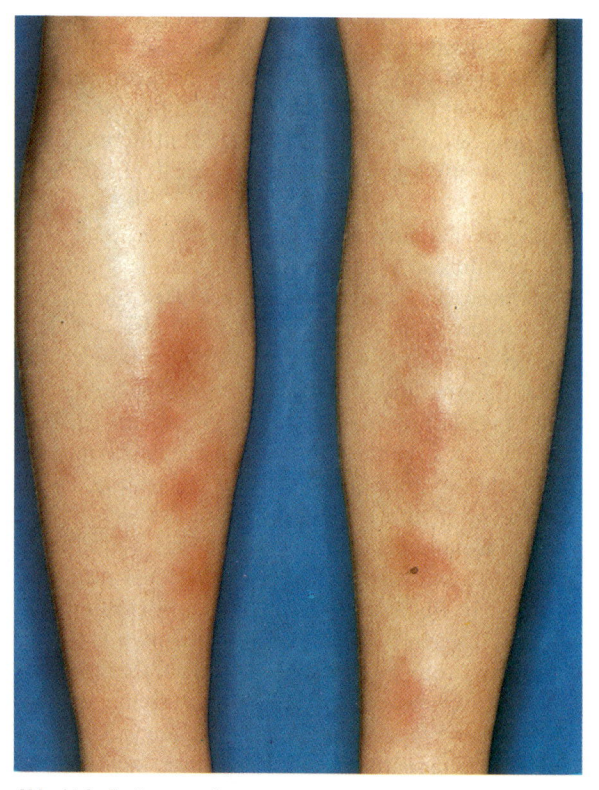

Abb. 14.8. Erythema nodosum

Sarkoidose. Bei Erkrankungen im frühen oder fortgeschrittenen Erwachsenenalter ist stets an Sarkoidose zu denken. In Skandinavien dürfte Sarkoidose die Hauptursache von Erythema nodosum sein (s. Löfgren-Syndrom.

Yersiniainfektion. Erythema nodosum bei Yersiniosis wird in Skandinavien, Frankreich und auch bei uns vermehrt beobachtet. In der Vorgeschichte werden *Durchfälle* angegeben. Positive Hauttests und Agglutinationsreaktionen können die Verdachtsdiagnose einer allergischen Reaktion auf Yersinia enterocolitica sicherstellen.

Toxoplasmose. Selten; bei gleichzeitiger Lymphknoten- und Fieberreaktion möglich.

Andere Infektionen. Daß Erythema nodosum im Verlauf von Lymphogranuloma venereum, Katzenkratzkrankheit oder Psittakose auftreten kann, ist sicher. Auch bei tiefen Mykosen und Dermatophytosen kommt es selten vor.

Morbus Crohn. Bei 1–2% der Patienten ist die Kombination mit Erythema nodosum zu erwarten. Häufiger ist die Assoziierung mit Colitis ulcerosa, wobei Erythema nodosum der klinischen Darmerkrankung vorausgehen kann.

Im Verlauf von tiefen Mykosen, bei Enteropathien, malignen Erkrankungen und unter medikamentöser Behandlung können *Erythema-nodosum-artige Ausschläge* auftreten, die allerdings vielfach nicht das klassische Bild dieser Erkrankung aufweisen und aus diesem Grunde besser als *nodöse Eytheme* bezeichnet werden sollten.

Klinik. Prodromalerscheinungen können gering sein oder fehlen. Beim streptogenen Erythema nodosum gehen den Hauterscheinungen (2–3 Wochen vorher) gewöhnlich ein Infekt im oberen Respirationstrakt und rheumatoide Beschwerden voraus. Beim tuberkulogenen Erythema nodosum ist bei den betroffenen Kindern und jungen Erwachsenen oft ein tuberkulöser Primärkomplex nachweisbar.

Gewöhnlich verbunden mit allgemeiner Abgeschlagenheit, Krankheitsgefühl und erhöhter Körpertemperatur (zwischen 38–39° C) treten akut bilateral an beiden Unterschenkelstreckseiten und um die Knie- und Fußgelenkgegend rote, erbs- bis walnußgroße, unscharf begrenzte, kutan-subkutan palpierbare, nur leicht über das Hautniveau erhabene entzündliche Knoten von teigig-derber Konsistenz auf. Bei Fingerdruck sind diese sehr schmerzhaft. Es besteht deutliche Hyperthermie innerhalb der Knoten. In den nächsten Tagen können neue Herde auftreten, die bisherigen können größer werden. Im Verlauf treten typische Veränderungen in deren Farbtönung auf. Die Knoten werden lividrot und können hämorrhagisch tingiert sein; durch Hämoglobinabbau kommt es wie bei Resorption von Hämatomen zu gelblichen oder grünlichen Farbtönungen und damit zu einem kontusiformen Aspekt der Knoten; daher die Bezeichnung *Erythema contusiforme.* Auch an den Unterarmen und Glutäen können meist im weiteren Verlauf Knoten auftreten. Wichtig ist, daß die Knoten niemals einschmelzen. Nach Überwindung des Höhepunktes der Erkrankung erfolgt rasche Rückbildung ohne Vernarbung oder Atrophie. Postinflammatorische Hyperpigmentierung oder auch leichte Schuppung kann noch für längere Zeit die Erkrankungsherde markieren.

Erythema nodosum migrans (Bäfverstedt 1954). Hier entwickeln sich die Erscheinungen nur einseitig und neigen zum langsamen Wandern über die vorderen oder lateralen Unterschenkelstreckseiten. Meist sind Frauen (in 50% der Fälle während der Schwangerschaft) betroffen. Streptokokkenüberempfindlichkeit kann nachweisbar sein.

Löfgren-Syndrom (1946). So wurde die beim weiblichen Geschlecht häufigere Symptomkombination von Erythema nodosum mit bilateraler Hiluslymphknotenschwellung beschrieben. Meistens ist die Tuberkulinreaktion bei diesen Patienten negativ, und man findet für Sarkoidose typische histologische Veränderungen in Haut-, Leber- oder Lymphknotenbiopsien. Das Löfgren-Syndrom stellt eine Manifestationsform der Sarkoidose (s. S. 1235) dar.

Symptome. Je nach Ätiologie sind die Prodrome gering oder fehlend. Mit akutem Beginn der Erkrankung bestehen Abgeschlagenheit, Krankheitsgefühl, Kopfschmerzen und mäßiges Fieber. Kopf- und Gelenkschmerzen können stark werden. Diagnostisch wichtig ist die hohe Blutsenkungsbeschleunigung; Werte >100 mm in der 1. Stunde sind nicht selten. Neutrophile Leukozytose ist nicht ungewöhnlich. Der AST ist bei Streptokokkeninfektion erhöht.

Histopathologie. Akut-entzündliche perivaskuläre Veränderungen in den unteren Dermisschichten und in Fettgewebesepten (septale Pannikulitis) mit sekundärer granulomatöser Reaktion und Restitutio ad integrum. Das Infiltrat ist primär vorwiegend aus neutrophilen Leukozyten, einigen Eosinophilen und Lymphozyten zusammengesetzt. Später dominieren Histiozyten. Miescher-Radiärknötchen aus Makrophagen um spaltförmige Lymphgefäße sind typisch, diagnostisch aber nicht sicher. Bei Sarkoidosepatienten oder Patienten mit Morbus Crohn kommen auch kleine sarkoide Granulome vor.

Verlauf. Spontanheilung meist innerhalb von 3–6 Wochen; Rezidive können vorkommen. Ulzeröser Zerfall wird nie beobachtet. Die Prognose ist günstig.

Differentialdiagnose. In jedem Fall ist sorgfältige Anamneseerhebung geboten. Am leichtesten ist die streptogene Form zu diagnostizieren, wenn die Koinzidenz von Angina, Gelenkbeschwerden und Hauteruption gegeben ist. Bei Menschen bis zum 30. Lebensjahr sollte ein tuberkulöser Primärkomplex ausgeschlossen sein. Bei Erythema nodosum des Erwachsenen muß an Sarkoidose gedacht werden. Yersiniosis kommt gehäuft vor; Diarrhöen 3 Wochen vor Beginn der Erkrankung sind ein Hinweis. Im übrigen sind knotige Unterschenkeldermatosen abzugrenzen. Erythema induratum (Bazin) verläuft chronisch und ist durch nodöse Erytheme an den Waden gekennzeichnet, die sich meist bei jüngeren Frauen langsam entwickeln, zum Einschmelzen neigen und nicht in dem Maß druckschmerzhaft sind wie die akut-entzündlichen Knoten bei Erythema nodosum. Auch an Pannikulitisformen, nodöse Vaskulitis und Periarteriitis nodosa cutanea ist zu denken; diese Erkrankungen verlaufen aber chronisch. Syphilitische Gummen sitzen asymmetrisch und neigen zur Ulzeration.

Therapie. In schweren Fällen ist Bettruhe indiziert.
Innerlich. Salizylate sind zu empfehlen. Andere antiinflammatorische Medikamente wie Oxyphenbutazon (Tanderil), Indometacin (Amuno), Diclofenac (Voltaren) oder Piroxicam (Felden) bringen keinen wesentlichen Vorteil, möglicherweise aber die Gefahr zusätzlicher allergischer Nebenwirkungen. Dies ist um so mehr zu berücksichtigen, als Erythema nodosum auch zusammen mit Erythema multiforme vorkommen kann. Neuerdings wird Kaliumjodid empfohlen: 300–600 mg tgl. über wenige Tage bis zu 8 Wochen. In schweren Fällen kommen Glukokortikoide in mittlerer Dosierung in Betracht.
Äußerlich. Glukokortikoide in Creme und unter Plastikfolienokklusion, eventuell auch Kompressionsverbände.

Nodöse Erytheme

Unter dem morphologischen Begriff *nodöse Erytheme* versteht man akute symmetrisch auftretende Erythema-nodosum-artige Reaktionen der Haut, wahrscheinlich auf dem Boden eines gleichartigen allergisch-hyperergischen Reaktionsmechanismus. Sie unterscheiden sich von der Krankheit Erythema nodosum durch einen anderen Krankheitsablauf, durch den fehlenden kontusiformen Aspekt, durch die fehlende Prädilektion der Herde an den Schienbeinen und eine größere Neigung zu Disseminierung an den unteren und oberen Extremitäten. Von manchen Autoren werden sie trotzdem dem Erythema nodosum subsumiert.

Nodöse Erytheme durch Arzneimittel. Sie weichen in der Morphologie ihrer Knotenbildung vom typischen Erythema nodosum meist deutlich ab. Die Knotenzahl ist kleiner; nekrotischer Zerfall kann vorkommen. Es fehlen der kontusiforme Aspekt, Prodromalsymptome, Fieber, Abgeschlagenheit und Leukozytose. Nach Absetzen der Medikamente rasche Rückbildung. Bekannt sind nodöse Erytheme besonders nach Kontrazeptiva, Halogeniden, Salizylaten, Antipyrin, Phenazetin und Sulfonamiden.

Nodöse Erytheme als Id-Reaktion. Sie werden beobachtet bei tiefen Mykosen (Trichophytia profunda, Blastomykose, Kokzidioidomykose), bei gastrointestinalen Erkrankungen wie Colitis ulcerosa oder bei 1–2% der Patienten mit Morbus Crohn und bei malignen Erkrankungen (Lymphogranulomatosis maligna, Leukämien).

Nodöse Erytheme bei Infektionskrankheiten. Diese kommen nicht selten vor, so bei Scharlach, Masern, Grippe, Typhus, sekundärer Syphilis, Lepra, Morbus Behçet, Morbus Reiter oder Gonorrhö.

Nodöse Erytheme bei septischen Erkrankungen. Sie sind sehr selten.

Diagnostik und Therapie. Behandlung der Grunderkrankung oder Absetzen der Arzneimittel, sonst wie bei Erythema nodosum.

Akute febrile neutrophile Dermatose
[Sweet 1964]

Synonym. Sweet-Syndrom

Definition. Akute fieberhafte Erkrankung mit Auftreten meist weniger schmerzhafter sukkulent-entzündlicher Herde von multiformer Prägung auf infektionsallergischer oder myeloproliferativer Basis.

Vorkommen. Die Erkrankung ist selten. Patienten sind meist Frauen (5:1) im 4. bis 7. Lebensjahrzehnt.

Pathogenese. Es handelt sich sehr wahrscheinlich um einen infektionsallergischen Mechanismus, der gewisse Ähnlichkeiten zur Vasculitis allergica aufweist. Immunkomplexe können mit Immunfluoreszenzmetho-

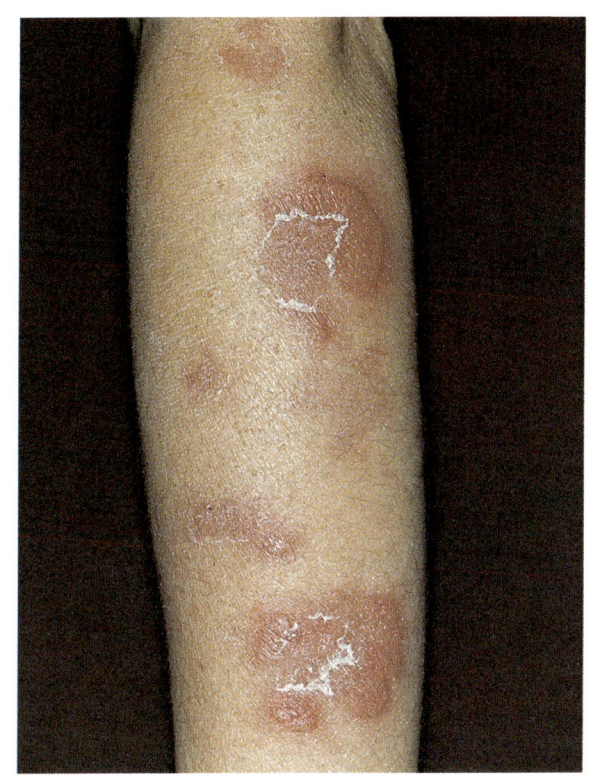

Abb. 14.9. Akute febrile neutrophile Dermatose (Sweet-Syndrom)

den in Pusteln nachgewiesen werden. Möglicherweise liegt eine Immunkomplexerkrankung, d.h. eine allergische Reaktion vom Typ III nach Coombs und Gell, zugrunde. In einigen Fällen wurden antineutrophile Antikörper im Blut nachgewiesen. Für polyätiologische Bedingtheit sprechen Beobachtungen von Auftreten nach Impfung und Assoziierung mit myeloproliferativen Erkrankungen oder anderen Malignitäten.

Klinik. Den Hauterscheinungen geht zumeist eine Infektion in den Luftwegen voraus. Nach einem erscheinungsfreien Intervall von 1–3 Wochen erkrankt der Patient akut mit hohem Fieber, neutrophiler Leukozytose im Blutbild und einem kutanen Exanthem von teilweise multiformem Charakter.
Besonders im Gesicht und an den Extremitäten unter Bevorzugung der Streckseiten, aber auch am oberen Rumpf und Nacken entwickeln sich düsterrote, langsam wachsende und druckschmerzhafte Erytheme, gelegentlich auch Papeln sowie ödematös-sukkulente, polsterartig infiltrierte, entzündlich-gerötete Plaques mit unregelmäßiger Oberfläche, die sich bis zur Pustulation akzentuieren können. Auf diese Weise entsteht ein multiformer Aspekt, obwohl niemals typische Kokarden- oder Irisfloreszenzen wie bei Erythema multiforme beobachtet werden. Selten sind akneiforme Veränderungen am Nacken und nodöse Erytheme an den Beinen.

Symptome. Subjektive Symptome sind bedingt durch Druckschmerzhaftigkeit und Spannung der stärker infiltrierten Herde. Fieber kann ohne Behandlung über 1–2 Wochen bestehenbleiben. Die BKS ist stark beschleunigt. Es besteht hohe Leukozytose mit 70–90 Relativprozent neutrophiler Leukozyten. Selten ist Mundschleimhaut-, Augen-, Nieren- oder Gelenkbeteiligung.

Histopathologie. Epidermal herdförmige Parakeratose mit intra- und subepidermalen Pusteln. In der mittleren und oberen Dermis zunächst eine massive, vorzugsweise perivaskuläre und periglanduläre Infiltration durch neutrophile Leukozyten, teilweise mit reichlicher Leukozytoklasie. Später herrscht lymphohistiozytäre Infiltration vor. Typische leukozytoklastische Vaskulitis findet man nicht. C3-Präzipitate in Gefäßwänden mit Endothelschwellung und gelegentlich fibrinoider Degeneration.

Verlauf. Ohne Behandlung können die Herde über mehrere Wochen, nicht selten bis zu 8 Wochen vorhanden bleiben. Auch nach Abklingen besteht gelegentlich Rezidivtendenz. Abheilung der Hauterscheinungen meist ohne Residuen.

Diagnostische Leitlinien. Zumeist Infekt im oberen Respirationstrakt, erscheinungsfreies Intervall von 1–3 Wochen und danach plötzliches Einsetzen der akuten fieberhaften Hauterkrankung mit hoher neutrophiler Leukozytose im Blut und hoher BKS. Auf myeloproliferative Erkrankungen und Malignitäten ist zu achten.

Differentialdiagnose. Multiforme Erytheme und Erythema elevatum et diutinum; ferner Sepsis, Lupus erythematodes visceralis und nodöses Erythem. Veränderungen dieser Art wurden beobachtet bei Haarzellenleukämie, während präleukämischer oder leukämischer Phasen von akuter myeloischer Leukämie und teilweise als ungewöhnliches Pyoderma gangraenosum gedeutet.

Therapie
Innerlich. Glukokortikoide (Anfangsdosis 60–80 mg/Tag; später abfallende Dosierung) über 2–3 Wochen. Antibiotika sind ohne Wirkung. Versuch mit Kolchizin (1,5 mg tgl.) oder Kaliumjodid (600–900 mg tgl.). Wenn nötig, antileukämische Chemotherapie.
Äußerlich. Glukokortikoidhaltige Creme und/oder Lotio zinci; auch Volon-A-Schüttelmixtur.

Erytheme durch akute Kohlenmonoxidvergiftung
(s. S. 368)

Pityriasis rosea

[Gibert 1860]

Synonym. Röschen-Flechte

Definition. Akute entzündliche Dermatose mit symmetrisch disseminierten, morphologisch sehr typischen erythematosquamösen Effloreszenzen, besonders am Rumpf, und zeitlich begrenztem Verlauf. Sie bevorzugt junge Erwachsene und ist wahrscheinlich infektiösen Ursprungs.

Vorkommen. Sie ist relativ häufig und kommt überall auf der Welt vor. In dermatologischen Kliniken sind etwa 1–2% der Patienten davon betroffen. In Herbst- und Wintermonaten ist sie häufiger.
Mehrfacherkrankungen wurden insbesondere bei Personen beobachtet, die eng beieinander leben (Familie, Schule, Arbeitsplatz etc.). Die meisten Fälle treten zwischen dem 10. bis 35. Lebensjahr auf; möglicherweise geringe Gynäkotropie. Genetische Faktoren scheinen nicht von Bedeutung, wenngleich Patienten mit Atopie häufiger erkranken sollen. Auch Streßfaktoren und Schwangerschaft wurden als Auslösungsfaktoren angeführt.

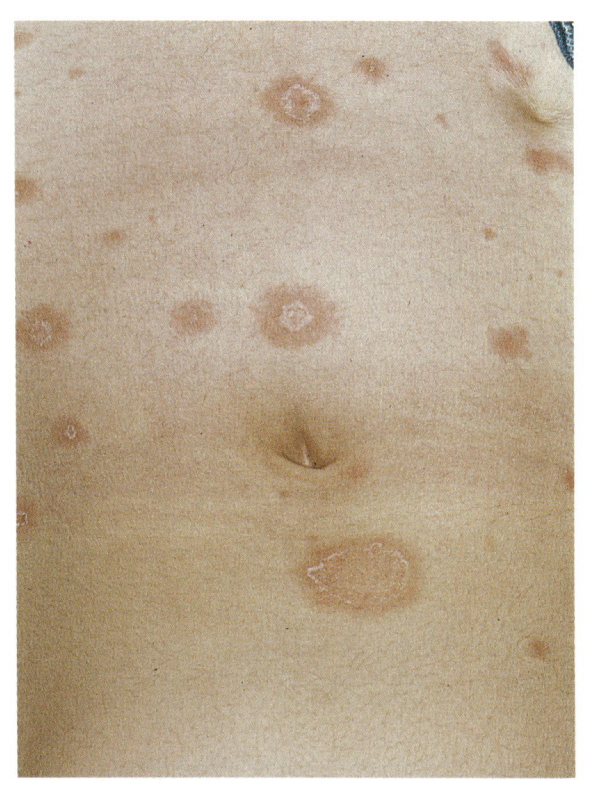

Abb. 14.10. Pityriasis rosea

Ätiologie und Pathogenese. Die Ätiologie ist unbekannt. Immer wieder wurde ein infektiöses Agens angeschuldigt; Beweise fehlen aber, auch für Virusinfektion. Auch für Arzneimittelbedingtheit fehlen überzeugende Daten. Pathogenetisch handelt es sich wahrscheinlich um eine allergische ekzemartige Spättypreaktion (Typ IV nach Coombs und Gell).

Klinik. Die Erkrankung beginnt subjektiv meist unauffällig mit einer typischen *Primärplaque* (Medaillon, tache mère) mit Sitz am Stamm, besonders am oberen Rumpf. Die Primärplaque fällt auch später noch durch ihre besondere Größe innerhalb des Exanthems auf und ist von diagnostischer Bedeutung. Sie ist oval konfiguriert und kann 2–7 cm Durchmesser haben. Die Farbe ist hellrot, später blaßrosa. Das Zentrum ist leicht eingesunken. In der Mitte schilfert sie pityriasiform, während die Randpartien eine dem Zentrum zugekehrte Schuppenkrause (Collerette) besitzen können. Der Herd ist stets scharf begrenzt, rundlich oder elliptisch.
Meist sieht man die Patienten nicht im Stadium der Primärplaque, sondern erst Tage, manchmal auch erst Wochen später, wenn das typische Exanthem hinzutritt. Dieses entwickelt sich oft in Schüben über 1–2 Wochen. Das Exanthem ist symmetrisch angeordnet und zeigt meist typische Prädilektion: Rumpf bis zur Basis des Nackens und oberes Drittel von Armen und Beinen. Die distalen Extremitätenanteile, Hals und Gesicht bleiben gewöhnlich verschont. Unterschiedlich große, scharf abgegrenzte, entzündliche hellrote Herde von vielfach ovaler Konfiguration, die in charakteristischer Weise in ihrer Längsachse den Spaltlinien der Haut zugeordnet erscheinen, zumeist randweise eine typische Colleretteschuppung besitzen und zentral pityriasiform schilfern können. Die Einzelherde des Exanthems sind stets kleiner als die Primärplaque. Das Zentrum der Herde kann auch eine pseudoatrophisch wirkende Beschaffenheit wie Zigarettenpapier aufweisen.

Atypische Exantheme. Patienten können gelegentlich atypische Hautveränderungen aufweisen. Als atypische Exanthemformen werden solche mit follikulärem Sitz oder Bläschen beobachtet. Innerhalb der Herde kann es auch zu hämorrhagischen Phänomenen kommen. Bei Kindern sind urtikarielle oder papulöse Formen der Pityriasis rosea nicht selten. In diese Fällen findet man 1–2 mm große, bräunlich oder zartrosa gefärbte Papeln, welche den Spaltlinien der Haut zu folgen scheinen.

Symptome. Die Primärplaque erscheint gewöhnlich symptomlos. Auch das folgende Exanthem verursacht meist keine Sensationen. Manche Patienten klagen allerdings über Juckreiz, besonders wenn ungeeignete Behandlungsversuche durchgeführt wurden. Nur gelegentlich findet man leichte Temperaturerhöhung, Abgeschlagenheit und geringe Vergrößerung der Lymphknoten, besonders auch im Zervikalbereich. Die Mundschleimhaut ist selten betroffen. Interne Veränderungen und pathologische Laborbefunde sind nicht zu erwarten.

Histopathologie. Unspezifisch mit Ödem im Papillarkörper, geringfügigen, vorwiegend perivaskulären lymphozytären Zellreaktionen mit Neigung zu Exozytose sowie Erythrozytenextravasate. Die Epidermis kann leicht verbreitert sein und Spongiose, gesteigert bis zu intraepidermalen Bläschen mit Erythrozyten aufweisen. Die Hornschicht zeigt fleckige Parakeratose.

Verlauf. Die Hauterscheinungen verschwinden gewöhnlich spontan innerhalb von 3–6 Wochen. Selten persistieren sie bis zu 3 Monaten. Vorübergehende sekundäre Hypo- oder Hyperpigmentierung ist möglich. Rückfälle sind selten (~1,0–3,0%): *Pityriasis rosea recidivans.*

Diagnostische Leitlinien. Primärplaque, rumpfbetontes Exanthem mit in Spaltlinien stehenden erythematopityriasiformen Herden ohne Mundschleimhauterscheinungen; keine wesentlichen Allgemeinsymptome.

Differentialdiagnose. Vor Verwechslung mit oberflächlicher Trichophytie schützt die Symmetrie der multiplen Herde und der negative Pilznachweis im Nativpräparat. Die Abgrenzung gegenüber pityriasiformen Seborrhoiden kann nahezu unmöglich sein. Deren Entwicklung ist langsamer; die Herde zeigen keine Colleretteschuppung, es fehlt die Primärplaque, und die Erkrankung heilt nicht spontan. In jedem Fall sollten die serologischen Reaktionen auf Syphilis durchgeführt werden, um sekundäre Syphilis nicht zu übersehen. Auch an Arzneimittelreaktionen und eruptiv-exanthematische Psoriasis vulgaris ist zu denken.

Therapie. Wegen der spontanen Rückbildungstendenz innerhalb von Wochen sollte nur unterstützend behandelt werden. Jede differente Behandlungsform kann bei dieser Erkrankung irritierend wirken. Das gilt insbesondere für die Anwendung fetter Salben. Der Effekt von Glukokortikoiden ist nicht groß. In Betracht kommt vorsichtige UV-B-Bestrahlung. Bewährt hat sich dünnes Einfetten der Hauterscheinungen mit einer glukokortikoidhaltigen Creme geringer Wirkstärke (Advantan-Creme, Dermatop-Creme, Ecural-, Retaf-Creme, Pandel-Creme, Volonimat-Creme) und darüber Anwendung einer Trockenpinselung. Häufigeres Baden oder Duschen mit Seife kann zu sekundärer Irritation und Ekzematisation führen. Ölzusätze zum Badewasser oder beim Duschen (Balmandol, Balneum Hermal Plus, Linola, Oleobal, Oleatum) haben sich bewährt. Innerliche Behandlung ist nicht erforderlich, höchstens bei Juckreiz Antihistaminika. Isolierungsmaßnahmen sind nicht nötig, weil die Erkrankung nicht kontagiös ist.

Psoriasis vulgaris

Psoriasis (griech. psora = Krätze, wegen des Juckens und der Schuppenbildung) war bereits im Altertum bekannt. Genauer beschrieben wurde sie erstmalig von Robert Willan in England zu Beginn des 19. Jahrhunderts. Er unterschied 2 getrennte Formen, die von Hebra zu einer einheitlichen Krankheit zusammengefaßt wurden.

Definition. Primär eine entzündliche Hauterkrankung von akut-exanthematischem oder chronisch-stationärem Verlauf auf der Basis einer vererbten Disposition. Die Hauterscheinungen sind gekennzeichnet durch entzündlich gerötete, scharf begrenzte Krankheitsherde unterschiedlichster Konfiguration mit einer charakteristischen silbrig-glänzenden Schuppung. Die erythemato-squamösen Hauterscheinungen können sich auf wenige Herde begrenzen, zu großen Arealen konfluieren oder sich selten universell ausbreiten. Nagelbeteiligung ist häufig. Die Erkrankung kann mit einer Arthropathie verbunden sein. Der Verlauf der Erkrankung ist von Fall zu Fall verschieden. Atypische Formen sind nicht selten.

Vorkommen. Mit einer Morbidität von 1–2% der Bevölkerung ist Psoriasis vulgaris bei uns eine der häufigsten und bedeutsamsten Hauterkrankungen. Sie ist etwa so häufig wie Diabetes mellitus. In dermatologischen Kliniken macht sie etwa 6–8% der Patienten aus. Geographische und ethnische Faktoren sind für die Psoriasismorbidität bedeutsam. In tropischen und subtropischen Klimazonen ist die Erkrankung wesentlich seltener als bei uns. Weiße Rassen erkranken am häufigsten, gelbe Rassen weniger häufig, schwarze Rassen selten und bei Menschen roter Rassen (Eskimos, südamerikanischen Indianern) kommt Psoriasis so gut wie nicht vor. Wahrscheinlich ist diese unterschiedliche Morbiditätsneigung genetisch bedingt.
Die Erkrankung kann in jeder Altersstufe beginnen, wenn auch Erstmanifestation in früher Kindheit oder bei sehr alten Menschen selten ist.

Disposition und Vererbung. Das familiär gehäufte Auftreten von Psoriasis macht deutlich, daß Vererbungsfaktoren für die Manifestation der Erkrankung von wesentlicher Bedeutung sind. Nach epidemiologischen Untersuchungen liegt die allgemeine Erkrankungswahrscheinlichkeit für Kinder von Eltern ohne Psoriasis bei 12%. Ist ein Elternteil an Psoriasis erkrankt, so erhöht sie sich auf 10–20%, sind beide Elternteile betroffen, auf bis zu 50%. Eineiige Zwillinge zeigen eine Konkordanz von 90% für Psoriasis. Da die familiäre Erkrankungshäufigkeit anders ist, als nach den Mendel-Gesetzen bei einem einfachen autosomal-dominanten oder autosomal-rezessiven Erbgang zu erwarten wäre, nimmt man heute eine multifaktorielle bzw. polygene Vererbung an. Bei dieser sind verschiedene Gene und Umweltfaktoren für die Manifestation der Erkrankung notwendig.

Bei der Vererbung der Psoriasis sind das Alter bei der Erstmanifestation und die *Assoziation mit Molekülen des Haupthistokompatibilitätskomplexes* (HLA-Antigene) von besonderer Bedeutung. Während der Beginn der Erkrankung in jedem Lebensalter möglich ist, zeigt das Erkrankungsalter eine bimodale Verteilung mit einer maximalen Erkrankungshäufigkeit für Frauen bei 16 und 60 Jahren, für Männer bei 22 und 57 Jahren. Patienten mit Psoriasis zeigen ein signifikant vermehrtes Vorkommen der HLA-Antigene A2, B13, B27, Bw57, Cw2, Cw6 und DR7. Durch die Korrelation von Erkrankungsalter und HLA-Muster ließen sich für die nichtpustulöse Psoriasis vulgaris 2 Typen definieren:

Typ-I-Psoriasis mit frühem Beginn (<40. Lebensjahr). Sie ist assoziiert mit den HLA-Antigenen Cw6 (70% statt 20% in der Normalbevölkerung), B13 (35% statt 6%), Bw57 (30% statt 6%), DR7 (60–100% statt 13%) sowie einer geringeren Häufung von Cw2 (11,6% statt 5,5%) und A30 (9,3% statt 3,6%). Typ-I-Psoriasis findet sich bei etwa zwei Dritteln der Patienten und zeigt familiäre Häufung: 10% der Geschwister und 15% der Kinder sind betroffen. Wenn einer der Elternteile den HLA-Typ A2, B13, Cw6 oder HLA-A2, Bw57 und Cw6 aufweist, erkranken sogar >30% der Kinder an Psoriasis. Der Krankheitsverlauf bei Typ-I-Psoriasis ist meist schwerer als bei Typ II.

Typ-II-Psoriasis mit spätem Beginn (>40. Lebensjahr). Hier ist die HLA-Assoziation nur schwach ausgeprägt (Cw2 27%, B27 26%, Bw6 31,8%). Es zeigt sich keine familiäre Häufung. Im Vergleich zum Typ I sind Nagelveränderungen und Gelenkbeschwerden etwas häufiger anzutreffen.

Auch andere Psoriasisformen wurden bezüglich ihrer HLA-Assoziierung untersucht. Pustulöse Formen wie etwa die Psoriasis pustulosa palmaris et plantaris zeigen keine Assoziation mit HLA-B13 und Bw57. Bei psoriatischer Arthropathie findet sich ein vermehrtes Vorkommen von HLA-B27, welches auch mit anderen Arthritisformen und Morbus Reiter assoziiert ist.

Auch die unterschiedliche *geographische Verteilung* der Erkrankung ist genetisch bedingt. So kommt bei Eskimos oder bestimmten Indianerstämmen Psoriasis nahezu nicht vor, und die HLA-Antigene B13 und/oder Bw57 fehlen hier ganz oder weitgehend.

Wie andere multifaktoriell vererbte Erkrankungen ist Psoriasis keine angeborene Krankheit, sondern manifestiert sich im Laufe des Lebens auf der Grundlage einer erblichen Disposition: *psoriatische Diathese* oder *latente Psoriasis*. Die Intensität der endogenen Bereitschaft zur psoriatischen Hautreaktion, der *endogene Eruptionsdruck*, kann dabei zeitweisen Schwankungen unterliegen. Somit lassen sich 3 verschiedene Entwicklungsstufen der Psoriasis vulgaris unterscheiden:

Genotypische oder latente Psoriasis. Das Individuum trägt die psoriatische Reaktionsweise (psoriatische Diathese und Disposition) wahrscheinlich polygen gebunden in sich, ist aber klinisch erscheinungsfrei. Eine Diagnosemöglichkeit besteht noch nicht.

Genophänotypische oder subklinische Psoriasis. In diesen Fällen können mit speziellen Methoden Veränderungen, die auf eine subklinische Erkrankung hinweisen, an klinisch normal aussehender Haut festgestellt werden, z. B. erhöhte epidermale DNS-Synthese, epidermale Hyperregeneration nach Wundsetzung, erhöhte Glykolyse in der Epidermis, Veränderung der Perspiration oder der Lipidzusammensetzung an der Hautoberfläche oder vermehrt Makrophagen in der Dermis. Viele dieser Befunde verlangen Bestätigung oder Ergänzung. Eine klinische Manifestation besteht aber nicht.

Phänotypische oder manifeste Psoriasis. In diesen Fällen besteht eine klinisch manifeste Psoriasis. Auch jetzt lassen sich an klinisch normaler Haut mit modernen Methoden Veränderungen gegenüber der Norm feststellen.

Die *Behandlung* der Psoriasis kann nur darauf abzielen, die Erkrankung von ihrer phänotypischen Phase in Richtung genotypische Psoriasis zurückzudrängen. Eine definitive Heilung ist nicht möglich. So wird auch verständlich, daß selbst nach Abheilung der Hauterscheinungen immer wieder neue psoriatische Schübe in Erscheinung treten können. Ob und in welchem Umfang dies der Fall ist, hängt vom endogenen Eruptionsdruck bei dem betreffenden Patienten und von exogenen oder endogenen Provokationsfaktoren ab.

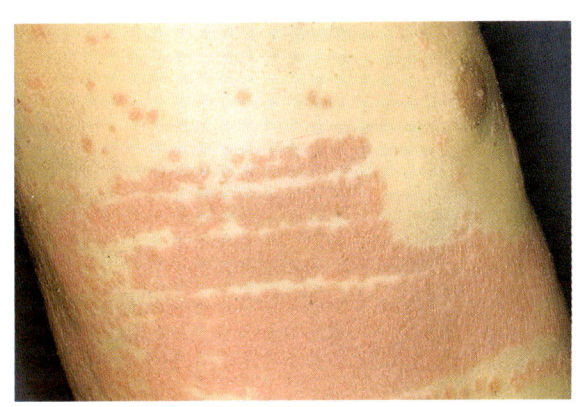

Abb. 14.11. Psoriasis vulgaris, isomorpher Reizeffekt (Köbner-Phänomen) durch Heftpflasterverband

Experimentelle Auslösbarkeit des isomorphen Reizeffektes (Köbner-Phänomen). Man versteht darunter die Tatsache, daß bei einem Patienten mit klinisch-manifester Psoriasis eine umschriebene experimentelle Reizung der Haut, z.B. durch Tesafilmabriß der Hornschicht oder Wundsetzung, an der betreffenden Hautstelle zur Induktion psoriatischer Hautveränderung im irritierten Hautareal führt. Auch nichtexperimentelle exogene Traumen (Scheuerreize, Impfung) können einen isomorphen Reizeffekt auslösen. Das Köbner-Phänomen stellt sich gewöhnlich nach 10–14 Tagen ein. Zur Induktion des Köbner-Phänomens ist die Auslösung einer epidermalen Regeneration erforderlich; alleinige Störung dermaler Elemente genügt nicht zur Auslösung eines Köbner-Phänomens. Auch ein entsprechend hoher endogener Eruptionsdruck zur psoriatischen Hautreaktion muß bei dem betreffenden Patienten vorhanden sein.

Provokation. Wenn man davon ausgeht, daß die Psoriasis vulgaris eine polygene Dispositionskrankheit darstellt, die durch Provokationsfaktoren ausgelöst werden kann, so muß damit gerechnet werden, daß der Übergang einer klinisch-latenten genotypischen Psoriasis in eine klinisch-manifeste phänotypische Psoriasis durch zahlreiche exogene oder endogene Stimuli sehr unterschiedlicher Qualität ausgelöst werden kann, und dies ist tatsächlich der Fall.

Exogene Provokation von Psoriasis. Durch klinische Beobachtungen sind viele Möglichkeiten exogener Provokation bei Psoriasis vulgaris bekannt geworden:

- **Physikalisch** — Akupunkturstellen, Bestrahlung (UV-Licht, Röntgenstrahlen), Blutegelbiß, Dermabrasion, Druckstellen über Varizen, Impfung, Injektionsstellen, Insektenstich, Operationsnarben, Reiben, Tätowierung, Verbrühung, Verletzung, Verbrennung

- **Chemisch** — Toxische Noxen, Verätzung, chronisch-degenerative Hautschädigung (Entfettung, Alkalisierung), topische Antipsoriatika

- **Entzündliche Dermatosen mit epidermaler Beteiligung** — Dermatophytosen, Dyshidrosis, Impetigo contagiosa, intertriginöse Kandidose, Miliaria rubra, Ölakne, Pityriasis rosea, Pyoderma gangraenosum, Zoster, Id-Reaktionen, positive Epikutantestreaktionen, Prick- und Scratchtestungen, Kontaktallergien z.B. gegen Chromat, Formalin, Kosmetika, Neomycin, Nickel, Terpentin

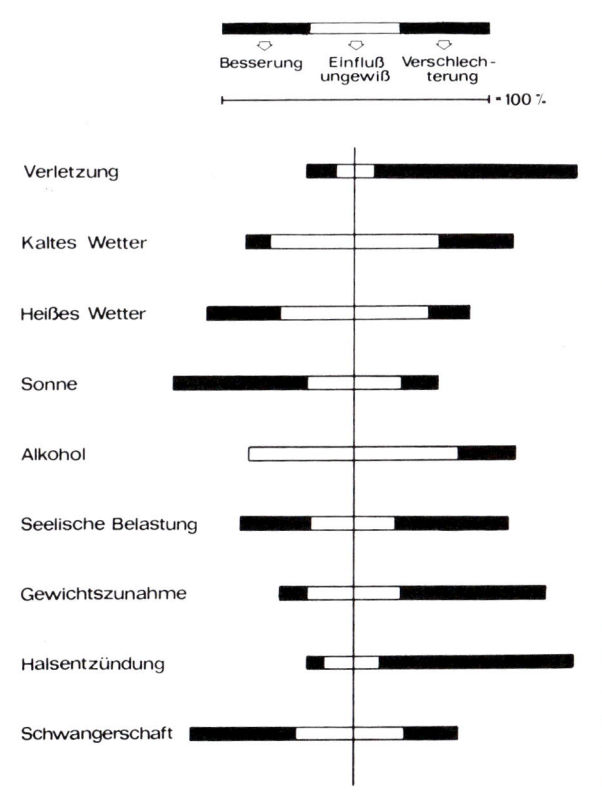

Abb. 14.12. Einfluß exogener und endogener Faktoren auf die Psoriasis vulgaris (n=536)

Bei Patienten mit Psoriasis können sehr verschiedene Reizungen der Haut eine psoriatische Hautreaktion auslösen. Ob in dem irritierten Bereich die Psoriasis manifest wird, hängt weitgehend von dem jeweiligen endogenen Eruptionsdruck ab; dieser ist bei Patienten mit eruptiv-exanthematischer Psoriasis groß, bei solchen mit chronisch-stationärer Psoriasis klein oder auch fehlend. In der Praxis sollte aber immer an diese

Faktoren gedacht werden. Psoriasis vulgaris an den Handinnenflächen, Unterarmen und im Gesicht erweist sich nicht selten als isomorpher Reizeffekt auf dem Boden einer Kontaktallergie. Intertriginöse Psoriasis – interdigital, inguinal, axillär oder umbilikal – entwickelt sich nicht nur bei Hyperhidrosis, Adipositas und Diabetes mellitus, sondern auch auf dem Boden intertriginöser mykotischer Infektionen, z. B. durch Candida albicans. In allen diesen Fällen wird durch den chronischen exogenen Irritationsvorgang die psoriatische Hautreaktion ausgelöst.

Endogene Provokation von Psoriasis. Auch endogene Faktoren können Psoriasis auslösen oder verschlimmern:

- Infektionskrankheiten, besonders Streptokokkeninfektionen und HIV-Infektion
- Arzneimittel: β-Blocker, Lithium, Interferone
- Absetzen von Arzneimitteln (z. B. Glukokortikoide)
- Gravidität oder Entbindung
- Hypokalzämie
- Diät, Alkohol
- Streß, psychogene Faktoren (?)

Vielfach wurden Erstmanifestationen der Psoriasis nach *akuten infektiösen Erkrankungen* oder nach *Vakzinationen* beschrieben. Infektionen im Bereich der oberen Luftwege (akute Tonsillitis, Bronchitis) mit β-hämolysierenden Streptokokken der Gruppe A, aber auch der Gruppen C und G nach Lancefield, sind besonders bei Kindern häufig Auslöser für das erstmalige Auftreten einer akut-exanthematischen Psoriasis. Aber auch eine vorbestehende chronisch-stationäre Psoriasis kann nach einer Streptokokkeninfektion in den oberen Atemwegen exazerbieren.

Psoriasis und HIV-Infektion. Die Entwicklung von oft schwer zu behandelnder Psoriasis oder eines Morbus Reiter im Verlauf einer HIV-Infektion unterstreicht die Bedeutung mikrobieller Produkte bei der Manifestation der Erkrankung. Psoriasis vulgaris kommt wahrscheinlich bei 2,5–5% der HIV-Infizierten vor und läßt klinisch 2 Gruppen unterscheiden. Bei der ersten (ein Drittel der Patienten) besteht eine Psoriasis bereits vor HIV-Infektion. Sie ist von der Ausprägung her typisch und zeigt eine familiäre Häufung. Bei der zweiten Gruppe (zwei Drittel der Patienten) tritt sie erst im Verlauf einer HIV-Infektion auf, zeigt keine familiäre Häufung und ist eher untypisch ausgeprägt, so als Psoriasis inversa oder Psoriasis palmaris et plantaris. Auch Gelenkbeteiligung ist hier häufiger, und die Psoriasis manifestiert sich gewöhnlich etwa 5 Jahre nach Beginn der HIV-Infektion. Der Verlauf der Psoriasis bei HIV-Infektion ist unterschiedlich und in etwa einem Viertel der Patienten schwer. HIV-assoziierte Psoriasis spricht auf Standardtherapie sowie zum Teil auch auf Zidovudin an. PUVA-Therapie und Methotrexat sollten jedoch wegen ihrer immunsuppressiven Wirkung in der Behandlung vermieden werden. Die Prognose der HIV-Infektion wird durch das Auftreten von Psoriasis offenbar nicht verschlechtert.

Arzneimittel. Verschiedene Medikamente (Antimalariamittel, Lithium, β-Blocker) und allergische Arzneimittelreaktionen können Psoriasis provozieren. Bereits die Anwendung von β-Blockern in Augentropfen kann hierzu ausreichen. Absetzen einer innerlichen Glukokortikoidtherapie kann zu massiver Psoriasisexazerbation führen.

Streßsituationen und emotionale Belastungen. Sie sind ebenfalls als Auslöser von Psoriasisschüben bekannt geworden.

Endogener Eruptionsdruck zur psoriatischen Hautreaktion. Immer wieder kann man beobachten, daß bei Patienten mit manifester Psoriasis zeitweise eine große Neigung zur Eruption neuer psoriatischer Hautreaktionen besteht, zeitweise aber auch eine weitgehende Rückbildungstendenz. Auch die Tatsache, daß exogene oder endogene Psoriasisprovokation durch aller-

Hypothese zur Pathogenese der Psoriasis

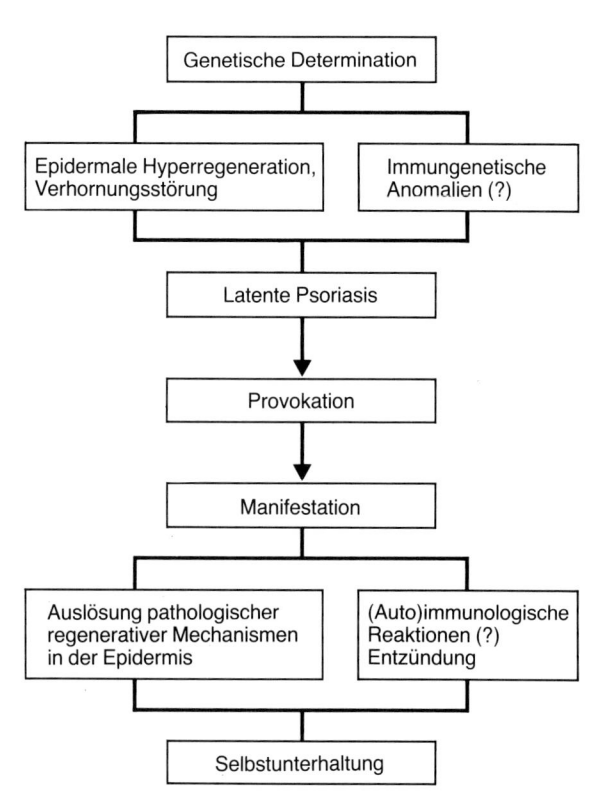

```
        Genetische Determination
                  │
       ┌──────────┴──────────┐
       ▼                     ▼
Epidermale Hyperregeneration,  Immungenetische
Verhornungsstörung             Anomalien (?)
       └──────────┬──────────┘
                  ▼
          Latente Psoriasis
                  │
                  ▼
             Provokation
                  │
                  ▼
            Manifestation
                  │
       ┌──────────┴──────────┐
       ▼                     ▼
Auslösung pathologischer   (Auto)immunologische
regenerativer Mechanismen  Reaktionen (?)
in der Epidermis           Entzündung
       └──────────┬──────────┘
                  ▼
          Selbstunterhaltung
```

Abb. 14.13. Hypothese zur Pathogenese der Psoriasis

gische oder nichtallergische Mechanismen nur bei einem Teil der Patienten möglich ist, deutet darauf hin, daß die innerliche Bereitschaft zur psoriatischen Hautreaktion unterschiedlich stark ausgeprägt sein kann. Keining hat dies als den *endogenen Eruptionsdruck* bezeichnet. Bei hohem endogenen Eruptionsdruck wird beispielsweise eine Streptokokkeninfektion, etwa in Form einer Tonsillitis, eine akut-exanthematische Psoriasis auslösen können, bei niedrigem endogenen Eruptionsdruck dagegen nicht. Bisher existieren keine geeigneten Möglichkeiten, den endogenen Eruptionsdruck des Patienten zu objektivieren. Man hat versucht, dazu die Auslösbarkeit eines experimentellen Köbner-Phänomens heranzuziehen.

Ätiologie. Für eine einheitliche Ätiologie der Psoriasis gibt es bis heute keinen Anhalt; Slow-virus-Infektion wurde diskutiert.

Pathogenese. Wenn es infolge exogener oder endogener Provokation zum Übergang einer latenten, genotypischen Psoriasis in eine klinisch-manifeste, phänotypische Psoriasis gekommen ist, liegen die wesentlichen pathologischen Veränderungen im erkrankten Hautareal selbst. Alle Versuche, psoriasis-spezifische Allgemeinstörungen im Eiweiß-, Kohlehydrat- oder Fettstoffwechsel festzustellen oder auch klinische Symptome vegetativer oder innersekretorischer Störungen zu erfassen, sind bislang fehlgeschlagen.

Aus diesen Gründen hat man sich seit Jahrzehnten wieder mit der Pathobiologie des Psoriasisherdes selbst beschäftigt. Jeder unbehandelte, an freier Haut sich lokalisierende Herd bei Psoriasis vulgaris ist gekennzeichnet durch scharfe Begrenzung, entzündliche Rötung und Schuppung. Diesen klinisch und histologisch typischen Veränderungen liegen Störungen in der epidermalen Zellproliferation und Ausdifferenzierung, entzündliche Veränderungen und Blutgefäßveränderungen zugrunde. Charakteristischerweise können sie durch viele, wesensmäßig sehr unterschiedliche Provokationsfaktoren hervorgerufen werden. Dies legt nahe, daß die Entwicklung der psoriatischen Hautveränderungen einem ganz bestimmten Pathomechanismus folgt. Trotz zahlreicher Ansätze existiert heute noch kein einheitliches Konzept, welches die in einem Psoriasisherd ablaufenden, pathophysiologischen Vorgänge erklären kann. Es lassen sich aber zahlreiche funktionelle Einzelphänomene nachweisen, die in ihrer Gesamtheit nicht nur die Komplexität der Psoriasispathogenese unterstreichen, sondern vielleicht auch Hinweise auf eine mögliche Genese liefern.

Das Epidermisvolumen im Psoriasisherd. Dieses ist auf das 4- bis 6fache gegenüber der Norm vergrö-

Tabelle 14.2. Epidermis bei Psoriasis

	Normal	Psoriasis
Mitosen	~0,4%	~2,5%
DNS-Synthese	~3–5%	~20–25%
Zellzyklus	~457 h	~37,5 h
Transitzeit	~28 Tage	~3–4 Tage
Zellmetabolismus	Normal	Stark erhöht
Hornschicht	Orthokeratose	Hyperorthoparakeratose
Strukturproteine	Normal	Verändert

ßert und histologisch als Akanthose zu erkennen. Auch die einzelnen Epidermiszellen, besonders im Stratum spinosum, sind wesentlich größer als normal und viel stoffwechselaktiver. Die prämitotische DNS-Synthese und die mitotische Aktivität der Basalzellen sind auf etwa das 8fache erhöht. Der Zellzyklus, d.h. die Zeit, die eine Zelle von einer Zellteilung zur nächsten benötigt, ist von durchschnittlich 457 h auf 37 h reduziert. Somit entspricht die Intensität der Zellneubildung im basalen Zellager der Epidermis fast der in einer anagenen Haarwurzel oder im Dünndarmepithel.

Störungen der epidermalen Zellausdifferenzierung. Bereits klinisch läßt sich ableiten, daß die silberglänzenden Hautschuppen im Psoriasisherd die Folge von Verhornungsstörungen, d.h. Störungen der Zellausdifferenzierung, darstellen. Histologisch manifestieren sie sich nicht nur in einer quantitativ vermehrten Hornzellbildung (Hyperkeratose), sondern auch in einer verminderten Hornzellqualität (Parakeratose). Biologisch werden die Störungen der Zellausdifferenzierung auf dem Wege zur Hautoberfläche faßbar in einer Vermehrung proliferations-assoziierter Zytokeratine (K 6/16) und in einer verminderten oder verzögerten Bildung der Differenzierungskeratine K 5/14 und K 1/10.

Die Ursachen für die Störungen in der epidermalen Zellproliferation und epidermalen Zellausdifferenzierung mit pathologischer Hornbildung im Psoriasisherd sind bisland nicht bekannt. Man hat vermutet, daß es sich um Störungen in der physiologischen epidermalen Gewebehomöostase, d.h. der ineinandergreifenden Regulation von Zellproliferation und Ausdifferenzierung handelt, die auf Veränderungen im c-AMP-/c-GMP-System beruhen könnten. So ist in den Keratinozyten im Psoriasisherd die Aktivität von Adenylzyklase vermindert, während die der AMP-Phosphodiesterase erhöht ist. Die Verminderung im intrazellulären c-AMP-Pool in psoriatischer Epidermis könnte für die gesteigerte mitotische Aktivität verantwortlich sein. Eine vermehrte Aktivität von

Phospholipase A2, welche die Freisetzung von Arachidonsäure vermittelt, sowie erhöhte Konzentration erhöhter Arachidonsäurederivate wie LTB4 oder 12HETE sowie Interleukin-8 wirken nicht nur chemotaktisch auf Entzündungszellen, sondern stimulieren, wie etwa LTB4, auch die Proliferation von Keratinozyten. Wahrscheinlich spielen auch extrazelluläre Signale in der Pathogenese psoriatischer Epidermisveränderungen eine Rolle, da im Psoriasisherd eine stark vermehrte Expression von bestimmten Rezeptoren für die Keratinozytenwachstumsfaktoren EGF- (Epidermal Growth Factor-) und TGF-α-(Transforming Growth-Factor α-) nachweisbar ist. Allerdings ist festzuhalten, daß es sich bei den epidermalen Veränderungen in der Zellproliferation und Zellausdifferenzierung zwar um psoriasistypische, nicht aber um psoriasisspezifische Veränderungen handelt.

Kapillaren. Die entzündliche Rötung in Psoriasisherden weist bereits auf eine Blutgefäßerweiterung hin. Im Psoriasisherd sind in den dermalen Papillen die Kapillarschlingen vermehrt geschlängelt und erweitert. Die Kapillardurchlässigkeit ist erhöht, und das Endothel der efferenten Kapillaren und postkapillären Venolen zeigt Lücken, durch welche proteinreiches Exsudat (Exoserose) sowie Entzündungszellen (Exozytose) in Dermis und Epidermis austreten. Diese Veränderungen sind morphologisch und funktionell sehr typisch, aber nicht psoriasis-spezifisch.

Humorale Immunphänomene. Man nimmt an, daß im Serum von Patienten mit Psoriasis IgA erhöht ist. Allerdings ist dieser Befund nicht psoriasisspezifisch. Bei exsudativer Psoriasis, Psoriasis arthropathica und Psoriasis pustulosa generalisata findet man nicht nur eine signifikante Erhöhung von IgA, sondern auch von IgG und oft antinukleäre Antikörper (ANA). Mit immunpathologischen Methoden kann man Immunglobulinpräzipitate (Anti-Stratum-corneum-Antikörper) im Stratum corneum feststellen, ferner auch Komplementfaktoren und Rheumafaktoren. Möglicherweise handelt es sich hierbei um Immunkomplexe, die im Psoriasisherd in der Hornschicht abgelagert werden und durch die Aktivierung der Komplementkaskade auch für die nachfolgende chemotaktische Anziehung von neutrophilen Granulozyten (Munro-Abszesse) mitverantwortlich zu machen sind.

Das Vorliegen von aktivierten T-Lymphozyten im entzündlichen Infiltrat deutet darauf hin, daß immunologische Pathomechanismen an der Entstehung der psoriatischen Hautveränderungen wesentlichen Anteil haben. In diesem Sinne sind auch die Assoziation mit bestimmten HLA-Haplotypen, die therapeutische Wirksamkeit von immunsuppressiven Medikamenten wie Ciclosporin A oder monoklonalen T-Zell-hemmenden CD4-Antikörpern sowie der psoriasisprovozierende Effekt von bestimmten Immunstimulantien zu werten: so können die intradermale oder systemische Zufuhr des Zellwachstumsfaktors Interleukin-2 oder der Entzündungsmediatoren Interferon-α oder Interferon-γ einen psoriatischen Schub auslösen. Wie T-Lymphozyten in der Haut aktiviert werden und in die Pathogenese der Psoriasis eingreifen, ist noch ungeklärt. Zumindest in vitro können sezernierte T-Zell-Produkte (Zytokine) die Proliferation von Keratinozyten steigern sowie andere psoriasis-typische Keratinozytenveränderungen hervorrufen. Einen vielversprechenden Erklärungsansatz für die häufig beschriebene Psoriasisprovokation durch Streptokokkeninfekte der oberen Luftwege bietet die partielle Strukturhomologie von Streptokokken mit bestimmten Keratinen sowie anderen, bisher aber nicht genauer identifizierten Keratinozytenproteinen. T-Lymphozyten, die einmal gegen Streptokokken sensibilisiert wurden, könnten in der Haut durch körpereigene, nur von bestimmten HLA-Haplotypen in immunogener Form präsentierbare Keratinozytenproteine reaktiviert werden und hier gemäß ihrer ursprünglichen Funktion eine antibakterielle Entzündung auslösen. Damit entsprächen die in den psoriatischen Hautläsionen ablaufenden entzündlichen Veränderungen in ihrer Summe einer zwar fälschlicherweise in der Haut aktivierten, in sich aber regelhaft und kontrolliert ablaufenden antibakteriellen Immunreaktion.

Klinik. Das klinische Bild des einzelnen Psoriasisherdes ist monoton. Größe, Konfiguration und Sitz der Herde sowie die Intensität ihrer Ausbreitung über das Hautorgan sind dagegen von Patient zu Patient sehr variabel und verursachen dadurch diagnostische Schwierigkeiten. Die Grundeffloreszenz der Psoriasis vulgaris ist erythematosquamös. Zunächst entsteht

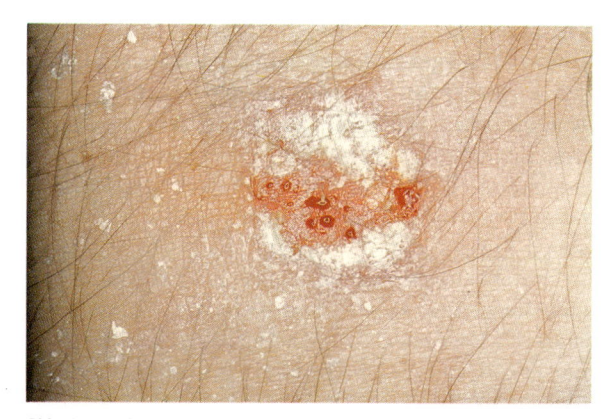

Abb. 14.14. Psoriasis vulgaris, punktförmige Blutung nach Abkratzen des letzten Häutchens (Auspitz-Phänomen), in der Umgebung silbrige Schuppen (Kerzenphänomen)

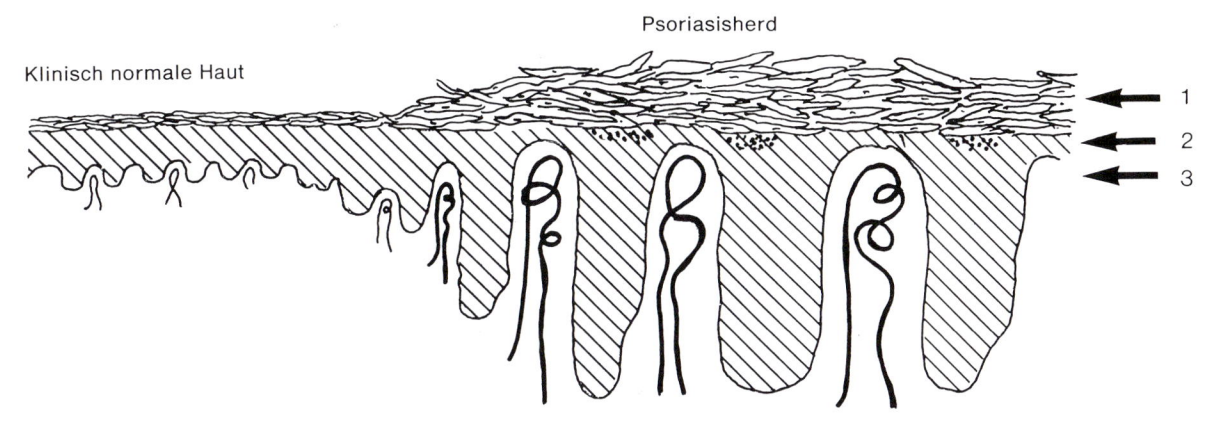

Abb. 14.15. Histologischer Aufbau einer Psoriasiseffloreszenz (Schema). Die Pfeile markieren die Ebenen der klinischen Psoriasisphänomene: Kerzenphänomen (1), letztes Häutchen (2), punktförmige Blutung (3)

ein kleiner, entzündlich-geröteter, scharf begrenzter Fleck, der sich bald mit silbrigen Schuppen bedeckt. Herde dieser Art, in lividen Regionen oft mehr bläulichrot und von einem anämischen Hof umgeben, können überall auftreten. Jeder einzelne Herd gestattet die Psoriasisdiagnose durch 3 Phänomene:

Kerzenphänomen. Kratzt man die silbrigen Schuppen ab, fallen sie als kleine Blättchen vom Herd herunter. Sie sehen aus wie Geschabsel von einer Kerze.

Phänomen des letzten Häutchens. Kratzt man nach Entfernung des Schuppenmaterials weiter, so kann plötzlich ein zusammenhängendes blattartiges, feucht wirkendes Häutchen von dem Herd abgekratzt werden. Dies ist die unterste, die Papillenspitzen überziehende dünne Epidermisschicht.

Phänomen der punktförmigen Blutung (Auspitz-Phänomen). Beim Entfernen des letzten Häutchens werden Kapillaren im freigelegten Papillarkörper arrodiert, so daß es zu einer punktförmigen Blutung kommt.

Den größten Wert als psoriasis-typisches Zeichen hat das Phänomen des letzten Häutchens. Punktförmige Blutungen nach Kratzen an der Oberfläche kommen auch bei anderen Dermatosen vor, so beispielsweise bei psoriasiformem Ekzem. Beim Abkratzen der Schuppen bis zur Entfernung des letzten Häutchens bleibt die Schuppung trocken. Wird die Hautoberfläche dann bereits feucht, so handelt es sich nicht um Psoriasis, auch nicht bei fehlendem letzten Häutchen trotz vorhandener punktförmiger Blutung. Der Nachweis der Psoriasiszeichen ist das Fundament der klinischen Diagnose, zumal Psoriasis vielen Dermatosen ähneln kann.

Allerdings müssen Syphilis und HIV-Infektion vorher ausgeschlossen sein.

Klinische Morphologie von Psoriasiseruptionen. Das klinische Bild der psoriatischen Hautveränderung kann von Patient zu Patient äußerst unterschiedlich

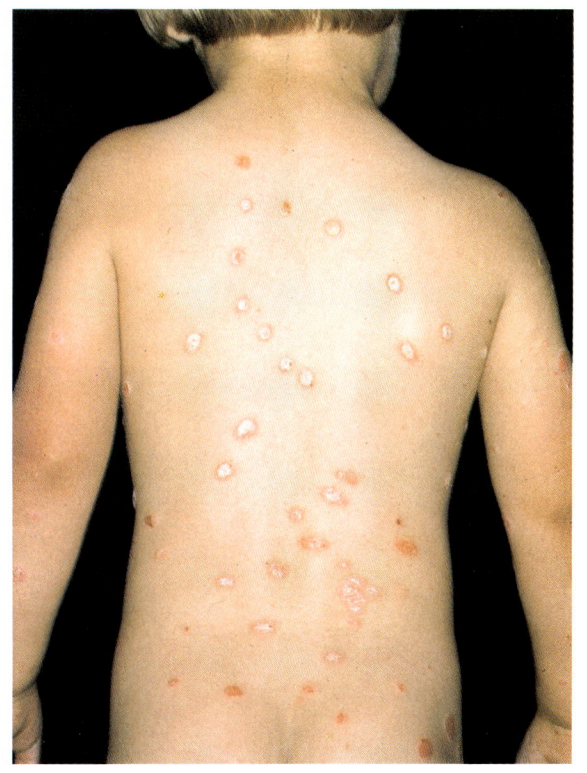

Abb. 14.16. Psoriasis vulgaris, eruptiv-exanthematischer Typ

ausgeprägt sein. Dies ist einmal bedingt durch den unterschiedlichen Verlauf, der manchmal akut-subakut, aber auch primär chronisch und schließlich auch ganz torpide sein kann. Regression und Eruptionsphänomene können nebeneinander auftreten, so daß Ausbreitung und Konfiguration der Herde äußerst verschieden sein können. Trotzdem bleiben die klinischen Grundcharakteristika der Psoriasisherde stets dieselben. Die klinische Morphologie wird durch folgende Faktoren geprägt:

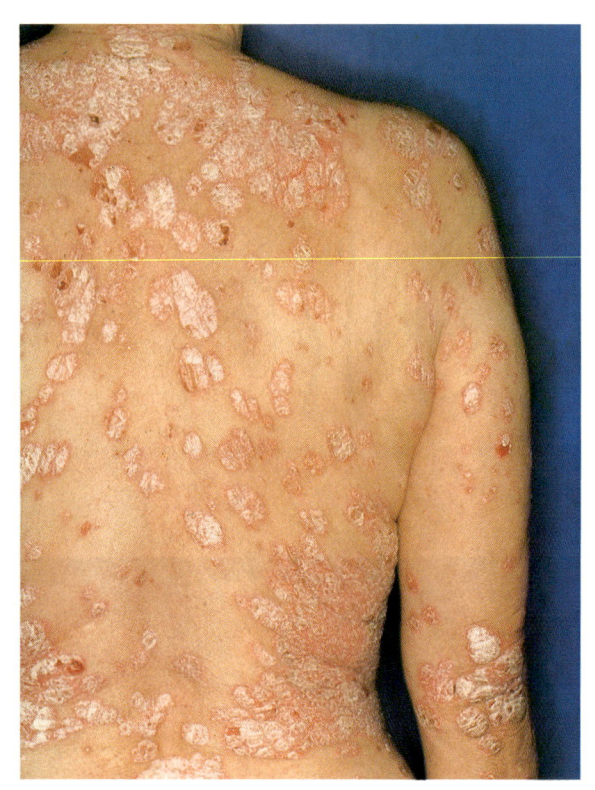

Abb. 14.17. Psoriasis vulgaris, nummulärer Typ mit Konfluierung

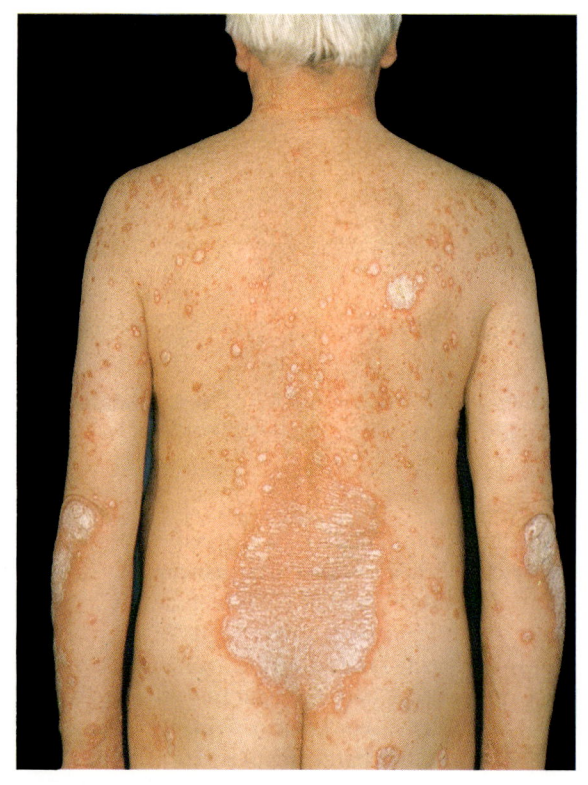

Abb. 14.18. Psoriasis vulgaris, chronisch-stationäre Form mit subakuter Exazerbation

Größe der Psoriasisherde. Psoriasisherde beginnen als punktförmige erythematosquamöse Effloreszenzen, die sich durch zentrifugales Wachstum ausbreiten; sie sind daher zunächst rundlich. Man kann ein Exanthem bei Psoriasis vulgaris anhand des durchschnittlichen Durchmessers bei einzelnen Psoriasiseffloreszenzen charakterisieren, aber auch nach den üblichen alten Bezeichnungen:

Psoriasis punctata oder Psoriasis guttata. Meistens subakut-exanthematisches Auftreten von disseminierten punktförmigen oder tropfengroßen Psoriasisherden; vielfach im Anschluß an einen Streptokokkeninfekt in den oberen Luftwegen, nach Grippe oder Masern, besonders bei Kindern oder jüngeren Erwachsenen.

Psoriasis follicularis. Bei eruptiv-exanthematischer Psoriasis können die Hauterscheinungen zunächst an Follikel gebunden als kleinste erythematosquamöse Veränderungen sichtbar werden. Vielfach ist der Rumpf Sitz dieser Veränderungen. Teilweise wirken sie papulös und erinnern durch ihren lichenoiden Glanz an Lichen ruber acuminatus *(Psoriasis lichenoides)*. Kratzt man aber an der Veränderung, so kann man silbrig-glänzende Schuppen abkratzen und feststellen, daß es sich nicht um eine papulöse, sondern um eine erythematosquamöse Effloreszenz handelt. Dieser Psoriasistyp entwickelt sich vorzugsweise bei Kindern und auch im Anschluß an Streptokokkeninfektionen, ist aber insgesamt sehr selten.

Psoriasis nummularis. Wachsen die Herde bei einer Psoriasis guttata weiter aus, so können münzen- bis talergroße Herde entstehen, die vorwiegend an Rumpf, Glutäen und Hüften lokalisiert sind und an den Extremitäten Knie und Ellbogen bevorzugen.

Psoriasis geographica. Nummuläre Psoriasisherde können langsam weiterwachsen und handflächengroß oder ausgedehnter werden. So entstehen die großflächigen Psoriasisherde, die Erdteilen oder Inselgruppen auf Landkarten gleichen. Die prozentuale Erkrankung der Hautoberfläche kann in solchen Fällen nach der *Evans-Formel* zur Einschätzung betroffener Hautanteile bei Verbrühungen oder Verbrennungen bestimmt werden.

Erythrodermia psoriatica. Durch Generalisation und weiteres Auswachsen kann schließlich die Psoriasis vulgaris das gesamte Hautorgan betreffen: man spricht dann von *psoriatischer Erythrodermie*.

Konfiguration der Psoriasisherde. Bei Psoriasis guttata kommt es oft nach mehrwöchiger oder mehrmonatiger Krankheitsphase zu einer deutlichen Involution, manchmal zur völligen Abheilung der Herde, Rückbildung kann auch bei Psoriasis vulgaris oder Psoriasis geographica eintreten. Durch zentrale Abheilung bei peripherem Weiterwachstum entwickeln sich merkwürdig konfigurierte Psoriasisherde.

Psoriasis anularis. Durch zentrale Rückbildung entstehen Ringformen.

Psoriasis serpiginosa. Bei Rückbildung größerer Herde und langsamen peripherem Weiterwachsen entstehen 1–2 cm breite bogige Veränderungen von schlangenartiger Gestalt.

Psoriasis gyrata. Die Konfluenz benachbarter Psoriasisherde mit entsprechenden Rückbildungszonen läßt segment- oder bogenförmige Psoriasisherde entstehen.

Besondere Lokalisationen. Das Erscheinungsbild der Psoriasis vulgaris kann entscheidend durch den Sitz der Hauterscheinungen geprägt sein.

Psoriasis capillitii. Psoriasis kommt am behaarten Kopf sehr häufig vor, meist in Form scharf abgesetzter und stark schuppender erythematosquamöser Herde. Bei starker Seborrhö sind oft die Psoriasisphänomene nicht sicher auslösbar. Psoriatische Hautveränderungen treten häufig an der Stirn-Haar-Grenze und an den seitlichen Kopfpartien etwa 1–2 cm auf die nichtbehaarte Haut über. Die Abgrenzung von seborrhoischem Kopfekzem, daß sich bei Patienten mit latenter Psoriasis durch isomorphen Reizeffekt in Psoriasis weiterentwickeln kann *(Seboriasis)*, kann auch histologisch schwierig sein.

Haarausfall. Er kommt bei Psoriasis vulgaris am Kapillitium gewöhnlich nicht vor. Bei Psoriasis pustulosa vom Typ von Zumbusch und bei psoriatischer Erythrodermie kann es zu toxisch-bedingtem diffusen Haarausfall kommen, ferner bei lange bestehendem dickem Schuppenbelag in Psoriasisherden am Kopf. Pathogenetisch handelt es sich um ein telogenes Effluvium.

Intertriginöse Räume. Durch Wärme- und Sekreteinwirkung als isomorpher Reizeffekt kann es besonders in intertriginösen Bezirken wie Achselhöhlen, submammärem Raum, Nabel, Leisten, Perianalregion oder auch interdigital zu psoriatischen Hauterscheinungen kommen. Candida-albicans-Infektion kann ebenfalls intertriginöse Psoriasis provozieren (Köbner-Phänomen).
Wenn ausschließlich die Beugeflächen betroffen sind, spricht man auch von *Psoriasis inversa.* Die Häufigkeit ausschließlich dieser Lokalisation wird mit etwa 5% beziffert. Zusammen mit anderen Lokalisationen kommen psoriatische Veränderungen an den Beugeseiten bei ca. 30% der Patienten vor. Durch die feuch-

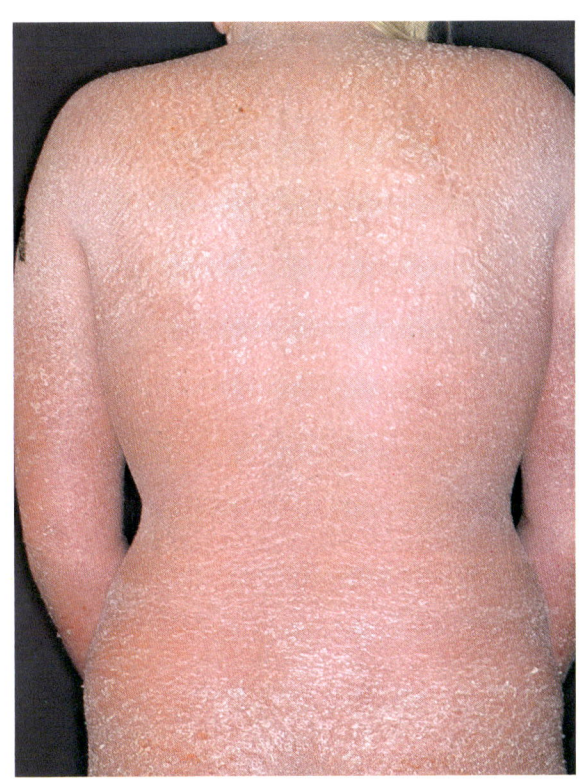

Abb. 14.19. Psoriatische Erythrodermie

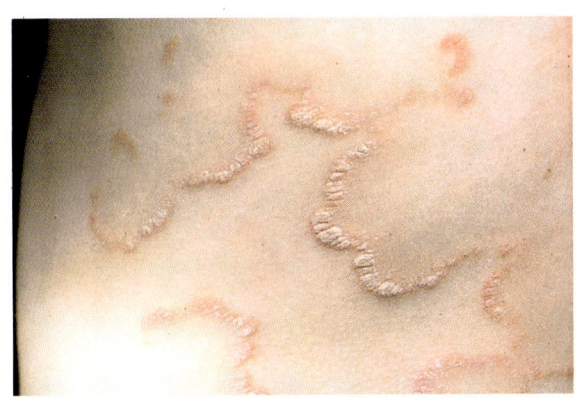

Abb. 14.20. Psoriasis gyrata

te Wärme im intertriginösen Raum können sich die silbrigen Schuppen spontan ablösen, so daß sich die Psoriasisherde gewöhnlich ohne die typische Schuppung als scharf begrenzte, leicht infiltrierte erythematöse Erscheinungen darstellen. Juckreiz ist nicht selten.

Analbereich. Hier wird intertriginöse Psoriasis vielfach und nicht zuletzt wegen des oft vorhandenen Juckreizes für ein Analekzem gehalten. Scharfe Begrenzung der Herde und eine Rhagade in der Analkerbe sind aber typisch für Psoriasis.

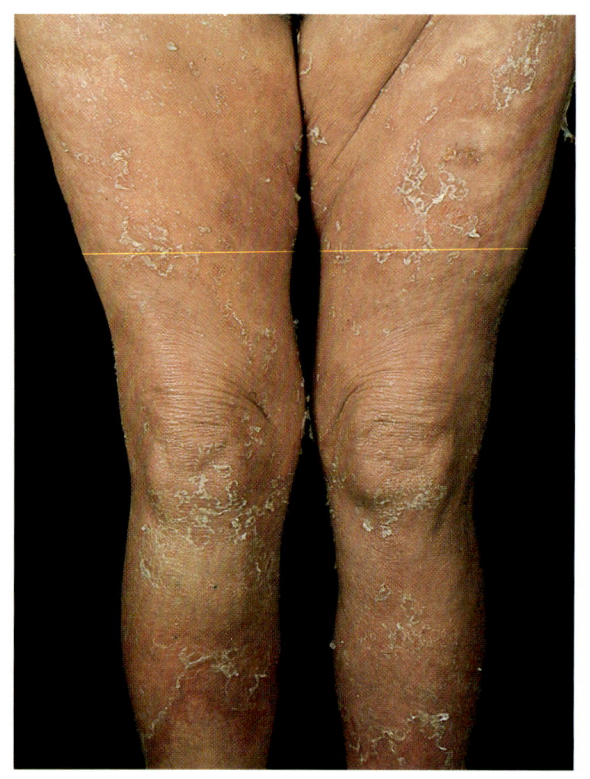

Abb. 14.21. Erythema-anulare-centrifugum-artige Psoriasis

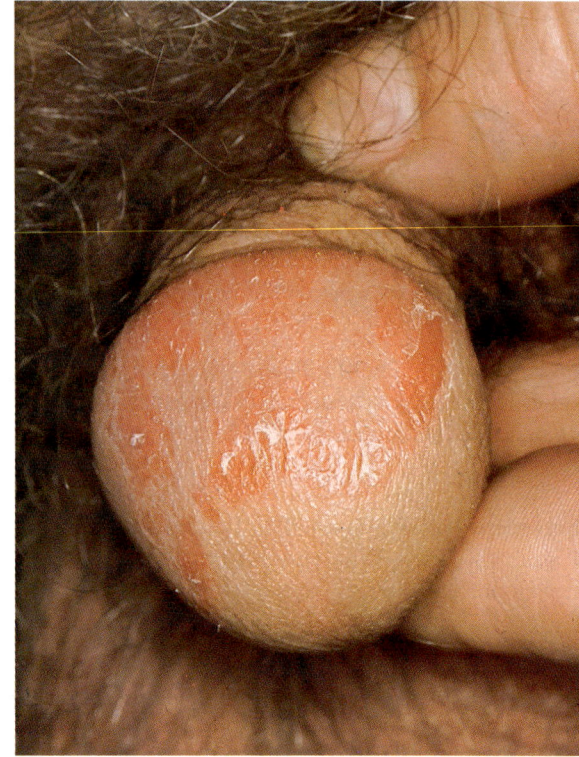

Abb. 14.23. Psoriasis vulgaris, Penis

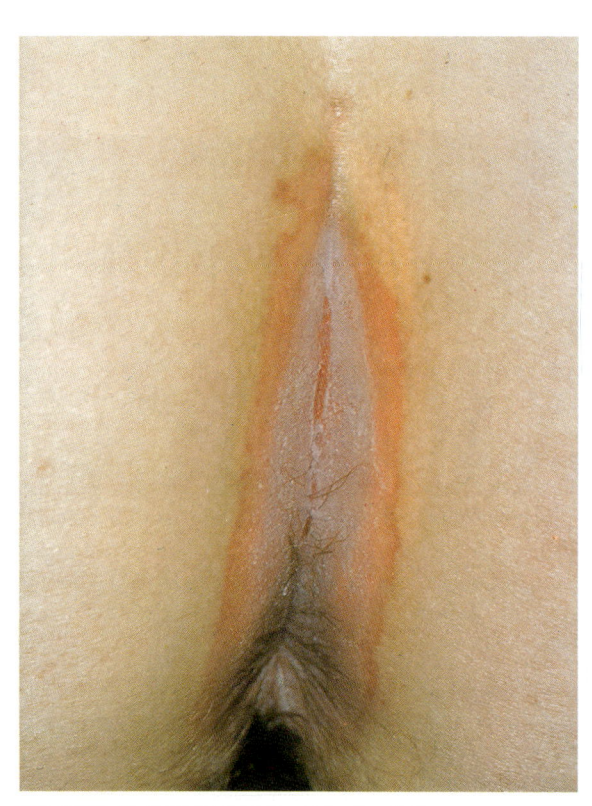

Abb. 14.22. Psoriasis intertriginosa perianalis mit Fissur

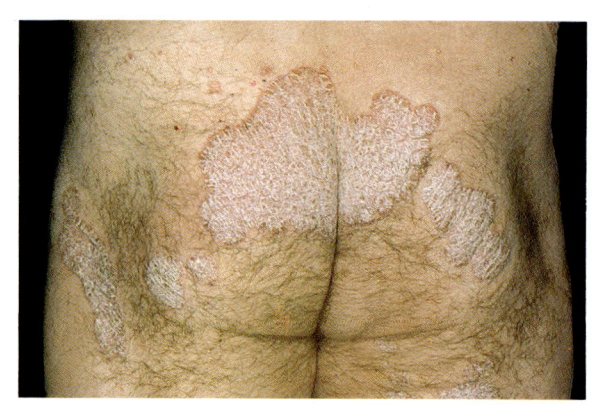

Abb. 14.24. Psoriasis vulgaris, Sakralregion

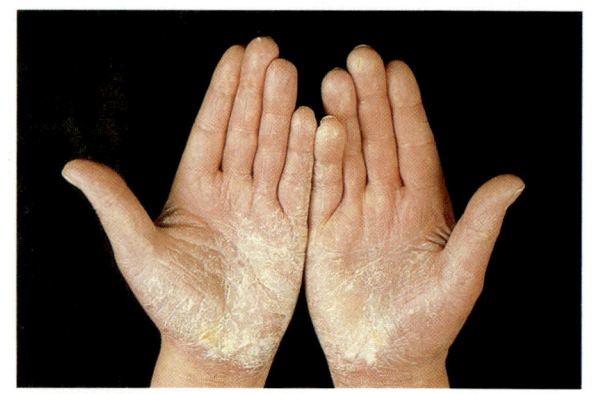

Abb. 14.25. Psoriasis vulgaris palmaris

Achseln, Leisten oder submammärer Bereich. Hier ist Psoriasis intertriginosa gegen Ekzem und gegen Kandidose abzugrenzen, in den Interdigitalräumen der Zehen gegen Tinea pedum *(weiße Psoriasis).*

Psoriasis retroauricularis. Sie kann Juckreiz verursachen. Direkt hinter dem Ohr finden sich scharf begrenzte, entzündlich-gerötete, teils rhagadiforme Plaques, die differentialdiagnostisch von atopischem und seborrhoischem Ekzem sowie bakterieller Intertrigo abzugrenzen sind.

Penis. Psoriasis am Penis ist nicht selten und kann einziger Manifestationsort sein. Man findet meist an der Glans einen scharf begrenzten, wie gefirnißt wirkenden, entzündlich-geröteten und leicht infiltrierten Herd. Wichtig ist die Abgrenzung von Morbus Bowen, bowenoider Genitalpapulose, Balanitis chronica plasmacellularis circumscripta (Zoon) und Kandidabalanitis.

Sakralregion. Bei chronisch-stationärer Psoriasis sind nicht nur Ellbogen und Knie, sondern auch die Sakralregion oft Sitz chronischer, oft jahrzehntelang bestehender Psoriasisherde. Die Abgrenzung von Lichen simplex chronicus kann Schwierigkeiten bereiten. Bei massiver Auflagerung von Hornmaterial können die Herde sehr dick werden: *Psoriasis inveterata,* oder warzenähnliche Zerklüftung aufweisen: *Psoriasis verrucosa.* Derartige Veränderungen sieht man gelegentlich auch an den Extremitäten.

Handinnenflächen und Fußsohlen. Hier manifestiert sich Psoriasis vulgaris meist symmetrisch durch scharf begrenzte, leicht gerötete Herde mit einer meist fest anhaftenden gelblichen Schuppung, die auch durch Kratzen nicht leicht zu entfernen ist. In den Beugelinien von Fingern und Handinnenflächen kann es zu schmerzhaften Rhagaden kommen. Die klinische Abgrenzung der *Psoriasis vulgaris palmarum et plantarum* vom hyperkeratotisch-rhagadiformen Ekzem und der keratotischen Form der Tinea manuum et pedum kann große Schwierigkeiten bereiten. Auch an psoriasiformes Palmoplantarsyphilid (Lues II), an Morbus Reiter, Lichen ruber planus und Lupus erythematodes ist zu denken.

Nagelpsoriasis. Diese kommt bei etwa 30–50% aller Patienten mit Psoriasis vor. Bei Psoriasis arthropathica ist sie wesentlich häufiger (bis zu 70%). Deshalb ist sie diagnostisch wichtig. Sie manifestiert sich in Form von Nagelmatrixpsoriasis und Nagelbettpsoriasis.

Nagelmatrixpsoriasis. Hier spielen sich die psoriatischen Veränderungen im Bereich der Nagelmatrix ab. Nicht selten besteht gleichzeitig paronychiale Psoriasis. Am häufigsten sind *psoriatische Tüpfelnägel (Psoriasis punctata unguium),* bis zu stecknadelkopfgroße grübchenförmige Einsenkungen in der Nagelplatte. Vereinzelte Tüpfel können bei allen Menschen vorkommen, auffälligerweise in feiner Form auch bei Alopecia areata im Kindesalter. Bei Psoriasis vulgaris finden sie sich oft in großer Zahl an mehreren Nägeln. Sie sind auf punktförmige Psoriasisherde in der Nagelmatrix zurückzuführen. Beim Vorwachsen des Nagels fallen diese parakeratotischen Inseln wegen ihrer weicheren Hornbeschaffenheit aus der Nagelsubstanz heraus und führen so zu der typischen Grübchenbildung. Ist die Nagelmatrix stärker psoriatisch verändert, so kommt es zu unregelmäßigen Strukturveränderungen innerhalb der Nageloberfläche mit buchten- und streifenförmigen Einsenkungen oder unregelmäßiger Wellenbildung: *Onychodystrophia psoriatica.*

Nagelbettpsoriasis. Oft erkrankt auch das Nagelbett psoriatisch. Es kommt zu umschriebenen, punkt- bis linsengroßen subungualen Psoriasisherden, die durch ihren gelblichen Eigenfarbton wie ein Ölfleck durch den Nagel hindurchschimmern: *psoriatischer Ölfleck.* Solche Ölflecke bilden sich in gewissen Abständen an verschiedenen Nägeln. Sie schieben sich mit dem nach

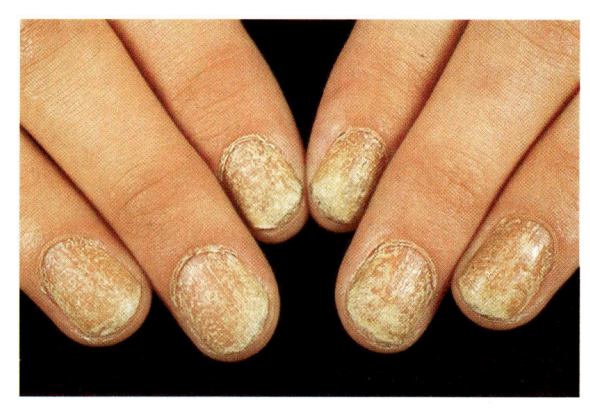

Abb. 14.26. Psoriasis vulgaris, Nagelmatrix

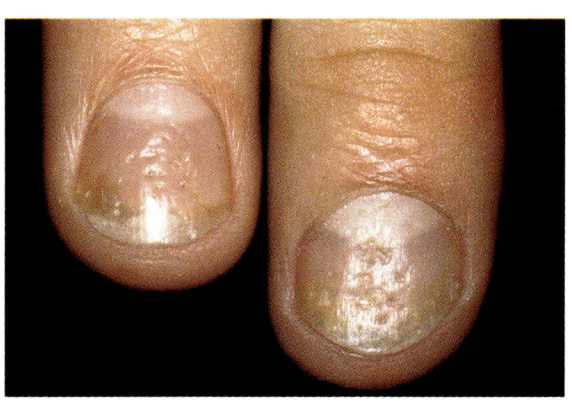

Abb. 14.27. Psoriasis vulgaris, Tüpfelnägel

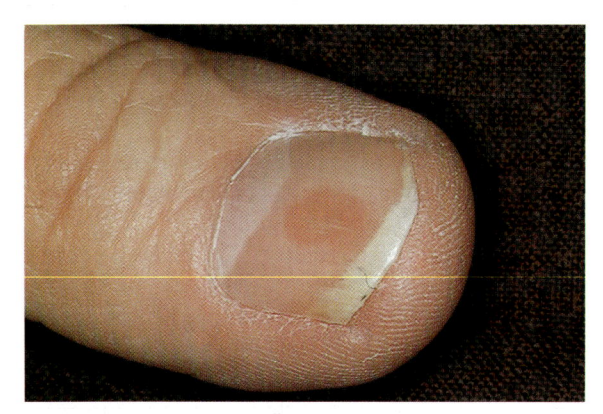

Abb. 14.28. Psoriasis vulgaris, Ölfleck

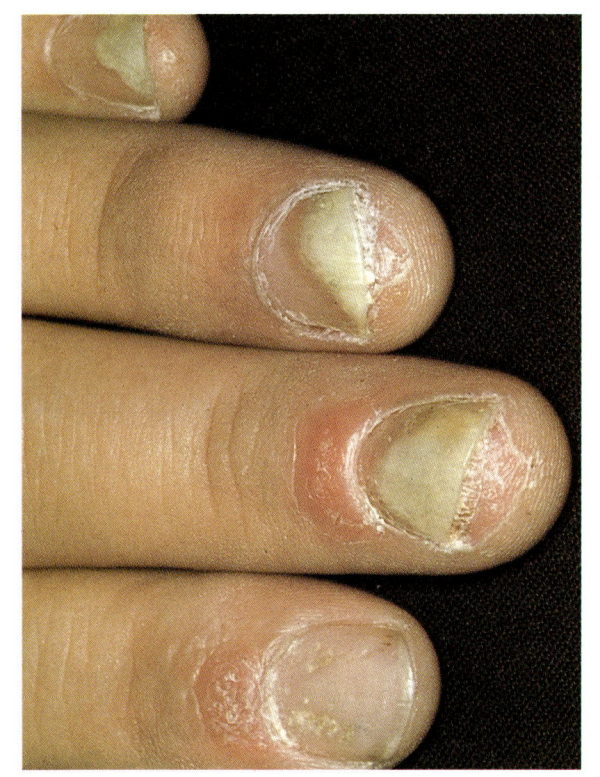

Abb. 14.29. Psoriasis vulgaris, paronychiale Psoriasis, Tüpfelnägel, Onycholysis psoriatica durch Nagelbettpsoriasis

vorn wachsenden Nagel vor und erreichen schließlich den freien Rand. Da die Nagelplatte durch den Ölfleck, d. h. subunguales serumdurchtränktes parakeratotisches Schuppenmaterial, von seiner Unterlage abgehoben wird, entleert sich dann eine krümelige graugelbliche Masse, die gewöhnlich von den Patienten mit Reinigungsinstrumenten entfernt wird. Der entstehende lufthaltige Spalt läßt den abgehobenen Teil des Nagels weiß erscheinen und liefert so das Bild einer distalen Onycholyse: *Onycholysis psoriatica*. Diese kann bei stärkerer Ausdehnung total sein, so daß die Nägel nur noch locker auf dem psoriatischen Nagelbett liegen.

Nagelmatrixpsoriasis und Nagelbettpsoriasis. Sie können gleichzeitig vorkommen. In diesem Fall geht der Nagel weitgehend zugrunde. Statt des Nagels wird vom Nagelbett und von der Nagelmatrix her nur noch parakeratotisch krümeliges Material gebildet: *psoriatischer Krümelnagel*.

Differentialdiagnose. Wichtig ist, daß Nagelpsoriasis sich meist an mehreren Nägeln in bilateraler Ausprägung manifestiert. Bei Onychomykose erkranken meist asymmetrisch nur einzelne Nägel in größeren Abständen und vielfach beginnen die Veränderungen vom freien Rand her. Nagelveränderungen bei Ekzemen manifestieren sich meistens mehr in Form von waschbrettartiger Onychodystrophie oder festhaftenden subungualen Keratosen. Auch an Mykosen ist zu denken, zumal es auch bei Nagelbettpsoriasis sekundär zur Pilzbesiedelung, d.h. zur Onychomykose kommen kann.

Nagelfalzpsoriasis und paronychiale Psoriasis. Diese Erscheinung ist nicht selten; besonders bei Psoriasis arthropathica kommt sie vor. Um den Nagel herum sieht man scharf abgesetzte erythematosquamöse Veränderungen; das Nagelhäutchen fehlt. Die Veränderungen können sekundär zu Onychodystrophie führen, die sich in Form von Längsriffelungen, Querwulstungen und anderen Unregelmäßigkeiten an der Nageloberfläche darstellt.

Mundschleimhautveränderungen. Psoriasis kann auch am Lippenrot auftreten. Bei Psoriasis vulgaris kommt nach eigenen Erfahrungen Mundschleimhautbeteiligung nicht vor. Lediglich bei Psoriasis pustulosa generalisata können Mundschleimhaut und Zunge in Form weißlicher oder mehr grauer, gut umschriebener Herde oder bogiger Figuren, die gelegentlich eine weißliche Pustulation aufweisen können, betroffen sein.

Prädilektionsstellen. Gewöhnlich werden als Prädilektionsstellen der Psoriasis vulgaris die Streckseiten der Extremitäten, besonders die Ellbogengegend und die Knie angegeben, ferner die Lendengegend und der behaarte Kopf. Man muß aber wissen, daß Psoriasis vulgaris eigentlich an jeder Hautstelle vorkommen kann. Natürlich sind bestimmte Gebiete der Haut exogener Provokation häufiger ausgesetzt, und folglich ist die Erkrankung eher dort lokalisiert. Besonders bevorzugt sind mechanisch beanspruchte Hautregionen mit einer relativ hohen epidermalen Erneuerungsrate, so Ellbogen und Kniegegend, ferner das Kapillitium, wo auch mechanische Reizung durch

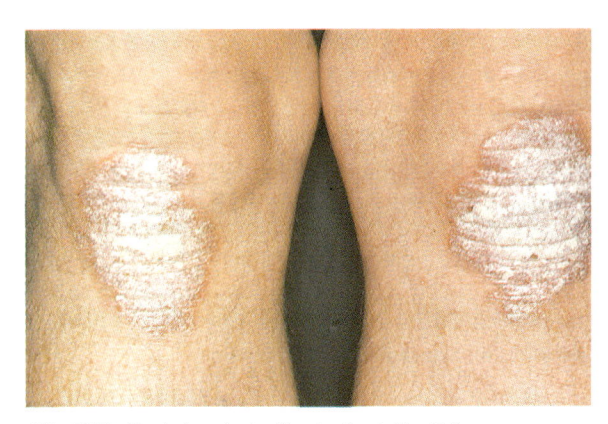

Abb. 14.30. Psoriasis vulgaris, Streckseiten beider Knie

Kämmen provokatorisch wirken kann. Mechanisch beansprucht ist auch die Kreuzbeingegend und deshalb wohl häufiger Sitz von chronischen psoriatischen Veränderungen.

Wenn aber ein hoher endogener Eruptionsdruck besteht, wie dies beispielsweise bei eruptiv-exanthematischer Psoriasis guttata nach Streptokokkeninfektion vorkommt, findet man keine Prädilektionsstellen; hier lokalisiert sich vielmehr das psoriatische Exanthem regellos disseminiert an der Haut.

Bei *Psoriasisverdacht* sind folgende Hauptorte zu untersuchen: Kapillitium, Gehörgänge, Ellbogen, Lendenregion, Perianalregion, Penis, Knie und Nägel.

Abheilungssymptome. Psoriasis vulgaris heilt unter Behandlung oder auch spontan ohne Residuen ab.

Melanoderma psoriaticum. Abgeheilte Herde können befristet hyperpigmentiert sein.

Leucoderma psoriaticum. Dieses beruht auf vorübergehender Hemmung der Melaninbildung in den Melanozyten im ehemaligen Psoriasisherd.

Pseudoleucoderma psoriaticum. Es ist ein Kunstprodukt durch die Behandlung von Psoriasis mit Dithranol (Cignolin). Durch oxidiertes Dithranol (Anthrachinon) färbt sich die umgebende Haut bläulichviolett, während die Psoriasisherde selbst wegen ihrer unausgesetzten Abschilferung die Imprägnationsstoffe abweisen. Ausreichend behandelte Psoriasisherde sind daher hautfarben und in ihrer Umgebung bläulichviolett inhibiert. Wenn weiterbehandelt wird, führt Cignolin auch im Pseudoleucoderma psoriaticum zur Imprägnation. Man erkennt hier die definitive Abheilung eines Psoriasisherdes unter Dithranoltherapie.

Psoriasis und innere Erkrankungen. Immer wieder wird diskutiert, ob Psoriasis nicht mit anderen Erkrankungen gehäuft vorkommt. Dies gilt insbesondere für Stoffwechselerkrankungen. Für eine sichere Beziehung zwischen Psoriasis und *Gicht* besteht kein Anhalt. Erhöhte Harnsäurewerte, wie sie bei Psoriasis mit größter Ausbreitung am Hautorgan vorkommen, stehen wohl in direkter Relation zur Ausdehnung der Hauterscheinungen. Auch eine Beziehung zu *Diabetes mellitus* ist nicht gesichert; man muß dabei bedenken, daß sowohl Psoriasis als auch Diabetes mellitus eine hohe Morbidität aufweisen und ein natürliches Zusammentreffen daher nicht selten zu erwarten ist. Psoriasis und *Malabsorptionssyndrome* sollen gehäuft zusammen vorkommen, aber auch hier steht eine endgültige Bestätigung aus. Die Vergesellschaftung von Psoriasis und *Hyperlipoproteinämie* wurde früher vermutet. Diese Vermutungen haben Grütz und Bürger zur fettfreien Diät bei Psoriasis veranlaßt. Sorgfältige Kontrolle der Lipoproteine bei Psoriatikern zeigt aber keine wesentlichen Anomalien. Es ist bekannt, daß Patienten mit Adipositas und Hyperlipoproteinämie häufiger zu Psoriasis neigen. Während der beiden Weltkriege, als für viele Menschen die Kalorienzufuhr weitgehend reduziert war, trat Psoriasis wesentlich seltener auf.

Symptome. Patienten mit Psoriasis, besonders jüngere Menschen, sind oft durch Psoriasis psychisch sehr stark belastet und in ihrem sozialen Verhalten erheblich gehemmt. Mitmenschen empfinden die Hauterscheinungen als unästhetisch oder glauben, sie seien ansteckend. Vielfach werden solche Patienten in Sportstätten, Schwimmbädern oder Kurbädern zurückgewiesen.

Bei Psoriasis vulgaris besteht gewöhnlich kein Juckreiz. Während der Eruptionsphasen sowie unter Behandlung mit Dithranol, Teerprodukten oder bei Photochemotherapie kann Juckreiz auftreten. Auch Psoriasis am behaarten Kopf und in intertriginösen Bereichen juckt oft.

Allgemeinerscheinungen bestehen bei Psoriasis vulgaris nicht, wie auch sämtliche Laborwerte normal ausfallen, bis auf erhöhte Immunglobuline und Harnsäurewerte bei großflächiger Ausdehnung psoriatischer Hauterscheinungen.

Histopathologie. Typische Veränderungen finden sich in der Epidermis, im Papillarkörper und im oberen Korium. Die Epidermis ist auf das 4- bis 5fache akanthotisch verbreitert. Die Retezapfen sind gleichmäßig verlängert, schmal und erst am unteren Ende kolbig aufgetrieben. Über den Papillenspitzen ist die Epidermis nur wenige Zellagen dick und zeigt vielfach interzelluläres Ödem. Verhornungsstörungen im Sinne einer zeitlich und örtlich alternierenden Hyperkeratose mit Stratum granulosum und Parakeratose ohne Stratum granulosum führen zu einer wechselnd kernhaltigen und kernlosen Hornschicht. Serumeinschlüsse in der verbreiterten Hornschicht sind neben umschriebenen Ansammlungen eingewanderter neutrophiler Leukozyten innerhalb parakeratotischer Hornschichtareale (Munro-Abszesse) an der Grenze zum Stratum spinosum nicht selten. Das Stratum papillare zeigt langausgezogene Papillen, welche ödematisiert sind, und vielfach ein perivaskuläres chronisch-entzündliches Infiltrat aus Histiozyten, Lymphozyten und einzelnen polymorphkernigen neutrophilen Leukozyten aufweisen. Solche Zellen können über die Papillenspitzen in die Epidermis einwandern: Symptom der firing papilla infolge Exozytose. In den Papillen sind stark erweiterte und geschlängelte Kapillaren (cotton balls) typisch. In der Dermis finden sind besonders um die Abgangsstellen der Kapillaren im oberen Gefäßplexus perivaskulär angeordnete, herdförmige dichtere Infiltrate aus Histiozyten, Lymphozyten und Mastzellen. Eosinophile Leukozyten und Plasmazellen gehören dagegen nicht zum typischen Infiltratmuster.

Verlauf. Von Patient zu Patient ist die Psoriasis vulgaris durch eine außerordentliche Variationsbreite im Verlauf gekennzeichnet. Chronische Persistenz der Herde über viele Jahre, zeitweise Remissionen mit oder ohne Exazerbationen, bleibende oder auch nur vorübergehende Rückbildung aller Veränderungen sind beobachtete Verlaufsmöglichkeiten. Grundsätzlich lassen sich 3 Verlaufstypen charakterisieren. Sie sind gekennzeichnet durch einen unterschiedlichen endogenen Eruptionsdruck zu psoriatischen Hauterscheinungen:

Eruptiv-exanthematische Psoriasis vulgaris. Häufig beginnen hier die klinischen Erscheinungen nach Tonsillitis, akuten Infektionen (z. B. Streptokokkeninfektionen im oberen Atemtrakt, grippalem Infekt, Masern) im 2. oder 3. Lebensjahrzehnt. In wenigen Wochen kommt es subakut zu einer Aussaat kleiner Herde vom Typ der Psoriasis guttata an Rumpf und Extremitäten ohne typische Prädilektion und ohne stärkere Infiltration. Wegen des großen endogenen Eruptionsdrucks ist das Phänomen des isomorphen Reizeffekts häufig positiv. Nicht selten besteht Juckreiz. Eruptiv-exanthematische Psoriasis neigt zu spontaner Rückbildung, kann allerdings auch in chronisch-stationäre Psoriasis vulgaris übergehen. Wegen des hohen endogenen Eruptionsdrucks und der Reizbarkeit der Erscheinungen verlangt sie zunächst milde äußerliche Behandlungsmaßnahmen.

Chronisch-stationäre Psoriasis vulgaris. Diese ist charakterisiert durch stärker infiltrierte, deutlich silbrigschuppende Herde in geringerer Zahl an den sog. Prädilektionsstellen: Kapillitium, Ohren, Ellbogen, Knie, Perianal- und Kreuzbeingegend. Die Provozierbarkeit der Herde ist hier gering, daher ist auch das Phänomen des isomorphen Reizeffekts meist negativ. Juckreiz kommt selten vor. Der Verlauf ist primärchronisch. Die Herde zeigen keine große Tendenz zur spontanen Rückbildung, aber auch nicht nur spontanen Vergrößerung. Diese Form von Psoriasis verlangt eine intensive örtliche Behandlung. Chronisch-stationäre Psoriasis kann infolge exogener oder endogener Provokation bei entsprechendem endogenen Eruptionsdruck auch zusätzlich eruptiv-exanthematische Schübe aufweisen.

Psoriasis exsudativa. Diese kann als eine stärker exsudativ-entzündliche Variante der Psoriasis vulgaris angesehen werden. Meistens beginnt sie als eruptiv-exanthematische Psoriasis. Die Herde sind lebhafter gerötet und können von einem breiteren erythematischen Saum umgeben sein. Die Auflagerungen bestehen nicht aus silbrig-glänzenden Schuppen, sondern aus serös durchtränkten gelblichen Schuppenkrusten. Bei zusätzlicher Reizung durch zu intensive örtliche Behandlung, gelegentlich aber auch spontan, können sich als Komplikation psoriatische Erythrodermie oder Psoriasis pustulosa generalisata entwickeln.

Differentialdiagnose. In typischen Fällen ist die Diagnose der Psoriasis einfach. Im übrigen ist die Psoriasisdiagnose eine topische Diagnose. Abgrenzungsschwierigkeiten entstehen gelegentlich bei Psoriasis in intertriginösen Räumen, in denen es zur Transformation der typischen Erscheinungen durch vermehrte Schweiß- oder Talgproduktion kommt. Bei vorwiegendem Sitz am Rumpf ist differentialdiagnostisch besonders an psoriasiforme Seborrhoide, psoriasiforme Ekzematide, nummuläres Ekzem, gelegentlich auch an Pityriasis rubra pilaris und Pityriasis lichenoides chronica zu denken. Auch Pityriasis rosea und psoriasiformes Syphilid bei sekundärer Syphilis (papulosquamöse Effloreszenzen) müssen abgegrenzt werden.

Psoriatische Erythrodermie

Als besonders schwere Verlaufsform muß auch heute noch die psoriatische Erythrodermie angesehen werden. Sie entwickelt sich als sekundäre Erythrodermie bei 1–2% der Patienten und kann als eine über die gesamte Haut ausgebreitete Psoriasis definiert werden. Sie entsteht entweder spontan durch laufende Größenzunahme der Herde bei eruptiv-exanthematischer oder chronisch-stationärer Psoriasis, vielfach auch iatrogen durch eine zu intensive äußerliche Behandlung oder als isomorpher Reizeffekt nach zu starker künstlicher oder natürlicher UV-Bestrahlung. Auch nach plötzlichem Absetzen einer innerlichen Behandlung mit Glukokortikoiden oder Zytostatika kann sie sich entwickeln. Das ganze Hautorgan ist tief entzündlich-gerötet und zeigt eine psoriasiforme, oft aber eine mehr pityriasiforme Schuppung (s. Abb. 14.19). Auch Vergrößerung der Lymphknoten im Sinne dermopathischer Lymphadenopathie kommt vor. Der Juckreiz kann intensiv sein.

Diagnose. Sie wird erleichtert durch die Anamnese, häufig gleichzeitig vorhandene Nagelveränderungen und den histopathologischen Befund. Psoriatische Erythrodermie neigt nur selten innerhalb absehbarer Zeit zur spontanen Rückbildung. Allgemeinrückwirkungen sind: Wasserverlust infolge erhöhter Perspiratio insensibilis, Eiweißverlust infolge der dauernden universellen Abschuppung und Wärmeverlust infolge der entzündlich-veränderten Haut. Solche Patienten benötigen daher entsprechende Flüssigkeits-, Eiweiß- und Wärmezufuhr und sollten klinisch behandelt werden. Nicht selten Eisenmangel.

Psoriasis pustulosa

Bei Zunahme der exsudativen Veränderungen im Psoriasisherd, aber auch bei primär stark exsudativer Note und Konfluenz der sonst nur histologisch sichtbaren Munro-Mikroabszesse in der Hornschicht zu klinisch sichtbaren Makroabszessen, kann Psoriasis vulgaris pustulös werden. Stets sind die Pusteln steril und müssen von Pusteln durch sekundäre Staphylokokken- oder Candida-albicans-Infektion abgegrenzt werden, wie sie sich beispielsweise unter Plastikfolienokklusivverbänden mit Glukokortikoiden entwickeln können.
Man kann mehrere Formen unterscheiden:

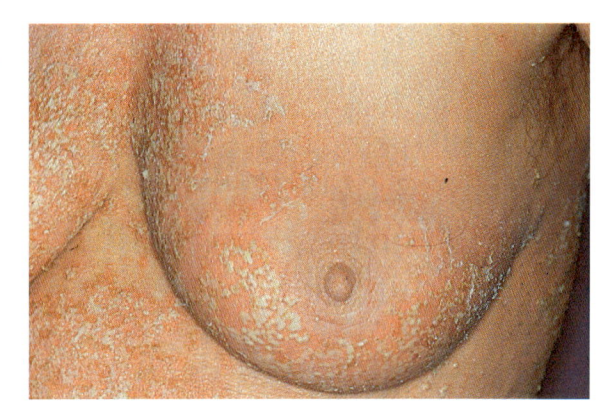

Psoriasis pustulosa generalisata (Psoriasis pustulosa vom Typ von Zumbusch). Diese kann als exsudative Maximalvariante der Psoriasis vulgaris bei hohem endogenem Eruptionsdruck gewertet werden. Klinischmorphologisch kann die Erkrankung kaum noch Züge von Psoriasis vulgaris aufweisen. Akut bis subakut entstehen disseminierend entzündliche Eritheme mit vielen Pusteln am ganzen Hautorgan. Handinnenflächen und Fußsohlen sind oft stark betroffen. Auch die Mundschleimhäute, obere Atemwege und Genitalschleimhäute können miterkranken. Das Allgemeinbefinden ist stets schwer gestört (Fieber, Abgeschlagenheit, Krankheitsgefühl). Während initial seenartig konfluierende gelb-eitrige Pusteln auf gerötetem Untergrund im Krankheitsbild vorherrschen, können nach Abklingen des Eruptionsdrucks pustelfreie typische Psoriasisherde das klinische Bild prägen. In solchen Fällen ist immer an Provokation durch Infektio-

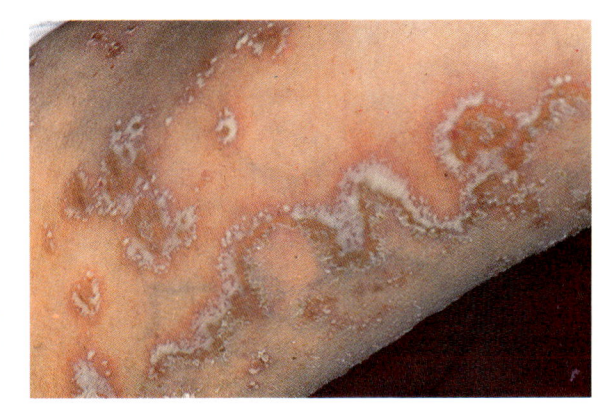

Abb. 14.31. Psoriasis pustulosa generalisata

Abb. 14.32. Psoriasis pustulosa generalisata

nen, hormonelle Störungen (Gravidität, Ovulationshemmer) oder Medikamente (Antimalariamittel, β-Blocker, Absetzen von Glukokortikoiden) zu denken. Nicht selten kann es zu Komplikationen (Pneumonie, Leberstoffwechselstörungen, Eisenmangel) kommen; die Prognose ist mit Vorsicht zu stellen. Rückfälle kommen vor.

Psoriasis vulgaris cum pustulatione. Bei den davon betroffenen Patienten besteht schon seit Jahren eine chronisch-stationäre Psoriasis vulgaris. Nach Provokation z. B. durch Absetzen einer systemischen Glukokortikoidtherapie, akute Infektionen, Arzneimittelallergie oder Schwangerschaft, manchmal auch nach zu intensiver Dithranolbehandlung entwickeln sich in den Psoriasisherden zunehmend entzündliche Rötung mit Exsudation und Pusteln bzw. Schuppenkrusten. Meistens ist das Allgemeinbefinden nicht wesentlich gestört.

Psoriasis pustulosa palmaris et plantaris (Psoriasis pustulosa vom Typ Barber-Königsbeck). Sie ist nicht selten. Meistens findet man an Handinnenflächen und/oder Fußsohlen scharf begrenzte erythematosquamö-

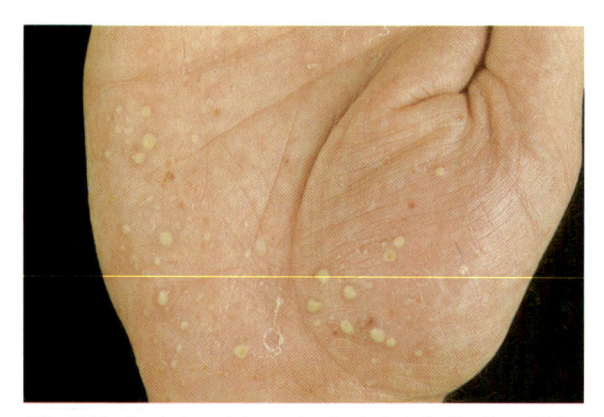

Abb. 14.33. Psoriasis pustulosa palmaris et plantaris, Handinnenfläche

se psoriasiforme Herde mit flachen seenartigen sterilen Pusteln. Täglich entstehen neue Pusteln, andere trocknen ab. Gelegentlich entwickeln sich solche Pusteln auch an normal aussehenden Hautarealen an Handinnenflächen und Fußsohlen oder – vorwiegend bei Atopikern – auf dem Boden einer geringen Dyshidrosis (*Psoriasis pustulosa dyshidrotica*, Braun-Falco).
Die differentialdiagnostische Abgrenzung gegenüber dem pustulösen Bakteriid (Andrews) ist klinisch sehr schwierig. In Zweifelsfällen entscheidet die histologische Untersuchung, die bei allen Fällen von Psoriasis pustulosa, seien sie generalisiert oder lokalisiert, die unilokuläre *spongiforme Kogoj-Pustel* als typisches Substrat erkennen läßt. In nekrobiotischen und karyolytischen Epidermiszellen im subkornealen Bereich bleiben die Zellwände intakt und führen zu einer schwammartigen Struktur, die durchsetzt ist von polymorphkernigen neutrophilen Leukozyten. Zentral entwickelt sich die einkammerige Pustel.
Die Erkrankung nimmt meist einen chronischen Verlauf. Die Hauterscheinungen können die Patienten durch schmerzhafte Rhagadenbildung und Eiterung subjektiv sehr stören. Allgemeinsymptome fehlen.

Acrodermatitis continua suppurativa [Hallopeau]. Diese Erkrankung wird heute allgemein als pustulöse Psoriasis an Fingern und Zehen mit starker Nagelbeteiligung aufgefaßt (s. S. 658). Allgemeinsymptome können auftreten. *Dermatitis repens* wird als lokalisierte Form dieser Variante interpretiert.

Impetigo herpetiformis [Hebra 1872]. Diese generalisierte pustulöse Erkrankung (s. S. 665), die als Schwangerschaftsdermatose (s. S. 1109) interpretiert und auch im Zusammenhang mit Hyperparathyreoidismus und erniedrigtem Plasmakalzium beobachtet wird, dürfte nichts anderes sein als eine provozierte Psoriasis pustulosa generalisata vom Typ von Zumbusch. Wahrscheinlich stellen Gravidität und Hypokalzämie bei diesen Patienten einen massiven Provokationsfaktor dar.

Erythema-anulare-centrifugum-artige Psoriasis. Diese Form der Psoriasis hat klinisch-morphologisch nichts gemein mit Psoriasis vulgaris; sie steht der Psoriasis pustulosa generalisata näher, verläuft aber wesentlich harmloser. An der Haut, besonders den Extremitäten, treten scharf abgegrenzte plaqueförmige, gyrierte oder zirzinäre, hellrote entzündliche Eryheme auf, die zentrale Abheilung und peripheres Fortschreiten unter Ausbildung einer nach innen gerichteten halskrausenartigen Schuppung (Colleretteschuppung) erkennen lassen (s. Abb. 14.21, S. 550). Genaue Inspektion ergibt oft in den zentrifugalen Randzonen feine Pusteln. Man hat aus diesem Grunde bei der Erythema-anulare-centrifugum-artigen Psoriasis eine Form *ohne* Pusteln und eine *mit* Pusteln unterschieden. Wichtig ist, daß die Veränderungen über Jahre hin kommen und gehen und innerhalb von 1–2 Wochen beachtliche Progredienz mit zentraler Rückbildungstendenz aufweisen können. Im Verlauf entsteht dann meistens schließlich doch eine typische Psoriasis vulgaris. Die Diagnose ist im Verdachtsfall histologisch zu sichern.

Psoriasis arthropathica

Synonyme. Arthritis psoriatica, Arthropathia psoriatica

Definition. Zusammentreffen von Psoriasis vulgaris mit mono- oder polyarthritischen Gelenkveränderungen, besonders der distalen Gelenke (Finger, Zehen).

Vorkommen. Relativ häufig mit 0,02–0,1% in der Bevölkerung. Gelenkveränderungen kommen bei etwa 5–7% der Patienten mit Psoriasis vor. Es ist noch immer unklar, ob es sich um eine zufällige Assoziation von Haut- und Gelenkveränderungen handelt. Von Moll u. Wright (1973) wurde die psoriatische Arthritis als mit Psoriasis assoziierte Gelenkveränderung bei normalerweise negativer Rheumaserologie definiert. Allgemein anerkannte diagnostische Kriterien existieren nicht. Auch für die psoriatische Arthropathie werden genetische Faktoren diskutiert; man vermutet einen multifaktoriellen Erbgang. Die Krankheitsmanifestation wird durch Umgebungsfaktoren beeinflußt. Verschiedene HLA-Antigene (A26, B17, B27, Cw6, DR3, DR4, DR7) sind in unterschiedlicher Häufigkeit mit einzelnen Unterformen der Gelenkerkrankung signifikant assoziiert und besitzen prognostische Bedeutung.

Bemerkenswert ist ferner, daß Patienten mit Psoriasis arthropathica, Morbus Reiter und Sakroileitis häufiger als die Normalbevölkerung HLA-B27-positiv sind.

Im Gegensatz zur rheumatoiden Arthritis (primär chronischen Polyarthritis) fallen bei >80% der Patienten mit Psoriasis arthropathica die rheumaserologischen Tests negativ aus; auch antinukleäre Antikörper lassen sich serologisch meist nicht nachweisen.

Bei Jugendlichen *(juvenile psoriatische Arthritis)* ist die Erkrankung sehr selten. Bei Erwachsenen erkranken beide Geschlechter etwa gleich häufig. Die Hauterscheinungen bei Patienten mit psoriatischer Arthropathie erweisen sich zumeist therapeutisch als schwer zugänglich. Die Entwicklung von psoriatischer Erythrodermie ist nicht selten. Bemerkenswert ist die häufige Nagelpsoriasis (etwa 70%) bei solchen Patienten.

Bei etwa 70% der Patienten geht die Psoriasis der Gelenkerkrankung voraus; bei etwa 10% entwickelt sie sich gleichzeitig. Die Gelenkveränderungen setzen ohne erkennbare Ursache ein. Allgemeinsymptomatik und Fieber bei den ersten Gelenkmanifestationen sind meist ein prognostisch ungünstiges Symptom, da sie Anzeichen für eine beginnende *progressive psoriatische Polyarthritis* sein können.

Klinik. Entsprechend dem klinischen Bild und durch weiterführende serologische und radiologische Untersuchungen lassen sich verschiedene Unterformen der rheumaserologisch-negativen psoriatischen Arthritis abgrenzen:

Asymmetrische psoriatische Oligoarthritis. Sie ist häufig (etwa 70%) und kann sich auch als Monoarthritis manifestieren. Es handelt sich um eine milde Ausprägungsform mit langsam progressivem Verlauf, die nur selten in psoriatische Polyarthritis übergeht. Bevorzugt erkranken einzelne distale Finger- oder Zehengelenke. Oft kommt es zunächst zu einer Synovitis. Durch Gelenkbeteiligung und entzündliche Veränderungen im periartikulären Gewebe mit Spontan- und Druckschmerzhaftigkeit kann es zu diffuser Schwellung betroffener Phalangen unter dem Bild von sog. Wurstfingern kommen.

Distale interphalangeale psoriatische Arthritis. Ihre Häufigkeit wird mit 5–10% angegeben. Männer erkranken häufiger. Erkrankungsbeginn oft an den Zehen, wo nur wenige Gelenke in asymmetrischer Verteilung betroffen sind. Sitz der Erkrankung sind die distalen Interphalangealgelenke von Fingern und Zehen. Die entzündlichen Veränderungen im periartikulären Gewebe führen zur Schwellung von Fingern und Zehen in dieser Region, manchmal mit Schmerzen bei

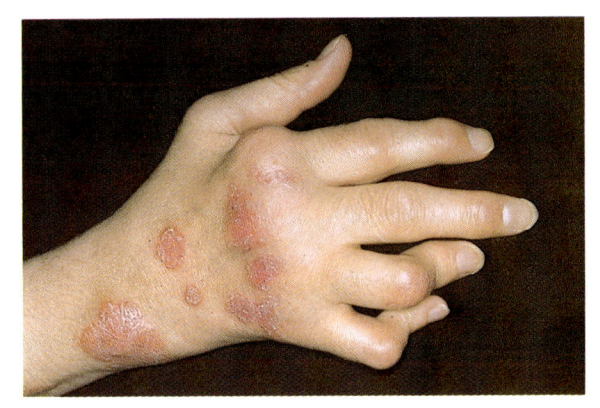

Abb. 14.34. Psoriasis arthropatica, mutilierender Typ

Bewegung und Druck. Psoriatische Nagelveränderungen sind sehr häufig und bei etwa 80% der Patienten festzustellen. Die rheumaserologischen Tests sind negativ.

Mutilierende psoriatische Arthritis. Sie ist relativ selten (etwa 5%). Es handelt sich um eine hochchronisch verlaufende schwere deformierende Arthritis, welche bei beiden Geschlechtern etwa gleich häufig vorkommt und viele kleine Gelenke der Finger, Hände, der Zehen und Füße erfaßt. Begleitende Sakroileitis mit Osteolysen sowie Erkrankung der Wirbelgelenke sind häufig. Die Veränderungen ähneln denen bei Morbus Reiter. Durch entzündliche Veränderungen im Gelenk- und Synovialbereich, Osteolysen und Knochenerosion mit Knochenresorption können sich Gelenk- und Knochendeformationen ausbilden, welche zu korrespondierender Bewegungseinschränkung und arthrogener Kontraktur vor allem der Hände und Füße führen. Gelegentlich kommt es durch Osteolyse mit Knochenresorption zu Verkürzung der Finger mit Ausbildung von Teleskopfingern und -zehen. Die Patienten leiden außerordentlich und sind in ihrer Bewegungsfunktion stark eingeschränkt. Die begleitenden psoriatischen Hautveränderungen sind meist ausgedehnt und erweisen sich therapeutisch als schwer zugänglich. Nicht selten entwickelt sich Psoriasis pustulosa generalisata oder eine psoriatische Erythrodermie. Die rheumaserologischen Tests bleiben gewöhnlich negativ.

Symmetrische psoriatische Polyarthritis. Ihre Häufigkeit wird mit etwa 15% der Fälle angegeben. Das weibliche Geschlecht ist bevorzugt. Die Abgrenzung von der rheumatoiden Arthritis kann sehr schwierig sein und erfolgt gewöhnlich durch wiederholt negativen Ausfall der rheumaserologischen Tests, Fehlen von allgemeinen Entzündungszeichen (CRP, BSG, Anämie) und Fehlen von Rheumatismus nodosus.

Die ulnare Deviation der Finger ist weniger ausgeprägt als bei PCP. Beteiligung der Metakarpophalangealgelenke kommt häufiger vor als bei der asymmetrischen psoriatischen Oligoarthritis.

Psoriatische Spondylarthritis. Sie ist relativ selten (etwa 5%), wird hauptsächlich bei schwerer Psoriasis beobachtet und ähnelt der Spondylitis ancylopoetica. Auch röntgenologisch sind beide Formen oft nicht zu unterscheiden. Bei beiden Gelenkerkrankungen sind die Patienten häufig HLA-B27-positiv. Die psoriatische Spondylarthritis kann sich asymmetrisch oder symmetrisch manifestieren und mit oder ohne Sakroileitis verlaufen. Die chronische Erkrankung führt zu schmerzhaften Bewegungseinschränkungen im Bereich der Wirbelsäule.

Pustulöse Arthroosteitis. Diese Erkrankung ist extrem selten und wurde 1967 zuerst in Japan beobachtet. Es findet sich eine *Psoriasis pustulosa palmoplantaris* in Verbindung mit einer *Osteoarthritis* des Sternoklavikulargelenks, des ersten Sternokostalgelenks oder des Manubriosternalgelenks.
In den betroffenen Gelenken kommt es zur Erosion und Ankylosierungen, selten auch zu einer angrenzenden Osteomyelitis. Klinisch manifestiert sich die Erkrankung durch Schwellung in den erkrankten Gelenkbereichen mit Druckschmerz und Bewegungseinschränkungen. Beteiligung von Wirbelgelenken ist möglich. Allgemeinsymptome können sich in erhöhter BSG, geringer Leukozytose und Erhöhung der alkalischen Phosphatase manifestieren.

Prognose. Die Prognose ist mit Vorsicht zu stellen, weil psoriatische Gelenkerscheinungen nur geringe Rückbildungstendenz aufweisen.

Röntgenologische Befunde. Je nach dem Typ der Erkrankung findet man Verschmälerung der Gelenkspalten der Fingerendgelenke, verbunden mit marginalen Erosionen und periartikulärer Osteoporose, später destruktive distale interphalangeale Arthropathie mit Ankylosierung und Osteolysevorgängen.

Skelettszintigraphie. Sie ist zur Früherkennung entzündlicher Veränderungen besonders geeignet.

Verlauf. Die periartikulären Weichteile sind entzündlich geschwollen; es kann zur umschriebenen Osteolyse kommen. Bei mutilierenden Formen obliterieren die Gelenkspalten und es entwickeln sich Ankylosen. Massive Osteolyse wird gerade in solchen Fällen beobachtet.

Prophylaxe und Therapie der Psoriasis vulgaris

Prophylaxe

Ein prophylaktisches Verfahren zur Vermeidung von Psoriasiseruptionen existiert bis heute nicht. Wichtig ist, daß Menschen mit Psoriasis vulgaris und Kinderwunsch nicht Partner wählen, die manifest an Psoriasis erkrankt sind oder aus Psoriasisfamilien stammen, da die Chance einer manifesten Psoriasis für die Kinder bei einem Elternteil mit manifester Psoriasis mit 30%, bei beiden Elternteilen mit Psoriasis mit etwa 60% anzusetzen ist. Wichtig ist ferner für Menschen mit genetischer Prägung (Anamnese) die Vermeidung von Provokationsfaktoren. Besonders ist hier an akute Streptokokkeninfektionen der oberen Atemwege zu denken, aber auch an provozierende Faktoren wie stärkere Gewichtszunahme, ausgiebiger Alkoholkonsum, psoriasisprovozierende Medikamente, Streßsituationen, seelische Belastungen oder drastische Diätumstellungen. Von günstigem Einfluß und daher prophylaktisch empfehlenswert ist das Vermeiden von naßkaltem Wetter, Urlaub in warmen sonnenreichen Gegenden (z. B. Nordsee in Sommer, Mittelmeer, Totes Meer) sowie Vermeidung von Streßsituationen.

Therapie

Die Behandlung der Psoriasis ist nicht einfach, da viele Faktoren wie Patientenalter, endogener Eruptionsdruck, Lokalisation, Ausdehnung, und exsudative Note der Hauterscheinungen zu berücksichtigen sind. Von diesen Faktoren ist auch die Entscheidung abhängig, ob ambulante oder klinische Behandlung erforderlich ist. Zwar kann man die psoriatischen Hauterscheinungen beseitigen, die erbliche Disposition zur psoriatischen Hautreaktion jedoch nicht. Jederzeit kann aus der klinisch geheilten, d.h. genotypischen Psoriasis wieder eine manifeste phänotypische Psoriasis werden. Rückfälle sind also nicht zu vermeiden. Da die Ursache der Psoriasis bisher nicht bekannt ist und keine Möglichkeiten existieren, den endogenen Eruptionsdruck bei Patienten mit Psoriasis zu verändern, ist auch die Therapie bis zum heutigen Tag unspezifisch geblieben. Sie zielt auf eine Normalisierung der erhöhten Epidermopoese sowie Normalisierung der pathologischen epidermalen Ausdifferenzierung, auf eine Hemmung der zellig-exsudativen dermalen Entzündung und auf eine Hemmung (auto-)immunologischer Reaktionen. Generell stehen zur Behandlung innerliche und äußerliche Maßnahmen zur Verfügung.

Äußerliche Therapie

Topische Behandlung ist, was Schnelligkeit, Ungefährlichkeit und Vollständigkeit der Wirkung angeht, nach wie vor allen inneren Behandlungsmaßnahmen überlegen. Wichtig ist die Beachtung der Dynamik der Psoriasis. Eruptiv-exanthematische Formen benötigen eine mildere Therapie als chronisch-stationäre Psoriasis. Ferner wird die Art der Psoriasistherapie wesentlich vom Sitz der Psoriasisherde beeinflußt. Vor Beginn jeder Behandlung sollten exogene und endogene Provokationsfaktoren erfragt und möglichst eliminiert werden. Man sollte den Patienten darauf hinweisen, daß jede Behandlungsart mehrere Wochen beansprucht.

Entschuppung

Da durch die Schuppenauflagerungen die Penetration antipsoriatisch-wirksamer Substanzen gehemmt wird, muß zu Beginn und evtl. auch während der Behandlung auf genügende Entschuppung der Psoriasisherde geachtet werden. In zahlreichen topischen Antipsoriatika ist Salizylsäure eingearbeitet, so daß man auf die Abschuppungsphase verzichten kann.

Acidum salicylicum. Salizylsäure ist auch heute noch das beste Keratolytikum. Die Auswahl der Salbengrundlage ist von der Örtlichkeit der Anwendung abhängig.

Rumpf und Extremitäten: Salizylsäure in Vaselin

Rp. Acid. salicylici 3,0(–5,0)
Vaselin. ad 100,0
M.D.S. Salizyl-Vaselin

Kapillitium: Salizylsäure in abwaschbarer Salbengrundlage

Rp. Acid. salicylici 3,0(–5,0)
Lygal-Salbengrundlage ad 100,0
M.D.S. Salizyl-Lygal-Salbe

Rp. Acid. salicylici 5,0(–10,0)
Ol. olivarum ad 100,0
M.D.S. Salizylöl

Handflächen und Fußsohlen: Zur Entschuppung sind höhere Salizylsäurekonzentrationen erforderlich.

Rp. Acid. salicylici 10,0(–20,0)
Unguent. diachylon. ad 100,0
M.D.S. Salizyl-Hebra-Salbe
(in Kombination mit gleichen Teilen fluorierter Steroide in Salbe besonders günstiger Effekt).

Cave. Wegen resorptiv-toxischer Wirkungen ist großflächige Anwendung von salizylsäurehaltigen Salben besonders bei Kindern nicht ungefährlich.

Bäder. Sie haben eine entschuppende Wirkung auf Psoriasisherde. Bekannt ist der günstige Einfluß von Meerbadekuren (Thalassotherapie) wegen ihres Salzgehaltes. Bewährt haben sich auch Bäder mit Zusätzen von Syndets oder Kochsalz (5%–10%).

Antipsoriatische Therapie

Manche antipsoriatisch wirksamen Verfahren sind haut- und wäscheverfärbend, unangenehm riechend und daher nur unter klinischen Bedingungen durchführbar. Die Bemühungen, zu sauberen und ungefährlichen äußerlichen Behandlungsmaßnahmen zu kommen, waren daher in den letzten Jahren sehr groß und sind erfolgreich verlaufen. Phototherapie, Photochemotherapie, Balneophototherapie und Calcipotriolbehandlung sind Meilensteine in dieser Entwicklung. Äußerliche antipsoriatische Therapie erfolgt im wesentlichen mit *4 Pharmaka:* Dithranol, Teere, fluorierte Glukokortikoide und Calcipotriol sowie mit Ultraviolettstrahlen.

Dithranol. Dithranol, chemisch 1,8-Dihydroxyanthranol, wurde von Unna und Galewsky (1916) in die Psoriasistherapie eingeführt und ist als Cignolin im Handel. Es hat einen zytostatischen Effekt, weil es sich mit Nukleinsäuren verbindet, die DNS-Synthese und die Inkorporation von Uridin in nukleäre RNS

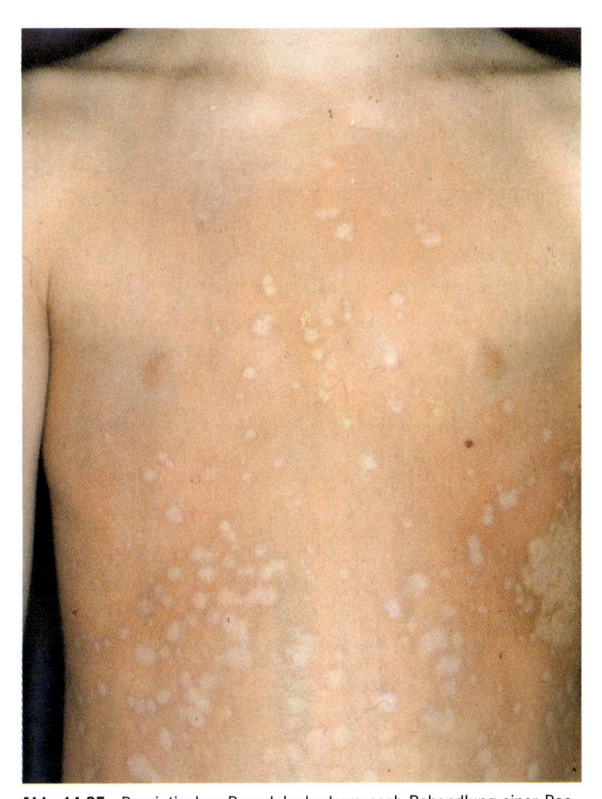

Abb. 14.35. Psoriatisches Pseudoleukoderm nach Behandlung einer Psoriasis vulgaris mit Dithranol

hemmt und in vitro auch die Hautatmung unterdrückt. Es führt zu einer entzündlichen Reizung der Haut, die konzentrationsabhängig ist. Gewünscht wird bei Dithranoltherapie leichte Hautrötung, nicht aber eine Dermatitis. Die Psoriasis verbrennt, wie es formuliert wurde, „im Feuer des Dithranols". Leider färben Oxydationsprodukte von Dithranol Haut und Wäsche, so daß diese Therapie vielfach nur klinisch durchführbar ist. Dithranol führt zu einer dosisabhängigen erythematösen Hautreizung. Da Salizylsäure, besonders in Pastengrundlagen, Dithranol vor allzu rascher Oxidation schützt, gleichzeitig aber auch die Entschuppung fördert, ist man dazu übergegangen, den Dithranolmedikationen Salizylsäure hinzuzufügen. Ist es unter einer bestimmten Dithranolkonzentration zu einer stärkeren Hautreizung gekommen, muß man für 1–3 Tage pausieren; die irritierten Hautstellen werden mit Lotio zinci abgedeckt.

Dithranolsalizylvaselin. Nach anfänglicher Entschuppung aller Psoriasisherde wird nach Ingram Dithranolsalizylvaselin 2mal tgl. in langsam ansteigenden Konzentrationen in die Psoriasisherde eingerieben. Man beginnt mit 0,05% Dithranol und steigert über 0,1–0,25–0,5, 1,0, 2,0 bis höchstens 4,0% in Vaselin mit einem Zusatz von 1,0% Salizylsäure: *CSV-Therapie* (Cignolin-Salizylsäure-Vaselin).
Als relativ wenigfärbende Handelspräparate stehen Psoralon MT und StieLasan mit unterschiedlichen Cignolinkonzentrationen und Psoradexan (mit Harnstoff als Keratolytikum) für ambulante Behandlung zur Verfügung.
Wichtig ist, daß um die Psoriasisherde nur eine leichte Rötung entsteht, nicht aber massive Hautreizungen im Sinne einer toxischen Kontaktdermatitis, da letztere infolge des isomorphen Reizeffektes psoriasisinduzierend wirken kann. Vor der Steigerung auf die nächste Dithranolkonzentration, gewöhnlich 2mal wöchentlich, sollten Bäder mit Zusätzen von Detergenzien, Industriekochsalz (5–10%) oder Teer durchgeführt werden.

Dithranolsalizylzinkpaste. Die von Farber 1953 empfohlene Inkorporierung von Dithranol in Zinkpaste mit Zusatz von 2% Salizylsäure hat sich bewährt. Ihr Vorteil liegt in einer besseren Haftung der Paste auf dem Psoriasisherd und in einer verminderten Verschmierungstendenz in die umgebende normale Haut. Bewährt hat sich auch die noch härtere, ursprünglich von Farber et al. angegebene Dithranolsalizylzinkpaste folgender Rezeptur:

Rp. Dithranol 0,1–0,2(–2,0)
    Acid salicylci. 2,0
    Paraffin. sol. 5,0
    Pasta zinci ad 100,0
    M.D.S. Dithranolsalizylzinkpaste

Als Handelspräparat steht StieLasan zur Verfügung. Auch hier werden Pasten mit ansteigenden Dithranolkonzentrationen erforderlich, um jeweils bis zur Hautreizgrenze zu behandeln. Sie verlangt allerdings bei ambulanter Anwendung intelligente Patienten, damit unangenehme Reizungen vermieden werden.

Dreuw-Salbe. Die von Dreuw inaugurierte Salbe stellt eine kombinierte therapeutische Maßnahme dar.

Rp. Acid. salicylic. 10,0
    Ol. ricini q.s. ad. solut.
    Pic. betulin. 10,0
    Dithranoli 2,0–5,0–10,0
    Sapon. kalin.
    Adip. lanae anhydric. aa ad 100,0
    M.D.S. Dreuw-Salbe (modifiziert)

Dreuw I enthält 2% und Dreuw II 5% Dithranol. Dreuw-Salbe riecht stark und schmutzt. Sie kommt daher nur unter klinischen Behandlungsbedingungen und nur für einzelne inveterierte Psoriasisherde in Betracht.

Dithranol-Teer-Phototherapie. Vorsichtige Psoriasistherapie mit Dithranol (Dithranol-Salizylvaselin oder Dithranol-Salizylzinkpaste) kann vorteilhaft mit Teerbädern und künstlicher UV-Therapie kombiniert werden.

Therapieschema
– Morgens Teerölbad (Liquidin Teer, Balneum Hermal mit Teer).
– Unmittelbar nach dem Bad Ganzkörperbestrahlung mit UV-B, SUP (Selektive UV-Phototherapie) oder UVB kombiniert mit UV-A
– Unmittelbar nach der UV-Bestrahlung Dithranol in langsam ansteigenden Konzentrationen (0,1–3%). (Ingram-Methode: Dithranolsalizylvaselin, Farber-Methode: Dithranolsalizylzinkpaste.)
– Nachmittags: Kontrolle und im Bedarfsfall nochmals Anwendung von Dithranol.

Dithranol in Kombination mit fluorierten Glukokortikoiden. Diese Therapieform kommt ambulant in Betracht. Morgens wird die nichtschmutzende Therapie mit fluorierten Glukokortikoiden notwendigenfalls unter Plastikfolienokklusivverband durchgeführt, abends die Dithranolbehandlung. Nach entsprechender Rückbildung der Psoriasisherde sollte auf eine weitere topische Glukokortikoidanwendung verzichtet werden.

Indikationen. Bei eruptiv-exanthematischer Psoriasis wirkt vorwiegend Dithranolsalizylzinkpaste in langsam steigender Konzentration günstig in Kombination mit UV-Bestrahlung. Bei chronisch-stationärer Psoriasis bevorzugt man intensivere Anwendung von

Dithranol als Dithranolsalizylvaselin (CSV) oder Dithranolsalizylzinkpaste. Subtoxische Hautreizung ist erwünscht, zu langsame Behandlung kann zu Therapieresistenz führen. Bei stärkeren Hautreizungen 1–3 Tage lang keine Anwendung von dithranolhaltigen Externa; statt dessen Fetten der Haut mit Unguentum molle, Vaselin, Linola 2000 oder Salizylvaselin (2%) und Abdecken der gereizten Stellen mit Lotio zinci.

Dithranol-Minutentherapie. Eine Kurzzeitbehandlung mit Dithranol in höherer Konzentration wird ebenfalls empfohlen. Infolge der raschen Penetration in die Psoriasisherde kommt es dort zu einem stärkeren Effekt, während die umgebende normale Haut nicht wesentlich irritiert wird. Diese Therapieform ist ambulant durchzuführen.

Therapieschema
Dithranolsalizylvaselin: 0,5, 1,0, 2,0 und maximal 3,0%. Die Salizylsäurekonzentration beträgt bei Erwachsenen 1–3%, bei Kindern 0,5%.
Handelspräparat: Psoralon MT.

Anwendungsart: 1- bis 2mal tgl. auftragen.

Anwendungsdauer: 15–30–60 min. Danach mit Seife oder Syndet abbaden oder abduschen; anschließend Rückfettung der Haut mit indifferenter Salbe.
Diese Therapieform kann mit UV-Bestrahlung kombiniert werden.

Teere. Teere sind seit langer Zeit für ihre antipsoriatische Wirkung bekannt. Bei exsudativen und pustulösen Psoriasisformen sind sie kontraindiziert.

Steinkohlenteer (Pix lithanthracis). Er ist wirksam, aber in der Anwendung unangenehm und riechend. Aus diesem Grunde kommt reine Steinkohlentherapie höchstens kurzfristig unter stationären Bedingungen für einzelne Psoriasisherde in Betracht.

Teerhaltige Externa. Die Behandlung mit Pix lithanthracis (2,5–10%) in Vaselin oder Liquor carbonis detergens (5, 10 oder 20%) in Vaselin (LCD-Vaselin) ist unangenehm riechend, schmutzend und kann daher ambulant praktisch nicht durchgeführt werden.

Teer-/Phototherapie nach Goeskerman. Hierbei handelt es sich um eine Kombination von Teeranwendung als lichtsensibilisierendes Prinzip mit nachfolgender künstlicher UV-Bestrahlung (UV-B, SUP (selektive UV-Phototherapie), UV-B und UV-A). Die Patienten werden mit dem teerhaltigen Externum 2mal tgl. behandelt. Dieses wird morgens durch ein Ölbad entfernt und danach eine Ganzkörperbestrahlung bis zur Erythemschwelle durchgeführt. Diese Behandlungsmethode kommt besonders bei eruptiv-exanthematischer Psoriasis in Betracht.

Bäder mit teerhaltigem Zusatz. Sie entfalten nur geringe psoriatische Wirkung. Sie kommen bei eruptiv-exanthematischer Psoriasis in Betracht und können nicht nur im Sinne der Goeckerman-Therapie mit künstlicher UV-Ganzbestrahlung, sondern auch mit vorsichtig dosierten Sonnenbädern kombiniert werden. Handelspräparate: Balneum Hermal mit Teer, Liquidin mit Teer.

Andere Teerpräparationen. Zur Behandlung wenig infiltrierter Herde bei eruptiv-exanthematischer Psoriasis, aber auch zur Nachbehandlung bei chronisch-stationärer Psoriasis zur Vermeidung rascher Rezidive, kommen auch teils entfärbte oder desodorierte Präparationen mit Zusätzen von Teeren in Betracht (Poloris-Creme, Polytar, Anatel). Am behaarten Kopf werden auch teerhaltige Kombinationspräparate mit Glukokortikoidzusatz (Alpicort, Dexacrinin) empfohlen.

Teerhaltige Salbe zur Behandlung von Psoriasis am Kopf

Rp. Liquor. carbon. deterg.   2,0; 5,0–10%
     Lygal-Salbengrundlage   ad 100,0
     M.D.S.

Zur Behandlung von Psoriasisherden an der Haargrenze kommt modifizierte *Eichhoff-Tinktur* in Betracht.

Rp. Acid. salicylic.   5,0
     Pic. betulin.
     Sapon. virid.
     Ichthyoli   aa 10,0
     Aethanoli 96%   ad 100,0
     M.D.S. Tinctura Eichhoff mod.

Glukokortikoide. Die Erfolge in bezug auf Schnelligkeit der Rückbildung von psoriatischen Hautveränderungen sind frappierend. Dies ist besonders dann der Fall, wenn Glukokortikoide unter Plastikokklusivverband angewendet werden. Besonders gut antipsoriatisch wirksam sind stark wirksame Glukokortikoide wie Topisolon, Diprosone, Diprosis, Betnesol, Dermoxin oder andere. Ihr Anwendungsbereich wird jedoch durch verschiedene Umstände eingeschränkt. So sind die erreichten Remissionszeiten wesentlich kürzer als solche nach Dithranol- oder Teerbehandlung; die Psoriasis rezidiviert gewöhnlich nach Absetzen der Steroidanwendung. Nicht selten sind Psoriasisherde nach vorausgehender äußerlicher Glukokortikoidtherapie anderen Behandlungsmethoden gegenüber schwerer zugänglich. Schließlich ist bei langfristiger Anwendung mit örtlichen Nebenwirkungen (Hautatrophie, Steroidpurpura, Hypertrichose, Steroidakne, Teleangiektasien, Striae distensae, rosazeaartige periorale Dermatitis) zu rechnen. Ein Reboundeffekt kann sich auch in zunehmender Exsudation (pustulöse Eruptionen, Psoriasis pustulosa generalisata) äußern. In letzter Zeit sind jedoch Glukokortikoide entwickelt worden, die bei ausgeprägter antiphlogistischer Aktivität verhältnismäßig geringe örtliche Nebenwirkungen und vor allem ein geringeres Atrophierisiko aufweisen, so beispielsweise Prednicarbat (Dermatop) und das antipsoriatisch gut wirksame Mometasonfuroat (Ecural).

Indikationen

Behaarter Kopf. Abends Einpinseln der Herde oder Auftragen einer Glukokortikoidlösung (Tinktur) auf die betroffenen Partien des Haarbodens (z. B. Betnesol crinale, Celestan V, Ecural, Florone, Dermatop, Topisolon). Danach Einreiben einer fluorierten glukortikoidhaltigen Creme und Abdecken des Kopfes über Nacht mit einer Einmalduschhaube. Am nächsten Morgen Auswaschen mit einem Detergens oder einem Teer-, Salizylsäure- oder zinkpyrithionhaltigen Kopfshampoo (Anatel, Berniter, Polytar, desquaman, Squamasol, Crinition, Ichtho-Cadmin). Die Therapie wird ergänzt durch 1- bis 2malige Behandlung mit Glukokortikoidtinktur bzw. -creme. Alternativ können teerhaltige Kombinationspräparate eingesetzt werden (Alpicort, Dexacrinin). Nach Besserung der Hauterscheinungen können die Intervalle vergrößert werden; evtl. nachts Dithranol in abwaschbarer Salbengrundlage (StieLasan).

Gesicht und Ohren. Bei einzelnen kosmetisch störenden Herden im Gesicht kommt auch die Behandlung mit glukokortikoidhaltigen durchsichtigen Pflastern in Betracht (Sermaka-Folie). Meist genügt die Anwendung niedrig konzentrierter Glukokortikoide Betnesol V mite); auch Mometasonfuroat (Ecural Fettcreme oder Salbe) hat sich wegen seines vergleichsweise geringen Atrophierisikos bewährt. Dennoch ist gerade im Gesicht auf Nebenwirkungen, besonders akneiforme Reaktionen und rosaceaartige periorale Dermatitis, zu achten.

Intertriginöse Räume. Hier sollten fluorierte Glukokortikoide nur unter großer Vorsicht, möglichst nur in Pastenform, zur Anwendung kommen (Etacortin-Paste, Locacorten-Vioform-Paste). Mometasonfuorat (Ecural) scheint von Wert, ebenso Hydrocortisonaceponat (Pandel), -butyrat (Alfason) oder Prednicarbat (Dermatop). Milde Teertherapie (1%) in Zinkpaste, evtl. mit Salicylsäurezusatz (2%) wird gewöhnlich gut vertragen. Bewährt hat sich auch Kombinationsbehandlung mit Solutio Castellani.

Psoriasisherde am Körper. In der ambulanten Behandlung hat sich Kombinationstherapie einzelner Psoriasisherde unter Verwendung klassischer Antipsoriatika bewährt. Der Patient behandelt über Nacht die Psoriasisherde mit einem fluorierten Glukokortikoid, evtl. unter Plastikfolienokklusion; tagsüber wird eine Pinselung mit einer teerhaltigen Lösung oder einer dithranolhaltigen Salbe (Psoradexan mite, Psoralon MT 0,5) durchgeführt, wenn möglich kombiniert mit Phototherapie (UV-B oder SUP). Schließlich kann bei kleinen hartnäckigen Herden auch Triamcinolonkristallsuspension (in einer Verdünnung von 1:4 bis 1:5 mit physiologischer Kochsalzlösung) intraläsional injiziert werden. Wichtig ist intradermale Injektion, um Dellenbildung an der Haut infolge Fettgewebeschwundes zu vermeiden.

Nagelpsoriasis. Bei Nagelbett- und Nagelfalzpsoriasis hat die Anwendung fluorierter Glukokortikoide ebenfalls einen günstigen Effekt. Mehrwöchige Anwendung von Tinkturen mit Salizylsäurezusatz (Crino-Kaban N, Diprosalic, Volon-A-Tinktur) unter den Nagel und von Steroidsalben im Bereich des Nagelfalzbereich ist notwendig. Gegebenenfalls in Kombination mit nächtlicher Okklusivtherapie (Plastikfolienhandschuhe). Injektionen in den Nagelfalzbereich oder ins Nagelbett mittels Dermojet sind schmerzhaft und haben sich bei uns nicht bewährt. Bei langfristiger Applikation von glukokortikoidhaltigen Lösungen ist auf Nachfettung der angrenzenden Hautareale Wert zu legen. Auf bakterielle oder mykotische Sekundärinfektion ist zu achten. Empfehlenswert ist die Kombinationsbehandlung mit antimykotischer Tinktur (Batrafen, Canesten, Daktar, Epi-Pevaryl, Mycospor). Auch ein Versuch mit 1%iger 5-Fluorouracilsalbe (Efudix) im Nagelfalzbereich kommt in Betracht, ebenso einmalige Röntgenweichstrahlentherapie (3mal 1 Gy in 8tägigem Abstand).

Calcipotriol. Vitamin D_3 (1,25-Dihydroxycholecalciferol) hemmt die Proliferation verschiedener Zellarten und fördert gleichzeitig ihre Differenzierung. Dies gilt auch für seine Wirkung auf die Epidermis. Calcipotriol ist ein synthetisches Vitamin-D-Derivat. Seine Affinität zum Vitamin-D-Rezeptor sowie sein Einfluß auf Zellproliferation und Ausdifferenzierung entsprechen dem natürlichen Vitamin D_3, während der hyperkalzämische und hyperkalziurische Effekt um vieles geringer sind. Daher ist Calcipotriol zur äußerlichen Anwendung bei Psoriasis geeignet. Seine Wirkung führt zu einer deutlichen Abnahme von Erythem, Schuppung und Dicke von Psoriasisherden. Es wird angenommen, daß hierbei eine Hemmung der Proliferation bei förderndem Einfluß auf die Ausdifferenzierung der Keratinozyten von Bedeutung ist. Auch eine Hemmung lymphozytärer Funktionen scheint bedeutsam.

Derzeitige Handelspräparate (Daivonex, Psorcutan) enthalten 0,05 mg/g Calcipotriol in Salbengrundlage. Bei der empfohlenen wöchentlichen Maximaldosis von 100 g Salbe wurden ernste systemische Nebenwirkungen nicht bekannt. Bei Überdosierung ist Hyperkalzämie möglich. Regelmäßige Kontrollen des Serumkalziums, auch Kalziumausscheidung über den Urin sind empfehlenswert. Örtliche Hautirritation unter Therapie ist möglich und kann Intervallbehandlung oder Absetzen des Präparates notwendig machen.

Kombinationsbehandlung. Calcipotriol ist als Monotherapie wirksam, sein therapeutischer Effekt kann durch Kombination mit UV-B-(oder SUP-)Phototherapie gesteigert werden. Über die Kombination von Calcipotriol mit topischen Glukokortikoiden, PUVA oder mit Ciclosporin A liegen erste Erfahrungen vor.

Vitamin-A-Säure. Daß Vitamin-A-Säure auch äußerlich einen antipsoriatischen Effekt hat, ist hinreichend gesichert. Problematisch ist allerdings die geringe therapeutische Breite Vitamin-A-haltiger Externa. Reizungen sind nicht immer zu vermeiden. Vitamin-A-Säure-Creme (Eudyna, Epi-Aberel) in geringerer Konzentration als bei Aknetherapie kommt zur Behandlung von Psoriasis im Gesicht in Betracht.

Viele Patienten mit Psoriasis wissen, daß ihre Hauterscheinungen während eines Urlaubes bei Sonnenexposition wesentlich besser werden oder sich völlig zurückbilden. Man erklärt diesen Einfluß der Heliotherapie mit den hemmenden Effekten von Sonnenlicht, speziell von UV-B, auf die gesteigerte DNS-Synthese in der psoriatischen Epidermis sowie auf das epidermale Zytokinsystem und die Ausbildung von Rezeptoren etwa auf Langerhans-Zellen.

Klimatherapie

Man versteht hierunter die Kombination von Baden im Meer *(Thalassotherapie)* und zeitlich ansteigender Sonnenlichtbestrahlung *(Heliotherapie)*. Derartige Behandlungen kommen an Meeresküsten in Betracht, wo eine relativ starke Sonneneinstrahlung gewährleistet ist. In der Bundesrepublik Deutschland werden in den Sommermonaten an der Nordsee entsprechende Kuren durchgeführt. In den letzten Jahren wurden insbesondere am Toten Meer Voraussetzungen für eine Klimabehandlung geschaffen. Der hohe Salzgehalt des Toten Meeres (28%) scheint nicht nur der Abschuppung förderlich zu sein, sondern löst auch Zytokine aus der Hornschicht. Die spezielle geographische Lage (etwa 390 m unter dem Meeresspiegel in der Nähe der Wüste) scheint ebenfalls bedeutsam. Die Aufenthaltsdauer für eine derartige Klimabehandlung beträgt zwischen 4 und 6 Wochen. Die Erfolge sind durchweg gut. Natürlich handelt es sich auch hier nur um einen morbostatischen Effekt und Rezidive sind nicht selten nach einigen Monaten zu erwarten.

Balneophototherapie. Die Kombination von Kochsalzbädern (Solebad) und nachfolgender UV-B-Bestrahlung steht zur Verfügung.

Künstliche Ultraviolettherapie. Die ständige Weiterentwicklung der UV-Bestrahlungsgeräte in den letzten Jahren hat die Möglichkeiten verbessert, Psoriasispatienten durch eine selektive UV-Therapie (SUP, hauptsächlich UV-A und nur wenig langwelliges UV-B) effektiv zu behandeln. Es ist ein Vorteil dieser Therapieform, daß der Patient durch individuelle adapierte Erhaltungstherapie in Remission gehalten werden kann.

Phototherapie

Hierunter versteht man die Bestrahlung mit einem langwelligeren Teilspektrum der *UV-B-Strahlen*. Sie erfolgt entweder als Monotherapie oder als Kombinationsbehandlung mit Teer (Goeckerman-Schema) und Dithranol (Ingram-Schema) oder mit Calcipotriol. Der wirkungsvollste Wellenbereich für die UV-Behandlung von Psoriasisherden, d.h. das Aktionsspektrum, liegt zwischen 304 und 314 nm. Hier findet sich ein optimales Verhältnis zwischen therapeutischem Effekt und Erythemerzeugung. Schmalspektrumbestrahlungsgeräte mit einer UV-Emission in diesem Wellenlängenbereich (z.B. Philips TL 01, 311 nm) stehen dem Dermatologen zur Verfügung.

Photochemotherapie (PUVA). Während UV-A-Strahlung bei Psoriasis therapeutisch alleine kaum wirksam ist, ist seine Kombination mit Photosensibilisatoren hoch effektiv. Das Prinzip dieser Therapieform beruht auf dem Zusammenwirken von langwelliger UV-A-Strahlung mit einer photosensibilisierenden Substanz aus der Gruppe der Furokumarine, den Psoralen (PUVA = Psoralen + UV-A). Diese lagern sich an DNS-Moleküle im Zellkern an. Bei Bestrahlung von Zellen mit UV-A-Licht der Wellenlängen zwischen 320 und 400 nm, dem maximalen Absorptionsspektrum der Psoralene, kommt es zunächst zur Ausbildung von kovalenten Monoaddukten der Psoralene mit Pyrimidinbasen der DNS, dann zu bifunktionellen Addukten und psoralenvermittelter Kreuzvernetzung der DNS-Stränge. Durch diese Reaktion wird die DNS-Neosynthese und dadurch die Zellteilung behindert. Die phototoxische Hautreaktion, welche von geringer Hautrötung bis zu sonnenbrandartiger Reaktion schwanken kann, hängt von der Intensität der Bestrahlung ab. Der therapeutische Effekt bei Psoriasis wird durch die Herabsetzung der epidermalen Proliferationsrate, aber auch durch supprimierende Effekte auf das Immunsystem der Haut erklärt.

Tabelle 14.3. Dosierung der lichtsensibilisierenden Substanz 8-MOP

Körpergewicht (kg)	8-MOP-Dosis (mg)
<50	20
50–65	30
65–80	40
80–90	50
>90	60

8-Methoxypsoralen (8-MOP) ist das in Deutschland zugelassene Psoralen. Es kann sowohl äußerlich als auch systemisch angewendet werden.

Topische Photochemotherapie. Hierbei wird 8-MOP entweder als alkoholische Lösung (Meladinine-Lösung 0,15%) oder in einer Creme- bzw. Salbengrundlage auf psoriatische Herde aufgetragen. Nach einer Latenzzeit von einer Stunde erfolgt UV-A-Bestrahlung. *Vorteile* dieser Behandlung sind: keine Bestrahlung von normaler Haut, kurze Bestrahlungszeiten und Fehlen von systemischen Nebenwirkungen. *Nachteile* sind: schwierige Steuerbarkeit der Hautreaktion, Zeitbedarf für diese Therapieform und nicht selten Blasenbildung oder später fleckige Hyperpigmentierung. Deshalb wird sie praktisch nicht mehr angewendet.

Balneophotochemotherapie (PUVA-Badetherapie). Sie hat sich als ein gangbarer Weg erwiesen. 8-MOP wird in sehr geringer Konzentration (8-MOP-Konzentration 0,5–1,0 mg/l) als Hand-, Fuß- oder Ganzkörperbad angewandt; nach einer Badezeit von 20 min erfolgt UV-A-Bestrahlung. Durch diese Therapieform hat sich die schlechte Steuerbarkeit der phototoxischen Hautreaktion deutlich verbessern lassen. Bisherige Erfahrungen sind sehr gut.

Systemische Photochemotherapie (PUVA). PUVA unterscheidet sich dadurch von topischer Photochemotherapie, daß die lichtsensibilisierende Substanz 8-MOP (Meladinine, Oxoralen) in einer Dosierung von 0,6–0,8 mg/kg KG oral zugeführt wird. Zwei Stunden später erfolgt Ganzkörper-UV-A-Bestrahlung mit einer Hochintensitätsquelle. *Vorteile* dieser Methode sind: Sauberkeit, angenehme Anwendung, rasche Applikation, gute Steuerbarkeit und gute Resultate bei allen Formen von Psoriasis. Auch die universelle Hautbräunung hat eine günstige kosmetische Wirkung. Andererseits ist auch diese Therapieform nur morbostatisch wirksam, Behandlungen erstrecken sich oft über längere Zeiträume und belasten dann das gesamte Hautorgan und möglicherweise auch die Leber. Mögliche Langzeiteffekte auf die Haut wie aktinische Elastose sowie die Induzierung von präkan-zerösen oder kanzerösen Hautveränderungen sind zu bedenken und verlangen Kontrolle.

Während der *Initialbehandlung* erfolgen 3- bis 4mal wöchentlich Behandlungen bis zur klinischen Erscheinungsfreiheit. Dann folgt die *Erhaltungs-* oder *Intervallbehandlung* zur Stabilisierung des Hautbefundes mit Intervallen von 1–3 Wochen für einen gewissen Zeitraum. Um Katarakt und Schädigungen der Netzhaut zu verhindern, muß auf wirksamen Augenschutz (UV-undurchlässige Brille), noch für 24 h nach 8-MOP-Einnahme geachtet werden. Während der UV-A-Bestrahlung sollte wegen der besonderen Empfindlichkeit gegenüber den karzinogenen Hauteffekten das Skrotum, beispielsweise mit Aluminiumfolie, abgedeckt sein.

Nebenwirkungen. PUVA-Therapie kommt bei ausgedehnter Psoriasis vulgaris und bei pustulösen Psoriasisformen in Betracht. Potentielle akute Nebenwirkungen äußern sich zumeist als phototoxische Reaktion, d.h. einem sonnenbrandartigem Reaktionsbild. Bei langfristiger Anwendung kann gastrointestinale Symptomatik mit Übelkeit oder Nausea auf MOP-Unverträglichkeit hinweisen und eine Beendigung der Behandlung erforderlich machen. PUVA-Juckreiz ist nicht selten. Kontrollen der Leberfunktionen sind sinnvoll.

Problematisch ist die karzinogene Wirkung einer *langfristigen PUVA-Therapie.* Wie Langzeitbeobachtungen ergeben haben, erhöht sich das Karzinomrisiko im Bereich der Haut mit zunehmender UV-Dosis. Natürlich hängt diese auch von genetischen Faktoren ab. Vor allem bei Kombination mit immunsuppressiv oder zytostatisch wirksamen Arzneimitteln wie Ciclosporin A oder Methotrexat wurden spinozelluläre Karzinome beobachtet. Dies gilt offenbar auch für den sequentiellen Einsatz von PUVA und Ciclosporin A. Das Risiko der Entstehung von malignen Melanomen scheint demgegenüber offenbar nur gering gesteigert.

Röntgenbestrahlung. Röntgenweichstrahlentherapie ist grundsätzlich geeignet zur gewöhnlich einmaligen Bestrahlung von einzelnen Psoriasisherden (1–1,5 Gy, 3mal in 8- bis 10tägigem Abstand) und bei Nagelpsoriasis in gleicher Dosierung. Angesichts der anderen therapeutischen Verfahren und der Entwicklung der Photochemotherapie ist die Röntgenweichstrahlenbehandlung der Psoriasis stark in den Hintergrund getreten.

Innerliche Therapie

Ein innerliches Medikament kann bei Psoriasis vulgaris nur dann als wirksam angesehen werden, wenn damit bei einem unausgewählten Patientengut mit

Psoriasis vulgaris ohne zusätzliche äußerliche Behandlung deutliche Besserungen oder Abheilungen der Hauterscheinungen in >25% der Fälle erreicht werden, da die Spontanremissionsrate bereits bei 20–25% liegt.

Glukokortikoide. Glukokortikoide sind oft sehr wirksam, aber nur von morbostatischer Wirkung. Bei etwa 80% der Patienten kommt es nach Absetzen der Therapie relativ rasch zum Rezidiv. Nach Absetzen können sich sogar schwere Schübe im Sinne von Psoriasis pustulosa generalisata entwickeln; die wiederauftretenden Hauterscheinungen sind auch gegenüber äußerlichen Behandlungsmaßnahmen schwerer zugänglich. Ferner liegen die zur weitgehenden Beseitigung von Psoriasis notwendigen Erhaltungsdosen oft über der Cushing-Schwelle, so daß bei langfristiger Anwendung mit entsprechenden Nebenwirkungen zu rechnen ist. Man ist daher mit der Anwendung von Glukokortikoiden heute sehr zurückhaltend. Sie sind nur indiziert bei Psoriasis pustulosa generalisata, Erythrodermia psoriatica, Psoriasis arthropathica und bei zur Generalisation neigenden Psoriasisformen, wenn Photochemotherapie, aromatisches Retinoid (Neotigason) oder zytostatische Therapie nicht zum Erfolg führen.
Fluorierte Glukokortikoide sind wirksamer als nichtfluorierte Verbindungen. Bevorzugt werden Desoximetason, Fluocinonid, Triamcinolon und Betamethason. Man beginnt mit mittleren Dosen (40–80 mg Triamcinolon tgl.), um möglichst bald auf die notwendige Erhaltungsdosis herunterzugehen.
Niedrigdosierte Triamincinolontherapie (4–6 mg tgl., oft nur jeden 2. Tag) für kurze Zeit wurde zum Abfangen von Schüben bei eruptiv-exanthematischer Psoriasis empfohlen, ferner bei Psoriasis palmoplantaris und in etwas höherer Dosierung (20–40 mg tgl.) in der Einleitungsphase einer PUVA-Therapie bei Psoriasis pustulosa generalisata, wenn aromatisches Retinoid (Neotigason) kontraindiziert ist.

Zytostatika. Da die stark akzelerierte Epidermopoese ein wesentliches Symptom psoriatisch veränderter Haut darstellt, war es naheliegend, zytostatische Wirkstoffe bei Psoriasis einzusetzen. Obwohl über deren Wirkung auf die entzündlichen Komponenten im Psoriasisherd nur wenig bekannt ist, hat sich herausgestellt, daß man grundsätzlich durch Zytostatika psoriatische Hautveränderungen beseitigen kann. Allerdings wirken auch diese zumeist nur morbostatisch. Nach Absetzen der Behandlung kommt es bei 80–90% der Patienten zu Rezidiven.
Zytostatische Therapie kommt daher nur in Betracht, wenn therapeutische Alternativen, besonders Photochemotherapie (PUVA), ausgeschöpft sind, oder die Schwere der Erkrankung eine solche erfordert.

Indikationen. Großflächige Psoriasis vulgaris oder in Generalisation befindliche Psoriasis pustulosa generalisata, Psoriasis arthropathica, therapieresistente Psoriasis und psychosoziale Indikation. Wichtig ist die genaue Beachtung der Kontraindikationen des eingesetzten Zytostatikums. In der Dosierung sollte man angesichts des therapeutischen Risikos zu Kompromissen bereit sein, d.h. geringere Dosierung mit weitgehender Erscheinungsfreiheit gegenüber höherer Dosierung bei totaler Erscheinungsfreiheit den Vorzug geben.

Methotrexat. Der Folsäureantagonist Methotrexat (MTX) hat eine 10^5mal höhere Affinität zur Dihydrofolatreduktase als das natürliche Substrat Dihydrofolsäure. MTX blockiert hierdurch die Bildung von Tetrahydrofolsäure und ihrer Derivate, welche als Purinnukleotide für die Synthese von DNS und RNS notwendig sind. Vor allem die Hemmung der DNS-Synthese und damit der immunsuppressive Effekt werden für den starken antiepidermopoetischen und antiinflammatorischen Effekt von MTX in der Behandlung von Psoriasis verantwortlich gemacht. MTX wird oral verabreicht und enteral gut resorbiert. Der größte Teil von MTX wird über die Nieren ausgeschieden; geringe Mengen werden für längere Zeit in Leber und Nieren gespeichert.
MTX wurde von vielen Dermatologen vor der Ära der Phototherapie und Photochemotherapie benutzt, um Psoriasis zu behandeln. Allerdings kommt es bei etwa 80% der Patienten nach Absetzen von MTX zum Rezidiv. Für therapeutische Gabe von MTX bei Psoriasis sollten die 1988 von Roenigk, Auerbach, Maibach und Weinstein revidierten Empfehlungen der *U.S. Food and Drug Administration* (FDA) berücksichtigt werden.

Kontraindikationen sind:
- Psoriasis im Kindesalter
- Nierenerkrankungen
- Leberfunktionsstörungen (auch anamnestisch)
- Kinderwunsch (männliche und weibliche Antikonzeption für mindestens 3 Monate nach Absetzen der Therapie)
- Gravidität, Stillperiode
- HIV-Infektion oder andere Immunmangelzustände
- Chronische Infektionskrankheiten (TBC, Pyelonephritis, etc.)
- Magen- oder Darmgeschwüre
- Anämie, Leukopenie oder Thrombozytopenie
- Alkoholismus
- Mangelnde Kooperationsfähigkeit des Patienten

Therapieformen. Zur Vermeidung von Nebenwirkungen ist man von der kontinuierlichen Behandlung mit niedrigen täglichen MTX-Dosen abgekommen und verabreicht das Medikament diskontinuierlich.

Einzelstoßtherapie. Bei Erwachsenen werden einmal wöchentlich 15,0–25,0 mg Methotrexat oral oder 7,5–50,0 mg (maximal 75,0 mg) Methotrexat i.m. oder *rasch(!)* i.v. als Bolus verabreicht. Je nach Therapieerfolg kann das Intervall auf 10–14 Tage verlängert werden.

Intermittierende zellzyklusadaptierte Stoßtherapie. Einmal wöchentlich werden 3mal in 12stündigem Abstand je 2,5–5,0 mg, maximal bis 7,5 mg Methotrexat oral verabreicht. Auf diese Weise sollen relativ mehr Epidermiszellen in der DNS-Synthesephase zytostatisch getroffen werden. Außerdem ist die individuelle Verträglichkeit gewöhnlich besser. Generell sollte man versuchen, mit einer möglichst niedrigen Erhaltungsdosis auszukommen. Diese liegt gewöhnlich bei 12,5–25,0 mg Methotrexat wöchentlich. Wegen möglicher Nebenwirkungen ist es wichtiger, die Psoriasis eines Patienten mit kleineren MTX-Dosen wesentlich zu bessern, als mit höheren MTX-Dosen alle Herde völlig zur Abheilung zu bringen.

Begleitende Laboruntersuchungen. Zunächst sollten alle 2, später alle 4 Wochen rotes und weißes Blutbild sowie die Thrombozytenzahlen kontrolliert werden, in Abständen von etwa 4 Wochen Nieren- und Leberfunktion (Harnanalyse, Rest-N, Kreatinin, Transaminasen (SGOT, SGPT), alkalische Phosphatase, Albumin im Serum und Prothrombinzeit. Während Therapiebeginn und bei Erhöhung der Dosis sollten die Intervalle kürzer gewählt werden. Röntgenuntersuchung der Lungen vor Therapiebeginn und in Intervallen von 18–24 Monaten ist empfehlenswert.

Leberbiopsie. MTX kann Leberfibrose oder Leberzirrhose induzieren, welche sich oft erst in späten Stadien durch abnorme Leberfunktionsparameter klinisch bemerkbar macht und daher frühzeitig nur durch Leberbiopsie erkannt werden kann. Daher wird bei fehlenden anamnestischen Hinweisen auf frühere Lebererkrankungen, unauffälligen Leberfunktionsparametern und normalen klinischen Untersuchungsergebnissen die Durchführung einer Leberbiopsie bei einer kumulativen Dosis von 1,5 g Methotrexat empfohlen. Bei unauffälligem Biopsieergebnis sollten eine erneute Biopsie nach einem Einnahmeintervall von 1,0–1,5 g Methotrexat erfolgen. Bei Patienten mit anamnestischen Leberfunktionsstörungen oder anderen Vorerkrankungen wie Diabetes mellitus oder Adipositas wird bei Planung einer längerfristig geplanten MTX-Behandlung bereits vor Therapiebeginn die Durchführung einer Leberbiopsie empfohlen.

Die MTX-Verordnung ist dann vom histologischen Untersuchungsergebnis abhängig zu machen. Bei milder Fibrose kürzere Biopsieintervalle, bei mittelgradiger bis schwerer Fibrose kein MTX. Wichtig ist stets Alkoholverbot.

Nebenwirkungen. Akute Nebenwirkungen infolge von akuter Überdosierung sind selten und dosisabhängig. Sie manifestieren sich an rasch proliferierenden Geweben, so am Magen-Darm-Trakt (Stomatitis, Diarrhö, gastrointestinale Ulzerationen, Enteritis, Blutung), am Knochenmark (Leukopenie, Thrombozytopenie, Anämie), an der Haut (diffuse toxische Alopezie, Erosionen oder Ulzerationen von Psoriasisherden) und als akute toxische Leberzellschädigung. Maximale Myelosuppression erwartet man 7–10 Tage nach MTX-Zufuhr.

Chronische Nebenwirkungen bei langfristiger MTX-Einnahme können zu Leberveränderungen mit fettiger Degeneration, portaler Fibrose oder Leberzirrhose führen, ferner zu Störungen der Spermatogenese mit Oligozoospermie, zu Lungenkomplikationen (Reaktivierung von Tuberkulose) oder nephrotischen Effekten.

Überdosierung von Methotrexat. Akute MTX-Nebenwirkungen werden mit der physiologisch aktiven Form der Folsäure (Leukovorin, Citrovorumfaktor) als Antidot behandelt. Bei Anzeichen für MTX-Überdosierung oder bei Entwicklung von Nierenversagen wird zunächst eine Initialdosis von 20 mg Leukovorin parenteral (i.m., i.v.) verabreicht. Danach wird alle 6 h in Abhängigkeit vom MTX-Serumspiegel weiterbehandelt.

Hydroxyharnstoff. Hydroxycarbamid (Litalir) wirkt zytostatisch durch Hemmung der DNS-Synthese infolge einer Blockierung der Thymidinsynthese. Antipsoriatische Effekte finden sich bei einer täglichen Dosis von 1,0–1,5 g, gegeben in 2–3 Einzeldosen. Hydroxyharnstoff ist weniger wirksam als Methotrexat. Antipsoriatische Wirksamkeit wird meist erst erreicht, wenn die Erythrozytenzahl im Blut um 4000 µl liegt. Wegen seiner geringen therapeutischen Breite und der hierdurch bedingten Gefahr von Nebenwirkungen, besonders Knochenmarkdepression und Störungen der Nierenfunktion, ist der Einsatz von Hydroxiharnstoff trotz seiner guten gastrointestinalen Verträglichkeit und weitgehend fehlender Hepatotoxizität sehr begrenzt geblieben und verlangt nicht nur eine strenge Nutzen-Risiko-Abschätzung, sondern auch laufende Kontrolle von Nebenwirkungen. Von uns wird es nicht empfohlen.

Azathioprin. Über den Einsatz von Azathioprin (Imurek) zur innerlichen Therapie der Psoriasis liegen kaum Erfahrungen vor. Dieses heterozyklische Merkaptopurin ist als Purinantagonist bei psoriatischer Arthritis wirksam, während der Effekt auf psoriatische Hautveränderungen weniger deutlich ist. Sein Einsatz sollte daher auf Ausnahmefälle begrenzt bleiben. Die Indikationen entsprechen etwa denen für Methotrexat. In einer Dosierung von 2,0–2,5 mg/kg KG tgl. kann es einen morbostatischen Effekt bei Psoriasis auslösen.

Cyclosporin A. Ist das Stoffwechselprodukt des Pilzes *Tolypocladium inflatum Gams,* welcher 1970 in einer Bodenprobe von der Hardanger Vidda, Norwegen, entdeckt worden war. Ciclosporin A (Sandimmun) ist ein zyklisches hydrophobes Endekapeptid mit ausgeprägten immunsuppressiven Eigenschaften. Letztere kommen dadurch zustande, daß es in T-Lymphozyten die autokrine Bildung des T-Zell-Wachstumsfaktors Interleukin-2 (IL-2) hemmt und so die T-Zell-Aktivierung ebenso wie die nachgeschaltete Bildung anderer Zytokine behindert. Nach dem ursprünglichen Einsatz von Ciclosporin A in der Transplantationsmedizin fanden sich 1979 erste Hinweise auf seine Wirksamkeit bei Psoriasis. Es hat sich in der Behandlung schwerer oder therapieresistenter Fälle von Psoriasis vulgaris und bei pustulösen Psoriasisformen, bewährt. Seine Wirkung ist zumeist lediglich morbostatisch; Absetzen ist von Rezidiven gefolgt. Psoriatische Arthritis spricht ebenfalls, oft aber erst nach längerer Behandlung auf Ciclosporin A an. Die derzeitigen Therapierichtlinien wurden 1992 in Konsensus-Konferenzen festgelegt und werden weiter aktualisiert.

Indikationen. Es ist indiziert bei Patienten mit schwerer Psoriasis vulgaris, bei denen konventionelle Therapieverfahren versagt haben oder nicht durchführbar sind. Die Schwere der Erkrankung muß das Behandlungsrisiko rechtfertigen. Auch bei pustulösen Psoriasisformen ist es indiziert.

Kontraindikationen. Hierzu gehören Hyperurikämie, Hyperkaliämie, schwere andere Grunderkrankungen und die gleichzeitige Gabe von Arzneimitteln, welche Verstoffwechselung oder Bioverfügbarkeit von Ciclosporin A beeinflussen oder selbst immunsuppressiv, nephrotoxisch oder zytotoxisch wirken können (z. B. nichtsteroidale Antiphlogistika). Absolute Kontraindikationen sind: Störung von Nierenfunktion, unkontrollierte arterielle Hypertonie, frühere oder vorhandene Tumorerkrankungen, Infektionskrankheiten aller Art, primäre oder sekundäre Immundefekte (z. B. HIV-Infektion), schwere chronische Funktionsstörungen innerer Organe sowie Drogen- oder Alkoholabhängigkeit.
Bei Patienten mit Bestrahlungsbehandlungen (PUVA- oder UV-Therapie) sollte Ciclosporin A nicht gleichzeitig und nicht alternierend verordnet werden. Dies gilt je nach der UV-Gesamtdosis auch bezüglich zurückliegender Bestrahlungen.

Durchführung. Die für eine effektive Behandlung von Psoriasis erforderlichen Ciclosporin-A-Dosen sind deutlich niedriger als in der Transplantationsmedizin; daher sind auch Nebenwirkungen seltener. Die antipsoriatische Therapie mit Ciclosporin A (Sandimmun) erfolgt phasenhaft: Der Initialtherapie zur Herbeiführung einer Remission folgt die Erhaltungstherapie.

Initialtherapie. Die empfohlene orale Dosis beträgt gewöhnlich 2,5 mg/kg KG tgl. Bei ausreichender Besserung der Hautveränderungen nach etwa einmonatiger Behandlung sollte mit dieser Dosis weiterbehandelt werden. Sollte die Therapie innerhalb eines Monats nicht genügend ansprechen, so kann die Tagesdosis langsam bis zu einer Gesamtdosis von maximal 5,0 mg/kg KG gesteigert werden. Deutliche Besserung des Hautbefundes ist bei entsprechender Dosierung nach 4 Wochen zu erwarten. Initiale Dosen von 5 mg/kg KG tgl. sind nur bei solchen Patienten indiziert, deren Zustand rasches Handeln notwendig macht. Die Therapie sollte abgebrochen werden, wenn sich nach 6wöchiger Behandlung mit 5,0 mg/kg KG tgl. keine wesentliche Besserung eingestellt hat oder wenn bei geringerer Dosierung eine ausreichende Compliance nicht gewährleistet ist. Beim Auftreten von Nebenwirkungen sollte die Behandlung in Schritten von 0,5–1,0 mg/kg KG tgl. reduziert oder notwendigenfalls abgebrochen werden.

Erhaltungstherapie. Auch für Ciclosporin A gilt, daß das Ziel der morbostatischen Therapie nicht eine völlig erscheinungsfreie, sondern eine weitgehend gebesserte Haut darstellen sollte. Bei der Erhaltungstherapie sollte die niedrigste hierfür notwendige Ciclosporin-A-Dosis verabfolgt werden. Nach 6monatiger rückfallfreier Ciclosporin-A-Therapie kann sukzessiv ein Absetzversuch unternommen werden. Bezüglich der Gesamtdauer einer Ciclosporin-A-Therapie ist der aktuelle Erkenntnisstand zu berücksichtigen.

Nebenwirkungen. Ciclosporin A kann funktionelle und morphologische Veränderungen an den Nierentubuli und Nierengefäßen hervorrufen. Zu ihnen gehören eine verminderte glomeruläre Filtrationsrate, Anstieg von Kreatinin, Kalium und Harnsäure im Serum. Die Dosis von Ciclosporin A sollte gesenkt werden, wenn das Serumkreatinin um >30% über den individuellen Ausgangswert ansteigt. Strukturelle Nierenveränderungen sind selten. An den Gefäßen sind sie weitgehend irreversibel. Arterielle Hypertonie entwickelt sich bei etwa 10% der Patienten; sie normalisiert sich gewöhnlich innerhalb von 3 Monaten

nach Absetzen von Ciclosporin A und spricht auf Antihypertensiva an.
Weitere Nebenwirkungen sind Tremor, Hypertrichose oder Gingivahyperplasie. Das Risiko der Entstehung maligner Tumoren wird nicht höher als für andere Immunsuppressiva eingeschätzt. Übermäßige Sonnenexposition der Haut ist zu vermeiden.
Untersuchungen. Zunächst Ausschluß von Malignitäten. Vor Therapiebeginn Nüchternbestimmung von Serumkreatinin zu mindestens 3 verschiedenen Zeitpunkten. Blutdruck, Serumkreatinin, Serumelektrolyte, Harnsäure und Leberwerte sollten regelmäßig, in den ersten 3 Monaten im Abstand von 2 Wochen, später alle 4 Wochen kontrolliert werden.

Acitretin. Vitamin A beeinflußt die Proliferation und Differenzierung epithelialer Gewebe und wurde deshalb bereits vor über 40 Jahren zur Therapie verschiedener dermatologischer Erkrankungen eingesetzt. Es wirkt morbostatisch. Das große Spektrum von Nebenwirkungen bei systemischer Gabe führte zur Entwicklung der synthetischen Retinoide mit einem besseren therapeutischen Index. Von diesen hat sich Etretinat für die Behandlung der Psoriasis als wirksam erwiesen. Durch die Kombination von langsamer Elimination (Eliminationshalbwertszeit von 120 Tagen) und Teratogenität ist es wegen der Gefahr der Fruchtschädigung bei Frauen im gebärfähigen Alter jedoch allgemein kontraindiziert. Es wurde durch Acitretin (Neotigason) ersetzt, welches den therapeutisch wirksamen Metaboliten von Etretinat darstellt. Auch Acitretin ist teratogen, wird aber mit einer Eliminationshalbwertszeit von etwa 50 h ausgeschieden. Ein geringer Teil von Acitretin wird allerdings zu Etretinat zurückmetabolisiert. Deshalb beträgt die Dauer der notwendigen Kontrazeption für Frauen im gebärfähigen Alter nach Acitretineinnahme ebenfalls 2 Jahre.
Acitretin hat eine beachtliche Wirkung auf psoriatische Hautveränderungen: Es hemmt die gesteigerte Epidermopoese und besitzt antiphlogistische Effekte, die zur Hemmung der Proliferation von Lymphozyten und der Ansammlung von neutrophilen Granulozyten im Stratum corneum führen. Die Wirkung ist schwächer als die einer zytostatischen Therapie. Deshalb wird es bevorzugt in Kombination mit anderen Therapieverfahren eingesetzt.
Indikationen. Ausgedehnte Psoriasis vulgaris, psoriatische Erythrodermie und pustulöse Psoriasisformen.
Kontraindikationen. Die Anwendung von Acitretin bei *Frauen im gebärfähigen Alter* ist kontraindiziert, da Acitretin teratogen wirkt und schwere Mißbildungen beim ungeborenen Kind verursacht. Sollte aufgrund der Schwere der Erkrankung oder mangels alternativer Behandlungsverfahren dennoch eine Acitretintherapie indiziert sein, so muß die Patientin ausdrücklich auf die besonderen Risiken der Acitretineinnahme und die Notwendigkeit einer gleichzeitigen sicheren Kontrazeption bis zu einer Gesamtdauer von 2 Jahren nach Therapieende hingewiesen werden. Unerläßlich sind: Schwangerschaftsausschluß und Vorliegen einer bereits mindestens einmonatigen Kontrazeption vor Therapiebeginn sowie kontinuierliche Überwachung durch Schwangerschaftstests in 4wöchigem Abstand.

Dosierung. Zur Initialtherapie werden 30 mg Acitretin (Neotigason) tgl. für 2–4 Wochen empfohlen. Bei ausreichender Besserung sollte die Erhaltungstherapie individuell und so niedrig wie möglich gehalten werden. Ein günstiges Ergebnis ist bei etwa 70% der Patienten nach 8–12 Wochen Therapiedauer zu erwarten. Langzeittherapie ist nicht empfehlenswert.
Bei *Kindern* ist das Nutzen-/Risikoverhältnis vor allem auch wegen der Auswirkungen auf das Skelettsystem (vorzeitiger Schluß von Epiphysenfugen) kritisch abzuwägen.

Nebenwirkungen. Sie sind weitgehend dosisabhängig und ähneln den Symptomen einer Vitamin-A-Hypervitaminose. Mit Ausnahme von Knochenveränderungen, die vor allem nach Langzeittherapie beobachtet wurden, sind sie nach Absetzen der Medikation zumeist reversibel. Die häufigsten Nebenwirkungen sollten hier genannt werden; wegen der Vielfalt der benötigten Informationen sollten bei Verordnung von Acitretin, wie auch bei den anderen systemischen Therapieformen der Psoriasis, aktuelle Fachinformationen herangezogen werden.
Häufig und dosisabhängig sind Austrocknung von Haut und Schleimhäuten, hier besonders im Bereich von Lippen (Cheilitis sicca) und Nase (Epistaxis), blutende Mundwinkelrhagaden und Augentrockenheit, ferner schuppende Handerytheme und Haarausfall. Störungen der Dunkeladaption und vermehrte Blendempfindlichkeit wurden beobachtet. Die Mehrzahl der mukokutanen Nebenwirkungen sind durch rückfettende Externa, evtl. unter Glukokortikoidzusatz, oder durch Reduktion der Tagesdosis gut beherrschbar und zwingen nur selten zum Absetzen von Acitretin. Bei 50–75% der Patienten kommt es unter Therapie zu einer Erhöhung der Triglyzeride, weniger häufig des Cholesterins im Serum. Wenn diese diätetisch oder therapeutisch nicht beherrschbar sind, kann wegen des möglichen atherogenen Risikos eine Beendigung der Therapie notwendig werden.
Erhöhung der Leberenzyme im Serum findet sich bei etwa 25% der Patienten; auch Hepatitis wurde bekannt. Veränderungen am Skelettsystem können mit Knochen- und Gelenkschmerzen einhergehen. Selte-

nere Nebenwirkungen sind Erhöhung des Schädelinnendruckes mit Kopfschmerz, Schwindel und Übelkeit (Pseudotumor cerebri), Magen- und Darmulzera, unspezifische Urethritis oder Vulvitis, Ödeme, Anämie, Leukopenie, Thrombozytopenie, Gynäkomastie und Diabetes mellitus.

Begleitende Untersuchungen. Vor Therapiebeginn, nach 4 Wochen und dann alle 3 Monate sollten Lebertransaminasen, alkalische Phosphatase, Triglyzeride und Gesamtcholesterin im Serum kontrolliert werden. Röntgenologische Kontrolle des Skelettsystems.

Kombinationstherapie. Durch die Kombination von PUVA-Therapie mit dem Retinoid Acitretin (Re-PUVA = Retinoid + PUVA) kann die Zahl der Bestrahlungen vermindert und die Abheilungszeit der Psoriasisherde verkürzt werden. Auch die Kombination von Acitretin mit UV-B-Bestrahlung (Re-UV-B oder Re-SUP/SFT) ist der jeweiligen Monotherapie überlegen. Weitere Kombinationsmöglichkeiten sind: Re-Ingram: aromatisches Retinoid und Ingram-Therapie oder Re-Goeckerman: aromatisches Retinoid und Goeckerman-Therapie. Das Retinoid sollte dabei bereits 3 Wochen vor Beginn der Kombinationsbehandlung verordnet werden. Durch diese Vorbehandlung werden die Psoriasisherde dünner, schuppenarmer und sprechen besser auf die Bestrahlungen an.

Andere innerliche Arzneimittel. Diese haben keinen direkten antipsoriatischen Effekt, obwohl gelegentlich günstige Wirkungen beobachtet worden.

Antibiotika. Bei Psoriasis pustulosa generalisata wurde von Lyell aufgrund mehrfach gefundener positiver Blutkulturen antibiotische Behandlung mit Cefalosporinen u. a. über 4–6 Wochen Gutes gesehen. Andere Autoren konnten die Beobachtung nicht bestätigen. Bei eruptiv-exanthematischer Psoriasis auf dem Boden von Streptokokkeninfektionen im oberen Respirationstrakt sind Antibiotika ebenfalls indiziert.

Antimalariamittel. Substanzen wie Chloroquin sind bei Patienten mit Psoriasis kontraindiziert, da sie Schübe auslösen können. Auch bei Psoriasis arthropathica sollte man möglichst andere Therapeutika einsetzen.

Antiphlogistika. Nichtsteroidale antiphlogistische Substanzen sind auf psoriatische Hauterscheinungen therapeutisch meist nicht wirksam; sie können diese sogar verschlimmern. Sie kommen zur Behandlung von subjektiven und objektiven Gelenkveränderungen bei Patienten mit Psoriasis arthropathica in Betracht; auch Azetylsalizylsäure, Oxyphenbutazon, Indometacin oder Diclofenac werden in dieser Indikation verordnet.

Goldtherapie. Sie mag bei psoriatischer Arthritis erwogen werden, ist aber weniger wirksam als bei rheumatoider Arthritis und kann ebenfalls Psoriasis provozieren. Die Anwendungen von Goldpräparaten (Aureotan, Auro-Detoxin) sollte daher stets individuell und vorsichtig durchgeführt werden.

Bei Psoriasis pustulosa palmoplantaris wird auch *Colchicin* (Cholchicum-Dispert, 3- bis 6mal 0,5 mg tgl.) empfohlen.

Kontrazeptiva. Sie haben keinen direkten Einfluß auf die Psoriasis, wohl aber offenbar auf den endogenen Eruptionsdruck. Bei Frauen, bei denen es während einer Gravidität zur Besserung der Hauterscheinungen gekommen ist, kann ein Versuch mit einem gestagenbetonten Ovulationshemmer indiziert sein.

Sedativa. Als zusätzliche Behandlung bei eruptiv-exanthematischer Psoriasis während der Eruptionsphase, aber auch bei anderen zur Eruption neigenden Psoriasisformen, werden zur Dämpfung des endogenen Eruptionsdrucks Neuroplegika oder Tranquilizer empfohlen. Doppelblindstudien bezüglich deren Wirkung liegen nicht vor.

Diät. Zur Behandlung von Psoriasis vulgaris wurden zahlreiche Diätformen empfohlen. Allerdings fehlen kontrollierte Studien. Nach Nikolowski ist die Tatsache der Kostumstellung als spezifischer Reiz für den antipsoriatischen Effekt mehr maßgebend als die jeweilige Kostform wie beispielsweise die Traubenkur in Meran, kaliumarme, fettarme oder eiweißarme Diät. Aus Erfahrung weiß man, daß sich eine kalorienarme Diät günstig in den Heilplan einfügt; in Kriegszeiten kommt Psoriasis wesentlich seltener vor. Auch geben die Patienten an, daß sich mit Zunahme des Körpergewichts eine bereits bestehende Psoriasis verschlechtert. Regelmäßiger Genuß größerer Mengen von Alkohol als rasch verwertbarer Energieträger wirkt sich ebenfalls gewöhnlich ungünstig auf Psoriasis aus.

Fumarsäure. Sie ist ein körpereigener Metabolit im Zitronensäurezyklus. Fumarsäure und ihre Derivate sollen eine antipsoriatische Wirkung entfalten. Bisher ist nicht klar, ob Fumarsäure selbst oder ihre Derivate, besonders der Fumarsäuremonoethylester, antipsoriatisch wirksam sind. Es fehlen genügend Informationen zur Pharmakologie, Toxikologie und Genschädigung sowie eine klare Festlegung von Indikationen und Kontraindikationen. Als Nebenwirkungen wurden Flush, Diarrhö, Magenbeschwerden, Tenesmen, Nausea und Müdigkeit beschrieben. Fumarsäuretherapie (Fumaderm) befindet sich noch in der Anfangsphase.

Omega-3-Fettsäuren. Diese sollen in den Arachidonsäurestoffwechsel eingreifen. Als Monotherapie ist die Omega-3-Fettsäure offenbar nicht geeignet. Es fehlen auch entsprechend kontrollierte Studien; daher kann diese Therapieform noch nicht empfohlen werden.

Pityriasis rubra pilaris
[Devergie 1863]

Definition. Es handelt sich um eine chronisch-entzündliche pityriasiform schilfernde erythematokeratotische Erkrankung, welche auch den primären Keratosen zugeordnet wird, da sie familiär gebunden vorkommen kann.

Vorkommen. Die Erkrankung ist selten und kann in jedem Alter beginnen. Vielleicht verbergen sich hinter dieser Diagnose mehrere Entitäten. Bei Patienten, die bereits in der Kindheit *(juvenile Form)* erkranken, wurde nach Familienanamnesen an autosomal-dominante Vererbung gedacht. Bei den meisten Fällen und besonders bei denen, die im Erwachsenenalter *(adulte Form)* beginnen, besteht dafür allerdings kein Anhalt. Nicht selten entwickelt sich die Erkrankung nach einer anderen schweren Krankheit, manchmal auch nach Unfall; meist entsteht sie allerdings langsam progredient aus einem Zustand völliger Gesundheit.

Ätiologie. Unbekannt. Wegen manchmal familiär gehäuftem Vorkommen wird an eine genetische Störung in der Verhornung gedacht. Allerdings erklärt diese Auffassung nicht die zellulär-entzündliche Komponente der Erkrankung. Bei Kindern kann eine akute Infektionserkrankung vorausgehen.

Pathogenese. Es handelt sich um eine chronisch-entzündliche Dermatose mit mäßig erhöhter Epidermopoese und Verhornungsstörung im Sinne einer epidermalen und follikulären Hyper- und Parakeratose. Obwohl die Erkrankung feingeweblich gewisse Züge mit Psoriasis vulgaris gemeinsam hat, fehlen doch stets Exoserose in der Hornschicht, neutrophil-granulozytäre Munro-Abszesse, konvolutartige Kapillaren im Stratum papillare und eine stärker entzündliche Reaktion im oberen Korium. Man denkt auch an eine zelluläre Immunreaktion.

Klinik. Pityriasis rubra pilaris ist geprägt durch flächenhaft pityriasiform schuppende Erytheme und follikuläre erythematokeratotische Papeln.
Flächenhafte *keratotische Erytheme* entwickeln sich meistens zunächst am Kapillitium in Form hochgradiger pityriasiformer weißlicher Schilferung, im Gesicht in intensiv-hellroter diffuser Rötung mit Schup-

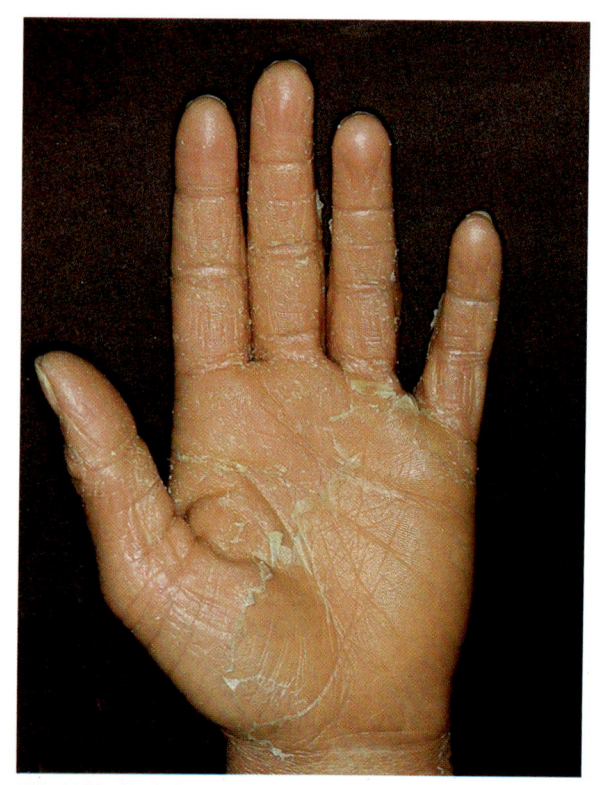

Abb. 14.36. Pityriasis rubra pilaris

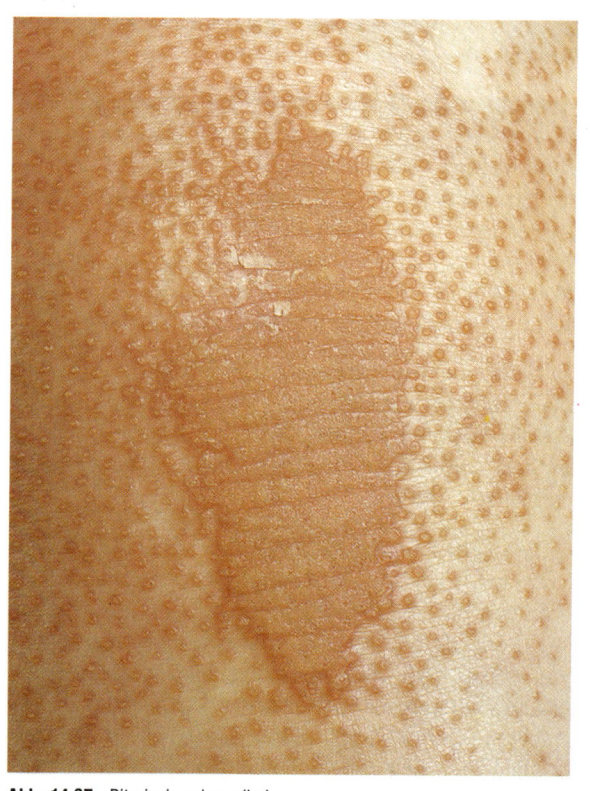

Abb. 14.37. Pityriasis rubra pilaris

pung oder auch einem gipsartigen Belag mit fettigen Krusten, besonders in Augenbrauen und Nasolabialfalten. Auch am Körper entstehen schilfernde hellrötlichgelbliche Erytheme, die sich langsam deutlich infiltrieren können und dann auch lichenifiziert erscheinen. Bemerkenswert sind *Inseln von normaler Haut* in diesen Veränderungen. Bald entwickeln sich auch an den Handinnenflächen und Fußsohlen diffuse hellrote Erytheme und zunehmende flächige gelbliche Hornauflagerungen, die nur wenig schuppen und zu schmerzhaften Rhagaden Veranlassung geben. Typisch sind auch harte subunguale Hyperkeratosen.

Die *follikulären keratotischen Papeln* sind bis zu stecknadelkopfgroß, spitz und weisen eine zentrale Keratose auf; letztere kann spinulös, d. h. konisch zugespitzt sein, oder sie fällt kraterartig in den Follikel ab. Das Haar des betreffenden Follikels ist intakt, abgebrochen, möglicherweise auch atrophisch. In der Regel stehen diese Effloreszenzen sehr dicht und erzeugen ein typisches Reibeisengefühl. Prädilektionsstellen für die follikulären keratotischen Papeln sind die Haarfollikelmündungen an Finger- und Handrücken, ferner die Streckseiten der Gliedmaßen, die Gegenden über den großen Gelenken, Brust, Bauch und Glutäen. Die harten Hornpfröpfe sind grauweißlich oder gipsartig. Anfangs sitzen die Knötchen meist noch auf unveränderter Haut, sehr bald wird diese aber auch erythematös und verdickt sein. Auch in den flächenhaften Veränderungen können sekundär follikuläre keratotische Knötchen entstehen.

Besonders bei Erwachsenen kann die Erkrankung manchmal einen mehr akuten Verlauf nehmen und sich innerhalb von Tagen bis wenigen Wochen zu einer *Erythrodermie* entwickeln. Letztere bleibt aber immer inkomplett, weil typischerweise Inseln normaler Haut erhalten bleiben. Auch hier findet man stets Bezirke mit gedrängt stehenden follikulären keratotischen Papeln an den Prädilektionsstellen. Stets sind Hände und Füße diffus stark keratotisch verdickt. Schleimhautbeteiligung ist zweifelhaft.

Symptome. Allgemeinsymptome fehlen, Juckreiz kommt vor. Sehr unangenehm kann das Spannungsgefühl der Haut durch die vermehrte Verhornung innerhalb größerer Areale werden, ferner durch Schmerzen an Händen und Füßen und durch tiefe Rhagaden über den Gelenken. In wenigen Fällen wurden andere Erkrankungen wie neuromuskuläre Störungen oder Myasthenia gravis beschrieben.

Histopathologie. Die Epidermopoese (epidermale DNS-Synthese) ist erhöht. Es besteht eine deutliche unregelmäßige Akanthose mit bandförmiger, gepreßt wirkender Hyperkeratose und eingesprengten parakeratotischen Inseln. Das Stratum granulosum kann reduziert sein. Nicht selten besteht, besonders über Papillenspitzen, eine leichte Spongiose. Follikuläre keratotische Papeln zeigen eine typische lamellöse Follikelkeratose im supraseboglandulären Follikelanteil. Die dermalen Veränderungen sind nur sehr gering ausgeprägt und bestehen in auffälliger Gefäßerweiterung im Papillarkörper und einer geringfügigen vorwiegend perivaskulären lymphozytären Infiltration. Über aktivierte T-Suppressorzellen und Funktionsstörungen von T-Helferzellen wurde berichtet.

Symptome. Keine Abweichungen im Routinelabor. Plasma-Vitamin A-Werte normal; über niedrige Werte für retinolbindendes Protein wurde berichtet.

Differentialdiagnose. Bei Pityriasis rubra pilaris im Kindesalter kann die Abgrenzung von Psoriasis follicularis bzw. Psoriasis lichenoides sehr schwierig sein. Bei leichteren Formen, besonders bei Kindern, mit vorwiegender Entwicklung scharf abgesetzter schuppender Erytheme über Knien und Ellenbogen sowie keratotischen Verdickungen der Handinnenflächen und Fußsohlen ist auch an hereditäre Erythrokeratodermien zu denken. Sobald die typischen follikulären keratotischen Papeln sichtbar sind, wird die Diagnose einfach. Bei Lichen ruber acuminatus sind die Veränderungen rumpfbetont, viel diskreter und nicht mit schilfernden Erythemen verbunden. Lichen pilaris besitzt feste Prädilektionsstellen. Im Verdachtsfall sollten Biopsien von morphologisch verschiedenen Hautmanifestationen durchgeführt werden.

Verlauf. Die Erkrankung nimmt einen von Patient zu Patient unterschiedlichen Verlauf. Sie kann sich innerhalb von wenigen Wochen erschöpfen oder bis zu 8 Jahren persistieren; im Durchschnitt besteht sie 2–3 Jahre. Ob sich daher bereits die Klassifikation von Griffiths bewähren wird, muß die Zukunft zeigen. Übergang in Psoriasis wurde in einzelnen Fällen beobachtet.

Therapie. Die Behandlung ist kompliziert und verlangt Geduld. Die Hautveränderungen sind irritierbar.

Tabelle 14.4. Klassifikation der Pityriasis rubra pilaris. (Nach Griffiths WAA, 1980)

Typ	Beginn	Krankheitsbild
Typ I	Bei Erwachsenen	Klassisch
Typ II	Bei Erwachsenen	Atypisch
Typ III	In der Kindheit	Klassisch
Typ IV	In der Kindheit	Zirkumskript
Typ V	In der Kindheit	Atypisch

Innerlich. Bereits früher hatte man die Erfahrung gemacht, daß Vitamin A in Dosen von 150000–300000 IE tgl. für mehrere Wochen bis Monate in einigen Fällen von Wert ist. Die Therapie sollte nach 3 Monaten abgesetzt werden (Kontrolle von Transaminasen, Cholesterin und Triglyzeriden), wenn keine Erfolge sichtbar werden.

Wegen der zugrunde liegenden Verhornungsstörung mit der Ausbildung von festgepreßten hyperkeratotischen Hornmassen wird 13-cis-Retinsäure (Roaccutan) oder aromatisches Retinoid (Acitretin) innerlich verordnet; entsprechende Berichte sind ermutigend. Oral wird Acitretin (Neotigason) in einer Dosierung von etwa 0,5 mg/kg KG über mehrere Wochen gegeben. Auf Nebenwirkungen ist zu achten. Auch fluorierte Glukokortikoide in Kombination mit Retinoiden wurden empfohlen und brachten bei manchen Patienten rasche Besserung. Sie sind besonders bei großflächiger Erkrankung zu diskutieren. Fluorierte Glukokortikoide (Triamcinolon, Betamethason) werden bevorzugt und kommen in mittlerer Dosierung (20–40 mg Prednisonäquivalent beim Erwachsenen bis zu weitgehender Erscheinungsfreiheit, dann Austestung der Erhaltungsdosis) in Betracht. Zytostatika, besonders Methotrexat, in Dosen wie bei Psoriasis, wurden ebenfalls empfohlen. Nach eigenen Erfahrungen sind diese aber nur morbostatisch wirksam. Auch diese Therapie kommt nur bei Erwachsenen und bei großflächiger Erkrankung in Betracht, wenn Retinoide versagt haben. Auch Ciclosporin A wurde in Einzelfällen mit Erfolg versucht.

Äußerlich. Vermeidung von exogener Provokation. Keine Bäder mit Detergenzien, vielmehr Badeöle. Ferner örtliche Behandlung mit fluorierten Glukokortikoiden, wenn möglich unter Plastikfolienokklusivverband, in Verbindung mit Harnstoff (5–10%) oder Vitamin-A-Säure in niedriger Konzentration. Da die Erkrankung provozierbar ist, sollten zunächst niedrigere Vitamin-A-Säurekonzentrationen in Salben (0,005%) ausgetestet werden. Wegen der Provokationsgefahr sind Phototherapie und Photochemotherapie gewöhnlich nicht indiziert.

Die sogenannte Parapsoriasisgruppe

1902 hat Brocq eine Reihe von Hauterkrankungen unter dem Begriff Parapsoriasis zusammengefaßt. Er wollte diese Erkrankungen, die klinisch teilweise Psoriasisähnlichkeit aufweisen, aber wesensmäßig von der Psoriasis verschieden sind, durch diese Bezeichnung klar abgrenzen. Heute wissen wir, daß diese Dermatosen weder etwas mit Psoriasis vulgaris zu tun haben, noch untereinander Beziehungen aufweisen, sondern voneinander völlig unabhängige Erkrankungen darstellen. Bei der Parapsoriasis en gouttes (Brocq) handelt es sich um die *Pityriasis lichenoides chronica* bzw. *Pityriasis lichenoides et varioliformis acuta,* bei der Parapsoriasis en plaques um die *Brocq-Krankheit* bzw. prämykoside Krankheitsbilder und bei der Parapsoriasis lichenoides (Brocq) um die *Parakeratosis variegata*. Sowohl aus morphologischen als auch aus klassifikationsmäßigen Gründen erübrigt sich also heute eigentlich der übergeordnete Begriff der Parapsoriasis.

Pityriasis lichenoides

Synonyme. Parapsoriasis en gouttes, Parapsoriasis guttata

Unter dieser Bezeichnung werden 2 Krankheitsbilder zusammengefaßt:
- Pityriasis lichenoides chronica und
- Pityriasis lichenoides et varioliformis acuta.

Es hat den Anschein, daß Pityriasis lichenoides chronica und Pityriasis lichenoides et varioliformis acuta unterschiedliche Verlaufsformen ein und derselben Grundkrankheit darstellen, zumal Übergangsformen vorkommen.

Pityriasis lichenoides chronica
[Jadassohn 1894, Juliusberg 1899]

Synonyme. Parapsoriasis en gouttes (Brocq), Parapsoriasis guttata

Definition. Ätiologisch unbekannte, chronisch-entzündliche papulosquamöse Erkrankung klinisch sehr typischer Prägung.

Vorkommen. Kinder und junge Erwachsene werden bevorzugt betroffen. Deutliche Androtropie. Genetische Faktoren nicht bekannt.

Ätiopathogenese. Ätiologisch unbekannt. Kontagiosität besteht nicht. Pathogenetisch vermutet man eine infektallergisch bedingte kutane Vaskulitis. Dafür spricht die nicht seltene Abheilung nach Sanierung von Fokalherden oder unter antibiotischer Behandlung, ferner der Nachweis von Immunkomplexen im Serum und in der Haut solcher Patienten. Auch Virusinfektion wird erwogen.

Klinik. Wegen fehlender subjektiver Beschwerden sieht man die Erkrankung meist erst in voller Ausprägung. In der Hauptsache sind Rumpf und proximale

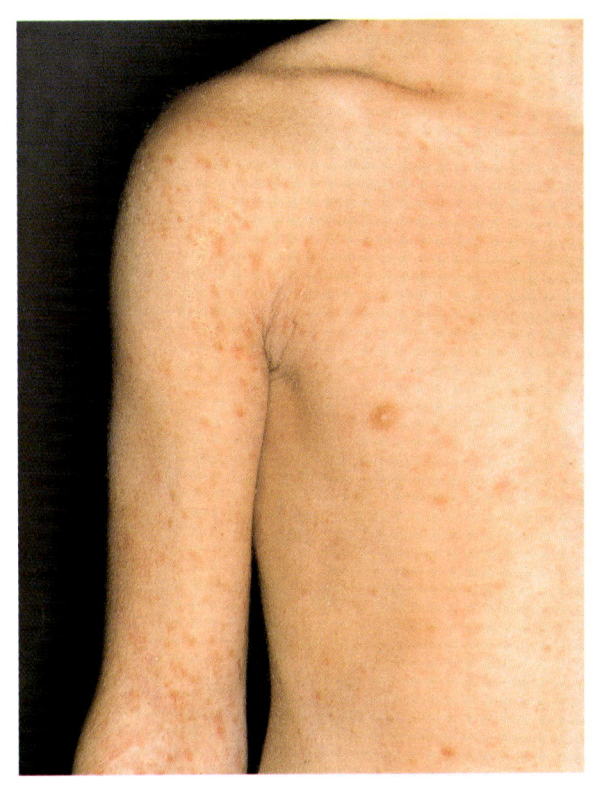

Abb. 14.38. Pityriasis lichenoides chronica

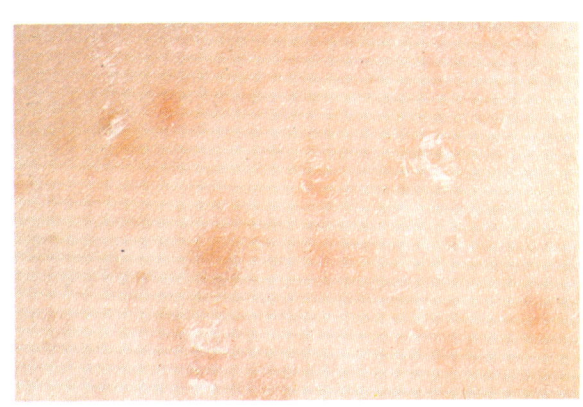

Abb. 14.39. Pityriasis lichenoides chronica, Oblatenschuppung

Gliedmaßenabschnitte betroffen. Symmetrische Verteilung der Effloreszenzen ist typisch. Der Gesamtaspekt des Exanthems ist polymorph, weil sich die einzelnen Effloreszenzen in unterschiedlichen Phasen von Entwicklung und Rückbildung finden.

Initiale Einzeleffloreszenzen sind kalottenförmige, etwa 2–10 mm im Durchmesser große entzündlich-gerötete oder bräunlichrote, ziemlich derbe Papeln. Ihre Oberfläche ist stumpf oder lichenoid spiegelnd. Gelegentlich entwickeln sich einzelne hämorrhagische Papeln. Daß sie eine feine Schuppe bedeckt, wird meist erst beim Kratzen sichtbar. Die Papeln wachsen, werden 5–8 mm groß, im Verlauf wieder flacher, auch blasser oder mehr bräunlich, während an ihrer Oberfläche immer deutlicher eine kompakte, die Effloreszenz zudeckende Schuppe auftritt.

Nach weiterer Regression (3–4 Wochen) ist die Effloreszenz wieder plan und wird an ihrer Oberfläche nur noch durch eine oblatenartige Schuppe, die wie ein *Kollodiumhäutchen* festhaftet, markiert. Entfernt man diese oblatenartige Schuppung, so findet sich darunter normale Haut. Manchmal kommt es am Ort der rückgebildeten Effloreszenzen zu sekundärer Depigmentierung (Leukoderm bei Pityriasis lichenoides chronica).

Symptome. Symptome bestehen im allgemeinen nicht, insbesondere besteht auch kein Juckreiz. Laborbefunde negativ. Nicht selten entwickelt sich die Erkrankung im Anschluß an einen grippalen oder bakteriellen fieberhaften Infekt. Auf Fokalinfektion (Tonsillen, Sinus, Zähne etc.) sollte geachtet werden.

Histopathologie. Im oberen Korium vorwiegend perivaskulär orientierte Infiltrate aus Lymphozyten und Histiozyten, die auch in die Papillen und in die Epidermis eindringen. Im Zentrum frischer Effloreszenzen Spongiose, leichte reaktive Akanthose und eine festhaftende parakeratotische Schuppe. Gelegentlich findet man Munro-Abszeß-ähnliche Ansammlungen von Lymphozyten in den parakeratotischen Hornlagen. Die Kapillaren sind erweitert und können Endothelproliferation aufweisen. Erythrozytenextravasate in Papillen und Epidermis findet man mehr bei akuten Verlaufsformen. Immunpathologisch wurden Immunkomplexe (IgG, C3) in der Basalmembranzone und in Gefäßwänden nachgewiesen.

Verlauf. Der Verlauf mit kommenden und gehenden Effloreszenzen ist meist chronisch über einige Wochen, mehrere Monate oder sogar über Jahre. Allgemeinkomplikationen fehlen; jedoch sind die Patienten durch das monate- oder gar jahrelange Krankheitsbild kosmetisch und folglich oft psychisch belastet. Meist episodischer Übergang in Pityriasis lichenoides et varioliformis acuta wurde häufiger beobachtet, auch nach PUVA-Therapie.

Prognose. Sie ist vorsichtig zu stellen. Chronische Eruptionen können Monate und Jahre beanspruchen, mit zunehmender Akuität der Veränderungen wächst die Neigung zu spontaner Rückbildung. Übergang in malignes Lymphom der Haut scheint, wenn überhaupt, nur extrem selten vorzukommen; wahrscheinlich handelt es sich in solchen Fällen primär um lymphomatoide Papulose.

Differentialdiagnose. Psoriasis guttata und Psoriasis lichenoides, deren Grundeffloreszenz gewisse Ähnlichkeiten mit der papulosquamösen Effloreszenz bei Pityriasis lichenoides chronica aufweisen kann, sind als Gesamtexanthem monomorph geprägt und lassen sich durch die Psoriasisphänomene abgrenzen. Das gleiche gilt für Lichen ruber planus (Mundschleimhautuntersuchung). Beim Erwachsenen ist stets an papulosquamöses Syphilid bei Lues II (Serologie) zu denken; dieses stellt aber meistens eine monomorphe Eruption dar und es fehlt das Kommen und Gehen von Effloreszenzen. Im Zweifel ist Biopsie empfehlenswert.

Therapie
Innerlich. Symptomatisch. Bei manchen Patienten bewährt sich hochdosierte Penizillinbehandlung (Baycillin Mega Filmtabletten 3- bis 5mal 1 Tbl. tgl. über 3–4 Wochen). Doxyzyklin (100–200 mg tgl.), Tetrazykline (1–2 g tgl.) oder Erythromycin, besonders bei Kindern, werden ebenfalls empfohlen. Glukokortikoide in mittlerer Dosierung (20–40 mg Prednisolonäquivalent tgl. beim Erwachsenen) haben meist nur einen morbostatischen Effekt, durchbrechen aber gelegentlich doch die pathogenetische Reaktionskette. Niedrig dosierte Therapie mit Methotrexat oder Dapson kann wirksam sein. Fokalsanierung ist wichtig.
Äußerlich. Glukokortikoidhaltige Externa in Cremeform. Auch UV-Ganzkörperbestrahlungen werden empfohlen. Orale Photochemotherapie (PUVA) oder PUVA-Bad-Therapie wie bei Psoriasis führt zur Abheilung der Erscheinungen, ist aber oft nur morbostatisch wirksam. Da es sich um eine provozierbare Erkrankung handelt, sollte eine UV-Bestrahlungstherapie vorsichtig erfolgen, um keinen akuten Krankheitsschub auszulösen. Als morbostatisch wirksam hat sich auch Klimatherapie (Sonne und Meer) bewährt.

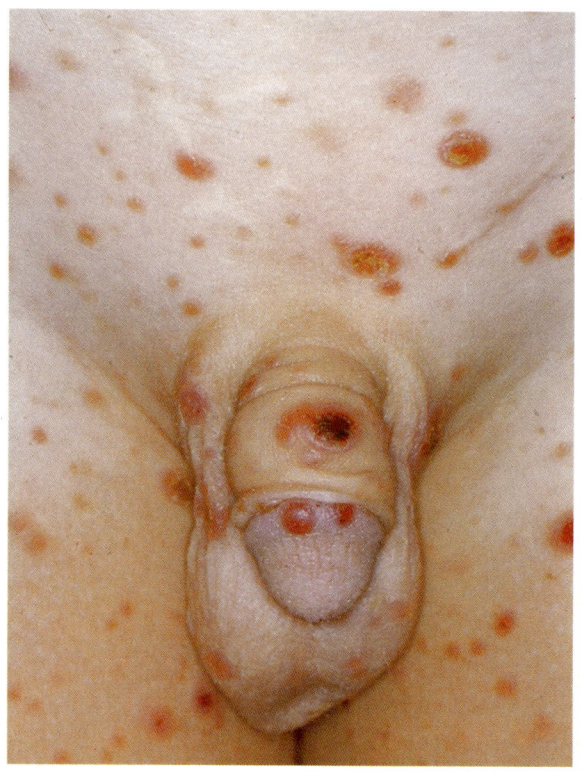

Pityriasis lichenoides et varioliformis acuta
[Mucha 1916, Habermann 1925]

Synonyme. Mucha-Habermann-Syndrom, Morbus Mucha-Habermann

Definition. Akut oder subakut verlaufende Erkrankung unbekannter Ätiologie mit hämorrhagischen und papulonekrotischen Effloreszenzen; die Abheilung erfolgt unter Hinterlassung varioliformer Narben infolge einer oberflächlichen nekrotisierenden Vaskulitis.

Vorkommen. Viel seltener als Pityriasis lichenoides chronica.

Abb. 14.40. Pityriasis lichenoides et varioliformis acuta

Ätiopathogenese. Ätiologisch unbekannt. Man denkt an eine infektallergische, medikamentös-allergische oder durch Virusinfektion ausgelöste oberflächlich-nekrotisierende Vaskulitis. Selten Assoziierung mit erworbener Toxoplasmose oder Brucellose. Wegen der starken vaskulitischen Komponente wird von manchen Autoren dieses Krankheitsbild von der Pityriasis lichenoides chronica getrennt, während andere darin eine akut verlaufende Variante sehen. Nach eigener Erfahrung ist eine Trennung der beiden Erkrankungen voneinander nicht gerechtfertigt.

Klinik. Entweder spontan oder nach fieberhaften Infekten setzt die Hauterkrankung akut ein. Bevorzugt betroffen ist der Rumpf. In unregelmäßiger bilateraler Verteilung entwickelt sich über Wochen eine kontinuierliche Eruption von papulosquamösen Effloreszenzen, hämorrhagischen Bläschen und hämorrhagisch papulonekrotischen Effloreszenzen, die mit feinen varioliformen Narben abheilen.
Ganz selten wurde eine *ulzero-nekrotische Form* beschrieben, die sich spontan oder bei bestehender Pityriasis lichenoides chronica akut unter schwerem Krankheitsgefühl mit Fieber als Eruption von schmerzhaften hämorrhagischen Ulzerationen ent-

wickelt: *febriles ulzero-nekrotisches Mucha-Habermann-Syndrom* (Degos et al. 1966).

Symptome. Allgemeinsymptome fehlen meist. Gelegentlich Fieber, Kopfschmerzen, Abgeschlagenheit. Juckreiz besteht meist nicht. Papulonekrotische Effloreszenzen können schmerzhaft sein. Die BKS ist erhöht.

Histopathologie. Die Erscheinungen zeigen Anklänge an Pityriasis lichenoides chronica. Stärker betont ist allerdings die lymphozytäre Vaskulitis. Kapillaren zeigen Schwellung der Endothelzellen und Extravasation von mononukleären Zellen mit vielen T-Suppressorlymphozyten, die in großer Dichte um die Kapillaren vorhanden sein können. Umschriebene Diapedese von Erythrozyten, welche auch herdförmig innerhalb der Epidermis nachweisbar sind. In mehr akuten Fällen kann inter- und intrazelluläres Ödem in der Epidermis zu retikulärer Degeneration und umschriebener Nekrose führen. So kann es zu Erosion oder zu Ulzeration mit sekundärer Wundheilung kommen. Mit der direkten Immunfluoreszenz sind in der Basalmembranzone und in Blutgefäßwänden Präzipitate von IgM und Komplementkomponenten (C1q, C3, C9) nachweisbar.

Verlauf. Dieser ist nicht sicher vorhersehbar. Die Erkrankung kann nach einem Schub oder wenigen Schüben innerhalb einiger Wochen abheilen. In anderen Fällen kann sie nach Minderung der Akuität in eine Pityriasis lichenoides chronica übergehen. Die varioliforme Narbenbildung ist abhängig von der Tiefenausdehnung der nekrotisierenden Vaskulitis.

Differentialdiagnose. Die Erkrankung kann an Varizellen erinnern. Der polymorphe Charakter des Exanthems mit seinen Prädilektionen, fehlende Beteiligung der Mundschleimhaut sowie die zumeist fehlende Allgemeinsymptomatik sprechen gegen Varizellen. An Arzneimittelexantheme ist zu denken.

Therapie. Grundsätzlich wie bei Pityriasis lichenoides chronica.
Innerlich. Breitbandantibiotika in Kombination mit Glukokortikoiden in mittlerer Dosierung. Orale PUVA- oder PUVA-Bad-Therapie gilt als erfolgreiche Maßnahme. Absetzen anderer Medikamente. Sanierung von chronischen Fokalinfekten. Evtl. Versuch mit Goldtherapie.
Äußerlich. Glukokortikoide in Cremes oder Lotio (Volon-A-Schüttelmixtur), Lotio zinci spirituosa.

Parapsoriasis en plaques
[Brocq 1897]

Synonyme. Morbus Brocq; Erythrodermie pityriasique en plaques disséminées (Brocq), chronic superficial scaly dermatitis

Definition. Sehr chronische Dermatose mit fehlender spontaner Rückbildungsneigung, gekennzeichnet durch eine lockere Dissemination von leicht geröteten und gering pityriasiform schilfernden Herden, besonders am Rumpf. Größere Schwierigkeiten in der nosologischen Einordnung dieser Erkrankung sind dadurch gegeben, daß das Krankheitsbild einmal einen ganz gutartigen Verlauf nimmt, andererseits aber Fälle beschrieben wurden, die in Mycosis fungoides übergehen und daher als *Prämykose* zu interpretieren sind, und daß schließlich Patienten bekannt geworden sind, bei denen sich innerhalb solcher Herde poikilodermatische Veränderungen entwickelt haben und später Übergang in malignes kutanes T-Zell-Lymphom, zumeist in Mycosis fungoides beobachtet wurde.
Er erscheint daher zur besseren Einordnung solcher Fälle aus praktischen und makromorphologischen

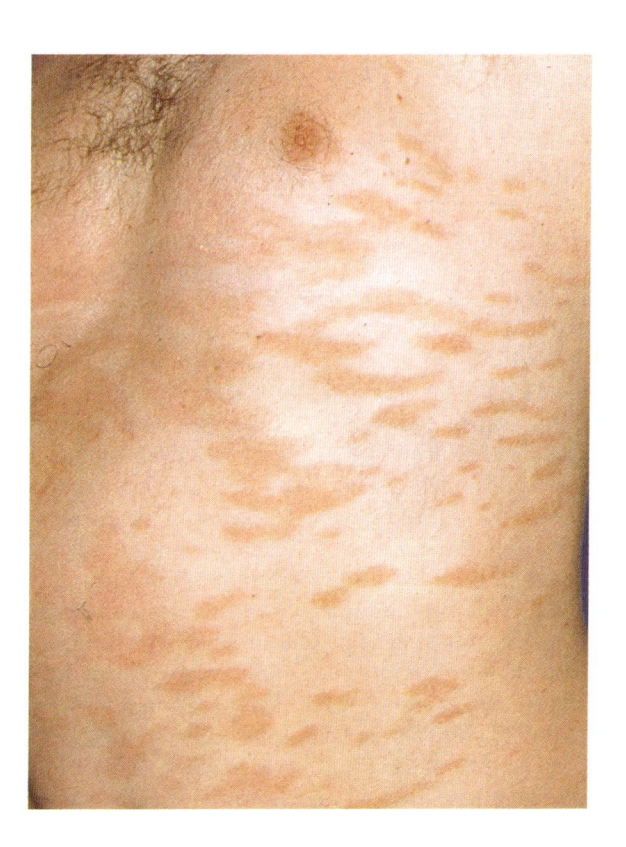

Abb. 14.41. Parapsoriasis en plaques, kleinherdig-benigner, digitiformer Typ

Gründen zweckmäßig, mit Bonvalet et al. (1977) den Versuch einer *klinischen* Klassifikation vorzunehmen.

Parapsoriasis en plaques: kleinherdig-benigner Typ

Synonyme. Morbus Brocq im engeren Sinne, Parapsoriasis en plaques — kleinherdiger Typ, chronic superficial scaly dermatitis, Parapsoriasis digitiformis, digitate dermatosis, Xanthoerythrodermia perstans

Definition. Klinisch charakteristische chronisch-entzündliche Erkrankung, ohne Spontanheilungstendenz. Praktisch kein Übergang in Mycosis fungoides.

Vorkommen. Relativ selten. Androtropie. Meist bei Erwachsenen.

Ätiologie. Die Ursache dieser klinisch und histologisch an ein Ekzematid erinnernden, aber therapeutisch kaum beeinflußbaren Erkrankung ist unbekannt.

Klinik. Die Erkrankung beginnt mit einem oder mehreren, kleinen, leicht geröteten und geringfügig pityriasiform schuppenden Herden. Langsam entwickelt sich durch neu auftretende Herde das Krankheitsbild in seiner vollen Ausprägung. Bei älteren Männern können solche Herde ausschließlich an der Innenseite der Arme, seltener auch an den Beinen auftreten. Unter Verschonung von Palmae und Plantae sowie des Gesichts finden sich sonst besonders an den seitlichen Partien des Stammes, aber auch an den Extremitätenlängsseiten viele kleine rundliche, ovale, oder mehr fingerförmige, in den seitlichen Rumpfpartien offenbar in den Spaltlinien der Haut stehende kleinere Flecke, gewöhnlich < 5 cm Durchmesser. Diese stehen zunächst isoliert, können aber auch miteinander in Verbindung treten und so größere Herde oder bandartige Veränderungen ausbilden. Manchmal ist die Begrenzung der Herde scharf, vielfach aber verwaschen. Die farbliche Tönung der Einzelherde ist unterschiedlich. Stellenweise wirken sie zartgelblichrosa, gelegentlich vergilbt oder gelblichrot *(Xanthorerythrodermia perstans)*, nicht selten auch etwas bräunlich. Eine palpatorisch faßbare Infiltration fehlt stets. Die Oberfläche der Herde kann fein pityriasiform schilfern. Der scheinbare Zustand einer Lichenifikation *(Pseudolichenifikation)* mit Vergröberung der Hautfelderung wird durch feinste Einrisse in der Hornschicht hervorgerufen. Schiebt man die Haut in den Herden mit den Fingern hin und her, so erscheint sie zigarettenpapierartig knitterbar wie bei Hautatrophie. Es handelt sich um eine *Pseudoatrophie,* da ein entsprechendes histologisches Substrat fehlt.

Symptome. Subjektive Symptome fehlen zumeist; gelegentlich besteht geringer Juckreiz.

Histopathologie. Ein spezifisches Substrat fehlt; vielmehr findet man Zeichen eines Ekzematids mit geringfügiger Akanthose und fleckiger Parakeratose, umschriebener geringer Spongiose und geringer Exozytose in der Epidermis sowie einem leichten perivaskulären, vorwiegend lymphohistiozytären Infiltrat im oberen Korium. Keine Pautrier-Mikroabszesse; keine abnormen lymphozytären Zellen.

Verlauf. Hochchronisch, aber gutartig. Die Veränderungen werden oft im Sommer unter Sonnenbestrahlung besser. Sie können auch vorübergehend auf äußerliche Glukokortikoidtherapie ansprechen, rezidivieren aber, sobald die Behandlung unterbrochen wird. Vielfach bleiben sie aber über Jahre und Jahrzehnte bestehen. In wenigen Fällen kommt es zur Abheilung. Übergang in Mycosis fungoides ist nicht zu befürchten.

Differentialdiagnose. Bei bevorzugtem Auftreten rumpfbetonter Herde ist an seborrhoisches Ekzematid, bei Beginn der Erscheinungen an den Extremitäten an Exsikkationsekzematid zu denken. Beide Dermatosen sprechen auf niedrig dosierte äußerliche Glukokortikoidtherapie gut an. Wichtig ist die Abgrenzung vom prämykotischen Typ der Parapsoriasis en plaques. Hier verbirgt sich unter dem an Parapsoriasis en plaques erinnernden klinischen Krankheitsbild eine initiale Mycosis fungoides. Entscheidend ist der histologische Befund. Wichtig ist ferner Verlaufskontrolle, notwendigenfalls auch wiederholt Biopsien.

Therapie. Unbefriedigend. Innerliche oder äußerliche Anwendung von Glukokortikosteroiden hat nur geringen morbostatischen Effekt. Ganzkörperbestrahlungen mit Sonnenlicht (Klimakuren am Meer), künstlicher UV-Bestrahlung und innerlicher Photochemotherapie (PUVA) oder Balneophotochemotherapie führen zur Besserung, manchmal auch zu vorübergehender Rückbildung der Erscheinungen, meist aber nicht zur Heilung.
Bei Neigung zu Sebostase Vermeidung von Detergenzien als Badezusatz; statt dessen Badeölzusätze und Rückfettung der Haut nach dem Waschen oder Baden.

Parapsoriasis en plaques: großherdig-entzündlicher Typ

Synonyme. Prämaligne Form der Parapsoriasis en plaques: parapsoriasis en grandes plaques simples

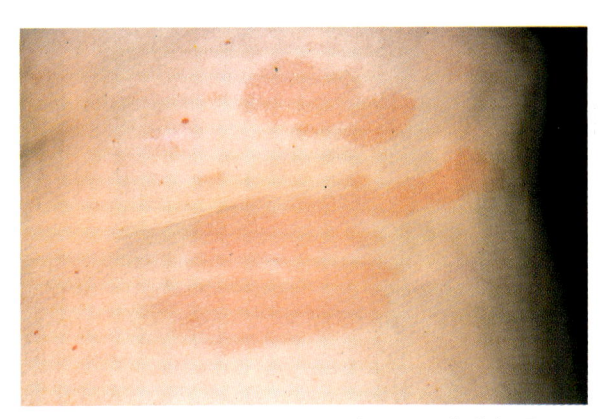

Abb. 14.42. Parapsoriasis en plaques, großherdig-entzündlicher Typ

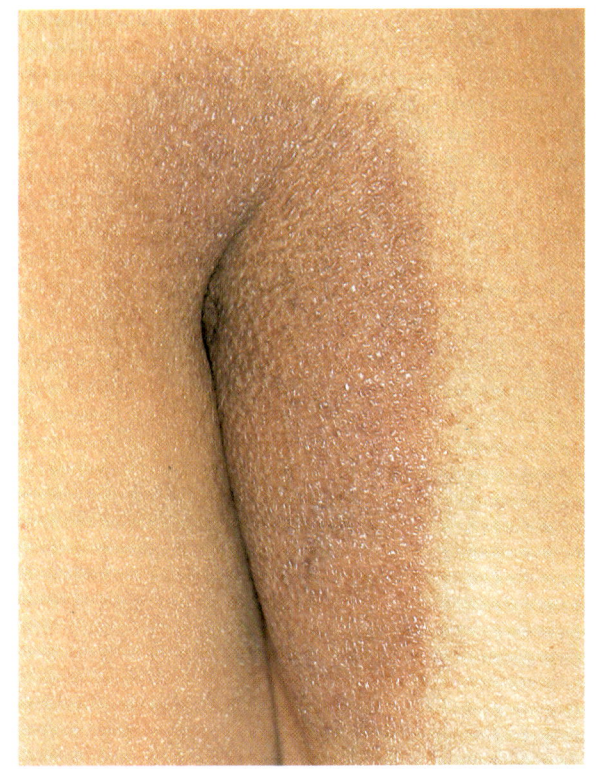

Abb. 14.43. Parapsoriasis en plaques, großherdig-poikilodermatischer Typ

Definition. Initiale Mycosis fungoides mit den klinischen Zügen einer Parapsoriasis en plaques.

Vorkommen. Relativ selten. Bevorzugt betroffen ist das mittlere Erwachsenenalter. Androtropie.

Ätiopathogenese. Es handelt sich um eine Erkrankung mit einem histologisch an Mycosis fungoides erinnernden Substrat und Weiterentwicklung in klinische Mycosis fungoides, daher also um eine initiale Mycosis fungoides. Auch durch Arzneimittel, z.B. Hydantoinderivate können solche Veränderungen ausgelöst werden.

Klinik. Die Erkrankung entwickelt sich gewöhnlich mit wenigen größeren deutlich entzündlichen Herden. Die Verteilung der Herde ist unregelmäßig; die seitlichen Rumpfpartien sind nicht bevorzugt betroffen. Die Herde können bizarr konfiguriert sein und umschließen nicht selten normale Hautareale; die Abgrenzung zur übrigen Haut ist stets scharf. Die Herde selbst sind entzündlich-gerötet, deutlich, wenn auch nicht immer stark infiltriert und zeigen eine feine pityriasiforme Schilferung. Der pseudoatrophische Aspekt der Krankheitsherde wie bei dem kleinherdig-benignen Typ der Parapsoriasis en plaques fehlt. Im Verlauf entstehen neue Herde und durch zunehmendes Wachstum größere Herde, die stärker plattenartig infiltriert werden. Dann ist die Diagnose Mycosis fungoides bereits klinisch gegeben.

Keine bestimmte Prädilektion. Rumpf, Glutäalregion und Arme sind vorzugsweise betroffen, sehr selten dagegen Gesicht und Mundschleimhaut.

Symptome. Häufig Juckreiz, im Laufe der Zeit an Intensität zunehmend. Sekundär kann es zu Kratzeffekten, Exkoriationen, Sekundärinfektion und Lichenifikation kommen. Keine Lymphadenopathie; keine Organveränderungen.

Histopathologie. Das histologische Bild ist entweder uncharakteristisch oder entspricht bereits dem der Mycosis fungoides. Es ist daher mit dem ekzematoiden Bild des kleinherdig-benignen Typs der Parapsoriasis en plaques nicht verwechselbar. Es besteht psoriasiforme Akanthose und Parakeratose. Das vorwiegend lymphohistozytäre Infiltrat im oberen Korium neigt zu epidermaler Exozytose von einzelnen Zellen oder einem Schwarm von Zellen. Pautrier-Abszesse sind selten. Gelegentlich findet man große zerebriforme, an Sézary-Zellen erinnernde Kernformen.

Verlauf. Hochchronisch. Langsame Größenzunahme der Herde. Schließlich Weiterentwicklung in das Stadium infiltrativum der Mycosis fungoides. Die Rückbildungstendenz der Herde ausgesprochen gering. Übergang in den großherdig-poikilodermatischen Typ der Parapsoriasis en plaques scheint selten vorzukommen.

Differentialdiagnose. Diese entspricht in etwa der des kleinherdig-benignen Typs der Psoriasis en plaques. Wenige größere, oft asymmetrische bizarre Herde mit stärkerer entzündlicher Rötung und Infiltration der Veränderungen sowie fehlende Pseudoatrophie der Herde lassen an die Diagnose Mycosis fungoides denken. Wichtig sind wiederholte Biopsien.

Therapie. Wie bei Mycosis fungoides im Initialstadium. Günstige Effekte mit innerlicher Photochemotherapie (PUVA) oder Balneophotochemotherapie. Bei Einzelherden Röntgenweichstrahlentherapie. Gegen den Juckreiz sind auch glukokortikoidhaltige Cremes oder Salben wirksam.

Parapsoriasis en plaques: großherdig-poikilodermatischer Typ

Synonym. Parapsoriasis en grandes plaques poikilodermiques

Einige der hier subsumierten Fälle wurden früher auch als Parapsoriasis lichenoides (Brocq), Poikilodermia vascularis atrophicans (Jakobi), atrophische Parapsoriasis, prereticulotic poikiloderma oder Parakeratosis variegata diagnostiziert. Die letztgenannte Erkrankung läßt sich aber vom großherdig-poikilodermatischen Typ der Parapsoriasis en plaques abtrennen.

Definition. Es handelt sich um eine chronisch-entzündliche Hauterkrankung, die an Parapsoriasis en plaques vom prämykosiden großherdig-entzündlichen Typ erinnert, aber ein poikilodermatisches morphologisches Bild aufweist. Da sich viele dieser Fälle im Laufe der Jahre klinisch weiter in Mycosis fungoides oder eine andere Form von malignem T-Zellen-Lymphom der Haut entwickeln, muß man schließen, daß es sich bereits um ein kutanes T-Zell-Lymphom niedriger Malignität handelt.

Vorkommen. Die Erkrankung wird weltweit beobachtet, ist aber sehr selten. Meistens beginnt sie im mittleren Lebensalter.

Ätiopathogenese. Ätiologie unbekannt. Es ist nicht ganz klar, ob es sich um ein einheitliches Krankheitsbild handelt. Gesichert scheint, daß es zur Weiterentwicklung in Mycosis fungoides oder ein anderes T-Zell-Lymphom der Haut kommen kann. Insofern würde es sich bereits um ein initiales kutanes T-Zell-Lymphom handeln.

Klinik. Langsam entwickeln sich wenige große, teilweise ganze Körperregionen einnehmende Hautveränderungen, die durch entzündliches Erythem und leichte pityriasiforme Schilferung an den prämykosiden großherdig-entzündlichen Typ der Parapsoriasis en plaques erinnern können. Innerhalb von 2–3 Jahren entwickelt sich in den Herden zunehmend eine Atrophie der Haut zusammen mit Teleangiektasien und retikulärer Hyper- und Depigmentierung. Dadurch kommt es zur Ausbildung eines poikilodermischen Zustands, der an chronische Radiodermitis (Röntgenoderm) erinnert. Allerdings ist die Haut meist zigarettenpapierartig dünn und knitterbar; Sklerosierung fehlt.

Prädilektionen für die unterschiedlich großen Herde, die sich vielfach asymmetrisch entwickeln, können nicht angegeben werden, obwohl Glutäen, Hüften und andere Partien des Rumpfes bevorzugt werden. Auch kleine hellrote Papeln in diesen Hautveränderungen, die teilweise einen lichenoiden Aspekt aufweisen, wurden beschrieben.

Symptome und Verlauf. Die Herde können für viele Jahre unverändert bestehenbleiben und verursachen durch ihre Trockenheit, besonders bei kühler Witterung, Juckreiz oder mehr schmerzhafte Sensationen. Nach jahrelangem Bestand kann es (bei etwa 40% der Patienten) zur Infiltration und, wie das histologische Substrat ausweist, zur Entwicklung in Mycosis fungoides oder ein anderes malignes T-Zell-Lymphom der Haut kommen. Dann ist auch der Juckreiz stärker ausgeprägt.

Histopathologie. Teilweise unspezifische chronische Dermatitis, teilweise für Mycosis fungoides (Exozytose, Pautrier-Mikroabszesse, lymphoblastoide Zellen) typisches histologisches Substrat mit Atrophie von Epidermis und Papillarkörper.

Differentialdiagnose. Kongenitale Poikilodermien, Poikilodermatomyositis sowie Lupus erythematodes.

Therapie. Wie bei Parapsoriasis en plaques vom großherdig-entzündlichen Typ. Wichtig sind auch hier regelmäßige klinische und bioptische Kontrollen, um die Weiterentwicklung in klinische Mycosis fungoides oder in ein anderes malignes T-Zell-Lymphom der Haut frühzeitig zu erfassen.

Parakeratosis variegata

[Unna, Santi und Pollitzer 1890]

Synonyme. Parapsoriasis lichenoides (Brocq), Lichen variegatus (Crocker 1900)

Definition. Es handelt sich um eine nichtrückbildungsfähige chronisch-entzündliche Hauterkrankung, bei der lichenoide Papeln sich striär oder retikulär anordnen und zu einem netzförmigen, später atrophisierenden Maschenwerk ausbilden.

Vorkommen. Die Erkrankung ist extrem selten. Im Verlauf von Jahren kann es zum Übergang in Mycosis fungoides kommen. Deshalb kann die Parakeratosis variegata als eine Variante der Parapsoriasis en plaques vom poikilodermatischen Typ und damit wesensmäßig als eine prämykoside Hauterkrankung aufgefaßt werden.

Klinik. Meistens am Rumpf finden sich ähnliche Erscheinungen wie bei Parapsoriasis en plaques vom großherdig-poikilodermatischen Typ. Es stehen aber nicht die Entwicklung größerer poikilodermatisch atrophisierender Hautveränderungen im Vordergrund des klinischen Bildes, sondern kleinere lichenoide Papeleruptionen. Diese treten oft anulär, striär oder netzförmig langsam in Erscheinung und neigen zur Konfluierung. So entsteht ein lichenoides, teilweise poikilodermatisches Netzwerk mit kleinen Einschlüssen von normaler Haut. Für den Lichen ruber planus typische Veränderungen an der Mundschleimhaut oder an den Nägeln fehlen.

Symptome. Außer einer Neigung zur Exsikkation der Haut findet man keine Störung des Allgemeinbefindens. Die Erscheinungen sprechen auf örtliche Behandlung nicht dauerhaft an.

Histopathologie. Wie bei Parapsoriasis en plaques vom großherdig-poikilodermatischen Typ findet sich eine auf wenige Zellagen atrophisch verdünnte Epidermis mit fleckiger Parakeratose; Verflüssigungsdegeneration in der Basalzellschicht. Das an die atrophische Epidermis angrenzende entzündliche Zellinfiltrat kann Exozytose und Andeutungen von Pautrier-Mikroabszessen wie bei Mycosis fungoides erkennen lassen. Im übrigen ist es bandartig subepidemal lokalisiert und besteht vorwiegend aus Lymphozyten und Histiozyten. Pigmentinkontinenz mit zahlreichen Melanophoren im oberen Korium und starke Kapillarerweiterung. Der Befund erinnert an atrophisierenden Lichen ruber planus. Wenn allerdings die Epidermotropie des Infiltrats stärker ist und abnorme lymphoblastoide Zellen vorhanden sind, ist die Diagnose einer initialen Mycosis fungoides zu stellen.

Verlauf. Chronisch über Jahre und Jahrzehnte. Die Prognose wird durch die Tatsache getrübt, daß solche Fälle in ein malignes Lymphom übergehen können. Auch Koinzidenz mit lymphatischer Leukämie wurde bekannt. Sorgfältige klinische und bioptische Kontrollen sind daher geboten.

Therapie. Da mit Rückbildung der Veränderungen nicht zu rechnen ist, besteht die Therapie lediglich in pflegerischen Maßnahmen. Glukokortikoide sind nicht dauerhaft wirksam. Über die Wirkung von innerlicher Photochemotherapie (PUVA) oder Balneophotochemotherapie bestehen noch kaum Erfahrungen. Stärker infiltrierte Herde sind stets verdächtig auf Mycosis fungoides. Sie können auf Röntgenweichstrahlentherapie ansprechen.

Erythrodermien

Unter Erythrodermie versteht man eine universelle entzündliche Rötung und Schuppung der Haut. Meistens ist die Haut nicht nur entzündlich gerötet, sondern auch unterschiedlich stark infiltriert. Die Schuppung kann bei akuten toxischen Erythrodermien mehr lamellös sein, bei chronischen Erythrodermien ist sie meist psoriasiform oder pityriasiform. Man sollte die klinische Diagnose Erythrodermie nur dann stellen, wenn tatsächlich die Haut von Kopf bis Fuß zu mehr als 90% erkrankt ist. Einsprengungen kleiner Bezirke normaler Haut können von wichtiger differentialdiagnostischer Bedeutung sein (Mycosis fungoides, Pityriasis rubra pilaris).

Pathophysiologie. Die Allgemeinsymptomatik ist bedingt durch die universelle Entzündung der Haut und die gestörte Verhornung. Blutgefäßfüllung und Blutfluß der Haut sind stark erhöht und führen zu starker Wärmeabgabe. Dies äußert sich meist darin, daß die Patienten frieren. Bei chronischen Erythrodermien kann es sogar zur Hypothermie kommen. Kompensatorische Erhöhung des Gesamtstoffwechsels kann sich in erhöhtem Grundumsatz äußern, ohne daß primär eine Veränderung der Schilddrüsenaktivität vorhanden wäre. Die auf das Vielfache gesteigerte Wasserdampfabgabe (erhöhte Perspiratio insensibilis) kann zur Exsikkose Veranlassung geben. Der Proteinverlust in Form von abgeschilferten Schuppen kann bei chronischen Erythrodermien bis zu $10\,g/m^2$ Körperoberfläche täglich betragen und sekundär zu Eiweißmangelzuständen Veranlassung geben. Hypoproteinämie mit Albuminverminderung und relativer Vermehrung von Globulinen, speziell auch γ-Globulinen, ist typisch. Allgemeine Rückwirkungen bei akuten und auch chronischen Erythrodermien betreffen auch eine Beeinflussung mitotisch aktiver Gewebe wie Haare und Nägel. Diffuser Haarausfall und Ausfall der Nägel werden nicht selten beobachtet. Im Verlauf einer chronischen, über Monate bestehenden Erythrodermie kann es zu zunehmender Reduzierung des Allgemeinzustandes kommen. Manche Patienten starben früher trotz sorgfältiger Behandlung an Erythrodermie.

Erythrodermieformen

Die klinische Diagnose Erythrodermie ist morphologisch einfach. Danach beginnt aber erst die eigentliche Aufgabe, nämlich die ätiologische Abklärung.

Primäre Erythrodermien. Sie entstehen an unveränderter Haut durch Zunahme von Hauterscheinungen infolge von Arzneimittelnebenwirkungen, bei hämatologischen Erkrankungen oder malignen Lymphomen der Haut.

Sekundäre Erythrodermien. Sie entwickeln sich durch universelle Ausdehnung bereits vorher vorhandener Dermatosen. Von dieser Klassifikation ist man neuerdings mehr und mehr abgekommen.

Diagnose. Die klinische Diagnose Erythrodermie ist einfach. Zur Erarbeitung der Ursachen ist folgendes Vorgehen angezeigt:
- *Anamnese.* Bestehen seit Geburt, akute Erythrodermie, chronische Erythrodermie, Arzneimittel, vorausgehende Dermatosen, atopische Krankheiten, Kontaktallergien.
- *Klinisch-morphologischer Befund.* Diagnostische Hilfen sind: Mundschleimhautveränderungen bei Lichen ruber, Nagelveränderungen bei Psoriasis, Milbennachweis bei Scabies norvegica.
- *Hautbiopsie.* Diese sollte möglichst vor Einsetzen der Behandlung, besonders vor Glukokortikoidbehandlung, vorgenommen werden. Gelegentlich benötigt man mehrere Biopsien aus unterschiedlich infiltrierten Hautbezirken oder Randzonen zu noch normal aussehender Haut.
- *Lymphknotenstatus.* Bei vielen Erythrodermien kommt es infolge der entzündlichen Gewebsreaktion in der Haut zur Entwicklung einer *dermopathischen Lymphadenopathie* und damit zu einer Schwellung besonders der axillären und inguinalen Lymphknoten. Lymphknotenbiopsie ist angezeigt. Diese kann zur Aufdeckung einer hämatologischen Erkrankung und eines malignen Lymphomes (z.B. Sézary-Syndrom) sehr wichtig sein.
- *Allgemeinuntersuchung:* Röntgenologische Lungenuntersuchung, CT von Brust, Abdomen und Becken, Blutbild, Bluteisenspiegel, Immunelektrophorese des Serums, Sternalpunktat oder Beckenkammbiopsie; letztere können zum Ausschluß hämatologischer Grunderkrankungen notwendig sein.

Verlauf. Abgesehen von dem akuten und manchmal dramatischen Verlauf akuter toxischer Erythrodermien, die in ein Lyell-Syndrom übergehen können, aber auch eine rasche Abheilungstendenz nach Absetzen der induzierenden Noxe zeigen, ist der Verlauf der übrigen Erythrodermien von vornherein mehr chronisch.

Prognose. Sie ist mit Vorsicht zu stellen. Im wesentlichen wird sie durch die Grundkrankheit bestimmt. Erythrodermien, die sich durch Generalisation vorbestehender Dermatosen entwickeln, sind meistens einer Therapie besser zugänglich als Erythrodermien bei hämatologischen Erkrankungen.

Erythrodermien im Säuglings- und Kindesalter

Erythrodermien in der frühen Kindheit und im Schulkindalter sind selten. Sie können diagnostisch große Schwierigkeiten bereiten.
Besonders zu denken ist an folgende ätiologische Möglichkeiten:
- Kongenitale Erythrodermien (Ichthyosis congenita, Kollodiumbaby, Erythrodermia ichthyosiformis congenita)
- Erythrodermia desquamativa (Leiner)
- Erythrodermie durch universelle Kandidose
- Dermatitis exfoliativa neonatorum (Ritter von Rittershain)
- Toxische epidermale Nekrolyse (staphylogenes Lyell-Syndrom)
- Atopisches Ekzem (Neurodermitis diffusa)
- Psoriasis vulgaris
- Pityriasis rubra pilaris
- Omenn-Syndrom

Erythrodermien im Erwachsenenalter

Sogenannte toxische Erythrodermien entstehen meist akut und werden häufig durch innerlich verabreichte Arzneimittel ausgelöst. Besonders häufig sieht man toxische Erythrodermien im Verlauf einer Behandlung mit Sulfonamiden, Antidiabetika, Goldpräparaten, Isoniazid, Hydantoinen, Penizillin, Arsen oder Antimalariamedikamenten. Meist entwickelt sich unter der Behandlung ein zunächst skarlatiniformes oder morbilliformes Arzneimittelexanthem. Akut kommt es innerhalb von 1–2 Tagen zu universeller entzündlicher Rötung und zu Ödemen später lamellöser Schuppung der Haut, mitunter auch nach vorheriger Bläschen- oder Blasenbildung. Die Entwicklung der Hauterscheinungen ist meist von schwerem Krankheitsgefühl, Fieber und Schüttelfrost begleitet. Toxische Erythrodermien können durch Kreislaufversagen, Nieren- oder Leberbeteiligung zum Tode führen.
Sobald sich blasige Abhebungen entwickeln, ist an Übergang in *medikamentöses Lyell-Syndrom* (toxische epidermale Nekrolyse, Syndrom der verbrühten Haut) zu denken.
Akute Erythrodermien können sich auch hämatogen durch *Generalisation einer akuten allergischen Kontaktdermatitis* entwickeln. Dann ist das klinische Bild

zusätzlich auch durch nässende und krustöse Veränderungen charakterisiert.

Pathogenese. Es handelt sich meistens um schwere allergische, manchmal auch toxische Reaktionen, nicht selten auch um ein Kombinationsgeschehen von Infektionserkrankung und Arzneimittelallergie.

Histologie. Man findet bei akuten Formen spongiotische Epidermisveränderungen mit nachfolgender Parakeratose und leichter Akanthose. Das entzündliche Infiltrat lokalisiert sich vorwiegend perivaskulär, während im Stratum papillare starkes Ödem besteht. Kommt es zu epidermalen Nekrosen, ist an Lyell-Syndrom zu denken.

Therapie
Innerlich. Herz- und Kreislauftherapie, entsprechende Flüssigkeits- und Elektrolytzufuhr. Glukokortikoide in höheren Dosen (80–120 mg Prednisolonäquivalent und mehr). Möglichst Absetzen anderer Arzneimittel.
Äußerlich. Je nach Art der Hauterscheinungen Puderbett, Trockenpinselung, eventuell Behandlung von Erosionen mit antibiotischen Sprays oder desinfizierenden Maßnahmen. Später Zinköl, weiche Pasten mit antiseptischen oder antibiotischen Zusätzen und glukokortikoidhaltige Externa als Creme.

Erythrodermien durch Generalisation vorher bestehender Dermatosen

Diese sind nicht selten (etwa 60%) und entwickeln sich sekundär durch zunehmende Ausdehnung vorher vorhandener Dermatosen, so daß schließlich das gesamte Hautorgan betroffen ist. Meist verlieren sich dabei die für die einzelnen Dermatosen kennzeichnenden klinisch-morphologischen Merkmale immer mehr und es resultiert eine universelle entzündlich-gerötete, infiltrierte und schuppende Haut, die besonders im Bereich der Körperöffnungen und über den Gelenkbeugen zu schmerzhafter Rhagadenbildung neigt. Selbst die histologischen Veränderungen können dann nicht immer dem für die einzelnen Dermatosen typischen Substrat entsprechen.

Ekzeme und atopisches Ekzem. Generalisation von Ekzemen verschiedener Pathogenese und von atopischem Ekzem ist der häufigste Grund für die Entwicklung einer sekundären Erythrodermie. Geringe Schwellung der inguinalen und axillären Lymphknoten im Sinne einer *dermopathischen Lymphadenitis* (dermopathische Lymphadenopathie) kann vorkommen. Der Juckreiz ist oft intensiv und kann zu Sekundärinfektion führen. Vielfach deuten auch ekzemtypische Nagelveränderungen auf die richtige Diagnose.

Psoriasis. Die psoriatische Erythrodermie macht zahlenmäßig neben den ekzembedingten Erythrodermien das größte Kontingent aus. Während die Psoriasis pustulosa generalisata mehr zur Entwicklung einer akuten Erythrodermie neigt, kann sich bei Psoriasis vulgaris durch zu intensive Behandlung oder starke Zunahme ebenfalls eine sekundäre Erythrodermie entwickeln. Die klinisch typische psoriatische Ausprägung der Erkrankung geht verloren. Es resultiert eine intensiv entzündlich-gerötete und infiltrierte Haut, die mehr pityriasiform schuppt. Typische psoriatische Nagelveränderungen können zum diagnostischen Leitsymptom werden. Manchmal besteht starker Juckreiz. *Psoriatische Erythrodermie mit Zwergwuchs* ist extrem selten.

Pityriasis rubra pilaris. Diese entwickelt sich aus der typischen Erkrankung bei Kindern und Erwachsenen. Leitsymptome sind kleine normale Hautinseln innerhalb der hellroten pityriasiform schuppenden Erythrodermie, in deren Randzonen manchmal typische keratotische Papeln nachweisbar sind. Oft bestehen palmoplantar diffuse gelbliche Hyperkeratosen und subunguale Keratosen.

Lichen ruber planus. Erythrodermie durch Lichen ruber planus kommt selten vor. Die Diagnose kann außerordentlich schwierig sein, weil die typische klinische Morphologie des Lichen ruber verlorengeht. Man achte auf Lichen ruber der Mundschleimhaut und typische Nagelveränderungen.

Pemphigus foliaceus. Besonders bei älteren Menschen kann sich aus einem Pemphigus foliaceus eine Erythrodermie entwickeln. Veränderungen im Gesicht und oberen Rumpfbereich gehen meist der Erythrodermie voraus, die Schuppung ist feucht und etwas blätterteigartig. Gelegentlich deutete zirzinäre Schuppung Rest von flachen Blasen an.

Scabies norvegica. Bei unbehandelten oder vernachlässigten älteren Patienten und solchen mit sekundärem Immunmangel wie HIV-Infektion kann sich eine Erythrodermie mit intensivem Juckreiz entwickeln. Die Haut ist entzündlich gerötet, infiltriert mit dicken Schuppenkrusten, besonders an Händen und Füßen. Auch die Nägel sind verdickt, und generalisierte Lymphadenopathie und Bluteosinophilie sind gewöhnlich vorhanden. In der erkrankten Haut lassen sich leicht Myriaden von Skabiesmilben nachweisen. Nicht selten treten in der Umgebung solcher Patienten weitere Skabiesfälle auf.

Erythrodermien bei hämatologischen Erkrankungen und malignen Lymphomen der Haut

Nicht selten entwickeln sich bei diesen Erkrankungen chronische Erythrodermien mit starker Lichenifikation und universellem Pruritus. Bekannt ist die prämykoside Erythrodermie (Leredde) bei Mycosis fungoides. Auch das Sézary-Syndrom manifestiert sich unter einer Erythrodermie mit oder ohne Lymphknotenreaktion. Erythrodermien können auch bei Lymphogranulomatosis maligna, Lymphadenosen, verschiedenen Formen von malignen Lymphomen der Haut und ganz selten bei Myelosen vorkommen.

Diese Erythrodermien weisen dann feingeweblich entweder das spezifische Infiltrat der Grundkrankheit auf oder sie sind unspezifische, wahrscheinlich allergische Begleitphänomene; dann zeigen sie histologisch lediglich Zeichen einer chronischen Entzündung. Spezifische Infiltration findet man bei Mycosis fungoides, Sézary-Syndrom, malignen Lymphomen, während die Erythrodermien bei Lymphadenosen nur ausnahmsweise eine spezifische Infiltration der Haut aufweisen. Erythrodermien bei Myelosen bleiben meist unspezifisch, obwohl gerade in solchen Fällen durch die Chlorazetatesterasereaktion oder immunzytologisch die Diagnose leichtgemacht wird. Bei Verdacht auf Erythrodermien durch hämatologische Erkrankungen ist auf die Untersuchung von Blut, Lymphknoten, Leber, Milz und Knochenmark zu achten.

Erythrodermien mit unbekannter Ursache

Bei etwa 5–10% der Patienten kann die Ursache für eine Erythrodermie trotz sorgfältiger Untersuchung nicht abgeklärt werden. Wenn solche Erythrodermien sich bei älteren Menschen entwickeln, ist auch an eine spätere Entwicklung in Mycosis fungoides oder maligne Lymphome der Haut zu achten.

Solche Erythrodermien wurden früher als *Erythrodermie vom Typ Wilson-Brocq oder Pityriasis rubra (Hebra)* beschrieben. Viele Autoren betrachten diese nicht mehr als eigenständige Dermatosen.

Lichen ruber planus

Definition. Lichen ruber planus, auch Lichen planus genannt, ist eine nicht-kontagiöse, klinisch und histologisch sehr typische, subakut oder chronisch verlaufende, entzündliche papulöse Hauterkrankung, welche meist Juckreiz verursacht und sich auch an den Schleimhäuten entwickelt.

Vorkommen. Die Erkrankung ist relativ häufig und kommt weltweit vor. Die Morbidität soll etwa bei 0,2/Mio. liegen, wobei in dermatologischen Kliniken Lichen-planus-Patienten 1% aller Patienten ausmachen.

Beide Geschlechter sind etwa gleich stark betroffen. Die Erkrankung kann in jedem Lebensalter vorkommen; mehr als zwei Drittel der Patienten befinden sich zwischen dem 3. bis 6. Lebensjahrzehnt.

Es handelt sich um eine irritierbare Dermatose; in der Phase der Eruption kann besonders durch mechanische Provokation (Kratzen oder Scheuern) die Entwicklung neuer Lichen-planus-Effloreszenzen induziert werden *(isomorpher Reizeffekt, Köbner-Phänomen)*.

Ätiopathogenese. Die Ätiologie ist unbekannt. Für genetische Einflüsse bei der Entstehung der Erkrankung besteht kein sicherer Anhalt, allerdings wurde eine Assoziierung mit HLA-B3 und -B5 vermutet.

Die Erkrankung steht sicherlich unter dem Einfluß einer psychosomatischen Komponente: Beginn nach massiven psychischen Traumen oder anderen Streßsituationen. Auch die spontane Abheilung des Lichen planus bei Patienten, die einige Zeit aus ihrem Milieu herausgekommen sind, spricht für derartige Einflüsse. Lichen planus kann durch Medikamente, besonders Antimalariamittel, Goldsalze oder organische Arsenverbindungen provoziert werden.

Aufgrund des meistens symmetrisch und exanthematisch auftretenden Krankheitsbildes wird immer wieder an Virusinfektion gedacht. Hier wurde in den letzten Jahren insbesondere auf die mögliche Assoziation von Lichen planus und chronischen Lebererkrankungen aufmerksam gemacht. Man vermutet, daß bei diesen Patienten durch eine Metaplasie der Hepatozyten, möglicherweise induziert von integrierten Hepatitisvirusgenomen, Antigene exprimieren, welche normalerweise für die epidermale Basalzelle charakteristisch sind und nun zum Ziel für zytotoxische T-Zellen werden. Dies würde auch die histologische und immunpathologische Ähnlichkeit des Lichen ruber und der graft versus host disease erklären. Die Assoziation von Lichen ruber und chronischer Lebererkrankung bleibt zur Zeit sehr kontrovers, wobei in manchen Studien über gemeinsames Vorkommen bis zu 40% berichtet wird. Es kommen die primäre biliäre Zirrhose (5–13%), die chronisch-aktive Hepatitis (29%) und die Hepatitis B (30%) und C (24%) in Betracht. Im allgemeinen besteht also bei Patienten mit Lichen ruber eine deutlich erhöhte Wahrscheinlichkeit für eine bestehende Lebererkrankung.

Klinik. Die Erkrankung zeichnet sich durch sehr typische Papeln aus. Wegen der Wachstumstendenz durch

Aggregation von Papeln hat die Erkrankung auch ihren Namen Lichen (Flechte) erhalten. Die Lichen-ruber-planus-Effloreszenz stellt sich zunächst als eine stecknadelkopf- bis reiskorngroße derbe Papel dar. Sie wird von natürlichen Hautfurchen umgrenzt und wirkt daher polygonal. Stets steigt sie steil aus dem Hautniveau auf; ihre Oberfläche ist plan, d.h. plateauartig, weshalb sie bei Gegenlichtbetrachtung intensiv spiegelt (lichenoider Glanz). Nicht selten sind initiale Papeln in ihrer Mitte leicht eingedellt; benachbarte Papeln können zu größeren Herden unterschiedlicher Konfiguration zusammentreten. Die Farbe ist gewöhnlich zunächst mehr entzündlich-rot, nach einigen Wochen tendiert sie mehr zu rötlich-bläulichen Nuancierungen und vielfach, wenn die Erkrankung abheilt, zu braunen Farbtönen (sekundäre Hyperpigmentierung).

Diagnostisch von großem Wert ist das *Wickham-Phänomen*. An der planen Papeloberfläche, besonders bei aggregierten Papeln, findet sich eine feine milchigweiße Zeichnung in Form feiner Netze oder mehr randständiger Säume. Das Wickham-Phänomen ist oft bei Lupenbetrachtung besser zu erkennen, manchmal erst nach Abwischen der Effloreszenzen mit Wasser oder Xylol, wodurch die Transparenz der leicht verdickten Hornschicht erhöht wird. Diese Zeichnung kommt durch umschriebene Verdickung der keratohyalinhaltigen Zellagen des Stratum granulosum, d.h. eine umschriebene Granulose in diesen Bereich, zustande.

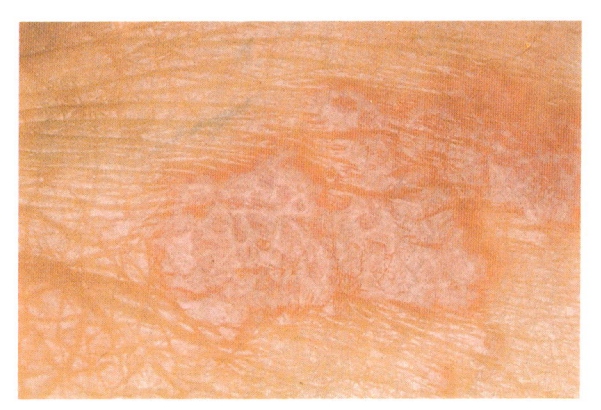

Abb. 14.45. Lichen ruber planus, Wickham-Phänomen

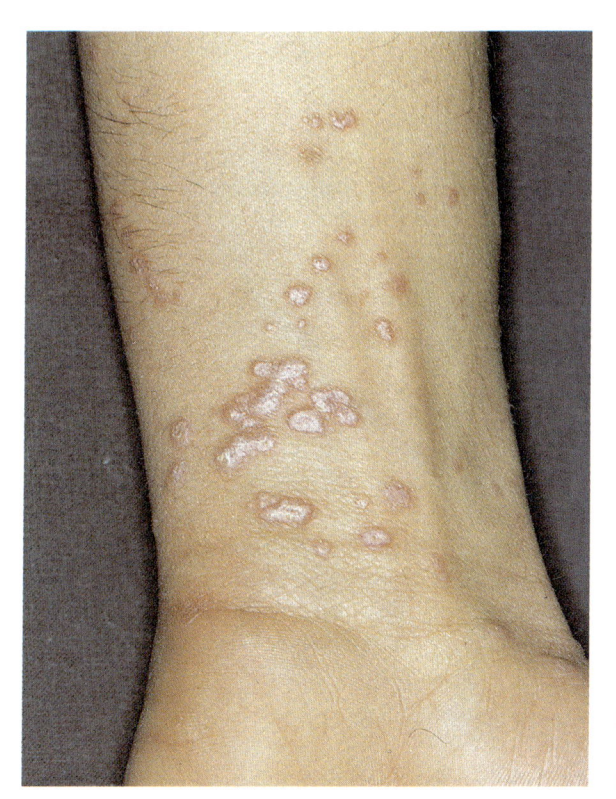

Abb. 14.44. Lichen ruber planus, Unterarmbeugeseite

Klinische Erscheinungsformen des Lichen ruber planus

Lichen planus kann ein unterschiedliches klinisches Erscheinungsbild anbieten, wobei nicht selten eine Kombination dieser Formen vorliegt.

Klinische Einteilung der Lichen-ruber-planus-Formen

Lichen ruber planus integumentalis
    Lichen planus exanthematicus
    Herdförmiger Lichen planus
    Lichen planus anularis
    Lichen planus linearis
    Lichen ruber verrucosus
    Großknotiger Lichen planus
    Lichen planus atrophicans
    Lichen planus pemphigoides
    Lichen planus vesiculosus
    Lichen planus erosivus
    Lichen planus actinicus
    Lichen planus der Handinnenflächen
    und Fußsohlen

Lichen ruber planus der Hautanhangsgebilde
    Nägel
    Lichen planus follicularis
    Lichen planus follicularis capillitii

Lichen ruber planus der Schleimhäute
    Lichen planus der Mundschleimhaut
    Lichen planus genitalis
    Lichen planus

Lichen ruber planus integumentalis

Bei Erkrankungen der Haut unterscheidet man mehrere Formen:

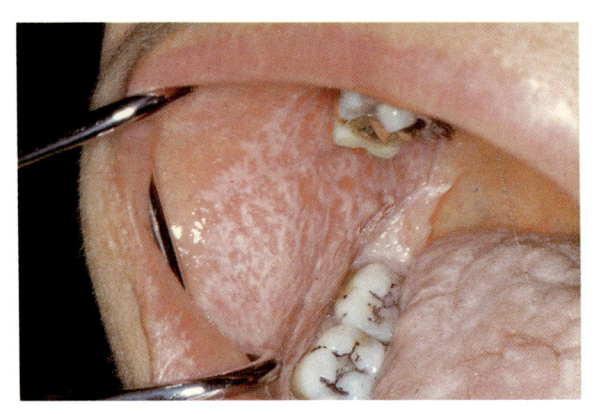

Abb. 14.46. Lichen planus der Mundschleimhaut

Abb. 14.48. Lichen planus follicularis

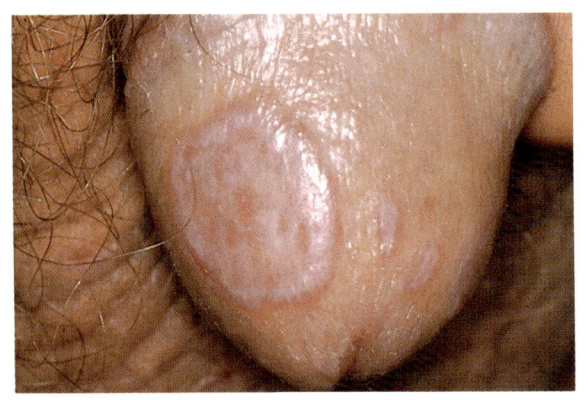

Abb. 14.47. Lichen planus der Glans penis

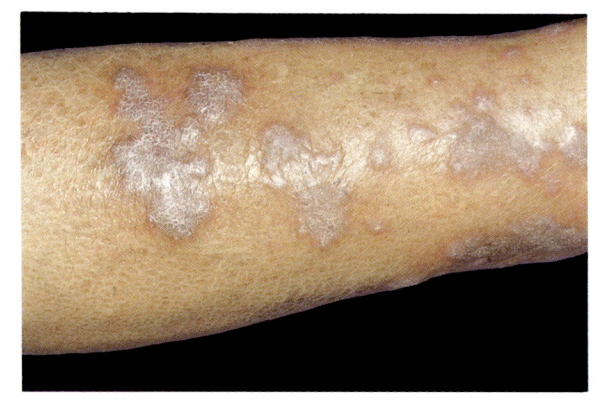

Abb. 14.49. Lichen ruber verrucosus

Lichen planus exanthematicus

Beim exanthematischen Lichen planus, der vielfach subakut verläuft, stehen die einzelnen Effloreszenzen zunächst distinkt und nur wenige konfluieren. Die Veränderungen sind meist symmetrisch ausgebildet. Prädilektionsstellen sind Beugeflächen der Handgelenke und Unterarme, seitliche Halsregion, Glutealgegend, Knöchelgegend der Fußgelenke und Penis. Auch der Stamm ist oft mitbetroffen. Bevorzugter Sitz sind hier die Flanken und die Kreuzbeingegend, ferner die Anogenitalregion. Behaarter Kopf, Gesicht, Palmae und Plantae erkranken nur selten. Bei starkem Eruptionsdruck oder irritierender Behandlung kann es subakut zur Generalisation des Exanthems kommen; in schweren Fällen mit Übergang in *sekundäre Erythrodermie*.

Lichen planus der alten Leute (Gottron)

Diese Erkrankung kann als Sonderform des exanthematischen Lichen planus gelten. Er ist vorwiegend am Rumpf (Kreuzbeingegend, Gürtel) lokalisiert und juckt wenig. Die papulösen Effloreszenzen neigen infolge sekundärer Hyperpigmentierung stärker zu einem braunroten Eigenfarbton.

Herdförmiger Lichen planus

Hier bilden sich nur in umschriebenen Hautarealen kleinere oder größere, derb infiltrierte, oft gefelderte Beete unter Verlust des typischen Bildes aus. An den Rändern können noch typische Einzeleffloreszenzen stehen. Prädilektionsstellen sind Unterschenkel, Kreuzbeingegend, seitliche Halspartien und Penis. Die Herde können einige Zentimeter groß werden und neigen zu Hyperpigmentierung; auch nach Abheilung kann diese langfristig bestehen bleiben. Schleimhautveränderungen sind seltener anzutreffen.

Lichen planus anularis

Nicht selten haben größere Effloreszenzen bei Lichen planus die Neigung zu zentraler Abheilung und peripherer Progression. So entstehen anuläre oder zirzinäre Herde.

Lichen planus linearis

Er ist mit <0,3% sehr selten. Hier entwickelt sich ein schmaler Streifen von Lichen-planus-Effloreszenzen, die sich bandförmig beispielsweise von der Achselhöhle bis zum Handgelenk oder von der Glutäalregion bis zum Malleolus internus hinziehen. Gelegentlich ist die Anordnung zosteriform oder segmental, wie einem Nervensegment oder Blaschko-Linien entsprechend. *Differentialdiagnostische Abgrenzung* ist erforderlich gegenüber Psoriasis linearis, striärem entzündlichen Nävus (ILVEN: inflammatory linear verrucous epidermal nevus), Lichen striatus und Dermatitis linearis.

Lichen ruber verrucosus

Bevorzugt betroffen sind die Streckseiten der Unterschenkel und die Knöchelgegend. Hier bilden sich entweder ausgestreute multiple erbs- bis bohnengroße derbe Herde oder bis handflächengroße verdickte plaqueförmige Herde aus. Auf den erhabenen, an ihrer Umsäumung braunrötlich oder blaurötlichen Herden sitzen dicke verruciforme Hyperkeratosen, die alle Feinheiten des Oberflächenreliefs zudecken. Manchmal weisen die Herde betont herausgehobene Follikelschwellungen mit kreidiger Hyperkeratose auf. Der Juckreiz kann sehr störend sein. Vernarbung kommt nach Abheilung vor. Vielfach besteht eine chronisch-venöse Insuffizienz an den Beinen solcher Patienten. Auch über das Auftreten eines verrukösen Karzinoms auf Lichen planus verrucosus wurde berichtet.
Differentialdiagnostische Abgrenzung gegenüber Lichen simplex chronicus, lichenifiziertem Ekzem und Lichen amyloidosus ist nötig.

Großknotiger Lichen planus

Hierbei handelt es sich um locker disseminierte, ungewöhnliche knotige Lichen-planus-Herde mit einem deutlich erhabenen Aspekt. Ob es berechtigt ist, hier von Lichen planus obtusus zu sprechen, ist um so fraglicher, als diese Bezeichnung auch für andere großknotige Erkrankungen verwendet wurde. Hier seien die prurigiformen Eruptionen wie Prurigo nodularis Hyde und knotige Neurodermitis erwähnt. Die Bezeichnung *Lichen obtusus* ist also mehrdeutig und sollte daher heute besser vermieden werden.

Lichen planus atrophicans

Hier findet man meistens nur wenige Effloreszenzen. Oft sind die unteren Extremitäten Sitz der Veränderungen. Am Ort der ursprünglichen Papeln entsteht eine unter das Hautniveau eingesunkene, scharf begrenzte, weißliche oder bläuliche, meist linsengroße Hautverdünnung mit Verlust der Haare und Follikelostien.
Solche Herde können zusammenfließen und scharf abgesetzte, weißlich-atrophische Flächen bilden. Es ist dies ein Endzustand, der klinisch dem Aspekt des Lichen sclerosus et atrophicus oder auch einer kleinfleckigen Sklerodermie ähnlich sein kann. Entscheidend ist der histologische Befund.

Lichen planus pemphigoides
[Kaposi 1892]

Bei dieser sehr seltenen Variante des Lichen planus kommt es zur Umwandlung der Effloreszenzen in Blasen. Entscheidend ist hier auch die Beobachtung, daß solche Blasen nicht nur auf Lichen-planus-Effloreszenzen, sondern auch auf völlig normaler Haut entstehen können. Primär bullöse Veränderungen können auch an der Mundschleimhaut vorkommen und zu schmerzhaften Erosionen führen. Die direkte Immunfluoreszenz ist stets positiv mit Ablagerung von C3 und Immunglobulinen, und bei 40% der Patienten finden sich auch zirkulierende Antikörper die gegen die Basalmembranzone gerichtet sind. Die Eigenständigkeit dieser Erkrankung ist noch umstritten, da viele Autoren die Meinung vertreten, der Lichen planus pemphigoides wäre eine Assoziation von klassischem Lichen planus und bullösem Pemphigoid. Daher ist auch die differentialdiagnostische Abgrenzung von blasenbildenden Erkrankungen sehr schwierig. Entscheidend sind hier histologische, immunpathologische und immunbiochemische Befunde. Die zirkulierenden Antikörper beim Lichen planus pemphidoides erkennen im Immunoblot eine Bande bei 200 kD und eine weitere Bande bei 180 kD. Daher erscheint das Zielantigen beim Lichen planus pemphigoides ein anderes zu sein als beim klassischen bullösen Pemphigoid.

Lichen planus erosivus

Selten kommt es zwischen den Zehen oder an den Fußsohlen durch bullöse Reaktion zu Erosionen oder Ulzerationen. Die Erscheinungen haben geringe Heilungstendenz und sind sehr schmerzhaft. Wenn gleichzeitig ein pseudopeladeartiger Zustand am Kapillitium in Erscheinung tritt oder andernorts Lichen planus vorhanden ist, ist die Diagnose leicht, sonst nur histologisch zu stellen.

Lichen planus actinicus

In subtropischen oder tropischen Ländern kommen Lichen-planus-Eruptionen, die zu Lichen-planus-anularis-artigen Erscheinungen neigen, besonders bei Kindern und jungen Erwachsenen vor. Der Verlauf ist subakut, die Heilungstendenz groß. Wahrscheinlich handelt es sich um das Ergebnis einer Sonnenlichtprovokation.

Lichen planus der Handinnenflächen und Fußsohlen

Diese Veränderungen können besonders bei isolierten Vorkommen große diagnostische Schwierigkeiten bereiten. Es handelt sich um papulokeratotische oder noduläre Herde, die sich vorzugsweise an den Rändern von Fingern und Handflächen lokalisieren. Sie sind sehr derb und infolge von keratotischen Auflagerungen gelblich gefärbt. Auf diese Weise sehen sie aus wie Schwielen mit einem entzündlichen Randsaum.
Differentialdiagnose: Psoriasis vulgaris, Kallus, Warzen, Porokeratosis Mibelli, Lues II, hyperkeratotisch-rhagadiformes Handekzem oder Tinea vom hyperkeratotischen Typ.

Lichen ruber planus der Hautanhangsgebilde

Lichen planus der Nägel

Nagelveränderungen findet man bei etwa 10% der Patienten. Nicht selten kommt auch isolierte Erkrankung im Nagelbereich vor. Der klinische Befund ist oft wenig charakteristisch und manifestiert sich als Längsriffelung mit Neigung zu Onychosisis, als unregelmäßige Grübchen oder Dellenbildung (Onychodystrophie), als subunguale Keratosen, aber auch als zunehmende Atrophie mit Verdünnung und schließlich völligem Verschwinden der Nagelplatte (Onychoatrophie). Schwere Onychodystrophie kommt vor.
Langzeitbeobachtungen lassen jedoch darauf schließen, daß eine permanente Schädigung des Nagelorgans selten ist, auch bei Patienten mit diffusem Befall der Nagelmatrix. Die Prognose ist somit günstig.

Lichen planus follicularis

Die Zugehörigkeit dieses Krankheitsbildes zum Lichen planus wird durch gelegentliches gleichzeitiges Vorkommen von typischen Lichen-planus-Erscheinungen, Schleimhautveränderungen und das typische histologische Substrat nahegelegt. Hier tritt der Lichen planus an die Haardrüsenfollikel gebunden auf. Meist bilden sich isoliert stehende oder herdförmig aggregierte, stecknadelkopfgroße, zartrote Knötchen am Integument, die eine konisch zugespitzte Hyperkeratose tragen (*Lichen planus acuminatus*). Beim Darüberstreichen Reibeisengefühl. Die unterschiedlich großen Herde zeichnen sich durch dichtstehende Effloreszenzen aus, die in den Randzonen kleiner werden bis zu punktförmigen Erscheinungen. Oft allmählich Pigmentierung im Herdbereich. Prädilektionsstellen sind Gelenkbeugen, obere Rumpfpartie, Hals, Innenseiten der Oberschenkel, Kreuzbeingegend. Manchmal findet sich großflächige Streuung.
Differentialdiagnostisch ist besonders an andere Lichenkrankheiten (Lichen scrophulosorum, Lichen trichophyticus, Lichen syphiliticus), Psoriasis lichenoides und Pityriasis rubra pilaris zu denken.

Lichen planus follicularis capillitii

Er kommt auch isoliert vor. Frauen scheinen bevorzugt befallen zu sein. Hier sind die Veränderungen mit leichter festhaftender Schuppung verbunden und führen zu einer narbigen Alopezie, d.h. einem Pseudopeladezustand, den man auch *Lichen planus follicularis decalvans* bezeichnet hat.
Die Symptomkombination von Lichen planus follicularis am Stamm, Lichen planus follicularis decalvans des Kapillitiums und Nageldystrophie wird *Lasseur-Graham-Little-Syndrom* (1930) genannt.
Differentialdiagnostische Abgrenzung dieser Fälle von Keratosis pilaris, Morbus Darier, Lupus erythematodes und Ulerythema ophryogenes.

Lichen planus der Schleimhäute

Diese kommen bei 25–70% der Patienten vor und sind von großem diagnostischen Wert. Die Assoziation von erosiven Lichen planus der Schleimhäute mit der Hepatitis B oder Hepatitis C wird diskutiert und sollte zur Abklärung dieser möglichen Assoziierung führen. Isolierter Lichen planus der Mundschleimhaut oder des Lippenrots kommen nicht selten vor. Gleichartige Veränderung können sich auch im Genital- und Analbereich ausbilden.

Lichen planus der Mundschleimhaut

Klinisch liefert der Lichen planus der Schleimhäute ein anderes Bild als am Integument, weil sich an

Schleimhäuten keine Papeln ausbilden. Es findet sich lediglich das *Wickham-Phänomen* in Form von streifigen, netzförmigen, arborisierenden oder dichotomisch verzweigten weißlichen Leistenbildungen oder Zeichnungen. Diese sitzen besonders an der Wangenschleimhaut, den Schleimhautkommissuren der Lippen und an der Zunge. Hier herrschen im übrigen mehr plaque- oder streifenförmige Herde vor, die zur Atrophie neigen (Verlust der Zungenpapillen).

Nicht selten kommt es im Bereich der Veränderungen zu schmerzhaften Erosionen: *Lichen planus erosivus mucosae*, dessen Abgrenzung gegen Lupus erythematodes chronicus, Kontaktallergie gegen Prothesenstoffe und sekundäre Lues wichtig ist. Langfristig bestehende, besonders ulzerierende Veränderungen an der Mundschleimhaut und der Zunge gelten als fakultative Präkanzerose. Entwicklung eines spinozellulären Karzinoms wird mit etwa 5% angegeben. Daher empfehlen sich bei Patienten mit langfristigen Erscheinungen entsprechende Kontrollen.

Lichen planus genitalis

Erscheinungen am *männlichen Genitale* werden in etwa 20% der Patienten beobachtet. Am häufigsten ist die Glans penis befallen. Hier findet man kleine umschriebene typische Papeln; häufiger heilen diese zentral ab und werden durch Randprogression anulär (*Lichen anularis*) oder zirzinär. Gleichartige Entwicklungen finden sich nicht selten auch an der Skrotalhaut. *Differentialdiagnostisch* ist bei isoliertem Sitz am Genitale an Morbus Bowen, Erythroplasie Queyrat, Kandidose, Balanitis plasmocellularis und sekundäre Lues zu denken.

Im *weiblichen Genitale* herrschen an den Schleimhäuten mehr streifige, den Schleimhautveränderungen im Mund entsprechende Erscheinungen vor.

Lichen planus im Analbereich

Im Analtrichter findet man arborisierende oder streifige weißliche Zeichnungen, wie sie ebenfalls an der Mundschleimhaut vorkommen. Sie können Veranlassung für einen unstillbaren Analpruritus sein und verlangen bei isoliertem Vorkommen *differentialdiagnostische Abgrenzung* gegenüber Kandidose und anderen Formen von Analpruritus induzierenden Haut- oder Schleimhautveränderungen.

Sonderformen des Lichen planus

Lichen planus der Mundschleimhaut und *Lichen planus follicularis decalvans capillitii*. Man hat das gleichzeitige Auftreten dieser Veränderungen beobachtet. Ob es sich dabei um Zufallsbefunde handelt oder um eine dem *Lassueur-Graham-Little-Syndrom* nahestehende Symptomkombination handelt, ist noch nicht sicher geklärt. Man sollte aber bei pseudopeladeartigen Zustand stets auch Genital- und Mundschleimhaut untersuchen.

Symptome. Exanthematischer Lichen planus, aber auch die anderen Lichen planus-Formen, sind meist von stärkerem Juckreiz begleitet. Er kann aber in manchen Fällen auffälligerweise vollständig fehlen. Das Jucken selbst ist insofern von besonderer Qualität, als die Effloreszenzen nicht gekratzt oder zerkratzt, sondern gescheuert werden. Daher sieht man gewöhnlich keine Kratzeffekte. Kommt es doch zu Kratzeffekten, so können sich infolge des isomorphen Reizeffektes dort wiederum strichförmig Lichen-planus-Papeln entwickeln. Juckreiz kann auch an Hautstellen auftreten, an denen keine Hauterscheinungen vorhanden sind (*Dermatose invisible*). Allgemeinerscheinungen bestehen nicht.

Isomorpher Reizeffekt (Köbner-Phänomen). Nicht selten findet man Zeichen eines Köbner-Phänomens. An Orten der Einwirkung exogener Reize mit Läsion der Epidermis (Kratzstriche) entsteht Lichen planus.

Histopathologie. Typische Epidermisveränderungen und ein bandförmiges entzündliches Infiltrat unter der Epidermis. Die Hornschicht der akanthotisch gering verdickten Epidermis ist orthokeratotisch leicht verbreitet, sie kann selten auch einzelne parakeratotische Inseln aufweisen. Typisch ist streckenweise Granulose als morphologisches Substrat für das Wickham-Phänomen. Bei Lichen planus verrucosus nehmen akanthotische Verbreiterung der Epidermis und Hyperkeratose mächtig zu. Hydropische Degeneration der Basalzellen im Stratum basale. Dies macht auch die Neigung zur gelegentlichen Blasenbildung verständlich. Aus zugrunde gehenden Basalzellen wird Melanin freigesetzt und von Makrophagen im Stratum papillare aufgenommen (*sekundäre Pigmentinkontinenz*). Die Papillen des Stratum papillare sind meist nicht verlängert, wohl aber kuppelförmig verbreitet. Unter der Epidermis findet man ein mehr bandförmiges, dichtes lymphohistiozytäres Infiltrat, das nach unten scharf abgesetzt und epidermotrop gerichtet ist. Besonders bei frischen Erscheinungen sieht man in der Epidermis und der dermoepidermalen Verbundzone hyalin wirkende *Kolloidkörperchen*. Die Veränderungen variieren bei den Sonderformen des Lichen planus sehr erheblich, so daß gelegentlich die Diagnose nicht leicht zu stellen ist. Das gilt auch bezüglich der Schleimhauterscheinungen.

Verlauf. Er ist unterschiedlich. Subakut oder akut auftretende exanthematische Schübe können 6–12 Monate persistieren. Lichen planus der Mundschleimhaut, besonders in seiner schmerzhaften erosiven Form, kann über Jahre bestehenbleiben. Dasselbe gilt für Lichen planus verrucosus. Lichen planus follicularis decalvans am Kapillitium führt zumeist zu definitiven Haarschwund (Pseudopelade-Zustand). Übergang von exanthematischer Verlaufsform in sekundäre Erythrodermie ist sehr selten.

Prognose. Sie ist quoad vitam gut, quoad sanationem aber vorsichtig zu stellen.

Differentialdiagnose. Diese ist abhängig vom Erscheinungsbild und deren Sitz der Erkrankung. Bei exanthematischem Lichen planus finden sich typische papulöse Effloreszenzen mit Wickham-Phänomen. Verwechslung mit papulösem Syphilid ist nicht zu rechtfertigen. Die Unterscheidung von Psoriasis punctata kann Schwierigkeiten bereiten. Lichen planus follicularis ist von follikulärem Ekzem abzugrenzen. Lichen scrophulosorum, Lichen trichophyticus und Lichen syphiliticus sitzen vorwiegend gruppiert am Rumpf und jucken nicht. Lichen amyloidosus an den Unterschenkeln kann sehr stark jucken, verursacht aber meistens kalottenförmige pigmentierte Papeln. Zu denken ist ferner an lichenoide Exantheme, die durch Medikamente oder Farbfilmentwickler hervorgerufen werden (Anamnese). Lichen planus der Mundschleimhaut ist feinnetzig und nicht-plaqueförmig, so daß unabhängig von den anderen Prädilektionsstellen eine Verwechslung mit Leukoplakien oder Plaques muqueuses bei sekundärer Syphilis nicht gegeben ist. Mitunter ist erosiver Lupus erythematodes chronicus der Mundschleimhaut schwer von einem erosiven Lichen planus der Mundschleimhaut abzugrenzen.

Therapie. Die Behandlung des Lichen planus kann große Schwierigkeiten bereiten. Viele Therapieverfahren sind nicht kritisch überprüft. Mit längerfristigem Bestand ist zu rechnen.
Innerlich. Zahlreiche Arzneimittel wurden empfohlen, so Antibiotika (Penizillin, Breitspektrumantibiotika, Griseofulvin), Antimalariamedikamente, Vitamine, Tuberkulostatika (INH). Allerdings fehlen meistens kontrollierte Studien, und es ist unklar, ob diese Medikamente wirklich den spontanen Verlauf eines Lichen-ruber-Exanthems entscheidend beeinflussen. Bei subakut oder akut auftretendem *exanthematischem Lichen planus* wirken Glukokortikoide juckreizstillend und rückbildend. Empfohlen wurden Dosen von 20–40 mg tgl. oder Isodosen anderer Glukokortikoide für etwa 3 Wochen mit baldiger Reduktion auf kleiner Erhaltungsdosen für einige Wochen. Auch ein- oder 2malige Injektion von Triamcinolonkristallsuspension (Volon A, 40 mg i.m.) kommen in Betracht. Ebenso wurde Isonikotinsäurehydrazid (5 mg/kg KG tgl.) empfohlen. Ob psychovegetativ sedierende Maßnahmen (Bellergal) oder Tranquilizer (Meprobamat, Diazepam, Oxazepam, Opipramol) einen rückbildenden Einfluß auf die Hauterscheinungen haben, ist fraglich; sie passen sich aber in den Therapieplan besonders bei entsprechender Symptomatik gut ein. Antihistaminika sollten nur bei stärkerem Juckreiz verordnet werden.
Bei Lichen planus der Schleimhaut haben sich aromatisches Retinoid (Neotigason, 20–50 mg tgl.), Isotretinoin (Roaccutan, 0,3–0,5 mg/kg KG tgl.) und neuerlich auch Ciclosporin A (Sandimmun, 2,5 mg/kg KG tgl.) bewährt.
Äußerlich. Topisch kommen an der Mundschleimhaut glukokortikoidhaltige Haftsalben (Volon A) oder glukokortikoidhaltige Lutschtabletten (Betnesol) in Betracht. Auch örtliche Injektion von verdünnter Glukokortikoidkristallsuspension (Triamcinacetonid, 10 mg/ml auf das 4- bis 5fache verdünnt mit physiologischer Kochsalzlösung oder einem Lokalanästhetikum) kommt in Betracht. Vorteilhafter ist die direkte Auflage kleiner mit einer Steroidcreme der Klasse IV bestrichener Mulltupfer, die an einen Faden angeschlagen oder in einen kleinen Gazeschlauch eingelegt, täglich 2 bis 3 mal für 10 min benutzt werden. Vorsichtige lokale Anwendung von Vitamin-A-Säure kann gelegentlich zum Erfolg führen. Auf jeden Fall sollte bei schmerzhaften erosiven Erscheinungen im Mund eine schmerzstillende Behandlung mit entsprechenden Spülungen (Subcutin) durchgeführt werden.
Bei *Lichen planus verrucosus* an den Unterschenkeln empfehlen sich Kompressionsverbände, um die hydrostatische Druckeinwirkung bei Patienten mit chronisch-venöser Insuffizienz auszuschalten. Ferner kommt bei allen knotigen oder verrukösen Lichenplanus-Formen örtliche Anwendung von Glukokortikoiden in Form von Salben (Plastikfolienokklusivverband) oder als intrafokale Injektion entsprechender Kristallsuspensionen in Betracht. Die Injektionen sollten alle 2–4 Wochen durchgeführt werden.
Behandlung mit Lotio zinci, Lotio zinci spirituosa, 2–5% Liquor carbonis detergens und Glukokortikoiden kann bei starkem Juckreiz günstig wirken, desgleichen weiche Zinkpaste mit 5% Pix lithanthracis oder Ichthyol.
Bewährt hat sich bei Lichen ruber der Haut Balneophotochemotherapie.

Lichenoide Exantheme

Synonym. Lichen-ruber-planus-artige Exantheme

Definition. Viele Arzneimittel können Hauterscheinungen induzieren, die einem exanthematischen Lichen ruber planus sehr ähnlich sind oder sogar identisch aussehen.

Tropische lichenoide Dermatitis (tropischer Lichen ruber). Unter diesen Bezeichnungen werden Exantheme beschrieben, die bei Menschen während der Malariaprophylaxe aufgetreten sind. Diese können sehr dem Lichen ruber planus ähneln; auch die Mundschleimhauterscheinungen sollen identisch sein.
Gewöhnlich fehlen aber bei lichenoiden Eruptionen Schleimhautveränderungen. Meist bilden sich solche Exantheme erst einige Monate nach Beginn der Arzneimittelanwendung aus.

Verursachende *Arzneimittel* sind unter anderem:
- Antiarthritika (Goldsalze, Penicillamin)
- Antibiotika (Streptomycin, Tetrazykline)
- Antidiabetika (Tolbutamid, Sulfonylharnstoff)
- Antileprosa (Dapson)
- Antimalariamittel (Chloroquin, Hydroxychloroquin)
- Neuroleptika (Phenothiazine, Levomepromazin)
- Diuretika (Chlorothiazid, Hydrochlorothiazid)
- Chinin, Chinidin, Methyldopa, Propranolol
- Tuberkulostatika (Paraminosalicylsäure, Isonikotinsäurehydrazid, Ethambutol)

Manchmal können sich lange persistierende Hyperpigmentierung oder poikilodermieartige Veränderungen entwickeln, wohl auch Erythema dyschromicum perstans.

Pathogenese. Sie ist nicht sicher bekannt; wahrscheinlich handelt es sich um eine allergische Typ-IV-Reaktion vom Graft-versus-host- oder Ekzemtyp. Lichen-ruber-planus-artige Eruptionen können auch durch *Farbfilmentwickler* ausgelöst werden. Nach Kontakt mit Farbfilmentwickler (substituierte Paraphenylendiamine) entstehen besonders an Orten der Exposition, meist an den Armen, aber auch weiter ausgedehnt, Eruptionen lichenoider Papeln, die sehr an Lichen ruber erinnern. Gelegentlich kann eine akute Dermatitis vorangehen. Mundschleimhauterscheinungen fehlen. Epikutantests mit Paraphenylendiaminverbindungen fallen gewöhnlich positiv aus und können sich ebenfalls lichenoid umwandeln.

Therapie. Bei allen Lichen-ruber-planus-artigen symptomatischen Eruptionen ist Absetzen der betreffenden Arzneimittel oder Vermeidung des Kontakts mit Farbfilmentwickler wichtig. Die Behandlung entspricht der bei Lichen ruber planus mit chronisch-ekzematoider Komponente.

Graft-versus-host-Erkrankung

Definition. Die Graft-versus-host-Erkrankung (graft-versus-host-disease, GvHD) ist ein klinisches Syndrom, bei dem eine Graft-versus-host-Reaktion (GvHR) vorwiegend an Haut, Schleimhaut, Leber und Gastrointestinaltrakt abläuft. Sie ist also der klinische Ausdruck einer Reaktion eines immunkompetenten Organs gegen den Wirtsorganismus.

Vorkommen. Die Voraussetzungen zur Entwicklung einer GvHD sind: Histoinkompatibilität, ein immunkompetentes Transplantat und ein immunologisch nichtreaktiver Wirtsorganismus. Diese Voraussetzungen werden in folgenden Situationen erfüllt: nach therapeutischer Knochenmark- bzw. Thymustransplantation, nach maternofetaler Transfusion bei einem Fetus mit Immundefizienz (intrauterine GvHD), bei Transfusion von nichtbestrahlten Blut- bzw. Blutbestandteilen bei immunsupprimierten Patienten (z.B. DiGeorge-Syndrom, zytotoxische Chemotherapie oder subletale Ganzkörperbestrahlung).

Pathogenese. Die der GvHD zugrunde liegenden immunologischen Reaktionen entsprechen einer klassischen allogenen Immunantwort. Hier spielen im wesentlichen sowohl die Haupthistokompatibilitätsantigene (HLA-Antigene) der Gruppe HLA-A, -B und -C als auch sog. Minorhistokompatibilitätsantigene eine Rolle. Schematisch werden Antigene des Wirtsorganismus über Histokompatibilitätskomplexe an der Oberfläche von antigenpräsentierenden Zellen (dendritischen Zellen und Makrophagen) den immunologisch-aktiven T-Zellen des Spenderorgans präsentiert. Als Folge proliferieren alloreaktive T-Lymphozyten, die anschließend an den Zielorganen ihre zytotoxische Aktivität ausüben werden. Neuere Untersuchungen haben gezeigt, daß bestimmte Subpopulationen von T-Zellen für die Alloreaktivität verantwortlich sind. Solche Zellen könnten durch Depletionsverfahren vor der Transplantation aus den Knochenmarkzellen entfernt werden.

Klinik. Die GvHD beinhaltet zwei klinisch distinkte Formen: die akute GvHR und die chronische GvHR. Obwohl eine chronische GvHR der akuten meistens folgt, kann sie ohne vorhergehende akute GvHR auftreten. Ebenso muß einer akuten GvHR nicht unbedingt eine chronische GvHR folgen.

Akute Graft-versus-host-Reaktion

Klinik. Die akute GvHR tritt während der ersten drei Monate nach der Knochenmarktransplantation auf.

Als Prodromalsymptome können Pruritus und Druckschmerzhaftigkeit der Handflächen und Fußsohlen sowie der Retroaurikularregion auftreten. Anschließend entwickelt sich innerhalb von 1–2 Tagen ein makulopapulöses Exanthem mit vorwiegendem Befall der Streckseiten der Extremitäten und seitlichen Partien des Abdomens. Neben Rötung der Konjunktiven und Schwellungen des Nagelfalzes, treten auch Enanthem und Erosionen an Mund- und Genitalschleimhäuten auf. Die Ausprägung der kutanen Manifestation kann nach dem Schema von Glucksberg in vier verschiedene Schweregrade der akuten GvHR eingeteilt werden:
Grad I: Makulopapulöses Exanthem (<25% der Körperoberfläche)
Grad II: Makulopapulöses Exanthem (25–50% der Körperoberfläche)
Grad III: Erythrodermie
Grad IV: Blasen

Symptome. Neben der kutanen Manifestation, tritt in der Regel auch ein Befall des Gastrointestinaltraktes und der Lunge auf. Die Symptomatik umfaßt Übelkeit, Erbrechen, Oberbauchschmerzen und Diarrhö als Ausdruck einer Darmbeteiligung sowie Ikterus und Hepatomegalie als Hinweis für eine Lebererkrankung. Schließlich kann es auch zur Beteiligung des Respirationstraktes kommen mit trockenem Husten und ggf. Atemnot.

Histopathologie der akuten GvHR. Das histologische Bild korreliert zum Schweregrad der akuten GvHR. Hier findet sich zunächst eine fokale und diffuse Vakuolisierung der epidermalen Basalzellen, eine Nekrose einzelner Keratinozyten die von Lymphozyten umgeben werden (Satellitenzellen), eine Nekrose von Basalzellen mit dermoepidermaler Spaltbildung und schließlich eine komplette Abhebung der nekrotischen Epidermis mit Blasenbildung beim schwersten Grad, der dem Bild einer toxischen epidermalen Nekrolyse entspricht. Im Korium findet sich ein perivaskuläres mononukleäres Infiltrat.

Immunhistologie. Die Expression von HLA-DR-Antigene auf epidermalen Keratinozyten in etwa 50% der Fälle mit akuter GvHR nach allogener Knochenmarktransplantation kann diagnostisch wegweisend sein, da sie noch vor den klassischen histopathologischen Veränderungen auftreten kann. Daher kann sie für die Frühdiagnostik wertvoll sein.

Laboruntersuchung. Hier stehen im wesentlichen die Veränderungen der Leberenzyme im Vordergrund mit einem Anstieg der GOT, GPT, alkalischen Phosphatase und vor allem der γ-GT. Zusätzlich kommt es in der Regel auch zu einer Eosinophilie, begleitet von einer Thrombopenie.

Chronische Graft-versus-host-Reaktion

Sie tritt definitionsmäßig 100 Tage nach der Knochenmarktransplantation, oft jedoch auch wesentlich später auf oder entsteht aus einer protrahiert verlaufenden akuten GvHR, die sich über den 100. Tag hinaus erstreckt. Sie wird bei etwa 30–50% der Patienten mit allogener Knochenmarktransplantation beobachtet. Als Risikofaktoren für die Entstehung einer chronischen GvHR gelten insbesondere eine vorangegangene akute GvHR, hohes Alter des Patienten, Verabreichung von Buffy-coat-Zellen als Abstoßungsprophylaxe bei Patienten mit aplastischer Anämie und vor allem der Geschlechtsunterschied. Die Erkrankung tritt überwiegend bei männlichen Empfängern auf, die weibliches Knochenmark transplantiert bekamen.

Klinik. Sie ist sehr vielfältig. Hier kann zwischen einer Frühphase und einer Spätphase unterschieden werden. In der Frühphase kann die dermatologische Symptomatik gering ausgeprägt, d.h. lokalisiert und sehr diskret in Form von Erythemen oder Pigmentverschiebungen bleiben. Häufiger jedoch kommt es zu ausgeprägten Lichen-ruber-planus-artigen papulösen Exanthemen. Begleitend treten dann auch Nagelveränderungen mit Onychoschisis, Onychodystrophie und Onycholyse auf. Zusätzlich kommt es auch zu Schleimhautbeteiligung, die dem Bild eines erosiven Lichen ruber mucosae entspricht. Im späteren Verlauf (Spätphase) entwickeln sich ein generalisierter Lichen sclerosus et atrophicus oder sklerodermieartige Veränderungen. Häufig ist diese Symptomatik von einer Stomatitis sowie einer Siccasymptomatik der Konjunktiven mit Xerophthalmie begleitet.
Zur Verlaufskontrolle eines knochenmarktransplantierten Patienten gehören um den 100. Tag auch eine Lippenschleimhautbiopsie und regelmäßige Kontrollen der Tränensekretion mittels des Schirmer-Tests. Begleitend zu dieser Symptomatik treten dann zusätzliche Manifestationen auf wie Malabsorption und Gedeihstörung, chronische Hepatopathie, Neuritiden, Myositiden, interstitielle Pneumonie mit Lungenfibrose sowie rezidivierende bakterielle und virale Infekte.

Histopathologie. Insgesamt entspricht das histologische Bild dem eines Lichen ruber planus mit geringem Infiltrat. In der späteren Phase zeigt die histologische Untersuchung von sklerodermiformen Veränderungen meist eine Verbreiterung und Verdickung des Bindegewebes mit Verlust der Hautanhangsgebilde. Hier läßt sich auch das Bild kaum von dem einer Sklerodermie unterscheiden.

Immunhistologie. Neben den häufig auftretenden Immunglobulinablagerungen im oberen Korium, kommt es auch bei der chronischen GvHR zur Ausprägung von HLA-DR-Antigenen auf den Keratinozyten.

Laboruntersuchungen. Neben einer Eosinophilie findet sich meistens eine Hypergammaglobulinämie und zirkulierende antinukleäre Antikörper, Antimitochondrialantikörper und Rheumafaktor. Serologische Zeichen einer primären biliären Zirrhose sind in der Regel vorhanden.

Differentialdiagnose. Virale Exantheme (vor allem durch Zytomegalieviren) und Arzneimittelexantheme sind die häufigsten Differentialdiagnosen der akuten GvHR. Differentialdiagnostische Überlegungen bei der chronischen GvHR schließen Lichen ruber planus, lichenoide Arzneimittelexantheme, generalisierten Lichen sclerosus et atrophicus sowie poikilodermatische Dermatosen ein.

Therapie. Während der ersten 100 Tage nach der Knochenmarktransplantation erhalten in der Regel die Patienten eine GvHR-Prophylaxe mit Methotrexat assoziiert mit Ciclosporin A. Falls es doch zum Ausbruch einer GvHR kommt, sind die Hautveränderung, das Vorliegen von Schleimhautläsionen und anderen Organmanifestationen und vor allem das Ausmaß der Thrombozytopenie entscheidend für die Indikationsstellung einer immunsuppressiven Behandlung. Eine kombinierte Therapie mit Glukokortikosteroiden und Ciclosporin A oder Azathioprin kann dann zu einer deutlichen Besserung des Befundes und einer Erhöhung der Überlebenszeit beitragen. Die Lichen-ruber-artigen Hautveränderungen scheinen insbesondere auf eine PUVA-Therapie (oral oder als Bad) gut anzusprechen. Neuere therapeutische Konzepte der GvHR schließen Thalidomid, hohe Dosen Immunglobuline oder Antizytokinantikörper (z.B. Anti-TNF-α) ein.

Dermatitis papulosa juvenilis

Synonyme. Sommerpityriasis der Ellbogen und Knie (Sutton), frictional lichenoid eruption (Waisman und Sutton 1966), sandbox dermatitis (Hjorth et al. 1967), dermatide du toboggan (Dupré et al. 1974).

Definition. Harmlose und seltene Erkrankung im Kindesalter mit konischen lichenoiden Papeln auf entzündlicher Basis an Ellenbogen und Knien, meistens bei Atopikern.

Vorkommen. Bei Kindern zwischen dem 2. bis 12. Lebensjahr, häufiger bei Knaben. Nicht selten findet man zusätzlich Pityriasis alba. Die Erkrankung tritt bevorzugt in den Sommermonaten auf.

Ätiopathogenese. Ätiologie unbekannt. Es wurde auf die irritierende Wirkung von rauhen Teppichen oder Sand bei spielenden Kindern hingewiesen (sandbox dermatitis), auch auf konstitutionelle Neigung zu lichenoider Reaktion auf verschiedene Ursachen. Das gleichzeitige Auftreten mit Pityriasis alba im Gesicht und am Stamm läßt an Beziehungen zu atopischem Ekzem denken (Atopieanamnese).

Klinik. Am Handrücken über den Fingergelenken, am Unterarm über den Ellbogen und an den Knien sowie auch am Gesäß kommt es zur Entwicklung einer symmetrischen Eruption von 1–3 mm großen, diskreten flachen halbkugeligen oder mehr spinulösen, rundlichen oder mehr polygonalen Papeln mit lichenoidem Glanz. Die Papeln sind leicht entzündlich-gerötet oder vollständig depigmentiert. Sie können sich herdförmig aggregieren. Sekundär kann infolge Kratzens eine feine Schuppung oder Exkoriation auftreten. Papulovesikulöse Veränderungen sind selten. Stärker entzündliche Erscheinungen fehlen stets.

Symptome. Juckreiz fehlt oder ist nur sehr gering.

Histopathologie. Ekzmatidartiges Substrat mit diskretem lymphozytoiden Infiltraten im Stratum papillare bei leichter Akanthose, Spongiose und Hyperkeratose.

Verlauf. Die Erkrankung kann besonders im Frühjahr und in den Sommermonaten rezidivieren. Abheilung erfolgt oft unter Depigmentierung, die sich erst langsam zurückbildet. Allgemeinkomplikationen fehlen.

Differentialdiagnose. Infantiles akrolokalisiertes papulovesikulöses Syndrom, Id-Reaktionen vom Lichentyp, Psoriasis follicularis und Lichen nitidus; alle diese Erkrankungen sind durch ihre andersartige Morphologie und andere Prädilektionsstellen abgrenzbar. Untersuchung auf Atopie.

Therapie
Äußerlich. Niedrigkonzentrierte glukokortikoidhaltige Cremes (Advantan, Alfason, Dermatop, Linola H, Pandel) sind wirksam, sollten aber nur kurzzeitig verwandt werden. Im übrigen Hautpflege durch Baden

mit Zusatz von Badeöl und Einfetten der Haut nach Reinigungsmaßnahmen mit Wasser-in-Öl-Emulsionen auch mit Harnstoffzusatz (Excipial U Lipolotio, Linola-Emulsion).

Akrodermatitis papulosa eruptiva infantilis
[Gianotti und Crosti 1955]

Synonyme. Morbus Gianotti-Crosti, infantile papulöse Akrodermatitis

Definition. Typische entzündliche Hauterkrankung infolge Hepatitis-B-Infektion bei Kindern, klinisch gekennzeichnet durch die Trias: lichenoid-papulöses Exanthem, Polylymphadenitis und eine meist anikterisch verlaufende Hepatitis B.

Vorkommen. Die akut-eruptive Erkrankung tritt bevorzugt bei Kindern männlichen Geschlechts im Alter von 2–6 Jahren auf. Nicht selten findet man in der Anamnese eine 1–6 Wochen zurückliegende Schutzimpfung. Auch Dyspepsie, Rhinopharyngitis, Tonsillitis oder grippale Infekte werden angegeben. Anamnestische Angaben fehlen jedoch häufig.

Ätiopathogenese. Es handelt sich um eine Infektionserkrankung durch Hepatitis-B-Antigen. Dieses konnte in vielen Fällen während der Infektion und auch längere Zeit danach im Blut nachgewiesen werden. Es wird heute angenommen, daß es sich bei dieser Hauterkrankung um die Folge einer Erstinfektion mit Hepatitis-B-Antigen, d.h. eine Virushepatitis mit langer Inkubationszeit handelt, das von den Kindern spontan über den Magen-Darm-Trakt oder die Schleimhäute aufgenommen wurde. Die Hauterscheinungen zeigen feingeweblich das uncharakteristische Bild einer chronischen Vaskulitis. Warum fast ausschließlich Kinder nach Kontakt mit Hepatitis-B-Antigen erkranken, ist nicht bekannt.

Klinik. Wichtig ist die Beachtung der Hauptsymptome:

Hauterscheinungen. Nach fehlenden oder uncharakteristischen Prodromalerscheinungen (Abgeschlagenheit, Temperaturerhöhung, Kopfschmerzen) kommt es ziemlich akut, innerhalb von 3–4 Tagen, in einem einzigen Schub zur Eruption sukkulenter, deutlich entzündlich-geröteter, teils lichenoider, nicht juckender Papeln, welche nicht konfluieren und auch keine Rezidivneigung besitzen. Prädilektionsstellen sind akrale Bereiche wie Wangen, Gesäß und Extremitäten, unter Aussparung der Armbeugen und Kniekehlen.

Polylymphadenopathie. Regelmäßig findet sich eine reaktive Polylymphadenitis mit leichter Vergrößerung der Lymphknoten.

Lebervergrößerung. Diese ist nicht immer nachweisbar. Meistens handelt es sich um eine anikterische Virushepatitis, die einige Monate bis Jahre dauert und selten in eine chronisch-persistierende, manchmal aggressive Hepatitis einmünden kann. Im Serum ist Hepatitis-B-Antigen (HB_s-AG) nachweisbar.

Laborbefunde. BSG normal bis mäßig erhöht. Blutbild: Leukozytose mit Lymphozytose und zahlreichen monozytoiden Zellen (Virozyten), reaktive Dysproteinämie (Vermehrung von α_2-, β- und später γ-Globulinen). Serumtransaminasen geringgradig bis stark erhöht, Bilirubin negativ, Australia-AG positiv. Die Paul-Bunnell-Reaktion ist negativ.

Symptome. Kein Juckreiz. Während der Dauer des Exanthems können subfebrile Temperaturen bestehen.

Histopathologie. Subakute Vaskulitis im Stratum papillare oder oberen Stratum reticulare mit perivaskulärem Ödem und vorwiegend lymphohistiozytärer perivaskulärer Reaktion. Leukozytoklasie fehlt. Ferner epidermale Veränderungen mit spongiotischer Auflockerung, geringer Exozytose und sekundärer Akanthose sowie fleckiger Hyper- und Parakeratose.

Verlauf. Im allgemeinen gutartig; er wird im übrigen durch die Lebererkrankung bestimmt. Die monomorphen Hauterscheinungen heilen nach 2–8 Wochen spontan und rezidivfrei ab.

Differentialdiagnose. Akrolokalisiertes infantiles papulovesikulöses Syndrom (Hepatitis-B-Antigen negativ), Masern, Exantheme bei Mononukleose (Paul-Bunnell-Reaktion positiv), ECHO-Virusexantheme (Virusnachweis), Abt-Letterer-Siwe-Krankheit, Lichen ruber planus. Diagnostisch wichtig sind Leberveränderungen und Nachweis von HB_s-Antigen im Serum.

Therapie
Innerlich. Symptomatisch.
Äußerlich. Entzündungswidrige Externa (Lotio zinci). Glukokortikoide sollten, wenn überhaupt, nur niedrig konzentriert vorübergehend in Cremegrundlagen angewandt werden.

Abb. 14.50. Akrodermatitis papulosa eruptiva infantilis

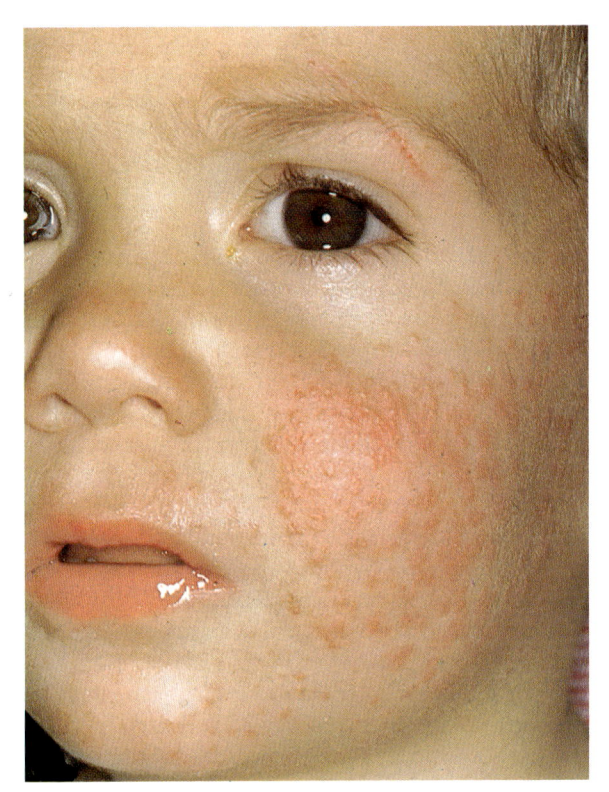

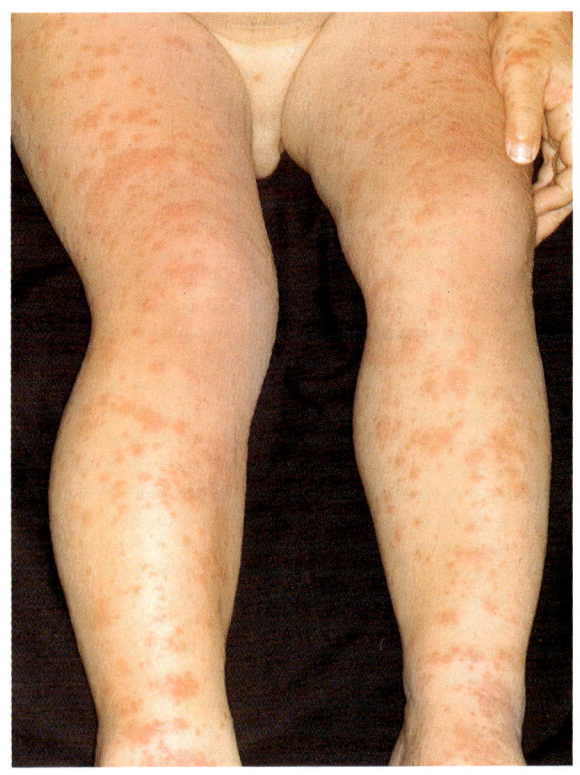

Abb. 14.51. Infantiles akrolokalisiertes papulovesikulöses Syndrom

Infantiles akrolokalisiertes papulovesikulöses Syndrom
[Crosti und Gianotti 1964]

Synonym. Gianotti-Crosti-Syndrom

Definition. Es handelt sich um Hauterscheinungen, die der Akrodermatitis papulosa infantilis sehr ähnlich sehen, aber nicht von einer Hepatitis B-, sondern einer anderen Virusinfektion begleitet werden. Teilweise als Gianotti-Crosti-Syndrom mit Akrodermatitis papulosa eruptiva infantilis identifiziert.

Vorkommen. Auch diese Erkrankung kommt hauptsächlich bei Kindern vor, besonders im Frühjahr und Herbst. Sie ist häufiger als die Akrodermatitis papulosa eruptiva infantilis. Mädchen scheinen bevorzugt zu erkranken.

Ätiopathogenese. Epstein-Barr-Virus, Coxsackie-Virus A16, Parainfluenza-B-Virus, ECHO-Viren und andere wurden in Rachenspülwasser und Stuhl solcher Patienten nachgewiesen. Leberbeteiligung kommt nicht vor. Möglicherweise handelt es sich um eine typische akrolokalisierte infektionsallergische, papulöse, papulovesikulöse, manchmal auch papulohämorrhagische Hauteruption polyätiologischer Genese, der stärker exsudative Erscheinungen, welche an Dermatitis erinnern, zugrunde liegen. Daher in der Anamnese häufiger Hinweis auf Infekte (Rhinopharyngitis, Tonsillitis, Bronchitis, grippale Infekte, gastrointestinale Störungen) oder wenige Wochen zurückliegende Schutzimpfung (Polio, BCG, Keuchhusten, Tetanus).

Klinik. Akut kommt es zur symmetrisch-exanthematischen Eruption von sukkulenten papulösen bis teilweise papulovesikulös erscheinenden Effloreszenzen, die auch eine hämorrhagische Note aufweisen können. Die einzelnen Effloreszenzen sind halbkugelig, 1–5 mm groß und von verschiedener Färbung (rosa bis purpurrot). Es besteht Neigung zu Konfluierung. Prädilektionsstellen sind Wangen, Extremitäten, Handflächen, Fußsohlen, Kniekehlen und Ellenbeugen, aber auch Rumpf. Die Schleimhäute bleiben frei.

Symptome. Juckreiz kann bestehen. Allgemeinerscheinungen fehlen. Die axillären und inguinalen Lymphknoten können vergrößert sein, sind aber nicht druckschmerzhaft. Keine Lebersymptomatik; kein Hepatitis-B_s-Antigen im Serum.

Histopathologie. Spongiotische Auflockerung der Epidermis mit lymphohistiozytoider Exozytose und Mikrobläschen. Reaktiv leichte Akanthose mit Hyperkeratose. Im Korium stärkeres Papillenödem und perivaskuläres oder mehr bandartiges Infiltrat aus lymphoiden und histiozytoiden Zellen, gelegentlich mit Erythrozytendiapedese.

Verlauf. Die Hauterscheinungen heilen meist nach 2–3 Wochen, gelegentlich erst nach etwa 2 Monaten ab. Rezidive sind selten.

Differentialdiagnose. Wie bei Akrodermatitis papulosa eruptiva infantilis durch Hepatitis-B-Virusinfektion. Wichtig ist insbesondere die Abgrenzung von ähnlichen Exanthemen bei infektiöser Mononukleose oder Zytomegalie und von postvakzinalen Exanthemen (10–20 Tage nach Pockenschutz-, Polio- oder BCG-Impfung).

Therapie
Innerlich. Symptomatisch.
Äußerlich. Lotio zinci und niedrigkonzentrierte glukokortikoidhaltige Cremes.

Lichen simplex chronicus
[Vidal 1886]

Synonyme. Neurodermitis circumscripta, Lichen Vidal

Definition. Es handelt sich um eine umschriebene chronisch-entzündliche, stark juckende Hauterkrankung mit lichenoider Hautverdickung, die durch Kratzen unterhalten wird. Beziehungen zu atopischer Diathese sind gegeben.

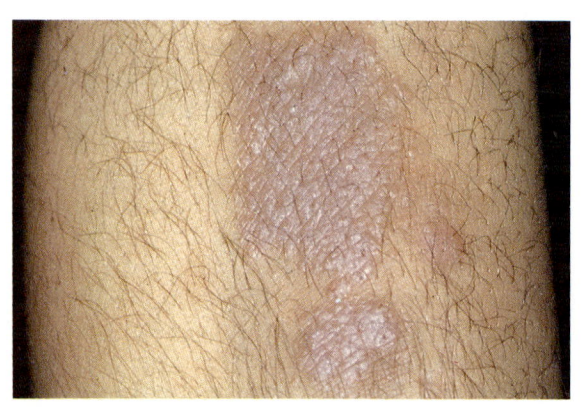

Abb. 14.52. Lichen simplex chronicus

Vorkommen. Überall auf der Welt; allerdings seltener bei Angehörigen schwarzer Rassen. Leichte Gynäkotropie. Wahrscheinlich besteht eine angeborene Prädisposition zur Entwicklung von Lichenifikation nach Reiben oder Kratzen infolge von starkem Juckreiz. Atopische Diathese kommt vor.

Pathogenese. Bei entsprechender Prädisposition entsteht durch Reiben oder Kratzen an umschriebenen Stellen eine entzündliche Reaktion an der Haut, die charakterisiert ist durch Lichenifikation, d.h. entzündliche Verdickung der Haut mit Vergröberung der Hautfelderung. Feingeweblich handelt es sich dabei um Epidermisverdickung mit einer chronischen zellulären Entzündung.
Lichenifikation kommt auch bei chronischen, stark juckenden Ekzemen vor *(lichenifiziertes Ekzem)* und ist eine besonders typische Manifestationsform des *atopischen Ekzems* bei älteren Kindern und Erwachsenen in Beugen (Ellenbeugen, Kniekehlen, Handgelenkbeugeseiten) und Nacken *(Lichen nuchae)*. Wegen der Ähnlichkeit der Hauterscheinungen mit lichenifizierten Arealen bei atopischem Ekzem wurden auch immer wieder Beziehungen des Lichen simplex chronicus zu dieser Erkrankung diskutiert. Neuerdings gibt es auch Anhaltspunkte für die Auffassung, daß es sich um eine Minimalvariante eines atopischen Ekzems handelt. Von anderen Autoren wird diese Interpretation strikt abgelehnt und ätiopathogenetisch an Beziehungen zu innerlichen Störungen gedacht, so zu Magen-Darm-Störungen (Verdauungsstörungen, Anazidität, chronische Gastritis), Lebererkrankungen, Cholezystopathien oder Obstipation. Manchmal läßt sich der therapeutische Erfolg von Maßnahmen, die auf die Beseitigung derartiger Störungen ausgerichtet ist, nicht leugnen, obwohl bislang kontrollierte Untersuchungsergebnisse fehlen.
Wichtig erscheint auch die Erforschung psychischer Faktoren, da für die Entstehung des Lichen simplex chronicus chronische Scheuer- und Reibebeanspruchung im umschriebenen Hautbereich maßgebend ist. Auffällig sind auch Zeichen von nervöser Belastung wie Nägelkauen, Lippenbeißen, Kettenrauchen oder Angabe von Konfliktsituationen.

Klinik. Meistens bleibt die Erkrankung auf einen einzelnen Herd beschränkt, selten beobachtet man 2–3 Herde. Bei Frauen ist die Nackenregion eine bevorzugte Lokalisation. Weitere Prädilektionsstellen sind die Streckseiten von Unterarmen und Unterschenkeln, oberer Rücken, Innenseite der Oberschenkel, Kreuzbeingegend, Skrotum und Vulva. Meistens besteht Sebostase.
Klinisch-morphologisch handelt es sich um eine typische Lichenerkrankung. Die Elementareffloreszenz ist

eine solide Papel, die keine Umwandlungen erfährt. Die Papeln sind zunächst 1–3 mm groß. Stets sind sie scharf begrenzt, meist rundlich, seltener polygonal, an der Oberfläche plan und deshalb spiegelnd. Ihre Farbe ist grau oder braunrötlich, oft auch hautfarben. Die ursprünglich in einem engen Bereich isoliert stehenden Licheneffloreszenzen aggregieren zu Herden, die rundlich, bandförmig, streifenförmig oder auch beliebig konfiguriert erscheinen und randweise durch Scheuerung zu mechanischer Hyperpigmentierung neigen. Analysiert man einen vollausgeprägten Herd, so kann man meist einen typischen *Dreizonenaufbau* nachweisen:

1. Zentral die primäre *flächige Lichenifikation* mit entzündlicher Verdickung der Haut und vergröberter Hautfelderung,
2. anschließend eine *Zone mit lichenoiden Papeln*, die dicht zusammenstehen und durch einen hautfarbenen oder graurötlichen Farbton charakterisiert sind,
3. peripher eine *Hyperpigmentierung* von einigen Zentimetern, die sich in die umgebende Haut unscharf verliert.

Gelegentlich beschränkt sich die Erkrankung auch auf einen umschriebenen Herd mit isoliert stehenden lichenoiden Papeln, ohne daß es zur zentralen Lichenifikation kommt; in anderen Fällen ist die Lichenifikation so weit fortgeschritten, daß die 2. und 3. Zone fehlt. Auffällig kann auch Pigmentschwund (*Achromie*) innerhalb von Lichen-simplex-chronicus-Herden sein. Keine Schleimhautbeteiligung.

Symptome. Typisch ist starker, oft paroxysmaler Juckreiz, der besonders nachts störend ist. Immer noch ungeklärt ist die Frage, ob Juckreiz und Kratzen die Licheneffloreszenzen auslösen, oder ob es die Lichenpapel ist, welche stark juckt. Experimentelle Studien mit einer „Kratzmaschine" führten zu dem Ergebnis, daß durch chronische mechanische Belastung Lichenifikation auslösbar ist.

Histopathologie. Die Epidermis zeigt eine mächtige Verdickung mit Verlängerung und Verbreiterung der akanthotischen Retezapfen, die oft an ihrer Basis netzförmig zusammentreten. Mäßige Hyperparakeratose. Die Kapillaren im Stratum papillare sind weit; in der oberen Kutis findet man ein vorwiegend gefäßgebundenes lymphohistiozytäres Infiltrat. Die histologische Abgrenzung von Lichen ruber planus und lichenifiziertem Ekzem (stärkere spongiotische Veränderungen und Exozytose) ist daher gewöhnlich einfach.

Verlauf. Über Monate oder Jahre. Die Prognose ist heute in Anbetracht der guten Behandlungsfähigkeit günstig. Schwieriger kann sich die Behandlung psychoemotionaler Kausalfaktoren gestalten.

Differentialdiagnose. Typische Lichen-simplex-chronicus-Herde zeigen den beschriebenen Dreizonenaufbau. Lichenifizierte Erscheinungen bei atopischem Ekzem sind meist symmetrisch, zeigen Prädiktionen, stärkere Entzündung und größere Polymorphie. Zur Abgrenzung gegenüber einzelnen umschriebenen Herden als Spätmanifestation eines atopischen Ekzems sollte auch der IgE-Spiegel bestimmt werden. Andere lichenifizierte chronische Ekzeme sind durch wesentlich stärkere entzündliche Veränderungen geprägt; stets fehlt Dreizonenaufbau. Schwierigkeiten kann die Abgrenzung von einem flächigen Lichen-ruber-planus-Herd bereiten. Die Effloreszenzen sind aber hier stets polygonal, oft leicht zentral gedellt und zeigen vielfach das Wickham-Phänomen; auch kommt Lichen simplex chronicus nicht an den Schleimhäuten vor. Lichen amyloidosus und Lichen-simplex-chronicus-artige Sarkoidose (Biopsie) bevorzugen lokalisationsmäßig die Streckseiten der Unterschenkel. Notalgia paraesthetica sitzt zumeist am oberen Rücken.

Therapie
Innerlich. Behandlung der Begleiterkrankung. Gegen den Juckreiz Antihistaminika, wegen der Neigung zum Kratzen und zur Behandlung der meist vorhandenen nervösen Spannungssituation Tranquilizer (Hydroxyzin (Atarax), Opipramol (Insidon)), oder auch parasympathikolytische Sekalealkaloide (Bellergal), ferner Oxazepam (Adumbran). Psychosomatische Beratung kann angezeigt sein.

Äußerlich. Den besten Erfolg auch im Hinblick auf Beseitigung des Juckreizes liefern Glukokortikoide in Creme- oder Salbenform unter Okklusivverband. Nach Rückbildung der starken Lichenifikation sind glukokortikoidhaltige Pflaster (Sermaka Folie) oder schwächere Glukokortikoide (Advantan, Alfason Cresa, Dermatop, Pandel) empfehlenswert. Kleinere Herde lassen sich auch intraläsional mit Injektionen von Triamcinolonazetonid (Volon A Kristallsuspension 10 mg/ml 1:4 verdünnt in 1% Mepivacain) behandeln. Nach weitgehender Rückbildung, Übergang auf niedrigkonzentrierte Glukokortikoide in Creme- oder Salbenform.

Zur Nachbehandlung kommen Schieferöle (Ichthyol, Ichthocortin), auch Teere [Liquor carbonis detergens oder Steinkohlenteer (2–5%)] in weicher Zinkpaste in Betracht, desgleichen auch reiner Steinkohlenteer für einige Tage. Bei hartnäckigen Herden hat Behandlung mit Röntgenweichstrahlen noch ihre Berechtigung.

Lichénification géante

[Pautrier (1936)]

Diese kommt in der Hauptsache in der Genitokruralregion vor. Hier findet man nicht den für Lichen-simplex-chronicus-typischen Dreizonenaufbau der Herde, sondern umschriebene, meistens die großen Labien oder das Skrotum betreffende, mehr entzündliche starke Lichenifikation mit papillomatösen Wucherungen und Nässen. Möglicherweise spielen beim Zustandekommen des *Lichen giganteus* Mazerationsvorgänge in den intertriginösen Räumen eine krankheitsprägende Rolle. Der Juckreiz bei dieser seltenen Erkrankungsform ist extrem. Nicht selten treten rezidivierend Erysipele auf.

Differentialdiagnose. Hypertrophischer Morbus Hailey-Hailey und Pemphigus vegetans.

Lichen simplex chronicus verrucosus

Synonyme. Neurodermitis verrucosa

Diese Form tritt besonders an den Unterschenkeln bei Patienten mit chronisch-venöser Insuffizienz in Erscheinung. Die Oberfläche der zentralen Lichenifikation neigt dann zu verruciformen Keratosen; der Juckreiz ist sehr stark. Sicher gehören Fälle von *Keratosis verruciformis* (Weidenfeld) hierher. Differentialdiagnostisch sind in erster Linie Lichen ruber verrucosus, Lichen amyloidosus und sehr selten Hyalinosis cutis et mucosae abzugrenzen.

Therapie. In diesen Fällen ist zusätzliche Behandlung mit Kompressionsverbänden zweckmäßig.

Lichen striatus

Definition. Subakut auftretende entzündliche lineare Dermatitis unbekannter Ursache.

Vorkommen. Selten. Besonders bei Kindern und Adoleszenten. Gynäkotropie.

Pathogenese. Die lineare Manifestation läßt an die Bedeutung von nervösen Einflüssen (Ausbreitung entsprechend einem Nervensegment) denken. Man vermutet, daß die Erkrankung sich entsprechend den Blaschko-Linien manifestiert (*Blaschkitis*). Oft sind atopische Patienten betroffen. Histologisch handelt es sich um eine subakute Dermatitis.

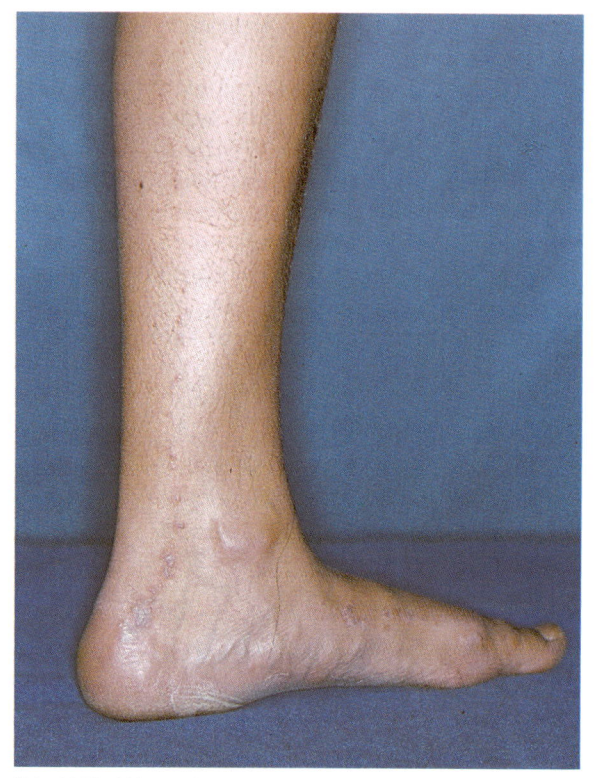

Abb. 14.53. Lichen striatus

Klinik. Zunächst treten kleine entzündlich-gerötete lichenoide Papeln ohne Wickham-Phänomen und ohne nabelförmige Eindellung auf, die bald zu einem 2–20 mm breiten Band zusammenfließen, das sich meist über einige Zentimeter, oft aber auch über die ganze Länge einer Extremität hinweg erstreckt. Prädilektionsstellen der meist asymmetrischen Erkrankung sind Arme und Beine, gelegentlich auch Nacken oder Rumpf. Multiple Veränderungen sind selten. Bei voller Ausprägung ist die bandförmige Hauterkrankung charakterisiert durch eine entzündliche Rötung und Verhornung, so daß ein psoriasiformer Aspekt zustande kommen kann.

Symptome. Manchmal Juckreiz, besonders bei Kindern in der Glutäalgegend. Nagelveränderungen (Onychorrhexis, Onycholysis) kommen vor.

Histopathologie. Subakute Dermatitis mit Akanthose, Hyperkeratose und einzelnen dyskeratotischen Zellen im Stratum granulosum der Epidermis. Leichte Spongiose. Die Blutgefäße im oberen Korium sind erweitert und zeigen perivaskuläres Ödem sowie ein lymphohistiozytäres Infiltrat, das auch zu Exozytose neigt.

Verlauf. Die Ausbildung eines Lichen striatus kann sich über 2–4 Wochen erstrecken; bis zur spontanen Rückbildung vergehen 3–6 Monate, manchmal bis zu einem Jahr.

Differentialdiagnose. Entzündlicher linearer epidermaler Nävus (ILVEN) und Naevus verrucosus unius lateris müssen abgetrennt werden. Diese bestehen meist seit frühester Kindheit und persistieren. Psoriasis striata, Lichen ruber planus striatus und lineare Porokeratose können klinisch oder bioptisch diagnostiziert werden.

Therapie. Aufklärung des Patienten. Bei stärkerem Juckreiz oder längerer Persistenz örtliche Behandlung mit glukokortikoidhaltigen Externa.

Acanthosis nigricans

[Unna, Pollitzer und Janovsky 1890]

Definition. Es handelt sich um eine seltene, an bestimmte Prädilektionsstellen gebundene Erkrankung, die gekennzeichnet ist durch schmutzigbraun bis -grau pigmentierte, papillomatös-keratotische Hauterscheinungen, die in verschiedenen Formen mit sehr unterschiedlicher Prognose vorkommen.

Klassifikation. Ollendorff-Curth hat die verschiedenen Formen von Acanthosis nigricans klar abgegrenzt. Sie konnte zeigen, daß *benigne Formen*, welche nicht mit innerlichen Malignomen einhergehen, separiert werden müssen von einer *malignen Form*, die als paraneoplastisches Syndrom anzusehen ist und meist auf ein innerliches Adenokarzinom deutet.

Acanthosis nigricans benigna. Diese wird unregelmäßig dominant vererbt und ist nicht mit innerlichen Störungen verbunden. Hier sind die Veränderungen bereits bei Geburt vorhanden oder entwickeln sich während der Kindheit bis zur Pubertät. Beteiligung der Schleimhäute ist ungewöhnlich. Selten kommt es an der Mundschleimhaut zu einer samtartigen Papillenhyperplasie. Die Extremitäten sind nicht betroffen. Die Veränderungen bleiben nach der Pubertät stationär oder können sich zurückbilden. Die Gesamtausprägung ist wesentlich geringer als bei Acanthosis nigricans maligna.

Acanthosis nigricans benigna als Teilsymptom von erblichen Syndromen. Hier handelt es sich ebenfalls um benigne Verlaufsformen, die ein charakteristisches Teilsymptom anderer Syndrome darstellen. Meist handelt es sich bei diesen Syndromen um rezessiv vererbte Störungen. Die Erkrankung beginnt entweder bei Geburt oder entwickelt sich in der Kindheit bis zur Pubertät. Stets verläuft die begleitende Acanthosis nigricans wenig ausgeprägt und gutartig.

Berardinelli-Seip-Syndrom (1954/1959). Akromegaloide Züge. Seit Geburt oder früher Kindheit progre-

Tabelle 14.5. Acanthosis-nigricans-Klassifikation

Merkmale	Benigne Formen			Maligne Form
	Acanthosis nigricans benigna	Acanthosis nigricans benigna bei erblichen Syndromen	Pseudoacanthosis nigricans	Acanthosis nigricans maligna
Vererbung	Unregelmäßig dominant	Wie das Syndrom	–	–
Geschlecht	Gynäkotropie	♀=♂	Leichte Gynäkotropie	♀=♂
Beginn	Kindheit bis Pubertät	Kindheit bis Pubertät	Jugendliche und Erwachsene	Erwachsene, meist nach dem 40. Lebensjahr
Klinik	Gering. Selten an Extremitäten oder Schleimhäuten, Regressionstendenz nach Pubertät	Gering. Selten an Extremitäten oder Schleimhäuten	Gering. Dunkler Hauttyp. Hautanhänge in den Beugen	Schwer. Starke Pigmentierung. Häufig an Extremitäten und Schleimhäuten. Pruritus. Progredient.
Assoziierte Symptome	Keine	Erbliche Syndrome	Adipositas	Maligne Neoplasien (oft Adenokarzinom)

diente generalisierte Lipodystrophie, Hypertrichose, Hyperlipidämie, Xanthomatose.

Bloom-Syndrom (1954). Kongenitales teleangiektatisches Erythem mit Zwergwuchs.

Crouzon-Syndrom (1912). Dysostosis craniofacialis hereditaria. Schädelanomalien, Augenanomalien, Hypoplasie des Oberkiefers, Innenohrschwerhörigkeit, Schwachsinn. Beginn in Kindheit oder Pubertät.

Lawrence-Syndrom (1946) ***oder Lipodystrophie-Syndrom.*** Akromegaloide Züge, insulinresistenter Diabetes, Hyperlipidämie, Lipodystrophie und Hepatomegalie. Beginn in Kindheit oder Erwachsenenalter.

Miescher-Syndrom (1921). Imbezillität, Diabetes mellitus, Hypertrichose, Cutis verticis gyrata, Zahnanomalien.

Prader-Willi-Syndrom (1956). Adipositas, Kleinwuchs, Akromikrie, Kryptorchismus und Oligophrenie nach myotonieartigem Zustand im Neugeborenenalter.

Rabson-Mendelhall-Syndrom. Insulinresistenz infolge Desorganisation des Insulinrezeptors. Bereits in der Kindheit treten Hyperglykämie und Glukosurie auf. Der tägliche Insulinbedarf ist sehr groß (2000–3000 E). Antikörper gegen Insulin finden sich nicht. Deutlich vorhanden sind Makroglossie, Dysplasie der Zähne, Macrogenitosomia praecox infolge Nebennierenrindenhyperplasie sowie mukokutane Papillomatose. Karzinome scheinen bei diesen Fällen nicht vorzukommen.

Bei Insulinresistenz vermutet man, daß Insulin eine pathogenetische Rolle für die Akanthosis nigricans spielt, da der Insulin-like growth factor (IGF I) an Keratinozyten zu finden ist und hohe Insulindosen bei insulinresistentem Diabetes mellitus die epidermale Zellproliferation anregen.

Benigne Acanthosis nigrigans und erworbene endokrine Krankheiten. Benigne Akanthosis nigricans ohne Vererbung kann bei Tumoren der Hypophyse, Nebennieren und Ovarien auftreten. Der Beginn der Erkrankung ist gewöhnlich in der Pubertät oder im jungen Erwachsenenalter. Fettsucht ist nicht immer vorhanden, Adenome der Hypophyse oder Kraniopharyngeome wurden berichtet. Endokrine Syndrome der Adoleszenz oder erwachsener Gigantismus bzw. Akromegalie mit vermehrtem Wachstumshormon ist ebenfalls oft von Akanthosis nigrans begleitet. Cushing-Syndrom, Addison-Krankheit und polyzystische Ovarien können ebenfalls von Acanthosis nigricans begleitet sein; das gleiche gilt relativ häufig bei adipösen Patienten mit jugendlichem Diabetes mellitus.

Benigne Acanthosis nigricans durch Pharmaka. Hohe Dosen von Östrogen bei Kindern und Erwachsenen waren die Ursache für Akanthosis nigrans benigna. Auch Pharmaka, die mit dem Lipidstoffwechsel interferieren, können sowohl mit ichthyosiformer Hautbeschaffenheit als auch mit Acanthosis nigricans kombiniert sein. Wenige Patienten, die mit hohen Dosen von Nikotinsäure, Tripanarol oder Benzomalacen behandelt waren, haben während der Behandlung Acanthosis nigricans entwickelt.

Pseudoacanthosis nigricans. Hier handelt es sich um symptomatische und rückbildungsfähige Veränderungen bei Menschen mit Adipositas unterschiedlicher Genese (s. S. 600).

Acanthosis nigricans maligna. Diese Dermatose ist bei fast allen Patienten mit einem internen Karzinom verbunden. Die Hauterscheinungen verlaufen bei etwa 60% der Patienten mit der internen Malignität synchron. Bei etwa 20% der Patienten können sie der malignen Entwicklung einige Jahre vorangehen, bei

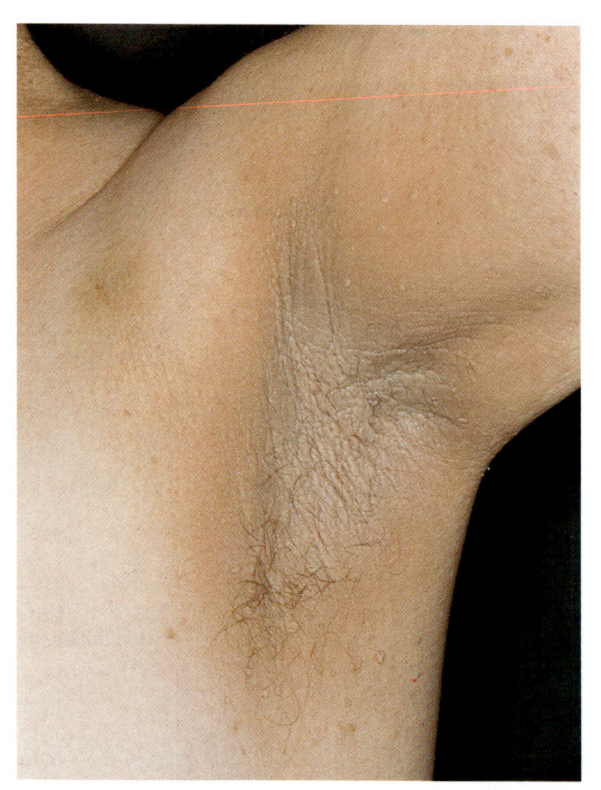

Abb. 14.54. Acanthosis nigricans

etwa 20% ist der maligne Tumor primär und die Hauterscheinungen entstehen sekundär. Bei diesem *paraneoplastischen Syndrom* entwickeln sich die Hauterscheinungen meist erst im Erwachsenenalter. Nach Beseitigung des Tumors kommt es oft zu ihrer Rückbildung. In fast allen Fällen handelt es sich um Adenokarzinome, die bei über 60% im Magen, bei etwa weiteren 30% im übrigen Abdominalraum und nur etwa bei 10% nicht im Abdominalraum lokalisiert sind. Oft sind Pankreas, Gallenblase, Kolon, Rektum, Uterus, Ovarien, Prostata, Ösophagus, Brustdrüsen oder Lungen betroffen. Die Karzinome haben meistens einen hohen Malignitätsgrad.
Schließlich erkrankt hier auch die Mundschleimhaut stärker. Veränderungen an den distalen Extremitätenpartien mit Übergang auf Hand- und Fußsohlen sind typisch.

Klinik. Der Aspekt aller Formen von Acanthosis nigricans ist grundsätzlich gleichartig. Allerdings ergeben sich in der Ausprägung und der Intensität der stets symmetrischen Erscheinungen Differenzen. Der Häufigkeit der betroffenen Hautareale nach ergibt sich folgende Reihenfolge: Achselhöhlen, seitliche Hals- und Nackenpartien, Genitoanalgegend, Innenseiten der Oberschenkel, Gesicht, Ellenbeugen, Kniekehlen, Nabel, Handrücken, Warzenhöfe, Füße, Augenlider und Naseneingang.
Kardinalsymptome sind stets verruziforme Papillarhyperplasie, Hyperkeratose und Hyperpigmentierung. Die frühesten Veränderungen manifestieren sich zunächst in einer schmutziggelblichen, grau- oder braungelblichen, später mehr schwärzlichen Hyperpigmentierung, die sich unscharf zur gesunden Haut absetzt. Im Verlauf kommt es zu einer samtartigen, bald mehr papillomatös-verruziformen Verstärkung von Hautfurchen und Hautfalten. Die schmutziggrauen bis schwärzlichen Wucherungen können oft hahnenkammartige Leistenbildungen erkennen lassen, die durch wechselnd starke hyperkeratotische Auflagerungen gekennzeichnet sind. Schließlich können sich sogar hornig-warzige Exkreszenzen entwickeln. Die befallenen Flächen sind entweder eng begrenzt, können aber auch großflächig sein, beispielsweise die ganzen Achselhöhlen einnehmen. Die stärksten papillomatös-keratotischen Wucherungen sieht man immer in den zentralen Partien der Hautveränderungen. Nach der Peripherie hin nehmen sie ab und verlaufen sich in der normalen Haut, meist umgeben von einer hyperpigmentierten Zone. In den intertriginösen Räumen von Acanthosis nigricans kann sich Mazeration einstellen, die ihrerseits wieder die Ausbildung von Vegetationen fördert.
Handinnenflächen und Fußsohlen sind besonders bei der malignen Form betroffen. Man findet unregelmäßige Handleisten und später eine samtartige Beschaffenheit von Palmae und Plantae durch papillomatös-hyperkeratotische Veränderungen. Die gesamte Haut ist meistens auffallend trocken und wirkt rauh.
Mundschleimhautveränderungen manifestieren sich vielfach als samtartiger Belag an der Zunge. Aber auch an der Mundschleimhaut können, besonders bei der malignen Form, papillomatöse Exkreszenzen auftreten, desgleichen an den Lippen.

Symptome. Acanthosis nigricans bewirkt bei allen ihren Formen nur dann subjektive Beschwerden, wenn es zur Mazeration kommt und Juckreiz auftritt. Bei Acanthosis nigricans maligna ist Juckreiz häufiger und kann intensiv sein.

Histopathologie. Deutliche Papillomatose mit stärker verzweigten Papillen sowie leichte Akanthose mit unregelmäßigen Einfaltungen und Entwicklung von Pseudohornzysten. Typisch ist basale Hyperpigmentierung. Das feingewebliche Gesamtbild ähnelt dem einer Verruca seborrhoica senilis oder eines epidermalen Nävus.

Verlauf. Bei Acanthosis nigricans benigna ist die klinische Ausprägung sehr mild; die Erscheinungen bleiben nach der Pubertät stationär und neigen zur Rückbildung. Bei Acanthosis nigricans als Teilsymptom hereditärer Syndrome ist die klinische Ausprägung ebenfalls gewöhnlich geringfügig. Selten sind Extremitäten oder die Mundschleimhaut mitbetroffen. Bei Pseudoacanthosis nigricans bilden sich die Veränderungen mit Gewichtsabnahme zurück. Bei Acanthosis nigricans maligna ist das klinische Bild zumeist massiv ausgeprägt. Extremitäten und Mundschleimhaut sind häufig mitbetroffen, die Hyperpigmentierung ist stark und Juckreiz nicht selten. Hier ist das Krankheitsbild progressiv, bis der zugrunde liegende Tumor entfernt ist.
Tumorrezidive deuten sich nicht selten durch Rezidiv der Hauterscheinungen an.

Differentialdiagnose. Wichtig ist die Differenzierung der malignen Form von den benignen Formen. Die maligne Form entwickelt sich meistens erst im Erwachsenenalter. Hier ist auch Laparotomie oder Bronchoskopie gerechtfertigt. Klinisch-morphologisch sollten auch Pemphigus vegetans, Pemphigoid vegetans und Morbus Darier in Betracht gezogen werden, ebenso Papillomatosis confluens et reticularis.

Therapie
Innerlich. Bei benignen Formen Versuch mit Acitretin (Neotigason) oder Isotretinoin (Roaccutan); beide

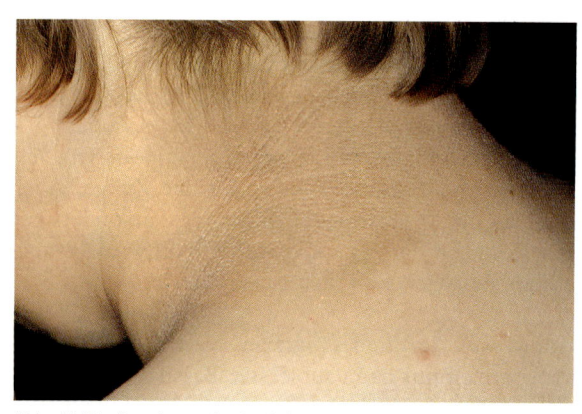

Abb. 14.55. Pseudoacanthosis nigricans

Therapeutika sind teratogen. Bei der malignen Form führt Entfernung des Adenokarzinoms meist zur Rückbildung der Hautveränderungen.
Äußerlich. Nur symptomatische Therapie mit austrocknenden Maßnahmen (Waschen mit Syndets, Puder, Deodoranzien). Zur Ablösung keratotischer Auflagerungen Salizylsäure oder harnstoffhaltige Externa; Versuch mit Tretinoin-(0,05%)Creme. Bei bakterieller oder mykotischer Sekundärinfektion entsprechende Behandlung.

Pseudoacanthosis nigricans
[Ollendorff-Curth 1951]

Definition. Die Pseudoacanthosis nigricans ist eine der benignen Acanthosis nigricans ähnliche Erkrankung, welche relativ häufig bei Adipösen vorkommt.

Vorkommen. Leichte Gynäkotropie. Betroffen sind sehr adipöse, meist dunkelhaarige und stärker pigmentierte Patienten. Das Haupterkrankungsalter liegt zwischen 25–60 Lebensjahren.

Pathogenese. Über die Pathogenese ist nichts Sicheres bekannt. Adipositas ist ein wichtiger Faktor. Auch an Arzneimittel (Nikotinsäurederivate, Östrogene, Glukokortikoide) ist zu denken. Sicher spielt das feuchtwarme Milieu in intertriginösen Räumen bei Adipositas mit Hyperhidrosis zusammen mit chronischem Scheuerreiz eine krankheitsfördernde Rolle.

Klinik. Besonders in intertriginösen Bereichen (Achselhöhlen, submammärer Raum, Inguinalbeugen), aber auch im seitlichen Halsbereich und am Nacken findet sich eine schmutziggraubräunliche oder -graugelbliche samtartige Beschaffenheit der Haut, die zwar an Acanthosis nigricans erinnert, aber weder so stark pigmentiert ist noch eine so starke papillomatöse Beschaffenheit aufweist. Beim Auseinanderziehen der Haut kommt die Papillomatose deutlicher zum Vorschein. Besonders in den Achselhöhlen findet man zusätzlich *Hautanhänge*, die an weiche Fibrome erinnern.

Histopathologie. Histologisch lassen sich die geringer ausgeprägten Veränderungen nicht von denen bei Acanthosis nigricans abtrennen.

Verlauf. Gutartig. Nach Gewichtsabnahme bilden sich die Veränderungen wieder zurück.

Diagnose. Pseudoacanthosis nigricans ist stets an Adipositas und meist an einen dunklen Hauttyp gebunden. Oft Hyperhidrosis axillaris. Bei oberflächlicher Betrachtung kann Ichthyosis vulgaris an den Halspartien ähnliche Veränderungen aufweisen. Abgrenzung von Acanthosis nigricans benigna.

Therapie. Endokrinologische Klassifikation der Adipositas und Normalisierung des Körpergewichts.
Äußerlich. Symptomatische Behandlung wie bei Acanthosis nigricans.

Papillomatosis confluens et reticularis
[Gougerot und Carteaud 1927]

Synonyme. Gougerot-Carteaud-Syndrom, papillomatose confluente et réticulée

Definition. Disseminierte, zu Konfluierung und netzförmiger Anordnung neigende Hautveränderungen, die an Verrucae planae erinnern.

Vorkommen. Sehr selten. Meistens bei Mädchen zu Beginn oder kurz nach der Pubertät.

Pathogenese. Es handelt sich um ein Syndrom, das als genetische Verhornungsstörung interpretiert wird. Von manchen Autoren wird die Erkrankung mit der Pseudoacanthosis nigricans identifiziert. Neuere Befunde lassen aber vermuten, daß möglicherweise eine reaktive verruziforme Keratose mit Besiedelung der Haut durch Malassezia furfur eine krankheitsauslösende Rolle spielt; es würde sich damit im Endeffekt um eine Pityriasis versicolor mit einer besonderen epidermalen Reaktion handeln. Elektronenmikroskopische Untersuchungen mit dem Nachweis von spongiotischer Erweiterung der Interzellularräume in der Epidermis, Akantholyse und an Morbus Darier erinnernden perinukleären Tonofilamentverklumpungen sowie morphologischen Kapillarveränderungen scheinen indessen doch für eine genetische Störung zu sprechen.

Klinik. Als Einzeleffloreszenz finden sich an Verruca plana oder Verruca seborrhoica erinnernde flache Papeln, die einen Durchmesser bis zu 5 mm aufweisen können. Die gräulich bis bräunlichen Effloreszenzen treten zu netzartigen Mustern zusammen und können auch flächig konfluieren.
Prädilektionsstellen sind der sternoepigastrische Bereich sowie die intermammäre Region. Bei stärkerer Ausprägung können sich die Veränderungen über den Bauch ausbreiten und im Bereich von Hals, Schultern sowie Rücken auftreten.
Entsprechend der Ausbreitung der Veränderungen wurden von den Erstautoren verschiedene klinische Typen unterschieden:
– *papillomatose ponctuée pigmentée verruqueuse*
– *papillomatose confluencée et reticulée*
– *papillomatose nummulaire et confluente*

Symptome. Schwitzneigung. Subjektive Symptome fehlen mit Ausnahme der psychischen Belastung durch die langsam zunehmenden kosmetisch störenden Veränderungen.

Differentialdiagnose. Die Abgrenzung von Acanthosis nigricans benigna und Pseudoacanthosis nigricans ergibt sich bereits aus der Beachtung der Prädilektionsstellen. Letztere erlauben auch eine Abgrenzung der morphologisch ähnlichen Pseudoatrophodermia colli (Becker und Muir 1934) sowie der Atrophie brilliante (Gougerot 1930), die wohl ebenfalls der Gruppe der Acanthosis nigricans benigna zuzuordnen ist.

Therapie. Vorsichtiges Abkratzen der Veränderungen. Falls Malassezia furfur nachweisbar ist, Behandlung wie bei Pityriasis versicolor. Sonst Versuch mit Acitretin (Neotigason) oder Isotretinoin (Roaccutan) innerlich bei strenger Indikationstellung.

Dermatosis papulosa nigra
[Castellani 1925]

Definition. An kleine Verrucae seborrhoicae seniles erinnernde, genetisch bedingte und bei Dunkelhäutigen häufig im Gesicht vorkommende Veränderungen.

Vorkommen. Die wahrscheinlich nävoiden Erscheinungen werden bei etwa 5–40% erwachsener Schwarzer beschrieben. Sie entwickeln sich im Laufe des Lebens. Deutliche Gynäkotropie. Von 40% der Betroffenen wird familiäres Vorkommen angegeben.

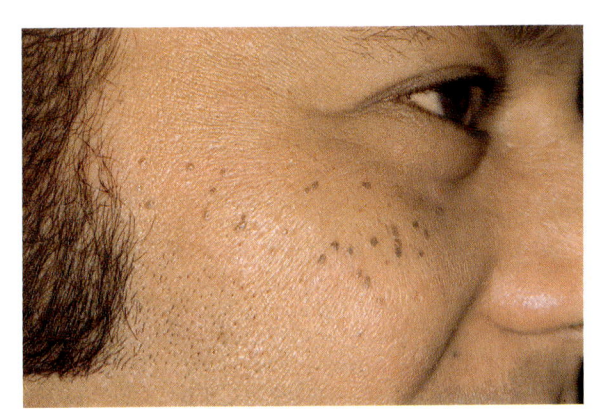

Abb. 14.56. Dermatosis papulosa nigra

Klinik. Es handelt sich um dunkel- bis schwarzbraun gefärbte, weiche 2–3 mm große runde Papeln, die sich an Wangen, Stirn, Halsseiten und oberer Brust von der Pubertät an entwickeln und langsam über Jahre hin an Größe und Zahl zunehmen.

Histopathologie. Nävoide Fehlentwicklung im Haartalgdrüsenfollikel. Die hinzutretende unregelmäßige akanthotische Epidermisverbreiterung mit Hyperkeratose und Pseudohornzysten läßt an Verruca seborrhoica senilis denken.

Differentialdiagnose. Initiale seborrhoische Alterswarzen.

Therapie. Vorsichtige Entfernung durch Dessikkation oder Kürettage. Hyper- oder Depigmentierung im Anschluß an aktive Therapie können sehr störend sein. Sonst Aufklärung.

Weiterführende Literatur

Erythematöse, erythematosquamöse und papulöse Erkrankungen

Erytheme

Anfallsweises Erröten

Blaich W, Engelhardt H (1951) Intermittierende Erythembildung als Ausdruck syndromatischer Verknüpfung bestimmter Hautveränderungen mit einer Polyneuroradikulitis (Guillain-Barré). Dermatol Wochenschr 123:289–297

Edington RF, Changnon JP, Steinberg WM (1980) Clonidine for menopausal flushing. Can Med J 123:23–26

Lightman SL, Jacobs HS (1979) Naloxone: non-steroidal treatment for postmenopausal flushing? Lancet II:1071

Wilkin JK (1993) The red face: flushing disorders. Clin Dermatol 11:211–223

Flushing bei Carcinoid Syndrom
Roberts JL, Marney SR, Oates JA (1979) Blockage of the flush associated with metastatic gastricarcinoid by combined H1 and H2 receptor antagonists. Evidence for an important role H2 receptors in human vasculature. N Engl J Med 300:236–238

Smith AG, Greaves MW (1974) Blood prostaglandin activity associated with noradrenaline-provoked flush in the carcinoid syndrome. Br J Dermatol 90:547–551

Erythema toxicum neonatorum
Bassukas ID (1992) Is erythema toxicum neonatorum a mild self-limited acute cutaneous graft-versus-host-reaction from maternal-to-fetal lymphocyte transfer? Med Hypotheses 38:334–338

Hansen LP, Brandrup F, Zori R (1985) Erythema toxicum neonatorum mit Pustulation versus transitorische neonatale pustulöse Melanose. Hautarzt: 475–477

Pohlandt F, Harnisch R, Meigel WN et al. (1977) Zum Bild des Erythema neonatorum. Hautarzt 28:469–474

Prigent F, Vige P, Martinet C (1991) Lesions cutanées au cours de la première semaine de vie chez 306 nouveau-nés consécutifs. Ann Dermatol Venereol 118:697–699

Erythema dyschromicum perstans
Convit J, Kerdel-Vegas F, Rodriguez G (1961) Erythema dyschromicum perstans, a hitherto undescribed skin disease. J Invest Dermatol 36:457–462

Jablonska S, Chorzelski T (1975) Ingestion of ammonium nitrate as a possible cause of erythema dyschromicum perstans (ashy dermatosis). Dermatologica 150:287–291

Möller-Vietheer M, Goos M (1977) Erythema dyschromicum perstans. Hautarzt 28:539–541

Nelson MR, Lawrence AG, Staughton RC (1992) Erythema dyschromicum perstans in an HIV antibody-positive man. Br J Dermatol 127:658–659

Novick NL, Phelps R (1985) Erythema dyschromicum perstans. Int J Dermatol 24:630–633

Peachy RDG (1976) Ashy dermatosis. Br J Dermatol 94:227–228

Stevenson MJR, Miura M (1966) Erythema dyschromicum perstans (ashy dermatosis). Arch Dermatol 94:196–199

Tschen JA, Tschen EA, McGavran MH (1980) Erythema dyschromicum perstans. J Am Acad Dermatol 2:295–302

Figurierte Erytheme
Hurley H, Hurley JP (1984) The gyrate erythemas. Semin Dermatol 3:327–336

Ruzicka T, Faes J, Bergner T et al. (1991) Annular erythema associated with Sjögren's syndrome: a variant of systemic lupus erythematosus. J Am Acad Dermatol 25:557–560

Saurat JH, Janin-Mercier A (1984) Infantile epidermodysplastic erythema gyratum responsive to imidazoles. A new entity? Arch Dermatol 120:1601–1603

Summerly R (1964) The figurative erythemas and neoplasia. Br J Dermatol 76:370–373

White JW Jr (1985) Gyrate erythema. (Symposium on urticaria and the reactive inflammatory vascular dermatoses). Dermatol Clin III:129–139

Erythema anulare centrifugum
Bressler GS, Jones RE Jr (1981) Erythema annulare centrifugum. J Am Acad Dermatol 4:597–602

Darier J (1916) De l'érythème annulaire centrifuge (érythème papulocirciné migrateur et chronique) et de quelques éruptions analogues. Ann Dermatol Syph (Paris) 6:57–76

Hendricks A, Lu C, Elfenbein GJ et al. (1981) Erythema annulare centrifugum associated with ascariasis. Arch Dermatol 117:582–585

Herzberg JJ, Seelman K (1953) Erythema annulare centrifugum bei akuter Leukose. Arch Klin Exp Dermatol 195:434–446

Jilson D (1954) Allergic confirmation that some cases of erythema annulare centrifugum are dermatophytids. Arch Dermatol Syphilol 70:355–359

Kikuchi I, Ogata K, Inoue S (1984) Pityrosporum infection in an infant with lesions resembling erythema annulare centrifugum. Arch Dermatol 120:380–382

Mahood JM (1983) Erythema annulare centrifugum. A review of 24 cases with special reference to its association with underlying disease. Clin Exp Dermatol 8:383–387

Reichel M, Wheeland RG (1991) Inflammatory carcinoma masquerading as erythema annulare centrifugum. Acta Derm Venereol (Stockh) 73:138–140

Shelley WB (1965) Erythema annulare centrifugum due to Candida albicans. Br J Dermatol 77:383–384

Tenemato N, Katayama I, Arai H et al. (1989) Annular erythema: a possible association with primary Sjögren's syndrome. J Am Acad Dermatol 20:596–601

Tyring SK (1993) Reactive erythemas: erythema annulare centrifugum and erythema gyratum repens. Clin Dermatol 11:135–139

Erythema gyratum repens
Albers SE, Fenske NA, Glass LF (1993) Erythema gyratum repens: Direct immunofluorescence findings. J Am Acad Dermatol 29:494–494

Barber PV, Doyle L, Vickers DM et al. (1978) Erythema gyratum repens with pulmonary tuberculosis. Br J Dermatol 98:465–468

Boyd AS, Neldner KH, Menter A (1992) Erythema gyratum repens: a paraneoplastic eruption. J Am Acad Dermatol 26:757–762

Gammel JA (1952) Erythema gyratum repens – skin manifestations in a patient with carcinoma of breast. Arch Dermatol Syphilol 66:494–505

Garrett SJ, Roenigk HH Jr (1992) Erythema gyratum repens in a healthy woman. J Am Acad Dermatol 26:121–122

Holt PJA, Davies MG (1977) Erythema gyratum repens – an immunologically mediated dermatosis? Br J Dermatol 96:343–347

Verret J, Schnitzler L, Schubert B et al. (1979) Erythema gyratum repens (Gammel-Syndrom). Hautarzt 30:213–215

Erythema gyratum perstans
Beare JM, Frogatt P, Jones JH (1966) Familial annular erythema. An apparently new dominant mutation. Br J Dermatol 78:59–68

Friedman SJ, Winkelmann RK (1987) Familial granuloma annulare. Report of two cases and review of the literature. J Am Acad Dermatol 16:600–605

Erythema anulare rheumaticum
Burke JB (1993) Erythema marginatum. Arch Dis Child 30:359–365

Gadrat J (1983) Sur les érythèmes rhumatismaux. Ann Dermatol Syphiligr 9:1045–1051

Greither A (1957) Über das Erythema anulare rheumaticum. Arch Klin Exp Dermatol 204:205–212

Ueki H, Oka D, Takei Y et al. (1981) Erythema rheumaticum. Hautarzt 32:425–428

Erythema scarlatiniforme desquamativum recidivans

Kresbach H (1969) Erythema scarlatiniforme recidivans (Féréol-Besnier) Dermatol Monatsschr 155:365–366

Lausecker H (1954) Das Erythema scarlatiniforme desquamativum recidivans. Arch Dermatol Syphil 198:529–548

Landthaler M, Michalopoulos M, Schwab U et al. (1985) Erythema scarlatiniforme desquamativum recidivans localisatum. Hautarzt 36:581–585

Erythema necroticans migrans

Becker SW, Kahn D, Rothman S (1942) Cutaneous manifestations of internal malignant tumors. Arch Dermatol Syphilol 45:1069–1080

Burton JL (1993) Zinc and essential fatty acid therapy for necrolytic migratory erythema. Arch Dermatol 129:246

Doyle JA, Schroeter AL, Rogers RS III (1979) Hyperglucagonemia and necrolytic migratory erythema in cirrhosis – possible pseudoglucagonoma syndrome. Br J Dermatol 101:581–587

Engelmann L, Bossmann H, Kunze J et al. (1991) Erythema necrolyticum migrans – Glukagonom-Syndrom. Akt Dermatol 17:11–17

Galle H, Schweiss D (1984) Das Glukagonom-Syndrom – eine wenig bekannte kutane Paraneoplasie. Hautarzt 35:204–209

Kheir SM, Omura EF, Grizzle WE et al. (1986) Histologic variation in the skin lesions of the glucagonoma syndrome. Am J Surg Pathol 10:445–453

Leichter SB (1980) Clinical and metabolic aspects of the glucagonoma. Medicine (Baltimore) 59:100–113

Röckl H, Metz J, Ackermann-Schopf C (1977) Staphylodermia superficialis circinata. Die 5. obligate kutane Paraneoplasie. Hautarzt 28:178–184

Shepherd ME, Raimer SS, Tyring SK et al. (1991) Treatment of nectrolytic migratory erythema in glucagonoma syndrome. J Am Acad Dermatol 25:925–928

Vandersteen PR, Scheithauer BW (1985) Glucagonoma syndrome. A clinicopathologic, immunocytochemical and ultrastructural study. J Am Acad Dermatol 12:1032–1039

Erythema elevatum et diutinum

Buhles N, Altmeyer P (1984) Erythema elevatum diutinum bei Frühsyphilis. Akt Dermatol 10:211–212

Crocker HW, Williams C (1894) Erythema elevatum diutinum. Br J Dermatol 6:1–9 und 53–58

Haber H (1955) Erythema elevatum diutinum. Br J Dermatol 67:121–145

Herzberg J (1980) Erythema elevatum diutinum. In: Korting GW (Hrsg) Dermatologie in Praxis und Klinik. Thieme, Stuttgart, Bd II, S 972–977

Katz SI, Gallin JI, Hertz KC et al. (1977) Erythema elevatum diutinum. Skin and systemic manifestations, immunologic studies, and successful treatment with Dapsone. Medicine (Baltimore) 56:443–455

Kint A, De Cuyper C (1989) Erythema elevatum diutinum. Hautarzt 31:447–449

LeBoit PE, Cockerell CJ (1993) Nodular lesions of erythema elevatum diutinum in patients infected with the human immunodeficiency virus. J Am Acad Dermatol 28:919–922

LeBoit PE, Yen TS, Wintroub B (1986) The evolution of lesions in erythema elevatum diutinum. Am J Dermatopathol 8:392–402

Trautvetter U, Goerz G, Megahed (1993) Erythema elevatum diutinum bei Morbus Crohn. Ztschr Hautkr 68:807–809

Wilkinson SM, English JSC, Smith NP et al. (1992) Erythema elevatum diutinum: a clinicopathological study. Clin Exper Dermatol 17:87–93

Wolff HH, Maciejewski W, Scherer R (1978) Erythema elevatum diutinum. I. Electron microscopy of a case with extracellular cholesterolosis. Arch Dermatol Res 261:7–16

Wolff HH, Scherer R, Maciejewski W et al. (1978) Erythema elevatum diutinum. II. Immunoelectronmicroscopical study of leukocytoclastic vasculitis within the intracutaneous test reaction induced by streptococcal antigen. Arch Dermatol Res 261:17–26

Yiannias JA, el Azhary RA, Gibson LE (1992) Erythema elevatum diutinum: a clinical and histopathologic study of 13 patients. J Am Acad Dermatol 26:38–44

Erythema multiforme

Aslanzadeh J, Helm KF, Espy JM et al. (1992) Detection of HSV-specific DNA in biopsy tissue of patients with erythema multiforme by polymerase chain reaction. Br J Dermatol 126:19–23

Bedi TR, Pinkus H (1976) Histopathological spectrum of erythema multiforme. Br J Dermatol 95:243–250

Braun-Falco O, Bandmann JH (1979) Das Lyell-Syndrom. Huber, Bern

Duvic M, Reisner EG, Dawson DV et al. (1983) HLA-B15 association with erythema multiforme. J Am Acad Dermatol 8:493–496

Galosi A, Plewig G, Hölzle E et al. (1986) Lichtinduziertes postherpisches Erythema exsudativum multiforme. Hautarzt 37:494–498

Hewitt J, Ormerod AD (1992) Toxic epidermal necrolysis treated with cyclosporin. Clin Exp Dermatol 17:264–265

Huff JC (1988) Therapy and prevention of erythema multiforme with acyclovir. Semin Dermatol 7:212–217

Huff JC, Weston WL (1989) Recurrent erythema multiforme. Medicine (Baltimore) 63:133–140

Huff JC, Weston WL, Tonnesen MG (1983) Erythema multiforme: a critical review of characteristics, diagnostic criteria and causes. J Am Acad Dermatol 8:763–775

Huff JC (1992) Erythema multiforme and latent herpes simplex infection. Semin Dermatol 11:207–210

Kämpgen E, Burg G, Wank R (1988) Association of herpes simplex virus-induced erythema multiforme with the human leucocyte antigen DQw3. Arch Dermatol 124:1372–1375

Lemak MA, Davis M, Bean SF (1986) Oral acyclovir for the prevention of herpes-associated erythema multiforme. J Am Acad Dermatol 15:50–54

Lepage V, Douay C, Mallet C et al. (1988) Erythema multiforme is associated with HLA-Aw33 and DRw53. Tissue Antigens 32:170–175

Lewis DA, Brook MG (1992) Erythema multiforme as a presentation of human immunodeficiency virus seroconversion illness. Int J STD AIDS 3:56–57

Lyell A (1979) Toxic epidermal necrolysis (the scalded skin syndrome): a reappraisal. Br J Dermatol 100:69–86

Lyell A, Gordon AM, Dick HM (1967) Mycoplasmas and erythema multiforme. Lancet II:1116–1118

Miura S, Smith CC, Burnett JW et al. (1992) Detection of viral DNA within skin of healed recurrent herpes simplex infection and erythema multiforme lesions. J Invest Dermatol 98:68–72

Nethercott JR, Choi BCK (1985) Erythema multiforme (Stevens-Johnson-syndrome) – chart of 123 hospitalized patients. Dermatologica 171:383–396

Ridgway HB, Miech DJ (1993) Erythema multiforme (Stevens-Johnson syndrome) following deep radiation therapy. Cutis 51:463–464

Rzany B, Mockenhaupt M, Baur S et al. (1993) Schwere Hautreaktionen. Toxische epidermale Nekrolyse, Stevens-Johnson-Syndrom, Erythema exsudativum multiforme majus und generalisiertes bullöses fixes Arzneimittelexanthem. Hautarzt 44:549–554

Shelley WB (1967) Herpes simplex virus as a cause of erythema multiforme. JAMA 201:153–156

Wuepper KD, Watson PA, Katzmierowski JA (1980) Immune complexes in erythema multiforme and Stevens-Johnson syndrome. J Invest Dermatol 74:368–371

Erythema nodosum

Baden HP, Holcomb FD (1968) Erythema nodosum from oral contraceptives. Arch Dermatol 98:634–645

Bäfverstedt BO (1954) Erythema nodosum migrans. Acta Derm Venereol (Stockh) 48:381–384

Blomgren SE (1974) Erythema nodosum. Semin Arthritis Rheum 4:1–24

Hannuksela M (1973) Erythema nodosum migrans. Acta Derm Venereol (Stockh) 53:313–317

Hannuksela M (1977) Human yersinosis: a common cause of erythematous skin eruptions. Int J Dermatol 16:665–666

Hohl D, Gueissaz F, Gerain J et al. (1992) Erythema nodosum und AIDS. Hautarzt 43:86–88

Horio T, Danno K, Okaroto H et al. (1983) Potassium iodide in erythema nodosum and other erythematous dermatoses. J Am Acad Dermatol 9:77–81

James DG, Thompson AD, Wilcox A (1956) Erythema nodosum as a manifestation of sarcoidosis. Lancet ii:218–221

Korting HC, Tröscher W (1978) Arthritis and Erythema nodosum als typische Manifestation einer Yersinia enterocolitica-Infektion. Med Welt 29:1754–1758

Löfgren S (1946) Erythema nodosum. Studies on etiology and pathogenesis in 185 adult cases. Acta Med Scand Suppl 174:1–197

Löfgren S, Lundback H (1952) The bilateral hilar lymphomena syndrome. Acta Med Scand 142:259–264

Maggiore G, Grifeo S, Marzini MD (1983) Erythema nodosum and hepatitis B virus (HBV) infection. J Am Acad Dermatol 9:602

Perry HO, Winkelmann RK (1964) Subacute nodular migratory panniculitis. Arch Dermatol 89:170–179

Röckl H, Metz J, Amschler A (1979) Erythema nodosum. Allergologie 2:72–77

Salvatore MA, Lynche PJ (1980) Erythema nodosum, estrogens, and pregnancy. Arch Dermatol 116:557–558

Schulz EJ, Whiting DA (1976) Treatment of erythema nodosum and nodular vasculitis with potassium iodide. Br J Dermatol 94:75–78

Soderstrom RM, Krull EA (1978) Erythema nodosum: a review. Cutis 21:806–810

Szeimies RM, Kaudewitz P, Braun-Falco O (1992) Erythema nodosum und Non-Hodgkin-Lymphom. Hautarzt 43:583–586

Ubogy Z, Persellin RH (1982) Suppression of erythema nodosum by indomethacin. Acta Derm Venereol 62:265–267

Vilanova X, Pinol Aguadè J (1959) Subacute nodular migratory panniculitis. Br J Dermatol 71:45–50

White JW (1985) Erythema nodosum. Dermatol Clin III:119–127

Winkelmann RK, Förström I (1975) New observations in the histopathology of erythema nodosum. J Invest Dermatol 645:441–446

Akute febrile neutrophile Dermatose

Cohen PR, Kurzrock R (1987) Sweet's syndrome and malignancy. Am J Med 82:1220–1226

Driesch P van den (1994) Sweet's syndrome: Acute febrile neutrophilic dermatosis. J Am Acad Dermatol 31:535–556

Hofmann C, Braun-Falco O, Petzoldt D (1976) Akute febrile neutrophile Dermatose (Sweet-Syndrom). Dtsch Med Wochenschr 101:1113–1118

Kemmett D, Hunter JAA, Berth-Jones J et al. (1989) Sweet's syndrome and malignancy: a case associated with multiple myeloma and review of the literature. Br J Dermatol 121:123–128

Kemmett D, Hunter JAA (1990) Sweet's syndrome: a clinicopathologic review of twenty nine cases. J Am Acad Dermatol 23:503–507

Pachinger W, Rauch HJ (1984) Lokalisiertes Sweet-Syndrom. Aktuel Dermatol 10:209–210

Storer JS, Nesbitt LT, Galen WK et al. (1983) Sweet's syndrome: a review. Int J Dermatol 22:8–12

Sweet RD (1964) An acute febrile neutrophilic dermatosis. Br J Dermatol 76:349–356

Sweet RD (1979) Acute febrile neutrophilic dermatosis – 1978. Br J Dermatol 100:93–99

Tikjob G, Kassis V, Klem Thomsen H et al. (1985) Acute febrile neutrophilic dermatosis and abnormal bone marrow chromosomes as a marker for preleukemia. Acta Derm Venereol (Stockh) 65:177–179

Morbus Kawasaki

Butler DF, Hough DR, Friedman SJ et al. (1987) Adult Kawasaki syndrome. Arch Dermatol 123:1356–1361

Friter BS, Lucky AW (1988) The perineal eruption of Kawasaki syndrome. Arch Dermatol 124:1805–1810

Kawasaki T, Kosaki F, Okawa S et al. (1974) A new infantile acute febrile mucocutaneous lymph node syndrome (MLNS) prevailing in Japan. Pediatrics 54:271–276

Lin CY, Chen IC, Cheng TI et al. (1992) Viruslike particles with reverse transcriptase activity associated with Kawasaki disease. J Med Virol 38:175–182

Ranch AM (1987) Kawasaki syndrome. Review of new epidemiological and laboratory developments. Pediatr Infect Dis J 6:1016–1021

Rowley AH, Gonzalez-Crussi F, Dhulman ST (1988) Kawasaki syndrome. Rev Infect Dis 10:1–15

Sato N, Sagawa K, Sasaguri Y et al. (1993) Immunopathology and cytokine detection in the skin lesions of patients with Kawasaki disease. J Pediatr 122:198–203

Shulman ST, Bass JL, Bierman F et al. (1989) Management of Kawasaki syndrome. Pediatr Infect Dis J 8:663–667
Sundel RP, Burns JC, Baker A et al. (1993) Gamma globulin re-treatment in Kawasaki disease. J Pediatr 123:657–659
Wortmann DW (1992) Kawasaki syndrome. Semin Dermatol 11:37–47

Pityriasis rosea
Aiba S, Tagami H (1985) Immunohistologic studies in pityriasis rosea. Arch Dermatol 121:761–765
Aoshima T, Komura J, Ofiji S (1981) Virus-like particles in the herald patch of pityriasis rosea. Dermatologica 162:64–65
Arndt KA, Paul BS, Stern RS et al. (1983) Treatment of pityriasis rosea with UV radiation. Arch Dermatol 119:381–382
Björnberg A, Hellgren L (1962) Pityriasis rosea: a statistical, clinical and laboratory investigation of 826 patients and matched healthy controls. Acta Derm Venereol (Stockh) 42:(Suppl 50):1–68
Calabro G, Acri R, Schettino A (1994) Pitiriasi rosea recidivante. Ann Ital Dermatol Clin Speriment 48:21–22
Gibert CM (1860) Traité Pratique des Maladies de la peau et de la Syphilis, 3rd edn. Plon, Paris, pp 402
Messenger AG, Knox EG, Summerly R et al. (1982) Case clustering in pityriasis rosea: support for role of an infective agent. Br Med J 284:371–373
Panizzon R, Bloch PH (1982) Histopathology of pityriasis rosea Gibert. Qualitative and quantitative lightmicroscopic study of 62 biopsies of 40 patients. Dermatologica 165:551–558
Parsons JM (1986) Pityriasis rosea update: 1986. J Am Acad Dermatol 15:159–167
Pierson JC, Dijkstra JW, Elston (1993) Purpuric pityriasis rosea. J Am Acad Dermatol 28:1029

Psoriasis
Allgemeines
Baker BS, Fry L (1992) The immunology of psoriasis. Br J Dermatol 126:1–9
Beutner EH (ed) (1982) Autoimmunity in psoriasis. CRC, Boca Raton
Bos JD (1988) The pathomechanism of psoriasis; the skin immune system and cyclosporin. Br J Dermatol 118:141–155
Christophers E (1993) Pathogenetische Besonderheiten der Psoriasis. In: Braun-Falco O, Plewig G, Meurer M (Hrsg) Fortschritte der praktischen Dermatologie und Venerologie; Springer, Berlin, Bd 13: S 297–302
Farber EM, Cox AJ (1971) Psoriasis. Proceedings of the international symposium. Stanford University, 1971, Stanford University Press, Stanford
Farber EM, Cox AJ, Jacobs PH et al. (eds) (1977) Psoriasis. Proceedings of the second international symposium. Yorke Medical, New York
Farber EM, Cox AJ, Nall L et al. (eds) (1982) Psoriasis. Proceedings of the third international symposium. Grune and Stratton, New York
Hönigsmann H (1993) Provokationsmechanismen der Psoriasis vulgaris. In: Braun-Falco O, Plewig G, Meurer M (Hrsg) Fortschritte der praktischen Dermatologie und Venerologie; Springer, Berlin, Bd 13, S 303–306
Kapp A (1993) Die Rolle von Zytokinen für die Pathogenese der Psoriasis. Hautarzt 44:201–207

Kulick KB, Mogavero H Jr, Provost TT et al. (1983) Serologic studies in patients with lupus erythematosus and psoriasis. J Am Acad Dermatol 8:631–634
Obuch ML, Maurer TA, Becker B et al. (1992) Psoriasis and human immunodeficiency virus infection. J Am Acad Dermatol 27:667–673
Prinz JC, Groß B, Vollmer S et al. (1993) T cell clones from psoriasis skin lesions can promote keratinocyte proliferation in vitro via secreted products. Eur J Immunol 24:593–598
Roenigk HH, Maibach HI (eds) (1991) Psoriasis. Marcel Dekker Inc., New York Basel Hong Kong
Valdimarson H, Baker BS, Jonsdottir et al. (1986) Psoriasis: a disease of abnormal keratinocyte proliferation induced by T lymphocytes. Immunol Today 7:256–259

Genetik
Christophers E, Henseler T (1992) Psoriasis type I and II as subtypes of nonpustular psoriasis. Semin Dermatol 11:261–266
Farber EM, Nall ML, Watson W (1974) Natural history of psoriasis in 61 twin pairs. Arch Dermatol 109:207–210
Henseler T, Christophers E (1985) Psoriasis of early and late onset: characterization of two types of psoriasis vulgaris. J Am Acad Dermatol 13:450–456
Karvonen J (1975) HL-A antigens in psoriasis with special reference to the clinical type, age of onset, exacerbation after respiratory infections and occurence of arthritis. Ann Clin Res 7:301–311
Karvonen J, Tiilikainen A, Lassus A (1975) HL-A antigen in patients with persistent palmoplantar pustulosis and pustular psoriasis. Ann Clin Res 7:112–115
Lerner MR, Lerner AB (1972) Congenital psoriasis. Arch Dermatol 105:598–602
Lomholt G (1963) Psoriasis: prevalence, spontaneous course and genetics. A census study on the prevalence of skin diseases on the Faroe Islands. G.E.C. GAD, Copenhagen

Pustulöse Psoriasis
Baker H, Ryan TJ (1968) Generalized pustular psoriasis. A clinical and epidemiological study of 104 cases. Br J Dermatol 8:771–793
Bieber Th (1993) Psoriasis pustulosa palmaris et plantaris. In: Braun-Falco O, Plewig G, Meurer M (Hrsg) Fortschritte der praktischen Dermatologie und Venerologie; Springer, Berlin, Bd 13, S 313–317
Braun-Falco O, Berthold D, Ruzicka T (1987) Psoriasis pustulosa generalisata – Klassifikation, Klinik und Therapie. Übersicht und Erfahrungen an 18 Patienten. Hautarzt 38:509–520
Braun-Falco O, Weidner F (1968) Psoriasis vom Typ des Erythema anulare centrifugum mit Pustulation. Hautarzt 19:109–115
Drieschner P, Bolling R (1982) Psoriasis vom Typ des Erythema anulare centrifugum mit Pustulation. Akt Dermatol 8:107–110
Pierard J, Kint A (1978) La pustulose palmo-plantaire chronique et récidivante. Ann Dermatol Venereol 105:681–688
Shelnitz LS, Esterly NB, Honig PJ (1987) Etretinate therapy for generalized pustular psoriasis in children. Arch Dermatol 123:230–233

Psoriatische Hautveränderungen

Braun-Falco O (1963) Zur Morphogenese der psoriatischen Hautreaktion. Eine morphologisch-histochemische Studie. Arch Klin Exp Dermatol 216:130–154

Braun-Falco O (1976) Neuere Aspekte zur Pathogenese der Hauterscheinungen bei Psoriasis vulgaris. Hautarzt 27:363–374

Braun-Falco O, Christophers E (1974) Structural aspects of initial psoriatic lesions. Arch Dermatol Forsch 251:95–110

Braun-Falco O, Burg G, Farber EM (1972) Psoriasis – eine Fragebogenstudie an 536 Patienten. Münch Med Wochenschr 114:1105–1110

Cox AJ, Watson W (1972) Histiological variations in lesions of psoriasis. Arch Dermatol 106:503–506

Farber EM, Nall L (1992) Nail psoriasis. Cutis 50:174–178

Farber EM, Nall L (1992) Nonpustular palmoplantar psoriasis. Cutis 50:407–410

Farber EM, Nall L (1993) Psoriasis associated with human immunodeficiency virus/acquired immunodeficiency syndrome. Cutis 52:29–35

Krüger A (1986) Retroviruses and psoriasis vulgaris. Z Hautkr 61:1585–1588

Lazar AP, Roenigk HH (1987) Aids and psoriasis. Cutis 39:347–351

Nickoloff BJ (1987) Interferons and psoriasis – 1987 perspective. Dermatologica 175:1–4

Ragaz A, Ackerman AB (1979) Evolution, maturation and regression of lesions of psoriasis. Am J Dermatopathol 1:199–214

Psoriasis arthropathica

Braun-Falco O, Ruzicka T (1994) Psoriatic arthritis. Internat J Dermatol 33:320–322

Carette S, Calin A, McCafferty JP et al. (1989) A double-blind placebo-controlled study of auranofin in patients with psoriatic arthritis. Arthr Rheum 32:158–165

Farr M, Kitas GD, Waterhouse L et al. (1988) Treatment of psoriatic arthritis with sulphasalazine: a one year open study. Clin Rheumatol 7:372–377

Feldges DH, Barnes CG (1974) Treatment of psoriatic arthropathy with either azathioprine or methotrexate. Rheumatol Rehabil 13:120–124

Gupta AK, Matteson EL, Ellis CN et al. (1989) Cyclosporin in the treatment of psoriatic arthritis. Arch Dermatol 125:507–510

Holzmann H, Hoede N, Eißner D et al. (1979) Die psoriatische Osteoarthropathie. Hautarzt 30:343–348

Moll JMH Psoriatic arthropathy. In: Mier PD, van de Kerkhof PCM (eds) Textbook of psoriasis. Edinburgh: Churchill Livingstone, 1986:55–83

Moll JMH, Wright V (1973) Psoriatic arthritis. Semin Arthr Rheum 3:55–78

Olsen TG (1981) Chloroquin and psoriasis. Ann Int Med 94:546–549

Ruzicka Th, Arenberger P, Peter RU et al. (1993) Psoriasis arthropathica. In: Braun-Falco O, Plewig G, Meurer M (Hrsg) Fortschritte der praktischen Dermatologie und Venerologie; Springer, Berlin, Bd 13, S 318–323

Salvarani C, Zizzi F, Macchioni P et al. (1989) Clinical response to auranofin in patients with psoriatic arthritis. Clin Rheumatol 8:54–57

Schilling F (Hrsg.) (1986) Arthritis und Spondylitis psoriatica, Steinkopff Verlag, Darmstadt

Schilling F (1987) Spondarthritis hyperostotica pustulo – psoriatica in: Colloquia rheumatoglogica 35, hrsg. HJ Albrecht, Werk-Verlag, Dr. Edmund Banachewski, München-Gräfelfing, S. 108–117

Schilling F (1990) Pustulöse Arthroosteitis, (Stellungnahme), Hautarzt 41:75–77

Seideman P, Fjellner B, Johannesson A (1987) Psoriatic arthritis treated with oral colchicine. J Rheumatol 14:777–779

Watts RA, Crisp AJ, Hazleman BL et al. (1993) Arthroosteitis: a clinical spectrum. Br J Rheumatol 32:403–407

Therapie

Abel EA, DiCicco LM, Orenberg EK et al. (1986) Drugs in exacerbation of psoriasis. J Am Acad Dermatol 15:1007–1022

Abels DJ, Kattan-Byron J (1985) Psoriasis treatment at the Dead Sea: a natural selective ultraviolet phototherapy. J Am Acad Dermatol 12:639–643

Berth-Jones J, Hutchinson PE (1992) Vitamin D analogues and psoriasis. Br J Dermatol 127:71–78

Braun-Falco O, Galosi A, Ruzicka T (1987) Was ist gesichert in der Behandlung der Psoriasis? Internist 28:58–64

Casserly CM, Stange KC, Chren MM (1993) Severe megaloblastic anemia in a patient receiving low-dose methotrexate for psoriasis. J Am Acad Dermatol 29:477–480

Collins P, Rogers S (1992) The efficacy of methotrexate in psoriasis – a review of 40 cases. Clin Exp Dermatol 17:257–260

Elbracht C, Landes E (1983) Untersuchung über die Wirksamkeit einer kombinierten Psoriasis-Behandlung mit Dithranol und UV-B (SUP). Z Hautkr 58:387–397

Ellis CN, Gorsulowsky DC, Hamilton TA et al. (1986) Cyclosporine improves psoriasis in a double-blind study. JAMA 256:3110–3116

Ellis CN, Voorhees JJ (1987) Etretinate therapy. J Am Acad Dermatol 16:267–291

Engst R, Fries P (1985) Klimatherapie der Psoriasis: Kritische Wertung. Hautarzt 36:54–58

Farber EM (1992) History of the treatment of psoriasis. J Am Acad Dermatol 27:640–645

Farber EM, Harris DR (1970) Hospital treatment of psoriasis. A modified anthralin program. Arch Dermatol 101:381–389

Goerz G, Merk H, Hölzle E (1985) Teerbehandlung der Psoriasis. Hautarzt 36:50–53

Gollnick H, Bauer R, Brindley C et al. (1988) Acitretin versus etretinate in psoriasis. Clinical and pharmacological results of a German multicenter study. J Am Acad Dermatol 19:458–469

Gollnick H, Orfanos CE (1985) Etretinat. Pro und Contra. Nutzen-Risiko-Abwägung der systemischen Retinoidtherapie bei Psoriasis und neuere Entwicklungen: Freie aromatische Säure, Arotinoide. Hautarzt 36:2–9

Heidbreder G, Christophers E (1979) Therapy of psoriasis with retinoid plus PUVA: clinical and histological data. Arch Dermatol 264:331–337

Henseler T, Christophers E, Hönigsmann H (1987) Skin tumors in the European PUVA Study. Eight year follow-up of 1643 patients treated with PUVA for psoriasis. J Am Acad Dermatol 16:108–116

Hofmann C, Plewig G, Braun-Falco O (1976) Klinische Erfahrungen mit der 8-Methoxypsoralen-UVA-Therapie (Photochemotherapie) bei Psoriasis. Hautarzt 27:588–594

Hofmann C, Neiß A, Plewig G et al. (1980) Orale 8-Methoxypsoralen-UVA-(PUVA-)Therapie bei Psoriasis: Vergleich dreier Behandlungsprotokolle. Hautarzt 31:315–323

Ingram JT (1954) The approach to psoriasis. Br Med J 2:591–594

Ippen H, Bartels S (1993) Fumarsäure: Kritische Bewertung. In: Braun-Falco O, Plewig G, Meurer M (Hrsg) Fortschritte der praktischen Dermatologie und Venerologie, Springer, Berlin, Bd 13, S 331–334

Jekler J, Swanbeck G (1992) One-minute dithranol therapy in psoriasis: a placebo-controlled paired comparative study. Acta Derm Venereol (Stockh) 72:449–450

Kerscher M, Lehmann P, Plewig P (1994) PUVA-Bad Therapie: Indikationen und praktische Durchführung. Z Haut Geschkrh 69:110–112

Kerscher M, Plewig G, Lehmann P (1994) PUVA-Bad Therapie mit 8-Methoxypsoralen zur Behandlung von palmoplantaren Dermatosen. Ztschr Hautkr 69:110–112

Kerscher M, Volkenandt M, Plewig G et al. (1993) Combination phototherapy of psoriasis with calcipotriol and narrow-band UVB. Lancet 342:923

Lowe NJ, Wortzman MS, Breeding J et al. (1983) Coal tar phototherapy for psoriasis reevaluated: erythemogenic versus suberythemogenic ultraviolet with a tar extract in oil and crude coal tar. J Am Acad Dermatol 8:781–789

Marghescu S (1985) Die örtliche Behandlung der Psoriasis mit Glukokortikosteroiden. Hautarzt 36:47–49

Mahrle G, Schulze HJ (1993) Ciclosporin-Therapie der Psoriasis: Indikation und Durchführung. In: Braun-Falco O, Plewig G, Meurer M (Hrsg) Fortschritte der praktischen Dermatologie und Venerologie, Springer, Berlin, Bd 13, S 307–312

Marks JM (1986) Cyclosporin A treatment of severe psoriasis. Br J Dermatol 115:745–746

Menne T, Larsen K (1992) Psoriasis treatment with vitamin D derivatives. Semin Dermatol 11:278–283

Menter A, Cram DL (1983) The Goeckerman regimen in two psoriasis day care centers. J Am Acad Dermatol 9:59–65

Morel P, Revillard JP, Nicolas JF et al. (1992) Anti-CD4 monoclonal antibody therapy in severe psoriasis. J Autoimmun 5:465–477

Orfanos CF, Gollnick H, Bauer R et al. (1983) Orale Retinoidtherapie der Psoriasis. In: Braun-Falco O, Burg G (eds) Fortschritte der praktischen Dermatologie und Venerologie. Springer, Berlin, Bd 10, S 55–101

Peter RU, Ruzicka T (1992) Cyclosporin A in der Therapie entzündlicher Dermatosen. Hautarzt 43:687–694

Prinz JC, Braun-Falco O, Meurer M et al. (1991) Chimeric CD4 monoclonal antibody in treatment of generalized pustular psoriasis: Lancet 338:320–321

Roenigk HH, Auerbach R, Maibach HI et al. (1988) Methotrexate in psoriasis. Revised guidelines. J Am Acad Dermatol 19:145–156

Runne U, Kunze JJ (1982) Short-duration ("minutes") therapy with dithranol for psoriasis: a new out-patient regimen. Br J Dermatol 106:135–139

Schauder S, Mahrle G (1982) Kombinierte Einstundentherapie der Psoriasis mit Anthralin und UV-Licht. Hautarzt 33:206–209

Runne U, Kunze J (1985) Die „Minutentherapie" der Psoriasis mit Dithranol und ihre Modifikationen: Eine kritische Wertung anhand von 315 Patienten. Hautarzt 36:40–46

Shroot B (1986) Anthralin. Dermatologica 173:261–263

Sönnichsen N (1993) Vitamin D_3-Analoga. In: Braun-Falco O, Plewig G, Meurer M (Hrsg) Fortschritte der praktischen Dermatologie und Venerologie, Springer, Berlin, Bd 13, S 324–330

Steigleder GK, Orfanos CE, Pullmann H (1979) Retinoid-SUP-Therapie der Psoriasis. Z Hautkr 54:19–23

Stern RS, Lange R, and Members of the Photochemotherapy Follow-up Study (1988) Non-melanoma skin cancer occuring in patients treated with PUVA five to ten years after treatment. J Invest Dermatol 91:120–124

Streit V, Wiedow O, Christophers E (1994) Innovative Balneotherapie mit reduzierten Badevolumina: Folienbäder. Hautarzt 45:140–144

Studniberg HM, Weller P (1993) PUVA, UVB, psoriasis, and nonmelanoma skin cancer. J Am Acad Dermatol 29:1013–1022

Tanew A, Ortel B, Rappersberger K et al. (1988) 5-methoxypsoralen (Bergapten) for photochemotherapy. Bioavailability, phototoxicity, and clinical efficacy in psoriasis of a new drug preparation. J Am Acad Dermatol 18:333–338

Van Weelden H, de la Faille HB, Young E et al. (1988) A new development in UVB phototherapy of psoriasis. Br J Dermatol 119:11–19

Wang JTC, Krazmien RJ, Dahlheim CR (1986) Anthralin stain removal. J Am Acad Dermatol 15:951–955

Wolff K (1985) Photochemotherapie (PUVA): Pro und Contra. Hautarzt 36:25–33

Zachariae H (1985) Orale Methotrexattherapie: Pro und Contra, Hautarzt 36:10–12

Zaun H (1985) Orale Glukokortikosteroidtherapie bei Psoriasis vulgaris: Pro und Contra. Hautarzt 36:13–15

Pityriasis rubra pilaris

Anderson FE (1965) Pityriasis rubra pilaris treated with methotrexate. Aust J Dermol 8:183–185

Braun-Falco O, Ryckmanns F, Schmoeckel C et al. (1983) Pityriasis rubra pilaris: a clinico-pathological and therapeutic study with special reference to histochemistry, autoradiography, and electron microscopy. Arch Dermatol Res 275:287–295

Cohen PR, Prystowsky JH (1989) Pityriasis rubra pilaris: a review of diagnosis and treatment. J Am Acad Dermatol 20:801–807

Davidson CL, Winkelmann RK, Kierland RR (1969) Pityriasis rubra pilaris — follow up study of 57 patients. Arch Dermatol 100:175–183

Dicken CH (1987) Isotretinoin treatment of pityriasis rubra pilaris. J Am Acad Dermatol 16:297–301

Finzi AF, Altomare G, Bergamaschini L et al. (1981) Pityriasis rubra pilaris and retinol-binding protein. Br J Dermatol 104:253–256

Fleissner J, Happle R (1981) Etretinate in the treatment of juvenile pityriasis rubra pilaris. Arch Dermatol 117:749–750

Goldsmith LA, Weinrich AE, Shupack J (1982) Pityriasis rubra pilaris response to 13-cis-retinoic acid. J Am Acad Dermatol 6:1710–1715

Griffiths WAD (1980) Pityriasis rubra pilaris. J Clin Exp Dermatol 5:105–112

Kint A, de Bie S, Geerts ML et al. (1972) Pityriasis rubra pilaris, a familial condition. Arch Belg Dermatol 158:371–376

Knowles WR, Chernosky ME (1970) Pityriasis rubra pilaris. Prolonged treatment with methotrexate. Arch Dermatol 102:603–612

Küster W, Happle R (1985) Genetik der Pityriasis rubra pilaris: Autosomal dominante oder polygene Vererbung? Aktuel Dermatol 11:25-28

Martin AG, Weaver CC, Cockerell CJ et al. (1992) Pityriasis rubra pilaris in the setting of HIV infection: clinical behaviour and association with explosive cystic acne. Br J Dermatol 126:617-620

Meyer P, Voorst PC van (1989) Lack of effect of cyclosporin A in pityriasis rubra pilaris. Acta Derm Venereol 69:272

Niemi KM, Kousa M, Storgard K et al. (1976) Pityriasis rubra pilaris. Dermatologica 152:109-118

Pavlidakey GP, Hashimoto K, Savoy LB et al. (1985) Stanazolol in the treatment of pityriasis rubra pilaris. Arch Dermatol 121:546-548

Soeprono FF (1986) Histologic criteria for the diagnosis of pityriasis rubra pilaris. Am J Dermatopathol 8:277-283

Die sogenannte Parapsoriasisgruppe

Altmann J (1984) Parapsoriasis: a histopathological review and classification. Semin Dermatol 3:14-21

Brocq L (1902) Les parapsoriasis. Ann Dermatol 3:433-468

Burg G, Hoffmann-Fezer G, Nikolowski J et al. (1981) Lymphomatoid papulosis. Acta Derm Venereol (Stockh) 61:491-496

Burke DP, Adams RM, Arundell FD (1969) Febrile ulceronecrotic Mucha Habermann's disease. Arch Dermatol 100:200-206

Faber WR, van Joost T (1980) Pityriasis lichenoides, an immune complex disease? Acta Derm Venereol (Stockh) 60:259-261

Fink-Puches R, Soyer HP, Kerl H (1994) Febrile ulceronecrotic pityriasis lichenoides et varioliformis acuta. J Am Acad Dermatol 30:261-263

Gelmetti C, Rigoni C, Alessi et al. (1990) Pityriasis lichenoides in children: a long term follow-up eighty-nine cases. J Am Acad Dermatol 23:473-478

Habermann R (1925) Über die akut verlaufende, nekrotisierende Unterart der Pityriasis lichenoides (Pityriasis lichenoides et varioliformis acuta). Dermatol Z 45:42-48

Hood AF, Mark EJ (1982) Histopathologic diagnosis of PLEVA and its clinical correlation. Arch Dermatol 118:478-482

Hu CH, Winkelmann RK (1973) Digitate dermatosis. A new look at symmetrical small plaque parapsoriasis. Arch Dermatol 107:65-69

Juliusberg F (1899) Über die Pityriasis lichenoides chronica (psoriasiform-lichenoides Exanthem). Arch Dermatol Syph 50:359-374

Kikuchi A, Naka W, Harada T et al. (1993) Parapsoriasis en plaques: its potential for progression to malignant lymphoma. J Am Acad Dermatol 29:419-422

Kresbach H (1983) Die sogenannte Parapsoriasisgruppe. In: Braun-Falco O, Burg G (Hrsg) Fortschritte der praktischen Dermatologie und Venerologie, Springer, Berlin, Bd 10, S 13-21

Lambert WB, Everett MA (1981) The nosology of parapsoriasis. J Am Acad Dermatol 5:373-395

Le Vine MJ (1983) Phototherapy for pityriasis lichenoides. Arch Dermatol 119:378-380

Longley J, Demar L, Feinstein RP et al. (1987) Clinical and histological features of pityriasis lichenoides et varioliformis acuta in children. Arch Dermatol 123:1335-1339

Maekawa Y, Nakamura T, Nogami R (1994) Febrile ulceronecrotic Mucha-Habermann's disease. J Dermatol 21:46-49

Mucha V (1916) Über einen der Parakeratosis variegata (Unna) bzw. Pityriasis lichenoides chronica (Neisser-Juliusberg) nahestehenden eigentümlichen Fall. Arch Dermatol Syph 123:586-592

Muhlbauer JE, Bhan AK (1984) Immunopathology of PLEVA. J Am Acad Dermatol 10:783-795

Panizzon RG, Speich R, Dazzi H (1992) Atypical manifestations of pityriasis lichenoides chronica: development into paraneoplasia and non-Hodgkin lymphomas of the skin. Dermatology 184:65-69

Piamphongsant T (1974) Tetracycline for the treatment of pityriasis lichenoides. Br J Dermatol 911:319-322

Popp C, Bacharach-Buhles M, Sterry W et al. (1992) Überlegungen zur Pathogenese der Parakeratosis variegata anhand morphologischer und molekulargenetischer Befunde. Hautarzt 43:634-639

Rogers M (1992) Pityriasis lichenoides and lymphomatoid papulosis. Semin Dermatol 11:73-79

Rongioletti F, Rivara G, Rebora A (1987) Pityriasis lichenoides et varioliformis acuta and acquired toxoplasmosis. Dermatologica 175:41-44

Takahashi K, Atsumi M (1993) Pityriasis lichenoides chronica resolving after tonsillectomy. Br J Dermatol 129:353-354

Truhan AP, Hebert AA, Esterly NB (1986) Pityriasis lichenoides in children: therapeutic response to erythromycin. J Am Acad Dermatol 15:66-70

Unna PG, Santi DR, Pollitzer S (1890) Über die Parakeratosen im Allgemeinen und eine neue Form derselben (Parakeratosis variegata). Monatsh Prakt Dermatol 10:404-412, 444-459

Vella Briffa D, Warin AP, Calnon CD (1979) Parakeratosis variegata: a report of two cases and their treatment with PUVA. Clin Exp Dermatol 4:537-541

Erythrodermien

Abel EA, Lindae ML, Hoppe TR et al. (1988) Benign and malignant forms of cutaneous erythroderma: cutaneous immunophenotypic characteristics. J Am Acad Dermatol 19:1089-1095

Asai T, Horiuchi Y (1989) Senile erythroderma with serum hyper-IgE. Int J Dermatol 28:225-228

Boyd AS, Menter A (1989) Erythrodermic psoriasis. J Am Acad Dermatol 21:985-991

Hasan T, Jansèn CT (1983) Erythroderma. A follow-up of fifty cases. J Am Acad Dermatol 8:836-840

Krook G (1960) Hypothermia in patients with exfoliative dermatitis. Acta Derm Venereol 40:142-160

Nicolis GD, Helwig EB (1973) Exfoliative dermatitis. A clinicopathologic study of 135 cases. Arch Dermatol 108:788-797

Rubins AY, Hartmane IV, Lielbriedis YM et al. (1992) Therapeutic options for erythroderma. Cutis 49:424-426

Sentis HJ, Willemze R, Scheffer E (1986) Histiopathologic studies of Sézary syndrome and erythrodermic mycosis fungoides: a comparison with benign forms of erythroderma. J Am Acad Dermatol 15:1217-1226

Shuster S, Wilkinson P (1963) Protein metabolism in exfoliative dermatitis and erythroderma. Br Dermatol 75:344-353

Winkelmann RK, Buechner SA, Diaz-Perez JL (1984) Pre-Sézary syndrome. J Am Acad Dermatol 10:992-999

Worm AM, Taaning E, Rossing N (1981) Distribution and degradation of albumin in extensive skin disease. Br J Dermatol 104:389-396

Lichen ruber planus und lichenoide Exantheme

Abell E, Ramnarain D (1975) Epidermal antigens in lichen planus. Br J Dermatol 92:631–636

Anderson RL, Cullen SI (1976) Pseudopelade of Brocq secondary to lichen planus. Cutis 17:916–918

Baart de la Faille-Kuyper EH, Baart de la Faille H (1974) An immunofluorescence study of lichen planus. Br J Dermatol 90:365–371

Black MM (1977) What is going on in lichen planus. Clin Exp Dermatol 2:303–310

Cram DL. Kierland RR, Winkelmann RK (1966) Ulcerative lichen planus of the feet. Arch Dermatol 93:692–701

Crotty CP, Su WPD, Winkelmann RK (1980) Ulcerative lichen planus. Follow-up of surgical excision and grafting. Arch Dermatol 116:1252–1256

Ebner H, Erlach E, Gebhart W (1973) Untersuchungen über die Blasenbildung beim Lichen ruber planus. Arch Dermatol Forsch 247:193–205

Fellner MJ (1980) Lichen planus. Int J Dermatol 19:71–75

Hintner H, Tappeiner G, Hönigsmann H et al. (1979) Lichen planus und bullous pemphigoid. Acta Derm Venereol (Stockh) 59 (Suppl 85):71–76

Jänner M, Muissus E, Rohde B (1967) Lichen planus als fakultative Präkanzerose. Dermatol Wochenschr 153:513–518

Katzenellenbogen I (1962) Lichen planus actinicus (lichen planus in subtropical countries). Dermatologica 124:10–20

Kronenberg K, Fretzing D, Potter B (1971) Malignant degeneration of lichen planus. Arch Dermatol 104:304–307

Plotnick H, Burnham TK (1986) Lichen planus und coexisting lupus erythematosus versus lichen planus-like lupus erythematosus. Clinical, histologic, and immunopathologic considerations. J Am Acad Dermatol 14:931–938

Powell FC, Rogers RS, Dickson ER et al. (1986) An association between HLA DR1 and lichen planus. Int J Dermatol 114:473–478

Ragaz A, Ackerman B (1981) Evolution, maturation and regression of lesions of lichen planus. New observations and correlations of clinical and histologic findings. Am J Dermatopathol 3:5–25

Reinhardt LA, Wilkin JK, Kirkendall WM (1983) Lichenoid eruption produced by captopril. Cutis 31:98–102

Sehgal VN, Abraham GIS, Malik GB (1972) Griseofulvin therapy in lichen planus: a double-blind controlled trial. Br J Dermatol 87:383–385

Shklar P (1968) Erosive and bullous oral lesions of lichen planus. Arch Dermatol 97:411–416

Silver H, Chargin L, Sachs PM (1953) Follicular lichen planus (lichen planopilaris). Arch Dermatol Syph 67:346–354

Stevens SR, Griffiths CE, Anhalt GJ et al. (1993) Paraneoplastic pemphigus presenting as a lichen planus pemphigoides-like eruption. Arch Dermatol 129:866–869

Thyresson N, Moberger G (1957) Cytologic studies in lichen ruber planus. Acta Derm Venereol (Stockh) 37:191–204

Woo TY (1985) Systemic isotretinoin treatment of oral and cutaneous lichen planus. Cutis 35:385–393

Graft-versus-host-disease

Atkinson K, Horowitz MM, Biggs JC (1988) The clinical diagnosis of acute graft-versus-host disease. A diversity of views amongst marrow transplant centers. Bone Marrow Transplant 3:5–11

Chosidow O, Bagot M, Vernant JP et al. (1992) Sclerodermatous chronic graft-versus-host disease. Analysis of seven cases. J Am Acad Dermatol 26:49–55

Ferrara JL, Deeg HJ (1991) Graft-versus-host disease. N Engl J Med 324:667–664

Gale RP, Horowitz MM, Butturini A et al. (1992) What determines who develops graft-versus-host disease: the graft or the host (or both)? Bone Marrow Transplant 10:99–102

Jadus MR, Wespic HT (1992) The role of cytokines in graft-versus-host reactions in man. Bone Marrow Transplant 10:1–14

Kelemen E, Szebeni J, Petranyi GG (1993) Graft-versus-host disease in bone marrow transplantation: experimental, laboratory, and clinical contributions of the last few years. Int Arch Allergy Immunol 102:309–320

Lerner KG, Kao GF, Storb R et al. (1974) Histopathology of graft-versus-host reaction (GvH-R) in human recipiens orf marrow from HLA-matched sibling donors. Transplant Proc 6:367–372

Loughran TPJ, Sullivan K, Morton T et al. (1990) Value of day 100 screening studies for predicting the development of chronic graft-versus-host disease after allogeneic bone marrow transplantation. Blood 76:228–234

Rowe JM, Ciobanu N, Ascensao J et al. (1994) Recommended guidelines for the management of autologous and allogeneic bone marrow transplantation. A report from the Eastern Cooperative Oncology Group (ECOG). Ann Intern Med 120:143–158

Sale GE, Lerner KG, Barker EA et al. (1977) The skin biopsy in the diagnosis of acute graft-versus-host disease in man. Am J Pathol 89:621–635

Saurat JH (1981) Cutaneous manifestations of graft-versus-host disease. Int J Dermatol 20:249–256

Saurat JH, Gluckman E, Bussel A et al. (1975) The lichen planus-like eruption after bone marrow transplantation. Br J Dermatol 93:675–681

Schiller G, Gale RP (1993) Is there an effective therapy for chronic graft-versus-host disease? Bone Marrow Transplant 11:189–192

Siadak MF, Kopecky K, Sullivan KM (1994) Reduction in transplant-related complications in patients given intravenous immuno globulin after allogeneic marrow transplantation. Clin Exp Immunol 97 Suppl 1:53–57

Dermatitis papulosa juvenilis

Asthon RE, Russell-Jones R, Griffiths WAD (1985) Juvenile plantar dermatosis. Arch Dermatol 121:253–260

Bork K, Hoede N (1978) Juvenile papulöse Dermatitis. Hautarzt 29:216–218

Enta T (1972) Peridigital dermatitis in children. Cutis 10:325–328

Hjorth N, Thomson K (1967) Parakeratosis pustulosa. Br J Dermatol 79:527–532

Jones SK, English JSC, Forsyth A (1987) Juvenile plantar dermatosis – ein 8-year follow-up of 102 patients. Clin Exp Dermatol 1:5–7

McKie RM (1982) Juvenile plantar dermatosis. Semin Dermatol 1:67–71

McKie RM, Husain SL (1976) Juvenile plantar dermatosis. A new enity? Clin Exp Dermatol 1:253–260

Moller H (1972) Atopic winter feet in children. Acta Derm Venereol (Stockh) 52:401–405

Schultz H, Zacharias H (1972) The trafuril test in recurent juvenile eczema of hands and feet. Acta Derm Venereol (Stockh) 52:398–400

Waisman M, Gables C, Sutton RL (1966) Frictiomal lichenoid eruption in children. Arch Dermatol 94:592–593

Akrodermatitis papulosa eruptiva infantilis

Gianotti F (1973) Papular acrodermatitis of childhood. Arch Dis Child 43:794–799

Gianotti F (1979) Papular acrodermatitis of childhood and other papulovesicular acro-located syndromes. Br J Dermatol 100:49–59

James WD, Odom RB, Hatch MH (1982) Gianotti-Crosti-like eruption associated with Coxsackie A-16 infection. J Am Acad Dermatol 6:862–866

Lowe L, Hebert AA, Duvic M (1989) Gianotti-Crosti syndrome associated with Epstein-Barr virus infection. J Am Acad Dermatol 20:336–338

Ramelet A-A (1984) Mononucleose infectieuse avec manifestations cutanées à type d'acrosyndrome de Gianotti-Crosti. Dermatologica 168:19–24

Sagi EF, Linden N, Shonval D (1985) Papular acrodermatitis of childhood associated with hepatitis A virus infection. Pediatr Dermatol 3:31–33

Spear KL, Winkelmann RK (1984) Gianotti-Crosti syndrome. Arch Dermatol 120:891–896

Taieb A, Plantin P, du Pasquier et al. (1986) Gianotti-Crosti syndrome: a study of 26 cases. Br J Dermatol 115:49–59

Lichen simplex chronicus

Berlin C (1939) Lichenificatio gigantea (Lichenification géante of Brocq and Pautrier). Arch Dermatol 39:1012–1020

Kinsella LJ, Carney-Godley K, Feldmann E (1992) Lichen simplex chronicus as the initial manifestation of intramedullary neoplasm and syringomyelia. Neurosurgery 30:418–421

Marks R, Wells GC (1973) Lichen simplex: morphodynamic correlates. Br J Dermatol 88:249–256

Robertson IM, Jordan JM, Withlock FA (1975) Emotions and skin (III) – the conditioning of scratch responses in cases of lichen simplex. Br J Dermatol 92:407–412

Shaffer B, Beerman H (1951) Lichen simplex chronica and its variants. A discussion of certain psychodynamic mechanisms and clinical and histopathologic correlation. Arch Dermatol Syphilol 64:340–351

Singh G (1973) Atopy in lichen simplex (neurodermatitis circumscripta). Br J Dermatol 88:625–622

Lichen striatus

Grosshans E, Margot L (1990) Blaschkite de l'adulte. Ann Dermatol Vénéréol 117:9–15

Herd RM, McLaren KM, Aldrige RD (1993) Linear lichen planus and lichen striatus – opposite ends of a spectrum. Clin Exp Dermatol 18:337–337

Karp DL, Cohen BA (1993) Onychodystrophy in lichen striatus. Pediatr Dermatol 10:359–361

Kaufman J (1974) Lichen striatus with nail involvement. Cutis 14:232–234

Taieb A, El-Youbi A, Grosshans E et al. (1991) Lichen striatus: a Blaschko linear acquired inflammatory skin eruption. J Am Acad Dermatol 25:637–642

Toda K, Okamoto H, Horio T (1986) Lichen striatus. Int J Dermatol 25:584–585

Acanthosis nigricans

Auffret N, Mazer JM, Bélaich S et al. (1990) Acanthosis nigricans hyperinsulinisme: syndrome de Seip-Lawrence. Ann Dermatol Vénéréol 117:793–794

Breitbart AS, Eaton C, McCarthy JG (1989) Crouzon's syndrome associated with acanthosis nigricans: ramifications for the cranio-facial surgeon. Ann Plast Surg 22:310–315

Brown J, Winkelmann RK (1968) Acanthosis nigricans: a study of 90 cases. Medicine 47:33–51

Cruz PD Jr, Hud JA Jr (1992) Excess insulin binding to insulin-like growth factor receptors: proposed mechanism for acanthosis nigricans. J Invest Dermatol 98 (6 Suppl):82s–85s

Curth HO (1955) Pituitary basophilism in the juvenile type of acanthosis nigricans. 157:266–267

Curth HO (1976) Classification of acanthosis nigricans. Int J Dermatol 15:592–593

Curth HO (1986) Bloom's syndrome. Arch Dermatol 90:349–350

Darmstadt GL, Yokel BK, Horn TD (1991) Treatment of acanthosis nigricans with tretinoin. Arch Dermatol 127:1139–1140

Feingold KR, Elias PM (1988) Endocrine-skin interactions. J Am Acad Dermatol 19:1–20

Givens JR, Kerber IJ, Wiser WL (1974) Remission of acanthosis nigricans associated with polycystic ovarian disease and a stromal luteoma. J Clin Endocrinol Metab 38:347–355

Greenspan AH, Shupack JL, Foo SH et al. (1985) Acanthosis nigricans hyperpigmentation secondary to triazinate therapy. Arch Dermatol 121:232–236

Matsuoka LY, Wortsman J, Goldman J (1993) Acanthosis nigricans. Clin Dermatol 11:21–25

Ober KP (1985) Acanthosis nigricans and insulin resistance associated with hypothyroidism. Arch Dermatol 121:229–231

Randle HW, Winkelmann RK (1979) Steroid induced acanthosis nigricans in dermatomyositis. Arch Dermatol 115:587–588

Reed WB, Ragsdale W, Curtis RC et al. (1968) Acanthosis nigricans in association with various genodermatoses with emphasis on lipodystrophic diabetes and Prader-Willi syndrome. Acta Derm Venereol (Stockh) 48:465–473

Rendon ML, Cruz PD, Sontheimer RD et al. (1989) Acanthosis nigricans: a cutaneous marker of tissue resistance to insulin. J Am Acad Dermatol 21:461–469

Rogers DL (1991) Acanthosis nigricans. Semin Dermatol 10:160–163

Safai B, Grant J, Kurtz R (1978) Cutaneous manifestation of internal malignancy. I. Acanthosis nigricans. Int J Dermatol 17:312–315

Schwartz RA (1994) Acanthosis nigricans. J Am Acad Dermatol 31:1–19

Wilgenbus K, Lentner A, Kuckelhorn R et al. (1992) Further evidence that acanthosis nigricans maligna is linked to enhanced secretion by the tumour of transforming growth factor alpha. Arch Dermatol Res 284:266–270

Pseudoacanthosis nigricans and Papillomatosis confluens et reticularis

Bruynzeel-Koomen CA, de Wit RF (1984) Confluent and reticulated papillomatosis successfully treated with the aromatic etretinate. Arch Dermatol 120:1236–1237

Gougerot H, Carteaud A (1927) Papillomatose pigmentée innominée. Bull Soc Fr Dermatol Syph 34:719–721

Gougerot H, Carteaud A (1932) Neue Formen der Papillomatose. Arch Dermatol 165:232–267

Groh V, Schnyder UW (1983) Nosologie der Papillomatose papuleuse confluente et réticulée (Gougerot-Carteaud). Hautarzt 34:81–86

Hamilton D, Tavafoghi V, Schafer JC et al. (1980) Confluent and reticulated papillomatosis of Gougerot and Carteaud. Its relation to other papillomatoses. J Am Acad Dermatol 2:401–410

Hirokawa M, Matsumota M, Iizuka H (1994) Confluent and reticulated papillomatosis: a case with concurrent acanthosis nigricans associated with obesity and insulin resistance. Dermatology 188:148–151

Nordby CA, Mitchell AJ (1986) Confluent and reticulated papillomatosis responsive to selenium sulfide. Int J Dermatol 25:194–199

Roberts S, Lachapelle JM (1969) Confluent and reticulate papillomatosis (Gougerot-Carteaud) and Pityrosporum orbiculare. Br J Dermatol 81:841–845

Wilhelm KP, Tronnier M, Wolff HH (1993) Pseudoacanthosis nigricans unter dem klinischen Erscheinungsbild einer Papillomatosis confluens et reticularis (Gougerot und Carteaud). Hautarzt 44:598–601

Dermatosis papulosa nigra

Babapour R, Leach J, Levy H (1993) Dermatosis papulosa nigra in a young child. Pediatr Dermatol 10:356–358

Castellani A (1925) Observations on some diseases of Central America. J Tropical Med and Hygiene 28:1–14

Hairston MA jr, Reed RJ, Derbes VJ (1964) Dermatosis papulosa nigra. Arch Dermatol 89:655–658

Michael JC, Searle ER (1929) Dermatosis papulosa nigra. Arch Dermatol Syphilol 20:629–640

Kapitel 15   Blasenbildende Erkrankungen

Inhaltsverzeichnis

Hereditäre Epidermolysen 614
    Klassifikation der hereditären Epidermolysen   614
        Epidermolysis-bullosa-simplex-Formen
        (autosomal-dominant) 614
        Epidermolysis-bullosa-simplex-Formen
        (X-chromosomal-rezessiv) 614
        Junktionale Epidermolysen 614
        Dystrophische Epidermolysen 615
    Epidermale Epidermolysen 615
        Epidermolysis bullosa simplex generalisata . . . 615
        Epidermolysis bullosa simplex localisata . . . 616
        Epidermolysis bullosa simplex – Typus Ogna . 616
        Epidermolysis bullosa herpetiformis 616
        Epidermolysis bullosa hereditaria-Typus
        maculatus 617
    Junktionale Epidermolysen 617
    Epidermolysis bullosa letalis 617
    Epidermolysis bullosa atrophicans generalisata
    mitis-Typus Disentis 618
    Epidermolysis bullosa junctionalis progressiva . . 618
    Dystrophische Epidermolysen 619
    Epidermolysis bullosa dystrophica generalisata
    mutilans 619
    Epidermolysis bullosa dystrophica localisata . . . 620
    Epidermolysis bullosa albopapuloidea 621
        Seltene Sonderformen 621
        Epidermolysis bullosa und kongenitales lokali-
        lisiertes Fehlen der Haut 622
Pemphiguskrankheiten 622
    Pemphigus vulgaris 622
        Pemphigus herpetiformis 627
        Intertrigoähnlicher Pemphigus 627
        Koexistenz von Pemphigus und bullösem
        Pemphigoid 627
    Pemphigus vegetans 628
        Pemphigus vegetans, Typ Neumann 628
        Pemphigus vegetans, Typ Hallopeau 628
    Pemphigus foliaceus 629
    Brasilianischer Pemphigus 630
    Pemphigus erythematosus 631
    Paraneoplastischer Pemphigus 632
    Pemphigus chronicus benignus familiaris 632
    Transitorische akantholytische Dermatose . . . 634
Pemphigoidkrankheiten 635
    Bullöses Pemphigoid 636
        Erythematöses und ödematöses bullöses
        Pemphigoid 639
        Vesikulöses bullöses Pemphigoid 639
        Seborrhoisches Pemphigoid 639
        Vegetierendes bullöses Pemphigoid 639
    Vernarbendes Pemphigoid 640
        Lokalisiertes vernarbendes Pemphigoid 641
        Disseminiertes vernarbendes Pemphigoid . . . 642
    Herpes gestationis 642
Dermatitis herpetiformis 644
Lineare IgA-Dermatose 647
Chronische bullöse Dermatosen im Kindesalter . . . 647
    Juveniler Pemphigus vulgaris 648
    Pemphigus foliaceus 648
    Juveniles bullöses Pemphigoid 648
    Juvenile Dermatitis herpetiformis 648
    Juvenile lineare IgA-Dermatose 649
    Epidermolysis bullosa acquisita 649
Weiterführende Literatur 651

Unter diesem morphologischen Begriff werden zumeist chronisch verlaufende blasenbildende Hautkrankheiten, zumeist unbekannter Ätiologie, zusammengefaßt. Die zu Blasen führende Kontinuitätstrennung innerhalb der Epidermis oder im Bereich der dermoepidermalen Verbundzone kann sich auf dem Boden einer erblichen Störung oder als Resultat immunologischer Vorgänge im Laufe des Lebens entwickeln. Der Pathomechanismus der einzelnen bullösen Dermatosen ist unterschiedlich.

Klassifikation. Folgende Krankheitsgruppen können voneinander abgegrenzt werden:

• Hereditäre Epidermolysen
• Pemphiguskrankheiten
• Pemphigoidkrankheiten
• Dermatitis herpetiformis
• Benigne chronische bullöse Dermatosen im Kindesalter

Die diagnostische Zuordnung chronischer bullöser Dermatosen kann große Schwierigkeiten bereiten. Diagnostische Hilfen sind:
    Anamnese
    Dermatologische Befunderhebung
    Zytologische Untersuchung des Blasengrundausstrichs (Tzanck-Test)
    Histologische Untersuchung einer frischen Blase
    Direkte und indirekte Immunfluoreszenzuntersuchung
    Elektronenmikroskopische Untersuchung
    Allgemeinuntersuchung des Patienten
    Immunoblotting
    Antigenmapping

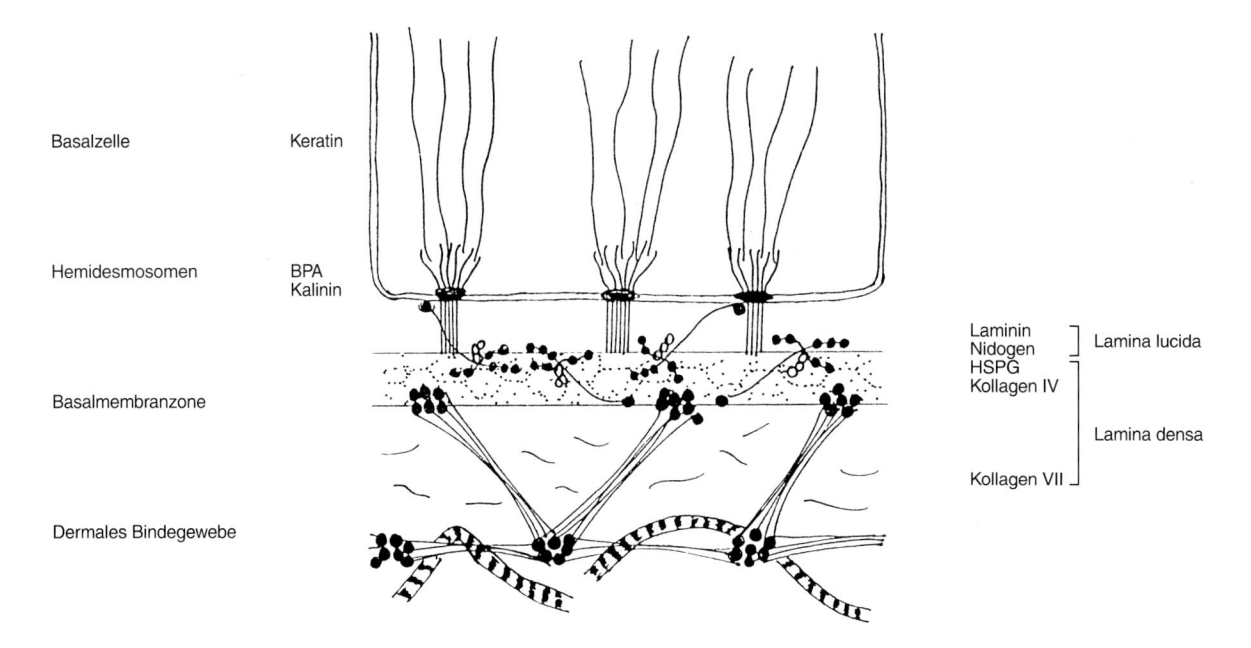

Abb. 15.1. Schematische Darstellung der Zusammensetzung der Basalmembranzone

Hereditäre Epidermolysen

Zu diesem Oberbegriff faßt man vererbte Erkrankungen zusammen, die durch Blasen an Haut oder/und Schleimhäuten gekennzeichnet sind. Die Blasen entwickeln sich meistens nach mechanischer Belastung wie Druck oder Reiben (*Bullosis mechanica*), können aber auch scheinbar spontan entstehen. Je nachdem wo die blasige Kontinuitätstrennung in der Haut stattfindet, kann man drei Gruppen voneinander unterscheiden:
Epidermolysis-bullosa-simplex-Formen
Junktionale Epidermolysen sowie
Dystrophische Epidermolysen.

Die einzelnen Typen dieser Erkrankungsgruppen zeigen einen unterschiedlichen Erbgang; manche sind extrem selten.

Klassifikation der hereditären Epidermolysen

Epidermolysis-bullosa-simplex-Formen
(autosomal-dominant)

Epidermolysis bullosa simplex generalisata (Köbner),
Epidermolysis bullosa simplex localisata (Weber und Cockayne)
Epidermolysis bullosa simplex, Typ Ogna (Gedde-Dahl)
Epidermolysis bullosa herpetiformis (Dowling und Meara)
Epidermolysis bullosa simplex mit scheckiger Pigmentierung (Fischer u. Gedde-Dahl)

Epidermolysis-bullosa-simplex-Formen
(X-chromosomal-rezessiv)

Epidermolysis bullosa simplex
Epidermolysis bullosa Typus maculatus (Mendez da Costa)

Junktionale Epidermolysen
(Autosomal-rezessiv)

Epidermolysis bullosa atrophicans generalisata gravis (Herlitz)
Epidermolysis bullosa atrophicans generalisata mitis, Typ Disentis
Epidermolysis bullosa junctionalis generalisata (Hashimoto, Schnyder und Anton-Lamprecht)
Epidermolysis bullosa atrophicans localisata (Schnyder und Anton-Lamprecht)
Epidermolysis bullosa atrophicans inversa (Anton-Lamprecht und Gedde-Dahl)
Epidermolysis bullosa junctionalis progressiva sive neurotrophica (Gedde-Dahl)

Dystrophische Epidermolysen

Autosomal-dominant
Epidermolysis bullosa dystrophica localisata (Cockayne und Touraine)
Epidermolysis bullosa dystrophica albopapuloidea (Pasini)
Epidermolysis bullosa und kongenitales lokalisiertes Fehlen von Haut (Bart)

Autosomal-rezessiv
Epidermolysis bullosa dystrophica generalisata mutilans (Hallopeau-Siemens)
Epidermolysis bullosa dystrophica inversa (Gedde-Dahl)
Epidermolysis bullosa dystrophica generalisata non mutilans
Epidermolysis bullosa dystrophica localisata

X-chromosomal-rezessiv
Epidermolysis dystrophica bullosa, Typus maculatus oder Amsterdam-Typ (Woerdemann)

Epidermale Epidermolysen

Allen diesen Genodermatosen ist gemeinsam, daß sie autosomal-dominant oder X-chromosomal rezessiv vererbt werden und daß die mechanisch induzierten Blasen ohne Hinterlassung von Residuen abheilen. Im einzelnen ist die Pathogenese vieler dieser Erkrankungen noch unklar, doch wurden gerade in den letzten Jahren große Fortschritte erzielt. Es gibt bereits Hinweise, daß bei einigen Formen Mutationen in bestimmten Bereichen des Zytoskelettmoleküls Keratin für die Erkrankung verantwortlich sind. Erste Daten wurden aus Experimenten erhalten, bei denen definierte Mutationen in Keratin 14 in transgene Mäuse eingeführt wurden, die dann eine Epidermolysis-bullosa-simplex-ähnliche Erkrankung entwickelten. Kurz darauf gelang es dann, bei Patienten von verschiedenen Familien mit Epidermolysis bullosa simplex Punktmutationen in Keratin 5 und 14 nachzuweisen.

Epidermolysis bullosa simplex generalisata
[Köbner 1896]

Synonym. Epidermolysis bullosa simplex Köbner

Erbgang und Vorkommen. Autosomal-dominant mit Präferenz für das männliche Geschlecht. Die Häufigkeit wurde mit etwa 1:50000 Lebendgeburten angegeben. Häufigste Erkrankung in dieser Gruppe.

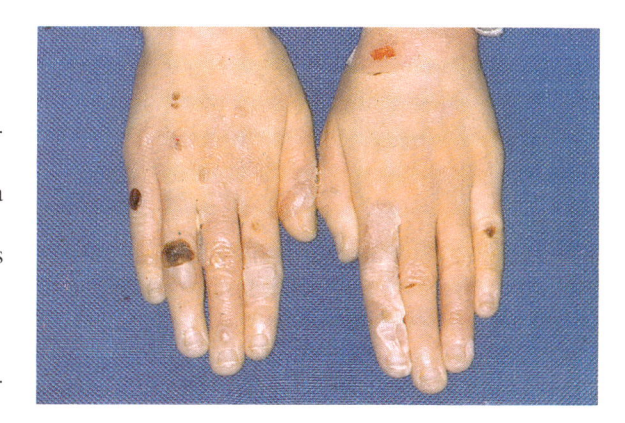

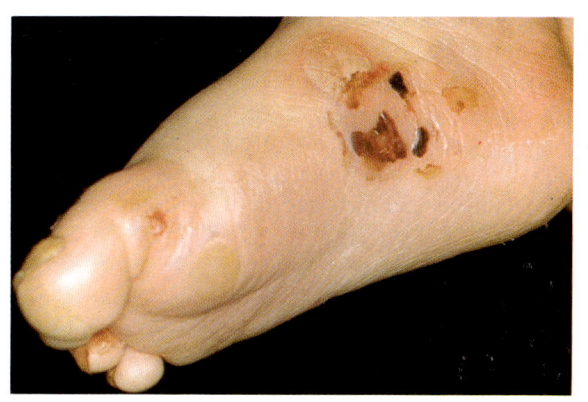

Abb. 15.2. Epidermolysis bullosa simplex

Pathogenese. Mechanische Belastung der Haut durch Reiben oder Druck führt zu einer genetisch bedingten Konditionierung von katabolischen Enzymen, welche die Epidermiszellen attackieren und intraepidermale Blasen hervorrufen. Bei einer Familie war die Galaktosyl-Hydroxylysyl-Glykosyl-Transferase, ein Enzym der Kollagensynthese, nicht vorhanden.

Klinik. Bereits bei Geburt können an mechanisch stärker belasteten Partien Hautblasen entstehen. In anderen Fällen entwickelt sich die Erkrankung erst, wenn sich das Kind zu bewegen beginnt. An exponierten Hautstellen (Händen, Ellbogen, Knien, Füßen, Fersen und Hinterkopf) führen Stoß, Druck oder Reiben zu erbs- bis fingernagelgroßen einkammerigen Blasen, die gewöhnlich einen serösen Inhalt haben, erodieren und narbenlos abheilen.
Vorübergehende Milien werden beobachtet. Haare, Nägel und Zähne entwickeln sich gewöhnlich normal. Die Mundschleimhaut ist nur selten betroffen. Häufig plantare Hyperkeratosen und Hyperhidrose.

Symptome. Durch die rezidivierenden Blasen an mechanisch belasteten Hautarealen sind die Patienten stark beeinträchtigt. Allgemeiner Gesundheitszustand, auch Intelligenz und Fertilität sind normal.

Histopathologie. Intraepidermale Blase. Sie entsteht durch Kontinuitätstrennung (Zytolyse) innerhalb der Basalzellschicht der Epidermis, die durch degenerative zytologische Veränderungen in den basalen Keratinozyten verursacht wird. Es entsteht also eine *epidermolytische Blase.* Die PAS-reaktive Basalmembran sowie Komponenten der Basalmembranzone, solche wie Laminin, bullöses Pemphigoidantigen, Typ-4-Kollagen, Nidogen und Heparansulfatproteoglykan bleiben am Blasengrund lokalisiert.

Verlauf. Die angeborene Neigung zur blasigen Reaktion auf mechanischen Reiz kann lebenslang vorhanden bleiben. Besserung erfolgt allerdings oft während der Pubertät. In der warmen Jahreszeit ist bei vielen Patienten die Neigung zu Blasen stärker.

Erbprognose. Kinder von Merkmalsträgern haben 50%ige Erkrankungswahrscheinlichkeit. Eugenische Maßnahmen sind nicht indiziert; Beratung.

Therapie
Innerlich. Eine erfolgreiche innerliche Therapie existiert nicht. Berichte gibt es zu einigen Arzneimitteln; so kann Chloroquin (Resochin) hilfreich sein, verlangt aber Kontrolle der Nebenwirkungen. Auch Glukokortikoide (Prednisolon) haben sich in schweren Fällen morbostatisch bewährt.
Äußerlich. Frühzeitige Eröffnung oder Abpunktion, nicht aber Abtragen, das Blasendach schützt, von Blasen, Desinfektion, weiches Schuhwerk, evtl. Antiperspiranzien (Aluminiumhexahydratlösung 20–30%).

Epidermolysis bullosa simplex localisata
[Weber 1926, Cockayne 1938]

Synonyme. Epidermolysis bullosa manuum et pedum aestivalis, recurrent bullous eruption of the hands and feet, Weber-Cockayne-Syndrom

Definition. In der frühen Kindheit oder im frühen Erwachsenenalter treten in der warmen Jahreszeit, bei uns meist nur im Sommer, im Anschluß an traumatische Belastungen (Märsche bei heißem Wetter, mechanische Belastung durch schlecht sitzendes Schuhwerk) gewöhnlich an den Füßen Blasen in Erscheinung, die ohne Dystrophie heilen. Bei der Anamnese ergibt sich ein Mißverhältnis zwischen dem relativ geringen Grad der mechanischen Belastung und der massiven Blasenreaktionen.

Erbgang. Autosomal-dominant

Pathogenese. Gleichartig wie bei Epidermolysis bullosa simplex generalisata.

Klinik. In typischer Lokalisation an Händen und Füßen finden sich akut auftretende Blasen und Erosionen. Das Allgemeinbefinden ist nicht gestört.

Histopathologie. Intraepidermale Blase. Die Blase entwickelt sich bei dieser Erkrankung auch meistens durch Zytolyse in der Basalzellenschicht: *epidermolytische Blase.* Elektronenmikroskopisch sind nicht selten Zeichen von Dyskeratose nachweisbar.

Verlauf. Günstig, da keine Narbenbildung, Rückgang in kühler Jahreszeit.

Diagnostische Leitlinie. Leicht Blasenbildung an Händen und Füßen nach relativ geringfügiger mechanischer Belastung, besonders im Sommer.

Therapie. Eröffnung der Blasen und Desinfektion, weiches Schuhwerk, Behandlung von Hyperhidrosis.

Epidermolysis bullosa simplex – Typus Ogna
[Gedde-Dahl 1970]

Definition. Es handelt sich um eine nichtdystrophische Epidermolyse, die wahrscheinlich auf eine autosomal-dominante Mutation in der Gemeinde Ogna in Südwestnorwegen zurückgeht.

Klinik. Die extrem seltene lebenslange Erkrankung ist charakterisiert durch kongenitale, saisonunabhängige Verletzlichkeit des ganzen Integumentes, besonders an den Akren, subkorneale Blutungen an den Extremitäten und Bläschen sowie Blasen an den Händen und Füßen, die ab dem 5. Lebensjahr auftreten und während der Sommerzeit stärker werden. Auch Onychogrypose der Großzehennägel wurde beobachtet.

Epidermolysis bullosa herpetiformis
[Dowling und Meara 1954]

Definition. Die Epidermolysis bullosa herpetiformis gehört zu der Gruppe der nichtvernarbenden Epidermolysen. Sie ist der kindlichen Dermatitis herpetiformis ähnlich.

Vererbung. Autosomal-dominant; nicht selten eine Spontanmutation.

Pathogenese. Wie bei Epidermolysis bullosa simplex generalisata. Es wird vermutet, daß es zu einer Zytolyse in den Basalzellen der Epidermis kommt, die nicht selten mit einer Aggregation und Verklumpung von Tonofilamenten verbunden ist. Sekundär kann es zu entzündlichen Veränderungen kommen.

Klinik. Nach mechanischer Belastung oder spontan treten kurz nach der Geburt Blasen am Stamm oder/ und den Extremitäten auf. Selten findet sich eine Beteiligung der Mundschleimhaut. Manchmal sind die Hautveränderungen von leichtem Juckreiz begleitet, und die Blasen entwickeln sich in herpetiformer Anordnung auf einem Erythem. Sie sind mit seröser, können aber auch mit hämorrhagischer Flüssigkeit gefüllt sein. Sie heilen ohne Vernarbung ab, manchmal verbleiben aber Hyper- und Depigmentierungen. An Fußsohlen und Handflächen entwickeln sich klavusartige, gelblich-weiße Hyperkeratosen. Die Zehennägel zeigen oft verdickte Nagelplatten und onychogryposisartige Veränderungen.

Histopathologie. Intraepidermale Blase, die sich durch Zytolyse im Stratum basale entwickelt: *epidermolytische Blase.* Übrige Befunde wie Epidermolysis bullosa simplex. Nicht selten eosinophile Granulozyten in der Blasenflüssigkeit.
Bei *Antigenmapping* finden sich das bullöse Pemphigoidantigen, Laminin und Typ-4-Kollagen am Blasengrund.

Elektronenmikroskopie. Intrazytoplasmatische Spaltbildung innerhalb der basalen Keratinozyten. Kondensierte und verklumpte Tonofilamentbündel. Hemidesmosomen und Verankerungsfibrillen normal.

Verlauf. Die Neigung zur Blasenbildung nimmt nach den ersten 10 Lebensjahren ab, daher günstiger Verlauf.

Therapie. Symptomatisch, wie bei den anderen Epidermolysis-bullosa-simplex-Formen.

Epidermolysis bullosa hereditaria — Typus maculatus

[Mendez da Costa]

Synonym. Epidermolysis bullosa maculata

Die Krankheit wurde von Woerdemann in Amsterdam (daher: Typus Amsterdam) beschrieben und wird X-chromosomal vererbt. Sie ist äußerst selten und charakterisiert durch generalisiertes Auftreten von pemphigoiden Blasen, Hyper- und Depigmentierungen, Hypotrichie, konisch zulaufende Finger mit Nagelanomalien, Akrozyanose, Hornhautdystrophien, Mikrozephalie mit geistiger Minderleistung. Die Blasen entstehen zytolytisch im Stratum basale: *epidermolytische Blasen.* Die Lebenserwartung ist herabgesetzt.

Junktionale Epidermolysen

Bei diesen Erkrankungen mit autosomal-rezessivem Erbgang kommt es zur Kontinuitätstrennung mit Blasen innerhalb der Lamina lucida der Basalmembranzone. Diese Basalmembranzone ist eine sehr kompliziert aufgebaute Struktur, die aus vielen Proteinen besteht. In der Lamina lucida findet sich Laminin, Nidogen, das Heparansulfatproteoglykan und Kalinin. In der Lamina densa ist das Typ-IV-Kollagen lokalisiert. Die Verankerungsfibrillen bestehen aus Typ-VII-Kollagen. Zwischen diesen einzelnen Bestandteilen bestehen komplizierte Wechselwirkungen, die den Zusammenhalt der Struktur in der dermoepidermalen Verbundzone garantieren. Obwohl noch keine direkten Hinweise existieren, ist wohl davon auszugehen, daß bei den junktionalen Epidermolysen in diesem Bereich genetisch bedingte Störungen auftreten, die dann zu einer Kontinuitätstrennung innerhalb der Lamina lucida führen.

Epidermolysis bullosa letalis

[Herlitz 1935]

Synonyme. Letale junktionale Epidermolysis bullosa (Herlitz), Epidermolysis bullosa atrophicans generalisata gravis, Herlitz-Syndrom

Definition. Vielfach in früher Kindheit zum Tode führende bullöse Erkrankung. Ziemlich oft Konsanguinität der Eltern.

Erbgang. Autosomal-rezessiv. Analoge Fälle bei Geschwistern.

Pathogenese. Subepidermale Blasen infolge dermoepidermaler Kontinuitätstrennung innerhalb der Lamina lucida der Basalmembranzone: *junktiolytische Blasen.* Abnormes Kalinin, auch Nicein oder Epiliqrin genannt. Zahlenmäßige Verminderung und Hypoplasie der Hemidesmosomen von Basalzellen wurden beschrieben.

Klinik. Die Erkrankung ist entweder bei Geburt bereits vorhanden oder entwickelt sich in den ersten Lebenstagen in Form zahlreicher großer, teilweise hämorrhagischer Blasen an allen mechanisch belasteten Hautstellen, die nach Zerplatzen in Erosionen übergehen. Paronychiale Lokalisation von Blasen kann zu Nagelverlust oder Nageldystrophie führen. Auch die Mundschleimhaut ist gewöhnlich stark mitbetroffen. Bläschen wurden auch in der Trachea und den Bronchien beschrieben. Komplikationen entstehen durch die Erosionen mit Verkrustung sowie bakterielle Sekundärinfektion. Sepsis ist die Haupttodesursache in früher Kindheit.

Histopathologie. Subepidermale Blasen. Die PAS-reaktive Basalmembran bleibt am Blasengrund. Elektronenmikroskopische Untersuchungen zeigen, daß sich die Blasenbildung in der dermoepidermalen Verbundzone durch Kontinuitätstrennung zwischen den Basalzellen und der Basalzellmembranzone innerhalb der Lamina lucida vollzieht: *junktiolytische Blase.* Hemidesmosomen sind abnorm oder fehlen.
Antigenmapping: Bullöses Pemphigoid-(BP)-Antigen am Blasendach, Laminin am Blasendach und am Blasenboden und Typ-4-Kollagen am Blasenboden.

Verlauf. Die betroffenen Kinder sterben bei massiver Ausprägung der Erkrankung meist in den ersten Lebensmonaten. Die Blasen heilen ohne Hinterlassung von dystrophischen Veränderungen, Narben, Milien oder Pigmentierung ab. Gelegentlich kann aber Onychodystrophie vorkommen, auch Skelettatrophie. Bei geringer Ausprägung des Krankheitsbildes bleibt lediglich die angeborene Neigung zu Blasen an Haut und oraler Schleimhaut auf mechanischen Reiz erhalten.

Differentialdiagnose. Die Abgrenzung gegenüber der Epidermolysis bullosa hereditaria dystrophica (Hallopeau-Siemens) kann schwierig werden, besonders wenn sich Onychodystrophie entwickelt. Entscheidend ist die exakte Lokalisierung der initialen Blase mittels Elektronenmikroskopie und/oder Antigenmapping.

Therapie. Nur sorgfältige Pflege möglich. Überwachung auf bakterielle und mykotische (Candida albicans) Sekundärinfektionen. Therapie mit Glukokortikoiden in hoher Dosierung (initial 60–120 mg Prednison, später minimale Erhaltungsdosis) können lebensrettend wirken.

Epidermolysis bullosa atrophicans generalisata mitis – Typus Disentis
[Hashimoto, Schnyder, Anton-Lamprecht 1976]

Synonym. Nichtletale junktionale Epidermolysis bullosa

Diese Erkrankung wurde zuerst bei einem Patienten gesehen, der aus der Gemeinde Disentis am Oberrhein stammt; daher die Bezeichnung. Es handelt sich um eine kongenitale, generalisierte, aber nichtletale junktionale Epidermolyse. Sowohl spontan als auch posttraumatisch bilden sich Blasen aus. An den Handrücken wird die Haut atrophisch. Milien fehlen, hingegen finden sich Schmelzdefekte und Nageldeformitäten. Mundschleimhaut und Ösophagus gewöhnlich unauffällig. Intelligenz nicht beeinträchtigt.

Histopathologie. Subepidermale Blase wie bei Epidermolysis bullosa letalis Herlitz infolge von Kontinuitätstrennung zwischen Basalzellen und Korium innerhalb der Lamina lucida der Basalmembranzone: *junktiolytische Blase.*

Epidermolysis bullosa junctionalis progressiva
[Gedde-Dahl 1970]

Synonyme. Epidermolysis bullosa progressiva, Epidermolysis bullosa dystrophica-neurotrophica

Klinik. Dieser Typ einer Epidermolyse wurde 1970 von dem norwegischen Autor Gedde-Dahl beschrieben und kann ebenfalls als eine Epidermolysis vom junktionalen Typ mit Spätmanifestation, Progression und Innenohrschwerhörigkeit definiert werden.
Sie ist extrem selten und durch folgende Symptome charakterisiert:
- Beginn der mechanisch bedingten Blasen in der Kindheit oder Adoleszenz
- Dystrophische Nagelveränderungen mit möglichem Nagelverlust vor Beginn der Hauterscheinungen
- Diffuse und progressive Hautatrophie an Händen, Ellbogen, Füßen und Knien mit Verlust der normalen Hautoberflächenstruktur an den Fingerspitzen
- Gelegentlich Erscheinungen an der Mundschleimhaut
- Kongenitale, langsam progressive, neurogene Innenohrschwerhörigkeit

Die übrigen in der Klassifikation aufgeführten junktionalen Epidermolysen sind extrem selten. Sie alle zeichnen sich aber durch einen Spalt in den oberen Anteilen der Basalmembranzone aus, so daß Typ-IV-Kollagen und Laminin an dem Blasenboden lokalisiert bleiben, während das bullöse Pemphigoidantigen am Blasendach zu finden ist. Die molekularen Defekte sind im einzelnen noch nicht bekannt. Doch scheinen Störungen in Molekülen aus der Familie des Laminins, wie etwa Kalinin, hier von Bedeutung zu sein.

Dystrophische Epidermolysen

Bei diesen Krankheitstypen kommt es nach mechanisch ausgelösten dermolytischen Blasen nicht zur Restitutio ad integrum, sondern zur Bildung von Milien, hypertrophischen oder atrophischen Narben und Pigmentierungsstörungen. Wegen der starken Beeinträchtigung der Patienten durch die schweren dystrophischen Veränderungen ist diese Gruppe von besonderer sozialmedizinischer Bedeutung.

Während bereits vor mehreren Jahren eine Störung der Regulation der Kollagenaseaktivität bei der Epidermolysis bullosa hereditaria dystrophica Typus Hallopeau-Siemens beschrieben wurde, gelang es kürzlich bei mehreren Patienten mit rezessiv- oder dominant-erblichen Formen der dystrophischen Epidermolysis bullosa das Fehlen der Synthese von Typ-VII-Kollagen nachzuweisen. Wahrscheinlich werden bei den unterschiedlichen Formen mehrere Defekte in der Primärstruktur oder aber der Synthese dieses Kollagens aufgedeckt werden, die dann ein besseres Verständnis der Pathogenese und der klinischen Klassifikation erlauben werden.

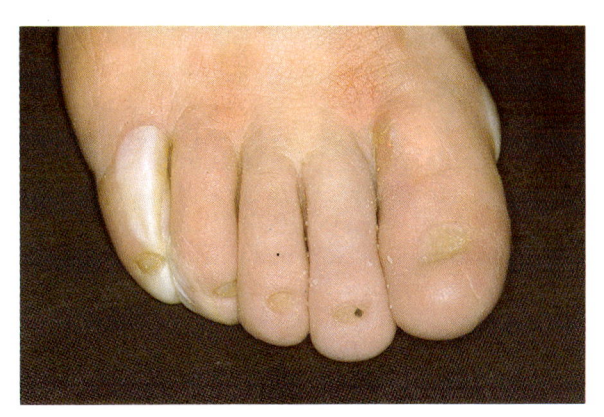

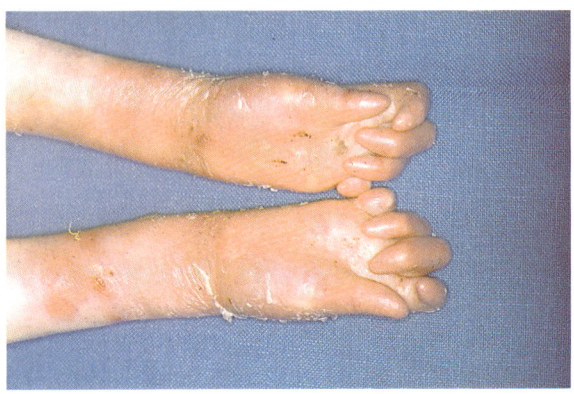

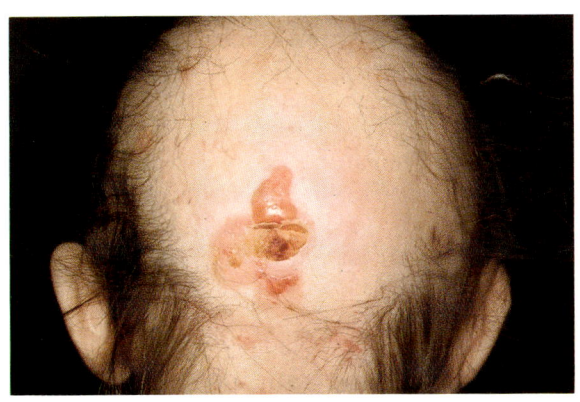

Epidermolysis bullosa dystrophica generalisata mutilans

[Hallopeau 1896, Siemens 1925]

Synonyme. Epidermolysis bullosa dystrophica, Epidermolysis bullosa dystrophica generalisata gravis Hallopeau-Siemens, Hallopeau-Siemens-Syndrom, Epidermolysis bullosa polydysplastica

Definition. Es handelt sich um eine relativ häufige, stets kongenital auftretende bullöse Erkrankung mit großer klinischer Variabilität und Ausgang in Dystrophie von Haut und Nägeln.

Erbgang. Autosomal-rezessiv. Unter den dystrophischen Epidermolysen die häufigste Krankheit. Konsanguinität der Eltern scheint eine Rolle zu spielen.

Pathogenese. Wahrscheinlich ist die Erkrankung primär durch Fehlen der Verankerungsfibrillen (anchoring fibrils) im Bereich der dermoepidermalen Verbundzone bedingt, möglicherweise auch durch eine Aktivierung kollagenolytischer Enzyme, die sekundär zum Abbau von Verankerungsfibrillen und von Kollagen führen und damit zu dermolytischen Blasen unterhalb der Lamina densa der Basalmembranzone Veranlassung geben. Auch Fehlen von KF-1-Antigen wurde beschrieben.

Klinik. Blasen entstehen teilweise traumatisch, teilweise scheinbar spontan. Die Ausprägung der klinischen Erscheinungen ist sehr unterschiedlich. Im Anschluß an Blasen, besonders im Bereich mechanisch belasteter Akren, aber auch Glutäen, kommt es zur Hautatrophie mit Hyper- und Depigmentierungen. Typisch ist das Auftreten zahlreicher postbullöser Milien. Finger- und Zehenspitzen sind von einer zarten atrophischen Haut bedeckt; das Papillarmuster geht verloren. Die Nägel fallen aus oder zeigen schwere Onychodystrophie. Synechien können zu dermatogenen Beugekontrakturen und Klauenhand führen. Hyperhidrose an Palmae und Plantae sowie Akrozyanose sind häufig. Die übrige Haut der betroffenen Kinder ist meist trocken. Die Zähne können fehlgeformt

Abb. 15.3. Epidermolysis bullosa dystrophica

sein und frühzeitig Karies aufweisen. Am behaarten Kopf ist das Haar dünn; pseudopeladeartige Atrophien am behaarten Kopf sind nicht selten.

Schleimhäute. Sie sind bei etwa 20% der Patienten mitbetroffen. Erosionen und Ulzerationen mit Vernarbung nach Blasen findet man im Mund, aber auch an Konjunktiven, Larynx und Ösophagus (konjunktivale Synechien, Heiserkeit, Ösophagusstrikturen, Pneumonie), an Genitalschleimhäuten und in der Analgegend. Durch ständigen Proteinverlust kann es zur Beeinträchtigung des Allgemeinzustandes der Patienten kommen.
Neuerdings wurde ein *Typus inversus* (Gedde-Dahl 1970) beschrieben, der dadurch charakterisiert ist, daß hier die Hautveränderungen hauptsächlich im Bereich der großen Falten und der Anogenitalregion lokalisiert sind, während die Akren frei bleiben. Diese Erkrankung wurde dann als Entität in die Gruppe der autosomal-rezessiv-dystrophischen Epidermolysen aufgenommen.

Symptome. Die subjektiven Symptome können schwer sein. Bei starken Vernarbungen, Synechien und Mutilierungen sind die Betroffenen lebenslang schwer beeinträchtigt.

Histopathologie. Subepidermale Blasen. PAS-reaktive Balsamembranzone am Blasendach. Elektronenmikroskopische Untersuchungen haben gezeigt, daß die Blasen unterhalb der Lamina densa der Basalmembranzone im oberen Korium zustande kommt: *dermolytische Blase.*
Antigenmapping: Alle Komponenten der Basalmembranzone (Laminin, bullöses Pemphigoid-(BP)-Antigen, Typ-IV-Kollagen, Nidogen, Heparansulfatproteoglykan) finden sich am Blasendach.

Verlauf. Die Erkrankung beginnt in frühester Kindheit, kann je nach Ausprägung außerordentlich schwer verlaufen und den Patienten lebenslang auf Hilfe angewiesen sein lassen. Es sind auch generalisierte schwerste Verlaufsformen beschrieben worden.

Prognose. Sie muß mit Vorsicht gestellt werden, da auf den leukoplakischen und narbigen Veränderungen an den Schleimhäuten, aber auch an der Haut, im Verlauf des Lebens spinozelluläre Karzinome entstehen können.

Erbprognose. Bei einem Kind mit dieser Erkrankung besteht für jedes weitere Kind eine Erkrankungswahrscheinlichkeit von 25%. Allerdings ist die Variabilität und unterschiedliche Ausprägung der Erkrankung sehr groß.

Pränatale Diagnose. Ab 21. Schwangerschaftswoche durch elektronenmikroskopische Hautuntersuchung und Kollagenase Expression in fötalen Fibroblastenkulturen.

Differentialdiagnose. Die Abgrenzung von der Epidermolysis bullosa junctionalis letalis kann bei Neugeborenen und Kleinkindern elektronenmikroskopisch erfolgen. Hilfreich für eine schnelle Diagnose am Gefrierschnitt sind auch monoklonale Antikörper gegen Typ-IV-Kollagen, Laminin und Typ-VII-Kollagen für Antigenmapping. Im Erwachsenenalter ist an Pophyria cutanea tarda zu denken.

Therapie
Innerlich. Versuch mit hochdosierter Vitamin-E-Therapie (Säuglinge ~25 mg/kg KG tgl., Erwachsene 600–1200 mg tgl.) Nach eigenen Beobachtungen hat sich die Vitamin-E-Therapie nicht sehr bewährt. Es wurde auch über günstige Erfahrungen mit dem Kollagenaseinhibitor Phenytoin (Zentropil) berichtet. Dosierung: etwa 3 mg/kg KG tgl. auf 2 Dosen verteilt für 10–14 Tage; danach weitere Therapie zur Erhaltung eines Blutspiegels von mindestens 8 µg/ml. Allerdings konnten größere Studien in den letzten Jahren die günstige Wirkung nicht bestätigen. Auch Retinoide, Chloroquin und Dapson wurden, allerdings ohne überzeugende Erfolge, eingesetzt.
Äußerlich. Versuche mit heparinoid- und glukokortikoidhaltigen Salben. Hautpflege, Vermeidung und Behandlung von Sekundärinfektionen. Bei starken Synechien muß versucht werden, die Funktion durch äußerliche Glukokortikoidtherapie oder chirurgisch-rekonstruktive Maßnahmen wiederherzustellen.

Epidermolysis bullosa dystrophica localisata
[Cockayne 1933, Touraine 1943]

Synonyme. Epidermolysis bullosa hereditaria dystrophica dominans, Cockayne-Touraine-Syndrom, Epidermolysis bullosa dystrophica hyperplastica

Erbgang. Autosomal-dominant.

Pathogenese. Die Pathogenese scheint derjenigen der rezessiven Formen zu entsprechen. Innerhalb der Prädilektionsstellen wurden rudimentär strukturierte und eine geringere Anzahl von Verankerungsfibrillen (anchoring fibrils) nachgewiesen.

Klinik. Sehr seltene Erkrankung. Bei normalem Gesundheitszustand und normaler geistiger Entwicklung treten, meist bereits bei Geburt, in der frühen

Kindheit, aber auch später, traumatische Blasen an den belasteten Akren, besonders im Glutäal- und Prätibialbereich auf, die mit atrophischen Veränderungen, teilweise auch keloidartig wulstigen Bindegewebehyperplasien abheilen. Onychogryposisartige Dystrophien von Finger- und Fußnägeln, die auch teilweise oder ganz fehlen können. An den Schleimhäuten seltener Erosionen, Ulzerationen oder Narben. Beschwerden besonders bei Sitz und Narbenbildung im Glutäalbereich.

Histopathologie. Subepidermale Blasen. PAS-reaktive Basalmembran am Blasendach. Elektronenmikroskopisch lokalisiert sich die Kontinuitätstrennung unterhalb der Lamina densa der Basalmembranzone im Korium: *dermolytische Blase*
Antigenmapping: Wie bei der autosomal-rezessiven Form.

Erbprognose. Erkrankungswahrscheinlichkeit für Kinder von Merkmalsträgern 50%.

Therapie. Versuch mit hochdosiertem Vitamin E (Tocopheralactat 25 mg/kg KG tgl. bei Säuglingen) sonst nur symptomatische Therapie. Bei Neigung zu Bindegewebehyperplasie Versuch mit heparinoid- oder glukokortikoidhaltigen Externa; auch intraläsionale Injektion von verdünnter Triamcinolonkristallsuspension (Volon-A-Kristallsuspension 10 mg, 1:4 verdünnt mit Mepivacain 1%). Auch chirurgisches Vorgehen wird empfohlen: Versuch der Exzision der betroffenen Areale mit nachfolgender plastischer Deckung aus normal erscheinenden Hautarealen. Berufsberatung.

Epidermolysis bullosa albopapuloidea

[Pasini 1928]

Synonyme. Epidermolysis bullosa dystrophica Pasini, Pasini-Syndrom.

Vorkommen. Die sehr seltene Krankheit kommt in denselben Familien vor, bei denen auch Epidermolysis bullosa dystrophica localisata beobachtet wird, und kann möglicherweise als Sonderform dieser Erkrankung angesehen werden.

Erbgang. Autosomal-dominant.

Pathogenese. Der genetische Defekt bei diesen Patienten scheint im Bereich der Verankerungsfibrillen (anchoring fibrils) in der Basalmembranzone zu liegen. Diese sind nur rudimentär entwickelt und erscheinen in erkrankter sowie nichterkrankter Haut gegenüber der Norm vermindert.

Klinik. Entweder bei Geburt oder im Verlauf der ersten beiden Lebensjahre entwickelt sich an den Akren das Bild der Epidermolysis bullosa dystrophica localisata. Die krankheitsbezeichnenden albopapuloiden Hauterscheinungen, nämlich harte weißliche perifollikuläre Papeln, welche langsam an Größe (bis zu 15 mm) zunehmen, entstehen meistens erst in späterer Kindheit oder im Erwachsenenalter. Ihr Sitz entspricht nicht den Orten der Blasen. Prädilektionsstellen sind vielmehr die Lumbosakralregion sowie die vordere und hintere Schweißrinne.

Histopathologie. Subepidermale Blasen. PAS-reaktive Basalmembran am Blasendach. Elektronenmikroskopisch lokalisiert sich die Kontinuitätstrennung unterhalb der Lamina densa der Basalmembranzone: *dermolytische Blase.*
Antigenmapping. Alle Antigene der Basalmembranzone finden sich am Blasendach.

Verlauf. Relativ günstig. Die Neigung zu Blasen nimmt ab mit zunehmendem Alter. Die albopapuloiden Effloreszenzen bilden sich nicht spontan zurück.

Erbprognose. Die Erkrankung besitzt nur relativ geringen Krankheitswert. Die Hälfte der Kinder von Patienten erkrankt ebenfalls manifest.

Seltene Sonderformen

Neben diesen Formen der dystrophischen Epidermolysis kommt selten eine nichtvernarbende autosomal-rezessiv erbliche generalisierte Erkrankung vor, bei der bereits bei Geburt mit besonderer Betonung von Händen und Füßen am ganzen Körper Blasen auftreten. Bei diesen Patienten findet sich oft eine Mundschleimhautbeteiligung sowie ein Verlust der Nägel, allerdings kommt es nie zu Vernarbungen oder Verwachsungen: *Epidermolysis bullosa generalisata nonmutilans.*
Bei der autosomal-rezessiv erblichen Inversaform (*Epidermolysis bullosa dystrophica inversa*) treten Blasen vorwiegend am Stamm und den Beugeseiten der Gelenke sowie der Inguinalregion auf.
Schließlich existiert eine seltene, lokalisierte *rezessiv erbliche Epidermolysis bullosa dystrophica localisata*, die jedoch oft klinisch kaum von der dominant erblichen Form unterschieden werden kann.

Epidermolysis bullosa und kongenitales lokalisiertes Fehlen der Haut
[Bart et al. 1966]

Synonyme. Bart-Syndrom, congenital localized absence of skin and associated abnormalities resembling epidermolysis bullosa

Definition. Diese Dermatose wird hier, obwohl ihre Entität angezweifelt wird, aus historischen Gründen aufgeführt. Sie erinnert an Epidermolysis bullosa hereditaria dystrophica localisata dominans, heilt aber innerhalb einiger Monate spontan ab. Kongenitales lokalisiertes Fehlen von Haut wurde jedoch auch bei verschiedenen anderen hereditären Epidermolysen mit epidermolytischer, junktionaler oder dermolytischer Blasenbildung beschrieben. Daher erscheint es fraglich, ob es sich um eine Krankheitsentität handelt.

Vorkommen. Bisher nur wenige Fälle beschrieben. Wahrscheinlich autosomal-dominanter Erbgang.

Klinik. Bei Neugeborenen, aber auch bei Kleinkindern oder Schulkindern, manifestiert sich die Erkrankung besonders an den Beinen und den Gesäßflächen, selten auch an Ellenbeugen, aber nicht ausschließlich an traumatisch belasteten Hautarealen durch folgende Symptome: Mechanisch ausgelöste Blasen an Haut und Mundschleimhaut; umschriebene Hautdefekte (Aplasia cutis circumscripta), besonders an den Beinen sowie Nageldystrophie (Aplasie und Onychodystrophie).

Histopathologie. Subepidermale Blasen durch dermoepidermalen Spalt oberhalb der PAS-reaktiven Basalmembranzone.

Verlauf. Spontanheilung innerhalb von Wochen bis wenigen Monaten unter zart atrophischer Narben; gelegentlich Synechien und postbullöse Milien.

Differentialdiagnose. Wegen der günstigen Prognose ist die Abgrenzung von anderen Formen von Epidermolysis bullosa hereditaria wichtig, bei welchem Hautdefekte und Spontanheilung fehlen.

Therapie. Antiseptisch, wundheilungsfördernd.

Pemphiguskrankheiten

Die erworbenen und nicht spontan abheilenden Erkrankungen der Pemphigusgruppe sind primär durch akantholytische, zur Blasenbildung führende Kontinuitätstrennung innerhalb des Epidermisgefüges gekennzeichnet, die durch Auflösung bereits bestehender und durch Hemmung der Ausbildung neuer desmosomaler zwischenzelliger Verbindungen zustande kommt. Akantholytische Epidermiszellen können bei solchen Erkrankungen am Blasengrund zytologisch nachgewiesen werden (*Tzanck-Test*) und haben diagnostischen Wert. Für die Akantholyse sind Autoantikörper verantwortlich, die gegen Adhäsionsproteine auf der Epidermiszelloberfläche gerichtet sind und dadurch die Fähigkeit dieser Zellen, auf ihrem Wege zur Hautoberfläche Kontakte einzugehen, hemmen. Solche antiepithelialen Antikörper (Pemphigusantikörper) können bei Pemphiguskrankheiten durch direkte Immunfluoreszenzuntersuchung (DIF) im Interzellularraum der Epidermis (Blase und Blasenrandzone) und vielfach durch indirekte Immunfluoreszenzverfahren (IIF) im Patientenserum nachgewiesen werden. Zur Pemphigusgruppe gehören:
- Pemphigus vulgaris und Pemphigus vegetans
- Pemphigus foliaceus, brasilianischer Pemphigus und Pemphigus erythematosus
- paraneoplastischer Pemphigus
- Pemphigus chronicus benignus familiaris und Morbus Grover

Diese Erkrankungen zeigen zwar Akantholyse, aber keine Immunphänomene. Aus differentialdiagnostischen Gründen werden sie hier mitbesprochen.

Pemphigus vulgaris

Definition. Pemphigus vulgaris ist eine meist chronisch verlaufende Erkrankung, bei der es an normal aussehender Haut und Schleimhäuten zur Eruption von Blasen kommt. Unbehandelt kann die Krankheit tödlich enden. Pemphigusantikörper, die gegen epidermale Adhäsionsproteine gerichtet sind, können bei den Patienten im Serum und in den befallenen Hautpartien nachgewiesen werden.

Vorkommen. Pemphigus vulgaris ist nicht häufig und zeigt keine Geschlechtsgebundenheit. Bevorzugt betroffen sind Menschen zwischen dem 30. und 60. Lebensjahr; aber auch im Kindes- und Greisenalter tritt die Krankheit auf. Bei Patienten jüdischer Herkunft, die häufiger als andere ethnische Gruppen an Pemphigus vulgaris erkranken, besteht eine enge Assoziation zu dem serologischen HLA-Merkmal DR4 bzw. zu DR4/DRw6.

Ätiopathogenese. Ätiologie unbekannt. Die Krankheit kann spontan oder in Zusammenhang mit UV- und Röntgenbestrahlung oder Verbrennung auftreten. Selten ist die Kombination von Pemphigus vulgaris mit anderen Autoimmunkrankheiten wie Myasthenia gravis, Thymom oder perniziöser Anämie. Bei Prädisposition zu Autoimmunreaktionen kann Pemphigus vulgaris durch Einnahme von Medikamenten ausgelöst werden: Dazu gehören sulfhydrilgruppenhaltige Arzneimittel wie D-Penicillamin, Captopril und Pyritinol, aber auch Tuberkulostatika, Propranolol, Phenylbutazon, Ibuprofen und Indometacin.

Die Autoimmunreaktion bei Pemphigus vulgaris ist gegen ein epidermales Glykoprotein, Desmoglein 3, gerichtet, das zur Familie der Cadherine gehört. Diese kalziumbindenden, transmembranösen Adhäsionsmoleküle kommen innerhalb der Desmosomen und auf der Oberfläche der Keratinozyten vor. Das Pemphigus-vulgaris-Antigen Desmoglein 3 hat ein Molekulargewicht von 130 kD und ist an Plakoglobin, ein weiteres desmosomales Adhäsionsprotein von 85 kD Molekulargewicht, gebunden.

Die Fixierung der Pemphigusantikörper im Serum an die extrazelluläre Adhäsionsdomäne von Desmoglein 3 führt zu einer Störung der Kontaktaufnahme zwischen benachbarten Epidermiszellen und zur akantholytischen Spaltbildung. Die Beteiligung von Komplementfaktoren, von dem Plasminogenaktivator oder von Entzündungsmediatoren an der Akantholyse wird diskutiert.

Verschiedene Beobachtungen haben gezeigt, daß die Pemphigusantikörper pathogenetisch wirksam sind:
– Bei der Mehrzahl der Patienten korreliert die Krankheitsaktivität, wenn auch häufig zeitlich verzögert, mit der Titerhöhe der Pemphigusantikörper im Serum.
– Neugeborene von Müttern mit Pemphigus vulgaris können pemphigustypische Hautveränderungen zeigen, die erst abklingen, wenn die plazentar übertragenen mütterlichen IgG-Antikörper abgebaut sind.
– Pemphigusantikörper der IgG-Klasse können in Epidermiszellkulturen ohne Mitwirkung des Komplementsystems oder von Entzündungszellen zu einer Störung der interzellulären Kohäsion mit akantholytischer Spaltbildung führen.
– Im Tierexperiment wurden nach passiver Übertragung von IgG-Pemphigusantikörpern auf neonatale Mäuse die für Pemphigus vulgaris typischen histologischen Veränderungen beobachtet.

Klinik. Sie beginnt unscheinbar und meist ohne erkennbare Ursache. An irgendeiner Hautstelle, oft im Nabel, treten wasserklare schlaffe Blasen mit serösem Inhalt auf, die bald platzen und zu einer geröteten Erosion führen. Dort kann es zur Verkrustung kommen, während sich der Blasenrand weiterschiebt. Innerhalb eines Herdes können wieder neue Blasen auf-

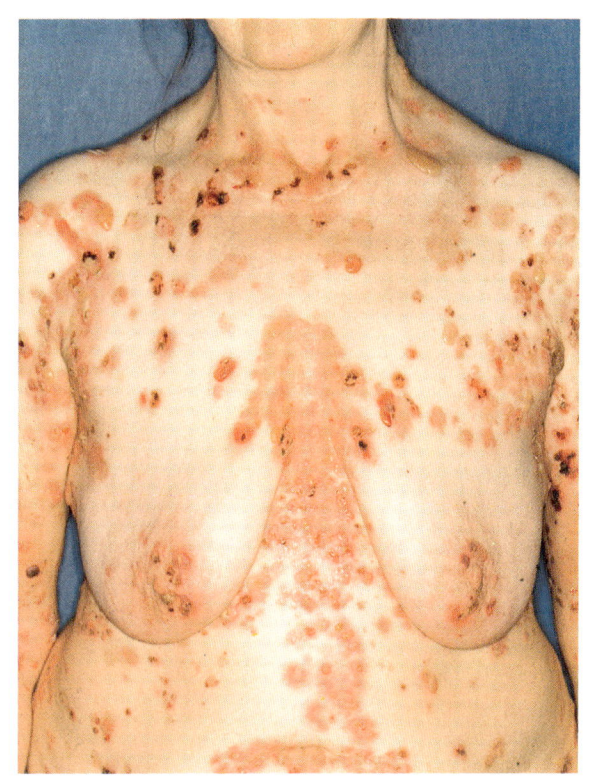

Abb. 15.4. Pemphigus vulgaris

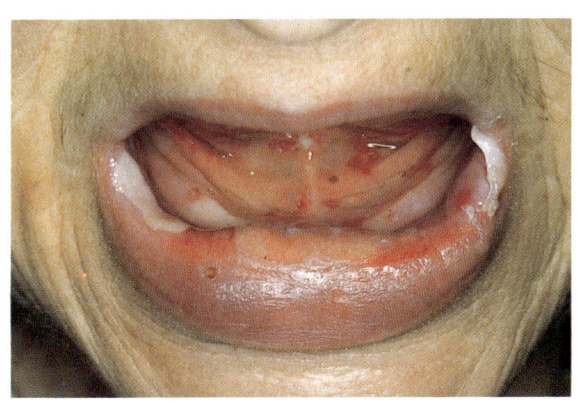

Abb. 15.5. Pemphigus vulgaris

treten. Der Blaseninhalt ist nicht hämorrhagisch. Bei über 50% der Fälle beginnt die Erkrankung in der Mundhöhle. Hier zerplatzen die dünnen Blasen rasch infolge von Mazeration, weshalb schmerzhafte Erosionen das klinische Bild prägen. Auch die Augen können mitbetroffen sein (chronische Konjunktivitis, chronische Blepharitis ohne Vernarbung).

Im Verlauf der Erkrankung können die intertriginösen Hautpartien (Axillen, submammärer Raum, Inguinalregion) betroffen werden, schließlich aber auch die gesamte Haut. Prädilektionsstellen bestehen nicht. Überall kann es auf klinisch normal aussehender

Tabelle 15.1. Pemphigusantikörper bei blasenbildenden Dermatosen mit Akantholyse

Diagnose	Immunfluoreszenz		Antigen
	Haut (DIF)	Serum (IIF)	Kilodalton (kD)
Pemphigus vulgaris	Positiv <90%	Positiv 100%	Desmoglein 3 (130 kD) + Plakoglobin (85 kD)
Pemphigus foliaceus	Positiv[a]	Positiv	Desmoglein 1 (160 kD) + Plakoglobin (85 kD)
Paraneoplastischer Pemphigus	(Positiv)[a]	Positiv[b]	Desmoplakin BP-Antigen (230 kD) Weitere Antigene (190, 210 kD)
Pemphigus chronicus benignus familiaris	Negativ	Negativ	Negativ
Transiente akantholytische Dermatose	Negativ	Negativ	Negativ

[a] Wiederholte Bestimmung in 2- bis 4wöchigen Abständen erforderlich.
[b] Serumantikörper reagieren auch mit Übergangs- oder Zylinderepithel von Blase, Dünndarm, Bronchialschleimhaut.

Haut zur Entwicklung von unterschiedlich großen schlaffen Blasen mit klar-serösem oder weißlich-trübem Inhalt kommen. Die Blasen können von einem entzündlichen Randsaum umgeben sein. Die dünnen Blasendecken zerplatzen rasch und hinterlassen erodierte Flächen. In dieser Phase ist die Krankheit durch die großflächigen Erosionen geprägt. Sofern keine Sekundärinfektion hinzutritt, können die Blasen ohne Residuen abheilen, während sich neue Blasen in den alten Gebieten oder an neuen Hautstellen entwickeln. Überwiegt die Neubildung von Blasen, so werden immer größere Hautflächen erosiv verändert und mit Krusten bedeckt.

Übt man an anscheinend normaler Haut besonders in Blasennähe einen festen seitlich-schiebenden Druck auf die Haut aus, so kann man die oberen Epidermislagen abschieben. (*Nikolski-Phänomen I*). Dieses Zeichen läßt erkennen, daß durch Akantholyse die Kohäsion epidermaler Zellen gelockert ist. Drückt man auf eine Blase, so kann man auch den Blaseninhalt innerhalb der Epidermis seitlich weiter wandern sehen (*Nikolski-Phänomen II*). Zu Zeiten von Remissionen sind beide Phänomene nicht auslösbar.

Symptome. Im allgemeinen kein Juckreiz. Die Erosionen sind schmerzhaft, können Rhagaden aufweisen, bluten und neigen zur Verkrustung sowie zu Sekundärinfektion. Besonders schmerzhaft sind die schlecht heilenden Erosionen im Mund. Dadurch ist der Patient bei der Nahrungsaufnahme stark behindert. Prädilektionen fehlen, weil es sich um eine Erkrankung handelt, bei der jede Hautstelle zur Blasenbildung neigt. Wie das Nikolski-Phänomen zeigt, können mechanische Faktoren für die Blasenlokalisation bestimmend wirken. So ergibt sich eine scheinbare Prädilektion in den Inguinalregionen, im Glutäal- oder Rückenbereich und unter der Brust.

Laborbefunde. Sie sind für die Pemphigusdiagnose ohne Bedeutung. In fortgeschrittenen Fällen ist die BSG erhöht; es besteht eine sekundäre hypochrome Anämie, Leukozytose mit mäßiger Linksverschiebung und gelegentlich Eosinophilie. Hypo- und Dysproteinämie (Albuminverminderung bei Vermehrung von α-, β- und besonders γ-Globulinen) sowie Elektrolytveränderungen (Natrium-, Chlorid-, Kalziumverminderung im Blutserum) sind sekundär.

Zytologie des Blasengrundausstrichs. Die von Tzanck 1947 beschriebene *akantholytische Pemphiguszelle* (Tzanck-Zelle) vom Blasengrundausstrich einer frisch eröffneten Blase ist typisch, wenn auch nicht spezifisch für Pemphigus vulgaris. Nach vorsichtigem Eröffnen einer frischen Blase wird vom Blasengrund mit einer Platinöse oder einem Skalpell Gewebematerial entnommen, auf einen Objektträger ausgestrichen, wie ein Blutbild behandelt und gefärbt (May-Grünwald-Giemsa-Färbung). Man sieht dann neben Leukozyten oder Bakterien locker angeordnete Epidermiszellkomplexe mit nur wenigen oder ganz fehlenden interzellulären Verbindungen die akantholytischen Epidermiszellen (*Tzanck-Zellen*). Um einen stark basophilen strukturlosen Kern findet sich eine perinukleäre Aufhellungszone, die im Kontrast zur

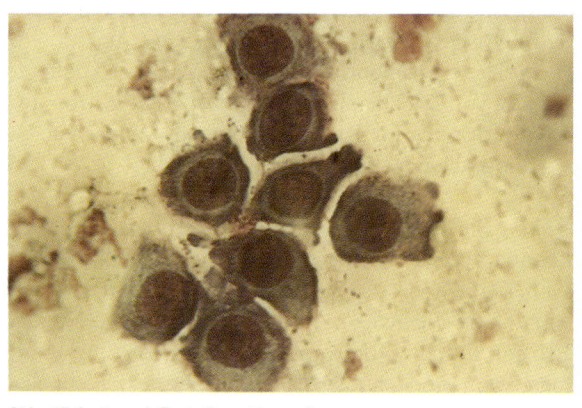

Abb. 15.6. Tzanck-Test, Pemphiguszellen

Verdichtung des basophilen RNS-haltigen Zytoplasmas in der Zellperipherie steht. Der Tzanck-Test ist für die erste Diagnosestellung wertvoll, ersetzt aber nicht die histologische Untersuchung.

Histopathologie. Typisch ist ein geringes intrazelluläres Ödem in den unteren Epidermislagen mit suprabasaler akantholytischer Kontinuitätstrennung und Blasen. Dieser liegt eine Lösung der im Interzellularraum in Form von Desmosomen bestehenden Kontakten zwischen den Fortsätzen benachbarter Epidermiszellen zugrunde, die zu einer intraepidermalen Riß- und, nach Insudation von Serum, zu Blasen führen. Elektronenmikroskopische Untersuchungen haben gezeigt, daß auch in klinisch normal aussehenden Hautbereichen neben Blasen die Ausbildung desmosomaler Kontakte zwischen den Epidermiszellen pathologisch reduziert ist. In älteren Blasen finden sich oft viele neutrophile oder eosinophile Leukozyten, die nekrobiotische Epidermiszellen phagozytieren können. Die Veränderungen im oberen Korium sind uncharakteristisch und zeigen das Bild einer geringfügigen Entzündung, oft unter der Beteiligung von eosinophilen Leukozyten. In älteren Erscheinungen beherrschen unspezifische entzündliche Vorgänge das Bild.

Immunologie. Mittels der direkten Immunfluoreszenz (DIF) lassen sich innerhalb der Blase und im Blasenrandgebiet netzförmige Ablagerungen von Immunglobulinen (IgG, IgA) und Komplementspaltprodukten (C1q, C4, C3) zwischen den Epidermiszellen nachweisen, die unabhängig von der Ebene der Spaltbildung alle Epidermisschichten betreffen. Die Antikörper gehören überwiegend der IgG$_4$-Subklasse, im Schleimhautbereich auch der IgA-Klasse, an.

Bei ausschließlichem Schleimhautbefall kann die DIF-Untersuchung in unbefallener Haut, als *Pemphigus-Test*, z. B. aus der Glutäalregion, bereits positiv ausfallen und so eine frühzeitige Diagnose ermöglichen. Mittels indirekter Immunfluoreszenz (IIF) sind im akuten Krankheitsstadium bei fast allen Patienten Autoantikörper im Serum nachweisbar. Geeignetstes Antigensubstrat für die IIF sind Kryostatschnitte von Affenösophagus; hier erzeugen die Pemphigusantikörper das charakteristische netzartige interzelluläre Bindungsmuster. Die Bestimmung der Pemphigusantikörpertiter korreliert häufig mit der Krankheitsaktivität und kann zur Therapie- und Verlaufskontrolle herangezogen werden. Die Autoantikörper bei arzneimittelinduziertem Pemphigus vulgaris zeigen im IIF-Test die gleiche Reaktion wie die spontane Erkrankungsform.

Bei etwa 1% der IIF-Untersuchungen ist der Nachweis von Pemphigusantikörpern unspezifisch und nicht mit Pemphigus vulgaris assoziiert; *pemphigusartige Antikörper* wurden bei ausgedehnten Verbrennungen, bei Lyell-Syndrom, bei Myasthenia gravis und anderen Erkrankungen beschrieben; sie können auch durch Kreuzreaktivität mit A- und B-Blutgruppenantigenen bedingt sein.

Verlauf. Unberechenbar. Über Jahre können nur wenige Blasen an denselben Haut- oder Schleimhautbereichen auftreten. Blasenschübe an Haut- und Schleimhäuten können auch plötzlich in Erscheinung treten und nach Wochen wieder zur Rückbildung neigen. Die Erkrankung kann unbehandelt in 1–3 Jahren zum Tode führen. Da in vielen Fällen oft die Mundschleimhäute mitbetroffen sind, wird Essen und Trinken zur Qual; die Nahrungsaufnahme ist weitgehend eingeschränkt, und die Patienten verfallen allgemein körperlich. Auch die Beteiligung von Nasen-, Konjunktival- und Analschleimhäuten kann sehr schmerzhafte Veränderungen erzeugen. Bei Abstrichen aus älteren Blasen und Erosionen lassen sich vielfach Bakterien nachweisen, so daß Sekundärinfektionen jederzeit möglich sind.

Besteht Pemphigus vulgaris über längere Zeit oder verläuft er massiver, so ist in der Regel das Allgemeinbefinden stark beeinträchtigt durch erhebliches Krankheitsgefühl, Appetitlosigkeit und Abmagerung. Die Körpertemperatur kann erhöht sein, in der Endphase bestehen oft septische Temperaturen. Der Tod tritt bei akutem Verlauf nach wenigen Monaten oder bei intermittierendem Verlauf nach mehreren Jahren durch sekundäre Komplikationen wie Sepsis, Bronchopneumonie oder Kachexie ein. Oft man man den Eindruck, daß der Patient nicht primär an den Hauterscheinungen stirbt. Auch die Autopsie zeigt nur unspezifische Veränderungen, die daran denken lassen, daß der Tod mehr durch stoffwechselbedingte Änderungen als durch organische Erkrankungen eingetreten ist.

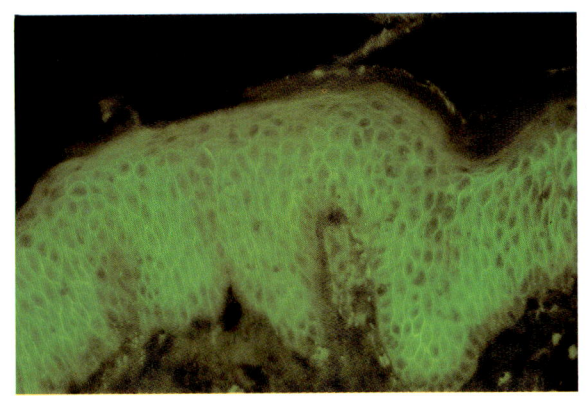

Abb. 15.7. Pemphigus vulgaris, DIF: interzelluläre IgG-Ablagerungen in der Epidermis

Prognose. Sie ist vorsichtig zu stellen. Wenn die Patienten zur Behandlung hohe Dosen von Glukokortikoiden und Zytostatika über längere Zeit benötigen, ist mit Nebenwirkungen zu rechnen.

Differentialdiagnose. Besonders wichtig ist die Abgrenzung von bullösem Pemphigoid, Dermatitis herpetiformis, bullösen toxischen Exanthemen, der bullösen Form des Erythema multiforme und der Porphyria cutanea tarda. Entscheidend sind Anamnese, histologische Untersuchung einer initialen Blase, immunologische Untersuchungen und Beobachtung des Verlaufs. Die Mundschleimhautveränderungen sind gegen aphthöse Erkrankungen, erosiven Lupus erythematodes und erosiven Lichen ruber abzugrenzen.

Therapie
Innerlich. Seit der Einführung von Glukokortikoiden und Immunsuppressiva konnte die Letalität der Erkrankung stark gesenkt werden. Da es sich um eine vitale Indikation handelt, befindet man sich oft in der Situation, bekannte Nebenwirkungen dieser Therapeutika in Kauf zu nehmen. Es hat sich bewährt, die Behandlung des Pemphigus mit hohen Glukokortikoiddosen zu beginnen, um rasch eine Remission zu erzeugen. Die *Anfangsdosen* liegen bei ausgedehntem Pemphigus zwischen 200 und 250 mg Prednison (Decortin) oder Isodosen anderer Glukokortikoide wie Prednisolon, Methylprednisolon (Urbason), oder Fluocortolon (Ultralan), bei mittelschwerem Pemphigus bei 120–200 mg und bei leichten Verlaufsformen bei 80–120 mg tgl. bis zur kompletten Remission. Darüber können 4–6 Wochen vergehen. Danach reduziert man die hohen Tagesdosen relativ rasch und sucht nach *Erhaltungsdosen*, welche zur Aufrechterhaltung der Remission genügen. Dies gelingt oft mit 5,0–15,0 mg Prednisonäquivalent tgl. Bei Unterschreitung solcher Dosen kann sich dann wiederum ein Rückfall einstellen. Kann die Erhaltungsdosis auf unbestimmte Zeit ohne Nebenerscheinungen verabfolgt werden, so geht es den Patienten meist gut. Leider ist dies allerdings nicht immer der Fall. Dann muß mit Nebenwirkungen wie Diabetes mellitus, Katarakt, Magengeschwüren, Hypertonie, thromboembolischen Ereignissen, Osteoporose, Aktivierung von Organtuberkulosen, Candida-albicans-Infektionen und anderen Erkrankungen gerechnet werden.
Empfohlen wird auch die *Kombination mit Immunsuppressiva*: *Azathioprin* (Imurek) hat in der Initialphase der Erkrankung, wenn es in Tagesdosen von 100–200 mg in Kombination mit Glukokortikoiden verabfolgt wird, einen morbostatischen Effekt. Es kann glukokortikoidsparend und nebenwirkungsreduzierend wirken und senkt, wie Langzeituntersuchungen zeigen, die Letalität. Die Wirkung von Azathioprin setzt erst nach einer Latenzzeit von einigen Wochen ein. Azathioprin kann auch nach Absetzen der Kortikosteroide nach erfolgter Remission allein weitergegeben werden, um ein Rezidiv zu verhindern. Auch *Cyclophosphamid* (Endoxan 50–100–150–200 mg/Tag), *Methotrexat* (25–30 mg i. v. oder oral/einmal pro Woche) sowie *Cyclosporin A* (Sandimmun 2,5–5 mg/KG/tgl.) können steroidsparend eingesetzt werden, v. a. wenn die Erkrankung unter hochdosierter Glukokortikoidgabe zur ersten Remission gekommen ist. Auch eine sog. Pulstherapie mit kurzfristigen hochdosierten i. v.-Gaben von Glukokortikosteroiden (100–150 mg Dexamethason i. v. an 3 Tagen pro Monat) und Cyclophosphamid (500–1500 mg i. v. alle 2–4 Wochen, später in größeren Intervallen) bis zu 6 Monaten Gesamtdauer, kombiniert mit niedrig dosiertem Cyclophosphamid per os im Intervall ist bei schwersten Verlaufsformen mit Erfolg eingesetzt worden. Bei allen Immunsuppressiva ist auf Nebenwirkungen zu achten: dazu gehören toxische Effekte auf Knochenmark, Leber und Nieren, Sterilität und Teratogenität, Infektanfälligkeit, besonders in Kombination mit Glukokortikoiden und, bei Langzeitanwendung, die Gefahr einer Malignomentwicklung. Daher ist konsiliarische Mitbetreuung der Patienten durch einen Internisten empfehlenswert. Die Kombinationsbehandlung mit Glukokortikoiden und intramuskulär oder per os verabreichten *Goldpräparaten* (Aureotan, Auro-Detoxin) ist durch das Auftreten zahlreicher kutaner und systemischer Nebenwirkungen bei etwa einem Drittel der Patienten belastet.
Als zusätzliche Maßnahme können die Autoantikörperspiegel im Serum durch *Plasmapherese* mit Austausch großer Plasmavolumina gesenkt werden. Um ein Reboundphänomen zu vermeiden, muß die Plasmapheresetherapie mit hohen Gaben von Glukokortikoiden und Immunsuppressiva kombiniert werden. Diese kosten- und pflegeintensive adjuvante Therapieform bleibt Patienten mit rasch progredientem und ausgedehntem Pemphigus vulgaris vorbehalten, die auf konventionelle Therapie nicht ansprechen.
Bakterielle und mykotische Sekundärinfektionen verlangen antibiotische bzw. antimykotische Behandlung, bei stärkerer Anämie wiederholte Bluttransfusionen. Zu achten ist auf ausreichende Flüssigkeitszufuhr, kalorienreiche eiweißreiche Ernährung und Vitaminzufuhr (Vitamin C; B-Komplex). Bei langfristiger Glukokortikoidtherapie ist auch an ausreichende Kaliumzufuhr (Kalinor, Rekawan) zu denken.
Äußerlich. Mit der äußerlichen Behandlung der Haut- und Schleimhauterscheinungen steht und fällt das Befinden des Patienten. Die äußerlichen Maßnahmen sind nur unterstützend, sollen Sekundärinfektionen vermeiden und die Heilung der Erosionen fördern. Glukokortikoidexterna sind nicht sonderlich wirk-

sam. Häufigere Kontrollen der bakteriellen und mykotischen Besiedlung mit Antibiotigramm sind erforderlich. Zur Behandlung der Erosionen sind Farbstoffe (Pyoktanin 0,1–0,5% wäßrig), auch Sulfadiazin-Silber (Flammazine), im Bereich der Mundschleimhaut wiederholte Spülungen mit antiphlogistischen, antibakteriellen oder anästhesierenden Mundwässern bewährt. Bäder mit Zusatz von Kaliumpermanganat oder Detergenzien sind ebenfalls nützlich.

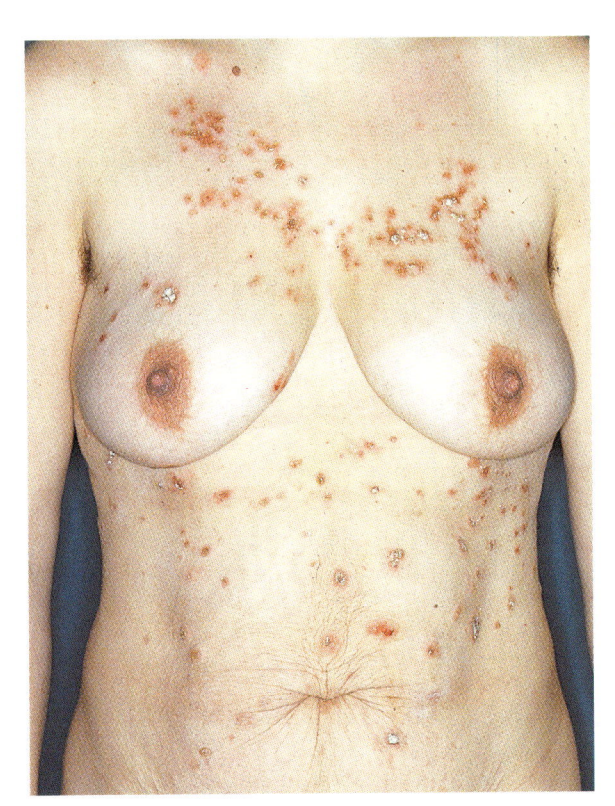

Pemphigus herpetiformis

[Floden und Gentele 1955, Winkelmann und Roth 1960, Jablonska et al. 1975]

Synonym. Akantholytische Dermatitis herpetiformis

Klinik. Diese Sonderform des Pemphigus vulgaris erinnert klinisch an Dermatitis herpetiformis. Die polymorphen papulovesikulösen Hautveränderungen auf erythematischem Grund ordnen sich herpetiform, jucken stark oder brennen und können sogar in den für Dermatitis-herpetiformis-charakteristischen Prädilektionsstellen lokalisiert sein.

Histopathologie. Oft sind mehrfache Biopsien nötig. Man findet entweder oberflächliche akantholytische Bläschen oder eosinophile Spongiose, d.h. eine intraepidermale Ansammlung von Eosinophilen, aber nicht für die für Dermatitis herpetiformis kennzeichnende subepidermale Blase mit intrapapillären neutrophilen Mikroabszessen.

Immunpathologie. Wie bei Pemphigus vulgaris. Mit IIF im Patientenserum häufig keine Pemphigusantikörper nachweisbar.

Verlauf. Chronisch-rezidivierend ohne Spontanheilung.

Therapie. Diese Erkrankung spricht gut auf Glukokortikoide (Prednisonäquivalent 100–150 mg tgl.) an, in manchen Fällen auch auf Dapson (100–200 mg tgl.).

Intertrigoähnlicher Pemphigus

[Jablonska et al. 1979]

Selten kann bei älteren Menschen die Pemphiguskrankheit eine chronische Intertrigo imitieren. Man findet in den intertriginösen Räumen, axillär, submammär oder perianal, Erosionen, die zunächst fast immer verkannt werden. Therapieresistenz und Fehlen von Candidapilzen führen schließlich durch Biopsie (atypische Akantholyse wie bei Pemphigus foliaceus) zur Diagnose.

Immunologie. Es finden sich in der DIF Pemphigusantikörper im Interzellularraum der Epidermis, mit der IIF im Patientenserum meistens nur IgG-Antikörper in niedrigen Titerstufen.

Verlauf. Bei Exazerbation können typische Pemphiguseruptionen auftreten.

Therapie. Sulfone sind unwirksam. Die Therapie der Wahl ist die gleiche wie bei Pemphigus vulgaris, wobei kombiniertes Vorgehen (Prednisolon etwa 100 mg tgl. und Azathioprin 100–150 mg tgl.) empfohlen wird.

Koexistenz von Pemphigus und bullösem Pemphigoid

Man findet histologisch akantholytische Blasen und immunologisch zirkulierende (IIF) und in vivo gebundene (DIF) Antikörper vom Typ der antiepithelialen Pemphigusantikörper *und* vom Typ der Antibasalmembranantikörper (Pemphigoidantikörper).
Die Koexistenz beider bullösen Autoimmunkrankheiten wurde vereinzelt beschrieben. Möglich ist in diesen Fällen auch das Vorliegen eines paraneoplastischen Pemphigus in Assoziation mit Thymom oder Lymphom.

Abb. 15.8. Pemphigus herpetiformis

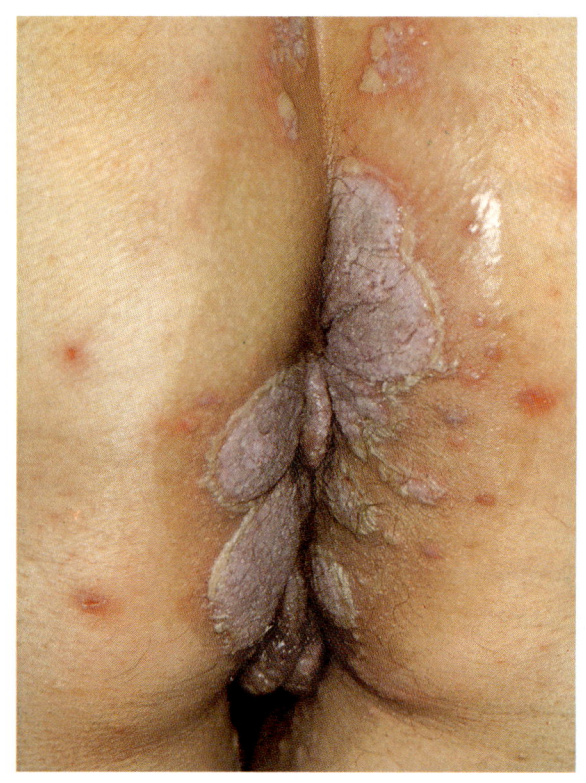

Abb. 15.9. Pemphigus vegetans, Typ Neumann

Pemphigus vegetans

Definition. Eine besondere, durch papillomatöse Exkreszenzen gekennzeichnete Sonderform des Pemphigus vulgaris bei Patienten mit relativ guter Widerstandsfähigkeit gegenüber der Erkrankung.
Man kann zwei Typen unterscheiden:

Pemphigus vegetans, Typ Neumann
[Neumann 1876]

Diese Erkrankung entwickelt sich im Verlauf eines Pemphigus vulgaris entweder spontan oder unter Glukokortikoidbehandlung. Sie beginnt gewöhnlich mit schlaffen weißlich-trüben Blasen, die bald einreißen. Auf den erodierten Flächen kommt es aber nicht zur Heilung, sondern zur Entwicklung von papillomatösen Wucherungen, sog. Vegetationen. Diese bilden sich besonders in intertriginösen Räumen, wo Mazeration und mikrobielle Besiedlung fördernd wirken, so in Lippenkommissuren, Nasolabialfalten, im Vulva- und Analbereich, auch axillär oder inguinal. Oft findet man um die warzenartigen, nässenden oder verkrusteten Vegetationen randweise Blasenreste. Die Veränderungen können auch abtrocknen und dann ein warzenartig-hyperkeratotisches Aussehen mit schmerzhaften Rhagaden entwickeln.

Histopathologie. Suprabasale akantholytische Blase mit mächtiger Akanthose und Papillomatose. Oft intraepidermale Mikroabszesse mit eosinophilen Leukozyten.

Prognose. Die Erkrankung kann mit akuter Eruption von Blasen in Pemphigus vulgaris übergehen. Der Verlauf ist generell länger und vielfach therapeutisch problematischer.

Diagnose. Die diagnostischen Maßnahmen sind die gleichen wie bei Pemphigus vulgaris.

Differentialdiagnose. Wichtig ist die Vermeidung der Fehldiagnose Condylomata lata bei sekundärer Syphilis. Ferner ist an die vegetierende Form des bullösen Pemphigoids, an Acanthosis nigricans, auch an Jododerm und Bromoderm zu denken.

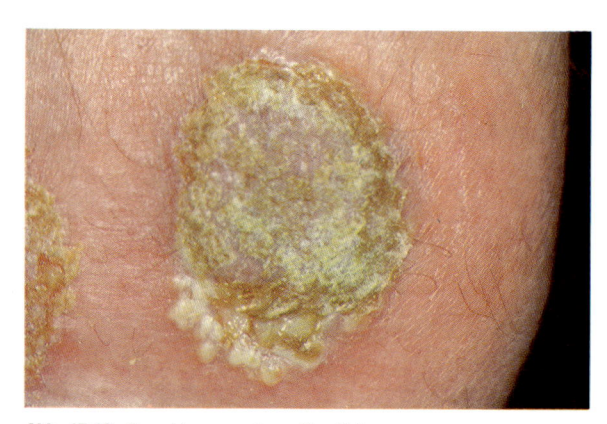

Pemphigus vegetans, Typ Hallopeau
[Hallopeau 1898]

Es handelt sich um eine Erkrankung, die vorwiegend in intertriginösen Räumen vorkommt, besonders in Achselhöhlen, Inguinal- und Perianalregion, aber auch in anderen Hautregionen wie beispielsweise am Kapillitium. Die Primäreffloreszenz ist nicht eine schlaffe Blase, sondern eine gelblich-eitrige Pustel. Nach Zerplatzen entwickeln sich auf dem Pustelgrund verruziforme papillomatöse Proliferationen, die nässen und einen üblen Fötor verursachen können. Randwachstum unter Auftreten neuer Pusteln ist typisch.
Die nässenden Vegetationen verursachen starke subjektive Beschwerden (Schmerzen) und neigen zu bakterieller bzw. mykotischer (Candida-albicans)-Sekundärinfektion.

Abb. 15.10. Pemphigus vegetans, Typ Hallopeau

Verlauf. Chronisch; die Erkrankung kann schließlich in Pemphigus vulgaris übergehen und tödlich enden.

Differentialdiagnose. Wie bei Pemphigus vegetans Typ Neumann; auch an andere, primär pustelbildende und verruziforme Erkrankungen ist zu denken.

Therapie. Die innerliche Behandlung sollte bei beiden Erkrankungen wie bei Pemphigus vulgaris geführt werden. Bei Pemphigus vegetans Typ Hallopeau genügen wegen größerer Heilungstendenz meist mittlere Glukokortikoiddosen.
Zur Beseitigung der Vegetationen kommen chirurgische Abtragung, Röntgenweichstrahlentherapie oder Versuch mit Triamzinolon-Kristallsuspension-Injektionen (Volon A, 1:4 verdünnt mit Mepivacain) in Betracht. Außerdem Bäder mit desinfizierenden Zusätzen. Versuch mit Glukokortikoidexterna mit antibiotischen und antimykotischen Zusätzen in fettarmer Grundlage (keine Salben).

Pemphigus foliaceus

[Cazenave 1850]

Definition. Es handelt sich um eine Erkrankung, die dem Pemphigus vulgaris grundsätzlich sehr nahe steht, bei der es aber nicht suprabasal, sondern im oberen Stratum spinosum oder im Stratum granulosum infolge Akantholyse zur intraepidermalen Kontinuitätstrennung kommt. Die Blasendecke ist daher sehr dünn und reißt leicht ein. Klinisch steht deshalb blätterteigartige nässende Schuppung mit unangenehmem Geruch im Vordergrund. Pemphigusantikörper sind auch bei Pemphigus foliaceus mittels DIF und IIF in befallener sowie nicht befallener Haut und im Serum nachweisbar.

Vorkommen. Die Erkrankung ist bei uns selten. Sie kann bei Kindern vorkommen, bevorzugt jedoch Menschen im 30. bis 60. Lebensjahr. Auch hier scheinen jüdische Patienten bevorzugt betroffen zu sein.

Ätiopathogenese. Bemerkenswert ist die Provozierbarkeit der Krankheit, beispielsweise durch Sonnenlicht, Malignome (Thymom) oder durch Medikamente wie D-Penicillamin. Die Autoantikörper im Serum von Patienten mit Pemphigus foliaceus haben eine von Pemphigus vulgaris unterschiedliche Antigenspezifität und reagieren mit dem desmosomalen Glykoprotein Desmoglein 1 (Molekulargewicht 160 kD), das wie das Pemphigus-vulgaris-Antigen zu der Familie der Cadherine gehört. Desmoglein 1 ist an Plakoglobin, ein desmosomales Protein mit einem Molekulargewicht von 85 kD, gebunden, welches auch zu dem Pemphigus-vulgaris-Antigenkomplex gehört.
Die Pathogenität dieser Pemphigus-foliaceus-Autoantikörper konnte im Tierexperiment an neonatalen Mäusen nachgewiesen werden, wo sich nach Übertragung von antikörperhaltigem Patientenserum Erosionen und Blasen in der Epidermis entwickelten.

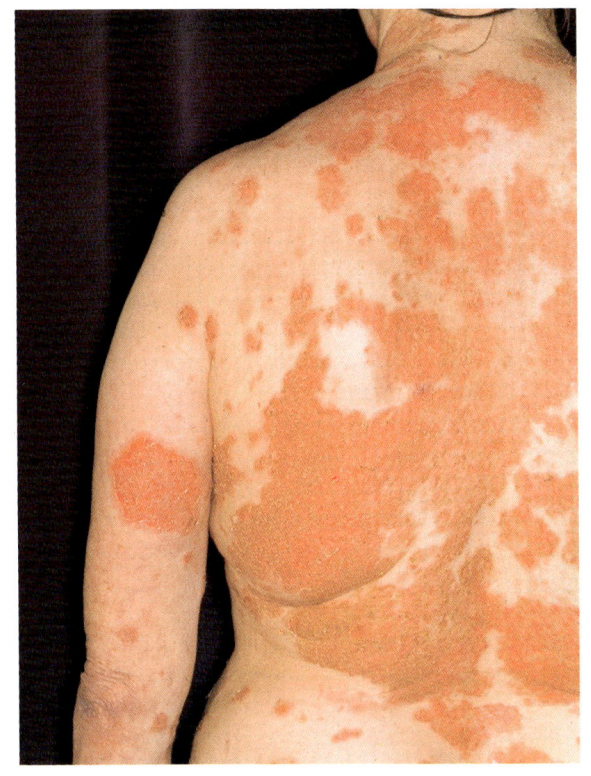

Abb. 15.11. Pemphigus foliaceus

Klinik. Beginn der Erkrankung an jeder Körperstelle möglich, jedoch meist am behaarten Kopf, im Gesicht oder in der vorderen oder hinteren Schweißrinne. Hier kommt es zu ganz flach aufliegenden schlaffen Blasen, die platzen und sich zu blätterteigartigen Schuppenkrusten weiterentwickeln. Da die obersten Epidermisschichten infolge subkornealer Akantholyse gewissermaßen auf ihrer Unterlage schwimmen, hebt sich die Hornschicht von der Unterlage ab, was zu nässenden, klebrig-feuchten Erosionen führt, die durch bakterielle Sekretzersetzung einen unangenehmen Fötor verursachen.
Durch zunehmende Ausbreitung kann schließlich das Bild einer *sekundären Erythrodermie* entstehen. Dann ist die Haut universell gerötet, mit klebrig-feuchten, mehr oder minder großen, blätterteigartig schuppenden Auflagerungen bedeckt, die in den intertriginösen Bereichen abweichen und gerötete nässende Flächen hervortreten lassen. Das Nikolski-Phänomen I ist

überall positiv. Sekundärinfektion kann zur Sepsis führen.

Mundschleimhautveränderungen in Form kleiner oberflächlicher Erosionen sind selten. Konjunktivitis mit eitriger Sekretion kann vorkommen.

Histopathologie. Akantholytische Spalt- oder Blasenbildung in der oberen Epidermis, d. h. im oberen Stratum spinosum oder Stratum granulosum. Sekundäre epidermale Veränderungen in Form leichter Akanthose, Papillomatose und Hyperkeratose können hinzutreten, auch dyskeratotische Veränderungen in Epidermiszellen. Im Korium findet man meist eine stärkere entzündliche Reaktion, manchmal mit zahlreichen eosinophilen Leukozyten.

Zytologie des Blasengrundausstrichs. Pemphiguszellen sind im Blasengrundausstrich von erosiven Flächen leicht nachweisbar.

Immunologie. Mittels der DIF und IIF kann Pemphigus foliaceus nicht sicher von Pemphigus vulgaris unterschieden werden; beide Krankheiten sind durch netzartige interzelluläre Antikörperniederschläge in der Epidermis gekennzeichnet. Bei Pemphigus foliaceus gehören die Autoantikörper fast ausschließlich der IgG_4-Subfraktion an. Die Pemphigus-foliaceus-Antikörper im Serum lassen sich in der IIF besonders gut am Meerschweinchenösophagus zeigen. Sie sind aber nicht bei allen Patienten mit Pemphigus foliaceus nachweisbar; deshalb ist oft mehrfache Untersuchung nötig. Der Nachweis der unterschiedlichen Antigenspezifität der Pemphigus-foliaceus bzw. Pemphigus vulgaris-Antikörper im Serum gelingt nur mit speziellen immunologischen Verfahren wie Immunblot und Immunpräzipitation unter Verwendung epidermaler Zellextrakte.

Verlauf. Meist chronisch. Bei Kindern tendiert die Erkrankung zu einem primär chronischen Verlauf mit gelegentlicher Spontanheilung. Bei Erwachsenen ist der Verlauf gewöhnlich chronisch-wellenförmig. Nach Monaten, aber manchmal auch nach Jahren, führt allmählich fortschreitende Kachexie bei unbehandelten Patienten zusammen mit Allgemeinerscheinungen wie Fieber, Sekundärinfektion, Bronchopneumonie oder Urämie zum Tode.

Prognose. Die Prognose ist bei Jugendlichen günstiger, nach dem 50. Lebensjahr schlechter als bei Pemphigus vulgaris.

Differentialdiagnose. Bei Sitz der Erscheinungen in Gesichtsmitte, an Kopfhaut und Brust erinnert die Erkrankung anfänglich an seborrhoisches Ekzem oder subakut-kutanen Lupus erythematodes. Allerdings besteht auch hier bereits ein eigentümlich penetranter Fötor der Veränderungen, und die oberflächlichen Auflagerungen sind infolge Akantholyse leicht abschiebbar.

Therapie
Innerlich. Zunächst Monotherapie mit Glukokortikoiden, später auch Kombination von Glukokortikoiden mit Immunsuppressiva wie bei Pemphigus vulgaris. Auch erfolgreicher Einsatz von Dapson (DADPS) in der frühen Krankheitsphase ist beschrieben.

Äußerlich. Bäder mit Zusatz von synthetischen Detergenzien, Desinfektionsmitteln (Kaliumpermanganat, Chinosol) oder antiphlogistischen (Kleie, Haferstrohextrakt) bzw. adstringierenden Zusätzen (Eichenrinde, Salhumin, Tannosynt). Versuch mit fluorierten Glukokortikoiden in Lotion oder Creme, evtl. unter Okklusivverband. Keine Salben. Wiederholt Kontrollen auf bakterielle oder mykotische Sekundärinfektion (Antibiogramm) und entsprechende Behandlung.

Brasilianischer Pemphigus

[Vieira 1948]

Synonyme. Brasilianischer Pemphigus foliaceus, Fogo selvagem

Definition. Es handelt sich um eine endemische Erkrankung, welche dem Pemphigus foliaceus sehr ähnlich ist.

Vorkommen. Endemisch in Zentral- und Westbrasilien, aber auch im Norden von Argentinien, Paraguay, Bolivien sowie in Peru und Venezuela. Die Krankheit tritt häufig familiär auf und betrifft bevorzugt Mädchen und junge Frauen unter 30 Jahren (65 % aller Patienten; 15 % der Betroffenen sind Kinder). Sie kommt vorwiegend in ländlichen tropischen Waldgebieten vor; nach Rodung und Einrichtung besserer Siedlungsbedingungen kommt es zur Abnahme der Krankheitshäufigkeit. Epidemiologische Studien verweisen darauf, daß die Erkrankung in diesen Gegenden infektiöser Ätiologie ist und durch noch unbekannte Umgebungsfaktoren ausgelöst und unterhalten wird, die möglicherweise von Schwarzfliegen (Simulium prunosisum) übertragen werden; man denkt dabei an Viren.

Klinik. Besonders an Gesicht und Kapillitium, aber auch an Brust und Rücken entstehen flache Blasen, die bald zerplatzen und geschichtete Schuppenkrusten auf erodiertem erythematischen Grund verursachen. Die Veränderungen können über mehrere Jahre

bestehenbleiben. Übergang in sekundäre Erythrodermie wie bei Pemphigus foliaceus ist möglich.
Die Schleimhäute werden nicht betroffen. Bei vollausgebildetem Krankheitsbild gibt der Patient subjektiv Brennen wie Feuer in der Haut an; daher die Bezeichnung *Fogo selvagem*: wildes Feuer. Das Nikolski-Phänomen ist in den befallenen Herden stets positiv.

Histopathologie. Wie bei Pemphigus foliaceus.

Zytologie des Blasengrundausstrichs. Pemphiguszellen (Tzanck-Zellen) positiv.

Immunologie. Wie bei Pemphigus foliaceus. Im Serum der Patienten liegen die Pemphigusautoantikörper meist in sehr hohen Titern vor, die parallel zur Schwere der Erkrankung verlaufen.

Verlauf. Die Letalität der Erkrankung liegt bei 5%. Über 55% der Patienten werden durch Glukokortikoide bei mehrjähriger Anwendung geheilt; die übrigen benötigen langfristige Glukokortikoidtherapie.

Therapie. Vor Einführung der Glukokortikoide hatte diese Krankheit eine sehr schlechte Prognose. Im allgemeinen werden bei Beginn bis zur Auslösung einer Remission Tagesdosen von 60–90 mg Prednisolonäquivalent benötigt. Diese werden dann langsam reduziert bis zu Erhaltungsdosen von 5–10 mg tgl., welche alle 24 oder 48 h verabfolgt werden. Die durchschnittliche Therapiedauer beträgt 2–4 Jahre. Auch Immunsuppressiva werden wie bei Pemphigus vulgaris angewandt. Sekundärinfektionen sind entsprechend zu behandeln. Kleine initiale Herde werden wie bei Pemphigus erythematosus behandelt.

Pemphigus erythematosus
[Senear und Usher 1926]

Synonyme. Pemphigus seborrhoicus, Senear-Usher-Syndrom

Definition. Klinisch und histologisch handelt es sich um eine morphologische Variante des Pemphigus foliaceus.

Ätiopathogenese. Die Ätiopathogenese entspricht der des Pemphigus foliaceus. Wegen meist zusätzlich nachweisbarer, gegen die Basalmembranzone gerichteter Antikörper *und* antinukleärer Antikörper (ANA) wurde vermutet, daß dieser Krankheit die Koexistenz von Pemphigus foliaceus *und* Lupus erythematodes chronicus zugrunde liegt. Provokation durch Sonnenlicht, Trauma oder Arzneimittel (z.B. Penicillamin, Captopril, Propranolol, Naproxen, Thiazide) kommt vor.

Klinik. Die Krankheit ist sehr selten und bleibt auf die seborrhoischen Gebiete von Gesicht, Kopf, Brust- und Rückenregion beschränkt. Manchmal finden sich nur einzelne, aber zumeist symmetrisch ausgeprägte Herde. Das klinische Bild läßt im Gesicht an seborrhoisches Ekzem oder Lupus erythematodes chronicus superficialis denken. An Rücken und Brust neigen die Herde mehr zu Verkrustung und oberflächlichen Erosionen und erinnern so mehr an Pemphigus foliaceus. Schleimhautveränderungen kommen nicht vor, und die subjektiven Symptome sind gering.

Histopathologie. Wie bei Pemphigus foliaceus. Im Bereich der basalen Keratinozyten auch vakuolige Degeneration. Dermal Lymphozyten und perivaskuläre lymphohistiozytäre Infiltrate sowie Verdickung der PAS-reaktiven Basalmembran.

Zytologie des Blasengrundausstrichs. Pemphiguszellen, dyskeratotische Keratinozyten und viele Leukozyten.

Immunologie. Mittels DIF gelingt in den Erkrankungsherden der Nachweis von antiepithelialen Pemphigusantikörpern vom IgG-Typ zwischen den akantholytischen Zellen der betroffenen Epidermis. IgG- und/oder Komplementbestandteile sind auch homogen in der subepidermalen Basalmembranzone, besonders in chronisch belichteten Hautarealen, bei etwa 50–70% der Patienten nachweisbar (*Lupusbandtest*). Im Serum kommen *antinukleäre Antikörper (ANA)* in mehr als 80% vor, dagegen fehlen Antikörper gegen DNS, Sm oder Ro(SSA) wie sie bei Lupus erythematodes vorkommen. Wenn das Untersuchungsergebnis auf Pemphigusantikörper und ANA im Patientenserum negativ ausfällt, sollte die Untersuchung in 2- bis 3wöchigem Intervall wiederholt werden.

Verlauf. Die Erkrankung kann begrenzt verlaufen, aber auch in einen Pemphigus foliaceus übergehen. Sehr selten kommt sie mit anderen autoimmunologischen Erkrankungen wie Myasthenia gravis, Thymom oder systemischem Lupus erythematodes kombiniert vor.

Differentialdiagnose. Seborrhoisches Ekzem, Lupus erythematodes chronicus superficialis oder subakutkutaner Lupus erythematodes. Diagnostisch entscheidend sind histologische, immunpathologische und serumimmunologische Untersuchungsergebnisse.

Therapie
Innerlich. Nur in ausgedehnten Fällen. Glukokortikoide wie bei Pemphigus vulgaris in mittleren Dosen (60–90 mg Prednisolonäquivalant tgl.), evtl. kombiniert mit Chloroquin wie bei Lupus erythematodes zur Erzeugung einer Remission. Auch Immunsupresiva werden wie bei Pemphigus vulgaris angewandt. DADPS (100–150 mg/tgl.) wird ebenfalls empfohlen.
Äußerlich. Glukokortikoidhaltige Cremes, besonders unter Okklusivverband; für einzelne Herde glukokortikoidhaltige Pflaster (Sermaka) oder intraläsionale Injektion von Triamzinolonkristallsuspension (Volon A 1:4 verdünnt mit Mepivacain). Sonnenschutz.

Paraneoplastischer Pemphigus
[Anhalt 1990]

Definition. Diese Erkrankung ist klinisch durch Schleimhauterosionen mit polymorphen Hautveränderungen und durch die Assoziierung mit Tumoren, meist mit Lymphomen oder Thymomen, charakterisiert. Histologisch beginnt sie mit einer intraepidermalen suprabasalen akantholytischen Spaltbildung. Immunologisch sind pemphigusartige Autoantikörper innerhalb der Epidermis und im Patientenserum nachweisbar.

Vorkommen. Selten. Möglicherweise identisch mit früher beschriebenen Fällen von gleichzeitigem Vorkommen von Pemphigus vulgaris mit Myasthenia gravis, Lymphom oder Thymom.

Ätiopathogenese. Kreuzreaktivität der Autoantikörper zwischen einem Tumorantigen und einem epithelialen Antigen wird diskutiert. Durch passive Übertragung von Autoantikörpern kann in neonatalen Mäusen akantholytische Blasenbildung induziert werden. Proteinchemische Untersuchungen haben gezeigt, daß diese Autoantikörper mit einem Antigenkomplex reagieren, der neben Desmoplakin I und dem bullösen Pemphigoidantigen von 230 kD Molekulargewicht noch 2 weitere, bisher nicht charakterisierte epitheliale Antigene von 210 und 190 kD Molekulargewicht enthält wie in der Tabelle 15.1 auf S. 624 gezeigt wird.

Koexistenz mit Tumoren. Bisher wurden als zugrundeliegende Neoplasien chronisch-myeloische Leukämien, Thymome, benigne Lymphknotenhyperplasien (Castleman-Tumoren) und maligne Lymphome beschrieben.

Klinik. Persistierende, z.T. fibrinös belegte schmerzhafte Erosionen in der Mundhöhle, an den Konjunktiven, im Anogenitalbereich sowie an den Nägeln von Händen und Füßen. Die Hautveränderungen sind polymorph und finden sich häufig im oberen Rumpfbereich, an Armen, Beinen sowie palmar und plantar. Hier zeigen sich konfluierende Eytheme, Erosionen oder papulosquamöse Effloreszenzen und Erythemamultiforme-artige Erscheinungen mit zentraler Blasenbildung.

Histologie. Die Vielgestalt der histologischen Befunde entspricht dem polymorphen klinischen Bild. Suprabasale akantholytische Blasen, Nekrose von Keratinozyten und vakuolige Degeneration basaler Keratinozyten sind vorherrschend. In papulosquamösen Veränderungen kann die intraepidermale Akantholyse fehlen. Mehrfache Biopsien sind dann notwendig.

Immunologie. In der direkten Immunfluoreszenzuntersuchung (DIF) lassen sich zwischen Epidermiszellen Niederschläge von IgG wie bei Pemphigus vulgaris, aber meist schwächer und unregelmäßiger ausgeprägt, nachweisen. Zusätzlich zeigt die Basalmembranzone granuläre oder lineäre Präzipitate von Komplementfaktoren. Mit Hilfe der indirekten Immunfluoreszenzuntersuchung (IIF) können im Patientenserum Autoantikörper nachgewiesen werden, die, anders als Pemphigusantikörper, sich auch an zylindrische oder Übergangsepithelien in Blase, Bronchialschleimhaut, Dünndarm und sogar an Muskel- und Schilddrüsengewebe binden.

Verlauf und Prognose. Die Haut- und Schleimhautveränderungen sprechen schlecht auf Glukokortikoide, Immunsuppressiva oder Plasmapheresetherapie an. Bei vielen Patienten Abheilung nach operativer Entfernung der assoziierten Tumoren. Die Prognose wird sonst durch den zugrunde liegenden Tumor geprägt.

Pemphigus chronicus benignus familiaris
[Hailey und Hailey 1939]

Synonym. Morbus Hailey-Hailey

Definition. Diese chronische familiäre Erkrankung hat mit Pemphigus vulgaris, Pemphigus foliaceus und deren Unterformen nichts zu tun. Es handelt sich vielmehr um eine autosomal-dominant-erbliche Hauterkrankung mit unterschiedlicher Genpenetranz. Auch singuläre Fälle kommen vor. Eine Assoziierung mit HLA-B8 wurde vermutet. Die Erkrankung ist selten und kann durch Scheuern, Sonne, Kälte oder Hitze und mikrobielle Infektion provoziert werden. Es besteht keine Beziehung zum Morbus Darier, wie Untersuchungen des Genlocus gezeigt haben.

Ätiopathogenese. Beziehungen zu Pemphigus vulgaris, Pemphigus foliaceus oder den hereditären Epidermolysen sind nicht gegeben. Wegen der Neigung zur Dyskeratose wurde früher überlegt, ob diese Krankheit eine vesikulöse Variante von Morbus Darier darstellen könnte. Akantholyse und Dyskeratose kommen bei beiden Krankheiten vor, und beide Erkrankungen wurden auch bei ein- und demselben Patienten beobachtet. Nachdem elektronenmikroskopisch Störungen in der Synthese oder Reifung von Tonofilamenten und Desmosomenkomplexen und auch in der Synthese von Interzellularsubstanzen innerhalb der Epidermis nachgewiesen wurden, glaubt man heute an einen genetischen Defekt in der epidermalen Ausdifferenzierung, der durch äußere Stimuli wie Reiben, Sonnenbestrahlung, Kälte, Hitze, Kontaktallergie vom Ekzemtyp oder mikrobielle Infektionen (Bakterien oder Pilze, zumeist Candida albicans) ausgelöst wird.

Klinik. Vorwiegend an Scheuerstellen und in intertriginösen oder flexuralen Bereichen wie seitlichen Halspartien, Axillen, Leisten und Perianalregion kommt es gewöhnlich in der späten Adoleszenz oder im frühen Erwachsenenalter zum Auftreten von solitären, aber auch gruppiert stehenden, zu Konfluierung neigenden, oft länglichen schlaffen Bläschen, die zu geröteten mit Schuppenkrusten bedeckten, ekzemartigen Herden zusammentreten können, morphologisch aber durch epidermale Fissuren oder Rhagaden besonders gekennzeichnet sind. Die meist symmetrisch angeordneten und oft juckenden Herde sind rundlich, oval oder zirzinär begrenzt. In intertriginösen Räumen sieht man scharf begrenzte, nässende Flächen mit fötidem Geruch und Neigung zu flachen Vegetationen und peripherem Wachstum durch neu aufschießende, flache eingetrübte Bläschen. Zeitweilige Besserungen kommen vor; Rezidive folgen.
Nikolski-Phänomen I und II sind vielfach positiv.

Symptome. Allgemeinbefinden gut, örtlich Juckreiz. Gelegentlich an den Handinnenflächen diskrete *keratotische Papeln* und häufig an den Fingernägeln longitudinale weiße oder rötlich-braune Streifen.

Histopathologie. Massive Akantholyse innerhalb der oft leicht akanthotisch verbreiterten Epidermis, die ganze Retezapfen betreffen kann und sich besonders über Papillenspitzen zwischen die Basalzellen fortsetzt. Dadurch Gefügelockerung des epidermalen Zellverbandes („geborstene Ziegelmauer"). Daneben stellenweise Akantholyse einzelner Zellen und dyske-

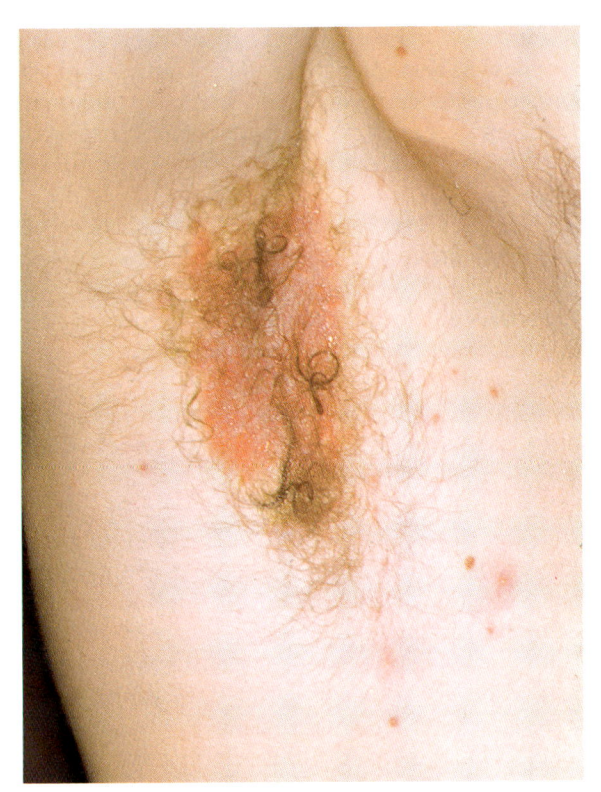

Abb. 15.12. Pemphigus chronicus benignus familiaris

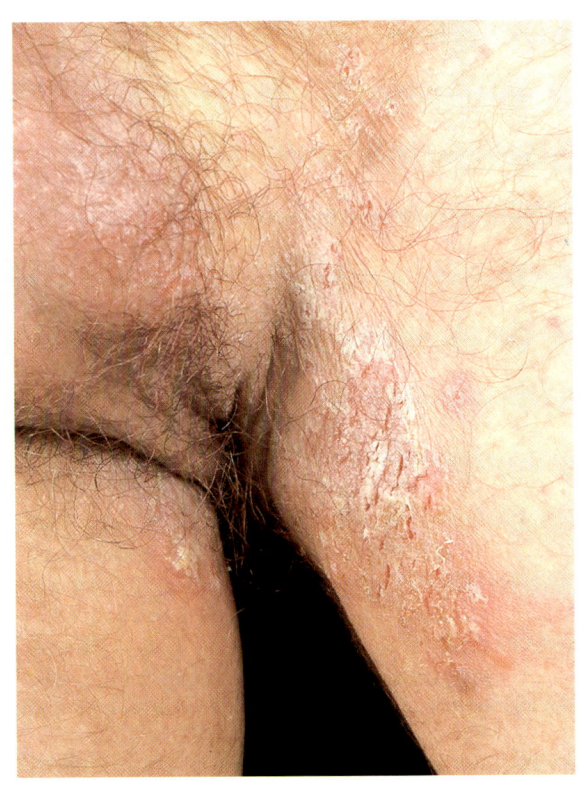

Abb. 15.13. Pemphigus chronicus benignus familiaris

ratotische Umwandlung akantholytischer Zellen (eosinophile homogene Zellen mit pyknotischem Zellkern (corps ronds) besonders im Stratum granulosum. Leukozytäre Exozytose und eosinophile Leukozyten im Blaseninhalt fehlen.

Zytologie des Blasengrundausstrichs. Pemphiguszellen und dyskeratotische Zellen.

Immunologie. Pemphigusantikörper weder in der Haut noch im Patientenserum nachweisbar.

Verlauf. Chronisch-rezidivierend mit zeitweisen Remissionen. Komplikationen können durch Sekundärinfektion bedingt sein.

Differentialdiagnose. Wichtig ist die Abgrenzung von Intertrigo, intertriginösem Ekzem und von Mykose, besonders Candidaintertrigo. Serpiginöse Randbegrenzung der Herde muß an Tinea corporis denken lassen. Pemphigus vegetans, der auch Mundschleimhautveränderungen verursachen kann, sollte durch histologische und immunologische Untersuchungen ausgeschlossen werden. Morbus Darier kann zwar histologisch, nicht aber klinisch diagnostische Schwierigkeiten bereiten, denn er besitzt andere Prädilektionsstellen und weist als Primäreffloreszenz eine follikuläre keratotische Papel auf.

Therapie
Innerlich. Nur bei schweren Verlaufsformen sind Glukokortikoide in mittleren Dosen gerechtfertigt. Antibiotika sollten nach bakteriologischer Keimresistenzbestimmung ausgewählt werden. Sie können von wesentlichem Nutzen sein. Auch ein Versuch mit Isotretinoin (Roaccutan) oder Acitretin (Neotigason) kommt in Betracht.
Äußerlich. Kombinierte äußerliche Anwendung von fluorierten Glukokortikoiden und Antibiotika (nach Antibiogramm) in Milch, Creme oder Paste ist das Verfahren der Wahl. Kaliumpermanganatbäder und Farbstoff (Pyoktanin 0,1–0,5% wäßrig, Sol. Castellani) können hilfreich sein. Verdünnte Vitamin-A-Säure 0,01% in Creme zeigt oft gute Wirkung. Wichtig ist die Vermeidung provozierender Faktoren wie Hitze, Sonnenbestrahlung, Scheuern oder bakterielle Infektion. Bei längerfristiger örtlicher Glukokortikoidtherapie auf Infektionen durch Candida albicans achten. Anwendung von CO_2-Lasern kann von Wert sein. Dermabrasion oder komplette Exzision des erkrankten Hautbereiches mit nachfolgender Deckung mittels Spalthaut erwies sich bei einigen Patienten als definitiv heilend.

Transitorische akantholytische Dermatose
[Grover 1970]

Synonyme. Morbus Grover, papulöse Akantholyse

Definition. Es handelt sich um eine durchschnittlich 2 Monate, aber auch wesentlich länger andauernde, spontan vorübergehende und klinisch nicht sicher diagnostizierbare, juckende Erkrankung, bei der akantholytische Veränderungen in der Epidermis, in manchen Fällen zusammen mit Dyskeratose das führende histologische Substrat darstellen.

Vorkommen. Die nicht seltene Erkrankung kommt bei Männern dreimal häufiger als bei Frauen vor. Hauptsächlich sind Patienten über dem 40. Lebensjahr mit einem Gipfel um das 60. Lebensjahr betroffen. Sie beginnt oft im Winter, in einigen Fällen aber auch nach exzessiver Sonnenbestrahlung.

Ätiopathogenese. Für eine genetisch gebundene Störung oder eine Beziehung zu Morbus Darier konnten ebensowenig Anhaltspunkte gefunden werden wie für eine infektiöse Ursache. Bei einigen Patienten wurde eine Assoziation mit Tumoren innerer Organe beschrieben. Die Patienten gehören oft zum sebostatischen Hauttyp.

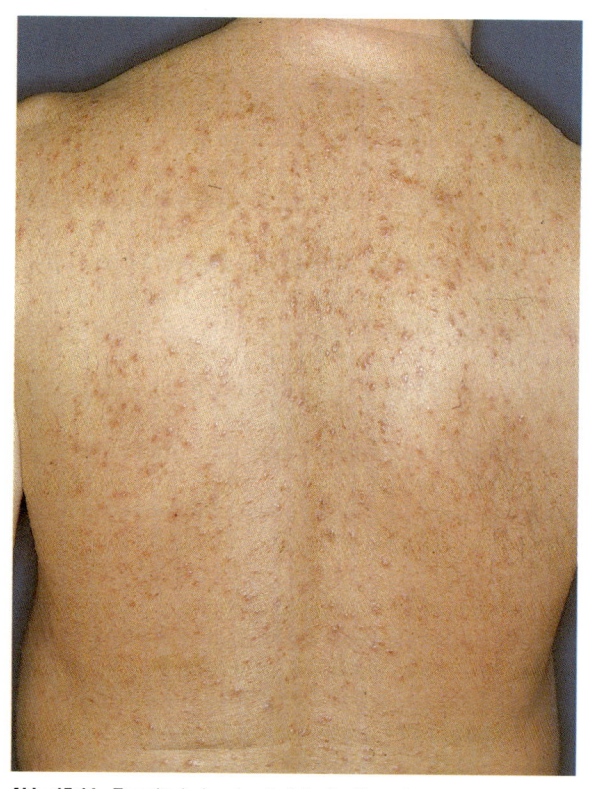

Abb. 15.14. Transitorische akantholytische Dermatose

Klinik. Die Hauterscheinungen sind zumeist symmetrisch und disseminiert am Rumpf ausgeprägt, können aber im Verlauf auch am Gesäß und an den Extremitäten vorkommen. Diskrete sukkulente Papeln mit glatter, keratotischer oder verkrusteter Oberfläche, gelegentlich auch Papulovesikeln oder Seropapeln sind die morphologischen Einzelelemente des von Fall zu Fall unterschiedlich geprägten Krankheitsbildes. Die Effloreszenzen neigen zu gruppierter Anordnung. Sie verursachen zumeist starken Juckreiz.

Histopathologie. Im Gegensatz zu dem klinisch variablen Bild, das an ein disseminiertes follikuläres Ekzem, an Prurigo simplex subacuta oder Morbus Darier erinnern kann, ist das konstante histopathologische Symptom eine umschriebene Akantholyse innerhalb der Epidermis. Dies führt zu suprabasaler oder subkornealer Spaltbildung und ist in typischen Fällen mit Spongiose, retikulärer Epidermiszellendegeneration oder Dyskeratose verbunden. So kann von Fall zu Fall, aber auch von Biopsie zu Biopsie bei demselben Patienten, das feingewebliche Bild variieren, und an vier andere Erkrankungen erinnern; daher unterscheidet man die folgenden Typen:
  Darier-Typ
  Hailey-Hailey-Typ
  Pemphigus(-vulgaris- oder -foliaceus-)-Typ
  spongiotisch-akantholytischer Typ

Zytologie des Blasengrundausstrichs. Man kann gelegentlich Pemphiguszellen finden.

Immunologie. Mittels DIF und IIF wurden bisher weder in der Haut noch im Serum Pemphigusantikörper oder andere Autoantikörper nachgewiesen.

Verlauf. Wie die Krankheitsbezeichnung aussagt, ist der Verlauf zeitlich begrenzt. Innerhalb weniger Wochen bis Monate kommt es gewöhnlich zur spontanen Heilung. Bei älteren Patienten kann die Erkrankung auch viel länger andauern: *persistierende akantholytische Dermatose*. Bemerkenswert ist die Provokation durch Sonnenexposition.

Differentialdiagnose. Bei der stammbetonten und stark juckenden Erkrankung älterer Männer ist in erster Linie an Prurigo simplex subacuta, Skabies, Follikulitiden, follikuläres Ekzem, Trombidiose oder Miliaria rubra zu denken. Dermatitis herpetiformis sollte ausgeschlossen werden.
Die von Winkelmann 1976 beschriebene *papulöse akantholytische Dermatose* dürfte eine mehr papulöse Variante der beschriebenen Erkrankung mit chronischem Verlauf darstellen.

Therapie
Innerlich. Glukokortikoide in niedriger Tagesdosis, besonders Triamzinolon (2–12 mg tgl.), sollen Juckreiz lindern und die entzündlichen Eruptionen unterdrücken. Auch Antihistamine wie Cetirizin (Zyrtec), Loratidin (Lisino), Terfanidin (Teldane) können versucht werden. In therapieresistenten Fällen auch Versuch mit Isotretinoin (Roaccutan), etwa 30–40 mg tgl. oder Acitretin (Neotigason).
Äußerlich. Schwach konzentrierte fluorierte Glukokortikoidcreme und darüber Lotio zinci. Überraschenderweise reagieren manche Patienten hervorragend, speziell im Hinblick auf den sehr störenden Pruritus, auf UVA-Bestrahlung und auf PUVA.

Pemphigoidkrankheiten

Unter der Bezeichnung Pemphigoidgruppe werden bullöse Krankheiten zusammengefaßt, die vom Klinischen her eine Ähnlichkeit mit Pemphigus vulgaris aufweisen und daher früher nicht streng abgegrenzt werden konnten. Heute ist sicher, daß diese Erkrankungen mit Pemphigus vulgaris und seinen Varianten nichts gemeinsam haben. Bei den Erkrankungen dieser Gruppe entstehen die blasigen Veränderungen nicht durch intraepidermale Akantholyse, sondern durch subepidermale Kontinuitätstrennung infolge von Störungen der Kohäsion zwischen Epidermis und Dermis. Vielfach sind die entstehenden Blasen prall gefüllt (Spannungsblasen). Da akantholytische Vorgänge fehlen, können Pemphiguszellen am Blasengrund zytologisch nicht nachgewiesen werden: der Tzanck-Test ist negativ. Für die subepidermale Kontinuitätstrennung sind Autoantikörper, die gegen Bestandteile in der Basalmembranzone (BMZ) gerichtet sind [Pemphigoidantikörper, Antibasalmembranzoneantikörper (Anti-BMZ-Antikörper)] von pathogenetischer Bedeutung. Diese können bei allen Krankheiten durch direkte Immunfluoreszenzhistologie (DIF) in der Haut, bei den meisten auch durch indirekte Immunfluoreszenzverfahren (IIF) im Patientenserum nachgewiesen werden.

Zur Pemphigoidgruppe gehören:
- Bullöses Pemphigoid
- Vernarbendes Pemphigoid (benignes Schleimhautpemphigoid)
- Herpes gestationis
- Einige Formen der IgA-linearen Dermatose
- Benigne chronische bullöse Dermatose im Kindesalter

Bullöses Pemphigoid
[Lever 1953]

Definition. Es handelt sich um eine gewöhnlich chronisch verlaufende, relativ benigne blasenbildende Erkrankung von oft begrenzter Dauer, die durch Eruptionen von prall gespannten Blasen auf normaler oder entzündlich-geröteter Haut charakterisiert ist.

Vorkommen. Keine ethnische oder Geschlechtsgebundenheit. Keine Assoziation mit HLA-Antigenen. Die Erkrankung kommt meist bei Patienten nach dem 70. Lebensjahr vor. Selten kann sie auch in der Kindheit auftreten: *juveniles Pemphigoid*.

Ätiopathogenese. Ätiologie unbekannt. Der Krankheit liegt eine Autoimmunreaktion mit Bildung von Autoantikörpern gegen ein Protein von 230 kD Molekulargewicht zugrunde, das einen normalen Bestandteil der Basalmembran aller mehrschichtigen Plattenepithelien darstellt und von basalen Keratinozyten synthetisiert wird. Das bullöse Pemphigoidantigen (BPA) liegt überwiegend intrazellulär an den zytoplasmatischen Plaques der Hemidesmosomen von Basalzellen vor und ist eng mit dem desmosomalen Adhäsionsprotein Desmoplakin I verwandt. Etwa 80–90 % der Seren der Patienten enthalten Antikörper der IgG-Klasse gegen das Pemphigoidantigen von 230 kD (BPA1), 30–50 % der Patientenseren enthalten Antikörper, die mit einem weiteren Antigen von 160–180 kD Molekulargewicht (BPA2) reagieren, das möglicherweise überwiegend extrazellulär im Bereich der Lamina lucida der Basalmembranzone gelegen ist. Es wird angenommen, daß die Bindung der Autoantikörper an den Pemphigoid-Antigen-Komplex über eine Aktivierung von Komplementfaktoren sowie Einwirkung von Entzündungszellen (eosinophile und neutrophile Granulozyten) und deren Sekretionsprodukte die Kontinuitätstrennung zwischen Epidermis und Dermis und damit die subepidermale Blasenbildung auslöst.

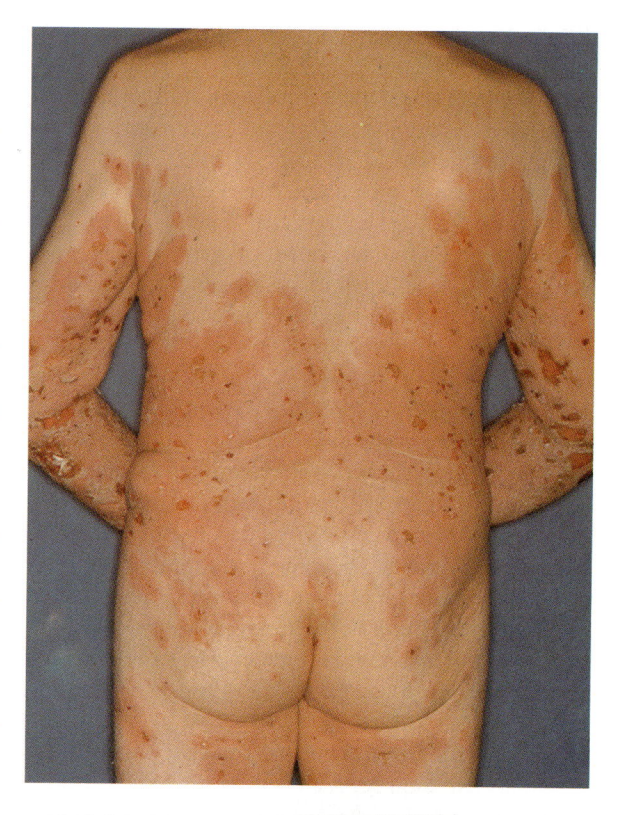

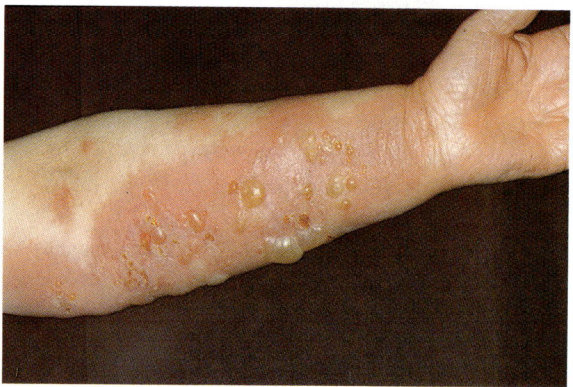

Abb. 15.15. Bullöses Pemphigoid

Das bullöse Pemphigoid kommt auch als *paraneoplastisches Syndrom* vor. Bei etwa 16–20 % der überwiegend alten Patienten können im Zusammenhang mit dem Ausbruch der Krankheit oder später maligne Tumoren (v.a. Prostata-, Mamma- oder Bronchialkarzinom) entdeckt werden. Der zeitliche Zusammenhang zwischen Tumorentstehung und bullösem Pemphigoid ist jedoch nur selten so eindeutig, daß eine pathogenetische Beziehung vermutet werden kann.

Auch die Auslösung durch *Arzneimittel* ist möglich, so beispielsweise durch Salazosulfapyridin, Penizillin, Furosemid oder Diazepam. Auch die Entstehung eines bullösen Pemphigoids nach lokaler Anwendung von 5-Fluorouracil, UV- oder Röntgenbestrahlung wurde beschrieben.

Bemerkenswert ist ferner die mögliche *Koexistenz von bullösem Pemphigoid mit anderen Erkrankungen*, bei denen eine Autoimmunpathogenese besteht oder diskutiert wird, so mit Polymyositis, Pemphigus vulgaris, Pemphigus foliaceus, Dermatitis herpetiformis, systemischem Lupus erythematodes, Colitis ulcerosa, Nephritis, chronischer Polyarthritis, Lichen ruber planus und Psoriasis. Für eine infektiöse Ursache konnte bisher kein Anhalt gefunden werden.

Klinik. Prädilektionsstellen der symmetrischen Eruptionen sind die seitlichen Halspartien, die Achselhöhlen, Inguinalbeugen, Oberschenkelinnenseiten und das obere Abdomen. Entweder auf normal aussehender Haut, vielfach aber auf elevierten Erythemen treten ohne Grund plötzlich oft bizarr konfigurierte, prall gespannte Blasen mit klarem Inhalt auf (Spannungsblasen) mit einer Länge von Millimetern bis mehreren Zentimetern. Zu Beginn können die Erscheinungen an Erythema multiforme erinnern. Typisch ist, daß später die Blasen teilweise einen hämorrhagischen Inhalt aufweisen, weil bei der supepidermalen Kontinuitätstrennung oberflächliche Kapillaren im Stratum papillare arrodiert werden. Deshalb sind auch die entstehenden Erosionen oft blutig verkrustet. Die prallen Blasen sind wesentlich widerstandsfähiger als bei Pemphigus vulgaris, weil ihre Blasendecke von der gesamten Epidermis gebildet wird. Wenn sie geplatzt sind, entstehen Erosionen mit Blasenresten am Rand, die meist vom Rand her heilen. In intertriginösen Bereichen platzen die Blasen leichter infolge von Mazeration; es entstehen flächenhafte, gelegentlich mit hämorrhagischen Krusten bedeckte Erosionen. Wenn bizarr konfigurierte Blasen in Gruppen auftreten, kann die Ähnlichkeit mit Dermatitis herpetiformis beachtlich sein.

Selten tritt das bullöse Pemphigoid lokalisiert an bestimmten Körperregionen auf: *Lokalisiertes bullöses Pemphigoid.* Diese Variante kommt vorwiegend bei alten Menschen vor und lokalisiert sich an bestimmten Körperregionen, beispielsweise an Armen oder Beinen. Prädilektionsstellen sind die Unterschenkel, oft symmetrisch. Hier entstehen auf scheinbar unveränderter Haut rezidivierend Blasen, die kaum subjektive Beschwerden verursachen und in großflächige Erosionen übergehen können, welche eine schlechte Heilungstendenz aufweisen.

Eine weitere Sonderform des lokalisierten Pemphigus stellt das *dyshidrosiforme bullöse Pemphigoid* dar, das sich vorwiegend mit teils klaren, teils hämorrhagischen prallen Blasen an Handflächen und Fußsohlen manifestiert; die Beteiligung des übrigen Integuments ist variabel.

Meistens ist das Nikolski-Phänomen II positiv, d.h. bei Druck auf eine Spannungsblase wandert der Blaseninhalt horizontal unter dermoepidermaler Kontinuitätstrennung seitlich weiter. In Blasenrandzonen kann auch das Nikolski-Phänomen I positiv ausfallen.

Mundschleimhauterscheinungen in Form kleiner Blasen oder häufiger *sekundär* in Form scharf begrenzter Erosionen ohne fibrinöse Beläge finden sich in etwa 20–30% der Fälle und führen zu schmerzhaften Sensationen. Ihre Heilungstendenz ist gering. Sehr selten sind erosive Mundschleimhautveränderungen als Erst- oder ausschließliche Manifestation eines bullösen Pemphigoids.

Veränderungen an anderen Schleimhäuten wie Pharynx, Larynx, Konjunktiva und Genitoanalregion sind sehr selten.

Symptome. Beginnende Veränderungen können jukken, Erosionen auch Schmerzen verursachen. Manchmal ist Juckreiz das ausschließliche Symptom, bevor nach Monaten Blasen auftreten. Das Allgemeinbefinden ist zunächst gut. Im Verlauf können infolge rezidivierender Eruptionen Appetitlosigkeit, Gewichtsverlust, allgemeine Schwäche und Fieber auftreten. Sekundäre Anämie, Leukozytose mit leichter Eosinophilie und erhöhte BSG sind dann typisch. Auch der Albumingehalt im Serum kann absinken. Die IgE-Werte im Serum sind bei etwa 60% der Patienten erhöht. Spezifische interne Veränderungen sind mit labormedizinischen Methoden nicht faßbar.

Histopathologie. Im Randgebiet von Blasen sieht man kleinste Mikrobläschen zwischen Epidermis und Korium. Im Blasenbereich selbst ist es durch subepidermale Spaltbildung zur Blase gekommen. Die Blasendecke besteht aus der gesamten Epidermis, zunächst ohne degenerative Veränderungen. Als Blaseninhalt findet man Serum mit Fibrinfäden, teilweise reichlich eosinophile Leukozyten. Hautveränderungen des nichtentzündlichen Typs des bullösen Pemphigoids zeigen nur spärliche entzündliche Infiltrate aus Lymphozyten und einigen eosinophilen Granulozyten. Dagegen stehen beim entzündlichen Typ des bullösen Pemphigoids je nach Ausprägung im Korium Zeichen einer Vaskulitis mit Endothelschwellung, Verdickung der Kapillarwände und einem perivaskulären Infiltrat aus Lymphozyten, neutrophilen Leukozyten mit geringer Leukozytoklasie und einer unterschiedlichen Zahl von eosinophilen Leukozyten. Gelegentlich kann es in den Papillen zu umschriebenen Ansammlungen von Neutrophilen und Eosinophilen kommen, die an intrapapilläre Mikroabszesse bei Dermatitis herpetiformis erinnern können. Die zu Blasen führende Spaltbildung ist elektronenmikroskopisch zwischen der Zytoplasmamembran von Basalzellen und der Lamina densa der Basalmembran innerhalb der Lamina lucida, dem Ort der Autoimmunreaktion, lokalisiert.

Zytologie des Blasengrundausstrichs. Da keine akantholytische Blase, auch keine Pemphiguszellen. Tzank-Test negativ.

Immunologie. Mittels DIF können im Blasenbereich, in den Randzonen und in gesunder Haut Niederschläge von Immunglobulinen und Komplementfaktoren

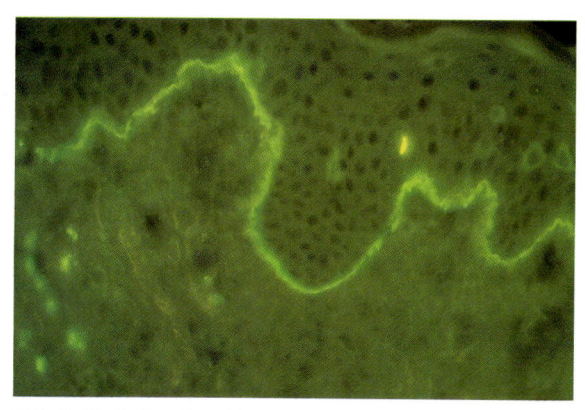

Abb. 15.16. Bullöses Pemphigoid, DIF: homogene lineare IgG-Ablagerungen in der Basalmembranzone

Tabelle 15.2. Antibasalmembranzonenantikörper bei blasenbildenden Dermatosen mit subepidermaler Blasenbildung

Diagnose	Immunfluoreszenz		Antigen
	Haut (DIF)	Serum (IIF)	Kilodalton (kD)
Bullöses Pemphigoid	Positiv C3	Positiv 70–80%	230 kD (BPA1) 180 kD (BPA2)
Vernarbendes Pemphigoid	Positiv C3	(Positiv) 10–20%	180 kD (?) 230 kD (?)
Herpes gestationis	Positiv C3	Positiv[a] 30–70%	180 kD (230 kD)

[a] Mit kochsalzseparierter normaler Haut als Antigensubstrat.

im Bereich der Basalmembranzone (innerhalb der Lamina lucida) nachgewiesen werden, die ein charakteristisches lineares Muster zeigen. Am häufigsten findet sich C3 zusammen mit IgG, zumeist der Subklassen IgG_2 und IgG_4, seltener IgA oder IgM. Nur selten, v.a. in frühen Krankheitsphasen, lassen sich ausschließlich Niederschläge von C3 nachweisen. Mittels der IIF können im Serum bei etwa 70–80% der Patienten zirkulierende Antikörper als Anti-BMZ-Antikörper (Pemphigoidantikörper) nachgewiesen werden, die in gleicher Weise wie die in vivo gebundenen Pemphigoidantikörper an die Basalmembranzone mehrschichtiger Epithelien binden und ein lineares Fluoreszenzmuster erzeugen. Geeignete Antigensubstrate für die IIF sind Affenösophagus oder kochsalzseparierte normale menschliche Haut, in welcher durch Vorinkubation mit 1molarer Kochsalzlösung eine Spaltbildung in der Lamina lucida induziert wird; hier lokalisieren sich die IgG-Präzipitate meist an die epidermale Unterseite der getrennten Haut. Die im Serum zirkulierenden Pemphigoidantikörper gehören überwiegend zur IgG-Klasse, in etwa 25% auch zur IgA-Klasse. Es besteht keine strikte Korrelation zwischen der Höhe der Antikörpertiter und der Krankheitsaktivität.

Verlauf. Der Verlauf der Erkrankung ist chronisch, mit Schüben und Remissionen über Monate und Jahre. Spontanheilung kommt vor. Unbehandelt ist die Mortalität geringer als bei Pemphigus vulgaris. Sie wird mit 40% angegeben und tritt infolge sekundärer Komplikationen wie bakterieller Infekte (Bronchopneumonie, Sepsis u.a.) ein.

Prognose. Besonders bei betagten Menschen mit schwächlicher Konstitution ist sie zurückhaltend zu stellen.

Differentialdiagnose. Sie hat in erster Linie Pemphigus vulgaris, Dermatitis herpetiformis und Epidermolysis bullosa aquisita zu berücksichtigen. Erythema multiforme ist eine akut auftretende Erkrankung, die bei alten Menschen nur selten vorkommt. Wichtig ist die Abgrenzung von multiformen Arzneimittelexanthemen. Bei umschriebenem Sitz prall gespannter Blasen an den Beinen muß auch an die bullöse Dermatose bei Diabetes mellitus, bei dyshidrosiformem bullösen Pemphigoid an dyshidrosiformes Ekzem oder Tinea gedacht werden.

Therapie

Innerlich. Glukokortikoide können als Mittel der Wahl empfohlen werden. Da die Erkrankung aber meist recht alte Menschen betrifft und einen relativ benignen Verlauf nimmt, kann die Dosis geringer gewählt werden als bei Pemphigus vulgaris. Prednisolon 40–80 (–100) mg tgl. oder Isodosen anderer Glukokortikoide [Methylprednisolon (Urbason), Fluocortolon (Ultralan)] sind zumeist ausreichend zur Erzielung einer Remission. Wegen des Alters der Patienten können innerhalb der Erhaltungstherapie Nebenwirkungen wie Diabetes mellitus, Osteoporose oder Infektanfälligkeit ausgeprägter und frühzeitiger auftreten. Wenn Remission erreicht ist, sollte die Glukokortikoiddosis auf die notwendige Erhaltungsdosis reduziert werden. Eine Kombination von Glukokortikoiden mit Azathioprin (Imurek initial 100–150, später 50–100 mg tgl.) oder Chlorambucil (Natulan 4–6 mg tgl.) ist bei bullösem Pemphigoid zur Erzielung einer Remission selten erforderlich. Empfohlen wurde auch Methotrexat (15–30 mg i.v. einmal pro Woche bzw. 5–10 mg oral in 12stündigen Abständen 3mal pro Woche) allein oder in Kombination mit Glukokortikoiden. Allerdings ist bei den meist alten Patienten auf die medikamenteninduzierte Immunsuppression mit sekundären bakteriellen oder mykotischen Infektionen zu achten. Sulfone wie Diaminodiphenylsulfon (Dapson 50–150 mg tgl.) sind bei manchen Patienten mit leichter verlaufendem bullösen Pemphigoid allein oder in Kombination mit Glukokortikoiden in relativ niedriger Dosierung (20–30 mg Prednisolonäquivalent tgl.) wirksam. Auf entsprechende Nebenwirkungen ist zu achten. In Einzelfällen ist bei bullösem Pemphigoid über den günstigen Effekt einer antibiotischen Therapie mit Tetrazyklinen oder mit Erythromycin berichtet worden. Plasmaphorese soll bei bullösem Pemphigoid einen steroidsparenden Effekt haben, ist aber im Hinblick auf das meist hohe Alter der Patienten und die fehlende Korrelation zwischen Antikörpertitern und Krankheitsaktivität nur in wenigen Fällen indiziert.

Äußerlich. Zur äußerlichen Behandlung werden nach Abtragung der Blasen desinfizierende Pinselungen mit Farbstoff [Brilliantgrün oder Pyoktanin (0,1–0,5 % wäßrig)], Polyvidon-Jod (Betaisadona), blande antibiotische Salben und Bäder mit antiseptischen Zusätzen empfohlen, bei großflächigen Erosionen auch Auflagerungen von Wundgaze (Sofratüll, Metalline). Modernes chirurgisches Verbandsmaterial ist hilfreich. Bei lokalisierter Erkrankung kommt auch ein Versuch mit topischer Glukokortikoidcreme in Betracht.

Erythematöses und ödematöses bullöses Pemphigoid

Diese beiden Formen sind relativ häufig und ähneln klinisch dem Erythema multiforme oder einer chronischen Urtikaria. In Anfangsphasen fehlen vielfach Blasen.

Histopathologie. Man findet eine subepidermale Blase und immunpathologisch (DIF) die typischen Ablagerungen von IgG und Komplement (C3) in der Basalmembranzone. Gelegentlich sind mehrere Biopsien notwendig. Mittels IIF können zirkulierende Pemphigoidantikörper (IgG) lediglich bei etwa 30 % der Patienten nachgewiesen werden.

Vesikulöses bullöses Pemphigoid
[Bean et al. 1976]

Dieses ist sehr selten und manifestiert sich ausschließlich mit Bläschen, die ohne besondere Prädilektion bevorzugt am Rumpf, aber auch an den Extremitäten auftreten und intensiven Juckreiz oder Brennen verursachen können. Das Gesamtbild erinnert an die Dermatitis herpetiformis. Es wird vermutet, daß es der linearen IgA-Dermatose zuzuordnen ist.

Histopathologie und Immunologie. Es ergeben sich die typischen Merkmale des bullösen Pemphigoids. Auf lineare IgA-Dermatose ist zu untersuchen.

Therapie. Diese Form spricht nicht auf Sulfone an, sondern nur auf Glukokortikoide, auch in Verbindung mit Immunsuppressiva.

Seborrhoisches Pemphigoid
[Schnyder 1969]

Diese Erkrankung hat klinisch den Aspekt eines Pemphigus erythematosus (Morbus Senear-Usher); die histologische Untersuchung ergibt jedoch subepidermale Blasen. Mittels DIF und IIF lassen sich Pemphigoidantikörper (Anti-BMZ-Antikörper) meist vom IgG-Typ im Blasenbereich und vielfach zirkulierende Antikörper im Serum, gewöhnlich in niedrigen Titerstufen (1:40, 1:80) nachweisen. Bevorzugt erkranken offenbar ältere Frauen. Nicht selten besteht Eosinophilie im Blut.

Therapie. Bei den wenigen beobachteten Patienten hat sich Methylprednisolon bei rascher Dosisreduktion bewährt und sogar zur Heilung geführt.

Vegetierendes bullöses Pemphigoid
[Winkelmann und Su 1979]

Synonym. Pemphigoid vegetans

Definition. Bei dieser seltenen Variante von bullösem Pemphigoid kommt es wahrscheinlich auf dem Boden von bakterieller Sekundärinfektion in intertriginösen Räumen zu vegetierenden Veränderungen.

Klinik. Es handelt sich um eine analog zum Pemphigus vegetans sich entwickelnde klinische Ausdrucksform des bullösen Pemphigoids. Im Vordergrund stehen purulente verruziforme Vegetationen in den großen Beugen neben bullösen verkrusteten oder schuppenden Herden am behaarten Kopf, im Gesicht und in Gelenkbereichen.

Histopathologie und Immunologie. Typisches bullöses Pemphigoid mit sekundären hyperkeratotisch-papillomatösen Veränderungen. In der IIF lassen sich Pemphigoidantikörper, meistens in höheren Titern, nachweisen. In der DIF Befunde wie bei bullösem Pemphigoid.

Differentialdiagnose. Pemphigus vegetans, Blastomykose, blastomykoseartige Pyodermie, Bromoderm, Jododerm.

Therapie
Innerlich. Wie bullöses Pemphigoid. Dapson kann hilfreich sein.
Äußerlich. Antiseptische und austrocknende Behandlung. Keine Fettsalben. Eventuell Röntgenweichstrahlentherapie.

Vernarbendes Pemphigoid

Synonyme. Benignes Schleimhautpemphigoid, dermatite bulleuse muco-synéchiante (Lortat-Jakob 1958), cicatricial pemphigoid

Definition. Chronische blasenbildende Erkrankung, die zur Vernarbung führt und bevorzugt Konjunktiven sowie Schleimhäute betrifft.

Vorkommen. Die Erkrankung ist selten, bevorzugt das weibliche Geschlecht (2:1), hat keine ethnische Bindung und tritt gewöhnlich bei Menschen über 60 Jahren in Erscheinung.

Ätiopathogenese. Die bisher vorliegenden morphologischen und immunologischen Befunde deuten auf eine enge Beziehung zum bullösen Pemphigoid. Dafür sprechen auch diejenigen Patienten, bei denen es zu generalisierten bullösen Eruptionen mit großer Ähnlichkeit zum bullösen Pemphigoid kommt. Unbekannt ist, ob die Autoimmunantwort bei vernarbendem Pemphigoid gegen ein Antigen oder einen Antigenkomplex in der Basalmembranzone (BMZ) gerichtet ist, dessen Lokalisation, Verteilung oder Funktion sich von dem bullösen Pemphigoidantigen unterscheidet. Warum die narbige Atrophisierung besonders an den Schleimhäuten auftritt, ist unbekannt. Möglicherweise sind diese Antigene innerhalb der Lamina lucida von besonderer funktionellen Bedeutung für die epidermale Wundheilung.

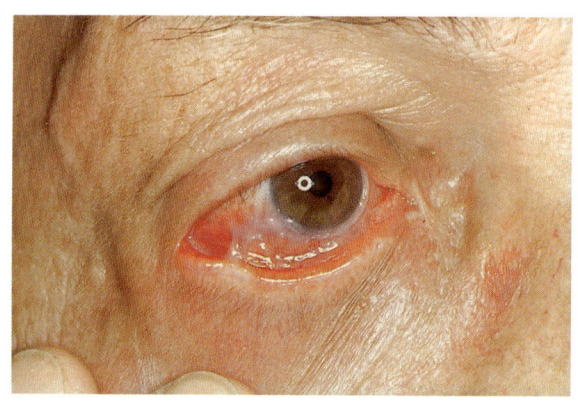

Abb. 15.17. Vernarbendes Pemphigoid

Klinik. Bei 60–90 % der Patienten sind die Konjunktiven und die Mundschleimhaut bevorzugt betroffen, obwohl auch Nasen-, Larynx-, Genital- und Analschleimhaut miterkranken können. Hauterscheinungen findet man bei etwa 25 % der Patienten.
Augen. Diese können auch allein erkranken. Meist beginnt die Erkrankung einseitig. Nach 1–2 Jahren wird auch das andere Auge mitbetroffen, zunächst unter dem Bild einer katarrhalischen Konjunktivitis. Bei genauer Beobachtung kann man wasserklare Bläschen, die rasch zerplatzen, feststellen. Danach kommt es zu einer narbigen Schrumpfung; daher früher die Krankheitsbezeichnung: *essentielle Bindehautschrumpfung.* Zwischen der bulbären und palpebralen Konjunktiva entstehen narbige Synechien, Lidschluß kann unmöglich werden. Die Augenbewegungen werden eingeschränkt. Entropium führt zu sekundären Hornhautveränderungen mit Entstehung von Pannus oder vernarbenden und zur Erblindung führenden Hornhautulzerationen. Infolge narbiger Schrumpfung der Lider mit Verlegung der Tränenausführungsgänge und Atrophie der Becherzellen kommt es zur Austrocknung der Bindehaut mit Entwicklung von Xerophthalmie und Panophthalmie, die schließlich zu Sehverlust führen.
Mundschleimhaut. Auch hier treten rezidivierend Blasen auf, die bald zerplatzen und zu schmerzhaften narbig abheilenden Erosionen führen. Bei Sitz am Zungenbändchen führt die narbige Schrumpfung zur Bewegungseinschränkung der Zunge, bei Sitz der Erscheinungen am weichen Gaumen, an den Tonsillenbögen und der Wangenschleimhaut kann es zur mukosogener Kieferklemme mit Eischränkung der Nahrungsaufnahme kommen.
Auch an den übrigen Schleimhäuten, z. B. Vulva, können sich gleiche narbige Adhäsionen, Synechien oder Stenosen ausbilden.
Haut. Gegenüber den Befunden an den Augen und der Mundschleimhaut kommen Hautveränderungen nur bei etwa 25 % der Patienten vor und verlaufen leicht. An einer oder wenigen Stellen kommt es rezidivierend auf erythematischem Grund zu vielfach hämorrhagischen Blasen, die eine feste Blasendecke aufweisen und ebenfalls unter Ausbildung atrophischer, meist hyperpigmentierter Narben abheilen. Bei Sitz am Kapillitium entwickelt sich eine narbige Alopezie vom Typ der Pseudopelade Brocq (*Pseudopeladezustand*). Sehr selten treten disseminiert Blasenschübe wie bei bullösem Pemphigoid auf.

Zytologie des Blasengrundausstrichs. Keine akantholytischen Pemphiguszellen.

Histopathologie. Typisch ist eine subepidermale Blasenbildung ohne Zeichen von Akantholyse. Im oberen Korium entzündliches Infiltrat aus Lymphozyten, Plasmazellen und auch eosinophilen Leukozyten. Später starke fibroblastische Aktivität mit Fibrose, Angioplasie und narbiger Schrumpfung unterhalb der Basalmembranzone.

Immunologie. Mit der DIF können in 60–80 % von Schleimhautbiopsien lineare Ablagerungen von IgG allein oder in Kombination mit IgA in der Basalmembranzone (BMZ) nachgewiesen werden. Innerhalb der Basalmembran der Konjuktiven (Biopsie durch einen Ophthalmologen) finden sich häufig nur Ablagerungen von C3 und Fibrinogen. Wenn die DIF ein negatives Resultat liefert, sollte erneute eine frische Biopsie von einem periläsionalen Erythem untersucht werden. Mittels IIF gelingt im Patientenserum nur in etwa 10–20 % der Nachweis von zirkulierenden Pemphigoidantikörpern (Anti-BMZ-Antikörper) der IgG- und/oder IgA-Klasse; die Titer sind auch bei gleichzeitiger Hautbeteiligung meist sehr niedrig. Es ist noch nicht gesichert, ob die Autoantikörper bei vernarbendem Schleimhautpemphigoid mit dem Pemphigoidantigen oder mit einem verwandten Antigenkomplex innerhalb der Basalmembranzone reagieren. Bei Antigenmapping binden in der DIF Typ-IV-Kollagen-Antikörper am Blasenboden: junktiolytische Blase. Immunelektronenmikroskopisch zeigt sich bei vernarbendem Pemphigoid eine bevorzugte Bindung der Autoantikörper an den extrazellulären Anteil des Pemphigoidantigens. Einige Patienten mit dem klinischen Bild eines vernarbenden Schleimhautpemphigoids weisen Autoantikörper gegen Epiligrin auf; Epiligrin (oder BM 600) ist in den Lamina lucida lokalisiert und stellt ein Adhäsionsprotein dar, das die Anhaftung der basalen Keratinozyten an die Basalmembranzone vermittelt.

Verlauf. Vielfach wellenförmig über Jahre ohne wesentliche Beeinträchtigung des Allgemeinbefindens. Je rascher der Verlauf, desto schlechter die Prognose. Wegen der Schwierigkeiten bei der Nahrungsaufnahme kann sich Unterernährung und Kachexie entwickeln. Erblindung in etwa 20–60 % der Patienten. Ganz selten wurde Karzinomentwicklung auf vernarbenden Mundschleimhautveränderungen bekannt.

Differentialdiagnose. Bei Beginn mit Mundschleimhauterscheinungen ist die Abgrenzung gegenüber Pemphigus vulgaris, Lichen ruber erosivus, Morbus Behçet und Lupus erythematodes chronicus sehr wichtig. Zytologische, histologische und immunologische Untersuchungen sind entscheidend. Bei Auftreten von Augensymptomen mit narbigen Synechien ist die Diagnose leicht. Bei Patienten mit Hautbeteiligung kann die Abgrenzung von Epidermolysis bullosa acquisita schwirig und nur mit Hilfe der Immunelektronenmikroskopie möglich sein.

Therapie
Innerlich. Die Kombinationstherapie mit Glukokortikoiden und Immunsuppressiva (Azathioprin oder Cyclophosphamid) führt nur bei generalisierten bullösen Eruptionen zum Erfolg, nicht aber bei den chronisch verlaufenden Konjuntival- und Schleimhauterscheinungen. Versuche mit Dapson (50–200 mg tgl.), Isotretinoin (Roaccutan), Acitretin (Neotigason) oder Cyclophosphamid (Endoxan) sind indiziert. Versuchsweise auch Cyclosporin A (Sandimmun) per os (2,5–5,0 mg/kg KG tgl.) oder örtlich in Ergänzung zu operativen Eingriffen, die in vernarbenden Spätstadien häufig indiziert sind.

Äußerlich. Die Augenveränderungen sollten ophthalmologisch betreut werden. In Betracht kommen wiederholte intraläsionale Injektionen von glukokortikoidhaltigen Suspensionen, auch Versuch mit Kontaktlinsen. Bei Mundschleimhauterscheinungen symptomatische Therapie (Subcutin, Dynexan, Herviros, Kamillosan, Kavosan), auch örtlich Glukokortikoide (Volon A-Haftsalbe, Dontisolon, evtl. Unterspritzung mit Triamzinolon Kristallsuspension (Volon A 1:4 verdünnt mit Mepivacain). Bei Entwicklung von Kieferklemme Exzision der vernarbten Mundschleimhaut und Transplantation normaler Haut; dadurch wird die Erkrankung im betroffenen Bereich abgeheilt. Dies gilt auch für umschriebene Hautherde.

Lokalisiertes vernarbendes Pemphigoid

[Brunsting und Perry 1959]

Hier manifestieren sich die narbig-bullösen Hautveränderungen überwiegend an Kapillitium, Stirn und Nacken. Betroffen sind überwiegend Männer im höheren Lebensalter. Ob Lichtexposition als Auslöser eine Rolle spielt, ist fraglich. Seltener sind auch andere Körperstellen, besonders der Stamm, sehr selten die Schleimhäute mitbetroffen. Die Ursache der Lokalisation im Kopfbereich und die Neigung zur Narbenbildung ist noch ungeklärt. Die histopathologischen und immunologischen Veränderungen entsprechen denen bei bullösem Pemphigoid; im Patientenserum sind zirkulierende Pemphigoidantikörper nur in etwa 10 % nachweisbar. Die Abgrenzung des lokalisierten vernarbenden Pemphigoids von der Epidermolysis bullosa acquisita (EBA) gelingt mit Hilfe der Immunelektronenmikroskopie oder mittels Antigenmapping zur Lokalisation der Ebene der Spaltbildung; bei dieser Methode wird eine möglichst frische Blase exzidiert und in der DIF mit einem Antiserum gegen Typ-IV-Kollagen inkubiert; die Typ-IV-Kollagen-Antikörper binden bei bullösem und vernarbendem Pemphigoid an den Blasenboden (junktiolytische Blasen), bei EBA an das Blasendach (dermolytische Blase)

Therapie. Wie bei bullösem Pemphigoid, gelegentlich Abheilung unter alleiniger Anwendung von glukokortikoidhaltigen Externa.

Disseminiertes vernarbendes Pemphigoid
[Provost et al. 1979]

Klinik. Extrem selten sind Patienten, bei denen es ausschließlich zu Hauterscheinungen und nicht zu Schleimhauterscheinungen kommt. Die bullösen und vernarbenden Veränderungen lokalisieren sich hauptsächlich am Rumpf, aber auch an den Extremitäten. Locker disseminiert findet man bis münzgroße rötlich- oder weißlich-atrophische Herde, in denen rezidivierend und scheinbar spontan hämorrhagische Blasen entstehen. Nach deren Zerplatzen sieht man blutkrustenbedeckte narbig-atrophische Areale. Starker Juckreiz kann bestehen.

Histopathologie und Immunologie. Die Veränderungen sind typisch für bullöses Pemphigoid; allerdings kommt es zu sekundären Narben infolge von Fibroplasie. Es ist wahrscheinlich, daß einige früher beschriebene Fälle der Epidermolysis bullosa acquisita zuzuordnen sind; die Unterscheidung zwischen vernarbendem Pemphigoid und Epidermolysis bullosa acquisita ist mit dem Nachweis einer dermolytischen Blasenbildung in der DIF durch Antigenmapping möglich. Elektronenmikroskopisch läßt sich die Kontinuitätstrennung unter der Basalmembranzone lokalisieren: dermolytische Blase.

Differentialdiagnose. Diese Erkrankung wird oft nicht erkannt und als Artefakt oder wegen des gelegentlich starken Juckreizes als chronische Prurigo gedeutet. Wichtig ist die Abtrennung der Epidermolysis bullosa acquisita, falls nicht beide Erkrankungen doch identisch sind.

Therapie. Sie ist außerordentlich schwierig. Versuch mit Glukokortikoiden, Dapson, Azathioprin (Imurek), Isotretinoin (Roaccutan) oder Acitretin (Neotigason).

Herpes gestationis
[Bunes 1811, Milton 1872]

Synonyme. Pemphigoid gestationis, Dermatitis multiformis gestationis

Definition. Polymorphe blasenbildende und intensiv juckende Hauterkrankung, die gewöhnlich im 2. oder 3. Trimenon einer Schwangerschaft, selten erst postpartal auftritt. In wenigen Fällen auch Auftreten im Zusammenhang mit Blasenmole oder Chorionkarzinom. Herpes gestationis heilt spontan ab, kann sich aber bei weiteren Graviditäten wiederholen.

Vorkommen. Es handelt sich um eine seltene Schwangerschaftsdermatose mit einer Erkrankung auf etwa 5000–10000 Schwangerschaften. Die Erkrankung wurde früher wegen ihres polymorphen Erscheinungsbildes als eine der Dermatitis herpetiformis nahestehende Erkrankung in der Schwangerschaft angesehen. Neuere Untersuchungen zeigen, daß der Herpes gestationis enge Beziehung zum bullösen Pemphigoid aufweist.

Ätiopathogenese. Im Gegensatz zu bullösem Pemphigoid besteht eine auffällige Assoziation mit dem HLA-System der Mutter, insbesondere mit dem HLA-Klasse-I-Antigen A1/B8 und mit dem HLA-Klasse-II-Antigen DR3, allein oder in Kombination mit DR4 (Dr3/Dr4) sowie zusätzlich mit HLA-DR2 vom Vater. Ein wichtiger ätiopathogenetischer Faktor ist die hormonelle Regulation: In den letzten Wochen der Schwangerschaft kommt es bei hohen Progesteronspiegeln häufig zu einer Remission und bei ausgeprägtem Progesteronabfall zu einer Exazerbation. Es

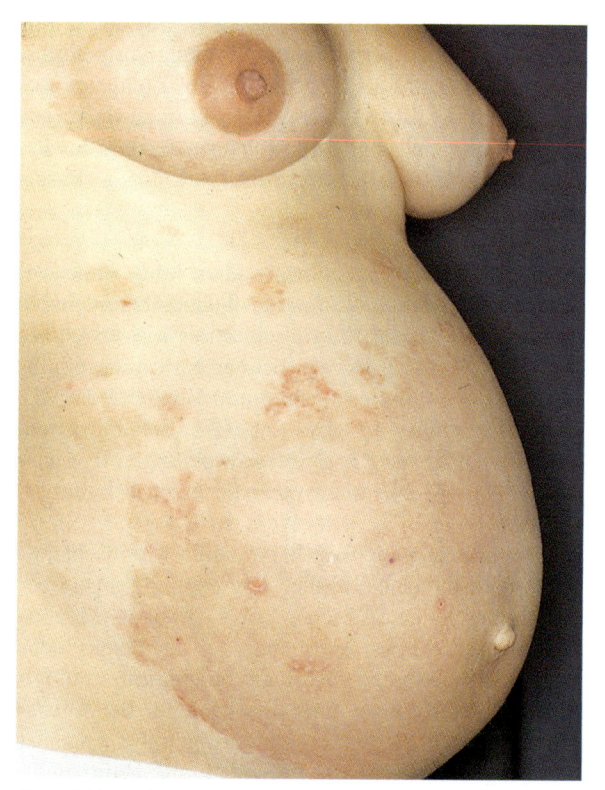

Abb. 15.18. Herbes gestationis

wird daher diskutiert, ob Progesteron bei Herpes gestationis einen immunsupprimierenden Effekt hat, während Östrogene stimulierend wirken. Östrogenhaltige orale Kontrazeptiva können postpartal zur Verschlechterung führen.

Immunologische Befunde sprechen dafür, daß Antibasalmembranantikörper, der Herpes-gestationis-Faktor, für die Entwicklung der blasigen Schwangerschaftsdermatose von Bedeutung sind. Diese Antikörper der IgG-Klasse können von der Mutter auf das Kind übertragen werden; dies erklärt die flüchtigen Eritheme mit Blasen, die gelegentlich bei Neugeborenen von erkrankten Müttern gesehen werden. In der Basalmembranzone der Haut und des Amnions der Mutter führen die Antikörper wahrscheinlich zur Immunkomplexbildung mit Aktivierung des Komplementsystems. Infolge von Chemotaxis von Leukozyten und Freisetzung von proteolytischen Enzymen kommt es, ausgeprägter als bei bullösem Pemphigoid, zur Schädigung basaler Keratinozyten und Blasenbildung in der Basalmembranzone.

Klinik. Im Verlauf der Schwangerschaft, meistens erst im zweiten Drittel, kommt es zu einer polymorphen Eruption von Hauterscheinungen, die sehr einem bullösen Pemphigoid ähneln. Besonders in der Periumbilikalregion und an den Armen entwickeln sich intensiv juckende, leicht elevierte oder urtikarielle unterschiedlich große Eritheme und auf diesen vielfach pralle Spannungsblasen. Aber auch andere Hautareale, Brust und Gesicht, Handinnenflächen und Fußsohlen, können betroffen sein. Die Schleimhäute sind bei etwa 20% der Patienten mitbetroffen. Gleichartige Veränderungen mit spontaner Regressionstendenz in wenigen Wochen wurden auch bei etwa 5% der Neugeborenen solcher Mütter beobachtet.

Symptome. Sie bestehen gelegentlich während eruptiver Phasen in Form von Abgeschlagenheit und Fieber; die psychische Belastung der Patientinnen, besonders bei starkem Juckreiz, kann erheblich sein. Die Bluteosinophilie kann über 50% betragen.

Zytologie des Blasengrundausstrichs. Keine akantholytischen Pemphiguszellen, da subepidermale Blase. Manchmal viele Eosinophile.

Histopathologie. Subepidermale Blase; im Gebiet von Erythemen nicht selten multiple intraepidermale Mikrobläschen. Im oberen Korium zellulär-entzündliche Reaktion mit vielen lymphoiden Zellen, einigen Neutrophilen und unterschiedlichen Mengen von eosinophilen Leukozyten. Gelegentlich Leukozytoklasie. Die elektronenmikroskopische Untersuchung zeigt, daß die Blasenbildung durch zytolytische Alteration der Basalzellen zustande kommt. Bei Antigenmapping binden in der DIF Typ-IV-Kollagen-Antikörper am Blasenboden: junktiolytische Blase.

Immunologie. Bei allen Patienten können mittels DIF lineare Niederschläge von C3 in der Basalmembranzone, in 40–50% in gleicher Lokalisation zusätzlich Immunglobulinablagerungen (IgG und IgA) nachgewiesen werden; überwiegend soll die IgG_1-Subklasse vorkommen. Lineare Niederschläge von IgG und C3 bestehen auch innerhalb der Plazenta. Im Serum fast aller Patientinnen lassen sich mit Hilfe der IIF und unter Verwendung von IgG_1-Subklassen-spezifischen Antiseren zirkulierende Antibasalmembranantikörper nachweisen. Diese Antikörper wurden früher auch als Herpes-gestationis-Faktor (HG-Faktor) bezeichnet; sie sind ausgeprägt komplementaktivierend und können in der IIF auch über eine indirekte Komplementbindungsreaktion nachgewiesen werden. Als Substrat hierfür geeignet ist kochsalzseparierte normale Haut, wo sich die Komplementbindung (meist Präzipitation von C3) am Blasendach (epidermal) nachweisen läßt. Immunologisch steht Herpes gestationis dem bullösen Pemphigoid sehr nahe: Seren von Patienten mit Herpes gestationis und bullösem Pemphigoid reagieren mit überlappenden Antigendeterminanten, wobei Herpes-gestationis-Autoantikörper vorwiegend ein extrazelluläres hemidesmosomales Protein von 180 kD Molekulargewicht in der Lamina lucida der Basalmembran, Pemphigoidautoantikörper dagegen das intrazelluläre hemidesmosomale Pemphigoidantigen von 230 kD Molekulargewicht erkennen. Das 180-kD-Antigen ist auch in der Basalmembran des Amniongewebes nachweisbar.

Prognose. Hauptsächlich in den letzten Schwangerschaftswochen und zur Zeit der Entbindung. Abheilung 2–3 Wochen nach der Entbindung. Rezidiv in der nächsten Schwangerschaft oder infolge von Provokation durch Östrogene und Gestagene möglich. Daher ist in solchen Fällen nichthormonale Kontrazeption zu empfehlen. Totgeburten oder Frühgeburten bei 15–30% der Patientinnen.

Differentialdiagnose. Bei Auftreten eines multiformen Exanthems in der Schwangerschaft muß an Herpes gestationis gedacht werden. Wichtig ist die anamnestische Erfragung im Hinblick auf den Ausschluß von medikamentös ausgelösten multiformen Erythemen. Auch Erythema exsudativum multiforme verlangt sorgfältige Abgrenzung. Dermatitis herpetiformis wird in erster Linie immunpathologisch abgegrenzt; sie ist bei den Betroffenen meistens auch vor und nach der Schwangerschaft vorhanden und spricht auf Sulfone an.

Therapie

Innerlich. Bei geringer Ausprägung ist aus psychologischen Gründen eine innerliche Therapie möglichst zu vermeiden, zumal Sedativa, Antihistaminika und Sulfone nicht wirksam sind. In schweren Fällen kommt in den letzten Wochen der Schwangerschaft eine perorale Behandlung mit Prednisolon oder Isodosen anderer Glukokortikoide in relativ niedriger Dosierung (10–40 mg tgl., in Ausnahmefällen bis 80 mg tgl.) in Betracht. Man kann auch an Pyrixodin (400–900 mg tgl.) denken; es ist aber nicht immer wirksam. Nach der Entbindung möglichst keine hormonale Kontrazeption.

Äußerlich. Gering konzentrierte glukokortikoidhaltige Cremes und Lotio zinci oder Lotio zinci spirituosa mit antipruriginösen Zusätzen wie Ichthyol (2–6 %) oder Polidocanol (Thesit, 5 %), ferner Antihistamingele. Auch Bäder mit antiphlogistischen oder fettenden Zusätzen und, wenn nötig, antiseptische Therapie.

Dermatitis herpetiformis
[Duhring 1884]

Synonyme. Morbus Duhring-Brocq, dermatite polymorphe douloureuse

Definition. Dermatitis herpetiformis ist eine benigne, chronisch-rezidivierende, polymorphe Hautkrankheit, die zu brennendem Juckreiz und herpetiformer Bläschenbildung führen kann, und bei der oft eine glutensensitive Enteropathie (Zöliakie) besteht. Charakteristisch sind subepidermale granuläre Ablagerungen von IgA.

Vorkommen. Die Erkrankung ist selten (1 auf 800 dermatologische Patienten) und tritt meist zwischen dem 30. und 45. Lebensjahr auf, kann aber auch bereits bei Kindern vorkommen. Es besteht leichte Andotropie (3:2). Für hereditäre Belastung konnte bisher kein Anhalt gefunden werden. Zöliakie und Dermatitis herpetiformis sind genetisch gekoppelt: Beide Erkrankungen zeigen in mehr als 90 % der Patienten der Assoziation mit den HLA-Klasse II-Antigenen DR3/DQ2; in mehr als 70 % liegt der Haplotyp HLA-A1, -B8, -DR3 vor.

Ätiopathogenese. Ätiologie unbekannt. Immunologische und genetische Untersuchungen unterstützen die Auffassung, daß die Dermatitis herpetiformis eine besondere Verlaufsform der Zöliakie mit charakteristischen Hautmanifestationen darstellt. Die glutensensitive Enteropathie bei Dermatitis herpetiformis ist morphologisch, funktionell und klinisch mit der Enteropathie bei Zöliakie identisch, wenn auch meist oligo- oder asymptomatisch, da die Dünndarmveränderungen bei Dermatitis herpetiformis gewöhnlich viel geringer ausgeprägt sind. Unter Glutenbelastung kommt es bei Patienten mit Dermatitis herpetiformis zu einer Verschlechterung der Haut- und Dünndarmsymptomatik. Unter glutenfreier Diät dagegen heilen bei den meisten Patienten die Dünndarm- und Hautveränderungen ab; allerdings kann die Rückbildung der Hautveränderungen sich über mehrere Monate bis über ein Jahr hinziehen. Sowohl bei Zöliakie als auch bei Dermatitis herpetiformis kommen Serumantikörper der IgA-Klasse, selten der IgG- oder IgM-Klasse vor, die gegen Gliadin gerichtet sind. Thyroid- und Parietalzellenantikörper können bei Dermatitis herpetiformis auf assoziierte Autoimmunkrankheiten hinweisen. Spezifischer für Zöliakie und Dermatitis herpetiformis sind IgA-Antikörper gegen retikuläres Bindegewebe (Retikulin); sie reagieren in vitro mit dem Endomysium von glatter Muskulatur, z.B. im Ösophagus (IgA-Endomysium-Antikörper) oder mit dem submukösen Bindegewebe des Dünndarms (IgA-Jejunum-Antikörper). Die im submukösen Gewebe des Dünndarms nachweisbaren Antikörperniederschläge weisen wahrscheinlich die gleiche Antigenspe-

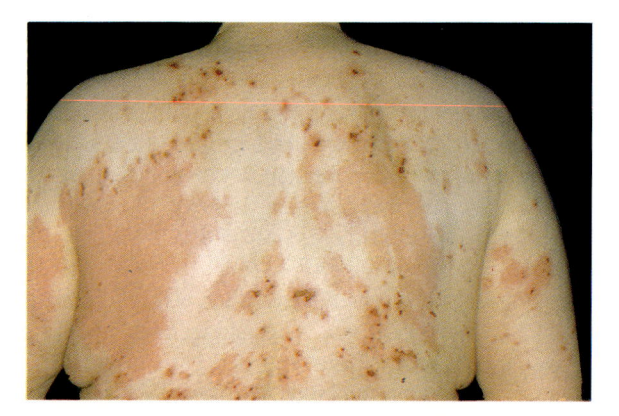

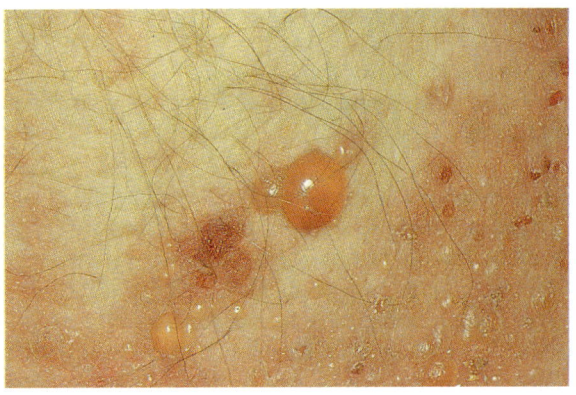

Abb. 15.19. Dermatitis herpetiformis

zifität wie die Retikulin- und Endomysiumantikörper im Serum auf. Dagegen ist die Herkunft und Antigenspezifität der in der Haut gebundenen IgA-Antikörper bei Dermatitis herpetiformis nicht bekannt. Möglicherweise führt hier eine lokale Immunkomplexreaktion zu einer Aktivierung des Komplementsystems (vorwiegend über den alternativen Aktivierungsweg), zu Chemotaxis und Aktivierung von Granulozyten und humoralen Entzündungsmediatoren, die alle zu der subepidermalen Blasenbildung beitragen. Bemerkenswert ist die besondere Empfindlichkeit der Patienten gegen Halogenide, besonders Kaliumjodid. In diesem Zusammenhang können jodidhaltige Medikamente oder Externa (z.B. Jodoformgaze), die Verwendung von jodhaltigem Kochsalz oder die Zufuhr von jodidhaltigen Seefischen oder anderen Nahrungsmitteln zu einer Auslösung oder Exazerbation von Hauterscheinungen führen.

Klinik. Die Erkrankung tritt langsam zunehmend oder plötzlich auf und verursacht subjektiv brennenden oder schmerzenden Juckreiz. Prädilektionsstellen der gewöhnlich symmetrisch angeordneten Exantheme sind oberer Schultergürtel, Glutäalregion und Kapillitium, ferner Unterarmstreckseiten und Ellbogen sowie Knie und Unterschenkelstreckseiten. Selten sind ausschließlich Ellenbogen und Knie betroffen *(Typ Cottini)*. Die Mundschleimhaut ist praktisch nie befallen.
Typisch ist die *Polymorphie* der Hautveränderungen. Zunächst stellen sich erythematöse, urtikarielle oder auch papulöse Hautveränderungen an den Prädilektionsstellen ein. Sobald gruppierte herpetiforme Bläscheneruptionen auftreten, ist die Dermatose leicht erkennbar. Manchmal sind die Bläschen sehr klein und liegen wie Schrotkörner in der Haut; sie sind dann besser palpatorisch festzustellen als zu sehen. Immer sind die bizarren Bläschen straff gespannt und besitzen eine feste widerstandsfähige Blasendecke. Bei Kindern und alten Menschen, aber auch nach Absetzen einer Behandlung, können größere prall gespannte Blasen auftreten, wie sie bei bullösem Pemphigoid vorkommen (*großblasige oder bullöse Dermatitis herpetiformis*). Auch ekzematoide, zur Lichenifikation neigende Veränderungen können hinzutreten. Sekundäre Hyperpigmentierung in den erkrankten Hautbezirken kommt bei 50% der Patienten vor.

Symptome. Typisch ist starker und besonders brennender Juckreiz in dem Bereich von Hauterscheinungen. Massives Kratzen verursacht Kratzeffekte, die sich impetiginisieren können. Dadurch kann die Krankheit schwer diagnostizierbar sein. Rezidive, Kratzeffekte und Impetiginisation führen zu Bildern, die an Cutis vagantium denken lassen.

Glutensensitive Enteropathie bei Dermatitis herpetiformis. Etwa 70% der Patienten weisen im Jejunum Veränderungen auf, wie sie bei Zöliakie vorkommen. Dazu gehören Zottenatrophie unterschiedlicher Intensität, entzündliche Infiltrate aus Lymphozyten und gestörte enzymatische Aktivität im Dünndarmepithel. Bei etwa 30% der Patienten ist allerdings die Jejunumschleimhaut histologisch und funktionell normal.
Bei *Dermatitis herpetiformis* können im Gastrointestinaltrakt weiterhin folgende Befunde erhoben werden: Glutensensitive Enteropathie, Zottenatrophie im Jejunum mit Kryptenhyperplasie, Ösophagusstriktur, Divertikel, Stearrhö, atrophische Gastritis, intestinale Lipodystrophie, Rektokolitis und Lymphome.
Allgemeinsymptome. Solche bestehen gewöhnlich nicht. Bemerkenswert ist häufig eine Eosinophilie im Blut- und Blasenserum sowie im Knochenmark.
Jodidempfindlichkeit. Das Wesen der Jodempfindlichkeit ist noch nicht sicher geklärt. Es handelt sich um eine unspezifische Jodprovozierbarkeit der Hauterscheinungen. Innerliche Verabreichung von Kaliumjodid kann zu massiver, teilweise nicht ungefährlicher Exazerbation der Erkrankung führen.

Zytologie des Blasengrundausstrichs. Keine akantholytischen Pemphiguszellen, da subepidermale Blasenbildung. Viele eosinophile Leukozyten.

Histopathologie. Subepidermale Spannungsblase ohne Akantholyse. Im Blaseninhalt findet man sehr viele eosinophile, aber auch neutrophile Leukozyten. Die PAS-reaktive Basalmembran bleibt am Korium fixiert. Im Papillarkörper Ödem und entzündliches Infiltrat aus Histiozyten, Lymphozyten, eosinophilen und neutrophilen Leukozyten in erythematösen Veränderungen oder den Blasenrandzonen. Typisch sind *intrapapilläre Mikroabszesse* in den subepidermalen Papillenspitzen mit neutrophilen und eosinophilen Leukozyten sowie Zellkerntrümmern. Subkorneale Bläschen sind selten. Elektronenmikroskopische Untersuchungen haben gezeigt, daß die Blasen im Stratum papillare beginnt, wo es zu Ödem, nekrobiotischen Veränderungen an den Kollagenfasern und einer zellulär-entzündlichen Reaktion kommt. Die elektronenmikroskopischen Veränderungen an der Basalmembran und der Zytoplasmamembran der Basalzellen sind typisch. So kommt es zu einer Kontinuitätstrennung zwischen Epidermiszellen und dem darunter liegenden Korium.

Immunologie. Wichtigstes diagnostisches Kriterium für Dermatitis herpetiformis mittels DIF sind *granuläre Niederschläge von IgA*, häufig zusammen mit C3 in den dermalen Papillenspitzen und entlang der Basalmembranzone, seltener auch in und um die derma-

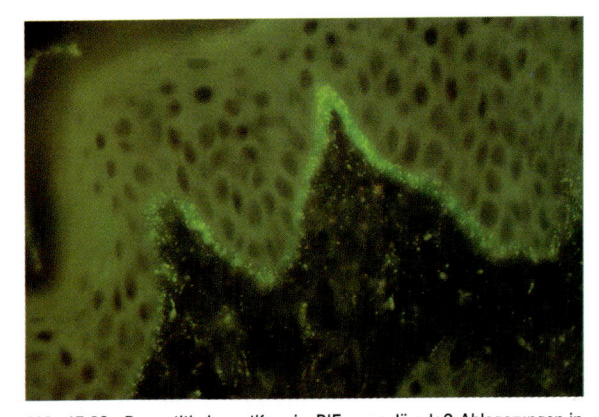

Abb. 15.20. Dermatitis herpetiformis, DIF: granuläre IgG-Ablagerungen in der Basalmembranzone

len Blutgefäße. Fast alle Patienten mit diesem granulären IgA-Präzipitationsmuster zeigen jejunale Veränderungen im Sinne einer glutensensitiven Enteropathie. Die IgA-Ablagerungen bestehen weitgehend unabhängig von der Krankheitsaktivität, können sich aber unter konsequenter glutenfreier Diät langfristig zurückbilden. Sie gehören überwiegend zur IgA$_1$-Subklasse und liegen in monomerer oder dimerer Form vor. Ultrastrukturell entsprechen die granulären IgA-Ablagerungen in der Haut den sogenannten Dermatitis-herpetiformis-Körperchen (DH-bodies), die in der Umgebung von Kollagenfasern oder elastischen Mikrofibrillen im Stratum papillare erkennbar sind.

Bei Dermatitis herpetiformis können im Serum keine Autoantikörper gegen epidermale oder Basalmembranzonenantigene nachgewiesen werden, allerdings aber andere, v.a. der IgA-Klasse. Dazu gehören: IgA-Endomysium-Antikörper, IgA-Jejunum-Antikörper und IgA-Retikulin-Antikörper. Sie entstehen im Zusammenhang mit der assoziierten glutensensitiven Enteropathie, stellen somit serologische Marker für eine Dünndarmbeteiligung bei Dermatitis herpetiformis dar und sind bei 70–80% der Patienten nachweisbar. Unter glutenfreier Diät verschwinden sie langsam und können durch Glutenbelastung erneut induziert werden. Mittels IIF können diese IgA-Antikörper auf unterschiedlichen Antigensubstraten (Endomysium glatter Muskulatur, Dünndarmschleimhaut) nachgewiesen werden, was zu der uneinheitlichen Bezeichnung geführt hat; sie sind aber wahrscheinlich in bezug auf ihre Antigenspezifität identisch. Mit Gliadinantikörpern, die bei Dermatitis herpetiformis ebenfalls vorkommen können, zeigen sie keine Kreuzreaktion.

Verlauf. Dermatitis herpetiformis beginnt vielfach akut oder subakut und zeigt einen schubweisen Verlauf, wobei mehrmonatige erscheinungsarme oder erscheinungsfreie Intervalle vorkommen können. Da sich die Erkrankung über viele Jahre hin erstreckt, sind die Betroffenen durch die Hauterscheinungen und besonders durch den brennenden Juckreiz physisch und psychisch stark belastet, obwohl es sich grundsätzlich um eine gutartige Hautkrankheit handelt.

Differentialdiagnose. Die durch Symmetrie, Polymorphie und auffällige Prädilektion gekennzeichnete Hautkrankheit mit intensiv brennendem Juckreiz ist typisch. Von diagnostischer Hilfe sind Biopsie eines frischen Bläschens und aus einem Randerythem mit histologischer und immunpathologischer Untersuchung (DIF). Die Diagnose kann auch ex juvantibus abgesichert werden, da Dermatitis herpetiformis auf Sulfone (Dapson 100–150 mg/tgl.) in wenigen Tagen gut anspricht.

Bei akutem Einsetzen der Erkrankung ist an Erythema multiforme und Sweet-Syndrom zu denken, bei großblasigen Varianten an bullöses Pemphigoid. Pustulosis subcornealis kommt differentialdiagnostisch nur gegenüber dem zirzinären Typ von Dermatitis herpetiformis in Betracht. Stehen pruriginöse Papeln und Knötchen im Vordergrund der klinischen Erscheinungen (*Prurigoform der Dermatitis herpetiformis*), so sind Prurigoformen anderer Dermatosen wie atopisches Ekzem oder Prurigo simplex subacuta auszuschließen.

Therapie
Innerlich. Am meisten bewährt haben sich Sulfone wie Dapson (Dapson-Fatol). Gewöhnlich genügen beim Erwachsenen Dosen von 50–150 mg tgl. um die Erscheinung unter Kontrolle zu bringen. Allerdings ist die Schwankungsbreite der späteren morbostatischen Erhaltungsdosis groß; bei manchen Patienten genügen 50 mg Dapson jeden 2. Tag, andere benötigen mehr als 150 mg tgl. Bei Behandlung mit Sulfonen ist nach Abklingen der Erscheinungen die minimale Erhaltungsdosis zu ermitteln. Wichtig ist die Kontrolle von hämatologischen Nebenwirkungen (Methämoglobinbildung, Einschlußkörperanämie mit Heinz-Innenkörperchen, Hämolyse). Speziell Patienten mit Glukose-6-Phosphat-Dehydrogenasemangel können schwere Hämolyse erleiden; daher G-6-PDH-Screening vor Behandlungsbeginn. Der Wirkungsmechanismus der Sulfontherapie ist unbekannt: wegen möglicher Nebenwirkungen sind laufende Kontrollen erforderlich. Da es sich um eine morbostatische Therapie handelt, muß jahrelang behandelt werden.

Auch bei Patienten ohne klinisch manifeste Enteropathie sollte eine strikte glutenfreie Diät eingehalten werden, auch wenn der Aufwand erheblich ist und der Therapieefolg erst nach Monaten eintreten kann, da sich so die Arzneimitteldosis reduzieren läßt. Weitere wichtige diätetische Empfehlungen sind: kein Jodsalz, keine Seefische, keine jodhaltigen Medikamente.

Antibiotika kommen nur bei bakterieller Sekundärinfektion nach Antibiogramm in Betracht. Glukokortikoide haben nur in hoher Dosierung einen geringfügigen Effekt, so daß sie kaum indiziert sind.

Bei starkem Juckreiz sind Antihistaminika, nachts auch Phenothiazine angezeigt.

Äußerlich. Juckreizstillende örtliche Behandlung (Lotio zinci mit Liquor carbonis detergens (5–10%), Ichthyol (5–10%) oder Polidocanol (Thesit 5%). Ferner Antihistamingele, Glukokortikoide in fettarmer Grundlage (z.B. Volon A-Schüttelmixtur), Abreibungen mit stark verdünntem Essigwasser, Teerbäder.

Lineare IgA-Dermatose

[Chorzelski und Jablonska 1979]

Synonyme. IgA-Pemphigoid, IgA-lineare Dermatose, polymorphes Pemphigoid

Definition. Die lineare IgA-Dermatose (LAD) ist eine polymorphe bullöse Dermatose mit subepidermaler Blasenbildung, die immunologisch durch lineare Ablagerungen von Antikörpern der IgA-Klasse im Bereich der Basalmembranzone charakterisiert ist. Sie kann daher immunologisch vom bullösen Pemphigoid und der Dermatitis herpetiformis abgegrenzt werden.

Vorkommen. Überwiegend bei jüngeren Erwachsenen. Nur in etwa 30% Assoziation mit dem HLA-Haplotyp-A1, -B8 und -DR3.

Ätiopathogenese. Unbekannt. Eng verwandt mit der benignen chronisch-bullösen Dermatose der Kindheit. Keine gesicherte Assoziation mit glutensensitiver Enteropathie.

Klinik. Das klinische Bild der Erkrankung ist sehr variabel; die vesikulösen und bullösen Hauterscheinungen erinnern an bullöses Pemphigoid und seltener an Dermatitis herpetiformis einschließlich subjektiver brennender juckender Hautsensationen. Hinweisend auf eine lineare IgA-Dermatose sind annuläre oder scheibenförmige Eytheme mit einem randständigen, teils herpetiformen Bläschensaum. Keine Prädilektionsstellen, die Gelenkbeugen sind häufiger betroffen. Schleimhautbeteiligung ist sehr selten.

Histopathologie. Subepidermale Blasen, gelegentlich auch intrapapilläre Mikroabszesse wie bei Dermatitis herpetiformis.

Immunologie. Die DIF von periläsionaler Haut zeigt *lineare* Ablagerungen von IgA, überwiegend der IgA_1-Subklasse, selten IgA_2 oder IgA-Dimere, im Bereich der Basalmembranzone, gelegentlich zusammen mit der Komplementkomponente C3. Bei zusätzlichem Nachweis von Antikörperniederschlägen der IgG- oder IgM-Klasse ist die Diagnose eines bullösen Pemphigoids wahrscheinlicher. Immunelektronenmikroskopische Untersuchungen zeigen, daß die linearen IgA-Antikörper-Niederschläge innerhalb der Basalmembranzone unterschiedlich lokalisiert sein können: Der *Lamina-lucida-Typ* der LAD entspricht dem bullösen Pemphigoid, der *dermale Typ* der LAD entspricht eher der Dermatitis herpetiformis.

Mittels IIF können im Serum von etwa 60% der Patienten zirkulierende Antikörper der IgA-Klasse, die wie die Antikörper bei bullösem Pemphigoid mit der Basalmembran von mehrschichtigem Epithel (z.B. von Ösophagus) reagieren, nachgewiesen werden. Die Antigenspezifität der IgA-Antikörper bei LAD ist noch nicht identifiziert und wahrscheinlich heterogen. IgA-Retikulin- oder IgA-Endomysium-Antikörper wie bei Dermatitis herpetiformis sind nicht nachweisbar.

Verlauf. Die Erkrankung kann sich über Jahre hinweg erstrecken. Eine glutensensitive Enteropathie entwickelt sich nicht.

Therapie. Bei dem dermalen Typ der LAD sprechen die bullösen Veränderungen zu Beginn gut auf Sulfone an, später am besten auf Sulfone mit kleinen Dosen von Glukokortikoiden. Der Lamina-lucida-Typ heilt in der Regel wie das bullöse Pemphigoid unter einer innerlichen Therapie mit Glukokortikoiden in mittlerer Dosierung ab.

Chronische bullöse Dermatosen im Kindesalter

Neben den relativ häufigeren hereditären Epidermolysen können auch erworbene blasenbildende Hauterkrankungen im Kindesalter vorkommen. Sie können große diagnostische Schwierigkeiten bereiten.

Juveniler Pemphigus vulgaris

Er kommt in der Kindheit extrem selten vor. Das klinische Bild entspricht dem des Pemphigus vulgaris beim Erwachsenen. Auch die zytopathologischen, histopathologischen und immunologischen Befunde sind für Pemphigus vulgaris charakteristisch und machen die Diagnose leicht. Vielfach werden als Verdachtsdiagnosen chronische Stomatitis, chronisch-rezidivierende Aphthen, Erythema multiforme oder toxische bullöse Exantheme vermutet.

Pemphigus foliaceus

Er kann auch bei Kindern auftreten und im Erwachsenenalter wiederkommen. Häufige Fehldiagnosen bei Erscheinungen im Gesicht und Kapillitium sind seborrhoisches Ekzem, atypische Impetigo contagiosa oder chronisches Ekzem. Therapieresistenz deutet auf Notwendigkeit weitergreifender diagnostischer Maßnahmen hin.

Juveniles bullöses Pemphigoid
[Bean et al. 1970]

Synonym. Pemphigus juvenilis

Definition. Es handelt sich um eine chronisch-rezidivierende bullöse Dermatose bei Kindern. Prädilektionen sind Gesicht und Genitalgegend, am häufigsten die Extremitätenakren.

Vorkommen. Die Erkrankung ist sehr selten und beginnt meistens vor dem 5. Lebensjahr. Jungen sind bevorzugt betroffen. Der Einfluß von Erbfaktoren ist nicht gesichert.

Ätiopathogenese. Ätiologie unbekannt; pathogenetisch werden die gleichen Faktoren wie beim bullösen Pemphigoid diskutiert. Bemerkenswert ist Spontanabheilung vor der Pubertät.

Klinik. Zumeist treten plötzlich chronisch-rezidivierende Erscheinungen, vorzugsweise entweder im zentralen Gesichtsbereich und der Genitokruralgegend (*zentraler Typ*) oder an den Extremitätenakren (*akraler Typ*) auf. Auf normaler Haut oder auf einem herdförmigen Erythemen entwickeln sich unterschiedlich große, gespannte halbkugelige Bläschen und Blasen, deren Inhalt gewöhnlich klar ist, aber auch hämorrhagisch oder nach Sekundärinfektion purulent sein kann. Die Blasen neigen zu gruppenförmiger Aggregation und können zu annulären und polyzyklischen Erscheinungsbildern führen. Nach Zerplatzen entstehen langsam heilende Erosionen. Die Mundschleimhaut bleibt verschont. Das Allgemeinbefinden ist nicht gestört. Juckreiz besteht gewöhnlich nicht. Jodprovozierbarkeit wie bei Dermatitis herpetiformis kommt vor.

Histopathologie und Immunologie. Die Befunde entsprechen denjenigen bei bullösem Pemphigoid.

Verlauf. Remissionen können nach einigen Wochen bis Monaten vorkommen. Im allgemeinen dauert die Erkrankung 3–4 Jahre. Nach der Pubertät kommt sie nicht vor.

Differentialdiagnose. Wichtig ist die Abgrenzung von Dermatitis herpetiformis im Kindesalter. Ein Teil der Fälle scheint der linearen IgA-Dermatose bei Kindern oder der benignen chronisch-bullösen Dermatose im Kindesalter zu entsprechen.

Therapie. Glukokortikoide.

Juvenile Dermatitis herpetiformis

Definition. Es handelt sich um eine Dermatitis herpetiformis, die aber in der Kindheit beginnt und einige Besonderheiten aufweist.

Ätiopathogenese. Wie bei Dermatitis herpetiformis der Erwachsenen. Bei Kindern ist besonders an Wurmbefall und Jodprovokation zu denken. Für eine genetische Disposition spricht die Assoziation mit dem Haplotyp HLA-A1, -B8 und -DR3 (in etwa 60% der Patienten).

Klinik. Das klinische Bild entspricht dem der Erwachsenenkrankheit. Meistens kommt es bei Kindern nach dem 6. Lebensjahr zu locker disseminierten, oft gruppiert stehenden Eruptionen von urtikariellen Papeln und Papulovesikeln, nur relativ selten zu größeren Blasen. Nicht selten sind die Bläschen herpetiform oder polyzyklisch angeordnet. Wegen des starken Juckreizes stehen Exkoriationen im Vordergrund der Erscheinungen. Durch Kratzeffekte und Sekundärinfektion kann das morphologische Bild sehr bunt werden. Die Pigmentierungstendenz bleibt zumeist geringfügig.

Symptome. Mäßiger bis starker Juckreiz, der auch brennend oder schmerzhaft sein kann.

Histopathologie und Immunologie. Wie bei Dermatitis herpetiformis der Erwachsenen.

Verlauf und Prognose. Exazerbationen und Remissionen können abwechseln. Manche Erkrankungen heilen vor der Pubertät ab, andere persistieren bis ins Erwachsenenalter. Aus diesem Grunde ist die Prognose vorsichtig zu stellen.

Differentialdiagnose. Sie hat insbesondere das juvenile Pemphigoid zu berücksichtigen. Dabei ist bedeutsam, daß beide Erkrankungen durch Jod provoziert werden können. Wichtig sind ferner die Beurteilung der Gesamtsymptomatik, die histopathologische Untersuchung eines frischen Bläschens mit Randbezirken und die immunologische Charakterisierung. Atopisches Ekzem und Skabies sollten ausgeschlossen werden.

Therapie. Wie bei Dermatitis herpetiformis. Auf glutenfreie Diät ist zu achten.

Juvenile lineare IgA-Dermatose

Synonyme. Benigne chronisch-bullöse Dermatose der Kindheit, chronic bullous dermatosis of childhood (CBCD, Bean et al. 1971).

Definition. Die benigne chronisch-bullöse Dermatose der Kindheit entspricht der linearen IgA-Dermatose bei Erwachsenen. Sie ist bei Kindern häufiger als das bullöse Pemphigoid und wird vorwiegend in Afrika und asiatischen Ländern gesehen. Es besteht keine Assoziation mit glutensensitiver Enteropathie.

Klinik. Erstmanifestation häufig zwischen dem 3. und 5. Lebensjahr. Klinisch stehen juckende Bläschen und Blaseneruptionen perioral, genital, aber auch an Stamm und Extremitäten, teilweise mit herpetiformer Konfiguration im Vordergrund des klinischen Bildes. Frische Bläschen können sich um abheilende Veränderungen gruppieren. Die Schleimhäute sind bei etwa 60% der Patienten betroffen.

Symptome. Juckreiz oder brennendes Jucken.

Histopathologie. Subepidermale Blasen, teilweise in Randzonen intrapapilläre Mikroabszesse.

Immunologie. Mittels DIF-Nachweis von linearen IgA-Ablagerungen, seltener von C3 oder IgM, wie bei dem Erwachsenentyp. Ultrastrukturell entspricht die Antikörperbindung meist dem Lamina-lucida-Typ der LAD und läßt sich oberhalb der Lamina densa in der Basalmembran nachweisen. Bei Antigenmapping liegt Kollagen-Typ-IV am Blasenboden: juntiolytische Blase.

Bei 40–70% der Kinder lassen sich mittels IIF zirkulierende Antikörper der IgA-Klasse nachweisen, die mit der Basalmembranzone mit linearem Verteilungsmuster reagieren. Das Zielantigen ist nicht bekannt.

Verlauf. Chronisch, häufig Abheilung vor der Pubertät.

Differentialdiagnose. Wichtig ist die Abgrenzung von Dermatitis herpetiformis im Kindesalter.

Therapie. Glukokortikoide in niedriger Dosierung, evtl. in Kombination mit Dapson.

Epidermolysis bullosa acquisita

[Roenigk et al. 1971, Woodley et al. 1984]

Definition. Die Epidermolysis bullosa acquisita (EBA) ist eine erworbene chronisch verlaufende mechanobullöse Dermatose, die an der Haut und besonders an Schleimhäuten zu ausgeprägten Narben führt. Die Erkrankung wird durch Autoantikörper gegen Typ-VII-Kollagen in der dermalen Basalmembranzone der Haut hervorgerufen.

Vorkommen. Selten. Keine ethnische Gebundenheit, kein familiäres Vorkommen. Frauen sind etwas häufiger betroffen. Auftreten meist im mittleren Lebensalter, sehr selten bereits bei Kindern.

Ätiopathogenese. Ätiologie unbekannt. Mechanische Hautbelastung durch Druck, Stoß, Quetschung oder Reibung führt zu blasigen Hautveränderungen mit narbigen Folgezuständen. Wesensmäßig handelt es sich um eine Autoimmunkrankheit, die durch Autoantikörper gegen Typ-VII-Kollagen hervorgerufen wird, das die Verankerungsfibrillen in der dermalen Basalmembranzone bildet. Das eigentliche EBA-Antigen hat ein Molekulargewicht von 145 kD und ist in dem aminoterminalen, globulären Bereich von Typ-VII-Kollagen enthalten. Es wird von Keratinozyten und dermalen Fibroblasten synthetisiert und kann sowohl innerhalb der Lamina densa der Basalmembranzone als auch an den Endigungen (anchoring plaques) der Verankerungsfibrillen in der dermoepidermalen Verbundzone nachgewiesen werden. Der Pathomechanismus der Blasenbildung bei EBA ist nicht geklärt. In der entzündlichen Phase spielt offenbar eine antikörpervermittelte Komplementaktivierung mit Freisetzung von chemotaktischen Mediatoren eine wichtige Rolle.

Klinik. Das klinische Erscheinungsbild ist in bezug auf Ausprägung und Verteilung sehr variabel. Man kann entzündliche sowie nichtentzündliche mechanobullöse Hautveränderungen unterscheiden.

Nichtentzündlicher Typ. Er ist geprägt durch erhöhte Verletzlichkeit der Haut, Blasen und sekundär durch Erosionen in mechanisch exponierten Hautarealen, wie Handrücken, Ellenbogen, Knien oder Füßen, die mit Narben und Milien abheilen. Selten tritt der nichtentzündliche, mechanobullöse Typ der EBA generalisiert auf und kann auch zu Nageldystrophie und vernarbender Alopezie führen.

Entzündlicher Typ. Hier können gleichzeitig oder schubweise intermittierend vorwiegend am Rumpf und an den Beugeseiten der Extremitäten Hautveränderungen mit deutlich entzündlicher Ausprägung auftreten. Dabei kommt es, meist auf erythematös oder urtikariell veränderter Haut, spontan zur Ausbildung von Blasen und Erosionen, die häufig ohne Hinterlassung von Narben abheilen. Gleichzeitig wird Juckreiz angegeben.

Schleimhäute. Die meisten Patienten entwickeln auch vesikulöse und erosive Veränderungen an den Schleimhäuten, besonders in der Mundhöhle, aber auch an Konjunktiven, Genital-, seltener auch Kehlkopf- oder Ösophagusschleimhaut. Die narbige Abheilung der Schleimhautveränderungen kann an den Augen zur Erblindung, im Larynx und Ösophagus zu Stenosen oder schweren Funktionsstörungen führen.

Histopathologie. Stets subepidermale Blasen; in älteren oder rezidivierend an gleicher Stelle auftretender Blasen ist Narbenbildung im Stratum papillare und Stratum reticulare des Koriums erkennbar. Traumatisch induzierte Blasen zeigen keine oder nur eine gering ausgeprägte entzündliche Infiltration von mononukleären Zellen im subläsionalen Korium. In der Umgebung von spontan entstehenden Blasen des entzündlichen Typs ist meist ein dichtes Infiltrat aus neutrophilen, seltener auch eosinophilen Granulozyten nachweisbar.

Immunologie. Mit Hilfe der DIF sind unregelmäßige bandartige Ablagerungen von IgG, allein oder in Kombination mit IgA oder IgM innerhalb der Basalmembranzone in erkrankter und periläsionaler Haut erkennbar. In der Regel zeigen sich in der gleichen Lokalisation auch Niederschläge von Komplementkomponenten (C1q, C4, C3). Im Gegensatz zu bullösem Pemphigoid sind die Antikörperpräzipitate breiter und stärker ausgeprägt und weisen keine Subklassenspezifität auf. Immunelektronenmikroskopisch können die IgG-Antikörper und Aggregate von IgG-haltigen Immunkomplexen innerhalb der Lamina densa und an den Verankerungsfibrillen nachgewiesen werden. Bei längerer Krankheitsdauer sind die Immunpräzipitate überwiegend dermal, d.h. im Bereich der Verankerungsfibrillen lokalisiert.

Antigenmapping. Die Unterscheidung zwischen EBA und bullösem Pemphigoid kann bei den meisten Patienten auch mit Hilfe des Antigenmappings, das wesentlich weniger aufwendig als die Immunelektronenmikroskopie ist, erfolgen. Dabei wird ein Exzidat aus periläsionaler Haut mit 1molarer Kochsalzlösung vorbehandelt; der dadurch induzierte Spalt verläuft innerhalb der Lamina lucida der Basalmembranzone. Bei EBA sind die Antikörperpräzipitate inner- oder unterhalb der Lamina densa, am Boden der induzierten Blase, beim bullösen Pemphigoid sind die Antikörperniederschläge dagegen im Bereich der Lamina lucida und der Zellmembran basaler Keratinozyten, d.h. am Blasendach lokalisiert. Um die exakte Immunlokalisation mittels Antigenmapping zu überprüfen, kann eine Kontrollreaktion mit einem Antiserum gegen Typ-IV-Kollagen erfolgen, das ebenfalls dermal am Blasenboden bindet.

Für die IIF zum Nachweis zirkulierender Antikörper wird ein kochsalzsepariertes Hautstück von gesunden Probanden mit Patientenserum (oder Anti-Typ-IV-Kollagen-Antiserum als Kontrolle) inkubiert: bei EBA binden zirkulierende Autoantikörper der IgG-Klasse dermal am Blasenboden, während die Antikörperbindung beim bullösen Pemphigoid entlang der Blasendecke erfolgt. Mit dieser Methode können bei den meisten Patienten mit EBA zirkulierende Serumantikörper nachgewiesen werden; mit herkömmlichen IIF-Methoden (Affenösophagus) zeigen nur etwa 30% der EBA-Patienten zirkulierende Antibasalmembranzonenantikörper der IgG-Klasse.

Verlauf. Hochchronisch. Spontane Rückbildung ist sehr selten. In frühen Krankheitsphasen und bei Exazerbationen überwiegend entzündliche, im weiteren Verlauf mechanobullöse Hautveränderungen, die dann narbig abheilen und schwere Funktionsstörungen verursachen können.

Differentialdiagnose. Der entzündliche Typ mit spontanen Blasen muß von anderen bullösen Autoimmundermatosen wie bullösem Pemphigoid, Pemphigus vulgaris, linearer IgA-Dermatose, Erythema multiforme und der bullösen Variante des systemischen Lupus erythematodes (SLE) abgegrenzt werden. Die Unterscheidung des mechanobullösen Typs der EBA von hereditären Epidermolysis-bullosa-Formen ist meist einfach, die Abgrenzung von Porphyria cutanea tarda, bullöser Hautamyloidose oder dem disseminierten vernarbenden Pemphigoid kann schwierig sein.

Therapie. Schwieriger als bei anderen Autoimmundermatosen. Glukokortikoide sind in hoher Dosie-

Tabelle 15.3. Differentialdiagnose von bullösem Pemphigoid und Epidermolysis bullosa acquisita

	Bullöses Pemphigoid	Epidermolysis bullosa acquisita
Histologie	Subepidermaler Spalt	Dermaler Spalt
DIF	Lineare Niederschläge von IgG und Komplement in der Basalmembranzone	Bandartige Niederschläge von IgG und Komplement unter der Basalmembranzone
Antigenmapping	Anti-Typ-IV-Kollagen am Blasenboden	Anti-Typ-IV-Kollagen am Blasendach
IIF	IgG, C3 (70–80%)	IgG, C3 (50–70%)[a]
Immunelektronenmikroskopie	Antikörper in der Lamina lucida der Basalmembranzone	Antikörper unter der Lamina densa der Basalmembranzone
Antigen	BPAG1 (230 kD) BPAG2 (180 kD)	Typ-VII-Kollagen (290 kD)

[a] Mit kochsalzseparierter Haut als Antigensubstrat.

rung nur bei spontaner Blasenbildung vom entzündlichen Typ wirksam. Bei generalisierter Haut- und Schleimhautbeteiligung sind Therapieversuche mit Immunsuppressiva indiziert; über den Einsatz von Cyclosporin A (Sandimmun) liegen positive Berichte vor. Auch Dapson, Colchizin (anfangs 2 mg, später 1 mg tgl.), Vitamin E (600–1200 mg tgl.) und Plasmapherese waren in Einzelfällen wirksam.

Bei lokalisierter Epidermolysis bullosa acquisita mit geringen Narben kann auch äußerliche Therapie mit glukokortikoidhaltigen Externa ausreichend sein. Auf Vermeidung sekundärer Infektion und auf sorgfältige Wundpflege ist zu achten, desgleichen auf entlastende Maßnahmen mechanisch belasteter Hautareale.

Vereinzelt wurde über Autograft-Transplantationen mit gutem Ergebnis berichtet.

Weiterführende Literatur

Epidermolysis bullosa hereditaria

Anton-Lamprecht I (1984) Prenatal diagnosis of epidermolysis bullosa hereditaria: a review. Semin Dermatol 3:229–240

Anton-Lamprecht I, Schnyder UW (1979) Zur Ultrastruktur der Epidermolysen mit junktionaler Blasenbildung. Dermatologica 159:377–382

Anton-Lamprecht I, Schnyder UW (1982) Epidermolysis bullosa herpetiformis Dowling-Meara. Report of a case and pathomorphogenesis. Dermatologica 164:221–235

Anton-Lamprecht I, Rauskolb R, Jovanovic V et al. (1981) Prenatal diagnosis of epidermolysis bullosa dystrophica Hallopeau-Siemens with electron microscopy of fetal skin. Lancet 1:1077–1079

Bart BJ (1970) Epidermolysis bullosa and congenital localized absence of skin. Arch Dermatol 101:78–81

Bauer EA (1981) Epidermolysis bullosa. Birth Defects 17:173–190

Bauer EA (1985) Collagenase in recessive dystrophic epidermolysis bullosa. Ann NY Acad Sci 460:311–320

Bauer EA, Cooper TW, Tucker DR (1980) Phenytoin therapy of recessive dystrophic epidermolysis bullosa. Clinical trial and proposed mechanism of action on collagenase. N Engl J Med 303:776–781

Bauer EA, Ludman MD, Goldberg JD et al. (1986) Antenatal diagnosis of recessive dystrophic epidermolysis bullosa, collagenase expression in cultured fibroblasts as a biochemical marker. J Invest Dermatol 87:597–601

Bircher AJ, Lang-Muritano M, Pfaltz M et al. (1993) Epidermolysis bullosa junctionalis progressiva in three siblings. Immunochemical and electron microscopic studies. Br J Dermatol 128:429–435

Bonifas JM, Rothman AL, Epstein EH Jr (1991) Epidermolysis bullosa simplex: Evidence in two families for keratin gene abnormalities. Science 254:1202–1205

Breit R (1979) Epidermolysis bullosa dystrophica inversa. Übersicht und Bericht eines Falles. Hautarzt: 30:471–477

Briggaman RA, Paller AS, Pessar A (1985) Epidermolysis bullosa. In: Farmer ER, Provost T (eds) Current therapy in dermatology 1985–1986. Mosby, St. Louis, pp 70–75

Bruckner-Tuderman L, Mitsuhashi Y et al. (1989) Anchoring fibrils and type VII collagen are absent from skin in severe recessive dystrophic epidermolysis bullosa. J Invest Dermatol 93:3–9

Bruckner-Tuderman L, Niemi K-M, Kero M et al. (1990) Type VII collagen is expressed but anchoring fibrils are defective in dystrophic epidermolysis bullosa inversa. Br J Dermatol 122:383–390

Bruckner-Tuderman L, Vogel A, Ruegger S et al. (1989) Epidermolysis bullosa simplex with mottled pigmentation. J Am Acad Dermatol 21:425–432

Bruckner-Tuderman L (1993) Epidermolysis bullosa. In: Steinmann B, Royce P (eds) Connective tissue and its heritable disorders. Molecular, genetic and medical aspects. Wiley-Liss, New York, pp 507–532

Buchbinder LH, Lucky AW, Ballerd E et al. (1986) Severe infantile epidermolysis bullosa simplex. Dowling-Meara type. Arch Dermatol 122:190–198

Carter DM, Lin AN, Verghese M (1987) Treatment of junctional epidermolysis bullosa with epidermal autografts. J Am Acad Dermatol 122:246

Cockayne EA (1947) Recurrent bullous eruption of the feet. Br J Dermatol 59:109–112

Cooper TW, Bauer EA (1984) Therapeutic efficacy of phenytoin in recessive dystrophic epidermolysis bullosa. Arch Dermatol 170L:490–495
Dowling GB, Meara RH (1954) Epidermolysis bullosa resembling juvenile dermatitis herpetiformis. Br J Dermatol 66:139–143
Eady RAJ, Tidman MJ (1983) Diagnosing epidermolysis bullosa. Br J Dermatol 108:621–626
Fine JD (1986) Epidermolysis bullosa. Clinical aspects, pathology and recent advances research. Int J Dermatol 25:143–157
Fine JD, Eady RAJ, Levy ML et al. (1988) Prenatal diagnosis of dominant and recessive dystrophic epidermolysis bullosa: application and limitations of the use of KF-1 and LH7:2 monoclonal antibodies and immunofluorescence mapping technique. J Invest Dermatol 88:465–471
Fine JD, Horiguchi Y, Couchman RJ (1989) 19-DEJ-1, a hemidesmosome-anchoring filament complex-associated monoclonal antibody. Definition of a new skin basement membrane antigenic defect in junctional and dystrophic epidermolysis bullosa. Arch Dermatol 125:520–523
Fischer T, Gedde-Dahl T (1979) Epidermolysis bullosa simplex and mottled pigmentation. Clin Genet 15:228–238
Fritsch P, Klein G, Auboeck J et al. (1983) Retinoid therapy of recessive dystrophic epidermolysis bullosa. J Am Acad Dermatol 9:766 only
Fuchs E, Coulombe P, Cheng J et al. (1994) Genetic bases of epidermolysis bullosa simplex and epidermolytic hyperkeratosis. J Invest Dermatol 103:25S–30S
Garcia-Perez A, Carapeto FJ (1975) Pretibial epidermolysis bullosa: report of two families and review of literature. Dermatologica 150:122–128
Gedde-Dahl T (1971) Epidermolysis bullosa: a clinical genetic and epidemiological study. Johns Hopkins Press, Baltimore, pp 180
Gedde-Dahl T Jr, Anton-Lamprecht I (1990) Epidermolysis bullosa. In: Emery AEH, Rimoin DL (eds) Principles and practice of medical genetics, vol 1. Churchill-Livingstone, New York, pp 672–687
Gedde-Dahl T (1986) Clinical heterogeneity in epidermolysis bullosa: speculations on causation and consequence for research. J Invest Dermatol 86:91–93
Hashimoto I, Schnyder UW, Anton-Lamprecht I et al. (1976) Ultrastructural studies in epidermolysis bullosa hereditaria. Dominant dystrophic type of Cockayne and Touraine. Arch Dermatol Res 255:285–295
Heagerty AHM, Kennedy AR, Eady RAJ et al. (1986) GB3 monoclonal antibody for diagnosis of junctional epidermolysis bullosa. Lancet i:860
Hintner H, Wolff K (1982) Generalised atrophic benign epidermolysis bullosa. Arch Dermatol 118:375–384
Kero M, Niemi K-M (1986) Epidermolysis bullosa. Int J Dermatol 25:75–82
Kraehe J, Galal O, Kordass U et al. (1988) Epidermolysis bullosa atrophicans gravis. Bericht über einen Therapieversuch mit Dapson. Monatsschr Kinderheilkd 136:140–142
Krieg T, Schurig V, Braun-Falco O (1986) Hereditäre bullöse Epidermolysen. Hautarzt 37:185–189
Lane EB, Rugg EL, Navsasia H et al. (1992) A mutation in the conserved helix termination peptide of keratin 5 in hereditary skin blistering. Nature 356:244–246
Michaelson JD, Schmid JD, Dresden MH et al. (1974) Vitamin E treatment of epidermolysis bullosa: changes in tissue collagenase levels. Arch Dermatol 109:67–69
Moynahan EJ (1982) The treatment of management of epidermolysis bullosa. Clin Exp Dermatol 7:665–672
Pasini A (1928) Dystrophie cutanée bulleuse atrophiante et albo-papuloide. Ann Dermatol Syph (Paris) 9:1044–1066
Reed WB, College J, Francis MJO et al. (1974) Epidermolysis bullosa dystrophica with epidermal neoplasms. Arch Dermatol 110:984–902
Rodeck CH, Eady RAJ, Gosden CM (1980) Prenatal diagnosis of epidermolysis bullosa letalis. Lancet 1:949–952
Rogers RB, Yancey KB, Allen BS et al. (1983) Phenytoin therapy for junctional epidermolysis bullosa. Arch Dermatol 119:925–926
Rubenstein R, Esterly NB, Fine JD (1987) Childhood epidermolysis bullosa acquisita. Detection in a 5-year-old girl. Arch Dermatol 123:772–776
Ryynänen M, Ryynänen I, Sollberg S et al. (1981) Genetic linkage of type VII collagen (COL 7AI) to dominant dystrophic epidermolysis bullosa families with abnormal anchoring fibrils. J Clin Invest 89:974–980
Schnyder UW (1976) Hereditäre Epidermolysen: Klassifikation, Erbprognose und Therapie. In: Braun-Falco O, Marghescu S (Hrsg) Fortschritte der praktischen Dermatologie, Bd 8. Springer, Berlin, S 1–8
Shirakata Y, Shiraishi S, Sayanna K et al. (1993) High-dose tocopherol acetate therapy in epidermolysis bullosa siblings of the Cockayne-Touraine type. J Dermatol 20:723–725
Winberg J-O, Gedde-Dahl T, Bauer EA (1989) Collagenase expression in skin fibroblasts from families with recessive dystrophic epidermolysis bullosa. J Invest Dermatol 92:82–85
Wirth H, Nesch A, Ostapowicz BG et al. (1983) Phenytointherapie bei rezessiv-dystrophischen Epidermolysen (Epidermolysis bullosa dystrophica Typ Hallopeau-Siemens und Epidermolysis bullosa dystrophica inversa). Z Hautkr 58:555–574

Pemphiguskrankheiten

Aberer W, Wolff-Schreiner EC, Stingl G et al. (1987) Azathioprine in the treatment of pemphigus vulgaris. A long-term follow-up. J Am Acad Dermatol 165:527–533
Ahmed AR, Hombal S (1987) Use of cyclophosphamide in azathioprine failures in pemphigus. J Am Acad Dermatol 17:437–442
Amagai M, Klaus-Kovtun V, Stanley JR (1991) Autoantibodies against a novel epithelial cadherin in pemphigus vulgaris, a disease of cell adhesion. Cell 67:869–877
Anhalt GJ, Patelt H, Diaz LA (1983) Mechanism of immunologic injury: pemphigus and pemphigoid. Arch Dermatol 119:711–714
Appelhans M, Bonsmann G, Örge C et al. (1993) Dexamethason-Cyclophosphamid-Stoßtherapie bei blasenbildenden Autoimmundermatosen. Hautarzt 44:143–147
Basset N, Guilot B, Michel B et al. (1987) Dapsone as initial treatment in superficial pemphigus. Report of nine cases. Arch Dermatol 123:783–785
Beutner EH, Chorzelski TP, Kumar V (1987) Immunopathology of the skin, 3rd edn. Wiley, New York

Braun-Falco O, Abeck D, Meurer M (1991) Isolierter Pemphigus vulgaris der Mundschleimhaut – Pemphigustest: Diagnosesicherung mittels direkter Immunfluoreszenzuntersuchung an unbefallener Körperhaut. Hautarzt 42:623–626

Bystryn JC (1984) Adjuvant therapy of pemphigus. Arch Dermatol 120:941–951

Civatte J (1989) Durch Medikamente induzierte Pemphigus-Erkrankungen. Dermatol Monatsschr 175:1–7

Hintner H, Klein G (1992) Klinik und Therapie der bullösen Autoimmundermatosen. In: Macher E, Kolde G, Bröcker EB (Hrsg) Jahrbuch der Dermatologie 1991/92. Biermann, Zülpich, S 43–57

Korman NJ (1990) Pemphigus. Dermatol Clin 8:689–700

Korman NJ, Eyre RW, Klaus-Kovtun V et al. (1989) Demonstration of an adhering-junction molecule (plakoglobin) in the autoantigens of pemphigus foliaceus and pemphigus vulgaris. N Engl J Med 321:631–635

Lever WF (1979) Pemphigus and pemphigoid. A review of the advances made since 1964. J Am Acad Dermatol 1:2–31

Lever WF, Schaumburg-Lever G (1984) Treatment of pemphigus vulgaris. Results obtained in 84 patients between 1961 and 1982. Arch Dermatol 120:44–47

Meurer M, Millns JL, Rogers RS III et al. (1977) Oral pemphigus vulgaris. A report of ten cases. Arch Dermatol 113:1520–1524

Meurer M, Karpati S (1992) Autoantikörper bei bullösen Dermatosen – Grundlagen und Diagnostik. In: Macher E, Kolde G, Bröcker EB (Hrsg) Jahrbuch der Dermatologie 1991/92. Biermann, Zülpich, S 21–34

Pasricha JS, Thanzama J, Khan UK (1988) Intermittent high-dose dexamethasone-cyclophosphamide therapy for pemphigus. Br J Dermatol 119:73–77

Poulin Y, Perry HO, Muller SA (1984) Pemphigus vulgaris: results of treatment with gold as a steroid-sparing agent in a series of thirteen patients. J Am Acad Dermatol 11:851–857

Reohr PB, Mangklabruks A, Janiga AM et al. (1992) Pemphigus vulgaris in siblings: HLA-DR4 and HLA-DQw3 and susceptibility to pemphigus. J Am Acad Dermatol 27:189–193

Ryan JG (1971) Pemphigus. A 20-year survey of experience with 70 cases. Arch Dermatol 104:14–20

Sams WM, Gammon WR (1982) Mechanism of lesion production in pemphigus and pemphigoid. J Am Acad Dermatol 6:431–436

Schaumburg-Lever G (1992) Histopathologie der bullösen Autoimmundermatosen. In: Macher E, Kolde G, Bröcker EB (Hrsg) Jahrbuch der Dermatologie 1991/92. Bierman, Zülpich, S 35–42

Sinha AA, Brautbar CH, Szafer F et al. (1988) A newly characterized HLA DQ$_\beta$ allele associated with pemphigus vulgaris. Science 239:1026–1029

Smolle J (1985) Zur Therapie der Pemphiguskrankheiten. Kritische Anmerkungen anhand von 44 Fällen. Hautarzt 36:96–102

Stanley JR (1989) Pemphigus and pemphigoid as paradigms of organ-specific, autoantibody-mediated diseases. J Clin Invest 83:1443–1448

Stanley JR (1990) Is pemphigus an anti-adhering junction autoimmune disease? J Dermatol Sci 1:237–244

Pemphigussonderformen

Ahmed RA, Blose DA (1984) Pemphigus vegetans. Neumann type and Hallopeau type. Int J Dermatol 23:135–141

Amerian ML, Ahmed RA (1984) Pemphigus erythematosus. Presentation of four cases and review of literature. J Am Acad Dermatol 10:215–222

Anhalt GJ, Kim SC, Stanley JR et al. (1990) Paraneoplastic pemphigus. An autoimmune mucocutaneous disease associated with neoplasia. N Engl J Med 323:1729–1735

Böckers M, Hoede N, Korting GW (1981) Pemphigus herpetiformis. Aktuel Dermatol 7:60–63

Bystryn JC, Abel E, DeFeo C (1974) Pemphigus foliaceus. Subcorneal intercellular antibodies of unique specificity. Arch Dermatol 110:857–861

Diaz LA, Sampaio SAP, Rivitti EA et al. (1989) Endemic pemphigus foliaceus (Fogo Selvagem): II. Current and historic epidemiologic studies. J Invest Dermatol 92:4–12

Jablonska S, Chorzelski T (1989) Überlappungssyndrome bei bullösen Dermatosen. In: Braun-Falco O, Ring J (Hrsg) Fortschritte der praktischen Dermatologie und Venerologie. Band 12. Springer, Berlin, S 56–60

Jansen T, Plewig G, Anhalt GJ (1995) Paraneoplastic pemphigus with clinical features of erosive Lichen planus associated with Castleman's tumor. Dermatology (in press)

Plewig G, Jansen Th, Jungblut RM et al. (1990) Castleman-Tumor, Lichen ruber und Pemphigus vulgaris: Paraneoplastische Assoziation immunologischer Erkrankungen? Hautarzt 41:662–670

Ruzicka T, Goerz G (1979) Beobachtungen bei der Pyodermite végétante Hallopeau. Z Hautkr 54:24–32

Senear FE, Usher B (1926) An unusual type of pemphigus combining features of lupus erythematosus. Arch Dermatol Syphiol 13:761–781

Weidner FO, Kleinhans D (1984) Pemphigus herpetiformis. Z Hautkr 59:1663–1668

Zillikens D, Bröcker E-B (1994) Paraneoplastischer Pemphigus. Induktion von Autoantikörpern gegen Strukturproteine der Haut

Pemphigus chronicus benignus familiaris

Burge SM (1992) Hailey-Hailey disease: the clinical features, response to treatment and prognosis. Br J Dermatol 126:275–282

Crotty CP, Scheen SR III, Masson JK (1981) Surgical treatment of familial benign chronic pemphigus. Arch Dermatol 117:540–542

Hailey H, Hailey H (1939) Familial benign chronic pemphigus. Arch Dermatol 39:679–685

Ishibashi Y, Kajiwara Y, Adoh I et al. (1984) The nature and pathogenesis of dyskeratosis in Hailey-Hailey's disease and Darier's disease. J Dermatol 11:335–353

Kirtschig G, Gielen U, Happle R (1993) Treatment of Hailey-Hailey disease by dermabrasion. J Am Acad Dermatol 28:784–786

Transiente akantholytische Dermatose

Bystryn J-C (1979) Immunofluorescence studies in transient acantholytic dermatosis (Grover's disease). Am J Dermatopathol 1:325–327

Chalet M, Grover R, Ackerman AB (1977) Transient acantholytic dermatosis. A reevaluation. Arch Dermatol 113:431–435

Grover RW (1970) Transient acantholytic dermatosis. Arch Dermatol 101:426–434
Heaphy MR, Tucker SB, Winkelmann RK (1976) Benign papular acantholytic dermatosis. Arch Dermatol 112:814–821
Helfman RJ, Gables C (1985) Grover's disease treated with isotretinoin. Report of for cases. J Am Acad Dermatol 12:981–984
Lang I, Lindmaier A, Hönigsmann H (1986) Das Spektrum der transienten akantholytischen Dermatosen. Hautarzt 37:485–493
Schneider I, Mojzes J (1993) La maladie de Grover: une maladie faiblement corrélée aux tumeurs malignes viscerales. Ann Dermatol Venereol 120:65–71
Wolff HH, Chalet MD, Ackerman AB (1977) Transitorische akantholytische Dermatose (Grover). Hautarzt 28:78–82

Pemphigoidkrankheiten

Bullöses Pemphigoid
Ahmed AR, Maize JC, Provost TT (1977) Bullous pemphigoid. Clinical and immunologic follow-up after successful therapy. Arch Dermatol 113:1043–1046
Amagai M, Hashimoto T, Tajima S et al. (1990) Partial cDNA cloning of the 230-kD mouse bullous pemphigoid antigen by use of a human monoclonal antibasement membrane zone antibody. J Invest Dermatol 95:252–259
Bean SF, Michel B, Furey N et al. (1976) Vesicular pemphigoid. Arch Dermatol 113:1402–1404
Bernard P, Didierjean L, Denis F et al. (1989) Heterogeneous bullous pemphigoid antibodies: detection and characterization by immunoblotting when absent by indirect immunofluorescence. J Invest Dermatol 92:171–174
Gammon WR, Briggaman RA, Woodley DT et al. (1984) Differentiating anti-lamina lucida and anti-sublamina densa anti-BMZ antibodies by indirect immunofluorescence on 1.0 sodium chloride-separated skin. J Invest Dermatol 82:139–144
Fox B, Odems RB, Findlay RF (1982) Erythromycin therapy in bullous pemphigoid: possible anti-inflammatory effects. J Am Acad Dermatol 7:504–510
Hadi SM, Barnetson RSC, Gawkrodger DJ et al. (1988) Clinical, histological and immunological studies in 50 patients with bullous pemphigoid. Dermatologica 176:6–17
Jablonska S, Chorzelski TP, Blaszyk M et al. (1984) Bullous diseases and malignancy. Semin Dermatol 3:316–326
Jordon RE, Kawana S, Fritz KA (1985) Immunopathologic mechanisms in pemphigus and bullous pemphigoid. J Invest Dermatol 85:72–78
Korman N (1987) Bullous pemphigoid. J Am Acad Dermatol 16:907–924
Lever WF (1979) Pemphigus and pemphigoid. J Am Acad Dermatol 1:2–31
Liu HN-H, Su DWP, Rogers III RS (1986) Clinical variants of pemphigoid. Int J Dermatol 25:17–27
Mohr C, Duschet P, Bonsmann G et al. (1993) Das dyshidrosiforme bullöse Pemphigoid. Hautarzt 44:785–788
Mueller S, Klaus-Kovtun V, Stanley JR (1989) A 230-kD basic protein is the major bullous pemphigoid antigen. J Invest Dermatol 92:33–38
Mutasim DF, Morrison LH, Takahashi Y et al. (1989) Definition of bullous pemphigoid antibody binding to intracellular and extracellular antigen associated with hemidesmosomes. J Invest Dermatol 92:225–230
Nunzi E, Rongioletti F, Parodi A et al. (1988) Dyshidrosiform pemphigoid. J Am Acad Dermatol 19:568–569
Paul MA, Jorizzo JL, Fleischer Jr AB et al. (1994) Low-dose methotrexate treatment in elderly patients with bullous pemphigoid. J Am Acad Dermatol 1994:620–625
Person JR, Rogers RS III (1977) Bullous pemphigoid responding to sulfapyridine and the sulfones. Arch Dermatol 113:610–615
Person JR, Rogers RS III, Perry HO (1976) Localized pemphigoid. Br J Dermatol 95:531–534
Sawamura D, Li K, Nomura K et al. (1991) Bullous pemphigoid antigen: cDNA cloning, cellular expression, and evidence for polymorphism of the human gene. J Invest Dermatol 96:908–915
Schnyder U (1969) Pemphigoide séborrhéique. Entité nosologique nouvelle? Bull Soc Fr Dermatol Syphiligr 76:320
Shimizu H, Hayakawa K, Nishikawa T (1988) A comparative immunoelectron microscopic study of typical and atypical cases of pemphigoid. Br J Dermatol 119:717–722
Stanley JR, Hawley-Nelson P, Yuspa SH et al. (1981) Characterization of bullous pemphigoid antigen: a unique basement membrane protein of stratified squamous epithelia. Cell 24:897–903
Stone SP, Schroeter AL (1975) Bullous pemphigoid and associated malignant neoplasms. Arch Dermatol 111:991–994
Thivolet J, Barthelemy H (1988) Bullous pemphigoid. Semin Dermatol 7:91–103
Thornfeldt CR, Menkes AW (1987) Bullous pemphigoid controlled by tetracycline. J Am Acad Dermatol 16:305–310
Vakilzadeh F, Suter L (1981) Bullöses Pemphigoid vom Typ des Erythema anulare centrifugum. Aktuel Dermatol 7:64–65
Winkelmann RK, Su WPD (1979) Pemphigoid vegetans. Arch Dermatol 115:446–448
Zhu XJ, Niimi Y, Bystryn J-C (1990) Molecular identification of major and minor bullous pemphigoid antigens. J Am Acad Dermatol 23:876–880

Vernarbendes Pemphigoid
Ahmed AR, Kurgis BS, Rogers II RS (1991) Cicatricial pemphigoid. J Am Acad Dermatol 24:987–1001
Bean SF (1974) Cicatricial pemphigoid. Immunofluorescence studies. Arch Dermatol 10:552–555
Braun-Falco O, Wolff HH, Poncé E (1981) Disseminiertes vernarbendes Pemphigoid. Hautarzt 32:233–239
Brunsting LA, Perry HO (1957) Benign pemphigoid? A report of seven cases with chronic, scarring herpetiform plaques about the head and neck. Arch Dermatol 75:489–501
Fine JD, Neisses GR, Katz SI (1984) Immunofluorescence and immunelectron microscopic studies in cicatricial pemphigoid. J Invest Dermatol 82:39–43
Foster CS, Wilson LA, Ekins MB (1982) Immunosuppressive therapy for progressive ocular cicatricial pemphigoid. Opthalmol 89:340–353

Kurzhals G, Maciejewski W, Agathos M et al. (1993) Lokalisiertes vernarbendes bullöses Pemphigoid vom Typ Brunsting-Perry. Hautarzt 44:110–113

Leonard JN, Hobday CM, Haffenden GP et al. (1988) Immunofluorescent studies in ocular cicatricial pemphigoid. Br J Dermatol 118:209–217

Michel B, Bean SF, Chorzelski T et al. (1977) Cicatricial pemphigoid of Brunsting-Perry. Arch Dermatol 113:1403–1405

Murata Y, Tani M, Kumano K (1983) Localized chronic pemphigoid of Brunsting-Perry. Arch Dermatol 119:921–924

Rogers RS III, Seehafer JR, Perry HO (1982) Treatment of cicatricial (benign mucous membrane) pemphigoid with dapsone. J Ann Acad Dermatol 6:215–223

Szeimies RM, Lobkowicz F, Abeck D et al. (1993) Isoliertes vernarbendes Schleimhautpemphigoid der Vulva. Z Haut Geschlkr 68:727–729

Wolff K, Rappersberger K, Steiner A et al. (1987) Vegetating cicatricial pemphigoid. A new subset of the cicatricial pemphigoid spectrum. Arch Dermatol Res 279:S20–S37

Herpes gestationis

Black MM, Shornick JK, Artlett CM et al. (1992) Recent developments in pemphigoid (Herpes) gestationis. J Invest Dermatol 98:512

Karpati S, Stolz W, Meurer M et al. (1991) Herpes gestationis: ultrastructural identification of the extracellular antigenic sites in diseased skin using immunogold techniques. Br J Dermatol 125:317–324

Kelly SE, Black MM (1989) Pemphigoid gestationis: placental interactions. Semin Dermatol 8:12–17

Lawley TJ, Stingl G, Katz SI et al. (1978) Fetal and maternal risk factors in herpes gestationis. Arch Dermatol 114:552–555

Mayou SC, Black MM, Holmes RC (1988) Pemphigoid „herpes" gestationis. Semin Dermatol 7:104–110

Messer G, Schirren H, Meurer M (1993) Herpes gestationis: immunologische und immungenetische Aspekte. Hautarzt 44:761–766

Schirren H, Messer G, Schirren CG et al. (1993) Immungenetische Befunde beim Herpes gestationis. Hautarzt 44:767–771

Shornick JK, Bangert JL, Freeman RG et al. (1983) Herpes gestationis: clinical and histological features of 28 cases. J Am Acad Dermatol 8:214–224

Shornick JK, Stastny P, Gilliam JN (1983) Paternal histocompatibility (HLA) antigens and maternal anti-HLA antibodies in herpes gestationis. J Invest Dermatol 81:407–409

Dermatitis herpetiformis

Duhring LA (1884) Dermatitis herpetiformis. JAMA 3:225–229

Ermacora E, Prampolini L, Tribbia G (1986) Long-term follow-up of dermatitis herpetiformis in children. J Am Acad Dermatol 15:24–29

Faure M (1988) Dermatitis herpetiformis. Semin Dermatol 7:123–129

Fry L (1982) The treatment of dermatitis herpetiformis. Clin Exp Dermatol 7:633–642

Garioch JJ, Lewis HM, Sargent SA et al. (1994) 25 years' experience of a gluten-free diet in the treatment of dermatitis herpetiformis. Br J Dermatol 131:541–545

Hall RP (1987) The pathogenesis of dermatitis herpetiformis: recent advances. J Am Acad Dermatol 16:1129–1144

Kárpáti S, Meurer M, Stolz W et al. (1990) Dermatitis herpetiformis bodies. Ultrastructural study on the skin of patients using direct preembedding immunogold labeling. Arch Dermatol 126:1469–1474

Kárpáti S, Meurer M, Stolz W et al. (1992) Ultrastructural binding sites of endomysium antibodies from sera of patients with dermatitis herpetiformis and coeliac disease. Gut 33:191–193

Katz SI (1978) Dermatitis herpetiformis: clinical, histologic, therapeutic, and laboratory clues. Int J Dermatol 17:529–535

Katz SI, Strober W (1978) The pathogenesis of dermatitis herpetiformis. J Invest Dermatol 70:63–75

Katz SI, Hall RP, Lawley TJ et al. (1980) Dermatitis herpetiformis: the skin and the gut. Ann Intern Med 93:857–874

Luderschmidt C, Neubert U (1978) Lokalisierte Dermatitis herpetiformis. Duhring vom Typus Cottini. Hautarzt 29:343–344

Meurer M (1991) Der Nachweis von IgA-Endomysium-Antikörpern. Hautarzt 42:193

Meurer M, Schmoeckel C, Braun-Falco O (1984) Dermatitis herpetiformis Duhring mit linearen Ablagerungen von IgA (lineäre IgA-Dermatose). Hautarzt 35:230–239

Silvers DN, Juhlin EA, Berczeller PH et al. (1980) Treatment of dermatitis herpetiformis with colchicine. Arch Dermatol 116:1373–1374

Lineare IgA-Dermatose

Aultbrinker EA, Starr MB, Donnenfeld ED (1988) Linear IgA disease. The ocular manifestations. Ophthalmol 95:340–343

Bhogal B, Wjnarowska F, Marsden RA et al. (1987) Linear IgA bullous dermatosis of adults and children: an immunoelectron microscopic study. Br J Dermatol 117:289–296

Chorzelski TP, Jablonska S (1979) IgA linear dermatosis of childhood (chronic bullous disease of childhood). Br J Dermatol 101:535–542

Hintner H, Klein G (1987) Lineare IgA-Dermatose. In: Braun-Falco O, Schill WB (Hrsg) Fortschritte der praktischen Dermatologie und Venerologie, Bd 11. Springer, Berlin, S 70–74

Kárpáti S, Stolz W, Meurer M et al. (1992) Ultrastructural immunogold studies in two cases of linear IgA dermatosis. Are there two distinct types of this disease? Br J Dermatol 127:112–118

Leonard JN, Haffenden GP, Ring NP et al. (1982) Linear IgA disease in adults. Br J Dermatol 107:301–316

Meurer M, Schmoeckel C, Braun-Falco O (1984) Dermatitis herpetiformis Duhring mit linearen Ablagerungen von IgG (lineäre IgA-Dermatose). Hautarzt 35:230–239

Mobacken H, Kastrup W, Ljunghall K et al. (1983) Linear IgA dermatosis. A study of ten adult patients. Acta Derm Venereol (Stockh) 63:123–128

Pothupitiya GM, Wojnaroska F, Bhogal BS, Black MM (1988) Distribution of the antigen in adult linear IgA disease and chronic bullous dermatosis of childhood suggests that it is a single and unique antigen. Br J Dermatol 118:175–182

Prost C, de Lecca AC, Bombemale P et al. (1989) Diagnosis of adult linear IgA dermatosis by immunoelectronmicroscopy in 16 patients with linear IgA deposits. J Invest Dermatol 92:39–45

Chronische bullöse Dermatosen im Kindesalter

Bean SF, Good RA, Windhorst DB (1970) Bullous pemphigoid in an 11-year-old boy. Arch Dermatol 102:205–208

Bhogal B, Wojnarowska F, Marsden RA et al. (1987) Linear IgA bullous dermatosis of adults and children. Br J Dermatol 117:289–296

Chorzelski TP, Jablonska S (1979) IgA linear dermatosis of childhood (chronic bullous disease of childhood). Br J Dermatol 101:535–542

Gianotti F, Ermacora E, Prampolini L et al. (1986) Dermatitis herpetiformis in childhood. Long-term follow-up of dermatitis herpetiformis in children. J Am Acad Dermatol 15:24–30

Marsden RA (1982) The treatment of benign chronic bullous dermatosis of childhood, and dermatitis herpetiformis and bullous pemphigoid beginning in childhood. Clin Exp Dermatol 7:653–663

Nemeth AJ, Klein AD, Gould EW, Schachner LA (1991) Childhood bullous pemphigoid. Clinical and immunologic features, treatment, and prognosis. Arch Dermatol 127:378–386

Pehamberger H, Konrad K, Holubar K (1979) Juvenile dermatitis herpetiformis: an immunoelectron microscopic study. Br J Dermatol 101:271–277

Rosenbaum MM, Esterly NB, Greenwald MJ et al. (1984) Cicatricial pemphigoid in a 6-year-old child: Report of a case and review of the literature. Pediatr Dermatol 2:13–22

Schiffner JH (1982) Therapy of childhood linear IgA dermatitis herpetiformis. J An Acad Dermatol 6:403–404

Surbrugg SK, Weston WL (1985) The course of chronic bullous disease of childhood. Pediatr Dermatol 2:213–215

Wilk M, Biwer E (1993) Chronisch-bullöse Dermatose im Kindesalter (linäre IgA-Dermatose). Hautarzt 44:470–475

Wojnarowska E, Marsden RA, Bhogal B et al. (1988) Chronic bullous disease of childhood, childhood cicatricial pemphigoid and linear IgA disease of adults. J Am Acad Dermatol 19:792–805

Epidermolysis bullosa acquisita

Furue M, Iwata M, Yoon HI et al. (1986) Epidermolysis bullosa acquisita: clinical response to plasma exchange therapy and circulating anti-basement membrane zone antibody titer. J Am Acad Dermatol 14:873–878

Gammon WR, Briggaman RA, Woodley DT et al. (1984) Epidermolysis bullosa acquisita – a pemphigoid-like disease. J Am Acad Dermatol 11:820–832

Kárpáti S, Stolz W, Meurer M et al. (1991) Ultrastructural basis for antigen mapping using sodium chloride-separated skin. Arch Dermatol Res 283:529–532

Kárpáti S, Stolz W, Meurer M et al. (1992) In situ localization of IgG in epidermolysis bullosa acquisita by immunogold technique. J Am Acad Dermatol 26:726–730

Kurzhals G, Stolz W, Meurer M et al. (1991) Acquired epidermolysis bullosa with the clinical feature of Brunsting-Perry cicatricial bullous pemphigoid. Arch Dermatol 127:391–395

Megahed M, Scharffetter-Kochanek K (1994) Epidermolysis bullosa acquisita – Successful treatment with colchicine. Arch Dermatol Res 286:35–40

Roenigk HH Jr, Ryan JG, Bergfeld WF (1971) Epidermolysis bullosa acquisita. Report of three cases and review of all published cases. Arch Dermatol 103:1–10

Woodley DT, Burgeson RE, Lunstrum G et al. (1988) Epidermolysis bullosa acquisita antigen is the globular carboxyl terminus of type VII procollagen. J Clin Invest 81:683–687

Xue-Jun Zhu, Niimi Y, Bystryn JC (1990) Epidermolysis bullosa acquisita. Incidence in patients with basement membrane zone antibodies. Arch Dermatol 126:171–174

Kapitel 16   Pustelbildende Erkrankungen

Inhaltsverzeichnis

Akropustulosen 657
    Akropustulosen im Kindesalter 657
    Acropustulosis infantilis 657
    Akropustulosen beim Erwachsenen. 658
    Acrodermatitis continua suppurativa 658
    Pustulosis palmaris et plantaris 659
    Pustulöse Arthroosteitis 661
    Acropustulosis acuta. 661
    Erosive pustulöse Dermatose der Kopfhaut . . . 661
Generalisierte Pustulosen 662
    Generalisierte Pustulosen im Kindesalter 662
    Erythema (toxicum) neonatorum. 662
    Transiente neonatale pustulöse Melanose 663
    Generalisierte Pustulosen im Erwachsenenalter. . . 663
    Intraepidermale neutrophile IgA-Dermatose. . . . 663
    Pustulosis subcornealis. 664
    Impetigo herpetiformis 665
    Pustulosis acuta generalisata 666
    Eosinophile pustulöse Follikulitis 667
Weiterführende Literatur 667

In diesem Kapitel werden primär pustelbildende Erkrankungen der Haut unbekannter Ätiologie besprochen. Pustelbildende Erkrankungen als Ausdrucksform von Infektionen durch Viren, Bakterien, Pilze oder im Rahmen von ätiologisch bekannten Intoleranzreaktionen werden in den entsprechenden Kapiteln abgehandelt. Dies gilt ebenfalls für die Psoriasis pustulosa.

Primär pustulöse Exantheme können an den Akren, bevorzugt an Palmae und Plantae, oder disseminiert am Hautorgan entstehen. So kann man *Akropustulosen* von *generalisierten Pustulosen* abtrennen.

Man unterscheidet ebenfalls zwischen den Erkrankungen, die überwiegend im Kindesalter auftreten und den pustelbildenden Erkrankungen im Erwachsenenalter.

Akropustulosen

Akropustulosen im Kindesalter

Acropustulosis infantilis

[Kahn und Rywlin 1979]

Synonyme. Infantile Akropustulose, Akropustulose der Kindheit

Definition. Eine pustelbildende Erkrankung der kleinen Kinder, die sich durch das Auftreten rezidivierender juckender Vesikulopusteln an Palmae und Plantae auszeichnet.

Vorkommen. Bislang wurden etwa 50 Patienten in der Literatur beschrieben. Es ist jedoch wahrscheinlich, daß diese Erkrankung viel häufiger vorkommt. Die Erkrankung tritt hauptsächlich bei schwarzen männlichen Kindern auf. In letzter Zeit wurden auch Erkrankungen bei weißen Kindern beschrieben. Sie beginnt meistens innerhalb der ersten 4 Monate nach der Geburt, nicht selten jedoch auch bis zum 10. oder 17. Monat, gewöhnlich aber vor dem 3. Lebensjahr.

Ätiopathogenese. Unbekannt. In manchen Fällen wurde in der Anamnese Skabies erwähnt; deshalb wurde erwogen, daß es sich um eine persistierende Immunreaktion gegen Skabiesmilbenantigene handeln könnte. Meistens kann dies jedoch nicht verifiziert werden. Atopie ist gelegentlich nachweisbar.

Klinik. Die Hautveränderungen treten meistens an Händen und Füßen, gelegentlich auch an der Kopf-

Tabelle 16.1. Pustelbildende Erkrankungen unklarer Genese

Akropustulosen
Kindesalter	Acropustulosis infantilis
Erwachsenenalter	Acrodermatitis continua suppurativa
	Pustulosis palmaris et plantaris
	Acropustulosis acuta
	Erosive pustulöse Dermatose der Kopfhaut

Generalisierte Pustulosen
Kindesalter	Erythema toxicum neonatorum
	Transiente neonatale Melanose
	Pustulöse Form der Incontinentia pigmenti
Erwachsenenalter	Intraepidermale neutrophile IgA-Dermatose
	Pustulosis subcornealis
	Impetigo herpetiformis
	Pustulosis acuta generalisata
	Sterile eosinophile Pustulose

haut, am Rumpf und an den proximalen Anteilen der Extremitäten auf. Das Exanthem ist bilateral und begleitet von Juckreiz. Die Primäreffloreszenzen bestehen aus 1–2 mm großen Vesikeln auf erythematösen Papeln, die sehr rasch – innerhalb von 24 h – in Pusteln übergehen, um schließlich unter Ausbildung brauner Krusten mit colleretteartiger Schuppung auszutrocknen.

Symptome. Kein allgemeines Krankheitsgefühl. Geringer bis mäßiger Juckreiz. Bluteosinophilie und erhöhtes Serum-IgE in manchen Fällen.

Histopathologie. Intraepidermale unilokuläre Vesikeln mit geringer Spongiose im Randbereich. Nach Vignon-Pennamen und Wallach sollen die ersten Veränderungen in den tiefen epidermalen Schichten beginnen. Die Bläschen enthalten Keratinozyten und Entzündungszellen, eosinophile Granulozyten, polynukleäre Neutrophile und mononukleäre Zellen. Die direkte Immunfluoreszenz ist stets negativ.

Verlauf. Die Erkrankung tritt in Episoden von 3–14 Tagen auf, welche sich in 2- bis 3wöchigen Intervallen bis zum 2. oder 3. Lebensjahr wiederholen können. Spontanheilung erfolgt ohne Residuen.

Differentialdiagnose. Zu berücksichtigen sind Skabies, pustulöse Follikulitis der Kindheit, Erythema toxicum neonatorum, die neonatale transiente pustulöse Melanose und infektiöse Erkrankungen wie Impetigo contagiosa, Candida-Follikulitis oder Herpes simplex. Dyshidrosis und Psoriasis pustulosa palmaris et plantaris wurden nicht bei kleinen Kindern beschrieben. An Acrodermatitis enteropathica ist zu denken.

Therapie
Innerlich. Antibiotika (z.B. Erythromycin), Glukokortikosteroide, Sulfonamide (z.B. Sulfapyridin) und Sulfone (z.B. Dapson-Fatol) wurden ohne definitiven Erfolg eingesetzt. Wegen der Möglichkeit von sulfoninduzierter Hämolyse bei Kindern sollte letztere Behandlung engmaschig kontrolliert werden.
Äußerlich. Glukokortikoide oder Antibiotika sind wirkungslos.
Wegen der geringen subjektiven Beeinträchtigung werden allein juckreizstillende Medikationen (Antihistaminika oder Zinklotio, evtl. mit Zusatz von Polidocanol) empfohlen.

Akropustulosen beim Erwachsenen

Acrodermatitis continua suppurativa
[Hallopeau 1897]

Synonyme. Dermatitis repens (Crocker 1888), Acrodermatitis perstans

Definition. Es handelt sich um eine chronisch-rezidivierende Eruption von sterilen Pusteln auf entzündlich-geröteter Haut, besonders an den Endgliedern von Fingern oder Zehen, die zu schweren Nagelveränderungen mit Nagelverlust und gelegentlich auch generalisierten Pustelschüben führt. Sie wird als eine Erscheinungsform der Psoriasis pustulosa palmaris et plantaris interpretiert.

Vorkommen. Sehr seltene Hauterkrankung Erwachsener mit Gynäkotropie.

Ätiopathogenese. Unbekannt. Bemerkenswert ist jedoch die häufige Angabe, daß die Erkrankung nach örtlichem Trauma oder örtlicher Infektion beginnt. Gleichzeitiges Auftreten der Veränderungen bei bereits bestehender Psoriasis vulgaris, Schübe von Psoriasis pustulosa vom Typ von Zumbusch im Verlauf der Erkrankung, Ähnlichkeiten des klinischen Bildes mit Psoriasis pustulosa palmaris et plantaris und schließlich das gleichartige histologische Substrat wie bei Psoriasis pustulosa sprechen dafür, daß es sich bei dieser Erkrankung wohl nur um eine *Variante der Psoriasis pustulosa palmaris et plantaris* handelt, wobei die Entwicklung von Pseudoatrophie und Osteoporose an den Fingern wohl die Folge von Krankheitsdauer und Krankheitsintensität darstellt. Assoziation mit HLA-B27 wurde beschrieben.

Klinik. Entweder spontan oder nach örtlichem Trauma (Dornverletzung, Stich mit nachfolgender Infek-

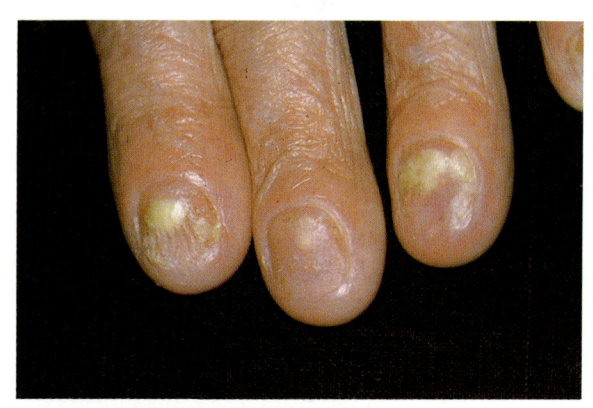

Abb. 16.1. Acrodermatitis continua suppurativa

tion, Panaritium) beginnt die Erkrankung asymmetrisch an irgendeiner Endphalanx. Es kommt meist in der Nähe des Nagels auf scharf begrenzten, entzündlich-geröteten Herden zu sich wiederholenden Pusteleruptionen, die seenartig konfluieren und eine bizarre Konfiguration aufweisen können. Die Pusteln sind stets steril und bleiben zumeist klein, stecknadelkopf- bis halblinsengroß. Infolge von Eintrocknung und Verkrustung entsteht in dem erkrankten Hautareal blätterteigartige Schuppung mit Pusteln und eitriger Sekretion. Neu aufschießende Pusteln und abtrocknende Pusteln schieben sich proximalwärts weiter, weniger an den Dorsal- als an den Beugeflächen von Finger- und Zehenendgliedern. Die Begrenzung zur gesunden Haut bleibt scharf und vielfach bogig. In späteren Phasen können die Phalangen kolbig aufgetrieben sein. Durch andauernde Pustulation im Nagelbettbereich entsteht Onychodystrophie; oft wird der Nagel abgehoben. Die Haut hat im Bereich der Krankheitsherde ihr normales Papillarmuster verloren und wirkt atrophisch. Es handelt sich aber nicht um eine echte Atrophie, sondern nur um eine Pseudoatrophie, da unter geeigneter Therapie Restitutio ad integrum erfolgen kann.

Symptome. Kein allgemeines Krankheitsgefühl, jedoch starke Beeinträchtigung im Gebrauch der Hände. Gelegentlich Juckreiz oder Brennen. Auch röntgenologisch faßbare Veränderungen an den knöchernen distalen Phalangen wurden beschrieben.

Histopathologie. Typisch ist die Entwicklung einer unilokulären Pustel im oberen Stratum spinosum mit zahlreichen neutrophilen Leukozyten und besonders in den oberen Randgebieten der Pustel eine schwammartige Epidermiszelldegeneration infolge Einwanderns von neutrophilen Leukozyten (spongiforme Kogoj-Pustel). Im oberen Korium erweiterte Kapillaren im Stratum papillare und entzündlich-zelluläre Infiltration aus Lymphozyten, Histiozyten und neutrophilen Leukozyten.

Verlauf. Die asymmetrisch beginnende Erkrankung kann sich für längere Zeit auf eine oder wenige Fingerkuppen beschränken. Ausbreitung kann ebenso wie Abheilung jederzeit einsetzen. Gelegentlich kann es plötzlich zu einer disseminierten Pustelaussaat über weite Teile des Körpers mit schwerem Krankheitszustand kommen. Dann ist auch die Mundhöhle durch Aussaat stecknadelkopfgroßer, weißlicher Pusteln an der Zunge mitbeteiligt. Die sich ausbildende Erkrankung ist nicht von der Psoriasis pustulosa generalisata zu unterscheiden. Wegen derartiger generalisierter Pustelschübe ist die Prognose vorsichtig zu stellen.

Differentialdiagnose. Bei Kindern ist besonders an Candida-albicans-Infektion und an Candida-Granulome bei gestörter Immunlage zu denken. Bei mukokutaner Kandidose findet man aber auch Veränderungen an den Augenlidern und in der Mundumgebung. Auch Acrodermatitis enteropathica verlangt eine Abgrenzung, da diese Zinkmangelerkrankung mit Pustulation einhergehen kann. Chronische bakterielle oder mykotische Paronychien sind mikrobiologisch leicht abzugrenzen.

Therapie
Innerlich. Zunächst Versuch mit dem aromatischen Retinoid Acitretin (Neotigason, initial 30–75 mg tgl., und später kleinere Erhaltungsdosis). In schweren Fällen ist innerliche Behandlung mit dem Folsäureantagonisten Methotrexat wie bei Psoriasis pustulosa generalisata nicht zu umgehen. Sie hat wie die innerliche Therapie mit Glukokortikoiden (Triamcinolon: Anfangsdosen 40–60 mg tgl., später entsprechende Erhaltungsdosen) nur einen morbostatischen Effekt und ist auf Nebenwirkungen zu kontrollieren. Bei schweren und therapieresistenten Fällen kann ebenfalls der Einsatz von Cyclosporin A (Sandimmun, 2,5–5 mg/KG tgl.) eingesetzt werden, wobei die entsprechenden Nebenwirkungen engmaschig kontrolliert werden sollten. Therapieerfolge wurden ebenfalls mit Sulfonen (Dapson 100 mg tgl.) und mit Kolchizin (1–2 mg tgl.) beschrieben. Nach Fokalherden sollte gesucht werden.
Äußerlich. Die Behandlung ist schwierig. Zunächst feuchte Umschläge und adstringierende Bäder; Versuch mit Glukokortikoidexterna in fettarmer Grundlage unter Plastikfolienokklusivverband, evtl. halbtags im Wechsel mit Dithranoltherapie (Cignolin-Salizyl-Zinkpasten in ansteigender Konzentration). Auch intraläsionale Injektionen von Triamzinolonazetonid-Kristallsuspension (Verdünnung 1:3 bis 1:5 mit Meaverin 1%) kommen in Betracht. Photochemotherapie (PUVA) kann gelegentlich erfolgreich sein und wird mit Acitretin kombiniert (Re-PUVA). In resistenten Fällen auch Versuch mit Röntgenweichstrahlenbehandlung (3 mal 1–2 Gy in einwöchigem Abstand).

Pustulosis palmaris et plantaris
[Andrews 1934]

Synonyme. Pustular bacterid, pustulöses Bakterid

Definition. Chronische Erkrankung an Handinnenflächen und Fußsohlen, charakterisiert durch rezidivierende Eruptionen von sterilen Pusteln auf zunächst normaler Haut, angeblich bei Fokalinfektion. Wahrscheinlich in enger pathogenetischer Beziehung zur Psoriasis pustulosa palmaris et plantaris.

Vorkommen. Die Prävalenz dieser Erkrankung liegt bei etwa 0,05%. Meist sind Frauen betroffen mit einer Ratio von 3:1. Das hauptsächliche Erkrankungsalter liegt zwischen dem 20. und 60. Lebensjahr.

Ätiopathogenese. Von Andrews wurde die Erkrankung als eine Id-Reaktion auf bakterielle Fokalinfektion gedeutet und darauf hingewiesen, daß eine Beseitigung von Fokalinfektionen zu rezidivfreier Abheilung führen würde, was allerdings keineswegs regelmäßig der Fall ist. Diese Theorie wird ebenfalls von japanischen Autoren unterstützt, die einen engen Zusammenhang mit einer chronischen Tonsillitis sehen. Bemerkenswert sind häufig positive Intrakutanreaktionen gegenüber Streptokokken oder Staphylokokkenantigenen. Einige Studien deuten auf eine enge Korrelation (94% der Patienten) zwischen Tabakkonsum und dieser Erkrankung hin. Nach eigenen Erfahrungen sind Atopiker häufiger betroffen; auch an Arzneimittelreaktion ist zu denken. Keine Beziehung zu HLA-B27, jedoch mögliche Relation zu HLA-B8, -Cw-6 und DR3.

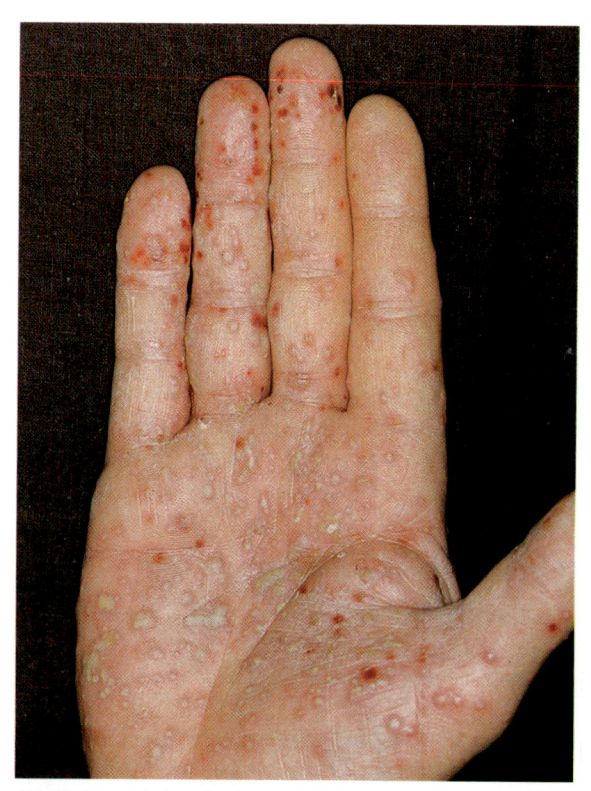

Abb. 16.2. Pustulosis palmaris et plantaris

Klinik. Sitz der zunächst einseitigen, nach gewisser Zeit zunehmend symmetrisch ausgeprägten Erkrankung sind Handinnenflächen und Fußsohlen. Während an Handflächen Thenar und Hypothenar überwiegend befallen sind, kommen die Veränderungen an den Fußsohlen eher im Fußgewölbe vor. Die Interdigitalräume sind stets frei, wie auch Finger und Zehen. Scheinbar spontan kommt es zur Eruption von sterilen Pusteln von 1–5 mm Größe, die nicht zerplatzen, sondern eintrocknen und später abschuppen. Typisch ist die synchrone Polymorphie mit einem Nebeneinander von frischen gelben Pusteln, gelblich-bräunlichen eingetrockneten Pusteln und kleinen braunen Schuppenkrusten, die sich abstoßen und dann eine colleretteartige Schuppung hinterlassen. Bemerkenswert ist die auffallend geringe Entzündungsreaktion im Randgebiet frischer Pusteln. Im Verlauf kommt es zu einer leichten erythematös-entzündlichen Veränderung der Haut, die vielfach nicht scharf abgegrenzt ist.

Symptome. Allgemeinbefinden nicht betroffen. Leichter Juckreiz oder Brennen kann insbesondere während des Schubes auftreten. Geringe Leukozytose mit Störung der Phagozytosefunktion, Beschleunigung der BSG und leichter Anstieg der alkalischen Phosphatasen wurden beschrieben, desgleichen ein abnormer Glukosetoleranztest.

Histopathologie. Verlaufsstudien haben gezeigt, daß die Veränderungen zunächst mit einer dysdrosiformen Spongiose und Einwanderung mononukleärer Zellen beginnt. Dann entsteht eine Vesikel im basalen Bereich, mit nachfolgender Verlagerung bis hin in das Stratum corneum, begleitet von einer Einwanderung von Neutrophilen. Dort entsteht dann das typische Bild einer einkammerigen intraepidermalen Pustel, gefüllt mit zahlreichen neutrophilen Leukozyten. Die Epidermis ist akanthotisch; bemerkenswert ist die relativ geringe entzündliche Begleitreaktion im oberen Korium.

Verlauf. Die Erkrankung verläuft chronisch-persistierend und kann sich über Jahre erstrecken. Geringfügige Remissionen können vorkommen. Ernste Komplikationen oder disseminierte Pustelschübe an der übrigen Haut wurden nicht beobachtet. Bakterielle oder mykotische Sekundärinfektion kommt vor (mikrobiologische Untersuchung). Nicht selten Übergang in Psoriasis pustulosa palmaris et plantaris.

Assoziierte Erkrankungen. Hyper- oder Hypoparathyroidie mit Vorkommen von antimikrosomialen Antikörper, Diabetes mellitus, Fokalsepsis und insbesondere arthroosteitische Erkrankungen sind besonders bei Frauen mit der Pustulosis palmoplantaris beschrieben worden. Mono- und Oligoarthritiden werden bei 10–40% der Pustulosis-palmoplantaris-Patienten beschrieben. Es handelt sich hier um die chronisch-rezidivierende multifokale Osteomyelitis, die Sternokostoklavikularhyperostose und die Interksternokostoklavikularossifikation. Diese relativ häufige Assoziation einer Arthritis im vorderen Kostoklavikularbereich mit Schwellung, Bewegungs- und Druckschmerz zusammen mit Pustulosis palmoplantaris wird als *Osteoarthritis pustulosa* (s. S. 558) oder *Sonozaki-Syndrom* bezeichnet.

Differentialdiagnose. Da die Pustulosis palmaris et plantaris sehr wahrscheinlich eine palmoplantare Ausdrucksform einer Psoriasis darstellt, ist eine sichere Abgrenzung beider Erkrankungen nicht möglich. Dies steht im Gegensatz zur Acrodermatitis continua suppurativa (Hallopeau), zur Dyshidrosis, zum dyshidrotischen Ekzem und der dyshidrosiformen Tinea pedum et manuum (Pilznachweis). In der Differentialdiagnose ist die histologische Untersuchung einer frischen Effloreszenz wichtig, wodurch insbesondere dyshidrotische und kontaktallergische Reaktionen auszuschließen sind. Auch an leukozytoklastische Vaskulitis und Acropustulosis acuta ist zu denken.

Therapie. Nach japanischen Studien kann eine Fokussanierung im HNO-Bereich zu einer Besserung der Erkrankung nach etwa 1 Jahr führen.
Innerlich. Bei schweren chronischen Verlaufsformen kann an aromatisches Retinoid (z.B. Acitretin) oder Methotrexat in einer Dosierung wie bei Psoriasis gedacht werden. Diese Arzneimittel haben meist nur morbostatischen Effekt, ebenso wie das neuerdings eingesetzte Cyclosporin A (2,5–5 mg/KG tgl.). Versuche mit Sulfonen (Dapson 50–150 mg tgl.) oder dem Immunstimulans Clofazimin (z.B. Lampren 360 mg tgl.) unter Kontrolle möglicher Nebenwirkungen. Versucht wurden ebenfalls Tetrazyklin (2–4 mal 250 mg tgl. über 4–6 Wochen), Erythromycin oder Kolchizin (1–2 mg tgl. über 4 Wochen). Bewährt hat sich auch die Kombination von aromatischem Retinoid (Acitretin) mit lokaler PUVA-Therapie, wobei Palmae besser ansprechen als Plantae; Rezidive werden jedoch in 70% der Patienten nach 1 Jahr beschrieben. Bei den genannten Behandlungsverfahren muß das therapeutische Risiko einkalkuliert werden.
Äußerlich. Versuch mit morbostatisch wirkenden Glukokortikoidexterna in fettarmer Grundlage, auch mit Plastikfolienokklusivverband. Auch intraläsionale Injektion von Triamzinolonazetonid-Kristallsuspension (Verdünnung 1:3 bis 1:5 mit Meaverin 1%) kann in 30–80% eine Besserung erzielen.

Pustulöse Arthroosteitis

Über diese Erkrankung, welche durch Pustulosis palmaris et plantaris mit Arthroosteitis des Sternoklavikulargelenks definiert ist, s.S. 558.

Acropustulosis acuta

Diese ist eine Variante der Pustulosis acuta generalisata (s.S. 666), charakterisiert durch eine akute pustulöse Eruption ausschließlich an Händen und Füßen.

Erosive pustulöse Dermatose der Kopfhaut
[Pye, Peachey und Burton 1979]

Synonyme. Pustulöse ulzerative Dermatose der Kopfhaut, pustular ulcerative dermatosis of the scalp

Definition. Chronisch-rezidivierende pustulöse, erosiv-ulzeröse und narbig abheilende Dermatose der Kopfhaut unklarer Genese, die zu einer vernarbenden Alopezie (Pseudopelade) führt.

Vorkommen. Bislang nur sehr selten beschrieben, überwiegend bei älteren weißen Patientinnen. Manche Fälle wurden bei afrikanischen Männern beschrieben. Auch nach Trauma und Zoster opthalmicus beobachtet. Gelegentlich auch als Pyoderma gangraenosum der Kopfhaut dargestellt.

Pathogenese. Unbekannt. Bei manchen Patienten wurde initial eine leukozytoklastische Vaskulitis gefunden, weswegen diese Erkrankung als Pyodermagangraenosum-artige Reaktion interpretiert wurde. Bei mikrobiologischer Untersuchung häufiger Nachweis von Staphylococcus aureus und koagulasenegative Staphylokokken, dies kann jedoch als Sekundärinfektion gedeutet werden.

Klinik. Die Hautveränderungen am Kapillitium verlaufen chronisch-schubweise mit Auftreten von flachen Pusteln, Erosionen und Krusten. Die Pusteln sind nicht an die Haarfollikel gebunden. Die Veränderungen gehen in eine umschriebene vernarbende Alopezie vom Pseudopeladetyp über. Die Schübe können von starkem Juckreiz begleitet sein.

Histopathologie. Unspezifische Entzündung mit Nekrose von Epidermis und Anhangsgebilden mit Narbenbildung. Subkorneale Pustulation mit Akanthose.

Im dermalen Bereich Plasmazellen und initial Zeichen einer leukozytoklastischen Vaskulitis. Die direkte Immunfluoreszenz ist aber gewöhnlich negativ.

Verlauf. Chronisch mit Übergang in pseudopeladeartige Atrophie der Kopfhaut. Spätere Karzinomentwicklung wurde beobachtet.

Differentialdiagnose. Zu erwägen sind infiziertes Ekzem, chronisch-vegetierende Pyodermie, Pyoderma gangraenosum, Folliculitis decalvans, pustulöse Psoriasis, subkorneale pustulöse Dermatose (Sneddon-Wilkinson), eosinophile pustulöse Follikulitis sowie bakterielle oder mykotische Infektionen.

Therapie
Innerlich. Bei Resistenz gegenüber lokalen Glukokortikoiden ist orale Glukokortikoidtherapie indiziert. Antibiotische Behandlung ist gewöhnlich zwecklos. Zinksulfat in mittlerer Dosierung sowie therapeutische Maßnahmen wie bei Pyoderma gangraenosum können versucht werden.
Äußerlich. Hochpotente Glukokortikoide führen meistens zur Besserung, haben jedoch nur einen morbostatischen Effekt. Mögliche Sekundärinfektionen sollten mitbehandelt werden. Versuch mit Fusidinsäure (Fucidine).

Generalisierte Pustulosen

Generalisierte Pustulosen im Kindesalter

Während im Kindes- und jugendlichen Alter ebenfalls dieselben generalisierten pustelbildenden Erkrankungen wie bei Erwachsenen auftreten können, müssen bei Neugeborenen und bei Säuglingen *infektiöse Pustulosen* durch Staphylokokken, Streptokokken, Herpes simplex, Candida albicans oder Skabiesmilben von den nachstehenden *nichtinfektiösen Pustulosen* abgegrenzt werden.

Erythema (toxicum) neonatorum
[Leiner 1912]

Synonyme. Erythem der Neugeborenen, Erythema neonatorum allergicum, Urticaria neonatorum

Definition. Relativ häufige (30–50%), völlig harmlose, spontan abklingende Hautreaktion unbekannter Ätiologie bei Neugeborenen in den ersten Lebenstagen, meist innerhalb der ersten 48 Stunden nach Geburt. Kein Anhalt für toxische Verursachung.

Vorkommen. Wird dem Dermatologen selten vorgestellt. Rassen- und Geschlechtsgebundenheit wurden nicht beobachtet.

Ätiopathogenese. Unbekannt. Man vermutet eine postpartale Umstellungsreaktion des Neugeborenen. Bemerkenswert ist, daß diese besonders beim 2. Kind vorkommende Hautreaktion mit einem guten Entwicklungszustand der Kinder verbunden sein soll. Die Diagnose ist bei Frühgeborenen selten. Bluteosinophilie läßt zwar an eine allergische Pathogenese denken, ist jedoch ein unspezifisches entzündliches Symptom bei Entzündungsreaktionen im Neugeborenenalter.

Klinik. In den ersten 2–3 Lebenstagen entwickeln sich plötzlich Hauterscheinungen, die für einige Tage bestehenbleiben können. Man sieht disseminierte, zu Konfluierung neigende Erytheme am Stamm oder an den Gliedmaßen. Sie beginnen als kleine rote Maculae, die häufig zentral urtikariell eleviert sind und Papulovesikeln oder Pusteln aufweisen können. Im Pustelausstrich zahlreiche Eosinophile.

Symptome. Allgemeinsymptome oder Krankheitsgefühl bestehen nicht. Gelegentlich Bluteosinophilie.

Histopathologie. Bläschen oder Pusteln liegen intraepidermal oder subkorneal. In oberflächlichen follikulären oder perifollikulären Krusten reichlich eosinophile Leukozyten. Im oberen Korium ist diffus oder mehr perivaskulär ein entzündliches Infiltrat mit vielen Eosinophilen nachweisbar. Die Epidermis kann sekundär geringfügige Akanthose und Hyperparakeratose aufweisen.

Verlauf. Meist kommt es innerhalb von 2–3 Tagen, seltener erst nach 1–2 Wochen zur Spontanabheilung.

Differentialdiagnose. Wichtig ist die Abgrenzung von Miliaria cristallina oder Miliaria rubra, welche Rumpf und intertriginöse Hautbereiche bevorzugen. Auch an staphylogene Infektionen (Impetigo contagiosa, Follikulitis) ist zu denken; bakterielle Untersuchung eines Bläschenausstriches ist daher angezeigt. Man findet allerdings dann im Blasengrundausstrich nur neutrophile und keine eosinophilen Granulozyten. Auch an die pustulöse Initialform der Incontinentia pigmenti ist zu denken, ferner an Herpes-simplex-Virus-Infektion.

Therapie. Aufgrund des harmlosen Charakters der Erkrankung ist eine spezifische Therapie nicht indiziert, höchstens Puder oder Lotio zinci.

Transiente neonatale pustulöse Melanose
[Ramamuthy 1976]

Synonym. Transiente neonatale Pustulose

Definition. Seltene nichtinfektiöse Erkrankung bei Neugeborenen überwiegend schwarzer Hautfarbe.

Vorkommen. Die Erkrankung wurde zunächst bei amerikanischen schwarzen Neugeborenen beschrieben (1%), kann jedoch ebenfalls bei anderen Kindern (0,1%) beobachtet werden.

Ätiopathogenese. Unbekannt.

Klinik. Die Hautveränderungen sind stets bei der Geburt vorhanden, was auf einen intrauterinen Beginn und Verlauf hindeutet. Weitere Erscheinungen können noch nach der Geburt auftreten. Es sind meist 1–3 mm große flache Vesikel oder Pusteln auf pigmentierten Maculae, die relativ dicht disseminiert stehen können und bevorzugt an Gesäß, Rücken und im Kopfbereich auftreten. Bei Aufplatzen der Pusteln entstehen braune Krusten mit collerettenartiger Schuppung. Die Pigmentierungen können bereits bei der Geburt vorhanden sein. Keine Allgemeinsymptome.

Zytologie des Pustelgrundausstrichs. Neutrophile Leukozyten, gelegentlich auch Eosinophile. Keine Bakterien.

Histopathologie. Intrakorneale oder subkorneale Pusteln mit Neutrophilen und einigen Eosinophilen. Im Korium entzündliches perivaskuläres Infiltrat mit neutrophilen und eosinophilen Leukozyten. Die Pigmentierungen entstehen durch verstärkte Melaninansammlung in den basalen und suprabasalen Epidermisschichten. Keine Pigmentinkontinenz.

Verlauf. Spontanabheilung und Rückbildung der Hyperpigmentierungen innerhalb von 3 Monaten.

Differentialdiagnose. Das Vorhandensein der Pusteln bereits bei Geburt sowie die Spontanabheilung ermöglichen eine klare Abgrenzung zu anderen pustelbildenden Erkrankungen im Neugeborenenalter. An die pustulöse Form der Incontinentia pigmenti sollte gedacht werden. Pustelabstrich und mikrobiologische Untersuchung zum Ausschluß infektiöser Dermatosen. Wichtig ist Ausschluß von Herpes-simplex-Virus-Infektion.

Therapie
Innerlich. Nicht notwendig.
Äußerlich. Antiseptische Behandlung der Erosionen.

Generalisierte Pustulosen im Erwachsenenalter

Intraepidermale neutrophile IgA-Dermatose
[Wallach 1986]

Synonym. Atypische neutrophile Dermatose mit subkornealer IgA-Ablagerung

Definition. Sehr seltene Erkrankung, charakterisiert durch Pusteln mit einer subkornealen, meist netzartigen IgA-Ablagerung.

Vorkommen. Bevorzugt bei älteren Patienten. Keine Assoziation mit IgA- oder IgG-Gammopathie.

Ätiopathogenese. Unbekannt. Die Erkrankung wurde als IgA-Pemphigus interpretiert. Das epidermale Antigen ist bislang nicht definiert. Auch an Beziehung zum Sneddon-Wilkinson-Syndrom wurde gedacht.

Klinik. Meist stammbetonte Lokalisation von locker disseminierten bis zu 2 cm im Durchmesser großen Pusteln, die sehr rasch erodieren. Keine Schleimhauterscheinungen.

Symptome. Allgemeinbefinden ungestört; gelegentlich besteht etwas Juckreiz.

Histopathologie. Subkorneale unilokuläre Pustel mit stark ausgeprägtem entzündlichen Infiltrat aus überwiegend Neutrophilen im dermalen Bereich. In der direkten Immunfluoreszenz zeigt sich netzartige intraepidermale Ablagerung von IgA.

Verlauf. Chronisch über Jahre.

Differentialdiagnose. Großblasige Impetigo contagiosa kann leicht durch mikrobiologische Untersuchung ausgeschlossen werden. Klinisch ähnlich kann gelegentlich das Glukagonomsyndrom aussehen und sollte durch entsprechende Untersuchungen ausgeschlossen werden. An subkorneale pustulöse Dermatose, Dermatitis herpetiformis und Pemphiguserkrankungen ist zu denken.

Therapie
Innerlich. Dapson, 50–150 mg tgl.
Äußerlich. Öffnung der Pusteln, antiseptische Behandlung der Erosionen. Bei Auftreten neuer Erscheinungen Versuch mit stärker wirksamer Glukokortikoidcreme.

Pustulosis subcornealis

[Sneddon und Wilkinson 1956]

Synonyme. Subkorneale Pustulose, subkorneale pustulöse Dermatose, subcorneal pustular dermatosis, Sneddon-Wilkinson-Syndrom

Definition. Chronisch-rezidivierende Erkrankung mit sterilen, primär pustulösen Veränderungen vorwiegend am Stamm, mit dem histologischen Befund von Pusteln direkt unter der Hornschicht in normaler Epidermis. Gelegentlich Paraproteinämie.

Vorkommen. Seltene Erkrankung, überwiegend bei Frauen (4:1) zwischen dem 30. und 70. Lebensjahr. Sehr selten bei Kindern. Vererbungsfaktoren konnten bisher nicht nachgewiesen werden. Assoziation mit IgA- oder IgG-Gammopathie sowie mit Pyoderma gangraenosum und Colitis ulcerosa wurde beobachtet.

Ätiopathogenese. Keine Erreger in frischen Pusteln. Eine Beziehung zu anderen Erkrankungen wie Pemphigus foliaceus, Dermatitis herpetiformis, Psoriasis pustulosa generalisata konnte nicht festgestellt werden. Die Pathogenese ist bislang unbekannt.

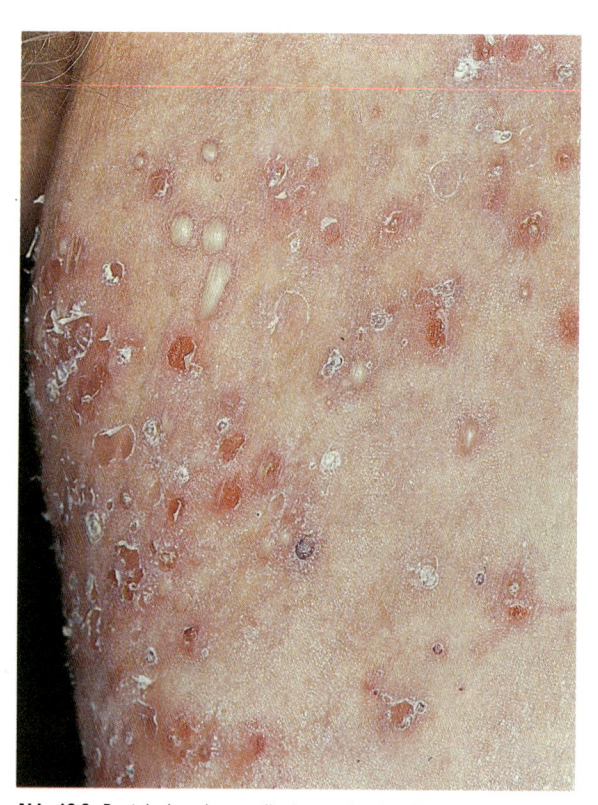

Abb. 16.3. Pustulosis subcornealis, Innenseite des Oberschenkels

Klinik. Bevorzugt betroffen sind Rumpf und proximale Extremitätenabschnitte, auch die intertriginösen Bereiche. Kopf, Palmae und Plantae sowie Schleimhäute bleiben fast stets erscheinungsfrei. Beginn symmetrisch und disseminiert. Als Primäreffloreszenz sieht man bis zu bohnengroße, zunächst pralle, bei Größerwerden mehr schlaffe trübe oder mehr eitriggelbe Pusteln, umgeben von einem schmalen entzündlich-geröteten Randsaum. Die Pusteln können zu Gruppen zusammentreten. Bei größeren Pusteln setzen sich die Leukozyten hypopyonartig als eitriger Bodensatz in der unteren Pustelhälfte ab. Da die Pusteldecke sehr dünn ist und rasch zerplatzt, beherrschen disseminierte, teils zirzinär oder polyzyklisch ausgeprägte, krustenbedeckte Erosionen mit teilweise colleretteartigen Blasendeckenresten das klinische Bild. In denselben Arealen kann es zu rezidivierenden Pustelschüben kommen. Abheilung oft unter Hyperpigmentierung.

Symptome. Das Allgemeinbefinden ist nicht gestört. Gelegentlich besteht etwas Juckreiz. Wegen möglicher Koinzidenz besonders mit IgA-Gammopathie Immunglobulinuntersuchung des Blutserums.

Zytologie des Pustelgrundausstrichs. Massenhaft neutrophile Leukozyten; keine Bakterien.

Histopathologie. In sonst normaler Haut findet man subkorneal direkt unter der Hornschicht einkammerige Pusteln mit massenhaften neutrophilen Leukozyten. Die Epidermis kann gering akanthotisch verbreitert sein, das Stratum granulosum bleibt intakt. Gelegentlich geringfügige Spongiose, aber kein Anhalt für eine Akantholyse. Im oberen Korium vorwiegend perivaskuläre zellulär-entzündliche Reaktion.

Verlauf. Die Erkrankung verläuft chronisch, bei manchen Patienten bis zu 20 Jahren. Bei älteren Menschen ist an Koinzidenz mit Plasmozytom zu denken.

Differentialdiagnose. Wegen der bei Größerwerden schlaffer Blasen hypopyonartigen Ansammlung von Leukozyten im unteren Bereich ist an großblasige Impetigo contagiosa zu denken. Psoriasis pustulosa generalisata vom Typ von Zumbusch führt bei Eruption meist zu Fieberreaktionen. Erythema-anulare-centrifugum-artige Psoriasis mit Pustulation und nekrolytisches Erythem bei Glukagenomsyndrom sollten bedacht werden. Auch Dermatitis herpetiformis und Pemphigus foliaceus sind auszuschließen. Pustulosis acuta generalisata ist eine akute Erkrankung, die in kurzer Zeit wieder abheilt, wenngleich sie auch subkorneale Pusteln aufweisen kann.

Therapie
Innerlich. Dapson-Fatol in einer Dosierung von 50–150 mg tgl. wie bei Dermatitis herpetiformis hat sich bewährt, ist aber oft nur morbostatisch wirksam. Bei ausbleibendem Rezidiv kann die Behandlung für einige Monate ausgesetzt werden. Auch das Antihistaminikum Mebhydrolin (z.B. Omeril, 3- bis 5mal 1 Drg. tgl.) wurde als morbostatisch wirksam erkannt. Versuch mit dem aromatischen Retinoid Acitretin oder mit Isotretinoin ist ebenfalls angezeigt.
Äußerlich. Eröffnung der Pusteln, antiseptische Behandlung der Erosionen. Versuch entzündungshemmender Therapie mit Glukokortikoiden in Cremes oder Lotion. Keine fettenden Salben. Ferner Versuch mit Phototherapie (UV) oder kombinierter Retinoid-(Acitretin-)-UV-Phototherapie.

Impetigo herpetiformis

[Hebra 1872, Kaposi 1887]

Definition. Es handelt sich um eine sehr seltene Hauterkrankung, charakterisiert durch großflächige Erytheme mit Pusteln. Schwere Allgemeinsymptome können zum Tode führen. Wahrscheinlich handelt es sich um eine Variante der Psoriasis pustulosa generalisata vom Typ von Zumbusch bei Nebenschilddrüseninsuffizienz.

Vorkommen. Die sehr seltene Erkrankung beginnt gewöhnlich in der 2. Schwangerschaftshälfte und kann während jeder weiteren Gravidität wieder auftreten. Sie wurde auch nach der Entbindung und nach Strumektomie beobachtet, kommt bei Nichtschwangeren und ganz selten auch bei Männern vor.

Ätiopathogenese. Die Pusteln sind stets steril. Das klinische Bild entspricht weitgehend dem der Psoriasis pustulosa generalisata vom Typ von Zumbusch, das feingewebliche Substrat ist identisch mit Psoriasis pustulosa und auch mit Acrodermatitis continua suppurativa. Bei einem Teil der Patienten wurden Zeichen von Hypoparathyreoidismus (Tetanie, niedriges Serumkalzium, erhöhtes Serumphosphat) gefunden. Wahrscheinlich handelt es sich um die klinische Manifestation einer vorher latenten Psoriasis in Form einer Psoriasis pustulosa generalisata infolge von Parathyreoideainsuffizienz während der Schwangerschaft, nach Strumektomie mit operativer Schädigung der Epithelkörperchen oder nach Entfernung der Nebenschilddrüsen. Die Erkrankung muß also heute als *Variante der Psoriasis pustulosa generalisata* aufgefaßt werden.

Klinik. Besonders am Rumpf, oft mit Bevorzugung der intertriginösen Bereiche, aber auch an den Extremitäten kommt es zur Ausbildung von hellroten Erythemen, auf denen sich eine dichte Aussaat, später zu seenartiger Konfluierung neigender Pusteln ausbilden. Die pustulösen Erytheme zeigen nach zentraler Abtrocknung und Abschilferung stets nach innen gerichete colleretteartige Schuppensäume in ihren Randzonen. Die Anordnung der Herde kann zu zirzinären oder serpiginösen Figuren führen. Spätere Hyperpigmentierung ist möglich. Allmählich kann sich eine exfoliierende Erythrodermie entwickeln.
Auch die Mundhöhle kann betroffen sein. An der Zunge finden sich dann punktförmige oder gyrierte grau-weißliche Epitheltrübungen.

Symptome. Abgeschlagenheit, Appetitlosigkeit, Kopfschmerzen, Fieber mit Schüttelfrösten begleiten die Eruptionen. Die Patienten sind schwer krank. Hinzu treten Harnbefunde, die auf Nephritis hinweisen, Zeichen von Hypoparathyreoidismus (Chvostek- und Trousseau-Zeichen positiv, niedriges Serumkalzium, tetanische Anfälle). Die BSG ist stark erhöht, es besteht Dysproteinämie, neutrophile Leukozytose und, oft im Verlauf der Krankheit, Eisenmangel. Auch Erbrechen, Diarrhöen, Peritonitis und motorische Unruhe mit Lähmungen wurden beobachtet.
Bei Schwangeren kann es zur Frühgeburt, Totgeburt oder Geburt eines Kindes, das nicht lebensfähig ist, kommen.

Histopathologie. Das Substrat entspricht mit Ausbildung einer spongiformen Pustel weitgehend dem der Psoriasis pustulosa. Am Rande der Pustel findet man im Pustelinhalt nicht selten akantholytische Zellen. Gelegentlich Beimischung von eosinophilen Leukozyten im oberen Korium und in der Pustel.

Verlauf. Schwere Krankheit, die über Monate verlaufen kann. Akute Verlaufsform mit Tod durch Hyperthermie, Nieren- oder Herzversagen nach wenigen Tagen oder Wochen wurden beobachtet.

Differentialdiagnose. Die Diagnose sollte nur gestellt werden, wenn neben den Hautveränderungen sichere Zeichen einer Nebenschilddrüseninsuffizienz vorhanden ist. Dermatologisch entspricht das klinische Bild dem der Psoriasis pustulosa generalisata von Zumbusch. An Pustulosis subcornealis ist zu denken.

Therapie. In schweren Fällen ist Schwangerschaftsunterbrechung indiziert, wenn durch medikamentöse Behandlung rascher Erfolg nicht zu erreichen ist.
Innerlich. Wichtig ist die Behandlung der Nebenschilddrüseninsuffizienz mit A.T. 10 in hoher Dosie-

rung zusammen mit intravenöser Zufuhr von Kalziumsalzen unter Kontrolle des Kalziumspiegels im Serum. Kontrolle der Nierenfunktion ist wesentlich. Später kommt auch Vitamin-D_3 (10000 E tgl.) in Betracht. Glukokortikoide (Prednisolon) können innerlich in höheren Dosen (30–80 mg tgl.) angewandt werden, haben aber keinen Einfluß auf die Epithelkörpercheninsuffizienz. Therapie der Wahl ist heute eine kombinierte A.T. 10-Glukokortikoidbehandlung. Zytostatische Therapie (Methotrexat) oder aromatisches Retinoid (Acitretin) kommt nur bei Nichtschwangeren in Betracht, ebenso der Einsatz von Cyclosporin A. Versuch mit oraler Photochemotherapie (PUVA) kann als Monotherapie oder in Kombination mit aromatischen Retinoiden (RePUVA) versucht werden. Wenn die Ausreifung des fetalen Organismus ausreichend ist, sollte bei schweren Verläufen eine vorzeitige Schnittentbindung erwogen werden.

Äußerlich. Austrocknende Maßnahmen wie Lotio zinci spirituosa, auch Glukokortikoide in fettarmer Grundlage. Wichtig ist die Beachtung von Sekundärinfektionen, besonders durch Candida albicans.

Die bei dieser Erkrankung hohe Mortalität bei Mutter und fetalem Organismus rechtfertigen Überlegungen zur Frage einer Schwangerschaftsunterbrechung bei späteren Graviditäten.

Pustulosis acuta generalisata
[MacMillan 1973, Tan 1974]

Synonyme. Akutes generalisiertes pustulöses Bakterid, akute generalisierte Pustulose

Definition. Es handelt sich um eine akute Erkrankung in Form eines generalisierten pustulösen Exanthems mit Selbstheilung in wenigen Wochen. Sie dürfte allergischer oder infektallergischer Natur sein.

Vorkommen. Sehr selten.

Ätiopathogenese. Die Pusteln sind steril. Es handelt sich sehr wahrscheinlich um eine allergische Reaktion in Form eines pustulösen Exanthems auf einen akuten Infekt (Bronchitis, Pharyngitis etc.). Möglich erscheint auch arzneimittelbedingte Induktion. Die immunpathologischen Befunde im Sinne einer leukozytoklastischen Vaskulitis lassen an eine Reaktion vom Arthus-Typ (Immunkomplexvaskulitis) denken.

Klinik. Sitz der Veränderungen sind in lockerer Disseminierung Kapillitium, Stamm und bevorzugt distale Extremitätenabschnitte. Dichte Disseminierung an Händen, Handgelenkbeugen und Füßen. Mund-

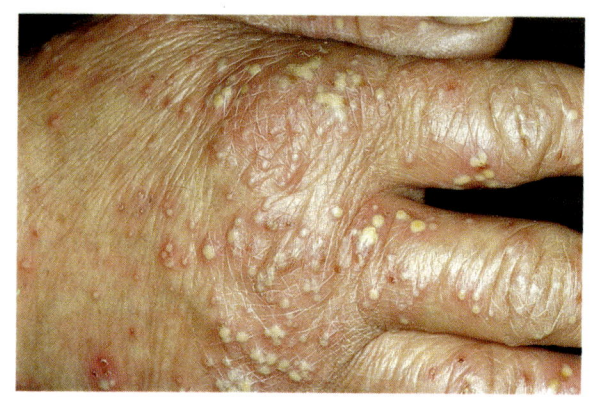

Abb. 16.4. Pustulosis acuta generalisata

schleimhaut; Palmae und Plantae bleiben offenbar meist frei. In den erkrankten Hautbereichen entwickeln sich synchron bis halberbsgroße gelbe Pusteln mit einem schmalen entzündlichen Randsaum. Im weiteren Verlauf kommt es zum Zerplatzen der Pusteln; es entwickeln sich ganz oberflächliche Erosionen mit Resten von Pusteldecken im Randbereich, die später epithelisieren. Andere Pusteln trocknen bräunlich ein.

In manchen Fällen sind nur Hände und Füße betroffen: *Acropustulosis acuta*.

Symptome. Das Allgemeinbefinden kann akut beeinträchtigt sein. Es bestehen Fieber, BSG-Erhöhung, Leukozytose gelegentlich mit Eosinophilie. Manchmal Petechien und Hämaturie. Zirkulierende Immunkomplexe (C1q-Test) können nachweisbar sein.

Zytologie des Pustelgrundausstrichs. Massenhaft neutrophile Leukozyten.

Bakteriologie des Pustelinhalts. Steril.

Histopathologie. Intraepidermale einkammerige Pustel, manchmal mit einzelnen akantholytischen Zellen im Pustelrandbereich. Die basale Epidermis kann spongiotisch-ekzematoide Auflockerung zeigen. Im oberen Korium zellulär-entzündliche Reaktion mit Zeichen einer teilweise geringen leukozytoklastischen Vaskulitis.

Immunpathologie. In der Gefäßwand papillärer Kapillaren konnten gewebefixierte Immunglobuline (IgG) und Komplementfaktoren (C3) nachgewiesen werden. Außerdem granulär-lineares Muster von Immunglobulinen und C3 in der Basalmembranzone. Das Muster ähnelt dem bei Psoriasis pustulosa.

Verlauf. Die akut einsetzende Erkrankung beginnt nicht selten 7–10 Tage nach einem akuten Infekt mit β-hämolysierenden Streptokokken, der mit Antibiotika oder Chemotherapeutika behandelt wird. Sie heilt nach einer Bestandsdauer von 10 Tagen–4 Wochen meist spontan wieder ab, kann aber nach Absetzen der Behandlung kurzfristig Rückfälle aufweisen.

Differentialdiagnose. Auszuschließen sind pustulöse Hauterkrankungen durch Infektionen (Pyodermien, pustulöse Miliaria), Psoriasis pustulosa generalisata vom Typ von Zumbusch und andere generalisierte Pustulosen. Auch an Hand-Mund-Fuß-Krankheit durch Coxsackie-Virus-Infektion ist zu denken.

Therapie
Innerlich. Glukokortikoide in mittelhoher Dosierung (60–100 mg Prednisolonäquivalent täglich).
Äußerlich. Pustelabstrich zum Ausschluß bakterieller Infektion bzw. Sekundärinfektion. Bäder, Lotio zinci und eventuell Glukokortikoidcreme.

Eosinophile pustulöse Follikulitis

[Ofuji et al. 1970, Orfanos und Sterry 1978]

Synonyme. Sterile eosinophile Pustulose, eosinophile Pustulosis

Definition. Vorwiegend bei jungen japanischen Männern vorkommende Dermatose durch Eruption von aggregierten Pusteln, die zahlreiche eosinophile Granulozyten enthalten, kombiniert mit Bluteosinophilie.

Vorkommen. Offenbar sehr selten, hauptsächlich in Japan beobachtet. Vorwiegend bei männlichen jungen Erwachsenen. Kinder sind sehr selten betroffen. Diese Erkrankung wurde ebenfalls bei HIV-infizierten Patienten beschrieben.

Ätiopathogenese. Ursache unbekannt. Die entzündliche Erkrankung führt zu epidermalen eosinophilen Pusteln und einer dermalen follikelgebundenen zellig proliferierenden Entzündung (Follikulitis) mit reichlich Eosinophilen.

Klinik. Typisch ist locker disseminiertes Auftreten von mäßig juckenden geröteten Papeln von 1–3 mm Durchmesser, die zu größeren Herden konfluieren können. Innerhalb der Papeln entwickeln sich sterile Pusteln. Abheilung erfolgt oft unter Pigmentierung und Narbenbildung. Gelegentlich sieht man auch größere nodöse Herde mit Neigung zu Abszedierung. Auch anuläre und polyzyklische Herde mit zentraler Regression und peripherer Progression und Ausbildung steriler eosinophiler Pusteln wurden beschrieben. Zu Beginn besteht nur ein Herd, oft im Gesicht. Später finden sich disseminierte Herde am Stamm (besonders Brust) und Extremitäten. Palmae und Plantae können mitbetroffen sein. Bei Sitz am Kapillitium entwickelt sich zirkumskripte atrophisierende Alopezie vom Pseudopeladetyp.

Symptome. Mäßiger Juckreiz, keine Allgemeinsymptome. Keine Allergie gegen mikrobielle Allergene. Manchmal IgE-Erhöhung. Typisch ist geringe Leukozytose mit Eosinophilie (mehr als 10–20%). Pemphigusartige Antikörper sind selten.

Histopathologie. Intraepidermale, teils follikelgebundene Pusteln mit reichlich Eosinophilen. Unspezifische Entzündungsreaktion mit zahlreichen Eosinophilen im Bereich von Haarfollikeln, Talgdrüsen und ekkrinen Schweißdrüsen.

Immunpathologie. Immunglobulinpräzipitate sind nicht nachweisbar. Sehr selten wurden antiepidermale Antikörper (IgG und IgM) mittels direkter und indirekter Immunfluoreszenz nachgewiesen.

Verlauf. Chronisch-rezidivierend mit der Möglichkeit spontaner Heilung selbst nach mehrjährigem Bestehen. Abheilung der Herde vielfach mit Hyperpigmentierung, selten mit Narben.

Differentialdiagnose. Psoriasis vulgaris cum pustulatione, impetiginisiertes nummuläres Ekzem, Kandidose, pustulöses Bakterid (Andrews). Bei ausschließlichem Sitz am Kapillitium ist an erosive pustulöse Dermatose zu denken; Folliculitis decalvans capillitii ist durch bakteriologische und histologische Untersuchung abzugrenzen. Auch Tinea capitis sollte ausgeschlossen sein.

Therapie
Innerlich. Versuch mit Dapson (100–150 mg tgl.), sonst Glukokortikoidlangzeittherapie, versuchsweise in Kombination mit Erythromycin. Auch Versuch mit PUVA.
Äußerlich. Abtrocknende Therapie (Lotio zinci), Glukokortikoide in Lotion oder Creme; keine fettenden Vehikel.

Weiterführende Literatur

Allgemeines

Christophers E (1987) Neutrophile Dermatosen. In: Braun-Falco O, Schill WB (Hrsg) Fortschritte der praktischen Dermatologie und Venerologie, Bd 11. Springer, Berlin, S 195–202

Infantile Akropustulosis
Belter SV, Traupe H (1988) Infantile Akropustulose. Aktuel Dermatol 14:136–138
Duranel T, Harms M (1988) Infantile Akropustulose. Hautarzt 39:1–4
Elpern DJ (1984) Infantile acropustulosis and antecedent scabies. J Am Acad Dermatol 11:895–896
Kahn G, Rywlin AM (1979) Acropustulosis of infancy. Arch Dermatol 115:831–833
Klein EC, Weber L, Kaufmann R (1989) Infantile Akropustulose. Hautarzt 40:501–503
Newton JA, Salisbury J, Marsden A, McGibbon DH (1986) Acropustulosis of infancy. Br J Dermatol 115:735–739
Prigent F, Michon L, Civatte J (1984) Acropustulose infantile. Ann Dermatol Venereol 111:747–748
Vignon-Pennamen MD, Wallach D (1986) Infantile acropustulosis. A clinicopathologic study of six cases. Arch Dermatol 122:1155–1160

Acrodermatitis continua suppurativa
Baker H (1984) Pustular psoriasis. Dermatol Clin 2:455–470
Hallopeau MH (1890) Sur une asphyxie locale des extremities avec polydactylite suppurative chronique et poussées ephémères de dermatitae pustuleuse disséminée et symetrique. Bull Soc Fr Dermatol Syph 1:39–45
Hallopeau M (1897) Sur un quatrième fait d'acrodermatite suppurative continuu. Ann Dermatol Syphiligr 8:12-77–1281
Mahowald ML, Parrish RM (1982) Severe osteolytic arthritis mutilans in pustular psoriasis. Arch Dermatol 118:434–437
Pearson LH, Allen BS, Smith GJ Jr (1984) Acrodermatitis continua of Hallopeau: treatment with etretinate and review of relapsing pustular eruptions of the hands and feet. J Am Acad Dermatol 11:755–762

Pustulosis palmaris et plantaris
Andrews GC, Machacek GF (1935) Pustular baterids of hands and feet. Arch Dermatol Syphilol 32:837–847
Bacharach-Buhles M, Gammal S, Altmeyer P (1993) Das pustulöse Bakterid (Andrews). Gibt es klinische Unterscheidungskriterien zu der Psoriasis pustulosa et plantaris? Hautarzt 44:221–224
Baker H (1984) Pustular psoriasis. Dermatol Clin 2:455–470
Burge SM, Ryan TJ (1985) Acute palmoplantar pustulosis. Br J Dermatol 113:77–83
Lindelöf B, Beitner H (1990) The effect of grenzray therapy on pustulosis palmoplantaris. Acta Dermatol Venereol (Stockh) 70:529–531
Stevens DM, Ackerman BA (1984) On the concept of bacterids (pustular bacterid, Andrews). Am J Dermatopathol 6:281–286
Uehara M, Fujigaki T, Hayashi S (1980) Glucose tolerance in pustulosis palmaris et plantaris. Arch Dermatol 116:1275–1276

Erosive pustulöse Dermatose der Kopfhaut
Bahmer FA (1984) Erosive pustulöse Dermatose des Kopfes. Z Hautkr 60:517–526
Bieber T, Ruzicka T, Burg G (1987) Erosive pustulöse Dermatitis des Kapillitiums. Hautarzt 38:687–689
Ikeda MJ, Arata J, Isaka H (1982) Erosive pustular dermatosis of the scalp successfully treated with oral zinc sulfate. Br J Dermatol 106:742–743
Jacyk WK (1988) Pustular ulcerative dermatosis of the scalp. Br J Dermatol 118:441–444
Lovell CR, Hartmann RM, Bradfield JW (1980) Cutaneous carcinoma arising in erosive pustular dermatosis of the scalp. Br J Dermatol 102:325–328
Parodi A, Ciaccio M, Rebora A (1990) Erosive pustular dermatotis of the scalp. Internat J Dermatol 29:517–518
Pye RJ, Peachey RDG, Burton JL (1979) Erosive pustular dermatosis of the scalp. Br J Dermatol 100:559–566
Wollenberg A, Heckmann M, Braun-Falco O (1992) Erosive pustulöse Dermatose des Kapillitiums nach Zoster ophtalmicus und nach Trauma. Hautarzt 43:576–579

Erythema toxicum neonatorum
Freeman RG, Spiller R, Knox JM (1960) Histopathology of erythema toxicum neonatorum. Arch Dermatol 82:586–589
Hansen LP, Brandrup F, Zori R (1985) Erythema toxicum neonatorum mit Pustulation versus transistorische neonatale pustulöse Melanose. Hautarzt 36:475–477
Pohlandt F, Harnisch R, Meigel WN et al. (1977) Zum Bild des Erythema neonatorum. Hautarzt 28:469–474

Transiente neonatale pustulöse Melanose
Barr RJ, Globerman LM, Werber FA (1979) Transient neonatal pustular melanosis. Int J Dermatol 18:636–638
Merlob P, Metzker A, Reisner SH (1982) Transient neonatal pustular melanosis. Am J Dis Child 136:521–522
Ramamurthy RS, Reveri M, Esterly NB et al. (1976) Transient neonatal pustular melanosis. J Pediatr 88:831–835
Wyre HW, Murphy O (1979) Transient neonatal pustular melanosis. Arch Dermatol 115:458

Intraepidermale neutrophile IgA-Dermatose
Burrows D, Bingham EA (1984) Subcorneal dermatosis and IgA gammopathy. Br J Dermatol 111 (Suppl 26):91–93
Hashimoto T, Inamoto N, Nakamura K et al. (1987) Intercellular IgA dermatosis with cinical features of subcorneal pustular dermatosis. Arch Dermatol 123:1062–1065
Huff JC, Golitu LE, Kunke KS (1985) Intraepidermal neutrophilic IgA dermatosis. New Engl J Med 313:1643–1645
Kuan YZ, Chiou HT, Chang HC et al. (1990) Intraepidermal neutrophilic IgA dermatosis. J Am Acad Dermatol 22:917–919
Stolz W, Bieber T, Meurer M (1989) Its the atypical neutrophilic dermatosis with subcorneal IgA deposits a variant of pemphigus foliaceus? Br J Dermatol 120:276–279
Tagami H, Iwatsuki K, Iwase Y et al. (1983) Subcorneal pustular dermatosis with vesicobullous eruption: demonstration of subcorneal IgA deposits and a leukocyte chemotactic factor. Br J Dermatol 109:581–587
Wallach D (1986) Intradermal neutrophilic IgA dermatosis. New Engl J Med 315:66
Wallach D, Cottenot F, Pelbosis G et al. (1982) Subcorneal pustular dermatosis and monoclonal IgA. Br J Dermatol 107:229–234
Wallach D, Janssen F, Vigron-Pennamen MD et al. (1987) Atypical neutrophilic dermatosis with subcorneal IgA deposits. Arch Dermatol 123:790–795

Pustulosis subcornealis
Chimenti S, Ackerman AB (1981) Is subcorneal pustular dermatosis of Sneddon and Wilkinson an entity sui generis? Am J Dermatopathol 3:363–376

Fischer H, Hornstein OP (1987) Langzeitbeobachtung einer subkornealen Pustulose Sneddon-Wilkinson. Akt Dermatol 13:8–10

Kasha EE, Epinette WW (1988) Subcorneal pustular dermatosis (Sneddon-Wilkinson disease) in association with a monoclonal IgA-gammopathy: A report and review of the literature. J Am Acad Dermatol 19:854–858

Kiesewetter F, Bassukas ID (1991) Subkorneale pustulöse Dermatose Sneddon-Wilkinson. Akt Dermatol 17:253–255

Lubach D, Edmüller M, Rahm-Hoffmann AL (1980) Kombinierte Retinoid- und UV-Phototherapie bei Pustulosis subcornealis (Sneddon-Wilkinson). Hautarzt 31:545–547

Sneddon IB (1977) Subkorneale pustulöse Dermatose. Hautarzt 28:63–66

Sneddon IB, Wilkinson DD (1956) Subcorneal pustular dermatosis. Br J Dermatol 68:385–394

Sneddon IB, Wilkinson DS (1979) Subcorneal pustular dermatosis. Br J Dermatol 100:61–68

Todd DJ, Bingham EA, Walsh M, Burrows D (1991) Subcorneal pustular dermatosis and IgA paraproteinaemia: response to both etretinate and PUVA. Br J Dermatol 125:387–389

Impetigo herpetiformis

Feiwel M, Cairns RJ (1968) Impetigo herpetiformis (or pustular psoriasis or acrodermatitis continua Hallopeau). Br J Dermatol 80:125–127

Hebra F (1872) Über einzelne während der Schwangerschaft, dem Wochenbette und bei Uterinalkrankheiten der Frauen zu beobachtende Hautkrankheiten. Wien Med Wochenschr 48:1197–1202

Kaposi M (1887) Impetigo herpetiformis. Arch Dermatol Syph 19:273–296

Moynihan GD, Ruppe JP (1985) Impetigo herpetiformis and hypoparathyroidism. Arch Dermatol 121:1330–1331

Oumeish OY, Farraj SE, Bataineh S (1982) Some aspects of impetigo herpetiformis. Arch Dermatol 118:103–105

Pierard GE, Pierard-Frenchimont C, de la Brassime M (1983) Impetigo herpetiformis and pustular psoriasis during pregnancy. Am J Dermatopathol 5:215–220

Pustulosis acuta generalisata

Baker H, Ryan TJ (1968) Generalized pustular psoriasis: a clinical and epidemiological study of 104 cases. Br J Dermatol 80:771–793

Braun-Falco O, Luderschmidt C, Maciejewski W et al. (1978) Pustulosis acuta generalisata. Eine ungewöhnliche Erscheinungsform von leukozytoklastischer Vaskulitis. Hautarzt 29:371–377

Lubach D, Neukam D (1982) Pustulosis acuta generalisata – eine Immunkrankheit? Med Klin 77:394–396

Tan RSH (1974) Acute generalized pustular bacterid. An unusual manifestation of leukocytoclastic vasculitis. Br J Dermatol 91:209–215

Tannenberg H (1983) Akropustulosis acuta als Variante der Pustulosis acuta generalisata. In: Braun-Falco O, Burg G (Hrsg) Fortschritte der praktischen Dermatologie und Venerologie, Bd. 10. Springer, Berlin, S 450–451

Eosinophile pustulöse Follikulitis

Breit R, Röcken M (1991) Klassische Form einer eosinophilen pustulösen Follikulitis – erfolgreiche Therapie mit PUVA. Hautarzt 42:247–250

Cutler TP (1981) Eosinophilic pustular folliculitis. Clin Exp Dermatol 6:327–332

Dinehart SM, Noppakum, Solomon AR et al. (1986) Eosinophilic pustular folliculitis. J Am Acad Dermatol 14:475–479

Lucky AW, Esterly NB, Heskel N et al. (1984) Eosinophilic pustular folliculitis in infancy. Pediatr Dermatol 1:202–206

Nunzi E, Parodi A, Rebora A (1985) Ofuji's disease: high circulating titers of IgG and IgM directed to basal cell cytoplasm. J Am Acad Dermatol 12:268–273

Ofuji S, Ogino A, Horio T et al. (1970) Eosinophilic pustular folliculitis. Acta Dermato Venereol (Stockh) 50:195–203

Orfanos CE, Sterry W (1978) Sterile eosinophile Pustulose. Dermatologica 157:193–205

Soeprono FF, Schinella RA (1986) Eosinophilic pustular folliculitis in patients with acquired immunodeficiency syndrome. J Am Acad Dermatol 14:1020–1022

Spira I, Simon M, Keller J (1986) Sterile eosinophile Pustulose. Hautarzt 37:222–225

Steffen C (1985) Eosinophilic pustular folliculitis (Ofuji's disease) with response to dapsone therapy. Arch Dermatol 121:921–923

Vakildazeh F, Suter L, Knop J et al. (1981) Eosinophilic pustulosis with pemphigus-like antibody. Dermatologica 162:265–272

Weber L, Hochsattel R, Hesse G et al. (1988) Sterile eosinophile Pustulose (Ofuji). Hautarzt 39:527–530

Kapitel 17 Keratosen

Inhaltsverzeichnis
Die Epidermis 671
Ichthyosen. 676
   Hereditäre Ichthyosen 676
      Ichthyosis vulgaris 676
         Autosomal-dominante Ichthyosis vulgaris. . . 676
         X-chromosomal-rezessiv-erbliche Ichthyosis
           vulgaris 678
         Refsum-Syndrom 679
      Ichthyosis congenita 679
         Harlekichthyose 679
         Kollodiumbaby 680
         Autosomal-rezessive lamelläre Ichthyose . . . 680
         Autosomal-dominante lamelläre Ichthyose . . 681
         Sjögren-Larsson-Syndrom 681
         Comèl-Netherton-Syndrom 681
         Neutrallipidspeicherkrankheit 681
         X-chromosomal-dominante Chondrodys-
           plasia punctata 681
         Ichthyosis und Trichothiodystrophie 681
      Epidermolytische Ichthyosen 682
         Bullöse kongenitale ichthyosiforme Erythro-
           dermie Brocq 682
         Ichthyosis bullosa Siemens 682
      Ichthyosis hystrix 682
         Ichthyosis hystrix Lambert 682
         Ichthyosis hystrix Curth-Macklin 682
         Ichthyosis hystrix Rheydt 683
         Ichthyosis hystrix Bäfverstedt 683
   Erworbene (symptomatische) Ichthyosen 683
Palmoplantare Keratosen 683
   Diffuse palmoplantare Keratosen 683
      Keratosis palmoplantaris diffusa Vörner-
         Unna-Thost 683
      Keratosis palmoplantaris transgrediens et
         progrediens Mljet 684
      Keratosis palmoplantaris diffusa transgrediens
         et progrediens Greither 684
      Keratosis palmoplantaris diffusa mit Periodon-
         topathie 685
      Keratosis palmoplantaris mutilans Vohwinkel . 685
      Keratosis palmoplantaris diffusa mit
         Ösophaguskarzinom 686
      Keratosis palmoplantaris mit Lidrandzysten . 686
   Papulöse palmoplantare Keratosen 686
      Keratosis palmoplantaris papulosa Buschke-
         Fischer-Brauer 686
      Keratosis palmoplantaris circumscripta
         Richner-Hanhart 686
   Streifenförmige palmoplantare Keratosen 687
      Keratosis palmoplantaris striata Brünauer-
         Fuhs-Siemens. 687
Erythrokeratodermien 687
   Erythrokeratodermia figurata variabilis Mendes
     da Costa 687
   Erythrokeratodermia progressiva symmetrica
     Gottron 687
   Erythrokeratodermia progressiva Burns . . . 687
Follikuläre Keratosen 688
   Keratosis follicularis 688
   Ulerythema ophryogenes 688
   Keratosis follicularis spinulosa decalvans . . . 689
   Hyperkeratosis follicularis et parafollicularis
     in cutem penetrans 689
   Dyskeratosis follicularis 690
Umschriebene Keratosen ohne Follikenbildung . . . 691
   Acrokeratosis verruciformis 691
   Hyperkeratosis lenticularis perstans Flegel . . 692
   Porokeratosis Mibelli 692
   Porokeratosis superficialis disseminata actinica 693
   Keratosis lichenoides chronica 693
   Keratosis areolae mammae naeviformis 694
Weiterführende Literatur 694

Die Epidermis

Die Epidermis stellt die äußerste Grenzschicht des Menschen zu seiner Umwelt dar und wird nach außen hin von der Hornschicht abgeschlossen. Als ektodermale Struktur besteht das verhornende Plattenepithel aus den *Keratinozyten*, welche schichtweise das Stratum basale, Stratum spinosum, Stratum granulosum und schließlich nach außen hin das Stratum corneum aufbauen. Neben den Keratinozyten kommen auch andere Zellen in der Haut vor, welche etwa 10% der gesamten Zellpopulation ausmachen, nämlich die melaninbildenden *Melanozyten* in der dermoepidermalen Grenzzone und zwischen den Basalzellen, die dem Monozyten-Makrophagen-System zugehörigen *Langerhans-Zellen* in den unteren Epidermislagen sowie die *Merkel-Zellen*, welche wahrscheinlich mit den Schwann-Zellen verwandt sind, der Neuralleiste entstammen und zusammen mit Neuriten als Mechanorezeptoren fungieren. Ultrastrukturell sind die Langerhans-Zellen durch die tennisschlägerartigen *Birbeck-Granula*, die Merkel-Zellen durch die neurosekretorischen *Dense-core-Granula* charakterisiert.

Morphologie. Die Retezapfen der Epidermis sind mit den bindegewebigen Papillen der Dermis dreidimensional verzapft. Eine weitere Kohäsion zwischen Epidermis und Dermis ist durch Halbdesmosomen und die kompliziert aufgebaute Basalmembranzone gewährleistet. Durch thermische oder mechanische (Reibung) Überwärmung der Haut (etwa 56° C) können diese Systeme gestört werden: Es resultiert eine dermoepidermale Trennung (Blase).

Die mechanische Stabilität der Epidermis selbst wird gewährleistet durch das dreidimensionale System intrazellulärer Tonofibrillen, welche — elektronenmikroskopisch erkennbar — aus Tonofilamentbündeln bestehen und basal in Halbdesmosomen, ansonsten in den zwischenzelligen Kontaktzonen der Desmosomen inserieren. Letztere stellen spezielle Haftplatten von sehr kompliziertem Aufbau aus paarweise einander gegenüberliegenden Zellmembransegmenten dar. Sie wirken vergleichsweise wie ein Magnetverschluß. In den unteren Epidermisbereichen sind sie von temporärer Struktur, weil mit der postmitotischen Einzelwanderung der Zellen aus dem basalen Zellager diese desmosomalen Verbindungen sich öffnen und wieder schließen müssen. Diese Funktion ist beispielsweise bei Pemphigus vulgaris gestört und führt zur Akantholyse. Mit der Zellmembran der Keratinozyten außen verbunden ist eine glykosaminoglykanhaltige Schicht, die Glykokalyx, deren Gesamtheit dem sogenannten interzellulären Zement entspricht.

Die Epidermis besteht aus mehreren Schichten:

Stratum basale (Basalzellschicht). Hier sind die Zellen vertikal ausgerichtet. In ihrem Zytoplasma finden sich als Strukturprotein elektronendichte Tonofilamente von 5–8 nm Durchmesser, welche bald Tonofibrillen von etwa 25 nm Durchmesser bilden. Morphologisch ist dies der Beginn der Keratinbildung; daher auch die Bezeichnung der Epidermiszellen als Keratinozyten.

Stratum spinosum (Stachelzellschicht). Hier kommt es zu einer räumlich-strukturellen Umordnung der Keratinozyten. Die Zellen flachen ab und werden polygonal. Die Desmosomen als zwischenzellige Verbindungen werden elektronenmikroskopisch immer deutlicher. Die intrazellulären Tonofilamentbündel inserieren an den Desmosomen und stabilisieren mit den nunmehr zunehmend permanenten Zwischenzellverbindungen die lebende Epidermis. Im oberen Stratum spinosum und im Stratum granulosum werden von den Keratinozyten 0,06–0,2 µm große lamellierte Granula, die *Keratinosomen* (Odland-Körperchen, membrane coating granules) als submikroskopische zytoplasmatische Organellen an der hautoberflächennahen Zytoplasmamembran gebildet und in den Interzellularraum ausgeschleust, wo sie nach biochemischer und struktureller Transformation den wesentlichen Bestandteil der lamellären lipidhaltigen Barriere zwischen den Hornzellen bilden.

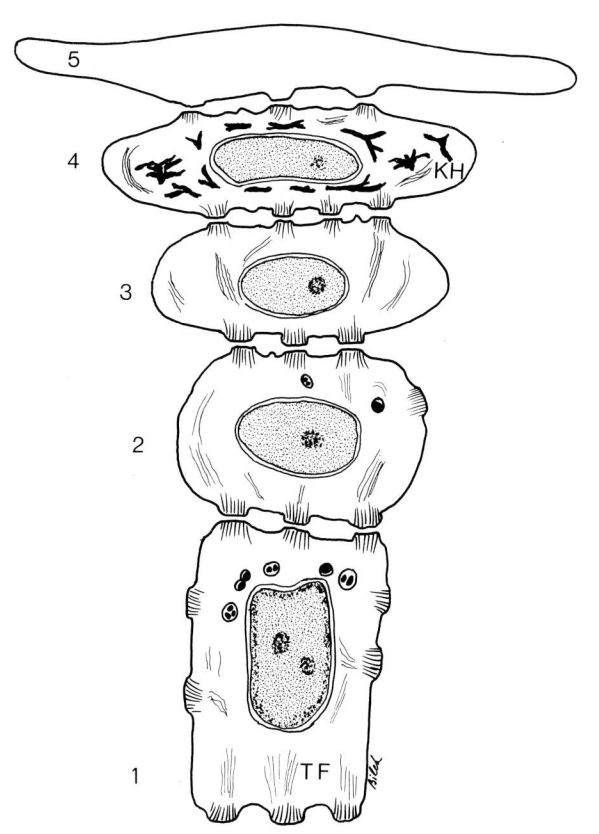

Abb. 17.1. Schematische Darstellung der Keratinozyten. Differenzierung von Stratum basale (*1*), über unteres (*2*) und oberes (*3*) Stratum spinosum in das Stratum granulosum (*4*). Abrupter Übergang der Keratinozyten in die Hornzellen (*5*) des Stratum corneum. *TF* Tonofilamentbündel, *KH* Keratohyalin

Stratum granulosum (Körperzellschicht). In dieser Zellschicht, welche normalerweise — mit Ausnahme von Palmae und Plantae — 2–3 Zellagen dick ist, hat ihre Bezeichnung von den hier auftretenden, grobschollige, lichtmikroskopisch basophilen, elektronenmikroskopisch homogen dichten, histidinreichen *Keratohyalingranula,* deren Größe von einigen 10 nm zu einigen µm reicht.

Stratum lucidum. Dieses ist gewöhnlich eine Zelle dick und kann nur an Palmae und Plantae als eigene Struktur erkannt werden, da es hier besser ausgeprägt ist. In diesen Zellen sind die Tonofilamente vorwiegend parallel zur Hautoberfläche orientiert und in ein ziemlich dickes elektronendichtes interfilamentöses Material eingelagert. Die Zellen selbst sind deutlich abgeflacht, aber noch nicht so flach und organellenlos wie die Hornzellen im Stratum corneum.

Stratum corneum (Hornschicht). Oberhalb des Stratum granulosum bzw. des Stratum lucidum kommt es zur Verdickung der Zellmembran und zum abrupten Übergang in die Hornschicht. In dieser Zone an der

Basis der Hornschicht müssen daher alle Vorgänge ablaufen, die von einer kernhaltigen lebenden Zelle mit ihren zytoplasmatischen Organellen und dem Strukturprotein (Tonofibrillen) in eine kernlose Hornzelle (*Korneozyt*) ohne zytoplasmatische Organellen führen. Bemerkenswert ist der hohe Gehalt an hydrolytischen und katabolen Enzymen (Esterasen, Phosphatasen), welche ihrerseits schließlich beim definitiven Verhornungsvorgang abgebaut werden. So ist es verständlich, daß direkt unter der Hornschicht eine hydrophobe Zone existiert, die reich ist an Lipoiden, Polysacchariden und anderen komplizierten Verbindungen und aus diesem Grunde auch eine Barrierefunktion gegen das Eindringen von wasserlöslichen Substanzen hat. In ihrer Gesamtheit sind solche Substanzen des epidermalen Zellabbaus, vor der definitiven Verhornung, in der Hornschicht auch für deren Wasserbindung verantwortlich und machen neben dem Strukturprotein Keratin den Nichtkeratinanteil der Hornschicht aus. Wird dieser Nichtkeratinanteil der Hornschicht, auch NMF (natural moisturizing factor) genannt, durch zu viele Waschprozeduren oder zu lang applizierte feuchte Verbände herausgelöst, so geht die Wasserbindungsfähigkeit der Hornschicht verloren; die Hautoberfläche wird trocken, rauh und rissig (Exsikkation).

Elektronenmikroskopisch erkennt man in den *Hornzellen* ein Keratinmuster aus kontrastarmen Filamenten von etwa 7 nm Durchmesser in einer dichteren homogenen Matrix. Bemerkenswert ist die Verhornung der Zellmembran, die eine deutlich stärkere Struktur hat als in tieferen Epidermislagen. Die Hornzellmembranen sind etwa 17,5 nm dick und meist mittels homogener Desmosomen von 20 nm Dicke miteinander verbunden. Durch die Zelldekomposition, die Totalverhornung der Zelle und zunehmenden Wasserverlust werden die Zellen immer flacher, bis sie schließlich durch einen noch nicht geklärten Vorgang an der Oberfläche abgeschilfert werden. Dieser Vorgang vollzieht sich normalerweise unmerklich, daher die Bezeichnung *Desquamatio insensibilis*.

Das Strukturprotein *Keratin* der Hornschicht erzeugt ein spezielles Röntgenbeugungsmuster (α-Keratin). Man nimmt heute an, daß die fadenförmigen Polypeptidketten im Keratin durch Salzbindungen, Wasserstoffbrücken und besonders durch Disulfidbindungen miteinander verbunden sind. Durch zunehmende Zahl von Disulfidbindungen wird das Keratin zu einer wasserunlöslichen und härteren Struktur. Beim Vorgang der Dauerwelle werden die Disulfidbindungen zu Sulfhydrilbindungen reduziert, auf diese Weise wird das Haar formbar; nachfolgende Oxidation stellt den vorherigen Zustand der Disulfidverbrückung wieder her, in dem das Haar nun die gewünschte Form hält.

Die Keratinisierung [Verhornung]. Sie ist ein hochkomplexer Vorgang. Etwa 30 unterschiedliche Keratine dieser Proteinfamilie sind bekannt, die aufgrund ihrer Molekülgröße und des isoelektrischen Punktes (neutral bis basisch oder sauer) eingeteilt werden. Jedes Keratin ist das Produkt eines spezifischen Gens. In der Basalzellschicht der Epidermis werden beispielsweise die Zytokeratine 5 und 14, suprabasal 1 und 10 synthetisiert. Im Stratum granulosum tritt das histidinreiche Profilaggrin auf, dessen Umwandlungsprodukt Filaggrin im Stratum corneum als Matrix für den Zusammenhalt der Keratinfilamente dient. Für die Bildung der regelrechten Hornzellmembran sind weitere Proteine, unter anderem Involucrin und Loricrin, verantwortlich. Bekannt sind ferner Polypeptide als Bestandteile der Desmosomen, so Plakoglobin und Desmoplakin I und II. Störungen der Verhornung oder der epidermalen Kohärenz resultieren aus genetischen Defekten, Stoffwechselstörungen oder der Entwicklung von Autoantikörpern gegen bestimmte Komponenten.

Epidermale Lipide. Für die regelrechte Differenzierung der Keratinozyten sind außer zahlreichen Proteinen die Lipide von entscheidender Bedeutung. Neben den Neutrallipiden (Glyzerinphosphatide, Triglyzeride, freie Fettsäuren, freie und veresterte Sterole, gesättigte aliphatische Kohlenwasserstoffe) kommen in der Epidermis komplexe Sphingolipide (Ceramide und Glykosylceramide) vor, wie sie sonst nur das Nervensystem besitzt. Die epidermalen Lipide zeigen quantitative und qualitative Unterschiede im Verlauf des Differenzierungsprozesses der Epidermis, die durch biologische Erfordernisse der ausreifenden Zellen bedingt sind. In den basalen Lagen der Epidermis stellen die Phospholipide als Zellmembranbildner die größte Lipidfraktion. Während des Keratinisierungsprozesses ist dann ein erheblicher Anstieg der Neutrallipide (freie und veresterte Sterole, freie Fettsäuren, Di- und Triglyzeride) und der Sphingolipide (Ceramide und Acylceramide) zu beobachten, die für den Aufbau und die Stabilisierung der Lipidlamellen der Hornschicht von Wichtigkeit sind. Die Hornschicht wird als Zweikompartimentmodell beschrieben. In diesem auch als „Ziegel und Mörtel" bezeichneten Schema werden die proteinreichen, hydrophilen Korneozyten als Ziegelsteine dargestellt, während die lipidreiche, hydrophobe Interzellularmatrix dem Mörtel entspricht. Neuere Befunde der Lipidforschung legen nahe, daß Defekte in diesem Stoffwechselsystem zu Veränderungen der Kohäsion und Desquamation der Hornzellen sowie zur Beeinträchtigung der Barrierefunktion führen und Erkrankungen mit Verhornungsstörungen zugrunde liegen können. Untersuchungen der Stratum-corneum-Lipide bei einigen

Verhornungsstörungen konnten pathologische Muster der epidermalen Lipide nachweisen.

Epidermopoese. Beim Menschen ist die Epidermis nach außen zur Umwelt hin nicht durch eine spezielle Kutikula, durch massive Schuppen oder Schleim geschützt, sondern durch Hornzellen, welche konstant abgeschilfert und wieder erneuert werden. Sie unterliegt also als Mauserungsgewebe ständiger Zellerneuerung analog einer holokrinen Drüsensekretion.
Vom funktionellen Zustand her kann man die Epidermis in 2 Kompartimente einteilen:

- *Kompartiment der Proliferation.* Diese umfaßt das Stratum basale, bei akanthotischer Epidermis auch das untere Stratum spinosum.
- *Kompartiment der Ausdifferenzierung.* Dieses umfaßt das obere Stratum spinosum, Stratum granulosum und Stratum corneum.

Normalerweise finden sich Mitosen nur im Stratum basale, und zwar etwa 1 Mitose auf ungefähr 400 Basalzellen. Mittels ^{3}H-Thymidinmarkierung wurde festgestellt, daß sich normalerweise etwa 5% der basalen Epidermiszellen in der DNS-Synthesephase des Zellzyklus befinden. Nach der Mitose wird eine Basalzelle in das suprabasale Kompartiment entlassen und wandert langsam, schließlich schichtweise, zur Hautoberfläche. Man hat errechnet, daß die Turnoverzeit vom Stratum basale bis zum Stratum granulosum etwa 14 Tage dauert und die Turnoverzeit vom Stratum granulosum zur Oberfläche der Hornschicht nochmals 14 Tage, d.h. die Gesamtturnoverzeit oder replacement time beträgt etwa 28(−40) Tage. Wenn die Epidermopoese akzentuiert verläuft, wie etwa bei Psoriasis vulgaris oder Pityriasis rubra pilaris, umfaßt der proliferative Pool nicht nur die Keratinozyten im Stratum basale, sondern auch suprabasale Zellen. In solchen Fällen ist die Gesamtturnoverzeit stark verkürzt, so bei Psoriasis auf 8–10 Tage.
Erhöhte Epidermopoese kann mit normaler (Orthokeratose) oder pathologischer (Parakeratose) Verhornung verbunden sein. Dies beweist, daß die Funktion der epidermalen Ausdifferenzierung von anderen als nur proliferativen (quantitativen) Faktoren kontrolliert wird.
Die Frage, wie die kontinuierliche Erneuerung des Epidermisgefüges aufrechterhalten wird, ist auch heute noch nicht sicher beantwortet. Glukokortikoide und andere Steroidhormone wie Androgene können Einfluß auf die Epidermopoese nehmen; von Glukokortikoiden ist der inhibitorische Einfluß auch klinisch bekannt.

Funktion. Die wesentliche Funktion der Epidermis ist eine protektive. Zum einen schützt die Hornschicht vor allzu großem Wasser- und Wärmeverlust des Organismus. Dies wird bei Störungen der Verhornung wie bei der Psoriasis vulgaris deutlich, bei der die Wärme- und Wasserabgabe das Vielfache der normalen Haut beträgt. An der Oberfläche ist die Hornschicht von Lipoidmaterial der Talgdrüsen filmartig bedeckt. Dieser Oberflächenlipidfilm stellt eine Emulsion dar, welche einerseits die Hornschicht glättet und andererseits das Eindringen von wasserlöslichen Substanzen erschwert. Der wasserlösliche Nichtkeratinanteil ist für die Wasserbindung und auch die Glätte der Hornschicht verantwortlich.
An ihrer Oberfläche reagiert die Epidermis sauer; der pH-Wert beträgt etwa 5,7. Dieser *Säuremantel* der Haut ist wahrscheinlich in dem protektiven Mechanismus gegen bakterielle Infektionen mit von Bedeutung. In intertriginösen Hautregionen, wo Haut auf Haut liegt, ist dieser Säuremantel meistens durchbrochen; es können im alkalischen Bereich liegende Werte gemessen werden. Hier kommt es leichter zu bakteriellen oder mykotischen Infektionen (z. B. Fußmykose). Aus diesen Gründen hat man versucht, durch saure „Seifen" (Syndets mit saurem pH-Wert) eine biologische Desinfektion zu erreichen.
Die *Pufferkapazität* der Epidermis gegen alkalische und saure Flüssigkeiten ist nicht übermäßig groß, wie man von Verätzungen her weiß. Dasselbe gilt bezüglich der mechanischen Schutzfunktionen der Epidermis und speziell der Hornschicht. Unter UV-Bestrahlungen kommt es ebenfalls zur Ausbildung einer dickeren Hornschicht (*Lichtschwiele*).

Verhornungsstörungen. Bei allen Keratosen ist das Verhältnis zwischen Neubildung und Abschilferung der Hornschicht quantitativ so verändert, daß es zu vermehrter festhaftender Horn- und Schuppenauflagerung kommt. Zusätzlich sind aber meist qualitative Abweichungen im Verhornungsvorgang mit histologischen, elektronenmikroskopischen oder biochemischen Methoden nachweisbar. Die Ursache der Verhornungsstörungen ist in fast allen Fällen unbekannt. Vielfach liegen genetische Störungen vor, man spricht von *Genodermatosen*. Da bei den Genodermatosen sehr schwere Verlaufsformen vorkommen, ist die genetische Beratung betroffener Patienten mit Kinderwunsch sehr wichtig. Heute besteht bei einigen wenigen Erkrankungen die Möglichkeit, während der Gravidität durch *Amniozentese*, fetale Hautbiopsie und elektronenmikroskopische Untersuchung festzustellen, ob der Fetus an dieser Genodermatose leidet oder nicht.

Keratosen sind manchmal auch durch Medikamente erworbene Störungen, gelegentlich ein Symptom andersartiger Grunderkrankungen.

Ichthyosen

Hereditäre Ichthyosen
Ichthyosis vulgaris
- Autosomal-dominante Ichthyosis vulgaris
- X-chromosomal-rezessive Ichthyosis vulgaris
- Refsum-Syndrom

Ichthyosis congenita
- Harlekichthyose
- Kollodiumbaby
- Autosomal-rezessive lamelläre Ichthyose
- Autosomal-dominante lamelläre Ichthyose
- Sjögren-Larsson-Syndrom
- Comèl-Netherton-Syndrom
- Neutrallipidspeicherkrankheit
- X-chromosomal-dominante Chondrodysplasia punctata
- Ichthyosis und Trichothiodystrophie

Epidermolytische Ichthyosen
- Kongenitale bullöse ichthyosiforme Erythrodermie
- Ichthyosis bullosa

Ichthyosis hystrix (Typen Lambert, Curth-Macklin, Rheydt, Bäfverstedt)

Erworbene (symptomatische) Ichthyosen
- Paraneoplastisch
- Parainfektiös
- Bei Avitaminosen
- Medikamentös
- Sonstige

Palmoplantare Keratosen

Diffuse palmoplantare Keratosen
- Keratosis palmoplantaris diffusa Unna-Thost und Vörner
- Keratosis palmoplantaris diffusa transgrediens et progrediens Greither
- Keratosis palmoplantaris diffusa transgrediens et progrediens Mljet
- Keratosis palmoplantaris diffusa mit Periodontopathie
- Keratosis palmoplantaris mutilans Vohwinkel
- Keratosis palmoplantaris diffusa Clarke-Howel-Evans-McConnell
- Keratosis palmoplantaris mit Lidrandzysten

Papulöse palmoplantare Keratosen
- Keratosis palmoplantaris papulosa Buschke-Fischer-Brauer
- Keratosis palmoplantaris circumscripta Richner-Hanhart

Streifenförmige palmoplantare Keratosen
- Keratosis palmoplantaris striata Brünauer-Fuhs

Erythrokeratodermien
- Erythrokeratodermia figurata variabilis
- Erythrokeratodermia congenitalis progressiva symmetrica
- Erythrokeratodermia progressiva mit Hörstörung und Keratitis

Follikuläre Keratosen
- Keratosis follicularis
- Ulerythema ophryogenes
- Keratosis follicularis spinulosa decalvans
- Pityriasis rubra pilaris
- Hyperkeratosis follicularis et parafollicularis in cutem penetrans Kyrle
- Dyskeratosis follicularis Darier

Umschriebene Keratosen ohne Follikelbindung
- Acrokeratosis verruciformis Hopf
- Hyperkeratosis lenticularis perstans Flegel
- Porokeratosis Mibelli
  - Porokeratosis linearis
  - Porokeratosis palmaris, plantaris et disseminata
  - Porokeratosis punctata
  - Porokeratosis superficialis disseminata actinica
  - Porokeratosis gigantea
- Keratosis lichenoides chronica

Folgende Störungen in der Epidermopoese kommen häufiger in Betracht:

Hyperkeratosen. Eine Verdickung der Hornschicht kann grundsätzlich auf 2 Wegen zustande kommen:
- Die Epidermopoese ist akzentuiert, und es werden zuviel Hornzellen gebildet: *Proliferationshyperkeratose* (Beispiel: Psoriasis vulgaris, Pityriasis rubra pilaris).
- Der Vorgang der Desquamatio insensibilis verläuft gestört, und es werden zuwenig Hornzellen an der Hautoberfläche abgeschilfert: *Retentionshyperkeratose* (Beispiel: Ichthyosis vulgaris).

Daneben kann der Vorgang der Ausdifferenzierung auch qualitativ gestört sein. Innerhalb der lebenden Epidermis kann Einzelzellverhornung auftreten: *Dyskeratose*.

Oder es werden Hornzellen gebildet, in denen noch Zellkerne erhalten sind: *Parakeratose*. In einer solchen Hornschicht kommen Enzyme und Substrate vor, welche sonst nur in der keratogenen Zone zu finden sind (*histochemische Parakeratose*), ferner elektronenmikroskopisch sichtbare Lipidtropfen und Zytoplasmaorganellen in nicht voll ausdifferenzierten Hornzellen (*elektronenmikroskopische Parakeratose*).

Schließlich kann infolge pathologischer Tonofibrillenverschmelzung und Keratohyalinbildungsstörung eine *Akanthokeratolyse* in der oberen Stachelzellschicht entstehen.

Nach ihrer klinischen Lokalisation lassen sich folgende Keratosen unterscheiden:
- Ichthyosen (diffuse Keratosen)
- palmoplantare Keratosen
- Erythrokeratodermien
- follikuläre Keratosen
- umschriebene Keratosen ohne Follikelbindung

Ichthyosen

Die Ichthyosen bilden eine heterogene Gruppe von Erkrankungen, die aufgrund klinischer, genetischer, histologischer, ultrastruktureller und zum Teil biochemischer Merkmale unterschieden werden können. Die Verhornungsstörung betrifft dabei weitgehend das ganze Hautorgan.

Hereditäre Ichthyosen

Ichthyosis vulgaris

Autosomal-dominante Ichthyosis vulgaris

Synonym. Ichthyosis vulgaris (im engeren Sinne), Ichthyosis simplex, Fischschuppenkrankheit

Definition. Die autosomal-dominant erbliche Ichthyosis vulgaris ist eine diffuse Verhornungsstörung mit trockener festhaftender Schuppung und sehr variablem Ausprägungsgrad.

Vorkommen. Die Krankheit ist die häufigste erbliche Hauterkrankung (Morbidität 1:1000). Beginn gegen Ende des 1. Lebensjahrs, progredient bis zur Pubertät, dann eher Regressionstendenz.

Pathogenese. Autoradiographische Untersuchungen zeigen eine normale epidermale Proliferationsrate und Transitzeit der Keratinozyten und somit keine beschleunigte Hornbildung; es liegt eine *Retentionshyperkeratose* vor. Proteinanalysen konnten zeigen, daß das Keratohyalinprotein Filaggrin, das Keratinfilamente vernetzt, und seine Vorform Profilaggrin in Korrelation zu der Schwere des klinischen Bildes fehlen oder vermindert gebildet werden.

Klinik. Sitz der symmetrischen Erscheinungen sind vor allem die Streckseiten der Extremitäten, der ganze Rumpf, besonders seine unteren Bereiche. Es findet sich eine helle mittel- bis feinlamellöse Schuppung. Die großen Beugen sind immer ausgespart. Stets ist die Haut trocken: Sebostase. Gesicht und Kapillitium können eine feine trockene Schilferung zeigen. Charakteristischer ist eine Schuppung der Ohrmuscheln. Follikuläre Keratosen am Rumpf und den proximalen Extremitäten sind ein häufiges Symptom. An den Palmae und Plantae fällt eine vermehrte Linienzeichnung auf, die die Haut vorgealtert erscheinen läßt (Ichthyosishand, Ichthyosisfuß). Die Schleimhäute sind nicht betroffen. Die Hautveränderungen sind sehr variabel und können so minimal ausgeprägt sein, daß die Erkrankung klinisch kaum diagnostizierbar ist. Je nach Intensität der klinischen Hauterscheinungen unterscheidet man:

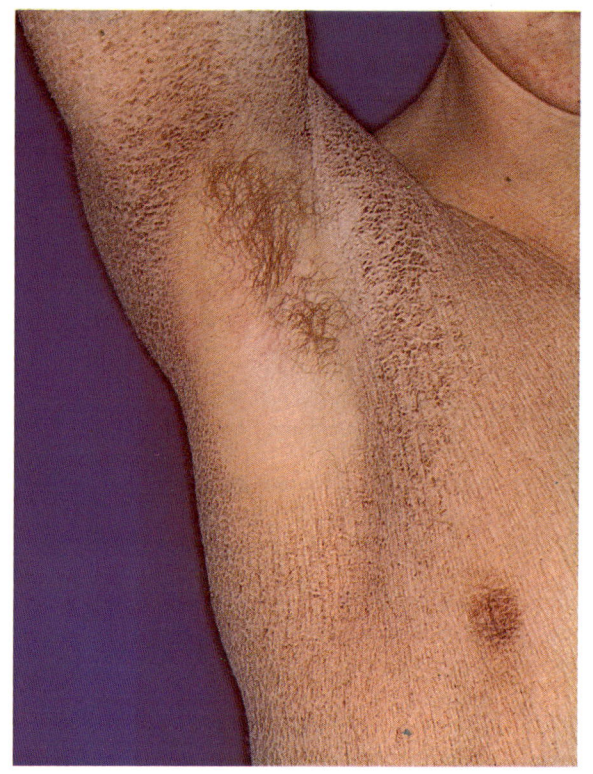

Abb. 17.2. Ichthyosis vulgaris

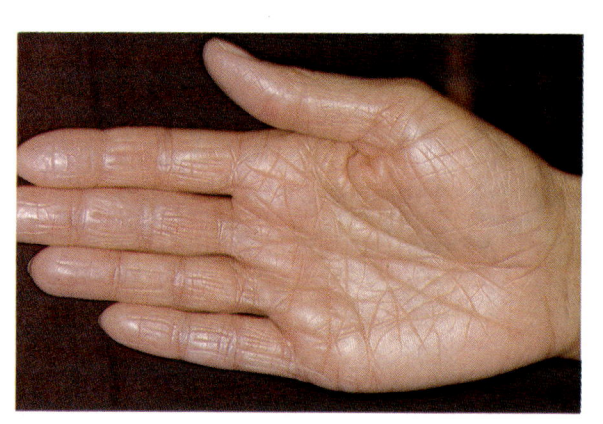

Abb. 17.3. Ichthyosishand

Ichthyosis simplex. So wird eine schwache Ausprägung der Erkrankung bezeichnet, bei der eine trockene, rauhe normalfarbene Haut mit feiner grauweißlicher pityriasiformer Schilferung besteht. Wenn man mit dem Fingernagel über die Haut streicht, wird als Kratzspur ein „Mehlstrich" sichtbar.

Ichthyosis nitida. Bei massiveren Verhornungsstörungen liegen lichtreflektierende Schuppen wie Fischschuppen fest auf der Haut.

Ichthyosis serpentina. Die zentral festhaftenden Schuppen sind über fingernagelgroß, randwärts etwas abgehoben und erinnern daher an Schlangenhaut.

Symptome. Die subjektiven Beschwerden bei der Ichthyosis vulgaris sind meist gering, der Juckreiz ist minimal, die Trockenheit der Haut wird besonders im Winter empfunden.

Assoziierte Erkrankungen. Ein häufiges Zusammentreffen mit atopischem Ekzem wird beobachtet. Die Häufigkeit des atopischen Ekzems bei Patienten mit Ichthyosis vulgaris wird mit 25% angegeben. Umgekehrt läßt sich jedoch nur bei 4% der Patienten mit Atopie eine Ichthyosis vulgaris durch ultrastrukturellen Nachweis von abnormem Keratohyalin sichern. Bei manchen Ichthyosispatienten entdeckt man psychische Störungen, Intelligenzdefekte und Veränderungen im Elektroenzephalogramm (*Neuroektodermosen*), ferner Anomalien an Augen, Ohren, Zähnen und Skelett. Die Symptomenkombination von Ichthyosis vulgaris, Pili torti, Taubheit und Zahnanomalien wurde beschrieben.

Histopathologie. Histologisch sind eine geringe Orthohyperkeratose, tiefe follikuläre Hyperkeratosen mit Hornpfröpfen und -kegeln und ein schmales oder fehlendes Stratum granulosum erkennbar. Ultrastrukturell finden sich verminderte Mengen eines strukturell abnormen Keratohyalins bei unauffälliger Filamentstruktur.

Verlauf. Die Hautveränderungen sind bei der Geburt noch nicht vorhanden, sie entwickeln sich in den ersten 3 Lebensjahren. Die Ichthyosis vulgaris führt nur selten zu schweren Hautveränderungen; sie neigt zur spontanen Besserung im Verlaufe des Lebens. Patienten mit Ichthyosis vulgaris zeigen verminderte Schweiß- und Talgproduktion (Sebostase). Wegen der stärkeren Durchfeuchtung der Haut sind im Sommer die Erscheinungen weniger auffällig als in der kalten Jahreszeit.

Komplikationen. Ichthyosispatienten neigen zu Ekzemen, weil die Widerstandsfähigkeit der ichthyotischen Hornschicht gegen Waschprozeduren und Angriffe von Kontaktstoffen vermindert ist. Daher entsteht häufig ein kumulativ-toxisches Ekzem, das als *Eczema in ichthyotico* bezeichnet wird. Bevorzugt sind Patienten mit Atopie. Zusätzlich kommt es nicht selten sekundär zu Kontaktsensibilisierungen, so daß dann auch *allergische Kontaktekzeme* entstehen. Daher sollten Jugendliche mit Ichthyosiserkrankungen Berufe meiden, in denen kontaktsensibilisierende Stoffe und Fettlösungsmittel verwendet werden oder die Notwendigkeit ständiger Reinigungsprozeduren besteht.

Diagnostische Leitlinien. Anamnese, klinisches Bild mit erscheinungsfreien großen Gelenkbeugen, Erbgang, Histopathologie und Ultrastruktur sind charakteristisch.

Differentialdiagnose. Alle übrigen Ichthyosisformen, die umschriebenen Keratosen und das atopische Ekzem sind abzugrenzen.

Therapie
Innerlich. Behandlung mit Acitretin (Neotigason) ist möglich, aber nur selten erforderlich. Eine Besserung wird allerdings nur für die Dauer der Therapie erzielt.
Äußerlich. Die lediglich symptomatische Behandlung besteht in der Zufuhr von Wasser und Fett in die Hornschicht sowie entschuppenden Maßnahmen. Bäder mit Zusatz von reichlich industriellem Kochsalz (1–3%, d.h. 1–3 kg auf ein Vollbad) und von Badeöl (Balmandol, Balneum Hermal F, Linola-Fett-Ölbad, Ölbad Cordes F) sind sehr nützlich. Ähnlich gut wirken Seebäder. Auch häufiges Einfetten mit Unguentum molle oder Wasser-in-Öl-Emulsionen wirkt günstig, da diese Pflegemittel die Perspiratio insensibilis hemmen und dadurch die Hornschicht besser hydratisieren. Zum Einreiben sind auch kochsalz- oder harnstoff-(=urea-)haltige Emulsionen bewährt, so z.B.:

Rp.	Natrii chlorati	10,0
	Ureae pur.	10,0
	Aquae dest.	20,0
	Ungt. alcohol. lan. aquos.	100,0
	M.D.S. Harnstoff-Kochsalz-Salbe	
Rp.	Ureae pur.	10,0
	Aquae dest.	30,0
	Ungt. Cordes ad	100,0
	M.D.S. Harnstoffsalbe	
Rp.	Calciumchlorid (CaCl$_2$) 25% wäßrig	
	Glyzerin	āā 100,0
	Wollsachsalkoholsalbe DAB	ad 500,0
	M.D.S. Calciumchloridsalbe	

Harnstoffhaltige Handelspräparate sind Basodexan S, Laceran 10% Urea, Nubral und Ureotop. Eine weitere Möglichkeit ist eine äußerliche Tretinoin-(Vitamin-

A-Säure-)Behandlung, wobei die Konzentration geringer sein sollte als bei der Behandlung der Akne mit den handelsüblichen Präparaten (z.B. Eudyna, Epi-Aberel, Airol). Man läßt diese Präparate daher mit wirkstofffreien Salbengrundlagen 1:1 oder 1:2 vermischen.

X-chromosomal-rezessiv-erbliche Ichthyosis vulgaris
[Wells und Kerr 1965]

Synonym. Geschlechtsgebundene Ichthyosis vulgaris

Definition. Es handelt sich um eine X-chromosomal-rezessiv vererbte Form einer Ichthyosis (XRI), die durch einen Mangel des Enzyms Steroidsulfatase bedingt ist und klinisch der autosomal-dominanten Ichthyosis vulgaris ähnelt.

Vorkommen. Häufig, 1:4000 Neugeborene. Das Vollbild findet sich nur beim männlichen Geschlecht, den Söhnen der weiblichen heterozygoten Übertragerinnen.

Pathogenese. Die autoradiographisch ermittelte Proliferationsrate der Epidermis und die epidermale Transitzeit sind normal; es handelt sich um eine *Retentionshyperkeratose*. Der biochemische Defekt der X-chromosomal-rezessiven Ichthyosis vulgaris besteht in einem Fehlen der mikrosomalen Steroidsulfatase. Der Genlokus für dieses Enzym liegt auf dem kurzen Arm des X-Chromosoms bei Xp22.3, wobei partielle oder komplette Deletionen des Gens nachgewiesen werden konnten. Die Steroidsulfatase wird im oberen Stratum granulosum bei der Exozytose des lipidreichen Keratinosomeninhalts in den Interzellularraum ausgeschleust und hydrolysiert dort Cholesterinsulfat zu Cholesterin. In diesem Stoffwechselschritt wird eine Ursache für die Destabilisierung der interkorneozytären Lipidlamellen gesehen, die zu einer physiologischen Ablösung der Korneozyten führt. Der Mangel an Steroidsulfatase führt zu erhöhten Konzentrationen von Cholesterinsulfat, die sich in Hautschuppen dieser Patienten, aber auch im Serum, in Erythrozytenmembranen sowie in Haaren und Nägeln nachweisen lassen. Die Akkumulation von Cholesterinsulfat und das pathologische Verhältnis von Cholesterin zu Cholesterinsulfat führen vermutlich durch eine gesteigerte Kohäsion der interkorneozytären Lipide zu einer verzögerten Desquamation der Korneozyten und einer Retentionshyperkeratose, die sich klinisch als generalisierte Ichthyose an Stamm und Extremitäten darstellt.

Klinik. Besonders betroffen sind ebenso wie bei der dominanten Form die Streckseiten der Gliedmaßen und der untere Rumpf, wobei allerdings die großen Beugen häufig mitbetroffen sind, während die Ichthyosishand, der Ichthyosisfuß und die follikulären Keratosen fehlen. Die Hautveränderungen beginnen mit einer diskreten hellen lamellösen Schuppung, die sich innerhalb der ersten 6 Lebensmonate in eine dunkle, polygonale, festhaftende Schuppung umwandelt und damit das Bild der *Ichthyosis nigricans* zeigen. Es werden jedoch auch Patienten mit einer mehr hellbraunen Schuppung beobachtet. Eine Minimalsymptomatik mit nur geringen Hautveränderungen kommt vor.

Assoziierte Symptome. Ein Zusammenhang mit Atopie besteht hier nicht. Als weitere Symptome finden sich bei etwa 20% der Patienten ein Kryptorchismus (normal etwa 1%) und bei bis zu 50% Hornhauttrübungen, die in der Regel symptomlos bleiben.

Klinische Befunde bei Übertragerinnen. Konduktorinnen können eine feine, helle Schuppung besonders der Unterschenkel aufweisen. Hornhauttrübungen werden ebenfalls beobachtet und können als *Carriertest* Verwendung finden. Bedingt durch den plazentaren Sulfatasemangel kann es bei Konduktorinnen unter der Geburt zu einer verlangsamten Öffnung des Muttermundes und einem verzögerten Geburtsverlauf kommen, der eine Sectio caesarea nötig machen kann.

Histopathologie. Deutliche Orthohyperkeratose bei variabel breitem Stratum granulosum und akanthotisch verbreiterter Epidermis. Ultrastrukturell können keine morphologischen Defekte, sondern nur quantitative Verschiebungen wie vermehrtes Keratohyalin, eine verbreiterte Transitzellschicht und eine verringerte Menge an Keratinosomen beobachtet werden. Die ausgeprägt dunkle Schuppung bei der XRI ist auf eine vermehrte Aktivität der Melanozyten mit einer dermalen und epidermalen Hypermelanosis zurückzuführen.

Verlauf. Die Krankheit ist entweder bei Geburt vorhanden oder beginnt im Säuglingsalter. Die Stärke der Ausprägung ist sehr variabel, bleibt aber im Einzelfall relativ konstant. Die Tendenz zur Besserung im Laufe des Lebens ist gering.

Diagnostik. Anamnese, klinisches Bild mit großen dunklen Schuppen und Befall der Beugen, Erbgang und der Defekt der Steroidsulfatase durch Messung der Enzymaktivitäten der Steroidsulfatase und des Isoenzyms Arylsulfatase C in Leukozyten führen zur Diagnose. Bei Messung beider Enzyme ist eine sichere Unterscheidung von anderen Ichthyosen möglich, wobei auch Konduktorinnen erfaßt werden können.

Ein einfaches diagnostisches Verfahren ist die Serumlipidelektrophorese. Durch den höheren Gehalt an Cholesterinsulfat in den β-Lipoproteinen wandern diese in der Elektrophorese schneller.

Differentialdiagnose. Bei leichter Ausprägung ist eine Abgrenzung zur autosomal-dominanten Ichthyosis vulgaris und bei schwereren Formen zu den kongenitalen lamellären Ichthyosen nötig.

Genetische Beratung. Die Patienten sollten zur Erläuterung des Erbganges und der Feststellung möglicher Konduktorinnen in der Familie einer humangenetischen Beratungsstelle vorgestellt werden. Der Konduktorinnenstatus bei weiblichen Verwandten von Genträgern läßt sich sowohl biochemisch als auch molekularbiologisch sichern. Die Kenntnis einer Überträgerschaft ist für die Geburtshelfer wichtig, da es durch den plazentaren Sulfatasemangel zum Geburtsstillstand kommen kann.

Therapie. Sie ist symptomatisch und entspricht den bei der dominanten Form gegebenen Richtlinien. Bei klinisch schwerem Verlauf ist die systemische Intervallbehandlung mit Acitretin eine effiziente Therapiemöglichkeit.

Refsum-Syndrom [1945]

Synonyme. Heredopathia atactica polyneuritiformis, Phytansäurespeicherkrankheit, hereditäre motorische sensible Neuropathie Typ IV

Sehr seltene, autosomal-rezessiv erbliche peroxisomale Stoffwechselstörung durch einen Defekt des Enzyms Phytansäureoxidase mit Ablagerung von Phytansäure im Gewebe. Phytansäure ist ein Abbauprodukt des Chlorophylls (grüne Gemüse, Milchprodukte).

Ichthyosis congenita

Es handelt sich um eine durch große Variabilität, genetische Heterogenität und eine historisch bedingte verwirrende Nomenklatur gekennzeichnete Gruppe von angeborenen Ichthyosen, zu denen heute autosomal-rezessive Formen und ein autosomal-dominanter Typ gerechnet werden. Eine erste klinische Einteilung stammt von Riecke aus dem Jahre 1900 (Ichthyosis congenita gravis, mitis, tarda = Riecke I, II, III). Typ I entspricht der Harlekichthyose, Typ II den heutigen lamellären Ichthyosen. Aus dem Französischen und Angloamerikanischen stammt der Begriff der kongenitalen ichthyosiformen Erythrodermie, die aufgrund klinischer und biochemischer Kriterien von einer nichterythematösen Form abgegrenzt wurde.

Harlekichthyose

Synonyme. Ichthyosis congenita Riecke I, Keratoma malignum, Ichthyosis congenita gravis

Der Harlekichthyose zählt zu den schwersten kongenitalen Verhornungsstörungen. Dicke Hornplatten mit tiefen Rhagaden, Ektropium und Eklabium führen zu einem grotesken Anblick. Häufig tritt bereits ein intrauteriner Fruchttod ein oder ein Letalverlauf in den ersten Lebenswochen durch Ateminsuffizienz. Die Erkrankung ist autosomal-rezessiv erblich, dürfte pathogenetisch jedoch heterogen sein, da Untersuchungen der Hornschichtkeratine bisher 3 verschiedene Defekte epidermaler Strukturproteine erkennen ließen.

Therapie. Acitretin wirkt lebensrettend.

Abb. 17.4. Ichthyosis congenita

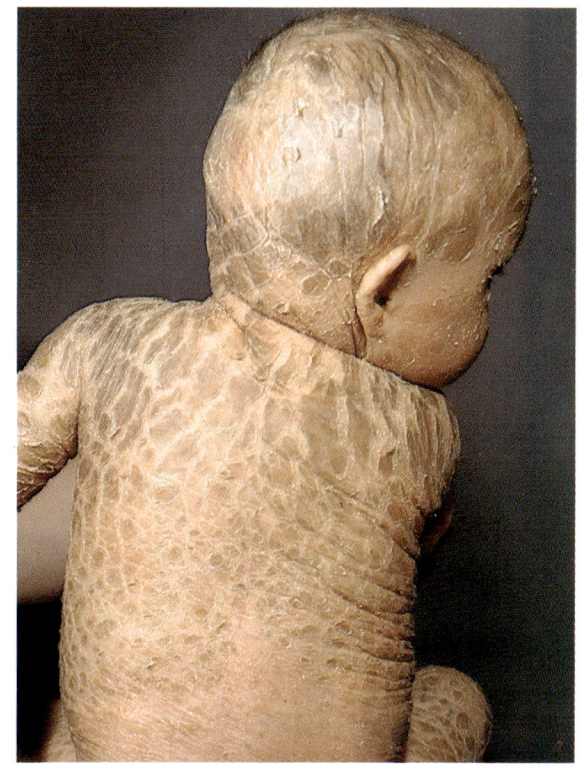

Kollodiumbaby

Das Kollodiumbaby ist klinischer Ausdruck verschiedener Verhornungsstörungen der Haut und daher kein eigenständiges Syndrom. Am häufigsten liegen autosomal-rezessiv erbliche lamelläre Ichthyosen vor, jedoch auch beim Sjögren-Larsson-Syndrom, der Ichthyosis linearis circumflexa oder der Ichthyosis mit Trichothiodystrophie werden Kollodiummembranen beobachtet. Bei Geburt ist das gesamte Integument der Kinder von einer straffen Membran umgeben, die an geöltes Pergament oder Kollodium erinnert. Die Desquamation beginnt kurz nach der Geburt und kann mehrere Wochen dauern. Häufig besteht ein Ektropium der Augenlider. Kollodiumbabies sind Risikoneugeborene, die spezieller Betreuung bedürfen, um einer Dehydratation mit Hypernatriämie und generalisierten Hautinfektionen vorzubeugen. Die Mortalität wird mit etwa 10% angegeben.

Autosomal-rezessive lamelläre Ichthyose

Synonyme. Kongenitale ichthyosiforme Erythrodermie (nichtbullöse Form), erythrodermische lamelläre Ichthyose, lamelläre Ichthyose, nichterythrodermische lamelläre Ichthyose, Ichthyosis congenita

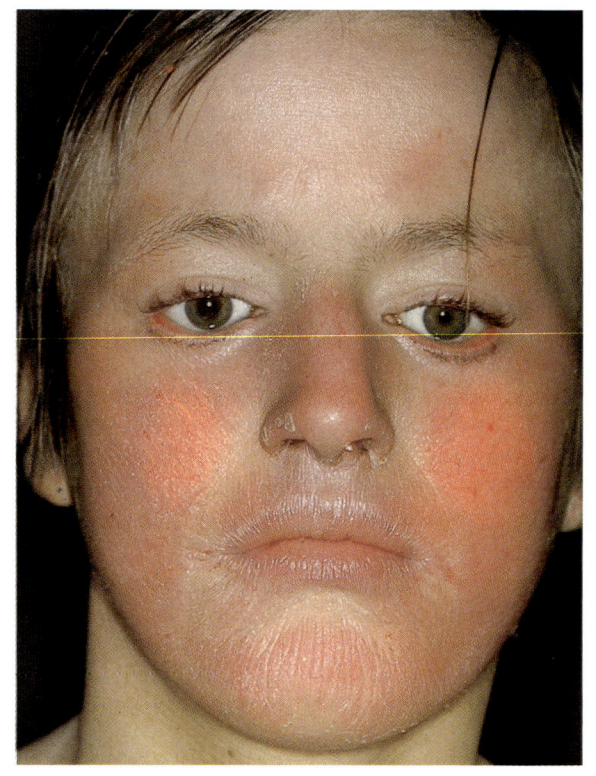

Abb. 17.5. Ichthyosis congenita mitis

Definition. Heterogene Gruppe autosomal-rezessiv vererbter generalisierter Verhornungsstörungen mit unterschiedlichem Schweregrad.

Vorkommen. Selten, Häufigkeit etwa 1:50000–1:100000.

Pathogenese. Die autosomal-rezessive lamelläre Ichthyose ist kein einheitliches Krankheitsbild. Durch verschiedene klinische, ultrastrukturelle und biochemische Klassifikationen konnte bisher keine befriedigende Einteilung erreicht werden, die vermutlich erst mit molekularbiologischen Methoden gelingen wird. Als einheitliches Kriterium findet sich eine gesteigerte Proliferation der Epidermis; es liegt also eine *Proliferationshyperkeratose* vor.

Klinik. Nach klinischen Gesichtspunkten lassen sich die Patienten in eine kongenitale Ichthyose mit und ohne Erythrodermie einteilen. Patienten mit der erythrodermischen Form (kongenitale ichthyosiforme Erythrodermie) weisen eine vollständige Erythrodermie und häufig bei Geburt eine Kollodiummembran auf. Die Schuppung ist eher fein und hellbraun bis weißlich und schließt die großen Beugen mit ein. Häufig bestehen ein Ektropium und eine Palmoplantarkeratose. Dagegen zeigen Patienten mit der nichterythrodermischen lamellären Ichthyose (lamelläre Ichthyose) eine schwerer ausgeprägte, plattenartige, dunkelbraune Keratose, der bei Geburt auch eine Kollodiummembran vorausgegangen sein kann. Handflächen und Fußsohlen sind von einer leichten Keratose betroffen.

Histopathologie. Uncharakteristische Orthohyperkeratose und Akanthose. Ultrastrukturell bei den einzelnen Patienten unterschiedliche Ablagerungen und Veränderungen der Zellorganellen (Lipidtropfen, Cholesterin, vesikuläre Keratinosomen, trilaminäre Lamellen).

Genetische Beratung. Wegen des Wiederholungsrisikos von 25% sollte den Eltern eine humangenetische Beratung angeboten werden. Pränatale Diagnostik ist möglich, gelingt aber nicht in allen Fällen.

Therapie. Neben einer externen Behandlung mit pflegenden und keratolytischen Externa ist insbesondere eine systemische Retinoidtherapie mit Acitretin (Neotigason) hilfreich.

Autosomal-dominante lamelläre Ichthyose
[Traupe 1984]

Sehr seltene Genodermatose, die sich klinisch und histologisch nicht sicher von der häufigeren, autosomal-rezessiv erblichen lamellären Ichthyose abtrennen läßt. Seit Geburt bestehen ein leichtes Erythem ohne Hinweise für Blasen, große dunkle lamelläre Schuppen am gesamten Integument einschließlich der Beugen, Handflächen und Fußsohlen und Lichenifizierungen an den Streckseiten der Hände, Füße, Hüfte, Ellenbogen und Knie. Ultrastrukturell finden sich eine verbreiterte Transformationszone zwischen Stratum corneum und Stratum granulosum und Lipideinschlüsse in der Hornschicht. Bei einer lipidbiochemischen Analyse von Plantarschuppen wurden erhöhte freie Fettsäuren, Tri- und Diglyzeride und n-Alkane gefunden, die diese Erkrankung von den autosomal-rezessiven lamellären Ichthyosen differenzieren läßt. Systemische Retinoidtherapie verspricht Erfolg.

Sjögren-Larsson-Syndrom [1957]

Sehr seltenes, autosomal-rezessiv vererbtes Syndrom mit kongenitaler Ichthyose, symmetrischer Spastik besonders der unteren Gliedmaßen und mittelgradiger geistiger Entwicklungsverzögerung. Typische Retinaveränderungen mit grauer Eintrübung und weiß glitzernden, punktförmigen Einlagerungen (glistening dots) durch Degeneration retinaler Glia. Die Keratose ist gelbbraun und erscheint eher verrukös und hystrixartig als lamellär. Über therapeutisches Ansprechen auf Retinoid wurde berichtet. Biochemische Analysen und klinische Beobachtungen lassen einen Stoffwechseldefekt in der Fettalkoholoxidation vermuten.

Comèl-Netherton-Syndrom
[Comèl 1949, Netherton 1958]

Synonym. Ichthyosis linearis circumflexa

Sehr seltene, autosomal-rezessiv vererbte Genodermatose. Klinisch ausgedehnte erythematöse, wandernde Bezirke an Stamm und Extremitäten, die eine zirzinäre, anuläre oder serpiginöse Anordnung mit doppeltem Schuppensaum zeigen. Brüchige Haare mit typischen Haarschaftstauchungen der Trichorrhexis invaginata, die sich mit zunehmendem Lebensalter bessern oder auch ganz zurückbilden können. Bei schwerer betroffenen Patienten zeigt sich bei Geburt eine erythrodermische lamelläre Ichthyose, die in den ersten Lebensjahren in eine Ichthyosis linearis circumflexa übergeht. Bei diesen Patienten bestehen häufig Immundefekte mit Infektionen, Sepsis, IgE-Erhöhungen, Ernährungsproblemen, Wachstumsverzögerungen sowie gelegentlich ein letaler Verlauf. Therapeutisch wird vorsichtige, niedrigdosierte Retinoidtherapie empfohlen.

Neutrallipidspeicherkrankheit [1975]

Synonym. Chanarin-Dorfman-Syndrom

Extrem seltene, autosomal-rezessiv erbliche Systemerkrankung. Klinisch zeigt sich eine Ichthyose, die der kongenitalen ichthyosiformen Erythrodermie ähnelt, sowie eine variable klinische Beteiligung des Zentralnervensystems, der Muskulatur und anderer Organe. Biochemisch besteht ein Defekt im Fettsäurekatabolismus, wobei endogen synthetisierte Triglyzeride nicht abgebaut werden können. Es kommt zur Speicherung von Fettsäuren, die in Triglyzeride eingebaut werden und sich als Lipidtropfen in Leukozyten, Muskelzellen, Hepatozyten, Fibroblasten und Keratinozyten nachweisen lassen.

X-chromosomal-dominante Chondrodysplasia punctata

Synonyme. X-chromosomal dominante Ichthyosis, Happle-Syndrom [1977]

Seltene Multisystemerkrankung nur beim weiblichen Geschlecht mit kongenitaler ichthyosiformer Erythrodermie, systematisierter Atrophodermie, fleckförmiger vernarbender Alopezie, punktförmigen Kalzifikationen der Epiphysen, Skoliose, Katarakten und Gesichtsasymmetrie mit flacher Nase. Die Hautveränderungen sind häufig mosaikartig ausgeprägt und folgen den Blaschko-Linien. Es besteht keine psychomotorische Retardierung; die Intelligenz ist normal.

Ichthyosis und Trichothiodystrophie
[Tay 1971]

Synonym. Tay-Syndrom

Seltenes, autosomal-rezessives ektodermales Dysplasiesyndrom mit Ichthyosis, Haarbrüchigkeit und psychomotorischer Retardierung. Bei Geburt besteht eine ichthyosiforme Erythrodermie, häufig mit Kollodiummembran, aus der sich teils eine feine, helle Schuppung, bei anderen Patienten eine dunkle, gelbbraune Hyperkeratose entwickelt. Die großen Beugefalten sind ausgespart. Es liegt eine ausgeprägte Palmoplantarkeratose vor. Die Nägel sind dysplastisch. Spärliches, abgebrochenes Kopfhaar mit Trichoschisis und hell-dunklem Zickzackbandenmuster (Tigerschwanz) bei Polarisation infolge eines Zystinmangels. Weitere Symptome: progerie-ähnliches Gesicht,

Wachstumsretardierung, psychomotorische Retardierung, neurologische Symptomatik, Katarakt, Kryptorchismus, häufige bakterielle Infekte.

Wahrscheinlich nicht identisch mit dem Tay-Syndrom, aber genetisch verwandte Krankheitsbilder sind das *BIDS-Syndrom* (*B*rittle hair, *i*ntellectual impairment, *d*ecreased fertility, *s*hort stature) ohne Ichthyose und das *PIBIDS-Syndrom* mit zusätzlich ausgeprägter *P*hotosensitivität und *I*chthyose.

Epidermolytische Ichthyosen

Bullöse kongenitale ichthyosiforme Erythrodermie Brocq
[Brocq 1902]

Synonyme. Erythrodermia ichthyosiformis congenitalis bullosa, epidermolytische Hyperkeratose

Definition. Seltene, autosomal-dominante, generalisierte Verhornungsstörung mit Rötung, Schuppung und Blasenbildung durch Keratingenmutation.

Klinik. Bei Geburt generalisiertes Erythem und teils ausgedehnte oberflächliche Erosionen und Blasen (Bild des verbrühten Kindes). In den ersten Lebenswochen Gefahr einer bakteriellen Superinfektion und Sepsis. Mit zunehmendem Alter Abnahme der Blasenbildung, Auftreten von verruziformen Hyperkeratosen meist in den großen Beugen.

Histopathologie. Charakteristisches Bild der Akanthokeratolyse durch granuläre Degeneration in den oberen Schichten einer akanthotisch verdickten Epidermis mit intraepidermaler Spaltbildung. Ultrastrukturell verklumpte Tonofilamente in perinukleärer, schalenartiger Anordnung. Die ultrastrukturellen Charakteristika erlauben eine pränatale Diagnostik.

Therapie. Zunächst desinfizierende und austrocknende, dann zunehmend rückfettende Behandlung. Glukokortikosteroide sind in stärker entzündlichen Fällen (topisch) und bei schwerem Verlauf (systemisch) indiziert. Der klinische Verlauf ist bei einer lokalen und systemischen Therapie zu berücksichtigen und eine systemische Retinoidbehandlung (Acitretin) in jungem Lebensalter mit niedrigen Dosen zu beginnen, um eine Exazerbation mit vermehrter Blasenbildung zu vermeiden.

Das Auftreten eines *akantholytischen epidermalen Nävus* ist als genetischer Mosaikzustand zu sehen, der bei den Nachkommen eines Betroffenen zu dem generalisierten Bild der bullösen ichthyosiformen Erythrodermie führen kann.

Ichthyosis bullosa Siemens
[Siemens 1937]

Seltene, autosomal-dominant erbliche Genodermatose, die durch die Bildung relativ kleiner Blasen bei mechanischer Belastung und vermehrtes Schwitzen besonders in den Sommermonaten gekennzeichnet ist. Dabei kann eine einer Mauserung ähnliche oberflächliche Epidermislösung beobachtet werden. Ferner bestehen lichenifizierte, dunkelgrau-braune Hyperkeratosen an den Beugefalten. Ein Erythem der Haut existiert nicht. Histologisch sind eine intrakorneale Spaltbildung und eine Akanthokeratolyse in den oberen Epidermisschichten nachweisbar sowie ultrastrukturell verklumpte Tonofilamentaggregate in schalenförmiger Anordnung um den Zellkern.

Ichthyosis hystrix

Synonyme. Hyperkeratosis monstruosa, Sauriasis

Definition. Der Begriff Ichthyosis hystrix bezeichnet keine nosologisch einheitliche Krankheit. Er wird für alle Ichthyosen verwendet, bei denen schwerste, stachelige, stachelschweinartige, schwarzbraune, hyperkeratotische Platten vorkommen. Sofern die Veränderungen bei definierten Krankheiten bestehen, sollten diese als hystrixartige Ichthyosen bezeichnet werden. Einzelne, äußerst seltene Krankheitsbilder lassen sich als spezielle Ichthyosis-hystrix-Formen im engeren Sinne herausstellen und werden im folgenden kurz dargestellt.

Ichthyosis hystrix Lambert

Historisch aus dem Jahre 1732 bekannt ist die Erstbeschreibung bei der Lambert-Familie in England. Die stachelschweinartigen Hyperkeratosen bedecken den gesamten Körper, mit Ausnahme von Gesicht, Genitale, Handflächen und Fußsohlen (Stachelschweinmenschen). Die Vererbung ist autosomal-dominant, histologische Untersuchungen liegen nicht vor.

Ichthyosis hystrix Curth-Macklin
[Curth-Macklin 1954]

Schwere generalisierte hystrixartige Ichthyose mit autosomal-dominanter Vererbung. Klinisch zeigen sich nahezu am gesamten Integument verruköse, hyperkeratotische Hautveränderungen unter Mitbefall der Beugen, Handflächen und Fußsohlen. Histologisch finden sich die Zeichen der epidermolytischen Hyperkeratose, wobei die granuläre Degeneration variabel ausgeprägt ist. Elektronenoptisch unterscheidet sich diese seltene Ichthyose durch 2 Charakteristika von allen anderen erblichen Ichthyosen: Anordnung der Tonofilamente in konzentrischen perinukleären Schalen und Störungen der Zellteilung mit Bildung binukleärer Zellen als Folge von Zellteilungsstörungen bei erhöhter Teilungsrate der Keratinozyten. Therapeutisch ist Retinoid (Acitretin) wirksam, wobei sich allerdings bei einer Dauertherapie der Behandlungserfolg verschlechtert.

Ichthyosis hystrix Rheydt
[Schnyder 1976]

Sehr seltene Ichthyose, die nach dem Heimatort des Patienten der Erstbeobachtung von Schnyder et al. benannt ist. Hystrixartige Hyperkeratosen am gesamten Integument, teils mit Erythrodermie und vernarbender Alopezie, entwickeln sich während des ersten Lebensjahres und bleiben danach konstant ohne weitere Progression. Die Palmae und Plantae sind mitbetroffen. Es besteht eine an Taubheit grenzende sensorische Innenohrschwerhörigkeit. Der histologische Befund zeigt Orthohyperkeratose, Akanthose, Papillomatose und vakuolisierte Keratinozyten.
Elektronenmikroskopisch stellt sich ein charakteristisches Bild mit aufgeblähten Zellen der Granularzellschicht, Verminderungen von Tonofilamenten und Keratohyalin und Ablagerung eines granulären, mukösen Materials in den Interzellularräumen dar.

Ichthyosis hystrix Bäfverstedt
[Bäfverstedt 1941]

Generalisierte nävusartige Hyperkeratose mit Epilepsie und geistiger Behinderung. Bisher nur wenige Einzelfälle beschrieben.

Erworbene (symptomatische) Ichthyosen

Synonym. Symptomatische ichthyosiforme Hautveränderungen

Klinik. Klinisch und histologisch sind sie oft nicht von der Ichthyosis vulgaris zu unterscheiden, allerdings können die großen Gelenkbeugen mitbetroffen sein, und es kann Juckreiz bestehen. Familien- und Eigenanamnese sind wichtig.

Ursachen. Ichthyosiforme Hautveränderungen werden beobachtet:

– als paraneoplastisches Syndrom bei Morbus Hodgkin, Mycosis fungoides, anderen malignen Lymphomen sowie viszeralen Karzinomen,
– als Begleitsymptom bei Infektionskrankheiten wie Lepra, Tuberkulose, Typhus, Fleckfieber oder Aids,
– bei Mangelernährung und Hypovitaminosen (A-Hypovitaminose, Pellagra),
– bei Dialysepatienten, Morbus Crohn, Hypothyreose, Down-Syndrom und neurotrophischen Störungen,
– durch Medikamente, z. B. durch Nikotinsäure, Allopurinol oder Cimetidin.

Ichthyosiforme Hautveränderungen sind aber auch fast physiologisch bei älteren Leuten als *Pityriasis senilis* besonders an den Beinen.
Sie können die Folge übertriebener Wasch- und Badegewohnheiten unter Verwendung stark entfettender Seifen oder Syndets bei Menschen mit sebostatischem Hauttyp sein.

Palmoplantare Keratosen

Diffuse palmoplantare Keratosen

Die Verhornungsstörungen bei dieser Krankheitsgruppe betreffen hauptsächlich Handinnenflächen und Fußsohlen bei unterschiedlichem Vererbungsmodus.

Keratosis palmoplantaris diffusa Vörner-Unna-Thost
[Thost 1880, Unna 1883, Vörner 1901]

Synonyme. Morbus Unna-Thost

Definition. Häufigste hereditäre Palmoplantarkeratose mit autosomal-dominanter Vererbung und dem histologischen Bild einer epidermolytischen Hyperkeratose.

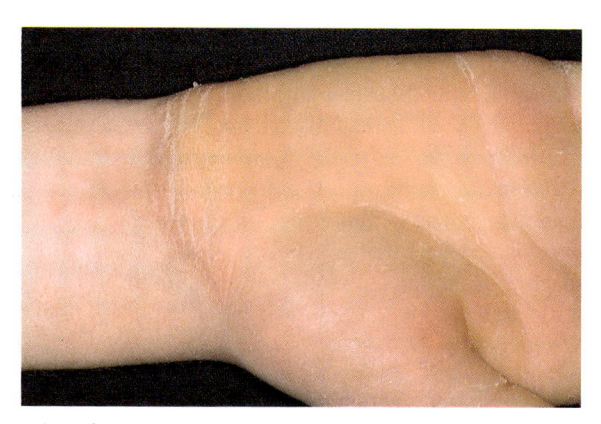

Abb. 17.6. Keratosis palmoplantaris diffusa, Morbus Unna-Thost

Klinik. Flächige wachsartige gelbbräunliche Keratose, die Palmae und Plantae vollständig bedeckt und rissig gefeldert sein kann. Scharfe seitliche Begrenzung mit rotem Randsaum. Gelegentliche Blasenbildung am Keratoserand. Gewölbte uhrglasartige Nägel. Häufige Besiedlung der Keratose mit Dermatophyten.

Histopathologie. Massive Orthohyperkeratose mit Akanthose. Erhebliche Variabilität einer granulären Degeneration von sehr kleinen, lichtmikroskopisch nicht mehr identifizierbaren vakuoligen Strukturen über fokal begrenzte Herde epidermolytischer Aktivität bis zur generalisierten granulären Degeneration. Ultrastrukturell intrazytoplasmatische Vakuolen und verklumpte Tonofilamente.
Neuere systematische histologische Untersuchungen bei Patienten mit dem klinischen Bild der Palmoplantarkeratose Unna-Thost konnten immer die Charakteristika der granulären Degeneration des Typs Vörner nachweisen, so daß die von Thost, Unna und Vörner beschriebenen Krankheitsbilder wahrscheinlich identisch sind. Ob es eine autosomal-dominante, diffuse Palmoplantarkeratose ohne granuläre Degeneration gibt, ist unklar.

Therapie. Vorwiegend mechanische Abtragung der Keratosen. Nachfettende Externa zur Vermeidung von Rhagaden. Von systemischer Retinoidtherapie wird abgeraten, da sie zu schmerzhaften Erosionen und Induktion von Blasen führen kann.

Keratosis palmoplantaris transgrediens et progrediens Mljet
[Stulli 1826]

Synonym. Mal de Meleda

Definition. Autosomal-rezessiv erbliche diffuse Palmoplantarkeratose mit Transgredienz und Progredienz. Ursprünglich bei Konsanguität auf der Adriainsel Meleda (Mljet) beobachtet.

Klinik. Erkrankungsbeginn in den ersten Lebenswochen oder -monaten. Über einem diffusen Erythem Ausbildung symmetrischer, plattenartiger gelbweißer Palmoplantarkeratosen, die auf Hand- und Fußrücken sowie manschettenförmig auf Unterarme und Unterschenkel übergreifen (Transgredienz). Gelegentlich Pachydermie mit sekundären dermatogenen Kontrakturen der Finger. Stationärer Verlauf mit geringer Progredienz.

Weitere fakultative Symptome. Scharf begrenzte Erytheme perioral und perinasal, keratotische Plaques an Ellenbogen und Knien, massive palmoplantare Hyperhidrose, Nagelveränderungen mit Dystrophien, Verformungen, Verfärbungen und subungualen Keratosen, Brachyphalangie besonders der Kleinfinger.

Histopathologie. Massive Hyperkeratose mit fokaler Parakeratose der Hornschicht und Akanthose und Papillomatose der Epidermis.

Therapie. Neben symptomatischer Behandlung systemische Retinoide, wobei Isotretinoin überlegen sein soll.
Die autosomal-rezessiven transgredienten diffusen Palmoplantarkeratosen sind wahrscheinlich eine heterogene Krankheitsgruppe mit mehreren allelen Mutanten, da sich bei weitgehend identischer Klinik elektronenoptische Unterschiede zeigen.

Keratosis palmoplantaris diffusa transgrediens et progrediens Greither
[Greither 1952]

Synonyme. Greither-Syndrom, Keratosis extremitatum hereditaria transgrediens et progrediens

Definition. Autosomal-dominante, diffuse Palmoplantarkeratose mit Transgredienz und Progredienz.

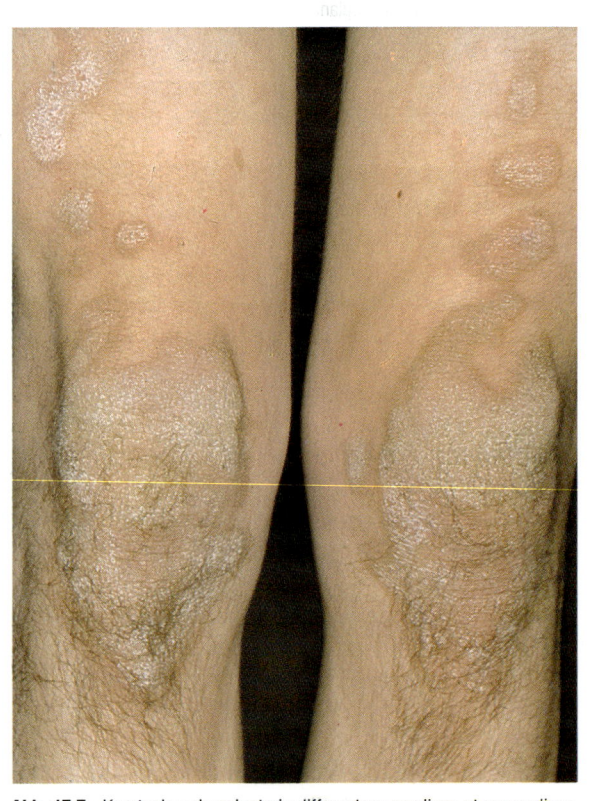

Abb. 17.7. Keratosis palmoplantaris diffusa transgrediens et progrediens Greither

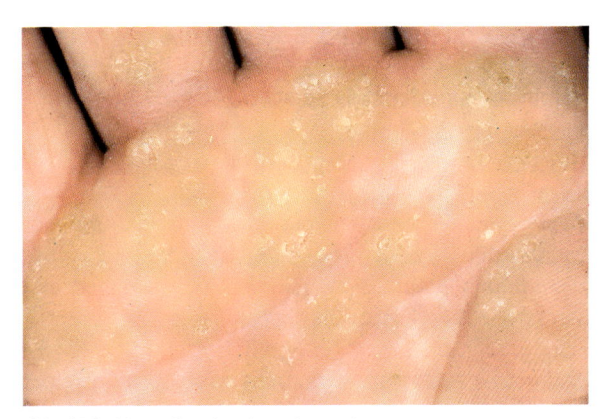

Abb. 17.8. Keratosis palmoplantaris papulosa seu maculosa

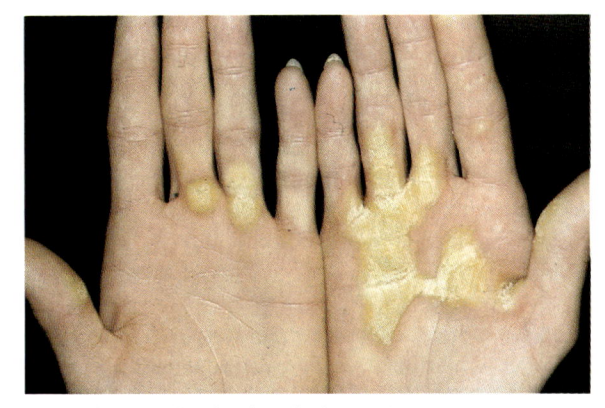

Abb. 17.9. Keratosis palmoplantaris circumscripta seu areata

Klinik. Erkrankungsbeginn im ersten Lebensjahrzehnt. Ausbildung einer diffusen symmetrischen Palmoplantarkeratose mit punktförmigen Grübchen und Hyperhidrose. Transgredienz von teils flächenhaften, teils papulösen weißgrauen Keratosen mit lividem Randsaum auf Hand- und Fußrücken, Ellenbogen, Knie, Knöchel und Ferse mit langsamer Progredienz in den ersten Lebensjahrzehnten. Stillstand der Erkrankung im 4. und Rückbildung bis zum 6. Dezennium. Hohe intrafamiliäre Variabilität. Die Eigenständigkeit der Erkrankung wurde in Zweifel gezogen.

Histopathologie. Unspezifischer Befund mit Orthohyperkeratose, Akanthose und Papillomatose der Epidermis, erweiterten Gefäßen des oberen Plexus und einzelnen Rundzellinfiltraten.

Therapie. Kombinierte Anwendung von mechanischer Hornablösung und keratolytischen und pflegenden Externa. Über systemische Retinoide liegen keine Erfahrungen vor, eine morbostatische therapeutische Wirksamkeit ist aber anzunehmen.

Keratosis palmoplantaris diffusa mit Periodontopathie
[Papillon und Lefèvre 1924]

Synonym. Papillon-Lefèvre- Syndrom

Definition. Autosomal-rezessive Palmoplantarkeratose mit Periodontopathie.

Klinik. Erkrankungsbeginn in den ersten Lebensjahren. Ausbildung einer symmetrischen, diffusen Palmoplantarkeratose unterschiedlichen Schweregrades mit scharfer Randbegrenzung, gelegentliche Transgredienz auf Hand- und Fußrücken, Ferse und Knöchel. Psoriasiforme Hyperkeratosen an Ellenbogen und Knien. Palmoplantare Hyperhidrose sowie Nageldystrophien. Nach normalem Milchzahndurchbruch Entwicklung von Karies, Gingivitis, Parodontose, Entzündungen der Alveolartaschen, entzündliche Resorption des Alveolarknochens mit nachfolgender Zahnlockerung und vorzeitigem Zahnausfall. Abklingen der Entzündungsvorgänge nach dem Ausfall der Milchzähne im Vorschulalter. Nach Durchbruch des permanenten Gebisses Auftreten der gleichen parodontalen entzündlichen Prozesse, die nach Ausfall des permanenten Gebisses abheilen.

Laborbefunde. Immunologische Untersuchungen weisen bei einigen Patienten eine gestörte Aktivierbarkeit neutrophiler Granulozyten und eine verminderte mitogene Stimulierbarkeit von Leukozyten nach.

Histopathologie. Unspezifische Veränderungen mit Orthohyperkeratose, fokaler Parakeratose, Akanthose und Papillomatose. Ultrastrukturell verminderte Tonofilamente, reduziertes abnormes Keratohyalin und im Stratum corneum multiple Lipidtropfen.

Therapie. Die bisher therapeutisch nicht beherrschbaren Parodontosen mit Zahnverlust heilen unter Gabe systemischer Retinoide (Acitretin) ab und ermöglichen einen Erhalt der Zähne. Eine positive Wirkung der Retinoidbehandlung wird auch auf die Hyperkeratosen erzielt.

Keratosis palmoplantaris mutilans Vohwinkel
[Vohwinkel 1929]

Synonym. Vohwinkel-Syndrom

Definition. Extrem seltene autosomal-dominant erbliche Form einer diffusen, transgredienten Palmoplantarkeratose mit Mutilationen und Taubheit.

Klinik. Manifestation in früher Kindheit mit Entwicklung einer diffusen, hyperhidrotischen Keratose an Handflächen und Fußsohlen in symmetrischer Ausprägung. Häufig bienenwabenartige Struktur der gelblichen Verhornung. Transgredienz warzenartiger Hyperkeratosen auf Hand- und Fußrücken, Ellenbogen und Knie. Uhrglasnägel. Im Verlaufe von Jahren Ausbildung schmerzloser, keratotischer Schnürfurchen an der Basis der Mittel- oder Endgelenke von Fingern und Zehen. Spontanamputation von Fingern oder Zehen im Bereich der Schnürfurchen möglich. Beidseitige Innenohrschwerhörigkeit mit sekundärer Sprachstörung. Hypogonadismus.

Histopathologie. Mächtige Hyperkeratose mit fokaler Parakeratose, Hypergranulose und akanthotisch-papillomatös konfigurierter Epidermis.

Therapie. Systemische Retinoidbehandlung (Acitretin) führt zu einer Verminderung von Keratosen und Schnürfurchen. Operative Maßnahmen können zu einem Erhalt der Finger beitragen.

Keratosis palmoplantaris diffusa mit Ösophaguskarzinom
[Clarke-Howel-Evans-McConnel 1957]

Sehr seltener, autosomal-dominant vererbter Typ einer symmetrischen, diffusen Palmoplantarkeratose ohne Transgredienz, die sich zwischen dem 5. und 15. Lebensjahr manifestiert, mit Entwicklung eines Plattenepithelkarzinoms im unteren Drittel des Ösophagus bei der Mehrzahl der erwachsenen Merkmalsträger um das 50. Lebensjahr. Besserung der Keratose nach Entfernung des Karzinoms.

Anmerkung. Diffuse, aber auch papulöse Keratosen der Handflächen und Fußsohlen treten als erworbene, nichterbliche Dermatose, aber auch im Zusammenhang mit anderen Malignomen auf, so bei Blasen- und Bronchialkarzinomen.

Keratosis palmoplantaris mit Lidrandzysten
[Schöpf 1971]

Synonym. Schöpf-Syndrom

Seltene, wahrscheinlich autosomal-rezessive Ektodermaldysplasie mit einer meist milden, erythematösen Palmoplantarkeratose, Hypotrichose, Hypodontie ohne Entzündungszeichen, Nageldystrophie und Auftreten von Lidrandzysten (Hydrokystome) meist erst in höherem Lebensalter. Entwicklung benigner und maligner Tumoren an den Handflächen und Fußsohlen.

Papulöse palmoplantare Keratosen

Keratosis palmoplantaris papulosa Buschke-Fischer-Brauer
[Buschke und Fischer 1910, Brauer 1913]

Synonyme. Keratoma hereditarium dissipatum palmare et plantare, Keratodermia symmetrica maculosa disseminata palmaris et plantaris, disseminated clavus of the hands and feet Davies-Colley

Definition. Autosomal-dominant vererbter Typ einer papulösen Palmoplantarkeratose.

Klinik. Erkrankungsbeginn im Erwachsenenalter, bevorzugt im 2. Lebensjahrzehnt. Symmetrisch an Handflächen und Fußsohlen mit langsamer Progredienz Ausbildung stecknadelkopf- bis kirschkerngroßer, zentral gedellter oder mit Hornperlen versehener Papeln, die nach ihrer Entfernung kleine Krater mit keratotischem Randwall hinterlassen. Gelegentliches Übergreifen auf Hand- oder Fußrücken. Erhebliche inter- und intrafamiliäre Variabilität des klinischen Bildes.

Histopathologie. Orthohyperkeratose, teils mit fokaler oder schlotförmiger Parakeratose besonders um das Akrosyringium, Akanthopapillomatose der Epidermis und Rundzellinfiltrate in der oberen Dermis. Ultrastrukturell Verklumpung von Tonofilamenten, Vermehrung von Desmosomen, partieller Verlust der Desmosomen-Tonofilament-Verbindung, intrazelluläre Vesikelbildung sowie reduzierte Zahl verkleinerter Keratohyalingranula, die eine Störung am Tonofilament-Desmosomen-System vermuten lassen.

Differentialdiagnose. Schwielen, Plantarwarzen, Clavi syphilitici, Morbus Darier.

Therapie. Die Behandlung mit systemischen Retinoiden ist erfolgreich.

Keratosis palmoplantaris circumscripta Richner-Hanhart
[Richner 1938, Hanhart 1947]

Synonyme. Okulokutane Tyrosinämie, Tyrosinämie II

Definition. Autosomal-rezessiv erbliche Stoffwechselstörung mit Korneadystrophie, Palmoplantarkeratosen und geistiger Behinderung.

Pathogenese. Defekt des leberspezifischen Enzyms Tyrosin-Aminotransferase mit erhöhten Tyrosinspiegeln im Blut. Das Gen für die Tyrosinaminotransferase liegt auf dem langen Arm von Chromosom 16. Bei den Patienten wurden teils komplette Deletionen des Gens im Bereich 16q22.1–16q22.3, teils Punktmutationen im Gen nachgewiesen.

Klinik. Symptombeginn in der ersten Lebensmonaten. Herpesartige Epitheldystrophie der Kornea mit Lichtscheu und Epiphora. Druckschmerzhafte umschriebene Hyperkeratosen der Handflächen und Fußsohlen. Allgemeine Retardierung und neurologische Symptome.

Therapie. Phenylalanin- und tyrosinarme Kost bewirken eine dramatische Besserung.

Streifenförmige palmoplantare Keratosen

Keratosis palmoplantaris striata Brünauer-Fuhs-Siemens
[Brünauer 1923, Fuhs 1924, Siemens 1929]

Synonyme. Keratosis palmoplantaris areata Siemens

Definition. Autosomal-dominant erblicher Typ einer streifenförmigen Palmoplantarkeratose.

Klinik. Manifestation im ersten bis zweiten Lebensjahrzehnt. Häufig zunächst plantar an den druckbelasteten Stellen braungelbliche Keratosen ohne entzündlichen Randsaum von rundovaler oder inselförmiger Konfiguration. Später auch an den Palmae streifenförmige Keratosen, die oft vom Handgelenk bis zu den Fingerspitzen verlaufen. Teilweise jedoch in der Palma inselförmige Keratosen und nur an den Fingerbeugeseiten streifenförmige Verhornungen. Verstärkung der Keratosen durch mechanische Tätigkeit. Gelegentlich erheblicher Druckschmerz.

Histopathologie. Kompakte Orthohyperkeratose, mehrschichtiges Stratum granulosum, Akanthose und Papillomatose der Epidermis. Ultrastrukturell vermehrte, dichtstehende Tonofilamentbündel und vermehrtes, unregelmäßig konfiguriertes Keratohyalin.

Therapie. Behandlung mit Acitretin erfolgreich.

Erythrokeratodermien

Erythrokeratodermia figurata variabilis Mendes da Costa
[Mendes da Costa 1925]

Synonym. Mendes-da-Costa-Syndrom

Definition. Autosomal-dominant vererbte Genodermatose mit figurierten, veränderlichen Erythemen und stationären Keratosen. Das Gen der Erkrankung liegt in der Nähe des Genlokus für den Rhesusfaktor auf dem kurzen Arm von Chromosom 1.

Klinik. Beginn der Hautveränderungen in früher Kindheit. Zwei verschiedene Effloreszenzen: in Lokalisation und Ausdehnung variable Erytheme, die wandern, und sich stationär verhaltende Hyperkeratosen. Hautveränderungen polyzyklisch oder landkartenförmig begrenzt, keine strenge Symmetrie, am gesamten Integument mit Bevorzugung der distalen Extremitätenabschnitte, wetter- und temperaturabhängig, Beeinflussung durch hormonelle Umstellungen.

Histopathologie. Uncharakteristische Befunde wie Hyperkeratose, fokale Parakeratose, Akanthose und Papillomatose.

Therapie. Systemisch mit Acitretin.

Erythrokeratodermia progressiva symmetrica Gottron
[Darier 1911, Gottron 1922]

Synonym. Gottron-Syndrom

Sehr seltene Genodermatose mit autosomal-dominanter Vererbung. Beginn der Hautveränderungen zwischen dem frühen Säuglings- und dem Schulalter. Klinisch symmetrische, braunrote, scharf begrenzte, erythematosquamöse Areale der Extremitäten mit langsamer Progredienz. Handflächen und Fußsohlen können mitbetroffen sein, der Stamm bleibt frei.

Therapie. Retinoid führt zu einem Abheilen der Keratosen, während eine PUVA-Therapie auch ein Abblassen des Erythems erreicht.

Erythrokeratodermia progressiva Burns [1915]

Das Krankheitsbild der progressiven Erythrokeratodermie mit Schwerhörigkeit und Hornhautveränderungen wird in der Literatur auch als *KID-Syndrom* (Keratitis, Ichthyosis, Deafness) bezeichnet. Die Bezeichnung ist inkorrekt, da es sich nicht um eine Ichthyosis, sondern um eine Erythrokeratodermie handelt. Das Syndrom ist klinisch durch symmetrisch angeordnete, umschriebene, scharf begrenzte, schmutzigbraune Hyperkeratosen auf erythematösem Grund gekennzeichnet, die innerhalb des ersten Lebensjahres auftreten und eine langsame Progredienz zeigen. Bevorzugt betroffen sind Wangen, Nase, Ohren, Kinn, Ellenbogen, Knie und Fersen. Ferner besteht am übrigen Integument einschließlich der Palmae und Plantae eine diffuse, feine, festhaftende Keratose. Die Hörstörung und die Hornhautveränderungen sind sehr variabel ausgeprägt. Licht- und elektronenmikroskopische Untersuchungen zeigen unauffällige Befunde. Einige aufgetretene Malignome lassen ein erhöhtes Tumorrisiko annehmen. Die unter dem Akronym *KID-Syndrom* veröffentlichten Patienten erscheinen keineswegs einheitlich, insbesondere da die charakteristischen, schmetterlingsförmig angeordneten Erythrokeratosen im Gesicht bei einigen Patienten fehlen. Differentialdiagnostisch ist an die Ichthyosis hystrix Rheydt zu denken.

Follikuläre Keratosen

Hier ist der Vorgang der Verhornungsstörung auf die Haarfollikel beschränkt.

Keratosis follicularis

Synonyme. Lichen pilaris, Keratosis pilaris, Keratosis suprafollicularis

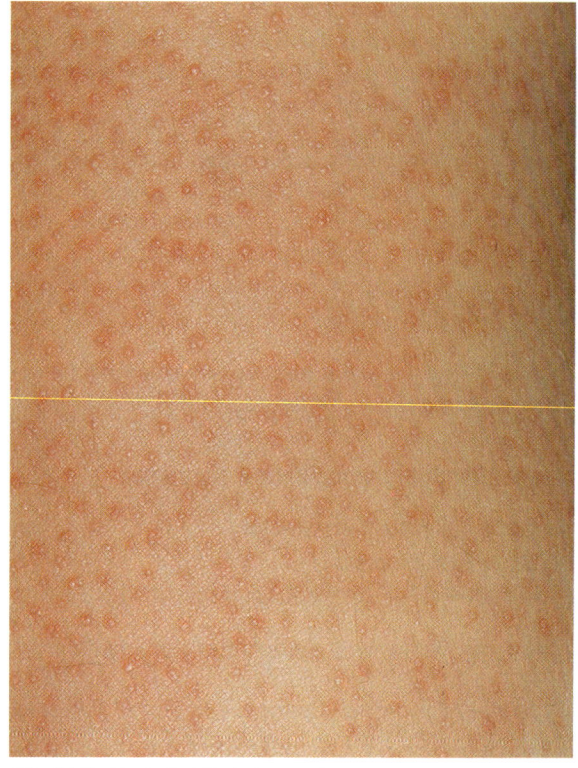

Abb. 17.10. Keratosis follicularis

Definition. Harmlose Verhornungsstörung der Haarfollikel, deren Öffnungen sich mit das Hautniveau überragenden Hornpfröpfchen füllen.

Vorkommen. Die Störung ist recht häufig. Klinischgenetisch sind zwei Formen der Keratosis follicularis unterscheidbar. Eine Form, die schon in der Kindheit vorkommt und deren Erbgang unklar ist, während die zweite Form bevorzugt beim weiblichen Geschlecht auftritt, mit dem Alter zunimmt und X-chromosomal-dominant vererbt wird.

Klinik. Prädilektionsstellen sind die Streckseiten der Oberarme, die Außenseiten der Ober- und Unterschenkel und die Glutäalregion. Hier findet man zahlreiche, an die Follikel gebundene, meist hautfarbene, spitzkegelige, an der Basis etwa stecknadelkopfgroße Keratosen. Beim Darüberstreichen empfindet man ein Reibeisengefühl. Mit großer Regelmäßigkeit besteht in den befallenen Hautarealen eine erhebliche Akrozyanose, an den Unterschenkeln oft eine Pernio follicularis. Kratzt man die Keratose ab, tritt häufig ein aufgerolltes Haar hervor. Ragen dünne faden- oder stachelartige Hyperkeratosen deutlicher über das Hautniveau hinaus, spricht man von *Spinulosismus*. Dieser kann aber ein Symptom verschiedenartiger Ätiologie sein, z. B. als Lichen trichophyticus ein Mykid darstellen.

Histopathologie. Es findet sich eine Hyperkeratose des Follikelostiums und des ganzen supraseboglandulären Follikelepithels ohne Entzündungszeichen.

Differentialdiagnose. Die Diagnose ist leicht. In den Fällen, in denen gleichzeitig eine Ichthyosis vulgaris besteht, kann es sich möglicherweise um deren follikuläre Variante, die *Ichthyosis follicularis*, handeln; dann findet man auch am Rumpf follikuläre Keratosen. Sonst Lichen ruber acuminatus.

Therapie. Eine Besserung ist durch lokale Behandlung mit keratolytischen und fettenden Salben zu erzielen. Auch die für Ichthyosis vulgaris empfohlenen Mittel sind nützlich, so Kochsalz-, Ölbäder, Urea-Kochsalz-Salbe, harnstoffhaltige Externa (Basodexan, Calmurid), örtliche Vitamin-A-Säure-Behandlung.

Ulerythema ophryogenes
[Unna und Raenzer 1889]

Synonym. Keratosis pilaris rubra atrophicans faciei (Gans 1925)

Vorkommen. Relativ selten; wahrscheinlich autosomal-dominanter Erbgang.

Armen und Beinen findet sich häufig gleichzeitig Keratosis follicularis.

Verlauf. Meist Besserung im Laufe des Lebens.

Therapie. Eine sichere Behandlung ist nicht bekannt. Versucht werden können keratolytische Externa wie bei Ichthyosis vulgaris, bei stärkeren Entzündungszeichen allenfalls vorübergehend äußerlich Glukokortikoide.

Keratosis follicularis spinulosa decalvans
[Lameris 1905, Siemens 1926]

Synonym. Siemens-Syndrom

Definition. Vernarbende folliculäre Keratose mit Augen- und Haarveränderungen und X-chromosomal-dominanter Vererbung.

Klinik. Wochen bis Monate nach Geburt Lichtempfindlichkeit, Epiphora, Hornhauttrübungen. Hautveränderungen mit follikulären Hornstacheln in Gesicht, Nacken und Extremitäten. Vernarbende Alopezie der Kopfhaut und Augenbrauen. Gelegentliche Abheilung in der Pubertät. Vollbild der Erkrankung nur bei männlichen Betroffenen. Symptomatische Therapie.

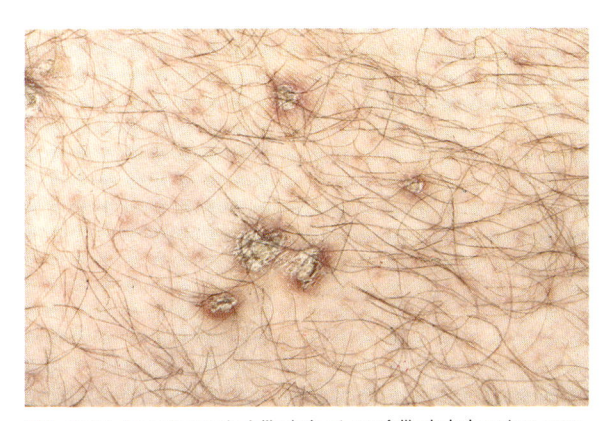

Hyperkeratosis follicularis et parafollicularis in cutem penetrans
[Kyrle 1916]

Synonym. Morbus Kyrle

Diese sehr seltene Erkrankung ist durch vorwiegend an den Beinen lokalisierte, isoliert stehende, gelegentlich auch gruppierte follikuläre Papeln mit festaufsitzenden hornigen Auflagerungen charakterisiert. Vorkommen mit Erkrankung der Nieren — bei Dialysepatienten — wurde beobachtet. Über familiäre Fälle mit autosomal-rezessiver Vererbung wurde berichtet.

Histologie. Es findet sich eine follikuläre Hyperkeratose, die durch die Follikelwand ins dermale Bindegewebe vordringt und dort Fremdkörpergranulome auslöst.

Differentialdiagnose. Zu erwägen sind perforierende Follikulitis, Elastosis perforans serpiginosa und perforierendes Granuloma anulare.

Therapie. Systemische Retinoide zeigen eine gute Wirksamkeit.

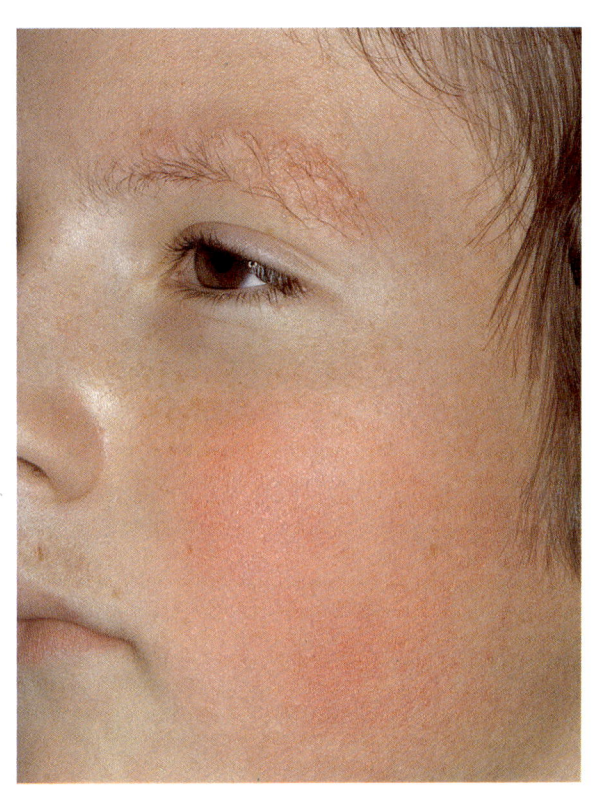

Abb. 17.11. Ulerythema ophryogenes

Klinik. Die Störung beginnt meist im Kindes- oder frühen Erwachsenenalter. Es entstehen feinste, auf die seitlichen Augenbrauen beschränkte follikuläre Hyperkeratosen auf entzündlich gerötetem Untergrund mit Ausgang in Atrophie und Verlust der Augenbrauen. Auch die lateralen Partien der Stirn und die Wangen, unter Freilassung des perioralen Bereichs, zeigen häufig eine symmetrische Dauerrötung mit samtartig wirkender, infolge kleinster follikulärer Keratosen aber palpatorisch rauher Oberfläche. An den

Abb. 17.12. Hyperkeratosis follicularis et parafollicularis in cutem penetrans

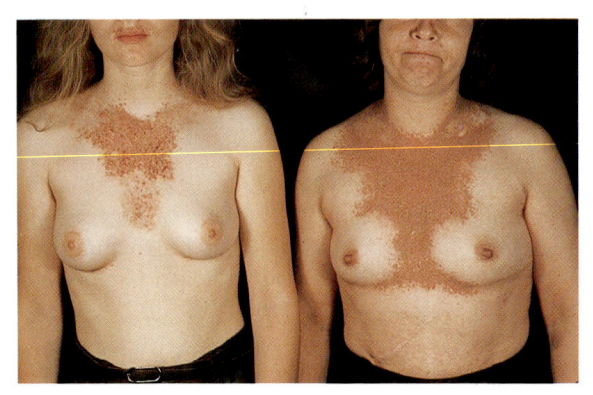

Abb. 17.13. Dyskeratosis follicularis

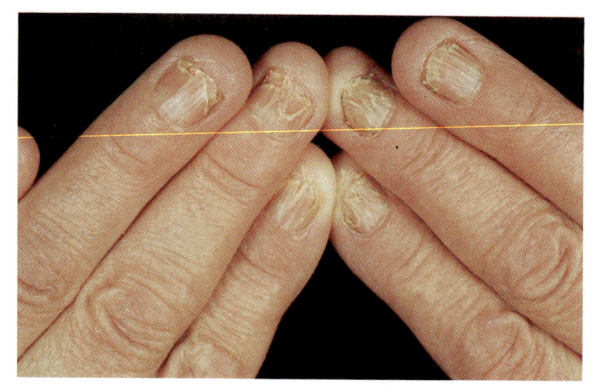

Abb. 17.15. Dyskeratosis follicularis, Fingernägel

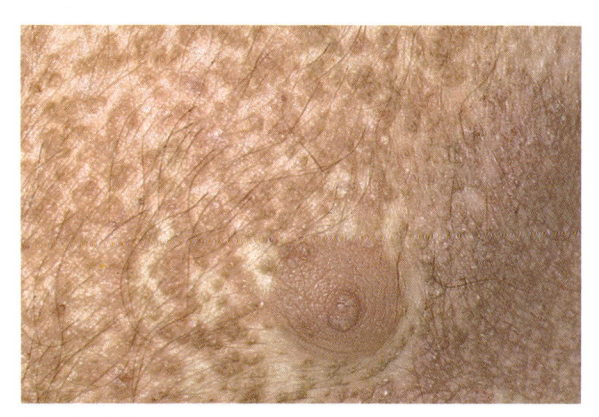

Abb. 17.14. Dyskeratosis follicularis

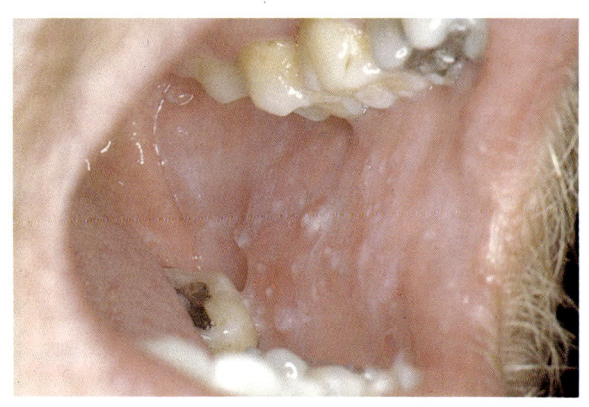

Abb. 17.16. Dyskeratosis follicularis, Mundschleimhaut

Dyskeratosis follicularis
[Darier 1889, White 1889]

Synonym. Morbus Darier, Keratosis follicularis (engl.)

Definition. Die Dyskeratosis follicularis ist eine seltene, chronisch progrediente, autosomal-dominante Verhornungsstörung mit variabler Expressivität, die klinisch durch keratotische Papeln, histologisch durch Dyskeratose gekennzeichnet ist. Entgegen ihrer historischen Benennung sind die Veränderungen nicht auf die Follikel beschränkt, sondern treten auch an der interfollikulären Epidermis sowie an der follikelfreien Haut und an den Schleimhäuten auf. Die Dyskeratosis follicularis (Morbus Darier) und der Pemphigus chronicus benignus (Morbus Hailey-Hailey) sind verschiedene Entitäten mit unterschiedlichen Mutationen an verschiedenen Genloci.

Vorkommen. Die Krankheit ist selten, das männliche Geschlecht wird bevorzugt betroffen. Die Provokation eines stärkeren Krankheitsschubes durch UV-Exposition oder Sonnenbestrahlung ist möglich.

Pathogenese. Unbekannt. Elektronenmikroskopische Untersuchungen sprechen für eine Störung bei der Bildung der Tonofilament-Desmosomen-Komplexe. Autoradiographische Studien konnten nachweisen, daß die dyskeratotischen Zellen, corps ronds und grains nicht aus akantholytischen Zellen hervorgehen.

Klinik. Prädilektionsorte sind symmetrisch die seborrhoischen und intertriginösen Gebiete sowie die seitlichen Halspartien. Auch das Kapillitium ist oft mitbetroffen. In den befallenen Arealen wirkt die Haut schmutzig und fühlt sich rauh an.

Einzeleffloreszenz. Sie ist eine bis etwa kleinlinsengroße Papel, bedeckt von einer festhaftenden schmutziggrauen bis gelbbräunlichen Hornmasse: *keratotische Papel*. Nach Abkratzen der Hornauflagerung findet sich eine leicht nässende Einsenkung, die follikulär oder interfollikulär sitzen kann. Die Effloreszenzen stehen entweder isoliert, gruppiert oder konfluieren zu größeren Plaques, die nässen oder mit fettigen Krusten bedeckt sind. In den intertriginösen Räumen entwickeln sich oft sekundär papillomatöse vegetierende Herde, die mazerieren, infiziert werden und Fötor verbreiten. Knotenbildungen sind extrem selten, ebenso blasige Eruptionen.

Kopf. Im Gesicht können mehr diffuse Veränderungen an ein seborrhoisches Ekzem erinnern. Am Kapillitium bilden sich fettige übelriechende Krusten, jedoch bleibt ein Effluvium aus.

Handteller und Fußsohlen. Hier sind Leistenunterbrechungen im Papillarrelief typisch; sie weiten sich manchmal zu kleinen Grübchen aus, in denen sich schüsselförmige Hyperkeratosen entwickeln können. Die feinen Leistenunterbrechungen sind gewöhnlich auch in abortiven Fällen von Morbus Darier nachweisbar.

Acrokeratosis verruciformis. Am Dorsum von Händen und Füßen findet sich oft eine wechselnd dichte Aussaat von flachpapulösen, an plane Warzen erinnernde Effloreszenzen, die dem Bild der *Acrokeratosis verruciformis (Hopf)* entsprechen. Es handelt sich dabei wahrscheinlich um ein Teilsymptom bzw. eine Sonderform des Morbus Darier.

Nägel. Sie zeigen Längseinrisse, Brüchigkeit, Verdickung oder subunguale Keratosen, rote oder rotweiße Längsbänder.

Schleimhäute. Besonders am harten Gaumen sieht man oft dichtstehende weißliche, eingedellte Papelchen, die sich in den Ösophagus fortsetzen können.

Symptome. Gelegentlich starker Juckreiz, besonders von intertriginösen oder provozierten Erscheinungen.

Histopathologie. Typisch sind die Dyskeratose mit suprabasaler akantholytischer Spaltbildung in der etwas akanthotischen Epidermis, sowie Hyper- und fleckförmige Parakeratose. Als *Dyskeratose* bezeichnet man vorzeitige Verhornung individueller Keratinozyten. Die rundlichen, eosinophilen dyskeratotischen Zellen im Stratum spinosum werden auch als corps ronds, kleine dys- und parakeratotische Zellen im Stratum granulosum und Stratum corneum als grains bezeichnet. Elektronenmikroskopisch Homogenisierung und Verklumpung im Bereich von Tonofilamentbündeln und Desmosomen.
Das für Morbus Darier typische histologische Substrat, die *fokale akantholytische Dyskeratose* ist als allgemeines Phänomen auch bei andersartigen Erkrankungen beschrieben worden, so bei transitorischer akantholytischer Dermatose (Morbus Grover), warzigem Dyskeratom, Epithelioma spinocellulare segregans oder auch als Nebenbefund in der Epidermis über Basaliomen und anderen Tumoren.

Verlauf. Die Hauterscheinungen bei Dyskeratosis follicularis beginnen meist zwischen früher Kindheit und dem 3. Lebensjahrzehnt. Nach dem Auftreten bleibt die Erkrankung bei langsamer Progredienz meist dauernd bestehen. Selten können sich auf papillomatösen Bildungen Malignome ausbilden.

Diagnostische Leitlinien. Das klinische Bild ist charakteristisch. Bei Verdacht ist die Suche nach den Papillarleistenunterbrechungen und nach Schleimhautveränderungen besonders wichtig. Der charakteristische histologische Befund sichert die Diagnose. Angaben zur Familienanamnese fehlen häufig.

Differentialdiagnose. Seborrhoisches Ekzem, Pemphigus chronicus benignus familiaris (Morbus Hailey-Hailey), transitorische akantholytische Dermatose (Morbus Grover), hyperkeratotische Nävi, Acanthosis nigricans, Pemphigus vegetans.

Therapie. Sie ist schwierig, da die genetisch fixierte Verhornungsstörung nicht dauerhaft beeinflußt werden kann. Besserung ist unter örtlicher Behandlung mit Tretinoin (Vitamin-A-Säure) zu erwarten (Eudyna, Epi-Aberel, Airol, verdünnt auf 1:1 mit W/Ö-Emulsionen). Die innerliche Behandlung mit Acitretin (Neotigason) ist erfolgversprechend, die Besserung hält aber nicht länger an, als das Präparat gegeben wird. Bei Sekundärinfektionen sind desinfizierende oder antibiotische Externa indiziert. Gegebenenfalls äußerlich Glukokortikoide über kurze Zeit. Dermabrasion oder Exzision mit Spalthautdeckung, besonders axillär, können Erfolge zeigen.

Umschriebene Keratosen ohne Follikelbindung

Acrokeratosis verruciformis
[Hopf 1931]

Klinik. Bereits in der Jugend und nicht selten familiär entwickeln sich am Dorsum von Händen und Füßen plane, oft polygonale, hautfarbene oder geringfügig gerötete Papeln, die auch beetartig konfluieren können und das Bild von planen Warzen imitieren.
Die Erkrankung wird meist als Sonderform des Morbus Darier angesehen, zumal zusätzlich nicht selten Papillarleistenunterbrechungen an Handtellern und Fußsohlen oder gar die Kombination mit dem Vollbild der Dyskeratotis follicularis (Darier) vorkommen.

Histopathologie. Akanthose und Granulose ohne Vakuolisierung, Hyperkeratose.

Differentialdiagnose. Plane Warzen und Epidermodysplasia verruciformis sind auszuschließen.

Therapie. Gegebenenfalls Abtragen.

Hyperkeratosis lenticularis perstans Flegel
[Flegel 1958]

Autosomal-dominant erbliche, seltene Genodermatose. Klinisch multiple braunrote, festhaftende papulokeratotische Hautveränderungen in locker symmetrischer Verteilung an den Unterschenkelstreckseiten und Fußrücken, aber auch an Armen oder Stamm, sowie selten an der Mundschleimhaut. Häufig symptomlos, selten Juckreiz. Auftreten erst in höherem Lebensalter. Elektronenoptisch in der keratotischen Veränderung Verminderung von Tonofilamenten, Keratohyalin und Fehlen von Keratinosomen.
Die Eigenständigkeit der Erkrankung wird von einigen Autoren in Zweifel gezogen, da Übergänge zum Morbus Kyrle gesehen wurden.

Therapie. Schwierig, da die häufig geringen Beschwerden den Einsatz nebenwirkungsreicher Medikamente kaum rechtfertigen und die Ansprechrate der eingesetzen Therapieformen (Retinoide, PUVA, Steroide, Fluorouracil) bei den einzelnen Patienten sehr unterschiedlich erscheint.

Porokeratosis Mibelli
[Mibelli 1883]

Synonyme. Parakeratosis Mibelli, Parakeratosis centrifugata atrophicans

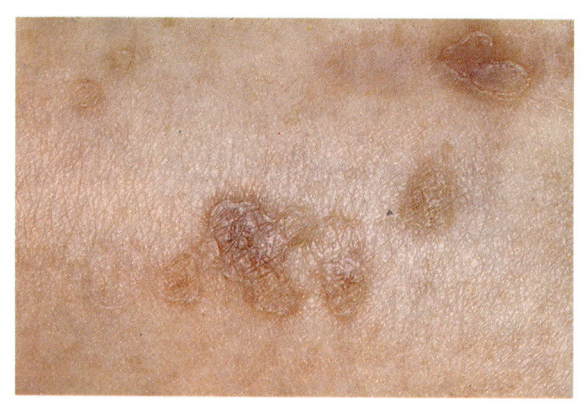

Abb. 17.17. Porokeratosis Mibelli

Definition. Multifokal umschriebene Differenzierungsstörung der Epidermis mit Parakeratose. Die in der Benennung Porokeratosis suggerierte Beziehung zum Schweißdrüsenporus ist allenfalls zufällig.

Vorkommen. Die Krankheit wird autosomal-dominant vererbt, kommt jedoch auch spontan vor. Männer sind bevorzugt betroffen (2:1).

Klinik. Der Krankheitsbeginn ist in jedem Lebensalter möglich. An den Extremitäten, seltener am Stamm, im Gesicht oder an der Glans penis, treten meist multiple Herde auf, initial als kleine Papel mit zentralem Hornstachel. Der Herd wächst und bildet dann typischerweise eine Fläche normaler oder leicht atrophischer Haut, die von einer weißlichen Kerbe umrahmt ist. In diese Kerbe ist zaunartig eine Hornlamelle eingesenkt. Die Umrandung des Herdes ist rundlich, zirzinär oder girlandenartig. Die distinkt stehenden Herde sind von verschiedener Größe, reiskorn-, linsen- bis pfenniggroß. Die Beschwerden sind gering.

Histopathologie. Sehr typisch ist eine schlotförmige Parakeratose, die kornoide Lamelle; atypische Basalzellen mit Störung des geschichteten Epidermisaufbaues darüber. Lymphohistiozytäres Infiltrat im oberen Korium.

Prognose. Allmähliche Progredienz; spontane Regression mit leicht atrophischen Narben ist möglich. Im Bereich der Atrophie kann es zu Karzinomentwicklung kommen (Morbus Bowen, Basaliom, spinozelluläres Karzinom).

Therapie. Äußerlich kann Vitamin-A-Säure in geringerer Konzentration versucht werden. Empfohlen werden auch oberflächliche Vereisung mit CO_2-Schnee, Elektrokoagulation oder Laser. Die Behandlungserfolge sind unbefriedigend.

Sonderformen
In den vergangenen Jahren wurden neue Manifestationsformen der Erkrankung beschrieben.

Porokeratosis linearis. Diese entwickelt sich einseitig streifenförmig bei sonst typischem klinischem Bild. Auch mehr anuläre, zosteriforme Herde wurden unter dieser Diagnose beschrieben.

Porokeratosis palmoplantaris et disseminata [Guss, Osbourn und Lutzner 1971]. Diese Form ist autosomal-dominant erblich und zeigt Androtropie. Beginn im 2. Lebensjahrzehnt meist in Form keratotischer Papeln an Handinnenflächen und Fußsohlen, später auch am übrigen Hautorgan, selbst in nichtlichtexponierten Bereichen. Spätere karzinomatöse Entartung scheint möglich. Die Dermatose verlangt eine histologische Abgrenzung von Verrucae vulgares, der Porokeratosis Mantoux sowie der Keratosis palmoplantaris dissipata, Morbus Darier und Arsenkeratosen.

Porokeratosis punctata. Feine punktförmige Veränderungen an Palmae und Plantae. Wichtig ist das für Porokeratosis charakteristische histologische Substrat, besonders der Nachweis der kornoiden Lamelle.

Porokeratosis gigantea. Eine sehr seltene „giant porokeratosis" mit 10–20 cm großen Herden und dickem Randwall wurde beschrieben. Dabei soll ein hohes Risiko für maligne Transformation bestehen.

Porokeratosis superficialis disseminata actinica
[Chernosky und Freeman 1967]

Synonym. Disseminated superficial actinic porokeratosis

Klinik. Eine disseminierte Form von Porokeratose kommt in lichtexponierten Hautarealen, and Handrücken, Unterarmstreckseiten, Unterschenkeln sowie im Gesicht besonders bei Frauen vor. Die Effloreszenzen gleichen klinisch und histologisch denen bei Porokeratosis Mibelli, eine entzündliche Note kann hinzutreten. Entsprechend der Sonnenexposition ist die Erkrankung im höheren Lebensalter und in sonnenreichen geographischen Regionen häufiger. Gleichzeitig bestehen oft aktinische Keratosen. Autosomal-dominante Vererbung scheint vorzuliegen.

Therapie. Wie bei Porokertosis Mibelli. Lichtschutz.

Keratosis lichenoides chronica
[Kaposi 1986, Bureau und Barrière 1969]

Synonyme. Lichenoide Trikeratose, Kaposi-Bureau-Barrière-Grupper-Syndrom

Definition. Sehr seltene, chronische, progrediente Dermatose unbekannter Ätiologie mit keratotischen lichenoiden Papeln, striären bis plaqueartigen Keratosen und psoriasiform schuppenden Herden.

Vorkommen. Bei Männern wahrscheinlich häufiger (2:1). Eigenes Krankheitsbild? Ungewöhnlicher Lichen ruber?

Klinik. Beginn um das 20. oder 50. Lebensjahr (zweigipfelig), ausnahmsweise bei Geburt, meist mit lokalisiertem Herd an einer Extremität und nachfolgender Ausbreitung. Keratotische Papeln, Stränge und Plaques sind am häufigsten; seltener sind Rötung und Keratose im Gesicht, an seborrhoisches Ekzem oder Lupus erythematodes erinnernd. Daneben werden palmoplantare oder genitale Herde, Nagel- und aphthoide Mundschleimhautveränderungen beobachtet. Blepharitis und Keratokonjunktivitis können zu Vernarbung und Erblindung führen.

Histopathologie. Akanthose, wechselnde Hypergranulose, Hyperparakeratose mit Eindringen (stellenweise) in das Korium (in cutem penetrans), follikuläre Keratose, Exozytose mit Mikroabszessen. Im Korium bandartiges lichenoides Infiltrat, Civatte-Bodies und Melanophagen.

Differentialdiagnose. Morbus Reiter, Psoriasis vulgaris, Dyskeratosis follicularis (Darier), Lichen ruber planus, Pityriasis rubra pilaris, Lupus erythematodes, Lichen ruber verrucosus.

Therapie. Wenig erfolgreich. Versuch mit PUVA oder einer innerlichen Behandlung mit aromatischem Retinoid (Neotigason) ist empfehlenswert. Sonst symptomatisch.

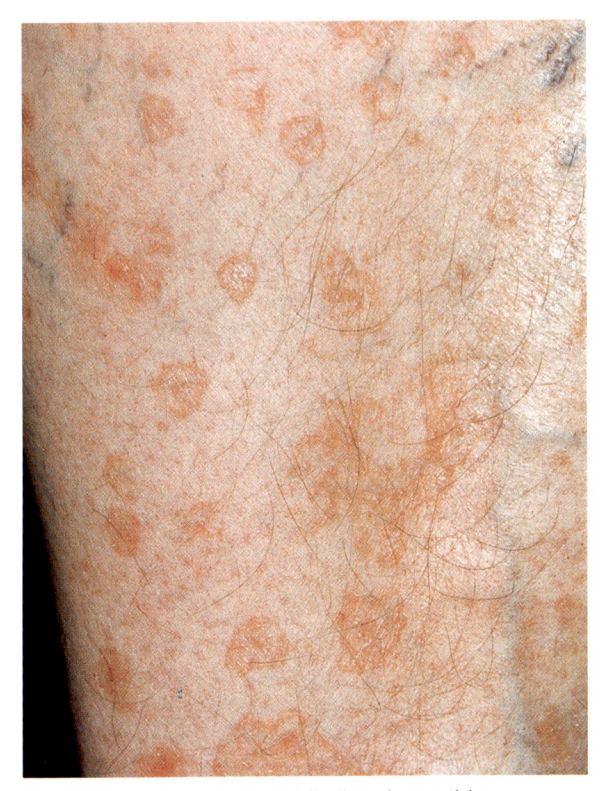

Abb. 17.18. Porokeratosis superficialis disseminata actinica

Keratosis areolae mammae naeviformis
[Otto]

Synonym. Hyperkeratosis areolae mammae naeviformis

Wohl keine eigenständige Erkrankung, sondern ein gelegentlich bei Frauen auf den Warzenhof beschränkter epidermaler Nävus; eine schmutzigbräunliche warzenartige Exkreszenz ohne Rückbildungsneigung. Therapie: ggf. Exzision.

Weiterführende Literatur

Übersichten, Lehrbücher, Handbuchartikel

Cockayne EA (1933) Inherited abnormalities of the skin and its appendages. Oxford University Press, London

Elias PM (1983) Epidermal lipids, barrier function, and desquamation. J Invest Dermatol 80:44s–49s

Greither A (1969) Systemische Keratosen. In: Jadassohn J (Hrsg) Handbuch der Haut- und Geschlechtskrankheiten. Ergänzungswerk Band V, 2, Springer, Berlin, S 1–306

Happle R, Kerkhof PCM von de, Traupe H (1987) Retinoids in disorders of keratinization: their use in adults. Dermatologica 175, Suppl 1:107–124

Marks R, Dykes PJ (ed) (1978) The ichthyoses. MTP, Lancaster

McKusick VA (1992) Mendelian inheritance in man. Catalogs of autosomal dominant, autosomal recessive, and X-linked phenotypes. 10. ed, Johns Hopkins, Baltimore

Melnik BC (1990) Biochemie und Pathobiochemie des epidermalen Lipidstoffwechsels. Thieme, Stuttgart

Moll I, Traupe H, Voigtländer V et al. (1988) Das Zytoskelett der hereditären Ichthyosen. Hautarzt 39:82–90

Moll R, Franke WW, Schiller DL et al. (1982) The catalog of human cytokeratins: patterns of expression in normal epithelia, tumors and cultured cells. Cell 31:11–24

Siemens HW (1929) Die Vererbung in der Ätiologie der Hautkrankheiten. In: Jadassohn J (Hrsg) Handbuch der Haut- und Geschlechtskrankheiten. Bd 3, Springer, Berlin, S 1–165

Traupe H (1989) The ichthyoses. A guide to clinical diagnosis, genetic counseling, and therapy. Springer, Berlin

Ichthyosen

Anton-Lamprecht I (1973) Zur Ultrastruktur hereditärer Verhornungsstörungen. III. Autosomal-dominante Ichthyosis vulgaris. Arch Dermatol Res 248:149–172

Anton-Lamprecht I (1974) Zur Ultrastruktur hereditärer Verhornungsstörungen. IV. X-chromosomal-recessive Ichthyosis. Arch Dermatol Forsch 248:361–378

Anton-Lamprecht I, Curth HO, Schnyder UW (1973) Zur Ultrastruktur herditärer Verhornungsstörungen. II. Ichthyosis hystrix Typ Curth-Macklin. Arch Dermatol Forsch 246:77–91

Anton-Lamprecht I, Kahlke W (1974) Zur Ultrastruktur hereditärer Verhornungsstörungen. V. Ichthyosis beim Refsum-Syndrom (Heredopathia atactica polyneuritiformis). Arch Dermatol Res 250:185–206

Arnold ML, Anton-Lamprecht I, Melz-Rothfuss B et al. (1988) Ichthyosis congenita type III. Clinical and ultrastructural characteristics and distinction within the heterogeneous ichthyosis congenita group. Arch Dermatol Res 280:268–278

Bäfverstedt B (1941) Fall von genereller, naevusartiger Hyperkeratose, Imbecillität, Epilepsie. Acta Derm Venereol (Stockh) 22:207–212

Brocq L (1902) Erythrodermie congénitale ichthyosiforme avec hyperépidermotrophie. Ann Dermatol Syph, Serie 4, 3:1–31

Chanarin I, Patel A, Slavin G et al. (1975) Neutral lipid storage disease: a new disorder of lipid metabolism. Br Med J 1:553–555

Comèl M (1949) Ichthyosis linearis circumflexa. Dermatologica 98:133–136

Curth H, Macklin MT (1954) The genetic basis of various types of ichthyosis in a family group. Am J Hum Genet 6:371–382

Dale BA, Holbrook KA, Fleckman P et al. (1990) Heterogeneity in harlequin ichthyosis, an inborn error of epidermal keratinization: variable morphology and structural protein expression and a defect in lamellar granules. J Invest Dermatol 94:6–18

Dorfman ML, Hershko C, Eisenberg S et al. (1974) Ichthyosiform dermatosis with systemic lipidosis. Arch Dermatol 110:261–266

Gülzow J, Anton-Lamprecht I (1977) Ichthyosis hystrix gravior Typus Rheydt: Ein otologisch-dermatologisches Syndrom. Laryngol Rhinol Otol 56:949–955

Hadlich J, Linse R (1989) Keratosen mit granulärer Degeneration und ihre Beziehungen zueinander. Dermatol Monatsschr 175:409–424

Happle R (1979) X-gekoppelt dominante Chondrodysplasia punctata. Hautarzt 30:590–594

Happle R, Traupe H, Gröbe H et al. (1984) The Tay syndrome (congenital ichthyosis with trichothiodystrophy). Eur J Pediatr 141:147–152

Happle R (1990) Akanthokeratolytischer epidermaler Nävus: Vererbbar ist die Akanthokeratolyse, nicht der Nävus. Hautarzt 41:117–118

Jagell S, Gustavson KH, Holmgren G (1981) Sjögren-Larsson syndrome in Sweden. A clinical, genetic and epidemiological study. Clin Genet 19:233–256

Luderschmidt C, Dorn M, Bassermann R et al. (1980) Kollodiumbaby und Harlekinfetus. Hautarzt 31:154–158

Melnik B, Küster W, Hollmann J et al. (1989) Autosomal dominant lamellar ichthyosis exhibits an abnormal scale lipid pattern. Clin Genet 35:152–156

Nanda A, Sharma R, Kanwar AJ et al. (1990) Dorfman-Chanarin syndrome. Int J Dermatol 29:349–351

Netherton EW (1958) A unique case of trichorrhexis nodosa – "bamboo hairs". Arch Dermatol 78:483–487

Niemi KM, Virtanen I, Kanerva L et al. (1990) Altered keratin expression in ichthyosis hystrix Curth-Macklin. A light and electron microscopic study. Arch Dermatol Res 282:227–233

Ollendorff-Curth H, Allen FH Jr, Schnyder UW (1972) Follow-up of a family group suffering from ichthyosis hystrix type Curth-Macklin. Hum Genet 17:37–48

Riecke E (1900) Ueber Ichthyosis congenita. Arch Dermatol Syph (Wien) 54:289–340

Rizzo WB, Dammann AL, Craft DA et al. (1989) Sjögren-Larsson syndrome: inherited defect in the fatty alcohol cycle. J Pediatr 115:228–234

Schnyder UW, Gloor M (1977) Ichthyosis hystrix Typus Rheydt. Z Hautkr 52:763–766

Schnyder UW (1986) Was ist aus den Erythrodermies congénitales ichthyosiformes von Brocq geworden? Hautarzt 37:123–125

Shapiro LJ (1989) Steroid sulfatase deficiency and X-linked ichthyosis. In: Scriver CR, Beaudet AL, Sly WS, Valle D (eds) The metabolic basis of inherited disease. 6th ed. McGraw Hill, New York, vol II, pp 1945–1964

Siemens W (1937) Dichtung und Wahrheit über die „Ichthyosis bullosa", mit Bemerkungen zur Systematik der Epidermolysen. Arch Dermtol Syph (Berlin) 175:590–608

Sjögren T, Larsson T (1957) Oligophrenia in combination with congenital ichthyosis and spastic disorders. A clinical and genetic study. Acta Psychiatr Scand 32, Suppl 113:1–108

Steijlen PM, Perret CM, Schuurmans Stekhoven JH (1990) Ichthyosis bullosa of Siemens: further delineation of the phenotype. Arch Dermatol Res 282:1–5

Traupe H (1986) Die Ichthyosen: Auf dem Weg vom Phän zum Gen. In: Macher E, Czarnetzki BM, Knop J (Hrsg) Jahrbuch der Dermatologie 1986. Regensburg, Münster, S 35–48

Traupe H, Kolde G, Hamm H et al. (1986) Ichthyosis bullosa of Siemens: a unique type of epidermolytic hyperkeratosis. J Am Acad Dermatol 14:1000–1005

Traupe H, Kolde G, Happle R (1984) Autosomal dominant lamellar ichthyosis: a new skin disorder. Clin Genet 26:457–461

Wells RS, Kerr CB (1965) Genetic classification of ichthyosis. Arch Dermatol 92:1–6

Williams ML, Feingold KR, Grubauer G et al. (1987) Ichthyosis induced by cholesterol-lowering drugs. Arch Dermatol 123:1535–1538

Wöhrle D, Barbi G, Schulz W et al. (1990) Heterozygous expression of X-linked chondrodysplasia punctat. Hum Genet 86:215–218

Palmoplantarkeratosen

Becker A, Küster W, Plewig G (1990) Variabilität der granulären Degeneration bei Keratosis palmoplantaris Typ Vörner-Unna-Thost. Zentralbl Haut Geschl Krankh 157:940

Brauer A (1913) Über eine besondere Form des hereditären Keratoms (Keratoma dissipatum hereditarium palmare et plantare). Arch Dermatol 114:211–236

Brünauer SR (1923) Zur Vererbung des Keratoma hereditarium palmare et plantare. Acta Derm Venereol (Stockh) 4:489–503

Buschke A, Fischer W (1910) Keratodermia maculosa disseminata symmetrica palmaris et plantaris. In: Neisser A, Jacobi E (Hrsg) Ikonographia dermatologica. Bd 1. Urban & Schwarzenberg, Berlin, S 183–192

Claudy AL, Segault D, Rousset H et al. (1991) Phéochromocytome et kératodermie palmo-plantaire. Ann Dermatol Venereol 118:297–299

Clarke CA, Howel-Evans AW, McConnell RB (1957) Carcinoma of oesophagus associated with tylosis. Br Med J 1:945

Fuhs H (1924) Zur Kenntnis der herdweisen Keratosen an Händen und Füßen. Acta Derm Venereol (Stockh) 5:11–58

Greither A (1952) Keratosis extremitatum hereditaria progrediens mit dominantem Erbgang. Hautarzt 3:198–203

Hamm H, Happle R, Butterfass T et al. (1988) Epidermolytic palmoplantar keratoderma of Vörner: is it the most frequent type of hereditary palmoplantar keratoderma? Dermatologica 177:138–145

Haneke E (1979) The Papillon-Lefèvre syndrome: keratosis palmoplantaris with periodontopathy. Report of a case and review of the cases in the literature. Hum Genet 51:1–35

Haneke E (1982) Keratosis palmaris et plantaris cum degeneratione granulosa Vörner. Hautarzt 33:654–656

Hanhart E (1947) Neue Sonderformen von Keratosis palmoplantaris. Dermatologica 94:286–308

Kogoj F (1934) Die Krankheit von Mljet („Mal de Meleda"). Acta Derm Venereol (Stockh) 15:264–299

Küster W, Becker A (1992) Indication for the identity of palmoplantar keratoderma type Unna-Thost with type Vörner. Thost's family revisited 110 years later. Acta Dermatol Venereol (Stockh) 72:120–122

Luderschmidt C, Plewig G (1980) Keratosis palmoplantaris areata Siemens. Therapieversuch mit aromatischem Retinoid Ro 10-9359. Hautarzt 31:96–99

Nazzaro V, Blanchet-Bardon C, Mimoz C et al. (1988) Papillon-Lefèvre syndrome. Ultrastrutural study and successful treatment with acitretin. Arch Dermatol 124:533–539

Nockemann PF (1961) Erbliche Hornhautverdickung mit Schnürfurchen an Fingern und Zehen und Innenohrschwerhörigkeit. Med Welt 37:1894–1900

Papillon MM, Lefèvre P (1924) Deux cas de kératodermie palmaire et plantaire symétrique familiale (maladie de Meleda) chez le frère et la sœur. Coexistence dans les deux cas d'altérations dentaires graves. Bull Soc Fr Derm Venereol 31:82–87

Richner R (1938) Hornhautaffektion bei Keratoma palmare et plantare hereditarium. Klin Monatsbl Augenheilkd 100:580–585

Salamon T (1960) Über einige Fälle von Keratosis extremitatum hereditaria progrediens mit dominantem Erbgang (Greither). Z Hautkr 29:289–298

Salamon T (1986) An attempt at classification of inherited disorders of keratinization localized mainly, not exclusively on the palms and soles. Dermatol Monatsschr 172:601–605

Salamon T (1991) Assoziationen erblich bedingter Keratinisierungsstörungen der Handteller und Fußsohlen mit Krankheiten anderer Organe. Zbl Haut 158:958–966

Schöpf E, Schulz HJ, Passarge E (1971) Syndrome of cystic eyelids, palmo-plantar keratosis, hypodontia and hypotrichosis as a possible autosomal recessive trait. Birth Defects Orig Art Ser 7, 8:219–221

Siemens HW (1929) Keratosis palmo-plantaris striata. Arch Dermatol 157:392–408

Thost A (1880) Ueber erbliche Ichthyosis palmaris et plantaris cornea. Inaug. Dissertation. Universität Heidelberg

Unna PG (1883) Ueber das Keratoma palmare et plantare hereditarium. Vierteljahresschr Dermatol Syph 15:231–270

Vohwinkel KH (1929) Keratoma hereditarium mutilans. Arch Dermatol Syph 158:354–364

Vörner H (1901) Zur Kenntnisse des Keratoma hereditarium palmare et plantare. Arch Dermatol Syph (Berlin) 56:3–31

Erythrokeratodermien

Biella B, Biella U, Haustein UF (1990) Erythrokeratodermia symmetrica progressiva Gottron. Akt Dermatol 16:310–312

Burns FS (1915) A case of generalized congenital keratoderma. J Cut Dis Dermatol 33:255–260

Darier MJ (1911) Erythro-kératodermie verruqueuse en nappes, symétrique et progressive. Bull Soc Fr Dermatol Syphil 2:252–264

Gottron H (1922) Congenital angelegte symmetrische progressive Erythrokeratodermie. Zentralbl Haut Geschl Krankh 4:493–494

Jurecka W, Bardach H (1981) Erythrokeratodermia figurata variabilis – Erfolgreiche Behandlung mit einem oralen aromatischen Retinoid. Akt Dermatol 7:102–105

Marghescu S, Wolff HH, Braun-Falco O (1982) Kongenitale Erythrokeratodermie mit Taubheit Schnyder. Hautarzt 33:416–419

Mendes da Costa S (1925) Erythro- et keratodermia variabilis in a mother and daughter. Acta Derm Venereol (Stockh) 6:255–261

Nazzaro V, Blanchet-Bardon C, Lorette G et al. (1990) Familial occurrence of KID (keratitis, ichthyosis, deafness) syndrome. Case report of a mother and daughter. J Am Acad Dermatol 23:385–388

Follikuläre Keratosen

Braun-Falco O, Ryckmanns F, Schmoeckel C et al. (1983) Pityriasis rubra pilaris: A clinico-pathological and therapeutic study with special reference to histochemistry, autoradiography, and electron microscopy. Arch Dermatol Res 275:287–295

Darier J (1889) Psorospermose folliculaire végétante. Ann Derm Venereol 3, 10:597–612

Flegel H (1958) Hyperkeratosis lenticularis perstans. Hautarzt 9:362–364

Griffiths WAD (1980) Pityriasis rubra pilaris. Clin Exp Dermatol 5:105–112

Ikeda S, Wakem P, Haake A et al. (1994) Localization of the gene for Darier disease to a 5-cM interval on chromosome 12q. J Invest Dermatol 103:478–481

Küster W, Kries R von, Kind P et al. (1987) Hyperkeratosis lenticularis perstans (Morbus Flegel). Therapieversuch mit Photochemotherapie. Akt Dermatol 13:99–101

Kyrle J (1916) Über einen ungewöhnlichen Fall von universeller follikulärer und parafollikulärer Hyperkeratose (Hyperkeratosis follicularis et parafollicularis in cutem penetrans). Arch Dermatol Res 123:466–493

Price ML, Wilson Jones E, MacDonald DM (1987) A clinicopathological study of Flegel's disease (hyperkeratosis lenticularis perstans). Br J Dermatol 116:681–691

Rand R, Baden HP (1983) Keratosis follicularis spinulosa decalvans. Arch Dermatol 119:22–26

Siemens HW (1926) Keratosis follicularis spinulosa decalvans. Arch Dermatol 151:384–386

Sprotte U (1986) Ulerythema ophryogenes (Keratosis pilaris rubra atrophicans faciei) Akt Dermatol 12:165–166

Tappeiner J, Wolff K, Schreiner E (1969) Morbus Kyrle. Hautarzt 20:296–310

Voß M (1991) Keratosis follicularis – neue genetische Aspekte. Hautarzt 42:319–321

White JC (1889) A case of keratosis (ichthyosis) follicularis. J Cutan Dis 7:201–209

Umschriebene Keratosen ohne Follikelbindung

Bacharach-Buhles M, Weindorf N, Altmeyer P (1990) Porokeratosis Mibelli gigantea. Hautarzt 41:633–635

Besenhard HM, Korting HC, Stolz W et al. (1988) Disseminierte superfizielle aktinische Porokeratose (DSAP) mit Morbus Bowen. Hautarzt 39:286–290

Blanchet-Bardon C, Durand-Delorme M, Nazzaro V et al. (1988) Acrokératose verruciforme de Hopf ou maladie de Darier acrale. Ann Dermatol Venereol 115:1229–1232

Braun-Falco O, Balda RE (1969) Zur Histochemie der cornoiden Lamelle. Hautarzt 20:543–550

Braun-Falco O, Bieber T, Heider L (1989) Keratosis lichenoides chronica – Krankheitsvariante oder Krankheitsentität? Hautarzt 40:614–622

Chernosky ME, Freeman RG (1967) Disseminated superficial actinic porokeratosis (DSAP). Arch Dermatol 96:611–624

Duschet P, Schwarz T, Gschnait F et al. (1985) Hyperkeratosis lenticularis perstans (M. Flegel) Hautarzt 36:299–301

Gehring W, Gloor M, Schmiegelow P et al. (1989) Zur Kenntnis der Porokeratosis punctata palmaris et plantaris. Akt Dermatol 15:73–75

Hopf G (1931) Über eine bisher nicht beschriebene disseminierte Keratose (Akrokeratosis verruciformis). Dermatol Z 60:227–250

Lozinski AZ, Fisher BK, Walter JB et al. (1987) Metastatic squamous cell carcinoma in linear porokeratosis of Mibelli. J Am Acad Dermatol 16:448–451

Mibelli V (1893) Contributo allo studio della ipercheratosi dei canali sudoriferi (porokeratosi) G Ital Mal Ven 28:313–355

Roberts LC, DeVillez RL (1984) Congenital unilateral punctate porokeratosis. Am J Dermatopathol 6:57–61

Rütten A, Rosshoff W (1994) Hyperkeratosis areolae mammae naeviformis. Akt Dermatol 20:388–389

Shumack SP, Commens CA (1989) Disseminated superficial actinic porokeratosis: a clinical study. J Am Acad Dermatol 20:1015–1022

Steger O, Schwab U, Braun-Falco O et al. (1985) Porokeratosis plantaris, palmaris et disseminata. Hautarzt 36:403–407

Wätzig V, Schaarschmidt H (1986) Keratosis lichenoides chronica. Z Hautkr 61:783–787

Kapitel 18 Erkrankungen des Bindegewebes

Inhaltsverzeichnis

Einleitung 697
Bestandteile des Bindegewebes 698
Hereditäre Syndrome 700
    Ehlers-Danlos-Syndrom 700
    Dermatochalasis 702
    Ascher-Syndrom 703
    Marfan-Syndrom 703
    Osteogenesis imperfecta 704
Atrophien der Haut 704
    Kongenitale Hautatrophien 705
      Progerien und Akrogerie 705
        Progeria infantilis 705
        Akrogerie 705
        Progeria adultorum 706
        Dystrophia myotonica 706
        Cockayne-Syndrom 706
      Kongenitale Poikilodermien 707
        Rothmund-Syndrom 707
        Thomson-Syndrom 707
        Kongenitale Dyskeratose 708
        Kongenitale Poikilodermie mit Blasen 708
        Kongenitale ektodermale Dysplasie mit Katarakt 708
        Kongenitale Poikilodermie mit warzigen Hyperkeratosen 708
        Fokale dermale Hypoplasie 709
    Erworbene Hautatrophien 710
      Senile und aktinische Hautatrophie 710
      Inanitions-, Zug- und Druckatrophie der Haut . 711
    Anetodermien 711
      Anetodermie Typ Jadassohn 711
      Anetodermie Typ Pellizari 711
      Anetodermie Typ Schwenninger-Buzzi 712
    Neurogene Hautatrophien 712
    Andere Hautatrophien 712
      Hemiatrophia faciei progressiva 712
      Atrophodermia vermiculata 713
      Striae distensae 714
      Stria migrans 715
      Elastolysis acquisita mediodermalis 715
Elastosen 715
    Elastosis actinica 715
    Cutis rhomboidalis nuchae 716
    Elastoma diffusum 716
    Noduläre Elastose mit Zysten und Komedonen . . 716
    Zitronenhaut 717
    Akrokeratoelastoidose 717
    Elastotische Ohrknötchen 718
    Röntgenelastose 718
    Urämische Elastose 718
    Kolloidmilium 718
    Pseudoxanthoma elasticum 719
    Salpeterinduziertes Pseudoxanthoma elasticum . . 720
    Elastosis perforans serpiginosa 721
    Acrodermatitis chronica atrophicans 721
    Sonstige sekundäre Hautatrophien und Poikilodermien 721
      Poikilodermia vascularis atrophicans 721
      Reaktive perforierende Kollagenose 722
      Lichen sclerosus et atrophicus 722
Sklerodermien 724
    Zirkumskripte Sklerodermie 724
    Systemische Sklerodermie 728
Pseudosklerodermien 733
    Eosinophile Fasziitis 734
    Eosinophilie-Myalgie-Syndrom 734
    Toxisches Ölsyndrom 735
    Scleroedema adultorum 735
    Sclerema oedematosum neonatorum . . . 735
Lupus erythematodes 736
    Kutaner Lupus erythematodes 736
      Lupus erythematodes chronicus discoides . . . 736
      Lupus erythematodes tumidus 738
      Lupus erythematodes profundus 738
      Lupus erythematodes hypertrophicus et profundus 738
      Chilblainlupus 738
    Subakut-kutaner Lupus erythematodes 741
    Systemischer Lupus erythematodes 742
    Neonataler Lupus erythematodes 749
    Antiphospholipidsyndrom 750
    Lupus-erythematodes-visceralis-artiges Syndrom . . 750
Dermatomyositis 751
Gemischte Bindegewebserkrankung 755
Bindegewebserkrankungen an Fingern, Zehen und Penis 756
    Echte Fingerknöchelpolster 756
    Pachydermodaktylie 756
    Kauschwielen 757
    Multiple Fingerfibrome 757
    Heberden-Knoten 757
    Dupuytren-Fingerkontraktur 758
    Plantarfibromatose 759
    Induratio penis plastica 759
Weiterführende Literatur 760

Einleitung

In diesem Kapitel werden unterschiedliche Erkrankungen zusammengefaßt, deren gemeinsames Merkmal Veränderungen des Hautbindegewebes darstellen: quantitative, z. B. Atrophie, wie auch qualitative Veränderungen der Fasern, Zellen und Grundsubstanzen des Bindegewebes. Gleichzeitig oder sekundär sind zumeist die vom Bindegewebe getragenen epithelialen Hautanteile (Epidermis, Adnexe), oft auch Gefäße und Nerven, mitbetroffen. Die Heterogenität dieser Erkrankungen wird durch ihre unterschiedliche Ätiologie und Pathogenese betont: kongenitale Defekte, entzündliche Veränderungen unklarer Genese und erregerbedingte Erkrankungen. Überschneidungen mit anderen Kapiteln sind häufig; so sind die atrophisierenden Alopezien aus praktischen Gründen im Kapitel der Haarkrankheiten dargestellt, Keloide und Fibrome bei benignen Tumoren des Bindegewebes.

Bestandteile des Bindegewebes

Die wichtigsten Bestandteile des dermalen Bindegewebes sind:

- Zellen: Fibroblasten,
- Fasern: Kollagen, Elastika, Retikulin,
- Grundsubstanzen: Proteoglykane, Salze und Wasser.

Fibroblasten. Fibroblasten stellen eine heterogene Gruppe unterschiedlich differenzierter mesenchymaler Zellen dar. Sie sind die Produzenten sowohl aller Fasertypen als auch der sie umhüllenden Grundsubstanzen der extrazellulären Matrix.

Kollagenfasern. Kollagen ist kein einheitliches Protein, sondern kommt in unterschiedlichen Typen vor. So sind zur Zeit etwa 17 verschiedene Typen bekannt, von denen 14 näher charakterisiert werden konnten. Diese lassen sich je nach ihrer Verwandtschaft auf molekularer Ebene bestimmten Untergruppen zuordnen. Man unterscheidet interstitielle, fibrillenbildende Kollagene (Typ I, II, IV, V) von Basalmembrankollagenen (Typ IV, VII). Typ-VI-Kollagen stellt aufgrund seiner Struktur eine eigene Entität dar; es ist der molekulare Bestandteil der Mikrofibrillen. Die FACIT-Kollagene (fibril associated collagens with interrupted triplehelices) haben lediglich einen kurzen helikalen Bereich und sehr große globuläre Domänen. Sie sind an die Oberfläche der Kollagenfibrillen assoziiert und haben wahrscheinlich eine große Bedeutung für die Kontrolle der Fibrillenbildung. Typ-VIII-Kollagen wird von Endothelzellen produziert, während Typ X in hypertrophem Knorpel gefunden wird.

Die mechanische Stabilität aller Kollagene wird durch ihre besondere Struktur gewährleistet. Die interstitiellen Kollagenmoleküle sind etwa 300 nm lang und haben einen Durchmesser von 1,4 nm. Die Polypeptidketten, die aus jeweils 1000 Aminosäuren bestehen, sind zu einer Triplehelix verdrillt. Die räumliche Anordnung wird dadurch ermöglicht, daß jede 3. Position der Aminosäuresequenz durch Glyzin und jede 5. Position durch Prolin bzw. Hydroxiprolin besetzt sind. Struktur und Eigenschaften der verschiedenen Bindegewebsformen werden wesentlich durch die Quantität und Auswahl unterschiedlicher Kollagentypen beeinflußt.

Molekulare Charakteristika der interstitiellen Kollagenmoleküle. Typ-I-Kollagen, das aus zwei identischen α_1-Ketten und einer α_2-Kette aufgebaut ist, hat die weiteste Verbreitung im Körper. Es stellt die wesentliche Komponente des Bindegewebes der Haut, des Knochens und der Sehnen dar. Eine ähnliche Verteilung weist das aus drei identischen Ketten bestehende Typ-III-Kollagen auf. Typ-II-Kollagen kommt im

Tabelle 18.1. Das interstitielle Kollagenmolekül Typ I

Länge	300 nm
Durchmesser	1,4 nm
Molekulargewicht	290000
Helikaler Teil	1014 Aminosäuren
Nichthelikaler Teil	9–25 Aminosäuren
	33% Glyzin
	25% Prolin und Hydroxiprolin

Tabelle 18.2. Die Familie der Kollagene

Typ	Ketten	Struktur	Vorkommen
I	$\alpha 1(I), \alpha 2(I)$		Haut, Sehnen, Knochen
II	$\alpha 1(II)$		Knorpel, Glaskörper, Kornea
III	$\alpha 1(III)$		Haut, Muskulatur
V	$\alpha 1(V), \alpha 2(V), \alpha 3(V)$		Fast alle interstitiellen Bindegewebe
XI	$\alpha 1(XI), \alpha 2(XI), \alpha 3(XI)$		Knorpel
IV	$\alpha 1(IV), \alpha 2(IV)$		Basalmembran
VII	$\alpha 1(VII)$		Basalmembranzone
VI	$\alpha 1(VI), \alpha 2(VI), \alpha 3(VI)$		Fast alle interstitiellen Bindegewebe
XII	$\alpha 1(XII)$		Interstitielles Bindegewebe
XIV	$\alpha 1(XIV)$		Interstitielles Bindegewebe
IX	$\alpha 1(IX)$		Knorpel
VIII	$\alpha 1(VIII), \alpha 2(VIII)$		Gefäße
X	$\alpha 1(X)$		Hypertropher und mineralisierender Knorpel

hyalinen Knorpel vor. Auch Typ-V- und Typ-XI-Kollagen werden zu den interstitiellen Kollagenen gerechnet.

Die einzelnen Polypeptidketten dieser verschiedenen Kollagentypen werden an Ribosomen in einer Vorläuferform mit zusätzlichen N- und C-terminalen Peptiden synthetisiert. Nach Fertigstellung der Ketten werden diese dann weiteren enzymatisch gesteuerten Modifikationen unterworfen, bis sie schließlich als Fibrillen im extrazellulären Raum Verwendung finden können. So werden bestimmte Prolin- und Lysinreste durch die Prolin- und die Lysinhydroxilase hydroxiliert. Alle diese Schritte wie auch die Verdrillung der drei Peptidketten zu einer Triplehelix finden intrazellulär im endoplasmatischen Retikulum statt. Nach Ausschleusung aus den Zellen werden N- und C-terminale Prokollagenpeptide abgespalten. Jetzt können die Moleküle zu Fibrillen aggregieren, die durch Quervernetzung im Extrazellularraum stabilisiert werden. Im histologischen Routinepräparat färben sich die kollagenen Fasern mit Eosin an; sie sind schwach PAS-positiv. Elektronenmikroskopisch erkennt man eine charakteristische Querstreifung mit der Periodenlänge von etwa 70 nm.

Neben den interstitiellen Kollagenen unterscheidet man aber noch mindestens zwei andere Gruppen von Kollagenen, die in ihrer Struktur und Funktion entscheidende Unterschiede zeigen. Diese Kollagene sind in der Tabelle mit ihren Charakteristika und Funktionen aufgeführt.

Retikulumfasern. Die mit Silberimprägnationsmethoden darstellbaren, daher auch argyrophil genannten Retikulum- bzw. Retikulinfasern, kommen im Bereich von Basalmembranen vor und umspinnen als feinste Geflechte Haarfollikel und Drüsen im Korium. Es handelt sich dabei um eine mikromorphologische Definition; die molekulare Zusammensetzung ist nicht in allen Einzelheiten klar.

Elastische Fasern. Diese stellen neben kollagenen Fasern und der mesenchymalen Grundsubstanz einen wesentlichen Bestandteil des dermalen Bindegewebes dar. Sie sind für dessen biomechanische Funktion mitverantwortlich.

An der Grenze zur Epidermis bilden elastische Fasern im Stratum papillare ein feinverzweigtes Netzwerk, den subepidermalen Elastikaplexus. Im übrigen Stratum papillare sind sie dünner als im Stratum reticulare, wo sie als amorphe hochlichtrefraktäre, gewellt verlaufende Bänder zwischen den und um die Kollagenfasern im Lichtmikroskop nachweisbar werden. Für ihre histologische Darstellung werden spezielle Elastikafärbungen benutzt, so die Orceinfärbung, die Resorzin-Fuchsin-Färbung oder die Aldehyd-Fuchsin-Technik.

Ultrastrukturell bestehen elastische Fasern aus zwei Komponenten: einer mikrofibrillären Komponente und einem amorphen Material, dem Elastin. Elastische Fasern sind weitgehend resistent gegenüber Hydrolyse durch verdünnte Säuren und Laugen; man hat daher elastische Fasern auch als das definiert, was nach einer Hydrolyse mit verdünnter NaOH-Lösung über 45 min bei 100° C übrigbleibt.

Elastische Fasern sind physikalisch nicht doppelbrechend, können dies aber werden, wenn sie gespannt werden, weil es dann zu einer mehr parallelen Anordnung der Elastinpeptide in der Faser kommt.

Das einzelne Tropoelastinmolekül (löslicher Vorläufer von Elastika) ist ein einziges Polypeptid. Im wesentlichen finden sich im Molekül nichtpolare Aminosäuren; polare Aminosäuren machen $<5\%$ im Gesamtmolekül aus. Die Verteilung der relativ häufigen Glyzinreste ist nicht wie beim Kollagen regelmäßig, sondern abschnittsweise reichlich oder gering. Eine wesentliche Voraussetzung für die Querverbindung zwischen den einzelnen Tropoelastinmolekülen ist die paarweise Anordnung von Lysinresten. Der Lysingehalt ist im Tropoelastin viel höher als in reifem Elastin. Dies kommt dadurch zustande, daß gegenüberliegende Paare von Lysinresten bei der Fibrillenbildung in die Quervernetzungen Desmosin und Isodesmosin konvertiert werden. Auch die Unlöslichkeit der elastischen Fasern scheint in direktem Zusammenhang mit der Bildung dieser Desmosin- und Isodesmosinquervernetzungen zu stehen. Der erste Schritt scheint dabei, ähnlich wie bei der Kollagensynthese, die enzymatisch gesteuerte oxydative Desaminierung der Lysinreste durch Lysinoxidase zu sein. Kupfermangel und Lathyrismus verhindern bei Labortieren die Bildung dieser Quervernetzungen infolge von Inaktivierung der Lysinoxidase.

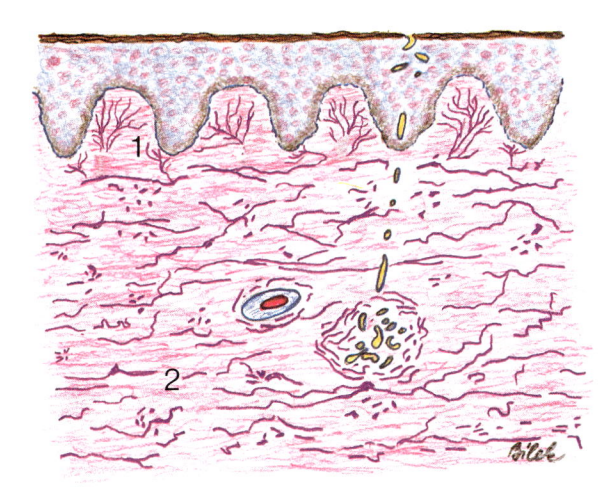

Abb. 18.1. Elastische Fasern in normaler Haut. Feine Elastikafasern im Stratum papillare, bandartige Fasern im Stratum retikulare

Die Biosynthese von Tropoelastin erfolgt hauptsächlich in Zellen der glatten Muskulatur und in Fibroblasten. Innerhalb des endoplasmatischen Retikulums kommt es zur Synthese und Aggregation von löslichen Elastinvorstufen, dem Tropoelastin. Die Makromoleküle werden dann aus dem endoplasmatischen Retikulum in zytoplasmatische Vesikel und schließlich nach Fusion der Vakuolen mit der Zellmembran nach außen an die extrazellulären Mikrofibrillen abgegeben. Zum Schluß erfolgt durch die Lysinoxidase die Quervernetzung des löslichen Elastins über Isodesmosin und Desmosin. Die Mikrofibrillen der elastischen Faser enthalten mindestens zwei Glykoproteinbestandteile, von denen der eine ein kollagenartiges Glykoprotein darstellt. Die Umwandlung von Elastinvorläufern in die reife elastische Faser erfolgt offenbar relativ rasch und benötigt nur wenige enzymatische Schritte. Einige Proteine der Mikrofibrillen, die eng mit dem amorphen Elastin verbunden sind, konnten aufgeklärt werden. Das wichtigste ist das Fibrillin, das ein MG von 350 kD hat und in der Pathogenese des Marfan-Syndroms eine wesentliche Rolle spielt.

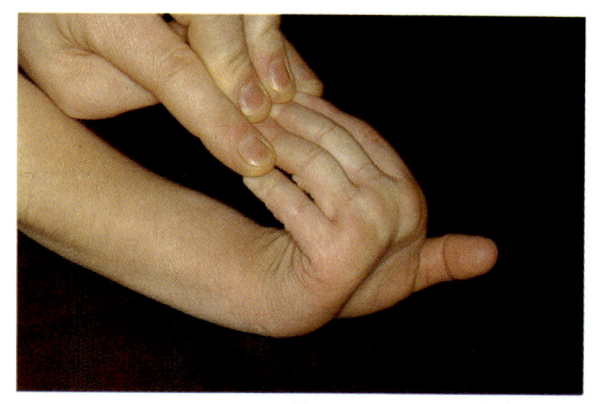

Abb. 18.2. Ehlers-Danlos-Syndrom, Überstreckbarkeit der Gelenke

Grundsubstanzen. Das amorphe Material, in das die Bindegewebefasern eingebettet sind, besitzt eine eher unterschätzte biomechanisch-funktionelle Bedeutung für die Haut. Die Grundsubstanz besteht hauptsächlich aus neutralen und sauren Mukopolysacchariden wie Hyaluronsäure, Dermatansulfat und Chondroitinsulfat, die mit Proteinen gekoppelt sind (*Proteoglykane*). Wasser, Salze, Glykoproteine und weitere Proteine werden zusätzlich gebunden. Die Regulation der quantitativen und qualitativen Bildung der Grundsubstanzen und die Wechselwirkungen zwischen den einzelnen Komponenten sind bisher wenig bekannt.

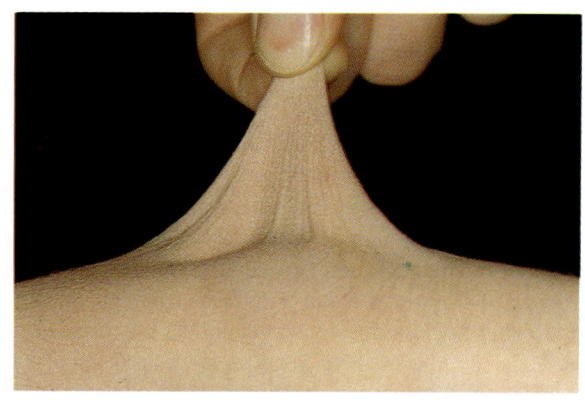

Abb. 18.3. Ehlers-Danlos-Syndrom, Cutis hyperelastica

Hereditäre Syndrome

Ehlers-Danlos-Syndrom

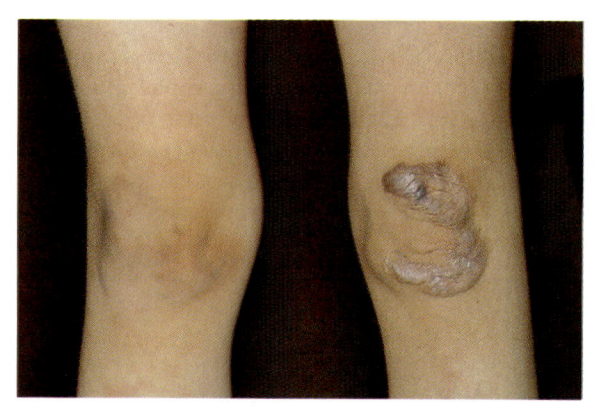

Abb. 18.4. Ehlers-Danlos-Syndrom, molluskoide Narben

[van Meekeren 1682, Tschernogobow 1891, Ehlers 1901, Danlos 1908]

Definition. Hereditäre genetische Bindegewebserkrankung, die in verschiedenen Typen (I–X) mit unterschiedlichen Charakteristika vorkommt. Allen gemeinsam sind die Kardinalsymptome: Überdehnbarkeit und Verletzlichkeit der Haut sowie Überstreckbarkeit der Gelenke.

Vorkommen. Sehr selten.

Ätiopathogenese. Bis heute ist es nicht gelungen, den molekularen Defekt bei den dominant vererbten Ehlers-Danlos-Typen I, II und III nachzuweisen. Die Diagnose dieser Typen beruht ausschließlich auf klinischen und genetischen Kriterien. Die molekularen Defekte der anderen Typen sind weitgehend aufgeklärt und können zur Diagnosestellung (Fibroblastenkultur) herangezogen werden.

Tabelle 18.3. Klinische Einteilung des Ehlers-Danlos-Syndroms

Typ	Erbgang		Klinische Manifestationen	Häufigkeit
I	Gravistyp	Dominant	Ausgeprägte Hyperelastizität, starke Verletzbarkeit und Blutungsneigung der Haut, molluskoide Pseudotumoren, Überstreckbarkeit der Gelenke mit Luxation, häufig vorzeitige Ruptur der fetalen Membranen mit Frühgeburt, Wundheilungsstörungen bei operativen Eingriffen	Häufig
II	Mitistyp	Dominant	Wie I, jedoch schwächere Ausprägung	Häufig
III	Benigner Typ	Dominant	Überstreckbarkeit der Gelenke, hypermobiler Typ (Schlangenmensch)	Häufig
IV	Ekchymotischer Typ	Rezessiv/ dominant (?)	Dünne, durchscheinende, unelastische, leicht verletzliche Haut, Ruptur von Gefäßen und Hohlorganen, auf die Akren beschränkte Überstreckbarkeit	Nicht so selten
V	X-gebunden-rezessiver Typ	X-gebunden-rezessiv	Hyperelastizität der Haut	Sehr selten
VI	Okulärer Typ	Rezessiv	Hyperelastizität der Haut, vermehrte Blutungsneigung, Überstreckbarkeit der Gelenke mit Deformierungen (Klumpfuß, Kyphoskoliose), Muskelschwäche, ophthalmologische Komplikationen wie Ruptur von Skleren und Kornea, Keratokonus, Mikrokornea, Glaukom	Selten
VII	Arthrochalasis multiplex congenita	Rezessiv	Überstreckbarkeit der Gelenke, habituelle Luxationen, minimale Hautsymptome	Selten
VIII	Schwere Periodontitis	Dominant	Hautbrüchigkeit, prätibiale Narben, schwere Periodontitis, alveoläre Knochenresorption, prämaturer Zahnverlust	Selten
IX		X-gebunden-rezessiv	Cutis-laxa-artig, Skelettanomalien, Blasendivertikel, Hernien, Osteoporose	Selten
X		?	Überstreckbarkeit der Gelenke Petechien	Sehr selten

Klinik. Durch die unzulängliche Kollagensynthese sind bindegewebereiche Strukturen wie Haut, Knochen und Blutgefäße leicht verletzlich. Geringe Belastungen und Traumen, die von normaler Haut vertragen werden, führen bei Ehlers-Danlos-Patienten zu Rupturen von Gefäßen sowie zu langwieriger, ungenügender und kosmetisch störender Wundheilung. Ähnliche erbliche Bindegewebserkrankungen sind bei Kälbern, Schafen und Katzen als *Dermatosparaxie* bekannt geworden.

Überstreckbarkeit der Gelenke sowie Überdehnbarkeit der Haut (*Cutis hyperelastica*) sowie ihre leichte Verletzlichkeit bilden die Kardinalsymptome der meisten Ehlers-Danlos-Typen. Die Haut läßt sich in Falten weit von der Unterlage abziehen und schnellt nach Loslassen wie ein Gummiband in die Ausgangslage zurück. Daher auch die Bezeichnung: *Gummihaut*. Meist beginnt die Erkrankung in der Kindheit. Leicht zustandekommende Hautverletzungen bluten stark und zeigen eine schlechte Heilungstendenz. Atrophische fischmaulartige Narben und *molluskoide Pseudotumoren*, besonders an Ellbogen, Unterarmen, Knien, Unterschenkeln sowie Stirn sind charakteristisch und weisen auf die Diagnose hin. Auch Bindegewebshernien, Nahtinsuffizienz nach chirurgischen Eingriffen, Spontanpneumothorax, Darmruptur, Skoliose, *Hyperflexibilität* (Überstreckbarkeit) der Gelenke, besonders an Finger-, Hand- und Ellbogengelenken, sowie eine Hypotonie der Muskulatur kommen hinzu. So lassen sich beispielsweise die Finger über rechtwinklig nach dorsal abbiegen. Luxation und Subluxation sind nicht selten. Auffällige Brüchigkeit der Gefäßwände führt an mechanisch belasteten Stellen leicht zu Hämatomen sowie zu Rupturen der großen Gefäße (Aorta). Viele Patienten können mit der Zungenspitze die Nasenspitze erreichen. Bei manchen Formen sind auch die Augenveränderungen pathognomonisch.

Prognose. Sehr unterschiedlich, je nach Ehlers-Danlos-Typ.

Therapie. Sie ist nur symptomatisch möglich. Orthopädische und ophthalmologische Kontrollen der Pa-

Tabelle 18.4. Die Ehlers-Danlos-Typen und ihre molekularen Defekte

Typ	Molekularer Defekt
I–III	Unbekannt
IV	Fehlen von Typ-III-Kollagen oder Mutation im Typ-III-Kollagen
V	Defekt der Lysinoxidase
VI	Mutation der Lysinhydroxilase
VII	Prokollagenpeptidasemangel oder strukturelle Mutation der pro-$\alpha 2$ (I-)-Kette oder pro-$\alpha 1$ (I-)-Kette
VIII	Unbekannt
IX	Störung im Kupferstoffwechsel
X	Fibronektindefekt?

tienten sind erforderlich. Eine Therapie des molekularen Defektes ist nicht möglich. In schweren Fällen ist genetische Beratung empfehlenswert.

Dermatochalasis

[Alibert 1855]

Synonyme. Cutis laxa, Schlaffhaut, Zuviel-Haut-Syndrom, generalisierte Elastolyse

Definition. Es handelt sich um eine genetisch fixierte, heterogene Gruppe generalisierter Bindegewebserkrankungen, bei denen die Dermatochalasis, d.h. das klinische Symptom von zuviel schlaffer Haut, im Vordergrund steht. Erworbene sekundäre Formen von Dermatochalasis sind nichterblich.

Vorkommen. Sehr selten. Sekundäre Dermatochalasis kommt als Abortivform, beispielsweise als periokuläre Cutis laxa (*Blepharochalasis*) vor.

Ätiopathogenese. Cutis laxa ist eine polyätiologische Erkrankung. Genetische und sekundäre Formen sind zu unterscheiden:

Genetische Formen. Erbliche Dermatochalasis erfaßt eine heterogene Gruppe von Erkrankungen:
- Dominant-erblicher Typ. Die Hautveränderungen stehen im Vordergrund des klinischen Bildes.
- Rezessiv-erblicher Typ. Hier kommen mehr allgemeine Bindegewebsveränderungen vor, so Emphysem, häufig Pneumonien, Cor pulmonale, Magen-Darm-Divertikel, Hernien und Urogenitaltrakt-Divertikel.
- X-gebundene Form. Hier wurde ein Lysyloxidasemangel in der Haut festgestellt, der eine verminder-

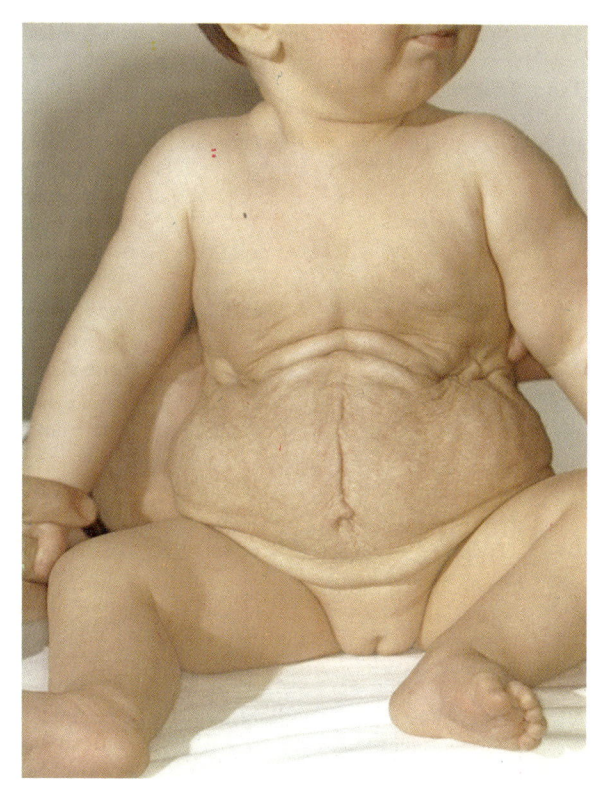

Abb. 18.5. Dermatochalasis

te intermolekulare Quervernetzung der Kollagenfasern bedingt. Dieser Typ wird heute als Ehlers-Danlos-Syndrom Typ IX klassifiziert.

Sekundäre Formen. Erworbener Dermatochalasis gehen häufig entzündliche Hauterkrankungen voraus, so Urtikaria, lokale Hitzeeinwirkungen, Kontaktallergie mit Dermatitis- oder Ekzemschüben, Acrodermatitis chronica atrophicans.

Blepharochalasis. Im Volksmund als Lidsäcke oder Hängelider bekannt, gehört diese ebenfalls zu den sekundären Formen der Dermatochalasis, da sie sich aus einem entzündlich-ödematösen Vorstadium mit chronischer Lidschwellung entwickelt.

Klinik. Die frei bewegliche Haut kann ungewöhnlich weit von der Unterlage abgezogen werden und geht nur langsam in die Ausgangslage zurück. Unter dem Einfluß ihrer Schwere hängt die Haut schlaff und sackartig herab, so besonders an den Ober- und Unterlidern. Es ist wie bei der Kopfhaut von Boxerhunden zuviel Haut vorhanden. Wenn eine aktive Lidanhebung nicht mehr möglich ist, können die schlaff herabhängenden Oberlider die Pupillen verdecken. Auch nasolabial, umbilikal und an vielen anderen Stellen kann sich umschrieben eine Cutis laxa ausbil-

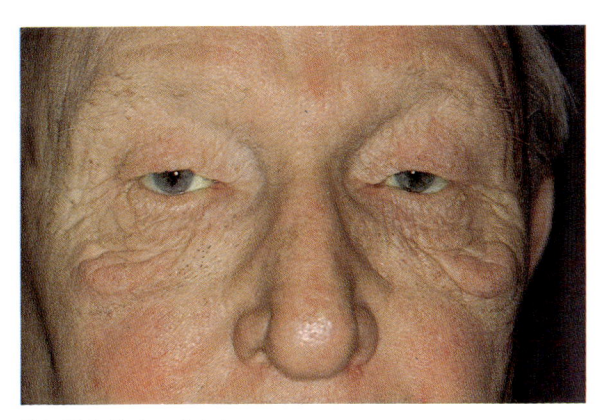

Abb. 18.6. Blepharochalasis

den. Bei den genetisch bedingten Formen kommen Situs inversus, Hernien, Analprolaps und Divertikel vor. Jugendliche Patienten sehen ungewöhnlich vorgealtert aus.

Differentialdiagnose. Wenn die Augenlider betroffen sind, ist an Nierenerkrankungen zu denken. Ferner altersatrophisch schlaffe Haut, Elastolysis mediodermalis und Ascher-Syndrom.

Therapie. Symptomatisch. Lidplastik bei Sehstörungen oder kosmetischer Beeinträchtigung. Operative Raffung störender Hautfalten. Rezidive sind häufig und erfordern vielfach Nachoperation. Bei interner Beteiligung gegebenenfalls Beseitigung von Hernien und Divertikeln.

Ascher-Syndrom

[1920]

Definition. Symptomenkombination von Blepharochalasis, rezidivierender Lippenschwellung (Makrocheilie) mit Doppellippe und euthyreoter Struma.

Vorkommen. Sehr selten, vorwiegend bei Frauen.

Pathogenese. Ungeklärt, wahrscheinlich eine erbliche Erkrankung, da das eine oder andere Symptom auch bei Blutsverwandten auftreten kann. Verdickung der Oberlider durch Fettvermehrung (Fetthernie oder Lipomatose des Oberlides: *Ptosis adiposa*). Vielleicht auch eine Erkrankung des rheumatischen Formenkreises.

Klinik. Bei voll ausgeprägtem Krankheitsbild liegt die obengenannte typische Symptomentrias vor. Als dermatologische Symptome bestehen eine Blepharochalasis, rezidivierende Lippenschwellung mit Übergang in Makrocheilie bzw. zumeist an der Oberlippe infolge von Fetteinlagerung und einer Schleimhautduplikatur eine sog. Doppellippe. Die Erkrankung beginnt oft bereits in der Kindheit mit rezidivierenden Ödemen an der Oberlippe. Die Blepharochalasis tritt fast nur an den Oberlidern auf. Die zunächst reversiblen Ödeme gehen schließlich in persistierende und fibrosierende Gewebevermehrung über, wodurch die Blepharochalasis und Lippenduplikatur hervorgerufen werden. Nach der Pubertät Entwicklung der Struma.

Differentialdiagnose. Cheilitis granulomatosa und Melkersson-Rosenthal-Syndrom.

Prognose. Günstig.

Therapie. Symptomatisch chirurgische Raffung von Haut- und Schleimhautfalten.

Marfan-Syndrom

[1896]

Synonyme. Dolichostenomelie (lange, schmale Extremitäten; Marfan 1896), Arachnodaktylie (Archard 1902)

Definition. Systemische erbliche Störung des Bindegewebes. Hauptsächlich sind drei Organe betroffen: Auge, Skelett und kardiovaskuläres System. An der Haut sind Striae distensae häufig, Elastosis perforans serpiginosa ist selten.

Vererbung. Autosomal-dominant. In etwa 15% kommt die Erkrankung sporadisch vor; hier wird ein Alterseffekt des Vaters (paternal age effect) diskutiert, da wie bei manchen autosomal-dominanten Erkrankungen das durchschnittliche Alter der Väter bei sporadischem Marfan-Syndrom oft höher ist als in der Normalbevölkerung. Kürzlich konnte das Gen auf Chromosom 15 lokalisiert werden.

Pathogenese. Dem Marfan-Syndrom liegen Mutationen in dem Molekül Fibrillin zugrunde, das den strukturellen Anteil der elastischen Fasern in den Mikrofibrillen darstellt.

Klinik. Drei Hauptorgansysteme und die Haut werden betroffen:

Auge. Myopie bei besonders langem Augapfel, Linsenektopie und Retinaablösungen.

Skelett. Auffällig lange Extremitätenknochen mit ungewöhnlich langem Becken-Fuß-Abschnitt, der durch die Kyphoskoliose noch verstärkt wird. Die Armspanne eines Marfan-Patienten ist oft länger als dessen Körpergröße. Die Rippen sind lang; ferner kommen Pectus excavatum (Trichterbrust) oder Pectus carinatum (Kielbrust) vor. Die Gelenke sind locker: Plattfuß, Genu recurvatum und Gelenkdislokationen sind charakteristisch. Der opponierte Daumen überragt die ulnare Handkante (*Steinberg-Zeichen*). Die Finger sind lang und schlank, spinnenbeinartig: Arachnodaktylie.

Kardiovaskuläres System. Wegen auffälliger Mediaschwäche der Aorta kommt es zu diffusen oder perforierenden Aneurysmen. In der aufsteigenden Aorta ist die Belastung durch die expansible Pulsation am größten: hier treten bevorzugt Aneurysmen auf. Die zweite Komplikation am Herz-Kreislauf-System betrifft die Mitralklappe, die insuffizient wird, mit Regurgitation des Blutes (spätsystolisches Geräusch).

Verschiedenes. Hernien, zystische Lungenveränderungen, Emphysem und Spontanpneumothorax.

Haut. Zwei nicht sehr hinweisende Veränderungen kommen vor: Striae distensae über der Brust, dem M. deltoideus bzw. an den Oberschenkeln und Elastosis perforans serpiginosa.

Verlauf und Prognose. Von der Entwicklung der kardiovaskulären Komplikationen hängt die Prognose ab. Manche Marfan-Kinder haben im zweiten Lebensjahr bereits ausgeprägte Aneurysmen und versterben an Aortenruptur; andere Patienten erreichen ein hohes Alter.

Differentialdiagnose. Kongenitale Arachnodaktylie mit Kontraktur, eine neuerdings vom Marfan-Syndrom abgegrenzte Entität (*Beal-Hecht-Syndrom*, 1971) sowie manche Formen der Homozystinurie.

Osteogenesis imperfecta

[Sartorius 1826, Vrolik 1849]

Synonyme. Vrolik-Syndrom, Fragilitas ossium, fetale Osteoporose

Definition. Seltene autosomal-dominant oder rezessiv vererbte allgemeine Bindegewebserkrankung, die in mindestens vier unterschiedlichen Typen vorkommt und durch exzessive Knochenbrüchigkeit charakterisiert ist.

Pathogenese. Allen Typen scheinen Veränderungen des Kollagenstoffwechsels zugrunde zu liegen. Bei vielen Patienten wurden bereits unterschiedliche Mutationen in Typ-I-Kollagen aufgedeckt, so Mutationen des auf Chromosom 17 lokalisierten Gens der α-1-Polypeptidkette oder des auf Chromosom 7 gelegenen Gens der α-2-Polypeptidkette von Typ-I-Kollagen. Durch verschiedene Mechanismen resultiert dadurch eine veränderte posttranslationale Modifikation und eine gestörte Fibrillenbildung, die auch die bekannten histologischen Befunde, beispielsweise die Vermehrung der Retikulumfasern, erklären können.

Klinik. Klinisch und genetisch lassen sich vier Typen unterscheiden:
Typ I ist dominant erblich, zeigt zwar Frakturen und blaue Skleren, doch meist einen relativ milden Verlauf.
Typ II wird rezessiv vererbt und weist so schwere Frakturen auf, daß die Betroffenen bereits in utero oder bald nach der Geburt sterben.
Typ III kann rezessiv oder dominant vererbt werden. Hier treten ausgeprägte Frakturen, die zu charakteristischen Deformierungen führen, in früher Kindheit auf.
Typ IV schließlich wird dominant vererbt. Die Patienten besitzen weiße Skleren, der Verlauf ist mild wie bei Patienten mit Typ I.

Symptome. Häufig Überstreckbarkeit der Gelenke. Dünne überdehnbare *Haut*, makulöse Hautatrophien mit ungewöhnlich breit ausgezogenen Narben; blaue Skleren.

Therapie. Nicht möglich.

Atrophien der Haut

Hautatrophien treten unter einer Vielzahl von Bedingungen auf. Klinisch sieht man Verdünnung, Verlust der Elastizität, vermehrte Fältelbarkeit und Verkleinerung oder Verschwinden der Adnexe. Man unterscheidet *schlaffe* und *straffe Atrophien*. Atrophien treten spontan oder als Endzustände nach bestimmten Dermatosen auf. Beispielsweise heilen Lupus vulgaris und Lupus erythematodes chronicus stets mit Atrophie ab. Straff-atrophische Narben sind fakultative Präkanzerosen, da in ihnen spinozelluläre Karzinome entstehen können.
Scharf umschriebene schlaffe Atrophieherde werden als Anetodermie bezeichnet. Treten neben der Atrophie scheckige Hyper-, Depigmentierungen und Teleangiektasien auf, spricht man von *Poikilodermie*. Wichtige Atrophien der Haut sind in der folgenden Übersicht zusammengefaßt:

Atrophien der Haut

Kongenitale Hautatrophien
Aplasia cutis congenita
Progerie, Akrogerie
Kongenitale Poikilodermien
Goltz-Gorlin-Syndrom

Erworbene Hautatrophien
Aktinische (senile) Hautatrophie
Inanitionsatrophie
Zug- und Druckatrophie
Anetodermien
Neurogene Hautatrophie
Atrophodermia vermiculata
Striae distensae
Acrodermatitis chronica atrophicans
Lichen sclerosus et atrophicus
Sonstige sekundäre Hautatrophien und Poikilodermien

Kongenitale Hautatrophien

Die umschriebene *Aplasia cutis congenita* wird im Kapitel Anomalien und Fehlbildungen der Haut besprochen. Bei den *diffusen* Formen handelt es sich um sehr seltene angeborene Syndrome, die zu reiner Hautatrophie, Poikilodermie oder sklerodermieartigen Veränderungen und vorzeitigem Altern führen. Sie sind bei Geburt vorhanden und treten im Kindesalter in Erscheinung, seltener ist auch eine Spätmanifestation im Jugend- oder Erwachsenenalter möglich.

Progerien und Akrogerie

Progeria infantilis

[Hutchinson 1886, Gilford 1905]

Synonyme. Progerie, greisenhafter Zwergwuchs, Hutchinson-Gilford-Syndrom

Ätiopathogenese. Ungeklärt, möglicherweise rezessiv-erblich. Diskutiert wird eine pluriglanduläre Insuffizienz mit besonderer Beteiligung des dienzephal-hypophysären und adrenalen Systems.

Klinik. Schon in den ersten Lebensmonaten setzt hochgradige Vergreisung ein. Es besteht proportionierter Zwergwuchs. Typisch ist das greisenhafte Aussehen durch diffuse, stark atrophische Altershaut mit verstärkter Venenzeichnung, aber ohne sklerodermiformen oder poikilodermatischen Aspekt. Das spärliche flaumartige Kopfhaar ergraut früh und fällt aus, die Nägel sind dystrophisch. Die Atrophie betrifft auch das subkutane Fett und die Muskulatur. Osteoporose führt zu Spontanfrakturen. Weitere Symptome sind Oligophrenie (manchmal besteht aber altersentsprechende Intelligenz), deformierende Arthritis, Arteriosklerose mit frühzeitigen apoplektischen Insulten und Koronarinsuffizienz, Hypogenitalismus und allgemeine hormonelle Dysregulation. Kataraktbildung fehlt.

Prognose. Die Patienten sterben gewöhnlich vor dem 20. Lebensjahr.

Therapie. Kausal nicht möglich.
Innerlich. Versuch einer symptomatischen Behandlung hormoneller Insuffizienzen.
Äußerlich. Hautpflegemaßnahmen können wertvoll sein.

Akrogerie

[Gottron 1940]

Definition. Atrophie von Kutis und Subkutis an den Akren.

Vorkommen. Sehr selten, Mädchen sind bevorzugt betroffen.

Ätiopathogenese. Ätiologie unbekannt. Wahrscheinlich autosomal-rezessiv vererbt. Akraler Schwund des subkutanen Fettgewebes und Atrophie der Dermis mit Verdünnung der Kollagenfasern und relativer Vermehrung der Elastika.

Klinik. Die Veränderung ist meist bereits bei Geburt vorhanden oder stellt sich in den ersten Lebenswochen ein. Im wesentlichen sind die Extremitäten — besonders Hand- und Fußrücken — Sitz einer starken Hautatrophie. Klinisch entspricht sie weitgehend einer Acrodermatitis chronica atrophicans und verleiht der Haut, nicht selten auch im Gesicht, einen welken oder senilen Aspekt. Auch das subkutane Fettgewebe ist geschwunden.
Poikilodermatische und sklerodermatische Züge fehlen. Die Haare sind fein, es besteht jedoch keine Calvities. Die Nägel sind dystrophisch oder verdickt. Die zahlreichen für Progerie typischen Störungen fehlen ganz. Keine Kataraktbildung.

Prognose. Die geistige und körperliche Entwicklung vollzieht sich normal; die Hautatrophie ist nicht progredient.

Therapie. Allenfalls symptomatisch.

Progeria adultorum
[Werner 1904]

Synonyme. Werner-Syndrom, Pangerie

Definition. Syndrom der vorzeitigen und beschleunigten Alterung, beginnend nach der Pubertät. Erhöhtes Malignitätsrisiko.

Vorkommen. Sehr selten, in Japan und Sardinien häufiger. Familiär gehäuft, bei beiden Geschlechtern. Wahrscheinlich autosomal-rezessiver Erbgang.

Ätiopathogenese. Unbekannt. Wahrscheinlich liegt autosomal-rezessive Vererbung vor. Chromosomenanomalien wurden nicht nachgewiesen. Die Atrophie der Haut und des subkutanen Gewebes ist begleitet von einer sklerodermieartigen dermalen Fibrose (*Pseudosklerodermie*). Bemerkenswert ist die frühzeitige Arteriosklerose mit Verkalkung von Aorta und Herzklappen.

Klinik. Die Krankheit wird frühestens um das 10., meist um das 20. bis 30. Lebensjahr manifest. Beginnend an den distalen Teilen der Beine, entwickelt sich zunehmend ein Schwund des subkutanen Fettpolsters und der Muskulatur. Die Haut wird sklerotisch, atrophisch, poikilodermatisch und umschnürt eng und dicht ihre Unterlage. Das Bild ist sklerodermieartig. An Druckstellen entstehen torpide trophische Ulzerationen, an den Plantae oder über Knochenvorsprüngen Hyperkeratosen. Besonders häufig sind Ulcera cruris. Die Nägel sind dystrophisch.
Auffällig sind ferner die Zeichen vorzeitiger Alterung wie allgemeine Arteriosklerose, prämature Poliosis und Alopezie, juvenile Katarakt, frühe Menopause und endokrine Störungen wie Diabetes, Striae distensae und Hypogonadismus, insbesondere Hodenatrophie mit Hyalinisierung der Tubuli und Azoospermie. Kleinwüchsige Statur, Vogelgesicht mit spitzer Nase und Verlust des Orbitalfettes, straffer Haut und eingeschränkter Mimik sowie eine heisere hohe Fistelstimme wegen Verdünnung der Stimmbänder und leukoplakischer Veränderungen vervollständigen das Bild. Die Intelligenz ist normal oder eingeschränkt.

Prognose. Die Ulzera sind gewöhnlich schmerzhaft und außerordentlich therapieresistent. Kataraktoperationen sind nicht selten von Komplikationen begleitet. Todesursache bereits im 4. bis 5. Lebensjahrzehnt ist oft die fortgeschrittene Arteriosklerose mit Folgeerkrankungen. Ferner besteht eine erhöhte Inzidenz von malignen Tumoren, gelegentlich auch in den Hautulzerationen.

Therapie. Kausale Therapie ist nicht möglich. Allenfalls symptomatische Maßnahmen kommen in Frage. Wegen der Neigung zu Arteriosklerose und zu malignen Tumoren ist regelmäßige ärztliche Kontrolle angezeigt.

Dystrophia myotonica

Synonym. Curschmann-Steinert-Syndrom [1909]

Definition. Autosomal-dominante Systemerkrankung mit Hautsymptomen, einer degenerativen Myopathie und myotonen Reaktionen.
Die sehr seltene Erkrankung wird als Abart des Werner-Syndroms aufgefaßt, bei dem Myopathie (Muskelatrophie, Myotonie, Fibrillationen) gegenüber dem skleropoikilodermatischen Hautzustand im Vordergrund steht. Auch bilaterale Kataraktbildung und fetale Calvities gehören hier zum klinischen Bild, während die übrigen Symptome geringer ausgeprägt sein können. Krankheitsbeginn wie bei Werner-Syndrom. Vererbung autosomal-dominant; der mutierte Genlocus sitzt auf dem Chromosom 19.

Cockayne-Syndrom [1936]

Definition. Frühkindlich progredientes Dystrophiesyndrom, charakterisiert durch Minderwuchs, Geh- und Hörstörungen, neurologische Ausfälle und geistige Retardierung.

Vorkommen. Sehr selten, wahrscheinlich autosomal-rezessiv erblich.

Pathogenese. Unbekannt, vermutet wird ein Defekt in der DNS-Reparatur.

Klinik. Nach scheinbar normal verlaufender Säuglingszeit beginnt die Erkrankung meist im zweiten Lebensjahr. Es kommt zu Wachstumsverzögerungen mit Ausgang in disproportionierten Zwergwuchs mit Mikrozephalie und langen, ständig gebeugt gehaltenen Extremitäten. Die Haut ist trocken, faltig und lichtempfindlich. Nicht selten Photodermatitis mit Blasen und narbig-atrophischer Heilung, aber ohne größeres Risiko zu maligner Entartung. Häufig bestehen Taubheit, Retinitis pigmentosa, ataktischer Tremor und Intelligenzminderung. Die Fazies ist eigenartig mit tiefliegenden Augen, Progenie und tiefsitzenden, oft dysplastischen Ohrmuscheln.

Kongenitale Poikilodermien

Innerhalb der kongenitalen Hautatrophien läßt sich die Gruppe der kongenitalen Poikilodermien herausstellen. Stets findet man bereits im Säuglings- oder Kleinkindesalter eine typische Poikilodermie mit diffuser Hautatrophie, kleinfleckigen, oft netzförmigen Hyper- und Depigmentierungen, unregelmäßig oder netzartig angeordneten Teleangiektasien sowie gelegentlich auch kleinfleckigen Erythemen und pityriasiformer Schuppung. Es bestehen familiäre Häufung und assoziierte Fehlbildungen verschiedenster Art. Zu den kongenitalen Poikilodermien gehören:
- Rothmund-Syndrom
- Thomson-Syndrom
- Kongenitale Dyskeratose
- Kongenitale Poikilodermie mit Blasenbildung
- Kongenitale ektodermale Dysplasie mit Katarakt
- Kongenitale Poikilodermie mit warzigen Hyperkeratosen

Rothmund-Syndrom

[von Rothmund 1868]

Synonym. Poikilodermia congenitalis. Diese Bezeichnung ist nicht klar definiert, da sie auch für das Thomson-Syndrom benutzt wird.

Vorkommen. In allen Fällen familiäres Auftreten; häufig ist Konsanguinität der Eltern nachweisbar. Weibliche Patienten überwiegen. Autosomal-rezessiver Erbgang.

Klinik
Hautveränderungen. Mit Beginn ab 6. Lebensmonat entwickeln sich Livedo-racemosa-ähnliche Entzündungen zuerst im Gesicht (Wangen, Ohren, Kinn, Stirn), dann an den Extremitäten und am Gesäß. Der Rumpf bleibt gewöhnlich frei. Aus diesen Erscheinungen entwickelt sich allmählich eine Poikilodermie. Innerhalb einiger Monate ist die Progredienz der Hauterscheinungen abgeschlossen.

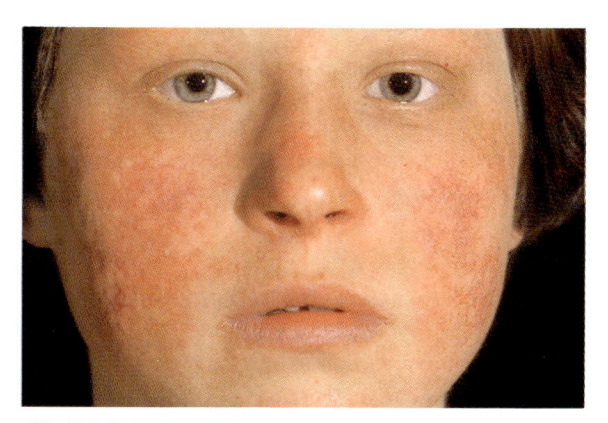

Begleitsymptome. Beiderseitiger juveniler Katarakt, Beginn oft einseitig, meist im 4. bis 6. Lebensjahr, mit völliger Linsentrübung innerhalb einiger Wochen. Genitale Hypo- oder Aplasie, kleine Hände und Füße mit plumpen Fingern und Zehen, Hypo- oder Atrichie, Hypo- oder Aplasie der Talg- und Schweißdrüsen, leichter Zwergwuchs. Kaum Nagel- und Zahnanomalien, Psyche und Intellekt unauffällig.

Therapie. Hautpflege, Lichtschutz.

Thomson-Syndrom [1923]

Synonym. Poikilodermia congenitalis. Diese Bezeichnung ist nicht klar definiert, da sie auch für das Rothmund-Syndrom benutzt wird.

Vorkommen. Nur gelegentlich familiäre Häufung, Konsanguinität der Eltern nicht nachweisbar. Weibliche Patienten überwiegen. Wahrscheinlich autosomal-rezessiver Erbgang mit sehr schwacher Expressivität. Die Erkrankung wird von manchen Autoren als Sonderform des Rothmund-Syndroms mit fehlender Kataraktentwicklung gedeutet.

Klinik
Hautveränderungen. Sie sind stets im Gesicht lokalisiert; zusätzlich sind Extremitäten und Gesäß betroffen. Der Stamm bleibt fast stets frei. Beginn meist im ersten Lebensjahr als blaßrote, diffuse oder fleckige Rötung und Schwellung. Als Endzustand entwickelt sich ein engmaschiges teleangiektatisches Netzwerk. Unabhängig davon entstehen etwa linsengroße, teilweise konfluierende Pigmentflecke und scharf begrenzte Depigmentierungen.
In den betroffenen Arealen ist die Haut diffus atrophisch, trocken und pityriasiform schilfernd. Häufig relative Hypotrichose und ein typisches Dreiecksgesicht mit hoher breiter Stirn, Hypertelorismus und schmalem Kinn. Mit Pubertätsbeginn Entwicklung palmoplantarer warziger Hyperkeratosen möglich:

Verruköser Typ des Thomson-Syndroms

Begleitsymptome. Knochenanomalien in Form von Aplasie oder Deformitäten. Gelegentlich lichenoide Papeln an den Handrücken. Manchmal erhöhte UV-Empfindlichkeit.

Abb. 18.7. Rothmund-Syndrom

Im Gegensatz zum Rothmund-Syndrom fehlen folgende Symptome: Katarakt, Genitalhypoplasie, kleine Hände and Füße, Kleinwuchs, Nagel- oder Zahnanomalien. Auch die Schweiß- und Talgdrüsenfunktion ist normal. Psyche und Intellekt unauffällig. Juvenile Arteriosklerose möglich.

Kongenitale Dyskeratose
[Zinsser 1910, Engman 1926, Cole et al. 1930]

Synonyme. Dyskeratosis congenita, Zinsser-Cole-Engman-Syndrom, Polydysplasia ectodermica – Typ Cole-Tauschkolb-Toomey

Definition. Seltene, angeborene poikilodermatische Haut- und Schleimhautdystrophie mit X-chromosomaler Vererbung.

Vorkommen. Nur beim männlichen Geschlecht beobachtet, gelegentlich familiär ohne nachweisbare Konsanguinität, wahrscheinlich X-chromosomal gebundener rezessiver Erbgang. Das Gen für diese Erkrankung befindet sich am langen Arm des X-Chromosoms (Xq28). Vermehrt Chromatidtranslokationen und chromosomale Anomalien.

Klinik
Hautveränderungen. Eine ausgedehnte Poikilodermie entwickelt sich zunehmend zwischen dem 5. und 12. Lebensjahr mit wechselndem Vorherrschen von Erythemen, Hyperpigmentierungen und Teleangiektasien an Gesicht, Hals und Stamm. Diffuse Atrophie mit feiner Runzelung der Haut, auch anetodermieartige Herde, besonders im Gesicht, am Nacken und Rumpf. Daneben bestehen Lichen-ruber-artige Leukoplakien der Mundschleimhaut, Onychodystrophie, palmoplantare Hyperkeratosen und Hyperhidrose, Obstruktion der Tränenkanalöffnungen, häufig auch Blasen im Mund und auf der poikilodermatischen Haut.

Begleitsymptome. Hämatologische Störungen (Splenomegalie, Thrombopenie, aplastische Anämie, Panmyelophthise).

Differentialdiagnose. Vor allem sind Fehlen von Katarakten, Zahnanomalien, Wachstumsstörungen sowie von Störungen der Psyche und Intelligenz bemerkenswert in der Abgrenzung von Rothmund- und Thomson-Syndrom.

Prognose. Ungünstig, insbesondere wegen der hämatologischen Begleiterkrankungen und der Karzinomentwicklung auf leukoplakischen Schleimhautveränderungen. Auch Bronchiektasien können auftreten.

Kongenitale Poikilodermie mit Blasen
[Brain 1952, Marghescu und Braun-Falco 1965]

Synonym. Brain-Syndrom.

Vorkommen. Extrem seltene Erkrankung, überwiegend beim weiblichen Geschlecht beobachtet. Familiäres Auftreten sehr selten beschrieben, ohne nachweisbare Konsanguinität. Wahrscheinlich autosomalrezessiver Erbgang.

Klinik. Meist von Geburt an, gelegentlich einige Wochen oder Monate später auftretend, spontane oder posttraumatische subepidermale Blasen, die sich im Laufe des Lebens verlieren. Die netzförmige Poikilodermie tritt bis zum 45. Lebensjahr in Erscheinung, im Gesicht, an den Streckseiten der Unterarme und Unterschenkel, diskreter an Oberarmen, Oberschenkeln und am Stamm.
Es besteht proportionierter Kleinwuchs. Die Handinnenflächen zeigen verruköse Hyperkeratose mit Bewegungseinschränkung. Die Finger sind zugespitzt. Gelegentlich finden sich Nageldystrophie, Zahndysplasie, spärliches Haarwachstum, Skelettfehlbildungen. Ferner Genitalhypoplasie.

Fehlende Symptome. Katarakt, Intelligenzdefekte, Chromosomenanomalien wurden nicht beobachtet, auch keine hormonellen Störungen. Schleimhäute bleiben frei.

Prognose. Die Neigung zu Blasen nimmt mit den Jahren ab.

Kongenitale ektodermale Dysplasie mit Katarakt
[Cole et al. 1945]

Diese extrem seltene Krankheit steht zwischen dem Rothmund-Syndrom und der kongenitalen ektodermalen Dysplasie vom anhidrotischen Typ und scheint eine gewisse Eigenständigkeit zu besitzen. Wesentlich ist die Kombination von netzförmiger Poikilodermie, Katarakt, Zahndefekten, Nagelhypoplasie, Kleinwuchs, Intelligenzdefekten, Aplasie oder Dysplasie von Haarfollikeln, Talg- und Schweißdrüsen.

Kongenitale Poikilodermie mit warzigen Hyperkeratosen
[Dowling 1836, Whittle 1947, Greither 1958]

Synonyme. Dowling-Syndrom, congenital developmental malformation

Bei der sehr seltenen, wahrscheinlich autosomal-rezessiv vererbten, beide Geschlechter betreffenden Erkrankung bestehen als Hauptsymptome eine zwischen dem 6. und 12. Lebensmonat entstehende Poikilodermie hauptsächlich im Gesicht, zwischen dem 7. und 10. Lebensjahr auftretende warzige Hyperkeratosen über den Knochenvorsprüngen und ein proportionierter Kleinwuchs. Daneben können auch diffuse oder dissipierte Palmoplantarkeratosen auftreten. Schweißdrüsenfunktion normal, Schleimhäute frei, keine Katarakte, keine hormonellen Störungen, Intellekt normal. Aus den verruziformen Hyperkeratosen können im Laufe des Lebens, meist im Erwachsenenalter, spinozelluläre Karzinome entstehen.

Fokale dermale Hypoplasie
[Jessner 1921, Goltz 1962, Gorlin 1963]

Synonyme. Goltz-Gorlin-Syndrom, kongenitale ektodermale und mesodermale Dysplasie, osteookulodermale Dysplasie, systematisierte näviforme Atrophodermie, Hypoplasia cutis congenita, kongenitale Teleangiektasien und Dysostose

Definition. Es handelt sich um ein durch ektodermale und mesodermale Fehlbildungen charakterisiertes Krankheitsbild, das sich durch kombiniertes Auftreten von Fehlbildungen der Haut und ihrer Anhangsgebilde in Verbindung mit Mißbildungen der Augen, Zähne und Ohren, des Skeletts und auch innerer Organe manifestieren kann.

Vorkommen. Es wird vermutet, daß diese Erkrankung für männliche Individuen einen Letalfaktor darstellt. Als Vererbungsmodus wurde eine X-chromosomale dominante Vererbung bzw. autosomal-dominante Vererbung mit Eliminierung der männlichen Individuen angenommen. In diesem Sinn versteht sich auch die erhöhte Abortneigung der Frauen solcher Familien.

Ätiologie. Unklar. Es wurden sowohl genetische Defekte als auch während der Schwangerschaft, etwa in der 8. Woche, einwirkende Noxen (Virusinfektionen wie Röteln, Hepatitis, Influenza oder Arzneimittel) diskutiert.

Klinik
Hautveränderungen. Typisch sind umschriebene Atrophien der Haut. Sie sind bereits nach Geburt nachweisbar oder entwickeln sich relativ rasch aus zunächst erythematösen Bezirken. Die Anordnung der Atrophien ist teils unregelmäßig, teils retikulär und streifenförmig oder systematisiert; die einzelnen atrophischen Stellen sind etwa linsengroß und aggregieren zu größeren Arealen. In diesen Bereichen ist die Haut atrophisch verdünnt, leicht eingezogen und bräunlichrötlich verfärbt sowie zigarettenpapierartig knitterbar. Gelegentlich werden die atrophischen Hautstellen durch Fettgewebe hernienartig vorgewölbt. Pigmentstörungen und Teleangiektasien können ein buntscheckiges Bild hervorrufen, das an kongenitale Poikilodermie erinnert.

Papillome. Man findet sie im Bereich von Lippen, Genital- und Analschleimhaut. Sie ähneln Condylomata acuminata und stellen feingeweblich Angiofibrome dar.

Anetodermieartige Fettgewebshernien. Sie bilden sich beinahe regelmäßig dort aus, wo größere Hautatrophien ein Vorwölben des subkutanen Fettgewebes ermöglichen. Bei Palpation erweist sich die bedeckende Haut als atrophisch, zigarettenpapierartig fältelbar, der Inhalt ist weich.

Narben. Sie entstehen als Folge tiefer Gewebsdefekte, die meist bereits bei Geburt vorhanden waren.

Nagel- und Haarveränderungen. Onychodystrophie und narbige Alopezien infolge tiefer Gewebsdefekte sind nicht selten. Bemerkenswert ist manchmal diffuse Hypotrichose, gelegentlich mit starker Telogenisierung.

Skelettveränderungen. Diese sind in etwa 50% der Fälle bereits bei Geburt vorhanden. Syndaktylien, gepaart mit Hypoplasie oder Aplasie von Fingern und Zehen oder dysmelieartigen Veränderungen, führen zu Erscheinungen, die als krebsscherenartig beschrieben wurden. Auch Skoliose und Spina bifida kommen vor, ferner Hypo- und Aplasien der Klavikula oder der Rippen sowie Deformierung des Brustkorbs. Beobachtet wurden Schädelknochenveränderungen, Beckenanomalien sowie Veränderungen der Knochenstruktur wie Osteoporose oder Ossifikationsrückstand.

Zahnanomalien. Sie betreffen Retention oder fehlende Zahnanlage, Schmelzdefekte und Zahnstellungsanomalien im späteren Lebensalter.

Augenanomalien. Iriskolobome, Mikrophthalmie oder Anophthalmie, ferner Strabismus und Nystagmus wurden beschrieben.

Körperliche und geistige Retardierung. Diese ist manchmal auffällig.

Histopathologie. Größtenteils hochgradige Verschmälerung des Koriums, wobei das subkutane Fettgewebe häufig bis dicht unter die dünne, reliefarme Epidermis reicht. In der hypoplastischen Dermis findet sich Rarefizierung oder auch Vergröberung des elastischen Fasersystems.

Differentialdiagnose. Naevus lipomatodes cutaneous superficialis (Hoffmann-Zurhelle); hier fehlt aber die Atrophie der hernienartig vorgewölbten Haut. Incontinentia pigmenti, die ebenfalls mit Skelettmißbildungen, Augenanomalien und Zahnmißbildungen einhergeht; allerdings fehlt auch hier die poikilodermatische Hautbeschaffenheit. Unter den kongenitalen Poikilodermien ist insbesondere das Rothmund-Syndrom differentialdiagnostisch zu erwägen; hier fehlt die streifig-systematisierte Anordnung der Hauterscheinungen.

Therapie. Nur symptomatisch.

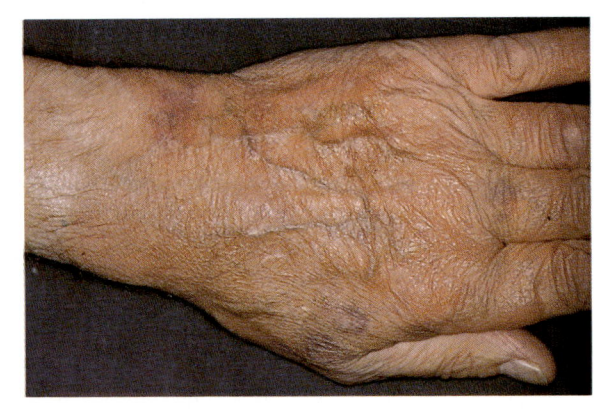

Abb. 18.8. Senile Hautatrophie mit Purpura senilis

Erworbene Hautatrophien

Senile und aktinische (solare) Hautatrophie

Synonyme. Senile Hautatrophie, Altershaut, solare Hautatrophie

Vorkommen. Prinzipiell läßt sich die *intrinsische* (genuine) *Hautalterung* von der *extrinsischen* (in lichtexponierter Haut auftretenden) *Hautalterung* differenzieren. Erste Altersveränderungen der Haut sieht man je nach Hauttyp und Exposition im 4. Lebensjahrzehnt. Sie stehen nicht in einer festen Beziehung zur allgemeinen körperlichen Alterung, sondern hängen vor allem von langdauernd einwirkenden exogenen Faktoren (Sonnenlicht – besonders UVA, Witterung, Klima) und dem Pigmentierungstyp der Haut ab. Daher sind Altersveränderungen am stärksten ausgeprägt:
- bei hellhäutigen Menschen,
- an unbedeckten Körperstellen (Gesicht, Nacken, Handrücken, Unterarmen),
- bei starker Lichtexposition (Leben in den Tropen, bestimmte Berufsgruppen wie Landarbeiter, Seeleute, Bergführer).

Klinik. Bedeckte Hautregionen. Hier altert die Haut vergleichsweise wenig (intrinsische Hautatrophie). Erst in höherem Alter nehmen der Hautturgor und die Durchblutung ab. Auch die Talg- und die Schweißdrüsensekretion sind vermindert, und die Haut neigt besonders an den unteren Extremitäten zu pityriasiformer oder ichthyosiformer Schilferung. Vor allem am Rumpf kommt es nicht selten zur Ausbildung von Verrucae seborrhoicae und Hämangiomen. Bei häufigem Baden oder Duschen entstehen nicht selten juckende Exsikkationsekzematide oder kumulativ-toxische Ekzeme, besonders bei Atopikern.

Unbedeckte Hautregionen. Hier ist die Hautalterung wesentlich intensiver (extrinsische Hautatrophie). Je nach Region kann man verschiedene klinische Bilder abtrennen:

Altershaut an Handrücken und Unterarmen. Sie ist charakterisiert durch Schwund des subkutanen Fettgewebes und Verdünnung des Koriums mit Verlust des Hautturgors. Daher wird die Haut relativ weit, dünn, schlaff, knitterbar und leicht verletzlich. Angehobene Falten sinken nur träge in das Hautniveau zurück. Größere Blutgefäße scheinen durch. Eine *Poikilodermie* mit Hyper-, Depigmentierungen und Teleangiektasien entwickelt sich. Scharf umschriebene Pigmentflecke, sogenannte Altersflecke oder *Lentigines seniles,* bilden sich aus, bei denen es sich auch um ganz flache pigmentierte Verrucae seborrhoicae handelt. Infolge veränderter Talg- und Schweißdrüsensekretion ist die altersatrophische Haut trocken und neigt bei Reinigungsprozeduren mit entfettenden Seifen oder Detergenzien zu pityriasiformer Schilferung. Nach geringen mechanischen Traumen kommt es leicht zu fleck- oder streifenförmigen Blutungen: *Purpura senilis* (Bateman). Ebenfalls nach Bagatellverletzungen entstehen feine, sternförmige oder bizarre weißlich-atrophische Närbchen: *Pseudocicatrices stellaires spontanées.* Nicht selten sind *aktinische* (solare) *Keratosen,* die sich im Verlauf von Jahren zu spinozellulären Karzinomen weiterentwickeln können.

Altershaut im Gesicht. Die Altersatrophie hängt ebenfalls vom Pigmentierungstyp und der sich im Lauf des

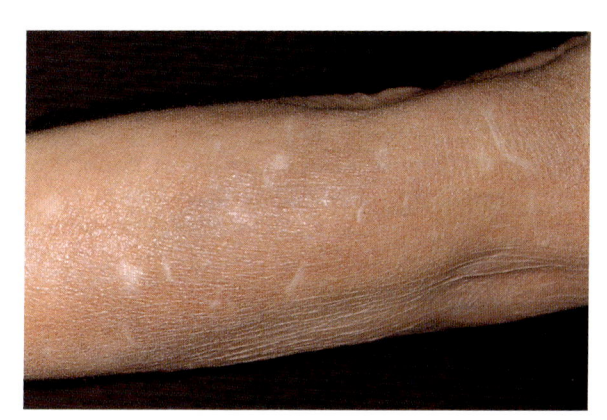

Abb. 18.9. Pseudocicatrices stellaires

Lebens summierenden Sonnenexposition ab. Hellhäutige Menschen mit Neigung zu Sonnenbrand sowie geringer Hautbräunung (Typ I und Typ II) und Menschen, die über lange Zeiträume der Sonnenbestrahlung ausgesetzt waren, erkranken daher bevorzugt. Wahrscheinlich kommt dem UV-A bei den Veränderungen der Hautalterung im Hautbindegewebe erhebliche pathogene Bedeutung zu. Durch die Dauerkontraktion der mimischen Muskulatur entstehen quer zur Richtung der Muskelfasern gerichtete Hautfalten oder Runzeln (Lachfalten, Sorgenfalten), die den für In- und Exzisionen wichtigen Hautspannungslinien (relaxed skin tension lines) entsprechen. Die Verdünnung der Haut im Gesicht ist oft nicht so stark ausgeprägt wie auf dem Handrücken, da es häufig zu einer Zunahme von pathologischem Bindegewebe kommt: Elastosis actinica solaris.
Auch Elastéidose cutanée á kystes et comédons (Morbus Favre-Racouchot) und Cutis rhomboidalis nuchae sind in diesem Zusammenhang zu erwähnen.

Therapie. Intensive Hautpflege mit Lichtschutz im UV-A- und UV-B-Bereich. Bei aktinischer Hautalterung im Gesicht wird äußerlich Vitamin-A-Säure 0,05% empfohlen. Auch dermatochirurgisches Vorgehen kann indiziert sein.

Inanitions-, Zug- und Druckatrophie der Haut

Inanitionsatrophie. Sie entwickelt sich bei chronischen, konsumierenden Erkrankungen wie Tuberkulose, malignen Tumoren, Simmonds-Kachexie oder im Verlauf von chronischer Unterernährung und stellt sich in erster Linie als Folge eines Schwundes oder fibrösen Umbaus des subkutanen Fettgewebes ein. Die Haut wirkt blaß, turgorarm und faltig. Meist ist Inanitionsatrophie mit diffusem Haarausfall verbunden.

Zug- und Druckatrophie. Diese kommen aus vielfältigen Ursachen vor, z.B. unter einem engen Ring oder unter Bruchbandpelotten. Diese Atrophie der Haut umfaßt auch die Haarfollikel, kann daher am Kapillitium zu permanenter Alopezie führen, beispielsweise bei Korbträgerinnen. Auch Zugatrophien kommen am Kapillitum vor, so durch Haartrachten wie Ponyfrisur mit Zurücktreten der Stirn-Haar-Grenze.

Anetodermien

Unter Anetodermien (griechisch anetos = schlaff) versteht man primäre makulöse Hautatrophien. Es handelt sich um rundliche oder ovale, scharf begrenzte Hautverdünnungen von Linsen- bis Münzgröße, die vereinzelt oder unregelmäßig disseminiert an Rumpf und Extremitäten vorkommen. In diesen Arealen ist die Haut zigarettenpapierartig fältelbar oder durch Druck des darunter liegenden Fettgewebes hernienartig vorgewölbt. Palpatorisch ist eine nabelartige Dehiszenz zu tasten. Den Anetodermien kann eine umschriebene entzündliche Veränderung unklarer Ätiologie vorausgehen, die sich nicht sonstigen zu Atrophie führenden Hauterkrankungen zuordnen läßt.
Anetodermieartige Hautveränderungen kommen auch bei anderen zu Hautatrophie führenden Dermatosen vor, so bei Lupus erythematodes, Acrodermatitis chronica atrophicans, Mastozytosen oder manchen Hautlymphomen, ferner als atrophische Narben bei Zoster, bei Dermatochalasis oder Goltz-Gorlin-Syndrom.
Anetodermien lassen sich nach ihrem klinischen Bild in drei Typen einteilen. Allerdings stellte sich in der letzten Zeit immer wieder die Frage, ob es sich hier tatsächlich um unterschiedliche Erkrankungen oder lediglich um verschiedene Phasen ein und derselben Erkrankung handelt.

Anetodermie Typ Jadassohn [1892]

Den weißlichen oder rötlichen, umschriebenen Atrophieherden geht ein entzündliches Stadium mit Rötung und Schwellung voraus (Anetodermia erythematosa). Histologisch sind dabei ein Ödem und perivaskuläres sowie periadnexielles lymphozytäres Infiltrat mit Plasmazellen, Histiozyten und Riesenzellen nachweisbar. Typische Folgen sind Fragmentation und Verschwinden von elastischen Fasern in den Herden.

Anetodermie Typ Pellizari [1884]

Bei dieser sehr seltenen Form findet man ein urtikarielles Vorstadium, das wochenlang bestehen kann.

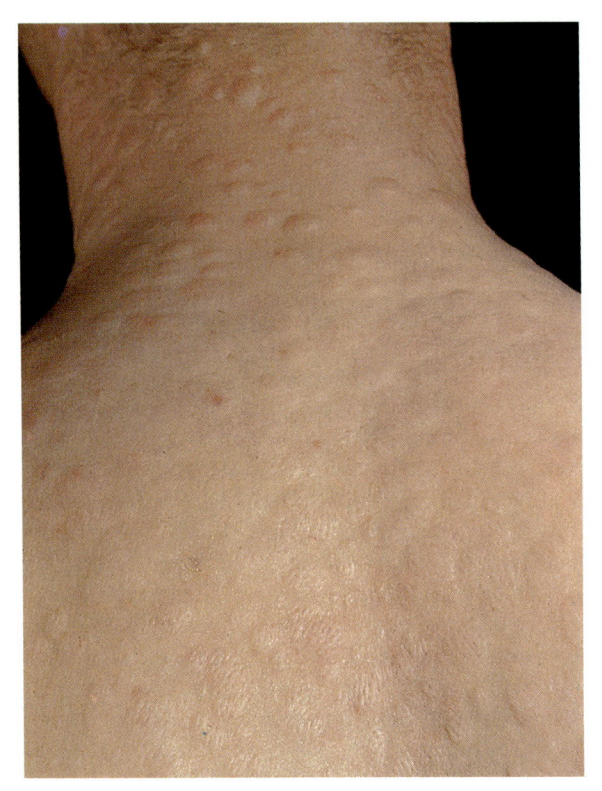

Abb. 18.10. Anetodermie Typ Pellizari

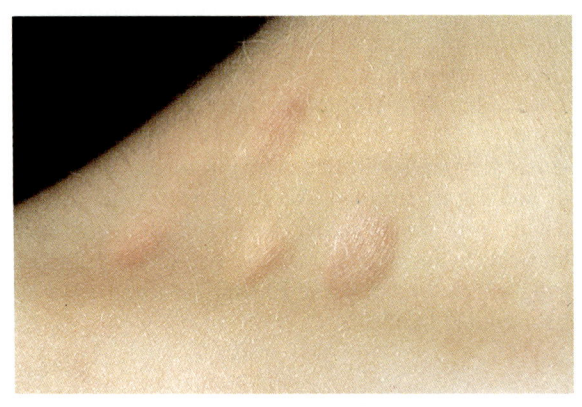

Abb. 18.11. Anetodermie Typ Schwenninger-Buzzi

Die Atrophieherde können zu größeren Arealen konfluieren. Auch bullöse Veränderungen wurden gelegentlich beobachtet und als *Typus Alexander* abgetrennt.

Anetodermie Typ Schwenninger-Buzzi [1881]

Ein entzündliches Vorstadium ist nicht erkennbar. Scheinbar spontan entwickeln sich oft zahlreiche, meist über den Rumpf ausgestreute, scharf begrenzte, rundliche, weißbläuliche Atrophieherde von 1–2 cm Durchmesser. Man fühlt dort eine umbiliforme (nabelartige) Lücke in der Haut, durch die sich das subkutane Fettgewebe oft hernienartig vorwölbt.

Differentialdiagnose. Lichen sclerosus et atrophicus, Morphaea, atrophische Narben nach Lichen ruber planus, nach Zoster, Dermatochalasis, fokale dermale Hypoplasie (Goltz-Gorlin-Syndrom).

Prognose. Nach schubweisem Auftreten bleiben die umschriebenen Anetodermieherde gewöhnlich relativ begrenzt und irreversibel bestehen.

Therapie. Für das entzündliche Stadium wird Penizillin in gleicher Dosierung wie bei Sklerodermie empfohlen; das atrophische Stadium ist therapeutisch nicht beeinflußbar.

Neurogene Hautatrophien

Störungen des zentralen Nervensystems können zu segmentalen Hautatrophien führen, Verletzungen peripherer Nerven zu trophischen Störungen im Versorgungsgebiet. Nicht nur die Haut, auch darunter gelegene Muskeln, Faszien und Knochenteile können atrophieren.

Nach peripheren Nervenverletzungen entsteht als häufige Form der Hautatrophie ein Zustand, der als *glossy skin and fingers* (engl. glossy = glatt, glänzend) bezeichnet wird. Abgesehen von der papierartigen Verdünnung und Trockenheit der rosaroten oder mehr zyanotischen Haut besteht Neigung zu Hyperkeratosen, mechanischer Blasenbildung, Hyperhidrosis und Störungen des Nagelwachstums (Rillennägel). Auch Hyper-, An- und Dysästhesie gehören zum Krankheitsbild. Ähnliche Veränderungen an den Akren können auch an paralytischen Extremitäten nach Poliomyelitis beobachtet werden.

Andere Hautatrophien

Hemiatrophia faciei progressiva

[Romberg 1846]

Synonyme. Romberg-Syndrom, Romberg-Trophoneurose, Hemiatrophie Parry-Romberg

Definition. Von Kindheit an entwickelt sich halbseitige Gesichtsatrophie, die außer der Haut auch subkutane Gewebe, Muskeln und Knochen betreffen kann.

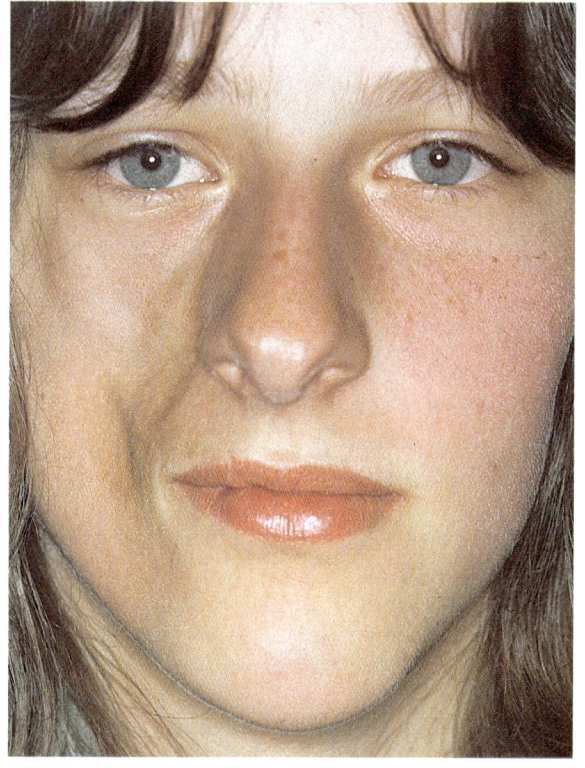

Abb. 18.12. Hemiatrophia faciei progressiva

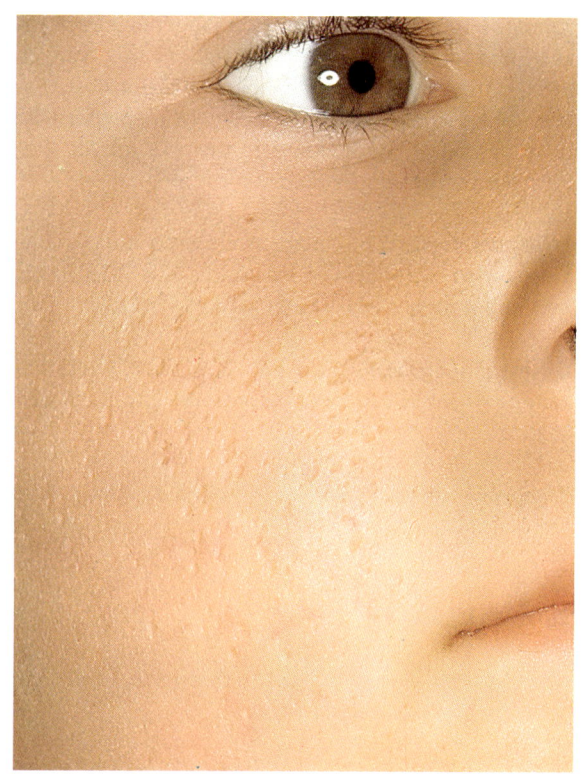

Abb. 18.13. Atrophodermia vermiculata

Vorkommen. Sehr selten. Vererbung soll ausnahmsweise vorkommen. Keine Geschlechtsgebundenheit.

Ätiologie. Diskutiert werden eine primär neurogene Ursache mit zentralen Störungen oder Schädigung des N. trigeminus bei Syringomyelie, Schädeltraumen, ferner Fokalinfektion.

Klinik. Zumeist bis zum 20. Lebensjahr entwickelt sich nach neuralgiformen Schmerzen im Trigeminusbereich schleichend im Gesicht eine halbseitige Atrophie von Haut mit Subkutis, Muskulatur und Knochen. Die erkrankte Gesichtshälfte wirkt kleiner und eingefallen, das Auge liegt tief, die Mundspalte ist verengt. Auch die gleichseitigen Kehlkopf- und Zungenhälften können atrophieren und Kopfhaare, Augenbrauen sowie Wimpern einseitig ausfallen. Die Haut ist straff atrophisch, verdünnt, gelegentlich fleckförmig hyper- oder depigmentiert; die Schweißsekretion ist im Krankheitsbereich oft vermindert.

Prognose. Die Erkrankung kann jederzeit spontan zum Stillstand kommen. Nur in Ausnahmefällen entstehen starke Deformierungen, die auch auf Hals-, Schulterregion und Rumpf übergreifen können, hier sehr selten auf die kontralaterale Seite. In Einzelfällen wurden zentralnervöse Störungen beschrieben, z.B. kontralaterale epileptische Krampfanfälle.

Differentialdiagnose. Wichtig ist die Abgrenzung von zirkumskripter Sklerodermie, die ein gleichartiges Krankheitsbild hervorrufen kann (paramediane Coup-de-sabre-Form). Auch Lipodystrophia progressiva *(Simons-Syndrom)* ist zu berücksichtigen.

Therapie. Versuch mit hochdosiertem Penizillin wie bei Sklerodermie. Das atrophische Endstadium ist nicht beeinflußbar. Plastisch-chirurgische Maßnahmen einschließlich autologer Fettimplantation konnten in einigen Fällen die kosmetische Beeinträchtigung mindern.

Atrophodermia vermiculata

[Darier 1920]

Synonym. Symmetrische vermiforme Gesichtsatrophie der Kindheit

Definition. In der Kindheit entstehende symmetrische wurmstichartige Hautatrophien im Gesicht.

Ätiologie. Unbekannt. Beziehungen zur Keratosis pilaris rubra atrophicans faciei (Ulerythema ophryogenes) oder chronischer akneiformer Follikulitis werden vermutet.

Klinik. Bereits im Kleinkindalter, manchmal auch bis zur Pubertät, entstehen symmetrisch an den Wangen meist seitlich unter den Jochbögen reaktionslose, flache, scharf umschriebene, streifige, grübchenförmige oder netzartige Einsenkungen, die wie ausgestanzt oder wurmstichartig wirken.

Histopathologie. Follikuläre Keratosen und kleine Hornzysten. Atrophie von Epidermis und Talgdrüsen, Verklumpung der Elastika.

Differentialdiagnose. Närbchen nach Akne, Ulerythema ophryogenes, Lupus erythematodes chronicus discoides.

Therapie. Aus kosmetischen Gründen kommt später Dermabrasion in Frage.

Striae distensae

Synonyme. Striae atrophicae, Steroidstriae, Hautrisse, Schwangerschaftsstreifen

Definition. Zunächst blaurote, später weißliche streifige Hautatrophien an Orten stärkerer Hautdehnung, oft unter dem Einfluß von Glukokortikoiden.

Vorkommen. In der Pubertät (bei Mädchen: 70%, bei Jungen: 40%), in der Schwangerschaft (90%, meist ab 6. Monat), bei Morbus Cushing, nach innerlicher oder äußerlicher Glukokortikoidanwendung (Steroidstriae) und bei rascher Gewichtszunahme.

Pathogenese. Wichtig scheint der Einfluß von Glukokortikoiden zu sein; als Lokalisationsfaktor spielt örtliche Überdehnung der Haut eine Rolle, wenngleich unter experimentellen Bedingungen die mechanische Überdehnung der Haut allein keine Striae distensae zu induzieren vermag. Striae distensae entwickeln sich gewöhnlich senkrecht zur Dehnungsrichtung.
Äußerlich angewandte Glukokortikoide, insbesondere in stärkerer Konzentration, bei längerer Dauer, unter Okklusivbedingungen, an den entsprechenden Prädilektionsstellen und in der Pubertät führen leicht zur Entwicklung von Striae distensae. Eine längerdauernde innerliche Glukokortikoid- oder ACTH-Behandlung kann ebenfalls zur Ausbildung von Striae distensae in der für Morbus Cushing typischen Verteilung führen (*Steroidstriae*). Die stets selbstverständliche, strenge Indikationsstellung für die systemische oder örtliche Anwendung von Glukokortikoiden ist daher in der Pubertät und bei örtlicher Behandlung an den Prädilektionsstellen von Striae besonders zu beachten.

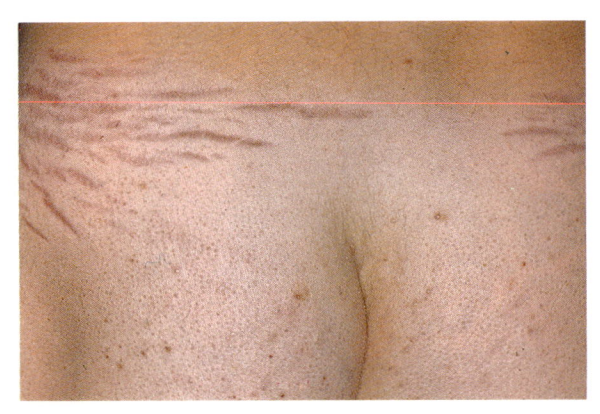

Abb. 18.14. Striae distensae

Schließlich wurde die Ausbildung von Striae distensae bei Infektionskrankheiten (Typhus, Dysenterie, Paratyphus, Tuberkulose, Pleuritis) sowie bei rasch wachsenden intraabdominalen Tumoren oder Aszites beobachtet.

Klinik. Sitz der *Pubertätsstriae* sind meist die Lumbosakralregion, Oberschenkel, Trochanter- und Suprapatellargegend. Die in der Schwangerschaft auftretenden *Striae gravidarum* finden sich an den seitlichen Bauchpartien, Hüften, Oberschenkeln und Brüsten. Bei *endokrinen Störungen* mit rasch einsetzender *Adipositas* entwickeln sich Striae bevorzugt am Bauch, an den Nates, Oberschenkeln und in den Achselfalten. Hier sind sie auch diagnostisch bedeutsam. Typisch sind unterschiedlich lange und breite, meist zackig begrenzte, parallelstehende und fächerförmig auseinanderlaufende atrophische Streifenbildungen. Anfangs sind sie rötlich oder blaurötlich, später zeigen sie einen mehr weißlichen oder gelblichen Farbton und bei Spannung vermehrten Glanz. Die leicht eingesunkene Haut ist verdünnt, fein quergefältelt, gelegentlich auch hernienartig vorgewölbt.

Histopathologie. Die Epidermis ist atrophisch, das dermale Kollagen wirkt homogenisiert. Die elastischen Fasern sind fast völlig geschwunden, am Rand der Striae kolbig aufgetrieben oder zusammengerollt.

Verlauf. Die zunächst kosmetisch erheblich störenden blauroten Streifen werden allmählich gelblichweißlich bis hautfarben und sind dann weniger auffällig.

Therapie. Striae sind wie alle Atrophien therapeutisch nicht beeinflußbar. Die prophylaktische Wirksamkeit der den Schwangeren empfohlenen Salben (Striatridin) ist unbewiesen.

Stria migrans

[Shelley und Cohen 1964]

Es handelt sich um die seltene Sonderform einer isolierten Stria distensa mit langsam zunehmender Längenausdehnung bei Jugendlichen. Sitz ist die Innenseite des Oberschenkels. Dasselbe kann nach topischer Glukokortikoidanwendung in dieser Gegend beobachtet werden.

Elastolysis acquisita mediodermalis

[Shelley und Wood 1977]

Synonyme. Mid-dermal elastolysis, Elastolyse acquise en nappe du derme moyen, Hautfältelung durch den idiopathischen Verlust mediodermaler elastischer Fasern.

Vorkommen. Die Erkrankung ist wahrscheinlich häufiger als bisher beschrieben. Bekannt ist sie ausschließlich bei Weißen, hauptsächlich bei Frauen im mittleren Lebensalter.

Ätiopathogenese. Bislang unbekannt. Es scheint eine langsam verlaufende, subklinische Entzündungsreaktion unklarer Ursache zu einem völligen Verschwinden elastischer Fasern ausschließlich im mittleren Korium zu führen, während der subepidermale Elastikaplexus und die elastischen Fasern in tieferen Koriumschichten unverändert erhalten bleiben. Immunhistochemische und elektronenmikroskopische Untersuchungen haben noch keine eindeutigen Befunde erbracht.

Klinik. Symptomlos kommt es bilateral zumeist am Rumpf und an den oberen Extremitäten zum Auftreten scharf begrenzter, teilweise diskret geröteter, bis zu handtellergroßer Herde, die zu Konfluenz neigen. Innerhalb eines Herdes prägen zwei unterschiedliche Morphen das Erscheinungsbild: Eine feine Hautfältelung, deren Verlauf den Spaltlinien entspricht und die bei Zug senkrecht zur Verlaufsrichtung vollständig verschwinden, und als perifollikuläre Protrusionen bezeichnete, 3–5 mm große, weiche, leicht erhabene und follikulär gebundene papelartige Effloreszenzen. Diese konfluieren und sollen angeblich in die feinen Hautfältchen übergehen.

Histopathologie. Fehlen der Elastika bandförmig im mittleren Korium, wobei die elastischen Fasern im Str. papillare und unteren Str. reticulare unverändert erhalten bleiben. Gelegentlich diskretes lymphohistiozytäres Infiltrat perivaskulär.

Verlauf. Nach einigen Monaten entsteht ein stabiles Bild.

Differentialdiagnose. Anetodermien, symptomatische Dermatochalasis, Pseudoxanthoma-elasticum-ähnliche papilläre Elastolyse und perifollikuläre Elastolyse.

Therapie
Äußerlich. Evtl. Tretinoin (0,05%) oder initial milde Glukokortikoide in geeigneter Grundlage.

Elastosen

Unter Elastosen versteht man eine quantitative Vermehrung von Bindegewebsfasern im Korium, die sich wie elastische Fasern anfärben und auch biochemisch so verhalten. Meistens sind Elastosen Ausdruck einer prolongierten Sonnenexposition über viele Jahre hinweg. Man spricht daher auch von aktinischen oder solaren Elastosen. Im allgemeinen sind Menschen in höherem Lebensalter betroffen, die wenig Pigmentschutz aufweisen (Hauttyp I und II) oder sich besonders intensiv jahrelang der Sonne aussetzen wie Bauern, Seeleute, Skilehrer oder Bergführer. Andere chronisch einwirkende Ursachen (z. B. Hitze, Urämie) kommen selten in Betracht.

Elastosis actinica

Synonyme. Aktinische Elastose, Elastosis solaris, Elastosis senilis.

Definition. Vermehrung von Bindegewebe, das sich wie elastische Fasern anfärbt, in den oberen Partien des Hautbindegewebes.

Vorkommen. Relativ häufig. Bei der pigmentschützenden Haut von Schwarzen kommt sie praktisch nicht vor. Auch die Tatsache, daß die aktinische Elastose ausschließlich in chronisch sonnenexponierten Hautbereichen zur Ausbildung kommt, spricht für die Bedeutung der chronischen Sonnenbestrahlung in der Pathogenese. Besonders gefährdet ist die Haut hellhäutiger Menschen (Hauttyp I und II).

Ätiopathogenese. Chronische Sonneneinwirkung ist eine Grundvoraussetzung. Man vermutet, daß besonders das UV-A ätiologisch bedeutsam ist, da es das Korium durchdringt; möglicherweise auch Infrarot (*Elastosis ab igne*). Über die genauen Mechanismen, die zur Umwandlung des Bindegewebes in elastotisches Gewebe führen, ist nichts Sicheres bekannt.

Klinik. Vorzugsweise an den Schläfen, der Stirn und im Nacken, seltener an den Wangen, netzige, feinstreifige oder mehr diffuse elfenbeinfarbene oder gelbliche, gelegentlich leicht erhabene Einlagerungen. Hautrunzelung im Perioral- und Periorbitalbereich bei älteren Menschen ist oft mit Elastose verbunden. Erhöhte Lichtempfindlichkeit, wie sie bei Porphyrien, speziell auch Porphyria cutanea tarda gegeben ist, erhöht ebenfalls die Neigung zu aktinischer Elastose.

Histopathologie. Unter atrophischer Epidermis findet sich infolge des Unterganges des subepidermalen Elastikaplexus ein schmaler Streifen von elastikafreiem Bindegewebe. Darunter kommt es zur Anreicherung grober, teilweise schollig-homogener Bindegewebefasern, die sich wie elastische Fasern anfärben und im Hämatoxylin-Eosin-Präparat eine starke Basophilie aufweisen; daher die frühere Bezeichnung *basophile Kollagendegeneration.* Das faserige oder schollige Material verhält sich biochemisch und histochemisch wie elastische Fasern. Elektronenmikroskopische Untersuchungen weisen darauf hin, daß es de novo oder aus Kollagen entstehen kann.

Verlauf. Hochchronisch. Bei weiterer Sonnenexposition ist mit Zunahme der Veränderungen zu rechnen. Kein erhöhtes Hautkarzinomrisiko.

Therapie. Sonnenschutz, auch im UV-A-Bereich. Klinische Studien deuten darauf hin, daß aktinische Schäden wie auch der Verlust von kollagenen Fasern durch äußerliche Therapie mit Vitamin-A-Säure (Tretinoin) in niedriger Konzentration (0,05%) verbessert werden können.

Cutis rhomboidalis nuchae
[Jadassohn 1925]

Es handelt sich hierbei um eine sehr typische Veränderung, die bei Menschen vorkommt, die sich viel im Freien aufhalten, so bei Landleuten, Seeleuten, Sportlehrern oder Bergsteigern. Auch bei Patienten mit erhöhter Lichtempfindlichkeit, besonders bei Patienten mit Porphyrien, so mit Porphyria cutanea tarda, ist sie zu beobachten. Bei Frauen ist die Cutis rhomboidalis nuchae sehr selten, weil der Nacken meist durch die Haare gegen Lichteinfluß geschützt ist.
Die Haut im Nacken, weniger in den seitlichen dorsalen Halspartien, gelegentlich im V-Ausschnitt des Hemdes, ist verdickt, gelblich gefärbt und durch tiefgehende Furchen in Rauten aufgeteilt. Gelegentlich findet man komedoartige Follikelschwärzungen, nach deren Exprimierung sich mikroskopisch multiple kleine Haare zeigen: *Trichostasis spinulosa.*

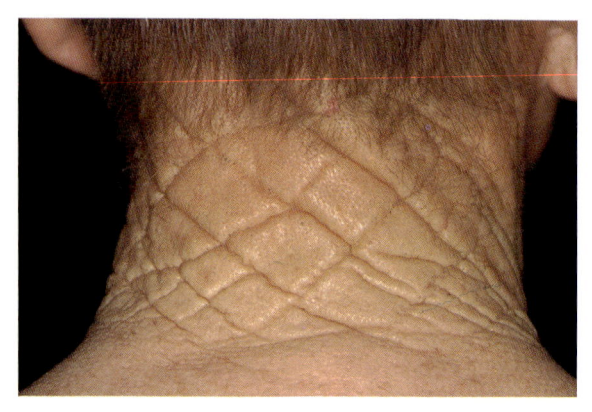

Abb. 18.15. Cutis rhomboidalis nuchae

Histopathologie. Massive, zumeist homogen-schollige Elastose.

Therapie. Nicht möglich; Sonnenschutz im UV-A- und UV-B-Bereich.

Elastoma diffusum
[Dubreuilh 1892]

Dieses Elastom besteht in diffusen, meist aber mehr oder weniger scharf begrenzten gelben verdickten Plaques im Gesicht oder im Nackenbereich. Auch einzelne Herde (z. B. an der Nase) kommen vor.

Therapie. Bei Kombination mit aktinischen Keratosen kommt Dermabrasion in Betracht, sonst nur Hautpflege und Lichtschutz im UV-A- und UV-B-Bereich; Versuch mit Tretinoin äußerlich.

Noduläre Elastose mit Zysten und Komedonen
[Favre und Racouchot 1951]

Synonyme. Elastéidose cutanée nodulaire à kystes et à comédons, Morbus Favre-Racouchot

Definition. Hierbei handelt es sich ebenfalls um eine auffällige Variante der senil-aktinischen Elastose.

Vorkommen. Bevorzugt betroffen sind ältere Männer.

Klinik. Prädilektionsstellen der umschriebenen Veränderungen sind Jochbögen, Schläfen und der Periorbi-

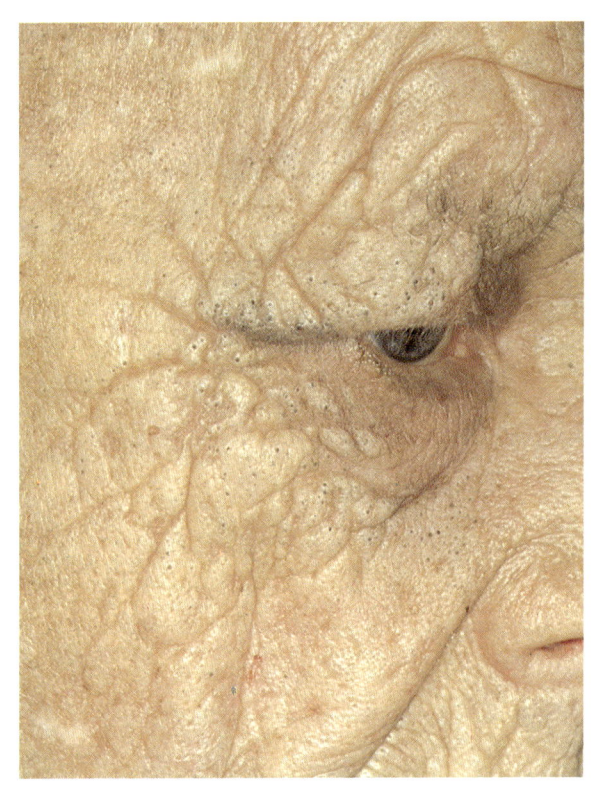

Abb. 18.16. Elastoma diffusum mit Komedonen

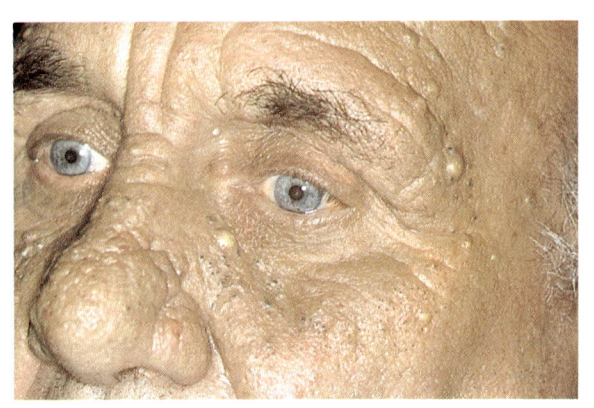

Abb. 18.17. Noduläre Elastose mit Zysten und Komedonen

talbereich, ferner die Nasengegend, seltener andere chronisch lichtexponierte Hautareale. Hier fallen neben den obenbeschriebenen Elastoseherden zahlreiche Komedonen sowie kleinere oder größere, gelblichweißliche oder gelbliche Follikelzysten auf, von denen einige komedoartige schwarze Köpfchen besitzen. Auch gruppiert stehende komedoartige Follikelkeratosen kommen oft vor.

Histopathologie. Man findet atrophische Talgdrüsen und Haarfollikel mit horngefüllten follikulären Pseudozysten und Zysten neben massiver dermaler Elastose.

Therapie. Exprimieren der Follikelkeratosen nach Erweichung. Breitspektrumlichtschutz im UV-A-. und UV-B-Bereich. Tretinoin-Schälbehandlung wie bei Acne comedonica. In schweren Fällen auch Versuch mit Dermabrasion.

Zitronenhaut
[Milian 1921]

Synonym. Peau citréine, lemon skin.

Auch diese Hautveränderungen treten nach chronischer Sonnenexposition in Erscheinung und sind charakteristisch. In einigen Fällen wurde familiäres Vorkommen beschrieben. Die ganze Gesichtshaut wirkt verdickt, diffus gelb und zeigt vermehrte Faltenbildung (Runzelung).

Akrokeratoelastoidose
[Costa 1956]

Synonyme. Acrokeratoelastoidosis marginalis der Hände, Acrokeratoelastosis verruciformis.

Vorkommen. Diese sehr seltene Erkrankung wurde hauptsächlich in Südamerika beschrieben, kommt aber auch in unseren Klimazonen vor. Meistens sind Berufsgruppen betroffen, die viel im Freien arbeiten. Die Erkrankung hat einen genetischen Hintergrund mit autosomal-dominanter Vererbung; familiäres Vorkommen ist häufig. Offenbar spielen genetische Disposition, chronische Sonnenlichtexposition und physikalisches Trauma eine pathogene Rolle.

Pathogenese. Der wesentliche Defekt besteht in einer diffusen Elastose mit Desorganisation elastischer Fasern, Kapillarektasien und reaktiver umschriebener Akanthohyperkeratose der Epidermis, möglicherweise ausgelöst durch Mikrotraumen und Sonnenbestrahlung. Von manchen Autoren wird die Erkrankung den Verhornungsstörungen (Keratosen) zugerechnet.

Klinik. Prädilektionsstelle ist die Übergangszone von Handinnenflächen zur Handrücken am Metakarpale I und Daumen. Ähnliche Veränderungen wurden auch an den Fußrücken und den Übergangszonen zwischen Fußrücken und Fußsohle beschrieben. Meist ist die Abgrenzung zur normalen Haut scharf. In den betroffenen Zonen findet man dicht aggregierte, weißliche oder elfenbeinfarbene, harte, teilweise zentral gering gedellte Papeln. Die gelbliche Farbe

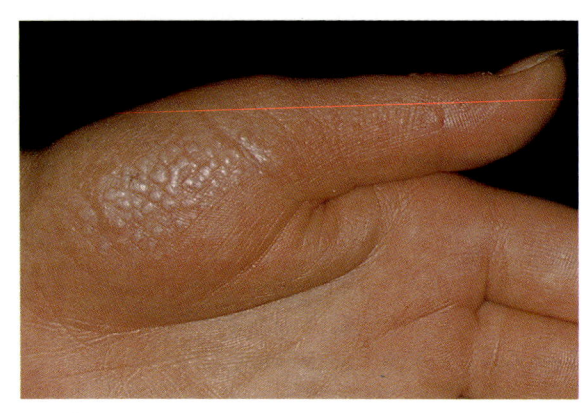

Abb. 18.18. Akrokeratoelastoidose

(Horn und Elastose) ist besonders bei Diaskopie gut zu erkennen. Die Papeln selbst können unterschiedlich groß und polygonal oder rhombisch aussehen, teilweise auch einen lichenoiden Aspekt besitzen; ihre Oberfläche ist hyperkeratotisch, teilweise auch verrukös: Acrokeratoelastosis verruciformis.

Histopathologie. Epidermisverdickung mit Akanthose, Granulose und Hyperkeratose. Im Korium Elastose, hyalinisiertes Kollagen und ektatische Kapillaren.

Differentialdiagnose. Plane Xanthome.

Therapie. Nicht möglich.

Elastotische Ohrknötchen
[Carter et al. 1969]

Gelegentlich kommen an der Anthelix nach Sonnenexposition gelbliche schmerzlose Knötchen vor, die sich feingeweblich ebenfalls als umschriebene Elastose erweisen.

Differentialdiagnose. Basaliom, schmerzhafte Ohrknötchen, Gichttophi und Granuloma anulare. Histologische Untersuchung ist empfehlenswert.

Therapie. Nicht nötig.

Röntgenelastose

Synonyme. Radioelastosis, X-ray elastosis

Im Rahmen einer chronischen Radiodermitis (Röntgenoderm) kommt es ebenfalls zu massiven Veränderungen im dermalen Bindegewebe. Ähnlich wie nach chronischer Sonnenexposition wird auch nach Röntgenbestrahlungen oder anderen energiereichen Strahlen vermehrt elastotisches Fasermaterial gebildet. Man bezeichnet dies als Röntgenelastose. Die gelblichen Bezirke in poikilodermatischen Röntgenodermen entsprechen dieser Veränderung.

Urämische Elastose

Bei chronischer Urämie kann es ebenfalls zu einer Veränderung in der Bindegewebebildung kommen, die sich in einer Vermehrung elastischer bzw. elastotischer Fasern im Hautbindegewebe äußert. Hiervon sind auch nichtbelichtete Hautareale betroffen.

Kolloidmilium
[Wagner 1866]

Synonyme. Elastosis colloidalis conglomerata, kolloide Degeneration der Haut

Definition und Vorkommen. Das Kolloidmilium ist sehr selten. Es handelt sich um eine Pseudoelastose. Unter dieser Bezeichnung werden zwei Krankheitszustände subsummiert:
- *Juvenile Form.* Dies ist eine autosomal-dominant vererbte Krankheit, welche familiär vorkommt, zumeist in der Jugend manifest wird.
- *Adulte oder solare Form.* Sie kommt vorwiegend bei Menschen mit chronischer Sonnenexposition oder nach photodynamischen Effekten, z.B. nach Langzeitanwendung von Hydrochinon in Bleichcremes, vor.

Pathogenese. Als früheste Veränderung findet man in den Spitzen der dermalen Papillen ein homogenes kolloides Material, das langsam an Quantität zunimmt. Es handelt sich nicht um eine Elastose. Dieses Kolloid färbt sich nicht mit Elastikafarbstoffen an; seine Aminosäurenzusammensetzung ähnelt der von Serumproteinen. Wahrscheinlich handelt es sich um ein Skleroprotein, das von Fibroblasten unter bestimmten Umständen produziert wird. Ultrastrukturell ist das PAS-reaktive kolloide Material von Amyloid eindeutig abzugrenzen. Das hyaline Material bei Lipoidproteinose (Hyalinosis cutis et mucosae) ist ebenfalls stark PAS-positiv, enthält aber zusätzlich Fettsubstanzen.

Klinik. Die Hauterscheinungen können bereits in der frühen Kindheit (*juvenile Form*), oder in höherem Alter (*adulte* oder *solare Form*) in Erscheinung treten. Sie lokalisieren sich zumeist im Jochbogenbereich und an den Nackenseiten, ferner an Ohren und Handrücken.

Weniger häufig sind Nase, Oberlippe, Kinn und Streckseiten der Unterarme betroffen. Hier finden sich in symmetrischer Ausprägung zahlreiche gelbliche, etwas glasig durchscheinende weiche Papeln von 0,2–2,0 cm Durchmesser, die in unregelmäßigen Gruppen zusammenstehen. Wenn man sie ansticht, kann man gelegentlich eine gelatineartige Masse ausdrücken; dies ist bei aktinischer Elastose nicht möglich. Zahlreiche Papeln können auch plaqueartig konfluieren oder eine pseudovesikulöse Entwicklung durchmachen. Das Kolloidmilium kann zusammen mit aktinischer Elastose vorkommen.

Symptome. Keine. Auf Koinzidenz mit osteoartikulären Veränderungen wurde hingewiesen.

Verlauf. Nach Ausbildung der Krankheit innerhalb von 2–5 Jahren bleiben die Veränderungen stabil bestehen.

Differentialdiagnose. Im Gesicht Trichoepitheliom, Hidradenome, Adenoma sebaceum, Amyloidose und aktinische Elastose. Histologische Sicherung der Diagnose ist notwendig.

Therapie. Behandlung mit Diathermie, Kürettage oder Kryotherapie wird empfohlen, führt aber meist nicht zu zufriedenstellendem Ergebnis. Versuch mit Dermabrasion oder Laser, Exzision größerer Herde.

Pseudoxanthoma elasticum

[Darier 1896]

Synonyme. Elastorrhexis generalisata et systemica (Touraine), Pseudoxanthoma elasticum mit Angioidstreifen, Grönblad-Strandberg-Syndrom (1929)

Definition. Dieser Erkrankung liegt eine erbliche Systemerkrankung des elastischen Bindegewebes zugrunde, die sich vorwiegend an der Haut, den Augen und dem kardiovaskulären System manifestiert.

Vorkommen. Selten (1:160000 Erwachsene), oft familiär. Unregelmäßiger Erbgang wird vermutet; hauptsächlich autosomal-rezessiv, aber auch autosomal-dominanter Erbmodus wurde beschrieben.

Ätiopathogenese. Generalisierte Erkrankung des elastischen Bindegewebes unbekannter Genese. Die elastischen Bindegewebefasern sind degeneriert, fragmentiert oder geschwollen, zeigen charakteristische Kalziumsalzablagerungen und vermehrt saure Proteoglykane. Eine enzymatische Störung beim Auf-

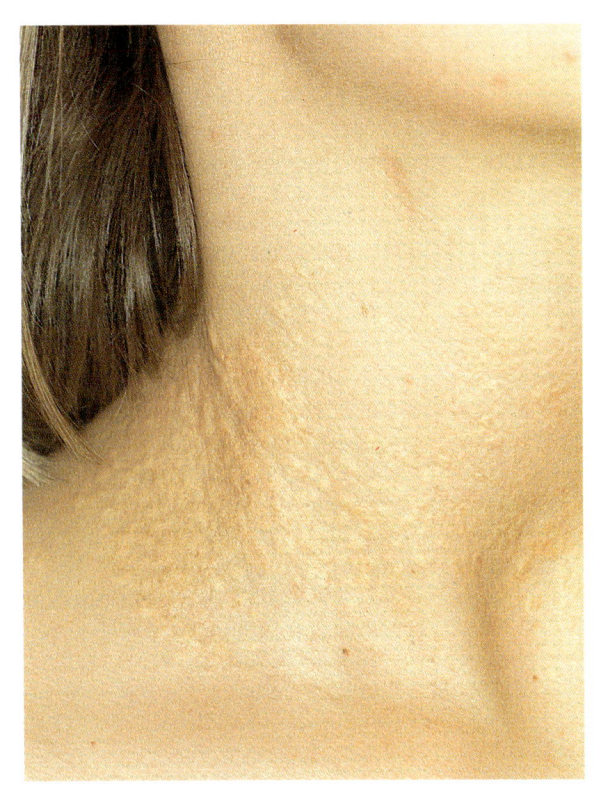

Abb. 18.19. Pseudoxanthoma elasticum

oder Abbau der elastischen Grundsubstanz (Elastin) wird vermutet.

Klinik. Da es sich um eine generalisierte Elastikaerkrankung handelt, sind Manifestationen an vielen Organen oder Geweben möglich, welche elastische Fasern enthalten. Die Erkrankung beginnt meist vor dem 30. Lebensjahr.

Haut. Hier finden sich symmetrisch angeordnet nebeneinander runde bis ovale oder streifenförmige Flecken oder schwach erhabene Papeln, die in Herden zusammenstehen. Erst ist ihre Farbe gelblichviolett, später werden sie weißlich bis gelblich: daher stammt die Bezeichnung: *Pseudoxanthoma.* Das Oberflächenrelief der befallenen Haut ist unregelmäßig, ihre Konsistenz weich, schlaff und unelastisch. Prädilektionsstellen sind die seitlichen Halspartien, die großen Gelenkbeugen (Axillen, Ellen- und Leistenbeugen, Kniekehlen), die seitlichen Rumpfpartien und der Nabel. Bei intensiver Ausprägung kann sich im erkrankten Bereich sekundär Dermatochalasis entwickeln.

Augen. Sehstörungen im 3. bis 4. Lebensjahrzehnt führen 60–70% solcher Patienten zum Augenarzt, da die Hautveränderungen unscheinbar sein können und keine subjektiven Beschwerden verursachen. Es kommt zu Augenhintergrundveränderungen mit einem grauen Halo in der Zirkumferenz der Papille und gefäßähnlichen Streifen, den angioid streaks (Knapp 1892). Es sind teils gelblichbräunliche bis fast schwärzlich verzweigte Streifen verschiedener Größe und spritzerartige oder wie gepflastert wirkende Veränderungen. Stets sind die Augenveränderungen symmetrisch. Hämorrhagien in die Retina und Chorioideamitbeteiligung können hinzukommen, in schweren Fällen Erblindung.

Kardiovaskuläre und allgemeine Befunde. Es finden sich charakteristische Herz- und arterielle Gefäßveränderungen sowie gastrointestinale Blutungen. Typisch sind arterielle Hypertonie, arteriosklerotische Veränderungen, Myokarditis, Aortitis, Angina pectoris, zerebrale Insulte und Hämorrhagien in inneren Organen, besonders im Gastrointestinal- und Harntrakt. Auch Hyperkalzämie und Störungen im Vitamin-D-Stoffwechsel wurden bekannt. Sie zeigen, daß eine Systemerkrankung des Elastikagewebes vorliegt, worauf Grönblad und Strandberg 1929 (*Grönblad-Strandberg-Syndrom*) hingewiesen haben.

Man hat fünf genetische Typen von Pseudoxanthoma elasticum unterschieden:

Typ I — Dominant. Pseudoxanthoma elasticum in den Beugen, Atherome und massive Retinopathie.

Typ II — Dominant. Weniger schwere Manifestationen, Pseudoxanthoma elasticum intensiv gelblich und makulös. Häufiger Mitralklappenprolaps.

Typ I — Rezessiv. Wie dominanter Typ I, aber milder bezüglich Gefäß- und Retinaveränderungen. Bei weiblichen Erkrankten Hämatemesis nicht selten.

Typ II — Rezessiv. Generalisierte Schlaffheit der Haut und Pseudoxanthoma elasticum ohne systemische Beteiligung.

Typ III — Rezessiv. Bei Patienten afrikanischer Abstammung. Milde Veränderungen an Haut und kardiovaskulärem System. Massive Retinopathie nach dem 35. bis 40. Lebensjahr, Lippenteleangiektasien, Katarakt.

Histopathologie. Die Veränderungen beschränken sich auf die elastischen Fasern. Sie sind stellenweise gequollen und in kurze Bruchstücke zerfallen (*Elastorhexis*). Oft liegen sie häufchenartig zwischen normal wirkenden Kollagenfasern. Auffälligerweise sind die veränderten elastischen Fasern sehr reich an Kalziumsalzen (van Kossa-Färbung) und sauren Proteoglykanen (Hale-PAS-Reaktion). Auch elektronenmikroskopisch lassen sich grobe Strukturveränderungen und Fragmentierung der Elastika sowie Kalziumapatitablagerungen nachweisen.

Angioid streaks entstehen durch gleichartige Veränderungen der Bruch-Membran des Auges und der Elastika in den Retinaarterien. Im übrigen sind die Gefäßveränderungen naturgemäß in den Arterien vom elastischen Typ besonders schwerwiegend und bedeutsam für die innerliche klinische Symptomatik.

Diagnostische Leitlinien. Charakteristisches klinisches Bild, spezifischer histologischer Befund. Wichtig ist Abklärung des Ausmaßes der systemischen Beteiligung.

Verlauf. Langsam chronisch-progredient; spontane Rückbildung kommt nicht vor. Die Herde können leicht atrophisch werden und in Beugen zu dermatochalasisartiger Faltenbildung führen.

Prognose. Sie ist abhängig vom genetischen Typ und vom Grad der Veränderungen am kardiovaskulären System. Bei über 70% der Patienten mit Augenbeteiligung entwickeln sich schwere Sehstörungen bis zur Erblindung.

Therapie. Symptomatische Behandlung der innerlichen Veränderungen, soweit dies möglich ist. Versuche mit Vitamin E oder Chelatbildnern (EDTA) zum Abbau der elastikagebundenen Kalksalze haben enttäuscht. Erfolge mit kalziumarmer Diät bleiben fragwürdig. Exzision störender Herde ist möglich.

Salpeterinduziertes Pseudoxanthoma elasticum

[Christensen 1978]

Synonyme. Exogene Variante von Pseudoxanthoma elasticum bei alten Bauern, lokalisiertes Pseudoxanthoma elasticum

Aus Skandinavien wurde über Pseudoxanthoma-elasticum-artige Hautveränderungen bei Bauern berichtet, die an eine exogene Auslösung der Hauterscheinungen denken lassen. Die krankhaften Veränderungen sind auf die Haut beschränkt; innere Organe sind nicht betroffen, und es finden sich auch keine angioid streaks. Vorausgegangen waren bei diesen Patienten 30–50 Jahre zuvor Hautveränderungen beim Düngen mit norwegischem Salpeter. Bevorzugt befallen sind die Kubitalregionen. Klinisch und histologisch sind diese Hautveränderungen nicht vom echten Pseudoxanthoma elasticum zu unterscheiden, neigen aber zur Ulzeration. Die Apatitablagerungen im Bindegewebe sind charakteristisch.

Allerdings ist auch *lokalisiertes Pseudoxanthoma* ohne anamnestisch nachweisbaren Salpeterkontakt bekannt geworden. *Penicillamin-induziertes Pseudoxanthoma elasticum* allein an der Haut kommt ebenfalls vor.

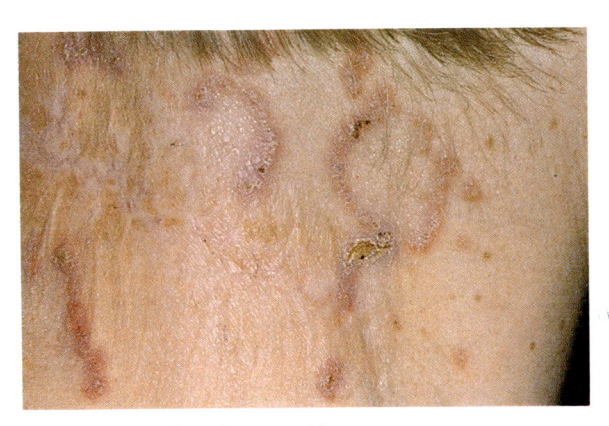

Abb. 18.20. Elastosis perforans serpiginosa

Elastosis perforans serpiginosa
[Lutz 1953, Miescher 1955]

Synonyme. Elastoma intrapapillare perforans verruciforme (Miescher), Keratosis follicularis serpiginosa (Lutz), perforierendes Elastom

Definition. Reaktive Hauterkrankung, bei der elastisches Fasermaterial durch die Epidermis nach außen eliminiert wird.

Vorkommen. Sehr selten. Beginn der Erkrankung meist in der Jugend, sehr selten nach dem 40. Lebensjahr. Androtropie.

Ätiopathogenese. Diese Dermatose kommt entweder isoliert oder bei anderen Erkrankungen vor, so bei Ehlers-Danlos-Syndrom, Marfan-Syndrom, Pseudoxanthoma elasticum, Rothmund-Syndrom, Thomson-Syndrom, Akrogerie, Down-Syndron oder Osteogenesis imperfecta. Bei Morbus Wilson kann sie entweder spontan entstehen oder durch D-Penicillamintherapie provoziert werden. D-Penicillamin interferiert mit der Bildung elastischer Fasern. Nach Miescher kommt es im Stratum papillare zu umschriebener Hyperplasie mit anschließender Nekrobiose elastischer Fasern, die unter akanthotisch-hyperkeratotischer Reaktion transepidermal eliminiert werden.

Klinik. Prädilektionsstellen sind Nacken, Hals, Wangen und Extremitäten. Man findet anuläre, zirzinäre, serpiginöse oder leistenförmige Herde mit peripherer Progression und zentraler Abheilungstendenz. Sie bestehen aus eng aneinander stehenden, harten keratotischen oder verruziformen entzündlich geröteten 2–5 mm großen Papeln, welche eng aneinanderstehen.

Histopathologie. Es kommt zu transepidermaler, häufig peri- oder transfollikulär angeordneter Ausschleusung von elastikaartigem Material. Reaktiv akanthotisch-hyperkeratotische Epidermisverdickung.

Prognose. Sie ist vorsichtig zu stellen. Verlauf meist über Jahre. Spontane Rückbildung unter zarter netziger Atrophie ist möglich. Nicht selten, besonders auch nach aktiven therapeutischen Eingriffen, kommt es zur Keloidbildung.

Differentialdiagnose. An Morbus Kyrle, perforierendes Granuloma anulare und perforierende verruziformes Kollagenom (Laugier und Woringer) sowie Porokeratosis Mibelli ist zu denken. Histologische Untersuchung wird empfohlen.

Therapie. Kosmetisch störende Herde können im Gesunden in toto exzidiert oder kürettiert werden. Auch Kryotherapie wird empfohlen. Versuch mit Glukokortikoiden okklusiv oder intraläsional. Wegen Keloidneigung ist ein vorsichtiges Vorgehen empfehlenswert.

Acrodermatitis chronica atrophicans
[Pick 1895, Herxheimer und Hartmann 1902]

Diese bakterielle Hauterkrankung wird durch Borrelia burgdorferi hervorgerufen (s. Kap. 4).

Sonstige sekundäre Hautatrophien und Poikilodermien

Eine Vielzahl von Hauterkrankungen kann mit Atrophie oder Poikilodermie enden. Fehlen dann noch aktuelle Krankheitserscheinungen, so ist aus dem Endzustand oft weder klinisch noch histologisch die ursprüngliche Diagnose festzustellen. Als Ursache kommen in Betracht: Traumen (mechanisch, chemisch, thermisch, aktinisch), Lupus erythematodes, Dermatomyositis (Poikilodermatomyositis), Lupus vulgaris, Mycosis fungoides und Lymphogranulomatose der Haut, Parakeratosis variegata, Lichen ruber planus.

Poikilodermia vascularis atrophicans
[Jacobi 1906]

Hierbei handelt es sich nicht um eine eigenständige Dermatose, sondern um den morphologisch typischen Endzustand einer Poikilodermie, der der obengenannten Krankheitsgruppe zuzuordnen ist. Am wichtigsten ist es, an Mycosis fungoides als primäre Dermatose zu denken. Man sollte auf diese Krankheitsbezeichnung heute verzichten.

Reaktive perforierende Kollagenose
[Mehregan, Schwartz und Livingood 1967]

Definition. Sehr seltene Erkrankung im Anschluß an oberflächliche Traumen, vorwiegend bei Kindern.

Vorkommen. Betroffen sind insbesondere Kinder, bei denen sich die Veränderungen nach geringfügigen Verletzungen entwickeln und bis in das Erwachsenenalter bestehenbleiben. Häufigeres Vorkommen bei Zwillingen spricht für genetischen Hintergrund.

Ätiopathogenese. Nach geringfügigen Traumen kommt es zu einer Degeneration des kollagenen Bindegewebes in dermalen Papillen mit sekundärer Elimination durch die verletzte Epidermis im Rahmen einer entzündlichen Reaktion.

Klinik. Meistens stecknadelkopfgroße (1–2 mm) hautfarbene keratotische Papeln, die entweder einzeln oder linear stehen und besonders an Streckseiten von Händen, Ellenbogen und Knien entstehen. Sie wachsen langsam bis zu Halberbsgröße und können dann zentrale Eindellung mit einer harten, festhaftenden keratotischen Pfropfbildung zeigen. Spontanes Abheilen erfolgt nach 2–6 Wochen unter Hinterlassen von hypopigmentierten Flecken.

Histopathologie. Chronische Entzündung mit basophiler Degeneration des kollagenen Bindegewebes, das durch die Epidermis, welche gelegentlich Massen von keratotischem Material enthält, ausgeschleust wird.

Differentialdiagnose. Elastosis perforans serpiginosa, perforierendes Granuloma anulare, Molluscum contagiosum, Morbus Kyrle, perforierendes Osteom, Calcinosis cutis.

Lichen sclerosus et atrophicus
[Hallopeau 1887, Darier 1892]

Synonyme. Lichen albus, white spot disease (Johnson und Sherwell 1903)

Definition. Dermatose unklarer Ätiologie mit kleinfleckiger, manchmal zu größeren Herden konfluierender weißer Hautatrophie mit Schwund der Elastika und follikulären Keratosen.

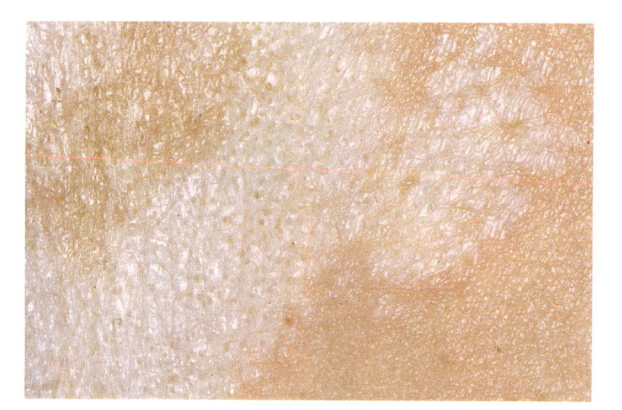

Abb. 18.21. Lichen sclerosus et atrophicus

Vorkommen. Relativ selten. Epidemiologisch beim weiblichen Geschlecht zwei Erkrankungsgipfel: Vorwiegend erkranken Frauen im 5. bis 6. Lebensjahrzehnt; seltener weibliche Kleinkinder oder Kinder vor der Pubertät. Nicht selten sind Vulva, Perineum und After betroffen. Bei erwachsenen Männern ist der Erkrankungssitz an Glans und Präputium am häufigsten. Die Krankheit wurde bei Schwarzen nur ausnahmsweise beobachtet. Familiäres Vorkommen wurde vereinzelt beschrieben.

Ätiologie. Unbekannt. Vermehrtes Vorkommen von HLA-B49 bei Frauen wurde bislang nicht bestätigt. Selten kommt die Erkrankung auch mit Lichen ruber planus, Morphaea, Vitiligo, Lupus erythematodes oder bei chronischer Graft-versus-host-Reaktion vor, was eine autoimmune Pathogenese vermuten läßt. An hormonelle Einflüsse läßt die Tatsache denken, daß sich die Dermatose bei Mädchen mit der Pubertät spontan bessert oder abheilt.

Klinik
Sitz und Verteilung. Die Erscheinungen sind disseminiert oder örtlich herdförmig-aggregiert. Prädilektionsstellen sind die seitlichen Halspartien, die Schlüsselbeingegend, die Region zwischen und unter den Brüsten, die Beugeseiten der Unterarme, die Schultern und das Genitale, hier Vulva bzw. Präputium und Glans penis. Auch Veränderungen im Perianal- und Analbereich sind nicht selten. Bei Krankheitsverdacht sind daher alle Prädilektionsstellen zu untersuchen.

Hautveränderungen. Initialveränderungen in Form von einzelnen erythematösen Papeln werden nur ausnahmsweise beobachtet. Typisch sind dagegen kleinste, bis etwa 0,5 cm große, porzellan- oder mehr bläulichweiße, im Hautniveau oder ganz flach bleibende, runde oder ovale atrophische Herde, die zu unregelmäßig konfigurierten, größeren Arealen zusammen-

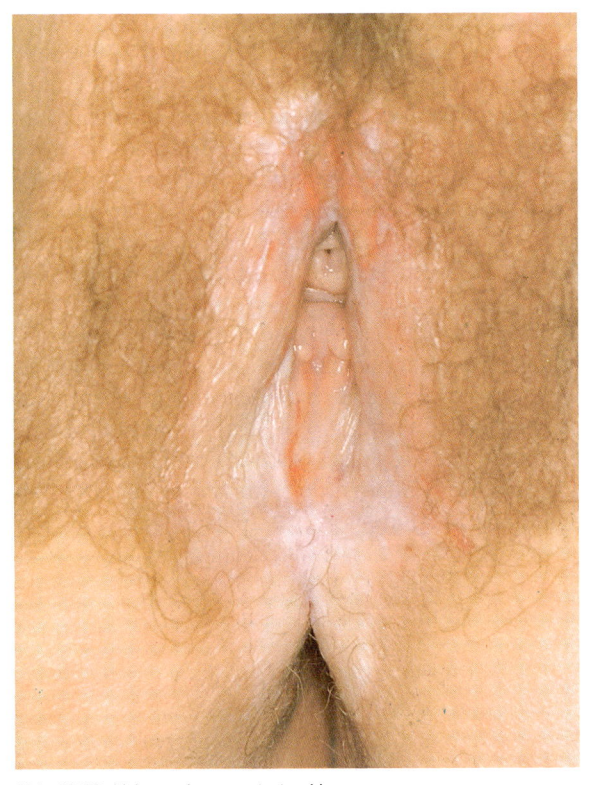

Abb. 18.22. Lichen sclerosus et atrophicus

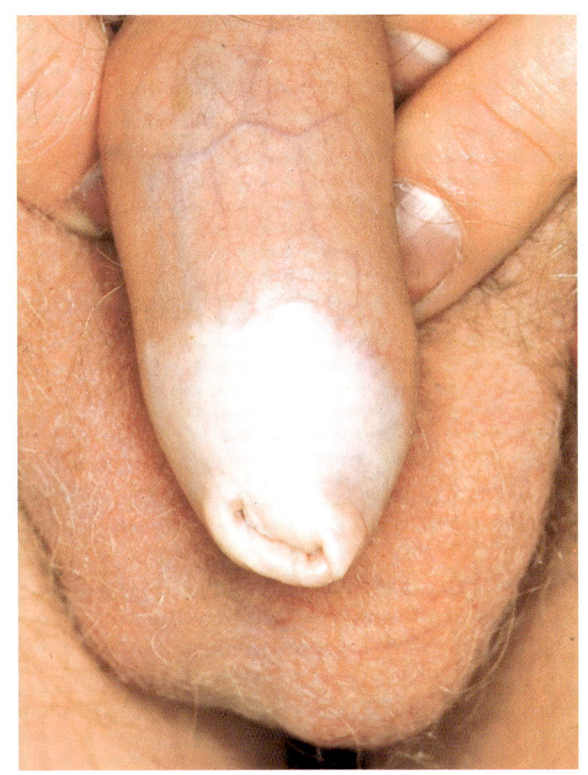

Abb. 18.23. Lichen sclerosus et atrophicus, sekundäre Phimose

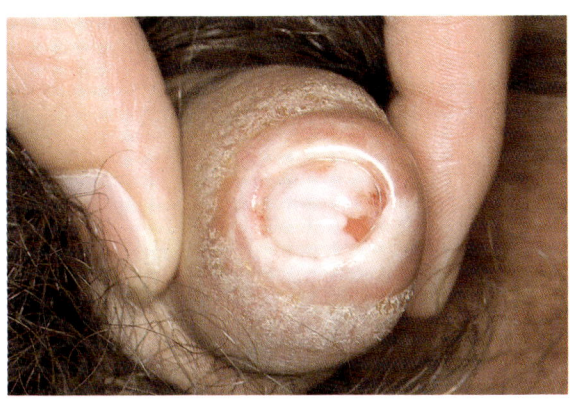

Abb. 18.24. Lichen sclerosus et atrophicus

treten können. Gelegentlich weisen sie einen zyklamenfarbenen entzündlichen Randsaum auf. Ältere Herde zeigen eine feine pergamentartige Fältelung der Oberfläche und charakteristische komedoartige follikuläre Hyperkeratosen. Selten kommt es zur Abhebung der Epidermis mit Ausbildung hämorrhagischer Blasen von langzeitigem Bestand mit einem gelatinösen Inhalt. Stärkere Induration, Juckreiz oder andere subjektive Beschwerden fehlen gewöhnlich.

Schleimhautveränderungen. Sie sind selten und manifestieren sich als weißliche Herde an der Wangen- oder Gaumenschleimhaut.

Genitalveränderungen. Die genitalen Veränderungen an Vulva, Präputium und Glans penis bestehen ebenfalls in weißlich-atrophischen Herden mit oft deutlicher narbiger Schrumpfung (sekundäre Phimose, Frenulumsklerose). Nicht selten ist Ausbildung von hämorrhagischen Blasen, die narbig abheilen. Klinisch entsprechen die Erscheinungen der *Kraurosis vulvae* bzw. der *Kraurosis penis*.
Die *Balanitis xerotica obliterans* (Stühmer 1928), die als eigenständiges Krankheitsbild mit narbiger Schrumpfung im Bereich von Präputium, Frenulum, Glans und Urethralöffnung beschrieben wurde, ist gleichfalls dem Lichen sclerosus et atrophicus zuzuordnen. Bei Erkrankung der Glans in der Umgebung der Urethralmündung kann es zur Stenose mit chronischer Harnverhaltung (Balkenblase) kommen. Bei Frauen können die Genitalveränderungen starken Juckreiz verursachen.

Histopathologie. Zunächst Verdickung, dann Atrophie der Epidermis mit buchtigen follikulären Hyperkeratosen. Unmittelbar darunter liegt eine Zone mit Schwund der Elastika und ödematöser Durchtränkung der hyalinisierten kollagenen Fasern, an die sich zur Tiefe wallartig ein bandartiges oder mehr perivaskuläres lymphozytäres Infiltrat anschließt. Das massive Ödem führt manchmal zu subepidermaler Kontinuitätsstörung mit Kapillararrosion und Blutaustritten (hämorrhagische Blase). Manchmal stark erweiterte Lymphgefäße sowie Ablagerung von IgG, IgM, IgA, Komplementfaktoren und Fibrin in erkrankter Haut.

Verlauf und Prognose. Der Verlauf ist chronisch, manchmal schubweise. Spontanes Sistieren ist jederzeit möglich, bei Kindern besonders in der Pubertät. Die Atrophie bildet sich meist nicht zurück. Bei Koinzidenz mit Leukoplakien im Vulva- oder Penisbereich ist die Möglichkeit der Entstehung eines spinozellulären Karzinoms gegeben. Manchmal (?) assoziiert mit Diabetes mellitus.

Koinzidenz mit anderen Dermatosen. Gleichzeitiges Vorkommen von zirkumskripter Sklerodermie (Morphaea) ist möglich. Auch die Kombination mit Vitiligo, Lichen ruber planus und Lupus erythematodes wurde beobachtet. Bei Erkrankung der Vulva sollen in 50% der Fälle Leukoplakien vorkommen und damit ein fakultativ präkanzeröser Zustand vorliegen. Dies gilt aber nicht für Kinder mit dieser Erkrankung.

Differentialdiagnose. Disseminierte kleinfleckige zirkumskripte Sklerodermie (histologisch hier aber Erhaltenbleiben der Elastika); ferner kleinfleckiger atrophierender Lichen ruber planus, der ebenfalls histologisch abzugrenzen ist.

Therapie. Sie ist nicht sehr effektiv.
Innerlich. Glukokortikoidtherapie dürfte kaum indiziert sein, zumal die Wirksamkeit unsicher ist. Versuche mit Vitamin A und E (Rovigon), auch mit Chloroquin (Resochin) brachten keine überzeugenden Ergebnisse. Aromatisches Retinoid [Acitretin (Neotigason)] oder Isotretinoin (Roaccutan) werden versucht, verlangen aber sorgfältige Abwägung.
Äußerlich. Empfohlen wird die äußerliche simultane Anwendung von Glukokortikoiden in Form von Cremes oder Salben und Externa mit Heparin(oid)- und Östrogenzusätzen (Lasonil, Linoladiol, Oestriol). Glukokortikoide können auch unter Okklusivverband, Kondom oder als Injektion von Kristallsuspension (Volon-A-Kristallsuspension, 1:3–1:5 verdünnt mit Mepivacain) intraläsional angewandt werden. Letztgenannte Therapieform vermag besonders den Juckreiz genitaler Veränderungen bei Frauen und Kindern wesentlich zu lindern und ist dort heute die Therapie der Wahl. Bei Erkrankung der Glans und der Vulva hat sich die täglich wechselnde Therapie mit Glukokortikoiden und Heparinoiden (Lasonil) bewährt. Bei Lichen sclerosus der Vulva kommt auch ein Versuch mit Östrogensalben (Ovestin, Linoladiol) in Betracht. Wegen hoher Rückfallrate (80%) ist Vulvektomie nicht indiziert. Bei Lichen sclerosus et atrophicus im Genitalbereich beim Mann wird Testosteronpropionat (2% in einer Salbengrundlage vom Typ W/Ö) 2mal tgl. empfohlen; es besteht jedoch keine überzeugende Dokumentation eines Behandlungserfolges. Bei bullösen Herden kommt tangentiale Exzision in Betracht.
Chirurgisch. Bei Verdacht auf Entwicklung eines spinozellulären Karzinoms an Vulva oder Penis muß eine Biopsie durchgeführt werden und gegebenenfalls Resektion der Neoplasie erfolgen. Bei schrumpfenden Präputialveränderungen (sekundäre Phimose) ist die Zirkumzision indiziert, bei Stenosierung der Urethralmündung Meatotomie.

Sklerodermien

Definition. Chronische Erkrankungen unbekannter Ätiologie, bei denen es nach einer entzündlichen Phase zur Sklerose, d. h. einer bindegewebigen Verhärtung umschriebener Hautareale oder zu generalisierter Sklerose der Haut unter Beteiligung innerer Organe kommt. Die Prognose der erstgenannten Form ist günstig, die der zweiten Form ernst. Trotz Gemeinsamkeiten des histologischen Bildes und trotz möglicher Übergangsformen ergibt sich wegen der unterschiedlichen Ausbreitung, Verläufe und Prognose die Notwendigkeit, zwei eigenständige Krankheiten voneinander abzugrenzen:
- Zirkumskripte Sklerodermie und
- Systemische Sklerodermie

Hautveränderungen, die das Bild einer Sklerodermie weitgehend nachahmen, jedoch eine geklärte, andersartige Ätiologie aufweisen, werden als *Pseudosklerodermie* oder sklerodermieartige Syndrome abgegrenzt. An Sklerodermie erinnernde, jedoch mit ihr nicht verwechselbare umschriebene sklerosierende Hautveränderungen werden gelegentlich als *sklerodermiforme Hautveränderungen* beschrieben; Beispiel ist das sklerodermiforme Basaliom.

Zirkumskripte Sklerodermie

Synonyme. Sclerodermia circumscripta, lokalisierte Sklerodermie, Morphoea, Morphaea

Vorkommen. Relativ selten. Das weibliche Geschlecht ist 2:1–3:1 bevorzugt. Am häufigsten ist das jüngere Erwachsenenalter (20–40) betroffen; etwa 15% der Patienten sind Kinder bis zu 10 Jahren. Bei Farbigen sehr selten.

Ätiologie. Unbekannt. In Einzelfällen wurden Traumen als auslösende Faktoren angeschuldigt. Genetische, immunologische, hormonelle, virale, toxische, neurogene oder vaskulär wirksam werdende Faktoren wurden diskutiert, aber nicht bewiesen. Neuerdings wurde vermutet, daß Borrelia burgdorferi, zumindest in einigen Fällen, als ätiologisches Agens in Betracht kommt (erhöhte Antikörpertiter, Nachweis von Borrelia burgdorferi in erkrankter Haut). Dieses würde auch den günstigen Einfluß der hochdosierten Penizillintherapie bei zirkumskripter Sklerodermie erklären.

Klinik. Ein zirkumskripter Sklerodermieherd beginnt mit einer fleckförmigen, sich allseitig ausdehnenden, mäßig entzündlichen Rötung. Bald bildet sich im Zentrum des Herdes unter Schwund des Erythems eine langsam wachsende, gelblichweißliche harte Platte aus. Es entsteht eine scheibenartige, an der Oberfläche spiegelnde, mit der Unterlage verbackene elfenbeinfarbene Verhärtung der Haut, die ringförmig umgeben ist von einem blauvioletten oder fliederfarbenen Erythem, dem *lilac ring*. Die Verhärtungen sind oft irreversibel. Nach längerem Bestand kann sich aber auch unter Verlust von Haaren und Talgdrüsen eine Atrophie ausbilden, wobei Pigmentveränderungen (Hyper- und Depigmentierungen) innerhalb der Herde auftreten. Alle Laborwerte sind unauffällig, aber antinukleäre Antikörper können vorkommen, besonders bei linearer und disseminierter zirkumskripter Sklerodermie.

Wechselnde Größe und Form der sklerotischen Bindegewebeverhärtung und wechselnder Sitz der pathologischen Veränderungen in den verschiedenen Etagen der Haut lassen klinisch verschiedene Formen unterscheiden:

Herdförmige zirkumskripte Sklerodermie (Morphaea). Hier findet man einen oder mehrere münz- bis handflächengroße Herde. Prädilektionsstelle ist der Rumpf.

Kleinfleckige zirkumskripte Sklerodermie (Morphaea guttata). Sie ist gekennzeichnet durch eine rumpfbetonte Aussaat von gelblichweißlichen, oberflächlich glänzenden sklerotischen Herdchen mit Randbegrenzung durch einen feinen lilac ring. Die klinische Abgrenzung gegenüber Lichen sclerosus et atrophicus kann schwierig sein. Stets fehlen aber follikuläre Hyperkeratosen. Entscheidend ist das histologische Substrat.

Disseminierte zirkumskripte Sklerodermie (Morphaea generalisata). Sie ist durch eine größere Anzahl von zirkumskripten Sklerodermieherden gekennzeichnet, in schweren Fällen tritt sie *generalisiert* auf. Atemexkursionen und Bewegungsfähigkeit der Extremitäten können deutlich eingeschränkt werden. Gelegentlich wurde in solchen Fällen die für systemische Sklerodermie typische innerliche Begleitsymptomatik beobachtet. Entsprechende klinische Untersuchungen und Verlaufskontrollen sind ratsam, damit die bei dieser Form offenbar vorkommenden echten Übergänge zur systemischen Sklerodermie frühzeitig erfaßt und behandelt werden.

Sclérodermie en coup de sabre. Diese nicht seltene Sonderform der bandförmigen zirkumskripten Sklerodermie entwickelt sich frontoparietal meist paramedian von den Augenbrauen bis in die behaarte Kopfhaut hinein, in der es zu einer permanenten Alopezie kommt. Manchmal findet man eine rinnenförmige Atrophie des darunterliegenden Knochens, so daß insgesamt der Aspekt eines Zustands nach Säbelhieb (coup de sabre) entsteht. Doppelseitigkeit kommt extrem selten vor. Veränderungen im Elektroenzephalogramm wurden beschrieben. Bei mehr seitlichem Sitz im Kopfbereich oder am Kinn kann ein Bild resultieren, das an *Hemiatrophia faciei progressiva* erinnert.

Lineare zirkumskripte Sklerodermie. An den Extremitäten herrschen manchmal lineare, bandförmige oder

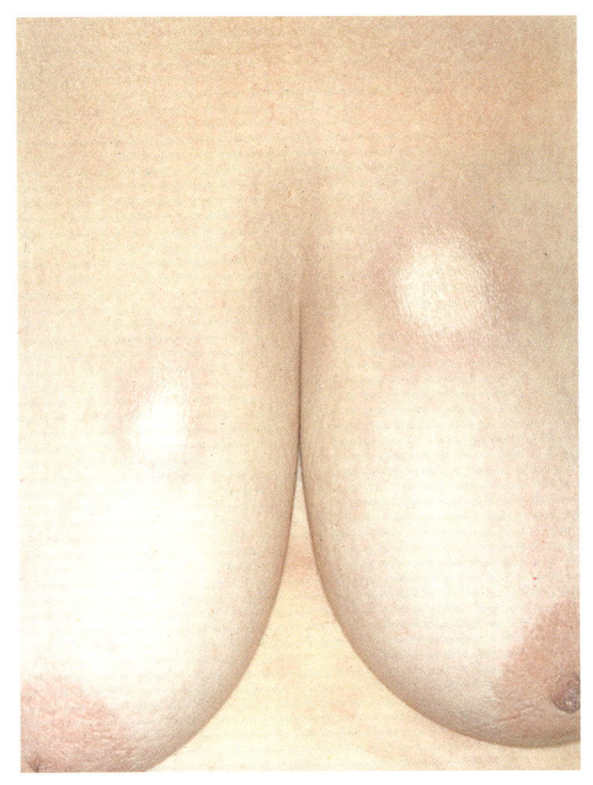

Abb. 18.25. Sclerodermia circumscripta (Morphaea)

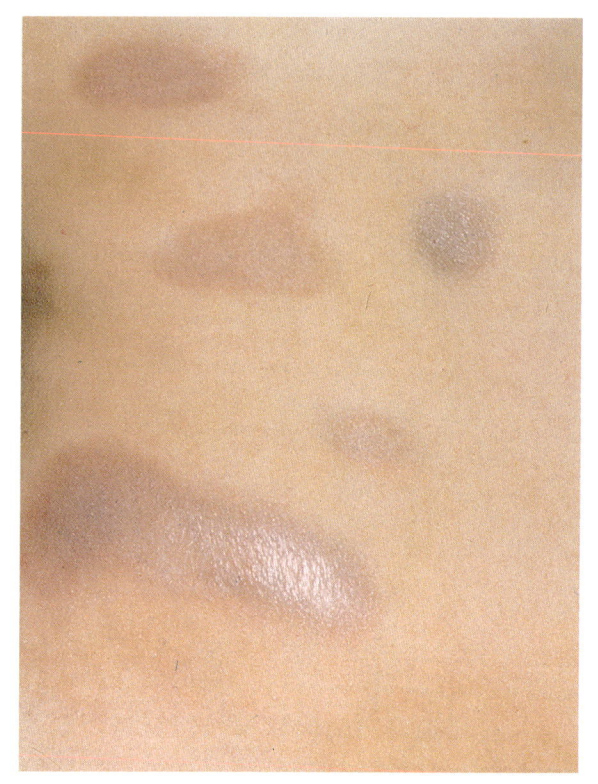

Abb. 18.26. Sclerodermia circumscripta disseminata

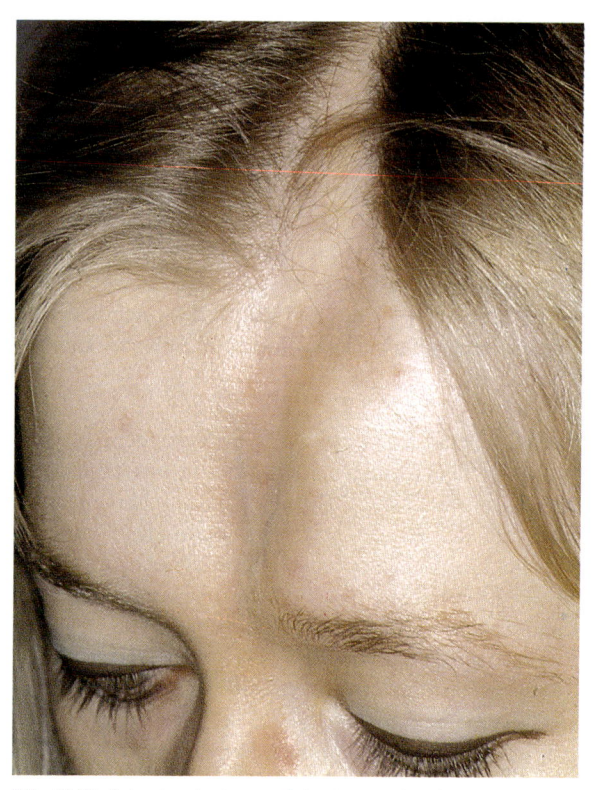

Abb. 18.28. Sclerodermia circumscripta en coup de sabre

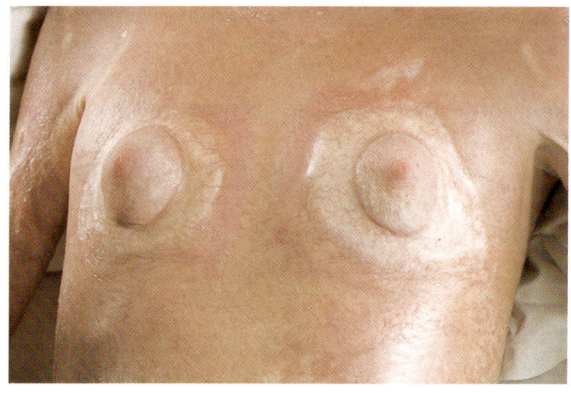

Abb. 18.27. Sclerodermia circumscripta disseminata, generalisierte Form

auch systematisierte Herde mit Verlauf in Längsrichtung vor. Diese können als derbe sklerotische Streifen über Gelenke hinwegziehen und zur Bewegungseinschränkung führen (dermatogene Kontrakturen). Bei Kindern kann es in den betroffenen Hautbereichen auch zur Muskel- oder Knochenatrophie kommen (Röntgen, EMG).

Erythematöse zirkumskripte Sklerodermie. Als Synonym wird auch die Bezeichnung *Atrophodermia idiopathica et progressiva* (Pierini und Pasini 1923) gebraucht. Diese Form ist relativ selten. Dabei entwickelt sich meist in mehreren rundlichen oder ovalen Herden von Talergröße und darüber lediglich ein zyklamenfarbenes Erythem: *forme lilacée* (Gougerot). Prädilektionsstelle ist der Rumpf. Die Sklerosierung der Herde bleibt ganz aus oder ist nur sehr geringfügig. Schließlich wird die Haut in den gut abgegrenzten Herden leicht atrophisch und sinkt kahnartig unter das Hautniveau ein. Es handelt sich um eine ganz oberflächlich in der Dermis lokalisierte zirkumskripte Sklerodermie. Nicht selten tritt diese Form gemeinsam mit herdförmiger zirkumskripter Sklerodermie in Erscheinung.

Noduläre zirkumskripte Sklerodermie. Bei dieser seltenen Variante zeigen sich an Keloide erinnernde knotige Herde, daher auch die Bezeichnung *Keloidmorphaea*. Koinzidenz mit typischen Herden von zirkumskripter Sklerodermie kommt vor und ist hilfreich für die Diagnose. Histologisch findet sich anders als beim Keloid eine normale Elastika.

Subkutane zirkumskripte Sklerodermie (Morphaea profunda). Diese Variante ist dadurch charakterisiert, daß bevorzugt das subkutane Bindegewebe zwischen den Fettläppchen und die tieferen Koriumschichten Sitz der Sklerosierung sind. Daher fehlt an der Hautoberfläche das fliederfarbene Erythem des lilac ring. Klinisch sieht man knotige, strangförmige oder keloidartige Hautveränderungen, die zu Einziehungen oder Vorwölbung und zur Verhaftung der Haut mit tieferen Gewebestrukturen wie Faszien führen.

Zirkumskripte Sklerodermie der Faszie (Sklerofaszie). Sie kann als eine zirkumskripte Sklerodermie mit Sitz der Krankheitsveränderungen im Bindegewebe der Faszien herausgestellt werden. Bevorzugte Lokalisation sind die Faszien in den Sehnenscheiden der Unterarmbeugeseiten. Durch Schrumpfung und Einmauerung von Muskulatur und Sehnen führt diese Form schließlich zur dermatogenen Fixierung der Gelenke. Auch die Symptomatik eines *Karpaltunnelsyndroms* kann resultieren.

Disabling pansclerotic morphea of children
[Diaz-Perez, Connolly und Winkelmann 1980]. Eine extrem seltene und schwere Krankheit durch Kombination von linearer und disseminierter zirkumskripter Sklerodermie mit schwerer Behinderung durch die sklerotischen Hautveränderungen, durch sekundäre Beteiligung von inneren Organen, Kachexie, Mutilationen und unaufhaltsame Progression.

Histopathologie. Frühveränderungen sind ein dichtes, vorwiegend lymphozytäres entzündliches Infiltrat, das die Gefäße des oberflächlichen und tiefen Plexus umgibt, eine ödematöse Verquellung der Kollagenfaserbündel und oft eine septale Pannikulitis mit Lymphozyten, Plasmazellen und Eosinophilen. Aus dieser entzündlichen Phase entwickelt sich das sklerotische Stadium, in dem sich das dermale Bindegewebe auf Kosten des subkutanen Fettgewebes ausbreitet. Die Entzündungszellen verschwinden, Fibroblasten sind nur noch spärlich zwischen den meist parallel zur Hautoberfläche angeordneten homogenisierten und verbreiterten Kollagenfaserbündeln nachweisbar. Die Gefäße werden zu Schlitzen verengt, die Adnexe atrophieren. Haarfollikel und Talgdrüsen schwinden fast völlig; lediglich die Mm. arrectores pilorum bleiben übrig. Ekkrine Schweißdrüsen liegen eingemauert in dem hyalin-sklerotischen Korium. Die elastischen Fasern bleiben weitgehend erhalten.

Elektronenmikroskopisch findet man regionale Neubildung kollagener Fibrillen mit einer Verringerung des durchschnittlichen Fibrillendurchmessers und einer erhöhten Variationsbreite ihrer Dicke bei ansonsten normaler Ultrastruktur. An den kleinen Gefäßen wurden Endothelverdickung und Fenestration, ferner Verdickung der Basalmembran beschrieben.

Laborbefunde. Sie sind im allgemeinen normal. Eosinophilie kann vorkommen. Antinukleäre Antikörper, besonders bei Hep-2-Zellen als antigenes Substrat, wurden hauptsächlich bei Kindern und bei linearer zirkumskripter Sklerodermie beschrieben.

Verlauf und Prognose. Die Intensität der Erkrankung ist unterschiedlich und unberechenbar. In der Regel kommt sie aber spontan zum Stillstand, und der lilac ring als Zeichen von entzündlicher Aktivität verschwindet. Auch die Sklerose kann sich zurückbilden. Angaben der mittleren Erkrankungsdauer liegen bei 1,5–4 Jahren für die herdförmige, bei 5 Jahren für die lineare zirkumskripte Sklerodermie. Verläufe von >10 Jahren Dauer sind aber möglich. Folgekrankheiten wie sekundäre Hyperpigmentierung, Kalzinose, Kontrakturen oder faziale Hemiatrophie bilden sich allenfalls langsam zurück.

Komplikationen. Die quoad vitam gute Prognose wird durch bleibende Atrophieherde, mögliche Deformierungen der Haut und funktionelle Behinderungen der Gelenkbeweglichkeit getrübt. Manchmal entstehen trophische, schlecht heilende Ulzera in alten Sklerodermieherden besonders an den Unterschenkeln. Koexistenz mit systemischer Sklerodermie oder Übergänge in diese prognostisch ungünstige Form sind selten, wurden aber in Einzelfällen bei disseminierter bzw. generalisierter zirkumskripter Sklerodermie beschrieben. Myositische Veränderungen im erkrankten Areal sind dagegen besonders bei Lokalisation der Herde an Extremitäten häufiger zu beobachten.

Therapie. Wenig erfolgreich. In Anbetracht der spontanen Abheilungstendenz ist Zurückhaltung mit eingreifenden Maßnahmen geboten.
Innerlich. Bei ausgedehnter Erkrankung und stärkeren Aktivitätszeichen (ausgeprägter lilac ring, merkliche Vergrößerung der Herde) wird hochdosiert Penizillin empfohlen [2–4 Wochen tgl. Injektionen von 10–20·10^6 IE (Penicillin Grünenthal 10·10^6 IE) oder oral 3mal tgl. 1–2·10^6 IE (Baycillin)]. Bei linearen Sklerodermieformen wird Phenytoin (Zentropil, zunächst 2- bis 3mal 100 mg/tgl., später 100 mg über 1–3 Jahre) unter Kontrolle der Nebenwirkungen empfohlen; größere Erfahrungen stehen noch aus. Antimalariamittel haben sich in Einzelfällen als hilfreich erwiesen [Chloroquin (Resochin) oder Hydroxychloroquin (Quensyl)], verlangen aber monatelange Behandlung. Auch Griseofulvin, Penicillamin (300–600 mg tgl.) und aromatisches Retinoid [Acitretin (Neotigason)] wurden versucht. Schwerste Fälle wurden vereinzelt erfolgreich mit mittleren Glukokortikoiddosen oder niedrig dosiert mit Cyclosporin behandelt (5 mg/kg KG/Tag).
Äußerlich. Glukokortikoide können in Salbenform, auch unter Okklusivverband, angewendet werden; ferner als intraläsionale Injektionen von 1:3–1:5 mit Mepivacain verdünnter Triamcinolonacetonid-Kristallsuspension (Volon A). Auch heparinoid- und ichthyolhaltige Salben (Lasonil, Hirudoid, Ichthalgan)

wurden empfohlen. Sehr vielversprechend ist die PUVA-Bade-Therapie sowie Hautpflege.

Physikalische Therapie. Bei bandartigen Formen an den Extremitäten physikalische und krankengymnastische Behandlung zur Erhaltung der Gelenkbeweglichkeit. Wärmebehandlung und Massagen können sehr hilfreich sein.

Systemische Sklerodermie

Synonyme. Sclerodermia diffusa seu progressiva, progressive systemische Sklerodermie, diffuse Sklerodermie, systemische Sklerose, Systemsklerose

Definition. Schwere Systemerkrankung unbekannter Ätiologie, die gewöhnlich einen hochchronischen Verlauf nimmt, aber auch in wenigen Jahren letal verlaufen kann. Sie betrifft das gefäßführende Bindegewebe des Organismus mit Entwicklung einer diffusen Sklerose der Haut und innerer Organe. Oft geht ein Raynaud-Syndrom voraus oder begleitet die Krankheit. Desgleichen finden sich Zeichen einer Autoimmunerkrankung.

Vorkommen. Die Krankheit ist selten. In den USA beträgt die Morbidität 105/1 Mio. Einwohner, die Zahl der Neuerkrankungen pro Jahr wird mit 3–12/ 1 Mio., die Mortalität mit 2–4/1 Mio. Einwohner angegeben. Klimatische und geographische Unterschiede sind nicht ausgeprägt. Je nach Typ der Erkrankung können Assoziationen mit einem bestimmten HLA-Locus nachgewiesen werden. Mit 3:1 bis 5:1 erkranken Frauen viel häufiger als Männer. Die Krankheitshäufigkeit steigt mit dem Lebensalter an. In über 80% der Fälle suchen die Patienten zwischen der 3. und 7. Lebensdekade ärztliche Hilfe. Bei Kindern ist die Erkrankung extrem selten.

Ätiopathogenese. Ursache unbekannt. Ähnlich wie bei der zirkumskripten Sklerodermie wird eine Vielzahl von Faktoren diskutiert, die sich auf vier Bereiche konzentrieren: genetische Disposition, vaskuläre Regulationsstörungen, humorale und zelluläre entzündliche Immunphänomene sowie Störungen in der Regulation der Kollagensynthese. In Familien von Patienten mit systemischer Sklerodermie wurden in erhöhtem Maße Chromosomenanomalien festgestellt. Ein Faktor wurde im Serum dieser Patienten nachgewiesen, der Chromosomenbrüche bei Mitosen Gesunder induziert. HLA B8 scheint häufiger bei Patienten vorzukommen, deren Erkrankung ernster verläuft und von Störungen der zellulären Immunität begleitet ist. Bei Patienten mit leichtem Krankheitsverlauf sind HLA DR12 und -DR5 sowie Antizentromerantikörper häufig. Eine Beziehung zwischen dem HLA-Typ und den Scl 70-Antikörpern konnte bisher nicht eindeutig nachgewiesen werden, doch weiß man von einzelnen Untertypen, daß eine Beziehung des genetischen Hintergrundes mit der Ausprägung bestimmter Erkrankungsformen besteht. Verschlüsse von Digitalarterien durch Endothelzellproliferation sind angiologisch oft schon in Frühstadien nachweisbar, ebenso Störungen der Gefäßfunktion. Eine relative Verminderung der T-Lymphozyten im Blut soll stets nachweisbar sein; Zytotoxizität von Patientenlymphozyten gegenüber Muskelzellen und Fibroblasten wurde beobachtet. Hinweis auf eine veränderte humorale Immunitätslage ist das Auftreten antinukleärer Faktoren gegen verschiedene Zellkernantigene. Schließlich konnte gezeigt werden, daß Fibroblasten von Sklerodermiepatienten eine wesentlich höhere Kollagensynthese aufweisen als solche von normaler Haut. Nach Einnahme von L-Tryptophan wurde ein Krankheitsbild beschrieben, das klinisch an die Sklerodermie erinnert und mit ausgeprägter Eosinophilie sowie Muskel-, Gelenk- und Lungenveränderungen einhergeht (Eosinophilie-Myalgie-Syndrom). Diskutiert wird schließlich, ob bestimmte Chemikalien oder eine Viruserkrankung im Sinne von slow virus disease an der Entwicklung der Sklerodermie beteiligt sind.

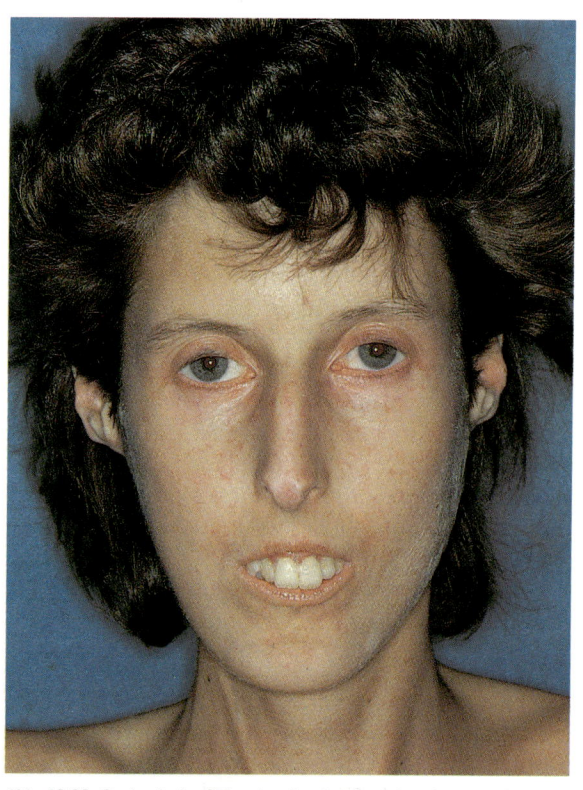

Abb. 18.29. Systemische Sklerodermie

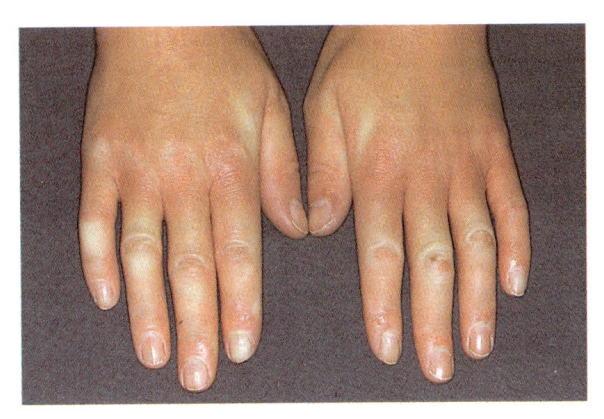

Abb. 18.30. Systemische Sklerodermie

Klinik. Die systemische Sklerodermie ist eine polymorphe Erkrankung. Innerhalb des vielgestaltigen Krankheitsbildes lassen sich zwei Verlaufsformen abgrenzen:
- Akrosklerodermie (limited cutaneous systemic scleroderma),
- Diffuse Sklerodermie (diffuse cutaneous systemic scleroderma).

Daneben gibt es einige Sonderformen, die bestimmte klinische Charakteristika aufweisen, trotzdem aber in die beiden großen Gruppen eingeordnet werden können. Hierzu gehört das CREST-Syndrom (Calcinosis, Raynaud, Ösophagusbeteiligung, Sklerodaktylie, Teleangiektasien), das zu den Akrosklerodermien gehört und in der Regel durch einen gegen das Zentromer gerichteten zirkulierenden Antikörper charakterisiert ist. Eine andere Sonderform zeigen Patienten, die klinisch denen mit CREST-Syndrom ähneln, aber eine häufigere Lungenbeteiligung aufweisen. Bei diesen wurden zirkulierende Antikörper gegen Fibrillarin nachgewiesen. Schließlich konnte man kürzlich eine weitere Form abgrenzen: Diese Patienten weisen neben den Symptomen einer Sklerodermie Gelenk- und ausgeprägte Muskelbeteiligung auf. Bei ihnen findet sich im Blut ein Antikörper, der als PM SCL bezeichnet wird.

Klassifikation der systemischen Sklerodermie
[Nach LeRoy, Black, Fleischmajer et al. 1988]

Akrosklerodermie
Limitierte kutane systemische Sklerodermie (Lc SSc)
- Lange Krankheitsgeschichte mit Raynaud-Syndrom
- limitierte periphere Hautbeteiligung: Akrosklerodermie
- Kalzinose, Teleangiektasien, spätes Einsetzen pulmonaler Hypertension
- Kapillarektasien im Nagelfalz
- Antizentromerantikörper

Diffuse Sklerodermie
Diffuse kutane systemische Sklerodermie (dc SSc)
- Kurzes Intervall (<1 Jahr) zwischen Beginn von Raynaud-Syndrom und Entwicklung von Hautveränderungen
- Hautveränderungen am Rumpfbereich *und* an den Akren
- Sehnenreiben
- Lungenfibrose, gastrointestinale Erkrankung, Myokardbeteiligung, Nierenbeteiligung
- Kapillar „drop-out" im Nagelfalz
- Scl 70-Antikörper
- keine Antizentromerantikörper

Geht man von dem pathologisch-anatomischen Schema: Vaskulopathie↔Sklerose↔Entzündung und den biochemischen Befunden aus, so kann man von der Krankheitsdynamik zwei Hauptformen einander gegenüberstellen:
- *Vaskulär-fibrotische Form*
- *Entzündlich-fibrotische Form*

Die letztere Einteilung hat eine gewisse Bedeutung für die Therapie erlangt.

Prodrome. Zunächst uncharakteristische Beschwerden wie Müdigkeit, Kopfschmerz, depressive Verstimmungen und leichte Temperatursteigerung können als unbestimmte erste Krankheitszeichen auftreten. Auch können sich Beschwerden an den Extremitäten einstellen. Sie äußern sich in kalten Jahreszeiten als *vasomotorische Störungen* (Akrozyanose, Cutis marmorata) mit Kälteempfindlichkeit, gelegentlich auch Parästhesien.

Raynaud-Syndrom. Dieser durch Kälte ausgelöste anfallsartige Gefäßspasmus, besonders an den Händen, mit der typischen Abfolge der drei Stadien von

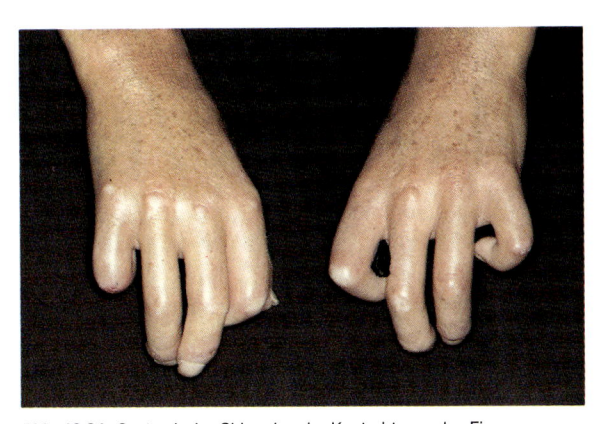

Abb. 18.31. Systemische Sklerodermie, Kontrakturen der Finger

Tabelle 18.5. Wichtigste Organmanifestationen der systemischen Sklerodermie. (Prozentzahlen nach Literaturangaben)

Organ	%	Organ	%
Haut	90–95	Perikard	11
Raynaud-Phänomen	60–90	Nieren	35–70
Magen-Darm-Trakt	90	Hypertonie	21
Ösophagus	45–75	Anämie	27
Magen	6–25	Gelenke	25–50
Darm	10–57	Sehnen,	
Lunge	40–60	Sehnenscheiden	25
Herz	50–90	Skelettmuskel	20

schmerzhafter Ischämie, lokaler Zyanose und arterieller Hyperämie findet sich als Frühsymptom bei der Mehrzahl der Patienten. Mit 60–90% der Fälle ist das Raynaud-Phänomen nach den Hauterscheinungen das häufigste Symptom bei systemischer Sklerodermie, besonders bei der Akrosklerodermie.

Akrosklerodermie, Sklerodaktylie. Diese Form beginnt an den Akren bzw. Fingern. Sie ist die häufigste Manifestation. Bereits vor der teigig-ödematösen, gering geröteten Anschwellung der Finger, Hände und Unterarme *(Stadium oedematosum)* tritt das Raynaud-Phänomen auf. Befall der Füße ist selten. Im weiteren Verlauf wird die Haut extrem straff, gespannt, wachsartig-spiegelnd und läßt sich nicht mehr in Falten abheben *(Stadium sclerosum)*. Durch die sklerotische Schrumpfung der Haut wird die Beweglichkeit an Händen und Füßen eingeschränkt: *dermatogene Kontraktur*. Die Finger sind krallenartig in Beugekontraktur gespreizt und werden schließlich völlig unbeweglich. An den Fingerspitzen und über den Gelenken findet man oft kleine Nekrosen (Rattenbißnekrosen). Weichteile und Knochen verfallen einer Druckatrophie. In schweren Fällen erscheinen die Endglieder zugespitzt (Madonnenfinger) oder verstümmelt. Die Nägel sind durch Querwülste und Querstreifen deformiert. Bisweilen treten Punktblutungen im Nagelhäutchen auf.
Ein zweiter Hauptmanifestationsort für diese Erkrankungsform ist das *Gesicht*. Es verliert sein Mienenspiel: *sklerodermatische Amimie*. Durch die Straffung und Sklerosierung der Haut verkleinert sich das Gesicht. Die Nase wird spitz, überzogen von einer glatten spiegelnden Haut. Die Wangen sind faltenlos gerafft, die Lippen schmal. Der Mund ist zu einer verkleinerten rundlichen Öffnung geworden, das Öffnen erschwert: *Mikrostomie*. Auch die Beweglichkeit der Augenlider ist eingeschränkt. Die Stirn ist nicht mehr fältelbar, der Mund nicht mehr zum Pfeifen zuzuspit-

zen. Palpatorisch ist die Gesichtshaut straff und hart, ihr Farbton ist weißgelblich-fahl.
Zunehmend können sich die diffusen sklerotischen Verhärtungen der Haut auch auf Hals, Stamm und proximal auf die Gliedmaßen ausbreiten. Immer mehr wird die Beweglichkeit eingeengt, selbst die Atemexkursionen werden behindert. Die Bauchwand wirkt trommelartig gespannt. An den Beinen entwickeln sich dermatogene Streckkontrakturen. Schließlich ist der Patient in die bretthart sklerosierte Haut wie in einen Panzer eingemauert.

Diffuse Sklerodermie. Sie ist charakterisiert durch ein stammbetontes derbes Ödem *(Stadium oedematosum)*, das sich auf die Extremitäten ausbreitet und zu einer weißlichen Sklerose der gesamten Haut führen kann *(Stadium sclerosum)*. Raynaud-Symptome finden sich bei dieser Form meist erst mit Auftreten der Hautveränderungen. Beteiligung von Muskulatur und inneren Organen, Entzündungszeichen wie erhöhte BSG, Dysproteinämie und hohe Titer antinukleärer Faktoren sind häufig. Nicht selten sind arthritische Symptome, daher auch die Bezeichnung: *febril-arthritischer Typ*. Eine Überlappung dieser Form der systemischen Sklerodermie mit Dermatomyositis oder systemischem Lupus erythematodes ist möglich und wird gesondert dargestellt (S. 755). Die diffuse Form soll bei beiden Geschlechtern gleich häufig vorkommen, ihre Prognose ist ungünstig, da sie nicht selten in 3–5 Jahren letal endet, eine *akute maligne Variante* kann rasch innerhalb weniger Monate zum Tode führen.

Weitere Hautveränderungen. Mit der Atrophie können sich Teleangiektasien, fleckförmige bis streifige Hypo- und Hyperpigmentierungen und damit das Bild einer *Poikilodermie* einstellen. An den Akren kommen nach kleinen Verletzungen torpide *Ulzerationen* zustande. Die Hautanhangsgebilde verfallen der Atrophie, am Kapillitium resultiert eine *sklerodermatische Alopezie*. Kutan-subkutan kommt es bei etwa 25% der Patienten in den sklerotischen Hautbereichen zu umschriebenen *Kalkeinlagerungen* (Calcinosis), die an den zugespitzten Fingern als krümelige Massen nach außen entleert werden.

Schleimhautbeteiligung. An der Mundschleimhaut lassen sich kleinfleckige oder großflächige Sklerosierungen und Atrophien nachweisen. Mit der Mundverkleinerung entsteht eine Mikrocheilie. Die Zungenoberfläche wird atrophisch glatt, die Beweglichkeit der Zunge durch das sklerotisch verkürzte harte Zungenbändchen *(Frenulumsklerose)* eingeschränkt. Auch die Genitalschleimhaut bleibt nicht verschont.

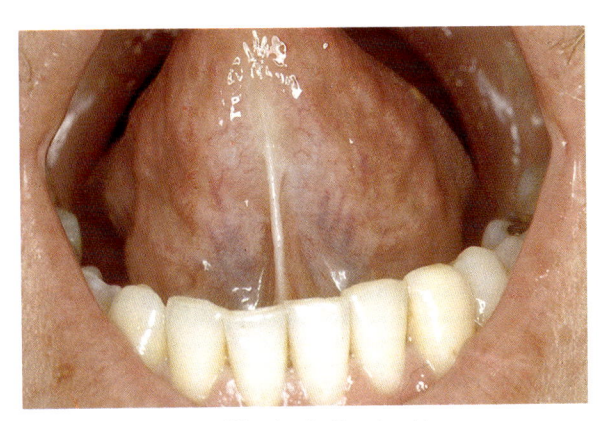

Abb. 18.32. Systemische Sklerodermie, Frenulumsklerose

Beteiligung innerer Organe. Die unterschiedlichen klinischen Bilder und Verläufe der systemischen Sklerodermie ergeben sich aus dem wechselnden Ausmaß der Beteiligung innerer Organe. Zahlenangaben dazu schwanken in weiten Grenzen, da große Unterschiede zwischen klinischen Symptomen, dem Nachweis von Veränderungen durch genauere Untersuchungsverfahren und schließlich dem bioptischen oder autoptischen Befund bestehen.

Zähne. Sklerosierungen im Zahnhalteapparat (~30%) können sich auf Knochen (Röntgenaufnahme) und die Zähne (Zahnausfall) auswirken. Wegen Mikrostomie ist eine Zahnbehandlung gelegentlich sehr erschwert.

Verdauungstrakt. Beteiligung besteht in bis zu 90% der Patienten von systemischer Sklerodermie. Am häufigsten ist der *Ösophagus* betroffen. Symptome sind Reflux und Dysphagie. Röntgenologisch finden sich atonische Dilatation, Verlust der Peristaltik, Schleimhautatrophie, Ulzerationen, manchmal sklerotische Stenosierung im unteren Ösophagusdrittel. Manometrisch kann eine fehlende Erschlaffung beim Schluckakt und der Entleerung kimematographisch nachgewiesen werden. Im Magen kann es durch Sklerosierungen zu Anazidität, glattem Schleimhautrelief mit Ulzerationen und präpylorischen Spasmen kommen. Auch im *Dünn- und Dickdarm* finden sich in wechselndem Ausmaß atonische Erweiterungen, Konstriktionen und Dyskinesien. Als Symptome können Diarrhö ebenso wie Obstipation bis hin zum paralytischen Ileus auftreten.

Lungen. Hier entwickelt sich eine oft massive Fibrose. Röntgenologische Veränderungen – meist diffuse Verschattungen oder Zystenbildung bis zur Honigwabenlunge – werden in etwa 40%, pathologische Funktionstests in etwa 70% der Patienten und oft bereits vor den röntgenologisch nachweisbaren Veränderungen gefunden; bei Autopsien lassen sich noch zu einem höheren Anteil pathologische Veränderungen aufdecken. Symptome wie Dyspnoe, Husten und Zyanose treten erst in fortgeschrittenen Stadien auf; die Neigung zu Bronchopneumonien ist dann groß, besonders nach Nahrungsaspiration. Mittels Bronchiallavage läßt sich das Ausmaß entzündlicher Reaktionen abschätzen.

Kehlkopf. Heiserkeit und rauhe Stimme weisen auf sklerotische Vorgänge an den Stimmbändern hin.

Herz. Es stellt sich eine diffuse interstitielle Myokardfibrose ein. Die einzelnen Muskelfasern werden von einem Fibrosestrumpf eingeengt, der die diastolische Erschlaffung behindert und damit auch die Kontraktionskraft schwächt. Die Herzbeteiligung kann sich aber auch sekundär als Folge einer Lungenfibrose (Cor pulmonale), der Gefäßveränderungen, des Hochdrucks oder aus einer Kombination der verschiedenen Pathomechanismen ergeben. Auch Perikarditis kommt vor. EKG-Veränderungen finden sich in über 50% der Patienten. Rhythmusstörungen, paroxysmale Tachykardien, partieller oder kompletter Herzblock, Vorhofflimmern und digitalisrefraktäre Herzinsuffizienz sind mögliche klinische Symptome.

Nieren. Veränderungen werden autoptisch wesentlich häufiger als klinisch nachgewiesen und bestehen in einer Fibrose der Interlobärarterien und Arteriolen, Mikroinfarkten, Atrophie der Tubuli und Entwicklung einer Schrumpfniere. Das erste klinische Zeichen einer Nierenbeteiligung ist meist Proteinurie; es folgen Störungen der Kreatinin-Clearance. Erst im Finalstadium kommt es zu fortschreitender Insuffizienz und malignem Hypertonus. Bei etwa 50% der Patienten mit systemischer Sklerodermie soll die Nierenbeteiligung Todesursache sein.

Augen. Katarakt kann ein Frühsymptom der systemischen Sklerodermie sein.

Bewegungsapparat. Am Skelett sind resorptive Osteolyse, Osteopoikilie, Osteoporose und zystische Aufhellungen röntgenologisch nachweisbar, besonders an den Finger- und Zehenendgliedern. Nicht selten sind *Arthralgien* (25–50%) und *Tendovaginitis* (etwa 25%), öfters als trockene Form mit Sehnengeräuschen bei Bewegung.

Muskelbeteiligung. Schwächegefühl, Schmerzen sowie histologisch, enzymchemisch und elektromyographisch nachweisbare Myositis kommt ebenfalls nicht selten vor. In ausgeprägten Fällen ist differentialdiagnostisch an Dermatomyositis oder ein Überlappungssyndrom *(Sklerodermatomyositis)* zu denken. Sekundär kann sich als Endzustand unter der sklerosierten Haut und bei fixierten Gelenken ausgeprägte Muskelatrophie entwickeln.

Kalzinose. Subkutane, interstitielle Kalkablagerungen sind bei systemischer Sklerodermie nicht selten. Sie treten besonders bei Frauen (10:1) an den zugespitzten Fingerbeeren auf, an denen sich krümelige Kalkmassen nach außen entleeren können. Weniger häufig sind grobknotige Kalkablagerungen im Hüftbereich, über der Wirbelsäule, an Ellbogen, Knien und Fußrücken. Die Variante der systemischen Sklerodermie mit ausgeprägter Kalzinose wurde als *Thibïerge-Weissenbach-Syndrom* (1911) herausgestellt, die Kombination von *Calcinosis-Raynaud*-Syndrom mit Fingerulzerationen – Sklerodaktylie – Teleangiektasien auch als CRST- oder bei zusätzlicher Ösophagusbeteiligung als CREST- bzw. als *Winterbauer-Syndrom* (1964). Bei letzteren werden Antizentromerantikörper (AcA) nachgewiesen.

Laborbefunde. Sie sind nicht spezifisch, hängen von der Akuität der Entzündung und vom Ausmaß der Organbeteiligungen ab:

Entzündungszeichen. Sie sind naturgemäß bei entzündlichen Verlaufsformen nachweisbar: Erhöhung der BSG, Dysproteinämie mit Hypalbuminämie und relativer Vermehrung der γ-Globuline, in der Immunelektrophorese Erhöhung von IgG, manchmal auch IgM. Häufig ist C-reaktives Protein nachweisbar. Manchmal besteht eine Leukozytose mit Eosinophilie oder Neutrophilie.

Immunologische Parameter. Antinukleäre Antikörper (ANA) sind bei diffuser Sklerodermie in >90% der Patienten, bei Akrosklerodermie in der Mehrzahl der Patienten nachweisbar. Die Titer weisen aber unabhängig vom klinischen Bild größere Schwankungen auf und zeigen nur geringe Korrelation zur klinischen Aktivität. Mehrfachbestimmungen sind ratsam. Das Fluoreszenzmuster bei der indirekten Immunfluoreszenz (IIF) ist meist nukleolär. Bei Akrosklerodermie mit CREST-Syndrom sind Antizentromerantikörper typisch, ein gesprenkeltes Muster (speckled pattern) findet man in vielen Fällen. Rheumafaktoren sind bei 20–35% der Patienten positiv. Eine falsch-positive (nichttreponemale) *Luesserologie* wird in etwa 5% der Patienten beobachtet. Häufig werden *Kälteagglutinine* (25%), selten *Kryoglobuline* nachgewiesen. Etwa 30% der Patienten, besonders solche mit rumpfbetonter Sklerodermie und Organbeteiligung, weisen Anti-Scl-70-Antikörper auf, welche im Immundiffusionstest mit extrahierbarem nukleärem Antigen nachweisbar sind. Sie deuten auf einen prognostisch eher ungünstigen Verlauf hin. Durch direkte Immunfluoreszenz (DIF) lassen sich besonders an Gefäßen Immunglobuline und Komplementbestandteile nachweisen.

Hinweise auf Organbeteiligungen. Erhöhungen von Transaminasen, Aldolase und Kreatinphosphokinase im Serum weisen im Zusammenhang mit klinischen Symptomen auf Muskelbeteiligung hin. Retention harnpflichtiger Substanzen findet sich im Spätstadium bei manifester Niereninsuffizienz. Nicht selten besteht eine Anämie (25%) als Folge von Malabsorption, Magen-Darm-Blutungen oder Nierenversagen.

Histopathologie. Das histologische Substrat der Hautveränderungen bei systemischer Sklerodermie entspricht dem bei der zirkumskripten Sklerodermie beschriebenen Bild. Vielfach nehmen die sklerosierenden Veränderungen ihren Ausgang von den Bindegewebesepten im subkutanen Fettgewebe.

Verlauf, Komplikationen, Prognose. Der Verlauf ist im Einzelfall nicht sicher einzuschätzen, jedoch bei Akrosklerodermie wesentlich günstiger zu beurteilen als bei diffuser Sklerodermie. Fulminante, stark entzündliche Verläufe der diffusen Form können in wenigen Monaten letal enden, meist unter dem Bild von Herz- oder Nierenversagen. Bei Männern sind die Verläufe ungünstiger als bei Frauen. Oft verläuft die Krankheit protrahiert unaufhaltsam über 5–10–20 und mehr Jahre ohne Selbstheilungstendenz. Es kommt zu allmählicher dermatogener Einmauerung und zunehmender Kachexie. Todesursachen sind Bronchopneumonie, Herz-, Lungen-, Nierenversagen, manchmal mit malignem Hochdruck, gelegentlich Perforationen im Magen-Darm-Trakt. Nur ganz selten kommt die Erkrankung spontan zum Stillstand.

Diagnostische Leitlinien. Wichtigste Hilfen sind die Anamnese mit Angaben über Raynaud-Symptome, das klinische Bild (Akren, Gesicht, Zungenbändchen), die antinukleären Antikörper, die histologische Untersuchung und die verschiedenen organbezogenen Untersuchungsverfahren (Röntgenaufnahme des Thorax, Lungenfunktionsprüfungen, Ösophagus, EKG).

Differentialdiagnose. In ausgeprägten Fällen ist das klinische Bild eindeutig. Die Diagnostik dient der Erfassung des Ausmaßes der Hauterkrankung und der Abklärung der verschiedenen Organbeteiligungen. Bei akutem Beginn ist an Dermatomyositis oder systemischen Lupus erythematodes zu denken, auch an

Überlappungssyndrome. Abzugrenzen ist die disseminierte zirkumskripte Sklerodermie bzw. eine mögliche Übergangsform. Wichtig ist der Ausschluß von Pseudosklerodermien.

Therapie. Bei dem unberechenbaren Verlauf der Erkrankung und dem Fehlen sicherer Parameter ist die objektive Beurteilung von Therapieerfolgen schwierig. Eine sicher wirksame Therapie ist nicht bekannt, die Suche nach gezielt wirkenden Therapeutika, auch wegen der unklaren Ätiopathogenese und dem Fehlen eines Tiermodells, ist erschwert.

Innerlich. *Entzündliche Formen.* Angriffspunkte der Therapie sind die allgemeinen Entzündungsphänomene und die Kollagenbiosynthese. Verwendung finden niedrig dosierte Glukokortikoide (5–20 mg Prednison jeden 2. Morgen), Antiphlogistika wie Indometacin (Amuno) oder Immunsuppressiva bzw. Zytostatika [Azathioprin (Imurek), 100–150 mg tgl.; Cyclophosphamid (Endoxan), 100 mg tgl. oder Chlorambucil (Leukeran) 4 mg tgl.].
Eine wichtige Stellung nimmt D-Penicillamin (Metalcaptase, Trolovol) ein; es soll bei frühen entzündlichen Formen der systemischen Sklerodermie die Erkrankung zum Stillstand bringen. Die Nebenwirkungsrate ist hoch; beobachtet werden hämorrhagische Exantheme, Pemphigus, Blutbildveränderungen, Nierenschäden und Übelkeit. Oft werden niedrigere Dosen (250–500–1500 mg tgl.) für 2–3 Jahre angewandt. Als Wirkungsmechanismus werden die Hemmung der intrazellulären Kollagenbiosynthese durch Abfangen der bei den enzymatischen Reaktionen benötigten Metallionen (Chelatbildung), die Hemmung der Kollagenausschleusung sowie die Hemmung der extrazellulären Quervernetzung der Prokollagenmoleküle diskutiert. Besser verträglich sind Penizillininfusionen [10 Mio IE tgl. (Penicillin Grünenthal) in Serien von 3 Wochen]. Die Wirksamkeit einer Gestagentherapie wird unterschiedlich bewertet. Neuere Therapieverfahren wie Interferone, Faktor XIII, Cyclosporin oder Photopherese sind noch nicht sicher zu beurteilen.

Vaskuläre Formen. Hier werden in erster Linie vasoaktive Arzneimittel (Reserpin, Trental), die Fließeigenschaften des Blutes beeinflussene Pharmaka (Rheomacrodex, niedermolekulares Dextran) und Thrombozytenaggregationshemmer (wie Azetylsalizylsäure) empfohlen, daneben bei Gelenkbeschwerden nichtsteroidale Antiphlogistika. Auch wird über ermutigende Resultate bei der Raynaud-Symptomatik mit Kalziumantagonisten wie Nifedipin oder Verapamil (Adalat, Isoptin) berichtet.

Äußerlich. Ulzera werden nach den klassischen Regeln mit antibiotischen, reinigenden, granulations- oder epithelisierungsfördernden Externa behandelt. Manchmal wirken durchblutungsfördernde Salben, auch solche mit Nitroglyzerin, günstig. Zumindest subjektiv werden heparin(oid)- und ichthyolhaltige Salben als angenehm empfunden; auch Glukokortikoide kommen befristet in Betracht. Erfolgversprechend ist die kürzlich eingeführte PUVA-Bade-Therapie.

Physikalische Therapie. Sehr wertvoll zur Erhaltung und Besserung der Gelenkfunktion sind Bewegungsübungen (Gummiball, Kneten), leichte Bindegewebsmassagen, Lymphdrainage, Unterwassermassage, warme Bäder, auch Moorlaugenbäder (Pela Moorlauge), Fangopackungen, Atemgymnastik. Empfehlenswert sind wiederholte Kuraufenthalte in warmen Klimazonen oder Thermalbäder.

Allgemeines. Wichtig sind ferner bei Ösophagusveränderungen (Dysphagie) und Lungenfibrose häufige kleine Mahlzeiten, wobei das Essen im Sitzen eingenommen werden soll. Die Kost soll dabei schlackenreich sein, um die Peristaltik anzuregen. Bei Reflux von Magensaft in den Ösophagus sind Antazida wertvoll, um zu Strikturen führende Entzündungen zu verhindern. Cimetidin (Tagamet), Talcid oder Ranitidin (Sostril, Zantic) zur Nacht können hilfreich sein. Das Kopfende des Bettes sollte 15 cm über die Horizontale erhöht sein, um Aspiration zu vermeiden. Strenges Rauchverbot, Kälteschutz und Meidung aller Infektionsrisiken.

Psychische Führung. Bei dem schicksalhaften chronischen Verlauf dieser schweren Erkrankung ist gutes Einfühlungsvermögen der Ärzte ebenso wie aller Menschen der privaten und beruflichen Umgebung besonders wichtig. Ein Kontakt zu der bestehenden Sklerodermie-Selbsthilfegruppe e.V. kann wertvoll sein.

Pseudosklerodermien

Pseudosklerodermien sind Erkrankungen, die klinisch an Sklerodermien erinnern, jedoch ätiologisch und pathogenetisch anders einzuordnen sind. Die wichtigsten Erkrankungen sind in der folgenden Übersicht zusammengestellt. Sie sind in den jeweiligen Kapiteln ausführlich beschrieben.

Pseudosklerodermien
Angeborene Syndrome
  Werner-Syndrom
Ablagerungskrankheiten
  Amyloidosen
  Scleroedema adultorum
  Skleromyxödem
Stoffwechselstörungen
  Porphyria cutanea tarda
  Phenylketonurie
  Glykogenspeicherkrankheit
  Diabetische Gelenksteife
Chronische Veneninsuffizienz
  Dermatosklerose der Unterschenkel
Exogene Faktoren
  Silikose
  Vinylchloridkrankheit
  Trichloräthylenkrankheit
  Eosinophilie-Myalgie-Syndrom (Tryptophan)
  Toxisches Ölsyndrom
  Pseudosklerodermie nach Bleomycin
Paraneoplastisches Syndrom
  Bronchialkarzinom
  Plasmozytom
  Metastasierendes Karzinoid
Chronische Graft-versus-host-Krankheit
Bindegewebskrankheiten
  Systemischer Lupus erythematodes
  Dermatomyositis
  Eosinophile Fasciitis
  Überlappungssyndrome

Eosinophile Fasziitis

[Shulman 1974]

Synonyme. Shulman-Syndrom, diffuse Fasziitis mit Eosinophilie

Definition. Symptomenkomplex mit sklerodermieartigen Hautveränderungen, Fehlen von Raynaud-Symptomatik, Bluteosinophilie, erhöhter BSG, Hypergammaglobulinämie und hohen Titern von zirkulierenden Immunkomplexen. Es wird diskutiert, ob es sich um eine Krankheitsentität oder um eine Variante der zirkumskripten Sklerodermie handelt.

Vorkommen. Selten. Wahrscheinlich überwiegt das männliche Geschlecht.

Ätiologie. Unbekannt. Vorangegangene örtliche Traumen oder allgemeine körperliche Überanstrengung werden anamnestisch angegeben.

Klinik. Die an Scleroedema adultorum erinnernde Erkrankung kann in jedem Lebensalter auftreten, kommt aber meist im mittleren Erwachsenenalter vor. Ohne Raynaud-Symptomatik entwickelt sich relativ rasch eine teigige sklerodermiforme Induration meist der Extremitäten, seltener am Stamm oder im Gesicht. Die Haut wird hart, faltig und ist straff an die darunter liegenden Strukturen gebunden, so daß es in wenigen Wochen zu Kontrakturen kommen kann. Eine Sklerose innerer Organe wurde in seltenen Fällen beobachtet.

An Laborwerten fallen die Bluteosinophilie (bis 50%), erhöhtes BSG und Hypergammaglobulinämie auf. Antinukleäre Antikörper sind gewöhnlich nicht nachweisbar. Plasmozytose und Eosinophilie im Knochenmark.

Histopathologie. Verdickung der Faszien zwischen Fettgewebe und Muskeln durch Fibrose. Hypertrophie des Kollagens; perivaskuläres oder fleckiges Infiltrat aus Plasmazellen und Lymphozyten, oft mit auffallend vielen Eosinophilen. Nicht selten sind durch DIF an Basalmembran, Blutgefäßen oder diffus im Bindegewebe Immunglobuline nachweisbar.

Verlauf und Prognose. Der Verlauf ist chronisch, spontane Remission ist aber möglich. Die Krankheit spricht meist gut auf Glukokortikoidtherapie an. Endgültige Erfahrungen über ihre Prognose müssen aber noch abgewartet werden. Fälle mit Leukämie wurden berichtet.

Therapie. Glukokortikoide in mittlerer Dosierung (um 60 mg Prednisonäquivalent/Tag) mit sehr langsamer Reduktion. Wärmetherapie, Lymphdrainage und vorsichtige Massage.

Eosinophilie-Myalgie-Syndrom

Eine der eosinophilen Fasziitis klinisch sehr ähnliche Erkrankung, die allerdings ausgeprägt interne Manifestationen aufweist, wurde nach der Einnahme von L-Tryptophan-haltigen Arzneimitteln beobachtet. Hier kommt es zu einer systemischen eosinophilenreichen Fasziitis mit deutlicher Beteiligung der Haut, der Muskulatur, der Gelenke, aber auch zu Pneumonie, Myokarditis und Enzephalopathie. Die Erkrankung scheint durch eine noch unbekannte Verunreinigung des Medikamentes induziert zu werden, bildet sich aber auch nach Absetzen nur sehr langsam oder gar nicht zurück. Differentialdiagnostisch wichtig ist der Ausschluß von eosinophiler Myositis, eosinophiler Fasziitis, von Trichinose und Polyarteriitis nodosa. Sicher erfolgreiche Therapieverfahren existieren nicht.

Toxisches Ölsyndrom

Diese Erkrankung, welche 1981 in Spanien epidemisch vorkam und große Ähnlichkeit mit der systemischen Sklerodermie aufweist, ist ebenfalls durch schwere Myalgien, intensive Bluteosinophilie (>1000 Zellen/mm^3), ausgedehnte Hautsklerose, Kontrakturen, Lungen- und Leberbeteiligung sowie Enzephalopathie charakterisiert und wahrscheinlich durch in Speiseöl enthaltene toxische Chemikalien bedingt.

Scleroedema adultorum
[Buschke 1900]

Synonyme. Sklerödem, Scleroedema Buschke, sclérodermie oedémateuse (Hardy 1877)

Definition. Oft im Anschluß an Infektionskrankheiten auftretende, diffuse, derbe, ödematöse Induration der Haut durch kutan-subkutane Mukopolysaccharideinlagerung mit späterer spontaner Rückbildung.

Vorkommen. Selten, vorwiegend beim weiblichen Geschlecht. Jedes Lebensalter kann betroffen sein; da neben jüngeren Erwachsenen besonders häufig Kinder bis zu 10 Jahren (29%) erkranken, ist die Krankheitsbezeichnung nicht ganz zutreffend.

Ätiopathogenese. Ursache unbekannt. Auffällig ist der Beginn im Anschluß an akute Infektionskrankheiten, besonders Streptokokkeninfekte (Angina, Impetigo, Erysipel, Scharlach), aber auch Grippe, Masern oder Pneumonie. Auch das Zusammentreffen mit Diabetes mellitus ist bei Erwachsenen auffällig. Die Induration der Haut ergibt sich als Folge einer massiven Einlagerung von sauren Mukopolysacchariden vom Typ Hyaluronsäure (bzw. Glukosaminoglykane) in die Dermis. Auf Assoziierung mit monoklonaler Gammopathie (IgG$_2$-κ, IgG$_3$-κ, IgG$_1$-λ) ohne multiples Myelom wurde hingewiesen.

Klinik. Bevorzugt betroffen sind gewöhnlich Gesicht, Nacken und Stamm, mit Übergreifen auf die Arme, aber unter weitgehender Verschonung der Beine. Rasch entwickelt sich eine flächenhafte, sehr harte, ödematöse Schwellung der farblich nicht veränderten, allenfalls blasser wirkenden Haut. Die Haut fühlt sich wie ein aufgeblasener Gummireifen an; sie ist hart, nicht eindrückbar und nicht in Falten abzuheben. Durch die ballonartige Auftreibung der Haut fühlen sich die Patienten am Hals stranguliert; sie können an Atemnot leiden. Auch die Arme sind in ihrer Beweglichkeit eingeschränkt und werden flektiert vom Körper ferngehalten. Hände und Füße bleiben frei beweglich.

Organkomplikationen. Sie sind relativ selten. Beteiligt sein können Zunge (Induration), Ösophagus (Dysphagie), Perikard, Gelenke, Pleura (Serositis), Herz- und Skelettmuskel (EKG, Elektromyogramm, Muskelbiopsie). Auch Hepatomegalie und multiples Myelom sollten beachtet werden.

Laborwerte. BSG-Erhöhung, unspezifisch-entzündliche Veränderungen der Serumproteine sowie ein erhöhter AST können vorkommen.

Histopathologie. Die ödematös verquollenen Kollagenfasern im Korium und in der Subkutis werden durch mukoide Ansammlungen von metachromatisch anfärbbaren sauren Mukopolysacchariden, besonders Hyaluronsäure, auseinandergedrängt. Perivaskulär finden sich geringe Infiltrate aus Lymphozyten, Plasmazellen und zahlreichen Mastzellen. Die Elastika bleibt intakt.

Verlauf und Prognose. Der Zustand kann über viele Monate anhalten, dann stellt sich langsam Besserung ein. In manchen Fällen verschwinden die subjektiv sehr belastenden Hautveränderungen erst nach mehr als zwei Jahren mit völliger Restitutio ad integrum.

Differentialdiagnose. Das typische Krankheitsbild ist unverwechselbar. Gelegentlich kann die Abtrennung von systemischer Sklerodermie im ödematösen Stadium schwierig sein; im weiteren Verlauf resultiert bei letzterer aber die irreversible Sklerose. Raynaud-Symptome fehlen bei Sklerödem stets, ebenso Pigmentstörungen. Auch an eosinophile Fasziitis und Eosinophilie-Myalgie-Syndrom ist zu denken.

Therapie. Eine sichere Behandlung ist nicht bekannt. Empfohlen werden hochdosiert Penizillin wie bei systemischer Sklerodermie oder Breitbandantibiotika. Fokalinfektionen sollten beseitigt werden. Ein Versuch mit Glukokortikoiden (20–40 mg Prednisolon/tgl. oder entsprechende Isodosen) kann in schwereren Fällen unternommen werden. Ergänzend Massagen, Lymphdrainage und warme Bäder.

Sclerema oedematosum neonatorum
[Soltmann 1899]

Definition. Teigige bis harte diffuse Schwellung der Haut bei schwächlichen Neugeborenen.

Vorkommen. Heute extrem selten. Betroffen waren zumeist Frühgeborene, schwächliche Neugeborene oder solche mit Infektionskrankheiten wie Lues connata.

Klinik. Beginn meist am 2. bis 4. Lebenstag, selten später. Von den Unterschenkeln aufsteigend, bildet sich eine teigig-ödematöse, diffuse, harte Anschwellung der Haut und der Subkutis. Meist bleiben Genital- und Fußknöchelgegend von der zum Rücken aufsteigenden Erkrankung verschont. Die Hautfarbe schwankt zwischen lividrot und gelblichweiß.

Symptome. Sie betreffen die Atem- und Kreislauffunktion.

Histopathologie. Interfibrilläres mukoides Ödem im Korium; subkutanes Fettgewebe normal oder mit fibrös verdickt wirkenden Septen.

Verlauf. Rückbildung ist selten. Hinzutretende Krämpfe und Somnolenz sind Symptome für einen letalen Verlauf.

Differentialdiagnose. Die Abgrenzung von Sclerema adiposum neonatorum ist nicht einfach; im Gegensatz zu dieser Erkrankung lassen sich bei Sclerema oedematosum aber hartnäckig bestehenbleibende Dellen in die Haut eindrücken und keine auffälligen histologischen Veränderungen im Fettgewebe nachweisen.

Therapie. Glukokortikoide in mittlerer bis hoher Dosierung und in Kombination mit Antibiotika können lebensrettend wirken.

Lupus erythematodes

[Cazenave und Schedel 1838, Kaposi 1872, Osler 1895]

Synonyme. Lupus erythematosus (engl.), LE

Unter dieser Krankheitsbezeichnung werden verschiedene Krankheitsbilder unbekannter Ätiologie zusammengefaßt, die wahrscheinlich zusammengehören, aber durch Symptome, Verlauf und Prognose deutlich voneinander zu trennen sind. Andererseits sprechen manche Gemeinsamkeiten im klinischen Bild, in Laborbefunden, Zwischenformen und Übergängen für ihre Zusammengehörigkeit.
Die wesentlichen Formen des Lupus erythematodes (LE) sind:

- Diskoider Lupus erythematodes oder Lupus erythematodes chronicus (DLE)

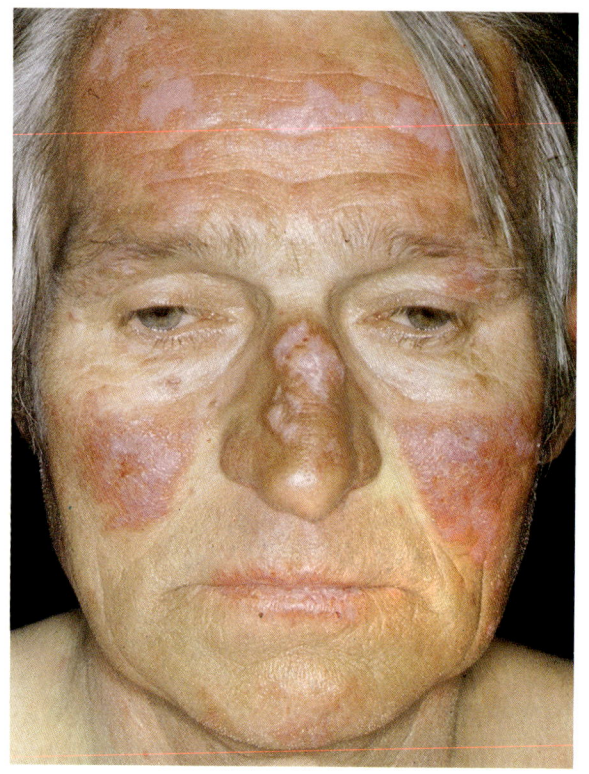

Abb. 18.33. Lupus erythematodes chronicus

- Subakut-kutaner Lupus erythematodes (SCLE)
- Systemischer Lupus erythematodes (SLE)

Der auf das Gesicht beschränkte oder disseminierte Lupus erythematodes chronicus discoides (DLE) wird auch mit den Sonderformen Lupus erythematodes tumidus (LET), Lupus erythematodes profundus (Kaposi-Irgang) und Lupus erythematodes bullosus als Lupus erythematodes integumentalis (kutane Formen des Lupus erythematodes) zusammengefaßt.

Kutaner Lupus erythematodes

Lupus erythematodes chronicus discoides (DLE)

Synonyme. Lupus erythematodes chronicus, discoid lupus erythematosus (DLE)

Definition. Chronisch verlaufende, oft im Gesicht lokalisierte, entzündliche Dermatose mit scharf begrenzten, erythematokeratotischen scheibenförmigen Plaques, die mit Atrophie abheilen.

Vorkommen. Von den reinen Hautformen ist der DLE am häufigsten. Insgesamt ist die Krankheit selten, wird aber wegen des chronischen Verlaufs und der jahrelangen Dauerbehandlung der betroffenen Patienten immer wieder gesehen. Vorwiegend ist das jüngere Erwachsenenalter betroffen; der Beginn liegt meist im Alter zwischen 20 und 40 Jahren. Alle ethnischen Gruppen werden befallen, die afrikanischen Ursprungs möglicherweise etwas seltener. Frauen überwiegen mit 3:1–3:2. Familiäres Vorkommen wurde beobachtet. Häufig ist eine Provokation und Verschlechterung der Hauterscheinungen durch Lichtexposition (UV-A und/oder UV-B), seltener durch Kälte oder Arzneimittel.

Ätiologie. Unbekannt. Möglicherweise handelt es sich um eine genetisch determinierte Autoimmunkrankheit. Die genetische Prädisposition bedarf zur Provokation oder Unterhaltung klinischer Manifestationen offenbar zusätzlich exogener Faktoren wie Infektionen, Streß, Licht, Kälte. Diese exogenen Faktoren können über verschiedene Mechanismen zu Zelltod (Apoptose) epidermaler Zellen mit oxidativer Modifikation und Translokation intrazellulärer Proteine führen. Zu den intrazellulären Proteinen, die z.B. nach UV-Exposition an die Oberfläche apoptotischer epidermaler Zellen gelangen können, gehören die Nukleoproteine Ro, La und snRNP, gegen die bei Lupus erythematodes antinukleäre Antikörper (ANA) gebildet werden. Die vermehrte Expression und Modifikation dieser Autoantigene an der Zelloberfläche kann bei genetisch empfänglichen Individuen, wahrscheinlich über das HLA-System, zu einer aberranten zellulären und humoralen Autoimmunantwort führen; bei den kutanen LE-Formen überwiegen dabei wahrscheinlich zelluläre, vor allem zytotoxische und antikörperabhängige zytotoxische Immunreaktionen.

Klinik. Sitz ist meist das Gesicht (Wangen, Stirn, Nase), oft in schmetterlingsförmiger Ausbreitung (daher: Schmetterlingsflechte). Die Krankheitsherde sitzen auch an den Augenlidern, an den Ohrmuscheln, am behaarten Kopf oder im Brustausschnitt; seltener sind der übrige Stamm, die oberen und unteren Extremitäten betroffen (disseminierter DLE).
Charakteristisch ist die Trias aus Erythem, Keratose und Atrophie. Die Erkrankung beginnt uni- oder bilateral mit persistierenden linsen- bis pfenniggroßen, scharf begrenzten, *elevierten Erythemen* mit deutlich tastbarem Infiltrat. Durch peripheres Wachstum werden die Herde scheibenförmig (diskoid) und können konfluieren. Zentral sind sie von festhaftenden weißgelblichen Keratosen bedeckt. Gewaltsames Loskratzen verursacht Schmerz. Nimmt man mit einer Pinzette eine blattförmige Keratose ab, so sieht man an ihrer Unterseite aus der Follikelöffnung stammende spitzkegelige Hornzapfen, die die *follikuläre Keratose* anzeigen. Dieses *Tapeziernagelphänomen* ist typisch

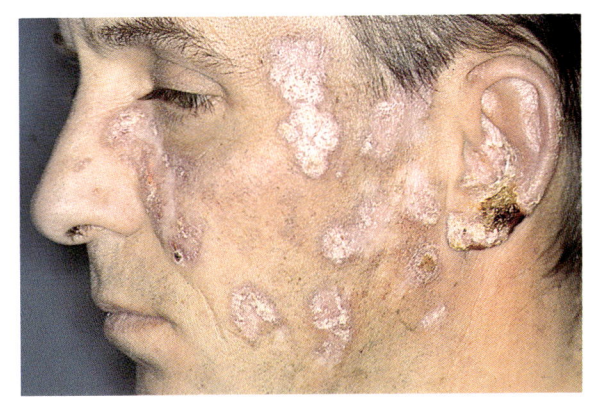

Abb. 18.34. Lupus erythematodes chronicus discoides

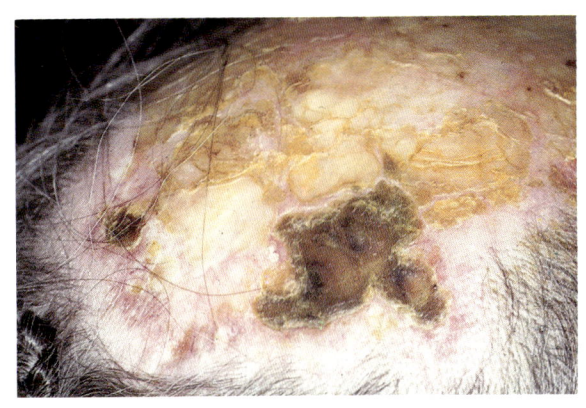

Abb. 18.35. Lupus erythematodes chronicus capillitii mit Ulzeration

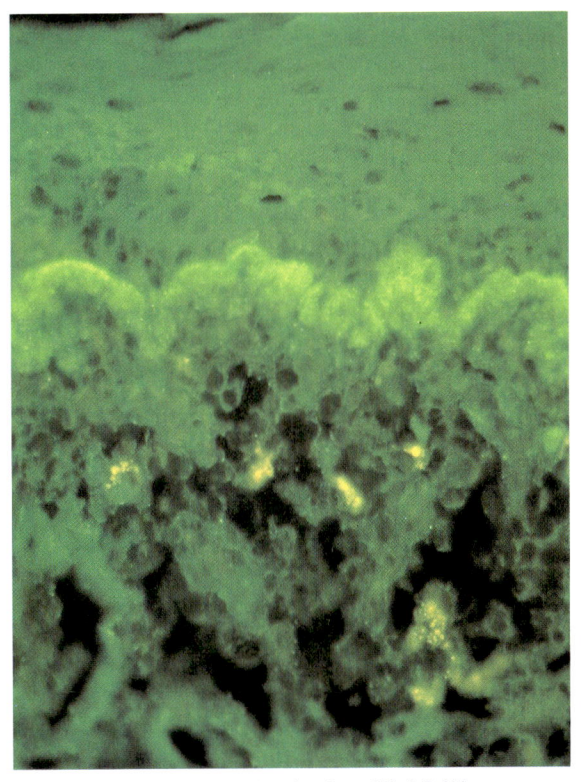

Abb. 18.36. Lupus erythematodes chronicus. DIF: IgG-Ablagerungen an der Basalmembranzone: positiver Lupusbandtest

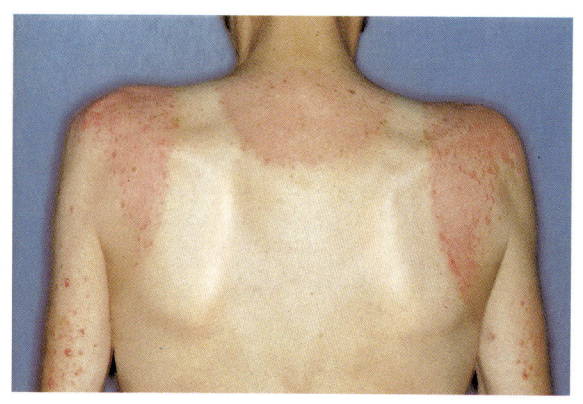

Abb. 18.37. Lupus erythematodes chronicus disseminatus, Provokation durch Sonne

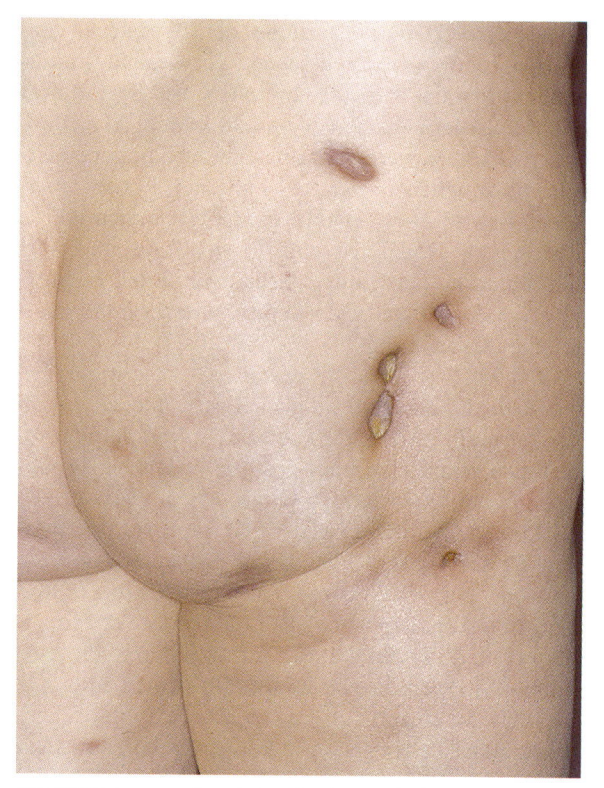

Abb. 18.38. Lupus erythematodes chronicus profundus

für diskoiden Lupus erythermatodes. Gelegentlich fehlt eine flächenhafte Keratose, und man sieht nur die follikulären komedoartigen Keratosen. Diagnostisch bedeutsam ist auch die *Hyperästhesie* der Herde, die sich beim Darüberstreichen mit der Fingernagelkante kundtut. Während sich die Herde randweise langsam ausbreiten, stellen sich im Zentrum Rückbildungsvorgänge ein, die mit *Atrophie* der Haut enden. Die zentralen Partien blassen ab, die Haut wird atrophisch. Die Hornauflagerungen schwinden, ebenso die Follikelostien. Fleckförmige Depigmentierungen, aber auch Hyperpigmentierungen und Teleangiektasien können das Bild poikilodermatisch gestalten. Unregelmäßige atrophisierende Vorgänge können ein wurmstichiges Aussehen besonders im Nasen- und Ohrbereich verursachen, ja auch Mutilationen. Am Kapillitium entwickelt sich ein Pseudopeladezustand.

Lupus erythematodes tumidus

Es handelt sich um sehr seltene Fälle von Lupus erythematodes chronicus discoides mit besonders massivem entzündlichem Infiltrat, so daß die Herde tumorförmig über das Hautniveau erhaben sind. Meist geben die Patienten Verschlechterung nach Sonnenexposition an. Betroffen ist häufig das Gesicht. Die differentialdiagnostische Abgrenzung einer polymorphen Lichtdermatose oder einer lymphozytären Infiltration Jessner-Kanof kann schwierig sein.

Lupus erythematodes profundus
[Kaposi 1883, Irgang 1940]

In seltenen Fällen findet man neben typischen DLE-Herden auch tiefe, in die Subkutis reichende schmerzhafte, derbe Knoten mit entzündlich geröteter Oberfläche, die mit eingezogenen Narben abheilen, oder plattenartige livide Infiltrate, die ulzerieren können. Prädilektionsstellen sind Gesicht, Gesäß und Oberschenkel. Selten wurde über Exazerbation mit systemischer Beteiligung und letalem Ausgang berichtet. Histologisch findet sich eine lobuläre Pannikulitis (*Lupuspannikulitis*), die direkte Immunfluoreszenzuntersuchung ist positiv. *Differentialdiagnostisch* ist an andere Pannikulitisformen und an maligne Lymphome zu denken.

Lupus erythematodes hypertrophicus et profundus
[Behçet 1942]

Diese Form ist möglicherweise eine sehr seltene Variante der vorhergenannten. Man findet infolge massiver, vorwiegend lymphozytärer Infiltration zumeist im Gesicht livid- bis hellrote, der Haut breitbasig aufsitzende tumorförmige Plaques mit großporiger oder von Keratosen bedeckter Oberfläche.

Chilblainlupus
Chilblain (engl.) = Frostbeule

Nicht selten handelt es sich nur um ein Teilsymptom von DLE. Bei Patienten mit Akrozyanose kommt es

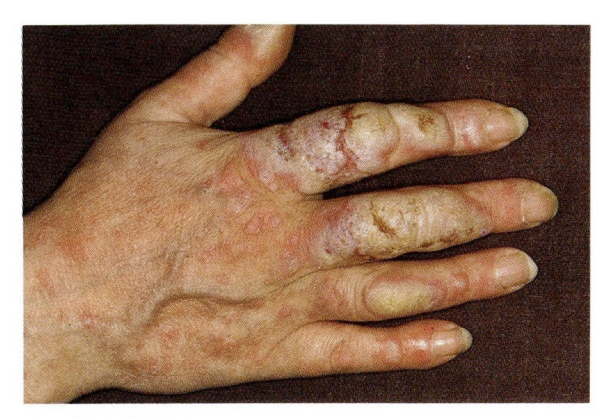

Abb. 18.39. Chilblainlupus

in kälteexponierten Hautarealen zu großen, umschriebenen, blauroten, polsterartigen flachen Knoten mit feiner festhaftender Keratose und mit Hyperästhesie. Bevorzugt sind die dorsalen und marginalen Bereiche von Fingern und Zehen, ferner Nase und Ohren. Die Neigung zu zentraler Regression ist gering. Schleimhautveränderungen fehlen meistens. *Differentialdiagnostisch* sind Pernionen, Lichen ruber planus und Sarkoidose zu berücksichtigen.

Schleimhautbeteiligung bei DLE. Das Lippenrot ist häufig befallen. Man sieht persistierende Eritheme, graue Epitheltrübung, feine Keratose und Erosionen. An der Mund-, Genital- und Analscheimhaut können selten scharf begrenzte ödematöse Erytheme, gleichfalls mit schleierartiger Trübung, fleckige oder netzige weißliche Herde sowie schmerzhafte Erosionen oder Ulzerationen vorkommen.

Systemische Beteiligung. Sie gehört nach der Definition nicht zum Bild des Lupus erythematodes integumentalis. Ein Übergang von DLE in systemischen Lupus erythematodes ist selten und nur in etwa 5% der Patienten beschrieben. Häufiger dagegen kann ein DLE gleichzeitig mit einem SLE oder SCLE bestehen (in ca. 15–20% der Fälle); bei SLE treten DLE-typische Hautveränderungen meist disseminiert und häufig zusammen mit Arthritis und Raynaud-Symptomatik auf. Die Prognose dieser Patienten ist relativ günstig, da eine Nierenbeteiligung offenbar seltener als bei anderen SLE-Patienten ist.

Laborbefunde. Die BSG ist in etwa 60% der Patienten erhöht. Mit sensitiven Methoden können antinukleäre Antikörper (ANA) bei lokalisierten Formen des DLE in bis zu 25% und bei disseminierten DLE-Formen in 50–70% nachgewiesen werden. Die Spezifität dieser ANA ist nicht bekannt; nur selten finden sich beim DLE Antikörper gegen Ro oder U1-RNP.

Antikörper gegen Doppelstrang-DNS, gegen La oder Sm gehören nicht zum ANA-Spektrum des DLE und weisen auf beginnende oder gleichzeitig bestehende Systembeteiligung hin.

Histopathologie. Die Epidermis ist atrophisch, dabei besteht eine kompakte Orthohyperkeratose mit follikulärer Keratose. Die Zellen des Stratum basale zeigen hydropische Degeneration. Die PAS-reaktive Basalmembran ist hyalin verdickt. Im oberen Korium besteht ein Ödem, Muzinablagerung, später Sklerose. Blut- und Lymphgefäße sind erweitert, ein dichtes, überwiegend lymphozytäres Infiltrat umgibt die Gefäße des oberflächlichen und tiefen Plexus sowie die Adnexe. Innerhalb des Infiltrates gehen kollagene und elastische Fasern zugrunde. Lymphozytäre Infiltrate können auch im subkutanen Fettgewebe vorkommen.

Immunhistopathologie (Lupusbandtest). Biopsien aus befallener Haut zeigen bei 90–95% der Patienten im Bereich der dermoepidermalen Grenzzone mit der direkten Immunfluoreszenztechnik (DIF) nachweisbare, bandförmige, feingranuläre bis grobschollige Ablagerungen von Immunglobulinen (meist IgG, aber auch IgM und IgA) sowie von Komplement (meist C3). In frischen Veränderungen oder nach mehrwöchiger Vorbehandlung mit glukokortikoidhaltigen Externa kann dieser Lupusbandtest falsch-negativ, bei Rosazea und Teleangiektasien falsch-positiv ausfallen. In Biopsien aus unbefallener Haut ist der Lupusbandtest bei DLE immer negativ (Tabelle 18.8).

Verlauf. Wie die Krankheitsbezeichnung angibt, erstreckt sich der Verlauf chronisch über Jahre bis Jahrzehnte.

Prognose. Sie ist bei diskoidem Lupus erythematodes quoad vitam günstig, quoad sanationem ist Defektheilung zu erwarten. Etwa 5% der sich zunächst als Lupus erythematodes integumentalis manifestierenden Fälle können später in systemischen Lupus erythematodes übergehen. Da 15–20% der SLE-Patienten DLE-typische Hautveränderungen aufweisen können, sollte bei allen Patienten, vor allem mit disseminiertem DLE, eine Systembeteiligung ausgeschlossen werden.

Komplikationen. Die Abheilung der Herde erfolgt mit Atrophie, die im Bereich der Akren (Nase, Ohren) gelegentlich schwere Mutilation bedeuten kann: Lupus = Wolf, d. h. fressende Flechte. Im Bereich des Kapillitiums resultiert eine irreversible Alopezie (Pseudopeladezustand) in straff-atrophischen Herden. Bei ausgedehnter Atrophie kommt es gelegentlich zu schlecht heilenden Ulzerationen; auch können sich in diesen Bereichen im Verlauf spinozelluläre Karzinome entwickeln.

Diagnostische Leitlinien. Typisch ist die klinische Trias von Erythem, Keratose und Atrophie. Hinzu kommen Hyperästhesie und Tapeziernagelphänomen. Zur Absicherung führen die histopathologische Untersuchung und die direkte Immunfluoreszenzuntersuchung (Lupusbandtest). Letztere und besonders die Untersuchung auf antinukleäre Antikörper dienen auch dem Ausschluß einer systemischen Beteiligung, ebenso wie die Kontrolle der BSG und des Blutbildes (bei SLE Leukopenie, Anämie, Thrombozytopenie).

Differentialdiagnose. Manchmal gleichen Herde einem Lupus vulgaris, insbesondere bei gelegentlich vorkommendem, diaskopisch nachweisbarem lupoidem Infiltrat *(Lupus erythematodes lupoides)*. Umgekehrt kommt auch ein Lupus vulgaris mit erythematokeratotischer Oberfläche vor *(Lupus vulgaris erythematoides)*. Schwierig kann die Untersuchung von der polymorphen Lichtdermatose, insbesondere der erythematodesähnlichen Lichtdermatose sein, bei der aber eine strenge Beziehung zur Lichtexposition, Abheilung im Winter besteht und keine Atrophie vorkommt. Rosazea tritt in gleicher Lokalisation auf, zeigt gelegentlich Schuppung, wechselt aber in ihrer Intensität stärker und führt eher zur Hypertrophie, nie zur Atrophie. Zu denken ist ferner an ein seborrhoisches Ekzem, Psoriasis vulgaris, aktinische Keratosen, Tinea faciei und Tinea corporis; bei Chilblainlupus an Sarkoidose (Lupus pernio) und Pernionen, bei Lupus erythermatodes chronicus hypertrophicus an Lymphadenosis cutis benigna und Granuloma faciale, bei Lupus erythematodes profundus an alle Pannikulitiden und nodöse Vaskulitis. Bei LE-Herden am Kapillitium kommen auch die übrigen Pseudopeladezustände in Frage. Lippenherde können an aktinische Cheilitis und ebenso wie Schleimhautläsionen besonders an Lichen ruber und Leukoplakien erinnern. Entscheidend sind die histopathologischen und immunhistopathologischen Befunde.

Prophylaxe. Trotz der nur in etwa 40% der Patienten nachweisbaren Lichtprovokation der Erkrankung sollten abdeckende Sonnenschutzmittel, besonders auch entsprechende Kleidung und die Meidung übermäßiger Exposition empfohlen werden. Auch Berufswechsel kann bei starker Lichtbelastung in Frage kommen.

Therapie

Innerlich. Bewährt sind die Antimalariamittel, insbesondere Chloroquin (Resochin). Die Dosierung beträgt 2mal 1 Tablette je 0,25 g tgl. für 10–14 Tage, dann 1 Tbl./Tag. Man sollte versuchen, mit einer geringeren Dosis auszukommen. Ein weiteres Präparat ist Hydroxychloroquinsulfat (Quensyl), das in Dragees zu 200 mg ähnlich dosiert wird wie Resochin, bei nicht selten besserer Verträglichkeit. Für die Entwicklung einer Retinopathie ist offenbar nicht die kumulative Gesamtdosis, sondern die Einnahme zu hoher Tagesdosen verantwortlich. Diese sollten bei Chloroquin 4 mg/kg KG (Idealgewicht)/Tag und bei Hydroxychloroquinsulfat 6,5 mg/kg KG/Tag nicht überschreiten. Bei Einhaltung dieser Tageshöchstdosen ist eine Langzeittherapie über viele Monate möglich. *Kontraindikationen* dieser Antimalariamittel sind Gravidität, Lebererkrankungen, Psoriasis (mögliche schwerste Exazerbationen) und genetisch bedingter Mangel an Glukose-6-Phosphat-Dehydrogenase (Symptom: hämolytische Anämie). Als wichtigste Nebenwirkungen werden Hornhauttrübungen und Retinopathien beobachtet, die vor und regelmäßig während der Therapie augenärztliche Kontrollen verlangen. Auch sind die Patienten nach Sehstörungen und Photophobie zu fragen. Sehr seltene Nebenwirkungen sind Übelkeit, Hyperpigmentierungen an Schleimhäuten und Extremitäten, Bleichung der Haare, Arzneimittelexantheme, Psychosen, Myasthenie, Leuko- und Thrombopenie. Ein gutes Ansprechen auf die Therapie ist bei etwa 75% der Patienten zu erwarten, jedoch sind Rezidive nach dem Absetzen nicht selten. Innerliche Glukokortikoidbehandlung zusätzlich oder als Alternative kommt nur in Ausnahmefällen in Frage, auch ist die Wirksamkeit bei Lupus erythematodes integumentalis begrenzt. Auch die Gabe von Acitretin (Neotigason) in einer Dosierung von 10–50 mg tgl. und von DADPS (Dapson) in einer Dosierung von 50–200 mg tgl. ist vor allem bei disseminiertem DLE und Sonderformen möglich. Auf Immunsuppressiva wie Azathioprin (Imurek, 100–150 mg/Tag) oder Zytostatika wie Cyclophosphamid (Endoxan, 50–200 mg/Tag) sollte man nur in schweren, therapeutisch anders nicht zugänglichen Fällen zurückgreifen, ebenso mit größter Reserve auf Thalidomid. Schwere zu Mutilationen führende und therapieresistente Verlaufsformen sind auch mit einer spezifischen Immuntherapie in Form von Anti-CD4-Antikörpern mit Erfolg behandelt worden.

Äußerlich. Örtliche Therapie ist bei kleinen Herden erfolgreich. Die intraläsionale Injektion von verdünnter Glukokortikoidkristallsuspension (Triamcinolonacetonid, Volon A, 10 mg, 1:2–1:4 mit einem Lokalanästhetikum vermischt) ist gut wirksam; ebenso ist die konsequente Behandlung mit Glukokortikoidsalben unter Okklusivbedingungen zweckmäßig. Für das Gesicht können dazu Plastikmasken angefertigt oder aus Folien zugeschnitten werden. Für einzelne Herde ist Sermaka-Folie geeignet. Abdeckende Externa oder

Lichtschutzmittel mit hoher UVA- und UVB-Filterwirkung sind tagsüber ergänzend notwendig. Bewährt hat sich auch die oberflächliche Kryotherapie mit CO_2-Schnee oder flüssigem Stickstoff. Bei gesichertem Kälteeinfluß und Vorliegen eines Lupus pernio können nitroglyzerin- oder salizylathaltige Salben angewendet werden.

Subakut-kutaner Lupus erythematodes (SCLE)
[Sontheimer et al. 1979]

Synonyme. Lupus erythematodes chronicus disseminatus superficialis, disseminated lupus erythematosus

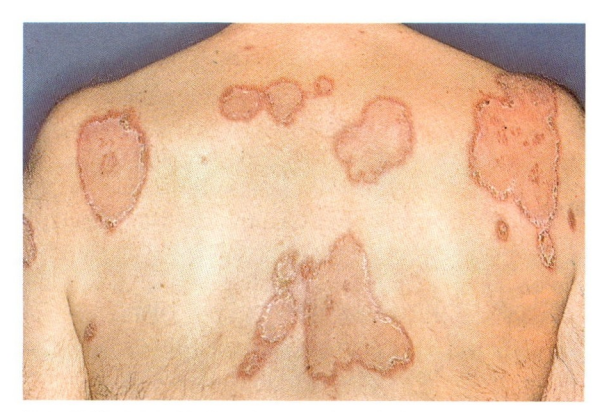

Abb. 18.40. Subakut-kutaner Lupus erythematodes

Definition. Der SCLE ist eine Sonderform des LE, die zwischen der systemischen und der kutanen Form steht; charakteristisch sind erhöhte Lichtempfindlichkeit, rasch auftretende, disseminierte Hautveränderungen, die meist ohne Narbenbildung abheilen, sowie verschiedene Organmanifestationen.

Vorkommen. Seltener als DLE. Im Vergleich zu SLE häufigeres Vorkommen bei Männern, Manifestationsalter hauptsächlich zwischen 30 und 40 Jahren, bei exogener Triggerung (UV-Strahlen, Medikamente) auch in späteren Lebensaltern.

Ätiologie. Unbekannt. Diskutiert werden ähnliche Mechanismen wie bei DLE, wobei eine Verschlechterung der Hautveränderungen durch UV-Strahlen bei etwa 60% der Patienten angegeben wird. Auch Auslösung durch Medikamente (Hydrochlorothiazid u.a.) ist beschrieben. Von allen LE-Formen zeigt der SCLE die engste immungenetische Koppelung: Mehr als 70% der SCLE-Patienten vom anulären und 20-30% vom papulosquamösen Typ sind positiv für den HLA-Haplotyp B 8, DR 3, DQw 2 und DRw 52. Diese Patienten weisen fast immer eine polyklonale B-Zell-Hyperreaktivität und hohe Titer von antinukleären Antikörpern, vor allem Ro- und La-Antikörpern, auf.

Klinik. Selten lokalisiertes Auftreten im Gesicht (Erythema perstans). In disseminierter Aussaat vorzugsweise befallen sind lichtexponierte Haut im Schulterbereich, an Brust und Rücken sowie den Streckseiten der Arme. Es können 2 unterschiedliche Formen auftreten: der *papulosquamöse Typ* mit scheibenförmigen oder ovalären Plaques von 0,5-3 cm Durchmesser, die häufig eine randständige psoriasiforme Schuppung aufweisen. Das Tapeziernagelphänomen ist negativ. Die Abheilung erfolgt in der Regel ohne Narbenbildung, jedoch häufig mit Atrophie und großflächig konfluierenden scharf begrenzten hypo- oder depigmentierten Arealen, die an Vitiligo erinnern. Seltener ist der *anuläre Typ* mit gering schuppenden entzündlichen Infiltraten von bogiger oder gyrierter Begrenzung bei zentraler Abblassung; stärker exsudative Herde können randständige Bläschen aufweisen und an ein Erythema multiforme erinnern: *Rowell-Syndrom.* Häufig besteht eine diffuse Alopezie; Schleimhautulzerationen, Teleangiektasien im Gesicht oder periungual sind häufiger als bei DLE.

Im Gegensatz zu DLE bestehen in akuten Krankheitsstadien auch fast immer systemische Symptome mit Abgeschlagenheit, Fieber und Schwäche. Die Organbeteiligung des SCLE ist geringer als bei SLE. Dazu gehören Myalgien und Arthralgien, ein Sicca-(Sjögren-)Syndrom und/oder eine Vasculitis allergica, besonders bei HLA-B 8, DR 3-positiven Patienten, dagegen keine Nieren- oder ZNS-Beteiligung.

Laborbefunde. In aktiven Krankheitsstadien sind humorale Entzündungsparameter (Blutkörperchensenkungsbeschleunigung, Hypergammaglobulinämie, Komplementveränderungen) in der Regel wie bei SLE nachweisbar. Fast 90% der Patienten zeigen, unabhängig von der Krankheitsaktivität, antinukleäre Antikörper (ANA): Für SCLE charakteristisch sind Antikörper gegen das überwiegend zytoplasmatische Ro(SSA)-Antigen (in 60-70%), die häufig, aber nicht in allen Fällen, zusammen mit Antikörpern gegen das nukleäre La(SSB)-Antigen auftreten. Antikörper gegen Doppelstrang-DNS sind nur in 30-40%, meist in niedrigen Titern, der Rheumafaktor in etwa 20% nachweisbar.

Histopathologie. Die histopathologischen Veränderungen sind geringer ausgeprägt als bei DLE: Die verdünnte Epidermis zeigt eine kompakte Hornschicht mit vakuoliger Degeneration der basalen Keratinozyten ohne auffällige Verdickung der Basalmembranzone und nur spärliche perivaskuläre lymphozytäre Infiltrate in der oberen Dermis.

Aufgrund der kürzeren Bestanddauer der einzelnen Herde ist der *Lupusbandtest* in befallener Haut nur in 50–60% der Untersuchungen positiv; diagnostisch wegweisend sind hier vor allem IgG-Niederschläge an der dermoepidermalen Verbundzone, die auch in 40–50% in gesunder lichtexponierter Haut und in 20–30% in lichtgeschützter Haut nachweisbar sind.

Prognose. Der Verlauf des SCLE ist aber chronisch und schubweise, wobei etwa 50% der Patienten im Verlauf mehr als vier ARA-Kriterien entwickeln und in eine milde Verlaufsform des systemischen LE, ohne ZNS- oder Nierenbeteiligung übergehen. Die Prognose quoad vitam ist daher günstiger als bei SLE.

Diagnostische Leitlinien. Charakteristisch sind in lichtexponierter Haut psoriasiforme oder anulär schuppende entzündliche Infiltrate, die ohne Narbenbildung mit Hypopigmentierung abheilen; Nachweis von Anti-Ro-Antikörpern und dem HLA-B8-, DR3-Haplotyp.

Differentialdiagnose. Es sind vor allem Psoriasis vulgaris, Tinea corporis, ein Erythema multiforme, seborrhoisches Ekzem oder phototoxische bzw. photoallergische Exantheme abzugrenzen.

Therapie
Innerlich. Das Ansprechen von Antimalariamitteln ist weniger gut als bei DLE; häufig ist die Kombination mit Glukokortikoiden oder deren alleinige Gabe in einer anfänglichen Dosierung von 0,5–1,0 mg/kg KG/tgl. mit anschließender Reduzierung der Dosen wirksamer, vor allem wenn Systembeteiligung (Sjögren-Syndrom, Arthralgien, Vasculitis allergica) vorliegt. Bei Übergang in SLE kann die zusätzliche Gabe von Immunsuppressiva (Azathioprin, Cyclophosphamid) erwogen werden. In Fällen mit ausgeprägter und therapieresistenter kutaner Beteiligung ist unter strikter Einhaltung der Kontrazeption und Beachtung der Kontraindikationen die Gabe von Thalidomid möglich.
Äußerlich. Die örtliche Therapie mit glukokortikoidhaltigen Cremes oder Salben ist in der Regel nur in Kombination mit innerlicher Therapie erfolgreich. In erscheinungsfreien Intervallen konsequente Anwendung von Lichtschutzmitteln mit hoher UVA- und UVB-Filterwirkung.

Systemischer Lupus erythematodes (SLE)

Synonyme. Lupus erythematodes integumentalis et visceralis

Definition. Chronisch-entzündliche Systemerkrankung des Gefäßbindegewebes mit Hautbeteiligung und Möglichkeit des Befalles fast aller Organe. Charakteristisch sind zelluläre und humorale Autoimmunphänomene, vor allem antinukleäre Antikörper.

Vorkommen. Die Erkrankung kommt weltweit bei allen ethnischen Gruppen vor, wahrscheinlich häufiger in der afrikanischen und asiatischen Bevölkerung. Frauen sind 8- bis 10mal häufiger als Männer betroffen. Familiäre Häufung in etwa 10%, gehäuftes Auftreten bei monozygoten Zwillingen. Der Zeitpunkt der Erstmanifestation liegt meistens im jüngeren Erwachsenenalter (um das 30. Lebensjahr); alte Menschen und Kinder sind relativ selten betroffen, der SLE kann aber in der Schwangerschaft auf den Fetus übertragen werden und sich bei Neugeborenen als *neonataler Lupus erythematodes* (NLE) manifestieren.

Ätiopathogenese. Unbekannt. Die Ätiologie ist komplex und wird zum Teil bestimmt von genetischen Faktoren, welche die Krankeitsempfänglichkeit beeinflussen. In der weißen Bevölkerung ist der SLE mit den HLA-Haplotypen B7-, DR2 oder B8, DR3 gehäuft assoziiert. In Koppelung mit dem HLA-B8, DR3-Haplotyp auch gehäuftes Auftreten des Komplementgens C4-AQ0. Auch kommt SLE in Familien mit hereditärer Defizienz von Komplementkomponenten (vor allem C2 oder C4) gehäuft vor. Zu den endogenen Faktoren, welche die Krankheitsauslösung beeinflussen können, gehören Hormone, hauptsächlich Sexualhormone. Auch Viren werden als ätiologische Faktoren bei SLE diskutiert; möglicherweise führt die Einwirkung zytotoxischer T-Lymphozyten auf virusinfizierte Zellen zu Zelluntergang mit Freisetzung nukleärer und zytoplasmatischer Autoantigene, die bei genetisch geprägten Individuen eine humorale Immunantwort auslösen können. Zu den exogenen, ätiologisch wirksamen Faktoren gehören UV-Licht (UV-B, UV-B/UV-A, selten UV-A allein), das bei SLE-Patienten zur Exazerbation kutaner oder systemischer Symptome führen kann. Weitere wichtige ätiologische Kofaktoren, die einen SLE oder ein SLE-ähnliches Syndrom hervorrufen können, sind Medikamente.

Maßgeblich beteiligt an der Pathogenese des SLE sind Störungen der humoralen und zellulären Immunität. Zelluläre Defekte betreffen sowohl die B- wie die T-Lymphozyten, Granulozyten, Monozyten und Makrophagen. Charakteristisch ist die polyklonale B-Zell-Stimulation mit vermehrter Sekretion von Antikörpern der IgG-Klasse sowie die Lymphopenie, die vorwiegend CD8-positive T-Zellen betrifft und möglicherweise durch Antilymphozytenantikörper bedingt ist. Nur in akuten Krankheitsstadien fallen funktionelle Untersuchungen zur Prüfung der zellulären Immunität pathologisch aus. Zu den zellulären Immundefekten bei SLE gehören auch, möglicherweise genetisch bedingte, unterschiedliche Sekretionsmuster von Zytokinen (z. B. von Tumornekrosefaktor TNF) in Lymphozyten und Makrophagen und eine verminderte Expression von Komplementrezeptoren auf Erythrozyten, die eine Störung im Transport und Abbau von pathogenen zirkulierenden Immunkomplexen bewirken können.

Charakteristisch für SLE sind Störungen der humoralen Immunität mit Bildung eines breiten Spektrums von Autoantikörpern. Diese Autoantikörper können gegen Zelloberflächenantigene auf T- oder B-Lymphozyten, NK-Zellen, Granulozyten, Monozyten, Erythrozyten gerichtet und pathogenetisch bedeutsam für die Blutbildveränderungen bei SLE-Patienten sein. Die pathogenetische Bedeutung der Autoantikörper gegen nukleäre oder zytoplasmatische Antigene bei SLE ist dagegen noch nicht geklärt; es gibt Hinweise, daß vor allem Antikörper gegen Doppelstrang-DNS im Serum Immunkomplexe bilden, die an der Entstehung SLE-typischer vaskulitischer Veränderungen in der Haut, in der Niere, an serösen Häuten und im Zentralnervensystem beteiligt sind.

Klinik. Die nachfolgenden Befunde bzw. Symptome wurden von dem American College of Rheumatology [früher American Rheumatism Association (ARA)] 1971 zusammmengestellt und 1982 revidiert. Nach dieser Aufstellung wird ein SLE diagnostiziert, wenn mindestens vier der Kriterien bei einem Patienten gleichzeitig oder nacheinander vorhanden sind. Die

Diagnostische Leitlinien des SLE (ARA-Kriterien)

1. Erythem
2. Kutaner LE (SCLE, DLE), vernarbende Alopezie
3. Erhöhte Lichtempfindlichkeit
4. Schleimhautulzerationen (Mund, Nase)
5. Polyarthritis, Arthralgien, Gelenkergüsse
6. Serositis (Pleuritis, Perikarditis, Peritonitis)
7. Nierenbeteiligung (Proteinurie >0,5 g/24 h oder pathologisches Sediment)
8. ZNS-Beteiligung (Krampfanfälle, unklare neurologische oder psychiatrische Symptome)
9. Hämatologische Störungen (hämolytische Anämie, Leukopenie oder Thrombozytopenie)
10. Immunologische Störungen (Autoantikörper gegen DNS, Sm oder biologisch falsch-positive Syphilistests)
11. Antinukleäre Antikörper

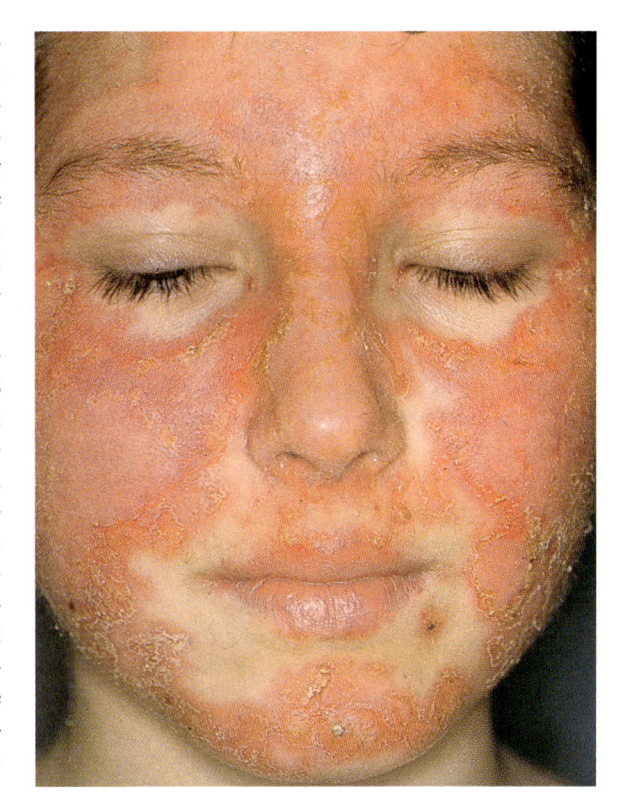

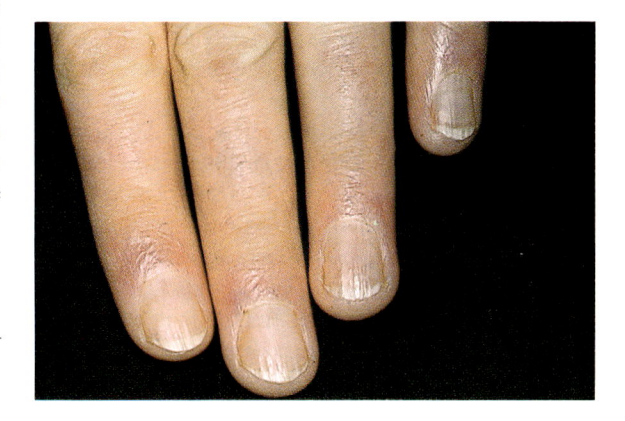

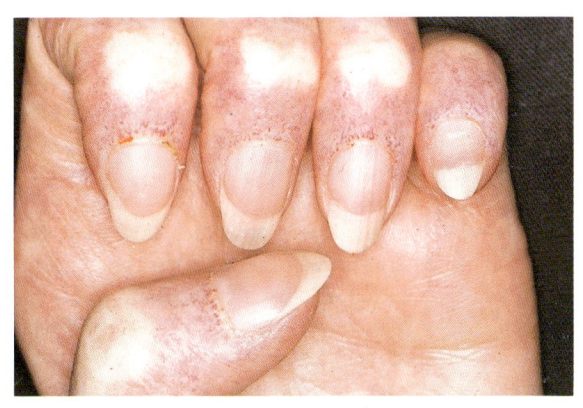

Abb. 18.41. Systemischer Lupus erythematodes

Sensitivität dieser schematisierten Diagnose liegt bei etwa 90% und die Spezifität bei 96%, d.h. 10% sind falsch-negativ, etwa 4% falsch-positiv.

Hautveränderungen. Sie sind nur insgesamt bei etwa 80% der Patienten vorhanden. Prädilektionsstellen sind *Gesicht,* Brust- und Rückenausschnitt sowie die Akren. Sie sind meist symmetrisch, können lokalisiert oder häufiger generalisiert mit Aussaat über größere Körperpartien auftreten. Typisch ist das *Schmetterlingserythem,* das auch urtikariell ausgeprägt sein oder sich als hartnäckig persistierendes, unscharf begrenztes, schuppendes Erythem *(Erythema perstans)* auf das ganze Gesicht ausbreiten kann und dem Patienten ein gedunsenes Aussehen verleiht. Es können auch erythematopapulovesikuläre Herde auftreten, die im weiteren Verlauf pityriasiforme, festhaftende Schuppung oder Atrophie zeigen.

Am *Stamm* können morbilliforme, skarlatiniforme, multiforme, roseola- oder livedoartige Exantheme entstehen. Hier sind die oberen Brust- und Rückenpartien besonders befallen. Diese akut auftretenden generalisierten Exantheme bei SLE sind polymorph und zeigen – im Gegensatz zu den rein kutanen LE-Formen – häufig eine hämorrhagische Komponente, die auf die zugrundeliegende Vaskulitis hinweist.

Typisch ist auch die Beteiligung der *Akren* mit fleckigen oder diffusen Erythemen an Palmae und Plantae sowie im Periungualbereich von Finger- bzw. Zehenendgliedern. Bei längerer Persistenz entstehen Keratosen. Teleangiektatische Blutgefäße an den Fingerspitzen und am *Nagelfalz* sowie subunguale Blutungen sind nicht selten. Die häufig sehr schmerzhaften vaskulitischen Veränderungen können zu umschriebener Hautgangrän und zu Ulzerationen führen. Sehr selten sind *bullöse Veränderungen,* die auch am Stamm und den Streckseiten der Extremitäten auftreten können und ohne Narbenbildung abheilen.

Über *Ellbogen* und *Knien* werden besonders häufig Erytheme mit Teleangiektasien, Livido racemosa, Keratosen, Atrophie und oberflächlichen Ulzerationen beobachtet.

Am *Kapillitium* entsteht im Verlauf der schweren Allgemeinerkrankung eine diffuse Alopezie; chronisch-diskoide oder disseminierte Veränderungen am Kapillitium führen dagegen zu einer vernarbenden Alopezie, d.h. zum irreversiblen Zustandsbild der Pseudopelade.

Insgesamt zeigen nur etwa 60% der Patienten mit SLE ein Schmetterlingserythem, generalisiert akut auftretende Exantheme oder vaskulitische Veränderungen. Etwa 20% der Patienten mit SLE können auch Manifestationen eines SCLE oder eines DLE aufweisen. Bei den 10-20% der SLE-Patienten, die von seiten der Haut erscheinungsfrei bleiben, bestehen jedoch häufig ein diffuses Effluvium und charakteristische periunguale teleangiektatische Erytheme mit Nagelfalzhyperkeratosen.

Insgesamt ist der *Verlauf* unberechenbar; die Hautveränderungen können akut auftreten und damit einen neuen Krankheitsschub anzeigen, im weiteren Verlauf hartnäckig persistieren oder sich spontan zurückbilden, nicht selten unter Hinterlassung von Atrophie. Sie können insgesamt geringfügig sein, andererseits kommen aber auch generalisierte Hauterscheinungen bis hin zur Erythrodermie vor.

Mundschleimhaut. Sie ist in etwa 40% mit ödematösen, lividroten Erythemen, Erosionen oder fibrinös bedeckten Ulzerationen beteiligt. Häufig lokalisieren sich die Veränderungen am harten Gaumen und an der Wangenschleimhaut, weniger an der Zunge. Die Lippen können das Bild einer exsudativen oder verkrusteten Cheilitis mit Neigung zur Atrophie zeigen. Selten sind die Mundschleimhautveränderungen frühe Symptome und gehen den übrigen Haut- oder Organmanifestationen zeitlich voraus.

Gefäßbeteiligung. Etwa 20-30% der Patienten mit SLE zeigen eine Raynaud-Symptomatik und Akrozyanose. Als Ausdruck der *Immunkomplexvaskulitis* können Purpura, seltener nekrotisierende Arteriitiden, besonders an den Akren auftreten. Rezidivierende Thrombosen oder Thrombophlebitiden, großflächige Hautulzerationen und Hautgangrän sind v.a. bei Patientinnen Hinweis auf ein *sekundäres Antiphospholipidsyndrom* im Rahmen des SLE.

Lymphadenopathie. Generalisierte Lymphknotenschwellung findet sich bei etwa 50% der Patienten.

Gelenkbeteiligung. Fast alle Patienten geben Arthralgien bei Bewegung an; seltener sind Zeichen einer akuten Polyarthritis, insbesondere der proximalen interphalangealen und peripheren Gelenke, die in 60-80% zu einer Deformierung, vor allem zu Subluxationen der Fingergelenke führen.

Muskulatur. Bei etwa 50% der Patienten bestehen Myalgien oder eine Polymyositis, die an Dermatomyositis erinnert und von dieser Erkrankung bzw. von anderen Überlappungssyndromen abzugrenzen ist. Subkutane Kalzinose ist bei SLE sehr selten.

Nierenbeteiligung. Sie wird bei etwa 40-60% der Patienten beobachtet und kann in Form einer zunächst nur histologisch oder immunhistologisch nachweisbaren Herdnephritis ohne klinische Symptome bestehen. Hinweisend auf Nierenbeteiligung sind Proteinurie und im Sediment Erythrozyten, Leukozyten, Zylinder oder Epithelien. Schleichende, schubweise Verschlechterung mit schließlicher Niereninsuffizienz, nephrotischen Syndromen oder Schrumpfnierenentwicklung, manchmal auch mit Hypertonie, können den letalen Ausgang des SLE beschleunigen.

Herzbeteiligung. Sie wird mit 30–50% der Fälle angegeben. Am häufigsten ist die Perikarditis im Rahmen der allgemeinen Beteiligung der serösen Häute. Daneben kommen Myokarditis, Kardiomegalie und seltener die klassische abakterielle verruköse Klappen- und Wandendokarditis *(Libman-Sacks-Syndrom)* vor. Als klinische Symptome finden sich Brustschmerzen, Fieber, Tachykardie, Rhythmusstörungen, systolische Geräusche oder perdikarditische Reibegeräusche. Diagnostisch wichtig ist besonders das EKG, daneben das Röntgenbild des Thorax.

Seröse Häute. Sie sind in Form einer fibrinösen oder exsudativen Polyserositis (Perikarditis, Pleuritis, seltener Peritonitis) bei etwa 30–50% der Patienten mitbetroffen.

Zentralnervensystem. Die zerebrale Beteiligung des Lupus ist gefürchtet und wird häufig nicht erkannt, insbesondere wenn LE-typische Hautveränderungen fehlen. Die Unterscheidung zwischen primären und sekundären Manifestationen (z. B. steroidbedingt, bei Hypertonus u.a.) ist schwierig. Die Symptomatik des zerebralen SLE ist außerordentlich vielgestaltig und umfaßt psychotische Symptome mit auffälliger Wesensveränderung und Delirien, neurologische Symptome mit Hemiparesen oder Epilepsien, choreatische Symptome und transiente ischämische Attacken (TIA). An *peripheren Nerven* werden Hirnnervenlähmungen, Mononeuritis multiplex oder Polyneuropathie beobachtet. Wichtig ist die differentialdiagnostische Abgrenzung einer multiplen Sklerose.

Augen. Untersuchung des Augenhintergrundes ist bei Verdacht auf SLE obligat. Es zeigen sich an der Retina Erweiterungen der Gefäße, Phlebitis, Periphlebitis, Hämorrhagien und wattebauschartige, paravasale weißliche Exsudationen *(Cotton-wool-Exsudate)*. Ferner werden Optikusatrophie, Uveitis, Keratitis und Konjunktivitis beschrieben.

Weitere Organbeteiligung. Atypische *noduläre Lungeninfiltrate,* pneumonische Herde oder Lungenfibrose kommen vor. *Hepatosplenomegalie* wird bei 25% der Patienten beobachtet; seltener sind Hepatitissymptome mit Ikterus, Transaminasenerhöhung *(lupoide Hepatitis)*. Auf Beteiligung des *Magen-Darm-Traktes* in etwa 20% der Fälle können Ösophagitis, Gastritis, Enteritis, Kolitis sowie Übelkeit, Erbrechen, Koliken, Diarrhöen und Darmblutungen hinweisen. *Aseptische Knochennekrosen* können bereits bei jungen Patienten mit SLE auftreten und sind meist Folge einer langdauernden oder hochdosierten Kortikosteroidtherapie.

Allgemeine Symptome. Als uncharakteristische Symptome weisen Abgeschlagenheit, Müdigkeit, allgemeines Krankheitsgefühl, erhöhte Temperaturen oder Fieber auf eine Allgemeinkrankheit hin. Zwischen schleichenden Formen und akut einsetzenden schwersten Krankheitserscheinungen sind alle Varianten möglich.

Die dargestellten Organmanifestationen geben einen Eindruck von der Vielseitigkeit der möglichen Erscheinungen bei SLE. Je nachdem, welche Symptome klinisch im Vordergrund stehen, wird der Allgemeinarzt, der Internist, der Rheumatologe, Kardiologe, Nephrologe, Neurologe oder der Dermatologe den Patienten zuerst sehen und die Verdachtsdiagnose stellen. Eine Zusammenarbeit zwischen den verschiedenen Fachdisziplinen ist sowohl für die Diagnosestellung als auch für die weitere Betreuung der Patienten entscheidend.

Laborwerte. Blutbildveränderungen finden sich in Abhängigkeit von der Krankheitsaktivität bei 40–75% der Patienten, und zwar eine normo- bis hypochrome *Anämie* (durch Hämolyse, Eisenmangel oder Niereninsuffizienz bedingt) sowie eine *Leukopenie* ($<4000/\mu l$) oder *Thrombozytopenie* ($<100000/\mu l$). Letztere kann eine thrombozytopenische Purpura im Krankheitsverlauf zur Folge haben. Das Differentialblutbild kann Linksverschiebung mit Lymphopenie und Eosinopenie aufweisen. Bei gleichzeitig bestehenden Infekten oder unter einer systemischen Steroidtherapie kommt auch eine Leukozytose vor.

Die *BSG* ist fast immer deutlich erhöht, bei schweren Verlaufsformen bis um 100 mm in der ersten Stunde; sie ist – zusammen mit der Titerhöhe der Anti-DNS-Antikörper – ein relativ guter Indikator für die Aktivität der Erkrankung. In der *Elektrophorese* findet man Hypalbuminämie, $\alpha 2$-Globulinvermehrung und breite Hypergammaglobulinämie, in der *Immunelektrophorese* eine polyklonale Vermehrung von IgG, seltener von IgM oder IgA.

Ein positiver Rheumafaktor kommt bei etwa 30% der Patienten vor. *C-reaktives Protein* und *β2-Mikroglobulin* sind während akuter Krankheitsphasen im Serum meist erhöht nachweisbar. Nicht selten findet sich ein positiver *Coombs-Test*. Bei Patienten mit vaskulitischen Hautveränderungen, mit Nieren- oder ZNS-Beteiligung können im Serum zirkulierende *Immunkomplexe,* manchmal auch *Kryoglobuline* nachweisbar sein. In diesen Fällen ist der *Komplementspiegel* (C 4, C 3, Gesamtkomplement) gewöhnlich erniedrigt.

Tabelle 18.6. Antinukleäre Antikörper (ANA) bei systemischem Lupus erythematodes (SLE)

Antigen	Vorkommen (%)
Native DNS	40–90
U1-RNP (nukleär)[a]	40–60
Sm[a]	10–30
rRNP (ribosomal)[a]	10
Ro(SSA)	40–60
La(SSB)[a]	20–30
Ku[a]	10
Histone	70

[a] In der ENA-Fraktion enthalten.

Tabelle 18.7. Diagnostische und prognostische Bedeutung von antinukleären Antikörpern (ANA) bei systemischem Lupus erythematodes (SLE)

Klinische Assoziation	Antikörper (AK)
Schwere Verlaufsformen des SLE mit multipler Organbeteiligung	Anti-DNS-Ak (hohe Titer), Anti-DNS- und Anti-Sm-AK, Anti-DNS- und Anti-Ro(SSA)-AK
SLE mit ZNS-Beteiligung	Anti-DNS- und Anti-rRNP-AK
Prognostisch günstige Form des SLE mit geringer Organbeteiligung, SCLE, NLE	Anti-Ro(SSA)- und Anti-La(SSB)-AK, U1-RNP-AK
SLE mit Polymyositis	Anti-Ku-AK
Medikament-induzierter SLE	Anti-Histon-AK
SLE mit sekundärem Antiphospholipidsyndrom	Anti-DNS- und Anti-Phospholipid-AK

Bei der *Urinuntersuchung* finden sich, je nach Ausmaß der Nierenbeteiligung, (L-Ketten-)Proteinurie, Hämaturie und Zylindrurie.

Autoantikörper. Charakteristisch für SLE ist das Vorkommen einer Vielzahl von Autoantikörpern, die diagnostische oder auch pathogenetische Bedeutung haben.

Antinukleäre Antikörper (ANA). Ein oder mehrere Autoantikörper dieser Gruppe sind bei SLE bei über 90% der Patienten mit indirekter Immunfluoreszenztechnik (IIF) oder anderen Methoden (Immundiffusion, ELISA, Immunpräzipitation) nachweisbar. Das *LE-Zellphänomen* und der *LE-Zelltest* haben dagegen heute keine diagnostische Bedeutung mehr.
Das Nachweisprinzip der IIF besteht darin, daß ein kernreiches Gewebesubstrat (z.B. epitheliale Karzinomzellinien wie HEp-2-Zellen) auf präparierten Objektträgern mit verdünntem Patientenserum überschichtet wird. Nach verschiedenen Inkubationsschritten wird mit fluoreszenzmarkiertem Antihumangammaglobulin nachgewiesen, ob Antikörper im Bereich der Zellkerne oder des Zytoplasmas gebunden sind. Man kann so ANA mit verschiedenen Kernfluoreszenzmustern (z.B. homogen, membranös oder nukleolär) unterscheiden, die Rückschlüsse auf die Lokalisation der Autoantigene zulassen. Ein positiver *ANA-Suchtest* mittels IIF wird ergänzt durch quantitative Bestimmung der ANA-Titer, die allerdings wenig Rückschlüsse auf die Krankheitsaktivität zulassen. *ANA-Bestätigungstests* mittels ELISA, Immunoblot und Immundiffusion ermöglichen eine genauere Zuordnung und Charakterisierung der Antigenspezifität von ANA, z.B. für Sm, Ro(SSA), La(SSB) u.a.
Antikörper gegen native Doppelstrang-DNS sind — im Gegensatz zu Antikörpern gegen Einzelstrang-DNS, die bei vielen Autoimmunkrankheiten vorkommen — besonders spezifisch für SLE. Sie können auch mittels IIF unter Verwendung der Flagellatenart Critidia luciliae als Substrat nachgewiesen werden. Daneben existieren heute empfindliche spezifische Nachweistechniken für Anti-DNS-Antikörper (z.B. ELISA, Radioimmunoassays).
Die Festlegung der Antigenspezifität von ANA ist diagnostisch und prognostisch wichtig: So kommen Antikörper gegen native DNS fast nur bei SLE, und zwar je nach Krankheitsphase bei 40–90% der Patienten vor. Häufig geht ein deutlicher Anstieg der Anti-DNS-Antikörpertiter einem Krankheitsschub voraus; bei klinischer Remission können die Anti-DNS-Antikörpertiter unter der Nachweisgrenze fallen. Der quantitative DNS-Antikörpernachweis ist daher für die Verlaufs- bzw. Therapiekontrolle von Bedeutung. Ebenfalls charakteristisch für SLE sind Antikörper gegen das Sm-Antigen, die bei 10–30% der Patienten, in der Regel bei schweren Verlaufsformen mit Nieren- oder ZNS-Beteiligung gefunden werden. Anti-Sm-Antikörper sind fast immer mit Antikörpern gegen U1-RNP assoziiert; Sm- und U1-RNP sind extrahierbare nukleäre Antigene (ENA) und Bestandteile eines Ribonukleoproteinkomplexes aus RNS und verschiedenen Proteinen, der im Zellkern wichtige Funktionen für die Proteinsynthese hat.
Zum ANA-Spektrum bei SLE gehören weiterhin Antikörper gegen die Ro(SSA)- und La(SSB)-Antigene, die zytoplasmatischen und nukleären Ursprungs sind und — abhängig vom Funktionszustand einer Zelle — auch an der Zelloberfläche exprimiert werden können. Antikörper gegen Ro(SSA) und La(SSB) sind bei 40–60% der SLE-Patienten nachweisbar. Das gemeinsame Auftreten von Ro(SSA)- und La(SSB)-Antikörpern ist häufig mit SCLE oder einer milderen

Verlaufsform des SLE ohne Nieren- oder ZNS-Beteiligung assoziiert, während die Kombination von Ro(SSA)-Antikörpern mit Anti-DNS- oder Anti-Sm-Antikörpern auf eine progressive und schwere Verlaufsform hindeuten kann. Bei SLE ist daher nicht der Nachweis eines einzelnen Autoantikörpers, sondern einer bestimmten Kombination von Autoantikörpern diagnostisch wichtig. Patienten mit Anti-Ro(SSA)- und Anti-La(SSB)-Antikörpern weisen häufig den HLA-Haplotyp A1, B8 und DR3 auf, während bei SLE-Patienten mit hochtitrigen DNS-Antikörpern häufiger HLA-DR2 vorkommt. Besondere Bedeutung hat der Nachweis von Antikörpern gegen Ro(SSA) und La(SSB) bei SLE-Patientinnen im gebärfähigen Alter: In der Frühschwangerschaft können diese Autoantikörper diaplanzentar übertragen werden und bei der Entstehung eines *neonatalen Lupus erythematodes (NLE)* des sich entwickelnden Kindes mitwirken. Ro(SSA)-Antikörper sind nicht LE-spezifisch und können auch bei anderen Autoimmunkrankheiten (Sjögren-Syndrom, Polymyositis, systemische Sklerodermie) gefunden werden. Auch Antikörper gegen Histone (vor allem den H2A-H2B-Komplex) sind nichtkrankheitsspezifisch, werden aber bei bis zu 70% der SLE-Patienten gefunden und sind charakteristisch für medikamentös induzierten LE. Zum Autoantikörperspektrum des SLE gehören weiterhin Antiphospholipidantikörper, vor allem Anticardiolipinantikörper, die bei SLE bei 30–40% der Patienten vorkommen. Diese Antikörper weisen auf ein *sekundäres Antiphospholipidsyndrom* im Rahmen des SLE hin.

Bei SLE können noch eine Reihe weiterer seltener Autoantikörper gegen nukleäre oder zytoplasmatische Antigene nachgewiesen werden; dazu gehören Antikörper gegen das Ku-Antigen, die ein Überlappungssyndrom aus SLE und Polymyositis charakterisieren, und Antikörper gegen ribosomale Ribonukleoproteine (rRNP, P-Proteine), die bei SLE-Patienten mit ZNS-Beteiligung und Psychosen gefunden wurden.

Neben den antinukleären Antikörpern, die gegen ubiquitär vorkommende, zelluläre Autoantigene gerichtet sind, können bei SLE auch organ- oder zellspezifische Autoantikörper vorkommen; dazu gehören vor allem Autoantikörper gegen Blutzellen wie Erythrozyten, Leukozyten oder Thrombozyten, aber auch Autoantikörper gegen spezifische Antigene im Bereich der Magenschleimhaut, der Schilddrüse, im Muskel- oder Nervengewebe.

Histopathologie. Die histologischen Veränderungen bei SLE variieren wie das klinische Bild; sie können denen bei diskoidem Lupus erythematodes sehr ähnlich sein oder eine stärkere exsudative Note aufweisen. Häufig sind die histologischen Veränderungen bei SLE weniger spezifisch und geringer ausgeprägt als bei chronischem diskoidem LE. An der Epidermis können Atrophie, Orthohyperkeratose oder Parakeratose sowie Basalzelldegeneration bestehen. Auffällig ist die verwaschene Verbreiterung der Basalmembran (PAS-Färbung). Im oberen Korium findet sich oft ein massives Ödem, das zu subepidermalen Blasen führen kann. Blut- und Lymphgefäße sind stark erweitert. Das Bindegewebe zeigt fibrinoide Degeneration, daneben Einlagerung neutraler und saurer Mukopolysaccharide. In der oberen Dermis besteht ein lockeres lymphozytäres Infiltrat mit Verdichtung und Tieferreichen an den Adnexen. Bei SLE kann in der Dermis auch eine leukozytoklastische Vaskulitis nachweisbar sein. Es zeigen sich dann Endothelzellschwellung, Fibrinablagerung, intravasale Thrombenbildung und leukozytäre Infiltrate im Bereich der geschädigten Gefäßwand und perivaskulär mit Kerntrümmern und Erythrozytenextravasaten.

Immunhistopathologie. Die immunhistologische Untersuchung von befallener Haut zeigt in 50–90% bandförmige Niederschläge von IgG und/oder IgM, selten IgA und Komplementkomponenten (C1q, C4, C3, MAC) entlang der Basalmembranzone. Die Spezifität und Sensitivität dieses *Lupusbandtests* (LBT) in läsionaler Haut von SLE-Patienten ist durch falsch-negative Reaktionen (z.B. Biopsien aus frischen Herden oder von Rumpfhaut) bzw. durch falsch-positive Reaktionen (meist ausschließlich mit IgM) bei ande-

Tabelle 18.8. Diagnostische Bedeutung des Lupusbandtests (LBT)

Klinische Diagnose	Entnahmestelle	Positiv in %
Systemischer Lupus erythematodes (SLE)	Erkrankte Haut	50–90
	Unveränderte lichtgeschützte Haut	40–80
Subakut-kutaner Lupus erythematodes (SCLE)	Erkrankte Haut	30–80
	Normale lichtgeschützte Haut	0–20
Lupus erythematodes chronicus discoides (DLE)	Erkrankte Haut	30–80
	Normale lichtgeschützte Haut	0

ren entzündlichen Erkrankungen, vorwiegend im Gesicht (z. B. Rosazea, Pseudolymphom, polymorphe Lichtdermatose) eingeschränkt. Der Lubusbandtest in gesunder, lichtgeschützter Haut hat größere diagnostische Bedeutung. Hier sind bandförmige Präzipitate von IgG charakteristisch für SLE.
Die Biopsien zur Beurteilung des Lupusbandtestes sollten möglichst vor Beginn einer örtlichen oder systemischen Glukokortikoidtherapie entnommen werden und sind in gefrorenem Zustand bei $-20°$ C mindestens 2 Wochen haltbar und versandfähig.

Verlauf und Prognose. Der Verlauf des SLE kann foudroyant sein; häufiger ist er schubweise mit befristeten Remissionen über Wochen, Monate oder wenige Jahre. Die Prognose hängt vom Ausmaß und von der Progredienz der Organbeteiligungen ab, vor allem vom Ausmaß der Nieren- oder Herzbeteiligung. Durch die Einführung der Glukokortikoide ist die früher sehr schlechte Prognose mit häufigem letalen Ausgang innerhalb von wenigen Wochen bis zu 2 Jahren heute wesentlich günstiger geworden, und die Fünfjahresüberlebenszeit wird mit über 90% angegeben. Neben den krankheitsspezifischen Todesursachen (Nieren-, Herzversagen) sind schwere interkurrente Infekte (krankheits- und/oder therapiebedingt) häufig für den letalen Ausgang verantwortlich.
Verlauf und Prognose werden auch bestimmt von *immungenetischen Faktoren* (HLA-System) und vom Erstmanifestationsalter; so haben Kinder oder jugendliche Erwachsene mit SLE eine schlechtere Prognose als Patienten, die bei Erstmanifestation älter als 50 Jahre sind. Weitere Faktoren, die den Verlauf eines SLE prägen können, sind *Virusinfekte, Medikamente, Sonnenexposition* und *Hormone*. Für hormonelle Einflüsse sprechen die deutliche Gynäkotropie des SLE und die mögliche Verschlechterung unter Östrogentherapie oder in der Schwangerschaft. Tritt eine *Schwangerschaft* während eines akuten Krankheitsschubes ein, kann es während des ersten Trimesters oder in den ersten 2 Monaten nach Geburt zu einer unter Umständen lebensgefährlichen Verschlechterung des SLE kommen; die Gefahr von Spontanaborten und Totgeburten ist erhöht. Tritt die Schwangerschaft in einer klinisch stummen Phase des SLE ein, ist eine Exazerbation während oder nach der Schwangerschaft in der Regel nicht zu befürchten. Allerdings besteht bei klinisch erscheinungsfreien Schwangeren, wenn sie Antikörper gegen Ro(SSA) oder La(SSB) aufweisen, die Möglichkeit der Übertragung eines neonatalen Lupus erythematodes auf das Kind.

Diagnostische Leitlinien. Bei voll ausgeprägtem Bild ist die Diagnose klinisch leicht zu stellen, besonders wenn Fieber, hohe BSG und Leukopenie vorhanden sind. Mögliche Organbeteiligungen sind durch gezielte Untersuchungen auszuschließen bzw. zu bewerten. Dazu gehören Blutbild, Differentialblutbild, Bestimmung der Thrombozyten, Eiweißelektrophorese, Serumkomplement, Gerinnungsstatus, Serumkreatinin, C-reaktives Protein, Urinsediment, Eiweißausscheidung im 24-h-Urin sowie Blutdruckmessung, Röntgenuntersuchung des Thorax, EKG, neurologischer Status und Gelenkbefund.
Diese Untersuchungen sollten bei allen LE-Patienten veranlaßt werden, da auch ein DLE oder ein SCLE im Rahmen eines SLE vorkommen kann.
Vor allem bei oligosymptomatischen Krankheitsbildern und SLE-Patienten ohne Hautveränderungen sind zusätzliche serologische Untersuchungen mit Nachweis des SLE-spezifischen ANA-Spektrums für die korrekte Diagnosestellung wichtig. Ist die Erkrankung im Verlauf chronisch oder fehlen Hautveränderungen, wird möglicherweise nicht an SLE gedacht: Polyarthritis mit Leukopenie oder mit Purpura, salizylrefraktäre Polyarthritis, Glomerulonephritis ohne Hypertonie, therapierefraktäre Pleuritiden und Endokarditiden sollten den Verdacht auf SLE lenken.

Differentialdiagnose. Vor allem sind andere Kollagenosen wie Dermatomyositis, systemische Sklerodermie, gemischte Bindegewebskrankheit (Sharp-Syndrom), aber auch chronische Polyarthritis und Periarteriitis nodosa abzutrennen, bei bullösem SLE auch bullöses Pemphigoid oder Epidermolysis bullosa acquisita. Ferner bakterielle Endokarditis, Meningokokken- oder Gonokokkensepsis, rheumatisches Fieber, Glomerulonephritis, Arzneimittelexantheme, polymorphe Lichtdermatose, Erythema multiforme und Serumkrankheit. Schließlich sind je nach den im Vordergrund stehenden Symptomen auch weitere Organ- und Systemkrankheiten in Erwägung zu ziehen. Dazu gehört, bei ZNS-Beteiligung, auch die multiple Sklerose. Besonders schwierig ist die Unterscheidung einer Psychose im Rahmen einer ZNS-Beteiligung des SLE von einer endogenen oder auch einer steroidinduzierten Psychose.

Therapie
Innerlich. Milde Verlaufsformen des SLE mit Hautbeteiligung und starker Lichtempfindlichkeit können mit den Antimalariamitteln Chloroquin (Resochin) oder Hydroxychloroquin (Quensyl) wie DLE behandelt werden. Wichtig sind die Einhaltung der Tageshöchstdosen und die Kontrolle von Nebenwirkungen. Bei schweren Verlaufsformen des SLE und bei denjenigen Formen, die auf eine alleinige Therapie mit Antimalariamitteln oder nichtsteroidalen entzündungshemmenden Substanzen nicht ansprechen, ist die systemische Gabe von Glukokortikoiden zu Therapie-

beginn unentbehrlich. Es handelt sich allerdings nur um eine symptomatische Therapie, die oft jahrelang fortgeführt werden muß; daher ist stets ein ausreichender Effekt bei möglichst geringerer Dosierung anzustreben. Anfänglich werden hohe Dosen gegeben (1–2 mg/kg KG tgl. Prednison oder Isodosen von Methylprednisolon und anderen Glukokortikoiden); unter sorgfältiger Kontrolle der klinischen und labortechnischen Befunde gilt es, bei vorsichtiger Dosisreduktion die individuelle Erhaltungsdosis herauszufinden, die zwar nicht heilend, aber lebensverlängernd wirkt. Insbesondere bei weitgehend steroidrefraktären Fällen, aber auch nach Stabilisierung des Zustandes werden zusätzlich Immunsuppressiva eingesetzt, wie Azathioprin (Imurek 50–150 mg, maximal 200 mg/ tgl.), ferner auch Cyclophosphamid (Endoxan 50–150 mg/tgl.). Bei schwersten akuten Verlaufsformen mit Nieren- oder ZNS-Beteiligung können Prednison und Cyclophosphamid in hohen Dosen (500–1000 mg/m^2) kurzfristig über 1–3 Tage, einmalig oder wiederholt in monatlichen Abständen, in Form einer intravenösen Pulstherapie verabreicht werden. Zwischen den Behandlungszyklen wird Cyclophosphamid (2–3 mg/kg KG/tgl.) und Prednison (0,25–0,5 mg/ kg KG/tgl.) oral verabreicht. Zu achten ist vor allem auf Knochenmarksdepression, auf cyclophosphamidinduzierte hämorrhagische Zystitis, auf Infertilität bei jüngeren Männern sowie auf steroidinduzierte Osteoporose. Bei schwersten SLE-Formen sowie bei steroidrefraktären Fällen oder bei Patienten mit steroidbedingten Komplikationen können Behandlungsversuche mit wiederholter Plasmaphorese, mit hochdosierter intravenöser Immunglobulintherapie oder neuere Verfahren zur Immunmodulation (z. B. Antilymphozytenantikörper) eingesetzt werden.

Äußerlich. Behandlung mit kortikoidhaltigen Cremes oder Salben. Lichtschutzsalben mit hohem UVA- und UVB-Schutz.

Allgemeine Maßnahmen. Bei schweren Exazerbationen Bettruhe. Meidung von Sonnenlicht (Hüte, Kleidung, Lichtschutzsalben). Körperlicher und psychischer Streß sollten vermieden werden. Die Patienten sind durch Infektionskrankheiten stark gefährdet und sollten, soweit möglich, dagegen geschützt werden.

Therapieüberwachung. Als wichtigste Parameter für die Beurteilung der Krankheitsaktivität bei SLE haben sich in der Praxis bewährt:

- BSG (evtl. auch Elektrophorese, IgG)
- β2-Mikroglobulin, C-reaktives Protein
- Leukozyten-, Thrombozyten-, Erythrozytenzahl, Hämoglobin
- Titer der Antikörper gegen native Doppelstrang-DNS
- Komplementspiegel (C4, C4, evtl. auch hämolytisches Gesamtkomplement)
- Proteinurie (L-Ketten im Urin)

Neben dem klinischen Allgemeineindruck können besonders die Laborwerte als Richtschnur für die langfristige Dosierung der Glukokortikoide und Immunsuppressiva dienen.

Neonataler Lupus erythematodes
[McCuistion and Schoch 1954]

Definition und Vorkommen. Diese seltene Erkrankung kann sich bei Neugeborenen von Müttern mit SCLE, SLE, Sjögren-Syndrom oder anderen Kollagenosen entwickeln. Das Risiko eines neonatalen Lupus erythematodes (NLE) beträgt bei Schwangeren, die hohe Titer von Antikörpern gegen Ro(SSA) und/oder La(SSB) aufweisen, etwa 5–20%. Die Mütter können klinisch erscheinungsfrei sein, und die Schwangerschaft kann komplikationslos verlaufen.

Klinik. Die Erkrankung ist durch fleckige, gelegentlich anuläre oder zirzinäre erythematöse oder erythematosquamöse Herde mit randständiger Ausbreitung charakterisiert. Prädilektionsstellen sind Gesicht und Rumpf. Die Hautveränderungen sind gewöhnlich bereits bei Geburt vorhanden oder entwickeln sich kurz danach. In der Regel bilden sie sich innerhalb der ersten beiden Lebensjahre wieder zurück. Bis zu 75% der Neugeborenen mit NLE entwickeln einen kongenitalen atrioventrikulären Block (AV-Block) unterschiedlichen Grades. Bei etwa 25% der Patienten ist der AV-Block irreversibel und mit einer hohen Mortalitätsrate behaftet. Weitere Symptome des NLE können Hepatosplenomegalie, Coombs-Test-positive hämolytische Anämie und Thrombozytopenie sein.

Laborwerte. Serologische Marker des NLE sind Antikörper gegen Ro(SSA), häufig auch gegen La(SSB), die bei Mutter und Kind nachweisbar sind. In seltenen Fällen kann ein NLE auch mit anderen ANA, z.B. mit Antikörpern gegen U1-RNP assoziiert sein. Diese Antikörper können diaplazentar von der Mutter auf das sich entwickelnde Kind übertragen werden und führen möglicherweise zu einer immunologischen Reaktion mit Ro(SSA)- und/oder La(SSB)-Antigenen im fetalen Herzgewebe oder im Bereich des fetalen Reizleitungssystems. Nach Geburt werden die in den klinischen Organismus gelangten mütterlichen Antikörper innerhalb von 6–9 Monaten abgebaut, parallel dazu bilden sich die Hautveränderungen des NLE, nicht dagegen der AV-Block zurück. Nur in wenigen Fällen entwickeln betroffene Neugeborene später einen SLE.

Therapie. Schwangere mit dem Risiko eines NLE sollen prä- und perinatal intensiv betreut werden. Eine prophylaktische Therapie des NLE ist nicht möglich. Postpartal werden bei Vorliegen eines AV-Blocks Herzschrittmacher eingesetzt; die kutanen Manifestationen des NLE können äußerlich mit steroidhaltigen Cremes behandelt werden.

Antiphospholipidsyndrom

[Harris und Hughes 1983]

Definition und Vorkommen. Dieser mit Antikörpern gegen Phospholipide (aPL-Antikörper) assoziierte Symptomenkomplex ist mit einem erhöhten Risiko für arterielle und venöse Thrombosen und – bei Frauen – für habituelle Aborte verbunden. Unterschieden werden das *primäre Antiphospholipidsyndrom* (APS) ohne klinische Zeichen eines SLE und das *sekundäre Antiphospholipidsyndrom*, das im Rahmen eines SLE vorkommt. Insgesamt entwickeln etwa 10–25% der Patienten mit SLE ein sekundäres APS.

Klinik. Das klinische Bild des APS wird durch arterielle und venöse Thrombosen in verschiedenen Organbereichen unterschiedlich geprägt. An der Haut sind vor allem Livedo racemosa, nichtheilende Ulzera, hauptsächlich im Knöchelbereich und an den Unterschenkeln ohne bekannte Risikofaktoren, rezidivierende Thrombophlebitiden, ausgedehnte Hautnekrosen und akrale Gangrän auf APS hinweisend. Betroffen sind vor allem jüngere Frauen, seltener Männer.

Kutane Manifestationen des APS
- Livedo racemosa
- Unterschenkelulzerationen ohne bekannte Risikofaktoren
- Rezidivierende Thrombophlebitiden
- Ausgedehnte Hautnekrosen
- Raynaud-Phänomen
- Periphere Gangrän
- Purpura, Ekchymosen
- Periunguale Splitterblutungen

Die thromboembolischen Komplikationen können bereits bei jüngeren Patienten zu rezidivierenden Lungenembolien, Herzinfarkt, Nierenversagen mit Hypertonie und zu multiplen neurologischen Manifestationen einschließlich transienten ischämischen Attacken, ausgedehnten Hirninfarkten, Krampfneigung, Sprachstörungen, motorischen Lähmungen, psychiatrischen Störungen, Depressionen und Demenz führen. Das Risiko von Fehlgeburten in der Spätschwangerschaft ist für Patientinnen mit SLE und sekundärem APS mit 40–70% deutlich erhöht. Als Ursache wird eine vaskuläre Plazentainsuffizienz durch multiple thrombotische Verschlüsse angenommen.

Laborwerte. Serologische Marker des primären oder sekundären APS sind aPL-Antikörper, vor allem Antikörper gegen Cardiolipin und das Lupusantikoagulans (LA), das mit phospholipidhaltigen Komponenten des Gerinnungssystems reagiert. Anticardiolipinantikörper der IgG-Klasse sind bei APS-Patienten je nach Krankheitsaktivität meist in hohen Titern nachweisbar, können bei Krankheitsremission oder unter Therapie jedoch unter die Nachweisgrenze sinken. Gebräuchliche Nachweismethoden sind ELISA und In-vitro-Gerinnungsteste, besonders die partielle Thromboplastinzeit (PTT), die in aktiven Krankheitsstadien deutlich verlängert ist. Bei sekundärem APS im Rahmen eines SLE sind fast immer gleichzeitig Antikörper gegen Doppelstrang-DNS nachweisbar, in 10–30% auch ein biologisch falsch-reaktiver VDRL-Test, daneben auch Thrombozytopenie und ein positiver Coombs-Test.

Therapie. Antiphospholipidantikörper in hohen Titern sind Risikofaktoren für Thrombosen; zu erwägen ist daher eine langfristige Prophylaxe mit Aspirin in niedriger Dosierung (z. B. 75–150 mg tgl.). Bei schwangeren Patientinnen mit hochtitrigen aPL-Antikörpern ist eine intensive prä- und perinatale Betreuung erforderlich und eine Antikoagulanzientherapie mit Heparin in der Frühschwangerschaft oder mit Cumarinpräparaten in der Spätschwangerschaft durchzuführen. Akute thromboembolische Ereignisse im Rahmen eines APS erfordern eine intensivmedizinische Betreuung mit Einsatz thrombolytischer Substanzen. Liegen vorwiegend Hautveränderungen (z. B. Livedo racemosa, Ulzerationen, Hautnekrosen) vor, kann eine Kombinationsbehandlung mit Glukokortikoiden und Immunsuppressiva wie bei SLE durchgeführt werden.

Lupus-erythematodes-visceralis-artiges Syndrom

Synonym. Pseudo-SLE-Syndrom

Während Medikamente einerseits einen echten SLE zu provozieren vermögen, können auch klinisch an SLE erinnernde Syndrome mit rezidivierenden Fieberschüben, Pleuritis, Peri- und Myokarditis, Arthralgien, Myalgien und Hauterscheinungen (schmetterlingsartiges Gesichtserythem) durch Medikamente bedingt sein.

Sie entwickeln sich gewöhnlich nach langfristiger Behandlung mit Hydralazin, Hydantoinverbindungen, Procainamid oder bestimmten Sulfonamiden.

Folgende Medikamente können Lupus erythematodes visceralis bzw. ein SLE-ähnliches Syndrom hervorrufen (Auswahl):

Chlorpromazin	Phenothiazine
Cotrimoxazol	Phenylbutazon
Griseofulvin	p-Aminosalizylsäure
Hydralazin	Procainamid
Hydantoinderivate	Methyldopa
Isoniazid	Methylthiouracil
Lithium	Reserpin
Orale Kontrazeptiva	Streptomycin
Penizilline	Sulfonamide
Penicillamin	Tetrazykline

Im Gegensatz zu echtem SLE sind ANA, insbesondere Antikörper gegen Doppelstrang-DNS, hier häufig nicht nachweisbar, dagegen finden sich bei 90% der Patienten Antikörper gegen Histone. Nach Absetzen des Medikamentes kommt es meist zu allmählichem und dauerhaftem Abklingen. Sichere Testverfahren zum Beweis der Zusammenhänge stehen derzeit nicht zur Verfügung. Nicht immer ist daher zu entscheiden, ob durch ein Medikament ein latenter LE provoziert, ein erscheinungsarmer aggraviert oder lediglich ein LE-ähnliches Krankheitsbild induziert wird. Pathogenetisch diskutiert werden genetische Faktoren, eine individuell unterschiedliche Metabolisierung von Medikamenten und eine humorale oder zelluläre Immunantwort gegen Autoantigene, die unter Arzneimitteleinwirkung strukturell verändert werden.

Therapie. Neben der Meidung der verdächtigen Medikamente vorübergehend interne Glukokortikoidgaben in ausschleichender Dosierung.

Dermatomyositis

[Wagner 1863, Unverricht 1887]

Synonyme. Polymyositis (bei weitgehend fehlender Hautbeteiligung); Lilakrankheit (Glanzmann; bei Kindern)

Definition. Seltene systemische Autoimmunkrankheit mit Bevorzugung der Skelettmuskulatur und der Haut; Beteiligung weiterer Organsysteme und Überlappung mit anderen autoimmunen Bindegewebserkrankungen ist möglich. Die juvenile Form kann durch subkutane Kalzinose, die Erwachsenenform durch gehäufte Assoziation mit malignen Tumoren gekennzeichnet sein.

Vorkommen. Weltweit, selten. Etwa 5–10 jährliche Neuerkrankungen pro 1 Mio. Einwohner. Die juvenile Dermatomyositis (JDM) hat einen Häufigkeitsgipfel von 8–10 Jahren, die adulte Form von 40–60 Jahren. Bei der adulten Form sind Frauen etwa 2- bis 3mal häufiger betroffen, bei der JDM geringes Überwiegen des männlichen Geschlechts.

Ätiologie. Nicht genügend bekannt. Bei Dermatomyositis wird eine antikörper- oder immunkomplexvermittelte Autoimmunantwort gegen eine vaskuläre Komponente im Bereich des Endomysiums, bei Polymyositis eine HLA-Klasse-I-abhängige und T-Zell-vermittelte Immunantwort gegen Muskelfasern vermutet.

Pathogenese. Die Beteiligung von Virusinfektionen (insbesondere Coxsackie-B-, Picorna-, Adeno, Echo-, Hepatitis-B-Viren) und von bakteriellen bzw. parasitären Infektionen an der Pathogenese wird diskutiert, ist aber nicht bewiesen. Möglicherweise wird die Erkrankung durch Infektionen oder durch andere exogene Faktoren (z. B. starke körperliche Belastung, Streß, Medikamente) bei genetischer Disposition (HLA) ausgelöst oder verschlechtert. Die Autoimmunpathogenese der Dermatomyositis wird durch spezifische Autoantikörper nahegelegt, unter anderem gegen intrazelluläre Enzyme der Proteinsynthese oder nukleäre Autoantigene; bei Polymyositis wird die pathogenetische Rolle von zytotoxischen, gegen Muskelantigene gerichteten T-Zellen diskutiert.

Koinzidenz mit malignen Tumoren [Stertz 1916]. Die Assoziation zwischen Krebs und Dermatomyositis bzw. Polymyositis nimmt mit zunehmenden Lebensalter zu, besonders jenseits des 60. Lebensjahres. Bei Krankheitsbeginn einer Dermatomyositis oder zu einem späteren Zeitpunkt wird ein Malignom in 15–25% der Fälle, bei Polymyositis in etwa 3–10% diagnostiziert. Das relative Risiko, eine Krebserkrankung zu entwickeln, ist bei Patientinnen mit Dermatomyositis um den Faktor 3,4, bei Patienten um den Faktor 2,4 erhöht. Die Dermatomyosisits kann gleichzeitig mit dem Tumor klinisch erkennbar werden; es kann aber auch eine der beiden Erkrankungen vorausgehen. Nach Tumorentfernung heilt die Dermatomyositis oft ab, bei späterer Metastasierung kann sie wieder auftreten. Bei männlichen Patienten sind Darm- und Bronchialkrebs, bei Frauen Brust- und Ovarialkrebs am häufigsten.

Klinik

Hauterscheinungen. Sie sind einzeln genommen nicht pathognomonisch, ihr Gesamtbild ist jedoch recht typisch. Bevorzugt befallen sind symmetrisch das Gesicht, insbesondere die Oberlider, die Augenumgebung und die Wangen, ferner die Ellbogen und Knie, die Regionen der Fingerknöchel, Nagelfalz und Nagelbett. Man findet besonders im Gesicht weinrote bis violette (fliederfarbene) flächenhafte oder fleckige Erytheme. Charakteristisch ist der traurig-weinerliche Gesichtsausdruck mit Hypomimie bei oft depressiver Stimmungslage. Früh stellen sich Teleangiektasien und eine festhaftende hyperkeratotische Schuppung ein. Hämorrhagien sind selten, während ein Ödem im Bereich der Erytheme regelmäßig in allerdings wechselnder Stärke vorhanden ist. Nach längerem Bestand bilden sich umschriebene, weißlich-porzellanfarbene Atrophien aus, die besonders am Nagelfalz und über den Finger- und Kniegelenken pergamentartig werden *(Gottron-Papeln)*. Mehr diffuse Hautatrophien mit Teleangiektasien, Hyper- und Depigmentierungen im Gesicht, am Hals und im oberen Brust- und Rückenbereich wirken buntscheckig (poikilodermatisch). In diesem Fall spricht man auch von einer *Poikilodermatomyositis*. Der Verlauf dieser Fälle pflegt mehr chronisch zu sein.

An den gleichen Stellen, besonders am Nacken, können außerdem blaßrosa bis violette, gering erhabene *lichenoide Papeln* auftreten. Noch vielseitiger kann das Bild durch hämorrhagische, vesikulobullöse oder nodöse Exantheme mit Neigung zu Nekrose werden. Die *Haare* verlieren ihren Glanz. Diffuse Alopezie kann ebenso auftreten wie Hypertrichose. Auch die *Nägel* werden glanzlos und geriffelt. Auffällig ist der gelblich-hyperkeratotische Nagelfalz, der beim Versuch, ihn zurückzuschieben, sehr schmerzhaft ist *(Keining-Zeichen)*.

Subkutis. Eine Pannikulitis kommt vor. In fortgeschrittenen Fällen von Dermatomyositis bei Erwachsenen und bei etwa zwei Dritteln der Patienten mit juveniler Dermatomyositis entstehen nicht selten massive Kalkablagerungen in der Subkutis *(Kalzinose)*, die mit schlecht heilenden Ulzera nach außen durchbrechen können. Prädilektionsstellen sind die Hände, die Extremitäten allgemein und die Glutäalregion.

Muskelsymptome. Wie im Krankheitsnamen angegeben, gesellt sich zu den Hauterscheinungen die Muskelerkrankung. Zwischen beiden besteht keine strenge Relation; sowohl die Haut als auch die Muskulatur

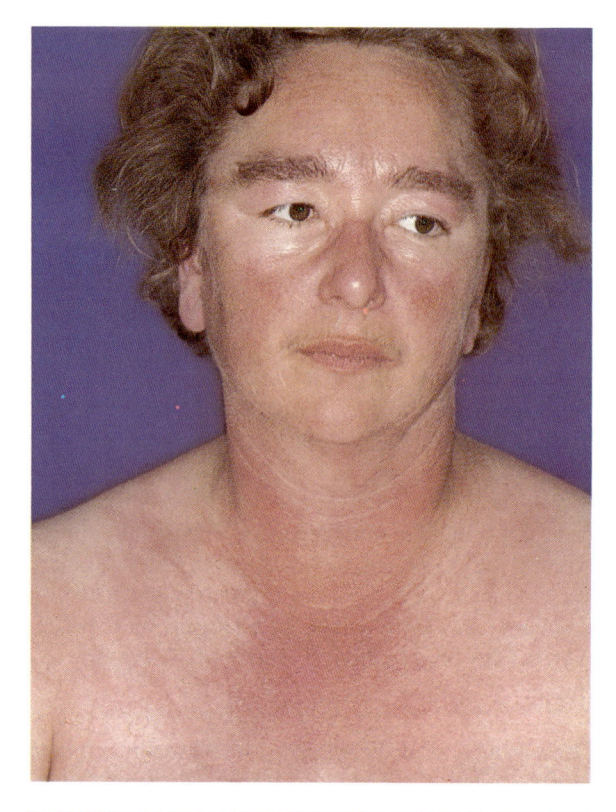

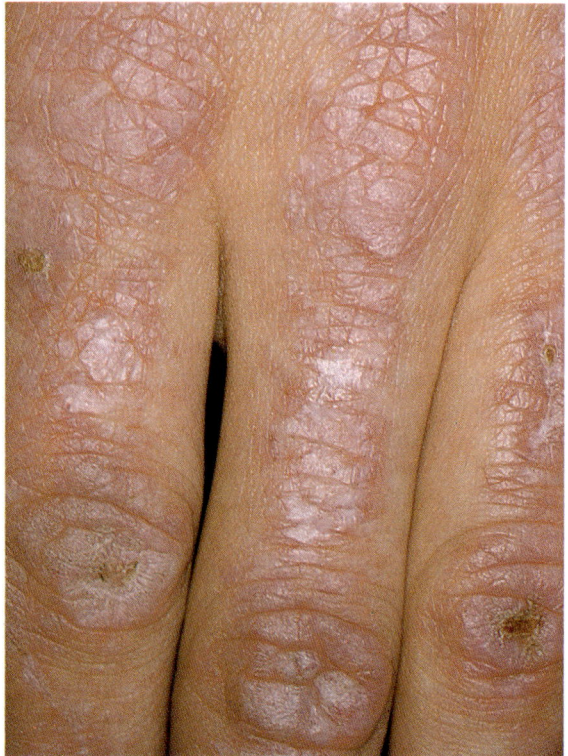

Abb. 18.42. Dermatomyositis

kann zunächst allein erkranken. Bei fehlender Hautbeteiligung spricht man von *Polymyositis.*
Zu Beginn besteht zunehmende Ermüdbarkeit. Danach stellen sich muskelkaterartige Schmerzhaftigkeit, Spannungsgefühl und zunehmende Muskelschwäche ein: *Myasthenia dolorosa.* Zunächst erkranken oft die Muskeln des Schultergürtels, so daß die Arme nicht mehr über die Horizontale gehoben werden können und z. B. das Kämmen unmöglich wird. Werden die Halsmuskeln ergriffen, kann der Kopf nicht mehr hochgehalten werden. Bedrohlich ist die mögliche Beteiligung des Hypopharynx, des Ösophagus und der Atemmuskulatur, die zu Dysphagie und Dyspnoe führt. Oft ist auch der Beckengürtel betroffen, die Patienten bemerken zunächst Schmerzen und Schwäche beim Treppensteigen oder Aufstehen, bei Beteiligung der Fußheber wird das Gangbild schleppend. Die Muskeleigenreflexe sind meist auslösbar, jedoch nicht selten abgeschwächt. Sensibilitätsstörungen fehlen. Da die Erkrankung mit Muskelatrophie und Sklerose endet, werden die Patienten hilflos. Durch den bindegewebigen Umbau imponiert häufig eine deutliche Verhärtung der Muskeln. Vor allem bei chronischen Verlaufsformen im Kindesalter kann klinisch oder röntgenologisch eine Kalzinose nachweisbar sein, die neben der Muskulatur auch das subkutane Gewebe betrifft.

Gelenksymptome. Etwa 25% der Patienten mit Dermatomyositis oder Polymyositis geben Arthralgien an, gelegentlich mit Morgensteifigkeit; Arthritis ist seltener. Bei Überlappungssyndromen ist die Gelenkbeteiligung ausgeprägter und häufig mit interstitieller Lungenfibrose und Raynaud-Symptomatik assoziiert.

Beteiligung innerer Organe. Relativ häufiger bei Dermatomyositis, seltener bei Polymyositis sind Herzbeteiligung mit Myokarditis, Kardiomyopathie, Arrhythmien sowie Cor pulmonale und Dysphagie. Bei schweren Verlaufsformen kann es durch floriden Muskelzerfall zu einer Myoglobinurie mit akutem Nierenversagen kommen. Zu den Lungenveränderungen gehören besonders die interstitielle Lungenfibrose und Aspirationspneumonien durch Dysphagie oder Zwerchfellschwäche. Bei 20–40% der Patienten mit Dermatomyositis oder Polymyositis entsteht eine Lungenfibrose; diese Patienten zeigten auch häufig Arthritis und weisen in etwa 60% der Fälle antinukleäre Antikörper auf, die gegen Enzyme der Proteinsynthese, in erster Linie gegen Aminoazyl-Transfer-RNS-Synthetase, gerichtet sind. Bei jugendlicher Dermatomyositis ist die Lungenfibrose sehr selten. Weiterhin können bei Dermatomyositis gastrointestinale Störungen (Krämpfe, Diarrhö, Darmatonie), Augenmuskelschwäche, Karpaltunnelsyndrom und Osteoporose auftreten.

Laborwerte. Bei einem Teil der Patienten entsteht nach längerem Verlauf eine mäßige hypochrome Anämie. Das weiße Blutbild ist uncharakteristisch; Leukozytose mit Lymphopenie und Eosinophilie können vorkommen. Die BSG ist während aktiver Krankheitsphasen meist mäßig erhöht. Der Rheumafaktor in 20–50% positiv. Wichtig ist das Verhalten der Serumenzyme Glutamat-Oxalacetat-Transaminase (GOT), Laktatdehydrogenase (LDH), Aldolase (ALD) und insbesondere Kreatinphosphokinase (CPK), deren Erhöhung sehr häufig (bei etwa 90% der Patienten), aber nicht obligat ein Maß für die aktuelle Zerstörung der Muskelfasern während aktiver Krankheitsphasen ist. Gleichzeitig ist Kreatinin im Serum erhöht und wird vermehrt im Urin ausgeschieden. Die Serumenzyme können vor allem in frühen Stadien trotz aktiver Myositis und Muskelatrophie im Normbereich verbleiben.

Immunologische Befunde. Antinukleäre Antikörper sind bei 40–60% der Patienten mit Dermatomyositis oder Polymyositis nachweisbar, bei jugendlichen Formen sind sie seltener. Zwischen Antikörpervorkommen und Krebsrisiko besteht kein Zusammenhang. Spezifisch für Dermatomyositis, aber nur bei 10–30% der Patienten nachweisbar, sind Antikörper gegen das nukleäre Mi-2-Antigen. Die Antisynthetaseantikör-

Tabelle 18.9. Autoantikörper bei Dermatomyositis, Polymyositis und Überlappungssyndrom

Antikörper	Vorkommen (%)	Antigen	Klinische Assoziation
Anti-Mi-2	10–30	Nukleoproteine 30–240 kD	Dermatomyositis (DM)
Anti-Jo-1	15–40	Histidyl-tRNA-Synthetase (50 kD) Antisynthetasesyndrom	Polymyositis (PM) > DM mit Lungenfibrose
Anti-SRP	5–10	Signal recognition particle	PM > DM
Anti-PM-Scl	5–10	Nukleoläre Proteine (20–110 kD)	PM > DM mit Sklerodermie
Anti-U_1-RNP	10–20	Ribonukleoprotein (22, 33, 68 kD)	Gemischte Bindegewebserkrankung
Anti-Ku	<5	Nukleoprotein (70, 86 kD)	PM und SLE

per finden sich dagegen etwas häufiger bei Polymyositis als bei Dermatomyositis. Der wichtigste Vertreter dieser Gruppe ist der Anti-Jo-1-Antikörper gegen Histidyl-t-RNS-Synthetase, der bei 15–40% aller Patienten mit Polymyositis oder Dermatomyositis vorkommt. Zwei Drittel der Patienten mit Anti-Jo-1-Antikörpern zeigen einen charakteristischen Symptomenkomplex aus Myositis, Lungenfibrose, Arthritis und Raynaud-Syndrom, der als *Antisynthetase-Syndrom* bezeichnet wurde. Andere Antisynthetaseantikörper sind bei Dermatomyositis selten (<5%), zeigen aber ähnliche klinische Assoziationen. Überwiegend bei schweren Verlaufsformen von Polymyositis werden Anti-SRP-Antikörper gefunden, die jedoch nicht mit Lungenfibrose assoziiert sind. Weitere Autoantikörper finden sich vor allem bei Überlappungssyndromen mit Poly- oder Dermatomyositis: dazu gehören Anti-PM-Scl-Antikörper (bei Polymyositis-Sklerodermie-Überlappungssyndrom), Anti-Ku-Antikörper (bei Lupus erythematodes mit Polymyositis) und Anti-U1-RNP-Antikörper (bei gemischter Bindegewebeerkrankung).

Im *Elektromyogramm* (EMG) ist die Trias von kurzen polyphasischen Potentialen, von Fibrillationen mit gesteigerter Einstichaktivität und von bizarren, unregelmäßigen hochfrequenten Potentialen charakteristisch (sog. Myopathiemuster), aber nicht sicher von nekrotisierenden Myopathien anderer Genese zu unterscheiden. Die Innervation und die Nervenleitgeschwindigkeit sind nicht gestört.

Histopathologie. Die *Hautveränderungen* sind insbesondere im Frühstadium nicht immer von denen bei Lupus erythematodes unterscheidbar; Epidermisatrophie, vakuolige Basalzelldegeneration, verdickte Basalmembran, mäßiges bis ausgeprägtes Ödem im oberen Korium, Muzineinlagerung, lockere lymphozytäre Infiltrate um die teleangiektatisch erweiterten Gefäße und, disseminiert im oberen Korium, manchmal Erythrozytenextravasate. Später kann man eine Verdickung der Basalmembranzone erkennen, im Korium können Fibrose und Sklerose mit kutanen und subkutanen Kalkeinlagerungen auftreten. *Elektronenmikroskopisch* sind vor allem bei Dermatomyositis vaskulär-entzündliche Veränderungen mit Obliteration und Reduktion der Kapillaren und perikapillären Mikroinfarkten zu erkennen. Die direkte *Immunfluoreszenzuntersuchung* der Haut ist nicht charakteristisch, obwohl fast immer unterschiedlich ausgeprägte Ablagerungen von Immunglobulinen und/oder Komplement an der dermoepidermalen Verbundzone und in der Umgebung dermaler Gefäße gefunden werden. Auch im Bereich der Muskelkapillaren können Komplementablagerungen nachgewiesen werden.

In der *Muskulatur* sind die histologischen Veränderungen herdförmig und vor allem im perimysialen und perivaskulären Bereich erkennbar. Schwerste Alterationen trifft man dicht neben normalen Bezirken. Zunächst kommt es zu ödematöser Quellung der quergestreiften Muskelfasern, sodann zu Verlust der Querstreifung, Vakuolisierung, wachsartiger Degeneration, Homogenisierung, Fibrillenzerfall, und schließlich findet man oft nur noch leere Sarkolemmschläuche. Charakteristisch sind perifaszikuläre Infiltrate aus Lymphozyten und Histiozyten und Plasmazellen, die zu einer perifaszikulären Atrophie führen. Im Interstitium besteht Ödem und ein lympho-, auch plasmazelluläres und histiozytäres Infiltrat. Endergebnis ist eine Sklerose.

Wichtig ist eine ausreichend große und tiefe *Muskelbiopsie*, die meist aus dem M. deltoideus entnommen wird; wegen der herdförmigen Veränderungen bestätigt die an sich beweisende histologische Untersuchung nur bei einem Teil der Fälle die Diagnose. Mehrere Biopsien sind daher oft notwendig, am besten gezielt nach dem Ergebnis des EMG.

Verlauf. Bei foudroyantem Verlauf kann die Krankheit in kurzer Zeit letal enden; ein sehr milder Verlauf kann sich über 30 Jahre erstrecken. Dazwischen sind alle Variationen, auch mit schubweisen Verschlechterungen und Remissionen, möglich. Auch Abheilung wird beobachtet.

Komplikationen und Prognose. Massiver Muskelzerfall kann zu einem myorenalen Schocksyndrom führen. Pneumonien sind infolge der muskulär bedingten Ateminsuffizienz oder nach Aspiration bei Dysphagie nicht selten. Die oft notwendigen langfristigen Glukokortikoidgaben und/oder die immunsuppressive Therapie bedingen eine Gefährdung durch interkurrente Infekte. Die früher sehr schlechte Prognose hat sich seit dem Einsatz der Glukokortikoide und Immunsuppressiva allerdings wesentlich gebessert. Die Letalität wird heute bei Erwachsenen mit 10–20%, bei Kindern mit 5–15% angegeben. Dermatomyositispatienten mit assoziierten Tumoren haben die schlechteste Prognose. Häufigste Todesursachen sind daher metastasierende Tumorerkrankungen, gefolgt von Herz-Kreislauf-Versagen und Sepsis. Nach der Abheilung bleiben oft Muskelparalysen und Bewegungseinschränkungen zurück.

Diagnostische Leitlinien. Klinisches Bild. Symmetrische proximale Muskelschwäche. Nachweis einer Myositis vom perifaszikulären Typ mit Atrophie in der Muskelbiopsie. Erhöhung von Muskelenzymen im Serum. EMG-Veränderungen, Assoziation mit Malignomen in 15–25% bei der Erwachsenenform.

Differentialdiagnose. Die Unterscheidung zwischen Dermatomyositis und Polymyositis ist klinisch möglich, bei der Abtrennung von Überlappungen mit systemischem Lupus erythematodes oder systemischer Sklerodermie, mit Sjögren-Syndrom oder gemischter Bindegewebekrankheit sind serologische Antikörperbestimmungen hilfreich.

Wenn Trichinose in Frage kommt, bedeutet sie in ihrer Migrationsphase (Beginn 2. Woche nach der Infektion) die größte differentialdiagnostische Schwierigkeit, weil auch hier Fieber, Lid- und Gesichtsödeme sowie Myalgien typisch sind. Trichinose dauert aber nur 7–8 Wochen, von der 4. Woche an sind Trichinellen in Blut und Muskeln nachweisbar. Auch eine Seroreaktion ist möglich. Ferner sind degenerative Myopathien, toxische Rhabdomyolyse, Einschlußkörperchenmyositis, Polymyositis bei Sarkoidose, Myasthenia gravis und metabolische, z. B. thyreotoxische, Myopathien zu nennen.

Therapie
Innerlich. Glukokortikoide sind unentbehrlich und sollten so rasch wie möglich nach der Diagnosestellung eingesetzt werden. Als Dosierung werden je nach klinischem Bild initial 1–2 mg/kg KG/tgl. Prednisonäquivalent (z. B. Ultralan, Urbason) empfohlen, um rasch einen starken antiinflammatorischen Effekt zu erzielen. Von Dexamethason und Triamcinolon wird abgeraten, da diese Präparate selbst Myopathien erzeugen können. Unter Kontrolle der Serumenzyme muß die Dosis vorsichtig reduziert werden, da meist eine monate- bis jahrelange Behandlung erforderlich ist. Zusätzliche Gaben von Zytostatika ermöglichen die Einsparung von Steroiden. An erster Stelle steht hier Methotrexat (0,4–0,8 mg/kg KG einmal jede Woche i. v., d. h. 15–45 mg einmal wöchentlich) unter Kontrolle der Leberfunktionen und des Blutbildes. Als andere Möglichkeit kommt Azathioprin (Imurek, 1,5–3 mg/kg KG tgl. oral) in Frage. In schweren Krankheitsfällen ist Plasmapherese versucht worden, aber nicht gesichert wirksam. Dagegen wird über gutes Ansprechen auf eine mehrmonatige intermittierende Therapie mit hochdosierten intravenösen Gaben von γ-Globulinen (z. B. 400 mg/kg KG tgl. über jeweils 3–5 Tage/Monat) berichtet.

Äußerlich. Während der akuten Krankheitsphasen sind Bettruhe und umfassende klinische Allgemeinversorgung notwendig; später vorsichtige physikalische Therapie zur Vermeidung von Kontrakturen und Atrophien. Zur Behandlung der entzündlichen Hautveränderungen sind niedrig dosierte Glukokortikoidexterna geeignet; sicher wirksame Behandlungsmöglichkeiten der kutanen und subkutanen Kalzinose bestehen nicht; man kann sich nur auf symptomatische, entzündungshemmende und reinigende Maßnahmen bei Ulzerationen beschränken.

Gemischte Bindegewebserkrankung
[Sharp et al. 1972]

Synonyme. Mixed connective tissue disease (MCTD), Sharp-Syndrom

Definition. Chronisch-entzündliche Erkrankung des gefäßführenden Bindegewebes, die klinisch durch das gleichzeitige oder konsekutive Auftreten von Symptomen verschiedener Kollagenosen, vor allem der systemischen Sklerodermie, der Dermatomyositis und des Lupus erythematodes gekennzeichnet ist.

Vorkommen. Selten. In 4 von 5 Fällen sind Frauen betroffen, am häufigsten im 4. Lebensjahrzehnt.

Klinik. Die Krankheit beginnt in der Regel wie eine systemische Sklerodermie mit Raynaud-Symptomatik und ödematösen, später indurierten Finger- und Handschwellungen. Bei 60% der Patienten bestehen Arthralgien mit nichtdeformierenden Gelenkentzündungen, Myalgien und Polymyositis. Als sklerodermietypische Veränderungen können Hypomotilität des Ösophagus und Lungenfibrose, an LE-spezifischen Veränderungen ein diskoider Lupus erythematodes, Perikarditis und Pleuritis hinzutreten. Vaskulitiden, Nierenbeteiligung, Neuralgien (N. trigenimus), Sjögren-Syndrom und Thyreoiditis sind seltener. Die Hautmanifestationen sind meist auf Sklerodaktylie, diffuse Alopezie, Gesichtserytheme wie bei Lupus erythematodes oder auf periunguale Erytheme und Teleangiektasien wie bei Dermatomyositis beschränkt. Bei Kindern können die kutanen und systemischen Krankheitserscheinungen ausgeprägter sein.

Laborwerte. Allgemeine Entzündungszeichen (BSG-Erhöhung, Hypergammaglobulinämie, Rheumafaktor), Erhöhung muskelspezifischer Enzyme (CPK und andere), Leukopenie und Thrombozytopenie, besonders bei Kindern.

Immunologische Befunde. Durch direkte Immunfluoreszenz (DIF) ist auch in gesunder Haut eine direkte Bindung von antinukleären Antikörpern (ANA) an die Kerne der Epidermiszellen nachweisbar. Diese epidemale Kernfluoreszenz kann aber auch bei anderen Kollagenosen mit hohen ANA-Titern vorkommen. Diagnostisch wegweisend sind antinukleäre Antikörper gegen das nukleäre Ribonukleoprotein U1-RNP, die im Serum in hohen Titern unabhängig von der Krankheitsaktivität vorhanden sind. In der direkten Immunfluoreszenzuntersuchung auf geeigneten Substraten (z. B. HEp-2-Zellen) zeigen U1-RNP-Antikörper eine charakteristische gefleckte (speckled) Kernfluoreszenz; mittels Immundiffusion, ELISA-

oder Westernblot-Techniken kann gezeigt werden, daß die Antikörper vor allem mit einem Antigen von 68–70 kD Molekulargewicht reagieren, das zu dem ribonukleären Proteinkomplex U1-RNP aus 5 Polypeptiden (68 kD-Protein, A-B/B′- und C-Protein) gehört und Bestandteil eines nukleären Splicing-Enzyms ist. Autoantikörper gegen U1-RNP kommen zusammen mit den verwandten Anti-Sm-Antikörpern auch bei systemischem Lupus erythematodes und isoliert in 5–10% der Fälle von systemischer Sklerodermie, selten bei kutanen LE-Formen vor. Einige Patienten mit MCTD zeigen auch Autoantikörper gegen Doppelstrang-DNS oder gegen das zytoplasmatische Ro/SSA-Antigen.

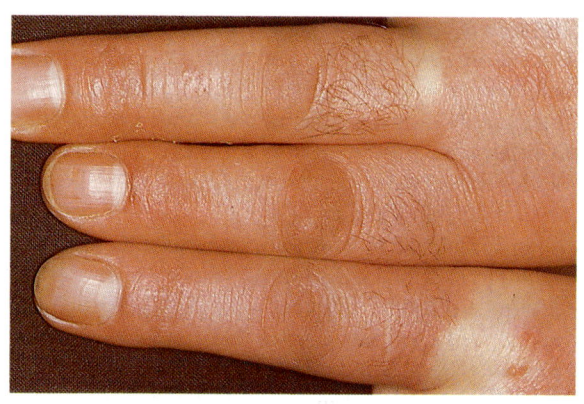

Abb. 18.43. Unechte Fingerknöchelpolster

Prognose. Die Krankheit verläuft über viele Monate oder Jahre; insgesamt ist die Prognose bei Erwachsenen relativ günstig. Bei Kindern können sich Cor pulmonale, Glomerulonephritis oder Vaskulitiden entwickeln.

Therapie. Die Krankheit spricht im entzündlichen Frühstadium gut auf Glukokortikoide an. In schweren Fällen oder bei Kontraindikation bzw. Nebenwirkungen der Steroidtherapie können auch Immunsuppressiva (z. B. Azathioprin) eingesetzt werden. Leichtere Fälle konnten auch ausschließlich mit nichtsteroidalen Antiphlogistika beherrscht werden. Kooperation mit anderen Fachdisziplinen und zusätzliche physikalische Therapie (Krankengymnastik, Lymphdrainagen) sind wichtig.

Bindegewebserkrankungen an Fingern, Zehen und Penis

Echte Fingerknöchelpolster

Synonyme. Knuckle pads, Tylositates articuli

Definition. Umschriebene polsterartige derbe Verdickungen über den Fingergelenken durch Fibrose.

Vorkommen. Sporadisch, manchmal familiär. Häufig Koinzidenz mit Dupuytren-Kontraktur und anderen Fibromatosen. Die Erkrankung setzt spontan im 2.–4. Lebensjahrzehnt ein.

Ätiopathogenese. Autosomal-dominante Vererbung kann nachweisbar sein. Auch als Syndrom aus Fingerknöchelpolstern, Leukonychie, Palmarhyperkeratose und Taubheit beschrieben: *Bart-Pumphrey-Syndrom* (1967). Für mechanisch-traumatische Genese besteht kein Anhalt. Fraglich ist der Einfluß funktioneller Gefäßstörungen bei Akrozyanose und Kälteschäden. Wahrscheinlich handelt es sich um eine genetisch fixierte Manifestationsform einer Fibromatose.

Klinik. Sitz sind meist symmetrisch die Dorsalseiten der Mittelgelenke der 2.–5. Finger, seltener des Daumens; manchmal ist die Haut über den Endgelenken betroffen. Die halbkugeligen, polsterartigen, derben Verdickungen sind über linsengroß, hautfarben oder bläulich und wirken an ihrer Kuppe fein gestichelt. Sie sitzen meist nicht mitten über den Gelenkköpfchen, sondern mehr lateral.

Histopathologie. Die Epidermis ist akanthotisch verdickt und orthohyperkeratotisch verhornt. Das Korium zeigt zellreiche Fibrose mit Verdickung der Kollagenfaserbündel. Elektronenmikroskopisch lassen sich Myofibroblasten nachweisen.

Verlauf und Prognose. Die Veränderungen beginnen meist bei Jugendlichen oder jüngeren Erwachsenen, bilden sich langsam im Verlauf von Jahren stärker aus und bleiben dann bestehen.

Differentialdiagnose. Durch mechanische Faktoren (meist Arbeitsprozeß) bedingte *unechte Fingerknöchelpolster vom Schwielentyp* (Ströbel 1949), Kauschwielen, umschriebene Keratosen bei Keratosis palmoplantaris transgrediens, Heberden-Knoten und Pachydermodaktylie.

Pachydermodaktylie

[Verbov 1975]

Definition. Benigne Fibromatose der Finger.

Vorkommen. Sporadisch, häufig bei jüngeren Männern. Beschrieben ist Assoziation mit Karpaltunnelsyndrom.

Klinik. Symmetrisch, keulenartig aufgetriebene Schwellung der proximalen Phalangen, vor allem der 2.–4. Finger.

Histopathologie. Deutliche Verbreiterung der Dermis mit Fibrosierung des subkutanen Fettgewebes.

Therapie. Nicht möglich.

Kauschwielen
[Garrod 1893, Meigel und Plewig 1976]

Definition. Seltene, meist symmetrisch über den Fingerrücken bei Jugendlichen vorkommende Verdikkungen.

Pathogenese. Durch Kauen, Saugen, Lutschen, Ziehen, Reiben oder Massieren entstehen umschriebene Bindegewebs- und Epidermishyperplasien.

Klinik. Kauschwielen entwickeln sich allmählich und fallen zunächst weder dem Patienten noch seiner Umgebung auf. Subjektive Beschwerden wie Schmerzen oder Bewegungseinschränkungen oder Spannungsgefühl fehlen. Die Verdickungen werden häufig zufällig entdeckt. Die Haut ist oft rauh und wirkt wie gepunzt, entzündliche Veränderungen fehlen. Meist sind die 2.–5. Finger beider Hände spindelförmig verdickt mit einem Zuviel an Bindegewebe, besonders zwischen den Fingergelenken. Dadurch unterscheiden sich die Kauschwielen von den echten Fingerknöchelpolstern, die sich bevorzugt über oder neben den Fingergelenken befinden. Die Haut ist häufig in der Längsachse der Finger gefältelt.

Histopathologie. Akanthose, Papillomatose, Orthohyperkeratose, diffuse Bindegewebshyperplasie.

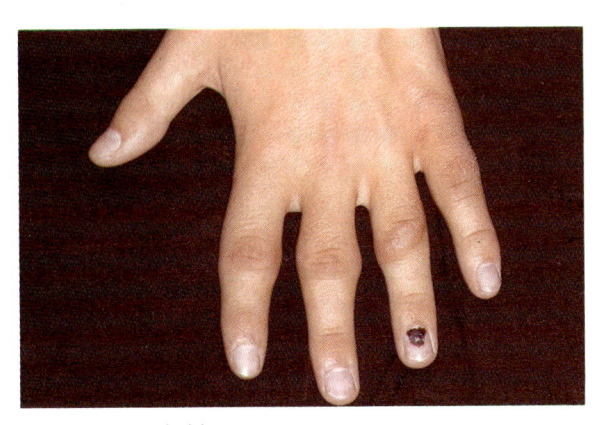

Abb. 18.44. Kauschwielen

Differentialdiagnose. Fingerknöchelpolster, Fingerknöchelpolster bei Genodermatosen (Touraine-Solente-Golé-Syndrom; Bart-Pumphrey-Syndrom), Ablagerungsdermatosen (Gichttophi, Xanthome), Heberden-Knoten.

Therapie. Den jugendlichen Patienten und ihren Eltern sollten die Zusammenhänge zwischen Kauen und Kauschwielen erklärt werden, um eine Korrektur dieses Fehlverhaltens zu erreichen. Eine andere Therapie ist nicht erfolgversprechend.

Multiple Fingerfibrome
[Nelaton 1856]

Definition. Symmetrisch angeordnete, über den Fingermittelgelenken vorkommende Fibromknoten.

Ätiologie. Unklar; zu denken ist an individuelle oder vererbte Disposition des sehnigen Bindegewebes zu fibrösen Geschwulstbildungen.

Klinik. Die Knoten von 5–12 mm Durchmesser sind kalottenartig aufsitzend, verschieblich, manchmal schmerzhaft und können den Faustschluß behindern. Die bedeckende Haut ist unverändert oder verdünnt, oft rötlich. Klinisch und histologisch gleichartige Veränderungen kommen auch an den Ellbogen und über den Knien vor.

Histopathologie. Kutan-subkutan gelegenes Fibrom.

Differentialdiagnose. Fingerknöchelpolster, Schwielen und Sehnenxanthome; letztere sind auch über weiteren Gelenken subkutan lokalisiert und in anderen Hautbereichen zu finden.

Therapie. Nicht möglich; nach operativer Entfernung entstehen leicht Rezidive.

Heberden-Knoten
[1802]

Synonym. Heberden-Arthrose

Definition. Primäre degenerative Polyarthrose mit symmetrischen harten gelenknahen Knotenbildungen an den distalen Streckseiten der 2.–5. Finger- und Zehenendgelenke.

Ätiopathogenese. Wahrscheinlich vererbt; dabei geschlechtsgebundene Dominante bei Frauen (Gynäko-

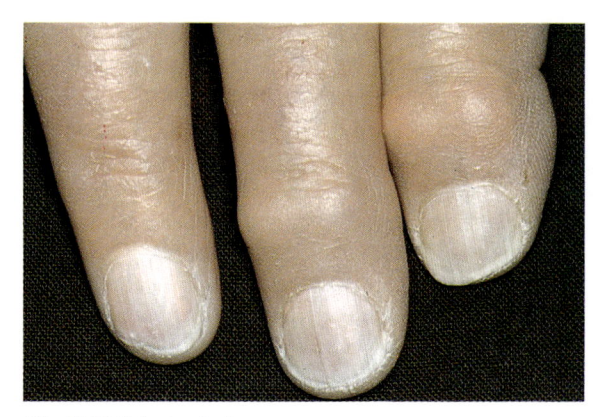

Abb. 18.45. Heberden-Knoten

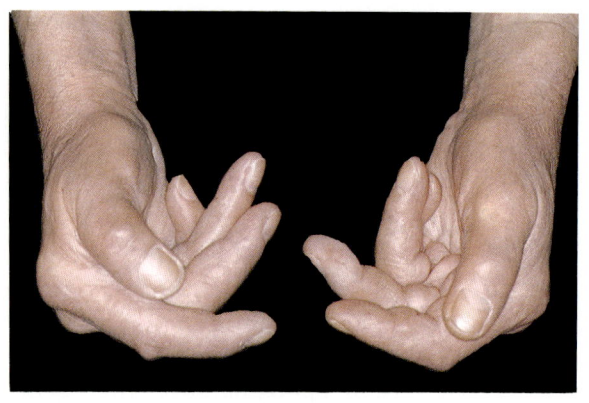

Abb. 18.46. Dupuytren-Fingerkontraktur

tropie). Es kommt zu knorpeligen, osteophytären Wucherungen an den Basen der Endphalangen mit nachfolgender Exostosenbildung und Zystenbildung an den Gelenkköpfchen. Manchmal wird eine traumatische Form abgegrenzt, die vorwiegend bei Männern vorkommt.

Klinik. Sehr häufig; betroffen sind bis zu 70% der Frauen vom 5. Lebensjahrzehnt an. Über den Endgelenken überwiegend symmetrisch am 2., 3. und 5. Finger treten linsen- bis erbsgroße, harte, vom Knochen ausgehende Knoten oder Doppelknoten auf, über denen die Haut verschieblich ist. Die Endphalangen können nach lateral abgeknickt werden. Beginn mit lanzinierenden Schmerzen in den befallenen Fingern kommt vor, später besteht nur geringer Druckschmerz. Die selteneren entsprechenden Bildungen an den Mittelgelenken werden als *Bouchard-Knoten* bezeichnet; gelegentlich werden solche Veränderungen auch an Zehen, ausnahmsweise an Knie- und Hüftgelenken beschrieben. Die röntgenologische Untersuchung bringt stets Klärung.

Differentialdiagnose. Alle degenerativen entzündlichen Erkrankungen an den Fingergelenken. Ferner Calcinosis circumscripta, Gicht. Gichttophi sind leicht als weiße, durch die Haut schimmernde Uratablagerungen erkennbar, die auf der Unterlage verschieblich sind und nicht selten gemeinsam mit Heberden-Knoten vorkommen.

Therapie. Nur symptomatisch möglich.

Dupuytren-Fingerkontraktur
[1831]

Synonym. Palmarfibromatose

Definition. Beugekontraktur eines oder mehrerer Finger durch knotige Verdickung und Schrumpfung der Palmaraponeurose. Betroffen sind etwa 2–6% der Allgemeinbevölkerung.

Vorkommen. Überwiegend bei Männern, mit höherem Lebensalter bis auf etwa 18% zunehmende Morbidität. Bei Frauen ist die Erkrankung selten und wird erst später manifest. Autosomal-dominante Vererbung mit variabler Penetranz, vor allem bei Assoziation mit Knuckle pads und anderen Fibromatosen.

Ätiopathogenese. Außer der genetischen Disposition und dem Geschlecht begünstigen offenbar Traumen die Manifestation. Ischämische Prozesse und Freisetzung von Sauerstoffradikalen stimulieren möglicherweise die Fibroblastenproduktion. Durch Umwandlung der Fibroblasten in kontraktile Myofibroblasten kommt es im Spätstadium zu Kontrakturen.

Klinik. Man unterscheidet 4 Schweregrade der Dupuytren-Kontraktur:

I. Grad. Umschriebene palpable Knotenbildung an den Palmaraponeurosen, meist in der Hohlhand im Verlauf des IV. Fingerstrahls.
II. Grad. Beginnende Kontraktur der Palmaraponeurose mit geringgradiger Behinderung der Fingerstreckung im Grundgelenk.
III. Grad. Streckbehinderung im Mittelgelenk oder am Daumen im Grundgelenk
IV. Grad. Zusätzliche Überstreckung im Endgelenk.

Beginn zwischen dem 30. und 50. Lebensjahr. Meist sind zuerst der 4. und 5. Finger betroffen. Während zunächst nur geringe Streckhemmung besteht, liegen die Finger schließlich nach schubweiser Verschlimmerung in stärkster Beugestellung in die Mittelhand eingeschlagen, die Haut ist eingezogen und mit der Aponeurose verbacken. Man sieht und fühlt die derben vorgebuckelten Strangbildungen, die beim Versuch der Fingerstreckung deutlich hervortreten.

Histopathologie. Im Frühstadium im subkutanen Bindegewebe und in der Faszie Knotenbildung mit proliferierenden Fibroblasten, die an Fibrosarkome erinnern können. Im fortgeschrittenen Stadium fibroblastenarme sehnenartige Fibrose der Palmaraponeurose mit Vermehrung von Typ-III-Kollagen; ultrastrukturell Nachweis von kontraktilen Myofibroblasten.

Verlauf. In schweren Fällen ist im Endstadium die Greiffunktion der Hände kaum noch auszuüben. Sekundäre Intertrigo, auch Candidaintertrigo, ist in den Hautfalten der beugekontrahierten Finger möglich.

Assoziation mit anderen Erkrankungen. Die Erkrankung kann in den Rahmen der *Polyfibromatosen* gestellt werden; in etwa 5% werden Kombinationen mit Plantarfibromatose (Morbus Ledderhose), Induratio penis plastica (Morbus Peyronie) oder Fibrosis mammae virilis beobachtet. Vielleicht auch überzufällig sind Kombinationen mit Keloidneigung, Fingerknöchelpolstern, Leberzirrhose oder Periarthritis humoroscapularis. Die Beziehung zu Alkoholismus, Diabetes mellitus, AIDS und Einnahme von Phenytoin ist noch nicht genügend abgeklärt.

Therapie. Schon in der Frühphase sollen äußere Noxen möglichst ausgeschaltet werden (z.B. ständige Druckbelastung). Im Frühstadium vor Auftreten von Kontrakturen sind intraläsionale Glukokortikosteroid-Injektionen möglich; Vitamin E 100 mg per os täglich über Monate wirkt nicht überzeugend. Therapie der Wahl ist die chirurgische Entfernung der Palmaraponeurose (Fasziotomie, eventuell mit Vollhauttransplantat). Neuerdings wird empfohlen, erst bei Bestehen deutlicher Funktionsstörungen zu operieren.
Die Röntgenweichstrahlentherapie wird für Frühstadien empfohlen. Die Dosierung beträgt an zwei aufeinanderfolgenden Tagen je 4 Gy; in 8- bis 10-wöchigen Intervallen Wiederholung bis zur Gesamtdosis von 24 Gy. Von chirurgischer Seite wird allerdings eingewandt, daß die vorherige Röntgenbestrahlung mit der Folge einer Strahlenfibrose den späteren operativen Eingriff erschweren könnte.

Plantarfibromatose
[Ledderhose 1894]

Synonyme. Morbus Ledderhose, Aponeurosis fibrosa plantaris

Ätiopathogenese. Die Erkrankung entspricht dem Wesen nach der Dupuytren-Fingerkontraktur und

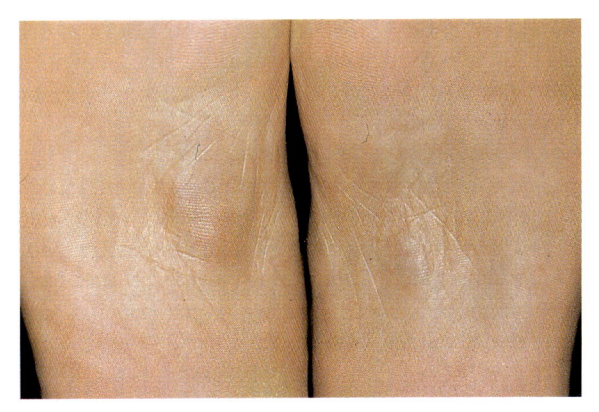

Abb. 18.47. Plantarfibromatose

kann mit ihr zusammen vorkommen. Die Manifestation der Fibromatose an der Plantaraponeurose ist allerdings wesentlich seltener. Oft tritt sie nach Verletzung oder Zerreißung im Anschluß an mechanische Traumen auf. Meist findet man die knotigen Veränderungen am proximalen Ende von Metatarsale I. Schwere Fälle können zu Gehbehinderung führen.

Therapie. Wie bei Dupuytren-Kontraktur.

Induratio penis plastica
[de la Peyronie 1743]

Synonyme. Morbus Peyronie (Die Beschreibung erfolgte offenbar erstmals durch François de la Peyronie, den Leibchirurgen Ludwigs XIV), Sclerosis fibrosa penis, Deviatio penis, Penisknochen

Definition. Bindegewebige strang- oder plattenförmige Verhärtung im Bereich der Tunica albuginea.

Vorkommen. Relativ selten, meist zwischen dem 40. und 60. Lebensjahr, nur ausnahmsweise bei jüngeren Männern auftretend.

Ätiologie. Unbekannt. Genetische Disposition ist wahrscheinlich, zumal gleichzeitig weitere Fibromatosen vorkommen können. Beispielsweise besteht bei bis zu 30% der Patienten gleichzeitig eine Dupuytren-Kontraktur; auch Koinzidenz mit Keloiden, Fingerknöchelpolstern, Fibrosis mammae virilis oder Trichilemmalzysten ist nicht selten. Als Realisationsfaktoren werden Urethritis mit Periurethritis (Anamnese), Gefäßveränderungen (Mikrohämorrhagie, diabetische Mikroangiopathie, Vaskulitis), Traumen u.a. diskutiert. Im Hinblick auf die Koinzidenz mit innerlichen Erkrankungen gilt das gleiche wie bei Dupuytren-Kontraktur.

Pathogenese. Eine Fibromatose mit Ausgang von der die Schwellkörper umgebenden Tunica albuginea führt primär-chronisch zu umschriebenen oder mehr diffusen Verhärtungen.

Klinik. Typisch ist der Sitz der Indurationen an der Dorsalseite des Penisschaftes, beginnend hinter der Eichel und von distal nach proximal fortschreitend. Man palpiert hier platten-, ring-, spangen- oder bleistiftartige Verhärtungen, die meist vom Schwellkörper abgegrenzt werden können. Sie scheinen im Schwellkörper selbst zu liegen, wenn das Septum penis mitbefallen ist. Selten lokalisiert sich die Induration ausschließlich ventral periurethral. Bei erschlafftem Glied ist die Verhärtung unauffällig und schmerzlos. Bei der Erektion führt sie dagegen zur Penisabknickung *(Deviatio penis)* nach oben oder zur Seite in Richtung auf die Verhärtung. Die Haut darüber bleibt stets unauffällig und gut verschieblich. Die Behinderung kann vielfältig sein. Lokale und ausstrahlende Schmerzen bei der Erektion und mechanische Behinderung, daraus folgende Kohabitationsunfähigkeit sowie psychische Belastung mit depressiver Verstimmung können sekundäre Impotentia coeundi bewirken.

Histopathologie. Initial entzündlich-vaskulitische Veränderungen unterhalb der Tunica albuginea. Die Tunica albuginea zeigt später eine Fibromatose mit zunächst zellreichem, später zellarmem und faserreichem, sehnenartigem Bindegewebe und verminderter oder fehlender Elastika; auch metaplastische Verkalkung, Knorpel- und Knochenbildung kommen vor.

Diagnostik. Die klinische Untersuchung wird ergänzt durch Fotodokumentation (die der Patient selbst durchführt) zur Beurteilung der erektilen Behinderung. Verkalkte Indurationen stellen sich röntgenologisch initiale und klinisch noch nicht manifeste Veränderungen durch hochfrequente Ultraschalluntersuchung oder bildgebende Verfahren mittels nuklearmagnetischer Resonanz (MRI) dar.

Verlauf und Prognose. Die Schmerzen lassen meist nach wenigen Monaten nach. Der weitere Verlauf ist nicht vorhersehbar. Häufig Progredienz mit der Möglichkeit beträchtlicher Abknickung des erigierten Gliedes. Spontane Rückbildung bei etwa 30% der Patienten innerhalb von Jahren möglich. Die Bildung ist benigne.

Therapie. Sie ist schwierig. Innerliche Behandlung mit Vitamin E hochdosiert, Kombinationen von Vitamin A und E oder Potaba haben nicht überzeugt. Wiederholte intraläsionale Injektionen von Glukokortikosteroid-Kristallsuspension (Volon A 10) 10 mg, 1:5 mit Mepivacain (Scandicain 1% verdünnt) sollen bei Initialfällen hilfreich sein. Röntgenweichstrahlentherapie (Dosierung wie bei Morbus Dupuytren) soll bei 30–50% der Patienten guten Erfolg bringen. Während das Symptom Schmerz sehr gut auf die Röntgenweichstrahlentherapie anspricht, lassen sich Induration und Deviation weniger beeinflussen. Am besten ist das Ansprechen auf die Röntgenweichstrahlentherapie bei frischen, nicht zu großen Indurationen und bei Patienten unter 50 Jahren. Neuerdings werden Telecaesiumbestrahlungen oder Elektronenbeschleuniger (Elektronen von 6–9 mV) empfohlen.

Schließlich kommt in schweren Fällen eine operative Behandlung durch den Urologen oder plastischen Chirurgen in Frage. Eine operative Behandlung mit Exzision der fibrotischen Plaques und anschließender Deckung mittels Hauttransplantat oder alloplastischem Material ist indiziert, wenn Schmerzen und/oder Deviation zu Impotentia coeundi führen. Postoperative Impotenz kann aber resultieren.

Weiterführende Literatur

Allgemeines

Katz SI (1984) The epidermal basement membrane zone — structure, ontogeny, and role in disease. J Am Acad Dermatol 11:1025–1037

Krieg T, Aumailley M (1990) Connective tissue diseases in the skin — from molecules to symptoms. J Dermatol 17:67–84

Kühn K, Krieg T (eds) (1986) Connective tissue; biological and clinical aspects. Karger, Basel

Pope FM, Nicholls AC (1986) Collagen genes and proteins in human diseases. In: Champion RH (ed) Recent advances in dermatology, vol 7. Churchill Livingstone, Edinburgh, pp 23–52

Royce PM, Steinmann B (1993) Connective tissue and its heritable disorders. Wiley-Liss, New York

Timpl R, Dziadek M (1986) Structure, development and molecular pathology of basement membranes. Int Rev Exp Pathol 29:1–112

Uitto J, Perejda AJ (eds) (1987) Connective tissue disease molecular pathology of the extracellular matrix. The biochemistry of disease series, vol 12. Dekker, New York

Weiss JB, Javson MIV (eds) (1982) Collagen in health and disease. Churchill Livingstone, Edinburgh

Rouslahti E (1988) Structure and biology of proteoglycans. Ann Rev Cell Biol 4:229–255

Scott JE (1988) Proteoglycan-fibrillar collagen interactions. Biochem J 252:313–323

Hymes RO (1987) Integrins: A family of cell surface receptors. Cell 48:549–554

Rosenbloom J (1987) Elastin: An overview. Meth Enzymol 144:172–196

Ehlers-Danlos-Syndrom

Beighton AP (1970) The Ehlers-Danlos Syndrome. Heinemann, London

Byers PH (1994) Ehlers-Danlos-syndrome: recent advances and current understanding of the clinical and genetic heterogeneity. J Invest Dermatol 103:47S–52S

Danlos M (1908) Un cas de cutis laxa avec tumeurs par contusion chronique des coudes et des genoux (Xanthome juvenile pseudo-diabetique de MM Hallopeau et Mace de Lépinay). Bull Soc Fr Dermatol Syphiligr 19:70–72

Ehlers E (1901) Cutis laxa, Neigung zu Hämorrhagien in der Haut, Lockerung mehrerer Artikulationen. Dermatol Z 8:173–174

Krieg T, Ihme A, Meigel WN, Müller PK (1980) Das Ehlers-Danlos-Syndrom. Heterogenität und molekulare Ursachen des Krankheitsbildes. Hautarzt 31:366–371

Salzer B, Vogelsang M, Hornstein OP (1993) Kinderwunsch bei Ehlers-Danlos-Syndrom Typ I. Z Hautkr 68:533–537

Dermatochalasis

Ascher KW (1920) Blepharochalasis mit Struma und Doppellippe. Klin Mbl Augenhk 65:86–97

Hashimoto K, Kanzcaki T (1975) Cutis laxa. Ultrastructural and biochemical studies. Arch Dermatol 111:861–873

Sophel GI, Byers PH, Holbrook KA et al. (1989) Heterogeneity of elastin expression in cutis laxa fibroblast strains. J Invest Dermatol 93:147–153

Marfan-Syndrom

Cohen PR, Schneiderman P (1989) Clinical manifestations of the Marfan syndrome. Int J Dermatol 28:291–299

Dietz HC, Cutting GR, Pyeritz RE et al. (1991) Defects in the fibrillin gene cause the Marfan syndrome; linkage evidence and identification of a missense mutation. Nature 352:337–339

Godfrey M (1994) From fluorescence to the gene: the skin in the marfan syndrome. J Invest Dermatol 103:58S–62S

Kainulainen K, Sakai LY, Child A et al. (1992) Two mutations in Marfan syndrome resulting in truncated fibrillin polypeptides. Proc Natl Acad Sci USA 89:5917–5921

Magenis RE, Maslen CL, Smith L et al. (1991) Localization of the fibrillin (FBN) gene to chromosome 15, band q21.1. Genomics 11:346–351

Pyeritz RE (1990) Marfan syndrome. N Engl J Med 323:987–989

Osteogenesis imperfecta

Byers PH, Wallis GA, Willing MC (1991) Osteogenesis imperfecta: Translation of mutation to phenotype. J Med Genet 28:433–442

Kuivaniemi H, Tromp G, Prockop DJ (1991) Mutations in collagen genes. Causes of rare and some common diseases in humans. FASEB J 5:2052–2060

Sillence D (1981) Osteogenesis imperfecta: An expanding panorama of variants. Clin Orthop 159:11–25

Kongenitale Hautatrophien und Poikilodermien

Badame AJ (1989) Progeria. Arch Dermatol 125:540–544

Baker PB, Baba N, Boesel CP (1981) Cardiovascular abnormalities in progeria. Arch Pathol Lab Med 105:384–386

Bauer EA, Uitto J, Tan EM et al. (1988) Werner's syndrome. Evidence for preferential regional expression of a generalized mesenchymal cell defect. Arch Dermatol 124:90–101

Brown WT, Zebrower M, Kieras FJ et al. (1985) Progeria, a model disease for the study of premature ageing. Basic Life Sci 35:375–396

Butenandt O, Christophers E (1970) Die Akrogerie (Gottron). Dtsch Med Wochenschr 95:175–178

Cockayne EA (1936) Dwarfism with retinal atrophy and deafness. Arch Dis Child 11:1–8

Cole HN, Rauschkolb JE, Toomey J (1930) Dyskeratosis congenita with pigmentation, dystrophia unguis and leukokeratosis oris. Arch Dermatol Syphilol 21:71

De Busk FL (1972) The Hutchinson-Gilford progeria syndrome. J Pediatr 80:697–724

De Groot WP, Tafelkruyer J, Woerdemann MJ et al. (1980) Familial acrogeria (Gottron). Br J Dermatol 103:213–223

Dowling GB (1936) Congenital development malformation (type described by Dr MS Thomson). Br J Dermatol 48:644–648

Engman M (1926) A unique case of reticula pigmentations of the skin with atrophy. Arch Dermatol Syphilol 13:685–686

Fleischmajer R, Nedwich A (1973) Progeria (Hutchinson-Gilford). Arch Dermatol 107:253–258

Fleischmajer R, Nedwich A (1973) Werner's syndrome. Am J Med 54:111–118

Gilford H (1904) Progeria: a form of senilism. Practitioner 73:188–217

Gilkes JJH, Sharvill DE, Wells RS et al. (1974) The premature ageing syndromes. Reports of 8 cases and description of a new entity named metageria. Br J Dermatol 91:243–262

Goltz RW, Peterson WC, Gorlin RI et al. (1962) Focal dermal hypoplasia. Arch Dermatol 86:708–717

Goltz RW, Henderson R, Hitch J et al. (1970) Focal dermal hypoplasia. Arch Dermatol 101:1–11

Gottron H (1941) Familiäre Akrogerie. Arch Dermatol 181:571–583

Hürlimann AF, Schnyder UW (1991) Werner-Syndrom mit torpiden trophischen Ulcera cruris. Hautarzt 42:721–725

Hutchinson J (1886) Case of congenital absence of hair with atrophic condition of the skin and its appendages. Lancet 1:923

Kuzuya H, Imura H (1988) Insulin resistance associated with congenital disorders. Insulin receptors in Werner's syndrome, myotonic dystrophy and type A extreme insulin resistance. Jap J Med 27:219–221

Marghescu S (1988) Kongenitale Poikilodermien. Hautarzt 39 (Suppl 8): 51–53

Marghescu S, Braun-Falco O (1965) Über die kongenitalen Poikilodermien. (Ein analytischer Versuch). Dermatol Wochenschr 151:9–19

Rook A, Davis R, Stevanovic D (1959) Poikiloderma congenitale. Rothmund-Thomson-Syndrome. Acta Derm Venereol (Stockh) 39:392–420

Rothmund A von (1868) Über Cataracten in Verbindung mit einer eigentümlichen Hautdegeneration. Arch Ophthalmol 14:159–182

Salk D (1982) Werner's syndrome: a review of recent research with analysis of connective tissue metabolism, growth control of cultured cells and chromosomal aberrations. Hum Genet 62:1–15

Schrallhammer K, Burg G, Stolz W et al. (1988) Kongenitale Poikilodermie mit warzigen Keratosen. Eine Sonderform des Thomson-Syndroms? Hautarzt 39:143–148

Thomson MS (1923) An hitherto undescribed familial disease. Br J Dermatol Syph 35:455

Venencie PY, Powell FC, Winkelmann RK et al. (1984) Acrogeria with perforating elastoma and bony abnormalities. Acta Derm Venereol 64:348–351

Werner O (1904) Über Katarakt in Verbindung mit Sklerodermie. Med Dissertation, Universität Kiel

Wiedemann HR (1948) Über Greisenhaftigkeit im Kindesalter, insbesondere die Gilfordsche Progerie. Z Kinderheilkd 65:670–697

Zinsser F (1910) Atrophia cutis reticularis cum pigmentatione, dystrophia unguium et leukoplakia oris. In: Nesser A, Jacobi E (eds) Ikonographia Dermatologica. Urban & Schwarzenberg, Berlin, pp 219–223

Erworbene Hautatrophien

Braun-Falco M, Krahl D, Petzoldt D (1995) Elastolysis mediodermalis – Kasuistik und Übersicht. H+G 70:249–254

Braun-Falco O, Balda BR (1970) Sogenannte pseudo-cicatrices stellaires spontanées. Hautarzt 21:509–513

Brenner W, Gschnait F, Konrad K et al. (1978) Non-inflammatory dermal elastolysis. Br J Dermatol 99:335–338

Darier J (1920) Atrophodermie vermiculée des joues avec kératoses folliculaires. Bull Soc Fr Dermatol Syphiligr 27:345

Gilchrest BA (1984) The skin and aging process. CRC, Boca Raton

Hunziker T, Berther T, Zala L et al. (1986) Erworbene Cutis laxa (Elastolysis generalisata). Hautarzt 37:463–466

Jadassohn J (1892) Über eine eigenartige Form von „Atrophia maculosa cutis". Arch Dermatol Syph Suppl 1:342–358

Maghraoui S, Grossin M, Crickx B et al. (1992) Mid dermal elastolysis: report of a case with predominant perifollicular pattern. J Am Acad Dermatol 26:490–492

Maghraoui S, Grossin M, Crickx B et al. (1994) L'élastolyse acquise du derme moyen. Ann Dermatol Venereol 121:245–246

Meinhof W, Braun-Falco O (1966) Über die Folliculitis sycosiformis atrophicans barbae Hoffmann (Sycosis lupoides Milton-Brocq, Ulerythema sycosiforme Unna). Dermatol Wochenschr 152:153–167

Oikarinen AI, Palatsi R, Adomian GE et al. (1984) Anetoderma: biochemical and ultrastructural demonstration of an elastin defect in the skin of three patients. J Am Acad Dermatol 11:64–72

Pellizzari C (1884) Eritema orticato atrofizzante: Atrofia parziale idiopatica della elle. G Ital Mal Ven 19:230–243

Romberg MH von (1846) Trophoneurosen. In: Klinische Ergebnisse. Berlin, S 75–81

Schwenninger E, Buzzi F (1891) Multiple benign tumour-like new growths of the skin. In: Unna PG, Morris M, Besner E et al. (eds) International atlas of rare skin diseases, vol 5, pt 1. Voss, Hamburg, chap 15, pp 4–5

Shelley WB, Cohen W (1964) Stria migrans. Arch Dermatol 90:193–194

Shelley WB, Wood MG (1977) Wrinkles due to idiopathic loss of mid dermal elastic tissue. Br J Dermatol 97:441–445

Singh M, Bharija SC, Belhaj MS et al. (1985) Romberg's syndrome: a case report. Dermatologica 170:145–156

Venecie PY, Winkelmann RK (1984) Histopathologic findings in anetoderma. Arch Dermatol 120:1040–1044

Venecie PY, Winkelmann RK, Burton AM (1984) Anetoderma. Arch Dermatol 120:1032–1039

Winer LH (1936) Atrophoderma reticulatum. Arch Dermatol Syphilol 34:980

Zheng P, Lavker RM, Kligman AM (1985) Anatomy of striae. Br J Dermatol 112:185–193

Elastosen

Beauregard S, Gilchrest BH (1987) Syndromes of premature aging. Dermatol Clin 5:109–121

Braverman IM, Fonferko E (1982) Studies in cutaneous aging. 1. The elastic fiber network. J Invest Dermatol 78:434–443

Christensen OB (1978) An exogenous variety of pseudoxanthoma elasticum in old farmers. Acta Derm Venereol (Stockh) 58:319–321

Christiano AM, Uitto J (1994) Molecular pathology of the elastic fibers. J Invest Dermatol 103:53S–57S

Connor PJ, Juergens JL, Perry HO et al. (1961) Pseudoxanthoma elasticum and angioid streaks. A review of 106 cases. Ann J Med 30:537–543

Costa OG (1953) Akrokerato-elastoidosis. Dermatologica 107:164–168

Danielsen L (1979) Morphological changes in pseudoanthoma elasticum and senile skin. Acta Derm Venereol (Stockh) 59 (Suppl 83): 1–79

Darier J (1896) Pseudoxanthoma elasticum. Monatsschr Prakt Dermatol 23:609–616

Ebner H, Gebhard W (1977) Colloid milium: light and electron microscopic investigations. Clin Exp Dermatol 2:217–226

Favre M, Racouchot J (1951) L'élastéidose cutanée nodulaire á kystes et á comédons. Ann Dermatol Syphiligr 78:681–702

Fazio MJ, Olsen DR, Uitto J (1989) Skin aging: Lessons from cutis laxa and elastoderma. Cutis 43:437–444

Gloor M, Bersch A (1982) Elastoma intrapapillare verruciforme (Lutz-Miescher) als Folge einer Langzeittherapie mit D-Penicillamin. Hautarzt 33:291–293

Grönblad E (1933) Pseudoxanthoma elasticum and changes in the eye. Acta Derm Venereol (Stockh) 13:417–422

Hashimoto K, Miller F, Bereston AS (1972) Colloid milium. Arch Dermatol 105:684–694

Jung EG, Beil EV, Anton-Lamprecht J et al. (1974) Akrokeratoelasteidosis. Hautarzt 25:127–133

Kirsch N, Hukill PB (1977) Elastosis perforans serpiginosa induced by penicillamine. Arch Dermatol 113:630–635

Lund HZ, Gilbert CF (1976) Perforating pseudoxanthoma elasticum: Its distinction from elastosis perforans serpiginosa. Arch Pathol Lab Med 100:544–546

Lutz W (1952) Keratosis follicularis serpiginosa. Dermatologica 106:318–320

Miescher G (1955) Elastoma intrapapillare perforans verruciforme. Dermatologica 110:254–266

Patterson JW (1984) The perforating disorders. J Am Acad Dermatol 10:561–581

Pope FM (1974) Two types of autosomal recessive pseudoxanthoma elasticum. Arch Dermatol 110:209–212

Salk D et al. (1985) Werner's syndrome and human ageing. New York Plenum Press

Strandberg J (1929) Pseudoxanthoma elasticum. Zentralbl Hautkr 31:689

Stutz SB, Schnyder UW, Vogel A (1985) Zur Klinik und Genetik des Pseudoxanthoma elasticum (PXE). Hautarzt 36:265–268

Tsambaos D, Berger H (1979) Elastosis perforans serpiginosa. Z Hautkr 55:563–577
Uitto J (1979) Biochemistry of the elastic fibers in normal connective tissue and its alterations in diseases. J Invest Dermatol 72:1–10
Uitto J, Ryhänen L, Abraham PA et al. (1982) Elastin in diseases. J Invest Dermatol 79, Suppl 1: 160s–168s
Viljoen DL, Pope FM, Beighton P (1987) Heterogeneity of pseudoxanthoma elasticum: Delineation of a new form? Clin Genet 32:100–105

Poikilodermia vascularis atrophicans

Bardach H, Raff M (1977) Poikilodermatische Parapsoriasis. Fallbericht und Diskussion der Nomenklatur. Hautarzt 28:542–546
Jacobi E (1906) Fall zur Diagnose (Poikilodermia atrophicans vascularis). Verhandlungen der Deutsch Dermatologischen Gesellschaft, 9. Congress, Bern, S 321

Reaktive perforierende Kollagenose

Fretzin DF, Beal DW, Jao W (1980) Light and ultrastructural study of reactive perforating collgenosis. Arch Dermatol 116:1054–1058
Mehregan AH (1977) Perforating dermatoses: a clinicopathologic review. Int J Dermatol 16:19–27
Mehregan AH, Schwartz OD, Livingood CS (1967) Reactive perforating collagenosis. Arch Dermatol 96:277–282
Patterson JW (1984) The perforating disorders. J Am Acad Dermatol 10:561–581

Lichen sclerosus et atrophicus

Connelly MG, Winkelmann RK (1985) Coexistence of lichen sclerosus, morphea, and lichen planus. J Am Acad Dermatol 12:844–851
Garcia-Bravo B, Sánchez-Pedreno P, Rodriguez-Pichardo A et al. (1988) Lichen sclerosus et atrophicus. A study of 76 cases and their relation to diabetes. J Am Acad Dermatol 19:482–485
Hart WR, Norris JH, Helwig EB (1975) Relation of lichen sclerosus et atrophicus of the vulva to development of carcinoma. Obstet Gynecol 45:369–377
Höß W (1978) Familiärer Lichen sclerosus et atrophicans bei Vater, Mutter und 9-jähriger Tochter. Dermatol Monatsschr 164:633–639
Uitto J, Santa Cruz DJ, Bauer EA et al. (1980) Morphea and lichen sclerosus et atrophicus. J Am Acad Dermatol 3:271–279

Sklerodermien

Diaz-Perez JL, Conolly SM, Winkelmann RK (1980) Disabling pansclerotic morphea of children. Arch Dermatol 116:169–173
Doyle JA, Conolly SM, Winkelmann RK (1982) Cutaneous and subcutaneous inflammatory sclerosis syndromes. Arch Dermatol 118:886–890
Fleischmajer R (1979) The pathophysiology of scleroderma. Int J Dermatol 16:310–318
Goerz G, Hammer G, Wirth G et al. (1986) Klinik der progressiven systemischen Sklerodermie (PSS). Multizentrische Studie an 194 Patienten. Hautarzt 37:320–324
Hein R, Behr J, Hündgen M, Hunzelmann N et al. (1992) Treatment of systemic sclerosis with γ-interferon. Br J Dermatol 126:496–501
Jablonska S (1975) Scleroderma and pseudoscleroderma, 2nd edn. Polish Med Publ, Warsaw
Jablonska S (1983) Pseudosklerodermien. In: Braun-Falco O, Burg G (Hrsg) Fortschritte der praktischen Dermatologie und Venerologie, Bd X. Springer, Berlin, S 206–213
Kahan A, Amor B, Menkes CJ et al. (1989) Recombinant interferon-y in the treatment of systemic sclerosis. Am J Med 87:273–277
Krieg T, Meurer M (1988) Systemic scleroderma. Clinical and pathophysiologic aspects. J Am Acad Dermatol 457–481
Krieg T, Perlish JS, Mauch C et al. (1985) Collagen synthesis by scleroderma fibroblasts. Ann Ny Acad Sci 460:375–386
Le Roy EC, Krieg T, Black L et al. (1988) Scleroderma (systemic sclerosis): classification, subsets and pathogenesis. J Rheumatol 15:202–205
Meurer M, Bieber T (1987) Immunhistologische und serologische Diagnostik von Autoimmunerkrankungen der Haut. Hautarzt 38:S59–S68
Meurer M, Scharf A, Luderschmidt C et al. (1985) Zentromerantikörper und Antikörper gegen Scl-70 Nucleoprotein bei progressiver systemischer Sklerodermie. Dtsch Med Wochenschr 110:8–14
Sackner MA (1962) The visceral manifestations of scleroderma. Arthritis Rheum 5:184–196

Pseudosklerodermien

Belongia EA, Hedberg LW, Gleich GJ et al. (1990) An investigation of the cause of the eosinophilia-myalgia syndrome associated with tryptophane use. N Engl J Med 323:357–365
Buschke A (1900) Verhandlungen der Berliner Dermatologischen Gesellschaft. Arch Dermatol Syph 53:393–386
Coyle HE, Chapman RS (1980) Eosinophilic fasciitis (Shulman syndrome) in association with morphoea and systemic sclerosis. Acta Derm Venereol (Stockh) 60:181–182
Curtis AC, Shulak BM (1965) Scleredema adultorum: not always a benign self-limited disease. Arch Dermatol 92:526–541
Fleischmayer R, Faludi G, Krol S (1970) Scleredema and diabetes mellitus. Arch Dermatol 101:21–26
Golitz LE (1980) Fasciitis with eosinophilia: the Shulman syndrome. Int J Dermatol 19:552–555
Hamm G, Jablonska S (1984) Fasciitis eosinophilica. Dermatol Monatsschr 170:753–764
Hintner H, Tappeiner G, Egg D et al. (1981) Fasziitis mit Eosinophilie – Das Shulman-Syndrom. Hautarzt 32:75–79
Kellum RE, Ray TL, Brown GR (1968) Sclerema neonatorum. Arch Dermatol 97:372–380
Kövary PM, Vakilzadeh F, Macher E et al. (1981) Monoclonal gammopathy in scleredema. Arch Dermatol 117:536–539
Krauser RE, Tuthill RJ (1977) Eosinophilic fasciitis. Arch Dermatol 113:1092–1093
Michet CJ jr, Dogle JA, Ginsburg WW (1981) Eosinophilic fasciitis: report of 15 cases. Mayo Clin Proc 56:27–34
Piette WW, Dorsey JK, Foucar E (1985) Clinical and serologic expression of localized scleroderma. Case report and review of the literature. J Am Acad Dermatol 13:342–350
Shulman LE (1974) Diffuse fasciitis with hypergammaglobulinemia and eosinophilia: a new syndrome? J Rheumatol 1 Suppl 1: 46

Venencie PY, Powell FC, Su WPD et al. (1984) Scleredema: a review of thirty-three cases. J Am Acad Dermatol 11:128–134

Lupus erythematodes
Albrecht-Nebe H, Ziegler H, Eggert W et al. (1988) Der neonatale Lupus erythematodes. Dermatol Monatsschr 174:243–256
Asherson RA, Cervera R (1993) Antiphospholipid syndrome. J Invest Dermtaol 100:21S–27S
Belter SV, Bonsmann G (1988) Neonataler Lupus erythematodes. Aktuel Dermatol 14:368–370
Burge SM, Frith PA, Juniper RP et al. (1989) Mucosal involvement in systemic and chronic cutaneous lupus erythematosus. Br J Dermatol 121:727–741
Casciola-Rosen LA, Anhalt G, Rosen A (1994) Autoantigens targeted in systemic lupus erythematosus are clustered in two populations of surface structures on apoptotic keratinocytes. J Exp Med 179:1317–1330
Davis DM, Gilliam JN (1982) Prognostic significance of the lupus band test in systemic lupus erythematosus. A 10 years longitudinal study. J Invest Dermatol 78:360–361A
Deng JS, Sontheimer RD, Gilliam JN (1984) Relationships between antinuclear and anti-Ro/SS-A antibodies in subacute cutaneous lupus erythematosus. J Am Acad Dermatol 11:494–499
Gammon WR, Briggaman RA (1993) Bullous SLE: a phenotypically distinctive but immunologically heterogeneous bullous disorders. J Invest Dermatol 100:28S–34S
Gilliam JN, Sontheimer RD (1981) Distinctive cutaneous subsets in the spectrum of lupus erythematosus. J Am Acad Dermatol 4:471–475
Goerz G, Lehmann P, Schuppe HC et al. (1990) Lupus erythematodes (LE). Zschr Hautkr 65:226–234
Hughes GRV (1983) Thrombosis, abortion, cerebral disease and lupus anticoagulant. Br Med J 287:1088–1089
Kind P, Lehmann P (1990) Photobiologie des Lupus erythematodes. Hautarzt 41:66–71
Koranda FC (1981) Antimalarials. J Am Acad Dermatol 4:650–655
Lee LA (1993) Neonatal Lupus erythematosus. J Invest Dermatol 100:9S–13S
Lehmann P, Hölzle E, Kind P et al. (1990) Experimental reproduction of skin lesions in lupus erythematosus by UVA and UVB radiation. J Am Acad Dermatol 22:181–187
Maciejewski W (1980) Annular erythema as an unusual manifestation of chronic disseminated lupus erythematosus. Arch Dermatol 116:450–453
Meurer M (1987) Die diagnostische Bedeutung von antinukleären Antikörpern. In: Braun-Falco O, Schill W-B (Hrsg) Fortschritte der praktischen Dermatologie und Venerologie, Band XI. Springer, Berlin, S 308–315
Meurer M, Degitz K (1992) Antiphospholipid-Antikörper. Hautarzt 43:111–113
Meurer M (1994) Das Antiphospholipid-Syndrom. Hautarzt 45:729–738
Millard LG, Rowell NR (1978) Chilblain lupus erythematosus (Hutchinson). Br J Dermatol 98:497–506
Norris DA (1993) Pathomechanisms of photosensitive lupus erythematosus. J Invest Dermatol 100:58S–68S
Olansky AJ (1982) Bullous systemic lupus erythematosus. J Am Acad Dermatol 7:511–516
Provost TT, Watson R, Gammon WR et al. (1987) The neonatal lupus syndrome associated with U1 RNP (n RNP) antibodies. N Engl J Med 316:1135–1138
Ruzicka T, Bieber T, Meurer M (1987) Subakuter kutaner Lupus erythematodes: Klinik, Immunologie und Therapie. Wien Klin Wochenschr 99:802–807
Sontheimer RD (1985) Immunobiological significance of the Ro/SSA antigen-antibody system. Arch Dermatol 121:327–330
Sontheimer RD, Thomas JR, Gilliam JN (1979) Subacute cutaneous lupus erythematous subset. Arch Dermatol 115:1409–1415
Tan EM, Cohen AS, Fries JF et al. (1982) The 1982 revised criteria for the classification of systemic lupus erythematosus. Arthritis Rheum 25:1271–1277
Wallace DJ, Dubois EL (1987) Dubois' lupus erythematosus, 3rd edn. Lea & Febiger, Philadelphia
Wolff K (1983) Lupus erythematodes: Klinische Variationsbreite und Diagnostik. In: Braun-Falco O, Burg G (Hrsg) Fortschritte der praktischen Dermatologie und Venerologie, Bd X. Springer, Berlin, S 214–219
Wollenberg A, Meurer M (1991) Thiazid-Diuretika-induzierter subakut-kutaner Lupus erythematodes. Hautarzt 42:709–712

Dermatomyositis
Bohan A, Peter JB (1975) Polymyositis and dermatomyositis. N Engl J Med 292:344–347, 403–407
Bonnetblanc JM, Bernard P, Fayol J (1990) Dermatomyositis and malignancy. A multicenter cooperative study. Dermatologica 180:212–216
Callen JP (1985) Dermatomyositis – an update 1985. Semin Dermatol 4:114–124
Gottron HA (1954) Zur Dermatomyositis nebst Bemerkungen zur Poikilodermatomyositis. Dermatol Wochenschr 130:923–930
Hiketa T, Matsumoto Y, Ohashi M et al. (1992) Juvenile dermatomyositis: a statistical study of 114 patients with dermatomyositis. J Dermatol 19:470–476
Janis J, Winkelmann RK (1986) Histopathology of the skin in dermatomyositis. Arch Dermatol 97:640–648
Meurer M, Hausmann-Martinez-Pardo G, Braun-Falco O (1989) Das Spektrum antinukleärer und antizytoplasmatischer Antikörper bei Dermatomyositis und Polymyositis-Overlap-Syndromen. Hautarzt 40:623–629
Pongratz DE (1992) Primäre und sekundäre Myopathien. In: Pongratz DE (Hrsg) Klinische Neurologie. Urban & Schwarzenberg, München
Sigurgeirsson B, Lindelöf B, Edhag O et al. (1992) Risk of cancer in patients with dermatomyositis or polymyositis. A population-based study. N Engl J Med 326:363–367
Unverricht H (1887) Über eine eigentümliche Form von akuter Muskelentzündung mit einem der Trichinose ähnelnden Krankheitsbilde. Münch Med Wochenschr 34:488–492
Wagner E (1863) Fall einer seltenen Muskelkrankheit. Arch Heilkd 4:282–283
Weiss B, Schöpf E (1992) Dermatomyositis. In: Macher E, Kolde G, Bröcker EB (Hrsg) Jahrbuch der Dermatologie 1991/92. Biermann, Zülpich, S 93–112

Gemischte Bindegewebserkrankung (MCTD)
Black C (1981) Mixed connective tissue disease. Brit J Dermatol 104:713–719

Chubik A, Gilliam JN (1978) A review of mixed connective tissue disease. Int J Dermatol 17:123–133

Meurer M (1983) Gemischte Bindegewebskrankheiten. In: Braun-Falco O, Burg G (Hrsg) Fortschritte der praktischen Dermatologie und Venerologie. Springer, Berlin, S 220–226

Meurer M, Bieber Th (1987) Immunhistologische und serologische Diagnostik von Autoimmunerkrankungen der Haut. Hautarzt 38:59–68

Sharp GC, Irvin WS, Tan EM et al. (1972) Mixed connective tissue disease: an apparently distinct rheumatic disease syndrome associated with a specific antibody to an extractable nuclear antigen (ENA). Am J Med 52:138–159

Bindegewebserkrankungen an Fingern, Zehen und Penis

Allen PW (1970) The fibromatoses: a clinicopathologic classification based on 140 cases. J Am Surg Pathol 1:255–270

Allison JR Jr, Allison JR Sr (1966) Knuckle pads. Arch Dermatol 93:311–316

Bart RS, Pumphrey RG (1967) Knuckle pads, leukonychie and deafness. A dominantly inherited syndrome. N Engl J Med 276:202–207

Evans RA (1986) The aetiology of Dupuytren's disease. Br J Hosp Med 35:198–199

Fleischmajer R, Nedwich A, Reeves JRT (1973) Juvenile fibromatoses. Arch Dermatol 107:574–579

Hanisch H, Clotten M, Schwartmann K et al. (1991) Mikrochirurgische, neuroprotektive Plaqueisolation bei Induratio penis plastica. Urologe A 30:249–252

Helweg G (1992) Die Wertigkeit bildgebender Verfahren in der Diagnostik und Therapiekontrolle der Induratio penis plastica (Peyronie-Krankheit). Urologe A 31:19–23

Herrmann WP (1969) Zur Ätiologie der Fingerknöchelpolster. Dermatol Wochenschr 140:1165

Kelâmi A, Pryor JP (eds) (1982) Peyronie's disease (induration penis plastica). Progress in reproductive biology and medicine, vol 9. Karger, Basel

Ketchum LD (1991) The use of the full thickness in graft in Dupuytren's contracture. Hand Clin 7:731–741

Kodama BF, Gentry RH, Fitzpatrick JE (1993) Papules and plaques over the joint spaces. Knuckle pads (heloderma). Arch Dermatol 1239:1044–1045, 1047

Landthaler M, Kodalle W, Braun-Falco O (1983) Röntgenweichstrahlentherapie der Induratio penis plastica. Hautarzt 34:171–174

Meigel WN, Plewig G (1976) Kauschwielen, eine Variante der Fingerknöchelpolster. Hautarzt 27:391–395

Nesbit RM (1965) Congenital curvature of the phallus. Report of 3 cases with description of corrective operation. J Urol (Baltimore) 93:230

Piérard GE, Lapière CM (1979) Phenytoin dependent fibroses in polyfibromatosis syndrome. Br J Dermatol 100:335–341

Peterseim U, von Gizycki-Nienhaus B, Schattenkirchner M et al. (1994) Gichttophi in Heberden-Knoten bei Hyperurikämie. Hautarzt 45:799–802

Rodrigo JJ, Niebauer JJ, Brown RL et al. (1976) Treatment of Dupuytren's contracture. Long-term result after fasciotomy and fascial excision. J Bone Joint Surg 58A:380

Schimpf A, Nödl F (1962) Induratio penis plastica. Urologe 1:253–256

Stecher RM (1955) Heberden's nodes. Ann Rheum Dis 14:1–10

Ströbel H (1949) Neuere Untersuchungen über die Fingerknöchelpolster. Arch Dermatol Syph 187:91–113

Verbov J (1975) Pachydermodactyly: a variant of the true knuckle pad. Arch Dermatol 111:524–529

Williams JL, Thomas GG (1970) The natural history of Peyronie's disease. U Urol 103:75–76

Kapitel 19 Anomalien und Fehlbildungen der Haut

Inhaltsverzeichnis

Aplasia cutis congenita	766
Pseudoainhumsyndrom	767
Cutis verticis gyrata	767
Pachydermoperiostose	768
Rudimentäre Polydaktylie	769
Flügelfellbildung	769
Ohrfehlbildungen	769
Branchiogene Fisteln und Zysten	769
Halsfisteln und Halszysten	769
Akzessorische Mamille	770
Piezogene Knötchen	770
Weiterführende Literatur	771

Aplasia cutis congenita
[Cordon 1767]

Synonym. Aplasia cutis circumscripta

Definition. Einzelne oder multiple, bei Geburt bestehende umschriebene Defekte der Haut, die als isolierte Störungen oder als Teil eines definierten Syndroms auftreten und unter Hinterlassung von Narben vollständig epithelisieren.

Vorkommen. Sehr selten.

Pathogenese. Angeborene Hautdefekte sind eine nosologisch heterogene Gruppe von Erkrankungen mit verschiedener Ätiologie: monogen erbliche genetische Störungen, Chromosomenstörungen, intrauterine Infektionen, Teratogene.
Die unterschiedlichsten Theorien zur Pathogenese sind aufgestellt worden. Die häufig genannten aminogenen Defekte spielen nur eine geringe Rolle. In letzter Zeit wurden Gefäßembolien mit nachfolgender Hautnekrose und Neuralrohrdefekte diskutiert.

Klinik. Bereits bei Neugeborenen vorhandene Hautdefekte sind meistens am Kopf lokalisiert mit kreisrunder bis ovaler Form, können jedoch auch am Stamm oder an den Extremitäten vorkommen und jede beliebige Form und Größe annehmen. Die Tiefenausdehnung reicht von oberflächlichem Epidermisverlust bis zu Defekten in der Muskulatur bzw. am Kopf bis zu Defekten des Knochens und der harten Hirnhäute.
Eine klinisch orientierte Klassifikation nennt 6 Gruppen, wobei nach der Lokalisation des Hautdefektes an Kopf, Stamm oder Gliedmaßen unterschieden wird, und nach dem Kriterium, ob ein isolierter oder ein mit anderen Fehlbildungen assoziierter Hautdefekt eines definierten Syndroms vorliegt (Küster und Traupe 1988):

Gruppe 1. Kongenitale Hautdefekte am Kopf ohne assoziierte Fehlbildungen. Die oval-runden, wie ausgestanzt wirkenden Defekte befinden sich meistens am Hinterkopf in der Nähe des Scheitels, wobei über 90% innerhalb der Haargrenze liegen. Mit Abstand die häufigste Gruppe.

Gruppe 2. Kongenitale Hautdefekte am Stamm ohne assoziierte Fehlbildungen. Die Defekte sind im Gegensatz zum Kopf eher unregelmäßig begrenzt, liegen meist seitlich am Thorax und sind nicht selten schmetterlingsförmig symmetrisch ausgebildet.

Gruppe 3. Kongenitale Hautdefekte der Gliedmaßen ohne assoziierte Fehlbildungen. Die Defekte sind häufig an den Unterschenkeln lokalisiert, beginnen typischerweise am Knie und ziehen als flache Erosion über Schienbeinkante und Knöchel, wo sie zirkulär verlaufen können, zum Fußrücken.

Vererbung der isolierten Hautdefekte. Sporadisch oder monogen erblich, wobei häufiger autosomal-dominante, selten auch autosomal-rezessive Vererbung berichtet wurde.

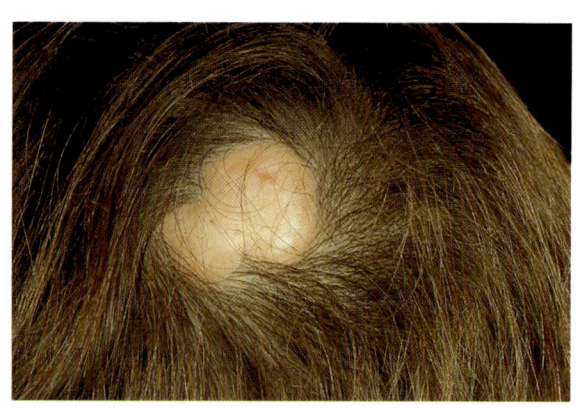

Abb. 19.1. Aplasia cutis congenita

Gruppe 4. Kongenitale Hautdefekte am Kopf mit assoziierten Fehlbildungen. Adams-Oliver-Syndrom (Kopfhautdefekt und Reduktionsfehlbildungen der Gliedmaßen), Kopfhautdefekt und Polydaktylie, Johanson-Blizzard-Syndrom (hypoplastische Nasenflügel, Minderwuchs, Entwicklungsverzögerung, Störungen endokriner und exokriner Organe), verschiedene Ektodermaldysplasien, Schimmelpenning-Feuerstein-Mims-Syndrom (neuroektodermaler Anomalienkomplex mit Naevus sebaceus, Krampfanfällen, Entwicklungsverzögerung), amniogene Fehlbildungen. Chromosomenstörungen: Wolf-Syndrom (Deletion des kurzen Arms von Chromosom 4), Pätausyndrom (Trisomie 13), Herpesinfektion in der Schwangerschaft. Thyreostatikaeinnahme in der Schwangerschaft.

Gruppe 5. Kongenitale Hautdefekte am Stamm mit assoziierten Fehlbildungen. Fokale dermale Hypoplasie (Goltz-Gorlin-Syndrom), Neuralrohrschlußdefekte, Bauchwandverschlußdefekte, Zwillingsschwangerschaft mit Fetus papyraceus, Varicella-Zoster-Infektion in der Schwangerschaft.

Gruppe 6. Kongenitale Hautdefekte der Gliedmaßen mit assoziierten Fehlbildungen. Verschiedene Formen der Epidermolysis bullosa: Typ generalisata gravis Herlitz, Typ atrophicans inversa, Typ dystrophica Hallopeau-Siemens, Typ dystrophica Cockayne-Touraine, Typ dystrophica Bart, Typ dystrophica inversa.

Therapie. Symptomatisch. Gute spontane Heilungstendenz. Bei tieferen Defekten plastische Deckung.

Pseudoainhumsyndrom
[Portal 1685]

Synonyme. Peromelie, Amnionruptursequenz, Amnionbandsyndrom

Definition. Sporadisch auftretende, angeborene Ein- oder Abschnürungen von Gliedmaßen (ainhum = ostafrikanische Nagossprache = sägen, schneiden).

Vorkommen. Nicht selten, 1:2000 Neugeborene.

Pathogenese. Ungeklärt. Durch frühe Ruptur der Eihäute bilden sich in Abhängigkeit vom Entwicklungszeitpunkt verschiedenartige Störungen: Anenzephalie, Enzephalozele, Lippen-Kiefer-Gaumen-Spalten, Peromelien, Bauchwanddefekte, Hüftgelenkluxation, Schnürfurchen, distale Lymphödeme, Fußdeformitäten.

Klinik. Für den Dermatologen bedeutsam sind Hautveränderungen, die meist asymmetrisch an den distalen Gliedmaßenabschnitten lokalisiert sind: periphere Syndaktylien mit sondierbaren Fenstern, Schnürfurchen mit distalen rundlichen Auftreibungen, Fingerenddefekte. Distal von diskreten Schnürfurchen können sich Lymphödeme bilden. Tiefe zirkuläre Einschnürungen führen zu grotesken Bildern, wobei die Bewegungen und sonstigen Funktionen wenig behindert sind.

Differentialdiagnose. Das Ainhum-Syndrom kommt fast nur endemisch bei schwarzen Rassen als trockene Gangrän mit spontaner Amputation vor. Lipodystrophia semicircularis befällt nicht die ganze Zirkumferenz, ist nicht so scharf abgegrenzt und weich. Lineare zirkumskripte Sklerodermie besteht nicht seit Geburt.

Therapie. Bei Bedarf plastisch-chirurgische Rekonstruktionen.

Cutis verticis gyrata
[Jadassohn 1906, Unna 1907, Audry 1909]

Synonym. Pachydermia verticis gyrata, Cutis verticis plicata, faltenartige Pachydermie, bull-dog scalp syndrome.

Definition. Sehr seltene, kongenitale oder im Erwachsenenalter vorkommende, wulstförmige, hirnrindenartige Auffaltung der Kopfhaut in einem umschriebenen Areal.

Pathogenese. Bei manchen Patienten finden sich in dem Cutis-verticis-gyrata-Bereich ein großer dermaler Nävuszellnävus oder ausgedehnte Muzinablagerungen. In der Veterinärmedizin ist ein ähnliches Bild mit auffälliger Falten- und Wulstbildung bei den Hushpuppies und Bulldoggen bekannt.

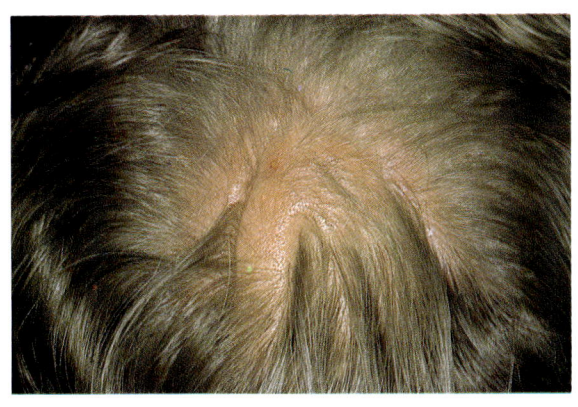

Abb. 19.2. Cutis verticis gyrata

Einteilung der Cutis gyrata

Die *echte Cutis verticis gyrata* kommt als Symptom im Rahmen eines Syndroms vor (Akromegalie und Kornealeukom, Pachydermoperiostose), als Symptom bei endokrinen Störungen oder bei sonst gesunden Personen. *Pseudo-Cutis-verticis-gyrata* nennt man die Störung dann, wenn sich dahinter ein zerebriformer intradermaler Nävuszellnävus, ein Naevus lipomatosus, ein Neurofibrom, Infiltrate einer chronisch-lymphatischen Leukämie, eine Amyloidose oder ein postinflammatorischer Zustand verbirgt.

Echte Cutis verticis gyrata

Symptom im Rahmen eines Syndroms
 Akromegalie und Kornealeukom
 Pachydermoperiostose
Symptom bei endokrinen Störungen
 Akromegalie
 Myxödem
 Kretinismus
Ohne assoziierte Syndrome oder Störungen bei Gesunden

Pseudo-Cutis verticis gyrata

Zerebriformer intradermaler Nävuszellnävus
Naevus lipomatosus
Neurofibrom
Chronisch-lymphatische Leukämieinfiltrate
Amyloidose
Postinflammatorisch?

Klinik. Vorwiegend Männer sind betroffen. Entweder kongenital, häufiger erst im frühen oder mittleren Erwachsenenalter treten meist am Scheitel und/oder Hinterkopf, auch an der Stirn, selten an den Palmae an umschriebener Stelle langsam zunehmend wulstförmige bis fingerdicke, an Gehirnwindungen erinnernde Falten auf. Die Haut scheint an dieser Stelle zu reichlich und zu weit zu sein, so daß sie sich über dem normalen Knochen aufwirft. Langsam nimmt die Veränderung an Intensität zu. Initiale Herde werden oftmals vom Friseur erkannt. Das Haarwachstum in den Vertiefungen (Sulci) ist normal, auf den Hautfalten (Gyri) dagegen nicht selten vermindert. Die Falten liegen schwammartig weich der Kopfhaut auf. Mazeration, bakterielle, mykotische Sekundärinfektionen sowie fötide Sekretion können bei sehr engen Sulci hinzukommen. Sind die Windungen der Cutis verticis gyrata schon bei Geburt vorhanden, handelt es sich meist um einen zerebriformen dermalen Nävuszellnävus. Die Nävi können scharf von der umgebenden Haut abgegrenzt werden und wachsen zunächst proportional, dann disproportional mit dem übrigen Körper mit; maligne Entartung ist möglich.

Symptome. Subjektive Beschwerden fehlen meistens.

Prognose. Gut

Differentialdiagnose. Große gelappte Nävuszellnävi, Cutis verticis gyrata als Teilsymptom der idiopathischen Pachydermoperiostose.

Therapie. Exzision im Bedarfsfall. Symptomatische Behandlung bei Mazeration oder Sekundärinfektion.

Pachydermoperiostose
[Friedreich 1868, Touraine, Solente und Golé 1935]

Synonyme. Touraine-Solente-Golé-Syndrom, familiäre Pachydermoperiostose, idiopathische Trommelschlegelfinger und Periostosis, idiopathische hypertrophische Osteoarthropathie

Definition. Autosomal-dominant erbliche, selten sporadisch auftretende androtrope Erkrankung mit Cutis verticis gyrata, trommelschlegelähnlich aufgetriebenen Fingern und Zehen, symmetrischen periostalen Hyperostosen, Vergröberung des Gesichtsausdrucks, Weichteil- und Hautverdickungen, palmoplantarer Hyperhidrosis und Talgdrüsenhyperplasie mit Seborrhö und großporiger Gesichtshaut.

Vorkommen. Sehr selten

Ätiologie. Unbekannt

Klinik. Fast nur bei Männern, oft stark ausgeprägtes Syndrom. Die Cutis verticis gyrata ist nur ein Teilaspekt. Assoziierte Erscheinungen sind: aufgetriebene Finger- und Zehenendglieder, symmetrische periostale Hyperostosen sowie Spongioveränderungen, vergröberte Gesichtszüge, Hautverdickung an Armen und Beinen, Hyperhidrosis an Händen und Füßen sowie Talgdrüsenhyperplasien, großporige Haut und vermehrte Talgproduktion.

Prognose. Günstig

Differentialdiagnose. Cutis verticis gyrata. Erworbene symptomatische Pachydermoperiostose im Sinne einer Paraneoplasie bei Tumoren, beispielsweise Lungenkrebs, EMO-Syndrom mit Schilddrüsenerkrankung, Trommelschlegelfingern und akraler Pachydermie sowie Uehlinger-Syndrom.

Therapie. Chirurgisches Vorgehen soweit erforderlich.

Rudimentäre Polydaktylie

Synonyme. Postaxiale Polydaktylie Typ A1, Postminimus

Häufigster, autosomal-dominant erblicher Typ einer Polydaktylie mit einem überzähligen Finger an der ulnaren Seite der Hand bzw. der fibularen Seite des Fußes. Alle Übergänge vom voll mit drei Knochenabschnitten ausgebildeten 6. Digitus über einen gestielten rudimentären Postminimus bis zur diskreten dermalen Papel werden beobachtet.

Flügelfellbildung

[Bonnevie 1934, Ullrich 1936]

Synonyme. Pterygium, Bonnevie-Ullrich-Syndrom

Pterygium-Syndrome sind eine heterogene Gruppe von Krankheitsbildern mit angeborenem Pterygium des Halsbereiches, der Achsel, der Ellenbeuge und Kniekehle. Multiple Begleitfehlbildungen (Minderwuchs, Skelettanomalien, Gaumenspalte, Kryptorchismus) werden beobachtet. Die Differenzierung der einzelnen Syndrome erfolgt aufgrund der Lokalisation der Pterygien und der Lebenserwartung. Flügelfellbildung wird bei verschiedenen Chromosomenstörungen gesehen. Turner-Syndrom (Karyotyp 45, XO), Trisomien 13, 18 oder 21. Nichtchromosomale Syndrome mit Pterygien sind das Nooan-Syndrom und das fetale Alkoholsyndrom.

Ohrfehlbildungen

Katzenohr (Wangenohr, Melotia). Selten, spitze katzenohrartige Vergrößerung des kranialen Ohranteils.

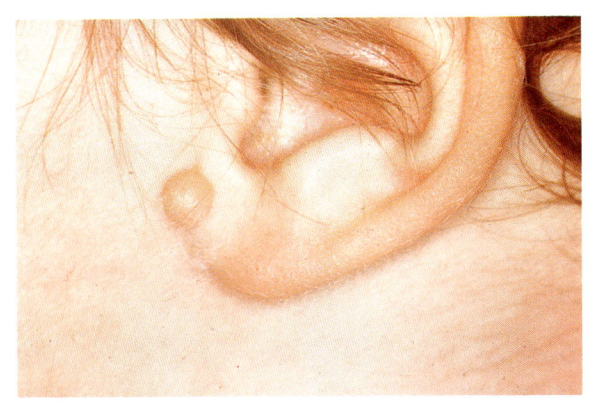

Abb. 19.3. Aurikularanhang

Aurikularanhänge. Diese manifestieren sich als kleine Höcker oder lappenartige Gebilde am Ohr oder zwischen diesem und der Wange. Ohrmuschelfehlbildungen können gleichzeitig vorhanden sein. Häufig Verwechslung mit zusätzlichem Tragus.

Ohrfisteln und Ohrzysten. Diese entstehen vor dem Tragus oder im Bereich der Helix ascendens und können chronische entzündlich-granulomatöse Gewebereaktionen verursachen, so daß klinisch ein Ulkus mit Fremdkörpergranulom oder ein Lupus-vulgaris-artiges Bild mit lupoidem Infiltrat resultiert.

Therapie. Ausreichende Exzision, falls erforderlich nach vorheriger Fisteldarstellung.

Branchiogene Fisteln und Zysten

Kongenitale branchiogene Fisteln. Sie sind nicht selten. Sie werden auf Entwicklungsstörungen im Kiemensystem zurückgeführt.

Nasenfisteln. Kongenitale Fisteln kommen im Nasenrückenbereich mit Mündung am inneren Lidwinkel vor.

Differentialdiagnose. Fistelartige Öffnungen am Nasenrücken oder in der Nähe des Nasensattels sind häufig nur die eingesunkene Öffnung von Adnextumoren (Talgdrüsenfollikulom, Trichofollikulom).

Therapie. Exzision.

Lippenfisteln. (Siehe S. 1050)

Halsfisteln und Halszysten

Diese werden auch als branchiogene Fehlbildungen interpretiert. Neuerdings wurden aber Zweifel an dieser Interpretation geäußert.

Laterale Halsfistel. Diese besteht gewöhnlich von Geburt an und führt den Patienten meist zwischen dem 1. und 5. Lebensjahr zum Arzt. Prädilektionsstelle ist der Vorderrand des M. sternocleidomastoideus. Dort findet sich ein eingezogenes Ostium und ein tastbarer Strang, der zur Tiefe hin verläuft. Die Fistelgänge können sich bis zum Tonsillarbett erstrecken. Laterale Halsfisteln sind Kiemenbogenanomalien, histologisch gekennzeichnet durch Platten- oder Zylinderepithel und ein entzündliches Infiltrat.

Therapie. Exzision nach vorheriger Fisteldarstellung mit Kontrastmittel. Rezidivquote bei etwa 10% durch verbliebenes Epithel.

Laterale Halszyste. Die Histogenese lateraler Halszysten ist noch nicht geklärt. Sie werden vielfach genetisch mit Kiemenbogenstörungen, dem Ductus thymopharyngeus oder heterotopem Speicheldrüsenepithel in zervikalen Lymphknoten in Verbindung gebracht. Laterale Halszysten entwickeln sich vielfach nach einem Nasen-Rachen-Infekt. Bevorzugt betroffen sind Jugendliche zwischen dem 15. und 20. Lebensjahr. Prädilektionsstelle ist das Trigonum caroticum.

Therapie. Exzision der dicken bindegewebigen Zyste. Regionale Lymphknoten können vergrößert sein. Der Zysteninhalt ist meist steril, dickflüssig und cholesterinreich. Die Rezidivquote durch inkomplette Entfernung der Kapsel liegt bei etwa 2%.

Mediane Halsfistel. Sie entwickelt sich in der Mitte des Halses ventral und wird als Fehlbildung des Ductus thyreoglossus gedeutet. Gelegentlich findet man um das Fistelostium organoide Nävi, beispielsweise einen Naevus sebaceus. Mediane Halsfisteln können sich auch aus einer medianen Halszyste nach Traumen und Infektion entwickeln. Das Fistelostium ist meist von einem chronisch-entzündlichen Infiltrat umgeben.

Therapie. Exzision nach röntgenologischer Fisteldarstellung mit Kontrastmittel. Gangreste können innerhalb des M. mylohyoideus und M. geniohyoideus, selten auch bis zur Zunge hin verfolgt werden. Die Rezidivquote nach Operation liegt mit 30–40% relativ hoch.

Mediane Halszyste. Diese entwickelt sich aus Resten des Ductus thyreoglossus, ist stets median lokalisiert und im Bereich vom Foramen coecum bis zur Schilddrüse zu finden. In der Zystenwand ist nicht selten Schilddrüsengewebe nachweisbar. Mediane Halszysten sind bei Männern wesentlich häufiger. Vielfach kommt es zu chronisch-entzündlichen Veränderungen.

Therapie. Exzision nach szintigraphischem Ausschluß einer ektopen Schilddrüse. Die Zyste kann nach Entleerung mit Methylenblau gefüllt werden, um die Gangreste darzustellen. Vielfach ist eine Teilresektion des Zungenbeins nicht zu umgehen. Mediane Halszysten sollten nur vom HNO-Arzt behandelt werden.

Fisteln in anderer Lokalisation. Auch entlang der Skrotal- oder Perineumraphe kommen kongenitale Fisteln vor, die am besten chirurgisch entfernt werden.

Akzessorische Mamille

Synonym. Polythelie

Eine oder mehrere akzessorische Mamillen sind relativ häufig, meist singulär, seltener mehrere gleichzeitig. Familiäre Polythelie bei Geschwistern und in mehreren Generationen kommt vor. Sie können als phylogenetisch deutbares Relikt angesehen werden.

Klinik. Unterhalb der Mamille finden sich meistens einseitig, gelegentlich auch doppelseitig im Bereich der gedachten Milchleiste eine oder mehrere bräunliche, leicht erhabene weiche Bildungen mit einer typischen, zentralen mamillenartigen Querfurchung. Gelegentlich zeigen sie einen pigmentierten Mamillenhof und auch einzelne Haare. Sehr selten kommen sie auch fernab an der Schulter oder am oberen Rücken vor. Sie sind mit Milchdrüsengewebe assoziiert (*Polymastie*).

Differendialdiagnose. Pigmentierte dermale Nävuszellnävi. Vor Verwechslung schützt Beachtung der Lokalisation der Fehlbildung und, falls nötig, histologische Untersuchung.

Therapie. Gegebenenfalls Exzision.

Piezogene Knötchen
[Shelley und Rawnsley 1968]

Synonyme. Druckbedingte Fersen- und Handkantenknötchen, multiple Fettgewebshernien der Ferse, painful piezogenic pedal papules (piezo = griechisch = drücken, pressen).

Definition. Umschriebene, gelegentlich schmerzhafte Fersen- oder Handkanten- oder Schienbeinknötchen durch umschriebene Fettgewebshernien.

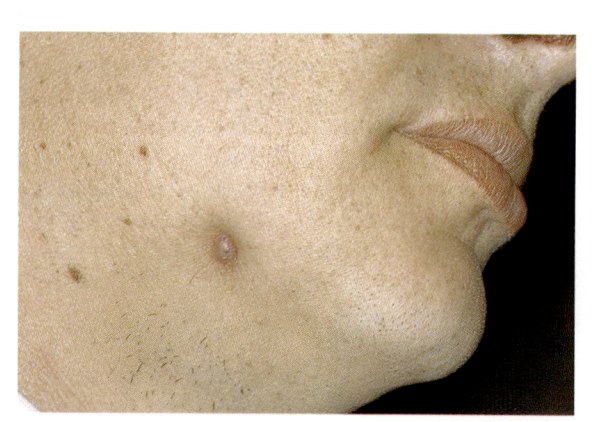

Abb. 19.4. Dentogene Fistel

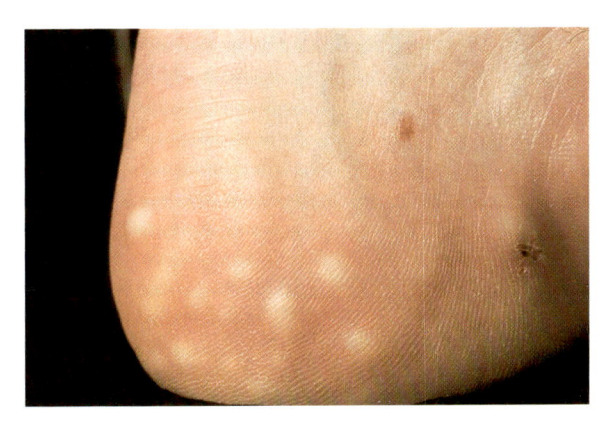

Abb. 19.5. Piezogene Knötchen

Vorkommen. Relativ häufig, etwa bei 20% aller Menschen. Alle Altersstufen ohne Geschlechtsbevorzugung sind betroffen. Im allgemeinen verursachen sie keine Beschwerden.

Pathogenese. Wahrscheinlich führen unzureichende Septierung des Fettgewebes in druckstabile Kammern und dadurch bedingte Verlagerungen von kleinen Fettläppchen unmittelbar unter und in das Korium zu hernienartigen kalottenförmigen Vorwölbungen der Haut bei Druckbelastung.

Klinik. Bei orthostatischem Druck (z. B. Stehen) treten gewöhnlich am medialen, dorsalen und lateralen Fersenrand, etwa 2 cm oberhalb der Fußfläche, bis über 20 halbkugelig vorgewölbte Knötchen auf. Beide Füße können betroffen sein. Die Knötchen sind hautfarben, gelegentlich gelblich- oder porzellanweiß. Eine epidermale Beteiligung besteht nicht. Bei Palpation sind die Knötchen prall derb; bei Druckentlastung schlüpfen sie in das Hautniveau zurück. Eine hernienartige Lücke ist allerdings meist nicht sicher zu palpieren.

Histopathologie. Defekt in der Septierung des subkutanen Fettgewebes nahe der Korium-Subkutis-Grenze.

Symptome. Gelegentlich sind die piezogenen Knötchen der Ferse schmerzhaft infolge der Einpressung von Nerven im subkutanen Fettgewebe der Knötchen. Auch an Handkanten oder der Schienbeinregion können piezogene Knötchen auftreten, hier jedoch meist in geringer Zahl.

Therapie. Aufklärung des Patienten. Bei stärkeren Schmerzen Exzision störender Knötchen mit Subkutannaht.

Weiterführende Literatur

Aplasia cutis congenita

Amichai B, Metzker A (1994) Bart's syndrome. Int J Dermatol 33:161–163

Bart BJ, Gorlin RJ, Andersen VE et al. (1966) Congenital localized absence of skin and associated abnormalities resembling epidermolysis bullosa. Arch Dermatol 93:296–304

Demmel U (1975) Clinical aspects of congenital skin defects. I. Congenital skin defects on the head of the newborn. II. Congenital skin defects on the trunk and extremities of the newborn. III. Causal and formal genesis of congenital skin defects of the newborn. Eur J Pediatr 121:21–50

Frieden IJ (1986) Aplasia cutis congenita: a clinical review and proposal for classification. J Am Acad Dermatol 14:646–660

Küster W, Traupe H (1988) Klinik und Genetik angeborener Hautdefekte. Hautarzt 39:553–563

Küster W, Lenz W, Kääriänen H et al. (1988) Congenital scalp defects with distal limb anomalies (Adams-Oliver-syndrome): report of ten cases an review of the literature. Am J Med Genet 31:99–115

Levin DL, Nolan KS, Esterly NB et al. (1980) Congenital absence of skin. J Am Acad Dermatol 2:203–206

Sanchez-Pedreno GP, Rodriguez RA, Camacho MF (1985) Aplasia cutis congenita. J Am Acad Dermatol 13:429–433

Pseudo-Ainhum Syndrom

Browne SG (1976) Ainhum. Int J Dermatol 15:348–350

Goos M, Hübner K, Roggensack HO et al. (1977) Pseudo-Ainhum Syndrom. Hautarzt 28:608–609

Gorlin RJ, Cohen MM, Levin LS (1990) Syndromes of the head and neck, 3rd ed. Oxford University Press, New York, pp 11–14

Senff H, Kuhlwein A (1986) Pseudo-Ainhum-Syndrom. Akt Dermatol 12:70–71

Cutis verticis gyrata

Fesel R, Plewig G, Lentrodt J (1990) Cutis verticis gyrata. Hautarzt 41:502–505

Garden JM, Robinson JK (1984) Essential primary cutis verticis gyrata. Treatment with the scalp reduction procedure. Arch Dermatol 120:1480–1483

Pachinger W, Hönig D (1980) Zum Krankheitsbild der Cutis verticis gyrata. Z Hautkr 56:275–280

Schepis C, Palazzo R, Cannavo SP et al. (1990) Prevalence of primary cutis verticis gyrata in a psychiatric population: association with chromosomal fragile sites. Acta Derm Venereol (Stockh) 70:483–486

Unna PG (1907) Cutis verticis gyrata. Monatsschr Prakt Dermatol 45:227–233

Pachydermoperiostose

Brilon D, Klein HM (1990) Pachydermoperiostose. Akt Dermatol 16:353–356

Lindmaier A, Raff M, Seidl G et al. (1989) Pachydermoperiostose. Klinik, Klassifikation und Pathogenese. Hautarzt 40:752–757

Pramatarov K, Daskarev L, Schurliev L et al. (1988) Pachydermoperiostose (Touraine-Solente-Golé-Syndrom). Z Hautkr 63:55–56

Schneider HG (1974) Zur Klinik und Klassifikation der Pachydermoperiostose. Dermatol Mschr 160:818–824

Schneider I, Szabó L, Endrödy K et al. (1982) Pachydermoperiostose (Touraine-Solente-Golé-Syndrom). Hautarzt 33:221–223

Touraine A, Solente G, Golé L (1935) Un syndrome ostéodermopathique: la pachydemie plicaturée avec pachypériostose des extrémités. Presse Med 43:1820–1824

Rudimentäre Polydaktylie

Gehring W, Rupec M, Hornung B (1987) Rudimentäre Polydaktylie. Akt Dermatol 13:284–285

Flügelfellbildung

Bonnevie K (1934) Embryological analysis of gene manifestation in Littles and Baggs abnormal mouse tribe. J Exp Zool 67:443–520

Hall JG (1984) The letal multiple pterygium syndromes. Am J Med Genet 17:803–807

Hall JG, Reed SD, Rosenbaum KN et al. (1982) Limb pterygium syndromes: a review and report of eleven patients. Am J Med Genet 12:377–409

Ullrich O (1930) Über typische Kombinationsbilder multipler Abartungen. Z Kinderheilkd 49:271

Ohrfehlbildungen

Carter VH, Constantine VS, Poole WL (1969) Elastotic nodules of the antihelix. Arch Dermatol 100:282–285

Kaufmann R (1987) Aurikularanhänge in der Differentialdiagnose zervikaler Tumoren. Akt Dermatol 13:63–65

Branchiogene Fisteln und Zysten

Bhalla V, Roy S, Inam AS (1979) Familial transmission of preauricular fistulae in a seven generation Indian pedigree. Hum Genet 48:339–341

Brownstein MH, Wanger N, Helwig FB (1971) Accessory tragi. Arch Dermatol 104:625–631

Kaufmann R (1987) Aurikularanhänge in der Differentialdiagnose zervikaler Tumoren. Akt Dermatol 13:63–65

Martins AG (1961) Lateral cervical and preauricular sinuses: their transmission as dominant characters. Br Med J 1:255–256

Stallinger H, Wurnig P (1988) Branchiogene laterale Halsfisteln. Diagnostik und Therapie. Pädiat Prax 37:719–726

Stieler W, Senff H, Mensing H (1988) Halsanhänge-branchiogene Überschußmißbildungen (Choriostome). Hautarzt 39:593–595

Stiles KA (1945) The inheritance of pitted ear. J Hered 36:53–61

Wheeler CE, Shaw RF, Cawlex EP et al. Branchial anomalies in three generations of one family. Arch Dermatol 77:715–719

Akzessorische Mamille und Polymastie

Birkenfeld W (1932) Beitrag zur Zwillingspathologie der Mamma. Arch Klin Chir 168:568–576

Toumbis-Joannou E, Cohen PR (1994) Familial polythelia. J Am Acad Dermatol 30:667–668

Weinberg SK, Motulsky AG (1976) Aberrant axillary breast tissue: a report of a family with six affected women in two generations. Clin Genet 10:325–328

Halszysten

Cioffi GA, Terezhalmy GT, Parlette HL (1986) Cutaneous draining sinus tract: an odontogenic etiology. J Am Acad Dermatol 14:94–100

Gorlin RJ, Cohen MM, Levin LS (1990) Syndromes of the head and neck, 3rd ed. Oxford University Press, New York, pp 641–691

Hogan D, Wilkinson RD, Williams A (1980) Congenital anomalies of the head and neck. Int J Dermatol 19:479–486

Pauli RM, Hall JG (1980) Hip pits, cleft lip and/or palate and congenital heart disease. Am J Dis Child 134:293–295

Piezogene Knötchen

Knöll R, Kuhlwein A (1988) Multiple Fettgewebshernien der Fersen (piezogenic pedal papules). Akt Dermatol 14:266–267

Laing VB, Fleischer AB (1991) Piezogenic wrist papules. A common and asymptomatic finding. J Am Acad Dermatol 24:415–417

Plewig G, Braun-Falco O (1973) Piezogene Knötchen. Druckbedingte Fersen- und Handkantenknötchen. Hautarzt 24:114–118

Shelley WB, Rawnsley HM (1968) Painful feet due to herniation of fat. JAMA 205:308–309

Kapitel 20 Entzündliche Erkrankungen des Knorpels

Inhaltsverzeichnis

Ringerohr 773
Chondrodermatitis nodularis chronica helicis 773
Polychondritis recidivans et atrophicans. 774
Weiterführende Literatur 775

Entzündliche Knorpelveränderungen sieht der Dermatologe relativ selten. Drei Erkrankungen sind allerdings zu beachten: Ringerohr, Chondrodermatitis nodularis chronica helicis und Polychondritis recidivans et atrophicans. Auch Erfrierung der Ohren kann zu entzündlicher Reaktion mit Knorpeldeformierung führen.

Ringerohr

Synonym. Blumenkohlohr, Cauliflower ear

Hierbei handelt es sich um eine vorwiegend bei Boxern und Ringern vorkommende, infolge ständiger Traumatisierung verursachte Deformierung der Ohren durch Schädigung des Ohrenknorpels. Dieser Zustand ist definitiv und nur operativ zu ändern.

Chondrodermatitis nodularis chronica helicis
[Winkler 1915]

Synonym. Schmerzhaftes Ohrknötchen

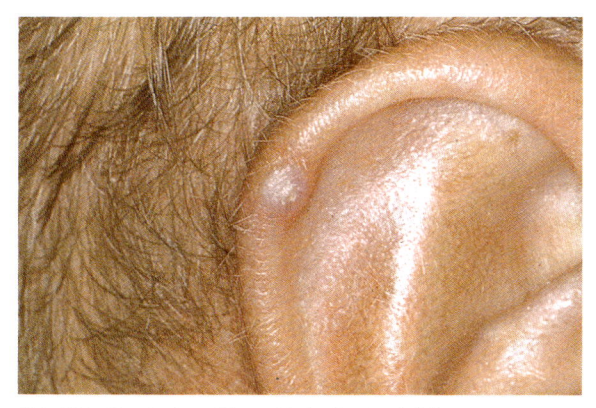

Abb. 20.1. Chondrodermatitis nodularis chronica helicis

Definition. Stark druckempfindliche entzündliche Knötchenbildung im oberen Helixbereich.

Vorkommen. Nicht selten. Bevorzugt bei Männern zwischen dem 40. bis 70. Lebensjahr. Einfluß von genetischen Faktoren ist nicht bekannt. Am rechten Ohr ist die Erkrankung häufiger.

Ätiopathogenese. Ätiologie unklar. Bedeutsam sein dürften neben exogenen Einflüssen wie mechanischen Traumen, Druck, Erfrierungen, besonders individuelle Prädispositionsfaktoren, so vielleicht auch die schlechtere Blutgefäßversorgung im oberen Ohrmuschelpol. Häufiger bei Patienten, die gewohnheitsgemäß auf einer Seite schlafen. Bei Nonnen wurde die Erkrankung an Druckstellen durch die steife Ohrbedeckung beobachtet. Eine Beziehung zu Darwin-Höckern ist nicht gegeben. Möglicherweise handelt es sich um eine autoaggressive Erkrankung, die durch umschriebene Veränderungen im Ohrknorpel ausgelöst wird.

Klinik. Am Helixrand, selten an anderen Stellen des Ohrs wie an der Anthelix, findet sich ein sehr druckschmerzhaftes rundes oder ovales Knötchen von etwa 4 mm Durchmesser und glatter Oberfläche mit harter Konsistenz, verbacken mit der Knorpelunterlage. Die meist hautfarbene oder perlartig durchschimmernde, auch leicht rötliche Knötchenbildung trägt nicht selten zentral eine festhaftende Schuppe oder Schuppenkruste, unter der nach schmerzhafter Entfernung eine kleine Ulzeration sichtbar wird. Gelegentlich ist die Umgebung entzündlich gerötet. Auffallend ist die hochgradige Druckempfindlichkeit des Knötchens, weshalb die Patienten nicht mehr auf dem betroffenen Ohr schlafen oder den Telefonhörer anlegen können.

Histopathologie. Die Epidermis zeigt unregelmäßige Akanthose mit Hyper- und stellenweiser Parakeratose, zentral nicht selten Krusten mit Epidermisdefekt. Das dermale Bindegewebe und das Perichondrium sind Sitz einer chronischen granulomatösen Entzündung mit umschriebenen kleinen Nekrosen, Fibrinablagerungen und transepidermaler Elastikaelimination. Gelegentlich findet man glomusartige arteriovenöse Anastomosen, die vielleicht für die Schmerzhaftigkeit dieser Bildungen verantwortlich zu machen sind. Die sonstigen Veränderungen im kutanen Bindegewebe wie aktinische (solare) Elastose oder im Knorpel in Form umschriebener Knorpeldegeneration sind offenbar nicht krankheitsspezifisch, sondern altersbedingt.

Verlauf. Wenn unbehandelt, chronischer Verlauf mit entsprechender subjektiver Symptomatik. Zu weiteren Komplikationen kommt es nicht. Bei zu kleiner Exzision entsteht ein Rezidiv; es können sich als Folge auch zwei schmerzhafte Ohrknötchen ausbilden.

Differentialdiagnose. Gichttophus, Granuloma anulare, Basaliom oder spinozelluläres Karzinom. Leitsymptom ist die starke Druckschmerzhaftigkeit.

Therapie. Nur ausreichend weit im Gesunden durchgeführte Keilexzision verhindert ein Rezidiv. Über die erfolgreiche Anwendung einer CO_2-Lasertherapie wurde berichtet. Ein Versuch mit intraläsionaler Injektion von Glukokortikoidkristallsuspension [Volon-A-Kristallsuspension 10 mg mit Mepivacain (1%) 1:5 verdünnt] oder stark wirksame glukokortikoidhaltige Externa kommen initial in Betracht. Vereisung mit Flüssigstickstoff bringt gewöhnlich nur kurzzeitig Linderung.

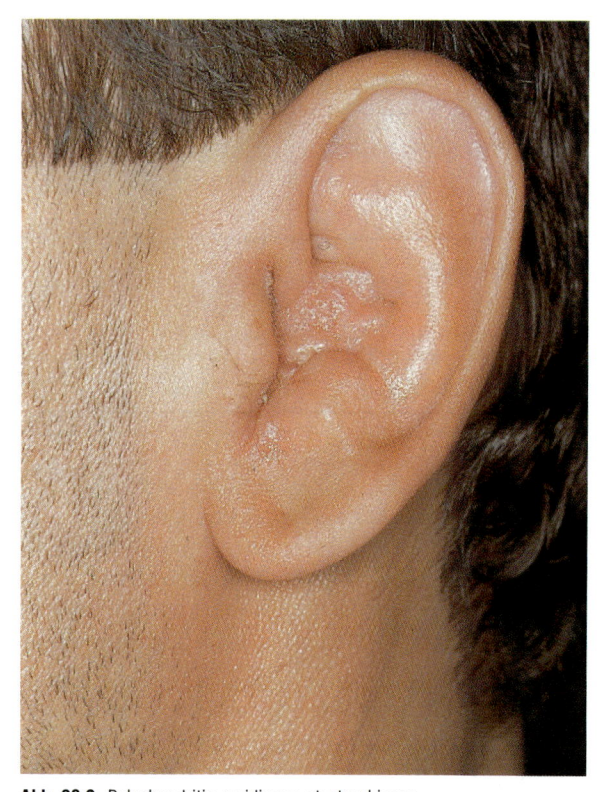

Abb. 20.2. Polychondritis recidivans et atrophicans

Polychondritis recidivans et atrophicans

[v. Jaksch-Wartenhorst 1923, Altherr 1936, v. Meyenburg 1936]

Synonyme. Rezidivierende Polychondritis, systemische Chrondromalazie, Meyenburg-Altherr-Uehlinger-Syndrom

Definition. Systemische nichtinfektiöse, wahrscheinlich autoaggressive, entzündliche Erkrankung von artikulärem und nichtartikulärem Knorpel mit Chondrolyse, Vernarbung und Atrophie.

Vorkommen. Sehr selten. Bisher mehr als 400 Patienten, zumeist aus Europa und den Vereinigten Staaten. Keine Geschlechtsprädisposition. Die Erkrankung kann in jedem Alter vorkommen, bevorzugt aber im 2. bis 6. Lebensjahrzehnt. In einer großen Erhebung waren Patienten von 13–84 Jahren betroffen, der Mittelwert lag bei 51 Jahren. Für genetische oder rassische Faktoren besteht kein Anhalt.

Ätiopathogenese. Die Ursache der rezidivierenden Panchondritis (Chondritis und Perichondritis) mit Chondrolyse und Knorpelatrophie ist unbekannt. Es handelt sich wahrscheinlich um eine Autoimmunerkrankung. Anamnestisch findet sich gehäuft eine Assoziation mit primär chronischer Polyarthritis, Lupus erythematodes, Vaskulitiden, Morbus Behçet, Colitis ulcerosa, Morbus Crohn, Sjögren-Syndrom, Thymom, Myasthenia gravis oder anderen Autoimmunerkrankungen. Während akuter Entzündungsphasen lassen sich Antikörper gegen Kollagen Typ II, IX und XI im Serum sowie granuläre Ablagerungen von IgG, IgA, IgM und C3 an der fibrochondrialen Junktionszone des betroffenen Areals nachweisen. Im Anschluß an die Autoimmunreaktion (Immunkomplexreaktion?) kommt es zu einer Knorpelentzündung mit Zerstörung des Knorpels.

Klinik. In bis zu 90% der Fälle manifestiert sich die Erkrankung als rezidivierende Entzündung des Ohrknorpels (ein- oder beidseitig) mit Erythem und schmerzhafter Schwellung unter Aussparung des Lobulus; konsekutiv kann es zur Ausbildung sogenannter Blumenkohl- oder Waschlappenohren kommen. Die Ausbildung einer sattelnasenähnlichen Konfiguration ist Folge einer Destruktion des Nasenknorpels, welche bei 50–70% der Patienten vorkommt. Eine mono- bis polyartikuläre Arthritis ist ebenfalls häufig (bis zu 80% der Patienten). Die Beteiligung der oberen und/oder tiefen Luftwege beginnt oft mit einem an einen grippalen Infekt erinnernden Stadium und Abgeschlagenheit. Infolge einer Erweichung des Knorpels kommt es sekundär zur Dyspnoe.

Symptome. Die entzündlichen Veränderungen des Tracheobronchialknorpels können zu sekundären Infekten, Dyspnoe und Asphyxie, auch zu Spontanpneumothorax, führen. Augenbefall in Form von Konjunktivitis, Skleritis oder Iritis. Beteiligung des Innenohres ist mit Gleichgewichtsstörungen, Tinnitus und Schwerhörigkeit verbunden. Gelenkbeteiligung führt zu rheumatoiden Beschwerden. Auch Gefäßbeteiligung wurde beschrieben (Aortenaneurysma, Aorteninsuffizienz). Letztere Erscheinungen sind durch Mitbeteiligung elastischer Gewebe bedingt.
An Allgemeinsymptomen finden sich Abgeschlagenheit, Gewichtsverlust, Fieber und Anämie.

Labor. BSG erhöht, neutrophile Leukozytose mit Eosinophilie (bei etwa 50% der Patienten). Eine Anämie ist häufig. C-reaktives Protein ist nachweisbar, Rheumafaktor manchmal während akuter Phasen positiv. Nachweis von Autoantikörpern im Serum gegen Kollagen Typ II, IX und XI. Erhöhte Ausscheidung saurer Mukopolysaccharide im Urin, Proteinurie. Radiologisch oder szintigraphisch sind schwere Mutilationen am Gelenkknorpel zu sehen.

Histopathologie. Die Knorpelbiopsie (Ohr) zeigt Verlust des basophilen Färbeverhaltens des Knorpels mit entzündlichen Infiltraten aus Lymphozyten. In der direkten Immunfluoreszenz (DIF) ist Ablagerung von IgA, IgG, IgM und C3 feststellbar. Später Knorpelfragmentation mit fibrotischem Bindegewebe.

Verlauf. Chronisch-rezidivierend über mehrere Jahre. Schlechte Prognose wegen allgemeiner Rückwirkung auf kardiopulmonale Funktionen. In schweren Fällen fulminanter tödlicher Verlauf. Aber auch komplette Remissionen sind möglich. In einer Studie der Mayo-Klinik betrugen die Fünf- und Zehnjahresüberlebensraten nach Diagnosestellung 74% bzw. 55%. Die häufigsten Todesursachen sind Versagen der Atemfunktion, rupturierte Aneurysmen und systemische Vaskulitis. Anämie, Vaskulitis und sattelnasenähnliche Veränderungen sind Parameter für eine schlechte Prognose.

Differentialdiagnose. Die Allgemeinerkrankung muß von rheumatoider Arthritis, Reiter-Syndrom und akuter Polyarthritis abgegrenzt werden. Die Atemwegsveränderungen lassen an Wegener-Granulomatose, Lues connata oder Polyarteriitis nodosa denken. Die Ohrveränderungen verlangen eine Abgrenzung gegenüber Chondrodermatitis nodularis chronica helicis, Granuloma anulare, Erfrierung, Ringerohr und Gicht.
Gemeinsames Auftreten von rezidivierender Polychondritis mit Symptomen von Morbus Behçet wurden als *MAGIC-Syndrom* (*m*outh *a*nd *g*enital *u*lcers with *i*nflamed *c*artilage) herausgestellt.

Therapie, innerlich. Glukokortikoide, zunächst 40–60 mg Prednisolonäquivalent tgl., später Erhaltungsdosen zwischen 5–25 mg tgl.; bei progressivem Verlauf Immunsuppressiva. Über die Anwendung von Salizylaten, Indometazin, Kolchizin oder Dapson wird mit unterschiedlichem Erfolg berichtet.

Weiterführende Literatur

Ringerohr
Petres J, Arbogast R (1980) Mechanische Schädigungen des Hautorgans durch akute und chronische Traumen. In: Korting GW (Hrsg) Dermatologie in Praxis und Klinik, Bd 2. Thieme, Stuttgart, S 15.38–15.60

Chondrodermatitis nodularis chronica helicis
Bard JW (1981) Chrondrodermatitis nodularis chronica helicis. Dermatologica (Basel) 163:376–384
Beck MH (1985) Treatment of chrondrodermatitis nodularis helicis and conventional wisdom? Br J Dermatol 113:504–505
Goettle DK (1980) Chondrodermatitis nodularis chronica helicis: a perforating necrobiotic granuloma. J Am Acad Dermatol 2:148–154
Klaram F, Bauman T (1988) Carbon dioxide laser treatment for chondrodermatitis nodularis chronica helicis. Ear Nose Throat J 67:757–763
Santa Cruz DJ (1980) Chondrodermatitis nodularis chronica helicis. Arch Dermatol 68:241–255
Taylor MB (1991) Chondrodermatitis nodularis chronica helicis – successful treatment with carbon dioxide laser. J Dermatol Surg Oncol 17:862–864
Winkler M (1916) Knötchenförmige Erkrankung am Hals (Chondrodermatitis nodularis chronica helicis). Arch Dermatol Syph 121:278–285

Polychondritis recidivans et atrophicans
Altherr F (1936) Über einen Fall von systematisierter Chondromalacie. Virchows Arch Pathol Anat 297:445–479
Askari AD (1984) Cholchizine for treatment of relapsing polychondritis. J Am Acad Dermatol 10:507–510
Barranco VP, Minor DB, Solomon H (1976) Treatment of polychondritis with dapsone. Arch Dermatol 112:1286–1288
Cohen PR, Rapini RP (1986) Relapsing polychondritis. Int J Dermatol 25:280–285
Conti JA, Colicchio AR, Howard LM et al. (1988) Thymoma, myasthenia gravis and relapsing polychondritis. Ann Intern Med 109:163–164
Firestein GS, Gruber HE, Weisman MH et al. (1985) Mouth and genital ulcers with inflamed cartilage: MAGIC syndrome. Am J Med 79:69–72
Franssen MJ, Boerbooms AM, van de Putte LB (1987) Polychondritis and rheumatoid arthritis, case report and review of the literature. Clin Rheumatol 6:453–457
Gollhausen R, Krieg T, Gollmitzer W (1988) Polychondritis recidivans et atrophicans. Hautarzt 39:240–242

Halber S, Kastor D, Salfeld K (1984) Polychondritis chronica atrophicans. Relapsing polychondritis. Z Hautkr 59:1147–1159

Jaksch-Wartenhorst R von (1923) Polychondropathia. Wien Arch Inn Med 6:93–100

McAdam LP, O'Hanlan NA, Bluestone R et al. (1976) Relapsing polychondritis: prospective study of 23 patients and a review of the literature. Medicine (Baltimore) 55:193–215

Michet CJ jr, McKenna CH, Luthra HS et al. (1986) Relapsing polychondritis: survival and predictive role of early diseases manifestations. Ann Intern Med 104:74–78

Orme RL, Nordlund JJ, Barich L et al. (1990) The MAGIC syndrome (mouth and genital ulcers with inflamed cartilage). Arch Dermatol 126:940–944

Weinberger A, Myers AR (1979) Relapsing polychondritis associated with cutaneous vasculitis. Arch Dermatol 115:980–981

Yang CL, Brinckmann J, Rui HF et al. (1993) Autoantibodies to cartilage collagens in relapsing polychondritis. Arch Dermatol Res 285:245–249

Kapitel 21 Erkrankungen des Fettgewebes

Inhaltsverzeichnis

Panniculitis nodularis nonsuppurativa febrilis
  et recidivans 777
Lipogranulomatosis subcutanea 779
Physikalische, traumatische, chemische, medikamentös
  bedingte und artifizielle Pannikulitis 779
  Kältepannikulitis 779
  Traumatische Pannikulitis 780
  Selbstheilendes posttraumatisches
    Pannikulitissyndrom junger Frauen 780
  Pannikulitis durch Silikon und Paraffin. . . 780
  Medikamentöse Pannikulitis 781
  Poststeroidpannikulitis. 781
  Artifizielle Pannikulitis. 781
Metabolische Pannikulitis 781
  Fettgewebserkrankungen bei Neugeborenen 781
    Adiponecrosis subcutanea neonatorum 781
    Sclerema adiposum neonatorum 782
  Pannikulitis bei Pankreaserkrankungen 783
  Pannikulitis bei α₁-Trypsininhibitor-Mangel . . . 783
  Infektiöse Pannikulitis 783
Pannikulitis mit Vaskulitis 783
  Postphlebitische Pannikulitis 784
Pannikulitis bei Bindegewebskrankheiten 784
  Lupus-Pannikulitis 784
Sklerodermie-Pannikulitis 784
  Eosinophile Fasziitis. 784
  Eosinophile Pannikulitis 785
  Zytophagische histiozytäre Pannikulitis. . . 785
Pannikulitis bei proliferativen Krankheiten . . 785
  Lymphomatöse und leukämische Pannikulitis . . 785
Pannikulitis bei Stoffwechselkrankheiten . . . 785
  Pannikulitis bei Gicht 785
  Kalzifizierende Pannikulitis 786
Pannikulitis bei subkutanen granulomatösen
  Erkrankungen 786
Lokalisierte Lipoatrophien 786
Nichtentzündliche lokalisierte Lipoatrophien . . . 786
  Lokalisierte Lipoatrophie nach Glukokortikoid-
    injektion 786
  Insulinlipodystrophie 786
  Involutionale Lipoatrophie 787
Entzündliche lokalisierte Lipoatrophien 787
  Lipoatrophia semicircularis 787
  Lipoatrophia anularis 787
  Lipodystrophia centrifugalis abdominalis infantilis . 787
  Lokale inflammatorische Lipoatrophie . . . 788
Panatrophie 788
  Hemiatrophia faciei progressiva 789
  Panatrophia localisata 789
Lipoatrophie und Lipodystrophie 789
Systematisierte partielle oder totale (generalisierte)
  Lipodystrophie 789
  Progressive partielle Lipodystrophie 789
  Partielles Lipodystrophiesyndrom (Typ Dunnigan
    und Typ Köbberling) 790
  Generalisierte (totale) Lipoatrophie 790
  Schmerzhaftes Lipödemsyndrom 791
Zellulitis 791
Weiterführende Literatur 791

Das subkutane Fettgewebe wird in seiner Gesamtheit auch als *Panniculus adiposus* bezeichnet. Es ist durch Bindegewebssepten in Läppchen gegliedert, die eine reiche Blutversorgung und einen keineswegs trägen Stoffwechsel aufweisen. Die Dicke der subkutanen Fettschicht wechselt stark, je nach Alter, Geschlecht, genetischer Prägung, Lokalisation, endokrinen und metabolischen Bedingungen; subkutanes Fett fehlt in den Augenlidern und in der Region des männlichen Genitales. In der Regel greifen Hauterkrankungen nicht auf das subkutane Fettgewebe über, und umgekehrt sind Erkrankungen des Fettgewebes in sich beschränkt und schreiten relativ selten sekundär auf die darüberliegende Dermis fort.

Panniculitis nodularis nonsuppurativa febrilis et recidivans

[Pfeifer 1892, Weber 1925, Christian 1928]

Synonym. Pfeifer-Weber-Christian-Syndrom

Definition. Diese klinisch charakteristische Pannikulitis ist durch jahrelangen schubweisen Verlauf, Fieber

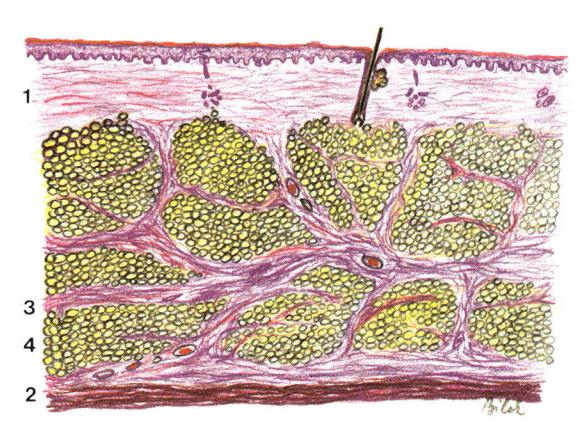

Abb. 21.1. Schematische Darstellung des subkutanen Fettgewebes. Zwischen Korium (*1*) und Faszie (*2*) unterteilen bindegewebige und gefäßführende Septen (*3*) das Fettgewebe (*4*) in Läppchen (Lobuli)

und symmetrisches Auftreten von subkutanen Knoten gekennzeichnet, die mit dellenartigen Hauteinziehungen abheilen.

Vorkommen. Die Krankheit ist selten. Betroffen sind meist Frauen zwischen dem 30. und 60. Lebensjahr.

Ätiologie. Unbekannt, möglicherweise multifaktoriell. Infekte, Medikamente, Autoimmunvorgänge, Pankreasstörungen, auch Traumen werden angeschuldigt. Die gelegentliche Mitbeteiligung des Fettgewebes im Körperinneren (retroperitoneales, intraabdominales Fettgewebe) läßt an eine Systemerkrankung des Fettgewebes denken. Akuter Beginn, Fieber, schubweiser Verlauf und Koinzidenz mit anderen Infektionskrankheiten legen eine infektionsabhängige (infektionsallergische?) Entstehung nahe.

Klinik. Der akute Beginn ähnelt einer Infektionskrankheit. Unter Störung des Allgemeinbefindens wie Schwächegefühl, Erbrechen, Müdigkeit, rheumatische Beschwerden, meist von Fieber begleitet, kommt es in der Subkutis symmetrisch oder regellos zu multiplen, kleinen und größeren, druckschmerzhaften Knoten, über denen die Haut zeitweise geschwollen und entzündlich gerötet sein kann.
Prädilektionsstellen sind die unteren Extremitäten. Das Gesicht bleibt stets frei. Zentrale Erweichung der Herde mit Spontanperforation durch die Haut und Austritt einer nichteitrigen, blutig-serösen Flüssigkeit ist möglich, aber nicht die Regel.

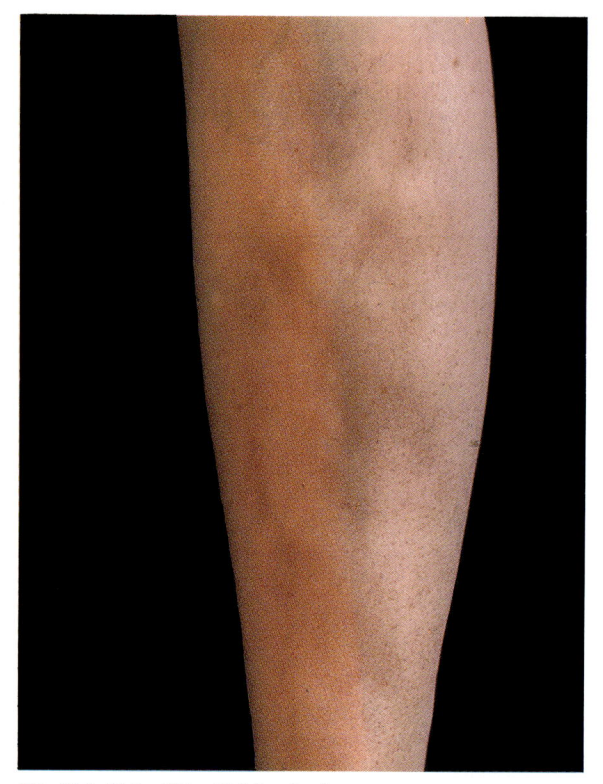

Abb. 21.2. Pfeifer-Weber-Christian-Syndrom

Tabelle 21.1. Übersicht über die entzündlichen Fettgewebserkrankungen (Pannikulitiden)

Pannikulitis	Ätiologische Klassifikation
Unbekannt	Pfeifer-Weber-Christian-Syndrom Lipogranulomatosis subcutanea Rothmann-Makai
Physikalisch	Kälte, Trauma
Chemisch	Silikonöl, Paraffin, Medikamente
Biochemisch	Fettgewebsnekrosen bei Neugeborenen Pankreatitis, Pankreaskarzinom α_1-Trypsininhibitor-Mangel
Psychogen	Artefakt
Mikrobiell	Bakterien, Pilze
Immunologisch	Vaskulitis, Kollagenosen, Graft-versus-host-Reaktion
Degenerativ	Kalzifizierung, Amyloidose, Sklerose
Proliferativ	Zytophagische histiozytäre Pannikulitis, Leukämien und lymphoproliferative Krankheiten

Symptome. Die BSG ist gewöhnlich beschleunigt. Oft besteht eine Leukopenie. Bei Beteiligung des Knochenmarks kommt es zu hypoplastischer Anämie. Selten entwickelt sich auch eine Polymyositis.

Histopathologie. In frischen Fällen (*akutes inflammatorisches Stadium*) findet sich eine lobuläre Pannikulitis mit zunächst zahlreichen Neutrophilen (akute neutrophile Pannikulitis); daneben Lymphozyten und Histiozyten. Dann entwickelt sich ein lipophages Granulom mit zahlreichen Histiozyten, die Fette aufnehmen und sich dadurch in Schaumzellen umwandeln (*granulomatöses Stadium*). Das lipophage Granulom wird direkt oder seltener nach Verflüssigung durch fibrotisches Narbengewebe ersetzt (*fibrotisches Stadium*). Keines dieser Stadien ist krankheitsspezifisch.

Verlauf. Schwer vorhersehbar; grundsätzlich sind die Entzündungen des Fettgewebes, ungeachtet der zugrunde liegenden Noxe, prognostisch ungünstig. Meist heilen die Knoten unter Hinterlassung von Dellen spontan ab. Typisch ist indes schubweiser Verlauf mit langfristigen, manchmal jahrelangen Intervallen. Tödlicher Ausgang ist möglich, insbesondere bei gleichzeitiger Mitbeteiligung des viszeralen Fettes.

Eine klinische Variante ist die mit *Liquefaktion* des Fettes einhergehende *afebrile noduläre Pannikulitis:* Durch Verflüssigungsnekrose des Fettgewebes bilden sich fluktuierende Knoten, die nach Spontanperforation eine gelbliche ölige Flüssigkeit absondern.

Differentialdiagnose. Alle akuten neutrophilen Pannikulitiden wie Erythema nodosum im Initialstadium, traumatische und artifizielle Pannikulitis sowie α_1-Trypsininhibitor-Mangel-Pannikulitis und infektiöse Pannikulitiden (Tuberkulose, tiefe Mykosen und andere). Stets auszuschließen sind symptomatische Pannikulitiden, so bei Lupus erythematodes, Pankreatitis oder Pankreaskarzinom.

Therapie. Basiert auf ätiologischen Gesichtspunkten (s. Tabelle 21.1). Bei der idiopathischen Form haben sich interne Gaben von Glukokortikoiden bewährt. Empfohlen werden etwa 80 mg Prednisolonäquivalent tgl. für 7–10 Tage, danach vorsichtige Reduktion. Immunsuppressiva können zur Steroideinsparung ergänzend eingesetzt werden. Auch Versuche mit Dapson, Chloroquin oder Zytostatika kommen in Einzelfällen in Betracht. Bei Verdacht auf chronische Infekte sind Antibiotika indiziert.

Lipogranulomatosis subcutanea

[Rothmann 1894, Makai 1928]

Definition. Als Lipogranulomatosis subcutanea wird eine chronische umschriebene Pannikulitis bezeichnet, die im Gegensatz zum Pfeifer-Weber-Christian-Syndrom ohne Fieber und Allgemeinsymptome einhergeht. Die Eigenständigkeit der Erkrankung ist strittig.

Vorkommen. Sehr selten; ältere Kinder und Frauen im mittleren Lebensalter sind bevorzugt betroffen.

Ätiologie. Unbekannt.

Klinik. Anscheinend spontan entstehen sehr plötzlich meist an den Unterschenkeln, seltener am Stamm, nur ausnahmsweise im Gesicht, kirsch- bis walnußgroße subkutane Knoten. Bei massiertem Auftreten entsteht der Eindruck plattenartiger tiefliegender Verhärtungen. Die Knoten sind meist gegen die Haut und die Unterlage etwas verschieblich; frische Knoten sind druckschmerzhaft. Die darüberliegende Haut ist unverändert, Perforation selten. Allgemeinsymptome fehlen.

Histopathologie. Es handelt sich um eine lobuläre Pannikulitis mit herdförmigen granulomatösen Infiltraten, Schaumzellen, histiozytären Riesenzellen und Mikropseudozysten (Ölzysten mit umgebendem lipophagem Granulom). Das histologische Bild ähnelt dem traumatogenen Lipogranulom und der Pfeifer-Weber-Christian-Krankheit, ist also nicht spezifisch.

Verlauf. Chronisch über Monate, selten Jahre.

Differentialdiagnose. Alle knotigen Unterschenkeldermatosen und Pannikulitiden, insbesondere Erythema induratum (Bazin), Gumma syphiliticum und nodöse Vaskulitiden, ferner Lipome.

Therapie
Innerlich. Versuch mit Antiphlogistika, eventuell auch Glukokortikoiden; beim Nachweis chronischer Infekte Antibiotika.
Äußerlich. Glukokortikoide, eventuell unter Okklusion. Kompressionsverband mit textilelastischen Binden.

Physikalische, traumatische, chemische, medikamentös bedingte und artifizielle Pannikulitis

Kältepannikulitis

Sie tritt bei Säuglingen und Kleinkindern, seltener bei Jugendlichen und Erwachsenen 6–72 h nach stärkerer Kälteexposition auf. Bei Säuglingen sind vorwiegend die Wangen und das Kinn betroffen, weil diese Regionen besonders kälteexponiert sind. Bei Kleinkindern wurden Herde an der Wange nach Lutschen von Eis beschrieben. Im Erwachsenenalter sind besonders adipöse Frauen betroffen, z.B. nach stärkerer Kälteexposition beim Skilaufen, Motorradfahren oder Reiten (Reiterpannikulitis); hier entsteht die Kältepanni-

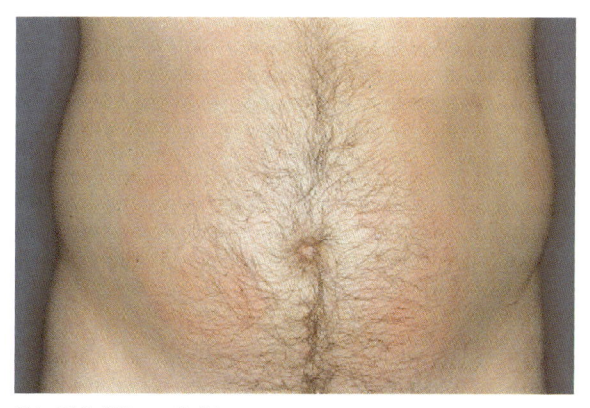

Abb. 21.3. Kältepannikulitis

kulitis im Bereich von Gesäß und Oberschenkeln. Die Haut in den betroffenen Bereichen fühlt sich kalt an, zeigt lividrote Farbe, in der Tiefe sind Knoten oder Platten tastbar, die sich im Verlauf von 2–3 Wochen zurückbilden, manchmal unter Hinterlassung einer Delle. Eine Therapie ist nicht möglich; prophylaktisch ist Kälteschutz angeraten.

Traumatische Pannikulitis

Definition. Es handelt sich um eine exogen ausgelöste umschriebene Fettnekrose mit entzündlichen und vernarbenden Folgereaktionen.

Vorkommen. Frauen sind bevorzugt betroffen, Häufung im 5. Lebensjahrzehnt.

Ätiologie. Meist sind (unbemerkte) stumpfe mechanische Traumen Auslöser. Ein Artefakt ist in Erwägung zu ziehen.

Pathogenese. Aus zerstörten Fettzellen freigesetzte Lipide werden hydrolytisch zu Glyzerin und freien Fettsäuren gespalten. Diese rufen eine akute neutrophile Entzündung hervor. Durch die weitere Zerstörung von Fettzellen wird eine Selbstperpetuierung der Entzündung möglich.

Klinik. Überwiegender Sitz sind Brust, Arme, Beine, besonders die Schienbeinregion und das Gesäß. Es entstehen schmerzhafte, prominente oder mehr tast- als sichtbare Knoten, die zu plattenartiger Induration mit unregelmäßiger dellenartiger Einziehung der Haut führen.

Selbstheilendes posttraumatisches Pannikulitissyndrom junger Frauen

Dieses ist durch die Anfälligkeit gekennzeichnet, nach minimalen Traumen progrediente entzündliche Knoten in der Subkutis zu entwickeln. Meist kommt es innerhalb einiger Wochen zur Spontanrückbildung, gelegentlich zur Drainage nekrotischen Materials.
Bei stark adipösen Frauen können Knoten oder Einziehungen der Haut an Mammae entstehen. Ein Mammakarzinom muß so früh wie möglich ausgeschlossen werden.
Eine besondere Reaktionsform auf Traumen ist die *eingekapselte nodulär-zystische Fettnekrose*. Charakteristisch sind verschiebliche, schmerzhafte, prallelastische Knoten in der Schienbeinregion.

Histopathologie. Zuerst findet man nekrotische Fettzellen und neutrophile Leukozyten, später Lymphozyten und Histiozyten. Letztere werden durch Fettphagozytose zu Schaumzellen und Fremdkörperriesenzellen, die ring- oder halbmondförmig Fettkugeln oder -zysten umrahmen. Dieses *lipophage Granulom* bzw. *traumatogene Lipogranulom* wird allmählich durch Narbengewebe ersetzt. Fallweise dominieren Epitheloidzellgranulome.
Bei der nodulär-zystischen Fettnekrose sind Fettgewebelobuli mit nekrotischen wabig geformten Fettzellen von einer dicken fibrösen Kapsel eingefaßt. Diese Pseudozysten können an der Innenwand mit einer zeroidhaltigen kutikulaähnlichen pseudopapillären Membran ausgekleidet sein (*membranöse Fettnekrose*).

Therapie. Exzision, insbesondere der eingekapselten Fettnekrose.

Pannikulitis durch Silikon und Paraffin

Nach Silikonöl- oder Paraffininjektion aus kosmetischen Gründen kann, oft erst nach einer Latenz von 10–20 und mehr Jahren, das *Silikonom* bzw. *Paraffinom* entstehen. Auch die Injektion öliger Medikamente (Kampfer und anderer schlecht resorbierbarer öliger Substanzen) kommt ursächlich in Betracht (*Oleom, Oleosklerom*).

Klinik. Im Injektionsbereich, aber infolge Wanderung des Materials auch weiter entfernt, zeigen sich große entzündliche Knoten mit hartnäckiger Persistenz. Eine Sonderform des Ölgranuloms ist das *sklerosierende Lipogranulom,* welches meist im Genitalbereich von Männern nach Selbstinjektion von Paraffinöl beobachtet wird.

Histopathologie. Es zeigen sich unterschiedlich große Vakuolen im Fettgewebe und Fibrose (Schweizer-Käse-Muster). Durch Spektroskopie kann die chemische Natur von eingebrachten Substanzen aufgeklärt werden.

Prognose. Ungünstig. Ulzerationen und weitgestreute Pannikulitis sowie sarkomatöse Transformation kommen vor.

Therapie. Weite Exzision.

Medikamentöse Pannikulitis

Arzneimittelreaktionen im subkutanen Fettgewebe treten überwiegend als *nodöse Erytheme* in Erscheinung. Auslöser sind unter anderen Kontrazeptiva, Salizylate, Penizillin, Sulfathiazol, künstliche Süßstoffe wie Aspartam. Auch Halogenide (Jodide oder Bromide) können im Fettgewebe entzündliche Reaktionen hervorrufen.

Poststeroidpannikulitis

Diese sehr seltene Pannikulitis tritt bei Kindern 1–14 Tage nach abruptem Absetzen einer relativ hochdosierten innerlichen Glukokortikoidbehandlung auf. Es entstehen subkutane Knoten, die sich in Wochen bis Monaten zurückbilden. Histologisch gleicht diese lobuläre Pannikulitis mit sternförmigen Kristallnadeln in histiozytären Riesenzellen der Adiponecrosis subcutanea neonatorum. Die Prognose ist günstig, eine wirksame Therapie nicht bekannt.

Artifizielle Pannikulitis

Synonyme. Panniculitis artefacta, faktitielle Pannikulitis, psychogene Pannikulitis

Definition. Es handelt sich um Pannikulitiden als Folge selbstbeschädigender mechanischer Traumen oder von Autoinokulation diverser Medikamente (Abusus von Pethidin, Pentazocin, Morphium), Bakterien, Enzymen, Körpersekreten, Milch, Paraffin, Terpentin und anderer Fremdmaterialien in das subkutane Fettgewebe. Dem Ideenreichtum zur Selbstbeschädigung sind keine Grenzen gesetzt.
Die Patienten zeigen auffällige psychische Verhaltensmuster: psychische Spannungen, gehemmte Aggressivität, Affektblockierung, Depressionen und autoaggressive Tendenzen.

Klinik. Grundsätzlich ist eine faktitielle Genese von Veränderungen anzunehmen, wenn sie vom klinischen Bild und Verlauf der geläufigen Krankheiten abweichen, auffallende Chronizität und Therapieresistenz zeigen und Widersprüche zwischen Lokalbefund und Allgemeinbefinden bestehen. Es überwiegen unilaterale, streckseitig und gegenüber der dominanten Hand gelegene, rötliche bzw. hämorrhagische schmerzhafte Knoten oder bretthartige plattenartige Indurationen durch massive Fibrose (Pentazocinabusus). Sie können erweichen, ulzerieren und zusammen mit Fieber (Pyrogene) verschiedene Pannikulitiden imitieren. Abheilung führt gewöhnlich zu Dellenbildung.

Beim *l'oedéme bleu* (Charcot) und beim *Secrétan-Syndrom* stehen ödematös-ekchymotische Veränderungen im Vordergrund. Hauptsitz sind beim Charcot-Syndrom die Armstreckseiten, beim Secrétan-Syndrom die Handrücken. Komplikationen sind Einschränkung der Sehnenbeweglichkeit und Kontrakturen durch peritendinöse Fibrosen.
Die *Botryomykose* (griech. botrys = Weintraube) wird durch subkutan eingebrachte mikrobiell-kontaminierte Substanzen (z. B. Fäzes) ausgelöst, wobei eine abszedierende Pannikulitis zur Oberfläche durchbricht. Im HE-Schnitt basophile drusenähnliche Granula.

Vorkommen. Meist bei Frauen im jungen und mittleren Lebensalter, vorwiegend aus Pflege- bzw. Sozialberufen. Die psychisch alterierten Patienten wollen über die Haut einen nonverbalen „Notruf" ausdrücken. Oft wandern sie von Klinik zu Klinik (*Münchhausen-Syndrom*).

Histopathologie. Akute lobuläre neutrophile Pannikulitis mit Fettzellnekrose. Ältere Herde zeigen lipidbeladene Histiozyten, mononukleäre Zellen und Fremdkörperriesenzellen. Darin manchmal polarisationsoptisch doppelbrechende Partikel erfaßbar. Mitunter auch ausgeprägte granulomatöse Reaktionen. Im Endstadium Fibrose.

Differentialdiagnose. Pfeifer-Weber-Christian-Syndrom, afebrile noduläre Pannikulitis, pankreatische Pannikulitis.

Therapie. Okklusivbehandlung, innerlich Antibiotika. Entscheidend sind die psychotherapeutische Mitbetreuung und der meist erfolglose Versuch der Aufdeckung der Manipulationen.

Metabolische Pannikulitis

Fettgewebserkrankungen bei Neugeborenen

Adiponecrosis subcutanea neonatorum
[Cause 1879]

Synonyme. Symmetrische Fettsklerose, subkutane Fettnekrose des Neugeborenen; früher (fälschlich) Säuglingssklerodermie, subcutaneous fat necrosis of the newborn.

Definition. Es handelt sich um umschriebene, tief im Unterhautfettgewebe symmetrisch gelegene Verhärtungen, die 2 Tage–3 Wochen nach der Geburt tastbar werden.

Vorkommen. Betroffen sind gesunde, voll ausgetragene Neugeborene.

Ätiopathogenese. Mechanische Geburtstraumen, insbesondere eine erschwerte, langdauernde Geburt und Zangendruck führen zu umschriebenen Fettgewebsnekrosen mit nachfolgender Lipogranulombildung. Neben mechanischen Traumen werden auch Anoxämie und Kälte (daher: *Adiponecrosis e frigore*) als Ursachen angesehen. Ob die relative Ölsäurearmut des Neugeborenenfettes eine leichte Erstarrung begünstigt, bedarf weiterer Abklärung.

Klinik. Sitz sind die beim Geburtsakt besonders belasteten Körperpartien, die Schultern, die Rückenmitte, das Gesäß, aber auch die Extremitäten und Zangendruckstellen an den Wangen. Man fühlt derbe plattenartige Infiltrate in der Subkutis. Die oft leicht elevierten Herde sind meist gut abgrenzbar, auf der Unterlage verschieblich, mit der Kutis verbacken. Die Haut kann blaurot gefärbt sein. Aseptische Einschmelzung und Entleerung durch die Haut kommen vor.

Histopathologie. Multiple herdförmige Fettgewebenekrosen sind von einer granulomatösen und fibrosierenden Pannikulitis begleitet. Im Infiltrat fallen vielkernige histiozytäre Riesenzellen mit sternförmigen doppelbrechenden *Kristallen* auf.

Verlauf. Spontane Rückbildung ist die Regel.

Therapie. Sie erübrigt sich meist.

Sclerema adiposum neonatorum

Synonym. Fettsklerem der Neugeborenen

Wahrscheinlich schon 1718 von Usenberg richtig beschrieben, später aber wieder mit Skleroedem verwechselt.

Definition. Das Fettsklerem ist eine sehr seltene, schwere diffuse Verhärtung des subkutanen Fettgewebes bei Neugeborenen mit sehr ernster Prognose.

Vorkommen. Extrem selten.

Ätiopathogenese. Das Fettsklerem wird als Dermatose angesehen, die bei primär schwerkranken, meist frühgeborenen Säuglingen auftritt. Angeschuldigt werden mangelhafte Ernährung, Infekte, starker Flüssigkeitsverlust bei Diarrhö und Auskühlung. Der Pathomechanismus ist ungeklärt. Es wird diskutiert, ob Abweichungen in der Zusammensetzung der Neutralfette bestehen; eine Verringerung des Ölsäuregehaltes zugunsten der gesättigten Fettsäuren soll dabei zu erhöhter Erstarrungsneigung des Fettes führen.

Klinik. Die Erkrankung kann bereits bei Geburt bestehen, gewöhnlich entwickelt sie sich zwischen dem 2. und 10. Lebenstag, nur beim Auftreten schwerer Grunderkrankungen ausnahmsweise bei älteren Kindern. Typisch ist eine meist sich von den Oberschenkeln und dem Gesäß rasch nach oben generalisiert ausbreitende lederartige Verhärtung der Haut und Unterhaut, die steinhart werden kann. Die Haut sieht wachsartig blaß, gelegentlich aber auch zyanotisch aus und ist kalt; sie ist nicht abhebbar und gestattet keine Dellenbildung. Volae und Plantae bleiben verschont. Das Gesicht ist maskenartig starr. Die Beweglichkeit der Gelenke wird beeinträchtigt. Die Säuglinge sind apathisch, atmen schwer, haben einen langsamen Puls, erniedrigte Temperatur und häufig Diarrhöen.

Histopathologie. Im Exzidat wirkt das Fettgewebe wie eine weißliche stearinhaltige Masse. Das histologische Bild ist charakteristisch. Diffus finden sich im Gefrierschnitt in den Fettzellen der Fettgewebeläppchen sternförmig angeordnete nadelartige Kristalle. Daneben besteht ein granulomatöses Infiltrat; in älteren Herden kann Verkalkung auftreten. Bei der differentialdiagnostisch-histologisch in Betracht kommenden Adiponecrosis subcutanea neonatorum findet man doppelbrechende Kristalle in den vielkernigen histiozytären Riesenzellen, nicht dagegen in den Fettzellen.

Verlauf und Prognose. Meist kommt es rasch zu letalem Ausgang. Die Mortalität ist auch bei adäquat behandlungsfähiger Grundkrankheit hoch. Entwickelt sich das Fettsklerem regional erst Wochen nach der Geburt, kann Rückbildung vorkommen.

Differentialdiagnose. Sclerema oedematosum neonatorum. Adiponecrosis subcutana neonatorum entwickelt sich stets nur herdförmig.

Therapie. Wichtig sind Erkennung und Behandlung der Grundkrankheit. Im Vordergrund stehen Normalisierung der Körperwärme im Inkubator, Kreislaufstabilisierung, Infusionen, Sondenernährung, Antibiotika. Der Wert von Glukokortikoiden ist nicht sicher erwiesen.

Pannikulitis bei Pankreaserkrankungen

Bei Pankreatitis und Pankreaskarzinom kommt es zum Übertritt von Lipasen in das Serum. Sie führen zu Verflüssigungsnekrosen im Fettgewebe mit Ausbildung schmerzhafter, entzündlicher subkutaner Knoten in verschiedenen Körperregionen, d.h. zum Bild der subkutanen knotigen Fettgewebenekrose. Fieber und Allgemeinsymptome lassen an Pfeifer-Weber-Christian-Krankheit denken. Die Diagnose wird durch den Nachweis der erhöhten Aktivität von *Serumlipasen* und *-amylasen* gestellt. Auch in den Knoten konnten erhöhte Enzymaktivitäten nachgewiesen werden. Ferner ist das histologische Bild mit „Geisterzellen" im Fettgewebe und dem Niederschlag basophiler Kalkseifen in den Fettzellen weitgehend spezifisch. Gelegentlich wird daher von diesem histologischen Befund her die bis dahin unbekannte Pankreaserkrankung diagnostiziert.

Pannikulitis bei α_1-Trypsininhibitor-Mangel

[Warter et al. 1972]

Definition. Pannikulitissyndrom bei niedrigem Spiegel von α_1-Trypsininhibitor (α_1-Antitrypsin) im Blut.

Pathogenese. Genetisch determinierter Defekt der Inaktivierung proteolytischer Enzyme. Das Pannikulitissyndrom ist häufig mit dem homozygoten Genotyp assoziiert; Heterozygote zeigen milde Verlaufsformen. Die auslösenden Faktoren werden zumeist nicht bekannt.

Klinik. Spontan oder nach Traumen entstehen schmerzhafte Knoten in der Subkutis, die durch progressive Verflüssigungsnekrose erweichen, sinusartig zur Oberfläche durchbrechen und öliges nekrotisches Gewebe absondern. Lokalisationen sind Ober- und Unterschenkel, Arme, Gesäß und Stamm. Ulzerierte Hautveränderungen sind oft hartnäckig persistent und können progredient sein. Fieber und oft schweres Krankheitsgefühl. Letaler Ausgang ist möglich.

Histopathologie. Beginn mit diffuser Fettzellnekrose und akuter neutrophiler lobulärer Pannikulitis, im weiteren Verlauf histiozytäre, schaumzellige Ansammlungen, ähnlich dem Pfeifer-Weber-Christian-Syndrom.

Therapie. Mit Danazol Anhebung des α_1-Antitrypsin-Spiegels. Im Initialstadium oder bei milden Verlaufsformen Ansprechen auf Sulfone (Dapson). Intravenöse Substitution mit synthetischem α_1-Antitrypsin-Konzentrat.

Infektiöse Pannikulitis

Infektionen der Subkutis können durch direkte Inokulation oder septikämische Absiedelung von Keimen zustande kommen. Meist sind *immunsupprimierte Patienten*, beispielsweise durch immunsuppressive Langzeittherapie oder HIV-Infektion, betroffen.
In unseren Breiten kommen als Erreger hauptsächlich *Bakterien* in Betracht: Staphylo- und Streptokokken, Pseudomonas, Klebsiellen, Yersinien, Nokardien, Fusarien, Borrelien, (atypische) Mykobakterien und Aktinomyzesspezies.
Mykotische Pannikulitiden werden durch Candidaspezies und Erreger der tiefen (tropischen) Mykosen (Histoplasmose, Kryptokokkose, Chromomykose, Myzetom, Sporotrichose u.a.) ausgelöst.
Der *Erregernachweis* erfolgt durch spezielle Färbe- und Kulturverfahren aus Biopsiematerial. Die histologische Untersuchung gibt Aufschluß über den Sitz des Erregers.

Klinik. Das klinische Bild von infektiösen Pannikulitiden ist variabel. Es finden sich umschriebene knotige und suppurative (Botryomykose, Candida albicans), Erythema-nodosum-(Yersinien, Borrelien) und Polyarteriitis-nodosa-artige Veränderungen.

Histopathologie. Meist liegt eine septolobuläre Pannikulitis vor. In der akuten Phase finden sich Neutrophile halsbandartig um Fettzellen, im weiteren Verlauf histiozytäre Infiltrate, Lymphozyten, Plasmazellen, fokale Ansammlungen von Epitheloidzellen und Riesenzellen, Mikroabszesse und Fettzellnekrosen, sekundäre Vaskulitis und schließlich Fibrose. Bei den (atypischen) mykobakteriellen Infektionen stehen granulomatöse Infiltrate im Vordergrund.

Therapie. Antibiotika oder Antimykotika entsprechend dem Erregernachweis bzw. Antibiogramm. Behandlung der Grundkrankheit.

Pannikulitis mit Vaskulitis

Primäre vaskulitische Prozesse in der Subkutis beginnen in den gefäßführenden Bindegewebesepten (septale Pannikulitis) und können in der Folge das Fettgewebe durch trophische Störungen oder direkte entzündliche Infiltration in Mitleidenschaft ziehen *(sekundäre Pannikulitis)*. Destruktion von Fettzellen und Entzündungen können so ausgeprägt sein, daß eine primäre lobuläre Pannikulitis vorzuliegen scheint. Zur Unterscheidung, welches Gewebekompartiment initial betroffen ist, bedarf es übersichtlichen und möglichst frischen Biopsiematerials.

Histopathologie. Charakteristisch sind fibrinoide Gefäßwandnekrosen von mittel- bis kleinkalibrigen Arterien und Arteriolen bzw. analogen venösen Gefäßabschnitten mit Intimaproliferation, Fibrin und Neutrophilen bzw. deren Kernstaub.

Septale Pannikulitis mit Vaskulitis findet man bei Vasculitis allergica, Polyarteriitis nodosa und bei der subkutanen Thrombophlebitis, *lobuläre Pannikulitis mit Vaskulitis* bei nodöser Vaskulitis, Erythema induratum (Bazin) und Perniosis.

Postphlebitische Pannikulitis

Chronische entzündlich-knotige Veränderungen in der Knöchelregion oder entlang von Venen können nach Phlebitis und bei Varikose auftreten und sich zu band- oder manschettenförmigen sklerosierten Resistenzen entwickeln. Diese postphlebitische Pannikulitis wird als *Liposklerose* bezeichnet. Histologisch finden sich chronische Entzündung, Fibrose, gelegentlich Granulome und Ersatz durch lipophage Strukturen, die früher als Charakteristikum des Pfeifer-Weber-Christian-Syndroms angesehen wurden.

Pannikulitis bei Bindegewebskrankheiten

Sämtliche Bindegewebskrankheiten (Kollagenosen) können mit einer Pannikulitis vergesellschaftet sein, besonders Lupus erythematodes und Sklerodermie.

Lupus-Pannikulitis

Synonym. Lupus erythematodes profundus [Kaposi 1883, Irgang 1940]

Definition. Seltene Variante des Lupus erythematodes mit überwiegend subkutanem Sitz. Hauptsächlich bei der chronischen diskoiden, selten bei der systemischen Form.

Klinik. Chronische, livid-bräunliche, wenig schmerzhafte, derbe Knoten oder Platten an den Wangen und Extremitäten, die fistulierend durchbrechen und ein öliges Material absondern können. Auffallend geringes Krankheitsgefühl. Abheilung mit dellen- oder kahnartig eingezogenen, oft pigmentierten oder depigmentierten Narben.

Histopathologie. Septolobuläre Pannikulitis mit perivaskulär akzentuierten septalen knotigen Infiltraten aus Lymphozyten, Plasmazellen und Histiozyten, Muzinansammlungen und Fettzellnekrose. Im Endstadium Sklerose und manchmal Verkalkung. An der dermoepidermalen Junktion Veränderungen entsprechend einem chronischen diskoiden Lupus erythematodes und positiver Lupusband-Test.

Verlauf. Chronisch-rezidivierend.

Therapie. Glukokortikoide oder Antimalariamittel.

Sklerodermie-Pannikulitis

Bei nahezu allen Sklerodermieformen findet sich im entzündlichen Stadium auch eine septale Pannikulitis. Die vorwiegend lymphozytären perivaskulären Infiltrate in der Dermis setzen sich über verdickte, fibröse Septen in die Subkutis fort und erreichen sodann die Peripherie der Fettgewebeläppchen. Untergegangenes Fettgewebe wird durch verbreiterte fibröse Septen ersetzt. Im Endzustand ist die Haut stark verdickt. Je mehr Fettgewebe durch fibröses Bindegewebe ersetzt wird, desto geringer ist die Hautverschieblichkeit.

Die *Connective-Tissue-Pannikulitis* (Winkelmann und Padilha-Goncalves 1980) kommt bei sonst gesunden Kindern und jüngeren Erwachsenen vor und ist durch entzündliche Knoten am Stamm und proximalen Extremitäten gekennzeichnet. Histologisch findet sich eine dichte lobuläre pseudolymphomatöse Pannikulitis. Herdförmig Granulome; negative Immunfluoreszenz. Verkäsende Areale erinnern an das Erythema induratum. Die nosologische Stellung dieser Krankheit ist noch unklar. Therapeutisch wird Hydroxychloroquin empfohlen.

Eosinophile Fasziitis
[Shulman 1974]

Synonym. Shulman-Syndrom

Definition. Das Krankheitsbild wird heute der Sklerodermie zugeordnet. Die Subkutis wird von der Muskelfaszie aus in den Entzündungsprozeß einbezogen. Die Septen dienen als Schiene für die zellulär-entzündliche Infiltration, die eigentlich nur aus spärlichen Eosinophilen besteht.

Klinik. Charakteristisch sind tiefsitzende, bretthárte, flachhöckrige Indurationen an den Extremitäten. Diagnostisch wichtig ist die sog. negative Venenzeichnung, d.h. Persistenz des Venenkollapses bei Senken der Extremität. Im Blut ausgeprägte Eosinophilenvermehrung und erhöhte γ-Globulin-Fraktion.

Differentialdiagnose. Hier ist das L-Tryptophan-induzierte Eosinophilie-Myalgie-Syndrom abzugrenzen.

Therapie. Gutes Ansprechen auf mittelhoch dosierte Glukokortikoide.

Eosinophile Pannikulitis

Es handelt sich hierbei nicht um eine Krankheit sui generis, sondern um ein histologisches Reaktionsmuster, welches bei verschiedenen Entitäten gefunden wird. Dazu gehören Erythema nodosum, eosinophile Zellulitis, Immunkomplexvaskulitis, Arzneimittelreaktionen nach innerlicher oder lokaler Verabfolgung sowie maligne Lymphome. Letztere ausgenommen, ist der Krankheitsverlauf selbstlimitierend. Histopathologisch besteht eine lobuläre Pannikulitis mit dichten Infiltraten aus Eosinophilen, Neutrophilen, Lymphozyten und gelegentlich Flammenfiguren.

Zytophagische histiozytäre Pannikulitis

[Winkelmann und Bowie 1980]

Definition. Chronische, mit subkutanen Knoten beginnende, histiozytär-proliferative Systemkrankheit mit letztlich hoher Mortalität durch Befall innerer Organe, Hämophagozytose, hämorrhagischer Diathese und Infektneigung.

Vorkommen. Sehr selten, betroffen sind meist Frauen im 3. und 4. Lebensdezennium.

Ätiologie. Unbekannt. Neuerdings – wie bei histiozytischem Lymphom und maligner Histiozytose – Hinweise auf T-Zell-Natur der Krankheit (pannikulitisches T-Zelllymphom).

Klinik. Die Krankheit ist klinisch der Pfeifer-Weber-Christian-Pannikulitis ähnlich. Begleitet von Fieber, bilden sich fleischfarbene oder mehr rötlich-hämorrhagische, erweichende und ulzerierende Knoten an Beinen, Gesäß, Armen und Brust. Gelegentlich Aphthen. Stark beeinträchtigter Allgemeinzustand.

Symptome. BSG meist normal. Hepatosplenomegalie, ausgedehnte Ekchymosen, (letale) Blutungen in den Gastrointestinal-, Respirations- und Harntrakt infolge Störung des plasmatischen (Leberinsuffizienz) und korpuskulären (Thrombozytopenie) Gerinnungssystems. Im weiteren Verlauf Panzytopenie und Tod durch interkurrente Infekte.

Histopathologie. Es findet sich eine septolobuläre Pannikulitis mit Fettzellnekrosen und Hämorrhagien. Das dichte Infiltrat besteht überwiegend aus Histiozyten mit nierenförmigen, wenig chromatindichten vesikulösen Kernen und reichlichem ampho- bzw. eosinophilen Zytoplasma. Die phagozytotische Aktivität zeigt sich durch inkorporierte Lympho-, Erythro- und Thrombozyten, Neutrophile und Plasmazellen sowie Kernreste. Die zytophagischen Histiozyten können im RES und in zahlreichen anderen Organen vermehrt sein.

Verlauf. Zuerst chronisch, dann zunehmende Neigung zu ausgedehnten spontanen Ekchymosen, Ödemen, tödlichen Blutungen in Hohlorgane und interkurrenten Infekten durch Panzytopenie infolge Verdrängung des Knochenmarks.

Differentialdiagnose. Foudroyant verlaufende maligne Histiozytose muß abgegrenzt werden. Die Zellen zeigen ebenfalls Hämophagozytose, sind aber durch zytologische Atypien und Mitosen auffällig.

Therapie. Mit aggressiven Polychemotherapien (z. B. CEOP-IMV-Dexa-Schema) Remission bzw. prohibierter Verlauf erzielbar. Symptomatische Maßnahmen, insbesondere der Folgen der Hämophagozytose.

Pannikulitis bei proliferativen Krankheiten

Lymphomatöse und leukämische Pannikulitis

In der Subkutis siedelnde Zellen von lymphoproliferativen Krankheiten und Leukämien bilden rötlich-livide bis bräunliche, gelegentlich ulzerierende Knoten ohne bevorzugte Lokalisation.
Die neoplastischen Zellen befinden sich diffus verteilt überwiegend in den Fettgewebelobuli und simulieren eine lobuläre Pannikulitis. Die Zellen können übersehen werden, wenn sie innerhalb einer entzündlichen Begleitreaktion verstreut sind.
Die Diagnostik stützt sich auf die bei diesen Krankheiten angewandten Untersuchungsmethoden.

Pannikulitis bei Stoffwechselkrankheiten

Pannikulitis bei Gicht

Uratkristallablagerungen in der Subkutis führen zu Gichtknötchen (Tophi). Mitunter entstehen, bevorzugt an den Beinen, große dunkelrote Knoten, aus denen sich eine weißliche krümelig-breiige Masse oder trübe bernsteinfarbene Flüssigkeit entleeren kann *(Gichtpannikulitis).* Histologisch findet man ausgedehnte Fettgewebsnekrosen und homogene

Areale, umgebende Palisadengranulome mit Fremdkörperriesenzellen. Bei polarisationsoptischer Untersuchung alkoholfixierter Präparate sind massenhaft nadelförmige doppelbrechende Uratkristalle nachweisbar. Abgesondertes Material zeigt eine positive Murexidprobe.

Therapie. Purinarme Diät, Urikosurika (Allopurinol) oder Urikostatika (Benzbromaron), lokale symptomatische Maßnahmen.

Kalzifizierende Pannikulitis

Synonym. Metastatische Kalzifizierung der Subkutis

Hyperkalzämien durch übermäßige Zufuhr von Kalzium und Vitamin D oder als Folge von Resorption aus dem Knochensystem bei chronischer Niereninsuffizienz (sekundärer Hyperparathyreoidismus bei Dialysepatienten) können zur Ablagerung von Kalzium in der Dermis oder Subkutis oder in Arteriolenwänden führen. Bei letzterer kommt es zu Gefäßokklusion, Fettzellnekrosen und zur ulzerativen Pannikulitis.
Histopathologisch finden sich Fremdkörpergranulome um die Ablagerungen, die sich in HE-Schnitten tiefblau färben.

Differentialdiagnose. Kalzinosen und Teutschländer-Syndrom.

Pannikulitis bei subkutanen granulomatösen Erkrankungen

Bei Sarkoidose, Granuloma anulare und Necrobiosis lipoidica können die Granulome „eine Etage tiefer" in der Subkutis liegen: *symptomatische granulomatöse Pannikulitis.* Ihre Bindegewebesepten dienen als Leitschiene für die Infiltration. Von hier kann sie auf die Fettgewebelobuli übergreifen und diese teilweise oder vollständig ersetzen. Die Abgrenzung vom Erythema nodosum im Spätstadium kann schwierig sein.

Lokalisierte Lipoatrophien

Sie entstehen entweder ohne faßbare entzündliche Reaktionen oder folgen entzündlichen Veränderungen. Klinisch findet man einzelne oder multiple, rundliche dellenförmige Areale oder anuläre bzw. semizirkuläre schnürfurchenähnliche Herde an den Extremitäten. Wichtig für die prognostische Beurteilung sind histologische Untersuchungen. Solange entzündliche Infiltrate vorhanden sind, ist mit Progredienz der lipoatrophisierenden Erkrankung zu rechnen.

Nichtentzündliche lokalisierte Lipoatrophien

Lokalisierte Lipoatrophie nach Glukokortikoidinjektion

Synonyme. Glukokortikoidlipodystrophie, Steroidlipodystrophie

Zur meist reversiblen Atrophie von Kutis und Subkutis kommt es nach Injektion von Glukokortikoidkristallsuspension nicht selten, wenn die Injektion nicht tief intramuskulär oder intrakutan, sondern in die Subkutis erfolgt. Seltener und geringer ausgeprägt kann Atrophie, auch der Subkutis, bei Applikation fluorierter Glukokortikoide auf der Haut unter Okklusivverbänden zustande kommen. Die dellenförmige Atrophie entsteht ohne Entzündungszeichen und ohne stärkere Beschwerden am Ort der Injektion im Verlauf einiger Wochen. Eine Therapie ist nicht möglich. Im Verlauf von etwa 1–3 Jahren kommt es meist zur Rückbildung.

Insulinlipodystrophie

Synonym. Insulinlipoatrophie

Es handelt sich um eine relativ seltene Nebenwirkung im Bereich der Injektionsstellen von Insulin bei Diabetikern, die vorwiegend bei Frauen und Kindern, selten bei erwachsenen Männern auftritt. Wenngleich die Pathogenese unklar ist, soll die Erkrankung insbesondere bei Insulinen mit saurem pH-Wert vorkommen, nicht dagegen bei neutralen und hochgereinigten Insulinpräparaten. Direkte Immunfluoreszenzbefunde zeigen eine Immunkomplexbildung und Komplementfixierung nach Art einer Arthus-Reaktion. Meist treten die atrophischen, zuweilen sehr massiven Hautatrophien 6 Monate bis 2 Jahre nach Beginn der Insulininjektionen auf, ausnahmsweise auch fern von der Injektionsstelle. Außer Atrophien kommen auch granulomatöse hypertrophische Veränderungen nach Insulininjektionen vor. Die Veränderungen bilden sich meist spontan im Verlauf von Jahren zurück, sofern ständig wechselnde Injektionsstellen gewählt werden. Daneben wird ein Wechsel des Insulinpräparates, in besonderen Fällen auch Zusatz von Dexamethason empfohlen.

Involutionale Lipoatrophie
[Peters und Winkelmann 1986]

Scheinbar spontan entwickelt sich eine einzelne, bis zu handtellergroße, dellenförmige Einsenkung mit unauffälliger Haut. Betroffen sind vorwiegend jüngere Frauen, selten auch Kinder. Prädilektionsstellen sind die proximalen Extremitätenabschnitte und das Gesäß.

Histologie. Charakteristisch sind auffallend kleine Lipozyten und vermehrte Kapillaren, die in hyalines oder myxoides Material ohne Entzündung eingebettet sind. Das Bild erinnert an embryonales Fettgewebe. Wahrscheinlich handelt es sich eher um ein unspezifisches regeneratives Phänomen nach entzündlicher Alteration des Fettgewebes.

Therapie. Sie erübrigt sich, da restitutio ad integrum gegeben ist.

Entzündliche lokalisierte Lipoatrophien

Lipoatrophia semicircularis
[Ferreira-Marques 1953,
Gschwandtner und Münzberger 1974]

Es handelt sich um bandförmig-zirkulär die Oberschenkelstreckseite oder die gesamte obere oder untere Extremität umgreifende isolierte Fettgewebeatrophie bei meist jüngeren Frauen. Es entstehen ringförmige flache Einschnürungen ohne Beschwerden, die die Patientinnen jedoch kosmetisch stören. Entzündungszeichen fehlen stets.

Ätiologie. Sie ist unbekannt, in einigen Fällen wurden ständig an der gleichen Stelle einwirkende äußere Traumen eruiert (BH-Träger-Lipoatrophie).

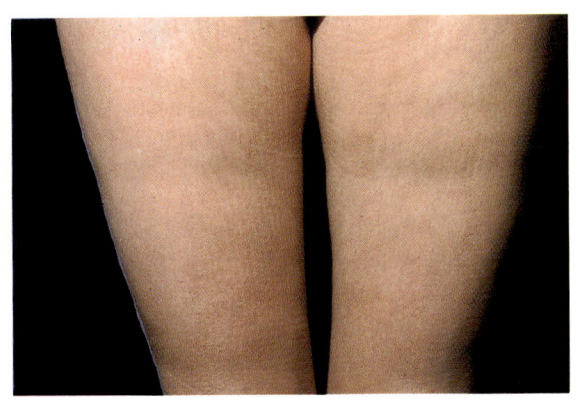

Abb. 21.4. Lipoatrophia semicircularis

Differentialdiagnose. Es sind umschriebene Atrophien nach akuten mechanischen Insulten und nach Steroidinjektionen sowie die subkutane zirkumskripte Sklerodermie abzugrenzen.

Verlauf. Er ist günstig, meist kommt es zur spontanen Regression.

Therapie. Eine Behandlung ist nicht möglich.

Lipoatrophia anularis
[Ferreira-Marques 1953,
Shelley et al. 1970, Jablonska et al. 1975]

Die sehr seltene Krankheit ist wohl mit der Lipoatrophie semicircularis grundsätzlich identisch und wurde bisher nur bei Frauen beobachtet. Im Bereich eines Oberarms, Unterarms oder beider Fußknöchel (*anuläre Atrophie der Fußknöchel*) entwickelt sich nach einem ödematös-entzündlichen Vorstadium innerhalb von 1–3 Wochen eine ringförmige oder streifige Lipoatrophie.

Ätiopathogenese. Sie ist unbekannt. Diskutiert werden chronische Traumen, die Lupus-erythematodes-Pannikulitis sowie entzündliche Gefäßerkrankungen im arteriellen oder venösen System. Die Herde können zu Schmerzen und Funktionsbehinderungen führen, eine Rückbildung kommt offenbar nicht vor.

Differentialdiagnose. Es kommt am ehesten subkutane zirkumskripte Sklerodermie in Frage.
Eine wirksame *Therapie* ist nicht bekannt.

Lipodystrophia centrifugalis abdominalis infantilis
[Imamura, Yamada und Ikeda 1971]

Definition. Vorwiegend in Japan vorkommende Erkrankung, die bei Kindern durch umschriebene Einziehung der Bauch- und Brusthaut infolge von Fettgewebedystrophie gekennzeichnet ist.

Vorkommen. Sehr selten. Gynäkotropie (2:1). Das Manifestationsalter der Erkrankung liegt zwischen 1 Monat und 9 Jahren, in 80% der Fälle bis zum 5. Lebensjahr. Mechanische Traumen und operative Eingriffe spielen eine zweifelhaft kausale Rolle.

Klinik. Die Hautveränderungen beginnen im Bereich der Leisten oder Achselhöhlen, dann kommt es infolge von Fettgewebedystrophie zu kahnförmigen Einziehungen, die sich zentrifugal ausbreiten und einen großen Teil von der Bauch- oder Brusthaut einnehmen können. Die eingesunkenen Areale können ein diskretes Erythem oder einen erythematischen Randsaum aufweisen. Die regionalen Lymphknoten sind gewöhnlich vergrößert.

Symptome. Gelegentlich Leukozytose, erhöhter AST sowie pathologische Leberfunktionswerte und Tonsillitis.

Histopathologie. Im Bereich der erythematösen Randzonen findet sich oft ein mäßig entzündliches Infiltrat aus Lymphozyten, Histiozyten und Plasmazellen. Im übrigen kommt es zum Schwund des Fettgewebes. Gelegentlich bestehen auch Zeichen von Vaskulitis und Lipolyse.

Verlauf. Wenn die Herde zur spontanen Abheilung kommen, bildet sich der erythematöse, manchmal schuppende Randsaum zurück. Die Begrenzung der Bereiche wird unscharf, die Lymphknotenreaktion geht zurück, völlige Abheilung ist möglich.

Differentialdiagnose. Atrophodermia idiopathica et progressiva Pasini-Pierini, subkutane zirkumskripte Sklerodermie, Lipodystrophia progressiva.

Therapie. Örtliche Behandlung und Antibiotika scheinen keinen Effekt zu haben; Glukokortikoide oral oder lokal dürften empfehlenswert sein.

Lokale inflammatorische Lipoatrophie

[Peters und Winkelmann 1980, Billings et al. 1987]

Synonyme. Lokalisierte Lipoatrophie (atrophic connective tissue disease panniculitis), lipoatrophische Pannikulitis

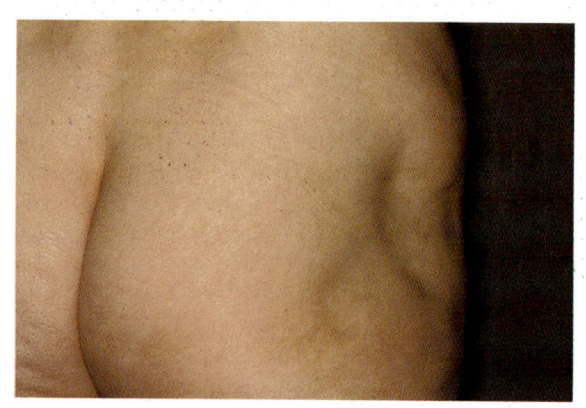

Abb. 21.5. Lokale inflammatorische Lipoatrophie

Definition. Fokale Lipoatrophie, die in zwei Stadien vorkommt: entzündlich-lymphozytäre lobuläre Pannikulitis und Atrophie.

Klinik. Meist entwickeln sich zugleich mehrere, schmerzhafte, erythematöse subkutane Knoten, die nach einiger Zeit in 2–20 cm durchmessende, eingesunkene Areale übergehen. Durch Konfluenz solcher Herde kann eine der partiellen oder totalen Lipodystrophie oder der Dermatochalasis ähnliche Symptomatik entstehen. Hauptlokalisation sind die Extremitäten, bisweilen auch das Gesäß; überwiegend befallen sind Kinder im ersten Lebensjahrzehnt. Der Verlauf ist chronisch-progredient.

Histologie. Zwei Stadien: Zu Beginn zeigt sich eine lobuläre lymphozytäre Pannikulitis, später prägen fast ausschließlich Schaumzellen und lipophage Granulome das Bild.

Differentialdiagnose. Die Krankheitsfälle wurden als Pfeifer-Weber-Christian-Syndrom bei Kindern bezeichnet. In Betracht kommen auch die connective tissue disease panniculitis, die bei Kindern allerdings seltene Lupuspannikulitis, Erythema nodosum und subkutane zirkumskripte Sklerodermie. Ob die sich mit lokalisierter Lipoatrophie manifestierende und obligat mit beschleunigter BSG, Leuko- und Thrombozytose assoziierte *lipophagische Pannikulitis im Kindesalter bzw. bei Erwachsenen* eine besondere klinische Erscheinungsform der lokalen inflammatorischen Lipoatrophie oder eine neue Entität darstellt, ist nicht geklärt.

Pathogenese. Diskutiert wird eine Autoimmunreaktion am Fettgewebe, bei der es zu einer lymphozytärmediierten Zerstörung der Fettzellmembran bis hin zur vollständigen Nekrose des Lobulus kommt. Die Koinzidenz mit Hashimoto-Thyreoiditis, juveniler rheumatoider Arthritis oder insulinresistentem Diabetes mellitus unterstreicht eine mögliche Autoimmungenese dieser Erkrankung, obwohl sie auch bei sonst gesunden Individuen beobachtet wurde.

Therapie. Eine kurative Beeinflussung ist bisher nicht bekannt; in einigen Fällen haben Glukokortikoide zumindest Morbostase bewirkt.

Panatrophie

Definition. Es handelt sich um Krankheiten mit progredientem uni- oder multifokalen Schwund sämtlicher Hautschichten und anliegender Muskel-, Knorpel- und Knochenanteile.

Hemiatrophia faciei progressiva

[Parry 1825, Romberg 1846, Eulenberg 1871]

Mit Beginn im Kindes- oder frühen Erwachsenenalter Entwicklung einer entstellenden Gesichtsasymmetrie durch progressive Atrophie aller Hautschichten und der darunterliegenden Muskeln, Knorpel und Knochen. Die Haut darüber wirkt gealtert. Es können Teile oder die gesamte Gesichtshälfte, zusätzlich auch Kehlkopf und Stimmband, Zunge, Gaumen und Gaumensegel von der halbseitigen Atrophie betroffen sein.

Ätiopathogenese. Ungeklärt; diskutiert werden chronische trophische Trigeminusirritationen oder toxische bzw. traumatische Schädigung der autonomen Innervation.

Therapie. Nach Sistieren des atrophisierenden Vorganges kann autologe Fettgewebeimplantation (Augmentation) versucht werden. Bei Störung von (segmentalen) autonomen Nerven ist ein Langzeiterfolg allerdings fraglich.

Panatrophia localisata

[Gowers 1885]

Vorwiegend bei Frauen zwischen dem 2. und 4. Lebensjahrzehnt kommt es zur Bildung von bis zu handtellergroßen muldenförmigen atrophischen Arealen mit zart gefälteter Haut. Prädilektionsstellen sind die obere Rücken- und die Gesäßpartie sowie die Extremitäten. Der atrophische Zustand kann das Endstadium einer Morphaea sein (symptomatische Form) oder idiopathisch ohne sklerosierende Vorerkrankung entstehen (*Panatrophia localisata Gowers*). Die Krankheit ist selbstlimitierend. Danach therapeutisch Versuch einer Fettgewebeaugmentation.

Lipoatrophie und Lipodystrophie

Definition. Es handelt sich um eine Krankheitsgruppe, deren klinisches Leitsymptom Schwund des Unterhautfettgewebes ist. Neben *hereditären* und *erworbenen* Formen werden *lokalisierte,* auf umschriebene Areale beschränkte, und *progrediente systematisierte* Lipoatrophien unterschieden. Bei diesen erfaßt der Fettgewebeschwund zum Teil oder insgesamt die Körperoberfläche (*partielle und generalisierte Lipoatrophie*). Das Erscheinungsbild wird durch ein Spektrum bestimmter, in Verteilung und Ausprägung variabler, kutaner Begleitsymptome zu einer klinisch-diagnostisch syndromartigen Symptomenkombination ergänzt. Im Krankengut überwiegen Kinder und jüngere Frauen.

Bei den lokalisierten Formen kommen als Auslöser Glukokortikoid- und Insulininjektionen und eventuell Traumen in Betracht, ansonsten ist die *Ätiopathogenese* wie bei den systematisierten Lipoatrophien weitgehend unbekannt. Bei letzteren werden neben primär genetischen Defekten (neuro)endokrine und metabolische Regulationsstörungen sowie immunpathologische Mechanismen diskutiert. Neuere Erkenntnisse stellen eine reduzierte Insulinrezeptoraffinität an diversen Zell- und Gewebesystemen bei Diabetes mellitus in den Mittelpunkt pathogenetischer Überlegungen.

Systematisierte partielle oder totale (generalisierte) Lipoatrophie

Progressive partielle Lipodystrophie

[Barraquer 1906, Holländer 1909, Simons 1911]

Synonyme. Barraquer-Simons-Syndrom, Holländer-Simons-Syndrom, Lipodystrophia progressiva, cephalothorakale Lipodystrophie

Diese sehr seltene, fast nur Frauen betreffende Krankheit beginnt meist in der Kindheit und ist durch symmetrischen, völligen Schwund des subkutanen Fettgewebes am Oberkörper, an den Armen und im Gesicht gekennzeichnet (*cephalothorakobrachialer Typ*), während sich am Unterkörper sogar eine Zunahme des Fettpolsters entwickeln kann. Gelegentlich Kombination mit Menstruationsstörungen, Otosklerose, Knochenzysten und Debilität. Wegen des fehlenden Wärmeschutzes der Fettpolster frieren die Patienten leicht. Die Entstellung durch den kachektischen Gesichtsausdruck kann erheblich sein.

Ätiopathogenese. Unbekannt. Manchmal geht emotionaler oder physischer Streß oder eine Infektionskrankheit voraus; diskutiert werden auch dienzephale Störungen, eine angeborene mesenchymale Erkrankung und Diabetes mellitus.

Symptome. Häufig findet sich eine C3-Hypokomplementämie und eine membranoproliferative Glomerulonephritis, die der Fettgewebeerkrankung um 5–20 Jahre vorausgehen kann. Die Lebenserwartung ist trotz der schweren Störung nicht verkürzt; die Frauen sind meist fertil.

Therapie. Nicht möglich. Nur in Ausnahmefällen dürften plastisch-chirurgische Maßnahmen in Betracht kommen.

Tabelle 21.2. Differentialdiagnose einiger Lipodystrophien (B. Hook et al., in Anlehnung an Bondy und Rosenberg)

	Generalisiert		Partiell		
	Berardinelli-Seip	Lawrence	Dunnigan	Köbberling	Barraquer-Simons
Vererbung	Autosomal-rezessiv	Sporadisch	Autosomal-dominant	Autosomal-dominant	Sporadisch
Geschlechts-verteilung	♂=♀	♀>♂	♀	♀	♀>♂
Fettgewebe-schwund betrifft	Gesicht, Stamm, Extremitäten	Gesicht, Stamm, Extremitäten	Stamm, Extremitäten	Extremitäten	Gesicht, Oberkörper, obere Extremitäten
Manifestations-zeitpunkt	Geburt, Säuglingsalter	Kindheit, Pubertät	Pubertät, frühes Erwachsenenalter	Pubertät, frühes Erwachsenenalter	Kindheit, Pubertät

Partielles Lipodystrophiesyndrom (Typ Dunnigan und Typ Köbberling)

[Dunnigan 1974, Köbberling 1975]

Synonym. Partial, face-sparing lipodystrophy

Zum Unterschied vom Barraquer-Simons-Syndrom bleibt das Gesicht beim Typ Dunnigan und Typ Köbberling der partiellen Lipodystrophie vom Fettgewebeschwund ausgespart. Während sich die Lipoatrophie beim Typ Dunnigan an Stamm und Extremitäten manifestiert, tritt sie beim Typ Köbberling ausschließlich an den Extremitäten auf. Durch Hervortreten der Muskulatur pseudoathletischer Habitus.

Symptome. Fakultativ assoziierte Symptome sind gekräuseltes Kopfhaar, äußerer Hypergenitalismus, akromegaloider Hochwuchs, Hirsutismus, Hepatomegalie und Akanthosis nigricans, welche als Indikator für Insulinresistenz betrachtet werden.
Da bisher ausschließlich weibliche Merkmalsträger beobachtet werden, ist eine X-chromosomal-dominante Vererbung mit Letalwirkung für männliche Embryonen naheliegend.

Therapie. Bleibt auf die Regulierung einer aufgedeckten Stoffwechselstörung beschränkt.

Generalisierte (totale) Lipoatrophie

[Berardinelli 1954, Seip 1959, Lawrence 1946]

Synonyme. Kongenitale Form: Typ Berardinelli-Seip, Berardinelli-Seip-Syndrom, kongenital-progrediente Lipodystrophie, generalisiertes Lipodystrophiesyndrom, lipoatrophischer Diabetes mellitus. *Erworbene Form:* Typ Lawrence, Lawrence-Syndrom

Definition. Es handelt sich um ein dienzephales Syndrom, gekennzeichnet durch generalisierte Lipoatrophie, verschiedene Anomalien und insulinresistenten Diabetes mellitus.

Vorkommen. Sehr selten, wahrscheinlich autosomal-rezessiver Erbgang. Häufig Konsanguinität der Eltern.

Pathogenese. Man denkt an eine genetische Störung in der Freisetzung dienzephal-hypophysärer Hormone.

Klinik. Die kongenitale Form zeigt sich entweder schon bei der Geburt oder beginnt um das 2. Lebensjahr. Dagegen entwickelt sich die erworbene Form bei älteren Kindern und jüngeren, meist weiblichen Erwachsenen im Gefolge von Infektionskrankheiten. Beide Formen manifestieren sich mit einer zunehmenden generalisierten Atrophie des Unterhautfettgewebes. Im Gesicht führt der Fettschwund zu einer totenkopfartigen Gesichtsform. Bereits in der Kindheit entwickeln sich besonders an Hals, Achseln, Leisten und Füßen juckende Acanthosis-nigricans-ähnliche pigmentierte Hautveränderungen. Meist kommt es zu einer allgemeinen Hypertrichose, am Kopf zu Kraushaar, postnatal zu akromegaloidem Hochwuchs, Hepatosplenomegalie, Muskelhypertrophie, Klitorishypertrophie und Hypertonie. Auch das Venengeflecht ist wesentlich stärker ausgeprägt (Phlebomegalie). Juveniler insulinresistenter Diabetes mellitus mit Polyurie und verzögerte geistige Entwicklung sind weitere Symptome.

Symptome. Gelegentlich Erweiterung der Hirnventrikel im CT.

Verlauf. Chronisch-progredient.

Therapie. Symptomatisch.

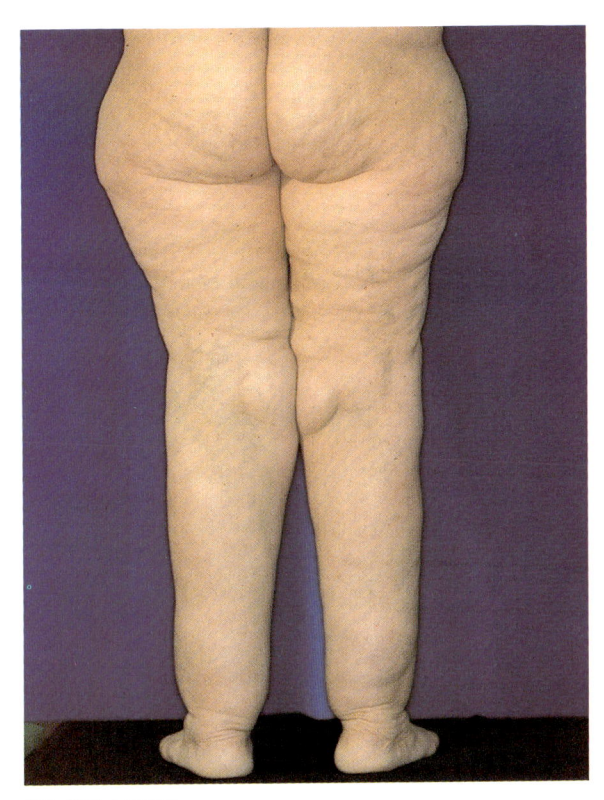

Abb. 21.6. Lipödem

Schmerzhaftes Lipödemsyndrom

[Allen und Hines 1940]

Synonyme. Schmerzhaftes Fettsyndrom, schmerzhaftes Lipödemsyndrom der Unterschenkel

Definition. Symmetrische, schmerzhafte lipomatöse Anschwellung der Beine.

Vorkommen. Relativ selten. Über Erbfaktoren ist nichts bekannt. Gelegentlich Erhöhung der Serumlipide.

Ätiopathogenese. Es wird eine erbliche Stoffwechselstörung angenommen, weil die Lipide im Blutserum erhöht sind und auch eine abnorme Zusammensetzung des subkutanen Hautfettes mit einer relativen Erhöhung ungesättigter Fettsäuren gefunden wurde.

Klinik. Bereits in der Kindheit oder in der Pubertät kommt es zu symmetrischer, derber, nicht eindrückbarer Anschwellung der Beine, gewöhnlich unter Freilassung der Füße. Bei längerer orthostatischer Belastung nimmt die Schwellung zu. Bemerkenswert ist diffuser Schmerz oder auch Druckschmerz in dem Bereich der Beinschwellungen, besonders im Kniegelenkbereich.

Symptome. Die Anschwellung der Beine ist mit Schmerzhaftigkeit verbunden, die unter Ruhigstellung oder Hochlagerung nicht zurückgeht. Allgemeinsymptome fehlen bis auf die Hyperlipoproteinämie.

Verlauf. Langsam progredient.

Differentialdiagnose. Diese hat in erster Linie das Nonne-Milroy-Meige-Syndrom zu berücksichtigen, ferner Morbus Dercum (Lipomatosis dolorosa) und sekundäre Dermatosklerose bei chronisch-venöser Insuffizienz. Auch an Skleroedema adultorum (Buschke) sowie andere Arten von Unterschenkelödemen ist zu denken.

Therapie. Kompressionsverbände, Kompressionsstrumpf, eventuell Liposuktion.

Zellulitis

Der Begriff wird besonders von Laien gebraucht und bezeichnet eine bei jüngeren Frauen vor allem im Oberschenkel- und Glutäalbereich auftretende Veränderung des subkutanen Fettgewebes. Subjektiv werden Spannungsgefühl oder diffuse Spontanschmerzen angegeben. Beim Zusammenschieben der Haut entsteht das Orangenhaut- oder Matratzenphänomen. Für entzündliche Vorgänge im Sinne einer Pannikulitis oder Vaskulitis fand sich histologisch kein Anhalt. Allenfalls bestehen eine leichte Lymphstauung und Ödematisation des dermalen Bindegewebes bei Vermehrung des subkutanen Fettgewebes; der Befund wurde als *Adipositas oedematosa* bezeichnet. Es handelt sich um eine konstitutionell bedingte, geschlechtsspezifische, mit dem Alter und bei Überernährung sich verstärkende, umschriebene Adipositas ohne Krankheitswert.

Therapie. Sie ist nicht möglich. Als wertvoll empfohlen werden frühzeitige Gewichtsreduktion, sportliche Bewegung der Beine (Laufen, Radfahren) und Massagen.

Weiterführende Literatur

Allgemeines und Übersichten

Ackerman AB (1978) Histologic diagnosis of inflammatory skin diseases. A method by pattern analysis. Lea & Febiger, Philadelphia, pp 778–825

Black MM (1985) Panniculitis. J Cutan Pathol 12:366–380

Eng AM, Aronson IK (1984) Dermatopathology of panniculitis. Semin Dermatol 3:1–13

Kühnel W (1990) Struktur und Funktion des Fettgewebes. In: Braun-Falco O, Ring J (Hrsg) Fortschritte der praktischen Dermatologie und Venerologie, Bd 12. Springer, Berlin, S 147–153

Nürnberger F (1979) Krankheiten des subkutanen Fettgewebes. In: Korting GW (Hrsg) Dermatologie in Praxis und Klinik, Bd III. Thieme, Stuttgart, S 33.1–33.38

Patterson JW (1987) Panniculitis. New findings in the 'third compartment'. Arch Dermatol 123:1615–1618

Reed RJ, Clark WH, Mihm MC (1973) Disorders of the panniculus adiposus. Hum Pathol 4:219–228

Pfeifer-Weber-Christian-Syndrom

Beerman H (1953) Weber-Christian-Syndrome. Am J Med Sci 225:446–462

Christian HA (1928) Relapsing febrile nodular nonsuppurative panniculitis. Arch Intern Med 42:338–351

Förström C, Winkelmann RK (1977) Acute panniculitis. Arch Dermatol 113:909–917

McDonald A, Feiwel M (1968) A review of the concept of Weber-Christian panniculitis with a report of 5 cases. Br J Dermatol 80:355–361

Pfeifer V (1892) Über einen Fall von herdweiser Atrophie des subkutanen Fettgewebes. Dtsch Arch Klin Med 50:438–449

Lipogranulomatosis subcutanea (Rothmann-Makai)

Makai E (1928) Über Lipogranulomatosis subcutanea. Klin Wochenschr 7:2343–2346

Röckl H, Thies W (1958) Herdförmige chronisch-rezidivierende Krankheitszustände des subkutanen Fettgewebes. Zur Histopathogenese der Lipogranulomatosis. Hautarzt 8:58–65

Rothmann M (1894) Über Entzündung und Atrophie des subkutanen Fettgewebes. Virchows Arch Pathol Anat 136:159–169

Undeutsch W, Berger HE (1970) Lipogranulomatosis Rothmann-Makai-eigenständiges Krankheitsbild oder polyätiologisches Syndrom? Hautarzt 21:221–225

Physikalische, traumatische, chemische, medikamentös bedingte und faktizielle Pannikulitis

Ackerman AB, Mosher DT, Schwamm HH (1966) Factitial Weber-Christian syndrome. JAMA 198: 731–736

Angelini G, Meneghini GL, Vena GA (1982) Secretan's syndrome: an artefact oedema of the hand. Contact Dermatitis 8:345–346

Beacham BE, Cooper PH, Buchanan CS et al. (1980) Equestrian cold panniculitis in women. Arch Dermatol 116:1025–1027

Brunning J, Gibson AG, Perry M (1980) Oedeme bleu: a reappraisal. Lancet 1:810–812

Förström L, Winkelmann RK (1974) Factitial panniculitis. Arch Dermatol 110:747–750

Haxthausen H (1941) Adiponecrosis e frigore. Br J Dermatol 53:83–96

Hurt MA, Santa Cruz DJ (1989) Nodular-cystic fat necrosis. J Am Acad Dermatol 21:493–498

Palestine RF, Millns IL, Spigel GT et al. (1980) Skin manifestations of pentazocine abuse. J Am Acad Dermatol 2:47–55

Poppiti RJ, Margulies M, Cabello B et al. (1986) Membranous fat necrosis. Am J Surg Pathol 10:62–69

Rae V, Pardo RJ, Blackwelder P et al. (1989) Leg ulcers following subcutaneous injection of a liquid silicone preparation. Arch Dermatol 125:670–673

Rupec M, Treeck W, Braun-Falco (1965) Zum Paraffingranulom. Dermat Wschr 151:129–140

Secrétan H (1901) Oedéme dur et hyperplasie traumatique du métacarpe dorsal. Rev Med Suisse Romande 21:409–416

Soyer HP, Petritsch P, Glavanovitz P et al. (1988) Sklerosierendes Lipogranulom (Paraffingranulom) des Penis unter dem klinischen Bild eines Karzinoms. Hautarzt 39:174–176

Winkelmann RK, Barker SM (1985) Factitial traumatic panniculitis. J Am Acad Dermatol 13:988–994

Metabolische Pannikulitis
Fettgewebserkrankungen bei Neugeborenen

Balázs M (1987) Subcutaneous fat necrosis of the newborn with emphasis on ultrastructural studies. Int J Dermatol 26:227–230

Kellum RE, Ray TL, Brown GB (1968) Sclerema neonatorum. Arch Dermatol 97:372–380

Misgeld V (1971) Adiponecrosis subcutanea neonatorum. Sclerema neonatorum. Sklerödem Buschke. Arch Kinderheilk 183:5–22

Silverman AK, Michels EH, Rasmussen JE (1986) Subcutaneous fat necrosis in an infant, occurring after hypothermic cardiac surgery. Case report and analysis of etiologic factors. J Am Acad Dermatol 15:331–336

Thomsen RJ (1980) Subcutaneous fat necrosis of the newborn. Arch Dermatol 116:1155–1158

Pannikulitis bei Pankreaserkrankungen

Braun-Falco O, Hohenleutner U, von der Helm D et al. (1989) Pankreatogene Pannikulitis. Hautarzt 40:778–781

Cannon IR, Pitha JV, Everett MA (1979) Subcutaneous fat necrosis in pancreatitis. J Cutan Pathol 6:501–506

Millas JL, Evans HL, Winkelmann RK (1979) Association of islet cell carcinoma of the pancreas with subcutaneous fat necrosis. Am J Dermatopathol 1:273–280

Pannikulitis bei α_1-Trypsininhibitor-Mangel

Bleumink E, Klokke HA (1984) Protease-inhibitor deficiencies in a patient with Weber-Christian panniculitis. Arch Dermatol 120:936–940

Breit SN, Clark P, Robinson JP et al. (1983) Familial occurrence of apha 1-antitrypsin deficiency and Weber-Christian disease. Arch Dermatol 119:198–202

Smith KC, Su WPD, Pittelkow MR et al. (1989) Clinical and pathologic correlations in 96 patients with panniculitis, including 15 patients with deficient levels of Alpha 1-antitrypsin. J Am Acad Dermatol 21:1192–1196

Infektiöse Pannikulitis

Förström C, Winkelmann RK (1977) Acute panniculitis. A clinical and histopathologic study of 34 cases. Arch Dermatol 113:909–917

Patterson JW, Brown PC, Broecker AH (1989) Infection-induced panniculitis. J Cutan Pathol 18:183–193

Pannikulitis mit Vaskulitis

Diaz-Perez IL, Winkelmann RK (1974) Cutaneous Periarteriitis nodosa. Arch Dermatol 110:407–414

Metz J (1983) Vaskulitis und Pannikulitis. In: Braun-Falco O, Burg G (Hrsg) Fortschritte der praktischen Dermatologie und Venerologie, Bd 10. Springer, Berlin, S 333–337

Pannikulitis bei Bindegewebskrankheiten
Burket JM, Burket BJ (1985) Eosinophilic panniculitis. J Am Acad Dermatol 12:161–164
Hintner H, Tappeiner G, Egg D et al. (1981) Fasziitis mit Eosinophilie. Das Shulman-Syndrom. Hautarzt 32:75–79
Izumi KA, Takiguchi P (1983) Lupus erythematodes panniculitis. Arch Dermatol 119:61–64
Senff H, Köllner A, Engelmann L et al. (1990) L-Tryptophan-induziertes Eosinophilie-Myalgie-Syndrom unter dem Bild einer diffusen Fasziitis mit Eosinophilie. Hautarzt 41:578–582
Shulman LE (1974) Diffuse fasciitis with eosinophilia: a new syndrome. Trans Assoc Am Physicians 88:70
Winkelmann RK (1983) Panniculitis in connective tissue disease. Arch Dermatol 119:336–344
Winkelmann RK, Frigas E (1988) Eosinophilic panniculitis: a clinicopathologic study. J Cutan Pathol 13:1–12

Zytophagische histiozytäre Pannikulitis
Csató, Szekeres L, Frecska I et al. (1981) Zytophagische Pannikulitis. Hautarzt 32:370–371
Crotti CP, Winkelmann RK (1981) Cytophagic histiocytic panniculitis with fever, cytopenia, liver failure and terminal hemorrhagic diathesis. J Am Acad Dermatol 4:181–194
Winkelmann RK (1980) Pannikulitis mit Zellphagozytose. Eigenständige Form einer histiozytären Pannikulitis mit Fieber, Panzytopenie, Polyserositis und letaler hämorrhagischer Diathese. Hautarzt 31:588–594

Pannikulitis bei proliferativen Krankheiten (Pseudo-)lymphomatöse und leukämische Pannikulitis
Burg G, Braun-Falco O (1983) Cutaneous lymphomas, pseudolymphomas, and related disorders. Springer, Berlin S 1–542
Kerl H, Kresbach H (1979) Lymphoretikuläre Hyperplasien und Neoplasien der Haut. In: Doerr W, Seifert G, Uehlinger E (Hrsg), redig. Schnyder UW Spezielle pathologische Anatomie, Bd. 7, Histopathologie der Haut, 2. Aufl., Teil 2: Stoffwechselkrankheiten und Tumoren. Springer, Berlin, S 351–502

Pannikulitis bei Stoffwechselkrankheiten
Grob JJ, Legre R, Bertocchio P et al. (1989) Calcifying panniculitis and kidney failure. Int J Dermatol 28:129–131
Niemi KM (1977) Panniculitis of the legs with urate crystal deposition. Report of a case. Arch Dermatol 113:655–656

Lipoatrophie und Lipodystrophie
Afifi AK, Bergman RA, Zynoun ST et al. (1985) Partial (localized) lipodystrophy. Report of a case with muscle and skin abnormalities. J Am Acad Dermatol 12:198–203
Barraquer R (1906) Histoire clinique d'un cas d'atrophie du tissue celluloadipeux. Barcelona

Bennett WM, Bardana EJ, Wuepper K et al. (1977) Partial lipodystrophy. C_3 nephritic factor and clinically inapparent mesangiocapillary glomerulonephritis. Am J Med 62:757–760
Billings JK, Milgraum SS, Gupta AK et al. (1987) Lipoatrophic panniculitis: a possible autoimmune inflammatory disease of fat. Arch Dermatol 123:1662–1666
Dunnigan MG, Chochrane ME, Lelly A et al. (1974) Familial lipoatrophic diabetes with dominant transmission. Q J Med 169:33–48
Ferreira-Marques J (1953) Lipoatrophia anularis. Ein Fall einer bisher nicht beschriebenen Krankheit der Haut (des Pannikulus adiposus). Arch Dermatol Syph 195:479–491
Gschwandtner WR, Münzberger H (1974) Lipoatrophia semicircularis. Hautarzt 25:222–227
Holländer E (1910) Über einen Fall von fortschreitendem Schwund des Fettgewebes und seinem kosmetischen Ersatz durch Menschenfett. Münch Med Wochenschr 57:1794–1795
Hook B, Adam W (1983) Partielles Lipodystrophie-Syndrom (Typ Köbberling). Z Hautkr 58:1348
Hook B, Freudlsperger F, Adam W et al. (1984) Partielles Lipodystrophie-Syndrom (Typ Dunnigan). Hautarzt 35:530–535
Imamura S, Yamada M, Yamamoto K et al. (1979) Lipodystrophia centrifugalis abdominalis infantilis. Hautarzt 30:360–364
Imamura S, Yamada M, Yamamoto K (1984) Lipodystrophia centrifugalis abdominalis infantilis. A follow-up study. J Am Acad Dermatol 11:203–209
Jablonska S, Szczepanski A, Gorkiewicz A (1975) Lipo-atrophy of the ankles and its relation to other lipo-atrophies. Acta Dermato Venereol (Stockh) 55:135–140
Peters MS, Winkelmann RK (1986) The histopathology of localized lipoatrophy. Br J Dermatol 114:27–36
Reed WB, Dexter R, Cooley F, Fish C (1965) Congenital lipodystrophic diabetes with acanthosis nigricans. The Seip-Lawrence syndrome. Arch Dermatol 91:326–334
Seip M (1959) Lipodystrophy and gigantism with associated endocrine manifestations: A new diencephalic syndrome? Acta Paediatr 48:555–574
Shelley WB, Izumi AK (1970) Annular atrophy of the ankles. A case of partial lipodystrophy. Arch Dermatol 102:326–329
Simons A (1911) Eine seltene Trophoneurose („Lipodystrophia progressiva"). Z Neurol 5:29–38
Thiele B, Ippen H (1983) Multilokäre progrediente Lipatrophia semicircularis. Hautarzt 34:292–293

Lipödem und Zellulitis
Allen EV, Hines EA (1940) Lipedema of the legs. Proc Mayo Clin 15:184–187
Braun-Falco O, Schwerwitz C (1972) Zur Histopathologie der sogenannten Cellulitis. Hautarzt 23:71–75
Brunner U, Kappert A, May R et al. (1979) Das dicke Bein. Huber, Bern
Scherwitz C, Braun-Falco O (1978) So-called cellulite. J Dermatol Surg Oncol 4:230–234
Schmitz R (1987) Das Lipödem aus indifferential-diagnostischer und therapeutischer Sicht. Z Hautkr 62:146–157
Wienert V, Leeman S (1991) Das Lipödem. Hautarzt 42:484–486

Kapitel 22 Erkrankungen der Blutgefäße

Inhaltsverzeichnis

Gefäßversorgung der Haut 794
Teleangiektasien 795
  Primäre Teleangiektasien 795
    Naevus teleangiectaticus 795
    Bloom-Syndrom 795
    Essentielle Teleangiektasien 796
    Teleangiektasie-Ataxie-Syndrom 796
    Weitere Syndrome mit primären Teleangiektasien 797
  Sekundäre Teleangiektasien 797
    Erythrosis interfollicularis colli 797
Venektasien 798
Funktionelle Angiolopathien 798
    Akrozyanose 798
    Cutis marmorata 799
    Erythrocyanosis crurum puellarum 800
    Erythromelalgie 801
    Burning-feet-Syndrom 801
    Restless-legs-Syndrom 802
    Raynaud-Syndrom und Morbus Raynaud . . . 802
    Digitus mortuus 804
Hautembolien 804
Entzündliche Angiopathien 805
  Primäre Vaskulitiden 806
    Polyateriitis nodosa 806
    Periarteriitis nodosa cutanea benigna 808
    Churg-Strauss-Granulomatose 808
    Wegener-Granulomatose 809
  Riesenzellarteriitiden 810
    Arteriitis cranialis 810
    Takayasu-Arteriitis 811
    Lymphomatoide Granulomatose 811
  Sekundäre Vaskulitiden 812
    Vasculitis allergica 812
    Pyoderma gangraenosum 814
    Postoperative progressive Hautgangrän 816
    Livedo racemosa 816
    Sneddon-Syndrom 817
    Livedo reticularis mit Sommerulzerationen . . . 817
    Papulosis maligna atrophicans 818
    Ulcus cruris hypertonicum 819
Chronische Verschlußkrankheiten der Extremitäten-
arterien 819
  Klinische Stadien 819
  Untersuchungsverfahren 819
    Inspektion 820
    Palpation 820
    Auskultation 821
    Funktionsprüfungen 821
    Apparative Diagnostik 821
    Interne Befunde 822
  Arteriosclerosis obliterans 822
    Oberflächlich wandernde Hautgangrän 824
  Diabetische Angiopathie 824
  Thrombangiitis obliterans 824
Erkrankungen der Venen 826
  Anatomie 826
  Physiologie des venösen Rückstroms 826
  Untersuchung bei Venenkranken 827
    Apparative Funktionsprüfungen 827
      Dopplerultraschall-Untersuchung 827
      Lichtreflexionsrheographie 828
      Phlebodynamometrie 829
      Venenverschlußplethysmographie 829
      Phlebographie 829
      Duplexsonographie 829
Varikose 830
  Schwangerschaftsvarikose 831
  Sekundäre Varikose 831
Komplikationen der Varikose 831
  Akute Varizenblutung 831
  Thrombophlebitis und Varikophlebitis 832
  Thrombophlebitis migrans 833
  Strangförmige oberflächliche Phlebitiden 833
  Mondor-Krankheit 833
Phlebothrombose (Thrombophlebitis profunda) . . 834
Chronische Veneninsuffizienz 835
  Capillaritis alba 837
  Akroangiodermatitis 837
  Ulcus cruris venosum 838
  Arthrogenes Stauungssyndrom 839
  Postthrombotisches Syndrom 840
Therapie der Varicosis und der chronischen Venen-
insuffizienz 840
  Sklerosierungsbehandlung (Verödung) 841
  Chirurgische Therapie 843
  Krankengymnastische Therapie 843
  Pharmakotherapie 843
  Lokale Behandlung des Ulcus cruris 843
Weiterführende Literatur 844

In diesem Kapitel sind Erkrankungen zusammengestellt, bei denen Fehlbildungen, funktionelle Störungen oder entzündliche Veränderungen der Arterien, Arteriolen, Kapillaren, Venolen und Venen wesentliche Faktoren sind. Eine gewisse Willkür läßt sich dabei nicht immer vermeiden, da bei den Fehlbildungen Überschneidungen mit den Blutgefäßnävi, bei den entzündlichen Prozessen mit den Intoleranzreaktionen bestehen.

Gefäßversorgung der Haut

Das dreidimensionale Netz der Hautblutgefäße besteht aus dem parallel zur Oberfläche orientierten der-

Teleangiektasien

Definition. Teleangiektasien sind feine blutrote Gefäßreiser, die durch die Oberhaut durchscheinen. Sie können so dicht zusammentreten, daß sie wie eine homogene Rötung wirken, das *teleangiektatische Erythem*, das sich erst bei genauem Hinsehen als Gefäßgeflecht erweist. Die Rötung verschwindet unter Glasspateldruck.

Histopathologie. Es liegt eine Erweiterung der feinen Blutgefäße des papillären Plexus vor, insbesondere der Kapillaren und der postkapillären Venolen.

Einteilung. Man unterscheidet primäre und sekundäre (symptomatische) Teleangiektasien.

Primäre Teleangiektasien

Naevus teleangiectaticus

So werden Teleangiektasien bezeichnet, die als angeborene Fehlbildung in einem umschriebenen Hautbereich vorkommen.

Bloom-Syndrom

[1954]

Synonyme. Kongenitales teleangiektatisches Erythem, Bloom-Torre-Machacek-Syndrom

Definition. Kongenitales, teleangiektatisches, an Lupus erythematodes erinnerndes Erythem im Gesicht und an den Unterarmen mit Sonnenempfindlichkeit, Wachstumsstörungen, Infantilismus und gehäuftem Auftreten von Leukämien und Karzinomen.

Vorkommen. Es handelt sich um eine autosomal-rezessiv erbliche Erkrankung. Androtropie.

Pathogenese. Das Bloom-Syndrom gehört zu denjenigen Krankheiten, bei denen es auf Grund genetischer Instabilität und gestörter DNA-Reparaturmechanismen vermehrt zu Mutationen und Krebserkrankungen kommt. Verschiedene chromosomale Auffälligkeiten wurden beobachtet, so Chromosomenbrüche, quadriradiale Konfigurationen und vermehrter Chromatidaustausch bei erhöhter UV-Empfindlichkeit.

Klinik. Solche Kinder werden meist mit Untergewicht (<2500 g) geboren. Es entwickelt sich ein proportionierter Minder- oder Zwergwuchs mit Hypogenitalismus (Hypospadie, Kryptorchismus). Der Intelligenz-

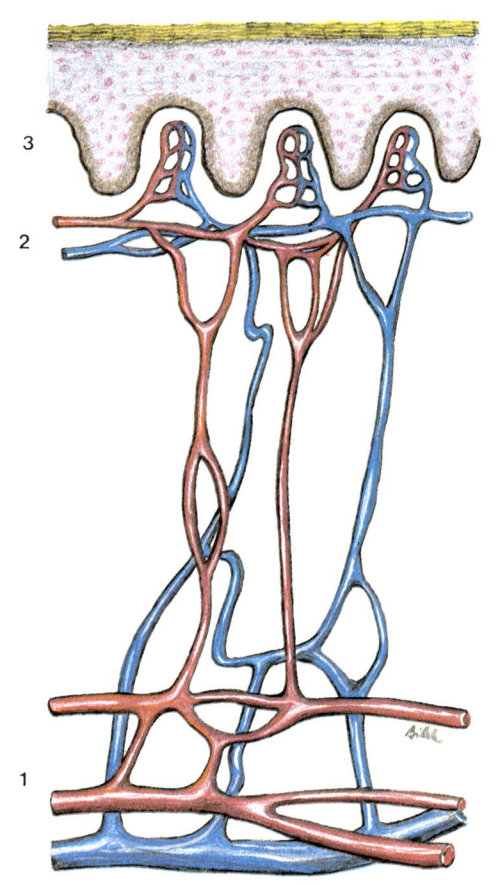

Abb. 22.1. Schematische Darstellung des arteriellen und venösen Gefäßplexus der Haut. Tiefer (*1*) und oberflächlicher (*2*) Gefäßplexus. Kapillarschlingen (*3*) im Stratum papillare

malen Gefäßplexus mit senkrecht dazu verlaufenden Verbindungsgefäßen. Vom dermalen Netz aus dem Grenzbereich zwischen Subkutis und Kutis (*tiefer dermaler Plexus*) entspringen Arteriolen zur Versorgung der Hautadnexe und eines subpapillären Plexus (*oberflächlicher dermaler Plexus*), aus denen die Kapillarschlingen zur Versorgung der einzelnen Bindegewebspapillen zwischen den Retezapfen hervorgehen. Das venöse System ist analog aufgebaut. Neben der metabolischen Versorgung ist die Temperaturregulation eine wichtige Aufgabe des Gefäßsystems der Haut, woraus sich eine relative „Überdimensionierung" erklärt. Die Kaliberweite der Arterien und Arteriolen wird durch neurale Beeinflussung ihrer Wandmuskulatur gesteuert. Ferner regulieren die akral gelegenen arteriovenösen Anastomosen – ebenfalls neural gesteuert – den Blutdurchfluß. Arterielle Hyperämie führt zum *Erythem*, venöse Hyperämie bzw. Stauung zur *Zyanose*.

grad ist normal; gelegentlich werden Störungen wie Polydaktylie oder hohe infantile Stimme festgestellt. Besonders charakteristisch ist ein fleckiges, teleangiektatisches Erythem in schmetterlingsförmiger Ausbreitung im Gesicht, das sich bereits im ersten Lebensjahr entwickelt und an Lupus erythematodes erinnern kann. Auch an den Streckseiten der Arme kann es zu solchen Erscheinungen kommen. Zusätzlich besteht Empfindlichkeit gegen Sonnenlicht mit Neigung zu Blasen an den Lippen. Die Kombination mit Diabetes insipidus wurde beobachtet.

Prognose. Sie wird dadurch getrübt, daß eine akute Myeloblastenleukämie oft bereits im Kindesalter auftritt. Auch Karzinome, wahrscheinlich aufgrund der gestörten DNA-Reparaturmechanismen, kommen vor. Die Betroffenen sterben meistens im 2. oder 3. Lebensjahrzehnt.

Therapie. Lichtschutz, Hautpflege.

Essentielle Teleangiektasien

Sie entwickeln sich ohne nachweisbare Ursache, manchmal überziehen sie allmählich zunehmend als *progressive disseminierte essentielle Teleangiektasien* ausgedehnte Hautflächen im Gesicht und an den Extremitäten. Teleangiektasien gehören ferner zum Bild der Rosazea.

Therapie. Laserbehandlung oder Stichelung mit der Diathermienadel sind oft nützlich. Der Einsatz von Tetrazyklinen ist empfohlen worden.

Teleangiektasie-Ataxie-Syndrom
[Sillaba und Hanner 1926]

Synonyme. Ataxia teleangiectatica, Louis-Bar-Syndrom (1941), zerebellookulokutane Teleangiektasien

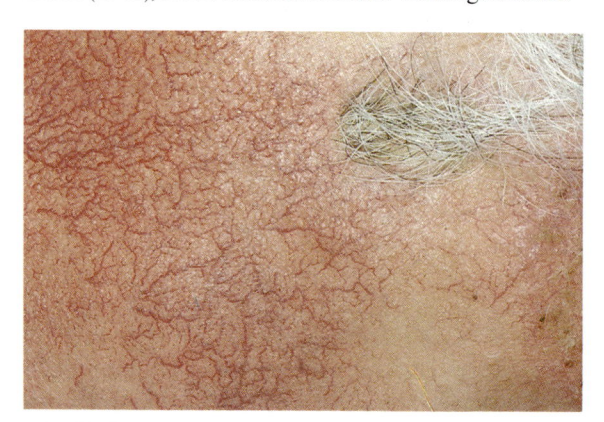

Abb. 22.2. Essentielle Teleangiektasien

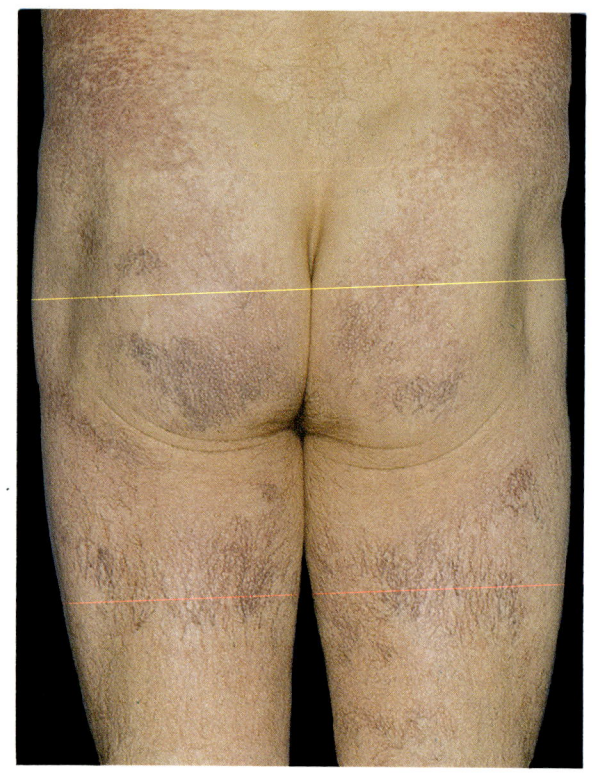

Abb. 22.3. Progressive disseminierte essentielle Teleangiektasien

Definition. Seltene autosomal-rezessiv vererbte Systemerkrankung mit Teleangiektasien, Störungen im humoralen Immunsystem, zerebellärer Ataxie und Auftreten von Tumoren.

Pathogenese. Das Gen für das Teleangiektasie-Ataxie-Syndrom wurde auf dem Chromosom 11q-22-23 lokalisiert. Es gilt, wie auch das Bloom-Syndrom und das Xeroderma pigmentosum, als Beispiel für Syndrome genetischer Instabilität, bei denen sich gehäuft Mutationen und Krebserkrankungen entwickeln. Es kommt zur Störung der Gefäßbildung im Gehirn und in der Haut.

Klinik. Im Vordergrund stehen bereits bei Kleinkindern sich langsam und zunehmend entwickelnde zerebelläre Ataxie, Abasie und Astasie. Hinzu kommen Sprachstörungen. An der Haut entwickeln sich langsam und progressiv Teleangiektasien. Besonders betroffen sind Gesichtshaut, Ohren und Konjunktiven, später auch die sonnenexponierten Areale des Halses, der Arme und der Hände. Als Frühsymptom werden Teleangiektasien an den Konjunktiven in den Lidwinkeln gewertet. Hinzu kommen Café-au-lait-Flecken, Poliosis der Kopfhaare bereits im Schulkindalter und Atrophie der Gesichtshaut.

Ein wichtiges Symptom ist die Neigung zu rezidivierenden bakteriellen Infekten von Kieferhöhlen und Lungen, gelegentlich die frühzeitige Entwicklung von Bronchiektasien. Allgemein verminderte Infektresistenz.

Symptome. Das Körperwachstum ist vermindert, das Knochenalter verzögert. Die Intelligenz entwickelt sich zunächst normal, später gehemmt. Meistens Thymushypo- oder -aplasie. IgA im Serum und auch im Speichel vermindert oder fehlend. IgE und IgG im Serum ebenfalls vermindert, IgM gelegentlich vermehrt, α-Fetoprotein vermehrt. Relative oder absolute Lymphopenie.

Diagnose. Die Hypoplasie oder Aplasie des Thymus und die Atrophie des Kleinhirns können durch Computertomographie nachgewiesen werden.

Differentialdiagnose. Andere Formen der Ataxie (sensorische Ataxie, Medikamentenataxie), Hartnup-Krankheit und Hydroxykynurenurie sind auszuschließen. Auch an Hirntumoren ist zu denken.

Verlauf. Vermehrte Infektanfälligkeit und signifikant erhöhte Neigung zu malignen Erkrankungen (Karzinome, maligne Lymphome, Leukämien). Die Prognose ist im allgemeinen schlecht; vielfach sterben solche Kinder bereits in der Pubertät.

Therapie. Symptomatisch. Infektionsprophylaxe.

Weitere Syndrome mit primären Teleangiektasien

Hingewiesen sei auf die Teleangiectasia hereditaria haemorrhagica (Morbus Rendu-Osler) und auf die kongenitalen Poikilodermien wie das Rothmund-Thomson-Syndrom, schließlich auf das Angioma serpiginosum und weitere Angiome bzw. Angiokeratome, die an anderer Stelle dargestellt werden.

Sekundäre Teleangiektasien

Definition. Sekundäre oder symptomatische Teleangiektasien entstehen durch exogene Einflüsse oder als Folgezustände von Hauterkrankungen.

Exogen bedingte Teleangiektasien. Chronische Sonnen- und Witterungsexposition führt besonders im Gesicht zu Teleangiektasien bei Landwirten, Seeleuten, Bergführern. Außerdem treten sie auf bei erworbenen Poikilodermien, nach Röntgenbestrahlung (Röntgenoderm) oder langdauernder örtlicher Glukokortikoidbehandlung (Kortikoderm). Sie können auch an chronisch kältegeschädigten Extremitäten entstehen, besonders an den Unterschenkeln bei Frauen.

Teleangiektasien als Folge von Erkrankungen. Teleangiektasien sind ein typisches Merkmal der Endzustände von Dermatosen, die mit Atrophie oder Sklerosierung enden, wie Sklerodermie, Lupus erythematodes, Dermatomyositis, Akrodermatitis chronica atrophicans. Ferner können sie bei Leberzirrhose im Gesicht und am Oberkörper auftreten.

Therapie. Teleangiektasien können mit der Diathermienadel gestichelt oder mit dem Laser koaguliert werden. Bei teleangiektatischem Erythem besteht allerdings die Gefahr, daß Scheckigkeit resultiert. Im Gesicht kann vorsichtige Dermabrasion mit der hochtourigen Fräse versucht werden, ebenso oberflächliche Kryotherapie.

Erythrosis interfollicularis colli

[Leder 1944]

Synonym. Erythromelanosis interfollicularis colli

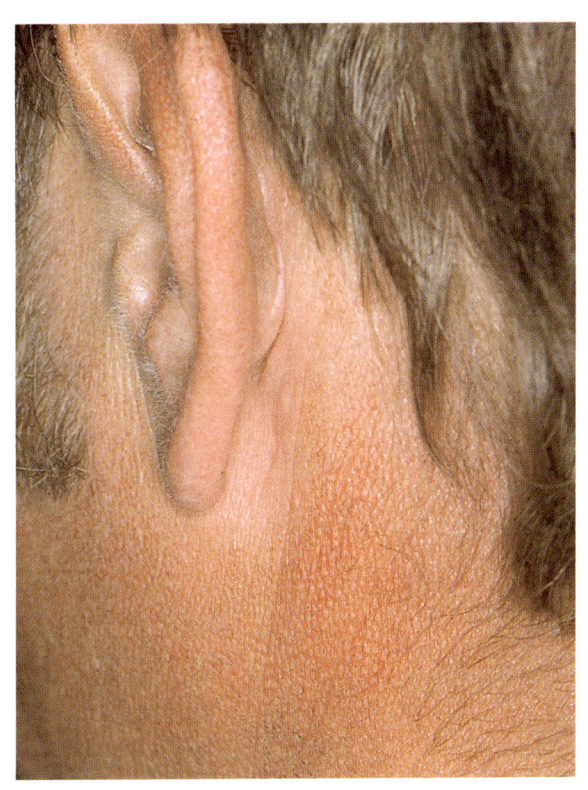

Abb. 22.4. Erythrosis interfollicularis colli

Klinik. Die harmlose, allenfalls kosmetisch störende Veränderung findet sich häufig bei Menschen, die langfristig starker Lichteinwirkung ausgesetzt sind, wie Bauern, Bergführern, Seeleuten oder „Sonnenanbetern". An beiden Halsseiten unterhalb der Ohren, oft auch an der Brust bis zum Rand des Hemdausschnittes findet sich ein scharf abgesetztes, gleichmäßiges teleangiektatisches Erythem mit Aussparung der normalfarbenen stecknadelkopfgroßen Follikel. Die Submental- und Retroaurikularregionen sind stets erscheinungsfrei. Manchmal ist die interfollikuläre Rötung mit Hyperpigmentierung verbunden: *Erythromelanosis interfollicularis colli*. Die Veränderung ist irreversibel.

Therapie. Abdeckung. Prophylaktisch Lichtschutz.

Venektasien

Venektasien (Phlebektasien) sind von den hellroten feinen Teleangiektasien differentialdiagnostisch leicht zu unterscheiden. Venektasien sind blauviolett oder blaurot (venöses Blut), verlaufen geschlängelt, haben größeres Kaliber und sind mehrere Zentimeter lang. Gelegentlich kommt auch eine sternförmige Anordnung vor. Sie finden sich oft als *Besenreiservarizen* am Fußrücken, in der Knöchelgegend, am Unter- und Oberschenkel. Venektasien am Rippenbogen findet man als *Hustenkranz* bei Patienten mit Lungenemphysem.

Als paraplantar gelegene *Corona phlebectatica* sind sie typisch für das Stadium I der chronischen Veneninsuffizienz.

Therapie. Sklerosierung durch Injektion von Verödungsmitteln oder durch Laserkoagulation.

Funktionelle Angiolopathien

Als funktionelle Angiolopathien werden chronische Zirkulationsstörungen der Endstrombahn im Bereich der Arteriolen, Kapillaren und Venolen zusammengefaßt. Wenngleich subjektiv im Einzelfall von erheblichem Krankheitswert, sind diese funktionellen Störungen der Mikrozirkulation im Gegensatz zu den abzugrenzenden organischen Gefäßschäden relativ harmlos. Es lassen sich umschriebene klinische Bilder herausstellen, denen eine verminderte Kältetoleranz gemeinsam ist.

Akrozyanose

Synonym. Akroasphyxie

Definition. Als Akrozyanose wird die zyanotische Verfärbung und herabgesetzte Hauttemperatur der Körperakren bezeichnet, oft begleitet von Hyperhidrose und teigigen Schwellungen.

Vorkommen. Hauptsächlich sind Frauen betroffen. Die Beschwerden beginnen meist in der Pubertät und verlieren sich spontan im 3. bis 4. Lebensjahrzehnt. Der Zustand verschlimmert sich bei Kälteexposition, wie bei Arbeiten in feuchtkaltem Milieu; er bessert sich weitgehend in der Wärme.

Ätiopathogenese. Es wird eine vegetativ-nervöse, manchmal familiär auftretende Dysregulation der Mikrozirkulation diskutiert, mit Störungen im Zwischenhirn-Hypophysen-System, im spinalen Reflexgeschehen und einer erhöhten Kälteempfindlichkeit der Gefäßwandmuskulatur. Das sauerstoffarme Blut verbleibt in den atonisch weiten venösen Kapillarschenkeln und nachfolgenden Venolen, während die Arteriolen durch gesteigerten Tonus verengt sind.

Klinik. Betroffen sind die Akren, so Hände und Füße, daneben Arme, Beine, Nase, Wangen, Ohren, die Glu-

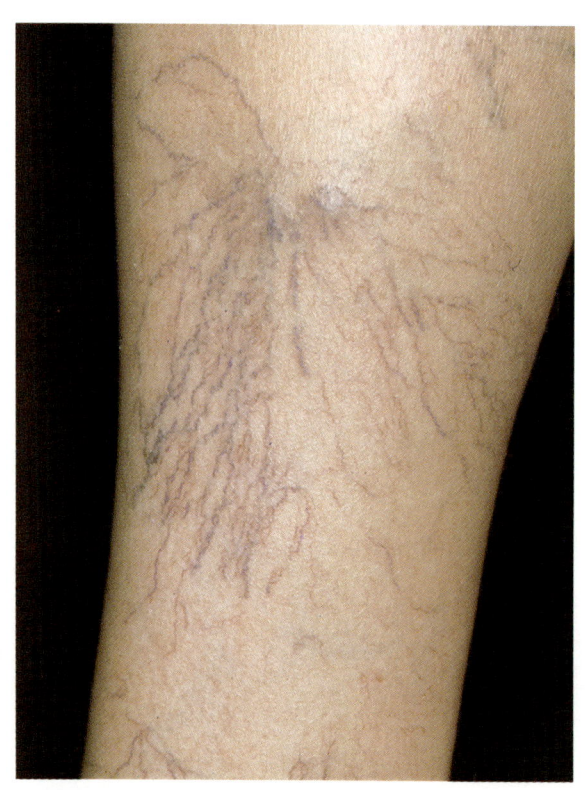

Abb. 22.5. Venektasien (Besenreiservarizen)

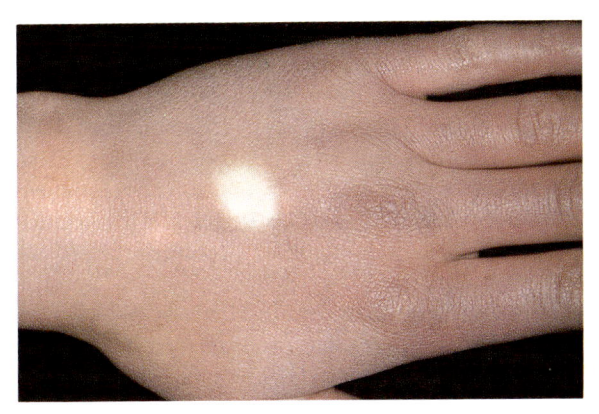

Abb. 22.6. Akrozyanose, Irisblendenphänomen

täen und die äußeren unteren Quadranten der Mammae. Die blauroten Hautgebiete fühlen sich kalt, Palmae und Plantae durch Hyperhidrose gewöhnlich feucht an. Kissenartige teigige Schwellungen können besonders an den Händen hinzukommen. Die Patienten beklagen sich nicht nur über ihre kalten Hände und Füße, sondern gelegentlich auch über ein lästiges taubes Gefühl; man spricht dann von *Akrocyanosis chronica anaesthetica*.
Irisblendenphänomen. Es ist diagnostisch typisch. Nach Fingerdruck schließt sich der anämisierte Fleck langsam irisblendartig vom Rand her, während normalerweise die Hautfarbe rasch und vom Grund her gleichmäßig wiederkehrt. Danach folgt zunächst eine arterielle Hyperämie als hellroter „Zinnoberfleck", dann wieder die Zyanose.

Verlauf und Prognose. Die Beschwerden verlieren sich im 3. bis 4. Dezennium. Für die Prognose ist zu berücksichtigen, daß die Akrozyanose als Terrainfaktor eine erhöhte Anfälligkeit für weitere Dermatosen bedeutet. Häufig sind Verrucae vulgares auf akrozyanotischer Haut. Akrozyanotische Bezirke sind gleichzeitig auch Prädilektionsstellen für Lupus vulgaris, papulonekrotisches Tuberkulid, das Erythema induratum (Bazin), für den Chilblainlupus als Variante des Lupus erythematodes chronicus und für Pernionen. Pyodermien verlaufen in akrozyanotischen Bereichen langwieriger und gehen eher in Ekthymata über. Auch Pilzinfektionen (Tinea manuum et pedum, Candidaparonychie) werden begünstigt.

Differentialdiagnose. Symptomatische Akrozyanose findet sich bei chronischen Herz- und Lungenkrankheiten, hämatologischen und neurologischen Erkrankungen, bei Kälteagglutininkrankheiten und bei Kryoglobulinämie. Akrodermatitis chronica atrophicans (Herxheimer) ist histologisch und klinisch durch das Übergehen in Atrophie abzugrenzen: die Borrelienserologie ist positiv. Morbus Raynaud zeichnet sich durch Anfallsgeschehen aus.

Therapie. Eine sichere medikamentöse Behandlung ist nicht möglich. Wichtig sind Kälteschutz durch geeignete Kleidung und Wärmeanwendungen in Form von Wechselbädern, Teilbädern, Sauna und Einreibungen mit hyperämisierenden Substanzen wie Salizylsäure- und Nikotinsäurederivaten (Rubriment, Amasin). Physikalische Therapie wie Massagen, Bindegewebe- und Unterwassermassagen sowie aktive sportliche Betätigung sind empfehlenswert.

Cutis marmorata

Synonym. Livedo reticularis

Definition. Als Cutis marmorata bezeichnet man die harmlose, großmaschige Marmorierung der Haut infolge funktioneller Gefäßreaktionen: Weißfleckung in akrozyanotischer Haut.

Vorkommen. Cutis marmorata kommt meist zusammen mit Akrozyanose bei jungen Mädchen und Frauen vor, seltener auch unabhängig von Akrozyanose. Bis zu 50% aller jungen Mädchen sind betroffen; bei Männern ist sie seltener.

Ätiologie und Pathogenese. Sie entsprechen weitgehend den Verhältnissen bei Akrozyanose; die rein funktionelle Atonie der Venolen und die Hypertonie der Arteriolen soll jedoch eher die tieferen dermalen und die subkutanen Angiolen betreffen.

Klinik. Häufig löst sich eine Akrozyanose proximal in die großmaschige livide Scheckung der Cutis marmorata auf. Auch unabhängig davon kann sie weite Bereiche der Extremitäten und des Rumpfes betreffen. Typisch ist, daß das Muster der lividen Ring- und Maschenbildungen zu verschiedenen Zeiten wechselt und nach längerem Aufenthalt in der Wärme sowie nach Reiben der Haut verschwindet. Subjektive Beschwerden fehlen.

Verlauf. Cutis marmorata verliert sich mit zunehmendem Alter. Die Bedeutung der lividen Hautscheckung liegt manchmal in der erschwerten Erkennung diskreter fleckförmiger Exantheme, z. B. der luischen Roseola.

Differentialdiagnose. Entzündliche Gefäßerkrankungen aus dem Formenkreis der Livedo racemosa müssen ausgeschlossen werden.

Therapie. Sofern erforderlich, wie bei Akrozyanose.

Pseudoleukoderma angiospasticum

Eine weißliche Scheckigkeit der Handinnenflächen, Unterarme oder Glutäen bei vegetativ labilen Patienten, die aber auch bei Gesunden vorkommt. Es kann einem echten Leukoderm ähneln; unter Glasspateldruck erkennt man aber, daß keine Depigmentierung zugrunde liegt. Es handelt sich um die Auswirkung des funktionellen Spiels der peripheren Gefäße (zentraler Arteriolenspasmus, periphere Venendilatation) und entspricht der Cutis marmorata. Diese funktionelle Störung findet sich auch häufig bei Rauchern.

Livedo reticularis e calore (Erythema ab igne)

Durch intensive Wärmestrahlung (Öfen, Heizkissen) entsteht zunächst eine netzartige Rötung, die in retikuläre Hyperpigmentierung der Haut übergehen kann. Man bezeichnet sie dann auch als *Buschke-Hitzemelanose*, die oft jahrelang als auffällige Hautveränderung bestehen bleibt.

Cutis marmorata teleangiectatica congenita
[van Lohuizen 1922]

Definition. Angeborene nävoide Fehlbildung der kutanen Blutgefäße: Naevus vascularis reticularis.

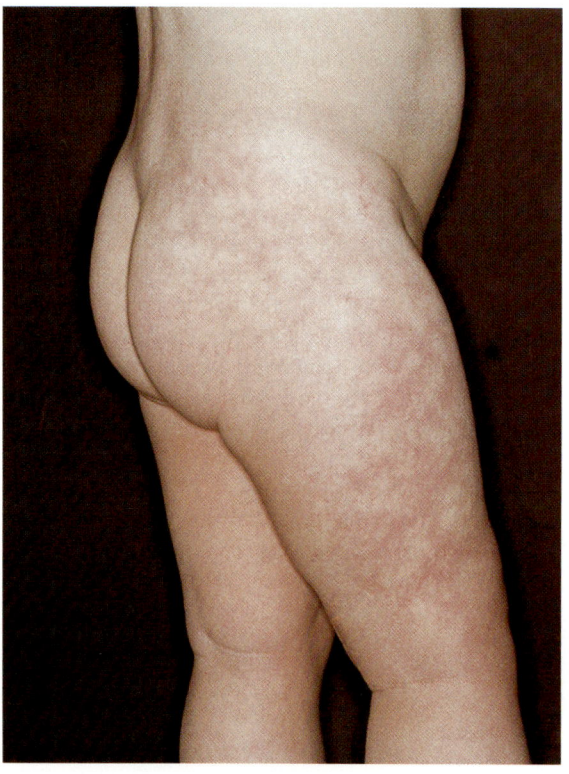

Abb. 22.7. Cutis marmorata teleangiectatica congenita

Klinik. Eine auffällige Cutis marmorata tritt bereits bei oder kurz nach der Geburt bevorzugt bei weiblichen Säuglingen in Erscheinung. Betroffen sein können das gesamte Integument oder asymmetrisch lokalisierte Hautregionen. Ausnahmsweise ist die gröbere livide Scheckigkeit der Haut kombiniert mit Spinnennävi und kleinen Ulzerationen; gelegentlich werden Hyperkalzämie oder Glaukom beobachtet.

Ätiopathogenese. Adaptationsschwäche der Hautgefäße an die wärmeregulatorischen Erfordernisse nach der Geburt bei nävoider Fehlbildung.

Histopathologie. Es finden sich erweiterte dermale Kapillaren und subkutane Venen.

Verlauf. Spontane Rückbildung erfolgt mit Ausbildung des subkutanen Fettpolsters, im Verlauf von Monaten bis etwa 2 Jahren.

Therapie. Besonders sorgfältiger Schutz vor Unterkühlung.

Erythrocyanosis crurum puellarum
[Klingmüller 1925]

Definition. Es handelt sich um eine Variante der Akrozyanose mit Auftreten von Zinnoberflecken, Zyanose und polsterartigen Schwellungen im Bereich der Beine unter chronischem Kälteeinfluß.

Vorkommen. Häufig bei Mädchen und jungen Frauen. Begünstigend wirken Modezwänge (kurze Röcke) und Adipositas bei einem Mädchentyp, den Moncorps als *Typus rusticanus* oder als „drallen Typ" bezeichnet hat.

Ätiologie und Pathogenese. Ein stark entwickeltes Fettpolster schützt das Körperinnere vor Wärmeverlust, isoliert in gleicher Weise aber auch die über ihm liegende Haut und setzt sie verstärkt Kälteeinflüssen aus. Bei Neigung zu Akrozyanose treten daher Hautveränderungen in Regionen auf, die einerseits stark entwickeltes subkutanes Fett aufweisen, andererseits infolge der Kleidermode der Kälte ausgesetzt sind. Endokrine Dysfunktionen scheinen mitbestimmend zu sein.

Klinik. Es besteht eine mehr oder weniger starke allgemeine Akrozyanose und Perniosis follicularis, manchmal begleitet von Keratosis follicularis. Die Erythrocyanosis crurum kann von der Innenseite der Oberschenkel und der Knieregion bis auf die unteren

Drittel der Unterschenkelaußenseite reichen. Man findet livide, unscharf gegen die Umgebung abgesetzte bläuliche Hautverfärbungen (Zyanose), die durch eingestreute hellrote Flecke besonders typisch sind. Wie bei Akrozyanose und Cutis marmorata ist auch hier das *Irisblendenphänomen* positiv. Die lividen Zonen reagieren auf Scheuerung und Fingerdruck reaktiv mit arteriell-hyperämischen *Zinnoberflecken*. Während die rein funktionelle Akroasphyxie sich in der Wärme ausgleicht, führt Kälte zu einer anatomischen Schädigung der paralytischen Gefäße, zieht also auch entzündliche Vorgänge nach sich. Hinzu kommt ein Ödem, durch das die befallenen Areale pastös aussehen; es stellen sich in der kalten Jahreszeit auch pernioartige Indurationen ein. Hautkälte und Rückbildungsneigung finden sich ebenso wie bei Akrozyanose. Persistierende Restzustände kommen aber nach stärkerer Kälteschädigung der Gefäße vor.

Verlauf und Prognose. Die Erscheinungen verlieren sich im Laufe von Jahren und Jahrzehnten. Die chronische funktionelle Durchblutungsstörung kann eine Abwehrschwäche der Haut bedeuten und Folgeerkrankungen wie bei Akrozyanose begünstigen.

Differentialdiagnose. Perniosis, nodöse Erytheme, Pannikulitis.

Therapie. Wie bei Akrozyanose. Bei gesicherten endokrinen Störungen ist eine Hormonbehandlung indiziert.

Erythromelalgie

[Weir-Mitchell 1872; Gerhardt 1892]

Synonyme. Erythermalgie, Erythralgie, Mitchell-Syndrom, Gerhardt-Syndrom

Definition. Erythromelalgie ist die anfallsweise auftretende Hyperämie einer Extremität mit Rötung, starken Schmerzen und Erhöhung der Hauttemperatur.

Vorkommen. Sehr selten, bei beiden Geschlechtern mit Bevorzugung des jüngeren und mittleren Alters.

Ätiologie und Pathogenese
Man unterscheidet 3 Typen der Erythromelalgie:
- Bei Polycythaemia vera mit Thrombozythämie
- Primäre (idiopathische) Form, provoziert durch Wärme oder Muskelarbeit, dominante Vererbung wurde beschrieben
- Sekundäre Form nach entzündlichen oder degenerativen Gefäßerkrankungen (arterielle Verschlußkrankheit, Thrombophlebitis), bei Diabetes mellitus, Hypertonie, Perniose, neurologischen Erkrankungen oder auch medikamenteninduziert (Nifedipin, Bromocriptin)

Pathogenetisch besteht eine abnorme Reaktion der Endstrombahn auf Wärme. Ein Anfall läßt sich durch Temperaturerhöhung der Extremität auf einen jeweils individuellen kritischen thermischen Punkt zwischen 32° und 37° C provozieren. Die Schmerzen werden durch Temperaturerhöhung ausgelöst, nicht durch die vermehrte Blutfülle. Bei Thrombozythämie besteht ein abnormer Prostaglandinstoffwechsel (vermehrte Synthese oder Freisetzung), was das Ansprechen auf Azetylsalizylsäure verständlich macht. Sofern keine hämatologische Grunderkrankung vorliegt, keine Besserung auf Azetylsalizylsäure eintritt und sich keine sonstige Begleitkrankheit findet, bezeichnet man das Krankheitsbild auch als Erythermalgie.

Klinik. Bei Erwärmung, auch durch Muskelarbeit, kommt es zu akuter Hyperämie mit Schwellung, Hauttemperaturanstieg, heftigen brennenden Schmerzen, Berührungsempfindlichkeit und Hyperhidrosis. Meist sind die Beine oder nur die Füße, selten die Hände betroffen. Die Anfälle dauern Minuten bis Stunden.

Prognose. Chronischer, quoad vitam günstiger Verlauf. Bei der sekundären Form und Gefäßerkrankungen sind trophische Störungen und Ulzeration möglich.

Differentialdiagnose. Burning-feet-Syndrom; Morbus Raynaud, dabei aber Anfälle durch Kälte, mehr an Extremitäten, typische Phasen und Beginn mit Spastik.

Therapie. Kupierung der Anfälle ist meist durch Abkühlung der Glieder in kaltem Wasser möglich; erneute Wärmezufuhr oder Muskelarbeit führen aber zu einer neuen Attacke. Soweit wie möglich sollte die Grundkrankheit behandelt werden. Gabe von Azetylsalizylsäure hilft bei echter Erythromelalgie mit Thrombozythämie. Vorsichtige Desensibilisierung durch Teilbäder mit allmählich ansteigender Temperatur kann versucht werden.

Burning-feet-Syndrom

[Stannus 1912]

Synonym. Syndrom der brennenden Füße

Definition. Sehr schmerzhaftes, anfallsweises Brennen der Füße als Begleiterscheinung innerer oder neurologischer Erkrankungen und von Vitaminmangel.

Klinik. Meist nachts in der Bettwärme treten sehr schmerzhaftes Brennen und Kribbeln der Füße bis in die Höhe der Knöchel auf. Beginn gewöhnlich an der Plantarseite des ersten Metatarsophalangealgelenkes. Häufig bestehen in dem Areal auch gesteigerter Muskeltonus und Hyperhidrose, nicht aber akute Hyperämie wie bei Erythromelalgie. Die Erscheinungen werden durch Herhaushängen der Füße aus dem Bett oder Eintauchen in kaltes Wasser gelindert. Kombinationen mit neurologischen Veränderungen wie Neuritis retrobulbaris, Sensibilitätsstörungen und Paresen sind nicht selten. Das Syndrom wurde bei Alkoholismus, Isonikotinsäurehydrazidüberdosierung, nach Thalidomid, bei Leberkrankheiten, Periarteriitis nodosa, Diabetes mellitus, Mangelernährung oder Malabsorption (Vitamin-B-Mangel), aber auch bei infektiösen Neuropathien (Aids), Tumoren und spinalen Angiomatosen beobachtet.

Therapie. Behandlung der Grundkrankheit. Leichte Bekleidung an Händen und Füßen, Teilbäder mit langsam ansteigender Temperatur. Azetylsalizylsäure über mehrere Tage soll in manchen Fällen wirksam sein. Vitamin-B-Komplex wird empfohlen, eine Wirkung kann nur bei Vitamin-B-Mangel erwartet werden.

Restless-legs-Syndrom

[Wittmaack 1861, Ekbom 1945]

Synonyme. Anxietas tibiarum, Wittmaack-Ekbom-Syndrom, Syndrom der unruhigen Beine

Klinik. Hauptsächlich nachts treten anfallsartig Dysästhesien und Schmerzen in den Beinen auf, die zu zwanghafter Bewegungsunruhe führen. Besserung zeigt sich manchmal in Bauchlage. Die Ursache ist unbekannt. Begünstigende Faktoren sollten sein: Gravidität, Kältereize, Anämien, Urämie, diabetogener Hyperinsulinismus, Malabsorption. Eine Dysfunktion der Vasomotoren wird diskutiert; psychische Faktoren dürften beteiligt sein. Autosomal-dominant vererbte Fälle wurden beschrieben.

Raynaud-Syndrom und Morbus Raynaud

[Raynaud 1862]

Definition. Als Raynaud-Syndrom wird das anfallsweise, durch Kälte ausgelöste, symmetrische Auftreten von schmerzhaften Gefäßspasmen besonders an den Händen bezeichnet. Es kommt, wie die Übersicht zeigt, als sekundäres Phänomen bei einer Vielzahl von Grunderkrankungen vor. Fälle ohne nachweisbare Ursache werden als Morbus Raynaud abgetrennt.

Vorkommen. Der Morbus Raynaud findet sich bevorzugt bei Frauen im 3. Lebensjahrzehnt (Geschlechtsverteilung etwa 5:1). Alters- und Geschlechtsverteilung des sekundären Raynaud-Phänomens entsprechen den Verhältnissen bei den Grundkrankheiten.

Ätiopathogenese. Sie ist bei Morbus Raynaud unbekannt. Veränderungen der sympathischen Innervation, der Kälteempfindlichkeit der Gefäße, der Blutviskosität werden vermutet, ebenso wie eine Anomalie des hypothalamischen Temperaturzentrums.

Klinik. Typisch ist das anfallsweise symmetrische Auftreten der schmerzhaften peripheren Gefäßspasmen. Die plötzlich entstehende Ischämie betrifft einen, oft auch mehrere Finger, gelegentlich auch Zehen und Vorfuß, Ohren, Nase und Zunge. Dabei lassen sich 3 charakteristische aufeinanderfolgende Phasen unterscheiden:

Arterieller Gefäßspasmus; die betroffenen Finger sind *weiß* und steif
Zyanose (venöse Hyperämie); die Finger sind *dunkelblaurot*
Arterielle Hyperämie; die Finger werden *hellrot*

Dauer und Häufigkeit der Anfälle sind von Fall zu Fall verschieden. Starke Schmerzen treten meist in der hyperämischen Phase auf. Manchmal fehlen ersichtliche Gründe für das Zustandekommen der Anfälle, meist treten sie nach Kältereizen auf. Auch psychische Erregung kann auslösend wirken. Die sich wiederholenden Anfälle verursachen Rückwirkungen auf die Gefäßwand und ihre Umgebung. Mehr und mehr entwickeln sich harte Finger- und Zehenschwellungen. An den Gefäßen kommen organische Veränderungen

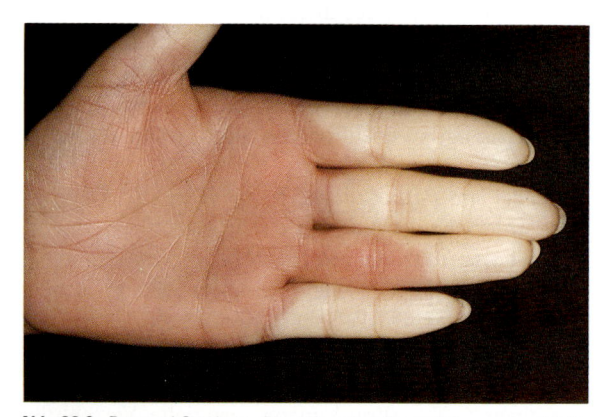

Abb. 22.8. Raynaud-Syndrom. Phase I: arterieller Gefäßspasmus (Digiti mortui)

Tabelle 22.1. Vasoaktive Medikamente zur Therapie des Morbus Raynaud

Medikament	Wirkmechanismus	Anfangsdosis (mg/Tag)
Glyceroltrinitrat-Salbe (2%)	Relaxation der glatten Gefäßwandmuskulatur	Nach Bedarf
Captopril	ACE-Hemmer	75
Phenoxybenzamin	Blockiert α_1-Rezeptoren	20
Prazosin	Blockiert α-Rezeptoren	3
Propranolol	Blockiert β-Rezeptoren	160
Nifedipin	Blockiert Kalziumkanäle der Zellmembran	10
Diltiazem	Blockiert Kalziumkanäle der Zellmembran	180
Verapamil	Blockiert Kalziumkanäle der Zellmembran	240
Ketanserin	Blockiert Serotoninrezeptoren	10
Prostaglandin E_1	Vasodilatation	60 µg

mit konsekutiven trophischen Störungen an den Endphalangen zustande. Die Fingerspitzen werden durch resorptive Vorgänge an den Knochen der Endphalangen konisch verkürzt (Röntgenaufnahme). An Finger- und Zehenspitzen treten als Zeichen der obliterierenden Entzündung frische kleine Nekrosen (Rattenbißnekrosen) hinzu, die Närbchen hinterlassen. Auch die Nägel zeigen Wachstumsstörungen und Verdickung.

Diagnostische Leitlinien. Das klinische Bild des Raynaud-Syndroms ist so typisch, daß es allein aus der Anamnese diagnostiziert wird. Provoziert werden kann es oft durch kurzes Eintauchen der Hände und Unterarme in kaltes Wasser (10–15 s). Ansonsten sind alle in der Übersicht genannten Ursachen auszuschließen. Bei Verdacht auf organische Gefäßveränderungen ist auch eine Angiographie indiziert. Besonders wichtig ist die Abgrenzung von der initialen systemischen Sklerodermie (Akrosklerodermie).

Beziehungen zur systemischen Sklerodermie. Die Sklerodaktylie als besondere Ausprägungsform einer systemischen Sklerodermie (Typ der Akrosklerodermie) beginnt oft mit Raynaud-Anfällen. Andererseits kennen wir im Verlauf des Morbus Raynaud sklerodermieartige Gewebsverhärtungen an den Fingern. Beginn mit Verhärtung spricht eher für die systemische Sklerodermie. Stationärbleiben der Sklerosierung über 2 Jahre trotz wiederkehrender Anfälle spricht für Morbus Raynaud. Doch muß die Sklerodermie bei regelmäßigen Kontrolluntersuchungen immer wieder

---

Kausalzusammenhänge bei Raynaud-Syndrom

Fehlbildungen
  Halsrippen (Kostoklavikular- oder Scalenus-anterior-Syndrom)

Traumen
  Anklopfkrankheit: Arbeit mit Preßlufthämmern, Traktoren, Nähmaschinen, Schreibmaschinen etc.
  Nach Verletzungen oder Operationen

Gefäßerkrankungen
  Arteriosklerose
  Thrombangiitis obliterans
  Polyarteriitis nodosa
  Embolien, Thrombosen

Bindegewebserkrankungen
  Systemische Sklerodermie
  Lupus erythematodes
  Dermatomyositis
  Rheumatoide Arthritis

Neurologische Störungen
  Neuritis
  Syringomyelie
  Nucleus-pulposus-Prolaps

Blutveränderungen
  Kälteagglutinine
  Kältehämolysine
  Kryoglobuline
  Makroglobulinämie (Waldenström)
  Paroxysmale Hämoglobinurie

Intoxikationen
  Mutterkornalkaloide (Ergotismus)
  Schwermetalle
  Zyanidverbindungen nach Alkoholgenuß
  Pilzgift (Faltentintling)
  Vinylchloridderivate (Vinylchloridkrankheit)
  Trichloräthylen

Endokrine Störungen
  Hypophyse (?)
  Schilddrüse (?)

differentialdiagnostisch in Betracht gezogen werden; von besonderer Bedeutung ist die regelmäßige serologische Kontrolle auf antinukleäre Antikörper. Auch die Suche nach weiteren möglichen Grunderkrankungen darf nicht vergessen werden.

Therapie. Diese ist symptomorientiert. Am wichtigsten sind ein wirksamer Schutz gegen Kälte und das Tragen warmer Kleidung. Wegen der vasokonstriktorischen Wirkung von Nikotin dürfen die Erkrankten nicht rauchen. Physikalische Maßnahmen wie heiße Bäder, Unterwassermassage und Fingerübungen sind oft nützlich. Besonders tägliche Paraffinbäder werden als angenehm empfunden und bewirken lang anhaltende Vasodilatation. Während eines Raynaud-Anfalls kann man gefäßaktive Medikamente geben. Wenn bei Frauen während der Menstruation oder im Klimakterium eine Verschlechterung beobachtet wird, kann versuchsweise ein Östrogenpräparat gegeben werden. Die partielle Sympathektomie wird nicht mehr angewendet, da nur in 25% der Fälle ein günstiger Effekt gesehen wurde. Von Nutzen erscheint eine örtliche Behandlung mit Glyceroltrinitrat- oder Isosorbid-Dinitrat-Salbe. Auch das Tragen warmer Fußbekleidung soll über reflektorische Vasodilatation einen günstigen Effekt auf Hände und Füße ergeben und somit helfen, vasodilatierende Medikamente einzusparen. Bei manchen Patienten lassen sich die Fingertemperaturen auch durch Bio-feedback-Übungen erhöhen.

Digitus mortuus

[Reil, Nothnagel]

Synonyme. Toter Finger, Leichenfinger

Klinik. Nach Kälteeinwirkung oder emotionellen Reizen kommt es plötzlich durch Spasmus von Fingerarterien zur Ischämie eines oder mehrerer Finger, die weiß und daher wie abgestorben aussehen. Daumen und kleiner Finger bleiben meist verschont. Die bevorzugt bei Frauen auftretenden schmerzfreien Anfälle haben nur kurzen Bestand und können eines Tages aufhören. Die Abgrenzung von Morbus Raynaud ist nicht immer scharf.

Histopathologie. Manchmal können gefäßverengende Thromboangitiden nachgewiesen werden.

Diagnostik. In einigen Fällen hat man spondylarthrotische Veränderungen der Halswirbel oder der Halsrippen gefunden.

Therapie. Wie bei Raynaud-Syndrom.

Hautembolien

In den Blutgefäßen der Haut können gelegentlich embolische Verschlüsse aus verschiedenen Ursachen entstehen, wobei sich charakteristische klinische Krankheitsbilder entwickeln.

Bakterielle Embolien (septische Metastasen). Wenn ein Bakterienrasen auf den Herzklappen oder in großen Gefäßen wächst, können Anteile davon bis in die Endabschnitte des arteriellen Kreislaufes abgeschwemmt werden. Es entstehen hämorrhagische, oft schmerzhafte flache rötliche Knoten. Diese finden sich am häufigsten an den Finger- oder Zehenkuppen, gelegentlich auch an der Nasenspitze. Histologisch handelt es sich um eine Vaskulitis, in der Giemsa-Färbung lassen sich die Bakterienhaufen gelegentlich nachweisen.

Fettembolie. Diese tritt fast ausschließlich bei Erwachsenen auf, meist innerhalb von 48 h nach Frakturen oder Traumatisierung des Fettgewebes (auch nach Operationen, Liposuktion). Bei ausgedehntem Befall sind die Patienten fiebrig, unruhig, tachykard und tachypnoeisch. Gruppen von Petechien finden sich im Bereich des Nackens, des Thorax, axillär und in den Konjunktiven. Die Hauterscheinungen verschwinden nach einigen Stunden. In Biopsien erkennt man intra- und extravaskuläre Fett- und Erythrozytenansammlungen. Elektronenmikroskopisch lassen sich Fettablagerungen und Risse der Gefäßwände nachweisen. Die Serumlipase ist meist erhöht, die Thrombozytenzahl erniedrigt.
Therapeutisch empfehlen sich eine Heparinisierung, die Gabe von Dextran und bedarfsweise Kortikoide.

Cholesterinembolie. Bei Patienten mit arteriosklerotischen Veränderungen der Aorta oder anderer großer Arterien können ohne erkennbaren Anlaß Anteile der Gefäßwandauflagerungen abreißen und in entfernt liegende Gefäßabschnitte verschleppt werden. Auch hier finden sich die Ablagerungen in den Endabschnitten des arteriellen Schenkels, besonders an den Zehen oder an den Fußsohlen. Das Bild ähnelt einer fleckigen Livedo racemosa. In Biopsien lassen sich die Cholesterinkristalle im Gefäßlumen nachweisen. Jede Biopsie, in der eine Endarteriitis obliterans festgestellt wird, sollte auch auf die Anwesenheit von Cholesterinemboli überprüft werden.

Myxomembolie. Flottierende Myxome der Herzvorhöfe können Emboli aller Größen in die Gefäße streuen und somit gelegentlich auch Hautgefäße betreffen. Hautveränderungen zeigen sich gewöhnlich in den distalen Beinabschnitten als asymmetrische Livedo racemosa. Histologisch findet sich ein nichtentzündlicher Verschluß der Gefäße mit muzin-positiven myxoiden Tumormassen.

Embolien von anderen Tumoren. Selten können Tumoren der Aorta oder auch viszerale Tumoren mit Einbruch in Arterien knotige distale Absiedlungen hervorrufen. In Hautbiopsien lassen sich dann intravaskuläre Tumormassen erkennen.

Entzündliche Angiopathien

Entzündliche Gefäßerkrankungen umfassen ein breites Spektrum klinisch und ätiologisch höchst verschiedener Krankheitsbilder und betreffen nicht nur die Dermatologie, sondern auch internistische, neurologische und weitere Fachgebiete. Ihre Klassifikation wird nicht einheitlich gehandhabt und kann unter sehr verschiedenen Gesichtspunkten erfolgen. Zu berücksichtigen sind klinisches Bild, Alter des Patienten, Ätiologie, Art der betroffenen Gefäßsegmente, histopathologische, immunologische und serologische Befunde. Die Einteilung in primäre und sekundäre Vaskulitiden ist eher willkürlich, da oft nicht bekannt ist, ob die entzündliche Gefäßreaktion Folge einer andernorts ablaufenden Grunderkrankung ist (sekundäre Vaskulitis), oder ob sie am Gefäß selbst beginnt (primäre Vaskulitis). Sinnvoll erscheinen Unterteilungen, welche die Zusammensetzung des entzündlichen Infiltrates berücksichtigen. Eine Verfeinerung der Einteilung ist möglich durch Berücksichtigung der Größenordnung der betroffenen Gefäße.

Einteilung der Vaskulitiden nach Zusammensetzung des entzündlichen Infiltrats

Leukozytoklastische Vaskulitis
Beispiele: Vasculitis allergica, Purpura Schönlein-Henoch

Lymphozytäre Vaskulitis
Beispiele: Bei Kollagenosen (Lupus erythematodes, Sklerodermie, Arzneimittelreaktionen)

Granulomatöse Vaskulitis
Beispiele: Wegener-Granulomatose, Churg-Strauss-Granulomatose

Riesenzellarteriitis
Beispiele: Arteriitis temporalis (Horton), Morbus Takayasu, Polymyalgia rheumatica.

Nicht sicher klassifizierbare Vaskulitis/Zugehörigkeit zu Vaskulitis umstritten
Beispiele: Papulosis maligna atrophicans (Köhlmeier-Degos-Syndrom), Pyoderma gangraenosum, Thrombangiitis obliterans (Winiwarter-Buerger-Syndrom)

Hinzuweisen ist auch auf zahlreiche weitere entzündliche Hauterkrankungen, die sich überwiegend im Bereich der kutanen Gefäße abspielen, jedoch nicht zu den klassischen Vaskulitiden gerechnet werden (Sweet-Syndrom, Morbus Behçet, Pityriasis lichenoides et varioliformis acuta, Erythema anulare centrifugum, Erythema multiforme, Perniones). Die Klassifikation der entzündlichen Gefäßerkrankungen ist Gegenstand der aktuellen Diskussion und abhängig vom sich rasch erweiternden Wissensstand um die Pathogenese der entzündlichen Vorgänge.

Eine Vielzahl von Erkrankungen, Infektionen und definierten chemischen Verbindungen sind bekannt, die „sekundäre" Vaskulitiden auslösen können, wie aus der Übersicht zu ersehen ist.

Auslösung von Vaskulitiden mit Hautbeteiligung

Bei Infektionen
Viren: Hepatitis B, Herpes simplex, Cytomegalie, Coxsackie
Bakterien: Streptokokken, Treponema pallidum, Borrelia burgdorferi, Mycobacterium tuberculosis und Mycobacterium leprae
Pilze: Candida albicans, Dermatophyten (Id-Reaktionen?)
Parasiten: Askaris

Bei malignen Erkrankungen
Leukämien, Lymphome
Gammopathien, Kryoglobulinämien
Zahlreiche solide Tumoren

Bei Autoimmunerkrankungen
Systemischer Lupus erythematodes
Systemische Sklerodermie
Dermatomyositis
Rheumatoide Arthritis
Morbus Crohn

Durch Arzneimittel/Lebensmittel ausgelöst
Nichtsteroidale Antiphlogistika
Antibiotika
Zytostatika/Antimetaboliten
Lebensmittelinhaltsstoffe (Salizylate) und Zusatzstoffe (Farbstoffe, Konservierungsstoffe)

Pathogenese. Entzündliche Reaktionen der Blutgefäße stellen bei klinisch oft sehr ähnlichem Bild die Antwort auf eine Vielzahl höchst unterschiedlicher auslösender Faktoren dar. Der Aufbau terminaler Arteriolen, Venolen und Kapillaren, hydrostatische Faktoren und Temperatureinflüsse entscheiden, welche Abschnitte des Gefäßsystems und welche Körperregion betroffen werden. Je nach auslösendem Agens und Pathomechanismus werden neutrophile oder eosinophile Granulozyten, Lymphozyten oder Blutplättchen aktiviert; die Freisetzung von Entzündungsmediatoren und Enzymen, vor allem der Mastzellen, hat großen Einfluß auf den Verlauf der Erkrankungen und das klinische Erscheinungsbild. Die Bildung von Immunkomplexen bei Infektionen, malignen Tumoren oder Autoimmunerkrankungen sowie die Aktivierung der Komplementkaskade sind ebenfalls entscheidend für Ausbreitung und Ausprägung des Gefäßbefalls. Der zeitliche Verlauf des klinischen Erscheinungsbildes hängt wesentlich davon ab, ob Reparaturvorgänge rechtzeitig eingreifen können, oder ob es zu Gefäßwandschäden mit Leukozytoklasie, Austritt von Erythrozyten und Nekrose oder im längeren Verlauf auch zu Einwanderung von Histiozyten und Riesenzellen mit Granulombildung kommt.

Diagnostische Leitlinien. Die Diagnostik einer vaskulitischen Erkrankung verlangt die sorgfältige Erhebung der Befunde an Haut und Schleimhäuten sowie die Suche nach anderen Organmanifestationen. Erforderlich ist ferner die Entnahme von Biopsien aus möglichst frischen Veränderungen. Zu beachten ist, daß Hautbiopsien möglichst nicht distal der Knie entnommen werden sollen, da an den Unterschenkeln oft Gefäßwandveränderungen zu finden sind, die sich auf länger bestehende Stase bei z. B. Herz- oder Veneninsuffizienz zurückführen lassen. Neben einer sorgfältigen Medikamenten- und Lebensmittelanamnese verlangen die in der Übersicht auf S. 805 genannten möglichen Auslöser von Vaskulitiden eine entsprechend umfangreiche Labordiagnostik. Neben Bestimmung der BSG und der Akutphasenproteine (CRP) müssen Differentialblutbild, Gerinnungsstatus, Leber- und Nierenwerte überprüft werden. Je nach Lage des Falles muß serologisch nach Infektionen gesucht werden; auch sind Stuhl und Urin auf pathogene Keime, Pilze und Parasiten zu untersuchen. Serumelektrophorese, Suche nach Kryoglobulinen und Bestimmung der Komplementfaktoren, des Rheumafaktors und antinukleärer Antikörper sind ebenfalls erforderlich. Einen großen Fortschritt bei der Diagnostik und der Verlaufsbeobachtung granulomatöser Vaskulitiden, vor allem der Wegener-Granulomatose, stellt die Entdeckung der Autoantikörper vom ANCA-Typ dar (antineutrophil cytoplasmatic antibodies). Diese Autoantikörper reagieren mit lysosomalen Proteinen neutrophiler Granulozyten und Monozyten. Man unterscheidet zytoplasmatische ANCA (cANCA), die gegen Proteinase III (PR III, eine neutrale Serinprotease) gerichtet sind, sowie perinukleäre ANCA (pANCA) die meistens gegen Myeloperoxidase (MPO) gerichtet sind. cANCA weisen eine Spezifität von 97% für die Wegener-Granulomatose auf, die Sensitivität liegt je nach Erkrankungsstadium zwischen 57 und 85%. pANCA werden hingegen bei einem weitem Spektrum entzündlicher Erkrankungen gefunden. Die Entdeckung dieser Antikörperklasse, zu der noch weitere Mitglieder gehören, hat wertvolle Impulse zur verbesserten Klassifikation entzündlicher Gefäßerkrankungen gegeben. Bei der Darstellung der einzelnen Krankheitsbilder sollte man sich bewußt sein, daß die Abgrenzungen nicht immer mit der wünschenswerten Schärfe vorgenommen werden können. Auch bei scheinbar lokalisierter Manifestation sollte stets nach Zeichen einer systemischen Beteiligung gefahndet werden. Hilfreich sind die Klassifikationskriterien der Amerikanischen Gesellschaft für Rheumatologie (ACR) von 1990.

Primäre Vaskulitiden

Polyarteriitis nodosa

[Rokitanski 1852, Kussmaul und Maier 1866]

Synonyme. Periarteriitis nodosa, Panarteriitis nodosa, Kussmaul-Maier-Syndrom, PAN

Definition. Die Polyarteriitis nodosa ist eine seltene, systemische nekrotisierende Vaskulitis, die vor allem die Bifurkationsstellen kleinerer und mittlerer Arterien befällt.

Vorkommen. Die Angaben sind nicht einheitlich, offenbar wegen der Variabilität der klinischen Erscheinungen und damit der unterschiedlichen Zuordnung von Einzelfällen in das Krankheitsbild. Häufig beginnt die Erkrankung im 5. Lebensjahrzehnt. Frauen scheinen etwas häufiger betroffen zu sein als Männer.

Ätiologie und Pathogenese. Häufige Ursache ist HBs-Antigenämie, weitere Ursachen können Streptokokkenantigene, aber auch Antigene bei Autoimmunerkrankungen, Kryoglobulinämie oder Tumoren sein. Es kommt zu einer nekrotisierenden Vaskulitis mit Zerstörung aller Wandabschnitte der Arterien, Fibrinablagerung und Hämorrhagien. In der Folge können kleinere Aneurysmen und knotige Vernarbungen entstehen.

Klinik

Allgemeinsymptome. Es können über längere Zeit Prodromalerscheinungen mit unbestimmtem Krankheitsgefühl, Gewichtsverlust, Leistungsknick, Tachykardie, länger andauerndem Temperaturanstieg, Kopfschmerzen, Myalgien oder Arthralgien vorangehen. Die BSG ist erhöht, es findet sich Leukozytose mit deutlicher Eosinophilie und Thrombozytose ($>400000/\mu l$).

Zahl, Ausdehnung und Lokalisation der erkrankten Arterienabschnitte bestimmen die in der Folge auftretenden Organsymptome.

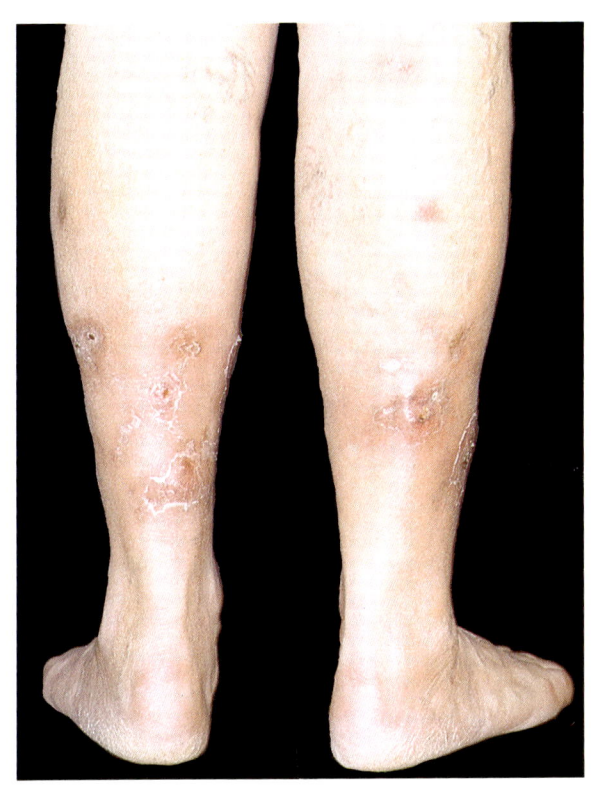

Abb. 22.9. Polyarteriitis nodosa

Organsymptome. Am häufigsten ist die Niere betroffen (70%) unter dem Bild einer Vaskulitis mittelgroßer Gefäße und Untergang von Nierenparenchym. Patienten mit PAN sterben am häufigsten an der nachfolgenden Urämie. Das periphere Nervensystem ist bei etwa 50%, das zentrale bei etwa 25% der Patienten betroffen. Besonders gefährlich sind zerebrale Insulte als Folge der Gefäßnekrose, es können aber auch Lähmungen, Krampfanfälle oder Erblindung auftreten. Bei etwa der Hälfte der Patienten bestehen eine Muskelbeteiligung oder Arthralgien. Bei Befall abdomineller Blutgefäße können verschiedene Darmabschnitte, der Magen, Pankreas und Gallenblase mit den entsprechenden Folgesymptomen betroffen sein. Bei Herzbeteiligung sind vor allem Koronararterien, aber auch das Reizleitungssystem und das Perikard betroffen, mit entsprechenden Veränderungen im EKG.

Hauterscheinungen. Bei etwa einem Drittel der Patienten sind Hautgefäße beteiligt, das klinische Bild ist sehr variabel. Es können papulourtikarielle Exantheme, aber auch Livedo-racemosa-artige Veränderungen mit Ulzeration, manchmal auch nodöse oder multiforme Erytheme und Pannikulitiden beobachtet werden. Seltener sind flächenhafte oder petechiale Blutungen in Folge von Gefäßrupturen. Diagnostisch signifikant sind die allerdings nur bei einem kleinen Teil der Patienten subkutan oder in der Muskulatur palpablen Knötchen im Verlauf der Arterien.

Labor. Wenig charakteristische Befunde; nicht bei allen Patienten ist die BSG erhöht, nur in 75% der Fälle besteht eine Leukozytose. Organspezifische Werte je nach Befallsmuster, cANCA oder pANCA lassen sich nur bei einem sehr geringen Prozentsatz der Patienten nachweisen. Lediglich bei einer Sonderform, der mikroskopischen Polyangiitis, lassen sich pANCA bei 80% der Erkrankten nachweisen. Diese Erkrankung steht damit möglicherweise der Wegener-Granulomatose näher.

Histopathologie. Wichtig ist eine große und tiefe Biopsie aus einem erkrankten Areal, damit die betroffenen mittleren Arterien erfaßt werden. Im *akut-entzündlichen* Stadium findet sich eine fibrinoide Nekrose aller Wandschichten, im folgenden *entzündlichen* Stadium Durchsetzung der Gefäßwände mit Neutrophilen, Eosinophilen, auch thrombotischer Verschluß des Gefäßlumens wird beobachtet. Im folgenden *granulomatösen* Stadium wird der Entzündungsherd durch Lymphozyten und Histiozyten abgegrenzt und geht schließlich im *fibrotischen* Stadium unter weitgehendem Verschluß des Gefäßes in Narbengewebe über.

Verlauf und Prognose. Die Krankheit verläuft schubweise intermittierend. Die Prognose hängt entscheidend von der Ausdehnung und dem Sitz der Gefäßveränderungen ab. Fulminanter Verlauf mit raschem Exitus ist möglich; oft dauert die Erkrankung bis zum letalen Ausgang 1–2 Jahre, manchmal wesentlich länger. Ausheilung ist aber möglich. Die relativ schlechte Prognose hat sich seit Einführung der Glukokortikoidbehandlung auf Heilungsquoten von etwa 50% gebessert.

Diagnostische Leitlinien. Entscheidend sind die Histopathologie von Haut- und Muskelbiopsien und die Bewertung des klinischen Gesamtbildes nach genauer Durchuntersuchung. Hinweisende klinische Symptome sind erhöhte Temperatur (14 Tage lang tgl. messen), Leukozytose und erhöhte BSG sowie ggf. die im Verlauf oberflächlich liegender Arterien zu tastenden Knötchen. Die interne Beteiligung kann durch viszerale Angiographie und Nachweis von Aneurysmen erfaßt werden. Erforderlich ist Hepatitis (B und C)-Diagnostik, ggf. mit PCR.

Therapie. Schwere generalisierte Verläufe werden nach dem sog. Fauci-Schema behandelt: Prednisolon (tgl. 1 mg/kg KG) und Cyclophosphamid (Gesamtdosis morgens tgl. 2 (–4) mg/kg KG). Wichtig sind eine ausreichende Trinkmenge und Blasenschutz mit Uromitexan. Dabei engmaschige Blutbildkontrollen, sichere Antikonzeption. Außer bei Zytopenien zunächst unveränderte Cyclophosphamiddosis, dagegen Reduktion des Prednisolons innerhalb von 3–6 Monaten unter die Cushing-Schwelle. Nach Remission (meist nach 6–12 Monaten) Übergang auf die dosissparende Cyclophosphamid-Bolustherapie (15–20 mg alle 3–4 Wochen). Als Remissionserhaltung alternativ Azathioprin (Imurek) oder Methotrexat (wöchentlich 7,5–15 mg). Wichtig ist besonders die Kontrolle der Nierenwerte und des Blutbildes. Bei Hepatitis-Assoziation Interferon alpha.

Periarteriitis nodosa cutanea benigna

Definition. Nekrotisierende Polyarteriitis mit Beschränkung auf die Haut ohne Allgemeinsymptome.

Klinik. Man findet Hautveränderungen und ein histopathologisches Bild wie bei Periarteriitis nodosa. Es bestehen aber allenfalls geringgradige Allgemeinsymptome (subfebrile Temperaturen, Krankheitsgefühl), auch bei mehrfach kontrollierter gründlicher Untersuchung lassen sich keine Erkrankungen innerer Organe nachweisen. Die Hauterscheinungen finden sich vor allem distal an den Streckseiten der unteren, weniger der oberen Extremitäten. Sie können sich unter dem Bild einer Livido racemosa zeigen, bei stärkerer Ausprägung finden sich tastbare Stränge und druckschmerzhafte Knoten im Verlauf oberflächlicher Arterien, mit Neigung zu Nekrose und Ausbildung bizarrer Ulzera. Diagnostisch wichtig ist die oft extreme Druckschmerzhaftigkeit des Fußgewölbes, die bis zur Gehunfähigkeit führen kann.

Ätiologie. Ungeklärt. Fokalinfekte werden diskutiert. HBs-Antigen ist nur selten nachweisbar.

Verlauf und Prognose. Chronische, schubweise verlaufende und nach Jahren oder Jahrzehnten langsam abklingende Erkrankung. Die Prognose ist daher günstig. Die Patienten müssen regelmäßig untersucht werden, um eine systemische Periarteriitis nodosa sicher auszuschließen.

Diagnose. Die klinische Verdachtsdiagnose verlangt histologische Bestätigung und vollständige Durchuntersuchung des Patienten.

Therapie. Glukokortikoide örtlich (Okklusivverbände), in schweren Fällen auch systemisch. Bei strenger Indikation (schmerzhafte therapieresistente Ulzera) können Immunsuppressiva (Azathioprin) versucht werden. Je nach klinischem Bild zusätzlich Antibiotika und Antiphlogistika.

Churg-Strauss-Granulomatose

[Churg und Strauss 1951]

Synonyme. Allergische Granulomatose, Churg-Strauss-Erkrankung

Definition. Es handelt sich um eine systemische nekrotisierende Vaskulitis unbekannter Ursache. Sie tritt in charakteristischer Weise nach oder bei allergischem Asthma bronchiale auf. Es finden sich in der Haut, aber auch in anderen Organen, Granulome mit hohem Eosinophilenanteil, daneben eine ausgeprägte Bluteosinophilie und IgE-Erhöhung.

Klinik. Die Erkrankung tritt ab dem mittleren Lebensalter auf, Frauen sind etwas vermehrt betroffen. In der Prodromalphase besteht ein Asthma bronchiale, gelegentlich auch eine allergische Rhinitis. In der Folge kommt es zu ausgeprägter peripherer Eosinophilie, Temperaturanstieg, im Röntgenbild sind Lungeninfiltrate festzustellen. Auch Gelenke (Arthralgien), Nervensystem, Herz, Gastrointestinaltrakt und Nieren können betroffen sein.

Hautbefunde. Schubweise treten intra- und subkutane derbe, schmerzhafte Knoten auf, oft am Kapillitium oder distal an den Extremitäten, meist in symmetrischer Verteilung. Auch purpurische Papeln und multiforme Eytheme werden beschrieben. Die Knoten können ulzerieren. Die granulomatösen Veränderungen treten auch an inneren Organen auf, sind dort allerdings schwerer nachzuweisen.

Labor. Stark erhöhte BSG, Leukozytose mit hohem Anteil von Eosinophilen. HBs-Antigen ist nicht nachweisbar. Gelegentlich pANCA-, fast immer IgE-Erhöhung, selten Nachweis von Rheumafaktoren, Kryoglobulinen und antinukleären Antikörpern.

Histopathologie. In einer ausreichend tiefen Hautbiopsie finden sich meist an mittelgroßen Gefäßen intra- oder extramurale, zentral basophil nekrotisierende Palisadengranulome mit Riesenzellen und zahlreichen Neutro- und Eosinophilen. Meist ist reichlich Kernstaub nachweisbar, immunhistologisch keine Immunkomplexe.

Prognose. Sie wird in erster Linie von der kardialen Manifestation (ca. 50%) mit potentiell letalem Ausgang bestimmt, im Gegensatz zu anderen systemischen Vaskulitiden besteht selten eine schwerwiegende Nierenbeteiligung.

Therapie. Systemisch verabreichende Glukokortikoide in mittlerer Dosierung (60 mg tgl.) sind häufig ausreichend. Bei schwerwiegenden Organmanifestationen ist eine Therapie zusätzlich mit Cyclophosphamid (Fauci-Schema oder als Bolus, s.o.) notwendig.

Wegener-Granulomatose

[Klinger 1932, Wegener 1936]

Definition. Subakut verlaufende, granulomatöse, nekrotisierende Vaskulitis mit bevorzugtem Befall der oberen Atemwege, der Lunge, der Nieren und der Haut. Die ursprünglich ungünstige Prognose ließ sich unter adäquater Therapie wesentlich verbessern.

Ätiologie und Pathogenese. Die Ätiologie ist unklar, es wird spekuliert, daß es als Folge vorangegangener Infektionen zur Bildung von Antikörpern gegen zytoplasmatische Proteinase-III (PR III) in neutrophilen Leukozyten kommt (cANCA = anti-neutrophil cytoplasmatic antibodies).

Klinik. Die Wegener-Granulomatose nimmt meist einen biphasischen Verlauf. Die Frühphase besteht aus regionär begrenzten, klinisch häufig fehlinterpretierten Entzündungen, meist im Bereich der oberen Atemwege. Im folgenden Generalisationsstadium finden sich die Anzeichen einer systemischen Vaskulitis mit Krankheitsgefühl, Temperaturanstieg, Gewichtsverlust und sehr variantenreicher Organbeteiligung. Das klassische Bild besteht aus entzündlichen, granulomatösen Veränderungen im Bereich des Kopfes (HNO-Trakt), in den Lungen und den Nieren (im engl. Sprachgebrauch ELK-Manifestation = ear-nose-throat/lung/kidney). Die anfänglichen Symptome beschränken sich meist auf therapieresistente Entzündungen im Bereich der Nase und der Nasennebenhöhlen (beispielsweise als purulent-hämorrhagische Rhinitis). Im Stadium der Generalisation treten nekrotisch zerfallende Granulome und Zeichen der Vaskulitis auf. Die Zerstörung des Nasenbeins führt zur Sattelnase, von Lungengewebe zur Kavernenbildung mit gelegentlicher Hämoptyse, von Anteilen der Niere zur Glomerulonephritis oder Hämorrhagien. Häufig sind die Augen betroffen mit Konjunktivitis, Episkleritis, Dakryozystitis. Ferner werden unspezifische Arthralgien, auch mit Ergüssen, Polyneuritis und im ZNS die seltenen, aber besonders gefährlichen Beteiligungen von Hirnstamm und Hirnnerven beobachtet.

Hautbefunde. Bei ungefähr der Hälfte der Patienten finden sich Hautbefunde, die zwischen unspezifischen, urtikariellen oder makulopapulösen Exanthemen, Nekrosen und Ulzerationen variieren können. Auch das subkutane Fettgewebe kann unter dem Bild nodöser Erytheme oder nekrotisierender Pannikulitiden mitbetroffen sein.

Labor. Während der Frühstadien sind Entzündungsparameter nur geringfügig erhöht; cANCA lassen sich allerdings bereits bei etwa der Hälfte der Patienten nachweisen.
Im Stadium der Generalisation steigt die BSG stark an (Sturzsenkung), man findet eine Leuko- und Thrombozytose. Die Akut-Phase-Proteine steigen an, zusätzlich lassen sich je nach betroffenem Organsystem pathologische Laborwerte im Serum nachweisen.
Wichtigster serologischer Parameter sind die erwähnten cANCA. Ihre besondere Bedeutung liegt darin, daß sie nicht nur hochspezifisch (97%) und je nach Erkrankungsstadium sehr sensitiv (51–80%) für die Wegener-Ganulomatose sind, sondern daß auch die Titerhöhe eine Überwachung der Krankheitsakuität und der Therapie ermöglicht. Die Bestimmung dieser Antikörper ermöglicht die zuverlässige Unterscheidung der Wegener-Granulomatose von anderen Vaskulitiden. In der Immunfluoreszenz keine Immunglobulin- oder Komplementablagerungen.

Histopathologie. Es können sowohl große als auch kleine Arterien bzw. Venen betroffen sein. Stets findet sich das Bild einer nekrotisierenden Vaskulitis mit intra- oder extramuralen Granulomen. Diese weisen zahlreiche Histiozyten und Riesenzellen auf und neigen zu zentraler Nekrose.

Differentialdiagnose. Abzugrenzen sind die Polyarteriitis nodosa, die allergische Granulomatose, sonstige nekrotisierende Vaskulitiden, Pyoderma gangraenosum, maligne Lymphome, Systemmykosen, Tuberkulose, Sarkoidose, Lues. Die Diagnose ergibt sich aus dem Nachweis von cANCA, dem histologischen Bild sowie der klinischen Symptomatik, wobei letztere nicht immer das Vollbild (ELK) des Generalisationsstadiums aufweisen muß.

Verlauf und Prognose. Die unbehandelte Wegener-Granulomatose führt in wenigen Monaten zum Tode, meist als Folge der Nieren- oder Lungenbeteiligung. Unter adäquater Therapie (Cyclophosphamid, 2–4 mg/die in Verbindung mit Prednisolon, sog. Fauci-Schema, s.o.), läßt sich die Krankheit für lange Zeit unterdrücken, gelegentlich auch ausheilen. Die Dosis kann im Verlauf langsam gesenkt werden. Hierzu ist die regelmäßige klinische Kontrolle und Überwachung des cANCA-Titerverlaufs notwendig, die möglichen Spätschäden einer Langzeittherapie mit Cyclophosphamid (unter anderem Infektionen, hämorrhagische Zystitis, Entstehung von Harnblasenkarzinomen) erfordern zusätzlich entsprechende Untersuchungen. Die sehr viel nebenwirkungsärmere Therapie mit Cotrimoxazol in Frühphasen der Erkrankung wird nicht allgemein akzeptiert; Therapien mit Ciclosporin A, Methotrexat oder Immunglobulinen befinden sich noch im Versuchsstadium. Lebenslange Überwachung ist erforderlich.

Riesenzellarteriitiden

Entzündliche, granulomatöse Veränderungen mittlerer und großer Arterien mit Riesenzellgranulomen der Media treten in mehreren Varianten auf. Dermatologisch bedeutsam ist die Arteriitis cranialis als vorwiegend lokalisierte Form; Erkrankungen mit geringerer Hautsymptomatik stellen die Polymyalgia rheumatica und das Takayasu-Syndrom dar, welches vorwiegend die Aorta und ihre großen Äste befällt.

Arteriitis cranialis

[Hutchinson 1889, Horton, Magath und Brown 1934]

Synonyme. Arteriitis temporalis, Riesenzellarteriitis, Horton-Syndrom

Definition. Entzündliche Systemerkrankung der mittleren und großen Arterien, besonders im Kopfbereich.

Vorkommen. Die Erkrankung tritt bevorzugt in höherem Lebensalter auf mit Gipfel um das 70. Lebensjahr; in diesem Alter liegt die Morbidität bei etwa 0,5%. Das weibliche Geschlecht scheint etwas häufiger betroffen.

Ätiologie. Unbekannt. Die Arteriitis cranialis wird von manchen Autoren als Variante der Polyarteriitis nodosa aufgefaßt. Sie unterscheidet sich aber durch den höheren Altersgipfel, die Lokalisation, das histopathologische Bild und die bessere Prognose. Unklar ist, warum bestimmte Gefäße bevorzugt befallen werden. Möglicherweise liegt eine zelluläre Immunreaktion gegen Muskelzellen oder Bestandteile der Tunica elastica interna der Arterien vor.

Klinik. Als Prodromalerscheinungen können subfebrile Temperaturen, Appetitlosigkeit, Gewichtsverlust, rheumatische Beschwerden im Sinne einer Polymyalgia arteriitica und allgemeines Krankheitsgefühl auftreten. Sehr häufig folgen dann schwere ein- oder doppelseitige Kopfschmerzen, meist im Schläfenbereich, auch Schwindel und Hemiparesen. In 50–70% der Fälle besteht Augenbeteiligung mit zunächst nur vorübergehenden Sehstörungen (Amaurosis fugax), als Folge von Durchblutungsstörungen im N. opticus. Typisch ist der belastungsabhängige Schmerz des M. masseter (Claudicatio intermittens der Kaumuskulatur). Die Erkrankung muß sich keineswegs auf die A. temporalis beschränken, Symptome von seiten anderer Gefäßgebiete sind möglich (A. occipitalis, aber auch A. femoralis oder Koronararterien).
Die *Haut* über der A. temporalis ist entzündlich geschwollen. Man tastet die Arterie als einen schmerzhaften, entzündlich verdickten Strang, der im Verlauf der Erkrankung pulslos wird. Haarausfall kann auftreten. Purpura, Blasen und nekrotische Ulzerationen bis zur Gangrän der Kopfschwarte sind sehr selten.

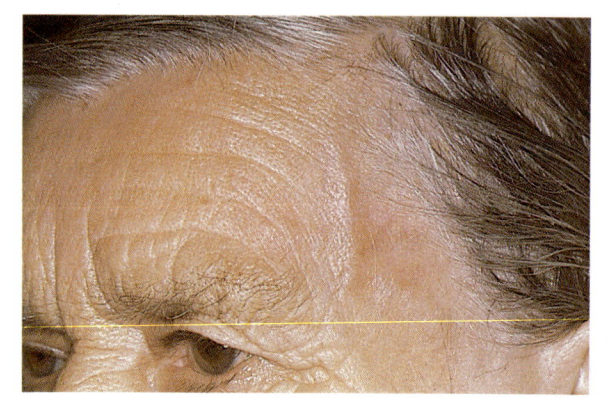

Abb. 22.10. Arteriitis cranialis

Symptome. Starke Kopfschmerzen, Sehstörungen.

Laborwerte. Besonders die hohe BSG ist auffällig, sie beträgt in der ersten Stunde oft >100 mm; Werte ab 40 mm sind verdächtig. Manchmal besteht Leukozytose. Die Akut-Phase-Proteine sind erhöht, Muskelenzyme und EMG sind unauffällig. Selten sind Antikörper vom pANCA-Typ nachweisbar.

Histopathologie. Eine Biopsie der A. temporalis superficialis ist wünschenswert. Da die Veränderungen meist nur in engumschriebenen Abschnitten auftreten, muß ein ausreichend großes Stück der Arterie entnommen werden. Es findet sich eine Durchsetzung der Arterienwand mit Neutrophilen, Intimaproliferation, Obliteration mit Fragmentierung der Elastica interna, Zerstörung durch ein lymphohistiozytäres Infiltrat mit zahlreichen Riesenzellen, später Fibrose.
Obwohl bei Entnahme einer Biopsie aus dem meist partiell verschlossenen Gefäß nur selten Komplikationen auftreten, besteht ein gewisses Risiko der Erblindung. Vorsorglich kann eine Duplexsonographie durchgeführt werden.

Verlauf und Komplikationen. Die wichtigste Komplikation ist die Erblindung; bei Befall eines Auges meist innerhalb von Tagen Beteiligung des anderen Auges. Sie kann wie andere Folgen der Durchblutungsstörung (Hirnatrophie) mit großer Wahrscheinlichkeit durch frühzeitige Glukokortikoidbehandlung verhindert werden. Daher ist frühzeitige Diagnosestellung durch Arterienbiopsie wichtig. Ansonsten ist die Prognose günstig, die Krankheit klingt trotz möglichen schubweisen Verlaufs gewöhnlich innerhalb von 4–24 Monaten ab.

Therapie. Hochdosierte Glukokortikoidtherapie mit initial bis zu 120 mg Prednisolonäquivalent tgl. kann die Erkrankung zur Remission bringen und bleibende Schäden verhindern. Die Dosis wird vorsichtig auf eine Erhaltungsdosis von 7,5–10 oder 20 mg tgl. vermindert, wobei die Behandlung bis zu 12 oder mehr Monate fortgeführt werden soll. Dabei muß auf mögliche Rezidive geachtet werden. Die BSG kann als Dosierungsrichtlinie gelten.

Takayasu-Arteriitis

[Adams 1827, Takayasu 1908]

Synonyme. Aortenarteriitis, pulseless disease

Definition. Arteriitis der Aorta und ihrer Hauptäste. Üblicherweise sind junge Frauen betroffen. Weniger als 20% der Patienten sind männlich.

Pathogenese. Die Ursache der Erkrankung ist unbekannt; Autoimmunmechanismen werden angenommen. Man konnte antigene Bestandteile der Arterienwand isolieren und mit diesen bei Kaninchen eine Aortitis erzeugen. In den Vasa vasorum wurden leukozytoklastische Veränderungen beobachtet. Antinukleäre Antikörper und Lupus erythematodes sind in Verbindung mit der Takayasu-Arteriitis beobachtet worden.

Histopathologie. Die Aorta und größere Arterien weisen umschriebene entzündliche und granulomatöse Veränderungen auf, Riesenzellen sind selten. Die Pulmonalarterie ist in 50% der Fälle betroffen. Die Zerstörung des elastischen Anteils der Arterienwände begünstigt Aneurysmenbildung und fördert die Thrombenentstehung.

Klinik. Der Krankheitsbeginn ist uncharakteristisch mit Abgeschlagenheit, Fieber, Gewichtsverlust, Schwindel und abdominellen Schmerzen. Gelegentlich wird eine Iritis beobachtet. Die BSG ist stark erhöht. Der Befall der supraaortalen Arterien und der Armarterien kündigt sich durch zerebrovaskuläre Insuffizienz und Claudicatio-ähnliche Beschwerden an, kann in das Bild der pulseless disease übergehen. Auch die Koronarien und die Nierenarterien können einbezogen werden (Hypertonie). Gehäuft wurde eine Lungentuberkulose bei solchen Patienten beobachtet; auch Erythema nodosum oder Erythema induratum Bazin können auftreten.

Hautbefund. Veränderungen ähnlich dem Erythema nodosum wurden beobachtet, diese werden auf eine periphere Arteriitis zurückgeführt. In derartigen Veränderungen können Ulzerationen auftreten. Nekrotischen Papeln an den Fingern können histologisch auch Granulome ohne Gefäßbeteiligung zugrunde liegen. Besonders japanische Patienten entwickelten nekrotische Ulzerationen der Kopfhaut und des Nackens. Bei Vorliegen einer pulmonalen Tuberkulose wurden assoziierte Hautveränderungen wie Erythema induratum, Skrofuloderm und papulonekrotische Tuberkulide beobachtet.

Labor. Oft erhöhte BSG, Leukozytose, erhöhte Akut-Phase-Proteine. Antikörper gegen Endothelien sind häufig nachweisbar, ANCA fast stets negativ.

Prognose. Diese hängt vom Ausmaß der Arteriitis ab und davon, wie schnell die Behandlung mit Glukokortikoiden erfolgt ist. Unbehandelt ist die Sterblichkeit in der Akutphase hoch, aber auch protrahierte Verläufe kommen vor.

Therapie. Glukokortikoide in ausreichend hoher Dosierung, ggf. auch Cyclophosphamid, Azathioprin oder Methotrexat. Im initialen Stadium gefäßchirurgische Maßnahmen.

Lymphomatoide Granulomatose

[Liebow 1972]

Synonyme. Angiozentrisches T-Zell Lymphom, angiocentric immunoproliferative lesion

Definition. Seltene systemische granulomatöse Vaskulitis mit atypischen Lymphozyten. Überwiegend Beteiligung von Lungen, Nieren, ZNS und Haut.

Klinik. Systemische, selten örtlich begrenzte Vaskulitis vor allem der Lungen mit Husten, Atemnot und Fieber bei rascher Progredienz. Hautbeteiligung in 45%.

Hautbefund. Ulzerierte, pyodermieartige Plaques oder Knoten, asymmetrisch über die Haut verteilt. Gesicht und Stamm werden bevorzugt befallen.

Histopathologie. Biopsien der Haut, der Lungen oder der Nieren zeigen ähnliche Befunde: lymphomatoide, granulomatöse, manchmal nekrotisierende Vaskulitis mit großen atypischen Zellen und Mitosen, Gefäßobliterationen.

Prognose. Sehr ungünstiger, oft letaler Verlauf. Ursprünglich wurde berichtet, daß 10% der Patienten umschriebene Lymphome entwickelten. Heute werden diese meist als primäre vaskulitische Lymphome angesehen.

Therapie. Frühzeitiger Einsatz von Cyclophosphamid und Glukokortikoiden wird empfohlen.

Sekundäre Vaskulitiden

Diese lassen sich auf Grunderkrankungen oder externe Faktoren zurückführen. Sofern die Beseitigung dieser auslösenden Umstände gelingt, erfolgt die Abheilung.

Vasculitis allergica
[Gougerot 1932, Ruiter-Brandsma 1948]

Synonyme. Allergische Vaskulitis, leukozytoklastische Vaskulitis, kutane nekrotisierende Venolitis, Hypersensitivitätsangiitis, anaphylaktoide Purpura, Immunkomplexvaskulitis. Als besondere Variante zählt die Purpura rheumatica Schoenlein-Henoch dazu.

Definition. Es handelt sich um stets mit Hämorrhagie einhergehende, symmetrische Exantheme mit subakutem oder chronisch rezidivierendem Verlauf, denen pathogenetisch eine Immunkomplexvaskulitis der kleinen und mittleren Gefäße zugrunde liegt.

Ätiologie. Als Ursache kommen, wie die Tabelle zeigt, zahlreiche Faktoren, insbesondere Antigene aus Mikroorganismen, Arzneimitteln, Nahrungsmitteln, Tumoren oder Autoantigene in Frage. Auch an Ursachenkombinationen wie Infekt und Medikament muß gedacht werden.

Pathogenese. Bedeutsam ist die Ablagerung von Immunkomplexen in der Gefäßwand, die immunfluoreszenzmikroskopisch oder elektronenmikroskopisch nachgewiesen werden können (IgG, Komplementkomponenten). Die Ablagerung erfolgt vor allem sub-

Tabelle 22.2. Antigene Bestandteile zirkulierender Immunkomplexe, die als Ursache einer Vasculitis allergica in Frage kommen

Antigengruppen	Nachgewiesene Beispiele
Virale Antigene	Hepatitis-B-Antigen
	Arborvirenantigen (bei Denguefieber)
Bakterielle Antigene	Streptokokkenantigene (bei Poststreptokokkennephritis)
	Treponemenantigene
	Antigene von Mycobacterium leprae
Protozoenantigene	Trypanosomenantigene
	Antigene von Plasmodium malariae
Helminthenantigene	Schistosomenantigene
	Onchozerkarienantigene
Tumorantigene	Melanomantigene
	Kryoglobuline
Nahrungsmittelantigene	Rinderalbumin
	Gluten
	Milchproteine
Autoantigene	Desoxyribonukleinsäure
	Nukleoproteine
Arzneimittel	Insulin, Chinidin, Chinin, Phenylbutazon, Phenazetin, Penizillin, Sulfonamide, Diphenylhydantoin, Chlorpromazin, Penicillamin, Vitamine (B_6)

endothelial in der Wand postkapillärer Venolen. Sie steht am Anfang einer Reaktionskette, die sich mit Komplementaktivierung, Leukotaxis, Freisetzung von Zytokinen und lysosomalen Enzymen und nachfolgender Gefäßzerstörung fortsetzt. Die Folge sind Erythrozytenaustritte und Nekrosen. Es handelt sich meistens um eine Immunreaktion vom Typ III nach Coombs und Gell, die der experimentellen Arthus-Reaktion und der Serumkrankheit nahesteht.

Klinik
Hauterscheinungen. Die Hautausschläge treten vorwiegend an den Extremitäten, insbesondere den Unterschenkeln, in symmetrischer Aussaat auf. Hämorrhagie ist stets nachweisbar, wenngleich sich je nach Sitz und Kaliber der befallenen Gefäßabschnitte unterschiedliche Effloreszenzen entwickeln können. Die lokale Injektion von Histamin induziert neue Läsionen (Histamintest). Im wesentlichen lassen sich folgende Haupttypen abgrenzen, obwohl vielfältige Übergangs- und Kombinationsformen vorkommen:

Hämorrhagischer Typ. Dieser Typ entspricht dem wohldefinierten klassischen Krankheitsbild der *Purpura rheumatica* (anaphylaktoide Purpura, Purpura Schoenlein-Henoch). Das Krankheitsbild wird bei den hämorrhagischen Diathesen näher beschrieben.

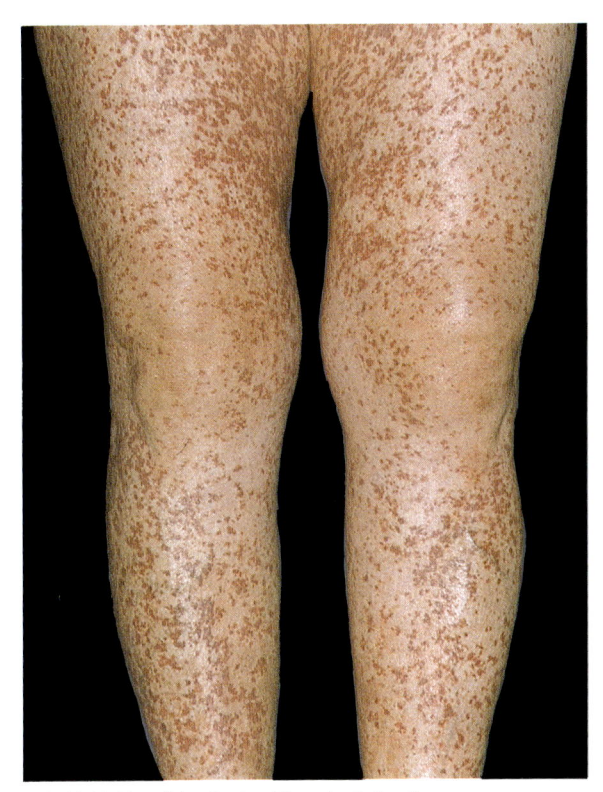

Abb. 22.11. Vasculitis allergica, hämorrhagischer Typ

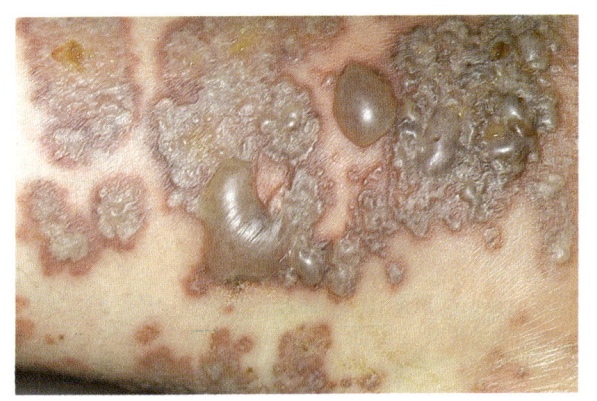

Abb. 22.13. Vasculitis allergica, hämorrhagisch-bullös-nekrotischer Typ

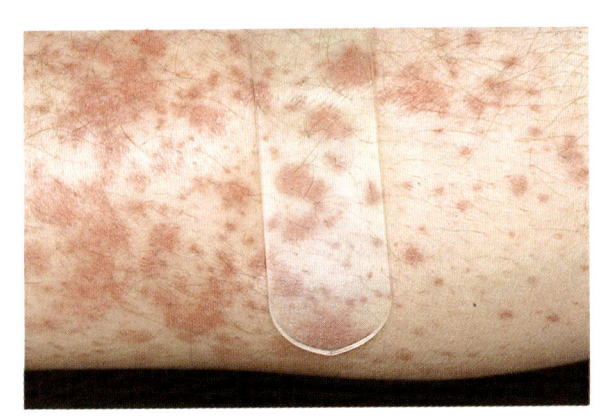

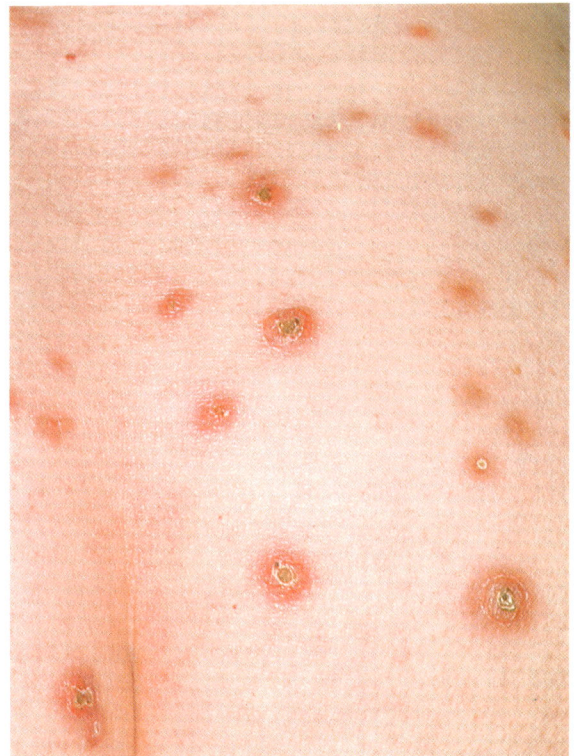

Abb. 22.12. Vasculitis allergica, hämorrhagischer Typ unter Glasspateldruck

Abb. 22.14. Vasculitis allergica, papulo-nekrotischer Typ

Hämorrhagisch-nekrotischer Typ. Neben purpurischen Maculae finden sich häufig flache rötlich-schwärzliche Nekrosen der Haut.

Papulo-nekrotischer Typ. Dabei findet man meist chronisch rezidivierend livid- oder hellrote und oft hämorrhagische Papeln, die zentral bald nekrotisch werden und später mit varioliformen Narben abheilen können. Entzündliche makulöse, urtikarielle oder purpurische Erscheinungen können hinzutreten. Bevorzugt betroffen sind die Streckseiten der Extremitäten, besonders Knie und Ellbogen.

Polymorph-noduärer Typ. Nebeneinander findet man makulöse, urtikarielle, papulöse oder nodöse hämorrhagische Erscheinungen in bilateral-dissemierter Verteilung. Auch Bläschen und Blasen kommen vor. Das Krankheitsbild kann an Erythema multiforme erinnern. Gougerot nannte es maladie trisymptomatique bzw. pentasymptomatique.

Urtikariavaskulitis. Urtikarielle Exantheme, die sich durch längere Persistenz der Quaddeln und eine hämorrhagische Note auszeichnen, können als Sonderform der Vasculitis allergica angesehen werden. Die Diagnose wird wie bei den übrigen Formen der Vasculitis allergica durch den histologischen Nachweis der Leukozytoklasie sowie durch direkte Immunfluoreszenz gesichert.

Beteiligung anderer Organsysteme. Die Hauterscheinungen der Vasculitis allergica sollten daran denken lassen, daß bei vielen Patienten die entzündlichen Gefäßveränderungen weitere Organe betreffen können, beispielsweise die Gelenke (Arthralgien bei etwa 40%), die Niere (Hämaturie bei etwa 30%), den Magen-Darm-Trakt (30%, auch mit gastrointestinalen Blutungen), die Lunge (20%), das zentrale Nervensystem (10%), seltener betroffen sind Herz, Leber und Muskulatur. Praktisch bedeutsam ist, daß das Ausmaß der Hautveränderungen keine Rückschlüsse auf die Schwere weiterer Organbeteiligungen zuläßt. Gerade die letzteren bestimmen aber den Schweregrad und die Prognose der Vasculitis allergica.

Histo- und Immunpathologie. Charakteristisch ist das Bild der leukozytoklastischen Vaskulitis. Dabei kommt es zur Durchsetzung insbesondere der kleineren dermalen Gefäße mit rasch zerfallenden Neutrophilen und zu Fibrinniederschlägen in den nekrotischen Gefäßwänden und ihrer Umgebung. Der Zerfall der Neutrophilen (Leukozytoklasie) ist an den im Gewebe liegenden Kerntrümmern (Kernstaub) erkennbar. In die Gefäßumgebung austretende Erythrozyten sind das histologische Substrat der Purpura. Dieses histologische Grundmuster variiert je nach klinischem Bild und Stadium der Erkrankung. Immunfluoreszenzmikroskopisch können in frischen Läsionen intra- und perivaskuläre Ablagerungen von Immunkomplexen (C3, IgM, IgG) nachgewiesen werden. Bei unklaren Fällen läßt sich eine frische Läsion durch den Histamintest induzieren.

Verlauf und Prognose. Der Verlauf ist subakut bis chronisch rezidivierend in Abhängigkeit von der Art und Verweildauer des auslösenden antigenen Reizes. Die Prognose hängt von der Schwere der systemischen Beteiligung ab, für die reine Hauterkrankung ist sie günstig. Als Komplikation kann sich gelegentlich eine bakterielle Sekundärinfektion einstellen.

Diagnostische Leitlinien. Ziele sind:
- Sicherung der Diagnose
- Erfassung der Organbeteiligungen
- Erkennung der auslösenden Ursache

Klinisch wegweisend ist die Purpura, die unter Glasspateldruck leicht erkennbar ist. Der Rumpel-Leede-Test fällt positiv aus, während Thrombozyten und Gerinnungsfaktoren normal sind. Eine Biopsie kann mit Nachweis der leukozytoklastischen Vaskulitis die Diagnose bestätigen.
Systemische Beteiligung wird unter anderem durch Symptome wie Arthralgien, Myalgien, Kopfschmerzen, gastrointestinale Beschwerden, Hämaturie, Blut im Stuhl, die erhöhte BSG, C-reaktives Protein und leichte Temperaturerhöhung nahegelegt. Die möglichen Ursachen müssen je nach Verdachtsmoment ausgeschlossen werden, vor allem ist an Medikamente, Fokalinfekt, Hepatitis, Autoimmunerkrankungen und Tumoren zu denken.

Differentialdiagnose. Beim hämorrhagischen Typ kommen andere hämorrhagische Diathesen in Frage; beim papulonekrotischen Typ kann die Abgrenzung des papulonekrotischen Tuberkulids und der Pityriasis lichenoides acuta et varioliformis (Mucha-Habermann) schwierig sein. Der polymorph-noduläre Typ ähnelt dem Erythema multiforme. Wichtigstes Unterscheidungskriterium ist das histologische Substrat. Eine subakute bakterielle Endokarditis oder Meningokokkensepsis kann ähnliche Hautveränderungen hervorrufen. Die Erkennung dieser Differentialdiagnosen ist wichtig, da auch antibiotisch und nicht systemisch mit Glukokortikoiden behandelt werden muß.

Therapie. Beseitigung der Ursache, auch auf Verdacht möglichst Absetzen aller Medikamente, Meidung verdächtiger Nahrungs- und Genußmittel und Sanierung von Herdinfekten. Bettruhe und Unterschenkelkompressionsverbände sind hilfreich.
Innerlich. Systemische Glukokortikoidgaben wirken morbostatisch. Die Wirkung von Antihistaminika wird unterschiedlich beurteilt. Bei lebensbedrohlichen Verläufen kommt Entfernung der zirkulierenden Immunkomplexe durch Plasmapherese in Betracht. Auch Colchicin (Colchicum dispert, 1–2mal 2 Drg. à 0,5 mg tgl.), Dapson (50–150 mg tgl.), in schweren Fällen auch Azathioprin (Imurek) werden empfohlen.
Äußerlich. Symptomatisch nach klinischem Befund.

Pyoderma gangraenosum

[Brunsting, Goeckerman und O'Leary, 1930]

Synonym. Dermatitis ulcerosa

Definition. Chronisch verlaufende herdförmige Hautgangrän unbekannter Ursache, wahrscheinlich auf Grund einer hyperergischen Reaktion, mit häufigen Beziehungen zu inneren Erkrankungen. Es handelt sich nosologisch nicht um eine Pyodermie, wie die allgemein eingeführte Krankheitsbezeichnung Pyoderma vermuten läßt. Die Zuordnung zu den Vaskulitiden ist nicht sicher.

Klinik. An beliebiger Hautstelle, besonders häufig aber an den unteren Extremitäten, entstehen ein einzelner oder mehrere entzündlich gerötete, pustulöse Herde, die einschmelzen und zu sich flächenhaft aus-

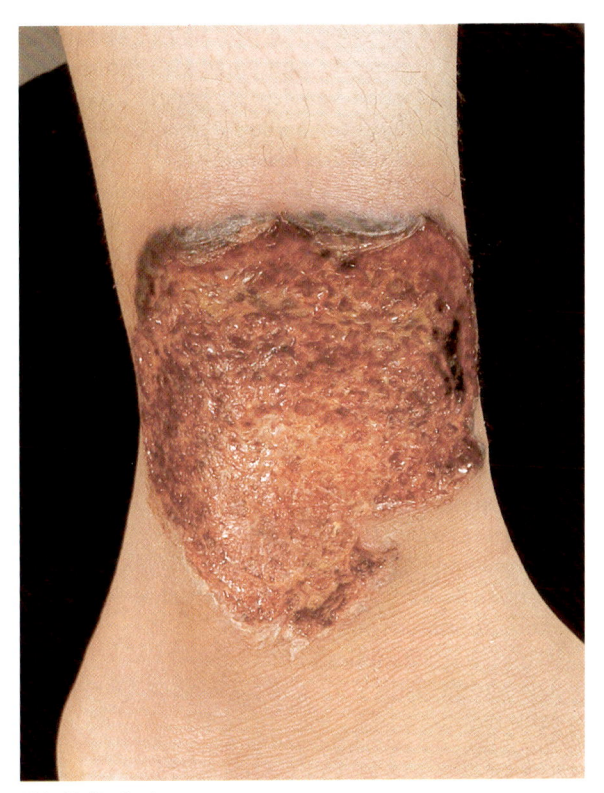

Abb. 22.15. Pyoderma gangraenosum

breitenden Ulzerationen führen. Gelegentlich wird von vorangegangenen geringfügigen Traumen berichtet. Die oft zirzinären Herde zeigen periphere Progression und lassen keine Spontanheilung erkennen. Typisch sind das nekrotische Ulkus und düsterrote, unterminierte, schmerzhafte Geschwürsränder mit Resten von blasig abgehobener Epidermis.

Koinzidenz mit inneren Erkrankungen. Auffällig ist das Zusammentreffen von Pyoderma gangraenosum mit Colitis ulcerosa, auch mit Enteritis regionalis Crohn und weiteren Magen-Darm-Störungen, rheumatoider Arthritis, Lungenabszessen, chronischer Bronchitis, chronischer Zystitis. In vielen Fällen besteht eine Paraproteinämie bzw. ein Plasmozytom (oft vom IgA-Typ), seltener Hypogammaglobulinämie.

Labor. Keine einheitlichen Befunde, weder die BSG noch verschiedene Antikörper (ANA, ANCA, Rheumafaktoren) sind regelmäßig erhöht. Am häufigsten finden sich monoklonale Gammopathien vom IgA-, auch vom IgG- oder IgM-Typ.

Ätiologie und Pathogenese. Nicht sicher bekannt. Die unterschiedliche Keimbesiedlung der Ulzera ist sekundärer Natur. Dafür spricht auch die Wirkungslosigkeit antibiotischer Therapie. Diskutiert wird, ob (infektiös-)allergisch ausgelöste, umschriebene nekrotisierende Vaskulitiden pathogenetisch entscheidend sind.

Grund- und Begleitkrankheiten bei Pyoderma gangraenosum

Entzündliche Darmerkrankungen
   Colitis ulcerosa
   Morbus Crohn

Weitere Darmerkrankungen
   Karzinoidsyndrom
   Ulzera des Magens und des Duodenums,
   Divertikulose, Polyposis, Karzinom

Entzündliche Gelenkerkrankungen
   Rheumatoide Arthritis, chronische Polyarthritis
   Seronegative Arthritiden

Hämatologische Erkrankungen
   Akute und chronische myeloische Leukämie
   Lymphatische Leukämie
   Polycythaemia vera

Dys- und Paraproteinämien
   Paraproteinämien, Hyper- und Hypogammaglobulinämien
   Plasmozytom, Myelom

Gefäßerkrankungen
   M. Takayasu
   Mondor-Phlebitis en fil de fer
   Intravaskuläre Koagulopathie
   Wegener-Granulomatose

Verschiedenes
   Systemischer Lupus erythematodes
   Sarkoidose
   Chronisch aggressive Hepatitis
   Bakteriell bedingte Erkrankungen
   Virusinfektionen
   Endokrinologische Störungen (Schilddrüsenerkrankungen)
   Immunsuppressiva
   Arzneimittelallergien

Histopathologie. Unter einem Ulkus mit seitlich abgehobener Epidermis (ulzerierende hämorrhagische Pustel) finden sich ein dichtes diffuses, überwiegend neutrophiles Infiltrat (Nekrose und Abszeßbildung), daneben Lymphozyten, Plasmazellen, Histiozyten und Fremdkörperriesenzellen, oft bis in die Subkutis reichend. Initial sieht man oft eine nekrotisierende Vaskulitis, bei der die Wände kleiner dermaler Gefäße von Fibrinniederschlägen und Neutrophilen durchsetzt sind. Leukozytoklasie kommt vor, direkte Immunfluoreszenz der Blutgefäßwände zeigt Ablagerungen von IgG und Komplement.

Verlauf. Bei unbehandelter Krankheit hochchronisch und progredient.

Differentialdiagnose. Pannikulitiden, auch Artefakte.

Therapie. Begleitkrankheiten müssen adäquat behandelt werden.
Innerlich. Häufig wird anfangs in Verkennung der Diagnose mit Antibiotika behandelt; diese sind wirkungslos. Symptomatisch folgt unter Glukokortikoidtherapie (60–80 mg Prednisolonäquivalent tgl.) eine rasche Besserung. Bei Nichtansprechen ist ein Versuch mit Azathioprin (Imurek), DADPS, Colchicin oder Clofazimine (Lampren, 100–300 mg/tgl.) zu erwägen. Bei einem Teil der Patienten wurden gute Erfolge nach Behandlung mit Ciclosporin A (Dosis bis 8 mg/kg KG tgl.) gesehen. Auch Cromoglicinsäure wird empfohlen.
Äußerlich. Die örtliche Behandlung entspricht den Richtlinien einer Ulkustherapie unter Berücksichtigung der Keimbesiedlung. Hydrokolloidverbände. Zu beachten ist, daß Fettsalben und jodhaltige Präparate verschlechternd wirken können.

Postoperative progressive Hautgangrän

[Cullen 1924]

So wird das sich gelegentlich um Operationswunden entwickelnde Pyoderma gangraenosum bezeichnet. Obwohl sich in den rasch ausbreitenden Nekrosen bakteriologisch keine Keime nachweisen lassen, wird häufig zunächst mit Antibiotika behandelt. Der ausbleibende Erfolg erfordert die umgehende Gabe ausreichend hoher Dosen von Glukokortikoiden (initial 100–300 mg/tgl.) unter Beachtung möglicher Kontraindikationen.

Livedo racemosa

[Ehrmann 1907]

Synonym. Vasculitis racemosa. Im angloamerikanischen Schrifttum wird synonym die Bezeichnung Livedo reticularis gebraucht, während dieser Begriff bei uns der Cutis marmorata entspricht.

Definition. Livedo racemosa bezeichnet eine netz- oder blitzfigurenartige, bizarre, livide Hautverfärbung, die im Gegensatz zur Livedo reticularis keine Regelmäßigkeit erkennen läßt, im Muster nicht wechselt und auf einer entzündlichen, nicht nur auf rein funktionellen Gefäßreaktion beruht.

Ätiologie und Pathogenese. In den blaurot verfärbten Hautbezirken besteht eine Stauung des venösen Blutes in Kapillaren und Venolen. Zugrunde liegen entzündliche Veränderungen an den kleinen Gefäßen, oft auch deren Verschluß. Als idiopathische Livedo racemosa werden Fälle bezeichnet, in denen keine spezielle Grundkrankheit nachweisbar ist. Eine Vielzahl von Ursachen kommt in Frage, deren wichtigste tabellarisch zusammengestellt sind.

Wichtigste Ursachen der Livedo racemosa

Entzündliche Veränderungen der Gefäßwand
  Idiopathische Livedo racemosa
  Polyarteriitis (Panarteriitis, Periarteriitis) nodosa
  Polyarteriitis nodosa cutanea benigna
  Arteriosklerose, Hypertonie
  Thrombangiitis obliterans
  Bakterielle Endokarditis, rheumatisches Fieber
  Antikardiolipinsyndrom
  Lupus erythematodes
  Dermatomyositis
  Pankreatitis
  Syphilis
  Tuberkulose
  Ovulationshemmer (?), Nikotin (?), Chinidin (?)

Gefäßverschluß
  Arterielle Embolie
  Thrombozythämie
  Plasmozytom
  Kryoglobulinämie
  Intravasale Koagulopathie
  Taucherkrankheit
  Intraarterielle Injektionen
  Zerebrovaskuläre Erkrankungen

Klinik. Typisch sind ausdrückbare, bizarr geformte, blitzfigurenartige, streifige oder grobnetzige bläulichrote Gefäßzeichnungen, die seitliche, kurze, sich unscharf verlierende Ausläufer besitzen. Die oft auch rankenförmigen Herde befinden sich in unregelmäßiger Dichte in beliebigen Regionen des Rumpfes und der Extremitäten. Bevorzugt sind Beine, Oberarme, Gesäß und Rücken befallen. Manchmal sind die Herde leicht eingesunken. Ulzeration ist selten.

Histopathologie. Notwendig ist eine große und tiefe Biopsie, die auch größere Gefäße erfaßt. Man findet entzündliche, manchmal granulomatöse Durchsetzung der Gefäßwände und Gefäßverschlüsse, deren Bild je nach der Grundkrankheit wechselt.

Prognose. Sie hängt von der beschriebenen Grundkrankheit und dann insbesondere weiteren Organma-

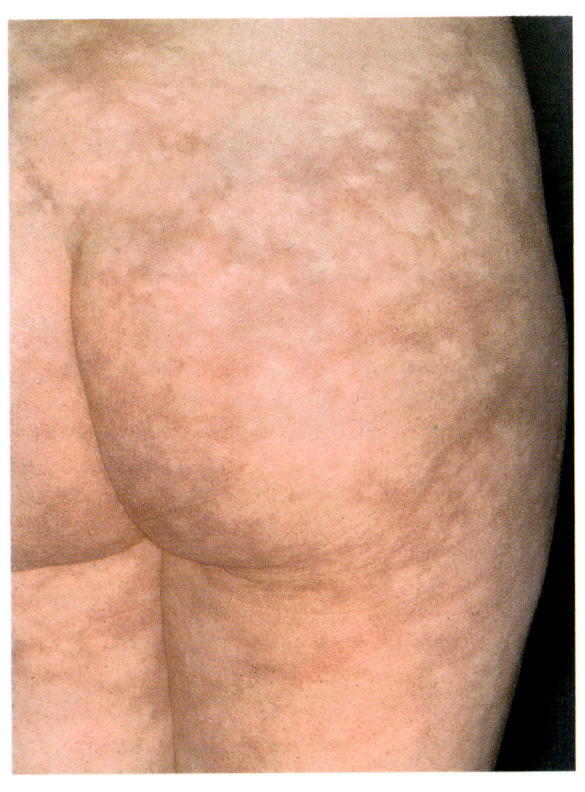

Abb. 22.16. Livedo racemosa

nifestationen ab. Meist hochchronischer Verlauf über Jahrzehnte.

Diagnostische Leitlinien. Die in der Übersicht aufgeführten Krankheiten sind durch klinische Durchuntersuchung auszuschließen. Dabei ist besonders die Erkennung von Systemerkrankungen und der Beteiligung weiterer Organsysteme neben der Haut wie Niere, Herz, Magen-Darm-Trakt oder ZNS wichtig. Die vorläufige Diagnose einer *idiopathischen Livedo racemosa* wird somit per exclusionem gestellt und bedarf der regelmäßigen kritischen Überprüfung über Jahre.

Therapie. Sie ist bei der idiopathischen Form wegen der ungeklärten Ätiologie unbefriedigend. In einigen mehr akuten Fällen haben sich Antiphlogistika (Phenylbutazon, Indometacin) oder auch Glukokortikoide zusammen mit Antibiotika bewährt. Bei schweren Fällen mit Ulzerationen wurden Erfolge unter länger dauernder Antikoagulanzientherapie erzielt. Bei nachgewiesener Grundkrankheit ist diese zu behandeln. Bei chronisch rezidivierender, ulzerierter, schmerzhafter idiopathischer Livedo racemosa können DADPS (50–150 mg tgl.), Colchicin (1–2 mg tgl.) oder Azathioprin (Imurek, zunächst 150 mg, nach 2–4 Wochen 100 mg tgl.) wirksam sein.

Sneddon-Syndrom [1965]

Nicht selten sind die Hautveränderungen der Livedo racemosa mit zentralnervösen Störungen kombiniert (bis 73% der Fälle): Apoplexie mit Hemiplegien und Hemiparesen, epileptische Anfälle, psychoorganisches Syndrom, Hemianopsie oder Schwindel. Daher erscheint eine neurologische Untersuchung bei allen Fällen von Livedo racemosa indiziert. Den Störungen im ZNS dürfte das gleiche pathologische Substrat wie in der Haut zugrunde liegen. Diskutiert wird aber auch, ob die Livedo racemosa Folge einer sich zunächst im ZNS manifestierenden Erkrankung sein kann. Viele dieser Patienten sind Raucher. Sofern Frauen betroffen sind, werden häufig orale Antikonzeptiva eingenommen. Die Krankheit kann Teilsymptom des Antikardiolipinsyndroms sein.

Livedo reticularis mit Sommerulzerationen

[Feldaker, Hines und Kierland 1955]

Synonym. Livedovaskulitis, livedoid vasculitis [Winkelmann et al. 1974]

Definition. Hierunter versteht man das kombinierte Auftreten von Livedo racemosa an den Unterschenkeln mit Ausbildung äußerst therapieresistenter Ulzera im Knöchelbereich. Diese treten besonders in der warmen Jahreszeit auf.

Ätiologie. Die Ursache ist ungeklärt. Gelegentlich treten die Hauterscheinungen im Verlauf von Allgemeinerkrankungen wie systemischem Lupus erythematodes oder Polyarteriitis nodosa auf.

Klinik. Charakteristisch ist Livedo racemosa an den Unterschenkeln und den Füßen, an denen in den Sommermonaten bizarre, stark schmerzhafte und äußerst therapieresistente Ulzera auftreten. Diese heilen unter Hinterlassung sternförmiger, weißlicher, von Teleangiektasien gesäumter Narben ab und können eine chronische Veneninsuffizienz mit Hämosiderose, Dermatosklerose und Atrophie blanche imitieren.

Histopathologie. Es findet sich eine segmentale, hyalinisierende Vaskulitis. In der direkten Immunfluoreszenz sind Ablagerungen von Immunglobulinen (IgG) und Komplementfaktoren (C3) an den Gefäßwänden nachweisbar.

Therapie. Bettruhe, feuchte Umschläge oder Hydrokolloidverbände sind günstig. Innerlich werden Azathioprin (Imurek), DADPS, Nicotinsäure oder Pentoxifyllin sowie niedermolekulares Heparin (Low-

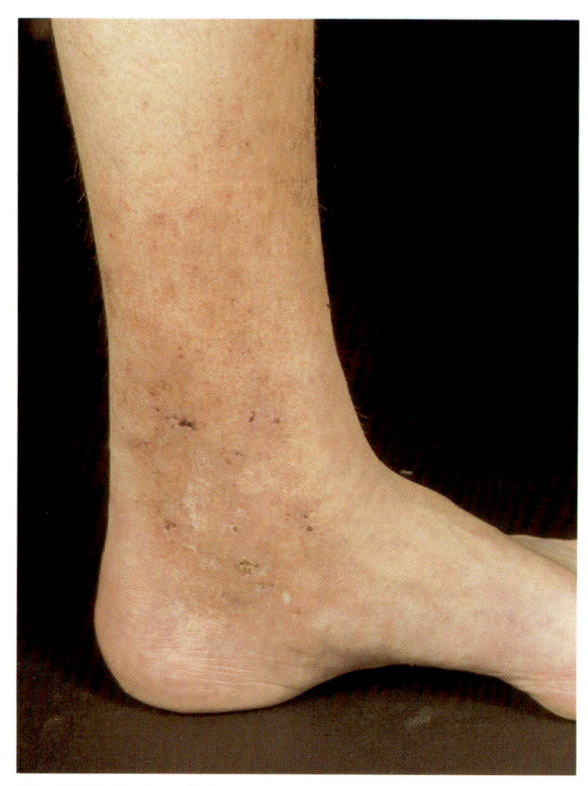

Abb. 22.17. Livedo reticularis mit Ulzerationen

dose-Heparin) gegeben. Thrombozytenaggregationshemmer (ASS) sollen die Häufigkeit von Gefäßverschlüssen reduzieren.

Papulosis maligna atrophicans
[Köhlmeier 1941, Degos et al. 1942]

Synonyme. Köhlmeier-Degos-Syndrom, tödliches kutaneointestinales Syndrom, Thrombangiitis cutaneointestinalis disseminata

Definition. Endangiitis der Haut mit Entwicklung von Papeln und nachfolgender zentraler porzellanartiger Atrophie. Das zusätzliche Vorkommen von schweren Darmläsionen führt häufig zum Tod.

Vorkommen. Sehr selten. Die Krankheit beginnt im jüngeren und mittleren Lebensalter. Männer sind häufiger betroffen als Frauen (3:1). Vereinzelt familiäres Vorkommen.

Ätiologie und Pathogenese. Unbekannt. Genetische und virale Faktoren werden diskutiert, ebenso eine primäre Störung des endothelialen Lipidmetabolismus, ein autoimmunologischer Prozeß oder eine allergische Vaskulitis. Rheologische Faktoren, erhöhte Fibrinspiegel oder gestörte Fibrinolyse wurden ebenfalls diskutiert. Die Erkrankung wurde ursprünglich in Beziehung zur Thromboangiitis obliterans gesetzt, da sowohl den Haut- als auch den Darmveränderungen kleinste segmentäre end- und thromboangitische Vorgänge zugrunde liegen.

Klinik
Hautsymptome. Bevorzugt am mittleren Rumpf kommt es schubweise zum Auftreten disseminierter, blaßroter, bis linsengroßer Papeln von 3–5 mm Durchmesser, die sich nach einigen Tagen zentral porzellanweiß eindellen. Subjektive Beschwerden fehlen meistens. Andere Herde entwickeln zentrale Nekrosen und nachfolgend Ulzera, die unter Hinterlassung charakteristischer, porzellanartig depigmentierter, randwärts hyperpigmentierter atrophischer Närbchen abheilen.

Innerliche Symptome. Monate bis wenige Jahre nach Auftreten der Hautveränderungen können akut Bauchschmerzen einsetzen, Koliken, Hämatemesis und Fieber. Der Tod kann innerhalb weniger Tage durch Darminfarkte mit Perforation und Peritonitis eintreten. Über eine Beteiligung der Gefäße von ZNS, Augen und Nieren wurde berichtet. Auf eine mögliche Assoziation der Creutzfeldt-Jakob-Krankheit mit der Papulosis maligna atrophicans wurde hingewiesen. Auch Paraproteine wurden nachgewiesen.

Histopathologie. Initial findet sich in den Arteriolen der mittleren und unteren Dermis eine Durchsetzung der Gefäßwand und -umgebung mit Neutrophilen und Rundzellen, nachfolgend ein thrombotischer Verschluß mit der Folge einer keilförmigen Hautnekrose, die mit Muzinose und Sklerose abheilt.

Prognose. Bei rein kutanem Befall ist die Prognose günstiger, bei systemischer Ausprägung ist jedoch nur mit einer Überlebenszeit von <5 Jahren zu rechnen. Allerdings gibt es auch einzelne Patienten, die intestinale Beteiligung jahrelang überlebten. Patienten mit kleinen Hautveränderungen (1–3 mm) haben eine günstigere Prognose.

Diagnostische Leitlinien. Die Hauterscheinungen sind kaum verwechselbar, die histologische Untersuchung ist hilfreich. Der biphasische Verlauf mit Hinzutreten der Bauchsymptome ist sehr charakteristisch.

Therapie
Innerlich. Eine sichere Behandlung ist nicht bekannt. Günstige Wirkungen wurden von Azetylsalizylsäure berichtet, auch in Kombination mit Dipyramidol, Phenylbutazon, Heparin und anderen Antikoagulanzien. Versuch von Fibrinolyse. Glukokortikoide schei-

nen ohne Effekt zu sein, können den Verlauf auch ungünstig beeinflussen (Darmperforation). Auch Immunsuppressiva, Chloroquin, Vasodilatatoren und Antibiotika scheinen wirkungslos zu sein. Chirurgische Eingriffe bei abdomineller oder zerebraler Mitbeteiligung sind wenig aussichtsreich.
Äußerlich. Vermeidung bakterieller Sekundärinfektion.

Ulcus cruris hypertonicum

[Martorell 1945]

Klinik. Vor allem bei 40- bis 60jährigen Frauen mit arteriellem Hypertonus finden sich beidseitig an den Außenseiten der Unterschenkel über den Knöcheln flache handtellergroße Ulzera mit nekrotischem Grund ohne Heilungstendenz. Typisch sind Sitz, große Schmerzhaftigkeit und Therapieresistenz. Von manchen Autoren wird die Eigenständigkeit dieses Ulkustyps bestritten.

Ätiologie und Pathogenese. Zusätzlich zur Hypertonie sind möglicherweise banale Traumen entscheidend. Zwischen Endothel und Elastika der Arteriolen kommt es zu Hyalineinlagerungen, die Muskelschicht verdickt sich, das Lumen wird eingeengt.

Therapie. Der Hypertonus muß angemessen eingestellt werden, zusätzlich Schmerzbekämpfung mit Antiphlogistika (Ibuprofen, Diclofenac). Die örtliche Behandlung entspricht den Grundsätzen einer Ulkustherapie.

Chronische Verschlußkrankheiten der Extremitätenarterien

Als periphere arterielle Verschlußkrankheit (pAVK) bezeichnet man die Einengung (Stenose) oder den vollständigen Verschluß (Obliteration) von Arterien durch chronisch entzündliche und/oder degenerative Vorgänge an den Gefäßwänden unabhängig von ihrer Ätiologie. Im folgenden werden die für den Dermatologen wichtigen Erkrankungen der Extremitätenarterien besprochen. Stets ist aber zu bedenken, daß mit großer Wahrscheinlichkeit auch Gefäße innerer Organe (Gehirn-, Koronar-, Nierenarterien) mit oft ernsteren Konsequenzen erkrankt sein können. Die wichtigsten Ursachen eines chronischen Arterienverschlusses sind die Arteriosklerose, daneben die diabetische Angiopathie und die Thrombangiitis obliterans. Akute komplette Arterienverschlüsse entstehen durch Einschleppung eines von proximal eingeschwemmten Embolus in einen meist primär gesunden Arterienabschnitt oder durch Arterienthrombose in einem vorgeschädigten Segment.

Klinische Stadien

Bei den arteriellen Verschlußkrankheiten, insbesondere der unteren Extremitäten, werden nach Fontaine 4 Stadien unterschieden:

Stadium I. Beschwerdefreiheit. Trotz einer nachgewiesenen hochgradigen Einengung oder eines Verschlusses der Arterien ist die Blutversorgung auch unter Belastungen durch Kollateralen gesichert.

Stadium II. Belastungsschmerz. Beschwerden treten nur unter Belastung auf. Bei Durchblutungsstörungen der Beine ist die Claudicatio intermittens (intermittierendes Hinken) typisch. Der Patient muß nach einer bestimmten Gehstrecke wegen starker Schmerzen pausieren. Das Stadium II wird je nach beschwerdefreier Gehstrecke weiter unterteilt (Stadium IIa: beschwerdefreie Strecke >50 m, Stadium IIb <50 m).

Stadium III. Ruheschmerz. Hier treten Schmerzen bereits bei Horizontallage auf.

Stadium IV. Nekrosen. Als Folge der Perfusionsstörung sind lokalisierte *(Stadium IVa)* oder weit ausgedehnte *(Stadium IVb)* Nekrosen vorhanden.

Speziell bei der Beurteilung des *Stadium IV* sollte berücksichtigt werden, ob klinisches und funktionelles Stadium übereinstimmen; d.h. ob Nekrosen *und* Schmerz vorhanden sind, oder ob bei geringerer, nichtschmerzhafter Ausprägung der arteriellen Durchblutungsstörung schlechtheilende Ulzera z.B. nach Traumen aufgetreten sind.
Um hämodynamische Folgen zu bewirken, muß die Querschnittsverengung einer großen Arterie mindestens einen Strömungswiderstand bewirken, der demjenigen des nachfolgenden peripheren kapillären Gefäßbaums entspricht. Ihr Querschnitt muß unter einen kritischen Wert abfallen, der für die Beine etwa 4,5 mm^2 beträgt.

Untersuchungsverfahren

Einfache nichtapparative Untersuchungsverfahren sind nach wie vor wichtige diagnostische Hilfen.

Tabelle 22.3. Einteilung der peripheren arteriellen Durchblutungsstörungen nach Fontaine

Stadium	Kompensation	Gefäßveränderungen	Durchblutung	Symptome
I	Vollständig	Partielle Einengung oder ausgedehnte Kollateralen	Nur Einschränkung der „Luxusdurchblutung"	Symptomfrei
II a	Teilweise	Hochgradige Stenose oder vollständiger Verschluß mit reichlich Kollateralen	In Ruhe ausreichend, bei Belastung ungenügend (verminderte Reserve)	Claudicatio intermittens, freie Gehstrecke >50 m
II b	Wie II a	wie II a	wie II a	Claudicatio intermittens, freie Gehstrecke <50 m
III	Schlecht	Verschluß mit wenig Kollateralen	Ruhedurchblutung ungenügend	Claudicatio intermittens und Ruheschmerz, besonders beim Anheben der Beine oder nachts
IV	Fehlend	Verschluß ohne Kollateralen, multiple periphere Verschlüsse	Bereits in Ruhe Ischämie	Nekrose, Gangrän des von der befallenen Arterie versorgten Gewebes

Inspektion

Die Hautfarbe und Hauttemperatur müssen stets im Seitenvergleich nach ausreichender Temperaturadaptation untersucht werden. Bei chronischen arteriellen Durchblutungsstörungen erkennt man starke Blässe, insbesondere nach Lagerung der Extremitäten auf oder über Herzniveau Leichenblässe mit starker Schmerzhaftigkeit nach akutem Verschluß. Rötung kann Zeichen einer entzündlichen oder reaktiven Hyperämie sein, Zyanose entsteht bei Dilatation der Venolen und Anstieg des reduzierten Hämoglobins auf >5%. Bei der Inspektion wird auch auf die seitengleiche Venenfüllung bei Horizontallage, auf Nekrosen, Ulzera, Narben, Ödeme geachtet. Ferner sind Umfangsmessungen durchzuführen. Auf Durchblutungsstörungen können auch extrem trockene Haut (Sebostase), Nageldystrophien (subunguale Hyperkeratosen) und Fußmykosen (über 70% der Fälle) hinweisen.

Palpation

Seitenvergleichend werden an den Armen die Pulse von A. radialis und A. ulnaris, bei ihrem Fehlen die A. brachialis in ihrem Verlauf auf der Innenseite des Oberarms, die A. axillaris und die A. subclavia palpiert. An den Beinen sind die wichtigsten die A. dorsalis pedis am Fußrücken und A. tibialis posterior hinter dem Innenknöchel, daneben die A. poplitea bei leicht gebeugtem Knie, die A. femoralis communis und die A. iliaca externa in der Leiste. Mit Hilfe der Pulspalpationen läßt sich ein Arterienverschluß erkennen und seine Höhe nach proximal weitgehend lokalisieren.

In Anlehnung an Ratschow unterscheidet man an den *Armen*:
- *Schultergürteltyp* bei Stenosen bzw. Verschlüssen der A. subclavia
- *Oberarmtyp* bei Verschlüssen zwischen Axilla und Ellenbeuge (A. brachialis)
- *peripherer Typ* bei Verschlüssen distal der Ellenbeuge

An den *Beinen* werden in ähnlicher Weise unterschieden:
- *Beckentyp* bei Verschluß proximal der Leistenbeuge (fehlender Puls in der Leiste)
- *Oberschenkeltyp* bei Verschluß der A. femoralis (fehlender Poplitealpuls bei tastbarem Leistenpuls)
- *Unterschenkeltyp (peripherer Typ)* bei Verschlüssen distal des Kniegelenks (fehlende Fußpulse bei tastbaren Poplitea- und Leistenpulsen)

Palpatorisch können ferner Knötchen im Verlauf der Arterien bei Polyarteriitis nodosa, Kaliberunterschiede bei Aneurysmen, Schwirren über arteriovenösen Fisteln oder umschriebenen Stenosen und schließlich auch Unterschiede der Hauttemperatur erkannt werden.

Auskultation

Stenosen verursachen Geräusche, bevor sie durch Pulspalpation erfaßt werden können. Ein fehlendes Geräusch bedeutet gute Durchgängigkeit der Arterie oder aber vollständigen Verschluß.

Funktionsprüfungen

Lagerungsprobe nach Ratschow. Diese Funktionsprüfung ist besonders wichtig für die Beurteilung arterieller Verschlußkrankheiten der unteren Extremität und ihres Kompensationsgrades. Der auf dem Rücken liegende Patient hebt beide Beine senkrecht. Er kann unterstützend seine Oberschenkel umgreifen, der Untersucher kann die Fersen stützen. Die Füße sollen in dieser Lage 20- bis 50mal (etwa 2 min lang) in den Sprunggelenken gerollt bzw. gekippt werden. Beim Gesunden kommt es zu keiner nennenswerten Verminderung der Hautdurchblutung der Füße. Bei arteriellen Verschlüssen kommt es rasch zu fleckiger oder diffuser Abblassung der Sohlen oder zu Schmerzen. Seitendifferenz ist zu beachten. Nach der Hochlagerung setzt sich der Patient auf das Bett und läßt die Beine hängen. Beim Gesunden kommt es in 3–5 s zu einer leichten reaktiven Hyperämie, nach 5–12 s, spätestens nach 20 s zu praller Venenfüllung am Fußrükken. Bei Verschlußkrankheiten ist die Hyperämie auf 20–60 s oder mehr verzögert, oft mit stark überschießender zyanotischer Reaktion. Bis zur Venenfüllung verstreichen 20–180 s. Falsch-positive Resultate ergeben sich beim Ausführen der Probe mit kalten Füßen oder bei Vasokonstriktion durch Nikotin; die Venenauffüllzeit ist bei Venenklappeninsuffizienz nicht verwertbar. Falsch-negative Resultate können bei gut kompensierten Verschlüssen und nach Sympathektomie auftreten. Bei Ödemen und Entzündungen ist die Beurteilung der Hautfarbe erschwert.

Die Lagerungsprobe der Arme kann in ähnlicher Weise erfolgen. Dabei werden im Sitzen beide Arme gehoben und Faustschlußübungen ausgeführt.

Gehprobe. Bei arteriellen Durchblutungsstörungen der Beine ist die Claudicatio intermittens ein typisches Symptom. Der Kranke verspürt beim Gehen nach kurzer Zeit Muskelschmerzen, wobei die zurückgelegte Wegstrecke oder – weniger genau – die bis zur Schmerzgrenze verstrichene Gehzeit ein relativ gut reproduzierbares Maß sind (Schaufensterkrankheit).

Man läßt den Patienten eine ebene Strecke mit 120 Schritten/min (Metronom, 1 Doppelschritt/s) gehen und registriert die Weglänge bis zum schmerzbedingten Anhalten. Wegstrecken > 200 m zeigen eine gute, < 50 m eine schlechte Kompensation. Bei häufig wiederholten Gehproben können gewisse trainingsbedingte Verlängerungen der Wegstrecke auftreten, die nicht Ausdruck einer verbesserten Durchblutung sind. Die Gehprobe ist naturgemäß nur im Stadium II einer arteriellen Durchblutungsstörung sinnvoll.

Apparative Diagnostik

Bei arterieller Durchblutungsstörung kommen zahlreiche weitere Verfahren in Frage, von denen nur einige hier erwähnt werden sollen:
- *Blutdruckmessung.* Der Blutdruck wird an den Extremitäten im Seitenvergleich gemessen, auch werden die Drücke an oberen und unteren Extremitäten verglichen. Gewisse Einschränkungen bestehen durch den unterschiedlichen Umfang von Armen und Beinen.
- *Dopplerultraschalluntersuchung.* Das Verfahren erlaubt eine objektive und sehr empfindliche Messung der Strömungsgeschwindigkeit in den Gefäßen. Es eignet sich auch zur Auffindung sehr stark stenosierter und der normalen Palpation nicht zugänglicher Gefäße. In Verbindung mit einer Blutdruckmanschette sind mit dieser Technik Blutdruckmessungen auch über derartigen Gefäßen möglich.
- *Bildgebender Ultraschall (B-Scan-Technik).* Mit diesem Verfahren erhält man Schnittbilder hautnaher Blutgefäße in Längs- oder Querrichtung. Man kann Stenosen, Aneurysmen oder Gefäßshunts gut erkennen. Noch aussagekräftiger wird die Methode durch Einbezug einer Dopplersonde (Duplexscanner), der farbkodiert auf einem Videobildschirm die Richtung und Geschwindigkeit des Blutstroms erkennbar macht.

- *Oszillographie.* Das Verfahren erlaubt die Beurteilung der Pulskurven über großen und kleinen Gefäßen der Extremitäten. Aus dem Kurvenverlauf lassen sich Hinweise auf vorgeschaltete Stenosen und Sklerosierung der Gefäßwände ableiten.
- *Plethysmographie (Stromvolumenmessung).* Man bestimmt die blutdruckabhängigen Volumenschwankungen des untersuchten Körperabschnitts, die Angabe erfolgt in ml/100 ml Gewebe/min. Verschiedene Meßprinzipien werden verwendet. Wichtig ist die Bestimmung der reaktiven Hyperämie, bei der sowohl die Spitzenwerte als auch die zeitliche Verzögerung des wiedereinsetzenden Blutflusses nach Entfernung einer arteriellen Sperre gemessen wird.
- *Thermographie.* Die Verwendung von im Infrarot empfindlichen Sensoren erlaubt die Bestimmung der Oberflächentemperatur von Körperabschnitten. Bei entsprechend empfindlicher Einstellung läßt sich sogar der Verlauf einzelner Arterien verfolgen.
- *Messung des Sauerstoffpartialdrucks.* Die Messung kann an der Hautoberfläche oder mit Hilfe eingestochener Mikrosonden erfolgen. Sie gibt Aufschluß über den aktuellen Sauerstoffdruck im betroffenen Gewebe, z. B. in Ulkusnähe.
- *Angiographie.* Die Darstellung der Gefäße nach Kontrastmittelinjektion ist besonders vor gefäßchirurgischen Eingriffen wichtig. Eine Verfeinerung stellt die *digitale Subtraktionsangiographie (DSA)* dar, die eine erhebliche Kontrastverbesserung der Bilder und somit eine genauere Beurteilung ermöglicht.

Zahlreiche weitere Verfahren sind derzeit in der Erprobung (z. B. Magnetresonanzarteriographie).

Interne Befunde

Bei allen Patienten mit arteriellen Durchblutungsstörungen muß geklärt werden, ob ein Diabetes mellitus, Gicht, Hyperlipoproteinämie oder arterielle Hypertonie vorliegen. Auf arteriell bedingte Funktionsstörungen wichtiger Organe (Herz, Niere, Gehirn) ist zu achten.

Arteriosclerosis obliterans
[Lobstein 1833, Marchaud 1904]

Synonyme. Arteriosklerose, Atherosklerose.

Definition. Die Arteriosklerose mit ihrer komplexen Ätiologie ist die häufigste arterielle Verschlußkrankheit. Typisch sind das Lumen einengende fibröse Veränderungen der Intima und der Media mit herdförmigen Ablagerungen, besonders von Lipoiden (Atheromatose) und Kalziumsalzen.

Vorkommen. Die Arteriosklerose ist die bei weitem häufigste Arterienerkrankung und eine der wichtigsten Krankheiten überhaupt. Sie entwickelt sich im Rahmen der individuellen Alterung. Beschwerden können um das 45. bis 50. Lebensjahr beginnen. Männer erkranken bevorzugt. Risikofaktoren sind genetische Disposition, fettreiche Ernährung, Übergewicht, Bewegungsmangel, Streß, Nikotinabusus, Hypertonie, Diabetes mellitus, Hyperlipoproteinämien und Gicht, insbesondere in Kombination miteinander.

Ätiologie und Pathogenese. Die Ätiopathogenese ist komplexer, teils entzündlicher, teils degenerativer Natur. Es kommt an großen und mittleren Arterien zu Veränderungen der Intima und der Elastica interna mit Bildung von Plaques aus Mukopolysacchariden, Proteinen und Lipoiden, zu Mikrowandthromben, Fibrose und Verkalkung mit Einengung des Lumens, Neigung zu Thrombosierung und Embolie. Die vorgenannten Risikofaktoren fördern diese Vorgänge.

Klinik. Das klinische Bild der peripheren Arteriosklerose zeigt alle Symptome des zunehmenden Arterienverschlusses. An der unteren Extremität findet sich hauptsächlich der Becken- und Oberschenkeltyp, wo-

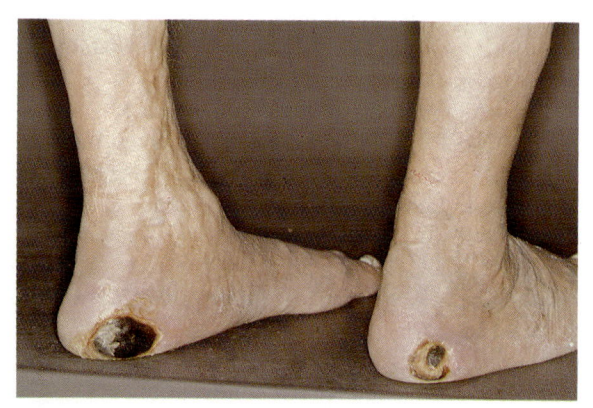

Abb. 22.18. Arteriosklerotische Hautgangrän

bei sich die Kompensationsgrade I–IV unterscheiden lassen. Die Gangrän im Stadium IV beginnt mit heftigen Schmerzen im Unterschenkel und vor allem an den Zehen. Die Haut ist kalt, von livider oder leichenblasser Farbe. Innerhalb von Stunden bis Tagen entsteht eine scharf abgesetzte Nekrose. Sofern das abgestorbene Gewebe eintrocknet (trockene Gangrän, Mumifikation), ist das Risiko von Begleitkomplikationen für den Patienten gering. Es steigt jedoch rasch an, wenn der Übergang in eine feuchte Gangrän mit dem Risiko der Superinfektion erfolgt.

Histopathologie. Einengung des Arterienlumens durch lipoidreiche Plaques, Fibrose, Schaumzellen, Zerstörung der Membrana elastica interna, Mediaverkalkung.

Verlauf und Prognose. Chronische Progredienz mit großer individueller Schwankungsbreite der funktionellen Störungen. Die Prognose wird von der häufig anzutreffenden Mitbeteiligung innerer Organe bestimmt, besonders von der Koronar-, Hirn- und Nierenarteriensklerose. Arteriosklerose ist in manchen Ländern die häufigste Todesursache.

Diagnostische Leitlinien. Klinische und apparative Untersuchungen wie oben beschrieben. Abklärung der internen Mitbeteiligung. Zeichen von Hyperlipoproteinämie sind oft bereits klinisch erkennbar (Arcus lipoides und Xanthelasmen). Verkalkungen der Arterienwände sind röntgenologisch darstellbar.

Differentialdiagnose. Vor allem Endangiitis obliterans und spezielle Angiopathien, z. B. bei Lues oder Diabetes mellitus.

Risikofaktoren. Sie sollten möglichst vermindert werden, z. B. Nikotinverbot, gute Einstellung des Blutzuckers, der Harnsäure bei Gicht, der Serumlipide (LDL/HDL-Quotient) bei Hyperlipoproteinämie, des Blutdrucks; Behandlung einer Herzinsuffizienz.

Therapie. Eine kausale Behandlung ist bisher nicht bekannt. Kooperation mit Angiologen und Gefäßchirurgen ist empfehlenswert.
Innerlich. Je nach Stadium kommen Thrombozytenaggregationshemmer, Vasodilatanzien, niedermolekulare Dextrane oder Antikoagulanzien in Frage. Zur Optimierung der Fließeigenschaften des Blutes kann es erforderlich sein, den Hämatokrit, z. B. durch Aderlässe, auf Werte zwischen 35 und 40% einzustellen.
Im Stadium II sind krankengymnastisch kontrollierte aktive Bewegungsübungen (Gefäßsport) zur Erhöhung der Reservedurchblutung sinnvoll.
Falls konservative Maßnahmen nicht ausreichen, kann in den Stadien II–IV mit verschiedenen Maßnahmen versucht werden, die Gefäße wieder durchgängig zu machen. Dies ist möglich durch perkutane transluminale Angioplastie (PTA), lokale oder syste-

Tabelle 22.4. Therapieprinzipien bei arterieller Verschlußkrankheit

Leitsymptome	Keine Beschwerden	Claudicatio	Ruheschmerz	Nekrose
Stadium nach Fontaine	I	II	III	IV
Therapie der Risikofaktoren	+	+	+	+
Behandlung von Myokardinsuffizienz	+	+	+	+
Thrombozytenaggregationshemmer (ASS)	+	+	+	+
Bewegungstherapie		+		
Vasodilatanzien		+		
Rheologische Maßnahmen (Dextrane, Aderlässe)		+	+	+
Lumeneröffnende Maßnahmen (PTA, Fibrinolyse, Gefäßchirurgie)		+	+	+
Antikoagulation (z. B. nach PTA oder Gefäßchirurgie)	+	+	+	+
Antibiose bei Infekthinweisen			+	+

mische Fibrinolyse, gefäßchirurgische Eingriffe zur Entfernung von Thromben und atheromatösen Plaques sowie durch Bypassoperationen bzw. Gefäßersatz.

Äußerlich. Eine Förderung der arteriellen Durchblutung durch äußerlich auf die Haut aufgebrachte Medikamente ist nicht möglich, da es durch Stealphänomene zu weiteren Nekrosen kommen kann. Außerdem sind meistens die Hautgefäße reflektorisch maximal weitgestellt. Örtliche Therapie ist bei Ulzeration und bei Gangrän erforderlich. Sie soll im wesentlichen eine Sekundärinfektion durch Bakterien und Candida albicans verhindern, daher antibiotische bzw. antimikrobielle Lösungen bei Ulzera. Eine Gangrän sollte, wenn irgend möglich, trocken behandelt werden. Die umgebende Haut wird durch Zinkpaste geschützt. Durch prophylaktische Maßnahmen muß der Entstehung weiterer Druckstellen, Mykosen oder Erysipelen entgegengewirkt werden. Die Amputation sollte nur als letzte Maßnahme erfolgen.

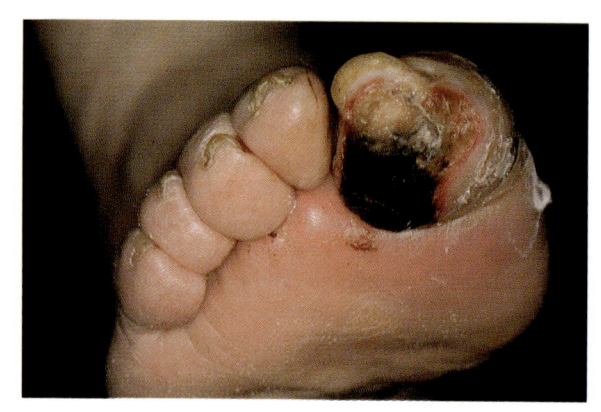

Abb. 22.19. Diabetische Hautgangrän

Oberflächlich wandernde Hautgangrän

Klinik. Meist bei alten Frauen mit peripherer Arteriosklerose kann es durch Obliteration von Arteriolen zu spontaner Hautinfarzierung mit nachfolgender Gangrän und Ulzeration kommen. Sitz sind die Streckseiten der Unterschenkel und die Fußrücken. Das Besondere dieser Erkrankung ist die periphere Progression der relativ oberflächlichen gangränös-ulzerösen Veränderungen bei geringer zentraler Abheilungstendenz.

Differentialdiagnose. Pyoderma gangraenosum, Artefakt. Wichtig ist die angiologische Untersuchung der Beine.

Therapie. Wie bei Arteriosklerose.

Diabetische Angiopathie

Definition. Bei Diabetes mellitus treten am Gefäßsystem verschiedenartige Veränderungen auf, die unter dem Begriff diabetische Angiopathien zusammengefaßt werden. Man unterscheidet eine diabetische Makro- und eine Mikroangiopathie.

Diabetische Makroangiopathie. Sie entspricht klinisch und morphologisch der *Arteriosklerose*, die allerdings bei Diabetikern durchschnittlich 10- bis 20mal häufiger und 10–20 Jahre früher auftritt als bei Gesunden, eher peripher beginnt, rascher progredient und weiter ausgedehnt ist, häufiger die Arme mitbefällt und auch zur stärkeren Mediaverkalkung neigt. Auch die Komplikationen von seiten innerer Organe (Koronarinfarkte) und der Haut (Gangrän) sind häufiger und folgenschwerer.

Diabetische Mikroangiopathie. Sie beginnt als diabetische Angiolopathie schon bei prädiabetischer Stoffwechsellage und besteht in massiven hyalinen Verdickungen der Basalmembranen von Arterien, Venolen und Kapillaren, Endothelproliferationen und Einengung der Lumina. Zu beachten ist auch, daß durch die gleichzeitig bestehende diabetische Neuropathie die reflektorische Steuerung des Gefäßdurchmessers aufgehoben sein kann.

Klinik. Die Mikroangiopathie kann für die Entwicklung kleiner akraler Hautnekrosen verantwortlich sein, während die klassische diabetische Gangrän der Makroangiopathie zugeschrieben wird. Besonders groß ist bei Diabetikern die Neigung zu Sekundärinfektionen durch Candida albicans und Bakterien. Ansonsten finden sich die allgemeinen Symptome der chronischen arteriellen Verschlußkrankheiten an der Haut und den inneren Organen. Sie erfordern prinzipiell ein gleichartiges diagnostisches und therapeutisches Vorgehen unter besonderer Berücksichtigung der diabetischen Stoffwechsellage.

Thrombangiitis obliterans

[Friedländer 1876, von Winiwarter 1879, Buerger 1908]

Synonyme. Endangiitis obliterans, Endarteriitis, Morbus Winiwarter-Buerger

Es ist umstritten, ob diese Erkrankung besser bei den arteriellen Verschlußkrankheiten oder bei den entzündlichen Gefäßerkrankungen einzuordnen ist.

Definition. Entzündliche arterielle Verschlußkrankheit besonders der unteren Extremität bei jüngeren Männern.

Vorkommen. Befallen werden hauptsächlich 25- bis 45jährige Männer, überwiegend Raucher.

Ätiologie und Pathogenese. Die Ursache ist unbekannt, möglicherweise nicht einheitlich und sowohl exogener als auch endogener Natur. Nikotinabusus ist in den meisten Fällen nachweisbar. Angeschuldigt werden Infekte, Kältetraumen, hormonelle Einflüsse (Nebennierenrinde) und genetische Disposition. Auf eine primäre entzündliche Intimaläsion mit Endothelproliferation und Thrombosierungen pfropft sich später sekundär oft eine Arteriosklerose auf.

Klinik. Die Erkrankung tritt meist an einem Bein auf, ausnahmsweise auch am zweiten, dies meist zu einem späteren Zeitpunkt (Raucherbein). Frühsymptom kann eine oberflächliche Thrombophlebitis migrans sein: bei etwa 1/3 der Patienten bilden sich umschriebene druck- und spontanschmerzhafte Rötungen und Schwellungen, die nach 1–2 Wochen mit Hyperpigmentierung abheilen, während neue Herde an anderer Stelle auftreten.
Erstes Zeichen der beginnenden Arterieneinengung ist meist eine überraschende Ermüdbarkeit des Beines; geklagt wird ferner über Kältegefühl in den Füßen oder Parästhesien. Auch kann abnorme Blässe der Extremität auffallen. Mit zunehmender Einengung der arteriellen Gefäßweite stellen sich Dekompensationszeichen als Folge des Mißverhältnisses zwischen Sauerstoffbedarf und -angebot ein. Je nach Sitz des Gefäßverschlusses lassen sich der periphere Typ, der häufige Oberschenkeltyp (Wadenschmerz) und der Beckentyp unterscheiden. Wie bei allen Verschlußkrankheiten werden nach dem Schweregrad die Stadien I (volle Kompensation), II (Claudicatio intermittens), III (Ruheschmerz) und IV (Nekrosen) unterschieden. Im Stadium III können an der Haut bizarr konfigurierte, schmerzhafte Erytheme, seltener petechiale Blutungen auftreten. Im Stadium IV finden sich Nekrosen an den Zehenspitzen; sie können auch an Zehenballen, Fersen, Fußrücken und Unterschenkeln auftreten. Die entstehenden Ulzera zeigen keine Heilungstendenz.
Die Arme sind relativ selten betroffen, am ehesten im Sinne einer Raynaud-Symptomatik; sehr selten besteht eine Mitbeteiligung von Koronar-, Zerebral- und Mesenterialarterien.
Interdigitalmykosen und bakterielle Sekundärinfektionen komplizieren oft die Erkrankung. Auffallend ist auch die herabgesetzte Schweißsekretion.

Histopathologie. In den Frühstadien ist eine Neutrophileninvasion in die ödematös aufgelockerte Arterienwand festzustellen, später finden sich auch Lymphozyten, Makrophagen und einzelne Riesenzellen, Endothelproliferationen, Thrombosierung mit möglicher feiner Rekanalisation und eine auffällige Fältelung der Membrana elastica interna.

Verlauf und Prognose. Der Verlauf ist meist chronisch-schubweise, gelegentlich auch fulminant mit rasch fortschreitender Gangrän. Die Prognose bezüglich der Erhaltung einer befallenden Extremität ist mit Vorsicht zu stellen, nicht selten wird letztlich die Unterschenkelamputation erforderlich. Wegen der nur seltenen Beteiligung innerer Organe ist die Prognose im Gegensatz zur Prognose der Arteriosklerose quoad vitam günstig.

Diagnostische Leitlinien. Für die Diagnose Thrombangiitis obliterans sprechen:

- Krankheitsbeginn unter 40 Jahren
- Männliches Geschlecht
- Nikotinabusus
- Verschluß vom Oberschenkeltyp oder peripheren Typ
- vorangehende oder begleitende Angiitis migrans

Die Lokalisation und der Schweregrad der Arterienverschlüsse werden durch die oben dargestellten Untersuchungsverfahren bestimmt.

Differentialdiagnose. Vor allem die Arteriosklerose verursacht bei entsprechender Lokalisation gleichartige Symptome; sie kann außerdem sekundär aufgepfropft sein.

Therapie. Rauchverbot, Fokussanierung, Vermeidung stärkerer Kältereize. Die Wirksamkeit gefäßerweiternder Mittel ist umstritten. Örtliche Maßnahmen wie warme Bäder sind kontraindiziert, da sie den

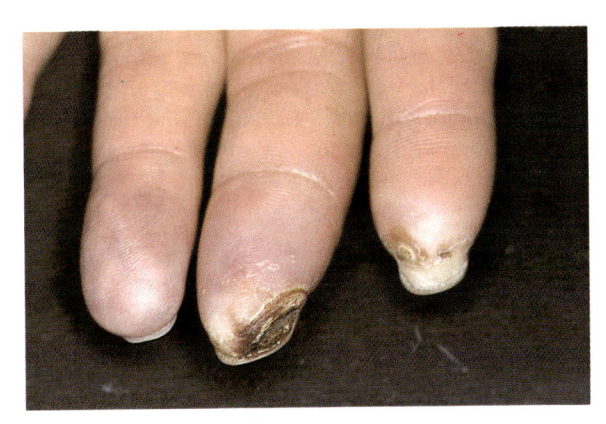

Abb. 22.20. Thrombangiitis obliterans

Sauerstoffbedarf der Peripherie erhöhen. Grenzstrangblockade und Sympathektomie sind vorübergehend wirksam. Die Nekrosen und Ulzera werden örtlich nach allgemeinen dermatologischen Regeln behandelt (proteolytisch, antiinfektiös, Förderung von Granulation und Epithelisierung). Bei ausgedehnten Nekrosen und völligem Gefäßverschluß bleibt nur die Amputation. Im übrigen gelten die gleichen Richtlinien wie bei Arteriosklerose.

Erkrankungen der Venen

Erkrankungen der Venen haben in vielen Industrieländern den Charakter einer Volkskrankheit und sind von großer sozialmedizinischer Bedeutung. Dabei ist fast ausschließlich das Venensystem der Beine von Bedeutung für den Dermatologen. So leiden z.B. in Deutschland über 12 Mio. Menschen an einer Stammvarikose und über 1 Mio. an einem Ulcus cruris als Folge einer chronischen Veneninsuffizienz.

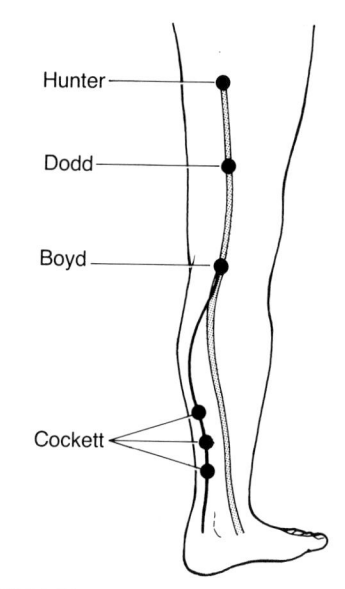

Abb. 22.21. Wichtige Perforansvenen im Verlauf der Vena saphena magna

Anatomie

An den Beinen wird das venöse Blut über das oberflächliche (epifasziale) und das tiefe (subfasziale) Venensystem herzwärts geführt. Kurzstreckige (transfasziale) Perforansvenen verbinden beide Systeme.
Die wichtigsten *oberflächlichen* Venen sind die V. saphena magna und die V. saphena parva. Die erstere zieht an der Medialseite des Beines vom Innenknöchel zur Leistenregion, durchbohrt beim Hiatus saphenus die Fascia lata und mündet in die V. femoralis. Im Bereich der Mündungskrümmung (Krosse) entsteht durch den Zufluß oberflächlicher Venen der anatomisch äußerst variable und für den Chirurgen sehr wichtige Venenstern. Die V. saphena parva steht über den Arcus venosus dorsalis pedis mit der V. saphena magna in Verbindung. Sie verläuft hinter dem Außenknöchel auf der Wade nach proximal, durchdringt im mittleren bis proximalen Drittel die Fascia cruris und mündet S-förmig in die V. poplitea.
Zu den *tiefen Beinvenen* gehören die paarig angelegten Vv. tibiales anteriores et posteriores und die Vv. fibulares. Sie transportieren ihr Blut über die V. poplitea und die V. femoralis superficialis herzwärts. In letztere mündet unterhalb des Leistenbandes die V. profunda femoris. Diese tiefen Leitvenen liegen intermuskulär und begleiten die gleichnamigen Arterien.
Von den intramuskulär gelegenen Unterschenkelvenen sind insbesondere die Vv. gastrocnemii und die Vv. solei von Bedeutung. Alle tiefen Venen sind – gemeinsam mit der sie umgebenden Muskulatur – von der als Widerlager wirkenden unelastischen Fascia lata bzw. Fascia cruris umgeben.
Von den *transfaszial verlaufenden Verbindungsvenen* (Vv. perforantes) des Unterschenkels haben insbesondere die medialseitig gelegenen Cockett-Venen große klinische Bedeutung. Sie verbinden die Vv. tibiales posteriores mit der hinteren Bogenvene (R. posterior der V. saphena magna = V. arcuata posterior). Weitere Perforansvenen sind die ebenfalls medial gelegene Boyd- und Dodd-Perforansvene und die laterodorsal gelegenen Perforansvenen des Gastrocnemius- und Soleuspunktes und die Bassi-Perforansvene. Ihre Lokalisation ist sehr variabel.

Physiologie des venösen Rückstroms

Die Venen sind Teil des Niederdrucksystems. Zu ihren Aufgaben zählen die Blutspeicherung über die Regulation des Venentonus und die Rückführung des Blutes zum Herzen. Diese erfolgt durch den kardialen Transportmechanismus (Sogwirkung während der Systole) und den diaphragmalen Transportmechanismus (abdomino-thorakale Zweiphasenpumpe durch Zwerchfellbewegung bei der Atmung). Diese beiden Pumpmechanismen wirken vorwiegend im Bereich des Rumpfes. In den Venen der Beine beträgt der Druck im Liegen etwa 15 mm Hg, beim Stehen etwa 90 mm Hg. Der Bluttransport zum Herzen wird in diesem Bereich durch die Muskel-Gelenk-Pumpen ermöglicht.
Die Kontraktion der Beinmuskulatur bewirkt eine Kompression der inter- und intramuskulären tiefen

Venen und der transfaszial verlaufenden Perforansvenen. Durch die intravasale Drucksteigerung wird — intakte Venenklappen vorausgesetzt — eine proximalwärts gerichtete Strömung erzeugt. Bei Muskelentspannung wird der geleerte Venenanteil gedehnt und übt nun eine Sogwirkung nach distal aus. Während des Gehens wird durch diese muskulären Druck-Saug-Pumpen das venöse Blut paternosterartig proximalwärts befördert.

Im Gelenkbereich wird der sehnige Anteil der Beinmuskulatur in Form der sogenannten Gelenkpumpen hämodynamisch wirksam: Verspannungslamellen zwischen Venenwand, umgebenden Sehnen und Faszienverstärkungen verursachen in Abhängigkeit von der Gelenkstellung eine Vergrößerung des Venenquerschnitts. Bewegungen im Gelenk führen so über eine intermittierende „Lüftung" der Venen zu einer Sogwirkung auf die distalen Venenabschnitte. Von diesem Pumpsystem sind insbesondere die Fußrückenvenen und die oberflächlich verlaufende V. saphena parva betroffen. Die V. saphena magna, die nicht durch Fasziensysteme mit der Umgebung verbunden ist, wird vorwiegend durch die Saugwirkung im tiefen System über die Vv. perforantes entleert.

Die Muskel- und Gelenkpumpen an Oberschenkel, Unterschenkel und Fuß wirken physiologisch als eine Einheit; in diesem Pumpsystem hat die Wadenmuskel-Sprunggelenk-Pumpe die größte Bedeutung.

Untersuchung bei Venenkranken

Anamnese. Sie sollte folgende Punkte erfassen: familiäre Belastung, Schwangerschaften, hormonelle Antikonzeptiva, Stehberuf, frühere Thrombosen, Operationen, Antikoagulanzientherapie, subjektive Symptome (Spannungs- und Schweregefühl, ruhelose Beine, Wadenkrämpfe), Beschwerdezunahme bei Wärme, nach langem Stehen/Sitzen und vor der Menstruation, abendliche Knöchelschwellung.

Inspektion. Typ, Verteilung und Ausprägungsgrad vorhandener Varizen, trophischer Hautveränderungen, Verfärbungen und Ulzerationen werden dabei festgestellt. Am auf einem Podest stehenden Patienten lassen sich Stamm-, Seitenast-, retikuläre und Besenreiservarizen gut beurteilen. Trophische Hautveränderungen (Unterschenkelstauungsekzem, Hyperpigmentierung, Dermatoliposklerose, Atrophie blanche, Ulzera bzw. Narben nach Ulzera) sind Zeichen einer chronischen Veneninsuffizienz (CVI) und finden sich vorwiegend bei Klappeninsuffizienzen im intra- und transfaszialen System. Einseitige Veränderungen (Umfangsdifferenzen, vermehrte Venenzeichnung, Überwärmung, suprapubische Varizen) können Hinweis auf eine Thrombose oder ein postthrombotisches Syndrom sein.

Ferner sollte auf orthopädische Störungen wie Bewegungseinschränkungen in den Gelenken und Fußdeformitäten geachtet werden.

Palpation. Sie dient der Feststellung von Ödemen, Faszienlücken bei Perforansinsuffizienzen, subkutanen, eventuell schmerzhaften Strängen bei Thrombophlebitiden, Indurationen bei Dermatoliposklerose und Druckpunkten bei Verdacht auf Phlebothrombose.

Klinische Funktionsprüfungen. Die vor knapp 100 Jahren eingeführten klassischen Tests nach Trendelenburg (Prüfung eines pathologischen Refluxes in der V. saphena magna bzw. in den Perforansvenen) und nach Perthes (Prüfung der Durchgängigkeit der tiefen Venen) haben lediglich orientierenden Wert und werden heute als unzuverlässig angesehen. Ähnliches gilt für den Mahorner-Ochsner-Test (Höhenbestimmung insuffizienter Perforansvenen) und den Klopf- oder Undulationstest nach Schwartz (Nachweis der Klappeninsuffizienz in der erweiterten V. saphena magna). Die klinische Untersuchung ist daher durch apparative Methoden zu ergänzen.

Apparative Funktionsprüfungen

Dopplerultraschall-Untersuchung

Damit steht eine leicht erlernbare, rasch durchführbare, zuverlässige und inzwischen unentbehrliche nichtinvasive Methode zur Untersuchung Venenkranker zur Verfügung.

Prinzip. Ein in einen etwa bleistiftdicken Sendekristall eingebauter Schallkopf sendet kontinuierlich für das menschliche Ohr nicht wahrnehmbare Schallwellen (4 bzw. 8 MHz) aus. Über ein Kontaktgel können sie durch die Haut in Blutgefäße dringen und werden an den strömenden Erythrozyten reflektiert. Ihre Reflexion führt zu einer Frequenzveränderung (Dopplerprinzip), die vom Empfangskristall im Schallkopf aufgenommen und im Dopplergerät als hörbare Schallwellen wiedergegeben bzw. graphisch registriert wird. Von der Tonhöhe kann auf die Geschwindigkeit des Blutflusses geschlossen werden. Das venöse Dopplersignal ist niederfrequent und atemabhängig („Brausen des Windes"), das pulssynchrone arterielle Signal ist hochfrequent. Mit nicht-direktionalen Geräten kann die Fließgeschwindigkeit des Blutes, mit direktionalen auch die Strömungsrichtung bestimmt werden.

Mit dem Verfahren können folgende Befunde erhoben werden:
- Klappeninsuffizienz (im oberflächlichen, tiefen oder im Perforanssystem)
- Beginn und Endpunkt des pathologischen Refluxes
- Hinweise für eine Becken- oder Oberschenkelvenenthrombose

Oberflächliche venöse Refluxdiagnostik

Vena saphena magna. Bei stehenden Patienten wird die Sonde über der Krosse aufgelegt und der Patient aufgefordert, den Valsalva-Preßversuch durchzuführen. Beim Venengesunden ist kein Geräusch wahrnehmbar (Strömungsstopp), bei Klappeninsuffizienz hört man ein retrograd gerichtetes Flußgeräusch. In diesem Fall wiederholt man den Preßversuch, nachdem man die Sonde auf der V. saphena magna nach peripherwärts verschoben hat, um den distalen Insuffizienzpunkt und somit das Ausmaß der Klappeninsuffizienz festzustellen.

Vena saphena parva. Auflegen der Sonde an der Hinter- und Außenseite des Unterschenkels, wo die Vene epifaszial liegt. Kompression des unteren Bereichs der Kniekehle. Laute retrograde Flußsignale sind Zeichen einer Insuffizienz.

Venae perforantes. Aufsetzen der Sonde über den palpatorisch erfaßten Faszienlücken. Unterbindung des Zuflusses mittels proximal und distal angelegter Stauschläuche oder Aufdrücken eines Gummirings. Bei Bewegung des Fußes oder manueller Kompression der distal gelegenen Muskulatur ergibt sich ein Flußgeräusch bei Perforansinsuffizienz vom tiefen in das oberflächliche System.

Tiefe venöse Refluxdiagnostik

Insuffizienzen der *tiefen Leitvenen* der unteren Extremität lassen sich durch Kompression der benachbarten Muskelabschnitte nachweisen. Komprimiert man proximal, darf kein Reflux vorliegen, während bei der Dekompression ein physiologisches Flußgeräusch als Zeichen des venösen Abflusses hörbar wird. Komprimiert man distal, so hört man das verstärkte physiologische Abstromgeräusch. Bei Dekompression ist nur im Falle einer Klappeninsuffizienz ein Flußgeräusch als Ausdruck eines pathologischen Refluxes hörbar.
Die paarigen *Unterschenkelvenen* (Vv. tibiales anteriores, Vv. tibiales posteriores und Vv. fibulares) sind in der Knöchelregion neben den entsprechenden Arterien auffindbar. Bei Wadenkompression kommt es zu einem Refluxgeräusch als Zeichen der Klappeninsuffizienz.
In der Kniekehle liegt die *V. poplitea* lateral der Arterie. Bei Klappeninsuffizienz findet sich ein Refluxgeräusch bei Kompression des Oberschenkels bzw. bei Dekompression des Unterschenkels.
Am Oberschenkel wird die *V. femoralis superficialis* im Bereich des Adduktorenkanals und die *V. femoralis communis* in der Leistenbeuge aufgesucht. Bei Klappeninsuffizienz findet sich ein Flußgeräusch beim Valsalva-Preßversuch bzw. bei Dekompression des distalen Oberschenkeldrittels.

Thrombosediagnostik

Bei *Beckenvenenthrombose* sind die Strömungssignale in der Leistenregion nicht mehr diskontinuierlich, d.h. sie weisen keine Atemmodulation mehr auf. Sie sind vielmehr als Ausdruck des distal der Thrombose erhöhten Venendrucks kontinuierlich und höherfrequent. Beim Valsalva-Preßversuch erfolgt kein Strömungsstopp.
Bei *Oberschenkelthrombose* sind die entsprechenden Veränderungen der Strömungssignale über der V. poplitea der Kniekehle zu hören.
Über Kollateralvenen finden sich unter Umständen Spontangeräusche (S-sounds), die sich nach Kompression distaler Venenabschnitte oft nicht mehr verstärken lassen. Liegt zwischen Kompressionsort und Ableitungsort die Thrombose, so sind bei Kompression distal auch keine verstärkten Flußgeräusche (A-sounds) mehr hörbar.
Bei *Unterschenkelvenenthrombosen* sind die Dopplerphänomene sehr unspezifisch und können nicht verwertet werden. Aufgrund der physiologischen Umgehungskreisläufe (3 Venenpaare) sind die Schallphänomene zu schwach ausgeprägt.
Während bei der *Reflux*diagnostik die Schallphänomene sehr spezifisch sind und damit weitergehende Untersuchungen meist entfallen können, muß beim positiven Ausfall der *Thrombose*zeichen eine Absicherung der Diagnose mittels Duplex oder Phlebographie erfolgen.

Lichtreflexionsrheographie (LRR)

Es handelt sich um ein nichtinvasives, optoelektronisches (photoplethysmographisches) Verfahren, bei welchem die Reflexion von in die Haut eingestrahltem Infrarotlicht registriert wird. Da gefüllte Blutgefäße weniger reflektieren als undurchblutetes Hautgewebe, verringert sich mit zunehmender Blutfülle die Helligkeit im erfaßten Meßfeld oberhalb des Innenknöchels.

Bei Betätigung der Muskelpumpe — 10 Dorsal- und Plantarbewegungen im Sitzen — werden neben den intra- und extrafaszialen Venen auch die venösen Gefäßplexus der Haut entleert, die über subkutan gelegene Sammelvenen und kleine Perforansvenen mit den tieferen Venen kommunizieren. Das Absinken des Venendrucks führt über die Volumenreduzierung zu einer Verminderung der Gefäßoberfläche, die an der unteren Extremität in gewissen Bereichen mit dem Druckabfall in linearer Beziehung steht.

Über ein Schreibsystem können in der Lichtreflexionsrheographie-Kurve die maximale Reflexionsdifferenz (ΔR in mV) als Ausdruck der venösen Drainage und die venöse Auffüllzeit (t_0 in s) bestimmt werden. Dies ist die Zeit, die nach Ende des Bewegungsprogramms bis zur erneuten Auffüllung der venösen Plexus benötigt wird. Sie erfolgt beim Gesunden anterograd vom Arteriensystem her über Arteriole, Kapillare, Venole; beim Venenkranken erfolgt die Auffüllung bei Klappeninsuffizienz des oberflächlichen oder tiefen Systems zusätzlich retrograd, d.h. durch einen pathologischen Reflux. Je kürzer die Auffüllzeit (beim Gesunden > 25 s), um so ausgeprägter die venöse Abflußstörung.

Die Methode hat sich in den letzten 10 Jahren zu einem Standardverfahren entwickelt. Im Gegensatz zur Ultraschalldoppleruntersuchung, bei der isoliert einzelne Venenabschnitte untersucht werden, gibt sie Auskunft über die Globalfunktion des Venensystems einer Extremität.

Phlebodynamometrie

Bei dieser blutigen (direkten) Venendruckmessung wird eine Fußrückenvene punktiert. Über einen Druckwandler wird der Venendruck während eines definierten Bewegungsprogramms (Kniebeugen, Zehenstände) aufgezeichnet. Die Höhe des Druckabfalls unter Belastung (beim Gesunden etwa 60 mm Hg) und die Auffüllzeit (in s) nach Belastungsende geben Auskunft über die venöse Förderleistung der Muskel-Gelenk-Pumpe. Die Phlebodynamometrie gilt nach wie vor als das genaueste Untersuchungsverfahren, wird jedoch wegen der Schmerzhaftigkeit und Komplikationsmöglichkeiten (Hämatombildung, Phlebitis) heute als Routineuntersuchung nur noch vereinzelt durchgeführt.

Venenverschlußplethysmographie (VVP)

Bei der VVP wird durch eine am Oberschenkel angelegte Manschette eine venöse Stauung erzeugt. Mittels eines Dehnungsmeßstreifens am Unterschenkel wird die Volumenzunahme (in ml/100 ml Gewebe) und — nach Beendigung der Stauung — die Volumenabnahme (in ml/100 ml Gewebe/min) gemessen. Dadurch erhält man eine Aussage über die venöse Kapazität und den venösen Rückstrom. Zusätzlich können die venöse Elastizität und die kapilläre Filtrationsrate bestimmt werden. Als Nachteil der Methode wird die relativ schlechte Reproduzierbarkeit angegeben.

Phlebographie

Während die bisher aufgeführten apparativen Methoden vor allem der Funktionsuntersuchung dienen, erlaubt die Phlebographie die Untersuchung der Morphologie des Venensystems. Sie ist indiziert, wenn vor eingreifenden Maßnahmen durch andere Methoden keine sicheren Aussagen möglich sind, z. B. bei Fehlbildungen des Venensystems, bei AV-Fisteln und beim postthrombotischen Syndrom. Die Phlebographie ist ferner die Standardmethode zur Diagnostik und Verlaufskontrolle bei Phlebothrombosen.

Bei der aszendierenden Phlebographie wird das Kontrastmittel in eine Fußrückenvene injiziert, nachdem durch Kompression oberhalb des Knöchels ein Abfluß über das epifasziale Venensystem verhindert wird. Beim anschließenden Valsalva-Versuch wird das Kontrastmittel bei Klappeninsuffizienz retrograd über die Krosse oder über transfasziale Verbindungsvenen in das oberflächliche System geleitet. So ist neben der Morphologie auch noch eine Beurteilung der venösen Hämodynamik möglich.

Als Kontraindikationen der Phlebographie gelten Kontrastmittelunverträglichkeiten, fehlende therapeutische oder gutachterliche Konsequenzen, schwere Allgemeinerkrankungen (insbesondere durch Schilddrüse, Leber, Niere), ausgeprägtes Lymphödem und die Schwangerschaft (relative Kontraindikation). Mögliche Komplikationen dieser Untersuchung sind Intoleranzreaktionen, seltener Allergien auf Kontrastmittel sowie kontrastmittelinduzierte Thrombophlebitiden bzw. Phlebothrombosen.

Duplexsonographie

Bei diesem Verfahren, welches auch mit Farbkodierung angeboten wird, handelt es sich um die Kombination eines bildgebenden Verfahrens (B-Mode, Realtime-Technik) mit der Möglichkeit zur gleichzeitigen Doppleruntersuchung. Nichtinvasiv können neben Strömungsrichtung, -volumen und -geschwindigkeit auch Veneninhalt, Venenklappen, Venenwand und Venenumgebung beurteilt werden. Bei bestimmten Fragestellungen ist es dadurch möglich, auf die Phlebographie zu verzichten. Die Duplexsonographie hat trotz der hohen Gerätepreise in den letzten Jahren eine weite Verbreitung gefunden.

Varikose

Definition. Varizen sind schlauchartig, knotig oder ampullär erweiterte und meist geschlängelt verlaufende Venen. Bei ausgedehntem Befall spricht man von Varikose.

Vorkommen. Varizen sind besonders in den Industrieländern sehr häufig. In der Basler Studie von 1978 fand sich eine relevante Varikose bei 9% der Untersuchten, eine krankhafte bei 3–4%. Mit zunehmendem Alter kommt es zu einem linearen Anstieg; bei den 70jährigen war die Häufigkeit rund 10mal größer als bei den 30- bis 40jährigen. Die Tübinger Studie von Fischer 1981 zeigte ein klinisch relevantes Krampfaderleiden bei 15% der Untersuchten. Bei 1000 nach Zufallskriterien ausgewählten Patienten einer dermatologischen Poliklinik konnten bei jedem 2. Untersuchten äußerlich sichtbare Venenveränderungen festgestellt werden. Von diesen wurden 25% als leichtgradig, 10% als mittelgradig und 15% als krankhaft eingestuft. Frauen weisen etwa doppelt so oft Varizen der unteren Extremitäten auf wie Männer.

Ätiopathogenese. Primäre Varikose. Bei der Entstehung der primären Varikose spielen Alter, familiäre Disposition und hormonelle Situation (weibliches Geschlecht, mehrfache Schwangerschaften, hormonale Kontrazeptiva) eine entscheidende Rolle. Umbauvorgänge in der Venenwand führen zu einer Abnahme kontraktiler und einer Zunahme bindegewebiger Elemente und dadurch zu Venendilatation und Klappeninsuffizienz.
Die primäre (genuine, idiopathische) Varikose manifestiert sich jenseits des 20. Lebensjahres, vorwiegend im Bereich der V. saphena magna. Den klinisch sichtbaren Varizen gehen pathologische Refluxe voraus, insbesondere im Bereich der Krosse. Im Laufe der Zeit schreitet die Venendilatation nach distal fort. Dieser Prozeß wird gefördert durch retrograd gerichtete pathologische Refluxe in Form kurzfristiger „Rammstöße" bei Druckerhöhungen im Abdomen.

Lokalisation. Betroffen sind vorwiegend die epifaszial gelegenen Hautstämme, es können jedoch alle Venen isoliert oder in Kombination betroffen sein.

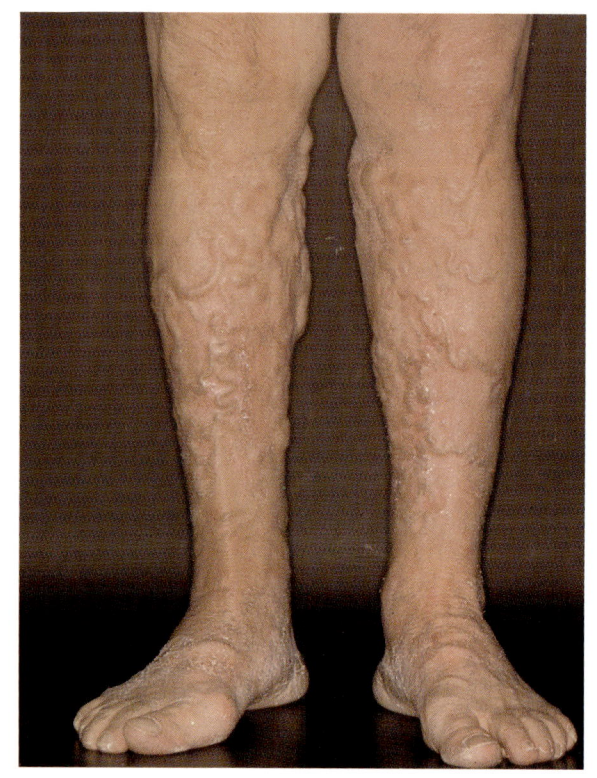

Abb. 22.22. Primäre Varikose

Lokalisation von Varizen an der unteren Extremität

Epifasziales System

- *Subkutan*
  Stammvarikose (V. saphena magna und parva)
  Seitenastvarikose (V. saphena magna accessoria medialis und lateralis = V. subcutanea femoris medialis und lateralis, V. arcuata anterior und posterior = vordere und hintere Bogenvene)
  Retikuläre Varikose (netzartige Venengeflechte ohne Zusammenhang mit den Stammvenen)
- *Intradermal*
  Besenreiservarizen (kleinste, büschelartige Venenerweiterungen, oft paraplantar und am Oberschenkel)

Transfasziales System

Perforansvenen (insbesondere die im Abschnitt Anatomie erwähnten)

Subfasziales System

Leitveneninsuffizienz (Vv. tibiales et fibulares, V. poplitea, V. femoralis). Diese Venenerweiterungen sind klinisch nicht sichtbar, jedoch mittels Dopplerultraschall nachweisbar

Diagnostik. Die primäre Varikose, die vorwiegend das epifasziale Venensystem betrifft, ist durch Inspektion und Palpation leicht zu diagnostizieren. Mittels Dopplerultraschalluntersuchung läßt sich der Schweregrad der oberflächlichen Veneninsuffizienz der Stammvenen feststellen.

Insuffizienz der V. saphena magna

Grad I   Insuffizienz der Krosse
Grad II Reflux bis oberhalb des Knies
Grad III Reflux bis unterhalb des Knies
Grad IV Reflux bis zum Innenknöchel

Insuffizienz der V. saphena parva

Grad I   Insuffizienz der Einmündung
Grad II Reflux bis zur Unterschenkelmitte
Grad III Reflux bis zum Außenknöchel

Symptome. Die primäre Varikose kann, insbesondere bei noch bestehender Suffizienz der Venenklappen, lange Zeit beschwerdefrei verlaufen; lediglich die dilatierten Venen können kosmetisch auffallen. Sie kann sich jedoch auch in Form von Spannungsgefühl und schweren, ruhelosen Beinen mit abendlichen Ödemen manifestieren. Das isolierte Auftreten von Besenreiservarizen hat lediglich ästhetische Bedeutung.

Auswahl von Therapieverfahren. Mittels Lichtreflexionsrheographie läßt sich durch Ausschaltung insuffizienter Venenabschnitte (Abdrücken des proximalen Refluxpunktes) feststellen, ob eine besserbare oder eine nicht besserbare Veneninsuffizienz vorliegt. Diese prognostische Aussage dient der Auswahl des Therapieverfahrens und ist insbesondere vor Durchführung invasiver Maßnahmen (Sklerosierung, Operation) indiziert.

Verlauf und Prognose. Bei bestehender Varikosis tritt im Laufe der Jahre meist eine Progredienz des Leidens auf. Mit Komplikationen oder mit Übergang in eine chronische Veneninsuffizienz ist zu rechnen. Daher sollte frühzeitig eine Unterbindung des proximalen Insuffizienzpunktes oder eine Beseitigung insuffizienter Venenabschnitte erfolgen.

Therapie. Als konservatives Verfahren kann die Kompression durch Kompressionsstrümpfe oder -verbände eingesetzt werden. Bei jungen Patienten sollte jedoch invasiven Verfahren (Verödung bzw. Operation in Form von Venenstripping, Unterbindung der Krosse, Perforansunterbindung bzw. -dissektion) der Vorzug gegeben werden, um einer chronischen Veneninsuffizienz möglichst effektiv vorzubeugen.

Schwangerschaftsvarikose

Varizen in der Schwangerschaft finden sich bei Erstgebärenden in etwa 1/3 der Fälle, bei Multiparen in etwa 2/3 der Fälle. Neben den typischen Lokalisationen treten zusätzlich oft vaginale, suprapubische und Vulvavarizen hinzu. Ein Großteil der Varizen bildet sich post partum wieder zurück. Das Tragen eines Kompressionsstrumpfes der Klasse I wird empfohlen, sobald Beinbeschwerden auftreten.

Sekundäre Varikose

Sekundäre Varizen können als Folge von Fehlbildungen (Klappenagenesie, AV-Fisteln, Klippel-Trénaunay-Syndrom) auftreten. In der überwiegenden Mehrzahl der Patienten entstehen sie jedoch nach einer Phlebothrombose. Sie treten bei akutem Venenverschluß bzw. einer extravasal bedingten Lumeneinengung des tiefen Systems oder im Rahmen eines postthrombotischen Syndroms auf. Hierbei sind nach Rekanalisation der tiefen Beinvenen die Venenklappen zerstört. Da durch die Muskelpumpe das Venenblut sowohl nach proximal als auch nach distal gepumpt wird, erhöht sich der Druck im tiefen System, und das Blut strömt retrograd über die Perforansvenen ins epifasziale System. Hier wird durch Überdehnung der oberflächlichen Kollateralvenen eine Klappeninsuffizienz erzeugt. Da Patienten mit primären Varizen leichter an einer Phlebothrombose oder Thrombophlebitis erkranken als Gesunde, sind Kombinationen von primären und sekundären Varizen möglich.

Komplikationen der Varikose

Akute Varizenblutung

Definition. Venöse Blutung aus einem rupturierten Varixknoten.

Klinik. Plötzliches Auftreten einer oft starken Blutung, meist nach einem Bagatelltrauma, die bei aufrechter Körperhaltung nicht zum Stehen kommt. In Einzelfällen (Alkoholiker) ist es zum Tod durch Verbluten gekommen.

Therapie. Hochlagerung der Extremität, Kompressionsverband. Bei Blutung aus einer großen Varize sollte eine Venenunterbindung in Lokalanästhesie vorgenommen werden. Später empfiehlt sich eine Sklerosierung oder die operative Entfernung.

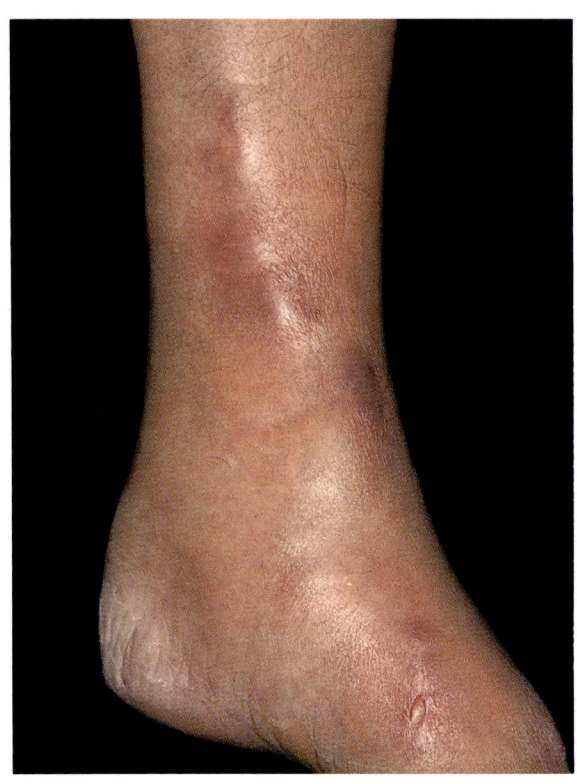

Abb. 22.23. Oberflächliche Thrombophlebitis

Thrombophlebitis superficialis und Varikophlebitis

Definition. Umschriebene Entzündung der Venenwand (Phlebitis) und der Venenumgebung (Periphlebitis) mit Thrombenbildung (Thrombophlebitis) und partiellem oder vollständigem Verschluß des Lumens der oberflächlichen Venen. Bei Erkrankung einer Varize spricht man von Varikophlebitis.

Vorkommen. Häufig. Die Inzidenz der Thrombophlebitis an den Beinen liegt bei etwa 1% der Bevölkerung. Ungefähr 2% der 20jährigen, jedoch 23% der 70jährigen haben bereits eine Thrombophlebitis durchgemacht.

Ätiologie und Pathogenese. Wandschädigung, Strömungsverlangsamung und erhöhte Gerinnungsbereitschaft (*Virchow-Trias*) spielen eine wichtige Rolle, wobei einzelne Komponenten überwiegen können. Neben lokalen ursächlichen Faktoren (Injektion, Venenkatheter, Insektenstich, umschriebene Hautinfektion, Trauma) spielen möglicherweise auch noch immunologisch-allergische Faktoren eine Rolle (Phlebitiden bei immunologischen Erkrankungen, Malignomen, chronischen Pankreasaffektionen). Bettlägerigkeit fördert die Entstehung.

Klinik. Bei der akuten Thrombophlebitis sieht man eine umschriebene, streifenförmige, entzündlich gerötete und schmerzhafte Anschwellung im Verlauf einer Vene; unter Umständen ist die Vene als solider Strang palpierbar. Nur in den ganz seltenen Fällen, in denen der Thrombus über die Saphenamündung in die V. femoralis reicht, ist die Gefahr einer Thrombusablösung und Lungenembolie gegeben. Nach Rückbildung der akuten Erscheinungen können über längere Zeit noch derbe Strangbildungen (Phlebosklerose) und Hyperpigmentierungen der Haut feststellbar sein.

Allgemeinbefunde. Das Allgemeinbefinden ist normalerweise nicht gestört, die Körpertemperatur ist nicht erhöht. Fieber, Leukozytose und BSG-Erhöhung können jedoch insbesondere bei infektiösen oder septischen Verläufen vorkommen.

Differentialdiagnose. Ein Erysipel ist auszuschließen; es ist meist flächenhafter ausgedehnt, weist keine Strangbildungen auf und geht typischerweise mit stärkeren Allgemeinerscheinungen (Fieber, Schüttelfrost) einher.

Histopathologie. Die Venenwand ist von Entzündungszellen durchsetzt, das Lumen durch einen Thrombus eingeengt bzw. verschlossen. Später kommt es zur Rekanalisation oder zu bindegewebiger Durchsetzung (Phlebosklerose), evtl. mit Kalksalzeinlagerungen (Phlebokalzinose).

Komplikationen. Die oberflächliche Thrombophlebitis spricht gut auf Behandlung an und klingt meist innerhalb von einigen Tagen ab. Bei den seltenen abszedierenden Verlaufsformen, oft auf Wach- und Intensivstationen, kann es zu einer Einschmelzung kommen: am Unterschenkel manifestiert sich dies als postphlebitisches Ulcus cruris. Bakterielle Verlaufsformen können in seltenen Fällen auch Ausgangspunkt für eine Sepsis oder – bei Übergreifen auf das tiefe Venensystem – eine septische Lungenembolie sein.

Therapie
Äußerlich. Die wichtigsten therapeutischen Maßnahmen sind ein fester Kompressionsverband und die Mobilisation des Patienten. Der Verband fixiert den Thrombus und bildet ein Widerlager für die Muskelpumpe, die eine Erhöhung der Strömungsgeschwindigkeit des venösen Blutes bewirkt. Bei Immobilisation ist die Gefahr des Thrombenwachstums unter Umständen bis in die tiefen Venen gegeben. Es sollte versucht werden, durch Stichinzision eine Expression des Thrombus zu erreichen, da dies zu einer sofortigen Schmerzfreiheit und zu deutlicher Beschleuni-

gung des Heilungsverlaufs führt. Das Auftragen gerinnungshemmender Stoffe, z. B. Heparin in Salben- oder Gelgrundlage, wird aufgrund des Kühleffektes als angenehm empfunden. Bei entzündlichen Veränderungen nach i.v. Injektionen sind auch feuchte (Alkohol-)Umschläge günstig.
Innerlich. Insbesondere bei starken Schmerzen können Antiphlogistika oral oder parenteral gegeben werden (Azetylsalizylsäure, andere nichtsteroidale Antiphlogistika). Bei infektiösen oder septischen Thrombophlebitiden sind Antibiotika indiziert.

Thrombophlebitis migrans

Synonyme. Phlebitis saltans, Thrombophlebitis saltans

Definition. In wechselnden Lokalisationen chronisch-rezidivierende, umschriebene oberflächliche Thrombophlebitis: oft symptomatisch bei anderen Erkrankungen.

Vorkommen. Betroffen sind meist Männer jüngeren und mittleren Alters.

Ätiopathogenese. Vermutet wird eine allergisch-hyperergische Gefäßreaktion, da die Erkrankung häufig bei chronischen bakteriellen Fokalinfekten und bei Thrombangiitis obliterans vorkommt. Auffällig ist auch das Zusammentreffen mit malignen Tumoren (Pankreas, Lunge, Prostata) sowie Systemerkrankungen wie Morbus Behçet, Morbus Hodgkin, Gicht oder Leukosen.

Klinik. Sitz sind vor allem die Streck- und Außenseiten der unteren Extremität. Die umschriebene, strangförmige, relativ oberflächennahe druckschmerzhafte Thrombophlebitis mit entzündlich-gerötetem Hautareal springt schubweise in einem längeren Zeitraum über verschiedene, zusammenhängende, etwa 4 bis 10 cm lange Venenabschnitte.
Das Allgemeinbefinden ist meist nicht beeinträchtigt, neue Schübe können mit kurzzeitigen Temperaturerhöhungen einhergehen.

Verlauf. Der einzelne Schub heilt in 2–3 Wochen unter Hinterlassung einer leichten Hyperpigmentierung ab. Die Krankheit kann nach vielen Schüben spontan verschwinden oder bessert sich nach Ausschaltung einer möglichen Ursache.

Histopathologie. Die Venen des Kutis-Subkutis-Plexus zeigen neben dem thrombotischen Verschluß eine perivenöse histiozytäre Infiltration, später Rekanalisation, intravasale und intramurale Granulome mit Riesenzellen.

Differentialdiagnose. Nodöse Erytheme, Pannikulitiden.

Therapie. Wichtig ist die exakte Erfassung der Ursachen. Ferner Rauchverbot, Fokalsanierung, Behandlung mit Antibiotika und Antiphlogistika. Örtliche Behandlung wie bei Thrombophlebitis.

Strangförmige oberflächliche Phlebitiden
[Favre 1929]

Synonym. Phlébite en fil de fer

Definition. Subkutane oberflächliche sklerosierende Endophlebitis unbekannter Ursache, die mit derber Strangbildung einhergeht und spontan abheilt.

Ätiologie. Unbekannt. Örtliche Traumen, Röntgenbestrahlungen, Tumoren, Fokalinfekte (Prostatitis etc.) sollen bedeutsam sein.

Klinik. Sitz der Erkrankung ist meist die seitliche Brustwand (*Mondor-Krankheit*), daneben kommt sie an den Extremitäten, am Hals und am Penis (Kranzfurchenphlebitis) vor. Ohne stärkere subjektive Beschwerden entwickelt sich im Verlauf einer oberflächlichen Vene ein bis bleistiftdicker harter Strang. Die darüber liegende Haut bleibt normal.

Therapie. Zunächst Ursachensuche. Gute Spontanheilungstendenz innerhalb einiger Wochen. Behandlung mit Heparinsalben; innerlich, falls erforderlich, nichtsteroidale Antiphlogistika.

Mondor-Krankheit

Synonyme. Mondor-Syndrom (1939), phlébite en cordon de la paroi thoracique

Klinik. Es handelt sich um die häufigste Lokalisation einer strangförmigen oberflächlichen Phlebitis an der vorderen Brustwand im Bereich der V. thoracoepigastrica. Frauen sind bevorzugt betroffen. Man findet an der seitlichen Brustwand in der vorderen Axillarlinie einen geradlinig längs verlaufenden, stricknadel- bis bleistiftdicken harten Strang, seltener zusätzliche Nebenstränge. Das Bild wird besonders deutlich beim Hochheben des Armes. In Wochen bis Monaten erfolgt spontane Abheilung. Nicht selten findet man pathologische Veränderungen im Brust- oder Axillenbereich (Furunkel, Schweißdrüsenabszeß, Tumoren).

Phlebothrombose (Thrombophlebitis profunda)

Definition. Thrombotischer Verschluß oder Teilverschluß des Lumens tiefer Venen, vorwiegend im Bereich von Becken oder Beinen mit Gefahr von Lungenembolie.

Vorkommen. Betroffen sind überwiegend bettlägerige Patienten intra- und postoperativ, insbesondere bei Eingriffen in Vollnarkose am Knochensystem und intraabdominal, aber auch bei Tumoren, nach Herzinfarkt oder Apoplexie und im Wochenbett. Weitere Risikofaktoren sind höheres Alter, bestehende Varicosis und Einnahme von Ovulationshemmern. Thrombosen können jedoch auch bei Venengesunden nach Immobilität (Flugreise) oder bei extremer körperlicher Überanstrengung (Bergtour) auftreten.

Ätiopathogenese. Wie bei der Thrombophlebitis superficialis spielt die Virchow-Trias eine entscheidende Rolle; insbesondere die erhöhte Gerinnungsbereitschaft durch vermehrte Produktion thromboplastischer oder durch verminderte Bildung fibrinolytischer Substanzen ist von Bedeutung. Bei rezidivierenden Thrombosen sollte ein Mangel an Antithrombin III, Protein C, Protein S, Heparinkofaktor II, Plasminogen, Faktor XII und Präkallikrein ausgeschlossen werden. Im Einzelfall liegt meist ein komplexes Geschehen vor. Nach Operationen tritt z.B. eine Hyperprothrombinämie mit Thrombozytenvermehrung auf, am Ende der Schwangerschaft eine Vermehrung von Faktor V, Prothrombin und Fibrinogen; auch bei Entzündungen, Tumoren und nach Myokardinfarkten findet sich oft erhöhtes Fibrinogen. Hinzu treten die Lokalisationsfaktoren, die durch anatomisch-physiologische Gegebenheiten der Strömungsgeschwindigkeit und durch Wandschäden gegeben sind.

Klinik. Bei ambulanten Patienten finden sich oft akute klinische Erscheinungen, bei bettlägerigen Patienten sind die Symptome meist nur minimal ausgeprägt und die unter Umständen tödliche Lungenembolie kann erstes Symptom sein.
Frühsymptome sind Schweregefühl in den Beinen, manchmal krampfartige Schmerzen in Fußsohle und Wade, subfebrile Temperaturen und Tachykardie. Bei akutem Beginn ergibt sich die Diagnose aus der Trias von Beinödem, Zyanose und Schmerzen. Die Schmerzen werden besonders bei herabhängendem Bein, beim Auftreten und beim Husten empfunden. Palpatorisch fällt die einseitige Konsistenzvermehrung der Beinmuskulatur auf, oberflächliche Venen sind stark erweitert (*Pratt-Warnvenen*). Manchmal ist der betroffene Venenstrang in der Tiefe durckschmerzhaft zu palpieren, die Haut darüber erwärmt. Fieber, Schüttelfrost und Tachykardie (Kletterpuls) können hinzutreten.

Schmerzprovokationstests. Starke Druckempfindlichkeit besteht je nach Lokalisation der Phlebothrombose an der Fußsohle, am Innenrand des Fußgewölbes (*Payr-Druckpunkt*), an der Ferse, hinter und über dem Innenknöchel, am Wadenansatz, der medialen Schienbeinkante, in der Kniekehle, am Oberschenkel über dem Adduktorenkanal und in der Fossa ovalis. Rasche Dorsalextension des Fußes führt zu Schmerzen in der Wade (*Homan-Zeichen*). Überstreckung des Kniegelenks verursacht Schmerzen in der Poplitea (*Sigg-Zeichen*). Beim Schütteln des Beines werden Schmerzen angegeben. Ein wichtiges Zeichen ist der Wadenkompressionsschmerz nach Aufpumpen mit einer Blutdruckmanschette (*Lowenberg-Test*). Die Bewertung erfolgt im Seitenvergleich (Druckdifferenz bei Erreichen der Schmerzgrenze > 20 mm Hg = positiver Test).

Komplikationen. Wichtigste *Frühkomplikation* ist die *Lungenembolie*. Klinische Zeichen dafür sind Unruhe, kalter Schweiß, Fieber, Tachykardie, Brustschmerzen, Einschränkung der Atemexkursionen, Leukozytose und erhöhte BSG. Husten mit sanguinolentem bräunlichrötlichen Auswurf ist ein diagnostisch sicheres Zeichen. *Spätkomplikationen* sind das *postthrombotische Syndrom* mit sekundärer Varicosis, chronischer Veneninsuffizienz, Ulcus cruris und arthrogenem Stauungssyndrom.

Diagnostische Leitlinien. Die Diagnose ist allein aufgrund klinischer Tests nicht sicher zu stellen (falschpositiv ebenso wie falsch-negativ). Eine Phlebographie ist bei entsprechendem Verdacht daher unbedingt indiziert. Dopplersonographie, Lichtreflexionsrheographie, Venenverschlußplethysmographie, Radiofibrinogentest und Duplexsonographie können hilfreich sein.

Differentialdiagnose. Lymphödem, Lipödem, Erysipel, postthrombotisches Ödem, Muskelzerrung oder Muskelriß.

Therapie. Die Therapie ist abhängig vom Alter der Thrombose, Alter des Patienten und Begleiterkrankungen. Sie sollte in Kooperation mit einem Internisten durchgeführt werden. Während Unterschenkelvenenthrombosen insbesondere bei älteren Menschen ambulant mit einem Kompressionsverband behandelt werden können, ist bei Thrombosen in anderen Lokalisationen, insbesondere bei Mehretagenthrombosen im Becken- und Oberschenkelbereich, strikte Bettruhe mit Kompressionsverband indiziert.
Fibrinolyse. Hierbei wird ein Fibrinolytikum (Urokinase, Streptokinase) intravenös infundiert, um eine

Auflösung der Thromben unter Erhaltung der Venenklappen zu bewirken. Dieses Verfahren ist bei jüngeren Patienten und frischen Thrombosen möglichst innerhalb der ersten 5 Tage indiziert. Mehretagenthrombosen sind nicht lysierbar.

Antikoagulanzien. Die Therapie wird zunächst mit Heparin eingeleitet und anschließend mit Cumarinpräparaten fortgeführt. Dadurch sollen das Fortschreiten der Thrombose und die Bildung neuer Thromben verhindert werden. Antibiotika sind bei möglicherweise auslösenden infektiösen Grunderkrankungen notwendig.

Antikoagulanzien und Fibrinolyse sind unter folgenden Bedingungen kontraindiziert: Gravidität im ersten Trimenon, hämorrhagische Diathesen, Hypertonus mit Werten >200 mm Hg, Karzinome, Magen-Darm-Ulzera, postoperativ in den ersten 14 Tagen und bei hohem Alter (>70 Jahre).

Thrombektomie. Bei diesem Verfahren wird der Thrombus mittels Katheter chirurgisch entfernt. Es ist indiziert bei frischen Thrombosen insbesondere im femoro-iliakalen Bereich.

Prophylaxe. Jede unnötige Verordnung von Bettruhe ist zu vermeiden. Frühzeitiges Aufstehen nach Operationen, Beinhochlagerung, Atem- und Beingymnastik, Kompressionsverbände oder Kompressionsstrümpfe bei allen Gefährdeten. Digitalisierung bei latenter Herzinsuffizienz, Gewichtsreduktion bei Adipositas, Sklerosierung oder Operation von Varizen. Zur medikamentösen Prophylaxe werden niedrige, subkutan applizierte Heparindosen bei Risikopatienten empfohlen.

Chronische Veneninsuffizienz

Definition. Unter der Bezeichnung chronische Veneninsuffizienz (CVI) werden Hautveränderungen an den Beinen zusammengefaßt, die sich aus den Störungen des venösen Blutrückflusses ergeben.

Vorkommen. Von einer chronischen Veneninsuffizienz sind in Deutschland über 5 Mio. Patienten betroffen, Frauen häufiger als Männer; über 1 Mio. Menschen leiden an einem Ulcus cruris venosum.

Ätiologie. Eine CVI kann bei Insuffizienz des oberflächlichen, des tiefen oder des transfaszialen Systems entstehen. Sie kann sowohl im Rahmen einer primären Varikose als auch bei sekundärer Varikose nach einer Phlebothrombose als postthrombotisches Syndrom auftreten.

Pathogenese. Die Klappeninsuffizienz führt zu pathologischen Refluxen mit ambulatorischer Hypervolämie und Hypertension in den Unterschenkelvenen. Dadurch kommt es zur Gefäßdilatation bis in den Kapillarbereich; dies führt zur Lückenbildung zwischen den Endothelzellen und damit zu einer erhöhten transkapillären Passage von Flüssigkeit (Ödembildung), Erythrozyten (Hämosiderinablagerung) und Eiweiß aus dem Gefäßsystem ins Interstitium. Die austretenden Proteine stimulieren die Fibroblasten und bewirken eine überschießende Kollagensynthese in Dermis und Subkutis (*Dermatoliposklerose*). Innerhalb dieser sklerotischen Hautbezirke kommt es zu Störungen der Mikrozirkulation mit vermehrter Schlängelung, Thrombosierung und Rarefizierung der Kapillaren (*Atrophie blanche*). Der vermehrte Austritt von Fibrinogen bei gestörter Fibrinolyse führt zur Bildung perikapillärer Fibrinmanschetten. Neben der Verminderung der Perfusion bei der Dermatoliposklerose entsteht so möglicherweise noch zusätzlich eine Störung der Sauerstoffdiffusion ins Gewebe. Die zunehmende Hypoxie, welche sich vorwiegend an Haut und Subkutis des distalen Unterschenkeldrittels manifestiert, führt schließlich zu einem Ulcus cruris venosum. Möglicherweise spielt bei der Ulkusentstehung auch noch der Zerfall von Leukozyten eine Rolle, die im morphologisch veränderten Kapillarbereich

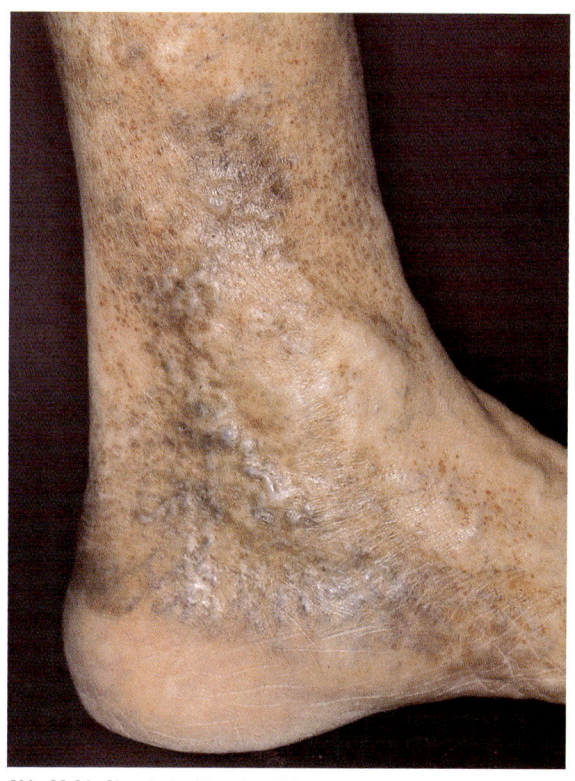

Abb. 22.24. Chronische Veneninsuffizienz. Varikose mit Corona phlebectatica und Purpura jaune d'ocre

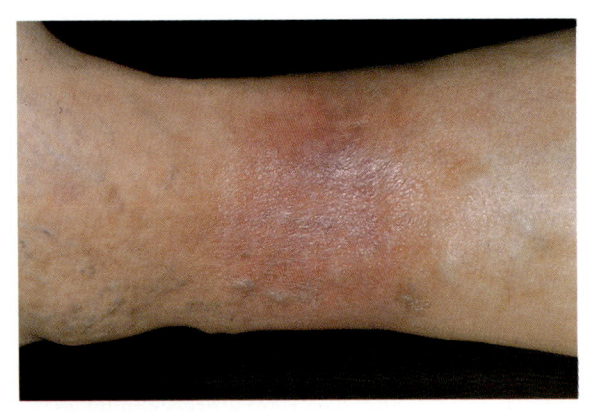

Abb. 22.25. Chronische Veneninsuffizienz, Hypodermitis

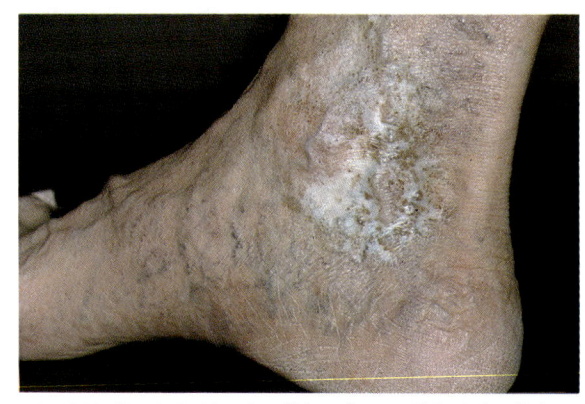

Abb. 22.26. Chronische Veneninsuffizienz, Corona phlebectatica, Varizen, Atrophie blanche

steckenbleiben (Leukozytentrapping) und deren proteolytische Enzyme zu einer Gewebezerstörung führen.

Klinik. Durch Inspektion lassen sich 3 Schweregrade der chronischen Veneninsuffizienz (CVI) feststellen:

Grad I   Corona phlebectatica paraplantaris mit Ödem
Grad II Trophische Hautveränderungen, d.h. Änderung der Farbe und Konsistenz von Haut und Subkutis (Ödem, Ekzem, Hyperpigmentierung, Hypodermitis, Dermatosklerose, Atrophie blanche)
Grad III Florides oder abgeheiltes Ulcus cruris venosum

Corona phlebectatica paraplantaris. Es handelt sich um oberhalb des Knöchels angeordnete Besenreiservarizen. Sie verursachen keine Beschwerden und haben lediglich ästhetische Bedeutung. In Kombination mit abends auftretenden Knöchelödemen sind sie als Frühsymptom einer CVI zu werten.

Ödem. Das Stauungsödem ist ein frühes Zeichen der CVI; das Lymphgefäßsystem ist nicht mehr in der Lage, das vermehrt ins Interstitium eingelagerte Flüssigkeitsvolumen abzutransportieren. Zunächst zeigt es sich im Bereich der *Bisgaard-Kulisse* (retromalleolär zwischen Achillessehne und Innen- bzw. Außenknöchel), später auch prätibial und inframalleolär. Im Liegen erfolgt nachts gewöhnlich eine Rückresorption aus dem Gewebe ins Gefäßsystem.

Ekzem. Die chronische kutan-subkutane Enzündung im Bereich der Stauung läßt die Epidermis nicht unbeeinflußt; die flächenhafte Rötung ist oft begleitet von Veränderungen der Hautoberfläche wie Nässen, Schuppung und Krustenauflagerung. Subjektiv bestehen Berührungsempfindlichkeit und brennender Juckreiz. Es bietet sich also das Bild einer subakuten oder chronischen Entzündung, die vielfach als Stauungsekzem oder Stauungsdermatose bezeichnet wird. Diese findet sich häufig über insuffizienten Perforansvenen und über Varizen am distalen Unterschenkeldrittel. Nur selten dürfte die Stauung jedoch die einzige Ursache dieses Ekzems sein. Die vorgeschädigte Haut ist wegen erhöhter Permeabilität durch exogen toxische Einflüsse verstärkt irritierbar, aber auch durch örtlich angewendete Medikamente leicht sensibilisierbar, so daß das Stauungsekzem vielfach als toxische allergische Kontaktdermatitis bzw. als kumulativ-toxisches oder allergisches Kontaktekzem zu deuten ist. Streureaktionen an der übrigen Haut sind häufig. Eine *Epikutantestung* sollte bei jedem Unterschenkelekzem durchgeführt werden. Auch nummulär-mikrobielle Ekzeme in Form umschriebener, entzündlich geröteter, gering infiltrierter, nässender oder psoriasiform schuppender Herde sind nicht selten.

Hyperpigmentierung. Sie entsteht durch Ablagerung von Hämosiderin der im Extravasalraum abgebauten Erythrozyten. Zunächst entwickeln sich stecknadelkopfgroße, rote, nicht wegdrückbare Herde (Purpura), die sich innerhalb von Tagen gelbbraun verfärben (ockergelbe Purpura = *purpura jaune d'ocre*); sie können im Verlauf der Erkrankung zu flächenhaften Herden anwachsen. Man findet sie vorwiegend im distalen Unterschenkeldrittel medial, oft aber auch über insuffizienten Perforansvenen. Eine Rückbildung dieser Hyperpigmentierungen nach konsequenter Kompressionstherapie ist im Laufe von Monaten möglich. Zusätzlich kann eine melaninbedingte postinflammatorische Hyperpigmentierung (Melanose) entstehen, die klinisch schwer von der durch Hämosiderin bedingten zu unterscheiden ist.

Hypodermitis. So bezeichnet man eine abakterielle Entzündung des kutan-subkutanen Gewebes. Sie ist am distalen Unterschenkeldrittel lokalisiert und geht mit einer Rötung und Spannung der Haut einher *(Pseudoerysipel)*. Es besteht eine schmerzhafte Konsistenzvermehrung. Histologisch finden sich Ödem, Fibrose, Verdickungen der Gefäßwand und lymphohistiozytäre Infiltrate. Im Gegensatz zum Erysipel fehlen Allgemeinsymptome und die für Erysipel typischen Veränderungen der Laborwerte (BSG-Erhöhung, Leukozytose). Ohne Therapie geht die Hypodermitis in eine Dermatosklerose über.

Dermatosklerose, Dermatoliposklerose. Bei mangelndem Abtransport der im Interstitium abgelagerten Proteine kommt es zu chronisch-entzündlichen Vorgängen. Die Proteine führen zu einer Stimulation von Fibroblasten und somit zu einer vermehrten Kollagenproduktion. Aufgrund einer lokal gestörten Fibrinolyse an den gestauten Unterschenkeln polymerisiert ausgetretenes Fibrinogen zu perikapillären Fibrinmanschetten, die möglicherweise eine Permeabilitätsbarriere für Sauerstoff und Nährsubstanzen darstellen. Die fibrotischen und sklerotischen Areale zeigen eine erniedrigte Sauerstoffspannung in Haut und Subkutis (Gewebehypoxie).
Klinisch ist die meist hyperpigmentierte Haut fest mit der Unterlage verbacken und nicht mehr in Falten abhebbar; die Follikelmündungen sind verstrichen. Die Dermatoliposklerose umfaßt häufig gamaschenförmig das gesamte distale Unterschenkeldrittel und führt so zu einer panzerartigen Einengung (umgekehrte Sektflaschenform des Beines).

Pachydermie. Bei der chronischen Veneninsuffizienz ist das Lymphgefäßsystem nicht mehr in der Lage, die erhöhte lymphpflichtige Eiweißlast zu beseitigen. Bei ausgeprägter Lymphangiopathie können *papillomatöse* und *verruziforme Hautveränderungen* auftreten, die auch auf den Fuß übergreifen können. Treten von den Interdigitalräumen ausgehende rezidivierende Erysipele hinzu, so kann sich eine Elephantiasis nostras entwickeln. Diese Erscheinungen werden unter dem Oberbegriff Pachydermie zusammengefaßt.

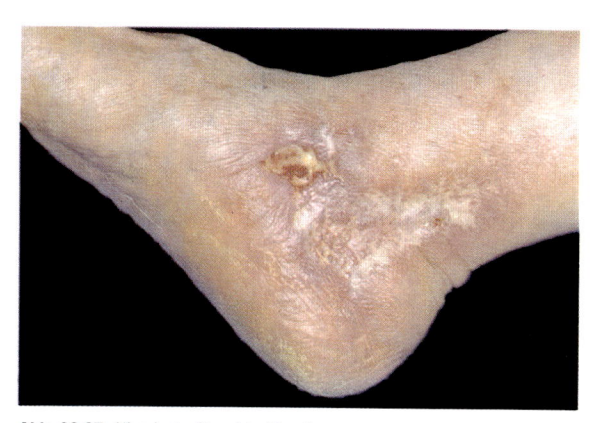

Abb. 22.27. Ulzerierte Atrophie blanche

- *Entzündliche Phase:* lividrote umschriebene Herde (Capillaritis alba)
- *Atrophische Phase:* weiße Atrophie, manchmal mit schmerzhafter Ulzeration (Atrophie blanche)

Klinik. Man findet einen oder mehrere umschriebene, münzgroße Herde in der Knöchelregion, die bizarr konfiguriert, elfenbeinfarbig und eingesunken sind und einen rötlichen oder braun pigmentierten Randsaum aufweisen. Oft entstehen in diesen Bereichen kleine Ulzera, die konfluieren können, ausgesprochen schmerzhaft und therapieresistent sind.

Histopathologie. In frühen Stadien oberflächliche, unregelmäßig-bizarr konfigurierte Arteriolitis bzw. Kapillaritis mit neutrophilem Infiltrat, Fibrinniederschlägen und Mikrothromben, später Sklerose mit Epidermisatrophie.

Therapie. Intensive Kompression. Findet sich eine auf den Herd hinweisende Varize *(Fingerzeigvene)*, so sollte diese sklerosiert werden. Bewährt haben sich auch rheologische Maßnahmen (Heparin, Hämodilution), die paratibiale Fasziotomie und unter Umständen die Exzision umschriebener Herde. Äußerlich kurzzeitig Glukokortikoide (cave Steroidulkus), antiseptische oder kolloidale Verbände.

Capillaritis alba

[Milian 1929]

Synonym. Atrophie blanche

Definition. Bei fortgeschrittener CVI kommt es zu umschriebenen entzündlichen Veränderungen und Vernarbungen im Kapillarbereich. Man kann zwei Phasen der Erkrankung unterscheiden:

Akroangiodermatitis

[Mali et al. 1965]

Synonym. Pseudosarcoma Kaposi

Klinik. Bei chronischer Veneninsuffizienz entwickeln sich manchmal am Unterschenkel und Fuß scharf begrenzte, bandförmige oder unregelmäßig konfigurierte, leicht erhabene, zentral eher rotlivide, im Randbereich bräunlich pigmentierte plattenartige Infiltrate.

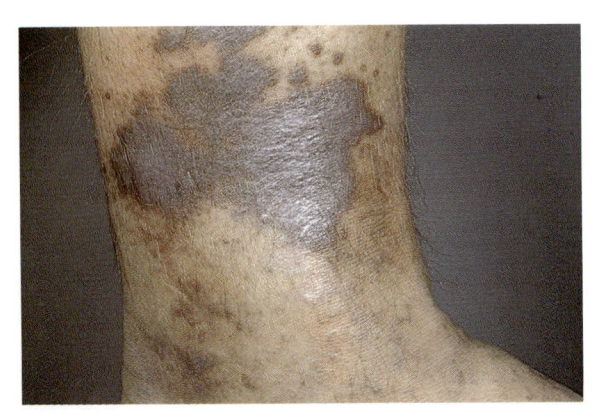

Abb. 22.28. Akroangiodermatitis, Pseudosarcoma Kaposi

Histopathologie. Im Korium finden sich Kapillarneubildung, Fibroplasie, Erythrozytenextravasate, Hämosiderinablagerung und fleckförmige lymphozytäre Infiltrate. Die Epidermis ist oft akanthotisch.

Differentialdiagnose. Klinisch und histologisch erinnern die Herde an Sarcoma idiopathicum multiplex haemorrhagicum Kaposi (daher Pseudo-Kaposi). Es fehlen aber im histologischen Bild Zellatypien, die auf die Malignität des Morbus Kaposi hinweisen.

Therapie. Behandlung der chronischen Veneninsuffizienz. Kompressionsverbände. Örtlich kurzzeitig Glukokortikoide.

Ulcus cruris venosum

Definition. Unterschenkelulkus auf dem Boden einer chronischen Veneninsuffizienz (CVI); Defekt von Haut und Subkutis auf trophisch gestörtem Gewebe.

Pathogenese. Venöse Ulzera entstehen auf dem Boden einer Dermatoliposklerose. In diesen Hautarealen findet sich eine Erniedrigung der Sauerstoffspannung aufgrund einer Perfusions- und wohl auch Diffusionsstörung bei Rarefizierung der Kapillaren und Ausbildung perikapillärer Fibrinmanschetten. Die Gewebehypoxie führt schließlich zum (Sauerstoffmangel-) Ulkus. Zusätzlich ändert sich im Bereich der deformierten Kapillaren die Fließeigenschaft der neutrophilen Granulozyten; sie können steckenbleiben (Leukozytentrapping) und setzen dann proteolytische Enzyme frei, die einen Gewebeschaden verursachen. Im Bereich dieser sklerotischen Areale sind die Abwehrkräfte der Haut gegen Noxen und die Heilungsbereitschaft nach mechanischen Schäden erheblich vermindert. Oft lassen schon geringe Traumen wie

Tabelle 22.5. Ätiologie eines Ulcus cruris

Ulcus cruris venosum bei CVI
Bei primärer Varikose
Postthrombotisch
Postthrombophlebitisch
Posttraumatisch

Ulcus cruris arteriosum
Arteriosklerose
Thrombangiitis obliterans
Polyarteriitis nodosa
Polyarteriitis nodosa cutanea benigna
Diabetische Angiopathie
Hypertonie
Arteriovenöse Anastomosen
Aneurysmen

Ulcus cruris traumaticum
Trauma (mechanisch, thermisch, aktinisch, chemisch)
Artefakt
In straff-atrophischen Narben (z. B. nach Verbrennung)

Ulcus cruris infectiosum
Ekthyma
Tiefe Mykosen
Gumma (Lues III)
Anthrax
Diphtherie
Leishmaniose
Lupus vulgaris
Lepra

Ulcus cruris bei Dermatosen
Erythema induratum Bazin
Perniones
Vasculitis allergica
Sklerodermie
Lupus erythematodes profundus
Necrobiosis lipoidica

Neurogenes Ulcus cruris
Querschnittslähmung
Poliomyelitis
Periphere Nervenläsionen (Trauma, Lepra)

Ulcus cruris neoplasticum
Papillomatosis cutis carcinoides
Basaliom
Spinozelluläres Karzinom
Malignes Melanom
Sarcoma idiopathicum multiplex haemorrhagicum (Kaposi)
Maligne Lymphome

Genetische Defekte
Sichelzellenanämie
Klinefelter-Syndrom

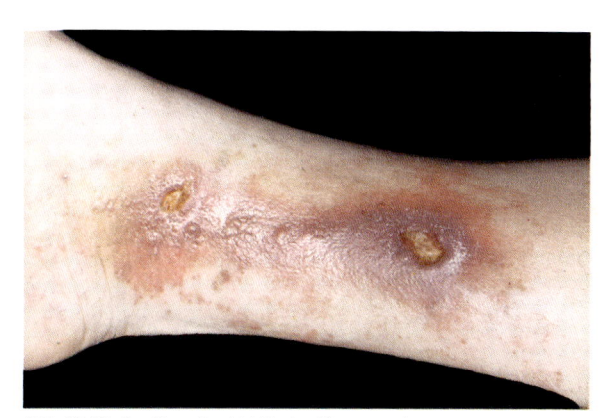

Abb. 22.29. Postthrombophlebitische Ulcera cruris

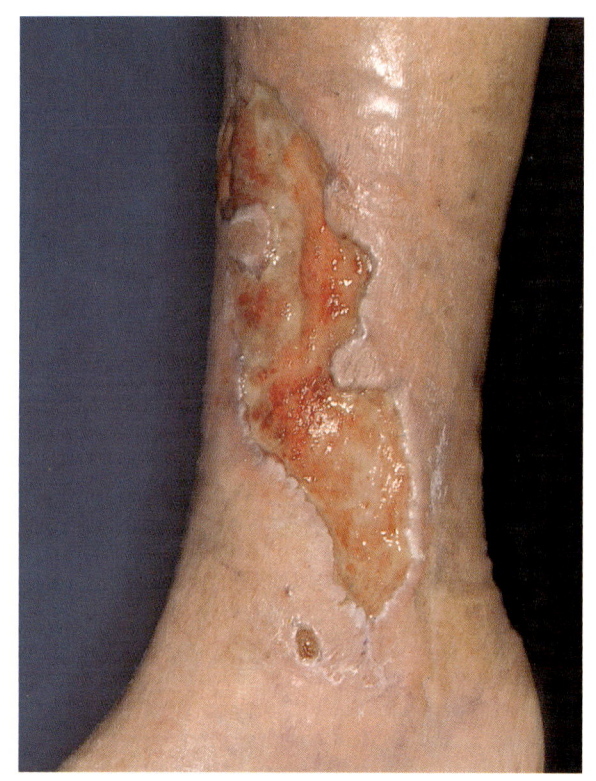

Abb. 22.30. Postthrombotisches Ulcus cruris

Druck, Stoß, Kratzen und Scheuern ein posttraumatisches Ulcus cruris entstehen. Über insuffizienten Perforansvenen können sich Blow-out-Ulzera entwickeln. Nach pyogenen Infekten können ekthymaartige Ulzera, nach perforierenden Thrombophlebitiden postthrombophlebitische Ulzera entstehen.

Klinik. Prädilektionsstellen sind die am stärksten alterierten Unterschenkelbereiche, besonders die Innenseite des distalen Unterschenkeldrittels. Häufig bilden sich auch mehrere Ulzera, die durch Größenzunahme verschmelzen können. Ihre Form ist sehr variabel, rundlich langgestreckt, bogig konfiguriert oder ganz unregelmäßig bizarr. Sehr große Ulzera können manschettenartig den ganzen Unterschenkel umgreifen (*Gamaschenulkus*). Sie sind oft schmierig-eitrig belegt und lassen unterschiedliche Granulationsneigung erkennen. Meist sind ihre Ränder scharf geschnitten. Auch die subjektiven Beschwerden sind von Fall zu Fall unterschiedlich. Große Ulzera sind oft schmerzfrei, kleinere Ulzera — insbesondere auf dem Boden einer Atrophie blanche — können starke Beschwerden bereiten.

Verlauf. Ulcera cruris können jahre- und jahrzehntelang bestehen, ohne abzuheilen. Kann die Ursache nicht ausgeschaltet werden, treten nach Behandlungserfolgen rasch Rezidive ein.

Komplikationen. Sekundärinfektionen durch Bakterien — überwiegend Staphylokokken und Candida albicans — sind im Bereich der schmierig-nekrotischen Beläge die Regel. In der Ulkusumgebung kommt es durch die Ulkussekrete zu mazerativ-erosiver Dermatitis, besonders häufig aber auch zur Sensibilisierung der Haut gegen Allergene in den oft jahrelang verwendeten Lokaltherapeutika. Etwa 60–80% der Patienten mit Ulcus cruris haben eine behandlungsbedingte *Kontaktallergie*. Die häufigsten Allergene sind Salbengrundlagen (Wollwachsalkohole, Lanolin, Lanette), Antibiotika und Sulfonamide (Neomycin, Gentamycin), andere antimikrobielle Zusätze (Clioquinol, Chlorquinaldol), Perubalsam, Lokalanästhetika (Benzocain) und Salbenkonservierungsstoffe (Parabene, tertiäres Butylhydrochinon). Unter der Behandlung kommt es dann zu periulzeröser Ekzematisation mit Streuphänomenen. Auf dem Boden eines jahrelang bestehenden Ulcus cruris entwickelt sich selten (1:5000) ein spinozelluläres Karzinom (Marjolin-Ulkus).

Differentialdiagnose. Wenn auch 80–90% aller Ulcera cruris venös bedingt sind, ist doch stets daran zu denken, daß Unterschenkelgeschwüre eine Vielzahl von Ursachen haben können. Besonders Kombinationen mit arteriellen Durchblutungsstörungen sind nicht selten.

Arthrogenes Stauungssyndrom

Definition. Spitzfußstellung bei chronischer Veneninsuffizienz.

Pathogenese. Die durch die chronische Venenstauung bedingte Hypodermitis mit anschließender Dermatoliposklerose erfaßt auch den Bereich der Faszien einschließlich der Gelenkkapsel des oberen Sprunggelenks und des periachillären Raumes (*Bisgaard-Kulisse*) und führt zu einer schmerzbedingten Schonhaltung des Fußes in Plantarflexion. In dieser Stellung sind Haut, Sehne und Bandapparat am stärksten entspannt. So entsteht ein entzündlich bedingter Spitzfuß, der beim Gehen vermindert bzw. falsch belastet wird. Im Verlauf von Monaten und Jahren entstehen neben Atrophie und Schrumpfung der Beugemuskulatur degenerative Veränderungen der Achillessehne; dies sowie die Induration des periachillären Gleitgewebes bedingen einen weitgehend fixierten Spitzfuß. Die Bewegungseinschränkung führt zum Ausfall der Wadenmuskel-Sprunggelenk-Pumpe, was eine weitere Verschlechterung des venösen Rückstroms und somit eine Verschlimmerung der CVI im Sinne eines Circulus vitiosus bewirkt.

Klinik. Das arthrogene Stauungssyndrom findet sich insbesondere bei älteren Patienten mit CVI, vorwiegend bei Frauen. Es ist durch therapierefraktäre bzw. rezidivfreudige Ulzera gekennzeichnet.

Differentialdiagnose. Spitzfußstellungen aufgrund anderer Ursachen (ossär oder paralytisch bedingt) führen ebenfalls zu einer Verschlechterung des venösen Rückstroms und können eine bestehende CVI richtunggebend verschlimmern.

Therapie. Neben der Kompressionsstherapie intensive krankengymnastische Übungen zur Mobilisierung des oberen Sprunggelenks, auch unter Zuhilfenahme apparativer Methoden (Fußpedaltrainer, Fußpedalergometer).

Postthrombotisches Syndrom

Definition. Chronische Veneninsuffizienz nach überstandener Phlebothrombose mit Defektheilung im tiefen Venensystem.

Ätiopathogenese. Nach Wand- und Klappenschäden mit oder ohne Lumeneinengung im tiefen Venensystem kommt es aufgrund pathologischer Reflexe zu einer Verschlechterung des venösen Rückflusses mit Hypervolämie und venöser Hypertonie an der unteren Extremität. Wird keine konsequente Kompression durchgeführt, so entwickelt sich im Laufe von Jahren das Vollbild der CVI.

Klinik. Klinisch können ödematöse, variköse (sekundäre Varizen) und trophisch-ulzeröse Formen des postthrombotischen Syndroms unterschieden werden. Häufig kommt es zur Ausbildung eines arthrogenen Stauungssyndroms.

Diagnostik. Die Anamnese ist oft unauffällig, da klinisch stumme Thrombosen vorkommen. Eine Quantifizierung der Störung des venösen Rückflusses ist mittels Lichtreflexionsrheographie, Phlebodynamometrie oder Venenverschlußplethysmographie möglich.

Therapie. Konsequente Kompressionstherapie, evtl. in Kombination mit Krankengymnastik. Gewichtsreduktion, ausreichende Bewegung, nächtliche Beinhochlagerung und Vermeiden einer längerdauernden stehenden Tätigkeit.

Therapie der Varicosis und der chronischen Veneninsuffizienz

Das Ziel der Therapie besteht darin, den gestörten venösen Rückfluß zu verbessern. Venenabschnitte mit Klappeninsuffizienz sollen entfernt (Operation) oder hämodynamisch ausgeschaltet werden (Kompression, Sklerosierung). Bei arthrogenem Stauungssyndrom soll die Gelenk-Muskel-Pumpe aktiviert werden (Krankengymnastik). Bei ausgeprägter Gewebehypoxie durch Dermatoliposklerose kann versucht werden, die Sauerstoffversorgung zu verbessern (paratibiale Fasziotomie, Dermatoliposkleroseabtragung).

Kompressionsverband. Durch Kompressionsverbände wird ein dosierter Druck auf Gewebe und Venen ausgeübt. Die Steigerung des Gewebedrucks führt zu einer Verbesserung der Rückfiltration und damit zur Ödembeseitigung sowie zu einer Einengung des Venenlumens und weitgehenden Wiederherstellung der Klappensuffizienz. Beide Faktoren verbessern die Wirksamkeit der Muskelpumpe und bewirken eine Reduktion des Blutvolumens und eine Erhöhung der Strömungsgeschwindigkeit. Dies führt zusätzlich zu einer Prophylaxe der Thrombusbildung bzw. zur Fixierung bereits vorhandener Thromben. Ferner wird durch die Kompression eine Verbesserung der Gewebefibrinolyse erreicht (Beseitigung perikapillärer Fibrinmanschetten?). Alle diese Wirkungen lassen sich jedoch nur erzielen, wenn eine richtige Verbandstechnik vorliegt, und wenn der Patient aktiv mitwirkt, d.h. die Muskelpumpe durch Gehen aktiviert wird.
Eine Kontraindikation für die Kompression ist die arterielle Verschlußkrankheit im Stadium II–IV, wobei insbesondere Knöchelarteriendrucke < 60 mm Hg als kritisch angesehen werden; ferner ist Vorsicht bei Herzinsuffizienz geboten.

Verbandsarten. Am häufigsten kommen *elastische Verbände* zur Anwendung. Sie werden nachts abgenommen und können morgens vom angeleiteten Patienten wieder angelegt werden (Wechselverbände). Es sollten Kurzzugbinden (Pütter-Verband, Rosidal K, Idealbinde) verwendet werden, da diese einen höheren Arbeitsdruck haben als Mittel- und Langzugbinden. Sie können auch in Form von selbstklebenden Binden angewandt werden (Dauerverbände).

Starre Verbände (Zinkleimverband) werden häufig bei Thrombosen angewandt. Sie haben aufgrund der mangelnden Dehnbarkeit eine größere Tiefenwirkung; sie werden jedoch bei Abnahme des Ödems locker und müssen dann erneuert werden.

Eine Kombination aus innenliegendem elastischem Verband und starrem Verband außen ist der plastische *Gehstützverband nach Brann.*

Bei allen Verbänden muß darauf geachtet werden, daß sie bei Dorsalextension des Fußes angelegt werden, daß vorspringende Teile mit Watte gepolstert werden und daß Vertiefungen mit Schaumgummi oder ähnlichem ausgefüllt werden. Die Verbandstechnik nach Fischer, Pütter, Altenkämper muß in der Praxis erlernt werden. Es sollte darauf geachtet werden, daß die Kompression von distal nach proximal abnimmt und daß keine Lücken und Wülste entstehen. In der überwiegenden Zahl der Fälle ist ein Unterschenkelverband ausreichend.

Kompressionsstrumpf. Nach Entstauung des Beines bzw. Abheilung des Ulcus cruris kann der Kompressionsverband durch einen Strumpf ersetzt werden. Dieser dient auch der Thromboseprophylaxe.

Neben Konfektionsgrößen können Maßstrümpfe angefertigt werden; sie werden nach Längen- und Umfangsangaben an definierten Punkten des entstauten Beines hergestellt und in verschiedenen Kompressionsklassen geliefert:

Kompressionsklasse I (Fesseldruck etwa 20 mm Hg) bei Schweregefühl in den Beinen, mäßig ausgeprägter Varikose, Schwangerschaft,
Kompressionsklasse II (Fesseldruck etwa 30 mm Hg) bei stark ausgeprägter Varikose, postthrombotischen Schwellungszuständen, nach Thrombophlebitis, nach abgeheilten Ulzera, nach Venenoperationen,
Kompressionsklasse III (Fesseldruck etwa 40 mm Hg) bei schwerer chronischer Veneninsuffizienz, bei postthrombotischem Syndrom, bei erheblicher körperlicher Belastung,
Kompressionsklasse IV (Fesseldruck > 60 mm Hg) bei Lymphödem, Elephantiasis.

Die als *Antithrombosestrümpfe* bezeichneten Strümpfe mit einem Fesseldruck von etwa 15 mm Hg sind lediglich für Bettlägerige geeignet, da nur im Liegen der Venendruck in den unteren Extremitäten in dieser Größenordnung liegt.

Kompressionsstrümpfe können je nach Lokalisation der insuffizienten Venenanteile bzw. des proximalen Insuffizienzpunktes für den Unter- und Oberschenkel verordnet werden (Wadenstrumpf, Kniestrumpf, Halbschenkelstrumpf und Schenkelstrumpf). Bei regelmäßigem Tragen müssen sie nach etwa 6 Monaten erneuert werden. Sie sind kontraindiziert bei nässenden Dermatosen, floriden Ulzera und arterieller Verschlußkrankheit. Von jüngeren Patienten werden sie aus kosmetischen Gründen oft nicht getragen. Ältere und behinderte Patienten, z. B. mit Polyarthritis, Cox- und Gonarthrose, haben häufig Probleme, diese Strümpfe anzuziehen.

Intermittierende Kompression. Diese Therapie erfolgt mit Hilfe von flexiblen Kunststoffstiefeln, die vom Fuß bis zum Oberschenkel reichen, und deren Kammern über einen Kompressor in regelmäßigen Abständen von distal nach proximal aufgeblasen und wieder entleert werden. Das Verfahren eignet sich insbesondere zur Ödembeseitigung bei Patienten, die ihre Muskelpumpe nicht richtig einsetzen können. Da neben der Flüssigkeitsmobilisierung aus dem Gewebe auch die Blutflußgeschwindigkeit und die fibrinolytische Aktivität erhöht wird, kann es zur Thromboseprophylaxe intra- und postoperativ eingesetzt werden. Bei entzündlichen Erkrankungen (Erysipel, Thrombophlebitis), peripherer arterieller Verschlußkrankheit im Stadium III und IV und ausgeprägten Beinödemen bei Herzinsuffizienz ist das Verfahren kontraindiziert.

Sklerosierungsbehandlung (Verödung)

Prinzip. Durch intravasale Injektion eines Sklerosierungsmittels wird eine lokalisierte, artifizielle, oberflächliche Thrombophlebitis erzeugt, in deren Bereich es nachfolgend zu Obliteration kommt. Als Verödungsmittel finden Verwendung das Detergens Polidocanol (Aethoxysklerol Kreussler, 0,5–4%) und als chemisch aggressive Substanz Jod/Jodnatrium (Varigloban, 4%, 8%). Nach der Injektion kommt es zu einer umschriebenen Endothelschädigung, die sich auf das empfindliche Endothel der krankhaft erweiterten Venen beschränkt, während die normale Venenwand relativ unempfindlich ist. Es bildet sich ein wandständiger Thrombus, der innerhalb von 24 h fixiert und innerhalb von 1–3 Wochen durch Fibroblasteneinsprossung organisiert wird. Der künstliche Thrombus kann allerdings gelegentlich rekanalisiert werden. Diese Möglichkeit ist um so wahrscheinlicher, je größer das Kaliber der betreffenden Vene ist.

Indikationen. Seitenastvarizen, retikuläre, stark geschlängelte und knotige Varizen kleinen und mittleren Kalibers sowie Besenreiservarizen sind der Sklerosierung gut zugänglich.

Kontraindikationen. Kontraindikationen sind Sklerosierungsmittelallergie, arterielle Verschlußkrankheit, Angiodysplasien, Herz-, Leber-, Niereninsuffizienz, Neoplasmen, Kachexie und Bettlägerigkeit. Relative Kontraindikationen sind aktuelle oder im letzten Halbjahr abgelaufene Phlebothrombose, akute oder latente Thrombophlebitis, alle entzündlichen oder fieberhaften Allgemeinerkrankungen einschließlich banaler Erkältungen, allergische Erkrankungen, bevorstehende körperliche Überanstrengung oder Reisen mit Klimawechsel. Auch bei bestehender nässender Dermatitis und superinfiziertem, sezernierendem Ulcus cruris soll keine Sklerosierungstherapie durchgeführt werden. Dagegen kann man bei sauberem Ulcus cruris bzw. ulzerierender Capillaritis alba die auf das Ulkus zeigende Varize unbedenklich veröden, weil sich dies oft günstig auf die Heilungsgeschwindigkeit auswirkt. Menstruation, Einnahme von Ovulationshemmern oder Gravidität stellen keine Kontraindikationen dar; manche Autoren empfehlen aber, in den ersten 3 Monaten und letzten 6 Wochen der Schwangerschaft keine Behandlung durchzuführen. In der übrigen Zeit darf verödet werden, sofern keine Bettruhe indiziert ist. Bei Varizen, die sich erst in der Gravidität zeigen, soll die später häufige spontane Rückbildung abgewartet werden.

Technik
Verödungsplan. Die Sklerosierung sollte am proximalen Insuffizienzpunkt beginnen. Nach seinem Verschluß bilden sich die distal gelegenen Varizen oft weitgehend zurück. Ebenso wichtig ist die Verödung der insuffizienten Vv. perforantes. Danach werden nacheinander Stämme, Nebenäste, einzelne Varizen, retikuläre und Besenreiservarizen verödet. Die Sklerosierung einzelner Vv. perforantes und auf das Ulkus zeigender Varizen bei floridem Ulcus cruris ist manchmal vorzuziehen.

Injektionstechniken. Nach Desinfektion der Haut wird bei Patienten im Stehen oder mit hängendem Bein die ohne angelegte Staubinde gefüllte Vene mit einer dicken kurzgeschliffenen Kanüle (Nr. 1–2) punktiert. Das Abfließen venösen Blutes in eine untergehaltene Schale beweist den richtigen Kanülensitz. Jetzt setzt oder legt sich der Patient auf den Untersuchungsstuhl (evtl. Kippstuhl), und das Bein wird leicht über die Horizontale angehoben. Mit einer leichtgängigen Spritze wird das Verödungsmittel nicht zu schnell in die kollabierte Vene injiziert, damit möglichst guter Kontakt mit der Venenwand erzielt wird.

Injektionsmengen. Zuerst wird nur eine kleine Menge (0,5 ml) der geringsten Konzentration injiziert, um einen Maßstab für die individuelle Reaktionsbereitschaft zu gewinnen. Erst danach werden höhere Dosen verwendet, je nach Venenkaliber z.B. pro Injektion 0,5–1 (–2) ml 2- bis 3%iges Aethoxysklerol. Pro Sitzung können 1–2 größere oder mehrere kleine Varizen behandelt werden. Nach der Injektion wird die Punktionsstelle mit einem Mulltupfer komprimiert, die Kanüle entfernt, dann ein Kompressionsverband bis mindestens handbreit über den Ort der zu erwartenden Reaktion angelegt.
Bei Besenreiservarizen wird die Sklerosierung mit feinster Kanüle und 0,5%igem Aethoxysklerol durchgeführt. Der Wert einer Lasertherapie ist noch umstritten.

Nachbehandlung. Unmittelbar nach der Verödung und nach Anlegen des Kompressionsverbandes muß der Patient mindestens 1/2 h gehen. Auch beim Auftreten von Beschwerden soll er den Verband nicht abnehmen und sich nicht hinlegen, sondern gehen. Er ist zu informieren, daß die von der erwünschten blanden Thrombophlebitis herrührenden Beschwerden wie Stechen, Ziehen, Schweregefühl im Bein etwa 6–10 h nach der Injektion beginnen können. Gegebenenfalls wird mit einer zusätzlichen kräftigen Gummibinde überwickelt. Der Kompressionsverband wird 3–5 Tage nach der Behandlung abgenommen. In noch unbehandelte Areale kann dann in gleicher Weise injiziert werden. Üblich sind aber meist Intervalle von mindestens einer Woche. Nach der letzten Sitzung wird die Kompressionsbehandlung 4–6 Wochen weitergeführt.

Komplikationen der Sklerosierungsbehandlung
Sofortkomplikationen. Sehr selten sind der anaphylaktische Schock und urtikarielle Reaktionen. Mittel zur Schockbekämpfung sollten sicherheitshalber stets bereitstehen. Bei empfindlichen oder hypotonen Patienten erlebt man gelegentlich manchmal bereits vor der Injektion einen orthostatischen (Angst-)Kollaps, bei dem einfache Flachlagerung genügt.
Bei paravariкösen Injektionen sollte das Gebiet dann mit physiologischer Kochsalzlösung infiltriert werden, um eine Verdünnung zu erzielen. Empfohlen werden auch die Injektion von Hyaluronidase, wäßrigen Glukokortikoidlösungen und Xylocain ohne Adrenalin. Eine versehentliche intraarterielle Injektion des Verödungsmittels sollte bei richtiger Technik aus-

geschlossen sein. Die Gefahr besteht am ehesten in der Leiste, in der Kniekehle, hinter dem Innenknöchel und am Fuß. Eine sofortige Einweisung in eine angiologische Abteilung und fibrinolytische Behandlung wird angeraten.

Spätere Komplikationen. Eine überschießende örtliche Entzündung wird durch Überwickeln mit stärkerer Kompression und Gehen gebessert. In Ausnahmefällen können Antiphlogistika gegeben werden. Manchmal entwickeln sich intravasale Blutkoagula, die nach Stichinzision 1–3 Wochen nach der Sklerosierung exprimiert werden können. Bei Nekrosen kommt die chirurgische Abtragung in Frage. Die Entwicklung einer unkontrollierten tiefen Phlebothrombose ist bei richtiger Indikation, Verödungstechnik und Nachbehandlung sehr selten. Gelegentlich bleibt eine postinflammatorische Hyperpigmentierung der Haut über der verödeten Vene längere Zeit bestehen.

Chirurgische Therapie

Krossektomie und Venenstripping nach *Babcock* werden überwiegend bei Stammvarikose der V. saphena magna und parva und bei Seitenastvarikosis durchgeführt. Entfernt werden sollten lediglich die hämodynamisch insuffizienten Venenanteile. Sie lassen sich mittels Dopplersonographie durch den proximalen und distalen Insuffizienzpunkt charakterisieren. Bei Stripping der V. saphena magna werden die Krosse und die Zuflüsse des Venensterns in der Leiste unterbunden, um Rezidiven vorzubeugen. Das funktionelle Ergebnis läßt sich präoperativ mittels Lichtreflexionsrheographie durch Kompression des proximalen Insuffizienzpunktes vorhersagen.

Perforansunterbindung. Insuffiziente Perforansvenen finden sich vorwiegend im Bereich der *Cockett-Gruppe*. Sie sollten gezielt aufgesucht und durchtrennt bzw. unterbunden werden. Dies kann epifaszial und subfaszial erfolgen.

Paratibiale Fasziotomie. Dieses in den letzten Jahren zunehmend mit gutem Erfolg angewandte Verfahren wird bei chronischen Ulzera auf ausgeprägter Dermatoliposklerose vor allem bei postthrombotischem Syndrom angewandt. Die Spaltung der Fascia cruris erfolgt auf der Medialseite von einem am proximalen Unterschenkel gelegenen Hautschnitt aus. Sie wird bis zum Innenknöchel durchgeführt; gleichzeitig werden die Vv. perforantes durchtrennt. Durch die Fasziendehiszenz erfolgt eine Druckentlastung in den subfaszial gelegenen Gewebeanteilen und eine breitflächige Kommunikation von Intra- und Extrafaszialraum, so daß von der Muskulatur neue Kapillaren in das indurierte subkutane Gewebe einsprossen können. Dies führt zur Verbesserung der Mikrozirkulation mit Zunahme des Sauerstoffangebots und dadurch zur Ulkusabheilung.

Plastische Deckung des Ulcus cruris. Durch Deckung des Ulkus mit geschlitzter Spalthaut (meshgraft) kann der Heilungsvorgang erheblich beschleunigt werden. Voraussetzung ist ein sauberer Wundgrund mit frischen Granulationen. In Einzelfällen kann die bestehende Dermatoliposklerose mit dem Handdermatom abgetragen werden. Postoperativ ist eine konsequente Kompressionstherapie zur Vermeidung von Rezidiven notwendig.

Krankengymnastische Therapie

Sie ist insbesondere bei Spitzfußstellung (arthrogenes Stauungssyndrom) notwendig. Erreicht werden soll über eine Dehnung der Plantarflexoren eine vermehrte Beweglichkeit im oberen Sprunggelenk. Die Patienten sollen wieder in der Lage sein, eine Dorsalextension über die Neutral-Null-Stellung hinaus durchzuführen. Ohne Beseitigung der Spitzfußstellung ist eine dauerhafte Heilung venöser Ulzera kaum zu erreichen. Gleichzeitig bestehende Senk-, Spreiz- oder Plattfüße sollten orthopädisch versorgt werden.

Pharmakotherapie

Eine alleinige Therapie venöser Abflußstörungen mit Medikamenten ist nicht sinnvoll. Sie können jedoch als adjuvante Methoden die klassischen Therapieverfahren ergänzen. Es können sogenannte ödemprotektive (Bioflavonoide, Aescin, Ruscusglykoside), ödemausschwemmende (Diuretika), venentonisierende (Dihydroergotamin) und rheologisch wirksame Medikamente (Pentoxifyllin und Heparin, ferner die Hämodilution) versucht werden.

Lokale Behandlung des Ulcus cruris

Die Lokaltherapie ist ebenfalls lediglich adjuvant wirksam, da sie nicht die Ursache des Ulcus cruris beseitigt. Erreicht man eine Verbesserung des venösen Rückflusses, so heilt das Ulkus ohne jede Lokaltherapie ab. Letztere vermag allenfalls die Wundheilung zu beschleunigen.
Die *örtliche Therapie* hängt von Größe und Zustand des Ulkus ab. Da bis zu 80% der Ulkuspatienten an

medikamentöser Kontaktallergie leiden, wird bei jedem Patienten eine *Epikutantestung* durchgeführt. Grundsätzlich sind die folgenden koordinierten Maßnahmen auszuführen:

Reinigung des Ulkusgrundes. Ausgedehnte nekrotische Beläge können mechanisch mit dem scharfen Löffel entfernt werden. Hierzu kann Lokalanästhesie erforderlich sein, auch durch Auftragen von Emla-Creme 1/2 h vorher. Ansonsten werden proteolytische (fibrinolytische, kollagenolytische) Enzympräparate (Fibrolan, Iruxol, Leukase, Varidase) in das Ulkus eingebracht.

Beseitigung der bakteriellen oder mykotischen Sekundärinfektion. Bewährt sind Pinselungen mit $AgNO_3$-Lösung (2–5%), Triphenylmethanfarbstoffe wie Gentianaviolett, Pyoktanin 0,5% wäßrig, Brillantgrün 1% wäßrig und Betaisodona-Salbe. Tägliche Beinbäder in Chinosol- oder stark verdünnter Kaliumpermanganatlösung oder mit Zusatz von Detergenzien (Dermofug, seba med) können durchgeführt werden. Auch feuchte Umschläge für einige Stunden mit Chinosol (1:1000), Chloramin (1:1000) oder Argentum nitricum (1:1000) haben sich bewährt.

Anregung der Wundgranulation. Altbewährt sind die silbernitrathaltige Schwarzsalbe ohne Perubalsam (Rp. Arg. nitric. 1,0; Vaselin. alb. ad 100,0) oder Granugenpaste. Empfehlenswert sind ferner hypertone Kochsalz- oder Glukoselösung oder das Auflegen von Kolloid- oder Schaumstoffolien. Man kann das Ulkus zur Säuberung und Granulationsanregung auch intervallweise für 1–2 Tage kammern. Dazu wird die Umgebung mit Zinkpaste abgedeckt, das Ulkus durch Anritzen der Ränder mit Eigenblut gefüllt und dann mit luftdichter Folie bedeckt und eingebunden. Überschießende Wundgranulationen werden mit dem Silbernitratstift touchiert.

Anregung der Epithelisierung. Die Epithelisierung erfolgt bei sauberem Ulkus mit guter Granulation des Grundes spontan. Feuchte Umschläge mit physiologischer Kochsalzlösung (halbtags) und Panthenolsalbe sind in dieser Phase günstig.

Hydrokolloidverbände (Comfeel, Varihesive) weisen viele der oben aufgeführten Eigenschaften auf (Reinigung durch autolytisches Débridement, Reduzierung der Keimflora, Förderung von dermaler Reparation und Reepithelisierung). Sie bestehen aus einer Trägerschicht (semipermeable Polyurethanfolie) und einer Absorptionsschicht (hydrokolloide Partikel aus Gelatine, Pektin, Carboximethylzellulose). Durch die Aufrechterhaltung eines feuchten Milieus unter Sauerstoffabschluß und Erhalt des pH-Wertes beschleunigen sie die Wundheilung.

Behandlung der Ulkusumgebung. Das oft gleichzeitig mit dem Ulkus bestehende Unterschenkelekzem wird nach den allgemeinen Regeln der Dermatotherapie behandelt. Je nach Akuität und klinischem Erscheinungsbild kommen feuchte Umschläge mit physiologischer Kochsalzlösung oder antimikrobiellen Zusätzen (Chinosol, Chloramin), Farbstoffpinselungen (Gentianaviolett, Brillantgrün, jeweils 0,5% wäßrig), Lotio alba, Pasta zinci oder Pasta zinci mollis, ggf. mit Zusatz von 0,5% Vioform, schließlich auch in vorsichtiger Dosierung glukokortikoidhaltige Cremes in Frage. Auch bei genesener Haut sollte die Ulkusumgebung stets durch Paste abgedeckt werden, damit es hier nicht zur Mazeration durch Ulkussekrete kommt und auch eine Kontaktsensibilisierung erschwert wird.

Weiterführende Literatur

Kappert A (1989) Lehrbuch und Atlas der Angiologie, 12. Aufl. Huber, Bern Stuttgart Toronto
Mörl H (1992) Gefäßkrankheiten in der Praxis, 5. Aufl. Edition Medizin, Weinheim Dearfield Basel
Schoop W (1988) Praktische Angiologie, 4. Aufl. Thieme Stuttgart

Teleangiektasien, Bloom-Syndrom, Louis-Bar-Syndrom
Bloom D (1954) Congenital teleangiectatic erythema resembling lupus erythematodes in dwarfs. Probably a syndrome entity. Am J Dis Child 88:754–758
Braun-Falco O, Marghescu S (1967) Essentielle Teleangiektasien nach Verbrühung und Strangulation. Dermatol Wochenschr 153:553–558
Braun-Falco O, Marghescu S (1969) Bloom-Syndrom. Eine Krankheit mit relativ hoher Leukämie-Morbidität. Münch Med Wochenschr 111:65–69
Cohen LE, Tonner DJ, Schaefer HG et al. (1984) Common and uncommon cutaneous findings in patients with ataxia-teleangiectasia. J Am Acad Dermatol 10:431–438
Digweed M (1993) Human genetic instability syndromes: single gene defects with increased risk of cancer. Toxicol Lett 67:259–281
Driban NE (1982) Progressive essentielle Teleangiektasien. Hautarzt 33:500–501
Fuhrmann E, Pfeiffer L, Zschenderlein R et al. (1993) Klinisch-genetische Diagnose der Ataxia teleangiectatica (Louis-Bar-Syndrom). Nervenarzt 64:140–142
Gatti RA (1991) Localizing the genes for ataxia-teleangiectasia: a human model for inherited cancer susceptibility. Adv Cancer Res 56:77–104
Gschnait F, Grabner G, Brenner W et al. (1979) Ataxia teleangiectatica (Louis-Bar-Syndrom). Hautarzt 30:527–531
Jung EG (1993) The red face: photogenodermatoses. Clin Dermatol 11:275–281

Louis Bar D (1941) Sur un syndrome progressif comprenant des téleangiectasies capillaires cutanées et conjonctivales symétriques, à disposition naevoide et des troubles cérébelleux. Confir Neurol 4:32–42

Mayerhausen W, Ehlers G (1988) Kongenitales teleangiektatisches Erythem (Bloom-Syndrom). Hautarzt 39:363–367

Peterson RD, Funkhouser JD, Tuck-Muller CM et al. (1992) Cancer susceptibility in ataxia-teleangiectasia. Leukemia 6 Suppl 1:8–13

Shelley WB (1971) Essential progressive teleangiectasia: Successful treatment with tetracycline. JAMA 216:1343–1344

Smith LL, Conerly SL (1985) Ataxia-teleangiectasia or Louis-Bar syndrome. Review. J Am Acad Dermatol 12:681–696

Swift M, Morrell D, Massey RB et al. (1991) Incidence of cancer in 161 families affected by ataxia-teleangiectasia. N Engl J Med 325:1831–1836

Taylor AM, Jaspers NG, Gatti RA (1993) Fifth International Workshop on Ataxia-Teleangiectasia. Cancer Res 53:438–441

Woods CG, Taylor AM (1992) Ataxia-teleangiectasia in the British Isles: the clinical and laboratory features of 70 affected individuals. Q J Med 82:169–179

Funktionelle Angiolopathien

Birnstingl M (1971) The Raynaud syndrome. Postgrad Med J 47:297–310

Creutzig A (1993) Therapie des Raynaud-Syndroms. Dtsch Med Wochenschr 118:1487–1490

Drenth JPH, Michiels JJ (1990) Three types of erythromelalgia. Important to differentiate because treatment differs. Br Med J 301:454–455

Ekbom KA (1945) Restless legs: Acta Med Scand (Suppl) 158:1–123

Ekbom KA (1975) Growing pains and restless legs: Acta Paediatr Scand 64:264–266

Gerhardt CA (1892) Über Erythromelalgie. Berl Klin Wochenschr 29:1125–1126

Jorgensen HF, Sondergard J (1978) Pathogenesis of erythromelalgia. Arch Dermatol 114:112–116

Lentner A, Bohler U, Wittkopf-Baumann C et al. (1992) Schmerzhafte Cutis marmorata teleangiectatica congenita. Hautarzt 43:657–660

Levesque H, Moore N, Wolf LM et al. (1989) Erythromelalgia induced by nicardipin (inverse Raynaud's phenomenon). Br Med J 298:1252–1253

Mayser P, Spornraft P, Grunder K et al. (1992) Cutis marmorata teleangiectatica congenita (Van-Lohuizen-Syndrom). Hautarzt 43:721–723

Michiels JJ, van Joost T (1990) Erythromelalgia and polycythaemia, a causal relation. J Am Acad Dermatol 22:107–111

Petrozzi JW, Rahn EK, Mofenson H et al. (1970) Cutis marmorata teleangiectatica congenita. Arch Dermatol 101:74–77

Ratz JL, Bergfeld WF, Steck WD (1979) Erythermalgia with vasculitis: a review. J Am Acad Dermatol 1:443–447

Vaskulitiden, allgemein

Bacon PA (1993) Systemic vasculitic syndromes. Curr Opin Rheumatol 5:5–10

Calabrese LH (1991) Cutaneous vasculitis, hypersensitivity vasculitis, erythema nodosum, and pyoderma gangrenosum. Curr Opin Rheumatol 3:23–27

Callen JP (1993) Cutaneous vasculitis and other neutrophilic dermatoses. Curr Opin Rheumatol 5:33–40

Fritsch PO (1992) Nekrotisierende Vaskulitis I: Grundlagen. Hautarzt 43:599–604

Fritsch PO (1992) Nekrotisierende Vaskulitis II: Klinische Syndrome. Hautarzt 42:729–738

Gross WL, Hauschild S, Schmitt WH (1993) Immundiagnostische und immunopathogenetische Bedeutung von Anti-Neutrophilen-Zytoplasma-Antikörpern. Dtsch Med Wochenschr 118:191–199

Hagen EC, Ballieux BE, Es LA van et al. (1993) Antineutrophil cytoplasmic autoantibodies; a review of the antigens involved, the assays, and the clinical and possible pathogenetic consequences. Blood 81:1996–2002

Jennette JC, Falk RJ, Andrassy K et al. (1994) Nomenclature of systemic vasculitides. Proposal of an international consensus conference. Arthritis Rheum 37:187–192

Jorizzo JL (1993) Classification of vasculitis. J Invest Dermatol 100:106S–110S

Peter HH (1989) Vaskulitiden. Einteilung, Pathogenese und Therapie. Dtsch Ärztebl 86:B-22–29

Peter RU, Ruzicka T (1992) Cyclosporin A in der Therapie entzündlicher Dermatosen. Hautarzt 43:687–694

Schellong MS, Niedermeyer J, Bernhards J et al. (1993) Problems of classification in necrotizing vasculitis. Adv Exp Med Biol 336:345–348

Stupp R, Dubs RW, Joller-Jemelka HI et al. (1991) Anti-Neutrophilenzytoplasmatische Antikörper (ANCA): Indikationsbereich und Erfahrungen mit diesem neuen Autoantikörper. Schweiz Med Wochenschr 121:1001–1007

Winkelmann RK (1981) Treatment of vasculitis. Cutis 78:151–163

Wolff K, Winkelmann RK (eds) (1980) Vasculitis. Lloyd-Lukes, London

Polyarteriitis nodosa

Brody M, Böhm I, Biwer E et al. (1994) Erfolgreiche Behandlung einer Panarteriitis nodosa mit Methotrexat Low-dose Therapie. Hautarzt 45:476–479

Diaz-Perez J, Winkelmann RK (1974) Cutaneous periarteriitis nodosa. Arch Dermatol 110:407–412

Friedländer C (1876) Arteriitis obliterans. Zentralbl Med Wissensch 14

Karanjia ND, Cawthorn SJ, Giddings AE (1993) The diagnosis and management of arteriitis. J R Soc Med 86:267–270

Klinger H (1931) Grenzformen der Periarteriitis nodosa. Frankfurt Z Pathol 42:455–480

Kussmaul A, Maier R (1886) Über eine bisher nicht beschriebene eigentümliche Arterienerkrankung (Periarteriitis nodosa), die mit Morbus Brightii und rapid fortschreitender allgemeiner Muskellähmung einhergeht. Dtsch Arch Klin Med 1:484–518

Moreland LW, Ball GV (1990) Cutaneous polyarteriitis nodosa. Am J Med 88:426–430

Thomas RHM, Black M (1983) The wide clinical spectrum of polyarteriitis nodosa with cutaneous involvement. Clin Exp Dermatol 8:47–59

Churg-Strauss-Granulomatose

Churg J, Strauss I (1951) Allergic granulomatosis, allergic angiitis, and periarteriitis nodosa. Am J Pathol 27:277

Churg J (1963) Allergic granulomatosis and granulomatous-vascular syndromes. Ann Allergy 21:619–628

Finan M, Winkelmann RK (1983) The cutaneous extravascular necrotizing (Churg-Strauss) granuloma and systemic disease. Medicine (Baltimore) 62:142–158

Masi AT, Hunder GG, Lie JT et al. (1990) The American College of Rheumatology 1990 criteria for the classification of Churg-Strauss syndrome (allergic granulomatosis and angiitis). Arthritis Rheum 33:1094–1101

Vogel PS, Nemer J, Sau P et al. (1992) Churg-Strauss syndrome. J Am Acad Dermatol 27:821–824

Wegener-Granulomatose

Andrassy K, Koderisch J, Rasmussen N et al. (1989) Diagnostische Bedeutung antineutrophiler zytoplasmatischer Antikörper bei Wegenerscher Granulomatose und verwandten Krankheitsbildern. Dtsch Med Wochenschr 114:23–26

Andrassy K, Koderisch J, Rasmussen N et al. (1989) Therapie der Wegenerschen Granulomatose und verwandter Vaskulitiden. Dtsch Med Wochenschr 114:27–29

Briedigkeit L, Ulmer M, Rheinhold-Keller E et al. (1993) Die Therapie der Wegenerschen Granulomatose. Erfahrungen mit der konventionellen und der stadienadaptierten Behandlung bei 111 Patienten während 24 Jahren. Z Ges Inn Med 48:183–189

Dalhoff H, Domarus H von, Schulz E et al. (1987) Diagnostische Probleme und klinischer Verlauf bei 13 Patienten mit Wegenerscher Granulomatose. Intern Prax 27:635–651

Fauci AS, Haynes BF, Katz P (1983) Wegener's granulomatosis. Prospective clinical and therapeutic experience with 85 patients for 21 years. Ann Intern Med 98:76–85

Falk RJ, Jennette JC (1991) Wegener's granulomatosis, systemic vasculitis, and antineutrophil cytoplasmic autoantibodies. Annu Rev Med 42:459–469

Gross WL, Csernock E, Flesch BK (1993) 'Classic' anti-neutrophil cytoplasmic autoantibodies (cANCA), 'Wegener's autoantigen' and their immunopathogenic role in Wegener's granulomatosis. J Autoimmun 6:171–184

Gross WL (1991) Dtsch Ärztebl 88:A-38–A-44

Harrison HL, Lüchow MA, Lindsley CB et al. (1980) Bolus corticosteroids and cyclophosphamide for initial treatment of Wegener's granulomatosis. JAMA 244:1599–1600

Hu CH, O'Loughlin S, Winkelmann RK (1977) Cutaneous manifestation of Wegener's granulomatosis. Arch Dermatol 113:175–180

Kekow J, Csernok E, Szymkowiak CH et al. (1993) Wegenersche Granulomatose und ANCA-assoziierte Vaskulitiden: pathogenetische Konzepte zur Rolle von Autoantigen, Autoantikörpern und Zytokinen. Immun Infekt 21 Suppl 1:44–48

Krüger R, Luszpinski P, Nödl F (1984) Wegenersche Granulomatose. Hautarzt 35:39–44

Reinhold-Keller E, Kekow J, Schnabel A et al. (1994) Influence of disease manifestation and antineutrophil cytoplasmic antibody titer on the response to pulse cyclophosphamide therapy in patients with Wegener's granulomatosis. Arthritis Rheum 37:919–924

Schmidt S, Wolff HH (1992) Friedrich Wegener. Sein Leben, sein Werk, die Wegenersche Granulomatose. Diesbach, Berlin

Wegener F (1936) Über generalisierte, septische Gefäßerkrankungen. Verh Dtsch Ges Pathol 29:202–210

Arteriitis cranialis

Foged EK (1981) Chronische Ulzeration nach Biopsie der Arteria temporalis. Hautarzt 32:647–648

Gallasch G (1992) Arteriitis temporalis. Dtsch Med Wochenschr 117:625–628

Hellmann DB (1993) Immunpathogenesis, diagnosis, and treatment of giant cell arteriitis, temporal arteriitis, polymyalgia rheumatica, and Takayasu's arteritis. Curr Opin Rheumatol 5:25–32

Tsapatsaris NP (1991) Temporal arteriitis. General review with emphasis on atypical manifestations and cardiovascular complications. Cardiol Clin 9:547–553

Horton BT, Magath TB, Brown GI (1934) Arteriitis of the temporal vessels. Arch Intern Med 53:400–409

Schmeller W, Schwarze U, Arnhold H (1987) Arteriitis temporalis mit ausgedehnter Kopfschwartennekrose, Amaurose und okulärer Hypotonie. Akt Dermatol 13:25–29

Takayasu-Arteriitis

Hall S, Barr W, Lie JT et al. (1985) Takayasu arteritis. A study of 32 North American patients. Medicine (Baltimore) 64:89–99

Procter CD, Hollier LH (1992) Takayasu's arteritis and temporal arteritis. Ann Vasc Surg 6:195–198

Schwarz-Eywill M, Breitbart A, Csernok E et al. (1993) Treatment modalities and ANCA in Takayasu's arteritis. Adv Exp Med Biol 336:497–501

Takayasu M (1980) A case of strange anastomosis of the central vessels of the retina. J Jpn Ophthalmol Soc 12:554

Lymphomatoide Granulomatose

Brodell RT, Miller CW, Eisen AZ (1986) Cutaneous lesions of lymphomatoid granulomatosis. Arch Dermatol 122:303–306

Fauci AS, Haynes BF, Costa J et al. (1982) Lymphomatoid granulomatosis: prospective clinical and therapeutic experience over 10 years. N Engl J Med 306:68–74

Fauci AS, Haynes BF, Katz P (1978) The spectrum of vasculitis. Clinical, pathologic, immunologic, and therapeutic considerations. Ann Intern Med 89:660–676

James WD, Odom RB, Katzenstein AA (1981) Cutaneous manifestations of lymphomatoid granulomatosis. Arch Dermatol 117:196–202

Liebow AA, Carrington CRB, Friedman PJ (1972) Lymphomatoid granulomatosis. Hum Pathol 3:457–458

Tong MM, Cooke B, Barnetson RStC (1992) Lymphomatoid granulomatosis. J Am Acad Dermatol 27:872–876

Vasculitis allergica

Callen JP (1993) Cutaneous vasculitis and other neutrophilic dermatoses. Curr Opin Rheumatol 5:33–40

Lanzkowsky S, Lanzkowsky L, Lanzkowsky P (1992) Henoch-Schoenlein purpura. Pediatr Rev 13:130–137

Scherer R, Wolff HH (1979) Vasculitis allergica. Allergologie 2:62–71

Wolff HH (1983) Vasculitis allergica. Klassifikation und Ätiologie. In: Braun-Falco O, Burg G (Hrsg) Fortschritte der praktischen Dermatologie und Venerologie, Bd 10. Springer, Berlin, S 297–304

Wolff HH, Maciejewski W, Scherer R et al. (1978) Immunoelectronmicroscopic examination of early lesions in histamine induced immune complex vasculitis in man. Br J Dermatol 99:13–24

Pyoderma gangraenosum

Brunsting IA, Goeckerman WH, O'Leary PA (1930) Pyoderma (ecthyma) gangrenosum: clinical and experimental observations in live cases occurring in adults. Arch Dermatol 22:655–680

Cullen TS (1924) A progressively enlarging ulcer of the abdominal wall involving the skin and fat, following drainage of an abdominal abscess apparently of appendiccal origin. Surg Gyn Obstet 38:579–582

Hickman JG, Lazarus GS (1979) Pyoderma gangraenosum. In: Dermatology update. Elsevier, New York, pp 325–342

Prystowsky JH, Kahn SN, Lazarus GS (1989) Present status of pyoderma gangrenosum. Review of 21 cases. Arch Dermatol 125:57–64

Schwaegerle SM, Bergfeld WF, Senitzer D et al. (1988) Pyoderma gangrenosum: a review. J Am Acad Dermatol 18:559–568

Stingl G, Hintner H, Wolff K (1981) Pyoderma gangraenosum. Hautarzt 32:165–172

Zumdick M, Schuppe HC, Goerz G (1993) Cyclosporin-A-Therapie bei Pyoderma gangraenosum. Hautarzt 44:306–308

Livedo racemosa, Sneddon-Syndrom

Alegre VA, Winkelmann RK, Gastineau DA (1990) Cutaneous thrombosis, cerebrovascular thrombosis, and lupus anticoagulant – the Sneddon syndrome. Report of 10 cases. Int J Dermatol 29:45–49

Asherson RA, Cervera R (1993) Antiphospholipid syndrome. J Invest-Dermatol 100:21S–27S

Braun-Falco O, Meigel W (1972) Zur Azathioprin-Therapie der idiopathischen Livedo racemosa mit Ulcerationen. Hautarzt 23:136–138

Feldacker M, Hines EA, Kierland RR (1955) Livedo retucularis with summer ulcerations. Arch Dermatol Syphilol 72:31–37

Fleischer AB Jr, Resnick SD (1990) Livedo reticularis. Dermatol Clin 8:347–354

Lubach D, Stamm T (1981) Neurologische Veränderungen bei Livedo racemosa generalisata (Ehrmann). Kasuistik und Literaturübersicht. Hautarzt 32:245–248

Marsch WC, Muckelmann R (1985) Generalized racemose livedo with cerebrovascular lesions (Sneddon syndrome): an occlusive arteriolopathy due to proliferation and migration of medial smooth muscle cells. Br J Dermatol 112:703–708

Meurer M (1994) Das Antiphospholipidsyndrom. Hautarzt 45:729–738

Sneddon IB (1965) Cerebro-vascular lesions and livedo reticularis. Br J Dermatol 77:180–185

Speight EL, Lawrence CM (1993) Reticulate purpura, cryoglobulinaemia and livedo reticularis. Br J Dermatol 129:319–323

Zelger B, Sepp N, Stockhammer G et al. (1993) Sneddon's syndrome. A long-term follow-up of 21 patients. Arch Dermatol 129:437–447

Papulosis maligna atrophicans

Burg G, Vieluf D, Stolz W et al. (1989) Maligne atrophische Papulose (Morbus Köhlmeier-Degos). Hautarzt 40:480–485

Degos R (1979) Malignant atrophic papulosis. Br J Dermatol 100:21–35

Degos R, Delort J, Tricot R (1942) Dermatite papulosquameuse atrophiante. Bull Soc Fr Derm Syph 49:148–150

Kisch LS, Bruyngzeel DP (1984) Six cases of malignant atrophic papulosis (Degos' disease) occurring in one family. Br J Dermatol 111:469–471

Köhlmeier W (1941) Multiple Hautnekrosen bei Thrombangiitis obliterans. Arch Dermatol Syph 181:783–792

Metz J, Amschler A, Henke M (1980) Morbus Degos (Papulosis atrophicans maligna). Hautarzt 31:108–110

Ulcus hypertonicum

Martorell F (1957) Ulcus cruris hypertonicum. Med Klin 52:1945–1946

Chronische arterielle Verschlußkrankheiten

Altstaedt HO, Berzewski B, Taschke C (1993) Treatment of patients with peripheral arterial occlusive disease Fontaine stage IV with intravenous iloprost and PGE 1: a randomized open controlled study. Prostaglandins Leukot Essent Fatty Acids 49:573–578

Baumgartner I, Maier SE, Koch M et al. (1993) Magnetresonanzarteriographie, Duplexsonographie und konventionelle Arteriographie zur Beurteilung der peripheren arteriellen Verschlußkrankheit. RöFo Fortschr Geb Röntgenstr Neuen Bildgeb Verfahr 159:167–173

Berge PG, Hopp HW (1990) Prophylaxe arterieller obliterativer Gefäßerkrankungen mit Acetylsalicylsäure. Med Klin 85:493–498

Creutzig A (1991) Therapie der peripheren arteriellen Verschlußkrankheit mit besonderer Berücksichtigung der Prostaglandine. Z Ges Inn Med 46:59–67

Ernst E (1994) Fibrinogen: its emerging role as a cardiovascular risk factor. Angiology 45:87–93

Jochmann W, Partsch H (1993) Retrograde intravenöse Perfusion: Technik und verschiedene Varianten. Wien Med Wochenschr 143:167–170

LoGerfo FW (1992) Peripheral arterial occlusive disease and the diabetic: current clinical management. Heart Dis Stroke 1:395–397

Stiegker H, Standl E, Hufen V (1993) Makroangiopathie beim Diabetes mellitus. Z Ges Inn Med 48:150–156

Thrombangiitis obliterans

Buerger L (1908) Thromboangiitis obliterans; a study of the vascular lesions leading to presenile spontaneous gangrene. Am J Med Sci 136:567–580

Giblin WJ, James WD, Benson PM (1989) Buerger's disease. Int J Dermatol 28:638–642

Mills JL, Porter JM, Buerger's disease (thromboangiitis obliterans). Ann Vasc Surg 5:570–572

Spitell JA (1983) Thromboangiitis obliterans: an autoimmune disorder? N Engl J Med 308:1157–1158

Winiwater F von (1879) Über eine eigentümliche Form von Endarteriitis und Endophlebitis mit Gangrän des Fußes. Arch Klin Chir 23:202–226

Erkrankungen der Venen und Ulcus cruris

Altenkämper H, Eldenburg M (1993) Farbatlas der Phlebologie. Schlütersche Verlagsanstalt Hannover

Berg E van den (1983) Prospektive epidemiologische und experimentelle Studie zur Ätiologie und Pathophysiologie der primären Varikose. Phlebol Proktol 12:91–100

Bischof J, Großmann K, Scholz A (1988) Phlebologie. Von der Empirie zur Wissenschaft. VEB Gustav Fischer, Jena

Browse NL, Burnand KG (1982) The cause of venous ulceration. Lancet ii:243–245

Dinkel R, Büchner K, Pampuro M (1985) Venenleiden – eine Bagatellerkrankung? MMG 10:286–294

Fischer H (1981) Venenleiden. Eine repräsentative Untersuchung in der Bevölkerung der Bundesrepublik Deutschland (Tübinger Studie). Urban & Schwarzenberg, München

Hohlbaum GG, Milde L, Schmitz R et al. (1987) Der medizinische Kompressionsstrumpf. Schattauer, Stuttgart

Kappert A, Partsch H (1984) Venöse Insuffizienz. Perimed, Erlangen

Lechner W (1985) Varizen – Was tun? Diagnostik und Therapie des Krampfaderleidens. Perimed, Erlangen

Lindemayr H, Drobil M (1985) Unterschenkelekzem und Kontaktallergie. Hautarzt 36:227–231

Marshall M (1987) Praktische Phlebologie. Springer, Berlin

May R, Stemmer R (1984) LRR. Die Licht-Reflexions-Rheographie. Perimed, Erlangen

Partsch H (1985) Zur Pathogenese des venösen Ulcus cruris. Hautarzt 36, Themenheft: Phlebologie und Proktologie:196–202

Rabe E (Hrsg) (1994) Grundlagen der Phlebologie. Kagerer Kommunikation, Bonn

Ramelet AA, Monti M (1993) Phlebologie. Leitfaden für die Praxis. Kagerer Kommunikation, Bonn

Schmeller W, Sahlmann J (1989) Das Krankheitsbild der Atrophie blanche im Wandel der Zeit. Eine Literaturübersicht. Phlebol Proktol 18:45–50

Schmeller W (1990) Das arthrogene Stauungssyndrom. Sprunggelenksveränderungen bei chronischer Veneninsuffizienz. Diesbach, Berlin

Schöpf E, Staubesand J (Hrsg) Venenleiden und Haut. Vasomed-Schriftenreihe, Karger, Bonn

Schultz-Ehrenburg U, Hübner J (1987) Refluxdiagnostik mit Doppler-Ultraschall. Bedeutung für Diagnose, Indikationsstellung und Therapiekontrolle in der Phlebologie. Schattauer, Stuttgart

Vanscheidt W (1990) Pathogenese des Ulcus cruris venosum. Hautarzt 41:W1–W5

Wienert V (1993) Beinveneninsuffizienz, 2. Aufl. Schattauer, Stuttgart

Wokalek, H, Vanscheidt W, Niedner R (1989) Venöser Reflux und Ulcus cruris. Elephas, St. Gallen

Wuppermann T (1986) Varizen, Ulcus cruris und Thrombose, 5. Aufl. Springer, Berlin

Kapitel 23 Hämorrhagische Diathesen

Inhaltsverzeichnis

Übersicht	850
Allgemeine Diagnostik	850
Thrombozytär bedingte hämorrhagische Diathesen	851
Thrombozytopenien	852
Hereditäre Thrombozytopenien	852
Wiskott-Aldrich-Syndrom	852
Fanconi-Syndrom	853
Hereditäre Thrombozytopenien mit Nierenerkrankung	853
Familiäre Thrombozytopenien ohne Organanomalien	854
Erworbene Thrombozytopenien	854
Pseudothrombozytopenie	854
Übersicht und Einteilung erworbener Thrombozytopenien nach pathophysiologischen Kriterien	854
Thrombozytopenien durch Bildungsstörungen	854
Thrombozytopenien durch gesteigerten Thrombozytenabbau	856
Nichtimmunologisch bedingte Thrombozytopenien	856
Thrombozytopenien bei Infektionskrankheiten	856
Thrombozytopenie bei disseminierter intravasaler Gerinnung (DIC)	857
Thrombotisch-thrombozytopenische Purpura (TTP)	857
Hämolytisch-urämisches Syndrom (HUS)	858
HELLP-Syndrom	858
Zyklische Thrombozytopenien	858
Immunologisch bedingte Thrombozytopenien	858
Autoimmunthrombozytopenien	858
Idiopathische thrombozytopenische Purpura (ITP)	858
Evans-Syndrom	860
HIV-assoziierte Immunthrombozytopenie	861
Medikamentös induzierte Immunthrombozytopenien	861
Heparinassoziierte Thrombozytopenien (HAT)	862
Alloimmunthrombozytopenien	862
Thrombozytopenien durch Verteilungs- und Verdünnungsstörungen	863
Thrombozytosen	863
Reaktive Thrombozytosen	863
Thrombozythämien	863
Thrombozytopathien (Plättchenfunktionsstörungen)	864
Hereditäre Thrombozytopathien	864
Bernard-Soulier-Syndrom	864
Plättchentyp des von Willebrand-Syndroms	864
Glanzmann-Thrombasthenie	864
Erworbene Thrombozytopathien	865
Medikamentöse Plättchenfunktionsstörungen	865
Plättchenfunktionsstörungen bei verschiedenen Grunderkrankungen	866
Hämorrhagische Diathesen durch Koagulopathien	866
Hereditäre Koagulopathien	866
Hämophilie A und B	866
von Willebrand-Syndrom	867
Erworbene Koagulopathien	867
Gerinnungsstörungen bei Lebererkrankungen	867
Gerinnungsstörungen durch Vitamin-K-Mangel	868
Vitamin-K-Mangel bei Neugeborenen	868
Disseminierte intravasale Gerinnung	868
Waterhouse-Friderichsen-Syndrom	870
OPSI (Overwhelming Postsplenectomy Infection)-Syndrom	871
Vaskulär bedingte hämorrhagische Diathesen	871
Hereditäre vaskuläre hämorrhagische Diathesen	871
Riesenhämangiome	871
Erworbene vaskuläre hämorrhagische Diathesen	872
Purpura senilis	872
Purpura orthostatica	872
Mechanische Purpura	873
Paroxysmales Fingerhämatom	873
Purpura factitia	873
Purpura bei Stoffwechselstörungen	873
Vitamin-C-Mangel	873
Diabetes mellitus	873
Hyperkortizismus	873
Purpura bei Infektionskrankheiten	874
Purpura fulminans	874
Hämorrhagisch-pigmentäre Dermatosen	874
Purpura anularis teleangiectodes	874
Purpura pigmentosa progressiva	875
Lichenoide purpurische Dermatose	876
Ekzematidartige Purpura	876
Lichen aureus	877
Purpura durch allergische Vaskulopathien	878
Vasculitis allergica	878
Purpura bei Dysproteinämien	879
Weitere symptomatische vaskuläre hämorrhagische Phänomene	880
Embolische Purpura	880
Purpura bei Protein-C-Mangel	880
Schmerzhaftes Ekchymosensyndrom	880
Weiterführende Literatur	881

Das Hämostasesystem, bestehend aus Endothelzellen, Megakaryozyten und Blutplättchen, Gerinnungsfaktoren, Fibrinolysekomponenten und deren Inhibitoren, trägt bei einer Verletzung zur Aufrechterhaltung der Gefäßwandintegrität bei. Unter physiologischen Bedingungen befinden sich hämostasefördernde und hämostasehemmende Vorgänge im Gleichgewicht. Wird das Hämostasesystem zur falschen Zeit und am falschen Ort aktiviert, so kann eine *Thrombose* resultieren. Defekte des Blutstillungsmechanismus führen demgegenüber zu *Hämorrhagien*, die als Blutungen ins Gewebe und/oder nach außen in Erscheinung treten. Dieses Kapitel behandelt Erkrankungen, die primär durch Defekte des Hämostasemechanismus gekennzeichnet sind oder in deren Verlauf Störungen des Hämostaseapparates auftreten und dann zu symptomatischen Blutungen führen können.

Übersicht

Gemäß dem Aufbau des Hämostasesystems als einer Funktionseinheit aus verschiedenen Komponenten kann eine hämorrhagische Diathese durch unterschiedliche Störungen hervorgerufen sein.

Thrombozytäre Störungen. Hierbei werden quantitative und qualitative Abweichungen der Thrombozyten unterschieden. Eine Blutung kann zum einen aus einer erniedrigten Thrombozytenzahl (*Thrombozytopenie*), zum anderen aus einer defizitären Plättchenfunktion (*Thrombozytopathie*) resultieren.

Gerinnungsstörungen. Auch hierbei werden quantitative und qualitative Abweichungen der Gerinnungsproteine (*Faktorenmangel*), der Fibrinolysekomponenten sowie der Inhibitoren des Gerinnungs- und Fibrinolysesystems unterschieden. Beispielsweise kann ein Mangel an Gerinnungsfaktoren und/oder ein Überschuß an fibrinolyseaktivierenden Substanzen die Ursache eines Blutungsübels darstellen.

Vaskuläre Störungen. Hier beruht die hämorrhagische Diathese auf einer Erkrankung der Gefäßwand, ohne daß Abweichungen des thrombozytären oder plasmatischen Hämostasesystems vorliegen. Störungen der vaskulären Funktion können zu einer vermehrten Gefäßpermeabilität bei sonst normaler Hämostase führen.

Störungen des Hämostasesystems können also auf Abweichungen von Thrombozyten, von Gerinnungs- und Fibrinolysefaktoren oder auf einer veränderten Gefäßwandfunktion allein beruhen. Häufiger ist jedoch, daß eine Kombination dieser Einzelstörungen die Ursache einer hämorrhagischen Diathese darstellt.

Allgemeine Diagnostik

Anamnese. Einer sorgfältigen Anamnese kommt eine wichtige Rolle bei der Klärung einer hämorrhagischen Diathese zu. So vermögen bestimmte anamnestische Angaben bereits erste Hinweise auf die Natur eines vorliegenden Hämostasedefekts zu liefern. Gezielt zu erfragen sind:

Blutungsübel bei anderen *Familienmitgliedern* (und im Falle einer positiven Familienanamnese, Frage nach einem geschlechtsgebundenen, autosomal-dominanten oder -rezessiven Erbgang);

Verlauf der Blutung (spontan oder nach Verletzung, Häufigkeit, Dauer und Schweregrad der Blutung); vorausgegangene oder gegenwärtige *Arzneimitteleinnahme* (azetylsalizylsäurehaltige Substanzen, Antikoagulanzien, Immunsuppressiva, Zytostatika),

Transfusionen oder kürzlich durchgeführte *Impfungen*; bestimmte *Grunderkrankungen* (Infektionen, Leukämie, chronische Niereninsuffizienz, chronische Lebererkrankungen, maligne Erkrankungen).

Klinische Symptomatik. Neben der Anamnese ergeben sich in der Regel aus dem klinisch-morphologischen Bild weitere Rückschlüsse auf die Natur des einem Blutungsübel zugrunde liegenden Hämostasedefekts. Bei der Inspektion ist insbesondere auf Typ und Verteilungsmuster der Hautblutung (flohstichartig, punktförmig oder flächenhaft umschrieben oder disseminiert an verschiedenen Körperpartien gleichzeitig auftretende Hämatome) zu achten.

Der petechiale oder thrombozytopenische Blutungstyp. Dieser weist auf einen thrombozytären oder vaskulären Hämostasedefekt hin und ist gekennzeichnet durch spontan auftretende, einzeln stehende, kleinste, flohstichartige bis linsengroße, auch konfluierende Hämorrhagien an Haut und Schleimhäuten.

Petechien. Prädilektionsstellen sind Hautbezirke mit erhöhtem hydrostatischen Druck, Druckstellen auf der Haut durch Kleidung oder Schuhwerk und Bereiche erhöhter mechanischer Belastung (Knöchel, Schienbein, Beckenkamm). Charakteristischerweise lassen sich diese 1–5 mm großen Blutaustritte durch Glasspateldruck (Diaskopie) nicht ausdrücken. Als *Purpura* wird ein Exanthem aus Petechien bezeichnet. Bei diesem Blutungstyp fehlen Hauteffloreszenzen ödematöser oder entzündlicher Art. Dies erlaubt bereits klinisch eine Unterscheidung gegenüber entzündlich-vaskulitischen (rheumatischen) Purpuraformen. Je nach Art und Ausmaß der Thrombozytenstörung werden kleine bis größere Einblutungen in die Haut, beispielsweise münzengroße *Sugillationen*, beobachtet. Häufig treten Schleimhautblutungen im Nasen-, Mund- und Rachenraum, Konjunktival- und Zahnfleischblutungen, retinale und intestinale Blutungen sowie Hämaturien (häufig Mikrohämaturie, seltener Makrohämaturie) hinzu. Bei Frauen lassen sich außerdem Menorrhagien und Metrorrhagien feststellen. Kopfschmerzen und Bewußtseinstrübungen bis hin zum Koma können Ausdruck meningealer oder intrazerebraler thrombozytär bedingter Hämorrhagien sein. Selbst bei hochgradigen Thrombozytopenien oder schwerwiegenden Funktionsstörungen der Blutplättchen werden selten großflächige Hautblutungen beobachtet.

Der Hämophilieblutungstyp. Ekchymosen oder *Suffusion* stellen flächenhafte Hautblutungen dar und sind eher Ausdruck einer Koagulopathie. Solche Hautblutungen vom sog. *Hämophilietyp* können sich an verschiedenen Körperpartien manifestieren, sind in der Regel scharf begrenzt und häufig asymmetrisch verteilt. Spontan auftretende Blutungen bei Hämophiliepatienten betreffen die großen Gelenke, insbesondere Knie-, Ellenbogen- und Sprunggelenke und das subkutane bzw. intramuskuläre Weichteilgewebe.

Der vaskuläre Blutungstyp. Bei den vaskulären Formen einer hämorrhagischen Diathese werden sowohl punktförmige als auch flächenhafte Blutungen an Haut und Schleimhäuten beobachtet.

Der gemischte Blutungstyp. Hier findet man petechiale Blutungen und großflächige Hämatome, jedoch mit unscharfen Rändern. Sie sind typisch für komplexe Hämostasestörungen wie die disseminierte intravasale Gerinnung (DIC). Dieses Bild kommt dadurch zustande, daß der flächenhafte Blutungstyp eines plasmatischen Hämostasedefekts bei zunehmender Thrombozytopenie durch den dafür charakteristischen petechialen Blutungstyp überlagert wird.

Laboratoriumsuntersuchungen. Für die exakte Diagnosestellung und systematische Zuordnung eines bestimmten Blutungsübels sind hämostaseologische Laboratoriumsuntersuchungen unerläßlich. Zahlreiche Testverfahren stehen zur Auswahl. Im Sinne einer rationellen Stufendiagnostik ist es angezeigt, zunächst einige wenige *Suchtests* zu veranlassen, um folgende Fragen zu klären:
Liegt überhaupt eine Hämostasestörung vor?
Welche Komponente des Hämostasesystems ist betroffen?
In welcher Richtung sollte weiteruntersucht werden?
Dieses Vorgehen trägt dazu bei, weiterreichende Analyseverfahren (Bestimmung von einzelnen Gerinnungsfaktoren, Inhibitoren oder bestimmten Plättchenfunktionen) und Spezialuntersuchungen, beispielsweise molekulare Marker, erst dann einzusetzen, wenn sich aus der klinischen Symptomatik und der Befundkonstellation der Suchtests hierzu eine Indikation stellt. Im Einzelfall wird es ratsam sein, einen Hämostaseologen hinzuzuziehen.

Tabelle 23.1. Hämostaseologische Stufendiagnostik

Komponente des Hämostasesystems	Suchtest(s)
Thrombozyten	Plättchenzählung, Plättchenvolumenbestimmung, Plättchenmorphologie (gefärbter Blutausstrich) Blutungszeit
Gerinnung	Aktivierte partielle Thromboplastinzeit (APTT), Thrombinzeit (TZ), Fibrinogen, Prothrombinzeit (Quick)
Fibrinolyse	Reptilasezeit, Fibrin(ogen)spaltprodukte
Gefäßwand	Rumpel-Leede-Test

Thrombozytär bedingte hämorrhagische Diathesen

Definition. Thrombozytär bedingte hämorrhagische Diathesen sind entweder Symptom einer hochgradig verminderten Thrombozytenzahl (*Thrombozytopenie*) oder Folge einer Plättchenfunktionsstörung (*Thrombozytopathie*). Quantitative und qualitative Thrombozytenstörungen in Kombination werden bei akuten Leukämien und myeloproliferativen Erkrankungen, beispielsweise essentieller Thrombozytose (*Thrombozythämie*), beobachtet. Insbesondere bei myeloproliferativen Erkrankungen ist die autonome Thrombozytopoese häufig mit Plättchenfunktionsstörungen assoziiert. Diese können mit *Blutungen* und/oder *thromboembolischen Komplikationen* einhergehen.

Vorkommen. Relativ selten.

Ätiologie. Thrombozytopenien oder Thrombozytopathien können primär Ausdruck einer Erkrankung des Knochenmarks sein oder symptomatisch bei einer Vielzahl anderer Erkrankungen auftreten und arzneimittelinduziert sein.

Thrombozytopenien

Definition. Verminderung der peripheren Thrombozytenkonzentration auf Werte <150000/μl.

Ätiopathogenese. Thrombozytopenien können *hereditär* bedingt oder *erworben* sein. Sie resultieren aus Störungen
der Plättchenbildung im Knochenmark,

des peripheren Plättchenumsatzes,

der Plättchenverteilung bei Hypersplenie oder aus einem Verdünnungseffekt nach Massivtransfusion von Erythrozytenkonzentraten oder gelagerten Vollblutkonserven.

Klinik. Der Blutungstyp ist bei allen Thrombozytopenien nahezu identisch. Kardinalsymptom ist das Vorhandensein von Petechien an Hautbezirken mit erhöhtem hydrostatischem Druck oder vermehrter mechanischer Belastung. In der Regel liegt eine symmetrische Verteilung an den Prädilektionsstellen, den Streckseiten der Extremitäten, vor. Wichtig ist, daß nicht mit Spontanblutungen zu rechnen ist, solange die Thrombozytenzahl oberhalb von 30000/μl liegt, keine Erniedrigung der Gerinnungsfaktoren besteht und die Gefäßpermeabilität nicht gestört ist. Nach Bagatellverletzungen können flächenhafte Hautblutungen als Ekchymosen hinzutreten. Gezielt ist nach Konjunktival- oder Schleimhautblutungen (Epistaxis, Zahnfleischbluten) und nach Blutungen aus dem Gastrointestinal- oder Urogenitaltrakt zu fahnden. Retinale Blutungen weisen auf eine besondere Gefährdung des Patienten hin und können Warnsymptom für weitere petechiale Organblutungen (myokardiale, meningeale oder intrazerebrale Hämorrhagien) sein.

Diagnose. Verminderte Thrombozytenkonzentration bei der Plättchenzählung und im peripheren Blutausstrich. Eine disproportionale Verlängerung der Blutungszeit kann auf das gleichzeitige Vorliegen einer Plättchenfunktionsstörung hinweisen. Normalbefund der Gruppentests des plasmatischen Hämostasesystems.

Differentialdiagnose. Ausschluß einer *Pseudothrombozytopenie*. Hierbei handelt es sich um einen fehlerhaften Befund bei der automatisierten Bestimmung der Thrombozytenkonzentration mittels elektronischer Partikelzählgeräte.

Hereditäre Thrombozytopenien

Wiskott-Aldrich-Syndrom

[Wiskott 1937; Aldrich, Steinberg, Campbell 1954]

Synonym. Familiäre Thrombozytopenie mit Ekzem und Infektanfälligkeit

Definition. X-chromosomal rezessiv vererbte Erkrankung mit charakteristischer Symptomentrias von angeborener Thrombozytopenie, ekzematösen Hautveränderungen und erhöhter Infektanfälligkeit infolge eines kombinierten humoralen und zellulären Immundefektes.

Vorkommen. Selten (etwa 6 neue Krankheitsfälle pro Jahr in den USA), doch wahrscheinlich häufiger als klinisch diagnostiziert, da sporadische Erkrankungen mit gering ausgeprägter Form (Wiskott-Aldrich-Varianten) vorkommen. Manifestation eines Wiskott-Aldrich-Syndroms typischerweise nur bei Jungen. Konduktorinnen sind klinisch asymptomatisch (selektive Inaktivierung des X-Chromosoms mit dem defekten Gen). Bisher wurde nur ein Mädchen mit den phänotypischen Krankheitszeichen beschrieben.

Pathogenese. Der Thrombozytopenie liegt wahrscheinlich eine kombinierte Plättchenbildungs- und -umsatzstörung bei normaler Megakaryozytenzahl im Knochenmark zugrunde. Auffallend ist eine ausgeprägte Plättchenphagozytose durch Retikulumzellen des Knochenmarks. Die morphologisch abnormen Thrombozyten (verminderter Organellengehalt) weisen ein deutlich reduziertes mittleres Plättchenvolumen auf, ihre Halbwertszeit in der Zirkulation ist auf 2–3 Tage verkürzt.
Der Gendefekt ist wahrscheinlich auf dem proximalen Abschnitt des kurzen Arms des X-Chromosoms bei Xq11-q13 lokalisiert.

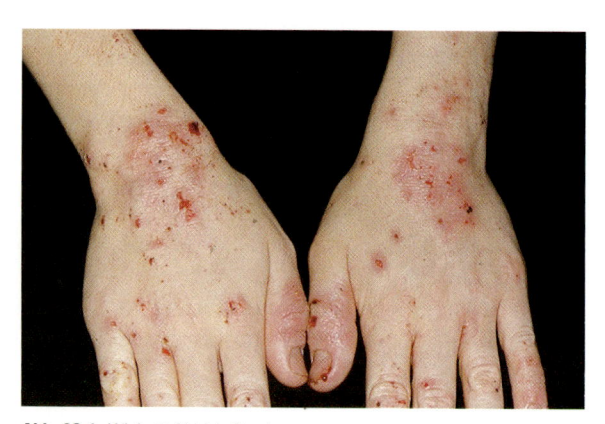

Abb. 23.1. Wiskott-Aldrich-Syndrom

Klinik. Die Erkrankung kann sich bereits beim Neugeborenen unter dem Bild einer petechialen *Purpura* und Organblutungen [Magen-Darm-Trakt (Meläna), Gehirn, Niere] manifestieren; Nabelschnurblutungen oder Blutungen bei der postpartalen Zirkumzision. Ein etwa um den 6. Lebensmonat auftretendes *Ekzem* unterscheidet sich nicht von dem Bild des atopischen Ekzems und bessert sich mit zunehmendem Alter. Die Patienten fallen neben der hämorrhagischen Diathese vor allem durch ihre gesteigerte *Infektanfälligkeit* gegenüber Bakterien, Viren und Pilzen auf (eitrige Otitis media, Sinusitis, Pneumonie, multiple Abszesse, Furunkel, Warzen, Mollusca contagiosa, Herpes simplex). Sekundärinfizierte Ekzeme, Arzneimittelexantheme und fulminante Verläufe bei Infektionen mit Herpes simplex, Varizellen oder Zytomegalie kommen vor.

Verlauf. Schlechte Prognose; die meisten Patienten sterben vor dem 10. Lebensjahr an nichtbeherrschbaren Infektionen oder hämorrhagischen Komplikationen. Bei Patienten, die das Adoleszenten- oder Erwachsenenalter erreichen, werden gehäuft Malignome (maligne Lymphome, Leukämien, solide Tumoren) beobachtet.

Diagnose. Typische Symptomentrias und Kombination von Thrombozytopenie mit Thrombozytopathie, erniedrigter Serumgehalt an IgM (IgA und IgE können erhöht sein), herabgesetzte Konzentration und Funktion der T-Lymphozyten. Neuerdings Einsatz molekularbiologischer Methoden zur pränatalen Diagnostik und Aufdeckung eines Wiskott-Aldrich-Syndrom-Carrierzustands mittels Analyse des Restriktionsfragmentlängenpolymorphismus (RFLP) und des DNS-Methylierungsmusters zum Nachweis einer gerichteten Inaktivierung des defekten X-chromosomalen Gens.

Therapie. Nach Möglichkeit allogene (oder ersatzweise HLA-haploidente) Knochenmarktransplantation. In Einzelfällen Besserung des Blutungsübels durch Splenektomie. Ansonsten supportive Maßnahmen zur Prophylaxe und Therapie von Infektionen (Antibiotika, Antimykotika, Immunglobulinsubstitution) und von hämorrhagischen Komplikationen, z.B. mit Leukozyten-depletierten Thrombozytenkonzentraten von HLA-kompatiblen Einzelspendern. Bei geplanter Knochenmarktransplantation sollten die Blutpräparate vor Transfusion mit 30 Gy bestrahlt werden, um eine posttransfusionelle Graft-versus-host-Erkrankung zu vermeiden.

Fanconi-Syndrom

[Fanconi 1927]

Synonyme. Fanconi-Anämie, familiäre Panzytopenie

Das Fanconi-Syndrom wird autosomal-rezessiv vererbt und ist durch eine Aplasie aller drei Zellreihen im Knochenmark (Panzytopenie) gekennzeichnet. Thrombozytopenie, Neutrozytopenie und Anämie treten gewöhnlich erst im 2. bis 5. Lebensjahr in Erscheinung. Bei der Erkrankung werden Chromosomenanomalien, Mißbildungen (Nieren, Skelett) und Wachstumsstörungen beschrieben. Außerdem soll eine erhöhte Inzidenz maligner Erkrankungen vorliegen.

Hereditäre Thrombozytopenien mit Nierenerkrankung

Hierbei handelt es sich um familiäre Thrombozytopenieformen, die einen autosomal-dominanten Erbgang aufweisen, durch eine Plättchenbildungsstörung bei normaler oder erhöhter Megakaryozytenzahl im Knochenmark gekennzeichnet sind (megakaryozytäre Thrombozytopenien) und in Assoziation mit Nierenerkrankungen und/oder anderen Defekten auftreten. Weiterhin gemeinsam ist diesen Erkrankungen, daß eine unterschiedlich stark ausgeprägte Blutungsneigung besteht und sich im peripheren Blutausstrich Riesenthrombozyten nachweisen lassen.
Sonderformen sind: *Alport-Syndrom* (interstitielle Nephritis, Taubheit im Hochtonbereich und angeborene Katarakt), *Epstein-Syndrom* (interstitielle Nephritis, Schwerhörigkeit im Hochtonbereich, neben der Thrombozytopenie zusätzlich Thrombozytopathie), *Fechtner-Syndrom* (Variante des Alport-Syndroms, zusätzlich Einschlußkörperchen in den Granulozyten nachweisbar).

Familiäre Thrombozytopenien ohne Organanomalien

Hierunter läßt sich eine heterogene Gruppe autosomal-dominant vererbter Thrombozytopenieformen zusammenfassen, die durch den Nachweis von Riesenplättchen in der Peripherie gekennzeichnet sind und deren gemeinsamer Pathomechanismus ebenfalls in einer Plättchenbildungsstörung bei normaler Megakaryozytenzahl des Knochenmarks besteht. *Montreal-Platelet-Syndrom* (Riesenplättchen-Thrombozytopathie). *Sebastian-Platelet-Syndrom* (Riesenplättchenthrombozytopenie, Nachweis von Einschlußkörperchen in den Granulozyten). *Mediterrane Makrothrombozytopenie* (Riesenplättchen, die Funktionsstörungen aufweisen können).

Therapie. Symptomatische Behandlung. Bei schweren, lebensbedrohlichen Blutungen Transfusion von Thrombozytenkonzentraten. In Fällen, in denen sich neben der Thrombozytopenie auch eine Plättchenfunktionsstörung nachweisen läßt, kann ein Therapieversuch mit Desmopressin (1-Desamino-8-D-Arginin-Vasopressin, DDAVP, Minirin; Kurzinfusion in einer Dosierung von 0,4 µg/kg KG) indiziert sein.

Erworbene Thrombozytopenien

Pseudothrombozytopenie

Bei der Feststellung Thrombozytopenie anhand eines Laboratoriumbefundes gilt es zunächst zu beweisen, daß tatsächlich eine echte Thrombozytopenie vorliegt. Dazu muß unter allen Umständen eine *Pseudothrombozytopenie* ausgeschlossen werden. Hierunter ist eine *artifiziell* erniedrigte (<150000/µl) Thrombozytenkonzentration im peripheren Blut zu verstehen. Dabei handelt es sich um ein In-vitro-Phänomen, bei dem in der antikoagulierten Blutprobe Plättchenagglutinate oder -aggregate auftreten, die dann bei der automatisierten Bestimmung der Thrombozytenzahl mittels elektronischer Partikelzählgeräte eine Thrombozytopenie vortäuschen. Fehlerhafte Befunde dieser Art können überflüssige diagnostische Maßnahmen oder gar falsche therapeutische Konsequenzen zur Folge haben. An eine Pseudothrombozytopenie ist immer dann zu denken, wenn weder anamnestisch noch klinisch Zeichen einer thrombozytopenischen Blutungsbereitschaft bestehen, die Bestimmung der Plättchenkonzentration auffallend schwankende Werte im Verlauf zeigt und der Rumpel-Leede-Test jedesmal negativ ausfällt. Ursache der In-vitro-Plättchenaggregatbildung sind zumeist Autoagglutinine vom IgG- oder IgM-, seltener vom IgA-Typ, die bei der Komplexierung zweiwertiger Kationen in der antikoagulierten Probe mit bestimmten Epitopen der Plättchenplasmamembran reagieren können. Eine Agglutination tritt am häufigsten bei Verwendung von EDTA auf, kann aber auch in Gegenwart von Zitrat oder Heparin beobachtet werden und nimmt bei der Verlängerung des Intervalls zwischen Blutentnahme und Probenanalyse zu. Zur Klärung sollten frisch hergestellte, gefärbte Ausstriche mit EDTA-, Zitrat- und Heparinblut untersucht und parallel dazu die Thrombozytenkonzentration in den Proben bestimmt werden. Häufig ergibt sich allein durch den Wechsel des Antikoagulans oder bei sofortiger Plättchenzählung ein Normalbefund, so daß deutlich wird, daß eine artifizielle Erniedrigung der Thrombozytenzahl vorgelegen hat. Andere Ursachen einer Pseudothrombozytopenie können eine Adhäsion von Thrombozyten an Granulozyten oder Monozyten (Plättchensatellitismus) und Megathrombozyten (Volumen >12 fl) sein, welche vom Partikelzähler entweder nicht erfaßt oder als Leukozyten fehlgedeutet werden. Der mittels elektronischer Zählgeräte erstellte Befund einer Thrombozytopenie sollte deshalb stets zum Anlaß genommen werden, die Plättchenmorphologie und -zahl im Ausstrichpräparat zu überprüfen.

Übersicht und Einteilung erworbener Thrombozytopenien nach pathophysiologischen Kriterien

Als Ursachen einer erworbenen Thrombozytopenie kommen *Störungen der Plättchenbildung* im Knochenmark, des *peripheren Plättchenumsatzes* und der *Plättchenverteilung* in Betracht. Außerdem kann eine erworbene Thrombozytopenie durch Verlust bei Blutung und/oder *Verdünnungseffekte* nach Massivtransfusionen hervorgerufen sein.

Thrombozytopenien durch Bildungsstörungen

Einteilung und Diagnose. Thrombozytopenien infolge einer verminderten Plättchenproduktion können zum einen durch eine reduzierte oder nicht mehr nachweisbare Megakaryozytopoese (*amegakaryozytäre* Thrombozytopenie) hervorgerufen werden, zum anderen durch eine ineffektive Megakaryozytopoese (*megakaryozytäre* Thrombozytopenie) bedingt sein. Bei einer Schädigung des Knochenmarks durch bestimmte Noxen, z. B. Alkohol können Übergänge zwischen einer reduzierten und ineffektiven Megakaryozytopoese auftreten. Zur Klärung der Art der Plättchenbildungsstörung und für die weitere Diagnosestellung ist die Untersuchung eines Knochenmarkaspirats oder einer Knochenmarkbiopsie unerläßlich. Eine *verminderte Thrombozytopoese*, erkennbar an einem deutlich herabgesetzten oder fehlenden Megakaryozytengehalt, resultiert aus einer Knochenmarkschädigung durch Medikamente, chemische oder radiogene Noxen, Infektionen oder aus Autoimmunprozessen, die gegen Stammzellen oder megakaryozytär determinierte Vorläuferzellen gerichtet sein können. Eine andere Ursache einer reduzierten Megakaryozytopoese und einer dadurch bedingten Thrombozytopenie kann eine Verdrängungsmyelopathie oder Knochenmarkinfiltration sein. Hinweise auf eine ineffektive Megakaryozyto- bzw. Thrombozytopoese ergeben sich insbesondere dann, wenn die Zahl der Megakaryozyten normal ist, aber Zeichen einer gestörten Reifung bestehen.

Tabelle 23.2. Einteilung quantitativer Thrombozytenstörungen

Thrombozytopenien

Thrombozytopenien durch Bildungsstörungen

Hereditäre Bildungsstörungen
  Infolge reduzierter Megakaryozytopoese
  (amegakaryozytäre Thrombozytopenien)
  Infolge ineffektiver Megakaryozytopoese
  (megakaryozytäre Thrombozytopenien)
Erworbene Bildungstörungen
  Infolge reduzierter Megakaryozytopoese
  – Aplastische Anämie
  – Megakaryozytäre Aplasie
  – Knochenmarkinfiltration
    (Karzinome, Leukämien, maligne Lymphome)
  – Knochenmarkverdrängung
    (Osteomyelofibrose; Lipidspeicherkrankheit)
  – Ionisierende Strahlen, myelosuppressive Medikamente
  – Substanzen, die hemmend auf die Plättchenbildung
    einwirken
  – Virusinfektionen

  Infolge ineffektiver Megakaryozytopoese
  – Nutritive Mangelzustände (Vitamin B_{12}, Folsäure)
  – Alkohol

  Mit unbekannter Pathogenese
  – Zyklische Thrombozytopenien
  – Chronische Niereninsuffizienz

Thrombozytopenien durch Umsatzstörungen

Hereditäre Formen

Erworbene Formen
  Nichtimmunologisch
  – Infektionskrankheiten
  – DIC
  – TTP, HUS, HELLP
  – Künstliche Herzklappen
  Immunologisch
    durch Autoantikörper
  – ITP
  – HIV
  – Medikamente
  – SLE, rheumatoide Arthritis

    durch Alloantikörper

Thrombozytopenien durch Verteilungsstörung
  – Hypersplenie
  – Hypothermie

Thrombozytopenien durch Kombination von Bildungs-,
Umsatz- und Verteilungsstörung

Thrombozytopenien durch Verlust oder Dilution
  Blutung
  Herz-Lungen-Maschine; Hämodialyse

Thrombozytosen

Primäre (autonome) Thrombozytosen
– Essentielle Thrombozythämie
– Andere myeloproliferative Erkrankungen

Sekundäre (reaktive) Thrombozytosen
– Chronische Entzündungen
– Maligne Erkrankungen
– Nach operativen Eingriffen, insb. nach Splenektomie
– Eisenmangel
– Nach akuter Blutung
– Körperliche Anstrengungen
– Medikamente

Ätiopathogenese. Zu den exogenen Noxen, die zu einer *amegakaryozytären Thrombozytopenie* führen können, gehören zahlreiche *Medikamente, organische Lösungsmittel* und *ionisierende Strahlen*. Unter den Substanzen mit bekannter myelosuppressiver Wirkung besitzt vor allem Zytosinarabinosid (Zytarabin) einen besonders toxischen Effekt auf die Megakaryozyten. Demgegenüber wird die Toxizität von Zyklophosphamid, Busulfan, Methotrexat und 6-Mercaptopurin als intermediär eingestuft. Als Ursache der durch Thiaziddiuretika hervorgerufenen Thrombozytopenie wird neben einem direkten toxischen Effekt auf die Megakaryozyten auch eine durch das Medikament ausgelöste Bildung thrombozytärer Autoantikörper diskutiert. Thrombozytopenien, die in zeitlicher Assoziation mit einer *Virusinfektion* (Mumps, Varizellen, Zytomegalie) auftreten, resultieren zumeist aus einer Plättchenbildungsstörung, für die wahrscheinlich eine virale Infektion der Megakaryozyten verantwortlich ist. Das Ausmaß der Thrombozytopenie bei einer Virusinfektion kann durch eine hinzutretende Plättchenumsatzstörung, also einen vorzeitigen Plättchenabbau in der Zirkulation, verstärkt werden *(HIV-assoziierte Thrombozytopenie)*. Ausgeprägte Thrombozytopenien infolge einer reduzierten Megakaryozytopoese resultieren auch aus einer *Knochenmarkinfiltration* bei akuten Leukämien, Karzinomen und malignen Lymphomen. Eine *Knochenmarkkarzinose* bei soliden Tumoren des Respirations- oder Gastrointestinaltrakts kann außerdem mit einer Thrombozytenumsatzstörung im Rahmen einer *mikroangiopathischen hämolytischen Anämie* assoziiert sein. Bei *Verdrängungsmyelopathien* (Lipidspeicherkrankheiten, Osteomyelofibrose, Osteomyelosklerose) ist für die Thrombozytopenie nicht nur eine herabgesetzte Plättchenproduktion, sondern eine Verteilungsstörung infolge der gleichzeitig bestehenden Splenomegalie verantwortlich.
Eine *ineffektive Megakaryozytopoese* liegt typischerweise beim *Vitamin B_{12}-* und *Folsäuremangel* vor. Eisenmangelzustände gehen gewöhnlich mit einer reaktiven Thrombozytose einher, gelegentlich kann jedoch auch eine mittelgradige Thrombozytopenie (50000–100000/µl) beobachtet werden, insbesondere dann, wenn gleichzeitig ein Folsäuredefizit besteht. Komplexer Natur sind die Ursachen einer Thrombozytopenie bei akutem oder chronischem *Alkoholabusus*. Neben Zeichen einer ineffektiven Megakaryozytopoese liegen Hinweise für einen direkten alkoholtoxischen Effekt auf megakaryozytär determinierte Vorläuferzellen vor. Als Ausdruck der alkoholinduzierten Plättchenbildungsstörung finden sich im Knochenmark Mikromegakaryozyten, welche die typische Kernsegmentierung reifer Megakaryozyten vermissen lassen. Eine verminderte Plättchenproduktion wird für einzelne Formen *zyklischer Thrombozytopenien* sowie für die bei 15–50% aller Patienten mit *chronischer Niereninsuffizienz* vorhandene Thrombozytopenie diskutiert. In beiden Fällen ist die Pathogenese jedoch nicht bekannt.

Klinik. Symptome und klinische Zeichen werden von Art und Ausmaß der Knochenmarkinsuffizienz bestimmt. Nach einem schleichenden Krankheitsbeginn können sich Zeichen der hämorrhagischen Diathese in Form von *Purpura* mit charakteristischen petechialen Haut- und Schleimhautblutungen manifestieren. Daneben finden sich anämiebedingte Symptome sowie Zeichen der Abwehrschwäche.

Labordiagnostik. Thrombozytopenie oder periphere Panzytopenie. Weiterer Aufschluß durch die Knochenmarkuntersuchung.

Therapie. Behandlung der Grundkrankheit bzw. Elimination der kausalen Noxe. Außerdem supportive Maßnahmen: Prophylaxe und Behandlung von Infektionen, Transfusion von deleukozytierten Thrombozyten- und Erythrozytenkonzentraten. Die Wirksamkeit rekombinanter Wachstumsfaktoren (G-CSF, GM-CSF, IL-3) zur Stimulation einer verbliebenen Hämatopoese wird gegenwärtig untersucht. Die allogene Knochenmarktransplantation stellt zumeist die einzige kurative Maßnahme dar.

Thrombozytopenien durch gesteigerten Thrombozytenabbau

Thrombozytopenien infolge einer Umsatzstörung werden manifest, wenn der erhöhte periphere Plättchenverbrauch nicht mehr durch eine gesteigerte Thrombozytenbildung kompensiert werden kann. Die Plättchenhalbwertszeit ist dann auf wenige Stunden reduziert und die Plättchenumsatzrate bis auf das 5fache der Norm gesteigert.
Der Megakaryozytengehalt im Knochenmark dient als differentialdiagnostisches Kriterium gegenüber Thrombozytopenien infolge einer Bildungsstörung. Aus pathogenetischer Sicht kann ein gesteigerter Thrombozytenabbau *nichtimmunologisch* oder *immunologisch* bedingt sein, wie die Tabelle 23.2 zeigt.

Nichtimmunologisch bedingte Thrombozytopenien

Thrombozytopenien bei Infektionskrankheiten

Ätiopathogenese. Thrombozytopenien sind Frühsymptome bei septischen Zuständen durch Bakterien, Viren oder Plasmodien (Malaria). Die erniedrigte Thrombozytenzahl resultiert v. a. aus einem gesteigerten Plättchenumsatz. Zusätzlich kann eine infektiös bedingte Hemmung der Megakaryozyto- bzw. Thrombozytopoese bestehen. Ursachen des gesteigerten Thrombozytenumsatzes sind: erhöhter peripherer Verbrauch im Rahmen einer disseminierten intravasalen Gerinnungsaktivierung (DIC); direkte Einwirkung der Mikroorganismen auf die Blutplättchen; immunkomplexvermittelte Interaktionen und/oder Adhäsion der Thrombozyten an mikrobiell geschädigte Gefäßwandstrukturen.

Klinik. Aufgrund der Vielzahl möglicher Erreger ist die Symptomatologie äußerst vielgestaltig und reicht von einer vorübergehenden, isolierten Thrombozytopenie mit oder ohne Purpura bis zur manifesten disseminierten intravasalen Gerinnung auf dem Boden einer Sepsis mit letalem Ausgang. Verlauf und Prognose hängen von der Beherrschung der Grundkrankheit ab.

Therapie. Gezielte antimikrobielle Behandlung. Bei isolierten Thrombozytopenien kann eine zusätzliche Behandlung mit Immunglobulinen in hoher Dosierung, evtl. auch mit Kortikoiden erwogen werden. Bei lebensbedrohlichen Blutungen Transfusion von Thrombozytenkonzentraten.

Thrombozytopenie bei disseminierter intravasaler Gerinnung (DIC)

Eine isolierte, im Verlauf progrediente Thrombozytopenie kann ein erster Hinweis auf das Frühstadium einer komplexen Aktivierung des Hämostasesystems sein. Bei jeder Thrombozytopenie unklarer Ursache sollte deshalb auch an eine beginnende DIC im Stadium der Hyperkoagulabilität gedacht werden. Veränderungen plasmatischer Gerinnungsparameter, wie sie typischerweise im weiteren Verlauf einer DIC auftreten, erlauben dann zumeist eine Zuordnung der Thrombozytopenie.

Thrombotisch-thrombozytopenische Purpura (TTP)
[Moschcowitz 1924]

Synonym. Morbus Moschcowitz, Moschcowitz-Syndrom, thrombotische Mikroangiopathie, mikroangiopathische hämolytische Anämie

Definition. Die Erkrankung gehört zum Formenkreis der mikroangiopathischen hämolytischen Anämien und ist klinisch durch die Symptomenpentade Thrombozytopenie, hämolytische Anämie mit fragmentierten Erythrozyten (Schistozyten, Fragmentozyten), neurologische Ausfälle, Fieber und Nierenfunktionsstörungen gekennzeichnet. Es wird eine *primäre (idiopathische)* von einer *sekundären (symptomatischen)* Form unterschieden.

Vorkommen. Die Erkrankung ist selten. Man schätzt die Morbidität auf 1:1 Mio. und die Prävalenz auf 1:50000. Vorwiegend betroffen sind Erwachsene im Alter zwischen 20 und 50 Jahren.

Ätiopathogenese. Sie ist nicht geklärt und dürfte nicht einheitlich sein. Elektronenoptische Untersuchungen lassen vermuten, daß endotheliale und subendotheliale Veränderungen in Kapillargefäßen eine disseminierte Aktivierung von Blutplättchen hervorrufen, welche nachfolgend zu einer Mikrothrombosierung mit Minderperfusion der Mikrozirkulation führt. Als auslösende Zustände oder assoziierte Erkrankungen der *sekundären (symptomatischen)* Form werden Eklampsie, Autoimmunerkrankungen (Lupus erythematodes, rheumatoide Arthritis, Periarteriitis nodosa), bakterielle und virale Infektionen (Mykoplasmen, HIV), Impfungen, maligne Erkrankungen mit Chemotherapie (Mitomycin C, Kombinationen von Zytosinarabinosid und Daunorubicin sowie von Cisplatin, Vinblastin und Bleomycin), Immunsuppressiva (Cyclosporin A) und Überempfindlichkeitsreaktionen vermutet. Häufiger ist jedoch die primäre (*idiopathische*) Form, bei der auslösende Noxen bisher nicht bekannt sind.

Klinik. Die primäre Form der Erkrankung tritt häufiger akut, seltener chronisch oder intermittierend in Erscheinung. Das klinische Bild variiert von Patient zu Patient je nach Lokalisation der Mikrothromben stark. Nahezu regelmäßig finden sich jedoch fluktuierende neurologische Ausfallserscheinungen (Parästhesien, Paresen, Krampfanfälle, Bewußtseinsstörungen, Koma), Zeichen einer hämorrhagischen Diathese mit Petechien oder generalisierter Purpura sowie Fieber, abdominelle Symptome, kardiopulmonale Beteiligung (Herzrhythmusstörungen, akutes Lungenversagen) und Augenmanifestationen bis hin zur Netzhautablösung. Auch Arthralgien und Myalgien werden beobachtet. In etwa 25% besteht eine Hepatosplenomegalie.

Labordiagnostik. Befundkonstellation einer ausgeprägten mikroangopathischen hämolytischen Anämie (Hämoglobin < 6 g/dl, Retikulozytose, im Blutausstrich typische Eierschalenerythrozyten [Schistozyten, die durch Fragmentierung von Erythrozyten (Fragmentozyten) in der Mikrozirkulation entstehen], Serum-LDH auf Werte zwischen 500–2000 IU/l erhöht, Haptoglobin erniedrigt oder nicht nachweisbar, mäßiggradige Erhöhung von indirektem Bilirubin). Ausgeprägte Thrombozytopenie mit Werten zwischen 10000–50000/μl. Mittelgradige Leukozytose mit Linksverschiebung. Im Knochenmark gesteigerte Zellbildung aller drei Systeme. Mäßiggradige Hämaturie und Proteinurie sowie Anstieg harnpflichtiger Substanzen als Ausdruck der Nierenbeteiligung. Normalbefunde der Gerinnungsparameter in den Gruppen- und Einzelfaktorentests, häufig jedoch Nachweis erhöhter Fibrinspaltprodukte als Nachweis eines gesteigerten Fibrinogen-Fibrin-Umsatzes. Direkter Coombs-Test negativ. Während der akuten Krankheitsphase Nachweis erhöhter Plasmaspiegel plättchenspezifischer Proteine (β-Thromboglobulin, Plättchenfaktor 4) als Ausdruck der disseminierten intravasalen Thrombozytenaktivierung.

Prognose. Seit Einführung der Substitution von Frischplasma werden Heilungsraten von über 80% beschrieben, während die Letalität der Erkrankung noch in den 70er Jahren nahezu bei 90% lag.

Therapie. Transfusion von Frischplasma, am besten in Kombination mit mehrfachen Plasmapheresen, da auf diese Weise schädigende Plasmakomponenten eliminiert bzw. fehlende Schutzfaktoren substituiert werden. Von Heparinisierung oder Splenektomie ist abzuraten. Der Stellenwert einer Therapie mit plättchenfunktionshemmenden Substanzen (Azetylsalizylsäure, Dipyridamol, Dextran70, stabile Prostazyklinanaloga) ist umstritten; in Einzelfällen können diese Substanzen aber wirksam sein.

Hämolytisch-urämisches Syndrom (HUS)
[von Gasser et al. 1955]

Definition. Das hämolytisch-urämische Syndrom, zunächst bei Kindern als eigenständige Krankheitsentität beschrieben, ist gekennzeichnet durch die Symptomentrias akutes Nierenversagen, Thrombozytopenie und hämolytische Anämie und weist Ähnlichkeiten mit dem Morbus Moschcowitz des Erwachsenen auf.

Vorkommen und Ätiopathogenese. Im Erwachsenenalter sind zu zwei Dritteln Frauen betroffen, vornehmlich unter oraler Kontrazeption, während Schwangerschaften und nach Entbindung. Über Epidemien, familiäre Häufungen und rezidivierende Verlaufsformen wurde berichtet. Inzwischen gilt als gesichert, daß enterale Infektionen mit Verotoxin-bildenden Escherichia coli an der Auslösung dieser Erkrankung beteiligt sind.

HELLP-Syndrom

Zum Formenkreis der mikroangiopathischen hämolytischen Anämien gehört neben der TTP und dem HUS auch das HELLP-Syndrom. Das Akronym steht für hemolysis, elevated liver enzymes und low platelets. Es handelt sich hierbei um eine schwere Verlaufsform der Gestose. Im Gegensatz zur TTP und zum HUS steht beim HELLP-Syndrom die Leberschädigung im Mittelpunkt. Schwere Verlaufsformen mit Multiorganversagen wurden beschrieben.

Zyklische Thrombozytopenien

Zyklische Thrombozytopenien sind durch einen in regelmäßigen Zeitabständen auftretenden Thrombozytensturz gekennzeichnet, der mit oder ohne Purpura verlaufen kann. Frauen wie Männer sind betroffen. Die auslösende Ursache der Thrombozytopenie ist jedoch unbekannt. Bei Frauen kann eine Assoziation zum Menstruationszyklus bestehen, es wird deshalb ein Zusammenhang mit hormonalen Regulationen vermutet.

Immunologisch bedingte Thrombozytopenien

Einteilung. Thrombozytopenien, die infolge verschiedenartiger Immunreaktionen entstehen, werden unter dem Begriff *Immunthrombozytopenien* zusammengefaßt. Sie können bedingt sein durch thrombozytenreaktive Autoantikörper (*Autoimmunthrombozytopenien*), durch Alloantikörper (*Alloimmunthrombozytopenie*) oder durch medikamentös induzierte Antikörper. Ein gesteigerter, zur Thrombozytopenie führender Plättchenverbrauch kommt auch bei generalisierten, primär nicht gegen Thrombozyten gerichteten Immunprozessen vor, beispielsweise nach Impfungen. Als Mechanismus wird eine Schädigung von Thrombozyten durch zirkulierende Immunkomplexe und/oder eine Aktivierung des Komplementsystems diskutiert.

Autoimmunthrombozytopenien

Definition. Akut auftretende, in Schüben rezidivierende oder chronisch verlaufende isolierte Thrombozytopenie, die durch plättchenreaktive Autoantikörper hervorgerufen wird und zu Blutungsmanifestationen vom thrombozytopenischen Typ führen kann.

Idiopathische thrombozytopenische Purpura (ITP)
[Werlhof 1735]

Synonyme. Morbus Werlhof, essentielle Thrombozytopenie, Immunthrombozytopenie (ITP), Morbus haemorrhagicus maculosus

Definition. Unterschieden werden eine *akute* und *chronische* Form; bei letzterer persistiert die Thrombozytopenie länger als 6 Monate.

Vorkommen. Die *akute* Form ist vorwiegend eine Erkrankung des Kindesalters. In über 80% tritt sie im Anschluß an einen Virusinfekt auf: *akute postinfektiöse Thrombozytopenie*. Ihr Altersgipfel liegt zwischen dem 1. und 6. Lebensjahr; beide Geschlechter sind gleich häufig betroffen. Die geschätzte Erkrankungsinzidenz beläuft sich auf etwa 6 von 1000 Kindern pro Jahr. Gehäuftes Auftreten während der Wintermonate (Virusinfektionen?).
Bei Erwachsenen findet sich anamnestisch nur in Ausnahmefällen ein vorausgegangener Infekt.
Die *chronische* Form hat einen Häufigkeitsgipfel zwischen dem 20. bis 40. Lebensjahr; Frauen sind etwa 3 bis 4mal häufiger betroffen als Männer.

Ätiopathogenese. Für die *akute Form* im *Kindesalter* wird ein kausaler Zusammenhang zwischen dem zumeist im Abklingen befindlichen Virusinfekt und dem schlagartigen Auftreten der Thrombozytopenie angenommen. Vermuteter Pathomechanismus: transitorisch vorhandene, kreuzreagierende plättchenwirksame Antikörper, die primär gegen virale oder bakterielle Antigene gerichtet sind und eine beschleunigte Elimination der Thrombozyten hervorrufen. Die Thrombozytopenie wird manifest, wenn der beschleunigte Abbau von Blutplättchen vornehmlich in der Milz nicht durch eine gesteigerte Thrombozytopoese im Knochenmark kompensiert werden kann.
Die Ätiologie der *chronischen Form* ist unbekannt. Durch die Übertragung von Plasma von Erkrankten läßt sich bei Gesunden ein über Tage anhaltender Thrombozytensturz mit thrombozytopenischer Purpura auslösen. Verantwortlich hierfür sind thrombozytenspezifische Autoantikörper vorwiegend der Klasse IgG, seltener IgM, die gegen Epitope auf den Glykoproteinkomplexen IIb–IIIa und/oder Ib–IX gerichtet sind. Mit empfindlichen immunologischen Methoden gelingt heute bei etwa 50–70% der Patienten mit chronischer Form der Nachweis thrombozytenspezifischer Autoantikörper, die entweder als plättchenassoziierte Immunglobuline (PAIg) oder in etwa 20% frei im Serum vorliegen. Als Ausdruck des beschleunigten Plättchenabbaus ist die Thrombozytenhalbwertszeit auf wenige Stunden herabgesetzt und weist eine Korrelation zur peripheren Thrombozytenkonzentration auf: je niedriger die Thrombozytenzahl, desto kürzer die Überlebenszeit. Der Plättchenumsatz ist auf das 2- bis 5fache erhöht.

Klinik. Hämorrhagische Diathese vom thrombozytopenischen Blutungstyp mit Petechien, Purpura und Sugillationen. Die Haarfollikel bleiben frei, exanthematische Erscheinungen fehlen. Übriger klinischer Befund unauffällig, insbesondere keine Lymphknotenvergrößerungen, und typischerweise keine Splenomegalie nachweisbar (Ausnahme s. unten). Trotz drastisch erniedrigter Thrombozytenzahl auf 20 000/µl oder weniger ist die Ausprägung der hämorrhagischen Diathese bei ITP zumeist gering. Dies wird dadurch erklärt, daß die zirkulierenden Plättchen bei ITP eine besonders gute hämostatische Kompetenz besitzen.

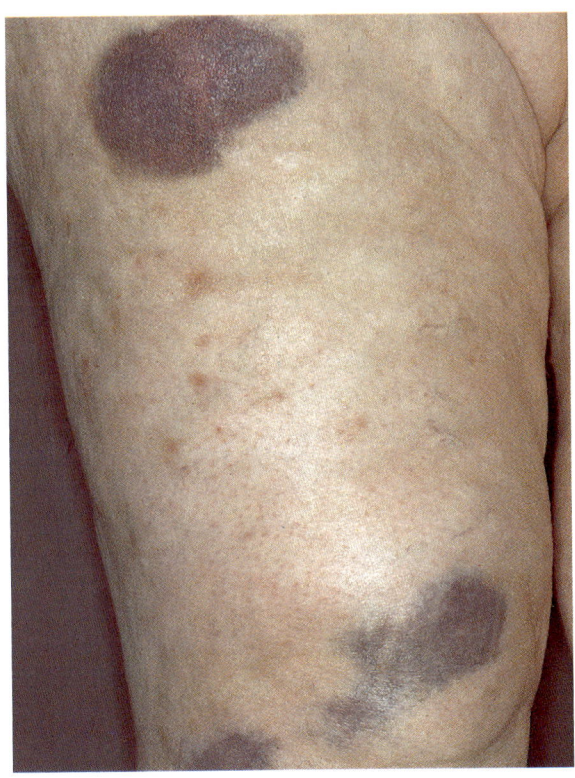

Abb. 23.2. Idiopathische thrombozytopenische Purpura

Akute ITP. Nur in etwa 5% der Patienten klinisch schwere Ausprägung mit generalisierter Purpura, retinalen, gastrointestinalen und/oder urogenitalen Blutungen. Die Inzidenz intrazerebraler oder subarachnoidaler Hämorrhagien bei Kindern mit akuter ITP beträgt <1%. Als Residuum des vorausgegangenen Infekts können bei Kindern manchmal Lymphknotenvergrößerungen oder Splenomegalie nachweisbar sein.

Prognose. Bei Kindern mit *akuter* ITP ausgezeichnet; in 80–90% tritt nach 2–6 Wochen eine Spontanremission ein. Rezidive sind selten.

Chronische ITP. Besteht die Thrombozytopenie länger als 6 Monate, muß von einer chronischen Verlaufsform ausgegangen werden. Lokalisationen und Typ der Blutung unterscheiden sich nicht von der akuten ITP. Der übrige klinische Befund ist unauffällig.

Prognose. Bei über 90% der Erwachsenen mit ITP kommt es nicht zur Spontanremission, vorübergehende Teilremissionen (mit Thrombozytenerhöhung für einige Wochen bis Monate) kommen vor.

Diagnose. Die ITP ist eine Ausschlußdiagnose, da keine pathognomonischen Befundkonstellationen für diese Erkrankung bestehen. Während bei der akuten Form im Kindesalter auf eine Knochenmarkpunktion in der Regel verzichtet werden kann, ist eine Knochenmarkuntersuchung bei Erwachsenen unerläßlich.

Laborbefunde

- Thrombozytenkonzentration erniedrigt, meist $<30000/\mu l$
- Mittleres Plättchenvolumen erhöht (>10 fl), Megathrombozyten
- Blutungszeit verlängert, wobei die Verlängerung geringer ausfällt, als dies nach dem Ausmaß der Thrombozytopenie zu erwarten ist
- Knochenmarkbefund: hyperplastische Megakaryozytopoese mit Vermehrung von Megakaryoblasten und Promegakaryozyten (Linksverschiebung)
- Nachweis thrombozytenspezifischer Autoantikörper (nur in 50–70%)
- Plättchenüberlebenszeit verkürzt
- Gerinnungsparameter normal.

Differentialdiagnose. Zweifel an dem Vorliegen einer ITP sind immer dann gegeben, wenn Splenomegalie mit und ohne Lymphknotenvergrößerungen, Fieber, Anämie und Senkungsbeschleunigung vorhanden sind. Andere als Ursache einer megakaryozytären Thrombozytopenie in Betracht zu ziehende Erkrankungen oder Mechanismen in der Tabelle 23.2. Besonders hinzuweisen ist auf die *sekundären (symptomatischen)* Immunthrombozytopenien bei Autoimmunerkrankungen, ebenso aber auch auf arzneimittelinduzierte Thrombozytopenien. Da das klinische und hämatologische Bild einer ITP und einer medikamentös induzierten thrombozytopenischen Purpura nicht zu unterscheiden ist, wird die Bedeutung einer sorgfältigen Arzneimittelanamnese besonders deutlich.

Therapie. Aufgrund der äußerst günstigen Prognose der *akuten ITP* im Kindesalter mit Spontanremissionen von $>80\%$ ist in der Regel eine Therapie nicht erforderlich. Auch bei der *chronischen ITP* kann abgewartet werden, solange die Thrombozytenzahlen über $30000–50000/\mu l$ liegen und nur eine milde Blutungsneigung besteht. Allgemeine Verhaltensmaßregeln: Einschränkung körperlicher Aktivitäten, Vermeidung von Verletzungen, keine Zufuhr plättchenfunktionshemmender Medikamente. Als Entscheidungskriterium für eine medikamentöse Therapie sollte grundsätzlich die Blutungsneigung und nicht die Thrombozytenzahl herangezogen werden.

Therapie der chronischen ITP bei manifester Blutungsneigung:

- Methylprednisolon. Initiale Dosierung 2 mg/kg KG; schrittweise Dosisreduktion um 10–15 mg/ Tag erst bei Anstieg der peripheren Plättchenzahl
- Splenektomie bei Patienten ohne Behandlungserfolg, wenn auch ein 2. Behandlungszyklus mit Glukokortikoiden nicht zu einem Thrombozytenanstieg auf Werte $>30000–50000/\mu l$ geführt hat. Splenektomie ist erst nach Ablauf eines 1/2 Jahres in Betracht zu ziehen, da noch Spontanremissionen auftreten können
- Immunsuppressiva und Zytostatika (Azathioprin, Cyclophosphamid, Vincristin, Cyclosporin)
- Polyvalente Immunglobuline (0,4 g/kg KG tgl.) an 5 aufeinanderfolgenden Tagen. Wegen der nur kurz anhaltenden Wirkung und der hohen Kosten dieser Therapie sollte der Einsatz von Immunglobulinen Akutsituationen (lebensbedrohliche Blutungen, Operationsvorbereitungen, Geburt) vorbehalten bleiben
- Anti-D-Immunglobulin, 30–50 µg/kg KG, bei Rhesus-positiven Patienten mit dem Merkmal D
- Thrombozytentransfusion nur bei akuten lebensbedrohlichen Komplikationen.

Evans-Syndrom
[Evans et al. 1951]

Dieses Syndrom stellt eine Kombination einer chronischen idiopathischen thrombozytopenischen Purpura (ITP) und einer *primären (idiopathischen)* autoimmun*h*ämolytischen *A*nämie (AIHA) vom Wärmetyp dar. Bei einem Teil der Patienten wird im Verlauf der Erkrankung auch eine Neutrozytopenie beobachtet. Pathogenetisch wird ein Autoimmunprozeß vermutet, der gegen Vorstufen aller drei Zellreihen gerichtet sein kann *(Autoimmuntrizytopenie).* Die klinischen Symptome sind unterschiedlich. Bei den Laboruntersuchungen Konstellation von Anämie, Hämolyse und Thrombozytopenie. Differentialdiagnostisch ist wichtig, eine *sekundäre (symptomatische)* Immunzytopenie bei systemischem Lupus erythematodes, rheumatoider Arthritis, lymphoproliferativen Erkrankungen (Hodgkin- und Non-Hodgkin-Lymphomen, chronischer lymphatischer Leukämie), Immunthyreoiditis, Myasthenia gravis und Sklerodermie auszuschließen. Der Verlauf des Evans-Syndroms ist zumeist chronisch-rezidivierend und therapeutisch nur wenig zu beeinflussen. Neben Behandlung mit Immunsuppressiva und Zytostatika kann in Einzelfällen Splenektomie vorübergehende Besserung bringen. Über den Nutzen von hochdosierten intravenösen Gammaglobulingaben liegen keine ausreichenden Erfahrungen vor.

HIV-assoziierte Immunthrombozytopenie

Etwa 3–9% aller HIV-infizierten Patienten und etwa 13% aller HIV-positiven Hämophiliepatienten weisen eine typische Immunthrombozytopenie auf. Bei Entwicklung eines „Aids-related complex" (ARC) oder dem Vollbild von Aids ist bei etwa 60% der Patienten eine Thrombozytopenie nachweisbar.

Ätiopathogenese. Für einen Kausalzusammenhang zwischen Thrombozytopenie und HIV-Infektion werden folgende Mechanismen diskutiert: direkte Schädigung der Megakaryozyten durch das HIV mit dem Resultat einer verminderten Plättchenproduktion im Knochenmark, Plättchenschädigung durch zirkulierende Immunkomplexe und vorzeitiger Thrombozytenabbau durch plättchenspezifische Autoantikörper.

Klinik. Eine HIV-assoziierte Thrombozytopenie kommt bereits bei Neugeborenen von HIV-positiven Müttern vor. Bei Erwachsenen können sowohl asymptomatische Träger als auch Patienten mit klinischer Symptomatik betroffen sein. Bei Patienten ohne klinische Zeichen einer HIV-Erkrankung ist die HIV-assoziierte Thrombozytopenie nicht von einer idiopathischen Autoimmunthrombozytopenie zu unterscheiden. Nur etwa ein Drittel aller Patienten mit HIV-assoziierter Thrombozytopenie weisen eine stärkere hämorrhagische Diathese auf. Der Verlauf ist sehr variabel. Komplette, länger anhaltende Remissionen der Thrombozytopenie werden beobachtet. Das Schicksal des Patienten hängt von der Grundkrankheit ab. Die Gefahr einer intrakraniellen Blutung ist bei thrombozytopenischen HIV-positiven Hämophiliepatienten groß.

Labor- und Knochenmarkbefunde. Sie entsprechen bei asymptomatischen HIV-Trägern denen einer idiopathischen Immunthrombozytopenie.

Therapie. Nur blutungsgefährdete Patienten, meistens bei Thrombozytenzahlen $<30000/\mu l$, bedürfen einer spezifischen Therapie. Glukokortikoide und Immunglobuline führen bei 60–90% der Patienten zu einem zumindest vorübergehenden Thrombozytenanstieg. Der Nutzen einer Splenektomie wird wegen des potentiell nachteiligen Effekts auf den Verlauf der Grunderkrankung kontrovers beurteilt.

Medikamentös induzierte Immunthrombozytopenien

Definition. Diese Thrombozytopenieformen resultieren aus einer Plättchenumsatzstörung, die durch plättchenreaktive Antikörper hervorgerufen wird, die ihrerseits durch ein Arzneimittel oder einen seiner Metaboliten induziert werden. Nicht zu dieser Gruppe gehören pharmakologisch induzierte Thrombozytopenien, die aus einer Knochenmarkschädigung mit Störung der Megakaryozyto- oder Thrombozytopoese (Zytostatika, Tuberkulostatika, Thiazide) resultieren.

Vorkommen. Sehr selten, häufiger im höheren Lebensalter, wahrscheinlich wegen höheren Arzneimittelverbrauchs, Gynäkotropie.

Pathogenese. Unterschiedliche Mechanismen können zu einer beschleunigten Thrombozytenzerstörung im peripheren Blut führen:

Haptentyp. Nach Bindung eines Medikaments oder seiner Metaboliten an die Plättchenplasmamembran entstehen dort Strukturveränderungen (Neoantigene), die eine Immunantwort auslösen. Als Folge der Immunisierung können medikament*abhängige* Antikörper und medikament*unabhängige* Antikörper entstehen. Medikamentabhängige Antikörper sind solche, die nur in Gegenwart des Arzneimittels mit Blutplätt-

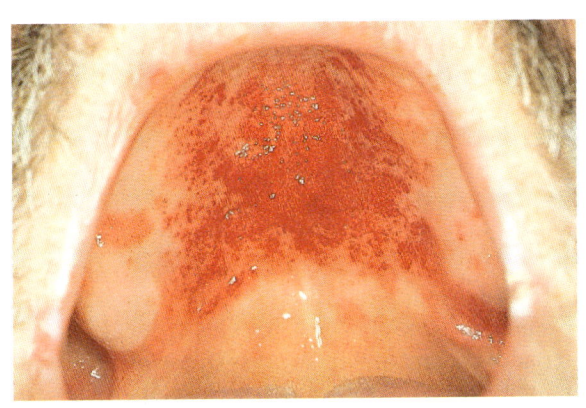

Abb. 23.3. Thrombozytopenie bei HIV-Infektion

chen reagieren, so Chinidinantikörper. Medikamentunabhängige Antikörper reagieren mit Thrombozyten auch ohne Anwesenheit des Arzneimittels und sind serologisch nicht von echten Autoantikörpern zu unterscheiden.

Autoimmuntyp. Durch das Medikament oder seine Metabolite wird die Oberfläche der Thrombozyten in einer Weise verändert, daß sie als fremd erkannt und mit einer Autoantikörperbildung beantwortet werden (Gold).

Klinik. Je nach Immunisierungsmechanismus tritt die Thrombozytopenie unterschiedlich rasch auf. Bei Immunisierung nach dem Haptentyp und Reexposition manifestieren sich innerhalb von Stunden nach Medikamenteneinnahme Petechien, Purpura und Schleimhautblutungen. Die hämorrhagische Diathese kann von Schüttelfrost, Fieber und Gesichtsrötung begleitet sein.

Diagnose. Die klinische Diagnose einer medikamentös induzierten Thrombozytopenie sowie der immunhämatologische Nachweis der Antikörper können außerordentlich schwierig sein. Wichtigste diagnostische Maßnahme bleibt die sorgfältige Arzneimittelanamnese.

Therapie. Absetzen des oder der Arzneimittel. Häufig allein dadurch wird bereits baldiger Wiederanstieg der Thrombozytenzahl und Rückbildung der Blutungssymptomatik erreicht. Bei sehr starken Haut- und Schleimhautblutungen Glukokortikoide (2 mg/kg KG), auch Immunglobuline an 2 aufeinanderfolgenden Tagen je 1 g/kg KG.

Heparinassoziierte Thrombozytopenien (HAT)

Heparinassoziierte Thrombozytopenien stellen einen Sonderfall medikamentös induzierter Plättchenumsatzstörungen dar. Zwei nach Pathomechanismus, Klinik und Prognose unterschiedliche Formen der HAT sind zu unterscheiden. Der häufigere *Typ I* ist charakterisiert durch eine milde, bereits unmittelbar nach Therapiebeginn auftretende, spontan reversible Thrombozytopenie ohne Blutungsneigung. Beim selteneren *Typ II* entwickelt sich etwa 6–14 Tage nach erstmaliger Heparingabe akut eine schwere Thrombozytopenie, die mit venösen und arteriellen thromboembolischen Komplikationen und Blutungszeichen einhergeht.

Vorkommen. Wahrscheinlich häufigste medikamentinduzierte Thrombozytopenie. Die Häufigkeit von *Typ I* wird auf etwa 10%, die von *Typ II* auf 0,6–5% aller mit Heparin behandelten Patienten geschätzt.

Pathogenese. Das Auftreten einer HAT ist nicht an ein bestimmtes Heparin gebunden. Sie wird sowohl nach Gabe von unfraktionierten Heparinen, niedermolekularen Heparinen als auch nach Heparinoiden beobachtet, ist unabhängig vom Applikationsmodus (intravenös oder subkutan) und kann auch durch sehr niedrige Heparinkonzentrationen ausgelöst werden. Für die HAT vom *Typ I* wird die proaggregatorische Wirkung von Heparin verantwortlich gemacht. Der *HAT-Typ II* soll durch heparinbindende Antikörper oder durch Heparin-Antiheparin-Immunkomplexe ausgelöst werden, die zu einer massiven Plättchenaktivierung und Plättchenumsatzstörung führen.

Klinik. Während der *HAT-Typ I* ohne klinische Symptome ist, sind Patienten mit *HAT-Typ II* durch venöse und arterielle Thrombosen außerordentlich gefährdet. Klinisch scheint ein Zusammenhang zwischen dem Ausmaß der Thrombozytopenie und der Thromboseinzidenz bei diesen Patienten zu bestehen. Die Thrombozytenkonzentration kann auf Werte $< 50000/\mu l$, seltener $< 10000/\mu l$ abfallen. Die Mortalität ist infolge thromboembolischer Komplikationen (Lungenarterienembolien) und bei intrazerebralen Blutungen hoch.

Diagnose. Der In-vitro-Nachweis heparinassoziierter Antikörper erfolgt mittels Plättchenaggregationsstudien und eines Plättchensekretionstests in Anwesenheit niedriger und hoher Heparinkonzentrationen.

Therapie. Absetzen von Heparin bei *HAT-Typ II*, statt dessen Antikoagulation mit Orgaran, einem Heparinoid. Der Nutzen einer antithrombotischen Behandlung mit plättchenfunktionshemmenden Substanzen (Azetylsalizylsäure, Dextran, Prostazyklinanaloga) bei *HAT-Typ II* wird kontrovers beurteilt.

Alloimmunthrombozytopenien

Thrombozytenreaktive Alloantikörper spielen bei drei klinischen Zuständen eine pathogenetische Rolle: bei der Alloimmunthrombozytopenie des Neugeborenen, dem Refraktärzustand bei Thrombozytentransfusionen und bei der posttransfusionellen Purpura.
Bei der *neonatalen Alloimmunthrombozytopenie (NAIT)* handelt es sich in Analogie zum Morbus haemolyticus neonatorum um eine typische fetomaternale Inkompatibilität mit diaplazentarem Übertritt mütterlicher Antikörper gegen ein plättchenspezifisches Alloantigen (beispielsweise Zw[a]) des Kindes, das

dieses vom Vater geerbt hat und das die Mutter nicht besitzt. Bei etwa 0,1% der Neugeborenen tritt eine neonatale Thrombozytopenie auf und führt zu einer Letalität von etwa 15% aufgrund intrazerebraler Blutungen.

Eine *posttransfusionelle Purpura (PTP)* tritt akut etwa eine Woche nach Transfusion plättchenhaltiger Blutkomponenten auf. Typischerweise lassen sich Schwangerschaften oder Blutübertragungen als vorimmunisierende Ereignisse eruieren. Serologisch liegt in den meisten Fällen ein Antikörper gegen das Zw^a-(Pl^{A1}-)Antigen von Thrombozyten bei Zw^a-negativen Empfängern vor. Klinisch kommt es zu einem dramatischen Thrombozytensturz und einer zumeist sehr ausgeprägten Blutungsneigung. Therapie der Wahl sind hochdosierte intravenös verabreichte Immunglobuline. Thrombozytentransfusionen, auch solche mit Zw^a-negativen Plättchen, bleiben meist wirkungslos. Die Prognose des insgesamt hierzulande sehr seltenen Syndroms (nur etwa 3% der Europäer sind Zw^a-negativ) wird als günstig beurteilt.

Thrombozytopenien durch Verteilungs- und Verdünnungsstörungen

Normalerweise werden etwa 30% der zirkulierenden Plättchenmasse reversibel in der Milz gespeichert. Bei Splenomegalien unterschiedlicher Ätiologie nimmt die lienale Sequestration der Plättchen proportional zum Ausmaß der Milzvergrößerung zu und kann bis zu 80% der zirkulierenden Plättchenmasse ausmachen. Ein Abfall der peripheren Plättchenkonzentration auf Werte unter $50000/\mu l$ wird selbst bei extremer Milzvergrößerung nur selten beobachtet, da es zu einer kompensatorischen Steigerung der Megakaryozytopoese und Thrombozytopoese im Knochenmark um etwa das 2- bis 3fache der normalen Bildungsrate kommt. Die Thrombozytenüberlebenszeit ist in der Regel normal, allenfalls leicht verkürzt. Eine hämorrhagische Diathese besteht selten, falls nicht durch die zur Splenomegalie führende Grunderkrankung noch andere Komponenten des Hämostasesystems betroffen sind wie Koagulopathie bei chronischen Lebererkrankungen. Eine Behandlungsbedürftigkeit der Thrombozytopenie besteht in der Regel nicht; die Therapie ist gegen die Grunderkrankung gerichtet. Thrombozytopenien als Folge eines Dilutionseffekts sind zu erwarten nach Massivtransfusionen wegen schwerster Blutungen bei Operationen oder Polytraumen. Therapie: Transfusion von Thrombozytenkonzentraten.

Thrombozytosen

Definition. Erhöhung der peripheren Thrombozytenkonzentration auf Werte $>400000/\mu l$. Abnorm erhöhte Thrombozytenwerte sind fast immer Ausdruck einer gesteigerten Plättchenproduktion im Knochenmark. Diese kann *reaktiver* oder *autonomer* Natur sein. Es werden deshalb reaktive (sekundäre) Thrombozytosen von autonomen (idiopathischen) Thrombozytosen (Thrombozythämien) unterschieden, wie die Tabelle 23.2 zeigt.

Reaktive Thrombozytosen

Sie treten als vorübergehende oder länger anhaltende Erhöhung der Plättchenzahl im peripheren Blut unter verschiedenen Bedingungen und in Assoziation mit zahlreichen Erkrankungen auf (Tabelle 23.2), so bei chronischen Entzündungen (Tuberkulose, Sarkoidose, rheumatoider Arthritis, Periarteriitis nodosa, Osteomyelitis, Morbus Crohn, Colitis ulcerosa), Tumorkrankheiten (Karzinome des Respirations- und Gastrointestinaltrakts, Morbus Hodgkin), Zustand nach Splenektomie, körperlichen Anstrengungen (Streßthrombozytose) und größeren chirurgischen Eingriffen sowie bei Eisenmangel. Gelegentlich werden reaktive Thrombozytosen im Sinne eines Reboundphänomens nach Absetzen myelosuppressiver Medikamente, bei Therapie eines Vitamin-B_{12}-Mangels und bei Abstinenz nach chronischem Alkoholabusus beobachtet. Bezüglich der Therapie reaktiver Thrombozytosen ist wichtig, daß nicht die erhöhte Thrombozytenzahl, sondern die zur reaktiven Thrombozytose führende Erkrankung der Behandlung bedarf.

Thrombozythämien

Autonome Thrombozytosen finden sich bei myeloproliferativen Erkrankungen, also bei chronischer myeloischer Leukämie, Polycythaemia vera, Osteomyelofibrose und essentieller Thrombozythämie. Aus pathogenetischer Sicht ist ihnen gemeinsam, daß es sich um eine klonale Erkrankung einer pluripotenten hämatopoetischen Stammzelle handelt. In die klonale Proliferation sind demzufolge die Myelozytopoese, Erythrozytopoese und Megakaryozytopoese einbezogen. Dies führt zur Bildung einer strukturell und funktionell abnormen Plättchenpopulation. Klinisch gehen diese Erkrankungen mit hämorrhagischen und/oder thromboembolischen Komplikationen einher, wobei thrombotische Komplikationen bei Polycythaemia vera dominieren, während bei essentieller Thrombozythämie Thrombosen und Blutungen mit gleicher Häufigkeit beobachtet werden.

Tabelle 23.3. Einteilung der Plättchenfunktionsstörungen (Thrombozytopathien)

Hereditäre Plättchenfunktionsstörungen
　Störungen der Adhäsion (Bernard-Soulier-Syndrom)
　Störungen der Aggregation
　(Glanzmann-Thrombasthenie)

Erworbene Plättchenfunktionsstörungen
　Medikamente
　Chronische Niereninsuffizienz
　Antithrombozytäre Antikörper
　Extrakorporale Zirkulation
　Chronische Lebererkrankungen
　Hämatologische Erkrankungen

Thrombozytopathien (Plättchenfunktionsstörungen)

Einteilung. Thrombozytäre Funktionen können unter pathologischen Bedingungen entweder abnorm gesteigert oder vermindert sein. Die nachfolgende Besprechung beschränkt sich auf Plättchenfunktionsdefekte, wobei *hereditäre* von *erworbenen* Störungen abzugrenzen sind. Aufgrund ihrer Seltenheit sind hereditäre Thrombozytopathien in der klinischen Praxis nur von untergeordneter Bedeutung.

Diagnose. Neben Anamnese und petechialen Blutungen ist in der Regel richtungweisend für einen Plättchenfunktionsdefekt, daß die Blutungszeit bei normaler oder nur gering verminderter Thrombozytenzahl verlängert ausfällt. Die Messung der Blutungszeit nimmt deshalb als Suchtest in der Stufendiagnostik von Plättchenfunktionsstörungen eine wichtige Stellung ein. Zur Charakterisierung und genauen Zuordnung einer Thrombozytopathie sind im Einzelfall aufwendige Untersuchungen erforderlich, die nur in spezialisierten Laboratorien durchgeführt werden können.

Hereditäre Thrombozytopathien

Bernard-Soulier-Syndrom

[Bernard und Soulier 1948]

Das Bernard-Soulier-Syndrom ist eine seltene, autosomal-rezessiv vererbte Erkrankung. Charakteristisch sind eine verlängerte Blutungszeit, eine Thrombozytopenie und morphologisch abnorme, deutlich vergrößerte Thrombozyten (Riesenplättchen). Die Plättchen sind nicht in der Lage, in vivo mit dem von-Willebrand-Faktor in Wechselwirkung zu treten und bei einer Gefäßwandläsion an subendothelialen Struktu-

ren zu adhärieren. Als Korrelat läßt sich in vitro keine Plättchenagglutination mit Ristocetin induzieren. Ursache dieses Defekts ist eine quantitative und/oder qualitative Störung des Plättchenglykoprotein-Ib-V-IX-Komplexes. Differentialdiagnostisch müssen andere angeborene Thrombozytenfunktionsstörungen abgegrenzt werden, die gleichfalls mit Riesenplättchen und einer Thrombozytopenie einhergehen.

Plättchentyp des von Willebrand-Syndroms

Diese seltene autosomal-dominant vererbte Störung beruht auf einer abnormen Funktion des Plättchenglykoproteins Ib und geht mit einer geringen Thrombozytopenie infolge einer Umsatzstörung einher. Pathogenetisch liegt eine abnorm gesteigerte Interaktion der Plättchen mit dem von Willebrand-Faktor zugrunde. Hieraus resultiert ein Verarmen des Plasmas an hochmolekularen Multimeren des von Willebrand-Faktors. Bei den Laboruntersuchungen ergibt sich die für diese Störung charakteristische Konstellation einer verminderten Ristocetinkofaktoraktivität und einer ungewöhnlich verstärkten Aggregationsantwort bei niedrigen Dosen an Ristocetin. Dieses Phänomen läßt sich durch eine abnorm gesteigerte Affinität der Plättchen gegenüber normalen Plasma-von-Willebrand-Faktor-Multimeren (Pseudo-von-Willebrand-Krankheit) erklären. Die Kenntnis dieser seltenen Subentität ist von praktischer Bedeutung für eine adäquate Therapie. Desmopressin ist hier kontraindiziert, da es unter dieser Behandlung zu einer Zunahme der Thrombozytopenie kommen kann.

Glanzmann-Thrombasthenie

[Glanzmann 1918, Naegeli 1931]

Synonym. Morbus Glanzmann-Naegeli

Hierbei handelt es sich ebenfalls um eine seltene autosomal-rezessiv vererbte hämorrhagische Diathese, die mit einer verlängerten Blutungszeit bei normaler Thrombozytenkonzentration und einer fehlenden Thrombozytenaggregation bei Stimulation mit Adenosindiphosphat oder anderen Plättchenagonisten einhergeht. Die Erkrankung tritt bereits kurz nach der Geburt, seltener erst im späteren Säuglingsalter auf.

Klinik. Klinisch erscheint die hämorrhagische Diathese als petechialer Blutungstyp, der sich dem Aspekt nach nicht von einer thrombozytopenischen Blutung unterscheiden läßt. Haut- und Schleimhautblutungen, vor allem Nasenbluten stehen im Vordergrund. Bereits geringfügige Verletzungen können zu ausgedehnten Hämatomen und lebensbedrohlichen Hämorrhagien führen. Auf molekularer Ebene liegt die Ursache dieses Defekts in einer quantitativen oder qualitativen Störung des Glykoprotein-IIb-IIIa-Komplexes, also des Plättchenrezeptors, welcher für die Thrombozytenaggregation essentiell ist.

Differentialdiagnose. Abzugrenzen ist die Glanzmann-Thrombasthenie von der kongenitalen Afibrinogenämie, welche gleichfalls mit einer verlängerten Blutungszeit und einer herabgesetzten oder fehlenden In-vitro-Plättchenaggregation einhergeht.

Erworbene Thrombozytopathien

Weitaus häufiger als klinisch vermutet, lassen sich erworbene Plättchenfunktionsstörungen bei chronischer Niereninsuffizienz, Autoimmunerkrankungen mit antithrombozytären Antikörpern, bei Behandlung mit extrakorporalen Zirkulationsverfahren, chronischen Lebererkrankungen und malignen hämatologischen Erkrankungen nachweisen. Vor allem aber sind es zahlreiche Arzneimittel, die in den thrombozytären Stoffwechsel eingreifen und so unerwünschte und z.T. schwerwiegende Plättchenfunktionsdefekte auslösen.

Medikamentöse Plättchenfunktionsstörungen

Angesichts des hohen Arzneimittelkonsums ist es nicht verwunderlich, daß medikamentös induzierte Plättchenfunktionsstörungen die häufigste Ursache erworbener Thrombozytopathien darstellen. Bei der diagnostischen Klärung einer erworbenen Plättchenfunktionsstörung sollte deshalb zuallererst an die Möglichkeit einer Arzneimittelnebenwirkung gedacht werden.

Inhibitoren des Arachidonsäuremetabolismus. Azetylsalizylsäure (Aspirin) hemmt bereits nach einmaliger Einnahme die Prostanoidsynthese in den Plättchen und führt zu einer Verlängerung der Blutungszeit. Durch irreversible Azetylierung wird die thrombozytäre Zyklooxygenase inaktiviert und damit die Endoperoxidbildung und Thromboxanbildung ausgeschaltet. Hierdurch wird eine Hemmung der Thrombozytensekretion und Thrombozytenaggregation hervorgerufen. Der plättcheninhibitorische Effekt tritt nach oraler Gabe von Azetylsalizylsäure innerhalb einer Stunde ein und hält für die Lebensdauer der zirkulierenden Plättchen an (7–12 Tage). Bei Normalpersonen werden spontane Hämorrhagien unter einer Medikation mit Azetylsalizylsäure praktisch nicht be-

Tabelle 23.4. Plättchenfunktionsstörungen durch Arzneimittel

Inhibitoren des Arachidonsäurestoffwechsels
  Inhibitoren der Zyklooxygenase
    Azetylsalizylsäure
    Nichtsteroidale entzündungshemmende Medikamente
    (Indomethacin, Phenylbutazon, Ibuprofen, Phenprofen)
    Mikonazol
  Inhibitoren der Thromboxansynthetase
  Inhibitoren der Arachidonsäurefreisetzung
  (Kortikosteroide)

Aktivatoren der Adenylatzyklase
  Prostanoide (Prostaglandin E_1, Prostazyklin)
  Isoprenalin, Adenosin

Inhibitoren der Phosphodiesterase
  Dipyridamol
  Theophyllin, Aminophyllin

Antimikrobielle Medikamente
  Penicilline und Cephalosporine
  Nitrofurantoin

Antikoagulanzien
  Heparin
  Fibrinolytika (Streptokinase, Urokinase, t-PA)

Volumenexpander
  Dextran
  Hydroxyäthylstärke

Medikamente zur Behandlung kardiovaskulärer Erkrankungen
  Quinidin
  Kalziumantagonisten
  Propranolol

Psychopharmaka oder Anästhetika
  Trizyklische Antidepressiva (Imipramin, Nortriptylin)
  Phenothiazine
  Halothan

Zytostatika
  Mitomycin
  BCNU
  Daunorubicin

Weitere Substanzen
  Ticlopidin
  Antihistaminika
  Röntgenkontrastmittel
  Nahrungsmittelbestandteile oder Nahrungsmittelzusätze
  (Fischöle, Knoblauch)

obachtet, hingegen ist die präoperative Einnahme mit einem deutlich erhöhten perioperativen Blutungsrisiko verbunden. Bei Patienten mit einem bereits vorhandenen kompensierten Hämostasedefekt (bei chronischer Lebererkrankung, chronischer Niereninsuffizienz, myeloproliferativen Erkrankungen oder chronischem Alkoholabusus) kann die Einnahme von Azetylsalizylsäure schwerwiegende hämorrhagische

Komplikationen auslösen. Andere nichtsteroidale Antiphlogistika und Analgetika hemmen gleichfalls den Arachidonsäurestoffwechsel, ihre Wirkung ist jedoch nur kurzfristig und reversibel.

Weitere plättchenfunktionshemmende Pharmaka. Andere Medikamente greifen in den Nukleotidstoffwechsel, die Kalziummobilisierung oder in den Serotoninstoffwechsel ein. Hierzu gehören die Aktivatoren der Adenylatzyklase wie Prostazyklinderivate oder Adenosin sowie Inhibitoren der Phosphodiesterasen wie Dipyridamol oder Theophyllin. Zu nennen sind aber auch Medikamente, die eine Membranblockade verursachen und über diesen Mechanismus die Plättchenadhäsion und Plättchenaggregation hemmen. Hierzu gehören Penizilline, Cephalosporine, Dextrane sowie die höhermolekularen Anteile der Heparine.

Plättchenfunktionsstörungen bei verschiedenen Grunderkrankungen

Thrombozytopathien bei chronischer Niereninsuffizienz, chronischen Lebererkrankungen, malignen hämatologischen Erkrankungen, Paraproteinämien und bestimmten Infektionen sind Teil komplexer Hämostasestörungen, auf die auf S. 867 noch eingegangen wird.

Hämorrhagische Diathesen durch Koagulopathien

Koagulopathien, also Störungen des Gerinnungssystems, resultieren überwiegend aus qualitativen oder quantitativen Abweichungen der Gerinnungsproteine (Defekte oder Mangelzustände von Gerinnungsfaktoren). Zu einem geringeren Teil können Koagulopathien aber auch durch Störungen des Fibrinolysesystems, dem natürlichen gegenregulatorischen Mechanismus des Gerinnungssystems, bedingt sein. Dabei sind sekundäre, also reaktive, hyperfibrinolytische Zustände wesentlich häufiger als die nur in Ausnahmefällen vorliegenden primären Hyperfibrinolysen. Störungen des Gleichgewichts zwischen Gerinnungssystem und Fibrinolysesystem können schließlich auch durch qualitative oder quantitative Abweichungen natürlicher Inhibitoren hervorgerufen sein. Bei den Koagulopathien wird wiederum zwischen *angeborenen* und *erworbenen* Gerinnungsstörungen unterschieden.

Hereditäre Koagulopathien

Für nahezu alle Gerinnungsfaktoren sind angeborene Mangelzustände bekannt. Die autosomal-rezessiv vererbten Defekte gehen mit einem unterschiedlich ausgeprägten Blutungsübel einher, je nachdem ob ein heterozygoter oder homozygoter Status vorliegt. Eine Ausnahme stellt der Faktor-XII-Mangel dar. Dieser Defekt ist mit einem hohen thromboembolischen Risiko assoziiert, welches durch den Wegfall der fibrinolysestimulierenden Wirkung von Faktor XII *(Hageman-Faktor)* erklärt wird. Wichtigste angeborene Gerinnungsstörungen sind die Hämophilie A und B, welche X-chromosomal-rezessiv vererbt werden, sowie das von Willebrand-Syndrom, welches zumeist einen autosomal-dominanten Erbgang aufweist.

Hämophilie A und B

Der angeborene *Faktor-VIII-Mangel (Hämophilie A)* und *Faktor-IX-Mangel (Hämophilie B)* treten mit einer Häufigkeit von etwa 1:10000 Einwohnern in Deutschland auf. Dabei ist die Hämophilie A 5fach häufiger als die Hämophilie B. Typische *klinische Manifestationen* sind bei beiden Blutungsübeln gleich und bestehen in Gelenk-, Weichteil- und Organblutungen. Der Schweregrad der Hämophilie wird nach der prokoagulatorischen Restaktivität von Faktor VIII oder IX (F VIII:C oder F IX:C) eingeteilt.

Diagnose. Wichtigster Gerinnungssuchtest ist hier die APTT, die bei Hämophilie A und B charakteristischerweise verlängert ist, während Prothrombinzeit nach Quick, Thrombinzeit und Blutungszeit normal ausfallen. Aufgrund des männlichen Geschlechts und der familiären Blutungsanamnese wird man bei isoliert verlängerter APTT rasch die Einzelfaktorenanalyse von Faktor VIII (F VIII:C) und Faktor IX (F IX:C) anschließen. Durch das Ergebnis der Aktivitätsbestimmung wird der Schweregrad der Hämophilie festgelegt.

Differentialdiagnose. Inhibitoren gegen Faktor VIII (Autoantikörper) bei rheumatoider Arthritis, systemischem Lupus erythematodes, Dermatitis herpetiformis, Colitis ulcerosa, monoklonaler Gammopathie, post partum oder nach Penizillintherapie; das von Willebrand-Syndrom, bei dem im Gegensatz zur Hämophilie Blutungszeit und immunologische von Willebrand-Faktor-Bestimmung (vWF:Ag) pathologisch ausfallen und die Faktor-VIII-Aktivität (F VIII:C) in der Regel zwischen 15–50% der Norm liegt.

Therapie. Substitution mit virusinaktivierten Faktor-VIII- bzw. Faktor-IX-Konzentraten. Komplikation dieser Substitutionstherapie ist die Induktion von Antikörpern, welche bei etwa 10% der Hämophiliepatienten gegen den Faktor VIII:C und in etwa 1% gegen den Faktor IX:C gerichtet sind. Diese Hemmkörperhämophilie durch Isoantikörper muß von der symptomatischen Hemmkörperhämophilie durch Autoantikörper abgegrenzt werden.

von Willebrand-Syndrom

[von Willebrand 1926]

Definition. Überwiegend autosomal-dominant vererbbares Blutungsleiden, das auf quantitativen oder qualitativen Abweichungen des von Willebrand-Faktors beruht.

Vorkommen. Häufigstes Blutungsübel; variable Penetranz und unterschiedliche Expressivität. Prävalenz zwischen 1–3:100000 Einwohner.

Pathogenese. Störung des von Willebrand-Faktors, der entweder vermindert ist, fehlt oder qualitativ defekt ist. Der von Willebrand-Faktor stellt ein multimeres Glykoprotein aus identischen Untereinheiten dar, welches mit dem Faktor VIII im Plasma einen Komplex bildet und diesen Gerinnungsfaktor dadurch vor einem vorzeitigen Abbau bewahrt. Der niedrigmolekulare Anteil dieses Faktor-VIII-von-Willebrand-Faktor-Komplexes ist verantwortlich für die prokoagulatorische Aktivität (Faktor VIII:C), hingegen gewährleistet der hochmolekulare Anteil (von Willebrand-Faktor) die Adhäsion der Blutplättchen an das Subendothel. Bei verminderter Konzentration ist infolgedessen die Plättchenadhäsion gestört und somit die Blutungszeit verlängert. Dadurch wird das Bild einer Thrombozytopathie vorgetäuscht, obgleich die Thrombozyten intakt sind.

Klinik. Es dominiert eine hämorrhagische Diathese vom Bild des thrombozytopenischen Blutungstyps mit Haut- und Schleimhautblutungen, Hämatomen nach Bagatelltraumen und Menorrhagien. Gelenkblutungen werden nur bei Patienten beobachtet, die eine starke Verminderung des Faktors VIII:C aufweisen. Das Blutungsübel wird häufig erst bei hämorrhagischen Komplikationen im Zusammenhang mit operativen Eingriffen erkannt. Ein erworbenes von Willebrand-Syndrom kann in Assoziation mit anderen Grunderkrankungen wie myeloproliferativen Erkrankungen auftreten.

Diagnose. Verlängerte Blutungszeit, Gerinnungsaktivität des Faktor VIII (F VIII:C) deutlich herabgesetzt bis grenzwertig, Aktivität des von Willebrand-Faktors (Ristocetinkofaktor) vermindert, Konzentration des von Willebrand-Faktors (vWF:Ag) erniedrigt, in Ausnahmefällen (Varianten) normal. Die Klassifikation des von Willebrand-Syndroms aufgrund struktureller und funktioneller Abweichungen des von Willebrand-Faktors ist entscheidend für die Therapie.

Therapie. Mittel der Wahl bei *Typ I* ist Desmopressin (DDAVP, Minirin 0,4 µg/kg KG), welches die Freisetzung des von Willebrand-Faktors aus Endothelzellen stimuliert. DDAVP ist hingegen kontraindiziert bei *Typ IIB* (verursacht oder verstärkt eine hier bereits vorhandene Thrombozytopenie) und unwirksam bei *Typ III*. Bei diesen Fällen ist bei manifester Blutung eine Substitution mit Faktor-VIII-Hochkonzentrat (Haemate HS) angezeigt.

Erworbene Koagulopathien

Erworbene Gerinnungsstörungen lassen sich einteilen in:

- Bildungsstörungen bei hepatozellulärem Synthesedefekt,
- Umsatzstörungen, deren stärkste Ausprägung die disseminierte intravasale Gerinnung ist (DIC),
- Aktivitätsverminderung von Gerinnungsfaktoren durch zirkulierende Hemmkörper (Inhibitoren, Antikörper)
- Verlust- oder Verdünnungskoagulopathien bei ausgeprägten Blutungen und Massivtransfusionen.

Gerinnungsstörungen bei Lebererkrankungen

Ätiopathogenese. Leberparenchymerkrankungen führen zu Bildungsstörungen plasmatischer Hämostasekomponenten oder zur unzureichenden Clearance aktivierter Gerinnungsfaktoren. Die Messung der Prothrombinzeit nach Quick stellt einen empfindlichen Parameter zur Beurteilung der hepatischen Synthesekapazität dar, sofern kein Vitamin-K-Mangel vorliegt.

Klinik. Hämorrhagische Komplikationen bei Lebererkrankungen sind bedingt durch lokale Blutungen im Magen-Darm-Trakt (Ösophagusvarizenblutungen, Magen-Darm-Ulzera) und/oder durch ein erniedrigtes plasmatisches Hämostasepotential infolge des hepatozellulären Synthesedefekts. Die Blutungsneigung kann durch das gleichzeitige Vorliegen einer Thrombozytopenie verstärkt sein, welche zumeist auf einer kombinierten Bildungs-, Umsatz- und Verteilungsstörung (Splenomegalie) beruht. Patienten mit akuten und chronischen Lebererkrankungen sind außerdem prädisponiert für eine disseminierte intravasale Gerinnung.

Diagnose. Global- und Gruppentests des Hämostasesystems zeigen den Defekt an (Prothrombinzeit nach Quick, APTT, Fibrinogenbestimmung, Thrombozytenzählung, Blutungszeit). Der Schweregrad des hepatischen Synthesedefekts spiegelt sich in der Aktivitätsverminderung der leberabhängigen Gerinnungsfaktoren sowie der Inhibitoren (Antithrombin III, Protein C und Protein S) wider.

Therapie. Lokale Blutstillung, beispielsweise bei blutenden Ösophagusvarizen oder blutenden Ulcera ventriculi oder duodeni. Substitution von gefrorenem Frischplasma oder bei gleichzeitiger Thrombozytopenie von plättchenreichen Plasmen oder Thrombozytenkonzentraten. Prävention einer disseminierten intravasalen Gerinnung durch adäquate Substitution von Inhibitoren wie Antithrombin III.

Gerinnungsstörungen durch Vitamin-K-Mangel

Zur Synthese der hepatischen Gerinnungsfaktoren II, VII, IX und X sowie von Protein C und Protein S ist Vitamin K ein essentieller Kofaktor. Bei Vitamin-K-Mangel werden funktionell defekte Gerinnungsfaktoren (PIVKA = *p*roteins *i*nduced by *v*itamin *K a*bsence) synthetisiert, deren Fähigkeit zur Bindung von Kalziumionen aufgehoben ist. Infolgedessen weisen diese Gerinnungsfaktoren eine verminderte Aktivität auf. Vitamin-K-Mangelzustände beim Erwachsenen resultieren aus Erkrankungen, die mit einer Fettmalabsorption einhergehen. Weitere Ursachen sind verminderte Nahrungsaufnahme, Therapie mit Breitbandantibiotika, länger dauernde parenterale Ernährung, Gallenwegserkrankungen, chronische Pankreatitis, Zustand nach Dünndarmresektion sowie Vitamin-K-Verwertungsstörungen (akute Hepatitis, Leberzirrhose, toxische Leberschädigung bei Vergiftungen).

Vitamin-K-Mangel bei Neugeborenen

Synonym. Morbus haemorrhagicus neonatorum

Vorkommen. Selten, <1% der Neugeborenen.

Ätiologie. Verminderte Vitamin-K-Depots wegen der relativen Unreife der kindlichen Leber oder Vitamin-K-Mangel der Mutter.

Klinik. Lebensbedrohliche Blutungen bei Frühgeburten. Ekchymosen der Haut und der Schleimhäute, Nabelschnurblutungen, Blutungen im Magen-Darm-Trakt, Hämaturie, Muskelhämatome. Selten intrakranielle Blutungen mit spastischer Paralyse.

Laborbefunde. Deutliche Erniedrigung der Faktoren des Prothrombinkomplexes, Prothrombinzeit nach Quick auf Werte <20% erniedrigt.

Therapie. Substitution von Vitamin-K (Konakion-Tropfen, 1 mg bei Neugeborenen, 5–10 mg bei Erwachsenen). Prävention durch prophylaktische Vitamin-K-Gabe bei Neugeborenen.

Disseminierte intravasale Gerinnung
[Lasch et al. 1961]

Synonyme. Verbrauchskoagulopathie, thrombohämorrhagisches Syndrom, Defibrinierungssyndrom und intravasale Gerinnung mit Fibrinolyse

Definition. Die disseminierte intravasale Gerinnung (disseminated intravascular coagulation [DIC]) bezeichnet ein Syndrom, das durch intravasale Thrombosierung der Mikrozirkulation und eine reaktive Hyperfibrinolyse zu einem Zusammenbruch des Hämostasesystems führt und unbehandelt einen letalen Ausgang nimmt. Die synonym gebrauchten Termini charakterisieren verschiedene pathophysiologische Ereignisse dieser komplexen Hämostasestörung. Aus klinischer Sicht ist wichtig, daß eine disseminierte intravasale Gerinnung keine eigenständige Erkrankung, sondern ein Symptom ganz verschiedenartiger Krankheitszustände ist.

Ätiologie. Häufigste Ursache sind Infektionen, von denen die gramnegative Sepsis die höchste Assoziation mit einer disseminierten intravasalen Gerinnung (DIC) zeigt. Zweithäufigste Ursache als Auslöser einer DIC sind neoplastische Erkrankungen, die bei massiver Freisetzung von Gewebethromboplastin (tissue factor) eine generalisierte Aktivierung der Gerinnung bewirken können (Promyelozytenleukämie, Prostatakarzinom, Pankreaskarzinom). Perinatale Komplikationen in der Geburtshilfe (Plazentaablösung, Eklampsie, Abort mit hypertoner Salzlösung, Fruchtwasserembolie) stellen einen weiteren Auslösemechanismus für eine DIC dar. Schließlich können thrombohämorrhagische Komplikationen bei chronischen Lebererkrankungen in eine disseminierte intravasale Gerinnung einmünden. Hierbei laufen nebeneinander Bildungs-, Umsatz- (Verbrauchs-) und Verteilungsstörungen plasmatischer und zellulärer Komponenten

Tabelle 23.5. Auslösemechanismen und prädisponierende Krankheiten für die Manifestation einer disseminierten intravasalen Gerinnung

Einschwemmung von Gewebethromboplastin
  Polytrauma
  Malignome (akute Leukämien, Promyelozytenleukämie),
  Metastasierende Karzinome (Magen, Pankreas, Prostata)
  Abruptio placentae
  Operative Eingriffe (Pankreas, Leber, Lunge, Herz, Prostata)
  Hämolysen (Transfusionszwischenfälle, hämolytische Anämien, HUS)
  Akute Organnekrosen (Pankreas, Leber)
  Dekompensierte Leberzirrhose

Infektionen (siehe auch Tabelle 23.6.)
  Bakterielle Sepsis mit gramnegativen oder grampositiven Keimen
  Virusinfektionen (Influenza A, Herpes)
  Rickettsiosen
  Malaria (Plasmodium falciparum)

Verschiedene Formen des Schocks
  Kardiogen, traumatisch, hämorrhagisch, endotoxisch, septisch, anaphylaktisch
  Verbrennungen
  Hypo- und Hyperthermie

Partikuläre bzw. kolloidale Substanzen
  Fruchtwasserembolie
  Fettembolie
  Antigen-Antikörper-Komplexe

Zirkulationsstörungen infolge abnormer Gefäße; künstliche Oberflächen
  Riesenhämangiom
  Portokavaler Shunt
  Herz-Lungen-Maschine

Inadäquate Hämotherapie nach Blutverlust oder bei Umsatzstörungen
  Transfusion inkompatibler Konserven
  Substitution aktivierter Gerinnungsfaktoren

Tabelle 23.6. Pathogene Erreger, die eine disseminierte intravasale Gerinnung auslösen können. (Modifiziert nach Ostendorf 1991)

Infektionen durch gramnegative Bakterien
  Escherichia coli
  Pseudomonas aeruginosa
  Klebsiellen
  Enterobacterspezies
  Serratia
  Proteusspezies
  Bacteroidesspezies
  Salmonella
  Meningokokken
  Pasteurella
  Haemophilus influenzae
  Herellea
  Vibrio cholerae

Infektionen durch grampositive Bakterien
  Staphylokokken
  Streptokokken
  Enterokokken
  Pneumokokken
  Listerien
  Clostridium perfringens

Infektionen durch Protozoen und Viren
  Plasmodium falciparum
  Dengue-Fieber
  Herpes zoster generalisatus
  Influenza A
  Mononukleose
  Gelbfieber
  Kongenitale Rubeola

Infektionen durch Rickettsien
  Rocky Mountain spotted fever

Infektionen durch Chlamydien
  Psittakose

Infektionen durch Mykobakterien
  Miliartuberkulose

des Hämostasesystems ab und werden bei Beeinträchtigung der Clearancefunktion des retikuloendothelialen Systems noch beschleunigt.

Pathogenese. Für die Manifestation einer DIC ist primär die Aktivierung des Gerinnungssystems über den intrinsischen Weg (Faktor-XII-Aktivierung) oder extrinsischen Weg [Faktor-VII-Aktivierung durch Gewebethromboplastin (tissue factor)] und eine daraus resultierende unkontrollierte Thrombinbildung der entscheidende Auslösemechanismus: *Phase der Hyperkoagulabilität.* Frei zirkulierendes Thrombin katalysiert zum einen die Umwandlung von Fibrinogen in Fibrin und führt andererseits zu einer massiven Plättchenaktivierung mit der Bildung von Plättchen-Fibrin-Thromben insbesondere im Bereich der Mikrozirkulation: *Phase der disseminierten intravasalen Gerinnung* im eigentlichen Sinne. Die gegenregulatorische Aktivierung des Fibrinolysesystems führt zum Abbau von Gerinnseln, Fibrinmono- und -polymeren, Fibrinogen sowie von Inhibitoren: *Phase der Plasminämie.* Sie mündet schließlich in einem Circulus vitiosus, welcher zum Zusammenbruch des Hämostasepotentials führt: *Phase der Dekompensation.* Während also die erhöhte Thrombinaktivierung im wesentlichen die thrombotische Seite des Geschehens widerspiegelt, hängt das Ausmaß hämorrhagischer Phänomene vornehmlich von der erhöhten Plasminwirkung ab. Fibrinogen ist das gemeinsame Substrat von Thrombin und Plasmin. Dabei wird die Plasminwirkung besonders durch den Anstieg der Fibrin(ogen)spaltprodukte reflektiert.

Klinik. Schweregrad und Geschwindigkeit des Verlaufs (Stunden bis Tage) können je nach Auslösemechanismus oder Grundleiden verschieden sein. Das klinische Bild wird ferner von den Mikrothrombosierungen der Endstrombahn mit Organbeeinträchtigung (Lunge, Niere, Leber, Herz) sowie dem Ausmaß der Hämorrhagien bestimmt. Typische auslösende Ursachen für die akute Verlaufsform sind Schock, gramnegative Sepsis, akutes Leberversagen und ausgedehntes Trauma.

Labordiagnostik. Die DIC stellt einen dynamischen Prozeß dar, mit fließenden Übergängen zwischen den 4 Stadien:
  I Hyperkoagulabilität
  II disseminierte intravasale Gerinnung
  III Plasminämie
  IV Dekompensation, Zusammenbruch des Hämostasesystems

Demzufolge können die Hämostaseparameter völlig unterschiedliche Konstellationen anzeigen.

Therapie. Basis einer jeden Therapie der DIC ist die Behandlung der zugrunde liegenden Erkrankung. Die Antikoagulation mit Heparin zur Unterbrechung der intravasalen Gerinnung und eine Substitutionstherapie mit Thrombozyten und gefrorenem Frischplasma zur Behandlung schwerer hämorrhagischer Komplikationen sind nur als ergänzende Maßnahmen aufzufassen.

Waterhouse-Friderichsen-Syndrom
[Waterhouse 1911, Friderichsen 1918]

Synonym. Fulminante Meningokokkensepsis

Definition. Perakut verlaufende bakterielle Sepsis mit Schocksymptomatik, disseminierter intravasaler Gerinnung (DIC) und akuter Nebennierenrindeninsuffizienz infolge bilateraler hämorrhagischer Nekrosen der Nebenniere.

Vorkommen. Seltene Erkrankung, die bei 3–10% aller Patienten mit Meningokokkensepsis auftritt. Besonders betroffen sind Kinder während des ersten Lebensjahres, seltener Jugendliche. Jenseits des 20. Lebensjahres wird das Syndrom nur in Ausnahmefällen, beispielsweise beim OPSI-Syndrom, beobachtet (s. unten).

Ätiopathogenese. Sepsis durch gramnegative Bakterien (Meningokokken, Haemophilus influenzae, Escherichia coli, Pseudomonas aeruginosa) oder grampositive Bakterien (Pneumokokken, Staphylokokken), die zu einer Endothelschädigung führt, welche durch bakterielle Endotoxine und Immunkomplexe hervorgerufen wird. Die hierdurch verursachte Aktivierung des Hämostasesystems führt zur disseminierten intravasalen Gerinnung mit Plättchenfibrin- oder Fibrinthromben in der Endstrombahn zahlreicher Organe. Vasomotorenkollaps sowie eine akute Nebennierenrindeninsuffizienz infolge hämorrhagischer Nekrosen in beiden Nebennieren bestimmen die foudroyant verlaufende Schocksymptomatik.

Klinik. Zunächst klein-, später großfleckige, meist symmetrische Purpura der Haut- und Schleimhäute sowie Ekchymosen *(Purpura fulminans)*. Diese teils durch Einblutungen, teils durch bakterielle Emboli bedingten Hautläsionen können an Fingern und Zehen zu Nekrosen führen. Das klinische Bild kann perakut aus voller Gesundheit einsetzen und innerhalb von Stunden zum Tode führen (Koma, akutes kardiales oder respiratorisches Versagen). Das Schockbild ist zunächst durch eine generalisierte Vasokonstriktion, später infolge des Vasomotorenkollapses durch einen warmen Endotoxinschock bedingt.

Verlauf. In etwa 70% letaler Ausgang. Die hämorrhagischen Hautherde werden vielfach nekrotisch, ulzerieren und heilen schließlich unter Narbenbildung.

Diagnose. Charakteristisches klinisches Bild mit Purpura fulminans, Schocksymptomatik und Multiorganversagen. Bakteriennachweis aus Hautherden, Blut und Liquor. Typischer Liquorbefund mit 100–40000 Leukozyten/µl, erhöhtem Proteingehalt und erniedrigter Glukosekonzentration (<35 mg/dl, häufig unter 10 mg/dl). Der Meningokokkennachweis gelingt häufig aus dem Liquor- oder peripheren Blutausstrich. Periphere Leukozytose (12000–40000/µl), Thrombozytopenie. Erniedrigte Gerinnungsfaktoren (Fibrinogen).

Therapie. Schock- und Infektionsbekämpfung. Bei Meningokokkensepsis Behandlung mit Penicillin G als Antibiotikum der Wahl. Hochdosierte Gabe von Glukokortikoiden. Therapie mit Heparin, solange die Thrombozytenzahl >20000/µl liegt.

OPSI (Overwhelming Postsplenectomy Infection)-Syndrom

Definition. Gefürchtete Spätkomplikation nach Splenektomie, welche mit einem lebenslang bestehenden, erhöhten Infektionsrisiko behaftet ist.

Vorkommen. Etwa 2,5–6% aller splenektomierten Patienten erkranken an diesen foudroyant verlaufenden Infektionen (OPSI), wobei Kinder im Alter bis zu 5 Jahren besonders gefährdet sind.

Pathogenese. Perakut einsetzende Sepsis, die vor allem durch pathogene gekapselte Pneumokokken verursacht ist. Die rasante Sepsis wird durch den Verlust des Bakterienfilters der Milz erklärt. Andere verursachende Keime eines OPSI-Syndroms sind Haemophilus influenzae und Escherichia coli.

Klinik. Klinisches Bild und Verlauf können dem des Waterhouse-Friderichsen-Syndroms gleichen. Die Letalität des OPSI-Syndroms ist mit 60–85% sehr hoch.

Prävention. Aufgrund des erhöhten Infektionsrisikos heute bei elektiver Splenektomie Impfung mit Pneumokokkenvakzinen, welche allerdings nur einen unvollständigen Schutz bietet, da sie nur gegen einen Teil der mehr als 83 bekannten Serotypen immunisiert. Bei Kindern wird eine Penicillindauerprophylaxe bis zum 6. Lebensjahr empfohlen.

Therapie. Sie entspricht beim manifesten OPSI-Syndrom der des Waterhouse-Friderichsen-Syndroms.

Vaskulär bedingte hämorrhagische Diathesen

Definition. Unter diesem Oberbegriff wird eine Gruppe von Erkrankungen zusammengefaßt, bei denen als Blutungsursache eine Störung der Gefäße, nicht jedoch eine Störung der thrombozytären oder plasmatischen Komponenten des Hämostasesystems besteht. Je nach Ausmaß und Lokalisation der vaskulären Schädigung tritt eine erhöhte Durchlässigkeit für Blutbestandteile ein, welche das klinische Bild bestimmt. Symptom der vaskulären Hämostasestörung ist die *Purpura*, welche in Form von *Petechien, Sugillationen* und *Ekchymosen* auftreten kann. Während Ekchymosen bei allen Hämostasestörungen beobachtet werden können und daher nicht typisch für eine vaskuläre Schädigung sind, stellen Petechien, also Hämorrhagien aus den kleinen dermalen Kapillaren, ein klinisch wertvolles Erscheinungsbild für *vaskuläre* und *thrombozytäre* Erkrankungen dar.

Vorkommen. Vaskuläre Blutungsübel können angeboren oder erworben, umschrieben oder diffus sein. Kongenitale Gefäßstörungen sind selten, meist handelt es sich um umschriebene Gefäßläsionen, die mit einer erhöhten Gefäßpermeabilität oder mit anatomisch abnorm angelegten Gefäßen einhergehen. Erworbene vaskuläre Hämorrhagien werden dagegen häufiger beobachtet.

Ätiopathogenese. Die Ätiologie der meisten vaskulären Hämostasestörungen ist ungeklärt. Verschiedenartige Noxen kommen in Betracht: Entzündungen, allergische Reaktionen, Virusinfektionen, Avitaminosen, Anoxämien, Sklerosen, neuropathische und hormonelle Einflüsse. Vor allem bei den mit einer Aktivierung des Immunsystems einhergehenden Erkrankungen treten tiefgreifende morphologische Veränderungen an der Gefäßwand auf. Gefäßverschlüsse im venösen Teil der Endstrombahn bei Purpura fulminans, arterielle Spasmen bei Purpura pigmentosa progressiva, Kurzschlußanastomosen und Verlust der Lamina elastica in den Konglomeraten des Morbus Osler und Degeneration der Endothelzellen beim Morbus Schönlein-Henoch deuten auf die polyätiologische Bedingtheit des Symptoms *Purpura*.

Hereditäre vaskuläre hämorrhagische Diathesen

Riesenhämangiome
[Kasabach und Merritt 1940]

Synonyme. Kasabach-Merritt-Syndrom, Hämangiom-Thrombozytopenie-Syndrom

Definition. Thrombozytopenische Purpura bei Säuglingen/Kindern mit großen kavernösen Hämangiomen.

Vorkommen. Bei Säuglingen und Kleinkindern, selten bei Erwachsenen.

Klinik. Ausgedehnte kavernöse Hämangiome an Extremitäten, Stamm oder Gesicht, seltener in der Leber oder Milz. Bei zunehmendem Wachstum der Hämangiome Manifestation einer hämorrhagischen Diathese, die nicht nur vaskulär, sondern auch durch eine Umsatzstörung von Fibrinogen und anderen Gerinnungsfaktoren sowie von Plättchen bedingt ist. Die Hämostasestörung kann sehr selten bis zum Vollbild einer disseminierten intravasalen Gerinnung führen. Zusätzlich werden petechiale Blutungen der Haut, Schleimhautblutungen und Suffusionen beobachtet.

Therapie. Gabe von Heparin zur Hemmung der Umsatzstörung. Versuch einer Tumorverkleinerung durch Resektion oder Bestrahlung. Spontane Regression des Kavernoms infolge Thrombosierung ist möglich.

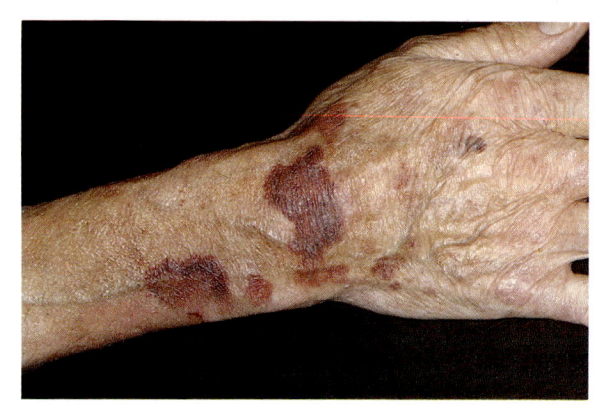

Abb. 23.4. Purpura senilis

Erworbene vaskuläre hämorrhagische Diathesen

Purpura senilis
[Bateman 1815]

Vorkommen. Häufige, nach dem 60. Lebensjahr bei Männern und Frauen mit gleicher Inzidenz auftretende vaskuläre Störung. Bevorzugt betroffen sind chronisch sonnenexponierte, atrophische Hautbezirke. Bevorzugt bei Menschen, die mit entblößten Armen im Freien gearbeitet haben.

Ätiopathogenese. Degenerative Veränderungen, begünstigt durch eine aktinische Schädigung an den Gefäßwänden und im umgebenden subkutanen Gewebe (aktinische und solare Elastose), werden vermutet. Die gesteigerte Gefäßpermeabilität wird durch eine erhöhte Brüchigkeit von Kollagenfibrillen erklärt.
Nach langfristiger systemischer oder lokaler Glukokortikoidanwendung sieht man ebenfalls Hämorrhagien vom Typ der Purpura senilis (Steroidpurpura).

Klinik. Bevorzugte Lokalisation dieser für den Patienten beschwerdelosen Veränderungen sind Handrücken und Unterarmstreckseiten. Es treten bis 5 cm große, scharfbegrenzte, rötliche oder blaurötliche hämorrhagische Flecke auf, die durch Hämosiderinablagerung langsam in bräunliche Pigmentierungen übergehen. Die Haut ist atrophisch dünn, sebostatisch und leicht verletzbar.

Therapie. Kausalbehandlung nicht möglich. Hautpflege, Versuch mit östrogenhaltigen Externa (Linoladiol), bei glukokortikoidinduzierter Purpura Absetzen dieser Therapie, falls möglich.

Purpura orthostatica
[Schultz 1918]

Synonyme. Orthostatische Purpura, Purpura jaune d'ocre, Ockerpurpura.

Definition. Petechiale Blutungen an abhängigen Körperpartien, die sekundär in ockerbraune Pigmentierung übergehen können.

Vorkommen. Sehr häufig bei älteren Menschen mit chronischer venöser Insuffizienz der Beine.

Ätiologie. Erythrozytenextravasate durch die Kapillarwände infolge erhöhten hydrostatischen Drucks. Das Hämoglobin des nicht resorbierten Blutes wird zu Hämosiderin abgebaut und in der Haut abgelagert. Zusätzlich besteht eine Melaninhyperpigmentierung.

Klinik. Besonders an den distalen Dritteln beider Unterschenkel, seltener an den Unterarmen, werden diese petechialen Blutungen, häufig in Assoziation mit einer chronisch-venösen Insuffizienz, seltener bei Herz- und Kreislauferkrankungen beobachtet. Es entwickeln sich rötliche, später gelbliche, braungelbe oder braunviolette Pigmentierungen, die weitläufig konfluieren können und zu dem Bild der *Purpura jaune d'ocre* führen. Die dadurch bedingte Dyschromie der Haut bleibt gewöhnlich permanent.

Therapie. Behandlung der venösen Insuffizienz. Die Wirksamkeit sog. kapillarabdichtender Medikamente bleibt umstritten.

Mechanische Purpura

Die mechanische Purpura tritt meistens in Form von Petechien auf und wird durch einen erhöhten Kapillardruck, beispielsweise beim Valsalva-Manöver, durch Unterdruck (EKG-Saugknöpfe) oder bei starkem Husten beobachtet.

Paroxysmales Fingerhämatom

[Achenbach 1958]

Synonyme. Fingerapoplexie, paroxysmales Handhämatom, Achenbach-Syndrom

Definition. Schmerzhafte, apoplektiforme Blutungen mit Entwicklung von Hämatomen an den Fingern oder Zehen, vornehmlich bei älteren Frauen.

Ätiopathogenese. Diskutiert werden eine lokale Gefäßfragilität, allergisch-hyperergische Gefäßwandschäden, neurovegetative oder hormonelle Störungen.

Klinik. Unter stechendem Schmerz tritt spontan oder nach banaler mechanischer Belastung plötzlich ein Hämatom an der Beugeseite eines Fingers oder an der Hohlhand auf. Selten sind ähnliche Hämatome auch an Füßen zu finden. Im Intervall, besonders nach Anstrengung, kann man ektatische Hautvenen beobachten.

Labordiagnostik. Normale Blutgerinnung, normale Thrombozytenzahl und Thrombozytenfunktion. Rumpel-Leede-Test negativ.

Verlauf. Chronisch-rezidivierend. Die jeweiligen Erscheinungen bilden sich nach wenigen Tagen zurück. Die Prognose ist günstig.

Therapie. Symptomatisch. Vermeidung starker mechanischer Belastung.

Purpura factitia

Blutungen können auch durch Manipulationen hervorgerufen sein, beispielsweise durch absichtliches Kneifen der Haut (Kneifartefakte). Diese Art der Purpura kann differentialdiagnostisch Schwierigkeiten bereiten, wobei eine atypische Lokalisation (entweder nur an gut sichtbaren Körperteilen oder immer an demselben Körperteil) wegweisend für die artifizielle Verursachung ist. Spritzerartige Blutungen an den vorderen Achselfalten, besonders bei Frauen, im Bereich des Hüftgürtels oder an den Fußrücken werden oft mechanisch durch Druck und Zug der Kleidung oder durch das Schuhwerk ausgelöst.

In diesem Zusammenhang ist erwähnenswert, daß Hämostasestörungen auch durch Einnahme von Vitamin-K-Antagonisten vorgetäuscht werden können. Klärung hämostaseologischer Parameter durch Gerinnungstests, einschließlich Blutungszeit und Rumpel-Leede-Test ist bei solchen Patienten vor psychiatrischer Exploration empfehlenswert.

Purpura bei Stoffwechselstörungen

Vitamin-C-Mangel

Synonyme. Skorbut des Erwachsenen, Moeller-Barlow-Erkrankung des Kindes [Moeller 1859, Barlow 1883]

Ausgeprägte Skorbutfälle kommen in Mitteleuropa praktisch nicht mehr vor. Lediglich bei Kindern wird noch Vitamin-C-Mangel infolge von Malnutrition beobachtet. Perifolliculäre petechiale Blutungen, Zahnfleischblutungen, Zahnausfall, Muskelhämatome, Gelenkblutungen und verzögerte Wundheilung sowie eine defekte Ossifikation und Zahnbildung sind die Hauptsymptome eines Vitamin-C-Mangels. Die Verdachtsdiagnose läßt sich durch den Nachweis einer erniedrigten Vitamin-C-Ausscheidung im Urin sichern. Prophylaktisch werden 5–10 mg, im Falle von Blutungen 300–500 mg/tgl. Vitamin C gegeben.

Diabetes mellitus

Vaskuläre Hämostasestörungen bei Diabetes mellitus werden als Folge einer erhöhten Gefäßfragilität und Gefäßpermeabilität aufgefaßt. Es kann zu retinalen Blutungen und einer Purpura kommen. Nichtenzymatisch glykosylierte Proteine sind an der Pathogenese diabetischer Gefäßschäden beteiligt. Eine Akkumulation dieser Proteine in der Gefäßwand des Diabetikers wird als Ursache für die gestörte Endothelfunktion angeschuldigt.

Hyperkortizismus

Beim Cushing-Syndrom und beim exogenen Hyperkortizismus führt der Proteinkatabolismus zu einem

Mangel an Kollagen der Haut sowie zu einer Haut- und Bindegewebeatrophie. Histologisch und klinisch können gewisse Ähnlichkeiten zur Purpura senilis und Steroidpurpura bestehen. Eine Purpura kann auch eines der Erstsymptome des Morbus Cushing sein. Typischerweise fallen die Hämostasetests bei diesen Patienten normal aus.

Purpura bei Infektionskrankheiten

Infektionen durch Bakterien, Viren, Rickettsien oder Protozoen (Malaria) können mit einer Purpura einhergehen. Gemeinsam ist diesen Purpuraformen, daß eine gesteigerte Gefäßpermeabilität besteht, die durch Interleukine und Tumornekrosefaktor verursacht werden kann und so den Transport von Erregern durch die Gefäßwand begünstigt.

Purpura fulminans

Die Purpura fulminans beginnt mit hellroten Flecken, die sich rasch ausdehnen und den ganzen Stamm überdecken können. Die hierbei entstehenden Hautläsionen werden häufig nekrotisch. Histologisch sind Gefäßverschlüsse in der venösen Endstrombahn mit leukozytärer Infiltration und Blutungen in die durch die postkapilläre Thrombose von der Blutzufuhr abgeschnittenen Gewebe nachzuweisen. Gerinnungsanalysen zeigen bei diesen Patienten häufig Zeichen der disseminierten intravasalen Gerinnung und eine abnorm gesteigerte Fibrinolyse. Die Letalität der Purpura fulminans wird mit etwa 50% angegeben. Therapeutisch kommen Steroide und Immunsuppressiva in Frage, bei manifester disseminierter intravasaler Gerinnung der Einsatz von Heparin. Im Vordergrund steht jedoch ebenso wie beim Waterhouse-Friderichsen-Syndrom die Behandlung der ursächlichen Infektion.

Differentialdiagnostisch unterscheidet sich das Waterhouse-Friderichsen-Syndrom von der auch bei Meningokokkensepsis vorhandenen Purpura fulminans durch den Zeitpunkt des Auftretens. Das Waterhouse-Friderichsen-Syndrom tritt zu Beginn, die Purpura fulminans hingegen erst nach einer Latenzperiode auf. Gegenüber der thrombotisch-thrombozytopenischen Purpura und der Purpura bei homozygotem Protein C-Mangel läßt sich die Purpura fulminans durch das Vorhandensein entzündlicher Veränderungen abgrenzen.

Hämorrhagisch-pigmentäre Dermatosen

Bei diesen Purpuraformen handelt es sich um die Folge zellulärentzündlicher Gefäßveränderungen. Die Ätiologie dieser Dermatosen ist unklar, die Eigenständigkeit der nachfolgend beschriebenen Krankheitsbilder fraglich. Man geht davon aus, daß ihnen ein gleichartiger Pathomechanismus zugrunde liegt. Die Hämorrhagien entwickeln sich hier auf der Basis histologisch faßbarer chronisch-entzündlicher Kapillarveränderungen (chronische Kapillaritis), welche auch im Bereich kleiner Arterien und Venen nachweisbar sein können. Umschriebene degenerative Veränderungen sowie später einsetzende Neubildungen von Endothelzellen (Neoangiogenese) werden beobachtet. Zusätzlich wirkt der erhöhte hydrostatische Druck an abhängigen Körperpartien prädilektionsbestimmend. Umschriebenen petechialen Blutaustritten folgen gelbbräunliche Hämosiderinablagerungen in das obere Korium mit Aufnahme in Makrophagen (hämorrhagisch-pigmentiertes Stadium). Reaktiv kann es zu epidermalen ekzematoiden Veränderungen und zu Juckreiz kommen.

Purpura anularis teleangiectodes
[Majocchi 1896]

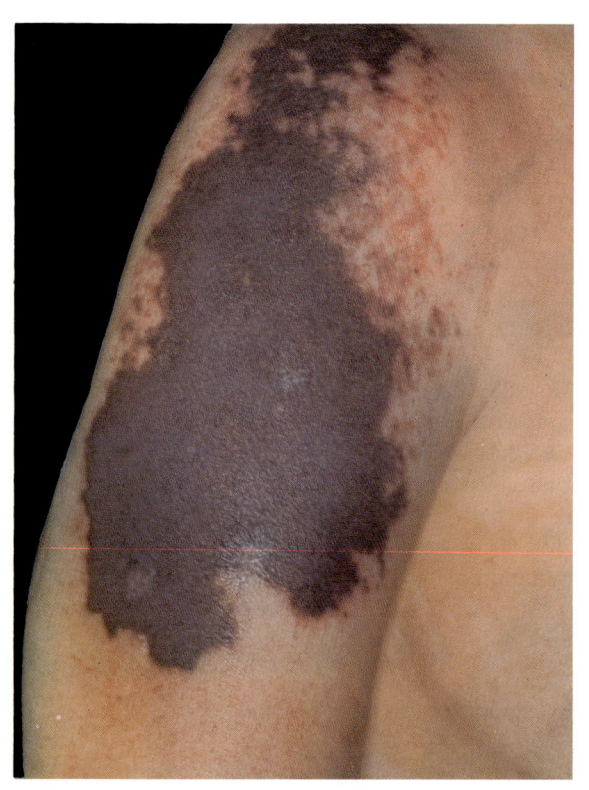

Abb. 23.5. Purpura fulminans bei Sepsis (septische Vaskulitis)

Synonyme. Purpura Majocchi, Morbus Majocchi

Definition. Die Eigenständigkeit dieser Krankheit ist umstritten; zumeist wird sie als klinische Variante des Morbus Schamberg interpretiert.

Vorkommen. Sehr selten. Bevorzugt bei Männern im 3. bis 5. Lebensjahrzehnt.

Ätiopathogenese. Die kleinen Arterien scheinen sich zu verengen, die sich anschließenden Kapillaren im Stratum papillare ampullenartig zu erweitern. Dadurch kommt es zu Diapedeseblutungen. Typisch ist eine chronische Kapillaritis mit perivaskulärem lymphohistiozytärem Infiltrat.
Ungeklärt ist, inwieweit labile arterielle Hypertonie oder Polyzythämie eine pathogenetische Rolle spielen. Als kausale Faktoren kommen besonders Arzneimittel ähnlich wie bei der *Purpura chronica progressiva* in Betracht.

Klinik. Beginn der petechialen und herdförmig disseminierten Purpura symmetrisch an den Beinen, später übergreifend auf Stamm und Arme mit punktförmigen roten teleangiektatischen Flecken. Durch zentrifugales Wachstum konfluieren diese zu annulären oder serpiginösen Herden. Zusätzlich punktförmige Blutungsherde, die fleckförmig konfluieren. Der Farbton ist zunächst dunkelrot, später rostbraun und schließlich gelblichbräunlich infolge von Hämosiderinablagerung. Die Teleangiektasien verschwinden später wieder. Im Zentrum der Herde gelegentlich geringe Hautatrophie.

Verlauf. Die Erkrankung verläuft ohne Beschwerden über Wochen, Monate oder Jahre.

Therapie. Siehe S. 877.

Purpura pigmentosa progressiva
[Schamberg 1901]

Synonyme. Morbus Schamberg, Dermatosis pigmentaria progressiva, Karbamidpurpura, Schamberg-Syndrom

Definition. Chronisch-rezidivierende und progrediente purpurische Dermatose durch punktförmige Hämorrhagien in gelblich-orange-bräunlichen Herden. Die Erkrankung dürfte mit der Purpura Majocchi identisch sein.

Vorkommen. Relativ häufig. In jedem Lebensalter möglich, meist aber Erkrankung älterer Männer. Selten familiäres Vorkommen.

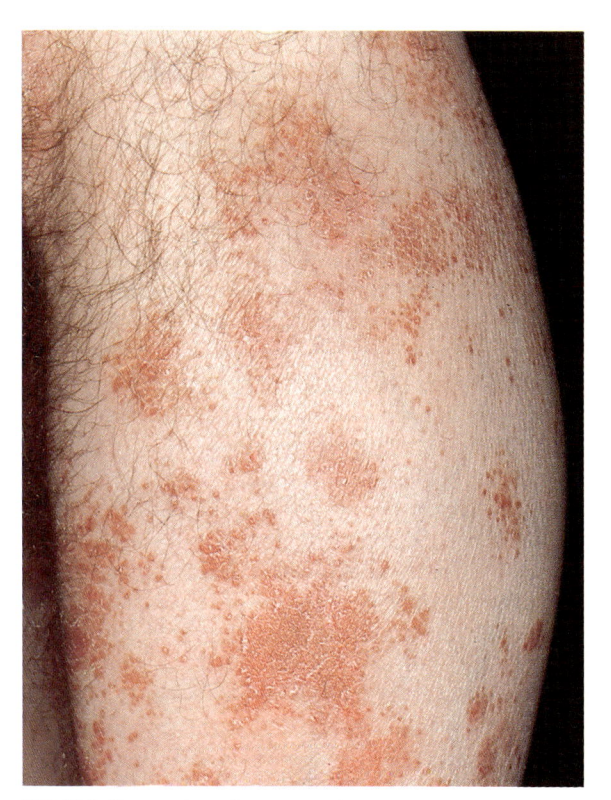

Abb. 23.6. Purpura pigmentosa progressiva

Ätiopathogenese. Eine pathogenetische Interpretation der chronischen Kapillaritis mit lymphohistiozytären Infiltraten und Erythrozytendiapedese im Stratum papillare und oberen Stratum reticulare der Haut ist nicht sicher möglich. Es wird an eine allergische Reaktion vom Spättyp (Typ IV nach Coombs und Gell) gedacht. Dies würde auch den positiven Ausfall von Epikutantests mit carbromalhaltigen Arzneimitteln im erkrankten Hautareal oder nach Hornschichtabriß (Tesafilm) erklären. Schlaf- und Beruhigungsmittel enthalten oft Carbromal (Carbamide).
Andere Arzneimittel kommen ebenfalls als Auslöser in Betracht, so Diazepame (Valium) oder meprobamathaltige Medikamente. Die hämorrhagisch-pigmentäre Dermatose tritt meist nach chronischem Gebrauch dieser Medikamente auf. Der Zusammenhang mit einem Arzneimittel wird jedoch oft nicht erkannt. In der Folge genügt die gelegentliche Einnahme oder Tablette, um das kosmetisch störende Krankheitsbild zu unterhalten.
Auch andere Arzneistoffe, Nahrungsmittel, Zusatzstoffe, Inhalationsallergene (Hausstaub, Milben) und Kontaktallergene (gefärbte Textilien) werden als Ursache vermutet.
Schließlich werden auch chronische Lebererkrankungen in Betracht gezogen, wenngleich die ätiopathogenetischen Zusammenhänge nicht sicher geklärt sind.

Auch bei Störungen des hepatischen Porphyrinstoffwechsels wurde die Erkrankung bekannt *(Purpura porphyrica)*. Auch Störungen der Blutplättchenfunktion wurden beschrieben.

Klinik. Beginn meist symmetrisch an den Unterschenkeln, dann auch übergreifend auf Oberschenkel, Stamm und obere Extremitäten. Unregelmäßig konfigurierte, verschieden große, bräunlichrote Flecken mit randständigen stippchenartigen Petechien (cayennepfefferartig), die bei Diaskopie nicht wegdrückbar sind. Später nehmen die Herde eine gelbliche Farbe an und können abblassen. Gelegentlich tritt eine geringfügige Atrophie der Haut auf.

Histopathologie. Chronische Kapillaritis im Stratum papillare et subpapillare, lymphohistiozytäre perivaskuläre Infiltrate mit extravasal liegenden Erythrozyten und Siderophagen (positiver Eisennachweis in Makrophagen mittels Berliner-Blau-Reaktion).

Diagnose. Da allergische Phänomene oder Intoleranzreaktionen möglicherweise eine pathogenetische Rolle spielen, können in Frage kommende Arzneimittel auch epikutan getestet werden. Der Epikutantest ist im Herd, an orthostatisch belasteten Körperpartien (Unterschenkel) oder nach Entfernen der oberflächlichen Hornschichtlagen (Tesafilmabriß) gelegentlich positiv.

Therapie. Siehe S. 877.

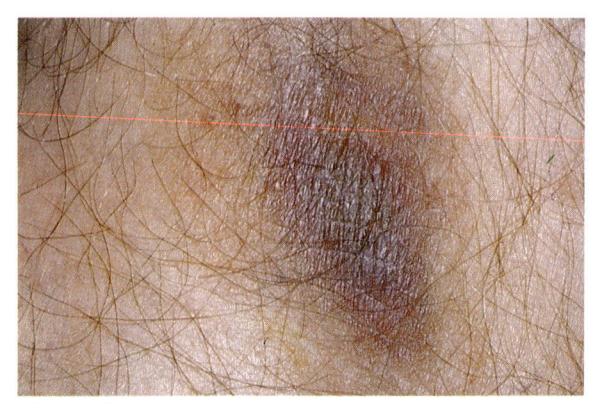

Abb. 23.7. Lichenoide purpurische Dermatose

Lichenoide purpurische Dermatose
Gougerot und Blum [1925]

Synonyme. Dermatite lichénoïde, purpurique et pigmentée. Purpuric pigmented lichenoid dermatosis

Definition. Herdförmige hämorrhagisch-pigmentäre Dermatose vom Typ der Purpura pigmentosa progressiva (Schamberg) mit lichenoiden Papeln und Plaques. Erkrankung älterer Menschen.

Ätiopathogenese. Wie bei Purpura pigmentosa progressiva. Zusätzlich kommt es zu einer stärkeren epidermalen Beteiligung mit entzündlicher Infiltration und Ausbildung lichenoider Papeln oder Plaques.

Klinik. Bevorzugt tritt diese Dermatose an den Beinen, seltener am Stamm auf. Die Effloreszenzen gleichen denen bei Purpura pigmentosa progressiva. Innerhalb der hämorrhagisch-pigmentierten Herde sieht man millimetergroße, dichtstehende, lichenoide, plane polygonale Papeln, die anfänglich eine rote, später bräunliche bis blaurötliche Farbe haben. Der Farbton ist durch Hämosiderinablagerungen bedingt. Auch umschriebene hämorrhagisch-pigmentierte lichenoide Areale mit feiner Schuppung können sich entwickeln. Da Juckreiz vorkommt, verursacht Kratzen im Herdbereich möglicherweise reaktiv die lichenoide Komponente dieses Krankheitsbildes.

Differentialdiagnose. Lichen aureus.

Therapie. Siehe S. 877.

Ekzematidartige Purpura
[Doukas und Kapetanakis 1953]

Synonyme. Juckende Purpura, disseminierte pruriginöse Angiodermatitis, eczematid-like purpura, itching purpura

Definition. Juckende, hämorrhagisch-pigmentäre und pityriasiform schilfernde Dermatose aus locker disseminierten nummulären Herden, besonders an den Beinen und unteren Rumpfpartien. Häufiger bei älteren Männern.

Ätiopathogenese. Wie bei Purpura pigmentosa progressiva (Schamberg). Stärkere Beteiligung der Epidermis unter Spongiose und reaktiver mäßiger Akanthose sowie Ortho-/Parahyperkeratose. Daher wird besonders an exogene Auslösung (Kontaktpurpura) sowie an mechanische Irritation wie Reiben von Kleidung gedacht.

Klinik. Vor allem an den Beinen, aber auch am unteren Rumpf multiple, bis münzengroße, ovale, pityriasiform schilfernde, ekzematidartige Herde mit gelblichbräunlicher Note, die übersät sind von flohstichartigen Petechien (Diaskopie). Geringe Infiltration und mäßiges Jucken werden beobachtet.

Differentialdiagnose. Hämorrhagisches Arzneimittelexanthem.

Therapie der hämorrhagisch-pigmentären Dermatosen. Die aufgezählten Formen sind zwar sämtlich harmlos, kosmetisch jedoch oft sehr störend. Die Therapie bleibt vielfach unbefriedigend. Wichtigste Maßnahmen sind Identifizierung und Meiden der auslösenden Faktoren bzw. Behandlung der Grunderkrankung. Bei chronischer Beinveneninsuffizienz können Kompressionsverbände zur Beseitigung der die Dermatose begünstigenden Stauungszustände an den Beinen beitragen.
Innerlich. Bei ausgedehnten Formen ist die PUVA-Therapie das Mittel der Wahl. Auch können kurzfristig Glukokortikoide in relativ niedriger Dosierung (20–40 mg Prednisolonäquivalent) verabreicht werden; sie wirken aber zumeist nur morbostatisch. Die Wirkung sogenannter gefäßabdichtender Medikamente (Rutinion, Styptobion, Vitamin C) ist nicht belegt.
Äußerlich. Oft wirkt eine über einen kurzen Zeitraum angewandte mäßig starke glukokortikoidhaltige Creme (Advantan, Dermatop) bessernd.

Lichen aureus
[Martin 1958]

Synonym. Lichen purpuricus [Haber 1960]

Definition. Sehr seltene Dermatose, die durch das Auftreten einer Gruppe purpurischer lichenoider Papeln in einem umschriebenen kleineren Hautareal gekennzeichnet ist.

Vorkommen. Bevorzugt bei Erwachsenen.

Ätiopathogenese. Ursache unbekannt. Beziehungen zu Lichen ruber planus oder venöser Stauung bestehen offenbar nicht. Die Tatsache, daß bei dieser Dermatose eine deutliche lymphohistiozytäre Infiltration mit Extravasation von Erythrozyten und Hämosiderinablagerungen nachweisbar ist, läßt daran denken, daß der Lichen aureus zu den hämorrhagisch-pigmentären Dermatosen gehört. Ein auf den Lichen aureus zuführendes größeres Gefäß (feeder vessel) wurde bei einzelnen Patienten bioptisch gesehen und pathogenetisch analog einer insuffizienten Perforansvene gedeutet. Die Auslösung der Hauterscheinungen durch Arzneimittel wird diskutiert.

Klinik. Meist einseitig, oft in segmentär-zosterartiger Anordnung entsteht ohne vorhergehende Störungen

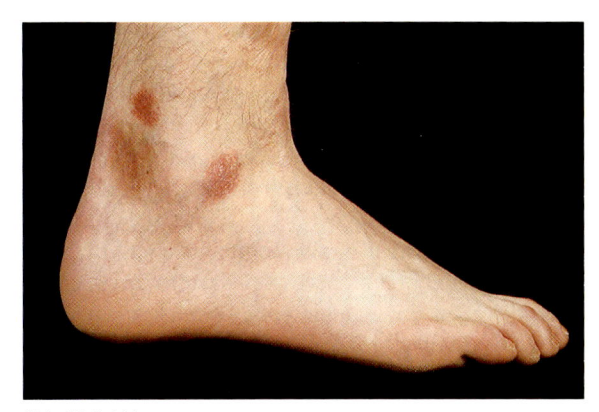

Abb. 23.8. Lichen aureus

irgendwo an der Haut, bevorzugt am Unterschenkel oder Unterbauch eine Gruppe kleiner lichenoider Papeln von kontusiformem, purpurartigem oder mehr rötlichbräunlichem sogar goldgelben Farbton, die scharf gegenüber der normalen Haut abgegrenzt sind. Die kleinen lichenoiden Papeln sind oft von einem feinen rötlichen oder gelblichen Randsaum umgeben.

Symptome. Gelegentlich geringfügiger Juckreiz. Dieser kann zu einer leichten Lichenifizierung führen.

Histopathologie. Die frische lichenoide Primäreffloreszenz ist charakterisiert durch eine normale Epidermis, manchmal mit einer sehr diskreten Exozytose, und ein vorwiegend perivaskuläres, mehr oder minder dichtes bandförmiges lymphohistiozytäres Infiltrat im oberen Korium. Meist ist dieses durch ein Band normalen Bindegewebes von der Epidermis getrennt. Zusätzlich bestehen eine leichte chronische Kapillaritis mit Endothelschwellung, welche das Kapillarlumen verlegen kann, sowie eine Erythrozytendiapedese. Erythrozyten findet man frei im Gewebe oder in Makrophagen nach Hämoglobinumwandlung zu Hämosiderin.

Verlauf. Chronisch über Monate bis Jahre; danach Spontanregression ohne Residuen möglich.

Differentialdiagnose. Bei Lokalisation an den Beinen lichenoide purpurische Dermatose Gougerot-Blum, Arzneimittelexanthem, Histiozytosis mit Einblutungen.

Therapie. Meiden der Ursachen, besonders angeschuldigter Medikamente. Gegebenenfalls niedrigkonzentrierte glukokortikoidhaltige Externa.

Purpura durch allergische Vaskulopathien

Entzündliche Veränderungen an den kleinen Gefäßen führen zur Permeabilitätssteigerung der Gefäßwände und zu Hämorrhagien. Im Vordergrund stehen direkte Einflüsse auf das Endothel durch allergische Mechanismen. In einzelnen Fällen können bei Immunkomplexvaskulitiden Immunkomplexniederschläge in der Gefäßwand und im perivaskulären Raum nachgewiesen werden, die sekundär eine Diapedese von Leukozyten und Erythrozyten verursachen. Die für die jeweiligen Prädilektionsorte maßgeblichen Faktoren sind noch weitgehend unbekannt.

Vasculitis allergica
[Schönlein 1832, Henoch 1868]

Synonyme. Purpura Schönlein-Henoch, Vasculitis allergica vom hämorrhagischen Typ, leukozytoklastische Vaskulitis, Immunkomplexvaskulitis, anaphylaktoide Purpura, Purpura rheumatica, athrombozytopenische Purpura, Peliosis rheumatica, Schönlein-Henoch-Syndrom

Definition. Entzündliche, in Schüben verlaufende Blutgefäßerkrankung, welche bei normaler Thrombozytenzahl mit petechialen Hautblutungen, hämorrhagisch-urtikariellen oder hämorrhagisch-multiformen Hautveränderungen einhergehen kann und oft begleitet ist von arthritischen, abdominellen und renalen Symptomen.

Vorkommen. Besonders bei Kindern und Jugendlichen zwischen dem 4. bis 11. Lebensjahr, seltener bei Erwachsenen. Während im Kindesalter Jungen etwa doppelt so häufig wie Mädchen erkranken, scheint die Geschlechterverteilung im Erwachsenenalter eher umgekehrt zu sein. Jahreszeitliche Häufigkeitsgipfel im Frühjahr und im Herbst.

Ätiopathogenese. Die Ursachen der Erkrankung können vielfältig sein. Bei etwa 60% aller Patienten dürfte jedoch eine Infektallergie vorliegen, welche nach einer vorausgegangenen Infektion mit Streptokokken, Campylobacter, Escherichia coli, Hepatitisviren, Rikkettsien, HIV oder einer Tuberkulose auftritt. Da häufig kein erhöhter Antistreptolysintiter nachweisbar ist, bestehen Zweifel an der Theorie, daß β-hämolysierende Streptokokken Auslöser seien. Neben Infektionen kommen auch Arznei- (Sulfonamide, Salizylsäure) oder Nahrungsmittel als Ursache in Betracht. Auch für eine Kombination beider Auslöser, Infekt und Arzneimittel, ergeben sich nicht selten anamnestische Anhaltspunkte. Pathologisch-anatomisch lassen sich akute entzündliche leukozytoklastische Reaktionen in Kapillaren, postkapillären, kleinen Arterien und im mesangialen Gewebe der Venolen nachweisen. Diese Veränderungen gehen mit einer erhöhten Gefäßpermeabilität, Exsudation und Blutung einher. Nicht selten entwickelt sich eine Gefäßnekrose. Charakteristischerweise sind im Bereich der Gefäßwandveränderungen mit Immunfluoreszenztechniken granuläre Ablagerungen von IgA, gelegentlich auch von IgG und von Komplementkomponenten (C3) nachweisbar. Derartige Veränderungen werden bei Haut- und Nierenbiopsien gefunden. Solche Beobachtungen lassen vermuten, daß die Purpura Schönlein-Henoch durch zirkulierende Immunkomplexe hervorgerufen wird, d.h. als *Immunkomplexvaskulitits* zu deuten ist.

Klinik. Nach einer akuten Infektion, beispielsweise Streptokokkentonsillitis, mit anschließender Latenz von 2–3 Wochen, treten akut allgemeine Krankheitssymptome (Müdigkeit, Kopfschmerzen), mäßiges Fieber, Gelenk- und Leibschmerzen auf. Die Vaskulitis zeigt sich als ein symmetrisch ausgebildetes Exanthem, bevorzugt die Streckseiten der Beine, kann aber bei stärkerer Ausdehnung auch auf die übrige Haut übergreifen. Gesicht, Beugen, große Gelenke, Palmae und Plantae bleiben meist frei. Typisch sind flohstichartige, punkt- bis zentimetergroße Hämorrhagien, die im weiteren Verlauf die für den Hämoglobinabbau charakteristischen Farbveränderungen durchlaufen. Polyarthralgien sind häufig. Nach 10–14 Tagen kann sich das Exanthem zurückbilden.
Bei schwerer Erkrankung sind die Veränderungen an der Haut polymorph. Zunächst werden millimeter- bis zentimetergroße, scharfbegrenzte multiforme, später hämorrhagische Herde beobachtet. Diese können urtikarielle zentrale Einblutungen werden und jucken. In einem späteren Stadium werden düsterrote urtikarielle Erytheme, Bläschen und Blasen mit blutigem Inhalt beobachtet. Ulzerierung ist möglich. Die Schleimhäute bleiben meist frei. Gelenkbeteiligung ist

Tabelle 23.7. Medikamente und Substanzen, die eine vaskuläre Purpura induzieren. (Nach Forbes und Prentice 1987)

Aspirin	Kumarine	Östrogene
Allopurinol	Digoxin	Penicilline
Arsen	Furosemid	Phenazetin
Atropin	Goldsalze	Piperazin
Barbiturate	Indomethazin	Prokain
Belladonna	Jodid	Chinin
Chloralhydrat	Isothiazid	Chinidin
Chloramphenikol	Quecksilber	Reserpin
Chlorothiazide	Meprobamat	Sulfonamid
Chlorpropamid	Methyldopa	Tolbutamid

bei 60% aller Patienten zu erwarten und führt zu einer schmerzhaften Bewegungseinschränkung von Knie-, Knöchel-, Ellenbogen- und Handgelenken infolge periartikulärer Hämorrhagien. Rötung und Schwellung sind nur gering ausgeprägt. Ein Gelenkerguß fehlt fast immer.

Purpura abdominalis (Henoch). Etwa die Hälfte aller Patienten mit Vasculitis allergica weist abdominelle Symptome auf: Erbrechen, Koliken, okkultes Blut, Hämatemesis und Meläna. Häufiger findet sich eine Nierenbeteiligung, auf die Hämaturie und Proteinurie hinweisen. Bei 5–10% der Patienten ist die Nierenbeteiligung schwerwiegend und läuft unter dem Bild einer rapid-progressiven Glomerulonephritis oder eines nephrotischen Syndromes ab. Klinisch bestehen Ähnlichkeiten zur akuten postinfektiösen Glomerulonephritis.

Histopathologie. Schwellung und Degeneration der Gefäßendothelien mit Gefäßwandnekrose und erheblichem perivaskulären Infiltrat, welches reich an neutrophilen und eosinophilen Leukozyten, Kerntrümmern aus zerfallenen Leukozyten (Leukozytoklasie) und Erythrozytenextravasaten sein kann. Bei der direkten Immunfluoreszenzuntersuchung finden sich granuläre Niederschläge von IgA und IgG, von Komplementkomponenten (C3) und Fibrinogen. Im Falle von Nierenbeteiligung wird histologisch zwischen einer fokalen intrakapillären Form und einer diffusen Form der Glomerulonephritis unterschieden.

Verlauf. Die Dauer der Erkrankung beträgt in unkomplizierten Fällen meist 4–6 Wochen, Rückfälle werden jedoch beobachtet. Bei Nierenbeteiligung kann sich der Verlauf über Monate erstrecken. Die Komplikationen reichen von akutem Nierenversagen bis zu chronischer Nephropathie, die bei 5–10% aller Patienten eintritt. Bleibt die Entwicklung einer terminalen Niereninsuffizienz aus, so ist die Prognose der Erkrankung in der Regel gut.

Differentialdiagnose. Aufgrund des charakteristischen klinischen Erscheinungsbildes ist die Diagnose in der Regel einfach zu stellen. Abzugrenzen sind hämorrhagisches multiformes Exanthem, ferner auch systemischer Lupus erythematodes, akute Polyarthritis und postinfektiöse Glomerulonephritis. Die *IgA-Nephropathie (Morbus Berger)* könnte eine Unterform der Vasculitis allergica darstellen.

Diagnose. Positiver Rumpel-Leede-Test als Ausdruck der verminderten Kapillarresistenz und Verlängerung der Blutungszeit. Kein Anhalt für Thrombozytopenie, Thrombozytopathie oder plasmatische Gerinnungsstörungen. Je nach Ausmaß und Dauer der Erkrankung Befund einer hypochromen normozytären Anämie. BSG-Beschleunigung, positive Rheumaserologie, Antistreptolysintiter nur bei etwa 30% der Erkrankten erhöht. Komplementaktivierung kann nachweisbar sein. Mikro- oder Makrohämaturie sowie Proteinurie und ansteigende Retentionswerte je nach Schweregrad der Nierenbeteiligung. Unterscheidung zwischen fokal intrakapillärer und diffus proliferativer Glomerulonephritis nur durch Nierenbiopsie mit entsprechenden Immunfluoreszenzuntersuchungen möglich.

Therapie. Zunächst Bettruhe und Behandlungsversuch mit Glukokortikoiden in höherer Dosierung. Antibiotika. Kausale Maßnahmen sind Beseitigung des Fokus bei Infektionserkrankungen, die Ausschaltung von Noxen (Arzneimittel) bzw. die Karenz der Allergene bei Nahrungs- und Arzneimittelallergie. Die übrige Behandlung ist symptomatisch. Der Nutzen einer Therapie mit Glukokortikosteroiden oder Immunsuppressiva wird kontrovers beurteilt. Patienten mit rapid-progressiver Glomerulonephritis profitieren von einer Plasmaseparation in Kombination mit immunsuppressiven und/oder antithrombotischen Substanzen.

Purpura bei Dysproteinämien

Eine vaskuläre hämorrhagische Diathese ohne Thrombozytopenie kann bei monoklonalen Gammopathien und lymphoproliferativen Erkrankungen (sezernierende B-Zell-Lymphome) auftreten. Es kommt zur autoimmunologischen Vasculitis allergica.

Vorkommen. Selten

Ätiopathogenese. Steigerung der Blutviskosität durch Gammaglobulin-Antigammaglobulin-Komplexe, dadurch bedingte Mikrozirkulationsstörungen mit resultierender Hypoxie und Gefäßwandveränderungen infolge leukozytoklastischer Immunkomplexvaskulitis. Außerdem Ablagerung von Immunkomplexen in der Gefäßwand mit nachfolgenden Nekrosen und Austritt von Erythrozyten. Eine Verstärkung der Blutungsneigung kann aus verschiedenartigen Interaktionen des Paraproteins (Autoantigens) mit Thrombozyten, bestimmten Gerinnungsfaktoren oder Fibrinolysekomponenten resultieren (Plättchenfunktionsstörungen, die phänotypisch einem Bernard-Soulier-Syndrom oder einer Glanzmann-Thrombasthenie entsprechen können; erworbenes von Willebrand-Syndrom; Störungen der Fibrinpolymerisation; Hemmkörperhämophilie; erniedrigte Aktivität der Faktoren des Prothrombinkomplexes; gesteigerte Fibrinolyse).

Klinik. Epistaxis bei nahezu einem Drittel der Patienten, ansonsten variabel ausgeprägte kleinfleckige Purpura. Rumpel-Leede-Test häufig positiv. Das übrige klinische Bild wird im wesentlichen von der Manifestation eines Hyperviskositätssyndroms bestimmt, mit dem besonders bei der Makroglobulinämie Waldenström zu rechnen ist.

Diagnose. Stark beschleunigte BSG (Sturzsenkung). M-Gradient in der Elektrophorese, Nachweis von monoklonalen oder polyklonalen Paraproteinen mittels Immunelektrophorese. Knochenmarkuntersuchung. Pathologische Blutungszeit bei normaler Thrombozytenzahl. In den übrigen hämostaseologischen Suchtests häufig Verlängerung von APTT, Thrombinzeit und Reptilasezeit, Hypofibrinogenämie, abnorme Prothrombinzeit. F VIII:C oder F IX:C manchmal deutlich erniedrigt.

Therapie. Zytostatische Behandlung der Grunderkrankung. Zur raschen Senkung der Paraproteinkonzentration, insbesondere bei Ausbildung eines Hyperviskositätssyndroms, kann Plasmapherese erforderlich sein. Bei erworbenem von Willebrand-Syndrom und bestimmten Plättchenfunktionsstörungen empirische Gabe von DDAVP (Minirin).

Weitere symptomatische vaskuläre hämorrhagische Phänomene

Neben den hämorrhagischen Arzneimittelexanthemen werden häufig auch hämorrhagische Kontaktdermatitiden beobachtet. Auch hierbei bleibt oft unklar, wodurch die gesteigerte Gefäßpermeabilität verursacht wird. Ein erhöhter hydrostatischer Druck kann eine primäre vaskuläre Störung verstärken. Ekzeme an den Beinen können hämorrhagisch werden.

Embolische Purpura

Embolisierung bei subakuter bakterieller Endokarditis kann zur Ausbildung infizierter Aneurysmen, zu Osler-Knötchen und/oder Mikrohämaturie führen. Emboli können auch von künstlichen Herzklappen ausgehen, bei Karzinomatosen und als Hautmanifestationen bei akuten oder chronischen Leukämien auftreten. Die dermatologisch relevanten Hautveränderungen finden sich bevorzugt akral (Finger, Zehen) als millimetergroße hämorrhagische Infarzierungen *(Janeway-Flecke)*.

Purpura bei Protein-C-Mangel

Homozygoter Protein-C-Mangel führt zu einem der *Purpura fulminans* ähnlichen Bild. Die bei Vitamin-K-Antagonisten manchmal auftretenden Hautnekrosen werden ebenfalls mit einem Protein-C-Mangel in Verbindung gebracht. Die Pathogenese dieser Purpura ist bisher ungeklärt.

Schmerzhaftes Ekchymosensyndrom

[Gardner und Diamond 1955]

Synonyme. Painful bruising syndrome, autoerythrocyte sensitization or DNA sensitization, Gardner-Diamond-Syndrom

Definition. Spontan entstehende, einzelne oder in Gruppen auftretende schmerzhafte Hautinfiltrationen, die innerhalb von 24 Stunden in Ekchymosen übergehen.

Vorkommen. Sehr selten, fast ausschließlich bei Frauen.

Ätiopathogenese. Längere Zeit als psychogen bzw. hysterisch ausgelöstes Krankheitsbild betrachtet (psychogene Purpura). Auch wurden Fälle von Purpura factitia unter dem Erscheinungsbild schmerzhafter Ekchymosen beschrieben. Wahrscheinlich liegt jedoch eine Autosensibilisierung gegen eine Komponente (Phosphatidylserin) der Zytoplasmamembran von Blutzellen vor. Bei einem Teil der Patienten lassen sich ähnliche Hautveränderungen durch intradermale Injektionen autologer Erythrozyten- oder Leukozytensuspensionen auslösen, bei manchen Patienten auch durch kleinste Mengen autologer DNS.

Klinik. Nach einem Vorstadium (Jucken, Brennen) spontan auftretende Hautinfiltrationen, bevorzugt an den Extremitäten, aber auch am Rumpf oder im Gesicht, welche innerhalb eines Tages in Ekchymosen übergehen und in wenigen Tagen narbenlos abheilen. Häufig sind diese Hautmanifestationen von Allgemeinsymptomen wie Fieber, Muskelschmerzen, Kopfschmerzen, Abdominalkrämpfen, gastrointestinaler Blutung, Durchfall, Schwindel und Erbrechen begleitet.

Verlauf. Phasen mit akuten Exazerbationen, bei einzelnen Patienten dauerhafte Remission.

Diagnose. Typische Anamnese und klinisches Bild. Auslösung von Ekchymosen nach intrakutaner Injektion autologer Erythrozyten, Leukozyten oder autologer DNS, am besten im Bereich von Hautarealen, die dem Patienten nicht für Manipulationen zugängig sind.

Differentialdiagnose. Artefakt

Therapie. Symptomatische Behandlung der Allgemeinsymptome. Antihistaminika, Glukokortikoide oder Chloroquin sind weitgehend wirkungslos. Ein Teil der Patienten scheint von einer Psychotherapie zu profitieren.

Weiterführende Literatur

Übersichtsbeiträge
Bloom AL, Thomas DP (eds) (1987) Haemostasis and thrombosis, 2nd edn. Churchill Livingstone, Edinburgh

Coleman RW, Hirsh J, Marder VJ et al (1994) Hemostasis and thrombosis. Basic principles and clinical practice, 3rd edn. Lippincott, Philadelphia

Mueller-Eckhardt C, Scharf RE, Greinacher A (1993) Thrombozytäre hämorrhagische Diathesen. In: Begemann H, Rastetter J (Hrsg) Klinische Hämatologie, 4. Aufl. Thieme, Stuttgart, S 870–944

Ostendorf PC (Hrsg) (1991) Hämatologie, Urban & Schwarzenberg, München

William WJ, Beutler E, Erslev AJ, Lichtman MA (eds) (1990) Hematology, 4th edn. McGraw-Hill, New York

Labordiagnostik
Lechner K (1985) Stufendiagnostik hämorrhagischer Diathesen. Internist 26:141–146

Scharf RE, Clemetson KJ (eds) (1996) Flow cytometry of the megakaryocyte-platelet system. Elsevier North Holland, Amsterdam

Scharrer I (1991) Gerinnungsuntersuchungen. In: Ostendorf PC (Hrsg) Hämatologie. Urban & Schwarzenberg, München, S 132–144

Schramm W, Spannagl M, Iven M (1992) Befundgraduierung und Stadieneinteilungen in der Hämostaseologie. Internist 33:754–757

Wiskott-Aldrich-Syndrom
Aldrich RA, Steinberg AG, Campbell DC (1954) Pedigree demonstrating a sex-linked recessive condition characterized by draining ears, eczemoid dermatitis and blood diarrhea. Pediatrics 13:133–139

Donner M, Schwartz M, Carlsson KU et al. (1988) Hereditary X-linked thrombocytopenia maps to the same chromosomal region as the Wiskott-Aldrich syndrome. Blood 72:1849–1853

Peacocke M, Siminovitch KA (1992) Wiskott-Aldrich syndrome: New molecular and biochemical insights. J Am Acad Dermatol 27:507–519

A multiinstitutional survey of the Wiskott-Aldrich syndrome
Sullivan KE, Mullen CA, Blaese RM et al. (1994) J Pediatr 125:876–885

Wiskott A (1937) Familiärer, angeborener Morbus Werlhofii? Monatsschr Kinderheilk 68:212–216

Shelly CS, Remond-O'Donnell E, Davis III AE et al. (1989) Molecular characterization of sialophorin (CD34), the lymphocyte surface sialo-glycoprotein, defective in the Wiskott-Aldrich syndrome. Proc Natl Acad Sci USA 86:2819–2823

Zinn KH, Belohradsky BH (1977) Wiskott-Aldrich-Syndrom mit Verrucae vulgares. Hautarzt 28:664–667

Fanconi-Syndrom
Auerbach AD, Rogatko A, Schroeder-Kurth TM (1980) International Fanconi anaemia registry: Relation of clinical symptoms to diepoxybutane sensitivity. Blood 73:391–396

Fanconi G (1927) Familiäre infantile perniziosaartige Anämie (perniziöses Blutbild und Konstitution). Jahrb Kinderheilk 117:257–280

Johansson E, Niemi KM, Siimes M et al. (1982) Fanconi's anaemia. Tumor-like warts, hyperpigmentation associated with deranged keratinocytes, and depressed cell-mediated immunity. Arch Dermatol 118:249–252

Thrombozytopenie mit Radiusaplasie
Hall JG (1987) Thrombocytopenia and absent radius (TAR) syndrome. J Med Genet 24:79

May-Hegglin-Anomalie
Belluci S, Tobellem G, Caen JP (1983) Inherited platelet disorders. Prog Hematol 13:223

Hegglin R (1945) Gleichzeitige konstitutionelle Veränderungen an Neutrophilen und Thrombocyten. Helv Med Acta 12:439–440

May R (1909) Leukozyteneinschlüsse. Dtsch Arch Klin Med 96:1–6

Thrombozytopenien mit Nierenerkrankung, Thrombozytopenie ohne Organanomalien
Epstein CJ, Sahud MA, Piel CF et al. (1972) Hereditary macrothrombocytopenia, nephritis and deafness. Am J Med 52:299–310

Heynen MJ, Blockmanns D, Verwilghen RL et al. (1988) Congenital macrothrombocytopenia, leukocyte inclusions, deafness and proteinuria: Functional and electron microscopic observations on platelets and megakaryocytes. Br J Haematol 70:441–448

Greinacher A, Nieuwenhuis, White JG (1989) Sebastian platelet syndrome: A new variant of hereditary macrothrombocytopenia with leukocyte inclusions. Blut 58:282–288

Najean Y, Lecompte T (1990) Genetic thrombocytopenia with autosomal dominant transmission: A review of 54 cases. Br J Haematol 74:203–208

Pseudothrombozytopenie
Rosenkranz B, Wisser H, Bode JC (1985) Pseudothrombozytopenie – eine Störung der Thrombozytenzählung. Dtsch Med Wschr 110:492–495

Schneider W, Winkelmann M (1986) Pseudothrombozytopenie und Immunthrombozytopenie als differentialdiagnostisches Problem bei sonst weitgehend symptomlosen Patienten. Med Welt 41:1249–1256

Erworbene Thrombozytopenien

George JN, Aster RH (1990) Thrombocytopenia due to deminished or defective platelet production. In: William WJ, Beutler E, Erslev AJ, Lichtman MA (eds) Hematology, 4th edn. McGraw-Hill, New York, pp 1343–1351

George JN, Aster RH (1990) Thrombocytopenia due to enhanced platelet destruction by nonimmune mechanisms. In: William WJ, Beutler E, Erslev AJ, Lichtman MA (eds) Hematology, 4th edn. McGraw-Hill, New York, pp 1351–1370

Scharf RE (1990) Thrombozytenstörungen. Therapiewoche 40:202–207

Scharf RE, Aul C (1988) Alkohol-induzierte Störungen des hämatopoetischen Systems. Z Gastroenterol 26 (Suppl 3):75–83

Thrombotisch-thrombozytopenische Purpura (TTP), hämolytisch-urämisches Syndrom (HUS), HELLP-Syndrom

Aul C, Scharf RE, Königshausen T, Schneider W (1985) Thrombotisch-thrombozytopenische Purpura. Klin Wschr 63:123–132

Bukowski RM (1982) Thrombotic thrombocytopenic purpura: a review. In: Spaet Th (ed) Progress in hemostasis and thrombosis, vol 6. Grune & Stratton, New York, pp 287–337

Byrnes JJ, Moake LP, Klug P, Periman P (1990) Effectiveness of cryosupernantant fraction of plasma in the treatment of refractory thrombotic thrombocytopenic purpura. Am J Hematol 34:169–174

Chart H, Smith HR, Scotland SM et al. (1991) Serological identification of Escherichia coli O157:H7 infection in hemolytic uremic syndrome. Lancet 337:138–140

Hollenbeck M, Grabensee B (1993) Hämolytisch-urämisches Syndrom und thrombotisch-thrombozytopenische Purpura im Erwachsenenalter. Dtsch Med Wochenschr 118:69–75

Huchzermeyer H (1992) HELLP-Syndrom. Dtsch Med Wochenschr 117:1898–1990

Moschcowitz E (1924) Hyaline thrombosis of the terminal arterioles and capillaries: a hitherto undescribed disease. Proc NY Pathol Soc 24:21–29

Remuzzi G (1987) HUS and TTP. Variable expression of a single entity. Kidney Int 32:292–308

Rock GA, Shumak KH, Buskard NA et al. (Canadian Apheresis Study Group) (1991) Comparison of plasma exchange with plasma infusion in the treatment of thrombotic thrombocytopenic purpura. N Engl J Med 325:393–397

Autoimmunthrombozytopenien

Aster RH, George JN (1990) Thrombocytopenia due to enhanced platelet destruction by immunologic mechanisms. In: William WJ, Beutler E, Erslev AJ, Lichtman MA (eds) Hematology, 4th edn. McGraw-Hill, New York, pp 1370–1398

Berchtold P, McMillan R (1989) Therapy of chronic idiopathic thrombocytopenic purpura in adults. Blood 74:2309–2317

Buchannan GR (1989) Overview of ITP treatment modalities in children. Blut 59:96–104

Manoharan A (1991) Treatment of refractory idiopathic thrombocytopenic purpura in adults. Br J Haematol 79:143–147

McMillan R, Tani P, Millard F et al. (1987) Platelet-associated and plasma autoantibodies in chronic ITP. Blood 70:1040–1045

Mueller-Eckhardt C (1988) Autoimmune thrombocytopenic purpura: Diagnostic and therapeutic actualities. Curr Stud Hematol Blood Transfus 55:68–80

Mueller-Eckhardt C, Scharf RE, Greinacher A (1993) Immunologisch bedingte Thrombozytopenien. In: Begemann H, Rastetter J (Hrsg) Klinische Hämatologie, 4. Aufl. Thieme, Stuttgart, S 914–928

Winkelmann M, Scharf RE, Schneider W (1987) Diagnostik der idiopathischen thrombozytopenischen Purpura. Dtsch Med Wschr 112:219–221

Winkelmann M, Scharf RE, Schneider W (1987) Therapie der chronischen idiopathischen thrombozytopenischen Purpura. Dtsch Med Wochenschr 112:221–224

HIV-assoziierte Thrombozytopenie

Aster RH, George JN (1990) Thrombocytopenia due to enhanced platelet destruction by immunologic mechanisms. In: William WJ, Beutler E, Erslev AJ, Lichtman MA (eds) Hematology, 4th edn. McGraw-Hill, New York, pp 1370–1398

Karpatkin S (1990) HIV-1-related thrombocytopenia. In: Colman RW, Rao AK (eds) Platelets in health and disease. Hematology-oncology clinics of North America, vol 4. Saunders, Philadelphia, pp 193–218

Ragni MV, Bontempo FA, Myers DJ, Kiss JE, Oral A (1990) Hemorrhagic sequelae of immune thrombocytopenic purpura in human immunodefiency virus-infected hemophiliacs. Blood 75:1267–1272

Medikamentös induzierte Immunthrombozytopenien

Mueller-Eckhardt C (1987) Drug-induced immune thrombocytopenia. In: Engelfriet CP, von dem Borne AEGK (eds) Alloimmune and autoimmune cytopenias, vol 1. Baillière Tindall, London, pp 369–389

Mueller-Eckhardt C, Salama A (1990) Drug-induced immune cytopenias: a unifying pathogenetic concept with special emphasis on the role of drug metabolites. Transfus Med Rev 4:69

Salama A, Mueller-Eckhardt C (1989) Medikamentös induzierte Immunthrombozytopenien. Immun Infekt 17:44–49

Heparin-assoziierte Thrombozytopenien

Greinacher A, Mueller-Eckhardt C (1991) Diagnostik der Heparin-assoziierten Thrombozytopenie. Dtsch Med Wochenschr 116:1479–1482

Scharf RE, Greinacher A, Riess H et al. (1994) Thrombozytopenien bei fraktionierten und unfraktionierten Heparinen. Dtsch Ärztebl 91:1121–1122

Warkentin TE, Kelton JG (1991) Heparin-induced thrombocytopenia. In: Coller BS (Hrsg) Progress in hemostasis and thrombosis, vol 10. Saunders, Philadelphia, pp 1–34

Thrombozytosen

Schafer AI (1991) Essential thrombocythemia. In: Coller BS (ed) Progress in hemostasis and thrombosis, vol 10. Saunders, Philadelphia, pp 69–96

Scharf RE (1993) Reaktive Thrombozytosen. In: Begemann H, Rastetter J (Hrsg) Klinische Hämatologie, 4. Aufl. Thieme, Stuttgart, S 898–900

Scharf RE (1993) Thrombozythämien. In: Begemann H, Rastetter J (Hrsg) Klinische Hämatologie, 4. Aufl. Thieme, Stuttgart, S 545–548

Bernard-Soulier-Syndrom
Bennett JS, Shattil SJ (1990) Congenital qualitative platelet disorders. In: William WJ, Beutler E, Erslev AJ, Lichtman MA (Hrsg) Hematology, 4th edn. McGraw-Hill, New York, pp 1407–1419
Bernard J, Soulier JP (1948) Sur une nouvelle variété de dystrophie thrombocytaire hémorrhagipare congénitale. Sem Hôp Paris 24:3217–3223
Clemetson KJ, Scharf RE (1996) The Bernard-Soulier syndrome: Clinics, biochemistry, and molecular biology. Ann Haematol (im Druck)
Tomer A, Scharf RE, McMillan R et al (1994) Bernard-Soulier syndrome: Quantitative chracterization of megakaryocytes and platelets by flow cytometric and kinetic measurement. Eur J Haematol 52:193–200

Plättchentyp des von Willebrand-Syndroms
Ruggeri ZM, Zimmerman TS (1987) von Willebrand factor and von Willebrand disease. Blood 709:895–904

Glanzmann-Thrombasthenie
Bennett JS, Shattil SJ (1990) Congenital qualitative platelet disorders. In: William WJ, Beutler E, Erslev AJ, Lichtman MA (eds) Hematology, 4th edn. McGraw-Hill, New York, pp 1407–1419
Caen JP (1989) Glanzmann's thrombasthenia. In: Caen JP (ed) Platelet disorders. Clinical Haematology, vol 2. Baillière Tindall, London, pp 609–625
Glanzmann E (1918) Hereditäre hämorrhagische Thrombasthenie. Ein Beitrag zur Pathologie der Blutplättchen. J Kinderkr 88:113
George JN, Caen JP, Nurden AT (1990) Glanzmann's thrombasthenia. Blood 75:1373–1395
Newman PJ (1991) Platelet glycoprotein (GP) IIb–IIIa: Molecular variations and alloantigens. Thromb Haemost 66:111–118

Plättchenfunktionsstörungen
George JN, Shattil SJ (1991) The clinical importance of acquired abnormalities of platelet function. N Engl J Med 324:27–39
Mannucci PM, Remuzzi G, Pusineri F et al. (1983) Deamino-8-D-arginine vasopressin shortens the bleeding time in uremia. N Engl J Med 308:8–12
Riess H (1991) Quantitative und qualitative Thrombozytenstörungen. In: Ostendorf PC (Hrsg) Hämatologie. Urban & Schwarzenberg, München, S 516–529
Shattil SJ, Bennett JS (1990) Acquired qualitative platelet disorders. In: William WJ, Beutler E, Erslev AJ, Lichtman MA (eds) Hematology, 4th edn. McGraw-Hill, New York, pp 1419–1433
Schneider W, Scharf RE (1985) Erworbene Plättchenfunktionsstörungen. Hämostaseologie 5:44–53

Hämorrhagische Diathesen durch Koagulopathien
Marder VJ (1990) Consumptive thrombohemorrhagic disorders. In: William WJ, Beutler E, Erslev AJ, Lichtman MA (eds) Hematology, 4th edn. McGraw-Hill, New York, pp 1522–1543
Marder VJ, Francis CW (1990) Clinical aspects of fibrinolysis. In: William WJ, Beutler E, Erslev AJ, Lichtman MA (eds) Hematology, 4th edn. McGraw-Hill, New York, pp 1543–1558
Hiller E (1991) Plasmatische Gerinnungsstörungen. In: Ostendorf PC (Hrsg) Hämatologie. Urban & Schwarzenberg, München, S 530–543
Himmelreich G, Riess H (1991) Klinische Bedeutung des Fibrinolysesystems. Dtsch Med Wochenschr 116:426–430

Hämophilie A und B
Levine PH (1987) Clinical manifestations and therapy of hemophiliacs A and B. In: Colman RW, Hirsh J, Marder VJ, Salzman EW (eds) Hemostasis and thrombosis. Basic principles and clinical practice, 2nd edn. Lippincott, Philadelphia, pp 97–111
Roberts HR, Jones MR (1990) Hemophilia and related conditions. In: William WJ, Beutler E, Erslev AJ, Lichtman MA (eds) Hematology, 4th edn. McGraw-Hill, New York, pp 1453–1473

von Willebrand-Syndrom
Budde U, Scharf RE, Franke P et al (1993) Elevated platelet count as a cause of abnormal von Willebrand factor multimer distribution in plasma. Blood 82:1749–1757
Ruggeri ZM, Zimmerman TS (1987) von Willebrand factor and von Willebrand disease. Blood 70:895–904
Ruggeri ZM (1987) Classification of von Willebrand's disease. In: Verstraete M, Vermylen J, Lijnen R, Arnout J (eds) Thrombosis and haemostasis. Leuven Univ Press, Leuven, pp 419–445
Willebrand von EA (1926) Hereditar pseudohemofili. Finska Lakaresallskapets Handlingar 67:7

Gerinnungsstörungen bei Lebererkrankungen
Jedrychkowsky A (1987) Therapie der Hämostasestörungen bei chronischer und akuter Leberschädigung. Internist 28:783–795
Scharf RE, Schneider W (1984) Klinische, biochemische und zytomorphometrische Aspekte zur Thrombozytopenie und Thrombozytopathie bei Leberzirrhose. Hämostaseologie 4:43–49

Vitamin-K-Mangel
Furie B, Furie BC (1988) The molecular basis of blood coagulation. Cell 53:505–509
Suttie JW (1990) Biological function of vitamin K antagonists. In: Harenberg J, Heene DL, Stehle G, Schettler G (eds) New trends in hemostasis. Coagulation proteins, endothelium, and tissue factors. Springer, Berlin, pp 208–220
Jones RR, Cunningham J (1979) Warfarin skin necrosis. Br J Dermatol 101:561–565

Disseminierte intravasale Gerinnung
Bell WR (1980) Disseminated intravascular coagulation. Johns Hopkins Med J 146:289–299
Bick RL (1988) Disseminated intravascular coagulation and related syndromes: a clinical review. Semin Thromb Hemost 14:299–338
Lasch HG, Krecke J-J, Rodriguez-Erdmann F et al (1961) Verbrauchskoagulopathien (Pathogenese und Therapie). Folia haematol 6:325–330

Marder VJ (1990) Consumptive thrombohemorrhagic disorders. In: William WJ, Beutler E, Erslev AJ, Lichtman MA (eds) Hematology, 4th edn. McGraw-Hill, New York, pp 1522–1543

OPSI-Syndrom
Ostendorf PC, Freund M (1981) Pneumokokkenvakzine nach Splenektomie? Zur Pathogenese und Prophylaxe des OPSI (overwhelming post-splenectomy infection) Syndroms. Internist 22:171–174
Saß W, Bergholz M, Seifert J et al. (1984) Splenektomie bei Erwachsenen und das OPSI-Syndrom. Dtsch Med Wochenschr 109:1249–1254

Waterhouse-Friderichsen-Syndrom
Corrigan JJ jr, Ray WL, May N (1968) Changes in the blood coagulation system associated with septicemia. N Engl J Med 279:851
Friderichsen C (1917) Binyreapoplekski hos smaaborn. Ugskr Laeger 79:1817–1826
Waterhouse R (1911) A case of suprarenal apoplexy. Lancet 1:577–578

Vaskulär bedingte hämorrhagische Diathesen
Gottlieb AJ (1990) Disorders of hemostasis: Nonthrombocytopenic purpuras. In: William WJ, Beutler E, Erslev AJ, Lichtman MA (eds) Hematology, 4th edn. McGraw-Hill, New York, pp 1434–1441

Kasabach-Merritt-Syndrom
Esterly NB (1983) Kasabach-Merrit syndrome in infants. J Am Acad Dermatol 8:504–513
Kasabach HH, Merritt KK (1940) Capillary hemangioma with extensive purpura. Am J Dis Child 259:1063–1070
Lang PG, Dubin Hv (1975) Hemangioma-thrombocytopenia syndrome. A disseminated intravascular syndrome. Arch Dermatol 111:105–107
Tanaka K, Shimao S, Okada T (1986) Kasabach-Merritt syndrome with disseminated intravascular coagulopathy treated by exchange transfusion and surgical excision. Dermatologica 173:90–94
Warrell PR Jr, Kempin SJ (1985) Treatment of severe coagulopathy in the Kasabach-Merritt syndrome with aminocaproic acid and cyoprecipitate. N Engl J Med 313:309

Paroxysmales Fingerhämatom
Achenbach W (1958) Das paroxysmale Handhämatom. Med Klin 53:2138–2140

Purpura bei Stoffwechselstörungen
Walker A (1968) Chronic scurvy. Br J Dermatol 80:625–630
Wallerstein RO, Wallerstein RO jr (1976) Scurvy. Semin Hematol 13:211–214
Scarborough H, Shuster S (1960) Corticosteroid purpura. Lancet 1:93–95

Purpura bei Infektionserkrankungen
Beck EA, Dejana E (1988) Thrombohemorrhagic phenomena associated with infectious disease. Semin Hematol 25:91–97

Hämorrhagisch-pigmentäre Dermatosen
Agle DP, Ratnoff OD, Spring GK (1970) The anticoagulant malinger. Psychotic studies of three patients. Ann Int Med 73:67–69
Bowie EJW, Owen CA (1987) Nonthrombocytopenic vascular disorders. In: Coleman RW, Hirsh J, Marder VJ, Salzman EW Hemostasis and thrombosis. Basic principles and clinical practice, 2nd edn. Lippincott, Philadelphia, pp 816–824
Doucas C, Kapetanakis (1953) Eczematid-like purpura. Dermatologica 106:86–95
Forbes CD, Prentice CRM (1987) Vascular and nonthrombocytopenic purpuras. In: Bloom AL, Thomas DP (eds) Haemostasis and thrombosis, 2nd edn. Churchill Livingstone, Edinburgh, pp 321–332
Gougerot H, Blum P (1925) Purpura angioscléreux prurigineux avec éléments lichénoïdes. Bull Soc Fr Dermatol Syphiligr 32:161–163
Ippen H, Goerz G, Brüster H (1965) Purpura porphyrica. Hämorrhagische Pigmentdermatose mit Störungen des hepatischen Porphyrinstoffwechsels. Arch Klin Exp Dermatol 223:128–156
Iwatsuki K, Aoshima T, Tagami H (1980) Immunofluorescence study in purpura pigmentosa chronica. Acta Derm Venerol 60:341–345
Majocchi D (1896) Sopra una dermatosi telangettode non ancora descritta. „Purpura annularis". G Ital Mal Ven Pelle Fasc. II (31):242–250
Majocchi D (1898) Purpura annularis teleangiectodes. „Teleangiectasia follicularis annulata". Klinische Beobachtungen und histologische Untersuchungen. Arch Dermatol Syph 43:447–468
Schamberg JF (1901) A peculiar progressive pigmentary disease of the skin. Br J Dermatol 13:1–5

Lichen aureus
English J (1985) Lichen aureus. J Am Acad Dermatol 12:377–379
Maciejewski W, Bandmann HJ, Klawiter (1979) Lichen purpuricus (lichen aureus). Hautarzt 30:440–442
Price ML, Wilson-Jones E, Calnan CD (1985) Lichen aureus: a localized persistent form of pigmented purpuric dermatitis. Br J Dermatol 112:307–314
Reinhardt L, Wilkin JK, Tausend R (1983) Vascular abnormalities in lichen aureus. J Am Acad Dermatol 8:417–420
Rudolph RI (1983) Lichen aureus. J Am Acad Dermatol 8:722–724
Shelley WB, Swaminathan R, Shelley ED (1984) Lichen aureus: a hemosiderin tattoo associated with perforator vein incompetence. J Am Acad Dermatol 11:260–264
Wilson R, Picou K, Babcock W (1981) Lichen aureus: report of a case occurring on the arms. J Assoc Milit Dermatol 7:40–41

Allergisch bedingte Purpura, allergische Vaskulopathien
Anegg B, Diem E (1994) Purpura Schönlein-Henoch assoziiert mit chronischer posttraumatischer Osteomyelitis. Hautarzt 45:179–183
Ansell BM (1970) Henoch-Schönlein purpura with particular reference to the prognosis of the renal lesion. Br J Dermatol 82:211–215
Gottlieb AJ (1990) Allergic purpura. In: William WJ, Beutler E, Erslev AJ, Lichtman MA (eds) Hematology, 4th edn. McGraw-Hill, New York, pp 1443–1448
Guccione JL, Zemtsov A, Cobos E et al. (1993) Acquired purpura fulminans induced by alcohol and acetaminophen. Successful treatment with heparin and vitamin K. Arch Dermatol 129:1267–1269

Hale van HM, Gibson LE, Schroeter AL (1986) Henoch-Schönlein vasculitis: direct immunofluorescence study of uninvolved skin. J Am Acad Dermatol 15:665–670
Henoch EH (1874) Über eine eigenthümliche Form von Purpura. Berl Klin Wschr 11:641
Henoch EH (1887) III. Über purpura fulminans. Berl Klin Wschr 24:8–10
Lee HS, Kohn HI, Kim MJ, Rha HY (1986) Henoch-Schönlein nephritis in adults: a clinical and morphological study. Clin Nephrol 26:125
Schönlein JL (1837) Peliosis rheumatica (Peliosis circumscripta). Allgemeine und specielle Pathologie und Therapie, 3. Aufl., Bd. 2, Lit. Compt., Herisau, p 48
Schönlein JL (1832) Allgemeine und specielle Pathologie und Therapie. Nach seinen Vorlesungen niedergeschrieben von einem seiner Zuhörer und nicht autorisiert herausgegeben. Würzburg 1832
Wolff K, Winkelmann RK (eds) (1980) Vasculitis. Lloyd-Luke, London

Purpura bei Dysproteinämien
Kyle RA, Garton JP (1987) The spectrum of IgM monoclonal gammopathy in 430 cases. Mayo Clin Proc 62:719
Mozzanica N, Finzi AF, Facchetti G (1984) Macular skin lesions and monoclonal lymphoplasmacytoid infiltrates. Occurence in primary Waldenström's macroglobulinemia. Arch Dermatol 120:778–781
Waldenström J (1944) Incipient myelomatosis or "essential" hyperglobulinemia with fibrinogenopenia – a new syndrome? Acta Med Scand 117:216–217
Waldenström J (1948) Zwei interessante Syndrome mit Hyperglobulinämie (Purpura hyperglobulineamica und Makroglobulinämie). Schweiz Med Wschr 78:927–928
Waldenström J (1962) Three new cases of purpura hyperglobulinemia: a study in long-lasting benign increase in serum globulin. Acta Med Scand 142 (suppl 266):931

Purpura bei Protein-C-Mangel
Branson HE, Marble R, Katz J et al. (1983) Inherited protein C deficiency and coumarin-responsive chronic relapsing purpura fulminans in a newborn infant. Lancet 2:1165–1166
Hach-Wunderle V, Scharrer I (1993) Prävalenz des hereditären Mangels an Antithrombin III, Protein C and Protein S. Dtsch Med Wochenschr 118:187–190
Mannucci PM, Tripodi A (1987) Laboratory screening of inherited thrombotic syndromes. Thromb Haemost 57:247–251
Schleicher SM, Fricker MP (1980) Coumarin necrosis. Arch Dermatol 116:444–445
Seligsohn U, Berger A, Abend M (1984) Homozygous protein C deficiency manifested by massive venous thrombosis in the newborn. N Engl J Med 310:559

Schmerzhaftes Ekchymosen-Syndrom
Aigner E (1929) Die Stigmatisierte von Konnersreuth. Sitzung der Gesellschaft für Natur- und Heilkunde Dresden. Klin Wochenschr 8:235–236
Campbell AN, Freedman M, McClure PD (1983) Autoerythrocyte sensitization. J Pediatr 103:157–160
Gardner FH, Diamond LK (1955) Autoerythrocyte sensitization: a form of purpura producing painful bruising following autosensitization to red blood cells in certain women. Blood 10:675–690
Gottlieb AJ (1990) Autoerythrocyte and DNA sensitivity. In: William WJ, Beutler E, Erslev AJ, Lichtman MA (eds) Hematology, 4th edn. McGraw-Hill, New York, pp 1441–1443
Nelson CT (1971) Autoerythrocyte sensitization syndrome. Arch Dermatol 103:549–550
Oei SH, De Vries E, Cats et al. (1978) Abnormal circulating red blood cells in the painful bruising syndrome. Arch Dermatol Res 263:227–233
Pearson B, Mazza JJ (1975) Gardner-Diamond syndrome with multiple glomus tumors. Arch Dermatol 111:893–895
Pevny I, Metz J, Wernze H et al. (1982) Das erythrozytäre Sensibilisierungssyndrom (Gardner-Diamond-Syndrom, painful bruising syndrome Sharp). Hautarzt 33:251–256
Pinnas JL, Tan EM, Teplitz RL et al. (1979) Autosensitization to DNA: evidence for an immunologic basis. J Invest Dermatol 72:157–160
Ratnoff OD (1980) The psychogenic purpuras: a review of autoerythrocyte sensitization, autosensitization to DNA, "hysterical" and factitial bleeding and the religious stigmata. Semin Hematol 17:192–213
Ratnoff OD, Agle DP (1968) Psychogenic purpura: a reevaluation of the syndrome of autoerythrocyte sensitization. Medicine (Baltimore) 47:475–500
Vakilzadeh F, Bröcker EB (1981) Syndrom der blauen Flekken. Hautarzt 32:309–312

Kapitel 24 Erkrankungen der Lymphgefäße

Inhaltsverzeichnis

Primäre Lymphödeme 887
   Genetisch bedingte primäre Lymphödeme 887
      Hereditäres kongenitales Lymphödem Typ I . . . 887
      Hereditäres kongenitales Lymphödem Typ II. . . 888
      Turner-Syndrom 888
   Nichtgenetisch bedingte, sporadisch auftretende
   primäre Lymphödeme 888
      Essentielles kongenitales Lymphödem 888
      Nichthereditäres, nichtkongenitales idiopathisches
      Lymphödem 888
Sekundäre Lymphödeme 889
   Lymphangitis acuta 889
   Elephantiasis 889
      Elephantiasis tropica. 890
      Elephantiasis chromomycetica. 890
      Elephantiasis nostras. 890
   Artifizielles Lymphödem 892
Weiterführende Literatur 892

Die Erkrankungen der Lymphgefäße sind fast ausschließlich an den unteren Extremitäten lokalisiert, sehr viel seltener an den oberen Extremitäten, am Rumpf oder am Kopf. Sichtbares Zeichen der Lymphgefäßerkrankungen ist ein Ödem, das Lymphödem. Eine Unterteilung der Lymphgefäßerkrankungen in *primäre Lymphödeme* und *sekundäre Lymphödeme* ist möglich.

Definition. Ein Lymphödem entsteht, wenn die Transportleistung des lymphatischen Gefäßsystems derart erniedrigt wird, daß die im extravasalen Raum anfallende Proteinmenge weder in ausreichender Menge rückresorbiert noch abtransportiert werden kann.

Primäre Lymphödeme. Sie können genetisch bedingt sein oder sporadisch vorkommen und ein- oder beidseitig ausgebildet sein. Sie sind selten. Die strukturellen Lymphgefäßanomalien manifestieren sich meist bereits bei jugendlichen Patienten.

Sekundäre Lymphödeme. Diese sind nicht genetisch bedingt. Sie können ebenfalls ein- oder beidseitig auftreten und betreffen überwiegend ältere Menschen. Sekundäre Lymphödeme sind häufig. Als Ursachen kommen in Frage: Schädigung der lymphatischen Gefäße nach Trauma oder operativem Eingriff, Lymphknotenexstirpation oder Bestrahlung im Rahmen einer Tumortherapie, Kompression durch Tumoren, Obliteration der Lymphbahnen durch Tumorzellen oder im Rahmen entzündlicher Erkrankungen. Lymphödeme können auch nach Infektionen der Haut oder des subkutanen Gewebes durch Viren (Herpes simplex), Bakterien (Erysipel), Pilze und Parasiten (vor allem Filarien) auftreten.

Symptome. Wichtige Symptome bei allen chronischen Lymphödemen sind: Umfangsvermehrung der befallenden Körperabschnitte, Schweregefühl und eingeschränkte Beweglichkeit, reaktive Verdickung der Haut und Unterhaut (Pachydermie). Charakteristisch bei Lymphödemen der unteren Extremität ist das (schon von Kaposi beschriebene) *Stemmer-Zeichen*: Die vergröberten Querfalten der Haut dorsal über den Grundgliedern der Zehenrücken können nicht mehr zwischen den Fingern als Falte abgehoben werden. Bei längerem Bestehen eines Lymphödems treten zusätzlich Stauungspapillomatose, verruziforme Epidermishyperplasie und Hyperpigmentierung auf, sekundär Nagelveränderungen wie Onychodystrophie, Onychogrypose, Onychodyschromasie und Verlangsamung des Nagelwachstums. Lymphknotenvergrößerungen gehören nicht zum Bild des sekundären Lymphödems.

Primäre Lymphödeme

Genetisch bedingte primäre Lymphödeme

Sie können sich ein- oder beidseitig manifestieren.

Hereditäres kongenitales Lymphödem Typ I
[Nonne 1891, Milroy 1928]

Synonym. Trophödem, Typ Nonne-Milroy

Definition. Genetisch bedingtes Lymphödem der Beine.

Vorkommen und Genese. Selten. Die Vererbung ist wahrscheinlich unregelmäßig autosomal-dominant; die Erkrankung tritt kongenital, häufig familiär auf. Mädchen erkranken häufiger als Jungen. Eine Dysplasie der Lymphgefäße wird diskutiert.

Klinik. Symmetrisch finden sich an Füßen und Unterschenkeln schmerzlose plastische Anschwellungen, die zunächst durch ein eingelagertes Ödem bedingt sind und später durch reaktive Fibrose des Gewebes gefestigt werden. Daher sind die Schwellungen nicht eindrückbar und die Haut ist nicht abzuheben. Die Ödeme überschreiten die Leistenbeuge nicht. Gelegentlich kann es auch zu gleichartigen Veränderungen an den Händen und den Unterarmen kommen. Die Hautoberfläche bleibt zumeist unauffällig.

Histopathologie. Weitgehend uncharakteristisch. Lymphgefäße sind in histologischen Schnitten nach routinemäßiger Einbettung und Färbung nur sehr schwer zu finden. Bei stärkerem Lymphödem zellreiche Fibrose.

Symptome. Schweregefühl, Bewegungseinschränkung und ästhetisch-kosmetische Probleme.

Verlauf. Oft tritt mit der Pubertät eine Verschlechterung ein.

Therapie. Symptomatisch. Versuch mit Kompressionsstrümpfen höherer Kompressionsklassen (III und IV). Manuelle Lymphdrainage nach Földi. Zur Erysipelprophylaxe jede Verletzung desinfizierend behandeln.

Hereditäres kongenitales Lymphödem Typ II

Synonym. Trophödem, Typ Meige [1889]

Definition. Ähnliches Krankheitsbild wie beim hereditären kongenitalen Lymphödem Typ I, nur mit späterer Manifestation, meist abrupt um die Pubertätszeit.

Vorkommen. Das Lymphödem tritt erst mit der Pubertät auf und ist bei Mädchen fast doppelt so häufig wie bei Jungen. Familiäre Häufung mit autosomal-dominantem und autosomal-rezessivem Erbgang ist berichtet worden.

Pathogenese. Unbekannt

Klinik. Zusätzlich zum Lymphödem, wie es auch beim Typ I auftritt, finden sich Wachstumsretardierung, Hypogenitalismus, Mikroenzephalie, geistige Retardierung, vermehrter Fettansatz im Bereich der Hüften und Oberschenkel, Fehlbildungen der Blutgefäße (Hämangiome). Weiterhin können gelbliche Nagelverfärbungen oder Nageldystrophien auftreten (möglicherweise mit dem yellow nail syndrom assoziiert), ferner Ptosis der Augenlider mit Distichiasis (Behaarungsanomalie der Lidkante) sowie rezidivierende intrahepathische Cholestase. Bei Patienten mit Cholestase werden Zahnschmelzdefekte und Zahnverfärbungen beobachtet. Die Patienten sind im cholestatischen Schub ikterisch und leiden unter starkem Juckreiz.

Therapie. Wie bei hereditärem kongenitalem Lymphödem Typ I.

Turner-Syndrom

[Turner 1933]

Das seltene Krankheitsbild tritt bei chromatinnegativen Patienten auf, denen ein X-Chromosom fehlt (45, X). Die Patienten sind minderwüchsig mit weiblichem Phänotyp. Die Häufigkeit beträgt 1:2500 weibliche Geburten. *Klinisch* führend ist das Pterygium (Flügelfell) im Halsbereich. Das Syndrom kann mit konnatalem Lymphödem an Beinen und Armen auftreten. Eigenartigerweise bildet sich das Lymphödem im Gegensatz zu den übrigen primären Lymphödemen bis zum frühen Erwachsenenalter wieder zurück. Weitere Symptome sind: multiple Nävuszellnävi, Patellahypoplasie, Ellenbogendysplasie, Nageldystrophie, „Beckenhörner", Hyposiderinämie, evtl. Proteinurie.

Nichtgenenetisch bedingte, sporadisch auftretende primäre Lymphödeme

Essentielles kongenitales Lymphödem

Definition. Nichtfamiliäre Form des kongenitalen Lymphödems.

Pathogenese. Unbekannt

Klinik. Ein Bein oder beide Beine können betroffen sein. Die Extremitäten sind von Geburt an geschwollen und verhärtet. In manchen Fällen ist die Schwellung nur auf die Füße oder die Unterschenkel beschränkt, aber meistens ist das ganze Bein vergrößert.

Nichthereditäres, nichtkongenitales idiopathisches Lymphödem

Definition. Alle Formen des Lymphödems unbekannter Genese, die nichterblich und nichtkongenital sind.

Vorkommen. Dies ist die häufigste Form des Lymphödems. In 65% der Patienten beginnt die Erkrankung zwischen dem 10. und 24. Lebensjahr (*Lymphoedema praecox*), es ist seltener bei älteren Patienten (*Lymphoedema tardum*). Frauen erkranken häufiger als Männer.

Ätiologie. Unbekannt

Klinik. Anfänglich beobachten die Patienten eine Schwellung des Fußes oder des Knöchels, bevorzugt im Sommer, bei Frauen prämenstruell oder während der Schwangerschaft. Die Schwellung breitet sich von distal nach proximal innerhalb von Tagen, Monaten oder sogar Jahren aus. In späteren Stadien klingt das Lymphödem trotz Hochlagerns der Extremität nicht mehr ab. Der Krankheitsverlauf wird häufig durch Erysipele kompliziert. Später treten sekundäre Veränderungen der Haut auf, wie Verdickung, Papillomatose und Hyperkeratose. Wie beim essentiellen kongenitalen Lymphödem können auch hier weitere Fehlbildungen auftreten, vor allem im Bereich des Blutgefäßsystems.

Diagnose. Das Lymphödem wird klinisch diagnostiziert, die Lymphangiographie zeigt Aplasien der großen lymphatischen Gefäße. In der Lymphabflußszintigraphie ist der Abtransport subkutan injizierter, radioaktiv markierter Kolloide im Vergleich zu Normalpersonen erniedrigt.

Therapie. Symptomatisch. Systemisch können Diuretika gegeben werden, der Einsatz derartiger Mittel ist jedoch umstritten. Lokal sind Kompressionsstrümpfe der Klassen III–IV indiziert. Als Erysipelprophylaxe sollten die Patienten auch kleinste Verletzungen umgehend desinfizierend behandeln.

Sekundäre Lymphödeme

Sekundäre Lymphödeme können nichtentzündlich durch Stauung oder entzündlich bedingt sein.

Lymphangitis acuta

Die akute Entzündung der Lymphgefäße zeichnet sich durch eine gerötete, oft druckschmerzhafte Streifenbildung an der Haut im Verlauf der Lymphwege aus. Sie ist ein häufiges Ereignis bei bakteriellen Hautinfektionen und steht im engen Zusammenhang mit der zugrunde liegenden infektiösen Dermatose. Oft entwickelt sich auch eine akute Lymphadenitis im zugehörigen Lymphabflußgebiet. Die Therapie richtet sich nach der Art der Infektion.

Tabelle 24.1. Differentialdiagnose sekundärer Lymphödeme

Einseitiges Lymphödem	Beidseitiges Lymphödem
Venös	*Funktionell*
Beinvenenthrombose	Statische Ödeme
Beckenvenenthrombose	Prämenstruelle Ödeme
Beckenvenensporn	Schwangerschaftsödeme
Postthrombotisches Syndrom	
	Alimentär
Maligne Tumoren	Chronische Unterernährung
Uterus	Eiweißmangel
Prostata	Exsudative Enteropathie
Weichteiltumoren	
Mamma (bei angiosarkomatöser Umwandlung: Stewart-Treves-Syndrom)	*Medikamente*
	Gestagene
	Guanethidinderivate
Lymphome	8-Methoxypsoralen
	Glukokortikosteroide
Pilze	Antihypertensiva, Saluretika
Chromomykose	
	Interne Störungen
Viren	Niereninsuffizienz
Herpes simplex recidivans in loco	Herz-Kreislauf-Insuffizienz
	Leberstauung
Bakterien	
Erysipel	*Dermatosen*
Oedema indurativum bei Lues	Psoriasis pustulosa generalisata
Würmer	
Filarien: Wucheria bancrofti	
Brugia malaya	
Mechanisch	
Nach Lymphknotenbestrahlung	
Posttraumatisch	
Entzündung	
Sudeck-Syndrom	
Quincke-Ödem	
C_1-Esteraseinhibitormangel	

Elephantiasis

Elephantiasis ist eine unförmige Schwellung von Körperteilen durch chronische Lymphstauung, Obliteration der Lymphwege und reaktive fibrosierende Entzündungen mit Bindegewebswucherung (Fibrose, Verschwielung, Dermatosklerose).

Klinik. Anfangs bestehen noch eindrückbare Schwellungen; aber mit zunehmender Fibrosierung und Neubildung von Kollagenfasern wird die Haut derb:

Pachydermie. Die Schwellungen nehmen laufend zu, bis sie schließlich monströs werden. Elephantiasis ist am häufigsten an den Unterschenkeln. Aber auch andere Hautbereiche wie Genitale (Skrotum, Penis, Labien), Lippen, Ohren, Handrücken oder Nase können betroffen sein. Mit jeder Zunahme der Elephantiasis verschlechtert sich die Funktion, beispielsweise die Gehfähigkeit bei Sitz an den Beinen. Ein derartig verändertes Bein kann im Extremfall so schwer und unförmig werden, daß die Gehfunktion erlischt. Die Hautfarbe ist zunächst weißlichgelb, dann bläulichrot und später schmutzigbraun. Die anfangs glatte Haut neigt zu Schuppung mit verruziformen Hyperkeratosen, papillomatöser Wucherung, auch zu Ulzerationen. Mazerationsvorgänge zwischen den blumenkohlartigen Wucherungen erzeugen übelriechenden Fötor und sind Ausgangspunkt für bakterielle und mykotische Sekundärinfektionen.

Folgende Krankheitsbilder sind abzugrenzen:

Elephantiasis tropica

Synonym. Elephantiasis filarica

Hauptursache der Elephantiasis in den Tropen ist eine Filariasis. Die Filarien Wucheria bancrofti und Brugia malaya entwickeln sich in den Lymphgefäßen der Beine und des Genitalapparates, erzeugen Entzündungen und konsekutive Verlegung der Lymphabflußwege. Sekundäre bakterielle Infekte einschließlich rezidivierender Erysipele komplizieren das Krankheitsbild. Die Schwellungen können insbesondere im Genitalbereich groteske Formen annehmen.

Elephantiasis chromomycetica

Synonyme. Dermatitis verrucosa, Chromoblastomykose, schwarze Blastomykose

In den Tropen muß bei jeder Elephantiasis der Extremitäten, besonders der Beine mit psoriasiformer, narbiger Komponente, an die Chromomykose gedacht werden. Erreger sind verschiedene Pilze aus der Gruppe der Dermatiaceen, die als gemeinsames Merkmal runde, braune fumagoide Zellverbände bilden und in Kulturen als dunkle Massen wachsen.

Differentialdiagnose. Myzetom

Elephantiasis nostras

Definition. So werden alle polyätiologischen Krankheiten mit sekundärer lymphödematöser Schwellung

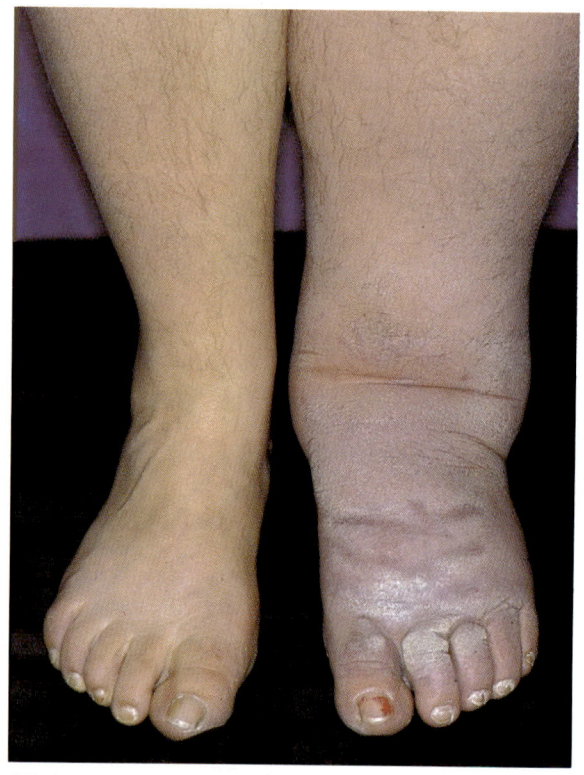

Abb. 24.1. Elephantiasis nostras nach chronisch-rezidivierenden Erysipelen am linken Bein

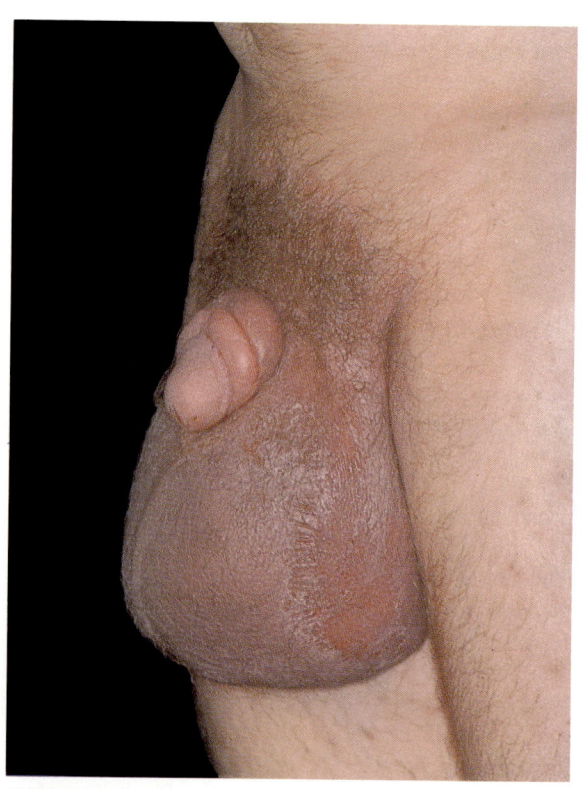

Abb. 24.2. Elephantiasis scrotalis nach chronisch-rezidivierenden Erysipelen

zusammengefaßt, die in unseren (lat. = nostras) Breiten vorkommen und nicht durch die in den Tropen prävalenten Filarien oder Chromomykoseinfektionen bedingt sind.

Vorkommen. Relativ häufiges Krankheitsbild, wenn neben den gigantischen Formen auch die geringeren Schwellungszustände einbezogen werden. Meist ist die Erkrankung einseitig und entwickelt sich bei älteren Patienten beiderlei Geschlechts.

Ätiologie. Verschiedenste Ursachen können als Elephantiasis sich darstellende Lymphödeme auslösen:

Chronisch-rezidivierende Erysipele. Sie sind die häufigste Ursache. Eintrittspforten für die Streptokokken stellen selbst kleinste Läsionen dar, meist in den Zehenzwischenräumen in Folge von Fußmykosen. Je stärker sich die Elephantiasis ausgebildet hat, um so häufiger finden sich Erosionen, Rhagaden oder mazerative Hautveränderungen. Die immer wiederkehrenden Erysipele verstärken durch ausgedehnte Entzündungen im Hautbindegewebe die Verlegung der Lymphspalten im Sinne eines Circulus vitiosus.

Herpes simplex recidivans in loco. Er kann zu erheblichen Schwellungen von Penis, Skrotum, Labien, Lippen, Fingern oder Handrücken führen.

Sonstige entzündliche Erkrankungen. Bei einigen Patienten mit Rosazea oder Acne conglobata entwickeln sich persistierende Lymphödeme im Bereich der Glabella, des Nasenrückens oder der Augenlider.

Lymphogranulomatosis inguinalis. Diese führte früher häufiger durch Begleitinfektionen zu Elephantiasis der Genitalien (Esthiomène).

Thrombophlebitiden und Periphlebitiden. Sie führen zu entzündlicher Obliteration der Lymphgefäße an den Beinen.

Tumoren. Karzinome, maligne Melanome, Sarkome und maligne Lymphome können die Lymphbahnen verlegen oder durch tumorzellige Lymphbahninfarkte und Lymphknotenmetastasen zu chronischer Lymphstauung Anlaß geben.

Operationen. Eingriffe radikaler Art mit Ausräumung von regionalen Lymphknoten wie bei Ablatio mammae sind gelegentlich von Elephantiasis der Arme gefolgt.

Auf dem Boden dieses Lymphödems kann es nach 5-20 Jahren zur Entwicklung eines *Hämangiolympho-*

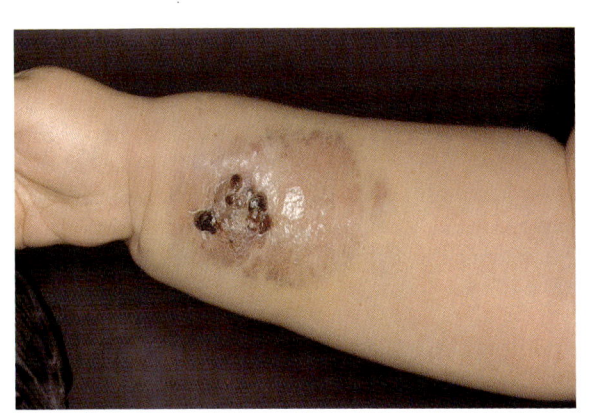

Abb. 24.3. Lymphödem mit Stewart-Treves-Syndrom

sarkoms kommen, das sich in Form bläulichroter, infiltrierter metastasierender Knötchen und Knoten äußert, welche später zerfallen können: *Stewart-Treves-Syndrom* (1948).

Histopathologie. Die polyätiologisch bedingten Formen der Elephantiasis nostras zeigen ein unspezifisches Bild mit weitgestellten Lymphgefäßen, streckenweise fehlenden Lymphbahnen, ödematöser Durchtränkung des kutanen und subkutanen Gewebes, Blutgefäßerweiterungen und perivaskulären entzündlichen Infiltraten. Hinzu treten Fibrose und Sklerosierung.

Verlauf. Er hängt von der auslösenden Grundkrankheit ab und ist zumeist progredient. Im Rahmen der Elephantiasis fibrosierte Körperpartien sind meist irreversibel vergrößert.

Diagnose. Die klinische Diagnose ist leicht, die ätiologische oft schwer. Wichtig ist die Anamnese. Beispielsweise pflegen beim rezidivierenden Erysipel das Fieber von Rückfall zu Rückfall geringer, die allgemeinen Symptome unauffälliger und die BSG weniger beschleunigt zu werden: *mitigiertes Erysipel*. Gefäßdiagnostik mit Lympho-, Arterio- und Phlebographie kann angezeigt sein.

Therapie. Sie richtet sich nach der Krankheit.
Innerlich. Antibiotische Behandlung als Prophylaxe bei chronisch-rezidivierendem Erysipel mit Depotpenizillinen (Tardocillin 1200) i.m., die etwa alle 3-4 Wochen bis zur völligen Sanierung der Eintrittspforten (Zehenzwischenraummazeration, Rhagaden, Tinea pedum) oft über viele Monate verabfolgt werden. Antiphlogistische Therapie im Einzelfall durch Glukokortikosteroide, um überschießende fibroblastische Gewebereaktionen abzubremsen. Etretinat wurde bei verrukröser Elephantiasis nostras empfohlen.

Äußerlich. Sanierung der Eintrittspforte bei chronisch-rezidivierendem Erysipel; bei Fußmykose konsequente Therapie und Prophylaxe mit sorgfältiger Fußpflege. Bei hochgradiger Elephantiasis haben sich Kompressionsverbände und Gummistrümpfe höherer Kompressionsklassen (III und IV) nach Maß bewährt. Im Einzelfall kommen auch plastisch-chirurgische Maßnahmen in Betracht.

Artifizielles Lymphödem

Synonym. Secrétan-Syndrom (1901)

Lymphödem tritt auch nach wiederholten, unter Umständen geringfügigen Traumatisierungen auf, die sich der Patient selbst zufügt (s. S. 905).

Weiterführende Literatur

Bollinger A, Partsch H, Wolfe JHN (eds) (1985) The initial lymphatics. New methods and findings. Thieme, Stuttgart

Brunner U, Frei-Fleischlin C (1993) Gegenwärtiger Stand der kombinierten physikalischen Entstauungstherapie beim primären und sekundären Lymphödem der Beine. Vasa 22(1):8–14

Campisi C (1991) A rational approach to the management of lymphedema. Lymphology 24:48–53

Case T, Leis B, Witte M et al. (1991) Vascular abnormalities in experimental and human lymphatic filariasis. Lymphology 24(4):174–183

Case TC, Witte CL, Witte MH et al. (1992) Magnetic resonance imaging in human lymphedema: comparison with lymphangioscintigraphy. Magn Reson Imaging 10(4):549–558

Daroczy J (1988) The dermal lymphatic capillaries. Springer, Berlin

Földi M, Kubik S (Hrsg) (1989) Lehrbuch der Lymphologie für Mediziner und Physiotherapeuten. Fischer, Stuttgart

Friedman SJ, Fox BJ, Albert HL (1986) Solid facial edema as a complication of acne vulgaris: treatment with isotretinoin. J Am Acad Dermatol 15:286–289

Maisels DO, Korachi AOA (1985) Lymphoedema of the eyelids in the yellow nail syndrome. Br J Plast Surg 38:93–96

Pappas CJ, O'Donnell TF Jr (1992) Longterm results of compression treatment for lymphedema. J Vasc Surg 16:555–562

Rautenfeld DB von, Lubach D, Wenzel-Hora B et al. (1987) New techniques of demonstrating lymph vessels in skin biopsy specimens and intact skin with the scanning electrone microscope. Arch Dermatol Res 279:327–334

Ryan TJ, Mortimer PS, Jones RL (1986) Lymphatics of the skin neglected but important. Int J Dermatol 25:411–419

Savage RC (1985) The surgical management of lymphedema. Surg Gynecol Obstet 160:283–290

Stöberl C, Partsch H (1988) Lymphostatische Stauungspapillomatose. Hautarzt 39:441–446

Ter SE, Alavi A, Kim CK et al. (1993) Lymphoscintigraphy. A reliable test for the diagnosis of lymphedema. Clin Nucl Med 18:646–654

Zanolla R, Monzeglio C, Balzarini A et al. (1984) Evaluation of the results of three different methods of plastectomy lymphedema treatment. J Surg Oncol 26:210–213

Zouboulis CC, Biczo S, Gollnick H et al. (1992) Elephantiasis nostras verrucosa: beneficial effect of oral etretinate therapy. Br J Dermatol 127:411–416

Kapitel 25 Pruritus, Prurigokrankheiten, Artefakte, neurologische Erkrankungen

Inhaltsverzeichnis

Pruritus 893
   Pruritus cum materia 894
   Pruritus sine materia 895
   Pruritus simplex 895
Prurigokrankheiten 896
   Prurigo simplex acuta infantum ... 897
   Prurigo simplex subacuta 898
   Acne urticata 900
   Prurigo simplex chronica 901
   Prurigo nodularis Hyde 902
   Aktinische Prurigo 903
Artefakte 903
   Dermatozoenwahn 905
   Artifizielles Lymphödem 905
Neurologische Erkrankungen 906
   Neurotrophische Ulzerationen 906
      Neurotrophisches Ulkus bei trophischem
      Trigeminus-Syndrom 906
      Acroosteopathia ulceromutilans familiaris ... 907
      Acropathia ulceromutilans nonfamiliaris 907
   Notalgia paraesthetica 909
   Erythroprosopalgie 909
Weiterführende Literatur 909

Pruritus

Juckreiz (Pruritus) wird zusammen mit Schmerz zur *Nozizeption* gerechnet: Unangenehme Empfindungen, die durch äußere oder innere Einflüsse entstehen und zur zentralen Wahrnehmung gelangen. Die Juckreizempfindung ist mit der motorischen Antwort Kratzen als spinaler Reflex untrennbar verbunden und kann durch kortikale Zentren gehemmt werden. Juckreiz entsteht nur an der Haut und unterscheidet sich dadurch distinkt von der Schmerzempfindung. *Kitzelgefühl*, ausgelöst durch oberflächliche Berührung der Haut, nimmt eine Stellung zwischen dem Juckreiz und der Schmerzempfindung ein. Auf taktile Reize mit der Empfindung Kitzeln folgt als motorische Antwort in der Regel eine Kratzbewegung, die aber in ihrem Ablauf und in der Verwertung dieser Empfindung vom Juckreiz zu trennen ist. Taktile Rezeptoren spielen für das Kitzeln eine wesentliche Rolle; Kitzelgefühl ist eine Sensation, die mit fortdauerndem Reiz wieder an Intensität abnimmt und insofern im Gegensatz zum Juckreiz steht, der keiner Adaption unterworfen ist und unverändert anhält.

Pathogenese. Sinnesphysiologisch ist das Zustandekommen von Juckreiz an die Innervierung der Haut gebunden. Verschiedene Hautrezeptoren leiten die Juckreizempfindung vorwiegend über polymodale C- und A-Fasern. Die Rezeptorstrukturen in der Haut umfassen unter anderem:
Taktile Rezeptoren: Merkel-Scheiben, A-Nerven, Meissner-Druckkörperchen, Pacini-Korpuskeln und Golgi-Mazzoni-Körperchen.
Temperaturrezeptoren: Das dermale Nervennetzwerk enthält Rezeptoren für Kälte (Krause-Endkölbchen) und für Wärme (Ruffini-Körperchen), und schließlich *Schmerzrezeptoren*, die von freien Nervenendungen ausgehen. Juckreiz wird über nichtmyelinisierte, langsam leitende C-Fasern zum Zentralnervensystem übertragen.

Die nervösen Rezeptoren in der Haut stellen insgesamt ein Leitungsnetz dar, welches wie alle Zellsysteme ein Ruhepotential vom Typ des Diffusionspotentials aufweist. Dieses Potential von 60–80 mV wird hervorgerufen durch Ionenverteilung, mit einer hohen extrazellulären Konzentration von Na^+- und Cl^--Ionen und einer hohen intrazellulären Konzentration von K^+-Ionen. Letztere haben die Tendenz, die Zelle nach außen zu verlassen und hinterlassen ein negatives Potential. Entsteht ein solches Aktionspotential, so wird ein wellenförmiger Erregungsimpuls gesetzt, der über Fasersysteme des Rückenmarks zum Gehirn läuft. Elektrische oder chemische Stimuli führen zu einer Depolarisierung der Lipoidmembran der Nervenfasern, das Membranpotential sinkt unter -50 mV ab und die Natriumkanäle der Membran öffnen sich. Na^+-Ionen dringen in die Zelle ein und führen zu einem intrazellulären Potential von $+20$ mV. Dieses erleichtert wiederum den Efflux von K^+-Ionen. Dann schließen sich die Natriumkanäle und Na^+-Ionen werden durch einen ATP-verbrauchenden aktiven Transport eliminiert. Die Depolarisierung ist gebunden an die Synthese und Freisetzung von Wirkstoffen (Mediatoren) am Rezeptor für nozizeptive Reize wie Histamin, Serotonin, Neuropeptide wie die Substanz P, endogene Opioidpeptide, Kinine und Prostaglandine. Andere Substanzen wie etwa Gallensäuren wirken entweder indirekt über Mediatoren der Haut, so vielleicht durch Histaminliberation oder auch dadurch, daß sie direkt auf die nervösen Endstrukturen der Haut einwirken.

Klinik. Juckreiz ist eine der häufigsten Sensationen am Hautorgan. Er ist zumeist störend, oft qualvoll, belästigt die Patienten, macht schlaflos und führt zu Übermüdung. Folgen sind Nervosität und Behinderung in der Berufsausübung. Bei Kindern stellt sich eine beträchtliche Minderleistung ein. Deshalb kann es nicht verwundern, daß längerfristiger Juckreiz viele Menschen dazu veranlaßt, den Arzt aufzusuchen. Im Extremfall kann Juckreiz bis zum Suizid führen.
Die richtige Beurteilung eines Juckreizes ist eine meist schwierige Aufgabe und verlangt gründliche Durchuntersuchung des Patienten.

Art des Juckreizes. Juckreizanamnese. Zunächst ist es wichtig, sich mit den Angaben des Patienten eingehend zu befassen. Selten kann Juckreiz ununterbrochen vorhanden sein. Manchmal ist er abhängig von Temperaturwechsel, beispielsweise wenn der Patient nach Aufenthalt bei kalter Außentemperatur einen warmen Raum betritt. Juckreiz kann krisenartig am Tag, häufiger in der Nacht verstärkt auftreten. Bei manchen Dermatosen, beispielsweise bei Prurigo simplex subacuta, wird eine umschriebene Hautefflorescenz so lange zerkratzt, bis Blutung auftritt; dann hört der Juckreiz auf. Meist, etwa bei Ekzemen, steigert sich Juckreiz mit dem Kratzen und läßt erst wieder nach, wenn der Patient sich beim Vorgang des Kratzens erschöpft. Man kennt Juckreiz, der tagsüber fehlt, nachts in der Bettwärme aber lebhaft wird: eine für Skabies typische Juckreizanamnese. Auch die Reizintensität ist verschieden.
Ist der Juckreiz sehr heftig, so kommt es an der Haut reaktiv zu *Kratzeffekten*. Diese sind diagnostisch relevant, weil man oft Kratzeffekte von der sie verursachenden Dermatose unterscheiden muß. Gelegentlich findet sich die juckreizerzeugende Hauterkrankung völlig unter Kratzeffekten versteckt, so daß man nach ihr suchen muß. Kratzeffekte liefern ein typisches klinisches Bild. Sie sitzen am Hautorgan nicht beliebig, sondern so angeordnet, wie die kratzenden Finger den betreffenden Hautbereich am bequemsten erreichen. Man kratzt meist auch nicht mit einem, sondern gewöhnlich mit mehreren Fingern. Infolgedessen verlaufen die exkoriierenden Rißlinien von Kratzeffekten in der Regel parallel, wobei allerdings eine Rißlinie unter mehreren am stärksten herausgehoben ist. Der Kratzstrich selbst stellt einen roten Strich dar, in dem sich an einigen Stellen kleinere und größere Exkoriationen befinden, die, falls sie ganz frisch sind, blutig nässen oder, wenn sie länger zurückliegen, durch blutige Borken bedeckt sind. Kratzeffekte können sekundär infiziert sein. Eine an irgendeiner Stelle auftretende Impetiginisierung kann relativ rasch auf andere Kratzeffekte übertragen werden.
Die Ursachen für Juckreiz können vielfältig sein.

Pruritus cum materia

Synonym. Juckreiz bei Hauterkrankung

Dermatosen. Hier ist Pruritus Symptom und Folge einer Hautkrankheit. Die betreffende Dermatose wird an ihren typischen Effloreszenzen diagnostiziert. Viele Hautkrankheiten sind von Juckreiz begleitet. Intensiven Juckreiz, der zum Kratzen und daher zu Kratzeffekten Veranlassung gibt, beobachtet man bei Ekzemen, besonders bei atopischem Ekzem, bestimmten Mykosen oder bei Epizootien.
Bei manchen Dermatosen, wie etwa Lichen ruber planus oder Urtikaria, findet man trotz intensiven Juckreizes meistens keine Kratzeffekte, weil die Haut zwar gescheuert, aber nicht gekratzt wird. Solche Patienten zeigen dann charakteristische spiegelnde Nagelplatten, sog. *Glanznägel*. Für atopisches Ekzem typisch sind *Juckkrisen*.
Bei Prurigo simplex subacuta werden die entstehenden Effloreszenzen zerkratzt, wonach der Juckreiz plötzlich sistiert; man findet dann nur zerkratzte, hämorrhagisch verkrustete Effloreszenzen, aber keine Kratzstriche. Pruritus ist auch ein Symptom bei urtikariellem Dermographismus und wird durch Kratzen intensiviert, aber Exkoriationen kommen nicht vor.
Die Kenntnis der typischen Juckreizanamnese führt oft zur richtigen Diagnose einer Dermatose.

Minimaldermatosen. Zu suchen ist weiterhin nach Minimaldermatosen, die zumeist zunächst klinisch wenig auffällig sind. Gehäufte heiße Bäder oder tägliches heißes Duschen in Verbindung mit der Verwendung entfettender Seifen oder Syndets und inbesondere aufschäumenden Dusch- oder Badezusätzen können zu einer *Exsikkation der Haut* (Exsikkationsekzematid) führen, häufig allerdings nur mit kaum sichtbarer Schuppung; aber die Haut reagiert mit oft starkem Juckreiz. Bei älteren Menschen jucken gern talgdrüsenarme Körperregionen *(Pruritus senilis)*, besonders Oberarme und Unterschenkel, bevorzugt während der Wintermonate *(Pruritus hiernalis)*, wenn wegen der Heizperiode die Luftfeuchtigkeit in der Wohnung relativ gering ist.
Manche Menschen leiden an *Vasolabilität*. Zieht man einen Strich auf der Haut, stellt sich eine urtikarielle Reaktion mit lebhaftem Juckreiz ein: urtikarieller Dermographismus. Dieser Effekt wird auch durch Scheuern der Kleider hervorgerufen. Besonders Wolle kann bei Menschen mit atopischer Diathese erheblichen Juckreiz verursachen. Verschiedene Formen von Urtikaria können Anlaß für Pruritus sein. Nach Übergang aus der Kälte in einen gut geheizten Raum oder nach Konsum von heißen Getränken stellt sich ebenfalls nicht selten bei Atopikern oder psychovege-

Tabelle 25.1. **Juckreiz bei inneren Erkrankungen und durch Arzneimittel**

Wurmerkrankungen	*Lebererkrankungen*	*Endokrine Störungen*
Askaridiasis	Cholestase	Hypo- und Hyperthyreose
Onchozerkose	Primäre biliäre Zirrhose	Karzinoidsyndrom
Trichinose	Extrahepatische biliäre Obstruktion	Sekundärer Hyperparathyreoidismus bei Nierenversagen
Ankylostomiasis	Akute Hepatitis	
ZNS-Erkrankungen	*Nierenerkrankungen*	*Hämatopoetische Erkrankungen*
Halluzinationen	Urämie	Eisenmangelanämie
Psychogener Pruritus	Hämodialyse	Polyzythämie
Multiple Sklerose		Paraproteinämie
		Systemische Mastozytosen
Arzneimittel		*Malignome*
Histaminliberatoren		Lymphome, Leukämie
Gesteigerte Empfindlichkeit		Multiples Myelom
(Opiate, Azetylsalizylsäure etc.)		Karzinome

tativ-labilen Menschen eine *urtikarielle Reaktion der Haut* mit Juckreiz ein.

Auch *aquagener Pruritus* (Shelley 1970, Greaves et al. 1981) ist nicht selten. Definitionsgemäß handelt es sich um innerhalb von Minuten entstehende Episoden von Juckreiz an den Hautstellen von Kontakt mit Wasser jedweder Temperatur, wahrscheinlich bedingt durch wasserinduzierte Aktivierung von Azetylcholinesterase, Mastzellen und eventuell fibrinolytischer Aktivität. Assoziierung mit Polycythaemia vera, Hypereosinophiliesyndrom, myelodysplastischem Syndrom und juvenilem Xanthogranulom wurde beobachtet. Hier hat sich PUVA-Therapie bewährt; auch ein Versuch mit Ketotifen (Zaditen) 2mal 1 mg tgl. oder Cromoglicinsäure (Colimune) 4mal 100 mg tgl. kommt in Betracht.

Epizoonosen. Jeder Patient mit dem Leitsymptom Juckreiz sollte auf Epizoonosen untersucht werden. Skabies stellt die häufigste Ursache von epizoonosebedingtem Pruritus dar. Juckreiz bei Skabies entsteht besonders abends oder nachts in der Bettwärme. Bei Kopfjucken sucht man am Haar hinter den Ohren nach Nissen von Pediculi capitis, bei Juckreiz am Rumpf nach Pediculi vestimentorum in Kleidungsstücken, bei Juckreiz im Scham- und Unterbauchbereich nach Phthirii pubis in Schamhaaren, aber auch in den übrigen Haargebieten am Rumpf.

Pruritus sine materia

Synonym. Juckreiz ohne Hauterkrankung

Erst wenn weder eine Dermatose noch eine Minimaldermatose oder eine Epizoonose aufgedeckt werden kann, ist die Diagnose Juckreiz ohne Hauterkrankung berechtigt.

Juckreiz an der Haut ohne konkrete Dermatose kann durch *innere Krankheiten* ausgelöst und unterhalten werden.

Man denke an Leber-(Ikterus-) und Nierenerkrankungen, insbesondere dialysepflichtige Patienten, Morbus Hodgkin oder maligne Tumoren. Der starke Juckreiz bei Ikterus soll durch Ablagerung von Gallensäuren in der Haut bedingt sein. Erforderlich zur Klärung des Juckreizes ist also eine gründliche interne Durchuntersuchung. Bleibt diese ohne Befund, muß eine neurologische oder psychiatrische Untersuchung in Betracht gezogen werden.

An *Juckreiz durch Arzneimittel* ist ebenfalls zu denken, beispielhaft sei auf Juckreiz während Photochemotherapie (PUVA) verwiesen, auf Juckreiz durch Histaminliberatoren wie Kodein oder Morphin, oder auf Hydroxyethylstärke (HES).

Pruritus simplex

Erst wenn alle diagnostischen Möglichkeiten ausgeschöpft sind und es keine konkrete Erklärung für den Juckreiz gibt, ist man berechtigt, von einem *Pruritus simplex* zu sprechen. Diese Diagnose wird zu oft gestellt.

Diagnose. Juckreiz muß in jedem Fall qualifiziert beurteilt werden. Stets ist bei Pruritus sine materia eine

Tabelle 25.2. Innerliche Therapie von Juckreiz

Antiinflammatorische Pharmaka	Pharmaka mit Wirkungen am ZNS
Glukokortikosteroide	Plazebo
H1-, H2-Blocker	Sedativa
Salizylate	Tranquilizer
Natriumcromoglykat	Antidepressiva
	Naloxon
Vasoaktive Substanzen	**Ionenaustauscher**
α-Blocker	Colestryramin
β-Blocker	Aktivkohle
Anästhetika	Heparin (i.v.)
Epinephrin	

allgemeinkörperliche Untersuchung erforderlich, notwendigenfalls auch internistische, neurologische und ggf. auch psychiatrische Untersuchung, um zu einer fundierten Begründung des bestehenden Juckreizes zu gelangen.

Therapie. Wichtig ist Beseitigung der Ursache, sonst ist Therapie indiziert.
Innerlich. Antihistaminika, Sedativa, Psychopharmaka. Bei unbeeinflußbarem cholestatischen Pruritus wird Cholestyramin, eventuell kombiniert mit Phototherapie (UVB) oder PUVA sowie Naloxon [ab 24-stündiger Infusion (0,2 mg/kg/min)] empfohlen, ferner auch Hämodialyse durch eine Polyakrylcitrilmembran. Bei schwerem renalen Pruritus infolge von chronischem Nierenversagen kann es zu sekundärem Hyperparathyreoidismus kommen mit Erhöhung des Plasmahistaminspiegels. Hier kommt subtotale Parathyreoidektomie, parenterale Erythropoetinbehandlung und UVB-Phototherapie in Frage.
Äußerlich. Abreibungen der Haut mit Essigwasser (3 Teelöffel Weinessig auf 1 l Wasser), Einpuderung, Auftragen von Gelen mit antipruriginösen Zusätzen [Polidocanol (5%), Menthol (0,25–0,5%)], oder teerhaltige Zubereitungen können ebenfalls vorübergehende Erleichterung bringen. Adaptierung der Wasch-, Dusch- oder Badegewohnheiten. Hautpflege je nach Hauttyp. Phototherapie (UVA oder/und UVB) oder PUVA kann in schweren Fällen versucht werden.

Prurigokrankheiten

Stark juckende Hautkrankheiten bezeichnet man auch als *pruriginöse* Erkrankungen. Als *Prurigo* (jukkender Grind) werden einige intensiv juckende Dermatosen zusammengefaßt, deren primäre Effloreszenzen urtikarielle Seropapeln, urtikarielle Papeln oder persistierende papulös-nodöse Veränderungen darstellen, welche zerkratzt oder gekratzt werden. Bei kaum einer Gruppe von Erkrankungen besteht, wie auch aus der großen Anzahl von Synonymen deutlich wird, soviel Unklarheit über Einordnung und Deutung wie bei den Krankheiten der Prurigogruppe.

Tabelle 25.3. Klinische Morphologie der Prurigoerkrankungen

Effloreszenzen	Prurigo simplex acuta	Prurigo simplex subacuta	Prurigo simplex chronica	Prurigo nodularis (Hyde)
Primäreffloreszenz	Urtikarielle Seropapel, oft mit hellrotem erythematischen Randsaum	Kleine mückenstichartige urtikarielle Papel oder Seropapel	Mückenstichartige harte urtikarielle Papel oder Seropapel	Primär rötliche bis schmutziggraue, kalottenartige Knötchen und Knoten mit hyperpigmentiertem Randsaum
Sekundäreffloreszenz	Erythematovesikulös, varizelliform kalottenförmig papulokrustös	Zerkratzte hämorrhagische Effloreszenz	Entzündliches Knötchen mit Hyperpigmentierungsneigung	Keine
Residualeffloreszenz	Hyper- oder depigmentierter Fleck	Depigmentierter zentral atrophischer Fleck mit hyperpigmentiertem Randsaum	Keine Spontanregression	Keine Spontanregression
Juckreiz	Stark. Kratzen und Scheuern	Stark. Zerkratzen von Primäreffloreszenzen, bis es blutet. Keine Kratzeffekte an nichtbefallener Haut	Stark und permanent. Kratzen und Scheuern der Knoten	Stark und permanent Scheuern an den Knoten, wenig Kratzeffekte

Während die Prurigo simplex acuta klinisch und auch histologisch infolge ihrer stärker exsudativ-entzündlichen Reaktion noch engere Beziehungen zur Urtikaria erkennen läßt, steht bei der Prurigo simplex subacuta bereits die zeitlich nachfolgende zelluläre Entzündung mit Entwicklung juckender Papeln im Vordergrund des klinischen Krankheitsbildes. Bei Prurigo simplex chronica akzentuiert sich diese Reaktionsweise noch stärker, so daß man nur sehr selten eine urtikarielle Papel oder eine Seropapel als Primäreffloreszenz sehen kann; vielmehr prägt die zellulär entzündliche Reaktion mit Epidermisproliferation, klinisch Knötchen oder Knoten, das Bild dieser Erkrankung. Schließlich wird bei Prurigo nodularis (Hyde) eine Seropapel als Initialeffloreszenz völlig vermißt; als Primäreffloreszenz entwickeln sich stark juckende Knoten.

Prurigo simplex acuta infantum

[Brocq]

Abb. 25.1. Prurigo simplex acuta infantum

Synonyme. Akute Prurigo, Prurigo simplex acuta infantum, Strophulus infantum, Urticaria papulosa infantum, Lichen urticatus, Lichen simplex acutus (Vidal)

Definition. Es handelt sich um eine rezidivierende allergische Reaktion besonderer Prägung, vor allem bei Kindern, die zumeist als Epizoonose anzusehen ist.

Vorkommen. Hauptsächlich bei Kindern zwischen dem 2.–8. Lebensjahr, vorwiegend im Sommer und Herbst. Jugendliche und Erwachsene neigen nur selten zu dieser Hautreaktionsform; daher auch die Bezeichnung *Strophulus infantum*.

Ätiopathogenese. Die Erkrankung steht der Urtikaria nahe. Es gibt Vertreter der Auffassung, daß sie bei überfütterten Kindern Folge übermäßigen Genusses von Schokolade, von rohem nicht ganz reifem Obst oder von Konfitüren sei. An Nahrungsmittelallergien und Arzneimittelreaktionen wird gedacht. Zahndurchbruch bei Kleinkindern soll ebenfalls ätiologisch in Betracht kommen (Zahnpocken). Auch Streßsituationen wurden zur Erklärung herangezogen.
Meistens wird allerdings heute die Auffassung vertreten, daß diese Erkrankung nichts anderes als eine Epizoonose ist, eine Erkrankung, die durch Insektenbisse oder Insektenstiche von Arthropoden wie Flöhe, Milben, Stechmücken ausgelöst wird. Dafür spricht auch, daß in ländlichen Gegenden die Erkrankungshäufigkeit größer ist, daß die jahreszeitliche Häufung mit den Bißgewohnheiten von Insekten korreliert, daß auch Intrakutantests mit Insektenantigenen signifikant häufiger positiv sind als bei Kontrollpersonen und schließlich, daß die Erkrankung bei Einweisung der kleinen Patienten in eine Klinik zumeist prompt und ohne jede Therapie abheilt. Man denkt dabei an immunologische Mechanismen, die sich als Reaktion auf Antigenkontakt durch Stich oder Biß in Form einer kombinierten Typ-I- und Typ-IV-Reaktion nach Gell und Coombs manifestieren.

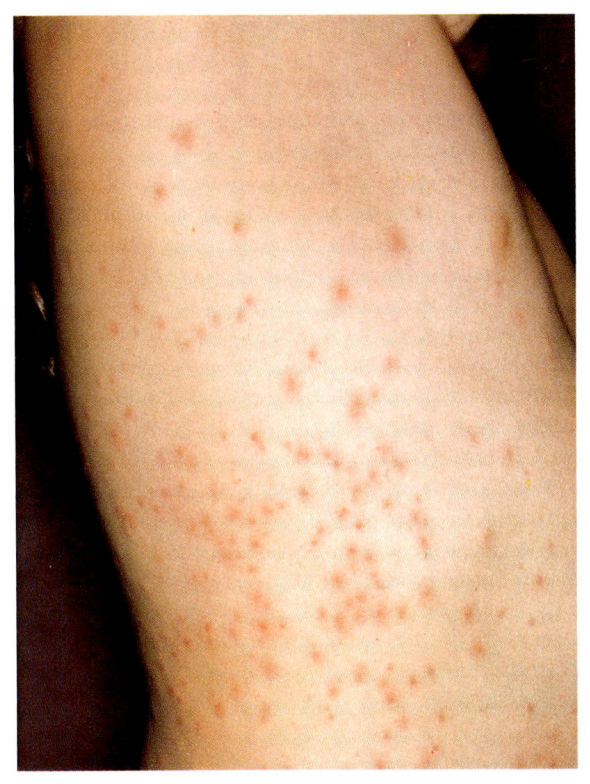

Klinik. Aus voller Gesundheit kommt es akut zum Auftreten stark juckender Seropapeln mit einem hellroten elevierten Hof, die meist locker disseminiert, aber auch gruppiert zusammenstehen. Zunächst finden sich stecknadel- bis fingernagelgroße, palpatorisch derbe Quaddeln, in deren Zentrum sich diaskopisch eine gelbliche Verfärbung (Serumaustritt) abzeichnet. Dies ist der Beginn einer *Seropapel*, die weiterhin zur Ausbildung eines zentralen kleinen Bläschens führen kann. Bei sehr exsudativem Verlauf können die Bläschen wachsen und schließlich die Seropapeln als prall gefüllte Blasen erscheinen lassen (*Strophulus bullosus*). Meist bleibt es bei Seropapeln, die in wenigen Stunden ihren geröteten Hof verlieren und durch eine zunehmende Zellinfiltration in eine harte *Papel* übergehen, die wegen ihres intensiven Juckreizes zerkratzt wird und sich danach mit Krusten be-

deckt. Nach Abheilung resultiert ein depigmentierter oder hyperpigmentierter Fleck. Da die Erkrankung in Schüben verlaufen kann, findet man frische und ältere Effloreszenzen nebeneinander und damit nicht selten ein *varizelliformes Erscheinungsbild*.
Prädilektionsstellen sind Stamm und Glieder, oft also bekleidete Körperregionen. Impetiginisation kommt wegen Zerkratzens der Effloreszenzen häufiger vor. Die Mundschleimhaut bleibt frei.

Histopathologie. Eine frische Seropapel manifestiert sich feingeweblich als intraepidermales, vielfach subkorneales Bläschen und als Ödem im Papillarkörper, neben geringfügigem entzündlichen, vorwiegend perivaskulärem lymphozytär-eosinophilem Infiltrat im oberen Korium. Nach Zerkratzen der Effloreszenz Neigung zu reaktiver, leicht akanthotischer Epidermisverdickung mit zentraler Verkrustung und starker lymphohistiozytärer Reaktion.

Symptome. Sehr starker Juckreiz in den Effloreszenzen, die zerkratzt werden, keine allgemeine Krankheitssymptomatik.

Verlauf. Die Erkrankung kann in einem Schube, vielfach aber auch rezidivierend oder chronisch verlaufen. Die Kinder sind durch den intensiven Juckreiz recht mitgenommen. In Sommermonaten ist als Komplikation Impetiginisation infolge Staphylokokkeninfektion nicht selten. Wäschewechsel und Raumdesinfektion oder Einweisung in die Klinik führen meist rasch zur Abheilung.

Differentialdiagnose. Wegen des bunten Bildes mit urtikariellen Veränderungen, Seropapeln und vesikulösen Erscheinungen muß besonders an Varizellen gedacht werden; Veränderungen am Kapillitium, Mundschleimhauterscheinungen, Fieber und Beeinträchtigung des Allgemeinbefindens weisen auf diese Diagnose hin. Im Zweifelsfall elektronenmikroskopischer Virusnachweis im Bläscheninhalt mittels Negativkontrastierung oder Nachweis von ballonierend degenerierten Epithelzellen im Blasengrundausstrich (Tzanck-Test). Skabies hat eine andere Prädilektion und juckt vorzugsweise nachts; hier entscheidet Milbennachweis. In regenreichen Sommermonaten ist auch an Trombidiose zu denken, welche Hautareale mit enganliegender Kleidung (Gürtelgegend) bevorzugt.

Therapie
Innerlich. Antihistaminika.
Äußerlich. Puder oder Trockenpinselungen mit Lotio zinci eventuell mit 5% Polidocanol (Thesit), im Sommer Abreibungen mit stark verdünntem Weinessigwasser oder Auftragen von Lotio zinci spirituosa, mit 0,5% Vioform. Auch Antihistamingele (Fenistil, Soventol, Systral, Tavegil) können versucht werden. Wichtig sind hygienische Pflege des Kindes, Wäschewechsel und Raumdesinfektion.

Prurigo simplex subacuta
[Brocq]

Synonyme. Subakute Prurigo, Urticaria papulosa chronica, Prurigo simplex acuta et subacuta adultorum, Strophulus adultorum, Lichen urticatus, Lichen Vidal urticatus

Definition. Subakute oder chronische entzündliche Dermatose mit sehr typischer Juckreizanamnese und typischem Erscheinungsbild, wahrscheinlich polyätiologischer Genese.

Vorkommen. Etwa zwei Drittel der Patienten sind Frauen, die zwischen dem 20. bis 30. Lebensjahr und dann wiederum in den Jahren um die Menopause erkranken. Männer sind besonders jenseits des 50. Lebensjahres betroffen.
Im Gegensatz zur Prurigo simplex acuta spielen Epizoonosen als Ursache keine Rolle. Nicht selten bestehen psychische (neurotische) Auffälligkeiten mit Neigung zu artefizieller Überreaktion auf den distinken Juckreiz. Auf Atopie sollte geachtet werden.

Pathogenese. Wahrscheinlich handelt es sich um eine polyätiologisch ausgelöste allergische Reaktionsweise bestimmter Menschen. Insofern bestehen grundsätzliche Gemeinsamkeiten mit allergischer Urtikaria. Von japanischen Autoren wurde auf den follikulären Sitz der Primäreffloreszenzen hingewiesen (Spongiose des Haarfollikelepithels mit intra- und perifollikulärem mononukleärem Infiltrat).
Die polyätiologische Ursache von Prurigo simplex subacuta und Prurigo simplex chronica erklärt auch eine Reihe von entsprechenden Krankheitsbezeichnungen:

Prurigo diabetica. So bezeichnet man eine subakute Prurigo bei Patienten mit Diabetes mellitus.
Prurigo gestationis (Gastou 1900). Es handelt sich um eine Prurigo simplex subacuta während der Schwangerschaft. Beginn meistens im 2. bis 3. Schwangerschaftsmonat. Abheilung nach Entbindung.

Prurigo hepatica. Hier sollen Störungen der Leberfunktion Ursache der subakuten oder chronischen Prurigo sein.

Prurigo lymphatica. Hier stellt die Prurigo ein unspezifisches Begleitphänomen bei chronisch-lymphatischer Leukämie dar.

Prurigo lymphogranulomatotica. Die stark juckenden und zum Zerkratzen Veranlassung gebenden Veränderungen entwickeln sich als ein unspezifisches Symptom im Verlauf von Morbus Hodgkin.

Prurigo dysmenorrhoica. Vorwiegend prämenstruelle Eruption von exkorierten Effloreszenzen im Brust- oder Gesichtsbereich.

Prurigo uraemica. Sie kann im Verlauf von chronischer Niereninsuffizienz auftreten und soll durch Harnstoffkristalle in der Haut ausgelöst werden.

Man kann auch auf die genannten Bezeichnungen verzichten. Wichtig zu wissen ist indessen, daß ähnlich wie bei Urticaria chronica ursächlich für Auslösung und Unterhaltung einer Prurigo simplex subacuta und Prurigo simplex chronica in Betracht kommen können:

Hormonelle Störungen (Kontrazeptiva, Gestagenallergie, Androgenmangel bei Männern, sekundärer Hyperparathyreoidismus bei Hämodialysepatienten
Magen-Darm-Störungen (Subazidität, Anazidität, Achylie, chronische Gastritis, Ulcus ventriculi oder duodeni, enterale Kandidose)
Störungen der Leberfunktion, infektiöse Hepatitis
Infestation (Askaridiasis, Oxyuriasis)
Gynäkologische Störungen (Mastalgia praemenstrualis, Polymenorrhö, Ovarialzysten, glandulär-zystische Hyperplasie der Uterusschleimhaut, Hyperfollikulinie, Menstruationsstörungen)
Fokalinfektion.

Pathogenetisch soll es sich um eine allergische Manifestation handeln und zwar um eine kombinierte allergische Reaktion, die mit einer Soforttypallergie (Typ-I-Reaktion nach Coombs und Gell) urtikarieller Prägung beginnt und gefolgt wird von einer Spättypallergie (Typ-IV-Reaktion) mit zellulärer Infiltration des urtikariellen Herdes.

Klinik. Bevorzugt und symmetrisch befallen sind die Streckseiten der Oberarme, pelerinenartig die obere Rückenpartie, die Brustregion und die Außenseiten der Oberschenkel. Stets stehen die laufend neu auftretenden Effloreszenzen isoliert; ihre Summe führt aber zu einem charakteristischen exanthematischen Gesamtaspekt.
Selten kommt es auch zu gleichartigen Erscheinungen im Gesicht, die dann das Bild der *Acne urticata* bieten.

Primäreffloreszenzen. Hellrote Seropapeln, d.h. urtikarielle mückenstichartige Papeln von 1–5 cm Größe, in deren Zentrum man eine schrotkornharte Einlagerung, das pralle Bläschen, tastet. Da sie sehr intensiv jucken, werden sie meist sofort nach ihrer Ausbildung

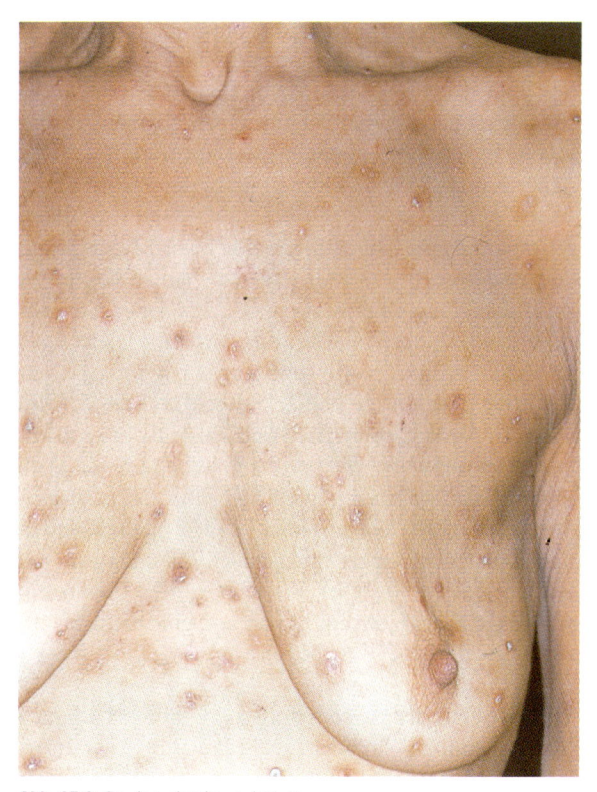

Abb. 25.2. Prurigo simplex subacuta

zerkratzt und kommen aus diesem Grunde dem behandelnden Arzt nur selten zu Gesicht.

Zerkratzte Primäreffloreszenzen. Scharf begrenzte, mit Blutkrusten bedeckte papulöse Effloreszenzen oder, da oft die Primäreffloreszenzen aus der Haut herausgehebelt werden, wie in die Haut eingelassene Blutkrusten von Stecknadelkopf- bis Linsengröße.

Residualeffloreszenzen. Diese manifestieren sich als hyperpigmentierte oder häufiger als zentral depigmentierte, randwärts aber hyperpigmentierte atropische Närbchen bis Linsengröße.

Man sieht also bei den Patienten an den Prädilektionsstellen gewöhnlich ein *dimorphes Bild*, nämlich zerkratzte hämorrhagisch-exkoriierte Effloreszenzen und die typischen atrophischen pigmentgestörten Närbchen. Andere Sekundärveränderungen im Sinne klein- und großflächiger Lichenifikation fehlen stets, auch zumeist Impetiginisation.
Handinnenflächen und Fußsohlen sowie Schleimhäute bleiben immer verschont.

Symptome. Charakteristisch ist die Juckreizanamnese. Regelmäßig geben die Patienten an, daß frische Effloreszenzen quälend jucken und daß der Juckreiz sofort aufhört, wenn die Effloreszenz „aufgekratzt ist und es blutet". Es wird gewöhnlich nur die Effloreszenz zerkratzt, nicht aber die umgebende Haut gekratzt. Darin unterscheiden sich Juckreizanamnese und Juckreizfolgen deutlich von denjenigen bei anderen juckenden Dermatosen wie bei Skabies, atopischem Ekzem oder anderen Ekzemformen. Es fehlen daher Kratzeffekte in klinisch gesunder Haut.

Histopathologie. Das feingewebliche Bild entspricht der jeweiligen Entwicklungsphase. Primär kommt es zur Ausbildung einer Seropapel mit starker Erweiterung der Kapillaren im Stratum papillare und Ödem im Papillarkörper sowie geringfügiger lymphozytärer Reaktion. Beginn im Follikelbereich kommt vor. Im weiteren Verlauf entwickelt sich ein sub- bzw. intrakorneales Bläschen, das neutrophile, manchmal auch eosinophile Lymphozyten enthält. Die zerkratzte Effloreszenz zeigt feingeweblich den Epidermisdefekt mit Krusten bedeckt, epidermale Regeneration mit seitlicher akanthotischer Verdickung der Epidermis, starke Gefäßerweiterung, Ödem und eine mehr histiozytär-fibroblastische Reaktion.

Verlauf. Chronisch über Monate bis Jahre. Lediglich Prurigo simplex subacuta während der Schwangerschaft heilt nach der Entbindung rasch ab, tritt aber in der nächsten Schwangerschaft vielfach erneut auf.

Diagnostische Leitlinien. Beachtung der typischen Juckreizanamnese, der Prädilektionsstellen und des dimorphen Bildes mit zerkratzten Effloreszenzen und Residuen macht die Diagnose einfach.

Differentialdiagnose. Abgrenzung symptomatischer Prurigoformen. Diese kann mitunter Schwierigkeiten bereiten und verlangt in jedem Fall gründliche äußerliche und innerliche Durchuntersuchung. Ferner ist zu denken an:

Prurigoform des atopischen Ekzems. Polymorphes Bild. Hier finden sich die Veränderungen kombiniert mit typischen Erscheinungen eines atopischen Ekzems. Dieses Krankheitsbild wurde auch als *Prurigo mitis* oder *Prurigo chronica multiformis* bezeichnet.

Prurigoform der Dermatitis herpetiformis. Polymorphes herpetiformes Bild mit Prurigopapeln.

Prurigo aestivalis. Stark juckende und zerkratzte Prurigopapeln lokalisieren sich nur in lichtexponierten Hautbereichen. Saisongebundenheit: *Sommerprurigo*.

Therapie. Da es sich bei der subakuten Prurigo um ein polyätiologisches Syndrom allergischer Pathogenese handelt, steht die Beseitigung der Ursache im Vordergrund. Nur wenn es gelingt, die Ursache der Erkrankung aufzufinden und entsprechend zu behandeln, wird man einen dauerhaften Erfolg haben. Es ist allerdings leider festzustellen, daß oft die Ursache nicht gefunden wird. Intrakutantests wie bei chronischer Urtikaria.

Innerlich. Die Behandlung ist in jedem Fall auf die gefundenen Störungen auszurichten. Anwendung von Glukokortikoiden in mittlerer Dosierung (40–60 mg Prednisolonäquivalent tgl.) sollte nur kurzfristig in Betracht gezogen werden und hat meist nur morbostatischen Effekt.
Auch Antihistaminika mit sedativem Effekt, Tranquilizer oder Neuroplegika (z. B. Opipramol) abends, da der Juckreiz besonders während der Nacht sehr störend sein kann. In Einzelfällen wurde Chloroquin (Resochin) als wirksam empfohlen. Bei Patientinnen mit Beginn der Erkrankung während des Klimakteriums oder in der Menopause können Versuche mit Östrogenen oder auch Corpus-luteum-Hormon gemacht werden; hier ist Kooperation mit einem Gynäkologen anzustreben. Im übrigen wird von manchen Autoren großer Wert auf Sanierung des Intestinaltraktes gelegt. Vorgehen wie bei chronischer Urtikaria: Tetrazyklin (2,0 g) oder Doxyzyklin (200 mg) tgl. über 5 Tage, dann 5 Tage Amphotericin B (4mal 100 mg tgl.), danach für 3 Wochen Normalisierung der Darmflora (Perenterol oder Omniflora, 3mal tgl. 1 Drg.). Bei urämischem Pruritus erwies sich Erythropoetin als morbostatisch wirksam. Zusammenarbeit mit einem Psychotherapeuten scheint gelegentlich empfehlenswert.

Äußerlich. Juckreizlindernde Maßnahmen. Trockenpinselungen mit Oberflächenanästhetika (5% Thesit), Ichthyol (5–10%), Liquor carbonis detergens (2,0–10,0%). Auch Abreibungen mit verdünntem Weinessigwasser, spirituösen Lösungen mit Menthol (0,25–1,0%) oder Antihistamingel (Fenistil, Soventol, Systral, Tavegil) kommen in Betracht.

Acne urticata
[Kaposi 1893]

Synonym. Neurotische Exkoriationen

Definition. Unter Acne urticata versteht man die Manifestation einer Prurigo simplex subacuta ausschließlich im Gesichts- und behaarten Kopfbereich. Selten kann sich eine Prurigo simplex acuta gleichzeitig auch im Gesicht unter dem Bild einer Acne urticata manifestieren.

Vorkommen. Selten, hauptsächlich bei adoleszenten Mädchen und jungen Frauen mit psychovegetativer Labilität, zwangsneurotischer Veranlagung oder Menstruationsstörungen. Bei Männern extrem selten.

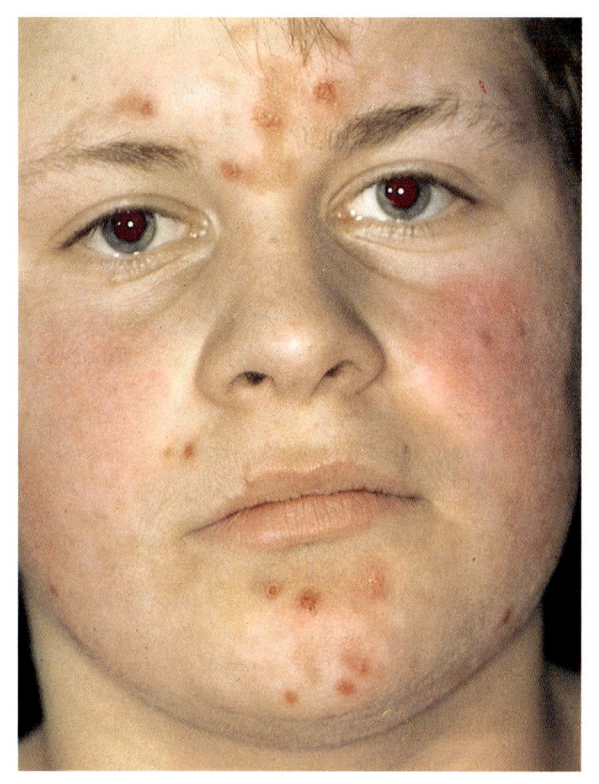

Abb. 25.3. Acne urticata

Klinik. Die Erkrankung bevorzugt symmetrisch die seitlichen Gesichtspartien sowie Kinn und Stirn. Sie beginnt mit stark juckenden, umschriebenen urtikariellen Papeln oder Seropapeln, welche bald durch Zerkratzen exkoriiert werden und gewöhnlich zu depigmentierten oder randwärts hyperpigmentierten zart atrophischen, kosmetisch störenden Närbchen führen.

Symptome. Der Juckreiz ist sehr intensiv. Der Patient zerkratzt, nicht selten zwanghaft, die Effloreszenzen in gleicher Weise wie bei subakuter Prurigo. Später psychische Belastung durch die kosmetische Entstellung.

Verlauf. Chronisch über Jahre. Verschlimmerung während der prämenstruellen Phase.

Prognose. Sie ist vorsichtig zu stellen, weil man oft keinen organischen Hintergrund findet und sich die Therapie gewöhnlich sehr schwierig gestaltet.

Differentialdiagnose. Wichtig ist die Abgrenzung von Acne vulgaris, die nicht juckt, und von acne excoriée des jeunes filles. Auch an Acne necrotica ist zu denken. Hier handelt es sich bei den Primäreffloreszenzen um papulopustulöse bzw. papulonekrotische Veränderungen, die das Kapillitium bevorzugen, jucken und unter antibiotischer Behandlung gewöhnlich in wenigen Tagen mit varizelliformen Närbchen abheilen.

Therapie. Wie bei Prurigo simplex subacuta, zusätzlich Tranquilizer oder Neuroplegika. Gynäkologische Konsultation. Falls erforderlich, psychiatrische bzw. psychotherapeutische Beratung.

Prurigo simplex chronica

Synonyme. Chronische Prurigo, Urticaria perstans, Lichen obtusus corneus

Definition. Prurigoerkrankung mit sehr stark juckenden urtikariellen Papeln und Knötchen, welche intensiv gekratzt werden, aber nicht abheilen, sondern sich im Krankheitsverlauf zu persistierenden stark juckenden entzündlichen Knoten ohne Regressionstendenz entwickeln. Die Beziehungen dieser Dermatose zur Prurigo nodularis Hyde sind nicht klar, von manchen wird sie mit ihr identifiziert.

Vorkommen. Selten, eher bei älteren Erwachsenen. Gynäkotropie. Beziehungen zu atopischer Diathese werden in Einzelfällen diskutiert.

Ätiopathogenese. Es handelt sich ebenso wie bei der viel häufigeren subakuten Prurigo um eine polyätiologische Erkrankung, die allerdings einen mehr proliferativ-infiltrativen Charakter aufweist. Insofern gilt auch hier das unter Prurigo simplex subacuta Gesagte. Sind ältere Menschen davon betroffen, ist besonders an Diabetes mellitus, chronische Erkrankungen der Nieren (mit präurämischer oder urämischer Funktionsstörung), der Prostata sowie an hämatologische Erkrankungen zu denken. Die Pathogenese dürfte gleichartiger Natur sein. Allerdings heilen hier die zerkratzten Effloreszenzen nicht ab, sondern es entwickeln sich, möglicherweise auf dem Boden einer individuellen Reaktionsbereitschaft, stark juckende und mechanisch irritierte flache entzündliche Knoten. Vermutlich sind dies die Auswirkungen einer allergischen Reaktion vom verzögerten Typ (Typ IV nach Coombs und Gell) mit stärkerer akanthotischer Epidermisreaktion und dermaler zellulärer Infiltration.

Klinik. Die Verteilung der Veränderungen entspricht der bei Prurigo simplex subacuta; allerdings sind hauptsächlich die Extremitäten betroffen. Locker disseminiert finden sich entzündlich gerötete, flach kalottenförmige, etwas keratotische Knoten gewöhnlich von 0,4–1,0 cm Durchmesser, die infolge Hyperpigmentierung auch einen bräunlichen Farbton aufweisen können und vielfach sekundär durch Kratzen zentral erodiert sind. Nur sehr selten sieht man als Primäreffloreszenz eine umschriebene urtikarielle Papel oder eine harte Seropapel, der ein erythematischer Hof fehlt.

Symptome. Starker Juckreiz. Dieser sistiert nicht, wenn die Effloreszenzen gekratzt werden. Offenbar führt die Persistenz des Juckreizes bei besonderer Reaktionsbereitschaft zu einer reaktiven Epidermisverdickung. Allgemeinsymptome fehlen.

Histopathologie. Unregelmäßige Hyperakanthose mit Vernetzung der Epidermis in den basalen Partien. Hyper- und stellenweise Parakeratose, Hyperpapillomatose mit vorwiegend gefäßgebundener lymphohistiozytärer Reaktion in der oberen und mittleren Dermis.

Verlauf. Chronisch über Jahre.

Prognose. Mit Vorsicht zu stellen, da es zumeist nicht gelingt, die Ursache aufzudecken.

Differentialdiagnose. Da hier nicht nur exkoriierte, mit Blutkrusten bedeckte Herde und Residualeffloreszenzen wie bei Prurigo simplex subacuta vorhanden sind, sondern es zusätzlich zur Ausbildung von stark juckenden entzündlichen Knoten kommt, ist die differentialdiagnostische Abgrenzung von Prurigo nodularis (Hyde) schwierig. Hierbei sind die meist weniger entzündlichen und mehr schmutziggraubraunen Knoten nicht so dicht ausgestreut und zeigen auch weniger Zeichen von Erodierung. Auch an Prurigoformen anderer Dermatosen ist zu denken, ebenfalls an noduläres bullöses Pemphigoid.

Therapie. Da es sich ebenfalls um ein polyätiologisches Syndrom handelt, gilt das unter Prurigo simplex subacuta Gesagte.
Innerlich. Thalidomid (100-200 mg tgl.) hat sich in schwersten Fällen bewährt, erfordert aber sorgfältige Überwachung im Hinblick auf teratogene und neurotoxische Effekte. Auch ein Versuch mit Clofazimin (Lampren), Dapson (Dapson-Fatol) oder Pimozid (Orap) kommt in Betracht.
Äußerlich. Grundsätzlich wie bei Prurigo simplex subacuta. Die entzündlichen nodulären und nodösen Effloreszenzen können zusätzlich günstig mit Steinkohlenteer oder durch intrafokale Injektionen mit Triamzinolonazetonid-Kristallsuspension (Volon A Kristallsuspension, 10 mg verdünnt 1:5 mit Mepivacain-Lösung (1%)) behandelt werden. Bei dichter Aussaat Okklusivbehandlung mit fluorierten Glukokortikoiden in Cremeform oder in Folie (Sermaka). Auch Kryo- oder Lasertherapie kann angewandt werden. Versuchsweise auch Balneophototherapie oder Photochemotherapie.

Prurigo nodularis Hyde
[Hyde 1909]

Synonym. Noduläre Prurigo

Definition. Stark juckende Erkrankung, die durch persistierende kalottenförmige Knoten charakterisiert ist. Die Zugehörigkeit dieser Erkrankung zur Prurigogruppe wird teilweise bestritten, da die Primäreffloreszenz keine Seropapel ist; teilweise wird sie der Prurigo simplex chronica zugeordnet.

Vorkommen. Selten. Genetische Faktoren sind nicht bekannt. Vorwiegend bei Frauen im mittleren und höheren Lebensalter. Vielfach werden emotionale Streßsituationen angeschuldigt. Neurotische Persönlichkeiten sollen bevorzugt betroffen sein. Vielfach ergeben sich psychische (Depression, ängstlich depressive Verstimmung) oder psychosoziale Störungen. Häufig (bis zu 80%) atopische Diathese.

Ätiopathogenese. Ätiologie unbekannt. Wegen der feingeweblichen Ähnlichkeit hat man immer wieder an Beziehungen zum Lichen simplex chronicus gedacht und die Effloreszenzen als umschriebene Lichenifikation interpretiert, was den französischen Dermatologen Pautrier zu der Krankheitsbezeichnung *lichénifications circonscrites nodulaires chroniques* geführt hat. Bemerkenswert sind Veränderungen an Hautnerven mit einer erhöhten Zellproliferation besonders im Bereich der Schwann-Zellen, die zu schwannomartigen Bildungen Veranlassung geben können. Ob diese typische Hypertrophie papillärer dermaler Nerven von kausaler Bedeutung oder nur reaktiver Natur, d.h. durch starkes Kratzen bedingt ist, ist nicht entschieden. Neuerdings wurde der extrazellulären Ablagerung von proteinasehaltigen eosinophilen Granula aus Eosinophilen eine pathogenetische Rolle beigemessen. Für Atopie sprechen Erhöhung von IgE im Blut und Soforttypallergien gegen Pollen, Hausstaub, Milben etc. An Kontaktallergie vom Ekzemtyp (Epikutantestung) ist zu denken.

Klinik. Bevorzugt betroffen sind die Streckseiten der Extremitäten; Gesicht und Rumpf bleiben meist frei. In bilateraler Ausprägung finden sich relativ wenige isoliert stehende, kalottenartig vorspringende, derbe, in frühen Erkrankungsphasen leicht gerötete Knoten von Erbs- bis Bohnengröße (0,5–3 cm Durchmesser). Ihre Oberfläche wirkt bei seitlichem Lichteinfall stumpf, ihre Farbe ist graulivide oder mehr schmut-

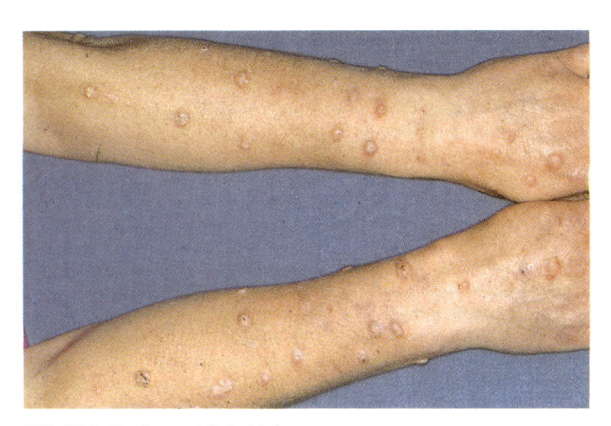

Abb. 25.4. Prurigo nodularis Hyde

ziggrau. Da die Erscheinungen wegen ihres quälenden Juckreizes intensiv gekratzt werden, sind sie an der Oberfläche häufiger exkoriiert oder neigen zu schmutziggrauen keratotischen oder verruziformen Auflagerungen. Die umgebende Haut ist entweder normal oder hyperpigmentiert.

Symptome. Im Vordergrund steht der sehr intensive Juckreiz, der sich krisenhaft bis zur Unerträglichkeit, ja bis zur Suizidgefahr steigern kann. Starkes Kratzen der Effloreszenzen bedingt Erosionen, seltener hämorrhagische Krusten, und trägt zur Vergrößerung der Knoten bei.

Histopathologie. Feingewebliche Ähnlichkeit zum Lichen simplex chronicus mit Verdickung der Hornschicht, unregelmäßiger Hyperakanthose, Hyperpapillomatose und einem dichten chronisch-entzündlichen Infiltrat, vorwiegend aus Lymphozyten und Histiozyten. Mastzellen sind oft vermehrt; einzelne Eosinophile finden sich nicht selten. Besonders auffallend sind gelegentlich Veränderungen an den Nervenendigungen, zunächst Hypertrophie, später Degeneration zahlreicher Nervenfasern und Proliferation von Schwann-Zellen teilweise mit Ausbildung schwannomartiger Formationen (Pautrier-Neurome).

Verlauf. Hochchronisch, keine spontane Rückbildungstendenz.

Differentialdiagnose. Prurigo nodularis (Hyde) ist leicht zu diagnostizieren. Zusätzliche ekzematoide oder lichenifizierte Veränderungen fehlen und grenzen so die Erkrankung von der Prurigoform des atopischen Ekzems (Prurigo chronica multiformis) ab. Die oft unmögliche Abgrenzung gegenüber Prurigo simplex chronica ergibt sich durch Nachweis von Primäreffloreszenzen (Seropapeln) und die stärker entzündlichen Veränderungen der vielfach kleineren Knoten bei dieser Krankheit. Lichen ruber hypertrophicus bzw. Lichen ruber verrucosus bevorzugt die Unterschenkel.

Therapie. Ursachenklärung, selbst unter Einschluß von Intra- und Epikutantestung, selten möglich. Zusammenarbeit mit einem Psychotherapeuten oder Psychiater in manchen Fällen empfehlenswert.
Innerlich. Tranquillizer und Neuroplegika. Antihistaminika scheinen nur wirksam zu sein, wenn sie eine sedative Komponente aufweisen. Thalidomid 100–200 mg tgl. kommt in schwersten Fällen in Betracht, verlangt aber sorgfältigste Kontrolle der teratogenen und neurotoxischen Nebenwirkungen. Versuche mit Pimozid (Orap) oder Benoxaprofen, ferner mit Clofazimin (Lampren) oder Dapson (Dapson-Fatol) kommen in Betracht.
Äußerlich. Versuch mit intrafokalen Injektionen von Triamzinolonazetonid (Volon A Kristallsuspension, 10 mg, 1:5 verdünnt mit einem Lokalanästhetikum (z. B. Mepivacain)). Ferner bei besonders quälenden Knoten: Exzision, Kryotherapie mittels flüssigem Stickstoff, Laser- oder Elektrokoagulation. An Phototherapie (UVB, UVA 1), Balneophototherapie oder PUVA-Therapie ist zu denken. Örtliche Röntgenweichstrahlentherapie kommt selten in Betracht.

Aktinische Prurigo

[Lopez-Gonzales 1971]

Definition. Die aktinische Prurigo ist eine chronische familiäre entzündliche Dermatose, die hauptsächlich bei amerikanischen Indianern (Amerindians) vorkommt, das weibliche Geschlecht ist bevorzugt. Sie beginnt meist in der Präpubertärphase. Sie wurde aus Nord- und Südamerika, aber auch Großbritannien und Japan berichtet. Die Erkrankung zeigt nicht nur pruriginöse Papeln und Plaques, sondern auch ekzematoide Veränderungen. Die aktinische Prurigo steht der polymorphen Lichteruption sehr nahe. Allerdings können die Veränderungen auch an nicht lichtexponierten Hautpartien auftreten, ohne Saisongebundenheit entstehen und bestehen bleiben.

Artefakte

Synonym. Dermatitis artefacta

Definition. Unter Artefakten versteht man Hautveränderungen durch Selbstbeschädigung. Oft ist es schwierig, die Beweggründe zu erkunden. Hinter einem Artefakt kann der reale Wunsch stehen, aus einer nicht befriedigenden Lebenssituation herauszufinden

Abb. 25.5. Artefakte

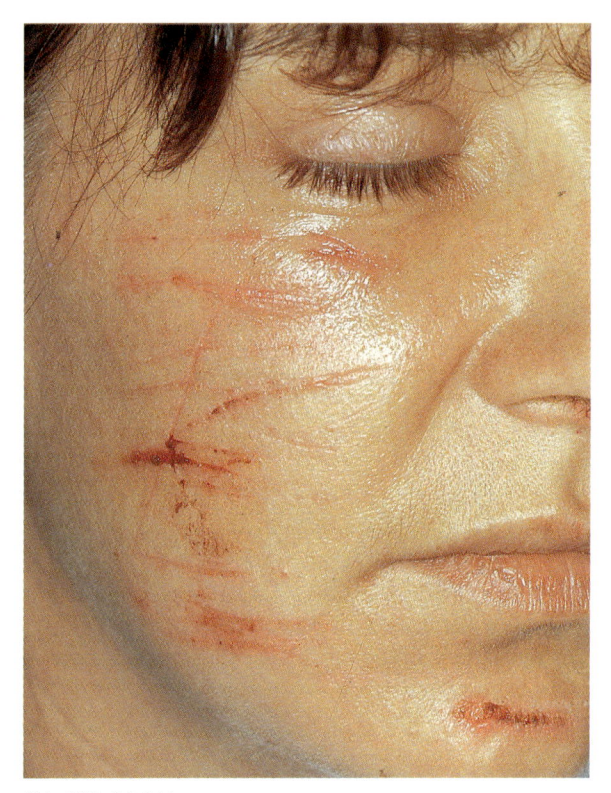

Abb. 25.6. Artefakte

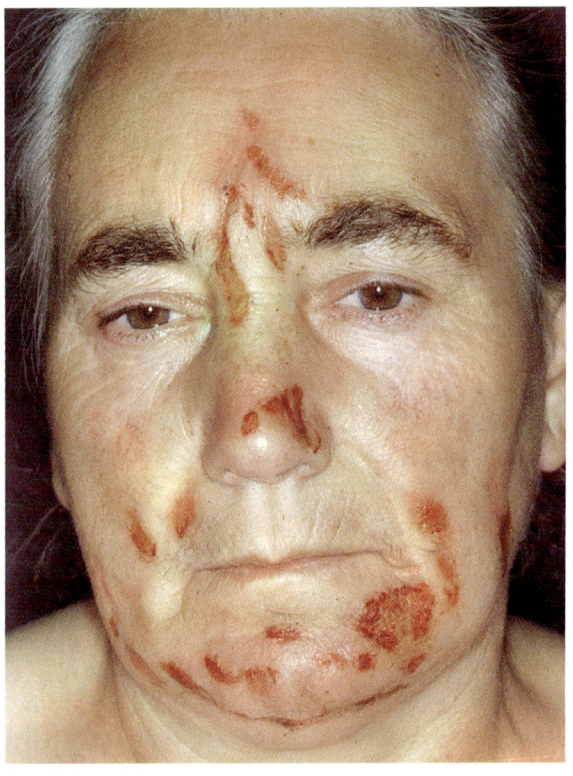

(Befreiung von der Arbeit), sich materielle Vorteile zu sichern (Artefakte bei Rentenanwärtern oder Unfallversicherten), oder es kann dahinter eine psychische Konfliktsituation (Kinder, Jugendliche) stehen. Artefakte werden vorwiegend von psychopathischen Patienten erzeugt. Die seelisch abnorme Haltung verleitet zur Selbstbeschädigung, z. B. um Aufmerksamkeit auf seine eigene Person zu lenken, sich die Zuneigung der Umgebung zu sichern, um nach angeblichen Enttäuschungen wieder in den Mittelpunkt des Angehörigenkreises zu rücken, um einmal im Leben eine besondere Bedeutung zu besitzen, ferner aus Rache oder Trotz. Für manche unglückliche Frauen stellen Artefakte eine krankhafte Form innerer Befreiung dar.

Artefakte sitzen gewöhnlich handgerecht. Schwer zugängliche Hautgegenden wie der Rücken bleiben meist verschont. Am häufigsten findet man Artefakte an den Gliedern, im Gesicht und an der Brust.

Klinik. Artefakte werden äußerst verschiedenartig ausgelöst. Reiben, Scheuern oder Schaben bewirken entzündliche Hautrötungen, später Schwellung mit erodierten nässenden Flächen. Kneifen erzeugt petechiale Blutungen. Dauerndes Klopfen mit einem festen Gegenstand kann zu umschriebenem Ödem, z. B. am Handrücken, auch zu Blutungen und blasiger Abhebung führen (*Secrétan-Syndrom* 1901). Artefakte durch Verbrennung mit Zigaretten, heißen Nägeln oder Nadeln, Geldstücken und Messerspitzen sind relativ häufig. Nicht selten weisen sie die Form der benützten Gegenstände auf. Auch Hautschädigung durch Verätzungen mit Säuren und Laugen kommen oft vor. Sehr raffiniert angelegt sein können Artefakte durch toxisch wirkende Pflanzenteile, Drogen oder Selbstinjektion von Urin, Stuhl oder anderen irritierenden Substanzen. Die Intelligenz des Patienten spielt bei der Realisation eines Artefaktes eine große Rolle.

Schwer zu erkennen ist das versteckte Bestreben, eine vorhandene Hauterkrankung, z. B. ein allergisches Kontaktekzem, artifiziell zu unterhalten, etwa um eine Berufserkrankung vorzutäuschen oder die Behandlungsphase zu verlängern. Artefakte bei Epikutantestungen im Rahmen einer Begutachtung (Rentenwunsch) kommen ebenfalls vor. Gelegentlich kennen Patienten die Stoffe, welche bei ihnen eine allergische Kontaktdermatitis oder ein allergisches Ekzem auslösen und verschlimmern. Derartige psychoneurotische Patienten können dann durch bewußte Applikation des Allergens die entsprechende Hauterkrankung selbst auslösen (*Dermatitis autogenica*) und suchen, oft mit ausgedehnten Hauterscheinungen, immer wieder andere Ärzte und Kliniken auf. Diese Neurose wird auch als *Münchhausen-Syndrom* bezeichnet (Asher 1951). Es kann schwer sein, solche Patienten zu entlarven.

Diagnose. Sie ist meist schwierig, weil man geneigt ist, an eine spontan entstandene Krankheit zu denken, aber nicht an ein Artefakt. Der Erfahrene sieht rasch, daß keine „gewachsene" Dermatose vorliegt, sondern ein Kunstprodukt. Auch die Persönlichkeit des Patienten muß berücksichtigt werden. Bei neurotischen Patienten fehlt häufig der Würg- und der Kornealreflex. Ein wertvolles Hilfsmittel zur Erkennung ist der Okklusivverband (Zinkleim- oder Stärkebindenverband), unter dem die Erscheinungen rasch abklingen. Die Beweggründe für Artefakte werden meistens nur sehr widerstrebend preisgegeben. Sagt man dem Patienten die Entstehungsweise auf den Kopf zu, so zeigt er sich gewöhnlich verstockt, verliert sofort den Kontakt zum Arzt und sucht einen anderen Arzt oder eine andere Klinik auf *(Münchhausen-Syndrom)*. Solche Patienten gehören nach der dermatologischen Diagnosestellung in die Betreuung eines erfahrenen Psychiaters oder Psychotherapeuten.

Multiple neurotische Hautgangrän braucht ebenfalls nichts anderes zu sein als ein Artefakt, solange nicht eindeutige neurologische Gründe oder Gefäßerkrankungen ihre Entstehung erklären. Werden Chemikalien, Öle oder Milchprodukte in die Haut eingespritzt, können sie teilweise auch histologisch (Paraffinom, Silikongranulom, Polyvinylpyrrolidingranulom; Partikelnachweis in Hellfeld, Dunkelfeld oder Polarisationslicht) nachgewiesen werden.

Therapie. Artefakte heilen fast stets unter Okklusivmaßnahmen ab. Nach Aufklärung des Kausalzusammenhangs eines Artefaktes ist oft psychotherapeutische Beratung erforderlich.

Dermatozoenwahn

[Thibièrge 1894]

Synonyme. Akarophobie, Parasitophobie, chronisch-taktile Halluzinose, wahnhafter Ungezieferbefall

Definition. Ungezieferwahn ist ein seltenes paranoides Syndrom, das bei verschiedenen psychiatrischen Erkrankungen auftreten kann und zu artifiziellen Hautbelastungen führt.

Vorkommen. Dermatozoenwahn kommt hauptsächlich bei Frauen jenseits des 6. Lebensjahrzehntes vor; Männer sind nur selten betroffen. Vielfach können hirnorganische, beispielsweise Zerebralsklerose, oder psychiatrische Störungen nachgewiesen werden.

Klinik. Juckendes oder prickelndes sowie krabbelndes Mißempfinden wird von den Patienten mit subjektiver Gewißheit auf Belästigung durch Insekten oder Milben, vielfach auch von Würmern oder Larven bezogen, die sich unter der Haut fortbewegen und gelegentlich an die Oberfläche treten. Die Patienten versuchen diese „Tierchen" von der Haut zu entfernen und benutzen dazu den kratzenden Finger oder Gegenstände wie Sicherheitsnadeln, Stecknadeln, Pinzetten und Messer. Hauptorte solcher Hautmanipulationen sind behaarter Kopf, Gesicht, Arme, Brüste oder Oberschenkel. Vielfach bringen solche Patienten die vermeintlichen Lebewesen in einer Schachtel oder in einem Röhrchen zur mikroskopischen Untersuchung mit. Gelegentlich suchen sie zur Identifizierung der verursachenden Lebewesen auch Hilfe bei Zoologen. Es handelt sich bei dem Vorgelegten meist um Schuppen, eingetrocknetes Blut, Krusten, Wollfasern oder Detritus.

Psychiatrische Untersuchung. Die meisten Patienten lehnen es ab, mit der Wahrheit konfrontiert zu werden und verweigern entschieden eine psychiatrische Beratung. Patienten, die eine körperliche und psychiatrische Untersuchung akzeptieren, kann oft geholfen werden. Sie gibt Aufschluß über wahnhafte Reaktionen, die sich als chronisch-taktile Halluzinose äußern. Gelegentlich können auch hirnorganische Veränderungen (Zerebralsklerose, hirnorganische Anfallsleiden) erkannt werden.

Therapie. In jedem Fall ist psychiatrische Abklärung des Dermatozoenwahns notwendig. Der Dermatologe sollte nicht versuchen, den Patienten seine wahnhafte Vorstellung auszureden oder Gegenbeweise zu liefern. Die Therapie sollte örtlich juckreizlindernd (Antihistamingele, weiche Zinkpaste mit 0,5% Clioquinol (Vioform) sein. In Betracht kommen wenig sedierende [Haloperidol (Haldol), Trifluperidol (Triperidol), Perphenazin (Decentan)] oder stark sedierende [Levomepromazin (Neurocil), Perazin (Taxilan)] und antipsychotische Psychopharmaka. Auch Pimozid (Orap) und besonders Fluspirilen (Imap) wurden erfolgreich eingesetzt. Kooperation mit Psychiater ist angeraten.

Artifizielles Lymphödem

[Secrétan 1901]

Synonym. Secrétan-Syndrom

Definition. Artifizielles Ödem durch Traumatisierung der Haut.

Pathogenese. Wiederholtes stumpfes Trauma, z. B. durch Klopfen *(Klopfartefakt)* ist gewöhnlich nicht schwer genug, um Blutung, Hämatom oder Fraktur zu verursachen, führt aber zu einer Schwellung und Rötung der Haut und schließlich zu einem persistierenden Lymphödem.

Klinik. Gewöhnlich am Handrücken handgerecht kontralateral zur Arbeitshand. Die nächsthäufige Lokalisation des artifiziellen Lymphödems ist der Unterschenkel. Gelegentlich findet man andere Artefaktsymptome wie Exkoriationen, Ulzerationen oder Narben. Das Ödem paßt nicht zu einem anderen Krankheitsbild des Lymphsystems.

Diagnose. Schwierig. Psychosomatische oder psychiatrische Beratung ist indiziert, besonders wenn betrügerische oder medizinische Versorgungsansprüche geltend gemacht werden. Konfrontation ist meistens sinnlos und wirkt sich verschlechternd auf die Konfliktsituation aus.

Therapie. Symptomatisch und Psychotherapie.

Neurologische Erkrankungen

Neurotrophische Ulzerationen

Synonyme. Malum perforans, Mal perforant (frz.), perforierende Ulzeration, anästhetisches Ulkus, Morvan Ulkus

Definition. Es handelt sich um chronische, schmerzlose, nicht-inflammatorische Ulzerationen, die sich bei neurologischen Störungen an Stellen entwickeln, an denen Druck oder ständige Traumatisation auf die Haut einwirkt.

Ätiologie. Die chronischen Ulzerationen entstehen in Hautbereichen, wo die Schmerzempfindung verloren gegangen ist und sehr wahrscheinlich auch vegetative Funktionen nicht mehr normal sind. Viele neurologische Erkrankungen können für den Verlust sensorischer Funktionen verantwortlich sein, so das kongenitale Fehlen von Schmerzempfindung, Syringomyelie, Tabes dorsalis, periphere Nervenveränderungen, Polyneuropathie, beispielsweise bei Diabetes mellitus, Alkoholismus oder Lepra, spinale vaskuläre Erkrankungen oder periphere Nervenverletzungen.

Klinik. Neurotrophische Ulzerationen haben gewisse Prädilektionsstellen. Häufig sind die Fußsohlen, besonders Groß- und Kleinzehenballen sowie Fersen betroffen. Hier besteht oft aufgrund der neurotrophischen Veränderungen eine Neigung zur Kallusbildung. Durch Druck oder nach Verletzung kommt es in den anästhetischen Gebieten, die meistens auch anhidrotisch sind, zu einer schmalen Fissur in einem kallösen Bezirk, der sich nach Infektion vergrößert, zentral nekrotisch wird und ulzeriert. Jetzt sieht man ein torpides Ulkus, das in der Umgebung sehr stark von kallösem Horn umgeben ist, zentral nekrotisch erscheint und bei Palpation schmerzlos bleibt. Meist findet man unter dem nekrotischen Material den Ulkusgrund ohne Granulationstendenz. Gelegentlich kommt es zu einer Mitbeteiligung des darunterliegenden Knochens im Sinne einer Osteomyelitis oder Osteolyse. Auch Osteoporose wird nicht selten beobachtet.

Diagnose. Die Diagnose ist meist leicht. Wichtig ist, daß die Veränderungen anästhetisch sind und Ulzerationen auf dem Boden arterieller oder venöser Durchblutungsstörungen sowie Stoffwechselstörungen (Diabetes mellitus), Infektionen (Syphilis) oder Tumoren (Epithelioma cuniculatum, amelanotisches Melanom) ausgeschlossen werden. Zur Diagnose der zugrundeliegenden neurologischen Veränderungen ist Kooperation mit einem Neurologen empfehlenswert.

Im folgenden sollen drei typische Krankheitsbilder besprochen werden.

Neurotrophisches Ulkus bei trophischem Trigeminus-Syndrom

Definition. Es handelt sich um eine trophische Ulzeration, besonders an einem Nasenflügel, die kleineren Traumen der anästhetischen Haut innerhalb des Trigeminusbereichs folgen kann.

Vorkommen. Selten. In unseren Breiten hauptsächlich nach Verödung des Ganglion Gasseri.

Ätiopathogenese. Neurotrophische Veränderungen im Trigeminusbereich, die sich nach Verletzung, Erkrankung oder Verödung des Ganglion Gasseri ausbilden, führen zur Störung der Schmerz- und Temperaturempfindung. Sie kommen hauptsächlich bei Syringobulbie, Verschluß der hinteren unteren Zerebellararterie oder bei Entzündung des N. trigeminus auf dem Boden von Lepra vor. Bei uns entsteht Gesichtsanästhesie im Trigeminusbereich nicht so selten infolge von Verödung des Ganglion Gasseri mit Alkohol wegen Trigeminusneuralgie.
Das Entstehen der sich oft rasch vergrößernden Defekte ist nur multifaktoriell zu verstehen. Bei gestörter Trophik führen unangenehme Dysästhesien, die mit

unentwegtem Kribbeln einhergehen, zu häufigen Manipulationen. Die dabei entstehenden Hautdefekte werden wegen der Anästhesie (*Anaesthesia paraesthetica*) nicht bemerkt. Bei entsprechender psychischer Prädisposition, verstärkt durch bakterielle Sekundärinfektionen, führt diese zwanghafte Angewohnheit zu immer größer werdenden Defekten.

Klinik. Zwischen der neurotrophischen Ulzeration und der Verödung des Ganglion Gasseri können Wochen, Monate oder sogar Jahre liegen. Betroffen ist meist ein Nasenflügel. Hier entsteht eine verkrustete entzündliche Stelle, die sich in ein langsam wachsendes Ulkus umwandelt, das den Nasenknorpel zerstört und sich auf die Umgebung ausbreitet. Meistens bleibt die Nasenspitze ausgespart. Die Defektbildung ist sehr charakteristisch und verursacht eine schwere kosmetische Beeinträchtigung.

Symptome. Wegen Gesichtsanästhesie gering.

Verlauf. Chronisch.

Differentialdiagnose. Diese hat Artefakte zu berücksichtigen, ferner ulzeriertes Basaliom (Ulcus rodens), zumal auch neurotrophische Ulzerationen keine große entzündliche Gewebsreaktion aufweisen. Hier entscheidet die Biopsie. Auch bei chronischem postenzephalitischem Parkinsonismus wurden ähnliche Ulzerationen der Nasenflügel gesehen, allerdings ohne Anästhesie.

Therapie. Symptomatisch und palliativ. Wichtig ist die Vermeidung zusätzlicher Traumatisation und bakterieller Sekundärinfektion. In Einzelfällen können transkutane Elektrostimulationen sowie plastisch-chirurgische Eingriffe in Verbindung mit konservativen Bemühungen erfolgversprechend sein. Bei ausgedehnten Defekten auch epithetische Versorgung.

Acropathia ulceromutilans familiaris
[Thévenard 1942]

Synonyme. Hereditäre sensible Neuropathie Typ I, Thévenard-Syndrom, Acropathia ulcero-mutilans, Morbus Thévenard, primäre neuropathische Akrodystrophie.

Definition. Dieses Syndrom tritt familiär auf und ist charakterisiert durch schmerzlose Ulzerationen an den Druckstellen der Füße, Akroosteolyse und sensorische Neuropathie vom Typ einer Pseudosyringomyelie.

Vorkommen. Im dermatologischen Bereich selten. Familiäre Häufung sowohl beim männlichen als auch beim weiblichen Geschlecht. Der schleichende Erkrankungsbeginn läßt sich meist bereits bis ins Kindesalter oder die frühe Jugend verfolgen. Der Erbgang scheint autosomal dominant mit unterschiedlicher Penetranz zu sein. Es handelt sich um eine systemische Erkrankung des peripheren sensiblen und kutanen vegetativen Nervensystems ohne entzündliche Veränderungen, wahrscheinlich aber auch mit Gefäßveränderungen.

Klinik. Bereits im Kindesalter oder in der frühen Jugend kommt es an den unteren, aber auch an den oberen Extremitäten zu akralem Sensibilitätsverlust und vegetativen trophischen Störungen in Form von Akrozyanose sowie Finger- und Zehenschwellung (Wurstfinger). Im Bereich der trophisch gestörten Extremitäten sind Temperaturempfindung, Schmerzempfindung und Oberflächensensibilität herabgesetzt oder fehlen ganz. Gelegentlich findet man auch Pyramidenzeichen, die sich in Hyperreflexie oder positivem Babinski-Phänomen äußern können. An den Knochen entwickeln sich Osteoporose und Osteolyse. Im Bereich der trophisch gestörten Extremitäten können sich meist ausschließlich plantar die beschriebenen schmerzlosen neurotrophischen Ulzerationen entwickeln.
Nicht selten sind zusätzliche Symptome wie Status dysraphicus (Spina bifida), Hallux valgus oder Pes planus.

Verlauf. Langsam progredient.

Differentialdiagnose. Wichtig ist die Beachtung des familiären Vorkommens; Abgrenzung von Typ II, der bereits in früher Kindheit beginnt und autosomal rezessiv erblich ist. Diese ermöglicht die Abgrenzung gegenüber der Acropathia ulcero-mutilans nonfamiliaris. Ferner muß an neurotrophische Ulzera bei Tabes dorsalis oder Lepra gedacht werden, schließlich auch an die häufigen Polyneuropathien infolge von Alkoholismus, Diabetes mellitus oder Vitamin-B_1-Mangel. Auszuschließen ist chronische Osteomyelitis an den Phalangen, zumal bei Fehlen neurologischer Ausfälle.

Acropathia ulceromutilans nonfamiliaris
[Bureau und Barrière 1955]

Synonyme. Bureau-Barrière-Syndrom, Acropathia ulcero-mutilans acquisita, nichtfamiliäre pseudosyringomyelitische ulzero-mutilierende Akropathie, neuropathische Akrodystrophie

Definition. Es handelt sich um eine nichtfamiliäre essentielle neurotrophische Erkrankung mit Auftreten trophischer Ulzera und Akroosteolyse als Folge von chronischer Polyneuropathie.

Vorkommen und Pathogenese. Die Erkrankung ist selten und kommt praktisch nur bei Männern vor. Genetische Disposition wird vermutet. Stets handelt es sich um sporadische Fälle. Familiäre Häufung wurde nicht bekannt. Obligater provozierender Faktor ist chronischer Alkoholismus.
Anamnestisch sind oft physikalische Schäden wie Tragen von Gummistiefeln oder Frostschäden ursächlich verantwortlich gemacht worden. Auch kommt die Erkrankung besonders bei bestimmten Berufsgruppen wie Weinbauern und Bauarbeitern oder bei vagabundierenden Menschen vor. Man nimmt heute eine multifaktorielle Pathogenese an. Meist besteht eine periphere strumpfförmige Polyneuropathie.

Klinik. Meist zwischen dem 40. und 60. Lebensjahr entwickeln sich die klinischen Hauptsymptome:

Neurologische Veränderungen. Diese sind konstant und betreffen besonders den Verlust der thermischen Sensibilität im Bereich der betroffenen Extremität, meist akrodistal bis zur Mitte des Unterschenkels, mit einer auffallenden Neigung zu Hyperhidrosis pedum. Letztere ist auch durch örtliche Temperaturveränderung sowie durch emotionale Reize auszulösen. Erlöschen von Achillessehnenreflex und Patellarsehnenreflex. Muskuläre Atrophien können sich später einstellen, auch Wadenkrämpfe oder lanzierende Beinschmerzen.

Trophische Ulzerationen. Vor allen Dingen an den Fußsohlen, über der Basis der oft zyanotischen Zehengrundgelenke oder der Fußphalangen, besonders auch im distalen Plantarbereich in Kalluszonen. Die Ulzera entsprechen dem typischen Bild des Mal perforant mit peripherer Kallusbildung (s. S. 906).

Gewebshypertrophie. Diese kann zu elephantiasisartiger Verplumpung des betreffenden Fußes führen und ist ein Zeichen der neurotrophischen Störungen. Sekundär kann es zu ödematös-verrukösen Veränderungen und Pachydermie kommen. Nicht selten entwickeln sich von dort aus rezidivierende Erysipele mit konsekutivem Lymphödem.

Knochenveränderungen. Sie entwickeln sich sekundär. Röntgenologisch bietet sich das Bild der Osteoporose und Osteolyse. Die Knochen der Endphalangen und der distalen Metatarsalia sehen wie abgenagt aus. Spontanfrakturen, Luxationen oder Ostemyelitis kommen vor. Das Arteriogramm ist stets normal.

Symptome. Innere Organbeteiligung entsprechend der Grunderkrankung, besonders Leberstoffwechselstörungen infolge von chronischem Alkoholismus.

Prognose. Ungünstig im Hinblick auf Heilung.

Differentialdiagnose. Diese hat die hereditäre Acropathia ulcero-mutilans familiaris (Thévenard-Syndrom) zu berücksichtigen.

Therapie. Sie muß auf das Grundleiden, besonders den chronischen Alkoholismus ausgerichtet sein. Die örtliche Behandlung sollte antiinfektiös und wundheilungsfördernd geführt werden. Kallus am Ulkusrand ist horizontal abzutragen. Auf entsprechende Knochenveränderungen oder Osteomyelitis ist zu achten. Zur Ausschaltung örtlicher mechanischer Reize sind orthopädische Schuhe mit Druckausschaltung geeignet. Zur Behandlung der Polyneuropathie werden symptomatisch Alpha-Liponsäure (Thioctacid) und bei Wadenkrämpfen eine Chinin-Theophyllin-Kombination (Limptar) empfohlen. Zusammenarbeit mit Neurologen und Orthopäden ist sinnvoll.

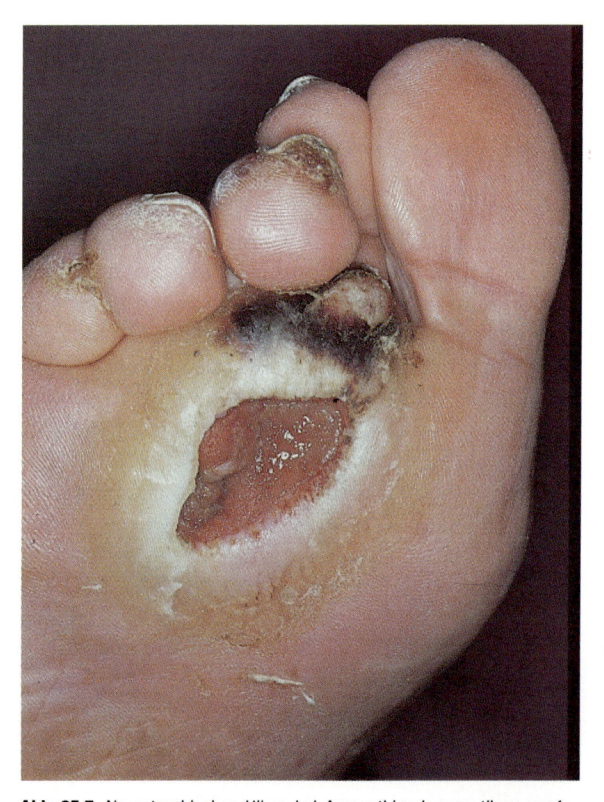

Abb. 25.7. Neurotrophisches Ulkus bei Acropathia ulceromutilans nonfamiliaris

Notalgia paresthetica

[Astwazaturow 1934]

Definition. Es handelt sich um eine isolierte Neuropathie im Versorgungsgebiet der hinteren thorakalen Spinalnerven mit Dysästhesie in einem umschriebenen Rückenbereich der Haut. Sekundär sind geringfügige Lichenifikation, Hyperpigmentierung und vielleicht makulöse Hautamyloidose möglich.

Vorkommen. Selten, meist bei Erwachsenen und älteren Menschen.

Pathogenese. Ungeklärt. Man denkt an eine minimale Belastung oder Schädigung der hinteren Nervenwurzeln der 2.–6. Thorakalsegmente. Als wesentliches Symptom besteht Juckreiz oder Mißempfindung im mittleren oberen Rückenbereich etwa in Schulterblatthöhe.

Klinik. Prädilektionsstelle ist der obere Rückenbereich, etwa in der Höhe der Segmente von Th2–Th6. In einer umschriebenen, meist ovalen Zone wird über Juckreiz, gewöhnlich auch brennende Sensationen oder Hypalgesie berichtet. Kratzeffekte sind seltener. Der Herd wirkt gelegentlich hyperpigmentiert und ist parästhetisch.
Auf entsprechende Veränderungen der Wirbelsäule (Kompression) in den zugehörigen Nervensegmenten ist zu achten.

Histopathologie. Keine wesentlichen Veränderungen. Gelegentlich nekrotische Keratinozyten im Str. spinosum und Str. corneum, ferner Hyperpigmentierung. Amyloidablagerung gehört nicht zum klassischen Bild.

Verlauf. Von Fall zu Fall unterschiedlich. Die subjektiven Störungen mit persistierendem Juckreiz oder anderen Dysästhesien im betroffenen Areal sind sehr unangenehm, ihre Dauer ist nicht sicher abzuschätzen. Entwicklung in makulöse Hautamyloidose wird diskutiert.

Diagnose. Abgrenzung von der makulösen Hautamyloidose.

Therapie. Symptomatisch und äußerlich. In Betracht kommt Capsaicin (Dolenon). Glukokortikoide wurden versucht, auch intrafokal.

Erythroprosopalgie

[Heyk 1962]

Synonym. Cluster-headache (engl.)

Definition und Klinik. Es handelt sich um eine Erkrankung, bei der schubweise einseitig und immer auf derselben Seite heftige, aber kurzfristige Schmerzattacken mit Rötung und Tränen des befallenen Auges sowie homolaterale Rhinorrhoe auftreten. Typisch ist nächtliches Auftreten.
Dermatologisch wichtig ist eine begleitende akut auftretende einseitige Rötung und Schwellung der Augenlider, oft auch der benachbarten Stirn- und Schläfenregion, im betroffenen Bereich.

Ätiopathogenese. Es wird vermutet, daß es sich um ein Migräneäquivalent handelt.

Differentialdiagnose. Quincke-Ödem, Migräne und Erysipel.

Therapie. Versuchsweise empfohlen werden Dihydroergotamin, nichtsteroidale Antiphlogistika und in schweren Fällen hochdosiert Glukokortikosteroide.

Weiterführende Literatur

Pruritus

Archer CB, Greaves MW (1988) Aquagenic pruritus. Seminars Dermatol 7:301–303

Bircher AJ, Meier-Ruge W (1988) Aquagenic pruritus. Water-induced activation of acetylcholinesterase. Arch Dermatol 124:84–89

Cerio R, Murphy GM, Sladen GE et al. (1987) A combination of phototherapy and cholestyramine for the relief of pruritus in primary biliary cirrhosis. Br J Dermatol 116:265–267

De Marchi S, Cecchin E, Villalta D et al. (1992) Relief of pruritus and decrease of plasma histamine concentrations during erythropoetin therapy in patients with uremia. N Engl J Med 326:969–974

Denman ST (1986) A review of pruritus. J Am Acad Dermatol 14:375–392

Fjellner B, Hägermark Ö (1981) Studies on pruritogenic and histamin-releasing effects of some puttive peptide neurotransmitters. Acta Derm Venereol (Stockh) 61:245–250

Fransway AF, Winkelmann RK (1988) Treatment of pruritus. Seminars Dermatol 7:310–325

Greaves MW (1993) New pathophysiological and clinical insights into pruritus. J Dermatol 20:735–740

Greaves MW, Black AK, Eady RAJ et al. (1981) Aquagenic pruritus. Brit Med J 282:2008–2010

Kantor GR, Hockinbill DP (1983) Generalized pruritus and systemic disease. J Am Acad Dermatol 9:375–382

Kligman AM, Greaves MW, Steinman H (1986) Water-induced itching without cutaneous signs. Aquagenic pruritus. Arch Dermatol 122:183–186

Magerl W (1991) Neurophysiologie des Juckens. Allergologie 14:395–405

Martin J (1985) Pruritus. Int J Dermatol 24:634–639

Massey EW, Pleet AA (1979) Localized pruritus-notalgia paraesthetica. Arch Dermatol 115:982–983

Musaph H (1983) Psychogenic pruritus. Semin Dermatol 2:217–222

Rajka G (1966) Investigation of patients suffering from generalized pruritus, with special references to systemic diseases. Acta Derm Venereol (Stockh) 46:190–194

Savin JA (1980) Do systemic antipruritic agents work? Br J Dermatol 102:113–117

Shelley WB, Arthur RP (1957) The neurohistory and neurophysiology of the itch sensation in man. Arch Dermatol 76:296–323

Shelley WB (1970) Post-wetness (aquagenic) pruritus. JAMA 212:1385

Steinman HK (1987) Aquagenic pruritus. Clin Dermatol 5:41–48

Stockenhuber F, Sugden-Plassman G, Balcke P (1990) Increased plasma histamine levels in uraemic pruritus. Clin Sci 79:477–482

Stüttgen G (1983) Pruritus, Pathophysiologie und therapeutische Konsequenzen. In: Braun-Falco O, Burg G (Hrsg) Fortschritte der praktischen Dermatologie und Venereologie, Bd 10. Springer, Berlin, S 1–12

Wahlgren C-F (1992) Pathophysiology of itching in urticaria and atopic dermatitis. Allergy 42:65–75

Weber S, Hermes B, Czarnetzki BM (1993) Aquagener Pruritus assoziiert mit Urticaria factitia. Dermatol Monatsschr 179:285–287

Winkelmann RK (1988) Cutaneous sensory nerves. Seminars Dermatol 7:236–268

Prurigokrankheiten

Birt AR, Davis RA, (1971) Photodermatitis in North American Indians: familial actinic prurigo. Int J Dermatol 10:107–114

Braun-Falco O (1961) Zur Kenntnis der Urticaria papulosa chronica. Med Welt 12:1371–1374

Bergner Th, Füsgen I (1990) Prurigo simplex subacuta. Akt Dermatol 16:221–225

Borradori L, Rybojad M, Verola D et al. (1990) Pemphigoid nodularis. Arch Dermatol 126:1522–1523

Hundeiker M (1987) Prurigo-Krankheiten. Z Hautkr 62:1197–1204

Jorizzo J, Gatti S, Smith EB (1981) Prurigo: A clinical review. J Am Acad Dermatol 4:723–728

Mali JWH (1967) Prurigo simplex subacuta: a group of cases with atopic background. Acta Derm Venereol (Stockh) 47:304–308

Marghescu S (1993) Prurigo-Krankheiten 1992, Klassifikation – Klinik – Therapie. In: Braun-Falco O, Plewig G, Meurer M (Hrsg), Fortschritte der praktischen Dermatologie und Venereologie. Bd 13. Springer, Berlin, S 247-250

Massie F St (1974) Papular urticaria: etiology, diagnosis and management. Cutis 13:980–986

Pirker C, Koller DY, Rosenkranz Al et al. (1992) Mückenstichallergie. Hautarzt 43:1–3

Salfeld K (1957) Zur Frage der Abgrenzung von Acne urticaria (Kaposi), acne excoriée des jeunes filles (Brocq) und „neurotic excoriations". Hautarzt 8:546–549

Schnyder UW (1973) Prurigo-Krankheiten. In: Braun-Falco O, Petzoldt D (Hrsg) Fortschritte der praktischen Dermatologie und Venerologie, Bd 7. Springer, Berlin, S 211–217

Shafter B, Jacobson C, Pori RP (1952) Papular urticaria. Its relationship to insect allergy. Ann Allergy 40:411–421

Shelnitz LS, Paller AS (1990) Hodgkin's disease manifesting as prurigo nodularis. Pediatr Dermatol 7:136–139

Tham SN, Tay YK (1992/93) Actinic prurigo, tropical (South-East Asian) variant. Photodermal Photoimmunol Photomed 9:225–228

Uehara M, Ofuji S (1976) Primary eruption in prurigo simplex subacuta. Dermatologica 153:49–56

Prurigo nodularis Hyde

Braun-Falco O, Marghescu S (1967) Prurigo nodularis Hyde-artige Reaktion durch Blutegelbiß. Hautarzt 18:112–115

Broek H van den (1980) Treatment of prurigo nodularis with thalidomide. Arch Dermatol 116:571–572

Doyle JA, Conolly SM, Hunziker N et al. (1979) Prurigo nodularis. A reappraisal of the clinical and histological features. J Cutan Pathol 6:392–403

Feuerman EJ, Sandbank M (1975) Prurigo nodularis. Histological and electron-microscopical study. Arch Dermatol 111:1472–1477

Hann SK, Cho MY, Park Y-K (1990) UV treatment of generalized prurigo nodularis. Internat J Dermatol 298:436–437

Harris B, Harris K, Prenneys NS (1992) Demonstration by S-100 protein staining of increased numbers of nerves in the papillary dermis of patients with prurigo nodularis. J Am Acad Dermatol 26:56–58

Hyde JN, Montgomery FH (1909) A practical treatise on diseases of the skin for the use of students and practioners. 8th, edn. Lea S Febiger, Philadelphia, pp 174–175

Lindley RP, Payne CMER (1989) Neural hyperplasia is not a diagnostic prerequisite in nodular prurigo. J Cutan Pathol 16:14–18

Perez GL, Peters MS, Reda AM et al. (1993) Mast cells, neutrophiles, and eosinophils in prurigo nodularis. Arch Dermatol 129:861–865

Rowland Payne CME, Wilkinson JD, McKee PH et al. (1985) Nodular prurigo – a clinico-pathological study of 46 patients. Br J Dermatol 113:431–439

Runne U, Orfanos CE (1972) Cutaneous neural proliferation in highly pruritus lesions of chronic prurigo. Arch Dermatol 113:787–791

Sheskin J (1975) Zur Therapie der Prurigo nodularis Hyde mit Thalidomid. Hautarzt 26:215

Winkelmann RK (1984) Thalidomide treatment of prurigo nodularis. Acta Derm Venereol (Stockh) 64:412–417

Wollina U, Simon D, Knopf B (1990) Prurigo nodularis Hyde – Bevorzugung der Hautspaltenlinien. Dermatol Monatsschr 176:469–473

Zelickson BD, McEvoy MT, Fransway AF (1989) Patch testing in prurigo nodularis. Contact Dermatitis 20:321–325

Dermatozoenwahn

Driscoll MS, Rothe MJ, Grant-Kels JM et al. (1993) Delusional parasitosis; A dermatologic, psychiatric, and pharmacologic approach. J Am Acad Dermatol 29:1023–1033

Hofmann P, Joraschky P, Hornstein OP (1990) Zum Wandel ätiologischer Konzepte des Dermatozoenwahn-Syndroms (DWS). Zbl Haut 157:533–540

Koblenzer CS (1987) Psychocutaneous disease. Grune & Stratton, Orlando, Florida

Koo JYM, Strauss GD (1987) Psychopharmacologic treatment of psychocutaneous disorders: A practical guide. Seminars Dermatol 6:83–93

Lyell A (1983) Delusions of parasitosis. Br J Dermatol 108:485–499

Maier C (1988) Differentialdiagnose und Behandlung des Dermatozoenwahnsyndroms. Zbl Neurol Psychiatr 250:138–142

Musalek M (1991) Der Dermatozoenwahn. Thieme, Stuttgart

Artefakte und artefizielles Lymphödem

Aduan RP, Fauci AS, Dale DC et al. (1979) Factitious fever and self-induced infections. A report of 32 cases and review of the literature. Ann Intern Med 90:230–242

Angelini G, Meneghini CL, Vena GA (1982) Secretan's syndrome: an artefact oedema of the hand. Contact Dermatitis 8:345–346

Asher R (1951) Münchhausen's syndrome. Lancet i:339–341

Bock KD, Overkamp F (1986) Vorgetäuschte Krankheit. Klin Wochenschr 64:149–164

Cristobal MC, Aguilar A, Urbina F et al. (1987) Self-inflicted tongue ulcer: an unusual form of factitious disorder. J Am Acad Dermatol 17:339–341

Jorgensen J, Gammeltoft M, Schmidt H (1982) Factitious lymphoedema, Secretan's syndrome. Acta Derm Venereol (Stockh) 63:270–273

Oostendorp I, Rakoski J (1993) Münchhausen-Syndrom, Artefakte in der Dermatologie. Hautarzt 44:86–90

Reich P, Gottfried LA (1983) Factitious disorders in a teaching hospital. Ann Intern Med 99:240–247

Secrétan H (1901) Oedème dur et hyperplasie traumatique du métacarpe dorsal. Rev Med Suisse Romande 21:409–416

Sneddon I, Sneddon J (1975) Self inflicted injury: a follow-up study of 43 patients. Br Med J 3:527–530

Neurotrophische Ulzerationen

Bureau Y, Barrière H (1955) Acropathies pseudosyringomyéliques des membres inférieurs. Semin Hôp (Paris) 31:1419–1429

Bureau Y, Barrière H (1958) Acropathies ulcéromutilantes pseudosyringomyéliques non familiales des membres inférieurs. Bull Soc Franç Dermatol 65:392–398

Bureau Y, Barrière H, Kernéis JP et al. (1957) Acropathies ulcero-mutilantes pseudo-syringomyéliques non familiales des membres inférieurs (A propos de 23 observations). Presse Méd 94:2127–2132

Burg G (1990) Hereditäre sensible Neuropathie, Typ I und Typ II. In: Leiber, Die klinischen Syndrome, 7. Aufl. Urban & Schwarzenberg, München, S 529

Burg G, Burg D (1990) Das Bureau-Barrière-Syndrom. Phlebol Proktol 19:147–152

Burg G, Burg D (1983) Dermatosen durch Neuropathien. In: Braun-Falco O, Burg G (Hrsg) Fortschritte der praktischen Dermatologie und Venerologie, Bd 10. Springer, Berlin, S 28–35

Hartschuh W, Adler D, Kohl PK (1988) Das trigeminotrophe Ulkus des Nasenflügels; erfolgreiche Behandlung in 2 Fällen durch plastisch rekonstruktive Eingriffe. In: Haneke E (Hrsg): Gegenwärtiger Stand der operativen Dermatologie. Springer, Berlin, S 284–292

Maaßen D, Voigtländer V (1990) Das neurotrophe Trigeminus Syndrom. Bericht über zwei Patienten und Literaturübersicht. Akt Dermatol 16:3–6

Michel U, Hornstein OP (1982) Akroosteopathia ulceromutilans der Füße. Klinik und Differentialdiagnose. Dtsch Med Wochenschr 107:169–175

Partsch H (1978) Neuropathien von ulcero-mutilierendem Typ. Klinik, Klassifikation, Durchblutungsmessungen. Vasa/Suppl. 6:1–48

Sorger E, Mayr N, Pehamberger H (1981) Neurotrophische Ulzerationen im Trigeminusbereich. Hautarzt 32:423–424

Thévenard A (1942) L'acropathie ulcéro-mutilante familiale. Rev Neurol (Paris) 74:193–212

Thoma E, Ruzicka T, Donhauser G et al. (1993) Klinik und Therapie des Bureau-Barrière-Syndroms. Beobachtung an 17 Fällen mit Literaturübersicht. Hautarzt 44:5–13

Weber PJ, Poulos Eg, Beach P (1988) Notalgia paraesthetica. J Am Acad Dermatol 18:25–30

Westerhof W, Bos JD (1983) Trigeminal trophic syndrome: a successful treatment with transcutaneous electrical stimulation. Brit J Dermatol 108:601–604

Winkelmann RK, Lambert EH, Hayles AB (1962) Congenital absence of pain. Report of a case and espermintal studies. Arch Dermatol 85:525–539

Notalgia Paresthetica

Astwazaturow M (1934) Über parästhetische Nruralgien und eine besondere Form derselben – Notalgia paraesthetica. Dt Z Nervenheilkd 133:188–196

Cerroni L, Kopera D, Soyer HP et al. (1993) Notalgia parästhetica, "Posterior Pigmented Pruritic Patch" und makulöse Amyloidose. Hautarzt 44:777–780

Fishman HC (1986) Notalgia parestheticea J Am Acad Dermatol 15:1304–1305

Erythroprosopalgie

Heyk H (1962) Über das Bing'sche Kopfschmerzsyndrom (Erythroprosopalgie). Deutsch Med Wochenschr 38:1942–1947

Kaufmann R (1988) Zur Kenntnis der Erythroprosopalgie. Akt Dermatol 14:99–100

Kudrow L (1980) Cluster Headache. Mechanisms and Management. Oxford Univ Press, Oxford

Kapitel 26 Störungen der Melaninpigmentierung

Inhaltsverzeichnis

Struktur und Funktion der Melanogenese. 913
    Melanozyten 913
    Morphologie der Melanogenese 914
    Biochemie der Melanogenese 914
    Melanosomen in Keratinozyten 915
    Sonnenbräunung 915
    Regulation der Pigmentierung 915
    Störungen der Melaninpigmentierung 916
Umschriebene Hyperpigmentierungen 916
    Epheliden 916
    Peutz-Jeghers-Syndrom 917
    Sommersprossenartige Flecken in den Axillen bei
        Neurofibromatosis generalisata 917
    Albright-Syndrom 917
    Chloasma 918
    Periokuläre Hyperpigmentierungen 918
    Riehl-Melanose 919
    Melanodermitis toxica 919
    Poikilodermie réticulée pigmentaire du visage
        et du cou 919
    Melanosis perioralis et peribuccalis 920
    Lentiginosen 920
        Lentiginose 920
        Lentiginosis centrofacialis 920
        Lentiginosis eruptiva 921
        Lentiginosis profusa perigenitoaxillaris 921
        Segmentale Lentiginose 921
        PUVA-Lentigines und Naevus-spilus-artige
            Hyperpigmentierung 921
        LEOPARD-Syndrom 921
        Lentigo senilis 921
    Incontinentia pigmenti 922
    Sekundäre Hyperpigmentierungen 923
        Erythema dyschromicum perstans 924
        Pigmentatio maculosa eruptiva idiopathica . . . 924
        Arsenmelanose 924
Diffuse Hyperpigmentierungen 925
    Melanosis diffusa congenita 926
Amelanose und Hypomelanose 927
    Phenylketonurie 927
    Albinismus 927
        Tyrosinase-positiver okulokutaner Albinismus . . 927
        Tyrosinase-negativer okulokutaner Albinismus . . 927
        Hermansky-Pudlak-Syndrom 928
        Chédiak-Higashi-Syndrom 929
        Weitere Formen des Albinismus 930
    Piebaldismus 930
        Woolf-Dolowitz-Aldous-Syndrom 930
        Klein-Waardenburg-Syndrom 930
        Tietz-Syndrom 930
    Incontinentia pigmenti achromians 930
    Naevus achromicus (Naevus depigmentosus) 931
    Hypomelanotische Maculae bei tuberöser
        Sklerose 931
Depigmentierungen 931
    Vitiligo 932
    Vogt-Koyanagi-Syndrom 934
    Sutton-Nävus 934
    Hypomelanosis guttata idiopathica 935
    Depigmentierungen durch chemische Substanzen . 935
    Depigmentierungen durch Hauterkrankungen . . . 935
        Permanente Depigmentierung 935
        Temporäre Depigmentierung 935
        Pseudoleukoderme 936
Weiterführende Literatur 936

Struktur und Funktion der Melanogenese

Der Melaningehalt der Haut ist die bedeutsamste Komponente für die normale Hautfarbe, daneben wird diese durch Hämoglobin in oxygenierter und reduzierter Form sowie durch Karotin beeinflußt. Durch Melaninbildung kann sich die Haut wirkungsvoll vor den schädlichen Folgen der Ultraviolettbestrahlung schützen. Bei Defekten der Melaninbildung, wie bei Patienten mit Albinismus, ist der Mensch besonders in lichtreichen Klimazonen in den unbedeckten Hautarealen durch starke Sonnenbrandreaktionen und chronische Lichtschäden wie Poikilodermie, aktinische Elastose, aktinische Keratosen und maligne epitheliale Hauttumoren beeinträchtigt und gefährdet. Bei stark pigmentierten Menschen kommen diese Auswirkungen chronischer Lichtexposition dagegen allenfalls in geringem Ausmaß und wesentlich später vor.

Melanozyten

Träger der Melanogenese in der Haut sind die Melanozyten, die zwischen den Basalzellen der Epidermis liegen. In speziellen Organellen, den Melanosomen, synthetisieren sie mit Hilfe des Enzyms Tyrosinase das Melanin und geben es über Dendriten an die umgebenden Keratinozyten ab. Jeder Melanozyt versorgt etwa 36 Keratinozyten, mit denen er als funktionelle *epidermale Melanineinheit* zusammengefaßt wird. Obwohl Melanozyten an verschiedenen Orten des menschlichen Körpers wie Auge, Zentralnervensystem, Schleimhäuten, Innenohr und an der Haut vorkommen, entstammen sie alle der Neuralleiste,

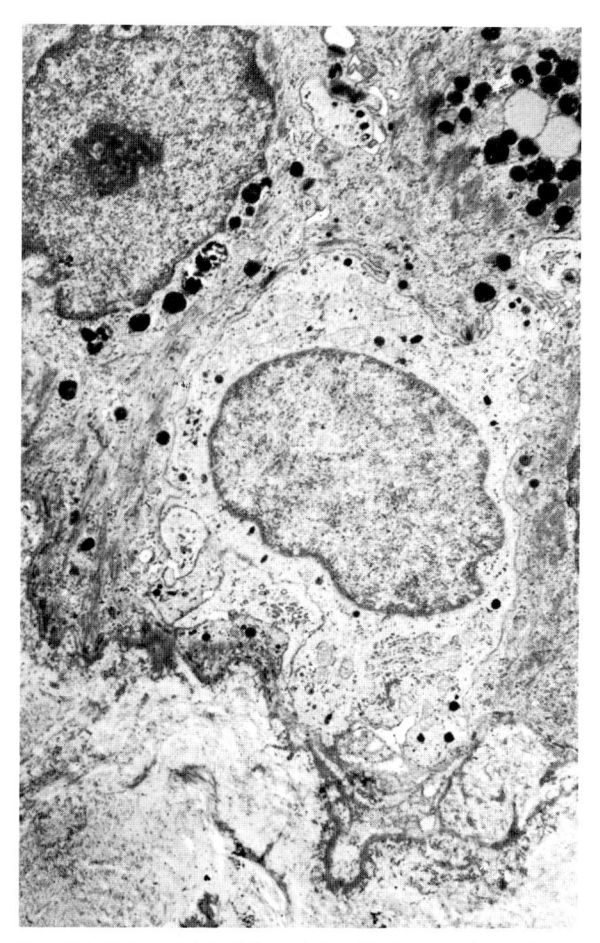

Abb. 26.1. Melanozyt (helle Zelle) zwischen Keratinozyten. In den Keratinozyten zahlreiche melanisierte (im Bild schwarze) Melanosomen (Vergrößerung 8200:1)

sind also ektodermaler Herkunft. Etwa zu Beginn des 3. Fetalmonats erreichen sie über das Korium die Orte späterer Pigmentbildung, die epidermale Verbundzone und die Grenze zur Haarmatrix. Man kann also 2 Melanozytensysteme an der Haut unterscheiden: das epidermale und das piläre Melanozytensystem. Unter pathologischen Bedingungen können beide, gelegentlich aber auch nur eines der beiden, Veränderungen aufweisen. Die Zahl der Melanozyten pro Flächeneinheit schwankt beachtlich, insbesondere in verschiedenen Körperregionen. Gesicht (Angaben 1100–1300/mm^2) und Genitalbereich zeigen die höchste Dichte, Rumpf und Extremitäten sind wesentlich geringer besiedelt. Interessanterweise existieren keine wesentlichen geschlechts- und rassengebundenen Differenzen; bei Dunkelpigmentierten ist die Zahl der Melanozyten nicht größer, sondern nur ihre melanogene Aktivität, und es bestehen Unterschiede in der Größe, Verteilung und im Abbau der Melanosomen. Die Dichte der Melanozyten nimmt in chronisch sonnenexponierter Haut zu. Andererseits kommt es im Laufe des Lebens zu einer allmählichen Reduktion der Melanozytenzahl.

Morphologie der Melanogenese

Der Melanozyt ist bei allen Vertebraten eine dendritische Zelle mit kurzen oder längeren, teilweise verästelten Ausläufern. Wenn man durch Anwendung von Salzlösungen oder Enzymen die Epidermis vom Korium abtrennt, kann man das Netzwerk der dendritischen Melanozyten an der Unterfläche der Epidermis gut darstellen. Die Zahl der Dendriten und ihre Länge nimmt mit zunehmender fetaler Entwicklung zu. Über die Dendriten gewinnt der Melanozyt Kontakt mit den umgebenden Keratinozyten und bildet so die bereits erwähnte epidermale Melanineinheit.

Der Melanozyt kann als einzellige Drüse betrachtet werden. Elektronenmikroskopisch sieht man eine große Zelle ohne desmosomale Kontakte zu den benachbarten Keratinozyten, mit hellem Zytoplasma ohne Tonofilamente. Für sekretorische Zellen typisch sind der große Zellkern und deutliche Nukleolus, freie Ribosomen, ein reiches endoplasmatisches Retikulum und ein gut entwickelter Golgi-Apparat. Entsprechend der speziellen Aufgabe findet man als Äquivalente der Melaninbildung die Melanosomen in verschiedenen Stadien. Als Stadium I werden die aus dem Golgi-Apparat entstehenden, tyrosinasehaltigen Vesikeln bezeichnet, die zunehmend melanisiert werden. Melanosomen des Stadiums II sind oval und enthalten Melanofilamente, die eine Periodik von 7 nm erkennen lassen. Über Stadium III kommt es mit zunehmendem Melaningehalt zu den elektronendichten Melanosomen des Stadiums IV. Diese werden über die Dendriten in die umgebenden Keratinozyten transferiert, wobei letztere aktiv die Spitzen der Dendriten nach Art einer Phagozytose aufnehmen und abtrennen. Feinste 100-Å-Filamente im Zytoplasma der Melanozyten sollen für die Bewegung der Dendriten und der darin befindlichen Melanosomen bedeutsam sein.

Biochemie der Melanogenese

Ausgangsstoff der Melaninsynthese ist die Aminosäure Tyrosin (Hydroxiphenylalanin), die mittels des kupferhaltigen Enzyms Tyrosinase über Dopa (Dihydroxiphenylalanin) zu Dopachinon oxidiert wird. Da die Oxidation von Dopa zu Dopachinon rasch erfolgt, kann man durch Inkubation von Hautschnitten mit Dopa die Tyrosinaseaktivität in Form eines braun-schwarzen Reaktionsproduktes erfassen und damit die Melanozyten histochemisch identifizieren. Nach der Bildung von Dopachinon trennen sich die Stoffwechselwege: Durch Ringschluß entsteht Zyklodopa (Leukodopachrom), das über Dopachrom und 5,6-Dihydroxiindol zu *Eumelanin* polymerisiert wird. Das dunkle Polymerisationsprodukt wird mit Protein zum *Melanoprotein* gekoppelt. Ein anderer Weg vom Dopachinon aus führt über Cysteinyldopaverbindungen (5-Cys-Dopa, Cys-Dopachinon) weiter zu den *Phaeomelaninen* und *Trichromen*.

In der menschlichen Haut sind demnach zu unterscheiden:

- *Eumelanine*. Sie haben eine braune bis schwarze Farbe, sind in fast allen Lösungsmitteln unlöslich und entstehen durch oxidative Polymerisation aus 5,6-Dihydroxiindol.
- *Phäomelanine*. Dies sind rote und gelbe Pigmente, die in Alkalien löslich sind und über die oxidative Polymerisation von Cysteinyldopaverbindungen entstehen.
- *Trichrome*. Es handelt sich um mehrere chemisch gut definierte Varianten von ebenfalls schwefelhaltigen, intensivfarbigen Pigmenten, die in rotem Haar vorkommen.

Melanosomen in Keratinozyten

Die Anordnung der Melanosomen in den Keratinozyten ist unterschiedlich. Bei Menschen weißer Hautfarbe werden kleine Gruppen von Melanosomen in den Keratinozyten von einer Membran umgeben (Melanosomenkomplexe). Bei Australiern und dunkelhäutigen Afrikanern dagegen sind die Melanosomen größer und einzelnliegend verteilt; für die Art der Verpackung ist wahrscheinlich die Partikelgröße entscheidend. Bei heller Haut erfolgt der lysosomale Abbau der Melanosomen schon in den unteren Epidermislagen, während bei dunkler Haut noch intakte Melanosomen in der Hornschicht gefunden werden.

Sonnenbräunung

Die bekannte Vermehrung des Melaninpigmentes nach Sonnenbestrahlung entwickelt sich im wesentlichen aus 2 Vorgängen:

1. Sofortpigmentierung. Dieser Vorgang beginnt sofort mit der Bestrahlung der Haut durch langwelliges Ultraviolett (UV-A). Er beruht auf der oxidativen Umwandlung von Vorstufen in reifes Melanin und dem Transport von Melanosomen in die Peripherie der Melanozyten. Die Sofortpigmentierung verliert sich innerhalb von Minuten bis Stunden.

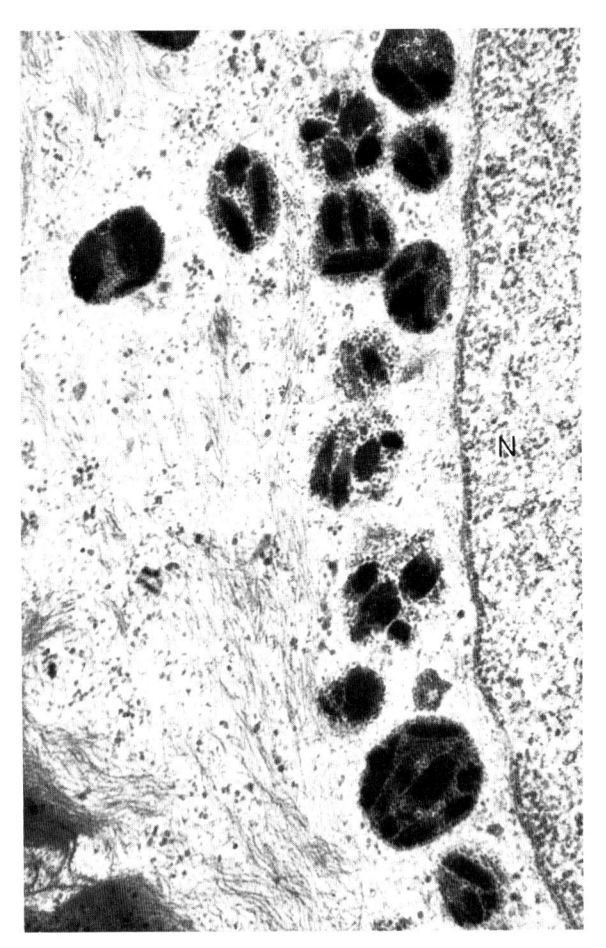

Abb. 26.2. Melanosomenkomplexe in einem Keratinozyten, *N* Zellkern (Vergrößerung 80 000:1)

2. Spätpigmentierung. Sie wird hauptsächlich durch das erythemerzeugende kurzwellige Ultraviolett (UV-B) bewirkt und beruht auf einer Steigerung der Synthese von Tyrosinase, einer Zunahme von Melanosomen und ihrer Melanisierung, dem vermehrten Transfer in Keratinozyten und mittelfristig auch auf einer Vermehrung der Zahl aktiver Melanozyten.

Näheres zur Pigmentierung in Kap. 13: Lichtdermatosen.

Regulation der Pigmentierung

Die individuelle Fähigkeit zur Bräunung der Haut unter Lichteinfluß ist *genetisch* determiniert und weist große individuelle, familiäre und ethnische Unterschiede auf. Man unterscheidet aufgrund ihrer Lichtempfindlichkeit 6 Hauttypen.

Als *endokrine* Stimulatoren der Melanogenese wurden aufgrund experimenteller Untersuchungen die bei manchen Vertebraten bedeutsamen Hypophysenhormone α-*MSH* und *β-MSH* angesehen; diese werden allerdings in der menschlichen Hypophyse nicht in für die Pigmentierung signifikanter Menge sezerniert. Unter normalen Bedingungen ebenfalls nicht bedeutsam, aber mit potentieller melanotroper Aktivität werden die Hypophysenhormone *ACTH* und *β-Lipotropin* (β-LPH) angesehen. Eine allenfalls geringe Wirkung auf die Melanogenese wird außerdem den Östrogenen zugeschrieben. In Organkulturen wirken α-MSH und Analoga stark stimulierend auf die Melanogenese. Möglicherweise spielen diese als unabhängig von der Hypophyse parakrin in der Haut gebildeten Stoffe doch eine Rolle für die Pigmentierung. Sie werden auch in der Plazenta und fetaler Hypophyse gebildet und sind möglicherweise für die Pigmentierungen in der Schwangerschaft und bei der Entwicklung des fetalen Pigmentsystems bedeutsam. Ob das aus der Pinealdrüse stammende *Melatonin* beim Menschen eine Rolle bei der Pigmentierung spielt, ist bislang unbekannt.

Störungen der Melaninpigmentierung

Sie können hervorgerufen werden durch:
- Veränderungen der Melanozytenzahl,
- Funktionsstörungen bei der Melaninsynthese, der Melanosomenreifung, des Melanosomentransportes sowie
- Störungen des Melanosomentransfers.

Störungen der Melaninpigmentierung können *angeboren* oder *erworben* sein und sich *lokalisiert* oder *diffus* als *Pigmentvermehrung* (Hyperpigmentierung) oder *Pigmentverminderung* (A-, Hypomelanose, Depigmentierung) darstellen.

Umschriebene Hyperpigmentierungen

Epheliden

Synonym. Sommersprossen

Vorkommen. Besonders bei Menschen mit rötlichblondem und rötlichbraunem Haar. Vererbung autosomal-dominant.

Pathogenese. Im Frühling und Sommer werden Sommersprossen unter dem melanozytenstimulierenden Einfluß des UV-Lichtes der Sonne deutlich, blassen aber im Winter wieder ab; die Zahl der Melanozyten in Sommersprossen ist nicht erhöht. Die Melanozyten in Sommersprossen bilden rascher und mehr Melanin als die Melanozyten in der umgebenden Haut. Ihre Melanosomen sind größer.

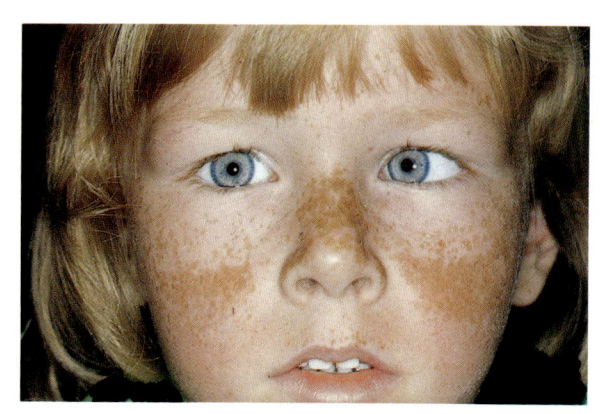

Abb. 26.3. Epheliden

Klinik. Sommersprossen sind scharf begrenzte und bizarre, Intensitätsschwankungen unterworfene gelbliche bis bräunliche Pigmentflecke. Sie entstehen symmetrisch ausgeprägt und bevorzugen die mittleren Gesichtsanteile, Unter- und Oberarme und die Schultern. In nichtlichtexponierten Gebieten wie der Mundschleimhaut und der Anogenitalgegend kommen sie nicht vor.
Vorwiegend bei Menschen mit blondem oder rötlichem Haar treten sie bereits in früher Jugend in Erscheinung und werden laufend intensiver; im späteren Leben bilden sie sich zurück.

Histopathologie. Vermehrung von Melanin in den Basalzellen der Epidermis.

Differentialdiagnose. Wichtig ist die Abgrenzung der verschiedenen Formen von Lentiginosen. Zu beachten sind hier das Verteilungsmuster und die fehlende Reaktion auf Sonnenlicht bei Lentiginosen. Auch an Neurofibromatosis generalisata v. Recklinghausen und pigmentierte Verrucae planae juveniles ist zu denken.
Bei sommersprossenartigen Bildungen, welche sich auch während der Winterzeit nicht zurückbilden, muß an eine geringere Ausbildung von Xeroderma pigmentosum gedacht werden (*permanente Sommersprossen*).

Therapie. Lichtschutzpräparate haben sich nicht bewährt, allenfalls kann die konsequente Anwendung von Präparaten mit breiter und starker Filterwirkung versucht werden. Quecksilberpräparate zur Depigmentierung sind aus toxikologischer und allergologischer Sicht heute obsolet; Schälung mit 20%igem Phenoläther oder oberflächlicher Kryotherapie können wegen möglicher Nebenwirkungen bei dieser harmlosen Störung ebenfalls nicht empfohlen werden. Die Hydrochinon-Tretinoin-Hydrokortison-Kombination (Pigmanorm Creme) hat sich bei dieser Indikation nicht bewährt, auch kann sie bei Anwendung in Augennähe zu Reizungen führen. Als Hausmittel wird Gurkensaft (auch in Form von Tinctura curcumis) empfohlen, sonst auch Camouflage.

Peutz-Jeghers-Syndrom
[Peutz 1921, Jeghers 1944]

Synonyme. Pigmentfleckenpolypose (Klostermann 1956), periorifiziale Lentiginose

Vorkommen. Familiär mit autosomal-dominantem Erbgang. Das Syndrom entwickelt sich meist vor dem 30. Lebensjahr.

Klinik. Bereits während der frühen Kindheit treten bei den meist dunkelhaarigen Patienten bizarre sommersprossenartige, jedoch oft dunkel- bis schwarzbraune Pigmentflecke besonders im perioralen und periorbitalen Bereich sowie an den Handrücken auf. Die Pigmentflecken finden sich auch an den Lippen. An der Mundschleimhaut sieht man zahlreiche dunkelbraune oder mehr blauschwarze Flecken. Auch die Konjunktiven können betroffen sein.
Gleichzeitig kann sich eine Dünndarmpolypose entwickeln, die mit Erbrechen und Leibschmerzen einhergehen kann. Auch Ileussymptome, Magen-Darm-Blutungen und sekundäre Anämie können als Folge auftreten. Assoziiert finden sich Trommelschlegelfinger und bei Frauen gelegentlich Brust- und Ovarialtumoren.

Histopathologie. In den Pigmentflecken zeigt sich das Bild von Epheliden, teilweise auch von Lentigines.

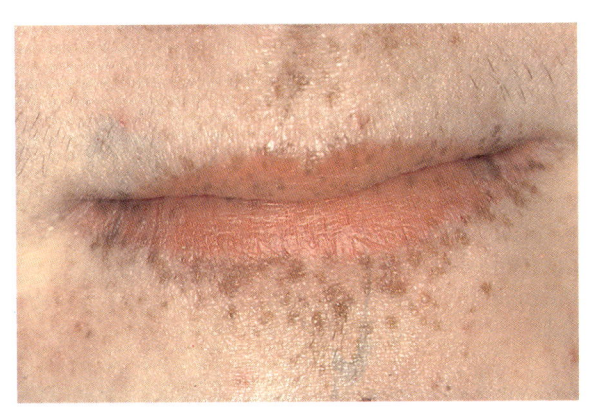

Abb. 26.4. Peutz-Jeghers-Syndrom

Verlauf. Die Pigmentflecken an der Haut können sich im Laufe des Lebens weitgehend zurückbilden. Die oralen Pigmentierungen bleiben konstant; sie können auch das einzige Symptom der Erkrankung darstellen. Die Polypen im Bereich des Dünndarms, aber auch des Magens haben eine gewisse Entartungstendenz; Metastasierung wurde selten beschrieben.

Therapie. Bei entsprechender klinischer Bauchsymptomatik mit Ileusgefahr ist operatives Vorgehen notwendig. Eingreifendere chirurgische Maßnahmen sind allerdings wegen der Darmpolypose allein gewöhnlich nicht indiziert. Dagegen werden regelmäßige endoskopische Kontrollen des Magen-Darm-Traktes empfohlen.

Sommersprossenartige Flecken in den Axillen bei Neurofibromatosis generalisata

Synonym. Axillary freckling

Klinik. Die sommersprossenartigen, meist aber etwas größeren milchkaffeefarbenen Flecke sind sehr typisch für die Recklinghausen-Krankheit. Die Diagnose Neurofibromatosis generalisata sollte aber nur dann gestellt werden, wenn auch Café-au-lait-Flecke oder typische Tumoren an der übrigen Haut feststellbar sind.
Diese Flecken wurden auch beim LEOPARD-Syndrom beobachtet.

Albright-Syndrom
[Albright 1937]

Synonyme. Albright-McCune-Sternberg-Syndrom, McCune-Albright-Syndrom

Definition. Das sehr seltene Syndrom unbekannter Ursache ist gekennzeichnet durch Knochenveränderungen, endokrine Funktionsstörungen mit Pubertas praecox und umschriebene Pigmentflecke.

Klinik. Neben fibröser Dysplasie der Knochen mit Schmerzen, Frakturen, Osteomyelitis und konsekutiven Deformierungen finden sich Pigmentflecke, die an die Café-au-lait-Flecken bei Neurofibromatosis generalisata erinnern, allerdings meist in geringerer Zahl vorkommen und einen unregelmäßigen oder gezahnten Rand haben. Prädilektionsstellen sind Stirn, Nakken, Rumpf, Iliosakralregion und Glutäen, selten Gesicht oder Nacken.

Histopathologie. Die Zahl der Melanozyten ist in den Veränderungen nicht erhöht; die für Café-au-lait-Flecke bei Neurofibromatose typischen Riesenpigmentgranula in den Keratinozyten oder den Melanozyten wurden hier nur selten gefunden.

Verlauf. Die Hautpigmentierungen entwickeln sich gewöhnlich innerhalb der ersten Lebensmonate bis zum 2. Lebensjahr. Sie neigen zu asymmetrischer Verteilung und bevorzugen die Hautpartien in Regionen schwerer Knochenbeteiligung.

Chloasma

Synonym. Melasma

Klinik. Diese kosmetisch störende Hyperpigmentierung ist zumeist symmetrisch an Stirn, Schläfen und Wangen von Mädchen oder Frauen lokalisiert. Die scharf begrenzten Flecke haben eine unregelmäßig bizarre Gestalt, gelbliches bis braunes Kolorit, können zu größeren Plaques zusammenfließen und dem Gesicht einen maskenartigen Ausdruck verleihen. Durch Sonnenexposition werden sie intensiviert.

Ätiopathogenese. Man findet vermehrt Melanin im Stratum basale. Sehr wahrscheinlich liegt dieser Störung eine erhöhte Melaninbildung durch Melanozyten zugrunde. Die Ursachen sind vielfältig.

Chloasma gravidarum (Chloasma uterinum). Dieses kann als eine physiologische Veränderung in der Schwangerschaft gedeutet werden. Es tritt zusammen mit Hyperpigmentierung der Linea alba, der Mamillenhöfe und des Genitale auf. Nach Beendigung der Schwangerschaft bildet es sich meist spontan zurück. In einem Teil der Fälle kann es aber über längere Zeit bestehenbleiben: *Chloasma gravidarum perstans*.

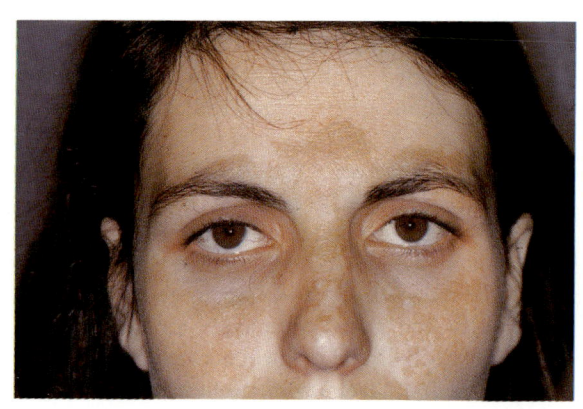

Abb. 26.5. Chloasma

Chloasma hormonale. Wie das Chloasma gravidarum durch hormonelle Faktoren (Östrogene) ausgelöst wird, können auch hormonelle Störungen und Ovarialtumoren bei Nichtschwangeren diese Pigmentierung induzieren. Bei 10–20% der Patientinnen, welche regelmäßig Kontrazeptiva einnehmen, soll sich ein Chloasma entwickeln.

Chloasma cosmeticum. Es ist sehr häufig und wird hervorgerufen durch Kosmetika, besonders durch vaselinhaltige Hautcremes, oder ist Folge chronischer Photodermatitis durch photosensibilisierende Zusätze wie Bergamotteöl in kosmetischen Cremes. Besonders in den Fällen, bei denen auch eine periorale Hyperpigmentierung vorhanden ist (*Melanosis perioralis et peribuccalis Brocq*), ist die Diagnose Chloasma cosmeticum naheliegend. Auch bei Männern findet man zunehmend diese typische Hautreaktion auf Kosmetikaanwendung im Gesicht.

Chloasma medicamentosum. Insbesondere bei langfristiger Einnahme von hydantoin- oder chlorpromazinhaltigen Medikamenten kann sich eine chloasmaartige Hyperpigmentierung im Gesicht ausbilden.

Chloasma cachecticorum. Es handelt sich um chloasmaartige Hyperpigmentierungen im Gesicht bei Patienten mit konsumierenden Erkrankungen wie Tuberkulose oder malignen Tumoren innerer Organe.

Therapie. Vermeidung von direkter Sonnenbestrahlung, Lichtschutz mit hohem Faktor auch im UV-A. Versuch einer Depigmentierung mit Hydrochinon-Tretinoin-Hydrokortison-Creme (Pigmanorm Widmer). Kosmetische Abdeckung.

Periokuläre Hyperpigmentierungen

Bräunliche bis schwärzlichbräunliche Hyperpigmentierung der periokulären Regionen findet man besonders bei brünetten Frauen. Von Brocq wurde diese Veränderung als *masque biliaire* bezeichnet, da sie auf Gallensteine hinweisen soll. Dies ist aber keineswegs regelmäßig der Fall.
Periokuläre Hyperpigmentierungen können aber ohne Begleiterkrankungen als genetische Störung vorkommen.
Periokuläre Hyperpigmentierungen, besonders im Medialbereich der Augenlider und im Augenwinkel, sollen als *Jellinek-Zeichen* auf Hyperthyreose hinweisen.

Differentialdiagnose. Bei mehr schmutziggrauer Hyperpigmentierung ist an Argyrose zu denken.

Riehl-Melanose

[Riehl 1917]

Definition. Diese zweifellos entzündliche Melanose wurde in Wien gegen Ende des 1. Weltkrieges beobachtet und auf einseitige Ernährung bezogen. Heute wird sie mit der Melanodermitis toxica gleichgesetzt und als pigmentierte Kontaktdermatitis angesehen.

Vorkommen. Die Erkrankung ist auch während des 2. Weltkrieges beobachtet worden und kommt auch in anderen Erdteilen vor. Sie tritt häufiger bei Frauen auf, wurde aber ebenfalls bei Kindern gesehen.

Pathogenese. Kosmetika mit photodynamisch wirksamen Inhaltsstoffen und Teerderivate werden als Auslöser einer phototoxischen Reaktion verantwortlich gemacht. Damit ergibt sich die Beziehung zur Melanodermitis toxica und zum Chloasma cosmeticum.

Klinik. Die Riehl-Melanose beginnt relativ rasch mit symmetrisch lokalisierten und unscharf begrenzten roten Flecken, die sich in Monaten zu schiefergrauen bis tiefbraunen, flächenhaften oder mehr retikulär gezeichneten Pigmentierungen umwandeln. Hauptsitz sind Stirn, Schläfen, Wangen und seitliche Halspartien, d.h. unbedeckte, chronisch lichtexponierte Körperareale. Innerhalb der unscharf begrenzten Hautverfärbungen kann es zur Entwicklung follikulär oder perifollikulär angeordneter Keratosen und auch lichenoider Papeln kommen.

Histopathologie. In frühen Phasen finden sich im oberen Korium ein entzündliches Infiltrat und eine vakuolige Degeneration der Basalzellschicht der Epidermis. Außerdem kommt im oberen Korium reichlich Melanin frei und phagozytiert in Melanophagen vor (Pigmentinkontinenz).

Verlauf. Da es sich nicht um vermehrte Pigmentbildung handelt, sondern um postinflammatorische Melaninablagerungen im oberen Korium infolge einer Zerstörung der Basalzellen, ist mit Normalisierung kaum zu rechnen. Die Prognose ist daher ungünstig.

Therapie. Ausschaltung der Ursache, sonst wie bei Chloasma.

Melanodermitis toxica

[Hoffmann und Habermann 1918]

Definition. Es handelt sich um eine entzündlich bedingte Hyperpigmentierung, die durch exogenen Kontakt mit phototoxischen wirksamen Substanzen und Licht ausgelöst wird.

Vorkommen. Die Erkrankung wird besonders bei Menschen beobachtet, die beruflich über längere Zeit Kontakt mit Schmieröl oder Schmierölderivaten hatten, oder welche zur Hautpflege über längere Zeit vaselinhaltige Cremes mit photodynamischen Inhaltsstoffen benutzen. Die Dermatose entspricht damit der Riehl-Melanose und dem Chloasma cosmeticum (Melasma).

Klinik. Im Bereich der belichteten Körperpartien, besonders im Gesicht, am Hals und im oberen Brustausschnitt, kommt es nach primär geringfügiger entzündlicher Reaktion zu unregelmäßig bräunlichvioletter Verfärbung der Haut.

Symptome. Außer der Beeinträchtigung durch die kosmetische Störung keine.

Histopathologie. Geringfügige Epidermisverbreiterung, geringfügige perivaskuläre zelluläre Entzündung sowie massenhaft grobscholliges Melaninpigment im oberen Korium frei und in Melanophagen (Pigmentinkontinenz).

Verlauf. Auch nach Meidung der Ursachen allenfalls geringe langsame Aufhellung.

Therapie. Ausschaltung der Ursache, sonst wie bei Chloasma.

Poikilodermie réticulée pigmentaire du visage et du cou

[Civatte 1923]

Das Krankheitsbild tritt in der Hauptsache bei Frauen im mittleren Erwachsenenalter auf. In symmetrischer Ausprägung entwickeln sich an den seitlichen Wangen- und Halspartien unter Freilassung der Submentalregion rötlichbräunlich pigmentierte Herde mit Teleangiektasien und geringfügiger Atrophie. Die Verteilung deutet auf eine Verursachung durch photodynamische Substanzen in Kosmetika oder externen Therapeutika hin. Auch endokrine Störungen wurden in Erwägung gezogen. Wahrscheinlich ist die Erkrankung nur eine mehr retikuläre Variante der Melanodermitis toxica bzw. Riehl-Melanose im Gesichts- und Halsbereich. Beziehungen zur Erythromelanosis interfollicularis colli werden diskutiert.

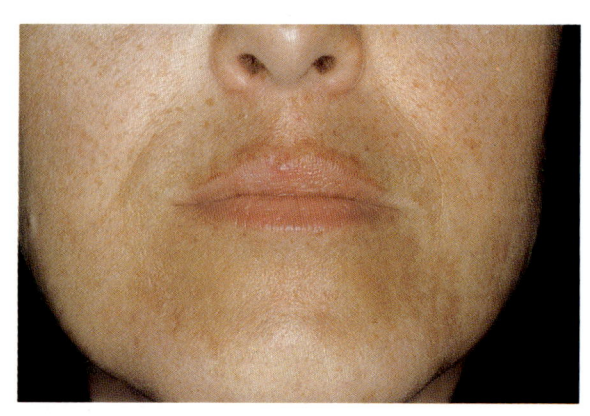

Abb. 26.6. Melanosis perioralis

Melanosis perioralis et peribuccalis
[Brocq 1923]

Synonyme. Peribukkale Pigmentierung (Brocq), Erythrosis pigmentata faciei, Erythrose péribuccale pigmentaire Brocq.

Definition. Durch photodynamische Substanzen und Vaselinbestandteile in Kosmetika bedingte exogene Hyperpigmentierung im perioralen Bereich. Die Dermatose gehört damit auch zum Formenkreis der Melanodermitis toxica.

Klinik. Die Erkrankung kommt vorwiegend bei Frauen im mittleren Lebensalter vor, wurde aber auch bei Männern beobachtet. In typischer Weise entwickelt sich perioral eine zu den Seiten hin unscharfe zunächst braunrötliche Pigmentierung, die später mehr in grauschwärzliche Farbtöne übergeht. In ausgedehnteren Fällen können auch Wangen und Schläfen mitbetroffen sein.

Verlauf. Die Hyperpigmentierung bleibt über lange Zeit bestehen, auch wenn die betreffenden Kosmetika nicht mehr benutzt werden. Im Sommer Verschlechterung.

Therapie. Ausschaltung der Ursache, sonst wie bei Chloasma.

Lentiginosen

Lentiginose

Lentigines (Einzahl: Lentigo) sind den Sommersprossen ähnliche Pigmentflecken, sind aber meist rundlich, linsengroß, dunkler gefärbt und reagieren praktisch nicht auf Sonne oder künstliches UV-Licht; es wurde sogar Rückbildung im Sommer beschrieben. Lentigines können überall an der Haut und auch an der Schleimhaut vorkommen. Sie entstehen meist in der Kindheit, können sich aber auch später ausbilden. Bei Aussaat zahlreicher Lentigines spricht man von *generalisierter Lentiginose*.

Histopathologie. Die Zahl normaler Melanozyten (Klarzellen) in der dermoepidermalen Verbundzone ist erhöht; es kommt aber nicht zu nävoiden Nestbildungen. Typisch ist der stark vermehrte Melaningehalt in den Basalzellen. Die Epidermis ist meist leicht akanthotisch verbreitert und zeigt etwas verlängerte Retezapfen.

Prognose. Die kleinen Pigmentflecken sind völlig harmlos.

Therapie. Nicht notwendig, ggf. kosmetische Abdeckung. Sehr dunkle (schwarze) Veränderungen sollten bei Wachstum und mehr als 5 mm Durchmesser exzidiert und histologisch untersucht werden.

Lentiginosis centrofacialis
[Touraine 1941]

Synonym. Zentrofaziale neurodysraphische Lentiginose

Klinik. Hierbei handelt es sich um ein sehr seltenes Syndrom, das wahrscheinlich autosomal-dominant vererbt wird. Kleine bräunliche oder schwarze sommersprossenartige Maculae erscheinen bereits im ersten Lebensjahr und nehmen an Zahl während der Kindheit deutlich zu. Typisch ist der Sitz im Zentrum des Gesichts. Die seitlichen Gesichtspartien, auch die Schleimhäute bleiben frei.
Als *Begleitsymptome* kommen vor: Spina bifida, Hypertrichosis sacralis, Kyphoskoliose, Trichterbrust, Fehlen der oberen mittleren Schneidezähne, Störungen der Augenbrauen und geistige Retardierung. Auch Epilepsie sowie primäre Keratosen wurden beschrieben.

Differentialdiagnose. Wichtig ist die Abgrenzung von Epheliden, die aber einen anderen Verteilungstyp besitzen, nicht so dunkle Einzeleffloreszenzen haben, lichtprovozierbar sind und sich erst später ausbilden.

Therapie. Keine, eventuell kosmetische Abdeckung.

Lentiginosis eruptiva

In relativ kurzer Zeit, oft im Verlauf von wenigen Wochen, können sich bei Kindern in der Pubertät oder Jugendlichen zahlreiche Lentigines entwickeln. Die Veränderungen können zunächst angiektatisch erscheinen und sich später in zelluläre melanozytische Nävi weiterentwickeln. Patienten und Eltern sind oft von der raschen Entwicklung dieses Krankheitsbildes beunruhigt. Die Prognose ist aber günstig. Eine Therapie ist nicht notwendig, wohl aber Beobachtung.

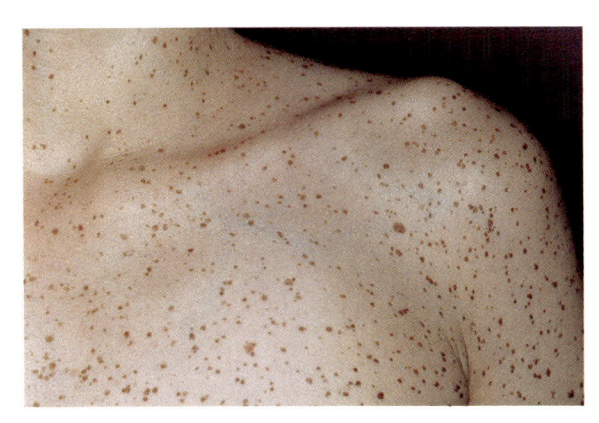

Abb. 26.7. LEOPARD-Syndrom

Lentiginosis profusa perigenitoaxillaris

[Korting 1967]

Bei diesem Syndrom ist die Lentiginose an den in der Krankheitsbezeichnung genannten Prädilektionsstellen lokalisiert. Wichtig ist die Abgrenzung gegenüber den sommersprossenartigen Flecken in den Axillae bei Patienten mit Neurofibromatosis generalisata.

Segmentale Lentiginose

Selten entstehen multiple Lentigines halbseitig oder zosteriform in einem Dermatom. Bei der halbseitigen Form können Abnormitäten des ZNS assoziiert vorkommen.

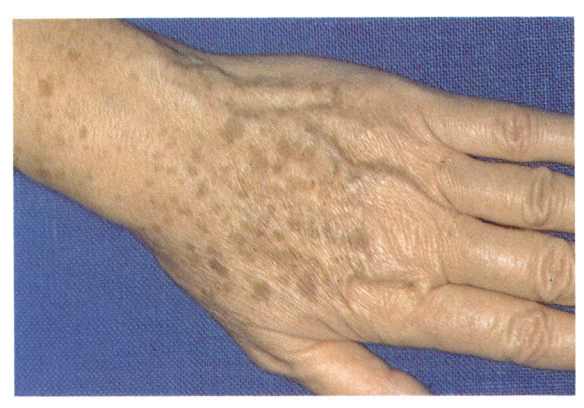

Abb. 26.8. Lentigo senilis

PUVA-Lentigines und Naevus-spilus-artige Hyperpigmentierung

[Hofmann et al. 1977]

Lentigines nach PUVA werden in Abhängigkeit von der Therapiedauer bei ca. 50% der Patienten beobachtet. Die Melanosomen sind vergrößert, ebenso die Melaningranula. Ob in jedem Fall Reversibilität besteht, ist bisher nicht bekannt.

L Lentiginosis, **E** elektrokardiographische Störungen (Überleitungsstörungen mit Schenkelblock, Störung der Erregungsausbreitung), **O** okulärer Hypertelorismus, **P** Pulmonalstenose, **A** Abnormitäten der Genitalien, **R** Retardierung des Wachstums (Kleinwuchs), **D** deafness (Innenohrschwerhörigkeit oder Taubheit). Dieses Syndrom kommt auch in unvollständiger Ausprägung vor. Es ist sehr selten, aber von praktischer Bedeutung, weil hier die Lentiginose auf wesentliche innere Veränderungen hinweist.

LEOPARD-Syndrom

[Zeisler und Becker 1936, Moynahan 1962]

Synonym. Lentiginosis-Syndrom

Definition. Das Syndrom ist durch ein autosomales Gen mit unterschiedlicher Expressivität bestimmt und klinisch durch Lentiginose charakterisiert.

Klinik. Das Kunstwort LEOPARD wurde von den Anfangsbuchstaben der Hauptstörungen abgeleitet:

Lentigo senilis

Synonyme. Lentigo solaris, Alterspigmentierung, Altersfleck

Definition. Es handelt sich um bräunliche Fleckbildungen in lichtexponierten Hautarealen, die sich vom 4. Lebensjahrzehnt an mehr oder minder stark entwickeln. Für Vererbung oder Entartungstendenz besteht kein Anhalt.

Klinik. Besonders an Handrücken, Unterarmstreckseiten, aber auch im Gesicht, kommt es zu bräunlichen Flecken von wenigen Millimetern bis einigen Zentimetern Durchmesser. Sie können bei jüngeren Menschen nach Sonnenbränden auch im Schulter- und Rückenbereich auftreten, bei Älteren sind sie Folge chronischer Lichtexposition.

Symptome. Die Erscheinungen sind symptomlos, belasten aber manche Menschen durch das ästhetisch störende Bild.

Histopathologie. Normale Epidermis, die oft kleine akanthotische Ausbuchtungen erkennen läßt und in den Basalzellagen stark hyperpigmentiert ist. Die Melanozyten sind histologisch normal, aber zahlenmäßig vermehrt.

Verlauf. In Jahren an Zahl und Größe zunehmend. Übergang in Lentigo maligna (melanotische Präkanzerose) kommt nicht vor. Prognose daher günstig.

Differentialdiagnose. Wichtig ist die differentialdiagnostische Abgrenzung von *Verruca-plana-artigen seborrhoischen Alterswarzen* (Keining und Halter). Diese zeigen die gleiche Hyperpigmentierung und können von Alterspigmentierungen dadurch abgegrenzt werden, daß sie an der Oberfläche nicht glänzen, sondern stumpf wirken und geringfügig erhaben sind. Wahrscheinlich sind viele Alterspigmentierungen initiale Verruca-plana-artige seborrhoische Warzen.

Therapie. Kosmetische Abdeckung. Wenn unbedingt erforderlich, Versuch mit Elektrodesikkation oder oberflächlicher Kryotherapie. Neuerdings wird Behandlung mit dem gepulsten Rubinlaser empfohlen.

Incontinentia pigmenti
[Bloch 1926, Sulzberger 1927]

Synonym. Bloch-Sulzberger-Syndrom

Definition. Sehr typische Genodermatose mit Hautsymptomen und Fehlbildungen an Augen, Zentralnerven- und Skelettsystem.

Vorkommen. Die Erkrankung ist sehr selten und kommt fast nur bei Mädchen (97%) vor. Sie manifestiert sich entweder schon beim Neugeborenen oder entwickelt sich schubweise in den ersten Lebenswochen.

Ätiopathogenese. X-chromosomal-dominanter Erbgang mit Letalität beim männlichen Geschlecht. Neu-

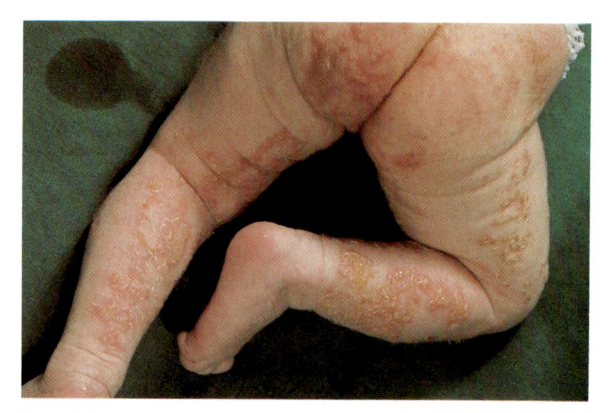

Abb. 26.9. Incontinentia pigmenti

mutationen kommen vor. Erklärungsmöglichkeiten für das seltene Vorkommen beim männlichen Geschlecht sind das Vorliegen eines Klinefelter-Syndroms, einer Halbchromatidenmutation oder einer frühen somatischen Mutation. Bei den familiären Fällen wird die Lokalisation des Gens auf dem langen Arm des X-Chromosoms (X_q28) angenommen.

Klinik. Man kann drei Krankheitsphasen unterscheiden, die ineinandergreifen:

Entzündungsstadium. Oft schon während der Gravidität, sonst beim Neugeborenen und schubweise in den ersten Lebenswochen kommt es zu unregelmäßig oder linear in den Blaschko-Linien angeordneten entzündlichen Erythemen, Bläschen und Blasen.

Papuloverruköses Stadium. Lichenoide Papeln, pustulöse und hyperkeratotisch-verruköse Hautveränderungen treten meist zwischen der 2. und 6. Lebenswoche auf.

Pigmentierungsstadium. Mit dem Abklingen der akuten entzündlichen Erscheinungen treten, meist als Folge der Abheilung, in den gleichen Lokalisationen unregelmäßig bizarre, spritzerartige oder linear in den Blaschko-Linien angeordnete bräunliche bis graubraune oder schieferfarbene Pigmentierungen auf. Gelegentlich sind diese Pigmentierungen schon bei der Geburt vorhanden; dies spricht dafür, daß die entzündlichen Veränderungen bereits in utero abgelaufen sind. Es wurden aber auch Fälle beobachtet, bei denen die Pigmentflecken an anderen Stellen aufgetreten sind als die entzündlichen Veränderungen. Bei den ‚Pigmentverschiebungen' handelt es sich um sekundäre Hyperpigmentierungen, die nicht durch eine vermehrte Melanozytenaktivität bedingt sind, sondern durch ‚Abtropfen' von Melanin aus der bei der Blasenbildung zerstörten Basalschicht in das Korium, wo es in Melanophagen gespeichert wird. Ansonsten ist das reichliche Vorkommen von Eosinophilen im oberen Korium, im Blaseninhalt und in der durch Einzelzellnekrosen aufgelockerten Epidermis histologisch charakteristisch.

Allgemeinsymptome und Verlauf. Während der entzündlichen Phase ist das Allgemeinbefinden nicht wesentlich gestört. Es besteht eine hohe Blut- und Gewebseosinophilie. Im Blutausstrich sind Werte von 50% Eosinophilen nicht ungewöhnlich. Die entzündlichen Veränderungen verlaufen schubweise, sistieren aber gewöhnlich zwischen dem 4. und 6. Lebensmonat. In einem Teil der Fälle entwickelt sich eine atrophisierende Alopezie (Pseudopelade) in Scheitelmitte. Haaranomalien kommen sonst nicht vor.

Assoziierte Fehlbildungen. Diese werden in etwa 50% der Fälle beobachtet: Störungen der Zahnentwicklung (verzögerte Dentition, Fehlen einiger Zähne, besonders oben lateral), Augenanomalien (bei über 30% Optikusatrophie, Pseudogliome, Uveitis, Strabismus, Katarakt), Anomalien im ZNS (Verzögerung der geistigen Entwicklung, Mikrozephalie, Epilepsie, Ataxie, spastische Tetraplegie), Mißbildungen im Skelettsystem, angeborene Herzfehler.

Differentialdiagnose. In der entzündlichen Phase hat das Krankheitsbild eine gewisse Ähnlichkeit mit der Dermatitis herpetiformis (Duhring) und mit dem bullösen Pemphigoid. Epidermolysis bullosa hereditaria kann durch die Prädilektionsstellen der Blasen abgegrenzt werden. Sobald die bizarren Hyperpigmentierungen auftreten, ist die Diagnose einfach.

Therapie. Behandlung der entzündlichen Blasen, um Sekundärinfektionen zu vermeiden. Bei massiv entzündlichem Krankheitszustand innerliche Anwendung von Glukokortikoiden. Genetische Beratung.

Sekundäre Hyperpigmentierungen

Man versteht darunter Hyperpigmentierungen, welche sich nach vorangegangener bekannter Ursache entwickeln. Im wesentlichen können 2 biologische Vorgänge für sekundäre Hyperpigmentierungen verantwortlich gemacht werden: 1. Entweder ist die Zahl der Melanozyten in dem betreffenden Areal oder/und die Bildung von Melaninpigment vermehrt; dann entsteht mehr braunes Melanin. 2. Oder es kommt durch entzündliche Veränderungen in der Haut zum Untergang von melaninhaltigen Keratinozyten; die Melaningranula gelangen in das Korium und werden dort

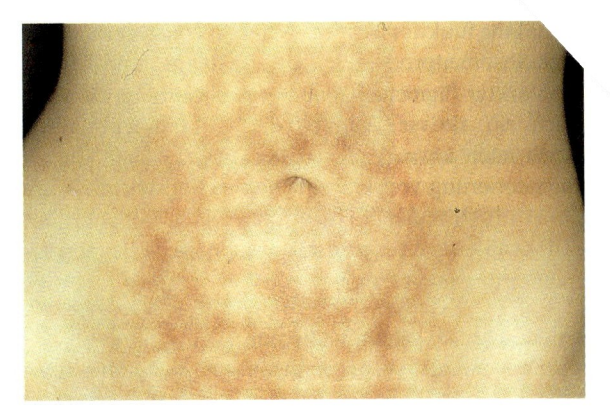

Abb. 26.10. Buschke-Hitzemelanose (Melanodermia reticularis calorica) durch Heizkissen

von Makrophagen (Melanophagen) aufgenommen und gespeichert, ein als Pigmentinkontinenz bezeichneter Vorgang. Dann ist der Farbton der hyperpigmentierten Flecken mehr bläulichgrau.

Mechanische Hyperpigmentierung. Nach chronischem mechanischem Reiz kommt Hyperpigmentierung nicht selten vor. Offenbar besteht eine individuell unterschiedliche Reaktion der Melanozyten, die zu erhöhter Melanogenese in den mechanisch belasteten Hautarealen führen kann. Typisch sind Hyperpigmentierungen in Bereichen von Gürteldruck, Büstenhalterdruck und Hosenträgern, ferner Hyperpigmentierungen in Bereichen chronischer Reibung (Axillae, Hals, Leisten), besonders bei Adipösen. Auch bei jukkenden Dermatosen kann ständige mechanische Belastung der Haut durch Kratzen Hyperpigmentierungen auslösen.

Kalorische Hyperpigmentierung. Infrarotstrahlung kann ebenfalls bei längerer Einwirkung zu einer sekundären Hyperpigmentierung führen. Typisch ist die *Melanodermia reticularis calorica (Buschke-Hitzemelanose)*. An den Orten direkter chronischer Wärmeeinwirkung (Leberwickel bei Leberkranken, Hitzeausstrahlung von Öfen oder elektrischen Heizgeräten an den Beinen, Wärmflaschen) kommt es nach einigen Wochen zu einer marmorierten netzförmigen braunen Hyperpigmentierung. Dieser liegt eine erhöhte Melaninproduktion des melanozytischen Systems zugrunde. Nach Unterbrechung der Wärmeeinstrahlung nur langsame Rückbildung.

Aktinische Hyperpigmentierung. Photobiologische Vorgänge, die nach Sonnenlichtbestrahlung eine Rötung verursachen, führen auch zu einer Stimulierung der Melanogenese. In den bestrahlten Bereichen kommt es nach dem Erythem zu einer zahlenmäßigen

...ierender Melanozyten mit erhöhter ...luzierender Aktivität und damit ...ntierung. Sonnenbräunung ist dem-... Vorgang der Melaninneubildung. ...render Bestrahlung kommt Hyper-...r. Hier handelt es sich ebenfalls um eine Induktion der Melanogenese, nach höheren Dosen auch um eine postinflammatorische Hyperpigmentierung (s. unten).

Chemische Hyperpigmentierung. Diese kommt dadurch zustande, daß eine chemische Noxe eine toxische Kontaktdermatitis auslöst, in deren Verlauf es dann zu umschriebener Hyperpigmentierung kommt. Besonders starke Hyperpigmentierung sieht man nach Kontakt mit Lost (Kampfstoff Gelbkreuz).
Auch Agenzien, die zu phototoxischen Reaktionen an der Haut führen können, induzieren zumeist starke braune Hyperpigmentierungen. Als Beispiele seien genannt: Berloque-Dermatitis nach Verwendung von Parfüm mit lichtsensibilisierendem Bergamotteöl sowie Reaktionen nach Kontakt mit anderen phototoxischen Agenzien (Wiesengräserdermatitis, Photochemotherapie). In diesen Fällen ist die Melanogenese stark akzentuiert; es kommt zur bräunlichen Hyperpigmentierung.

Postinflammatorische Hyperpigmentierung. Fleckförmige Hyperpigmentierungen im Anschluß an entzündliche Dermatosen sind nicht selten. Als Beispiele seien genannt: Lichen ruber planus pigmentosus, Urticaria cum pigmentatione, atopisches Ekzem, Lichen simplex chronicus, Pigmentsyphilis, Zoster, Urticaria papulosa chronica, lichenifiziertes Ekzem, Psoriasis vulgaris, Pemphigus vulgaris, Arzneiexantheme oder Lupus erythematodes chronicus discoides. In allen Fällen kommt die Hyperpigmentierung durch eine vermehrte Aktivität der Melanozyten und damit einen vermehrten Gehalt von Melanosomen in den basalen Keratinozyten zustande.
Oft führen fixe Arzneiexantheme sekundär zur Hyperpigmentierung, die dann aber mehr graubraun oder graublau aussieht. In diesen Fällen ist histologisch Pigmentinkontinenz nachweisbar

Therapie. Depigmentierungsversuche, kosmetische Abdeckung.

Erythema dyschromicum perstans
[Convit et al. 1961]

Synonym. Ashy dermatosis

Über diese sehr seltene Erkrankung wurde zunächst aus Südamerika, später aus USA und Europa berichtet. Sie kommt bei beiden Geschlechtern in allen Lebensaltern vor. Vererbung ist bisher nicht nachgewiesen (s. auch S. 527).

Pigmentatio maculosa eruptiva idiopathica
[Gottron 1942]

Synonyme. Melanosis lenticularis generalisata (Gottron 1942), Pigmentatio maculosa acquisita (Sako 1942), kleinfleckige Pigmentdermatose (Rupec und Vakilzadeh 1971). Die obige Krankheitsbezeichnung stammt von Degos, Civatte und Bélaich.

Vorkommen. Betroffen sind Kinder und Adoleszenten. Für Vererbung besteht kein Anhalt.

Ätiopathogenese. Möglicherweise handelt es sich um eine postinflammatorische Hyperpigmentierung der Haut, ausgelöst durch Unverträglichkeit von Medikamenten oder Nahrungsmitteln, damit also um eine Dermatose, die dem Erythema dyschromicum perstans nahesteht. Die Eigenständigkeit der Krankheit ist umstritten.

Klinik. Die Hauterscheinungen sind charakterisiert durch homogene braune und etwas bräunlichrötliche, rundliche oder ovale Flecke von 5–25 mm Durchmesser und guter Abgrenzung. Die lockere oder dichte Dissemination betrifft besonders die seitlichen Halspartien, den Rumpf oder auch die Extremitäten.
Die Schleimhäute bleiben stets frei. Das Allgemeinbefinden ist nicht beeinträchtigt.

Histopathologie. Basale Hyperpigmentierung, Pigmentinkontinenz und lymphohistiozytäre perivaskuläre Infiltrate im Stratum papillare.

Prognose. Die Pigmentflecke sind stabil, können aber innerhalb von Monaten bis Jahren eine langsame Regressionstendenz aufweisen.

Differentialdiagnose. Erythema dyschromicum perstans, Incontinentia pigmenti.

Therapie. Kosmetisch abdecken.

Arsenmelanose

Diese Pigmentstörung entwickelt sich bei Menschen, die größere Arsenmengen aufgenommen haben. Früher sah man Arsenmelanosen häufiger bei Winzern, die infolge heute verbotener arsenhaltiger Schädlings-

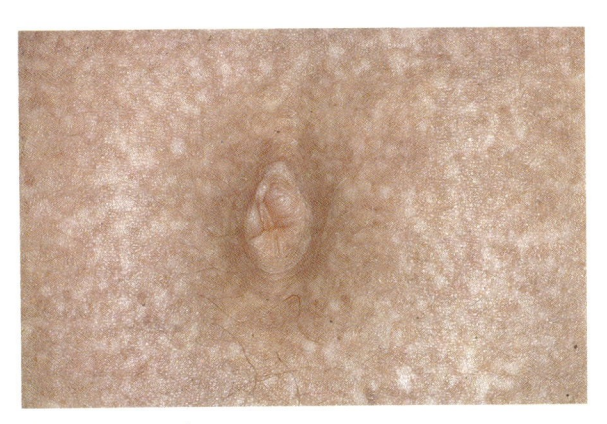

Abb. 26.11. Arsenmelanose

bekämpfungsmittel arsenhaltigen Haustrunk zu sich genommen hatten. Auch nach langfristiger Arsenmedikation (Pilulae asiaticae, Fowler-Lösung, Antipsoriatika, weniger häufig nach organischen Arsenpräparaten) stellte sich die Nebenwirkung ein, oft gleichzeitig mit anderen Arsennebenwirkungen an der Haut (Arsenkeratosen, Rumpfhautbasaliome, Morbus Bowen). Fleckige Hyperpigmentierungen sind weniger häufig als eine flächenhafte schmutziggrauschwarze Melanodermie (Rumpf), in der charakteristischerweise fleckförmige normal gefärbte Hautareale, wie Regentropfen auf einer staubigen Straße, unregelmäßig ausgestreut sind. Die Verfärbung beruht teilweise auf echter Hyperpigmentierung, teils auf Ablagerung von metallischem Arsen in der Haut.
Wichtig ist die Kontrolle solcher Patienten auf Malignome an inneren Organen, besonders an Lungen, Pankreas, Leber und Nieren.

Diffuse Hyperpigmentierungen

Im Gegensatz zu den herdförmigen umschriebenen Hyperpigmentierungen kommt es bei den diffusen Hyperpigmentierungen zu einer flächenhaften Melanodermie. Die Ursachen dafür sind vielfältig.

Endokrine Hyperpigmentierungen

Morbus Addison. Hierbei kommt es zu einer auch an Schleimhäuten auftretenden diffusen Hyperpigmentierung mit besonderer Ausprägung in Hautbereichen, die normalerweise schon zu stärkerer Pigmentierung neigen (Fingerknöchel, Ellenbogen, Knie) und auch in lichtexponierten Hautgebieten. Diese beruht auf einer Überproduktion von melanozytenstimulierendem Hypophysenvorderlappenhormonen (MSH), wenn bei Unterfunktion oder Zerstörung der Nebennierenrinde (z.B. durch Tuberkulose oder Tumoren) hemmende Einflüsse wegfallen; auch *ACTH- und MSH-bildende Tumoren der Hypophyse* oder anderer Organe können starke diffuse Hyperpigmentierungen verursachen.

Akromegalie und Cushing-Syndrom. Diffuse Hyperpigmentierung vom Typ des Morbus Addison werden auch bei *Akromegalie* und bei *Cushing-Syndrom* beobachtet. Sehr wahrscheinlich handelt es sich in diesen Fällen um eine Stimulierung der Melanozytenaktivität durch MSH.

Hyperthyreose. Bei etwa 10% der Patienten kommt eine diffuse Hyperpigmentierung vor, die an jene bei Morbus Addison erinnert, die Mundschleimhaut aber meistens frei läßt. Auch die Hyperpigmentierung der Brustwarzenhöfe und der Genitalhaut ist weniger stark ausgeprägt.

Schwangerschaft. Die hierbei auftretenden Hyperpigmentierungen im Gesicht (Chloasma), aber auch der anogenitalen Haut, der Brustwarzen und der Linea alba sind allgemein bekannt. Auch hier dürfte es sich um den Einfluß von MSH auf die Melanozyten handeln. In der Schwangerschaft wurden erhöhte MSH-Werte im Blut nachgewiesen.

Hyperpigmentierungen bei inneren Erkrankungen. Bei einer ganzen Reihe von Erkrankungen sind diffuse Hyperpigmentierungen beschrieben. Allerdings weiß man noch nichts Genaues über die Pathogenese dieser Pigmentstörungen. Vermutet wird eine erhöhte Bildung von MSH. Hingewiesen sei auf diffuse Hyperpigmentierungen bei chronisch verlaufenden Infektionskrankheiten wie Malaria, Tuberkulose, Kala-Azar, Erkrankungen des Nervensystems (Enzephalitis, hepatolentikuläre Degeneration, Ependymome), Morbus Hodgkin, Leberzirrhose und Niereninsuffizienz.
Diffuse Hyperpigmentierung ist bei Hämochromatose (Bronzediabetes) zumeist vorhanden, aber nicht besonders stark ausgeprägt. Die Haut wirkt bronzefarbig oder leicht graubräunlich oder graubläulich. Pathogenetisch handelt es sich um eine Vermehrung von Melanin im Stratum basale. Der Eisennachweis in der Haut spielt für die Frühdiagnose keine Rolle.
Auch bei Malabsorptionssyndromen, Vitamin-B_{12}-Mangel, Kachexie und Porphyrien wurden diffuse Hyperpigmentierungen beschrieben.

Hyperpigmentierungen bei Hautkrankheiten. Diese kommen vor bei systemischer Sklerodermie, bei Dermatomyositis und systemischem Lupus erythematodes. Sie können dabei auch medikamentös ausgelöst werden (ACTH-Therapie, Antimalariamittel wie h Erythrodermien führen zu einer mentierung; man spricht dann von mie. Hier wird die Hyperpigmen- rch die chronisch-entzündliche Re- ervorgerufen. Eine diffuse, den gan- ffende blaugraue Verfärbung der Haut, welche besonders in den lichtexponierten Hautanteilen ausgeprägt erscheint und an eine Hydrargyrose erinnert, kann sehr selten bei Patienten mit metastasierenden malignen Melanomen gefunden werden. Histopathologisch findet man bei diesen Patienten reichlich Melaningranula im Korium, entweder frei oder in Melanophagen.

Hyperpigmentierung durch Medikamente. Eine diffuse Hyperpigmentierung durch Stimulation der Melanogenese kann besonders durch Phenothiazine (Chlorpromazin), Hydantoinderivate und Antimalariamittel (Chloroquin, Hydroxichloroquin) hervorgerufen werden. Amiodaron verursacht diffuse blaugraue Hyperpigmentierungen im Gesicht durch Lipofuszinablagerung. Minozyklin kann bei langdauernder Anwendung dunkle diffuse oder fleckförmige Pigmentierung in lichtexponierter Haut bewirken. Viele Zytostatika können umschriebene oder diffuse Hyperpigmentierung auslösen, so Bleomycin u.a. lineare Verfärbungen. Das nicht mehr als Medikament gebräuchliche Arsen stimuliert die Tyrosinaseaktivität in den Melanozyten durch Bindung von hemmenden SH-Gruppen. Silber und Quecksilber führen zu schiefergrauer Verfärbung durch metallische Ablagerungen in der Haut.

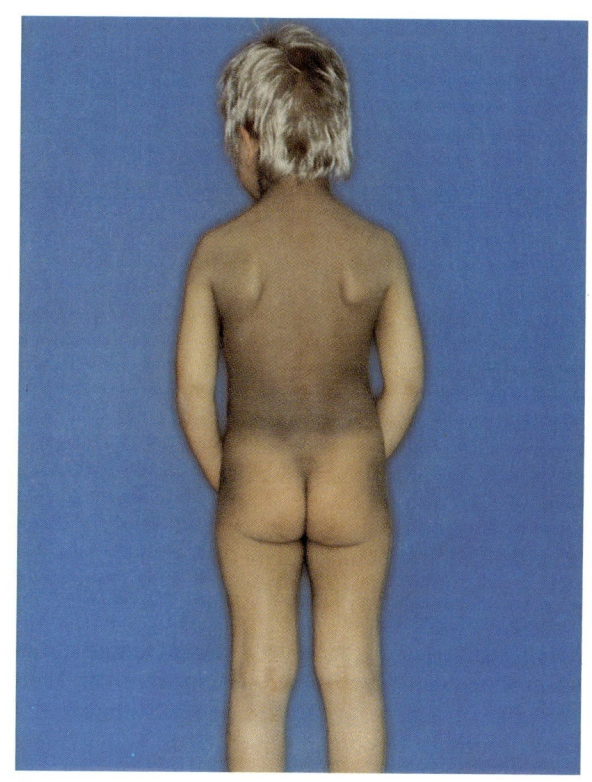

Abb. 26.12. Melanosis diffusa congenita

Melanosis diffusa congenita

[van Bogaert 1948]

Synonyme. Dyschromatosis universalis hereditaria, diffuse neurokutane Melanose.

Definition. Angeborene diffuse Hyperpigmentierung des gesamten Integuments auf erblicher Grundlage ohne weitere Organsymptomatik.

Vorkommen. Äußerst selten. Über Geschlechtsgebundenheit, ethnische Bevorzugung und Vererbungsmodus ist nichts bekannt. Die Störung wurde bei Geschwistern beobachtet.

Ätiopathogenese. Nicht bekannt.

Klinik. Seit Geburt besteht eine gleichmäßig schmutziggraubraune Hyperpigmentierung der gesamten Haut mit angedeuteter Buntscheckigkeit an Palmae und Plantae sowie Aufhellungen innerhalb der Axillen und Inguinalregionen. An weiteren Symptomen werden follikuläre Hyperkeratosen an den Extremitätenstreckseiten, Leukonychie und Koilonychie sowie dünne Haare beschrieben.

Histopathologie. Die Dopareaktion in den Melanozyten fällt stark positiv aus. Melaningranula lassen sich auch in den Keratinozyten nachweisen. Außerdem kommt es zu Pigmentinkontinenz. Ultrastrukturell lassen sich vermehrt reife Melanosomen, jedoch kaum Compoundmelanosomen in den Keratinozyten nachweisen. Möglicherweise sprechen solche Befunde für einen verzögerten lysosomalen Melaninabbau in der Epidermis.

Verlauf. Aufhellung mit zunehmendem Alter.

Differentialdiagnose. Diffuse Melaninhyperpigmentierung bei Stoffwechselerkrankungen kann bereits durch die Anamnese ausgeschlossen werden. Andere diffuse Hyperpigmentierungen wie Erythema dyschromicum perstans entwickeln sich erst im Laufe des Lebens.

Therapie. Nicht möglich.

Amelanose und Hypomelanose

Unter Amelanose und Hypomelanose versteht man totales Fehlen oder verminderte Quantität von Melanin in der Haut auf der Basis einer genetischen Störung. Amelanose und Hypomelanose kommen herdförmig oder universell vor. Meist handelt es sich um hereditäre Störungen der Melanogenese, welche zusammen mit anderen Fehlbildungen auftreten. Die Störung in der Melanogenese kann auf verschiedenen Stufen stattfinden:

- Störungen in der Biosynthese von Tyrosin zu Melanin,
- Störungen in der Biosynthese der Tyrosinase,
- Fehlen von Melanozyten oder strukturelle Störungen in Melanozyten.

Phenylketonurie
[Fölling 1934]

Synonyme. Fölling-Krankheit, Oligophrenia phenylpyruvica, Brenztraubensäureoligophrenie

Definition. Es handelt sich um eine autosomal-rezessive Erbkrankheit (in Deutschland ca. 1 Fall auf 7000 Geburten), bei der ein Mangel oder Fehlen des Enzyms L-Phenylalaninoxidase zu einem Stoffwechselblock in der Oxidation von Phenylalanin zu Tyrosin führt. Dadurch kommt es zu einer Anreicherung von Phenylalanin und seinen Derivaten im Blut und zu einer Ausscheidung von Phenylbrenztraubensäure und Phenylessigsäure im Urin. Der Nachweis der Stoffwechselstörung erfolgt im Blut durch den mikrobiologischen Guthrie-Test, im Urin mit Phenistix. Pränatale Diagnostik mittels DNA-Analyse ist möglich.

Klinik. Wegen der verminderten Melaninbildung infolge Blockierung der Tyrosinsynthese aus Phenylalanin und zusätzlicher Hemmung durch den erhöhten Phenylalaningehalt zeigen die Kinder *helle Komplexion:* helle Haut, hellblonde Haare und blaue Augen. Die Haut ist trocken und neigt zu Ekzemen. Die Ausscheidungsprodukte verursachen einen mäusekotartigen Geruch. Ohne frühzeitige Behandlung durch streng phenylalaninarme Diät kommt es zu geistiger Retardierung bis hin zu völligem Schwachsinn.

Albinismus

Definition. Bei okulokutanem Albinismus fehlt Melanin im Auge, in der Haut und in den Haaren praktisch völlig; Melanozyten sind in normaler Zahl vorhanden, bilden aber kein Melanin. Aufgrund klinischer, genetischer, biochemischer, histologischer und ultrastruktureller Kriterien lassen sich ca. 10 rezessive und eine dominante Form des okulokutanen Albinismus unterscheiden, wie aus der Tabelle zu ersehen ist. Daneben werden 4 Formen von okulärem Albinismus beobachtet, bei denen außer dem vorherrschenden Augenbefund an der Haut und den Haaren allenfalls geringe Störungen der Pigmentierung nachgewiesen werden können.

Alle Patienten mit Albinismus sind wegen Fehlens ihres Pigmentschutzes extrem lichtempfindlich, sie zeigen außerdem Nystagmus und unterschiedlich stark ausgeprägte Sehschwäche.

Verlauf. Bereits geringe Sonnenexposition kann zu akuter erythematöser und vesikulobullöser Dermatitis solaris führen. Folgen der chronischen Exposition sind schon bei jungen Individuen erkennbar: aktinische Elastose, Teleangiektasien, aktinische Keratosen mit möglichem Übergang in spinozelluläre Karzinome schon in der Adoleszenz, besonders in sonnenreichen Klimazonen.

Therapie. Strenger Lichtschutz durch adäquate Kleidung und breit wirksame Lichtschutzpräparate; regelmäßige dermatologische Kontrolle im Hinblick auf Lichtschäden, insbesondere auf Präkanzerosen.

Tyrosinase-positiver okulokutaner Albinismus

Bei dieser häufigsten Form, deren Prävalenz in den USA bei Weißen 1:15000–1:36000 beträgt, läßt sich in vitro Tyrosinase nachweisen; die Inkubation von Haarwurzeln in Dopa führt zur Pigmentierung. Es ist unbekannt, warum es in vivo nur zur Bildung von Stadium-III-Melanosomen und nicht zu kompletter Melanisierung kommt. Leichte cremefarbene Pigmentierung der Haut kann nach der Pubertät auftreten, auch entwickeln sich zahlreiche sommersprossenartige Lentigines, Café-au-lait-Flecke und Nävi. Aktinische Lichtschäden kommen vor, auffälligerweise werden aber nicht gehäuft maligne Melanome beobachtet.

Tyrosinase-negativer okulokutaner Albinismus

Zugrunde liegt eine Vielzahl von unterschiedlichen Mutationen des Tyrosinasegens auf dem langen Arm des Chromosoms 11, von denen bisher über 20 Varianten nachgewiesen werden konnten. Insgesamt ist die Ausprägung der Lichtempfindlichkeit und Seh-

Tabelle 26.1. Vergleich der Charakteristika der verschiedenen Typen von okulokutanem Albinismus.
(Nach Mosher et al. 1987, mit Genehmigung)

Charakteristikum	Tyrosinase-negative Form	Tyrosinase-positive Form	Gelbe Mutante	Hermansky-Pudlak-Syndrom	Chédiak-Higashi-Syndrom
Haarfarbe	Weiß während des ganzen Lebens	Weiß, gelb, rot; im Laufe des Lebens dunkler	Weiß bei der Geburt; gelb-rot mit 6 Monaten	Hellrot, dunkelrot, braun	Blond bis dunkelbraun, stahlgrau
Hautfarbe	Rosa bis rot	Rosa-weiß bis cremefarben	Weiß bei der Geburt; cremefarben, leichte Bräunung in lichtexponierter Haut	Cremefarben-grau bis hellnormal	Rosa bis hellrosa
Pigmentnävi und Lentigines	Nicht vorhanden	Können zahlreich vorhanden sein	Vorhanden	Vorhanden	Vorhanden
Neigung zu Hautneoplasien	+ + + +	+ + +	Unbekannt	+ + +	+ +
Augenfarbe	Grau bis blau	Blau, gelb, braun; alters- und rassenabhängig	Blau in der Kindheit; später dunkler	Blaugrau bis braun; alters- und rassenabhängig	Blau bis dunkelbraun
Transillumination der Iris	Kein sichtbares Pigment	Radspeicheneffekt in Pupille und Limbus	Radspeicheneffekt bei Erwachsenen	Kein Effekt oder Radspeicheneffekt	Radspeicheneffekt bis normal
Roter Augenreflex	Vorhanden	Kann bei Erwachsenen dunkler Rassen fehlen	Vorhanden	Vorhanden bei Hellhäutigen, nicht bei dunklen Rassen	Vorhanden, weniger nach dem 5. Lebensjahr
Funduspigment	0	0 bis + bei Erwachsenen	0 bis + + bei Erwachsenen	0 bis + bei Erwachsenen	+ bis + + +
Nystagmus	+ + + +	+ + bis + + +	+ bis + + +	+ bis + + +	0 bis + +
Photophobie	+ + + +	+ + bis + + +	+ bis + +	+ bis + + + +	0 bis + +
Sehschärfe	Sehr gering, gleichbleibend oder sich verschlechternd 20/200–20/400	Kinder: schwerer Defekt; Erwachsene: ebenso oder besser, 20/90–20/400	Gleich wie bei tyrosinasenegativen, kann sich während des Lebens bessern, 20/90–20/400	20/70–20/400	Normal bis zu leichter Sehschwäche
Tyrosinspiegel im Serum	Normal	Niedrig-normal bis normal	Normal	Normal	Normal
β-MSH-Spiegel	Normal	Normal	Unbekannt	Unbekannt	Unbekannt
Melanosomen im Haarbulbus	Nur Stadien I und II	Bis zum frühen Stadium III, Polyphagosomen	Bis zum Stadium III, Polyphagosomen	Bis zum Stadium III Phagosomen, Prämelanosomen	Riesenmelanosomen bis Stadium IV
Inkubation des Haarbulbus in Tyrosin	Keine Pigmentierung	Pigmentierung	Keine oder fragliche Pigmentierung	Pigmentierung	Pigmentierung
Sonstiges	Heterozygote haben weniger als die Hälfte der normalen Tyrosinaseaktivität	Der ^{3}H OH-Test legt eine Heterogenität dieses Typs nahe	Haarbulbus-Test: bei Inkubation rot oder gelb mit Tyrosinase-Cystein-Inkubation	Thrombozytendefekt; Ceroidspeicherung; Zytoplasmaeinschlüsse in Monozyten	Anfälligkeit für Infektionen; große lysosomenartige Granula; maligne Infiltrate

schwäche stärker als beim Tyrosinase-positiven Albinismus, auch kommt es nicht zu Pigmentierung im Laufe des Lebens. Die als eigenständig angesehene „gelbe Mutante" wird heute als Typ I B mit dem häufigeren Typ I A des Tyrosinase-negativen okulokutanen Albinismus zusammengefaßt.

Hermansky-Pudlak-Syndrom
[1959]

Neben dem Tyrosinase-positiven okulokutanen Albinismus bestehen mäßige Blutungsneigung aufgrund eines Thrombozytendefektes sowie Ceroidablagerungen in Lunge, Darm und weiteren Organen, die mögli-

Braun	Rufous	Platin	Syndrom von schwarzen Locken/Albinismus/Taubheit	Cross-McKusick-Breen-Syndrom	Okulokutaner (dominanter) Albinoidismus
Gelblich bis hellbraun bei Afrikanern	Mahagonirot bis dunkelrot	Platinfarben, cremefarben	Schneeweiß mit pigmentierten Locken	Weiß bis hellblond	Weiß bis hellblond
Cremefarben bis leicht bräunlich in lichtexponierter Haut	Rotbraun	Rosa bis rot	Weiß mit pigmentierten Makulä	Rosa bis rosaweiß	Rosa bis rosaweiß
Kann vorhanden sein	Kann vorhanden sein	Fehlend	Können in pigmentierten Arealen vorhanden sein	Vorhanden	Unbekannt
Ähnlich den Weißen in Afrika	Niedrig	+ + + +	Wahrscheinlich + + + +	Unbekannt	Unbekannt
Dunkel- bis hellbraun	Rotbraun bis braun	Grau bis blau	Graublau	Graublau	Blau
Radspeichen-effekt	Leicht	Kleine Mengen von Pigment am Limbus und Papillarrand	Kein sichtbares Pigment	Unbekannt; Katarakt	Punktförmige Pigmentierung
Vorhanden bei Kindern; kann bei Erwachsenen fehlen	Unbekannt	Vorhanden	Vorhanden bei Kindern und Erwachsenen	Unbekannt; Katarakt	Vorhanden
+ bis + + bei Erwachsenen	+ bis + +	0	0	Unbekannt; Katarakt	Punktförmige Pigmentierung
+ bis + +	0 bis + +	+ + + +	+ + + +	+ + + bis + + + +	0
+ bis + +	0 bis + +	+ + + +	+ + + +	Unbekannt	0
20/30–20/100	Normal bis 20/100	Sehr gering, 20/200–20/400	20/300–20/400 +	Blind	Normal bis 20/30–20/40
Unbekannt	Unbekannt	Normal	Unbekannt	Normal	Unbekannt
Unbekannt	Unbekannt	Unbekannt	Unbekannt	Unbekannt	Unbekannt
Stadien I–III, einige gering pigmentierte Stadium IV, Polyphagosomen	Unbekannt	Stadien I und II, wenige III	Keine Melanozyten in weißem Haar und weißer Haut; normale Melanozyten in pigmentiertem Haar und pigmentierter Haut	Spärlich; Stadium III, wenig Stadium IV	Stadien I–III
Pigmentierung	Pigmentierung	Negativ oder gering	Pigmentierung (nur bei pigmentiertem Haar)	Pigmentierung	Pigmentierung
Bisher Afrikaner Neuguineaer	Afrikaner Neuguineaer	Unbekannt	Taubheit; wahrscheinlich infolge einer fehlenden embryonalen Wanderung von Nervenelementen	Oligophrenie; Mikrophthalmie; Gingivafibromatose	Unbekannt

cherweise die Ursache für Lungenfibrose und granulomatöse Kolitis sind. Azetylsalizylsäure ist wegen Verstärkung der Blutungsneigung kontraindiziert, es wurden letale Zwischenfälle beschrieben. Diese Erkrankung ist in Puerto Rico mit einer Prävalenz von 1:1000 besonders häufig.

Chédak-Higashi-Syndrom

[Bequez 1943, Steinbrinck 1948, Chédiak 1952, Higashi 1954]

Diese Form von Tyrosinase-positivem okulokutanem Albinismus ist durch bereits lichtmikroskopisch erkennbare Verklumpungen der Melaningranula in den

Melanozyten gekennzeichnet; möglicherweise ist der Transfer der Melanosomen in die Keratinozyten gestört. Neben den Störungen der Pigmentierung sind neurologische Defekte und lymphohistiozytäre Infiltration u.a. in Knochenmark und Leber vorhanden. Die Neutrophilen im Blutausstrich zeigen Peroxydase-positive Riesenlysosomen. Auf Störungen der Lysosomenfunktion wird die Anfälligkeit der Kinder gegenüber bakteriellen Infekten zurückgeführt, die oft vor dem 20. Lebensjahr zum Tod führen. Daher ist neben dem Lichtschutz das Vermeiden von Infektionen wichtig.

Weitere Formen des Albinismus

Sie sind alle extrem selten; bezüglich der Details sei auf die Tabelle 26.1 verwiesen.

Piebaldismus
[Morgan 1786]

Synonyme. Partieller Albinismus, angeborene Weißfleckung, weiße Stirnlocke

Definition. Piebaldismus ist eine autosomal-dominant vererbte Störung der Pigmentierung mit von Geburt an unverändert bestehenbleibenden pigmentfreien Hautbezirken, daneben oft mit weißer Stirnlocke. Die Prävalenz beträgt 1:20000 mit gleicher Häufigkeit bei beiden Geschlechtern.

Pathogenese. Der Gendefekt wird auf Chromosom 4 (4q12) angenommen. Zumindest ein Teil der Patienten weist einen Defekt im Gen für den KIT-Rezeptor auf, der in der Embryonalentwicklung für die zielgerichtete Wanderung der Melanozyten in die Epidermis verantwortlich sein soll. In den befallenen Arealen sind licht- und elektronenmikroskopisch keine Melanozyten nachweisbar, daher auch in den Keratinozyten keine Melanosomen.

Klinik. Bereits bei der Geburt, gelegentlich aber erst nach der ersten Bräunung des Körpers, sieht man umschriebene, oft bizarre, scharf begrenzte, pigmentfreie Flecken, die während des ganzen Lebens unverändert bleiben. Innerhalb der Herde findet man oft ca. 1 cm große hyperpigmentierte Flecke. Prädilektionsstellen sind Bauch und seitliche Rumpfpartien, die Mitte der Extremitäten und in ca. 90% die Stirnmitte mit weißer Stirnlocke (Poliosis circumscripta).

Differentialdiagnose. Vitiligo ist nicht autosomal-dominant erblich, tritt erst im Laufe des Lebens auf, die Herde nehmen meist an Zahl und Größe zu, bevorzugen Hände, Füße, Gesicht und Genitalgegend. Naevus achromicus, ein umschriebener pigmentfreier Herd von Geburt an, ist oft nichts anderes als ein Einzelherd von Piebaldismus ohne Stirnlocke. Im Naevus anaemicus bleibt nach Reiben mit dem Holzspatel die Erythemreaktion aus.

Prognose. Günstig, nur in Ausnahmefällen kommen assoziierte Symptome vor. Lichtschutz ist in den Herden erforderlich.

Woolf-Dolowitz-Aldous-Syndrom
[1965]

Bei dieser seltenen, wahrscheinlich autosomal-rezessiv vererbten Störung ist Piebaldismus mit Taubheit kombiniert.

Klein-Waardenburg-Syndrom
[Klein 1947, Waardenburg 1951]

Eine seltene, autosomal-dominant mit unterschiedlicher Genpenetranz vererbte Erkrankung, die charakterisiert ist durch Piebaldismus, laterale Verschiebung der Tränenpunkte, Nasenwurzelhypertrophie, Schädeldysplasie, konfluierende Augenbrauen, Heterochromie der Iris und Taubheit. Etwa 2% der Patienten mit kongenitaler Taubheit leiden an diesem Syndrom. *Diagnostisch* wichtig ist die Kombination von Pigmentstörungen, Augensymptomen und Taubstummheit. Die Assoziation mit Morbus Hirschsprung wurde mehrfach beschrieben.

Tietz-Syndrom
[Tietz 1960]

Dieses Syndrom ist charakterisiert durch eine angeborene, autosomal-dominant erbliche Symptomenkombination von mangelnder Pigmentierung der Haut und der Haare mit Taubheit. Augensymptome bestehen außer einer Hypoplasie der Augenbrauen nicht. Die Eigenständigkeit des Syndroms ist umstritten.

Incontinentia pigmenti achromians
[Ito 1951]

Synonym. Hypomelanosis Ito

Definition. Seltenes, wahrscheinlich autosomal-dominant vererbtes neurokutanes Syndrom mit bizarren, oft den Blaschko-Linien entsprechenden pigmentfreien Herden, die bei Geburt bestehen oder sich in der Kindheit entwickeln. Assoziiert sind in über 90% weitere Anomalien, so des ZNS (Retardierung, Krämpfe), der Augen sowie des Muskel- und Skelettsystems.

Vorkommen. Selten; das weibliche Geschlecht ist bevorzugt betroffen (2,5–5:1).

Pathogenese. Die Dopa-Reaktion in den auch quantitativ verminderten Melanozyten ist abgeschwächt; auch ultrastrukturell erscheinen die Melanozyten unterentwickelt, die Melanogenese ist reduziert. Als Erklärung wird ein chromosomales Mosaik oder das Vorkommen von 2 Zellklonen unterschiedlichen Pigmentierungspotentials angenommen, die sich bei der Embryogenese entsprechend den Blaschko-Linien verteilen.

Klinik. Wirbelige, streifenförmige, marmorierte Hypopigmentierung findet sich an Rumpf und Extremitäten, oft in Anordnung der Blaschko-Linien. Die Flecke sind im Wood-Licht besonders gut erkennbar. Im Verlauf wurde Progredienz ebenso wie Rückbildung beobachtet. Das Muster entspricht dem Negativbild der Incontinentia pigmenti; es besteht aber keine Verwandtschaft mit dieser Erkrankung, auch kommen keine entzündlichen oder verrukösen Veränderungen vor.

Differentialdiagnose. Der Naevus achromicus zeigt keine Größenveränderung während des Lebens.

Naevus achromicus (Naevus depigmentosus)

Von Geburt an unverändert bestehenbleibender, einzelner oder in Mehrzahl vorkommender pigmentfreier Herd. Verminderung der Melanozyten wurde ebenso beschrieben wie ein Transferdefekt für Melanosomen. Bei einem Teil dürfte es sich um Einzelherde von Piebaldismus handeln.

Hypomelanotische Maculae bei tuberöser Sklerose

Blattartige hypomelanotische Flecke finden sich als wichtiges diagnostisches Zeichen bei Morbus Bourneville-Pringle. Sie sind bei Woodlichtbetrachtung besonders deutlich erkennbar.

Depigmentierungen

Sie entstehen bei einem im Laufe des Lebens eintretenden, d. h. erworbenen, oft rückbildungsfähigen Verlust der normalen Melaninpigmentierung der Haut. Die betreffenden Hautareale erscheinen gegenüber der normalen Umgebung aufgehellt oder weiß. Depigmentierungen können sich scheinbar ohne Ursache, infolge erkennbarer Ursache oder sekundär auf Dermatosen entwickeln. Dann spricht man von einem *Leukoderm* (z. B. Leucoderma syphiliticum, Leucoderma psoriaticum).

Vitiligo

Synonym. Weißfleckenkrankheit

Definition. Relativ häufige, manchmal familiäre, erworbene Depigmentierung der Haut, als Folge des Untergangs der Melanozyten, mit Neigung zur Progression.
Assoziiert kommen Augenstörungen (in 5% meist stumme Uveitis), Autoantikörper und verschiedene Autoimmunerkrankungen vor.

Vorkommen. Die Prävalenz liegt bei 1–2%, bei dunkleren Hauttypen etwas höher.
Beide Geschlechter sind gleich häufig betroffen. Bei 30–40% findet sich eine positive Familienanamnese. Der genaue Erbgang ist hier nicht bekannt; bis zu vier Genorte werden diskutiert. Unterschiedliche HLA-Muster sind bei verschiedenen ethnischen Gruppen assoziiert.

Ätiopathogenese. Die Ätiologie ist unbekannt. Drei klassische Theorien werden zur Pathogenese diskutiert:
- *Autoimmunhypothese.* Ursächlich könnte eine Freisetzung von Antigen nach Schädigung von Melanozyten vorangehen. Eine Störung der Immunkontrolle führt zur Bildung von zytotoxischen Autoantikörpern gegen melanozytäre Antigene und zur nachfolgenden Zerstörung der Zelle.
- *Neurale Hypothese.* Ein neurochemischer Mediator zerstört die Melanozyten.
- *Selbstzerstörungshypothese.* Ein intermediärer toxischer Metabolit der Melaninsynthese zerstört bei Versagen der Selbstschutzmechanismen den Melanozyten.

Für alle diese Hypothesen lassen sich klinische und experimentelle Hinweise anführen; möglicherweise sind mehrere der genannten Faktoren gemeinsam beteiligt.

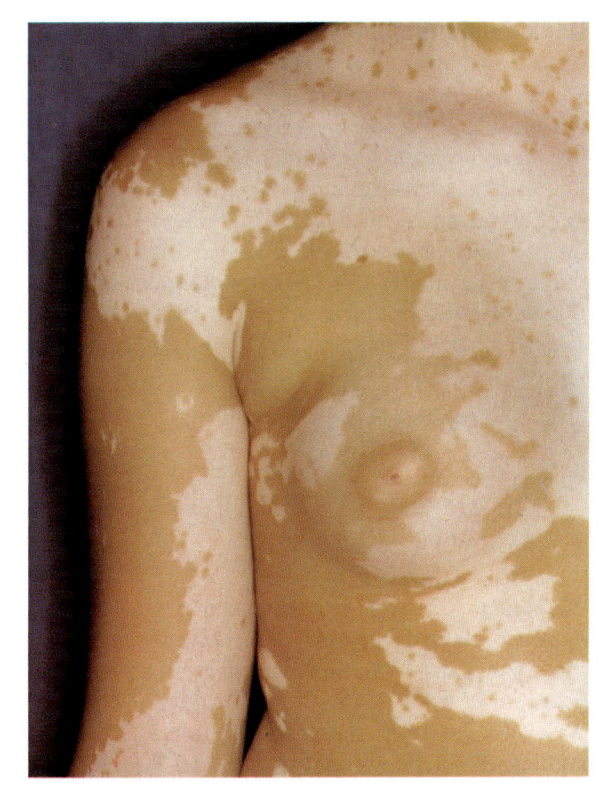

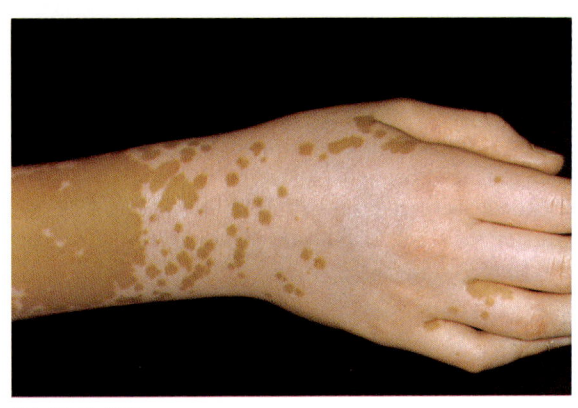

Abb. 26.13. Vitiligo

Assoziationen und auslösende Faktoren. Als assoziierte Erkrankungen finden sich häufig Schilddrüsenstörungen (bis 30%) wie Hyper- und Hypothyreose, Morbus Basedow, Thyreoiditis, aber auch perniziöse Anämie (1–8%), Diabetes mellitus I und II, Morbus Addison und weitere Endokrinopathien. Ebenfalls wurde berichtet über die Kombination mit Alopecia areata, Lupus erythematodes, Myasthenia gravis, Morbus Crohn, systemische Sklerodermie und biliäre Zirrhose. Bedeutsam ist ferner, daß Vitiligo überzufällig häufig bei Patienten mit malignem Melanom vorkommt.

Autoantikörper gegen Schilddrüsenzellen und Thyreoglobulin, Belegzellen des Magens und gegen Nebennierenrindenzellen wurden beschrieben, auch ohne entsprechende klinische Symptome.

Die Melanozyten stellen zunächst die normale Melanogenese ein, eine möglicherweise noch reversible Phase. Danach kommt es zu völliger Zerstörung und zum Verschwinden der Melanozyten. In den Haarfollikeln im Bereich der Vitiligoherde können die Melanozyten verschont bleiben oder der gleichen Zerstörung anheimfallen.

Als krankheitsauslösende Faktoren werden immer wieder schwerer Sonnenbrand und emotionale Streßsituationen wie Unfälle, Todesfälle in der Familie, schwere Erkrankungen, Kriegsereignisse angegeben, deren Bedeutung schwer zu verifizieren ist. Am Ort eines lokalen Traumas wurde Vitiligo als Koebner-Phänomen beobachtet.

Klinik. Vitiligo kann in jedem Alter auftreten, beginnt aber meist bei jüngeren Menschen, zwischen dem 10. und 30. Lebensjahr. Bei 50% der Erkrankten beginnt die Erkrankung mit etwa 20 Jahren. Es treten scharf umschriebene weiße Flecken auf, die besonders bei gebräunter Haut durch den Kontrast hervortreten und dann kosmetisch stören.

Zunächst entstehen meist nur wenige linsen- bis markstückgroße, scharf umschriebene Herde, deren Rand oft hyperpigmentiert ist. Die Herde nehmen an Zahl zu, können dicht beieinander stehen, konfluieren und dann bizarre Formen annehmen. Prädilektionsstellen sind alle stärker pigmentierten Hautregionen, besonders Kopf, Nacken, Hals, Achselfalten, Handrücken, Brustwarzen, Nabel und Anogenitalgegend. Das Verhalten der Haarpigmentierung ist unterschiedlich. Die Haare können in den Bezirken von Vitiligo entweder normal pigmentiert wachsen oder ebenfalls pigmentfrei werden. Am Kapillitium fallen dann umschriebene Areale von weißen Haaren auf (*Poliosis circumscripta*) auf. Die Schleimhäute sind stets normal.

Trichromvitiligo. Der kalkweiße Fleck ist von einem Ring leicht verstärkter Bräunung umgeben, wodurch zusammen mit dem normalen Hautkolorit drei Farben vorkommen.

Quadrichromvitiligo. Als vierte Farbe kommt die perifollikuläre Hyperpigmentierung hinzu, oft im Rahmen der Repigmentierung.

Klassifikation der Vitiligo

Lokalisierte Vitiligo
- *Fokal.* Einer oder mehrere Vitiligoherde, nicht segmental.
- *Segmental.* Einer oder mehrere Vitiligoherde, segmental (in einem Dermatom).

Generalisierte Vitiligo
- *Akrofazial.* Zahlreiche Vitiligoherde im Gesicht und in den distalen Abschnitten der Extremitäten.
- *Vulgaris.* Unregelmäßig bilateral oder asymmetrisch disseminiert.

Universelle Vitiligo
Das gesamte Hautorgan ist betroffen, von wenigen scheinbar hyperpigmentierten Partien abgesehen. Im Gegensatz zu Albinismus weisen die Patienten aber keine Augenveränderungen und weiteren Symptome auf.

Gemischte Vitiligo
Segmentale plus disseminierte oder akrofaziale Form.

Symptome. Vitiligo verläuft primär symptomlos; nur selten wird Juckreiz angegeben. Dieser kann sehr intensiv werden, wenn sich die Patienten der Sonne aussetzen und sich rasch eine Sonnenbrandreaktion (Erythema solare, Dermatitis solaris) entwickelt

Histopathologie. Innerhalb der Herde sind die Basalzellen frei von Melanin. Melanozyten fehlen oder sind tyrosinase-negativ.

Verlauf. Dieser ist von Fall zu Fall verschieden. Bei Patienten mit Atopie eher ungünstig. In manchen Fällen kommt es nur zur Entwicklung weniger Herde. Vollkommene Spontanrückbildung ist selten; teilweise Rückbildung ist möglich, besonders während der Sommermonate. Sie deutet sich durch eine perifollikuläre Repigmentierung an, wie dies auch unter therapeutischen Maßnahmen gesehen wird.

Diagnostische Leitlinien. Besonders bei Betrachtung im Woodlicht können initiale Herde leicht erkannt werden.

Differentialdiagnose. Piebaldismus und Naevus anaemicus sind angeboren. Lichen sclerosus et atrophicus oder zirkumskripte Sklerodermie sollten nicht übersehen werden. Auch an Pityriasis versicolor alba ist besonders bei Rumpflokalisation zu denken. Leukoderme entwickeln sich an Orten anderer Dermatosen; hingewiesen sei auf das Leucoderma syphiliticum. Depigmentierte Herde bei Lepra sind anästhetisch. Auch berufliche Noxen (paratertiäres Butylphenol, Hydrochinonderivate in der Gummiindustrie) kommen in Frage.

Therapie. Sie ist auch heute noch nicht zufriedenstellend. Alle Patienten verdienen eine ausführliche dermatologische Beratung, die manchmal nur eine erneute Bestätigung ihrer Diagnose und der unvollkommenen Behandlungsmöglichkeiten bedeutet. Diese sollten detailliert mit Vor- und Nachteilen (Wirksamkeit, Zeitdauer, Nebenwirkungen etc.) erläutert werden. Für Kinder bestehen gewöhnlich keine vertretbaren Behandlungsmöglichkeiten.
Besonders bei Vitiligoherden an unbedeckten Körperpartien sollte bei durch die kosmetische Störung psychisch stark beeinträchtigten Patienten eine Behandlung versucht werden. Vor Behandlungsbeginn empfiehlt sich die Fahndung nach möglicherweise assoziierten Erkrankungen.

Innerlich
Betacaroten. Die Substanz führt zu gelblichorangefarbener Tönung durch Ablagerung in der Hornschicht (Karotinose). Man beginnt mit 3 bis 5mal 25 mg tgl. und reduziert nach ca. 5 Wochen auf 1 bis 2mal 25 mg tgl. (Carotaben-Kapseln je 25 mg). Die Verfärbung kann bei akraler Vitiligo eine symptomatische Besserung bedeuten. Bei Leber- und Nierenschäden ist die Anwendung kontraindiziert.
PUVA. Die systemische PUVA-Therapie mit 8-Methoxipsoralen oder Trimethylpsoralen gilt als wirksamste Behandlung der Vitiligo. Die Ansprechraten liegen im Gesicht und am Hals bei 60%, schlecht sind die Ergebnisse an Händen und Füßen. Die Erfolge sind bei Patienten mit dunklem Hauttyp deutlich besser als bei den Typen II und III. Sichere Vorhersagen für den Einzelfall sind aber nicht möglich. Die Therapie erfordert konsequente Durchführung der Bestrahlung 2mal wöchentlich, insgesamt 100–300mal. Dies bedeutet eine relativ hohe UV-A-Belastung und das Risiko aktinischer Schäden. Die allgemeinen Kontraindikationen und Vorsichtsmaßnahmen der systemischen PUVA-Therapie sind zu beachten.
PAUVA, KUVA. Anstelle von PUVA wurde die systemische Gabe von Phenylalanin (PAUVA) oder Khellin (KUVA) mit nachfolgender UV-A-Bestrahlung empfohlen. Vorteilhaft ist die fehlende Phototoxizität. Die Wirksamkeit wird allerdings unterschiedlich beurteilt; die Frage von Langzeiteffekten ist ungeklärt, auch fehlt die offizielle Zulassung der Substanzen als Medikamente für die Photochemotherapie.

Äußerlich
Glukokortikosteroide. Mit Hydrokortison, Triamcinolon oder Betamethason, auch in Verbindung mit DMSO, wurde bei kleineren Vitiligoherden eine gute Repigmentierung in 10–84% der Fälle erzielt. Nebenwirkungen (Atrophie, Steroidakne im Gesicht) und die letztlich unsichere Wirksamkeit schränken die Anwendung ein.

Topische PUVA-Therapie. Für kleinere Herde kommt die äußerliche Anwendung von 8-Methoxipsoralenlösung (0,15%, Meladinine) und nachfolgende UV-A-Bestrahlung in Frage. Sie ist allerdings langwierig und wegen der Gefahr überschießender entzündlicher Reaktionen mit massiver Blasenbildung risikoreich.

Lichtschutzmittel. Sie sind einmal zum Schutz der unpigmentierten Hautareale erforderlich, darüber hinaus können sie in der Umgebung der Herde insbesondere bei Hellhäutigen stärkere Sonnenbräune verhindern und damit den störenden Kontrast zwischen normaler und depigmentierter Haut aufheben.

Camouflage. Die Vitiligoherde können durch wasserfeste und im Farbton anzupassende, für medizinische Zwecke konzipierte Make-ups (Dermacolor, Dermablend) mit etwas Übung vorzüglich abgedeckt werden. Auch sog. Bräunungscremes können versucht werden.

Irreversible Depigmentierung. Bei ausgedehnter Vitiligo und dunkelhäutigen Patienten mit unbefriedigender Repigmentierung kommt eine Depigmentierung der Restherde normaler Haut in Betracht. Eine Creme mit 20% Hydrochinonmonobenzyläther wird für 3–12 Monate zweimal tgl. aufgetragen. Als Nebenwirkungen können Brennen und Juckreiz, bei einem von 7 Patienten auch eine allergische Kontaktdermatitis auftreten. Über die Irreversibilität der Depigmentierung sollten die Patienten aufgeklärt werden.

Vogt-Koyanagi-Syndrom

[Vogt 1906, Harada 1926, Koyanagi 1929]

Synonym. Okulokutanes Syndrom

Es handelt sich um ein seltenes Syndrom, das besonders bei Menschen zwischen dem 30. und 50. Lebensjahr vorkommt. Die Ursache ist unbekannt; an Virusinfektion oder Autoimmunreaktion wird gedacht. Ziemlich akut kommt es nach einer prodromalen Fieberphase mit enzephalitischen oder meningitischen Symptomen zur Entwicklung einer beidseitigen exsudativen Uveitis mit Gefahr der Netzhautablösung. Kurz danach entwickelt sich Dysakusis, Schwerhörigkeit oder gar Taubheit. Ferner entsteht innerhalb von 3 Monaten Vitiligo am Körper mit Poliosis circumscripta an Augenbrauen, Augenwimpern oder am behaarten Kopf und Alopecia areata (50% der Fälle). Die Prognose ist günstig bis auf die Folgen an Augen und Gehör.

Therapie. Symptomatisch.

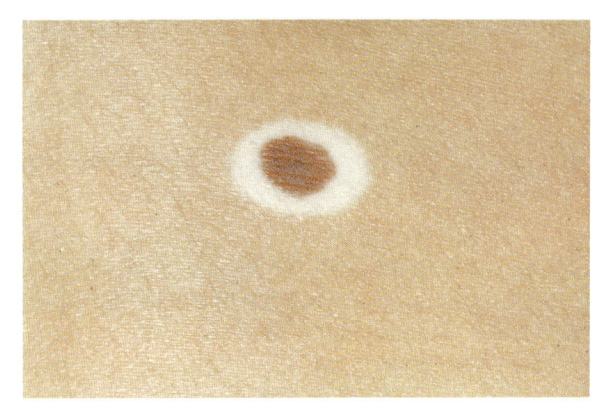

Abb. 26.14. Sutton-Nävus, perinävische Vitiligo

Sutton-Nävus

[Sutton 1916]

Synonyme. Leucoderma centrifugum acquisitum, perinävische Vitiligo, Halo-Nävus.

Definition. Nävuszellnävus mit umgebender Depigmentierung und möglicher Regression.

Pathogenese. Die entzündliche Reaktion in dem pigmentierten Nävuszellnävus mit Induktion einer vitiligoartigen Depigmentierung im Randgebiet läßt auf eine immunologische Reaktion schließen, die zur Störung der Melanogenese und schließlich auch zum Untergang von Melanozyten führen kann. Die Veränderungen kommen bei Patienten mit Vitiligo häufiger vor (ca. 20%). Sie wurden auch bei Patienten mit metastasierenden Melanomen beobachtet. Antimelanozytische Antikörper wurde im Serum solcher Patienten nachgewiesen.

Klinik. Meist bei Jugendlichen mit multiplen pigmentierten Nävuszellnävi entwickelt sich scheinbar ohne Ursache ein depigmentierter Hof um einen oder mehrere Pigmentnävi. Bei heller Haut wird die Depigmentierung im Woodlicht besser erkennbar. Der zentrale Nävuszellnävus kann sich ebenfalls depigmentieren und sogar verschwinden. Repigmentierung des Leukoderms ist möglich.

Histopathologie. Im zentralen Pigmentnävus findet man eine starke zellulär-entzündliche Reaktion, v.a. aus Lymphozyten, Histiozyten, manchmal auch Plasmazellen. In späteren Phasen findet man nur noch Melanin in Melanophagen. In der umgebenden Epidermis fehlt Melanin im Stratum basale; die Melanozyten sind stark alteriert und verschwinden schließlich völlig.

Therapie. Nicht erforderlich, evtl. Exzision.

Hypomelanosis guttata idiopathica

[Costa 1951, Cummings und Cottel 1966]

Synonym. Leucoderma lenticulare disseminatum (Argüelles-Casals und Gonzalez 1969)

Definition. Es handelt sich um eine sehr häufige kleinfleckige Depigmentierung in lichtexponierten Arealen der Extremitäten bei Menschen im mittleren und höheren Lebensalter.

Klinik. Besonders an den Streckseiten der Unterschenkel und der Unterarme findet man locker disseminierte, meist zahlreiche porzellanweiße Makulä von 2–5 mm Durchmesser; gelegentlich ist die Haut darin atrophisch. Besonders im Woodlicht sind sie leicht zu erkennen. Diese Veränderungen sind nicht rückbildungsfähig und verursachen keine subjektiven Störungen. Wichtig ist die Abgrenzung gegenüber kleinfleckiger zirkumskripter Sklerodermie und Lichen sclerosus et atrophicus.

Histopathologie. Verminderung von Melaningranula im Stratum basale. Elektronenmikroskopisch konnte festgestellt werden, daß Melanozyten in den Herden vorhanden sind, aber mit verminderter Zahl an Melanosomen.

Therapie. Nicht möglich.

Depigmentierungen durch chemische Substanzen

Verschiedene Chemikalien können bei exogener Einwirkung eine Depigmentierung hervorrufen. Diese ist entweder durch Zerstörung der Melanozyten oder Hemmung der Melanogenese bedingt. Im ersten Fall ist sie nicht rückbildungsfähig.
Am besten bekannt ist die Depigmentierung durch *Hydrochinonderivate*, die als Antioxidanzien in der Gummiherstellung verwendet werden. Zunächst bei farbigen Arbeitern kam es an den Händen zu kosmetisch äußerst störenden permanenten vitiligoartigen oder mehr kleinfleckigen konfettiartigen Depigmentierungen. Hydrochinonmonobenzyläther ist nicht nur ein wirksamer Inhibitor der Melanogenese, sondern besitzt auch einen melanozytotoxischen Effekt. Aus diesem Grunde soll Hydrochinonmonobenzyläther aus kosmetischen Gründen über längere Zeit nur dort angewandt werden, wo bleibende Depigmentierungen erwünscht sind. Auch die exogene Depigmentierung, welche nach einmaliger Applikation von *Heftpflastern* auftreten kann, ist auf die melanozytotoxische Wirkung von Hydrochinonderivaten in den betreffenden Pflastern zu beziehen. Möglicherweise besteht eine individuelle Neigung zu exogen ausgelöster Depigmentierung.

Das Auftreten von vitiligoartigen Depigmentierungen wurde auch nach Umgang mit paratertiärem *Butylphenol* oder *Amylphenol* beobachtet, welche als Desinfektionsmittel benutzt werden. Diese Stoffe können offenbar bei der Herstellung inhaliert werden, weil sie nicht nur an Kontaktstellen, sondern disseminiert zu vitiligoartigen Erscheinungen führen. Bei den Patienten können sich auch Hepatosplenopathie und Struma entwickeln. Diese Berufserkrankung deutet auf immer wieder vermutete Beziehungen zwischen Vitiligo und Schilddrüsenveränderungen hin.

Unter manchen *Arzneimitteln* kann es zu einem zunehmenden Pigmentverlust mit Aufhellung von Haut und Haaren kommen. Besonders bekannt ist dies unter einer Behandlung mit Antimalariamitteln, so mit Chloroquin, das allerdings auch Hyperpigmentierungen erzeugen kann. Die örtliche Anwendung von Retinoiden oder Azelainsäure kann zu Aufhellung der Haut führen, Benzoylperoxid zur Bleichung der Haare.

Depigmentierungen durch Hauterkrankungen

Permanente Depigmentierung

Mit einer bleibenden Depigmentierung ist immer dann zu rechnen, wenn in einem bestimmten Hautareal die Melanozyten zerstört werden. Dies wurde beobachtet im Anschluß an ionisierende Bestrahlungen (Röntgenoderm), nach Verletzung mit Narbenbildung, nach atrophisierenden Hauterkrankungen (Atrophie blanche, Lichen sclerosus et atrophicus).

Temporäre Depigmentierung

Eine fleckigförmige zeitweilige Depigmentierung, wie sie sich bei vielen entzündlichen Dermatosen entwickeln kann, nennt man ein *Leukoderm*. Leukoderme entstehen durch vorübergehende Hemmung der Melanogenese, durch Störungen im Transportmechanismus der Melanosomen von den Melanozyten in die Keratinozyten oder durch Absorption von UV-Strahlen durch Schuppenauflagerungen in erkrankten Hautpartien. Je nach der Erkrankung, auf deren Basis sich das Leukoderm entwickelt, erhält dieses seine Bezeichnung: *Leucoderma psoriaticum, Leucoderma parapsoriaticum, Leukoderm bei Lichen ruber planus, Leukoderm bei atopischem Ekzem, bei Cutis vagantium* usw. Bei diesen postinflammatorischen Leukodermen wird angenommen, daß infolge einer erhöhten epidermalen Turnoverrate der Transfer der Melanosomen in die Basalzellen vermindert ist. Das charakteristische *Leucoderma syphiliticum* bei sekundärer Syphilis soll dagegen durch den toxischen Effekt des Erregers auf die Melanogenese bedingt sein. Das *Leucoderma leprosum* beginnt meist perifollikulär, um sich dann herdförmig weiterzuentwickeln. Zur Abgrenzung gehört der Nachweis von Anästhesie und Anhidrose in einem derartigen Herd. Bei *Pityriasis versicolor* bewirkt das Stoffwechselprodukt Azelainsäure des Erregers Pityrosporum ovale eine Hemmung der Melanogenese.

Prognose. Leukoderme bilden sich wieder zurück, wenn die auslösende Dermatose zur Abheilung gekommen ist.

Pseudoleukoderme

Diese sind nicht durch Störungen von Struktur oder Funktion der Melanozyten bedingt, sondern beruhen auf Kontrastphänomenen.
Das *Pseudoleucoderma psoriaticum* entwickelt sich im Verlauf von Psoriasisbehandlung mit Dithranol (Cignolin) oder Phototherapie. Im ersten Fall wird die normale Haut in der Umgebung von Psoriasisherden durch Oxidationsprodukte von Dithranol braun imbibiert und im zweiten Fall die Pigmentierung der normalen Haut angeregt. Im Laufe der Abheilung scheint dadurch der ehemalige Psoriasisherd unpigmentiert hell. Das Pseudoleucoderma psoriaticum ist also ein Zeichen für Abheilung eines Psoriasisherdes.
Das *Pseudoleucoderma atopicum* entwickelt sich meistens an den Extremitäten oder im Gesicht bei Kindern mit atopischem Ekzem. Infolge einer Schuppung wird das UV-Licht oberflächlich absorbiert oder gestreut und führt im Herd nicht zur Bräunung. Diese meist im Sommer stärker ausgeprägte Störung wird auch als *Pityriasis alba* bezeichnet.
Das *Pseudoleucoderma angiospasticum* an Händen und Unterarmen ist durch eine umschriebene Anämie der Haut infolge Spasmen oberflächlicher arterieller Hautgefäße (Arteriolen, arterieller Kapillarschenkel) bedingt. Es kommt besonders bei psychovegetativ labilen Menschen vor, vielfach auch im Rahmen von Akroasphyxie. An den Glutäi spricht man allgemeinärztlich auch von *Weißfleckung*.

Leukomelanodermien. Sie liegen dann vor, wenn fleckförmige Depigmentierungen neben Hyperpigmentierungen vorhanden sind. Sie finden sich bei chronischer Arsenintoxikation, bei Erythrodermien durch Schwermetalle oder bei malignen Lymphomen, bei Syphilis, auch bei systemischer Sklerodermie.

Weiterführende Literatur

Allgemeines
Armstrong RB (1986) Functions of melanin. Arch. Dermatol 122:373–374
Fitzpatrick TB, Wick MW (1984) Biology and pathophysiology of the melanin pigmentary system. In: Soter NA, Bade H (eds) Pathophysiology of dermatologic diseases. McGraw-Hill, New York, pp 223–236
Mosher DB, Fitzpatrick TB, Hori Y, Ortonne JP (1993) Disorders of Pigmentation. In: Fitzpatrick TB, Eisen AZ, Wolff K et al (eds) Dermatology in General Medicine, 4th ed, McGraw-Hill, New York, pp 903–995
Prota G (1988) Progress in the chemistry of melanin and related metabolites. Med Res Rev 8:525–526

Umschriebene Hyperpigmentierungen
Benedict PH, Szabó G, Fitzpatrick TB et al (1968) Melanotic macules in Albright's syndrome and in neurofibromatosis. JAMA 205:618–626
Blank AA, Schneider BV, Pannizon R (1981) Pigmentfleckenpolypose (Peutz-Jeghers-Syndrom). Hautarzt 32:296–300
Brocq L (1923) L'erythrose pigmentée péri-buccale. Presse Méd 31:727–728
Civatte A (1923) Poikilodermie réticulée pigmentaire du visage et du cou. Ann Dermatol Syphiligr 6:605–620
Foerster HR, Schwartz L (1939) Industrial dermatitis and melanosis due to photosesitization. Arch Dermatol 39:55–68
Ippen H, Tesche S (1972) Das „Chloasma" außerhalb der Gravidität. Untersuchungen zur Klinik und zur ursächlichen Bedeutung von oralen Anticonceptiva und von Kosmetika. Hautarzt 23:21–25
Jeghers H, McKusick VA, Katz KH (1949) Generalized intestinal polyposis and melanin spots of the oral mucosa, lips, and digits. A syndrome of diagnostic significance. N Engl. J Med 241:993–1005; 1031–1036
Nakayama H, Harada R, Toda M (1976) Pigmented cosmetic dermatitis. Int J Dermatol 15:673–675
Perin KH, Bridge MF (1982) Adenomatous and carcinomatous changes in hamartomatous polyps of the small intestine (Peutz-Jeghers-syndrome): report of a case and review of the literature. Cancer 49:971–983
Resnick S (1967) Melasma induced by oral contraceptiva drugs. JAMA 199:698–710
Riehl G (1917) Über eine eigenartige Melanose. Wien Klin Wschr 30:780–781
Sanchez NP, Pathak MA, Sato S et al (1981) Melasma: a clinical, light microscopic, ultrastructural, and immunofluorescence study. J Am Acad Dermatol 4:698–710

Lentiginose
Balducci R, Bacchielli B, Chini L (1982) Etude endocrinologique chez une enfant atteinte de syndrome LEOPARD. Arch Fr Pediatr 39:23–25
Braun-Falco O, Schoefinus HH (1972) Lentigo senilis. Übersicht und eigene Untersuchungen. Hautarzt 22:277–283
Caputte AJ, Rimoin DL, Konigsmark BW et al (1969) Congenital deafness and multiple lentigines. A report of cases in a mother and daughter. Arch Dermatol 100:207–213
Colomb D, Morel JP (1984) Le syndrome des lentigines multiples. A propos de deux observations. Étude critique du syndrome LEOPARD. Ann Dermatol Venereol 111:371–381

Dociu I, Galaction-Nitelea O, Sirjita N et al (1976) Centrofacial lentiginosis. A survey of 40 cases. Br J Dermatol 94:39–43

Korting GW (1967) Lentiginosis profusa perigenito-axillaris. Z Hautkr 42:19–22

Touraine A (1941) Lentiginose centro-faciale et dysplasies associées. Bull Soc Fr Dermatol Syphiligr 48:518–522

Voron DA, Hatfield HH, Kalkoff RK (1976) Multiple lentigines syndrome. Case report and review of the literature. Am J Med 60:447–456

Zeisler EP, Becker SW (1936) Generalized lentigo: its relation to systemic nonelevated nevi. Arch Dermatol 33:109–125

Incontinentia pigmenti

Bloch BR (1926) Eigentümliche, bisher nicht beschriebene Pigmentaffektion (Incontinentia pigmenti). Schweiz Med Wochenschr 56:404–405

Burckhardt D, Schuffenhauer S, Peter RU (1993) Incontinentia pigmenti bei einem männlichen Patienten. Hautarzt 44:153–156

Garcia-Bravo B, Rodriguez-Pichardo A, Camacho-Martinez F (1986) Incontinentia pigmenti. Étude de trois familles. Ann Dermatol Venereol 113:301–308

Happle R (1985) Lyonization and the lines of Blaschko. Hum Genet 70:200–206

O'Brien JE, Feingold M (1985) Incontinentia pigmenti. A longitudinal study. Am J Dis Child 139:711–712

Peltonen L (1986) Incontinentia pigmenti in four generations. Dermatologica 172:201–204

Schaller J, Kock M, Goos M (1972) Disseminiert beginnende Incontinentia pigmenti Bloch-Sulzberger. Hautarzt 43:383–395

Schaumburg-Lever G, Lever WF (1973) Electron microscopy of incontinentia pigmenti. J Invest Dermatol 61:151–158

Sulzberger MB (1927) Über eine bisher nicht beschriebene congenitale Pigmentanomalie (Incontinentia pigmenti). Arch Dermatol Syph 154:19–32

Sulzberger MB (1938) Incontinentia pigmenti (Bloch-Sulzberger). Arch Dermatol Syph 38:57–69

Sekundäre Hyperpigmentierungen

Berger RS, Hayes JJ, Dixon SG (1989) Erythema dyschromicum perstans and lichen planus: are they related? J Am Acad Dermatol 21:438–442

Finlayson RG, Sams MW Jr, Smith JG Jr (1966) Erythema ab igne. A histopathological study. J Invest Dermatol 46:104–108

Holst R, Mobacken H (1974) Erythema dyschromicum perstans (ashy dermatosis). Report of two cases from Scandinavia. Acta Derm Venereol (Stockh) 54:69–72

Knox JM, Dodge BG, Freeman RG (1986) Erythema dyschromicum perstans. Arch Dermatol 97:262–272

Möller-Vietheer M, Goos M (1977) Erythema dyschromicum perstans. Hautarzt 28:539–541

Novick NL, Phelps R (1985) Erythema dyschromicum perstans. Int J Dermatol 24:630–633

Ramirez CO (1967) The ashy dermatosis (erythema dyschromicum perstans). Epidemiological study and report of 139 cases. Cutis 3:244–247

Shahrad P, Marks R (1977) The wages of warmth: changes in erythema ab igne. Br J Dermatol 97:179–186

Tschen JA, Tschen EA, McGavran MH (1980) Erythema dyschromicum perstans. J Am Acad Dermatol 2:295–302

Diffuse Hyperpigmentierungen

Braun-Falco O, Burg G, Selzle D et al (1980) Melanosis diffusa congenita. Hautarzt 31:324–327

VanBogaert L (1948) La mélanose neuro-cutanée diffuse hérédo-familiale. Bull Acad R Med Belg 13:397–406

Amelanose und Hypomelanose

Argüelles-Casals D, Gonzalez D (1969) La leucodermie lenticulaire disséminée. Ann Dermatol Syphiligr 96:283–286

Blume RS, Wolff SM (1972) The Chédiak-Higashi syndrome: studies in four patients and review of the literature. Medicine (Baltimore) 51:247–280

Bologna JL, Pawelek JW (1988) Biology of hypopigmentation. J Am Acad Dermatol 19:217–255

Bonerandi JJ, Baran R, Breton A et al (1978) Piebaldisme. Étude anatomo-clinique et ultrastructurale de 3 cas. Ann Dermatol Venereol 105:67–72

Braun-Falco O, Rassner B (1965) Haarwurzelmuster bei Phenylketonurie. Dermatol Wochenschr 151:251–254

Chédiak M (1952) Nouvelle anomalie leucocytaire de charactère constitutionnel et familial. Rev Hematol (Paris) 7:362–367

Cowan CL, Halder RM, Grimes PE et al (1986) Ocular disturbances in vitiligo. J Am Acad Dermatol 15:17–24

Cummings KI, Cottel WI (1966) Idiopathic guttate hypomelanosis. Arch Dermatol 93:184–186

Falabella R, Escobar C, Giraldo N et al (1987) On the pathogenesis of idiopathic guttate hypomelanosis. J Am Acad Dermatol 16:35–44

Fleisher LT, Zeligman I (1960) Cutaneous findings in phenylketonuria. Arch Dermatol 81:898–903

Fölling A (1934) Über Ausscheidung von Phenylbenztraubensäure in den Harn als Stoffwechselanomalie in Verbindung mit Inbecillität. Hoppe Seyler's Z Physiol Chem 277:169

Frenk E (1982) Albinismus und andere genetisch bedingte generalisierte oder fleckig disseminierte Hypopigmentierungen der Haut. Hautarzt 33:89–95

Goldstein E, Habermann HF, Menon IA (1992) Non-psoralen treatment of vitiligo. Part I: Int J Dermatol 31:229–236; Part II: Int J Dermatol 31:314–319

Halder RM, Grimes PE, Cowan CA et al (1987) Childhood vitiligo. J Am Acad Dermatol 16:948–954

Higashi O (1954) Congenital gigantism of peroxidase granules. Tohoku J Exp Med 59:315–322

Hönigsmann H, Ortel B, Tanew A (1987) Behandlung der Vitiligo. In: Braun-Falco O, Schill WB (Hrsg) Fortschritte der praktischen Dermatologie und Venerologie. Vol 11, Springer, Berlin, S 412–417

Kahn G (1970) Depigmentation caused by phenolic detergent germicides. Arch Dermatol 102:177–187

Koyanagi Y (1929) Dysakusis, Alopecie und Pollinosis bei schwerer Uveitis nicht traumatischen Ursprungs. Klin Monatsbl Augenheilkd 82:194–211

Nordlund JJ (1987) Hypopigmentation, vitiligo and melanoma. New data, more enigmas. Arch Dermatol 123:1005–1008

Nordlund JJ, Lerner AB (1982) Vitiligo – is it important? Arch Dermatol 118:5–8

Nordlund JJ, Taylor NT, Albert DM et al (1981) The prevalence of vitiligo and poliosis in patients with uveitis. J Am Acad Dermatol 4:528–536

Oliver EA, Schwarz L, Warren LH (1939) Occupational leukoderma. JAMA 113:927–928

Ortel B, Tanew A, Hönigsmann H (1988) Treatment of vitiligo with khellin and ultraviolet A. J Am Acad Dermatol 18:693–701

Schallreuther KU (1989) Das Hermansky-Pudlak-Syndrom. Hautarzt 40:130–133

Schallreuther KU (1992) Klinik und Pathogenese der Vitiligo. In: Macher E, Kolde G, Bröcker EB (Hrsg) Jahrbuch der Dermatologie 1991/1992. Biermann, Zülpich, S 121–140

Siemens HW (1964) Acromelanosis albo-punctata. Dermatologica 128:86–89

Stolz W (1993) Hypo- und Depigmentierungen. In: Braun-Falco O, Plewig G, Meurer M (Hrsg) Fortschritte in praktischer Dermatologie und Venerologie. Springer, Berlin, S 36–42

Stolz W, Graubner U, Gerstmeier J, Burg G, Belohradsky B (1989) Chédiak-Higashi syndrome: approaches in diagnosis and treatment. In: Fritsch P, Schuler G, Hintner H (eds) Immunodeficiency and skin. Curr Probl Dermatol, Karger, Basel, pp 93–100

Thiele B (1991) Klinik und Therapie der Vitiligo. Dtsch Med Wschr 116:1025–1029

Tietz W (1963) A syndrome of deaf-mutism associated with albinisms showing dominant autosomal inheritance. Am J Hum Genet 15:259–264

Tourian A, Sidbury JB (1983) Phenylketonuria and hyperphenylalaninemia. In: Stanbury JB, Wyngaarden JB, Fredrickson DS et al (eds) The metabolic basis of inherited disease. 5th edn, McGraw-Hill, New York, pp 270–286

Vogt A (1906) Frühzeitiges Ergrauen der Zilien und Bemerkungen über den sogenannten plötzlichen Eintritt dieser Veränderung. Klin Monatsbl Augenheilkd 44:228–242

Waardenburg PJ (1951) A new syndrome combining developmental anomalies of the eyelids, eyebrows, and nose root with pigmentary defects of the iris and head hear with congenital deafness. Am J Hum Genet 3:195–253

Witkop CJ Jr, Quevedo WC Jr, Fitzpatrick TB (1983) Albinism and other disorders of pigment metabolism. In: Stanbury JB, Wyngaarden JB, Fredrickson DS et al (eds) The metabolic basis of inherited disease. 5th edn, McGraw-Hill, New York, pp 301–346

Woolf C, Dolowitz DA, Aldous HE (1965) Congenital deafness associated with piebaldness. Arch Otolaryngol 82:244–250

Kapitel 27 Dyschromien

Inhaltsverzeichnis

Endogene Dyschromien 939
    Hämosiderose 939
    Gallenfarbstoffe. 939
    Bronzebabysyndrom. 939
    Karotinose. 940
    Ochronose. 940
Exogene Dyschromien. 940
    Argyrose. 940
    Chrysiasis 940
    Wismut 940
    Hydrargyrose. 941
    Exogene Ochronose 941
    Örtliche Dyschromien 941
    Schwarzer Dermographismus 941
    Mepacrin 941
    Amiodarone 941
    Minocyclin. 941
    Clofazimine 941
    Tätowierung 941
        Dekorative Tätowierung 942
        Unbeabsichtigte Tätowierungen 942
Weiterführende Literatur. 943

Einlagerungen anderer körpereigener Pigmente als Melanin oder körperfremder Pigmente in die Haut nennt man Dyschromien. Die Hautfarbe ändert sich entweder diffus oder an umschriebener Stelle. Dyschromien können endogen oder exogen bedingt sein.

Endogene Dyschromien

Diese sind durch Ablagerung körpereigener Pigmente in der Haut bedingt.

Hämosiderose

Die Ablagerung des eisenhaltigen Pigments Hämosiderin kommt meist durch örtlichen Zerfall von Erythrozyten in der Haut zustande, aber auch nach zu hautnaher Injektion von Eisenpräparaten. Da Hämosiderin die Melanogenese anregt, kommt es an Orten von Hämosiderinablagerungen auch zu Melaninhyperpigmentierung. Bei der Hämochromatose beruht die graubraune oder bronzeartige diffuse Hautverfärbung (Bronzediabetes) auf echter Hyperpigmentierung durch Melaninvermehrung; Hämosiderinablagerungen findet man nur in der Tiefe der Dermis.
Ursächlich für Hämosiderinablagerungen sind Blutaustritte aus Kapillaren, so bei chronischer Veneninsuffizienz und Hämostase an den Unterschenkeln als Purpura jaune d'ocre, bei hämorrhagisch-pigmentären Dermatosen wie Morbus Schamberg, durch Hämolyse bei Sichelzellanämie.
Nach *mechanischen Traumen*, bei denen Ekchymosen, Sugillationen oder Hämatome entstehen, ist die Pigmentierung zunächst orangerot, blaurot, später gelbrot und schließlich ocker bis gelblichbraun. Bei Black heel findet man nach Mikrotrauma schwarze Ablagerungen in der Hornschicht der Fersenhaut.

Gallenfarbstoffe

Bei Gelbsucht wird die Dyschromie der Haut und der Skleren durch Einlagerung von Bilirubin hervorgerufen, das besonders die elastischen Fasern anfärbt. Wenn Biliverdin in der Haut eingelagert wird, kommt es zu einer mehr gelblich-grünlichen Hautverfärbung, wie sie für biliäre Zirrhose oder Karzinose der Gallengänge typisch ist.
Differentialdiagnostisch wichtig ist, daß „Gelbsucht" auch durch enterale Zufuhr von Atebrin, Pikrinsäure, Dinitrophenol, Santonin sowie durch Karotinämie zustande kommen kann. In diesen Fällen sind aber die Skleren nicht verfärbt.

Bronzebabysyndrom
[Rubaltelli et al. 1983]

Neugeborene zeigen 1–3 Tage nach wegen Hyperbilirubinämie durchgeführter Phototherapie in seltenen Fällen eine generalisierte bronzefarbene, graubraune Verfärbung der Haut, des Serums und Urins. Es finden sich Zeichen von Leberfunktionsstörungen und verminderter Gallenexkretion, es besteht ein Mangel des Enzyms Biliverdinreduktase. Ursache der Verfärbung soll ein nichttoxisches Photooxidationsprodukt des Bilirubins oder des Kupfer-Porphyrin-Metabolismus sein. Nach Absetzen der Phototherapie kommt es innerhalb einiger Wochen zur Normalisierung der Hautfarbe. Eine Therapie ist nicht erforderlich.

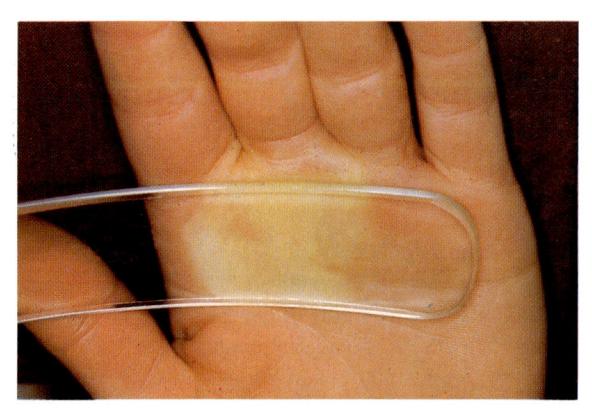

Abb. 27.1. Karotinose (Aurantiasis cutis)

Karotinose

Das Lipochrom Karotin ist von hellgelber Farbe. Es trägt zur normalen Hautfarbe bei und wird besonders dort abgelagert, wo die Hornschicht verdickt ist. Vermehrter Karotingehalt im Blut führt zur *Karotinose (Aurantiasis cutis,* v. Baelz 1896). Typisch sind in diesen Fällen Gelbfärbung von Palmae und Plantae sowie der Nasenspitzenregion. Dies ist besonders bei Säuglingen der Fall, die karotinhaltige Nahrungsmittel (Karotten, Orangen) im Überangebot erhalten. Karotinose kommt aus dem gleichen Grund sowie bei Einnahme von Betacaroten (als Photoprotektor oder zur Hautfärbung bei Vitiligo) auch bei Erwachsenen vor. Wahrscheinlich wird auch durch den gelben Farbstoff von Orangen, Tartrazingelb, eine Hautverfärbung möglich. In diesen Fällen führt Nahrungsänderung zu rascher Rückbildung. Karotinämie kommt auch bei Erkrankungen vor, bei denen die Umwandlung von Karotin in Vitamin A infolge von Stoffwechseldefekten gestört ist. Zu nennen sind Hypothyreose, chronische Nephritis, Nephrose und Hyperlipoproteinämien. Bei Karotinose bleiben die Skleren weiß, Juckreiz fehlt, und der Bilirubinspiegel ist normal. Damit kann die Karotinose leicht vom Ikterus abgegrenzt werden.

Ochronose

Bei Alkaptonurie, einer seltenen autosomal-rezessiv vererbten Stoffwechselstörung mit Defekt der Homogentisinsäureoxidase, wird Homogentisinsäure im Gewebe abgelagert und in den Konjunktiven, gelegentlich aber auch im Gesicht und in den Axillen zu einem braunschwarzen Pigment polymerisiert (Ochronose). Klinisch bedeutsam ist die Häufigkeit von Arthritiden und Herzinfarkten. Die Diagnose kann durch Urinanalyse gestellt werden. Eine Therapie ist nicht möglich. Exogene Ochronose s. S. 941.

Exogene Dyschromien

Absorption oder Einlagerung einer Reihe von Chemikalien kann eine Dyschromie der Haut hervorrufen. Wichtig sind die Dyschromien durch Metallsalze, weil diese im Bindegewebe abgelagert werden und therapeutisch schwer zugänglich sind.

Argyrose

Hier kommt es zu einer grauen bis grauschwärzlichen Verfärbung der Haut in lichtexponierten Arealen oder Schleimhäuten durch feinste Silbereinlagerungen. Die Silberpartikel finden sich bevorzugt an Basalmembranen und elastischen Fasern, wo sie leicht im histologischen Routinepräparat oder im Dunkelfeldmikroskop nachzuweisen sind. Elektronenmikroskopisch sieht man die elektronendichten Granula besonders gut, auch in Makrophagen. *Lokalisierte Argyrose* tritt an Konjunktiven oder der Mundschleimhaut nach langfristiger örtlicher Behandlung mit Silbersalzlösungen auf. *Universelle Argyrose* kann sich nach innerlicher Behandlung mit silbersalzhaltigen Medikamenten ausbilden, so bei Patienten mit chronischer Gastritis oder Magenulzera nach „Rollkuren". Argyrose ist ferner eine Berufskrankheit bei Arbeitern, die künstliche Perlen herstellen oder beim Schleifen und Polieren Silberstaub aufnehmen. Als Frühzeichen entwickelt sich eine graubraune Verfärbung der Gingiva, später eine diffuse grauschwärzliche Hautverfärbung. Auch die Fingernägel können sich blaugrau verfärben. Eine wirksame Therapie existiert nicht.

Chrysiasis

Die Goldablagerung manifestiert sich als bläuliche Hautverfärbung in lichtexponierten Bereichen und in den Skleren. Sie entwickelt sich bei Goldtherapie nach wenigen Monaten oder einer längeren Latenzperiode. Die Goldpartikel werden an Bindegewebsfasern abgelagert und in Makrophagen gespeichert. Die Verfärbung ist irreversibel. Mit modernen analytischen Methoden kann Gold in Hautproben identifiziert werden.

Wismut

Wenn Wismut über größere Zeiträume verabfolgt wird, was früher in der Behandlung der Syphilis und bei anderen Erkrankungen wie Lichen ruber planus üblich war, kommt es zu universeller Grauverfärbung der Haut. Frühzeichen ist der grauschwarze Wismut-

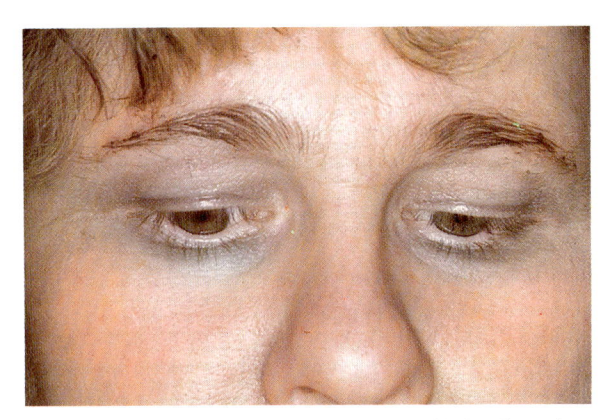

Abb. 27.2. Hydrargyrose der Augenlider infolge langfristiger Anwendung quecksilbersalzhaltiger Sommersprossencreme

saum der Gingiva am marginalen Gingivarand mit eingelagertem Wismutsulfid. Im übrigen entspricht das Ausprägungsmuster der Argyrose. Sekundär kann es auch zu Wismutstomatitis und Ulzerationen kommen. Wichtig ist die Kontrolle der Nierenfunktion.

Hydrargyrose

Langfristige Anwendung quecksilbersalzhaltiger Augensalben oder früher gebräuchlicher Bleichcremes gegen Sommersprossen führten zu charakteristischer grauschwärzlicher Pigmentierung der behandelten Partien. Elektronenmikroskopisch findet man elektronendichte quecksilberhaltige Partikel, bevorzugt an elastischen Fasern und Basalmembranen. Im Urin sind Quecksilbersalze nachweisbar. Durch Penicillamin kann die Quecksilbersalzausscheidung therapeutisch gefördert werden.

Exogene Ochronose

Nach Anwendung von Cremes mit Inhaltsstoffen wie Hydrochinon oder Phenol, die von Farbigen zur Bleichung der Gesichtshaut angewendet werden, kann es zu Pigmenteinlagerung in die Haut kommen, meist an den Wangen. Histologisch finden sich homogenisierte Kollagenfasern und grobe braune Pigmentgranula.

Örtliche Dyschromien

Lokalisierte Dyschromien können die Folge von Inbibitionen äußerlich angewandter Medikamente sein. Pinselung mit Argentum nitricum, Bäder mit Zusatz von Kaliumpermanganat, Applikation von Farbstoffen führen zu Dyschromien der Haut und der Nägel. Meist wird an der Haut nur die Hornschicht gefärbt, so daß nach wenigen Tagen mit einer Abstoßung zu rechnen ist. Gentianaviolettanwendung kann auf Wunden zu einer länger persistierenden Tätowierung führen.

Schwarzer Dermographismus

Dieses Phänomen kann man beobachten, wenn metallische Schmuckstücke (Ketten, Ringe) an Hautpartien reiben, die mit Pudern (Zinkoxid, Talkum, Titandioxid) behandelt wurden. Durch die Puderteilchen wird metallisches Gold oder Silber von Schmuckstücken auf der Haut abgerieben und färbt sie vorübergehend schwarz.

Mepacrin

Gelbfärbung der Haut mit Ausnahme der Skleren hat als Nebenwirkung dieses Antimalariamittels (Atebrin) dazu geführt, daß es heute nur noch selten angewandt wird. Mepacrin ist im Urin leicht nachweisbar.

Amiodarone

Eine seltene (1:1000), aber typische Nebenwirkung dieses stark antiarrhythmisch und antipektanginös wirkenden Arzneimittels (Cordarone) ist eine schwarzviolette bis schieferfarbene Pigmentierung der sonnenlichtexponierten Haut durch intrazelluläre Lipofuscineinlagerung im oberen Korium.

Minocyclin

Bei langdauernder und hochdosierter Einnahme wurde gelegentlich eine weitgehend reversible blauschwarze Pigmentierung im Gesicht, an den Unterschenkeln und an der Mundschleimhaut beobachtet. Das histologisch nachweisbare Pigment ist eisenhaltig.

Clofazimine

Dieses besonders in der Lepratherapie verwendete Medikament (Lampren) kann zu rötlicher bis braunvioletter Hautverfärbung führen. Histochemisch wurde ein ceroidartiges Pigment nachgewiesen.

Tätowierung

Unter Tätowierung versteht man das Einbringen gefärbter Partikel in das Hautbindegewebe. Unbehandelt bleibt sie lebenslang bestehen. Unterscheiden kann man zwischen dekorativer Tätowierung und unbeabsichtigten Tätowierungen.

Dekorative Tätowierung

Seit Jahrhunderten wird, besonders in asiatischen Ländern und bei Seeleuten, die *Schmucktätowierung* geübt. Tätowierungen werden durch Einbringung von gefärbten Partikeln unter Nadelstichen in das Korium durchgeführt. Der berufsmäßige Tätowierer benutzt dazu ein elektrisches Instrument, in Amateurkreisen wird Tusche mittels Nadeln in die Haut eingebracht. Meist verwendet man chinesische Tusche oder Ruß; die schwarzen Partikelchen bewirken durch die trüben Schichten der Haut eine blaue Tönung. Rote Farbtöne werden mit Zinnober (Quecksilbersulfid), grüne Farbtöne mit Chromoxid erzeugt. Für gelbliche Farbtöne wird Kadmiumsulfid, für helles Blau Kobaltaluminat und für Braun werden Eisenoxide benutzt. Auch Pflanzenfarben und, heutzutage bevorzugt, synthetische Farbstoffe werden verwendet.

Komplikationen. Bei Verwendung kontaminierter Instrumente können Infektionen durch Bakterien (Pyodermien, Erysipel, Syphilis, Tuberkulose, Lepra) oder Viren (Hepatitis, HIV, Warzen) übertragen werden. Kontaktallergische Sensibilisierungen können (z.B. auf Quecksilber, Chrom oder Kobalt) induziert werden und zu umschriebener Dermatitis, generalisierten Exanthemen oder Fernreaktionen (z.B. an Kontaktstellen der Mundschleimhaut mit Amalgamfüllungen) führen. Phototoxische Reaktionen wurden in gelben Tätowierungen durch Kadmium beschrieben. Schließlich wurden auch Fremdkörpergranulome, Sarkoidose, Pseudolymphome und im Sinne eines Koebner-Effektes Psoriasis und Lichen ruber planus in Tätowierungen beobachtet. Syphilitische Hautveränderungen sparen dagegen zinnobertätowierte Stellen aus, da die Quecksilberverbindung offenbar die Treponemen abtötet.

Therapie. Nicht selten besteht der Wunsch, eine Tätowierung entfernen zu lassen, zumal sie auch eine schwere psychische Belastung und in unbedeckten Hautarealen sowie bei obszönen Darstellungen ein erhebliches soziales Stigma bedeuten können. Die Entfernung von Schmucktätowierungen ist allerdings schwierig. Besonders die Entfernung von Laientätowierungen ist kaum ohne bleibende Narben möglich, da das Pigment gröber und unregelmäßiger verteilt ist, auch meist tiefer in der Dermis liegt. Mittel der Wahl ist heute die Entfernung mit dem gepulsten Rubinlaser. Kleine Tätowierungen können exzidert werden; weitere Möglichkeiten sind die vorsichtige Dermabrasion (hochtourige Diamantfräse) oder Salabrasion (Schleifung mit Kochsalzkristallen), deren kosmetische Resultate allerdings oft nicht befriedigend und durch die mögliche Entwicklung von Keloiden belastet sind.

Unbeabsichtigte Tätowierungen

Kohlenstaubtätowierungen. Sie kommen bei Bergleuten durch Einbringung von Kohlepartikeln in Verletzungen vor. Blaugraue lineäre Streifen sieht man typischerweise an den seitlichen oberen Rückenpartien der Bergleute (Berufsstigma).

Schmutztätowierungen. Diese kommen außerordentlich häufig bei Unfällen mit Schürfverletzungen im Straßenstaub oder auf Sportplätzen vor. Ihre Entfernung kann große Schwierigkeiten bereiten und sollte möglichst früh vorgenommen werden. Kleinere Areale können exzidiert werden, ansonsten kommt Dermabrasion oder Bürstenbehandlung wie bei Pulvertätowierungen (siehe unten) in Frage.

Amalgamtätowierungen. Blauschwarze, unregelmäßige Flecke an der Wangenschleimhaut oder Gingiva können durch Einsprengung von Amalgampartikeln während einer Zahnbehandlung entstehen. Die differentialdiagnostische Abgrenzung von einem malignen Melanom oder blauen Nävus kann schwierig sein, ist histologisch aber leicht möglich. Quecksilberpartikel finden sich an Basalmembranen und elastischen Fasern. Bei geklärter Diagnose ist eine Therapie nicht erforderlich.

Siderose. Sie entwickelt sich nach Eindringen von Metallsplittern in die Haut, die zunächst dunkel, später aber mehr bräunlich erscheinen; auch nach hautnaher Injektion von Eisenpräparaten oder nach Akupunktur.

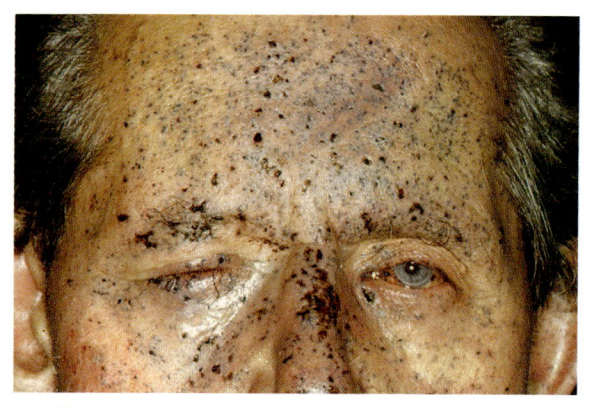

Abb. 27.3. Tätowierung durch Pulver (Böllerschuß)

Pulvertätowierungen. Diese treten nach Schuß- oder Minenverletzungen, besonders aber auch nach Verletzungen durch Feuerwerkskörper auf. Die Einsprengungen von Schmauchpartikeln führen zu disseminierten Tätowierungen im Gesicht. Nicht selten ist Augenbeteiligung; bei Verdacht auf Verletzungen der Kornea ist eine frühzeitige Kooperation mit dem Ophthalmologen erforderlich. Ohne Behandlung kommt es in der Haut manchmal noch nach Jahren zu Infiltrationen, die sich histologisch als Fremdkörperreaktion oder bei Patienten mit Sarkoidose als sarkoide Granulome darstellen. Auch Siliziumgranulome mit polarisationsmikroskopisch nachweisbaren doppelbrechenden Kristallen in Riesenzellen kommen vor, bedingt durch das Eindringen von Erdpartikeln.

Therapie. Die Entfernung der Pulverpartikel sollte möglichst innerhalb weniger Tage erfolgen, da eine spätere Behandlung weniger erfolgreich ist. In Lokal- oder Allgemeinanästhesie wird das Gesicht unter Anfeuchtung mit wäßriger Sol. hydrargyri oxycyanati (1:1000) oder physiologischer Kochsalzlösung mit Nagel- und Zahnbürsten bis zur oberflächlichen Exkoriation abgerieben. Die Schmutzpartikel werden dadurch entfernt. Einzelne verbleibende Reste können später mit einer Nadel, kleiner Stanze oder durch Exzision entfernt werden. Die Dermabrasion mit der hochtourigen Fräse scheint weniger vorteilhafte Ergebnisse zu liefern. Wenn eine Allgemeinnarkose zur ophthalmologischen Notfallbehandlung erforderlich ist, kann ggf. die dermatologische Therapie in der gleichen Sitzung angeschlossen werden.

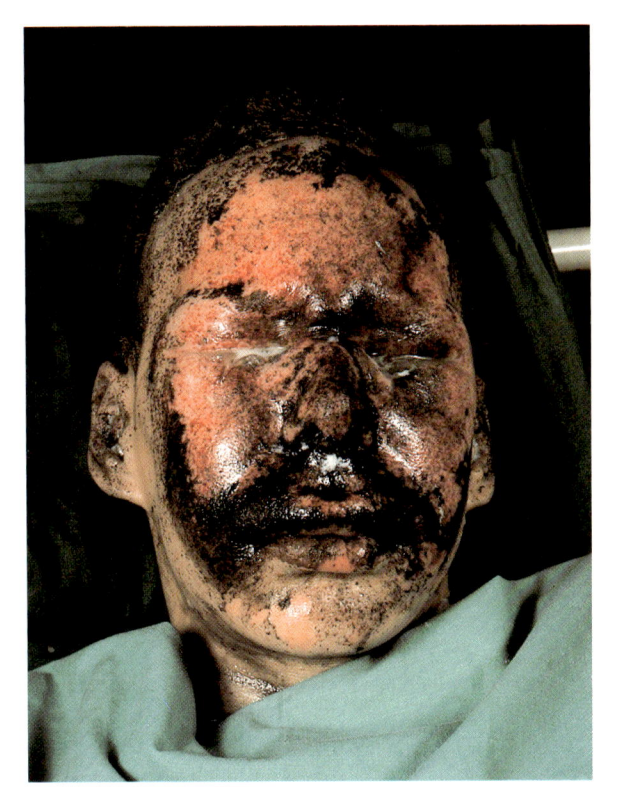

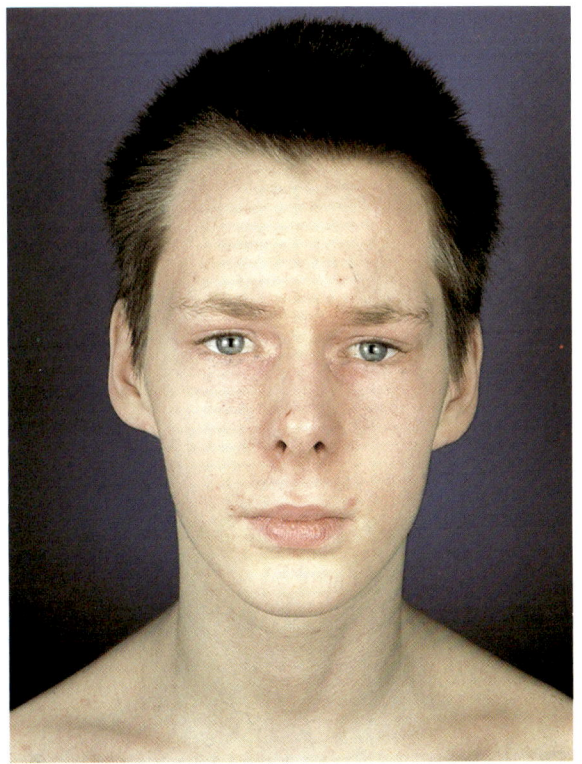

Abb. 27.4. Tätowierung durch Pulver vor *(oben)* und nach *(unten)* Behandlung

Weiterführende Literatur

Altmeyer P, Hufnagel D (1975) Chrysiasis. Nebenwirkung einer intramuskulären Goldtherapie. Hautarzt 26:330–333

Bruce S, Tschen JA, Chow D (1986) Exogenous ochronosis resulting from quinine injections. J Am Acad Dermatol 15:357–361

Chevrant-Breton J, Simon M, Bourel M et al (1977) Cutaneous manifestations of idiopathic hemochromatosis. Study of 100 cases. Arch Dermatol 113:161–165

Connor T, Braunstein B (1987) Hyperpigmentation following the use of bleaching creams. Arch Dermatol 123:105–110

Dupré A, Touron P, Daste J et al (1985) Titanium pigmentation. An electron probe microanalysis study. Arch Dermatol 121:656–658

Engasser PG, Maibach HI (1984) Ochronosis caused by bleaching creams. J Am Acad Dermatol 10:1072–1073

Findlay GH (1982) Ochronosis following skin bleaching with hydroquinone. J Am Acad Dermatol 6:1092–1093

Fulk CS (1984) Primary disorders of hyperpigmentation. J Am Acad Dermatol 10:1–16

Granstein RD, Sober AJ (1981) Drug- and heavy metal-induced hyperpigmentation. J Am Acad Dermatol 5:1–18

Hönigsmann H, Konrad K, Wolff K (1973) Argyrose (Histologie und Ultrastruktur). Hautarzt 24:24–30

Hortobágyi J, Schneider J, Sebök B, Klujber L (1992) Eine seltene Stoffwechselerkrankung: Alkaptonurie-Chronose. Hautarzt 43:580–582

Jurecka W (1986) Generalisierte Argyrose. Hautarzt 37:628–631

Karge HJ (1978) Bürstenbehandlung von Schmutztätowierungen. Hautarzt 29:281–282

Korting HC, Kolz R, Schmoeckel C et al (1981) Amiodarone-Pigmentierung. Eine seltene, aber typische Medikamentennebenwirkung. Hautarzt 32:301–305

Korting GW, Dielmann E (1988) Alkaptonurie-Ochronose. Med Welt 39:1028–1031

Lawrence N, Bligard CA, Reed R et al (1988) Exogenous ochronosis in the United States. J Am Acad Dermatol 18:1207–1211

Lichenstein L, Kaplan L (1954) Hereditary ochronosis. Pathologic changes observed in two necropsied cases. Am J Pathol 30:99–125

Mayershausen W, Ehlers G (1986) Pseudolymphome nach Schmucktätowierung. Hautarzt 37:622–624

Mittag H, Knecht J, Arnold R et al (1987) Zur Frage der Argyrie. Eine klinische, analytisch-chemische und mikromorphologische Untersuchung. Hautarzt 38:670–677

Nasemann T, Rogge T, Schaeg G (1974) Licht- und elektronenmikroskopische Untersuchungen bei der Hydrargyrose und der Argyrose der Haut. Hautarzt 25:534–540

Plewig G, Lincke H, Wolff HH (1977) Silver-blue nails. Acta Derm Venereol (Stockh) 57:413–419

Plewig G, Schmoeckel C (1982) Minocycline-induced hyperpigmentation in an acne patient. Case presentation. XVI Congressus Internationale Dermatologicae, Tokyo, p 127

Purcell SM, Wians FH jr, Ackerman NB jr et al (1987) Hyperbiliverdimenia in the bronze baby syndrome. J Am Acad Dermatol 16:172–177

Rubaltelli FF, Jori G, Reddi E (1983) Bronze baby syndrome: a new porphyrin-related disorder. Pediatr Res 17:317–330

Schmidt OEL (1941) Chrysiasis. Arch Dermatol 44:446–452

Shelley WB, Shelley ED, Burmeister V (1986) Tatoos from insulin needles. Ann Intern Med 105:549–550

Slater DN, Durrant TE (1984) Tatoos: light and transmission electron microscopy studies with X-ray microanalysis. Clin Exp Dermatol 9:167–173

Teller H, Winkler K (1973) Zur Klinik und Histopathologie der endogenen Ochronose. Hautarzt 24:537–543

Kapitel 28 Erkrankungen der Talgdrüsenfollikel

Inhaltsverzeichnis

Sebostase und atopische Xerosis (Asteatose) 946
Seborrhö 947
Akne 947
   Acne vulgaris. 947
   Akneeffloreszenzen 949
      Primäre nichtentzündliche Akneeffloreszenzen. . . 950
      Sekundäre entzündliche Akneeffloreszenzen. . . 950
      Postinflammatorische narbige Restzustände. . . 951
   Akneformen 951
      Acne comedonia 952
      Acne papulopustulosa 952
      Acne conglobata 952
      Acne inversa 953
      Acne fulminans 954
      Body-Building-Akne und Dopingakne 954
      Acne mechanica 955
      Kontaktakne oder Acne venenata 955
      Androgenisierende Syndrome 956
      Prämenstruelle, postmenstruelle Akne
      und Akne in der Menopause 956
      Acne neonatorum und Acne infantum 957
      Acne excoriée des jeunes filles. 957
      Solides Gesichtsödem bei Akne 957
   Aknetherapie 958
      Ausgewählte Therapiemaßnahmen 961
Akneiforme Exantheme 962
   Mallorca-Akne 962
   Jod- und Bromakne 963
   Jododerm und Bromoderm 963
   Trichostasis spinulosa 963
Rosazea 963
Rosazeaartige Erkrankungen 968
   Demodikose 968
   Familiäre rosazeaartige Dermatose mit intraepi-
   dermalen Epitheliomen, keratotischen Plaques
   und Narben 969
Periorale Dermatitis 969
   Lupoide periorale Dermatitis 970
Weiterführende Literatur 971

Die Verteilung der holokrinen Talgdrüsen am Hautorgan ist sehr unterschiedlich. Talgdrüsen sind mit einer Haaranlage assoziiert. Ausnahmen bilden die freien oder ektopischen Talgdrüsen, beispielsweise am Lippenrot, an den Lippen- und Wangenschleimhäuten und im Genitalbereich (Fordyce-Drüsen).
In der Haut des Menschen kommen drei verschiedene Follikelarten vor:
1. *Terminalhaarfollikel* (Beispiel: Kopfhaar), bei denen zu einem großen kräftigen Haar große Talgdrüsen gehören.
2. *Vellushaarfollikel* (Beispiel: Flaumhaare im Gesicht bei Frauen), bei denen zu einem kleinen Vellushaar nur kleine Talgdrüsen gehören.
3. *Talgdrüsenfollikel.* Sie sind für den Menschen charakteristisch und kommen im Tierreich nicht vor. Talgdrüsenfollikel findet man im Gesicht, im V-förmigen Brust- und Rückenausschnitt, dem Prädilektionsgebiet der Acne vulgaris.

Der Talgdrüsenfollikel besteht aus vier Anteilen: dem mit verhornendem Epithel ausgekleideten *Infundibulum*, den großen *Talgdrüsenazini* und der *Vellushaaranlage*; die Talgdrüsenläppchen (Talgdrüsenazini) münden durch *Talgdrüsenausführungsgänge* in das Infundibulum.
Der in den großen, blumenkohlartig gelappten Talgdrüsenazini gebildete dünnflüssige, hellgelbe, visköse *Talg (Sebum)* setzt sich aus einem Gemisch von Glyzeriden und freien Fettsäuren (57%), Squalen (12%), Wachs- und Sterolestern (29%) und freien Sterolen (1,5%) zusammen.
Vornehmlich durch bakterielle Lipasen der Propionibakterien werden aus den Di- und Triglyzeriden freie Fettsäuren abgespalten, deren Kettenlänge hauptsächlich zwischen C_6 und C_{22} liegt. Die biochemische Zusammensetzung des Talgs schwankt nur quantitativ; qualitative Unterschiede, auch zwischen einzelnen Rassen, bestehen nicht. Ernährung oder Diät haben wenig Einfluß auf die Zusammensetzung des Talgs. Nur unter absolutem Fasten (Nulldiät) oder einer Therapie mit Östrogenen, Antiandrogenen, 13-cis-Retinsäure (Isotretinoin) oder Zytostatika geht die Talgbildung deutlich zurück. Der in den Talgdrüsenazini gebildete Talg fließt kontinuierlich zur Hautoberfläche. Die Erneuerungsrate der Talgdrüsenazini liegt bei 12–14 Tagen; so lange benötigen die Basalzellen zum Vorwandern in die Talgdrüsenausführungsgänge, wo sie sich auflösen und sich der fertige Talg in die Talgdrüsenausführungsgänge absondert. Von dort bis zur Hautoberfläche gelangt der Talg in wenigen Stunden oder Tagen. Bei Hauttemperatur bleibt der Talg stets dünnflüssig und erstarrt nicht, auch blockiert er das Infundibulum nicht.
Der Ausführungsgang, das *Infundibulum*, ist ein langer, ähnlich der Epidermis der Hautoberfläche aufgebauter Gang, der verhornt und Hornzellen bildet, die normalerweise in das Lumen abgestoßen werden. Das Infundibulum gliedert sich in ein distal liegendes, der Epidermis angrenzendes *Akroinfundibulum*, das licht-

und elektronenmikroskopisch wie die interfollikuläre Epidermis aussieht, und in den wesentlich längeren, darunter gelegenen Anteil, das *Infrainfundibulum*. Das Infrainfundibulum und die sich daran angliedernden Talgdrüsenausführungsgänge weisen licht- und elektronenmikroskopisch eine von der Epidermis abweichende Verhornung auf. Die hier gebildeten Hornzellen sind klein, erscheinen brüchig und bilden im Vergleich zum Stratum corneum der Hautoberfläche eine nur inkomplette Barriere.

Talgdrüsenfollikel kommen besonders reichlich im Gesicht, in den Ohrmuscheln, im V-förmigen Brust- und Rückenabschnitt und seitlich an den Oberarmen vor. Diese Hautgebiete sind daher relativ fettig. Nach den Körperseiten und zur Peripherie hin nimmt die Zahl und Größe der Talgdrüsenfollikel ab; an Palmae und Plantae fehlen sie ganz. In den talgdrüsenreichen Hautarealen, insbesondere im Gesicht, wird der überwiegende Teil der Hautoberflächenlipide, die eine Mischung von epidermalen Lipiden und Talgdrüsenlipiden darstellen, durch die Talgdrüsenfollikel bereitgestellt. Während die Talgbildung gleich nach der Geburt noch hoch, dann in der Kindheit aber gering ist, wird sie kurz vor und während der Pubertät unter dem Einfluß von Androgenen stärker und erreicht dann nach Abschluß der Pubertät individuell ihr definitives Ausmaß. Bei Mädchen geht die *Sebarche* der Menarche um etwa ein Jahr voraus. Quantitativ zeigt die Talgdrüsenproduktion große individuelle, aber auch rassische Unterschiede. Menschen mit geringer Talgproduktion weisen eine *Sebostase* oder Asteatose (z. B. Patienten mit atopischem Ekzem), mit starker Talgdrüsenproduktion eine *Seborrhö* (z. B. Patienten mit Acne vulgaris) auf. Vermehrtes Schwitzen täuscht oft eine Seborrhö vor.

Die Talgbildung kann quantitativ bestimmt werden, entweder durch Abwaschen der Haut mit einem organischen Lösungsmittel und nachfolgender gravimetrischer Bestimmung der Lipide, durch Aufsaugen von Sebum in Zigarettenpapier oder Bentonit-Lehm und anschließender gravimetrischer Bestimmung beziehungsweise durch photoelektrische Verfahren mit Kristallen, die auf die Hautoberfläche gedrückt werden. Beispielsweise beträgt die Sebumproduktion der Stirn bei gravimetrischer Bestimmung mit der Zigarettenpapiertechnik unter Normalbedingungen 1 mg/ 10 cm^2/3 h, bei Sebostase <0,5 mg/10 cm^2/3 h und bei Seborrhö >1,5 mg/10 cm^2/3 h.

Sebostase und atopische *Xerosis* (Asteatose)

Bei Sebostase erscheinen wegen geringer Talgbildung Haut und Haare trocken. Auch die Schweißsekretion ist oft vergleichsweise gering (Hypohidrose). Wenn durch häufiges Baden oder Duschen unter Verwendung von Seifen oder schäumenden Badezusätzen eine zu starke Entfettung der Hornschicht zustande kommt, erwächst das Bedürfnis zum Rückfetten mit Körperlotionen oder Hautcremes. Ein Großteil der Patienten mit sebostatischem Hauttyp weist eine atopische Diathese auf. Meist besteht eine atopisch-trockene Haut, die *atopische Xerose*. Bei diesem Hauttyp ist nicht nur die Talgbildung reduziert, sondern auch die Bildung barrierereaktiver epidermaler Hornschichtlipide, insbesondere der Hornschichtceramide. Bei gewöhnlichen Reinigungsmaßnahmen stellen sich, meist in die Winterzeit, wegen der eintretenden Entfettung der Hornschicht zunehmend Störungen der epidermalen Permeabilitätsbarriere ein, die zu Exsikkationszuständen mit Juckreiz unter dem Bild einer umschriebenen Schilferung (*Pityriasis simplex faciei, capillitii oder corporis*) führen. Groß ist auch die Neigung zu *Exsikkationsekzematiden* an den seitlichen Partien der Oberarme und des Rumpfes sowie an den Unterschenkeln. Auch die Ichthyosis vulgaris geht mit Sebostase einher. Wegen der Trockenheit der sebostatischen Haut ist die Ansiedlung von pathogenen Keimen häufig erschwert. Die atopisch-trockene Haut weist dagegen aufgrund immunologischer Defizienzen erhöhte Keimzahlen, insbesondere von *Staphylococcus aureus*, auf. Menschen mit Sebostase leiden nur selten an Erkrankungen des seborrhoischen Formenkreises wie Acne vulgaris, seborrhoisches Ekzem oder Rosazea. Schwierigkeiten bereitet oft die komedolytische Behandlung der Akne bei Patienten mit atopischer Diathese, da diese Patienten irritierende oder schälende Lokaltherapeutika schlecht vertragen. Die Begriffe Sebostase (verminderte Bildung von Talgdrüsenlipiden) und atopische Xerose (verminderte Bildung von Hornschichtceramiden und Sebumlipiden) sollten nicht synonym verwendet werden, da ihnen ätiopathogenetisch unterschiedliche lipidbiochemische Störungen zugrundeliegen.

Therapie. Es stehen rückfettende Maßnahmen mit Salben und Emulsionen vom Wasser-in-Öl-Typ sowie die Einschränkung der Waschvorgänge und der Benutzung von Seifen im Vordergrund. Besonders häufiges Duschen und Baden unter Verwendung von Schaumkörpern ist zu vermeiden. Hautpflegende Salben (Rp. Glycerini 5,0, Acid.citric. 1,0, Aquae dest. 30,0, Ungt. Cordes at 100,0, Linola Fett N oder Lipocreme Cordes, Excipial U Lotio, Satina Milch, Seba med Lotion), v. a. harnstoffhaltige Externa (*Rp.* Ureae purae. 10,0, Vaselin. albi 10,0, Ungt. emuls. aquos. ad 100,0, Laceran-Special Lotio) und medizinische Badeöle (Balmandol, Balneum Hermal, Balneum Hermal F, Linola Fett-Ölbad, Ölbad Cordes, Oleobal, Oleatum) reichen häufig aus, um die Haut geschmeidig zu halten und zu rehydratisieren. Patienten mit Sebostase und atopischer Xerose vertragen vielfach trockene und austrocknende Vehikel wie Puder, Trockenpinselungen, alkoholische Lösungen oder Emulsionen vom Typ Öl-in-Wasser weniger gut.

Seborrhö

Bei über die Norm gesteigerter Talgproduktion glänzt die Haut in den talgdrüsenreichen Gebieten intensiv. Wischt man mit dem Finger über Nasolabialfalten, Stirn, Ohrmuscheln oder Brustrinne, gleitet man über einen sich fettig anfühlenden Talgfilm. Der Glanz des Talg-Schweiß-Films fällt oft im Gesicht kosmetisch störend auf. Bei starker Seborrhö werden die Haare kurz nach jeder Wäsche wiederum fettig, strähnig und verlieren ihre Form. Gleichzeitig mit der Überfettung der Kopfhaut stellt sich häufig eine kleieförmige fettige Schuppung ein (*Pityriasis simplex seborrhoides capillitii*). Seborrhö und mangelhafte Reinlichkeit gehen mit unangenehmem ranzigem Körpergeruch einher.
Die Ursache der Seborrhö ist nicht bekannt. Vererbungsfaktoren spielen die wichtigste Rolle, daneben die Wirkung verschiedener Hormone. Testosteron stimuliert die Talgdrüsenfunktion, Östrogene hemmen die Talgbildung indirekt über die Hypophyse. Synthetisch hergestellte Antiandrogene blockieren die Bildung von Testosteronverbindungen an den Rezeptoren der Zielorgane. Die am stärksten sebumsuppressiv wirkende chemische Substanz ist die 13-cis-Retinsäure (Roaccutan).
Im Sommer und in heißen Klimazonen nimmt die Seborrhö besonders auffällige Ausmaße an, welche allerdings teilweise durch starkes Schwitzen auch nur vorgetäuscht wird; in kühlen Wintermonaten fällt sie meist nicht so stark auf. Emotionelle Faktoren scheinen nicht ohne Bedeutung zu sein. Exzessive Seborrhö findet man bei Morbus Parkinson und Encephalitis lethargica (Salbengesicht). Bedeutsam ist die Seborrhö durch ihre feste Beziehung zu einer Reihe von Dermatosen, für die eine gesteigerte Talgsekretion entweder ursächliche Bedeutung hat oder zumindest eine unterstützende Rolle spielt. Eine ursächliche Bedeutung hat die Seborrhö für die Acne vulgaris, die gramnegative Follikulitis, das seborrhoische Ekzem und die Rosazea, wobei letztere jedoch nicht immer mit Seborrhö verbunden ist. Der Status seborrhoicus bietet ferner zahlreichen pathogenen Bakterien und Pilzen einen günstigen Nährboden; die seborrhoische Haut neigt daher zu Pyodermien und Pilzerkrankungen. Prognostisch kann man sich nur zurückhaltend äußern, weil es sich um einen konstitutionellen Dauerzustand handelt. Starke Seborrhö nimmt erst im hohen Erwachsenenalter wieder geringfügig ab.

Therapie
Innerlich. Östrogenbetonte Kontrazeptiva, cyproteronacetat- und chlormadinonacetathaltige antiandrogene Kontrazeptiva (Diane-35, Neo-Eunomin, Gestamestrol N) hemmen die Talgbildung um etwa 20–30%. Wirksamer ist die 13-cis-Retinsäure (Roaccutan), die wegen ihrer teratogenen Wirkung nur bei Männern mit exzessiver Seborrhö vorübergehend in niedriger Dosierung (2,5 mg/Tag) angewendet werden kann. Für Frauen in gebährfähigen Alter bestehen besondere Vorschriften. Diese Medikamente werden bei der Aknetherapie näher beschrieben.
Äußerlich. Der Wunsch, eine Seborrhö abzumildern, erwächst meist aus kosmetischen Gründen. Da die Patienten alles nur Erdenkliche unternehmen, um ihre Seborrhö zu bekämpfen, erhebt sich die Frage, ob die ergriffenen Maßnahmen nicht die Haut irritieren. Sicher gilt dies für zu übertriebene Waschungen des Gesichts und auch des Kapillitiums mit Seife. Wesentlich milder sind Abreibungen der Kopfhaut und des Gesichts mit verdünnten alkoholischen Lösungen oder nur mit weichen, saugfähigen Kosmetiktüchern. Das Abreiben des Fettfilms von der Hautoberfläche mit stark aufsaugendem Papier, beispielsweise Kleenex, ist für viele Seborrhoiker eine einfache Hilfe. Alkoholische Lösungen wirken reinigend, entfettend, entschuppend und greifen die Haut weniger an als alkalihaltige Seifen. Für die Pflege seborrhoischer Haut einschließlich der Kopfwäsche empfehlen sich Syndets (Dermowas, Eubos, Sebopona, seba med). Salben- und Pastenverordnungen sind zur Behandlung der Seborrhö weniger geeignet.

Akne

Acne vulgaris

Die Akne ist eine der häufigsten Erkrankungen in der Dermatologie. Sie tritt in der Pubertät bei fast jedem Menschen auf, allerdings in unterschiedlicher Schwere, um im frühen Erwachsenenalter wieder spontan abzuklingen. Gelegentlich persistiert sie bis zum 30. Lebensjahr und darüber hinaus. Je früher eine Akne beginnt, desto schwerer darf ihre Ausprägung und ihr Verlauf erwartet werden. Beide Geschlechter sind etwa gleich häufig betroffen, wobei Jungen oft einen gravierenderen Verlauf aufweisen als Mädchen. Da eine der Prädilektionsstellen das Gesicht ist und die Veränderungen bei schweren Verläufen sehr entstellend sein können, stellt die Akne für die Heranwachsenden eine nicht zu unterschätzende psychosoziale Belastung dar.

Definition. Acne vulgaris ist eine Erkrankung talgdrüsenfollikelreicher Hautregionen und zeichnet sich durch Seborrhö, eine follikuläre Verhornungsstörung mit Komedonenbildung sowie nachfolgenden entzündlichen Papeln, Pusteln, abszedierenden Knoten und Narben aus. Die Akne ist ein polyätiologisches Krankheitsbild.

Ätiopathogenese. Zahlreiche ätiopathogenetische Faktoren bestimmen die Akne, so Vererbung, Sebum, Hormone, Bakterien, follikuläre Verhornungsstörungen und follikuläre Reaktionsbereitschaft auf eine Entzündung. Immunologische Vorgänge spielen wahrscheinlich nur eine indirekte Rolle.

Vererbung. Die Neigung zur Akne wird vererbt. Ein einheitlicher Vererbungsmodus besteht nicht. Autosomal-dominanter Erbgang mit unterschiedlicher Expressivität wird angenommen. Haben beide Elternteile eine Akne durchgemacht, liegt die Wahrscheinlichkeit, daß auch das Kind an Pubertätsakne erkrankt, bei über 50%.

Talgdrüsen und Talg. Akne hat eine gesteigerte Talgbildung zur Voraussetzung. Bei fast allen Aknepatienten liegt eine Seborrhö vor. Bei Eunuchen, die eine sebostatische Haut haben, kommt Akne nicht vor. Aknepatienten weisen größere Talgdrüsen auf und produzieren mehr Talg als Hautgesunde. Allerdings ist die Seborrhö nicht der einzige entscheidende Faktor; beispielsweise ist das Salbengesicht bei Morbus Parkinson nicht mit Akne assoziiert. Der indirekte Beweis, wie wichtig die Rolle der Talgbildung bei der Akne ist, leitet sich aus den sebumsuppressiven Behandlungserfolgen mit Östrogenen, Antiandrogenen oder 13-cis-Retinsäure ab. Wird die Talgproduktion gehemmt, so bessert sich die Akne. Der Talg in den Talgdrüsenazini und in den Talgdrüsenausführungsgängen enthält, solange er nicht mit den Bakterien des Infundibulums in Berührung gekommen ist, keine freien Fettsäuren. Sterile talghaltige Zysten wie das Steatocystoma multiplex enthalten Triglyzeride, jedoch keine freien Fettsäuren, und entzünden sich nicht. Dagegen begünstigt das Mikromilieu der Komedonen Wachstum und Vermehrung ansonsten apathogener Standortkeime der Haut: *Propionibacterium acnes* und *Staphylococcus epidermidis*. Deren bakterielle Lipasen spalten die Neutralfette des Talgs, insbesondere die Sebumtriglyzeride. In den Hautoberflächenlipiden finden sich daher größere Mengen freier Fettsäuren verschiedenster Kettenlänge. Ihr Anteil an den Hautoberflächenlipiden, die eine Mischung der Sebumlipide und der epidermalen Lipide darstellen, macht etwa 20% aus. Freie Fettsäuren gelten als komedogen, d.h. sie sollen für die zur Komedonenbildung führende Proliferations- und Retentionshyperkeratose verantwortlich sein. Ferner wirken sie leukotaktisch und sind somit an der entzündlichen Umwandlung von Komedonen in Papeln und Pusteln beteiligt. Der durch die Leukozyteneinwanderung resultierende intrafollikuläre Druckanstieg und die durch die freien Fettsäuren hervorgerufene toxische Epithelschädigung führen zur Bildung der entzündlichen Akneknoten und Abszesse.

Bakterien, Pilze und Milben. Jeder Talgdrüsenfollikel ist dicht mit Bakterien und Pilzen besiedelt. Diese sind als Standortkeime apathogen. Aknepusteln stellen somit keine Pyodermie dar. Akne ist nicht kontagiös. Zwischen den oberflächlichsten Hornzellamellen in den Akroinfundibula, nahe der Hautoberfläche, finden sich dimorphe Pilze: *Pityrosporum ovale* (*Pityrosporum furfur, Malassezia furfur*). Sie spielen offensichtlich in der Aknepathogenese keine Rolle.
In den mehr distal gelegenen aeroben Abschnitten der Follikel oder Komedonen lassen sich Staphylokokken, zumeist *Staphylococcus epidermidis* und andere Mikrokokken, nachweisen. Die tieferen mikroaerophilen Follikel- und Komedonenabschnitte sind reichlich mit Propionibakterien besiedelt. 3 Typen von *Propionibacterium acnes* werden unterschieden: (*Propionibacterium acnes, Typ I*), *Propionibacterium granulosum* (*Typ II*) sowie das sehr seltene *Propionibacterium parvum* (*Typ III*). Da Propionibakterien Porphyrine bilden, fluoreszieren bakterienreiche Follikel und Komedonen korallenrot unter Wood-Licht. In offenen und geschlossenen Komedonen kommen massenhaft Propionibakterien vor, die reichlich Lipasen bilden und an der Pathogenese der Akne maßgeblich beteiligt sind.

Demodex folliculorum, die Haarbalgmilbe, hat mit der Aknepathogenese nichts zu tun. Sie kommt bei Jugendlichen kaum vor, dagegen häufig und in größerer Zahl in den Infundibula älterer Menschen. In Akneefloreszenzen findet man gewöhnlich keine Demodexmilben.

Hormone. Vor der Pubertät sind die Talgdrüsenfollikel klein. Die Entfaltung der Talgdrüsenazini und Menge der Talgbildung werden hormonell durch Androgene, insbesondere Testosteron, gesteuert. Auch die Nebennierenrinde ist an der Androgenbildung beteiligt. Sie sezerniert hauptsächlich Androstendion und Dehydroepiandrosteronsulfat. Bei Mädchen tritt daher die Akne durch die gesteigerte Nebennierenrindenaktivität meist vor der Menarche auf. Talgdrüsenzellen tragen Androgenrezeptoren an der Zelloberfläche. Testosteron selbst ist biologisch inaktiv. Erst in der Zielzelle wird es durch Reduktion zu 5α-Dihydrotestosteron (DHT) aktiviert. Dieses stimuliert nach Bindung an ein zytoplasmatisches Rezeptorprotein und Chromatinanlagerung die Genexpression. Bei beiden Geschlechtern werden die Talgdrüsen durch die physiologischen Androgenmengen fast maximal stimuliert. Bei gesunden Männern werden etwa 75% des Plasma-DHT durch die Umwandlung von Testosteron in der Peripherie gebildet, bei Frauen scheint Androstendion das entscheidende Prähormon zu sein, da nur etwa 20% des zirkulierenden DHT direkt von Testosteron gebildet wird. Die Umwandlung von Testosteron zu DHT in der Haut von Aknepatienten ist bis zu 30mal größer als in der Haut von Nichtaknepatienten. Anabolika mit androgener Wirkung steigern selbst bei Männern mit Seborrhö die Talgproduktion um 10–20% und können zu schweren Exazerbationen von Akne führen (Body-Building-Akne, Dopingakne). Östrogene (hormonelle Kontrazeptiva, vermehrte Östrogenbildung während der Gravidität) hemmen die Talgproduktion indirekt über die Hypophyse durch Unterdrückung der Androgenbildung. Die Wirkung von Progesteron auf Talgdrüsenfollikel ist nicht hinreichend geklärt, obwohl diesem wahrscheinlich eine androgene Wirkung zukommt. Antiandrogene kommen physiologischerweise im Organismus nicht vor. Synthetische Verbindungen wie Cyproteronacetat (enthalten in Diane-35) blockieren die Bindung von Androgenen an den zytoplasmatischen Androgenrezeptor. Systemisch können sie bei Frauen mit schweren Akneformen eingesetzt werden.

Follikuläre Verhornungsstörung. Erste faßbare Zeichen einer Akneerkrankung sind innerhalb des Akroinfundibulums vermehrt gebildete, aber nicht mehr nach außen abgestoßene Hornzellen (Korneozyten), die einen Mikrokomedo bilden. Komedonen (Mitesser) entstehen durch eine follikuläre Proliferations- und Retentionshyperkeratose. Die Talgdrüsenazini sind im Initialstadium der Komedonenbildung nicht verändert, sie werden aber mit zunehmender Komedonengröße kleiner. Der Talgabfluß durch die Hornzellmassen eines Komedos zur Hautoberfläche ist nicht blockiert.
Keratinosomen, Membranverhältnisse der Keratinozyten, desmosomale Kontake und die lipidreiche interzelluläre Zementsubstanz zwischen den Korneozyten sind maßgeblich an der verzögerten Korneozytendesquamation beteiligt. Es wird diskutiert, daß durch den gesteigerten Sebumfluß die in der follikulären Epidermis vorkommenden Lipide, insbesondere Cholesterin, Ceramide und Linolsäure, verdrängt oder ausgedünnt werden. Die hieraus resultierende Störung der interzellulären Lipidmatrix verschlechtert die Korneozytenabschilferung und fördert die follikuläre Retentionshyperkeratose. Durch die Ausdünnung der follikulären epidermalen Lipide kommt es ferner zu Störungen der follikulären Permeabilitätsbarriere mit Zunahme der follikulären Hydration und Wachstumsbegünstigung von Propionibakterien. Hunderte von Korneozyten liegen zwiebelschalenartig fest verankert übereinander und bilden das Skelett des Komedos, den lipiddurchtränkten Hornpfropf, die Primäreffloreszenz der Akne.

Follikuläre Reaktionsbereitschaft. Die Infrainfundibula der Talgdrüsenfollikel von Aknepatienten reagieren auf eine ganze Reihe von physiologischen und experimentellen Reizen leichter mit vermehrter Hornbildung als die Nichtaknepatienten. Die follikuläre Reaktionsbereitschaft bei Aknepatienten ist gesteigert. Komedogen wirkende Verbindungen wie chlorierte zyklische Kohlenwasserstoffe (Dioxine, Penta- und Hexachlornaphthalene), Vaseline oder Teerprodukte lösen bei Aknepatienten, beispielsweise infolge beruflicher Exposition oder im Experiment, leichter Komedonen aus als bei Nichtaknepatienten: Ölakne, Chlorakne, Kosmetikakne.
Akneigene Substanzen wie Glukokortikoide, B-Vitamine, manche Hautpflegemittel, Isonikotinsäurehydrazid (INH), oder Kaliumjodid (als experimentelles Entzündungsbeispiel) rufen bei Aknepatienten leichter follikulär gebundene Entzündungen hervor. Primär entstehen Papeln und Pusteln, sekundär Komedonen (z.B.: Steroidakne, akneiformes Exanthem auf INH).

Immunologie. Immunologische Untersuchungsergebnisse haben bei Patienten mit Acne vulgaris keine abnormen Reaktionen gezeigt. Immunologische Vorgänge sind wahrscheinlich nicht beim Zustandekommen der primären Akne, wohl aber im Verlauf der sekundär entzündlichen Effloreszenzen möglich. Die Bedeutung des von den Talgdrüsenfollikeln gebildeten Immunglobulins A (sekretorisches IgA) für die IgA-vermittelte Hautoberflächenimmunität ist noch nicht hinreichend geklärt. Aknepatienten reagieren verstärkt auf Antigene von *Propionibacterium acnes*, wie erhöhte Serumantikörpertiter und stark positive intrakutane Soforttypreaktionen auf *Propionibacterium acnes* gezeigt haben. Bei Patienten mit Acne conglobata findet man eine deutlich herabgesetzte zelluläre Immunität vom verzögerten Typ auf verschiedene Recallantigene (Tuberkulin, Streptokokken- und Staphylokokkenantigene, Mumps, Trichophytin und DNCB). Bei Patienten mit schwerer und persistierender Acne conglobata oder Acne inversa ist an die Möglichkeit einer sekundären systemischen Amyloidose zu denken.

Akneeffloreszenzen

Akneeffloreszenzen können in primäre nicht entzündliche und sekundäre entzündliche Effloreszenzen ein-

Tabelle 28.1. Primäre, sekundäre und tertiäre Akneeffloreszenzen

Normaler Talgdrüsenfollikel	
Follikelfilament im Talgdrüsenfollikel	
Mikrokomedo Geschlossener Komedo Offener Komedo	Primäre nichtentzündliche Effloreszenzen
Papel Pustel Indurierter Knoten Abszedierender Knoten Abszedierender Fistelgang	Sekundäre entzündliche Effloreszenzen
Fistelkomedonen Zyste Wurmstichartige Narbe Miliumartige Narbe Geschlossene komedoartige Narbe Kleinknotige Narbe Keloidiforme Narbe Atrophische Narbe	Tertiäre postinflammatorische Effloreszenzen

geteilt werden. Zysten, Fistelkomedonen und Narben sind in ihrem Endstadium oft nicht mehr entzündlich, haben aber vorher mehrfach entzündliche Phasen durchlaufen.

Follikelfilamente. Die großen Infundibulumkanäle sind durch eine fadenartige Masse ausgefüllt. Durch Druck, beispielsweise auf die seitlichen Nasenflügel, können diese weißen pastenartigen Massen exprimiert werden. Sie sind normaler Bestandteil eines Talgdrüsenfollikels und noch keine Akneeffloreszenzen. Aus einem Follikelfilament kann ein Komedo werden. Ein Follikelfilament besteht aus einem kokonartigen Gerüst von Hornzellen, wobei etwa 20–40 Korneozyten das zentral gelegene Vellushaar umschließen; zentral liegt ein Kanal, in dem Sebum, Propionibakterien und Staphylokokken vorkommen.

Primäre nichtentzündliche Akneeffloreszenzen

Mikrokomedo. Die erste, nur mikroskopisch wahrnehmbare Veränderung an einem Talgdrüsenfollikel, der in eine Akneeffloreszenz übergeht, ist eine infrainfundibuläre Verhornungsstörung; das Infrainfundibulum wird durch eine Proliferations- und Retentionshyperkeratose ballonartig aufgetrieben.

Geschlossener Komedo. Durch stetige Ansammlung weiterer Hornzellmassen im Infrainfundibulum, das kugelig rund wird und in dem jetzt das Infundibulumepithel zum Komedonenepithel umgewandelt wird, entsteht der klinisch als miliumartige Effloreszenz sichtbare Komedo. Das Akroinfundibulum ist tabakbeutelartig eng zugeschnürt. Geschlossene Komedonen werden gut sichtbar, wenn die darüberliegende Haut angespannt wird. Klinisch sieht man dann kugelartige, hautfarbene oder weißliche Knötchen; die zentrale Öffnung ist gelegentlich als feiner Punkt erkennbar. Auf Druck entleert sich durch die enge Öffnung der Inhalt als fadenförmige weißliche, pastöse Masse. Daher auch die englische Bezeichnung whitehead.

Offener Komedo. Durch kontinuierliches Wachstum gehen die offenen aus den geschlossenen Komedonen hervor, gelegentlich auch ohne dieses Zwischenstadium direkt aus den Mikrokomedonen. Der Komedopfropf besteht aus einem sehr dicht gepackten Gerüst vieler hundert fest miteinander verhafteter Korneozyten, aus Sebum, zahlreichen Propionibakterien (bis zu 10^6–10^8 Bakterien/Komedo), Staphylokokken und ganz apikal gelegenen Pityrosporumspezies. Der Talg fließt durch sog. Lakunen ungestört zur Hautoberfläche ab. Die Vellushaaranlage am unteren Komedopol macht ständig Haarzyklen durch. Telogenhaare gelangen aber nicht mehr wie bei einem normalen Talgdrüsenfollikel nach außen, sondern verfangen sich zwischen den Hornzellmassen.

Das Alter eines Komedos kann man an der Zahl der Haare bestimmen. Gelangen infolge von Entzündungen diese Haarschäfte ins Korium, so geben sie Anlaß zu chronischen Fremdkörperentzündungen und Granulomen (persistierende Akneknoten). Die Talgdrüsen werden in diesem Stadium sehr viel kleiner als bei normalen Talgdrüsenfollikeln. Je älter eine Akneeffloreszenz ist, um so kleiner sind die Talgdrüsenazini. Viele entzündliche Akneeffloreszenzen enthalten keine Talgdrüsenazini mehr. Daher kann Sebum auch kein wesentlicher ätiopathogenetischer Faktor für sekundäre Akneeffloreszenzen sein. Die schwärzlich verfärbte Kappe eines offenen Komedos besteht aus Melanin und nicht aus Verschmutzung oder Oxidationsprodukten von Lipiden. Schwarze haben besonders dunkle, Albinos dagegen helle Komedonen.

Sekundäre entzündliche Akneeffloreszenzen

Das primäre Ereignis bei Akne ist neben der Seborrhö die follikuläre Verhornungsstörung und die Bildung eines Komedos. Sekundär kann es in allen Stadien der Komedonenbildung zu Entzündungen kommen. Bei sehr entzündlichen Formen (Acne conglobata) rupturieren bereits die Mikrokomedonen, so daß klinisch kaum offene oder geschlossene Komedonen erkennbar sind. Acne mechanica bedeutet ebenfalls die mechanische Ausbildung einer Entzündung an Mikrokomedonen sowie offenen und geschlossenen Komedonen.

Papeln und Pusteln. Durch entzündliche Veränderungen am Komedonenepithel mit Spongiose, Einwanderung neutrophiler Granulozyten und später auch von Lymphozyten sowie Epithelruptur kommt es zur Ausprägung von Papeln, Papulopusteln und Pusteln. Häufig platzen auch die Epithelien der geschlossenen Komedonen auf. Der Inhalt der Komedonenpfröpfe (wie Hornzellen, Haare, Talg, freie Fettsäuren und Bakterien) gelangt in das Bindegewebe und verursacht die oft heftige Entzündung in der Aknehaut.

Indurierte Knoten. Dies sind über Wochen oder Monate persistierende Knoten mit Fremdkörpergranulomen als Folge der tief in das Korium versprengten Hornzellmassen und Haarfragmente.

Abszedierende Knoten. Bei Acne conglobata konfluieren mehrere Papeln. Dadurch entstehen indurierte, mit hämorrhagischem Inhalt und eitrigem Sekret gefüllte Knoten, die nach außen aufbrechen. Schmerzhafte, nässende, mit Blutkrusten bedeckte Knoten sind charakteristisch. Sie heilen nur unter ausgedehnter Vernarbung ab.

Abszedierende Fistelgänge. Sie sind typisch für schwer verlaufende Acne conglobata. Nasolabial, Augenwinkel, seitlicher Unterkieferrand und Hals sind die Prädilektionsstellen. Es handelt sich um wulstförmige, bis zu 10 cm lange, fluktuierende Stränge mit zahlreichen Fistelöffnungen zur Hautoberfläche hin. Auf Druck entleert sich fötide riechendes Sekret an mehreren Stellen. Abszedierende Fistelgänge heilen nach Monaten oder Jahren vorübergehend ab, um immer wieder durch neue entzündliche Schübe zu exazerbieren.

Postinflammatorische narbige Restzustände

Eine dritte Kategorie von Akneeffloreszenzen kennzeichnet einen früher durchgemachten schweren Akneverlauf.

Fistelkomedonen. Dies sind epithelausgekleidete, fuchsbauartige Gangsysteme, die mit komedonenartigen Massen angefüllt sind. Sie sind Kennzeichen von Acne conglobata und finden sich fast ausschließlich am Rücken und Nacken. Sie entstehen durch eine entzündliche, später narbig abheilende Einschmelzung benachbarter Komedonen und Talgdrüsenfollikel.

Zysten. Dies sind 1–5 cm große, kalottenförmige, aus der Haut vorragende, epithelausgekleidete, nichtentzündliche Knoten von prallelastischer Konsistenz. Zentral ist eine Pore erkennbar, aus der auf Druck pastenartig käsigweiße Sekretmassen, bestehend aus Hornzelldetritus und Bakterien oft mit fötidem Geruch, entleert werden können. Zysten können immer wieder rupturieren und so zu Abszessen Anlaß geben. Sie sollten exzidiert oder herausgeschält werden.

Narben. Eine Vielzahl von Narben kommt bei Akne vor. Sie reichen von kleinen follikulär gebundenen, wie geschlossene Komedonen aussehenden Narben, über wurmstichartig eingesunkenen bis hin zu riesengroßen keloidiformen oder aber zigarettenpapierdünnen atrophischen Narben.

Akneformen

Die klinischen Erscheinungsformen der Akne können unterschiedlich stark ausgeprägt sein. Sie variieren von wenigen Mitessern bei Acne comedonica bis hin zu schweren Hautveränderungen mit allgemeinem Krankheitsgefühl, Ulzerationen, Abszessen mit Fistelgängen bei Acne fulminans oder Acne inversa. Die drei häufigsten makroskopischen Erscheinungsformen der Akne sind:
- *Acne comedonica*
- *Acne papulopustolosa und*
- *Acne conglobata*

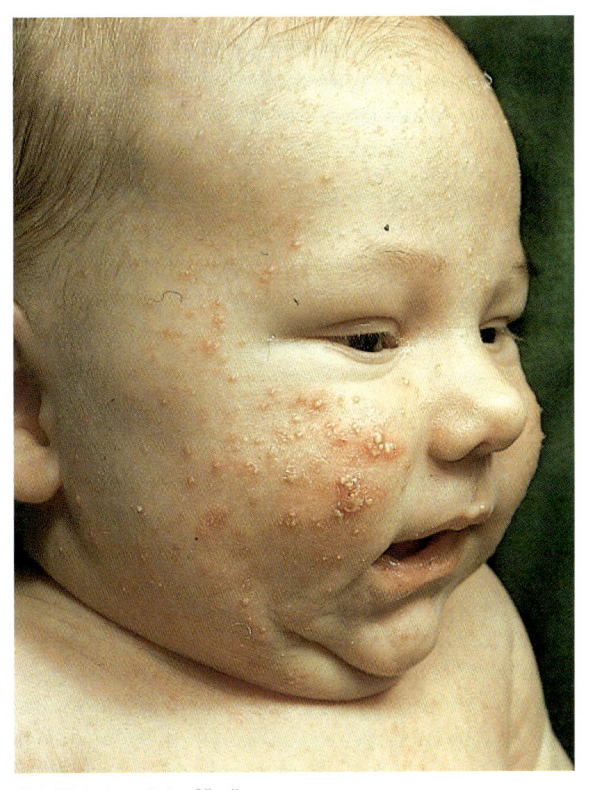

Abb. 28.1. Akne beim Säugling

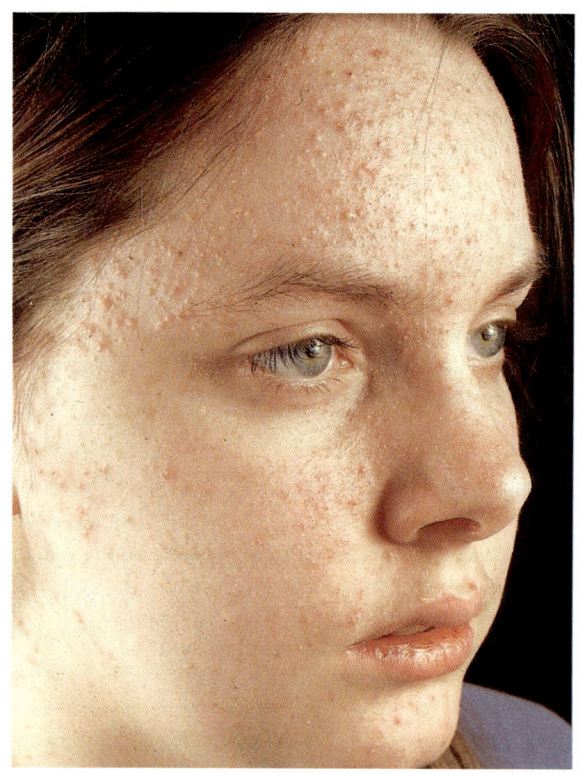

Abb. 28.2. Acne comedonica

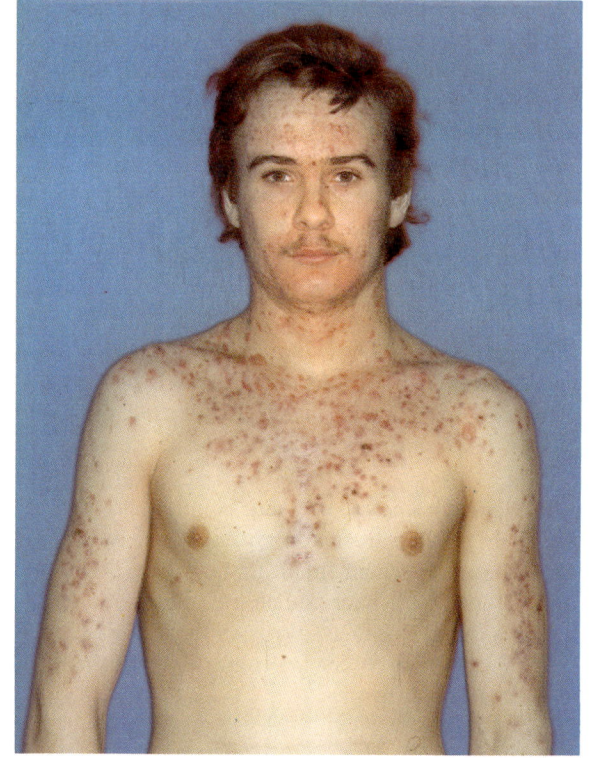

Abb. 28.3. Acne conglobata

Acne comedonica

Offene und geschlossene Komedonen finden sich vorwiegend im Gesicht. Nur vereinzelt zeigen sich entzündliche Papeln und Pusteln. In der Pubertät beginnt die Akne als Acne comedonica mit Effloreszenzen zunächst auf der Nase, dann auf Stirn und Wangen. Liegen nur wenige Komedonen vor, handelt es sich um leichte Verlaufsformen; bei Hunderten von geschlossenen Komedonen ist die Erkrankung schwerer und therapeutisch schwieriger zu beeinflussen. Fast immer besteht Seborrhö.

Acne papulopustulosa

Hier stehen entzündlich umgewandelte Komedonen als Papeln, Pusteln und Papulopusteln im Vordergrund des klinischen Bildes. Setzt sich die Entzündung weiter in die Tiefe fort, treten ausgedehnte, schmerzhafte, furunkuloide Knoten als Reaktion auf die ins Korium verlagerten Hornzellmassen und Haare aus den Komedonen hinzu. Man spricht von *Acne indurata*. Die Gefahr der Narbenbildung ist groß. Bei den entzündlichen Akneformen sind die Komedonen oft sehr klein, kaum sichtbar und scheinen manchmal zu fehlen, da nur mikroskopisch nachweisbare Mikrokomedonen vorliegen, die sich schnell in die entzündlichen Effloreszenzen umwandeln. Der Verlauf kann mit nur wenigen Papulopusteln leicht oder mit zahlreichen Papeln und Pusteln und auch Knoten im Gesicht, am Hals, auf Brust, Rücken und Oberarmen schwer sein. Stets besteht Seborrhö.

Acne conglobata

Sie ist die schwerste Form von Akne und tritt häufiger bei Männern als bei Frauen auf. Komedonen, Papeln, Pusteln, hämorrhagisch verkrustete, indurierte schmerzhafte Knoten, die zu großen Arealen konfluieren und hämorrhagisch-eitrig einschmelzen können, daneben flächenhafte Altzheme und zahlreiche Narben, die von atrophischen handtellergroßen Arealen bis zu fingerdick aufgeworfenen keloidiformen Strängen reichen, zeichnen diese schwere Hauterkrankung aus. Typisch sind neben den einschmelzenden Knoten Gruppen von Fistelkomedonen, die als dunkelpigmentierte Pfröpfe die epithelausgekleideten fuchsbauartigen Gänge, besonders am Rücken, anfüllen sowie Zysten (Riesenkomedonen). Gruppen- oder Fistelkomedonen haben 2–10 Öffnungen und sind Sonderformen von Narben. Zysten (Riesenkomedonen) sind weiche, mit der Umgebung durch abgelaufene Ent-

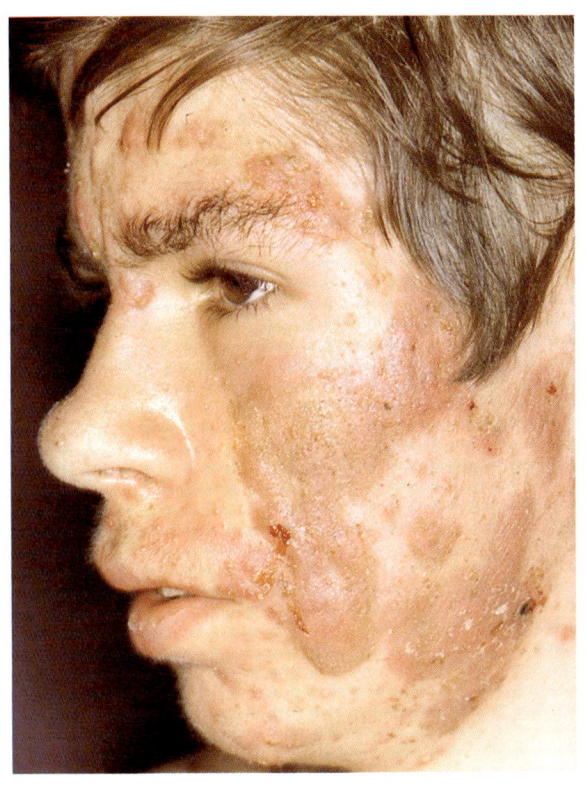

Abb. 28.4. Acne conglobata

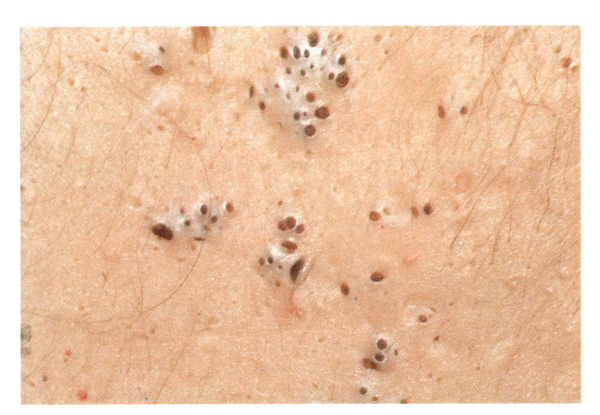

Abb. 28.5. Acne conglobata, Fistelkomedonen

zündungen verbackene und mit übelriechenden breiigen Hornzellmassen gefüllte Epidermalzysten, die nach immer wiederkehrenden Entzündungen eines Komedos entstanden sind (sekundäre Komedonen). Zysten sind oft viele Jahre alt und heilen nicht spontan ab. Acne conglobata kann sich auf den Oberkörper, Gesäß, Bauch, Ober- und Unterarme, Nacken, Ohrmuscheln und Kopfhaut, also auf sonst von Akne wenig betroffene Hautregionen ausdehnen. Stets besteht starke Seborrhö.

Acne inversa
[Plewig und Steger 1989]

Synonyme. Intertriginöse Akne, Aknetriade, Aknetetrade, Hidradenitis suppurativa

Definition. Dieses Syndrom kommt bei Männern und Frauen vor. Hier verläuft die Acne conglobata unter einem inversen Bild. Die sonst erkrankten Partien wie Gesicht, Brust und Rücken sind kaum, selten oder gar nicht betroffen, dafür um so auffälliger die intertriginösen Areale, wie die Leistenbeugen, Axillen, die Perigenitalregion, Analfalte und zusätzlich Nacken und Kopfhaut.

Der Begriff Acne inversa umfaßt in seiner vollen Ausprägung:
- Acne conglobata an Brust, Rücken und Gesicht. Oft ist die Acne conglobata jedoch schon abgeklungen und nur noch an Narben zu erkennen
- Hiradenitis-suppurativa-chronica-artige Entzündungen axillär, inguinal, perigenital, glutäal und im Mons-pubis-Bereich
- Abszedierende Perifollikulitis und Abszesse an Nacken und Kopfhaut
- Pilonidalsinus in oder oberhalb der Analfalte

Klinik. Die Diagnose wird häufig nicht gestellt und der Zusammenhang mit Akne nicht erkannt. Die Patienten werden jahrelang unter der Diagnose „chronisch-rezidivierende Schweißdrüsenabszesse" oder „Steißbeinfisteln" behandelt. Charakteristisch ist die Diskrepanz zwischen relativ leicht verlaufender Acne conglobata am Rumpf und den schweren, über Jahre oder Jahrzehnte sich hinziehenden intertriginösen Entzündungen. Eine oder beide Achselhöhlen, der Inguinalraum, meist mit Übergang auf das Skrotum, die großen Labien, die Dammgegend und die Gesäßhälften werden von 5–30 cm langen, brettharten, breiten und an mehreren Stellen einschmelzenden entzündlichen Infiltraten durchzogen. Axillär können sich dermatogene Kontrakturen ausbilden; die Haut wird durch fingerdicke, entzündlich gerötete Narbenstränge zusammengezogen. Eine Schonhaltung kommt hinzu, und der Oberarm kann im Schultergelenk nicht mehr bis zur Horizontalen angehoben werden. Die inguinal und anogenitalen Infiltrate sind braunrot und weisen zahlreiche epithelausgekleidete Gänge auf. Eitrige, blutige und oft durch die gramnegative Bakterienbesiedlung fötide Sekretionen aus zahlreichen Fistelöffnungen verursachen große hygienische, pflegerische und psychosoziale Probleme. In der oberen Analfalte oder über dem Steißbein bilden sich trichterartig eingezogene Narben, aus denen Termi-

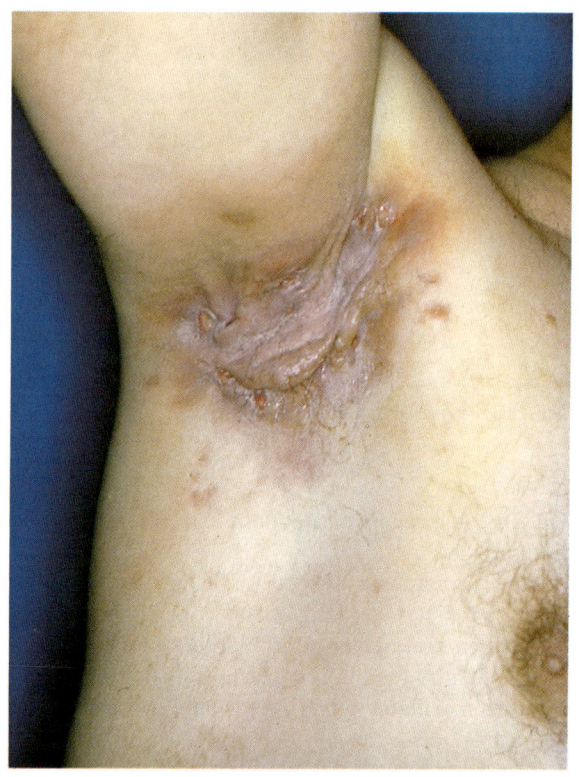

Abb. 28.6. Acne inversa, Veränderungen in der Achselhöhle

nalhaare herausragen. Häufig sind solche Patienten chirurgisch vorbehandelt und weisen zentimeterlange Narben nach Spaltung sog. Steißbeinfisteln auf.

Pathogenese. Die intertriginöse Entzündung entsteht von den Talgdrüsenfollikeln und den Terminalhaarfollikeln aus. Sie ist keine primäre Erkrankung der dort vorkommenden apokrinen Schweißdrüsen. Diese werden erst sekundär durch die großen Abszeßherde in die einschmelzenden Entzündungen einbezogen. Am Nacken und auf der Kopfhaut kommt es zu Büschelhaaren durch Follikulitis und Perifollikulitis, sekundär zu atrophisierendem Haarausfall und daneben zu steinharten keloidiformen Narben. Die Entzündung breitet sich unaufhaltsam vom Nacken in die behaarte Nackenkopfhaut aus und kann schließlich auf die gesamte Kopfhaut übergreifen. Früher wurde bei solchen Patienten die Diagnose Perifolliculitis abscedens et suffodiens (Hoffmann 1908) gestellt.

Symptome. Acna inversa geht mit Allgemeinsymptomen einher. Erhöhte BSG von über 100 mm in der ersten Stunde, Leukozytose bis 1500/µl und mehr, erniedrigtes Serumeisen, auf Entzündung weisende Verschiebungen der Serumeiweiße in der Elektrophorese sowie Besiedlung mit gramnegativen Keimen. Bei sehr langer Bestandsdauer besteht die Gefahr der sekundären Amyloidose. Auch spinozelluläre Karzinome auf dem Boden der chronischen Entzündung (*Marjolin-Ulkus, Marjolin 1823*) kommen vor.

Differentialdiagnose. Es ist an Lymphgranuloma inguinale, Morbus Crohn, vegetierende Pyodermie, Aktinomykose, Sporotrichose, Tuberculosis subcutanea et fistulosa und bei Kopfhautbefall an tiefe Trichophytie zu denken.

Acne fulminans
[Plewig und Kligman 1975]

Synonym. Akute febrile ulzerierende Acne conglobata mit Polyarthralgien und leukämoider Reaktion

Es handelt sich um ein seltenes, akut einsetzendes schweres Krankheitsbild, das fast nur bei Jungen im Alter von 13–16 Jahren, die stets an Acne conglobata leiden, auftritt. Es ist charakterisiert durch hämorrhagische Nekrosen, besonders im Gesicht, Hals- und Rückenbereich, die zu großflächigen blutigen Einschmelzungen der Haut führen. Dabei bestehen Fieber, eine Leukozytose bis über 30000 Zellen/µl (leukämoide Reaktion), eine Sturzsenkung, arthritische Gelenkschwellungen vorwiegend der Iliosakral-, Hüft- und Kniegelenke, die zu einer typischen vorgebeugten Haltung beim Gehen führt. Aseptische Knochennekrosen, besonders der Sternoklavikulargelenke, können entstehen (SAPHO-Syndrom). Gelegentlich tritt ein prätibiales Erythema nodosum auf. Histologisch findet sich eine leukozytoklastische Vaskulitis. Proteinurie und andere Störungen der Nierenfunktion werden manchmal beobachtet. Die Ursache dieser foudroyanten Akneform ist unbekannt.

Body-Building-Akne und Dopingakne

Wiederholte Zufuhr von androgen-wirksamen Steroiden wie Testosteronpropionat zum Aufbau von Muskelmasse und zur Erzielung höchster körperlicher Leistung kann innerhalb weniger Wochen zu Acne conglobata und sogar zu Acne fulminans führen. Ähnlich dramatische Krankheitsbilder können sich durch iatrogene Zufuhr von Androgenen zur Hemmung des Knochenwachstums bei exzessiv schnell wachsenden Jungen (Kontrolle der Körpergröße) ergeben.

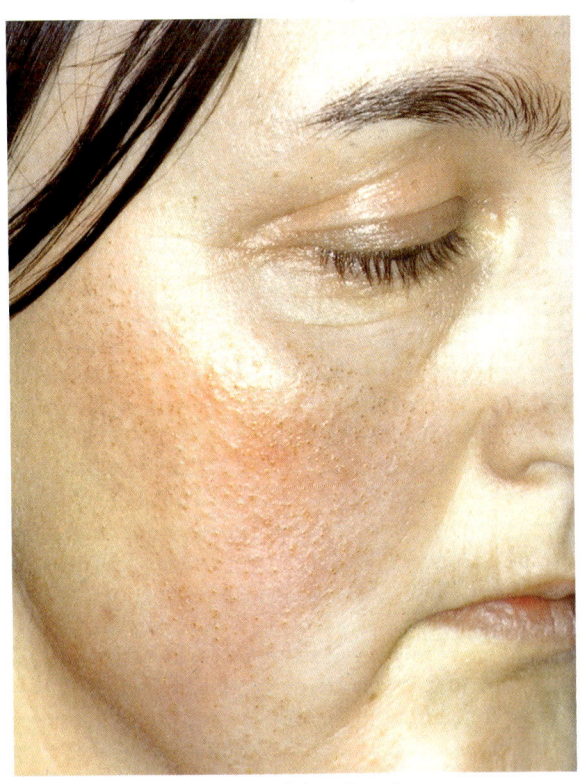

Abb. 28.7. Acne venenata, Kosmetikakne, Komedonen

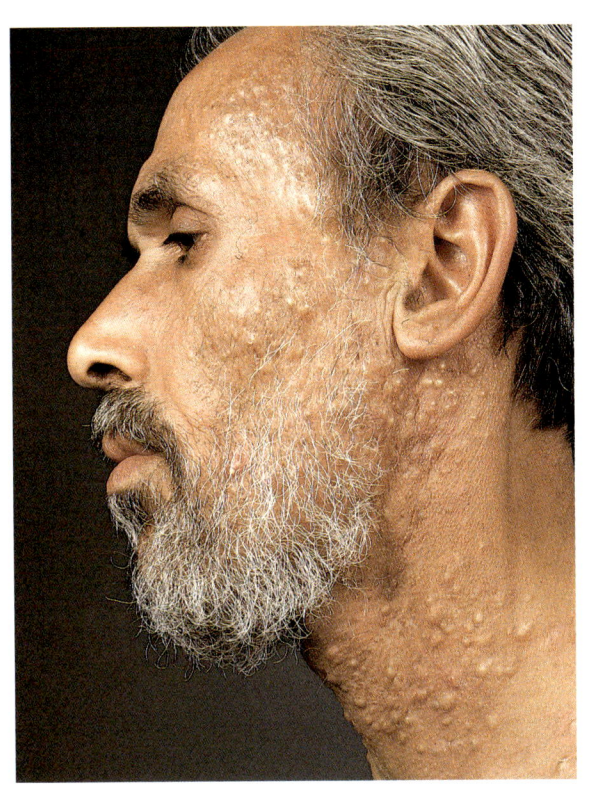

Abb. 28.8. Chlorakne

Acne mechanica
[Mills und Kligman 1975]

Mechanische Faktoren begünstigen die Verschlimmerung einer sonst leicht verlaufenden Akne. Bevorzugt betroffen sind Menschen mit Seborrhö und Akneneigung. Druck- und Scheuerstellen von Gürteln, Helmen, Hosenträgern, steifen Uniformkragen, Rollkragen, Arbeitsgeräten, Gipsschalen und Stirnbändern (*Hippieakne*) führen am Ort der chronisch-mechanischen Einwirkung auf die Haut, so an Schultern, Schlüsselbeinen, Stirn oder Taille zu follikulären Entzündungen und sekundär-komedonenartigen Keratosen. Ein Beispiel ist auch das *Geigermal* am Kinn von Violinspielern. Meist sind Männer betroffen. Bei der Entstehung der Acne mechanica ist von Bedeutung, daß durch die einwirkenden mechanischen Reizungen Entzündungen der Komedonen, meist der Mikrokomedonen mit nachfolgender Entzündungsreaktion, induziert werden. Sorgfältige Anamnese führt zur Diagnose.

Kontaktakne oder Acne venenata

Immer wenn akneartige Krankheitserscheinungen außerhalb des typischen Aknealters auftreten, muß an

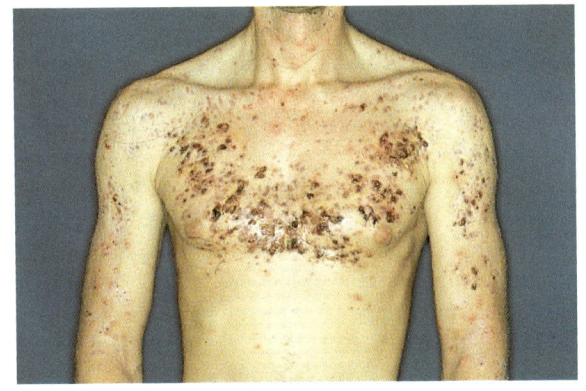

Abb. 28.9. Body-Building-Akne

eine Kontaktakne oder Acne venenata (venenum = Gift) gedacht werden. Nicht jeder Mensch neigt zu Acne venenata. Bevorzugt betroffen sind Patienten mit Seborrhö, großporiger Haut und noch florider oder früher durchgemachter Acne vulgaris. Kontakt mit einer Vielzahl komedogener Verbindungen, häufig im Beruf, löst Komedonen, Papeln, Pusteln und Papulopusteln aus, die bis zu schwersten Verläufen führen können. Leichte Formen sind Kosmetika- und Pomadenakne, schwere Manifestationen sind Öl- und Chlorakne.

Kosmetikakne. Eine typische Erkrankung, meist jenseits des eigentlichen Aknealters. Frauen zwischen 20 und 40 Jahren mit Seborrhö bekommen durch unsachgemäße Langzeitanwendung komedogen wirkender Inhaltsstoffe in zu fettigen Kosmetika (z. B. Nachtcremes) dicht stehende, kleine geschlossene, sehr selten offene Komedonen. Diese finden sich bevorzugt auf Wangen, Jochbögen, Kinn und Stirnhöckern. Die Komedonen entzünden sich und können in chronisch-indurierte Knoten übergehen. Der Zusammenhang mit Kosmetika wird von den Patienten meist nicht erkannt.

Pomadenakne [Plewig, Fulton, Kligman 1970]. Sie ist bei uns selten, häufiger bei Schwarzen, Ostasiaten und einigen Mittelmeervölkern, die zur Pflege des (gekräuselten) Haares fettige Pomaden verwenden. Pomaden und Brillantinen gelangen auch auf Stirn, Schläfen und Jochbögen, wo sie wegen ihrer komedogenen Potenz ähnliche Bilder wie bei Kosmetikakne auslösen. Die Anamnese deckt diesen Zusammenhang auf.

Öl-, Teer-, Pech- und Halogenakne. Schmieröle, Bohröle oder Rohöle, halogenierte Kohlenwasserstoffe, Teerprodukte in Raffinerien und Straßenbauindustrie sowie Pechdestillate lösen bei chronischem Kontakt diese Krankheitsbilder meist bei Menschen mit Seborrhö und Neigung zu Acne vulgaris aus. Entweder direkt oder durch verschmutzte Berufskleidung kommt es zum Kontakt dieser stark komedogenen Verbindungen mit der Haut. An den Stellen stärkster Exposition, beispielsweise bei Schleifern im Gesicht, bei Maschinenschlossern oder Kraftfahrzeugmechanikern an den Oberschenkelstreck- und -außenseiten, treten zunächst nichtentzündliche komedonenartige Effloreszenzen auf. Jeder Follikel kann befallen und schwarz imbibiert sein. Das klinische Bild kann sich bis zu schweren Acne-conglobata-artigen Hautveränderungen weiterentwickeln. Neben dem direkten Hautkontakt kann es auch durch perorale Aufnahme, in seltenen Fällen auch durch Einatmung stark komedogen wirkender und toxischer Verbindungen zu schwersten Acne-venenata-Schüben kommen. Bei langjährigem Teerkontakt und chronischer Lichtexposition, insbesondere bei Straßenbauarbeitern, kann sich die Pechhautkrankheit (Berufskrankheitenverordnung, BK-Nr. 5102) entwickeln, bei der sich Komedonen und Follikulitiden in der Schläfen- und Jochbeingegend, graubräunliche Hyperpigmentierungen der Lider, gelbliche Verfärbungen der Skleren, Hautatrophien und Elastose sowie multiple Hauttumoren (Morbus Bowen, Bowen-Karzinom, Basaliom, Keratoakanthom, spinozelluläres Karzinom, Skrotalkrebs) und interne Malignome entwickeln können.

Halogenkohlenwasserstoffe, zumeist vom Typ der Penta- und Hexachlornaphthalene oder halogenierte Biphenyle oder Chlorbenzole, sind Prototypen der *Chlor-* oder *Halogenakne.* Neben den Acne-conglobata-artigen Hautveränderungen können Erkrankungen innerer Organe, so von Leber und Knochenmark vorkommen. Derartige Intoxikationen können bei Industrieunfällen epidemieartig auftreten. Beispiele sind die Keratosis follicularis faciei (Basler-Krankheit), die Pernakrankheit (Perchlornaphthalen) oder Halowachsakne der 20er und 30er Jahre, die Massenintoxikation nach einer Kesselexplosion 1953 bei der BASF, Yusho in Japan durch kontaminierte Reisöle, die Trichlorphenol-Industriekatastrophe 1976 in Seveso, bei der auch 2,3,7,8-Tetrachlordibenzo-p-dioxin freigesetzt wurde. Zu erwähnen sind auch die Giftgaseinsätze bei kriegerischen Auseinandersetzungen (agent orange im Vietnamkrieg, Giftgas im iranisch-irakischen Krieg). Die betroffenen Personen zeigen schwerste Veränderungen, auch an sonst nicht von der Akne befallenen Hautarealen wie Achselhöhlen, Skrotum und Unterschenkeln. Leberzirrhose, ZNS-Erkrankungen und Todesfälle sind vorgekommen. Die Erkrankungen durch Halogenkohlenwasserstoffe zählen zu den Berufskrankheiten (Änderungsverordnung zur Berufskrankheitenverordnung vom 22.3.1988, Nr. 1302). Strenge arbeitshygienische Schutzmaßnahmen sind notwendig, um sie zu vermeiden.

Komedonen nach ionisierender Strahlung. Nach Röntgen-, Kobalt- und Radiumbestrahlungen treten selten follikulär gebundene komedonenartige Hyperkeratosen auf. Man spricht von *Komedonenreaktion.*

Androgenisierende Syndrome

Treten bei Frauen exzessive Androgenspiegel durch hormonproduzierende Hyperplasien oder Tumoren, meist der Ovarien oder Nebennierenrinde, auf, so kann sich eine leichte Akneform in eine schwere Acne conglobata umwandeln. Weitere Zeichen der Androgenisierung wie Hypertrichose, androgenetische Alopezie vom männlichen Typ und Stimmveränderungen sind zu beachten. Als Beispiele seien das *Stein-Leventhal-Syndrom* mit polyzystischen Ovarien und das *Androluteom* der Schwangerschaft genannt.

Prämenstruelle, postmenstruelle Akne und Akne in der Menopause

Es handelt sich nicht um eigenständige Krankheitsbilder. Bei vielen Frauen, bei denen eine unterschwellige

Acne vulgaris bestand, kommt es prä- oder postmenstruell zu einer Zunahme von entzündlichen Effloreszenzen meistens im Bereich der Kieferwinkel und am Kinn. Ähnliche Exazerbationen werden nicht selten nach Absetzen antiandrogener Kontrazeptiva, nach Entbindung und gelegentlich in der Menopause beobachtet.

Acne neonatorum und Acne infantum

[Kraus 1913 und Ayres 1926]

Manche Kinder zeigen bereits nach der Geburt oder in den ersten Lebenswochen (*Acne neonatorum*) vereinzelt geschlossene Komedonen, Papulopusteln und – selten – persistierende Knoten. Die leichte Akneform bildet sich spontan in wenigen Monaten zurück. Die in den ersten Lebensmonaten oft erhöht ausgeschütteten Androgene aus den Nebennieren der Kinder und eine erhöhte Androgenempfindlichkeit von Talgdrüsenfollikeln spielen eine Rolle. Ungeklärt ist ein seltenes, jedoch wesentlich schwerer verlaufendes Bild, das erst im 2. Lebensjahr auftritt, die *Acne infantum*. Besonders an den Wangen kommen zahlreiche entzündliche Papeln und kutan-subkutane Knoten vor, die zur Einschmelzung neigen und Monate bis Jahre zu ihrer oft narbigen Abheilung benötigen. Komedonen fehlen häufig. Die Ursache ist ungeklärt. Erhöhte passagere Androgenbildung der Gonaden und der Nebennierenrinde wird vermutet.

Beide Krankheiten dürfen nicht mit der bereits bei Säuglingen und Kleinkindern auftretenden *Acne venenata infantum* verwechselt werden. Letztere wird zumeist durch übertriebene Anwendung von Salben, Ölen oder Cremes zur Hautpflege ausgelöst. Bei Acne venenata infantum sind Komedonen besonders an der Stirn und den Wangen dicht angeordnet. Das Krankheitsbild entspricht der Kosmetikakne bei Erwachsenen. Die Erkrankung heilt ab, wenn die Mütter über den Zusammenhang mit der unsachgemäßen Hautpflege aufgeklärt weden und die Pflegeprodukte absetzen.

Acne excoriée des jeunes filles

Minimale Akneeffloreszenzen werden für manche Patienten, meist junge Mädchen oder Frauen, zu einem solchen kosmetischen Problem und zu psychischer Belastung, so daß jede nur andeutungsweise vorhandene Effloreszenz durch Ausdrücken oder Ausquetschen bearbeitet wird. Mit Fingernägeln oder Instrumenten werden hämorrhagisch-verkrustete Exkoriationen oder flache Ulzerationen, besonders an der Stirn, Stirn-Haar-Grenze und im Brustbereich, gesetzt. Diese heilen nur langsam unter charakteristischen sternförmig eingezogenen Narben mit Hypo- bzw. Depigmentierung ab. Obwohl die oft zugrundeliegende geringfügige Akne bereits abgeheilt ist, werden die Exkoriationen fortgesetzt. Der artifiziellen Bearbeitung der Haut liegen neurotische Verhaltensstrukturen zugrunde. Entstellende permanente Narben sind die Folge. Therapeutisch ist neben der Aknebehandlung ein aufklärendes Gespräch und gegebenenfalls eine psychotherapeutische Mitbetreuung erforderlich.

Solides Gesichtsödem bei Akne

[Conelly und Winkelmann 1985]

Synonyme. Persistierende Gesichtsschwellung bei Akne, persistierende Gesichtsinduration bei Akne

Definition. Teigige, nicht eindrückbare, polsterartige indurierte und persistierende symmetrische Schwellung im Gesicht bei Aknepatienten (Pseudoödem) infolge Bindegewebsfibrose.

Ätiopathogenese. Unbekannt. Es handelt sich nicht um ein postinfektiöses Lymphödem wie bei Elephantiasis nostras, beispielsweise nach Erysipel oder Herpes simplex recidivans in loco. Ob die Akne der auslösende Faktor ist, ist ungeklärt. Jedenfalls korreliert die Erkrankung nicht mit der Schwere der gleichzeitig vorliegenden Akne. Da es sich nicht um ein induriertes Ödem, sondern eine massive Bindegewebefibrose handelt, wird die pathogenetische Rolle der bei dieser Erkrankung sehr zahlreich gefundenen Mastzellen diskutiert.

Klinik. Polsterartige Schwellungen an Stirn, Oberlidern, Nasensattel, Nasolabialfalten und Wangen vergröbern die Physiognomie. Sie entwickeln sich im Laufe von Jahren. Die Gesichtsveränderungen sind am besten anhand älterer Photos zu beurteilen. Es fehlen entzündliche Rötung, Schuppung oder Peau d'orange-Phänomen. Die Schwellungen sind nicht eindrückbar, sondern solide, fest und eher derb. Daneben finden sich Seborrhö und gelegentlich Akneeffloreszenzen; oft ist die Akne nur leicht, selten wird eine Acne conglobata gesehen.

Histopathologie. Massive kutan-subkutane Fibrose ohne interstitielles Ödem. Bemerkenswert sind zahlreiche Mastzellen in Gefäßnähe und auch außerhalb der Gefäßplexus. Keine Granulome.

Verlauf. Chronisch-persistierend über Jahre.

Differentialdiagnose. Solides persistierendes Gesichtsödem bei Rosazea, Melkersson-Rosenthal-Syndrom, Elephantiasis nostras.

Therapie. Schwierig.
Innerlich. Isotretinoin (Roaccutan, 0,1–0,5 mg/kg KG tgl.) über viele Monate in Verbindung mit einem H1-Antagonisten, z.B. Ketotifen (Zaditen), 2mal 1 mg/Tag führte bei einzelnen Patienten zu deutlichen Remissionen.

Aknetherapie

Fast jede Acne vulgaris heilt spontan im frühen Erwachsenenalter ab. Durch therapeutische Maßnahmen kann der Verlauf verkürzt, die Schwere der Erkrankung gemildert und gefürchtete Komplikationen wie Narbenbildungen abgewendet werden. Eine reine Haut hebt das Selbstbewußtsein und die soziale Kontaktfähigkeit der oft gehemmten Aknepatienten. Seltene schwere Akneformen wie Acne conglobata oder Acne inversa können über viele Jahrzehnte dahinschwelen, zeitlebens persistieren und ständige Behandlung erfordern.
Die Therapie hat sich in den letzten Jahren erheblich gewandelt. Nach Herausarbeitung klarer pathogenetischer Prinzipien ist heute eine gezielte Therapie möglich, die den verschiedenen Schweregraden und Ausprägungsformen der Erkrankung gerecht wird.

Reinigung. Akne geht meist mit Seborrhö einher. Der auf der Hautoberfläche sichtbare Talg ist kosmetisch oft sehr störend, beeinflußt aber den Verlauf der Akne nicht mehr, da er schon auf der Hautoberfläche liegt und die kritischen Stellen, Follikel und Komedonen, passiert hat. Eine gründliche Entfettung der Haut ist dennoch angezeigt. Die Seborrhö kann durch systemisch verabfolgte Hormone wie Östrogene, Antiandrogene (orale Kontrazeptiva) und durch Isotretinoin *(13-cis-Retinsäure)* gebremst werden. Topische Therapeutika können die Talgdrüsenaktivität nicht beeinflussen. Ausreichende Hautreinigung und entfettende Maßnahmen unter Verwendung von Syndets, alkoholischen Lösungen oder die mehrmals tägliche Säuberung mit weichen, fettaufsaugenden Kosmetiktüchern sind empfehlenswert.

Diät. Nahrungsmittel haben keinen Einfluß auf die Menge oder Zusammensetzung des Talgs und die Verhornungsstörung der Follikel (Komedonenbildung). Ein generelles Verbot bevorzugter Genuß- oder Nahrungsmittel wie Schokolade, Eis, Nüsse und Fleisch ist grundsätzlich nicht notwendig. Allerdings sollte man stets individuellen Beobachtungen der Patienten Rechnung tragen. Eine verstärkte Aufnahme von jod- oder bromhaltigen Nahrungsmitteln, halogenierten Sedativa oder von Multivitaminsäften (B-Vitamine), die zu einer Zunahme entzündlicher Akneeffloreszenzen führen können, sollte vermieden werden. Jodiertes Speisesalz ist in dieser Hinsicht jedoch unbedenklich.

Psychische Betreuung. Aknepatienten leiden oft sehr unter den entstellenden Gesichtsveränderungen. Verschlossenheit, Angstgefühl und depressive Verstimmung sind verständliche Reaktionsweisen. Akne wird nicht durch psychische Faktoren ausgelöst. Die eigentliche Aknetherapie beruht auf wirksamen Medikationen, nicht auf Psychotherapie. Eine begleitende Psychotherapie kann aber in Einzelsituationen, insbesondere bei Patienten mit Acne excoriée, hilfreich sein. Eine optimistische ärztliche Haltung ist wichtig in der oft jahrelangen Betreuung von Aknepatienten.

Medikamentöse Behandlung. Die allgemeinen Prinzipien der örtlichen und systemischen Aknetherapie sind in der Tabelle dargestellt. Wichtig ist es, keine Fettsalben, Salben und Wasser-in-Öl-Externa zu verordnen und die Patienten diesbezüglich aufzuklären.

Acne comedonica. Wirksamste Form der Therapie ist eine Schälbehandlung zur Beseitigung der Komedonen und zur Verhinderung ihrer Neubildung. Zur Schälbehandlung eignen sich insbesondere die äußerliche Behandlung mit Tretinoin (Vitamin-A-Säure) Isotretinoin (13-cis-Retinsäure) oder Benzoylperoxid. Tretinoinschälbehandlungen werden mit Cremes, Gelen oder Lösungen (Airol, Cordes-VAS, Epi-Aberel, Eudyna) in Konzentrationen von 0,025%–0,1% durchgeführt. Die Isotretinoinschälbehandlung (Isotrex) erfolgt in gleicher Weise, wirkt aber weniger irritierend. Diese differente Behandlung führt gewöhnlich zu unvermeidbaren Nebenwirkungen in Form von vorübergehender Rötung, Schuppung, Juckreiz oder – selten – Exazerbation der bestehenden Akne, weshalb diese Therapieform mit dem Patienten vorher gut abgesprochen werden sollte. Tretinoinhaltige Präparate wirken wie ein Sonnenbrand aus der Tube. Wirkungsvoll ist auch Kombination mit Erythromycin (Clinesfar). Die Anwendung von Tretinoin über einen längeren Zeitraum hemmt die Kohäsion der Korneozyten und verhindert somit auch die Neubildung von Komedonen, Papeln und Pusteln. Zwei andere Schälmittel (Komedolytika) mit zugleich Wirksamkeit sind Benzoylperoxid und Azelainsäure. Benzoylperoxid wird meist in Form von Gelen in 3%iger, 5%iger und 10%iger Konzentration (Aknefug-oxid, Akneroxid, Cordes BPO, PanOxyl, Sanoxit, Scherogel) angewendet. Es wirkt bakteriostatisch und hemmt die Bildung freier Fettsäuren. Zubereitungen

Tabelle 28.2. Behandlungsprinzipien bei der Akne

Behandlungsprinzip	Substanzen/Verfahren	Handelspräparate
Reinigend	Syndet	Dermowas, Eubos, seba med
Antiseborrhoisch	*Innerlich*	
	Östrogene	Orale Kontrazeptiva
	Chlormadinonacetat	Neo-Eunomin, Eunomin, Gestamestrol N
	Cyproteronacetat	Diane-35, Androcur-10
	Isotretinoin	Roaccutan
	Äußerlich	
	Alkoholische Lösungen	Äthanol 50%, Isopropanol 20–30%, Solutio Cordes, Aknefug-liquid N
	Emulsionen Ö/W	Aknefug-Emulsion N
	Lotio	Aknichthol soft N, Aknefug Milch simplex
Antikeratinisierend Komedolytisch	*Innerlich*	
	Isotretinoin	0,2–1,0 mg/kg KG Roaccutan
	Äußerlich	
	Aknetoilette	Dermatologische Kosmetik
	Salizylsäure	0,5–3% in Ethanol 50% oder Isopropanol 20–30% Aknelan Lotio
	Benzoylperoxid	3, 5, 10%/ Aknefug-oxid, Akneroxid, Cordes BPO, Klinoxid, Oxy-Fissan, PanOxyl, Sanoxit, Scherogel u.a.
	Tretinoin	0,025–0,1%: Airol, Cordes-VAS, Epi-Aberel, Eudyna, Clinesfar (mit Erythromycin) u.a.
	Isotretinoin	Isotrex
	Azelainsäure	20%; Skinoren
	UV-Strahlung	Sonne, UV-A- und/oder UV-B-Bestrahlungsgeräte
Antimikrobiell	*Innerlich*	
	Tetrazyklin-HCl	1,0–2,0 g tgl., Achromycin, Tefilin
	Oxytetrazyklin	250 mg tgl., Macocyn u.a.
	Doxyzyklin	50–100 mg tgl., Clinofug 50, Doxy Wolff 100, Supracyclin, Vibramycin
	Minozyklin	50–100 mg tgl. Aknosan, Klinomycin 50, Lederderm, Minakne
	Erythromycin	1,5–2,0 g tgl., Eryhexal, Erythrocin, Erythromycin-Wolff
	Äußerlich	
	Erythromycin	Aknemycin, Inderm, Chinesfor, Zineryt (mit Zinkazetat)
	Clindamycin	Sobelin Akne-Lösung
	Tetracyclin	Imex Salbe
	Azelainsäure	20%; Skinoren
	Salizylsäure	0,5–3% in 50% Äthanol oder 20–30% Isopropanol z.B. Aknederm Tinktur N
Antiinflammatorisch	*Innerlich*	
	Glukokortikosteroide	Oral oder intraläsional als Kristallsuspension z.B. Volon A 10 Kristallsuspension
	Tetrazykline	
	Erythromycin	
	Minozyklin	
	Diaminodiphenylsulfon	50–100 mg tgl., Dapson-Fatol
	Isotretinoin	Roaccutan
	Äußerlich	
	CO_2-Azeton-Schnee	
	UV-Strahlung	Sonne, UV-A- und/oder UV-B-Bestrahlungsgeräte

als Hydrogel sind weniger irritierend als alkoholische Präparationen. Eine unerwünschte Nebenwirkung ist der Bleicheffekt auf Haare und dunkelgefärbte Textilien, über die der Patient vorher unterrichtet werden sollte. Azelainsäure in Form einer 20%igen Ö/W-Emulsion (Skinoren) wirkt antibakteriell gegen *Propionibacterium acnes* und antiinflammatorisch. Azelainsäure hat sich aufgrund ihres geringen Reizeffektes in der Aknebehandlung hautempfindlicher Patienten mit atopischer Diathese bewährt. UV-Strahlung, künstliche Strahlenquellen oder natürliches Sonnenlicht wirken nicht komedolytisch. Leichte Akneformen oder besonders hautempfindliche Patienten werden anfänglich nur konservativ mit abdeckenden fettfreien Lotionen oder fettarmen Cremes (Aknefug Emulsion N, Aknichthol soft N, Lotio Cordes) behandelt. Wirksam, wenn auch aufwendig, ist die mechanische Entfernung der Komedonen (sognenannte Aknetoilette) meist in Verbindung mit vorhergehenden feucht-warmen Kompressen, Infrarotbestrahlung oder heißen Gesichtsmasken. Mit einem Komedonenquetscher werden offene Komedonen exprimiert; geschlossene Komedonen werden mit Kanülen oder Lanzetten vorher vorsichtig angeritzt. Oft kombiniert man mit Erfolg die chemische komedolytische Therapie mit der physikalisch-manuellen dermatologischen Kosmetik.

Acne papulopustulosa. Da jede entzündliche Akneeffloreszenz mit einem Komedo beginnt, steht auch hier die Schälbehandlung mit *Tretinoin, Isotretinoin, Benzoylperoxid* oder *Azelainsäure* im Vordergrund. Meist wird sie mit einer äußerlichen antibiotischen Therapie mit *Erythromycin* (Akne Cordes, Aknederm Ery, Aknefug-EL, aknemago, Aknemycin-2000, Aknin-Winthrop, Clinesfar, Eryaknen, Inderm, Skid Gel E, Stiemycine, Zineryt), *Clindamycin* (Sobelin) oder *Tetrazyklin* (Imex) kombiniert. Diese Therapeutika werden meistens in Ö/W-Emulsionen, alkoholischen Lösungen oder Gelen angewendet. Bei jeder antibiotischen Lokalbehandlung sollte mit der Möglichkeit von Resistenzentwicklung und gramnegativer Keimbesiedlung (gramnegative Follikulitis) gerechnet werden.
Bei stärkerer pustulöser Komponente sind Antibiotika innerlich indiziert. Mittel der Wahl sind Tetrazykline, insbesondere das lipophile *Minozyklin* (Aknosan, durakne, Icht-Oral, Lederderm, Klinomycin, Minakne), das sich bevorzugt in den Talgdrüsen anreichert und eine zu vernachlässigende photosensibilisierende Wirkung aufweist. Minozyklin wird in einer Dosierung 1- bis 2mal 50 mg/Tag verordnet. Über eine durch Minozyklin abgeschwächte Wirksamkeit oraler Kontrazeptiva wurde berichtet, scheint aber keine klinische Relevanz zu haben. Auch *Tetrazykline* (Tefilin), anfangs 3mal 500 mg/Tag bis zur deutlichen Besserung sowie *Doxyzyklin* (Doxy Wolff, Vibramycin) 1- bis 2mal 100 mg/Tag kommen in Betracht. Die Tetrazyklindosierungen werden nach einer mehrwöchigen, anfangs im antibiotischen Bereich liegenden Dosierung unter Berücksichtigung des klinischen Bildes reduziert. Komplikationen sind selten, auch die früher häufiger beobachtete vaginale Kandidose. Unter Minozyklin treten selten bläuliche Verfärbungen entzündlicher Akneeffloreszenzen und Narben an Schleimhäuten sowie der Schilddrüse und inneren Organe auf. Auch Erythromycin wird zur oralen Aknebehandlung verwendet, führt aber häufiger zu Nebenwirkungen (Übelkeit, gelegentlich cholestatische Hepatose).

Acne conglobata. Auch hier beginnt die Therapie mit Hautreinigung und Schälbehandlung aller betroffenen Hautareale. Einleitung der Therapie unter klinischen Bedingungen ist nicht selten angebracht.

Isotretinoinbehandlung. Heute steht die orale Monotherapie mit *Isotretinoin* (Roaccutan) in einer täglichen Dosierung von 0,2–1,0 mg/kg KG (meist 0,5 mg/kg KG) über einen Zeitraum von 12–16 Wochen im Vordergrund. Danach ist der Patient meist symptomfrei. Rezidive treten gelegentlich erst nach mehreren Monaten oder Jahren auf. Isotretinoin hat verschiedene pharmakologische Angriffspunkte. Im Vordergrund steht die sebumsuppressive Wirkung. Die zuvor seborrhoische Haut wandelt sich in eine sebostatische Haut. Die Größe der Talgdrüsen wird bis zu 90% reduziert. In Relation zu Isotretinoin reduzieren antiandrogene Kontrazeptiva (Diane-35) die Sebumproduktion nur um 20–35%. Darüber hinaus hat Isotretinoin keratolytische Effekte. Durch den komedolytischen Effekt verschwinden Mikrokomedonen, offene und geschlossene Komedonen, und es kommt zur Verkleinerung der Follikelfilamente. Die Bildung neuer Komedonen wird dadurch verhindert. Isotretinoin entfaltet auch antiinflammatorische Wirkungen ohne eigentliche antimikrobielle Wirkung. Zu den wesentlichen mukokutanen Nebenwirkungen zählen die Austrocknung der Haut, die Retinoidcheilitis (bei über 90% der Patienten, daher gut zur Kontrolle der ordnungsgemäßen Einnahme geeignet) sowie die Austrocknung der Nasenschleimhäute mit gelegentlichem Nasenbluten, als auch konjunktivale Reizungen, die während der Behandlung zu einer Unverträglichkeit von Kontaktlinsen führen können (sie sollten daher nicht getragen werden). Manchmal treten während der Behandlung Myalgien auf. Wenn auch sehr selten, kann sich ein Pseudotumor cerebri (intrakranieller Druckanstieg) entwickeln. Isotretinoin sollte nicht mit einer oralen Tetrazyklinbehandlung kombiniert werden, da beide Substanzen zu einer Hirndruckerhöhung (Pseudotumor cerebri) führen können und sich in dieser Nebenwirkung potenzieren. Insbesondere bei Patienten mit Risikofaktoren (sekundärer Hypertriglyzeridämie, Adipositas, Diabetes mellitus, Alkoholabusus) und Patienten mit vorbestehender Hyperlipidämie kommt es relativ häufig dosisabhängig zum Anstieg der Triglyzeride (VLDL) und zu einer mäßigen Erhöhung von Cholesterin im Serum. Die isotretinoininduzierte Hyperlipidämie ist reversibel. Bei höherer (im Bereich von 1 mg/kg KG tgl.) mehrmonatiger Dosierung können sich Hyperostosen an den Wirbelkörperkanten und an den großen Ligamenten der Wirbelsäule manifestieren, die klinisch dem DISH-Syndrom entsprechen (disseminierte idiopathische skelettale Hyperostosen). Röntgendiagnostik des axialen Skeletts vor- und während der Therapie wird bei Aknepatienten nicht empfohlen, kann aber bei jahrelanger Anwendung bei Patienten mit Ichthyosen indiziert sein.

Kontraindikationen. Isotretinoin wirkt *teratogen* und ist daher bei gebärfähigen Frauen sowie während der Stillzeit kontraindiziert. Sollte unter Isotretinoin eine Schwangerschaft eintreten, so besteht ein hohes Risiko von Mißbildungen: Hydro- und Mikrozephalus, Mißbildungen des äußeren Ohrkanals, Mikrophthalmie und kardiovaskuläre Fehlbildungen.

Richtlinien für die Isotretinoinbehandlung
Für die Isotretinoinbehandlung besteht eine strenge Indikationsstellung: Diese umfaßt schwere, therapieresistente Formen der Akne, insbesondere die Acne conglobata und die Acne fulminans. Die Kenntnis der pharmakologischen Information ist unerläßlich.
Bei Anwendung von Isotretinoin im gebärfähigen Alter ist ärztliche Aufklärung über einen wirksamen Konzeptionsschutz erforderlich. Der behandelnde Arzt muß sich vergewissern, ob die Patientin die Bedeutung des konsequenten Konzeptionsschutzes verstanden hat. Bei unzureichender Compliance ist von einer Isotretinoinbehandlung abzuraten.
Ein Schwangerschaftstest muß vor Therapieeinleitung durchgeführt werden und sollte während der Behandlung alle 6–8 Wochen wiederholt werden.
Eine Einverständniserklärung sollte von der Patientin unterzeichnet werden, um der Patientin eindrücklich bewußt zu machen, daß vor, während und nach der Isotretinoinbehandlung eine wirksame Kontrazeption gewährleistet sein muß.
Eine wirksame Kontrazeption, meist in Form oraler Kontrazeptiva, muß einen Monat vor der Isotretinoinbehandlung, während und einen Monat nach der Isotretinoinbehandlung durchgeführt werden. Die Therapie sollte erst am 2. und 3. Tag des nächsten Menstruationszyklus eingeleitet werden.

Acne fulminans und Acne inversa. Die Basisbehandlung beider Aknesonderformen entspricht weitgehend der Behandlung der Acne conglobata. Bei *Acne fulminans* sind Bettruhe und die Verabfolgung antiinflammatorischer Pharmaka (nichtsteroidale Antiphlogistika) und orale Glukokortikoide (1 mg Prednisolon/kg KG tgl.) etwa 7–10 Tage vor Einleitung der Isotretinointherapie, dann langsam ausschleichend, erforderlich. Isotretinoin ist das Mittel der Wahl. Manchmal treten spontan, insbesondere aber unter Isotretinoinbehandlung, Granuloma-pediculatum-artige Gefäßproliferationen auf, die durch äußerliche Anwendung hochpotenter Glukokortikoide innerhalb weniger Tage zur Rückbildung gebracht werden können. Die Behandlung von Acne fulminans erstreckt sich gewöhnlich über einen Zeitraum von 8–12 Wochen.
Bei *Acne inversa* steht zur Sanierung aller intertriginösen Hautveränderungen die chirurgische Behandlung im Vordergrund. In den Axillen werden die erkrankten Hautareale bis zum Fettgewebe exzidiert und anschließend plastisch-chirurgisch versorgt. Die operative Sanierung inguinaler Krankheitsareale umfaßt Exzision und anschließende Deckung durch Rotationslappen oder freie Transplantate (mesh graft). Auch durch sekundäre Wundheilung lassen sich zufriedenstellende Ergebnisse erzielen. Häufig wird einige Wochen vor der Operation eine Vorbehandlung mit Isotretinoin durchgeführt, um vor dem Eingriff die entzündliche Komponente zu reduzieren.

Ausgewählte Therapiemaßnahmen

Narbenkorrekturen. Diese werden nach längerer Behandlung und Abheilung von entzündlichen Akneefloreszenzen durchgeführt. Beispielsweise können kraterartige Narbeneinziehungen exzidiert, Epithelbrücken oder Fistelkomedonen gespalten werden. Für Aknenarben im Gesicht kommt Dermabrasion mit hochtourigen Schleifgeräten in Betracht. Keloidiforme Aknenarben können oft kryochirurgisch mit flüssigem Stickstoff zufriedenstellend behandelt werden. Große sekundäre Komedonen (epidermale Zysten), die mit Hornmaterial angefüllt sind, müssen exzidiert werden.

Zink. Die orale Gabe von Zinksalzen (3mal 50 mg tgl. Zinkorotat oder -aspartat, Solvezink) soll bei monatelanger Anwendung einen günstigen Einfluß bei entzündlichen Akneformen haben. Bei Acne comedonica ist Zink nicht wirksam. An Nebenwirkungen können gastrointestinale Reizerscheinungen auftreten. Die Beurteilung des Wertes der Zinktherapie ist uneinheitlich; wir wenden sie nicht an.

Phototherapie. Bei entzündlichen Akneformen (Acne papulopustulosa) wirkt sich die Bestrahlung mit UVA oder die kombinierte UVA-/UVB-Bestrahlung günstig aus. Oft berichten die Patienten selbst über eine deutliche Besserung der Akne in den sonnenreichen Sommermonaten oder im Urlaub in sonnenreichem Klima. UV-Bestrahlung hat jedoch keinen komedolytischen Effekt. Photochemotherapie mit 8-Methoxypsoralen und UVA (PUVA) kann zur Aknebehandlung nicht empfohlen werden.

Akneiforme Exantheme

Von der eigentlichen Akne, die primär mit einer follikulären Verhornungsstörung (Mikrokomedo) beginnt und sich sekundär entzündlich umwandeln kann, sind *akneiforme Exantheme* abzugrenzen. Sie treten vorwiegend bei Erwachsenen auf. Akneiforme Exantheme beginnen stets mit einer follikulär gebundenen Entzündung. Hornzellansammlungen in Form von Komedonen können sekundär hinzukommen. Dabei sind meist Hautareale mit großen Talgdrüsenfollikeln betroffen. Die Verteilung akneiformer Exantheme ist daher vorwiegend auf Gesicht, V-förmige Brust- und Rückenpartie sowie Oberarme begrenzt. Im Gegensatz zu Acne vulgaris ist der Verlauf zumeist akut oder subakut und das Erscheinungsbild monomorph. Ursächlich kommen verschiedenste Arzneimittel in Frage:

- Glukokortikoide, Androgene, orale Kontrazeptiva
- Trimethadion, Diphenylhydantoin und andere Hydantoinderivate
- Chinin
- Disulfiram
- Isonikotinsäurehydrazid, Ethionamid, Rifampizin
- Halogenide (Jod- und Bromverbindungen)
- Lithium
- 8-Methoxypsoralen + UVA (PUVA)
- Phenobarbiturate
- Tetrazykline, Streptomyzin
- Cyclosporin A
- Thyreostatika (Thioharnstoff, Thiourazil)
- Vitamine B1, B6, B12, D2

Häufigste Ursache akneiformer Exantheme sind innerlich verabreichte Glukokortikoide oder auch eine äußerliche Behandlung mit glukokortikoidhaltigen Therapeutika *(Steroidakne)*. Auf das entzündliche Stadium der Steroidakne folgen häufig sekundäre Komedonen. Da akneiforme Exantheme nichts mit Acne vulgaris zu tun haben, heilen sie auch rasch nach Absetzen der auslösenden Medikamente ab. Steroidinduzierte Komedonen brauchen dazu allerdings länger. Oft ist eine Schälbehandlung wie bei Acne comedonica notwendig. Differentialdiagnostisch sind bakteriell und mykotisch bedingte Follikulitiden sowie Follikulitiden bei HIV-Infektion abzugrenzen.

Differentialdiagnose. Pityrosporum-Follikulitis, eosinophile Pustulose.

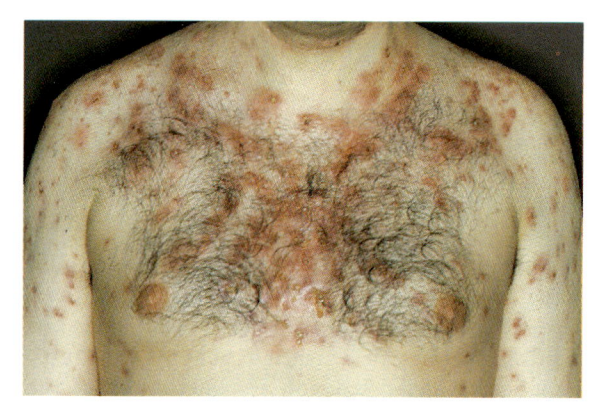

Abb. 28.10. Akneiforme Eruption nach Doxyciclin

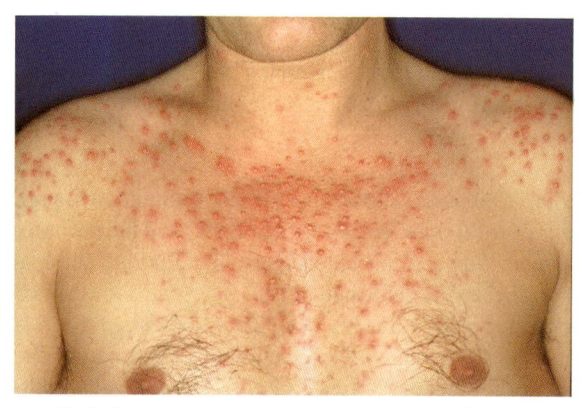

Abb. 28.11. Steroidakne nach systemischer Glukokortikoidtherapie

Mallorca-Akne

[Hjorth et al. 1972]

Synonym. Acne aestivalis

Dieses akneartige Krankheitsbild beginnt meist im Frühjahr, erreicht im Sommer seinen Höhepunkt und klingt dann spontan narbenlos ab. Es wird durch UV-Bestrahlung, insbesondere durch UVA, hervorgerufen. Nur sonnenlichtexponierte talgdrüsenfollikelreiche Hautareale, besonders Gesicht, laterale Partien von Oberarmen sowie der Rücken sind Sitz von locker disseminierten monomorphen, gleichförmig großen, kuppelförmigen kleinen rötlichen keratotischen Papeln. Gewöhnlich treten keine Komedonen und Pusteln auf, obwohl histologisch follikuläre Verhor-

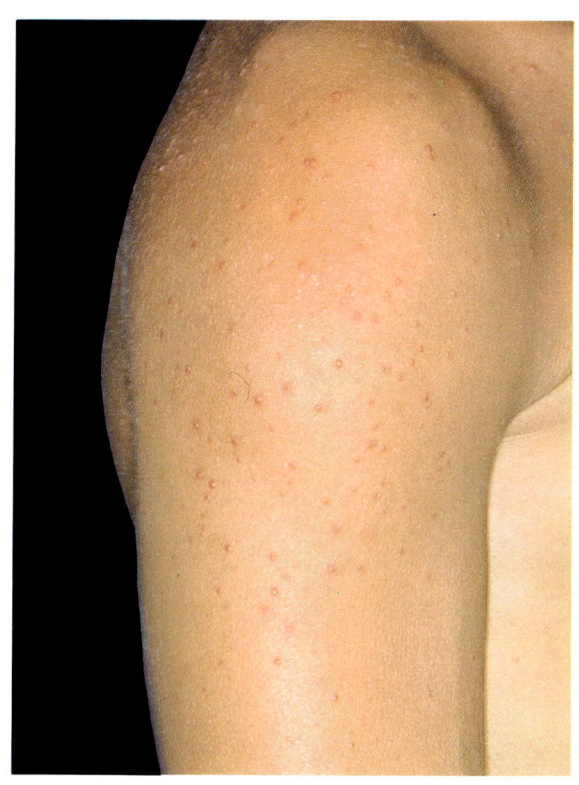

Abb. 28.12. Mallorca-Akne

nungsstörungen nachweisbar sind. Diese akneiforme Eruption wird oft mit öligen Lichtschutzmitteln in Zusammenhang gebracht, entsteht auch ohne die vorherige Verwendung von Lichtschutzmitteln oder Kosmetika. Ein gleichartiges Exanthem wird auch als ungewöhnliche Nebenwirkung bei Photochemotherapie (PUVA) beobachtet. Eine Schälbehandlung ist oft hilfreich.

Jod- und Bromakne

Hierbei handelt es sich um die akute entzündliche Exazerbation einer bereits präexistenten Akne oder das akute Auftreten einer akneiformen Eruption, die durch die Halogenide induziert wurde. Jod- und Bromakne sind von den vegetierenden Formen eines Jododerms und Bromoderms abzugrenzen. Es sind zahlreiche Auslöser bekannt: Gesundheitspillen, Hustensäfte, Beruhigungsmittel, Schlaftabletten, Antidepressiva, sowie die *Kelpakne* (stark jodhaltiges Präparat aus Meeresalgen).

Jododerm und Bromoderm

Dabei kommt es meist asymmetrisch im Gesicht, an einer Extremität, aber auch an jeder anderen Körperstelle, kutan-subkutan zu eitrig einschmelzenden entzündlichen Knoten oder zu Pyoderma-grangraenosum-artigen vegetierenden, nässenden Beeten mit kraterförmigen Einziehungen von Papulopusteln. Die Diagnose wird durch klinisches Bild, Arzneimittelanamnese und erhöhte Jod- oder Bromausscheidung im Urin gestellt. Entscheidend für die Abheilung ist das Absetzen des auslösenden Medikamentes.

Trichostasis spinulosa

[Landany 1954]

Trichostasis spinulosa ist die büschel- oder pinselförmige Retention von Vellushaaren in einem Talgdrüsenfollikel. Es besteht nur klinisch, jedoch nicht histologisch eine Ähnlichkeit mit Komedonen. Die Trichostasis spinulosa ist daher keine akneiforme Erkrankung. Die faszikelartig, parallel angeordneten Haare erscheinen klinisch wie ein kleiner dunkler offener Komedo. Alle Haare werden von einer Haaranlage gebildet. Am Ende eines Haarzyklus sind die Haare nicht nach außen abgestoßen worden, sondern werden im Infundibulum retiniert. Charakteristische Lokalisationen sind die Nasenflügel, Jochbögen, Stirn und Nacken. Trichostasis spinulosa wird häufiger bei alten Menschen in lichtexponierter Haut beobachtet, kommt selten auch bei Jugendlichen vor. Sie verläuft nie entzündlich.

Therapie. Mechanisches Ausdrücken mit einem Komedonenquetscher.

Rosazea

Synonym. Kupferfinne, Couperose

Definition. Auf einem lividen Erythem mit Teleangiektasien und großporiger Haut entwickeln sich zentrofazial lokalisierte Papeln und Papulopusteln. Nicht selten folgen diffuse Bindegewebe- und Talgdrüsenhyperplasie sowie gelegentlich eine Hypertrophie der Nase (Rhinophym).

Vorkommen. Relativ häufige Erkrankung. Sie beginnt gewöhnlich ab dem 20. Lebensjahr und hat einen Gipfel zwischen dem 40. und 50. Lebensjahr. Erste Rosazeasymptome, wie persistierendes oder rezidivierendes düsterrotes Gesichtserythem besonders an der Nase, können bereits vor dem 20. Lebensjahr auftreten. Frauen sind etwas häufiger betroffen als Männer, obwohl die zu Rhinophym führenden Gewebehyperplasien meist bei Männern vorkommen.

Ätiopathogenese. Unbekannt. Viele Ursachen wurden vermutet, so erbliche Disposition, Beziehungen zu inneren Erkrankungen, insbesondere Magen- und Darmstörungen, chronischen Cholezystopathien, Hypertonie oder Folgen der Besiedlung durch die Milbe Demodex folliculorum; keine dieser vermuteten Kausalzusammenhänge hat sich als richtig erwiesen. Sonnenlicht kann die Erkrankung provozieren. Histologisch weist die Rosazea oft Zeichen einer chronischen Lichtexposition auf. Rosazea geht jedoch nicht immer mit einer Seborrhö einher, ist keine primär follikulär gebundene Erkrankung und ist daher deutlich von der Akne oder akneiformen Exanthemen abzugrenzen. Von pathogener Bedeutung ist offensichtlich die Blutgefäßversorgung von Gehirn und Gesichtshaut sowie eine abnorme Gefäßreaktion in den Prädilektionsstellen: Nach oraler Zufuhr von heißer Flüssigkeit bleiben Erythem und Hautoberflächentemperatur länger erhöht als bei Normalen. Das Rhinophym ist stets mit Seborrhö assoziiert. Rosazea kann sich auf einer vorbestehenden Acne vulgaris entwickeln und diese im weiteren Verlauf sozusagen ablösen.

Klinik. Rosazea ist eine zentrofazial betonte Erkrankung. Prädilektionsstellen sind Nase, Wangen, Stirn, Kinn und Glabella. Seltenere Lokalisationen sind die retroaurikulären Areale, der V-förmige Brustausschnitt, die seitlichen Halspartien, Kopfhaut und oberer Rücken. Der spontane Krankheitsverlauf ist phasenhaft progredient über viele Jahre oder Jahrzehnte.

Funktionelles Erythem. Im Gesicht, seltener am Hals und im V-förmigen Brustausschnitt treten zunächst flüchtige livide Erytheme auf. Sie werden durch vielfältige unspezifische Stimuli ausgelöst. Hitze, Sonne, Getränke wie Kaffee, Alkohol oder Tee sowie Kälte- und Wärmeeinflüsse. Im Verlauf persistieren sie mehr und mehr.
Die Rosazea kann in drei Schweregrade eingeteilt werden, welche sich gewöhnlich sukzessiv entwickeln:

Rosazea I

Persistierende Erytheme und Teleangiektasien. Mit Fortschreiten der Erkrankung bleiben die Erytheme Stunden bis Tage bestehen (Erythema congestivum). Teleangiektasien kommen hinzu, die hauptsächlich nasolabial und an den Wangen auftreten und kosmetisch stören können.

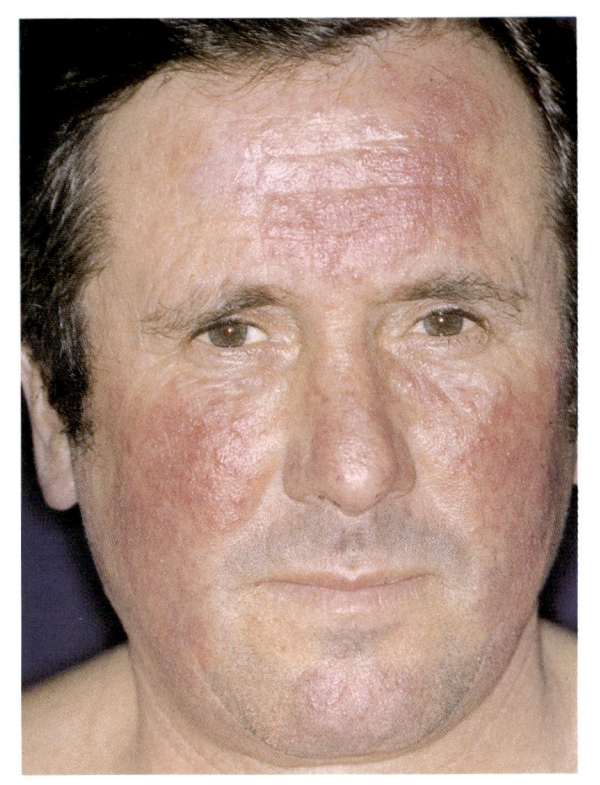

Abb. 28.13. Rosazea papulopustulosa

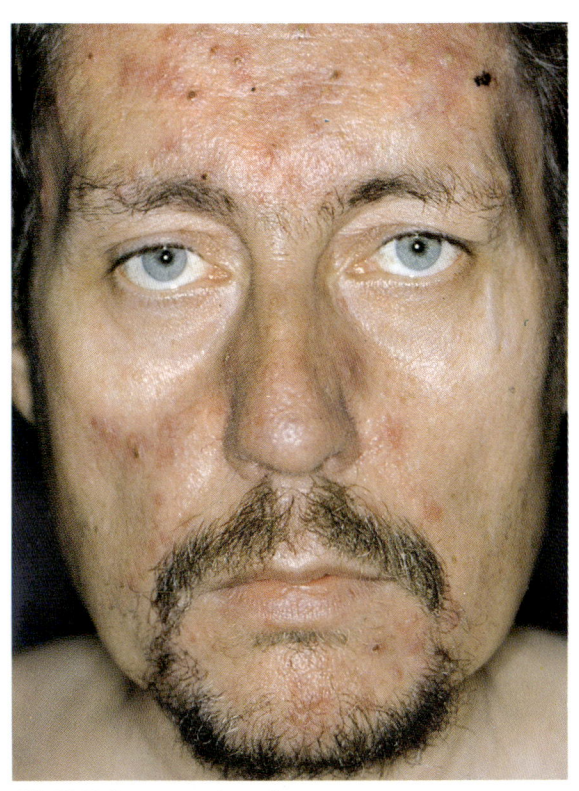

Abb. 28.14. Rosazea papulopustulosa

Rosazea II

Papeln, Papulopusteln und Pusteln. Mit zentrofazialer Betonung treten oft einzeln oder gruppiert stehende, sukkulente, entzündliche, gerötete Papeln auf, die häufig von einer feinlamellösen Schuppung bedeckt sind und viele Tage oder Wochen persistieren können. Papulopusteln, Pusteln und leichtes Ödem kommen hinzu. Die Pusteln weisen eine normale bakterielle Follikelflora auf oder sind steril. Komedonen entwickeln sich nicht. Die Abheilung der entzündlichen Effloreszenzen erfolgt narbenlos. Die Schübe häufen sich. Schließlich kann sich die Rosazea über die zentrofazialen Regionen hinaus ausdehnen und auf Stirn-Haar-Grenze, Haarboden, seitliche Halspartien, retroaurikuläre Region und Prästernalbereich übergreifen. Die Haut zeigt in diesen Bereichen eine verstärkte Durchblutung und Verdickung.

Rosazea III

Entzündliche Knoten und Plaques. Im weiteren Verlauf kann die Rosazea zusätzlich mit großflächigen entzündlichen Knoten und Infiltraten mit Entzündungstendenz sowie diffuser Gewebehyperplasie, d. h. Knollen- oder Phymbildung einhergehen. Diese betrifft besonders die Wangen und die Nase (*Rhinophym*), seltener das Kinn (*Gnatophym*), die Stirn (*Metophym*) oder die Ohren (*Otophym*). Die Patienten weisen dann eine sehr großporige, entzündlich verdickte, ödematöse Haut (peau d'orange) auf, wobei es zu entzündlichen Infiltraten, Bindegewebsvermehrung, Talgdrüsenhyperplasien und Volumenzunahme der gesamten Haut kommt. Bis kleinfingerdicke Wulstbildungen können auftreten. Auf dieser Basis kann sich ein Rhinophym entwickeln.

Ophthalmorosacea

Die Rosazea verläuft bei etwa einem Drittel der Patienten mit Augenbeteiligung wie Blepharitis, Konjunktivitis, Iritis, Iridozyklitis, Hypopyoniritis oder Keratitis. Die Augenkomplikationen sind nicht an die Schwere der Rosazea gebunden und können der Hautmanifestation um Jahre vorausgehen. Typisch für die *Ophthalmorosacea* ist eine phasenhaft verlaufende Keratoconjunctivitis sicca, die mit Fremdkörpergefühl im Auge und Photophobie einhergeht. Eine ungünstige Prognose hat die Rosazeakeratitis, da sie im Extremfall infolge Hornhauttrübung zur Erblindung führen kann. Daher ist in jedem Fall ein ophthalmologisches Konsil angeraten.

Persistierendes Ödem. In seltenen Fällen verläuft die Rosazea unter dem Bild eines persistierenden, nichteindrückbaren Gesichtsödems, welches sich bevorzugt auf Stirn, Glabella oder Wangen manifestiert. Der Ausdruck Ödem ist unzutreffend, da es sich um eine entzündliche Bindegewebsvermehrung und somit um eine Fibrose handelt. Die Diagnose wird gewöhnlich zunächst nicht gestellt.

Lupoide oder granulomatöse Rosazea

Bei manchen Patienten entwickeln sich auf dem Boden kongestiver Erytheme disseminierte braunrötliche Papeln oder Knötchen mit lupoidem Infiltrat bei Diaskopie. Diese stehen besonders dicht auf Ober- und Unterlidern sowie in der perioralen Region. Der Verlauf ist chronisch. Bei dieser Sonderform sind differentialdiagnostisch eine lupoide periorale Dermatitis, eine lupoide Steroidrosazea, eine kleinknotige Sarkoidose und ein Lupus miliaris disseminatus faciei abzugrenzen. Letzterer wird von manchen Autoren als gleichbedeutend mit einer lupoiden Rosazea angesehen.

Steroidrosazea. Werden Rosazeapatienten über längere Zeit mit glukokortikoidhaltigen Externa behandelt, kann sich auf dem Boden der Rosazea eine Steroidhaut mit Atrophie, zunehmenden Teleangiektasien, düsterroten bis lividen großflächigen Erythemen, follikulären Papulopusteln und Komedonen entwickeln. Nach Absetzen der topischen Steroide kommt es zumeist zu einer Exazerbation der Hautveränderungen.

Rosacea conglobata

Sehr selten entwickeln sich ähnlich wie bei Patienten mit Acne conglobata einschmelzende hämorrhagische und abszedierende kutan-subkutane entzündliche Knoten sowie indurierte Stränge und Plaques. Diese treten nur in den auch sonst von der Rosazea befallenen Gesichtsregionen auf.

Rosacea fulminans
[Plewig et al. 1992]

Synonym. Pyoderma faciale [O'Leary und Kierland 1940]

Diese Acne-conglobata-artige Dermatose tritt meist perakut im Gesicht (Kinn- und Wangenregion) junger Frauen auf und ist als Maximalvariante der Rosazea

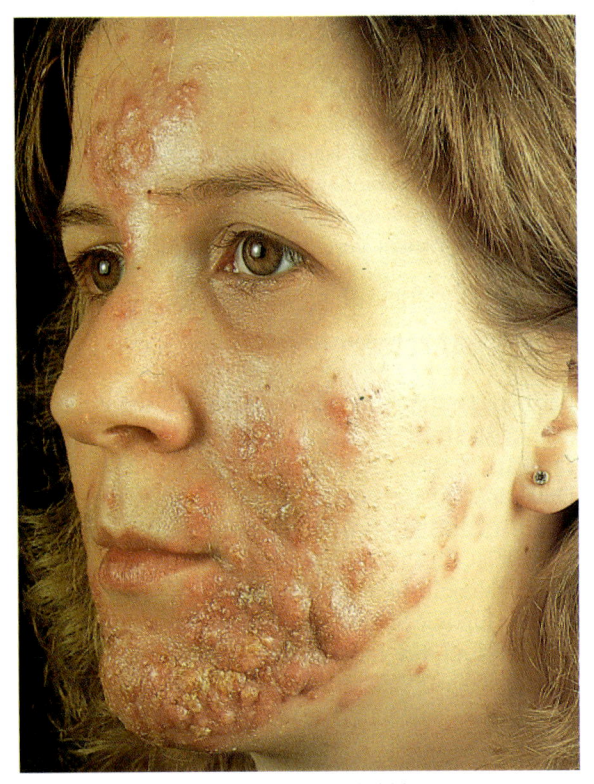

Abb. 28.15. Rosacea fulminans (Pyoderma faciale)

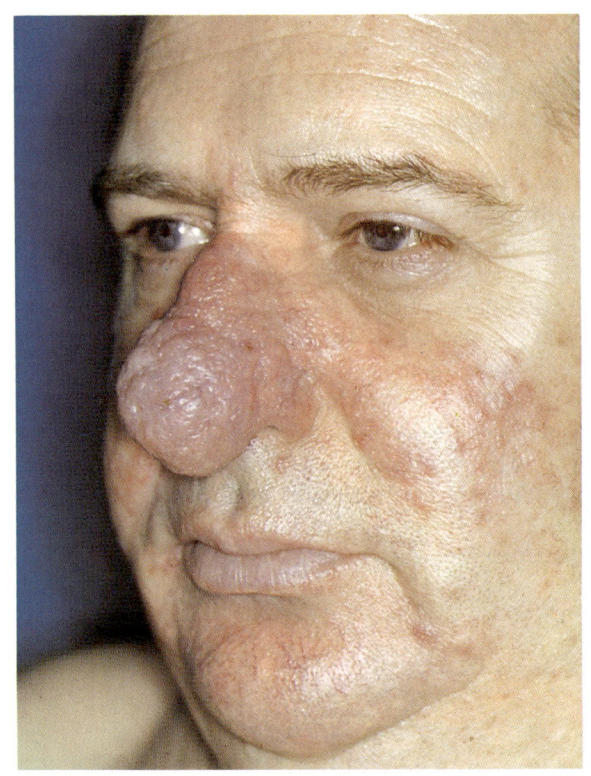

Abb. 28.16. Rhinophym und Rosazea

conglobata in Analogie zur Acne fulminans zu interpretieren. Bei der differentialdiagnostischen Abgrenzung der Rosacea fulminans müssen Acne conglobata (meist jugendliche Patienten, andere Zeichen der Akne, Narben, Seborrhö, Komedonen, Fehlen von Erythemen), androgenproduzierende Tumoren sowie Bromo- und Jododerm berücksichtigt werden. Acne fulminans wurde bisher nur bei Jungen und jungen Männern gesehen.

Rhinophym. Die Knollen- oder Pfundsnase entsteht bei einem Teil der Patienten durch fortlaufende Zunahme der Bindegewebshyperplasien, Talgdrüsenhyperplasien und Gefäßektasien bei Rosazea. Dann liegen sowohl typische Rosazeaveränderungen als auch eine Knollennase vor. Eine Knollennase kann sich aber auch ohne wesentliche Rosazeasymptome ausbilden. Das Rhinophym ist eine Erkrankung der Männer. Bei der *glandulären* Form ist die Nase knollenartig vergrößert mit tief eingezogenen und stark erweiterten Talgdrüsenfollikeln. Oft ist die unregelmäßig-tumoröse Auftreibung der Nase gewaltig, und die Nasenform wird asymmetrisch. Manchmal treten mehrere Wulstbildungen auf. Die Talgsekretion ist stark vermehrt (Seborrhö im Nasenbereich). Auf Druck entleert sich aus den tief eingezogenen Talgdrüsenfollikelmündungen ein weißes, pastenartiges Sekret aus Follikelfilamenten, bestehend aus Hornzellen, Sebum, Bakterien und Demodex-folliculorum-Milben. Die Hautfarbe ist weitgehend gelblich bis lividrot. Diesem Prozeß liegen eine mehr diffuse Hyperplasie des Bindegewebes, Erweiterungen der Gefäße, und eine Hyperplasie der Talgdrüsenfollikel zugrunde. Diese Hyperplasien sind weder spontan noch durch eine antibiotische Behandlung rückbildungsfähig. Bei der *fibrösen Form* des Rhinophyms steht die diffuse Hyperplasie des Bindegewebes im Vordergrund sowie zumeist eine starke aktinische Elastose, Gefäßhyperplasien und Hyperplasie der Talgdrüsenfollikel. Bei der *fibroangiomatösen* Form des Rhinophyms ist die Nase kupferrot bis dunkelrot und stark vergrößert. Immer wieder schießen Pusteln auf. Hier stehen Fibrose, Angiektasien und entzündliche Veränderungen auch histologisch im Vordergrund. Die Talgdrüsenhyperplasie ist bei dieser Form nicht so stark. Das fibroangiomatöse Rhinophym kommt häufiger mit anderen Rosazeamanifestationen vor. Eine weitere Variante ist das *aktinische Rhinophym*, bei welchem eine aktinische Elastose die Hauptkomponente des Rhinophyms darstellt.

Differentialdiagnose. Sie umfaßt Hautinfiltrate bei lymphatischer Leukämie und kutanen T-Zell-Lymphomen (Mycosis fungoides), ferner Sarkoidose.

Diagnose. Die Diagnose wird zumeist klinisch gestellt.

Histopathologie. Bei Rosacea erythematosa finden sich nur ektatische Blut- und Lymphgefäße im oberen Korium; bei Rosacea papulopustulosa zusätzlich perivaskuläre lymphohistiozytäre Infiltrate unter Zuordnung zu Talgdrüsenfollikelregionen. Später kommen Spongiose der Follikelinfundibula, follikuläre Papeln und Pusteln hinzu; bei Rosazea III zusätzlich diffuse Verbreiterung des gesamten Bindegewebskörpers, Hyperplasien der Talgdrüsenfollikel einschließlich der Azini und Infundibula. Ödem im oberen Korium und aktinische Elastose sind stets nachweisbar. Die Infundibula ziehen als weitgestellte epithelausgekleidete und gewundene Gangsysteme durch das Korium. *Demodex-folliculorum*-Milben werden bei allen Schweregraden der Rosazea innerhalb der Follikelinfundibula und Talgdrüsenausführungsgänge nachgewiesen.

Differentialdiagnose. Bei jüngeren Patienten sind auszuschließen: eine ungewöhnlich lange bestehende Acne vulgaris, ansonsten akneiforme Exantheme, periorale Dermatitis, Steroidrosazea, Steroidhaut (Kortikoderm), Lupus miliaris disseminatus faciei durch glukokortikoidhaltige Externa, z.B. bei atopischem Ekzem, Acne vulgaris und perioraler Dermatitis, ferner Demodex-Follikulitis.

Therapie
Innerlich. Sehr wirksam sind oral verabreichte Tetrazykline. Tetrazyklinhydrochlorid (Tefilin) oder Oxytetrazyklin (Macocyn) sind ebenso wirksam wie Minozyklin (Aknosan, Klinomycin). Diese Anfangsdosis liegt bei Tetrazyklin-HCl je nach Körpergewicht zwischen 1000 und 1500 mg, verteilt auf 2–3 Einzeldosen bis zur deutlichen klinischen Besserung.
Minozyklin, welches die geringste phototoxische Wirkung aufweist, wird in einer Tagesdosis von 2mal 50 mg verabfolgt. Nach Stabilisierung des klinischen Befundes wird die Dosis soweit als möglich reduziert. Die Behandlung dauert meist einige Wochen. Der Wirkungsmechanismus der Tetrazykline bei Rosazea ist nicht geklärt. Sie besitzen jedoch einen von der antibakteriellen Wirkung unabhängigen antiinflammatorischen Effekt. Langzeittherapie ist unter Beachtung der Nebenwirkungen meist ohne Bedenken möglich. Bei Augenbeteiligung (Ophthalmorosazea) sind Tetrazykline das Mittel der Wahl bis zum Abklingen der Erscheinungen. Sie können bei florider Rosazeakeratitis vor Erblindung schützen. Restzustände von Rosazeakeratitis werden vom Augenarzt häufig mit lokalen Glukokortikoidanwendungen, künstlichem Tränenersatz und pflegerischen Maßnahmen behandelt. Bei Rosacea papulopustulosa wurde über die Wirksamkeit von *Metronidazol* (Arilin, Clont) in einer Tagesdosis von 1,0–1,5 g berichtet, das für diese Indikation jedoch nicht registriert ist. Von einer längeren Therapiedauer ist wegen unerwünschter Nebenwirkungen (zentralnervöse und gastrointestinale Störungen, Leukopenie, Alkoholunverträglichkeit) abzuraten.

Die besten Behandlungsergebnisse, insbesondere bei den schwersten Rosazeaformen (Rosacea conglobata, Rosacea fulminans), werden durch *Monotherapie mit Isotretinoin* (Roaccutan) mit einer Tagesdosis zwischen 0,2–1,0 mg/kg KG erzielt. Die Remissionen halten oft über Jahre an. Es gelten dieselben Behandlungsrichtlinien wie bei der Isotretinoinbehandlung von Acne conglobata (s. S. 960). Wegen der Gefahr des Pseudotumor cerebri darf keine gleichzeitige Tetrazyklinbehandlung erfolgen.

Kurzzeitbehandlungen mit *oralen Steroiden* (20–40 mg Prednisolon tgl. über 1–2 Wochen) können bei Patienten mit schweren Rosazeaformen für einen krankheitsverkürzenden Effekt durchgeführt werden. Die orale Steroidbehandlung sollte in solchen Situationen mit Isotretinoin kombiniert werden.

Eine spezielle Rosazeadiät existiert nicht. Diätempfehlungen sind nur angezeigt, um Flush- oder Erythem-provozierende Faktoren wie Alkohol und heiße Getränke zu vermeiden.

Äußerlich. Alle irritierend wirkenden Anwendungen wie zu stark reizende Seifen, Syndets oder alkoholische Tinkturen sind zu vermeiden. Alkoholische Lösungen sollten mit Vorsicht eingesetzt werden, da sie flushartige Erytheme provozieren können. Topisch angewandte Antibiotika wie Erythromycin, Clindamycin oder Tetrazyklin in 0,5–2%iger Konzentration in Form von Gelen oder Ö/W-Emulsionen sind gewöhnlich wirksam. Bewährt hat sich topische Behandlung mit Metronidazol in Konzentrationen von 0,75–2,0 in Basiscremegrundlagen (Rp. Metronidazol 0,5, Basiscreme DAC ad 25,0). Auch Ketokonazol, 2%ig in Creme (Nizoral Creme), oder Azelainsäure (Skinoren) werden mit Erfolg eingesetzt. Zur kosmetischen Abdeckung kommen blande nicht hautreizende Lotionen (Aknichthol soft N, Aknefug Milch simplex) zur Anwendung. Über Nacht haben sich ichthyol- oder schwefelhaltige Pasten (Rp. Ichthyoli 1,0–2,5 Pasta zinci mollis ad 50,0; Rp. Sulfur, praecipitat. 0,5–1,0 Pasta Cordes ad 50,0) oder auch Trockenbehandlungen mit Lotio zinci mit Zusatz von 3–5% Ichthyol oder Lotio Cordes bewährt. Bei starker Infiltration und Pustulation zeigt auch folgende *Rosazeapaste* eine zufriedenstellende Wirkung:

Rp. Ichthyol 1,0
 Zinc. oxydati
 Bismut subgallic. aa 1,5
 Ungt. leniens (DAB 8)
 Ungt. cerei (DAB 6) aa 30,0
 M.D.S. Rosazea-Paste
 Abends ganz dünn auftragen

Glukokortikoide sind nicht indiziert, da sie schon nach kürzerer Anwendung im Gesicht die Entwicklung eines Kortikoderms oder gar einer Steroidrosazea begünstigen. Bei therapieresistenter Rosazea II oder III ist auch an *Demodikose* zu denken. Durch Zuhilfenahme der Zyanoakrylat-Kleber-Technik oder Untersuchung von Follikelexprimaten kann die exzessive Follikelbesiedlung durch *Demodex folliculorum* mikroskopisch nachgewiesen werden. Dann sollte antiparasitär behandelt werden.

Nützlich kann auch die Massagebehandlung nach Sobye sein, allerdings ausschließlich bei Rosacea erythematosa. Morgens und abends wird eine etwa 2minütige Lymphdrainage durch kreisende Fingerbewegungen über Nase, Wangen und Stirn durchgeführt. Kosmetisch störende ektatische Blutgefäße können in mehreren Sitzungen mit einer feinen Diathermienadel oder durch den Argonlaser beseitigt werden. Rosazeaknoten werden durch Kryotherapie mit flüssigem Stickstoff behandelt. UV-Therapie ist nicht indiziert. Sonnenschutzmittel mit einem UV-B-Lichtschutzfaktor von 15 oder mehr in Kombination mit einem UV-A-Filter sind empfehlenswert.

Beim Rhinophym wird das hypertrophierte Gewebe in Lokalanästhesie oder in Vollnarkose abgetragen. Die Abtragung kann mit Einmalrasiergeräten, Skalpell oder Laser durchgeführt werden, bis eine normale Nasenform erreicht ist. Die Reepithelisierung erfolgt oft rasch von den zahlreichen Follikeln aus und hinterläßt meist keine Narben. Bewährt hat sich prä- und postoperative Behandlung mit Isotretinoin (Roaccutan 0,5–1,0 mg/kg KG tgl.) über mehrere Wochen.

Rosazeaartige Erkrankungen

Demodikose

Synonyme. Demodicidose, Pityriasis folliculorum

Vorkommen. Kein häufiges Krankheitsbild. Da es vielfach nicht bekannt ist, wird die Diagnose wahrscheinlich zu selten gestellt. Bei Frauen kommt die Demodikose häufiger vor als bei Männern. Sie ist eine Erkrankung des höheren Erwachsenenalters.

Ätiopathogenese. Besiedlung der Talgdrüsenfollikel mit *Demodex folliculorum* (Haarfollikelmilbe, Haarbalgmilbe) und anderen Demodexspezies führt durch Eiablage, Milbenkot sowie durch den Fremdkörperreiz des Milbenkörpers zu spongiotischen Veränderungen am Follikelepithel und durch Verlagerung der Milbenkörper in das Bindegewebe auch zu Fremdkörpergranulomen. In der Veterinärmedizin sind schwere, durch Demodex-Milben verursachte Krankheiten wie die Milbenräude bei Hunden (*Demodex canis*) und Rindern bekannt.

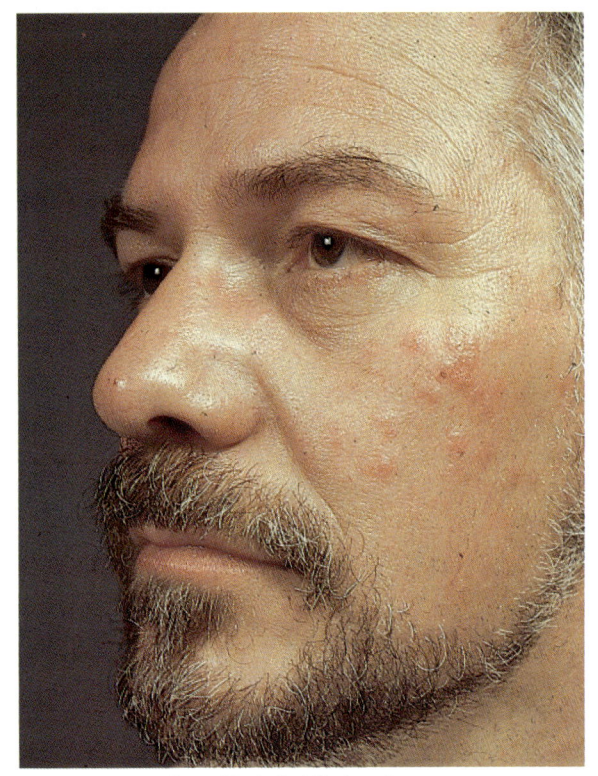

Abb. 28.17. Demodikose (Pityriasis folliculorum)

Klinik. Die Dermodikose beim Menschen zeigt ein diskretes rosazeaartiges Bild. Einseitigkeit der Hautveränderungen spricht für Demodikose und gegen Rosazea. An den Wangen finden sich follikulär gebundene entzündliche Papeln, seltener Papulopusteln, dazu eine pityriasiforme Schuppung. Gelegentlich wird Juckreiz angegeben. Häufig kann es zu einer Mitbeteiligung der Augenlider insbesondere im Bereich der Zilien und der Meibom-Drüsen kommen. Dann treten Lidrandverkrustungen und Lidrandekzeme auf.

Prognose. Günstig, jedoch chronischer Verlauf.

Diagnose. Milbennachweis ist erforderlich. Dieser geschieht entweder durch Ausdrücken von Follikelinhalt mit einem Komedonenquetscher oder durch Hornschichtabriß mit der Zyanoakrylattechnik. Das Zyanoakrylatmaterial wird mit Immersionsöl beschichtet und innerhalb der nächsten 10 min unter dem Mikroskop betrachtet, da sonst die Milben unbeweglich werden. Haarbalgmilben sind leicht an lebhaften Körperbewegungen zu erkennen. Auch Milbennachweis im histologischen Schnitt ist möglich.

Die Demodex-Milben besiedeln die Talgdrüsenfollikel oft in größerer Zahl, in charakteristischer Weise mit dem Kopf nach vorn gelagert. Das Follikelepithel ist spongiotisch verändert, das ganze Infundibulum kann nekrotisch werden. Gelegentlich kommt es zur Ausbildung epitheloidzelliger Granulome.

Therapie
Innerlich. Spezifische innerliche Behandlung nicht bekannt. Durch Isotretinoin kann den Milben infolge von Involution der Talgdrüsenfollikel das zum Überleben geeignete Milieu entzogen werden.

Äußerlich. Zur antiparasitären Behandlung, die jedoch bei Demodex-filliculorum-Milben schlecht anspricht, werden Lindan und Benzylbenzoat (z.B. Jacutin Emulsion), Benzylbenzoat (z.B. Antiscabiosum Mago KG Emulsion), Dimethylthianthren (z.B. Mitigal), Malathion (z.B. Organoderm-Lösung) oder Pyrethrumextrakt (z.B. Goldgeist forte) verwendet. Bei Lidrandbefall kann der Augenarzt die Demodexmilben unter Zuhilfenahme der Spaltlampe mechanisch entfernen.

Familiäre rosazeaartige Dermatose mit intraepidermalen Epitheliomen, keratotischen Plaques und Narben

[Haber et al. 1965]

Synonym. Haber-Syndrom

Vorkommen. Extrem seltene Genodermatose. Beginn meist in der Kindheit. Wahrscheinlich autosomal-dominante Vererbung. Androtropie.

Klinik. Das klinische Bild ist gekennzeichnet durch ein *rosazeaartiges Gesichtserythem* mit manchmal brauner Pigmentierung und Induration, ferner erweiterten Follikelmündungen und Teleangiektasien. Die Haut ist trocken und warm. Gelegentlich wird starkes Brennen angegeben. Hinzu kommen zahlreiche verruciforme, bowenoide Papeln und Knötchen am Stamm und den Oberschenkeln. Diese stehen in den Achselhöhlen besonders dicht, kommen ferner auch am Nacken und Rücken vor, sparen die Extremitäten zumeist aus. Schließlich können hyperkeratotische Herde an Ellbögen und Knien oder auch Ichthyosis vorhanden sein, welche sich während der Adoleszenz oder danach entwickeln.

Histopathologie. Die rosazeaartigen Gesichtserscheinungen sind durch Erweiterung und Kapillarproliferation sowie oberflächliches Lymphödem gekennzeichnet. Epitheliale Sproßbildungen können sich von den Haarfollikeln aus in die Tiefe entwickeln. Die verruziformen Veränderungen erinnern histologisch an Verrucae seborrhoicae mit vielen Melanozyten und Melanophagen.

Differentialdiagnose. Im Gesicht Rosazea, am Stamm Verrucae seborrhoicae seniles.

Verlauf. Chronisch. In Einzelfällen Auftreten intraepithelialer Epitheliome.

Therapie. Symptomatisch, Lichtschutz.

Periorale Dermatitis

[Mihan und Ayres 1964]

Synonyme. Light-sensitive seborrhoid [Frumess und Lewis 1957], rosazeaartige Dermatitis [Steigleder 1969], Stewardessenkrankheit

Definition. Chronisch verlaufende, zu Rezidiven neigende rosazeaartige Dermatose ungeklärter Genese mit perioral lokalisierten spitzkegeligen, kleinsten Papeln, Papulovesikeln und selten Papulopusteln mit diffus entzündlich geröteter Haut, vorwiegend bei jungen Frauen.

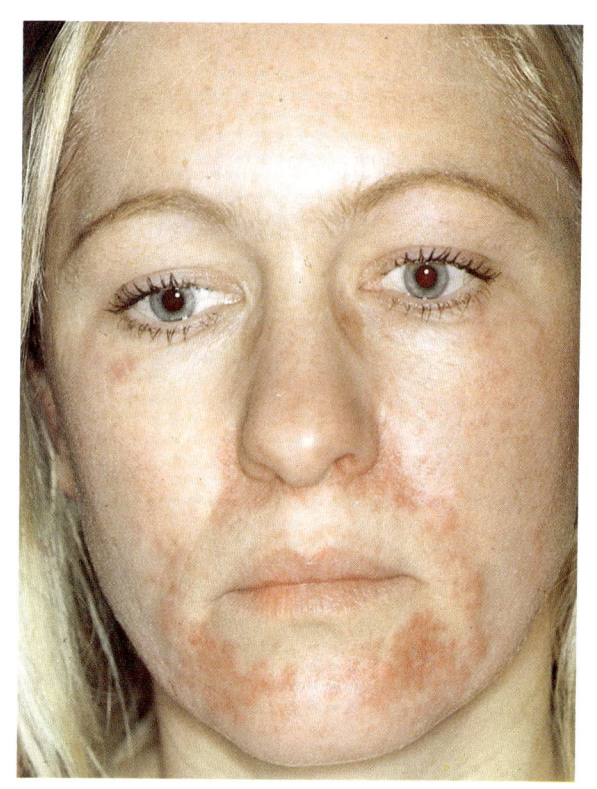

Abb. 28.18. Periorale Dermatitis

Vorkommen. Die Erkrankung trat zuerst in den USA und in westeuropäischen Ländern auf und wurde später auch in Osteuropa beobachtet. Vorwiegend sind Frauen betroffen. Die Morbidität wird auf 0,5–1,0 % geschätzt. Der Altersgipfel liegt zwischen dem 20. und 30. Lebensjahr. Auch bei Kleinkindern und im hohen Erwachsenenalter sowie zunehmend bei jungen Männern kommt periorale Dermatitis vor.

Ätiopathogenese. Unbekannt. Wie oft bei nicht sicher geklärten ätiopathogenetischen Zusammenhängen wird nach verschiedenen Faktoren gesucht, von denen Kosmetika und externe Kortikosteroide die größte Bedeutung haben.

Kosmetikaintoleranz. Die epidemieartige Ausbreitung der perioralen Dermatitis läßt auf ein exogenes Agens schließen. Einer neueren Theorie zufolge entsteht die Erkrankung bei Personen mit trockenem Hauttyp (atopische Diathese) durch Quellung und Überfeuchtung der Haut durch chronische Anwendung von Feuchtigkeitscremes. Ebenso wird die Vehikelkomponente Isopropylmyristat sowie Bestandteile von fluorierten Zahnpasten, Mundwässern, Seifen und Taschentüchern diskutiert.

Glukokortikoide. Es besteht kein Zweifel, daß die periorale Dermatitis vielfach in direktem Zusammenhang mit der äußerlichen Anwendung von Glukokortikoiden steht. Oft sind es geringfügige Hautveränderungen im Gesicht, zu deren Behandlung über längere Zeit unkontrolliert Glukokortikoide angewendet werden. Einer vorübergehenden Besserung folgt die periorale Dermatitis. Die klinische Erfahrung läßt keinen Zweifel an der Tatsache, daß eine örtliche Steroidbehandlung, insbesondere mit stärker wirkenden Glukokortikoiden, die Erkrankung provoziert, unterhält und verschlimmert. Langzeitanwendung kann massive Hauterscheinungen hervorrufen. Selten tritt die Erkrankung auch ohne Glukokortikoidanwendung auf.

Lichtprovokation. Sonnenlicht und künstliche UV-Bestrahlung können die periorale Dermatitis verschlimmern und werden als mögliche Kofaktoren diskutiert. Meist besteht allerdings keine Beziehung zu Sonnenexposition.

Hormone. Orale Kontrazeptiva wurden ebenfalls als Ursache vermutet. Es erkranken aber auch Frauen, die keine hormonellen Kontrazeptiva eingenommen haben. Nicht selten wird jedoch wie bei Acne vulgaris prämenstruelle Verschlechterung angegeben.

Verschiedenes. Eine klare mikrobielle Verursachung konnte bisher nicht nachgewiesen werden. Vermutet wurden Zusammenhänge mit Candidainfektion, Bakterien wie fusiformen Spirillen und Demodex-Milben. Auch auf das Bestehen einer Malabsorption und enteralen Kandidose wurde hingewiesen. Manche Autoren betrachten die periorale Dermatitis nicht als selbständige Erkrankung, sondern als abortive Form der Rosazea oder als ein rosazeaartiges seborrhoisches Ekzem, eine Auffassung, der wir uns nicht anschließen können.

Klinik. Mehr oder minder starke Aussaat sukkulenter, entzündlich geröteter, follikulär gebundener Papeln von 1–2 mm Durchmesser, welche auf erythematöser Haut stehen und auch zu größeren infiltrierten Arealen, besonders in den Gesichtsfalten aggregieren können. Weiterentwicklung zu relativ mehr kleinen papulovesikulösen, papulopustulösen oder papulosquamösen Effloreszenzen ist möglich. Komedonen treten nicht auf. Prädilektionsstellen sind die Nasolabialfalten, die Perioralregion unter pathognomonischer Aussparung einer schmalen erscheinungsfreien Zone um das Lippenrot, ferner Kinn, Glabella, speziell die seitlichen Partien der Unterlider, bei ausgedehntem Befall auch der Oberlider, Wangen und Stirn. Manchmal tritt die periorale Dermatitis auch nur im Bereich der lateralen Unterlidpartien auf. Bei schweren Verlaufsformen treten ödematöse Gesichtsschwellungen auf und die Erscheinungen greifen auf die seitlichen Halspartien, die Retroaurikulärregion, und auf den Haaransatz über. Selten kommt die Erkrankung an der Brust und im Perivulvar- sowie Perianalbereich vor; auch hier ist dann zumeist eine örtliche Behandlung mit fluorierten Glukokortikoiden vorausgegangen.

Lupoide periorale Dermatitis

Hier ist das klinische Bild durch dichte Aggregation von größeren sukkulenten Papeln oder papulosquamösen Effloreszenzen gekennzeichnet, die bei Glasspateldruck ein typisches lupoides Infiltrat aufweisen. Wahrscheinlich wurden solche Erkrankungen früher auch als *Lupus miliaris disseminatus faciei* interpretiert. Häufig tritt diese Form nach langfristiger örtlicher Anwendung von Glukokortikoiden auf. Auch histologisch finden sich tuberkuloide Granulome im Korium.

Symptome. Gewöhnlich kein Juckreiz, selten leichtes Stechen oder Brennen.

Verlauf. Die Akuität kann von Tag zu Tag schwanken. Provokationsfaktoren wie Kosmetika, Seifenreinigung, ultraviolette Strahlung (Solarium) und natürliche Sonnenlichtexposition sind bekannt. Der Verlauf ist chronisch über Wochen oder Monate. Bei unsachgemäßer Glukokortikoidbehandlung persistiert die Erkrankung und kann von Komplikationen (Kortikoderm) überlagert sein. Übergang in die lupoide Form ist möglich. Nach Absetzen der zuvor angewandten Glukokortikoidexterna kommt es typischerweise zunächst zur Exazerbation, die die Patientinnen zumeist erneut zur weiteren Verwendung von Glukokortikoidpräparaten verleitet.

Prognose. Narbenlose Abheilung innerhalb von Wochen bis Monaten. Rezidive kommen nicht selten vor.

Histopathologie. Ekzematoides Bild mit Spongiose in der Epidermis und den Follikeln (Follikulitis der Vellushaarfollikel). Das histologische Bild unterscheidet sich von dem der Rosazea, wobei das höhere Lebensalter der Rosazeapatienten, die zumeist starke aktinische Elastose, Gefäßektasien und die Demodex-folliculorum-Besiedlung dieser Altersgruppe berücksichtigt werden müssen.

Differentialdiagnose. Abzugrenzen sind Rosazea, Demodikose und Glukokortikoidnebenwirkungen bei Grunderkrankungen wie Rosazea, Acne vulgaris, atopischem Ekzem oder seborrhoischem Ekzem.

Therapie
Innerlich. Die Erkrankung spricht auf orale Behandlung mit *Tetrazyklinen* meist sehr gut an. Auch Oxytetrazyklin-HCl und besonders Minozyklin (Klinomycin 50) werden mit Erfolg eingesetzt. Die Behandlung mit Tetrazyklin-HCl kann nach folgendem Dosierungsschema vorgenommen werden: 1. Woche: 3mal 500 mg tgl., 2. Woche: 2mal 500 mg tgl., von der 3. bis 6. Woche: 250–500 mg Tetrazyklin-HCl tgl. (oder entsprechende Isodosen anderer Tetrazyklinderivate). Danach, wenn nötig, Erhaltungstherapie mit niedrigen Dosen. Sehr effektiv, insbesondere bei Verläufen mit schwerem und protrahiertem Verlauf oder bei der lupoiden Form, ist die Behandlung mit Isotretinoin. Oft führt bereits eine niedrig dosierte Isotretinoinmonotherapie mit 0,05–0,2 mg/kg KG zum Erfolg. Diese Therapie sollte 8–12 Wochen durchgeführt werden. Die aufgrund der teratogenen Wirkung strengen Behandlungsrichtlinien sollten bei Verordnung an gebärfähige Frauen strikte Beachtung finden und die Indikation sehr zurückhaltend stellen lassen.
Zur Behandlung der lupoiden perioralen Dermatitis wurde über erfolgreiches Ansprechen auf *Isoniazid* (5 mg/kg KG tgl.) berichtet.
Äußerlich. Alle irritierenden Anwendungen sind zu unterlassen. Gesichtsreinigung nur mit warmem Wasser. Keine Anwendung von Kosmetika, insbesondere keine fettenden Kosmetika wie Nacht- oder Nährcremes. Auf die vorübergehende Exazerbation der perioralen Dermatitis nach Absetzen der topischen Glukokortikoide müssen die Patientinnen aufgeklärt werden. Bei stärkerer entzündlicher Komponente wirken kühle Kompressen mit schwarzem Tee (10 min ziehen lassen) lindernd. Das Beste scheint eine sogenannte Nulltherapie zu sein, sofern sie von den Patientinnen akzeptiert wird. Bei starkem Spannungsgefühl und subjektivem Verlangen nach rückfettenden Externa sollten nur Lotionen oder hydrophile Cremes wie Unguentum emulsificans aquosum (Linola Emulsion, Physiane) erlaubt werden. Zur Abdeckung eignen sich getönte Lotionen (Lotio Cordes, Aknefug-Milch simplex, Aknichthol soft N). Auch erythromyzinhaltige Externa und Metronidazol (Rezepte wie bei Rosazea) können versucht werden.

Weiterführende Literatur

Akne
Allgemeines
Cunliffe WJ (1993) Akne. Hippokrates, Stuttgart
Friederich HC (1992) Praxis der Akne-Therapie. Wissenschaftliche Verlagsgesellschaft, Stuttgart
Marks R, Plewig G (eds) (1989) Acne and related disorders. Dunitz, London
Plewig G, Kligman AM (1994) Akne und Rosazea. Springer, Berlin Heidelberg New York Tokyo
Wheatley WR (1986) The physiology and pathophysiology of the skin, vol 9. The sebaceous glands. Academic Press, London

Morphologie und Pathologie
Aizawa H, Niimura M (1993) Adrenal androgen abnormalities in women with late onset and persistent acne. Arch Dermatol Res 284:451–455
Downing DT, Stewart ME, Wertz PW et al. (1987) Skin lipids: an update. J Invest Dermatol 88:S2–S6
Grosshans E (1993) SAPHO: the impossible acronym. Dermatology 186:161–162
Kaidbey KH, Kligman AM (1974) Pigmentation in comedones. Arch Dermatol 109:60–62
Leyden JJ (1983) Follicular microflora in acne vulgaris. Dermatol Clin 1:345–351
Leyden JJ, Kligman AM (1972) Hairs in acne comedones. Arch Dermatol 106:851–853
Lucky AW, McGuire J, Rosenfield RL et al. (1983) Plasma androgens in women with acne vulgaris. J Invest Dermatol 81:70–74
Marynick SP, Chakmakjan ZH, McCaffree DL et al. (1983) Androgen excess in acne. New Engl J Med 308:981–986
Melnik B, Plewig G (1988) Neue lipidbiochemische Aspekte in der Parthogenese der follikulären Verhornungsstörung bei Acne vulgaris. Z Hautkr 63:591–596
Plewig G (1974) Follicular keratinization. J Invest Dermatol 62:308–315

Plewig G, Fulton JE, Kligman AM (1971) Cellular dynamics of comedo formation in acne vulgaris. Arch Dermatol Res 242:12–29
Rasmussen JE, Smith SB (1983) Patient concepts and misconceptions about acne. Arch Dermatol 119:570–572
Webster GF, Leyden JJ (1982) Mechanisms of Propionibacterium acnes-mediated inflammation in acne vulgaris. Semin Dermatol 1:299–304
Wolff HH, Plewig G (1976) Ultrastruktur der Mikroflora in Follikeln und Komedonen. Hautarzt 27:432–440

Acne inversa
Dicken CH, Powell ST, Spear KL (1984) Evaluation of isotretinoin treatment of hidradenitis suppurativa. J Am Acad Dermatol 11:500–502
Karge HJ, Konz B (1977) Chirurgische Therapie der Akne-Tetrade. Hautarzt 28 (Suppl II):335–336
Plewig G, Steger M (1989) Acne inversa (alias acne triad, acne tetrad or hidradenitis suppurativa). In: Marks R, Plewig G (eds) Acne and related disorders. Dunitz, London, pp 345–357

Acne fulminans
Karvonen SL (1993) Acne fulminans. Report of clinical findings and treatment of twenty-four patients. J Am Acad Dermatol 28:572–579
Lubach D, Wrede B (1979) Acne fulminans. Hautarzt 30:437–439
McAuley D, Miller RA (1985) Acne fulminans associated with inflammatory bowel disease. Report of a case. Arch Dermatol 121:91–93
Nault P, Lassonde M, St-Antoine P (1985) Acne fulminans with osteolytic lesions. Arch Dermatol 121:662–664
Sofman MS, Prose NS (1990) Dermatoses associated with sterile lytic bone lesions. J Am Acad Dermatol 23:494–498
Ström S, Thyresson N, Boström H (1973) Acute febrile ulcerative conglobate acne with leukemoid reaction. Acta Derm Venereol (Stockh) 53:306–312

Acne mechanica
Darley CA (1990) Acne conglobata of the buttocks aggravated by mechanical and environmental factors. Clin Exp Dermatol 15:462–463
Mills OH, Kligman AM (1975) Acne mechanica. Arch Dermatol 111:481–483
Wilentz JM, Berger RA (1971) Hippie dermatology. Cutis 8:42–45

Kontaktakne und Acne venenata
Kosmetikakne und Pomadenakne
American Academy of Dermatology (1989) Invitational symposium on comedogenicity. J Am Acad Dermatol 20:272–277
Fulton JE Jr, Pay SR, Fulton JE III (1984) Comedogenicity of current therapeutic products, cosmetics, and ingredients in the rabbit ear. J Am Acad Dermatol 10:96–105
Plewig G, Fulton JE, Kligman AM (1970) Pomade acne. Arch Dermatol 101:580–584

Öl-, Teer-, Pech- und Halogenakne
Andersen KE, Petri M (1982) Occupational irritant contact folliculitis associated with triphenyl tin fluoride (TPTF) exposure. Contact Dermatitis 8:173–177

Dunigan WG (1984) Cutaneous signs of systemic toxicity due to dioxins and related chemicals. J Am Acad Dermatol 10:688–700
Goldmann PJ (1973) Schwerste akute Chloracne, eine Massenintoxikation durch 2,3,6,7-Tetrachlordibenzodioxin. Hautarzt 24:149–152
Moses M, Prioleau PG (1985) Cutaneous histologic findings in chemical workers with and without chloracne with past exposure to 2,3,7,8-tetrachlordibenzo-p-dioxin. J Am Acad Dermatol 12:497–506
Passi S, Nazzaro-Porro M, Boniforti L et al. (1981) Analysis of lipids and dioxin in chloracne due to tetrachloro-2,3,7,8-p-dibenzodioxin. Br J Dermatol 105:137–143
Suskind RR (1985) Chloracne, „the hallmark of dioxin intoxication". Scand J Work Environ Health 11:165–171
Tindall JP (1985) Chloracne and chloracnegens. J Am Acad Dermatol 13:539–558
Wong CK, Chen CJ, Cheng PC et al. (1982) Mucocutaneous manifestations of polychlorinated biphenyls (PCB) poisoning: a study of 122 cases in Taiwan. Br J Dermatol 107:317–323

Komedonen nach ionisierender Strahlung
Myskowski PL, Safai B (1981) Localized comedo formation after cobalt irradiation. Int J Dermatol 20:550–551
Schultz-Larsen F, Heydenreich G, Christiansen JV (1979) Comedo formation following cobalt irradiation. Dermatologica 158:287–292
Stein KM, Leyden JJ, Goldschmidt H (1972) Localized acneiform eruption following cobalt irradiation. Br J Dermatol 87:274–279
Walter JF (1980) Cobalt radiation-induced comedones. Arch Dermatol 116:1073–1074

Androgenisierende Syndrome
Sperling LC, Heimer WL (1993) Androgen biology as a basis for the diagnosis and treatment of androgenic disorders in women. I. J Am Acad Dermatol 28:669–683
Sperling LC, Heimer WL (1993) Androgen biology as a basis for the diagnosis and treatment of androgenic disorders in women. II. J Am Acad Dermatol 28:901–916
Zander J, Mickan H, Holzmann K et al. (1978) Androluteoma syndrome of pregnancy. Am J Obstet Gynecol 130:170–177

Acne neonatorum and Acne infantum
Ayres S (1926) Infantile acne vulgaris. A report of three cases. Arch Dermatol Syph 14:12–13
Duke EMC (1981) Infantile acne associated with transient increases in plasma concentrations of luteinising hormone, follicle-stimulating hormone, and testosterone. Br Med J 282:1275–1276
Forest MG, Cathiard AM, Bertrand JA (1973) Evidence of testicular activity in early infancy. J Clin Endocrinol Metab 37:148–151
Kraus A (1913) Über Akne neonatorum. Arch Dermatol Syph 116:704–722
Stanker L, Campbell AGM (1980) Neonatal acne vulgaris: a possible feature of the fetal hydantoin syndrome. Br J Dermatol 103:453–455

Persistierendes Gesichtsödem bei Akne

Connelly MG, Winkelmann RK (1985) Solid facial edema as a complication of acne vulgaris. Arch Dermatol 121:87–90

Friedman SJ, Fox BJ, Albert HL (1986) Solid facial edema as a complication of acne vulgaris: treatment with isotretinoin. J Am Acad Dermatol 15:286–289

Jungfer B, Jansen T, Przybilla B et al. (1992) Solid persistent facial edema of acne: successful treatment with isotretinoin and ketotifen. Dermatology 187:34–37

Body-Building- und Doping-Akne

Merkle T, Landthaler M, Braun-Falco O (1990) Acne-conglobata-artige Exazerbation einer Acne vulgaris nach Einnahme von Anabolika und Vitamin-B-Komplex-haltigen Präparaten. Hautarzt 41:280–282

Aknebehandlung
Systemische Antibiotika

Adams SJ, Cunliffe WJ, Cooke EM (1985) Long-term antibiotic therapy for acne vulgaris: effects on the bowel flora of patients and their relatives. J Invest Dermatol 85:35–37

Ad hoc committee report (1975) Systemic antibiotics for treatment of acne vulgaris. Review article. Arch Dermatol 111:1630–1636

Basler RSW (1985) Minocycline-related hyperpigmentation. Arch Dermatol 121:606–608

Driscoll MS, Rothe MJ, Abrahamian L et al. (1993) Long-term oral antibiotics for acne: is laboratory monitoring necessary? J Am Acad Dermatol 28:595–602

Eady EA, Jones CE, Gardner KJ et al. (1993) Tetracycline-resistant propionibacteria from acne patients are cross-resistant to doxycycline, but sensitive to minocycline. Br J Dermatol 128:556–560

Esterly NB, Koransky JS, Furey NL et al. (1984) Neutrophil chemotaxis in patients with acne receiving oral tetracycline therapy. Arch Dermatol 120:1308–1313

Knaggs HE, Layton AM, Cunliffe WJ (1993) The role of oral minocycline and erythromycin in tetracycline therapy-resistant acne – a retrospective study and a review. J Dermatol Treat 4:53–56

Plewig G, Schöpf E (1975) Anti-inflammatory effects of antimicrobial agents: an in vivo study. J Invest Dermatol 65:532–536

Poliak SC, DiGiovanna JJ, Gross EG et al. (1985) Minocycline-associated tooth discoloration in young adults. JAMA 254:2930–2932

Wright AL, Colver GB (1988) Tetracyclines – how safe are they? Clin Exp Dermatol 13:57–61

Topische Antibiotika

Eady EA, Cove JH, Joanes DN et al. (1990) Topical antibiotics for the treatment of acne vulgaris: a critical evaluation of the literature on their benefit and comparative efficacy. J Dermatol Treat 1:215–226

Parry MF, Rha CK (1986) Pseudomembranous colitis caused by topical clindamycin phosphate. Arch Dermatol 122:583–584

Siegle RJ, Fekety R, Sarbone PD et al. (1986) Effects of topical clindamycin on intestinal microflora in patients with acne. J Am Acad Dermatol 15:180–185

Benzoylperoxid

Cunliffe WJ, Stainton C, Forster A (1983) Topical benzoyl peroxide increases the sebum excretion rate in patients with acne. Br J Dermatol 109:577–579

Iversen OH (1986) Carcinogenesis studies with benzoyl peroxide (panoxyl gel 5%). J Invest Dermatol 86:442–448

Loevenhart AS (1905) Benzoylperoxid, ein neues therapeutisches Agens. Ther Monatshefte 19:426–428

Nacht S, Yeung D, Beasley JN Jr et al. (1981) Benzoyl peroxide: percutaneous penetration and metabolic disposition. J Am Acad Dermatol 4:31–37

Nacht S, Gans EH, McGinley KJ et al. (1983) Comparative activity of benzoyl peroxide and hexachlorophene. In vivo studies against *Propionibacterium acnes* in humans. Arch Dermatol 119:577–579

Seubert S, Seubert A, Ippen H (1984) Untersuchung zur Penetration von Benzoylperoxid in die Haut. Hautarzt 35:455–458

Vitamin-A-Säure (Tretinoin)

Elias PM, Kligman AM (eds) (1986) Topical retinoids: an update. Proceedings of a symposium held April 19–20, 1986, New York. J Am Acad Dermatol 15:735–916

Kligman LH (1987) Retinoic acid and photocarcinogenesis – a controversy. Photocarcinogenesis 4:88–101

Kligman AM, Fulton JE, Plewig G (1969) Topical vitamin A acid in acne vulgaris. Arch Dermatol 99:469–476

Lammer EJ, Chen DT, Hoar RM et al. (1985) Retinoic acid embryopathy. N Engl J Med 313:837–841

Plewig G, Braun-Falco O (1975) Kinetics of epidermis and adnexa following vitamin A acid in the human. Acta Derm Venereol [Suppl 55] (Stockh) 74:119–127

Proceedings of the International symposium, Flims, Switzerland (1975) The therapeutic use of vitamin A acid. Acta Dermato Venereol (Stockh) [Suppl 55] 74

Wolff HH, Plewig G, Braun-Falco O (1975) Ultrastructure of human sebaceous follicles and comedones following treatment with vitamin A acid. Acta Dermato Venereol [Suppl 55] (Stockh) 74:99–110

Azelainsäure

Breathnach AS, Graupe K, Stingl G (eds) (1989) Azelaic acid: a new therapeutic agent. Acta Derm Venereol Suppl (Stockh) 143

Gollnick HPM (1992) Die C_9-Dicarbonsäure Azelainsäure als neue Substanz im Spektrum der Akne-Therapeutika. Dermatol Monatsschr 178:143–152

Gollnick H, Graupe K, Detmar M et al. (1992) Azelainsäure für die Behandlung der Akne: Pharmakologie, In-vitro- und In-vivo-Effekte, sowie klinische Ergebnisse und Toleranz. Z Hautkr 67:975–987

Nazzaro-Porro M, Passi S, Picardo M et al. (1983) Beneficial effect of 15% azelaic acid cream on acne vulgaris. Br J Dermatol 109:45–48

Isotretinoin

Bershad S, Rubinstein A, Paterniti JR Jr et al. (1985) Changes in plasma lipids and lipoproteins during isotretinoin therapy for acne. N Engl J Med 313:981–985

Bollag W (1983) The development of retinoids in experimental and clinical oncology and dermatology. J Am Acad Dermatol 9:797–805

Cörlin R, Maas B, Mack-Hennes A (1984) 13-*cis*-Retinsäure. Niedrig dosierte orale Anwendung bei Acne papulopustulosa. Ergebnisse einer multizentrischen Studie. Hautarzt 35:623–629

Ellis CN, Pennes DR, Martel W et al. (1985) Radiographic bone surveys after isotretinoin therapy for cystic acne. Acta Derm Venereol (Stockh) 65:83–85

Exner JH, Dahod S, Pochi PE (1983) Pyogenic granuloma-like acne lesions during isotretinoin therapy. Arch Dermatol 119:808–811

Harms M, Masouyé I, Radeff B (1986) The relapses of cystic acne after isotretinoin treatment are age-related: a long-term follow-up study. Dermatologica 172:148–153

Heilgemeir GP, Braun-Falco O, Plewig G et al. (1982) Einfluß der 13-*cis*-Retinsäure auf das Haarwachstum. Hautarzt 33:533–536

Hennes R, Mack A, Schell H et al. (1984) 13-*cis*-retinoic acid in conglobate acne. A follow-up study of 14 trial centers. Arch Dermatol Res 276:209–215

James WD, Leyden JJ (1985) Treatment of gram-negative folliculitis with isotretinoin: positive clinical and microbiologic response. J Am Acad Dermatol 12:319–324

Jones DH, Cunliffe WJ (1984) Remission rates in acne patients treated with various doses of 13-*cis*-retinoic acid (isotretinoin). Br J Dermatol 111:123–124

Karvonen SL, Vaalasti A, Kautiainen H et al. (1993) Systemic corticosteroid and isotretinoin treatment of cystic acne. Acta Dermato Venereol (Stockh) 73:452–455

Layton AM, Knaggs H, Taylor J et al. (1993) Isotretinoin for acne vulgaris – 10 years later: a safe and successful treatment. Br J Dermatol 129:292–296

Lehucher-Ceyrac D, Weber-Buisset MJ (1993) Isotretinoin and acne in practice: a prospective analysis of 188 cases over 9 years. Dermatology 186:123–128

Leyden JJ, James WD (1987) *Staphylococcus aureus* infection as a complication of isotretinoin therapy. Arch Dermatol 123:606–608

Leyden JJ, McGinley KJ, Foglia AN (1986) Qualitative and quantitative changes in cutaneous bacteria associated with systemic isotretinoin therapy for acne conglobata. J Invest Dermatol 86:390–393

Meigel W, Gollnick H, Wokalek H et al. (1983) Orale Behandlung der Acne conglobata mit 13-*cis*-Retinsäure. Hautarzt 34:387–397

Melnik B, Plewig G (1986) Retinoide und Lipidstoffwechsel. Hautarzt 37:304–311

Melnik B, Kinner T, Plewig G (1988) Influence of oral isotretinoin treatment on the composition of comedonal lipids. Implications for comedogenesis in acne vulgaris. Arch Dermatol Res 280:97–102

Melnik B, Glück S, Jungblut RM et al. (1987) Retrospective radiographic study of skeletal changes after long-term etretinate therapy. Br J Dermatol 116:207–212

Neubert U, Plewig G, Ruhfus A (1986) Treatment of gram-negative folliculitis with isotretinoin. Arch Dermatol Res 278:307–313

Nikolowski J, Plewig G, Hofmann C (1982) In-vivo-Tests zum Nachweis der antiinflammatorischen Wirkung der 13-*cis*-Retinsäure. Dermatol Monatsschr 168:173–181

Peck GL, Olsen TG, Yoder FW et al. (1979) Prolonged remissions of cystic and conglobate acne with 13-*cis*-retinoic acid. N Engl J Med 300:329–333

Plewig G, Gollnick H, Meigel W et al. (1981) 13-*cis*-Retinsäure zur oralen Behandlung der Acne conglobata. Ergebnisse einer multizentrischen Studie. Hautarzt 32:634–646

Plewig G, Nikolowski J, Wolff HH (1982) Action of isotretinoin in acne, rosacea and gram-negative folliculitis. J Am Acad Dermatol 6:766–785

Plewig G, Braun-Falco O, Klövekorn W et al. (1986) Isotretinoin zur örtlichen Behandlung von Akne und Rosazea sowie tierexperimentelle Untersuchungen mit Isotretinoin und Arotinoid. Hautarzt 37:138–141

Plewig G, Hennes R, Maas B et al. (1986) Remissionsverhalten nach niedrigdosierter 13-*cis*-Retinsäuretherapie bei Acne papulo-pustulosa. Z Hautkr 61:1205–1210

Schleicher SM (1985) Oral isotretinoin and inflammatory bowel disease. J Am Acad Dermatol 13:834–835

Stainforth JM, Layton AM, Taylor JP et al. (1993) Isotretinoin for the treatment of acne vulgaris: which factors may predict the need for more than one course? Br J Dermatol 129:297–301

Vogt HJ, Ewers R (1985) 13-*cis*-Retinsäure und Spermatogenese. Hautarzt 36:281–286

Antiandrogene

Lookingbill DP, Abrams BB, Ellis CN et al. (1992) Inocoterone and acne. The effect of a topical antiandrogen: results of a multicenter clinical trial. Arch Dermatol 128:1197–1200

Miller JA, Wojnarowska FT, Dowd PM et al. (1986) Antiandrogen treatment in women with acne: a controlled trial. Br J Dermatol 114:705–716

Shaw JC (1991) Spironolactone in dermatologic therapy. J Am Acad Dermatol 24:236–243

Verschiedenes

Cunliffe WJ (1979) Unacceptable side-effects of oral zinc sulphate in treatment of acne vulgaris. Br J Dermatol 101:363

Gerny H, Lehner P (1992) Die adjuvante Behandlung der Akne: Kombination der medizinischen und kosmetischen Aknetherapie. Z Hautkr 67:966–968

Leyden JJ, Mills OH, Kligman AM (1974) Cryoprobe treatment of acne conglobata. Br J Dermatol 90:335–341

Mills OH Jr, Kligman AM (1983) Drugs that are ineffective in the treatment of acne vulgaris. Br J Dermatol 108:371–374

Nader S, Rodriguez-Rigau LJ, Smith KD et al. (1984) Acne and hyperandrogenism: impact of lowering androgen levels with glucocorticoid treatment. J Am Acad Dermatol 11:256–259

Strauss JS, Goldman PH, Nacht S et al. (1978) A reexamination of the potential comedogenicity of sulfur. Arch Dermatol 114:1340–1342

Akneiforme Exantheme

Boonen H, Vogtländer V (1986) Vitamin-B-Akne bei Sportlern. Akt Dermatol 12:33

Braun-Falco O, Lincke H (1976) Zur Frage der Vitamin-B_6-/B_{12}-Akne. Münch Med Wochenschr 118:155–160

Cohen LK, George W, Smith R (1974) Isoniazid-induced acne and pellagra. Occurrence in slow inactivators of isoniazid. Arch Dermatol 109:377–381

Harrell BL, Rudolph AH (1976) Kelp diet: a cause of acneiform eruption. Arch Dermatol 112:560

Heng MCY (1982) Lithium carbonate toxicity. Acneform eruption and other manifestations. Arch Dermatol 118:246–248

Jenkins RB, Ratner AC (1972) Diphenylhydantoin and acne. N Engl J Med 287:148

Pembroke AC, Saxena SR, Kataria M et al. (1981) Acne induced by dantrolene. Br J Dermatol 104:465–468

Plewig G (1987) Akneiforme Arzneireaktionen und provozierte Akne. In: Braun-Falco O, Schill WB (Hrsg) Fortschritte der praktischen Dermatologie und Venerologie, Bd 11. Springer, Berlin, S 272–279

Schmoeckel C, von Liebe V (1983) Akneiformes Exanthem durch Azathioprin. Hautarzt 34:413–415

Steroidakne

Kaidbey KH, Kligman AM (1974) The pathogenesis of topical steroid acne. J Invest Dermatol 62:31–36

Plewig G, Kligman AM (1973) Induction of acne by topical steroids. Arch Dermatol Res 247:29–52

Tropische Akne

Lamberg SI (1971) The course of acne vulgaris in military personnel stationed in Southeast Asia. Cutis 7:655–660

Mallorca-Akne

Hjorth N, Sjolin KE, Sylvest B et al. (1972) Acne aestivalis – Mallorca acne. Acta Dermato Venereol (Stockh) 52:61–63

Hofmann D, Plewig G, Braun-Falco G (1977) Ungewöhnliche Nebenwirkung bei oraler Photochemotherapie (PUVA-Therapie) der Psoriasis. Hautarzt 28:583–588

Sjolin KE (1979) Acne aestivalis. A histopathological study. Acta Dermato Venereol (Stockh) [Suppl 59] 85:171–176

Trichostasis spinulosa

Braun-Falco O, Vakilzadeh F (1967) Trichostasis spinulosa. Hautarzt 18:501–504

Goldschmidt H, Hojyo-Tomoka MT, Kligman AM (1975) Trichostasis spinulosa. Eine häufige follikuläre Altersveränderung der Gesichtshaut. Hautarzt 26:299–303

Mills OH, Kligman AM (1973) Topically applied tretinoin in the treatment of trichostasis spinulosa. Arch Dermatol 108:378–380

Rosazea

Bleicher PA, Charles JH, Sober AJ (1987) Topical metronidazole therapy for rosacea. Arch Dermatol 123:609–614

Braun-Falco-O, Korting HC (1983) Metronidazoltherapie der Rosazea. Medikament und Indikation. Hautarzt 34:261–265

Burton JL, Pye RJ, Meyrick G, Shuster S (1975) The sebum excretion rate in rosacea. Br J Dermatol 92:541–543

Dupont C (1986) How common is extrafacial rosacea? J Am Acad Dermatol 14:839

Forton F, Seys B (1993) Density of *Demodex folliculorum* in rosacea: a case-control study using standardized skin-surface biopsy. Br J Dermatol 128:650–659

Grosshans E (1993) Gesichtsdurchblutung und Pathogenese der Gesichtsdermatosen. Akt Dermatol 19:342–346

Guarrera M, Parodi A, Cipriani C et al. (1982) Flushing in rosacea: a possible mechanism. Arch Dermatol Res 272:311–316

Haneke E (1986) Klinik und Therapie der Rosazea. In: Macher E, Knop J, Czarnetzki BM (Hrsg) Jahrbuch der Dermatologie 1986. Regensberg und Biermann, Münster, s 151–164

Hook B, Adam W (1980) Otophym und Blepharophym – zwei seltene Formen von Talgdrüsenhyperplasie. Z Hautkr 55:1009–1020

Hoting E, Paul E, Plewig G (1986) Treatment of rosacea with isotretinoin. Int J Dermatol 25:660–663

Leyden JJ, Thew AM, Kligman AM (1974) Steroid rosacea. Arch Dermatol 110:619–622

Marks R (1968) Concepts in the pathogenesis of rosacea. Br J Dermatol 80:170–177

Marks R, Wilson-Jones E (1969) Disseminated rosacea. Br J Dermatol 81:16–28

Marks R, Harcourt-Webster JN (1969) Histopathology of rosacea. Arch Dermatol 100:683–691

Meschig R, Melnik B, Plewig G (1989) Ophthalmological complications of rosacea. In: Marks R, Plewig G (eds) Acne and related disorders. Dunitz, London, pp 321–325

Plewig G, Nikolowski J, Wolff HH (1982) Action of isotretinoin in acne, rosacea and gramnegative folliculitis. J Am Acad Dermatol 6:766–785

Plewig G, Braun-Falco O, Klövekorn W et al. (1986) Isotretinoin zur örtlichen Behandlung von Akne und Rosazea sowie tierexperimentelle Untersuchungen mit Isotretinoin und Arotinoid. Hautarzt 37:138–141

Rebora A (1987) Rosacea. J Invest Dermatol 88:56s–60s

Rödder O, Plewig G (1989) Rhinophyma and rosacea: combined treatment with isotretinoin and dermabrasion. In: Marks R, Plewig G (eds) Acne and related disorders. Dunitz, London, pp 335–338

Schmidt JB, Gebhart W, Raff M et al. (1984) 13-*cis*-retinoic acid in rosacea. Clinical and laboratory findings. Acta Derm, Venereol (Stockh) 64:15–21

Vogt E, Friederich HC (1982) Orale 13-*cis*-Retinsäure-Therapie bei Adenoma sebaceum symmetricum and schwersten Akne- und Rosazeaformen. Z Hautkr 58:646–667

Wilkin JK (1983) Rosacea. A review. Int J Dermatol 22:393–400

Rosacea conglobata und Rosacea fulminans (Pyoderma faciale)

Jansen T, Plewig G (1993) An historical note on pyoderma faciale. Br J Dermatol 129:594–596

Jansen T, Plewig G (1994) Rosacea fulminans: Therapie mit Kortikosteroiden und Isotretinoin. Akt Dermatol 20:212–216

Jansen T, Plewig G, Kligman AM (1994) Diagnosis and treatment of rosacea fulminans. Dermatology 188:251–254

Massa MC, Su WPD (1982) Pyoderma faciale: a clinical study of twenty-nine patients. J Am Acad Dermatol 6:84–91

O'Leary PA, Kierland RR (1940) Pyoderma faciale. Arch Dermatol Syph 41:451–462

Plewig G, Jansen T, Kligman AM (1992) Pyoderma faciale – a review and report of 20 additional cases: is it rosacea? Arch Dermatol 128:1611–1617

Rosazeaartige Erkrankungen
Demodikose

Aylesworth R, Vance JC (1982) *Demodex folliculorum* and *Demodex brevis* in cutaneous biopsies. J Am Acad Dermatol 7:583–589

Ayres S Jr, Ayres S III (1961) Demodectic eruptions (demodecidosis) in the human. 30 years experience with 2 commonly unrecognized entities: pityriasis folliculorum (demodex) and acne rosacea (demodex type). Arch Dermatol 83:816–827

Landthaler M, Kleber R, Hohenleutner U (1988) Zum Krankheitsbild der *Demodex*-Folliculitis (Demodikose). Akt Dermatol 14:344–346

Purcell SM, Hayes TJ, Dixon SL (1986) Pustular folliculitis associated with *Demodex folliculorum*. J Am Acad Dermatol 15:1159–1162

Familiäre rosazeaartige Dermatose mit intraepidermalen Epitheliomen, keratotischen Plaques und Narben

Sanderson KV, Wilson HTH (1965) Haber's syndrome. Familial rosacea-like eruption with intraepidermal epithelioma. Br J Dermatol 77:1–8

Periorale Dermatitis

Frumess GM, Lewis HM (1957) Light-sensitive seborrheid. Arch Dermatol 57:245–248

Marghescu S (1988) Lupoide Form der Rosazea-artigen Dermatitis. Hautarzt 39:382–383

Mihan R, Ayres S Jr (1964) Perioral dermatitis. Arch Dermatol 89:803–805

Rufli T, Mumcuoglu Y, Cajacob A et al. (1981) *Demodex folliculorum*: Zur Ätiopathogenese und Therapie der Rosazea und der perioralen Dermatitis. Dermatologica 162:12–26

Steigleder GK (1969) Die rosacea-artige Dermatitis: ein neuartiges Krankheitsbild. Periorale Dermatitis. Dtsch Med Wochenschr 94:1393–1398

Weber K, Thurmayr R, Meisinger A (1993) A topical erythromycin preparation and oral tetracycline for the treatment of perioral dermatitis: a placebo-controlled trial. J Dermatol Treat 4:57–59

Kapitel 29 Erkrankungen der apokrinen Schweißdrüsen

Inhaltsverzeichnis

Fox-Fordyce-Krankheit	978
Acne inversa	979
Bromhidrose	979
Pseudobromhidrosis	979
Chromhidrose	979
Trimethylaminurie	980
Verschiedenes	980
Weiterführende Literatur	980

Apokrine Schweißdrüsen gehören entwicklungsgeschichtlich zur Haar-Talgdrüsen-Einheit. Sie sind lokalisiert in den Achselhöhlen, im Brustwarzenbereich, periumbilikal und genitoanal; vereinzelt finden sie sich an Kopf und Stamm.

Größen- und Funktionszunahme setzen mit Beginn der Pubertät durch hormonelle Einflüsse ein. Erst danach sind Störungen oder Erkrankungen dieser Drüsen zu erwarten.

Größe der Drüsen und Sekretionsmenge sind bei Männern stärker ausgeprägt als bei Frauen, bei negroiden Rassen größer als bei Weißen.

Anatomisch findet sich ein geknäuelter sekretorischer Teil mit weiten Drüsenendstücken im unteren Korium: der sich anschließende Ausführungsgang verläuft gestreckt und mündet distal von der Einmündung der Talgdrüsenausführungsgänge in das Infundibulum eines Terminalhaarfollikels. Der Sekretionsmechanismus ist vorwiegend apokrin, aber auch merokrine und holokrine Sekretion werden beobachtet. Der Stimulationsmechanismus apokriner Schweiß-

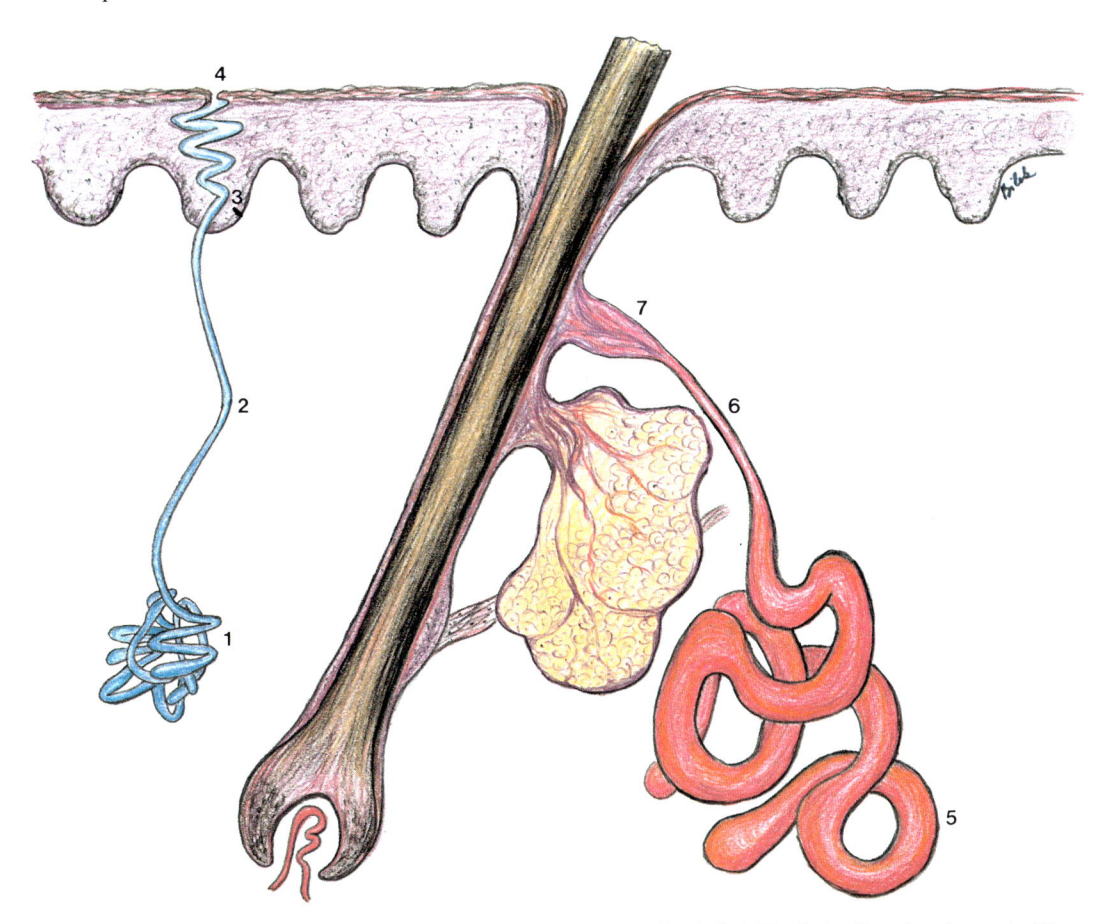

Abb. 29.1. Schematische Darstellung der Schweißdrüsen. Ekkrine Schweißdrüsenknäuel (*1*) münden über einen gestreckten dermalen Gang (*2*) und das Akrosyringium (*3*) an der Epidermisoberfläche (*4*). Apokrine Schweißdrüsenknäuel (*5*) münden über einen kurzen Ausführungsgang (*6*) in den supraseboglandulären Follikelabschnitt (*7*)

drüsen ist noch nicht endgültig gesichert. Cholinesterase-positive und katecholaminhaltige Nervenfasern können um apokrine Schweißdrüsen nachgewiesen werden. Aufgrund von In-vitro-Untersuchungen an isolierten apokrinen Schweißdrüsen erscheint die cholinergische Stimulation am wirksamsten, aber auch β- und weniger α-adrenergische Stimuli führen zu sekretorischer Aktivität.

Nach Stimulierung der apokrinen Schweißdrüsen wird ein visköses, trübes, gelbweißes Sekret in geringer Quantität produziert. Das Sekret ist steril und geruchlos, reich an Cholesterin (75%), Triglyzeriden und Fettsäuren (20%); der Rest sind Cholesterinester, Wachsester und Squalene (die Angaben beziehen sich auf den Lipidanteil des apokrinen Schweißes). Ebenso sind Spuren von Steroiden aus der Androgenreihe wie Dehydroepiandrosteron und Androsteron nachweisbar. Durch die koryneformen Stäbchenbakterien der Hautoberfläche werden wahrscheinlich die beiden letztgenannten Substanzen in sehr geruchsaktive Verbindungen umgewandelt, die den typischen intensiven apokrinen Schweißgeruch bedingen.

Die Funktion der apokrinen Schweißdrüsen beim Menschen ist unbekannt: Möglicherweise dienten sie in der frühen Entwicklungsgeschichte des Menschen zur Steuerung des Sozialverhaltens. In der modernen Gesellschaft wird die Geruchskomponente eher als abstoßend empfunden und gibt Anlaß zu verbreiteter Anwendung von Desodoranzien.

Im Tierreich spielen apokrine Duftdrüsen für die Steuerung des sexuellen Verhaltens eine wichtige Rolle; sie dienen außerdem zur Territoriummarkierung und Festlegung der Hierarchie innerhalb von Tiergemeinschaften (Pheromone).

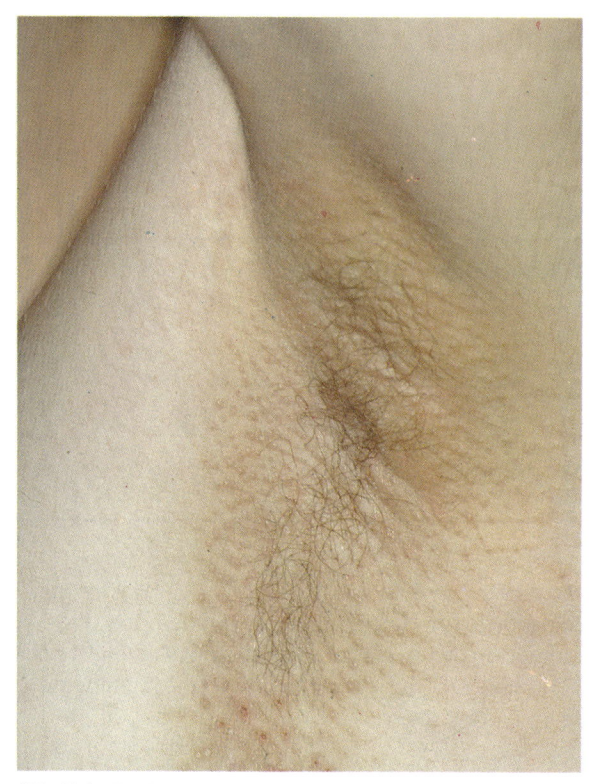

Abb. 29.2. Fox-Fordyce-Krankheit

Fox-Fordyce-Krankheit

[Fox und Fordyce 1902]

Synonyme. Morbus Fox-Fordyce, apokrine Miliaria [Shelley und Levy 1956]

Definition. Chronische, vorwiegend bei jungen Frauen auftretende juckende papulöse Erkrankung in den Arealen, die reich an apokrinen Schweißdrüsen sind, insbesondere axillär.

Vorkommen. Selten. Etwa 90% aller Patienten sind Frauen. Beginn der Erkrankung zwischen dem 20. und 40. Lebensjahr. Gleichzeitiges Vorkommen bei Zwillingen wurde beobachtet.

Pathogenese. Eine sogenannte apokrine Miliaria wird angenommen. Hormonelle Funktionsstörungen scheinen zum Verschluß der Drüsenausführungsgänge am Ort ihres Durchtritts durch das Follikelepithel zu führen. Das gestaute Drüsensekret wird durch die Drüsenendstücke in das Bindegewebe gepreßt, was zu entzündlicher Fremdkörperreaktion mit Epidermisverdickung und Juckreiz führen soll.

Klinik. Die Erkrankung beginnt meistens in der Pubertät und heilt spontan nach dem 5. Lebensjahrzehnt ab. Während der Gravidität werden Spontanremissionen beobachtet. Die fast nur bei Frauen vorkommende Hauterkrankung hält sich streng an die Hautareale mit apokrinen Schweißdrüsen: Achselhöhlen, Brustwarzen, Nabel und Genitale. Hier finden sich dicht gedrängt kleine, flache oder mehr spitzkegelige, derbe, hautfarbene Papeln. Die Achselbehaarung ist spärlich; viele Haare sind abgebrochen. Nicht selten kommen Menstruationsstörungen oder Zeichen von Virilisierung vor.

Symptome. Quälender, schubweiser Juckreiz. Die Juckreizattacken werden durch körperliche Belastung und psychische Streßsituationen provoziert. Kratzeffekte oder Lichenifikation fehlen.

Histopathologie. Distaler Verschluß des Ausführungsgangs der apokrinen Drüsen an der Einmündungsstelle in den Follikelkanal durch einen kleinen Hornzellpropf. Unspezifisches entzündliches Infiltrat in der umgebenden Epidermis mit Spongiose und sekundärer Akanthose sowie Hyperparakeratose. Die Drüsenendstücke sind normal weit oder dilatiert, umgeben von einem entzündlichen Infiltrat und angefüllt mit homogenem PAS-reaktivem Material.

Verlauf. Spontane Abheilung nach der Menopause.

Therapie
Innerlich. Hormonelle Therapie durch Kontrazeptiva mit antiandrogener Wirkung (Cyproteronazetat: Diane 35; Chlormadinonazetat: Gestamestrol N).
Äußerlich. Symptomatisch mit Anwendung von Glukokortikoiden als Creme oder Milch. Versuch einer Schälbehandlung mit Vitamin-A-Säure oder Antiperspiranzien wie bei ekkriner Hyperhidrose. Auch Versuch einer intrafokalen Injektion von verdünnter Glukokortikoidkristallsuspension.

Acne inversa

Dieses früher als Hidradenitis suppurativa bezeichnete und zu den Erkrankungen apokriner Schweißdrüsen gerechnete Krankheitsbild wird neuerdings den Follikelerkrankungen im Rahmen der Akne zugeordnet. Hidradenitis-suppurativa-artige Veränderungen kommen bei Acne inversa vor (s. S. 953).

Bromhidrose

Definition. Penetranter Geruch infolge bakterieller Zersetzung, vorwiegend des apokrinen Schweißes, in den Achselhöhlen.

Pathogenese. Der an und für sich geruchlose apokrine Schweiß wird durch koryneforme Stäbchenbakterien der Hautoberfläche zersetzt, so daß wahrscheinlich aus den Steroidanteilen (Androgenen) des apokrinen Schweißes geruchsaktive Substanzen (Pheromone) entstehen, die den typischen penetranten axillären Geruch bewirken. Mikrokokken und Staphylokokken erzeugen lediglich einen unspezifisch säuerlichen Geruch.
Ausgeprägte Bromhidrose ist nicht notwendigerweise mit einer ekkrinen Schweißdrüsenüberfunktion assoziiert.

Klinik. Einsetzen des charakteristischen Geruchs mit der funktionellen Reife apokriner Schweißdrüsen in der Pubertät.

Verlauf. Mit der Involution apokriner Schweißdrüsen im höheren Alter verliert sich die Bromhidrose. Durch mangelhafte Hygiene wird sie gefördert und ist dann nicht selten mit Erythrasma verbunden.

Therapie
Äußerlich. Intensive Körperhygiene, mehrfach tägliches Waschen mit Wasser, desodorierender Seife oder mit Syndets sowie regelmäßiger Wäschewechsel. Anwendung von antimikrobiell wirksamen Deodorants, die die koryneformen Stäbchenbakterien im Wachstum hemmen.
Als besonders wirksam hat sich Aluminiumchloridhexahydratlösung erwiesen, wie sie auch in Antiperspiranzien zur Behandlung der ekkrinen Hyperhidrose verwandt wird. Ferner kommt eine Überdeckung des Geruchs durch Duftstoffe in Frage, wie sie in Seifen und Desodoranzien enthalten sind. Rasur des Achselhaares ist eine praktische hygienische Maßnahme.

Pseudobromhidrosis

Patienten, die wegen eines vermeintlichen störenden Körpergeruchs den Arzt aufsuchen, leiden an einer monosymptomatischen hypochondrischen Psychose. Der vorgegebene Geruch ist für die Umwelt nicht wahrnehmbar; die Patienten bringen sich selbst in soziale Isolation. Zur medikamentösen Behandlung werden Neuroleptika (z. B. Haloperidol, Pimozid) empfohlen.

Chromhidrose

Synonyme. Gefärbter Schweiß, Farbschweiß

Chromhidrose kommt nur in umschriebenen Hautarealen vor. Die Farbe ist gelb, blau, grün oder schwarz. Rotfärbung des Schweißes durch Blutbeimischung (Hämhidrose) im Zusammenhang mit Menstruationsstörungen ist mehr als fraglich. Meist liegen der vermeintlichen Chromhidrose exogene Ursachen zugrunde. Das Auftreten von Hämhidrose-artigen Veränderungen bei Stewardessen konnte auf die Kontamination mit Leuchtfarbstoffen, wie sie zur Beschriftung von Schwimmwesten benutzt werden, zurückgeführt werden. Häufig ist eine exogene Beimengung von Farbpigmenten zum Achselschweiß, z. B. bei Trichomycosis palmellina axillarum, bei der Bakterien Farbstoffe produzieren, u. a. rötliche Porphyrine. Chromhidrose kann sich im Gesicht durch aberrierende apokrine Schweißdrüsen, aber auch in anderen apokrinen Schweißdrüsengebieten entwickeln. Nach psychogener Erregung treten feine, dunkelgefärbte, fest antrocknende Tröpfchen im Follikelausgang auf.

Die Färbung scheint auf ein in die Lipofuszinklasse gehörendes apokrines Pigment und dessen dunkle Zersetzungsprodukte zurückzugehen.

Die topische Anwendung von Capsaicin, einem Antagonisten der Substanz P, kann diese Art der apokrinen Chromhidrose vorübergehend beseitigen.

Trimethylaminurie

[Humbert et al. 1970; Shelley and Shelley 1984]

Synonyme. Fischgeruch-Syndrom, Fish-Odor-Syndrome

Pathogenese und Klinik. Seltene Erkrankung mit sehr störendem Körpergeruch. Das Syndrom beruht auf einem hepatischen Mangel an Trimethylaminoxidase oder einer gestörten hepatischen Demethylierung von Trimethylamin, welches im Darm durch bakteriellen Abbau cholin- und lezithinreicher Nahrungsmittel entsteht und resorbiert wird. Hierdurch kann das Trimethylamin nicht in eine geruchlose Form umgewandelt werden. Die übelriechende Substanz reichert sich im Schweiß, Urin und in der respiratorischen Mukosa an, weshalb die Patienten nach faulem Fisch riechen und an einer Geschmacksbeeinträchtigung leiden. Die Diagnose kann durch gaschromatographischen Nachweis des Trimethylamins im Urin gesichert werden.

Differentialdiagnose. Vaginitis durch Gardnerella vaginalis, dysmorphes Syndrom.

Therapie. Symptomatische Besserung durch Diätumstellung: Meiden von Fisch, Milch, Eiern, Leber und Innereien.

Verschiedenes

Durch Veränderung der Diät, wie auch der intestinalen bakteriellen Flora, wird der Geruch beeinflußt. Die Diagnose kann durch gaschromatographische Untersuchungen des Urins bestätigt werden. Der Geruch wird insbesondere durch cholinhaltige Speisen und Obstipation gefördert. Folgende Nahrungsmittel können den Geruch verstärken: Hühnereier, verschiedene Kohlarten, Fisch und größere Mengen von Milch.

Weiterführende Literatur

Fox GH, Fordyce JA (1902) Two cases of a rare papular disease affecting the axillary region. J Cutan Genito-Urinary Dis 20:1–5
Kominsky JR, Jannerfeldt E, Herron CA (1981) Red spots among flight attendants: observation – a valuable investigate tool. Am Ind Hyg Assoc J 42:323–324
Kuno Y (1956) Human perspiration. Thomas, Springfield
Labows JN, McGinley KJ, Kligman AM (1982) Perspectives on axillary odor. J Soc Cosmet Chem 34:193–202
Leyden JJ, McGinley KJ, Hölzle E et al. (1981) The microbiology of the human axilla and its relationship to axillary odor. J Invest Dermatol 77:413–416
Mali-Gerrits MMG, van de Kerhof P, Mier P et al. (1988) Axillary apocrine chromhidrosis. Arch Dermatol 124:494–496
Marks JG, Hershey MD (1989) Treatment of apocrine chromhidrosis with topical capsaicin. J Am Acad Dermatol 21:418–420
Sato K, Kang WH, Saga K et al. (1989) Biology of sweat glands and their disorders. I. Normal sweat gland function. J Am Acad Dermatol 20:537–563
Schwarz T, Neumann R, Duschet P et al. (1989) Apokrine Chromhidrose. Hautarzt 40:106–109
Shelley WB, Hurley HJ (1953) The physiology of the human axillary apocrine sweat gland. J Invest Dermatol 20:285–297
Shelley WB, Hurley HJ (1954) Localized chromhidrosis: Survey. Arch Dermatol 68:449–471
Shelley WB, Levy EJ (1956) Apocrine sweat retention in man. II. Fox-Fordyce disease (apocrine miliaria). Arch Dermatol 73:38–49
Strauss JS, Kligman AM (1956) The bacteria responsible for apocrine odor. J Invest Dermatol 27:67–71
Wacker KH, Zaun H (1988) Fox-Fordycesche Krankheit. Pathogenetische und therapeutische Aspekte. Aktuell Dermatol 14:353–356

Trimethylaminurie

Brand JM, Galask RP (1986) Trimethylamine: the substance mainly responsible for the fishy odor often associated with bacterial vaginosis. Obstet Gynecol 68:682–685
Humbert JR, Hammond KB, Hathaway WE et al. (1970) Trimethyaminuria: the fish odor syndrome. Lancet II:770–771
Koblenzer CS (1985) The dysmorphic syndrome. Arch Dermatol 121:780–784
Leopold DA et al. (1990) Fish odor syndrome presenting as dysosmia. Arch Otolaryngol Head Neck Surg 116:354
Shelley ED, Shelley WB (1984) The fish odor syndrome: trimethylaminuria. JAMA 251:253–255

Kapitel 30   Erkrankungen der ekkrinen Schweißdrüsen

Inhaltsverzeichnis

Hyperhidrose 981
   Symptomatische Hyperhidrose 982
   Genuine Hyperhidrose 982
   Gustatorische Hyperhidrose. 985
   Aurikulotemporales Syndrom 985
   Granulosis rubra nasi 985
Dyshidrose. 986
   Cheiropompholyx und Podopompholyx. 987
   Dyshidrosis lamellosa sicca 987
Hypohidrose 988
   Ross-Syndrom 988
Anhidrose 988
   Anhidrosis hypotrichotica 988
Milaria 988
   Milaria cristallina 989
   Milaria rubra und Milaria profunda 989
Weiterführende Literatur 990

Entwicklungsgeschichtlich handelt es sich um selbständige Hautanhangsgebilde (Adnexe), da im Gegensatz zu den apokrinen Schweißdrüsen eine Beziehung zu der Haar-Talgdrüsen-Einheit nicht gegeben ist. Ekkrine Schweißdrüsen sind am ganzen Integument verteilt; besonders zahlreich sind sie an Fußsohlen, Handflächen und Stirn. Ihre Gesamtzahl beträgt 2–3 Millionen.

Anatomisch findet sich ein wollknäuelartiges Drüsenendstück im tieferen Korium und an der Grenze zum subkutanen Fettgewebe. Ein gestreckt verlaufender Ausführungsgang schließt sich an, der in das Akrosyringium (Pinkus 1939) übergeht. Dieses ist der intraepitheliale Abschnitt des korkenzieherartig gewundenen (meist 3 rechtsgedrehte Windungen) epidermalen distalen ekkrinen Schweißdrüsensystems mit noch engeren Windungen im Stratum corneum, das mit einer unsichtbaren schlitzförmigen Öffnung an der Hautoberfläche mündet. Nur an Handflächen und Fußsohlen sind die Schweißdrüsenporen trichterförmig sichtbar und sitzen auf den Reteleisten.

Die nervöse Versorgung erfolgt durch postganglionäre sympathische Fasern. Die Mediatorsubstanz an den Drüsenazini ist jedoch Azetylcholin. In-vitro-Untersuchungen zeigen, daß α- und β-adrenerge Stimuli eine, wenn auch geringere, Sekretion hervorrufen.

Ekkriner Schweiß ist eine geruchlose, klare wäßrige Flüssigkeit. Als Inhaltsstoffe finden sich vorwiegend Natrium-, Kalium-, Kalzium-, Magnesium- und Chloridionen, außerdem Laktat, Harnstoff und in Spuren Aminosäuren, biogene Amine und Vitamine.

Auch Medikamente werden im Schweiß ausgeschieden, so beispielsweise Griseofulvin und Ketokonazol. Eine Bedeutung als Ausscheidungsorgan kann den Schweißdrüsen nicht zugesprochen werden. Sie können die Nierenfunktion auch nicht teilweise ersetzen. Die wesentliche physiologische Bedeutung ekkriner Schweißdrüsen liegt in der Thermoregulation des Körpers. Dies zeigt sich besonders bei angeborenem oder erworbenem Fehlen ekkriner Schweißdrüsen, der Anhidrose. Im Sommer oder bei stärkerer Bewegungsaktivität kommt es bei solchen Patienten rasch zu fieberhaften Temperaturen, weil die Möglichkeit der Erzeugung von Verdunstungskälte an der Hautoberfläche durch den ekkrinen Schweiß fehlt. Unter maximaler thermischer Stimulierung können bis zu 3 l Schweiß/h vom Körper sezerniert werden.

Die Schweißdrüsen an Handflächen, Fußsohlen und in den Achselhöhlen stehen vorwiegend unter emotionaler Kontrolle. Die physiologische Bedeutung der Schweißdrüsen an Handflächen und Fußsohlen liegt in der optimalen Durchfeuchtung der Hornschicht, um eine möglichst hohe Reibung für sicheren Griff und sicheren Tritt zu gewährleisten. Die axillären ekkrinen Schweißdrüsen dienen wahrscheinlich dazu, präformierte geruchsaktive Substanzen durch Verdunstung als Duftwolke freizusetzen. Damit bilden apokrine und ekkrine Schweißdrüsen zusammen in der Achselhöhle ein atavistisches Duftorgan.

Hyperhidrose

Definition. Generalisierte oder lokalisierte Überfunktion ekkriner Schweißdrüsen, die *symptomatisch* im Rahmen von endokrinologischen oder neurologischen Erkrankungen oder *genuin* vorkommen kann.
Physiologische Hyperhidrosis kommt während der Akklimatisierung in tropischem Milieu und während des Klimakteriums vor; sie dient auch zur Temperaturregulierung bei größerer Muskelarbeit, bei Adipositas oder bei höheren Außentemperaturen. Eine sehr seltene Variante stellt der *ekkrine Schweißdrüsennävus* (entweder funktioneller Schweißdrüsennävus oder Hyperplasie und Hypertrophie ekkriner Schweißdrüsen) dar, bei dem an umschriebener Körperstelle anla-

gebedingt vermehrte Schweißsekretion auftritt. Wärme und körperliche Anstrengung wirken als physikalische Faktoren zusätzlich provozierend. Auch umschriebene neurologische Störungen werden neuerdings als Ursache des ekkrinen Schweißdrüsennävus diskutiert.

Symptomatische Hyperhidrose

Vorwiegend bei endokrinologischen Erkrankungen mit Überfunktion von Hypophyse oder Schilddrüse, bei Diabetes mellitus, oder bei Zuständen, die mit erhöhter Katecholaminausschüttung einhergehen wie Schock, Hypoglykämie und Phäochromozytom. Ferner kommt sie bei neurologischen Erkrankungen mit partieller Schädigung sympathischer Bahnen, beispielsweise bei Halsrippe, Karpaltunnelsyndrom, Läsionen des Rückenmarks (Tabes dorsalis, Hemiplegie, Syringomyelie, Tumorerkrankungen) vor. Die Hyperhidrose kann dann halbseitig oder herdförmig sein.

Genuine Hyperhidrose

Synonym. Emotionale Hyperhidrosis

Definition. Konstitutionell bedingte Überfunktion ekkriner Schweißdrüsen in bevorzugten Körperarealen, besonders nach emotionalen Reizen.

Ätiopathogenese. Auslösend sind Faktoren, die zu einer emotionellen Anspannung führen wie Schmerz, Angst, Lampenfieber oder Freude. Zusätzlich verstärkend wirken Nikotin und Koffein, da es zu einem erhöhten Rhythmuspotential in den Ganglien kommt. Auch eine erhöhte Wärmebelastung wirkt konditionierend.

Klinik. Genuine Hyperhidrose kann bereits im Kindesalter auftreten, entwickelt sich besonders häufig in der Pubertät und verliert sich im höheren Erwachsenenalter. Die Prädilektionsstellen sind Achselhöhlen, Palmae und Plantae, also die Areale, in denen ekkrine Schweißdrüsen vorwiegend durch emotionale Reize stimuliert werden. Seltener sind Gesicht (Nasenspitze), Nacken, Sternum, Rücken und Perianalbereich betroffen. Folgen vermehrten Schwitzens in intertriginösen Bereichen ist Hautmazeration, welche günstige Bedingungen für sekundäre Dermatosen (Intertrigo, Pyodermien, Mykosen) schafft.
Patienten mit genuiner Hyperhidrose sind häufig Astheniker mit Zeichen psychovegetativer Übererregbarkeit wie Pseudoleucoderma angiospasticum und Akrozyanose.

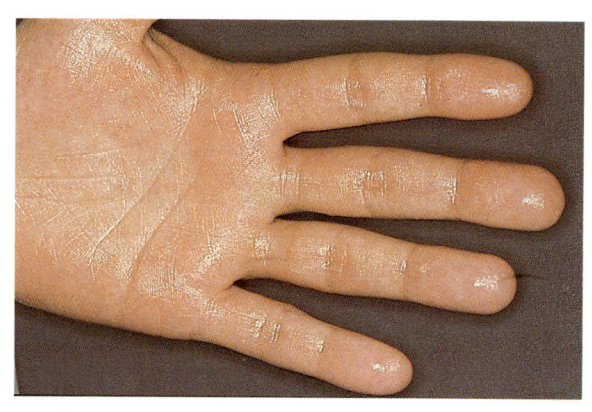

Abb. 30.1. Hyperhidrosis manuum

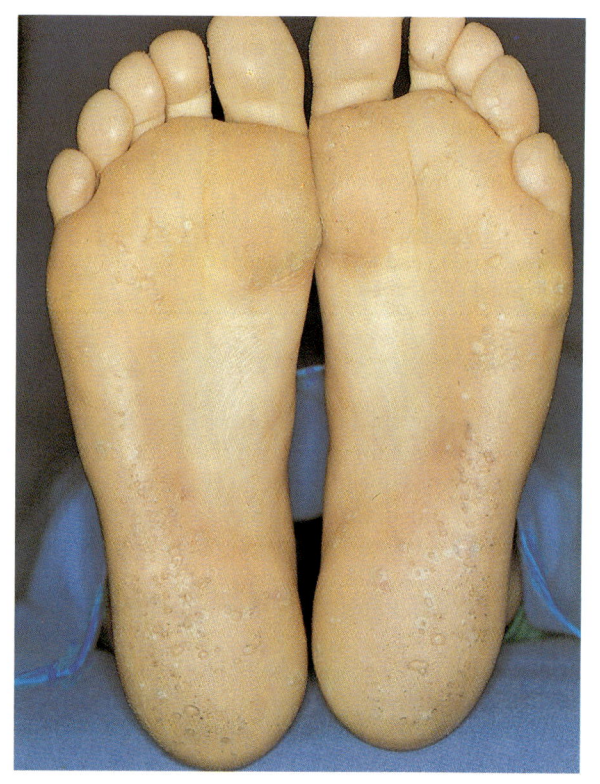

Abb. 30.2. Hyperhidrosis pedum mit Lividität der Fußsohlen und Keratoma sulcatum

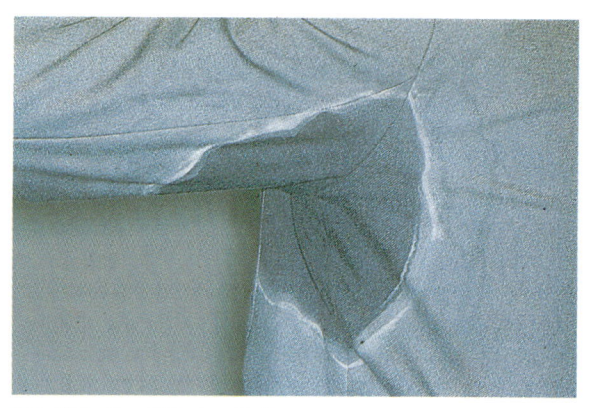

Abb. 30.3. Hyperhidrosis axillaris

Differentialdiagnose. Das vermehrte Schwitzen adipöser Menschen infolge körperlicher Anstrengung ist im Rahmen der Thermoregulation zu sehen.

Hyperhidrosis axillaris

Tagsüber, oft provoziert durch psychische Streßsituationen, aber vereinzelt auch in Ruhe, kommt es zu einer massiven, auch anfallsartigen Hypersekretion ekkriner Schweißdrüsen. Die Achselhöhlen werden dabei triefend naß, der Schweiß rinnt förmlich am Körper herunter. Die Kleidung in dieser Region wird durchnäßt. Hyperhidrose kann die Kleidung beschädigen und weiße Schweißränder (Salzablagerung) in dunkler Wäsche hinterlassen. Die Größe des Schwitzflecks in der Kleidung ist ein guter Gradmesser für das Ausmaß der Hyperhidrose. Wegen des fortdauernden Versuchens, durch Antiperspiranzien die Hyperhidrose zu beseitigen, kann es zu kumulativ-toxischen oder allergischen Hautreaktionen kommen.

Bei der ekkrinen Hyperhidrosis axillaris spielt Geruchsbelästigung kaum eine Rolle, da die geruchsaktiven Substanzen aus den apokrinen Schweißdrüsen durch das wäßrige Sekret der ekkrinen Schweißdrüsen weggewaschen werden; auch reinigen sich die Patienten mit Hyperhidrosis axillaris gewöhnlich häufig und sorgfältig.

Hyperhidrosis manuum

Die Handflächen sind primär befallen, fast immer diffus gerötet, akrozyanotisch und hypotherm. Häufig wirkt die Haut gequollen. Die Hypothermie ist wahrscheinlich sekundär durch die Verdunstungskälte bedingt. Bei exzessiver Hyperhidrose finden sich Schweißperlen auch auf den Fingerstreckseiten. Mit zunehmender Schwere der Hyperhidrose schreitet das Schwitzen an den dorsalen Fingerseiten von peripher nach proximal fort. In exzessiven Fällen tropft ständig Schweiß von den Händen. Schreib- oder Zeichenpapier wird beschmutzt, beim Umgang mit metallischen Werkstoffen werden diese durch Korrosion an der Oberfläche angegriffen, so daß solche Patienten unter Umständen aus ihrem Beruf ausscheiden müssen. Hyperhidrosis manuum ist eine Crux jüngerer Mädchen. Berufe mit betonter Handbetätigung verstärken diese Störung. Bei Friseurinnen ist sie ein typisch berufsbedingtes Phänomen.

Hyperhidrosis pedum

Die Hyperhidrosis pedum verhält sich analog zu den Veränderungen an den Händen, wird durch geschlossenes Schuhwerk noch begünstigt, weil es zu mangelhafter Abdunstung und zu Mazeration kommt. Die Fußsohlenhaut ist livid verfärbt (*Lividität der Fußsohlen*, Pernet), die Hornschicht ist durch Mazeration weißgelblich. Dadurch kommt es zum Auftreten von *Keratoma sulcatum*. Hierbei spielen koryneforme Bakterien eine entscheidende Rolle, da sie das durchfeuchtete Horn an der Fußsohle zersetzen, wodurch grübchenförmige Defekte innerhalb der Hornschicht entstehen. Geruchsaktive Substanzen werden freigesetzt, deren Folge der penetrante Geruch (*Bromhidrose*) ist. Vermehrter Fußschweiß begünstigt das Entstehen von Tinea pedum und gramnegativem Fußinfekt.

Therapie. Diese kann an verschiedenen Abschnitten der ekkrinen Schweißdrüsen ansetzen:

- Durchtrennung der sympathischen Nervenversorgung (Sympathektomie, heute obsolet),
- pharmakologische Blockierung des Neurotransmitters am Drüsenendstück (Anticholinergika),
- funktionelle Störung der sekretorischen Zellen durch Ionenfluß (Leitungswasseriontophorese),
- operative Beseitigung der Schweißdrüsen (Exzision des axillären Schweißdrüsenfeldes),
- mechanische Blockierung der ekkrinen Schweißdrüsenausführungsgänge in verschiedenen Ebenen (Metallsalze, Aldehyde und Säuren),
- Beseitigung des Schweißes an der Hautoberfläche durch Abwaschen oder Absorption (Wasser und Syndets, Puder, Wäsche aus Baumwolle oder Wolle).

Innerlich. Das Problem einer nebenwirkungsfreien pharmakologischen Hemmung der ekkrinen Hyperhidrose ist nicht gelöst. Häufig fehlt bei empfohlenen Präparaten eine nachgewiesene schweißhemmende Wirkung. Anticholinergika zeigen in pharmakologisch-wirksamer Dosierung ausgeprägte Nebenwirkungen an anderen Organsystemen (Mydriasis, trockne Schleimhäute, Miktionsstörungen, Bradykardie).

Anticholinergika. Dazu zählen Atropinsalze und deren Derivate, Scopolaminsalze und Scopolaminester (Propanthelinbromid, Poldinmethosulfat, Glykopyrroniumbromid, Hexopyrroniumbromid). Diese Verbindungen werden teilweise mittels Okklusion oder Iontophorese auf die Haut gebracht. Damit wird eine Schweißhemmung erzielt, die Stunden oder Tage anhalten kann. Die durch die Resorption der Substanzen bewirkten systemischen Effekte (Mydriasis, Mundtrockenheit, Tackykardie) begrenzen diese

Tabelle 30.1. Gebräuchliche systemische Antihidrotika und ihre Zusammensetzung

Präparat (Handelsname)	Zusammensetzung
Sormodren	Bornaprin
Salus Salbei-Tropfen	Salbeiextrakt
Salvysat Bürger	Salbeiextrakt
Sweatosan N	Salbeiextrakt

Form der Therapie. Kontraindikationen sind Glaukom und Miktionsstörungen. Ein Kombinationspräparat aus Aluminiumhydroxychlorid und Propanthelinbromid ist Hydonan.

Leitungswasseriontophorese. Die Anwendung von schwachen Gleichströmen (10–15 mA) mit Hilfe von Wasserbädern hat sich zur Behandlung der Hyperhidrosis manuum et pedum als Methode der Wahl durchgesetzt. Die Leitungswasseriontophorese wurde durch Levit 1968 in die Dermatotherapie eingeführt; sie ist außerordentlich wirksam und nebenwirkungsarm. Es stehen eine Reihe von Geräten zur Verfügung, die auch zur Heimbehandlung geeignet sind (Hidrex-GmbH Biomedizinische Technik, Wuppertal).

Sympathikusblockade. Die medikamentöse Ausschaltung der Grenzstrangganglien wurde weitgehend verlassen. Mittels endoskopischer Techniken wird eine operative Durchtrennung des Grenzstrangs im Bereich des zervikothorakalen Sympathikus oder der lumbalen Segmente durchgeführt. Damit können entweder die Schweißdrüsen im Bereich der Kopf-, Hals- und Armsegmente oder der Beinsegmente ausgeschaltet werden. Wegen der häufig nur reversiblen Wirkung sowie ausgeprägter akuter und chronischer Nebenwirkungen (gustatorisches Schwitzen, kompensatorisches Schwitzen, *Horner-Komplex*) sollte die Sympathektomie nur bei ausgewählten Patienten als ultima ratio Anwendung finden.

Operative Entfernung des axillären Schweißdrüsenfeldes [Skoog und Thyresson 1962]. Nach genauer Festlegung der am stärksten schwitzenden Areale durch den *Minor-Schwitzversuch* (Jod-Stärke-Test) wird eine spindelförmige Exzision unter Mitnahme des aktivsten ekkrinen Schweißdrüsenbezirks ausgeführt. Verschiedene operative Verfahren sind angegeben. Die Ergebnisse sind größtenteils sehr gut.

Äußerlich. Häufige Waschungen und Wäschewechsel, Tragen von luftiger, die Abdünstung nicht behindernder Kleidung möglichst aus Baumwolle oder Wolle. Bei Hyperhidrosis pedum Schuhe aus Leder; keine Gummi-, Kunststoff- oder Holzsohlen.

Absorbieren der Feuchtigkeit durch Puder, besonders bei Hyperhidrosis axillaris et pedum.
Der säuerliche Geruch bei Hyperhidrose kann durch Absorption an Puder, wollenen oder baumwollenen Kleidungsstücken oder durch Duftstoffe gemildert werden.

Antiperspiranzien, die einen Verschluß der ekkrinen Ausführungsgänge bewirken:

Säuren (Trichloressigäure, Gerbsäure). Sie denaturieren Keratin und führen so zu einer vorübergehenden Blockierung der Akrosyringien.

Aldehyde (Formaldehyd, Glutaraldehyd). Sie denaturieren das Keratin der oberflächlich gelegenen Hornzellen und verursachen dadurch einen Verschluß der Schweißdrüsenporen. Nachteile sind die nur kurze Wirkungsdauer und die Möglichkeit der allergischen Kontaktsensibilisierung. Auch aufgrund toxikologischer Überlegungen gilt Formaldehyd als obsolet.

Metallsalze sind besonders wirksam (Aluminium, Zirkonium), wenn sie in relativ hoher Konzentration aufgetragen werden. Der Wirkungsmechanismus beruht auf einer toxischen Schädigung der die Akrosyringien auskleidenden epidermalen Zellen sowie einer Komplexbildung zwischen den Mukopolysacchariden der Kutikula und den Metallionen, wodurch ein dicht abschließender Pfropf innerhalb des Akrosyringiums entsteht. Durch die Regenerierung der Epidermis wird das Akrosyringium wieder frei. Die Wirkung hält Tage bis Wochen an. Kontaktsensibilisierung scheint nicht vorzukommen, gelegentlich wird toxische Reizung beobachtet. Es ist erforderlich, daß die Metallsalze tief in das Akrosyringium gelangen; die Anwendung muß über einige Stunden bei gleichzeitiger Inaktivierung der Drüsen erfolgen (Nachtbehandlung). Auf eine mögliche Schädigung von Textilien sind die Patienten hinzuweisen.

Spezielle Therapieempfehlungen

Hyperhidrosis axillaris

- *Achselhöhlenhygiene*, auch mit desodorierenden Seifen oder Syndets (z. B. Dermowas, Praecutan, seba med),
- *Kleidung* atmungsaktiv und feuchtigkeitsabsorbierend; keine synthetischen Fasern,
- *Deodoranzien* als Feststift, Rollstift, Spray oder Puder zur Überdeckung des unangenehmen Achselhöhlengeruchs.

- *Antiperspiranzien* auf der Basis von *Anticholinergika* (Hydonan), *Aluminiumsalze* (z. B. Hydonan, Ansudor), *Formalinverbindungen* (z. B. Antihydral). Besonders bewährt hat sich nach unserer Erfahrung die Anwendung von Aluminiumchloridhexahydrat (10–25%) eingedickt mit 1% Methylzellulose (Adulsion 300) über Nacht. Diese Anwendung bietet zugleich eine wirksame Desodorierung durch Beseitigung der für die Geruchsbildung verantwortlichen Hautoberflächenbakterienbesiedlung.
- *Operative Methode*, falls die konservative Behandlung nicht ausreicht.

Hyperhidrosis manuum

- *Antiperspiranzien*. Vorgehen wie bei Hyperhidrosis axillaris. Die Aluminiumchloridhexahydratlösung kann bis auf 30% gesteigert werden. Okklusive Anwendung verbessert die Wirksamkeit.
- *Leitungswasseriontophorese* gilt als Methode der Wahl. Zusätze von Anticholinergica verbessern die Wirkung nicht, sondern führen häufig zu systemischen Nebenwirkungen.
- *Sympathikusblockade* temporär durch Injektion von Anästhetika, permanent durch operative Durchtrennung des Halssympathikus als ultima ratio. Die möglichen Risiken und Nebenwirkungen sind gegen den zu erwartenden Nutzen abzuwägen.
- *Allgemeine Maßnahmen* wie medikamentöse Sedierung mit anticholinergischer Komponente (z. B. Sormodren, Salvysat); auch Versuch mit autogenem Training.

Hyperhidrosis pedum

- *Sorgfältige Fußhygiene*. Häufige Fußwaschungen mit desodorierenden Seifen oder Syndets, täglicher Strumpfwechsel; Strümpfe aus Baumwolle oder Wolle; luftige Schuhe mit Ledersohlen mit täglichem Wechsel und gutem Auslüften des Schuhwerks.
- *Deodoranzien*. Puder (Efasit).
- *Antiperspiranzien* wie bei Hyperhidrosis manuum.
- *Adstringierende Substanzen*. Aldehyde (Formaldehyd, Glutaraldehyd), Säuren (Trichloressigsäure, Gerbsäure) sind teilweise wirksam. Zu beachten sind die relativ hohe Kontaktsensibilisierungsrate gegen Aldehyde und toxikologische Aspekte.
- *Leitungswasser-Iontophorese* wie bei Hyperhidrosis manuum.

Gustatorische Hyperhidrose

Im Gesicht, vorwiegend an Nasenspitze, Nasenflügeln oder Stirn stellt sich beim Genuß bestimmter Speisen (scharf gewürzt, sauer) auffälliges ekkrines Schwitzen ein. Gustatorische Hyperhidrose gilt als Normvariante, kann aber auch als Folge von zentralen oder peripheren Nervenläsionen bei Diabetes mellitus oder nach Sympathektomie auftreten. Sie ist dann aber oft einseitig lokalisiert.

Aurikulotemporales Syndrom
[Frey 1923]

Es ist eine besondere Form der gustatorischen Hyperhidrose. Nach Entzündung oder operativen Eingriffen im Gebiet der Parotis kommt es zum Kurzschluß von sympathischen Nervenfasern, die normalerweise Speicheldrüsen versorgen (N. auriculotemporalis), mit sudomotorischen Fasern ekkriner Schweißdrüsen. Sobald Speichelsekretion auftritt, schwitzen die Patienten an umschriebener Stelle der Wangenhaut. Eine wirksame Behandlung besteht in örtlicher Anwendung von 15- bis 20%igem Aluminiumchloridhexahydrat.

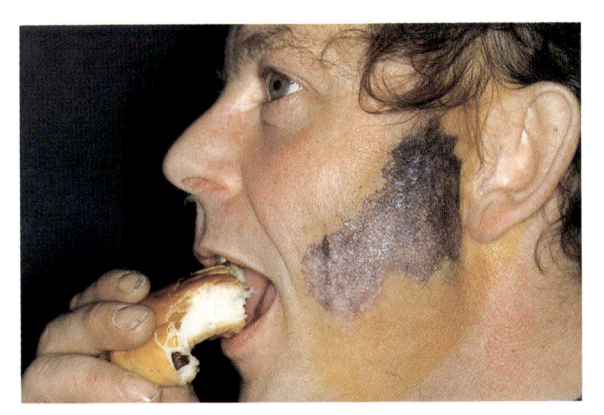

Abb. 30.4. Aurikulotemporales Syndrom. Der Minor-Schwitzversuch zeigt lokalisiertes Schwitzen (violett) beim Essen

Granulosis rubra nasi
[Jadassohn 1901]

Diese nach Touraine unregelmäßig dominant vererbte Hauterkrankung ist sehr selten, findet sich nur bei Kindern und klingt in der Pubertät ab. Es entsteht ein „Schwitznäschen", das nicht nur durch Schweißperlen, sondern auch durch hell- bis dunkelrote spitzkegelige Bläschen und Pusteln gekennzeichnet ist. Die ganze Nase ist bläulich gerötet. Akrozyanose kann assoziiert sein.

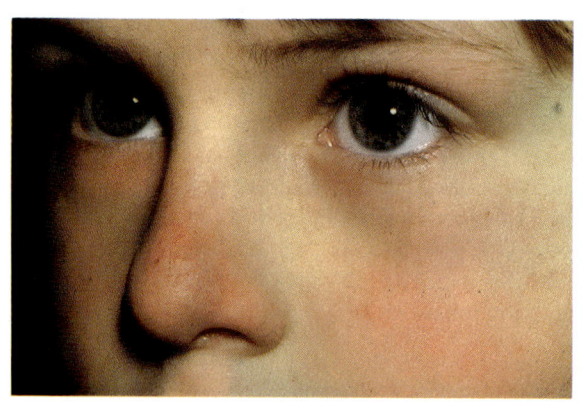

Abb. 30.5. Granulosis rubra nasi

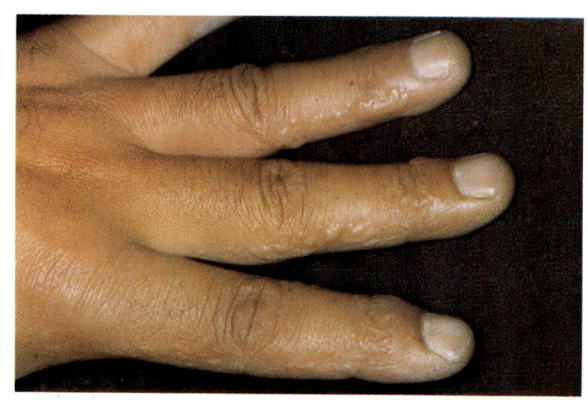

Abb. 30.6. Dyshidrose

Pathogenese. Unbekannt.

Therapie. Nicht notwendig, da die Veränderung mit der Pubertät abheilt.

Dyshidrose
[Fox 1873]

Synonyme. Dyshidrosis, Cheiropompholyx, Podopompholyx

Dieses polyätiologische Krankheitsbild ist oft vergesellschaftet mit Hyperhidrosis manuum et pedum und wurde ursprünglich allein als Funktionsstörung beziehungsweise Erkrankung ekkriner Schweißdrüsen angesehen; daher auch die Krankheitsbezeichnung. Heute wird es den Dermatitis- und Ekzemerkrankungen zugeordnet.

Definition. Häufige, juckende, zu Rezidiven neigende, ausschließlich an Händen und Füßen vorkommende Bläschen- oder Blaseneruptionen, oft verbunden mit Hyperhidrose.

Ätiopathogenese. Diese ist vielgestaltig. Die frühere Annahme, daß es sich um eine Schweißretention in Analogie zur Miliaria rubra handle, ist falsch, denn sorgfältige histologische Untersuchungen haben gezeigt, daß eine spongiotische Dermatitis in schweißdrüsenreicher Region und bei dicker Hornschicht vorliegt. Als Ursachen kommen folgende Faktoren in Betracht:
- *Hyperergische Reaktion.* Als sogenannte Id-Reaktion, d.h. als *Mykid* kommt Dishydrose der Hände bei akuter Exazerbation einer Fußmykose infolge von größerer Antigenresorption vor. In den Hauterscheinungen an den Händen finden sich dann keine Pilze, und die Erscheinungen heilen nach erfolgreicher Behandlung der Fußmykose spontan ab. Auch bei Trichophytie und nach Trichophytininjektion kann es zur „Id-Reaktion" in Form einer Dyshidrose kommen.
- *Konstitutionelle Reaktion.* Dyshidrose tritt nicht selten bei Patienten mit atopischem Ekzem oder anderen Erscheinungsformen der Atopie auf.
- *Medikamentös-allergische Reaktion.* Hier wird die Dyshidrose durch Arzneimittel, z. B. Penizillin, ausgelöst oder unterhalten.
  Auch *nutritive Auslösung* (z. B. Nickel, Paraaminobenzoesäure) bei Sensibilisierten ist möglich.
- *Psychogene Reaktion.* Dyshidrose als Ausdruck emotionaler Streßsituationen kommt vor, sollte aber erst nach sorgfältiger Eliminierung anderer Kausalzusammenhänge diskutiert werden.
- *Genuin.* Die genuine Dyshidrose bleibt ihrer Ursache nach unbekannt.

Klinik. Betroffen sind vorwiegend Menschen im 2. bis 4. Lebensjahrzehnt. Symmetrische Eruption von prallen, oberflächlich oder tiefer gelegenen, unterschiedlich großen Bläschen oder Blasen mit wasserklarem Inhalt auf normaler Haut, an Handinnenflächen und an den Fußsohlen, hier besonders im Fußgewölbe. Prädilektionsstellen an den Händen sind die seitlichen Partien der 2. bis 5. Finger. Initial können die Bläschen kaum wahrnehmbar sein oder liegen schrotkugelartig tastbar in der Haut. Die Veränderungen können sich schubweise über einen längeren Zeitraum hinziehen und werden besonders bei Patienten beobachtet, die emotionell und bei Wärme viel schwitzen. Aus diesem Grunde findet sich die Dyshidrose häufiger in der warmen Jahreszeit.

Histopathologie. Das feingewebliche Substrat entspricht dem einer allergischen Kontaktdermatitis. Spongiotische intraepidermale Bläschen, gelegentlich auch in den Akrosyringien. Perivaskuläre vorwiegend lymphozytäre Infiltrate im Stratum papillare und Stratum reticulare mit Exoserose und Exozytose.

Symptome. Juckende spannende Bläschen an Händen und Füßen.

Verlauf. Dyshidrose kann abortiv, besonders schwer unter Entwicklung großer konfluierender Blasen oder mit bakterieller oder mykotischer Sekundärinfektion, aber auch mit sekundärer Ekzematisation verlaufen.

Cheiropompholyx und Podopompholyx

[Hutchinson 1876]

Diese sind Maximalvarianten der Dyshidrose an Handflächen (Cheiropompholyx) oder Fußsohlen (Podopompholyx). Es treten bis zu kirschgroße Blasen auf, die konfluieren. Die Handinnenflächen oder Fußsohlen sind dann von prall gespannten Blasen überzogen und geschwollen. Drei Komplikationen können sich auf dieser ausgedehnten Blaseneruption, seltener auch auf den kleinen Bläschen der sehr viel leichter verlaufenden Dyshidrose entwickeln:

Bakterielle Sekundärinfektion. Der Bläscheninhalt trübt sich eitrig, entzündliche Reaktionen treten hinzu. Rasch schwellen Hände oder/und Füße an; es folgen Lymphangitis mit schmerzhafter Lymphadenitis und Sepsisgefahr.
Mykotische Sekundärinfektion. Bei wiederholten Dyshidroseschüben können Dermatophyten oder Hefepilze in Erosionen oder mazerierte Haut eindringen. Der Verlauf ist weniger stürmisch.
Ekzematisation und dyshidrotisches Ekzem. Erosionen abheilender Bläschen und Blasen erleichtern die Kontaktsensibilisierung. In typischer Lokalisation entwickelt sich im Anschluß an dyshidrotische Eruptionen ein allergisches dyshidrotisches Ekzem. Auch hier können bakterielle und mykotische Sekundärinfektionen komplizierend hinzutreten.

Dyshidrosis lamellosa sicca

Synonym. Exfoliatio manuum areata

Bei geringfügigen, oft vom Patienten unbemerkten Dyshidroseeruptionen trocknen die kleinen Bläschen rasch ein. Es kommt an vielen Stellen zu einer typischen, trockenen halskrausenartigen Schuppung, die das klinische Bild prägt. Häufig liegt eine atopische Diathese vor.

Differentialdiagnose. Bei dyshidrosiformer Kontaktdermatitis entwickeln sich die Bläschen auf der

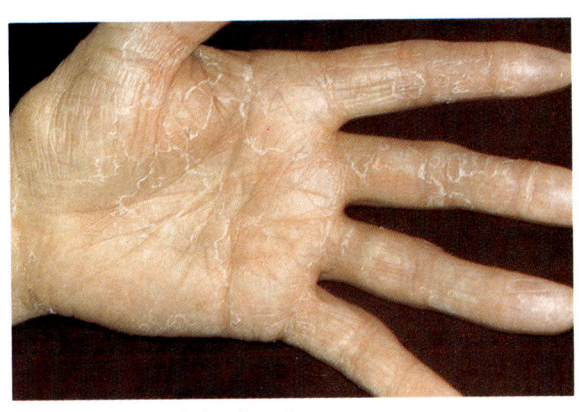

Abb. 30.7. Dyshidrosis lamellosa sicca

Grundlage eines entzündlichen Erythems, und die Erscheinungen können auf Unterarm und Beine übergreifen. Die dyshidrosiforme Epidermophytie bevorzugt die Fußgewölbe; der Pilznachweis ist positiv.

Therapie. Soweit möglich, ist ätiologisch orientierte Behandlung anzustreben.
Innerlich. Ein rasches Abfangen der dyshidrosiformen Eruption gelingt meist mit einer kurzfristigen oralen Gabe von Glukokortikoiden über einige Tage bis zu 2–3 Wochen; Beginn etwa mit 30–60 mg Prednisolon tgl. (z. B. Decortin-H, Deltacortril, Scherisolon, oder 24–40 mg/Tag Methylprednisolon (z. B. Urbason). Rezidive sind nicht selten. Psychopharmaka wie Opipramol (Insidon) oder Kombinationspräparate aus Belladonna, Ergotamin und Phenobarbital (z. B. Bellergal) können als vegetativ-sedierende Maßnahmen versucht werden. Bakterielle Sekundärinfektion verlangt Bettruhe mit Hochlagerung der erkrankten Extremitäten, feuchte antiseptische Umschläge und Breitbandantibiotika oral, möglichst nach Antibiogramm. Mykotische Sekundärinfektion wird wie eine Pilzerkrankung, das dyshidrotische Ekzem wie ein chronisches Ekzem behandelt.
Äußerlich. Austrocknende Maßnahmen durch Trockenpinselungen mit Lotio zinci spirituosa, Bäder mit Gerbstoffzusätzen (Tannolact, Tannosynt, Salhumin) oder Anwendung von Pasta exsiccans DRF. Glukokortikoide als Lotion oder Creme (keine Salbe!), evtl. mit Lotio zinci abdecken. Bei stärkerer Blaseneruption feuchte Verbände mit physiologischer Kochsalzlösung oder antiseptischen Lösungen aus Chinolinol (z. B. Chinosol), oder Polyvidonjodkomplex (Betaisodona, Braunol, Braunoderm) bis zur Epithelisierung der Erosionen, danach Creme oder weiche Pasten mit antiseptischen Zusätzen, z. B. Vioform (0,5 %) in weicher Zinkpaste.

Hypohidrose

Gegenüber der Norm verminderte Schweißsekretion findet sich bei:
- Endokrinologischen Erkrankungen (Morbus Addison, Myxödem, Diabetes insipidus, Kachexie), Niereninsuffizienz,
- Läsionen des zentralen oder peripheren Nervensystems (Ross-Syndrom, Horner-Syndrom, multiple Sklerose, Querschnittslähmung, Polyneuritis durch Alkoholismus oder Diabetes mellitus, Lepra),
- Mechanischer Verlegung der Akrosyringien bei entzündlichen Dermatosen (Psoriasis, Pemphigus, Erythrodermien verschiedener Genese, atopisches Ekzem, Tinea corporis, Miliaria),
- Genodermatosen (Ichthyosen),
- Arzneimittel (Atebrin, durch irreversible Schädigung der Schweißdrüsenazini),
- Exsikkation (Diarrhö, Fasten, Erbrechen).

Ross-Syndrom
[Ross 1958]

Symptomkomplex aus unilateraler tonischer Pupille und Areflexie (*Holmes-Adie-Syndrom*) mit einer segmentalen progressiven Hypohidrosis. Häufig werden als zusätzliche autonomische Dysfunktionen orthostatische Hypotension, Herzpalpitation, vagovasale Synkopen, Dyspnoe, Kopfschmerz, Refluxösophagitis, irritables Kolon und psychiatrische Veränderungen gefunden. Die Pathogenese ist unklar; angenommen wird eine Neuropathia multiplex des autonomen Nervensystems. Die fortschreitende segmentale Hypohidrosis wird von den Patienten meist nicht wahrgenommen. Erst das Restschwitzen an wenigen intakt gebliebenen dermalen Segmenten führt zur kompensatorischen Hyperhidrose, die der Patient als störend empfindet. Symptomatische Behandlung durch eine modifizierte Leitungswasseriontophorese ist in ausgewählten Fällen möglich.

Anhidrose

Im engeren Sinne wird darunter fehlende Schweißsekretion verstanden, wie sie beispielsweise bei ektodermaler Dysplasie vorkommt.

Anhidrosis hypotrichotica
[Christ 1913]

Synonyme. Ektodermale Polydysplasie, anhidrotische Ektodermaldysplasie

Bei der X-chromosomal intermediär oder auch autosomal-dominant vererbten Erkrankung fehlen ekkrine Schweißdrüsen. Die apokrinen Schweißdrüsen, wie auch die Schleimdrüsen des oberen Nasen-Rachen-Raumes, sind reduziert. Dadurch entstehen Conjunctivitis-, Pharyngitis- und Rhinitis sicca (Ozäna). Hinzu kommen Hypotrichose und Zahnanomalien (Hypo- oder Anodontie). Wegen fehlender Schweißsekretion fehlt der wesentliche Faktor für die Thermoregulation. Die Patienten sind extrem hitzeintolerant; im Sommer sind sie oft arbeitsunfähig durch Hitzestauung mit Fieber, Tachykardie, Hyperpnoe und Kollapsneigung. Assoziierte Symptome sind Quadratschädel mit Olympierstirn, Hypertelorismus mit Sattelnase, Satyrohren, plumpes Kinn und plumpe Lippen sowie Störungen im Zentralnervensystem. Die Haut schuppt ichthyosiform, ist dünn, trocken und besonders im Gesicht von Teleangiektasien durchsetzt.

Differentialdiagnose. Hidrotische ektodermale Dysplasie. Progerie und kongenitale Poikilodermien.

Therapie. Nur symptomatisch: Thermoregulation und Hautpflege.

Miliaria

Synonyme. Sudamen (Hebra), Schweißfrieseln, Hitzeblattern, Dermatitis hidrotica, Hidroa (Hippokrates)

Definition. Durch Verlegung der Schweißdrüsenausführungsgänge verursachte Schweißretention mit winzigen, oft juckenden Bläschen oder Papeln, besonders ausgelöst durch Thermostimulation.

Epidemiologie. Häufige Erkrankung in den Tropen, besonders bei nicht akklimatisierten Menschen („tropical anhidrotic asthenia"), gleich häufig bei beiden Geschlechtern. Durch enganliegende, die Verdunstung behindernde Kleidung tritt Miliaria auch in unseren Breiten während der Sommermonate auf, nicht selten bei Säuglingen.

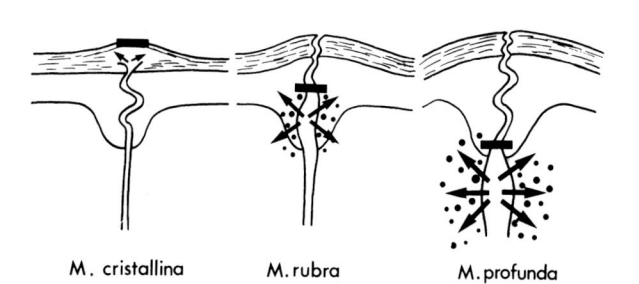

M. cristallina   M. rubra   M. profunda

Abb. 30.8. Formale Pathogenese der Miliaria

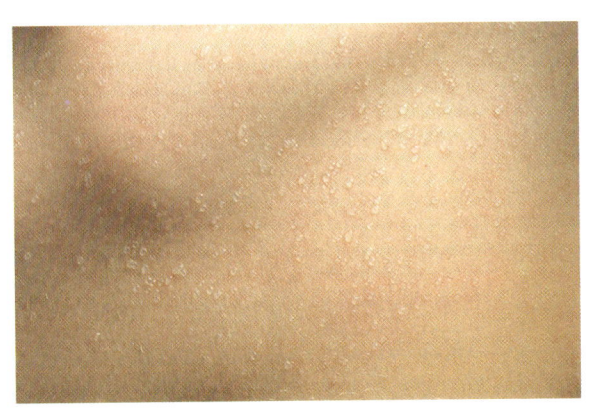

Abb. 30.9. Miliaria cristallina

Pathogenese. Mechanischer Verschluß der Ausführungsgänge ekkriner Schweißdrüsen. Je nach Lokalisation des Verschlusses werden verschiedene Formen der Miliaria unterschieden:

Miliaria cristallina

Synonym. Sudamina [Robinson 1884]

Pathogenese. Der Verschluß liegt innerhalb der Hornschicht und kann hervorgerufen werden durch:
- Starkes Schwitzen.
- Entzündliche Dermatosen mit parakeratotischer Verhornung (Dermatitis solaris, Kontaktdermatitis). Der intrakorneal gelegene Teil des Ausführungsgangs wird verlegt.
- Eiweißfällende Externa, die durch Denaturierung des Keratins der oberflächlich gelegenen Hornzellagen zu einer Verödung des Schweißdrüsenporus führen (Anwendung von Formalin, Glutaraldehyd oder Trichloressigsäure). Dieses Prinzip wird bei der Behandlung der Hyperhidrose teilweise zugrunde gelegt.

Klinik. Die Dermatose wird wegen der Flüchtigkeit ihrer Hauterscheinungen nur selten gesehen. Starke Schweißausbrüche bei zu warm bekleideten Säuglingen, fieberhafte Infektionskrankheiten oder Schwitzkuren (Sauna, Sonne) können sie auslösen.
Vor allem am Rumpf finden sich ohne entzündliche Veränderungen disseminiert kleinste bis stecknadelkopfgroße, wasserhelle pralle Bläschen mit äußerst dünner Decke. Die Bläschen platzen spontan oder beim Wegwischen mit dem Finger. Miliaria cristallina wirkt wie Schweißtröpfchen auf der Haut. Eine feine Desquamation kann folgen. Die Eruption dauert gewöhnlich nur einige Stunden und juckt nicht.

Therapie. Vermeidung von starkem Schwitzen; luftige Kleidung, Zinkschüttelmixtur (Lotio zinci spirituosa).

Miliaria rubra und Miliaria profunda

Synonyme. Roter Hund, Lichen tropicus, prickly heat

Pathogenese. Der Verschluß liegt bei *Miliaria rubra* im Akrosyringium, d.h. in der Epidermis, bei *Miliaria profunda* im distalen, gestreckt verlaufenden dermalen Anteil des Ausführungsganges oder am Übergang in die Epidermis. Durch die Sekretretention kommt es zum Austritt von Schweiß in das Interstitium, möglicherweise auch zur Ruptur des Ausführungsgangs und nachfolgend zur entzündlichen Reaktion.
Diese spezifische Schädigung des Akrosyringiums ist möglich durch:
- Tropische Hitze mit hoher Luftfeuchtigkeit. Hierdurch kommt es zur Quellung der Hornschicht und Schweißretention im tieferen ekkrinen Schweißdrüsenausführungsbereich.
- Bakterientoxine. Starkes Schwitzen und enganliegende feuchte Kleidung führen zu einer starken Vermehrung der Hautoberflächenbakterien. Möglicherweise bewirken Bakterientoxine eine Schädigung des Akrosyringiums mit Einwanderung von Leukozyten und einer nachfolgenden Entzündungsreaktion, die zur Verlegung des Akrosyringiums führt.
- Metallsalze, toxische Detergenzien und starker Ionenfluß bei Iontophorese im Rahmen experimenteller Modelle.

Klinik. Die Erkrankung wird vorwiegend in den Tropen beobachtet, wo längerer Aufenthalt in feuchtwarmer Umgebung die Voraussetzung für ihre Entstehung gibt. Bei uns findet sie sich nur bei Menschen, die in feucht-heißem Milieu arbeiten, oder bei Adipösen mit Belastungshyperhidrose. Säuglinge können

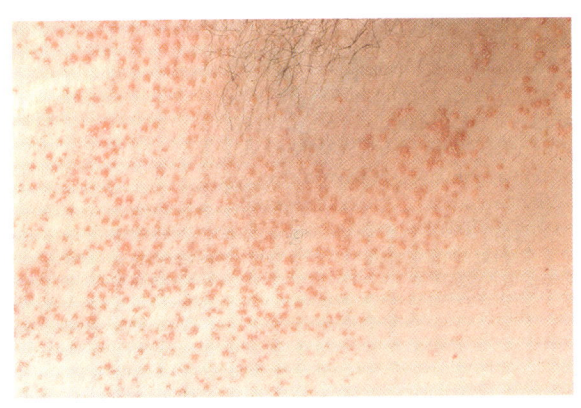

Abb. 30.10. Miliaria rubra

im Windelbereich oder am Rücken überhitzt sein und ebenfalls an Schweißfrieseln erkranken.

An bedeckten Körperarealen, vorzugsweise am Rumpf und stets unter Freibleiben von Gesicht, Handflächen und Fußsohlen, entwickelt sich eine meist symmetrische Aussaat kleinster, intensiv roter, punktförmiger Flecken oder Knötchen, auf denen sich erst sekundär Bläschen entwickeln können. Dichtstehende Effloreszenzen können besonders in intertriginösen Bereichen zusammenfließen und infolge von Impetiginisierung zu ausgedehnten nässenden Flächen mit bakteriell bedingter Pustulation führen. Subjektiv besteht Juckreiz, Prickeln oder Brennen.

Histopathologie. Intra- oder subepidermale Bläschen mit entzündlichem Infiltrat um die Schweißdrüsenausführungsgänge.

Verlauf. Bei Reisenden in tropische Gebiete entwickelt sich erst innerhalb von Tagen und Wochen eine Miliaria rubra. Ist sie ausgedehnt, entstehen infolge der damit verbundenen Anhidrose durch Schweißretention thermoregulatorische Probleme mit ausgeprägter Hitzeintoleranz, die bis zum Hitzschlag gehen kann (tropical anhidrotic asthenia).

Differentialdiagnose. Folliluläres Ekzem, follikuläre Arzneimittelreaktion. Miliaria ist jedoch nicht follikelgebunden.

Therapie. Vermeiden von starkem Schwitzen durch Aufenthalt in klimatisierten Räumen und Tragen leichter Kleidung; Trockenpinselungen (Lotio zinci spirituosa) oder Puder. Wenn nötig, antimikrobielle Lokaltherapie zur Vermeidung von Impetiginisierung und zur Dezimierung der möglicherweise verursachenden bakteriellen Hautflora.

Weiterführende Literatur

Allgemein
Christophers E, Plewig G (1973) Formation of the acrosyringium. Arch Dermatol 107:378–382
Kuno Y (1956) Human perspiration. Thomas, Springfield
Pinkus H (1939) Notes on the anatomy and pathology of the skin appendages. I. The wall of the intra-epidermal part of the sweat duct. J Invest Dermatol 2:175–186
Sato KT (1989) Biology of sweat glands and their disorders. I. Normal sweat gland function. J Am Acad Dermatol 20:537–563
Watanabe S, Ichikawa E, Takanashi S (1993) Immunohistochemical localization of cytokeratins in normal eccrine glands, with monoclonal antibodies in routinely processed, formalin-fixed, paraffin-embedded sections. J Am Acad Dermatol 28:203–212

Hyperhidrosis
Chan P, Kao GF, Pierson DL et al. (1985) Episodic hyperhidrosis on the dorsum of hands. J Am Acad Dermatol 12:937–942
Edmondson RA, Banerjee AK, Rennie JA (1992) Endoscopic transthoracic sympathectomy in the treatment of hyperhidrosis. Ann Surg 215:289–293
Hölzle E (1983) Pathophysiologische Aspekte und klinische Erscheinungsbilder der Hyperhidrosis. Hautarzt 34:596–604
Hölzle E (1984) Therapie der Hyperhidrosis. Hautarzt 35:7–15
Hölzle E, Alberti N (1987) Long-term efficacy and side effects of tap water iontophoresis of palmoplantar hyperhidrosis – the usefulness of home therapy. Dermatologica 175:126–135
Hölzle E, Kligman AM (1979) Mechanism of antiperspirant action of aluminum salts. J Soc Cosmet Chem 30:279–295
Hölzle E, Neubert U (1982) Antimicrobial effects of antiperspirant formulation containing aqueous aluminum chloride hexahydrate. Arch Dermatol Res 272:321–329
Hölzle E, Pauli M, Braun-Falco O (1984) Leitungswasser-Iontophorese zur Behandlung von Hyperhidrosis manuum et pedum. Hautarzt 35:142–147
Hurley HJ, Shelley WB (1966) Axillary hyperhidrosis. Clinical features and local surgical management. Br J Dermatol 78:127–140
James WD, Schoomaker EB, Rodman OG (1987) Emotional eccrine sweating. A heritable disorder. Arch Dermatol 123:925–929
Jensen O, Nielsen E (1979) "Ruster". The corrosive action of palmar sweat. II. Physical and chemical factors in palmar hyperhidrosis. Acta Derm Venereol (Stockh) 59:139–143
Levit F (1968) Simple device for treatment of hyperhidrosis by iontophoresis. Arch Dermatol 98:505–507
Reinauer S, Schauf G, Hubert M, Hölzle E (1992) Wirkungsmechanismus der Leitungswasser-Iontophorese: Funktionelle Störung des sekretorischen Epithels. Z Hautkr 67:622–626
Sato K, Kang WH, Saga K, Sato KT (1989) Biology of sweat glands and their disorders. II. Disorders of sweat gland function. J Am Acad Dermatol 20:713–726
Skoog T, Thyresson N (1962) Hyperhidrosis of the axillae. A method of surgical treatment. Acta Chir Scand 124:531–538
Sloan JB, Soltani K (1986) Iontophoresis in dermatology. A review. J Am Acad Dermatol 15:671–684
Stolman LP (1987) Treatment of excess sweating of the palms by iontophoresis. Arch Dermatol 123:893–896
Watkins PJ (1973) Facial sweating after food: a new sign of diabetic autonomic neuropathy. B Med J 1:583–587

Aurikulotemporales Syndrom
Frey L (1923) Le syndrome du nerf auriculo-temporal. Rev Neurol (Paris) 2:98–104
Hüttenbrink KB (1986) Die Therapie des gustatorischen Schwitzens nach Parotidektomie. Laryngol Rhinol Otol 65:135–137

Ross-Syndrom
Reinauer S, Schauf G, Hölzle E (1993) Ross syndrome: treatment of segmental compensatory hyperhidrosis by a modified iontophoretic device. J Am Acad Dermatol 28:308–312

Ross AT (1958) Progressive selective sudomotor denervation. Neurol 8:808–817

Dyshidrosis
Kutzer H, Wurzel RM, Wolff HH (1986) Are acrosyringia involved in the pathogenesis of "dishydrosis?" Am J Dermatopathol 8:109–116

Lodi A, Betti R, Chiarelli G et al. (1992) Epidemiological, clinical and allergological observations on pompholyx. Contact Dermatitis 26:17–21

Anhidrosis
Sato K, Chan WH, Saga et al. (1989) Biology of sweat glands and their disorders. II. Disorders of sweat gland function. J Am Acad Dermatol 20:713–726

Miliaria
Dobson RL, Lobitz WC Jr (1957) Some histochemical observations on the human eccrine sweat glands. II. The pathogenesis of miliaria. Arch Dermatol 75:653–666

Hölzle E, Kligman AM (1978) The pathogenesis of miliaria rubra. Role of the resident microflora. Br J Dermatol 99:117–137

Robinson AF (1884) Miliaria and sudamina. J Cutan Venereol Dis 2:362–365

Shelley WB, Horvath PN (1950) Experimental miliaria in man. II. Production of sweat retention, anhidrosis and miliaria crystallina by various kinds of injury. J Invest Dermatol 14:9–20

Shelley WB, Horvath PN (1950) Experimental miliaria in man. III. Production of miliaria rubra (prickly heat). J Invest Dermatol 14:193–204

Sulzberger MB, Emik LO (1946) Studies on prickly heat. I. Clinical and statistical findings. J Invest Dermatol 7:53–59

Sulzberger MB, Griffin TB (1969) Induced miliaria, postmiliarial hypohidrosis, and some potential sequelae. Arch Dermatol 99:145–151

Sulzberger MB, Griffin TB, Wiley HS (1967) Miliaria and anhidrosis. I. Experimental production in volunteers. Dermatologica 135:414–420

Kapitel 31 Erkrankungen der Haare

Inhaltsverzeichnis

Entwicklung und Aufbau des Haares 992
   Morphologie und Chemie des Haares 993
   Haartypen 993
   Hormonelle Beeinflussung des Haarwachstums . . . 993
   Wachstum des Haares 995
      Haarzyklus 995
Veränderungen der Struktur des Haarschaftes 996
   Haarschäden durch kosmetische Maßnahmen . . . 996
   Haarverformung 997
   Diagnostik von exogenen Haarstrukturveränderungen 997
   Angeborene und erworbene Haarstrukturveränderungen 997
   Periodisch auftretende Störungen des
      Haarwachstums 997
      Pili anulati 997
      Pili torti 998
      Monilethrix 999
      Pseudomonilethrix 1000
      Wollhaare 1000
      Wollhaarnävus 1000
   Symptom der unkämmbaren Haare:
      Pili canaliculi 1000
   Haarschaftveränderungen mit Brüchen:
      Trichoklasien 1001
      Trichorrhexis nodosa 1001
      Trichorrhexis invaginata 1001
      Trichoschisis 1001
      Trichonodosis 1001
      Trichoptilosis 1002
      Trichothiodystrophie 1002
      Trichothiodystrophie als Teil von Syndromen . . 1002
   Haarschaftveränderungen bei weiteren
      Stoffwechselstörungen 1002
      Pili recurvati 1002
      Rollhaare 1002
Veränderungen der Haarfarbe 1003
   Heterochromie 1003
   Albinismus 1003
   Poliose 1003
   Canities 1003
   Exogene Heterochromien 1004
Veränderung der Haardichte 1004
   Hypertrichosen 1005
   Hirsutismus 1006
Alopezien 1008
   Alopezie vom Spättyp 1009
   Alopezie vom Frühtyp 1009
   Irreversible Alopezien 1010
   Kongenitale Alopezien und Hypotrichosen . . . 1010
   Atrichie 1010
   Alopecia triangularis congenitalis 1010
   Hypotrichose 1010
   Narbige Alopezien 1010
   Atrophierende Alopezien 1011
   Pseudopelade 1011
   Pseudopeladezustand 1013
   Alopezien durch Druck und Zug 1013
   Alopecia androgenetica des Mannes 1013
   Alopecia androgenetica der Frau 1015
Reversible Alopezien 1017
   Symptomatische diffuse Alopezien 1018
Reversible zirkumskripte Alopezien 1020
   Syndrom der leicht ausziehbaren Haare 1020
   Trichotillomanie 1021
   Trichotemnomanie 1021
   Zirkumskripte postinfektiöse Alopezie 1021
   Zirkumskripte entzündliche Alopezie 1021
   Alopecia areata 1022
Weiterführende Literatur 1026

Die Behaarung des Menschen hat keine wesentliche biologische Funktion zu erfüllen. Allerdings schützt sie am Kopf gegen Sonnenstrahlen, dient der Berührungssensibilität und isoliert in geringem Ausmaß gegen Wärme und Kälte. Das Kopf- und Körperhaar hat große Bedeutung für das Aussehen des Menschen. Deswegen sind Störungen, die sich als veränderte *Haarfarbe, Haardichte* oder *Haarstruktur* äußern können, nicht selten Anlaß zum Arztbesuch. Eine von der Norm abweichende Behaarung kann zwischenmenschliche Beziehungen beeinträchtigen und zu erheblicher seelischer Belastung führen.

Entwicklung und Aufbau des Haares

In der 9. Embryonalwoche sprossen aus der Basalschicht der Epidermis Epithelzellen als primitive Haarkeime in die Tiefe; ihnen entgegen verdichtet sich das Bindegewebe mit Mesenchymzellen und Fibroblasten zur Haarpapille. Wechselwirkungen zwischen mesenchymalem und ektodermalem Gewebe sind von ausschlaggebender Bedeutung für die embryonale Entwicklung des Haarfollikels. Der Epithelstrang erreicht die Papille und verdickt sich zum Bulbus, der die Papille nunmehr umschließt. Gleichzeitig entstehen die Talgdrüsen und der Musculus arrector pili. Eine Neubildung von Follikeln findet nach der Geburt nicht mehr statt.

Der voll entwickelte Haarfollikel vereint demnach epitheliale und bindegewebige Anteile. Letztere sind die der Ernährung dienende, Gefäße und Nerven führende, mit den Funktionsstadien des Haarwachstums sich verändernde dermale Papille und die außen gelegene bindegewebige Wurzelscheide.

Die Papille und die bindegewebige Hülle bilden eine funktionelle Einheit, welche in Interaktion mit den epithelialen Zellverbänden des Haarfollikels treten. Die Zellen der Haarpapille kontrollieren die Proliferation und Differenzierung der epithelialen Anteile. Zerstörung der Papille führt zum irreversiblen Verlust des Haars. Der wichtigste epitheliale Teil des Follikels ist die der Papille anliegende Haarmatrix. In ihr entstehen durch Verhornung gleichzeitig die drei Anteile des Haarschaftes: Mark, Rinde und Kutikula sowie die innere Wurzelscheide. Sie enthält außerdem Melanozyten, die das Haarpigment liefern. Die Bildung des Haares kann als Sekretion einer holokrinen Drüse aufgefaßt werden. Ein weiterer epithelialer Anteil des Follikels ist der von der Epidermis in die Tiefe führende Haarkanal, der das gebildete Haar umschließt. Er führt das mehrschichtige verhornende Plattenepithel der Oberfläche modifiziert fort.

Morphologie und Chemie des Haares

Morphologisch werden am Haar die im Follikel steckende Haarwurzel und der frei über die Hautoberfläche ragende Haarschaft unterschieden. Im Haarschaft findet sich bei dickeren Haaren das Mark (Medulla), das aus großen polygonalen Zellen besteht und bei dünneren Haaren und bei kindlichem Haar fehlt. Umgeben ist das Mark von der Haarrinde (Kortex) aus längsgerichteten, spindeligen, pigmenthaltigen, verhornten Zellen. Außen liegt die Kutikula, die aus einander regelmäßig dachziegelartig oder wie die Schuppen eines Tannenzapfens überdeckenden, etwa 0,4 mm dicken, flachen, gewölbten, den Haarumfang umfassenden Hornzellen besteht.

Chemisch besteht das Haar aus dem Skleroprotein Keratin, das im Vergleich zum Keratin der Hornschicht der Haut einen besonders hohen Zystingehalt von 20% besitzt. Die kettenförmigen Keratinmoleküle sind in sich und parallel miteinander durch zahlreiche Disulfidbrücken, Salz- und Wasserstoffbindungen verbunden und gewinnen dadurch hohe mechanische und chemische Festigkeit. Ultrastrukturell erkennt man im Haarkortex längsgerichtete, durch eine osmiophile Kittsubstanz zusammengehaltene Keratinfilamente von 8 nm Durchmesser, die kabelstrangartig zu Fibrillen und Fibrillenbündeln geordnet sind. Die dünneren Keratinfilamente der Kutikulazellen sind dagegen unregelmäßig gewunden angeordnet.

Haartypen

Das fetale *Lanugohaar* (Flaumhaar) wird vor der Geburt durch das feine und nichtpigmentierte *Vellushaar* (Wollhaar) ersetzt. Mit der Pubertät entwickelt sich unter hormonellem Einfluß das dickere, oft markhaltige und stärker pigmentierte *Terminalhaar* am Kapillitium und in den übrigen Körperregionen.

Hormonelle Beeinflussung des Haarwachstums

Die Tatsache, daß derselbe Haarfollikel in der Fetalzeit ein Lanugohaar, in der frühen Kindheit ein Wollhaar (Vellushaar), im Erwachsenenalter ein Terminalhaar und besonders bei männlicher Glatzenbildung im Verlauf des weiteren Lebens wiederum im Sinne einer regressiven Metamorphose ein Vellushaar bildet, läßt erkennen, daß die Haarfollikel neben genetischen auch hormonellen Einflüssen unterliegen. Androgene spielen für die Entwicklung des Behaarungsmusters eine wesentliche Rolle. Drei Haartypen können unterschieden werden:

Sexualhaar. Dieses ist in seinem Wachstum abhängig von Androgenkonzentrationen im Plasma, wie sie beim Mann vorkommen. Sexualhaare sind die Barthaare, die Haare im oberen Pubesdreieck bis zum Nabel und die Ohrhaare.

Ambisexualhaar. Hier ist das Wachstum abhängig von Androgenkonzentrationen im Plasma, wie sie normalerweise auch bei der erwachsenen Frau vorkommen.

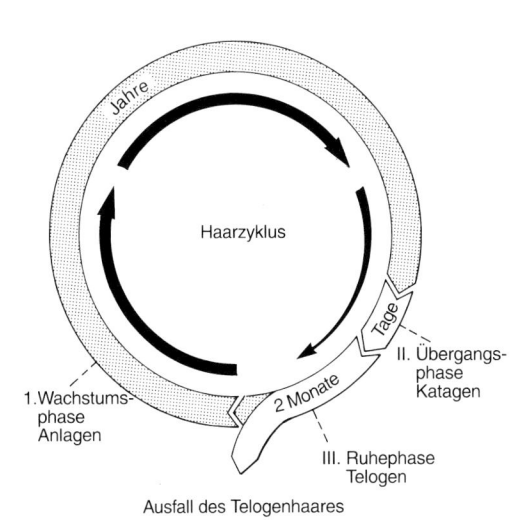

Abb. 31.1. Haarzyklus des Kopfhaares beim Menschen

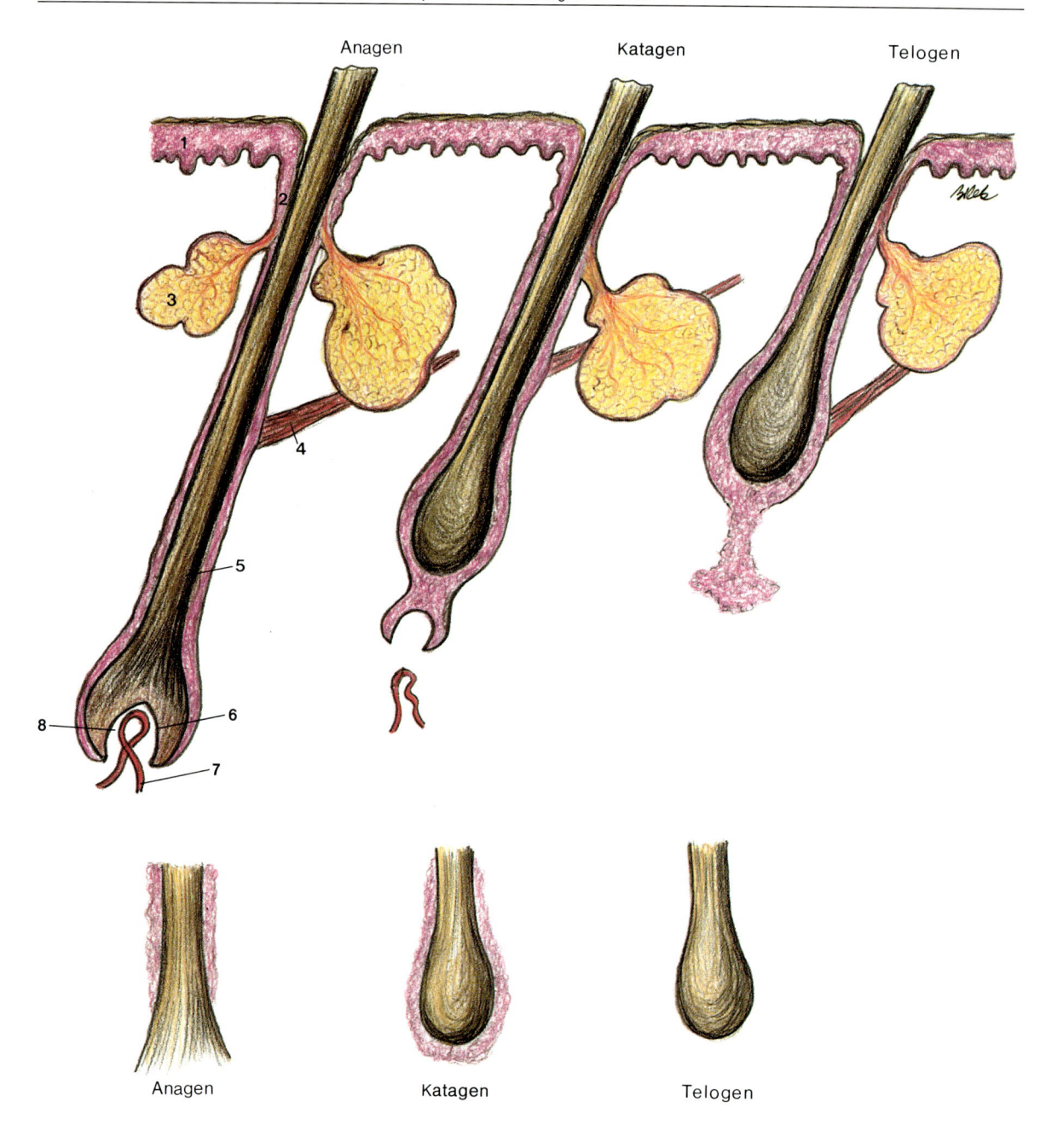

Abb. 31.2. *Oben:* Haarfollikel im histologischen Schnitt. *1* Epidermis, *2* Infundibulum, *3* Talgdrüsenazini, *4* M. arrector pili, *5* Haarschaft, *6* Haarmatrix, *7* Blutgefäße, *8* Haarpapille. *Unten:* Haarwurzelformen im Trichogramm

Ambisexualhaare sind die Haare in den Axillen und im unteren Pubesdreieck.
Nichtsexualhaar. Es steht nicht unter androgener Stimulation. Hierzu gehören die Augenbrauen und -wimpern.
Das Androgen Testosteron wird in den Testes des Mannes, in den Nebennieren, Ovarien und im subkutanen Fettgewebe der Frau gebildet; es kann auch exogen zugeführt werden. Es wird im Blut an ein spezielles Globulin gebunden transportiert. Am Wirkort, beispielsweise in der Haarmatrix, wird es intrazellulär durch 5-α-Reduktase in Dihydrotestosteron umgewandelt und über einen zytoplasmatischen Rezeptor in den Kern transportiert. Der Rezeptor bindet sich an DNS und bewirkt über die Induktion von Messenger-RNS die Synthese der speziellen Proteine.
Androgene sind für die regressive Metamorphose der Haarfollikel bei androgenetischer Alopezie des Mannes und der Frau mitverantwortlich.

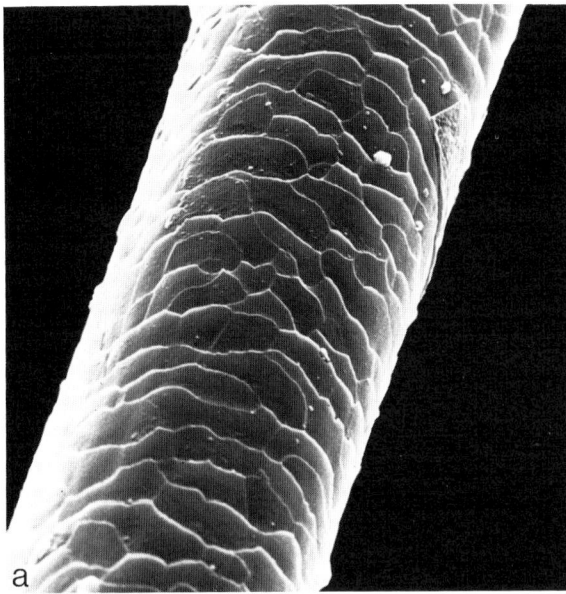

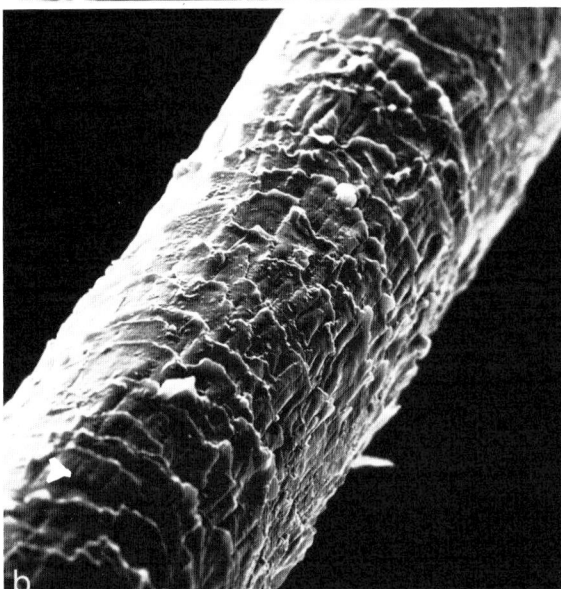

Abb. 31.3 a, b. Haarkutikula im Elektronenmikroskop. **a** Normales Haar, **b** Dauerwellenschaden (Vergrößerung 600:1)

Wachstum des Haares

Haarzyklus

Das Haar wächst nicht kontinuierlich, etwa wie der Fingernagel, sondern jeder Follikel unterliegt asynchron zu den Nachbarfollikeln einem zyklischen Rhythmus von Wachstums- und Ruhephasen.
Am Ende jeder Ruhephase fällt das betreffende Haar aus, und eine neue Wachstumsphase mit Bildung eines neuen Haares setzt ein. Das Haarwachstum unterliegt zudem jahreszeitlichen Schwankungen.

Der Haarzyklus wird in folgende Phasen untergliedert:
- Anagen- oder Wachstumsphase
- Katagen- oder Übergangsphase
- Telogen- oder Ruhephase

Anagen- oder Wachstumsphase. Die Haarwurzel des voll ausgebildeten Follikels steht tief im Korium oder oben im subkutanen Fettgewebe. Aus dem kontinuierlichen Strom der mitotisch hochaktiven Haarmatrixzellen - jede Zelle tritt etwa alle 24 h in eine neue Mitose ein - gehen das Haar mit Mark, Rinde und Kutikula sowie die innere Wurzelscheide hervor. Letztere wird hyalinisiert und löst sich in Höhe der Talgdrüsenmündung auf. Das wachsende (Anagen-) Haar ist fest mit der Haarwurzel verbunden; es fällt nicht von selbst aus und kann nur unter einem distinkten Schmerz ausgezogen werden. Die Anagenphase, in der das menschliche Kopfhaar etwa 0,35 mm täglich wächst, dauert etwa 3-6 Jahre.

Katagen- oder Übergangsphase. Sie dauert nur wenige Tage und umfaßt die morphologischen Umbauvorgänge zur nachfolgenden Telogenphase. Die Mitosen hören plötzlich auf, der Bulbus verhornt bis auf eine kleine Gruppe undifferenzierter Epithelzellen und rückt gegen die Hautoberfläche vor.

Telogen- oder Ruhephase. Während dieser Phase steht der Follikel kurz unter der Talgdrüsenmündung und enthält ein an seinem Ende kolbenförmig aufgetriebenes Kolbenhaar, das von einem epithelialen Sack umgeben ist. Die Telogenphase dauert beim menschlichen Kopfhaar 3-4 Monate. Mit Beginn eines neuen Haarzyklus rückt der betreffende Haarfollikel wieder tiefer ins Korium, baut aus einem Strang undifferenzierter Stammzellen eine neue zwiebelartige Haarwurzel auf und bildet ein neues Haar.
Diese Stammzellen sind nicht im Bereich der Matrix des Haarbulbus lokalisiert, sondern distal im Bereich der äußeren Haarwurzelscheide auf der Höhe der Ansatzstelle des Haarbalgmuskels (bulge). Die bulge-activation-Hypothese besagt, daß diese Zellen keiner zyklischen Involution im Rahmen des Haarzyklus unterliegen und die Keratinozyten unterhalb dieser Region in der Katagen- und Telogenphase untergehen.
Das Kolbenhaar kann schmerzlos ausgezogen werden; am Ende der Telogenphase fällt es von selbst aus oder wird ausgekämmt. Die Haare, die physiologischerweise ausgekämmt werden, sind also stets Kolbenhaare. Die Steuerung des Haarzyklus ist für jeden einzelnen Follikel jedes Individuums und jeder Körperregion genetisch determiniert. Bei Transplantation von Follikeln aus einer Körperregion in eine andere (z.B. vom behaarten Hinterkopf in die Frontalregion einer männlichen Glatze) bleibt der ursprüngliche Rhythmus erhalten (Donordominanz).

Haarwurzelstatus (Trichogramm)

Die Erhebung des Haarwurzelstatus ist eine wichtige diagnostische Maßnahme bei Effluvium. Die Dauer der einzelnen Haarzyklusphasen spiegelt sich im Zahlenverhältnis von Anagen-, Katagen- und Telogenfollikeln wider (Trichogramm). Das Trichogramm ermöglicht die Charakterisierung der Morphologie der Haarwurzeln. Vielfach kann so auf eine Biopsie und histologische Untersuchung verzichtet werden. Es ermöglicht Hinweise über den klinischen Verlauf einer Haarausfallerkrankung in den der Untersuchung folgenden Monaten.

Methodik. Vor der Epilation sind mindestens 2 Wochen lang eingreifende haarkosmetische Maßnahmen wie Dauerwellen und die Anwendung differenter Externa zu vermeiden. Das Trichogramm führt nur dann zu verläßlichen Ergebnissen, wenn der Entnahmetag grundsätzlich der 5. Tag nach der letzten Haarwäsche ist. Zur Entnahme wird ein Büschel von mindestens 50 Haaren kurz oberhalb der Kopfhaut mit einer gummischlaucharmierten Klemme fixiert und dann ruckartig in der Austrittsrichtung der Haare epiliert. Zu langsame Epilation oder Epilation entgegen der Austrittsrichtung verfälschen das Ergebnis.

In der Praxis hat sich die Beschränkung auf zwei Epilationsstellen bewährt. Bei *diffusem Effluvium* werden Haare frontal (2 cm hinter der vorderen Haarlinie in der Triangularregion) und okzipital (2 cm seitlich der Protuberantia occipitalis), bei *umschriebenem Effluvium* am Rand des Herdes und an der kontralateralen, klinisch unauffälligen Kopfhautregion epiliert. Anschließend werden die Haare in eine feuchte Kammer gelegt. Die Auswertung sollte am Entnahmetag erfolgen.

Zur Auszählung werden die gekürzten Haare mit ihren Haarwurzeln zwischen zwei Objektträgern in physiologischer Kochsalzlösung eingebettet. Die Anfertigung von Dauerpräparaten durch Eindecken mit Kittmasse (Eukitt) ist möglich. Die mikroskopische Untersuchung erfolgt bei etwa 25facher Vergrößerung.

Folgende Haarwurzelformen werden unterschieden:
- *Anagenhaare.* Diese reißen bei der Epilation meist im mittleren bis oberen Teil des zwiebelförmigen Bulbus ab und zeigen zwischen der dunklen keratogenen Zone des Haarschaftes und der ebenfalls dunklen Zone von Bulbusanteilen eine helle Zone. Innere und äußere Wurzelscheide können das Anagenhaar umgeben.

Veränderungen können durch den Epilationsvorgang bewirkt sein:
- *Anagenhaare ohne Wurzelscheiden.* Sie werden auch als *dysplastische Anagenhaare* bezeichnet. Es sind schwer epilierbare Haare; dies ist histologisch nicht feststellbar.
- *Abgebrochene Anagenhaare,* die auf falsche Epilationstechnik oder gesteigerte Haarbrüchigkeit hinweisen.
- *Dystrophische Anagenhaare,* welche infolge einer starken Schädigung der Haarmatrix entstehen. Abhängig von der Dauer und Intensität der Noxe kommt es zu einer unterschiedlich starken Verjüngung des Haarschaftes, und das Haar bricht mit einem bleistiftförmig zugespitzten Ende ab. Dystrophische Haare sind immer pathologisch.
- *Katagenhaare.* Sie haben kolbenförmige Haarwurzeln, besitzen im Gegensatz zum Telogenhaar noch eine dunklere keratogene Zone und sind von Teilen der inneren und äußeren Haarwurzelscheiden umgeben.
- *Telogenhaare.* Dieses sind die Kolbenhaare. Sie haben Wurzelscheiden und keratogene Zone verloren. Die kolbenförmige Haarwurzel kann von einem epithelialen Sack umgeben sein.

Normales Trichogramm. Normalerweise befinden sich mindestens 80% der etwa 100000 Kopfhaare im Anagenstadium, 0,5–1,0% im Katagen- und bis zu 20% im Telogenstadium. Diese Relation kann bei Haarausfall stark verändert sein. Ein täglicher Verlust von 70–100 Kolbenhaaren ist noch physiologisch.

Veränderungen der Struktur des Haarschaftes

Haarschäden durch kosmetische Maßnahmen

Mechanische Schäden, vor allem an der Kutikula, können bereits durch zu massives Kämmen und Bürsten des Haares entstehen.

Gehäuftes Haarewaschen kann Lipide und wasserlösliche Inhaltsstoffe aus dem Haar lösen. Moderne Shampoos führen jedoch auch bei täglicher Anwendung nur äußerst selten zu Schädigungen wie vermehrter Brüchigkeit, Verlust des Haarglanzes und distaler Aufsplitterung. Andererseits stellen haarkosmetische Verfahren wie Färbung, Bleichung und besonders Dauerwellung erhebliche Eingriffe in die chemische und morphologische Struktur des Haares dar, und besonders Anwendungsfehler können zu Schäden führen.

Haarfärbung und Bleichung. Zum *Färben* werden vegetabilische oder metallische Farbstoffe oder Anilinfarben verwendet. Bei zu häufiger Wiederholung sind Schäden am Haarschaft nicht auszuschließen. Die *Bleichung* wird durch Peroxide wie Wasserstoffperoxid, in einer Konzentration von maximal 10%, im

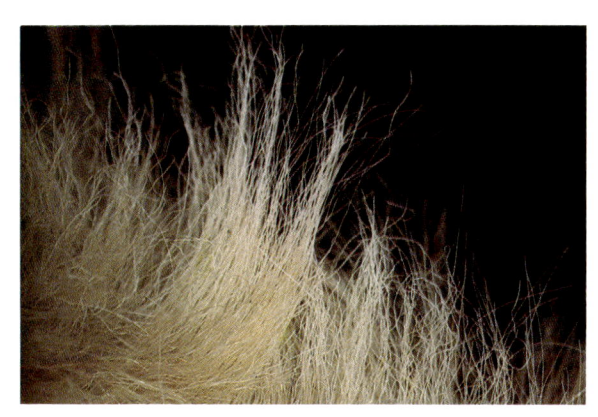

Abb. 31.4. Haarstrukturveränderung durch Kaltwellschädigung

alkalischen Milieu durchgeführt. Das Melanin des Haares wird zu einer Leukoverbindung oxidiert, die Granula schrumpfen und werden weitgehend herausgelöst. Neben der Wirkung auf das Pigment werden aber auch für die Stabilität des Haares wichtige Disulfidbrücken im Keratin gespalten und oxidiert.

Haarverformung

Temporäre Haarverformung. Sie kann durch Behandlung des feuchten Haares mit Fönstäben (Wasserwelle) und Frisiermitteln wie Haarfestiger, Haargel oder Haarsprays erreicht werden. Es kommt gewöhnlich nicht zu wesentlichen Alterationen des Haars.

Dauerwelle. Heute werden Verfahren zur Dauerwellung der Haare genutzt, welche ohne stärkeres Erhitzen (Kaltwelle) durch die Spaltung und spätere Neuknüpfung von Disulfid-, Salz- und Wasserstoffbindungen zwischen den fadenförmigen Keratinmolekülen im Haar wirken. Bei der länger etablierten Methode werden die Disulfidbrücken durch Behandlung mit 8%iger Ammoniumthioglykolatlösung bei einem pH um 9,5 (Entwicklerlösung) und bei 37° C zu Sulfhydrilgruppen reduziert. Das Haar wird in die gewünschte Form gebracht und durch nachfolgende Reoxidation der Sulfhydrilgruppen mit 0,5- bis 2,5%igem Wasserstoffperoxid (Fixierlösung) in der neuen Form stabilisiert. Alkalirückstände werden dann mit schwachen organischen Säuren neutralisiert. Bei diesen in die Haarstruktur eingreifenden chemischen Vorgängen sind naturgemäß Schädigungsmöglichkeiten gegeben. Bei fehlerhaft zu hoher Konzentration, zu starker Alkalität oder zu langer Einwirkungsdauer der Lösungen können Haarschäden bis zum temporären Verlust des gesamten behandelten Haares durch Abbrechen auftreten. Auch die regelrecht durchgeführte Kaltwelle kann bei individuell erhöhter Empfindlichkeit, besonders bei feinem blondem Haar, zur Schädigung der Haarschäfte führen. Neben dem alkalischen Ammoniumthioglykolat werden heute oftmals Thioglykolsäureester verwendet, die weniger aggressiv sein sollen.

Besonders kurz aufeinanderfolgendes Färben, Bleichen und Dauerwellen oder mehrere Kaltwellen in kürzeren Abständen hintereinander können Haarschäden bewirken. Häufiger wird Trichorrhexis nodosa beobachtet.

Mit einer Schädigung der *Haarwurzeln* ist nicht zu rechnen, wenn keine Entzündungszeichen an der Kopfhaut auftreten. Die Veränderungen sind mit dem Nachwachsen gesunder Haare voll reversibel. Neben der Schädigung der Haare selbst können Haarfärbe-, Bleich- und Dauerwellmittel auch eine *akute toxische* oder *allergische Kontaktdermatitis* der Kopfhaut hervorrufen.

Diagnostik von exogenen Haarstrukturveränderungen

Klinisch finden sich bei exogener Haarschädigung Verlust des Haarglanzes, Sprödigkeit, abnorme Brüchigkeit (Trichoklasie) und Aufspaltung (Trichoptilosis). Strukturveränderungen sind nicht immer sicher im Lichtmikroskop zu beurteilen. Das Rasterelektronenmikroskop sollte bei bestimmten Fragestellungen genutzt werden, beispielsweise bei Begutachtungen. Dauerwellschäden äußern sich in Störungen der Kutikulastruktur (Aufwerfungen, Abbrüche, vollständiges Fehlen) und baumstammartige Veränderungen der Form des Haarschaftes.

Angeborene und erworbene Haarstrukturveränderungen

Haarstrukturveränderungen werden in drei Gruppen unterteilt: Periodisch auftretende Störungen des Haarwachstums, Haarschaftanomalien mit Brüchen (Trichoklasien) und Veränderungen bei Ektodermaldysplasien.

Periodisch auftretende Störungen des Haarwachstums

Pili anulati

[Karsch 1846]

Synonym. Ringelhaare

Definition. In Längsrichtung zeigen die betroffenen Haare abwechselnd 1–3 mm lange helle und dunklere

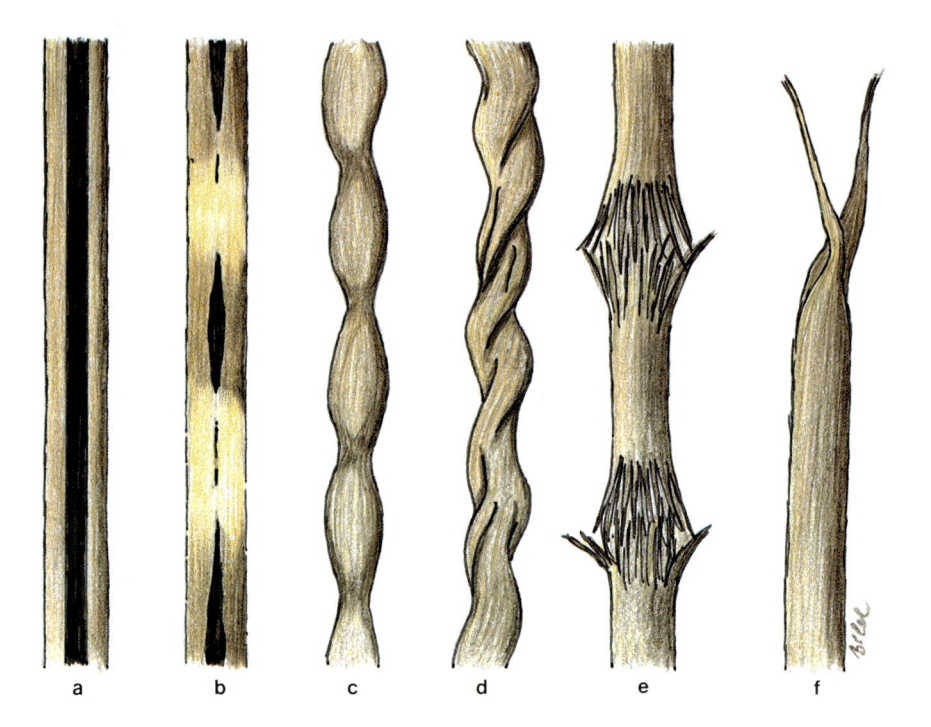

Abb. 31.5 a–f. Haarstrukturen. **a** Normales Haar mit zentralem Haarmark, **b** Pilus anulatus, helle und dunkle Abschnitte und Haarmarkinkontinenz, **c** Monilethrix **d** Pilus tortus, **e** Trichorrhexis nodosa, **f** Trichoptilosis

Anteile. Die hellen Banden sind durch vermehrte Lichtreflexion bei luftgefüllten Spalträumen innerhalb des Kortex bedingt, möglicherweise auch durch eine wechselnd starke Pigmentierung im Haarmark. Die dunkleren Abschnitte zeigen in der rasterelektronenmikroskopischen Untersuchung feine, plisséeartige Fältelung. Die kosmetische Beeinträchtigung ist gering.

Ätiopathogenese. Die Ursache der seltenen Störung ist unbekannt; familiäres Vorkommen wurde beschrieben.

Differentialdiagnose. Pili pseudoanulati (Pseudopili anulati, Price 1968) sind abzugrenzen. Bei dieser ausschließlich bei blondem Haar vorkommenden Normvariante fällt eine den Pili anulati gleichende Bänderung im reflektierten Licht auf. Sie läßt sich aber auf elliptisch flachgedrückte, leicht gedrehte Haarschäfte zurückführen.

Therapie. Nicht möglich.

Pili torti
[Schulz 1900]

Synonyme. Torsionshaare, gedrehte Haare

Klinik. Pili torti werden meist in der frühen Kindheit beobachtet. Die Haare sind abgeflacht und spiralig – oft in Gruppen von 3, 6 oder 10 Torsionen – um ihre Längsachse gedreht. Sie wirken scheinbar abwechselnd verdünnt und verdickt oder bei entsprechenden Lichtreflexen hell und dunkel. Haarfarbe und -dicke bleiben aber über die Länge gleichmäßig. Das Haar ist relativ brüchig; in schweren Fällen kann weitgehende Kahlheit resultieren. Gemeinsames Vorkommen mit Trichorrhexis nodosa ist häufig. Mädchen und Kinder mit blondem Haar sind bevorzugt betroffen. Besserung in der Pubertät ist beschrieben.

Ätiopathogenese. Genetische Faktoren (autosomal-dominante Vererbung) sind vorrangig; auch exogene haarkosmetische Maßnahmen kommen ursächlich in Betracht. Auf ektodermale Dysplasien ist zu achten.

Therapie. Nicht möglich; eingreifende haarkosmetische Maßnahmen sollten vermieden werden.

Pili torti bei Kupfermangel
[Menkes et al. 1962]

Synonyme. Menkes-Syndrom, Trichopoliodystrophie, kinky hair disease

Definition. Diesem chromosomal-rezessiv vererbten neurodegenerativen Syndrom liegt eine intestinale Kupferresorptions- und Kupfertransportstörung im Gewebe zugrunde, die im Alter von 1–5 Monaten erkennbar wird.

Klinik. Pili torti, oftmals in Kombination mit Trichorrhexis nodosa: Das Kopfhaar ist extrem brüchig, pigmentarm, glanzlos und fühlt sich an wie Glaswolle. Die Augenbrauen sind meist beteiligt. Außerdem progressive psychomotorische Retardierung, Krämpfe, Wachstumsverzögerung mit skorbutartigen Knochenveränderungen und vermehrter Schlängelung der Arterien. Auch Cutis laxa wurde beschrieben. Im Blut Nachweis von mikrozytärer hypochromer Anämie.

Prognose. Die für alle Symptome verantwortliche Störung ist nicht zu beheben. Die Kinder sterben meistens vor dem 5. Lebensjahr.

Diagnose. Stark erniedrigtes Kupfer und Coeruloplasmin im Serum.

Therapie. Versuch mit Kupfersubstitution.

Pili torti bei Netherton-Syndrom

Klinik. Das Netherton-Syndrom ist gekennzeichnet durch die Kombination von Ichthyosis linearis circumflexa (Comèl) oder kongenitaler Erythrodermie, Trichorrhexis invaginata und Atopie. Etwa 90% der Patienten weisen zudem Pili torti auf.

Pili torti mit Taubheit

Synonym: Bjoernstad-Syndrom (1965)

Definition. Vermutlich autosomal-rezessiv vererbte Erkrankung.

Klinik. Gemeinsames Auftreten von Pili torti und neurosensorischer Innenohrtaubheit. Das Kopfhaar ist meist sehr kurz und dünn. Der Haarschaft kann unregelmäßig gedreht sein und weist Furchen, Rippen und Bruchstellen auf. Die Kutikula ist alteriert.

Therapie. Nicht bekannt.

Monilethrix
[Smith 1879; Virchow 1879]

Synonyme. Spindelhaar, Aplasia pilorum intermittens (Virchow)

Definition. Die meisten Haare zeigen in Abständen von weniger als 1 mm, perlschnurartig angeordnet, stärker pigmentierte spindelförmige Verdickungen des Haarschaftes und intermittierend auftretende, dünnere hellere Regionen, die abnorm brüchig sind.

Vorkommen. Autosomal-dominant vererbte Störung mit wechselnder Expressivität.

Pathogenese. Unbekannt; die Follikelstruktur ist histologisch und histochemisch weitgehend normal. Die Einschnürungen sind Folge verminderter anagener Haarschaftbildung in etwa zweitägigem Rhythmus.

Klinik. An den Schnürstellen brechen die Haare nahe der Kopfhaut ab, und es resultiert weitgehende Kahlheit. Manchmal sehen die Haare wie angesengt aus. Die Haare können auch im Follikel retiniert bleiben; dann finden sich dort bis stecknadelkopfgroße hautfarbene Knötchen, an Cutis anserina erinnernd. Gleichzeitige Keratosis follicularis ist nicht selten. In der rasterelektronenmikroskopischen Untersuchung zeigt sich auch eine erhebliche Veränderung der Kutikula.

Therapie. Wirksame Behandlung nicht bekannt; eventuell Perücke.

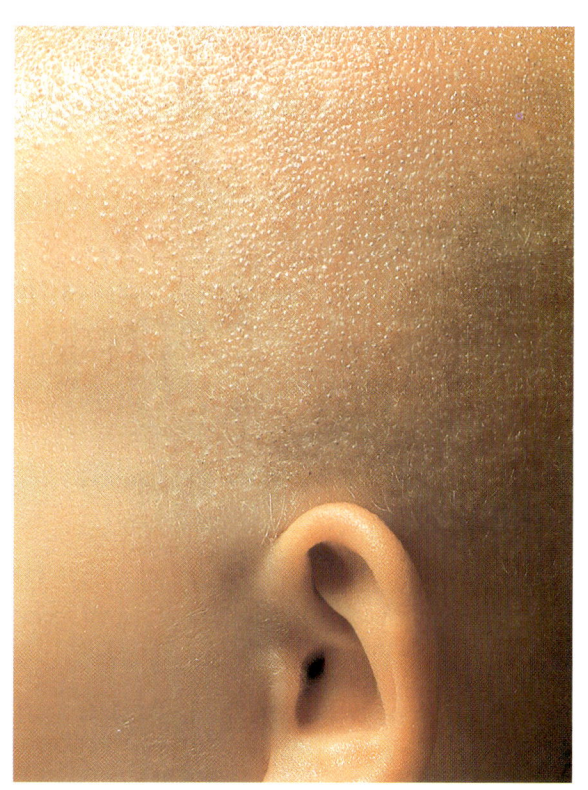

Abb. 31.6. Monilethrix

Pseudomonilethrix

[Bentley-Phillips, Bayles 1973]

Früher wurde eine autosomal-dominant vererbte Haarschaftveränderung diskutiert, die inzwischen als artifizielles Phänomen betrachtet wird. Lichtmikroskopisch finden sich an Monilethrix erinnernde, jedoch unregelmäßigere Knoten und eine weitgehend intakte Kutikula. In rasterelektronenmikroskopischen Untersuchungen erweisen sich die Nodi als Einkerbungen des Haares.

Wollhaare

[Gossage 1908]

Synonym. Kräuselhaar

Wollig gekräuseltes Haar beim Weißen, das dem Haar von Schwarzen ähnelt. Es werden vier Formen unterschieden: Eine *autosomal-dominante* Form, eine *autosomal-rezessive* Form, eine *nävoide* Form (Wise, 1927) und *umschriebenes Wollhaar*: Das Haar ist praktisch unkämmbar und weist einen ellipsoiden Querschnitt auf. Es finden sich regelmäßige Längsachsenrotationen und Längsfurchen sowie Brüche im Haarschaft.

Wollhaarnävus

Synonym. Kräuselhaarnävus

Definition. Umschriebener Herd von Kräuselhaar im Kapillitium, meist von Kindheit an, manchmal progredient.

Der Wollhaarnävus kommt entweder isoliert vor in Verbindung mit einem linearen epidermalen Nävus oder entsteht im Erwachsenenalter. Diese Variante wird *erworbene progressive Haarkrümmung* (acquired progredient kinky hair, Sulzberger, Wise 1932) genannt.

Symptom der unkämmbaren Haare: Pili canaliculi

[Dupré, Rochiccioli und Bonafé 1973]

Synonyme. Cheveux incoiffables, Furchenhaare, Pili trianguli et canaliculi, Glaswollehaare (spun glass hair, Stroud, Mehregan 1974)

Definition. Hereditäres Syndrom, charakterisiert durch Furchenhaare mit im Querschnitt dreieckiger, ovaler oder nierenförmiger Konfiguration. Das Haarwachstum kann verlangsamt sein. Oft leiden solche Patienten auch an Pili torti, progressiver, nichtatrophischer Alopezie, atopischem Ekzem und Hamartomen.

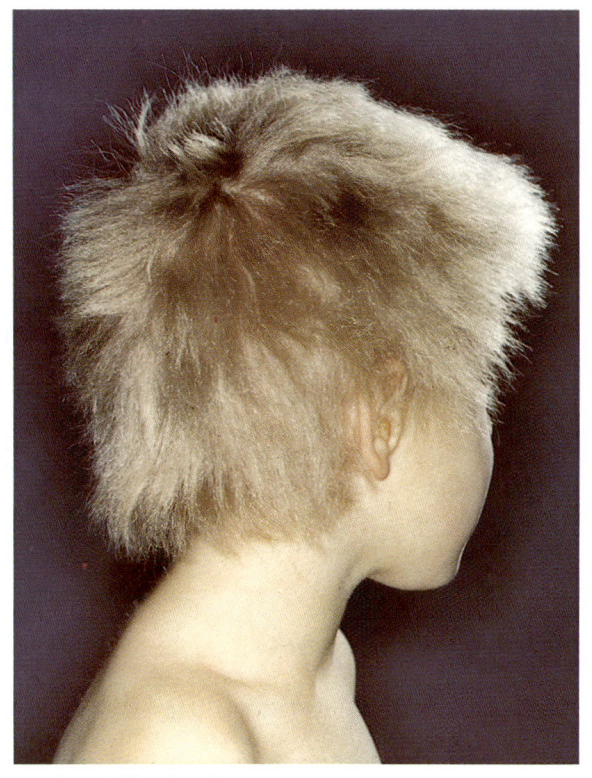

Abb. 31.7. Unkämmbare Haare

Vorkommen. Sehr selten.

Pathogenese. Genetischer ektodermaler Defekt, wahrscheinlich autosomal-dominanter Erbgang. Keine Beziehung zu Pili torti bei Menkes-Syndrom.

Klinik. Von Geburt an bestehen oder im ersten Lebensjahr entwickeln sich unkämmbare, rauhe Haare am gesamten Kopf. Sehr selten kommen lokalisierte Veränderungen vor. Körperhaare, Augenbrauen und Wimpern sind meist nicht betroffen; generalisierte Hypotrichose ist jedoch beschrieben. Die Haare sind meist blond, trocken, gekräuselt, hart, bei Berührung rauh, nicht brüchig und stehen ungeordnet von der Kopfhaut ab. Sie lassen sich nicht frisieren. Oftmals Besserung im Laufe des Lebens.
Im Rasterelektronenmikroskop finden sich über die ganze Länge des Haares eine oder mehrere Furchen, die Querschnitte sind nierenförmig, oval oder eckig. Die Kutikula ist unverändert.

Diagnose. Sie sollte nur gestellt werden, wenn mindestens 50% der Haare betroffen sind; entsprechende

Veränderungen können auch sporadisch und ohne klinische Relevanz auftreten.

Differentialdiagnose. Ähnliche Haarveränderungen finden sich bei Hypotrichosis congenita hereditaria (Morbus Unna), Progerie und Wollhaarnävus. Zu denken ist ferner an Trichorrhexis nodosa congenita und Pili torti bei Menkes-Syndrom.

Therapie. Nicht möglich. Einfetten kann das Erscheinungsbild verbessern.

Haarschaftveränderungen mit Brüchen: Trichoklasien

Trichoklasien können meistens den beschriebenen, speziellen Krankheitsbildern zugeordnet werden. Es werden unterschieden:
Glatte Brüche (Trichoschisis)
Knotenförmige Brüche (Trichorrhexis nodosa)
Invaginationsknoten (Trichorrhexis invaginata)
idiopathische Trichoklasie
Symptomatische Trichoklasie (bei mechanischer Alteration)
Kombinationen kommen vor.

Trichorrhexis nodosa

[Wilson 1849]

Definition. Das Haar zeigt gerade sichtbare, umschriebene knotige Verdickungen, die sich mikroskopisch als pinselartige Aufsplitterungen darstellen. Das Haar bricht an diesen Stellen leicht ab (knotenförmiger Bruch).
Trichorrhexis nodosa congenita wird von *Trichorrhexis nodosa acquisita* abgetrennt. Tritt die Veränderung nur an einzelnen Haaren auf, ist sie meistens Folge exogener Haarschädigung (Dauerwelle). Das Vorkommen bei Ektodermaldysplasien, Ichthyosis congenita, Menkes-, Bjoernstad- und bei Netherton-Syndrom wurde beschrieben.

Klinik. Oft sind die Haare einige Zentimeter über der Hautoberfläche abgebrochen. Das Haar ist glanzlos und fühlt sich strohig an. Bei angeborenen Formen sind die Haare kaum frisierbar und verfilzt.

Diagnose. Im Lichtmikroskop leicht zu erkennen. Im Bereich der Knoten sieht das Haar aus, als ob zwei Rasierpinsel ineinandergeschoben seien. Rasterelektronenmikroskopische Aufnahmen sind eindrucksvoll, jedoch zur Diagnosestellung nicht notwendig.

Therapie. Bei exogener Verursachung Meidung der auslösenden haarkosmetischen Maßnahmen. Einfetten.

Trichorrhexis invaginata

[Netherton 1958]

Synonyme. Netherton-Syndrom, echtes Bambushaar, Erythrodermia ichthyosiformis congenita, Trichorhexissyndrom, Ichthyosis linearis circumflexa (Comèl, 1949)

Definition. Es handelt sich um ein Symptom des autosomal-rezessiv erblichen Comèl-Netherton-Syndroms. Das Haar ist spärlich, trocken und brüchig. Mikroskopisch ähnelt das bambusstabartige Haar dem Bild bei Trichorrhexis nodosa, wobei an den Knoten häufig teleskopartige Invaginationen (Invaginationsknoten) entstehen, die bereits im Haarfollikel nachweisbar sind. Die Haare werden meist nicht länger als 3–4 cm. Nicht selten gleichzeitiges Auftreten von Pili torti. Im Urin vermehrte Ausscheidung von Argininbernsteinsäure. Dermatologisch auch Kombination mit Ichthyosis congenita. Daneben oft Immundefekte mit schweren Bronchopneumonien.

Therapie. Nicht möglich.

Trichoschisis

Definition. Spaltung des Haares. Der Begriff wird heute zur Beschreibung glatter Querspalten, -brüche und Längsbrüche verwendet. Fälschlicherweise synonyme Anwendung für Trichoptilosis.
Es handelt sich um einen unspezifischen Befund, der bei autosomal-rezessiv vererbter Ichthyosis congenita, Ichthyosis hystrix und Trichothiodystrophie gehäuft gefunden wird.

Trichonodosis

[Michelson 1884]

Definition. Bei stark gewelltem Haar kommt es am einzelnen Haar zu schleifenartiger Verknotung, seltener auch bei glattem Haar.

Ätiologie. Die Störung ist gewöhnlich Folge ungeschickten Durchkämmens oder intensiven Kratzens bei juckenden Kopfhauterkrankungen.

Diagnose. Makroskopisch, besser mikroskopisch gut erkennbare Veränderung.

Trichoptilosis

Synonym. Haarspliß

Definition. Längliche Aufsplitterung des Haares an seinem freien Ende. Selten werden entsprechende Veränderungen im zentralen Anteil des Haarschaftes beobachtet. Auf Koinzidenz mit Trichorrhexis invaginata, Pili torti und Monilethrix ist zu achten.

Ätiologie. Meist infolge Traumatisierung (gehäuftes oder intensives Kämmen, Dauerwellen, Trichotillomanie, Kratzen bei Pruritus).

Therapie. Keine. Eingreifende haarkosmetische Maßnahmen vermeiden. Keine Haarspangen verwenden.

Trichothiodystrophie
[Price 1979]

Synonym. Schwefelmangelhaar

Definition. Extrem leicht abbrechendes und schütteres Haar bei Defekt des Schwefelmetabolismus.

Klinik. Im frühen Kindesalter bei beiden Geschlechtern gleich häufig beobachtete, sehr seltene Störung. Das Haar ist trocken, schütter und bricht nach geringer Traumatisierung oder spontan ab. Normale Haarfarbe. Im Polarisationsmikroskop finden sich alternierend helle und dunkle Banden (*Tigerschwanzmuster*), im Rasterelektronenmikroskop longitudinale Furchen und Fehlen der normalen, dachziegelartigen Kutikula. Alteriert sind die Haarstrukturproteine mit normalerweise hohem Schwefelgehalt. Es besteht ein um mindestens 50%, oftmals um mehr als 90% verminderter Anteil an Zystin und Zystein.

Pathogenese. Selten isoliert, meistens im Rahmen verschiedener Syndrome vorkommende, wahrscheinlich autosomal-rezessiv vererbte Störung des Schwefelmetabolismus.

Diagnose. Untersuchung des Schwefel- und Zystingehaltes von Haaren und Nägeln. Urin- und Serumschwefel sowie Zystin- und Zysteingehalt im Serum sind meistens normal. Ein Nachweis der Haarstrukturveränderungen allein genügt nicht zur Diagnosestellung.

Therapie. Nicht bekannt.

Trichothiodystrophie als Teil von Syndromen

Schwefelmangelhaar kommt bei vielen neuroektodermalen Syndromen vor:

BIDS-Syndrom (*b*rittle hair, *i*ntellectual impairment, *d*ecreased fertility, *s*hort stature): Geistige Retardierung, verminderte Fertilität, Minderwuchs
IBIDS-Syndrom: Zusätzlich Ichthyosis
PIBIDS-Syndrom: Zusätzlich Photosensitivität
ONMR-Syndrom: Onychotrichodysplasie, chronische Neutropenie, schwach ausgeprägte („mild") geistige Retardierung.

Haarschaftveränderungen bei weiteren Stoffwechselstörungen

Dünnes, spärliches und brüchiges Haar kommt vor bei Malabsorptions- und Malnutritionssyndromen, bei Kachexie, toxischen Einwirkungen auf die Haarmatrix, ferner als Begleitsymptom bei angeborenen Stoffwechselstörungen wie Phenylketonurie, Argininbernsteinsäuresyndrom, Chédiak-Higashi-Syndrom (Tryptophanstoffwechselstörung) und bei Erwachsenen mit Pfaundler-Hurler-Syndrom (Mukopolysaccharidstoffwechselstörung). Bekannt ist auch das dünne und glanzlose Haar bei Myxödem, Hypothyreose oder pluriglandulärer Insuffizienz.

Pili recurvati

Bei schwarzhaarigen und stark pigmentierten Männern, insbesondere bei krausem Haar, treten einzelne Barthaare, besonders im Unterkiefer- und Halsbereich so schräg aus dem Follikel heraus, daß sich ihre Spitze wieder in die Haut einbohrt. Solche eingewachsenen Haare können zu entzündlichen Fremdkörperreaktionen Veranlassung geben, die als *Pseudofolliculitis barbae* bezeichnet werden.

Rollhaare

Synonym. Rollhaarzysten

Die harmlose Störung findet man vorzugsweise am Unterbauch, besonders bei adipösen Erwachsenen, aber auch am Rücken oder den Streckseiten der Extremitäten. Die Follikelöffnungen sind dabei durch Hornpfröpfe verschlossen, die Haare unterhalb der Hornschicht fein spiralig aufgerollt. Es kann sich um ein Begleitsymptom bei Ichthyosen oder Keratosis

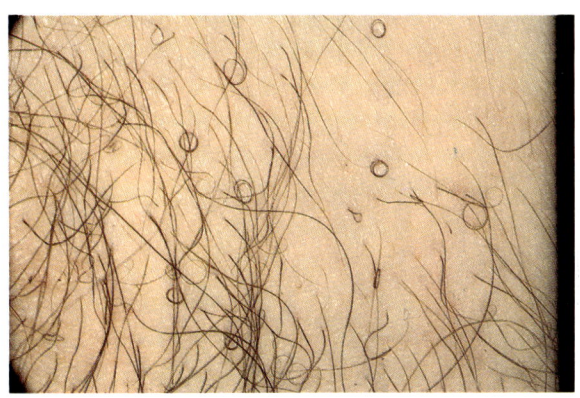

Abb. 31.8. Rollhaare

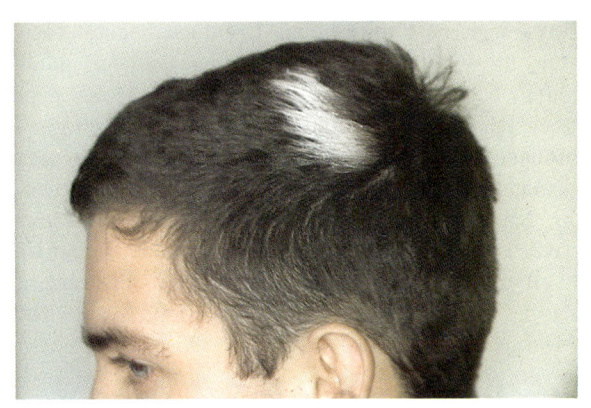

Abb. 31.9. Poliose

follicularis handeln. Rollhaare finden sich besonders bei älteren Männern, aber auch ohne sonstige Verhornungsstörungen der Haut.

Veränderungen der Haarfarbe

Die Haarfarbe ergibt sich aus dem chemischen Aufbau des Melanins (Eu- und Phäomelanin), der Menge, der Größe und Form der Melaningranula sowie ihrer Verteilung im Haarschaft. Jeder dieser Faktoren wird wahrscheinlich durch mehrere Gene beeinflußt. Störungen der Haarfärbung können kongenital sein oder durch endogene wie exogene Einflüsse zustandekommen.

Heterochromie

Der Begriff bezeichnet das Vorkommen verschiedener Haarfarben bei einem Individuum. Farbunterschiede zwischen Kopf- und Bart- bzw. Körperhaaren sind nicht ungewöhnlich. Dunkle Strähnen in hellem Haar können durch einen Pigmentnävus bedingt sein; andersfarbige Strähnen kommen aber auch als erbliches Merkmal oder als Zeichen eines somatischen Mosaiks vor, wenn sie nicht eingefärbt sind.

Albinismus

Bei dem angeborenen rezessiv-erblichen *totalen Albinismus* fehlt infolge einer Störung der Melaninsynthese (Tyrosinasedefekt) Melanin nicht nur in der Epidermis, der Iris und der Choreoidea, sondern auch in allen Haaren. Sie sind daher farblos und erscheinen weiß oder weißgelblich.
Bei dem häufigeren *Piebaldismus* kommt herdförmige Pigmentlosigkeit auch der Haare vor, oft als paramediane frontale weiße Stirnlocke. Hier fehlen die melaninbildenden Melanozyten.

Poliose

Definition. Unter Poliose versteht man eine erworbene herdförmige Pigmentlosigkeit der Haare.

Klinik. Poliose findet sich bei Vitiligo, bei Vogt-Koyanagi-Syndrom, bei tuberöser Hirnsklerose, gelegentlich über Neurofibromen der Kopfhaut bei Morbus Recklinghausen, nach Zerstörung oder Alteration der Melanozyten durch Entzündungsprozesse, wie auch bei wiederwachsenden Haaren in Herden von Alopecia areata, nach Zoster oder Röntgenbestrahlung.

Therapie. Nicht möglich; allenfalls Haarfärbung.

Canities

Definition. Als Canities bezeichnet man das physiologische diffuse Ergrauen oder Weißwerden der Haare im Laufe des Lebens.

Pathogenese. Ergrauen der Haare im strengen Sinne gibt es nicht. Es ist auch nicht die Folge von Lufteinlagerungen im Haar. Der Eindruck einer grauen Haarfarbe entsteht vielmehr durch die Mischung von weißen Haaren mit normalfarbenen oder pigmentarmen Haaren. In der Haarwurzel kommt es zunächst zur Abnahme der Tyrosinaseaktivität und zu ultrastrukturell erkennbaren Degenerationserscheinungen in den Melanozyten, später zu ihrem völligen Verschwinden. In die Haarschäfte werden keine Melaningranula mehr eingelagert, ansonsten bleibt das Haar beim Weißwerden unverändert.
Nur bei wenigen Menschen behalten die Haare bis ins hohe Alter ihre ursprüngliche Farbe.

Physiologische Canities. Das Ergrauen beginnt meistens im 4. Lebensdezennium an den Schläfen, greift auf die Scheitelgegend und zuletzt auf den Hinterkopf über. Bei Männern kann auch der Bart frühzeitig ergrauen, während die Haare am Mons pubis, in den Axillen und die der Augenbrauen zuletzt grau werden. Im höheren Alter wird schließlich das graue Haar weiß. Die Geschwindigkeit des Ergrauens ist individuell sehr verschieden. Spontane Repigmentierung wurde nur selten beobachtet, so beispielsweise bei Morbus Addison oder Porphyrie.

Therapie. Wenn gewünscht, Haarfärben. Pantothensäure, als Antigraufaktor bei Nagern bekannt, hat sich beim Menschen als unwirksam erwiesen.

Canities praecox. Von vorzeitigem Ergrauen spricht man, wenn dieser Vorgang bereits in der Jugend einsetzt, bei Weißen etwa vor dem 20., bei Schwarzen vor dem 30. Lebensjahr. Vorzeitiges Ergrauen kommt auch familiär vor. Canities kann ein Symptom seltener Syndrome sein, wie Böök-Syndrom (1948; Assoziation mit Hyperhidrose und Zahnanomalien), Progerie, Rothmund- oder Werner-Syndrom.

Canities symptomatica. Rasches Ergrauen wurde beobachtet nach akuten fieberhaften Zuständen, bei schweren endokrinen Störungen wie Hyperthyreose, bei Malnutrition, perniziöser Anämie, malignen Tumoren, auch nach plötzlich eintretenden schweren emotionalen Streßsituationen.

„Weißwerden der Haare über Nacht". Plötzliches oder zumindest innerhalb weniger Tage beobachtetes Weißwerden wurde mehrfach glaubhaft beschrieben. Es wird durch das plötzliche Ausfallen der gegenüber Noxen empfindlicheren dunklen Haare im Rahmen einer rasch einsetzenden diffusen Alopecia areata gedeutet, während die bereits weißen Haare eines leicht oder mäßig Ergrauten stehenbleiben.

Medikamentös bedingte Canities. Hellwerden der Haare wird gelegentlich nach längerer Einnahme von Antimalariamitteln (Chloroquin) bei Blonden und Rothaarigen, nicht aber bei Menschen mit dunkler Haarfarbe beobachtet; die Beeinflussung der Haarfarbe durch innerlich eingenommene Medikamente ist ansonsten selten (Mephenesin, Triparanol).

Exogene Heterochromien

Änderungen der Haarfarbe sind bei haarkosmetischen Behandlungen erwünscht. Temporäre und permanente Färbungen sind möglich. Der Versuch, eine

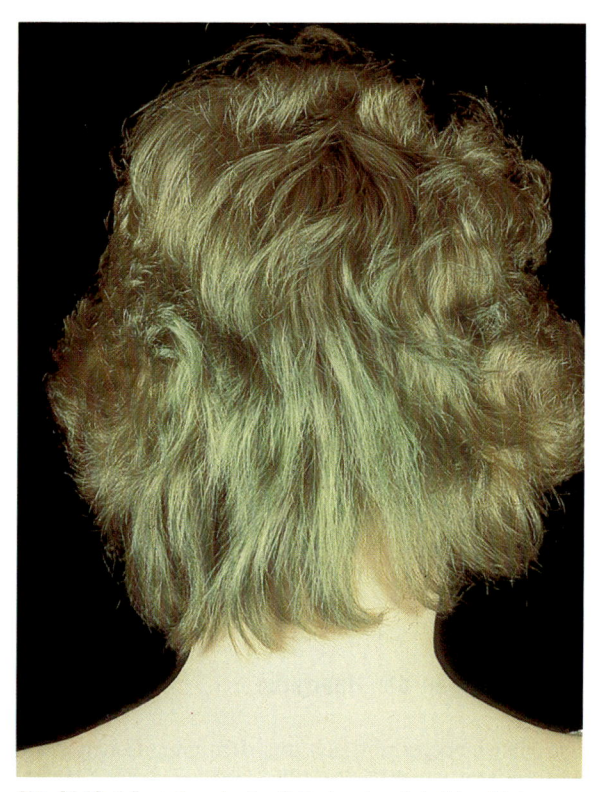

Abb. 31.10. Grünes Haar durch mit Kupfersalzen belastetes Trinkwasser

irrtümlich durchgeführte Haarfärbung oder die Färbung nach plötzlicher Meinungsänderung wieder zu entfernen, kann zu Haarschäden führen.

Akzidentelle Verfärbungen kommen durch Zigarettenrauch bei weißem Haar (Gelb- oder Braunfärbung) vor.

Kupfer kann bei Industriearbeitern eine grüne Haarverfärbung bewirken. Auch bei langdauerndem Gebrauch von Leitungswasser aus Kupferrohren (z.B. Schwimmbad, Neubauten) wurden Grünverfärbungen besonders bei hellem Haar beschrieben. Kobalt und Indigo können in bestimmten Berufen zur Blau-, Pikrinsäure kann zur Gelbverfärbung führen.

Manche örtlich verwendeten Arzneimittel können Haarverfärbung verursachen, beispielsweise Resorzin, Cignolin oder kadmiumsalzhaltige Haarwaschmittel. Eine Verfärbung kann auch durch Auflagerung farbstoffbildender Mikroorganismen entstehen, so bei Piedra oder Trichomycosis palmellina.

Veränderungen der Haardichte

Begriffsbestimmung. Die Haardichte am Kapillitium und am Körper ist individuell sehr verschieden. Die Charakterisierung im Einzelfall als pathologischer

Befund erfordert daher eine genaue Anamnese und klinische Untersuchung.

Hypertrichose. Man versteht darunter verstärkten Haarwuchs mit Übergang von nicht gefärbten, feinen, marklosen und kurzen Vellushaaren in gefärbte, dicke, markhaltige und längere Terminalhaare. Da das normale Behaarungsmuster und die Behaarungsintensität individuell, familiär, alters-, geschlechtsbedingt und ethnisch sehr stark variieren, ist die Abgrenzung zwischen noch normaler Behaarung und einer Hypertrichose nicht scharf. Hypertrichose kann verschiedene Ursachen haben und generalisiert oder umschrieben auftreten. Starke Behaarung kommt bei männlichen Erwachsenen und seltener auch bei Frauen familiär gebunden vor, ohne daß hormonelle Störungen vorliegen.

Hirsutismus. Es handelt sich um die pathologische Vermehrung und Verdickung der Haare mit Ausprägung eines männlichen Behaarungsmusters unter dem Einfluß von Androgenen bei *Kindern* oder *Frauen* an Oberlippe, Kinn, Wangen, Linea alba am Bauch, Brust, oberem Pubesdreieck, Oberschenkel, Axillen. Hirsutismus ist androgeninduziert; entweder durch vermehrte Androgenbildung oder durch erhöhte Empfindlichkeit des Endorgans Haarfollikel für Androgene.

Virilismus. Hiervon spricht man, wenn neben dem Hirsutismus eine Vermännlichung weiterer Organe auftritt, wie eine androgenetische Alopezie vom männlichen Typ, Seborrhö, Klitorishypertrophie, Tieferwerden der Stimme, Mammaatrophie, Vermännlichung der Körperformen und Amenorrhö. Virilismus ist stets durch vermehrte Androgenbildung bzw. -zufuhr bedingt.

Hypertrichosen

Hypertrichosis lanuginosa congenita

Synonyme. Trichostasis lanuginosa Pinkus, Hypertrichosis congenita lanuginosa universalis, Hypertrichosis universalis

Klinik. Sehr seltene, angeborene, manchmal erbliche, ausgedehnte Behaarung mit feinen marklosen, weißen, gelegentlich viele Zentimeter langen persistierenden Lanugohaaren ohne Haarmark. Meistens sind die Extremitäten betroffen; sehr selten findet sich lanugoartige Behaarung des ganzen Integumentes.

Therapie. Nicht möglich.

Nävoide Hypertrichose. Umschriebene Hypertrichose auf Nävuszellnävi ist häufig, ebenso auf einem Bekker-Nävus (*Melanosis naeviformis*).

Umschriebene Hypertrichose im Sakralbereich. Sie kann ein Hinweis auf Spina bifida sein.

Symptomatische Hypertrichosen. Hypertrichose, insbesondere der Stirn und Schläfen, wird bei erythropoetischer und hepatischer Porphyrie beobachtet. Hypertrichose wurde ferner beschrieben bei Unterernährung, Anorexia nervosa, dienzephal-hypophysären Endokrinopathien (Akromegalie), Dermatomyositis, Epidermolysis bullosa dystrophica und über prätibialem Myxödem.

Hypertrichosis lanuginosa acquisita [Le Marquand, Bohn 1950]. Erworbene Hypertrichose mit langen, eher pigmentierten Lanugohaaren als paraneoplastisches Symptom, meist bei metastasierenden Karzinomen innerer Organe *(Herzberg-Potjan-Gebauer-Syndrom, 1969)*.

Medikamentöse Hypertrichosen. Wachstum, Verdickung und verstärkte Pigmentierung der Vellushaare werden nach längerer Einnahme oder äußerlicher Applikation verschiedenartiger Medikamente beobachtet. Es wird versucht, den Effekt therapeutisch auszunutzen (z.B. 2%ige Lösung von Minoxidil zur topischen Anwendung bei androgenetischer Alopezie). Diese Hypertrichosen sind von der durch androgene und verwandte Steroide induzierten Verstärkung des Haarwuchses an den Orten des männlichen Behaarungsmusters (Hirsutismus) abzutrennen.

Erworbene umschriebene Hypertrichose. Sie kann gelegentlich nach chronischer, mechanischer oder thermischer Irritation der Haut, nach Entzündungen, auch nach äußerlicher Glukokortikoidtherapie entstehen. Die Pathogenese in den genannten Fällen bleibt unklar. Oft sind die Erscheinungen mit Beseitigung der Ursache reversibel.

Tabelle 31.1. Hypertrichose durch äußerlich oder innerlich zugeführte Arzneistoffe. (Nach Hamm, Steijlen 1988)

ACTH	Hexachlorbenzol
Topische Androgene	Interferone
Benoxaprofen	Minoxidil
Cyclosporin A	D-Penizillamin
Danazol	Phenytoin
Diazoxid	Psoralene
Fenoterol	Streptomyzin
Glukokortikosteroide	

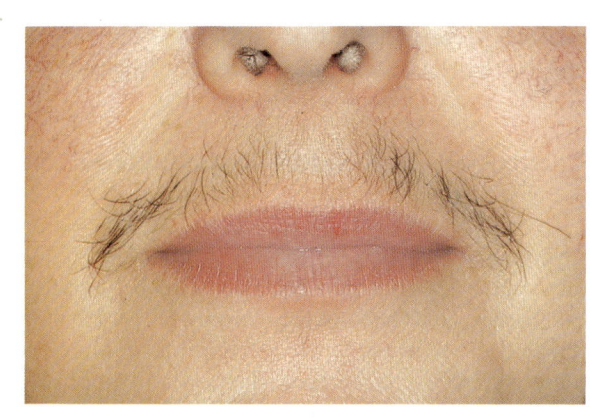

Abb. 31.11. Damenbart

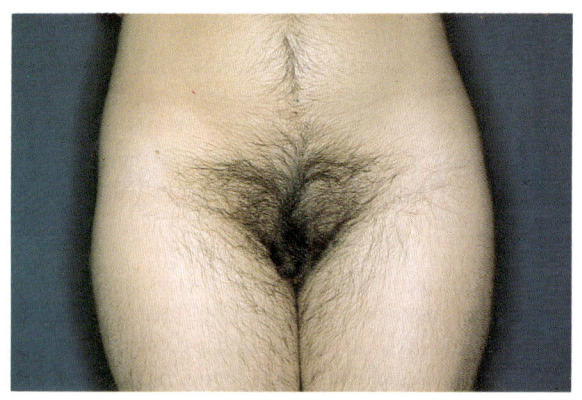

Abb. 31.12. Weiblicher Hirsutismus

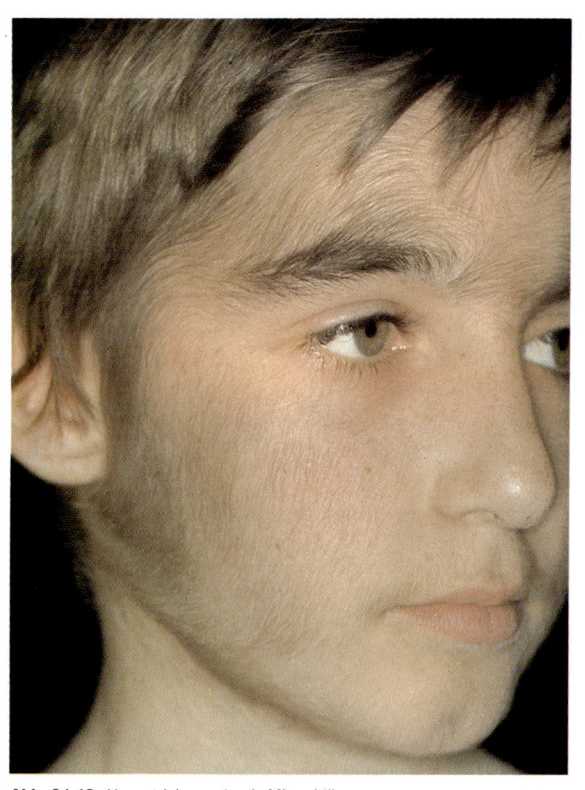

Abb. 31.13. Hypertrichose durch Minoxidil

Tabelle 31.2. Ätiologie von Hirsutismus

Endokrine Störungen

	Funktionell	**Neoplastisch**
Adrenal	Beidseitige Nebennierenrindenhyperplasie	Androgene sezernierendes Adenom
	Adrenogenitales Syndrom	Nebennierenrindenkarzinom
Ovariell	Polyzystische Ovarien	Hiluszelltumor
	Hyperprolaktinämie-Hypogonadismussyndrom	Arrhenoblastom
	Hyperthekose	Luteoma gravidarum
Hypophysär		Akromegalie
		Morbus Cushing
Angeborene Störungen	Pseudohermaphroditismus femininus Gonadendysgenesie	

Nichtendokrine Störungen

Genetische Faktoren (ethnisch, familiär)
Idiopathischer Hirsutismus
Anorexia nervosa
Neurologische Erkrankungen
Porphyrien

Medikamentöser Hirsutismus

ACTH, Anabolika, Androgene, Azetazolamid, Cyclosporin A, Diazoxid, Glukokortikoide, Hexachlorbenzol, Metyrapon, Minoxidil, D-Penicillamin, Phenytoin, Progesteronderivate (wie Danazol), Spironolakton.

Hirsutismus

Definition. Pathologisch vermehrte Körperbehaarung vom männlichen Muster bei der Frau ohne sonstige Virilisierungszeichen. Die Follikel aller Körperhaare mit Ausnahme der Kopfhaare im Bereich der männlichen Glatze sowie der Augenbrauen und Augenwimpern werden durch Androgene stimuliert. Daher ist bei Frauen mit Hirsutismus die Vermehrung und Verstärkung des Haarkleides am Körper und im Bartbereich manchmal mit teilweiser oder vollständiger Glatzenbildung vom männlichen Typ kombiniert. Neben der Höhe des Androgenspiegels spielt die genetisch determinierte individuelle Empfindlichkeit der einzelnen Follikel eine wichtige Rolle.

Formen des Hirsutismus

Je nach Ursache lassen sich die in der Tabelle dargestellten Formen von Hirsutismus unterscheiden. Es wird *endokriner* von *nicht-endokrinem Hirsutismus* getrennt. Letztere Formen sind *idiopathisch* oder *medikamentös* bedingt.

Idiopathischer Hirsutismus. Diese Diagnose wurde früher in über 90% gestellt. Insbesondere durch die Verbesserung der Hormondiagnostik nimmt der Anteil als idiopathisch angesehener Fälle kontinuierlich ab. Die Diagnose sollte nur gestellt werden, wenn sonstige Virilisierungszeichen fehlen, und die Serumwerte von Androgenen nicht erhöht sind. Es wird dann eine erhöhte Empfindlichkeit der Androgenrezeptoren an Haarfollikelzellen angenommen.

Medikamentöser Hirsutismus. Er entsteht in Abhängigkeit von der Dosierung des Pharmakons und der individuellen Empfindlichkeit der Haarfollikel. Nach Absetzen kommt es üblicherweise zur Normalisierung der Behaarung. Medikamentös induzierte sonstige Virilisierungszeichen sind hingegen meist nicht reversibel.

Hirsutismus durch endokrine Störungen. Er kann adrenal, ovariell oder hypophysär bedingt sein und wird zunehmend diagnostiziert.

Hirsutismus bei seltenen Syndromen. Beim *Stein-Leventhal-Syndrom* bestehen polyzystische Ovarien, Amenorrhö sowie mäßig erhöhte Androgenkonzentrationen im Blut und eine allenfalls mäßig erhöhte 17-Ketosteroid-Ausscheidung.

Das *Morgagni-Syndrom* (1682–1771) oder *Achard-Thiers-Syndrom* (1921) tritt bei älteren Frauen auf. Es ist charakterisiert durch Hirsutismus, besonders im Bartbereich, Virilismus, Adipositas, Hyperostosis frontalis interna und Diabetes mellitus.
Hirsutismus wurde ferner beschrieben bei *Trisomie 21*, *Pfaundler-Hurler-Syndrom* (1920; hereditäre Mukopolysaccharidose) und *Cornelia-de-Lange-Syndrom* (1933; Kombination multipler Degenerationserscheinungen mit clownähnlicher Physiognomie).

Diagnostische Leitlinien
Anamnese. Sie erfaßt genetische – ethnische wie familiäre – Faktoren, Beginn und Progredienz der vermehrten Behaarung, Zusammenhänge mit hormonell bedingten Störungen der Menstruation und Fertilität, mit hormoneller Umstellung wie Pubertät, Schwangerschaft, Menopause sowie mögliche medikamentöse Auslösung. Bei Nachweis genetischer oder iatrogener Ursachen sowie bei Hypertrichose im Zusammenhang mit den genannten seltenen Syndromen kann meist auf eine aufwendige Labordiagnostik verzichtet werden.

Befunderhebung. Diese erfaßt die Lokalisation und Stärke der Überbehaarung sowie etwaige Virilisierungserscheinungen unter Berücksichtigung von Seborrhö, Akne vulgaris und androgenetischer Alopezie vom männlichen Typ.

Hormondiagnostik. Sie dient der Unterscheidung zwischen endokrin und nichtendokrin bedingtem Hirsutismus. Eine hormonelle Diagnostik muß erfolgen, wenn medikamentöse Ursachen ausgeschlossen sind und die vermehrte Behaarung nicht genetisch erklärt werden kann. Am wichtigsten sind die Bestimmung von Testosteron (Norm 0,2–1,0 µg/l) und Dihydroepiandrosteronsulfat (Norm 1000–3000 µg/l) im Serum.
Bei langer Anamnese, fehlender Virilisierung, unauffälligem gynäkologischen Tastbefund und mehrfach kontrollierten normalen Androgenwerten (Testosteron, DHEA-S) ist weitere Hormondiagnostik nicht erforderlich.
Pathologisch hohe Werte treten häufiger bei Frauen auf, die über Oligomenorrhö berichten. Nur in Einzelfällen kann die Bestimmung von FSH und LH, noch seltener die von Prolaktin oder Androstendion sinnvoll sein.
Virilisierungszeichen oder kurze Vorgeschichte mit schneller Zunahme des Hirsutismus erfordern dagegen stets eine genaue endokrinologische Abklärung (u.a. HCG-Stimulationstest, ACTH-Stimulationstest, Dexamethasonhemmtest).

Gynäkologische Untersuchung. Hier sind insbesondere der Tastbefund der Ovarien zum Ausschluß eines Tumors oder polyzystischer Umwandlung zu erheben, ggf. auch eine Ovarialvenenkatheterisierung und bei Tumorverdacht Sonographie, CT, NMR oder Laroskopie durchzuführen.

Nebennierendiagnostik. Sie umfaßt Ultraschalluntersuchung und Infusionsurographie mit Tomographie zum Ausschluß eines Tumors, gegebenenfalls auch die selektive Nebennierenkatheteruntersuchung, die Angiographie, Szintigraphie und schließlich die Laparoskopie.

Therapie. Das therapeutische Vorgehen bei Hirsutismus richtet sich nach der zugrunde liegenden Störung oder Erkrankung. Darüber hinaus wird man versuchen, besonders die kosmetische Beeinträchtigung durch Epilation zu beseitigen.

Epilation
Dauerepilation. Sie beruht auf der Zerstörung der Haarmatrix und der dermalen Haarpapille. Diese wird durch Elektrolyse mittels spezieller Kromayer-

Epilationsnadeln oder durch Elektrokoagulation auch von Kosmetikerinnen durchgeführt. Etwa 30% der in einer Sitzung epilierten Haare wachsen nicht nach; daher sind zahlreiche Sitzungen erforderlich. Dauerepilation durch Röntgenbestrahlung ist heute nicht mehr vertretbar.

Zeitweilige oder temporäre Epilation. Diese erreicht man durch mechanische Epilation mittels Epilationspinzette, durch Rasur oder chemische *Depilatorien.* Letztere sind gewöhnlich stark alkalisch, enthalten als Wirkstoff zur Keratolyse meist Thioglykolate und sind in Salben- oder Schaumform (Pilca) im Handel. Zu häufige Anwendung chemischer Depilatorien verbietet sich meist wegen der dadurch ausgelösten Hautirritation (toxische Kontaktdermatitis). Der Nachteil chemischer Depilatorien und auch der Rasur liegt darin, daß damit gleichzeitig feine Vellushaare mitepiliert werden und dieser Reiz zum Nachwachsen stärkerer Terminalhaare führen kann. Dies gilt auch für die wiederholte Anwendung von Epilationspflastern oder Wachs zur Beseitigung von Beinbehaarung. Manchmal ist die Bleichung schwarzer Terminalhaare durch verdünntes Wasserstoffperoxid (5%) bereits eine kosmetische Hilfe, da die gebleichten Haare weniger auffällig sind.

Endokrine Behandlung von Hirsutismus. Sie erfordert eine Zusammenarbeit mit dem Endokrinologen, Internisten (bei Morbus Cushing), dem Gynäkologen (bei Ovarialtumoren, Stein-Leventhal-Syndrom) auch dem Onkologen oder Chirurgen. Androgenproduzierende Tumoren werden operativ entfernt, wobei Alter der Patientin und Malignitätsgrad die Indikation bestimmen. Beim Stein-Leventhal-Syndrom kann nur in leichteren Fällen nach Keilexzision und/oder antiandrogener Therapie mit einer Besserung des Hirsutismus gerechnet werden.

Behandlung von idiopathischem Hirsutismus. Die Therapie sollte mindestens 12 Monate konsequent durchgeführt werden, vorher ist der Therapieeffekt nicht sicher einzuschätzen. *Medikamentöse Suppressionstherapie* kann unspezifisch durch die Verordnung von oralen Kontrazeptiva (ohne direkte antiandrogene Wirkung) in üblicher Dosierung oder durch die Verordnung von Dexamethason (0,5–1,0 mg tgl.) versucht werden. Kontraindikationen sind zu beachten. Systemische Antiandrogentherapie wird an der klinischen Ausprägung orientiert.
Bei *leichtem Hirsutismus,* besonders bei gleichzeitig bestehender Acne vulgaris und Seborrhö kann der antiandrogene Effekt des Gestagens Chlormadinonacetat in Kombination mit dem Östrogen Mestranol (Gestamestrol N) oder Ethinylestradiol (Neo-Eunomin) ausgenutzt werden. Stärker wirksam ist die Kombination des Antiandrogens Cyproteronazetat mit Ethinylestradiol (z. B. Diane 35).
Bei *mittelschwerem Hirsutismus* werden in Anlehnung an Hammerstein vom 5. bis 25. Zyklustag (21 Tage lang) täglich 0,04 mg Ethinylestradiol (Progynon C 2 Tbl. tgl.) und vom 5. bis 14. Zyklustag zusätzlich 25, 50 oder 100 mg Cyproteronazetat (Androcur 1/2–2 Tbl. tgl.) verordnet.
Bei *schwerem Hirsutismus* werden die Patientinnen nach gleichem Schema, jedoch zusätzlich vom 5. bis 14. Zyklustag mit bis zu 200 mg Cyproteronazetat (Androcur 4 Tbl. tgl.) behandelt.
Spironolakton (z. B. Aldactone 50 Drg., 2mal tgl.) oder Cimetidin (z. B. Tagamet; gesamt 1200 mg tgl. in 3–4 Einzeldosen) wurden ebenfalls zur Therapie von Hirsutismus empfohlen; in Deutschland fehlt die Zulassung für diese Indikation. Dies gilt auch für das nichtsteroidale Antiandrogen Flutamid (Fugerel), welches neuerdings in einer Dosierung von 250 mg 2mal tgl. in Kombination mit einem oralen Kontrazeptivum eingesetzt wird.

Hirsutismus bei Frauen nach Uterusexstirpation bzw. in der Menopause. Hier werden kontinuierlich täglich 25–100 mg Cyproteronazetat (Androcur 1/2–1 bzw. 2 Tbl.) empfohlen.
Diese antiandrogene Behandlung führt in der Mehrzahl der Fälle innerhalb von 6–9 Monaten zum Rückgang des Hirsutismus. Rezidive sind allerdings zu erwarten, wenn die hochdosierte Behandlung nicht zumindest mit geringeren Dosen (z. B. Diane 35) fortgeführt wird.

Kontraindikation und Nebenwirkungen der Antiandrogentherapie. In der Gravidität darf die Therapie nur in Form der kontrazeptiv wirksamen Kombinationen durchgeführt werden. Kontraindikationen sind Varikosis, Rauchen, Herz-Kreislauf-Erkrankungen und Uterusmyome. Als Nebenwirkungen werden Müdigkeit, Gewichtszunahme, Depression, Libidoverlust, Mastodynie, Menstruationsstörungen und Kopfschmerzen angegeben.
Örtlich wirksame Antiandrogene stehen nicht zur Verfügung. Eine Zusammenarbeit des Dermatologen mit Gynäkologen und Endokrinologen ist zu empfehlen.

Alopezien

Definition. Als *Alopezie* wird der Zustand der Haarlosigkeit bezeichnet. Dabei lassen sich herdförmige, diffuse und totale Alopezien unterscheiden. Der dynamische Vorgang des Haarausfalls, der zur Alopezie führt, heißt *Effluvium* oder auch *Defluvium.*

Pathomechanismen. Die Haarmatrix ist während der Anagenphase mitotisch hochaktiv und daher besonders empfindlich gegen Noxen aller Art. Demgegenüber ist der Haarfollikel während der mitotisch inaktiven Telogenphase vergleichsweise unempfindlich. Die Reaktion anagener Haarfollikel auf exogene oder endogene Noxen hängt offenbar nicht so sehr von der Art der Schädigung als von der Intensität, der Dauer ihrer Einwirkung und der individuell unterschiedlichen Empfindlichkeit der einzelnen Haarfollikel ab.

Alopezie vom Spättyp

Synonyme. Telogenes Effluvium, telogener Haarausfall, telogene Alopezie

Geringfügige Schädigungen der anagenen Haarmatrix führen zu einer *vorzeitigen*, sonst aber physiologischen Beendigung der Anagenphase mit Übergang des betreffenden Haarfollikels unter Ausbildung eines Kolbenhaares in die Telogenphase. Das betreffende Kolbenhaar fällt am Ende der physiologischen Telogenphase aus, d.h. am behaarten Kopf nach 2–4 Monaten. Sind viele der 85% Anagenfollikel am Kopf gleichzeitig von diesem Vorgang betroffen, wie etwa nach einer fieberhaften Infektionskrankheit, einer Intoxikation oder nach einer Entbindung, so entsteht durch den Ausfall der Telogenhaare *(telogenes Effluvium)* eine mehr oder minder starke diffuse Haarlichtung, die sich erst 2–4 Monate nach dem betreffenden Ereignis entwickelt; die daraus resultierende Alopezie wird auch als *Alopezie vom Spättyp* bezeichnet.

Im *Haarwurzelstatus* (Trichogramm) ist das Verhältnis von Anagenhaaren zu Telogenhaaren zugunsten der Telogenhaare verschoben. Man spricht daher von telogenem Haarwurzelmuster und kann die betreffende Alopezie unabhängig von ihrer Ursache vom Pathomechanismus her als *telogene Alopezie* bezeichnen.

Alopezie vom Frühtyp

Synonyme. Anagen-dystrophisches Effluvium, anagen-dystrophischer Haarausfall, anagen-dystrophische Alopezie

Stärkere Schädigungen anagener Haarfollikel, vielleicht auch größere Empfindlichkeit gegenüber bestimmten Schädigungen, führen innerhalb von Stunden bis wenigen Tagen zum Übergang aus der normalen Anagen- in eine dystrophische Anagenphase. Infolge weitgehender Hemmung der Stoffwechsel- und Mitoseaktivität wird das Volumen der haarbildenden Matrix kleiner und dadurch auch die weitere Bildung von Haar und innerer Wurzelscheide gehemmt. Das Haar verdünnt sich mehr oder weniger rasch, spitzt sich im Haarwurzelbereich also zu, bricht an seiner schmalsten Stelle ab und fällt schließlich als dystrophisches Anagenhaar aus. Von der dystrophischen und im Korium aufgestiegenen Haarmatrix wird zeitweise kein Haar mehr gebildet *(anagene Ruhephase)*.

Reagieren viele Haarfollikel in dieser Weise auf eine schädigende Noxe, z.B. auf massive entzündliche (Alopecia areata) oder toxische (zytostatische Alopezien) Einflüsse, so können innerhalb weniger Tage nach dem schädigenden Ereignis viele Haare ausfallen: *anagen-dystrophisches Effluvium.* Es entwickelt sich eine *Alopezie vom Frühtyp*.

Im *Haarwurzelstatus* (Trichogramm) findet man bei etwa normalem Prozentsatz von Telogenhaaren eine Verminderung von normalen Anagenhaaren zugunsten einer relativen Vermehrung von dystrophischen Anagenhaaren (normal 0–2%). Man spricht von einem dystrophischen Haarwurzelmuster. Diese Alopezie kann von ihrem Pathomechanismus her als *anagen-dystrophische Alopezie* bezeichnet werden.

Akute Matrixdegeneration. Sie ist der Alopezie vom Frühtyp zuzuordnen. Bei plötzlicher, sehr starker Schädigung anagener Haarfollikel kann es zum Untergang der gesamten Haarmatrix kommen, ein Vorgang, der als akute Matrixdegeneration bezeichnet wird. Das Haar bricht oberhalb der keratogenen Zone ab und fällt aus. Die nekrotische Haarmatrix bildet mit Melaninschollen, Resten der inneren Wurzelscheide und Haarkeratin ein *trichomalazisches Degenerationsprodukt,* das durch den Follikelkanal ausgestoßen wird. Man sieht dann in den Follikelmündungen dunkle komedoartige Verschlüsse, die als *kadaverisierte Haare* (Besnier) bezeichnet werden. Sie sind für Alopecia areata mit rascher Progression besonders typisch. Akute Matrixdegeneration ist auch identisch mit *Trichomalazie* (Miescher 1942), dem feingeweblichen Substrat der Trichotillomanie.

Von erhalten gebliebenen Matrixzellen kann später ein neuer Haarfollikel aufgebaut werden, wenn die dermale Haarpapille nicht auch zugrunde gegangen ist.

Totale Zerstörung der Haarmatrix. Abszedierende oder granulomatöse Entzündungen, atrophierende oder vernarbende Hautveränderungen, neoplastische Infiltrationen oder schwere exogene Einwirkungen (z.B. Röntgenbestrahlung, Verätzung) können zur totalen Zerstörung von Haarfollikeln und damit zu dauerhaftem Haarverlust führen.

Für den Arzt ist es nicht nur bedeutsam, die für den Haarausfall verantwortlichen Pathomechanismen zu kennen. Er sollte dem durch seinen Haarverlust oft stark belasteten Patienten Auskunft über die Prognose geben können. Daher werden die Alopezien in irreversible (permanente) und reversible (temporäre) Formen unterteilt.

Irreversible Alopezien

Definition. Irreversible (permanente) Alopezien entstehen bei kongenitaler Fehlbildung bzw. fehlender Anlage der Haarfollikel, oder wenn diese im Laufe des Lebens zerstört werden. Aber auch die regressive Transformation zum Miniaturfollikel, wie bei der männlichen Glatzenbildung, führt zu irreversibler Alopezie.

Kongenitale Alopezien und Hypotrichosen

Atrichie

Angeborene Haarlosigkeit kommt diffus als *Atrichia congenita diffusa* oder herdförmig als *Atrichia congenita circumscripta* vor. Die diffuse Form kann als isolierte Abnormalität bestehen oder als Teilsymptom mit anderen angeborenen Defekten kombiniert sein, beispielsweise bei der ektodermalen Dysplasie vom hidrotischen oder anhidrotischen Typ sowie bei Progerie. Bei Atrichie und Hypotrichie lassen sich Follikelöffnungen nachweisen, bei Aplasien (Aplasia cutis congenita) fehlen sie.

Alopecia triangularis congenitalis
[Sabouraud 1905]

Synonyme. Alopecia triangularis temporalis congenitalis, Alopecia temporalis congenita

Definition. Therapeutisch unzugängliche kongenitale Alopezie in dreieckiger Form an den Schläfen

Vorkommen. Selten, vielleicht aber nur wenig bekannt. Offenbar Gynäkotropie. Meist wird die Veränderung erst im 3. Lebensjahr oder später auffällig.

Pathogenese. Kongenitales zirkumskriptes Fehlen von Haarfollikeln in einer ovalen oder dreieckigen Hautpartie im Schläfenbereich.

Klinik. In der Frontotemporalregion findet sich ein etwa 2 - 4 cm großer haarfreier Herd, in dem die Haut keine Veränderung aufweist und auch nicht atrophisch ist. Der Herd entspricht meist einem Dreieck, dessen Basis an der Stirn-Haar-Grenze liegt. Die Veränderung hat keine Wachstumstendenz.

Histopathologie. Normale Haut ohne reife Haarfollikel.

Verlauf. Keine Änderung des Befundes.

Differentialdiagnose. Solche Fälle können bei oberflächlicher Betrachtung als Alopecia areata oder androgenetische Alopezie (Geheimratsecken) fehlbeurteilt werden. Die richtige Diagnose kann durch histologische Untersuchung gestellt werden. Traktionsalopezie führt zu Atrophie der Follikel und der Kopfhaut.

Therapie. Nicht möglich.

Hypotrichose

Man versteht darunter eine kongenitale, besonders geringe Intensität der Behaarung. Bei manchen ethnischen Gruppen, insbesondere bei Asiaten und einigen afrikanischen Schwarzen sind spärlicher Haarwuchs im Bart- und Körperbereich physiologisch und nicht Ausdruck eines verminderten Spiegels männlicher Sexualhormone. Hypotrichose ist Teilsymptom vieler Syndrome, wobei oftmals nicht nur verminderte Haarquantität, sondern auch Veränderungen der Haarschäfte vorliegen; als Beispiel seien das Rothmund-Syndrom, Thompson-Syndrom und das Netherton-Syndrom erwähnt. Auch qualitative Haarschaftveränderungen bei Pili torti, ektodermalen Dysplasien, Monilethrix und Stoffwechselstörungen sind meist mit spärlicher Behaarung, d.h. Hypotrichose kombiniert.

Therapie. Eine Behandlung der kongenitalen Alopezien und Hypotrichosen ist nicht möglich. Oft ist die Verordnung einer Perücke zweckmäßig, um psychische Belastungen zu mindern.

Narbige Alopezien

Alle zur Vernarbung führenden Zustände bedingen den Untergang von Haarfollikeln, damit Haarausfall und irreversible Alopezien. Tiefgreifende, zur Vernarbung führende Schädigungen der Haut sind z.B. Quetschung, Verbrennung, Verbrühung, Verätzung. Auch ulzerierende Hauterkrankungen führen zur Vernarbung: Virusinfektionen wie Zoster gangraenosus;

bakterielle Infektionen wie Tuberkulose, Lepra, Furunkel, Karbunkel, Lues III; Perifolliculitis capitis abscedens et suffodiens; eosinophile Pustulose; Pilzerkrankungen wie tiefe Trichophytien; schließlich ulzerierende Neoplasien wie Hämangiome, maligne Lymphome, Basaliome, Karzinome oder maligne Melanome.

Histologisch fallen die narbigen oder neoplastischen Veränderungen im Korium mit rarefizierten oder fehlenden Haarfollikeln auf.

Atrophierende Alopezien

Sie sind klinisch daran zu erkennen, daß die Haut atrophisch verdünnt ist und die punktförmigen Follikelöffnungen fehlen. Atrophierende Alopezien sind meist scharf begrenzt, können jedoch weite Teile des Kapillitiums einnehmen. Narben fehlen. Führendes Merkmal der Histologie ist die verminderte Haardichte bis hin zum vollständigen Verlust der Haarfollikel, wobei die Mm. arrectores meist erhalten bleiben. Manchmal bleiben in den atrophischen Bereichen einzelne Haarfollikel oder Haarbüschel stehen. Die meisten atrophierenden Alopezien ähneln klinisch der *Pseudopelade Brocq* und werden deshalb als *Pseudopeladezustand* bezeichnet.

Pseudopelade
[Brocq 1884]

Definition. Als Pseudopelade wird ein chronischer, kleinfleckiger irreversibler Haarverlust unbekannter Ätiologie bezeichnet, bei dem klinisch und histologisch in den Herden eine Atrophie der Haut nachweisbar ist. Es ist durch geeignete diagnostische Maßnahmen zu untersuchen, ob im Einzelfall das klinische Krankheitsbild ein Endzustand einer zum Pseudopeladezustand führenden Dermatose ist (wie in der Tabelle auf S. 31.4 dargestellt) oder aber, ob es sich um eine eigenständige Erkrankung handelt. Insofern ist die Diagnose Pseudopelade eine Ausschlußdiagnose. Bei etwa zwei Drittel der Patienten läßt sich eine verursachende Dermatose nicht nachweisen.

Vorkommen. Selten. Hauptsächlich bei Frauen im mittleren Erwachsenenalter.

Klinik. Die Krankheit beginnt mit einem oder mehreren, meist kleinen Herden, bevorzugt in der Parietalregion. Die Erkrankung verläuft gewöhnlich symptomlos. Deswegen kommen die Patienten mit bereits ausgebildeten Herden zum Arzt. Die Herde nehmen langsam an Größe zu, sind zunächst rundlich, später eher unregelmäßig konfiguriert, können konfluieren

Tabelle 31.3. Ursachen von narbiger Alopezie

Genetisch determinierte Erkrankungen Dyskeratosis follicularis Follikelhamartom Epidermolysis bullosa hereditaria dystrophica Ichthyosis congenita Incontinentia pigmenti Porokeratosis Mibelli	*Nävoide Bildungen* Epidermale Nävi Naevus sebaceus Syringocystadenoma papilliferum
Physikalische Schädigungen Ionisierende Strahlen Mechanische Verletzungen Verätzung, Verbrühung, Verbrennung	*Infektionskrankheiten* Furunkel, Karbunkel Lepra Lues III Lupus vulgaris Perifolliculitis abscedens et suffodiens Tiefe Trichophytie Zoster
Neoplasien Adnextumoren Basaliom Hämangiom Maligne Lymphome Metastasen innerer Tumoren Spinozelluläres Karzinom	*Andere Dermatosen* Amyloidose der Haut Eosinophile Pustulose Erosive pustulöse Dermatose der Kopfhaut Graft-versus-host-Reaktion Lichen sclerosus et atrophicus Lichen ruber planopilaris Lupus erythematodes chronicus discoides Sklerodermie Vernarbendes Pemphigoid

Tabelle 31.4. Zum Pseudopeladezustand führende Dermatosen. (Nach Braun-Falco, Bergner, Heilgemeir 1989)

Häufige erworbene Dermatosen

Lichen ruber planus, atrophierende Formen
Lupus erythematodes chronicus discoides
Sclerodermia circumscripta
Folliculitis decalvans (Quinquaud)

Seltene erworbene Dermatosen

Necrobiosis lipoidica
Granuloma anulare
Sarkoidose
Neoplasien (Metastasen)
Ulerythema ophryogenes
Favus

Genodermatosen

Ichthyosis vulgaris (X-chromosomal-rezessiv)
Ichthyosis congenita
Incontinentia pigmenti (Bloch-Sulzberger)
Conradi-Hünermann-Syndrom (autosomal-rezessiv)
Chondrodysplasia punctata (X-chromosomal-dominant)
Epidermolysis bullosa hereditaria dystrophica
   (Hallopeau-Siemens; autosomal-rezessiv)
Keratosis follicularis spinulosa decalvans
   (X-chromosomal-dominant)

und bleiben stets scharf gegenüber der normalen Kopfhaut abgesetzt. Im betroffenen Areal ist die Haut weißgelb glänzend, zigarettenpapierartig atrophisch verdünnt und gewöhnlich frei von Follikelmündungen. Einzelne oder in kleineren Gruppen erhalten gebliebene Haare innerhalb der atrophischen Hautareale sind typisch. Gewöhnlich fehlen Zeichen von Entzündung oder Follikelkeratosen.

Symptome. Keine subjektiven Beschwerden; nur gelegentlich wird Spannung oder Juckreiz angegeben. Im Vordergrund steht die psychisch belastende kosmetische Störung.

Histopathologie. Es findet sich nur eine mäßige perifollikuläre und perivaskuläre lymphozytäre Entzündung. Der Ausgang besteht in Sklerose, Untergang von elastischen Fasern und Follikelnekrose. Senkrecht zur Hautoberfläche verlaufende Kollagenzüge markieren ebenso wie erhalten gebliebene Arrectorpili-Muskeln ehemalige Follikelareale.

Verlauf. Chronisch-schleichend und nicht vorausbestimmbar. Innerhalb weniger Jahre kann eine großflächige irreversible Alopezie entstehen. Der Haarverlust kann sich aber auch selbst bei jahrzehntelanger Krankheitsdauer in Grenzen halten.

Differentialdiagnose. Wichtige zum Pseudopeladezustand führenden, atrophierenden Alopezien zeigt die Tabelle 31.4. Wichtig ist dabei eine exakte Inspektion des gesamten Integumentes und der Schleimhäute. Die Fälle mit anamnestisch, klinisch oder histologisch nachweisbarer Ursache der Atrophie werden abgetrennt, klinisch als Pseudopeladezustand bezeichnet, und die jeweils bekannte Grundkrankheit wird der Diagnose hinzugefügt: z.B. Pseudopeladezustand nach Lupus erythematodes chronicus discoides oder Lichen ruber planopilaris. Wichtig ist die Differentialdiagnose gegenüber der Alopecia areata (pelade), besonders wegen der unterschiedlichen Prognose. Wichtigste Unterscheidungsmerkmale sind die bei Alopecia areata fehlende Atrophie (erhaltene Follikelöffnungen) sowie die typischen Pelade- und kadaverisierten Haare in den Randzonen der Herde. In jedem Fall sollte eine histologische Untersuchung erfolgen, auch der immunpathologische Ausschluß eines Lupus erythematodes.

Therapie. Eine sicher wirksame Therapie ist nicht bekannt.
Innerlich. Innerliche Therapie mit Antimalariamedikamenten, Isoniazid, Dapson oder Antiphlogistika wurde versucht, ist in der Wirkung aber zweifelhaft.
Äußerlich. Im Hinblick auf die vermutete Beziehung zu Lichen ruber atrophicans und auf die Tatsache, daß es sich um eine entzündliche Erkankung handelt, kann randweise eine intraläsional-intrakutane Injektion mit Triamcinolon-Kristallsuspension (Volon A 10, 1:5 verdünnt mit physiologischer Kochsalzlösung oder einem Lokalanästhetikum) versucht werden, ebenso äußerliche Glukokortikoidbehandlung, auch unter Okklusion (Einmalbadehaube).

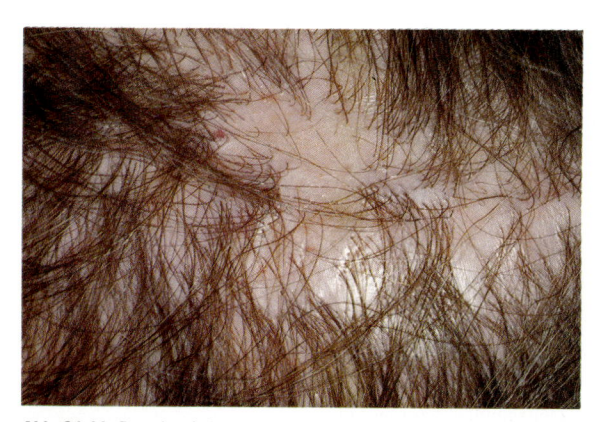

Abb. 31.14. Pseudopelade

Pseudopeladezustand

[Degos 1954]

Synonym. État pseudopeladique

Klinisch und histologisch ist die Ursache einer der Pseudopelade Brocq gleichenden, atrophisierenden Alopezie, besonders in späteren Entwicklungsphasen oder im Endzustand, nur dann aufzudecken, wenn klare anamnestische Angaben vorliegen, oder wenn noch krankheitstypische aktive Herde am behaarten Kopf, am übrigen Integument oder an den Schleimhäuten z.B. für Lichen ruber planus oder Lupus erythematodes bestehen. Zur Diagnosestellung ist daher die Inspektion des gesamten Integumentes und der angrenzenden Schleimhäute unerläßlich. In ausgeheilten atrophischen Krankheitsherden läßt sich die ursprüngliche Erkrankung meist nicht mehr erkennen. Die histologische und immunpathologische Untersuchung kann im Einzelfall sehr hilfreich sein.

Ursachen. Häufigste Ursachen für den Pseudopaladezustand sind Lichen ruber follicularis decalvans, Lichen ruber planus und Lupus erythematodes chronicus discoides, zirkumskripte Sklerodermie, Folliculitis decalvans (Quinquaud). Andere, in der Tabelle 31.4 aufgeführte Dermatosen sind in Einzelfällen ursächlich bedeutsam.

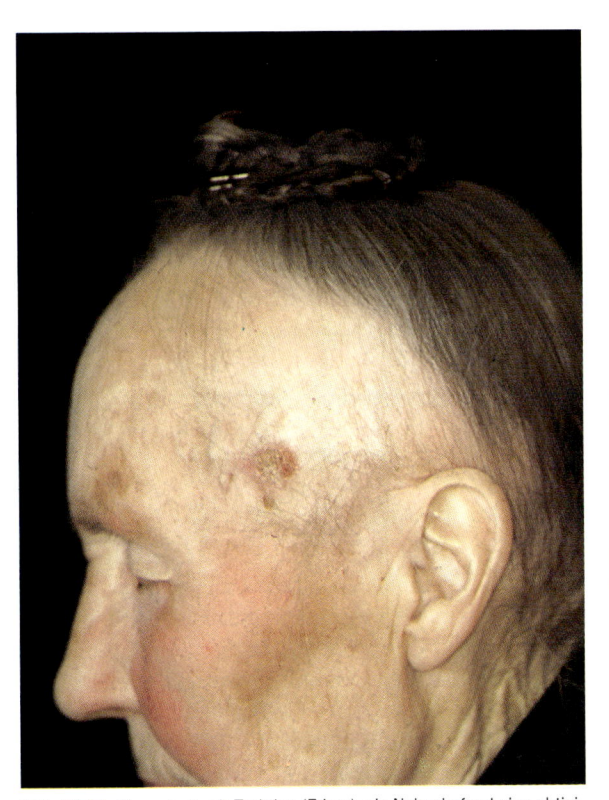

Abb. 31.15. Alopezie durch Traktion (Frisur), als Nebenbefund eine aktinische Keratose

Alopezien durch Druck und Zug

Chronischer Druck und Zug führen zu regressiven Veränderungen im haarbildenden Abschnitt der Follikel, die schließlich die Haarproduktion ganz einstellen oder nur noch ein vellusartiges, verdünntes und kurzes Haar bilden. Im Trichogramm findet man ein telogenes oder ein gemischtes Haarwurzelmuster.

Alopezien durch chronischen Druck. Sie sind stets umschrieben und oft Berufsstigmen. Hingewiesen sei auf Druckalopezien bei Korbträgerinnen, an Druckstellen von schwerem Haarschmuck, Schwesternhauben, Druckverbänden.

Alopezien durch chronischen Zug. Typisch ist die *Alopecia marginalis traumatica* oder Traktionsalopezie mit Zurücktreten der Haargrenze an Stirn, Schläfen oder Hinterkopf bei bestimmten Frisuren (Pferdeschwanzfrisur), Haartrachten) (Alopecia hassica bei hessischen Bäuerinnen), Haartrachten bei manchen Schwarzen oder durch fest aufgedrehte Lockenwickler, die besonders die Randgebiete des Haaransatzes am Kapillitium strapazieren.

Prognose. Ungünstig. Wenn es zur Atrophie der Haarwurzeln gekommen ist, kann mit Wiederwachstum nicht gerechnet werden.

Therapie. Wirkungslos. Wichtig ist die Prophylaxe.

Alopecia androgenetica des Mannes

Synonyme. Androgenetisches Effluvium. Haarausfall vom männlichen Typ, Calvities hippocratica, männliche Glatzenbildung, male-pattern baldness

Definition. Es handelt sich um einen genetisch determinierten, durch Androgene im Lauf des Lebens realisierten Haarausfall mit charakteristischem Ausprägungsmuster. Die männliche Glatzenbildung ist ein sekundäres Geschlechtsmerkmal und stellt keine Krankheit dar. Durch die psychische Belastung einiger Betroffener kann sie jedoch Krankheitswert erhalten.

Vorkommen. Die Häufigkeit der androgenetischen Alopezie hängt von ethnischen und familiären Faktoren ab. Bei nahezu jedem Weißen läßt sie sich nachweisen. Sie macht etwa 95% aller Haarausfälle aus.

Pathogenese. Die bestimmenden 3 Faktoren sind: *genetische Determinierung, Alter* und *androgene Hormo-*

ne; daher auch die Bezeichnung: androchronogenetische Alopezie (Orentreich). Ein polygenetischer Erbgang wird vermutet. Hierfür sprechen hohe Prävalenz und die Zunahme der Wahrscheinlichkeit, eine männliche Glatzenbildung zu entwickeln, je mehr Verwandte ebenfalls betroffen sind. Fehlt erbliche Belastung, kommt es nicht zur Alopezie. Neben der Altersabhängigkeit sind Androgene von essentieller Bedeutung. Eunuchen bekommen wegen des Androgenmangels auch bei genetischer Veranlagung keine Glatze. Werden aber präpubertal kastrierte Jugendliche wegen hormonell bedingter Ausfallserscheinungen mit Androgenen behandelt, so entwickelt sich bei ihnen ein Haarausfall vom männlichen Typ. Das Ansprechen der individuellen Follikel in bestimmten Regionen des Kapillitiums und zu einem bestimmten Zeitpunkt ist genetisch determiniert. Seit Aristoteles ist unverstanden, warum Androgene das Wachstum der Bart- und Körperhaare stimulieren, gleichzeitig aber am Kapillitium zu Kahlheit führen können. Bekannt ist, daß im Haarfollikel die Aktivität des Enzyms 5-α-Reduktase, das aus Testosteron seinen peripher wirksamen Metaboliten Dihydrotestosteron (DHT) entstehen läßt, eine wichtige Rolle spielt. DHT wird, an spezielle zytoplasmatische Rezeptoren gebunden, in den Zellkern eingeschleust und entfaltet dort seine Steuerungswirkung.

Neben 5-α-Reduktase haben auch andere Enzyme wie 3-β-Hydroxysteroid-Dehydrogenase einen Einfluß auf die Entwicklung der androgenetischen Alopezie.

Pathomechanismus. Haarausfall vom männlichen Typ ist dadurch bedingt, daß in den entsprechenden Kopfhautbereichen vermehrt Haarfollikel in die Telogenphase eintreten und/oder die Telogenphase verlängert abläuft. In den folgenden Haarzyklen werden die Anagenphasen immer kürzer. Die nachwachsenden Haare werden kürzer und dünner, und schließlich wird nur noch eine Art von feinstem farblosem Wollhaar gebildet *(regressive Metamorphose)*. Im Trichogramm findet man deshalb ein telogenes Haarwurzelmuster. Dieser Haarausfall kann dementsprechend als telogene Alopezie bezeichnet werden. Bisher ist es nicht gelungen, die Vellusfollikel wieder zur Bildung normaler Kopfhaare anzuregen. Androgenetischer Haarausfall und die sich entwickelnde männliche Glatze sind irreversibel.

Histopathologie. Regressive Transformation terminaler Haarfollikel zu hoch im Korium stehenden Miniaturfollikeln. Nebeneinander bestehen Anagen-, Telogen- und vellusartige Miniaturfollikel. Die Anzahl der Haarfollikel (100000 und mehr am Kapillitium) bleibt bis ins hohe Lebensalter unverändert.

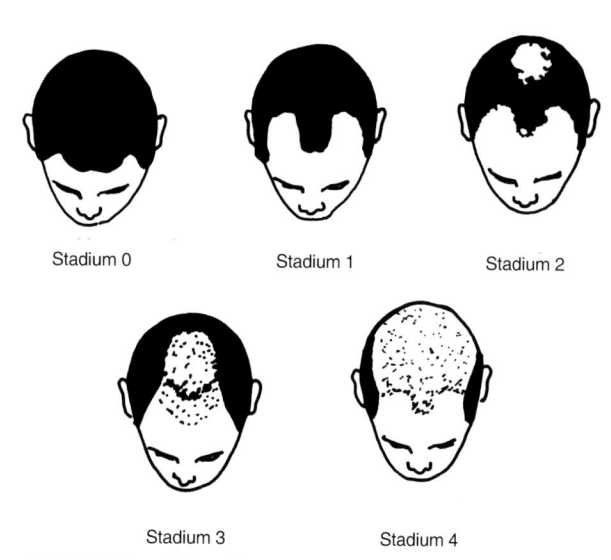

Abb. 31.16. Verschiedene Formen der androgenetischen Alopezie

Klinik. Die androgenetische Alopezie setzt bereits in der Adoleszenz ein und führt zunächst zum Zurücktreten der Stirnhaargrenze. Mit dem Fortschreiten kann man in Anlehnung an Norwood verschiedene Ausprägungsgrade der männlichen Glatzenbildung unterscheiden:

Stadium 0   Normales Behaarungsmuster
Stadium I   Zurücktreten der Stirn-Haar-Grenze an den Schläfen mit Ausbildung von Geheimratsecken
Stadium II Zusätzliche Haarlichtung (Tonsur) okzipitoparietal bei bestehenbleibender Haarbrücke
Stadium III Zunehmende Haarlichtung in der Scheitelregion führt zum Konfluieren der vorderen und hinteren Bereiche
Stadium IV Schließlich bleibt nur noch ein hufeisenförmiger seitlicher und hinterer Randbereich des Kapillitiums behaart: *Calvities hippocratica*

Die Glatze hat eine scharfe Begrenzung. An den seitlichen Kopfbereichen bleibt das Haarwachstum stets normal. Die Haut im Glatzenbereich ist nicht atrophisch, wirkt aber wegen des Fehlens der raumfüllenden Haarbulbi verdünnt. Die Follikelmündungen bleiben bestehen und enthalten feinste, unpigmentierte, marklose, vellusartige Härchen. Stets ist die Glatze auffallend seborrhoisch, weil die Talgdrüsenfunktion erhalten bleibt. Der weiterhin gebildete Talg fettet die Hautoberfläche stark, da er sich nicht über die große Oberfläche der Haare verteilen kann.

Prognose. Sie entspricht der ethnisch und familiär unterschiedlichen genetischen Bestimmung. In manchen Familien entwickelt sich die androgenetische Alopezie sehr frühzeitig, kurz nach der Adoleszenz (*Alopecia praematura*). Sie führt meist rasch zur vollständigen Glatze. Bei langsamer Entwicklung in der 4. bis 5. Lebensdekade ist der Verlauf vielfach günstiger und bleibt begrenzt. Unberechenbar schubweiser Verlauf ist jedoch möglich. Männer, die bis zum 4. bis 5. Lebensdezennium keinen Haarausfall vom männlichen Typ aufweisen, bleiben zumeist weitgehend davon verschont.

Zusätzliche Noxen. Juckende Kopfekzeme, Seborrhö, Schuppenbildung (Pityriasis simplex capillitii), aber auch akute diffuse Alopezien nach Infektionskrankheiten, Medikamentenzufuhr oder anderen Schädigungen können sich nach klinischer Erfahrung fördernd auf die Entwicklung einer androgenetischen Alopezie auswirken. Angeschuldigte Faktoren wie abdichtende Kopfbedeckungen oder lokale Durchblutungsstörungen sind nicht als Kofaktoren für männlichen Haarausfall anzusehen.

Therapie. Die Behandlung der androgenetischen Alopezie gestaltet sich schwierig, da die drei pathogenetischen Faktoren nicht zu beeinflussen sind.
Innerlich. Die innerliche Behandlung der männlichen Alopezie mit verschiedenen Pharmaka (Vitamine, Zystin, Gelatine) wird trotz unsicherer Wirkung in der Praxis geschätzt (Gelacet, Pantovigar, Priorin). Die systemische Anwendung an sich wirksamer Antiandrogene wie Cyproteronacetat beim Mann würde einer „chemischen Kastration" entsprechen und verbietet sich daher.
Äußerlich. Antiandrogene stehen nicht zur Verfügung. Die Wirkung von Östrogenen (17-α-Estradiol, Estradiolbenzoat) wird in der Praxis günstig beurteilt, ist jedoch nicht ausreichend gesichert; auch muß in hohen Konzentrationen mit systemischen Auswirkungen wie Gynäkomastie gerechnet werden. Minoxidil (z.B. Regaine, Rogaine, Alostil) zeigte bei systemischer Gabe unter der Indikation Hypertonie oftmals Hypertrichose als Nebenwirkung. Es steht als 2%ige alkoholische Lösung zur äußerlichen Anwendung zur Verfügung. Ein positiver Effekt wird allenfalls bei 1/3 der Fälle erzielt; nach Absetzen kommt es zu verstärktem Haarausfall. Die Anwendung ist bei Störungen der Hautbarrierefunktion (Psoriasis, Ekzeme) kontraindiziert, ebenso bei Kindern und Jugendlichen.

Operative Therapie. Sie kann als einzige zu einem sichtbaren und reproduzierbaren Erfolg führen. Da die genetische Information im Haarfollikel auch nach Verpflanzung in eine andere Körperregion erhalten bleibt (Donordominanz), wird die operative Transplantation kleiner Haarbüschel oder von Einzelhaaren durch Hautstanzen (micrografts) aus den seitlichen Kopfpartien in die Glatzenbereiche, meist in mehreren Sitzungen, durchgeführt. Der auch finanziell erhebliche Aufwand verhindert breitere Anwendung, ebenso wie Reduktionsplastiken und Transpositionslappen zur operativen Behandlung der androgenetischen Alopezie. Implantationen künstlicher Haare werden wegen der Gefahr von Fremdkörperreaktionen ablehnend beurteilt.

Zusätzliches. Viele Patienten sind aus beruflichen, sozialen oder psychischen Gründen bereit, einen Haarersatz (Perücke) zu tragen. Dieser wird von der Krankenversicherung übernommen, wenn dadurch psychische Störungen beseitigt werden. Wertvoll ist schließlich die konservative Behandlung der oft vorhandenen und fördernden Begleiterscheinungen des männlichen Haarausfalls: starke Seborrhö, Schuppenbildung, entzündliche Kopfhautrötung, Juckreiz.

Alopecia androgenetica der Frau

Synonyme. Chronisch-diffuse Alopezie der Frau, female-pattern hair loss

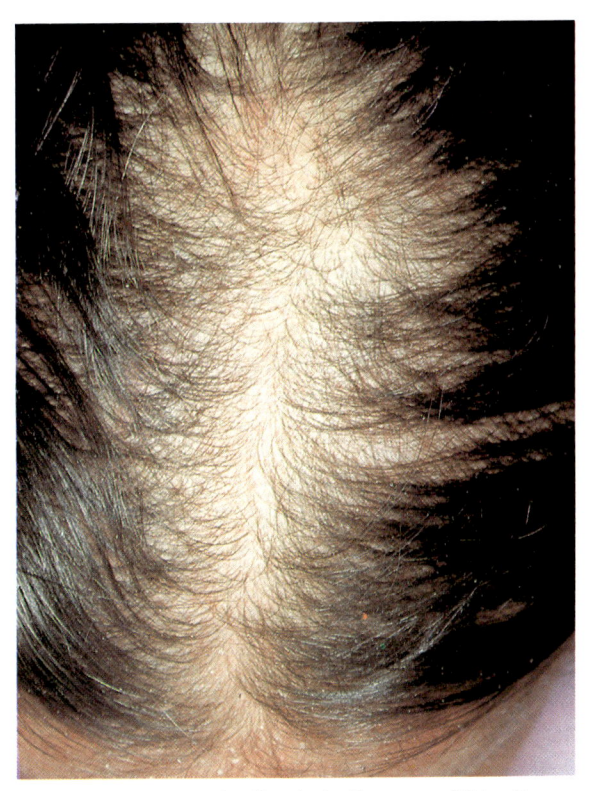

Abb. 31.17. Androgenetische Alopezie der Frau vom weiblichen Typ

Definition. Während die androgenetische Alopezie des Mannes keine Krankheit ist und allenfalls psychischen Krankheitswert beinhaltet, hat die androgenetische Alopezie der Frau einen doppelten Krankheitswert: einerseits kann mit der Erhöhung der Androgenspiegel eine faßbare endokrine Störung vorliegen, andererseits bedeutet Glatzenentwicklung für jede Frau eine Entstellung und damit stets eine schwere psychische Belastung.

Vorkommen. Der androgenetische Haarausfall macht bei der Frau über 90% aller Alopezien aus. Auch bei der Frau sind die genetische Disposition, das Lebensalter und hormonelle Einflüsse für die Entwicklung der Haarerkrankung bedeutsam. Nach der Pubertät zeigen knapp 80% der Frauen eine leichte Haarlichtung mit bitemporaler Regression des Haaransatzes, die sich bei 25% nach der Menopause stärker ausprägt und auf die Scheitelregion ausweitet.

Pathogenese. Grundsätzlich ist der Pathomechanismus der gleiche wie bei der Entwicklung einer Glatzenbildung beim Mann. Offenbar führt eine genetische Determinierung zur erhöhten Androgenempfindlichkeit bestimmter androgenrezeptortragender Haarfollikel am Kapillitium. Ausgeprägte Fälle von androgenetischer Alopezie der Frau ohne erhöhte Androgenspiegel sind nicht selten, sofern eine entsprechende genetische Disposition besteht. Andererseits bewirkt eine pathologisch gesteigerte Androgenkonzentration im Blutserum, welche zur Virilisierung führt, nur in 28% androgenetische Alopezie. Nicht selten korrelieren aber die Ausprägung des klinischen Erscheinungsbildes und vermehrte Androgenbildung.

Zwei Meßgrößen wird eine diagnoseweisende Bedeutung beigemessen:
Testosteron-Östrogen-Quotient: Ist das Verhältnis zugunsten von Testosteron verschoben, bedeutet dies eine Verringerung des sexualhormonbindenden Globulins (SHBG) und somit die Vermehrung von stoffwechselaktivem, freiem Androgen.
3-α-17-β-Androstendion-SHBG-Quotient: Er ist bei androgenetischer Alopezie der Frau häufig erhöht.

Klinik. Es werden zwei verschiedene Ausprägungsformen unterschieden, das weibliche Alopeziemuster (female pattern), welches in der Mehrzahl der Fälle auftritt, und das männliche Alopeziemuster (male pattern). Nicht immer ist eine Zuordnung zu der einen oder anderen Form möglich.

Weibliches Alopeziemuster. Üblicherweise bei genetischer Prägung und allenfalls gering erhöhten Androgenwerten kommt es um das 20. bis 40. Lebensjahr zu einer diffusen Haarlichtung. Analog zur Stadieneinteilung bei androgenetischer Alopezie des Mannes werden folgende Ausprägungsgrade definiert:

Stadium 0   Normales Behaarungsmuster
Stadium I   Beginnende Haarlichtung in der Scheitelregion: ein frontaler Haarsaum von 1–3 cm Breite bleibt bestehen
Stadium II   Deutliche Haarlichtung im Scheitelbereich
Stadium III Ausgeprägte Haarlichtung an weiten Teilen der Frontoparietotemporalregion. Der frontale Haarsaum bleibt auch in diesem Stadium charakteristischerweise bestehen

Typisch sind ferner zunehmende Verringerung des Haarschaftdurchmessers und Seborrhö.

Männliches Alopeziemuster. In der Postmenopause haben mehr als ein Drittel aller Frauen eine frontoparietale Regression der Haargrenze (Geheimratsecken). Dieses klinische Bild ist also kein eindeutiges Virilisierungszeichen. Dennoch sollte auf weitere Zeichen der Vermännlichung geachtet werden. Das männliche Ausfallmuster bei androgenetischer Alopezie der Frau scheint erheblich häufiger vorzukommen als bislang angenommen. Die Ausbildung einer vollen Glatze ist sehr selten, aber möglich. Bei Virilisierungszeichen bzw. Hirsutismus sind meist erhöhte Spiegel androgener Hormone nachzuweisen. Androgenproduzierende Tumoren oder ein adrenogenitales Syndrom sind auszuschließen.

Trichogramm. Telogene Alopezie.

Histologie. Die histologischen Befunde entsprechen den beim Mann nachzuweisenden Veränderungen. Der Histologie kommt hauptsächlich Bedeutung in der Abgrenzung von diffus verlaufender Alopecia areata oder Pseudopelade zu.

Prognose. Unvorhersehbar. Eine hippokratische Glatze tritt bei Frauen nur in Ausnahmefällen auf. Bis zur Mitte der 4. Lebensdekade und postpartal sind Phasen stärkerer Progredienz häufiger.

Differentialdiagnose und diagnostische Leitlinien. Die Familienanamnese kann erbliche Belastung zeigen. Bei der klinischen Untersuchung sollte neben der typischen Haarlichtung an der Kopfhaut auf Zeichen für Hirsutismus oder Virilismus geachtet werden. Bei Verdacht auf erhöhte Androgenproduktion ist die Bestimmung der Testosteron-, Dihydroepiandrosteronsulfat-, LH-, FSH-, Prolaktin- und Androstendion-

spiegel im Serum indiziert. Zusammenarbeit mit Endokrinologen oder Gynäkologen ist dann angeraten.
In der Anamnese sind Beginn und Progredienz des Effluviums sowie die Zahl der täglich ausfallenden Haare wichtig (4 Wochen lang täglich die ausgefallenen Haare zählen). Subjektive Fehleinschätzungen ohne objektiv faßbaren Haarverlust in Form einer *psychogenen Pseudoalopezie* sind nicht selten. Hierbei leistet das Trichogramm einen wichtigen Beitrag zur genaueren Bewertung des geschilderten Haarausfalls; nur bei androgenetischer Alopezie ist ein telogenes Alopeziemuster zu erwarten.
Bedeutsam ist die Anamnese in bezug auf Vor- und Begleiterkrankungen sowie Arzneimitteleinnahme, wie aus der Tabelle 31.5 zu ersehen ist, denn die androgenetische Alopezie der Frau ist hauptsächlich von chronisch verlaufender, symptomatischer diffuser Alopezie und diffuser Alopecia areata abzugrenzen. In letztgenanntem Fall ist eine histologische Untersuchung notwendig. Grundsätzlich sollten auch Lues-serologie, Eisenspiegel im Serum und Schilddrüsenparameter untersucht werden. Indikationsabhängig empfiehlt sich die Bestimmung von Blutbild, Blutzucker und antinukleären Antikörpern. Licht- und rasterelektronenmikroskopische Untersuchungen sind in Einzelfällen zur Abgrenzung von Strukturanomalien bei diffusen Alopezien sinnvoll.

Therapie
Innerlich. Da die androgenetische Alopezie und Seborrhö der Frau mit einer erhöhten Empfindlichkeit der Haarfollikel auf Androgene einhergeht oder erhöhte Androgenwerte nachzuweisen sind, können Antiandrogene therapeutisch genutzt werden, die wahrscheinlich die Enzymkonversion von Testosteron zu Dihydrotestosteron kompetetiv hemmen. Möglicherweise werden auch Androgenrezeptoren an Haarfollikelzellen blockiert. Cyproteronazetat hat daneben zentral antigonadotrope Wirkung. Östrogene und einige Progesteronderivate wie Chlormadinonazetat mindern die Wirkung von Androgenen am Zielorgan.
Frauen *vor der Menopause* können, sofern sie sich ohnehin hormoneller Kontrazeption unterziehen, ohne zusätzliche Nachteile ein Präparat mit antiandrogener Restwirkung einnehmen (Gestamestrol, Neo-Eunomin). Stärker antiandrogen wirkt Cyproteronazetat, welches bei Patientinnen im gebärfähigen Alter wegen der Möglichkeit der Fehlbildung von männlichen Feten ausschließlich in Kombination mit einem Kontrazeptivum wie Ethinylestradiol (Diane 35) gegeben werden darf. Die Einnahme erfolgt zyklusgerecht über 21 Tage mit 7-tägigen Pausen. Diese Therapie bewirkte in mehr als 50% der Patientinnen eine Besserung der androgenetischen Alopezie und der Begleitseborrhö. Die Behandlung der androgenetischen Alopezie kann auch wie bei Hirsutismus nach dem von Hammerstein entwickelten Schema durchgeführt werden.
Die Kombination von 300 mg Cyproteronazetat als Depotpräparat (Androcur Depot), einmalig zwischen dem 4. und 7. Zyklustag i.m. appliziert, und die anschließende Einnahme von 40 µg Ethinylestradiol tgl. (Progynon C) soll stärker wirksam sein. Bei längerer als 3monatiger kombinierter Gabe von Cyproteronazetat und Ethinylestradiol wird die Kontrolle des Vitamin B_{12}-Spiegels empfohlen (Abnahme von Hämoglobin und Hämatokrit); evtl. ist Substitution notwendig. Kontrazeptiva mit Wirkstoffen der Nortestosteronreihe sollten bei androgenetischer Alopezie wegen des haarausfallfördernden Effektes vermieden werden.
Frauen *in der Menopause* können kontinuierlich 25–50 mg Cyproteronazetat täglich (1/2–1 Tbl. Androcur) einnehmen. Bei Behandlungsbeginn in höherem Alter ist allerdings der Therapieerfolg relativ gering. Bei der innerlichen hormonellen Behandlung sind Kontraindikationen und Nebenwirkungen streng zu beachten; Kooperation mit Gynäkologen ist empfehlenswert.
Äußerlich. Antiandrogene stehen nicht zur Verfügung. Die Gabe von östrogen- und steroidhaltigen Haarwässern (Alpicort F, Crinohermal fem, Ell-Cranell) ist weit verbreitet. Ihr therapeutischer Wert ist nicht gesichert, auf systemische Wirkungen ist zu achten. Glukokortikoidhaltige Präparate sind bei entzündlichen Begleiterscheinungen (z.B. Pityriasis simplex capillitii, atopisches oder seborrhoisches Kopfekzem) vorübergehend angebracht. Begleitende Kopfschuppen oder stärkere Seborrhö sollten durch entsprechende Shampoos (Anatel, Berniter, Criniton, Desquaman, Ellsurex, Hegor, Terzolin) unterstützend mitbehandelt werden. Für die örtliche Anwendung von Minoxidil bei der Frau gilt das gleiche wie zur Anwendung beim Mann. Minoxidil ist in der Schwangerschaft und Stillzeit kontraindiziert.

Reversible Alopezien

Definition. Reversible Alopezien sind das Ergebnis einer vorübergehenden endogenen oder exogenen Schädigung von anagenen Haarfollikeln, die entweder zu diffusem oder zu umschriebenem Haarausfall (Effluvium) und dadurch zur Haarausdünnung oder Haarlosigkeit (Alopezie) führt.

Symptomatische diffuse Alopezien

Definition. Symptomatischer diffuser Haarausfall ist das Ergebnis einer endogenen oder seltener exogenen Schädigung von anagenen Haarfollikeln. Die symptomatischen Alopezien sind in den meisten Fällen reversibel, gleichwohl können sie chronisch verlaufen. Symptomatische diffuse Alopezien entstehen gewöhnlich hämatogen. Die Stärke der Haarlichtung entspricht der Dauer und Intensität der Noxe. Nach einer massiven Schädigung, z.B. nach Verabfolgung einer größeren Zytostatikumdosis, tritt der Haarausfall wenige Tage bis drei Wochen später auf. Diese diffuse *Alopezie vom Frühtyp* zeigt im Trichogramm ein dystrophisches Haarwurzelmuster: *anagenes Effluvium*. Auf eine weniger starke Schädigung, z.B. nach fieberhaftem Infekt, folgt Haarausfall erst 3–4 Monate später. Bei dieser *Alopezie vom Spättyp* findet sich ein telogenes Haarwurzelmuster: *telogenes Effluvium*. Die Kopfhaut bleibt bei all diesen Alopezien unverändert. Es ist auffällig, daß bei diffusen Alopezien meist nur die Follikel der Kopfhaare geschädigt werden, nicht dagegen die Haare anderer Regionen. Wahrscheinlich kommt dies daher, weil bei den Kopfhaaren der Anteil der empfindlichen, da mitotisch-aktiven Anagenfollikel etwa 85% und der unempfindlichen, mitotisch inaktiven Telogenfollikel etwa 15% beträgt, während die Telogenhaare z.B. bei den Augenbrauen 80–90%, den Schamhaaren 60–80%, den Achselhaaren 70% und den Extremitätenhaaren 60–80% ausmachen.

Diffuse Alopezie ist ein wichtiges klinisches Zeichen, es verlangt genaue Analyse der Ätiologie. Diffuse reversible Alopezie kann durch verschiedene Ursachen bedingt sein, wobei je nach Art, Intensität und Einwirkungsdauer der Noxe sowohl *akute* als auch *chronische Haarausfälle* beobachtet werden.

Infektionen. Typhus, Grippe, Lues II (Mottenfraßalopezie), Erysipel bedingen meist eine Alopezie vom Spättyp mit einem telogenen Haarwurzelmuster.

Chemische Noxen und Arzneimittel. Meist akute bzw. subakute toxische Alopezien durch Thallium (Rattengift), Zytostatika, Vitamin A und seine Derivate (Retinoide) oder Antikoagulanzien (besonders Heparin und Heparinoide) werden nicht selten beobachtet. In Abhängigkeit von der verabfolgten Dosis und der Einwirkungsdauer entwickelt sich entweder eine Alopezie vom Frühtyp mit dystrophischem Haarwurzelmuster oder eine Alopezie vom Spättyp mit telogenem Haarwurzelmuster. Thallium und hohe Zytostatikadosen führen meistens zu akuten Alopezien vom Frühtyp. Auffällig und bislang ungeklärt ist die Tatsache, daß sich die Haarfollikel an die Effluvium auslö-

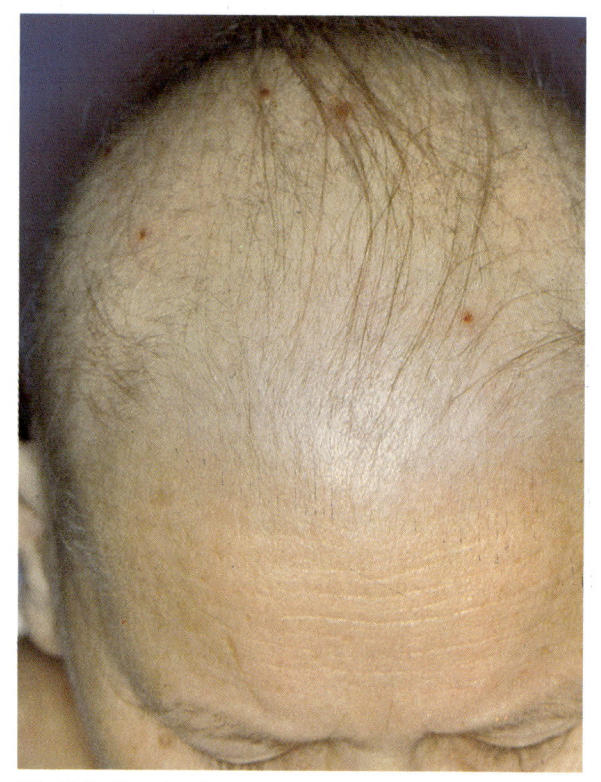

Abb. 31.18. Alopecia diffusa nach Zytostatikatherapie

Tabelle 31.5. Arzneimittel und chemische Substanzen als Ursache von diffuser Alopezie (Auswahl)

Antikoagulanzien	*Thyreostatika*
Heparin	Methylthiourazil
Heparinoide	Thiamazol
Kumarine	
	Vitamine und Vitaminabkömmlinge
Antikonvulsiva	Vitamin A
Carbamazepin	Retinoide
β-Rezeptorenblocker	*Zytostatika*
Nadolol	Azathioprin
Propranolol	Kolchizin
	Cyclophosphamid
Hormone	Methotrexat
Danazol	Vinkaalkaloide
Testosteron	
	Andere
Lipidsenker	Allopurinol
Bezafibrat	Cimetidin
Clofibrat	Levodopa
Fluorobutyrophenon	Selen
	Trizyklische Antidepressiva
Schwermetalle	
Blei	
Quecksilber	
Thallium	

senden Dosen gewöhnen können und dann die Haare trotz Weiterbehandlung wieder wachsen. Beschrieben wurde diffuser Haarausfall in Einzelfällen als Nebenwirkung zahlreicher weiterer Arzneimittel.

Hormonelle Störungen. Am häufigsten ist die *postpartale Alopezie,* die zumeist als telogene Alopezie vom Spättyp 2–4 Monate nach der Entbindung auftritt und gewöhnlich nach einigen Monaten spontan abheilt. Der postpartale Haarausfall wird dadurch erklärt, daß während der Schwangerschaft Haare länger in der Anagenphase verbleiben – in dieser Zeit ist also der physiologische Haarwechsel vermindert. Nach der Entbindung treten vermehrt Follikel in die Telogenphase ein (um 30%) und fallen dann am Ende der physiologischen Telogenphase, 2–4 Monate später, aus. Ein postpartales Effluvium kann bei Frauen mit entsprechender genetischer Disposition in eine androgenetische Alopezie übergehen.

Die Wirkung der *Kontrazeptiva* wurde bei der androgenetischen Alopezie der Frau bereits erwähnt; unter der Einnahme von Ovulationshemmern kann es zu einer chronischen diffusen Alopezie kommen, die gewöhnlich während der ersten 4–6 Einnahmezyklen auftritt und bei einem Teil der Patientinnen trotz Fortführung der Therapie spontan abheilt. Wahrscheinlich handelt es sich um einen Gestageneffekt. Andererseits kann eine diffuse Alopezie auch 2–4 Monate nach Absetzen hormoneller Kontrazeptiva entstehen – ein Pendant zur postpartalen Alopezie.

Nicht selten werden Schilddrüsenerkrankungen (Hypo- wie Hyperthyreose, Myxödem, Morbus Basedow) als Ursache von symptomatischer diffuser Alopezie mit chronischem Verlauf diagnostiziert. Auch Störungen der Hypophysenfunktion, Hypopituitarismus und Prolaktinome können zu meist chronischen diffusen telogenen Alopezien, häufiger zu Haarlichtung mit Verdünnung der einzelnen Haare führen. Ovarielle Krankheiten sind hier ebenfalls zu nennen. Der Beseitigung der hormonellen Störung folgt vielfach eine Normalisierung des Haarwachstums.

Akute und chronische Krankheiten. Zu nennen sind hier Erythrodermien, Psoriasis (Alopecia psoriatica), Hepatitis, Sarkoidose, Thyreoiditis, Dermatomyositis, Eosinophilie-Myalgie-Syndrom, systemischer Lupus erythematodes und andere Systemerkrankungen, chronische und schwere akute Infekte (postfebriles Effluvium), Enzephalitis, zu Kachexie führende Erkrankungen (auch Aids) oder maligne Neoplasien (Leukämien). Mangelernährung (bei Anorexia nervosa, Biotinmangel nach Dünndarmresektion) kann chronischen diffusen Haarausfall induzieren. Gewöhnlich wird das Haar dünner, glanzlos und pigmentärmer. Im Trichogramm zeigt sich eine Alopezie vom Spättyp mit telogenem oder telogendystrophischem Haarwurzelmuster.

Eisenmangel kann besonders bei Frauen zu chronischem diffusem Haarausfall führen. Die Bestimmung von Serumeisen und Serumferritin ist bei Verdacht angezeigt. Nach Substitution wachsen die Haare oft wieder.

Akute Streßsituationen. Akuter und chronischer diffuser Haarausfall wird nach stark emotionell belastenden Ereignissen beobachtet. Massive akute diffuse Haarausfälle wurden in Kriegszeiten, nach operativen Eingriffen und Unfällen beobachtet. Meist treten sie als Alopezie vom Frühtyp in Erscheinung und sind durch ein dystrophisches bzw. gemischtes Haarwurzelmuster gekennzeichnet. Die Spontanheilungstendenz dieser Alopezien ist groß.

Physiologischer Haarausfall der Neugeborenen. Bereits in der ersten Lebenswoche kann es bei Neugeborenen zu massivem, die Mutter beängstigendem diffusem Haarausfall kommen. *Diffuse Neugeborenenalopezien* sind dadurch bedingt, daß am Ende der Schwangerschaft bei dem Kind fast alle Kopfhaare in die Telogenphase eintreten und am Ende der Telogenphase ausfallen. Der Vorgang kann rascher oder langsamer erfolgen; in jedem Fall ist mit dem vollen Wiederwachstum zu rechnen. Im Trichogramm findet sich ein telogenes Haarwurzelmuster.

Alopecia areata diffusa. Selten beginnt die Alopecia areata nicht herdförmig, sondern als diffuse Alopezie. Die Diagnose solcher Fälle verlangt die histologische Untersuchung der Kopfhaut zum Nachweis peribulbärer entzündlicher lymphozytärer Infiltrate, die bei allen anderen Formen von diffusem Haarausfall fehlen. Man achte auch auf Nagelveränderungen.

Idiopathische chronisch-diffuse Alopezie. Bei nahezu ausnahmslos weiblichen Patienten wird in der Praxis oftmals keine Ursache des diffusen Effluviums gefunden und die Diagnose einer idiopathischen chronisch-diffusen Alopezie gestellt. Die Existenz einer solchen Erkrankung ist anzuzweifeln. Vielmehr ist vom Vorliegen einer diffusen androgenetischen Alopezie der Frau auszugehen. In etwa 40% lassen sich durch genaue Untersuchungsmethoden pathologisch erhöhte Androgenspiegel im Serum nachweisen. Aber auch unauffällige Androgenwerte widersprechen der Diagnose einer androgenetischen Alopezie nicht. Die Therapie der idiopathischen chronisch-diffusen Alopezie sollte sich somit an den Behandlungsempfehlungen der androgenetischen Alopezie orientieren. Allerdings sollte Alopecia areata diffusa durch Kopfhautbiopsie ausgeschlossen werden. Aber auch an die subjektive Fehleinschätzung ohne faßbaren Haarverlust, d.h. an psychogene Pseudoalopezie, ist zu denken.

Therapie der symptomatischen diffusen Alopezien
Innerlich. Sie richtet sich nach der Grunderkrankung. Glukokortikoide sind nicht indiziert. Bei Mangelerscheinungen Substitution. Arzneimittelinduzierte Alopezie ist durch Meiden oder Austausch des betreffenden Arzneimittels zu behandeln. Bei innerlichen Erkrankungen ist Kooperation mit Internisten, Onkologen oder Endokrinologen erforderlich. Eine spezielle Therapie nach Infektionskrankheiten oder Schwangerschaft ist nicht bekannt. Empfohlen werden allerdings Gelatinepräparate oder Polyvitaminpräparate wie Gelacet, Pantovigar oder Priorin für 2-6 Monate. Bemerkenswert sind die Erfolge, wenn bei Zytostatikatherapie die zytostatikaempfindlichen Haarfollikel durch prophylaktische örtliche Kälteanwendung geschützt werden. Die Kältetherapie beginnt 10 min vor der therapeutischen Injektion und wird je nach Art und Dosierung des betreffenden Zytostatikums unterschiedlich lange ausgedehnt.
Äußerlich. Pflegerische Maßnahmen für Haare und Kopfhaut.

Reversible zirkumskripte Alopezien

Definition. Reversible zirkumskripte Alopezien entwickeln sich nach herdförmiger exogener oder endogener Schädigung von Haarfollikeln. Diese stellen vorübergehend die Haarbildung ein. Als Schädigungsmöglichkeiten kommen physikalische und chemische Ursachen, chronisch-mechanische Traumen oder lokale Entzündungen in Betracht.

Säuglingsglatze. In der frühen Neugeborenenperiode befinden sich die Haare des Säuglings in der Telogenphase. Die Telogenhaare fallen in den ersten Lebensmonaten aus; der physiologische Haarausfall erfolgt am Hinterkopf beschleunigt, bedingt durch Aufliegen und Reiben am Kissen. Die typische, okzipital entstehende Säuglingsglatze beunruhigt die Mutter. Normale Behaarung stellt sich mit Eintritt in einen neuen Haarzyklus jedoch bald wieder ein.

Syndrom der leicht ausziehbaren Haare
[Zaun 1984]

Synonyme. Syndrom der lockeren Anagenhaare, loses Anagenhaar des Kindes, loose anagen hair syndrome

Definition. Bei Kindern auftretendes Phänomen von büschelweise leicht und schmerzlos epilierbaren Haaren, die sich fast ausschließlich im Anagenstadium befinden.

Klinik. Betroffen sind meist Kinder mit blondem Haar. Oftmals wird zufällig bemerkt, daß bei leichtem Zug Kopfhaare in Büscheln schmerzlos ausgezogen werden können. Gesichts- und Körperbehaarung sind nicht betroffen. Die Haare wachsen wieder nach, bei Erwachsenen wird das Phänomen nicht mehr beobachtet.

Trichogramm. Es finden sich fast ausschließlich dysplastische Anagenhaare (ohne Wurzelscheiden) in klinisch unauffälliger Kopfhautregion.
Die rasterelektronenmikroskopische Untersuchung zeigt irreguläre, longitudinale Furchen, teils auch um die Längsachse verdrehte Haarschäfte, die im Querschnitt oval, dreieckig oder trapezförmig sind.

Pathogenese. Die Erkrankung kann noch nicht sicher eingeordnet werden. Es wird eine reversible Störung der Haarreifung mit vorzeitiger Verhornung der inneren Haarwurzelscheide vermutet.

Prognose. Gut, eine bleibende Alopezie ist nicht zu erwarten.

Therapie. Nicht nötig. Vermeiden von Traktion.

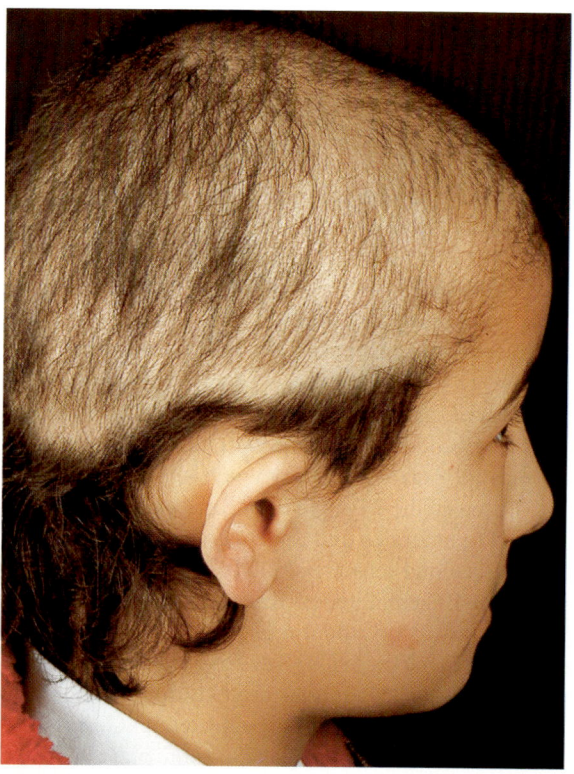

Abb. 31.19. Trichotillomanie

Trichotillomanie

[Hallopeau 1899]

Synonym. Haarrupftic

Definition. Psychisch motiviertes krankhaftes Bestreben, sich die Haare auszuziehen. Auch kombiniert mit anderen psychischen Störungen wie Trichophagie, Onychophagie oder Bulimie.

Vorkommen. Nicht selten. 31% der Patienten sind 1–10 Jahre und 26% 11–17 Jahre alt. Das weibliche Geschlecht ist sechsmal häufiger betroffen als das männliche.

Klinik. An umschriebener Stelle, meist frontoparietal oder frontotemporal, bei Rechtshändern eher links, bei Linkshändern eher rechts, werden die Haare um die Finger gedreht und vom Patienten selbst ausgerissen. Die Störung ist bei Kindern meist ein Hinweis auf emotionale Probleme, manchmal auch auf ernstere psychische Erkrankungen. Der Vorgang spielt sich oft im Bett ab und wird den Eltern daher nicht bewußt. In den überwiegend solitären Herden findet man kurze, jedoch unterschiedlich lange neue Haare, die erst dann ausgezogen werden können, wenn sie eine bestimmte Länge erreicht haben. Ein wichtiges Unterscheidungsmerkmal zur Alopecia areata sind frische Hämorrhagien in den Follikelöffnungen. Trichotillomanie kommt bei Erwachsenen seltener vor, hier eher bei schwerwiegenden psychischen Störungen oder bei Simulation. Dabei werden manchmal auch Augenbrauen, Augenwimpern oder Barthaare ausgezogen. Bei Kindern kann, wie übrigens auch bei manchen Tieren, Trichotillomanie mit *Trichophagie* verbunden sein. Onychotillomanie und Nägelkauen sind ähnlich motiviert. Bei Verdacht auf Trichophagie sollte eine Stuhluntersuchung erfolgen.

Trichogramm. Im Herd finden sich nur wenige Telogenhaare (nahe 0%); manchmal auffallend viele Katagenhaare. Im klinisch unauffälligen Kopfbereich besteht ein normales Muster (bei Kindern etwa 95% Anagenhaare, 5% Telogenhaare). Mitgebrachte Haare sind oft abgebrochen oder dysplastisch.

Histopathologie. Typisch sind intra- und perifollikuläre Hämorrhagien mit geringer lymphozytärer Begleitentzündung, perifolliculäre Infiltrate am oberen Haarbulbus und perivaskuläre Infiltrate in der oberen Dermis, wurmförmig gewundene und gestauchte Haarschäfte, in 30% ‚leere', d.h. haarfreie Haarfollikel. Daneben finden sich atrophische Follikel, die mit Degenerationsprodukten der Haarmatrix wie Haarkeratin, Pigmentschollen oder Resten der inneren Wurzelscheide gefüllt sind; dieser histologische Befund ist bekannt als *Trichomalazie* (Miescher). Oft können viele Katagenhaare identifiziert werden.

Prognose. Bei Kindern günstig.

Therapie. Aufklärung der Eltern. Psychologische oder psychiatrische Beratung und gegebenenfalls Therapie sind anzustreben. Bei kleinen Kindern kann radikales Kurzschneiden des Kopfhaares (1–2 cm) den Haarrupftic durchbrechen; bis das Haar nachgewachsen ist, hat der kleine Patient seine Angewohnheit abgelegt.

Trichotemnomanie

[Braun-Falco und Vogel 1968]

Zwanghaftes Abschneiden der Haare in bestimmten Arealen wurde als paranoides Symptom eines hirnorganischen Syndroms (Zerebralsklerose) beobachtet. Die Störung findet sich bevorzugt bei postklimakterischen Frauen; ähnlich wie beim Dermatozoenwahn das Hautorgan, wird hier das Kapillitium Angriffsziel von Zwangshandlungen. Als Behandlung kommen nur psychiatrische Maßnahmen in Frage.

Zirkumskripte postinfektiöse Alopezie

Sie kommt durch toxische Schädigung der Haarfollikel im Bereich von Impetigo contagiosa, Furunkel, Karbunkel, Erysipel, Mykosen etc. zustande. Sofern es nicht zur Zerstörung der Follikel und damit zur irreversiblen vernarbenden Alopezie kommt, wachsen die Haare nach einigen Wochen wieder. Es handelt sich um eine infektionstoxisch bedingte Matrixdystrophie mit konsekutivem Ausfall der dystrophischen Haare.

Zirkumskripte entzündliche Alopezie

Alopezien kommen in Herden von chronischen entzündlichen Dermatosen vor und sind reversibel, wenn die Dermatose selbst nicht zu Atrophie führt: chronische Ekzeme, atopisches Ekzem, Lichen simplex chronicus, Psoriasis vulgaris. Der physikalische Reiz des ständigen Reibens und Kratzens bei juckenden Dermatosen ist möglicherweise ein den Haarausfall zusätzlich zur Entzündung verstärkender Faktor.

Alopecia areata

Synonyme. Kreisförmiger oder kreisrunder Haarausfall, pelade

Definition. Alopecia areata ist ein entzündlicher, meistens herdförmiger und reversibler Haarausfall unbekannter Ursache. Sie kann auch mit diffusem Haarverlust und Nagelveränderungen einhergehen. Autoimmunpathogenese wird diskutiert.

Vorkommen. Alopecia areata ist häufig; sie ist die wichtigste entzündliche Alopezie. Kinder und junge Menschen sind bevorzugt betroffen, beide Geschlechter etwa gleich häufig. Nach einigen Berichten soll das männliche Geschlecht bevorzugt sein. In etwa 20% der Fälle tritt die Erkrankung familiär gehäuft auf. Nicht selten besteht bei den Patienten eine atopische Diathese.

Ätiologie. Sie ist nicht sicher geklärt. Es wird diskutiert, daß die Keratinozyten der Haarfollikel bei genetischer Determinierung lebenslang abnorm auf endogene oder exogene Einflüsse reagieren. Koinzidenzfaktoren können sein: Trisomie 21 (Down-Syndrom), Vogt-Koyanagi-Syndrom, psychischer Streß, endokrine Störungen wie Schilddrüsenerkrankungen und Atopie. Auch ein latenter Zinkmangel wurde als pathogenetischer Faktor angesehen. Autoimmunerkrankungen wie Lupus erythematodes, Vitiligo oder perniziöse Anämie kommen bei Alopecia areata wohl nicht gehäuft vor. Auch ist die Autoantikörperinzidenz nicht erhöht. Daß Alopecia areata keine umschriebene Erkrankung der Haarfollikel darstellt, zeigen auch die begleitenden Nagelwachstumsstörungen.

Pathogenese. Alopecia areata ist eine entzündliche Alopezie, deren Pathogenese nach wie vor hypothetisch ist: Unter dem Einfluß endogener oder exogener Auslöser werden von Haarfollikelkeratinozyten Zytokine (TNFα, Interleukin-1-β, Interleukin-8) gebildet und abgegeben. Diese aktivieren Gefäßendothelien; konsekutiv treten peribulbäre T-Lymphozyten- und Makrophageninfiltrate auf, und weitere Zytokine werden freigesetzt im Sinne eines Circulus vitiosus. T-Lymphozyten infiltrieren die Haarmatrix, weiterhin finden sich bei Alopecia areata Langerhans-Zellen im Haarfollikel unterhalb des Haarbalgmuskelansatzes. Die Entzündungsreaktion im Bereich von Haarbulbus und dermaler Haarpapille interferiert mit dem

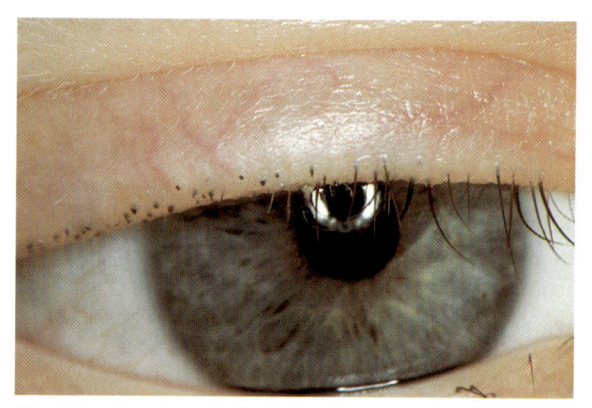

Abb. 31.20. Alopecia areata der Augenwimpern

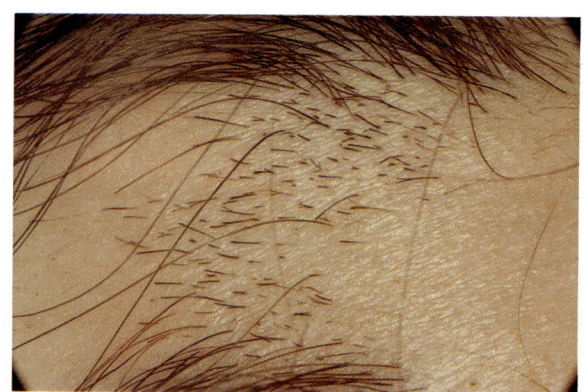

Abb. 31.22. Alopecia areata, Peladehaare

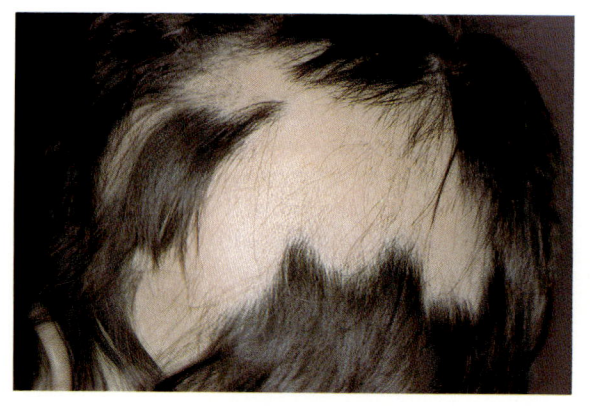

Abb. 31.21. Alopecia areata, zahlreiche Peladehaare

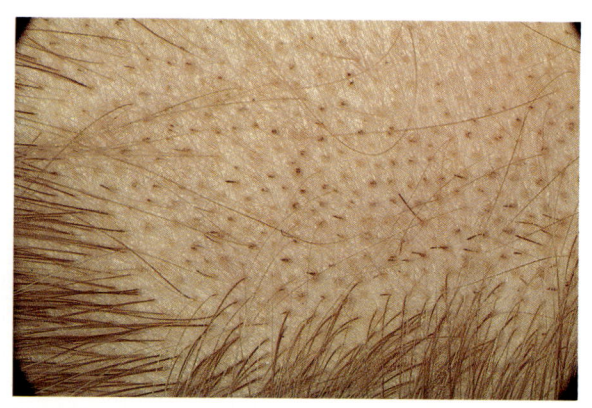

Abb. 31.23. Alopecia areata, Peladehaare und kadaverisierte Haare

Stoffwechsel der haarbildenden Matrixzellen und der melanozytären Zellen und hemmt deren Mitose- und Syntheseaktivität. Die Folgen für die Haarbildung hängen von der Intensität und Dauer der Schädigung ab. Sie bestehen in vorzeitigem Übergang in die Telogenphase, in Matrixdystrophie oder in akuter Matrixdegeneration. Nach Abklingen der Entzündung nehmen die Follikel die Haarbildung wieder auf. Wahrscheinlich handelt es sich bei der Alopecia areata um eine zellvermittelte Autoimmunreaktion vom Spättyp, die man als „nummuläres Ekzem des Haarfollikels" interpretieren könnte.

Klinik. Innerhalb eines oder mehrerer scharf begrenzter runder oder ovaler Herde kommt es gewöhnlich ohne subjektive Symptome zu plötzlichem und komplettem Haarausfall, der den Patienten zum Arzt führt. In den haarlosen Bezirken ist die Haut durch den Verlust der Haare und die Verkleinerung der Bulbi etwas eingesunken. Sie ist gewöhnlich elfenbeinfarben, oder es besteht eine geringe entzündliche Rötung. Zeichen von Atrophie fehlen stets; die Follikelmündungen bleiben immer erhalten.
Diagnostisch und prognostisch wichtig ist die genaue Untersuchung der Haare in der Randzone der Herde. Folgen die Haare im Randgebiet leicht und schmerzlos dem Epilationszug, so ist mit Progression zu rechnen; sitzen sie fest, so ist die Progressionstendenz der Herde gering. Die epilierten Randhaare sind vielfach an ihrem Ende zugespitzte dystrophische Haare ohne Wurzelscheiden. Die Länge der Spitze ist abhängig von der Intensität der Matrixdystrophie. Je intensiver die Matrixschädigung, desto kürzer die Spitze. Daneben sieht man ebenfalls als prognostisch ungünstiges Zeichen in Randgebieten progredienter Herde *Peladehaare*. Sie sind 0,2–0,7 cm lang, wenig pigmentiert, am freien Ende häufig gespalten (Trichorrhexis) und gehen proximal in einen Kolben oder ein zugespitztes Ende über *(Ausrufungszeichenhaare)*. Ein prognostisch ungünstiges Zeichen sind schließlich die *kadaverisierten Haare* (cheveux cadaverisées). Sie imponieren klinisch als schwärzliche komedoartige Follikelverschlüsse. Die mikroskopische Untersuchung solcher Exprimate zeigt, daß es sich um trichomalazische Degenerationsprodukte aus Resten der Haarmatrix, Pigmentschollen, inneren Wurzelscheiden und Haarresten handelt. Sie sind das klinisch-morphologische Äquivalent einer akuten Matrixdegeneration und daher ein prognostisch ungünstiges Zeichen, das für eine rasche Progredienz der Herde spricht.
Der Sitz der Herde ist beliebig. Am Kapillitium ist die Okzipital- und Temporalgegend bevorzugt betroffen. Alopecia areata kommt aber auch im Bart, an Augenbrauen, Augenwimpern und der übrigen behaarten Haut vor.

Klinische Begleitsymptome sind inkonstant. In etwa 20% der Fälle kommt es zu *Nagelveränderungen*. Man findet feine Tüpfelnägel, Onychodystrophie, Trachyonychie, Leukonychie oder rote Lunulae.

Laboruntersuchungen. Sie liefern keine typischen Abweichungen.

Histopathologie. In den haarfreien Stellen sind die Haarfollikel erhalten, aber pathologisch verändert. Die Haarbulbi sind durch Matrixdystrophie verkleinert *(Miniaturfollikel)*, liegen höher im Korium und produzieren nur noch ein parakeratotisches verhorntes Haarkeratin. Eine Dysproportion zwischen der relativ großen Papille und der atrophischen Matrix ist auffällig. Der von Matrixzellen gebildete schmächtige Haarschaft ist meist nur bis zur Talgdrüsenmündung zu verfolgen. In manchen Follikeln ist die Haarbildung ganz erloschen. Die Follikelmündungen sind weit und mit Horn oder keratomalazischen Haarresten gefüllt. Die Melaninbildung sistiert. Die Haarbulbi sind in der frühen Phase bienenschwarmartig von einem dichten entzündlichen lymphozytären Infiltrat umgeben, das auch in die Haarpapille eindringt.

Verlauf und Prognose. Der Verlauf der Alopecia areata ist wechselhaft und im Einzelfall unberechenbar, sowohl bezüglich der Zeitdauer der Erkrankung als auch der Wiederbehaarung. Meistens bleibt es bei der Entwicklung weniger bis münzgroßer Herde, in denen nach einigen Wochen wieder Haare zu wachsen beginnen. Dann werden zunächst dünne, pigmentarme lanugoartige Haare, später wieder kräftige und pigmentierte normale Haare gebildet. Bei älteren grauhaarigen Patienten können allein die pigmentierten Haare ausfallen und einzig die weißen Haare zurückbleiben. Bei akuter und großflächiger Entwicklung einer Alopecia areata entsteht in diesen Fällen der Eindruck von „Weißwerden über Nacht". Das Wiederwachsen von depigmentierten Haaren in den Alopecia-areata-Herden führt zur manchmal bleibenden *Poliose*. In manchen Fällen hält sich die Entstehung neuer und die Abheilung alter Herde die Waage. Die Dauer des ersten Schubs beträgt bei einem Drittel der Patienten weniger als sechs Monate, bei der Hälfte weniger als ein Jahr; bei 20–30% kommt es auch in Jahren nicht zur Abheilung. Rezidive innerhalb von einigen Wochen bis zu 5 Jahren nach Abheilung des ersten Schubes kommen in 40–50% der Fälle vor. Nur etwa ein Drittel heilt ab und bleibt rezidivfrei. Alopecia areata verläuft bei Patienten mit *Atopie*, vor allem mit atopischem Ekzem, besonders hartnäckig. Dies gilt besonders für Fälle mit Alopecia areata vom Ophiasistyp. Die Prognose ist im allgemeinen umso schlechter, je jünger der Patient bei Erstmanifestation, je ausgeprägter der klinische Befund ist, je rascher die Erkrankung fortschreitet und je länger sie persistiert.

Alopecia areata diffusa

Bei Alopecia areata mit Progredienz findet man nicht selten gleichzeitig ein auch im Trichogramm nachweisbares diffuses telogenes Effluvium in nicht sichtbar erkrankten Kopfbereichen. Doch kann sich die Alopecia areata auch als rein diffuse Alopezie manifestieren und ist dann schwer von den übrigen diffusen Alopezien abzugrenzen, wenn man diese Diagnose nicht durch histologische Untersuchung sichert.

Ophiasis

Bei dieser besonderen Verlaufsform der Alopecia areata sind die Herde in den Randgebieten des Kapillitiums lokalisiert, im Nacken, an Schläfen und Stirn. Die Tendenz zur Progression ist groß; es kann schließlich nur ein Haarrest im Scheitelbereich übrig bleiben, der wie eine Löwenmähne wirkt. Vielfach besteht Atopie. Die Prognose der Ophiasis ist ungünstig.

Alopecia areata totalis, Alopecia areata universalis

Bei diesen schweren Verlaufsformen kommt es zu einem vollständigen Ausfall der Kopfhaare (*Alopecia areata totalis*) oder sämtlicher Körperhaare (*Alopecia areata universalis*) einschließlich der Augenbrauen, Wimpern und Schambehaarung. Die Prognose dieser Formen ist mit großer Zurückhaltung zu stellen, obwohl ein Wiederwachsen der Haare grundsätzlich und selbst nach Jahrzehnten möglich ist. Die Ursache bleibt unbekannt.

Diagnostische Leitlinien. Anamnese und klinisches Bild sind charakteristisch. Insbesondere sucht man nach Peladehaaren und kadaverisierten Haaren im Randbereich der Herde. Der Haarwurzelstatus zeigt bei langsam progredienten Herden ein normales oder telogenes, bei rascher Progredienz ein telogen-dystrophisches oder selten ein rein dystrophisches Haarwurzelmuster. In etwa 60% der Fälle ist auch in klinisch normal aussehender Kopfhaut das Haarwurzelmuster pathologisch. Die histologische Untersuchung kann meist vernarbende Alopezien und die Trichotillomanie abtrennen. Die Alopecia specifica bei sekundärer Lues wird serologisch ausgeschlossen.

Differentialdiagnose. Abzugrenzen sind Pseudopelade Brocq und Pseudopeladezustände, Alopecia specifica bei sekundärer Lues, Mikrosporie und aphleg-

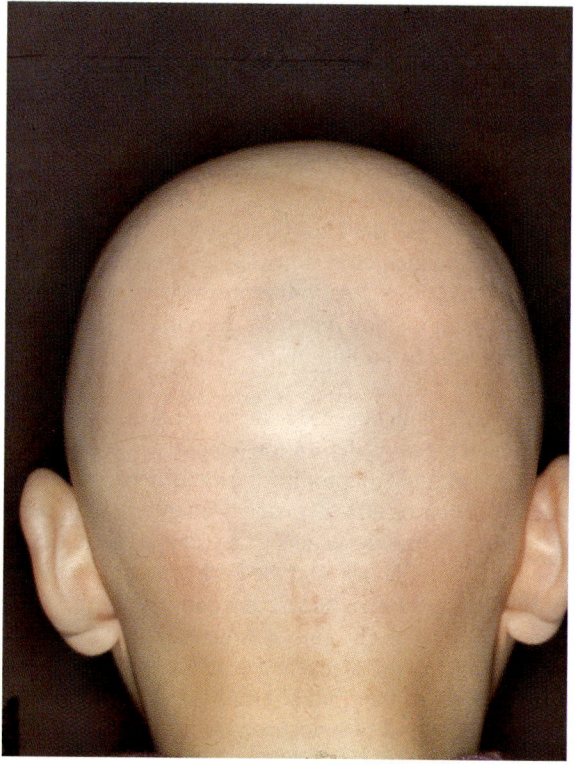

Abb. 31.24. Alopecia areata totalis

matische Tinea capitis, Trichotillomanie, Phänomen der leicht ausziehbaren Haare sowie – bei diffuser Ausprägung – diffuse Alopezien verschiedener Ursache (u.a. HIV-Infektion, systemischer Lupus erythematodes).

Therapie. Bei der ungeklärten Ätiologie der Alopecia areata ist eine kausale Behandlung naturgemäß nicht bekannt. Ferner ist bei dem von Fall zu Fall wechselvollen Spontanverlauf der Alopecia areata die Beurteilung von Therapieerfolgen schwierig.
Innerlich. Glukokortikoide zeigen in den meisten Fällen nur einen morbostatischen Effekt, d.h. unter ihrer entzündungshemmenden und immunsuppressiven Wirkung wachsen die Haare, fallen aber oft nach Absetzen der Behandlung wieder aus. Zytostatische Therapie bei Malignomen kann als Nebeneffekt das Wiederwachsen der Haare bei Alopecia areata bewirken. Innerliche Anwendung von Glukokortikoiden kommt nur ausnahmsweise bei sehr ausgedehnten oder rasch progredienten Verlaufsformen und innerhalb der ersten Erkrankungsmonate in Betracht. Methylprednisolon, Triamcinolon und Dexamethason werden eingesetzt. Als Initialdosis werden 20–60 mg Methylprednisolon tgl. oder äquivalente Dosen anderer Steroide verordnet, um nach 2–3 Wochen in Stufen relativ rasch auf eine unterhalb der Cushing-Schwelle

gelegene Erhaltungsdosis überzugehen; bei Kindern und Jugendlichen sind die angegebenen Dosen adäquat zu reduzieren. Die Einnahme von Glukokortikoiden ist in 6–8 Wochen zu beenden; auf Kontraindikationen und Nebenwirkungen ist zu achten. Eine Erhaltungsdosis oberhalb der Cushing-Schwelle zwingt, die Behandlung abzusetzen und nur äußerlich zu behandeln. Bei höchstens 20% der Patienten bleibt der Haarwuchs nach vollständigem Absetzen der innerlichen Therapie erhalten.

Photochemotherapie (PUVA) kann zur Normalisierung des T-Helfer-T-Suppressor-Verhältnisses bei Alopecia areata beitragen. Es sollten vier Bestrahlungen pro Woche erfolgen; der Effekt dieser Behandlung ist allerdings nicht sicher. Die hochdosierte Einnahme von Cyclosporin A (Sandimmun) kann wegen der Nebenwirkungen nicht vertreten werden; Erfahrungen mit geringen Tagesdosen fehlen noch. Orale Zinktherapie mit 50 mg Zinkhydrogenaspartat 2mal tgl. (Unizink 50) oder 200 mg Zinksulfat 2mal tgl. (Solvezink) sollte bei guter Verträglichkeit mindestens 6 bis 8 Monate durchgeführt werden; die Wirksamkeit wird jedoch kontrovers diskutiert. Dapson (6 mal wöchentlich 100 mg/tgl. über Monate) soll den Verlauf von Alopecia areata beim Erwachsenen günstig beeinflussen; der Effekt ist ebenfalls umstritten.

Äußerlich. Die örtliche Anwendung von Glukokortikoiden ist der innerlichen Gabe vorzuziehen. Intrafokale, streng intrakutane Injektionen von Triamzinolon-Kristallsuspension (Volon A 10), in einer Verdünnung von 1:2 bis 1:5 mit einem Lokalanästhetikum (Mepivacain) vermischt, ist die Therapie der Wahl in der Behandlung einzelner Herde. Im Schläfen- und vorderen Scheitelbereich sollten keine Injektionen erfolgen; immerhin wurde nach Injektionen in größere Gefäße über Verschleppung von Kristallen bis in die Retinaarterien mit nachfolgender Erblindung berichtet. Wiederwachstum der Haare kann 4–6 Wochen nach Behandlungsbeginn eintreten. Perkutane Behandlung mit Glukokortikoidcremes, eventuell unter Okklusivverband mit Plastikfolie oder Einmalbadehaube, kommt auch bei Alopecia totalis vorzugsweise als Nachtbehandlung über Wochen in Betracht. Auf Sekundärinfektionen und im Stirnbereich auftretende Steroidakne ist zu achten. Einzelherde läßt man ein- oder 2mal tgl. mit Glukokortikoidtinkturen pinseln, z.B. Prednicarbat (Dermatop), Triamcinolonacetonid (Volon A), Mometason (Ecural), Betamethason (Betnesol-V-crinale, Celestan-V-crinale, Diprosone), wobei sich die Behandlung etwa 1 cm in die gesund erscheinende Umgebung hinein erstrecken sollte.

Topische Immuntherapie durch Erzeugung einer allergischen Kontaktdermatitis (sogenannte resorbierende Entzündung) wird ausschließlich am Kapillitium durchgeführt: Die Behandlung mit DNCB (Dinitrochlorbenzol) ist wegen vermuteter mutagener Eigenschaften heute obsolet. Als obligate Kontaktsensibilisatoren werden DCP (2,3-Diphenylcyclopropenon-1 = Diphencyprone), selten Quadratsäuredibutylester, eingesetzt. Es existieren keine Handelspräparate, der behandelnde Arzt trägt die Verantwortung. DCP erwies sich im Ames-Test als nicht mutagen und zeigte im Tierversuch keine Teratogenität beziehungsweise Organtoxizität. Dennoch sollte diese Therapie dem Erfahrenen vorbehalten bleiben. Der Therapie geht eine Kontaktsensibilisierungsphase mit 2% DCP voraus. Die Therapie erfolgt mit niedrigsten Konzentrationen 1 mal wöchentlich (DCP in Azeton oder in Vaselin); die vorsichtige Steigerung der Konzentration erfolgt in Abhängigkeit vom klinischen Befund. Stellt sich nach 3–6 Monaten kein Therapieerfolg ein, sollte die Behandlung aufgegeben werden. Sprechen Patienten mit ausgeprägter Alopecia areata auf DCP nicht an, sind die Erfolgsaussichten für die meisten anderen Therapieverfahren gering. Eine übliche Nebenwirkung sind regionale Lymphknotenschwellungen, auch allergische Streuphänomene sind nicht selten. Über Vitiligo nach DCP-Anwendung wurde berichtet.

Weniger bedenklich ist die Erzeugung einer toxischen Kontaktdermatitis durch Dithranol (Cignolin, beginnend mit 0,1%, z.B. in Neribassalbe, Excipial Mandelölsalbe oder Onguent Roche Posay).

Ferner konnte ein Wiederwachsen der Haare durch Photochemotherapie unter örtlicher Anwendung von 0,15%iger Meladinine-Lösung erreicht werden. Auch bei dieser Behandlung, die mit dem Risiko blasiger Hautreaktionen verbunden ist, sind oft nur temporäre morbostatische Wirkungen zu erzielen. Als nicht aussichtsreich hat sich die örtliche Anwendung von Minoxidil, Tretinoin oder Cyclosporin A erwiesen.

Ausgedehnte Alopecia areata bedeutet besonders für Frauen und Kinder oft ein schweres seelisches Trauma. Wichtig ist, die Patienten psychisch zu führen. Man sollte keine unerfüllbaren Hoffnungen erwecken und bei dieser kosmetisch zwar sehr störenden, aber für den Allgemeinorganismus unbedenklichen Erkrankung keine Therapie betreiben, die das Wiederwachstum von Haaren mit schweren Nebenwirkungen erkauft. Es ist dann besser, den Patienten auf das Tragen einer Perücke vorzubereiten, deren Kosten bei psychischen Problemen oder Störungen meist auch von den Krankenkassen übernommen werden.

Weiterführende Literatur

Allgemeines, Übersichten

Ebling FJ (1976) Hair. J Invest Dermatol 67:98–105
Hamm H, Steijlen PM (1988) Diagnostik von Haarkrankheiten. In: Macher E, Knop J, Bröcker EB (Hrsg) Jahrbuch der Dermatologie 1987. Regensberg & Biermann, Münster, S 27–48
Happle R (1993) Haarkrankheiten und ihre Behandlung. In: Braun-Falco O, Plewig G, Meister M (Hrsg) Fortschr prakt Dermatol Venerol, Bd 13. Springer, Berlin, S 257–268
Muller SA (1973) Alopecia: syndromes of genetic significance. J Invest Dermatol 60:475–492
Olsen EA (ed) (1994) Disorders of the hair growth. McGraw-Hill, New York
Orfanos CE (Hrsg) (1979) Haar und Haarkrankheiten. Fischer, Stuttgart
Orfanos CE, Montagna W, Stüttgen G (eds) (1981) Hair research. Springer, Berlin
Price VH (1979) Management of hair problems. Int J Dermatol 18:95–103
Sperling LC (1991) Hair anatomy for the clinician. J Am Acad Dermatol 25:1–17
Whiting DA (1987) Structural abnormalities of the hair shaft. J Am Acad Dermatol 16:1–25

Physiologie und Pathophysiologie

Braun-Falco O (1966) Dynamik des normalen und pathologischen Haarwachstums. Arch Klin Exp Dermatol 227:419–452
Cotsarelis G, Sun TT, Lavker RM (1990) Label-retaining cells reside in the bulge area of pilosebaceous unit: implications for follicular stem cells, hair cycle, and skin carcinogenesis. Cell 61:1329–1337
Kligman AM (1961) Pathologic dynamics of human hair loss, I. Telogen effluvium. Arch Dermatol 83:175–198
Orentreich N, Durr NP (1982) Biology of scalp hair growth. Clin Plast Surg 9:197–205
Randall VA, Ebling FJG (1991) Seasonal changes in human hair growth. Br J Dermatol 124:146–151

Trichogramm

Braun-Falco O, Heilgemeir GP (1985) The trichogram. Structural and functional basis, performance, and interpretation. Semin Dermatol 4:40–52
Gibbons RD, Fiedler-Weiss VC, West DP et al. (1986) Quantification of scalp hair - a computer-aided methology. J Invest Dermatol 86:78–82

Veränderungen der Struktur des Haarschaftes

Braun-Falco O, Ryckmanns F, Heilgemeir GP et al. (1982) Zum Syndrom: Unkämmbare Haare. Hautarzt 33:366–372
Calzavara-Pinton P, Carlino A, Benetti A et al. (1991) Pili torti and onychodysplasia. Dermatologica 182:184–187
Caputo R, Vanotti P, Bertani E (1984) Netherton's syndrome in two adult brothers. Arch Dermatol 120:220–222
Cullen SI, Fulghum DD (1989) Acquired progressive kinking of the hair. Arch Dermatol 125:252–255
Dawber RPR (1974) Knotting of scalp hair. Br J Dermatol 91:169–173
Dupré A, Rochiccioli P, Bonafé JL (1973) „Cheveux incoiffables": anomalie congénitale des cheveux. Bull Soc Fr Dermatol Syphiligr 80:111–112
Esterly NB, Lavin MP, Garancis JC (1989) Acquired progressive kinking of the hair. Arch Dermatol 125:813–815
Greene SL, Müller SA (1985) Netherton's syndrome. Report of a case and review of the literature. J Am Acad Dermatol 13:329–337
Itin PH, Pittelkow MR (1990) Trichothiodystrophy: review of sulfur-deficient brittle hair syndromes and association with the ectodermal dysplasias. J Am Acad Dermatol 22:705–717
Ito M, Hashimoto K, Sakamoto F et al. (1988) Pathogenesis of pili annulati. Arch Dermatol Res 280:308–318
Kurwa RR, Abdel-Aziz AHM (1973) Pili torti - congenital and acquired. Acta Derm Venereol (Stockh) 53:385–391
Laing V, Resnick SD (1990) Trichonodosis in a patient with straight hair. J Am Acad Dermatol 23:756–757
Leonard JN, Gummer CI, Dawber RPR (1980) Generalized trichorrhexis nodosa. Br J Dermatol 103:85–90
Ludwig E (1987) Pili canaliculi, eine Art von unkämmbaren Haaren. Hautarzt 38:727–731
Menkes JH, Alter M, Steigleder GK et al. (1962) A sexlinked recessive disorder with retardation of growth, peculiar hair, and focal cerebral and cerebellar degeneration. Pediatrics 29:764–779
Netherton EW (1958) A unique case of trichorrhexis nodosa: „bamboo hairs". Arch Dermatol 78:483–487
Pollit RJ, Jenner FA, Davies M (1968) Sibs with mental and physical retardation and trichorrhexis nodosa with abnormal amino acid composition of the hair. Arch Dis Child 43:211–216
Reda AM, Rogers III RS, Peters MS (1990) Wooly hair nevus. J Am Acad Dermatol 22:377–380
Rest EB, Fretzin DF (1990) Quantitative assessment of scanning electron microscope defects in uncombable--hair syndrome. Pediatr Dermatol 7:93-96
Selzle D, Wolff HH (1976) Exogener Haarschaden durch Bleichen und Kaltwelle. Eine Kasuistik mit rasterelektronenmikroskopischer Untersuchung. Hautarzt 27:453-456
Whiting DA (1987) Structural abnormalities of the hair shaft. J Am Acad Dermatol 16:1-25
Wolff HH, Vigl E, Braun-Falco et al. (1975) „Trichorrhexis congenita". Rasterelektronenmikroskopische Untersuchung einer angeborenen Haarwachstumsstörung. Hautarzt 26:576-580
Zitelli JA (1986) Pseudomonilethrix. An artifact. Arch Dermatol 122:688-690

Hirsutismus, Hypertrichose

Cusan L, Dupont A, Belanger A et al. (1990) Treatment of hirsutism with the pure antiandrogen flutamide. J Am Acad Dermatol 23:462–469
Gethmann U, Ball P (1982) Diagnostik und Therapie des Hirsutismus. Hautarzt 33:424–427
Kvedar JC, Gibson M, Krusinski PA (1985) Hirsutism: evaluation and treatment. J Am Acad Dermatol 12:215–225
Salman K, Spielvogel RL, Miller JL et al. (1991) Androgens and oligomenorrhea in hirsute women. J Am Acad Dermatol 24:423–425

Trichotillomanie, Trichotemnomanie
Braun-Falco O, Vogel P (1968) Trichotemnomanie. Eine besondere Hautmanifestation eines hirnorganischen Psychosyndroms. Hautarzt 19:551–553

Dawber R (1985) Self-induced hair loss. Semin Dermatol 4:53–57

Dimino-Emme L, Camisa C (1991) Trichotillomania associated with the „friar tuck sign" and nail-biting. Cutis 47:107–110

George MS, Brewerton TD, Cochrane C (1990) Trichotillomania (hair pulling). New Engl J Med 323:470–471

Muller SA (1990) Trichotillomania: a histopathologic study in sixty-six patients. J Am Acad Dermatol 23:56–62

Alopezien durch Zerstörung des Haarfollikels
Bogg A (1963) Folliculitis decalvans. Acta Derm Venereol (Stockh) 43:14–24

Braun-Falco O, Bergner T, Heilgemeir GP (1989) Pseudopelade Brocq - Krankheitsbild oder Krankheitsentität. Hautarzt 40:77–83

Degos R, Rabut R, Duperrat B et al. (1954) L'etat pseudopeladique. Reflexions a propos de cent cas d'alopecies cicatricielles en aires, d'apparence primitive du type pseudopelade. Ann Dermatol Syph 81:5–26

Friederich HC (1979) Operative Therapie bei Pseudopelade Brocq. Hautarzt 30:510–512

Golitz LE, Shapiro L, Hurwitz E (1973) Cicatricial alopecia of sarcoidosis. Arch Dermatol 197:758–760

Jordon RE (1980) Subtle clues to diagnosis by immunopathology. Scarring alopecia. Am J Dermatopathol 2:157–159

Photinos PB (1930) La pseudo-pélade. Editions Medicales N. Maloine, Paris

Pye RJ, Peachey RDG, Burton JL (1979) Erosive pustular dermatosis of the scalp. Br J Dermatol 100:559–566

Traupe H, Happle R (1983) Alopecia ichthyotica. A characteristic feature of congenital ichthyosis. Dermatologica 167:225–230

Alopecia androgenetica des Mannes
Baccaredda-Boy A, Moretti G, Frey JR (eds) (1968) Biopathology of pattern alopecia. Karger, Basel

Baden HP (1987) Androgenetic alopecia. In: Baden HP (ed) Diseases of the hair and nails. Year Book Medical Publishers, New York, pp 121–133

Braun-Falco O, Bergner T (1989) Die androgenetische Alopezie des Mannes. Hautarzt 40:669–678

Hamilton JB (1951) Patterned loss of hair in man: types and incidence. Ann NY Acad Sci 53:708–711

Küster, W, Happle R (1984) The inheritance of common baldness: two B or not two B? J Am Acad Dermatol 11:921–926

Kuhlwein A (1985) Androgene Alopezie vom weiblichen Typ beim Mann. Z Haut Geschl Kr 60:576–578

Olsen EA, Weiner MS, Amara IA et al. (1990) Five-year follow-up of men with androgenetic alopecia treated with topical minoxidil. J Am Acad Dermatol 22:643–646

Orentreich D, Orentreich N (1987) Androgenetic alopecia and its treatment. In: Unger WP, Nordström REA (eds) Hair transplantation. Dekker, New York, Basel, pp 1–35

Rassner B, Zaun H, Braun-Falco O (1963) Zum Pathomechanismus der männlichen Glatzenbildung. Arch Klin Exp Dermatol 216:307–318

Rushton DH, Ramsay ID, Norris MJ et al. (1991) Natural progression of male pattern baldness in young men. Clin Exp Dermatol 16:188–192

Sawaya ME, Honig LS, Hsia SL (1989) Increased androgen binding capacity in sebaceous glands in scalp of male-pattern baldness. J Invest Dermatol 92:91–95

Stewart MW, Pochi PE (1978) Antiandrogens and the skin. Int J Dermatol 17:167–179

Alopecia androgenetica der Frau
Alexander S (1985) Common baldness in women. Semin Dermatol 4:1–3

Bergner T, Braun-Falco O (1991) Die androgenetische Alopezie der Frau. Hautarzt 42:201–210

Ludwig E (1977) Classification of the types of androgenetic alopecia (common baldness) occurring in the female sex. Br J Dermatol 97:247–254

Moltz L (1988) Hormonale Diagnostik der sogenannten androgenetischen Alopezie der Frau. Geburtsh Frauenheilk 48:203–214

Peereboom-Wynia JDR, Van der Willigen AH, Van Joost T (1989) The effect of cyproterone acetate on hair roots and hair shaft diameter in androgenetic alopecia in females. Acta Dermatol Venereol (Stockh) 69:395–398

Ramsay ID, Rushton DH (1990) Reduced serum vitamin B_{12} levels during oral cyproterone-acetate and ethinylo-estradiol therapy in women with diffuse androgen-dependent alopecia. Clin Exp Dermatol 15:277–281

Schmidt JB (1987) Endokrine Konstellation bei der androgenetischen Alopezie der Frau. Wien Klin Wochenschr 99:21–24

Venning VA, Dawber RPR (1988) Patterned androgenic alopecia in women. J Am Acad Dermatol 18:1073–1077

Zaun H (1979) Ovulationshemmer und Antiandrogene in dermatologischer Indikation. In: Braun-Falco O, Wolff HH (Hrsg) Fortschritte der praktischen Dermatologie und Venerologie, Bd. 9. Springer, Berlin, S 371–376

Symptomatische zirkumskripte und diffuse Alopezien
Baker BW, Wilson CL, Davis AL et al. (1991) Busulphan/cyclophosphamide conditioning for bone marrow transplantation may lead to failure of hair regrowth. Bone Marrow Transpl 7:43–47

Bergfeld WF (1978) Diffuse hair loss in women. Cutis 22:190–195

Braun-Falco O, Heilgemeir GP (1980) Die chronisch diffuse Alopezie der Frau. Ther Gegenw 119:1189–1211

Futterweit W, Dunaif A, Yeh HC et al. (1988) The prevalence of hyperandrogenism in 109 consecutive female patients with diffuse alopecia. J Am Acad Dermatol 19:831–836

Hamm H, Traupe H (1989) Loose anagen hair of childhood: the phenomenon of easily pluckable hair. J Am Acad Dermatol 20:242–248

Knauber J, Zaun H (1990) Diffuses Effluvium als Folge eines Biotinmangels bei Kurzdarmsyndrom. Akt Dermatol 16:303–305

Lalevic-Vasic B, Polic D, Milinkovic R (1990) Le syndrome des cheveux anagenes caducs. Ann Dermatol Venereol 117:701–707

Miller JA, Darley CR, Karkavitsas K (1982) Low sex hormone binding globulin levels in young women with diffuse hair loss. Br J Dermatol 106:331–336

Nödl F, Zaun H, Zinn KH (1986) Gesteigerte Epilierbarkeit von Anagenhaaren bei Kindern als Folge eines Reifungsdefekts der Follikel mit gestörter Verhaftung von Haarschaft und Wurzelscheiden. Akt Dermatol 12:55–57

Rushton DH, Ramsay ID, James KC et al. (1990) Biochemical and trichological characterization of diffuse alopecia in women. Br J Dermatol 123:187–197

Shuster S (1972) Psoriatic alopecia. Br J Dermatol 87:73–77

Stroud JD (1985) Drug-induced alopecia. Semin Dermatol 4:29–34

Zaun H (1987) Differential diagnosis of alopecia in children. In: Happle R, Grosshans E (eds) Pediatric dermatology. Springer, Berlin, pp 157–166

Alopecia areata

Braun-Falco O, Zaun H (1962) Über die Beteiligung des gesamten Capillitiums bei Alopecia areata. Hautarzt 13:342–348

Friedman PS (1985) Clinical and immunologic associations of alopecia areata. Semin Dermatol 4:9–15

Happle R, Kalveram KJ, Büchner E et al. (1980) Contact allergy as a tool for alopecia areata: application of squaric acid dibutylester. Dermatologica 161:289–297

Happle R (1991) Topical immunotherapy in alopecia areata. J Invest Dermatol 96:71S–72S

Hatzis JK, Gourgioton A, Tosca A et al. (1988) Vitiligo as a reaction to topical treatment with diphencyprone. Dermatologica 177:146–148

Lutz G, Bauer R (1988) Die Autoimmunität der Alopecia areata. Hautarzt 39:5–11

Lutz G, Kreysel HW (1990) Stellenwert von Zink und lymphozytärer Antigenausprägung bei Alopecia areata. In: Macher E, Kolde G, Bröcker EB (Hrsg) Jahrbuch der Dermatologie 1989/90. Biermann, Münster, S 149–155

Penders AJM (1978) Alopecia areata and atopy. Dermatologica 156:306–308

Perret CM, Steijlen PM, Happle R (1990) Alopecia areata. Pathogenesis and topical immunotherapy. Int J Dermatol 29:83–88

Schmoeckel C, Weissmann I, Plewig G et al. (1979) Treatment of alopecia areata by anthralin-induced dermatitis. Arch Dermatol 115:1254–1255

Tosti A, Fanti PA, Morelli R et al. (1991) Trachyonychia associated with alopecia areata: a clinical and pathologic study. J Am Acad Dermatol 25:266–270

Van der Steen PHM, Van Baar HMJ, Perret CM et al. (1991) Treatment of alopecia areata with diphenylcyclopropenone. J Am Acad Dermatol 24:253–257

Kapitel 32   Erkrankungen der Nägel

Inhaltsverzeichnis

Anatomie und Physiologie	1029
Erkrankungen der Nagelplatte	1030
Onychoschisis	1030
Onychorrhexis	1030
Onycholyse	1031
Onychotillomanie	1031
Onychomadese	1031
Onychodystrophie	1031
Leukonychie	1032
Muehrcke-Bänder	1033
Onychogrypose	1033
Onychoauxis	1033
Onychoatrophie	1033
Trachyonychie	1034
Großzehennageldystrophie der Kindheit	1034
Nied- oder Neidnägel	1034
Kantennagel	1034
Platonychie	1035
Koilonychie	1035
Uhrglasnägel und Trommelschlegelfinger	1035
Fingerhutnagel	1035
Röhren- oder Turmnagel	1035
Onychodystrophia mediana canaliformis	1036
Pigmentveränderungen und Verfärbungen	1036
Halb-und-halb-Nägel	1037
Laugier-Hunziker-Baran-Syndrom	1037
Angeborene Nagelveränderungen	1038
Isolierte Nagelveränderungen	1038
Digitus supranumeralis	1038
Tennisschlägernägel	1038
Nagelanomalien in Verbindung mit anderen Symptomen	1038
Ektodermale Dysplasie	1038
Pachyonychia congenita	1039
Kongenitale Onychodysplasie	1040
Nagel-Patella-Syndrom	1040
Pterygium inversum unguis	1040
Nagelveränderungen bei Hautkrankheiten	1040
Nagelveränderungen bei Allgemeinerkrankungen	1042
Yellow-nail-Syndrom (Syndrom der gelben Nägel)	1042
Erworbene Nagelveränderungen	1043
Unguis incarnatus	1043
Syndrom der eingewachsenen Großzehennägel	1044
Subunguale Exostosen	1044
Subunguale und parunguale Tumoren	1044
Morbus Bowen	1044
Akrolentiginöses Melanom	1045
Subunguale und parunguale Verrucae vulgares	1045
Subunguales Keratoakanthom	1045
Fibrokeratom	1045
Subungualer Glomustumor	1045
Subunguales Enchondrom	1045
Weiterführende Literatur	1045

Anatomie und Physiologie

Die Nageleinheit (unguis, onyx = der Nagel) besteht aus der Nagelmatrix, der Nagelplatte, dem darunter liegenden Nagelbett und der periungualen Haut, dem Paronychium. Die Nagelmatrix ist die eigentliche Wachstumszone; sie reicht 3–6 mm unter den proximalen Nagelfalz. Es werden eine obere und eine untere Nagelmatrix unterschieden. Aus diesen Anteilen bilden sich die Dorsal- und Ventralplatte des Nagels, die zusammen die Nagelplatte ausmachen. Die Nagelplatte schiebt sich kontinuierlich über das Nagelbett hinweg. Am distalen Ende löst sie sich ab (freier Nagelrand) und wird dort vom Hyponychium begrenzt. Am proximalen Ende schließen das Eponychium und an den seitlichen Rändern die Nagelwälle die Nagelplatte dicht ab. An der Nagelplatte wird die Lunula (Halbmond) als kreissegmentförmige weiße Zone, dann eine rosarote Zone mit oft in Längsrichtung verlaufenden Nagelplattenrillen und ganz distal eine etwa 0,2–2 mm breite, quer verlaufende, wenig auffällige weißliche Zone (Onychodermalband) abgegrenzt. Die 0,5–0,7 mm dicke Nagelplatte wird aus etwa 100–150 unregelmäßig übereinander geschichteten Hornzellagen aufgebaut. Einzelne Hornzellen, Korneozyten, lassen sich durch Abrisse mit Klebebändern (Tesafilm) zu morphologischen Untersuchungen gewinnen. Korneozyten sind kernlose, unregelmäßig konfi-

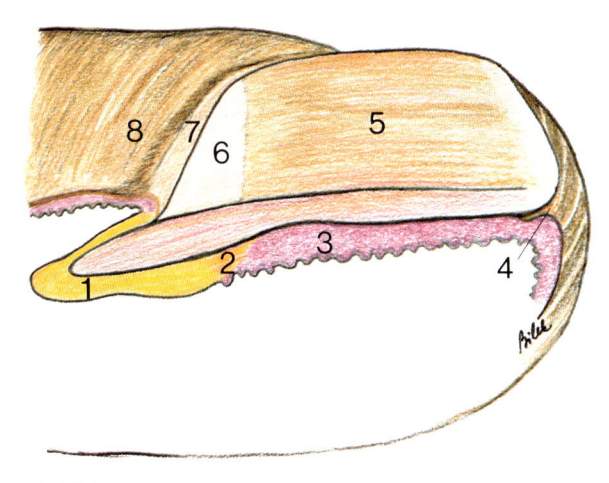

Abb. 32.1. Nagelorgan. Aufsicht und Querschnitt (Schemazeichnung). *1* Nagelmatrix, *2* keratogene Zone, *3* Nagelbett, *4* Hyponychium, *5* Nagelplatte, *6* Lunula, *7* Nagelhäutchen (Kutikula), *8* proximaler Nagelfalz

gurierte abgeplattete Zellen von 600 μm² Oberfläche bei Säuglingen, 800 μm² bei Erwachsenen und 900–1100 μm² bei älteren Menschen.

Das Wachstum der Nagelplatte liegt bei etwa 0,9 mm pro Woche. Am schnellsten wächst der Nagel des 3. Fingers. Bei manchen Hauterkrankungen, wie bei Psoriasis vulgaris, ist die Wachstumsgeschwindigkeit erhöht; bei anderen, wie bei Lichen ruber, ist sie erniedrigt. Durch die transparente Nagelplatte und das Eponychium sind die Kapillaren sichtbar. Mit der Kapillarmikroskopie lassen sich diagnostisch verwertbare Gefäßveränderungen bei manchen Hauterkrankungen (Psoriasis, Dermatomyositis, Sklerodermie) leicht erfassen. Auch Pigmentstörungen, Anämie, Methämoglobinämie, Nävi, maligne Melanome oder Glomustumoren sind oft durch die Nagelplatte hindurch erkennbar. Die Nagelplatte ist nicht nur für sichtbares Licht, sondern auch für ultraviolette Strahlen durchlässig. Die Transmission ist abhängig von der einfallenden Wellenlänge. Weniger als 1–3% UV-B, etwa 5–10% UV-A und 10–20% sichtbares Licht gelangen durch eine normale Nagelplatte. Dennoch kennt man phototoxische Onycholyse (z.B. nach Doxyzyklin oder 8-Methoxypsoralen) und aktinische Elastose des Nagelbettes. Der transkorneale Wasserverlust durch eine gesunde Nagelplatte ist mit einem fast 100fachen des Wertes der Hornschicht erstaunlich hoch.

Die Form des Nagels ist individuell. Bei Pyknikern findet man eine andere Nagellänge als bei Athleten, partiellem und allgemeinem Riesenwuchs oder Leptosomen. Die Nagelform ist von der Morphologie der Endphalanx abhängig. Manche Nägel sind in der Längsrichtung flach konkav gebogen, während stärkere konvexe Krümmung der Regel entspricht.

Im Alter stellt sich bei vielen Menschen eine Längsrifelung der Nagelplatte ein, nicht selten auch schindelartige Oberflächenbeschaffenheit (Onychodystrophia schindelamoides Stühmer). Größe und Dicke des Nagels schwanken individuell. Angeborene Verdickung der Nägel findet man bei Pachyonychia congenita.

Nagelerkrankungen sind nicht selten mit Empfindungsstörungen vergesellschaftet. Im Bereich des Nagelbettes finden sich 100–500 Glomuskörperchen pro cm². Die Fingerbeere weist zahlreiche sensibel-sensorische und marklose afferente C-Fasern auf.

Erkrankungen der Nagelplatte

Onychoschisis

Synonyme. Onychoschizia, lamelläre Dystrophie

Aufspaltung der Nagelplatte in zumeist 2 horizontal übereinander geschichtete Platten vom freien Nagel-

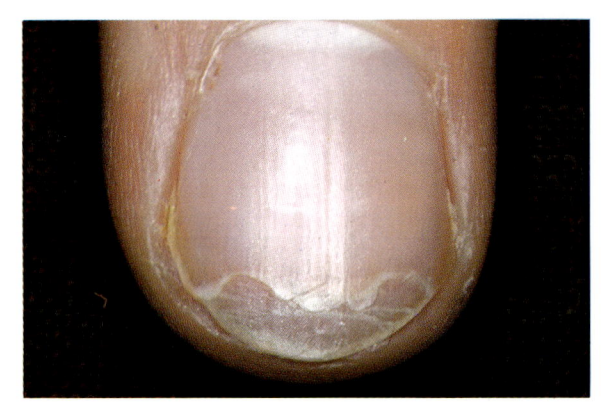

Abb. 32.2. Onychoschisis

rand her. Die Ursache ist unbekannt. Anomalien wie ungenügende Verhaftung der Dorsal- mit der Ventralplatte sowie traumatische Faktoren, beispielsweise Spielen von Musikinstrumenten wie Klavier und Saiteninstrumenten, werden diskutiert. Auch zu starke Entfettung der Nägel durch häufiges Waschen oder übermäßigen Gebrauch von Nagellack oder Nagellackentferner werden als Ursache diskutiert. Ferner soll Eisenmangel kausal in Betracht kommen.

Therapie. Meiden oder Behandlung der kausalen Faktoren. Nagelsalben oder Nagelbäder in Olivenöl. Keine entfettenden Maßnahmen.
Statt Schneiden, Feilen.

Onychorrhexis

Abnorme Brüchigkeit der Nägel, welche sich in Einreißen, Splitterung oder Spaltung vom freien Nagelrand her äußert. Onychorrhexis kann selten kongenital und familiär vorkommen. Häufig ist sie exogen bedingt: gehäufte Waschprozeduren, Arbeiten in feuchtem Milieu, alkoholische oder fettlösende Flüssigkeiten, zu intensives Maniküren mit häufigen Anwendungen von Nagellackentfernern. Auch bei inneren Erkrankungen kommt Onychorrhexis vor, so bei Hyperthyreose, Vitamin-A- und -B-Mangel oder Unterernährung. Bei Eisenmangel ist Onychorrhexis nicht selten mit Koilonychie verbunden. Auch Kalziummangel wird als Ursache diskutiert. Meist bleibt die Ursache jedoch unerkannt.

Therapie. Besserung der Onychorrhexis nach Meiden kausaler Faktoren sowie Auftragen von Nagelsalben und Nagelbädern in Olivenöl. Ob Gelatine (Medikosmas), auch mit Vitamin A und Zystin (Gelacet), und Biotin (Canine Biotin humana, Bio-H-Tin) das Nagelwachstum fördern, ist nicht sicher erwiesen.

Onycholyse

Partielle Ablösung der Nagelplatte ist häufig, totale Ablösung *(Onychomadese)* selten. Als Ursachen kommen in Betracht Trauma, Mazeration, Chemikalien, Nagelkosmetika, Dermatophyten, Candida, Bakterien, Medikamente, Psoriasis vulgaris, Lichen ruber, Pachyonychia congenita, Kontaktekzem, subunguale Tumoren, subunguale Exostose, Yellow-nail-Syndrom, Porphyrien, Pellagra, Schwangerschaft, Schilddrüsenerkrankungen, Eisenmangelanämie, Diabetes mellitus, kongenitale und idiopathische erworbene Onycholyse.

Hauptsächlich sieht man *Onycholysis semilunaris*. Die Nagelablösung nimmt nicht in jedem Fall vom freien Nagelrand ihren Ausgang. Ein durch Quetschung entstandener Bluterguß unter dem Nagel führt ebenso zur Trennung von Nagelbett und Nagelplatte. Indem der Blutungsraum vorwächst, kommt es schließlich zur Kommunikation mit dem freien Rand. Viel häufiger ist aber die partielle halbmondförmige Nagelablösung vom freien Rand her. Der Nagel erscheint im abgelösten Bereich weiß und ist sonst strukturell nicht verändert. In dem freien Raum zwischen Nagelunterseite und Nagelbett kann sich Hornzellmaterial oder Detritus ansammeln.

Pathogenese. Onycholysis semilunaris wird häufig bei Menschen gesehen, deren Hände aus beruflichen Gründen (z. B. Hausfrauen) langfristigen Einwirkungen von Wasser, Seifen- oder Detergenslösungen ausgesetzt sind, oder bei zu intensiver Nagelreinigung.
Der freie Rand unter dem Nagel saugt die Flüssigkeit an und gibt sie nicht wieder frei (Kapillarwirkung). Durch subunguale Mazeration nimmt dann die Nagelablösung ständig zu. Auch in Berufen, bei denen die Nagelkante stark beansprucht wird, sieht man diese Veränderungen.
Nimmt der Ablösungsprozeß von 2 oder 3 Stellen des freien Raumes seinen Ausgang, so können die zunächst isolierten halbmondförmigen Abhebungen miteinander konfluieren. Dadurch kann der ganze distale Nagelteil gelöst werden. Seltener schreitet die Nagelablösung in 3–4 mm breiten Straßen oder kanalförmig zur Nagelmatrix hin fort *(Onycholysis canaliformis)*.

Differentialdiagnose. Leukonychie.

Therapie. Ursachen beseitigen. Kurzhalten der Nägel. Desinfizierende Maßnahmen. Versuch mit Glukokortikoidtinktur (z. B. Betnesol, Volon A).

Onychotillomanie
[Alkiewicz 1934]

Hierbei wird die Nageleinheit ständig mit Scheren, Messern oder anderen Instrumenten geschädigt. Dieses Krankheitsbild wird fast ausschließlich im Erwachsenenalter, insbesondere im Senium, als Ausdruck neurotischen Fehlverhaltens beobachtet. Es handelt sich wie bei der Trichotillomanie um eine selbstinduzierte Nagelerkrankung.

Onychomadese

Bezeichnung für totale Nagelablösung *(Onycholysis totalis)*. Oft löst sich der Nagel sehr rasch in toto ab, z. B. nach Trauma (Hämatom), Entzündungen (Paronychie), Infektionskrankheiten (Scharlach), im Rahmen von Alopecia areata, bei Lichen ruber planus, Erythrodermie, phototoxischen Reaktionen (Tetrazykline) oder Lyell-Syndrom.

Onychodystrophie

Sammelbegriff für verschiedene, häufig vorkommende Nagelveränderungen wie Nagelplattenatrophie, Nagelplattenverdickung und Koilonychie mit Onychoschisis. Onychodystrophie kommt oft als Teilbild anderer Syndrome vor, wie bei Mees-Streifen und Beau-Reil-Linien. Die bereits 1792 von Reil erkannten, 1846 von Beau erwähnten Streifen wurden 1919 von Mees erneut beschrieben. *Mees-Querbänder* erstrecken sich regenbogenartig quer über die Nägel, während die schneeweißen Striche einer Leukonychie meist nur einen Teil der Nagelbreite einnehmen und oft zugespitzt auf beiden Seiten verlaufen. Mees-Streifen sind nicht weiß, sondern lunulafarben. Sie beginnen wie die strichförmige Leukonychie zwar gleichfalls an der Basis des Nagels, verlaufen aber nicht

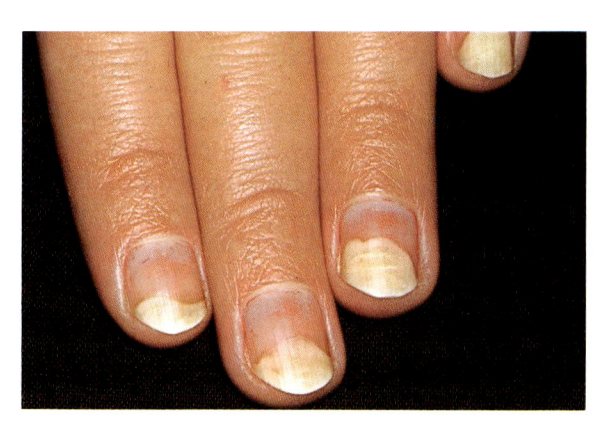

Abb. 32.3. Onycholysis semilunaris

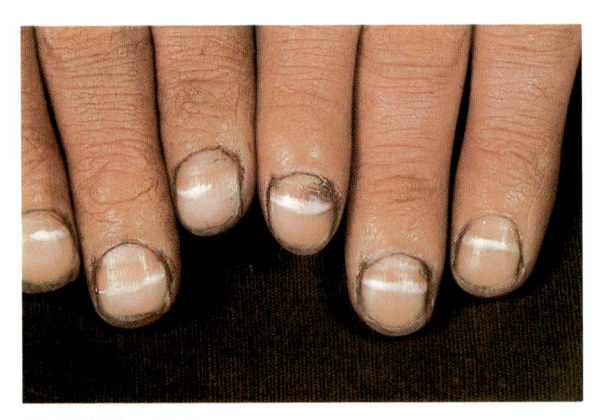

Abb. 32.4. Mees-Streifen

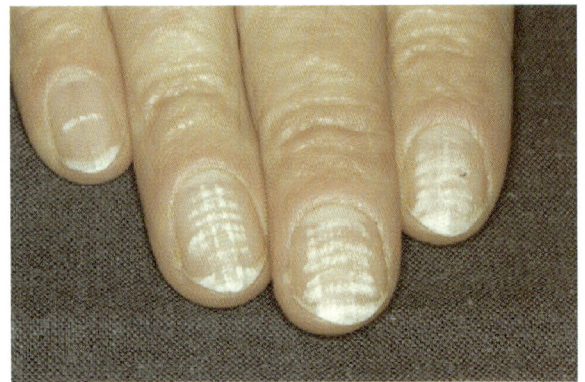

Abb. 32.6. Leukonychia striata

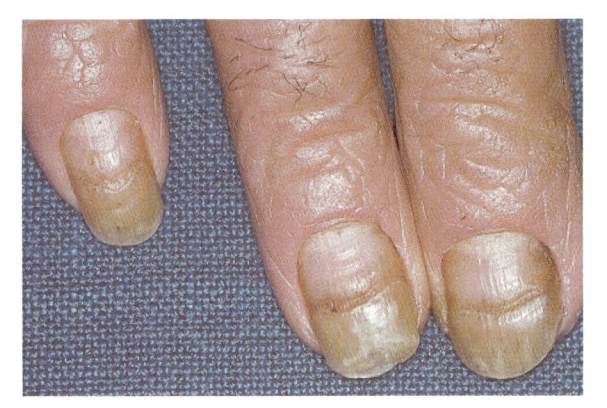

Abb. 32.5. Beau-Reil-Furchen

konvex über den ganzen Nagel, schieben sich allmählich vor und wachsen am freien Rand aus.
Ursprünglich wurden sie bei Arsenvergiftung (mehrfach erhöhter Arsengehalt des Nagels innerhalb dieser Streifen) gesehen, später auch bei Thalliumvergiftung. Sie sind Folgen einer plötzlichen toxischen Schädigung der Nagelmatrix. Ein Nachschieben von Streifen ohne erneuten toxischen Einfluß sieht man nicht. Auch nach Scharlach, Masern oder Typhus kann man Mees-Streifen beobachten. Die Streifen werden auch als *Leukonychia transversa* bezeichnet.
Ist die akute toxische Schädigung stärker, kommt es vorübergehend zu einer weitgehenden Hemmung der Nagelbildung infolge Schädigung der Matrixzellen und damit zur Entwicklung der *Beau-Reil-Linien* oder *-Querfurchen*. Für diese ist eine von Rand zu Rand verlaufende, konvex gebogene Rille typisch.
Über die Farbveränderung hinaus entsteht eine streifenförmige Einsenkung. Sistiert vorübergehend das Nagelwachstum total, ist der Nagel quer unterbrochen. Nach kurzer Zeit beginnt neues Nagelwachstum. Ursachen sind toxische Schädigung durch akute Infekte (Scharlach, Masern, Typhus, Grippe, Erysipel, schwere Anginen), toxische Stoffe (Arsen, Thallium, Fluor, Zytostatika), Magen-Darm-Störungen, Hepatitis, Avitaminosen (Pellagra), auch akute Schübe von Dermatosen wie Morbus Reiter, systemischem Lupus erythematodes, Psoriasis pustulosa generalisata oder akuten Erythrodermien. Die Erkennung der Ursache ist nicht immer leicht. Arsenvergiftung ist niemals monosymptomatisch. Das gleiche gilt für Thallium (Haarausfall, Polyneuritis).

Leukonychie

Weiße Nagelflecken sind wahrscheinlich eine der häufigsten Nagelveränderungen. Sie finden sich häufiger bei jüngeren Menschen. Weiße Nagelflecken oder -streifen können umschrieben auftreten oder zu einer *totalen Leukonychie* führen. Ersteres ist häufig, letzteres selten.
Es ist nicht geklärt, warum die Flecken weiß erscheinen. Ob es sich dabei um zwischen den Zellen der Nagelplatten eingelagerte Luft handelt, wie behauptet wird, ist unbewiesen und unwahrscheinlich. Bekannt ist jedoch, daß auch bei Einrissen am freien Nagelrand die eingerissenen Nagelbereiche weiß aussehen. Vielleicht handelt es sich auch um parakeratotische Korneozyten. Häufig ist Leukonychie an maniküreten Nägeln zu beobachten. Zurückschieben und Beschneiden des Nagelhäutchens können ihre Entstehung auslösen.
Leukonychia punctata tritt häufig auf. An einem oder mehreren Nägeln finden sich wechselnd zahlreiche bis stecknadelkopfgroße weiße Flecken. Die Therapie der Leukonychia punctata besteht in der Vermeidung mechanisch auslösender Faktoren sowie kosmetischer Eingriffe am Nagelhäutchen.
Leukonychia striata beginnt regelmäßig an der Lunula. Die Streifen beschränken sich meist auf einen Teil des Nagels. Auch sind sie verschieden breit, teilweise wolkig weiß und an den Enden zugespitzt. Die Diagnose ist leicht zu stellen.

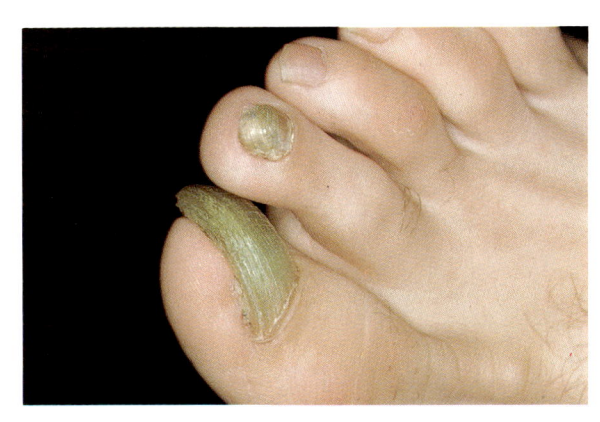

Abb. 32.7. Onychogrypose

Leukonychia totalis betrifft meist sämtliche Nägel und kommt auch familiär vor. Hierbei ist die ganze Nagelplatte gleichmäßig kreideweiß. Diese Veränderung wird autosomal-dominant vererbt. Die Nagelplatten sind so brüchig, daß die feinen Nagelkanten kaum das Eponychium erreichen. Viele Patienten weisen außerdem epidermale Zysten auf.

Muehrcke-Bänder

[Muehrcke 1956]

Die weißlichen, paarweise quer über die ganze Nagelplatte verlaufenden und parallel zur Lunula angeordneten Bänder oder Streifen werden als charakteristisches Zeichen bei chronischer schwerer Hypalbuminämie beschrieben. Nicht alle Patienten mit Muehrcke-Bändern haben jedoch eine Hypalbuminämie. Sie kommen auch bei zytostatischer Therapie vor.

Onychogrypose

Onychogryposis (Krumm- oder Krallennagel) ist eine besonders schwere Nagelveränderung. An den Fingern wird diese Nagelform selten gesehen, an den Fußnägeln, vor allen Dingen an der großen Zehe, häufig. Bei vielen Menschen stellen sich mit zunehmendem Alter mehr oder weniger ausgeprägte Deformierungen der Nägel ein. Typisch für Krallennägel sind abnorme Form, Verdickung und Verhärtung der Nagelsubstanz sowie Abweichung der Wachstumsrichtung. Während normalerweise der Nagel nur schwach gebogen und dem Nagelbett angeschmiegt ist, richtet sich der Krallennagel bereits in der Matrix auf, so daß er schräg nach oben vorwächst. So entsteht unter dem Nagel ein leerer Raum, in dem sich eine mächtige, subunguale, aufgequollene und erweichte Hyperkeratose ausbildet. Über diese muß der Nagel hinweg wachsen, was nur möglich ist, wenn er sich krallenförmig rundet. Aber nicht nur nach der Längsrichtung, auch nach beiden Seiten hin muß der Nagel sich krümmen. Dadurch entsteht ein halbkreisförmiger Tunnel, der mit Hornmassen vollgestopft ist. Oft verliert der Nagel hierbei seine Richtungsorientierung, so daß er nach der einen oder anderen Seite bogenförmig abweicht. Der Krallennagel ist dick und hart; ein Beschneiden des Nagels ist manchmal kaum möglich.

Pathogenese. Der ständige Schuhdruck auf den Nagel ist verantwortlich zu machen. Der Druck vertieft das Nagelbett muldenförmig und regt die Produktion subungualer Hornzellen an. Am leichtesten geschieht dies an dem druckexponierten Nagel der großen Zehe. Hinzu kommt der mazerierende Einfluß des Fußschweißes auf die Nagelsubstanz. Die Nagelplatte ist selten von Pilzen durchsetzt. Fördernd wirken außerdem Anomalien der Fußstellung wie Hallux valgus oder chronische venöse Insuffizienz mit lokalen Stauungsphänomenen.
Nicht erklärbar sind die seltenen Krallennägel an den Händen. Bei Ichthyosis hystrix und anderen epidermalen Dysplasien kann Onychogrypose Teilerscheinung der hereditären Verhornungsstörung sein.

Therapie. Man schleift Krallennägel mit einer rotierenden Fräse bis zur Normalform eines Nagels ab und hält diesen Zustand aufrecht. Sonst Extraktion des Nagels und chirurgische Verödung des ganzen Nagelbettes einschließlich der Nagelmatrix.

Onychoauxis

Hierunter versteht man eine alleinige Hypertrophie des Nagels, während bei Onychogrypose Verlängerung und Verkrümmung des Nagels hinzukommen. Onychoauxis kann als Folge chronischer Traumatisierung auftreten.

Onychoatrophie

Unter dieser Bezeichnung wird eine Reihe von Mißbildungen des Nagels mit gestörter Entwicklung der Nagelplatte zusammengefaßt. Zur Onychoatrophie gehören kleine, dünne, teilweise mißgebildete Nägel. Sie kommt bei arteriellen Durchblutungsstörungen, Thrombangitis obliterans, Morbus Raynaud, Hyperthyreose, neurologischen Erkrankungen, Kachexie, Therapie mit Acitretin oder Isotretinoin, Netherton-Syndrom oder Lichen ruber vor. Onychoatrophie ist auch bei Trachyonychie zu beobachten.

Trachyonychie

[Alkiewicz 1950]

Die Oberfläche der Nägel ist rauh, wie geputzt und aus feinen, sich abschuppenden, doldenähnlichen Hornlamellen aufgebaut. Trachyonychie (rauhe Nägel) kommt bei Störungen der Nagelmatrix und des Nagelbettes vor, wobei histologisch eine spongiotische Dermatitis mit schlotartiger Parakeratose der Nagelplatten vorliegt. Trachyonychie tritt bei manchen Menschen an allen Nägeln auf *(20-Nägel-Dystrophie)*; in manchen Fällen sind einzelne Finger oder Zehen ausgespart.

Verschiedene Grundkrankheiten können sich hinter einer Trachyonychie verbergen: Psoriasis vulgaris, Lichen ruber planus, Alopecia areata oder atopisches Ekzem. Können alle diese Faktoren ausgeschlossen werden, spricht man von *Trachyonychia idiopathica*. Gegebenenfalls ist eine Nagelbiopsie vorzunehmen.

Therapie. Unbefriedigend. Extern Glukokortikoide, über Nacht auch unter Okklusivbedingungen.

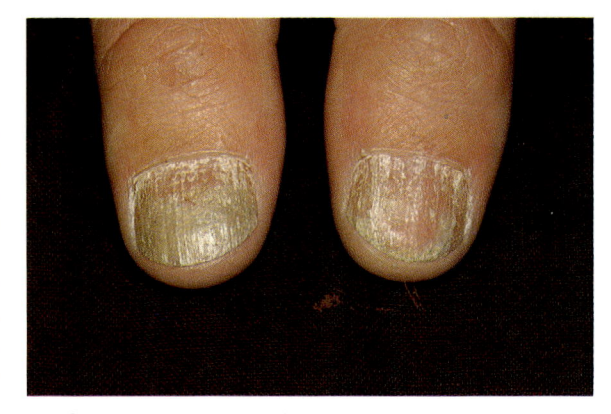

Abb. 32.9. Trachyonychia idiopathica

Großzehennageldystrophie der Kindheit

[Samman 1978]

Angeborene oder frühkindlich erworbene, vermutlich permanente Nagelveränderungen, die bei Kindern beobachtet werden und eine gewisse Ähnlichkeit zur Onychogrypose erkennen lassen. Die Nagelplatten der Großzehen, nicht immer beidseits, sind graugelb verfärbt und sowohl in der Längs- als auch in der Querachse vermehrt gekrümmt, so daß sie verdickt wirken, ohne wirklich hypertrophisch zu sein. Die Nagelform ist nicht rechteckig, sondern nach distal trapezförmig zulaufend, abgerundet. Die Nägel sind kürzer als normal, lediglich im proximalen Drittel des Nagelbettes in einem dreieckig konfigurierten Feld angeheftet. Die Wachstumsrichtung ist im Gegensatz zur Onychogrypose normal; die Nägel wachsen aber kaum. Die Ursache der Störung ist unbekannt.

Therapie. Chirurgische Korrektur.

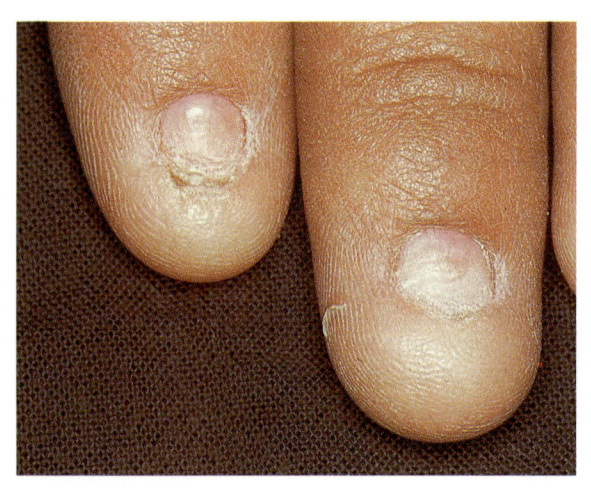

Abb. 32.8. Mikroonychie

Nied- oder Neidnägel

Der Ausdruck kommt aus dem Niederdeutschen. Man blickt mit „Neid" auf diese; sie lenken die Aufmerksamkeit auf sich. Das normalerweise der Nagelplatte fest anliegende Nagelhäutchen wird teilweise angehoben. Zwischen dem festsitzenden und abgeschobenen Teil entsteht ein Riß, der sich in den Nagelfalz fortsetzt und schmerzt. Diese Risse sind auch Eintrittspforten für Infektionen wie bakterielle akute Paronychie oder Verrucae vulgares, besonders bei Atopikern.

Therapie. Rückschieben und Beschneiden des gesamten Nagelhäutchens, notfalls Einfetten mit Salben und Pflasterverband.

Kantennagel

Die Nagelplatte besitzt geradlinige Längskanten mit Aufgliederung des Nagels in drei Flächen. Diese Veränderung kommt häufig bei älteren Menschen vor. Der Farbton reicht von weißgrau bis opakgelb. Häufig ist die Lunula nicht erkennbar. Die weißen Nägel älterer Menschen werden als neapolitanische Nägel bezeichnet, in Anlehnung an die drei Streifen von neapolitanischer Eiscreme.

Platonychie

Flache, weder konkav noch konvex gebogene Nagelplatte, oft mit Hyperkeratose unter dem zentralen Teil der Nagelplatte. Möglicherweise Vorstufe der Koilonychie.

Koilonychie

[Heller 1898]

Synonym. Löffelnagel

Diese konkave oder löffelartige Einsenkung der Nagelplatte nimmt in ausgeprägten Fällen fast die ganze Nagelplatte ein, ist aber nach dem freien Rand hin verschoben. Die löffelartige Form betrifft mehrere, selten sämtliche Nägel. An Fußnägeln kommen Löffelnägel seltener vor. Oft ist die Nagelplatte dünn und neigt zur Aufsplitterung am freien Rand (*Onychorrhexis*).
Löffelnägel finden sich am häufigsten in Verbindung mit Eisenmangelanämie, wobei der Zystingehalt in der Nagelsubstanz besonders niedrig ist. Andere Formen von Koilonychie werden autosomal-dominant vererbt. Ferner kommen diese Nagelveränderungen bei Raynaud-Syndrom vor. Schließlich gibt es Löffelnägel als Folge von mechanischen Ursachen, besonders Arbeiten in feuchtwarmem Milieu, durch langen Kontakt mit Waschmitteln und Chemikalien sowie als Folge wiederholter Traumen (Automechanikernägel oder Rikschafahrernägel). Weiterhin kommen Vitamin-C-Mangel, Pellagra, Sprue, Morbus Cushing, Hyperthyreose und Turner-Kieser-Syndrom in Betracht.

Therapie. Liegt eine Eisenmangelanämie zugrunde, bilden sich die Löffelnägel nach entsprechender Behandlung zurück. Sonst müssen auslösende mechanische Faktoren gemieden werden. Nagellack hält Mazeration und Nagelerweichung zurück, Nagellackentferner verstärkt sie. Einfetten mit Salben über Nacht und Nagelbäder mit Olivenöl.

Uhrglasnägel und Trommelschlegelfinger

Derartige Veränderungen wurden bereits von Hippokrates bei Patienten mit Emphysem beschrieben. Die Endphalangen der Finger sind bei Trommelschlegelfingern kolbenförmig aufgetrieben, sehen also aus wie Trommelschlegel. Die Folge ist eine Veränderung der Nagelform. Der Nagel ist im ganzen vergrößert, rundlich und nach allen Seiten stärker konvex geformt (Uhrglasnägel). Man führt diese kolbenförmige Auftreibung der Endphalangen auf eine Hyperplasie des subkutanen Gewebes und der Kapillaren zurück. Nur die Weichteile sind vermehrt, eine Knochenhyperplasie fehlt. Das Zustandekommen dieser Erkrankung ist nicht geklärt.
Trommelschlegelfinger können vererbt sein. Am häufigsten kommen sie jedoch bei Erkrankungen der Lungen vor (Tuberkulose, Bronchiektasien, Pneumonie, Emphysem, Lungentumor), ebenso bei Herz- und Kreislaufstörungen. Auch bei Leberkrankheiten (Leberzirrhose), innersekretorischen (Hyperthyreose) und neurologischen Erkrankungen wurden sie beobachtet, ferner bei Morbus Crohn und Colitis ulcerosa. Da aber selbst die Beziehungen zu pulmonalen oder kardialen Erkrankungen keineswegs konstant nachzuweisen sind, kommt ihnen eine größere pathognomonische Bedeutung nicht zu.

Pathogenese. Unbekannt. Man denkt an die Auswirkung von Mediatoren auf die arteriovenösen Anastomosen im Fingerspitzenbereich mit Transsudation von Serumbestandteilen in das Interstitium.
Uhrglasnägel sind auch Leitsymptom der *Pachydermoperiostosis* (Friedrich-Erb-Arnold-Syndrom, Touraine-Solente-Golé-Syndrom).

Fingerhutnagel

Grübchenförmige Defekte in der Nagelplatte, ähnlich wie bei Tüpfelnägeln. Die Vertiefungen sollen durch lokalisierte parakeratotische Hornzellansammlungen bedingt sein, die sich leichter von der übrigen gesunden Nagelplatte herauslösen.

Röhren- oder Turmnagel

[Cornelius und Shelley 1968]

Synonyme. Unguis in turriculo, Pincer-nail-Syndrom

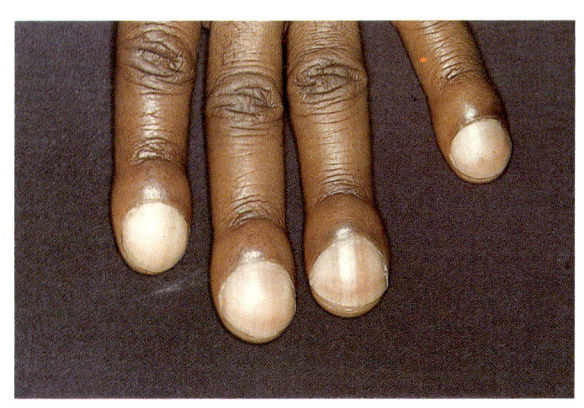

Abb. 32.10. Trommelschlegelfinger

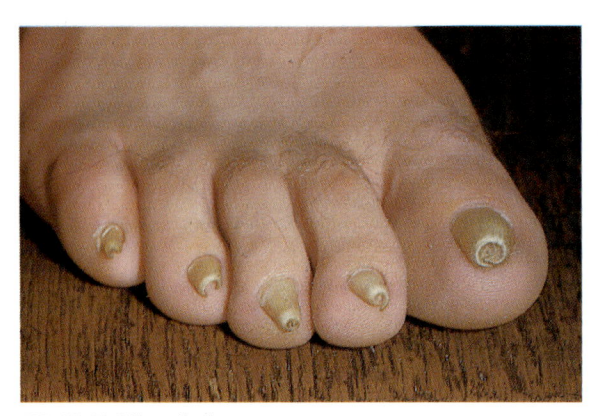

Abb. 32.11. Röhrennägel

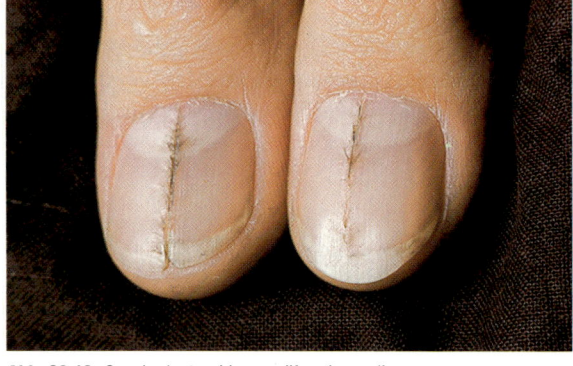

Abb. 32.12. Onychodystrophia canaliformis mediana

Definition. Spezielle idiopathische schmerzhafte Nagelverformung bei Erwachsenen.

Ätiopathogenese. Unbekannt. Chronische Druckschädigung, z. B. durch ungeeignetes Schuhwerk, scheint von Bedeutung zu sein. Angeborene Röhrennägel wurden beschrieben.

Klinik. Vor allem an Großzehen- und Daumennägeln vorkommende Veränderung bei älteren Erwachsenen. Frauen erkranken bevorzugt. Vielfach bestehen auch Deformierungen der Füße wie Hallux valgus. Durch zunehmende Querverbiegung der Nägel schneiden die seitlichen röhrenförmigen Nagelränder wie Klauen einer Zange (englisch = pincer) in das Nagelbett ein und verursachen starke Schmerzen. Auch entzündliche Reaktionen im Paronychialraum sind nicht selten. Es kann bei längerer Dauer zur Rarefizierung der Knochenendphalangen und Osteoarthritis der Endgelenke kommen.

Differentialdiagnose. Angeborene Röhrennägel; hierbei sind zumeist alle Nägel betroffen.

Therapie. Versuch mit 40%igem Harnstoff lokal. Anpassen einer Metallnagelspange zur Regulierung der übermäßigen Nagelkrümmung oder Abfräsen der medianen Nagelplattenzone fast bis auf das Nagelbett, so daß die überhöhte konvexe Spannung durchbrochen und eine Abflachung der Nagelplatte ermöglicht wird. Bei schweren Formen empfiehlt sich die Entfernung des Nagels und Verödung des Nagelbettes.

Onychodystrophia mediana canaliformis
[Heller 1928]

Eine longitudinal verlaufende Grube, Kerbe oder ein vollständiger röhrenförmiger Kanal verläuft von der Matrix bis zum freien Nagelende. Ein oder mehrere Nägel können befallen sein, zumeist ist jedoch der Daumen betroffen. Angeborene Defekte, Traumen und Entzündungen im Matrixbereich sind die Ursache. Die Morphologie ändert sich im Verlauf der Erkrankung.

Therapie. Traumen vermeiden; ansonsten Einfetten mit Salben.

Pigmentveränderungen und Verfärbungen

Pigmentveränderungen können auf, in und unter der Nagelplatte vorkommen.

Braune Verfärbung des Nagels in Form eines longitudinalen Nagelbandes ist bei stark pigmentierten Rassen (Schwarze) nicht ungewöhnlich. Ein oder mehrere Bänder können gleichzeitig an mehreren Nägeln auftreten. Bei Angehörigen der weißen Rasse deuten striäre Nagelpigmentierungen auf einen Nävuszellnävus (Melanin) oder auf ein malignes Melanom vom akrolentiginösen Typ in der Nagelmatrix, im Nagelbett oder in der Nagelfalz hin.

Diffuse bräunliche Pigmentierung der Nägel durch Melanineinlagerung kommt bei Morbus Addison und diffuser Melanose bei malignen Melanomen vor. Exogene Verfärbung kommt durch Imbibition (Cignolin, $KMnO_4$, Argentum nitricum, Pikrinsäure, Salpetersäure, Filmentwickler, Blei in Hebra-Salbe etc.) vor. Nur die oberflächlichsten Korneozytenlagen sind betroffen, ein Strich mit einer Nagelfeile deckt die Imbibition auf.

Grünlichschwärzliche oder *bräunlichschwärzliche Pigmentierungen* kommen durch eine Taschenbildung zwischen Nagelplatte und Nagelbett (Onycholyse) und Retention farbstoffbildender Bakterien, beispielsweise Pseudomonas aeruginosa (Pyocyaneus), und

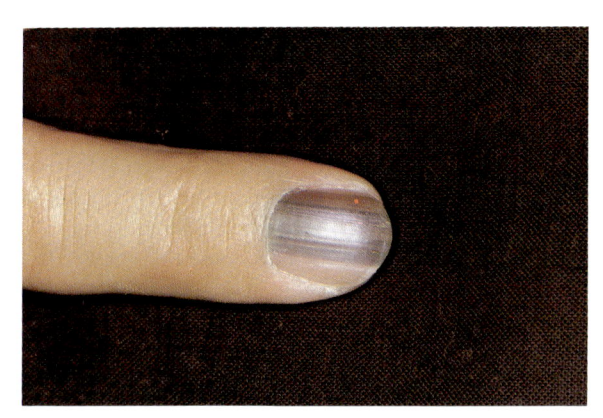

Abb. 32.13. Naevus pigmentosus

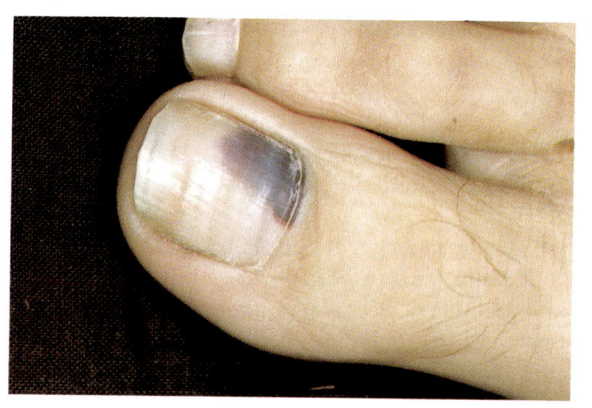

Abb. 32.16. Subunguales Hämatom

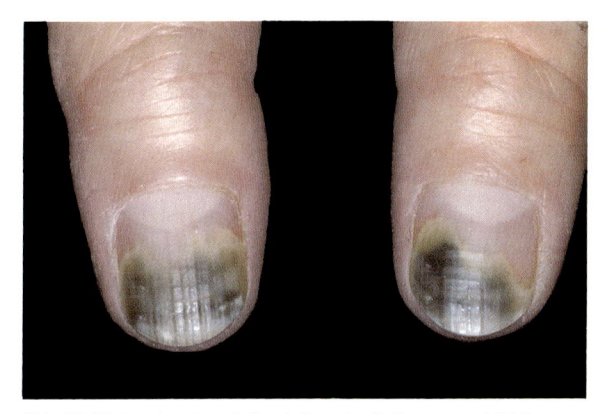

Abb. 32.14. Dyschromie mit Onycholyse durch Pyocyaneusinfektion

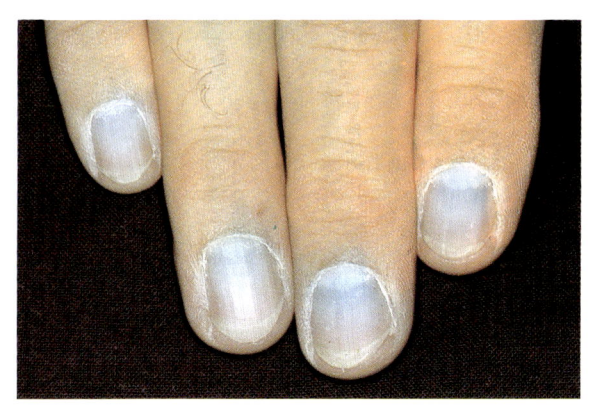

Abb. 32.15. Argyrose, silberblaue Nägel

Bläuliche Verfärbung wird auch bei Zyanose infolge kardiovaskulärer Insuffizienz, Methämoglobinbildung bei DADPS-Therapie oder Einnahme von Busulfan beobachtet. Ferner kommt es bei Morbus Wilson (Kupfer), Ochronose (Homogentisinsäure) oder Hämochromatose (Hämosiderin und Melanin) zu diffuser *dunkler* Pigmentierung. *Rötliche* Verfärbung tritt nach Anwendung von Henna auf.
Medikamentös induziert sind ferner Pigmentierungen nach Verabreichung von Antimalariamitteln (Chloroquin), Gold (Chrysiase), Quecksilber (Hydrargyrose) oder Phenolphthalein (fixes Arzneimittelexanthem, Hämosiderin und Melanin).
Physikalische Faktoren wie Röntgenstrahlen (Röntgenmelanonychia) und Trauma (subunguales Hämatom) können ebenfalls dunkel pigmentierte Nagelveränderungen auslösen.

Halb-und-halb-Nägel
[Bean 1963]

Synonym. Azotämische Onychopathie

Rotbraune Verfärbung der distalen und weißliche Farbe des proximalen Nagelanteils an Fingern und Zehen. Der Halb-und-halb-Nagel tritt bei 20–40% der Patienten mit chronischer Urämie auf. Geht die Grundkrankheit zurück, verschwinden auch die bandförmigen Veränderungen wieder.

Laugier-Hunziker-Baran-Syndrom
[Laugier und Hunziker 1970, Baran 1979]

Synonym. Endobukale Lentiginose

Klinik. Fleckige Melaninpigmentierung der Mundschleimhaut und Lippen, vereinzelt subungual und digital *(Melanonychia striata)*.

Pilze (Trichophyton rubrum, Aspergillus niger) zustande.
Bläuliche Verfärbung der Nagelbetten, besonders im Lunulabereich und vorwiegend an den lichtexponierten Fingernägeln, selten an den Fußnägeln, deutet auf eine Argyrose hin *(silver-blue nails)*. Silberhaltige Medikamente bei Rollkuren zur Behandlung des Ulcus ventriculi sowie silberhaltige Adstringenzien und Nasentropfen sind auslösende Ursachen gewesen.

Differentialdiagnose. Sie hat vor allem ein beginnendes subunguales malignes Melanom zu berücksichtigen.

Therapie. Aufgrund der Harmlosigkeit der Erkrankung nicht erforderlich.

Bei *umschriebenen*, teilweise auch *druckschmerzhaften Nagelbettverfärbungen* ist an Angiom, Granuloma teleangiectaticum, Keratoakanthom, Glomustumoren, Enchondrome, mukoide oder epidermale Zysten und auch an subunguale Verrucae vulgares zu denken. Subunguale Warzen, oft an mehreren Fingern gleichzeitig, sind äußerst druckschmerzhaft und berührungsempfindlich, beginnen mit einer gelbbraunen Makula, ähnlich wie ein psoriatischer Ölfleck, und können bis zu erbsengroßen, keratotisch zerfallenden Papillomen im Nagelbett heranwachsen und sekundär die Nagelplatte abheben. Nagelplattenzerstörung, subunguale Hyperkeratosen und druckbedingte Knochenusuren der Endphalanx kommen hinzu. Der Verlauf ist chronisch, oft jahrelang.

Angeborene Nagelveränderungen

Angeborene Nagelveränderungen kommen selten isoliert, häufiger im Rahmen eines Syndroms vor.

Isolierte Nagelveränderungen

Digitus supranumeralis

Synonyme. Fingerrudiment, akzessorischer Finger

Selten bei der weißen Rasse, häufiger bei Negern, kommen rudimentär überzählige Finger, meist an den distalen Gelenkabschnitten vor. Die Entwicklungsanomalie reicht dabei von Rudimenten mit angedeuteter Nagelplatte bis zur vollständigen Ausbildung ganzer Fingerabschnitte mit Knochen, Knorpel, Gelenkspalt und Nagelplatte. Auf der Hautoberfläche ist das typische Fingerleistenmuster erhalten. Histologisch sind longitudinal verlaufende Nervenfasern und auch Skelettstrukturen diagnostisch bedeutsam.
Davon sind erworbene *digitale Fingerfibrome* des Erwachsenen abzugrenzen. Sie haben kein Fingerleistenmuster, keine Nagelplatte und histologisch keine Nervenfasern oder Nervenendigungen.

Therapie. Chirurgische Entfernung.

Tennisschlägernägel

Synonyme. Racket nails, nail en raquette

Die Endphalanx ist verkürzt, oft auch gering verbreitert. Die Nagelplatte ist ebenfalls verkürzt und hat eine quergestellte Form. Häufig sind nur beide Daumen befallen. Die Vererbung ist autosomal-dominant. Die Nagelanomalie kommt häufiger bei Frauen vor. Sie wird vielfach nicht diagnostiziert, hat keinen Krankheitswert, wirkt allerdings gelegentlich kosmetisch störend.

Nagelanomalien in Verbindung mit anderen Symptomen

Ektodermale Dysplasie

Besonders bei der autosomal-dominant vererbten anhidrotischen Form dieses Syndroms sind die Nagelplatten dünn, wachsen nur langsam und reichen oft nicht bis an die Fingerkuppe heran. In vielen Fällen fehlt die Nagelplatte vollständig.

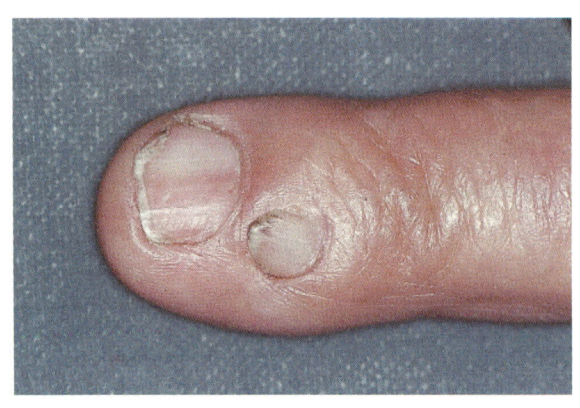

Abb. 32.17. Digitus supranumeralis, zusätzliche ektopische Nagelanlage

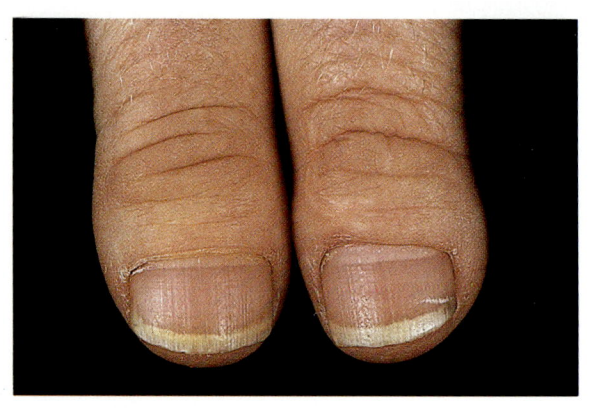

Abb. 32.18. Rackettnägel

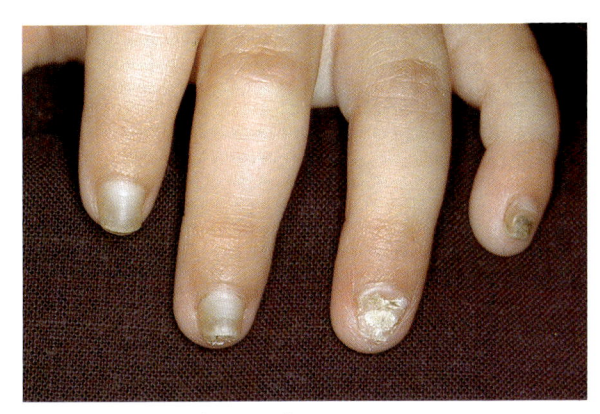

Abb. 32.19. Pachyonychia congenita

Pachyonychia congenita
[Jadassohn und Lewandowsky 1906]

Synonyme. Pachyonychia-congenita-Syndrom, Pachyonychia ichthyosiformis, Polykeratosis congenita (Touraine)

Definition. Hereditäre ektodermale Dysplasie mit krallenartiger Verdickung der Nägel und anderen Verhornungsstörungen an Haut und Haaren, Schleimhäuten und Kornea.

Vorkommen. Extrem selten. Geringe Androtropie. Wahrscheinlich werden die Nagelveränderungen autosomal-dominant vererbt. Isoliert vorkommende Erkrankungen sprechen für rezessive Vererbung oder auch Spontanmutation.

Pathogenese. Unbekannt. Erbliche Störung der Verhornung mit Proliferationskeratose im Sinne von Ortho- und Parakeratose. Nicht selten auch follikuläre Verhornungsstörung.

Klinik. Die klinischen Symptome sind durch Erscheinungen an Nägeln, Haut, Schleimhäuten und Kornea charakterisiert. Nicht selten finden sich auch Störungen des Knochenwachstums, vorzeitige Dentition und Intelligenzdefekte.

Nagelveränderungen. Typisch sind Onychogrypose-artige krallenförmige Nagelverdickungen an sämtlichen Finger- und Zehennägeln. Sie sind angeboren. Die harten und verdickten Nägel wachsen schräg nach distal und oben.

Hautveränderungen. Diese entwickeln sich meist während oder nach der Kindheitsphase in Form inselförmiger oder streifiger Keratosen an den Palmae, weniger an den Plantae, oft verbunden mit Hyperhidrose. Hinzu kommen follikulär gebundene, entzündlich-gerötete oder keratotische Veränderungen an den Zehen und den angrenzenden Partien der Fußsohle oder Ferse sowie an Ellenbogen und Knien, selten in der Axillar- oder Genitalregion. Es bestehen eine starke Sebostase und verschiedene Grade von ichthyotischen Hautveränderungen an der übrigen Haut. Es kann zu Blasen kommen, die sich sekundär wieder durch Regeneration zu kallösen Keratosen entwickeln.

Mundschleimhautveränderungen. Diese manifestieren sich an der Zunge, an den Mundwinkeln oder an der Mundschleimhaut sowie am Kehlkopf (chronische Heiserkeit) in Form weißlicher, teils streifiger, teils plaqueförmiger Veränderungen. Trockenheit der Nase deutet auf ähnliche Veränderungen an der Nasenschleimhaut hin.

Augenveränderungen. Dyskeratose durch Verdickung und Trübung der Hornhaut, die sich bis zur Blindheit steigern kann. Auch Katarakte wurden beobachtet.

Assoziierte Symptome. Taubheit, Zahnanomalien, Spina bifida occulta, intestinale Divertikulose, Herzanomalien und übertriebene Beweglichkeit der Gelenke wurden beschrieben.

Sonderform. Pachyonychia congenita, kutane Amyloidose und Hyperpigmentierung.

Histopathologie. Die Hauterscheinungen sind charakterisiert durch Akanthohyperkeratose, Parakeratose und Dyskeratose mit Ödem in der Epidermis, unregelmäßige Anordnung der Basalzellen und geringer perivaskulärer Entzündung im oberen Korium.

Verlauf. Die Patienten machen meist eine normale Entwicklung durch, sind aber durch ihre Veränderungen beim Gehen, bei der Handarbeit sowie beim Sehen manchmal erheblich behindert.

Diagnostische Leitlinien. Führendes Symptom ist die Pachyonychie an allen Nägeln seit Geburt. Je nach der Ausprägung der Erkrankung hat man verschiedene Typen abgegrenzt:

– Typ I: Nagelveränderungen mit Palmoplantarkeratosen und Keratosis follicularis am Stamm
– Typ II: Manifestation vom Typ I mit Schleimhautbeteiligung (Typus Riehl)
– Typ III: Typ I mit Korneaveränderungen

Ob es berechtigt ist, diese Klassifikation vorzunehmen, ist noch nicht sicher. Am häufigsten kommt Typ II vor.

Differentialdiagnose. Die Erkrankung ist gegenüber anderen ektodermalen Dysplasiesyndromen abzugrenzen.

Therapie
Innerlich. Die Behandlung ist nur symptomatisch, weil der Stoffwechseldefekt nicht bekannt und nicht behandelbar ist. Eventuell Versuch mit Acitretin (Neotigason).
Äußerlich. Die verdickten krallenförmigen Nägel können mit einer Fräse abgeschliffen werden. Sonst bleibt nur die totale Entfernung des Nagels einschließlich des Nagelbettes. Eine Amputation der distalen Phalangen scheint nicht gerechtfertigt. Im übrigen ist die Anwendung lokaler keratolytischer Maßnahmen (salizylsäurehaltige Salben, Guttaplast, Hornhauthobel) zu empfehlen.

Kongenitale Onychodysplasie

[Iso 1969, Kikuchi et al. 1974]

Synonyme. Kongenitale Onychodysplasie der Zeigefinger, Iso-Kikuchi-Syndrom

Klinik. Ein- oder beidseitiger Befall des Fingernagels II oder des Zehennagels II sowie zusätzlicher Nägel. Die Nagelveränderungen umfassen Mikroonychie, Polyonychie, Anonychie, Hemionychogryposis und Nagelschiefstand. Assoziierte Veränderungen der knöchernen Endphalanx sind Syndaktylie der Finger oder Zehen, verkürzte Endphalangen und Y-figurierte Auftreibung der Endphalangen.

Ätiopathogenese. Unbekannt. Diskutiert wird ein ischämischer Minimalschaden im 2. und 3. Schwangerschaftsmonat. Auch Medikamente werden angeschuldigt. Eine autosomal-dominante Vererbung mit variabler Penetranz wird angenommen. Familiäres Auftreten wurde beschrieben.

Differentialdiagnose. Kongenitale Großzehennageldystrophie, andere angeborene (anhidrotische ektodermale Dysplasie, Dyskeratosis congenita) und erworbene Nageldystrophien.

Therapie. Nicht möglich. Die Patienten sollten über die Harmlosigkeit der Erkrankung aufgeklärt werden.

Nagel-Patella-Syndrom

[Chatelain 1824, Little 1897, Trauner und Rieger 1925, Turner 1933, Kieser 1939]

Dieses Syndrom besteht aus Onychodystrophie (Anonychie, Onychoschisis), Aplasie oder Hypoplasie der Patella, Hypoplasie des Radiusköpfchens und Subluxation des Radius, Verhornungsstörungen an den Hüftknochen (iliac horns), Nierenanomalien und palmoplantarer Hyperhidrose. Die Vererbung ist autosomal-dominant. Assoziierte Befunde beim Nagel-Patella-Syndrom sind:

Nagelorgan. Anonychie, Hyponychie, Onychoschisis, dreieckige Lunula (pathognomonisch).

Urogenitalsystem. Nierendysplasien, Ureterduplikation, Nierenversagen, nephrotisches Syndrom, Goodpasture-Syndrom, chronische Pyelonephritis.

Augen. Heterochrome Iris, Glaukom, Mikrokornea.

Orthopädische Befunde. Bilaterale posteriore Iliakalhörner (pathognomonisch), Hyperplasie von Kapitulum und Radiusköpfchen, Patellaaplasie, Patellahypoplasie oder Patellasubluxation, Skapulahypoplasie, Skoliose, Genu valgum, Pes equinovarus, hypoplastische laterale Humerusepikondylen.

Pterygium inversum unguis

[Caputo und Prandi 1973]

Seltene, gelegentlich familiär vorkommende Veränderung, oft an den Fingernägeln. Der subunguale Sulkus geht verloren, das hyponychiale Gewebe wird prominent und kann bis auf die Fingerkuppen übergreifen. Die Veränderung ist häufig schmerzhaft. Als Hyponychium wird in der deutschsprachigen Literatur das gesamte Nagelbett vom distalen Ende der Nagelmatrix bis zum freien Nagelrand, in der angloamerikanischen Literatur jedoch nur die distale Zone des Nagelbettes bezeichnet. Dieser Bereich entspricht dem Sohlenhorn der Paar- und Einhufer.
Pterygium-inversum-unguis-artige Veränderungen kommen auch bei progressiver systemischer Sklerodermie vom akralen Typ (Typ I) vor.

Nagelveränderungen bei Hautkrankheiten

Viele Dermatosen gehen mit charakteristischen Nagelveränderungen einher, die dem Ausbruch der Krankheit vorausgehen oder nachfolgen können, selten auch als isolierter Befund erhoben werden.

Ekzem. Chronisch-allergisches Kontaktekzem, atopisches Ekzem und kumulativ-toxisches Hand- und Fußekzem haben häufig Nagelveränderungen zur Folge. Sobald der proximale und der seitliche Nagel-

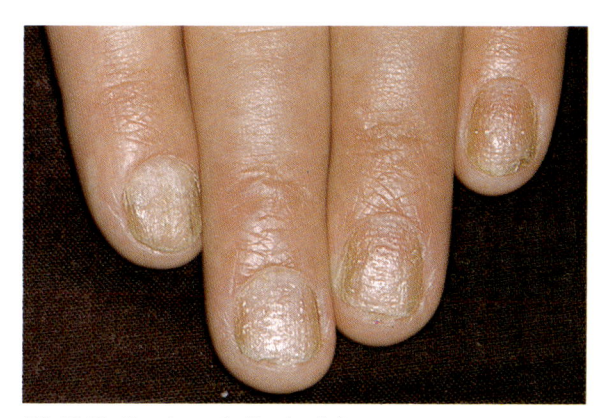

Abb. 32.20. Alopecia areata, Nagelveränderungen

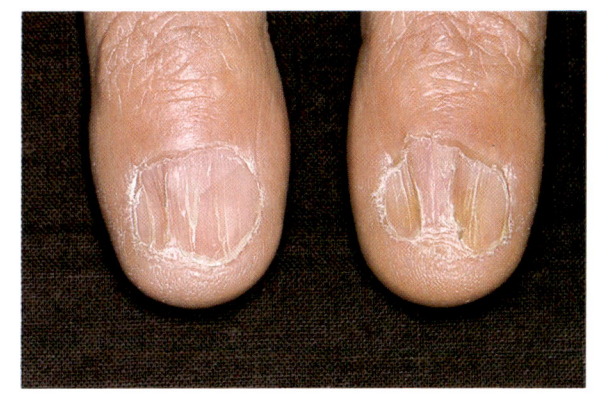

Abb. 32.21. Lichen ruber planus, Nagelveränderungen

falz sowie die Nagelmatrix erkranken, resultieren mannigfaltige Nageldeformitäten: unregelmäßige Nageloberfläche mit Rillen, Furchen, Tüpfeln, Aufsplitterungen, Verdickung der Nagelplatte, Onycholyse oder Farbveränderungen. Man spricht von *Ekzemnägeln*. Bei entsprechender Therapie der Grundkrankheit bilden sich wieder normal geformte Nagelplatten.

Psoriasis. Tüpfel (Grübchen), Ölflecke, Onycholyse, Onychodystrophie, Krümelnägel, Splitterhämorrhagien und andere Manifestationen sind typisch. Die Häufigkeit derartiger Veränderungen beträgt 10–50%, daher sollte stets nach Psoriasis der Haut gesucht werden. Auch die Acrodermatitis continua suppurativa (Hallopeau), eine besondere Form der Psoriasis pustulosa, tritt mit schwersten Nagelveränderungen auf. *Trachyonychie* kann ebenfalls durch Psoriasis bedingt sein.

Morbus Reiter. Entzündliche Veränderungen der Nagelmatrix und des Nagelbettes, oft mit vollständiger Onycholyse, treten auf. Gelegentlich führt der Befall der Mitte des Nagelbettes zu grübchenartigen Defekten in der Nagelplatte.

Alopecia areata. Feine Grübchen (Tüpfel), Längsrillen und dachziegelartig aufgerauhte Oberflächenstruktur sind für diese Erkrankung oft pathognomonisch. Leukonychie, Onycholyse, Trachyonychie und Onychomadese sind seltenere Zeichen bei Alopecia areata. Eine gefleckte Lunula (Mondflecke) kommt durch das fleckförmige Fehlen der grauweißen Lunulafärbung zustande.

Lichen ruber. Die Diagnose Lichen ruber sollte nicht ohne Nagelinspektion gestellt werden, da hier nicht selten eindrucksvolle Veränderungen gefunden werden. Die Nagelmatrix kann ebenfalls bei Lichen ruber betroffen sein. Es kann zu Onychorrhexis, Querstreifen, Trachyonychie und schließlich zum Verlust eines, mehrerer oder selten aller Finger- und Fußnägel kommen. Bleibende sekundäre Anonychie mit vollständiger Atrophie des Nagelbettes und pterygiumartig (pterygium = Flügel) ausgezogenen Nagelhäutchen sind die Folge, besonders beim erosiven Lichen ruber.

Zinsser-Cole-Engman-Syndrom (Dyskeratosis congenita). Auch hier kommen pterygiumartige irreversible Nagelbettatrophien mit vollständigem Verlust der Nagelplatten vor.

Epidermolysis hereditaria bullosa dystrophica. Viele oder alle Nägel gehen unter Hinterlassung von Narben im Verlauf dieser dystrophischen Epidermolysen zugrunde.

Lyell-Syndrom. Die medikamentös bedingten Formen können perakut zum Abfallen (Onychomadese) aller Nagelplatten führen. Die Nägel können nach Überstehen der Erkrankung wieder normal nachwachsen, oder es entwickelt sich eine Onychoatrophie.

Pemphigus vulgaris und bullöses Pemphigoid. Sie können bei subungualem Blasensitz ebenfalls Ablösung der Nägel bedingen, die nach Abheilung der Grundkrankheit im Nagelbett oder der Nagelmatrix wieder nachwachsen.

Morbus Bourneville-Pringle. Charakteristisch sind sub- oder periunguale Fibrome *(Koenen-Tumoren)*. Schmerzhaftigkeit und pathologisches Nagelwachstum können resultieren.

Morbus Darier. Viele Patienten mit dieser Genodermatose zeigen typische Nagelveränderungen mit longitudinal ausgerichteten hellen oder dunklen Streifen, oft mehreren in einer Nagelplatte, die proximal über die Lunula hinweggehen. Wo die streifenförmige Nagelanomalie an den freien Nagelrand kommt, entsteht eine V-förmige subunguale Hyperkeratose. Gelegentlich kann der Nagel auch durch subunguale Hyperkeratosen grotesk verdickt sein.

Lupus erythematodes, Dermatomyositis und andere Autoimmunkrankheiten. Diese zeichnen sich durch rotviolette Verfärbung im Bereich des proximalen Nagelfalzes mit ampullenartigen Teleangiektasien aus, die häufig druckschmerzhaft sind. An der Nagelplatte kommen Störungen wie Streifen oder Brüchigkeit hinzu.

Pityriasis rubra pilaris. Psoriasisartige, teils massive subunguale Hyperkeratosen mit Abhebung der gesamten Nagelplatte kommen vor.

Amyloidose. Brüchige dystrophische Nägel wurden beschrieben.

Skabies. Onychodystrophie wird besonders bei Scabies norvegica beobachtet.

Verschiedenes. Erkrankungen aus der Gruppe der Ichthyosis sowie Radiodermatitis haben Hyperkeratosen, Nagelplattenbrüchigkeit oder Pigmentstörungen zur Folge. Die Nagelveränderungen wechseln mit dem Verlauf der Grundkrankheit.

Nagelveränderungen bei Allgemeinerkrankungen

Morbus Raynaud. Dünne, spröde und brüchige Nägel, Längsstreifen, Koilonychie und viele andere Nagelveränderungen können bei dieser Gefäßerkrankung auftreten.

Sklerodermie. Durch die Rückbildung der Fingerkuppenweichteilpolster wölbt sich der distale Nagelplattenanteil krallenartig vor, das Hyponychium ist nicht selten besonders deutlich ausgeprägt (Pterygium-inversum-unguis-artige Veränderungen). Pseudoatrophie der Fingerbeeren und Angiektasien am Nagelfalz kommen hinzu.

Yellow-nail-Syndrom (Syndrom der gelben Nägel)

[Samman und White 1964]

Seltenes, jedoch sehr einprägsames Syndrom. Alle oder nur einzelne Nägel sind gleichartig betroffen. Die Nagelplatten sind verdickt, gelblich oder gelblichgrünlich verfärbt und wachsen nur langsam; manchmal sistieren sie vollständig im Wachstum. Die Lunu-

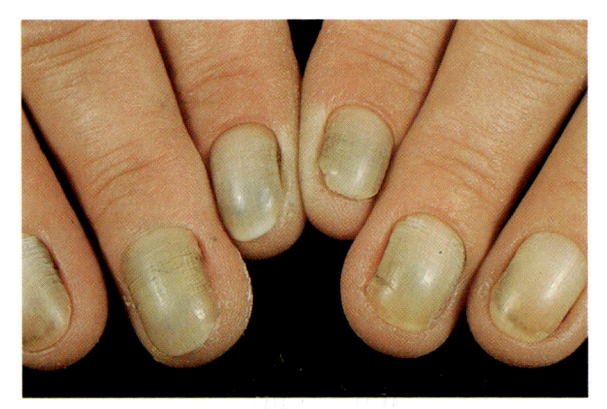

Abb. 32.22. Syndrom der gelben Nägel (Yellow-nail-Syndrom)

la ist nicht mehr sichtbar. Im Laufe der Erkrankung kommt eine Onycholyse hinzu, die peripher beginnt. Assoziierte Syndrome sind chronische Bronchitis, Bronchiektasien, Sinusitis und Veränderungen an den Lymphgefäßen mit persistierendem Ödem. Das Yellow-nail-Syndrom kann nach jahrelangem Verlauf wieder verschwinden, die Nägel wachsen dann spontan weiter. Inwieweit die anderen Symptome sich gleichzeitig zurückbilden, ist nicht sicher bekannt. α_1-Antitrypsin-Mangel wurde beschrieben. Es wird auch unter Penicillamintherapie und bei HIV-Patienten beobachtet.

Therapie. Wirksame Therapie nicht bekannt. Empfohlen wird die langfristige lokale Applikation einer 5%igen Vitamin-E-Lösung in DMSO.

Ungues hippocrati. *Uhrglasnägel* bei chronischen Herz- und Lungenerkrankungen wurden bereits erwähnt.

Magen-Darm-Erkrankungen. Häufig fehlen bei Leberzirrhose, Sprue, Colitis ulcerosa und anderen Erkrankungen innerer Organe die Lunulae. Parallel zur Lunula verlaufende Streifen (paired narrow hite bands), die mit der Nagelplatte herauswachsen, werden bei akuter Hepatitis, Hypalbuminämie und anderen schweren Allgemeinerkrankungen gefunden.

Nierenerkrankungen. Zahlreiche Nierenerkrankungen gehen mit Veränderungen an den Nägeln einher. Das doppelte weiße Band beim nephrotischen Syndrom, der *Halb-und-halb-Nagel* (half-and-half nail), ist charakteristisch. Dabei bildet sich eine proximale Zone, die weißlich, matt und in der die Lunula nicht mehr zu erkennen ist. Distal davon ist ein rotbrauner Abschnitt, der über die Hälfte der ganzen Nagelplatte ausmacht und bis zum freien Nagelrand reicht. Das Verschwinden der Lunula wird bei etwa 30% der Dialysepatienten beobachtet.

Erworbene Nagelveränderungen

Trauma. Meist ist nur ein Nagel betroffen. Traumen sind die häufigste Ursache erworbener Nagelveränderungen.

Hämatom. Eine bläulichschwarze schmerzhafte Verfärbung findet sich bevorzugt an den großen Zehen. Anamnestisch wird enges Schuhwerk und sportliche Betätigung (Wandern, Joggen, Tennis, Squash, Skifahren) angegeben. Eine wichtige Differentialdiagnose ist ein subunguales akrolentiginöses malignes Melanom. Ausfräsung eines kleinen Nagelstückes und Eisennachweis (nicht immer positiv) sind wichtige diagnostische Hilfen, ebenso die Dermatoskopie. Gegebenenfalls ist eine Biopsie erforderlich.

Reibeartefakt. Dauerndes tickartiges Reiben, bevorzugt an den Daumennägeln, führt durch Schädigung der proximalen Nagelfalzzone zu einer eingezogenen rinnenförmigen Längsstreifung. Die chronische Paronychie führt zur Störung des Nagelhäutchens mit Bildung einer Tasche, die zu Mazeration und Sekundärinfektion prädisponiert.

Artefakt. Mutwillige Zerstörung der Nägel ist selten und findet sich fast nur bei psychiatrischer Grundkrankheit.

Onychophagie. Nagelkauen oder Nagelbeißen mit konsekutiver Verkürzung der distalen Nagelplatte wird bei Jugendlichen relativ häufig gesehen. Es handelt sich um ein Merkmal einer psychischen Konfliktsituation. Paronychien und Implantation von Verrucae vulgares können als Komplikationen hinzukommen, besonders bei Atopikern. Onychophagie fördert das Nagelwachstum.

Glanznägel (Poliernägel). Glatte, glänzende, wie poliert aussehende Nagelplatten entstehen durch wetzende und reibende Bewegungen der Fingerkuppen, beispielsweise bei juckenden Dermatosen an der Bauch- und Brustwand, besonders bei Therapie mit Puder oder Lotio zinci. Die Nagelplatten können dadurch dünn und leicht verformbar werden.

Onychogrypose. Die oben beschriebenen Nagelplatten- und Nagelbettveränderungen werden häufig durch Zehenfehlstellung oder enges Schuhwerk unterhalten. Ein Trauma leitet die krallen- oder klauenförmige Nageldeformität ein.

Chemisch-physikalische Faktoren. Lösungsmittel, Öle und viele andere Substanzen können die Nagelplatte durch chronische Reize teilweise auflösen oder zerstören. Subunguale Hämorrhagien kommen bei manchen handwerklichen Berufen, wie Tellerwäschern oder Automechanikern, hinzu.

Akroosteolyse. Bei der Polyvinylchloridkrankheit kommen Verkürzungen der Nagelplatten und andere Nagelwachstumsstörungen vor, etwa bei mechanischen Erschütterungen (Preßluftbohrer).

Infektionskrankheiten. Onychomykose durch Dermatophyten und Candidaspezies sowie bakteriell bedingte Nagelveränderungen werden in den entsprechenden Kapiteln abgehandelt.

Medikamente. Acitretin und Isotretinoin, die in der Behandlung von Psoriasis, Verhornungsstörungen und Akne verwendet werden, führen bei manchen Patienten zu Austrocknung der Nägel, Verdünnung der Nagelplatte, Onychorrhexis und Granuloma-pediculatum-artigem Granulationsgewebe (Caro luxurians) an den proximalen und/oder lateralen Nagelfalz. Sekundär sind Infektionen mit Bakterien oder Pilzen möglich. Die Pathogenese entspricht der bei proliferierendem Granulationsgewebe am Rücken von Acne-conglobata-Patienten, die Isotretinoin einnehmen.

Unguis incarnatus

Synonym. Eingewachsener Nagel

Definition. Seitliches Einwachsen des Nagels in das Paronychium.

Klinik. Es entsteht eine schmerzhafte infektionsgefährdete Rhagade. Nach bakterieller Infektion kommt es zu einer örtlichen Entzündung und häufig auch zu überschießendem Granulationsgewebe. Eingewachsene Nägel kommen an Fußnägeln, besonders

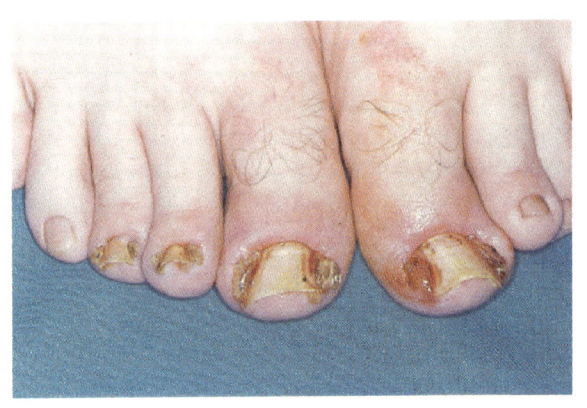

Abb. 32.23. Ungues incarnati

an der medialen Seite der Großzehen, viel häufiger vor als an den Fingernägeln. Wichtigster Grund hierfür ist das unsachgemäße Rundschneiden der Fußnägel oder zunehmende seitliche Krümmung der Nagelplatte durch mechanische Belastung. Da die seitlichen Nagelkanten dann nicht über das Nagelbett hinauswachsen können, schneiden sie sich in den Nagelfalz ein. Begünstigend wirkt seitlicher Druck durch enges Schuhwerk. Reaktiv entsteht eine chronische Entzündung im angrenzenden Paronychialraum, oft auch durch einen seitlich von der Nagelplatte abgehenden Nagelsporn. Eingewachsene Nägel treten auch nach unsachgemäß durchgeführter Emmert-Keiloperation auf, falls ein Abschnitt der Nagelplatte sich wie ein Dorn in den lateralen Nagelfalz einbohrt.

Therapie. Sie beschränkt sich auf das Kappen der einschneidenden Nagelecken und Unterschieben von mit desinfizierenden Lösungen wie Solutio Castellani durchtränkten Watteröllchen, bis der Nagel wieder über das Nagelbett hinausgewachsen ist. Sonst kommt nur eine Emmert-Keiloperation oder das Anpassen einer Metall- oder Kunststoffnagelspange, am besten durch speziell ausgebildete Fußpfleger, in Frage (Orthonyxie). Bei der Emmert-Keiloperation wird das Breitenwachstum des Nagels ein- oder beidseitig durch eine ovale Keilexzision bis zum Periost aus dem Nagelwall verkürzt, wobei die seitlichen Anteile der Nagelmatrix ganz erfaßt werden sollten. Das Ergebnis ist ein morphologisch veränderter Nagel. Alternativ kann am seitlichen Zehenrand eine ovale Keilexzision vorgenommen und dadurch der Nagelwall zur Seite gezogen werden. Die einfache Nagelentfernung hilft meist nicht.

Syndrom der eingewachsenen Großzehennägel

[Steigleder und Strober-Münster 1977]

Familiäre Häufung scheint nicht gegeben zu sein. Viele Patienten mit eingewachsenen Großzehennägeln weisen mehr oder weniger ausgeprägt einige konstitutionelle Zeichen auf: eingewachsene Großzehennägel mit Granulationsgewebe, latenter Diabetes mellitus, Staphylococcus-aureus-Infektionen an der Großzehe, Hyperhidrosis manuum et pedum, Akrozyanose an Händen und Füßen, schmaler Hochwuchs mit großen Füßen und Händen, Überwiegen des männlichen Geschlechts sowie Überwiegen der Altersgruppe von 12–16 Jahren.

Therapie. Sie ist die gleiche wie bei Unguis incarnatus mit symptomatischer Behandlung der Begleitsymptome.

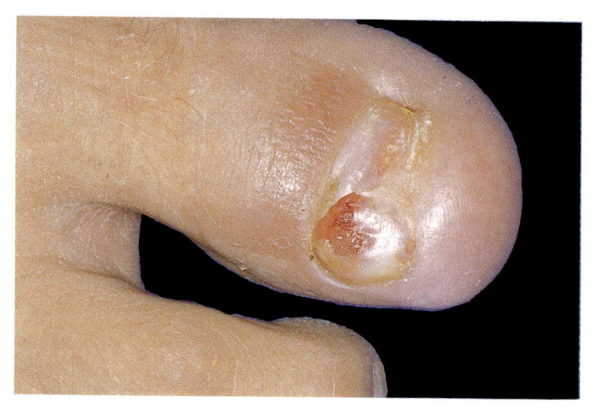

Abb. 32.24. Subunguale Exostose

Subunguale Exostosen

[Dupuytren 1847]

Wie beim Unguis incarnatus stehen starke Druckschmerzhaftigkeit sowie entzündlich geschwollene und düsterrote laterale Nagelfalze im Vordergrund. Am häufigsten ist der mediale, dann der laterale Teil der Großzehennägel betroffen. Sie sind meist Folge der chronischen Druckbelastung einer Phalanx. Die langsam wachsenden Tumoren erreichen selten eine Größe von >0,5 cm im Durchmesser. Exostosen werden röntgenologisch nachgewiesen.

Differentialdiagnose. Glomustumor

Therapie. Chirurgisches Abtragen der Exostosen mit oder ohne keilförmige Resektion von Nagelbett und Nagelplatte.

Subunguale und parunguale Tumoren

Morbus Bowen

Er tritt bei älteren Menschen, meist an Daumen oder Großzehe, auf. Es findet sich ein geringes Erythem, daneben besteht gewöhnlich eine Onycholyse der lateralen Zone der Nagelplatte. Falls nicht diagnostiziert, kann sich ein spinozelluläres Karzinom entwickeln, das sich häufig allerdings weniger aggressiv als in anderen Lokalisationen verhält.

Differentialdiagnose. Onycholyse anderer Genese, Hämatom, akrolentiginöses Melanom, amelanotisches Melanom.

Therapie. Vollständige Exzision des betroffenen Gewebes, am besten unter mikroskopischer Kontrolle oder mit CO_2-Laser.

Akrolentiginöses Melanom

Meist bei älteren Menschen an Finger (Daumen) oder Zehe (Großzehe). Frühformen werden häufig nicht erkannt, da sie sich nur durch geringe gräuliche oder bräunlichschwarze Verfärbung am proximalen, lateralen oder distalen Nagelfalz oder am Eponychium bemerkbar machen. Subunguale Verfärbung von braun über rot zu grau kommt vor.

Subunguale und parunguale Verrucae vulgares

Subunguales Keratoakanthom

Seltener schmerzhafter Tumor ausgehend von lateral oder unmittelbar unter der Nagelplatte mit rasch progredienter Onycholyse sowie Zerstörung von Weichteilgewebe und Knochen.

Fibrokeratom

Klinisch imponiert ein oft abrupt auftretender bis 1 cm großer derber Knoten an Finger oder Zehe, meist vom proximalen Nagelfalz und Lunula ausgehend. Einbeziehung der Nagelplatte in das Tumorwachstum mit rinnenförmiger Einkerbung ist möglich. Als Folge kann eine schmerzhafte Onychodystrophie mit mechanischer Beeinträchtigung auftreten.

Subungualer Glomustumor

Nicht selten, meist an einem einzelnen Finger bei Erwachsenen. Klinisch findet sich ein hellroter bis livider weicher Knoten. Pathognomonisch ist die durch punktuellen Druck oder Temperaturwechsel hervorgerufene Schmerzhaftigkeit. Der histopathologische Befund sichert die Diagnose.

Therapie. Exzision. Rezidive sind nicht ungewöhnlich und meist auf unvollständige Exzision zurückzuführen.

Subunguales Enchondrom

Selten. Symptome wie bei subungualer Exostose oder Glomustumor.

Therapie. Exzision.

Weiterführende Literatur

Allgemeines
Alkiewiecz J, Pfister R (1976) Atlas der Nagelerkrankungen. Pathophysiologie, Klinik und Differentialdiagnose. Schattauer, Stuttgart
Baden HP (1987) Diseases of the hair and nail. Year Book Medical, Chicago
Baran R, Barth J, Dawber R (1993) Krankheiten der Nägel. Symptomatik, Differentialdiagnose, Behandlung. Deutscher Ärzte-Verlag, Köln
Baran R, Dawber RPR (1984) Diseases of the nails and their management. Blackwell, Oxford
Baran R, Haneke E (1987) Surgery of the nail. In: Epstein E, Epstein E Jr (eds) Skin surgery, 6th edn. Saunders, Philadelphia, pp 271–284
Barth JH, Dawber RPR (1987) Diseases of the nails in children. Pediatr Dermatol 4:275–290
Germann H, Barran W, Plewig G (1980) Morphology of corneocytes from human nail plates. J Invest Dermatol 74:115–118
Haneke E, Baran R (1991) Nails: Surgical aspects. In: Parish LC, Lask GP (eds) Aesthetic dermatology. MacGraw-Hill, New York, pp 236–247
Runne U, Orfanos CE (1981) The human nail. Curr Probl Dermatol 9:102–149
Samman PD, Fenton DA (eds) (1986) The nails in disease, 4th edn. Heinemann Year Book Medical, London
Scher RK, Daniels CR (1990) Nails: therapy, diagnosis, surgery. Saunders, Philadelphia
Zaias N (1990) The nail in health and disease, 2nd edn. Appleton and Lange, Norwalk
Zaias N, Nolting S (1982) Atlas der Nagelerkrankungen. Pharmazeutische Verlagsgesellschaft, München
Zaun H (1990) Krankhafte Veränderungen des Nagels, 3. Aufl. Perimed, Erlangen

Erkrankungen der Nagelplatte
Hogan GR, Jones B (1970) The relationship between koilonychia and iron deficiency in infants. J Pediatr 77:1054–1057
Shelley WB, Wood MG (1982) The white spot target for microscopic examination of nails for fungi. J Am Acad Dermatol 6:92–96
Stone OJ (1985) Clubbing and koilonychia. Dermatol Clin 3:485–490
Zaias N (1972) Onychomycosis. Arch Dermatol 105:263–274

Onychoschisis
Shelley WB, Shelley ED (1984) Onychoschizia: scanning electron microscopy. J Am Acad Dermatol 10:623–627

Onychorrhexis
Lubach D, Cohrs W, Wurzinger R (1986) Incidence of brittle nails. Dermatologica 172:144–147

Onycholyse
Baran R, Juhlin L (1987) Drug-induced photo-onycholysis. Three subtypes identified in a study of 15 cases. J Am Acad Dermatol 17:1012–1016
Böckers M, Bork K (1987) Multiple gleichzeitige Hämatome der Finger- und Zehennägel mit nachfolgender Onychomadesis bei Pemphigus vulgaris. Hautarzt 38:477–478

Cunnhingham D, Gilchrest NL, Forrest GJ et al. (1985) Onycholysis associated with cytotoxic drugs. Br Med J 290:675
Daniel CR (1991) Onycholysis: a review. Semin Dermatol 10:34–40
Kechijian P (1985) Onycholysis of fingernails. Evaluation and management. J Am Acad Dermatol 12:552–560
Logan RA, Hawk JL (1985) Spontaneous photo-onycholysis. Br J Dermatol 113:605–610

Onychotillomanie
Combes FC, Scott MJ (1951) Onychotillomania. Arch Dermatol Syphil 63:778–780
Hamann K (1982) Onychotillomania treated with pimozide (Orap). Acta Derm Venereol (Stockh) 62:364–367

Onychodystrophie
Achten G, Wanet-Rouard J (1970) Pachyonychia. Br J Dermatol 83:56–62
Colver GB, Dawber RPR (1987) Is childhood idiopathic atrophy of the nails due to lichen planus? Br J Dermatol 116:709–712
Heller J (1928) Dystrophia unguium mediana canaliformis. Dermatol Z 51:416
Schwartz RA, Vickermann CE (1979) Muehrcke's lines of the fingernails. Arch Intern Med 139:242

Trachyonychie
Alkiewicz J (1950) Trachyonychie. Ann Dermatol Syphiligr 10:136–140
Baran R, Dawber RPR (1987) Twenty nail dystrophy of childhood: a misnamed syndrome. Cutis 39:481–482
Braun-Falco O, Dorn M, Neubert U et al. (1981) Trachyonychia, 20-Nägel-Dystrophie. Hautarzt 32:17–22
Donofrio P, Ayala F (1984) Twenty-nail dystrophy: report of a case and review of the literature. Acta Derm Venereol (Stockh) 64:180–182
Kechijian P (1985) Twenty-nail dystrophy of childhood: a reappraisal. Cutis 35:38–41

Großzehennageldystrophie der Kindheit
Samman PD (1978) Great toe nail dystrophy. Clin Exp Dermatol 3:81–82

Uhrglasnägel und Trommelschlegelfinger
Dickinson CJ, Martin JF (1987) Megakaryocytes and platelet clumps as the cause of finger clubbing. Lancet II:1434–1435
Fischer DS, Singer DH, Feldman SM (1964) Clubbing: a review, with emphasis on hereditary acropachy. Medicine 43:459–479

Pincer-nail-Syndrom
Baran R (1974) Pincer and trumpet nails. Arch Dermatol 110:639–640
Cornelius CE, Shelley WB (1968) Pincer nail syndrome. Arch Surg 96:321–322

Pigmentveränderungen und Verfärbungen
Baran R (1978) Pigmentation of the nails (chromonychia). J Dermatol Surg Oncol 4:250–254
Baran R, Haneke E (1984) Diagnostik und Therapie der streifenförmigen Nagelpigmentierung. Hautarzt 35:359–365
Baran R, Simon C (1988) Longitudinal melanonychia: a symptom of Bowen's disease. J Am Acad Dermatol 18:1359–1360
Bearn AG, McKusick VA (1958) Azure lunulae: an unusual change in the fingernails in two patients with hepatolenticular degeneration (Wilson's disease). JAMA 166:904–906
Butterworth T, Strean LP (1963) Mercurial pigmentation of nails. Arch Dermatol 88:55–57
Chernovsky ME, Dukes CD (1963) Green nails. Arch Dermatol 88:548–553
Chevrant-Breton J, Simon M, Bourel M et al. (1977) Cutaneous manifestations of idiopathic hemochromatosis. Arch Dermatol 113:161–165
Daniel CR III (1985) Nail pigmentation abnormalities. Dermatol Clin 3:431–443
Haneke E (1991) Laughier-Hunziker-Baran-Syndrom. Hautarzt 42:512–515
Horan MA, Puxly JA, Fox RA (1982) The white nails of old age (Neapolitan nails). J Am Geriatr Soc 30:734–737
Jorizzo JL, Gonzalez EB, Daniels JC (1983) Red lunulae in a patient with rheumatoid arthritis. J Am Acad Dermatol 8:711–714
Koralewski F, Vakilzadeh F, Macher E (1977) Streifenförmige Nagelpigmentierung. Hautarzt 38:203–205
Kouskoukis CE, Scher RK, Hatcher VA (1982) Melanonychia striata longitudinalis. J Dermatol Surg Oncol 8:284–286
Mallon E, Dawber RPR (1994) Longitudinal melanonychia induced by minocycline. Br J Dermatol 130:794–795
Perrin C, Baran R (1994) Longitudinal melanonychia caused by Trichophyton rubrum. Histochemical and ultrastructural study of two cases. J Am Acad Dermatol 31:311–316
Pineda MS, Herrero C, Palou J et al. (1988) Nail alterations in systemic amyloidosis: report of one case, with histologic study. J Am Acad Dermatol 18:1357–1359
Plewig G, Lincke H, Holff HH (1977) Silver-blue nails. Acta Derm Venereol (Stockh) 57:413–419
Tom DWK, Scher RK (1985) Melanonychia striata in longitudinem. Am J Dermatopathol 7 (Suppl):161–163
Tuffanelli D, Abraham RK, Dubois El (1963) Pigmentation from antimalarial therapy. Arch Dermatol 88:419–426
Zaun H (1991) Leuconychias. Semin Dermatol 10:17–20

Halb-und-halb-Nägel
Bean WB (1963) A discourse on nail growth and unusual fingernails. Trans Am Clin Climat Assoc 74:152–167
Leyden JJ, Wood MG (1972) The "half-and-half-nail". Arch Dermatol 105:591–592
Lindsay PG (1967) The half-and-half nail. Arch Intern Med 119:583–587

Angeborene Nagelveränderungen

Baran R, Bureau H (1983) Congenital malalignment of the big toe-nail as a cause of ingrowing toe-nail in infancy: pathology and treatment (a study of 30 cases). Clin Exp Dermatol 8:619–623

Baran R, Bureau H (1987) Congenital malignment of the big toenail: a new subtype. Arch Dermatol 123:437

Haber RM, Rose TH (1986) Autosomal recessive pachyonychia congenita. Arch Dermatol 122:919–923

Katayama I, Maeda M, Nishioka K (1984) Congenital ectopic nail of the fifth finger. Br J Dermatol 111:231–233

Stieglitz JB, Centerwall WR (1983) Pachyonychia congenita (Jadassohn-Lewandowsky syndrome): a seventeen-member four-generation pedigree with unusual respiratory and dental involvement. Am J Med Genet 8:55–58

Telfer NR, Barth JH, Dawber RPR (1988) Congenital and hereditary nail dystrophies – an embryological approach to classification. Clin Exp Dermatol 13:160–163

Tidman MJ, Wells RS, MacDonald DM (1987) Pachyonychia congenita with cutaneous amyloidosis and hyperpigmentation – a distinct variant. J Am Acad Dermatol 16:935–940

Wollina U, Schaarschmidt H, Roth H (1993) Nagelerkrankungen als Symptom ektodermaler Dysplasien und verwandter Syndrome. Hautarzt 44:503–511

Kongenitale Onychodysplasie (Iso-Kikuchi-Syndrom)

Baran R, Straud JD (1984) Congenital onychodysplasia of the index fingers. Iso and Kikuchi syndrome. Arch Dermatol 120:243–244

Biedermann T, Schirren CG, Schirren H et al. (1995) Kongenitale Onychodysplasie (Iso-Kikuchi-Syndrom). Hautarzt 46:53–56

Haneke E, Kienlein-Klischka B (1984) Kongenitale Onychodysplasie: Iso-Kikuchi-Syndrom. Hautarzt 35:408–411

Iso R (1969) Congenital nail defects of the index fingers and reconstructive surgery. Orthop Surg 20:1383–1384

Kikuchi I (1991) Congenital onychodysplasia of the index fingers: a case involving the thrumbnails. Semin Dermatol 10:7–11

Nagel-Patella-Syndrom

Burkhardt CG, Bhumbra R, Iannone AM (1980) Nail-patella syndrome. A distinctive clinical and electron microscopic presentation. J Am Acad Dermatol 3:251–256

Norton LA, Mescon H (1968) Nail-patella-elbow syndrome. Arch Dermatol 98:372–374

Silverman ME, Goodman RM, Cuppage FE (1967) The nail-patella syndrome. Arch Intern Med 120:68–74

Pterygium inversum unguis

Caputo R, Cappio F, Rigoni C et al. (1993) Pterygium inversum unguis. Report of 19 cases and review of the literature. Arch Dermatol 129:1307–1309

Christophers E (1975) Familiäre subunguale Pterygien. Hautarzt 26:543–544

Daly BM, Johnson M (1986) Pterygium inversum due to nail fortifier. Contact Dermatitis 15:256

Nagelveränderungen bei Hautkrankheiten

Baran R, Panizzon P, Goldberg L (1984) The nails in keratosis lichenoides chronica. Characteristics and response to treatment. Arch Dermatol 120:1471–1474

De Berker D, Lever LR, Windebank K (1994) Nail features in Langerhans cell histiocytosis. Br J Dermatol 130:523–527

Greene RA, Scher RK (1987) Nail changes associated with diabetes mellitus. J Am Acad Dermatol 16:1015–1021

Kouskoukis CE, Scher RK, Ackerman AB (1983) The "oil drop" sign of psoriatic nails. A clinical finding specific for psoriasis. Am J Dermatopathol 5:259–262

Kvedar JC, Baden HP (1991) Nail changes in cutaneous disease. Semin Dermatol 10:65–70

Landherr G, Braun-Falco O, Hofmann C et al. (1982) Fingernagelwachstum bei Psoriatikern unter PUVA-Therapie. Hautarzt 33:210–213

Laporte M, André J, Stouffs-Vanhoof F et al. (1988) Nail changes in alopecia areata: light and electron microscopy. Arch Dermatol Res 280:S85–S89

Muehrcke R (1956) The finger-nails in chronic hypalbuminemia. Br Med J I:1327

Scher RK (1985) Lichen planus of the nail. Dermatol Clin 3:385–399

Shelley WB (1980) The spotted lunula. A neglected nail sign associated with alopecia areata. J Am Acad Dermatol 2:385–387

Sonnex TS, Dawber RPR, Zachary CB et al. (1986) The nails in adult type 1 pityriasis rubra pilaris. A comparison with Szerary syndrome and psoriasis. J Am Acad Dermatol 15:956–960

Terry R (1954) White nails in hepatic cirrhosis. Lancet I:757–759

Zaias N (1984) Psoriasis of the nail unit. Dermatol Clin 2:493–505

Nagelveränderungen bei Allgemeinerkrankungen

Tosti A (1991) The nail apparatus in collagen disorders. Semin Dermatol 10:71–76

Yellow-nail-Syndrom

Chernovsky ME, Finley VK (1985) Yellow nail syndrome in patients with acquired immunodeficiency disease. J Am Acad Dermatol 13:731–736

Cockram CS, Richards P (1979) Yellow nails and nephrotic syndrome. Br J Dermatol 101:707–709

De Coste SD, Imber MJ, Baden HP (1990) Yellow nail syndrome. J Am Acad Dermatol 22:608–611

Nordkild P, Kromann-Anderson H, Struv-Christensen E (1986) Yellow nail syndrome – the triad of yellow nails, lymphedema and pleural effusions. Acta Med Scand 219:221–227

Pavlidakey GP, Hashimoto K, Blum D (1984) Yellow nail syndrome. J Am Acad Dermatol 11:509–512

Samman PD, White WF (1964) The "yellow nail" syndrome. Br J Dermatol 76:710–711

Scher RK (1987) Yellow nail syndrome and half-and-half nail. Arch Dermatol 123:710–711

Erworbene Nagelveränderungen

Baran R (1985) Etretinate and the nails (study of 130 cases) possible mechanisms of some side effects. Clin Exp Dermatol 11:148–152

Baran R, Laugier P (1985) Melanonychia induced by topical 5-fluorouracil. Br J Dermatol 112:621–625

Blumenthal G (1984) Paronychia and pyogenic granuloma-like lesions with isotretinoin. J Am Acad Dermatol 10:677–678

Daniel CR III, Scher RK (1984) Nail changes secondary to systemic drugs or ingestants. J Am Acad Dermatol 10:250–258

Haneke E (1991) Fungal infections of the nail. Semin Dermatol 10:41–53

Hay RJ, Baran R, Moore MK et al. (1988) Candida onycomycosis – an evaluation of the role of Candida species in nail disease. Br J Dermatol 118:47–58

Mensing H (1982) Subunguale Exostose. Differentialdiagnose subungualer Prozesse. Hautarzt 33:553–555

Steigleder GK, Stober-Münster I (1977) Das Syndrom des eingewachsenen Nagels? Z Hautkr 52:1225–1229

Subunguale und parunguale Tumoren

Baran R, Gormley DE (1987) Polydactylous Bowen's disease of the nail. J Am Acad Dermatol 17:201–204

Briggs JC (1985) Subungual malignant melanoma: a review article. Br J Plast Surg 38:174–176

Haneke E, Baran R (1982) Subunguale Tumoren. Z Hautkr 57:355–362

Lumpkin LR III, Rosen T, Tschen JA (1984) Subungual squamous carcinoma. J Am Acad Dermatol 11:735–738

Plewig G, Christophers E, Braun-Falco (1973) Mutilierende subunguale Warzen. Abheilung durch Methotrexat. Hautarzt 24:338–341

Salasche SJ, Garland LD (1985) Tumors of the nail. Dermatol Clin 3:501–519

Kapitel 33 Erkrankungen der Lippen und der Mundhöhle

Inhaltsverzeichnis

Hauterkrankungen, die relativ häufig auch im
   Bereich von Lippen und Mundhöhlen auftreten. . . 1050
Erkrankungen der Lippen 1050
   Ektopische Talgdrüsen 1050
   Kongenitale Unterlippenfisteln 1050
   Traumatische Schleimzyste und Schleimgranulom . 1051
   Echte Zysten 1051
   Mundwinkelcheilitis 1051
Cheilitis 1052
   Cheilitis simplex 1052
   Cheilitis actinica 1053
   Glanduläre Cheilitisformen 1054
      Cheilitis glandularis simplex 1054
      Cheilitis glandularis apostematosa 1054
   Cheilitis granulomatosa 1054
   Melkersson-Rosenthal-Syndrom 1055
   Sonstige Lippenerkrankungen 1056
Erkrankungen der Zunge 1056
   Tonsillae linguae heterotopicae symmetricae . . . 1056
   Zungenvarizen 1056
   Lingua plicata 1057
   Exfoliatio linguae areata 1057
   Glossitis mediana rhombica 1058
   Lingua villosa nigra 1059
   Möller-Hunter-Glossitis 1060
   Makroglossie 1060
   Glossodynie und Glossopyrosis 1061
   Sonstige häufige Zungenerkrankungen 1061
Erkrankungen der Gingiva 1061
   Gingivitis hyperplastica 1061
   Sonstige Gingivitiden 1062
   Gingivostomatitis herpetica 1062
   Seltene Syndrome mit Gingivabeteiligung 1062
   Epulis 1063
Erkrankungen der Wangen- und Gaumenschleimhaut . 1063
   Morsicatio buccarum 1063
   Neurotisches Wangenulkus 1063
   Leukokeratosis nicotina palati 1063
Weitere Mundschleimhauterkrankungen 1064
   Leukoplakie der Mundschleimhaut 1064
   Leukoplakien im weiteren Sinne 1064
   Naevus spongiosus albus mucosae 1064
   Cowden-Syndrom 1064
   Hyperpigmentierung der Mundschleimhaut . . . 1065
   Stomatitis und Gingivitis 1066
      Gingivostomatitis acuta 1066
      Stomatitis ulcerosa 1066
      Noma 1067
   Stomatitis epidemica 1067
   Sjögren-Syndrom 1067
   Aphthenerkrankungen 1068
      Solitäre Aphthen 1069
      Bednar-Aphthen 1069
      Chronisch-rezidivierende Aphthen 1069
      Morbus Behçet 1070
      Pyostomatitis vegetans 1072
Angina 1072
   Angina catarrhalis 1072
   Angina lacunaris et follicularis 1072
   Angina diphtherica 1073
   Angina Plaut-Vincenti 1073
Agranulozytose 1073
   Angina agranulocytotica 1073
Mononucleosis infectiosa 1074
Foetor ex ore 1075
Halitosis 1075
Weiterführende Literatur 1076

Aufgrund ihrer Abstammung aus dem Ektoderm und in ihrem morphologischen Aufbau besitzt die Mundschleimhaut Gemeinsamkeiten mit der Haut. Andererseits unterscheidet sich die Mundschleimhaut von der Haut morphologisch durch die überwiegend fehlende oder andersartige Verhornung ihres mehrschichtigen Plattenepithels, funktionell durch das größere Regenerationsvermögen des Stratum basale und die ständige Benetzung ihrer Oberfläche mit Speichel, dem eine wichtige Rolle für die Gesunderhaltung der Schleimhaut zukommt. Das dem Epithel unterliegende Bindegewebe heißt hier Lamina propria; die Verschiebeschicht der Submukosa fehlt in einigen Bereichen, so an der Gingiva und am harten Gaumen.

Viele Dermatosen kommen ebenso wie an der freien Hautoberfläche auch in der Mundhöhle vor, manchmal sogar ausschließlich hier, manchmal dort zuerst, wie oft bei Pemphigus vulgaris.

Das morphologisch-klinische Bild kann dabei an der Schleimhaut in typischer Weise modifiziert sein, wie etwa bei Lichen ruber; wegen der weichen Konsistenz der Schleimhaut entwickeln sich keine Papeln. Blasen bleiben kaum längere Zeit intakt, so daß an ihrer Stelle fast nur Erosionen sichtbar sind.

Schleimhautveränderungen können eine wichtige Hilfe für die Diagnose bedeuten, z.B. bei Windpocken. Bei anderen Erkrankungen ist wiederum das Fehlen von Schleimhauterscheinungen typisch, so bei Strophulus infantum.

Die speziellen Erkrankungen der Lippen, der Zunge und der übrigen Lokalisationen in der Mundhöhle werden im folgenden näher beschrieben. Sonstige Hauterkrankungen, die typischerweise oder relativ häufig auch in dieser Region vorkommen, sind nachfolgend zusammengefaßt. Sie werden in den entsprechenden Kapiteln des Buches abgehandelt.

Hauterkrankungen, die relativ häufig auch im Bereich von Lippen und Mundhöhle auftreten

Genodermatosen. Hereditäre Epidermolysen, Morbus Darier, Morbus Osler

Nävi. Lentigo simplex, Nävuszellnävus, Naevus coeruleus

Viruskrankheiten. Herpes simplex, Zoster (N. trigemini II, III), Varizellen, Hand-Fuß-Mund-Krankheit, Verrucae vulgares, orale Haarleukoplakie bei HIV-Infektion

Bakterielle Erkrankungen. Primäraffekt bei Lues I, Mundschleimhautbeteiligung bei Lues II und III, Tonsillitis gonorrhoica, Erysipel, Aktinomykose, einige Tuberkuloseformen, Lepra

Pilzerkrankungen. Kandidose

Bullöse Dermatosen. Pemphigus vulgaris, bullöses Pemphigoid, vernarbendes Schleimhautpemphigoid

Kollagenosen. Lupus erythematodes, systemische Sklerodermie, Granuloma gangraenescens nasi

Allergische Reaktionen. Fixes Arzneiexanthem, Erythema multiforme, allergische Kontaktstomatitis, Angioödem Quincke

Sonstiges. Lichen ruber mucosae

Benigne Tumoren. Fibrom, Neurofibrom, Granularzelltumor, Leiomyom, Hämangiom, Lymphangiom, Granuloma pyogenicum, virales Papillom, floride orale Papillomatose

Maligne Tumoren. Spinozelluläres Karzinom, malignes Melanom, Hämangiosarkom

Erkrankungen der Lippen

Ektopische Talgdrüsen
[Fordyce 1897]

Synonyme. Freie Talgdrüsen, Fordyce-Zustand

Definition. Als physiologische Varietät vorkommende freie Talgdrüsen an der Lippen- und Mundschleimhaut.

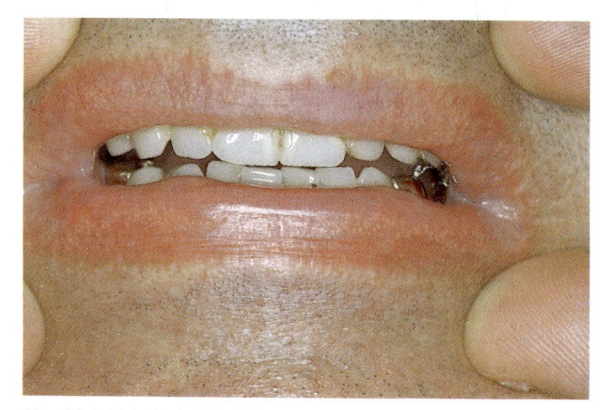

Abb. 33.1. Ektopische Talgdrüsen

Ätiologie. Es handelt sich um eine entwicklungsgeschichtlich bedingte, harmlose Erscheinung.

Klinik. Bei dem nicht seltenen Zustand findet man vorwiegend an der Innenseite der Ober- und Unterlippe und an der Wangenschleimhaut vereinzelte oder zahlreiche, stecknadelkopfgroße gelbliche Knötchen ohne Entzündungszeichen oder Beschwerden.

Histologie. Normale reife Talgdrüsenläppchen, die vom Oberflächenepithel ausgehen. Sie werden als freie Talgdrüsen bezeichnet, da sie in diesem Bereich nicht an Haarfollikel gebunden sind.

Therapie. Nicht notwendig. Der Patient wird über die Harmlosigkeit aufgeklärt.

Kongenitale Unterlippenfisteln

Definition. Seltene, embryonal entstehende Mißbildung, gelegentlich hereditär vorkommend.

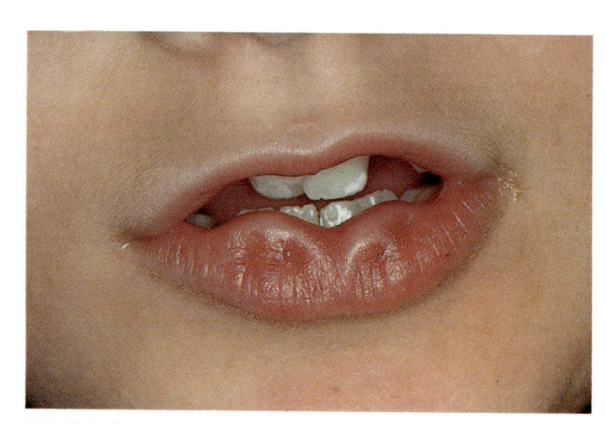

Abb. 33.2. Kongenitale Unterlippenfisteln

Pathogenese. Als Entstehungsmodus wird ein pathologischer Furchungsprozeß der Unterlippe analog der Ontogenese der Oberlippe diskutiert.

Klinik. Man unterscheidet *paramediane* und *laterale Unterlippenfisteln*; erstere sind häufiger. Im Lippenrot findet man symmetrisch beidseits je eine punktförmige Öffnung, aus der sich auf Druck schleimiges Sekret entleert. In der Umgebung besteht eine ringförmige feine Wulstbildung oder auch Einsenkung.

Therapie. Exzision nach Darstellung der Fistelgänge durch Farbstoffinjektion.

Traumatische Schleimzyste und Schleimgranulom

Synonyme. Schleimretentionszyste, Mukozele

Definition. Retentionszyste der Speicheldrüsen nach Ruptur mit nachfolgendem Fremdkörpergranulom.

Pathogenese. Nach traumatischer Verlegung der Schleimdrüsenausführungsgänge durch Biß entstehen Retentionszysten; sie rupturieren leicht, Schleim tritt in das umgebende Bindegewebe über und verursacht ein Schleimgranulom.

Klinik. Am häufigsten an der Unterlippe, seltener im Bereich der Oberlippe, Wangenschleimhaut oder am Zungenrand entwickelt sich in relativ kurzer Zeit ein deutlich palpables Knötchen, dessen Größe auch wechseln kann. Selbst kleine Zysten und Granulome werden als störende Knötchen empfunden, oft bekaut und damit zusätzlich alteriert.

Histopathologie. In einem umschriebenen Areal des Bindegewebes finden sich zahlreiche Makrophagen und Fremdkörperriesenzellen mit schaumigem Zytoplasma, die Muzin phagozytieren (PAS-Reaktion, Hale-PAS-Reaktion). Selten Reste einer Zystenwand aus Schleimdrüsenepithel.

Therapie. Exzision.

Echte Zysten

Entwicklungsgeschichtlich angelegte, echte *Epidermoid-* und *Dermoidzysten* sind sehr selten. Sie sind am ehesten median am Mundboden lokalisiert, aber auch gelegentlich an Gaumen, Wangentaschen, Schleimhaut, Lippen, Uvula oder Nasenspitze.

Therapie. Exzision (HNO, Kieferchirurgie).

Mundwinkelcheilitis

Synonyme. Angulus infectiosus, Perlèche, Faulecken, Mundwinkelrhagaden

Definition. Es handelt sich um eine akute oder chronische, erosiv-krustöse und rhagadiforme Entzündung der Mundwinkel aus verschiedenen Ursachen.

Ätiologie. Das klinische Bild stellt ein polyätiologisch bedingtes Symptom dar. Bei Kindern handelt es sich am häufigsten um die Manifestation einer streptogenen Impetigo oder eines atopischen Ekzems. Bei älteren Menschen muß zunächst an Kieferveränderungen, schlecht sitzende Zahnprothesen oder an Intertrigo durch Candida albicans gedacht werden, besonders bei Frauen auch an Achylie, Eisenmangelanämie und Plummer-Vinson-Syndrom.

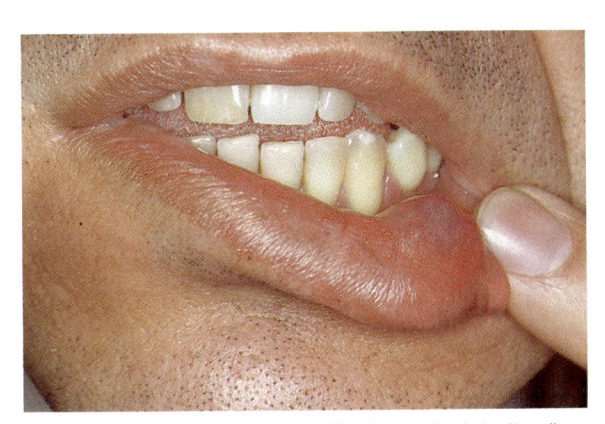

Abb. 33.3. Traumatische Schleimzyste (Schleimgranulom) der Unterlippe

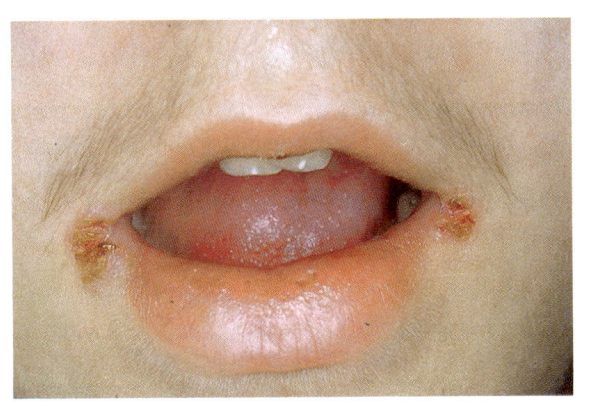

Abb. 33.4. Angulus infectiosus (streptogen)

Ätiologie der Mundwinkelcheilitis (Perlèche)

Genetische Faktoren. Kongenitale Mundwinkelfisteln, atopisches Ekzem, Hypersalivation, besonders bei Down-Syndrom (Makroglossie).

Infektionen. Strepto- oder Staphylokokken (Impetigo contagiosa), Candica albicans (Mundsoor).

Mechanische Faktoren. Prognathie, schlechtsitzender Zahnersatz, orthopädische Kieferveränderungen mit abnormer Faltenbildung, Speichelfluß (Sialorrhö) bei fehlendem Mundschluß.

Stoffwechselstörungen und Allgemeinerkrankungen. Mangelernährung, Avitaminosen, insbesondere Ariboflavinose, Eisenmangel, hypochrome Anämie, Plummer-Vinson-Syndrom, Achylie, perniziöse Anämie.

Klinik. Am Mundwinkel, auch beidseitig, bildet sich im Bereich zwischen Haut und Schleimhaut ein kleiner roter Fleck, aus dem ein verborkender Riß entsteht. Langsam wächst der Herd, die Rhagade vertieft sich, die Verborkung nimmt zu. Schließlich ist an einem oder beiden Mundwinkeln ein äußerst hartnäckiger, ovaler 2–7 mm großer erosiv-krustöser Herd zustande gekommen, der oft von einer tiefen Rhagade durchzogen wird. Weißlicher Belag spricht für Candida-albicans-Infektion, gelbliche Verkrustung für bakterielle Ursache.

Diagnostische Leitlinien. In Abwägung der möglichen Ursachen können ein bakteriologischer Abstrich vom Herd und die Untersuchung auf Candida albicans, letztere auch aus der Mundhöhle und dem Stuhl, sinnvoll sein. Bei entsprechenden klinischen Hinweisen sind Eisenspiegelbestimmung im Blut, Blutbilduntersuchung und Magendiagnostik indiziert. Kontrolle von Mundschluß und Gebiß durch den Zahnarzt.

Differentialdiagnose. Rhagadiforme Mundwinkelpapeln bei sekundärer Syphilis.

Therapie. Bei erkannter Ursache ist die Grundkrankheit zu behandeln. Örtlich haben sich Touchierungen mit 2–5% wäßriger Argentum-nitricum-Lösung bewährt. Die Anwendung unmittelbar vor dem Schlafengehen ist günstig, da nachts meist keine neuen Einrisse entstehen. Im übrigen je nach Ätiologie örtlich Antiseptika, Antibiotika oder Antimykotika in fettfreier oder fettarmer Grundlage (Tinkturen, Cremes, Softpasten, Pasten), 0,5% Clioquinol (Vioform) in Lotio zinci; Glukokortikoidzusatz kommt allenfalls kurzzeitig in Frage.

Cheilitis

Klinisch kann man verschiedene Formen von Lippenentzündung (griechisch *cheilos* = Lippe) unterscheiden, die sich teilweise nur durch den Intensitätsgrad, andererseits aber auch durch ihre Ätiologie oder Pathogenese unterscheiden.

Cheilitis simplex

Synonym. Cheilitis sicca

Ätiopathogenese. Bei Cheilitis simplex kommen meist exogene Faktoren wie naßkalte Witterung oder starke Sonnenbestrahlung (*Cheilitis actinica*) in Frage. Häufig ist Cheilitis simplex aber ein Symptom des atopischen Ekzems, manchmal die einzige Manifestation einer Atopie. Schließlich muß an kontaktallergische, photoallergische und phototoxische Reaktionen auf Bestandteile von Lippenstiften oder Lokaltherapeutika, beispielsweise zur Behandlung von Herpes simplex labialis, gedacht werden. Analog zur Kontaktdermatitis spricht man hier von *allergischer* oder *toxischer Kontaktcheilitis*.

Das Bestreben, die Lippen unausgesetzt mit Speichel anzufeuchten, läßt sie durch den Entfettungs- und Verdunstungseffekt immer trockener und rissiger werden: Es resultiert das jedem Laien bekannte Bild der aufgesprungenen Lippen, das man auch als *Exsikkationscheilitis* bezeichnen kann. Bei Kindern, die die Lippen ständig nach innen einsaugen oder mit der Zunge belecken, resultiert das *Lippenleckekzem* mit scharfer äußerer Begrenzung im umgebenden Hautbereich.

Klinik. Am Lippenrot findet man je nach Akuität Rötung, Bläschen, Erosionen oder auch Rauhigkeit, leichte Schuppung und Rhagaden. Subjektiv kann Brennen oder Juckreiz empfunden werden.

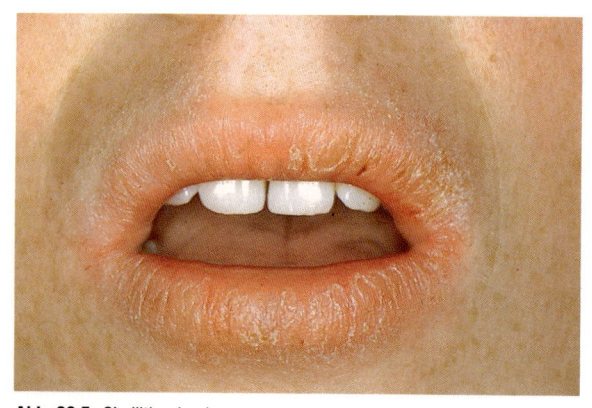

Abb. 33.5. Cheilitis simplex

Cheilitis exfoliativa. So bezeichnet man eine meist chronische Cheilitis mit Desquamation der oberen Hautschichten im Bereich des Lippenrots. Die Lippen sind lebhaft rot, nässen, bluten und zeigen Risse und Verborkungen.

Cheilitis artefacta. Sie ist schwer zu diagnostizieren und äußert sich in ständiger entzündlicher Lippenverkrustung, meist infolge ständigen Lippenkauens. Psychiatrische Beratung ist zu empfehlen.

Diagnostische Leitlinien. Die Anamnese erfaßt Hinweise auf Atopie und exogene Faktoren. Ein Verdacht auf allergische Kontaktcheilitis wird durch Epikutantestung, auch mit Photopatchtest, geklärt. An artifizielle Auslösung ist zu denken.

Therapie. Aufgesprungene Lippen und exfoliative Cheilitis sind gut beeinflußbar durch schwach konzentrierte glukokortikoidhaltige Cremes und Salben. Zur Prophylaxe ist Einfetten mit Unguentum molle, einem Gemisch von Bepanthen-Salbe und Paraffinum subliquidum (2:1) oder Labello-Stift empfehlenswert. Bei starker Licht-(UV-)Exposition werden Zinkpaste, Labiosan-Paste oder spezielle Lichtschutzlippenstifte (z. B. Anthelios, Ilrido) empfohlen.

Cheilitis actinica

Synonym. Cheilitis solaris

Die Unterlippe gehört zu den am stärksten sonnenexponierten Hautarealen, ist aber im Bereich des Lippenrots nicht pigmentgeschützt. Daher sind akute und chronische Lichtschädigungen hier besonders häufig.

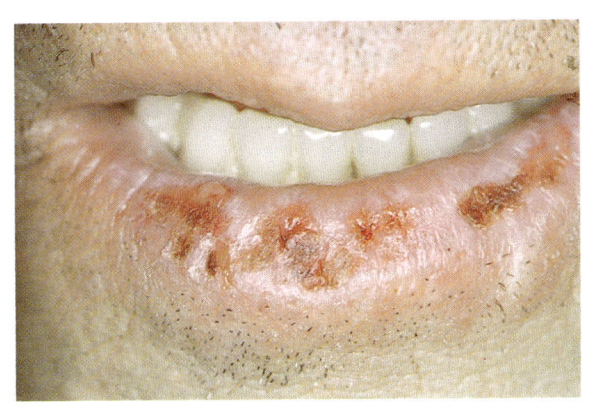

Abb. 33.6. Cheilitis actinica chronica

Cheilitis actinica acuta. Sie tritt nach stärkerer Sonnenexposition, beispielsweise nach Bergwanderungen ohne ausreichenden Lippenschutz auf. Die Latenzzeit beträgt einige Stunden. Die Lippe zeigt dann ödematöse Schwellung, Rötung und schließlich Bläschenbildung. *Therapeutisch* sind zunächst feuchte Umschläge, dann fettarme und später fettende glukokortikoidhaltige Externa anzuwenden. Schutz vor weiterer Sonnenexposition ist selbstverständlich.

Cheilitis (Cheilosis) actinica chronica. Sie tritt bei jahrelanger Lichtexposition, besonders bei Landwirten, Seeleuten, Bergführern oder Menschen mit ähnlichen Berufen auf. Die Haut im Bereich des Lippenrots, hauptsächlich der Unterlippe, zeigt Atrophie, schließlich herdförmige oder das gesamte Lippenrot bedeckende Keratosen, manchmal auch mit Erosionen. Beginnende palpable Infiltration ist ein Hinweis auf die Entwicklung eines *Lippenkarzinoms.*

Histopathologie. Es finden sich Epithelatrophie und im Bindegewebe zur Außenseite der Lippe hin starke aktinische Elastose, später Basalzellatypien oder bowenoide Epithelveränderungen, fleckförmige Hyperparakeratose und schließlich mit der Entwicklung eines invasiven Karzinoms ein zapfenartiges Vordringen atypischer Stachelzellverbände in die Tiefe.

Therapie. Lichtschutz. Zunächst kurzfristig topisch Glukokortikoide. Bei Entwicklung von Keratosen ist schon prophylaktisch die streifenförmige Exzision, die Vermilionektomie (lip shaving) indiziert, eventuell auch Laserbehandlung oder kryochirurgische Verfahren. Bei Entwicklung eines Karzinoms ist die Exzision mit ausreichendem Sicherheitsabstand, manchmal sogar mit neck dissection, notwendig.

Cheilitis abrasiva praecancerosa [Manganotti 1934]. Es handelt sich um eine Sonderform der Cheilitis actinica chronica, bei der wiederum fast ausschließlich die stärker lichtexponierte Unterlippe betroffen ist. Sie zeigt eine chronisch erosiv-krustöse Entzündung, die nach langfristigem therapieresistenten Bestand in ein Lippenkarzinom übergehen kann. Verdächtig ist die stärkere Infiltration der Unterlippe bei Palpation.

Differentialdiagnose. Wichtig ist die Abgrenzung örtlicher Lippenverkrustung als Artefakte durch Beißen oder Saugen an den Lippen: *Cheilitis artefacta.*

Diagnose. Bei Karzinomverdacht Biopsie. Auch der *Toluidinblautest* kommt als diagnostische Maßnahme in Betracht; er ist aber nicht immer spezifisch.

Toluidinblautest
- Reinigung der suspekten Bezirke mit 1%iger Essigsäurelösung
- Abspülen mit Wasser und Abtrocknen mit Tupfer
- Betupfen der suspekten Bezirke mit 1% wäßriger Toluidinblaulösung
- 2–3 min Warten, dann Abwischen mit 1%iger Essigsäurelösung

Interpretation
- Angedeutet blauer Farbton: Präkanzerose
- dunkelblau leuchtender Farbton: Karzinom

Therapie. Vermilionektomie ist frühzeitig indiziert.

Glanduläre Cheilitisformen

Definition. Bei diesen Formen der Cheilitis ist nicht das Oberflächenepithel, sondern es sind die in den Lippen lokalisierten kleinen Speicheldrüsen (Glandulae labiales) entzündlich verändert.

Cheilitis glandularis simplex
[Volkmann 1870, Sutton 1909]

Ätiologie. Es handelt sich um hyperplastische heterotope Schleimdrüsen, die zu Entzündungsreaktionen neigen.

Klinik. An den Berührungsflächen der Lippen, besonders an der Unterlippe und ihrer Innenseite, finden sich stecknadelkopfgroße rote Papelchen, die wie kleinste Angiome aussehen. In ihrem Zentrum liegt eine feine Öffnung, aus der sich auf Druck Schleimtröpfchen entleeren. Bei heftigeren Erscheinungen kommt es zu derben schrotkornartigen Einlagerungen. Die Lippen werden als klebrig oder naß empfunden. In schweren Fällen schwellen sie im ganzen an; es entsteht eine Makrocheilie.

Therapie. Die Drüsen können mit der Diathermienadel oder mit Laser verödet werden.

Cheilitis glandularis apostematosa
[Volkmann 1870]

Synonym. Volkmann-Cheilitis (Apostema heißt Abszeß)

Pathogenese. Diese Form kann sich aus der Cheilitis glandularis simplex durch hartnäckige Sekundärinfektionen mit Staphylokokken entwickeln.

Klinik. Auf Druck quillt aus den geschwollenen Lippen Eiter hervor; lästige Ulzerationen und Verkrustungen treten hinzu. Ein insgesamt schwerer, entzündlicher, schmerzhafter Zustand.

Therapie. Oft ist die plastisch-operative Exzision der meist streifenförmigen drüsenhaltigen Lippenregion nach antibiotischer Vorbehandlung, besonders mit dem speichelgängigen Spiramycin, schließlich die einzig wirksame Therapie.

Cheilitis granulomatosa
[Miescher 1945]

Definition. Es handelt sich um eine chronische Lippenschwellung auf dem Boden einer granulomatösen Entzündung unbekannter Ursache. Sie ist auch Teilsymptom des *Melkersson-Rosenthal-Syndroms.*

Vorkommen. Die Erkrankung ist in der Kindheit selten, der Beginn liegt meist im jüngeren Erwachsenenalter. Beide Geschlechter sind etwa gleich häufig betroffen.

Ätiopathogenese. Unbekannt. Die Störung wird als polyätiologisches Syndrom mit Einfluß von genetischen Faktoren, anatomischen und funktionellen Fehlregulationen im Vegetativum sowie entzündlichen, vielleicht infektallergischen Mechanismen gedeutet. Nicht so selten ist Kombination mit Morbus Crohn. Auch Kontaktallergien gegen Prothesenmaterial, Fokalinfekte und Virusinfektionen werden diskutiert. Beziehungen zu Tuberkulose oder Sarkoidose fehlen.

Klinik. Zunächst kommt es zu wechselnder, später zu immer mehr persistierender diffuser entzündlicher Schwellung der Lippen, d.h. dem klinischen Bild der *Makrocheilie.* Vor allem die Oberlippe ist betroffen,

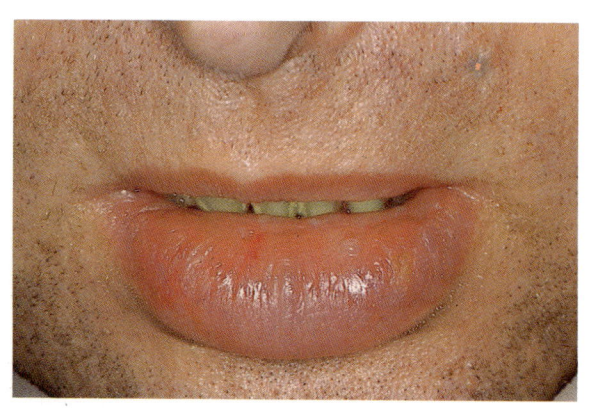

Abb. 33.7. Cheilitis granulomatosa

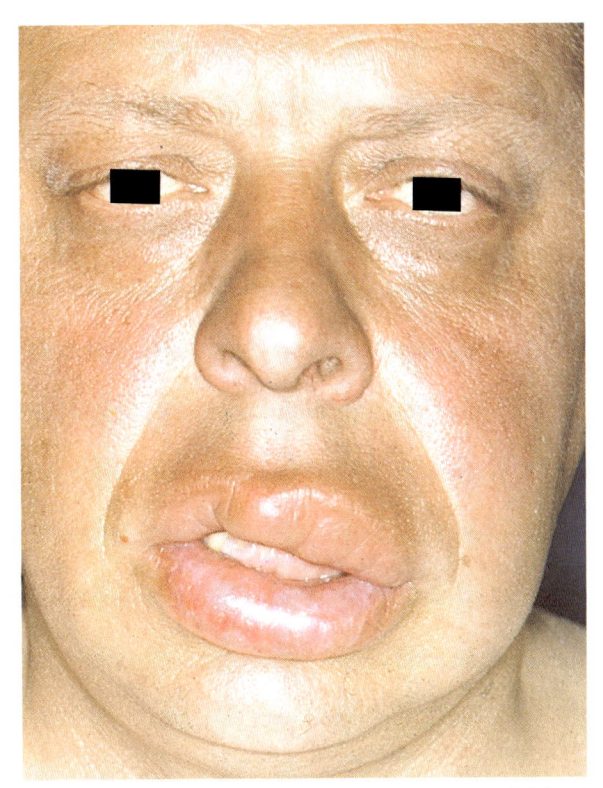

Abb. 33.8. Cheilitis granulomatosa mit Pareiitis granulomatosa (links) und Faszialisparese

Ätiopathogenese. Wie bei Cheilitis granulomatosa.

Klinik. Nicht alle in der Definition des Syndroms genannten Symptome sind stets oder bereits bei Beginn vorhanden. Mono- und oligosymptomatische Fälle kommen nicht selten vor, manchmal auch den übrigen Symptomen jahrelang vorausgehend. Dann ist die Diagnose wie beispielsweise bei einer zunächst isoliert bestehenden rezidivierenden Fazialisparese erst retrospektiv im Verlauf der Erkrankung zu stellen. Die Fazialisparese ist meist einseitig und vom peripheren Typ; weitere Hirnnerven und auch vegetative Funktionen können mitbetroffen sein. Neben der entzündlichen Schwellung der Lippen sind oft auch die Wangen (*Pareiitis granulomatosa*), die Augenlider (*Blepharitis granulomatosa*), die Stirn (*Metopitis granulomatosa*) und der Gaumen (*Uranitis granulomatosa*) in gleichartiger Weise durch rezidivierende entzündliche ödematöse Schwellungen mitbetroffen.

Verlauf und Prognose. Der Verlauf ist schubweise, hochchronisch. Die Prognose ist quoad vitam gut, quoad sanationem dagegen nicht. Besonders bei Lähmungen im Fazialisbereich kann es zu wesentlichen Behinderungen der Eß- und Sprechfunktionen kommen. Spontane Remissionen sind aber möglich.

manchmal einseitig, oft mit Übergreifen auf die Wange. Subjektiv besteht ein pelziges Gefühl. Die Haut ist normalfarben oder blaurötlich, Oberflächenveränderungen fehlen meist. Rißbildungen sind selten. Schubweise verschlechtert sich allmählich das Bild, der Mund kann bei Erkrankung der Ober- und Unterlippe rüsselförmig werden (*Tapirmund*). Palpatorisch zeigen die Lippen vermehrte Konsistenz. Die regionalen Lymphknoten können leicht geschwollen sein. Zu Beginn der Erkrankung besteht manchmal leichtes Fieber und allgemeines Krankheitsgefühl.

Histopathologie. Zu Beginn findet man nur ein Ödem und ein lockeres perivaskuläres Infiltrat, später ein dichtes, gemischtes entzündliches Infiltrat bis hin zu ausgeprägten tuberkuloiden oder sarkoiden Granulomen.

Therapie. Siehe S. 1056

Melkersson-Rosenthal-Syndrom

[Melkersson 1928, Rosenthal 1931]

Definition. Das klassische Bild besteht aus der Trias: Cheilitis granulomatosa, Fazialisparese und Lingua plicata.

Wesentliche Ursachen von Makrocheilie

Angeborene Störungen
- Idiopathisch-familiäre Makrocheilie
- Ascher-Syndrom
- Hereditäres Angioödem
- Lymphangiom
- Hämangiom

Trauma
- Hämatom mit Organisation

Infektionen
- Herpes simplex recidivans
- Rezidivierendes Erysipel
- Cheilitis glandularis
- Lepra

Allergie
- Angioödem (Quincke-Ödem)

Tumoren
- Neurofibrom(atose)
- Sarkom
- Pseudolymphom, malignes Lymphom

Sonstiges
- Morbus Crohn
- Sarkoidose

Differentialdiagnose. Makrocheilie kann das Resultat einer Vielzahl von Ursachen sein, deren wichtigste nachfolgend zusammengestellt sind. Bei Cheilitis granulomatosa ist insbesondere an chronische Lippenschwellung *(Elephantiasis nostras)* infolge von Lymphödem durch rezidivierendes Erysipel oder rezidivierenden Herpes simplex zu denken, ferner an Morbus Crohn.

Therapie. In schweren Fällen sind innerliche Gaben von Glukokortikoiden indiziert, etwa 40–60 mg Prednisolon oder entsprechende Isodosen täglich über 2–4 Wochen, danach allmähliche Reduktion. Antiphlogistika können zugefügt werden (Azetylsalizylsäure, Indometacin). Empfohlen werden ferner Nicotinamid (3mal 100 mg tgl.) mit Folsäure (3mal 5 mg tgl.), auch Vitamin B_{12}, obwohl deren Effekt nicht hinreichend dokumentiert ist. Die intraläsionale Injektion von Triamzinolonkristallsuspension (Volon-A-Kristallsuspension, 10 mg verdünnt 1:5 mit Mepivacain) hat sich bewährt, zeigt aber ebenfalls nur morbostatische Wirkung zum Abfangen eines Schubes. Über eine günstige Wirkung von Dapson (100–150 mg tgl.) wurde berichtet. Als Mittel der Wahl wird Clofazimin (Lampren) empfohlen; Therapieschema: 100 mg/Tag für 10 Tage, danach Erhaltungsdosis von 2- bis 4 mal 100 mg wöchentlich, über Wochen bis einige Monate unter Kontrolle von Nebenwirkungen. In extremen Fällen ist Behandlung mit Immunsuppressiva wie Azathioprin (Imurek) zu erwägen. Bei hochgradiger Makrocheilie kommt chirurgische Verkleinerung der Lippe durch Keilexzision von der Schleimhautseite her in Betracht.

Sonstige Lippenerkrankungen

Besonders häufig sind Herpes simplex, Lichen ruber, fixes Arzneimittelexanthem, Erythema multiforme, Lupus erythematodes, Lues, Schleimgranulome und spinozelluläre Karzinome im Bereich der Lippen lokalisiert. Ihre Darstellung ist in den entsprechenden Kapiteln zu finden.

Erkrankungen der Zunge

Tonsillae linguae heterotopicae symmetricae
[Levinstein 1912)

Synonyme. Heterotope Zungenmandeln, Zungentonsille

Definition. Als harmlose angeborene Variation bildet das normalerweise im Bereich der Zungenwurzel diffus verteilte lymphoepitheliale Gewebe, das einen Teil des Waldeyer-Rachenrings darstellt und in seiner Gesamtheit als Tonsilla lingualis bezeichnet wird, am Zungengrund beidseits eine kleinknotige Verdickung.

Klinik. Man sieht und palpiert am Zungengrund an der Grenze zwischen Zungenrücken und den Zungenseiten pfefferkorn- bis linsengroße oder noch größere halbkugelige Protuberanzen, die gegenüber der flachen grauroten Umgebung eine rosarote Färbung und eine kleinhirnwindungsartige Oberfläche besitzen. Sie werden als *heterotope Zungenmandeln* bezeichnet und beteiligen sich an den Infektionen und Reaktionen des Rachenringes. Daher ist ihre Größe und Konsistenz abhängig vom Funktionszustand dieses lymphoiden Gewebes und von überstandenen Erkrankungen.

Bei Infektionen im Rachenring können sie akut einseitig oder beidseitig auch isoliert erkranken: *Angina tonsillae linguae heterotopicae* (Halter 1952). Dabei sind die Zungenmandeln entzündlich gerötet und geschwollen; Zungenbewegung wird schmerzhaft.

Histopathologie. Bei einer akuten Entzündung wird keine Biopsie entnommen, andernfalls nur ausnahmsweise zur Abgrenzung der klinisch vermuteten Diagnose von Zungentumoren. Man findet dann normales oder entzündlich verändertes lymphoepitheliales Gewebe, das den übrigen Tonsillen entspricht.

Therapie. Bei akuter Entzündung Antibiotika, sonst keine Behandlung. Bei rezidivierendem Verlauf linguale Tonsillektomie.

Zungenvarizen

Bei älteren Menschen sieht man nicht selten, besonders an der Zungenunterseite und am Mundboden, varikös erweiterte violettblaue Venenkonvolute. Sie sind ohne Krankheitswert.

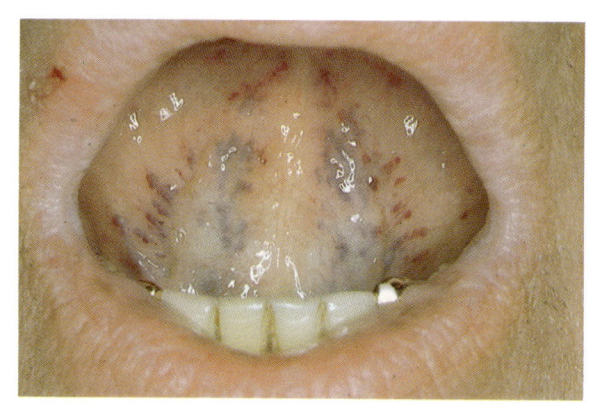

Abb. 33.9. Zungenvarizen

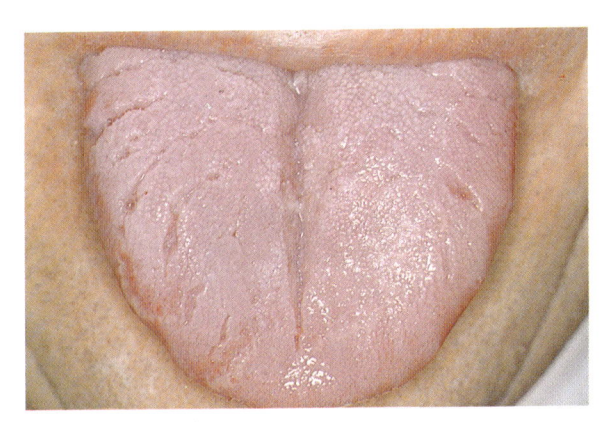

Abb. 33.10. Lingua plicata

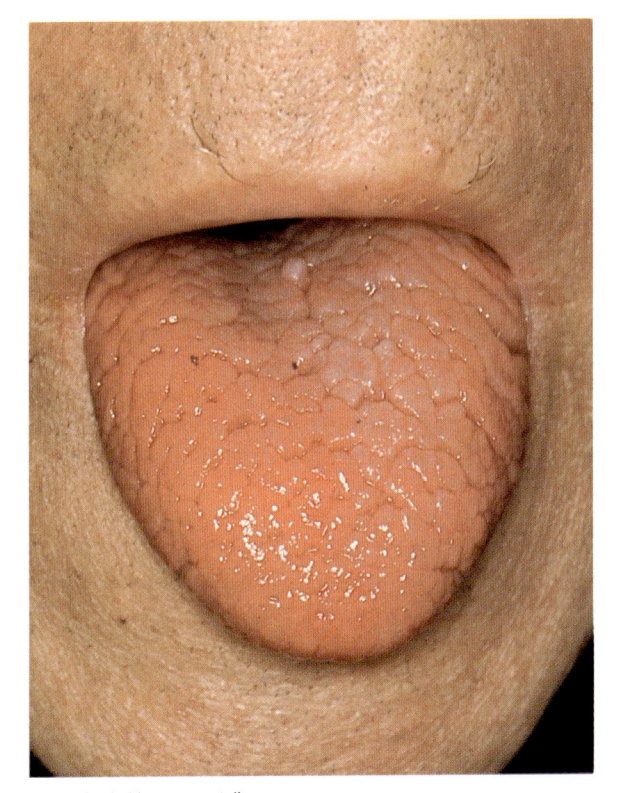

Abb. 33.11. Lingua scrotalis

Lingua plicata

Synonyme. Faltenzunge, Furchenzunge, Lingua scrotalis

Definition. Verstärkte Furchung der Zungenoberfläche.

Ätiologie. Meist handelt es sich um eine harmlose angeborene Variante des Zungenprofils, die auch vererbt werden kann. Die Häufigkeit soll bei 10–15% der Bevölkerung liegen.

Klinik. Die Zunge besitzt normalerweise eine gleichmäßige, feingekörnte, samtartige Oberfläche mit filiformen und fungiformen Papillen. Am Zungengrund modifizieren die Papillae circumvallatae das Bild. Vom Normalbild der Zungenoberfläche gibt es Abweichungen. Die geringste besteht in einer medianen Längsfurche, die nur seicht, aber auch tiefer sein kann. Ist sie stark eingezogen, können von ihr seitliche Furchen ausstrahlen und von diesen wiederum Nebenfurchen. Auch andere Bilder kommen vor, wie paramediane oder hirnwindungsartige Furchen. Durch diese Furchungen verändert sich das Zungenprofil zum Bild der Faltenzunge. Die Oberfläche erinnert bei stärkerer Wulstung an ein kontrahiertes Skrotum: *Lingua scrotalis*. Man bemerkt die Furchung am besten an der herausgestreckten Zunge. Sie betrifft nur die vorderen zwei Drittel. Sonst ist die Zunge normal, auch im histologischen Befund. Bei etwa 20% der Patienten ist Lingua plicata mit Exfoliatio linguae areata vergesellschaftet.

Differentialdiagnose. Lingua plicata kann ein Symptom des Melkersson-Rosenthal-Syndroms sein. Sie ist dann, auch aufgrund des histologischen Bildes, als Glossitis granulomatosa zu deuten. Auch an Glossitis interstitialis superficialis et profunda bei tertiärer Syphilis ist zu denken, ferner an Cowden-Syndrom.

Exfoliatio linguae areata

Synonyme. Lingua geographica, Landkartenzunge, Wanderplaques

Definition. Landkartenartige, ständig wechselnde Bezirke der Zungenoberfläche zeigen keinen physiologischen Zungenbelag und hochrote Farbe. Gutartige entzündliche Störung.

Vorkommen. Relativ selten (1–2% der Bevölkerung). Bei 40% der Patienten ist die Exfoliatio linguae areata mit ausgeprägter Lingua plicata vergesellschaftet. Stärkere Assoziierung mit HLA B5 und DR7.

Ätiologie und Vorkommen. Ursache unbekannt. Vielleicht handelt es sich nur um eine physiologische Variante, die manchmal familiär vorkommt. Infektiöse (Streptokokken, Candida albicans), psychogene, neurohormonale und genetische Faktoren werden diskutiert. Die Veränderung soll bei Patienten mit Atopie und Psoriasis häufiger, gelegentlich auch bei Patienten mit juvenilem Diabetes vorkommen.

Klinik. An der normalen Zungenoberfläche mit ihrem gleichmäßigen weißlichen Belag finden sich verschie-

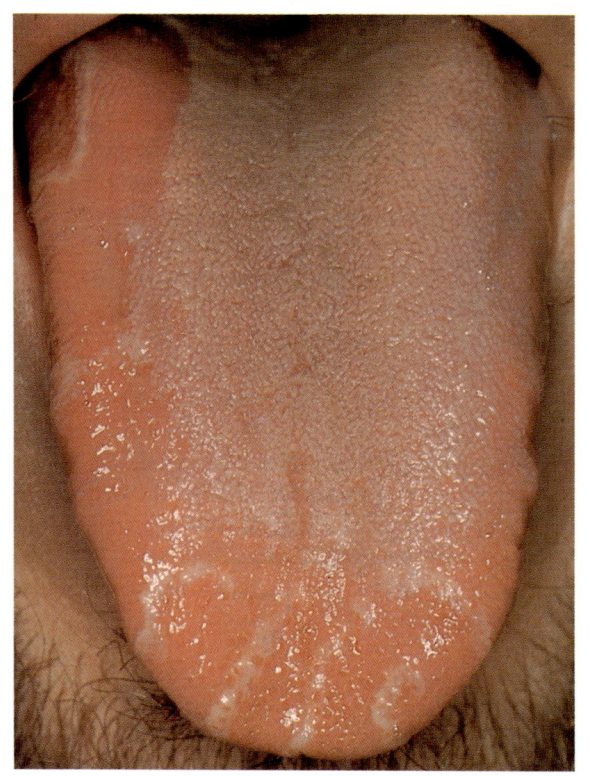

Abb. 33.12. Lingua geographica

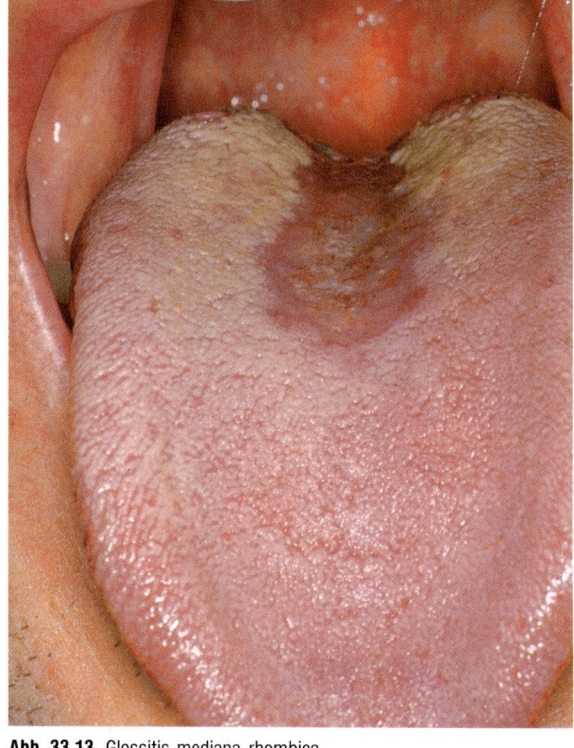

Abb. 33.13. Glossitis mediana rhombica

den große, landkartenartige, scharf begrenzte, rote belagfreie Herde. Die umgebenden Ränder zeigen oft eine breite Zone mit vermehrtem, hier zum Rand wie zusammengefegt wirkendem weißlichen Belag. Die herdförmige Desquamation der Zunge schreitet peripher weiter, an anderen Stellen bildet sich wieder ein normaler Belag. Die Plaques wandern und ändern von Tag zu Tag ihre Form und Größe; daher die Bezeichnung *Wanderplaques*. Beschwerden fehlen; selten wird über Zungenbrennen geklagt, speziell bei Genuß heißer oder saurer Speisen.

Histopathologie. Manchmal findet sich im oberen Bindegewebe ein entzündliches Infiltrat mit vielen neutrophilen Granulozyten. Gelegentlich sind spongiforme Pusteln im Epithel nachweisbar.

Verlauf. Die Exfoliation kann in jedem Lebensalter beginnen, sogar schon bei Kleinkindern, zunächst oft unbemerkt. Sie verschwindet nach unberechenbarem, monate- oder jahrelangem Verlauf spontan.

Diagnose. Einfach; wenn nötig mikrobiologische Untersuchung.

Therapie. Der Patient sollte über die Harmlosigkeit aufgeklärt werden, insbesondere bei nicht selten bestehender Karzinomangst. Bei Zungenbrennen sind milde Mundspülungen mit Kamillenextrakt (Kamillosan), Cional, Kavosan oder Salviathymol empfehlenswert. Nur bei Nachweis von Streptokokken oder Candida albicans (auch im Stuhl) antimikrobielle Behandlung. Vermeidung schleimhautirritierender Früchte wie Zitrusfrüchte oder frische Ananas.

Glossitis mediana rhombica
[Brocq und Pautrier 1914]

Vorkommen und Ätiologie. Es wird eine Entwicklungsanomalie mit Persistenz und begrenztem Weiterwachstum des *Tuberculum impar* angenommen, das im Laufe der Ontogenese nicht wie normalerweise von den paarigen seitlichen Zungenanlagen des 1. und 2. Kiemenbogens überdeckt wird. Dieser Bezirk ist gegenüber exogenen Faktoren leichter irritierbar; insbesondere wird er häufig von Candida albicans besiedelt. Manifest wird die Störung meist bei älteren Männern (3:1). Es wird diskutiert, ob es sich nicht *ausschließlich* um eine chronische Infektion durch Candida albicans handelt. Die Erkrankung ist selten.

Klinik. Diese beschwerdefreie Abnormität am Zungenrücken wird meist zufällig entdeckt. In der Längsachse des mittleren und hinteren Zungendrittels hebt sich ein rhombisches Feld ab, häufig durch gradlinige Randfurchen abgesetzt. Manchmal unterscheidet sich das Feld lediglich durch die abweichende rötliche oder weißlich-leukoplakische Farbe von der übrigen Zungenoberfläche, es kann aber auch glatt, eingesunken, wulstartig erhaben oder verrukös sein.

Histopathologie. Epithelhyperplasie mit fehlenden Papillen im Bereich des Feldes, gleichzeitig eine an Hämangiom erinnernde Gefäßvermehrung; oft zellulärentzündliche Reaktion.

Differentialdiagnose. Kandidose ist durch mykologische Untersuchung auszuschließen. Ein Zungenkarzinom kann meist klinisch ausgeschlossen werden; Zweifel muß eine Biopsie klären.

Therapie. Sie ist oft unnötig, bei stärkerem Brennen sind milde Mundspülungen (z. B. Kamillenpräparate, Cional, Salviathymol, Kavosan) ratsam, in Ausnahmefällen ist vorsichtige intraläsionale Injektion verdünnter Triamzinolonkristallsuspension möglich. Nur selten wird Exzision durch den HNO-Arzt notwendig. Bei Nachweis von Candida albicans innerliche antimykotische Therapie mit Ketoconazol (Nizoral) oder Itraconazol (Sempera).

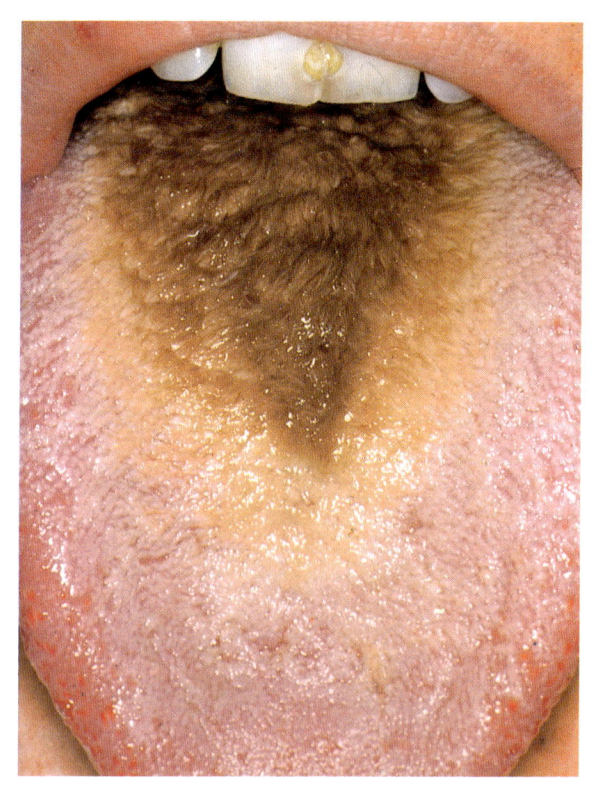

Abb. 33.14. Lingua villosa nigra

Lingua villosa nigra

Synonym. Schwarze Haarzunge

Definition. Auftreten von dichtstehenden, bis 2 cm langen fadenförmigen Hyperkeratosen an der Zungenoberfläche infolge von Hyperplasie und Hyperkeratose der Papillae filiformes, vorwiegend im hinteren Zungenbereich.

Ätiopathogenese. Als Ursache kommen örtliche und systemische Antibiotikabehandlung, Bonbons, pflanzliche Farbstoffe, Kandidose, chronische Schleimhautirritationen durch Tabakabusus oder Mundkosmetika, Stoffwechselstörungen wie Diabetes mellitus, Vitaminmangel (Nikotinsäureamid) und konsumierende Allgemeinerkrankungen in Frage. Die Bedingungen müssen in jedem Einzelfall analysiert werden. Pathogenetisch handelt es sich um eine extreme Hyperkeratose der Papillae filiformes, die auch normalerweise an der Spitze eine kleine Keratose tragen. Sie sind oft der Nährboden ansonsten harmloser Mikroorganismen.

Klinik. Die ganze Zungenoberfläche, meistens aber nur ein mittleres hinteres Feld, ist mit dichtstehenden, bis zu 2 cm langen fadenförmigen Hyperkeratosen besetzt. Die Zunge erscheint behaart; die filiformen Gebilde sind der Schleimhaut angeschmiegt und wirken zur Zungenspitze hin gekämmt. Die Farbe der „Haare" ist oft schwärzlich, kann aber auch rötlich, bräunlich oder gelblich sein, abhängig vom auslösenden Agens oder der Aktivität pigmentbildender Mikroorganismen. Subjektive Beschwerden fehlen, oder es besteht pappiger Geschmack.

Diagnose. Das klinische Bild ist typisch. Wichtig ist die genaue Erhebung der Anamnese; eine mikrobiologische Untersuchung, insbesondere auch auf Candida albicans, sollte erfolgen.

Therapie. Ausschaltung der auslösenden Faktoren; auch aggressive Mundpflegemittel sind abzusetzen. Zur symptomatischen Behandlung ist regelmäßiges Bürsten der Zungenoberfläche mit einer weichen Zahnbürste nützlich, gelegentlich unter Verwendung einer 50%igen wäßrigen Harnstofflösung. Auch Salviathymol, mehrmals täglich unverdünnt, wird empfohlen (Cave: toxische Glossitis). Pinselung mit Tretinoin (Vitamin-A-Säure) in Form einer 0,05%igen Lösung (z. B. Airol) kann ebenfalls zur Beseitigung führen. Nur bei massivem Befund versuchsweise vorsichtige Kürettage mit dem scharfen Löffel.

ke atrophisch. Die fungiformen Papillen sind oft verquollen und wirken wie Bläschen. Die Zunge insgesamt ist jedoch nicht ödematös, sie wirkt eher verkleinert. Beim Herausstrecken der Zunge treten blitzartig weiße Anämisierungsareale auf: *Arndt-Zeichen*.

Neben dem klassischen Vollbild der Möller-Hunter-Glossitis können an der Mundschleimhaut auch folgende Symptome auf eine perniziöse Anämie hinweisen: Parästhesien der Zunge, Zungen- oder Mundbrennen (*Glossopyrosis, Stomatopyrosis*), Geschmacksstörungen (*Dysgeusie*), Mundtrockenheit (*Xerostomie*), Zahnprothesenunverträglichkeit.

Diagnose. Die Trias von Zungenschmerzen, Belagfreiheit und dem Anämisierungsphänomen spricht für perniziöse Anämie. Die sichere Diagnose einer Möller-Hunter-Glossitis ergibt sich aus dem typischen Zungenbefund, der Anämie, dem strohgelben Hautkolorit und dem Nachweis der megalozytären hyperchromen Erythrozyten.

Ein ähnliches Bild kann auch durch Eisenmangelanämie, anämieerzeugende Würmer, Pellagra oder Sprue bedingt sein.

Therapie. Die Behandlung der Grundkrankheit ist entscheidend.

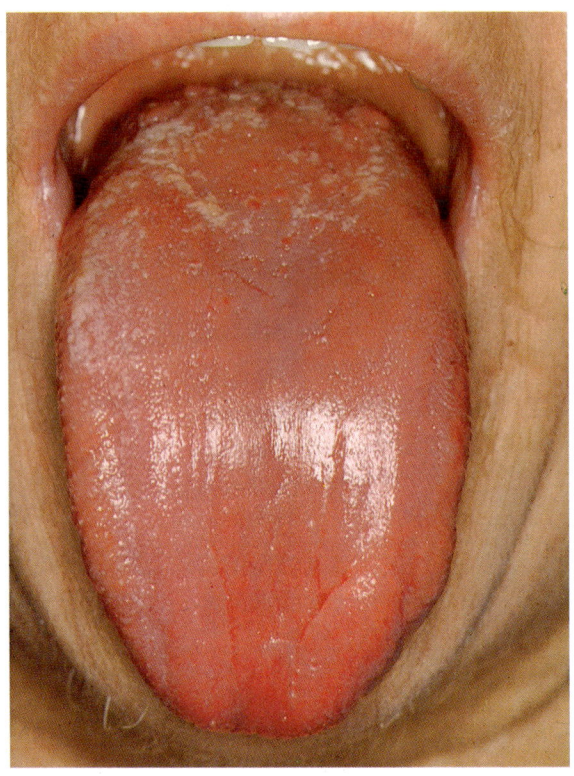

Abb. 33.15. Möller-Hunter-Glossitis

Möller-Hunter-Glossitis

[1851/1909]

Definition. Entzündlich-atrophische Glossitis als Früh- und Begleitsymptom bei megaloblastischen Anämien (perniziöse Anämie) und Vitamin-B_{12}- oder Folatmangel.

Ätiopathogenese. Diese Anämien beruhen auf einem chronischen Mangel an Vitamin B_{12} oder an Folsäure. Bei atrophischer Gastritis kommt es zur Vitamin-B_{12}-Resorptionsstörung, die sich wegen der langen Speicherung in der Leber erst nach Jahren auswirkt. Vitamin B_{12} und Folsäure sind insbesondere im Nukleinsäurestoffwechsel von Geweben mit schnellem Zellumsatz (Knochenmark, Epithelien) wichtig. Ihr Fehlen erzeugt vielfältige hämatologische, neurologische und epitheliale Störungen.

Klinik. Die Möller-Hunter-Glossitis ist oft das erste Zeichen der beginnenden Blutveränderungen. Initialsymptom ist Zungenbrennen; insbesondere Gewürze und harte Nahrungsmittel erzeugen Schmerzen. Beim Herausstrecken der Zunge fallen ihre spiegelnde Glätte und völlige Beschlagfreiheit auf; sie sieht aus wie rohes Fleisch. Eine völlige Atrophie der Papillen ist aber selten, manchmal sind insbesondere die filiformen Papillen der Zungenränder oder einzelner Bezir-

Makroglossie

Definition. Im Verhältnis zur Mundhöhle erheblich vergrößerte Zunge.

Ätiopathogenese. Makroglossie kann angeboren sein, isoliert oder als Teilsymptom vorkommen.
Mögliche *Ursachen* sind:
Angeborene Makroglossie
    Kavernöses Hämangiom
    Kavernöses Lymphangiom
    Makroglossie bei Mongolismus
Temporäre Makroglossie
    Urtikaria
    Angioödem (Quincke)
    Hereditäres Angioödem
    Trauma
Erworbene Makroglossie
    Melkersson-Rosenthal-Syndrom
    Myxödem, Akromegalie
    Sarkoidose
    Hyalinosis cutis et mucosae
    Amyloidose
    Aktinomykose
    Glossitis luica interstitialis profunda
    Gumma
    Zungenkarzinom
    Sonstige Zungentumoren

Glossodynie und Glossopyrosis

Definition. Schmerzen und Brennen im Bereich der Zungen- und Mundschleimhaut ohne nennenswerte klinische Veränderungen.

Vorkommen. Besonders häufig bei Frauen im peri- oder postklimakterischen Alter mit larvierter Depression oder auch Karzinophobie.

Ätiologie. Zungenbrennen und Zungenschmerzen stellen kein einheitliches Krankheitsbild dar, sondern eine vieldeutige Projektion örtlicher, systemischer oder psychischer Zustände in den Bereich des Mundes. Bei den meisten Patienten ist der Grund einer Glossodynie durch Inspektion und weitere Untersuchungsmethoden nicht zu objektivieren. Die Störung ist als psychosomatische oder psychopathische Reaktion zu deuten, insbesondere im Rahmen einer Involutionsdepression. Die nicht selten bestehende Karzinophobie wird durch Überbewertung geringfügiger Zungenbefunde verstärkt.

Gelegentlich findet man objektiv eine geringe entzündliche Rötung der Zunge als Ausdruck einer Glossitis simplex, beispielsweise durch Fruchtsäure, auf dem Boden einer Lingua plicata, auch ausgelöst durch Potentialdifferenzen bei verschiedenartigen Metallen in Füllungen und Zahnprothesen, mechanische Ursachen wie Zahnstein, Lutschen von Bonbons oder Lutschtabletten. Auch an Kontaktallergie gegen Prothesenmaterial ist zu denken. Allgemeinstörungen wie hypochrome Anämie, perniziöse Anämie, Vitamin-B-Komplex-Mangel, Hiatushernie und Magenstörungen kommen ursächlich in Betracht. Beim Plummer-Vinson-Syndrom bestehen neben dem Zungenbrennen oft Dysphagie mit funktionellem Ösophago- und Kardiospasmus, Schleimhautatrophien von Mund, Rachen, Ösophagus und Magen sowie Blutbildveränderungen.

Therapie. Erkannte organische Ursachen sind zu beseitigen. Örtlich können milde Spülungen (Kamillenextrakte, Cional, Salviathymol), vor dem Essen auch anästhesierende Lösungen (Subcutin) hilfreich sein. Empfohlen werden B-Vitamine bei Vitamin-B-Mangelzuständen. Auch intralinguale Injektion von Anästhetikum (Scandicain 1%) kann hilfreich sein. Werden die psychosomatischen Faktoren nicht berücksichtigt, ist die Therapie meist erfolglos. Daher ist Zusammenarbeit mit einem Psychiater oder Psychotherapeuten zu empfehlen. Hilfreich können dabei auch Psychopharmaka mit sedierender, stimmungsaufhellender oder antriebssteigernder Wirkung sein.

Ätiologie von Glossodynie und Glossopyrosis

Psychische Ursachen
    Larvierte Depressionen
    Ängstliche Verstimmungszustände
    Karzinophobie
    „dermatological nondisease" (Cotterill)

Lokale organische Ursachen
    Exfoliatio linguae areata (Wanderplaques)
    Lingua plicata
    Lichen ruber atrophicans
    Kontaktallergie gegen Prothesenmaterial (meist an den Prothesenkontaktflächen) oder gegen Mundpflegemittel
    Glossitis electrogalvanica (bei Füllungen oder Zahnersatz aus verschiedenen Metallen)
    Kiefergelenksyndrom (Cowden-Syndrom)

Allgemeinerkrankungen
    Perniziöse Anämie (Moeller-Hunter-Glossitis)
    Hypochrome Anämie (Plummer-Vinson-Syndrom)
    Ariboflavinose, Vitamin-B_{12}-Mangel
    Eisenmangel
    Diabetes mellitus (?)

Sonstige häufige Zungenerkrankungen

Die zahlreichen Möglichkeiten einer Mitbeteiligung der Zunge an Dermatosen oder Allgemeinerkrankungen werden bei den entsprechenden Krankheitskapiteln erwähnt. Besonders wichtig sind beim Auftreten von Knoten und Geschwüren an der Zunge der Ausschluß eines Zungenkarzinoms, eines Primäraffektes bei Lues I, des Gummas bei Lues III, einer Leukoplakie und Aphthenerkrankungen, sowie als Hinweis auf eine mögliche HIV-Infektion die Beachtung der oralen Haarleukoplakie und der oralen Kandidose bei jüngeren Erwachsenen.

Erkrankungen der Gingiva

Gingivitis hyperplastica

Definition. Chronische Entzündung und Hyperplasie des Zahnfleisches.

Ätiologie. Es handelt sich um eine polyätiologisch bedingte Erkrankung. Ursächlich können erbliche Faktoren, Hämoblastosen, Speicherkrankheiten (Lipoidproteinose), das Melkersson-Rosenthal-Syndrom,

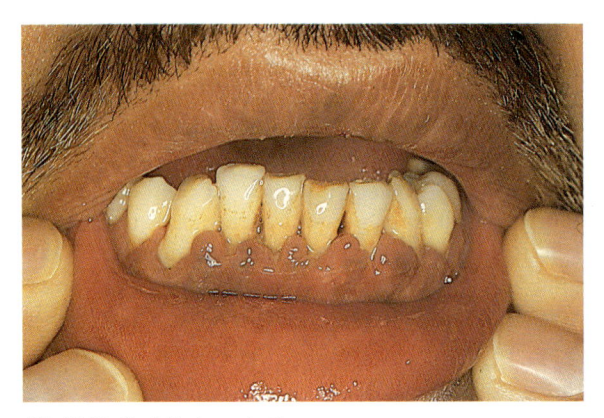

Abb. 33.16. Gingivitis hyperplastica

Morbus Pringle oder auch Gravidität in Frage kommen. Besonders häufig entsteht die Hyperplasie unter der Hydantointherapie (Phenytoin) bei Epileptikern, aber auch unter kombinierter Dauertherapie mit Nifedipin oder Diltiazem und Cyclosporin. Es handelt sich hier um eine nichtallergische Nebenwirkung, die meist nicht zum Absetzen des Medikamentes zwingt. Sie zeigt sich dann dosisabhängig 1–12 Monate nach Behandlungsbeginn interdental. Auch an chronische Irritation durch Prothesen oder orthodontische Maßnahmen ist zu denken, ferner an konkomittierendes Vorkommen bei tuberöser Hirnsklerose, Morbus Crohn oder kinky hair disease.

Klinik. Gingivitis hyperplastica ist charakterisiert durch eine chronisch verlaufende, schwammige entzündliche Schwellung, Hyperplasie und düsterrote Verfärbung des Zahnfleisches. Die Zähne können gelegentlich weitgehend überwuchert werden, ein Zustand, der als *Makrulie* oder *Makrogingiva* bezeichnet wird.

Therapie. Wichtig ist die Ursachenforschung. In ausgeprägten Fällen kommt partielle Gingivektomie in Betracht, ansonsten sind sorgfältige Mundhygiene und zahnärztliche Überwachung der möglichen sekundären Parodontitis besonders wichtig.

Sonstige Gingivitiden

Parodontitis und Parodontose. Es handelt sich dabei um teils mikrobiell-infektiöse, teils degenerative, sehr häufige Entzündungen, die durch Taschenbildungen und schließlichen Schwund der den Zahnhals schützenden Gingiva charakterisiert sind. Sie treten meist vom 30. Lebensjahr an auf und können bei Jugendlichen auch ein Symptom von HIV-Infektion sein. Ihre Therapie gehört in den Fachbereich der Zahnmedizin.

Wichtig ist es, bei Erkennung derartiger Erkrankungen den Patienten einer Behandlung zuzuführen, da es sonst zum Lockerwerden und Verlust der Zähne kommt.

Gingivitis mit Zahnfleischbluten. Sie ist ein häufiges Symptom bei chronischen und akuten Leukämien. Bekannt ist das Symptom ferner bei dem allerdings selten gewordenen Vitamin-C-Mangel.

Gingivitis erosiva marginalis. Chronische Entzündung des freien Zahnfleischrandes ist sehr häufig und beinhaltet die Gefahr einer späteren Schrumpfung. Sie tritt bei Sialopenie auf, die ihrerseits vielfältige Ursachen haben kann. Neben Sjögren-Syndrom und HIV-Infektion sind Nebenwirkungen von Medikamenten zu nennen. Medikamentös bedingte Sialopenie ist am häufigsten bei Atropin, Scopolamin, Morphin und ähnlichen Alkaloiden und Analgetika, bei Neuroleptika, Sedativa, Antidepressiva, Analeptika, Halluzinogenen (Drogenabusus), manchen Antihistaminika und Breitbandantibiotika.

Therapie. Zahnhygiene

Gingivitis und Gingivostomatitis allergica. Sie ist gekennzeichnet durch entzündliche Rötung, auch mit Schwellung und schmerzhaftes Brennen. Ursächlich ist zu denken an Kontaktallergie, beispielsweise gegen Allergene in Kaugummi, Zahnpasta, Pfefferminzbonbons, zimtaldehydhaltige Mundhygienemittel oder Zahnprothesen.

Gingivostomatitis herpetica

Seltene Syndrome mit Gingivabeteiligung

Papillon-Lefèvre-Syndrom. Das Syndrom, bei dem eine zum Zahnverlust führende Gingivitis wichtiges Teilsymptom ist, wird bei den Keratosen dargestellt (s. S. 685).

Akatalasämie (Takahara 1952). Es handelt sich um eine sehr seltene, autosomal-rezessiv vererbte Enzymmangelkrankheit. Bei 50–80% der Homozygoten treten in der Kindheit Ulzera der Gingiva auf, die zu schweren, auf Mundschleimhaut und Tonsillen übergreifenden Nekrosen und zur Alveolargangrän führen können. Das Blut der Patienten enthält keine Katalase und färbt sich bei Zusatz von H_2O_2 schwarz. Der einfache Test kann in der Praxis bei Verdacht auf Akatalasämie durchgeführt werden.

Morbus Pringle. Bei dieser nävoiden Systemerkrankung (Adenoma sebaceum) sind papulöse Gingivahyperplasien ein wichtiges Symptom.

Epulis

Synonym. Epulis fissuratum

Der von Virchow geschaffene Begriff bezeichnet eine kleine Geschwulst „auf dem Zahnfleisch", ist aber ansonsten nicht scharf definiert. Es kann sich um ein kleines Fibrom (fibröse Epulis), um die Riesenzellepulis oder um ein Granuloma teleangiectaticum (pyogenicum) handeln. Insgesamt sind die Epulitiden keine echten Tumoren, sondern zumeist reaktive Bildungen nach Trauma. Sie können auch aus der Alveole extrahierter Zähne hervorwachsen.

Therapie. Sie besteht in der Exzision der Bildung im Gesunden und histologischer Untersuchung.

Erkrankungen der Wangen- und Gaumenschleimhaut

Morsicatio buccarum

So bezeichnet man harmlose Schleimhautschwielen an den Wangen in Höhe des Zahnschlusses, die durch gewohnheitsmäßiges Einsaugen oder Kauen der Wangenschleimhaut entstehen. Der Vorgang kann bewußt oder unbewußt sein. Er ist manchmal neurotisch-autoaggressiv zu deuten, gelegentlich aber auch durch bereits vorhandene Schleimhautveränderungen provoziert. *Klinisch* sieht man meist symmetrisch eine streifige, bläulichweiße, unscharf begrenzte opaline Trübung in der typischen Lokalisation. Die Prognose ist günstig.

Therapie. Aufklärung

Neurotisches Wangenulkus

Die gleiche Ätiologie wie bei der Morsicatio buccarum kann in Extremfällen, insbesondere bei Frauen mit postklimakterischen depressiven Verstimmungszuständen, zu chronischer Ulzeration und Entzündung im Wangenbereich in der Höhe des Zahnschlusses führen. Dieses Artefakt ist ein Pendant zur Glossopyrosis.

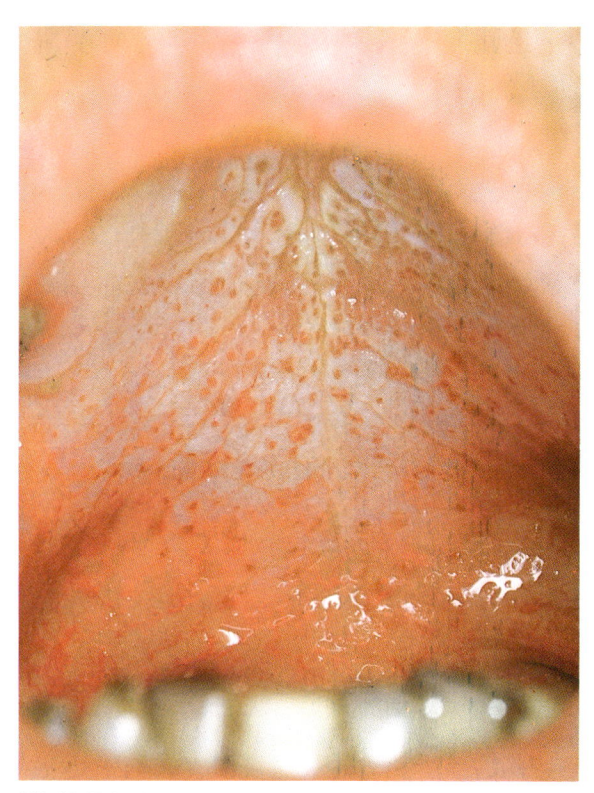

Abb. 33.17. Leukokeratosis nicotina palati

Differentialdiagnose. Wichtig ist Ausschluß von Lichen ruber erosivus, aphthösen Krankheiten, Prothesenulkus und Karzinom.

Therapie. Es kommt außer Aufklärung und psychiatrischer oder psychotherapeutischer Beratung evtl. Exzision in Frage.

Leukokeratosis nicotina palati

[Laun 1928]

Definition. Benigne, nur bei sehr starken Rauchern am Gaumen entstehende derbe, weiße, pflastersteinartige Knötchen mit zentralem rotem Punkt.

Ätiologie. Die Veränderungen werden auf die Reizwirkung von Destillationsprodukten im Tabakrauch zurückgeführt, wobei unvollkommen fermentierte Tabake besonders wirksam sein sollen. Es liegen auch Berichte über die Entstehung gleichartiger Veränderungen durch längerdauernde Verwendung von pfefferminzhaltigen Bonbons oder Kaugummis vor.

Klinik. Meist am harten, gelegentlich mit Übergang zum weichen Gaumen bilden sich bei sehr starken

Rauchern grauweißliche, derbe, flache Knötchen von 1–3 mm Durchmesser, die isoliert stehen oder aneinandergedrängt einen gepflasterten Eindruck vermitteln. Im Zentrum sind die Herde entweder gedellt oder zeigen punktförmige Rötungen, die Schleimdrüsenmündungen entsprechen. Beschwerden fehlen.

Prognose. Karzinomatöse Entartung ist nicht zu befürchten. Nach Aufgabe des Rauchens kommt es zur Rückbildung.

Therapie. Aufklärung, Mundhygiene

Weitere Mundschleimhauterkrankungen

Leukoplakie der Mundschleimhaut
[Schwimmer 1878]

Definition. Als Leukoplakie im engeren Sinn wird nach der rein klinischen Definition der WHO ein weißer, nicht abwischbarer Schleimhautbezirk bezeichnet, der keiner definierten Krankheit zugeordnet werden kann. Leukoplakie ist damit nicht gleichbedeutend mit Präkanzerose (s. S. 1311). Andererseits muß jede Leukoplakie, die nicht eindeutig definierbar und als benigne erkannt ist, histologisch abgeklärt werden, damit ein initiales Karzinom nicht übersehen wird.

Leukoplakien im weiteren Sinne

Man versteht darunter weiße, meist hyperkeratotische Schleimhautplaques, die im klinischen Bild Leukoplakien weitgehend ähneln, jedoch bestimmten Krankheiten zugeordnet werden können. Es handelt sich um *erbliche* oder *angeborene Störungen* wie zum Beispiel den weißen Schleimhautnävus (white sponge nevus), Dyskeratosis follicularis (Darier), Pachyonychia congenita, Dyskeratosis congenita (Zinsser-Engman-Cole) oder um *exogen-irritative Vorgänge* wie granulomatöse Mykosen, Lues, Lichen ruber planus mucosae, Lupus erythematodes oder fixe Arzneimittelexantheme. Diese Leukoplakien sind meist harmlos, doch können chronisch-entzündliche Vorgänge in Einzelfällen Präkanzerosen darstellen. *Virusinduziert* ist die orale Haarleukoplakie der Zunge. Karzinomentstehung ist beispielsweise auf dem Boden von Glossitis interstitialis luica relativ häufig, aber auch bei Epidermolysis bullosa dystrophica und bei Lichen ruber pemphigoides beschrieben worden. In allen Zweifelsfällen ist grundsätzlich histologische Untersuchung der Schleimhautveränderung notwendig.

Naevus spongiosus albus mucosae
[Cannon 1935]

Synonym. White sponge nevus

Die seltene, seit Geburt oder früher Kindheit bestehende, ausgedehnte leukoplakische schwammige Epithelverdickung stellt eine harmlose Verhornungsstörung der Mund-, manchmal gleichzeitig auch der Anal- und Vaginalscheimhaut dar. Familiäres Vorkommen bei autosomal-dominanter Vererbung ist bekannt geworden. Maligne Entartung wurde nicht beobachtet. Histologisch finden sich Akanthose des Epithels mit starkem intra- und extrazellulärem Ödem, Parakeratose sowie ein entzündliches Infiltrat.

Cowden-Syndrom
[Lloyd und Dennis 1963]

Synonym. Multiple-Hamartome-Syndrom. (Cowden: Name der ersten Patientin, bei der das Syndrom erkannt wurde)

Definition. Symptomenkomplex aus multiplen epithelialen und mesodermalen Fehl- und Neubildungen mit Neigung zu maligner Entartung.

Vorkommen. Selten. Auch familiär. Offenbar autosomal-dominante Vererbung.

Klinik. Führende Symptome für den Dermatologen sind multiple Papillome mit keratotischer Oberfläche im Bereich von Lippenrot und Mundschleimhaut, meist des Gaumens. Sie können sich in den gesamten Gastrointestinaltrakt fortsetzen. Daneben Lingua plicata und Zahnstellungsanomalien mit vorzeitigem Zahnzerfall, chronische Sinusitis und Rhinopharyngi-

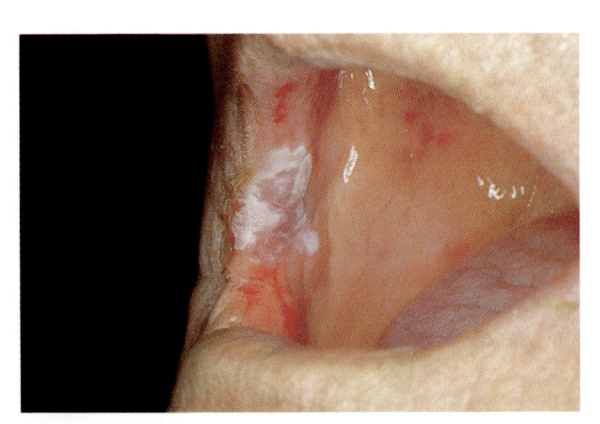

Abb. 33.18. Leukoplakie

tis. Im Gesicht finden sich häufig zentrofazial Papeln. Wichtig ist, daß eine dabei häufige zystische Mammahyperplasie zu maligner Entartung neigt. Auch finden sich multiple Zysten und Adenome in Schilddrüse und Leber, ferner zystische Knochenveränderungen. Neurologisch können Ataxie, Koordinationsstörungen und Hirndrucksymptomatik bestehen.

Histopathologie. Die Schleimhautveränderungen stellen uncharakteristische fibroepitheliale Papillome, die Gesichtspapeln manchmal Trichilemmome dar.

Verlauf. Wichtig ist die hohe Korrelation des Syndroms mit malignen Tumoren, welche fast ausnahmslos beim weiblichen Geschlecht auftreten. Am häufigsten sind Mammakarzinom (manchmal beidseitig) und Schilddrüsenkarzinom.

Therapie. Einzelne störende Gesichtspapeln können exzidiert oder elektrokaustisch bzw. mit Laser abgetragen werden. Ansonsten ist lediglich die ständige Überwachung im Hinblick auf Karzinomentwicklung notwendig. Genetische Beratung.

Hyperpigmentierung der Mundschleimhaut

Umschriebene, singuläre oder multiple Hyperpigmentierungen sind an der Mundschleimhaut nicht selten. Nicht immer handelt es sich um einen krankhaften Befund. Bei dunkelhäutigen Menschen sind sie ein häufiges ethnisches Merkmal ohne Krankheitswert. Die Differentialdiagnose von Hyperpigmentierungen an der Mundschleimhaut ist nachfolgend zusammengestellt. Wichtige Gesichtspunkte bei der Beurteilung sind die Anamnese (erblich, angeboren oder spontan aufgetreten? Gleichbleibend oder in Farbe und Größe wechselnd?), Allgemeinbefinden, Medikamenteneinnahme, berufliche Exposition, zahnärztliche Eingriffe, die Struktur der Schleimhautoberfläche (normal, entzündlich, im Niveau, erodiert, blasig oder narbig), das

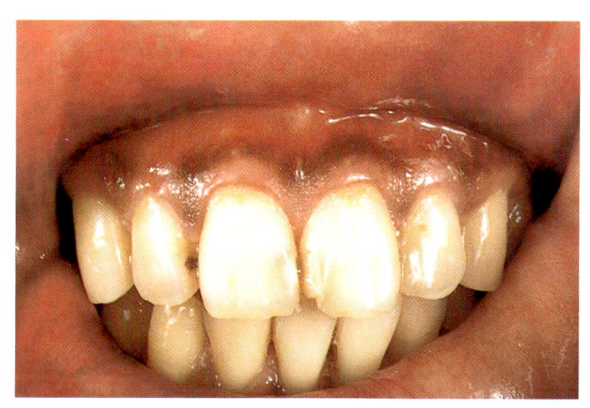

Abb. 33.19. Hyperpigmentierung der Mundschleimhaut

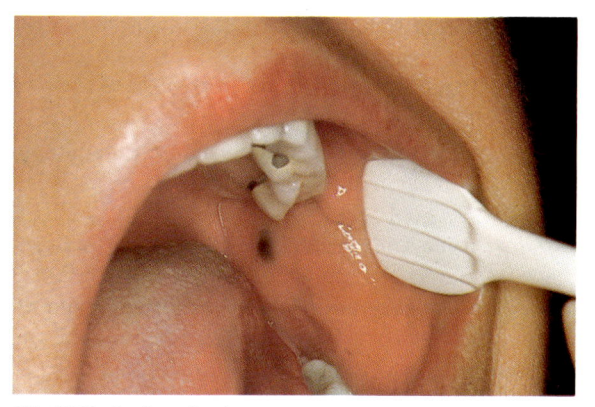

Abb. 33.20. Amalgamtätowierung

Kolorit (schwarz, grau, blaugrau, livide oder braun), die Form, Begrenzung und Lokalisation der Herde, der internistische Befund zum Ausschluß von Allgemeinerkrankungen. Hilfreich ist in Zweifelsfällen der histologische Befund.

Differentialdiagnose von umschriebenen Hyperpigmentierungen der Mundschleimhaut

Idiotypische Pigmentflecke
   Ethnische Pigmentierungen
   Inverse Epheliden

Fehlbildungen und Neoplasien
   Lentigo simplex und Naevus spilus
   Naevus naevocellularis
   Naevus coeruleus
   Spindel- und Epitheloidzellnävus (Naevus Spitz)
   Malignes Melanom
   Hämangiom
   Histiozytom

Pigmentierungen bei Systemerkrankungen
   Morbus Addison
   Morbus Basedow
   Morbus Recklinghausen (Neurofibromatose)
   Albright-Syndrom
   Peutz-Jeghers-Syndrom
   Chloasma (Melasma)
   Acanthosis nigricans
   Hämochromatose
   Allgemeine Kachexie

Pigmentierungen durch Pharmaka oder Chemikalien
   Fixes Arzneimittelexanthem auf verschiedenartige Medikamente
   Kontrazeptiva
   Chloroquin
   Silber
   Quecksilber (blauschwarze Amalgamtätowierung nach zahnärztlichen Eingriffen), vgl. S. 142
   Wismut, Blei, Arsen
   Tätowierung

Stomatitis und Gingivitis

Gingivostomatitis acuta

Definition. Polyätiologische akute diffuse Entzündung der Mundschleimhaut.

Ätiologie. Die Ursachen sind vielfältig, wie mangelhafte Mundhygiene, Zahnstein, toxische Irritationen bei Alkoholabusus und starkem Rauchen, Avitaminosen, Quecksilber-, Wismut- und Bleiintoxikation. Bekannt sind insbesondere die Wismutstomatitis mit dem Wismutsaum und der Bleisaum.
Kontaktallergien sind an der Schleimhaut relativ selten, vielleicht weil der Speichelfilm den Antigenkontakt erschwert. Als Kontaktallergene kommen meist Zahnprothesenmaterialien, zahnärztliche Pharmaka wie Anästhetika und Antiseptika, orale und inhalative Medikamente wie Lutschtabletten, Sprays, Aerosole sowie Mundkosmetika und Genußmittel wie Bonbons, Kaugummi, Gewürze in Frage. Die übliche Epikutantestung deckt häufig diese Kontaktallergien nicht auf, so daß spezielle Testungen an der Schleimhaut entwickelt wurden. Diese *epimukösen Testungen* sind relativ aufwendig und den entsprechenden Indikationen vorbehalten.
Arzneimittel können auch nichtallergische Stomatitiden hervorrufen über die Auslösung einer Sialopenie, über Störungen der Mundflora durch Antibiotika, der physiologischen Regeneration durch Zytostatika oder toxisch bei der Goldstomatitis.

Klinik. Akut sind weite Bereiche der Schleimhaut einschließlich der Gingiva diffus entzündlich gerötet und geschwollen, in schweren Fällen erosiv oder ulzerös verändert. Auch die Zunge ist ödematös, erkennbar an tiefen Zahneindrücken. Überall können sich weißgraue Beläge einstellen. Subjektiv bestehen Brennen oder Schmerzen.

Verlauf. Akut und selbstbegrenzt, wenn die Noxe gemieden wird. Bei chronischem Verlauf (*Gingivostomatitis chronica*) mit entzündlicher Rötung und Brennen ist an Prothesenunverträglichkeit zu denken.

Therapie. Meidung der entsprechenden ursächlichen Faktoren ist entscheidend. Symptomatisch empfehlen sich milde Spülungen mit Kamillenextrakten (Kamillosan), Cional, Salviathymol, Kavosan oder bei starkem Schmerz vor dem Essen anästhesierende Lösungen (Subcutin).

Stomatitis ulcerosa

Synonyme. Mundfäule, Stomatitis Plaut-Vincenti, Stomatitis ulcero-membranacea

Definition. Akute, von Fieber und allgemeinem Krankheitsgefühl begleitete schwere Stomatitis mit Nachweis von Plaut-Vincent-Organismen (Fusospirillose).

Vorkommen. Selten

Ätiologie. Mikroskopisch lassen sich im nach Gram gefärbten Ausstrich vom Detritus der Ulzerationen massenhaft Plaut-Vincent-Organismen nachweisen, ein Gemisch von Spirochäten (*Borrelia vincenti*) und gramnegativen fusiformen Stäbchen (*Fusobacterium plauti*). Die ätiologische Bedeutung dieser Mikroben, die in geringer Zahl auch normalerweise in der Mundhöhle vorkommen, ist umstritten. Wichtige Zusatzfaktoren sind mangelhafte Zahnpflege, Zahnstein, Zahnfleischtaschen, reduzierte Immunabwehr (HIV-Infektion), Unterernährung, Arzneimittelnebenwirkungen.

Klinik. Die akute Stomatitis ist von Fieber und schlechtem Allgemeinbefinden begleitet. Es bestehen zunehmender Speichelfuß, Foetor ex ore und lebhafter Schmerz. Zahnfleisch und Wangenschleimhaut röten sich entzündlich. Unter ödematöser Schwellung stellen sich vielfältige, rundliche, durch Konfluenz auch streifenförmige Ulzerationen unterschiedlicher Tiefe ein. Oft entstehen auch Ulzera am Zungenrand, Gaumen und an den Tonsillen. Der Ulkusgrund ist blau- oder graurot, blutet leicht und zeigt einen breiigen, eitrigen oder nekrotischen Belag, der sich reichlich abstreifen läßt. Die weichen Ulkusränder fallen steil ab. Ihre Umgebung ist gerötet. Oft sitzen die Ulzera unmittelbar in der Zirkumferenz zahnfleischentblößter Zähne. Voll ausgebildet ist die Erkrankung extrem schmerzhaft, der Fötor kadaverartig, die Salivation heftig. Die regionalen Lymphknoten sind schmerzhaft geschwollen. Ohne Behandlung kann die Erkrankung einige Wochen dauern.

Differentialdiagnose. Vor allem ist Gingivostomatitis herpetica (Stomatitis aphthosa) abzugrenzen. Ihre Erosionen sind flacher, nicht den Zähnen benachbart, und es läßt sich von ihnen kein Belag abstreifen. Wichtig ist der Ausschluß ernsterer Grundkrankheiten wie akute myeloische Leukämie.

Therapie. Spülungen mit milden Desinfizienzien (Herviros, Hexoral) oder Adstringenzien wie 1% H_2O_2 (nur kurz), Kamillentee, Chinosol (1:1000 wäßrig)

oder Cional. Zur Schmerzstillung Versuch mit Subcutin-Spülung oder Dynexan. In schweren Fällen, insbesondere bei fieberhaftem Verlauf, sind Antibiotika parenteral indiziert und rasch wirksam. Vitamingaben werden empfohlen. Entscheidend wichtig ist die Behandlung einer erkannten Grundkrankheit.

Noma

Synonyme. Nosokomialgangrän, Stomatitis gangraenosa

Damit wird die schwerste Form einer Stomatitis ulcero-membranacea bezeichnet; man findet im Abstrich die gleichen Erreger. Es kommt akut zu nekrotischem Zerfall einer Wange, mit raschem Durchbruch nach außen und Gangrän größerer Gesichtsanteile. Bei diesem heute seltenen Verlauf liegt stets eine schwere Grundkrankheit, Immunmangel oder extremer Proteinmangel vor. Örtliche und allgemeine Abwehrzeichen können völlig fehlen, daher häufiger in Ländern mit Malnutrition. Auch im Zusammenhang mit der Anwendung von zytotoxischen Arzneimitteln wurde Noma beobachtet. Ohne rasche antibotische Behandlung ist die Prognose auch quoad vitam schlecht. Zusätzlich als ultima ratio auch Glukokortikoide.

Stomatitis epidemica

Synonym. Maul- und Klauenseuche

Definition. Selten auf den Menschen übertragene Zoonose durch ein RNS-Virus.

Vorkommen. Die Erkrankung wird nur sehr selten von erkrankten Tieren (Kühen, Schweinen, Schafen) auf den Menschen übertragen, wenn dieser durch massiven Kontakt mit kranken Tieren (Maulschleim) oder durch den Genuß roher Milch erkrankter Tiere infiziert wird.

Ätiologie. Erreger ist ein RNS-Virus aus der Gruppe der Rhinoviren, das zu den Picornaviren zählt. In der Außenwelt kann es für längere Wochen infektiös bleiben. Immunologisch und serologisch werden mehrere Virustypen unterschieden; bei Maul- und Klauenseuche in unseren Breiten werden meist die Typen O, A und C nachgewiesen. In Europa ist die Zahl der Erkrankungen stark zurückgegangen, seitdem der Viehbestand systematisch geimpft wird.
Es erkranken hauptsächlich Wiederkäuer und Schweine. Epidemiologisch von Interesse ist, daß der Erreger bei den Tieren bereits vor dem Erscheinen der Blasen im Blut und in allen Sekreten sowie Exkrementen und Milch vorhanden ist. Dies bedingt auch wohl die hohe Kontagiosität. Menschen werden durch massiven Kontakt infiziert.

Klinik. Nach einer Inkubationszeit von 3–8 Tagen entwickeln sich Allgemeinsymptome in Form von Abgeschlagenheit, Kopf- und Kreuzschmerzen sowie leichtes Brennen im Mund. An der Erregereintrittspforte entwickelt sich das *Primärbläschen*.
Nach 1–2 Tagen generalisiert sich unter Fieberanstieg die Erkrankung. Nun treten an Lippen, Mundschleimhaut, Zunge und Rachen linsengroße Bläschen auf, die einen zunächst klaren, später eingetrübten Sekretinhalt aufweisen. Gelegentlich kommen Bläschen auch an Fingern und Zehen sowie an Palmae und Plantae vor, sehr selten auch an den Konjunktiven und im Anogenitalbereich.
Nach 2–3 Tagen klingen die erhöhten Temperaturen ab, und die Haut- und Schleimhautveränderungen heilen innerhalb von 5–14 Tagen ab.

Verlauf. Komplikationen können durch bakterielle Sekundärinfektion bedingt sein, die zu schlecht heilenden Ulzerationen mit Lymphangitis und Lymphadenitis führen. Auch blutige Enteritiden und entzündliche Myokardveränderungen wurden beschrieben.

Diagnose. Im Pustelinhalt, ferner im Blut und Speichel oder Urin, beim Tier auch in Milch, Fleisch oder infizierten Haaren, ist (in eine Lösung von physiologischer Kochsalzlösung und Glyzerin eingebracht) der Erregernachweis möglich. Die Komplementbindungsreaktion spielt die Hauptrolle, auch für die Typendiagnostik.

Differentialdiagnose. Diese hat insbesondere Herpes simplex der Mundhöhle und Gingivostomatitis herpetica zu berücksichtigen.

Therapie. Symptomatische Therapie wie bei Gingivostomatitis herpetica.

Sjögren-Syndrom

[Gougerot 1925, Sjögren 1933]

Synonym. Sicca-Syndrom

Definition. Allgemeinerkrankung mit Insuffizienz aller Drüsen mit äußerer Sekretion und damit auftretender Trockenheit und Keratose der Schleimhäute. Die klassische Symptomentrias besteht aus: Keratoconjunctivitis sicca (trockene Augen), Xerostomie (trockener Mund) und rheumatoide Polyarthritis oder andere Bindegewebskrankheiten.

Vorkommen. Zu 95% sind Frauen betroffen, meist im 4. bis 6. Lebensjahrzehnt. Familiäres Vorkommen wurde bekannt. Bemerkenswert ist die Assoziierung mit HLA-B8 und HLA-DR3.

Ätiologie. Ungeklärt. Am wahrscheinlichsten ist ein Autoimmungeschehen, zumal Kombination mit systemischer Sklerodermie, systemischem Lupus erythematodes oder Kryoglobulinämie vorkommt.

Klinik. Abnorme Trockenheit und Verhornungsneigung der Mund- und weiterer Schleimhäute, wie der des Genital- und Atemtraktes, stehen im Vordergrund. Die Augen brennen infolge einer Keratoconjunctivitis sicca. Es besteht eine Verminderung der Sekretionsleistung der Tränen-, Schweiß-, Talg- und Schleimdrüsen (*Schirmer-Test* <9 mm/5 min). Die Patienten können mitunter nicht mehr weinen. An der Haut finden sich Hypohidrosis, Sebostase, Rötung, Schuppung, sprödes und schütteres Haar. Pellagroide Veränderungen, Pigmentverschiebungen und akrale Durchblutungsstörungen mit Raynaud-Symptomatik kommen seltener vor.
Chronische Polyarthritis mit positiven Rheumafaktoren, hypochrome Anämie, Leukopenie, Hyper-γ-Globulinämie, antinukleäre Antikörper, erhöhte BSG und subfebrile Temperaturen können das klinische Bild vervollständigen.
Koinzidenz mit systemischer Sklerodermie, systemischem Lupus erythematodes, Polyarteriitis nodosa und anderen Autoimmunkrankheiten wurde beschrieben. Diese Fälle werden auch als *sekundäres Sjögren-Syndrom* klassifiziert.

Symptome. Vermehrung von IgG und IgM. Häufig über (70%) ANA mit homogenem, gesprenkeltem oder nukleärem Muster, positiv. Gelegentlich Kryoglobulinämie. Antikörper gegen normale Schleimdrüsen; Hämagglutinine gegen Thyreoglobulin. Von diagnostischer Bedeutung für primäres Sjögren-Syndrom sind Anti-Ro/SS-A- sowie Anti-La/SS-B-Antikörper gegen zytoplasmatische Antigene, die sonst nur bei SLE vorkommen. Der Nachweis von Anti-La kann den klinischen Symptomen vorausgehen.

Histopathologie. Schleimhäute und exokrine Drüsen sind von dichtem lymphozytärem Infiltrat durchsetzt; es kommt auch zu erheblicher Fibrose.

Verlauf. Chronisch; bei oft erheblichen subjektiven Beschwerden gutartig. Selten kann sich ein malignes Lymphom oder ZNS-Beteiligung entwickeln.

Diagnose. Ophthalmologische Untersuchung, Labortests, Biopsie der Lippenschleimdrüsen oder der Nasenschleimhaut.

Therapie. Systemische Behandlung mit Glukokortikoiden, Immunsuppressiva oder Chloroquin können bei schweren Verläufen versucht werden. Ansonsten bleibt nur die symptomatische Behandlung mit künstlichen Tränen- und Speichelpräparaten (Oculotect, künstlicher Speichel), Mundspülungen mit 10–20% Glyzerinwasser, Kaugummi. Auch Bromhexin örtlich (Dakryo Biciron Augentropfen) und oral (Bisolvon, 24–48 mg tgl.) wurde zur Beseitigung von Augen- und Mundtrockenheit empfohlen.

Aphthenerkrankungen

Aphthen sind isoliert stehende, scharf geschnittene, kreisrunde oder ovale, gewöhnlich etwa 2–5 mm im Durchmesser große, von einem lebhaft roten Saum umgebene muldenförmige schmerzhafte Schleimhautdefekte. Bedeckt sind die flachen Ulzerationen von einem gleichmäßigen, gelblichweißen, nicht abstreifbaren Fibrinbelag. Sie kommen vereinzelt oder multipel an der Mundschleimhaut vor. Diese Mundeffloreszenz ist allen Aphthenerkrankungen gemeinsam. Voraus geht der Aphthe ein roter Fleck, auf dem sich ein kleines, trübes Bläschen bildet; da dieses rasch zerfällt, wird es fast nie gesehen. Die einzelne Aphthe heilt im allgemeinen innerhalb von 1–2 Wochen ab.

Nomenklatur. Aphthenerkrankungen sind *nicht* durch das Herpes-simplex-Virus bedingt.
Typ I: Solitäre Aphthen
Typ II: chronisch-rezidivierende (habituelle) Aphthen
Typ III: Morbus Behçet

Wegen ihrer klinischen Ähnlichkeit mit diesen Aphthenerkrankungen haben sich in der Nomenklatur einiger Manifestationen der Herpes-simplex-Infektionen die historischen Bezeichnungen *Stomatitis aphthosa* (besser: *Gingivostomatitis herpetica*) und *Aphthoid Pospischill-Feyrter* erhalten. Dies führt aber immer wieder zu der irrigen Annahme, Aphthen seien durch Herpes-Viren bedingt.

Solitäre Aphthen

Diese Aphthenform tritt isoliert in der Mundhöhle auf und rezidiviert nicht. Gelegenheitsursachen sind akute Infekte, Arzneimittel oder gastrointestinale Störungen. Solitäre Aphthen könne auch posttraumatisch entstehen, nach Bißverletzung, zahnärztlichem Trauma, thermischer oder chemisch-toxischer Einwirkung. Sie heilen spontan innerhalb von 1–2 Wochen.

Bednar-Aphthen

Sie werden bei Säuglingen nach Auswischen der Mundhöhle traumatisch induziert; diese Aphthen sind oft nicht kreisrund, sondern mehr schmetterlingsförmig.

Prognose. Solitäre Aphthen heilen spontan ab.

Therapie. Meist erübrigt sich eine Behandlung; sonst Pinselung mit Herviros oder Kavosan.

Chronisch-rezidivierende Aphthen

[Mikulicz 1888]

Synonym. Habituelle Aphthen (Flusser 1930)

Definition. Über Jahre ständiges Auftreten einzelner (2–6) Aphthen an der Mundschleimhaut.

Vorkommen. Chronisch-rezidivierende Aphthen sind nicht selten. Gelegentlich kommen sie familiär gehäuft vor. Sie können in jedem Lebensalter auftreten; bevorzugt ist das jüngere Erwachsenenalter. Gynäkotropie.

Ätiopathogenese. Die Ursache ist letztlich ungeklärt. Meist handelt es sich um neurovegetativ oder psychisch labile Patienten, auch solche mit Magen-Darm-Störungen wie Hyperazidität, chronische Gastritis, Magenulzera, Morbus Crohn, Giardia-lamblia-Infektion oder Colitis ulcerosa. Familiäre Häufung und Beziehung zur Atopie sind ein weiteres Indiz für konstitutionelle Faktoren. Auch virale Faktoren (Adenoviren) und pleomorphe Streptokokken werden diskutiert. Prämenstruelle Verschlechterung deutet auf hormonelle Einflüsse, die therapeutische Beeinflußbarkeit durch Glukokortikoide und Immunsuppressiva auf immunologische bzw. autoimmunologische Bedingtheit, wobei zellvermittelte und humorale Reaktionen eine Rolle spielen können. Blutlymphozyten (T-Lymphozyten) solcher Patienten entfalten in vitro eine deutliche Zytotoxizität gegen Epithelzellen der eigenen Mundschleimhaut und transformieren sich nach Stimulation durch Mukosaepithelextrakte. Auch hämagglutinierende Antikörper gegen Antigenextrakte fetaler oraler Mukosa wurden nachgewiesen.

Tabelle 33.1. Vermutete pathogenetische Beziehungen bei chronisch-rezidivierenden Aphthen

Symptom eines Morbus Behçet

Gastrointestinale Störungen
  chronische Gastritis, Magenulkus, Hyperazidität
  Malabsorption bei Zöliakie, Morbus Crohn,
  Colitis ulcerosa, Giardia-lamblia-Infektion oder
  perniziöse Anämie

Hämatologische Störungen
  Eisenmangel, Folsäure- oder Vitamin-B_{12}-Mangel

Endokrine Störungen
  Störungen der Menstruation (Abfall von Progesteron)

Immunmangel
  Arzneimittel, HIV-Infektion

Mikrobielle Faktoren
  Adenoviren, pleomorphe Streptokokken

Andere Faktoren
  Nahrungsmittel, Rauchen, Streß,
  psychovegetative Störungen

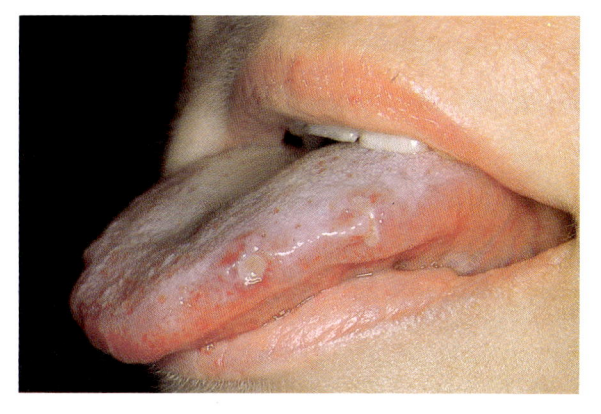

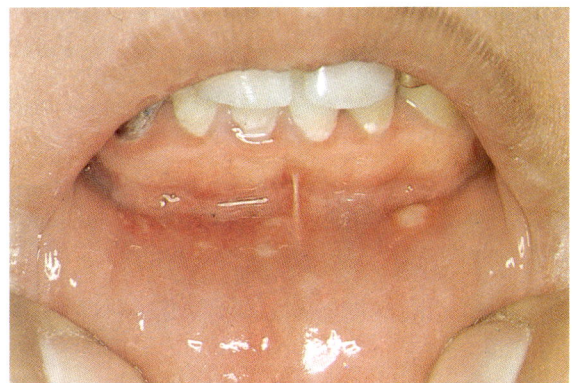

Abb. 33.21. Chronisch-rezidivierende Aphthen

Die Schleimhautläsionen werden als Folge herdförmiger Immunkomplexvaskulitiden gedeutet, zumal in den Blutgefäßwänden eine Ablagerung von Immunglobulinen und Komplementbestandteilen nachgewiesen werden konnte.

Klinik. Diese Aphthen rezidivieren unausgesetzt, manchmal über Jahrzehnte. Die Zahl der gleichzeitig bestehenden Läsionen ist nicht groß, meist finden sich 2–6 Aphthen. Sie sind gewöhnlich auf die Mundschleimhaut und die Zunge im vorderen Drittel der Mundhöhle beschränkt. Wegen ihrer starken Schmerzhaftigkeit und des chronischen Verlaufes sind die ansonsten harmlosen habituellen Aphthen ungemein lästig.

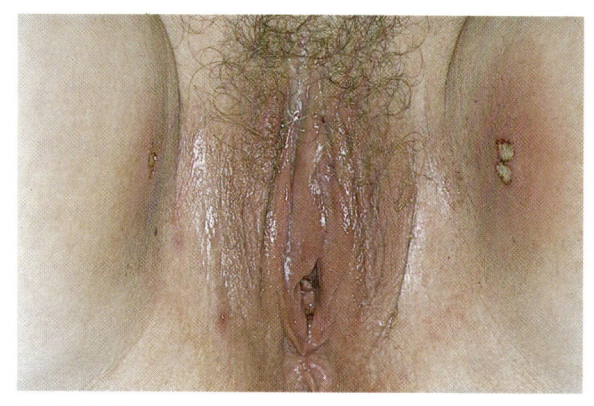

Abb. 33.22. Morbus Behçet

Therapie. Wichtig ist die Suche nach krankheitsauslösenden oder krankheitsunterhaltenden Faktoren. Diese sollten Rauchen, Kaugummi, Popcorn, Süßigkeiten, Alkohol und andere Nahrungs- und Genußmittel einschließen.
Innerlich. Glukokortikoide und Immunsuppressiva sind wirksam, ihre Nebenwirkungen sollten jedoch in Relation zur Schwere der jeweiligen Manifestation und zur stets günstigen Dignität gesehen werden. Glukokortikoide können bei mittlerer Dosierung zur Remission führen, die in Einzelfällen nach raschem Ausschleichen bei niedriger Erhaltungsdosis anhält. Unter den Immunsuppressiva sind Azothioprin und Cyclosporin A wirksam, aber selten indiziert. Dapson, Colchizin, Acitretin, Tetrazyklin und Thalidomid wurden in Einzelfällen erfolgreich eingesetzt. Bei prämenstrueller Verschlechterung gynäkologische Beratung.
Äußerlich. Symptomatisch sind milde entzündungshemmende Spülungen (Kamillenextrakte, Cional, Pyralvex, Salviathymol), vor dem Essen schmerzstillende anästhesierende Arzneien (Subcutin-Lösung, Dynexan-Gel) sinnvoll. Auch Glycero-merfen, 1,5%ige Tetrazyklinlösung in Wasser oder Glyzerin, Herviros oder Kavosan werden empfohlen. Vorübergehend können Glukokortikoidhaftsalben (Dontisolon, Vollon A) verabreicht werden.

Morbus Behçet
[Behçet 1937]

Synonyme. Aphthosis Behçet, Behçet-Syndrom, bipolare Aphthose

Definition. Chronisch-entzündliche Allgemeinerkrankung, die durch die Symptomentrias, Aphthen der Mundschleimhaut, aphthöse Genitalulzera und Hypopyoniritis charakterisiert ist.

Vorkommen. Die Krankheit wird meist in den östlichen Mittelmeerländern (Türkei) und in Japan beobachtet, selten dagegen in Mitteleuropa (außer bei Zuwanderern, z.B. in der großen Gruppe von Türken in Berlin) und in den USA. Männer werden 5- bis 10mal häufiger als Frauen befallen; bei Einbeziehung abortiver Fälle soll sich aber dieser Unterschied verwischen. Der Beginn fällt meist in das jüngere Erwachsenenalter.

Ätiologie. Unbekannt. Am meisten werden derzeit autoimmunologische Genese, Virusinfektion oder die Kombination beider Mechanismen diskutiert. Für einen besonderen genetischen Hintergrund spricht die gehäuft auftretende Assoziation der Erkrankung mit einem bestimmten HLA-Muster. Der *mukokutane Typ* ist signifikant mit HLA-B12, der *arthritische Typ* mit HLA-B27 und der *okuläre Typ* mit HLA-B5 und HLA-DR7 assoziiert. Beim *neurologischen Typ* ist die Assoziierung zu einem bestimmten HLA-Muster nicht eindeutig. Fraglich ist eine Assoziierung mit HLA-B18 und -BW35, sowie mit C4. Mit diesen HLA-Mustern soll das Erkrankungsrisiko für Morbus Behçet 7mal höher als gewöhnlich sein.

Klinik. Die klassische Trias ist anfangs oft nicht vollständig vorhanden; auch kommen monosymptomatische und abortive Fälle vor. Jeder Schub mit mehr als 5 *Aphthen* ist verdächtig auf Morbus Behçet, insbesondere wenn auch die hintere Mundhöhle betroffen ist und die Veränderungen auffällig groß, bizarr konfiguriert und hartnäckig sind. Andererseits spricht geringe Zahl und Dauer der Aphthen nicht gegen diese Diagnose. Hinzutretende *aphthös-ulzeröse Genitalveränderungen* (*bipolare Aphthose*) sichern weitgehend die Diagnose.
Neben den Hauptsymptomen kann fakultativ eine Vielzahl weiterer *Organmanifestationen* bei Morbus Behçet auftreten.

Hautmanifestationen. Erythema nodosum, Pyodermien, Thrombophlebitis migrans, falsch-positive Hauttests (*Pathergie*), sterile Pusteln (*Behçet-Pustel*).

Auge. Gefürchtet ist die schubweise Hypopyoniritis (Chorioretinitis), die zu Panophthalmie und Erblindung führen kann. Daneben kommen auch Uveitis, Netzhautveränderungen und Glaskörperblutungen vor.

Nervensystem. Hirnstammsymptome, Psychosyndrome, Meningoenzephalitis, Enzephalomyelitis. Dieser *Neuro-Behçet* weist eine hohe Letalität auf.

Gefäßsystem. Thrombophlebitis (V. cava), Aneurysmen (Aorta, Nieren-, Mesenterialarterien).

Gastrointestinaltrakt. Dysphagie, Ösophagusveränderungen, Dyspepsie, Enterokolitis, Proktitis.

Gelenke. Seronegative Polyarthritis, Arthralgien mit Schwellung und Rötung, Sakroileitis.

Knorpel. Rezidivierende Polychondritis und Morbus Behçet wurde als MAGIC-Syndrom bekannt: M*outh and genital ulcers with inflamed cartilage.*

Urogenitalsystem. Nephropathien, Orchitis, Epididymitis.

Allgemeinsymptome. Während der Exazerbationen besteht starkes Krankheitsgefühl mit Fieber, Gewichtsverlust, Nachtschweiß, erhöhter BSG.
Gemeinsamer Faktor dieser vielfältigen Organsymptome sind offenbar die entzündlichen Gefäßveränderungen.

Klassifikation des Morbus Behçet

Je nach der Gewebe- oder Organwahl werden folgende Krankheitstypen abgegrenzt:

Mukokutaner Typ. Dieser ist durch orale und genitale ulzeröse Aphthen mit oder ohne Hauterscheinungen gekennzeichnet.

Arthritischer Typ. Hier bestimmen Gelenkbeteiligung und zwei oder mehrere mukokutane Manifestationen das Krankheitsbild.

Neurologischer Typ. Dabei kommt es zur Gehirnbeteiligung und einigen oder allen Symptomen vom mukokutanen oder arthritischen Typ.

Okulärer Typ. Hier steht die Uveitis bei Iridozyklitis im Vordergrund; hinzu treten einige oder alle Symptome der anderen Typen.

Verlauf und Prognose. Der zeitliche Verlauf der Schübe, ihre Schwere und die stark wechselnde Organbeteiligung sind unberechenbar. Stets ist der Morbus Behçet als potentiell ernste Erkrankung anzusehen. Besonders gefürchtet sind die Gefahr der Erblindung und der ZNS-Beteiligung.

Diagnostische Leitlinien. Bei voller Ausprägung und Allgemeinsymptomen ist das klinische Bild unverkennbar; mono- und oligosymptomatische Formen können Schwierigkeiten bereiten. Besonders schwierig kann die Diagnose bei Frauen sein. Pathognomonisch ist die phasengebundene erhöhte Entzündungsbereitschaft. An Einstichstellen, beispielsweise nach intrakutaner Injektion von physiologischer Kochsalzlösung, kommt es zu einem entzündlichen Infiltrat oder einer kleinen Pustel: *Pathergiephänomen.*
Die diagnostischen Kriterien bei Morbus Behçet sind nachfolgend schematisch zusammengefaßt.

Diagnostische Kriterien bei Morbus Behçet

- *Hauptkriterien*
  Bipolare Aphthose: Aphthen und aphthöse Ulzera an Mund- und Genitalschleimhaut
  Uveitis, Hypopyoniritis
  Vaskulitis an der Haut
- *Nebenkriterien*
  Polyarthritis
  Gastrointestinale Symptome
  Neurologische Symptome
  Gefäßveränderungen (Thrombophlebitis, Aneurysmen)
  Familiäre Häufung
- *Diagnose gesichert:*
  3 Hauptkriterien oder
  2 Hauptkriterien und 2 Nebenkriterien

Eine „International Study Group for Behçet's Disease" hat 1990 folgende Kriterien für die Diagnose des Morbus Behçet aufgestellt (Lancet, 335:1078–1080):

- *Rezidivierende orale Ulzerationen*
  Kleine oder große Aphthen oder herpetiforme Ulzerationen, mit mindestens 3maligem Rezidiv innerhalb von 12 Monaten
- *und 2 der folgenden Symptome*
  Genitalulzera
  Augenveränderungen (Uveitis, Nachweis von Zellen im Glaskörper oder Retinavaskulitis)
  Hautveränderungen (Erythema nodosum, Pseudofollikulitis, Papulopusteln oder akneiforme Knötchen)
  Positiver Pathergietest

Differentialdiagnose. In erster Linie ist der mono- oder oligosymptomatische Morbus Behçet von chronisch-rezidivierenden Aphthen abzugrenzen. Nach wie vor ist allerdings strittig, ob nicht doch beide Krankheitsbilder als Extremvarianten der gleichen Entität zuzuordnen sind. Der Morbus Behçet stellt dann die Maximalform, die generalisierte *große Aphthose* (grande aphthose, Touraine 1941) dar.

Therapie
Innerlich. Die Krankheit ist nicht sicher aufzuhalten. Symptomatisch wirken Glukokortikoide allein oder in Kombination mit Zytostatika oder Immunsuppressiva (Methotrexat, Azathioprin, Cyclophosphamid). Bei Gefäßbeteiligung ist der frühzeitige Einsatz von Antikoagulanzien wichtig. Schließlich werden je nach den Erfordernissen Eisensubstitution, Pankreasenzyme, Polyvitaminpräparate, hochdosiert γ-Globuline und Tetrazykline empfohlen. Neuerdings wurde in Einzelfällen über günstige Wirkung von Kolchizin (Colchicum-Dispert, 1,0–1,5 mg tgl.; eventuell auch mehr] berichtet. Cyclosporin scheint sich zu bewähren, ebenfalls rekombinantes Interferon α-2a.
Äußerlich. Wie bei chronisch-rezidivierenden Aphthen.

Pyostomatitis vegetans

[McCarthy und Shklar]

Definition. Sehr seltene, chronische Erkrankung der Mundschleimhaut; häufig bei Colitis ulcerosa (Kolonbiopsie).

Klinik. Die Erkrankung ist geprägt durch Pusteln, schmerzhafte Erosionen, Ulzerationen und verruciforme Vegetationen.
Histologisch findet man intraepitheliale neutro- und eosinophile Mikroabszesse, intrazelluläre IgA- und IgG-Ablagerungen sowie reaktive Akanthose mit Hyperkeratose bis zu pseudoepitheliomatöser Epithelhyperplasie.

Differentialdiagnose. Abgrenzung von Pemphigus vegetans und aphthösen Krankheiten.

Therapie. Hochdosiert Glukokortikoide. Suche nach entzündlicher Erkrankung des Darmes.

Angina

Der Ausdruck *Angina* (Verengung) umfaßt die mit Schluckbeschwerden einhergehende Entzündung der Mandeln und ihrer Umgebung. Der etwas einschränkende Begriff *Tonsillitis* bezeichnet die Entzündung der Mandeln selbst. Anginen sind für den Dermatologen besonders aus differentialdiagnostischen Gründen bedeutsam.

Angina catarrhalis

Sie kann zugleich mit einem Katarrh der oberen Luftwege, aber auch unabhängig auftreten. Die akute Entzündung betrifft hauptsächlich die Gaumenmandeln, die sich röten und anschwellen (*Tonsillitis acuta*). Die Schluckbeschwerden sind erheblich. Vor allem bei Kindern besteht auch Fieber. Übertragbarkeit fehlt. Heilung erfolgt in wenigen Tagen. Komplikationen bleiben aus. Die Behandlung besteht in Spülungen mit leichten Adstringenzien und Halsumschlägen.

Angina lacunaris et follicularis

Ätiologie. Es handelt sich um eine Infektion mit ß-hämolysierenden Streptokokken, seltener mit Pneumokokken oder Staphylokokken.

Klinik. Diese Angina ist stets doppelseitig, beginnt akut mit Fieber, kloßiger Sprache und Schluckbeschwerden. In den zerklüfteten Krypten der geröteten und geschwollenen Tonsillen bilden sich kleine grauweiße oder graugelbe, membranöse Stippchen, die manchmal konfluieren. Eine Weiterentwicklung zu Ulzerationen oder Nekrosen ist seltener. Das Fieber hält 3–5 Tage an und zeigt einen Gipfel zwischen dem 2. und 4. Tag. Die Halslymphknoten sind schmerzhaft geschwollen.

Örtliche Komplikation. Peritonsillarabszeß (Paratonsillarabszeß) mit erneutem Fieberanstieg, einseitigen Schluckbeschwerden, Kieferklemme.

Folgekrankheiten. Angina lacunaris kann septisch-infektiöse oder allergische Erkrankungen nach sich ziehen, so Endokarditis, rheumatisches Fieber, Glomerulonephritis, Otitis media. An der Haut: Erythema multiforme, Erythema nodosum, Purpura rheumatica und andere Formen von Vasculitis allergica. Der erste Schub einer Psoriasis vulgaris entsteht nicht selten im Gefolge einer akuten Streptokokkenangina.

Differentialdiagnose. Angina specifia bei Lues II ist zu erwägen. Dabei besteht aber ein schleierartiger, grauer Belag, und sie verläuft praktisch ohne Fieber; außerdem findet man konkomitierende Lueszeichen und reaktive Seroreaktionen (FTA, TPHA, VDRL). Wichtig ist ferner, eine diphtherische Angina auszuschließen.

Therapie. Bettruhe. Antipyretische Therapie und diagnostischer Abstrich, eventuell mit Keimresistenzbestimmung.

Innerlich sind Antibiotika, besonders Penizilline, rasch wirksam; unterstützend wirken Gurgeln mit desinfizierenden Lösungen und Halsumschläge. Wenn nötig, längerdauernde Polyarthritisprophylaxe mit Penizillin.

Angina diphtherica

Ätiologie. Corynebacterium diphtheriae, meist aerogen übertragen.

Klinik. Besonders wichtig ist die frühzeitige Erkennung der diphtherischen Angina, mit der die meisten Diphtherieerkrankungen beginnen. Die Inkubationszeit beträgt gewöhnlich 2–6 Tage. Anfangs bestehen nur geringe, sich bald steigernde Schluckbeschwerden. Süßlicher azetonartiger Foetor ex ore. Meistens entsteht ein grauweißer, pseudomembranöser, festhaftender Belag auf der nekrotisierten Oberfläche der Tonsillen mit Übergreifen auf die Gaumenbögen und auf die Uvula. Gewöhnlich bilden sich diese Beläge an beiden Tonsillen, jedoch in manchmal stark unterschiedlicher Ausdehnung. Manchmal wird eine Seite stark bevorzugt. An den Wangentaschen und der Lippeninnenseite können diphtherische Beläge auftreten. Auch primärer Beginn an der Schleimhaut mit späterem Übergreifen auf die Tonsillen kommt vor. Die Temperaturerhöhung ist mäßig.

Diagnose. Erregernachweis im Rachen- und Tonsillenabstrich; Serodiagnostik.

Therapie. Isolierung des Patienten, Bettruhe, Diphtherieantitoxin, Antibiotika.

Meldepflicht

Angina Plaut-Vincenti

Synonyme. Angina ulcero-membranacea, Plaut-Vincent-Angina

Definition. Akute ulzerative Tonsillitis durch Plaut-Vincent-Organismen (fusiforme Bakterien und Spirillen).

Vorkommen. Diese nicht alltägliche Angina betrifft vor allem Jugendliche.

Ätiopathogenese. Die Angina wird durch gleichzeitig vorkommende Spirochäten (*Borrelia vincenti*) und fusiforme Stäbchen (*Fusobacterium plauti*) hervorgerufen.

Klinik. Leichtes Fieber, Schluckbeschwerden und Abgeschlagenheit zeigen den Beginn an. Meist nur auf einer Tonsille bildet sich anfänglich ein schmieriger Belag, unter dem sich rasch ein unregelmäßig begrenztes, steil abfallendes, breiig belegtes weiches Ulkus mit intensiv roter Umrandung zeigt. Das sich ausweitende Ulkus greift oft auf Gaumenbogen und Wangenschleimhaut über. Die Halslymphknoten sind deutlich schmerzhaft angeschwollen. Bei Plaut-Vincent-Angina fehlt Stomatitis.

Prognose. Meist verläuft die Erkrankung harmlos und heilt ziemlich rasch ab.

Diagnose. Im nach Gram oder Giemsa gefärbten Abstrich finden sich die oben genannten Mikroorganismen in großer Zahl.

Differentialdiagnose. Die Abgrenzung gegenüber einer Angina lacunaris ist leicht, schwieriger die gegenüber einer Angina diphtherica. Hier hilft der Erregernachweis. Das gleiche gilt für die Abgrenzung des gewöhnlich ebenfalls einseitigen ulzerösen syphilitischen Primäraffektes. Hier sind auch die serologischen Luesreaktionen (FTA, TPHA, VDRL) verwertbar. Das Tonsillengumma ist hart und entwickelt sich chronisch; Fieber und regionale Lymphknotenschwellungen fehlen.

Therapie. Innerlich sind hochdosiert Penizillin oder Breitbandantibiotika wirksam. Unterstützend wirken Gurgeln mit Kamillenextrakt oder Desinfizienzien sowie feuchte Halswickel.

Agranulozytose

Angina agranulocytotica

Unter dem Sammelbegriff der *Leukozytopenien* versteht man Krankheitsbilder, bei denen als wesentliches Symptom ein Abfall der Leukozyten im periphen Blut auf sehr niedrige Werte (<4000–$2000/\mu l$) besteht. Diese Verminderung der Gesamtleukozytenzahl ist bei Agranulozytose durch *Granulozytopenie*, d.h. Verminderung der neutrophilen Leukozyten bedingt. Sie kann auch durch eine Verminderung der Lymphozyten (*Lymphozytopenie*) zustande kommen; bei diesem Zustand findet man aber keine Hauterscheinungen.
Bei der Entstehung von Leukozytopenien im *Kindesalter* ist besonders an genetische Störungen zu denken, so an die *Agranulocytosis infantilis hereditaria* (Kostmann), welche familiär auftritt und durch völliges Fehlen von Granulozyten charakterisiert ist. Die Kinder kommen meist trotz intensiver Antibiotika-

und Glukokortikoidtherapie durch schwer verlaufende Infekte zu Tode.

Bei Erwachsenen ist an *Überempfindlichkeit gegen Arzneimittel*, so Analgetika, Phenothiazine, Sulfonamide, Sulfonamidderivate als Diuretika oder Antidiabetika, Thyreostatika, Sedativa, Antikonvulsiva, Antihistaminika, antibakterielle Substanzen, Tuberkulostatika, Antimalariapräparate oder Immunsuppressiva zu denken.

Durch solche Medikamente wird wahrscheinlich die Bildung von Leukozytenagglutininen angeregt. Weitere immunologisch bedingte Agranulozytosen können nach gehäuften Blutübertragungen (Isoantikörper) als febrile nichthämolytische Transfusionsreaktion auftreten, ferner auch Autoimmunerkrankungen, die mit der Bildung leukozytenspezifischer Autoantikörper einhergehen (Lupus erythematodes, Morbus Felty). Auch bei Infektionskrankheiten wie Typhus oder Miliartuberkulose kann es zu symptomatischen Granulozytopenien kommen. Das gleiche gilt für die relative Agranulozytose bei Leukämien. Schließlich muß man daran denken, daß granulozytäre Leukozytopenien auch toxischen Ursprungs sein können. Am meisten bekannt ist das Abfallen der Leukozytenzahl unter zytostatischer Behandlung, aber auch nach Verabreichung radioaktiver Isotope oder im Rahmen der Behandlung von Tumorpatienten mit ionisierenden Strahlen sowie bei beruflicher Intoxikation (Benzol, Anilin, Dinitrophenol) kann sich eine toxische Granulozytopenie entwickeln, die auf einer Knochenmarkschädigung beruht und oft auch von einer Thrombozytopenie und Erythrozytopenie begleitet ist. Durch die Verminderung der polymorphkernigen neutrophilen Granulozyten kommt es zu einem Darniederliegen der Infektionsabwehr und entsprechenden septischen Allgemeinerscheinungen. *Hauterscheinungen* können sich in allen Eintrittspforten für Bakterien entwickeln.

Klinik. Das klinische Krankheitsbild ist geprägt durch septische Allgemeinerscheinungen mit Fieber, Schüttelfrost, Übelkeit, Erbrechen, Kopfschmerzen, Appetitlosigkeit, Tachykardie und Kreislaufkollaps; ferner durch die Granulozytopenie im peripheren Blut, mit Linksverschiebung der Granulopoese im Knochenmark und Erscheinungen an den Körperöffnungen, wo sich infolge mangelhafter Abwehrleistung *nekrotisierende* und *gangränisierende Haut-* und *Schleimhauterscheinungen* entwickeln können.

Prädilektionsstellen sind Mundhöhle, hier besonders Gingiva, Wangenschleimhaut und Tonsillen *(Angina agranulocytotica)*, ferner Rachen, Lippen, Konjunktivalbereich, Präputialraum, Vulva- und Analbereich. In allen diesen Bereichen können rasch wachsende reaktionslose Nekroseherde entstehen, die bald ulzerös zerfallen.

Differentialdiagnose. Eine differentialdiagnostische Abgrenzung ist besonders gegenüber myeloischen Leukämien und Infektionserkrankungen (Fusospirillose im Bereich der Mundhöhle) erforderlich.

Diagnose. Diese ergibt sich aus dem Blutbild (starke Leukozytopenie mit extremer Granulozytopenie und relativer Lymphozytose (80-90%), und aus dem Knochenmarkspunktat (Promyelozytenmark); hier hat man eine aplastische von einer hypoplastischen Form abzugrenzen versucht.

Histopathologie. Unspezifische nekrotisierende Entzündung.

Verlauf. Der Amidopyrintyp ist durch akuten Verlauf als dramatisches septisches Krankheitsbild gekennzeichnet. Bei dem Phenothiazintyp ist der Verlauf eher schleichend und entwickelt sich meist erst nach einer längeren Therapiephase.

Therapie
Innerlich. Wichtig ist genaue Ursachenforschung. Das erste Behandlungsziel ist die Bekämpfung der Infektion mit Antibiotika nach Antibiogramm. Ferner bei immunologisch bedingten Formen (Leukozytenagglutinationstest, Nachweis zellgebundener Komplementfaktoren), die Durchbrechung dieser Reaktionen mit Glukokortikoiden (40–100 mg Prednisolon tgl. oder Isodosen anderer Glukokortikoide), die auch bei toxischen Agranulozytosen verabfolgt werden. Zusammenarbeit mit einem Internisten ist erforderlich.

Äußerlich. Behandlung der ulzerierenden Veränderungen an den Körperöffnungen erfolgt nach allgemein üblichen dermatotherapeutischen Gesichtspunkten unter Bevorzugung einer antibiotischen Lokaltherapie. Mundspülungen und Gurgeln mit Cional, Herviros, Kamillosan, Kavosan oder Salviathymol sind ebenso angezeigt wie Pinselungen der ulzerierenden Veränderungen mit Pyoktanin (0,3% in wäßriger Lösung). Zur Schmerzstillung Mundspülungen mit Subcutin-Lösung, ferner Dynexan-Gel.

Mononucleosis infectiosa
[Pfeiffer 1889]

Synonyme. Monozytenangina, infektiöse Mononukleose, Pfeiffer-Drüsenfieber

Vorkommen. Die Erkrankung tritt meist in kleineren Epidemien, etwas gehäuft im Frühjahr auf. Bevorzugt sind Jugendliche und junge Erwachsene.

Ätiopathogenese. Es handelt sich um eine Allgemeininfektion mit dem Epstein-Barr-Virus, bei der die *Angina* nur in einem Teil der Patienten zu Krankheitsbeginn auftritt. Übertragen wird das Virus durch Tröpfcheninfektion oder Körperkontakt. Die Inkubationszeit beträgt 4–14 Tage. Das Virus befällt bevorzugt das lymphatische Gewebe und ist die Ursache einer Ausschwemmung nichtausgereifter monozytoider lymphatischer Zellen in das periphere Blut.

Klinik
Tonsillen. Sie sind geschwollen, zeigen oberflächliche nekrotische pseudomembranöse Beläge und damit ein diphtherieähnliches Bild.

Haut. Bei 3–15% der Patienten kommt es etwa am 4. bis 6. Krankheitstag zu einem generalisierten, manchmal juckenden, urtikariellen, morbilliformen oder rubeoliformen Exanthem. Ferner vorwiegend periorbitales Gesichtsödem und Petechien am Gaumen. Die Häufigkeit des Exanthems ist höher, fast 100%, nach Anwendung von Ampizillin oder anderen Antibiotika; es entwickelt sich 8–10 Tage nach Behandlungsbeginn.

Symptome. Meist besteht kein starkes Krankheitsgefühl. Die Lymphknoten sind regional oder generalisiert geschwollen, daneben besteht oft Leber- und Milzvergrößerung ($>50\%$). Im Blutbild relative Lymphozytose. Insgesamt kommen bei Mononukleose ganz unterschiedliche Verlaufsformen vor.

Differentialdiagnose. Infektiöse Exantheme, akute Leukämie und Arzneiexantheme. Zytomegalievirusmononukleose kommt gewöhnlich nur bei Kindern unter 18 Monaten vor.

Diagnostik. Typisch ist die hohe Leukozytose (10000–40000/μl) mit zahlreichen atypischen monozytoiden Zellen, so daß das Blutbild an Leukämie denken läßt. Häufig Transaminasenerhöhung als Zeichen einer Leberbeteiligung. Die relativ unspezifische Paul-Bunnel-Seroreaktion ist bei Kindern nur in 40–50%, bei Erwachsenen fast stets positiv. IgG-Antikörper gegen das Epstein-Barr-Virus werden immunfluoreszenzmikroskopisch nachgewiesen, wobei ein 4facher Titeranstieg im Abstand von 10–14 Tagen beweisend ist. Auch IgM-Antikörper können zur Diagnostik der frischen Infektion nachgewiesen werden.

Therapie. Nur symptomatisch: Mundspülungen, Bettruhe.

Foetor ex ore

Synonym. Unangenehmer Mundgeruch

Definition. Übler Mundgeruch ist ein Symptom zahlreicher, sehr verschiedener Ursachen, wird durch örtliche Veränderungen im Mund-, Nasen- oder Rachenraum hervorgerufen und kann sowohl das persönliche Wohlbefinden als auch die Gesellschaftsfähigkeit eines Patienten beeinträchtigen. Daher ist eine entsprechende Ursachenforschung und kausale Behandlung notwendig.

Ursachen von Foetor ex ore (Nach Bork et al. 1993)

Zersetzung von Nahrungsresten, Epithelien oder Gewebeteilen

Mangelnde mechanische Reinigung
    Langes Nüchternbleiben
    Nahrungsreste
    Schlecht gepflegte Prothesen

Kariöse Zähne, Parodontose

Entzündungen
    Chronische Tonsillitis
    Angina Plaut-Vincenti
    Diphtherie, Syphilis
    Rhinitis atrophicans (Ozaena)
    Avitaminosen

Zerfallende Tumoren

Blutungen in die Mundhöhle

Verminderter Speichelfluß
    Nächtliche Mundatmung
    Organische Schäden an den Speicheldrüsen
    (Vaskulitis, Tumoren)
    Arzneimittel: Atropin, Psychopharmaka
    Sympathikotone Erregung

Inkrustierte Nasenfremdkörper

Geruchshaftung
    Ätherische Öle, Rauchen

Therapie. Wenn möglich, Ursachenbeseitigung.

Halitosis

Synonym. Unangenehmer Geruch der Atemluft

Definition. Halitosis wird bedingt durch Erkrankungen im Respirationstrakt oder im Gastrointestinaltrakt, ferner durch Stoffwechselkrankheiten, Arzneimittel oder Nahrungsmittel.

Ursachen von Halitosis (Nach Bork et al. 1993)

Bakterieller Abbau von Gewebeteilen und Nahrungsresten

Erkrankungen des Atemtraktes
 Eitrige Bronchitis
 Bronchiektasen
 Lungenabszeß
 Lungenentzündung (Escherichia coli, Pseudomonas aeruginosa, Anaerobier)

Erkrankungen des Verdauungstraktes
 Retentionsdivertikel
 Zerfallende Karzinome im Ösophagus
 Achalasie
 Magenausgangsstenosen
 Ileus

Resorption von Stoffwechselprodukten und Giften
 Niedermolekulare Fettsäuren
 Ätherische Öle

Stoffwechselstörungen
 Urämie
 Diabetes mellitus
 Leberinsuffizienz

Fremdkörper im oberen Verdauungstrakt

Therapie. Ursächliche Therapie ist anzustreben. Symptomatisch Spülung mit adstringierenden oder desodorierenden Mundwässern, Kauen von Kaugummi, intensive Mundhygiene und Entfernung von Zahnstein.

Weiterführende Literatur

Allgemeines
Bengel W, Veltmann G (1986) Differentialdiagnostik der Mundschleimhauterkrankungen. Quintessenz, Berlin
Bork K, Hoede N, Korting GW (1993) Mundschleimhaut und Lippenerkrankungen. 2. Aufl. Schattauer, Stuttgart New York
Hornstein OP (ed) (1974) Entzündliche und systemische Erkrankungen der Mundschleimhaut. Thieme, Stuttgart
Kutcher MJ (Guest edit.) (1994) Oral manifestations in dermatologic disease. Seminars Dermatol 13:65–156
Laskaris G (1988) Color atlas of oral diseases. Thieme, Stuttgart
Pindborg JJ (1986) Atlas der Mundschleimhauterkrankungen. Hrsg. von P. Reichart, 5. Aufl. Dtsch Ärzteverlag, Köln
Scully C, Flint S (1989) An atlas of stomatology. Martin Dunitz, London
Shafer WG, Hine MK, Levy BM (eds) (1983) A textbook of oral pathology. 4th edn. Saunders, Philadelphia

Erkrankungen der Lippen
Crotty CP, Dicken CH (1981) Factitious lip crusting. Arch Dermatol 117:338–340
Ehlers G (1963) Zur Histogenese der Lippenschleimcysten. Z Hautk 34:77–92
Green RM, Rogers RS III (1989) Rosenthal syndrome: A review of 36 patients. J Am Acad Dermatol 21:1263–1270
Hornstein OP (1980) Melkersson-Rosenthal-Syndrom. In: Korting GW (Hrsg) Dermatologie in Praxis und Klinik, Bd 2. Thieme, Stuttgart, S 18.107–18.121
Kint A, De Brauwere D (1977) Cheilitis granulomatosa und Crohn'sche Krankheit. Hautarzt 28:319–321
Lattanand A, Johnson WS, Graham JH (1970) Mucous cyst (mucocele). Arch Dermatol 101:673–678
Melkersson E (1928) Ett fall av recidiverande facialispares i samband med angioneurotisk ödem. Hygiea 90:737–741
Miescher G (1945) Über essentielle granulomatöse Makrocheilie (Cheilitis granulomatosa). Dermatologica 91:57–85
Neuhofer J, Fritsch P (1984) Cheilitis granulomatosa (Melkersson-Rosenthal-Syndrome): Behandlung mit Clofazimin. Hautarzt 35:459–463
Nikolowski W (1956) Schleimzysten und sogenanntes Schleimgranulom der Unterlippe. Arch Klin Exp Dermatol 203:246–255
Ortega-Resinas M, Sanchez-Conejo-Mir J, Sanches-Pedreno-Guillen P et al. (1984) Congenital fistulas of the lower lip. Radiographic evaluation. Dermatologica 169:359–362
Picascia DD, Robinson JK (1987) Actinic cheilitis: A review of the etiology, differential diagnosis and treatment. J Am Acad Dermatol 17:255–264
Rosenthal C (1931) Klinisch-erbbiologischer Beitrag zur Konstitutionspathologie. Gemeinsames Auftreten von (rezidivierender familiärer) Fazialislähmung, angioneurotischem Gesichtsödem und Lingua plicata in Arthritismus-Familien. Z Neurol 131:475–500
Schoenfeld RJ, Schoenfeld FI (1977) Angular cheilitis. Cutis 19:213–216
Shuttleworth D, Graham-Brown RAC, Barton RPE (1985) Median nasal dermoid fistula. Clin Exp Dermatol 10:269–273
Sutton RL (1909) Cheilitis glandularis apostematosa (with case report). J Cutan Dis 27:151–154
Swerlik RA, Cooper PH (1984) Cheilitis glandularis: a re-evaluation. J Am Acad Dermatol 10:466–472
Tatnall FM, Dodd Hj, Sarkany I (1987) Crohn's disease with metastatic cutaneous involvement and granulomatous cheilitis. J Roy Soc Med 80:49–51
Thiele B, Mahrle G, Ippen H (1983) Cheilitis glandularis simplex. Hautarzt 34:232–234
Unna PG (1890) Über Erkrankungen der Schleimdrüsen des Mundes. Monatsschr Prakt Dermatol 11:317–321
Volkmann R (1870) Einige Fälle von Cheilitis glandularis apostematosa (Myxadenitis labialis). Virchows Arch Pathol Anat 50:142–144
Wirth H, Tilgen W (1980) Kongenitale paramediane Lippenfisteln. Hautarzt 31:610–612

Erkrankungen der Zunge, Gingiva und Mundhöhle
Aram H, Zidenbaum M (1983) Multiple hamartoma syndrome (Cowden's disease). J Am Acad Dermatol 9:774–776

Basker RM, Sturdee DW, Davenport IC (1978) Patients with burning mouths: the clinical investigation of causative factors including the climacteric and diabetes. Br Dent J 145:9–16

Braun-Falco O (1956) Zur Klinik der Tonsilla linguae heterotopica symmetrica. Dermatol Wschr 133:362–365

Brenner W, Hutterer J (1982) Cowden-Syndrom. Hautarzt 33:37–39

Browning S, Hislop S, Scully C et al. (1987) The association between burning mouth syndrome and psychological disorders. Oral Surg 64:171–174

Burckhardt A, Seifert G (1977) Morphologische Klassifikation der oralen Leukoplakien. Dtsch Med Wschr 102:223–229

Burgdorf WHS (1987) Autosomal dominant genodermatoses associated with cancer. Concepts Skin Disorders 8:16–22

Cannon AB (1935) Withe sponge nevus of the mucosa (naevus spongiosus albus mucosae). Arch Dermatol Syphilol 3:365–370

Collo D (1975) Differentialdiagnose der Makroglossie. Dtsch Ärztebl 39:2639–2698

Conant MA (1987) Hairy leukoplakia. A new disease of the oral mucosa. Editorial. Arch Dermatol 123:585–587

Cooke BED (1975) Median rhomboidal glossitis: candidiasis and not a developmental anatomaly. Br J Dermatol 93:399–405

Cotterill JA (1983) Clinical features of patients with dermatologic nondisease. Semin Dermatol 2:203–205

Dutrée-Meulenberg ROEM, Kozel MMA, van Joost Th (1992) Burning mouth syndrome: A possible etiologic role for local contact hypersensitivity. J Am Acad Dermatol 26:935–940

Giansanti JS, Waldron CA (1969) Peripheral giant cell granuloma: review of 720 cases. J Oral Surg 27:787–791

Gorsky M, Silvermann S, Chinn H (1987) Burning mouth syndrome: a review of 98 cases. J Oral Med 42:7–9

Greenberg M (1981) Clinical and histological changes of the oral mucosa in pernicious anaemia. Oral Surg 52:38–42

Haneke E (1980) Zungen- und Mundschleimhautbrennen. Carl Hauser, München

Hausamen JE (1975) Kryo-chirurgische Behandlung von Leukoplakien. Dtsch Zahnärztl Z 28:1032–1036

Hornstein OP (1978) Behandlung der Lingua villosa nigra. Hautarzt 29:455

Hornstein OP (1979) Klinik, Ätiologie und Therapie der oralen Leukoplakien. Hautarzt 30:40–50

Hornstein OP (1987) Isotretinoin bei oraler Leukoplakie. Dtsch Med Wschr 21:863–864

Hornstein OP, Schirner E, Schell H (1981) Prädilektionsstellen von Leukoplakien und Karzinomen der Mundschleimhaut. Dtsch Med Wschr 106:1168–1173

Joost Th van, Ulsen J van, Loon LAJ van (1988) Contact allergy to denture materials in the burning mouth syndrome. Contact Dermatitis 18:97–99

Jorgenson RI, Levin LS (1981) White sponge nevus. Arch Dermatol 117:73–76

Kimmig W, Mensing H, Seyfarth K et al. (1986) Orale "hairy" Leukoplakie. Frühsymptom bei HTLV III/LAV-Infektion. Dtsch Med Wschr 111:1394–1397

Kuhlwein A, Nasemann T, Jänner M (1981) Nachweis von Papillomviren bei fokaler epithelialer Hyperplasie Heck und die Differentialdiagnose zum weißen Schleimhautnävus. Hautarzt 32:617–621

Liebermann J, Lynfield Yl, Rosen P (1987) Noma. Cutis 39:501–502

Lloyd KM, Dennis M (1963) Cowden's disease. A possible new symptom complex with multiple system involvement. Ann Intern Med 58:136–142

Marks R, Simons MJ (1979) Geographic tongue - manifestation of atopy. Br J Dermatol 101:159–162

Marks R, Tait B (1989) HLA antigens in geographic tongue. Tissue Antigens 15:60–62

Moeller IOL (1851) Klinische Bemerkungen über einige weniger bekannte Krankheiten der Zunge. Dtsch Klinik 3:273–275

Salem OS, Steck WD (1983) Cowden's disease (multiple hamartoma and neoplasia syndrome). A case report and review of the English literature. J Am Acad Dermatol 8:686–696

Schwimmer E (1878) Szajür Önzenvi Nydktelepei (Leukoplakia buccalis). Grill, Budapest

Shelley WB (1981) Gingival hyperplasia from dental braces. Cutis 28:149–150

Slavin J, Taylor J (1987) Cyclosporin, nifedipine and gingival hyperplasia. Lancet i:739

Starink GM, Van der Veen JPW, Arwert F et al. (1986) The Cowden syndrome: a clinical and genetic study in 21 patients. Clin Genet 29:222–233

Takahara S (1952) Progressive oral gangrene probably due to lack of catalase in the blood (acatalasaemia). Report of nine cases. Lancet ii:1101–1104

Ullmann W, Hoffmann M (1981) Glossitis rhombica mediana. Eine Studie an 4422 dermatologischen Patienten. Hautarzt 32:571–574

Van Joost Th, van Uhlsen J, van Loon LAJ (1988) Contact allergy to denture materials in the burning mouth syndrome. Contact Dermatitis 18:97–99

Waal N van den (1986) Candida albicans in median phomboid glossitis: a post-mortem study. Int J Oral Maxillofac Surg 15:322–325

Waal I van den (1990) The burning mouth syndrome. Munksgaard, Copenhagen

World Health Organization Collaborating Centre for Oral Precancerous Lesions (1978) Definitions of leucoplakia and related lesions. Oral Surg 45:518–539

Sjögren-Syndrom

Alexander EL, Hirsch TJ, Arnett FC et al. (1982) Ro (SSA) and La (SSB) antibodies in the clinical spectrum of Sjögren's syndrome. J Rheumatol 9:239–246

Alexander EL, Provost TT (1987) Sjögren's Syndrome: Association of cutaneous vasculitis with central nervous system disease. Arch Dermatol 123:801–810

Daniels TE (1984) Labial salivary gland biopsy in Sjögren's syndrome: assessment as a diagnostic critery in 362 suspected cases. Arthritis Rheum 27:147–156

Gougerot H (1925) Insuffisance progressive et atrophie des glandes salivaires et muqueuses de la bouche, des conjonctives etc. Bull Soc Fr Dermatol Syphiligr 32:376

Provost TT, Ratric H III (1990) Autoantibodies and autoantigens in lupus erythematosus and Sjögren's Syndrome. Curr Probl Dermatol 2:151–197

Sjögren HSC (1933) Zur Kenntnis der Keratoconjunctivitis sicca (Keratitis filiformis bei Hypofunktion der Tränendrüsen). Acta Ophthalmol [Suppl] (Copenh) 2:1–151

Talal N, Moutsopoulos HM, Kassan SS (eds) (1987) Sjögren's syndrome: clinical and immunological aspects. Springer, Berlin

Aphthenerkrankungen einschließlich Morbus Behçet
Arbesfeld SJ, Kurban AK (1988) Behçet's disease. New perspectives on an engimatic syndrome. J Am Acad Dermatol 19:767–779
Behçet H (1937) Über rezidivierende, aphthöse, durch einen Virus verursachte Geschwüre am Mund, am Auge und an den Genitalien. Dermatol Wschr 105:1152–1157
Bork K (1987) Differentialdiagnose und Therapie der rezidivierenden Aphthen. Z Hautk 62:845–849
Braun-Falco O, Luderschmidt Ch, Wolff HH (1983) Die sterile Behçet-Pustel: eine typische Hautmanifestation des Behçet-Syndroms. Dtsch Med Wschr 108:820–825
Dündar SV, Gencalb U, Simsek W (1985) Familiar cases of Behçet's disease. Br J Dermatol 113:319–321
Ferguson MM, Hart DM, Lindsay R et al. (1978) Progesteron therapy for menstrually related aphthae. Int J Oral Surg 7:463–470
Firestein GS, Gruber HE, Weisman MH et al. (1985) Mouth and genital ulcers with inflamed cartilage: MAGIC syndrome. Am J Med 79:65–72
Gatot A, Tovi F (1984) Colchicine therapy in recurrent oral ulcers. Arch Dermatol 120:120–994
Genvo MF, Faure M, Thivolet J (1984) Traitement de l'aphthose par la thalidomide et la colchizine. Dermatologica 168:182–188
Grant SCD, Harrington CI, Harris SC (1989) Aphthous ulceration as a presentation of giardia lamblia infection. Br Dent J 166:457
International Study Group for Behçet's Disease (1990) Criteria for diagnosis of Behçet's disease. Lancet 335:1078–1080
Luderschmidt C, Wolff HH, Scherer R (1981) Aphthen. Histologische, immunfluoreszenz- und immunelektronenmikroskopische Studie zur Pathogenese. Hautarzt 32:359–364

Scully C, Porter S (1989) Recurrent aphthous stomatitis: Current concepts of aetiology, pathogenesis and management. J Oral Pathol Med 18:21–27
Touraine A (1941) L'aphthose. Grand aphthose. Bull Soc Fr Dermatol Syphiligr 48:61–103
Woodrow JC, Graham DR, Erans CC (1990) Case report. Behçet's syndrome in HLA-identical siblings. Br J Rheumatol 29:225–227
Zouboulis CC, Treudler R, Orfanos CE (1993) Morbus Adamantiades-Behçet – Therapeutischer Einsatz von systemischem rekombinanten Interferon-α-2a. Hautarzt 44:440–445

Pyostomatitis vegetans
Ballo FS, Camisa C, Allen CM (1985) Pyostomatitis vegetans. Report of a case and review of the literature. J Am Acad Dermatol 21:381–387
Hornstein O (1957) Zur Kenntnis der Pyo-(Rhino-)Stomatitis vegetans. Arch Klin Exp Dermatol 205:357–372
McCarthy D, Shklar G (1963) A syndrome of pyostomatitis vegetans and ulcerative colitis. Arch Dermatol 88:913–919
Van Hale HM, Rogers RS, Zone JJ et al. (1985) Pyostomatitis vegetans. Arch Dermatol 121:94–98

Angina
Becher W, Naumann HH, Pfalz CR (1982) Hals-Nasen-Ohren-Heilkunde. Thieme, Stuttgart
Brook I, Yocum P, Shah K (1980) Surface vs core-tonsillar aerobic and anaerobic flora in recurrent tonsillitis. JAMA 244:1696–1698
Cassingham RJ (1971) Infectious mononucleosis; a review of the literature, including recent findings on etiology. Oral Surg 31:610–623
Federspil P (1987) Moderne HNO-Therapie, 2nd edn. Ecomed, Landsberg
Pfeiffer E (1889) Drüsenfieber. Jb Kinderheilkd 29:257–264

Kapitel 34 Erkrankungen von Glans penis und Präputium

Inhaltsverzeichnis

Vorbemerkungen zur Physiologie 1079
Angeborene Anomalien 1080
    Heterotope Talgdrüsen. 1080
    Papillae coronae glandis 1080
Lentigo der Glans penis 1080
Nichtvenerische Kranzfurchenlymphangitis 1081
Kranzfurchenphlebitis 1082
Penisruptur 1082
Phimosen 1083
    Physiologische Phimose 1083
    Angeborene Phimose 1083
    Erworbene Phimose 1083
        Akute Phimose 1083
        Chronische Phimose 1084
    Paraphimose 1084
Balanitis und Balanoposthitis 1085
    Balanoposthitis acuta 1085
        Akute kontaktallergische Balanoposthitis. . . . 1085
        Akute infektiöse Balanoposthitis 1086
        Balanitis ulcerosa 1086
        Balanitis gangraenosa phagedaenica 1086
    Balanoposthitis chronica 1086
        Balanoposthitis diabetica. 1086
        Balanoposthitis candidomycetica 1087
        Balanitis erosiva circinata 1087
        Balanoposthitis chronica circumscripta benigna
           plasmacellularis. 1088
        Balanitis keratotica et pseudoepitheliomatosa . 1089
        Balanitis xerotica obliterans 1089
Craurosis penis–Lichen sclerosus et atrophicus . . . 1089
Bowenoide Genitalpapulose 1089
Akute Gangrän des männlichen Genitales 1091
Dequalinium- und Chlorquinaldolnekrose 1091
Diagnostische Leitlinien für andere chronische
    Erkrankungen im Präputialraum 1092
Weiterführende Literatur 1093

Diagnosestellung und Behandlung von Erkrankungen im Präputialraum stellen den Arzt immer wieder vor besondere Aufgaben und Schwierigkeiten. Erstens ist die Zahl der primären Erkrankungen nicht klein, zum anderen kommen Veränderungen im Präputialraum bei vielen anderen Erkrankungen der Haut oder der Schleimhäute als Begleitsymptome vor, und schließlich können auch die verschiedensten venerischen und nichtvenerischen Urethralinfektionen zu Begleitsymptomen im Präputialraum führen.

Vorbemerkungen zur Physiologie

Bei Unbeschnittenen stellt der Präputialraum einen kapillären Spaltraum zwischen Glans penis mit Sulcus coronarius und dem inneren Präputialblatt dar. Histologisch unterscheidet sich das innere nicht wesentlich vom äußeren Präputialblatt; es besteht aus einem epidermisartigen vielschichtigen und verhornenden Plattenepithel. Das subepitheliale Bindegewebe ist besonders locker und gefäßreich; es neigt daher rasch zu Ödem bei entzündlichen Zuständen.

Präputialraum. Physiologisch verhält sich der Präputialraum wie ein intertriginöser Raum, also ein Körperareal, wo Haut auf Haut liegt. So ist er gekennzeichnet als feuchtwarmer Raum mit höherer Temperatur, höherem Feuchtigkeitsgrad, Neigung zu mehr alkalischen pH-Werten an der Oberfläche und, bei mangelhafter Hygiene, Liegenbleiben von Hautausscheidungen wie Hornzellen, Schweiß und Talg.
Die normale *mikrobielle Besiedlung des Präputialraumes* ist nicht einheitlich und schwankt in ihrer Qualität und Quantität individuell. Besonders reichlich findet man koagulase-negative Staphylokokken, daneben Propionibacterium acnes und besonders den für den Präputialraum recht typischen Bacterioides melanogenicus, dessen nosologische Bedeutung nicht sicher abgeklärt ist. Bei freiliegender Glans, wie bei Beschnittenen, ist die Keimbesiedlung quantitativ wesentlich geringer. Auch pathogene Keime wie koagulase-positive Staphylokokken, Escherichia coli, Proteus mirabilis oder Pseudomonas aeruginosa sind nicht selten im Präputialraum anzutreffen. Möglicherweise kommt es besonders bei Patienten, die sich mit antiseptischen Seifen reinigen, welche ihrerseits vorwiegend grampositive Erreger treffen, zu einer Änderung der Oberflächenflora mit Vermehrung gramnegativer Bakterien im Präputialraum. Es ist daher verständlich, daß infolge von Sekretstauung im Präputialraum durch Eigen- und Fremdsekrete günstige Voraussetzungen für infektiöse Entzündungen durch Bakterien, Viren oder Pilze gegeben sind. Diese werden durch mangelhafte Hygiene und phimotische Zustände gefördert.

Smegma. Das sich im Präputialraum ansammelnde Smegma besteht nicht nur aus Lipoiden, sondern auch aus abgeschilferten verhornenden Epithelzellen. Im Tierversuch hat es karzinogene Effekte.

Angeborene Anomalien

Es sollen hier nicht die verschiedenen Formen von Hypospadie besprochen werden, sondern nur auf die Haut beschränkte Anomalien, die den davon Betroffenen oft plötzlich beunruhigen und zum Arzt führen.

Heterotope Talgdrüsen

Synonym. Ektopische Talgdrüsen

Ebenso wie in der Mundhöhle können ektopische Talgdrüsen auch am inneren Präputialblatt vorkommen. Es handelt sich um 1–3 mm große, gelbe reaktionslose Knötchen, die oft in größerer Zahl vorhanden sind. Auch die am Frenulum sitzende *Tyson-Drüsen* sind freie Talgdrüsen.

Therapie. Aufklärung des Patienten über die Harmlosigkeit des Befundes.

Papillae coronae glandis

Synonyme. Hirsuties papillaris penis, hirsutoide Penispapillome

Auch hier handelt es sich um eine Erscheinung ohne Krankheitswert. Am proximalen Rand der Glans, vor ihrem Übergang in den Sulcus coronarius, findet man einen ein- oder mehrreihigen Saum papillärer, weißlichroter, feiner, ganz regelmäßiger Exkreszenzen, die teilweise vaskularisiert erscheinen. Diese feingezahnten Papillen stellen einen Normalbefund dar, der allerdings nicht allzu häufig ist.

Therapie. Aufklärung des Patienten.

Lentigo der Glans penis

Definition. Gutartige rein makulöse pigmentierte Hautveränderung unterschiedlicher Farbintensität mit geringer Wachstumstendenz durch erhöhte Aktivität von Melanozyten. Identisch mit *Lentigo der Vulva* und *Lentigo der Lippen.*

Vorkommen. Meist im jugendlichen oder frühen Erwachsenenalter. Es handelt sich um vermehrte Melaninbildung durch Melanozyten, die morphologisch normal aussehen und zahlenmäßig normal oder gering vermehrt erscheinen.

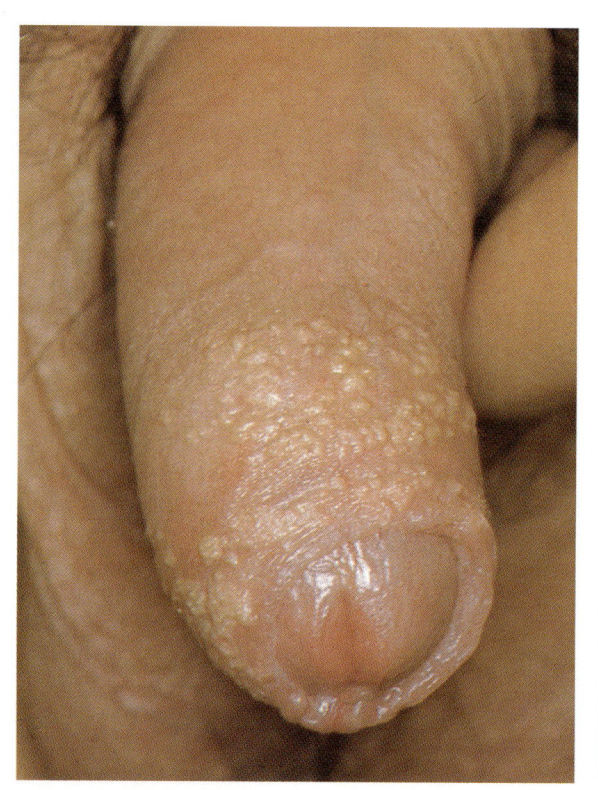

Abb. 34.1. Heterotope Talgdrüsen

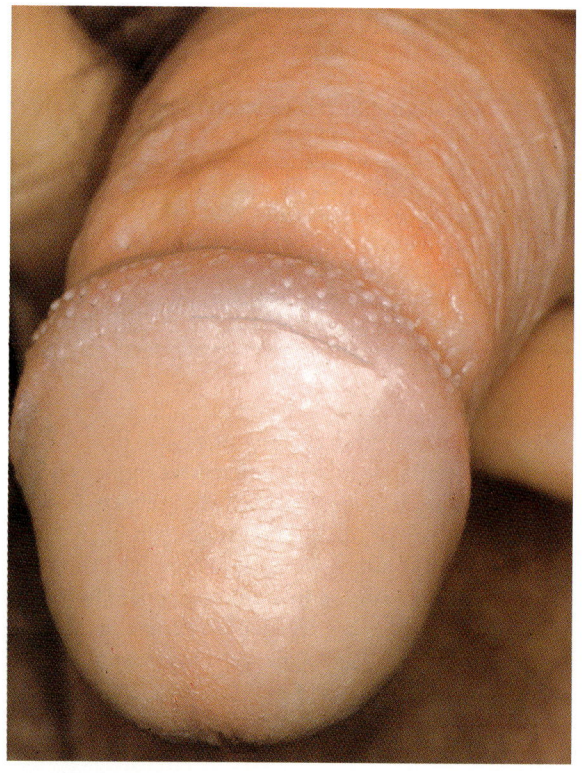

Abb. 34.2. Papillae coronae glandis

Klinik. Langsam entwickeln sich an der Glans penis braune Flecken, die an Größe zunehmen, scharf begrenzte bizarr konfigurierte mittel- und dunkelbraun gefleckte Herde bilden, konfluieren und auch auf das innere Präputialblatt übergreifen können. Die Entwicklung erfolgt langsam über Jahre und Jahrzehnte.

Histopathologie. Unregelmäßige leichte Akanthose der Epidermis mit starker basaler Hyperpigmentierung und typischen Melanozyten ohne nestförmige Aggregation. Elektronenmikroskopisch zeigen sich in den Basalzellen vermehrt einzeln membranumgebene Melanosomen, wie sie sonst typisch sind für Menschen mit schwarzer Haut.

Verlauf. Die Bildung ist gutartig; bei atypischer Lentigo (initiales Melanoma in situ) ist die Anamnesedauer meist wesentlich kürzer. Lentigo der Glans kann sich großflächig entwickeln, bleibt unregelmäßig pigmentiert und häufig bizarr konfiguriert.

Differentialdiagnose. Auszuschließen ist das initiale akrolentiginöse maligne Melanom, welches bei Menschen bis zum 30. Lebensjahr nur sehr selten vorkommt. In jedem Zweifelsfall ist Biopsie indiziert.

Therapie. Wenn möglich, Vermeidung verstümmelnder operativer Eingriffe. Entweder regelmäßige Kontrolle oder oberflächliche Koagulation mit Diathermie, Argon- oder CO_2-Laser.

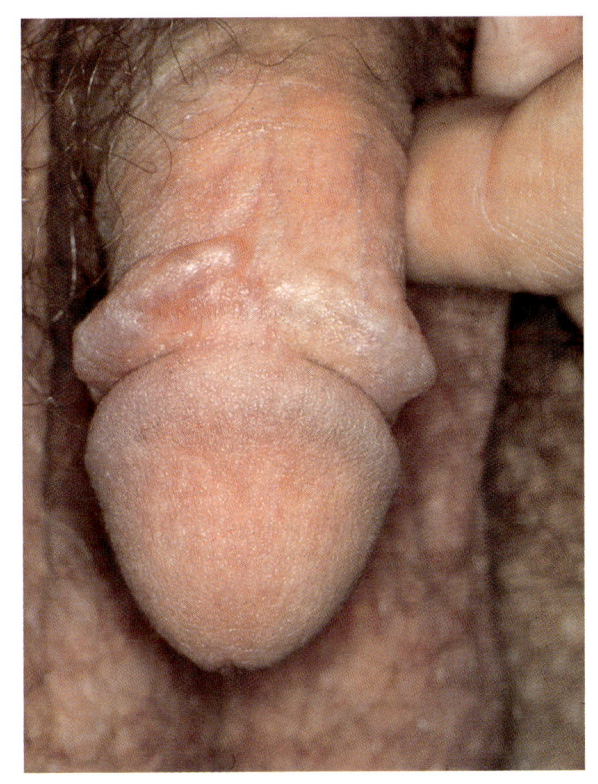

Abb. 34.3. Kranzfurchenlymphangitis

Nichtvenerische Kranzfurchenlymphangitis

Synonyme. Nichtvenerische sklerosierende Lymphangitis des Penis, nichtvenerische plastische Lymphangitis des Sulcus coronarius, zirkuläre indurierte Lymphangitis, Lymphangiectasis penis, Lymphozele, vorübergehende Lymphangiektasie des Penis

Definition. Meist durch Geschlechtsverkehr ausgelöste, blande, strangförmige ektatisierende Lymphangitis proximal der Glans penis.

Vorkommen. Nicht selten, meist bei jüngeren Männern.

Ätiopathogenese. Meist im Anschluß an forcierten Geschlechtsverkehr, angeblich aber auch als Auswirkung anderer Störungen (Chlamydienurethritis, Fokalinfekte, chronische Prostatitis) kommt es akut zur Entwicklung einer wurstförmigen prall-zystischen Strangbildung unterhalb des inneren Präputialblattes. Die pathogenetische Zuordnung dieser Veränderung ist nicht ganz sicher möglich. Meistens handelt es sich um varizenartig erweiterte Lymphräume mit einer nur geringfügigen entzündlichen Begleitreaktion im Sinne einer Kranzfurchenlymphangitis. Nicht selten zeigt aber auch die histologische Untersuchung, daß es sich nicht um eine Lymphangitis, sondern um eine obliterierende Endophlebitis im Sinne eines Teilsymptomes der Mondor-Krankheit oder um eine obturierende *Lymphangiofibrosis thrombotica occlusiva* handelt.

Klinik. Akut kommt es zur Ausbildung einer hautfarben-weißlichen, zur Längsachse des Penis quer oder schräg verlaufenden 1–2 cm langen wurstförmigen Strangbildung, die bei Anspannung des inneren Präputialblattes glasig durchscheint und ektatisch wirkt. Das innere Präputialblatt kann gut abgehoben werden; stärkere Entzündungserscheinungen fehlen.

Symptome. Meist keine. Gelegentlich leichtes Ödem des inneren Präputialblattes. Die Patienten sind durch die ungewohnte Bildung besorgt.

Histopathologie. Eine Biopsie sollte wegen möglichem starken konsekutiven Penisödem nicht in frühen Entwicklungsphasen vorgenommen werden. In typischen Fällen erweiterte Lymphräume (zystische Lymphvarizen) mit geringfügiger Entzündung. Meistens wird die

Stelle, an der es zur obliterierenden Endolymphangitis gekommen ist, nicht sicher getroffen.

Verlauf. Spontane Rückbildung in einigen Wochen, Komplikationen sind nicht bekannt. Nach Manipulationen kann es zu stärker entzündlichen Veränderungen, sogar mit Ulzeration, kommen.

Differentialdiagnose. Die strangförmige oberflächliche Phlebitis im Sinne der Mondor-Krankheit ist abzugrenzen. Diese ist allerdings gekennzeichnet durch etwas gröbere, kordelförmig harte Stränge im Vorhautraum, die nicht so pseudozystisch und glasig erscheinen. Lymphangitis dorsalis penis als Begleitsymptom eines Primäraffektes bei Lues I verläuft entsprechend der Längsachse des Penis und ist wesentlich derber. Untersuchung auf Lues ist angeraten.

Therapie
Innerlich. Therapie meist nicht nötig; sonst nichtsteroidale Antiphlogistika wie Azetylsalizylsäure, Diclofenac oder Indometazin.
Äußerlich. Nicht erforderlich, da Spontanheilung. Aufklärung des Patienten; eventuell Heparin- oder Heparinoidexterna.

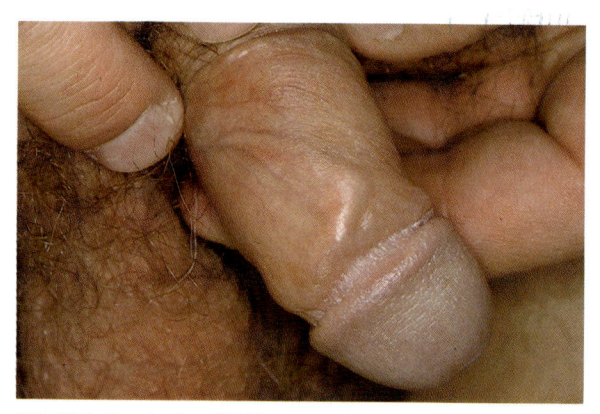

Abb. 34.4. Kranzfurchenphlebitis

Kranzfurchenphlebitis

[Braun-Falco 1953]

Synonym. Strangförmige oberflächliche Phlebitis am Penis

Definition. Umschriebene zirkuläre, strangförmige, blande obliterierende Thrombophlebitis und Periphlebitis oberhalb der Kranzfurche.

Vorkommen. Selten. Entweder spontan oder als Teilsymptom der Mondor-Krankheit oder zusammen mit strangförmigen oberflächlichen Phlebitiden in anderer Lokalisation.

Ätiopathogenese. Ursache unbekannt. Fokalinfektionen, chronische Prostatitis und mechanische Belastung beim Geschlechtsverkehr wurden angeschuldigt.

Klinik. Der klinische Befund entspricht bis auf die Palpation etwa dem der Kranzfurchenlymphangitis. Meist bemerkt der Patient plötzlich mit oder Präputialödem nach Reponieren des Präputiums ein kranzartig verlaufendes strangförmiges Gebilde, das sich 1–2 cm weit als derber kordelförmiger Strang unter dem inneren Präputialblatt palpieren läßt. Die dar-

überliegende Haut ist normal. Gleichzeitig können ein Morbus Mondor (strangförmige oberflächliche Phlebitis entsprechend der V. thoracoepigastrica, s. S. 833) oder strangförmige oberflächliche Phlebitiden in anderer Lokalisation bestehen.

Symptome. Im allgemeinen keine.

Histopathologie. Obliterierende Endophlebitis mit Kollagenisation des erkrankten Gefäßes. Die Abgrenzung von fibrosierender Kranzfurchenlymphangitis kann in den Endstadien schwierig sein. Elastikafärbung hilft bei der Differenzierung.

Verlauf. Spontanrückbildung in einigen Wochen.

Differentialdiagnose. In erster Linie Abgrenzung von der Kranzfurchenlymphangitis. Hier ist das zirkulär verlaufende varizenartig ektatische Lymphgefäß mehr glasig durch die Haut durchscheinend und von pseudozystischer Konsistenz.

Therapie. Aufklärung des Patienten. Wegen Spontanheilung Behandlung nicht notwendig; Versuch mit heparin- oder heparinoidhaltigen Externa.

Penisruptur

Definition. Penisruptur entsteht durch stumpfes Trauma auf den erigierten Penis, ist durch Einriß der Tunica albuginea bedingt und kann mit einem ausgedehnten Hämatom verbunden sein.

Vorkommen. Sehr selten.

Klinik. Meist entwickelt sich Penisruptur während eines forcierten Geschlechtsverkehrs. Nach einem unmittelbar relativ lokalisierten Schmerz kann sich ein massives Hämatom im Rupturbereich entwickeln oder sich diffus auf Penis, Skrotum, Unterbauch und darüber hinaus ausbreiten.

Diagnose. Mit der Kavernosonographie. Hämaturie kann auf Mitverletzung der Harnröhre hindeuten.

Therapie. Überweisung zum Urologen. Chirurgische Versorgung sollte sofort erfolgen, da konservative Behandlung mit kalten Umschlägen oder Kompressionsverbände meist nicht zu günstigen Resultaten führt, beispielsweise zu Narbenkontraktur mit Penisdeviation.

Phimosen

Unter Phimose versteht man eine zu enge Vorhaut, wodurch deren Zurückziehen erschwert ist. Folgen sind Smegmastau, Bildung von *Smegmolithen* (pflastersteinartigen weißlichen Auflagerungen von Smegmakonkrementen auf der Glans penis) und entzündliche Veränderungen *(Balanoposthitis)*. Phimose soll auch präkanzeröse Zustände und die Entwicklung von Peniskarzinomen fördern.
Bei *vollständiger Phimose* läßt sich die Vorhaut überhaupt nicht reponieren. Bei *unvollständiger Phimose* macht das Reponieren der Vorhaut lediglich bei Erektion Schwierigkeiten; hier ist die Gefahr der Entwicklung einer Paraphimose gegeben.

Physiologische Phimose

Bei Neugeborenen sind Glans penis und inneres Präputialblatt meist noch miteinander verklebt. Normalerweise löst sich diese epitheliale Verbindung im ersten Lebensjahr durch Degenerationsvorgänge in den Glans und Präputium verbindenden Epithelschichten unter Bildung von Epithelperlen, die sich im Zuge der beiderseitigen normalen Verhornung der Epidermis entwickeln und epitheltrennend wirken. Nicht immer erfolgt die Lösung des Päputiums von der Glans bereits im ersten Lebensjahr; sie kann auch erst im Pubertätsalter vollständig werden. Diesen physiologischen Zustand hat man auch als *Pseudophimose* bezeichnet.
Unter *adhäsiver Phimose* versteht man den Zustand, daß die physiologische Adhäsion zwischen innerem Präputialblatt und Glans erhalten bleibt. Es wird darauf hingewiesen, daß dieser Zustand auch vererbt werden kann. Hier kommt nur operative Korrektur in Betracht.

Angeborene Phimose

Diese manifestiert sich meist als ein zu langes rüsselförmiges, nicht reponierbares Präputium, als hypertrophische Phimose, seltener als eine zu kurze Vorhaut und zu enge Präputialöffnung, die dann auch nicht reponierbar ist.

Verlauf. Durch angeborene Phimosen können Harnabfluß und Erektion behindert werden. Beim Urinieren verteilt sich Urin in dem kapillaren Spalt des Präputialraumes und führt leicht zu entzündlichen Reaktionen *(Balanoposthitis)*, da Säuberung nur schwer möglich ist. Peniskarzinome treten fast ausschließlich bei Männern mit angeborener Phimose auf.

Therapie. Bei leichteren Formen der physiologischen Phimose genügt vorsichtige Reposition des Präputiums beim Baden des Säuglings und nachfolgende Einfettung. Bei allen Formen angeborener Phimosen, bei denen das Präputium nicht ohne Schwierigkeiten reponierbar ist, sollte möglichst frühzeitig eine Zirkumzision vorgenommen werden. Nur so wird späteren Schwierigkeiten bei der Kohabitation vorgebeugt und eine wirksame Karzinomprophylaxe betrieben.

Erworbene Phimose

Meist besteht bei den betreffenden Patienten bereits eine unvollständige angeborene Phimose. Hinzu kommen entzündliche oder degenerative Vorgänge verschiedenster Ursache, welche dazu führen, daß das Präputium nicht mehr reponierbar ist.

Akute Phimose

Sie ist stets entzündlich und entsteht meist durch eine akute entzündliche Veränderung im Präputialraum. Hinzu tritt erhebliches Ödem, das auf das äußere Vorhautblatt übergreift und das Penisende birnenförmig auftreibt. Aus der entzündlich-geschwollenen Präputialöffnung fließt eitriges Sekret ab. Wichtig ist exakte Ursachenanalyse. Häufige Ursachen sind:
- Smegmazersetzung mit akuter bakterieller Balanoposthitis
- akute Gonorrhö mit Begleitbalanoposthitis
- Syphilis: Primäraffekt mit Begleitbalanoposthitis
- Ulcus molle mit Begleitbalanoposthitis
- Herpes simplex am inneren Präputialblatt
- fixes Arzneimittelexanthem
- Condylomata acuminata

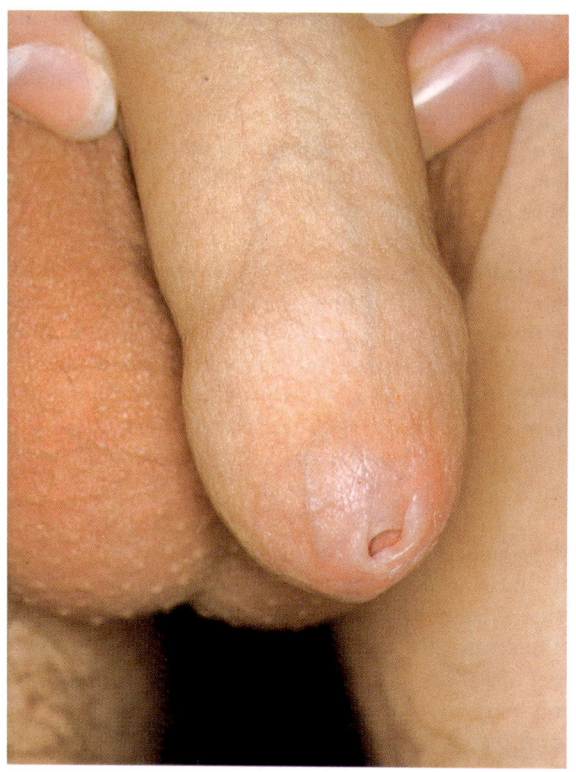

Abb. 34.5. Phimose

Therapie. Bei akuter entzündlicher Phimose bleibt die Ursache hinter dem ödematisierten und nicht reponierbaren Präputium zunächst verborgen. Hier wird man sich unverzüglich zur Dorsalinzision in Peniswurzelanästhesie entschließen, um die Ursache festzustellen. Nach der Dorsalinzision muß aber wegen des kosmetisch unbefriedigenden Abheilungszustandes zu gegebener Zeit eine Zirkumzision folgen. Man kann auch versuchen, durch Hyaluronidaseinjektionen in die ödematisierte Präputialhaut ein rasches Abfließen des Präputialödems zu bewirken, um die Phimose zu beseitigen und die verursachende Grunderkrankung erkennen und behandeln zu können. Es sollte aber in jedem Fall einer möglichen Infektionsausbreitung breitbandantibiotisch vorgebeugt werden. Im übrigen Behandlung der Grunderkrankung und Säuberung des Präputialraumes durch Bäder mit antiseptischen Zusätzen, vorsichtige lokale Desinfektion und Trokkenlegen des Vorhautraumes (Einlegen eines Gazestreifens).

Bei chronischen erworbenen Phimosen ist die verursachende Dermatose klinisch oder durch histologische Untersuchung zu erkennen und entsprechend zu behandeln. Meist ist Zirkumzision angeraten.

Chronische Phimose

Sie entwickelt sich mit langsamer Verengung der Vorhaut, wenn im Bereich des Präputiums Schrumpfungs- oder Sklerosierungsvorgänge auftreten. Dies kommt vor bei Lichen sclerosus et atrophicus oder Sclerodermia circumscripta. Auch kann es bei Patienten mit angeborener Phimose im Verlauf der Kohabitation zu schmerzhaften Rhagaden oder Einrissen im Bereich der Umschlagszone von äußerem zu innerem Präputialblatt mit anschließender chronisch-fibrosierender Entzündung kommen. Diese *Präputialringfibrose* ist vom Lichen sclerosus et atrophicus abzugrenzen. Chronische Entzündungen im Bereich von Glans, Sulcus coronarius und innerem Präputialblatt können ebenfalls zu einer chronischen entzündlichen Phimose Veranlassung geben. Diese Veränderung beobachtet man besonders bei älteren Männern mit chronischer Balanitis infolge mangelhafter Hygiene oder bei Diabetikern mit chronischer Candidabalanitis.

Symptome. Akute Phimose ist ein für den Patienten schmerzhafter und bedrohlich wirkender Zustand, der rasche Hilfe notwendig macht. Chronische Phimose verursacht langsam zunehmende Beschwerden infolge mangelhafter Hygienemöglichkeit bei zunehmender Entzündungsbereitschaft.

Paraphimose

Definition. Akuter Zustand, bei dem sich das hinter die Eichel zurückgestreifte phimotische Präputium nicht mehr nach vorn reponieren läßt; nicht selten im Anschluß an Kohabitation oder entsprechende Handlungen bei erigiertem und leicht entzündetem Glied; ferner bei angeborenen oder erworbenen Phimosen.

Pathogenese. Wenn der Patient das Präputium zurückzieht, schnürt sich der verengte Präputialring hinter der Eichel im Sulcus coronarius ein und staut den Blutrückfluß aus der Glans penis. Der hinter der Eichel fixierte Schnürring verhindert ein Vorschieben der Vorhaut. Die zustande gekommene Paraphimose ist gefürchtet, weil sich meist akut eine stärkere Schwellung und blaurote Verfärbung der Eichel mit entzündlich, ödematös, wulstförmig aufgetriebener Vorhaut entwickelt. Die Störungen der Durchblutung und Infektion können zu gangränösem Zerfall der Glans penis führen *(akute Genitalgangrän)*.

Klinik. Die Glans ist meistens blaurot verfärbt und geschwollen. Dahinter sieht man kragenförmige („spanischer Kragen"), einfache oder doppelte ringförmige Schwellung der Vorhautblätter.

Symptome. Starke Schmerzen sind möglich.

Balanitis und Balanoposthitis

Unter Balanoposthitis versteht man entzündliche Veränderungen der Glans *(Balanitis)* und des inneren Präputialblattes *(Posthitis)* durch verschiedene Ursachen. Eine prädisponierende Rolle spielen Faktoren wie angeborene Phimose, mangelhafte oder übertriebene Hygiene, Reiben von Kleidung, ferner auch Stoffwechselstörungen wie Diabetes mellitus oder reduzierte allgemeine Widerstandskraft, z.B. bei HIV-Infektion. Balanoposthitis kommt bei Menschen, die sich täglich reinigen sowie bei Beschnittenen weniger häufig vor. Auslösende Faktoren sind mikrobielle Infektionen, Kontaktallergie oder Traumatisierung.
Unabhängig von ihrer Ätiologie ist es zweckmäßig, eine akute von einer chronischen Balanoposthitis abzugrenzen.

Balanoposthitis acuta

Diese nimmt meist ihren Ausgang von der Gegend des Sulcus coronarius. Akut entwickeln sich Rötung und Schwellung, die auf Glans und inneres Präputialblatt übergreifen. Besonders bei bakterieller Ätiologie kann es zur Entleerung von serösem oder serös-eitrigem Sekret und sekundär zu entzündlicher Phimose oder Paraphimose kommen.
Die Ursachen sind vielfältig: Trauma, toxische Noxen, Smegmaretention, Kontaktallergien und Infektionen.
Verletzungen oder Friktionstraumen können zu umschriebener Rötung oder Ödem führen. Seifen oder Detergenzien sowie vaginale Sekrete im Präputialraum können infolge mangelhafter Hygiene oder auch übertriebener Reinigungsprozeduren zu einer Irritation der Glans und des inneren Präputialraumes und so zur Entwicklung einer akuten Balanitis führen.
Auch an örtlich aufgetragenen toxisch wirkende Aphrodisiaka (spanische Fliegen, Senföl) ist zu denken. Ferner wird nach Podophyllintherapie von Condylomata acuminata akute toxische Balanitis beobachtet.

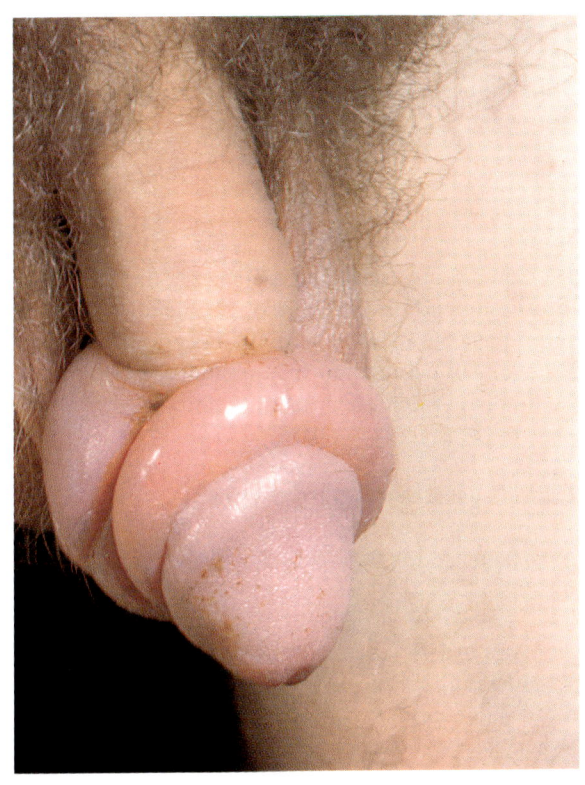

Abb. 34.6. Paraphimose

Verlauf. Gefahr der Nekrose des Präputialringes, daher sofortiges Eingreifen notwendig.

Therapie. Kurzfristig bestehende Paraphimose kann man konservativ zu beseitigen versuchen. Nach vorheriger Applikation eines Spasmolytikums (z.B. Buscopan Suppositorium) komprimiert man den Penis mit der Hand unter zunehmendem Druck mehrmals von distal nach proximal, bis man einen Ödemschwund erreicht hat. Manchmal kann man dann mit dem Klingelknopfgriff die Eichel wieder durch die strangulierende Vorhaut zurückschieben. Dazu nimmt man das Penisende zwischen den 2. und 3. Finger und drückt mit dem Daumen die Glans durch die Präputialöffnung zurück.
Bei nicht allzulang bestehender Paraphimose kann man auch durch Hyaluronidaseinjektionen das Ödem zum Abfluß bringen und dann die mechanische Reponierung der Vorhaut erreichen. Antibiotischer Schutz ist dabei erforderlich. Schließlich bleiben nur Skarifikation oder Stichelung mittels steriler Kanüle in Leitungsanästhesie, nachfolgendes Auspressen des Ödems und anschließende Reponierung, oder aber chirurgische Durchtrennung des Schnürringes über einer Sonde mit späterer Zirkumzision.

Akute kontaktallergische Balanoposthitis

Sie ist relativ selten. Man muß daran denken, wenn Externa im Vorhautraum verwendet wurden, welche sensibilisierende kontaktallergische Substanzen enthalten.
Als *Kontaktallergene* kommen in Betracht: Antikonzipienzien (Vehikel, Spermizide), Deodoranzien (Vehikel, Desinfektionsmittel), Desinfektionsmittel (Formaldehyd, quarternäre Ammoniumbasen, Salizylanili-

de, Hexachlorophen), Medikamente (Antibiotika, Sulfonamide). Kontaktallergien gegen Kondome (Latex, Gummialterungsschutzstoffe, Vulkanisierbeschleuniger im Kondomgummi) oder gegen Spermizide äußern sich zumeist auch in einer Kontaktdermatits an der Penishaut.

Akute infektiöse Balanoposthitis

Sie ist nie monokausal, sondern entwickelt sich meist auf dem Boden obengenannter prädisponierender Zustände. Auch sie entsteht plötzlich, führt zu entzündlicher Rötung und Ödem, nicht selten auch zu entzündlicher Phimose. Durch die stärker exsudativen Vorgänge kommt es hier gewöhnlich rasch zur Entwicklung eines gelblich-eitrigen Sekrets. Auch die subjektiven Beschwerden (Brennen) sind stärker.

Die akute infektiöse Balanoposthitis muß oft als *Begleitbalanoposthitis* angesehen werden, da sie sich auf dem Boden von gestauten Sekreten im Präputialraum entwickelt und insofern eine vielfältige Ätiologie besitzt. Zu denken ist nicht nur an Faktoren wie Smegmaretention, Sekretstauung, vaginale Sekrete oder mangelhafte Hygiene, sondern auch an nichtvenerische und venerische Urethritisformen. Die aus der Urethra austretenden Sekrete verteilen sich im Präputialraum, führen zu Mazeration des Epithels und fördern so eine Infektion.

Auch Primäraffekt bei Syphilis, Ulcera mollia oder Karzinom im Präputialraum können zu Begleitbalanoposthitis und entzündlicher Phimose Veranlassung geben. Bakteriologische Untersuchung ist angezeigt.

Ätiopathogenese. Einige Autoren halten immer noch die Fusospirillose (Plaut-Vincent-Organismen) für die Erreger der akuten infektiösen Balanoposthitis. Man muß aber bedenken, daß bereits im Smegma neben Smegmabazillen eine vielseitige Flora nachweisbar ist. Im Balanitiseiter sind diese Keime angereichert, auch Spirochäten (Spirochaeta balanitidis, Spirochaeta refringens, Spirochaeta celerima), ferner koagulasepositive Staphylokokken, Streptokokken oder gramnegative Bakterien. Letztere und Plaut-Vincent-Organismen sollen besonders für erosive und ulzeröse Veränderungen verantwortlich sein.

Feuchtwarmes Milieu im Präputialraum und Störungen der epithelialen Integrität sind für die Auslösung solcher Erkrankungen wichtig.

Verlauf. Nicht immer bleibt es bei Rötung, Schwellung und serös-eitriger Sekretion. Vielmehr können sich besonders bei Phimose und Infektion mit Plaut-Vincent-Organismen oder gramnegativen Bakterien Exkoriationen vorzugsweise am Frenulum und am Sulcus coronarius, aber auch an Glans und innerem Präputialblatt ausbilden, die bald in Ulzerationen übergehen.

Balanitis ulcerosa

Die Erkrankung ist sehr schmerzhaft, akut und wegen ihres weiteren Fortschreitens ernstzunehmen. Die Ulzerationen können gangränös oder phagedänisch werden. Auf sekundären Immunmangel, beispielsweise durch HIV-Infektion ist zu achten.

Balanitis gangraenosa phagedaenica

Synonyme. Akute Penisgangrän, phagedänische Balanitis

Sie kann in 1–2 Tagen zur akuten Gangrän des Penis Veranlassung geben.

Stets verlaufen diese schweren Formen mit schmerzhaften, mäßig starken Schwellungen der Lymphknoten und Temperaturerhöhung oder Fieber.

Differentialdiagnose. Wichtig ist bei jeder akuten Balanitis die Inspektion des ganzen Präputialraumes, um verursachende Faktoren (Primäraffekt bei Lues, Ulcus molle, Herpes simplex, fixes Arzneimittelexanthem) zu erkennen. Bei Balanitis erosiva ist an luischen Erosivschanker zu denken, bei Balanitis ulcerosa an Ulcus molle. Erosionen oder Ulzerationen im Verlauf eines Herpes simplex sind polyzyklisch begrenzt, stehen gruppiert und sind schmerzhaft, auch an phagedänischen Herpes simplex bei Immunmangel (HIV-Infektion) ist zu denken.

Balanoposthitis chronica

Chronische Balanoposthitis ist ebenfalls eine polyätiologische Erkrankung. Die nosologischen Überlegungen gehen in die gleiche Richtung wie bei akuter Balanoposthitis. Insbesondere aber ist an folgende Erkrankungen zu denken:

Balanoposthitis diabetica

Chronischer Diabetes mellitus fördert infolge erhöhten Zuckergehaltes der Haut besonders in intertriginösen Räumen entzündliche Reaktionen. Kommt mangelhafte Hygiene hinzu, so kann es leicht zu Intertrigo kommen. Entwickelt sich diese im Bereich des

Präputialraumes, so liegt eine chronische Balanoposthitis diabetica vor. Diese manifestiert sich als subakut bis chronisch verlaufende entzündliche Reaktion mit eigentümlichen düsterroten Farbtönen.

Diagnose. Mikrobiologische Untersuchung ergibt vielfach pathogene Bakterien oder Candida albicans. Sobald sich weißliche Beläge im Sulcus coronarius oder auf der Glans nachweisen lassen, ist Candidabalanoposthitis sehr wahrscheinlich.

Balanoposthitis candidomycetica

Die Candidabalanoposthitis ist in den letzten Jahren sehr viel häufiger geworden. Sie kommt nicht nur bei älteren Männern mit Diabetes mellitus vor; vielmehr erkranken auch jüngere Männer, deren Partnerinnen unter langfristiger Zufuhr von Ovulationshemmern vielfach Candidainfektion der Scheide (Candidakolpitis) aufweisen, welche beim Geschlechtsverkehr übertragen werden kann.

Als begünstigende Faktoren sind bekannt:
- Phimose, mangelhafte Genitalhygiene
- entzündliche Erkrankungen im Präputialraum
- Fluor urethralis
- Grundkrankheiten wie Diabetes mellitus, Gicht, Oxalurie, Leukämien, Immundefekte (besonders HIV-Infektion)
- örtliche Glukokortikoidtherapie über längere Zeit
- Langzeittherapie mit Ovulationshemmern, Glukokortikoiden, Immunsuppressiva oder Zytostatika

Klinik. Bei chronischer Balanoposthitis machen im Präputialraum typische weißliche Pusteln oder colleretteartig schuppende oder gerötete, mit magermilchfarbenem Soorbelag bedeckte Herde die Diagnose leicht. Nach anderen Manifestationen (Intertrigo candidomycetica, enterale Kandidose) ist zu suchen.

Diagnose. Im Nativpräparat können Pseudomyzelien und Sporen mikroskopisch nachgewiesen werden. Die Kultur ergibt Wachstum von Candida albicans. Stuhlkontrolle auf Candidabefall des Darmes.

Therapie. Jede therapeutische Maßnahme sollte berücksichtigen, daß das feuchtwarme Milieu des intertriginösen Präputialraumes Infektionen und entzündliche Reaktionen verschiedenster Art begünstigt. Aus diesen anatomischen und funktionellen Gegebenheiten resultiert auch die Empfehlung zur Zirkumzision im Säuglingsalter. Bei beschnittenen Männern kommt Peniskarzinom nur selten vor.

Innerlich. Nur bei infektiöser Balanoposthitis durch Bakterien oder Fusospirillen, Mykoplasmen oder Trichomonaden notwendig. Die Behandlung richtet sich nach dem Erregernachweis und nach der Resistenzbestimmung.

Äußerlich. Bei geringfügigen Verlaufsformen von Balanoposthitis genügt äußerliche Behandlung. Alle Maßnahmen, die Sekretstauung und Mazeration im Präputialraum fördern, sind zu vermeiden. Man wird also differente Medikamente wie Antibiotika oder Antimykotika nicht in fettenden Vehikeln (Fettsalben, Wasser-in-Öl-Emulsionen) anwenden, sondern in Form von weniger fettenden Cremegrundlagen (Öl-in-Wasser-Emulsionen), Lotionen oder als Puder. Wichtig ist das Einlegen eines Mullstreifens (Mullbinde 4 cm breit, einmal gefaltet über die Eichel zur Sekretaufnahme). Bei allen stärker entzündlichen erosiven oder ulzerösen Balanitisformen ist zunächst feuchte Behandlung zweckmäßig. Tägliche Gliedbäder bei zurückgestreifter Vorhaut mit desinfizierenden Lösungen wie Chinolin (Chinosol 1:1000), sehr stark verdünnte Kaliumpermanganatlösung oder Chloraminlösung (1:1000) sind zur Reinigung und Ablösung von Sekretauflagerungen im Präputialraum zweckmäßig. Feuchte Verbände bei reponierter Vorhaut sollten alle 2–3 h angefeuchtet werden. Auch Farbstoffe wie Pyoktanin (0,1- bis 0,3%ig wäßrig) können hilfreich sein. Im übrigen antibiotische glukokortikoidhaltige Lotionen oder Cremes in sehr dünner Schicht auftragen und stets einen Mullstreifen einlegen. Bei nachgewiesener Infektion durch Candida albicans Anwendung von Nystatin, Pimaricin, Ketoconazol oder Amphotericin B in Puder oder Cremeform. Sobald die Erosionen abgeheilt sind, sollte eine Trockenbehandlung durchgeführt werden. Nach normaler Reinigung bei zurückgestreiftem Präputium mit warmem Wasser gutes Abtrocknen des gesamten Vorhautraumes einschließlich des inneren Präputialblattes. Danach Einpudern mit einem Körperpuder, Wismutgallat (Dermatol) oder Tannin unter Einlage eines Streifens. Diese Prozedur sollte nach jedem Urinieren wiederholt werden. Stets muß das Grundprinzip der Trockenlegung des Präputialraumes beachtet werden. Bei häufig rezidivierender Erkrankung kommt Zirkumzision in Betracht.

Balanitis erosiva circinata
[Bataille und Berdal 1889]

Definition. Es handelt sich um eine zumeist chronische Balanitis, die spontan vorkommt oder als ein Symptom von Morbus Reiter beobachtet wird.

Vorkommen. Sehr selten, dann bei Männern in jugendlichem Alter und bei Patienten mit Phimose.

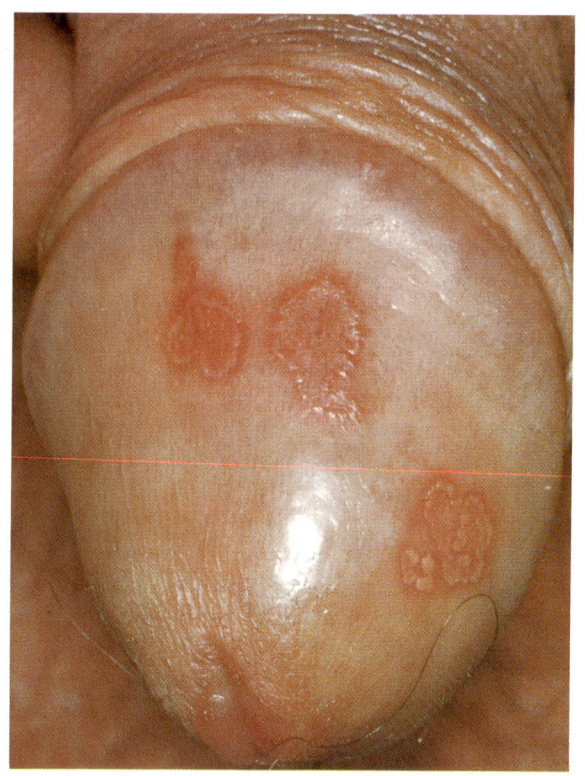

Abb. 34.7. Balanitis erosiva circinata

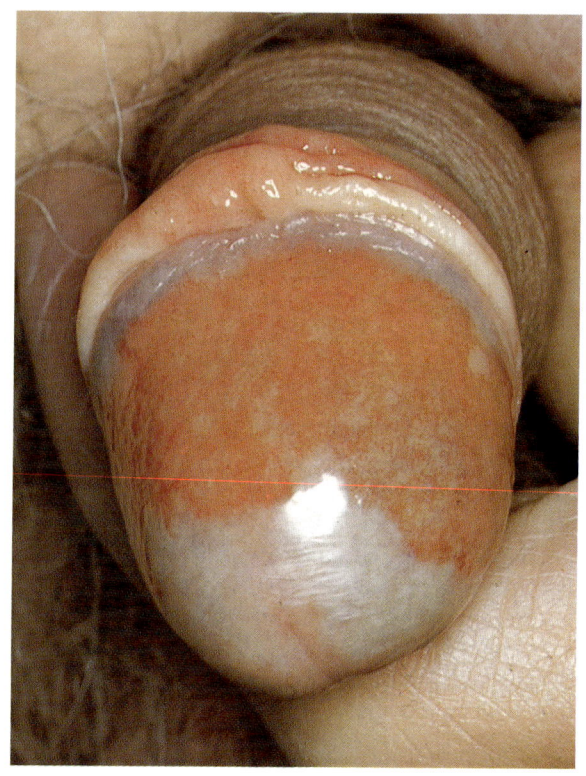

Abb. 34.8. Balanoposthitis chronica circumscripta benigna plasmacellularis

Ätiopathogenese. Bei der spontanen Form dürfte es sich um eine bakterielle Infektion handeln; auch auf Infektion durch Candida albicans ist zu achten. In den Fällen, in denen die Erkrankung Teilsymptom von Morbus Reiter ist, dürfte es sich um eine psoriasiforme Entzündung handeln: *Balanitis circinata parakeratotica.* Assoziation mit HLA-B 27 ist bekannt.

Klinik. Beginn meist mit stecknadelkopfgroßen, erst grauweißen Fleckchen im Präputialraum, die sich in runde, noch kleine fleischrote Erosionen mit grauer Randbegrenzung umwandeln. Diese scharf begrenzten Herdchen vergrößern sich nach allen Seiten und konfluieren. Auf diese Weise bilden sich bizarre landkartenartig erodierte Flächen, die nach allen Seiten von außen von einem weißlichen Epithelsaum begrenzt sind. Oft beginnen die Erscheinungen im Sulcus coronaris und greifen von hier aus auf Glans, Penis und inneres Präputialblatt über. Die periurethrale Gegend der Glans bleibt zumeist frei. Durch entzündliches Präputialödem kann es zur Entwicklung einer entzündlichen Phimose kommen.

Symptome. Schmerzhaftes Jucken oder Brennen.

Verlauf. Subakut oder chronisch. Die Balanitis erosiva circinata als Teilsymptom des Morbus Reiter besteht meistens nur kurzfristig.

Differentialdiagnose. Nach Symptomen von Morbus Reiter und Psoriasis ist zu suchen. Balanoposthitis candidomycetica ist auszuschließen.

Therapie. Trockentherapie (Mullstreifen, Puder) vorübergehend Hydrokortisonbutyrat (Alfason)-, Prednicarbat- (Dermatop)-haltige oder andere niedrigkonzentrierte (Sermaka 1/2-Creme) Glukokortikoidexterna über kurze Zeit.

Balanoposthitis chronica circumscripta benigna plasmacellularis

[Zoon 1952]

Definition. Ätiologisch ungeklärte chronische, bei älteren Männern auftretende, umschriebene Veränderung im Präputialraum durch plasmazelluläre Entzündung.

Vorkommen. Selten, hauptsächlich bei Männern im 5. bis 8. Lebensjahrzehnt.

Ätiopathogenese. Ursache unbekannt. Man hat an begünstigende Faktoren wie Diabetes mellitus gedacht. Mikrobielle Verursachung konnte ausgeschlossen werden. Neuerdings wurde Herpes-simplex-Antigen mit Immunfluoreszenz in Einzelfällen nachgewiesen. Typisch ist der hohe Plasmazellenanteil der zellulär-entzündlichen Reaktion. Man vermutet, daß eine Soforttypreaktion, durch IgG-Antikörper vermittelt, eine pathogenetische Rolle spielen könnte.

Klinik. Besonders an der Glans, aber auch am inneren Vorhautblatt, kommt es zur Ausbildung von firnisartig spiegelnden, im Hautniveau liegenden, durch ihre bräunlichrote Farbe auffallenden Plaques ohne tastbare Konsistenzzunahme. Nicht selten kann man bei Diaskopie petechiale Punktblutungen feststellen. Stärkere entzündliche Veränderungen mit eitriger Sekretion werden dabei nicht beobachtet.
Die Erkrankung kommt auch an der Vulva: *Vulvitis plasmacellularis*, den Wangen: *Pareiitis plasmacellularis*, am harten Gaumen: *Uranitis plasmacellularis*, dem Orificium oris: *Mucositis orificialis plasmacellularis* und den Konjunktiven: *Conjunctivitis plasmacellularis* vor. Man hat diese Manifestationsmöglichkeiten auch unter der Bezeichnung: *Plasmacytosis orificialis* zusammengefaßt. Diese Diagnosen verlangen histologische Absicherung.

Histopathologie. Die Epidermis ist im Bereich der Herde deutlich verdünnt. Im oberen Korium weitgestellte Kapillaren und plasmazelluläre Entzündung mit kleinsten Hämorrhagien sowie Hämosiderinablagerung.

Verlauf. Unbehandelt chronisch über Jahre. Die Prognose ist günstig, da keine Präkanzerose vorliegt. Übergang in Peniskarzinom wurde nicht beschrieben.

Differentialdiagnose. Abgrenzung der in ihrer Prognose völlig anders zu bewertenden präkanzerösen Erythroplasie Queyrat. Diese besitzt eine feingranulierte Oberfläche und ist meist hochrot; im Zweifelsfall ist Biopsie nötig.

Therapie. Äußerlich Versuch mit glukokortikoidhaltigen Externa in fettarmer Grundlage über kürzere Zeit (*cave:* Steroidnebenwirkungen), gute Hygiene und Trockenhalten des Präputialraumes. Auch intrafokale Injektion von Interferon α kommt bei HSV-Antigenpositivität in Betracht.

Balanitis keratotica et pseudoepitheliomatosa
[Lortat-Jacob und Civatte 1961]

Klinik. Es handelt sich um eine sehr seltene Form von Balanitis, bei der sich glimmerartige Krusten und keratotische Hornmassen an der Glans ausbilden. Der Allgemeinaspekt wirkt eher atrophisch. HPV-Infektion wurde vermutet.

Histopathologie. Massive Hyperkeratose und pseudoepitheliomatöse Epithelhyperplasie.

Pathogenese. Möglicherweise handelt es sich um eine Pseudokanzerose im Sinne einer an der Glans penis lokalisierten Papillomatosis cutis carcinoides, die sich als Gewebeantwort gegenüber (HPV-) Infektion entwickelt.

Verlauf. Meist gutartig über Jahre. Übergang in verruköses Karzinom, auch bei Rezidiv nach exstirpiertem Primärherd nach Jahren möglich.

Differentialdiagnose. Peniskarzinom und spitze Kondylome vom Typ Buschke-Löwenstein.

Therapie. Alleinige Zirkumzision führt nicht zum Heilerfolg. Elektrokaustische Behandlung, Laser-(CO_2- oder Neodym-Yag)-therapie oder großzügige Exzision mit nachfolgender Deckung der exzidierten Hautbereiche durch Präputialhaut von der gleichzeitig durchzuführenden Zirkumzision. Rezidivgefahr; deshalb Nachsorge.

Balanitis xerotica obliterans
[Stühmer 1928]

Definition. Diese Erkrankung wurde von Stühmer nach Zirkumzision im frühen Erwachsenenalter als postoperatives Krankheitsgeschehen beobachtet. Es besteht kein zwingender Grund zur Aufrechterhaltung dieses Krankheitsbildes, nachdem es sich zwanglos mit dem nicht seltenen *Lichen sclerosus et atrophicus* an Glans und Präputium identifizieren läßt.

Craurosis penis – Lichen sclerosus et atrophicus

Es handelt sich um das Spätstadium eines auf Glanspenis und inneres Präputialblatt beschränkten, zur Schrumpfung und Stenosierung der Harnröhrenmündung führenden *Lichen sclerosus et atrophicus*. Dafür spricht auch das histologische Substrat. Offenbar werden Männer bevorzugt betroffen, die später im Leben zirkumzidiert wurden. Der Ausdruck Craurosis penis sollte vermieden werden.

Bowenoide Genitalpapulose
[Kopf und Bart 1977]

Synonyme. Bowenoide Genitalpapeln, pigmentierte Penispapeln (PPP), pigmentierte Vulvapapeln

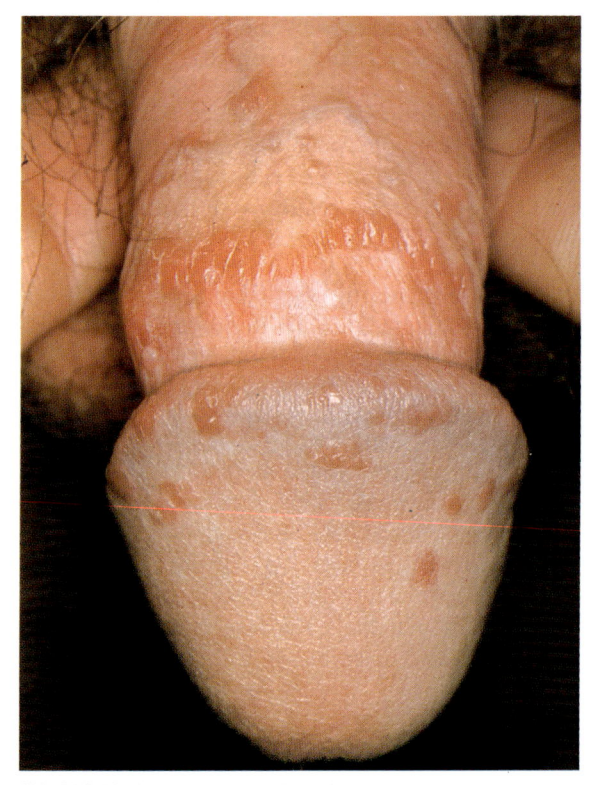

Abb. 34.9. Multiple bowenoide Penispapeln

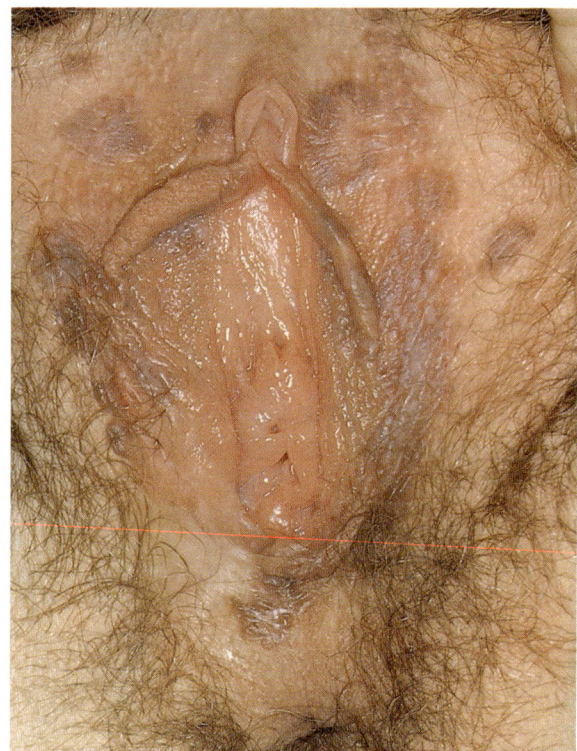

Abb. 34.10. Multiple pigmentierte Vulvapapeln (bowenoide Genitalpapeln)

Definition. Flache pigmentierte Papeln am Penis (PPP) junger Männer mit feingeweblichen Veränderungen eines Carcinoma in situ (Morbus Bowen). Bereits früher als Lichen-ruber-planusartige warzenartige Veränderungen beschrieben.

Vorkommen. Nicht so selten bei jüngeren Männern, aber auch bei jüngeren Frauen.

Ätiopathogenese. HPV-(humanes Papillomavirus)-DNS vom onkogenen Subtyp 16 und 18 wurde durch In-situ-Hybridisierung nachgewiesen. Im Genitalbereich von Mann und Frau sind diese Carcinoma-in-situ-artigen Veränderungen nicht selten, besonders bei immundefizienten Patienten (HIV-Infektion).

Klinik. Am Penisschaft finden sich, solitär oder gruppiert, bräunlich oder rötlichbraun pigmentierte, an seborrhoische Alterswarzen erinnernde Papeln. Sie kommen auch an der Vulva vor: *pigmentierte Vulvapapeln*, und im Analbereich. Man achte auf Sekretion (Fluor, Gonorrhö).

Histopathologie. In der Epidermis Carcinoma-in-situ-artige Veränderungen durch Proliferation von atypischen Zellen mit Dyskeratose. Morbus-Bowen-artiges feingewebliches Bild. Reichlich Melanin im Epithel und im Stratum papillare. Bandförmiges Lichen-ruber-artiges entzündliches Infiltrat im Stratum papillare der Dermis.

Tabelle 34.1. Carcinom-in-situ-Veränderungen am Penis

Krankheit	Klinik	Sitz	Histologie
Bowenoide Genitalpapeln	Lichenoide Papeln	Glans	Carcinoma in situ (?)
PPP	Flache pigmentierte Papeln	Schaft	Carcinoma in situ (?)
Morbus Bowen	Roter schuppender Herd	Schaft	Carcinoma in situ
Erythroplasie	Roter feuchter Herd	Glans und Präputium	Carcinoma in situ
Leukoplakie	Weißer Herd	Glans und Präputium	Dysplasie oder Carcinoma in situ

Verlauf. Übergang in Morbus Bowen oder invasives spinozelluläres Karzinom ist selten möglich, meist aber spontane Involution.

Diagnose. An seborrhoische Alterswarzen, Morbus Bowen, Lichen ruber planus oder plane juvenile Warzen erinnernde Papeln bei jüngeren Männern. Biopsie. Wenn nötig, Nachweis von HPV durch In-situ-Hybridisierung.

Differentialdiagnose. Verrucae seborrhoicae (selten bei jungen Männern), weiche epidermale Nävi, papillomatöse pigmentierte Nävuszellnävi, Lichen ruber planus, Morbus Bowen oder plane juvenile Warzen.
Die Tabelle 34.1 informiert über die häufiger in Betracht kommenden differentialdiagnostischen Erwägungen.

Therapie. Beseitigung mittels Diathermie, Laser oder Kryochirurgie. Auch Podophyllinpinselung (Condylox) oder topische Therapie mit 5-Fluorouracil (Efudix) kommt in Betracht. Zur örtlichen Nachbehandlung kann Interferongel (Fiblaferon) verordnet werden.
Zur Vermeidung von Rezidiven werden α-Interferon und aromatisches Retinoid (Acitretin) innerlich empfohlen. Regelmäßige Nachkontrolle ist angezeigt.

Akute Gangrän des männlichen Genitales

[Fournier 1883]

Synonym. Fournier-Gangrän

Definition. Es handelt sich um eine infektiöse akute gangränisierende Entzündung mit nekrotischem Zerfall von Penis und Skrotum innerhalb kürzester Zeit.

Vorkommen. Sehr selten; häufig bei jüngeren Männern, besonders bei Störungen in der Immunabwehr (HIV-Infektion, immunsuppressive Therapie), im Anschluß an geringe Traumatisierung.

Ätiopathogenese. Die exakte Ursache ist nicht bekannt. Es wurden verschiedene Erreger wie Fusospirillen, Pseudomonas aeruginosa, Proteus, Escherichia coli, Klebsiellen und diphtheroide Keime nachgewiesen. Von manchen Autoren wird angenommen, daß es sich bei diesem foudroyanten Krankheitsbild um ein gangränöses Erysipel handelt, zumal vielfach Streptokokken im Detritus nachweisbar sind und auch phlegmonöse Mitbeteiligung der Bauchwand vorkommen kann. Erysipel des Penis scheint häufig gangränös zu verlaufen. Thrombosierender Gefäßverschluß soll die rasche Progression erklären. Als wichtiger Faktor werden Störungen in der Immunabwehr, Unterernährung und Protein-C-Mangel diskutiert.

Klinik. Die Erkrankung unterscheidet sich von einer Balanitis gangraenosa. Sie beginnt nicht mit einer Balanitis, sondern scheinbar spontan oder nimmt ihren Ausgang von einer oft unbemerkten banalen Exkoriation. Ganz plötzlich kommt es unter hohem Fieber mit Schüttelfrösten zu lebhaftem entzündlichen Ödem an Penis und Skrotum. Bereits nach einem Tag sieht man an dem glockenschwengelartig aufgetriebenen Penis bläulich-schwärzliche oder weißliche Plaques, die gangränös zerfallen, sich phagedänisch ausbreiten und die Penishaut, sogar mit Einschluß der Corpora cavernosa, sowie die Skrotalhaut zerstören können. Penis und Skrotum verwandeln sich in zerfallenden, matschigen und übelriechenden Detritus. Die Hoden können freiliegen. Selten wurde arterielle Thrombose nachgewiesen. Die Erkrankung kann auch die Bauchwand oder/und die unteren Extremitäten übergreifen.

Verlauf. Manche Erkrankungen verlaufen letal; bei anderen klingen die Erscheinungen nach einer Woche ab, und es kommt zu teilweise mutilierender Vernarbung.

Differentialdiagnose. Balanitis gangraenosa phagedaenica beginnt primär als akute Balanitis erosiva und entwickelt sich wahrscheinlich infolge einer Fusospirillose oder einer anderweitigen Sekundärinfektion zur gangränisierenden und phagedänischen Balanitis.

Therapie. Diese muß sofort einsetzen und massiv sein. Man wird nicht die bakteriologische Untersuchung mit Erregerresistenzanalyse abwarten, sondern hochdosiert Breitbandantibiotika (Gentamizin, Cephalosporine, Ciprofloxacin, penizillinaseresistente Penizilline) verabreichen, ferner Analgetika, und den Kreislauf überwachen. Dann sind die Erfolgschancen günstig. Von manchen Urologen wird zusätzlich vollständige operative Entfernung des erkrankten Gewebes im Gesunden empfohlen.

Dequalinium- und Chlorquinaldolnekrose

[Wilkinson 1963]

Definition. Hauptsächlich im Präputialraum, aber auch in anderen intertriginösen Räumen, so im Vulvabereich vorkommende nekrotisierende Ulzeration durch glukokortikoidhaltige Externa, welche als antiseptische Zusätze Dequalinium oder Chlorquinaldol enthalten.

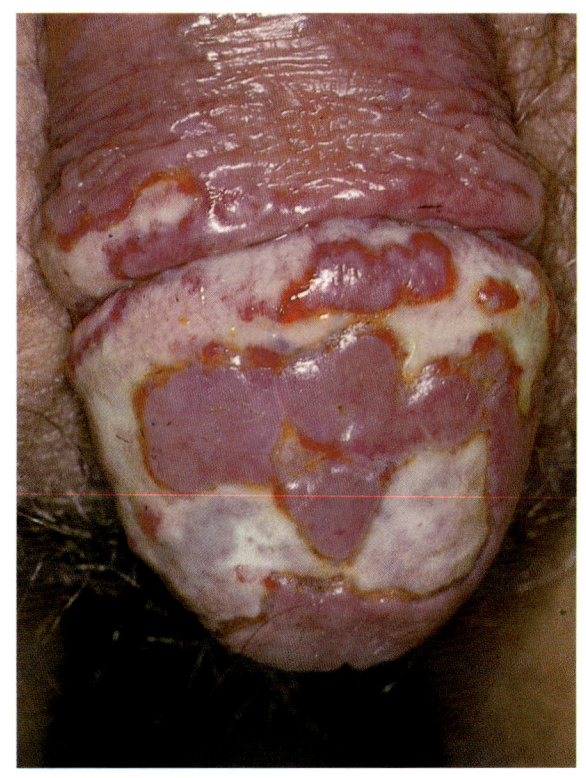

Abb. 34.11. Dequaliniumnekrosen

Vorkommen. Sehr selten. Die Dequaliniumnekrose an der Glans penis dürfte häufiger sein. Sie kommt in allen Altersstufen vor.

Ätiopathogenese. Bei den Patienten mit der Erkrankung wurden meist wegen anderer Veränderungen Lokaltherapeutika eingesetzt, die als antiseptischen Zusatz Dequalinium oder Chlorquinaldol enthalten. Von den Patienten, die wir selbst gesehen haben, wurden glukokortikoidhaltige Lokaltherapeutika mit Zusatz dieser Stoffe über längere Zeit angewandt. Die gleichzeitige Einwirkung von Glukokortikoiden *und* Dequalinium oder Chlorquinaldol im intertriginösen Bereich scheint eine toxische Wirkung dieser Substanzen zu begünstigen. Es handelt sich nicht um eine Kontaktallergie.

Klinik. Typisch ist das Symptom „weiße Schorfe". An Glans penis oder innerem Präputialblatt kommt es meist nach langfristiger Behandlung wegen einer chronischen Balanitis mit entsprechenden glukokortikoid- und dequalinium- oder chlorquinaldolhaltigen Externa zu oberflächlichen nekrotisch-ulzerösen Veränderungen. Das nekrotische Gewebe fällt durch eine weißliche Farbe auf und setzt sich durch einen schmalen entzündlichen Randsaum gegen die Umgebung ab. Stärker entzündliche Begleitreaktionen fehlen ebenso wie Schwellung der regionalen Lymphknoten.

Histopathologie. Koagulationsnekrose mit entzündlicher Begleitreaktion.

Verlauf. Nach Absetzen der dequalinium- bzw. chlorquinaldolhaltigen Glukokortikoidexterna langsame Abheilung über Wochen.

Differentialdiagnose. Das klinische Bild mit den weißen Schorfen ist sehr typisch. Aphthen sind gelblich, schmerzhaft und mehr ulzerös. Balanitis gangraenosa oder ulcerosa mit Fusospirillose verläuft akut. Zu denken ist ferner an Dekubitalulzera bei älteren Männern mit Diabetes mellitus oder an Artefakte. Mit Lues I und Ulcus molle ist das klinische Bild nicht zu verwechseln. Tuberculosis miliaris ulcerosa cutis sowie Plattenepithelkarzinom sollten nicht übersehen werden.

Therapie. Die Behandlung ist im wesentlichen äußerlich und soll mit Umschlägen unter Verwendung von physiologischer Kochsalzlösung oder von Kamillosan in stark verdünnter Lösung erfolgen. Täglich Gliedbäder. Danach Behandlung mit antibiotischen und wundheilungsfördernden Salben unter Einlegen eines Mullstreifens im Präputialraum. Nur selten ist Zirkumzision zur besseren örtlichen Behandlung notwendig.

Diagnostische Leitlinien für andere chronische Erkrankungen im Präputialraum

Es ist nicht sinnvoll, an dieser Stelle sämtliche Erkrankungen, die als Teilsymptom im Präputialraum vorkommen, einzeln zu besprechen. Daher soll die folgende Zusammenfassung differentialdiagnostische Leitlinien geben. Im diagnostischen Zweifelsfall ist es, wenn man vom Melanomverdacht absieht, stets zweckmäßig, eine *Probeexzision* durchzuführen.

Klinische Differentialdiagnose. Sie soll sich nach dem klinischen Hauptsymptom richten. Morphologisch können unterschieden werden:

Leukoplakien. Chronische Erkrankungen, deren führendes klinisches Symptom weißliche Flecken an Glans penis oder innerem Präputialblatt darstellen.

Erythroplakien. Chronische Erkrankungen, bei denen sich rötliche Flecken an Glans penis oder innerem Präputialblatt entwickeln.

Melanoplakien. Chronische Erkrankungen, bei denen sich schwärzliche Flecken an Glans penis oder innerem Präputialblatt entwickeln.

Tabelle 34.2. Diagnostische Leitlinien bei chronischen Erkrankungen an Glans penis und/oder innerem Präputialblatt

Klinisches Symptom	Differentialdiagnosen
Leukoplakien (Weißliche Herde)	Leukoplakie als Präkanzerose Lichen sclerosus et atrophicus Balanitis candidomycetica Morbus Bowen, keratotischer Typ Verruziforme HPV-Papillome Lichen ruber planus Psoriasis vulgaris (b. Beschnittenen) Lupus erythematodes chronicus
Erythroplakien (Rötliche Herde)	Erythroplasie (Morbus Queyrat) Morbus Bowen Bowenoide Genitalpapulose Initiales Peniskarzinom Psoriasis vulgaris (bei Phimose) Fixes Arzneimittelexanthem Balanitis erosiva circinata Lichen ruber planus Balanoposthitis chronica circumscripta benigna plasmacellularis Umschriebene chronische Balanoposthitis
Melanoplakien (Schwärzliche Herde)	Naevus naevocellularis pigmentosus Nävoide Lentigo Naevus coeruleus Thrombosiertes Hämangiom Malignes Melanom

Weiterführende Literatur

Allgemeines

Gross G, Jablonska S, Pfister H et al. (eds) (1990) Genital papillomavirus infections — modern diagnosis and treatment. Springer, Berlin Heidelberg New York Tokyo

Korting GW (1980) Praktische Dermatologie der Genitalregion. Schattauer, Stuttgart

Lynch PJ, Edwards L (1994) Genital dermatology. Churchill Livingstone, New York

Netter F (1987) Genitalorgane. In: Farbatlanten der Medizin, Bd 3. Thieme, Stuttgart

Heterotope Talgdrüsen

Hyman AB, Guiducci AA (1963) Ectopic sebaceous glands. In: Montagna W, Ellis RA, Silver AF (eds) Advances in biology of skin, vol 4. Pergamon, London, pp 78–93

Plewig G, Kligman AM (1990) Akne und Rosazea. Springer, Berlin, pp 506–508

Papillae coronae glandis

Ackerman AB, Kornberg R (1973) Pearly penile papules. Arch Dermatol 108:673–675

Buschke A (1909) Über die Bedeutung der Papillen der Corona glandis. Med Klin 5:1621–1623

Glicksman K, Freeman RG (1966) Pearly penile papules. A statistical study of incidence. Arch Dermatol 93:56–59

Neinstein LS, Goldenring J (1984) Pink pearly papules: An epidemiologic study. J Pediatr 105:594–595

Lentigo der Glans penis und der Vulva

Bhawan J, Cohn TM (1984) Atypical penile lentigo. J Dermatol Surg Oncol 10:99–100

Jackson R (1984) Melanosis of the vulva. J Dermatol Surg Oncol 10:119–121

Landthaler M, Stolz W, Braun-Falco O (1989) Lentigo der Glans penis. Hautarzt 40:222–225

Sison-Torre EQ, Ackerman AB (1985) Melanosis of the vulva. A clinical simulator of malignant melanoma. Am J Dermatopathol 7 (suppl):51–60

Spann CR, Owen LG, Hodge SJ (1987) The labial melanotic macule. Arch Dermatol 123:1029–1031

Kranzfurchenlymphangitis

Kristensen JK, Scheibel J (1981) Sclerosing lymphangitis of the penis: A possible Chlamydia aetiology. Acta Dermato Venereol (Stockh) 61:455–456

Lassus A, Niemi KM, Valle S-L et al. (1972) Sclerosing lymphangitis of the penis. Br J Vener Dis 38:545-548

Marsch WC, Schmidt RW, Stüttgen G (1982) Lymphangiofibrosis thrombotica occlusiva des Penis. Hautarzt 33:315–320

Staak WJBM van de (1977) Nonvenereal sclerosing lymphangitis of the penis following herpes progenitalis. Br J Dermatol 96:679–680

Stolz E, van Kampen WJ (1974) Sklerosierende Lymphangitis des Penis, der Oberlippe und des Labium minus. Hautarzt 25:231–237

Kranzfurchenphlebitis

Braun-Falco O (1953) Über strangförmige, oberflächliche Phlebitiden (Gleichzeitig ein Beitrag zur Kenntnis der Mondor'schen Krankheit). Dermatol Wochenschr 127:506–518

Findlay GH, Whiting DA (1977) Mondor's phlebitis of the penis. Clin Exp Dermatol 2:65–67

Harrow BR, Sloane JA (1963) Thrombophlebitis of superficial penile and scrotal veins. J Urol 89:841–842

von Rütte B (1989) Gibt es eine Thrombophlebitis oder eine Lymphangitis subcutanea des Penis? Helv Chir Acta 56:365–367

Tanii T, Hamada T, Asai Y et al. (1983) Mondor's phlebitis of the penis: a study with factor VIII related antigen. Acta Dermato Venereol (Stockh) 64:337–340

Balanitis und Balanoposthitis

Gilgor RS (1986) Cutaneous infections in diabetes mellitus. In: Jelinek JE (ed) The skin in diabetes. Lea and Febiger, Philadelphia, pp 111–132

Sen P, Louria DB (1983) Infectious complications in the elderly diabetic patient. Geriatrics 38:63–72

Balanitis erosiva circinata

Haake N, Altmeyer P (1988) Vulvovaginitis circinata bei Morbus Reiter. Hautarzt 39:748–749

Lassus A, Tiilikaninen A, Strubb S et al. (1975) Circinate erosive balanitis and HL-A 27. Acta Dermato Venereol (Stockh) 55:199–201

Thambar IV, Dunlop R, Thin RN (1977) Circinate vulvitis in Reiter's syndrome. Br J Vener Dis 53:260–262

Balanoposthitis chronica circumsripta benigna plasmacellularis

Baldwin HE, Geronemus RG (1989) The treatment of Zoon's balanitis with the carbon dioxide laser. J Dermatol Surg Oncol 15:491–494

Brodin M (1980) Balanitis circumscripta plasmacellularis. J Am Acad Dermatol 2:33–35
Korting GW, Theisen H (1963) Circumscripte plasmacelluläre Balanoposthitis und Conjunctivitis bei derselben Person. Arch Klin Exp Dermatol 217:495–504
Morioka S, Nakajima S, Yaguchi H et al. (1988) Vulvitis circumscripta plasmacellularis treated successfully with interferon alpha. J Am Acad Dermatol 19:947–950
Nishimura M, Matsuda T, Muto M et al. (1990) Balanitis of Zoon. Internat J Dermatol 29:421–423
Soutyrand P, Wong E, MacDonald DM (1981) Zoon's balanitis (balanitis circumscripta plasmacellularis). Br J Dermatol 105:195–199
White JW, Olsen KD, Banks PM (1986) Plasma cell orificial mucositis. Arch Dermatol 122:132–134
Zoon JJ (1972) Balanoposthite chronique circonscrite bénigne à plasmocytes. Dermatologica 105:1–7

Balanitis keratotica et pseudoepitheliomatosa
Beljaards RC, Van Dijk E, Hausman R (1987) Is pseudoepitheliomatous, micaceous and keratotic balanitis synonymous with verrucous carcinoma? Br J Dermatol 117:641–646
Lortat-Jacob E, Civatte J (1961) Balanite pseudo-épithéliomaeuse, kératosique et micacée. Bull Soc Fr Dermatol 68:164–167
Read SI, Abell E (1981) Pseudoepitheliomatous, keratotic and micaceous balanitis. Arch Dermatol 117:435–437

Balanitis xerotica obliterans
Bart RS, Kopf AW (1978) Squamous-cell carcinoma arising in balanitis xerotica obliterans. J Dermatol Surg Oncol 4:556–558
Stühmer A (1928) Balanitis xerotica obliterans (post operationem) und ihre Beziehungen zur Kraurosis glandis et praeputii. Arch Dermatol Syph 156:613–623

Craurosis penis und Lichen sclerosus et atrophicus
Howard B, Pride MD, Miller OF et al. (1993) Penile squamous cell carcinoma arising from balanitis xerotica obliterans. J Am Acad Dermatol 29:469–473
Ledwig PA, Weigand DA (1989) Late circumcision and lichen sclerosus et atrophicus of the penis. J Am Acad Dermatol 20:211–214
Meyrick-Thomas RH, Ridley CM, Black MM (1987) Clinical features and therapy of lichen sclerosus et atrophicus affecting males. Clin Exp Dermatol 12:126–128
Post B, Jänner M (1975) Lichen sclerosus et atrophicus penis. Z Hautkr 50:675–681
Weigand DA (1980) Lichen sclerosus et atrophicus, multiple dysplastic keratoses, and squamous cell carcinoma of the glans penis. J Dermatol Surg Oncol 6:45–50

Bowenoide Genitalpapulose
Bonnekoh B, Mahrle G, Steigleder GK (1987) Übergang in kutanes Plattenepithelkarzinom bei zwei Patienten mit bowenoider Papulose (HPV 16). Z Hautkr 62:773–776
Faber M, Hagedorn M (1981) A light and electron microscopic study of bowenoid papulosis. Acta Dermato Venereol (Stockh) 61:397–403
Fierlbeck G (1993) Topische Interferon-Therapie: Kritische Bewertung. In: Braun-Falco O, Plewig G, Meurer M (Hrsg) Fortschritte der praktischen Dermatologie und Venerologie, Bd 13. Springer, Berlin, S 407–412
Gross G (1993) New drugs for human papillomavirus infections. In: Burgdorf WHC, Katz SI (eds) Dermatology – progress and perspectives. Parthenon, New York, pp 236–240
Gross G, Glissmann L (1986) Urogenitale und anale Papillomvirusinfektionen. Hautarzt 37:587–596
Gross G, Hagedorn M, Ikenberg H et al. (1985) Bowenoid papulosis. Presence of human papillomavirus (HPV) structural antigens and of HPV 16-related DNA sequences. Arch Dermatol 121:858–863
Grosshans E, Grossmann L (1985) Bowenoid papulosis. Arch Dermatol 121:858–863
Jablonska S, Obalek S, Orth G (1986) Bowenoide Papulose und ihr Zusammenhang mit Bowen'scher Krankheit und atypischen Kondylomen. Z Hautkr 61:563–565
Knoll LD, Segura JW, Benson RC et al. (1988) Bowenoid papulosis of the penis: successful management with neodymium: YAG laser. J Urol 139:1307–1309
Kopf AW, Bart RS (1977) Multiple bowenoid papules of the penis: A new entity. J Dermatol Surg Oncol 3:265–269
Krogh G von (1993) HPV DNA typing: benefit for the management of genitoanal papillomavirus infection. In: Burgdorf WHC, Katz SI, (eds). Dermatology – progress and perspectives. Parthenon, New York, pp 342–346
Obalek S, Jablonska S, Beaudenon S et al. (1986) Bowenoid papulosis of the male and female genitalia: Risk of cervical neoplasia. J Am Acad Dermatol 14:433–444
Schwartz RA, Janniger CK (1991) Bowenoid papulosis. J Am Acad Dermatol 24:261–264

Akute Gangrän des männlichen Genitales
Dootson GM, Lott CW, Moisey CU (1982) Fournier's gangrene and diabetes mellitus: survival following surgery. J Roy Soc Med 75:916–917
Fahal AH, Hassan MA (1988) Fournier's gangrene in Khartoum. Br J Urol 61:451–454
Kaulbars E (1993) Die Fournier'sche Gangrän. Fallbeschreibung und Literaturübersicht. Chirurg 64:63–67
Lamb RC, Juler GL (1983) Fournier's gangrene of the scrotum. A poorly defined syndrome or a misnomer? Arch Surg 118:38–40
Nielsen OS, Jensen SK (1983) Fournier's gangrene as gas forming subcutaneous infection of the scrotum. Scand J Urol Nephrol 17:245–247
Schröder–Kolb B, Geier J (1988) Fournier-Gangrän bei dialysepflichtiger Niereninsuffizienz. Aktuel Dermatol 14:249–252

Dequalinium und Chlorquinaldol Nekrose
Braun–Falco O, Schwerwitz C (1972) Nekrosen im Genitalbereich durch Dequalinium und Chlorquinaldol. Fortschr Med 90:565–567
Wilkinson DS (1963) Necrotizing ulcers of the penis. Br J Dermatol 75:16–20
Wilkinson DS (1970) Durch Dequalinium hervorgerufene Hautnekrosen. Bericht einer iatrogenen Epidemie. Hautarzt 21:114–116

Kapitel 35   Erkrankungen des äußeren weiblichen Genitales

Inhaltsverzeichnis

Kongenitale Bildungen. 1095
    Heterotope Talgdrüsen. 1095
Vulvovaginitis 1095
    Vulvovaginitis adultorum. 1095
    Vulvovaginitis infantum 1096
    Vulvovaginitis diabetica 1097
    Psychosomatische Vulvovaginitis 1097
    Vulvitis circumscripta chronica benigna
        plasmacellularis. 1097
Fluor vaginalis 1097
    Fluor vaginalis durch Chlamydia-trachomatis-
        Infektion. 1098
    Fluor vaginalis durch Gonorrhö. 1098
    Fluor vaginalis durch bakterielle Vaginose 1098
    Fluor vaginalis durch Trichomonadeninfektion . . 1099
    Fluor vaginalis durch Candida-albicans-Infektion . 1099
    Fluor vaginalis durch andere bakterielle
        Infektionen. 1100
Andere Vulvaerkrankungen. 1100
    Ulcus vulvae acutum 1100
    Vulvadystrophien. 1101
    Craurosis vulvae 1101
    Primäre Vulvaatrophie. 1101
    Senile Vulvaatrophie. 1102
    Lichen sclerosus et atrophicus vulvae 1102
    Pruritus vulvae 1102
    Vulvaekzeme 1103
        Atopisches Vulvaekzem 1103
Differentialdiagnose von Erkrankungen im
    Vulvabereich. 1104
Endometriose. 1104
Weiterführende Literatur. 1105

Das äußere weibliche Genitale wird von den Labia majora gegen die normale Haut abgegrenzt. Die *Labia majora* besitzen an der Außenseite die Struktur der normalen Haut, allerdings mit reichlich Fettgewebe und einem lockeren Bindegewebe; dies erklärt auch rasch auftretende ödematöse Schwellungszustände bei entzündlichen Reaktionen. An der Innenseite ist die Haut glatt und feucht und geht in die Schleimhaut über. Anhangsgebilde in Form von Haartalgdrüseneinheiten und ekkrine Schweißdrüsen finden sich an der Außenseite, während an der Innenseite lediglich freie Talgdrüsen vorkommen. Letztere werden auch an den *Labia minora* vielfach in großer Zahl beobachtet. Sie können bei genauer Betrachtung die Patientinnen veranlassen, einen Arzt aufzusuchen. Apokrine Schweißdrüsen finden sich in sehr dichter Verteilung, besonders im Bereich von Mons pubis und den großen Schamlippen. Dies erklärt auch das Vorkommen von extramammärem Morbus Paget in diesen Zonen. Die *Bartholin-Drüsen* münden rechts und links im unteren Drittel der Innenseiten der kleinen Schamlippen. Sie können bei Gonorrhö oder anderen bakteriellen Infektionen (z.B. Staphylococcus aureus) miterkranken und abszedieren. Die *Vagina* ist von einem mehrschichtigen verhornenden Plattenepithel bedeckt und hat einen sauren pH-Wert (4,8–5,0) an ihrer Oberfläche.

Die *physiologischen Besonderheiten* der Vulva sind dadurch charakterisiert, daß im Bereich des Introitus vaginae Schleimhäute vorhanden sind, die Sekrete absondern. Der Übergang einer physiologischen Sekretion in den pathologischen Zustand des Fluors ist fließend. In jedem Fall kann es aber durch Austritt von Sekreten nach außen, durch Scheuerung von Kleidungsstücken und auftretendem Juckreiz rasch zu entzündlichen Veränderungen kommen, die durchweg die Charakteristika einer Intertrigo aufweisen.

Im Folgenden werden nur solche Erkrankungen dargestellt, welche dafür pathognomisch sind.

Kongenitale Bildungen

Heterotope Talgdrüsen

Freie Talgdrüsen im Bereich der Labia minora und an den Innenseiten der Labia majora sind häufig und bei Dehnung der Schleimhaut gut sichtbar. Sie besitzen keinen Krankheitswert und sind das Äquivalent des Fordyce-Zustandes im Mundbereich.

Vulvovaginitis

Vulvovaginitis adultorum

Definition. Unter Vulvovaginitis versteht man entzündliche Veränderungen im Bereich von Vulva und Vagina auf polyätiologischer Grundlage.

Vorkommen. Vaginitis ist sehr häufig und wird vielfach nicht entsprechend gewertet. Dies ist dadurch bedingt, daß die Übergänge zwischen physiologischer Sekretion und infektiös- oder nichtinfektiös-bedingter Vaginitis fließend sind.

Pathogenese. Die Primärerkrankung ist meist eine *Vaginitis*, wobei die Ursachen sehr unterschiedlich sein können. Am häufigsten findet man bei *Vulvovaginitis infantum* eine durch Gonorrhö oder Fremdkörper bedingte Entzündung (vorsichtige Sondierung mit einer Knopfsonde, Sonographie) und bei Erwachsenen Fluor vaginalis durch Gonokokken, Trichomonaden-, Candida-albicans-, Chlamydien-, Mykoplasmen-, Streptokokken- oder Staphylokokkeninfektion. Aber auch auf *Fluor albus* auf dem Boden endokriner Störungen oder Krankheit ist zu achten.

Ursachen für Vulvovaginitis

Infektionen
  Gonorrhö
  Kandidose
  Gardnerella vaginalis
  Trichomoniasis
  Syphilis (Primäraffekt)
  Streptokokken und Staphylokokken
  Viren
  Gramnegative Erreger
  Oxyuren
  Fusospirillen
  Tuberkulose
Andere Ursachen
  Endokrine Ursachen, Diabetes mellitus
  Kontaktallergie
  Artefakte, Fremdkörper
  Vaginale oder zervikale Tumoren

Vermehrte Sekretion aus dem Introitus vaginae führt zu einer entzündlichen Irritation der Vulva im Sinne der *Vulvitis*. Therapeutische Maßnahmen können ihrerseits sekundär zu Kontaktallergie Veranlassung geben und damit die Heilung auch bei Abklingen der Vaginitis verhindern. Nicht selten ist das feuchtwarme Milieu mit den begleitenden Mazerationsvorgängen im Vulvabereich im Sinne einer Begleitintertrigo Ursache für *sekundäre Infektionen* wie Herpes simplex, Condylomata acuminata oder Pyodermien.

Klinik. Grundsätzlich entsprechen die klinischen Veränderungen denen beim Mann in Form der Balanoposthitis chronica. Man findet entzündliche Rötung, manchmal auch Schwellung der vaginalen Schleimhäute mit entsprechender Sekretion. Hinzu kommt diffuse entzündliche Rötung und Schwellung der inneren Kontaktflächen der Labia majora, der Labia minora und des Introitus vaginae. Erosionen, eitrige Sekretion und häufig perigenitale Intertrigo mit Juckreiz vervollständigen das Krankheitsbild, das von Fall zu Fall unterschiedlich stark ausgeprägt ist.

Auch am weiblichen äußeren Genitale sind ulzeröse oder gangränöse entzündliche Vorgänge möglich: *Vulvitis ulcerosa*, *Vulvitis gangraenosa*, analog den Ulzerationen und Gangränbildungen im Glans- und Präputialraum beim Mann.

Symptome. Vulvovaginitis adultorum kann durch starken Juckreiz oder Schmerz beachtliche Beschwerden verursachen.

Verlauf. Sehr unterschiedlich. Akute Vulvovaginitis deutet auf akute Infektion oder Kontaktallergie hin, chronische Vulvovaginitis eher auf eine durch chronischen Fluor bedingte Erkrankung.

Differentialdiagnose. Da Vulvovaginitis ein polyätiologisches Syndrom ist, sind genaue Erforschung der Anamnese und umfassende Diagnostik unerläßlich. Gegebenenfalls ist auch der Partner zu untersuchen.

Therapie. Zu Beginn bei schwereren Verlaufsformen Bettruhe und Sedierung. Behandlung der Grundursachen.
Innerlich. Sie richtet sich nach den nachgewiesenen Krankheitsursachen. Kurzfristige Verabreichung von Glukokortikoiden in mittleren Dosen kommt nur selten in Betracht.
Äußerlich. Bei ulzeröser oder nässender Vulvovaginitis feuchte Umschläge mit physiologischer Kochsalzlösung oder Chinolinlösung (Verdünnung 1:1000). An der äußeren Haut möglichst frühzeitig auf Trockenbehandlung übergehen. Vermeidung von Kontaktallergenen. Nicht selten hat sich Clioquinol-(Vioform-)Zinköl (0,5%), Lotio zinci mit Vioform (0,5%) oder ein clioquinolhaltiges Glukokortikoidexternum (z.B. Locacorten-Vioform als Paste oder Creme) bewährt. Bei erosiven Veränderungen sind auch Farbstoffe (Pyoktanin, Brillantgrün (0,1–0,3%, wäßrig) nützlich. Keine fettenden Salben.

Vulvovaginitis infantum

Synonym. Infantile Vulvovaginitis

Definition. Bei Kindern oder jungen Mädchen wird die Erkrankung meistens durch Fremdkörper oder bakterielle Infektionen, besonders Gonorrhö, ausgelöst. Das Vaginalepithel ist für Gonokokkeninfektion wegen seiner anderen morphologischen Struktur empfänglicher. Auch an Oxyuren ist zu denken.

Klinik. Man findet Rötung und Schwellung im Bereich der Vulva und des Introitus vaginae mit eitriger Sekretion, die zum Scheuern, Kratzen oder zu masturbatorischen Handlungen Veranlassung gibt.

Diagnose. Bei der Untersuchung muß man vorsichtig vorgehen. Sondierung mit der Knopfsonde und Sonographie bei Verdacht auf Fremdkörperinduktion. Ansonsten Untersuchung auf bakterielle Infektion einschließlich Gonorrhö, Kandidose (auch Stuhluntersuchung) und Oxyuren wie bei Erwachsenen.

Vulvovaginitis diabetica

Definition. Chronische Vulvovaginitis bei Patienten mit Diabetes mellitus, häufig als Ausdruck einer Infektion durch Candida albicans.

Vorkommen. Besonders bei älteren Frauen mit Diabetes mellitus und Adipositas.

Klinik. Das Primäre ist genitaler Pruritus, meist infolge von nicht optimal eingestelltem Diabetes mellitus. Dieser führt zu Scheuerung und zu entzündlichen Veränderungen mit Schwellung und Lichenifizierung der Vulva. Typisch ist der eigentümlich düsterrote oder blaurote Farbton. Die entzündlichen Veränderungen können auf Urethra und Blase übergreifen und die Miktion schmerzhaft machen.
Vielfach findet man in den Randzonen, besonders zum Mons pubis und den Oberschenkelinnenseiten hin, weißliche Pusteln oder colleretteartige Schuppung auf Erythemen, die sich durch Pilznachweis als eine intertriginöse Candidainfektion identifizieren lassen. Auch im Vaginalsekret und Stuhl ist häufig Candida albicans nachweisbar.
Sekundär kann es durch Scheuerreiz zu bakterieller Infektion mit Follikulitis oder Furunkelbildung im Bereich der Labia majora kommen.
Therapie. Behandlung der Grundkrankheit sowie der mykotischen oder bakteriellen sekundären Infektion. Keine Salben oder Cremes, nur austrocknende Therapie. Farbstoffe wie Solutio Castellani, Pyoktanin oder Brillantgrün (0,1–0,3 %, wäßrig) haben sich bewährt.

Psychosomatische Vulvovaginitis

Psychosomatische Vulvovaginitis wird häufig gesehen. Sie manifestiert sich hauptsächlich bei Patientinnen mit latenter depressiver Verstimmung oder ängstlich-depressiver Symptomatik mit Schmerzen (*Vulvodynie*) oder schmerzhaftem Juckreiz, d.h. *schmerzhafter Dysästhesie*. Bei der klinischen Inspektion findet man keine pathologischen Veränderungen.
Die Patientinnen empfinden einen hohen Leidensdruck und glauben vielfach, daß sie gegen verschiedene Arzneimittel oder Intimkosmetika „allergisch" sind. Aufgrund der schmerzhaft-brennenden Beschwerden kann sich sexuelle Inaktivität entwickeln. Es ist sehr schwierig, diese Patientinnen zu behandeln. Kooperation mit einem Psychiater oder Psychotherapeuten ist angeraten.

Vulvitis circumscripta chronica benigna plasmacellularis

Es handelt sich um eine der Balanoposthitis circumscripta chronica benigna plasmacellularis (Zoon) entsprechende Erkrankung. Bei älteren Frauen kommt es zur Erscheinung umschriebener, wie gefirnißt wirkender bräunlichrötlicher Plaques an den Innenseiten der großen Labien oder an den kleinen Labien.

Diagnose. Schwieriger als beim Mann. Aus diesem Grund sollte in jedem Fall histologische Untersuchung erfolgen.

Differentialdiagnose. Morbus Bowen und Erythroplasie Queyrat.

Therapie. Wie beim Mann.

Fluor vaginalis

Definition und Vorkommen. Sehr häufiges polyätiologisches Symptom, das durch vaginale oder hysterogene Ursachen bedingt ist.
Oft suchen Patientinnen mit Fluor vaginalis den Dermatologen zum Ausschluß einer Geschlechtskrankheit auf, vielfach auch zur Behandlung des äußerst quälenden Pruritus vulvae durch begleitende Vulvitis, Vulvovaginitis oder Intertrigo.
Die Diagnose von Fluor vaginalis mit oder ohne Vulvovaginitis ist eine wichtige ärztliche Aufgabe, die eine umfassende Untersuchung erfordert. Wichtig ist die Inspektion von Vagina und Zervix in die Untersuchung mit einzubeziehen. An eine Syphilisinfektion ist zu denken und diese durch 2malige Serokontrolle im Abstand von 4–6 Wochen auszuschließen. Bedeutsam ist ferner die Beachtung der Tatsache, daß Fluor vaginalis oft nicht durch einen, sondern durch mehrere Erreger, wie etwa Trichomonaden *und* Candida albicans oder Gonokokken *und* Chlamydia trachomatis bedingt ist: *Mehrfachinfektion*. In jedem Fall sollte daher bei Fluor vaginalis auf Chlamydia trachomatis,

Tabelle 35.1. Diagnostische Leitlinien bei Fluor vaginalis

Krankheit	Fluor		Untersuchungsorte	Untersuchungsmethoden
	Farbe	Konsistenz		
Gonorrhö	Gelb-eitrig	Flüssig	Urethra Bartholin-Drüsen Zervix Rektum Pharynx	Methylenblaufärbung oder Gram-Färbung und Kultur
Nicht-gonorrhoische Zervizitis	Gelblich-weiß, mukopurulent	Flüssig	Urethra Zervix Rektum	Direktnachweis von Chlamydia trachomatis mit fluoreszein-markierten Antikörpern, Enzymimmunoassay, PCR oder Nukleinsäure-hybridisierungsverfahren. Zellkultur von Chlamydia trachomatis. Kultur von Mykoplasmen
Trichomoniase	Weißlich	Dünnflüssig, schaumig	Fluor vom hinteren Scheidengewölbe Ektozervix	Nativpräparat in abgeblendetem Hellfeld, Dunkelfeld oder bei Phasenkontrast
Kandidose	Weißlich, magermilch-farben	Bröckelig-sahnig	Vaginalwand	Nativpräparat oder Gram-Färbung und Kultur, Stuhlkultur
Bakterielle Vaginose	Weißlich-klar	Dünnflüssig, wäßrig	Vaginalwand	pH-Bestimmung > 5,5 KOH-Test, Fischgeruch, Schlüsselzellen im Nativpräparat oder mit Gram-Färbung, evtl. Kultur von Gardnerella vaginalis

Gonorrhö, Trichomoniasis, Kandidose, Mykoplasmen und andere bakterielle Infektionen untersucht werden. Auf Untersuchung des Partners ist zu achten.

Ätiopathogenese. Die wesentlichen ätiopathogenetischen Faktoren sind bereits bei der Besprechung der Ursachen der Vulvovaginitis dargestellt worden. Folgende Formen von Fluor sind häufig und daher für die Praxis wichtig:

Fluor vaginalis durch Chlamydia-trachomatis-Infektion

Der Fluor ist mukopurulent und von gelblicher bis weißer Farbe. Er rührt von der Entzündung der Zervix *(Chlamydienzervizitis)* her oder ist bei aufsteigender Infektion die Folge von Endometritis, Salpingitis und/oder Entzündung des kleinen Beckens.

Diagnostik. Urethral- und Zervikalabstrich zum Nachweis des Erregers in der Zellkultur oder mit Direktnachweisverfahren.

Fluor vaginalis durch Gonorrhö

Man findet meistens einen gelben eitrigen Ausfluß als Folge einer aszendierenden Infektion der Geschlechtsorgane (Cervicitis gonorrhoica, Salpingitis gonorrhoica).

Diagnostik. Urethralabstrich, Abstrich vom Exprimat der Bartholin-Drüsen, Zervikalabstrich und Rektalabstrich zur direkten bakteriologischen und kulturellen Untersuchung.

Fluor vaginalis durch bakterielle Vaginose

Diese Dysbakteriose der Scheidenflora macht sich durch weißlich-klaren, dünnflüssigen weißlichen Fluor bemerkbar. Entzündungszeichen bestehen nicht.

Diagnostik. Anhand der 3 Kriterien: mikroskopischer Nachweis von Schlüsselzellen, KOH-Test und pH-Messung des Vaginalsekrets (pH > 5).

Fluor vaginalis durch Trichomonadeninfektion

Diese in den letzten Jahren nicht mehr so häufige Erkrankung führt gewöhnlich zu einem weißlichen oder mehr graugrünlichen, dünnflüssigen schaumigen Ausfluß. Begleitsymptome sind sattrot entzündliche Vaginalschleimhaut, manchmal mit Petechien und mäßigem Pruritus vulvae durch den vaginalen Fluor. Sekundär kann es zur Schwellung der Labia minora und infolge des Scheuerns auch zur mäßigen Lichenifikation der Labia majora kommen, die an atopisches Ekzem denken läßt. Nicht selten ist Doppelinfektion mit Candida albicans, Chlamydia trachomatis oder Gonokokken.

Erreger. Trichomonas vaginalis

Übertragung. Gewöhnlich durch Geschlechtsverkehr, vielleicht (fraglich) in Schwimmbädern. Beim Mann kann die Infektion zur Trichomonadenurethritis oder sehr selten auch zur Trichomonadenbalanoposthitis führen.

Diagnose. Untersuchung des Fluors, den man mit einer Platinöse aus dem hinteren Scheidengewölbe gewinnt und in einem Tropfen angewärmter physiologischer Kochsalzlösung auf den Objektträger bringt. Im Nativpräparat in abgeblendetem Hellfeld, im Dunkelfeld oder bei Phasenkontrast ist der Flagellat durch seine Bewegungen leicht zu identifizieren.

Verlauf. In vielen Fällen ist auch der Harntrakt beteiligt; die Patientinnen geben dann zusätzlich Brennen beim Wasserlassen an. Selten ist Aszension der Trichomonadeninfektion in die oberen harnableitenden Wege. Diagnose: entsprechende Untersuchung von Harnsediment.

Therapie. Orale und vaginale Therapie mit Metronidazol (Arilin, Clont) oder die oral anzuwendenden Substanzen Tinidazol (Simplotan, Sorquetan) oder Nimorazol (Esclama). Auch Tetrazyklin und Natamycin (Pimafucin) als Ovula und Vaginalcreme haben sich besonders in Kombination mit Amphotericin B (Ampho-Moronal-Creme und -Ovula) bewährt, zumal dadurch gleichzeitig Mischinfektionen durch Bakterien, Mykoplasmen und Candida albicans mitbehandelt werden.

Fluor vaginalis durch Candida-albicans-Infektion

Soorfluor ist heute sehr wahrscheinlich die häufigste Form von Fluor überhaupt. Die begleitende Vulvovaginitis kann fehlen. Die Erkrankung kommt vorzugsweise bei Schwangeren und solchen Frauen vor, die an Diabetes mellitus erkrankt sind über längere Zeit Kontrazeptiva eingenommen haben oder an sekundärer Immundefizienz (z. B. HIV-Infektion, Arzneimittel) leiden.

Der Fluor selbst is mehr bröcklich-weiß oder magermilchfarben und haftet bei der Entfaltung der Vagina durch das Spekulum teilweise an der Vaginaloberfläche an. In der überwiegenden Zahl der Patienten nimmt die Infektion wegen der besonderen anatomischen Gegebenheiten im Anogenitalbereich ihren Ausgang von einer enteralen Kandidose.

Erreger. Candida albicans

Diagnose. Nachweis von Candida albicans im Vaginalsekret durch Nativpräparat und Kultur. In jedem Fall ist eine Stuhlkultur durchzuführen.

Verlauf. Der Verlauf von Fluor vaginalis durch Candida-albicans-Infektion ist chronisch; er kann symptomarm sein. Bei Patientinnen mit Diabetes mellitus kommt es nicht selten zu einer begleitenden *Vulvovaginitis candidomycetica* mit intensivem Juckreiz und Erscheinungen, die als Vulvovaginitis diabetica besprochen wurden. Die Erkrankung kann auch auf den Partner übertragen werden (Untersuchung des Partners, simultane Behandlung).

Therapie
Innerlich. Bei enteraler Kandidose ist innerliche Behandlung mit Nystatin (Candio-Hermal, Moronal), Amphotericin B (Ampho-Moronal), Ketoconazol (Nizoral) über 1 Woche, Itraconazol (Sempera, Siros) in 2 Einzeldosen innerhalb von 24 h) oder Einmalgabe von Fluconazol (Diflucan, Fungata) indiziert.
Äußerlich. Auspinselungen des Vaginalraumes mit Solutio Castellani oder Pyoktaninlösung (0,3 %, wäßrig) sind außerordentlich wirksam. Zusätzlich Sitzbäder mit Zusatz von Kaliumpermanganat. Ferner nach wenigen Tagen örtliche Behandlung mit Nystatin oder Amphotericin B als Ovula, 2mal tgl. einführen. Auch Kombinationsantibiotika wie Mysteclin (Ovula, Vaginalcreme 1- bis 2mal tgl. über 1–2 Wochen) haben sich bewährt, da sie Mischinfektionen miterfassen, desgleichen Ciclopiroxolamin (Batrafen), Clotrimazol (Canesten), Econazol (Gyno-Pevaryl), Isoconazol (Gyno-Travogen), Miconazol (Gyno-Daktar, Gyno-Monistat) oder Natamycin (Pimafucin).
Drei Wochen nach Behandlung: Kulturen von vaginalem Sekret und Stuhl.
Bei resistenten oder rezidivierenden Verläufen ist Zusammenarbeit mit einem Gynäkologen angeraten.

Fluor vaginalis durch andere bakterielle Infektionen

Auch grampositive (Streptokokken, Staphylokokken), seltener gramnegative (Escherichia coli) Keime werden im Vaginalsekret bei unspezifischer Vaginitis und Fluor nachgewiesen. Die Rolle von Escherichia coli als Ursache für Fluor vaginalis ist allerdings umstritten, nicht dagegen diejenige von Gardnerella vaginalis (Fischgeruchvaginitis).

Therapie. Äußerlich entsprechend der bakteriellen Kultur mit Keimresistenzbestimmung. Sind diese Infektionen als Ursache für einen Fluor vaginalis ausgeschlossen, so sollte ein Gynäkologe zur weiteren ursächlichen Abklärung hinzugezogen werden.

Andere Vulvaerkrankungen

Ulcus vulvae acutum
[Lipschütz 1921]

Definition. Akute ulzeröse Erkrankungen unklarer Ätiologie, vorwiegend bei Virgines oder jüngeren Frauen.

Vorkommen. Selten; 50% der Patientinnen sind adoleszente Mädchen.

Ätiopathogenese. Von Lipschütz wurde Bacillus grassus für die Erkrankung verantwortlich gemacht. Da dieser mit dem Döderlein-Bakterium identisch ist, bleibt die Ätiologie ungeklärt. Man denkt an Virusinfektion, auch an akut auftretende genitale Aphthen. Mangelhafte Genitalpflege Jugendlicher soll eine Rolle spielen. In manchen Fällen wurde Ulcus vulvae acutum als Symptom eines Behçet-Syndroms interpretiert. Es wurde auch nach/im Verlauf von Typhus, Brucellosis oder Viruspneumonien gesehen und als Manifestation von Erythema multiforme identifiziert. Vielfach sind aber solche Zusammenhänge nicht gegeben. Bei einigen Patienten wurde *Ureaplasma urealyticum* isoliert und Antikörpertitererhöhung registriert.

Klinik. Lipschütz selbst hat drei Typen von Ulzerationen unterschieden.

Gangränöse Form. Hier treten ganz akut besonders an den Labia minora sich rasch vergrößernde Ulzerationen auf, die sogar zur Perforation der kleinen Labien führen können. Die Ulzerationen sind von graugelblichen oder schwärzlichen Schorfen bedeckt, die sich nach einigen Tagen abstoßen. Plötzlicher Beginn über Nacht mit hohem Fieber und Schwellung der regionalen Lymphknoten ist typisch. Heilung mit Narbenbildung innerhalb von 1–2 Wochen.

Chronische Form. Hier ist der Verlauf chronisch, fieber- und beschwerdearm. Es entstehen kleinere oder größere unregelmäßige, teilweise auch unterminierte Ulzerationen, die nur langsam abheilen und rezidivieren können. Neue Veränderungen treten hinzu. Prädilektionsstellen sind der Introitus vaginae und auch die Innenseiten der großen Labien. Dauer der Erkrankung 4–6 Wochen und mehr. Diese Form ist wohl dem Behçet-Syndrom zuzuordnen.

Miliare Form. Hier entstehen stecknadelkopfgroße Ulzerationen mit einem entzündlich-roten Rand, die keine Größenzunahme aufweisen. Prädilektionsstellen sind die Ränder der großen Labien, aber auch die kleinen Labien und der Damm. Selten kommt es zur Ausbildung größerer Ulzerationen nach Art der chronischen Form. Möglicherweise handelt es sich um die Primärinfektion mit *Herpes simplex Virus.*

Symptome. Die Ulzerationen verursachen spannende oder stark schmerzende Beschwerden: Spontan- oder Berührungsschmerzhaftigkeit, besonders bei der gangränösen und miliaren Form.

Differentialdiagnose. Diese hat das ganze Spektrum venerischer und nichtvenerischer Ulzerationen zu berücksichtigen. Genaue Inspektion des gesamten Hautorganes und der Schleimhäute läßt ulzerative Veränderungen im Vulvabereich als Symptom anderer Erkrankungen abgrenzen. Besonders zu denken ist an Ulcera mollia, Behçet-Syndrom und Aphthen, ferner an Hand-Fuß-Mund-Krankheit, welche an der Vulva von Kindern vorkommen kann, allerdings meist zunächst zu Bläschen führt. Auch Herpes simplex sollte als Ursache ausgeschlossen sein; hier zunächst Bläschen und dann polyzyklische flache Ulzerationen. Ebenso sollten myeloproliferative Veränderungen bedacht werden.

Therapie. Bettruhe
Innerlich. Je nach dem Antibiogramm innerliche Behandlung mit Breitbandantibiotika. Ferner antiphlogistische und schmerzstillende Behandlung. In sehr schweren Verläufen kurzfristige Kombinationstherapie mit Glukokortikoiden (40–60 mg Prednisolonäquivalent tgl.) und Breitbandantibiotika.
Äußerlich. Säubernde und desinfizierende Maßnahmen (Bäder mit Zusatz von Kaliumpermanganat, Chinosol oder Kamillosan, antibiotische Salbenbehandlung, Behandlung der Begleitintertrigo durch ab-

trocknende Maßnahmen (Lotio zinci oder Zinköl mit 1% Clioquinol (Vioform). Behandlung der Ulzerationen nach den Regeln der Wundbehandlung.

Vulvadystrophien

Dieser Begriff wird von Pathologen und Gynäkologen benutzt, um auf histologischer Grundlage verschiedenartige Vulvaerkrankungen zu benennen. Da die einzelnen Krankheiten sich aber dermatologisch zumeist bereits klinisch abgrenzen lassen, erscheint uns diese Klassifikation aus der Sicht des Hautarztes überflüssig.

Craurosis vulvae
[Breisky 1885]

Definition. Um das Klimakterium beginnende, fortschreitende Schrumpfung des äußerlichen weiblichen Genitales mit weitgehendem oder völligem Schwund der kleinen Labien, der Klitoris und Stenosierung des Scheideneinganges. Die atrophisierte Haut führt trichterförmig zu der versteckten Urethralmündung; sie wird unelastisch, an ihrer Oberfläche trocken, manchmal rissig, ihre Farbe ist weißlich oder bei durchscheinendem Fettgewebe gelblich sowie gelegentlich auch scheckig pigmentiert. Vielfach besteht quälender Juckreiz, der zu Kratzeffekten und sekundärer Lichenifikation führt. Stellenweise kommt es zur Entwicklung von Leukoplakien mit möglicher Karzinomentwicklung.

Ätiopathogenese. Die Tatsache, daß es sich bei den Erkrankten meist um Patientinnen im Präklimakterium bzw. im Klimakterium oder um jüngere Frauen mit gestörter Genitalfunktion handelt, läßt an hormonelle Einflüsse denken. Heute ist man indessen der Ansicht, daß man auf den wenig genau definierten Krankheitsbegriff der Craurosis vulvae besser verzichten sollte; das Krankheitsbild kann als Endresultat verschiedenartiger Krankheitsvorgänge, insbesondere bei Lichen sclerosus et atrophicus entstehen. Auch das Vorkommen von Leukoplakie und konsekutiver Karzinomentstehung ist ein Sekundärgeschehen und trägt nicht zur Diagnosestellung bei; das gleiche gilt von der Beachtung des Alters der Patientinnen.
Drei Erkrankungen werden heute als die wichtigsten Ursachen für die Atrophie der Vulva angesehen:
- Primäre Vulvaatrophie
- Senile Vulvaatrophie
- Lichen sclerosus et atrophicus

Primäre Vulvaatrophie

Definition. Langsam fortschreitende, zu Atrophie der Labia majora und Labia minora sowie zur Stenose des Introitus führende Erkrankung. Wahrscheinlich mehr diffus ausgeprägte Variante von Lichen sclerosus et atrophicus.

Vorkommen. Vielfach bei Frauen um die Menopause, aber auch selten bei jungen Frauen und Mädchen.

Ätiopathogenese. Ursache unbekannt. Pathogenetisch scheint es sich um einen mehr diffus atrophisierenden Lichen sclerosus et atrophicus ausschließlich im Vulvabereich zu handeln.

Klinik. Zunächst fällt nur Trockenheit im Bereich der Vulva, gelegentlich auch Dysurie auf, während der Pruritus nicht sehr intensiv ist. Die Krankheit beginnt mit Atrophie der Labia minora, ohne daß es dort zur Verhärtung kommt. Die Atrophie des Introitus vaginae führt vielfach zur Einengung. Auch die großen Labien werden später betroffen und nehmen an Umfang ab. Die Schleimhaut ist zunächst leicht entzündlich gerötet, wird dann blaß oder gelblich und kann infolge von Depigmentierung, feinen Hämorrhagien oder telangiektatischer Zeichnung an Lichen sclerosus et atrophicus erinnern. Später kommt es zur Entwicklung von Leukoplakien, die auch maligne entarten können.

Symptome. Trockenheit und Juckreiz stören am meisten.

Histopathologie. Epidermale Atrophie und entzündliche Veränderungen im Korium mit Hyalinisierung des Kollagens sind typisch und erinnern ebenfalls an Lichen sclerosus et atrophicus.

Verlauf. Sehr chronisch. Die Prognose wird durch Auftreten von Leukoplakien getrübt.

Differentialdiagnose. Wenn man die primäre Vulvaatrophie als eine Variante des Lichen sclerosus et atrophicus ansieht, kommt differentialdiagnostisch lediglich die senile Vulvaatrophie in Betracht.

Therapie. Örtlich niedrigkonzentrierte glukokortikoidhaltige Externa im Wechsel mit heparin- oder heparinoidhaltigen Externa (Lasonil), Versuch mit östrogenhaltigen Präparaten (Linoladiol N, Oestriol-Salbe, Ovestin). Regelmäßige Kontrolle solcher Patientinnen zur Früherkennung von Leukoplakien.

Senile Vulvaatrophie

Synonym. Senile Genitalatrophie

Definition. Es handelt sich um eine langsam progrediente, meist symptomarme atrophische Metamorphose des äußerlichen Genitales nach der Menopause oder bei Patientinnen nach Ovarektomie ohne hormonelle Substitution. Man kann sie als eine etwas massivere Form der physiologischen Rückbildung des äußeren Genitales im Alter interpretieren.

Vorkommen. Etwa 15% geriatrischer Patientinnen weisen derartige Veränderungen auf.

Klinik. Regressive Veränderungen, welche die Labia minora, die Klitoris und den inneren Aspekt der Labia majora betreffen und zu einer zunehmenden Einschrumpfung führen. Die Schleimhäute auch der Vagina werden trocken, es fehlen aber Sklerose oder Leukoplakien. An Mons pubis finden sich eine diffuse Alopezie und graue Haare.

Symptome. Leichter Juckreiz.

Histopathologie. Altersatrophische Veränderungen mit Verdünnung des Epithels und schlaffer Atrophie des Bindegewebes. Keine Veränderungen, die auf Lichen sclerosus et atrophicus hinweisen.

Therapie. Zusammenarbeit mit einem Gynäkologen. Zweckmäßig sind äußerlich fettende oder erweichende Cremes (Linola Emulsion), östrogenhaltige Externa (Linoladiol N, Oestriolsalbe, Ovestin). Die vaginalen Veränderungen sprechen auf lokale Östrogene (Ovestin) oder Androgene an. Auch heparin- oder heparinoidhaltige Externa (Lasonil) kommen als langfristige therapeutische Maßnahmen in Betracht.

Lichen sclerosus et atrophicus vulvae

Diese Erkrankung ist an anderer Stelle ausführlich dargestellt. Die Anogenitalregion wird in etwa 60–80% der Patientinnen betroffen. Bemerkenswert ist die relativ häufige (etwa 20%) Korrelation zu sog. Autoimmunkrankheiten wie Alopecia areata, Vitiligo, Schilddrüsenstörungen, perniziöse Anämie und anderen. Auch etwa gleichzeitiges Vorkommen bei Geschwistern wurde bekannt.
Die Diagnose ist einfach, wenn man typische Veränderungen an der Haut und im Vulvabereich findet. Immer ist histologische Untersuchung angezeigt, da das Bild des Lichen sclerosus et atrophicus feingeweblich typisch ist.

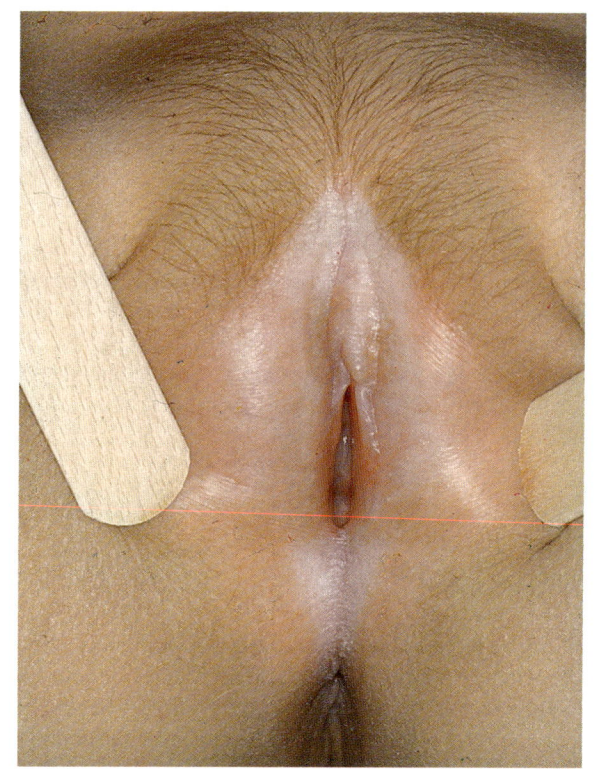

Abb. 35.1. Lichen sclerosus et atrophicus vulvae

Pruritus vulvae

Synonym. Vulvapruritus

Definition. Psychisch äußerst belastende polyätiologische Erkrankung. Das ärztliche Vorgehen entspricht generell dem bei Pruritus cutaneus (s. S. 893).

Klinik. Erheben einer genauen Anamnese und die Klärung der Frage, ob es sich um einen *Pruritus cum materia*, d.h. Juckreiz durch eine Hauterkrankung, eine Vaginal- oder Analerkrankung oder durch allgemeine Erkrankungen wie Diabetes mellitus handelt, oder aber um einen *Pruritus sine materia*. Vulvapruritus ist nicht selten durch zu häufige oder zu intensive Reinigungsprozeduren bedingt und betrifft vor allen Dingen atopische Patientinnen (Atopieanamnese) mit trockener Haut, bei denen es durch gehäufte Reinigungsmaßnahmen zu stärkerer Entfettung der Haut mit Irritationszuständen kommt, die intensiven Pruritus auslösen und unterhalten können. Auch alkoholische Intimkosmetika kommen als Auslöser in Betracht.

Symptome. Pruritus vulvae kann vorübergehend auftreten, chronisch bestehen, vor allem nachts quälende

Sensationen auslösen und damit psychisch äußerst belastend wirken. Das besondere am Vulvapruritus ist darin gelegen, daß sich ein *Juckreiz-Kratz-Zyklus* ausbildet, der zu einer Schwellung und Rötung der Vulva führt und damit wiederum zu einer Verstärkung der Juckreizsymptomatik.

Diagnose. Exakte Inspektion des Vulvoanalbereiches und der übrigen Körperhaut, um zur definitiven Diagnose zu gelangen.

Häufige Ursachen für Vulvapruritus

Dermatosen mit Juckreiz
- Epizoonosen (Pediculosis pubis, Skabies)
- mykotische Infektionen, besonders Kandidose
- Kontaktdermatitis und Kontaktekzem
- Atopisches Ekzematid oder Ekzem
- Lichen sclerosus et atrophicus, Leucoplacia vulvae oder initiales Karzinom

Vaginaler Fluor und Vulvovaginitis

Analerkrankungen
Proktitis, Rektalgonorrhö, innere Hämorrhoiden. Auch chronische Proktitis oder chronische Zystitis mit Sekretion kann zu Hautirritation führen, das Entstehen einer Intertrigo begünstigen und chronischen Pruritus vulvae bedingen.

Allgemeinerkrankungen
Besonders Diabetes mellitus

Therapie. Die Therapie entspricht der zugrunde liegenden Erkrankung. Grundsätzlich ist alles zu vermeiden, was Pruritus verstärken kann; hier gehört auch mechanische Reibung, beispielsweise durch enganliegende Slipunterwäsche. Reinigungsmaßnahmen und Intimkosmetika ist besondere Beachtung zu schenken. Weniger stark fettende Externa (Milch, Creme oder Paste) werden besser vertragen als mazerierende intertrigofördernde fettende Externa. Zur Hautreinigung keine Seifen oder Syndets, sondern Öl (Balneum, Linola, Oleatum) benutzen. Zusätzlich *innerlich*, falls notwendig, Antihistaminika, Phenothiazine, Opipramol oder Diazepame.

Vulvaekzeme

Dieses mit starkem Juckreiz einhergehende chronische Krankheitsbild hat viele mögliche Ursachen. Es kann durch vaginalen Fluor, durch kumulativ-toxische Irritation infolge zu intensiver hygienischer Maßnahmen (*kumulativ-toxisches Vulvaekzem*) oder durch Kontaktallergie (*allergisches Vulvaekzem*) zustandekommen. Gegebenenfalls ist Epikutantestung nach sorgfältiger Anamneseerhebung (Intimkosmetika, Desinfektionsmittel, Reinigungsmittel, antikonzeptionelle Mittel, Kondomkomponenten) notwendig. In den meisten Fällen stellt das Vulvaekzem allerdings eine Sonderform des atopischen Ekzems (*atopisches Vulvaekzem*) dar. Es neigt zur Lichenifikation, da der Juckreiz-Kratz-Zyklus schwer zu durchbrechen sein kann. In Zweifelsfällen Biopsie.

Therapie. Wie bei chronischem Ekzem. Wichtig ist Vermeidung von Seifen und Syndets sowie Desinfektionsmitteln zur Reinigung; nur Badeölzusatz zum Wasser.

Atopisches Vulvaekzem

Synonym. Neurodermitis circumscripta vulvae

Definition. Es handelt sich um die häufigste Form von Vulvaekzem, das sich nicht selten bei atopischen Frauen auf dem Boden von Pruritus vulvae entwickelt.

Klinik. Anamnese und allgemeiner Hautbefund sind typisch für Atopie oder die Minimalvarianten eines atopischen Ekzems.
Gewöhnlich beginnt die meist symmetrisch ausgeprägte Erkrankung spontan nach Schwitzen mit Juckreiz oder bei geringem Fluor. Es entwickelt sich zunehmend Juckreiz mit Rötung und entzündlicher Infiltration der Vulva, auch der angrenzenden Oberschenkelinnenseiten, meist zur gesunden Haut scharf abgesetzt. Nicht selten ist auch die Anal- und Perianalregion mitbetroffen. Sekundär kann es zu einer stärkeren Lichenifikation und durch den anhaltenden Juckreiz-Kratz- oder Juckreiz-Reibe-Zyklus zu weiterer Lichenifikation mit typischer entzündlicher Vergröberung der Hautoberfläche und Hautfalten kommen, selten zur elephantiastischen Vergrößerung der großen Labien durch zusätzliches Lymphödem (*lichénification géante*); in solchen Fällen ist auch auf rezidivierende Erysipele zu achten.

Differentialdiagnose. Abgrenzung von kumulativ-toxischem und von allergischem Vulvaekzem sowie ekzemartigen prämalignen Zuständen wie extramammärem Morbus Paget oder Morbus Bowen. In allen Zweifelsfällen Biopsie.

Therapie
Innerlich. Wie bei chronischem Ekzem.

Äußerlich. Auch diese Behandlung entspricht der üblichen Ekzemtherapie. Hinweis auf geeignete Reinigungsprozeduren, Vermeiden von Seifen und Syndets (Wasserreinigung mit Badeölzusatz), Vermeiden von scheuerreizinduzierender Unterwäsche (kein Slip). Neben der Ekzemtherapie in üblicher Weise kann in schweren therapieresistenten Fällen wie bei chronischem Ekzem Röntgenweichstrahlentherapie in Betracht kommen.

Differentialdiagnose von Erkrankungen im Vulvabereich

Abgesehen von der größeren Neigung zu entzündlichem Ödem entsprechen die dermatologischen Affektionen an der Außenseite der großen Labien denen an der übrigen Haut. An der Innenseite der Labia majora, den Labia minora und im Bereich des Introitus vaginae sind die Übergangschleimhäute und Schleimhäute weich. Aus diesem Grunde kommt es dort nicht zur Entwicklung echter Papeln. Vielmehr manifestieren sich auch papulöse Erkrankungen nur als Flek-

ken. Hinzu kommt, daß viele Erkrankungen in diesem Bereich durch zusätzliches Auftreten von Fluor oder Intertrigo überlagert werden können. In den meisten Fällen ist es daher zweckmäßig, die Verdachtsdiagnose durch histologische Untersuchung zu sichern.

Endometriose

Definition. Ektopische Uterusschleimhaut außerhalb des physiologischen Vorkommens bei Frauen im reproduktionsfähigen Alter. Auch bei Männern kann Endometriose auftreten. Kutane Manifestation ist sehr selten (0,5–1%).

Ätiopathogenese. Drüsengewebe und Stroma des uterinen Endometriums werden in endophytisch wachsenden Gebilden nachgeahmt. Unterschieden wird zwischen *Endometriosis genitalis interna*, die in Ovarien, den Ligamenten des Uterus und den Eileitern innerhalb des kleinen Beckens auftritt und *Endometriosis extragenitalis*, die außerhalb des kleinen Beckens auftritt. Unter Schokoladenzysten oder Endometriom versteht man mit Endometrium ausgekleidete Zysten, die mit altem Blut oder daraus hervorgegangenem teer- oder schokoladefarbenem Inhalt gefüllt sind.

Tabelle 35.2. Differentialdiagnostische Leitlinien bei chronischen nichtulzerösen Erkrankungen der Vulva

Klinisches Symptom	Differentialdiagnose
Leukoplakien (Weißliche Herde)	Vitiligo Leukoplakie Lichen sclerosus et atrophicus Lichen ruber planus Lichen simplex chronicus Kandidose
Erythroplakien (Rötliche Herde)	Erythroplasie (Queyrat) Morbus Bowen Bowenoide Vulvapapeln (Bowenoide Genitalpapulose) Extramammärer Morbus Paget Lichen ruber planus Fixes Arzneimittelexanthem Vulvitis chronica circumscripta benigna plasmacellularis Eosinophiles Granulom Initiales Vulvakarzinom Langerhans-Zellen-Histiozytose
Melanoplakien (Schwärzliche Herde)	Thrombosiertes Hämangiom Lentigo der Vulva Naevus coeruleus Naevus naevocellularis pigmentosus Malignes Melanom

Klinik und Diagnose. Nur die seltene Endometriose der Vagina oder in Narben der Haut werden in diesem Zusammenhang abgehandelt. Endometriumgewebe kann während chirurgischer Eingriffe (im unteren Abdomen oder in der Beckenregion, Kaiserschnitt) verschleppt werden, wenn Schleimhaut des Uterus oder der Tuben mit diesen Stellen in Berührung kommt. Die einzeln oder multipel auftretenden zystischen Knötchen oder Knoten können zwischen 5 mm und 3 cm oder auch mehr im Durchmesser betragen und konfluieren oft fleckförmig. Die Endometriose verursacht unterschiedliche Symptome, gewöhnlich abhängig vom Monatszyklus: Dysmenorrhö, zyklisch auftretende Unterleibsschmerzen, Dyspareunie und Darmschmerzen. In aller Regel besteht sekundäre Sterilität. Bei Männern tritt die Endometriose meist in der Prostata auf. Langzeittherapie mit Östrogenen scheint eine der Voraussetzungen für das Auftreten einer Endometriose zu sein. Kutane und subkutane Endometriosen, die sich aus Narben am Nabel oder an den Extremitäten entwickeln, wurden beschrieben. Das Auftreten maligner Tumoren auf der Grundlage einer Endometriose ist möglich.

Histopathologie. Drüsen- und Stromagewebe der Uterusschleimhaut.

Therapie. Danazol (Winobanin) (gewöhnlich 600 mg tgl. für maximal 6 Monate) oder chirurgische Entfernung.

Weiterführende Literatur

Übersichten

Elsner P, Maibach HI (1989) Microbiology of specialized skin: The vulva. Semin Dermatol 8:300–304
Elsner P, Oriba HA, Maibach HI (1989) Physiologie der Haut der Vulva: Neue Aspekte. Hautarzt 40:411–417
Gardner HL, Kaufmann RH (1981) Benign disease of the vulva and vagina, 2nd edn. Hall, Boston
Korting GW (1981) Practical dermatology of the genital region. Saunders, Philadelphia
McKay M (1989) Vulvodynia and pruritus vulvae. Semin Dermatol 8:40–47
McKay M (1989) Vulvodynia. A multifactorial clinical problem. Arch Dermatol 125:256–262
McKay M (1991) Vulvitis and vulvovaginitis: cutaneous considerations. Am J Obstet Gynecol 165:1176–1182
Oriba HA, Elsner P, Maibach HI (1989) Vulvar physiology. Semin Dermatol 8:2–6
Petersen EE (1992) Erkrankungen der Vulva, Differentialdiagnostik im Bild. Thieme, Stuttgart
Ridley CM (1988) (ed) The vulva. Churchill Livingstone, London
Ridley CM (1990) Chronic erosive vulval disease. Clin Exp Dermatol 15:245–252
Stary A (1993) Differentialdiagnose des genitalen Fluors. Hautarzt 44:117–129
Tovell HMM, Young AW (1991) Diseases of the vulva in clinical practice. Elsevier, Amsterdam
Way S (ed) (1982) Malignant disease of the vulva. Churchill Livingstone, Edinburgh
Weissenbacher ER, Gutschow K, Wachter I et al. (1989) Probleminfektionen des äußeren Genitalbereiches der Frau. Z Hautkr 64:406–410
Zander J, Baltzer J (Hrsg) (1986) Erkrankungen der Vulva. Fortschritte für das diagnostische und therapeutische Handeln. Urban & Schwarzenberg, München

Heterotope Talgdrüsen

Friedrich H, Schädel M (1949) Zur Kenntnis der ektopischen Talgdrüsen am weiblichen Genitale und ihre Beziehungen zu ovariellen Dysfunktionen. Geburtshilfe Frauenheilkd 9:645–651
Hyman AB, Guiducci AA (1963) Ectopic sebaceous glands. In: Montagna W, Ellis RA, Silver AF (eds) Advances in biology of skin, vol 4. Pergamon, London, pp 78–93

Vulvitis circumscripta chronica benigna plasmacellularis

Braun-Falco O (1982) Vulvitis und Vulva-Ekzeme aus dermatologischer Sicht. Fortschr Med 100:975–980
Hornstein O (1960) Vulvitis chronica plasmacellularis. Hautarzt 11:165–171
Mensing H, Jänner M (1981) Vulvitis plasmacellularis Zoon. Z Hautkr 56:728–732
McCreedy CA, Melski JW (1990) Vulvar erythema. Vulvitis chronica plasmacellularis (Zoon's vulvitis). Arch Dermatol 126:1351–1356
Scurry J, Donnerstein G, Brenan J et al. (1993) Vulvitis circumscripta plasmacellularis. A clinicopathologic entity? J Reprod Med 38:14–18
Woodruff JD, Sussman J, Shakfeh S (1989) Vulvitis circumscripta plasmacellularis. A report of four cases. J Reprod Med 34:369–372

Ulcus vulvae acutum

Berlin C (1965) The pathogenesis of the so-called ulcus vulvae acutum. Acta Dermato Venereol (Stockh) 45:221–222
Lipschütz B (1927) Ulcus vulvae acutum (Lipschütz). In: Jadassohn J (Hrsg) Handbuch der Haut- und Geschlechtskrankheiten, Bd 21. Springer, Berlin, S 392–414

Vulvadystrophie und Craurosis vulvae

Breisky A (1885) Über Kraurosis vulvae, eine wenig beachtete Form von Hautatrophie am pudendum muliebre. Z Heilkd 6:69–80
Friedrich EG (1966) Vulvadystrophien. In: Zander J, Baltzer J (Hrsg) Erkrankungen der Vulva. Urban und Schwarzenberg, München
Hagedorn M (1988) Vulvadystrophien. Zbl Haut 155:247–255
Höfs W (1964) Lichen sklerosus et atrophicus. Kraurosis vulvae und Balanitis xerotica obliterans. Dermatol Wochenschr 149:217–231
ISSVD (International Society for the Study of Vulvar Disease) (1976) New nomenclature for vulvar disease. Report of the Commitee on Terminology. Obstet Gynecol 47:122–124
Kiryn H, Ackerman AB (1990) A critique of current classifications of vulvar diseases. Am J Dermatopathol 12:377–392
Lynch PJ (1987) Vulvar dystrophies and intraepithelial neoplasias. Dermatol Clin 4:789–799
Pinzger G, Heim K, Holbock E et al. (1991) Diagnostik und Therapie der Vulvadystrophie. Gynäkol Rundschau 31 Suppl 2:225–229

Lichen sclerosus et atrophicus vulvae

Balus L (1971) Lichen sclerosus et atrophicus der Vulvagegend als präkanzeröser Zustand. Hautarzt 22:199–203
Bert-Jones J, Graham-Brown RA, Barns DA (1991) Lichen sclerosus et atrophicus – a review of 15 cases in young girls. Clin Exp Dermatol 16:14–17
Feldmann R, Harms M (1991) Lichen sclerosus et atrophicus. Hautarzt 42:147–153
Hagedorn M (1989) Genitaler vulvarer Lichen sclerosus bei Geschwistern. Z Hautkr 64:810, 813–814
Hart WR, Norris HJ, Helwig EB (1975) Relation of lichen sclerosus et atrophicus of the vulva to development of carcinoma. Obstet Gynecol 45:369–377
Meyrick Thomas RH, Ridley CM, McGibbon DH et al. (1988) Lichen sclerosus et atrophicus and autoimmunity – a study of 350 women. Br J Dermatol 118:41–46
Terruhn V (1980) Lichen sclerosus et atrophicus in der Kinder- und Jugendgynäkologie. Pädiatr Prax 23:453–458
Tremaine RD, Miller RA (1989) Lichen sclerosus et atrophicus. Int J Dermatol 28:10–16

Endometriose

Barbieri RL (1990) Endometriosis 1990. Current treatment approaches. Drugs 39:501–510

Beckman EN, Pintado SO, Leonard GL et al. (1985) Endometriosis of the prostate. Am J Surg Pathol 9:374–379

Bergqvist A (1992) Extragenital endometriosis. A review. Eur J Surg 158:7–12

Dmowski WB, Cohen MR (1975) Treatment of endometriosis with an antigonadotropin, danazol: a laparoscopic and histologic evaluation. Obstet Gynecol 46:147–154

Frydman CP, Schwartz JW, Schwartz IS (1986) Endometrioma of the anterior abdominal wall. Mt Sinai J Med 53:160–162

Kühn W, Staemmler HJ, Neckel E (1981) Endometriose – Implantation oder Metaplasie? Ein kasuistischer Beitrag zur Histo- und Pathogenese unter besonderer Berücksichtigung der Ovarialendometriose. Geburtsh Frauenheilkd 41:698–701

Nasemann TR (1990) Zur Endometriose der Haut. Z Hautkr 65:117–119

Richter K (1973) Untersuchungen an 324 bis zu 17 Jahren beobachteten Patientinnen mit histologisch erwiesener Endometriosis externa. I. Frequenz und Altersverteilung: die Notwendigkeit einer klinischen Gruppierung sowie einer Charakterisierung der therapeutischen Tendenz. Geburtshilfe Frauenheilkd 33:742–754

Sampson JA (1921) Perforating hemorrhagic (chocolate) cysts of the ovary. Their importance and especially their relation to pelvic adenomas of endometrial type („adenomyoma" of the uterus, rectovaginal septum, sigmoid, etc.). Arch Surg 3:245–323

Schweppe KW (1984) Morphologie und Klinik der Endometriose. Schattauer, Stuttgart

Tidman MJ, MacDonald DM (1988) Cutaneous endometriosis: a histopathologic study. J Am Acad Dermatol 18:373–377

Kapitel 36 Hauterkrankungen in der Schwangerschaft

Inhaltsverzeichnis

Physiologische Veränderungen 1107
Grundsätzliche Erwägungen zur Therapie 1107
Schwangerschaft und nichtspezifische
    Hauterkrankungen 1107
Spezifische Hauterkrankungen 1108
    Pruritus gravidarum 1108
    Herpes gestationis 1109
    Impetigo herpetiformis 1109
    Autoimmun-Progesteron-Dermatitis in der
        Schwangerschaft 1109
    Prurigo gestationis vom Frühtyp 1110
    Pruritische urtikarielle Papeln und Plaques in der
        Schwangerschaft 1110
    Papulöse Dermatitis in der Schwangerschaft . . . 1111
    Erythema nodosum gravidarum 1111
    Pruritische Follikulitis in der Schwangerschaft . . 1111
Weiterführende Literatur 1112

Während der Schwangerschaft laufen tiefgreifende metabolische, hormonelle und immunologische Veränderungen im Organismus ab, die sich auch auf die Haut auswirken und Veränderungen an Haut und Schleimhäuten mit sich bringen.

Physiologische Veränderungen

Zu diesen gehören die allgemeine *Hyperpigmentierung*, besonders der Mamillen und des Genitales, sowie die *Linea fusca* und das *Chloasma gravidarum*. Typisch sind ferner die *Striae distensae*. Gelegentlich besteht auch Neigung zu *Hypertrichose* und zu einer Instabilität im Gefäßsystem, die sich in Form von *Palmarerythem, Naevi aranei, Teleangiektasien* und *eruptiven Angiomen* äußern kann.

Grundsätzliche Erwägungen zur Therapie

Differente therapeutische Maßnahmen sollten nur dann durchgeführt werden, wenn sie wirklich erforderlich sind. Es ist einer werdenden Mutter schwer klarzumachen, daß nicht die vom Dermatologen verordnete Therapie für die Entwicklung eines Hämangioms oder anderer Fehlbildungen bei ihrem Kind verantwortlich zu machen sei. Abgesehen davon können auch resorptive Wirkungen auf den fetalen Organismus zustande kommen. Aus diesem Grunde sollte die Therapie möglichst indifferent sein und sich auf die Anwendung von Grundlagen wie Lotio zinci, Pasta zinci etc. beschränken. Zusätze wie Quecksilbersalze, Salizylsäure, Retinsäure, Phenol oder Menthol sollten vermieden werden, da sie bei großflächiger Anwendung auch resorptiv-toxische Effekte entfalten können.

Für die örtliche Anwendung von Glukokortikoiden sind dieselben Indikationen und Kontraindikationen bei Schwangeren wie auch bei nichtschwangeren Patientinnen maßgebend. Man muß sich darüber im klaren sein, daß großflächige und wiederholte Anwendung von fluorierten Glukokortikoiden auch zu Nebennierenrindensuppression führen kann.

Glukokortikoide sollten nur dann angewandt werden, wenn sie nicht zu umgehen sind. Auch Antihistamine wie Triprolidin, Hydroxyzin oder Zyproheptadin sollten in der Schwangerschaft vermieden werden. Die pharmakologischen Effekte von Kalzium und Vitamin B auf Mutter und Fetus in der Schwangerschaft sind nicht sicher abgeklärt. Vitamin-D-Intoxikation des fetalen Organismus erscheint möglich.

Ein *teratogenes* Risiko ist von der 4. bis zur 12. bis 14. Schwangerschaftswoche besonders zu beachten.

Schwangerschaft und nichtspezifische Hauterkrankungen

Grundsätzlich können schwangere ebenso wie auch nichtschwangere Patientinnen alle dermatologischen Hauterkrankungen erwerben. Aber Einflüsse der Schwangerschaft auf Hauterkrankungen sind bekannt. Erfahrungsgemäß bessern sich während der Schwangerschaft Akne vulgaris, Psoriasis vulgaris (etwa die Hälfte der Patientinnen), ferner Sarkoidose und Morbus Fox-Fordyce.

Eine ganze Reihe von Dermatosen wird nicht selten durch Schwangerschaft verschlechtert.

Erkrankungen wie Pityriasis rosea und Erythema nodosum scheinen im ersten Trimenon gehäuft aufzutreten.

Tabelle 36.1. Hauterkrankungen, die durch Schwangerschaft verschlechtert werden können (nach Winton 1989)

Infektionen
Candidavaginitis
Trichomoniasis
Condylomata acuminata
Pityrosporumfollikulitis
Herpes simplex
Varizellen, Zoster
Lepra
HIV-Infektion

Autoimmunkrankheiten
Lupus erythematodes
Systemische Sklerodermie
Dermatomyositis
Pemphigus

Stoffwechselkrankheiten
Porphyria cutanea tarda
Acrodermatitis enteropathica

Bindegewebserkrankungen
Ehlers-Danlos-Syndrom
Pseudoxanthoma elasticum

Andere Erkrankungen
Erythrokeratodermia variabilis
Mycosis fungoides
Neurofibromatose
Malignes Melanom [?]

Spezifische Hauterkrankungen

Neben den genannten Einflüssen von Schwangerschaft auf Hauterkrankungen ist eine kleinere Gruppe von Dermatosen bekannt, die fast ausschließlich während der Schwangerschaft auftritt. Deshalb werden diese Dermatosen auch *Schwangerschaftsdermatosen* genannt. Zu diesen zählen Pruritus gravidarum, Herpes gestationis, Impetigo herpetiformis, Autoimmun-Progesteron-Dermatitis der Schwangerschaft, Prurigo gestationis, toxisches Exanthem in der Schwangerschaft sowie pruritische urtikarielle Papeln und Plaques in der Schwangerschaft, die zu unterschiedlichen Zeiten während einer Schwangerschaft auftreten.
Soweit diese Erkrankungen nicht andernorts besprochen sind, werden sie im folgenden kurz dargestellt.

Pruritus gravidarum
[Kehrer 1907]

Definition. Generalisierter Juckreiz während der Schwangerschaft tritt meist in den letzten Wochen und Monaten der Schwangerschaft auf; er verschwindet nach der Entbindung und wird auf eine Cholestase bei disponierten Frauen bezogen. In schweren Fällen kann auch Gelbsucht auftreten.

Vorkommen. Juckreiz ist ein polyätiologisches Symptom und sollte in jedem Falle auch während der Schwangerschaft abgeklärt werden. Die Häufigkeit des Pruritus gravidarum wird bei uns mit 0,02%–2,4% der Schwangeren, in Skandinavien mit 3% und bei den Indianern in Chile mit 14% angegeben. Ob sich dahinter genetische Unterschiede bei einer hereditären Prädisposition verbergen, ist unklar.

Ätiopathogenese. Der Schwangerschaftsjuckreiz wird auf eine Cholestase bezogen, die bei genetisch-prädisponierten Frauen vorkommt und vorübergehend sein kann. Der Juckreiz klingt nach der Entbindung ab und kann sich bei einer weiteren Schwangerschaft wieder einstellen. Auch durch anabole und östrogene Steroide ist dieser Juckreiz auslösbar.

Klinik. Beginn der Beschwerden in den letzten drei Schwangerschaftsmonaten. Lokalisierter Juckreiz beispielsweise am Abdomen und an den Glutäen wird bald generalisiert und unterschiedlich intensiv. An der Haut sieht man lediglich Kratzeffekte, aber keine auf spezifische Hauterkrankungen hinweisenden Primär- oder Sekundäreffloreszenzen.

Symptome. Vielfach Anorexie, Nausea, gelegentlich auch Brechreiz. Nicht selten kann etwa 2–4 Wochen nach Einsetzen des Pruritus auch typischer cholestatischer Ikterus zusammen mit Vergrößerung der Leber, dunklem Urin und hellem Stuhl auftreten.

Laborwerte. Erhöhung von Bilirubin im Serum, Erhöhung von alkalischer Phosphatase und γ-GT, während LDH, SGOT und SGPT entweder normal oder nur leicht erhöht sind. Die Prothrombinzeit ist gewöhnlich verlängert.

Prognose. Günstig, weil der Juckreiz innerhalb weniger Tage (gelegentlich bis zu 14) nach der Entbindung verschwindet. Auswirkungen auf den fetalen Organismus sind nicht zu befürchten oder bisher nicht bekannt.

Therapie
Innerlich. Antihistaminika helfen wenig. Keine Einschränkungen bestehen für Biamipin, Cyproheptadin, Doxylamin und Mebhydrolin. Auch der synthetische Ionenaustauscher Cholestyramin (z.B. Quantalan), welcher Gallensäuren im Darm bindet und sie vom enteropathischen Kreislauf entfernt, wurde empfohlen, ist aber nicht einfach einzunehmen.

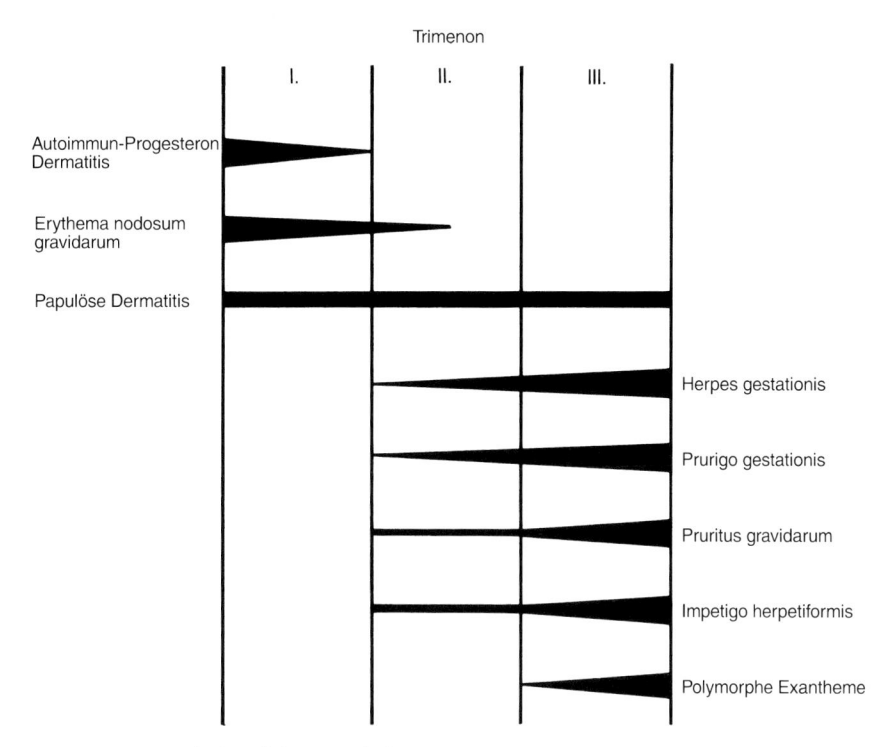

Abb. 36.1. Mögliche Dermatosen im Verlauf der Schwangerschaft

Äußerlich. Antihistamingele, Lotio zinci mit Zusätzen von Lokalanästhetika (z. B. Thesit 2–5%), ferner Ölzusätze zum Bad. Wegen der resorptiven Möglichkeiten sollte von phenol- und thymolhaltigen Lokaltherapeutika in großflächiger Anwendung abgesehen werden.
Manchmal auch UV-Bestrahlung (3 bis 5mal wöchentlich) mit Suberythemdosen.

Herpes gestationis

Diese intensiv juckende, zu Rückfällen neigende polymorphe bullöse Hauteruption ist eine Schwangerschaftsdermatose, die meistens im zweiten Trimester der Gravidität auftritt und als Autoimmunerkankung gilt. Sie ist auf S. 642 besprochen.

Impetigo herpetiformis

[Hebra 1872]

Hierbei handelt es sich um eine generalisierte pustulöse Erkrankung mit Allgemeinsymptomen wie Fieber, Schüttelfrost, Brechreiz, Durchfall und tetanischen Krampfanfällen. Sie kommt oft in der Schwangerschaft vor und wurde deshalb als Schwangerschaftsdermatose angesehen. Später wurde allerdings festgestellt, daß sie auch bei nichtschwangeren Frauen und bei Männern vorkommt, und daß auch bei manchen Patienten ein Hypoparathyreoidismus besteht. Impetigo herpetiformis wird heute als Variante der Psoriasis pustulosa generalisata angesehen und das Auftreten in der Schwangerschaft durch Schwangerschaftsprovokation interpretiert (s. S. 556). Stets ist auf Nebenschilddrüsenstörungen zu achten (s. S. 665).

Autoimmun-Progesteron-Dermatitis in der Schwangerschaft

[Bierman 1973]

Definition und Vorkommen. Sehr seltene, nicht jukkende akneiforme Hauterkrankung infolge Überempfindlichkeit gegen endogenes Progesteron, die mit starkem Gewichtsverlust und hoher fetaler Letalität verbunden ist.

Ätiopathogenese. Soweit aufgeklärt, handelt es sich um eine Überempfindlichkeit gegenüber Progesteron. Intrakutantests mit Östrogenen und Progesteron zeigen eine stark-positive Reaktion mit der Entwicklung von schmerzhaften Abszessen an der Progesteroninjektionsstelle. Durch DIF und IIF konnten humorale Antikörper bislang nicht nachgewiesen werden.

Klinik. Beginn meist in den ersten beiden Wochen der Schwangerschaft. Akut kommt es zur Eruption nichtjuckender, akneiformer Papeln, Papulopusteln und Komedonen. Die Papeln können gruppiert stehen, sind meist follikulär gebunden, hart und von etwa 0,5–2 mm Größe im Durchmesser. Bläschen oder Exkoriation fehlen, eher kommt es zu psoriasiformer Schilferung; Hyperpigmentierung ist nicht selten. Prädilektionsstellen sind Extremitäten und Gesäß.

Symptome. Polyarthritische Beschwerden sind häufig.

Laborbefunde. BKS leicht erhöht; ferner Erhöhung von IgG und IgM. Gelegentlich Eosinophilie.

Histopathologie. Mäßig dichtes intraepidermales und dermales, teilweise follikulär gebundenes Infiltrat, das hauptsächlich aus Eosinophilen besteht, mit Abszeßbildung. Gelegentlich lobuläre Pannikulitis mit Eosinophilie und Lymphozyten sowie Histiozyten.

Verlauf. Meistens wegen der hohen fetalen Letalität Fehlgeburt, danach Abheilung der Hauterscheinungen, die in der nächsten Schwangerschaft oder nach Provokation durch orale Kontrazeptiva in Form von akneiformen Hauterscheinungen und polyarthritischen Gelenkveränderungen wieder auftreten können.

Differentialdiagnose. Schwere Acne vulgaris, akneiforme Arzneimitteleruptionen sowie Bromoderm. In der Abgrenzung gegenüber anderen Schwangerschaftsdermatosen helfen genaue Anamnese (kein Juckreiz) und Biopsie.

Therapie. Eine adäquate Therapie ist nicht bekannt. Symptomatische Behandlung der Hauterscheinungen. Kooperation mit dem Gynäkologen.

Prurigo gestationis vom Frühtyp
[Besnier 1904]

Definition. Unter der Bezeichnung Prurigo gestationis werden verschiedenartige Hauterkrankungen subsumiert. Es handelt sich um sehr stark juckende Eruptionen, die gewöhnlich in den mittleren drei Schwangerschaftsmonaten oder später auftreten und als *Prurigo simplex subacuta während der Schwangerschaft* interpretiert werden müssen. Abzugrenzen sind andere Prurigoerkrankungen wie die Prurigoform einer Dermatitis herpetiformis (Duhring) oder die Prurigoform eines atopischen Ekzems während der Schwangerschaft. Rückwirkungen auf den fetalen Organismus sind nicht gegeben. Die Therapie sollte möglichst einfache antipruriginöse Maßnahmen umfassen. Selten ist innerliche Verabreichung von Glukokortikoiden notwendig.

Pruritische urtikarielle Papeln und Plaques in der Schwangerschaft
[Lawley et al. 1979]

Synonym. Pruritic urticarial papules and plaques of pregnancy (PUPPP)

Definition. PUPPP wird mit dem toxemic rash of pregnancy und der Prurigo gestationis vom Spättyp zu den *polymorphen Exanthemen der Schwangerschaft* zusammengefaßt, da sich die klinischen Bilder überschneiden und pathognomonische Befunde fehlen. Sehr stark juckende Hauterkrankung ab dem dritten Schwangerschaftstrimester, charakterisiert durch urtikarielle Papeln und Plaques mit Beginn am Abdomen. Abheilung nach Entbindung.

Vorkommen. Häufigkeit etwa 1:200.

Ätiopathogenese. Unbekannt. Man denkt an Allergie vom Spättyp.

Klinik. Zunächst am Abdomen bilden sich erythematische und ödematöse Papeln und Plaques aus, die sich in wenigen Tagen auf Oberschenkel, Gesäß, Arme und die seitlichen Rumpfpartien ausbreiten können. Exkoriationen fehlen gewöhnlich. Die stark juckenden Eruptionen heilen in wenigen Tagen.

Symptome. Außer Juckreiz keine labormäßigen Abweichungen. Häufig Striae gravidarum.

Histopathologie. Im oberen Korium sind perivaskuläre lymphohistiozytäre und teils eosinophile Infiltration mit Ödem perivaskulär und im Stratum papillare. Selten umschriebene Spongiose und Parakeratose. Die Infiltrate können sich auch in tiefere Lagen des Koriums hinein erstrecken.

Immunologie. Gelegentlich wurden C3-Ablagerungen in dermalen Blutgefäßen gefunden.

Verlauf. Abheilung nach Entbindung. Sehr selten wurde Rezidivieren bei der nächsten Schwangerschaft beobachtet.

Differentialdiagnose. Erythema multiforme, multiforme Arzneimittelreaktionen, Prurigo gestationis, Prurigoform eines atopischen Ekzems oder papulöse Dermatitis in der Schwangerschaft.

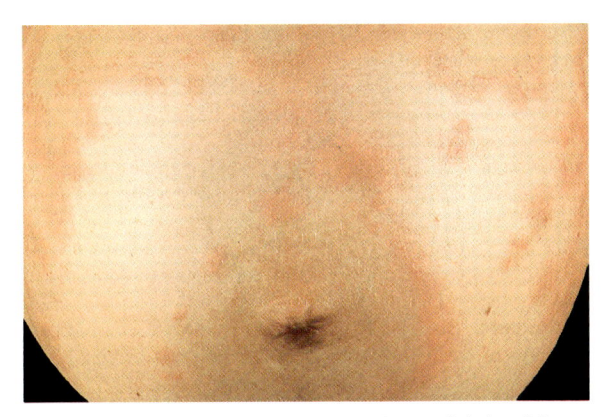

Abb. 36.2. Pruritische urtikarielle Papeln und Plaques bei einer Schwangeren

Therapie. Alle differenten Maßnahmen sollten möglichst vermieden werden.
Innerlich. Gelegentlich bei schwerem Verlauf Glukokortikoide in mittlerer Dosierung (20–40 mg Prednisolonäquivalent tgl.).
Äußerlich. Lotio zinci mit Zusätzen von Lokalanästhetika (Thesit 5%) oder Ichthyol 5%. Auch schwach konzentrierte Glukokortikoide in Cremegrundlagen kommen kurzzeitig in Betracht (z.B. Advantan, Dermatop, Ecural, Pandel, Volonimat Creme).

Papulöse Dermatitis in der Schwangerschaft

[Spangler und Emerson 1971]

Synonym. Papular dermatitis of pregnancy (PDP)

Definition und Klinik. Diese seltene Erkrankung kommt auf 2500 Schwangerschaften einmal vor und besteht in einer kontinuierlichen täglichen Eruption von wenigen, bald wieder verschwindenden Papeln, die am ganzen Hautorgan, inklusive Gesicht, auftreten und sehr stark jucken können.
Die Initialeffloreszenz wird als Seropapel beschrieben, die sich sekundär nach Zerkratzen zu einer hämorrhagisch verkrusteten Sekundäreffloreszenz weiterentwickeln kann und nach 7–10 Tagen mit postinflammatorischer Hyperpigmentierung abheilt. Diese Erkrankung soll vom ersten bis zum letzten Monat der Schwangerschaft auftreten und nach Entbindung abrupt abklingen. Bemerkenswert ist die Erhöhung des Urinchoriongonadotropinspiegels auf 25000 bis 500000 E. Folgen für den fetalen Organismus bestehen in 27% der Patientinnen mit Abort oder Totgeburten, möglicherweise infolge von Plazentainsuffizienz. Die Frage, ob es sich um ein eigenes Krankheitsbild handelt, ist noch nicht geklärt. Möglicherweise liegt eine Prurigo simplex acuta während der Schwangerschaft infolge von Allergie gegenüber einem abnormalen Plazentaantigen vor.

Therapie. Anwendung systemischer Glukokortikoide, Zusammenarbeit mit einem Gynäkologen wird empfohlen.

Erythema nodosum gravidarum

[Bombardieri et al. 1977]

Synonym. Erythema nodosum in der Schwangerschaft

Definition und Klinik. Dieses ist eine seltene, aber spezifische Schwangerschaftsdermatose. Während des ersten oder zu Beginn des zweiten Trimenon entwickeln sich nodöse Erytheme in typischer Prädilektion und Morphologie. Eine Korrelation zu Arzneimitteln oder infektiösen Erkrankungen ist nicht nachweisbar. Gelegentlich entwickelt sich dieselbe Hautkrankheit wiederum während nachfolgender Schwangerschaften oder wenn orale Kontrazeptiva eingenommen werden.

Therapie. Wenn nötig, äußerlich Behandlung mit Glukokortikoidcreme oder mit Ichthyol-Glycerin (10%) und Watteverband.

Pruritische Follikulitis in der Schwangerschaft

[Zoberman und Farmer 1981]

Definition. Auftreten von follikulären juckenden Papeln in der zweiten Hälfte der Schwangerschaft.

Klinik. Es handelt sich um kleine follikuläre gerötete, teilweise exkoriierte Papeln, die auch einen pustulösen Aspekt aufweisen können. Es besteht intensiver Juckreiz. Die Erscheinungen beginnen im allgemeinen im 4. Schwangerschaftsmonat. Prädilektionsstelle ist der Rumpf, aber generalisierte Ausbreitung ist möglich. Die Veränderungen klingen nach der Entbindung ab.

Histopathologie. Die Primärveränderung ist eine Follikulitis oder Ostiofolliculitis.

Symptome. Die Erkrankung wurde im Zusammenhang mit intrahepatischer Cholestase beobachtet.

Verlauf. Spontane Abheilung nach der Entbindung.

Weiterführende Literatur

Übersichten

Hartmann AA (1992) Welche Einschränkungen bestehen für Kortikoide und Antihistaminika in der Schwangerschaft. Z Hautkr 67:309–315

Holms RS, Black MM (1983) The specific dermatoses of pregnancy. J Am Acad Dermatol 8:405–412

Jurecka W, Gebhart W (1989) Drug prescribing during pregnancy. Semin Dermatol 8:30–39

Landthaler M, Dorn M (1983) Dermatosen in der Schwangerschaft. In: Braun-Falco O, Burg G (Hrsg) Fortschritt der praktischen Dermatologie und Venereologie, Bd 10. Springer, Berlin, S 44–53

Sasseville D, Wilkinson RD, Schnader JY (1981) Dermatoses of pregnancy. Int J Dermatol 20:223–241

Winton GB (1989) Skin diseases aggraveted by pregnancy. J Am Acad Dermatol 20:1–13

Wong RC, Ellis CN (1989) Physiologic skin changes in pregnancy. Seminars Dermatol 8:7–11

Pruritus gravidarum

Heikkinen J, Mäentausta O, Ylöstalo P et al. (1981) Changes in serum bile acid concentrations during normal pregnancy, in patients with intrahepatic cholestasis of pregnancy and in pregnant woman with itching. Br J Obstet Gynaecol 88:240–245

Laatikainen T (1978) Effect of cholestyramine and phenobarbital on pruritus and serum bile acid levels in cholestasis of pregnancy. Am J Obstet Gynaecol 132:501–506

Autoimmun-Progesteron-Dermatitis

Bierman SM (1973) Autoimmune progesterone dermatitis of pregnancy. Arch Dermatol 107:896–901

Hart R (1977) Autoimmune progesterone dermatitis. Arch Dermatol 113:426–430

Heubaum F, Köster E, Seebacher C (1981) Die autoimmune Progesterondermatose. Eine Menstruations- und Schwangerschaftsdermatose. Dermatol Monatsschr 167:743–759

Miura T, Matsuda M, Yanbe H et al. (1989) Two cases of autoimmune progesterone dermatitis. Immunohistochemical and serological studies. Acta Dermatol Venereol (Stockh) 69:308–310

Prurigo gestationis

Cooper AJ, Fryer AJ (1980) Prurigo of late pregnancy. Australas J Dermatol 21:79–83

Faber WR van, Joost T, Hausman R et al. (1982) Late prurigo of pregnancy. Br J Dermatol 106:511–516

Rahbari H (1978) Pruritic papules of pregnancy. J Cutan Pathol 5:347–352

Pruritische urtikarielle Papeln und Plaques in der Schwangerschaft (PUPPP)

Alcaly J, Ingber A, David M et al. (1987) Pruritic urticarial papules and plaques of pregnancy. A review of 21 cases. J Reprod Med 32:315–316

Black MM (1989) Prurigo of pregnancy, papular dermatitis of pregnancy and pruritic folliculitis of pregnancy. Semin Dermatol 8:23–25

Callen JP, Hanno R (1981) Pruritic urticarial papules and plaques of pregnancy (PUPPP). A clinicopathologic study. J Am Acad Dermatol 5:401–405

Holmes RC, Black MM, Dann J et al. (1982) A comparative study of toxic erythema of pregnancy and herpes gestationis. Br J Dermatol 106:499–510

Holmes RC (1989) Polymorphic eruption in pregnancy. Semin Dermatol 8:18–22

Lawley TJ, Hertz KC, Wade TR et al. (1979) Pruritic urticarial papules and plaques of pregnancy. JAMA 241:1696–1699

Moreno A, Noguery J, Moragas JM de (1985) Polymorphic eruption of pregnancy: histopathologic study. Acta Dermato Venereol (Stockh) 65:313–318

Noguera J, Moreno A, Moragas JM (1983) Pruritic urticarial papules and plaques of pregnancy (PUPPP). Acta Dermato Venereol (Stockh) 63:35–38

Röckl H, Lurz C (1983) Die PUPPP-Dermatose (Pruritic urticarial Papules and Plaques of Pregnancy). Hautarzt 34:179–181

Schmolke B, Barth J (1994) Pruristische urtikarielle Papeln und Plaques in der Schwangerschaft. Akt Dermatol 20:378–380

Papulöse Dermatitis der Schwangerschaft

Spangler AS, Emerson K Jr (1971) Estrogen levels and estrogen therapy in papular dermatitis of pregnancy. Am J Obstet Gynecol 110:534–537

Spangler AS, Reddy W, Bardawil WS et al. (1962) Papular dermatitis of pregnancy, a new clinical entity? JAMA 181:577–581

Erythema nodosum gravidarum

Bombardieri S, Di Munno O, Di Punzio C et al. (1979) Erythema nodosum associated with pregnancy and oral contraceptives. Br Med J i:1509–1510

Salvatore MA, Lynch PJ (1980) Erythema nodosum, estrogens, and pregnancy. Arch Dermatol 116:557–558

Pruritische Follikulitis in der Schwangerschaft

Estève E, Vaillant L, Bacq V et al. (1992) Folliculites prurigineuses gravidiques: Role d'une Cholestase Intra-Hepatique Associé? Ann Dermatol Venereol (Paris) 119:37–40

Fox EN (1989) Pruritic folliculitis of pregnancy. Amer Physician 39:189–193

Zoberman E, Farmer ER (1981) Pruritic folliculitis of pregnancy. Arch Dermatol 117:20–22

Kapitel 37 Hauterkrankungen durch Störungen des Lipoprotein- und Lipidstoffwechsels

Inhaltsverzeichnis

Hyperlipoproteinämien. 1114
Xanthome 1116
Primäre familiäre Hyperlipoproteinämien 1119
   Gemischte familiäre Hyperlipidämie 1119
   Familiäre Hypercholesterinämie 1120
   Familiärer Apolipoprotein-B-100-Defekt 1121
   Familiäre Dysbetalipoproteinämie 1122
   Seltene familiäre Lipoproteinstoffwechselstörungen . 1123
      Familiärer Lipoproteinlipasemangel 1123
      Tangier-Krankheit. 1124
Xanthomatosen ohne primäre oder sekundäre
   Störungen des Lipoproteinstoffwechsels 1124
   Zerebrotendinöse Xanthomatose. 1124
   Phytosterolämie. 1125
   Xanthoma disseminatum (mit Diabetes insipidus) . 1125
   Papulöses Xanthom 1126
   Verruziformes Xanthom 1126
Hauterkrankungen durch örtliche Störungen im
Fettstoffwechsel. 1127
   Xanthelasma palpebrarum 1127
   Xanthelasma corporis 1127
   Nekrobiotisches Xanthogranulom 1128
Weiterführende Literatur 1128

In den vergangenen Jahren konnten weitreichende Fortschritte bei der Erforschung des Lipidtransports im Blut und bei der Aufklärung von Störungen des Lipoproteinstoffwechsels erzielt werden. Von Bedeutung waren dabei die Entdeckung von Genmutationen der Apolipoproteine, eine bessere Charakterisierung der Schlüsselenzyme des Lipoproteinstoffwechsels und die Entdeckung von Zellmembranrezeptoren, die Lipoproteine spezifisch binden können.
Die Lipide im Blutplasma werden durch *Lipoproteine* transportiert. Diese stellen Mikroemulsionen dar, die aus sphärischen Partikeln aufgebaut sind. Der zentrale Kern eines Lipoproteins enthält die unpolaren Triglyzeride und Cholesterinester, die Hülle wird durch polare Phospholipide, unverestertes Cholesterin und *Apolipoproteine* gebildet. Mit Ausnahme der B-Apolipoproteine besitzen die Apolipoproteine (A-I, A-II, A-IV, C-I, C-II, C-III, E) eine beträchtliche Wasserlöslichkeit und können sich daher mit anderen Lipoproteinpartikeln austauschen. Eine Ausnahme bilden die großen B-Apolipoproteine (B-100 und B-48), die sich nicht zwischen Lipoproteinen austauschen können.

Basierend auf der Dichte der Lipoproteine bei der Trennung in der Ultrazentrifuge sowie deren elektrophoretischer Wanderungsgeschwindigkeit werden 5 *Lipoproteinklassen* unterschieden.

Die beiden größten Lipoproteine, die *Chylomikronen* und *Lipoproteine sehr niedriger Dichte (Very-low-density-Lipoprotein: VLDL)*, transportieren überwiegend Triglyzeride. Die Chylomikronen, die von Mukosazellen des Darms gebildet werden, befördern die *exogenen Triglyzeride* und enthalten Apolipoprotein B-48. Die VLDL werden von der Leber sezerniert, sie enthalten Apolipoprotein B-100 und transportieren die *endogenen Triglyzeride*. Die beiden kleinsten Lipoproteine, die *Lipoproteine niedriger Dichte* (Low-density-Lipoprotein: LDL) und die *Lipoproteine hoher Dichte* (High-density-Lipoproteine: HDL), enthalten hauptsächlich Cholesterinester. Sie werden nicht primär als reife Partikel sezerniert, sondern entstehen im Verlauf des Lipoproteinstoffwechsels im Blutplasma. Die *atherogenen LDL* bilden sich bei der metabolischen Umwandlung der VLDL. Die als antiatherogen betrachteten HDL entstehen aus Anteilen der Chylomi-

Tabelle 37.1. Klassifizierung der Lipoproteine. (Nach Keller und Zöllner 1992)

	Chylomikronen	VLDL	IDL	LDL	HDL
Apolipoproteine	B48, AII, AIV AI, E CI, CII, CIII	B100, E CI, CII CIII	B100, E	B100	AI, AII
Elektrophorese (Wanderung)	Keine Prä-β	Prä-β	β- bis Prä-β	β	α
Phänotyp[a]	I, V	IV	III	II	
Ultrazentrifuge (Dichte g/ml)	<0,95	0,95–1,006	1,006–1,019	1,019–1,063	1,063–1,210

[a] Nach Fredrickson et al. 1967.

kronen, VLDL sowie primär vom Darm sezernierten HDL-Vorstufen.

Für den regelrechten Stoffwechsel der Lipoproteine sind 3 Enzyme von Bedeutung: die *Lipoproteinlipase,* die *hepatische Lipase* und die *Lezithin-Cholesterin-Acyltransferase (LCAT).* Die Lipoproteinlipase wird hauptsächlich im Fettgewebe und in der quergestreiften Muskulatur gebildet und befindet sich an den Endotheloberflächen der Blutkapillaren. Die Lipoproteinlipase hydrolysiert den überwiegenden Teil der Triglyzeride der Chylomikronen und VLDL. Als Aktivator benötigt sie das auf den triglyzeridreichen Lipoproteinen vorkommende Apolipoprotein C-II. Die hepatische Lipase befindet sich an Endothelzellen der Leber und ist an der weiteren Hydrolyse der VLDL und *Lipoproteine intermediärer Dichte* (Intermediate-density-Lipoprotein: IDL) und damit an der Entstehung der LDL beteiligt. Die LCAT synthetisiert den überwiegenden Teil der Cholesterinester der Lipoproteine. LCAT wird ebenfalls von Hepatozyten gebildet und katalysiert bevorzugt die Veresterung von HDL-Cholesterin mit Fettsäuren des Lezithins. Ein großer Teil der so gebildeten Cholesterinester wird durch das *Cholesterinestertransferprotein* auf IDL und LDL übertragen.

Der Abbau der Apo-B-haltigen Lipoproteine erfolgt durch den Prozeß der rezeptorvermittelten Endozytose. Am besten charakterisiert ist bisher der *LDL-Rezeptor* (Apo-B, E-Rezeptor), der sich auf Hepatozyten und peripheren Körperzellen befindet und die cholesterinesterreichen LDL bindet. Auch die Hydrolyseprodukte der Chylomikronen, die *Chylomikronenremnants,* werden über rezeptorvermittelte Endozytose durch den hepatischen Apo-E-Rezeptor gebunden und so von der Leber aufgenommen.

Stoffwechsel der Chylomikronen. Die mit der Nahrung aufgenommenen Triglyzeride werden im Darmlumen durch die Pankreaslipase zu freien Fettsäuren, Di- und Monoglyzeriden gespalten. Diese werden nach der Resorption in der intestinalen Mukosazelle im endoplasmatischen Retikulum wieder zu Triglyzeriden verestert und zusammen mit anderen Lipiden und Apolipoproteinen (B-48, A) als Chylomikronen in die abführenden Lymphkapillaren sezerniert. Nach Eintritt in die Blutzirkulation via Ductus thoracicus werden ihnen die Apolipoproteine E und C-II von den HDL übertragen. Der Abbau der Chylomikronen erfolgt in extrahepatischen Geweben durch die Wirkung der Lipoproteinlipase, die durch Apolipoprotein C-II aktiviert wird. Die entstandenen, cholesterinesterreichen Chylomikronenremnants werden nach Bindung über Apolipoprotein E an den hepatischen Chylomikronenremnantrezeptor (Apo-E-Rezeptor) von der Leber aufgenommen, wo das Cholesterin zu Gallensäuren verstoffwechselt und ausgeschieden wird.

Stoffwechsel der VLDL-IDL-LDL. Die Bildung der VLDL in der Leber entspricht weitgehend der Bildung der Chylomikronen im Intestinum. Durch die Sekretion der VLDL kann die Leber einen Überschuß an Fettsäuren an extrahepatische Gewebe abgeben. Sie synthetisiert zusammen mit den endogenen Triglyzeriden die großen Apolipoproteine B-100 als auch E und C. Die VLDL-Triglyzeride werden ebenfalls durch die Lipoproteinlipase im Fettgewebe und in der quergestreiften Muskulatur abgebaut. Die entstandenen Apolipoprotein-E-haltigen und cholesterinreicheren IDL werden durch Bindung an den hepatischen LDL-Rezeptor und Endozytose aus der Zirkulation eliminiert. Einige der IDL werden jedoch durch Wirkung der hepatischen Lipase zu cholesterinesterreichen LDL umgewandelt, die nach einer längeren Halbwertszeit von etwa 3 Tagen durch Bindung von Apolipoprotein B-100 an den LDL-Rezeptor peripherer Körperzellen aus der Zirkulation entfernt werden.

Stoffwechsel der HDL und reverser Cholesterintransport. Der Abtransport von Cholesterin aus peripheren Geweben zur Leber wird durch die Wirkung von LCAT vermittelt. In Anwesenheit von Apolipoprotein A-I, dem wichtigsten Kofaktor der LCAT, wird freies Cholesterin von der Oberfläche peripherer Zellen auf HDL-Partikel übertragen und mit Fettsäuren des Lezithins zu Cholesterinestern umgewandelt. Die entstandenen Cholesterinester können dann durch Vermittlung von Transferproteinen auf IDL und LDL übertragen werden, wodurch sie zur Leber gelangen, die überschüssiges Cholesterin in Form von Gallensäuren ausscheidet.

Hyperlipoproteinämien

Zu unterscheiden sind die *primären Hyperlipoproteinämien* von den häufigeren *sekundären Hyperlipoproteinämien.* Die elektrophoretisch erfaßbaren Lipoproteinphänotypen (I, IIa, IIb, III, IV, V) nach Fredrickson, Levy und Lees (1967) werden zwar noch als Screening-Verfahren eingesetzt, erlauben aber keine konkrete Diagnose des zugrunde liegenden genetischen Defekts.

Die heute gebräuchliche Einteilung der *primären Hyperlipoproteinämien* nach pathophysiologischen Gesichtspunkten unter Mitberücksichtigung des elektrophoretischen Phänotyps ist der Tabelle zu entnehmen. *Sekundäre Hyperlipoproteinämien* sind wesentlich häufiger und können nur durch die Behandlung der Grundkrankheit beseitigt werden. Sekundäre Hyper-

Tabelle 37.2. Einteilung der klinisch wichtigen primären Hyperlipoproteinämien

Hyperlipidämie	Phänotyp	Akkumulierende Lipoproteine	Häufigkeit pro 10 000 Einwohner	Atherogenes Risiko
Familiäre Hypercholesterinämie	IIa IIb	LDL LDL+VLDL	10–20	Sehr hoch
Familiärer Apolipoprotein-B-100 Defekt	IIa	LDL	20	Sehr hoch
Gemischte familiäre Hyperlipidämie	IIa, IIb, IV V	VLDL+LDL VLDL+CM	30–50	Sehr hoch
Familiäre Dysbetalipoproteinämie	III	β-VLDL	2–5	Sehr hoch

Tabelle 37.3. Wichtigste Ursachen sekundärer Hyperlipoproteinämien

Grundkrankheit oder Auslöser	Vorherrschende Lipoproteinerhöhung	Elektrophoretischer Phänotyp
Diabetes mellitus (NIDDM)	VLDL, CM[a]	IV, V
Diabetes mellitus (IDDM)	VLDL, LDL, CM	IV, I, V, III
Adipositas	VLDL, CM	IV, V
Alkoholismus	VLDL, HDL, CM	IV, V
Nikotinabusus	VLDL, LDL	IV, IIb
Pankreatitis	CM, VLDL	IV, V
Akute Hepatitis	VLDL	IV
Cholestase	Lp-X	IIb
Werner-Syndrom	VLDL	IV
Chronische Niereninsuffizienz	VLDL, LDL	IV, V, IIa, IIb
Glykogenosen	VLDL	IV
Hypothyreoidismus	VLDL, LDL, HDL	IIa, IIb, III
Akut-intermittierende Porphyrie	LDL	IIa, IIb
Nephrotisches Syndrom	VLDL, LDL	IIa, IIb
Chronische Hepatitis	VLDL, LDL	IIb
Dysgammaglobulinämie	VLDL, LDL, CM	IIa, IIb, I, IV, V
Lupus erythematodes	CM, VLDL, LDL	I, III, V
AIDS	VLDL	IV
Medikamente		
Glukokortikoide	VLDL, LDL, CM	IV, V
Östrogene	VLDL, LDL, HDL	IV
Androgene und Gestagene	LDL	IIb
Retinoide	VLDL, LDL	IV
β-Rezeptorenblocker	VLDL	IV
Thiazide	VLDL, LDL	IIb, IV
Cimetidin	VLDL	IV
Tamoxifen	VLDL	IV

[a] CM = Chylomikronen, Auslösung eines Chylomikronämiesyndroms möglich

lipoproteinämien können zu Hypertriglyzeridämien und/oder Hypercholesterinämien führen.

Verdachtssymptome. Verdachtssymptome für das Vorliegen einer primären oder sekundären Hyperlipoproteinämie ergeben sich für den Dermatologen aus folgenden Symptomen:

- Xanthelasmen und Xanthome
- Arcus lipoides corneae
- Gichttophi und Gelenkveränderungen der Gicht
- periphere arterielle Durchblutungsstörungen
- koronare Herzkrankheit

- diabetesassoziierte Hautveränderungen
- Adipositas und Alkoholabusus
- unklare Pankreatitiden und abdominelle Koliken

In jedem Verdachtsfall sollte eine genaue Familienanamnese in Hinblick auf Hyperlipoproteinämie, Diabetes mellitus, Adipositas, Alkoholkonsum, Gicht und kardiovaskuläre Erkrankungen erhoben werden. Neben arterieller Hypertonie und Nikotinabusus gelten die Hyperlipoproteinämien heute als *Risikofaktor erster Ordnung* für die Entstehung von *Arteriosklerose*.

Diagnostik. Wichtig ist, daß der Patient vor der Blutentnahme 12–16 h nüchtern ist und vorher extrem kohlenhydrathaltige, alkoholreiche oder vermehrt lipidhaltige Nahrung vermieden hat. Zum Versand sollte nur Serum oder Plasma verwendet werden. Zur Diagnostik einer Hyperlipoproteinämie sind erforderlich:
- Inspektion des Serums: Serum klar (Normalbefund oder Typ IIa), milchig trüb (Typ IIb, III, IV), über Nacht aufrahmend (Typ I oder V)
- Analyse der Serumlipide mit Bestimmung von Gesamtcholesterin (prognostisch günstig < 220 mg/dl) und der Triglyzeride (< 100 mg/dl)
- Bestimmung von HDL-Cholesterin und Errechnung von LDL-Cholesterin: Bei Serumtriglyzeriden < 400 mg/dl gilt die Friedewald-Formel: LDL-CHOL [mg/dl] = Gesamt-CHOL − HDL-CHOL − $\frac{Serumtriglyceride}{5}$ (LDL-CHOL < 150 mg/dl prognostisch günstig)
- Lipoproteinelektrophorese (Phänotypen: I, IIa, IIb, III, IV, V)
- Lipoproteinfraktionierung mittels Ultrazentrifugation (Speziallabor)
- Bestimmung der Aktivitäten der Lipoproteinlipase, hepatischen Lipase und LCAT (Speziallabor)
- Apolipoproteinanalyse (Speziallabor)

Bei Verdacht auf eine *sekundäre Hyperlipoproteinämie* sollten folgende Laboruntersuchungen durchgeführt werden:
- Diabetestests: Nüchternblutzucker, oraler Glukosetoleranztest
- Leberfunktionstests: GOT, GPT, Gamma-GT, Cholinesterase
- Cholerasetests: alkalische Phosphatase, Bilirubin, γ-GT
- Schilddrüsenfunktionstests: T_3, T_4, TGB
- Nachweis von Paraprotein: Serumelektrophorese, Gesamtprotein im Serum
- Pankreastests: Amylase, Lipase
- Nierenfunktionstests: Urinstatus, Kreatinin, Harnstoff
- Untersuchung auf Gicht: Harnsäure im Blut

Xanthome

Hyperlipoproteinämien führen häufig zu einem erhöhten atherogenen Risiko, insbesondere die familiäre Hypercholesterinämie, der familiäre Apolipoprotein-B-100-Defekt und die familiäre Dysbetalipoproteinämie. Das Auftreten tuberöser Xanthome und Sehnenscheidenxanthome bei familiärer Hypercholesterinämie sowie Handlinienxanthome bei Dysbetalipoproteinämie sollte dem Dermatologen bekannt sein, da durch Erkennen dieser Hautveränderungen eine Diagnosestellung und lebensverlängernde Therapiemaßnahmen rechtzeitig eingeleitet werden können. Unter Xanthomen versteht man reaktive gelbliche Neubildungen, die nach Austritt von Serumlipoproteinen durch die Blutgefäßwand und anschließende örtliche Phagozytose durch Makrophagen entstehen. Das Verteilungsmuster der Lipide in den Xanthomen entspricht demjenigen atheromatöser Plaques, weshalb beiden wahrscheinlich ein ähnlicher Pathomechanismus zugrunde liegt. Durch die exzessive Lipidaufnahme wandeln sich die Makrophagen in vakuolenreiche Schaumzellen und vielkernige Schaumriesenzellen vom Touton-Typ um. Mit zunehmendem Alter der Xanthome kommt es zu Anreicherung von Cholesterin, welches im polarisierten Licht zu typischer Doppelbrechung führt und sich bei elektronenmikroskopischer Untersuchung als kristallartige Nadeln darstellt, ferner zur Anreicherung von Phospholipiden in Form phospholipidhaltiger Myelinfiguren. In früheren Stadien der Xanthomentwicklung ist nach Normalisierung des Lipoproteinstoffwechsels eine Xanthomrückbildung möglich.

Klassifikation

Xanthelasma palpebrarum. Typische strohgelbe, flache weiche Plaques finden sich gewöhnlich an den Oberlidern. Nur etwa die Hälfte der Patienten mit Xanthelasmata weist Störungen des Lipoproteinstoff-

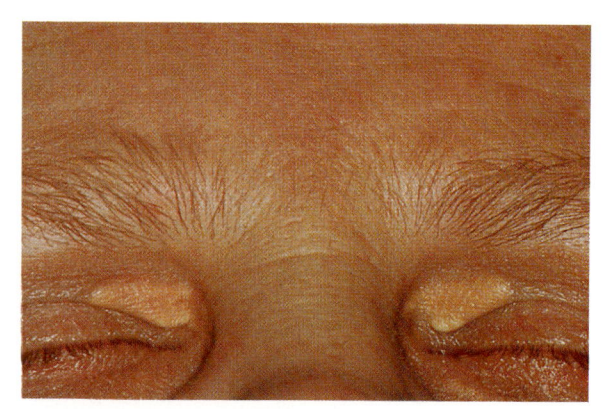

Abb. 37.1. Xanthelasma palpebrarum

Tabelle 37.4. Xanthome und Lipidablagerungen bei primären und sekundären Dyslipoproteinämien

Xanthome		Lipoproteinstoffwechselstörung
Eruptiv	*Primär*	Familiärer Lipoproteinlipasemangel
		C-II-Apolipoprotein-Mangel
		Familiärer Lipoproteinlipaseinhibitor
		Familiäre Hypertriglyzeridämie
	Sekundär	Diabetische Hyperlipidämie
		Cholestase
		Lipodystrophien
		Glykogenose Typ I
		Monoklonale Gammopathie
Tuberoeruptiv	*Primär*	Familiäre Hypertriglyzeridämie
		Familiäre Dysbetalipoproteinämie
	Sekundär	Cholestase
		Monoklonale Gammopathie
Tuberös	*Primär*	Familiäre Hypercholesterinämie
		Familiärer Apolipoprotein-B-100-Defekt
		Familiäre Dysbetalipoproteinämie
		Zerebrotendinöse Xanthomatose
	Sekundär	Monoklonale Gammopathie
Tendinös	*Primär*	Familiäre Hypercholesterinämie
		Familiärer Apolipoprotein-B-100-Defekt
		Familiäre Dysbetalipoproteinämie
		Phytosterolämie
		Zerebrotendinöse Xanthomatose
Plan - Palmar-striär	*Primär*	Familiäre Dysbetalipoproteinämie
	Sekundär	Cholestase
- Intertriginös	*Primär*	Homozygote familiäre Hypercholesterinämie
- Diffus	*Primär*	A-I-Apolipoprotein-Mangel
	Sekundär	Monoklonale Gammopathie
Subkutan	*Primär*	Familiäre Hypercholesterinämie
		Phytosterolämie
	Sekundär	Monoklonale Gammopathie
Xanthelasma	*Primär*	Familiäre Hypercholesterinämie
		Familiäre Dysbetalipoproteinämie
		Phytosterolämie
		Zerebrotendinöse Xanthomatose
	Sekundär	Monoklonale Gammopathie
Arcus lipoides	*Primär*	Familiäre Hypercholesterinämie
		Familiärer Apolipoprotein-B-100-Defekt
		Phytosterolämie
Tonsillen	*Primär*	Tangier-Krankheit

wechsels, insbesondere Vermehrung der cholesterinreichen LDL auf. In Assoziation mit einem Arcus lipoides corneae findet man Xanthelasmata häufig bei der familiären Hypercholesterinämie.

Xanthoma planum diffusum. Hierbei handelt es sich um flächenhafte, plane, gelbliche Hautverfärbungen durch Einlagerungen von Lipiden in Makrophagen der oberen Dermis. Bei betontem Vorkommen am Rumpf werden sie auch als *Xanthelasma corporis* bezeichnet. Plane Xanthome werden häufig bei Patienten mit malignen Lymphomen, Leukämien oder multiplen Myelomen beobachtet. Bei besonderer Ausprägung im Kopf- und Nackenbereich sollte stets an eine *Paraproteinämie* gedacht werden. Bei den sich ablagernden Lipoproteinen handelt es sich meist um cholesterinreiche LDL.

Xanthoma tuberosum. Meistens symmetrische, plattenartig flache oder halbkugelige, gelbliche bis gelblichrötliche oder gelblichbläuliche Knötchen und Knoten von beachtlicher Größe an Ellenbogen,

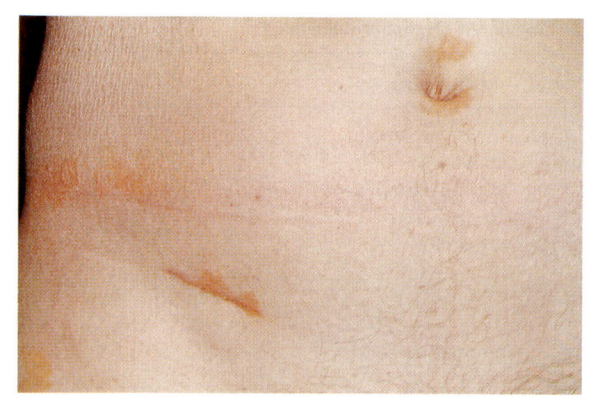

Abb. 37.2. Xanthoma planum diffusum

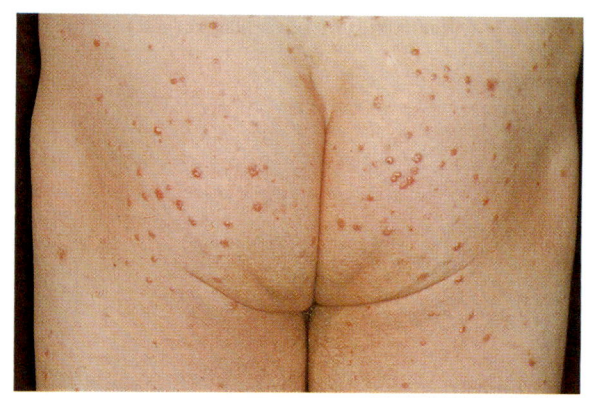

Abb. 37.4. Xanthoma eruptivum bei Hyperlipoproteinämie Typ IV

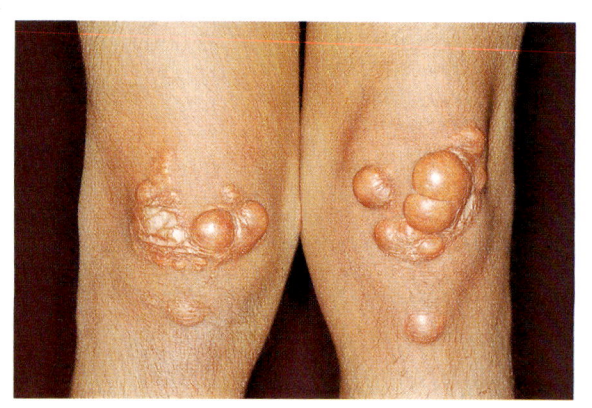

Abb. 37.3. Xanthoma tuberosum bei Hyperlipoproteinämie Typ IIa

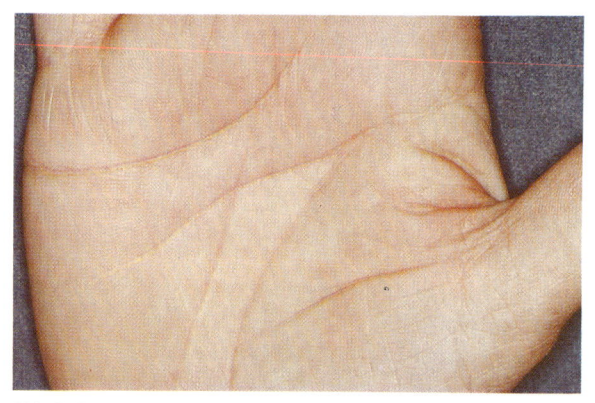

Abb. 37.5. Xanthoma palmare striatum bei Hyperlipoproteinämie Typ III

Knien, Händen und Füßen sowie Achillessehnen. Typisch ist die langsame Entwicklung und geringe Rückbildungstendenz. Tuberöse Xanthome kommen häufig zusammen mit Sehnenxanthomen vor. Über 80% der Patienten werden bei familiärer Hypercholesterinämie, familiärem Apolipoprotein-B-100-Defekt (Vermehrung von cholesterinreichen LDL) und familiärer Dysbetalipoproteinämie (Vorkommen von β-VLDL) beobachtet. Das Blutserum ist klar oder trüb.

Xanthoma tendinosum et articulare. Sehnenxanthome sitzen vorzugsweise an den Fingerstreckseiten in Höhe der Fingergrundgelenke, ferner am Patellarsehnenansatz und über den Achillessehnen. Sie kommen oft zusammen mit tuberösen Xanthomen vor. Das Auftreten von Xanthomen der Achillessehnen ist fast pathognomonisch für die sehr atherogene familiäre Hypercholesterinämie (LDL-Vermehrung). Sie sollten nicht mit Gichttophi oder Rheumaknoten verwechselt werden. Gelenkxanthome bevorzugen die Fingergelenke und deuten ebenfalls auf familäre Hypercholesterinämie. Das Blutserum ist meist klar.

Xanthoma eruptivum. Eruptive Xanthome bestehen aus kleinen hellgelben, gruppiert stehenden, kalottenförmigen Papeln und Knötchen, die oft von einem

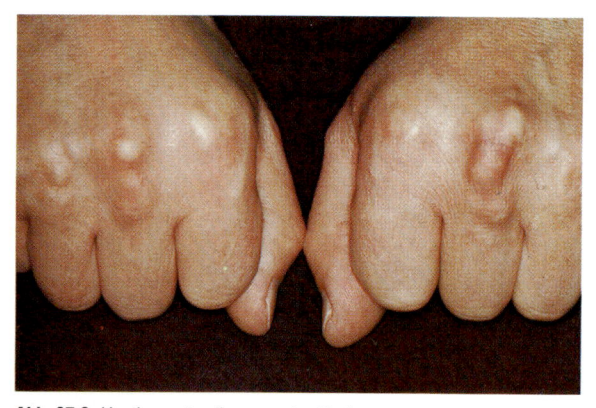

Abb. 37.6. Xanthoma tendinosum et articulare

entzündlich-geröteten Hof umgeben sind. Sie können sich innerhalb von Tagen bis Wochen bilden und in großer Zahl disseminieren. Prädilektionsstellen sind die Gluteälregion und die Streckseiten der Extremitäten. Sie treten am häufigsten bei erhöhten Konzentrationen der triglyzeridreichen Lipoproteine (VLDL und Chylomikronen), insbesondere beim Chylomikronämiesyndrom auf. Daher liegt ihnen meistens eine Hyperlipoproteinämie vom Typ I, Typ V oder Typ IV mit erhöhten Serumtriglyzeriden zugrunde.

Das Serum ist daher trüb bis milchig und kann aufrahmen. Häufig findet sich eine sekundäre Hyperlipoproteinämie bei dekompensiertem Diabetes mellitus.

Xanthoma palmare striatum und Xanthoma palmare papulosum. Zu den für die sehr atherogene Dysbetalipoproteinämie (Auftreten von cholesterin- und triglyzeridreichen β-VLDL) pathognomonischen gelblichen streifigen Verfärbungen der Hautfalten beider Handinnenflächen *(Xanthochromia palmaris)* und der Beugefalten der Finger können sich später noch kleine papulöse Elemente entwickeln. Das Blutserum ist meist trüb.

Xanthoma verruciforme. Verruziforme Xanthome werden manchmal in der *Mundschleimhaut* normolipidämischer Erwachsener beobachtet, wo sie von Viruspapillomen, Leukoplakien und Plattenepithelkarzinomen differentialdiagnostisch abgegrenzt werden müssen. Die sehr seltenen *verruziformen Xanthome der Haut* treten im Genitalbereich oder in epidermalen Nävi auf.

Die genaue makroskopische Identifizierung von Xanthomen erlaubt in gewissem Maß Rückschlüsse auf zugrundeliegende Lipidstoffwechselstörungen. Die Tabelle 37.4 informiert über das Vorkommen von Xanthomen und kutanen Lipidinfiltraten bei verschiedenen Störungen des Lipoproteinstoffwechsels.

Histopathologie. Xanthome sind reaktive Neubildungen. Der feingewebliche Aufbau ist bei den verschiedenen Formen relativ ähnlich und läßt eine sichere Differentialdiagnose nicht zu. Im Randgebiet von Xanthomen findet man perivaskuläre lymphozytäre oder histiozytoide Zellen, die Lipidmaterial aufnehmen. Dieses wird bei der Fixierung des bioptischen Materials herausgelöst und führt zu einem schaumigen Aspekt des Zytoplasmas. *Schaumzellen* sind also Makrophagen, die angefüllt sind mit phagozytiertem Lipidmaterial. Sie bilden den Hauptbestandteil von Xanthomen. Daneben findet man typische *Schaumriesenzellen (Touton-Riesenzellen).* Die phagozytierten Lipide bzw. Lipoproteine bestehen ultrastrukturell aus Vakuolen mit nicht näher differenzierten Lipoproteinen, doppelt lichtbrechenden Cholesterinkristallen und Phospholipiden, die als intrazytoplasmatische Myelinfiguren nachweisbar sind, ferner aus Fettsäuren und Neutralfett. Aus der Art und Quantität der gespeicherten Fettsubstanzen ist ein Rückschluß auf die zugrunde liegende Hyperlipoproteinämie nicht möglich. Bemerkenswert sind entzündliche Begleitphänomene bei eruptiven Xanthomen sowie fibroblastische Reaktionen mit vermehrter Kollagenbildung bei älteren, besonders tuberösen Xanthomen.

Therapie. Entscheidend ist die Erkennung und Behandlung der metabolischen Grundkrankheit. Kosmetisch störende Xanthome können operativ entfernt werden. Xanthelasmen können auch mit Trichloressigsäure oder mittels Laser behandelt werden. Den Bewegungsablauf behindernde Xanthome, z. B. an der Achillessehne, sind plastisch-operativ anzugehen. Bei Fortbestehen der Stoffwechselstörung ist allerdings, besonders im Narbenbereich, mit Rezidiven zu rechnen.

Xanthomatisation

Unter Xanthomatisation versteht man das Auftreten von Xanthomzellen (Schaumzellen, Touton-Riesenzellen) bei anderen Krankheitszuständen. Gelegentlich kann auch das klinische Bild durch eine gelbliche Einfärbung an xanthomatöse Infiltrationen erinnern. Xanthomatisation kommt vor bei Langerhans-Zell-Histiozytose (Abt-Letterer-Siwe-Syndrom, Hand-Schüller-Christian-Syndrom), kutanen T-Zell-Lymphomen, eosinophilen Granulomen, multizentrischer Retikulohistiozytose sowie relativ häufig in Histiozytomen, ferner bei juvenilem Xanthogranulom und nekrobiotischem Xanthogranulom.

Primäre familiäre Hyperlipoproteinämien

Diesen liegen monogene oder polygene genetische Defekte im Lipoproteinstoffwechsel zugrunde. Sie sind häufig mit einem hohen atherogenen Risiko behaftet. Verursacht werden sie durch Störungen der Biosynthese, Zusammensetzung oder Sekretion der Lipoproteine, durch Apolipoproteinstrukturdefekte, Enzymmangel oder Lipoproteinrezeptordefekte. Die klinisch wichtigen primären Hyperlipoproteinämien werden nachfolgend beschrieben.

Gemischte familäre Hyperlipidämie

[Goldstein, Rose 1973]

Synonyme. Familial multiple-type hyperlipoproteinemia, familial combined hyperlipidemia

Definition. Häufigste genetisch determinierte Störung des Lipoproteinstoffwechsels mit erhöhten Serumspiegeln der VLDL, LDL oder beider Lipoproteinklassen, wahrscheinlich als Folge einer gesteigerten Produktion von VLDL. Möglich ist der intraindividuelle Wechsel des Lipoproteinphänotyps.

Vorkommen. Die gemischte familäre Hyperlipidämie ist die häufigste Fettstoffwechselanomalie in der Bevölkerung (3–5/1000). Autosomal-dominante Vererbung wird angenommen.

Ätiopathogenese. Wahrscheinlich Folge einer hepatischen Überproduktion von VLDL mit normaler Zusammensetzung. Der Nachweis eines Lipoproteinlipasedefektes als auch die Assoziation des A-I-C-III-A-IV-Genkomplexes auf Chromosom 11 wurden mit dem Auftreten der Hyperlipidämie in Verbindung gebracht. Der genetische Defekt ist noch nicht gesichert.

Klinik. Typisch ist das Vorkommen mehrerer Lipoproteinphänotypen (IIa, IIb, IV) innerhalb einer Familie. Etwa ein Drittel der hyperlipidämischen Familienangehörigen zeigt eine isolierte Hypertriglyzeridämie (Typ IV), ein Drittel eine isolierte Hypercholesterinämie (Typ IIa) und ein Drittel eine gemischte Hyperlipidämie (Typ IIb). Die Expression der Hyperlipidämie erfolgt in der Regel nach dem 30. Lebensjahr. Xanthome werden sehr selten beobachtet, wohingegen Übergewicht, Hyperinsulinämie und Glukoseintoleranz häufiger vorkommen.
Serum: Entsprechende Befunde; milchig bis trüb bei Typ IV und IIb; klares Serum bei Typ IIa.

Prognose. Trotz der oft nur grenzwertig erhöhten Lipidwerte ist das Herzinfarktrisiko erheblich. Eine gemischte familiäre Hyperlipidämie wird bei etwa 10–20% aller Herzinfarktpatienten angetroffen.

Therapie. Neben der Einschränkung der Gesamtenergiezufuhr bei Übergewicht sollte die tägliche Fettzufuhr 80 g und weniger betragen. Die tägliche Aufnahme von Cholesterin sollte von 500 mg auf 300 mg und weniger gesenkt werden. Gesättigte Fettsäuren (S) sollten auf Kosten der mehrfach ungesättigten Fettsäuren (P) ersetzt werden, so daß der P/S-Quotient von 0,3 auf 1,0 angehoben wird. Reichen diese Maßnahmen nicht aus, so werden Lipidsenker verordnet. Bei im Vordergrund stehender Hypercholesterinämie (Phänotypen IIa und IIb) werden HMG-CoA-Reduktase-Hemmer wie Lovastatin (Mevinacor) eingesetzt. Steht die Hypertriglyzeridämie im Vordergrund (Typen I, IV, V), sollten Clofibrat (Regelan) oder deren Derivate und Analoga, zu denen Bezafibrat (Befibrat, Cedur), Fenofibrat (Lipidil, Lipanthyl) oder Gemifibrozil (Gevilon) zählen, verordnet werden. Die Therapie der gemischten familiären Hyperlipidämie ist bisher nicht voll standardisiert.

Familiäre Hypercholesterinämie

[Thannhauser, Müller 1938, Brown und Goldstein 1974]

Synonyme. Hyperbetalipoproteinämie, essentielle Hypercholesterinämie, familiäre idiopathische hypercholesterinämische Xanthomatose

Definition. Vier bisher charakterisierte LDL-Rezeptor-Genmutationen am kurzen Arm des Chromosoms 19 führen bei familiärer Hypercholesterinämie zu fehlenden oder funktionell gestörten LDL-Rezeptoren, wodurch die LDL im Plasma akkumulieren und in der Haut (tuberöse Xanthome), Sehnen (tendinöse Xanthome) und in Arterien (Atherome) abgelagert werden. Die Erkrankung führt zu einer frühzeitigen Koronarsklerose.

Vorkommen. Die familiäre Hypercholesterinämie wird autosomal-dominant vererbt. Heterozygote Genträger finden sich mit einer Häufigkeit von 0,2% der Bevölkerung. Damit gehört die familiäre Hypercholesterinämie zu den häufigsten monogenetisch-vererbten Stoffwechselkrankheiten. Homozygote sind mit einer Häufigkeit von 1:1 Mio Einwohnern sehr selten. Unter Überlebenden eines Herzinfarktes (<60 Jahren) findet sich die familiäre Hypercholesterinämie in 3–6% der Patienten.

Ätiopathogenese. Der primäre Defekt bei familiärer Hypercholesterinämie ist eine Mutation des LDL-Rezeptorgens. Vier Klassen von LDL-Rezeptor-Genmutationen werden unterschieden:
Klasse 1: Fehlende Expression von LDL-Rezeptor-Protein (häufigste Mutation)
Klasse 2: Blockierter LDL-Rezeptor-Transport zwischen endoplasmatischem Retikulum und Golgi-Apparat
Klasse 3: Expression von membranständigen LDL-Rezeptoren, jedoch ohne LDL-Bindungsaffinität
Klasse 4: Expression von LDL-Rezeptoren, die zwar LDL binden, jedoch nicht internalisieren (Störung der rezeptorvermittelten Endozytose).
Der LDL-Rezeptor auf Hepatozyten und peripheren Körperzellen vermittelt normalerweise die Endozytose der LDL. Bei fehlendem oder funktionsgestörtem LDL-Rezeptor akkumulieren die LDL im Plasma. Das LDL-Cholesterin wird unphysiologischerweise in Makrophagen und Histiozyten (Scavenger-Zellen) der Haut, der Sehnen und der Gefäße abgelagert. Mechanischer Belastung der Haut oder Traumen kann lokalisationsbestimmte Bedeutung zukommen.

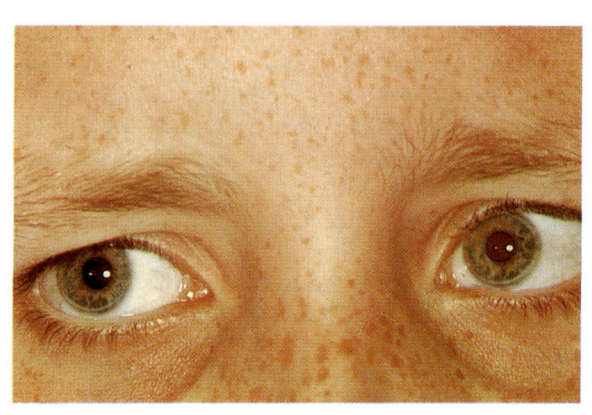

Abb. 37.7. Arcus lipoides corneae (juvenilis) bei Hyperlipoproteinämie Typ IIa

Klinik. Homozygote erkranken in früher Kindheit, Heterozygote meist erst im Erwachsenenalter. Typisch sind Xanthelasmata palpebrarum, tuberöse Xanthome und Sehnenxanthome. Wichtig ist ferner der Arcus lipoides corneae, der bereits in der 2. bis 3. Lebensdekade beobachtet wird (Gerontoxon juvenile), in der bei etwa 70% der Heterozygoten auch Xanthome aufgetreten sind. Von großer Bedeutung ist die frühzeitig einsetzende Atherosklerose, die bevorzugt die proximalen Hauptstämme der Koronararterien verengt. Bei Homozygoten beginnt die koronare Herzkrankheit bereits im Kindesalter; die Kinder versterben meist vor dem 20. Lebensjahr.

Differentialdiagnostisch ist die familiäre Hypercholesterinämie von dem familiären Apolipoprotein-B-100-Defekt und der extrem seltenen zerebrotendinösen Xanthomatose abzugrenzen, die beide zu klinisch nichtunterscheidbaren Xanthomen führen.

Serum. Klar, Serumcholesterinwerte bei Heterozygoten zwischen 350–550 mg/dl, bei Homozygoten >600 mg/dl. Erhöhung des LDL-Cholesterins >250 mg/dl (heterozygot) und >500 mg/dl (homozygot). Serumtriglyzeride meist im Normbereich. Lipoproteinelektrophorese: Phänotyp IIa oder IIb.

Nachweis des LDL-Rezeptor-Defekts auf Fibroblastenkulturen, Lymphozyten oder Amnionzellen sowie molekulargenetische Diagnostik der LDL-Rezeptor-Gendefekte mittels Restriktionsfragmentlängenpolymorphismen nur im Speziallabor möglich.

Symptome. Nicht selten werden attackenartige Polyarthritiden und Tendosynovitiden, speziell der Sprunggelenke, Knie, Handgelenke und proximalen Interphalangealgelenke beobachtet, die spontan nach wenigen Tagen wieder abklingen. Durch die Sehnenxanthome können auch Gelenkbeschwerden verursacht werden. Bei den Symptomen von koronarer Herzkrankheit gehört die familiäre Hypercholesterinämie stets in die enge Differentialdiagnose.

Prognose. Die Prognose der Heterozygoten hängt von rechtzeitiger Diagnosestellung und Therapieeinleitung ab. Die Symptome der koronaren Herzkrankheit treten bei Männern etwa 10 Jahre früher auf als bei Frauen. Im Alter von 50 Jahren sind 25% der heterozygoten Männer und 2% der heterozygoten Frauen am Koronartod verstorben. Die schlechteste Prognose haben Patienten mit homozygoter familiärer Hypercholesterinämie.

Therapie. Ziel der Behandlung heterozygoter Patienten mit familiärer Hypercholesterinämie ist die Stimulation der LDL-Rezeptor-Expression. Diese erfolgt durch die Gabe von gallensäurenbindenden Anionenaustauscherharzen wie Colestyramin (Colestyramin Stada, Quantalan 50, Tagesdosis 16-24 g) oder Colestipol (Cholestabyl, Tagesdosis 20-25 g) in Kombination mit Hemmern des Schlüsselenzyms der Cholesterinbiosynthese, den HMG-CoA-Reduktase-Hemmern wie Lovastatin (Mevinacor, Tagesdosis 40–80 mg) oder Simvastatin (Zocor, Denan, maximale Tagesdosis 40 mg). Die Kombination von Anionenaustauscherharzen mit HMG-CoA-Reduktase-Inhibitoren normalisiert bei den meisten heterozygoten Patienten die erhöhten LDL-Cholesterin-Spiegel im Plasma. Bei schweren Formen kann unterstützend die LDL-Apherese (LLD-Elimination als extrakorporales Hämotherapieverfahren) an speziellen Zentren durchgeführt werden. Bei homozygoter familiärer Hypercholesterinämie ist die Pharmakotherapie oft wirkungslos. Bei diesen Patienten kommt die LDL-Apherese oder operative Verfahren (Ileum-Bypass-Operation, portokavale Anastomose, Lebertransplantation) in Betracht.

Diätetisch läßt sich die familiäre Hypercholesterinämie nur wenig beeinflussen. Die tägliche Cholesterinzufuhr sollte beim Erwachsenen 300 mg (enthalten in 1 Eigelb) und bei Kindern 150 mg nicht überschreiten. Gesättigte Fettsäuren sollten durch mehrfach ungesättigte n-6-Fettsäuren ersetzt werden. Ferner empfiehlt sich ballaststoffreiche Ernährung (Guar, Pektin, Hafer, Bohnen) und die Normalisierung des Körpergewichts.

Familiärer Apolipoprotein-B-100-Defekt

[Vega und Grundy, 1986]

Definition. Familiär auftretende Hypercholesterinämie unter dem klinischen Bild der familiären Hypercholesterinämie verursacht durch ein strukturell verändertes Apolipoprotein B-100 mit verminderter Bindungsfähigkeit der LDL an den LDL-Rezeptor (B-, E-Rezeptor) infolge einer Punktmutation im Apolipoprotein-B-Gen.

Vorkommen. Die Häufigkeit beträgt nach derzeitigen Schätzungen 0,2% der Bevölkerung.

Ätiopathogenese. Eine Punktmutation des Apolipoprotein-B-Gens (GA-Mutation: Guanin nach Adenin) bedingt einen Aminosäureaustausch von Arginin nach Glutamin in Apolipoprotein B-100. Die hierdurch verursachte Änderung der Sekundär- und Tertiärstruktur der Apolipoproteinbindungsregion zum LDL-Rezeptor führt zu einer verminderten Affinität der LDL zum LDL-Rezeptor. Die Folge ist eine Akkumulation der LDL im Plasma und Aufnahme der LDL durch Monozyten, Makrophagen und Histiozyten (Scavenger-Zellen), die wie bei familiärer Hypercholesterinämie zur Bildung von Atheromen und Xanthomen führt.

Klinik. Mit zunehmender Häufigkeit treten nach dem 25. Lebensjahr Sehnenxanthome an den Händen und Achillessehnen sowie ein Arcus lipoides corneae auf. Jenseits des 50. Lebensjahres sind bei etwa 50% der Patienten Xanthome und bei 40% ein Arcus lipoides corneae nachweisbar. Wie bei familiärer Hypercholesterinämie infolge eines LDL-Rezeptor-Defektes wird ein frühzeitiges Auftreten der koronaren Herzerkrankung und der Atherosklerose beobachtet.

Serum: Klar. Erhöhung des Serumcholesterins in ähnlichen Bereichen wie bei heterozygoter familiärer Hypercholesterinämie mit isolierter Erhöhung des LDL-Cholesterins (Typ IIa in der Lipoproteinelektrophorese).
Biochemische Diagnosesicherung. Nachweis verminderter Bildung von LDL in Kulturen von Hautfibroblasten bei Ausschluß eines LDL-Rezeptor-Defektes. Nachweis der Punktmutation im Apolipoprotein-B-Gen durch allelspezifische Polymerasekettenreaktion in speziellen Labors möglich.

Prognose. Begrenzte Lebenserwartung. Frühzeitiges Auftreten der koronaren Herzkrankheit und Atherosklerose im mittleren Erwachsenenalter.

Therapie. Die Therapie entspricht den Empfehlungen für die familiäre Hypercholesterinämie.

Familiäre Dysbetalipoproteinämie

[Gofman 1954, Utermann et al. 1975]

Synonyme. Familiäre Typ-III-Hyperlipoproteinämie, Hyperlipoproteinämie mit breiter β-Bande, broad-beta disease

Definition. Die familiäre Dysbetalipoproteinämie ist gekennzeichnet durch erhöhte Cholesterin- und Triglyzeridplasmaspiegel, das Vorkommen von cholesterinreichen β-VLDL (dies sind Chylomikronen- und VLDL-Remnants mit VLDL- und IDL-Dichte, jedoch elektrophoretischer β-Mobilität wie LDL), die zur Entwicklung tuberoeruptiver, tuberöser und palmostriärer Xanthome und zu einer frühzeitigen Atherosklerose mit bevorzugter Manifestation einer peripheren arteriellen Verschlußkrankheit führen. Die familiäre Dysbetalipoproteinämie manifestiert sich bei Zusammentreffen des homozygoten Apolipoprotein-E-Phänotyps E-2/2 mit einer unabhängig vererbten oder sekundären Hyperlipoproteinämie.

Vorkommen. Relativ selten mit einer Häufigkeit von 2–3/10 000 Einwohner. Unter Herzinfarktpatienten etwa 1%. Bei der Familienuntersuchung in 50% der erwachsenen Verwandten 1. Grades Hypercholesterinämie mit Hypertriglyzeridämie nachweisbar. Häufig mit Diabetes mellitus assoziiert.

Ätiopathogenese. Der primäre molekulare Defekt der familiären Dysbetalipoproteinämie ist eine Punktmutation im Apolipoprotein E, die in den meisten Fällen autosomal-rezessiv vererbt wird. Am häufigsten liegt der familiären Dysbetalipoproteinämie eine Apolipoprotein-E-2-Homozygotie zugrunde, die sich vom normalen Apolipoprotein E (E-3) in nur einer Aminosäurensubstitution unterscheidet. Patienten mit Apo-E-2/2-Phänotyp zeichnen sich durch einen defekten Katabolismus von triglyzerid- und cholesterinreichen, Apo-E-haltigen VLDL- und Chylomikronenremnants aus, die aufgrund der Apolipoproteinmutation nicht vom hepatischen Apo-E-Rezeptor (Chylomikronen-Remnant-Rezeptor) erkannt werden und im Plasma akkumulieren. Der Apo-E-2/2-Phänotyp führt erst bei unabhängigem Zusammentreffen mit einer anderen vererbten Hyperlipoproteinämie (meist gemischter familiärer Hyperlipidämie) oder einer sekundären Hyperlipidämie, insbesondere bei Diabetes mellitus, langfristiger Hormontherapie, Alkoholabusus oder Adipositas zur manifesten Dysbetalipoproteinämie. Die akkumulierenden atherogenen β-VLDL werden von Makrophagen und Histiozyten aufgenommen und führen schließlich zur Xanthombildung und frühzeitigen Atherosklerose.

Klinik. Die familiäre Dysbetalipoproteinämie manifestiert sich im Alter von 20–60 Jahren und führt wie bei familiärer Hypercholesterinämie zum Auftreten von Xanthelasmen, tuberösen und tuberoeruptiven Xanthomen, Sehnenxanthomen und Arcus lipoides corneae in 20–30% der Patienten. Pathognomonisch sind jedoch die gelborangenen *Handlinienxanthome* (Xanthoma palmare striatum). Neben der frühzeitig einsetzenden Koronarsklerose wird ein gehäuftes Auftreten einer peripheren atherosklerotischen Gefäßerkrankung beobachtet. Auf assoziiertes Vorkommen von Diabetes mellitus sollte geachtet werden.

Serum: Trüb, nach Kühlschranktest geringe Chylomikronämie (aufrahmende Bande) nachweisbar. Deutliche Erhöhung des Cholesterins (>400 mg/dl) und der Triglyzeride (>600 mg/dl).

Lipoproteinelektrophorese: Breite β-Bande (broad-beta disease). Durch Ultrazentrifugation isolierte Lipoproteine mit VLDL-IDL-Dichte (d<1,006 g/ml) weisen in der Lipoproteinelektrophorese β-Mobilität auf (β-VLDL). Heute wichtigster Marker: Nachweis des homozygoten Apolipoprotein-E-2/2-Phänotyps durch isoelektrische Fokussierung.

Prognose. Sie wird bestimmt von der Neigung zur koronaren und peripheren Arteriosklerose. Daher ist strenge diätetische und medikamentöse Behandlung notwendig.

Therapie. Die familiäre Dysbetalipoproteinämie spricht auf diätetische Maßnahmen im allgemeinen gut an. Im Vordergrund der therapeutischen Bemühungen steht die Normalisierung des Diabetes mellitus, der Schilddrüsenfunktion, Vermeidung von Übergewicht und gesteigertem Alkoholkonsum. An den Gesamtkalorien sollte der Fettanteil nur 30% betragen. Insbesondere sollte auf gesättigte Fette (<10% der Gesamtkalorien) und Cholesterin (<300 mg/Tag) verzichtet werden. Nikotinsäure (3 mal 500 mg/Tag) oder Nikotinylalkohol (Ronicol retard, bis 3 mal 2 Drg./tgl.) gelten als Mittel der ersten Wahl bei der lipidsenkenden Pharmakotherapie. Die Nikotinsäuretherapie kann zu vorübergehendem Flush und zu urtikariellen Hautveränderungen führen. Bei unzureichendem Ansprechen können Fibrate oder HMG-CoA-Reduktase-Inhibitoren versucht werden.

Seltene familiäre Lipoproteinstoffwechselstörungen

Von den bisher bekannten seltenen primären Störungen des Lipoproteinstoffwechsels, die nachfolgend tabellarisch aufgeführt sind, werden nur diejenigen näher dargestellt, die bei der dermatologischen Untersuchung durch klinische Symptome auffallen.

Tabelle 37.5. Seltene familiäre Lipoproteinstoffwechselstörungen

Familiärer Lipoproteinlipasemangel
Familiärer Apolipoprotein-C-II-Mangel
Familiärer Lipoproteinlipaseinhibitor
Klassische Abetalipoproteinämie
  (Abwesenheit von Apo-B-100 und Apo-B-48)
Familiäre Hypobetalipoproteinämie
Normotriglyzeridämische Abetalipoproteinämie
  (Abwesenheit von Apo-B-100)
Hypobetalipoproteinämie mit Vorkommen von Apo-B-37
Apolipoprotein-A-I-Mangel und Apolipoprotein-A-I-Strukturvarianten
Tangier-Krankheit
Familiäre Hypoalphalipoproteinämie
Familiäre Hyperalphalipoproteinämie
Apolipoprotein-E-Mangel
Mangel an hepatischer Lipase
Familiärer Lezithin-Cholesterin-Acyltransferase-(LCAT-)-Mangel
Fish eye disease
Cholesterinester-Transferprotein-Mangel

Familiärer Lipoproteinlipasemangel
[Bürger und Grütz 1932]

Synonyme. Familiäre Typ-I-Hyperlipoproteinämie, familiäre Hyperchylomikronämie, disseminierte Xanthome mit Hepatosplenomegalie bei Hyperlipidämie, Bürger-Grütz-Syndrom, idiopathische hyperlipidämische Xanthomatose, exogene Hypertriglyzeridämie

Definition. Familiärer Mangel an Lipoproteinlipase mit massiver Akkumulation von Chylomikronen im Plasma nach fetthaltiger Nahrungsaufnahme. Manifestation in früher Kindheit. Bei Triglyzeridwerten über 2000 mg/dl Auftreten episodischer Oberbauchschmerzen, rezidivierender Pankreatitiden, eruptiver Xanthome und Hepatosplenomegalie.

Vorkommen. Sehr selten (<1:1 Mio Einwohner). Autosomal-rezessiver Erbgang. Bevorzugte Erstbeobachtung bei Kleinkindern, die wegen akuter Abdominalkoliken Chirurgen oder Kinderärzten vorgestellt werden.

Ätiopathogenese. Chylomikronämie durch unzureichende Hydrolyse der Chylomikronentriglyzeride infolge eines selektiven Mangels der Lipoproteinlipase im Gefäßendothel der Endstrombahnen bei normaler Aktivität der hepatischen Lipase. Dadurch kommt es zur Anreicherung von Triglyzeriden im Serum und deren Ablagerung in Geweben.

Klinik. Der familiäre Lipoproteinlipasemangel manifestiert sich meist vor dem 10. Lebensjahr. Nach vermehrter Fettaufnahme werden episodische abdominelle Koliken, Pankreatitiden und schubweises Auftreten eruptiver Xanthome beobachtet. Prädilektionsstellen sind die Glutäalregion, Oberschenkel, Arme, Rücken, Brust und Gesicht. Auch die Mundschleimhaut kann betroffen sein. Nicht selten bestehen eine Hepatosplenomegalie sowie schmerzhafte Oberbauchattacken, wahrscheinlich infolge von Kapselspannung in Leber und Milz. Die Symptome bessern sich meist rasch nach Fettentzug. Bei der Untersuchung des Augenhintergrundes findet sich eine *Lipaemia retinalis*.

Serum: Milchig-trüb; nach Kühlschranktest über Nacht aufgerahmte Chylomikronenschicht bei klarem Serumstand. Chylomikronämie mit Triglyzeriden zwischen 2000–12 000 mg/dl, Cholesterin normal, Lipoproteinelektrophorese: Typ-I-Phänotyp.

Differentialdiagnose des Chylomikronämiesyndroms: Die Symptome des familiären Lipoproteinlipase-

Mangels werden auch infolge verminderter Aktivität der Lipoproteinlipase beim seltenen autosomal-rezessiven familiären Apolipoprotein-C-II-Mangel (Apo C-II ist Kofaktor der Lipoproteinlipase) und bei dem sehr seltenen, autosomal-dominant vererbten Vorkommen des familiären Lipoproteinlipaseinhibitors beobachtet. Chylomikronämien treten dagegen häufiger bei gleichzeitigem Vorkommen einer familiären Hypertriglyzeridämie mit einer sekundären Hypertriglyzeridämie infolge von Diabetes mellitus, Östrogentherapie oder Alkoholabusus auf. Bei diesen Patienten besteht eine Akkumulation von Chylomikronen und VLDL Lipoproteinelektrophorese: Typ-V-Phänotyp.

Prognose. Kein erhöhtes atherogenes Risiko. Gesundheitsschädigend sind die rezidivierenden Pankreatitiden. Bei unklaren Oberbauchkoliken sollte vor einer Probelaparotomie stets eine Triglyzeridanalyse erfolgen. Die eruptiven Xanthome können sich unter entsprechender Therapie in wenigen Wochen zurückbilden.

Therapie. Reduktion der Fettzufuhr unter 20 g/Tag ist die wichtigste therapeutische Maßnahme. Liegt der Anteil der Fette unter 15% der täglich zugeführten Gesamtkalorien, so bleiben die Patienten meist symptomfrei. Es empfiehlt sich, die langkettigen Fettsäuren durch mittelkettige Fettsäuren zu substituieren, die direkt über die Pfortader ohne vorherigen Einbau in Chylomikronentriglyzeride resorbiert werden. Bei Serumtriglyzeridwerten über 1000 mg/dl ist mit Abdominalkoliken zu rechnen.

Tangier-Krankheit
[Fredrickson 1961]

Synonyme. Familiärer High-density-Lipoprotein-Mangel, familiäre Analphalipoproteinämie

Definition. Seltener familiärer Mangel von Lipoproteinen hoher Dichte (High-density-Lipoprotein, HDL) im Plasma mit Akkumulation von Cholesterinestern in Leber, Milz, Lymphknoten, Thymus, intestinaler Mukosa, Haut und möglicherweise auch in der Kornea.

Vorkommen. Die extrem seltene, autosomal-rezessiv vererbte Erkrankung wurde erstmalig bei Patienten von Tangier Island (Virginia, USA) beschrieben. Auch in Europa ist die Erkrankung mehrfach beobachtet worden.

Ätiopathogenese. Unbekannt. Möglicherweise Störung der HDL-Bildung oder beschleunigter HDL-Katabolismus.

Klinik. Die wichtigsten klinischen Zeichen sind hyperplastische gelborangenfarbige Tonsillen und Adenoide, eine rezidivierende periphere Neuropathie sowie eine Splenomegalie. In Einzelfällen wurden wenig charakteristische, papulöse, teils xanthomatoid wirkende Hautveränderungen beschrieben.

Serum: Klinisch-chemisch ist das Krankheitsbild durch niedrige Serumcholesterinspiegel (<100 mg/dl) bei normalen oder mäßig erhöhten Serumtriglyzeriden gekennzeichnet. Nur geringe Mengen an HDL und Apolipoprotein A-I (<3% der Norm) sind im Plasma nachweisbar. Lipoproteinelektrophorese: Fehlende Bande der α-Lipoproteine (HDL).

Histopathologie. Es finden sich Infiltrate aus histiozytären Zellen und Schaumzellen mit Ablagerung von Cholesterin mit Nachweis doppelbrechender Kristalle im polarisierten Licht. Auch in der Haut sind Cholesterinester in Histiozyten, aber auch in Schwann-Zellen kleiner Hautnerven eingelagert.

Verlauf. Die Erkrankung manifestiert sich meist erst im mittleren Lebensalter. Für ein erhöhtes atherogenes Risiko besteht kein gesicherter Anhalt.

Therapie. Spezifische Behandlung nicht verfügbar. Bei Hypertriglyzeridämie sollte die Fett- und Kalorienzufuhr reduziert werden.

Xanthomatosen ohne primäre oder sekundäre Störungen des Lipoproteinstoffwechsels

Von den mit Hyperlipoproteinämien assoziierten Xanthomen und Xanthomatosen sind seltene zur Xanthombildung führende Sterolspeicherkrankheiten sowie die zur Gruppe der benignen Histiozytosen zählenden Erkrankungen differentialdiagnostisch abzugrenzen.

Zerebrotendinöse Xanthomatose
[van Bogaert, Scherer, Epstein 1937]

Synonym. Cholesterinige Lipidose vom Typus van Bogaert-Scherer

Definition. Sehr seltene autosomal-rezessiv vererbte Sterolspeicherkrankheit mit Ablagerung von Cholestanol und Cholesterin in zahlreichen Geweben, vor allem in Xanthomen, im Zentralnervensystem und in der Gallenflüssigkeit.

Vorkommen. Sehr selten. Bisher wurden etwa 150 Patienten beschrieben.

Ätiopathogenese. Fehlen der hepatischen mitochondrialen 23-Hydroxylase, die zur normalen Biosynthese der Gallensäuren, insbesondere der Chenodesoxycholsäure, erforderlich ist. Es resultieren aufgrund der verminderten Rückkopplungshemmung der Gallensäurenbiosynthese erhöhte Serumspiegel von Intermediärprodukten (Cholestanol).

Klinik. Die Erkrankung führt zum Auftreten tuberöser und tendinöser Xanthome, die von Xanthomen der familiären Hypercholesterinämie und des familiären Apolipoprotein-B-100-Defektes klinisch nicht zu unterscheiden sind. Die Serumcholesterinwerte liegen jedoch im Normbereich. Zu den charakteristischen Symptomen zählen das Auftreten einer Spinalparese, zerebellären Ataxie, Demenz, Katarakte und frühzeitige Atherosklerose.

Therapie. Diese erfolgt mit Chenodesoxycholsäure (Chenofalk, Cholit-Chenosan).

Phytosterolämie
[Bhattacharyya und Connor 1974]

Synonym. Sitosterolämie

Definition. Seltene autosomal-rezessiv vererbte Sterolspeicherkrankheit unbekannter Ätiologie mit Anreicherung pflanzlicher Sterole (Sitosterol und Campesterol) in verschiedenen Geweben, insbesondere in Xanthomen und Arterien.

Vorkommen. Sehr selten.

Ätiopathogenese. Vermutet wird eine gesteigerte intestinale Absorption von Sitosterol.

Klinik. Typisch ist das Auftreten von tuberösen Xanthomen und Sehnenxanthomen wie bei familiärer Hypercholesterinämie sowie eine sehr frühzeitig auftretende Koronarsklerose. Erhöhte Konzentrationen der Phytosterole als auch von Cholesterin und Cholestanol sind im Serum nachweisbar.

Therapie. Die Aufnahme pflanzlicher Sterole und Sterole aus Schalentieren ist zu vermeiden. Die Absorption der Phytosterole im Darm an Ionenaustauscherharze und eine verstärkte Ausscheidung der Gallensäuren wird durch die Gabe von Colestyramin (Colestyramin Stada, Quantalan) erzielt.

Xanthoma disseminatum (mit Diabetes insipidus)
[Ausset 1899, Montgomery und Osterberg 1938]

Definition. Es handelt sich um eine nichterbliche, gutartige Form der Nicht-Langerhans-Zell-Histiozytosen mit disseminierten Xanthomen an Haut und Schleimhäuten, die mit Diabetes insipidus (40% der Patienten) und normalem Lipoproteinmuster assoziiert ist.

Vorkommen. Sehr selten; Manifestation im Kleinkindes- und Jugendalter, Androtropie (2:1).

Ätiopathogenese. Bei der nichterblichen Histiozytose kommt es primär zur Proliferation histiozytärer Zellen, bei denen es sich nicht um Langerhans-Zellen handelt (S-100- und CD6-Antikörper negativ). Sekundär erfolgt Lipidspeicherung (Xanthomatisation).

Klinik. Kennzeichnend sind: *disseminierte papulöse Hautxanthome.* Bei Ausbruch der Erkrankung treten Hunderte rotbrauner Papeln und Knötchen symmetrisch in disseminierter Form auf, die sich später gelblich verfärben und zur Konfluenz neigen. Sie finden sich in symmetrischer Verteilung besonders am Stamm, im Gesicht, insbesondere an den Lidern, perioral, an den seitlichen Halspartien, an den proximalen Extremitäten sowie charakteristischerweise in den Gelenkbeugen (Axillen, Leisten, Kniekehlen) und großen Hautfalten.
Bei einer klinischen Variante, die als *Xanthosiderohistiozytose* bezeichnet wird, kommt es zu einer diffusen Infiltration der Haut, des subkutanen Fettgewebes und der Muskulatur, die zu einem sklerödematösen Aspekt führt. Die Schaumzellen enthalten beträchtliche Mengen an Eisen, welches ein grünbraunes Hautkolorit hervorruft.

Schleimhautxanthome. Diese sind nicht selten (etwa 30–40% der Patienten). Typischerweise finden sich rötlichgelbe Infiltrate an den Lippen, an der Mundschleimhaut, im Nasopharynx und Larynx (Heiserkeit). Auch die Konjunktiven, Kornea (Erblindung) und die Schleimhäute des oberen Respirationstraktes können Xanthome aufweisen, die Obstruktionen hervorrufen können.

Meningeale Xanthome. Sie werden im Bereich der Schädelbasis beobachtet.

Diabetes insipidus. Ein vasopressinsensibler Diabetes insipidus centralis (ungenügende Sekretion von Vasopressin) findet sich in etwa der Hälfte der Patienten, der wahrscheinlich durch sekundäre Druckerscheinungen meningealer perihypophysärer Xanthome ausgelöst wird.

Organbeteiligung. Beteiligung von Knochenmark, Gehirn, Respirationstrakt, Herz, Leber, Niere, Pankreas, Lymphknoten, Uterus und Muskeln kann entsprechende Symptome hervorrufen.

Serum: Im Verlauf der Erkrankung wurden leichte transitorische Erhöhungen von Cholesterin und Triglyzeriden im Serum beobachtet, die jedoch wahrscheinlich sekundärer Natur sind.

Histopathologie. In den frühen Stadien der Erkrankung findet sich ein polymorphes entzündliches Granulom mit zahlreichen Leukozyten, Eosinophilen, Lymphozyten und Histiozyten (frühe histiozytäre Phase). Später überwiegen Schaumzellen sowie Riesenzellen vom Touton-Typ mit Speicherung von Cholesterin und den anderen Lipiden. Elektronenmikroskopisch lassen sich keine Langerhans-Zell-Granula nachweisen; immunzytologisch sind sie CD6-negativ.

Verlauf und Prognose. Langsam-progredienter Verlauf. Die Prognose ist bei Schleimhaut- und Gehirnbeteiligung mit Vorsicht zu stellen. Wenn Hautxanthome im Vordergrund stehen, kann das Krankheitsbild benigne bleiben. Hautveränderungen und Diabetes insipidus verschwinden meist spontan nach mehreren Jahren.

Differentialdiagnose. Diese betrifft insbesondere das papulöse Xanthom, von dem es durch die Konfluenzneigung der Hautinfiltrate, die Schleimhautbeteiligung und den Diabetes insipidus abgegrenzt werden kann. Ferner sind die zu tuberoeruptiven Xanthomen führenden Dyslipoproteinämien sowie die anderen benignen und malignen Histiozytosen zu berücksichtigen: das juvenile Xanthogranulom, die zur Xanthomatisation neigende multizentrische Retikulohistiozytose sowie die Langerhans-Zell-Histiozytose.

Therapie. Im allgemeinen wird die Spontaninvolution der Erkrankung abgewartet. Bei Korneabeteiligung mit Erblindungsgefahr sowie bei zunehmender Obstruktion der Atemwege muß chirurgisch interveniert werden. Die Mitbehandlung des Diabetes insipidus centralis erfolgt durch Desmopressin (1-Deamino-8-D-Arginin-Vasopressin) in Form von Nasentropfen (Minirin) oder alternativ durch Gabe von Lypressin (8-Lysin-Vasopressin) als Nasenspray (Vasopressin-Sandoz).

Papulöses Xanthom
[Winkelmann 1980]

Definition. Seltene normolipidämische, kutane papulöse Xanthomatose ohne Vorkommen einer primären histiozytären Entwicklungsphase. Sonderform einer benignen Nicht-Langerhans-Zell-Histiozytose.

Ätiopathogenese. Unbekannt.

Klinik. Das papulöse Xanthom ist charakterisiert durch Eruptionen disseminierter, halbkugeliger gelblicher Papeln und Knötchen an Haut und Schleimhäuten, die nicht zur Konfluenz neigen. Diabetes insipidus wird nicht beobachtet. Das Lipoproteinmuster im Serum ist unauffällig.

Histopathologie. Die Veränderungen bestehen fast ausschließlich aus Histiozyten, Schaumzellen sowie Riesenzellen vom Touton-Typ und enthalten reichlich Phospholipide. Ultrastrukturell sind intrazellulär Langerhans-Zell-Granula nicht nachweisbar.

Verlauf und Prognose. Die spontane Involution der Haut- und Schleimhautveränderungen nach einigen Jahren ist die Regel. Bei einigen Patienten wurde jedoch auch ein progressiver Verlauf beobachtet.

Therapie. Symptomatisch. Die Spontaninvolution wird abgewartet.

Verruziformes Xanthom
[Shafer 1971]

Definition. Eine sehr seltene warzenartige Schleimhaut- oder Hautveränderung, die bei beiden Geschlechtern und allen Altersgruppen vorkommt. Die Veränderungen bevorzugen die orale Mundschleimhaut, finden sich aber auch genital und am Naseneingang.

Klinik. Das klinische Bild entspricht einer Verruca vulgaris oder einer filiformen Warze. Die Diagnose läßt sich nur histopathologisch stellen: verruziforme Akanthose, Hyperparakeratose, zentrale epidermale Nekrose und dichtgepackte Schaumzellen im Korium.

Therapie. Exzision

Hauterkrankungen durch örtliche Störungen im Fettstoffwechsel

Von den Dermatosen durch primäre oder sekundäre allgemeine Fettstoffwechselstörungen im Sinne von Hyperlipoproteinämien oder Dyslipoproteinämien sind solche abzutrennen, bei denen eine örtliche Gewebealteration sekundär zur Einlagerung von Lipiden führt, während die Konzentrationen der Serumlipide bzw. Serumlipoproteine im Normbereich bleiben können.

Xanthelasma palpebrarum
[Rayer 1835]

Definition. Xanthelasmen sind weiche, flache gelbliche Plaques, die bevorzugt an den Oberlidern vorkommen und auf eine Hyperlipoproteinämie hinweisen können.

Vorkommen. Meist im fortgeschrittenen Alter, besonders bei Frauen. Frühzeitiges Auftreten bei familiärer Hypercholesterinämie, familiärem Apolipoprotein B-100-Defekt und bei familiärer Dysbetalipoproteinämie.

Ätiopathogenese. Ätiologie unbekannt. Im weichen Bindegewebe der Lider kommt es zu umschriebener Ablagerung von doppeltlichtbrechendem Cholesterin und anderen Lipiden in Makrophagen (Histiozyten), die sich dadurch in Schaumzellen und Touton-Riesenzellen umwandeln. Da keine entzündlichen Veränderungen vorangehen, muß man annehmen, daß aus einem bislang unerklärten Grund Serumlipoproteine bevorzugt in diesen Partien in das Gewebe austreten, von Makrophagen aufgenommen und gespeichert werden. Solitäre Xanthelasmen im Alter können ohne Störungen der Serumlipoproteine vorkommen; familiäre Xanthelasmen deuten auf Störungen des Lipoproteinstoffwechsels.

Klinik. Xanthelasmen treten bevorzugt im medialen Bereich der Oberlider, manchmal einseitig, meist aber symmetrisch auf. Sie können sich auch an den Unterlidern ausbilden. Sie sind nur flach über das Hautniveau erhaben, stroh- oder sattgelb. Sekundäre Umwandlungen werden nicht beobachtet. Selten sind komedoartige Hyperkeratosen und milienartige Zysten in Xanthelasmen enthalten: *Xanthelasma cysticum*. Gleichzeitiges Vorkommen von Xanthelasma cysticum und Hyperpigmentierungen der Augenlider wurde als *Hutchinson-Syndrom* bezeichnet; es soll auf Leberstoffwechselstörungen hinweisen.

Histopathologie. Von den perivaskulären Räumen im oberen Korium ausgehende Entwicklung mit lymphozytoiden und histiozytoiden Zellen, die sich in typische Schaumzellen und Schaumriesenzellen umwandeln. Massenhaft sind Cholesterin und andere Lipide intrazellulär nachweisbar.

Prognose und Verlauf. Spontanrückbildung besteht nicht; vielmehr langsame Progredienz. Meist sind Xanthelasmen örtliche Veränderungen. Selten sind *familiäre Xanthelasmen ohne Hyperlipoproteinämie*. Weil Xanthelasmen aber auch *Symptom einer atherogenen Hyperlipoproteinämie* (z. B. familiäre Hypercholesterinämie, familiärer Apolipoprotein-B-100-Defekt, familiäre Dysbetalipoproteinämie) sein können, ist folgendes Vorgehen angezeigt:

- Anamnestische Befragung nach Familiarität und Symptomen von koronarer Herzerkrankung, peripheren arteriellen Durchblutungsstörungen und Diabetes mellitus
- Untersuchung auf andere Zeichen der Hyperlipoproteinämie (Xanthome, Arcus lipoides corneae)
- Bei gegebenem Verdacht Einleitung weiterführender Untersuchungen

Differentialdiagnose. Hidradenome (Syringome) der Unterlider; diese sind kalottenförmig, zeigen weißliches Kolorit. Auch Milien und solare Elastose mit Zysten und Komedonen sind zu berücksichtigen.

Therapie. Kleine Xanthelasmen werden am besten exzidiert. Im übrigen vorsichtige schichtweise Abtragung mit der Diathermieschlinge, oberflächliche Ätzung mit Trichloressigsäure (50%) oder Lasertherapie. Rezidive sind nicht selten.

Xanthelasma corporis

Synonyme. Diffuse plane Xanthome, generalisiertes Xanthelasma

Definition. Auftreten größerer, flacher xanthelasmaartiger gelblicher Herde außerhalb der Augenlider. Nicht selten kombiniert mit Paraproteinämie oder Plasmozytom.

Vorkommen. Sehr selten.

Ätiopathogenese. Es handelt sich um einen gleichartigen Vorgang, der zum Xanthelasma palpebrarum führt, d.h. die Einlagerung von Lipoproteinen in Makrophagen mit Ausbildung von Schaumzellen und Schaumriesenzellen. Die Beziehungen zur Paraproteinämie sind unklar.

Klinik. Xanthelasma palpebrarum kann der Entwicklung mehr flächiger, in der Haut liegender, oft symmetrischer strohgelblich gefärbter Veränderungen vorausgehen. Die Haut wirkt in diesen Arealen gelb und zeigt vermehrte Fältelbarkeit. Prädilektionsstellen sind Gesicht, Nacken, Oberarme und Rumpf.

Symptome. Lipide und Lipoproteine im Serum können normal sein (normolipidämische plane Xanthomatose). Diffuse plane Xanthome können auch als Teilsymptom einer Hyperlipoproteinämie (insbesondere bei homozygoter familiärer Hypercholesterinämie) vorkommen. Untersuchung auf Paraproteinämie.

Prognose. Bei normolipidämischem Xanthelasma corporis ist an Koinzidenz mit malignen Lymphomen, multiplem Myelom oder Leukämie zu denken; entsprechende Untersuchungen sind zu veranlassen. Die Hauterscheinungen können der klinischen Entwicklung des multiplen Myeloms mehr als 20 Jahre vorausgehen.

Therapie. Behandlung der Grunderkrankung und der Hyperlipoproteinämie. Örtliche Behandlung wegen meist großer Ausdehnung nicht möglich; sonst wie bei Xanthelasmen.

Nekrobiotisches Xanthogranulom

[Kossard und Winkelmann 1980]

Definition. Auftreten nekrobiotischer xanthomatöser Granulome vorwiegend in der Periorbitalregion bei Paraproteinämie.

Ätiopathogenese. Vermutet wird die Bildung von Paraprotein-Lipid-Komplexen mit Ablagerung in der Haut und Auslösung von Fremdkörperreaktionen.

Klinik. Die Erkrankung ist gekennzeichnet durch das Auftreten von Knoten, entzündlichen rotgelblichen Plaques, die im Zentrum atrophische, ulzerierte, pigmentierte und insbesondere gelbliche xanthomatöse Areale aufweisen. Betroffen sind vorwiegend ältere Patienten. Es besteht Krankheitsgefühl. Manifestation vor allem im Gesicht, inbesondere in der Periorbitalregion, an den proximalen Extremitäten und am Rumpf. Die Veränderungen kommen parallel in allen Entwicklungsstadien vor und beziehen Dermis und subkutanes Fettgewebe mit ein.

Augenbeteiligung. Konjunktivitis, Keratitis, Uveitis und Iritis, selten Erblindung.

Laborbefunde. Bei der Mehrzahl der Patienten ist eine monoklonale IgG-Paraproteinämie vom Typ Kappa oder Lambda nachweisbar. Bei einigen Patienten konnten ein Plasmozytom (multiples Myelom), Kryoglobuline und Rheumafaktoren nachgewiesen werden. Leukopenie, leichte Anämie sowie Störungen des Komplementsystems werden beobachtet. Die Lipidspiegel im Blut sind normal. Im Knochenmark kann eine Plasmozytose nachweisbar sein; aggressive Myelome sind selten. Auch eine lymphoproliferative Erkrankung kann sich entwickeln.

Histopathologie. Das nekrobiotische Xanthogranulom durchsetzt die Dermis und das subkutane Gewebe. Hyaline nekrobiotische Areale unterteilen konfluierende Knoten. Es finden sich atypische, bizarre Fremdkörperriesenzellen, teilweise vom Touton-Typ. In den Granulomen kommt es zu einer Ablagerung von Lipiden, insbesondere Cholesterinkristallen. Typisch ist eine *xanthogranulomatöse Pannikulitis* unter dem Bilde der Touton-Zellen-Pannikulitis. Cholesterinspalten, Ansammlungen lymphoider Zellen und perivaskuläre Plasmazellinfiltrate werden häufig beobachtet.

Differentialdiagnose. Necrobiosis lipoidica, Granuloma anulare, Sarkoidose und plane Xanthome.

Therapie. Nach lokaler Exzision oder Injektion von Kortikoidkristallsuspension entwickeln sich meist Rezidive. Orale Behandlung mit Prednisolon (20-40 mg/Tag) und/oder Alkylanzien (Chlorambucil 2-6 mg/Tag) führen meist zur Rückbildung der Hautveränderungen und der Paraproteinämie. Plasmapherese zur Senkung hoher Paraproteinplasmaspiegel kommt in Betracht.

Weiterführende Literatur

Primäre und sekundäre Hyperlipoproteinämien
Ahrens EH, Kunkel HG (1949) The relationship between serum lipids and skin xanthoma in eighteen patients with primary biliary cirrhosis. J Clin Invest 28: 1565–1574
Assmann G (1991) Fettstoffwechselstörungen und koronare Herzkrankheit - Primärintervention, Diagnostik und Therapie-Leitlinien für die Praxis. 2. Aufl., MMV Medizin Verlag, München
Assmann G, Schmitz G, Brewer H (1989) Familial high density lipoprotein deficiency: Tangier disease. In: Scriver CR, Beaudet AL, Sly WS, Valle D (eds) The metabolic basis of inherited disease, chapter 50, 6th edn. McGraw-Hill, New York, pp 1267–1282
Beisiegel U, Weber W, Ihrke G et al. (1989) The LDL-receptor-related protein, LRP, is an apolipoprotein E-binding protein. Nature 341: 162–164

Braun-Falco O (1973) Origin, structure and function of the xanthoma cell. Nutr Metab 15: 68–88
Braun-Falco O, Keller C, Zöllner N (eds) (1973) Xanthoma formation and other tissue reactions to hyperlipidemias. Karger, Basel
Brown MS, Goldstein IL, Fredrickson DS (1983) Familial type 3 hyperlipoproteinemia (dysbetalipoproteinemia). In: Stanbury JB, Wyngaarden JB, Fredrickson DS et al. (eds) Metabolic basis of inherited disease, 5th edn. McGraw-Hill, New York, pp 655–671
Brunzell JD (1989) Familial lipoprotein lipase deficiency and other causes of the chylomicronemia syndrome. In: Scriver CR, Beaudet AL, Sly WS, Valle D (eds) The metabolic basis of inherited disease, chapter 45, 6th edn. McGraw-Hill, New York, pp 1165–1180
Brunzell JD, Biermann EL (1982) Chylomicronemia syndrome: interaction of genetic and acquired hypertriglyceridemia. Med Clin North Am 66: 455–468
Bürger M, Grütz O (1932) Über hepatosplenomegale Lipoidose mit xanthomatösen Veränderungen in Haut und Schleimhaut. Arch Dermatol Syph 166: 542–575
Cooper PH (1986) Eruptive xanthomas: a microscopic simulant of granuloma annulare. J Cutan Pathol 13: 207–215
Cruz PD jr, East C, Bergstresser PR (1988) Dermal, subcutaneous and tendon xanthomas: diagnostic markers for specific lipoprotein disorders. J Am Acad Dermatol 19: 95–111
Fedrickson DS, Altrocchi PH, Avioli LV et al. (1961) Tangier disease - Combined clinical staff conference at the National Institutes of Health. Ann Intern Med 55: 1016–1031
Goldstein JL, Brown MS (1974) Binding and degradation of low density lipoproteins by cultured human fibroblasts: comparison of cells from a normal subject and from a patient with homozygous familial hypercholesterolemia. J Biol Chem 249: 5152–5153
Goldstein JL, Brown MS (1989) Familial hypercholesterolemia. In: Scriver CR, Beaudet AL, Sly WS, Valle D (eds) The metabolic basis of inherited disease, chapter 48, 6th edn. McGraw-Hill, New York, pp 1215–1250
Innerarity TL, Weisgraber KH, Arnold KS et al. (1987) Familial defective apolipoprotein B-100: low density lipoproteins with abnormal receptor binding. Proc Natl Acad Sci USA 84: 6919–6923
Keller C, Zöllner N (1992) Primäre Hyperlipoproteinämien – Pathophysiologie, Klinik und Genetik. Internist 33: 9–15
Kostner GM (1988) Pathobiochemie der Dyslipoproteinämien. Münch Med Wochenschr 130: 251–255
Mahley RW, Rall SC Jr (1989) Type III hyperlipoproteinemia (dysbetalipoproteinemia): the role of apolipoprotein E in normal and abnormal lipoprotein metabolism. In: Scriver CR, Beaudet AL, Sly WS, Valle D (eds) The metabolic basis of inherited disease, chapter 47, 6th edn. McGraw-Hill, New York, pp 1195–1213
Melnik B, Bros U, Plewig G (1987) Characterization of apolipoprotein metabolism and atherogenic lipoproteins during isotretinoin treatment. Dermatologica 175: suppl 1: 158–168
Melnik B, Plewig G (1986) Retinoide und Lipidstoffwechsel. Hautarzt 37: 304–311
Parker F (1985) Xanthomas and hyperlipidemias. J Am Acad Dermatol 13: 1–30
Polano MK (1974) Xanthomatosis and hyperlipoproteinemia. A review. Dermatologica 149: 1–9
Ritter MM, Richter WO, Schwandt P (1992) Sekundäre Dyslipoproteinämien. Internist 33: 16–23
Schettler G, Greten H, Schlierf G et al. (1976) Fettstoffwechsel. Springer, Berlin (Handbuch der inneren Medizin, Band 7: Stoffwechselkrankheiten, Teil 4)
Schmitz G, Assmann G, Melnik B (1981) The role of lecithin: cholesterol acyltransferase in high density lipoprotein 3/ high density lipoprotein 2 interconversion. Clin Chim Acta 119: 225–236
Thannhauser SJ, Magendantz H (1939) The different clinical groups of xanthomatous diseases: a clinical physiological study of 22 cases. Ann Intern Med 11: 1662–1746
Utermann G, Jaeschke M, Menzel J (1975) Familial hyperlipoproteinemia type III: deficiency of a specific apolipoprotein (apo E-III) in the very-low-density lipoproteins. FEBS Lett 56: 255–352
Ziemer A, Göring H-D (1993) Schwere Typ-III-Hyperlipoproteinämie mit ungewöhnlichem Lipoproteinphänotyp bei einer jugendlichen Patientin. Hautarzt 44: 539–544

Xanthomatosen ohne primäre oder sekundäre Störungen des Lipoproteinstoffwechsels

Zerebrotendinöse Xanthomatose und Phytosterolämie

Bogaert L van, Scherer HJ, Epstein E (1937) Une forme cérébrale de la cholestérinose généralisée. Paris, Masson et Cie
Bhattachoryya AK, Connor WE (1974) β-Sitosterolemia and xanthomatosis. A newly described lipid storage disease in two sisters. J Clin Invest 53: 1033–1043
Björkhem I, Skrede S (1989) Familial diseases with storage of sterols other than cholesterol: Cerebrotendinous xanthomatosis and phytosterolemia. In: Scriver CR, Beaudet AL, Sly WS, Valle D (eds) The metabolic basis of inherited disease, chapter 51, 6th edn. McGraw-Hill, New York, pp 1283–1302

Xanthoma disseminatum

Blobstein SH, Caldwell D, Carter M (1985) Bone lesions in xanthoma disseminatum. Arch Dermatol 121: 1313–1317
Braun-Falco O, Braun-Falco F (1957) Zum Syndrom „Diabetes insipidus und disseminierte Xanthome". Gleichzeitig ein histochemischer Beitrag zur Natur der gespeicherten Fettsubstanzen. Z Laryngol Rhinol Otol 36: 378–387
Gianotti F, Caputo R (1985) Histiocytic syndromes: a review. J Am Acad Dermatol 13: 383–404
Jacobi H, Julius U (1983) Xanthoma disseminatum (Montgomery-Syndrom). Eine Erkrankung bei erhöhtem Lipidumsatz? Dermatol Monatsschr 169: 185–190
Kalz F, Hoffman MM, Lafrance A (1970) Xanthoma disseminatum. Clinical and laboratory observations over a ten year period. Dermatologica 140: 129–141
Montgomery H, Osterberg AE (1938) Xanthomatosis: Correlation of clinical, histopathologic and chemical studies of cutaneous xanthoma. Arch Dermatol Syph 37: 372–402

Papulöses Xanthom

Winkelmann RK (1980) Adult histiocytic skin diseases. G Ital Dermatol Venereol 115: 67–76
Winkelmann RK (1981) Cutaneous syndromes of non-X histiocytosis. Arch Dermatol 117: 667–672
Gianotti F, Caputo R (1985) Histiocytic syndromes: a Review. J Am Acad Dermatol 13: 383–404

Verruziformes Xanthom
Cooper TW, Santa Cruz DJ, Bauer EA (1983) Verruciform xanthoma. Occurrence in eroded skin in a patient with recessive dystrophic epidermolysis bullosa. J Am Acad Dermatol 8: 463–467
Kimura S (1984) Verruciform xanthoma of the scrotum. Arch Dermatol 120: 1378–1379
Landthaler M, Manzini BM, Spornraft P et al. (1988) Zum Krankheitsbild des verruciformen Xanthoms. Hautarzt 39: 727–730
Neville B (1986) The verruciform xanthoma. A review and report of eight new cases. Am J Dermatopathol 8: 247–253

Xanthelasma
Braun-Falco O (1970) Zur Morphogenese des Xanthelasma palpebrarum. Eine zytochemische Untersuchung. Arch Klin Exp Dermatol 238: 292–307
Douste-Blazy P, Marcel Yl, Cohen L et al. (1982) Increased frequency of apo E-ND phenotype and hyperapobetalipoproteinemia in normolipidemic subjects with xanthelasmas of the eyelids. Ann Intern Med 96: 164–169
Wolff HH, Braun-Falco O (1970) Die Ultrastruktur des Xanthelasma palpebrarum. Eine morphologische und elektronenmikroskopisch-cytochemische Untersuchung. Arch Klin Exp Dermatol 238: 308–322

Diffuses planes Xanthom/Xanthelasma corporis
Altman J, Winkelmann RK (1962) Diffuse normolipidemic plane xanthoma. Arch Dermatol 85: 115–122
Lindeskog GR, Gustafson A, Enerbäck L (1972) Serum lipoprotein deficiency in diffuse „normolipidemic" plane xanthoma. Arch Dermatol 106: 529–532
Lynch PJ, Winkelmann RK (1966) Generalized plane xanthoma and systemic disease. Arch Dermatol 93: 639–646
Marien KJC, Smeenk G (1975) Plane xanthomata associated with multiple myeloma and hyperlipoproteinemia. Br J Dermatol 93: 407–415
Moschella SL (1970) Plane xanthomatosis associated with myelomatosis. Arch Dermatol 101: 683–687
Parker F (1986) Normocholesterolemic xanthomatosis. Arch Dermatol 122: 1253–1257
Russell Jones R, Baughan ASJ, Cream JJ et al. (1979) Complement abnormalities in plane xanthomatas with paraproteinaemia. Br J Dermatol 101: 711–716

Nekrobiotisches Xanthogranulom
Codere F, Lee RD, Anderson RL (1983) Necrobiotic xanthogranuloma of the eyelid. Arch Ophthalmol 101: 60–63
Finan MC, Winkelmann RK (1987) Histopathology of necrobiotic xanthogranuloma with paraproteinemia. J Cutan Pathol 14: 92–99
Finelli LG, Rath JL (1987) Plasmapheresis: a treatment modality for necrobiotic xanthogranuloma. J Am Acad Dermatol 17: 351–354
Macfarlane AW, Verbov JL (1985) Necrobiotic xanthogranuloma with paraproteinemia. Br J Dermatol 113: 339–343

Kapitel 38 Systematisierte Lipidablagerungen

Inhaltsverzeichnis

Sphingolipidosen 1131
   Angiokeratoma corporis diffusum 1131
   Gaucher-Krankheit 1135
     Typ I: chronisch-adulte Form ohne neurologische
     Symptomatik 1135
     Typ II: akut-maligne Form mit neurologischer
     Symptomatik 1135
     Typ III: subakut-juvenile Form mit neurologischer
     Symptomatik 1135
   Niemann-Pick-Krankheiten 1136
   Disseminierte Lipogranulomatose 1137
Weiterführende Literatur 1138

spezifischer lysosomaler Hydrolasen nicht weiter abbaufähige Sphingo- oder Glykosphingolipide. Bei der heterogenen Gruppe der Nichtsphingolipidosen lagern sich in Folge unterschiedlichster Fettstoffwechseldefekte Nichtsphingolipide wie Cholesterin, Cholesterinester, Cholesterinsulfat, atypische Sterole, Triglyzeride, Phytansäureester, langkettige Fettalkohole und andere Lipide in verschiedenen Organen und Geweben ab. Die Nichtsphingolipidosen werden aufgrund erzielter ätiopathogenetischer Fortschritte in den Kapiteln: Hautkrankheiten durch Störungen des Lipoproteinstoffwechsels sowie Keratosen abgehandelt.

Die Lipidspeicherkrankheiten, früher als *Thesaurismosen* bezeichnet, sind im Hinblick auf ihre Ätiologie und Pathogenese als sehr heterogen und recht komplex zu betrachten. Vereinfachend lassen sie sich in *Sphingolipidosen* und *Nichtsphingolipidosen* einteilen. Bei den Sphingolipidspeicherkrankheiten akkumulieren aufgrund eines Defektes, Fehlens oder Mangels

Sphingolipidosen

Angiokeratoma corporis diffusum

[Fabry 1898, Anderson 1898]

Synonyme. Morbus Fabry, Fabry-Syndrom, Angiokeratoma corporis diffusum universale, Thesaurismo-

Tabelle 38.1. Systematisierte Lipidablagerungserkrankungen — Sphingolipidosen

Krankheit	Metabolischer Defekt	Akkumulierende Lipide
Angiokeratoma corporis diffusum	α-Galaktosidase-Mangel	Globotriaosylceramid
Gaucher-Krankheit	Glukozerebrosidasemangel	Glukosylceramide
Niemann-Pick-Erkrankung Typ I	Sphingomyelinasemangel	Sphingomyelin und Cholesterin
Niemann-Pick-Erkrankung Typ II	Sphingomyelinasemangel Gestörte Cholesterinveresterung	Sphingomyelin, Cholesterin, Glykosphingolipide und Bis(monoacylglycero)phosphat
Disseminierte Lipogranulomatose	Mangel saurer Ceramidase	Ceramide
Krabbe-Krankheit	Galaktosylceramidasemangel	Galaktosylceramide
Metachromatische Leukodystrophie	Arylsulfatase-A-Mangel	Zerebrosidsulfate
Multipler Sulfatasemangel	Mangel an Arylsulfatase A, Steroidsulfatase und Mukopolysaccharidsulfatasen	Multiple Sulfolipide
Schindler-Krankheit	α-N-Azetylgalaktosaminidase-Mangel	Glykosphingolipide
G_{M1}-Gangliosidose	β-Galaktosidase-Mangel	G_{M1}-Gangliside
Mukolipidosis IV	Gangliosidsialidasemangel	Gangliside
G_{M2}-Gangliosidosen	Mangel an Hexosaminidase A oder G_{M2}-Aktivatorprotein	G_{M2}-Gangliside

Tabelle 38.2. Systematisierte Lipidablagerungserkrankungen — Nichtsphingolipidosen

Erkrankung	Metabolischer Defekt	Akkumulierende Lipide
Mit Xanthomen		
Familiärer Apolipoprotein B-100-Defekt	Apo-B-100-Mutation	Cholesterinester, LDL-Cholesterin
Familiäre Hypercholesterinämie	LDL-Rezeptor-Mangel LDL-Rezeptor-Defekte	Cholesterinester LDL-Cholesterin
Zerebrotendinöse Xanthomatose	26-Hydroxylase-Mangel	Cholestanon, Cholesterin
Tangier-Erkrankung	Gestörte HDL-Reendozytose	Cholesterinester, Triglyzeride
Phytosterolämie	Unbekannt	Sitosterol, Campesterol
Familiäre Typ-III-Hyperlipoproteinämie	Apolipoprotein E2/2-Mutante	β-VLDL, Cholesterinester, Triglyzeride
Familiärer Lipoproteinlipasemangel	Lipoproteinlipasemangel	Triglyzeride
Mit Ichthyose		
Refsum-Syndrom	Mangel an Phytansäure-α-Hydroxylase	Phytansäureester
X-chromosomal-rezessive Ichthyosis	Steroidsulfatasemangel	Cholesterinsulfat
Neutrallipidspeicherkrankheit	Unbekannt	Triglyzeride
Sjögren-Larsson-Syndrom	Verminderte Oxidation von Fettalkoholen	Fettalkohole (langkettig)
Mit Hepatosplenomegalie		
Wolman-Erkrankung	Mangel saurer Lipase	Cholesterinester, Triglyzeride
Cholesterinesterspeicherkrankheit	Mangel saurer Lipase	Cholesterinester, Triglyzeride

sis hereditaria lipoidica (Ruiter-Pompen-Wyers), Anderson-Fabry's disease

Definition. X-chromosomal vererbte Störung des Abbaus von Glykosphingolipiden durch verminderte Aktivität der lysosomalen α-Galaktosidase und dadurch bedingte Anreicherung von Trihexosylceramiden in verschiedenen Zellen und Organen meist männlicher Genträger.

Vorkommen. Sehr selten. Die Inzidenz wird auf 1:40000 geschätzt. Der α-Galaktosidase-Mangel wird X-chromosomal rezessiv vererbt, ist am langen Arm des X-Chromosoms lokalisiert und zeigt eine erhebliche genetische Heterogenität. Es wurden Punktmutationen im α-Gal-A-Gen nachgewiesen.
Die meisten heterozygoten weiblichen Genträger weisen unterschwellige Aktivitäten der α-Galaktosidase auf und sind daher weitgehend klinisch erscheinungsfrei.

Pathogenese. Der Erkrankung liegen partielle Deletionen, Duplikationen, Splice-Junction-Defekte oder Punktmutationen des α-Galaktosidase-Gens zugrunde. Der resultierende Enzymmangel führt zur systemischen Speicherung von Glykosphingolipiden mit terminalen α-Galaktosylgruppen. Bei den betroffenen hemizygoten männlichen Genträgern wird hauptsächlich das Trihexosylceramid Globotriaosylceramid (Galaktosylgalaktosylglukosylceramid) in Körperflüssigkeiten und Lysosomen von Endothelzellen, Perithelzellen und glatten Muskelzellen der Blutgefäße abgelagert. Eine Speicherung erfolgt ferner in Ganglionzellen, in verschiedenen Zellen des Herzens, der Nieren, Augen und anderer Organe. Die Glykolipidspeicherung führt vor allem zu progredienter Schädigung des Herz-Kreislauf-Systems und der Nieren.

Klinik. Die klinischen Manifestationen betreffen die Haut, autonomes Nervensystem, kardiovaskuläres System, Nieren und Augen.

Haut- und Schleimhautveränderungen. Meistens bilden sich die Hautveränderungen bereits vor der Pubertät aus. Die Initialeffloreszenz ist ein dunkelroter oder schwarzer teleangiektatischer Fleck oder eine entsprechende Papel, die bis 4 mm im Durchmesser groß wird und sich bei Diaskopie nicht ausdrücken läßt. Eine Keratose (Angiokeratom) ist nicht immer nachweisbar. Die Veränderungen sind manchmal nur in

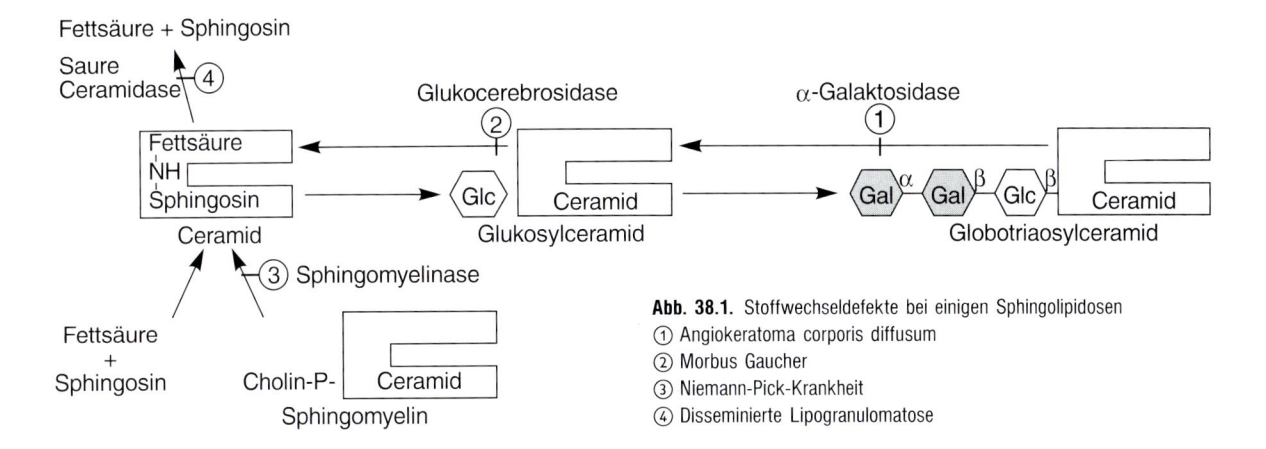

Abb. 38.1. Stoffwechseldefekte bei einigen Sphingolipidosen
① Angiokeratoma corporis diffusum
② Morbus Gaucher
③ Niemann-Pick-Krankheit
④ Disseminierte Lipogranulomatose

geringer Dissemination vorhanden, stehen oft gruppiert mit Neigung zu symmetrischer Verteilung.
Als Prädilektionsstellen gelten der Badehosenbereich, Glutäen, Skrotum, Penis, Hüften und insbesondere die Periumbilikalregion. Bei stärkerer Expressivität findet sich eine exanthematische Aussaat der Angiome oder der Angiokeratome bevorzugt am Rumpf und den Extremitäten. Das Gesicht bleibt meist frei; typisch sind indessen periorale Teleangiektasien. Nicht selten kommt es zur Schleimhautbeteiligung mit Ausbildung von Angiomen an der oralen Mukosa und den Konjunktiven.

Autonomes Nervensystem. Schmerzkrisen, besonders brennende Schmerzen an den Handinnenflächen und Fußsohlen, die in die proximalen Extremitäten ausstrahlen und oft durch mechanische Belastung ausgelöst werden, sind typisch und häufig erstes Symptom der Erkrankung im Kindesalter. Charakteristisch sind ferner anhaltende, brennende, stechende Akroparästhesien. Da die Dysästhesien auch durch Erwärmung provoziert werden, ist die differentialdiagnostische Abgrenzung von der Erythromelalgie gegeben. Auf eine Mitbeteiligung des autonomen Nervensystems deuten ferner eine häufiger nachweisbare Hypohidrosis und Fieber bei körperlicher Anstrengung oder Sonneneinstrahlung.

Kardiale, zerebrale und renale vaskuläre Manifestationen. Mit zunehmendem Alter treten durch progressive Ablagerung von Glykosphingolipiden die klinischen Manifestationen im kardiovaskulären System, im Gehirn und in der Niere in den Vordergrund: arterielle Hypertonie, Hypertrophie des linken Ventrikels, Mitralklappeninsuffizienz, Herzreizleitungsstörungen, Angina pectoris, Myokardinfarkt, Thrombosen zerebrovaskulärer Gefäße, transitorisch-ischämische Attacken, Apoplexe mit den resultierenden neurologischen und psychiatrischen Folgeerkrankungen, Nierenbeteiligung mit Proteinurie, hartnäckigen Ödemen der Füße und Unterschenkel, Azotämie und schließlich Urämie.

Augenveränderungen. Diese sind sehr häufig und diagnostisch wichtig. Sie können in allen Strukturen des Auges vorkommen, betreffen aber meistens die Konjunktiva, Kornea, Linse und Retina. Bei Spaltlampenuntersuchung finden sich bei den männlichen Patienten und den meisten heterozygoten weiblichen Genträgern charakteristische korneale Eintrübungen (*Cornea verticillata*) mit wirbelartigen, streifigen subepithelialen Lipidablagerungen. Gleichartige Veränderungen werden auch nach langjähriger Chloroquin- oder Amiodarontherapie beobachtet. In der Konjunktiva und Retina bestehen verstärkte Gefäßwindungen und aneurysmaartige Blutgefäßerweiterungen. Linseneintrübungen bis zur Fabry-Katarakt wurden beschrieben.

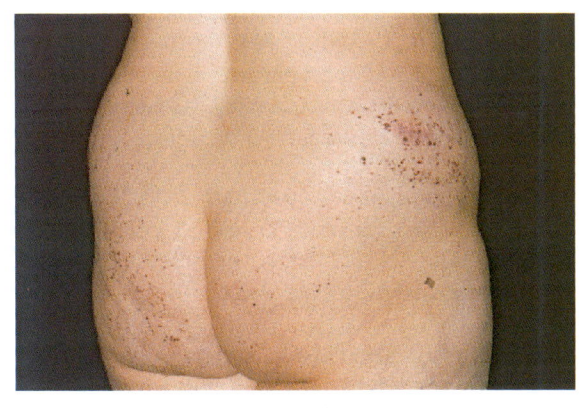

Abb. 38.2. Angiokeratoma corporis diffusum

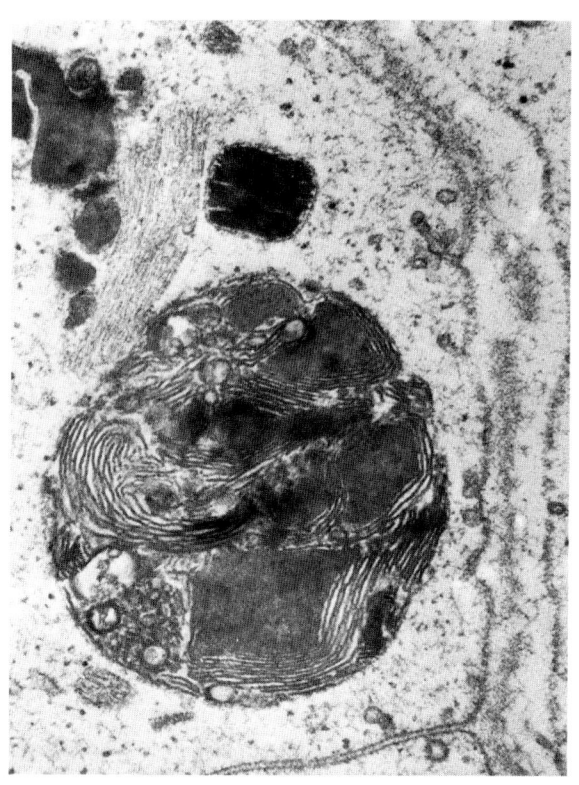

Abb. 38.3. Angiokeratoma corporis diffusum. Intrazelluläre myelinfigurenartige Lipidablagerungen (Vergrößerung 204 600:1)

Histopathologie und Ultrastruktur. Die Angiokeratome bestehen aus ektatischen Blutgefäßen im Stratum papillare und oberen Stratum reticulare der Dermis und weisen gelegentlich sekundär eine diskrete druckbedingte epidermale Hyperkeratose auf. Charakteristisch ist die Vakuolisierung von Endothelzellen durch Lipideinschlüsse, die schon in normalen HE-gefärbten Schnitten, besser jedoch aufgrund ihrer Doppelbrechung in Gefrierschnitten nachweisbar sind. Histochemisch färben sie sich mit Toluidinblau an. In der Elektronenmikroskopie kommen lamelläre, teils konzentrisch geschichtete elektronendichte Einschlußkörper in Endothelzellen, Perithelzellen, glatten Muskelzellen, Makrophagen und Fibroblasten zur Darstellung, die wahrscheinlich lysosomalen Glykosphingolipideinlagerungen entsprechen.

Verlauf. Die Prognose ist ernst zu stellen, da solche Patienten oft zwischen dem 30. und 50. Lebensjahr an Herz-Kreislauf-Erkrankungen, zerebrovaskulären Insulten oder Nierenversagen sterben.

Diagnose. Die charakteristischen Haut- und Korneaveränderungen führen in der Regel zur klinischen Diagnose. Noch vor dem Auftreten der Hautveränderungen sollte jedoch im Kindesalter bei häufig rezidivierenden Fieberschüben, die in Begleitung von palmoplantaren Schmerzattacken und erhöhter BKS auftreten, an den Morbus Fabry gedacht werden. Oft ist die ophthalmologische Untersuchung diagnostisch hilfreich. Die Diagnose wird gesichert durch den Nachweis doppelbrechender Lipide in Gefrierschnitten der Haut (durch Anschnitt kleiner Hautarterien), in Makrophagen des Knochenmarks und in charakteristischen lipidbeladenen Zellen des Urinsediments, in denen sich elektronenoptisch konzentrierte lamelläre Einschlüsse nachweisen lassen. Die biochemische Diagnosesicherung erfordert den Nachweis einer verminderten Aktivität der α-Galaktosidase in Plasma, Leukozyten, Haarwurzelzellen, kultivierten Fibroblasten oder Tränenflüssigkeit, oder aber den Nachweis erhöhter Konzentrationen des akkumulierenden Globotriaosylceramids im Plasma oder Urinsediment. Eine molekularbiologische Diagnosesicherung erlaubt heute die Analyse des Restriktionsfragmentlängenpolymorphismus.

Pränatale Diagnose. Diese gelingt in der 14. Schwangerschaftswoche durch Nachweis verminderter α-Galaktosidase-Aktivität bei XY-Karyotyp oder durch den molekularbiologischen Nachweis spezifischer Enzymmutationen in kultivierten Amnionzellen.

Differentialdiagnose. Im Hinblick auf die Veränderungen an der Haut ist es wichtig, verschiedene Typen von Angiokeratomen abzugrenzen: Angiokeratoma circumscriptum scrotalis (Fordyce), Angiokeratoma Mibelli (Angiokeratoma acroasphycticum digitorum), Morbus Osler und diffuse Angiokeratome bei anderen lysosomalen Speicherkrankheiten (Fukosidose, Sialidose, β-Galaktosidase-Mangel und Aspartylglukosaminurie). Senile Angiome entwickeln sich erst im Erwachsenenalter und bevorzugt am Rumpf; auch fehlen andere Symptome.

Therapie. Zur symptomatischen und prophylaktischen Behandlung der oft quälenden Schmerzattacken und Akroparästhesien haben sich Erhaltungstherapien mit Diphenylhydantoin (Phenytoin) und/oder Carbamazepin bewährt. Kosmetisch störende Angiokeratome können mittels Diathermie oder Argonlaser beseitigt werden. Bei Niereninsuffizienz werden Hämodialyse oder Nierentransplantation als lebensverlängernde Maßnahmen durchgeführt. Die Behandlung kardiovaskulärer, neurologischer, pulmonaler oder muskulärer Störungen erfolgt rein symptomatisch. Direkte intravenöse Substitutionstherapie mit gereinigter α-Galaktosidase sowie Gentherapie mit somatischen Zellen befinden sich im Versuchsstadium.

Gaucher-Krankheit [1882]

Synonyme. Glukosylceramidlipidose, Zerebrosidlipidose, Morbus Gaucher, Lipoidhistiozytose vom Kerasintyp

Definition. Akut, subakut oder chronisch verlaufende lysosomale Lipidspeicherkrankheit infolge eines autosomal-rezessiv vererbten Mangels an Glukocerebrosidase mit resultierender Ablagerung von Glukosylceramiden (Cerebrosiden) in den Lysosomen von Makrophagen (Gaucher-Zellen) hauptsächlich in Milz, Leber und Knochenmark.

Vorkommen. Die Erkrankung ist sehr selten, stellt jedoch die häufigste lysosomale Speicherkrankheit dar. Die höchste Inzidenz (1:2500 bis 1:600) der chronischen Verlaufsform findet sich bei Ashkenasi-Juden. Den drei verschiedenen klinischen Verlaufstypen liegen autosomal-rezessiv vererbte Mutationen zugrunde. Das Auftreten der Erkrankung in mehr als drei aufeinanderfolgenden Generationen wurde bislang nicht beschrieben.

Ätiopathogenese. Durch genetisch bedingten Mangel an Glukocerebrosidase, einer lysosomalen β-Glukosidase mit katalytischer Aktivität für die Hydrolyse der β-glukosidischen Esterbindung komplexer Glykolipide, erfolgt eine lysosomale Speicherung von nichtabbaufähigen Glukosylceramiden vorwiegend im Monozyten-Makrophagen-System. Verschiedene Punktmutationen im Glukocerebrosidasegen auf Chromosom 1q21 konnten nachgewiesen werden. Die typischen *Gaucher-Zellen* sind lipidbeladene Monozyten oder Histiozyten, die bevorzugt in Milz, Leber, Lymphknoten, Alveolarkapillaren der Lunge und im Knochenmark nachweisbar sind. Sie werden durch Knochenmarkaspiration gewonnen. Gaucher-Zellen sind 20–100 µm groß, besitzen einen oder mehrere exzentrische Zellkerne und typische, dünne, netzartige, intrazytoplasmatische, fibrilläre Geflechte, die Ceramidproteinkomplexe darstellen; daneben finden sich auch geringe Mengen anderer Lipide, besonders Triglyzeride. Gaucher-Zellen geben eine deutliche positive Reaktion auf saure Phosphatase.

Klinik. Hepatosplenomegalie, Anämie oder Panzytopenie, erhöhte Serumspiegel nicht tartrathemmbarer saurer Phosphatase und der Nachweis der charakteristischen Gaucher-Zellen im Knochenmarkaspirat sind die für den Morbus Gaucher beweisenden Symptome.

Unter Berücksichtigung der klinischen Symptomatik, des zeitlichen Verlaufs und der Mitbeteiligung des Zentralnervensystems werden drei Typen abgegrenzt:

Typ I: chronisch-adulte Form ohne neurologische Symptomatik

Sie kann sich in jedem Lebensalter manifestieren. Bei diesem nichtneuropathischen Typ, der die beste Prognose aufweist, werden keine Glukosylceramide im Gehirn abgelagert. Hepatosplenomegalie, Knochenveränderungen und Knochenschmerzen, Affektionen des hämatopoetischen Systems (Anämie, Leukopenie, Thrombozytopenie) prägen diesen relativ benignen Verlaufstyp.

Hauterscheinungen. Sie manifestieren sich gewöhnlich als fleckige bräunlichgelbe Pigmentierungen, besonders im Gesicht unter dem klinischen Bild eines Melasma, in den Augenbindehäuten sowie an den Unterschenkeln. Sie sollen durch erhöhte Eisen- und Melaninablagerungen entstehen. Bei massiver Leberbeteiligung kann es zur Entwicklung von Teleangiektasien kommen.

Typ II: akut-maligne Form mit neurologischer Symptomatik

Hier steht die progrediente neurologische oder zerebrale Symptomatik (Hirnnervenbeteiligung und Störung des extrapyramidalen Systems) neben der Hepatosplenomegalie im Vordergrund. Die Symptome treten meist im dritten Lebensmonat auf. Die Kinder versterben noch vor Erreichen des zweiten Lebensjahres an interkurrenten Infekten, Atemlähmung oder Aspirationspneumonie unter dem Bilde eines pseudobulbären Syndroms.

Hauterscheinungen. Sie sind selten; man findet Pigmentablagerungen in der bulbären Konjunktiva.

Typ III: subakut-juvenile Form mit neurologischer Symptomatik

Hier entwickeln sich die zentralnervösen Störungen erst im Kindesalter. Die Hepatosplenomegalie geht den neurologischen Störungen (Ataxie, Myoklonus, Krämpfe, Demenz) voraus. Die klinischen Symptome entsprechen denen bei Typ I und II. Insgesamt ist jedoch der Verlauf langsamer, so daß die Patienten zumeist erst im späten Kindes- oder frühen Erwachsenenalter sterben.

Hauterscheinungen. Diese treten ebenfalls in Form von melasmaartigen Hyperpigmentierungen im Gesicht und streifig-fleckigen Hyperpigmentierungen an den Beinen in Erscheinung. Bemerkenswert ist die

Tatsache, daß die Hyperpigmentierungen teilweise bronze- oder bleifarben dunkel werden und die Hautverfärbung mit zunehmendem Alter noch nachdunkelt.

Histopathologie. In der Haut findet man keine Gaucher-Zellen. Die hyperpigmentierte Haut zeigt erhöhte Mengen von epidermalem Melanin, dermalem Hämosiderin und lipidhaltigen Farbstoffen.

Diagnostische Leitlinien. Melasmaartige bronzefarbene Hyperpigmentierungen im Gesicht und an den Beinen, Milztumor bei relativ kleiner Leber und fehlenden Lymphknotenschwellungen sowie Konjunktivalpigmentierungen.

Diagnose. Sie wird gesichert durch Sternal- oder/und Milzpunktion mit Nachweis von Gaucher-Zellen. Die sauren Phosphatasen im Serum (lysosomalen Ursprungs) sind erhöht, die Serumlipide normal.
Biochemische Diagnosesicherung: Nachweis einer verminderten Aktivität von Glukocerebrosidase in Leukozyten oder Fibroblasten.
Pränatale Diagnose durch Amniozentese ist möglich.

Therapie. Durch allogene Knochenmarktransplantation kann eine deutliche Besserung der klinischen Symptomatik erzielt werden. Eine erfolgreiche Behandlung gelang auch durch Enzymsubstitution einer biochemisch modifizierten Glukocerebrosidase, die mit hoher Affinität von Makrophagen aufgenommen wurde und zu einem Abbau der Speichersubstanzen führte.
Bei den bisher behandelten Patienten mit der viszeralen Form des Morbus Gaucher kam es innerhalb weniger Monate zur Rückbildung der Hepatosplenomegalie und der Blutbildveränderungen. Gentherapie durch Knochenmarktransplantation autologer Stammzellen nach Implantation eines normalen Glukocerebrosidasegens befindet sich im experimentellen Stadium. Die Übertragung des fehlenden Gens in die defekten hämatopoetischen Stammzellen eines Patienten ist bereits gelungen.
Die Behandlung der melasmaartigen Pigmentierungen erfolgt örtlich wie bei Hyperpigmentierungen anderer Genese.

Niemann-Pick-Krankheiten

[Niemann 1914, Pick 1926]

Synonyme. Sphingomyelin-Cholesterin-Lipidose, Sphingomyelinose, Morbus Niemann-Pick

Definition. Heterogene Gruppe erblicher Sphingomyelin-Cholesterin-Speicherkrankheiten mit verminderter Aktivität der lysosomalen Sphingomyelinase (Typ I) oder noch unbekannter metabolischer Defekte der Sphingomyelinase und/oder Cholesterinveresterung (Typ II). Je nach Typ resultieren Ablagerungen von Sphingomyelin, Cholesterin, Glykosphingolipiden und Bis(monoacylglycero)phosphat in verschiedenen Organen.

Vorkommen. Sehr selten. Beide Typen werden autosomal-rezessiv vererbt. In Deutschland schätzt man die Zahl von Neuerkrankungen auf 3–5 Patienten jährlich.

Ätiopathogenese. Der metabolische Defekt bei Typ I besteht in einer verminderten oder fehlenden Aktivität der lysosomalen Sphingomyelinase, die physiologischerweise Sphingomyelin zu Ceramid und Phosphatidylcholin spaltet. Bei Typ I werden hauptsächlich Sphingomyelin und Cholesterin abgelagert. Der metabolische Defekt von Typ II ist noch ungeklärt und weist nur eine leicht verminderte Aktivität der Sphingomyelinase und der Cholesterinveresterung auf. Die bei beiden Typen resultierende Lipidspeicherung in Zellen des retikulohistiozytären Systems (Lymphknoten, Milz, Thymus, Kupffer-Sternzellen, Gliazellen) führt zur Hepatosplenomegalie und Störungen im Zentralnervensystem. Das Vorkommen 20–90 µm großer lipidbeladener Schaumzellen mit maulbeerartigem Zytoplasma (*Niemann-Pick-Zellen*) im Knochenmark und im retikuloendothelialen System sind ein charakteristisches Zeichen der Erkrankung. Die Haut bleibt meist von der Lipidspeicherung ausgespart.

Klinik. Die beiden Haupttypen der Niemann-Pick-Erkrankung werden jeweils in eine akute (IA, IIA), subakute (IS, IIS) und chronische (IC, IIC) klinische Form unterteilt.

Die akuten Formen (IA und IIA). Sie zeichnen sich durch progrediente Hepatosplenomegalie und frühe Beteiligung des Zentralnervensystems im Säuglingsalter aus. Zerebraler Abbau, Krampfanfälle und Makuladegeneration mit kirschroten Makulaflecken sind Ausdruck der progredienten neuronalen Schädigung. Es kommt zu diffuser Lungeninfiltration und generalisierter Lymphknotenschwellung. Die Kinder sterben meist vor dem 6. Lebensjahr.

Die subakuten Formen (IS und IIS). Diese manifestieren sich im frühen oder fortgeschrittenen Kindesalter, zeigen eine geringere Progredienz und eine spätere Beteiligung des Zentralnervensystems. Der Tod tritt meist im frühen Erwachsenenalter ein.

Die chronischen Formen (IC und IIC). Sie fallen meist erst im Erwachsenenalter auf. Der Grad der ZNS-Beteiligung bzw. Organomegalie ist sehr variabel.

Hauterscheinungen. Diese treten, wenn überhaupt, erst bei fortgeschrittener Krankheit (Aszites, Gewichtsverlust, Marasmus) auf. Sie bestehen in einer diffusen, gelblichbraunen Hyperpigmentierung der Haut und Schleimhäute, gelegentlich auch wachsartigen Hautindurationen. Braungelbe, leicht elevierte flächenhafte Verfärbungen der Wangen und das gelegentliche Auftreten suppurativer kutaner Schaumzelleninfiltrationen wurden bei Patienten mit Typ IA beobachtet, ferner Café-au-lait-Flecke, Mongolenflecke und Purpura.

Histopathologie. Die Haut ist von den Speichervorgängen meist ausgespart. Typisch sind die großen Schaumzellen mit Lipidtropfenaggregationen (Niemann-Pick-Zellen) im Knochenmark und in veränderten Organen. Auffällig sind auch Vakuolisierungen lipidbeladener Lymphozyten, die elektronenoptisch Zytosomen mit dichtgepackten, konzentrisch geschichteten, parallelen Membranen darstellen.

Biochemische Diagnosesicherung. Die Diagnose des Typ I wird durch den Nachweis einer deutlich verminderten Aktivität der Sphingomyelinase (<10% der Norm) in Leukozyten, Fibroblasten oder Gewebebiopsien gesichert. Der Typ II läßt sich biochemisch noch nicht eindeutig erfassen.

Therapie. Spezifische Behandlung nicht möglich; allogene Knochenmarktransplantation wurde versucht.

Disseminierte Lipogranulomatose

[Farber 1952]

Synonyme. Morbus Farber, familiäre Lipogranulomatose, Ceramidasedefizienz

Definition. Sehr seltene, autosomal-rezessiv vererbte Sphingolipidose mit Ceramidspeicherung in vielen Organen infolge eines Mangels lysosomaler saurer Ceramidase.

Vorkommen. Von der sehr seltenen Erkrankung wurden bisher etwa 40 Patienten in der Weltliteratur dokumentiert. Regionale Häufung scheint nicht zu bestehen.

Ätiopathogenese. Durch Mangel an saurer Ceramidase erfolgt eine Anreicherung von Ceramiden in fast allen Organen. Auffällig ist die starke Ceramidspeicherung in subkutanen Knoten, die wahrscheinlich durch die epidermale Ceramidsynthese der Hornschichtbarrierelipide zu erklären ist. Ceramidspeicherung erfolgt ferner bevorzugt in Leber, Lunge und Gehirn; sie führt zu geistiger und motorischer Retardierung.

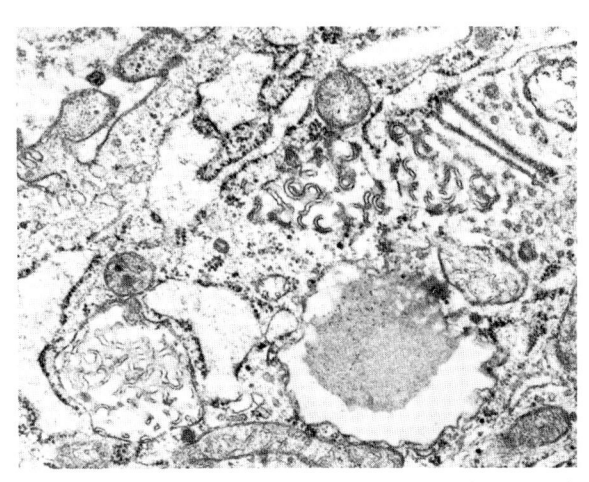

Abb. 38.4. Farber-Körperchen. Wurmartige, membranfrei liegende sowie membranumgrenzte Einschlüsse in einem Fibroblasten (Vergrößerung 29700:1)

Klinik. Wichtig ist die Trias von schmerzhafter Bewegungseinschränkung in fast allen Gelenken mit progressiver Gelenkdeformierung, zunehmender Heiserkeit infolge Larynxinfiltration und subkutanen, bräunlichen, gelenknahen Knötchen und Knoten, vorwiegend an den Streckseiten der Finger, den Ellenbogen und den Knien, aber auch an Ohren, Hinterkopf und Rumpf. Es werden gegenwärtig sechs verschiedene klinische Phänotypen der Erkrankung mit unterschiedlichem Verlauf und Organbeteiligung abgegrenzt.

Histologie und Ultrastruktur. In den subkutanen und periartikulären Knoten finden sich Granulome, in denen lipidbeladene Makrophagen oder Histiozyten akkumulieren können. Ältere Veränderungen enthalten von Lymphozyten und multinukleären Zellen umgebene Schaumzellen und neigen zur Fibrosierung. In Gefrierschnitten können Glykolipide mittels Lipidfärbungen oder der PAS-Reaktion nachgewiesen werden.

Elektronenmikroskopisch lassen sich wurmartige, membranfreie und membranumgrenzte Einschlüsse (Farber bodies) in Fibroblasten, Histiozyten und gelegentlich in Endothelzellen (Zebra bodies) nachweisen.

Biochemische Diagnosesicherung. Nachweis verminderter Aktivität von saurer Ceramidase in kultivierten Hautfibroblasten oder Leukozyten; ferner chromatographischer Nachweis von Ceramiden in hoher Konzentration in veränderten Geweben (Hautknötchen).

Pränatale Diagnostik durch Amniozentese mit Nachweis der Ceramidasedefizienz ist möglich.

Prognose und Verlauf. Stets tödlich. Der Tod tritt je nach Phänotyp im ersten Lebensjahr oder im späteren Kindesalter ein. Bei protrahiertem Verlauf ist die Ausprägung der Hautveränderungen gewöhnlich stärker.

Differentialdiagnose. Multizentrische Retikulohistiozytose, maligne Histiozytose.

Therapie. Spezifische Therapie nicht möglich. Knochenmarktransplantation wird erwogen.

Weiterführende Literatur

Systematisierte Lipidablagerungserkrankungen
Angiokeratoma corporis diffusum
Anderson W (1898) A case of angio-„keratoma". Br J Dermatol 10:113–117
Calhoun DH, Bishop DF, Bernstein HS et al. (1985) Fabry disease: Isolation of a cDNA clone encoding human α-galactosidase. Proc Natl Acad Sci USA 82:7364
Chesser RS, Gentry RH, Fitzpatrick JE et al. (1980) Perioral teleangiectases: a new cutaneous finding in Fabry's disease. Arch Dermatol 126:1655–1656
Dvorak AM, Cable WJL, Osage JE et al. (1981) Diagnostic electron microscopy. II. Fabry's disease: use of biopsies from uninvolved skin. Acute and chronic changes involving the microvasculature and small unmyelinated nerves. Pathol Ann 16:139–158
Fabry J (1898) Ein Beitrag zur Kenntnis der Purpura haemorrhagica nodularis (Purpura papulosa haemorrhagica Hebrae). Arch Dermatol Syph 43:187–200
Inacki M, Otsuki N, Ishisa S et al. (1992) Two cases of Fabry's disease: A hemizygote with a point mutation in the α-galactosidase. A gene and his relative. J Dermatol 19:481–486
Ishibashi A, Tsuboi R, Shinmei M (1984) β-Galactosidase and neuraminidase deficiency associated with angiokeratoma corporis diffusum. Arch Dermatol 120:1344–1346
Lemansky P, Bishop DF, Desnick RJ et al. (1987) Synthesis and processing of α-galactosidase A in human fibroblasts. Evidence for different mutations in Fabry disease. J Biol Chem 262:2062–2065
Lockman LA, Hunninglake DB, Krivit W et al. (1973) Relief of pain of Fabry's disease by diphenylhydantoin. Neurology 23:871–875
Luderschmidt C, Wolff HH (1980) Heterozygoter Morbus Fabry. Fallbericht mit elektronenmikroskopischer Untersuchung. Hautarzt 31:372–375
Opitz JM, Stiles FC, Wiese D et al. (1965) The genetics of angiokeratoma corporis diffusum (Fabry's disease) and its linkage relations with the Xg locus. Am J Hum Genet 17:325–342

Gaucher Krankheit
Barranger JA, Ginns EI (1989) Glucosylceramide lipidoses: Gaucher disease. In: Scriver CR, Beaudet AL, Sly WS et al. (eds) The metabolic basis of inherited disease. 6. Aufl. Bd II. McGraw-Hill, New York, pp 1677–1698
Barton NW, Furbish FS, Murray GJ, Garfield M, Brady RO (1990) Therapeutic response to intravenous infusions of glucocerebrosidase in a patient with Gaucher disease. Proc Natl Acad Sci 87:1913–1916
Beaudet A (1987) Gaucher's disease. N Engl J Med 316:619–621
Beutler E (1992) Gaucher disease: new molecular approaches to diagnosis and treatment. Science 256:794–799
Fabbro D, Desnick RJ, Grabowski GA (1987) Gaucher disease: Genetic heterogeneity within and among the subtypes detected by immunoblotting. Am J Hum Genet 40:15–31
Fink JK, Correll PH, Perry LK, Brady RO, Karlsson S (1990) Correction of glucocerebrosidase deficiency after retroviral-mediated gene transfer into hematopoietic progenitor cells from patients with Gaucher disease. Proc Natl Acad Sci 87:2334–2338
Gaucher PCE (1882) De l'epitheliome primitif de la rate. Theses, Paris
Goldblatt J, Beighton P (1984) Cutaneous manifestations of Gaucher disease. Br J Dermatol 111:331–334
Mistry PK, Smith SJ, Ali M et al. (1992) Genetic diagnosis of Gaucher's disease. Lancet 339:889–892
Rappeport JM, Barranger JA, Ginns EI (1986) Bone marrow transplantation in Gaucher disease. Birth Defects 22:101–109
Sorge J, West C, Westwood B et al. (1985) Molecular cloning and nucleotide sequence of human glucocerebrosidase cDNA. Proc Natl Acad Sci USA 82:7289–7293
Tsuji S, Choudary PV, Martin BM et al. (1987) A mutation in the human glucocerebrosidase gene in neuronopathic Gaucher disease. N Engl J Med 316:570–575
Tsuji S, Martin BM, Barranger JA et al. (1988) Genetic heterogeneity in type I Gaucher disease: multiple genotypes in Ashkenazic and non-Ashkenazic individuals. Proc Natl Acad Sci USA 85:2349–2352

Niemann-Pick-Krankheiten
Butler JD, Comly ME, Kruth HS et al. (1987) Niemann-Pick variant disorders: comparison of errors of cellular cholesterol homeostasis in group D and group C fibroblasts. Proc Natl Acad Sci USA 84:556–560
Mardini MK, Gergen P, Akhtar M et al. (1982) Niemann-Pick disease: report of a case with skin involvement. Am J Dis Child 136:650–651
Niemann A (1914) Ein unbekanntes Krankheitsbild. Jahrb Kinderheilkd 79:1–10
Pick L (1926) Der Morbus Gaucher und die ihm ähnlichen Erkrankungen. (Die lipoidzellige Splenohepatomegalie Typus Niemann und die diabetische Lipoidzellenhyperplasie der Milz). Ergeb Inn Med Kinderheilkd 29:519–627
Pick L (1933) Niemann-Pick's disease and other forms of so-called xanthomatosis. Am J Med Sci 185:601–616
Spence MW, Callahan JW (1989) Sphingomyelin-cholesterol lipidoses: the Niemann-Pick group of diseases. In: Scriver CR, Beaudet AL, Sly WS et al. (eds) The metabolic basis of inherited disease, 6th edn, vol II. McGraw-Hill, New York, pp 1655–1676

Toussaint M, Worret W-I, Drosner M et al (1994) Specific skin lesions in a patient with Niemann-Pick disease. Br J Dermatol 131:895–897

Vellodi A, Hobbs JR, O'Donell NM et al. (1987) Treatment of Niemann-Pick disease type B by allogenic bone marrow transplantation. Br Med J 295:1375–1376

Disseminierte Lipogranulomatose

Chanoki M, Ishii M, Fukai K et al. (1989) Farber's lipogranulomatosis in siblings: light and electron microscopic studies. Br J Dermatol 121:779–785

Dulaney JT, Milunsky A, Sidburgy JB et al. (1976) Diagnosis of lipogranulomatosis (Farber's disease) by use of cultured fibroblasts. J Paediatr 89:59–61

Farber S (1952) A lipid metabolic disorder – disseminated „lipogranulomatosis" – a syndrome with similarity to, and important difference from, Niemann-Pick and Hand-Schüller-Christian disease. Am J Dis Child 84:499–500

Farber S, Cohen J, Uzman LL (1957) Lipogranulomatosis: a new lipoglycoprotein „storage" disease. J Mt Sinai Hosp NY 24:816–837

Moser HW, Moser AB, Chen WW et al. (1989) Ceramidase deficiency: Farber lipogranulomatosis. In: Scriver CR, Beaudet AL, Sly WS et al. (eds) The metabolic basis of inherited disease, 6th edn, vol II. McGraw-Hill, New York, pp 1645–1654

Schmoeckel C, Hohlfeld M (1979) A specific ultrastructural marker for disseminated lipogranulomatosis (Farber). Arch Dermatol Res 266:187–196

Schmoeckel C (1980) Subtle clues to diagnosis of skin diseases by electron microscopy. „Farber bodies" in disseminated lipogranulomatosis (Farber's disease). Am J Dermatopathol 2:153–156

Kapitel 39 Hauterkrankungen durch Störungen im Aminosäurestoffwechsel

Inhaltsverzeichnis

Phenylketonurie. 1140
Tyrosinämie Typ II 1141
Hartnup-Syndrom. 1142
Alkaptonurie mit Ochronose 1143
Argininbernsteinsäuresyndrom 1144
Homozystinurie. 1145
Weiterführende Literatur 1145

Diese Hauterkrankungen sind meistens das Resultat eines angeborenen Mangels oder Defekts an Enzymen oder Koenzymen, welche die biochemische Umwandlung oder den Transport bestimmter Aminosäuren katalysieren. Störungen im Aminosäurestoffwechsel äußern sich am Hautorgan in Pigmentstörungen an Haut und Haaren, ferner in Strukturstörungen der Haare und teilweise auch in einer pellagroiden Symptomatik. Wichtig ist, bei angeborenen Haarstrukturstörungen an Aminosäurestoffwechselstörungen zu denken und Aminosäureanalysen im Blut oder im Urin durchführen zu lassen.

Phenylketonurie
[Fölling 1934]

Synonyme. Fölling-Syndrom, Oligophrenia phenylpyruvica, Hyperphenylalaninämie Typ I

Definition. Infolge eines erblichen Mangels an Phenylalaninhydroxylase ist die Hydroxilierung von Phenylalanin zu Tyrosin blockiert, was sich klinisch in Oligophrenie, Krampfanfällen und heller Komplexion äußert.

Vorkommen. Durchschnittlich ein Erkrankungsfall auf 10000 Geburten. Die Erkrankung wird autosomal-rezessiv vererbt.

Pathogenese. Infolge des Mangels an Phenylalaninhydroxylase, besonders in der Leber, kommt es zu einer Überschwemmung des Organismus mit Phenylalanin (Plasmaspiegel >2 mg/dl) und seinen Metaboliten mit vermehrter Ausscheidung von Phenylalanin, Phenylbrenztraubensäure sowie weiteren Abbauprodukten im Urin (Phenylketonurie). Es resultiert ein relativer Mangel an Tyrosin im Organismus. Derzeit sind 6 Mutationen des Phenylalaninhydroxylasegens (Chromosom 12q22-q24.1) identifiziert. Es resultieren meist Phenylalaninplasmaspiegel >1,2 mmol. Die klassische Phenylketonurie (PKU) stellt die häufigste Form der Hyperphenylalaninämien dar, von der Nicht-PKU-Hyperphenylalaninämien abzugrenzen sind. Diese Hyperphenylalaninämien resultieren durch 3 nicht vollständig aufgeklärte Störungen bei der Biosynthese von Tetrahydrobiopterin, des Kofaktors der Phenylalaninhydroxylase (Dihydropterinreduktase, Guanosintriphosphatzyklohydrolase, 6-Pyruvoyltetrahydropterinsynthase). Hauptmanifestation der Störung ist das Zentralnervensystem. Bei unbehandelten Kindern entwickeln sich unterschiedliche Grade von Schwachsinn infolge toxischer Hirnschädigung durch Anhäufung von Phenylalanin und dessen Metaboliten, die auch im Liquor vermehrt nachweis-

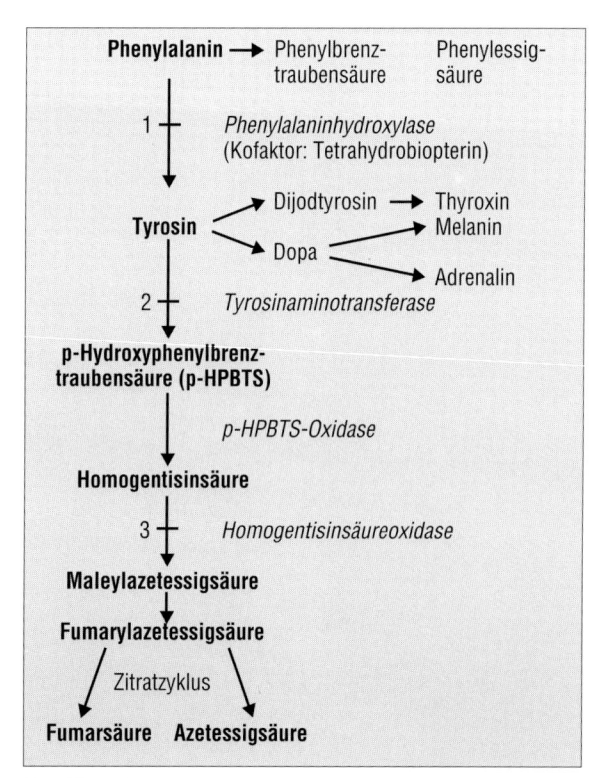

Abb. 39.1. Stoffwechselblocks infolge genetisch bedingter Enzymstörung. *1* Phenylketonurie, *2* Tyrosinomie, *3* alkaptonurische Ochronose

bar sind. Die Hypomelanose der PKU entsteht durch relativen Mangel an Tyrosin (Vorstufe der Melaninsynthese) sowie kompetitive Verdrängung des Tyrosins von der Tyrosinase durch Phenylalanin.

Klinik

Hauterscheinungen. Da für die Melaninsynthese zu wenig Tyrosin zur Verfügung steht, resultiert die *helle Komplexion*: helle pigmentarme Haut, hellblonde Haare und blaue Augen. Auch Pigmentnävi scheinen seltener bei diesen Kindern vorzukommen. Helle Komplexion ist kein obligates Symptom; ihr Kausalzusammenhang mit der Enzymopathie wird dadurch deutlich, daß die Haare dunkler werden, wenn diätetisch Tyrosin in hohen Dosen zugeführt wird.

Weitere Hauterscheinungen. Lichtempfindlichkeit und Hyperhidrosis mit einem mäuseurinähnlichen Geruch sind keine seltenen Symptome. Die Haut solcher Patienten ist meist sehr trocken und neigt zu pityriasiformer Schilferung. Bei etwa 20–50% der Patienten findet man Symptome von atopischem Ekzem, manchmal in geringerer Ausprägung im Sinne geringfügiger Ekzematisation, auch an den Wangen.

Prognose. Schlecht, wenn nicht sehr frühzeitige Therapie erfolgt. Auch unter optimaler Restriktionsdiät kann sich in vermindertem Maße eine Oligophrenie entwickeln.

Diagnose. Durch weltweite Bemühungen wird die Frühdiagnose meist im Säuglingsalter gestellt. Durch die Möglichkeit der frühzeitigen Prävention wird die vollmanifeste PKU fast nicht mehr klinisch beobachtet. Entscheidend ist der Nachweis erhöhter Plasmakonzentrationen von Phenylalanin im Blut (meist >1,2 mmol), der innerhalb der ersten Lebenswoche möglich ist. Als Screening-Methode hat sich der Guthrie-Test durchgesetzt. Urinanalysen auf Phenylalaninmetaboliten können dagegen noch innerhalb der ersten Lebensmonate negativ verlaufen. Heute können die Mutationen der Phenylalaninhydroxylase mit DNS-Analysen klassifiziert werden.

Differentialdiagnose. Seltene Formen der Hyperphenylalaninämie (1–2%). Der Nachweis eines Mangels an Tetrahydrobiopterin (Kofaktor der Phenylalaninhydroxylase) erfordert zusätzliche Bestimmungen der Pterine, der Neurotransmitter DOPA und 5-Hydroxytryptophan und weiterführende Untersuchungen sowie Substitutionsbehandlungen mit dem entsprechenden Neurotransmitter.

Pränatale Diagnostik. Möglich bei allen Formen der Hyperphenylalaninämien mittels DNS-Analyse, Enzymbestimmungen und Bestimmung der Pterinspiegel in der Amnionflüssigkeit.

Therapie. Hauptziel der Therapie und Prävention ist die frühzeitig einsetzende phenylalaninarme Restriktionsdiät (synthetische Proteinsubstitution) unter entsprechender pädiatrischer Kontrolle. Der Phenylalaninplasmaspiegel sollte stets unter 1,2 mmol gehalten werden. Die Restriktionsdiät kann meistens ab dem 8. Lebensjahr gelockert werden. Neuropsychologische Defizite treten jedoch auch bei behandelten Kindern auf. Die ekzematösen Hautveränderungen reagieren rasch auf niedrigkonzentrierte Glukokortikoide in Cremeform. Hautpflege mit rückfettenden Externa ist wichtig.

Tyrosinämie Typ II

[Richner 1938, Hanhart 1947]

Synonyme. Richner-Hanhart-Syndrom, okulokutane Tyrosinämie, Keratosis palmoplantaris circumscripta seu areata

Definition. Seltenes klinisches Syndrom mit Hypertyrosinämie durch genetischen Mangel an hepatischer Tyrosinaminotransferase und pathologischen Veränderungen an Augen, Haut und Zentralnervensystem.

Vorkommen. Sehr selten. Etwa 100 Patienten wurden bisher beobachtet. Autosomal-rezessive Vererbung.

Pathogenese. Durch Mangel an hepatischer Tyrosinaminotransferase (Deletionen am Chromosom 16q22-q24) gestörter Tyrosinabbau mit Hypertyrosinämie (>0,18 mmol) und Tyrosinurie. Gewebeschädigung wahrscheinlich durch Aktivierung und Freisetzung lysosomaler Enzyme durch zytoplasmatische Tyrosinkristalle.

Klinik

Hauterscheinungen. Charakteristisch sind palmoplantare Hyperkeratosen, die meist schon im ersten Lebensjahr auftreten, oft schmerzhaft sind und bevorzugt die Fingerkuppen und die Regionen von Thenar und Hypothenar betreffen. Häufig ist auch eine Hyperhidrosis assoziiert. Die Hyperkeratosen können zu Blasen und Verkrustung neigen und sind meist linear oder punktförmig angeordnet.

Augenbeteiligung. Diese tritt meist vor den Hauterscheinungen auf. Anfänglich sind Konjunktivitis, Augentränen und Photophobie zu beobachten, später Hornhauttrübung, oberflächliche und tiefere dendritische Ulzerationen der Kornea sowie Gefäßeinsprossungen.

Neurologische Symptome. Störungen der geistigen Entwicklung verschiedenen Schweregrades; auch normale geistige Entwicklung.

Histopathologie. Hyperkeratose, Parakeratose und Akanthose sind nicht spezifisch und reichen zur Diagnosestellung nicht aus. Elektronenoptisch Nachweis zytoplasmatischer Granula und Filamente.

Diagnose. Palmoplantare Hyperkeratosen, Augenbeteiligung und chromatographischer Nachweis der Tyrosinämie bzw. Tyrosinurie mit erhöhter Ausscheidung von Tyrosinmetaboliten (phenolische Säuren, Screening-Test mit Nitrosonaphthol).

Prognose. Ernste Augenkomplikationen ohne Behandlung; sehr günstige Beeinflussung der Augenveränderungen und Hyperkeratosen durch Diät.

Therapie. Strenge phenylalanin- und tyrosinarme Diät, Verminderung der täglichen Proteinzufuhr auf 2–3 g/kg KG.

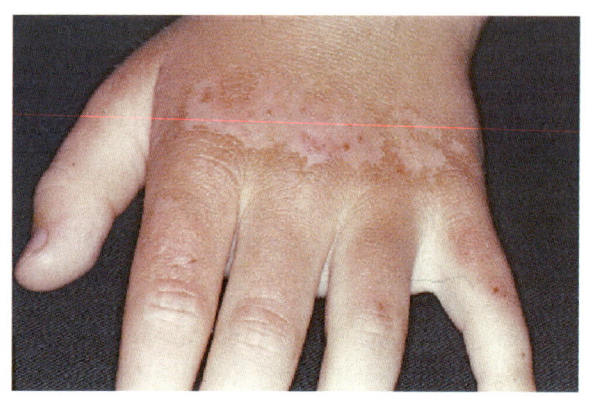

Abb. 39.2. Hartnup-Syndrom

Hartnup-Syndrom

[Baron et al. 1956]

Synonyme. Hartnup-Krankheit, pellagra-cerebellar ataxia-renal aminoaciduria syndrome

Definition. Sehr seltene, autosomal-rezessive Störung des Transports neutraler Aminosäuren und dadurch bedingte pellagraartige Hautveränderungen, temporäre oder intermittierende zerebelläre Ataxie, charakteristische renale Aminoazidurie mit exzessiver Indikanurie. Die Bezeichnung Hartnup-Syndrom geht auf den Namen des Patienten zurück, bei dem diese Krankheit zuerst erkannt wurde.

Vorkommen. Sehr seltener monogener Defekt, der in seiner klinischen Expression von verschiedenen polygenen Umweltfaktoren abhängig ist.

Pathogenese. Der biochemische Defekt beruht auf einer spezifischen Transportstörung von neutralen Aminosäuren, wie Tryptophan, im Bürstenepithel des Dünndarms und in der Niere. Die verminderte intestinale Absorption von Tryptophan und der gesteigerte Tryptophanverlust im Urin (Hyperaminoazidurie) führen zu einer verminderten Bereitstellung von Tryptophan für die Synthese von Nikotinamid. Das nichtabsorbierte Tryptophan wird im Darm durch bakteriellen Abbau zu Indolkörpern metabolisiert, die in erhöhter Konzentration im Urin ausgeschieden werden (Indikanurie). Die verminderte Bildung von Nikotinamid führt zu den pellagraartigen Hautveränderungen.

Klinik. Die ersten Symptome treten meist zwischen dem 3. bis 9. Lebensjahr auf, wobei die Hautveränderungen meist den neurologischen Störungen vorausgehen. Hauptsymptome sind paroxysmale Kleinhirnataxie mit Nystagmus und Diplopie, Migräneanfälle, allmähliche geistige Entwicklungshemmung sowie pellagroide Hauterscheinungen.

Hauterscheinungen. Diese sind saisongebunden und manifestieren sich als Lichtempfindlichkeit mit Veränderungen nur in lichtexponierten Hautbereichen (Gesicht, Nasen- und Handrücken sowie Knie bei Kindern), besonders im Frühling. Die Veränderungen bieten teilweise ein mehr pellagroides Bild oder entsprechen dem Typ einer akuten bzw. subakuten Dermatitis solaris mit entzündlicher Rötung, leichter Schwellung und Juckreiz. Manchmal prämatures Ergrauen der Haare.
Auch *Stomatitis*, *atrophische Glossitis* und *Diarrhöen* werden beobachtet.

Urin. Diagnostisch unerläßlich ist der chromatographische Nachweis (typisches Muster bei zweidimensionaler Papier- oder Dünnschichtchromatographie) erhöhter Konzentrationen freier neutraler Aminosäuren im Urin (Aminoazidurie). Insbesondere werden Aminosäuren mit Monoaminomonocarboxylgruppen ausgeschieden. Die Ausscheidung von Prolin, Hydroxyprolin und Glyzin ist normal. Es besteht meistens eine deutliche Indikanurie (Millon-Probe positiv).

Verlauf. Mit zunehmendem Lebensalter eher Besserung. Dermatologische und neurologische Symptome können parallel, aber auch voneinander unabhängig verlaufen. Beiden gemeinsam ist Saisongebundenheit.

Differentialdiagnose. Die Erkrankung kommt nur in lichtexponierten Hautarealen vor. An Pellagra bzw. Pellagroide ist zu denken, ferner an medikamentös bedingte phototoxische oder photoallergische Reaktionen und an lichtprovoziertes atopisches Ekzem. Milde Verlaufsformen können auch seborrhoischem Ekzem oder Pityriasis alba ähneln. Auch kongenitale Poikilodermien und das progerieartige Cockayne-Syndrom, das aber bereits in den ersten Lebensjahren vorkommt und mit physischen und geistigen Entwicklungsstörungen einhergeht, sollten berücksichtigt werden.

Therapie. Nikotinamid in hohen Dosen (50–300 mg tgl.) führt bei den meisten Patienten zu rascher Rückbildung der Hautveränderungen, allerdings nur zu langsamer Normalisierung der neurologischen Störungen. Wichtig sind Meidung stärkerer Sonnenexposition, ausreichender Lichtschutz sowie in manchen Fällen eine eiweißreiche Diät.

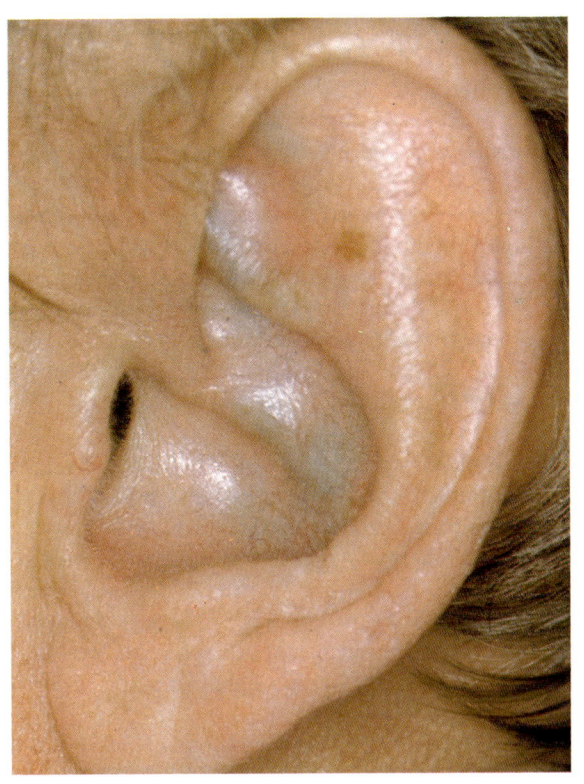

Abb. 39.3. Alkaptonurische Ochronose

Alkaptonurie mit Ochronose

[Virchow 1866]

Synonyme. Alkaptonurie, Ochronose

Definition. Seltene Stoffwechselerkrankung, die charakterisiert ist durch dunkle Hautpigmentierung (Ochronose), Arthritis und dunklen Urin (Alkaptonurie) infolge eines Mangels des Enzyms Homogentisinsäureoxidase. Die akkumulierende Homogentisinsäure wird vermehrt im Urin ausgeschieden und in fibrösen und knorpeligen Geweben in Form pigmentierter, oxidierter Polymere abgelagert.

Vorkommen. Sehr seltene, autosomal-rezessiv vererbte Erkrankung mit einer Inzidenz von etwa 3 pro 1 Mio. Einwohner.

Pathogenese. Infolge eines genetischen Defekts fehlt das Enzym Homogentisinsäureoxidase, welches an der Verstoffwechselung der Homogentisinsäure, einem Intermediärprodukt im Abbau von Phenylalanin und Tyrosin, beteiligt ist. Der Abbau von Tyrosin bleibt daher auf der Stufe der Homogentisinsäure (2,5-Dioxyphenylessigsäure) stehen, die Polymere bildet und sich besonders in fibrösen und knorpeligen Geweben anreichert und zu bräunlichen oder mehr bläulichschwärzlichen Verfärbungen führt. Die Schwärzung der Knorpelgewebe entsteht durch Ablagerung pigmentierter Polymere, die nach Oxidation von Homogentisinsäure zu Benzochinonessigsäure entstanden sind. Die Dunkelfärbung des Urins beruht auf einer Oxidation der Homogentisinsäure zu einem dunklen, unlöslichen chinonartigen Farbstoff, der insbesondere im alkalischen Milieu schnell entsteht (Alkaptonurie).

Klinik. Wichtig ist die Beachtung der Symptomentrias: Dyschromie lichtexponierter Hautareale, Gelenkerscheinungen und schwarzer Urin.

Hauterscheinungen. Hauterscheinungen treten meist erst im 4. Lebensjahrzehnt auf. Im Vordergrund steht eine Verdickung und bläulichschwärzliche Verfärbung der Ohrränder und auch der Nase. Braune Farbstoffablagerungen in den Skleren, seltener an anderen Hautbereichen (Augenlider, Stirn).

Osteoarthrosis deformans alcaptonurica. Sie führt infolge von Einlagerungen oxidierter Homogentisinsäurepolymere zu einer destruierenden Osteoarthrose mit Zerstörung des Gelenkknorpels, besonders im Bereich der Wirbelsäule.

Herzbeteiligung ist ebenfalls möglich.

Urin. Die dunkle Verfärbung des Urins (Alkaptonurie) und der Windeln bzw. Pampers wird meist als Frühsymptom im Säuglingsalter beobachtet.

Histopathologie. Ablagerung eines schwarzen Pigments in Knorpel und Bindegeweben. Die histochemische Abgrenzung zu Melanin ist schwierig, weil beide Pigmente durch Wasserstoffperoxid gebleicht werden und alkalilöslich sind. Allerdings sollten sich die homogentisinsäurebedingten Ablagerungen mit polychromem Methylenblau schwarz färben. Auch Färbung mit Nilblau kommt in Betracht, ist aber ebensowenig spezifisch.

Differentialdiagnose. Meist wird die Diagnose wegen der Schwarzfärbung des Urins bereits im Säuglingsalter gestellt; ansonsten im mittleren Erwachsenenalter, wenn Dunkelfärbung der Haut und Arthropathie einsetzen. Andere Ursachen für dunklen Urin (Leberstoffwechselstörung, Porphyrien, Myoglobulinurie, Hämaturie) sollten nicht mit Alkaptonurie verwechselt werden. Wichtig ist die Abgrenzung von anderen Dyschromien.

Auch *symptomatische (erworbene) Alkaptonurie* muß ausgeschlossen werden. Hier kommt es zu einer Inaktivierung des Enzyms Homogentisinsäureoxidase durch Arzneimittel oder Chemikalien wie Phenol, Resorcin, Mepacrin u.a. In diesen Fällen fehlt die Arthropathie. *Exogene Ochronose* wurde durch Hydrochinon in Bleichcreme verursacht.

Diagnose. Schwarzfärbung des Urins nach Hinzufügen verdünnter Natronlauge (~10%) ist krankheitsverdächtig. Homogentisinsäure kann durch spezielle Enzymtests oder gaschromatographisch im Urin identifiziert werden. Auch Familienmitglieder sollten untersucht werden.

Prognose. Die nicht rückbildungsfähige Erkrankung verkürzt nicht eine normale Lebenserwartung.

Therapie. Nicht möglich, da das Gen für die Homogentisinsäureoxidase fehlt. Restriktionsdiäten (Vermeiden von Phenylalanin und Tyrosin) sind auf Dauer nicht praktikabel. Es kommen nur symptomatische Maßnahmen und kosmetische Abdeckung in Betracht.

Argininbernsteinsäuresyndrom

[Allen et al. 1958]

Definition. Sehr seltener enzymatischer Defekt im Harnstoffzyklus durch Mangel an Argininsukzinase (Argininsukzinatlyase) mit pathologischen Erscheinungen an Nervensystem, Haaren und Leber.

Vorkommen. Extrem seltene, autosomal-rezessive Erkrankung.

Pathogenese. Im Harnstoffzyklus fehlt die Argininsukzinase, welche die Bildung von Arginin und Fumarsäure aus Argininbernsteinsäure katalysiert. Das defekte Gen befindet sich auf Chromosom 7; 12 verschiedene mutante Allele sind bekannt. Der Enzymdefekt führt zu einer Zitrullinämie, Hyperammoniämie, erhöhten Plasmaspiegeln von Argininbernsteinsäure sowie deren erhöhter Ausscheidung (2–9 g tgl.) im Urin.

Klinik. Etwa die Hälfte der Patienten weist bereits seit der Geburt sprödes, brüchiges, glanzloses, kurzes Haar auf. Es wirkt sehr trocken und ist schwer frisierbar. Die Hinterhauptbereiche sind bevorzugt betroffen. Das Haarwachstum ist verzögert, so daß bei den erkrankten Kindern die Haare kaum geschnitten werden müssen. Auch Augenbrauen, Wimpern, Körperhaare und Nägel können betroffen sein. Allerdings kann das Haar im Laufe der Adoleszenz wieder weitgehend normal werden.

Weitere Symptome. Hepatomegalie, verzögerte geistige Entwicklung, Krampfanfälle, episodisches Auftreten von Ataxie und Lethargie.

Histopathologie. Als charakteristische Veränderung findet man *Trichorrhexis nodosa* bzw. *Trichorrhexis congenita* und Unregelmäßigkeiten der Haarkutikula, wobei letztere wohl für das stumpfe Aussehen des Haars verantwortlich sein dürften. Vermutlich beruht der Haardefekt auf einem Mangel an Arginin, da durch Argininzufuhr Haarwachstum und Haarstruktur verbessert werden konnten.

Differentialdiagnose. Trichorrhexis nodosa, Kinkyhair-Syndrom und Monilethrix.

Diagnose. Chromatographischer Nachweis von Argininbernsteinsäure im Urin. Auch pränatale Diagnostik durch Amniozentese und DNA-Analyse ist möglich.

Therapie. Im Vordergrund steht eine verstärkte Zufuhr von Arginin (3 mmol/kg/Tag) und eine restriktive

Proteinzufuhr. Die Argininsubstitution fördert die Zitrullinsynthese und nachfolgend die Bildung von Argininbernsteinsäure, wodurch die Nettoausscheidung von Stickstoff aus dem Harnstoffzyklus begünstigt wird.

Homozystinurie

[Field et al. 1962]

Definition. Sehr seltener, angeborener Defekt im Methioninstoffwechsel infolge eines Mangels an Cystathion-β-Synthetase.

Vorkommen. Sehr seltene, autosomal-rezessive Erkrankung mit einer Häufigkeit von 1:335000 Einwohner.

Pathogenese. Cystathion-β-Synthetase-Mangel ist die häufigste Ursache einer Homozystinurie. Die Umwandlung von Homozystin und Serin zu Cystathionin ist gestört. Daher reichert sich Homozystein an, das zu Homozystin umgewandelt mit dem Urin ausgeschieden wird (Legal-Probe positiv), oder es entsteht wieder Methionin, das in größeren Mengen in Urin und Serum nachweisbar ist.

Klinik. Die biochemischen Störungen äußern sich besonders an den sulfhydrylgruppenreichen Kollagenstrukturen und manifestieren sich daher vielfältig: Linsenektopie bereits bei Neugeborenen, Störungen des Wachstums und der geistigen Entwicklung, Epilepsie, psychiatrische Störungen, Skelettveränderungen (an Marfan-Syndrom erinnernder Hochwuchs und Langgliedrigkeit, Skoliose, Osteoporose), Myopie, vaskuläre Veränderungen mit oft tödlichen arteriellen und venösen Thrombosen (Gerinnungsfaktoren erniedrigt) sowie Hautveränderungen.

Hauterscheinungen. Die Wangenhaut ist bei Kindern, Adoleszenten und Erwachsenen besonders bei Wärme fleckig gerötet. Die Gesichtshaut ist grobporig, und die Haut an den Extremitäten wirkt retikuliert. Die Haare sind fein und dünn. Livedoartige Gefäßzeichnungen und atrophische, zigarettenpapierartige Närbchen können ebenfalls vorkommen.

Diagnose. Nachweis der Homozystinurie (Zyanid-Nitroprussid-Reaktion).

Differentialdiagnose. Marfan-Syndrom; hier fehlen zerebrale Manifestationen, Veränderungen an den Haaren und geistige Entwicklungsstörungen. Andererseits sind viszerale Manifestationen vorhanden. Homozystin ist im Urin nicht nachweisbar.

Biochemisch sind erworbene bzw. sekundäre Homozystinurien abzugrenzen, wie sie bei Vitamin-B12-Mangel oder Isoniazidbehandlung auftreten können.

Therapie. Restriktion von Methionin und Supplementierung von Zystin wird bei frühzeitiger Diagnosestellung mit Erfolg eingesetzt. Viele Patienten sprechen auf Vitamin B_6 (Pyridoxin) in hohen Dosen (200–500 mg tgl.) gut an. Bei Nichtansprechen kann Betain versucht werden.

Weiterführende Literatur

Phenylketonurie
Braun-Falco O, Geissler H (1964) Hauterscheinungen bei Phenylketonurie. Med Welt 37:1941–1947

Farishian RA, Whittaker JR (1980) Phenylalanine lowers melanin synthesis in mammalian melanocytes by reducing tyrosine uptake. Implications for pigment reduction in phenylketonuria. J Invest Dermatol 74:85–89

Fölling A (1934) Über Ausscheidung von Phenylbrenztraubensäure in den Harn als Stoffwechselanomalie in Verbindung mit Imbezilität. Hoppe Seyler's Z Physiol Chem 227:169–176

Guthrie R, Susi A (1963) A simple phenylalanine method for detecting phenylketonuria in large populations of newborn infants. Pediatrics 32:338–343

Jablonska S, Stachow A, Suffczynska M (1967) Skin and muscle indurations in phenylketonuria. Arch Dermatol 95:443–450

Lasser AE, Schultz BC, Braff D et al. (1978) Phenylketonuria and scleroderma. Arch Dermatol 114:1215–1217

Scriver CR, Kaufman S, Woo SLC (1989) The hyperphenylalaninemias. In: Scriver CR, Beaudet AL, Sly WS, Valle D (eds) The Metabolic Basis of Inherited Disease, 6th edn, vol 1. McGraw-Hill, New York, pp 495–546

Tyrosinämie Typ II
Bardelli AM, Borgogni P, Farnetani MA et al. (1977) Familial tyrosinaemia with eye and skin lesions. Ophthalmologica 175:5–9

Bienfang DC, Kuwabara T, Pueschel SM (1976) The Richner-Hanhart syndrome: report of a case associated with tyrosinemia. Arch Ophthalmol 94:1133–1137

Goldsmith LA, Laberge C (1989) Tyrosinemia and related disorders. In: Scriver CR, Beaudet AL, Sly WS, Valle D (eds) The Metabolic Basis of Inherited Disease, 6th edn, vol 1. McGraw-Hill, New York, pp 547–562

Hanhart E (1947) Neue Sonderformen von Keratosis palmoplantaris, u.a. eine regelmäßig-dominante mit systematisierten Lipomen, ferner 2 einfach-rezessive mit Schwachsinn und z.T. Hornhautveränderungen des Auges (Ektodermalsyndrom). Dermatologica 94:286–308

Hill A, Nordin PM, Zaleski WA (1970) Dietary treatment of tyrosinosis. J Am Diet Assoc 56:308–312

Richner H (1938) Hornhautaffektion bei Keratoma palmare et plantare hereditarium. Klin Monatbl Augenheilkd 10:580–588

Hartnup-Syndrom

Baron DN, Dent CE, Harris H et al. (1956) Hereditary pellagra-like skin rash with temporary cerebellar ataxia, constant renal amino-aciduria and other bizarre biochemical features. Lancet II:421–428

Jouve I, Berbis P, Garnier JP et al. (1987) Les troubles du métabolisme du tryptophane en dermatologie. Ann Dermatol Venereol 114:1571–1582

Levy HL (1989) Hartnup disorder. In: Scriver CR, Beaudet AL, Sly WS, Valle D (eds) The Metabolic Basis of Inherited Disease, 6th edn, vol 2. McGraw-Hill, New York, pp 2515–2527

Milne MD (1964) Disorders of aminoacid transport. Br Med J i:327–336

Scriver CR, Mahon B, Levy HL et al. (1987) The Hartnup phenotype: mendelian transport disorder, multifactorial disease. Am J Hum Genet 40:401

Wilken B, Yu JS, Brown DA et al. (1977) Natural history of Hartnup disease. Arch Dis Child 52:38–40

Wong PWK, Lambert AM, Pillai PM et al. (1967) Observations on nicotinic acid and therapy in Hartnup disease. Arch Dis Child 42:642–646

Alkaptonurie mit Ochronose

Findlay GH, Morrison JGL, Simson IW (1975) Exogenous ochronosis and pigmented colloid milium from hydroquinone bleaching creams. Br J Dermatol 93:613–622

Guggenberger K, Seidl O, Schmoeckel C (1983) Alkaptonurie (Ochronose). Hautarzt 34:348–350

O'Brien WM, La Du BN, Bunim JJ (1963) Biochemical, pathologic and clinical aspects of alcaptonuria, ochronosis and ochronotic arthropathy. Review of world literature (1584–1962). Am J Med 34:813–838

Cherian S (1994) Palmoplantas pigmentation: a clue to alkaptonuric ochronisis. J Am Acad Dermatol 30:264–265

La Du BN (1989) Alcaptonuria. In: Scriver CR, Beaudet AL, Sly WS, Valle D (eds) The Metabolic Basis of Inherited Disease, 6th edn, vol 1. McGraw-Hill, New York, pp 775–790

Gaines JJ (1989) The pathology of alkaptonuric ochronosis. Hum Pathol 20:40–46

Schumacker RW, Holdsworth DE (1977) Ochronotic arthropathy. I. Clinicopathologic studies. Semin Arthritis Rheum 6:207–246

Sršen S (1979) Alkaptonuria. John Hopkins Med J 145:217–226

Virchow R (1866) Ein Fall von allgemeiner Ochronose der Knorpel und knorpelähnlichen Teile. Arch Pathol Anat 37:212

Argininbernsteinsäure-Syndrom

Allen JD, Cusworth DC, Dent CE et al. (1958) Disease, probably hereditary, characterized by severe mental deficiency and constant grow abnormality of aminoacid metabolism. Lancet I:182

Brusilow SA, Horwich AL (1989) Urea cycle enzymes. In: Scriver CR, Beaudet AL, Sly WS, Valle D (eds) The Metabolic Basis of Inherited Disease. 6th edn. McGraw-Hill, New York, vol 1, pp 629–663

Collins FS, Summer GK, Schwartz RP et al. (1980) Neonatal argininosuccinic aciduria – survival after early diagnosis and dietary management. J Pediatr 96:429–431

Levin B (1967) Argininosuccinic aciduria. Am J Dis Child 113:162–165

Homozystinurie

Abbott MH, Folstein SE, Abbey H et al. (1987) Psychiatric manifestations of homocytinuria due to cystathione-synthase deficiency. Am J Med Genet 26:959–969

Barber GW, Spaeth GL (1967) Pyridoxine therapy in homocystinuria. Lancet I:336

Field CMB, Carson NAJ, Cusworth DC et al. (1962) Homocystinuria. A new disorder of metabolism. 10th International Congress on Pediatrics, Lissabon. Congress Proceedings, p 274

Mudd SH, Levy HL, Skovby F (1989) Disorders of transsulfuration. In: Scriver CR, Beaudet AL, Sly WS, Valle D (eds) The Metabolic Basis of Inherited Disease. 6th edn. McGraw-Hill, New York, vol 1, pp 693–734

Petrykowski vW (1968) Zur Frühdiagnose und Pathogenese der Homocystinurie. Dtsch Med Wochenschr 93:1877–1882

Kapitel 40 Gammopathien

Inhaltsverzeichnis

Monoklonale Gammopathien 1148
    Makroglobulinämie 1148
    Andere monoklonale Gammopathien 1149
Polyklonale Gammopathien 1149
    Purpura hyperglobulinaemica 1149
    Kryoglobulinämie 1150
Weiterführende Literatur 1152

Eine Hypergammaglobulinämie, d.h. die pathologische Vermehrung der Eiweißkörper vom γ-Globulin-Typ kann von ganz unterschiedlichen Ursachen ausgehen.

Im Fall der *monoklonalen Gammopathie* (Paraproteinämie) ist die Immunglobulinvermehrung durch die von einem einzigen autonom proliferierenden Zellklonus im Übermaß synthetisierten Antikörpermoleküle bedingt.

Bei der *polyklonalen Gammopathie* werden hingegen von einer Vielzahl verschiedener immunglobulinproduzierender Zellklone, in der Regel als Folge einer chronischen antigenen Stimulierung, vermehrt γ-Globuline gebildet und an das Blutplasma abgegeben. Entsprechend ihrer polyklonalen Herkunft sind die Immunglobuline bezüglich ihrer molekularen Struktur und elektrischen Ladung heterogen zusammengesetzt, was sich bei der Serumelektrophorese als breitbasige γ-Globulinvermehrung äußert. Im Gegensatz dazu sind die bei einer monoklonalen Gammopathie pathologisch vermehrt gebildeten Immunglobuline molekular identisch und weisen daher bei der elektrophoretischen Auftrennung ein einheitliches Wanderungsverhalten auf. Im typischen Fall zeigt sich deswegen bei der Elektrophorese von Serum eines Patienten mit einer monoklonalen Gammopathie ein schmalbasiger symmetrischer spitzer Gipfel (M-Gradient), welcher je nach der elektrischen Ladung des Paraproteins im Wanderungsbereich γ, β-, selten der $\alpha 2$-Globuline erscheint.

Die historisch begründete Bezeichnung *Paraproteine* für diese monoklonal gebildeten Immunglobuline ging von der Annahme aus, daß dabei pathologisch veränderte Eiweißkörper vorliegen. Demgegenüber haben proteinchemische Untersuchungen bisher, abgesehen von der abnormen Serumkonzentration und der molekularen Homogenität in der Regel keine eindeutigen Unterschiede zu normalen Immunglobulinen erkennen lassen. Bei einigen Patienten konnte sogar eine spezifische biologische Antikörperaktivität von Paraproteinen nachgewiesen werden. Nur bei solchen monoklonalen Gammopathien, bei denen von einem maligne entarteten Zellklonus unvollständige Immunglobulinmoleküle gebildet werden, welche beispielsweise nur aus leichten Ketten (*Bence-Jones-Plasmozytom*) oder nur aus schweren Ketten (*Schwere-Ketten-Typ*) bestehen, stellen die Paraproteine offenbar tatsächlich molekular abnorme Eiweißkörper dar.

Der *labordiagnostische Nachweis* einer monoklonalen Gammopathie erfolgt durch Immunelektrophorese von Serum und Urin des Patienten. Die Charakterisierung von Paraproteinen durch ihr Sedimentationsverhalten in der analytischen Ultrazentrifuge ist heute in der Routinediagnostik weitgehend aufgegeben worden. Mittels monospezifischer Antiseren kann in der Immunelektrophorese der jeweilige Leichte- und Schwere-Ketten-Typ des betreffenden Paraproteins identifiziert werden.

Jede der 5 Immunglobulinklassen kann von einer monoklonalen *Gammopathie* betroffen werden und auf diesem Weg eine *Dermatopathie* verursachen. Dementsprechend unterscheiden wir IgG- IgM-, IgA-, IgD- und IgE-Dermatopathien. Die relative Häufigkeit solcher Dermatopathien entspricht etwa der relativen Konzentration der einzelnen Immunglobuline im Blut.

Bei mindestens der Hälfte aller Patienten mit monoklonaler Gammopathie vom Plasmozytomtyp werden im Urin in größerer Menge niedermolekulare freie Leichtketten (Bence-Jones-Proteine) des betreffenden monoklonalen Immunglobulins ausgeschieden. Gegenüber der früher gebräuchlichen Urinkochprobe zum Nachweis von Bence-Jones-Proteinen (Präzipitation bei 50°–60° C, Auflösung bei 80° C) hat sich der immunelektrophoretische Nachweis aus eingeengtem Patientenurin als die diagnostisch spezifischere Methode durchgesetzt.

Für die Entstehung einer monoklonalen Immunglobulinvermehrung wird meist eine maligne Transformation von immunglobulinbildenden Zellen (B-Zellen) mit nachfolgender unkontrollierter Proliferation und Immunglobulinsekretion des daraus resultierenden Zellklonus verantwortlich gemacht. Von diesen Formen der primären monoklonalen Gammopathien werden sekundäre monoklonale Gammopathien abgegrenzt, welche offenbar gehäuft im Verlauf von Hämoblastosen, Karzinomen, Hepatopathien, Infektionskrankheiten oder nekrotischem Xanthogranulom vorkommen. Es ist noch ungeklärt, ob diese Grundkrankheiten in einem direkten kausalen Zusammenhang mit dem Auftreten der monoklonalen Gammopathie stehen, oder ob es sich um ein zufälliges Zusammentreffen handelt.

Von praktisch-therapeutischer Bedeutung ist die Abgrenzung einer Form der *benignen essentiellen monoklonalen Gammopathie*, die ohne Krankheitserscheinungen nur labordiagnostisch erfaßbar ist und insbesondere keinerlei Therapie bedarf. Diese Form tritt gehäuft im Alter auf, so bei etwa 3% aller 70jährigen in Form einer monoklonalen IgM-Vermehrung.

Zeichen einer primären monoklonalen Gammopathie:
- Knochenschmerzen und röntgenologisch erfaßbare Knochenveränderungen
- stark beschleunigte BKS
- SIA-Reaktion positiv (sichtbare Eiweißpräzipitation bei Eintropfen von Serum in destilliertes Wasser)
- Erhöhung von Gesamteiweiß im Serum
- Bence-Jones-Proteine im Urin
- Anämie
- Gewichtsverlust

Die *Hauterscheinungen* sind vielfältig und durch die Proliferation immunglobulinproduzierender Zellen, durch allergische Phänomene oder Gefäßpermeabilitätsstörungen bedingt.

Monoklonale Gammopathien

Makroglobulinämie

[Waldenström 1944]

Definition. Chronisch verlaufende Erkrankung, die charakterisiert ist durch monoklonale Vermehrung der Immunglobuline vom Typ IgM (Makroglobulin).

Vorkommen. Relativ selten, besonders bei älteren Menschen.

Ätiopathogenese. Führendes Symptom ist die monoklonale Vermehrung des Makroglobulins IgM, das ein Molekulargewicht von etwa 10^6 entsprechend einer Sedimentationskonstante von 19 S in der analytischen Ultrazentrifuge aufweist. Diese IgM-Vermehrung geht auf eine Proliferation kleiner lymphoider Zellen im Knochenmark zurück. Durch Schädigung der Gefäßfunktion infolge Intimaadhäsion der Makromoleküle und Hemmung der Aktivität von Gerinnungs- und Thrombozytenfaktoren werden im wesentlichen hämorrhagische Phänomene ausgelöst. Daneben kann es auch zur Proliferation plasmozytoider Zellen in der Haut kommen.

Klinik. Makroglobulinämie manifestiert sich klinisch folgendermaßen:

Hämorrhagische Diathese. Diese kommt nicht so sehr in kleinen petechialen Blutungen zum Ausdruck, sondern in Form stärkerer Schleimhautblutungen aus Mund und Nase sowie Blutungen im ZNS, im Innenohr und in der Retina. Eine eigentliche *Purpura macroglobulinaemica* und *hämorrhagische Nekrosen* der Haut sind selten.

Andere Hauterscheinungen. Sehr charakteristisch sind periorbikulare, teils hämorrhagisch sulzige Infiltrate, ferner tumorförmige, kleinknotige oder mehr flächenhafte Infiltrate an der Haut, die petechiale Blutungen erkennen lassen und eine rötliche bis bläulichrötliche Eigenfarbe aufweisen können.

Weitere Befunde. Palpable Lymphknotenschwellungen, ausgedehnte Ödeme infolge Hypalbuminämie, gelegentlich auch Hepatosplenomegalie.

Symptome. Diese sind vielfältig.

Blutbild. Meist normochrome Anämie bei normaler Leukozytenzahl mit relativer Lymphozytose.

Blutgerinnungssystem. Bis auf mögliche Verlängerung der Gerinnungszeit und verminderte Kapillarresistenz meist normal.

Blutserum. Proteingehalt bei Hypalbuminämie sehr stark vermehrt (bis 12 g%) und BKS sehr stark erhöht (über 100 mm in der ersten Stunde).

Serumelektrophorese. Schmalbasige hohe Zacke im Wanderungsbereich der Gammaglobuline, die sich immunelektrophoretisch als monoklonale Gammopathie vom IgM-Typ ergibt.

Sternalpunktat. Kleine lymphozytoide und/oder plasmozytoide Zellen, die das Knochenmark durchsetzen.

Histopathologie. Ein spezielles Substrat besitzt die hämorrhagische Diathese nicht. Gelegentlich finden sich Ausgüsse kleiner dermaler Gefäße mit Makroglobulinen. Das feingewebliche Substrat der spezifischen Hautinfiltrate besteht in einer Proliferation von lympho- oder/und plasmozytoiden Zellen *(lymphoplasmozytoides Lymphom, Immunozytom)*.

Diagnose. Diese sollte durch den Nachweis der Makroglobuline (ungewöhnliche Proteinfraktion mit Molekulargewicht $>10^6$ in einer Konzentration von

>5%) mittels Ultrazentrifugation sichergestellt werden. Wichtig ist der Ausschluß des ganz seltenen Plasmozytoms vom IgM-Typ. Auch an zentroblastisch-zentrozytisches oder immunoblastisches malignes Lymphom ist zu denken.

Verlauf. Ungünstig.

Therapie. Symptomatisch und zytostatisch.

Andere monoklonale Gammopathien

In dieser Gruppe ist das *Plasmozytom* (multiples Myelom) zweifellos die häufigste Ursache für eine monoklonale Gammopathie. *Das multiple Myelom* ist gekennzeichnet durch Überproduktion von intakten monoklonalen Immunglobulinen (etwa 55% IgG, etwa 23% IgA). Die Häufigkeit der Myelome der einzelnen Immunglobulinklassen korrespondiert mit der Immunglobulinkonzentration im normalen Plasma (IgG>IgA>IgM>IgD>IgE).
Die am häufigsten vorkommende *IgG-Gammopathie* ist zumeist bedingt durch ein multiples Myelom, seltener durch verschiedenartige Non-Hodgkin-Lymphome, besonders vom Typ der Immunozytome.
Auch die zweithäufigste Form, die *IgA-Gammopathie*, kommt vorwiegend beim multiplen Myelom vor, jedoch ebenfalls bei Non-Hodgkin-Lymphomen und bei Pyoderma gangraenosum.
Die sehr seltene *IgD-Gammopathie* wird auch bei multiplen Myelomen und die ebenfalls sehr seltene *IgE-Gammopathie* bei Plasmazellenleukämie oder Non-Hodgkin-Lymphomen gesehen.

Hauterscheinungen. Sie kommen bei Plasmozytomen bzw. multiplen Myelomen anfänglich nicht vor. Lediglich in Spätstadien können Infiltrationen der Haut in Form multipler bläulichroter knotiger oder mehr plattenartiger Infiltrationen in Erscheinung treten. Histologische Untersuchung ist angezeigt.

Andere Hautsymptome sind:
- *Sekundäre systemische Amyloidose* (Begleitamyloidose) bei multiplem Myelom, welches sich nicht selten in Form periokulärer oder perianaler Blutungen äußert
- *Lichen myxoedematosus* und *Skleromyxödem.* Hier findet man häufig monoklonale Gammopathien vom IgG- oder IgM-Typ bei plasmozytoider Proliferation im Knochenmark, in der Haut und der Muskulatur
- *Pyoderma gangraenosum* (*Dermatitis ulcerosa*). Auch hier wurden bei Patienten mit und ohne multiplem Myelom monoklonale Gammopathien vom IgA-Typ nachgewiesen
- *Erythema nodosum.* IgA-Gammopathie wurde selten festgestellt
- *Erythema elevatum et diutinum.* Hier wurde IgA- und IgG-Gammopathie beschrieben
- *Pustulosis subcornealis*
- *Leukozytoklastische Vaskulitis*
- *Nekrobiotisches Xanthogranulom*
- Sweet-Syndrom
- POEMS-Syndrom (gekennzeichnet durch Polyneuropathie, Organomegalie, Endokrinopathie, M-Protein- und Haut-("skin")-läsionen
- Angioödem mit C1-Esterase-Inhibitor-Mangel
- Plane Xanthome
- Stachelartige follikuläre Hyperkeratosen
- Symptome der Kryoglobulinämie

Diagnostik. In allen Verdachtsfällen auf Plasmozytom (multiples Myelom, Kahler-Krankheit): BKS erhöht.
Serumelektrophorese und Immunelektrophorese: monoklonale Gammopathie.
Sternalpunktat: plasmozytoide Infiltration.
Röntgenuntersuchung des Skeletts: Knochendefekte.
Urin: fakultativ Bence-Jones-Protein.

Therapie. In Zusammenarbeit mit Internisten. Alkylanzien unterdrücken die Gammopathie und dadurch die Krankheitserscheinungen.

Polyklonale Gammopathien

Polyklonale Hypergammaglobulinämie, d.h. Vermehrung von allen Immunglobulinfraktionen im Blutserum, kommt relativ häufig vor. Meistens ist sie verbunden mit positivem Reaktionsausfall anderer serologischer Tests wie unspezifisch-reaktive Lues-KBR, rheumatoide Faktoren, antinukleäre Faktoren oder andere Antikörper. Polyklonale Hypergammaglobulinämie kann symptomatisch auftreten bei chronisch-entzündlichen Krankheiten, so bei systemischem Lupus erythematodes, Sarkoidose, Sjögren-Syndrom, primär-chronischer Polyarthritis oder HIV-Krankheit (Aids). Aus diesem Grund hat man polyklonale Gammopathien auch als Ausdruck einer Autoimmunreaktion gedeutet, wobei allerdings die auslösende Noxe nicht erkannt ist.

Purpura hyperglobulinaemica

[Waldenström 1948]

Definition. Schubweise orthostatische Purpura mit polyklonaler Hypergammaglobulinämie.

Vorkommen. Selten, vorwiegend bei jüngeren Frauen. Keine sicheren Erbeinflüsse.

Ätiopathogenese. Essentielle oder idiopathische *polyklonale Hypergammaglobulinämie* ohne Anhalt für andere Erkrankungen, die zu stärkeren Serumeiweißveränderungen führen. Für die Purpura ist wahrscheinlich, neben Gefäßfaktoren, die Hypergammaglobulinämie im Serum bedeutsam, zumal auch bei anderen Erkrankungen mit *symptomatischer Hypergammaglobulinämie* (Endocarditis lenta, primär-chronische Polyarthritis, multiples Myelom, Amyloidose) erhöhte Kapillarpermeabilität infolge verminderter Gefäßabdichtung vorkommen und zur Purpura Veranlassung geben kann.

Klinik. Das klinische Bild entspricht dem einer orthostatischen Purpura mit petechialen, punkt- bis linsengroßen schubweisen Blutungen an den abhängigen Körperanteilen, besonders den Unterschenkeln. Mechanische Einwirkungen können provozierend wirken; das Rumpel-Leede-Zeichen ist positiv. Als Residuen sieht man gelbbraune Hämosiderineinlagerung im Sinne der purpura jaune d'ocre.
Gelegentlich kommt es zur Ausbildung gering angiomatös wirkender Knötchen sowie von kissenartigen Ödemen an den Fußknöcheln.

Schleimhäute. Sie bleiben praktisch stets frei.

Symptome. Gelegentlich geringfügiger Juckreiz, manchmal starkes Brennen oder Manschettengefühl in den befallenen Gliedmaßen.

Histopathologie. Als typisches Substrat findet man infolge der pathologisch gesteigerten Erythrozytenaggregation intrakapilläre und intravasale Erythrozytenverklumpungen (Sludge-Phänomen). Leukozytoklastische Vaskulitis kommt vor; direkte Immunfluoreszenz-Untersuchung sollte durchgeführt werden.

Verlauf. Chronisch und wellenförmig. Wichtig ist, daß solche Patienten auf symptomatische Hypergammaglobulinämie bei systemischem Lupus erythematodes visceralis, systemischer Sklerodermie und Sjögren-Syndrom kontrolliert werden.

Diagnostische Leitlinien. Fehlen anderer innerlicher Krankheiten. Sehr stark erhöhte BKS, Hyperproteinämie und pathologische Entzündungszeichen im Serum wie C-reaktives Protein.
Typisches Muster der Serumelektrophorese: Hypalbuminämie bei Hypergammaglobulinämie mit breitbasiger und hoher γ-Globulinzacke.
Immunelektrophorese: Polyklonale Vermehrung der Immunglobuline.

Erhöhte Kapillarpermeabilität ohne Störung im Blutgerinnungssystem, normochrome Anämie mit Leukopenie.

Differentialdiagnose. Abgrenzung sekundärer Formen von Purpura hyperglobulinaemica bei Leberzirrhose. Hier findet man zwar ebenfalls eine Hypergammaglobulinämie mit polyklonaler Gammopathie, allerdings meist auch weitere hepatisch bedingte Störungen im Blutgerinnungssystem wie Thrombopenie, Prothrombin- oder Fibrinogenmangel. Abgrenzung von Kryoglobulinämien ist wichtig.

Therapie. Schwierig. Wiederholte Untersuchung auf andere Erkrankungen (primär-chronische Polyarthritis, Leberaffektionen, systemischer Lupus erythematodes, systemische Sklerodermie, Sjögren-Syndrom, Thymom) sind erforderlich. Glukokortikoide scheinen wenig Erfolg zu bringen und sind nur morbostatisch wirksam. Versuch mit Azathioprin.

Kryoglobulinämie

[Landsteiner 1903, Lerner und Watson 1947]

Definition. Unter Kryoglobulinämie versteht man das Vorkommen von Eiweißkörpern im Blut, die bei Abkühlung unter Körpertemperatur aus dem Plasma gelartig weißlich-gelblich ausfallen und sich bei Erwärmung wieder auflösen. Immunelektrophoretische Untersuchungen haben gezeigt, daß Kryoglobuline überwiegend der IgG- oder IgM-(Makroglobulin-)-fraktion, selten der IgA-Fraktion angehören. Aus diesem Grund ist es gut verständlich, daß bei Patienten mit Makroglobulinämie auch häufig gleichzeitig Kryoglobulinämie vorkommt. In dieser Kombination verursachen diese aber meist keine dermatologischen Symptome. Häufig sind im Kryopräzipitat auch Fibrinogen und Komplementkomponenten nachweisbar.
Wichtig ist bei Patienten mit Kryoglobulinämie die Frage, ob es sich um eine monoklonale Kryoglobulinämie oder um eine polyklonale Kryoglobulinämie handelt. Monoklonale Kryoglobulinämien deuten auf das Bestehen eines Plasmozytoms oder einer Makroglobulinämie hin. Polyklonale Kryoglobuline sind zumeist durch zirkulierende Immunkomplexe bedingt.

Ätiopathogenese. Ätiologie unbekannt. Man diskutiert, daß die Ausfällung von Kryoglobulinen innerhalb der Blutbahn, in den unterkühlten Hautbezirken durch Eiweißpräzipitate und Erythrozytenverklumpungen zu einer Verstopfung der kleinen Gefäße führt. Möglicherweise können Kryoglobuline auch

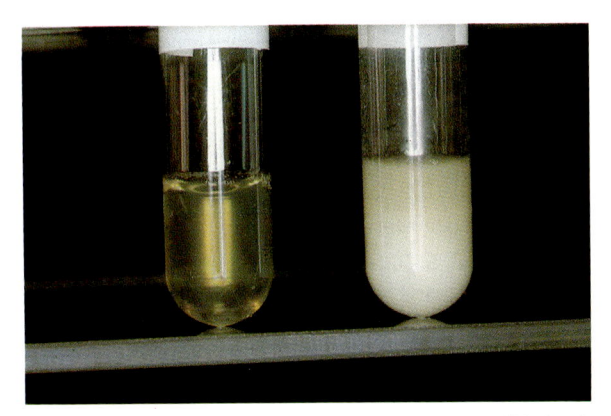

Abb. 40.1 Kryoglobuline. Rechts: nach Kältepräzipitation im Kühlschrank

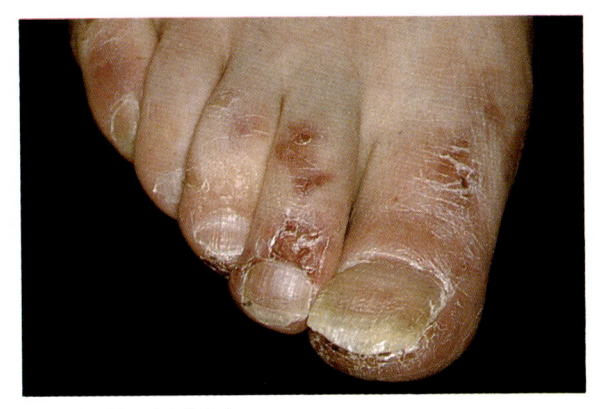

Abb. 40.2. Kryoglobulinämie

Mastzelldegranulation und Freisetzung vasoaktiver Mediatoren induzieren. Jedenfalls muß man bei Kryoglobulinämien besonders mit peripheren Gefäßfunktionsstörungen rechnen.

Klinik. Typische, vielfach saisonabhängige Hauterscheinungen sind:

Pseudo-Raynaud-Syndrom. Starke intermittierende Akrozyanose an Finger, Nase und Ohren, vielfach oft mit gleichzeitiger Kälteurtikaria; später kommt es nach Kälteexposition zu plötzlicher blauschwarzer Akrozyanose mit schwersten Schmerzzuständen und nachfolgender Gangrän.

Kryopurpura. Kältepurpura manifestiert sich in Form petechialer Blutungen in kälteexponierten Hautbereichen, besonders an Händen und Füßen *(Purpura cryoglobulinaemica)* oder in Form größerer Ekchymosen oder Sugillationen, die zu hämorrhagischen Nekrosen der Haut Veranlassung geben können und differentialdiagnostisch von hämorrhagisch-nekrotisierenden Verlaufsformen der Vasculitis allergica abzugrenzen sind (Biopsie). *Blutungen an Schleimhäuten* (Nase, Mund) sind nicht selten.

Ulzerationen und gangränisierende Nekrosen der Haut. An kälteexponierten Stellen kommt es dort, wo das Fettgewebe gut entwickelt ist, im Anschluß an Blutungen oder scheinbar spontan zu derartigen Veränderungen.

Kryourtikaria. Bei Kälteurtikaria, mit urtikariellen Eruptionen in kälteexponierten Hautarealen findet man vielfach auch Kälteagglutinine im Blutserum. Es konnte gezeigt werden, daß sich diese Reaktion etwa 2 h nach Injektion gelöster Kryoglobuline in die Haut entwickelt und mit Degranulierung von Mastzellen verbunden ist. Dies deutet auf Freisetzung von vasoaktiven Mediatoren wie Histamin durch Kryoglobuline hin.

Akrozyanose. Viele dieser Patienten entwickeln nach Kälteexposition eine rötlichblaue Akrozyanose an Fingern, Nase und Ohren. Meistens bestehen auch hier höhere Titer von Kälteagglutininen, die ebenfalls zur IgM-Klasse gehören.

Kältepannikulitis. Typisch sind teils schmerzhafte, umschriebene kutan-subkutane derb-elastische Schwellungen nach Kälteexposition.

Symptome. Starke Schmerzen wie bei Raynaud-Syndrom und bei nachfolgender Nekrose oder Gangrän an Fingern oder Zehen. Juckreiz bei Kälteurtikaria.

Histopathologie. Bei petechialen Blutungen findet man in den Gefäßen Erythrozytenverklumpungen und Gefäßausgüsse durch eosinophile Eiweißpräzipitate (Sludge-Phänomen). Auch Thrombosierung kleinster Gefäße, besonders in der Peripherie, ist typisch. Manchmal auffällige leukozytoklastische Vaskulitis. Die übrigen Veränderungen sind sekundär und nicht krankheitsspezifisch.

Verlauf. Chronisch.

Diagnostische Leitlinien. Bei den obengenannten Symptomen in kälteexponierten Hautarealen nach Kryoglobulinen suchen.

Differentialdiagnose. Abzugrenzen sind symptomatische Kryoglobulinämien.

Polyklonale Kryoglobulinämie. Sie wird beobachtet bei systemischem Lupus erythematodes, Polyarteriitis nodosa, Sjögren-Syndrom, chronischer Lymphadenose, Lymphosarkom, Waldenström-Makroglobulinämie, Purpura hyperglobulinaemica, nekrotisierender Vasculitis allergica, Lebererkrankungen und Infektionskrankheiten.

Monoklonale Kryoglobulinämie. Sie deutet auf das Vorhandensein von multiplem Myelom (Plasmozytom) hin. Von der Verwechslung mit Raynaud-Syndrom schützen genaue Anamnese, gleichzeitiges Vorkommen einer Kälteurtikaria und Fehlen der für das Raynaud-Syndrom typischen Dreiphasenreaktion, ferner die stark erhöhte BKS sowie die exzessive Hyperkryoglobulinämie. Auch an *symptomatische Kryoglobulinämie* bei bakterieller Endokarditis, Leberzirrhose oder malignen Lymphomen ist zu denken.

Therapie. Schwierig. Grunderkrankung behandeln, im übrigen wie bei Kälteurtikaria Versuch mit Penizillin (Megacillin, $5-10 \cdot 10^6$ IE tgl. über 2–4 Wochen); sonst symptomatisch. Plasmaaustausch kann die Krankheitssymptome verbessern.

Weiterführende Literatur

Allgemeines

Alexanian R, Dimopoulos M (1994) The treatment of multiple myeloma. N Engl J Med 330:484–489

Ameis A, Ko HS, Pruzanski W (1976) M components – a review of 1242 cases. Can Med Assoc J 114:889–895

Bork K, Böckers M, Pfeifle J (1990) Pathogenesis of paraneoplastic follicular hyperkeratotic spicules in multiple myeloma. Arch Dermatol 126:509–513

Feddersen RM, Burgdorf W, Foucar K et al. (1989) Plasma cell dyscrasia. A case of POEMS syndrome with a unique dermatologic presentation. J Am Acad Dermatol 21:1061–1068

Fudenberg HH, Virella G (1980) Multiple myeloma and Waldenström macroglobulinemia: unusual presentations. Semin Hematol 17:63–79

Huston DP, Kavanaugh AF, Rohane PW (1991) Immunglobulin deficiency syndromes. J Allergy Clin Immunol 87:1–17

Pick AI, Shoenfeld Y, Skavril F et al. (1977) Asymptomatic (benign) monoclonal gammopathy – a study of 100 patients. Ann Clin Lab Sci 7:335–341

Stone MJ, Frenkel EP (1975) The clinical spectrum of light chain myeloma. A study of 35 patients with special reference to the occurrence of amyloidosis. Am J Med 58:601–619

Waldenström J (1961) Studies on 'abnormal' serum globins (M-components) in myeloma, macroglobulinemia and related diseases. Acta Med Scand 170 [Suppl 367]:110–160

Waldenström JJ (ed) (1968) Monoclonal and polyclonal hypergammaglobulinemia: clinical and biological significance. Cambridge University Press, Cambridge

Weiner E, Di Camelli Re, Showel J et al. (1976) IgE myeloma presenting with classical myeloma features. J Allergy Clin Immunol 58:373–380

Polyklonale Gammopathien

Purpura hyperglobulinaemica

Capra JD, Winchester RJ, Kunkel HG (1971) Hypergammaglobulinemic purpura. Studies on the unusual anti-globulins characteristic of the sera of these patients. Medicine (Baltimore) 50:125–138

Hambrick GW Jr (1958) Dysproteinemic purpura of the hypergammaglobulinemic type. Clinical features and differential diagnosis. Arch Dermatol 77:23–33

Kyle RA, Gleich GJ, Bayrd ED et al. (1971) Benign hypergammaglobulinemic purpura of Waldenström. Medicine (Baltimore) 50:113–123

Waldenström J (1948) Zwei interessante Syndrome mit Hyperglobulinämie (Purpura hyperglobulinaemica und Makroglobulinämie). Schweiz Med Wochenschr 78:927–928

Kryoglobulinämie

Brouet JC, Clauvel JP, Danon F et al. (1974) Biologic and clinical significance of cryoglobulinemia: a report of 86 cases. Am J Med 57:775–788

Brüngger A, Brüslisauer M, Mitsuhasi Y et al. (1987) Cryofibrinogenemic purpura. Arch Dermatol Res 279:S24–S29

Goerz G, Lissner R (1979) Kryoproteine und ihre Bedeutung für die Dermatologie. Z Hautkr 54:90–98

Gorevic PD, Kassab JH, Levo Y et al. (1980) Mixed cryoglobulinemia: clinical aspects and long-term follow-up of 40 patients. Am J Med 69:288–308

Landthaler M (1980) Die Kryoproteinämien. Hautarzt 31:633–638

Landthaler M, Scherer R, Wolff HH (1980) Kryoglobulinämie bei Plasmozytom. Hautarzt 31:665–667

Lerner AB, Watson CJ (1947) Studies of cryoglobulins: I. unusual purpura associated with the presence of a high concentration of cryoglobulin (cold precipitable serum globulin). Am J Med Sci 214:410–427

Levo Y, Gorevic PD, Kassab HJ et al. (1977) Association between hepatitis B virus and essential mixed cryoglobulinaemia. N Engl J Med 296:1501–1504

Nemni R, Carbo M, Fazio R et al. (1988) Cryoglobulinaemic neuropathy. A clinical, morphological and immunocytochemical study of 8 cases. Brain 11:541–552

Kapitel 41 Amyloidosen

Inhaltsverzeichnis

Primäre kutane Amyloidsen 1155
   Lichen amyloidosus 1155
   Makulöse Hautamyloidose 1156
   Knotige Hautamyloidose 1157
Sekundäre kutane Hautmanifestationen systemischer
   Amyloidosen 1157
   Amyloidosen vom AL-Typ bei lymphoproliferativen
   Erkrankungen 1157
   Amyloidosen vom AA-Typ 1158
   Amyloidelastose 1159
Weiterführende Literatur 1159

Unter Amyloidosen versteht man seltene Erkrankungen, bei denen es entweder umschrieben oder systemisch zu extrazellulärer Ablagerung von Amyloid kommt. Im Gewebe erscheint Amyloid als durchscheinendes, hartes, strukturloses Material mit bestimmten färberischen Eigenschaften. Typisch sind Eosinophilie, Affinität zu Kongorot, Metachromasie mit Kristallviolett oder Methylviolett und Affinität für Fluorochromfarbstoffe wie Thioflavin T. Auch die PAS-Reaktion ist gewöhnlich positiv. Es muß aber betont werden, daß es im Einzelfall schwierig sein kann, Amyloid in der Haut sicher von Ablagerungen bei Kolloidmilium, Hyalinosis cutis et mucosae (Lipoidproteinose) oder Fibrinoid abzutrennen. Die alkalische Kongorotfärbung nach Puchtler ist eine sehr empfindliche Nachweismethode. Amyloid wirkt doppellichtbrechend und erscheint grün (*Dichroismus*). Ablagerungen von Amyloid im Gewebe erfolgen entweder um kollagene Fasern oder im retikulären Bindegewebe und in Basalmembranzonen.

Struktur der Amyloide. Obwohl Amyloid keine einheitliche Substanz darstellt, sondern biochemisch und immunologisch verschiedene Amyloide identifiziert werden konnten, ist ihnen die fibrilläre Feinstruktur und im Röntgenbeugungsdiagramm die ß-Faltblattkonformation gemeinsam. Ultrastrukturell sind Amyloidfibrillen von Kollagen-, Retikulin-, Elastika- und anderen bekannten Fibrillen völlig verschieden. Trotz unterschiedlicher chemischer Zusammensetzung zeigen elektronenmikroskopische Untersuchungen an Gewebeschnitten feine unverzweigte stäbchenförmige Fibrillen von 100–300 nm Länge und 7,5–10 nm Durchmesser, die sich wahrscheinlich aus filamentären Substrukturen zusammensetzen. Amyloidfibrillen sind zu einem losen Netzwerk aggregiert. Sie dürften für die Doppelbrechung und zusammen mit der nichtfibrillären Komponente für die färberische Metachromasie verantwortlich sein.

Neben dem fibrillären Anteil bestehen alle Amyloide zu etwa 10% aus einer nicht fibrillären, pentagonalen Substanz, der P-Komponente. Diese scheint identisch zu sein mit einem im Serum physiologisch vorkommenden Glykoprotein, der Serum-Amyloid-P-Komponente (SAP). Mit Hilfe immunhistochemischer Methoden kann sie im Gewebe in Amyloidablagerungen vermehrt nachgewiesen werden. In normaler Haut binden Anti-P-Komponente-Antikörper besonders in den Basalmembranen von Kapillaren und Schweißdrüsen sowie an elastischen Fasern; die Amyloid-P-Komponente scheint also bereits in normaler Haut dort vorzukommen.

Biochemische Natur der Amyloide. Die verschiedenen Amyloide unterscheiden sich in ihrem Aminosäuren- und Kohlehydratgehalt (2–4%) stark von Kollagen, Elastin und anderen Skleroproteinen. Entsprechend den bisher vorliegenden biochemischen, biophysikalischen und immunologischen Untersuchungen können verschiedene Amyloidtypen und Vorläuferproteine unterschieden werden.

Pathogenese. Die Pathogenese der Amyloidosen ist auch heute noch nicht sicher geklärt. Allgemein wird angenommen, daß es sich nicht um eine einfache örtliche oder generalisierte Ablagerung von aus dem Blut austretenden proteinhaltigen Vorläufern im Interstitium handelt, sondern daß die Amyloidbildung einem aktiven zellulären Vorgang entspricht, bevor das Material zur Ablagerung kommt. Morphologisch steht Amyloid vielfach in Beziehung zu retikuloendothelialen Zellen und Makrophagen; funktionelle Untersuchungen lassen zum mindesten an eine wesentliche Rolle solcher Zellen bei der Amyloidgenese denken. Auch Plasmazellen werden in diesem Zusammenhang diskutiert. Obwohl die immunologische Funktion bei vielen Amyloidoseformen nicht normal ist, können diese Anomalien nicht ohne weiteres klären, warum sich Amyloid bildet. Die Rolle der P-Komponente im Hinblick auf eine unspezifische Kalziumbindung an Amyloid oder im Zusammenhang mit der Präzipitation von Mukopolysacchariden ist ebenfalls noch nicht klar. Sicher ist dagegen, daß die Bildung von

Tabelle 41.1. Chemische Klassifikation von Amyloidproteinen

Typ	Beschreibung
AA	Amyloid-A-Fibrillenprotein, Vorläuferprotein ist das Serumamyloid-A-Protein (SAA), ein Akutphasenprotein. Das AA-Protein wird gefunden im Amyloid nach langdauernden, chronischen Entzündungen (‚sekundäre' Amyloidose) und bei hereditären Erkrankungen wie dem familiären Mittelmeerfieber und Muckle-Wells-Syndrom (AA-Amyloidose, Urtikaria und Schwerhörigkeit); diese Form kommt auch ohne Vorkrankheit als ‚primäre' AA-Amyloidose vor
AL	Amyloid vom Immunglobulinleichtkettentyp. Vorläuferproteine sind monoklonale Immunglobulinleichtketten. Entsprechend den Iso- und Idiotypen sind die AL-Proteine chemisch divers. 2 Haupttypen werden unterschieden: A_k und A_l. Dieses Amyloid kommt bei einer Reihe sehr unterschiedlicher Amyloidoseformen vor, wie etwa bei benigner monoklonaler Plasmazelldyskrasie und bei maligner monoklonaler B-Zell-Proliferation (multiples Myelom, Bence-Jones-Plasmozytom, Morbus Waldenström, ‚heavy-chain-disease')
AF	Fibrillenproteine bei familiären Amyloidosen, die sich von Varianten des Präalbumins/Transthyretins herleiten. Die Proteine finden sich bei einer Reihe unterschiedlicher Polyneuropathien, von denen die bekannteste die vom portugiesischen Typ ist, bei der im Präalbumin in Position 30 die Aminosäure Valin gegen Methionin ausgetauscht ist
ASc1	Seniles, kardiovaskuläres (senile cardiac) Amyloid vom Präalbumin-/Transthyretintyp. Soweit bekannt ist, hat dieses Protein keinen Aminosäurenaustausch. Es ist nicht familiär, aber stark altersabhängig. Daher bezeichnet man diese Form auch als „Greisenamyloid". Es befällt nicht nur das kardiovaskuläre System, sondern auch die Lunge, die größeren Gefäße und Gelenkstrukturen
ASc2	Seniles Vorhofamyloid. Es leitet sich vom atrialen natriuretischen Peptid ab. Diese Amyloidoseform ist eine der häufigsten; ASc2 ist ebenfalls stark altersabhängig. Nach dem 90. Lebensjahr findet man diese Amyloidoseform bei den meisten Menschen
AB	Amyloid bei Hämodialyse. Serumvorläufer ist das β-2-Mikroglobulin. Das AB-Amyloid wird abgelagert im Bereich großer Gelenke im Bindegewebeapparat, der Synovialmembran und im Knochen. Im Knochenmark bilden sich Amyloidome, die den Knochen arrodieren können, wobei es zu pathologischen Frakturen kommen kann
Aß	Dieses Protein (ß-Protein, A4-Protein) findet man bei Alzheimer-Erkrankung und der kongophilen Angiopathie. Es führt zu peripheren, zerebralen Massenblutungen. Seine Ablagerung ist ferner assoziiert mit typischen Funktionsverlusten des Gehirns im Sinne einer Altersdemenz
AC	Abgelagert wird eine Zytokin-C-Variante. AC kommt bei der erblichen Isländischen Apoplexie vor
AEt	Amyloid (endocrine) beim medullären Schilddrüsenkarzinom, leitet sich vom Thyreokalzitonin ab
AEi	Amyloid (endocrine) in den Inseln des Pankreas (Pankreashyalinose) bei Typ-II-Diabetes. Amyloid-Fibrillen-Protein (IPP) ist nicht Insulin, sondern ein neues Hormon der Kalzitoninfamilie
ASAF/ APrP	Scrapie-assoziiertes Fibrillen-Protein. Charakteristisches zerebrales Protein mit Amyloidstruktur in Form nackter Drusen bei Jacob-Kreutzfeld- und Gerstmann-Sträußler-Erkrankung. Auch die Scrapieerkrankung verschiedener Tiere (Hamster, Schaf, Rind) gehört diesem Typ an. Es handelt sich hier um ein Agens, das infektiös und als slow virus beschrieben ist. Es wird als Prion bezeichnet und enthält ein definiertes Protein (PrP)
AK	Keratinpeptide werden als Ausgangsmaterial für die Bildung des Amyloids beim Lichen amyloidosus und der makulösen Hautamyloidose angenommen. Diese Annahme ist noch nicht gesichert. Einige experimentelle Befunde unterstützen diese These (monoklonale Antikörper, Aminosäuresequenzanalyse einzelner Peptide und elektronenoptische Befunde)

Amyloid das Resultat einer kontinuierlichen Stimulation, einer vererbten Störung oder langfristig bestehender entzündlicher bzw. neoplastischer Vorgänge sein kann.

Die Ablagerung von Amyloiden in Geweben erfolgt entweder räumlich entsprechend den Retikulinfasern und Basalmembranen: *periretikuläre Amyloidosen* oder entlang den Kollagenfasern, z. B. in Blutgefäßwänden: *perikollagene Amyloidosen*. Nach bisherigen Erfahrungen erfolgen Amyloid-A-Ablagerungen bevorzugt im retikulären Bindegewebe und in Basalmembranzonen und führen daher zu periretikulären Amyloidosen, während Amyloid-L-Ablagerungen vorwiegend im kollagenen Bindegewebe stattfinden und daher zu perikollagenen Amyloidosen führen. Parenchymzellen enthalten niemals Amyloid.

Klassifikationen der Amyloidosen. Bisher liegt keine einheitliche Klassifikation vor. Eine optimale Klassifizierung der unterschiedlichen Amyloidformen wird erst nach vollständiger chemischer Identifizierung der Fibrillenproteine möglich. Die nachfolgende Tabelle

Tabelle 41.2. Klassifikation der Hautamyloidosen

Primäre organgebundene Hautamyloidosen
Lichen amyloidosus
Makulöse Hautamyloidose
Knotige Hautamyloidose
Sonderformen

Sekundäre (assoziierte), organgebundene Hautamyloidosen
Amyloidablagerungen bei:
Epithelialen Tumoren (Basaliom, seborrhoischen Alterswarzen, aktinischen Keratosen)
Aktinischer Elastose, nach PUVA-Therapie

Sekundäre (assoziierte) Hautmanifestationen systemischer Amyloidosen
Amyloidosen vom AL-Typ bei lymphoproliferativen Erkrankungen
Amyloidosen vom AA-Typ bei reaktiven, systemischen Erkrankungen
Amyloidosen vom AA-Typ bei hereditären Erkrankungen

Tabelle 41.3. Symptome systemischer Amyloidosen (ohne Hautmanifestation)

Proteinurie
Periphere Neuropathie
Kardiopathie, therapieresistent, digitalisüberempfindlich mit Niedervoltage und Erregungsbildungs- sowie -leitungsstörungen
Diarrhö, Obstipation, Malabsorptionssyndrom
Blutdruckregulationsstörungen
Karpaltunnelsyndrom
Nichtrheumatische Polyarthropathie der großen Gelenke
Impotenz
Unspezifische Symptome: Müdigkeit, Kopfschmerzen, Parästhesien, Ödeme, Gewichtsverlust

gibt eine Einteilung vom dermatologischen Standpunkt. Sie unterscheidet primäre organgebundene kutane Amyloidosen, die auf das Hautorgan beschränkt bleiben, sowie sekundäre organgebundene kutane Amyloidosen, bei denen es sich um histologisch nachweisbare Amyloidablagerungen bei unterschiedlichen Hauttumoren oder Dermatosen als unspezifische Gewebereaktion handelt. Schließlich kann es im Rahmen der Beteiligung verschiedener Organe bei systemischen Amyloidosen auch zu kutanen Manifestationen kommen.

Primäre kutane Amyloidosen

Bei diesen Erkrankungen kann Amyloid in der Haut nachgewiesen werden, ohne daß es zu faßbarer Mitbeteiligung in anderen Organen kommt. Stets handelt es sich um perikollagene Amyloidosen.

Lichen amyloidosus

Definition. Stark juckendes primär chronisches lichenoides Exanthem, besonders an den Schienbeinen, durch Amyloid-K-Ablagerung.

Vorkommen. Häufigste Form der kutanen Amyloidosen, jedoch insgesamt selten. Auftreten vorwiegend bei Erwachsenen. Keine Geschlechtsbevorzugung.

Ätiopathogenese. Ätiologie unbekannt. Nach neuen Untersuchungen ist das Amyloid beim Lichen amyloidosus epidermalen Ursprungs. Aufgrund der Reaktion des Amyloids mit monoklonalen Antikörpern, die gegen sämtliche Keratinfilamentproteine gerichtet sind, wird das Amyloid beim Lichen amyloidosus als *Amyloid K* bezeichnet. Es enthält ferner Immunglobuline und Komplementkomponenten sowie die Amyloid-P-Komponente. Diese Befunde führen zu folgender Hypothese der Pathogenese des Lichen amyloidosus: aus untergegangenen und apoptotischen, basalen Keratinozyten entstehende Keratinkörperchen werden mit Antikeratin-Autoantikörpern bedeckt. Zusätzlich kommt es zur Anlagerung der Amyloid-P-Komponente. Nach Phagozytose durch Makrophagen oder Fibroblasten erfolgt enzymatisch die Umwandlung zu Amyloid K.

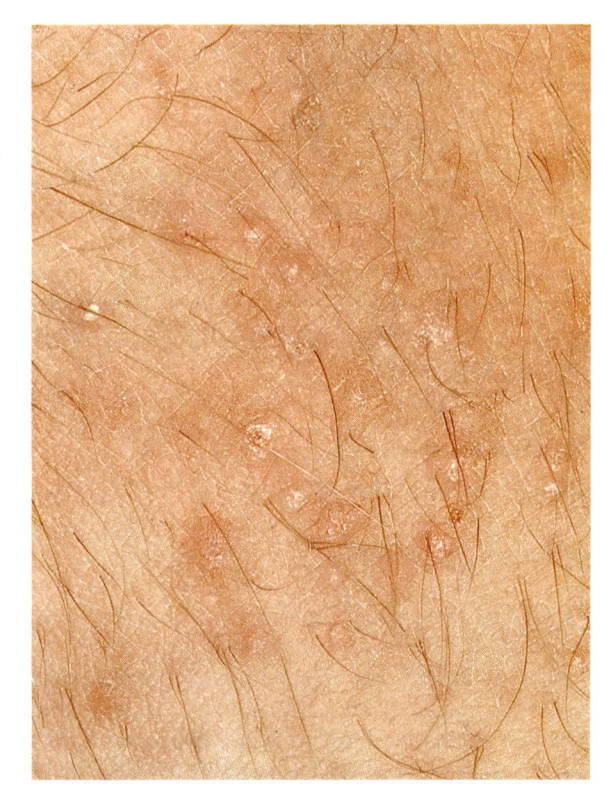

Abb. 41.1. Lichen amyloidosus

Klinik. Bevorzugt betroffen sind die Streckseiten der Unterschenkel. Hier entwickeln sich zahlreiche dichtstehende plane oder stumpfkegelige, meist eng aneinanderstehende, harte Papeln mit lichenoidem Glanz und rosa- bis bräunlichroter Farbe. An der Oberfläche zeigen diese nicht selten hyperkeratotische verruziforme Auflagerungen. Es kann auch zu Gruppierung der lichenoiden Hautveränderungen in einzelnen Arealen kommen.

Symptome. Sehr starker Juckreiz ist typisch und besonders bemerkenswert, weil sonst Hauterscheinungen bei idiopathischer und sekundärer systemischer Amyloidose nicht jucken.

Histopathologie. Amyloidablagerungen nur im Stratum papillare der Dermis, die miteinander zu größeren Arealen konfluieren können. Gelegentlich geringfügige chronisch-entzündliche Infiltration um die Amyloidniederschläge. Immunhistochemisch reagieren die Ablagerungen mit Antiserum gegen die Amyloid-P-Komponente und gegen Keratinfilamente (Zytokeratin). Nachweis mit Thioflavin-T-Färbung möglich.

Differentialdiagnose. Abgrenzung vom Lichen ruber verrucosus und bei lokalisierten Formen von Lichen simplex chronicus. Bei mehr knotenförmigen Veränderungen an den Unterschenkeln ist auch Lichen ruber planus hypertrophicus auszuschließen. Diagnostisch entscheidend ist der Amyloidnachweis im Stratum papillare der Dermis. In jedem Verdachtsfall Biopsie und Amyloidfärbung.

Therapie. Symptomatisch, hauptsächlich antipruriginös. Versuch mit Glukokortikoidexterna unter Plastikfolienokklusionsverband; auch Versuch intrafokaler Glukokortikoidinfiltration. Einzelherde können exzidiert werden, auch Dermabrasion kommt in Betracht. In Einzelfällen Erfolge mit aromatischen Retinoiden (Acitretin).

Makulöse Hautamyloidose
[Palitz und Peck 1952]

Synonym. Interskapuläre Hautamyloidose

Definition. Diese seltene Form von lokalisierter Hautamyloidose kommt auch bei Europäern und Nordamerikanern vor, bevorzugt aber aus ungeklärten Gründen besonders Patienten in Ländern des mittleren Ostens, Asiens, Zentral- und Südamerikas. Die Erkrankung tritt am häufigsten im Alter von 40–70 Jahren auf und zeigt eine deutliche Gynäkotropie.

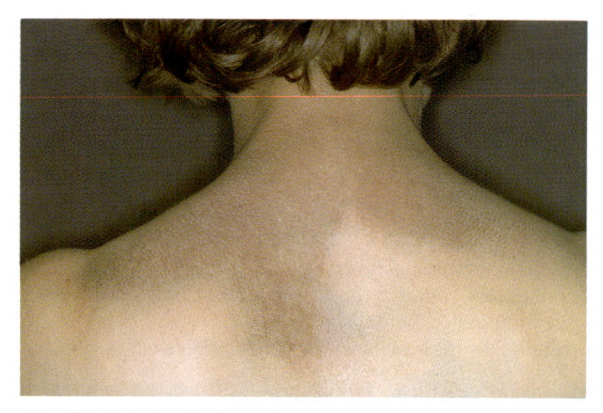

Abb. 41.2. Makulöse Hautamyloidose

Ätiopathogenese. Das abgelagerte Amyloid entspricht neuen Untersuchungen nach demjenigen beim Lichen amyloidosus. Möglicherweise handelt es sich deshalb bei beiden Krankheiten um verschiedene morphologische Ausdrucksvarianten ein- und desselben pathologischen Vorganges. Pathogenetisch scheint umschriebenes Scheuern bedeutsam.

Klinik. Klinisch erkennt man an den Prädilektionsstellen: interskapulärer Rückenregion (*interskapuläre Hautamyloidose*), Beine, Stamm und Arme umschriebene, ovaläre, meist unscharf begrenzte, hyperpigmentierte, graubraune oder bläuliche Makulä unterschiedlicher Größe, gelegentlich in symmetrischer Anordnung. Bei stärkerer Infiltration finden sich manchmal in den Herden kleine, wachsartig durchscheinende Papeln. Flächenhafte Infiltrate von schmutzig-graubrauner Farbe weisen Lichenifikation auf und können einem atopischen Ekzem ähneln. Dies ist insbesondere bei interskapulärer Lokalisation der Fall. Andererseits kann eine makulöse Hautamyloidose sekundär ein atopisches Ekzem komplizieren. Möglicherweise kommt es durch den Juckreiz mit ständigem Scheuern und Kratzen der Haut sekundär zur Amyloidablagerung, wie dies auch in den Krankheitsbezeichnungen *nylon brush macular amyloidosis* und *friction amyloidosis* zum Ausdruck kommt. Bei diesen Sonderformen der makulösen Amyloidose kommt es durch den chronischen Gebrauch von Nylonbürsten, die zu Körpermassagen beim Baden verwendet werden, zur Ausbildung einer makulösen Amyloidose. Die klinische Verdachtsdiagnose sollte histologisch gesichert werden.

Symptome. Typisch sind mäßiger Juckreiz und kosmetische Störung durch die Hyperpigmentierung.

Histopathologie. Oft finden sich nur geringfügige epidermisnahe Amyloidablagerungen im Stratum papillare, die ohne Spezialfärbungen häufig übersehen werden. Notfalls eine zweite Biopsie. Die Amyloidschollen, welche den hyalinen Körpern bei Lichen ruber planus ähnlich sind, findet man epidermisnah und um die papillären Blutgefäße. Sie sind PAS-reaktiv und fluoreszenzmikroskopisch mit Thioflavin T gut nachweisbar; elektronenmikroskopisch zeigen sie die für Amyloid typische fibrilläre Feinstruktur.

Verlauf. Keine spontane Rückbildungsneigung.

Differentialdiagnose. Häufige Verwechslung mit atopischem Ekzem. Ferner postinflammatorische Hyperpigmentierung bei Ekzematiden, Lichen simplex chronicus, Notalgia paraesthetica oder fixer Arzneimittelreaktion.

Therapie. Wie bei Lichen amyloidosus. Allerdings keine operativen Maßnahmen.

Knotige Hautamyloidose

[Gottron 1950]

Synonyme. Amyloidosis cutis nodularis atrophicans, plaqueförmige tumoröse Hautamyloidose

Definition. Bei dieser sehr seltenen Manifestationsform von perikollagener Amyloidose treten Knoten, bevorzugt aber Plaques an der Haut der Beine, aber auch sonst am Hautorgan — nicht selten am Rumpf — auf, die teilweise eine anetodermieartige atrophische Umwandlung erfahren. Auch Lokalisation an Kopf, Glans penis oder Vulva wurde beschrieben.

Ätiopathogenese. Pathobiochemisch grenzt sich die noduläre Amyloidose deutlich vom Lichen amyloidosus und der makulösen Amyloidose ab. Immunhistochemische Untersuchungen zeigen die Anwesenheit von monoklonalen, leichten Immunglobulinketten L vom λ- und κ-Typ. Das Material wird deshalb als Amyloid vom AL-Typ bezeichnet. Die Immunglobuline werden möglicherweise von infiltrierenden Plasmazellen gebildet. In Einzelfällen wird deshalb angenommen, daß die noduläre, kutane Amyloidose zumindest das Anfangsstadium einer systemischen Amyloidose sei. Koinzidenz mit Diabetes mellitus wurde beschrieben.

Klinik. Man findet bräunlichrote, plattenförmige, randwärts meist knotige derbe Infiltrate, die zentral Regressionstendenzen unter anetodermieartiger Atrophie zeigen. Typisch ist das dann gelblich durchschimmernde Fettgewebe.

Histopathologie. Hier sind die Amyloidniederschläge unter Aussparung der dermalen Papillen in der ganzen Breite des Koriums bis in die Subkutis hinein nachweisbar. Sie betreffen auch die Membrana propria der Schweißdrüsen und die Gefäßwände. In der Umgebung oft chronisches, zellulär-entzündliches Infiltrat mit Plasmazellen.

Differentialdiagnose. Anetodermien (Dermatitis maculosa atrophicans), Atrophodermia idiopathica et progressiva, Naevus lipomatosus, kutane maligne Lymphome.

Therapie. Bei kleinen Herden Exzision, sonst Versuch mit Glukokortikoidexterna oder Laser.

Sekundäre kutane Hautmanifestationen systemischer Amyloidosen

Amyloidosen vom AL-Typ bei lymphoproliferativen Erkrankungen

[Virchow 1854, Lubarsch 1989]

Synonyme. Paramyloidose, primäre systematisierte Haut- und Muskelamyloidose, idiopathische systemische Amyloidose

Definition. Systemische Amyloidablagerungen in mesenchymalen Geweben mit Beteiligung innerer Organe (Leber, Gastrointestinaltrakt, Herzmuskel und Nieren) sowie von Haut und Zunge.

Vorkommen. Sehr selten. Auftreten bei folgenden monoklonalen B-Zell-Proliferationen: multiples Myelom, Morbus Waldenström, Bence-Jones-Plasmozytom, Schwere-Ketten-Krankheit, verschiedene maligne Lymphome, lokale Plasmazelltumoren und wahrscheinlich auch idiopathisch.

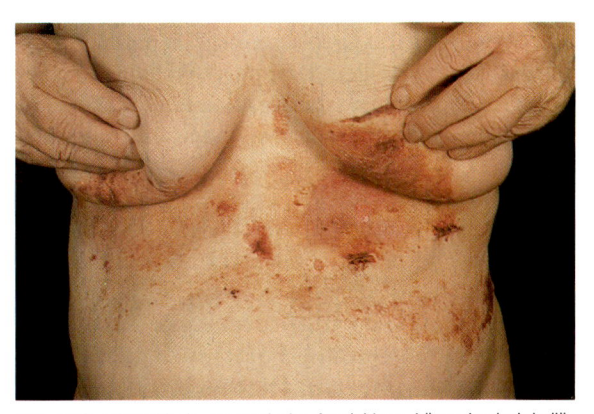

Abb. 41.3. Idiopathische systemische Amyloidose, hämorrhagisch-bullöser Typ

Ätiopathogenese. Die systemischen Amyloidosen vom AL-Typ treten in Assoziation mit einer Gruppe von heterogenen, gut definierten Erkrankungen auf, deren gemeinsames Kennzeichen das Auftreten eines monoklonalen Immunglobulins oder dessen Fragmenten ist. Die Amyloidablagerungen bestehen zum großen Teil immunchemisch und in ihrer Aminosäuresequenz aus Leichtketten von Immunglobulinen oder deren Bestandteilen. Entsprechend den Isotypen kommen λ- und κ-Amyloide vor, die somit die Bezeichnung AL vom λ- oder κ-Typ tragen.

Klinik. Entsprechend der Vielzahl der Krankheitsbilder sind die Symptome der AL-Amyloidosen vielfältig. In 30–50% der Patienten ist auch die Haut oder Schleimhaut befallen. Oft handelt es sich dabei um eine frühe, manchmal um die erste klinische Manifestation der innerlichen Erkrankung. In solchen Fällen können Hautveränderungen den Schlüssel zur frühzeitigen Diagnosestellung einer Multiorganerkrankung liefern; bemerkenswert ist ihre Polymorphie.

Hauterscheinungen. Am häufigsten kommen einzeln stehende, papulöse, klein- oder großknotige Hauterscheinungen vor. Durch Konfluenz dicht aggregierter Papeln können breite, plaqueförmige Knoten entstehen. Ihre Oberfläche ist meist glatt oder gewellt, die Konsistenz fest, wachs- bzw. glasartig durchscheinend, die Farbe weißlich oder gelblich. Die Hautveränderungen sind in der Regel nicht juckend. Bevorzugte Lokalisationen sind das Gesicht, insbesondere die Augenlider und die Kopfhaut. Häufig sind ferner die Zunge sowie Handteller und Fußsohlen befallen. An den Labien und in der Perianalregion können kondylomartige Gewächse imponieren. Diffuse Durchsetzung der Dermis mit Amyloid besonders an Fingern kann einen sklerodermiformen Aspekt bieten *(Scleroderma amyloidosum Gottron)*. Die Hautfragilität bei intradermalen Amyloidablagerungen kann zur *bullösen* oder *bullös-hämorrhagischen Amyloidose* führen. Weitere charakteristische kutane Manifestationen sind Purpura, Petechien oder Ekchymosen. Periorbitale Purpura ist typisch. Als ihre Ursache kann die Amyloidinfiltration kleiner Blutgefäße angesehen werden.

Schleimhauterscheinungen. Amyloidablagerungen im Mund- und Rachenraum manifestieren sich in Form glasiger Knötchen, Plaques oder diffuser Infiltration und können zu schmerzhafter Makroglossie *(Amyloidmakroglossie)*, Glossitis, Erosionen, Ulzerationen, verruziformen Tumoren führen. Beteiligung der Stimmbänder verursacht Dysphonie, bei Infiltration der Speicheldrüsen resultiert Xerostomie.

Symptome. Beschwerden beim Essen und Sprechen infolge der Amyloidose an Zunge und Kehlkopf, Beschwerden unterschiedlicher Art durch Gelenkschmerzen oder Muskel- und Nervenschmerzen infolge von Sensibilitätsstörungen sind neben zeitweise auftretenden Diarrhöen und initialen Beinödemen diagnostisch wichtige Symptome.

Histopathologie. Histologisch handelt es sich mehr um eine perikollagene Amyloidose mit Ablagerung von Amyloid-AL in der Adventitia kleinerer Blutgefäße und um Kollagenfasern, besonders im Stratum papillare des Koriums. Entzündliche Veränderungen fehlen.

Diagnose. Verlangt histologischen Amyloidnachweis durch Untersuchung der Haut und in Rektumbiopsie.

Nach Störungen der Serumproteine, vor allem nach einem multiplen Myelom sollte gefahndet werden: Bence-Jones-Proteinurie, Röntgenuntersuchung des Knochensystems, Bluteiweißbild (Elektrophorese, Immunelektrophorese), Sternalpunktat (atypische Plasmazellen).

Differentialdiagnose. Abgrenzung von der bereits in der Kindheit auftretenden Lipoidproteinose *(Hyalinosis cutis et mucosae)* sowie von Lichen myxoedematosus und von tuberösen Xanthomen.

Prognose. Schlecht. Im allgemeinen letaler Verlauf innerhalb von 2 Jahren.

Therapie. Nur symptomatisch. Wichtig ist die Behandlung des Grundleidens in Zusammenarbeit mit einem Internisten.

Amyloidosen vom AA-Typ

Synonym. Begleitamyloidosen

Definition. Amyloidosen, deren gemeinsames Merkmal die Ablagerung des Amyloid-A-Proteins (AA), eines Fragments des Serumamyloid-A-Proteins (SAA), darstellt.

Vorkommen. Amyloidosen vom AA-Typ entstehen vor allem als Folge von chronisch-entzündlichen Erkrankungen:
Chronisch eiternde Krankheiten: chronische Bronchiektasien, Osteomyelitis, Acne inversa, Acne conglobata, Morbus Behçet.
Chronisch fistulierende Krankheiten: Tuberkulose, Lepra, Lues.

Chronisch-entzündliche Krankheiten: rheumatoide Arthritis, schwer verlaufende Psoriasis, Psoriasis arthropathica, Spondylarthritis ankylopoetica, Colitis ulcerosa, Ileitis terminalis, Kollagenosen.

Aber auch im Verlauf von malignen *Tumoren,* Morbus Hodgkin und bei chronischer Lymphadenose kommen Amyloidoseablagerungen vom AA-Typ vor, desgleichen bei hereditären Erkrankungen wie dem familiären Mittelmeerfieber und dem Muckle-Wells-Syndrom.

Ätiopathogenese. Das in der Leber gebildete SAA verhält sich wie ein Akutphasenprotein, das in der Serumelektrophorese in der α_1-Globulin-Fraktion wandert. Bei verschiedensten, vorwiegend chronisch-entzündlichen Prozessen kommt es zur reaktiven Mehrbildung des SAA, das im Gewebe zu AA abgebaut und abgelagert wird.

Klinik. Hauterscheinungen sind sehr selten. In klinisch unauffälliger Haut kann Amyloid nachgewiesen werden. Gelegentlich können Blutungen und Alopezie auftreten.
Das Kardinalsymptom der AA-Amyloidose ist die progressive Niereninsuffizienz, die durch Amyloidablagerungen in der Basalmembran der Glomerula entsteht. Beteiligung von Leber, Gastrointestinaltrakt (Diarrhöen), Nebennieren, ZNS und anderen kann hinzutreten.

Diagnose. Rektumbiopsie mit Amyloidnachweis; auch Gingiva oder Hautbiopsie kommen in Betracht, sind aber weniger zuverlässig. Eventuell Nieren- oder Leberbiopsie.

Prognose. Sekundäre Amyloidosen vom AA-Typ zeigen Rückbildungstendenzen, wenn die zugrunde liegende Störung beseitigt werden kann.

Therapie. Intensive Behandlung der Grunderkrankung. Auch orale Gabe von DMSO (Dimethylsulfoxid) wurde empfohlen. Bei zugrunde liegender rheumatoider Polyarthritis Versuch mit Chlorambucil (Leukeran), etwa 0,2 mg/kg KG tgl.
Bei manchen Patienten, beispielsweise mit familiärem Mittelmeerfieber oder Morbus Behçet, scheint es möglich, mit Kolchizin, das die Aktivität von neutrophilen Leukozyten hemmt, die Krankheitsprogression zu hemmen.

Amyloidelastose

[Winkelmann 1985]

Definition. Es handelt sich um eine besondere progressive systemische und kutane Amyloidose mit tödlichem Verlauf, die zu den elastischen Fasern in der Haut, Pleura und Peritoneum in Beziehung steht.

Vorkommen. Extrem selten.

Ätiopathogenese. Unbekannt.

Klinik. Disseminierte weißliche oder gelblichbräunliche harte fibröse Papeln oder Knötchen am Hals, Schulter oder Rumpf, die an Dermatofibrosis lenticularis oder Bindegewebenävi erinnern. Diese Hautveränderungen zeigen normale elastische Fasern, welche einen gleichmäßigen Überzug von Amyloid aufweisen.

Verlauf. Zunehmende Schwäche, Unterernährung und neurologische Symptome bilden sich aus auf der Basis von Blutgefäßveränderungen durch vaskuläres Amyloid. Die Eigenständigkeit der Amyloidelastose verlangt noch größere Erfahrungen.

Weiterführende Literatur

Bieber T, Ruzicka T, Linke RP et al. (1988) Hemorrhagic bullous amyloidosis. A histologic, immunocytochemical, and ultrastructural study of two patients. Arch Dermatol 124:1683–1686

Breathnach SM (1988) Amyloid and amyloidosis. J Am Acad Dermatol 18:1–16

Champion RH (1975) Urticaria, amyloidosis and deafness. Muckle Wells syndrome. Br J Dermatol 93 (Suppl II):46–48

Cohen AS (1981) An update of clinical, pathologic and biochemical aspects of amyloidosis. Int J Dermatol 20:515–530

Dilsen N, Konice M, Aral O et al. (1988) Behçet's disease associated with amyloidosis in Turkey and in the World. Am Rheum Dis 47:157–163

Habermann MC, Montenegro MR (1980) Primary cutaneous amyloidosis: clinical, laboratorial and histopathological study of 25 cases. Identification of gammaglobulins and C3 in the lesion by immunofluorescence. Dermatologica 160:240–248

Hashimoto K (1984) Progress on cutaneous amyloidosis. J Invest Dermatol 82:1–3

Hashimoto K, Ito K, Kumakiri M et al. (1987) Nylon brush macular amyloidosis. Arch Dermatol 123:633–637

Helander I, Hopsu-Havu VK (1986) Treatment of lichen amyloidosus by etretinate. Clin Exp Dermatol 11:574–577

Hintner H, Breathnach SM (1988) Die Amyloid-P-Komponente in normaler und läsionaler menschlicher Haut. Hautarzt 39:712–716

Hintner H, Booker J, Ashworth J et al. (1988) Amyloid P component binds to keratin bodies in human skin and to isolated keratin filament aggregates in vitro. J Invest Dermatol 19:22–28

Hintner H, Stössl H, Höpfl R et al. (1988) Amyloid K. Hautarzt 39:419–425

Hödl S, Turek TD, Kerl H (1982) Plasmozytom-assoziierte bullös-hämorrhagische Amyloidose der Haut. Hautarzt 33:556–558

Johnson TM, Rapini RP, Hebert AA et al. (1989) Bullous amyloidosis. Cutis 43:346–352

Kitajima Y, Seno J, Aoki S et al. (1986) Nodular primary cutaneous amyloidosis. Isolation and characterization of amyloid fibrils. Arch Dermatol 122:1425–1430

Kyle RA (1980) Amyloidosis. Int J Dermatol 19:537–539

Linke RP, Nathrath WBJ (1980) Klassifizierung von Amyloid-Krankheiten mit Hilfe der Immunperoxidase-Technik. Anwendung der Immunperoxidase-Technik. Münch Med Wochenschr 122:1772–1776

Muckle TJ (1979) The "Muckle Wells" syndrome. Br J Dermatol 100:87–92

Pérez-Villa F, Campistol JM, Ferrando J et al. (1989) Renal amyloidosis secondary to acne conglobata. Int J Dermatol 28:132–133

Ruzicka T, Schmoeckel C, Ring J et al. (1985) Bullous amyloidosis. Br J Dermatol 113:85–95

Ruzicka T, Donhauser G, Linke RP et al. (1990) Kutane Amyloidosen. Hautarzt 41:245–255

Scheinberg MA (1977) Immunology of amyloid diseases: a review. Semin Arthritis Rheum 7:133–148

Sigg C, Groh V (1983) Zur Licht- und Elektronenmikroskopie der primären lokalisierten kutanen Amyloidosen. Hautarzt 34:561–568

Tay CH, Dacosta JL (1970) Lichen amyloidosis: clinical study of 40 cases. Br J Dermatol 82:129–136

Truhan AP, Garden MG, Roenigk HH (1986) Nodulary primary localized cutaneous amyloidosis: immunohistochemical evaluation and treatment with the carbon dioxide laser. J Am Acad Dermatol 14:1058–1062

Wang WJ, Lin CS, Wong CK (1986) Response of systemic amyloidosis to dimethyl sulfoxide. J Am Acad Dermatol 15:402–405

Westermark P, Noren P (1986) Two different pathogenetic pathways in lichen amyloidosis and macular amyloidosis. Arch Dermatol Res 278:206–213

Winkelmann RK, Peters MS, Venencie PY (1985) Amyloid elastosis. A new cutaneous and systemic pattern of amyloidosis. Arch Dermatol 121:498–502

Wong CK (1987) Cutaneous amyloidoses. Int J Dermatol 26:273–277

Wong CK (1990) Mucocutaneous manifestations in systemic amyloidosis. Clin Dermatol 8:7–12

Wong CK, Lin CS (1988) Friction amyloidosis. Int J Dermatol 27:302–307

Wright JR, Calkins E (1981) Clinical-pathologic differentiation of common amyloid syndromes. Medicine (Baltimore) 60:329–436

Kapitel 42   Hyalinosen

Inhaltsverzeichnis

Lipoidproteinose 1161
Lipoidproteinose bei Lichtempfindlichkeit 1162
Weiterführende Literatur 1163

Hyalinosen sind sehr seltene chronische Erkrankungen, bei denen es zur Ablagerung von Hyalin, einem stark lichtbrechenden homogenen Material, in Haut und Schleimhäuten kommt. Hyalin unterscheidet sich chemisch deutlich von Amyloid. Vermutlich handelt es sich um die Überproduktion nichtkollagener Proteine, die normale Bestandteile der Haut darstellen, chemisch sehr wahrscheinlich um kohlehydratreiche Glykoproteine. Sekundär, wie beispielsweise bei Lipoidproteinose, kann es zu Lipideinlagerung kommen. Es wird genetische Disposition angenommen. Unterschieden werden zwei Formen von Hyalinosen: ohne Lichtempfindlichkeit und mit Lichtempfindlichkeit, besonders durch erythropoetische Protoporphyrie.

Lipoidproteinose

[Wiethe 1924, Urbach 1933]

Synonyme. Hyalinosis cutis et mucosae, Urbach-Wiethe-Syndrom

Definition. In der Kindheit beginnende Erkrankung mit Ablagerung von hyalinen lipidhaltigen Substanzen in Haut und Schleimhäuten.

Vorkommen. Sehr seltene, oft familiäre und wahrscheinlich autosomal-rezessiv vererbte Erkrankung. Häufig Konsanguinität der Eltern. Keine Geschlechtsprädisposition.
Eine *symptomatische Form* mit gleichartigen Veränderungen, allerdings nur in lichtexponierten Hautarealen, wurde bei Protoporphyria erythropoetica beschrieben. Ein Fall von Plasmozytom mit monoklonaler Gammopathie wurde mitgeteilt.

Ätiopathogenese. Unbekannt. Für eine Lipoproteinstoffwechselstörung geben Lipoproteinanalysen des Serums keinen Anhalt. Die abgelagerten Fettsubstanzen dürften Ausdruck eines Sekundärphänomens sein. Das Wesen dieser Erkrankung liegt wahrscheinlich in der Überproduktion nichtkollagener Proteine, die in der Dermis abgelagert werden und als zellfreie hyaline Masse nachweisbar sind. Das hyaline Material verhält sich histochemisch völlig anders als Amyloid: es zeigt keine Metachromasie, ist stark PAS-positiv und besteht elektronenmikroskopisch aus einem feinen fibrillären Geflecht von 4–6 nm dicken Filamenten.

Klinik. Auf die Diagnose hinweisend ist *Heiserkeit* seit früher Kindheit durch Hyalinablagerungen im Kehlkopfbereich.

Hauterscheinungen. Befallen sind meist Gesicht, besonders Ober- und Unterlider sowie Lippen, ferner Hals, Streckseiten der Finger über den Gelenken sowie Fingerkanten, Ellbogen und Achselhöhlen. Hier

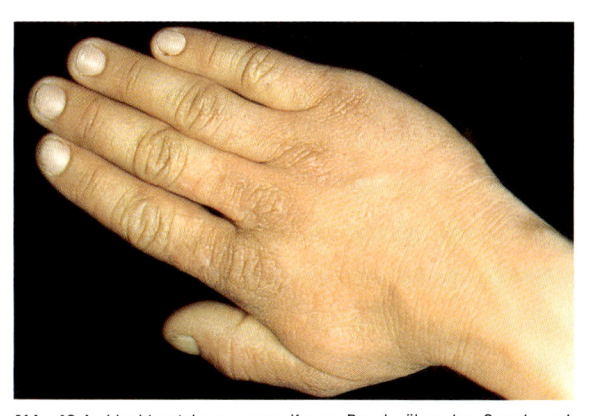

Abb. 42.1. Lipoidproteinose, verruziforme Papeln über den Grund- und Mittelgelenken

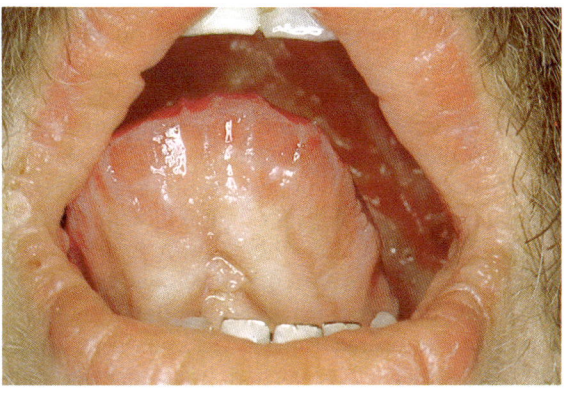

Abb. 42.2. Lipoidproteinose, Zunge und Lippen

entwickeln sich langsam gelblich-weißliche oder mehr hautfarbene Einlagerungen in Form von kleinen harten Papeln oder Knötchen, die bis stecknadelkopfgroß werden, zu plattenförmiger Konfluenz neigen und dann vielfach einen verruziformen Aspekt annehmen. Besonders charakteristisch ist das gepunzt wirkende oder verruziforme Aussehen der Veränderungen an den Fingern, Ellenbogen und in den Achselhöhlen. Im Bereich der Augenlider spricht man bei der typischen linearen Anordnung der hyalinen Knötchen auch von *moniliformer Blepharose*. Die Veränderungen im Gesicht mit ihren mehr plattenförmigen Einlagerungen vermitteln oft einen starren Gesichtsausdruck. Im Bereich der Hyalinablagerungen in behaarten Hautregionen (besonders Wimpern) kann es zum Haarverlust kommen. Gelegentlich imponieren im Gesicht auch flache Narben, die als Restzustand nach Blasenbildung gedeutet werden.

Schleimhauterscheinungen. Typisch sind Veränderungen in der Mundhöhle. An der Wangenschleimhaut, an den Tonsillen, im Pharynx und im Kehlkopfbereich (Heiserkeit durch Hyalinosis der Stimmbänder und Epiglottis) findet man blaß-weiße oder mehr gelblichweiße Hyalinablagerungen. Durch den gleichen Vorgang kommt es zu einer Vergröberung und Vergrößerung der Zunge (*Makroglossie*), die ihre Beweglichkeit verliert. Auch die Lippen können entsprechend durch gelblichweiße Einlagerungen vergrößert werden (*Makrocheilie*). Das Zungenbändchen verdickt sich ebenfalls und fixiert die Zunge im Mund.

Innere Organe. An Ösophagus und Magen, Rektum und Vagina können durch Hyalinablagerungen gleichartige Veränderungen zustande kommen. Besonders charakteristisch sind symmetrische, flügelförmige *intrakranielle Verkalkungen* oberhalb und seitlich der Sella turcica. In solchen Fällen können auch epileptiforme Krampfanfälle auftreten.

Symptome. Heiserkeit bereits in der Kindheit ist ein wichtiges diagnostisch hinweisendes Symptom. Die übrigen Symptome beziehen sich auf Störungen der Beweglichkeit infolge massiver Hyalineinlagerungen in Haut und Schleimhäuten.

Histopathologie. Epidermis entweder normal oder bei verruziformen Hauterscheinungen unregelmäßig akanthotisch verdickt mit Hyperkeratose. Im Stratum papillare und im oberen Stratum retikulare Ablagerung von extrazellulärem, homogenem hyalinen Material um Kapillaren, Arteriolen, Schweißdrüsen und Mm. arrectores pilorum. Schließlich kann der Papillarkörper des oberen Koriums ganz ausgefüllt werden. Die hyalinen Massen sind zwischen kollagenen und elastischen Fasern eingelagert. Mit Fettfarbstoffen können in Gefrierschnitten extrazelluläre Lipide in den Hyalinablagerungen nachgewiesen werden (daher: *Lipoidproteinose*). Das hyaline Material enthält an Kohlenhydraten reiche Substanzen und zeigt daher eine sehr starke positive PAS-Reaktivität. Nachweismethoden für Amyloid sind negativ. Größere Mengen eines sauren Mukopolysaccharides (Keratosulfat) wurden im Hyalin nachgewiesen. Sicher handelt es sich chemisch um präzipitierte Glykoproteine.

Verlauf und Prognose. Meist ist die Erkrankung bis zum frühen Erwachsenenalter progressiv. Die Allgemeinprognose ist gut, obwohl örtliche Störungen, wie Beteiligung des Larynx, zu Schwierigkeiten führen können.

Diagnose. Einfach, wenn man sich von dem Leitsymptom Heiserkeit mit Beginn im Kindesalter leiten läßt und nach Haut- und Schleimhautveränderungen sowie intrakraniellen Verkalkungen sucht.

Differentialdiagnose. Wichtig ist die Abgrenzung der symptomatischen Hyalinosis cutis bei Protoporphyria erythropoetica; hier fehlen stets Schleimhautveränderungen. Auch bei Plasmozytom mit monoklonaler Ig-λ-Gammopathie wurde symptomatische Hyalinose bekannt. Im Gesicht ist Abgrenzung vom Kolloidmilium erforderlich, bei welchem sich aus den etwas weicheren papulösen Einlagerungen beim Einritzen der Haut eine fadenziehende geleeartige Masse entleert. Entfernt ist auch an Skleromyxödem zu denken.

Therapie. Da die Ablagerungen einer wirksamen Therapie nicht zugänglich sind, bleibt nur chirurgische Entfernung funktionell störender Veränderungen, wie beispielsweise bei Sitz an Stimmbändern. Über die günstige Wirkung von oral verabreichtem Dimethylsulfoxid (DMSO) wurde berichtet.

Lipoidproteinose bei Lichtempfindlichkeit

Bei Patienten mit *Protoporphyria erythropoetica* besteht eine ausgesprochene Lichtempfindlichkeit. Diese äußert sich besonders im Frühling in Form entzündlicher Reaktionen in lichtexponierten Hautbereichen (Gesicht, Halsausschnitt, Hände, Unterarme). Hier kann es im Verlauf zu Erscheinungen kommen, die der Lipoidproteinose sehr ähnlich sind. Dies gilt besonders für die wie gepflastert wirkenden papuloverrukösen Veränderungen an den Streckseiten der Finger, den Fingerkanten, an den Ellbogen und besonders im Nasenbereich.

Schleimhautveränderungen und innere Organveränderungen fehlen stets.

Pathogenese. Bedeutsam ist porphyriebedingte Lichtentzündung der Haut. Möglicherweise werden im Verlauf der Regeneration von Blutgefäßen und der dermoepidermalen Verbundzone bestimmte chemische Bestandteile der Basalmembran aus der Lamina densa in zu großen Mengen gebildet und abgelagert.

Histopathologie. Wie bei Lipoidproteinose (Urbach-Wiethe-Syndrom). Immunpathologisch wurde die Amyloid-P-Komponente in den Ablagerungen nachgewiesen. Vielleicht spielt auch Laminin eine Rolle.

Diagnose. In jedem Verdachtsfall Untersuchung auf erythropoetische Protoporphyrie, aber auch auf Porphyria cutanea tarda.

Therapie. Behandlung der Grundkrankheit.

Weiterführende Literatur

Haneke E, Hornstein OP, Meisel-Stosiek M et al. (1985) Hyalinosis cutis et mucosae in siblings. Human Genetics 48:342–345

Haußer I, Biltz S, Rauterberg B et al. (1991) Hyalinosis cutis et mucosae (Morbus Urbach-Wiethe) - Ultrastrukturelle und immunologische Merkmale. Hautarzt 42:28–33

Helm D von der, Ring J, Schmoeckel C et al. (1989) Erworbene Hyalinosis cutis et mucosae bei Plasmozytom mit monoklonaler IgG-lambda-Gammopathie. Hautarzt 40:153–157

Hofer PA, Larsson PA, Ek B et al. (1974) A clinical and histopathological study of twenty-seven cases of Urbach-Wiethe disease. Dermatologic, gastroenterologic, neurophysiologic, ophthalmologic, and Roentgen-diagnostic aspects, as well as the results of some clinicochemical and histochemical examinations. Acta Pathol Microbiol Scand [A] Suppl 245:1–87

Ishibashi A (1982) Hyalinosis cutis et mucosae. Defective digestion and storage of basal lamina glycoprotein synthesized by smooth muscle cells. Dermatologica 165:7–15

Lehmann P, Scharffetter K, Kind P et al. (1991) Erythropoetische Protoporphyrie: Synopsis von 20 Patienten. Hautarzt 42:570–574

Meenan FOC et al. (1978) Lipoid proteinosis: a clinical, pathological, and genetic study. Q J Med 47:549–562

Newton JA, Rasbridge SR, Temple A et al. (1991) Lipoid proteinosis – new immunopathological observations. Clin Exper Dermatol 16:350–354

Urbach E (1933) Kutane Lipoidosen. Dermatol Z 66:371–386

Walt JJ van der, Heyl T (1971) Lipoid proteinosis and erythropoetic protoporphyria. Arch Dermatol 104:501–507

Wiethe C (1924) Kongenitale, diffuse Hyalinablagerungen in den oberen Luftwegen, familiär auftretend. Z Hals-Nasen-Ohrenheilkd 10:359–362

Wong CK, Lin CS (1988) Remarkable response of lipoid proteinosis to oral dimethyl sulphoxide. Br J Dermatol 119:541–544

Kapitel 43 Hauterkrankungen durch Störungen im Glykosaminoglykanstoffwechsel

Inhaltsverzeichnis

Hereditäre Mukopolysaccharidosen	1165
Muzinosen (Myxodermien)	1166
Dermale Muzinosen	1168
Muzinosen bei Hypothyreose	1168
Diffuses Myxödem	1168
Zirkumskriptes Myxödem	1169
Muzinosen bei Hyperthyreose	1169
Prätibiales Myxödem	1169
EMO-Syndrom	1170
Muzinosen bei Euthyreose	1171
Lichen myxoedematosus	1171
Akrale persistierende papulöse Muzinose	1172
Skleromyxödem	1172
Mucinosis erythematosa reticularis	1173
Epitheliale Muzinosen	1174
Mucinosis follicularis	1174
Idiopathische Mucinosis follicularis	1175
Symptomatische Mucinosis follicularis	1176
Weiterführende Literatur	1176

Die extrazelluläre Matrix der Dermis besteht aus Kollagenfasern, elastischen Fasern, Mikrofibrillen und aus einer interfibrillären Grundsubstanz, die Proteoglykane, Glykoproteine, Wasser und Salze enthält. Die Proteoglykane bestehen aus Glykosaminoglykanen (früher Mukopolysaccharide genannt), die an ein Coreprotein gebunden sind. Glykosaminoglykane sind lange Polysaccharidketten, die aus sich wiederholenden Disaccharideinheiten gebaut und unterschiedlich stark sulfatiert sind. Der Glykosaminoglykananteil der Dermis ist hoch, er beträgt etwa 0,1–1,0 mg/g Trockengewicht der Haut. Die häufigsten Glykosaminoglykane in der Haut sind Hyaluronan (früher Hyaluronsäure), Dermatansulfat, Chondroitin-4-Sulfat und Chondroitin-6-Sulfat. In kleineren Mengen findet man Heparansulfat und Heparin. Die quantitative Zusammensetzung der Glykosaminoglykane in der Haut beim Menschen schwankt individuell je nach Hautregion, Alter und Geschlecht. Die Haut des Erwachsenen enthält relativ wenig Hyaluronan und mehr sulfatierte Glykosaminoglykane, während die Wharton-Sulze der Nabelschnur sehr viel Hyaluronan und relativ wenig andere Glykosaminoglykane enthält. Die Glykosaminoglykane und Proteoglykane der Dermis sind wichtig für die Aufrechterhaltung des Wasser- und Salzstoffwechsels der Haut. Sie sind hydrophil, stark negativ geladen und bilden hydratierte Gele, indem sie große Mengen Wasser und aktive Kationen binden. Wegen der hohen Wasser- und Salzbindungskapazität füllen die Glykosaminoglykane den extrazellulären Raum aus und leisten damit eine gute Druckresistenz im Gegensatz zu den Kollagenfasern, welche für die Elastizität und Resistenz gegen Reiß- und Scherkräfte verantwortlich sind. Wegen ihrer hydratierten Organisation erlauben die Glykosaminoglykane eine schnelle Diffusion von wasserlöslichen Molekülen durch die extrazelluläre Matrix der Dermis. Es gibt auch Hinweise dafür, daß Hyaluronan eine spezielle Funktion bei der Wundheilung und in der Regulation von Zellmigration spielt. Der Stoffwechsel des mesenchymalen Bindegewebes der Dermis ist von hormonellen Einflüssen abhängig, wie pathologische Veränderungen des Glykosaminoglykanstoffwechsels der Haut mit Anreicherung von Glykosaminoglykanen bei endokrinen Störungen und manchen Dermatosen zeigen können. Die Glykosaminoglykane werden von Fibroblasten synthetisiert; bei hereditären Störungen im Glykosaminoglykanstoffwechsel kann es im Gewebe solcher Patienten zu Ablagerungen größerer Mengen von Glykosaminoglykanen kommen. Es ist noch nicht bekannt, ob es sich hier bei allen Fällen um Defekte in der Synthese, oder auch im Abbau von Glykosaminoglykanen und Proteoglykanen handelt.

Traditionell wurden alle Krankheiten, bei denen Störungen des Glykosaminoglykanstoffwechsels vorliegen, nach der früheren Bezeichnung der Glykosaminoglykane *Mukopolysaccharidosen* benannt. Weil die gesamte medizinische Literatur noch diese Bezeichnung benützt, werden die Krankheiten auch in diesem Kapitel als Mukopolysaccharidosen bezeichnet.

Hereditäre Mukopolysaccharidosen

Diese Erbkrankheiten sind klinisch besonders charakterisiert durch Ausscheidung größerer Mengen von Dermatansulfat, Heparansulfat oder Keratansulfat im Urin sowie Ablagerung derselben Glykosaminoglykane in verschiedenen Geweben und Zellen. Bereits in früherer Kindheit kommt es bei den Betroffenen zu klinischen Symptomen. Auch der Nachweis metachromatisch färbbaren Materials im Zytoplasma von Lymphozyten ist bei manchen dieser genetischen Mukopolysaccharidosen gelungen und zu einer dia-

Tabelle 43.1. Pränatal bestimmbare Stoffwechseldefekte
(Nach Schwanitz 1989)

Lipidosen
GM-1-Gangliosidose (Typ 1–4)
GM-2-Gangliosidose (Typ 1–3)
Morbus Gaucher
Morbus Niemann-Pick
Morbus Krabbe
Morbus Fabry
Metachromatische Leukodystrophie
Morbus Refsum
Morbus Wolman

Mukopolysaccharidosen
Typ I	Morbus Pfaundler-Hurler
Typ II	Morbus Hunter
Typ III A–C	Morbus Sanfilippo A–C
Typ V	Morbus Scheie
Typ VI	Morbus Maroteaux-Lamy
Typ VII	Glukuronidasemangel

Mukolipidosen
Mukolipidose II (I-cell-disease)
Mukolipidose III

Störungen des Kohlenhydratstoffwechsels
Galaktosämie,
Galaktokinasemangel
Glykogenose Typ II (Morbus Pompe)
Glykogenose Typ III (Morbus Cori)
Glykogenose Typ IV (Morbus Andersen)
Glukose-6-Phosphatase-Mangel
Pyruvatdecarboxylasemangel
α-Fukosidase-Mangel
α-Mannosidase-Mangel

Störungen des Aminosäurestoffwechsels
Zystinose
Ahornsirupkrankheit
Zitrullinämie
Methylmalonazidurie (Typ 1–4)
Homozystinurie
Hypervalinämie
Hyperlysinämie
Propionazidämie
Argininsukzinazidurie
Histidinämie

Sonstige Stoffwechselstörungen
Lesch-Nyhan-Syndrom
Saure-Phosphatase-Mangel
Adrenogenitales Syndrom
β-Thalassämie
Sichelzellenanämie
Xeroderma pigmentosum

gnostischen Methode ausgebaut worden. In kultivierten Fibroblasten sind diese genetischen Störungen ebenfalls nachweisbar.
Das ermöglicht die *pränatale Diagnostik* solcher und anderer vererbter Stoffwechseldefekte durch Amniozentese (s. Tabelle 43.1).

Klinik der hereditären Mukopolysaccharidosen. Hereditäre Mukopolysaccharidosen äußern sich durch Veränderungen im Skelettsystem, besonders des Gesichtschädels, Trübungen der Kornea, Hepatosplenomegalie und Gefäßveränderungen.

Hauterscheinungen. Die Haut ist oft verdickt durch Einlagerungen von Glykosaminoglykanen. Vielfach besteht Neigung zur Hypertrichose, einem Symptom, das auch bei umschriebenen Myxodermien vorkommt. Typisch sind ferner elfenbeinweiße Knötchen oder Leisten symmetrischer Ausprägung zwischen den Winkeln der Schulterblätter und im Bereich der hinteren Axillarfalte. Die einzelnen Knötchen haben eine Größe von 1–10 mm und können auch zu größeren Arealen konfluieren. Manchmal sieht man auch an den Ober- und Unterarmen, in der Pektoralisregion sowie an den Glutäen gleichartige Veränderungen. Mehr diffuse Verdickung der Haut der Finger kann an Akrosklerose denken lassen. Die abnorme Behaarung ist auffallend; meistens fehlt aber nach der Pubertät das Auftreten von Haaren im Bereich von Mons pubis und Axillen.

Diagnose. Bei Verdacht sollte der kleine Patient einer Kinderklinik zugewiesen werden. Der Urin wird auf Glukosaminoglykane mittels Toluidinblau getestet (Metachromasie ist typisch). Auch der Cetyltrimethylammoniumbromid-Trübungstest und der Cetylpyridiniumchlorid-Trübungstest für Untersuchungen des Urins auf Glykosaminoglykane ergeben informative Werte. Zu den Untersuchungen gehört auch der Nachweis einer Speicherung von Glykosaminoglykanen in Blutzellen (Lymphozyten, Granulozyten). Bei begründetem Verdacht: Enzymbestimmungen in Fibroblasten, Leukozyten oder Serum.

Therapie. Noch keine wirksame Behandlungsmethode bekannt. Versuch mit Enzymübertragung.

Muzinosen (Myxodermien)

Muzinosen oder Myxodermien der Haut sind gekennzeichnet durch Anreicherung von fadenziehendem schleimartigen Material der Haut (griechisch μῦχα =

Tabelle 43.2. Hereditäre Mukopolysaccharidosen (MPS)

MPS	Eponym	Manifestationsalter (Jahre)	Wachstumsstörung	Gelenkkontrakturen	Knochendysplasie	Gargoylismus	Hornhauttrübung	Hepatomegalie	Intelligenzdefekte	Mukopolysaccharidurie	Hauptsächlich betroffenes Glykosaminoglykan	Enzymdefekt	Erbmodus (1 autosomalrezessiv, 2 X-rezessive)
MPS IH	Hurler	1	++	++	+++	++	+	+++	++/+++	+	Dermatansulfat und Heparansulfat	α-L-Iduronidase	1
MPS IS	Scheie	5–7	–/+	+	+	–	+/++	–/+	–	–/+	Dermatansulfat und Heparansulfat	α-L-Iduronidase	1
MPS II	Hunter	1									Dermatansulfat und Heparansulfat	Iduronat-2-sulfat-Sulfatase	2
– Schwer			+	+	+/++	+	–	+	++	+			
– Mild		4–6	+	+	+	+	–	+	–/+	+			
MPS IIIA	Sanfilippo A	2–4(–7)	–/+	–/+	+	–/+	–	+	+++	+	Heparansulfat	A. Heparansulfatsulfamidase	1
MPS IIIB	Sanfilippo B	2–4(–7)	–/+	–/+	+	–/+	–	+	+++	+	Heparansulfat	B. α-N-Acetylglucosaminidase	1
MPS IIIC	Sanfilippo C	2–4(–7)	–/+	–/+	+	–/+	–	+	+++	+	Heparansulfat	C. α-Acetyl-CoA:α-N-Acetylglukosamin-Transferase	1
MPS IIID	Sanfilippo D	2–4(–7)	–/+	–/+	+	–/+	–	+	++	+		D. N-Acetylglukosamin-6-sulfat-Sulfatase	1
MPS IVA	Morquio A	(1–)2	+++	+	+++	–/(+)	+	+	–	+	Keratansulfat	A. N-Acetylgalaktosamin-6-sulfat-Sulfatase/Galaktose-6-Sulfatase	1
MPS IVB	Morquio B	(1–)2	+	+	+++	–	+	–	–	+	Keratansulfat und Chondroitin-6-sulfat	B-Galaktosidase	1
MPS V	(MPS IS)												
MPS VI	Maroteaux-Lamy												
– Schwer		2–3	++	+	++	–/+	+	+	–	+	Chondroitin-6-sulfat und Dermatansulfat	N-Acetylgalaktosamin-4-sulfat-Sulfatase (Arylsulfatase B)	1
– Mild		6–7	+	+	+	–/+	+	+	–	+			
MPS VII	Sly	2	+/–	–	–/+	–/+	–/+	++	+	+?	Chondroitin-6-sulfat, Dermatansulfat und Heparansulfat	β-Glukuronidase	1

Schleim; lateinisch mucus). Diese Schleimsubstanzen bestehen aus Bausteinen der dermalen Grundsubstanz, den Glykosaminoglykanen in Proteinbindung, den *Proteoglykanen.* Die Glykosaminoglykane sind unterschiedlich stark sulfatiert; je mehr Sulfat ein Molekül enthält, desto saurer ist es. Früher wurde daher von sauren und neutralen Mukopolysacchariden gesprochen; diese Begriffe werden heute durch stark oder wenig sulfatierte Glykosaminoglykane ersetzt. Stark sulfatiert sind beispielsweise Heparin, Dermatansulfat oder Chondroitin-6-Sulfat, während Hyaluronan nicht sulfatiert ist und damit neutraler reagiert. Das färberische und histochemische Verhalten dieser Substanzen hängt von ihrer chemischen Struktur ab. Hyaluronan färbt sich nur schwach mit der PAS-Reaktion (Perjodsäure-Schiff-Reaktion). Heparin und Dermatansulfat sind PAS-negativ, wenig sulfatierte Glykosaminoglykane und Glykoproteine zumeist PAS-positiv. Mit der Hale-Reaktion oder der Alzianblaufärbung lassen sich alle sulfatierten Glykosaminoglykane im Gewebeschnitt färberisch darstellen. Hyaluronan ist im histologischen Schnitt verdaubar mit bakteriellen und testikulären Hyaluronidasen, Dermatansulfat nur mit testikulärer Hyaluronidase. Wichtig ist, bei Verdacht auf Myxodermien das exzidierte Gewebe nicht wie üblich mit Formalin (Herauslösung der wasserlöslichen Mukoide), sondern in absolutem Alkohol mit 1% Formalin zu fixieren.

Klassifikation der Muzinosen
Dermale Muzinosen
Muzinosen bei Hypothyreose
- Diffuses Myxödem
- Zirkumskriptes Myxödem

Muzinosen bei Hyperthyreose
- Prätibiales Myxödem

Muzinosen bei Euthyreose
- Lichen myxoedematosus, papulöse Muzinose
- Skleromyxödem
- Retikuläre erythematöse Muzinose
- Plaqueartige kutane Muzinose

Epitheliale Muzinosen
Mucinosis follicularis

Sekundäre Muzinosen
Sekundäre dermale Muzinosen
- Entzündliche Erkrankungen wie Ekzem, Psoriasis, Lupus erythematodes, Dermatomyositis, Morbus Degos, mesenchymale Tumoren (Fibrom, Lipom, Liposarkom, Myxosarkom, Synovialzysten), mukoides Schweißdrüsenödem

Sekundäre epitheliale Muzinosen
  Basaliom

Eine Reihe von innersekretorischen und auch enzymatischen Faktoren vermögen die mesenchymale interfibrilläre Grundsubstanz der Haut qualitativ und quantitativ zu beeinflussen. Besonders gut untersucht ist der Einfluß von Schilddrüsenhormon und übergeordneten Hormonen auf die interfibrilläre Grundsubstanz der Haut. Bei pathologischen Zuständen in der Funktion dieses endokrinen Systems kann es zur Vermehrung von mesenchymalen Grundsubstanzen in der Haut kommen. Bei anderen Muzinosen liegt die Störung in der Haut selbst.

Dermale Muzinosen

Primäre dermale Muzinosen sind gekennzeichnet durch vermehrte Einlagerung von Proteoglykanen in der mesenchymalen interfibrillären Grundsubstanz im dermalen Bindegewebe; die Epidermis bleibt frei. Die Folge davon ist, daß das histologische Bild in diesen Fällen der Wharton-Sulze der Nabelschnur ähnlich ist, mit reichlicher Einlagerung von schleimartigem Material und verhältnismäßig wenigen Kollagenfasern.

Muzinosen bei Hypothyreose

Hier ist eine zu geringe Schilddrüsenfunktion die wesentliche Ursache für die Anreicherung interfibrillärer Grundsubstanz in der Haut.

Diffuses Myxödem
[Ord 1878]

Synonyme. Echtes Myxödem, diffuse Myxodermie bei Hypothyreose

Definition. Ansammlung von Glykosaminoglykanen und Flüssigkeit in der Haut infolge Unterfunktion der Schilddrüse.

Ätiopathogenese. Die Unterfunktion der Schilddrüse kann ausgelöst werden durch mangelhafte Hormonsynthese auf dem Boden einer angeborenen (*primäres Myxödem*) oder einer erworbenen (*sekundäres Myxödem*) Störung, so nach operativen Eingriffen an der Schilddrüse oder nach ^{131}J-Behandlung, ferner durch unzureichende Thyreotropinstimulierung oder Störungen der biosynthetischen Aktivität infolge entzündlicher oder anderer Schilddrüsenveränderungen.

Klinik. Besonders an den Akren sieht man eine trokkene, fahle, wachsartig und gedunsen wirkende Haut. In die plastisch ödematisierte Haut lassen sich nicht wie bei anderen Ödemen Dellen eindrücken, weil das im Korium vermehrte Grundsubstanzmaterial Wasser nur in gebundener Form enthält. Auch das Gesicht wirkt, besonders an den Lidern, gedunsen. Bemerkenswert ist die leicht gelblichweißliche Hautfarbe mit Intensivierung im Nasolabialbereich, an den Palmae und Plantae. Diese ist bedingt durch sekundäre Karotinämie bei Patienten mit Myxödem. Die Haut wirkt stellenweise diffus hyperkeratotisch und kann follikuläre Keratosen aufweisen. Universelle ichthyosiforme Veränderungen sind möglich. Die Talgdrüsenfunktion ist gering: Sebostase (Asteatose). Nicht selten klagen die Betroffenen über Parästhesien und Dysästhesien (Brennen, Stechen) an Händen und Füßen.

Histopathologie. Im Korium reichlich Grundsubstanzmaterial vom Typ Hyaluronan und Dermatansulfat, besonders im oberen Korium um Haarfollikel und Blutgefäße.

Verlauf. Rückbildung unter Substitutionsbehandlung.

Therapie. Endokrinologische Klärung, ob es sich um ein primäres oder sekundäres Myxödem handelt; danach Substitutionsbehandlung.

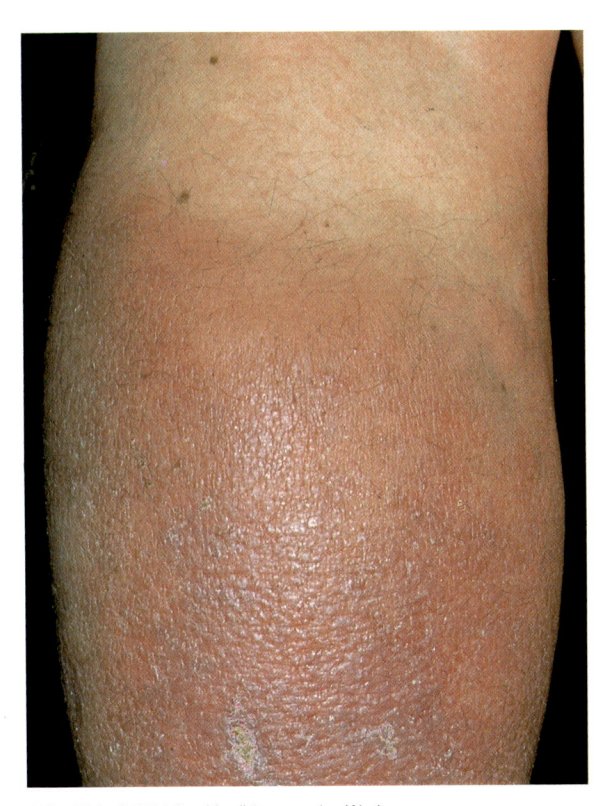

Abb. 43.1. Prätibiales Myxödem an der Wade

Zirkumskriptes Myxödem

[Jadassohn und Dössekker 1916]

Synonyme. Zirkumskripte Myxodermie bei Hypothyreose, Myxoedema tuberosum

Klinik. Bei stärkerer Hypothyreose meist primärer Art finden sich gelegentlich anstatt eines typischen diffusen Myxödems oder auch zusätzlich umschriebene, derbe, plattenartige hautfarbene Infiltrationen oder teigig umschriebene elephantiastische Schwellungen an Extremitäten oder Genitale. Auch solitäre Gesichtsödeme, ferner derb-elastische, hautfarbene, knotige oder mehr diffuse Schwellungen im Gesicht, die an Lepra erinnern, wurden beschrieben.

Histopathologie. Wie bei diffusem Myxödem.

Prognose. Günstig bei Substitutionsbehandlung.

Therapie. Endokrinologische Diagnostik und Substitutionstherapie.

Muzinosen bei Hyperthyreose

Bei Hyperthyreose oder Thyreotoxikose wirkt die Haut warm und feucht. Nicht selten findet man persistierende Erytheme im Gesicht, an Ellenbogen und Handinnenflächen. Am Kapillitium tendieren die Haare zur Verdünnung und Lichtung: diffuse telogene Alopezie bei Hyperthyreose. Vielfach findet man Onycholyse; der freie Nagelrand wird wellenförmig und ist nach oben abgebogen. Prätibiale Ödeme sind ein weiteres Zeichen.
Kasuistische Beobachtungen deuten darauf hin, daß generalisierter Pruritus, Urticaria chronica und Alopecia areata häufiger bei Thyreotoxikose vorkommen. Exakte Statistiken liegen nicht vor.

Prätibiales Myxödem

Synonyme. Myxoedema circumscriptum symmetricum praetibiale, Myxodermia circumscripta praetibialis, zirkumskriptes prätibiales Myxödem (Trotter und Eden 1942), Myxoedema circumscriptum thyreotoxicum (Cohen 1946)

Definition. Klinisch charakteristische prätibiale dermale Einlagerungen von proteingebundenen Glykosaminoglykanen bei Patienten mit Hyperthyreose, aber auch nach Thyreoidektomie.

Vorkommen. Nicht selten; Gynäkotropie.

Ätiopathogenese. Man nimmt an, daß die Pathogenese des Exophthalmus bei Thyreotoxikose identisch ist mit derjenigen des prätibialen Myxödems. Beiden Symptomen liegt eine Anreicherung mesenchymaler interfibrillärer Grundsubstanz, besonders Hyaluronan im Hautgewebe zugrunde. Oft bilden sich auch beide Veränderungen nach Strumektomie nicht zurück. Aus diesem Grunde hat man überlegt, ob dafür nicht TSH (thyreotrophes Hypophysenvorderlappenhormon) oder der aus diesem isolierte EPF (exophthalmusproduzierender Faktor, Dobyns und Wilson 1954) maßgebend sein könnte. Auch an TSH-produzierende Tumoren ist zu denken, ebenso an Antigen-Antikörper-Reaktion mit einem TSH-Rezeptor-Antikörper.

Nachdem sich die Veränderungen aber auch erst nach Exstirpation oder Bestrahlung der Hypophyse ausbilden können, wird in pathogenetischer Beziehung neuerdings an die Auswirkung von LATS (long acting thyroid stimulator) gedacht. Es handelt sich dabei um ein Immunglobulin der 7-S-Klasse (IgG), welches sich in vitro mit Schilddrüsenmikrosomen verbindet und im Blut von mehr als der Hälfte der Patienten mit Exophthalmus, prätibialem Myxödem und Akropachie beobachtet wurde.

Klinik. Bei Patienten mit Hyperthyreose, Basedow-Krankheit, aber auch nach Thyreoidektomie oder medikamentöser Behandlung mit Thyreostatika kommt es zunächst zur Entwicklung *prätibialer Ödeme*, die auf lokaler Anreicherung wasseraufnehmender Glykosaminoglykane beruhen. Langsam entwickeln sich symmetrisch an den Unterschenkelstreckseiten kissenartige, derbe, gelblichrosafarbene oder mehr weißlichgraue Anschwellungen. Infolge von Schleimeinlagerungen im oberen Bindegewebe werden die Talgdrüsenhaarfollikel nach unten abgedrückt. Dadurch sind die Haarfollikelostien trichterförmig eingezogen und liefern an der Oberfläche der Hautveränderungen einen sehr typischen apfelsinenschalenartigen Aspekt (peau d'orange). Auffällig ist auch die in erkrankten Hautbezirken vorhandene *Hypertrichose.* Hals, Schultern oder Arme sind extrem selten betroffen. Die Erscheinungen können sehr massiv werden und einer Elephantiasis nostras mit hyperkeratotischen Auflagerungen ähnlich sehen. Spontane Ulzeration kommt nicht vor. Gelegentlich posttraumatische Keloidneigung.

Histopathologie. Reichliche Ansammlung von alzianblau-positivem Material im oberen Bindegewebe. Histochemisch stark sulfatierte Glykosaminoglykane, aber auch Hyaluronan. Daneben reichlich Fibroblasten, aber nur ein reduziert wirkendes fein- und kurzfaseriges Kollagennetz.

Verlauf. Die Veränderungen bilden sich nicht in jedem Falle bei entsprechender Behandlung unter Normalisierung der Schilddrüsen- oder Hypophysenfunktion zurück. Auch Rezidivneigung ist gegeben.

Therapie. Schwierig. Wesentlich ist die Therapie der Grundkrankheit.
Innerlich. Glukokortikoide sind in der Behandlung des Exophthalmus manchmal wirksam, bei den Hauterscheinungen nur von morbostatischem Effekt. Eventuell Cyclosporin A.
Äußerlich. Versuch mit Injektion von intrafokaler testikulärer Hyaluronidase, welche Hyaluronan und sulfatierte Glykosaminoglykane abbaut. Auch örtlich Glukokortikoide unter Plastikfolienokklusion sowie Injektion verdünnter Glukokortikoidkristallsuspension [Triamzinolonazetonid (Volon)] wurden empfohlen, desgleichen längerfristig Kompressionsverbände und apparative Lympha-mat-Therapie. Bei ausgedehntem Befund Versuch operativer Behandlung.

EMO-Syndrom

[Thomas 1933]

Definition. Es handelt sich um die sehr seltene Symptomkombination von Exophthalmus, prätibialem Myxödem und Osteoarthropathie. Die Erstbeschreibung geht auf Thomas 1933, die Bezeichnung EMO-Syndrom auf Braun-Falco und Petzoldt (1967) zurück. Im englischsprachigen Bereich ist die Erkrankung als *Diamond-Syndrom* bekannt.

Ätiopathogenese. Unbekannt. Man denkt auch hier an eine Auswirkung von LATS, EPF oder von mikrosomalen Schilddrüsen- oder Thyreoglobulinantikörpern.

Klinik. Bei Patienten mit Hyperthyreose können sich in zeitlicher Reihenfolge Exophthalmus, prätibiales Myxödem sowie Osteoarthropathia hypertrophicans mit Trommelschlegelfingern und Uhrglasnägeln entwickeln. Die Erkrankung ist nicht an ein bestimmtes Lebensalter gebunden. Zwischen Beginn der Hyperthyreose und dem Auftreten der hypertrophischen Osteoarthropathie können Wochen bis etwa 3 Jahrzehnte liegen. Bei fast allen Patienten ging eine antithyreoidale Behandlung voraus. Die Akropathie äußert sich in Trommelschlegelfingern mit gewölbten Nägeln, Schwellungen von Händen und Füßen sowie periostaler Knochenneubildung an den Extremitäten, und hat insofern gewisse Ähnlichkeiten mit Pachydermoperiostose.

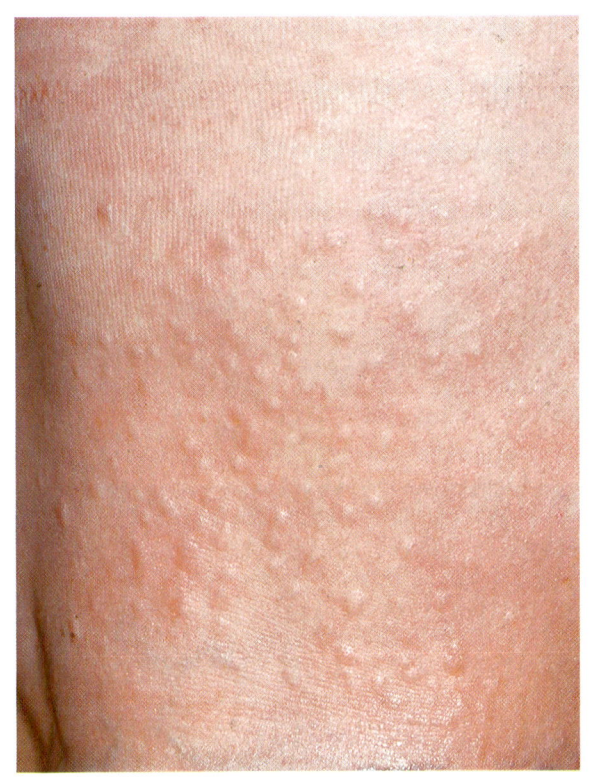

Abb. 43.2. Mucinosis papulosa am Oberschenkel

Muzinosen bei Euthyreose

Bei diesen Erkrankungen lassen sich Beziehungen zu Funktionsstörungen von Schilddrüse oder thyreotropem Hypophysenvorderlappenhormon nicht nachweisen.

Lichen myxoedematosus

[Montgomery und Underwood 1953]

Synonyme. Mucinosis papulosa seu lichenoides, Myxodermia papulosa, Lichen fibromucinoidosus

Vorkommen. Sehr selten.

Ätiopathogenese. Unbekannt. Der wesentliche pathogenetische Vorgang beruht auf einer Proliferation von Fibroblasten mit konkomitierender Anreicherung sulfatierter Glykosaminoglykane. Die Glykosaminoglykanultrastruktur weicht aber von der in normaler Haut ab. Gleichzeitiges Vorkommen von monoklonaler Gammopathie mit Plasmazellinfiltration im Knochenmark läßt an Beziehungen zum Plasmozytom (multiplem Myelom) denken und zeigt, daß es sich um mehr als isolierte Hautveränderungen handelt. Ein Serumfaktor, der in der Zellkultur Fibroblasten stimuliert, wurde beschrieben.

Klinik. Ohne Hinweis auf Störungen von Schilddrüsen- oder Hypophysenvorderlappenfunktion kommt es zu einer langsam zunehmenden Eruption papulöser bis halberbsengroßer oder mehr lichenoid wirkender weicher, gelegentlich auch prall-elastischer, hautfarbener bis gelblichweißer oder gelblichrötlicher Effloreszenzen. Sie können auch regional aggregiert sein oder konfluieren.
Prädilektionsstellen sind Arme, Rumpf und Oberschenkel.

Symptome. Subjektive Symptome fehlen. Erhöhung der Serumeiweiße mit Anreicherung von proteingebundenen Polysacchariden (Glykoproteinen) ist bemerkenswert, auch abnorme Mengen von Serumglobulinen im Sinne einer polyklonalen oder monoklonalen Gammopathie, teilweise von Plasmozytomtyp (IgG-κ) sind bemerkenswert. Gelegentlich Leberfunktionsstörungen und Plasmazellinfiltration des Knochenmarks.

Histopathologie. Neben reichlichem Vorkommen von mukoiden Substanzen vom Typ stark sulfatierter Glykosaminoglykane findet man im Gegensatz zum prätibialen Myxödem hier eine stärkere Anreicherung von Fibroblasten und Kollagen (*Fibromuzinose*). Die Kollagenbündel zeigen unregelmäßige Anordnung. Die mukoiden Substanzen sind Hale- und Alzianblaureaktiv und meist auch metachromatisch; teilweise sind sie sensitiv gegenüber testikulärer Hyaluronidase.

Prognose. Wegen der Allgemeinsymptomatik zurückhaltend zu stellen; auch die Möglichkeit von kardialen und zerebralen Insulten ist gegeben, ferner die Entwicklung monoklonaler Gammopathie. Selten wurde Spontanregression beobachtet.

Differentialdiagnose. Andere knötchenförmige Eruptionen wie disseminiertes Granuloma anulare, Noduli rheumatosi oder „collagénomes éruptives" lassen sich leicht abgrenzen. Symptomatisch kommt Mucinosis papulosa bei Lupus erythematodes der Haut vor. Möglicherweise ist die akrale persistierende papulöse Muzinose nur als Sonderform zu betrachten.

Therapie. Schwierig und wenig zufriedenstellend.
Innerlich. Versuch mit Glukokortikoiden und Immunsuppressiva. Alkylanzien wie Chlorambucil (Leukeran, 2–6 mg tgl.) wurden als besonders wirksam empfohlen. Auch Cyclophosphamid, aromatische Retinoide (Acitretin) und Chloroquin werden versucht.

Äußerlich. Versuch mit intraläsionalen Injektionen von testikulärer Hyaluronidase oder verdünnter Glukokortikoidkristallsuspension (z. B. Volon). Wo möglich Exzision, Dermabrasion oder Behandlung mit CO_2-Laser.

Akrale persistierende papulöse Muzinose
[Rongioletti, Rebora und Crovato 1986]

Synonyme. Fibrosis papulosa acralis persistens, acral persistent papular mucinosis

Definition. Es wird diskutiert, ob diese Muzinose nicht eine besondere klinische Variante des Lichen myxoedematosus darstellt, zumal auch Paraproteine im Serum eines solchen Patienten nachgewiesen wurden.

Klinik. Hauptsächlich bei Frauen kommt es zum symmetrischen Auftreten von locker disseminierten, haut- oder elfenbeinfarbenen, manchmal auch leicht geröteten kalottenförmigen, weichen Papeln von 3–5 mm Durchmesser, die ausschließlich an den Handrücken und den Streckseiten der Handgelenke, gelegentlich auch lokal am distalen Unterarm lokalisiert sind.

Histopathologie. Gut umschriebene Muzinansammlung im oberen Stratum reticulare mit dünnen Kollagenfasern und gelegentlich vermehrten Fibroblasten.

Verlauf. Spontan über Jahre.

Skleromyxödem
[Arndt und Gottron 1954]

Synonym. Arndt-Gottron-Syndrom

Definition. Chronische sklerodermiforme Erkrankung mit pathognomonischer elefantenhautartiger Hautverdickung, lichenoiden Papeln und Gammopathie.

Vorkommen. Sehr selten. Gynäkotropie.

Ätiopathogenese. Es handelt sich wahrscheinlich um eine dem Lichen myxoedematosus nahestehende Erkrankung, bei der es zusätzlich zu diffuser Einlagerung von mukoiden Substanzen und starker fibroblastischer Aktivität kommt. Bemerkenswert ist das Vorkommen von abnormen Mengen von Immunglobulinen vom Typ IgG, die fast immer leichte Ketten vom λ-Typ besitzen. Bedeutsam in diesem Zusammenhang ist ferner die Hyperplasie von Plasmazellen im Knochenmark, die möglicherweise für die Bildung dieser abnormen Immunglobuline, d. h. die Gammopathie, verantwortlich sind. Bei einem Patienten mit Skleromyxödem konnte ein multiples Myelom festgestellt werden. Die pathologischen Immunglobuline findet man auch um Kollagenfasern im Bindegewebe, so daß nicht nur die Haut, sondern auch Muskulatur, Myokard und Gefäße betroffen sind. Möglicherweise führt die Ablagerung von pathologischen Immunglobulinen zur Anregung der Synthese von Glykosaminoglykanen und auch von Kollagen. Experimentell konnte gezeigt werden, daß Patientenserum die DNS-Synthese und Proliferation von Fibroblasten stimuliert.

Klinik. Das klinische Bild des Skleromyxödems ist hauptsächlich durch eine Trias von Symptomen charakterisiert: sklerodermieartiges Erscheinungsbild, elefantenhautartige Dick- und Weithäutigkeit sowie lichenoide Papeln.

Sklerodermieartiges Erscheinungsbild. Bei der Distanzbetrachtung der Patienten wird man infolge der diffusen Verdickung der Gesichtshaut mit mimischer Starre und gleichartigen Veränderungen an den dista-

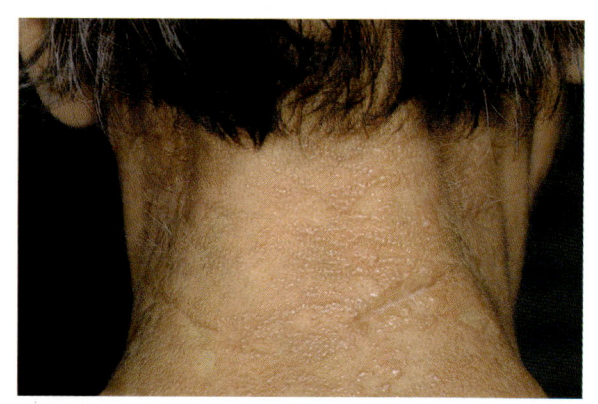

Abb. 43.3. Skleromyxödem

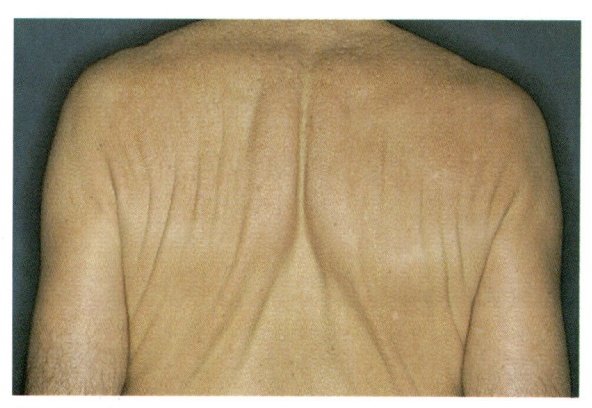

Abb. 43.4. Skleromyxödem

len Extremitätenanteilen an eine progressive diffuse Sklerodermie vom Typ der Akrosklerodermie erinnert.

Elefantenhautartige Verdickung und Verhärtung der Haut. Diese betrifft das gesamte Hautorgan oder große Teile davon. Die Haut ist zu dick und zu weit; sie ist nur in groben Falten abhebbar. Diffuse Hyperpigmentierung der Haut ist typisch.

Lichenoide Papeln. Multiple, dichtstehende, oft in den Hautlinien angeordnete, lichenoide, hautfarbene bis weißliche harte Papeln von Stecknadelkopfgröße sind sehr typisch. Sie können isoliert stehen (besonders in Hautfalten), zeigen sonst aber oft eine auffällige Neigung zu moniliformer Anordnung und bewirken an Stellen, wo sie massiv aneinandergereiht vorkommen, das Bild einer verdickten, lichenifizierten Haut, die sich reibeisenartig anfühlt. Die elefantenhautartige Dickhäutigkeit ist zum Teil das Resultat einer diffusen, sehr dichten Aggregation lichenoider Papeln. Prädilektionsstellen sind: Stirn und seitliche Gesichtspartien, Retroaurikularregion und Nacken, aber auch Rumpf und Extremitäten.

Abnorme Immunglobuline. Monoklonale Gammopathie vom IgG-Typ mit leichten Ketten vom λ-Typ, auch vom IgM-Typ (Makroglobuline). Bemerkenswert ist auch die meist vorhandene Plasmozytose im Knochenmark, allerdings ohne sicheren Nachweis von Plasmozytomzellen.

Myokardiozerebrovaskuläre Symptomatik. Solche Patienten weisen oft zerebrale Symptome, arteriosklerotische Augenhintergrundveränderungen sowie autoptisch feststellbare Sklerosierung von Nieren- und Koronararterien auf. Entsprechend kann die klinische Symptomatik sein.
Ob es sich dabei um durch die vorhandene Gammopathie verursachte oder durch Störungen im Glykosaminoglykanstoffwechsel mitbedingte Gefäßwandschädigungen handelt, wie sie für die Hautveränderungen maßgebend sind, ist noch nicht sicher geklärt. Bemerkenswert ist auch die Beteiligung quergestreifter Muskulatur mit mukoiden Ablagerungen und plasmazellulären Infiltraten: *Skleromyxödemmyopathie* (Braun-Falco und Weidner 1970).

Symptome. Oft jucken die lichenoiden Papeln. Vielleicht ist daher die diffuse Hyperpigmentierung reaktiv zu deuten. Wichtig ist die Untersuchung der Patienten auf monoklonale Paraproteinämie vom Typ IgG (Leichte-Ketten-Krankheit) oder IgM sowie auf das Vorhandensein eines Plasmozytoms, ferner auf Leberbeteiligung, zerbrokardiovaskuläre Symptomatik und Skleromyxödemmyopathie.

Histopathologie. Die Hautveränderungen bestehen aus umschriebenen Einlagerungen mukoider Substanzen, welche Mukopolysaccharide, vor allem Hyaluronan und Dermatansulfat enthalten. Daneben findet man eine deutliche zellreiche Fibrose sowie degenerierte Bindegewebefasern mit An- und Einlagerung von Immunglobulinen in aufgequollen wirkenden Kollagenfasern und Gefäßwänden. Gelegentlich kommt es auch zu plasmazellulären Infiltrationen. Daneben Plasmozytose des Knochenmarks, mukoide und plasmazelluläre Reaktion in Muskeln sowie hyalinartige Einlagerung von Immunglobulinen in Gefäßwänden anderer Organe.

Verlauf. Die Erkrankung zeigt keine spontane Rückbildungsneigung und nimmt meist einen chronischen Verlauf über mehrere Jahre. Häufig tritt der Tod durch sekundäre Ereignisse wie Bronchopneumonie, kardiovaskuläre oder zerebrovaskuläre Insulte ein.

Diagnostische Leitlinien. Sklerodermieartiger Gesamtausdruck, elefantenhautartige Dick- und Weithäutigkeit sowie lichenoide Papeln sind charakteristisch.

Therapie. Wenig erfolgversprechend.
Innerlich. Behandlung mit Glukokortikoiden und Immunsuppressiva. Eventuell Zytostatika wie Melphalan, Methotrexat oder Cyclophosphamid wie bei Plasmozytom. Über Erfolge mit Retinoiden (Isotretinoin) oder Plasmapherese, auch in Kombination mit Zytostatika wurde berichtet.
Äußerlich. Versuch mit glukokortikoid- und heparinoidhaltigen Externa. Auch PUVA und Elektronenbestrahlung wurden empfohlen.

Mucinosis erythematosa reticularis

[Steigleder, Gartmann und Linker 1974]

Synonym. REM-Syndrom (**r**etikuläre **e**rythematöse **M**uzinose)

Definition. Verschieden geformte gering infiltrierte Erytheme an Brust und Rücken mit histochemischem Nachweis von mukoiden Substanzen im Hautbindegewebe.

Vorkommen. Meist bei Erwachsenen im mittleren Lebensalter. Gynäkotropie (2:1). Genetische oder Umwelteinflüsse ungewiß; gelegentlich Lichtempfindlichkeit.

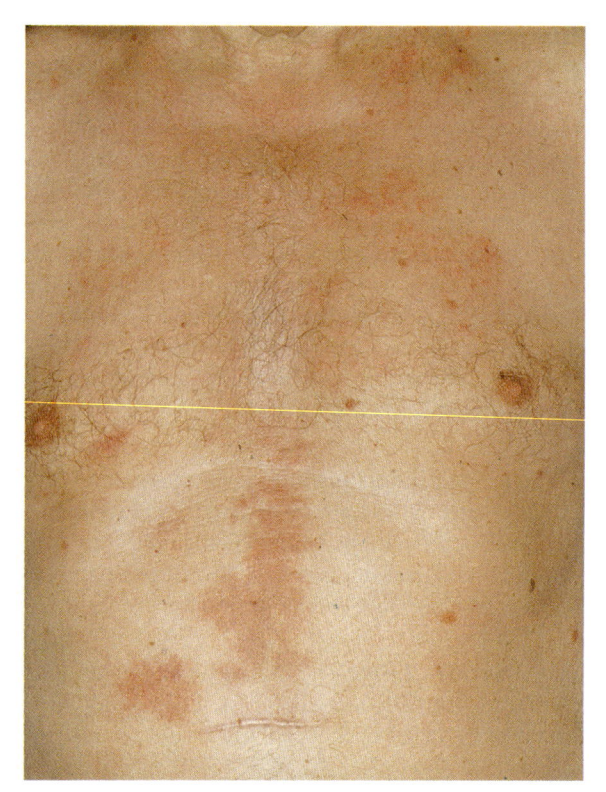

Abb. 43.5. Mucinosis erythematosa reticularis

Ätiopathogenese. Wahrscheinlich entzündliches Krankheitsbild, in dessen Verlauf es zum Auftreten histochemisch nachweisbarer mukoider Substanzen (Hale- oder Alzianblau-reaktive Glykosaminoglykane) kommt. Die Bedeutung von UV-Strahlung ist nicht klar.

Klinik. In Brust- und/oder Rückenmitte, gelegentlich auch in sonnenexponierten Bereichen wie Schultern und Armen, kommt es zur Ausbildung netzförmiger oder mehr flächenhafter, unregelmäßig, aber scharf abgesetzter persistierender Erytheme, die sich durch einen intensiven hellen Rotton von der umgebenden Haut abheben. Die Erytheme können leicht papulourtikariell eleviert sein. Schuppung, follikuläre Keratosen oder Atrophie fehlen stets.

Symptome. Gelegentlich etwas Juckreiz. Vorkommen mit Polyarthritis oder thrombozytopenischer Purpura wurde kasuistisch bekannt.

Histopathologie. Epidermis normal; hydrophische Degeneration einzelner Epidermiszellen oder geringfügige Spongiose und höchstens leichte lymphozytäre Exozytose. Deutlich perivaskulär orientiertes Rundzellinfiltrat und erweiterte Blutgefäße im oberen Stratum reticulare. Diagnostisch wichtig sind Alzianblau- oder Hale-reaktive mukoide Niederschläge im Bindegewebe, die meistens nicht metachromatisch und auch nicht PAS-reaktiv sind.

Verlauf. Chronisch über Monate; Verschlechterung durch künstliche UV- oder Sonnenbestrahlung möglich.

Differentialdiagnose. Die Abgrenzung von seborrhoischem Ekzem ist leicht, da trotz derselben Prädilektionsstellen bei REM-Syndrom epitheliale Beteiligung praktisch fehlt.
Bei der gleichartigen *plaqueartigen kutanen Muzinose* stehen plaqueförmige Veränderungen der Papeln bei gleichartiger Grundreaktion klinisch mehr im Vordergrund. Sehr selten wurde Lichtprovokation beobachtet.

Therapie
Innerlich. In einigen Fällen Erfolge mit Chloroquin (Resochin) oder Hydroxychloroquin (Quensyl).
Äußerlich. Versuch mit Glukokortikoiden.

Epitheliale Muzinosen

Bei epithelialen Muzinosen kommt es meist im Zusammenhang mit retikulärer Epithelzellendegeneration zum Auftreten stark sulfatierter Glykosaminoglykane in Haarfollikeln, Talgdrüsen und selten auch in der follikelostien-nahen Epidermis. Ob diese Substanzen von den epithelialen Zellen infolge einer Ausdifferenzierungsstörung falsch und vermehrt gebildet oder nur aus normalerweise vorhandenen chemischen Verbindungen freigesetzt werden (Mukophanerose), ist nicht definitiv geklärt.

Mucinosis follicularis
[Kreibich 1926]

Synonyme. Mucophanerosis intrafollicularis et seboglandularis (Braun-Falco 1957), Alopecia mucinosa (Pinkus 1957), Mucinosis follicularis (Jablonska et al. 1959)

Definition. Die Krankheitsbezeichnung deutet auf das führende feingewebliche Symptom hin, nämlich Auftreten von Schleim oder schleimhaltigem Ödem innerhalb degenerativ-nekrobiotisch veränderter Zellen in Talgdrüsen, äußeren Haarwurzelscheiden, ganz selten auch in der Epidermis. Diese Veränderungen sind entweder von einer entzündlichen oder lymphomartigen Reaktion begleitet.

Vorkommen. Nicht so selten. Vorwiegend am Kopf und an der oberen Körperhälfte. Über Umwelteinflüsse oder genetische Faktoren ist nichts bekannt.

Ätiopathogenese. Ätiologie unbekannt. Im Verlauf einer Exozytose von lymphozytoiden Zellen kommt es zu einer retikulären Epithelzellendegeneration mit nekrobiotischen Vorgängen, in deren Verlauf mukoide Substanzen auftreten. Letztere enthalten reichlich Glykosaminoglykane, die sich teilweise als Hyaluronan und teilweise als sulfatierte Glykane identifizieren lassen. Sie färben sich mit Toluidinblau metachromatisch und sind stark Hale-reaktiv in der Hale-PAS-Reaktion, im übrigen aber PAS-negativ. Die Frage nach der Genese dieser mukoiden Substanzen ist noch nicht sicher geklärt. Die Tatsache, daß autoradiographisch kein erhöhter ^{35}S-Sulfateinbau erfolgt, spricht für die Annahme, daß es sich eher um eine sekundäre Freisetzung derartiger Substanzen im Anschluß an Zellschädigungen besonderer Art handelt.

Klinik. Das klinische Bild ist nicht immer charakteristisch und daher die Diagnose meist zunächst nur als Verdachtsdiagnose und erst nach histologischer Untersuchung definitiv möglich. Gewöhnlich findet man im Gesicht oder am Kapillitium, seltener auch am Nacken, an den Schultern, den Extremitäten oder am Rumpf einen oder mehrere, relativ gut abgegrenzte, polsterartig flach erhabene, ödematös-infiltrierte, entzündlich-gerötete Herde mit einer festhaftenden pityriasiformen Schuppung, welche an ein nummuläres Ekzematid erinnern und gelegentlich auch jucken können. Nicht selten werden die entzündlichen Herde durch follikuläre, teilweise auch das Hautniveau überragende fadenförmige Follikelkeratosen markiert. Bei seitlichem Druck kann sich aus den Follikelmündungen ein fadenziehendes mukoides Material entleeren. Innerhalb der Herde kommt es zum Haarausfall, der nicht auffällt, wenn die Herde im Bereich von Vellushaarfollikeln sitzen. Bei Lokalisation der Herde am Kapillitium, in der Bartgegend oder an den Augenbrauen wird umschriebener Haarausfall zum führenden klinischen Symptom; daher die Bezeichnung: *Alopecia mucinosa*. Auch plötzliche Verdünnung des Kopfhaares mit diffuser Alopezie bei scheinbar normaler Kopfhaut wurde beschrieben. Gelegentlich kann auch hier erheblicher Juckreiz bestehen.

Zwei Formen von Mucinosis follicularis können unterschieden werden:

Idiopathische Mucinosis follicularis

Diese entspricht dem eben beschriebenen Krankheitsbild. Bei *subakuten Verlaufsformen* bleiben die Krank-

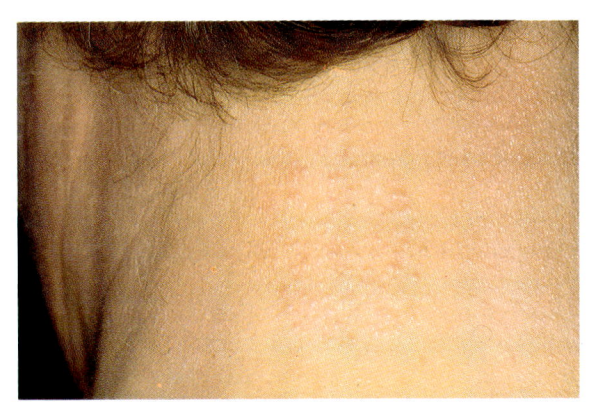

Abb. 43.6. Mucinosis follicularis, idiopathische Form

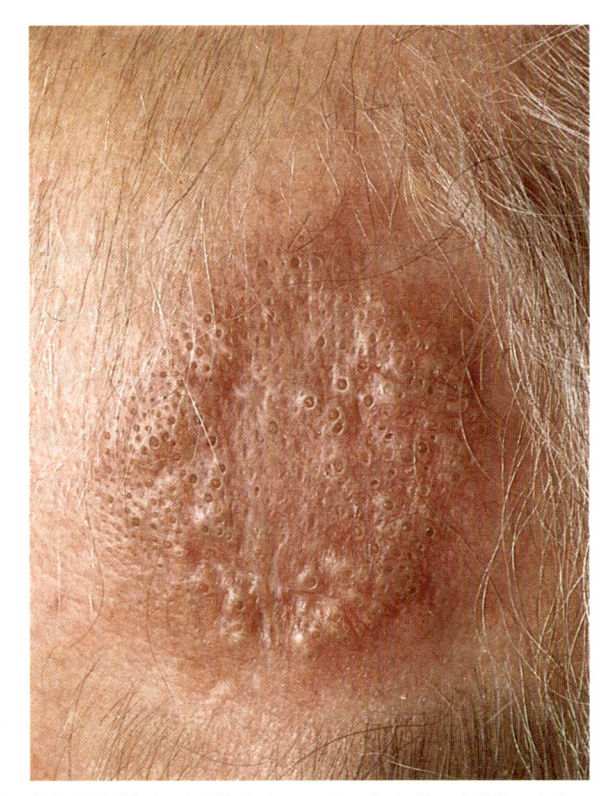

Abb. 43.7. Mucinosis follicularis, symptomatische Form bei Mycosis fungoides

heitsherde für einige Wochen oder wenige Monate bestehen und heilen dann spontan ab. Stets erfolgt die Abheilung unter Wiedereinsetzung des Haarwachstums und ohne Atrophie.

Bei mehr *chronischen Verlaufsformen* können die Herde zahlreicher sein und auch eine größere Polymorphie aufweisen. Hier findet man durchweg plaqueförmige oder knotenförmige sukkulent-entzündliche Infiltrate, manchmal auch mehr an Ekzematide erinnernde Veränderungen oder distinkte hautfarbene Knötchen, die in größeren unregelmäßigen Arealen, besonders im Schulterbereich, aggregiert sein können. Diese chronischen Verlaufsformen können über mehrere Jahre persistieren. Hier muß stets daran gedacht werden, daß Mucinosis follicularis als Symptom eines malignen Lymphoms der Haut zu gelten hat.

Symptomatische Mucinosis follicularis

Diese Form ist wesentlich häufiger als die idiopathische Form. Nach eigenen Untersuchungen ist das Verhältnis etwa 1:5. Man sollte daher eine Mucinosis follicularis als eine präneoplastische Erkrankung werten. Oft findet man die Erkrankung als typisches Hautsymptom bei malignen Lymphomen der Haut, besonders bei T-Zellymphomen wie Mycosis fungoides. Auch bei anderen Formen von malignen Lymphomen, bei Morbus Hodgkin der Haut und bei angiolymphoider Hyperplasie wurde sie bekannt. Sie wurde ebenfalls bei Lupus erythematodes beschrieben.
Die pathologischen Veränderungen im Bereich von Talgdrüsen und äußeren Wurzelscheiden sind die gleichen wie bei idiopathischer Mucinosis follicularis. Die Analyse des umgebenden dermalen Infiltrats läßt einen Rückschluß auf die Grundkrankheit zu. Nicht selten kann auch eine klinisch typische Mycosis fungoides im Infiltrations- oder Tumorstadium mit einer klinisch typischen Mucinosis follicularis zusammen vorkommen.

Histopathologie. In der äußeren Wurzelscheide des Haarfollikels oder der supraseboglandulären Follikelportion, ferner häufig in den Talgdrüsenläppchen, ganz selten auch in der Epidermis, beobachtet man eine Exozytose von lymphozytoiden Zellen des angrenzenden Infiltrats mit Entwicklung einer retikulären Epithelzellendegeneration und Auftreten von charakteristischen Spalten und pseudozystischen Hohlräumen, die mit einem mukoiden, an sauren Glykosaminoglykanen reichen Material angefüllt sind. Diese basophilen fädig-schleimigen Substanzen sind metachromatisch, Hale-reaktiv und PAS-negativ. Bei idiopathischer Muzinose ist ein mehr oder minder starkes perifollikuläres lymphohistiozytäres Infiltrat typisch, das auch reichlich Eosinophile enthalten kann. Bei symptomatischen Formen kann das Infiltrat dem der Grundkrankheit entsprechen.

Verlauf. Bei idiopathischer Form kann eine mehr akute benigne Verlaufsform, mit wenigen Herden und Spontaninvolutionstendenz innerhalb von wenigen Monaten, von einer mehr chronischen Verlaufsform mit einer größeren Zahl von Herden und größerer Ausdehnung über das Hautorgan sowie größerer Polymorphie der Einzelherde abgegrenzt werden. Solche chronischen Formen können über viele Jahre ohne irgendeinen Anhalt für eine andere Krankheit persistieren. Symptomatische Formen sind durch mangelnde Rückbildungsneigung charakterisiert.

Prognose. Diese ist mit Vorsicht zu stellen. Bei Kindern und Jugendlichen günstig mit Spontanrückbildung in Monaten bis 2–3 Jahren. Patienten mit Mucinosis follicularis sollten sorgfältig über Jahre kontrolliert werden, da auch bei den idiopathischen Formen damit gerechnet werden sollte, daß sich später doch Mycosis fungoides oder andere Formen maligner Lymphome der Haut entwickeln. Dieses Risiko wird bei Älteren mit etwa 40% eingeschätzt.

Differentialdiagnose. Mucinosis follicularis präsentiert sich in behaarten Hautpartien als zirkumskripte entzündliche Alopezie. So ergibt sich am Kapillitium die Abgrenzungsnotwendigkeit von Alopecia areata oedematosa, Tinea capitis oder umschriebener Lichenifikation am Kapillitium mit simultaner reversibler Alopezie (Braun-Falco 1960). Hier ist der haarfreie Herd allerdings stärker entzündlich verändert und wirkt lichenifiziert. An vellusbehaarten Körperpartien ist an akute Dermatitis, Exsikkationsekzematid, Tinea, seborrhoisches Ekzem, Lichen simplex chronicus am Rumpf, auch an Lichen ruber acuminatus zu denken. In jedem Fall ist, auch zur Beurteilung der Dignität, histologische Untersuchung angeraten.

Therapie. Meist schwierig. Bei idiopathischen Formen wird man örtlich glukokortikoidhaltige Externa anwenden, die allerdings weniger wirksam sind als innerliche Glukokortikoidtherapie (20–40 mg Prednisolon tgl. oder entsprechende Isodosen mit langsamer Reduktion). Auch ein Versuch mit Dapson oder Interferon und örtlich mit Photochemotherapie oder Röntgenweichstrahlentherapie (3- bis 4mal 1 Gy im Abstand von 8 Tagen oder mehr) kommen in Betracht. Bei symptomatischer Mucinosis follicularis steht die Behandlung der Grundkrankheit im Vordergrund.

Weiterführende Literatur

Mukopolysaccharidosen

Beck M (1991) Mukopolysaccharidosen. Nosologie, klinische Aspekte, Therapie. Monatsschr Kinderheilk 139:120–127

Finlayson LA (1990) Hunter syndrome (Mucopolysaccharidosis II). Pediatr Dermatol 7:150–152

Fluharty AL (1982) The mucopolysaccharidoses: a synergism between clinical and basic investigation. J Invest Dermatol 79:44s–83s

Horwitz AL (1979) The mucopolysaccharidoses: clinical and biochemical correlations. Am J Ment Defic 84:113–123

Kamp JJP van de, Niermeijer MF, von Figura K et al. (1981) Genetic heterogeneity and clinical variability in the Sanfilippo syndrome (types A, B, and C). Clin Genet 20:152–160

McKusick VA (1988) Mendelian inheritance in man, 8th edn. The Johns Hopkins University Press, Baltimore, pp 1072–1080

Neufeld EF, Muenzer J (1989) The mucopolysaccharide storage diseases. In: Scriver CR, Beaudet AV, Sly WS, Valle D (eds). The metabolic basis of inherited disease, 6th ed. McGraw-Hill, New York, pp 1565–1582

Muzinosen

Carney JA, Headington JT, Su WPD (1986) Cutaneous myxomas: a major component of the complex of myxomas, spotty pigmentation, and endocrine overactivity. Arch Dermatol 122:790–798

Lum D (1980) Cutaneous mucinosis of infancy. Arch Dermatol 116:198–200

Rongioletti F, Rebora A (1991) The new cutaneous mucinoses: A review with an up-to-date classification of cutaneous mucinoses. J Am Acad Dermatol 24:265–270

Senff H, Kühlwein A, Jänner M et al. (1988) Kutanes Myxom (fokale dermale Muzinose). Hautarzt 39:606–610

Stein Gardner S, Solomon AR (1991) Cutaneous and cardiac myxomas: an important association. Semin Dermatol 10:148–151

Truhan AP, Roenigk HM (1986) The cutaneous mucinoses. J Am Acad Dermatol 14:1–18

Myxödem

Gottron HA, Korting GW (1953) Zur Pathogenese des Myxoedema circumscriptum tuberosum. Arch Dermatol Syph 195:625–649

Noppakun N, Bancheun K, Chandraprasert S (1986) Unusual locations of localized myxedema in Graves' disease. Report of three cases. Arch Dermatol 122:85–88

Reuter MJ (1931) Histopathology of the skin in myxedema. Arch Dermatol Syph 24:55–71

Wright AL, Buxton PK, Menzies D (1990) Pretibial myxedema localized to scar tissue. Int J Dermatol 29:54–55

Prätibiales Myxödem und EMO-Syndrom

Barran W, Gerstmeier J (1988) E.M.O.-Syndrom. Hautarzt 39:183

Braun-Falco O, Petzoldt D (1967) E.M.O.-Syndrom. Exophthalmus, Myxoedema circumscriptum praetibiale und Osteoarthropathia hypertrophicans (E.M.O.-Syndrom). Münchn Med Wochenschr 79:1523–1529

Diamond MT (1959) The syndrome of exophthalmos, hypertrophic osteoarthropathy and localized myxedema: a review of the literature and report of a case. Ann Intern Med 50:206–213

Göring HD, Ziemer A (1989) Immunopathogenetische, endokrinologische und therapeutische Probleme des EMO-Syndroms. Dermatol Monatsschrift 175:492–498

Kind R, Hornstein OP (1976) Klinik des prätibialen Myxödems und neue Aspekte zur Diagnostik und Pathogenese. Hautarzt 27:375–381

Lubach D, Freyschmidt J (1981) Das EMO-Syndrom. Klinische und röntgenologische Zeichen. Hautarzt 32:91–93

Lichen myxoedematosus, papulöse Muzinose

Archibald GC, Calvert HT (1977) Hypothyroidism and lichen myxoedematosus. Arch Dermatol 113:684–685

Cernea SS, Rivitti EA (1990) Successful treatment of mucinosis with chloroquine. J Dermatol Treat 1:163–165

Coulson IH, Malett RB, Holden CA (1992) Acral persistent papular mucinosis. Br J Dermatol 126:283–285

Hardie RA, Hunter JAA, Urbaniak S et al. (1979) Spontaneous resolution of lichen myxoedematosus. Br J Dermatol 100:727–730

Hill TG, Crawford JN, Rogers CC (1976) Successful management of lichen myxedematosus. Arch Dermatol 112:67–69

Kaymen AH, Nasr A, Grekin RC (1989) The use of carbon dioxide laser in lichen myxedematosus. J Dermatol Surg Oncol 15:862–865

Krebs A, Müller A (1980) Lichen myxoedematosus and multiples Myelom vom Typ IgG/kappa. Hautarzt 31:649–653

Lowe L, Rapini RP, Golitz LE et al. (1992) Papulonodular dermal mucinosis in lupus erythematosus. J Am Acad Dermatol 27:312–315

Naeyaert JM, Geerts ML, Kudsi S et al. (1990) Acral persistent papular mucinosis: A peculiar variant of the discret papular form of lichen myxedematosus. Arch Dermatol 126:1372–1374

Rebora A, Rongioletti F (1992) Acral persistent papular mucinosis and lichen myxedematosus. Dermatology Basel 185:81

Rongioletti F, Rebora A, Crovato F (1986) Acral persistent papular mucinosis: A new entity? Arch Dermatol 122:1237–1239

Weidner F, Djawari D (1982) Mucinosis papulosa bei Lupus erythematodes integumentalis. Hautarzt 33:286–288

Wieder JM, Barton KL, Baron JM et al. (1993) Lichen myxedematosus treated with chlorambucil. J Dermatol Surg Oncol 19:475–476

Skleromyxödem

Aberer W, Wolff K (1988) Skleromyxödem: Immunsuppressive Therapie mit Zyklophosphamid. Hautarzt 39:277–280

Braun-Falco O, Weidner I (1970) Skleromyxödem Arndt-Gottron mit Knochenmarks-Plasmocytose und Myositis. Arch Belg Dermatol (Suppl) 26:193–217

Feldman P, Shapiro L, Pick SL et al. (1969) Scleromyxedema. A dramatic response to melphalan. Arch Dermatol 99:51–56

Gottron HA (1954) Skleromyxödem (eine eigenartige Erscheinungsform von Myxothesaurodermie). Arch Dermatol Syph 199:71–91

Harris AO, Altman AR, Tschen JA et al. (1989) Scleromyxedema 28:661–667

Harris RB, Perry HO, Kyle RA et al. (1979) Treatment of scleromyxedema with melphalan. Arch Dermatol 115:295–299

Hisler BM, Savoy LB, Hashimoto K (1991) Improvement of scleromyxedema associated with isotretinoin therapy. J Am Acad Dermatol 24:854–857

Keong CH, Asaka Y, Fukuro S, Miyamoto C et al. (1990) Successful treatment of scleromyxedema with plasmaphoresis and immunosuppression. J Am Acad Dermatol 22:824–844

Kövary PM, Vakilzadeh F, Zaun H (1980) Skleromyxödem Arndt-Gottron – eine paraproteinämische Dermatose. Akt Dermatol 6:113–155

Lang E, Zabel M, Schmidt H (1984) Skleromyxoedem Arndt-Gottron und assoziierte Phänomene. Dermatologica 168:29–35

Lowe NJ, Dufton PA, Hunter RD et al. (1982) Electronbeam treatment of scleromyxoedema. Br J Dermatol 106:449–454

MacFarlane AW, Davenport A, Verbv JL et al. (1987) Scleromyxoedema – successful treatment with plasma exchange and immunosuppression. Br J Dermatol 117:653–657

Milam CP, Cohen LE, Fenske NA et al. (1988) Scleromyxedema: therapeutic response to isotretinoin in three patients. J Am Acad Dermatol 19:469–477

Schirren CG, Betke M, Eckert F et al. (1992) Skleromyxödem Arndt-Gottron. Fallbericht und Übersicht über die therapeutischen Möglichkeiten. Hautarzt 43:152–157

Schnyder UW, Kaufmann J (1979) Skleromyxoedema Arndt-Gottron, Plasmozytom (IgG-Kappa-Typ). Dermatologica 159:407–409

REM-Syndrom und plaque-like mucinosis

Braddock SW, Davis CS, Davis RB (1988) Reticular erythematous mucinosis and thrombocytopenic purpura. Report of a case and review of the world literature, including plaque-like cutaneous mucinosis. J Am Acad Dermatol 19:859–868

Cohen PR, Rabinowitz AD, Ruszkowski AM et al. (1990) Reticular erythematous mucinosis syndrome: review of the world literature and report of the syndrome in a prepubertal child. Pediatr Dermatol 7:1–10

Dijkmans BAC, Berman W, Eulerdink F et al. (1986) Reticular erythematous mucinosis syndrome in a patient with polyarthritis. Acta Dermato Venereol (Stockh) 66:442–445

Herzberg J (1981) Das REM-Syndrom. Z Hautkr 56:1317–1325

Ingber A, Sandbank M (1988) Retikuläre erythematöse Muzinose (REM) – eine Übersicht. Ztschr Hautkr 63:986–998

Perry HO, Kierland RR, Montgomery H (1960) Plaque-like form of cutaneous mucinosis. Arch Dermatol 82:980–985

Przybilla B, Landthaler M (1987) Photoprovozierbare plaqueartige kutane Muzinose. In: Braun-Falco O, Schill WB (Hrsg) Fortschritte der praktischen Dermatologie und Venerologie, Bd 11. Springer, Berlin, S 520–532

Steigleder GK (1975) Plaque-artige Form der cutanen Mucinose (PCM) und retikuläre erythematöse Mucinosis (REM-Syndrom). Z Hautkr 50:25–32

Steigleder GK, Gartmann H, Linker U (1974) REM-Syndrom. Retikuläre erythematöse Mucinosis (Rundzellenerythematosis). Z Hautkr 49:235–238

Steigleder GK, Gartmann H, Linker U (1974) REM syndrome: reticular erythematous mucinosis (round-cell erythematosis), a new entity? Br J Dermatol 91:191–199

Steigleder GK, Kanzow G (1980) Muzinablagerung in der Dermis und REM-Syndrom. Hautarzt 31:575–583

Mucinosis follicularis

Braun-Falco O (1957) Mucophanerosis intrafollicularis et seboglandularis. Dermatol Wochenschr 136:1289–1303

Emmerson RW (1969) Follicular mucinosis. A study of 47 patients. Br J Dermatol 81:395–413

Fairris GM, Kirkham N, Goodwin PG et al. (1987) Erythrodermic follicular mucinosis. Clin Exp Dermatol 12:50–52

Ishibashi A (1976) Histogenesis of mucin in follicular mucinosis. An electron microscopic study. Acta Derm Venereol (Stockh) 56:163–171

Jablonska St, Chorzelski T, Lancucki J (1959) Mucinosis follicularis. Hautarzt 10:27–33

Lancer HA, Bronstein BR, Nakagawa H et al. (1984) Follicular mucinoses: a detailed morphologic and immunopathologic study. J Am Acad Dermatol 10:760–768

Meissner K, Weyer U, Kowalzick L et al. (1991) Successful treatment of primary progressive follicular mucinosis with interferons. J Am Acad Dermatol 24:848–850

Pinkus H (1957) Alopecia mucinosa. Arch Dermatol 76:419–426

Ramon D, Jorda E, Molina I et al. (1992) Follicular mucinosis and Hodgkin's disease. Int J Dermatol 31:791–792

Rustin MHA, Bunker CB, Levene GN (1989) Follicular mucinosis presenting as acute dermatitis and response to dapsone. Clin Exper Dermatol 14:382–384

Trueb R, Bruckner-Tuderman L (1990) Generalisierte Mucinosis follicularis idiopathica. Hautarzt 41:625–627

Wolff HH, Kinney J, Ackerman AB (1978) Angiolymphoid hyperplasia with follicular mucinosis. Arch Dermatol 114:229–232

Kapitel 44   Porphyrien

Inhaltsverzeichnis

Biochemie und Krankheitsklassifikation 1179
    Porphyrinbiosynthese und Eigenschaften
    der Porphyrine 1179
Erythropoetische Porphyrien 1181
    Porphyria erythropoetica congenita 1182
    Erythropoetische Protoporphyrie 1183
Hepatische Porphyrien. 1186
    Porphobilinogensynthasedefekt 1187
    Porphyria acuta intermittens 1187
    Hereditäre Coproporphyrie 1189
    Porphyria variegata 1190
    Porphyria cutanea tarda 1190
    Hepatoerythropoetische Porphyrie 1193
Weiterführende Literatur 1194

Biochemie und Krankheitsklassifikation

Porphyrien sind seltene, meist angeborene und nur ausnahmsweise erworbene Störungen der Hämbiosynthese, bei denen jeweils eines der 8 Enzyme der Hämbiosynthese gestört ist. Diese 8 Enzyme synthetisieren aus Sukzinyl-CoA und Glyzin zunächst die δ-Aminolävulinsäure (ALA). Zwei Moleküle ALA werden zu einem Monopyrrol, Porphobilinogen (PBG), verknüpft. Vier Moleküle PBG werden dann zu einem Tetrapyrrol, dem Uroporphyrinogen-III, kondensiert. Uroporphyrinogen III wird durch oxidative Dekarboxilierung zum Protoporphyrin metabolisiert. Protoporphyrin wird durch Einbau von Eisen zum Häm, dem Endprodukt der Porphyrinbiosynthese, umgewandelt. Der limitierende Schritt der Hämbiosynthese wird durch die ALA-Synthase bestimmt. Je nachdem, welches Enzym bei einer Porphyrie gestört ist, kommt es jeweils zu einem Anstau jener Porphyrinvorstufen, die normalerweise durch das entsprechende Enzym metabolisiert werden. Die Störungen äußern sich in den verschiedenen Geweben unterschiedlich. Es finden sich in erster Linie Störungen in den Erythrozyten oder in der Leber, so daß man die Porphyrien in *erythropoetische* und in *hepatische* Formen differenziert.

Eine Besonderheit zahlreicher Porphyrien, z.B. der Porphyria cutanea tarda, der akuten intermittierenden Porphyrie oder der Porphyria variegata, besteht darin, daß der zugrunde liegende Enzymdefekt noch nicht für die Manifestation der Krankheit ausreicht. Erst eine zusätzliche Belastung der Hämbiosynthese oder eine verstärkte Hemmung des bereits veränderten Enzyms führt zur klinischen Manifestation der Krankheit. Es handelt sich dabei um Arzneimittel oder Fremdstoffe, die durch Cytochrom-P450-Isoenzyme metabolisiert werden und meist auch Induktoren dieses Enzymsystems sind.

Porphyrinbiosynthese und Eigenschaften der Porphyrine

Zwei Tetrapyrrole regulieren lebenswichtige Funktionen im Pflanzen- und im Tierreich. In der Pflanze wird durch das Chlorophyll die Photobiosynthese gewährleistet, die erst ein Leben auf dieser Erde möglich macht. Im Tierreich herrscht als Porphyrinderivat das Häm vor, welches als prosthetische Gruppe in zahlreichen Proteinen zum Transport von Sauerstoff oder zur Metabolisierung von Sauerstoff eine maßgebliche Rolle spielt.

Die Biosynthese der Porphyrine erfolgt in 2 Kompartimenten: in den Mitochondrien und im Zytosol. Der erste Schritt ist die Bildung der δ-Aminolävulinsäure aus Sukzinyl-CoA und Glyzin unter Mitwirkung von Pyridoxalphosphat. Zwei Moleküle δ-Aminolävulinsäure werden durch das zweite Enzym, die Porphobilinogensynthase zum Porphobilinogen, dem ersten Monopyrrol kondensiert.

Vier Moleküle Porphobilinogen werden durch die Uroporphyrinogen-I-Synthase zum Hydroxymethylbilan kondensiert. Nachfolgend katalysiert die Uroporphyrinogen-III-Kosynthase (früher auch als Isomerase bezeichnet) die Synthese von Porphyrin-III-Isomeren, zunächst Uroporphyrinogen III.

Durch schrittweise oxidative Dekarboxylierung wird an jedem Ring des Tetrapyrrols eine Azetatgruppe in eine Methylgruppe umgewandelt, und es entsteht das vier Carboxilgruppen tragende Koproporphyrinogen III. Die Koproporphyrinogenoxidase wandelt durch oxidative Dekarboxylierung Koproporphyrinogen in Tri- bzw. Protoporphyrinogen um. Die Protoporphyrinogenoxidase wandelt Protoporphyrinogen in Protoporphyrin um.

Der erste Schritt: Bildung der ALA durch die ALA-Synthase und *der letzte Schritt:* Bildung von Häm durch die Ferrochelatase erfolgen in den Mitochondrien, während alle anderen Reaktionen im Zytosol ablaufen. Für alle Enzyme der Hämbiosynthese sind

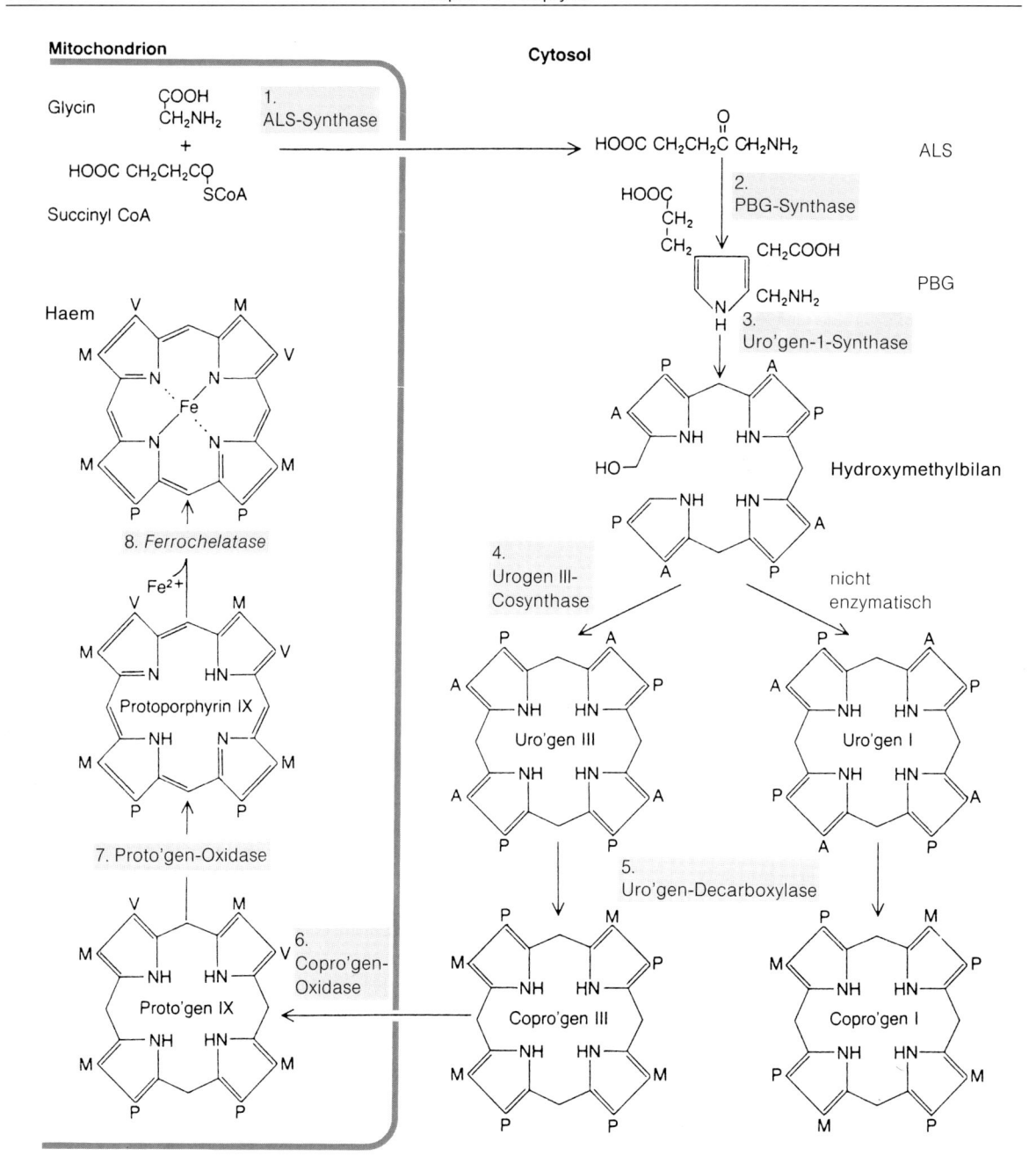

Abb. 44.1. Biosynthese der Porphyrine.

Abkürzungen

ALS=δ-Aminolävulinsäure, Coprogen=Coproporphyrinogen, PBG=Porphobilinogen, Protogen=Protoporphyrinogen, Urogen=Uroporphyrinogen.

Symbole an den chemischen Formeln:

A=Acetyl ($-CH_2-COOH$), M=Methyl ($-CH_3$), P=Propyl ($-CH_2-CH_2-COOH$), V=Vinyl-($-CH=CH_2$)

Dargestellt sind die acht enzymatischen Schritte der Porphyrin-Biosynthese von der δ-Aminolävulinsäure bis zum Haem an (in Anlehnung an Kappas et al. 1989) beim Menschen genetische oder erworbene Defekte und Erkrankungen bekannt, so daß wir heute 8 Porphyrien kennen. Allerdings führt der X-chromosomal-dominant vererbte Defekt der ALA-Synthase zu einer sideroachrestischen Anämie.

Mit der Anzahl der Carboxylgruppen im Porphyrinmolekül steigt ihre Wasserlöslichkeit, und es erfolgt deshalb eine vorherrschende Ausscheidung dieser Porphyrine im Urin. Die nur wenige Carboxylgruppen tragenden Porphyrine wie Protoporphyrin (zwei Carboxylgruppen) erscheinen nicht im Urin, während Koproporphyrin (vier Carboxylgruppen) sowohl über die Galle als auch über die Niere ausgeschieden wird. Eine entscheidende Eigenschaft aller Porphyrine ist, daß sie in der langwelligen UV-Strahlung und sichtbarem Licht (um 400 nm) ihr Absorptionsmaximum haben und die eingestrahlte Energie als rotes Fluoreszenzlicht abgeben können. Mit Hilfe von UV-Strahlung läßt sich deshalb leicht eine Vermehrung der Porphyrine im Urin nachweisen. Diese Screening-Methode reicht heute allerdings nicht mehr aus, da in jedem Fall die Sicherung der Diagnose durch die quantitative Porphyrinbestimmung erfolgen muß.

Klassifikation

Die Porphyrien werden nach den in erster Linie betroffenen Geweben eingeteilt:

- *Erythropoetische Porphyrien*
  Porphyria erythropoetica congenita =
  Morbus Günther
  Erythropoetische Protoporphyrie

- *Hepatische Porphyrien*
  Porphobilinogensynthasedefekt oder
  Doss-Porphyrie
  Porphyria acuta intermittens
  Hereditäre Coproporphyrie
  Porphyria variegata
  Porphyria cutanea tarda
  Hepatoerythropoetische Porphyrie

- *Sekundäre oder symptomatische Porphyrien*
  Dies sind solche Porphyrinstoffwechselstörungen, bei denen kein genetischer Defekt vorliegt. Hämolysen und Leberschädigungen können mit einer Steigerung der Porphyrinausscheidung einhergehen, wobei vorherrschend Koproporphyrin im Urin ausgeschieden wird. Es werden jedoch nie so hohe Ausscheidungsmengen wie bei den genetischen Stoffwechselstörungen nachgewiesen, wenn man von den akuten Porphyrien im erscheinungsfreien Intervall absieht. Eine Besonderheit ist die Bleiintoxikation, die durch eine vorherrschende Hemmung der PBG-Synthase zu einem massiven Anstau der δ-Aminolävulinsäure (ALA) im Urin führt, wobei Symptome wie bei den akuten Porphyrien auftreten können. Eine weitere Besonderheit stellt die Porphyrinstoffwechselstörung bei Patienten mit terminaler Niereninsuffizienz unter Hämodialyse dar, wobei es zu einer Akkumulation hochkarboxilierter Porphyrine, vorherrschend Uroporphyrin, im Plasma kommt, weil diese Porphyrine durch die Dialyse nicht wie bei der physiologischen renalen Ausscheidung ausreichend eliminiert werden und sich deshalb im Organismus anreichern können.

Untersuchungsmethoden

Allgemeines. Die Bestimmung der Porphyrine und ihrer Vorstufen ist heute weitgehend standardisiert. Im Gegensatz dazu ist die Bestimmung der Aktivität der einzelnen Hämbiosyntheseenzyme noch weitgehend Speziallaboratorien vorbehalten.

Bestimmungen im Urin

Die Vorstufen *δ-Aminolävulinsäure* (ALA) und *Porphobilinogen* (PBG) werden mittels Ionenaustauschsäulen und chromatographischer photometrischer Bestimmung nach Doss und Schmidt analysiert, und auch die Gesamtporphyrine werden mit diesem Meßprinzip bestimmt (Doss und Schmidt). Zur Differenzierung der Urinporphyrine erfolgt die Auftrennung mittels der high pressure liquid chromatography (HPLC-Methode) nach Seubert und Seubert.

Bestimmung in den Erythrozyten

Diese erfolgt nach der Methode von Piomelli et al., wobei eine modifizierte Methode auch für die Porphyrinbestimmung im Plasma (Serum) verwendet wird. Die Auftrennung der Porphyrinmetaboliten erfolgt ebenfalls mit Hilfe der HPLC.

Bestimmung der Porphyrine im Stuhl

Zur Differenzierung der Porphyrinmetaboliten hat sich ebenfalls die HPLC als Methode der Wahl durchgesetzt.

Eine tabellarische Übersicht zu den Porphyrien folgt auf S. 1196.

Erythropoetische Porphyrien

Bei den erythropoetischen Porphyrien finden sich hauptsächlich Störungen im Porphyringehalt der Erythrozyten und ihrer Vorstufen. Der erhöhte Porphyringehalt in den Erythrozyten ist die Ursache dafür, daß es nach Belichtung der roten Blutkörperchen zu einer Hämolyse (*Photohämolyse*) kommt. Die dabei freigesetzten Porphyrine, vorherrschend Protoporphyrin, bewirken dann schwere phototoxische Reaktionen, die Leitsymptome der erythropoetischen Porphyrie.

Porphyria erythropoetica congenita (CEP)

[Günther 1911/12]

Synonyme. Kongenitale erythropoetische Porphyrie, Morbus Günther, kongenitale Porphyrie

Definition. Grundlage der sehr seltenen Erkrankung ist ein homozygoter Defekt der Uroporphyrinogen-III-Kosynthase (Isomerase) in allen Zellen, wobei die Störung jedoch vorherrschend in den Erythrozyten zum Tragen kommt. Die Folgen sind exzessive phototoxische Reaktionen mit entstellenden Mutilationen an allen lichtexponierten Arealen und ausgeprägte hämolytische Anämien.

Vorkommen. Außerordentlich seltenes Krankheitsbild; bisher sind etwa 100 Patienten bekannt geworden. Die Erkrankung wurde bisher bei allen Rassen beschrieben, der Erbgang ist autosomal-rezessiv. Das führende Initial- oder Leitsymptom ist eine exzessive Lichtempfindlichkeit, eine phototoxische Reaktion vergleichbar einer Verbrennung 1. bis 3. Grades an allen exponierten Hautpartien durch UV-A und auch sichtbares Licht.

Pathogenese. Der Enzymdefekt führt zu einer Anhäufung von Hydroxymethylbilan, das spontan in Porphyrine der I-Isomerenreihe kondensiert. Es entsteht zunächst Uroporphyrinogen I, und durch nachfolgende Dekarboxilierung auch alle anderen Porphyrinmetaboliten, z. B. Koproporphyrinogen I, die den Organismus überschwemmen. Wie bei keiner anderen Porphyrie finden sich so exzessive Vermehrungen der Porphyrine im Urin, in Erythrozyten und im Stuhl.

Klinik. Im ersten Lebenssommer der Kinder fällt den Eltern eine starke Lichtempfindlichkeit auf, wobei die Kinder durch heftiges Schreien nach Sonnenexposition auf die Lichtschädigung hinweisen. Da die Schäden durch sichtbares Licht und durch UV-A ausgelöst werden, treten entsprechende Reaktionen auch hinter Fensterglas auf. Der auffallend rote Urin mit entsprechender Verfärbung der Windeln ist ein charakteristisches Symptom.

Hautveränderungen. Bereits nach kurzzeitiger Sonnenexposition entwickelt sich ein Erythem mit Juckreiz, Brennen und Schmerzen. Es kommt zur Ausbildung eines Sonnenbrandes, einer exzessiven phototoxischen Reaktion mit unterschiedlich großen Blasen, die schnell exulzerieren, sich später narbig umwandeln und zu Mutilationen mit Hyper- und Depigmentierungen führen können. Im Gegensatz dazu findet sich eine völlig normale Haut an den nicht freigetragenen Hautpartien. Die Destruktion der Haut und der darunter liegenden Gewebe führt zu einer schweren Entstellung der Patienten. An den weniger stark lichtexponierten Partien findet sich eine auffällige Vermehrung der Behaarung, wobei noch unklar ist, wie diese *Hypertrichose* entsteht.

Erythrodontie. Ablagerung der Porphyrine in den Zähnen führt dazu, daß nach UV-Exposition (Untersuchung mit Wood-Licht) eine Rotfluoreszenz der Zähne nachweisbar ist.

Keratokonjunktivitis, Ektropium und Symblepharon. Dies sind reaktive Zeichen phototoxischer entzündlicher Veränderungen an den Augen.

Allgemeinsymptome. Die Lebenserwartung der Patienten ist deutlich eingeschränkt. Nicht selten entwickelt sich eine schwere hämolytische Anämie mit ausgeprägter Hepatosplenomegalie, die den Patienten durch mechanischen Druck erhebliche Beschwerden bereitet. Ob eine Splenektomie von therapeutischem Nutzen ist, läßt sich heute noch nicht entscheiden.

Histopathologie. Wie bei allen Porphyrien, die mit einer Blasenbildung einhergehen, ist diese subepidermal lokalisiert. Zusätzlich Fibrose und Hyalinisierung des Bindegewebes und der Gefäße.

Laborbefunde

Porphyrinanalytik

Urin. Die Dunkelverfärbung des Urins ist obligat, wobei die intensive Rotfluoreszenz im UV-Licht charakteristisch ist. Die Porphyrinanalyse des Urins ergibt eine normale Konzentration der Porphyrinvorstufen: ALA und PBG. Im Gegensatz dazu findet sich eine exzessive, etwa 100fach erhöhte Ausscheidung der Porphyrine mit dem Vorherrschen hochkarboxilierter Porphyrine, Uro- und Heptaporphyrin, wobei der größte Teil der ausgeschiedenen Porphyrine der I-Isomeren-Reihe angehört.

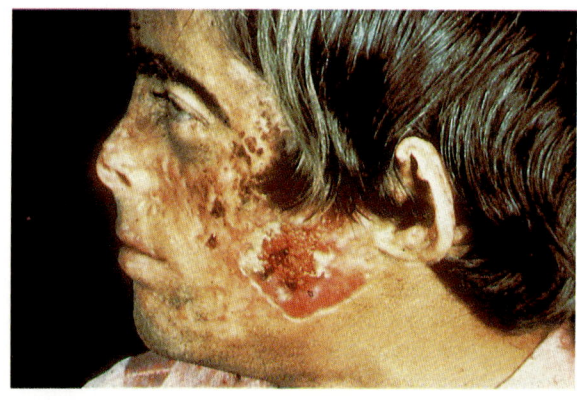

Abb. 44.2. Porphyria erythropoetica congenita (Günther), massive Zerstörungen der Gesichtshaut durch Ulzeration und Mutilation

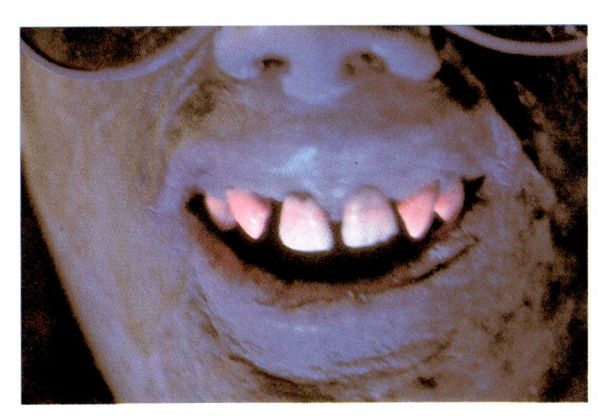

Abb. 44.3. Porphyria erythropoetica congenita (Günther), Erythrodontie: Rotfluoreszenz der Zähne im UV-Licht durch abgelagerte Porphyrine

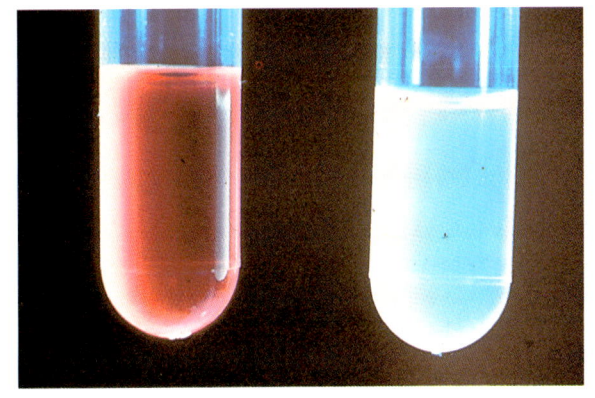

Abb. 44.4. Porphyria erythropoetica congenita (Günther), Rotfluoreszenz des porphyrinreichen Urins im UV-Licht im Vergleich zum blau erscheinenden normalen Urin

Stuhl. Auch hier eine deutliche Erhöhung der Gesamtporphyrine, wobei die I-Isomeren dominieren. Im Stuhl liegen jedoch in erster Linie die lipophilen Porphyrine Kopro- und Protoporphyrin vor.

Erythrozyten. In den Erythrozyten findet sich ebenfalls eine 10- bis 100fache Vermehrung der Porphyrine. Im Fluoreszenzmikroskop leuchten die Erythrozyten im Blutausstrich intensiv ziegelrot und werden als *Fluorozyten* bezeichnet. Diese Fluorozyten sind noch deutlicher im Knochenmark an den Erythrozytenvorstufen nachweisbar. Bei der chromatographischen Auftrennung herrschen Proto- und Koproporphyrin vor, aber es lassen sich auch andere höher karboxilierte Porphyrine und Uroporphyrin nachweisen.
Zur Sicherung der Diagnose ist die Untersuchung des Urins, des Stuhls und der Erythrozyten erforderlich, wo jeweils eine massive Erhöhung der Porphyrine gefunden wird.

Klinisch-chemische Befunde. Meist lassen sich keine spezifischen Veränderungen nachweisen. Bei erwachsenen Patienten kommt es nicht selten zu einer hämolytischen Anämie mit massiver Erhöhung der LDH, die Transfusionen erforderlich macht. Zusätzlich kann es zu einer Leukozyto- und Thrombozytopenie kommen, weil das hyperreaktive Knochenmark zu einer Verdrängung der anderen Zellreihen führt.

Verlauf. In Abhängigkeit von der Lichtexposition kommt es jeweils zu den schweren phototoxischen Reaktionen mit Blasen, Nekrosen und Entzündung mit nachfolgender Mutilation. Da bei der CEP bereits geringe Lichtmengen zur Auslösung der Hautveränderungen führen, genügt das Sonnenlicht während des gesamten Jahres, um schwere Schäden auszulösen. Die Lebenserwartung der Patienten ist eingeschränkt, da hämolytische Krisen mit Versagen der Blutbildung oder der Leberfunktion keine seltenen Komplikationen darstellen.

Differentialdiagnose. Wegen des außerordentlich eindrucksvollen Krankheitsbildes kommen kaum Differentialdiagnosen in Frage. Schwere Formen der hepatoerythropoetischen Porphyrie (HEP) können ähnlich verlaufen. Auch die *türkische Porphyrie* (durch Hexachlorbenzol ausgelöste Porphyrie) führte teilweise zu vergleichbar schweren Hautveränderungen.

Therapie. Wirksame Behandlungsmaßnahmen existieren nicht. Lichtschutzpräparate reichen nicht aus, dem Kranken einen ausreichenden Schutz zu bieten. Meiden des Sonnenlichtes ist die einzige Möglichkeit, das Leiden etwas zu lindern.

Erythropoetische Protoporphyrie (EPP)
[Kosenow und Treibs 1953, Magnus et al. 1961]

Synonyme. Protoporphyria erythropoetica, erythrohepatische Protoporphyrie

Definition. Es handelt sich um einen Defekt der mitochondrialen Ferrochelatase, der sich vorherrschend an den Erythrozyten auswirkt, weil im Gegensatz zur Leber in den roten Blutkörperchen auch die Ferrochelatase limitierend ist. Der Erbgang ist noch nicht endgültig abgeklärt. Während man bisher ausschließlich einen autosomal-dominanten Erbgang mit unterschiedlicher Penetranz angenommen hat, zeigen neuere Untersuchungen, daß zwei Formen, eine autosomal-dominante und eine autosomal-rezessive Form der EPP, beim Menschen vorkommen. Auch mit Spontanmutationen ist zu rechnen. An allen lichtexponierten Hautpartien kommt es unter Sonneneinstrahlung während des Frühjahrs und Sommers zu phototoxischen Reaktionen, die sich narbenlos zurückbilden. Bei etwa 10% der EPP-Kranken entwickelt sich eine schwere protoporphyrinbedingte Leberschädigung (Leberzirrhose).

Vorkommen. 1:100000 Menschen. Obwohl Anamnese und Symptomatik außerordentlich eindrucksvoll und eindeutig sind, wird die Krankheit noch häufig übersehen und erst im Jugend- oder Erwachsenenalter diagnostiziert.

Pathogenese. Die Störung der Hämbiosynthese vermindert den Einbau von Eisen in das Protoporphyrin und reduziert damit die Bildung des Häm. Es kommt zum Anstau des Protoporphyrins, in erster Linie in den Erythrozyten. Durch die physiologische Mauserung der Erythrozyten, insbesondere aber durch die lichtinduzierte Hämolyse (*Photohämolyse*), kommt es zur Freisetzung von Protoporphyrin, das sich in den Geweben ablagern kann. In der Haut kann nachfolgende Belichtung durch Bildung von Singulettsauerstoff und Sauerstoffradikalen zu einer entzündlichen Reaktion führen. Die Überflutung des Organismus mit Protoporphyrin, das nachfolgend mit der Galle eliminiert wird, führt zu einem gehäuften Vorkommen von Gallensteinen. Bereits im jugendlichen Alter kommt es bei etwa 10% der Patienten durch die Protoporphyrinüberladung der Leber zu einer nicht selten foudroyant tödlich verlaufenden protoporphyrininduzierten Leberzirrhose.

Klinik. Eltern von EPP-Kranken bemerken meistens in den ersten Lebensjahren ihrer Kinder während der Sommerzeit nach Sonnenexposition eine starke Unruhe, begleitet von Schreien und einem ausgeprägten Sonnenbrand an allen unbekleideten Hautpartien, wobei die Reaktion auch hinter Fensterglas (UV-A) ausgelöst werden kann. Diese Reaktionen treten in

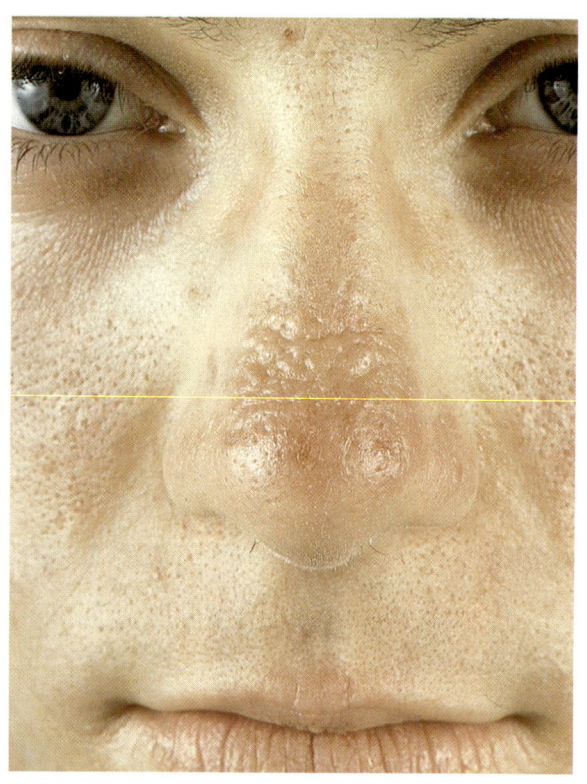

Abb. 44.6. Erythropoetische Protoporphyrie

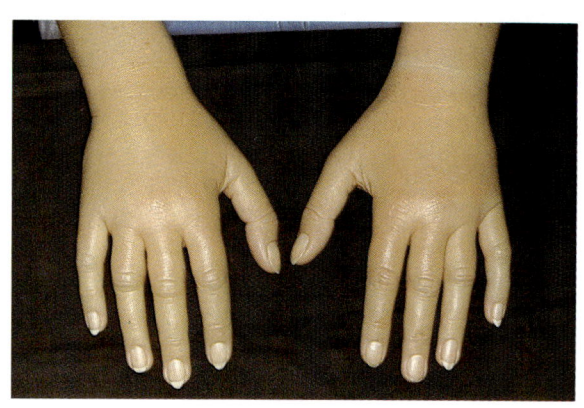

Abb. 44.7. Erythropoetische Protoporphyrie, Angioödem der Hände

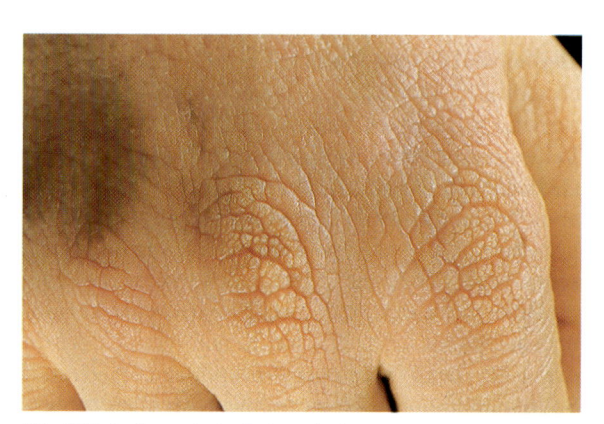

Abb. 44.5. Erythropoetische Protoporphyrie

unseren Breiten ausschließlich in den Frühjahrs- und Sommermonaten, meist zwischen März und September, auf. Bei einer extremen Exposition im Winter, z.B. Urlaub im Schnee, können auch derartige Symptome auftreten.

Man kann bei der EPP klinisch zwei Erscheinungsformen differenzieren:

- Patienten, die ausschließlich sonnenbrandartige Reaktionen aufweisen, und
- Patienten, die außerdem bleibende Hautveränderungen an chronisch lichtexponierten Partien aufweisen.

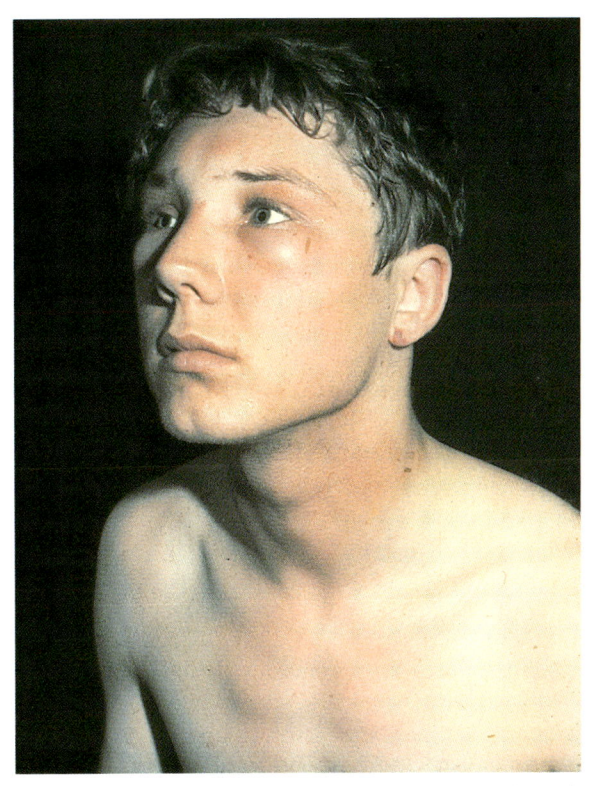

Abb. 44.8. Erythropoetische Protoporphyrie, phototoxische Reaktion nach kurzzeitiger Lichtexposition

Hautveränderungen. An allen unbekleideten Hautpartien kommt es nach Überschreiten einer individuellen Schwellendosis durch UV-A und Licht zwischen 400 und 420 nm zu einer sonnenbrandartigen Reaktion, der ein Brennen und heftige Schmerzen in dieser Hautregion vorausgehen kann. Innerhalb weniger Stunden treten ödematöse und meist schmerzhafte Rötungen und Schwellungen auf, wobei sich an den nachfolgenden Tagen in diesen Arealen häufig eine Purpura ausbildet.
Dermatologisch hat man verschiedene Erscheinungsformen abzugrenzen versucht:

Dermatitistyp. Hier entwickeln sich bereits nach relativ geringfügiger Sonnenbestrahlung und ganz akut meist im Gesicht (Nase, Jochbeingegend, Kinn, Ohrränder) und an Finger- und Handrücken Brennen und Juckreiz, wenige Stunden später Erythem, manchmal zusammen mit Ödem wie bei initialer akuter Dermatitis solaris; dieses kann mehrere Tage, sogar Wochen, bestehen bleiben. Bei Kindern können sich Bläschen mit sekundärer Verkrustung und – besonders an Nasenrücken, Wangen und Fingerrücken – im Verlauf kleine atrophische varioliforme Narben entwickeln. Letztere und auch periorale Pseudorhagaden sind ein typisches auf die Diagnose hinweisendes Symptom.
Gelegentlich resultiert auch in den chronisch sonnenexponierten Hautbereichen eine lichenifiziert wirkende Vergröberung des Hautreliefs.

Pruritustyp. Objektiv keinerlei dermatologische Symptome. Charakteristisch und zur Diagnose führend ist die Patientenangabe, daß es stets kurz nach auch relativ geringer Besonnung in den lichtexponierten Hautarealen unangenehm juckt oder brennt.

Urtikariatyp. Phototoxische Hautreaktion in Form einer Urticaria solaris; in den lichtexponierten Hautarealen kommt es zur Entwicklung von geröteten, fleckigen, elevierten Erythemen und von Urtikä. Subjektiv besteht Brennen oder unangenehmer Juckreiz.

Quincke-Ödem-Typ. Nach Sonnenexposition entwickeln sich teigige subkutane Schwellungen in belichteten Hautarealen an den Handrücken, im Periorbitalbereich oder an den Wangen, meist ohne entzündliches Begleiterythem. Der Befund ähnelt dem angioneurotischen Ödem (Quincke-Ödem).

Typisch ist ferner temporale oder zygomatische *Hypertrichose*. Im Gegensatz zur CEP fehlen Erythrodontie oder Fluoreszenz der Haut.
Bei älteren Patienten fällt zunehmend Furchung der Lippen im Sinne von *Pseudorhagaden* auf.
An den chronisch lichtexponierten Hautarealen, wie Finger-, Hand- und Nasenrücken, Oberlippe oder Ohrmuscheln lassen sich unscharf begrenzte, flach erhabene lichenoide Papeln mit vergröberten Hautreliefs nachweisen, die im Farbton nicht von der umgebenden Haut zu unterscheiden sind. In Anlehnung an die Hyalinosis cutis et mucosae Urbach-Wiethe werden diese Veränderungen auch als *Hyalinosis-cutis-artige Hautveränderungen* bei der EPP (S. 1162) bezeichnet. Es existiert bisher keine Erklärung dafür, warum einige EPP-Patienten solche bleibenden Hautveränderungen aufweisen und andere nicht.

Symptome. Das Allgemeinbefinden ist nicht wesentlich gestört. Charakteristische Symptome sind heftiges Brennen oder brennender Juckreiz bei Auftreten der Erscheinungen bzw. der durch Sonnenbelichtung ausgelösten Schübe. Bei schweren Verlaufsformen wurden auch akute *Allgemeinsymptome* wie Schlaflosigkeit, motorische Unruhe oder Gereiztheit beobachtet; sie bilden sich rasch wieder zurück. Es kann zur Entwicklung einer *Leberbeteiligung* bis zu einer letal verlaufenden Leberzirrhose kommen.

Histopathologie. Abgesehen von einer weitgehend unveränderten Epidermis findet sich eine Verbreiterung des Koriums mit einer massiven Vermehrung von PAS-positivem Material. Besonders um die Gefäße sind diese Ablagerungen häufig und zwiebelschalenartig angeordnet. Mit Hilfe der Immunfluoreszenz läßt sich zeigen, daß ein Hauptbestandteil dieser Ablagerung Laminin ist.

Laborbefunde

Porphyrinanalytik. Zur Sicherung der Diagnose ist nur die Untersuchung der *Erythrozyten* notwendig. Es findet sich eine 10- bis 100fach gesteigerte Porphyrinkonzentration in den roten Blutkörperchen, und zwar fast ausschließlich Protoporphyrin.

Stuhl. Im Stuhl ist ebenfalls eine deutliche Vermehrung von Kopro- und besonders Protoporphyrin nachweisbar, was jedoch nicht beweisend für die Diagnose ist.

Urin. Aufgrund der geringen Wasserlöslichkeit des Protoporphyrins findet sich im menschlichen Urin kein Protoporphyrin; deshalb sind Urinuntersuchungen nicht erforderlich.

Klinisch-chemische Befunde. Bei der überwiegenden Mehrzahl der Patienten (ca. 90%) finden sich Normalwerte im Blut und Serum. Bei den Patienten mit einer durch Protoporphyrin ausgelösten Leberstörung lassen sich massive Erhöhungen der Transaminasen, γ-GT, alkalischen Phosphatase und Bilirubin nachweisen, und im Rahmen der Cholestase kommt es dann auch zu einer Vermehrung des Cholesterins. Regelmäßige Kontrolle der Leberwerte ist erforderlich. Der Nachweis rotfluoreszierender Erythrozyten (*Fluorozyten*) mit Hilfe des Fluoreszenzmikroskops kann als Screening-Methode nützlich sein, wenngleich auf jeden Fall die quantitative Bestimmung der Porphyrine in den Erythrozyten erforderlich ist.

Verlauf und Prognose. Im allgemeinen kommt es im Verlauf des Lebens zu einer geringen Verbesserung der Symptomatik, wobei nicht genau feststeht, ob die Patienten besser lernen mit der Sonne umzugehen, oder ob es sich tatsächlich um eine Abschwächung der Symptomatik der phototoxischen Reaktion handelt. Abgesehen von den etwa 10% Patienten, bei denen sich ein schwerer Leberschaden einstellt, ist die Prognose quoad vitam nicht nennenswert eingeschränkt.

Differentialdiagnose. Bei Anwendung der nachfolgend aufgeführten anamnestischen Fragen läßt sich häufig die Diagnose stellen:

- Tritt die Lichtreaktion hinter Glas und an allen freigetragenen Hautpartien auf?
- Treten die Reaktionen in unseren Breiten hauptsächlich von Februar bis September auf?
- Führt bei Manifestation der phototoxischen Reaktion ausschließlich das Kühlen der Haut mit fließendem Wasser zu einer Linderung?

Werden diese Fragen bejaht, ist die Diagnose einer EPP fast sicher.
Bei den bleibenden Hautveränderungen kommt es zu Hyalinosis-cutis-et-mucosae-artigen Hautveränderungen (s. S. 1162), wobei die fehlenden Schleimhautveränderungen und die fehlenden Veränderungen der Sprache oder Stimme die Hyalinosis cutis et mucosae Urbach-Wiethe ausschließen. Die differentialdiagnostisch auch in Frage kommende polymorphe Lichtdermatose weist meistens eine nichtobligate Reaktion an allen freigetragenen Hautpartien auf. Außerdem klingt die Symptomatik bei der polymorphen Lichtdermatose fast ausnahmslos im Laufe des Sommers ab, während die Symptome bei der EPP unverändert bestehenbleiben.

Therapie
Innerlich: β-Karotin in einer Dosierung zwischen 50–300 mg (Carotaben) während der sonnenreichen Monate von Februar bis September, führt bei den meisten Patienten zu einer entscheidenden Besserung. Nur ausnahmsweise gelingt es allerdings damit, völlige Erscheinungsfreiheit zu erzielen.
Äußerlich: Lichtschutzmittel mit hohem Lichtschutzfaktor, wobei die Filter unbedingt gegen UV-A und auch gegen sichtbares Licht gerichtet sein müssen. Wegen des chronischen, lebenslangen Gebrauchs derartiger Lichtschutzmittel muß an Kontaktsensibilisierung durch solche Substanzen gedacht werden.

Hepatische Porphyrien

Die Porphyrinstoffwechselstörungen liegen angeborenen Enzymdefekten der Porphyrin- bzw. Hämbiosynthese zugrunde. Es gibt allerdings einzelne Enzyme, die in den verschiedenen Geweben unterschiedlich reguliert werden, so daß eine entsprechende Störung hauptsächlich in diesem Gewebe, hier der Leber, zum Tragen kommt. Bei den hepatischen Porphyrien werden die akuten Porphyrien abgetrennt. Man versteht darunter hepatische Porphyrien, die mit akuten gastrointestinalen und akuten neuropsychiatrischen Symptomen einhergehen können.
Zu den *akuten Porphyrien* werden gerechnet:

- Porphobilinogensynthasedefekt (Doss-Porphyrie)
- akute intermittierende Porphyrie
- hereditäre Coproporphyrie
- Porphyria variegata

Hepatische Porphyrien ohne akute Symptomatik sind die Porphyria cutanea tarda (PCT) und die hepato-erythropoetische Porphyrie (HEP), die auf einem heterozygoten oder homozygoten Enzymdefekt der Uroporphyrinogendecarboxilase beruhen.

Den akuten Porphyrien ist weitgehend gemeinsam, daß sie im akuten Anfall immer mit einer massiven Erhöhung der Ausscheidung der Porphyrinvorstufen δ-Aminolävulinsäure (ALA) und Porphobilinogen (PBG) einhergehen. Substanzen, hauptsächlich Medikamente und Fremdstoffe, die das Schlüsselenzym der Porphyrinbiosynthese, die δ-Aminolävulinsäuresynthase (ALA-Synthase) induzieren, können einen akuten Anfall der Porphyrie auslösen. Bei den hepatischen Porphyrien, z.B. AIP, HC, PV und PCT bedeutet der angeborene Enzymdefekt noch nicht die Krankheit, sondern es sind Realisationsfaktoren für die Manifestation der jeweiligen Porphyrie erforderlich. Im Folgenden sind Substanzen zusammengestellt, von denen bekannt ist, daß sie einen akuten Anfall einer Porphyrie auslösen können. Weiterhin ist aufgeführt, welche Medikamente heute bei den akuten Porphyrien eingesetzt werden können; entsprechende Hinweise finden sich auch in jeder Ausgabe der „Roten Liste".

Arzneimittel, welche klinische Symptome von AIP, VP, und HCP hervorrufen können (Auswahl):

Hypnotika
  Barbiturate, Glutethimid, Methyprylon, Carbromal
Antiphlogistika
  Phenylbutazon und Pyrazolonderivate
Analgetika und Narkotika
  Halothan, Ketamin, Pentazocin u.a.
Psychotrope Arzneimittel
  Diazepin, Meprobamat, Imipramin, Nicethamide u.a.
Antikonvulsiva
  Hydantoin, Trimethadion
Steroide
  Östrogene, orale Kontrazeptiva
Antimikrobielle Arzneimittel
  Sulfonamide, Griseofulvin, Chloramphenicol, Pyrazinamid
Antidiabetika
  Tolbutamid, Chloropropamid
Andere Arzneimittel
  Ergotamin, Methyldopa, Theophyllinderivate, Farnextrakte (Anthelmintika)
Andere Risikofaktoren
  Alkohol, Schwermetalle, Diät mit wenigen Kalorien, Hunger

Porphobilinogensynthasedefekt

[Doss 1980]

Synonyme. δ-Aminolävulinsäuredehydratasedefekt, Doss-Porphyrie, Bleiporphyrie

Definition. Bisher sind nur einige wenige Fälle dieser Porphyrinstoffwechselstörung beschrieben worden, die auf einem homozygoten Defekt der PBG-Synthase beruhen. Hautveränderungen fehlen, es herrschen gastrointestinale und neurologische Symptome vor.

Klinik. Es kommt ausschließlich zu Störungen des Magen-Darm-Traktes und zu neurologisch-psychiatrischen Veränderungen *ohne Hautsymptome*. Da keine Hautsymptomatik vorkommt und außerdem die Krankheit so exzessiv selten ist, soll nicht näher darauf eingegangen werden.

Porphyrinanalytik. Eine massiv vermehrte Ausscheidung der ALA und der Porphyrine bei gleichzeitiger Erhöhung der Porphyrine in den Erythrozyten sichert die Diagnose.

Porphyria acuta intermittens (AIP)

[Waldenström 1937]

Synonyme. Akute intermittierende Porphyrie, Schwedische Porphyrie

Definition. Es handelt sich um einen autosomal-dominant vererbten Enzymdefekt der Uroporphyrinogen-I-Synthase (Hydroxymethylbilansynthase oder PBG-Dehydratase). Es kommen *keine Hautveränderungen* vor, sondern ausschließlich unterschiedlich schwere gastrointestinale und neurologisch-psychiatrische Symptome.

Vorkommen. In Deutschland ist die AIP neben der PCT die häufigste Porphyrie. Fast immer manifestiert sich die Erkrankung erst zwischen dem 20.–40. Lebensjahr. Obwohl aufgrund des autosomal-dominant vererbten Leidens ein Geschlechtsverhältnis von 1:1 zu erwarten ist, erkranken Frauen häufiger als Männer. Die alleinige Störung des Enzyms führt wahrscheinlich noch nicht zur Erkrankung, vielmehr wird diese erst durch entsprechende Provokationsfaktoren ausgelöst.

Der genetische Defekt der Uroporphyrinogen-I-Synthase ist sicher nicht einheitlich. Bei Berücksichtigung der katalytischen Aktivität und des Proteingehaltes des Enzyms lassen sich genetische Unterschiede nachweisen und 4 Varianten der AIP differenzieren.

Pathogenese. Der Enzymdefekt ist in allen Zellen nachweisbar, jedoch äußert sich die Störung vorherrschend in der Leber. Der Enzymdefekt scheint nicht für die Manifestation der Erkrankung ausreichend zu sein, sondern hierfür sind die auf S. 1187 aufgelisteten Substanzen und zusätzlich physiologisch vorkommende Stoffe wie Steroidhormone von Bedeutung. Interaktionen der Porphyrinvorstufen, hauptsächlich der ALA, mit den peripheren Benzodiazepinrezeptoren sollen Auslöser für die neurogenen Symptome sein.

Klinik. Hautveränderungen kommen nicht vor. Ebenso leiden die Patienten nicht an einer gesteigerten Lichtempfindlichkeit, und die Symptomatik wird nicht durch Insolation provoziert.
Eine vielfältige intern-neurologisch-psychiatrische Symptomatik ist für die AIP charakteristisch.

Abdominalsymptome. Unerklärliche kolikartige Schmerzanfälle im Abdomen. Eine Korrelation zwischen Ausmaß der Porphobilinogen- und Porphyrinausscheidung im Urin und der Schwere eines akuten Schmerzanfalles ist nicht in jedem Falle gegeben. Häufigste Fehldiagnosen sind akute Gallenwegerkrankungen, Pyelonephritis, akute Pankreatitis, akute Appendizitis oder Ileus. Die Abdominalkoliken können mit schwerem Erbrechen und Obstipationen einhergehen.

Kardiovaskuläre Symptome. Besonders häufig findet sich im Anfall eine Tachykardie mit oder ohne hypertone Blutdruckstörungen.

Periphere Neuropathie. Diese kann während eines akuten Anfalls innerhalb von wenigen Tagen zu Paralysen führen und betrifft die Muskulatur der Extremitäten, die Atemmuskulatur, die Muskulatur des Larynx (Dysphonie) und die der Kopfnerven. Sensorische Neuropathie kann zu Dysästhesien, Parästhesien, Hyperästhesien oder Analgesien, besonders der unteren Extremitäten führen, ist aber selten.
Die Manifestationen im autonomen Nervensystem verursachen außer Tachykardie und Hypertonie auch starkes Schwitzen oder Veränderungen der Hautdurchblutung.

Psychische Veränderungen. Diese äußern sich als neurotische oder depressive Syndrome.

Leberfunktion. Obwohl die vermehrt ausgeschiedenen Porphyrine und Porphyrinvorstufen aus der Leber stammen, gehört eine Störung der Leberfunktion nicht zu dem klinischen Bild.

Die Symptome variieren erheblich von Patient zu Patient. So erklärt sich die Tatsache, daß diese Patienten häufig Internisten, Chirurgen, Psychiater, Neurologen oder Gynäkologen wegen ihrer Beschwerden zuerst aufsuchen.

Laborbefunde

Porphyrinanalytik
Urin. Im akuten Anfall kann der Urin braunrot verfärbt sein, und er zeigt im UV-Licht die typische Rotfluoreszenz der Porphyrine. Ein weiteres Charakteristikum ist das Nachdunkeln des Urins beim Stehen (vorherrschend im Licht). Aufgrund des Enzymdefektes (Uroporphyrinogen-I-Synthasemangel) handelt es sich nicht um eine Porphyrie, sondern um eine Porphyrinvorstufenerkrankung, die mit einer Überproduktion und Ausscheidung von Porphobilinogen im Urin einhergeht. Bereits in der Harnblase, insbesondere aber beim Stehen, kondensieren nichtenzymatisch 4 Moleküle PBG zu einem Tetrapyrrol in erster Linie zu Uroporphyrin, das nachfolgend dekarboxliert werden kann. Außer einer massiven Erhöhung der Porphobilinogenausscheidung ist die ALA-Ausscheidung ebenfalls im Anfall deutlich erhöht. Die Porphyrinausscheidung ist besonders im akuten Anfall massiv gesteigert, wobei meist das hochkarboxlierte Uroporphyrin vorherrscht. Es besteht jedoch auch die Möglichkeit, daß andere meist stärker dekarboxlierte Porphyrine, z.B. Koproporphyrin vorherrschen können. Im erscheinungsfreien Intervall finden sich nicht selten Normalwerte für die Porphyrin- und die Porphyrinvorstufenausscheidung im Urin.

Stuhl. Man kann eine gering erhöhte Porphyrinausscheidung finden, die jedoch für die Diagnosestellung bedeutungslos ist.

Erythrozyten. Keine Erythrozytenfluoreszenz. Die Porphyrine sind nicht erhöht. Eine Untersuchung ist nicht erforderlich.

Blutserum. Normalwerte. Eine Untersuchung ist nicht erforderlich.

Sicherung der Diagnose im erscheinungsfreien Intervall:
Die Bestimmung des Enzyms Uroporphyrinogen-I-Synthase (Hydroxymethylbilansynthase oder PBG-Dehydratase) in den Erythrozyten ist erforderlich, um Anlageträger zu erfassen bzw. die Diagnose im erscheinungsfreien Intervall bei Normalwerten für die Porphyrinvorstufenausscheidung zu sichern. Entsprechend einem heterozygoten Enzymdefekt ist die Enzymaktivität auf die Hälfte reduziert. Beträgt die Enzymaktivität bzw. das Enzymprotein <50% der Norm, kann die Diagnose gesichert werden. Vereinzelt kommt es jedoch vor, daß man Werte zwischen

50–100% der Norm findet, wobei nicht immer zu entscheiden ist, ob eine Krankheitsanlage vorliegt.

Klinisch-chemische Befunde. Einen spezifischen Laborbefund unabhängig von der Bestimmung der Porphyrinvorstufen und der Porphyrine gibt es nicht. Im akuten Anfall können sich verschiedene Komplikationen einstellen. Insbesondere Störungen im Mineralhaushalt mit Veränderungen von Natrium und Kalium im Serum können das Krankheitsbild beherrschen.

Verlauf und Prognose. Es kann zu tödlich verlaufenden akuten Krisen kommen, wobei die Symptomatik des Magen-Darm-Traktes und insbesondere die Lähmungen mit Befall der Atemmuskulatur den Verlauf der Krankheit bestimmen. Es ist unbedingt darauf zu achten, daß alle Provokationsfaktoren vermieden werden, die eine entsprechende porphyrische Krise auslösen können.

Differentialdiagnose. In erster Linie kommen alle anderen akuten Porphyrien, der PBG-Synthasedefekt, die hereditäre Coproporphyrie oder die Porphyria variegata in Frage. Bleivergiftung kann ebenfalls vergleichbare Symptome auslösen. Sie ist wie der PBG-Synthasedefekt durch eine vermehrte Ausscheidung von ALA im Urin und durch einen Mangel an ALA-Dehydratase in den Erythrozyten gekennzeichnet.

Therapie. Im akuten Anfall ist eine intensivmedizinische Überwachung erforderlich. Als Therapie bietet sich außer der entsprechenden Flüssigkeitszufuhr eine Applikation von Glukose (400–600 g/tgl.) an. Die Glukose hemmt die Aktivität der ALA-Synthase (Glukoseeffekt), und es gelingt manchmal, mit dieser Therapie einen akuten Anfall zu unterbrechen.
Hämatin führt zu einer Hemmung des Schlüsselenzyms der Hämbiosynthese und kann so zu einer Unterbrechung des akuten Anfalls führen. Es werden 250–500 mg Hämatin tgl. i.v. infundiert. Eine Komplikation dieser Therapie ist die Ausbildung von Thrombophlebitiden an den Infusionsstellen. Bei Tachykardie und Hypertonie sind Behandlungsversuche mit β-Rezeptorenblockern möglich.
Es sollte nochmals betont werden, daß die Prophylaxe, das Meiden porphyrogener Medikamente, die wichtigste Aufgabe des Arztes darstellt.

Hereditäre Coproporphyrie (HC)
[Berger und Goldberg 1955]

Definition. Die Erkrankung beruht auf einem Defekt der Koproporphyrinogenoxidase, die Koproporphyrinogen zu Protoporphyrinogen dekarboxyliert. Es können, meist allerdings nicht so ausgeprägt, Hautveränderungen wie bei der Porphyria cutanea tarda – meist jedoch nur abortiv – vorkommen.

Vorkommen. Die Krankheit ist in Deutschland relativ selten. Sie findet sich häufiger in Südafrika. Die HC ist durch vergleichbare klinische intern-neurologische Symptome gekennzeichnet, wie sie für die AIP typisch sind.

Pathogenese. In den meisten Fällen treten die klinischen Symptome erst nach Einwirkung entsprechender Manifestationsfaktoren auf, wie dies bereits bei der akuten intermittierenden Porphyrie beschrieben worden ist. Der Enzymdefekt führt über einen Mangel an Häm zu einer massiven Steigerung der ALA-Synthase, wodurch die akute Symptomatik ausgelöst wird.

Klinik. Wie bereits einleitend dargestellt und bei der akuten intermittierenden Porphyrie beschrieben, kommt es zum Auftreten von intern-neurologischen Symptomen.

Hautveränderungen. Sie sind recht unterschiedlich und bei den einzelnen Familien verschieden stark ausgeprägt. Sie imponieren, allerdings etwas weniger ausgeprägt, wie die Veränderungen, die bei der Porphyria cutanea tarda (PCT) gefunden werden.

Laborbefunde

Porphyrinanalytik
Urin. Im akuten Anfall findet sich eine massive Vermehrung der Porphyrinvorstufen wie ALA, besonders aber des PBG im Urin, begleitet von einer erhöhten Konzentration der Porphyrine, die in den ableitenden Harnwegen und beim Stehen des Urins spontan aus PBG gebildet werden.

Stuhl. Außerdem findet sich im Stuhl eine vermehrte Ausscheidung der Porphyrine, wobei Koproporphyrin den Hauptmetaboliten darstellt.

Erythrozyten. In den Erythrozyten finden sich keine Veränderungen der Porphyrinkonzentrationen.

Klinisch-chemische Befunde. Wie bereits bei der AIP ausgeführt, kommt es in Abhängigkeit von der klinischen Symptomatik im akuten Anfall zu unterschiedlichen klinisch-chemischen Befunden. Auch hier kann die Transmineralisation mit Verschiebung des Natrium- und Kaliumgehaltes im Blut vorherrschen.

Verlauf. Im allgemeinen gelingt es, die klinische Symptomatik bei Vermeiden der entsprechenden Manifestationsfaktoren zu verhindern.

Therapie. Porphyrogene müssen vermieden werden. Im akuten Anfall ist ein Behandlungsversuch mit Glukoseinfusionen und evtl. mit Hämatin indiziert. Die symptomatische Therapie besteht wie bei der AIP in der zusätzlichen Gabe von β-Rezeptorenblockern, besonders wenn eine Hypertonie und Tachykardie das klinische Bild mitbestimmen.

Porphyria variegata (PV)

[Barnes 1951, Dean und Barnes 1959]

Synonyme. Hereditäre Protokoproporphyrie, gemischte hepatische Porphyrie, Südafrikanische Porphyrie

Definition. Es handelt sich um eine autosomal-dominant vererbte Krankheit mit einem heterozygoten Defekt der Protoporphyrinogenoxidase, einem Enzym, das Protoporphyrinogen zu Protoporphyrin oxidiert. Entsprechend kommt es zu einer Anhäufung von Protoporphyrinogen, besonders in der Leber. Es finden sich auch hier unterschiedlich ausgeprägte, meist schwächere Hautveränderungen wie bei der Porphyria cutanea tarda.

Vorkommen. Die Erkrankung ist in Deutschland zwar etwas häufiger als die hereditäre Coproporphyrie, muß jedoch als selten angesehen werden. In Südafrika und auch in Skandinavien kommt sie wesentlich häufiger vor. Wie bei der AIP manifestiert sich die Erkrankung häufig erst nach der Pubertät oder zwischen dem 20. und dem 40. Lebensjahr.

Pathogenese. Der Defekt der Protoporphyrinogenoxidase wird vom Organismus wie bei allen Porphyrinstoffwechselstörungen durch eine Mehrbildung der Porphyrine kompensiert. Bei den meisten Patienten verläuft der Enzymdefekt asymptomatisch und erst entsprechende Provokationsfaktoren (s. S. 1187) führen zur Manifestation der Erkrankung. Es kommt dann zu einer Induktion der ALA-Synthaseaktivität mit einer massiven Vermehrung der Porphyrinvorstufen ALA und PBG im Urin.

Klinik. Die Erkrankung manifestiert sich in den verschiedenen Familien unterschiedlich schwer. Bei 15% der Kranken werden nie, bei 30% hingegen ausschließlich Hautveränderungen beobachtet. Es kann zu einem gleichzeitigen oder zu einem vikariierenden Auftreten der Hautveränderungen und der Symptomatik an den inneren Organen kommen.

Hauterscheinungen. Diese werden im Detail bei der Porphyria cutanea tarda besprochen. Sie manifestieren sich bei der PV vergleichbar, wenn auch häufig nicht so ausgeprägt.

Interne Symptomatik. Die akuten Attacken entsprechen im wesentlichen den Befunden wie sie bei der AIP beschrieben worden sind.

Laborbefunde

Porphyrinanalytik
Urin. Es findet sich wie bei der AIP ein dunkler Urin, der im UV-Licht rot fluoresziert. Es dominiert die Mehrausscheidung der Porphyrinvorstufen ALA und PBG. Es findet sich eine Mehrausscheidung der Porphyrine, wobei Koproporphyrin vorherrscht.

Stuhl. Besonders im Anfall findet sich eine starke Vermehrung der Porphyrine, hauptsächlich Protoporphyrin. Außerdem läßt sich das X-Porphyrin (ein Porphyrinpeptid) im Stuhl, was für diese Erkrankung besonders typisch ist, nachweisen.

Erythrozyten. Die Porphyrinwerte sind normal, deshalb sind keine Untersuchungen erforderlich.

Blutserum. Im Serum findet sich meist keine Erhöhung. Es läßt sich aber ein Porphyrin nachweisen, das bei einer Anregung mit 405 nm ein Fluoreszenzmaximum von 626 nm aufweist, was für die Porphyria variegata charakteristisch ist.

Verlauf und Prognose. Die Prognose hängt weitgehend davon ab, ob es gelingt, die akuten Anfälle zu unterbrechen und nachfolgend zu vermeiden.

Therapie. Meiden der Provokationsfaktoren, besonders der Medikamente, die auf S. 1187 genannt werden. Im akuten Anfall ist wie bei allen akuten Porphyrien eine intensivmedizinische Überwachung erforderlich. Ausreichender Lichtschutz.

Porphyria cutanea tarda (PCT)

[Günther 1922, Waldenström 1937, Ippen 1959]

Definition. Es handelt sich um einen Defekt der Uroporphyrinogendekarboxylase, die einmal als autosomal-dominant vererbte Erkrankung vorkommt und außerdem als erworbene Form. Sie ist durch typische Hautveränderungen und durch eine 10- bis 50fach höhere Porphyrinausscheidung mit einem Vorherrschen hochkarboxylierter Porphyrine, besonders Uro- und Heptaporphyrin gekennzeichnet. Eine schwere Elastose der belichteten Haut und Epidermolysis-bullosa-artige Blasen an Hand- und Fingerrücken, jedoch *keine gesteigerte Lichtempfindlichkeit*, sind die kutanen Symptome.

Vorkommen. Die Häufigkeit der PCT wird mit 1% der Bevölkerung im Lebensalter von 40–70 Jahren geschätzt. Es ist die häufigste Porphyrie und macht im dermatologischen Krankengut 80–90% aller Porphyrien aus.

Ätiologie und Pathogenese. Die hereditäre PCT ist durch einen heterozygoten Enzymdefekt der Uroporphyrinogendekarboxylase mit Senkung der Aktivität und des Proteingehaltes auf 50% in allen Geweben gekennzeichnet. Bei dieser Form liegt eine Geschlechtsverteilung von 1:1 vor. Bei der erworbenen Form findet sich ausschließlich in der Leber eine Senkung der katalytischen Aktivität auf 50% und weniger bei normalem Enzymproteingehalt. Im Gegensatz zur hereditären Form sind in allen extrahepatischen Geweben die katalytische Aktivität und auch der Proteingehalt des Enzyms normal. Wie bei den anderen hepatischen Porphyrien besprochen, reicht auch bei der Porphyria cutanea tarda sehr häufig der Enzymdefekt allein nicht aus, um die klinische Symptomatik auszulösen. Erst das Hinzukommen von Manifestationsfaktoren führt zur Erkrankung. Diese sind vorwiegend Medikamente, die zu einer Induktion der Cytochrom-P450-Isoenzyme in der Leber führen. Bereits unter physiologischen Bedingungen werden etwa 40% des gesamten hepatischen Häm in die P450-Isoenzyme eingebaut. Es muß aber besonders herausgestellt werden, daß nur eine Langzeitbehandlung mit diesen Medikamenten zur Manifestation der PCT führt. Niemals kommt es aber wie bei den akuten Porphyrien zu akuten Krisen, so daß kurzzeitig ohne jede Bedenken entsprechend indizierte Medikamente verabfolgt werden können. Die PCT kann durch Eisen provoziert werden. Ob Eisen beim Menschen die Uroporphyrinogendecarboxylase hemmt, ist noch nicht endgültig gesichert. Im Gegensatz zur angeborenen Form mit einem Geschlechtsverhältnis von 1:1 findet sich bei der erworbenen PCT ein Vorherrschen des männlichen Geschlechtes. Bei den Manifestationsfaktoren spielen Östrogene offenbar eine vorherrschende Rolle, wobei östrogenhaltige Antikonzeptiva bei der Manifestation der PCT junger Frauen von Bedeutung sind. Bei Männern, die wegen Prostatakarzinom mit Östrogenen behandelt worden sind, beobachtet man ebenfalls gehäuft PCT.

Klinik. Das klinische Bild der PCT ist charakterisiert durch Hauterscheinungen, Leberstoffwechselstörungen und Porphyrinurie. Gastrointestinale und neurologische Symptome fehlen.

Hautveränderungen. Sie sind mit der Ablagerung hochkarboxilierter Porphyrine ursächlich verbunden.

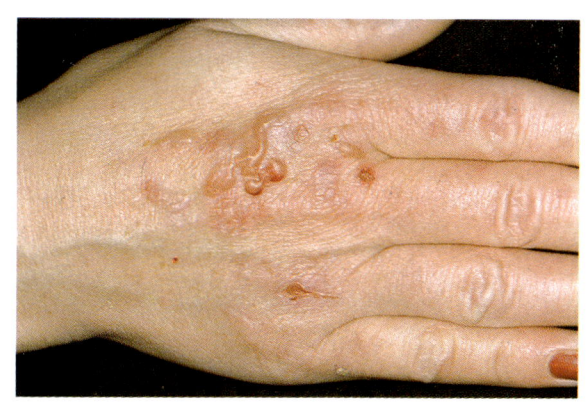

Abb. 44.9. Porphyria cutanea tarda, provoziert durch Ovulationshemmer

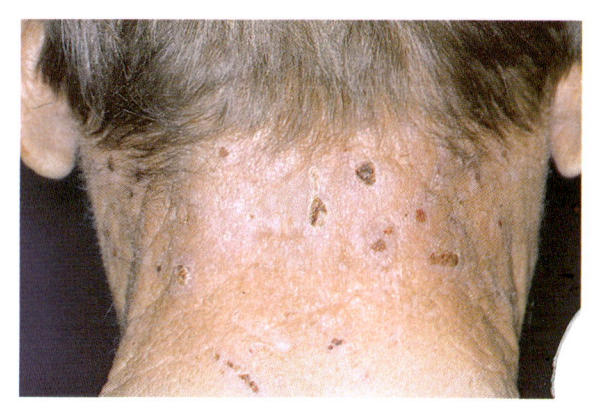

Abb. 44.10. Porphyria cutanea tarda

Epidermolysis-bullosa-artige Hautveränderungen. An chronisch lichtexponierten Hautpartien, also vorherrschend im Gesicht, bei androgenetischer Alopezie auch am Kopf, den Finger- und Handrücken sowie an den Streckseiten der Unterarme und manchmal auch der Unterschenkel treten die typischen Veränderungen auf. Es finden sich an Finger- und Handrücken unterschiedliche – wenige mm bis wenige cm – große Blasen, die nicht selten recht widerstandsfähig sind, hämorrhagisch werden können und darauf hinweisen, daß es sich um subepidermale Blasen handelt. Durch sekundäre Veränderungen, wie Verlust der Blasendecke, Krusten- und Narbenbildung mit Milien, Hyper- und Depigmentierung entsteht, besonders am Handrücken, ein buntes Bild. Die Patienten geben an, daß es nach leichten Traumen zu Verletzungen, zum Verlust der Epidermis kommt. Außerdem geben die Patienten, zumindest auf Befragen an, daß die Abheilung dieser Verletzungen wesentlich länger dauert, als sie dies bisher gewohnt waren.

Melanose, Hypertrichose, Gesichtszyanose. Diese sind weitere typische Begleitsymptome. Die Melanose ist diffus und betrifft gern Gesicht und Nacken. Cha-

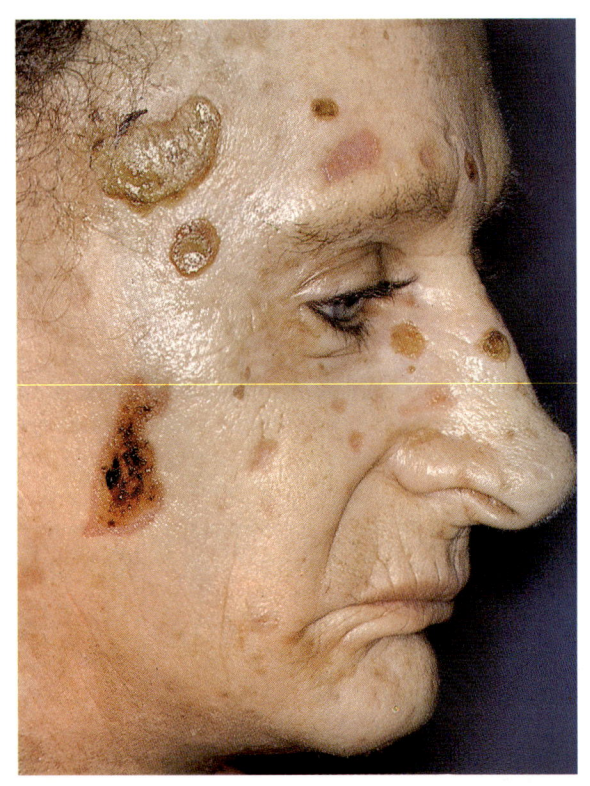

Abb. 44.11. Porphyria cutanea tarda, Pseudosklerodermie mit Ulzerationen

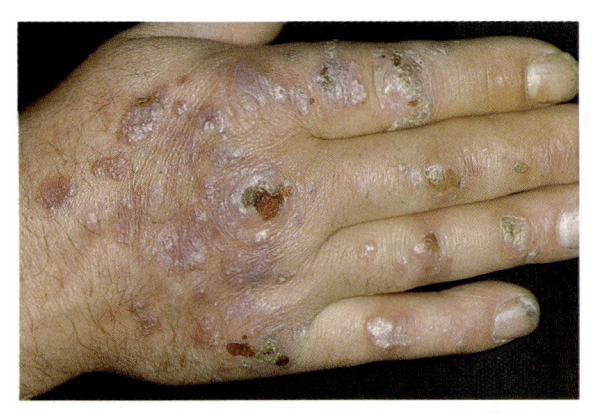

Abb. 44.12. Porphyria cutanea tarda mit Erosionen, entzündlichen Infiltraten und postbullösen Milien

rakteristisch ist auch die Hypertrichose der Augenbrauen und der Jochbogengegend, bei Frauen betrifft sie bevorzugt die Wangen. Die Zyanose des Gesichts kann mit ödematöser Schwellung der Lider und Konjunktivitis verbunden sein. Sie erinnert teilweise an Facies alcoholica, ist es wohl auch zumeist.

Chronisch-aktinische Hautveränderungen. Patienten mit PCT sehen oft älter aus als sie sind und weisen deutlich Hautveränderungen wie bei einer chronisch lichtexponierten Haut auf. Ausgeprägte Cutis rhomboidalis nuchae, oft diffuse aktinische Elastose im Ge-sicht und Stirnbereich, manchmal auch im Sinne der aktinischen Elastose mit Zysten und Komedonen (Morbus Favre-Racouchot) sind typisch und wohl auf die verstärkte aktinische Belastung infolge photoaktiver Porphyrine in der Haut zu beziehen.

Pseudosklerodermie. In seltenen Fällen kann es in lichtexponierten Hautbereichen, besonders aber auch an den seitlichen Gesichts- und Kopfpartien, zu einer ausgedehnten Sklerose und Verdickung der Haut kommen, die sowohl klinisch als auch histologisch einer progressiven Sklerodermie ähnelt. Man hat diese Fälle auch als *Skleroporphyrie* bezeichnet. Diagnostisch wichtig sind die postbullösen hämorrhagisch verkrusteten Erosionen bzw. oberflächlichen Ulzerationen und umschriebene Narben, welche sonst nicht zum typischen Bild der diffusen Sklerodermie gehören. Bei diesem Erscheinungsbild ist auch an HEP zu denken.

Laborbefunde

Porphyrinanalytik

Urin. Es findet sich eine 10- bis 50fache Vermehrung der Gesamt-Porphyrinausscheidung, wobei die hochkarboxilierten Porphyrine Uro- und Heptaporphyrin vorherrschen. Die Auftrennung der Isomeren ergibt, daß Uroporphyrin zur Hälfte als Uroporphyrin-I und zur Hälfte als Uroporphyrinogen-III vorliegt.

Stuhl. Die Stuhluntersuchung ist zur Diagnostik einer Porphyria cutanea tarda nicht erforderlich. Es findet sich eine leichte Vermehrung von Kopro- und Protoporphyrin; besonders charakteristisch ist die Ausscheidung von Isokoproporphyrin.

Serum. Es findet sich eine Erhöhung hochkarboxilierter Porphyrine, jedoch ist die Untersuchung nicht erforderlich, da die Urinbefunde aussagefähiger sind. Die Porphyrinbestimmung im Serum kann bei Dialysepatienten mit terminaler Niereninsuffizienz und Pseudo-PCT-artigen Hautveränderungen erforderlich werden.

Erythrozyten. Der Porphyringehalt in den Erythrozyten ist normal.

Leber. In der Leberbiopsie findet sich eine massive Vermehrung der Porphyrine, wobei man fast ausschließlich Uroporphyrin findet. Für die PCT typisch ist die Rotfluoreszenz des Leberstanzzylinders im UV-Licht.

Zusätzliche Laborbefunde. Nicht selten läßt sich eine leichte Erhöhung der Transaminasen nachweisen. Etwa zwei Drittel der Patienten weisen eine deutliche bis starke Erhöhung des Eisenspiegels im Serum mit einer entsprechenden Siderose der Leber auf.

Diagnose. Die typischen Hautveränderungen, die leichte Verletzlichkeit der Haut, die schlechte Wundheilung nach Traumen und die *Rotfärbung des Urins* weisen auf die Diagnose hin. Die Diagnose wird durch die Porphyrinuntersuchung des Urins gesichert: massive Vermehrung der Porphyrinausscheidung, hauptsächlich von Uro- und Heptaporphyrin. Die Differenzierung der angeborenen von der erworbenen Form erfolgt durch die Bestimmung der Uroporphyrinogendecarboxylase in den Erythrozyten. Bei den erworbenen Formen finden sich normale und bei den angeborenen Formen auf die Hälfte reduzierte Werte.

Histopathologie. Die Blase bei der PCT ist subepidermal gelegen, wobei das Blasendach von der gesamten Epidermis gebildet wird. Wahrscheinlich kommt es wie bei den dystrophischen Formen der Epidermolysis bullosa zur Zerstörung der Verhaftung zwischen Epidermis und Dermis, was die Blasen bzw. die leichte Verletzlichkeit nach Mikrotraumen erklärt.

Prognose. Die Prognose ist gut, wenn es gelingt, entsprechende zugrunde liegende Noxen zu eliminieren. Hierbei spielen Analgetika, Hypnotika und hormonale Antikonzeptiva eine Rolle. Vermehrtes Auftreten einer Leberzirrhose oder eines primären Leberkarzinoms als Folge der gehäuft vorkommenden Virushepatitiden kann die Prognose einschränken.

Therapie. Es gibt heute zwei gleichwertige Behandlungsmöglichkeiten:
Chloroquin (2mal 125 mg Resochin/Woche), wobei es fast immer gelingt, nach einem Behandlungszeitraum von 6–9 Monaten eine Vollremission zu erzielen.
Aderlaßbehandlung nach Ippen (500 ml alle 14 Tage über 2 Monate und nachfolgend monatlich bis zur Normalisierung der Porphyrinausscheidung). Die Aderlaßtherapie hat den Vorteil, daß gleichzeitig die nicht selten bestehende Siderämie mit Siderose der Leber wesentlich gebessert wird. Kombination beider Behandlungsmaßnahmen kann die Therapiedauer erheblich verkürzen.
Äußerlich. Eine örtliche Behandlung mit Schutzverbänden oder antiseptischen Wirkstoffen ist sinnvoll. Die Verwendung von Lichtschutzmitteln ist nicht erforderlich.
Regelmäßige Überwachung der Patienten hat sich bewährt, um Rezidive rechtzeitig zu erkennen.

Hepatoerythropoetische Porphyrie (HEP)

[Gunther 1967]

Synonyme. Hepatoerythrozytäre Porphyrie, erythropoetische Porphyrie oder Porphyrinhepatitis

Definition. Es handelt sich um den homozygoten Defekt der Uroporphyrinogendecarboxylase. Die Enzymaktivität beträgt <10% in allen Geweben. Bisher sind etwa 15 Patienten mit dieser Erkrankung beschrieben worden, wobei die Hautsymptomatik obligat ohne Manifestationsfaktoren nicht selten bereits im Kindes- oder Jugendalter auftritt. Im Gegensatz zur PCT findet sich bei der hepatoerythropoetischen Porphyrie zusätzlich eine Vermehrung der Porphyrine in den Erythrozyten, was zu der entsprechenden Krankheitsbezeichnung geführt hat.

Klinik. Bereits in den ersten Lebensjahren, meist aber nach der Pubertät, bilden sich die Hautveränderungen aus.

Hautveränderungen. Diese nehmen eine Zwischenstellung zwischen denen, die bei der Porphyria cutanea tarda und denen, die bei der kongenitalen erythropoetischen Porphyrie (Morbus Günther) beschrieben worden sind, ein. Es finden sich außer den Blasen an den chronischen lichtexponierten Partien sowie der leichten Verletzlichkeit in diesem Bereich sklerosierende Veränderungen an Gesicht, Händen und auch an den Hautpartien, die nur sporadisch dem Licht ausgesetzt werden. Zusätzlich wird eine deutliche Photosensibilisierung beschrieben.

Laborbefunde

Porphyrinanalytik
Urin. Starke Dunkelfärbung des Urins mit typischer Rotfluoreszenz im UV-Licht. Die Porphyrinausscheidung im Urin ist massiv erhöht, wobei sich vorherrschend hochkarboxilierte Porphyrine wie Uro- und Heptaporphyrin nachweisen lassen. Es betrifft vorherrschend die Isomerenreihe III. Die Porphyrinvorstufen ALA und PBG im Urin sind nicht erhöht.

Erythrozyten. Deutliche Erhöhung der Gesamtporphyrine, wobei neben der Vermehrung von Kopro- und Protoporphyrin auch Uroporphyrin nachgewiesen werden kann.

Stuhl. Auch hier findet sich eine Vermehrung der Porphyrinausscheidung, die jedoch nicht für die Diagnosestellung von Bedeutung ist.

Die *Uroporphyrinogendekarboxylase* in allen Geweben — vorherrschend jedoch in den Erythrozyten bestimmt — weist eine Aktivitätsminderung und einen Proteingehalt <10% auf. Die klarste Beweisführung für den homozygoten Enzymdefekt wurde aufgrund einer klinischen Beobachtung geführt: Beide Eltern wiesen einen heterozygoten Defekt der Uroporphyrinogendekarboxylase, also eine Anlage für eine hereditäre PCT auf, und ihre eineiigen Zwillinge (2 Mädchen) erkrankten an einem homozygoten Defekt unter dem Krankheitsbild der hepatoerythropoetischen Porphyrie.

Histopathologie. Atrophische Epidermis, Homogenisierung (Hyalinisierung) der oberen Dermis, wandverdickte Gefäße mit perivaskulärer Hyalinisierung.

Prognose. Die Prognose wird von einer entsprechenden Mitbeteiligung der Leber bestimmt.

Therapie. Wegen der Seltenheit der Erkrankung liegen noch keine ausreichenden Therapiebefunde vor. Es wäre vorstellbar, daß die Kombination aus Chloroquin mit Aderlaßtherapie und β-Karotin hier vielleicht einen entsprechenden Erfolg bieten könnte.

Weiterführende Literatur

Allgemeines

Bickers DR (1986) Porphyria. Dermatol Clin 4:277–290
Cripps DJ, Peters HA (1967) Fluorescing erythrocytes and porphyrin screening test on urine, stool, and blood. Arch Dermatol 96:712–720
Disler PB, Blekkenhorst GH, Eales L (1984) The biochemical diagnosis of porphyria. Int J Dermatol 23:2–10
Doss M (ed) (1978) Diagnosis and therapy of prophyrias and lead intoxication. Springer, Berlin
Doss M, Schmidt A (1971) Quantitative Bestimmung von δ-Aminolävulinsäure und Porphobilinogen im Urin mit Ionenaustauschchromatographie-Fertigsäulen. Z Klin Chem Klin Biochem 9:99–102
Doss M, Schmidt A (1971) Rapid Determination of urinary total porphyrins by iron exchange chromatography. Z Klin Chem Klin Biochem 9:415–418
Ippen H (1984) Die Porphyrinkrankheiten. In: Bock HE, Gerock W, Hartmann F (eds) Klinik der Gegenwart. Bd. 6. Urban & Schwarzenberg München, S. 209–228
Kappas A, Sassa S, Galbraith RA et al. (1989) The porphyrias. In: Scriver CR, Beaudet AL, Sly WS et al. (eds) The metabolic basis of inherited disease, 6th edn. McGraw-Hill, New York, pp 1305–1365
Piomelli S, Young P, Gay J (1973) Micromethod for free erythrocytes porphyrins. J Lab Clin Med 81:932–940
Poh-Fitzpatrick MB (1986) Molecular and cellular mechanism of porphyrin photosensitization. Photodermatol 3:148–157
Rorsman H, Harber LC (eds) (1982) Cutaneous porphyrias. Acta Derm Venereol (Stockh) Suppl 100:1–131
Sassa S, Kappas S (1981) Genetic, metabolic, and biochemical aspects of the porphyrias. Adv Hum Genet 11:121–231
Seubert A, Seubert S (1982) High-performans liquid chromatography analysis of porphyrins and their isomers with radial compression columns. Anal Biochem 124:303–307
Watson DJ, Schwartz S (1941) A simple test for urinary porphobilinogen. Proc Soc Exp Biol Med 47:393

Erythropoetische Porphyrien

Kongenitale erythropoetische Porphyrie

Deybach JC, Grandchamp B, Grelier M et al. (1980) Prenatal exclusion of congenital erythropoietic porphyria (Günther's disease) in a fetus at risk. Hum Genet 53:217–221
Günther H (1911) Die Hämatoporphyrie. Dtsch Arch Klin Med 105:89–146
Ippen H, Fuchs T (1980) Porphyria erythropoietica Günther. Clin Haematol 323–344
Nordmann Y, Deybach JC (1986) Congenital erythropoietic porphyria. Semin Dermatol 5:106–114
Poh-Fitzpatrick MB (1986) The erythropoietic porphyrias. Dermatol Clin 4:291–300
Streicher GS (1977) Erythropoietic porphyria. Two cases and the results of metabolic alkalization. Arch Dermatol 113:1553–1557

Erythropoetische Protoporphyrie

Baart de la Faille H, Suurmond D, Went LN et al. (1972) β-Carotene as a treatment for photohypersensitivity due to erythropoietic protoporphyria. Dermatologica 145:389–394
Bonkowski HH, Schned AR (1986) Fatal liver failure in protoporphyria. Gastroenterol 90:191–201
Braun-Falco O, Burg G, Schmidt D (1970) Protoporphyrinämische Lichtdermatose vom Typ des Quinckeschen Ödems. Münch Med Wochenschr 112:1443–1447
Kosenow W, Treibs A (1953) Lichtüberempfindlichkeit und Porphyrinämie. Z Kinderkr 73:82–92
Lehmann P, Scharffetter K, Kind P et al. (1991) Erythropoetische Protoporphyrie: Synopsis von 20 Patienten. Hautarzt 42:570–574
Magnus IA, Jarrett A, Pankered TAJ et al. (1961) Erythropoietic protoporphyria: A new porphyria syndrome with solar uticaria due to protoporphyrinemia. Lancet II:448–451
Mathews-Roth MM (1977) Erythropoietic protoporphyria, diagnosis and treatment. N Engl J Med 297:98–100
Norris PG, Nunn AV, Hawk JLM et al. (1990) Genetic heterogeneity in erythropoietic protoporphyria. J Invest Dermatol 95:260–263
Poh-Fitzpatrick MB (1986) Erythropoietic protoporphyria. Semin Dermatol 5:99–105
Todd DJ (1994) Erythropoietic protoporphyria. Br J Dermatol 131:751–766

Hepatische Porphyrien

Doss MO (1982) Hepatic porphyrias: pathobiochemical, diagnostic, and therapeutic implications. Prog Liver Dis 7:573–597
Lehr PA, Doss M (1981) Chronic hepatic porphyria with uroporphyrinogen decarboxylase defect in four generations. Dtsch Med Wochenschr 196:241–245
Romeo G (1980) The hepatic porphyrias. Prog Med 4:169–197
Smith AG, DeMatteis F (1980) Drugs and the hepatic porphyrias. Clin Hematol 9:399–425

Akute intermittierende Porphyrie

Felsher BJ, Redeker AG (1967) Acute intermittent porphyria. Effect of diet and griseofulvin. Medicine (Baltimore) 46:217–228
Goldberg A (1985) Molecular genetics of acute intermittent porphyria, Br Med J 291:499–500
Grandchamp B, Picat C, Mignotte V et al. (1989) Tissue-specific splicing mutation in acute intermittent porphyria. Proc Natl Acad Sci USA 86:661–664

Khanderia U (1986) Circulatory collapse associated with hemin therapy for acute intermittent porphyria. Clin Pharmacol 5:690–692
McColl KEL, Moore MR, Thompson GG et al. (1982) Screening for latent acute intermittent porphyria; the value of measuring both leucocyte δ-aminolaevulinic acid synthase and erythrocyte uroporphyrinogen-1-synthase activities. J Med Genet 19:271–276
Moore MR (1980) International review of drugs in acute porphyria. J Biochem 12:1089–1097
Mustajoki P, Heinonen J (1980) General anesthesia in inducible porphyrias. Anesthesiol 53:15–21

Hereditäre Coproporphyrie
Berger H, Goldberg A (1955) Hereditary Coproporphyria. Brit Med Journal 2:85–92
Elder GH, Evans JO, Thomas N et al. (1976) The primary enzyme defect in hereditary coproporphyria. Lancet II:1217–1219
Hunter JAA, Khan A, Hope E et al. (1971) Hereditary coproporphyria. Photosensitivity, jaundice and neuropsychiatric manifestations associated with pregnancy. Br J Dermatol 84:301–310
Roberts DJ, Brodie MJ, Moore MR et al. (1977) Hereditary coproporphyria presenting with photosensitivity induced by the contraceptive pill. Br J Dermatol 96:549–554

Porphyria variegata
Barnes HD (1951) Further South African cases of prophyrinuria. S Afr J Clin Sci 2:117–169
Corey TJ, DeLeo VA, Christianson H et al. (1980) Variegate porphyria. Clinical and laboratory features. J Am Acad Dermatol 2:36–43
Day RS, Eates L, Meissner D (1982) Coexistent variegate porphyria and porphyria cutanea tarda. N Engl J Med 307:36–41
Dean G, Barnes HD (1959) Porphyria in Sweden and South Africa. S Afr Med J 33:246–253
Deybach J, Verneuil H de, Nordmann Y (1981) The inherited enzymatic defect in porphyria variegata. Hum Genet 58:425–428
Fromke VL, Bossenmaier J, Cardinal R et al. (1982) Porphyria variegata. Study of a large kindred in the United States. Am J Med 65:80–88
Hofmann C, Schmidt D, Braun-Falco O (1975) Zur Porphyria variegata. Münch Med Wochenschr 117:1969–1974
Kramer S (1980) Porphyria variegata. Clin Haematol 9:303–322
Viljoen DJ, Cummins R, Alexopoulus J et al. (1983) Protoporphyrinogen oxidase and ferrochelatase in porphyria variegata. Eur J Clin Invest 13:283–287

Porphyria cutanea tarda
Benedetto AV, Kushner JP, Taylor JS et al. (1978) Porphyria cutanea tarda in three generations of a single family. N Engl J Med 258:358–362
Goerz G, Scharffetter-Kochnanek K (1994) Die Porphyrien. Akt Dermatol 20:103–113
Goerz G, Bolsen K, Schürer N (1994) Die Porphyrien: Diagnostik und Therapie. H+G 69:79–87
Harber LC, Bickers DR (1984) Porphyria and pseudoporphyria. J Invest Dermatol 82:207–209
Kuntz BME, Goerz G, Merk H et al. (1984) HLA-A3 and -B7 in porphyria cutanea tarda. Tissue Antigens 24:67–69

Meurer M, Schulte C, Weiler A (1985) Photodynamic action of uroporphyrin on the complement system in porphyria cutanea tarda. Arch Dermatol Res 277:293–298
Sweeney GD (1986) Porphyria cutanea tarda, or the uroporphyrinogen decarboxylase deficiency diseases. Clin Biochem 19:3–15
Verneuil H de, Beaumont C, Deybach JC et al. (1984) Enzymatic and immunological studies of uroporphyrinogen decarboxylase in familial porphyria cutanea tarda and hepatoerythropoietic porphyria. Am J Hum Genet 36:613–622
Waldenström J (1937) Studien über Porphyrie. Acta Med Scand Stockh, Suppl 82:1–254

Hepatoerythropoetische Porphyrien
Elder GH, Smith SE, Herrero C (1981) Hepato-erythropoietic porphyria presenting a new uroporphyrinogen decarboxylase defect or homozygous porphyria cutanea tarda. Lancet II:916–919
Günther WW (1967) The porphyrias and erythropoietic protoporphyria: an unusual case. Aust J Dermatol 9:23–30
Herrero C et al. (1982) Characterization of hepatoerythropoietic porphyria. In: Mascaro J (ed) Porphyrias. Garsi, Madrid, pp 29–36
Hönigsmann H, Reichel K (1979) Hepatoerythrozytäre Porphyrie. Hautarzt 30:95–97
Toback AC, Sassa S, Poh-Fitzpatrick MB et al. (1987) Hepato-erythropoietic porphyria: clinical, biochemical, and enzymatic studies in a three-generation family lineage. N Engl J Med 316:645–656

Behandlung von Porphyrien
Ashton RE, Hawk JLM, Magnos IA (1984) Low-dose oral chloroquine in the treatment of porphyrin cutanea tarda. Br J Dermatol 111:609–613
Bickers DR, Merk H (1986) Treatment of porphyrias. Semin Dermatol 5:186–197
Felsher BG, Redeker AG (1966) Effect of chloroquine on hepatic uroporphyrin metabolism in patients with porphyria cutanea tarda. Medicine (Baltimore) 45:575–583
Goerz G, Bolsen K, Merk H (1985) Influence of chloroquine on the porphyrin metabolism. Arch Dermatol Res 277:114–117
Ippen H (1961) Allgemeinsymptome der späten Hautporphyrie (porphyria cutanea tarda) als Hinweise für deren Behandlung. Dtsch Med Wochenschr 86:127–133
Ippen H (1977) Treatment of porphyria cutanea tarda by phlebotomy. Semin Hematol 14:253–259
Marchesi L, DiPadova C, Cainelli T et al. (1984) A comparative trial of desferrioxamine and hydroxychloroquine for treatment of porphyria cutanea tarda in alcoholic patients. Photodermatol 1:286–292
Rocchi E, Gibertini P, Cassanelli M et al. (1986) Iron removal therapy in porphyria cutanea tarda: phlebotomy versus slow subcutaneous desferrioxamine infusion. Br J Dermatol 114:621–629
Salamanica RE de, Pena ML, Olmos A et al. (1980) Follow-up studies of porphyrin excretion in porphyria cutanea tarda treated with p-aminobenzoic acid. Am Clin Res 12:279

Tabelle 44.1 Übersicht. *AIP* Akute intermittierende Porphyrie, *CEP* Congenitale erythropoetische Porphyrie, *PCT* Porphyria cutanea tarda, *HEP* Hepatoerythropoetische Porphyrie, *HC* Hereditäre Coproporphyrie, *PV* Porphyria variegata, *EPP* Erythropoetische Protoporphyrie. Die fett gedruckten Porphyrinbefunde stellen biochemische Leitparameter der jeweiligen Porphyrien

Porphyrie	Enzymdefekt	Hautbefund	Intern-neurologische Symptomatik	Porphyrinbefund Urin	Erythrozyten	Stuhl
DOSS-Porphyrie	Porphobilinogen-synthase	–	+++	δ-Aminolävulinsäure Coproporphyrin	Protoporphyrin	–
AIP	Hydroxymethyl-bilansynthase	–	+++	δ-Aminolävulinsäure **Porphobilinogen** Uroporphyrin Coproporphyrin	–	–
CEP	Uroporphyrinogen-III-Kosynthase	Photosensibilisierung Verbrennung I–III°	–	Uroporphyrin Coproporphyrin	**Uroporphyrin** **Coproporphyrin** Protoporphyrin	Coproporphyrin
PCT	Uroporphyrinogen-decarboxylase (heterozygot oder erworben)	Epidermolysis-bullosa-artig (Handrücken und Gesicht)	–	Uroporphyrin Coproporphyrin	–	**Iso-Coproporphyrin** Coproporphyrin Uroporphyrin
HEP	Uroporphyrinogen-decarboxylase (homozygot)	Wie PCT, aber ausgeprägter	–	Uroporphyrin **Iso-Coproporphyrin**	Protoporphyrin	**Iso-Coproporphyrin**
HC	Coproporphyrino-genoxidase	Wie PCT, aber geringer	+++	**Coproporphyrin** δ-Aminolävulinsäure Porphobilinogen Uroporphyrin	–	**Coproporphyrin** Uroporphyrin
PV	Protoporphyrinogen-oxidase	Wie PCT, aber geringer	+++	δ-Aminolävulinsäure **Porphobilinogen** Uroporphyrin Coproporphyrin	–	Protoporphyrin Coproporphyrin Uroporphyrin
EPP	Ferrochelatase	Phototoxische Reaktionen	–	–	**Protoporphyrin**	**Protoporphyrin** Coproporphyrin

Kapitel 45   Kalzinosen

Inhaltsverzeichnis

Calcinosis metastatica 1197
Calcinosis metabolica 1198
   Calcinosis metabolica universalis. 1198
   Calcinosis metabolica circumscripta 1199
      Akrokalzinose 1199
      Disseminierte Kalzinose 1199
   Solitäre kongenitale noduläre Kalzifizierung 1200
   Idiopathische Kalzinose des Skrotums 1200
Calcinosis dystrophica 1200
   Thibierge-Weissenbach-Syndrom 1201
   CREST-Syndrom 1201
   Kutanes Kalkknötchen 1201
   Kalkknötchen an den Ohrrändern 1202
Weiterführende Literatur 1202

Normalerweise finden sich Kalzium- und Phosphationen in löslicher Form in den extrazellulären Flüssigkeiten in einem relativ stabilen Gleichgewicht. Bei Verkalkung kommt es zur Transformation von Ionen aus der Lösung in einen festen Zustand. Unter physiologischen Verhältnissen, so beispielsweise im Knochen, ist diese anorganische Phase in ihrer Zuordnung zur organischen Matrix in einem Zweiphasensystem strukturell gut organisiert. Die organische Phase besteht hauptsächlich aus Kollagen und die nicht organische Phase aus Apatitkristallen. Unter pathologischen Bedingungen örtlicher und allgemeiner Art kann es auch in der Haut zur Präzipitation von unlöslichen Kalziumsalzen kommen. Bei diesem Vorgang entstehen indessen keine kristallinen Kalziumsalzfällungen im Sinne von Apatitkristallen, sondern amorphe Niederschläge von Kalziumphosphat mit kleinen Mengen von Kalziumkarbonat.

Kalziumsalzniederschläge in Geweben bezeichnet man als *Kalzinosen*. Kutane Kalzinosen entwickeln sich in der Haut, im subkutanen Fettgewebe und in der darunter gelegenen Muskulatur. Sie können in 3 Formen unterteilt werden: Die häufigste Form ist die *dystrophische Calcinosis cutis*, die in geschädigten oder traumatisierten Geweben bei normalem Verhältnis von Serumkalzium zu Phosphat auftritt. Die *idiopathische Calcinosis cutis* tritt in anscheinend unveränderten Geweben bei normalem Kalzium-Phosphat-Verhältnis auf. Die *metastatische Calcinosis cutis* entwickelt sich in normalen Geweben in der Anwesenheit eines abnormen Kalzium- und/oder Phosphatmetabolismus. Gelegentlich bleibt es nicht bei amorpher Kalksalzablagerung, sondern es kommt zur Ausbildung von Knochen: *heterotope Ossifikation*.

Calcinosis metastatica

Synonym. Metastatische Kalzinose

Definition. Metastatische Kalzinose wird allgemein durch Störungen im Kalzium- und/oder Phosphatstoffwechsel hervorgerufen. Meist ist im Blut Hyperkalzämie, vielfach auch Hyperphosphatämie nachweisbar. Zusätzlich spielen auch örtliche Faktoren für die Ablagerung von Kalziumsalzen in den Geweben, d.h. die Transformation der löslichen in die unlösliche Phase, eine Rolle.

Metastatische Verkalkung kommt hauptsächlich in Organen vor, die Säuren produzieren, so in Nieren, Magen oder Lungen. In den während des Sekretionsvorganges alkalischer werdenden Zellen kommen Kalzium und Phosphat als Kalziumphosphat zur Ausfällung.

Hauterscheinungen. Neben einer Verkalkung der Blutgefäße ist gelegentlich auch die Haut betroffen. Man findet symmetrisch angeordnet harte weiße Papeln manchmal in linearer Anordnung, vielfach auch größere plaqueförmige harte Einlagerungen in der Haut oder auch harte Knoten, die stellenweise von einer entzündlichen Hautreaktion umgeben sind. Manchmal erinnern die harten und retikulären Veränderungen an Pseudoxanthoma elasticum. Besonders bei Hyperparathyreoidismus infolge chronischer Niereninsuffizienz kann es zur Verkalkung größerer Gefäße in den tieferen dermalen und subkutanen Gewebeschichten kommen und infolge von Gefäßverschlüssen zu langfristigen Ulzerationen, besonders an den Beinen (*urämisches Gangränsyndrom*). Die weißlich-gelblichen Kalksalze können durch die verdünnte Epidermis nach außen durchbrechen. Es besteht dann starke Schmerzhaftigkeit.

Prädilektionsstellen sind die Hautbereiche um die großen Gelenke.

Als *Ursachen* für die Calcinosis metastatica kommen in Betracht:

- Primärer oder sekundärer Hyperparathyreoidismus
- Chronische Nierenkrankheiten (renale Rachitis und renale Ostitis fibrosa)
- Destruierende Knochenerkrankungen [chronische Osteomyelitis, Knochentuberkulose, multiples Myelom, Morbus Paget (Ostitis deformans), Leukämien, Karzinommetastasen]
- Sarkoidose
- Medikamente, (D_3-Hypervitaminose; chronische AT-10-Überdosierung)
- Milchalkalisyndrom

Bei Patienten mit Normokalzämie ist als Resultat einer chronischen Niereninsuffizienz mit Retention von Phosphat stets eine Hyperphosphatämie vorhanden. Auch bei Pseudohypoparathyreoidismus kommt metastatische Kalzifikation bei normalen und erniedrigten Kalziumwerten vor.

Prognose. Diese wird durch die Grundkrankheit bestimmt. Lediglich bei medikamentöser metastatischer Verkalkung und bei Milchalkalisyndrom sind die Symptome manchmal reversibel. Sekundärer Hyperparathyreoidismus kann durch operative Entfernung der Nebenschilddrüsen geheilt werden; die metastatische Kalzinose kann sich danach zurückbilden.

Therapie. Therapie des Grundleidens.

Calcinosis metabolica

Synonyme. Idiopathische Kalzinose, metabolische Kalzinose

Hier fehlt eine faßbare Störung im allgemeinen Kalziumstoffwechsel. Die Konzentration von Kalzium und anorganischem Phosphat in der extrazellulären Flüssigkeit sind normal. Innere Organe sind nicht betroffen. Offenbar führen örtliche, auf bestimmte Gewebebezirke beschränkte Stoffwechselstörungen zur Ablagerung von Kalziumsalzen in amorpher Form. Ossifikation kommt nicht vor. Man muß annehmen, daß umschriebene Traumen oder Veränderungen im Bereich der interfibrillären Grundsubstanzen, deren elastischen oder kollagenen Fasern die Voraussetzung zur metabolischen Verkalkung schaffen.

Zwei Formen können unterschieden werden.

Calcinosis metabolica universalis

[Teutschländer 1935]

Synonyme. Universelle metabolische Kalzinose, Lipokalzinogranulomatose, Calcinosis lipogranulomatosa progrediens, Lipocalcinosis progrediens, Lipoidkalkgicht, Teutschländer-Syndrom

Definition. Massive Ablagerung von Kalziumsalzen im kutanen und subkutanen Bindegewebe sowie in den Muskeln ohne vorausgehende örtliche oder systemische Störung, mit nachfolgender Entzündungsreaktion und Einlagerung von Lipiden.

Vorkommen. Extrem selten. Meistens bei Menschen im 1. bis 2. Lebensjahrzehnt; Gynäkotropie. Man denkt an die Störung eines Gewebefaktors, der für die Verkalkung von Geweben eine Rolle spielt. Bei den betreffenden Patienten ist die Ausscheidung von Kalziumsalzen offenbar vermindert.

Klinik. Meist in symmetrischer Ausprägung findet man hauptsächlich an den Extremitäten, manchmal aber auch am Rumpf, herdförmig multiple Kalkeinlagerungen in der Haut, die zunächst unter der Haut zu liegen scheinen, sich dann zunehmend kutan lokalisieren. Jetzt kommt es vielfach zu entzündlicher Rötung, Perforation und nachfolgender Ulzeration mit Ausscheidung eines kalkartigen cremigen oder mehr eitrig erscheinenden Materials: *Lipokalzinogranulomatose.* Langfristige entzündliche Reaktionen heilen unter Hinterlassung von eingezogenen Narben ab. In schweren Fällen können die Veränderungen, besonders bei Sitz in Gelenknähe, zu Bewegungsstörungen Veranlassung geben. Es kann sich ein regelrechter Kalkpanzer ausbilden.
Auch das Bindegewebe von Sehnen, Faszien und Nerven kann Kalkablagerungen aufweisen. Ist hauptsächlich die Muskulatur befallen, so spricht man auch von *Myositis ossificans progressiva.* Hier gilt es vor allem, eine unentdeckte Dermatomyositis mit dystrophischer Verkalkung abzugrenzen.
Zusammentreffen mit progressiver systemischer Sklerodermie, Muskeldystrophie, Osteoporose, Hypercholesterinämie sowie Pfeifer-Weber-Christian-Syndrom wurde beobachtet.

Tumorartige Kalzinose. Sie ist möglicherweise eine Sonderform der Calcinosis metabolica universalis, die vor allem bei Afrikanern auftritt. Klinisch ist sie durch jahrelang asymptomatisch wachsende, derbe, kutan-subkutan gelegene Knoten gekennzeichnet, welche im Bereich der großen Gelenke auftreten.

Symptome. Diese hängen von der Ausprägung der Krankheit ab. Kalkablagerungen in Gelenknähe führen zu oft schmerzhaften Bewegungsbehinderungen. Entzündliche Reaktionen um die abgelagerten Verkalkungsherde können zu sehr schmerzhaften Veränderungen mit Ulzeration führen. Bei Einschmelzungstendenz der platten- oder knotenförmigen Kalkdepots kann es zu schweren Störungen des Allgemeinbefindens mit Fieber und sogar zur Sepsis kommen.

Histopathologie. Massive Kalksalzniederschläge (van Kossa-Färbung) im subkutanen und kutanen Gewebe. Oft findet man die ersten Kalziumsalzniederschläge an Fettzellen oder Kollagenfasern.

Verlauf. Unter Remissionen meistens chronisch-progredient. Mehrere Jahre mit sehr schwerer Krankheit können vergehen, bis die Patienten an Sekundärinfektionen versterben.

Differentialdiagnose. Thibierge-Weissenbach-Syndrom bei systemischer Sklerodermie, Myositis ossificans progressiva, Dermatomyositis mit sekundärer Kalzinose, Gicht, andere Formen von Kalzinosen.

Diagnose. Wichtig ist die Röntgenuntersuchung der Extremitäten und des Rumpfes mit Nachweis kalkdichter Schatten; ferner Biopsie. Die Konzentrationen von Kalzium und Phosphat im Serum sind normal.

Therapie. Versuche zur Mobilisierung von Kalziumphosphat durch Hormone haben nicht befriedigt. Gleiches gilt für die Anwendung des Ionenaustauschers EDTA (Ethylendiamintetraessigsäure). Bei stärkeren sekundär-entzündlichen Veränderungen Versuch mit Glukokortikoiden oder Immunsuppressiva. Auch chirurgische Entfernung schmerzhafter Kalkknoten kommt in Betracht. Örtlich Wundbehandlung.

Calcinosis metabolica circumscripta

Synonym. Zirkumskripte metabolische Kalzinose

Definition. Es handelt sich nur um einige wenige Kalkdepots durch umschriebene Ablagerung von Kalziumsalzen in der Haut oder den darunter liegenden Geweben.

Vorkommen. Meist bei Erwachsenen. Gynäkotropie.

Ätiopathogenese. Keine nachweisbaren Störungen im Kalzium- oder Phosphatstoffwechsel. Beziehungen zu Durchblutungsstörungen und diffusen Erkrankungen des Bindegewebes sind bemerkenswert.

Klinik. Calcinosis metabolica circumscripta kann sich in nur wenigen Herden manifestieren oder auch in vielen Herden disseminiert vorkommen. Als häufigste klinische Ausprägung ist die Akrokalzinose bekannt.

Akrokalzinose

Hier finden sich in den Fingerbeeren steinharte körnige Einlagerungen, die weiß durchschimmern. Über ihnen verdünnt sich die Haut, bis schließlich krümelige Kalkkonkremente nach außen hindurchtreten. Akrokalzinose tritt in jedem Lebensalter auf. Es ist unrichtig, von Kalkgicht zu sprechen, weil die Erkrankung mit echter Gicht nichts zu tun hat und auch keine innerlich faßbaren Stoffwechselstörungen nachweisbar sind.

Disseminierte Kalzinose

Hier kommt es, mehr oder minder disseminiert, in der Haut oder im subkutanen Gewebe sowie in der Muskulatur zu Kalkdepots. Diese Krankheitsform dürfte identisch sein mit der Calcinosis metabolica universalis.

Symptome. Röntgenologisch finden sich kalkdichte Schatten, die sich bei Akrokalzinose oft traubenförmig in den Weichteilen der Finger besonders um die distalen Phalangen gruppieren. Sekundäre Ulzeration kommt vor und ist schmerzhaft.

Histopathologie. In Kutis und Subkutis, manchmal auch in der Muskulatur, finden sich geringere oder stärkere Kalziumsalzniederschläge (van Kossa-Färbung), manchmal umgeben von einer entzündlichen Fremdkörperreaktion.

Ätiopathogenese. Meist unbekannt. Man vermutet besonders bei Akrokalzinose örtliche Durchblutungsstörungen neben qualitativen, vielleicht auch quantitativen Veränderungen in den interfibrillären Grundsubstanzen (saure Mukopolysaccharide) oder an den Bindegewebsfasern.

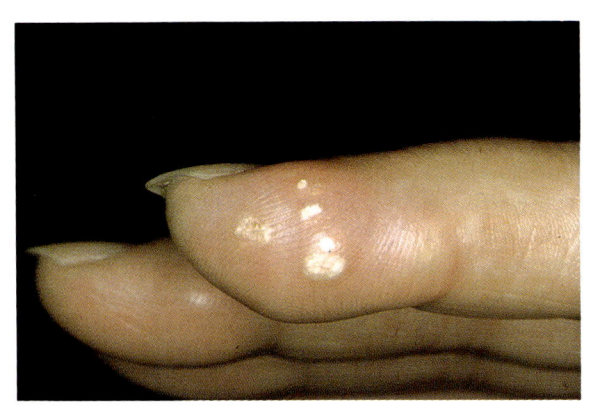

Abb. 45.1. Calcinosis metabolica circumscripta

Differentialdiagnose. Diese hat die dystrophischen Kalzinosen im Rahmen von Kollagenosen zu berücksichtigen. Kalzium- und Phosphatspiegel im Serum sind normal.

Prognose. Im Hinblick auf die Kalzinose ungünstig. Spontane Rückbildung ist sehr selten.

Therapie. Wirksame Therapie nicht bekannt.

Solitäre kongenitale noduläre Kalzifizierung
[Winer 1952]

Vorkommen. Die noduläre Kalzinose Winer ist eine sehr seltene lokalisierte idiopathische Kalzinose, die bei Säuglingen oder im frühen Kindesalter auftritt. Das Verhältnis vom männlichen zum weiblichen Geschlecht beträgt 2:1.

Ätiopathogenese. Unbekannt. Vielleicht bilden sich solche Kalkknötchen aus Milien oder stellen eine Verkalkung von Syringomen dar. Dann müßten sie als eine dystrophische Kalzinose interpretiert werden.

Klinik. Betroffen sind Kopf, Ohren und Gliedmaßen. Die hautfarbenen oder gelblich-weißlichen Knötchen oder Knoten sind derb mit einem verruziformen Erscheinungsbild, können aber auch glatt und halbkugelig sein. Ihr Durchmesser schwankt zwischen 3–10 mm. In der Regel sind sie asymptomatisch und können ein kreideartiges Material entleeren.

Idiopathische Kalzinose des Skrotum

Definition. Knotige Ablagerung von Kalziumsalzen im Bereich der Skrotalhaut.

Vorkommen. Die idiopathische Kalzinosis des Skrotum ist sehr selten und tritt in der Kindheit oder im frühen Erwachsenenalter auf.

Ätiopathogenese. Die Auffassung einer Entstehung der lokalisierten Skrotalkalzinose durch dystrophische Kalzifizierung von rupturierten epidermalen Skrotalzysten dürfte wohl zutreffend sein.

Klinik. Am Skrotum finden sich einzelne oder zahlreiche, 0,2–1 cm große, schmerzlose und derbe Knötchen. Häufig sehen sie aus wie Skrotalzysten. Im Laufe von Jahren kommt es zur langsamen Größenzunahme und Aufbrechen der Knoten, aus denen sich kreideartiges Material entleert.

Histopathologie. Die histopathologische Untersuchung zeigt Kalziumablagerungen (van Kossa-Färbung) unterschiedlicher Größe in der Dermis, die oft von einer granulomatösen Fremdkörperreaktion umgeben sind, und oft noch Reste der epithelialen Zystenwand.

Differentialdiagnose. Nicht verkalkte Skrotalzysten.

Therapie. Falls notwendig, operative Entfernung.

Calcinosis dystrophica

Synonym. Dystrophische Kalzinose

Auch hier ist eine Störung im Kalziumstoffwechsel nicht faßbar. Die Ablagerung von Kalziumsalzen betrifft nur pathologisch verändertes Gewebe und ist oft ein histologischer Befund; sie ist stets auf das kutane und subkutane Gewebe beschränkt und entsteht an geschädigten Stellen des Bindegewebes oder Fettgewebes.
Typisch ist Verkalkung auch in Zysten, Tumoren (Pilomatrixom), chronisch-entzündlichen Granulomen (Tuberkulose). Bei der Acne conglobata können Verkalkungen auftreten, vor allem in der Gesichtshaut. Bei chronisch-venöser Insuffizienz, insbesondere bei langdauernden Ulcera cruris, wurde ebenfalls eine kutan-subkutane Verkalkung beobachtet. Traumen und virale Infektionen (Zytomegalievirus-, Herpes-simplex-Virus-Infektion) können ebenfalls mit ausgedehnten Verkalkungen einhergehen. Bei Neugeborenen kommt dystrophische Kalzinose des subkutanen Fettgewebes infolge von Adiponecrosis subcutanea neonatorum vor. Nach wiederholter Blutabnahme aus dem Fersenbereich kann sich beim Neugeborenen ebenfalls eine dystrophische Kalzinose ausbilden. Bei Elektroenzephalogrammen kann es an den Elektrodenauflageflächen durch das Auftragen einer kalziumsalzhaltigen Kontaktpaste zum Auftreten einer dystrophischen Kalzifizierung kommen, ebenso bei Extravasation von kalziumchlorid- und kalziumglukonathaltigen Infusionslösungen. Auch berufsbedingte perkutane Penetration von Kalziumsalzen mit konsekutiver dystrophischer Hautkalzinose wurde bei Bauern (Kalziumnitratdünger), Bergleuten (Eintritt von Kalziumchlorid in abrasive Hautveränderungen) bekannt. Ausgedehnte Kalzifizierung (*Calcinosis cutis universalis*) kann in Zuammenhang mit progressiver systemischer Sklerodermie, dem CREST-Syndrom und der juvenilen Dermatomyositis, seltener auch dem systemischen Lupus erythematodes auftreten. Ferner kommt es stets zur dystrophischen Kalzinose beim Pseudoxanthoma elasticum, wo die patholo-

gisch veränderten elastischen Fasern feingeweblich Kalziumniederschläge aufweisen (van Kossa-Färbung). Gelegentlich sieht man auch röntgenologisch umschriebene Kalzinosen in der Wand von Blutgefäßen oder extravasal subkutan. Auch bei anderen Bindegewebekrankheiten wie dem Ehlers-Danlos-Syndrom kommen häufig umschriebene Kalzinosen in Form kleiner ovaler Kalkherde (Sphärulen) vor. Die bis zu 5 mm großen, rundlichen oder ovalen kalkdichten Schatten finden sich besonders an den Beinen. Histologisch entsprechen sie kalzifiziertem nekrotischen Fettgewebe. Beim Werner-Syndrom kommen besonders arterielle Verkalkungen an den unteren Extremitäten und umschriebene Kalzinose im subkutanen Bindegewebe um Knie und Knöchel vor.

Therapie. Calcinosis cutis bei juveniler Dermatomyositis wird oral mit Aluminiumhydroxid über mehrere Monate behandelt.

Thibièrge-Weissenbach-Syndrom

[Thibièrge, Weissenbach 1911]

Definition. Vorkommen von Calcinosis cutis metabolica circumscripta seu universalis bei systemischer Sklerodermie.

Klinik. Bei systemischer Sklerodermie, besonders vom Typ der Akrosklerodermie, vorkommende Calcinosis metabolica, meist unter dem Bilde der Akrokalzinose. An Fingern und Knöchelvorsprüngen, Ulna, Ellbogen und Knien bevorzugt vorkommende Kalzinose. Auch in Muskeln, Sehnen oder Faszien kann es zur Ausbildung von Kalkdepots kommen.

Therapie. Keine sicher wirksame Therapie bekannt; Behandlung der systemischen Sklerodermie.

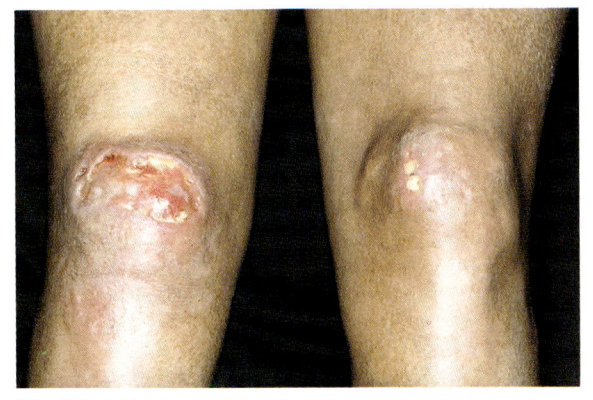

Abb. 45.2. Calcinosis metabolica circumscripta bei systemischer Sklerodermie (Thibièrge-Weissenbach-Syndrom)

CREST-Syndrom

[Winterbauer 1964]

Die Diagnosebezeichnung CREST-Syndrom geht zurück auf die englischen Anfangsbuchstaben der hauptsächlichen Symptomenkombination:

Calcinosis cutis metabolica, klinisch besonders als Akrokalzinose
Raynaud-Syndrom mit trophischen Störungen und Ulzerationen an den Fingerspitzen
EÖsophagusbeteiligung
Sklerodaktylie
Teleangiektasien wie bei Morbus Osler mit Prädilektion in Gesicht und vorderem Brustausschnitt

Recht häufig (80%), wie bei systemischer Sklerodermie, kommt Ösophagusbeteiligung vor. Auch Anämie wird beobachtet. Die angeblich familiär gehäuft vorkommende Erkrankung bevorzugt Frauen im Erwachsenenalter. Eigene Beobachtungen sprechen dafür, daß es sich um eine relativ benigne Verlaufsform von systemischer Sklerodermie vom Typ der Akrosklerodermie besonderer klinischer Ausprägung handelt.

Therapie. Genaue Durchuntersuchung auf andere Symptome einer systemischen Sklerodermie einschließlich ANA; Behandlung wie bei Akrosklerodermie. Versuch mit Calcitonin.

Kutanes Kalkknötchen

[Woods und Kellaway 1963]

Synonym. Calculus cutaneus

Klinik. Diese Veränderung manifestiert sich klinisch als einzelne oder auch wenig umschriebene, leicht erhabene harte und etwas verschiebliche Knötchen. Sie kommen am häufigsten an den Streckseiten der Extremitäten und im Gesicht vor. Bei manchen Menschen bestehen diese seit Geburt, bei anderen bilden sie sich im Laufe des Lebens aus.

Pathogenese. Man denkt an Schweißdrüsenhamartom, verkalktes Syringom oder verkalkten Nävuszellnävus.

Histopathologie. Im oberen Korium, häufig direkt subepidermal, findet man Nester von kalziumsalzhaltigen Kugeln (van Kossa-Färbung), in denen stellenweise noch Zellkerne enthalten sind. Peripher nicht selten Fremdkörperreaktion.

Therapie. Exzision, falls gewünscht.

Kalkknötchen an den Ohrrändern

Man sieht und fühlt am freien Helixrand rosenkranzartig angeordnete schmerzlose weißliche Knötchen, die hart sind und selten auch nach außen durchbrechen können.

Ätiopathogenese. Örtliche Einwirkung wie Perniosis oder Erfrierung, ferner bei Ochronose, Diabetes mellitus, systemischer Chondromalazie (Meyenburg-Altherr-Uehlinger-Syndrom) und Akromegalie.

Differentialdiagnose. Wichtig ist die Abgrenzung gegenüber der druckschmerzhaften Chondrodermatitis nodularis chronica helicis, ferner Basaliom, Granuloma anulare oder Gichtknötchen. Im Zweifel Biopsie empfehlenswert.

Therapie. Keine.

Weiterführende Literatur

Azón-Masoliver A, Ferrando J, Navarra E et al. (1989) Solitary congenital nodular calcification of Winer located on the ear: report of two cases. Pediatr Dermatol 6:191–193

Bode U, Plewig G (1980) Klassifikation follikulärer Zysten: Epidermalzysten einschließlich Sebocystomatosis Günther, Steatocystoma multiplex und Trichilemmalzysten. Hautarzt 31:1–9

Bronner F, Coburn JW (eds) (1982) Disorders of minor metabolism, vol 2. Calcium physiology. Academic, New York

Fischer E (1983) Subunguale Verkalkungen im normalen Nagelbett der Finger. Hautarzt 34:625–627

Gipstein RM, Coburn JW, Adams DA et al. (1976) Calciphylaxis in man. A syndrome of tissue necrosis and vascular calcification in 11 patients with chronic renal failure. Arch Intern Med 136:1273–1280

Goldminz D, Barnhill R, McGuire J, Stenn KS (1988) Calcinosis cutis following extravasation of calcium chloride. Arch Dermatol 124:922–925

Graaf P de, Ruiter DJ, Scheffer E et al. (1980) Metastatic skin calcification. A rare phenomenon in dialysis patients. Dermatologica 161:28–32

Hironaga M, Fujigaki T, Tanaka S (1982) Cutaneous calcinosis in neonate following extravasation of calcium gluconate. J Am Acad Dermatol 6:392–395

Katz AI, Hampers CL, Merrill JP (1969) Secondary hyperparathyroidism and renal osteodystrophy in chronic renal failure. Analysis of 195 patients with observations on the effect of chronic dialysis, kidney transplantation and subtotal parathyroidectomy. Medicine (Baltimore) 48:333–374

Mehregan AH (1984) Calcinosis cutis: a review of the clinical forms and report of 75 cases. Semin Dermatol 3:53–61

Nakagawa T, Takaiwa T (1993) Calcinosis cutis in juvenile dermatomyositis responsive to aluminium hydroxide treatment. Journ Dermatol 20:558–560

Pursley TV, Prince MJ, Chausmer AB et al. (1979) Cutaneous manifestations of tumoral calcinosis. Arch Dermatol 115:1100–1102

Rasmussen H, Tenenhouse HS (1989) Hypophosphatemias. In: Scriver CR, Beaudet AL, Sly WS et al. (eds) The metabolic basis of inherited disease, 6th edn. McGraw-Hill, New York, pp 2581–2604

Sall P, Hansen RJ, Struck-Pierce J (1980) Calcified nodules on the heels: a complication of neonatal intensive care. J Pediatr 96:473–475

Serup J, Hagdrup HK (1984) Parathyroid hormone and calcium metabolism in generalized scleroderma: increased PTH level and secondary hyperparathyroidism in patients with aberrant calcifications; prophylactic treatment of calcinosis. Arch Dermatol Res 276:91–95

Teczuka T (1980) Cutaneous calculus: its pathogenesis. Dermatologica 161:191–199

Thibierge G, Weissenbach RJ (1911) Concrétions calcaires sous-cutanées et sclérodermie. Ann Dermatol Syphiligr 2:129–155

Török L, Középessy L, Suhajda K (1990) Unter dem Bild einer kutanen Gangrän erscheinende sekundäre Hyperparathyreose bei einer hämodialysierten Patientin (urämisches Gangrän-Syndrom). Hautarzt 41:689–691

Wang WJ, Lo WL, Wong CK (1988) Calcinosis cutis in juvenile dermatomyositis: remarkable response to aluminium hydroxide therapy. Arch Dermatol 124:1721–1722

Winer LH (1952) Solitary congenital nodular calcification of the skin. Arch Dermatol 66:204–211

Zimmermann G, Hartschuh W, Petzoldt D (1990) Tumorartige Kalzinose. Hautarzt 41:375–377

Zouboulis CC, Weihe J, Gollnick H et al. (1990) Calcinosis cutis: kutane Manifestationen generalisierter Kalzinose bei renalem Hyperparathyreoidismus. Hautarzt 41:212–217

Kapitel 46 Eisen-, Schwefel-, Zink- und Kupferstoffwechselstörungen

---

Inhaltsverzeichnis

Eisenstoffwechsel 1203
    Eisenmangel 1203
    Hämochromatose 1203
Schwefelstoffwechsel 1204
Zinkstoffwechsel 1204
    Acrodermatitis enteropathica 1205
Kupferstoffwechsel 1206
    Menkes-Syndrom 1206
    Morbus Wilson 1207
Weiterführende Literatur 1207

Eisenstoffwechsel

Eisen ist ein lebenswichtiges Element. Der Gesamteisengehalt des Menschen beträgt etwa 4–5 g; davon sind etwa 60–70 % im Hämoglobin gebunden. Eisen wird als Ferritin oder Hämoglobin in Leber, Milz und Knochenmark gespeichert und kann aus diesen Orten wieder mobilisiert werden.
Immer wieder macht der Dermatologe die Erfahrung, daß bei Patienten mit ausgedehnten oder mit Malabsorption verbundenen Hauterkrankungen die Eisenwerte im Blut erniedrigt sind. Eisen wird mit Schuppen verloren, da auch die Epidermiszellen in den zytoplasmatischen Atmungsenzymen enzymatisch gebundenes Eisen enthalten. Eisenmangel ist daher ein typisches Zeichen bei ausgedehnter Psoriasis vulgaris und Psoriasis pustulosa generalisata von Zumbusch. Eisenmangel ohne Anämie kann ein ätiologischer Faktor bei chronischer diffuser Alopezie bei Frauen sein. Eisenmangel ist auch für atrophische Veränderungen an der Zunge verantwortlich; diese bilden sich unter Eisenzufuhr rasch zurück. Erhöhte Eisenwerte im Serum findet man bei Prophyria cutanea tarda und Hämochromatose.

Eisenmangel

Eisenmangel kann zu Leistungsminderung, Appetitmangel, leichter Ermüdbarkeit, Störungen in der Immunabwehr und zur Anämie führen.
Dermatologische Symptome sind: Perlèche, Zungenbrennen, Zungenatrophie, Gingivitis und marginale Paradontitis, Dysphagie und Koilonychie (Plummer-Vinson-Syndrom), chronischer diffuser Haarausfall besonders bei Frauen, Onychoschisis und selten Furunkulose oder allgemeiner Juckreiz.

Diagnose. Niedriger Eisenspiegel, Besserung nach Eisenzufuhr.

Hämochromatose

Synonyme. Bronzediabetes, Siderose, Troisier-Hanot-Chauffard-Syndrom (1872/1882)

Definition. Störung im Eisenresorptionsmechanismus mit vermehrter Eisenablagerung im Gewebe und Organismus mit klinisch typischer Manifestation, besonders Leberzirrhose, Diabetes mellitus, Hypogonadismus und Hautpigmentierung.
Unterschieden werden die *primäre Hämochromatose* als autosomal-rezessiv erblicher Defekt und nichterbliche *sekundäre Hämochromatosen* als Folge anderer Erkrankungen.

Vorkommen. Androtropie (10:1), da es bei Frauen infolge der Menses erst später zur Eisenüberladung kommt. In Europa wird die Zahl heterozygoter Genträger auf 10 % der Bevölkerung geschätzt, die Zahl Homozygoter auf 3:1000. Klinische Manifestation meist zwischen dem 5. bis 7. Lebensdezennium.

Ätiopathogenese. Der Gendefekt liegt auf dem kurzen Arm von Chromosom 6 in enger Kopplung mit dem HLA-System, insbesondere mit dem Locus A3. Die nähere Pathogenese ist unbekannt. Die sekundären Formen werden durch wiederholte Bluttransfusionen, langfristige Gabe von eisenhaltigen Medikamenten, erhöhte Eisenzufuhr mit der Nahrung oder durch Erkrankungen wie Porphyria cutanea tarda, sideroblastische Anämien, Thalassämien und überwiegend alkoholbedingte Leberzirrhosen verursacht. Überschüssiges Eisen wird als Ferritin und Hämosiderin besonders in Parchenchymzellen abgelagert. Eisenüberladung fördert die Bildung freier Radikale, die über eine Lipidperoxidation zur Zerstörung lysosomaler Membranen und zum Zelltod führen kann, steigert die Kollagensynthese (Leberfibrose) durch Aktivierung der hepatischen Prolylhydroxilase und wirkt direkt DNS-schädigend mit der Bildung von Mutationen, die Ursache von Leberkarzinomen sein können.

Klinik. Die klinische Symptomatik ist geprägt durch diffuse Hyperpigmentierung der Haut, Hepatomegalie mit mäßiger Splenomegalie und Diabetes mellitus mit Glukosurie.

Hauterscheinungen. Diese können den Organveränderungen lange Zeit vorangehen. Man findet eine diffuse rauchgraue, graubraune, manchmal auch mehr braungelbliche und in schweren Fällen bronzefarbene Hyperpigmentierung der Haut. Prädilektionsstellen sind lichtexponierte Körperstellen, besonders Gesicht, Gelenkbeugen und Hände. Fleckige Hyperpigmentierung der Mundschleimhaut kann der bei Morbus Addison ähnlich sehen. Die Haut solcher Patienten wirkt sebostatisch, manchmal auch etwas atrophisch und neigt zu pityriasiformer Schilferung. Ausfall der Achsel- und Schamhaare bei etwa 75% der Patienten sind Ausdruck einer hepatotestikulären Insuffizienz. Koilonychie und ichthyosiforme Haut sind weitere typische Befunde.

Andere Symptome. Libidoverlust und Hypogonadismus gehören zum Krankheitsbild. Infolge Eisenablagerung kommt es zu verschiedenen Organschädigungen (Hepatosplenomegalie, Leberfunktionsstörungen und Oberbauchbeschwerden infolge von Kapselspannung), Pankreasschädigung mit Diabetes mellitus (Bronzediabetes), Herzmuskelstörungen (Arrhythmien), Arthropathien und endokrine Störungen (Hypogonadismus, Gynäkomastie, Haarverlust, Hypothyreose, Libidoverlust, Impotenz). Sekundärphänomene sind Störungen im Pfortaderkreislauf, Aszites, Blutungen aus varikös erweiterten Venen in Ösophagus und Magen.

Histopathologie. Die Hautverfärbung ist hauptsächlich bedingt durch Vermehrung von Melanin im Stratum basale. Hämosidereineinlagerungen, die besonders im tieferen Korium vorkommen und sich speziell um ekkrine Schweißdrüsen und Kapillarendothelien durch Eisenfärbung nachweisen lassen, sind nicht konstant. In Leber und Pankreas induzieren die Eisenablagerungen Fibrose.

Verlauf. Bei jüngeren Menschen wurden gelegentlich akutere Verlaufsformen beobachtet. Bei der häufigen chronischen Verlaufsform bei älteren Männern ist die Prognose durch Entwicklung von Leberkarzinomen bei etwa 10% der Patienten getrübt.

Diagnose. Sie wird durch den typischen klinischen Befund, den erhöhten Serumeisenspiegel, das gesättigte Plasmatransferrin, die Plasmaferritinkonzentration, den positiven Desferal-Test, Computertomographie zur Bestimmung des Eisengehaltes der Leber und Leberbiopsie geführt. Die häufig vom Dermatologen erbetene Hautbiopsie zum Eisennachweis verläuft meistens negativ, weil die Hyperpigmentierung hauptsächlich durch Melanin verursacht ist, schließt die Diagnose jedoch nicht aus. Betroffene Familienangehörige können auch durch HLA-Untersuchung diagnostiziert werden.

Sekundäre Hämosiderosen infolge chronischer Eisenintoxikation, chronischer Lebererkrankung, Eisenüberladung der Leber infolge von chronischem Alkoholismus oder kongenitalem Transferrinmangel sollten ausgeschlossen werden. Sie sind nicht mit den genannten HLA-Merkmalen assoziiert. Vom Dermatologischen her ist insbesondere an Porphyria cutanea tarda, differentialdiagnostisch aber auch an Argyrie, Arsenmelanose, Ochronose und Morbus Addison zu denken.

Therapie. Eisenarme Diät, Aderlässe (250–500 ml einmal wöchentlich), eventuell mit Plasmareinfusion über 1–2 Jahre. Symptomatische Behandlung von Organschäden.

Schwefelstoffwechsel

Schwefel ist ein lebenswichtiges Element und Bestandteil zahlreicher biologischer Verbindungen im menschlichen Körper wie Methionin, Zystein, Zystin, Chondroitinsulfat oder Keratin.
Bei mangelhaftem Schwefelkonsum mit der Nahrung ist die Zufuhr für Nagel- und Haarbildung ungenügend. Relativer Schwefelmangel kommt bei exfoliierenden ausgedehnten Dermatosen vor, so bei Psoriasis, und wurde mit diffusem Haarausfall bei diesen Dermatosen in Zusammenhang gebracht.
Bei *Trichothiodystrophie*, einer autosomal-rezessiv vererbten ektodermalen Dysplasie ist der Schwefelgehalt sowie Zystin-/Zysteingehalt im Haar stark vermindert (50% und mehr), und das Haar ist kurz sowie rauh.

Zinkstoffwechsel

Zink gehört zu den lebensnotwendigen Elementen. In ionisierter Form wird es bei der Biosynthese von Proteinen und Nukleoproteinen benötigt und auch beim Aufbau einer Reihe von Zinkmetallenzymen wie Carboanhydrase, Alkoholdehydrogenase, Laktatdehydrogenase oder alkalische Phosphatase.

Zinkmangel führt zu entzündlicher kutan-intestinaler Symptomatik.

Animale Parakeratose. Bei Kälbern und Schweinen ist ein autosomal-rezessives Zinkmangelsyndrom bekannt, das klinisch und histologisch Anklänge an Psoriasis vulgaris in Form vorwiegend perioral und akral lokalisierter entzündlicher schuppender Hautveränderungen zeigt. Ferner Durchfälle, Wachstumsstörungen und Resistenzverminderung, oft mit letalen Superinfektionen.

Zinkmangelsyndrom durch intravenöse Ernährung. In wenigen Wochen kann sich bei Patienten mit Ernährung durch i.v.-Infusionen, die keine Zinksalze enthalten, ein Zinkmangelsyndrom entwickeln; *alimentärer Zinkmangel* wurde auch durch künstliche, nichtbalancierte Säuglingsnahrung induziert. Hauterscheinungen vom Typ des seborrhoischen Ekzems im Gesicht und an der Kopfhaut können in ein Krankheitsbild übergehen, das ganz der Acrodermatitis enteropathica entspricht. Die Hauterscheinungen heilen meist in kürzester Zeit unter Zinksubstitution ab. Diagnostisch ist Serumzinkbestimmung wesentlich.

Zinkmangel bei erhöhter Ausscheidung oder verminderter Resorption. Bei chronischen Nieren- und Gastrointestinalerkrankungen (Morbus Crohn, Colitis ulcerosa), Verbrennungen, parenteraler zinkarmer Ernährung, Laxanzienabusus oder Alkoholismus, ferner bei phytatreicher Ernährung durch Bildung von Phytat-Zink-Komplexen kann es infolge erhöhter Zinkausscheidung oder/und auch verminderter Resorption zum Zinkmangel kommen, der sich in Acrodermatitis-enteropathica-artiger Hautsymptomatik und in Darmsymptomen äußert.

Verschiedenes. Eine Reihe von Hinweisen spricht dafür, daß Zinkmangel sich auf Wundheilungsvorgänge negativ auswirkt. Nach Verbrennung wurden erniedrigte Serumzinkwerte festgestellt; unter oraler Zinksulfatbehandlung mit Normalisierung der Serumzinkwerte zeigte sich rasche Wundheilung. Bei Ulcera curis wurde ebenfalls Zink therapeutisch eingesetzt. Desgleichen hat man bei Alopecia areata und Acne vulgaris an Zinkmangel gedacht, ohne bisher einen sicheren Therapieeffekt nachweisen zu können.

Acrodermatitis enteropathica
[Brandt 1936, Danbolt und Closs 1942]

Definition. Seltene autosomal-rezessiv erbliche chronische Zinkmangelerkrankung mit einem Defekt in der Zinkresorption, die bei Kindern in den ersten Lebensjahren mit Diarrhöen, diffuser Alopezie und ery-

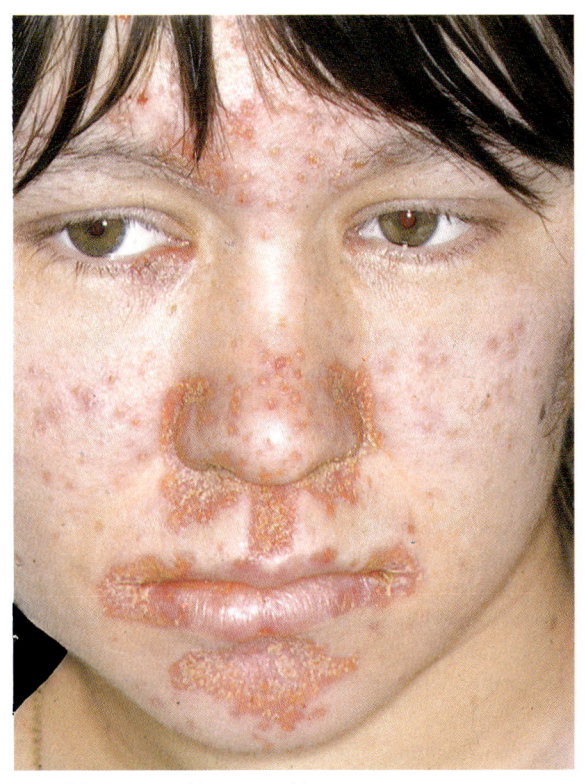

Abb. 46.1. Acrodermatitis enteropathica

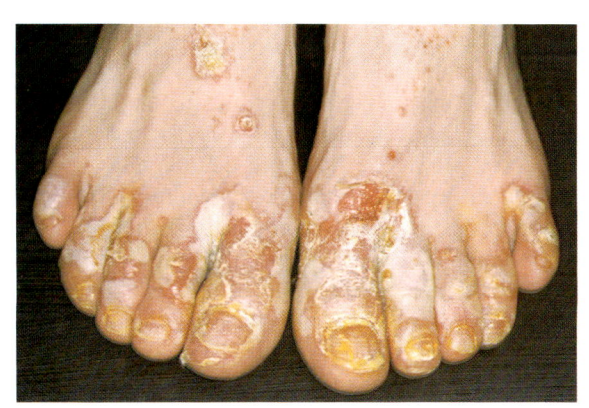

Abb. 46.2 Acrodermatitis enteropathica

themato-vesikulösen oder erythemato-pustulösen Eruptionen an den Körperöffnungen und distalen Extremitätenenden auftritt. Unbehandelt kann sie zum Tode führen.

Vorkommen. Die Erkrankung ist selten. Familiäres Vorkommen wird beschrieben. Der Erbgang ist autosomal-rezessiv.

Pathogenese. Seit 1973 ist bekannt, daß eine gastrointestinale Zinkresorptionsstörung mit sekundärem Zinkmangel vorliegt und keine vermehrte Zinkausscheidung. Zinksubstitution führt zu Heilung.

Klinik. Sitz der Erkrankung sind die Körperöffnungen (Mund, Nase, Anogenitalregion) und distalen Extremitätenabschnitte (Finger, Zehen, Fersen). Dort kommt es zum Auftreten einer chronischen polymorphen erythematösen, manchmal auch psoriasiformen oder lichenoiden Dermatitis. Scharf begrenzte erodierte nässende, entzündlich-gerötete Flächen mit Blasen- oder Pustelresten an den Rändern und zentralen Krusten- oder Schuppenkrustenauflagerungen mit psoriasiformem Aspekt prägen das Bild. Die feuchten Auflagerungen begünstigen die Ansiedelung von Bakterien und Pilzen, besonders von Candida albicans. Sekundäre Störungen im Immunsystem begünstigen ebenfalls orale, enterale und vaginale Kandidose.
Nagelveränderungen in Form chronischer Paronychien mit dystrophischen Nägeln sind typisch.
Diffuse Haarlichtung oder totale *Alopezie* prägen das klinische Bild. Im Trichogramm findet man ein telogenes Haarwurzelmuster.
Glossitis und häufige *Diarrhöen* kommen hinzu. Infolge der schweren Darmsymptomatik bleiben die Kinder in ihrer körperlichen Leistungsfähigkeit zurück.

Weitere Symptome. Wachstumsrückstand, verzögerte Geschlechtsreife, Stomatitis, Heiserkeit, Blepharitis, Konjunktivitis mit Photophobie, Katarakt, Otitis oder neurologische Störungen.
Der Zinkgehalt im Serum ist stark erniedrigt (normal 13,8–23 µmol/l). Die Zinkkonzentration im 24-h-Urin ist vielfach unauffällig (Resorptionsstörung).
Neuerdings wurden auch *Defekte im Immunsystem* beobachtet: Mangel an IgA- und IgG-Globulinen, verminderte Chemotaxis phagozytierender Leukozyten sowie verminderte PHA-Stimulierbarkeit von Lymphozyten. Dies erklärt auch die Neigung zu chronischen bakteriellen und mykotischen Sekundärinfektionen im erkrankten Hautbereich.

Histopathologie. Subakute Dermatitis mit Spongiose in den basalen Epidermisschichten, intraepidermalen Bläschen mit Serum und Rundzellen, gelegentlich auch hyper- oder parakeratotischer Hornschichtverdickung. Ödem im Papillarkörper sowie lockere subepidermale, vielfach gefäßbezogene Infiltrate aus lymphozytoiden und histiozytoiden Zellen.

Verlauf. Unbehandelt kann die Erkrankung durch die Allgemeinsymptomatik zum Tode führen. Sehr selten wurde mit Beginn der Pubertät Spontanheilung beobachtet. Zinksubstitution wirkt morbostatisch.

Diagnostische Leitlinien. Typischer Sitz der Hautveränderungen, diffuse Alopezie und häufige Diarrhöen. Serumzinkspiegel erniedrigt.

Differentialdiagnose. In erster Linie sollten Epidermolysis bullosa hereditaria simplex und generalisierte Kandidose ausgeschlossen werden. Wichtig ist die Bestimmung des Serumzinkspiegels. Auch Mangelernährung kann zu ähnlichen Manifestationen führen.

Therapie
Innerlich. Orale Zinksubstitution mit Zinksulfat (Solvezink) oder Zink-DL-Aspartat (Unizink 50) unter Kontrolle von Serumzink- und Serumkupferspiegel (hohes Zinkangebot hemmt Kupferresorption) und der alkalischen Phosphatase, deren Anstieg gleichzeitig den Therapieerfolg anzeigt.
Äußerlich. Wie bei subakuter Dermatitis.

Kupferstoffwechsel

Kupfer ist ein lebenswichtiges Ion und für eine Reihe von Enzymen als Kofaktor unerläßlich. Im Plasma ist etwa 80% des Kupfers an Coeruloplasmin gebunden. Hingewiesen sei in diesem Zusammenhang besonders auf die Kupferabhängigkeit der Tyrosinase und der Lysyloxidase, die bei der Synthese des Elastins eine wichtige Rolle spielt. Insofern ist auf die Ähnlichkeit von Lathyrismus mit Kupfermangelzuständen hinzuweisen.
Entweder durch Kupfermangel in der Nahrung oder durch Störungen in der Kupferresorption aus dem Darm bzw. aus dem Blut kann es zu Kupfermangelsituationen im Organismus kommen.

Menkes-Syndrom
[Menkes et al. 1962]

Synonyme. Kraushaarsyndrom, kinky hair disease, Trichopoliodystrophie

Seltene (~ 1:100000 Geburten), X-chromosomal-rezessiv erbliche Kupferstoffwechselstörung durch gestörte Synthese des intrazellulären Transportproteins Metallothionein mit funktionellem Kupfermangel, der wahrscheinlich zu einer Störung der Lysyloxidase führt und damit auch zu Störungen in der Keratinbildung und der Elastikagenese, wie Elastikaaufsplitterungen der geschlängelten Arterien im Auge oder Hirnarterien zeigen. Es scheint, daß der funktionelle Kupfermangel auch für die Reduktion der kupferabhängigen Tyrosinase verantwortlich ist (reduzierte Melanogenese).
Der Gendefekt liegt auf dem langen Arm des X-Chromosoms. Die *Mottle-mouse-Mutante* stellt das Tiermodell zum Menkes-Syndrom dar.

Klinik. Es bestehen hypopigmentierte, spärlich wachsende, brüchige Haare von stählerner Haarfarbe und mit verschiedenen Haarschaftstörungen (Pili torti, Monilethrix, Trichorrhexis nodosa congenita), Krampfleiden, Hypothermie, geistige und psychomotorische Retardierung, Schmelzdysplasien sowie niedrige Werte von Kupfer- und Coeruloplasmin im Serum (s. auch S. 998).

Prognose. Ungünstig. Tod im Säuglings- oder Kleinkindesalter. Pränatale Diagnostik ist möglich. Leichtere Formen mit längerem Überleben wurden beschrieben, wobei multiple Allelie diskutiert wird.

Therapie. Haarwiederpigmentierung nach subkutaner Anwendung von Kupferhistidinat wurde beobachtet. Sonst nicht möglich.

Morbus Wilson
[Wilson 1912]

Synonyme. Hepatozerebrale Degeneration, hepatolentikuläre Degeneration

Seltene, autosomal-rezessive Kupferstoffwechselstörung infolge Defektparaproteinämie mit Störung der Coeruloplasminsynthese und konsekutiver Anreicherung von Kupfer in Geweben, besonders in Leber, Hirnrinde, Stammganglien und Augen (Kayser-Fleischer-Kornealring) mit okulärer, hepatischer und zerebraler Symptomatik. Das Gen liegt bei 13q14,3 und ist ein Kupfertransportgen mit Homologie zum Menkes-Gen.
Dermatologisch ist graubraune Hautpigmentierung auffällig. Kombination von *Elastosis perforans serpiginosa* mit Morbus Wilson wurde beobachtet.

Therapie. D-Penicillamin fördert zwar die Kupferausscheidung im Urin, hat aber keinen Einfluß auf die Hauterscheinungen. Ferner Zinksulfat oral zur Hemmung der intestinalen Kupferabsorption.

Weiterführende Literatur

Eisen und Eisenmangel
Blankship MI (1971) Dysplastic hairs in iron deficiency anemia. Cutis 7:467
Hard S (1963) Non-anemic iron deficiency as an aetiological factor in diffuse loss of hair of the scalp in woman. Acta Dermato Venereol (Stockh) 43:652–659
Sato S (1991) Iron deficiency: Structural and microchemical changes in hair, nails and skin. Semin Dermatol 10:313–319
Weijmer M, Neering H, Welten C (1990) Preliminary report: furunculosis and hypoferaemia. Lancet 336:464–466

Hämochromatosen
Bothwell Th, Charlton RW, Motulsky AG (1989) Hemochromatosis. In: Scriver CR, Bedudet AL, Sly WS et al. (eds) The metabolic basis of herited disease, 6th edn. McGraw-Hill, New York, pp 1433–1462
Cartwright GE, Edwards CQ, Kravitz K et al. (1979) Hereditary hemochromatosis. Phenotypic expression of the disease. N Engl J Med 301:175–179
Chevrant-Breton J, Simon M, Bourel M et al. (1977) Cutaneous manifestations of idiopathic hemochromatosis: Study of 100 cases. Arch Dermatol 113:161–165
Milder MS, Cook JD, Straay S et al. (1980) Idiopathic hemochromatosis, an interim report. Medicine (Baltimore) 59:34–49
Nichols GM, Bacon BR (1989) Hereditary hemochromatosis: pathogenesis and clinical features of a common disease. Am J Gastroenterol 84:851–862
Shewan WG, Mouat SA, Allan TM (1976) HLA antigens in haemochromatosis. Br Med J:280–282

Schwefelstoffwechsel
Chen E, Cleaver JE, Weber CA et al (1994) Trichothiodystrophy: Clinical spectrum, central nervous system imaging, and biochemical characterization of two siblings. J Invest Dermatol 103:154S–158S
Itkin PH, Pittelkow MR (1990) Trichothiodystrophy: Review of sulfur-deficient brittle hair syndromes and association with the ectodermal dysplasias. J Am Acad Dermatol 22:705–717
Roe DA (1969) Sulphur metabolism in relation to cutaneous disease. Br J Dermatol 81 (Suppl):49–69
Sato S (1991) Iron deficiency: Structural and microchemical changes in hair, nails and skin. Semin Dermatol 10:313–319

Zinkstoffwechsel
Brandt T (1936) Dermatitis in children with disturbance of the general condition and the adsorption of food elements. Acta Dermato Venereol (Stockh) 17:513–546
Braun-Falco O, Liebe V von (1977) Zinktherapie der Acrodermatitis enteropathica. Münch Med Wochenschr 119:37–42
Cochran RJ, Tucker SB, Flannigan SA (1985) Typical zinc therapy in acne vulgaris. Int J Dermatol 24:188–190
Danbolt N, Closs K (1942) Akrodermatitis enteropathica. Acta Dermato Venereol (Stockh) 23:127–169
Danbolt N (1964) Acrodermatitis enteropathica. Hautarzt 15:25–29
Fraker PJ, Jardieu P, Cook J (1987) Zinc deficiency and immune function. Arch Dermatol 123:1699–1701
Küster W, Lombeck I, Frosch D et al. (1990) Hautveränderungen bei alimentärem Zinkmangel durch künstliche Säuglingsernährung. Z Hautkr 65:147–153
Kumar SP, Anday EK (1984) Edema, hypoproteinemia, and zinc deficiency in low-birth-weight infants. Pediatrics 73:327–329
Kuramoto Y, Igarashi Y, Tagami H (1991) Acquired zinc deficiency in breast-fed infants. Semin Dermatol 10:309–312
Moynahan EJ, Barnes PM (1972) Zinc deficiency and a synthetic diet for lactose intolerance. Lancet I:676
Strobel CT, Byrne WJ, Abramovits W et al. (1978) A zinc deficiency dermatitis in patients on total parenteral nutrition. Int J Dermatol 17:575–581

Weismann K, Hoyer H (1982) Zinkmangeldermatosen. Hautarzt 33:405–410

Kupferstoffwechsel
Menkes-Syndrom
Danks DM (1989) Disorders of copper transport. In: Scriver CR, Beaudet AL, Sly WS et al. (eds) The metabolic basis of inherited diseases. 6th ed. McGraw-Hill, New York, pp 1411–1431

Gerdes AM, Tonnesen T, Pergament E et al. (1988) Variability in clinical expression of Menkes syndrome. Eur J Pediatr 148:132–135

Hart DB (1983) Menkes' syndrome: an update review. J Am Acad Dermatol 9:145–152

Menkes JH, Alter M, Steigleder GK et al. (1962) A sexlinked recessive disorder with retardation of growth, peculiar hair, and focal cerebral and cerebellar degeneration. Pediatrics 29:764–779

Mortimer PS, Gummer D, English J et al. (1985) Acquired progressive kinking of hair. Report of six cases and review of literature. Arch Dermatol 121:1031–1033

Nadal D, Baerlocher K (1988) Menkes' disease: long-term treatment with copper and D-penicillamine. Eur J Pediatr 147:621–625

Price VH (1990) Structural anomalies of the hair shaft. In: Orfanos CE, Happle R (eds) Hair and hair diseases. Springer, Berlin Heidelberg New York Tokyo, pp 363–422

Morbus Wilson
Arima M, Takeshita K, Yoshino K et al. (1977) Prognosis of Wilson's disease in childhood. Eur J Pediatr 126:147–154

Dobyns WB, Goldstein NP, Gordon H (1979) Clinical spectrum of Wilson's disease. Hepatolenticular degeneration. Mayo Clin Proc 54:35–44

Hoogenraad TU, Hamer CJA van der, Hattum JV (1984) Effective treatment of Wilson's disease with oral zinc sulphate: two case reports. Br Med J 289:273–276

Miyagawa S, Yoshioka A, Hatoko M et al. (1987) Systemic sclerosis-like lesions during long-term penicillamine therapy for Wilson's disease. Br J Dermatol 116:95–100

Strickland GT, Leu ML (1975) Wilson's disease. Clinical and laboratory manifestations in 40 patients. Medicine (Baltimore) 54:113–137

Wilson SAK (1912) Progressive lenticular degeneration: a familial nervous disease associated with cirrhosis of the liver. Brain (London) 34(4):295–509

Kapitel 47 Purinstoffwechselstörungen

Inhaltsverzeichnis

Gicht 1209
Lesch-Nyhan-Syndrom. 1211
Weiterführende Literatur 1211

Gicht

Synonyme. Podagra, Arthritis urica

Definition. Unter Gicht versteht man eine heterogene Gruppe von Störungen des Purinstoffwechsels, die zu Hyperurikämie infolge Ablagerung von Uratkristallen in und um die Gelenke sowie in die Haut zu wiederholter Arthritis und zu Tophi (Gichtknoten), ferner zu chronisch-interstitieller Nierenerkrankung und Nephrolithiasis führen können. Diese Symptome können einzeln oder in Kombination vorkommen. Primär kann die Hyperurikämie durch Überproduktion von Harnsäure, verminderte renale Ausscheidung oder einen Kombinationsdefekt bedingt sein. Bei sekundärer Gicht entstehen vermehrt Nukleinsäuren durch eine indirekt bedingte Überproduktion von Harnsäure. Letztere tritt als Komplikation bei chronischen Leukämien und anderen myeloproliferativen Erkrankungen, bei Polycythaemia vera, nach zytostatischer Behandlung und übrigens auch bei ausgedehnter Psoriasis vulgaris auf. Als ursächlich wird ein erhöhter Kernzerfall mit sekundärer Hyperurikämie angesehen. Sekundäre Hyperurikämie kann jedoch auch Folge einer gestörten Ausscheidung sein, so beispielsweise bei Alkoholabusus oder einer innerlichen Behandlung mit bestimmten Diuretika, niedrigdosierter Azetylsalizylsäure und einigen anderen Medikamenten.

Vorkommen. Meist sind Männer (95%) nach dem 40. Lebensjahr betroffen. Dies wird darauf zurückgeführt, daß beim Mann nach der Pubertät der Harnsäurespiegel bereits normalerweise bis zu 7,0 mg/dl betragen kann. Bei Frauen liegt der Harnsäurespiegel zwischen Pubertät und Menopause normalerweise 1 mg/dl niedriger. Man schätzt, daß 2–12% der Gesamtbevölkerung an Hyperurikämie leidet. Klinische Symptome treten bei etwa 5% der Betroffenen auf. Von einzelnen seltenen hereditären Krankheiten abgesehen, erfolgt die Vererbung wahrscheinlich unregelmäßig dominant oder multifaktoriell. Von den Umweltfaktoren, welche die Entwicklung einer Gicht fördern, ist in erster Linie ein reichhaltiges Nahrungsmittelangebot zu erwähnen, da die Erkrankung zuzeiten von Unterernährung und bei Personen mit niedrigem Körpergewicht seltener ist. Die genauen Faktoren, die zur Hyperurikämie und somit zur Gicht führen, sind von wenigen Ausnahmen abgesehen bis heute unbekannt.

Klinik. Für die *akute Gicht* sind akute Schmerzanfälle in den Gelenken typisch. Nach geringeren Traumen, Diätfehlern oder interkurrenten Erkrankungen kommt es zu akuten Schmerzanfällen, besonders in den distalen Gelenken der Extremitäten, klassisch an der großen Zehe (*Podagra*). Auch eine Nierenkolik durch Uratsteine kann eine klinische Manifestation darstellen.

Bei einer klassischen Anamnese beginnt der Gichtanfall nachts, in den frühen Morgenstunden. Der Patient erwacht wegen Schmerzen in der Großzehe, die im Laufe der folgenden Stunden so stark zunehmen, daß selbst leichte Berührung unerträglich wird. Die Gichtattacke ist von Frösteln, manchmal Schüttelfrost und leichtem Fieber begleitet. Sie dauert meist 1–3 Tage an, kann aber auch mehrere Wochen anhalten, bevor sie spontan abklingt.

Chronische Gicht ist charakterisiert durch destruierende Gelenkveränderungen.

Hauterscheinungen. Bei etwa der Hälfte der Patienten ist mit Ablagerungen von Natriumurat in der Subku-

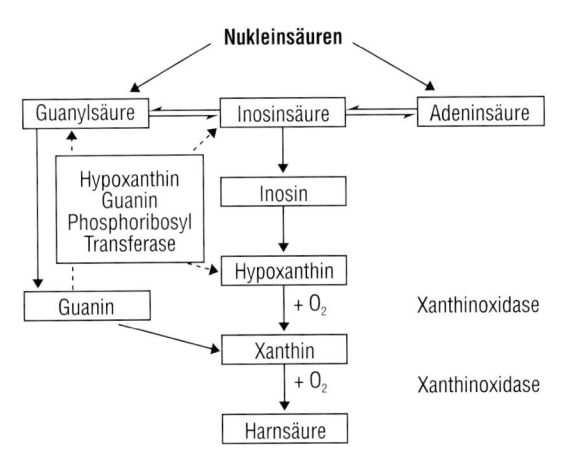

Abb. 47.1. Stoffwechsel von Nukleinsäuren zu Harnsäure

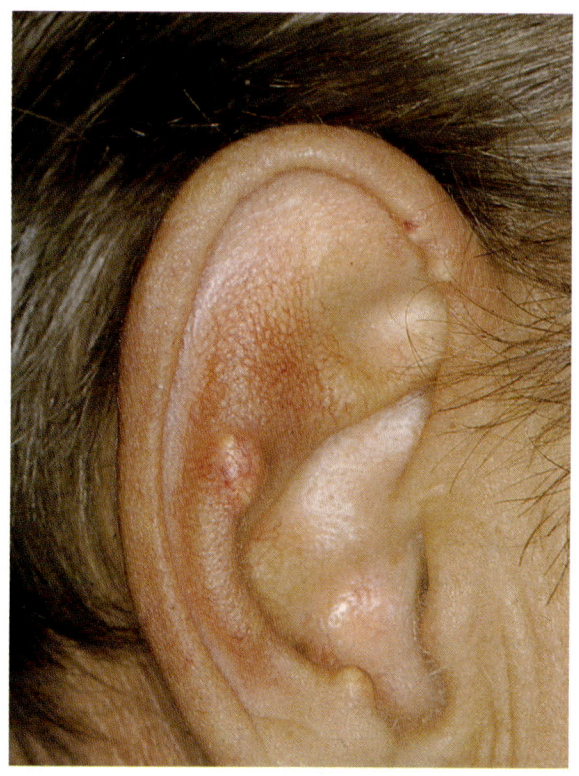

Abb. 47.2. Gichttophi

tis zu rechnen. Man bezeichnet diese knotenförmigen Gebilde als *Gichtknötchen* oder *Tophi*. Tophi finden sich meist als kleine weißliche, perlenartige, verschiebliche Knötchen (Gichtperlen) am freien Helixrand. Weitere charakteristische Lokalisationen für Tophi sind die Umgebung erkrankter Finger- und Zehengelenke, die Ulnarseite des Unterarms, die Region der Bursa olecrani sowie die Achillessehne. Hier sind die Gichtknötchen weißlichgelblich. Bei kutanen Uratablagerungen können die krümeligen Konkremente durch die verdünnte Oberhaut schimmern und sich sogar nach außen entleeren. Gichtknötchen in Gelenknähe neigen zur Gruppierung und Konfluenz. Tophi stellen sich meist nach akutem Gichtanfall ein und sind gewöhnlich schmerzlos. Entleert sich nach Verlust der Oberhaut eine weißliche krümelig-breiige Masse, so findet man bei mikroskopischer Untersuchung ein dichtes Gewirr büschelartiger Nadeln, die durch die Murexidprobe als Natriumurat zu identifizieren sind.

Primäre Hautgicht. Hier geht die Entwicklung von Tophi der Manifestation der Arthritis urica um Jahre voraus.

Histopathologie. Im dermalen und im subkutanen Bindegewebe Ablagerungen von Natriumuratmassen, umgeben von einem Fremdkörpergranulom. Da sich die Urate beim üblichen Einbettungsverfahren auflösen, ist Gewebefixierung in absolutem Alkohol notwendig; sie verhalten sich in polarisiertem Licht anisotrop.

Prognose. Diese hat zu berücksichtigen, daß bei solchen Patienten auch andere Stoffwechselstörungen nicht selten sind.

Diagnose. Nachweis der Hyperurikämie im Intervall nach einem Gichtanfall. Klinisches Ansprechen der akuten Arthritis auf Colchizin innerhalb von 2 Tagen sichert die Diagnose. Auch Material aus den Gichtknoten zeigt typische nadelförmige, intensiv doppelbrechende Mononatriumuratkristalle, welche eine positive Murexidprobe ergeben.

Differentialdiagnose. Bei Ohrtophi ist an Chondrodermatitis nodularis chronica helicis, Kalkknötchen der Ohrränder, Granuloma anulare oder Basaliom zu denken; bei Tophi an den Ellbogen, Händen oder Füßen an Fingerknöchelpolster, Sehnen- und Gelenkxanthome, rheumatische oder rheumatoide Knoten, Retikulohistiozytose, Heberden-Knoten oder Synovialome.
Wichtig ist auch die Abgrenzung von *Pseudogicht*, welche klinisch große Ähnlichkeit mit Gicht hat. Hier ist der Serumharnsäurespiegel normal, und Kalziumpyrophosphat wird in der Synovialflüssigkeit und in Pseudotophi aufgefunden. Röntgenologisch artikuläre Verkalkungen.

Therapie. Exzision störender Tophi. Im übrigen innerliche Behandlung.
Bei *akutem Gichtanfall*: Bettruhe, nichtsteroidale Antiphlogistika und Colchizin. Wegen der relativ guten Verträglichkeit wird heute oft Indomethacin für 2–3 Tage empfohlen. Weitere Analgetika sind Phenylbutazon oder Oxyphenbutazon. Alternativ zu den nichtsteroidalen Analgetika wird Colchizin (Colchicum Dispert, 0,5–1,0 mg stündlich bis zum Nachlassen der Schmerzen oder Auftreten von Diarrhö, maximal aber 6 mg) verabreicht. Anschließend sollte die Behandlung mit 1–2 mg tgl. weitergeführt werden.
Bei *chronischer Gicht* purinarme Diät und Normalisierung des Körpergewichtes. Bei erhöhter Harnsäurebildung und Harnsäureausscheidung sowie bei Nierenbeteiligung Allopurinol zur Blockierung der Harnsäurebildung durch Hemmung der Xanthinoxidase. Bei unzureichender Harnsäureausscheidung Dauertherapie mit Probenecid zur Erhöhung der renalen Ausscheidung. Bei Therapie mit Probenecid einschleichende Therapie, langsame Dosissteigerung und Kombination mit Colchizin in der Anfangsphase.

Lesch-Nyhan-Syndrom

[Reley 1990, Lesch und Nyhan 1964]

Synonym. Automutilationssyndrom

Definition. Sehr seltene, genetisch bedingte Purinstoffwechselstörung, die sich bei geistig retardierten Kindern in Automutilation an Lippen und Fingern äußert.

Ätiopathogenese. Dieses Syndrom unterliegt einer X-chromosomalen rezessiven Vererbung, betrifft also nur das männliche Geschlecht. Es ist bedingt durch die Inaktivität des Enzyms Hypoxanthin-Guanin-Phosphoribosyl-Transferase. Für dieses Enzym sind über 10 verschiedene Punktmutationen oder andere strukturelle und funktionelle Abnormalitäten beschrieben, die entweder mit einer ausgeprägten Gicht oder mit einem Lesch-Nyhan-Syndrom einhergehen. Das Ausfallen der Hypoxanthin-Guanin-Phosphoribosyl-Transferase führt zu einem starken Anstieg von Phosphoribosylpyrophosphat, das wichtigste Intermediärprodukt, das die Synthese der Harnsäure beim Menschen bestimmt. Daraus folgt, daß bei diesen Erkrankungen die Harnsäurebildung stark erhöht ist und sowohl die Harnsäurewerte im Serum als auch die Harnsäureausscheidung im Urin das Vielfache der Norm betragen. Dies führt dazu, daß die Patienten bereits im jugendlichen Alter unter den klinischen Zeichen von Gicht leiden.

Klinik. Die Erkrankung ist charakterisiert durch Oligophrenie mit verzögerter statomotorischer und/oder sprachlicher Entwicklung, zerebrale Symptomatik mit choreoathetotischer Ausprägung, Unruhe, Opisthotonus, Nystagmus und Automutilation, die sich in *Autophagie* mit massiven Bißverletzungen an Unterlippen, Händen und Fingern unter Zerstörung der präexistenten Gewebestrukturen äußert. Die Ursache hierfür ist unbekannt; derzeit erscheint es unwahrscheinlich, daß die neurologische Symptomatik in direkter Beziehung zur erhöhten Harnsäurebildung steht.

Differentialdiagnose. Automutilierendes Verhalten kommt vor bei idiopathischer geistiger Retardierung und als unwillkürliche Verletzungsfolge bei Epilepsie, ferner bei *Cornelia-de-Lange-Syndrom* (clownartige Physiognomie mit Hypertrichose der Augenbrauen und Stirn, brachyzephale Schädelbildung, Hypertelorismus, Mikrognathie, Kleinwuchs von Händen und Füßen, dermatoglyphische Besonderheiten und Oligophrenie) und bei *Moebius-Syndrom* (kongenitale Nervenlähmung, besonders der Hirnnerven III, VI und VII).

Abgrenzung des *Pseudo-Lesch-Nyhan-Syndroms*, bei dem die klinische Symptomatik dem Lesch-Nyhan-Syndrom entspricht, aber eine Purinstoffwechselstörung biochemisch nicht nachweisbar ist.

Therapie. Nicht möglich.

Weiterführende Literatur

Übersicht

Itakura M, Sabina RL, Heald PW (1981) Basis for the control of purine biosynthesis by purine ribonucleotides. J Clin Invest 67:994–1002

Gicht

Abramson SB (1992) Treatment of gout and crystal arthropathies and uses and mechanisms of action of nonsteroidal anti-inflammatory drugs. Curr Opin Rheumatol 4:295–300

Gottron HA, Korting GW (1957) Chronische Hautgicht. Arch Klin Exp Dermatol 204:483–499

Kelley WN, Palella TD (1991) Gout and other disorders of purine metabolism. In: Wilson JD, Braunwald E, Isselbacher KJ et al. (eds) Harrisons principles of internal medicine, 12th edn. McGraw Hill, New York, pp 1834–1843

Peters TD, Ball GV (1992) Gout and hyperuricemia. Curr Opin Rheumatol 4:566–573

Wyngaarden JB, Kelley WN (1983) Gout. In: Stanbury JB, Wyngaarden JB, Fredrickson DS et al. (Ed) The metabolic basis of inherited disease, 5. Aufl. McGraw Hill, New York, pp 1043–1114

Yü T, Talbott JH (1980) Changing trends of mortality in gout. Semin Arthritis Rheum 10:1–9

Lesch-Nyhan-Syndrom

Boyle JA, Raivio KO, Astrin KH et al. (1970) Lesch-Nyhan syndrome: preventive control by prenatal diagnosis. Science 169:688–689

Davidson BL, Tarlé SA, Palella TD et al. (1989) The molecular basis of HPRT deficiency in ten subjects determined by direct sequencing of amplified transcripts. J Clin Invest 84:342–346

Lesch M, Nyhan WL (1964) A familial disorder of uric acid metabolism and central nervous system function. Am J Med 36:561–570

Meigel W, Braun-Falco O (1973) Automutilation der Unterlippe, verbunden mit Athetose und Oligonephrenie ohne Purinstoffwechselstörung („Pseudo-Lesch-Nyhan-Syndrom"). Hautarzt 24:158–160

Wilson JM, Young AB, Kelley WN (1983) Hypoxanthine-guanine phosphoribosyltransferase deficiency. The molecular basis of the clinical syndromes. N Engl J Med 309:900–910

Kapitel 48 Ernährungs- und Stoffwechselstörungen

Inhaltsverzeichnis

Marasmus 1213
Kwashiorkor 1213
Noma 1214
Ulcus tropicum 1215
Anorexia nervosa und Bulimia nervosa 1215
Diabetes mellitus 1216
Diabetische Gelenksteife 1217
Mukoviszidose 1217
Weiterführende Literatur 1218

Für das normale Aussehen der Haut und deren normale Funktion ist eine kalorisch und an Eiweiß sowie Vitaminen ausreichende Kost notwendig. Dies zeigen Zustände von Unterernährung, einseitiger Ernährung oder pathologischen enteralen Veränderungen mit Malabsorption. Häufig werden diese Veränderungen in den armen Ländern der Welt beobachtet. In wohlhabenden Ländern werden Hautkrankheiten, die als Folge von Unterernährung- oder Fehlernährung zu interpretieren sind, vorwiegend bei Patienten, die an Alkoholismus, Drogensucht oder psychischen Krankheiten leiden, oder aber bei alten Menschen gesehen. Vor der Einführung einer gut balancierten parenteralen Ernährung waren sie auch in besonderen Fällen postoperativ festzustellen. Eine ausführliche wissenschaftliche Untersuchung stellt das Minnesota-Experiment dar, bei dem Freiwillige 23 Wochen mit einer Diät von 1570 kcal ernährt wurden. Die Haut dieser Probanden wirkte stark vorgealtert, auffällig dünn, trocken und unelastisch.
Eine Minderversorgung mit Proteinen und anderen Energieträgern führt zu einem großen Spektrum von Krankheiten, die von *Marasmus* bis zu *Kwashiorkor* reichen.

Marasmus

Marasmus bedeutet allgemeine Unterernährung und beschreibt Personen, die weniger als 60% des zu erwartenden Körpergewichts wiegen und keine Hungerödeme aufweisen. Allgemeine Unterernährung, wie sie besonders in sich entwickelnden Ländern der Erde, vorwiegend in tropischen und subtropischen Klimazonen, vorkommt, führt häufiger zum Marasmus als zu Kwashiokor. In wohlhabenden Ländern wird Marasmus nur bei schwerkranken Patienten beobachtet. Marasmus wird durch eine ungenügende Zufuhr von Kalorien, Proteinen und Vitaminen hervorgerufen. Bei den betroffenen Patienten, besonders bei Kindern, führt der Verlust des bukkalen Fettgewebes zu dem charakteristischen „Affengesicht"; die Haut ist sebostatisch trocken und über den großen Gelenkbeugen grob gefaltet, weil das subkutane Fettgewebe weitgehend fehlt. Auch Nacken- und Glutäalmuskulatur sind reduziert. Obwohl der Wassergehalt des Fettgewebes erhöht erscheint, fehlen typische Hungerödeme.
Bei Erwachsenen mit starker Malnutrition können auch follikuläre Hyperkeratosen auftreten. Bei allen Betroffenen sind die Haare dünn, wachsen langsam und fallen aus (telogenes Effluvium). Viele Haare sind bereits im Follikel abgebrochen. Die Nägel sind oft gespalten (Onychoschisis, Onychorhexis).

Kwashiorkor

Definition. Kwashiokor bedeutet „das erste Kind bekommt es, wenn das 2. im Kommen ist". Wie der Name sagt, entwickelt sich Kwashiorkor besonders bei Kleinkindern nach dem Abstillen, wenn sie statt der Muttermilch zwar ausreichende, ja sogar exzessive, aber einseitige Kalorienzufuhr durch Stärke oder Zucker erhalten. Kwashiorkor wird also durch schwere Proteinmangelernährung verursacht und seine Manifestation durch Infekte gefördert. Die Erkrankung wird diagnostiziert, wenn Kinder nur 60–80 % des normalen Gewichts aufweisen und gleichzeitig an Hungerödemen oder Hypalbuminämie leiden. Aufgrund der schweren Proteinmalnutrition kommt es zu einer Retardierung des Wachstums und der geistigen Entwicklung, Muskelatrophie, Fettinfiltration der Leber, Mondgesicht und Ödemen. Auch nach ausgedehnten chirurgischen Eingriffen am Intestinaltrakt kann sich sekundär ein gleichartiger Proteinmangelzustand entwickeln.

Ätiopathogenese. Sicher ist die Proteinmalnutrition die wichtigste Ursache für diese Erkrankung in sich entwickelnden Ländern, besonders den Tropen und Subtropen, wo die tägliche Kost hauptsächlich aus

Mais, Reis oder Bohnen besteht. Wahrscheinlich spielen für die Entwicklung von Kwashiorkor neben der Proteinmangelernährung auch andere Faktoren wie Mangel an essentiellen aromatischen Aminosäuren und Vitaminen eine Rolle.

An der Haut findet man bei frischen Erkrankungen eine parakeratotische Verhornungsneigung mit Störung der Feinstruktur von Basalzellen und Suprabasalzellen sowie Verminderung der Desmosomen, in der Leber histologische Zeichen von Fettleber.

Klinik. Kwashiorkor entwickelt sich in der Regel bei Kindern ab dem 6. Lebensmonat in den ersten 5 Lebensjahren zumeist nach dem Abstillen. Hauterscheinungen findet man nicht immer; kommen sie vor, so sind sie sehr charakteristisch. Dunkelfarbige Menschen sind bevorzugt betroffen.

Hauterscheinungen

Dyschromasie. Diese ist ein Frühsymptom und vielleicht verursacht durch einen Mangel an Phenylalanin in der Nahrung. Es kommt zu Hypopigmentierungen um den Mund und besonderes bemerkenswert an den Beinen, wo die Haut auch früh ödematös geschwollen sein kann. Auch Hyperpigmentierung nach Abheilung entzündlicher Veränderungen ist möglich. Die Pigmentveränderungen sind diagnostisch wichtig.

Entzündliche Dermatosen. Sitz der Hautveränderungen sind meist bei Kleinkindern die Windelgegend, die Trochanteren, Knie, Ellenbogen und Druckstellen am Rumpf. Im Gegensatz zu Pellagra bleiben die lichtexponierten Hautareale ausgespart. Zunächst entstehen Eritheme, die später bläulichrot oder rötlichbraun werden und eine deutliche Schuppung aufweisen. Zu Beginn erinnern sie an Exsikkationsekzematide vom Typ eczéma craquelée (crackled skin). Sie sind unregelmäßig, scharf begrenzt und können eine größere diffuse Ausbreitung erreichen. In den großen Gelenkbeugen und an den Lippen können tiefe Rhagaden entstehen.

Haare. Sie sind trocken, glanzlos und können einen leicht rotbräunlichen Farbton annehmen. Charakteristisch ist das *Flaggenzeichen*, ein bandartiger Wechsel von normaler und hypopigmentierter Haarfarbe. Die Hypopigmentierung kennzeichnet Bereiche ausgeprägten Proteinmangels. Oft werden die Haare sehr fein und brechen leicht. Im Trichogramm sind Anagenhaare relativ vermindert und wirken atrophisch.

Schleimhäute. Cheilosis und Vulvovaginitis sind nicht selten.

Interne Symptomatik. Hepatomegalie (Fettleber) und Ödeme infolge von Hypalbuminämie, ferner Hypoglykämie.

Verlauf. In leichten Fällen günstig. Mit ausreichend Nahrungs- und Eiweißzufuhr sind die Erscheinungen rückbildungsfähig, mit normalem Haarwachstum und normaler Haarfarbe. In schweren und rezidivierenden Fällen ist die Letalität relativ hoch.

Differentialdiagnose. Abgrenzung von Pellagra, welche häufiger bei Erwachsenen als bei Kindern vorkommt, sich lediglich in lichtexponierten Hautarealen manifestiert und nicht zu Haar- und Nagelbettbeteiligung führt.

Therapie. Ausreichende Zufuhr von tierischen Eiweißen (Fleisch, entrahmte Milch) und Beachtung der notwendigen Elektrolyt- und Vitaminzufuhr.

Noma

Synonyme. Infektiöse Gangrän des Mundes, Chancrum oris

Definition. Vorwiegend bei Kindern im Vorschulalter vorkommende und in der perioralen Gegend zu Zerstörung des Gesichts führende infektiöse Erkrankung bei mangelhafter Immunabwehr.

Vorkommen. Die Erkrankung ist bei uns sehr selten und wird lediglich als Folgekrankheit bei anderen Erkrankungen wie Masern, Typhus oder AIDS gesehen. Dies spricht dafür, daß es sich um einen infektiösen Vorgang handelt, bei dem die gestörte Immunabwehrleistung des Organismus eine wesentliche Rolle spielt. In Afrika, Südostasien und Südamerika sind hauptsächlich Kleinkinder und junge Schulkinder betroffen. Fast immer besteht Malnutrition in Form von Marasmus oder Kwashiorkor.

Ätiopathogenese. Ob die immer wieder angeschuldigte Infektion mit Plaut-Vincent-Erregern (Fusospirillose) wirklich die alleinige Ursache ist, ist noch nicht sicher geklärt, zumal auch andere Bakterien isoliert wurden. Einen sehr wichtigen Faktor aber dürfte die mangelhafte Immunabwehrleistung der betroffenen Kinder gegenüber bakteriellen Infektionen, auch mit gramnegativen Keimen, darstellen.

Klinik. Die Erkrankung beginnt meistens als Stomatitis ulcerosa am Gaumen oder als Schwellung der Gesichtsregion. Rasch kommt es zum Verlust der Zähne, zur Ausdehnung der Entzündung auf Knochen als sequestrierende Osteitis und zur Ulzeration der Wangen. Das gesamte Wangengewebe wird nekrotisch, so daß man direkt in die Mundhöhle sehen kann. Auch von anderen Orten, wie von Nase oder Vulva aus, kann Noma beginnen.

Differentialdiagnose. Stomatitis ulcerosa bei myeloproliferativen Erkrankungen.

Verlauf. Ohne Behandlung kommt es rasch zu tödlichem Verlauf. Seit Einführung von Antibiotika hat sich die Prognose entscheidend gebessert.

Therapie
Innerlich. Antibiotische Behandlung mit Penizillin, Tetrazyklinen, Cephalosporinen, Ciprofloxacin oder anderen Breitbandantibiotika nach Antibiogramm. Diätetisch ausreichende kalorische Versorgung mit genügender Protein- und Vitaminzufuhr. Eventuell auch Glukokortikoide.
Äußerlich. Antiseptische Behandlung mit feuchten Umschlägen und antibiotischen Salben, später plastisch-chirurgische Versorgung.

Ulcus tropicum

Synonyme. Wüstengeschwür, Tropengeschwür, tropical ulcer oder tropical phagedena

Definition. Meist im Anschluß an Verletzung auftretende phagedänische Ulzerationen an den unteren Extremitäten bei Patienten mit allgemeiner Malnutrition und Vorkommen von Streptokokken, Staphylokokken, gramnegativen Keimen, Plaut-Vincent-Organismen in den Ulzera.

Vorkommen. Hauptsächlich in tropischen, feuchtwarmen Gegenden, vorwiegend bei Erwachsenen, besonders bei Truppen in den Tropen oder Arbeitern auf Plantagen, weniger bei Kindern. Allgemeine Unterernährung mit Schwächung der Immunabwehr scheint von wesentlicher Bedeutung. Auch bei Stämmen von Schwarzen im tropischen Afrika, die sich infolge örtlicher Gegebenheiten eiweißarm ernähren, wurde Ulcus tropicum gehäuft beobachtet.

Ätiologie. Nicht sicher bekannt. Es dürfte sich um eine banale Infektion mit Streptokokken, Staphylokokken oder anderen gramnegativen Erregern handeln. Die häufig nachgewiesene Fusospirillose wird von manchen Autoren als Sekundärbesiedlung der nekrotisch-ulzerösen Veränderungen interpretiert.

Klinik. Prädilektionsstellen sind die distalen Partien der Unterschenkel oberhalb der Malleolen. Hier kommt es, meist im Anschluß an Bagatellverletzungen, zur Entwicklung einer oder mehrerer Blasen mit blutigem Inhalt. Wahrscheinlich handelt es sich bei diesen Veränderungen um ein Ecthyma. Wenn die Blase zerplatzt, sieht man weich-feuchtes, matschig-nekrotisches Gewebe. Der phagedänische Vorgang kann sich auf das subkutane Gewebe bis auf Faszien, Muskeln oder sogar Periost erstrecken und bei Eröffnung von Blutgefäßen zu unerwarteten Massenblutungen führen. Selbst durch spätere Vernarbung können dermatogene Kontrakturen noch Amputationen notwendig machen.

Verlauf. Chronisch. Bei frühem Einsetzen systemischer antibiotischer Therapie günstig. Kleine Veränderungen heilen mit dünnen Narben ab, die einen charakteristischen hyperpigmentierten Randsaum besitzen. Nicht selten kommt es im Anschluß an Banalverletzungen zu Rezidiven im atrophischen Narbenbereich.

Therapie. Eine Wende in Behandlung und Prognose des Ulcus tropicum haben die Antibiotika gebracht. Sie sollten entsprechend dem Antibiogramm eingesetzt werden. Empfehlenswert sind Penicillin oder Breitbandantibiotika wie Tetrazykline, Erythromycin, Cephalosporine, Gentamycin oder Ciproflaxacin in entsprechenden Dosen. Wichtig ist kalorisch ausreichende Ernährung mit Polyvitaminzufuhr. Die äußerliche Therapie erfolgt nach den Gesichtspunkten der Wundbehandlung, vorwiegend mit feuchten Verbänden und desinfizierenden Externa. Keine Fettsalben. Notwendigenfalls chirurgische Intervention.

Anorexia nervosa und Bulimia nervosa

Definition. Hierbei handelt es sich um psychosomatische, verhaltensbedingte Ernährungsstörungen, unter denen bei uns bis zu 5% der weiblichen Bevölkerung zwischen Pubertät und dem jungen Erwachsenenalter leiden. Die *Anorexia nervosa* ist durch extremen Gewichtsverlust (mindestens 25% des Körpergewichtes) und ein gestörtes Körperbild charakterisiert. Die meist amenorrhoischen Patientinnen leben in der Angst, dick zu werden. Bei *Bulimia nervosa* besteht meist nur ein geringer Gewichtsverlust, die Patientinnen sind nur selten amenorrhoisch und haben auch heterosexuelle Beziehungen. Diese Krankheit zeichnet sich durch Perioden von übermäßigem Essen gefolgt von selbstinduziertem Erbrechen, chronischem Laxanzien- und Diuretikaabusus aus.

Pathogenese. Die Pathogenese beider Erkrankungen ist unklar. Es scheint als weitgehend sicher, daß soziokulturelle Umstände diese stark im Zunehmen begriffenen psychosomatischen Erkrankungen beeinflussen; alleine können sie jedoch dafür nicht verantwortlich gemacht werden. Weder die Suche nach organischen, insbesondere hormonellen Störungen, noch psychoanalytische Explorationen haben bisher zu einer befriedigenden Aufklärung der Pathogenese geführt.

Klinik. Dermatologisch können folgende Symptome vorkommen: Bei Patientinnen mit fortgeschrittener Anorexia nervosa kann man Zeichen einer schweren Unterernährung und Proteinmangelernährung finden. Die Haut solcher Patientinnen wirkt vorgealtert; sie ist dünner als normal, wird trocken, unelastisch und blaß. Häufig ist sie kalt; bei kaltem Wetter besteht eine Neigung zur Akrozyanose. Ähnlich wie bei Marasmus werden auch die Haare dünn, trocken, brüchig und können langsamer wachsen.
Hiervon zu trennen sind Vitaminmangelerscheinungen, wie sie selten sekundär vorkommen, und die Folgen des selbstinduzierten Erbrechens. Letztere finden sich ganz besonders bei Patientinnen mit Bulimie.

Verlauf. Die Prognose ist mit Vorsicht zu stellen. Besonders Patientinnen mit Anorexia nervosa haben oft keine Krankheitseinsicht und sind sehr schwer zu behandeln. Die Krankheit soll in bis zu 5% tödlich verlaufen, wobei ein Teil der Todesfälle durch Suizid bedingt ist.

Therapie. Spezielle psychosomatische oder psychiatrische Behandlung, nicht selten unter klinischen Bedingungen, ist angeraten. Sonst geeignete Hautpflege; Ölbäder.

Diabetes mellitus

Definition. Unter Diabetes mellitus werden chronische Stoffwechselstörungen zusammengefaßt, deren Leitsymptom erhöhte Blutglukosewerte sind. Diabetes mellitus kann entweder durch Insulinmangel (beim juvenilen Typ-I-Diabetes oder postinflammatorisch) oder durch Insulinunterempfindlichkeit (Typ II) bedingt sein.
Hauterscheinungen sind zumeist Folgen von Mikroangiopathie, Makroangiopathie, Polyneuropathie oder erhöhter Infektanfälligkeit.

Klinik. Zumeist sind Hauterkrankungen Zeichen eines lang andauernden Diabetes mellitus. Besonders häufig sind Hautinfektionen wie ausgeprägte Kandidose, staphylogene Pyodermien (z.B. Furunkulose) oder assoziierte Krankheiten wie Necrobiosis lipoidica diabeticorum und generalisiertes Granuloma anulare für die Erstdiagnose eines Diabetes mellitus von Bedeutung.

Diabetische Angiopathie. Bei Diabetes mellitus treten sowohl gehäuft Mikro- als auch Makropangiopathien

Tabelle 48.1. Fragliche Assoziation zwischen Diabetes mellitus und Dermatosen

Granuloma anulare disseminatum
Pruritus sine materia
Staphylodermien
Bullosis diabetica
Scleroedema adultorum
Hautanhänge (meist mit Adipositas)
Vitiligo
Lichen ruber planus
Lichen simplex chronicus
Fibromatosen
Reaktive perforierende Kollagenose
Acanthosis nigricans (bei Insulinresistenz)

auf. Von spezifischer Relevanz ist die *Mikroangiopathie*, die mit Einlagerung von PAS-positivem Material in den Gefäßwänden einhergeht. Sie ist zuerst an der Retina zu beobachten und führt im Verlauf des Diabetes zur peripheren Minderversorgung und Polyneuropathie. Frühes Zeichen der peripheren Mikroangiopathie sind neben den Sensibilitätsstörungen insbesondere die schlechte Heilungstendenz bei Bagatelltraumen, die häufig Eintrittspforten für Streptokokken darstellen und zu rezidivierenden Erysipelen mit konsekutivem Lymphödem führen können. Besonders bei gangräneszierendem Erysipel ist an Diabetes mellitus zu denken. Bei fortschreitender Verschlechterung der distalen Blutversorgung können sich neuropathische Ulzerationen und, besonders bei gleichzeitiger *Makroangiopathie* mit arterieller Verschlußkrankheit, diabetische Gangrän entwickeln.

Bakterielle Infektionen. Bei Patienten mit Diabetes mellitus treten offenbar staphylogene Pyodermien gehäuft auf und neigen zu komplizierten Verläufen. In der präantibiotischen Ära waren Furunkulose und vor allem lebensbedrohliche gangräneszierende Karbunkel gefürchtet; dank frühzeitiger konsequenter Diabetestherapie, Antibiotika und guter Körperhygiene sind sie heute sehr selten. Bei Patienten mit rezidivierenden staphylogenen Follikulitiden, Furunkulose und schwerverlaufenden Karbunkeln sollte an Diabetes mellitus gedacht werden. Außer an diesen wegweisenden bakteriellen Infektionen leiden Patienten mit Diabetes mellitus auch auffallend häufig an Erythrasma, das durch Corynebacterium minutissimum ausgelöst wird.

Mykotische Infektionen. Ob Patienten mit Diabetes mellitus häufiger an Tinea durch Fadenpilzinfektion erkranken, ist bis heute fraglich. Gesichert ist, daß Diabetiker, vorwiegend mit Adipositas, zu Hefepilzinfektionen der Haut neigen. Die diabetische Stoffwechsellage prädisponiert offenbar zu rezidivierenden Hautinfektionen durch Candida albicans, besonders der Schleimhäute und Halbschleimhäute. Eine chronische orale Kandidose, die nicht durch mangelhafte Hygiene oder das Tragen von Prothesen erklärt werden kann, sollte Anlaß sein, nach Diabetes mellitus (und HIV-Infektion) zu suchen. Dies trifft für Patienten mit Typ-I- und II-Diabetes zu. Bei Patienten mit Typ-II-Diabetes wird die Empfänglichkeit für Kandidainfektionen der intertriginösen Hautbereiche durch oft vorhandene Adipositas begünstigt. Bei jeder Candidaintertrigo, Candidafollikulitis, Candidabalanitis sowie Candidavulvitis sollte an Diabetes mellitus gedacht werden.

Erysipelähnliches Erythem. Es handelt sich hierbei um ein scharf begrenztes Erythem, das besonders an Unterschenkeln und Füßen von diabetischen Patienten auftritt. Es erinnert klinisch an Erysipel, ist aber proximal durch einen scharfen Rand begrenzt, da es nicht Folge einer Lymphangitis ist. Weiterhin fehlen Hyperthermie der betroffenen Haut, allgemeines Krankheitsgefühl, Fieber, Schüttelfrost, Beschleunigung der BSG und Leukozytose. Das erysipelähnliche Erythem tritt meist bei älteren Patienten auf, die bereits jahrelang an Diabetes mellitus leiden, und wird als Folge von diabetischer Mikroangiopathie gedeutet.

Weiteres. Zahlreiche dermatologische Affektionen treten häufiger bei Patienten mit Diabetes mellitus auf. Besonders typisch sind *Rubeosis faciei, Necrobiosis lipoidica* (in etwa 50%) und wohl auch das *disseminierte Granuloma anulare.* Bei vielen anderen assoziierten Dermatosen bleibt der kausale Zusammenhang zum Diabetes mellitus fraglich.

Diabetische Gelenksteife

[Rosenbloom und Frias 1974]

Synonym. Syndrome of limited joint mobility and waxy skin

Klinik. Bei Patienten mit insulinpflichtigem juvenilen Diabetes mellitus entwickelt sich bevorzugt an den Händen eine verdickte, straffe, wachsartig glänzende Haut, die zur Einschränkung der Beweglichkeit vorwiegend der kleineren Gelenke führt. Das sehr seltene Krankheitsbild ist sklerodermieartig.

Mukoviszidose

[Andersen 1938]

Synonyme. Zystische Fibrose, zystische Pankreasfibrose, Dysporia enterobronchopancreatica congenita familiaris (Glanzmann)

Definition. Angeborene, autosomal-rezessiv vererbte Störung des transmembranösen Ionentransports, die insbesondere mit Funktionsstörungen der Lungen und des Pankreas einhergeht.

Vorkommen. Sehr selten. Man rechnet mit einer Morbidität von 1:25000. Bei Heterozygoten findet man nur einen erhöhten Elektrolytspiegel im ekkrinen Schweiß. Die Erkrankung wird autosomal-rezessiv vererbt und beruht auf einer Störung des Chlorionentransports. Das Gen ist geklont; häufig fehlt das Phenylalanin in Position 508. Die hohe Natriumkonzentration im Schweiß ist durch verminderte Reabsorption in den ekkrinen Schweißdrüsen bedingt.

Klinik. Betroffen sind besonders Pankreas, Lungen, Leber, Gallenblase, Brunner-Drüsen, Parotis und andere Speicheldrüsen.

Pankreas. Infolge der Verlegung der Pankreasausführungsgänge durch schleimige Mukoproteine kommt es zu Zysten und Atrophie des Parenchyms (*zystische Pankreasfibrose*). Folgen sind Maldigestions- und Malabsorptionssyndrom mit Steatorrhö, Durchfällen, abdominaler Spannung und Mangel an fettlöslichen Vitaminen.

Lungen. Durch Sekretstau in den Bronchialschleimdrüsen kommt es zur Entwicklung von Bronchiektasen mit rezidivierenden Bronchopneumonien oder zu Lungenabszessen, die wahrscheinlich für die hohe Mortalität dieser Erkrankung verantwortlich sind.

Darm. Typisch bei Neugeborenen ist Mekoniumileus, möglicherweise mit Mekoniumperitonitis.

Leber. Infolge herdförmiger Fibrose und chronischentzündlicher Infiltration können Leberzellstoffwechselstörungen im Vordergrund des klinischen Bildes stehen.

Verminderte Ernährung. Malabsorption führt zum Stillstand des körperlichen Wachstums und zur Verzögerung der Pubertät.

Hautveränderungen. Acrodermatitis-enteropathica-artige Hauterscheinungen, wahrscheinlich infolge von Mangel an Zink und essentiellen Fettsäuren, wurden bekannt. Urtikaria ist nicht häufiger.

Diagnose. Diagnostisch ist die im Schweiß besonders hohe Elektrolytkonzentration. Natriumkonzentrationen von über 80 mval/ml sind krankheitsverdächtig. Die Diagnose beruht auf dem Nachweis des Fehlens von Pankreasenzymen im Duodenalsaft, einer chronischen Lungenerkrankung und des familiären Vorkommens. 2- bis 5fache Erhöhung von Natrium- und Chloridionen (*Shwachman-Test*) kommen vor.

Prognose. Ungünstig. Die Betroffenen sterben häufig vor dem mittleren Erwachsenenalter an einer der möglichen Komplikationen.

Therapie. Überwachung auf chronische Infekte ist sehr wichtig, insbesondere die konsequente antibiotische Behandlung bei respiratorischen Infekten. Ferner Pankreasenzyme, verminderte Fettzufuhr mit der Nahrung und bei heißem Wetter entsprechende Flüssigkeits- und Kochsalzzufuhr.

Weiterführende Literatur

Ernährungsstörungen
Übersicht
Miller SJ (1989) Nutritional deficiency and the skin. J Am Acad Dermatol 21:1–30

Prendeville JS, Manfredi LN (1992) Skin signs of nutritional disorders. Sem Dermatol 11:88–97

Marasmus und Kwashiorkor
Latham MC (1991) The dermatosis of kwashiorkor in young children. Sem Dermatol 10:270–272

Lipschitz DA (1991) Malnutrition in the elderly. Sem Dermatol 10:273–281

McLaren DS (1987) Skin in protein energy malnutrition. Arch Dermatol 123:1674a–1676a

Ulcus tropicum
Adriaans B, Hay R, Drasar B et al. (1987) The infectious aetiology of tropical ulcer – a study of the role of anaerobic bacteria. Br J Dermatol 116:31–37

Fleming RA (1962) The causes, pathologic aspects and treatment of phagedenic ulcer in West Africa. J Int Coll Surg 38:120–128

Stüttgen G (1987) Das tropische Ulcus. In: Braun-Falco O, Schill W-B (eds) Fortschritte der praktischen Dermatologie und Venerologie, Bd 11. Springer, Berlin, pp 64–69

Anorexia nervosa und Bulimia nervosa
Lewis CE, Tepley LB, Curtin JA et al. (1986) Eating disorders: anorexia nervosa and bulimia. Ann Intern Med 105:790–794

Gupta MA, Gupta AK, Haberman HF (1987) Dermatologic signs in anorexia nervosa and bulimia nervosa. Arch Dermatol 123:1386–1390

Halmi KA (1987) Anorexia nervosa and bulimia. Ann Rev Med 38:373–380

Mayerhausen W, Vogt HJ, Fichter MM et al. (1990) Dermatologische Aspekte bei Anorexia und Bulimia nervosa. Hautarzt 41:476–484

Rapaport MJ (1985) Pellagra in a patient with anorexia nervosa. Arch Dermatol 121:255–257

Diabetes mellitus
Andersen BL, Verdich J (1979) Granuloma annulare and diabetes mellitus. Clin Exp Dermatol 4:31–37

Cochran RJ, Tucker SB, Wilkin JK (1983) Reactive perforating collagenosis of diabetes mellitus and renal failure. Cutis 31:55–58

Dawber RPR (1971) Vitiligo and diabetes mellitus. Br J Dermatol 84:600 (letter)

Hollmann J, Peter RU, Ruzicka Th (1993) Diabetische Gelenksteife (Syndrome of limited joint mobility and waxy skin). In: Braun-Falco O, Plewig G, Meurer M (Hrsg) Fortschritte der praktischen Dermatologie und Venerologie, Bd 13. Springer, Berlin, S 493–495

Huntley AC (1982) The cutaneous manifestations of diabetes mellitus. J Am Acad Dermatol 7:427–455

Kahana M, Grossman E, Feinstein A et al. (1986) Skin tags: a cutaneous marker for diabetes mellitus. Acta Derm Venereol 67:175–177

Krakowski A, Covo J, Berlin C (1973) Diabetic scleroderma. Dermatologica 146:193–198

Lithner F (1974) Cutaneous erythema, with or without necrosis. Localized to the legs and feet – a lesion in elderly diabetics. Acta Med Scand 196:333–342

Rosenbloom AL, Frias JL (1974) Diabetes, short stature and joint stiffness – an new syndrome. Clin Res 22:92A

Sibbald RG, Schachter RK (1984) Skin and diabetes mellitus. Int J Dermatol 23:567–583

Mukoviszidose
Anderson DH (1938) Progress in pediatrics. Cystic fibrosis of the pancreas and its relation to celiac disease. A clinical and pathologic study. Am J Dis Child 56:344–399

Hansen RC, Leme R, Revsin B (1983) Cystic fibrosis manifesting with acrodermatitis enteropathica-like eruption. Arch Dermatol 119:51

Kerem BS, Rommens JM, Buchanan JA et al. (1989) Identification of the cystic fibrosis gene: Genetic analysis. Science 245:1073–1080

Laufer P (1985) Urticaria in cystic fibrosis. Cutis 36:245–246

Riordan JR, Rommens JM, Kerem BS et al. (1989) Identification of the cystic fibrosis gene: Cloning and characterization of complementary DNA. Science 245:1066–1073

Rommens JM, Iannuzzi C, Kerem BS et al. (1989) Identification of the cystic fibrosis gene: Chromosome walking and jumping. Science 245:1059–1065

Shwachman H, Gahm N (1956) Studies in cystic fibrosis of the pancreas. A simple test for the detection of excessive chloride on the skin. N Engl J Med 255:999–1001

Kapitel 49 Avitaminosen und Hypervitaminosen

Inhaltsverzeichnis

Vitamin A 1219
    Vitamin-A-Mangel 1219
    Vitamin-A-Hypervitaminose 1220
Vitamin B 1221
    Vitamin B_1 (Thiamin) 1221
    Vitamin B_2 (Riboflavin) 1222
    Vitamin B_3 1222
    Pellagra 1222
    Vitamin-B_3-Hypervitaminose 1224
    Vitamin B_6 (Pyridoxin) 1224
    Vitamin B_{12} (Cyanocobalamin) 1224
    Folsäure (Pteroylglutaminsäure) 1225
    Pantothensäure 1225
Vitamin C 1226
    Skorbut 1226
Vitamin D 1227
    Vitamin-D-Mangel 1227
    Vitamin-D-Hypervitaminose 1227
Vitamin E 1227
Vitamin H 1228
Vitamin K 1228
Weiterführende Literatur 1228

Auch bei einer kalorisch ausreichenden Ernährung kann eine verminderte oder vermehrte Zufuhr von Vitaminen zu klinisch manifest werdenden Störungen Veranlassung geben.

Avitaminosen. Sie sind in unseren Breiten selten, kommen aber vor, wenn die Nahrungsmittelzufuhr, besonders an Proteinen und Vitaminen ungenügend ist (einseitige Diät, Alkoholismus, lang anhaltende nicht ausreichend substituierte künstliche Ernährung), oder wenn innerliche Erkrankungen die Absorption und Verwertung von Vitaminen oder ihre Synthese innerhalb des Organismus (Bakterienflora) beeinträchtigen. Die Wirkungsweise der verschiedenen Vitamine auf die Haut ist noch nicht sicher geklärt.

Hypervitaminosen. Sie kommen nur durch zu reichliche Zufuhr fettlöslicher Vitamine (A, D, E, K) zustande. Wasserlösliche Vitamine werden durch die Nieren ausgeschieden; Nebenwirkungen sind daher extrem selten.

Vitamin A

Der Begriff Vitamin A umfaßt mehrere dem Retinol verwandte Substanzen. Die wichtigsten biologischen Formen sind Retinol, Retinal und Retinsäure. Retinol ist ein fettlösliches Vitamin, das nur bei Tieren vorkommt. Es wird mit der Nahrung, so durch Milch, Butter und Eier, zugeführt. Besonders mit pflanzlichen Nahrungsmitteln werden die Provitamine α- und β-Karotin aufgenommen. Vitamin A wird besonders in Leber und Nieren gespeichert. Von der Leber aus wird das gespeicherte Vitamin A als Retinol vornehmlich mit Hilfe des retinolbindenden Proteins (RBP) über die Blutzirkulation verteilt. Das zirkulierende Retinol wird von den Zielzellen aufgenommen und über Retinol oder retinsäurebindende Proteine zum Zellkern transportiert. Diese beiden Formen des Vitamin A regulieren eine große Anzahl biologischer Funktionen in spezifischer Weise. Auffälligerweise ist das Verhältnis von Retinol zur Retinsäure in Dermis und Epidermis deutlich unterschiedlich ausgeprägt.

Vitamin A ist für die normale Entwicklung von Geweben, so auch der Haut von Wichtigkeit. Man weiß aus experimentellen Untersuchungen, daß ein Überschuß an Vitamin A eine mukoide Transformation verhornender Epithelien induzieren kann, und daß es auch für die Regulation der mitotischen Aktivität epithelialer Zellen bedeutsam ist. Neuere Untersuchungen haben gezeigt, daß Vitamin A die Membranen von Lysosomen entstabilisert und auf diese Weise lysosomale Enzyme freisetzt. So wird der Zusammenhang mit dem Verhornungsvorgang deutlich, da sich normalerweise im Stratum granulosum die Verhornung der Zelle mit Um- und Abbau durch lysosomale Enzymaktivitäten vollzieht.

Über ihren Effekt auf die Zelldifferenzierung und die Zellproliferation scheinen Retinoide einerseits einen antitumoralen Effekt auszuüben, andererseits ist hieraus aber auch die teratogene Wirkung aller Vitamin-A-Säure-Derivate abzuleiten.

Vitamin-A-Mangel

Bezüglich der Deutung der klinischen Erscheinungen bei Vitamin-A-Mangel, wie er besonders bei der Bevölkerung von China, Afrika oder Indien beobachtet werden kann, ist man heute vorsichtiger, weil meistens mit Vitamin-A-Mangel auch andere Formen von Fehlernährung oder Unterernährung verbunden sind. Vitamin-A-Mangelzustände können auch bei Krankheiten auftreten, die von einer ausgeprägten Fettresorptionsstörung begleitet sind.

Klinik. Sicher kann man als früheste klinische Manifestation von Vitamin-A-Mangel die Störung der Dunkeladaption (*Nachtblindheit*) ansehen. Retinol wird normalerweise in den Aldehyd Retinal umgewandelt, welcher nach katalytischer Isomerisierung mit dem Protein Opsin das Sehpigment Rhodopsin bildet. Beim Menschen und bei Tieren führt schwerer Vitamin-A-Mangel auch zu entsprechenden Veränderungen an den Konjunktiven (*Xerosis conjunctivae*) und der Kornea (*Xerosis corneae* und *Keratomalazie*).

In der Haut entsteht aus Retinal durch Oxydation Vitamin-A-Säure oder Tretinoin. Die Haut von *Kindern* vor der Pubertät, bei denen die Talgdrüsen noch nicht in voller Funktion sind, wird bei Vitamin-A-Mangel als trocken und leicht schuppend beschrieben. Histopathologisch findet man eine Verdickung des Stratum corneum und eine leichte follikuläre Keratose. Auch die Schweißdrüsenfunktion ist reduziert. In schweren Fällen kommt es zur Verzögerung der körperlichen und geistigen Entwicklung.

Bei *Erwachsenen* soll die Neigung zu hyperkeratotischen Zuständen, wie sie bei Ichthyosis vulgaris oder Keratosis follicularis vorkommen, stärker ausgeprägt sein. Man spricht von *Phrynoderm*. Die Haut solcher Patienten wirkt trocken, die Hautfarbe ist weißlichgrau. Besonders an den Extremitäten finden sich follikuläre keratotische Papeln wie bei Keratosis follicularis; Schweiß- und Talgdrüsensekretion sind deutlich eingeschränkt.

Diagnose. Vitamin-A-Mangel kommt in unseren Breiten nur selten vor, manchmal bei Kindern, die wegen angeblicher Allergien milchfrei ernährt werden und keine entsprechenden Provitamine mit der Nahrung erhalten. Die Diagnose kann durch Bestimmung des Vitamin-A-Blutspiegels sichergestellt werden.

Die Frage, ob die follikulären Hyperkeratosen spezifische Veränderungen aufgrund eines Vitamin-A-Mangel sind, ist nicht sicher geklärt, da auch Vitamin-C-Mangel zu derartigen Veränderungen führen kann.

Vitamin-A-Hypervitaminose

Akute Vitamin-A-Hypervitaminosen wurden noch vor nicht allzu langer Zeit beobachtet, als hochdosierte Vitamin-A-Gaben bei Psoriasis und anderen Dermatosen therapeutisch eingesetzt wurden. *Akute Vitamin-A-Überdosierung* führt zu Nausea, Kopfschmerzen und Erbrechen innerhalb von wenigen Stunden. Die Haut kann sich später schälen. *Chronische Vitamin-A-Überdosierung* manifestiert sich in Gewichtsverlust, Anorexie und zunehmender Lethargie. Die Haut wird sehr trocken, rauh und irritabel. Die Lippen zeigen frühzeitig Symptome einer Cheilitis sicca mit multiplen Rhagaden besonders an den Mundwinkeln und Blutungsneigung. Die gleichen Veränderungen bilden sich an der Nasenschleimhaut aus. Typisch sind lamellös schuppende Palmoplantarertheme. Auch folliluläre Keratosen können sich vielfach auf erythematösen Herden entwickeln. Bemerkenswert ist ferner die Entwicklung einer diffusen telogenen Alopezie. Bei manchen Patienten kommt es zu sehr starken Knochen- und Gelenkbeschwerden (Schmerzen, Schwellungen, kortikale Hyperostosen); dies ist besonders bei Kindern der Fall. Die Hypervitaminose kann zu Hepatosplenomegalie und Leberfibrose führen; auf die gestörte Leberfunktion weisen die Erhöhung von Transaminasen und alkalischer Phosphatase hin. Weitere bekannte Komplikationen sind Pseudotumor cerebri, Hyperkalziämie und Gefäßverkalkung.

Vitamin A selbst wird heute kaum noch zur systemischen Therapie eingesetzt. Statt dessen kommen weniger toxische Derivate zur Anwendung, wie aromatisches Retinoid (Acitretin) oder Isotretinoin (13-cis-Retinsäure). Auch Vitamin-A-Derivate können zu Nebenwirkungen führen, wie sie unter einer Vitamin-A-Hypervitaminose beobachtet werden. Insbesondere die beschriebenen Hautmanifestationen gleichen sich. Vitamin A, wie auch alle seine Derivate, müssen während einer Schwangerschaft unbedingt gemieden werden, da sie in therapeutischen Dosen teratogen wirken.

Diagnose. Sie wird bestätigt durch den hohen Vitamin-A-Blutspiegel. Typische Röntgenbefunde; besonders bei Kindern unter chronischer Vitamin-A-Hypervitaminose kortikale Hyperostosen.

Therapie. Die Veränderungen bilden sich gewöhnlich nach Absetzen der Vitamin-A-Zufuhr wieder zurück.

Vitamin A und Vitamin-A-Säure in der dermatologischen Therapie

Ausgehend von dem klinischen Erscheinungsbild bei Vitamin-A-Mangel an der Haut mit Trockenheit, ichthyosiformer Schuppung und follikulären Keratosen hat man schon seit langer Zeit versucht, Vitamin A örtlich und auch parenteral bei diffusen und follikulären Keratosen wie Ichthyosis vulgaris, Erythrodermia ichthyosiformis congenita, Pityriasis rubra pilaris, Morbus Darier und Acne vulgaris mit Komedonen einzusetzen. Vielfach haben diese Versuche nicht überzeugt. Man glaubt besonders bei Pityriasis rubra pilaris, Morbus Darier und bei Komedonenakne Erfolge mit einer kontinuierlichen Vitamin-A-Therapie gesehen zu haben. Sicher handelt es sich hier um einen pharmakodynamischen Effekt, da dieser erst bei höherer Dosierung (3 × 50000–100000 IE und mehr tgl. über Monate bei Kontrolle der Nebenwirkungen) sichtbar wird.

Heute ist eine lokale Therapie mit Vitamin-A-Säure (Tretinoin, Retinsäure) und ihren Metaboliten möglich geworden. Vitamin-A-Säure ist für Wachstum, Knochenentwicklung und Ausdifferenzierung epithelialer Gewebe wichtig, während offenbar Wirkungen auf das reproduktive System und auf die Augenfunktion nicht eintreten. Vitamin-A-Säure wird nicht in der Leber gespeichert, sondern sehr rasch als Glukuronidkonjugat mit der Galle ausgeschieden und hat keinen Einfluß auf die retinale Pigmentsynthese. Vitamin-A-Säure und ihre Derivative (aromatisches Retinoid) haben profunde Wirkungen auf die Proliferation und die Ausdifferenzierung epithelialer Gewebe. Bei örtlicher Anwendung ist Vitamin-A-Säure zu einem wesentlichen Therapeutikum in der Behandlung von Acne vulgaris und anderen Verhornungsstörungen geworden. Innerliche Behandlung mit dem aromatischen Retinoid Acitretin (Neotigason) hat bei Psoriasis vulgaris, primären Keratosen und Lichen ruber mucosae eine neue therapeutische Ära eingeleitet. Orale Therapie mit Isotretinoin (Roaccutan) hat sich bei schwerer Acne vulgaris, Rosazea und gramnegativer Follikulitis bewährt. Nach oraler Anwendung können alle Retinoide in dosisabhängiger Weise teratogen wirken. Daher ist die Indikationsstellung streng zu stellen und Kontrazeption zu beachten.

Vitamin B

Die wasserlöslichen Vitamine des B-Komplexes sind von großer biologischer Bedeutung. Weder eine akute noch eine chronische Überdosierung einzelner B-Vitamine löst nachgewiesenermaßen Hautkrankheiten aus. Allerdings kann durch die chronische Einnahme Vitamin-B-haltiger Multivitaminpräparate ein akneiformes Exanthem (Acne medicamentosa) ausgelöst werden. Welche Bestandteile dieser Multivitaminpräparate für die Auslösung der Akne direkt verantwortlich sind, bleibt abzuklären.

Beobachtete Vitaminmangelzustände mit Hautveränderungen stellen vielfach lediglich tierexperimentelle Untersuchungsergebnisse dar, da Mangelzustände, die sich nur auf ein einziges Vitamin des B-Komplexes beziehen, unter biologischen Bedingungen nur selten auftreten.

Für Hauterkrankungen sind insbesondere ausgeprägte Mängel an Vitamin B_2, Vitamin B_3 (Nikotinsäureamid) und Vitamin B_6 verantwortlich. Diese verschiedenen Vitamin-B-Mangelzustände verursachen einander sehr verwandte Hauterkrankungen, die sich mit denen des Zinkmangelsyndroms und des Glukagonomsyndroms überschneiden. Auch histologisch können diese Krankheitsbilder nicht unterschieden werden. Zu Anfang zeigt sich das Bild einer subakuten Dermatitis mit Spongiose in den basalen Epidermisschichten, intraepidermalen Bläschen, fleckförmiger Hyper- und Parakeratose sowie einem schütteren lymphohistiozytären Infiltrat im Bereich der Dermis. Wegweisend ist das Auftreten von Klarzellen als Folge einer ausgeprägten vakuoligen Degeneration im Stratum malpighii. Im weiteren Verlauf der Krankheit konfluieren die parakeratotischen Herde. Ältere Veränderungen weisen ein psoriasiformes Bild auf, mit einer regulären Akanthose, Parakeratose und einem dermalen perivaskulären Infiltrat.

Vitamin B_1

(Thiamin)

Es kommt in verschiedenen Nahrungsmitteln vor, besonders reichlich in der Aleuronschicht von Getreidekörnern (Reis, Weizen, Gerste, Roggen) sowie in Bier- und Bäckerhefe. Durch Ausmahlen der Getreide geht der größte Teil von Vitamin B_1 mit der Kleie verloren. Biologisch dient das Pyrophosphat von Vitamin B_1 einer Reihe von Enzymen des Kohlenhydratstoffwechsels, des Zitronensäurezyklus und des Pentosephosphatzyklus als Koenzym.

Vitamin-B_1-Mangel kommt in der Hauptsache als Folge einseitiger Ernährung mit poliertem Reis in Südostasien vor. Auch bei chronischem Alkoholismus wird er beobachtet.

Klinik. Das klassische Bild der Aneurinmangelzustände ist *Beri-Beri*, ein auch heute noch häufiges Krankheitsbild, das durch zentralnervöse Koordinationsstörungen, periphere Neuropathien, kardiale Symptome, Ödeme besonders in der Knöchelgegend, an den Händen und im Gesicht sowie durch Verdauungsstörungen charakterisiert ist.

Spezifische Hauterscheinungen werden unter Vitamin B_1-Mangel, abgesehen von Ödemen, nicht beobachtet.

Vitamin B$_2$
(Riboflavin)

Riboflavin ist ein Derivat des Isoalloxacins; es ist in Pflanzen und tierischen Geweben weit verbreitet. Die gelbliche Farbe der Molke beruht auf ihrem Riboflavingehalt. In Form von Flavinmononukleotid und Flavinadenosindinukleotid bildet Riboflavin mit einer Vielzahl von Enzymen die Flavoproteine, die eine große Anzahl von Oxidations- und Reduktionsreaktionen katalysieren. Der durch Vitamin B$_2$ kontrollierte Stoffwechselweg ist somit mit den Stoffwechselwegen, die durch Tryptophan, Vitamin B$_6$ und Folsäure beeinflußt werden, eng verknüpft.

Klinik. Wahrscheinlich ist eine isolierte *Riboflavinavitaminose* unter biologischen Bedingungen nicht häufig, weil sie meistens zusammen mit anderen Fehl- oder Unterernährungszuständen vorkommt. Auch im Verlauf chronischer Verdauungs- oder Resorptionsstörungen (chronische Enteritis, exkretorische Pankreasinsuffizienz, Zöliakie, chronische infektiöse oder neoplastische Erkrankungen) kann es zu Vitamin-B$_2$-Mangel kommen.

Das klinische und histologische Bild weisen Ähnlichkeiten mit dem der Acrodermatitis enteropathica, dem Zinkmangel, dem Vitamin-B$_6$-Mangel und der Pellagra auf. Es ist charakterisiert durch Erscheinungen an Mund, Augen und Genitale: *orookulogenitales Syndrom*:

Mund. Ein typisches Symptom ist die *Stomatitis angularis* mit entzündlicher Rötung, Mazeration und entzündlicher Rötung an den Lippenkommissuren (Perlèches). *Cheilosis* äußert sich in Rötung und trockenen Lippen mit Schuppung und Rhagadenbildung. *Atrophie der Zunge* führt zu einer hochroten und glatten Zunge. Bei heißen und sauren Speisen klagen die Patienten über Schmerzen. Differentialdiagnostisch ist an Kandidose zu denken.

Augen. Die Augen wirken irritiert. Besonders typisch ist eine *anguläre Blepharitis*. Hinzu kommen Konjunktivitis und manchmal Vaskularisierung der Kornea mit entsprechender Behinderung des Sehens.

Haut. Typisch ist eine schuppende entzündliche Hautreaktion, die an *seborrhoisches Ekzem* erinnert und sich besonders am behaarten Kopf, im Nasolabialbereich, um die Augen und Ohren entwickelt. Gleiche Erscheinungen können sich am Skrotum und im Vulvabereich manifestieren und zu schuppenden erythematösen Reaktionen führen. Sie gehören zu den Frühsymptomen von Riboflavinmangel und sprechen auf eine Riboflavintherapie an.

Nagelveränderungen. Sie können sich als chronische Paronychie manifestieren.

Bei Kindern mit Riboflavinmangel kann es zum Sistieren von Wachstum, Gewichtszunahme und mikrozytärer Anämie kommen. Bei Erwachsenen kann sich bei verstärkter Zufuhr von Galaktoflavin, einem Antagonisten des Riboflavins, eine normochrome normozytäre Anämie ausbilden.

Therapie. Riboflavin (Vitamin B$_2$ 10 mg, 1- bis 2mal tgl.) und Normalisierung der Diät führen zu umgehender Besserung der Erscheinungen. Bei Veränderungen im Mundbereich ist an Candidainfektion zu denken.

Vitamin B$_3$
(Nikotinsäureamid, PP-Faktor, pellagra preventiv factor)

Nikotinsäureamid und Nikotinsäure (Niazin) haben beide Vitaminfunktionen. Nikotinsäureamid ist Bestandteil der wichtigsten wasserstoffübertragenden Koenzyme, nämlich NAD$^+$ (Nikotinamidadenindinukleotid) und NADP$^+$ (NAD-Phosphat) und damit wesentlicher Bestandteil zahlreicher Enzyme (über 200) des Intermediärstoffwechsels innerhalb der Glykolyse, des Pyruvatstoffwechsels, der Atmungskette und der Pentosebiosynthese. Da Nikotinsäure (Niazin) auch im tierischen Organismus aus Tryptophan gebildet werden kann, handelt es sich eigentlich nicht um ein Vitamin im engeren Sinne. Die Biosynthese ist teilweise abhängig von Thiamin und Pyridoxal. So ist auch zu verstehen, daß sekundärer Niazinmangel bei der seltenen Tryptophanresorptionsstörung klinisch dem Hartnup-Syndrom ähnlich ist. Die Tryptophanarmut von Mais war der verantwortliche Faktor für das häufige Auftreten von Vitamin-B$_3$-Mangel in Ländern, in denen früher Mais als Hauptnahrungsmittel diente. Die heutige Wohlstandspellagra wird vorwiegend durch Fehlernährung, Alkoholabusus oder ausgeprägte Resorptionsstörungen verursacht, kann aber auch durch bestimmte Medikamente begünstigt werden.

Pellagra
[Casál 1762]

Definition. Avitaminose durch Mangel an Nikotinsäure (Niazin), aber auch anderen Faktoren des Vitamin-B-Komplexes.

Vorkommen. Endemisches Auftreten von Pellagra beobachtet man in Italien, auf dem Balkan und in den Südstaaten der USA, wo die Bevölkerung hauptsächlich von Mais lebt. Die Tryptophanarmut von Mais ist hier der wesentliche Faktor für die nicht ausreichende Synthese von Nikotinsäure. In Europa und Nordamerika kommt Pellagra nur sporadisch vor, so bei psychisch Kranken mit Nahrungsverweigerung, infolge einseitiger Brot- oder Kartoffelernährung, bei Patienten mit chronischem Alkoholismus und solchen mit chronischen gastrointestinalen Störungen. Da die Niazinbildung von der Tryptophanaufnahme abhängig ist, wird verständlich, warum auch das Hartnup-Syndrom, welches eine hereditäre Störung im Tryptophanstoffwechsel darstellt, durch pellagroide Hauterscheinungen gekennzeichnet und unter Niazintherapie temporär wesentlich zu bessern ist. Auch Isonikotinsäurehydrazid, Breitbandantibiotika, Hydantoine und andere Antikonvulsiva können bei langdauernder Verabfolgung pellagroide Erscheinungen hervorrufen. Sehr selten ist Pellagra bei Patienten mit Darmkarzinoiden; hier kommt es zu einer Abzweigung von Nikotinsäurevorläufern in einen anderen Stoffwechselweg.

Klinik. Klassische Pellagra führt zu erheblichen Veränderungen an Haut, Darmtrakt und Nervensystem. Die Symptome erscheinen meist auch in der genannten Reihenfolge. Häufig ist sie mit einem Mangel an Vitamin B_1, B_2 und B_6 verknüpft. Unbehandelt kann die Krankheit zum Tode führen.

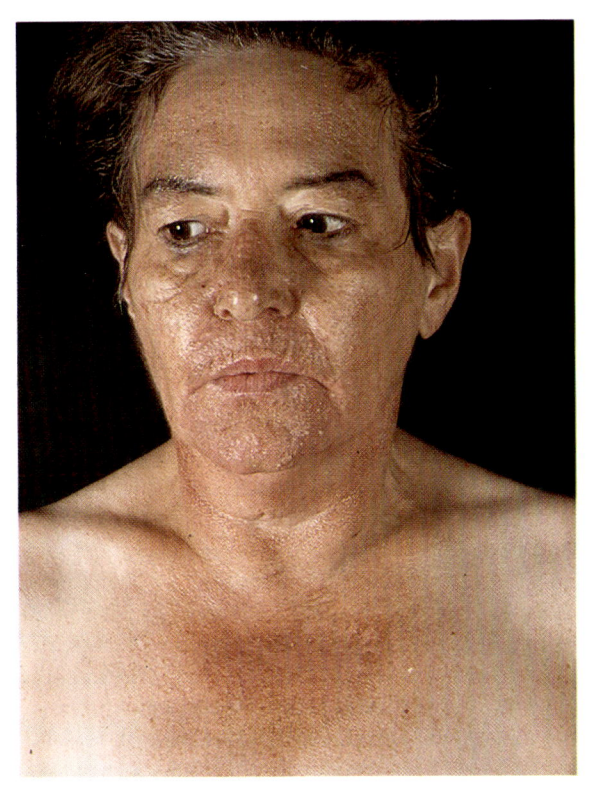

Abb. 49.1. Pellagra, typische Dermatitis

Hauterscheinungen. Sie sind die Folge einer Sensibilisierung der Haut gegenüber Sonnenlicht. So erklären sich auch die Prädilektionsstellen an unbedeckten Körperarealen wie Finger- und Handrücken und Schienbeingegend, Gesicht, vorderer Brustausschnitt, Nacken und Hals (hier als *Casal-Halsband*). Die Veränderungen beginnen meist mit symmetrisch ausgeprägten, scharf begrenzten ödematösen Rötungen, die an Sonnenbrand erinnern, in den lichtexponierten Hautarealen aber im weiteren Verlauf zu einem blauroten, vielfach auch bräunlichroten mahagonifarbenen Hautkolorit führen. Es folgt eine dünne oder kleinlamellöse Abschuppung, oft in den mittleren Erythembezirken, so daß randweise eine colleretteartige Schuppung vorhanden ist. Die Haut in solchen Partien fühlt sich später pergamentartig an. Innerhalb der pigmentierten Erytheme kann es zur Blasen, sehr selten auch zu grangränöser Ulzeration kommen.
Auch durch chronisches Scheuern, Druck oder Hitze können gleichartige Hautveränderungen ausgelöst werden; so erklären sich gleichartige Erscheinungen in den Axillen oder am Skrotum.
Wenn die Erkrankung über längere Zeit besteht, kann sich die Haut in den erkrankten Arealen verdicken. In den Gelenkbereichen können schmerzhafte Rhagaden und an den Palmae mehr diffuse Hyperkeratosen auftreten. Die erkrankten Hautareale werden härter, sind mit großen Schuppen oder schwärzlichen, hämorrhagischen Krusten bedeckt.

Schleimhauterscheinungen. Diese finden sich häufig in Form von Stomatitis, Glossitis oder Vulvitis. Die Lippen von Patienten mit Pellagra sind meist sehr trocken und spröde sowie entzündlich gerötet. Die Zunge ist hochrot oder mehr bläulichpurpurfarben und kann an Möller-Hunter-Glossitis erinnern. Auch stärkere Sialorrhö kann sich entwickeln. Gelegentlich wird schwarze Haarzunge (Lingua villosa nigra) beobachtet. Subjektiv besteht ein Gefühl brennender Hitze.

Gastrointestinale Erscheinungen. Diese manifestieren sich meistens in Form von Leibschmerzen und Diarrhöen. Bei etwa 50% der Patienten wird verminderte Salzsäureproduktion im Magen beobachtet.

Neurologische Erscheinungen. Gering ausgeprägte Depression oder Apathie kennzeichnen leichtere Fälle. Periphere Polyneuritis, Myelitis und Psychosen können bei fehlenden Hauterscheinungen die Diagnose Pellagra sehr schwierig gestalten.

Verlauf. Die Saisongebundenheit der Hauterscheinungen (Frühling und Sommer) unterstreicht den Lichteinfluß.

Bei uns sieht man häufiger abortive Pellagra ohne wesentliche innerliche oder neurologische Symptomatik. Man spricht dann von *Pellagroid*. Die Hauterscheinungen sprechen rasch auf die Zufuhr von Niazin an und heilen zentrifugal unter Restschuppung ab.

Differentialdiagnose. Diese hat in erster Linie Porphyria cutanea tarda, Porphyria variegata, Hartnup-Syndrom und Arzneimittelreaktionen zu berücksichtigen. In der Abgrenzung gegenüber Kwashiokor bei Kindern ist festzuhalten, daß Pellagra Erwachsene bevorzugt, keine Veränderungen an Haaren und Nägeln verursacht und gewöhnlich mit Hauterscheinungen beginnt. Auch an chronische photoallergische Reaktionen ist zu denken.

Therapie. Wegen der starken vasoaktiven Eigenschaften von Nikotinsäure wird zur Therapie Nikotinsäureamid [Nicotinamid (Nicobion) 100–300 mg tgl.] zur Behandlung der Hauterscheinungen empfohlen. Die intestinalen und nervösen Erscheinungen sprechen meist nicht so günstig an und verlangen zusätzliche Behandlung mit anderen Vitaminen des B-Komplexes und eine proteinreiche Diät (etwa 100–150 g Eiweiß tgl.).

Nikotinsäureamid wird außer bei Vitamin-B_3-Mangel auch beim Hartnup-Syndrom eingesetzt. Ein therapeutischer Effekt bei Erythema multiforme, Lupus erythematodes chronicus discoides oder Photodermatosen konnte bisher nicht sicher nachgewiesen werden.

Vitamin-B_3-Hypervitaminose

Zur Behandlung von Hyperlipoproteinämien kann eine Nikotinsäuretherapie durchgeführt werden, wobei 3–6 g pro Tag verabreicht werden. Unter dieser Therapie ist innerhalb der ersten 15 min regelmäßig mit einer Flushsymptomatik zu rechnen. Diese Erscheinungen klingen meist im Laufe der Therapie ab. Gelegentlich sollen im Rahmen dieser Therapie Symptome wie Urtikaria, Hauttrockenheit, Hyperpigmentierungen und Hyperkeratosen wie bei Acanthosis nigricans auftreten. Alle Symptome sind nach Absetzen der Therapie reversibel.

Vitamin B_6
(Pyridoxin)

In Form des Pyridoxalphosphats ist Pyridoxin das Koenzym einer Reihe von Enzymen, welche bei der Dekarboxylierung und Transaminierung im Intermediärstoffwechsel von Aminosäuren eine Schlüsselstellung einnehmen. Pyridoxin spielt auch eine Rolle im Metabolismus von essentiellen Fettsäuren sowie bei Enzymen, die mit der Umwandlung von Linolensäure in Arachidonsäure (Ausgangsstoff von Prostaglandinen) zu tun haben. Es kommt in den verschiedensten Nahrungsmitteln vor, besonders reichlich in Karotten, Leber, Fleisch, Eiern und Getreiden. Im Tierexperiment führt Vitamin-B_6-Mangel zu Wachstumsstörungen, Akrodynie, mikrozytärer hypochromer Anämie und Krampfzuständen. Eine ähnliche Symptomatik wurde auch bei Kindern beobachtet, die mit Milchpulver ernährt wurden, dessen Vitamin-B_6-Gehalt durch übermäßiges Erhitzen gemindert wurde.

Die bei Behandlung von Tuberkulosen unter Isonikotinsäurehydrazid (INH) auftretende Polyneuritis kann durch Vitamin B_6 geheilt werden. Sie beruht wahrscheinlich auf einer Inaktivierung von Pyridoxin durch Komplexbildung. Daher wird bei INH-Medikation gleichzeitig die Verabreichung von Pyridoxin empfohlen.

Hauterscheinungen. Diese sind sehr selten und sollen sich als an Seborrhö bzw. seborrhoisches Ekzem erinnernde Veränderungen um Augen, Nase und Mund manifestieren; sie sind denen bei Riboflavinmangel ähnlich, und werden auf einen gestörten Stoffwechsel ungesättigter Fettsäuren bezogen. Pyridoxinmangel kann auch durch Medikamente wie Isonikotinsäurehydrazid oder Hydralazin hervorgerufen werden.

Therapie. Eine Substitution ist nur bei Vitamin-B_6-Mangel angezeigt oder begleitend zu Therapien, die zur Komplexbildung von Vitamin B_6 führen (INH, Hydralazin, Penicillamin). Eine Wirkung von Vitamin B_6 bei der Behandlung von Perlèche unklarer Genese, Cheilosis, manchen Glossitisformen sowie Mund- und Zungenbrennen konnte bisher nicht sicher belegt werden.

Vitamin B_{12}
(Cyanocobalamin)

Dieses Vitamin findet sich fast ausschließlich in Nahrungsmitteln tierischer Herkunft (animal protein factor), besonders reichlich in frischer Leber, aber auch in Fleisch, Milchprodukten und Eiern. Chemisch gehört Vitamin B_{12} zu den Kobalaminen, einer Substanzgruppe mit einem den Porphyrinen verwandten Ringsystem mit einem Kobaltion im Zentrum. Vitamin B_{12} enthält einen an den Kobaltionkomplex zusätzlich gebundenen Zyanrest. Als Koenzym verschiedener Enzyme im Intermediärstoffwechsel spielt es eine lebenswichtige Rolle.

Klinik. Zeichen von Vitamin-B_{12}-Mangel sind in jedem Falle eine makrozytäre hyperchrome Anämie mit charakteristischen Veränderungen im Knochenmark (*megalozytäre Anämie*) und neurologische Erscheinungen (*funikuläre Myelose*) als Folge multipler Entmarkungsherde in den spinalen Leitungsbahnen. Bei Kindern kann es zum Wachstumsstillstand kommen.

Hauterscheinungen. Bei Kindern mit Vitamin-B_{12}-Mangel konnten symmetrische *Hyperpigmentierungen* an den Extremitäten, so an Handinnenflächen und Fußsohlen, an den Dorsalflächen von Händen und Füßen sowie um die Gelenke und die unteren Drittel der Extremitäten beobachtet werden. Diese Veränderungen bessern sich rasch unter Vitamin-B_{12}-Behandlung.
Die *Möller-Hunter-Glossitis* und Mundschleimhautveränderungen in Form dunkelroter hypertrophischer Flecken, die bei Berührung stark brennen, sind typische Begleitphänomene der perniziösen Anämie. Im weiteren Verlauf kommt es zu Atrophie der Zungenschleimhaut.

Therapie. Die Therapie mit Vitamin B_{12} ist nur bei einem Mangel oder einer anhaltenden Resorptionsstörung indiziert. Es wird auch bei postzosterischer Neuralgie als Therapeutikum eingesetzt; der Effekt bleibt fragwürdig.

Folsäure

(Pteroylglutaminsäure)

Folsäurederivate kommen in der Natur weitverbreitet vor. Besonders reichlich vorhanden sind sie in Leber und grünen Gemüsen. Auch durch die Bakterienflora des Darms wird Folsäure in großen Mengen gebildet. Beim Menschen spielt sie als Tetrahydrofolsäure (Koenzym F) als Überträger von aktivierter Ameisensäure und aktiviertem Kohlenstoff eine wichtige Rolle im Stoffwechsel von Einkohlenstoffsubstanzen und ist besonders beim Aufbau von Purinbasen für die Biosynthese von Nukleinsäuren beteiligt. Daher ist sie ein wichtiger Faktor bei Zellteilung und Wachstum. Damit Folsäure biologisch aktiv werden kann, muß sie zu Tetrahydrofolsäure reduziert werden. Folsäure und einer ihrer Bausteine, die Paraaminobenzoesäure und die Folinsäure (N-Formyl-Tetrahydrofolsäure; Citrovorumfaktor) sind als Wachstumsfaktor für Bakterien bekannt. Die bakteriostatische Wirkung von Sulfonamiden beruht wahrscheinlich zum großen Teil auf einer kompetitiven Hemmung der Wirkung der strukturanalogen Paraaminobenzoesäure. Ein Folsäuremangel kann bei chronischer Mangel- oder Fehlernährung, insbesondere chronischem Alkoholismus, bei gesteigertem Bedarf während Krankheiten mit hoher Zellumsatzrate und während einer Therapie mit Folsäureantagonisten oder Antikonvulsiva hervorgerufen werden. Wichtige derartige Arzneimittel sind Trimethoprim, Methotrexat, Barbiturate, Phenytoin und Primidon.

Klinik. Hauptsymptome von Folsäuremangel beim Menschen sind eine makrozytäre hyperchrome Anämie (*megaloblastische Anämie*), ferner Granulozytopenie und Thrombozytopenie, außerdem Schleimhautveränderungen im Magen-Darm-Kanal, die zu Durchfällen und Abmagerung Veranlassung geben.

Hauterscheinungen. Sichere Hautsymptome durch Folsäuremangel sind nicht bekannt. Graubraune Pigmentierungen, auch fleckiger Art an Palmae und Plantae wurden beschrieben.

Überdosierung von Folsäureantagonisten z.B. von Methotrexat kann allerdings massive klinische Erscheinungen auslösen, die sich dermatologisch als schwere Stomatitis, diffuse toxische Alopezie und im Erosivwerden von Hauterscheinungen, besonders bei Psoriasis, äußern können. Veränderungen im Pigmentstoffwechsel mit fleckiger Hyperpigmentierung der Handinnenflächen, Fußsohlen und in Hautfalten wurden beobachtet.
Bei ausgedehnten universellen Hauterkrankungen, wie beispielsweise einem generalisierten Ekzem oder Erythrodermien, kann es zu beachtlichem Verlust von Folsäure kommen.

Therapie. Eine Substitution ist nur bei nachgewiesenem Mangel oder zur Prävention eines Folsäuremangels indiziert. Alleinige Folsäuresubstitution darf nicht durchgeführt werden, wenn Verdacht auf einen gleichzeitigen Vitamin-B_{12}-Mangel besteht.

Pantothensäure

Die Pantothensäure zählt ebenfalls zu den Vitaminen des B-Komplexes. Besonders reichlich kommt sie in Leber, Eigelb, Hefe und Getreidekeimen vor. Auch im Darm wird Pantothensäure von Kolibakterien synthetisiert. Pantothensäure ist ein Bestandteil von Koenzym A und damit von erheblicher Wichtigkeit im Intermediärstoffwechsel von Kohlenhydraten und Fettsäuren.
Im *Tierexperiment* führt Pantothensäuremangel zu trophischen Störungen der Haut (Kükendermatitis, Grauhaarigkeit) und der Schleimhäute (Stomatitis, Rhinitis, atrophisierende Gastroenteritis) sowie zu

neurologischen Veränderungen (Muskelschwäche, Parästhesien) und Nebennierenrindenatrophie.
Beim *Menschen* ist alleiniger Pantothensäuremangel nicht bekannt geworden.
Das *Burning-feet-Syndrom*, welches bei Kriegsgefangenen im Fernen Osten beobachtet wurde und durch akrale Parästhesien und motorische Lähmungen an den unteren Extremitäten gekennzeichnet ist, wurde auf Pantothensäuremangel zurückgeführt; allerdings konnte diese Kausalität nicht sichergestellt werden. Pantothensäuremangel wurde früher auch bei manchen Fällen von Glossitis, Störungen des Haarwachstums, und schlechter Wundheilung vermutet.

Therapie. Bis heute existiert keine gesicherte Indikation für eine Therapie mit Pantothensäure.

Vitamin C

Vitamin C (Askorbinsäure) ist in allen frischen Früchten und Gemüsen enthalten, besonders reichlich in Zitrusfrüchten, Beeren, Kohlarten, Petersilie, Pfefferarten, Paprikaschoten und Hagebutten. Im Organismus kommt es entweder in seiner reduzierten Form als L-Askorbinsäure oder in der reversibel oxydierten Form als L-Dehydroaskorbinsäure vor. Dieses biologische Redoxsystem ist für den Stoffwechsel an vielen Orten von großer Bedeutung.
Die vielfältigen biochemischen Effekte von Vitamin C sind allerdings erst teilweise bekannt. Für die Haut dürfte bedeutsam sein, daß Vitamin C für die Fibroblastenaktivität beim Aufbau von Bindegewebe, speziell bei der Kollagensynthese als Kofaktor der Hydroxilierung des peptidgebundenen Prolins von Wichtigkeit ist. Auch die interzellulären Kittsubstanzen in Epithelien bedürfen zu ihrer Ausbildung das Vitamin C.
Der tägliche Vitamin-C-Bedarf wird auf 50–100 mg geschätzt. Vitamin-C-Mangel-Erscheinungen führen bei einseitiger, an Obst, frischem Gemüse und Kartoffeln armer Ernährung (Winterzeit, Seereisen, Gefängnis, chronische Magen-Darm-Erkrankungen) oder chronischem Alkoholismus zu Skorbut. Da schwere Infektionskrankheiten und Traumen einen ausgeprägten Vitamin-C-Bedarf verursachen, kann hierdurch die Manifestation von Skorbut beschleunigt werden.

Skorbut

Das Vitamin-C-Mangel-Syndrom hat beim wachsenden kindlichen Organismus eine andere Symptomatik als beim Erwachsenen.

Skorbut beim Erwachsenen

Skorbut beginnt zunächst mit einer Vergröberung und *Keratose der Haarfollikel*, oft an den äußeren Seiten der Oberarme. Innerhalb einiger Wochen nehmen die follikulären Keratosen mit reibeisenartiger Beschaffenheit der Haut zu und betreffen Oberarme, Gesäßregion und Schienbeine. Hinzu treten dann hämorrhagische Phänomene. Jetzt sind die follikulären Keratosen von einem hämorrhagischen Hof umgeben, und es zeigen sich hämorrhagische Papeln mit Hyperkeratosen, besonders an den Unterschenkeln. Zahnfleischveränderungen mit Hämorrhagieneigung sind typisch.
Die *Wundheilung* ist verzögert, weil Vitamin C für die Kollagenbildung erforderlich ist. Granulierende Wunden sind in charakteristischer Weise infolge von *Hämorrhagien* rot oder livid gefärbt. Ursache für die Hämorrhagieneigung ist eine Verminderung von mesenchymalen Grundsubstanzen in den Gefäßwänden infolge Vitamin-C-Mangels (*vaskuläre Purpura*).
Schleimhautveränderungen zeigen sich in erster Linie als eine Parodontopathie und Gingivitis. Unter experimentellen Bedingungen von Vitamin-C-Mangel konnten die ersten Veränderungen nach etwa 6 Monaten festgestellt werden; sie manifestieren sich als Rötung, Schwellung und hämorrhagische Phänomene an den Spitzen der interdentalen Gingiva. Es kommt zu Blutungen, später zu schwammiger Gingivitis mit Lockerung und Ausfall der Zähne und schließlich auch Übergang in nekrotische Ulzeration.

Skorbut beim Kind

Hier handelt es sich um die *Möller-Barlow-Krankheit* (Moeller 1859, Barlow 1873). Diese Erkrankung ist heute infolge der neuzeitlichen Vitamin-C-reichen Säuglingsnahrung selten geworden; sie wird allerdings noch bei einseitiger künstlicher Ernährung mit steriler Milch im ersten und zweiten Lebensjahr beobachtet und kommt auch bei Kindern jenseits des Säuglingsalters selten vor, wenn diese infolge einer Malabsorption auf dem Boden von chronischer Enteritis an Vitamin-C-Mangel leiden. Auch hier sind die Gingivaveränderungen mit blaurötlicher Verfärbung, mit Schwellung des leicht blutenden Zahnfleisches und Störungen der Dentition sehr typisch. Hinzu kommen petechiale Hautblutungen (Purpura) besonders an Hals und Schultern, aber auch in die Augenbindehäute. Gleichartige Hämorrhagien führen im Darm zu Diarrhöen mit Blut im Stuhl und können in den ableitenden Harnwegen zu *Mikro- oder Makrohämaturie* führen. Pathognomonisch für Vitamin-C-Mangel ist die Schmerzhaftigkeit der unteren Gliedmaßen, so daß geringe Erschütterungen genügen, um das Kind zusammenzucken zu lassen (*Hampelmannphänomen*). Diese Schmerzhaftigkeit ist bedingt durch subperiostale Blutungen, besonders im Bereich der noch offenen Epiphysenfugen mit Schwellung der betroffenen Gelenke. Auch Störungen der enchondralen Ossifikation gehören zum klinischen Bild. Die für Skorbut Erwachsener typischen hämorrhagischen follikulären Keratosen fehlen.

Therapie. Im Falle eines Vitamin-C-Mangels führt die tägliche Zufuhr von hohen Dosen Vitamin C (bei Kindern 150–300 mg; bei Erwachsenen 500–1000 mg) zu rascher Heilung.

Vitamin D

Eine Reihe von Sterolen, die eine ähnliche physiologische Aktivität aufweisen, sind bekannt. Vitamin D_2 (Ergocalciferol) entsteht durch die Bestrahlung von Ergosterol. Die am meisten aktive Form ist 25-Dihydroxycolecalciferol.
Vitamin D_3 (Colecalciferol, 1,25-Dihydroxycolecalciferol) wird in der Haut aus Azetat über 7-Dehydrocholesterin unter Beteiligung von UV-Strahlen über Provitamin D_3 gebildet. Daher sind auch Vitamin-D-Mangelzustände an der Haut nicht bekannt. Die biochemische Bedeutung von Vitamin D liegt in seiner funktionellen Stellung für die Kalziumresorption und Verkalkung in Knochen im jugendlichen Organismus und für die Kalziumresorption und -mobilisierung aus den Knochen beim Erwachsenen. Auch der Phosphatstoffwechsel und die alkalische Phosphatase im Blut werden durch Vitamin D reguliert.

Vitamin-D-Mangel

Dieser führt beim Kind mit Kalziummangel an Orten des größten Bedarfs, nämlich den Bezirken enchondraler Ossifikation, zu Rachitis. Beim Erwachsenen entsteht bei zu geringer Vitamin-D-Zufuhr (normal 400–800 IE tgl.) eine Osteomalazie.

Vitamin-D-Hypervitaminose

Diese kann durch langfristige Überdosierung von Vitamin D oder durch eine gesteigerte Empfindlichkeit des Organismus gegenüber Vitamin D zustande kommen. So kommt bei Patienten mit Sarkoidose besonders nach stärkerer Sonnenbestrahlung Hyperkalzämie vor, die sich unter Kortison wieder zurückbildet. Echte Vitamin-D-Hypervitaminose wurde früher häufiger gesehen, als Lupus vulgaris, Psoriasis und Sarkoidose noch über längere Zeit mit höheren Dosen von Vitamin D_3 behandelt wurden.
Die hochdosierte Vitamin-D_3-Therapie (Charpy, Dowling) ist heute bei den genannten Indikationen aufgegeben worden.
In entsprechenden Hypervitaminosefällen kommen nur sofortiges Absetzen von Vitamin D, erhöhte Flüssigkeitszufuhr und systemische Anwendung von Glukokortikoiden in Betracht.
Einige Derivative des Vitamin D (Calcipotriol, Calcitriol) zeigen immunsuppressive Wirkungen und werden erfolgreich zur äußerlichen Behandlung der Psoriasis eingesetzt.

Vitamin E

Vitamin E ist die Bezeichnung für alle Tokol- und Tokotrienolderivate, die qualitativ die biologische Wirkung von α-Tokopherol besitzen. Vitamin E kommt reichlich in Getreidekörnern vor, ferner in Gemüsen und Pflanzenöl sowie Margarine. Seine höchste Konzentration findet man im Kolostrum.
Vitamin E ist ein wesentliches Radikale abfangendes Antioxidans in Membranen. Als Antioxidans verhindert es die Spontanoxidation ungesättigter Verbindungen, besonders die Bildung von Peroxiden aus höher ungesättigten Fettsäuren in Membranlipiden. Es beeinflußt auch die Fluidität biologischer Membranen und den Stoffwechsel von Arachidonsäure.
Beim Tier entwickeln sich unter Vitamin-E-Mangel Abortneigung, verminderte Spermatogenese, Hodenatrophie und Sterilität.
Vitamin-E-Mangel kann auch bei schwerer Malabsorption auftreten und äußert sich speziell bei Frühgeborenen in radikalinduzierter Zell- und Gewebeschädigung, wie z.B. dem respiratorischen Distreßsyndrom, retrolentaler Fibroplasie und hämolytischer Anämie. Bei manifestem Vitamin-E-Mangel sollen neurologische und neuromuskuläre Ausfallerscheinungen im Vordergrund stehen. Früher wurde vermutet, daß auch bei Oedema neonatorum unreifer Säuglinge Vitamin-E-Mangel bedeutsam ist.
Hauterscheinungen durch Vitamin-E-Mangel sind nicht bekannt.

Therapie. Für Vitamin E gibt es keine gesicherte therapeutische Indikation, obgleich dieses Vitamin immer wieder versuchsweise, auch äußerlich, als „Radikalfänger" zur Behandlung verschiedenster Hautkrankheiten eingesetzt wurde, ferner auch bei andrologischen Störungen.

Vitamin H

Dieses Vitamin (Biotin) ist wasserlöslich und kommt reichlich in Leber, Hefe, Milch und Eidotter vor. Es wird durch die Instestinalflora synthetisiert; daher ist Biotinmangel praktisch unbekannt.

Experimentell induzierter Biotinmangel soll *bei Tieren* generalisierte exfoliierende Dermatitis, Muskelschmerzen und allgemeine Abgeschlagenheit verursachen.

Beim Menschen kann Biotinmangel experimentell durch eine mehrmonatige Diät mit rohem Eiweiß hervorgerufen werden, da das Avidin Biotin im Darm komplexartig bindet. Im Vordergrund stehen zentralnervöse Symptome. Im Bereich der Haut wurde eine Neigung zu vermehrter Schuppung sowie eine Dermatitis im Bereich von Hals, Armen und Beinen beschrieben. Hautveränderungen, die jenen bei Acrodermatitis enteropathica gleichen sollen, werden bei den sehr seltenen, rezessiv vererbten Krankheiten beschrieben, die bei Defekten biotinabhängiger Carboxylasen auftreten. Insbesondere bei einem kombinierten Mangel biotinabhängiger Enzyme, dem Holokarboxylase-Synthetitase-Mangel der Neugeborenen und bei der spätmanifesten Form, dem Biotinidasemangel, soll die Substitution mit Biotin sehr hilfreich sein. Weiter sollen die Symptome des Short-bowel-Syndroms der Neugeborenen zum Teil auf Biotinmangel zurückzuführen sein. Außer bei diesen sehr seltenen Defekten und eventuell bei Erythrodermia desquamativa der Neugeborenen, hat die Gabe von Biotin bei Haut-, Nagel- oder Haarveränderungen keinen gesicherten therapeutischen Effekt.

Vitamin K

Die beiden natürlichen K-Vitamine, Vitamin K_1 in höheren grünen Pflanzen und K_2 als Syntheseprodukte von Bakterien, gehören zu den Phyllochinonen und leiten sich vom 2-Methyl-1,4-naphthochinon (Menadion) ab. Menadion ist die biologisch aktive Verbindung. Der Bedarf des Menschen an Vitamin K wird sowohl durch die Aufnahme mit der Nahrung als auch durch die bakterielle Synthese (Escherichia coli) im Darm gedeckt. Vitamin K ist für die Synthese von Prothrombin und der Gerinnungsfaktoren II, VII, IX und X erforderlich. Weiterhin beeinflußt Vitamin K die Synthese einer großen Anzahl von Proteinen, deren Funktionen und Bedeutung bis heute nicht geklärt sind. Ferner hat es einen kapillarabdichtenden Effekt.

Mit *Vitamin-K-Mangel* ist zu rechnen bei Stauungsikterus, Leberfunktionsstörungen, Störungen der enteralen Vitamin-K-Synthese (Störungen der Darmflora durch Chemotherapeutika, Antibiotika u.a.) oder bei längerfristiger Anwendung von Vitamin-K-Antimetaboliten wie Cumarinderivaten oder Salizylsäureverbindungen. Daher ist fortlaufende Kontrolle der Prothrombinzeit unter Dicumaroltherapie erforderlich.

Neugeborene haben ein erhöhtes Risiko an Vitamin-K-Mangel zu leiden, besonders dann, wenn die Mutter während der Schwangerschaft mit Antikonvulsiva oder Tuberkulostatika behandelt wird.

Bei Vitamin-K-Mangel kommt es zu allgemeiner Blutungsneigung, wenn der Quick-Wert auf etwa 10% abgesunken ist. Oft sind Nierenblutungen das erste Zeichen. An der Haut entwickeln sich, meist an Stellen geringer mechanischer Beanspruchung, Suggillationen oder Ekchymosen. Auch massivere Blutergüsse, d.h. Hämatome unter der Haut und in Muskeln kommen vor. Für die Abgrenzung von anderen Blutungskrankheiten wie Thrombozytopenie, Hämophilie oder Vitamin-C-Mangel helfen entsprechende Untersuchungen (Blutgerinnungszeit, Blutungszeit, Prothrombinzeit u.a.).

Therapie. Vitamin K [Phytomenadion (Konakion)] wird bei Blutungen oder Blutungsgefahr infolge von Hypoprothrombinämie eingesetzt, ferner bei Überdosierung von Cumarinderivaten und bei Hämorrhagien der Neugeborenen.

Die i.v.-Applikation von Vitamin K ist nur bei akuter Blutungsgefahr indiziert, da durch das Lösungsmittel Schockzustände ausgelöst werden können. Wegen der Blutungsgefahr bei i.m.-Applikation von Vitamin K sollte bei stark erniedrigten Quick-Werten, wenn irgend möglich, der oralen Therapie der Vollzug gegeben werden.

Weiterführende Literatur

Avitaminosen und Hypervitaminosen
Übersichten

Barthelemy H, Chouvet B, Cambazard F (1986) Skin and mucosal manifestations in vitamin deficiency. J Am Acad Dermatol 15:1263–1274

Korting GW (1979) Hautveränderungen und Hautsymptome bei Avitaminosen. In: Korting GW (Hrsg) Dermatologie in Praxis und Klinik. Thieme, Stuttgart, S. 37.22–37.29

Machlin LJ (ed) (1990) Handbook of vitamins, 2nd edn. Marcel Dekker, New York

McLaren DS (1993) Cutaneous changes in nutritional disorders. In: Fitzpatrick TB, Eisen AZ, Wolff K et al. (eds) Dermatology in general medicine, 4th edn. McGraw Hill, New York, pp 1815–1826

Miller SJ (1989) Nutritional deficiency and the skin. J Am Acad Dermatol 21:1–30

Prendville JS, Manfredi LN (1992) Skin signs of nutritional disorders. Semin Dermatol 11:88–97

Vitamin A

Eaton ML (1978) Chronic hypervitaminosis A. Am J Hosp Pharm 35:1099–1102

Hunt TK (1986) Vitamin A and wound healing. J Am Acad Dermatol 15:817–821

Menni S, Piccinno R (1985) Vitamin A and vitamin E in dermatology. Acta Vitaminol Enzymol 7 (Suppl):55–60

Nakjang Y, Yuttanavivat T (1988) Phrynoderma: a review of 105 cases. J Dermatol 15:531–534

Roe DA (1991) Assessment of risk factors for carotenodermia and cutaneous signs of hypervitaminosis A in college-aged populations. Semin Dermatol 10:303–308

Rollman O, Vahlquist A (1985) Psoriasis and vitamin A. Plasma transport and skin content of retinol, dehydroretinol and carotenoids in adult patients versus healthy controls. Arch Dermatol Res 278:17–24

Rollman O, Vahlquist A (1985) Vitamin A in skin and serum-studies of acne vulgaris, atopic dermatitis, ichthyosis vulgaris and lichen planus. Br J Dermatol 113:405–413

Silverman AFK, Ellis CN, Voorhees JJ (1987) Hypervitaminosis A syndrome: a paradigm of retinoid side effects. J Am Acad Dermatol 16:1027–1039

Vijayaraghavan K, Radhaiah G, Prakasam BS et al. (1990) Effect of massive dose vitamin A on morbidity and mortality in Indian children. Lancet 336:1342–1345

Wechsler HL (1979) Vitamin A deficiency following small bowel bypass surgery for obesity. Arch Dermatol 115:73–75

Vitamin B
Thiamin

Alvarez OM, Gilbreath RL (1982) Effect of dietary thiamine on intermolecular collagen cross-linking during wound repair: a mechanical and biochemical assessment. J Trauma 22:20–24

Alvarez OM, Gilbreath RL (1982) Thiamine influence on collagen during the granulation of skin wounds. J Surg Res 32:24–31

Sauberlich HE, Herman YF, Stevens CO et al. (1979) Thiamine requirement of the adult human. Am J Clin Nutr 32:2237–2248

Riboflavin

Rivlin RS (1979) Hormones, drugs and riboflavin. Nutr Rev 37:241–246

Roe DA (1991) Riboflavin deficiency: mucocutaneous signs of acute and chronic deficiency. Semin Dermatol 10:293–295

Saunder DN, Sleck WD (1979) Riboflavin status in PUVA patients. JAMA 242:141–142

Nikotinamid

Aikawa H, Suzuki K (1986) Lesions in the skin, intestine, and central nervous system induced by an antimetabolite of niacin. Am J Pathol 122:335–342

Calandra P (1974) Tryptophan-niacin pathway in the human epidermis. Acta Vitaminol Enzymol 28:189–194

Hendricks WM (1991) Pellagra and pellagralike dermatoses: etiology, differential diagnosis, dermatopathology, and treatment. Semin Dermatol 10:282–292

Rapaport MJ (1985) Pellagra in a patient with anorexia nervosa. Arch Dermatol 121:255–257

Salih MA, Bender DA, McCreanor GM (1985) Lethal familial pellagra-like skin lesion associated with neurologic and developmental impairment and the development of cataracts. Pediatrics 76:787–793

Weiner M (1979) Clinical pharmacology and pharmacokinetics of nicotine acid. Drug Metab Rev 9:99–106

Pellagra

Balzereit F (1969) Die „brennenden Füße" – „burning feet". Dtsch Med Wochenschr 94:35–37

Brune GG, Brune RM, Wiskemann A (1971) Tryptophanstoffwechsel bei Kranken mit Pellagra. Arch Dermatol Forsch 240:44–54

Casál DG (1762) Historia natural, y medica de el principado de Asturias. Obra posthuma, que escribió el Doct. D. Gaspar Casál

Korting GW (1958) Pemphigoide Pellagra mit Hautnervenveränderungen. Arch Klin Exp Dermatol 208:81–92

Stratigos JD, Katsambas A (1977) Pellagra: a still existing disease. Br J Dermatol 96:99–106

Andere B-Vitamine

Gilliam JN, Cox AJ (1973) Epidermal changes in vitamin B_{12} deficiency. Arch Dermatol 107:231–236

Moran JR, Greene HL (1979) The B vitamins and vitamin C in human nutrition. Am J Dis Child 133:308–324

Vitamin C

Crandon JH, Lund CC, Dill DB (1940) Experimental human scurvy. N Engl J Med 233:353–369

Ellis CN, Vanderveen EE, Rasmussen JE (1984) Scurvy. Arch Dermatol 120:1212–1214

Ghorbani AJ, Eichler (1994) Scurvy. J Am Acad Dermatol 30:881–883

Onorato J, Lynfield Y (1992) Scurvy. Cutis 49:310–322

Pinnell SR (1985) Regulation of collagen biosynthesis by ascorbic acid: a review. Yale J Biol Med 58:553–559

Walker A (1968) Chronic scurvey. Br J Dermatol 80:625–630

Vitamin D

Adams JS, Clemens TL, Parrish JA et al. (1982) Vitamin-D synthesis and metabolism after ultraviolet irradiation of normal and vitamin-D deficient subjects. N Engl J Med 306:722–728

Bikle BD, Nemanic MK, Gee E et al. (1986) 1α,25 dihydroxyvitamin D3 production by human keratinocytes: kinetics and regulation. J Clin Invest 78:557–566

Clemens TL, Adams JS, Henderson SL et al. (1982) Increased skin pigment reduces the capacity of skin to synthesize vitamin D3. Lancet I:74–76

Fauquert P, Youinou P, Le Goff P (1988) Lymphocyte population and vitamin D. Int J Immunopathol Immunopharmacol 1:161–170

Holick MF (1981) The cutaneous photosynthesis of previtamin D3: a unique photoendocrine system. J Invest Dermatol 77:51–58

Holick MF, MacLaughlin JA, Clark MB et al. (1980) Photosynthesis of previtamin D3 in human skin and the physiologic consequences. Science 210:203–205

Mahrle G, Bonnekoh B (1993) Vitamin D und Psoriasis. Z Hautkr 68:45–48

Matsuoka LY, Ide L, Wortsman J et al. (1987) Sunscreens suppress cutaneous vitamin D3 synthesis. J Clin Endocrinol Metab 64:1165–1168

McLaughlin J, Holick MF (1985) Aging decreases the capacity of human skin to produce vitamin D3. J Clin Invest 76:1536–1538

Rasmussen H, Anast C (1983) Familial hypophosphatemic rickets and vitamin D-dependent rickets. In: Stanbury JB, Wyngaarden JB, Fredrickson DS et al. (eds) The metabolic basis of inherited disease, 5. edn. McGraw Hill, New York, pp 1743–1773

Vitamin E

Ayes S Jr, Mihan R (1973) Yellow nail syndrome: response to vitamin E. Arch Dermatol 108:267–268

Hyman CB, Landing B, Afin-Slater R et al. (1974) D1-alpha-tocopherol, iron, and lipofuscin in thalassemia. Ann NY Acad Sci 232:211–220

Menni S, Piccinno R (1985) Vitamin A and vitamin E in dermatology. Acta Vitaminol Enzymol 7 (Suppl):55–60

Michaelson JD, Schmidt JD, Dresden MH et al. (1974) Vitamin E treatment of epidermolysa bullosa. Changes in tissue collagenase levels. Arch Dermatol 109:67–69

Saperstein A, Rapaport M, Rietschel RL (1984) Topical vitamin E as a cause of erythema multiforme like eruption. Arch Dermatol 120:906–908

Sehgal VN, Vadiraj SN, Rege VL (1972) Dystrophic epidermolyses bullosa in a family. Response to vitamin E (tocopherol). Dermatologica 144:27–34

Vitamin H

Coulter DL, Beals TF, Allen RJ (1982) Neurotrichiosis: hair-shaft abnormalities associated with neurological diseases. Dev Med Child Neurol 24:634–644

Mock DM, Delorimerm AA, Liebman WM et al. (1981) Biotin deficiency: an unusual complication of parenteral alimentation. N Engl J Med 304:820–823

Mock DM (1991) Skin manifestations of biotin deficiency. Semin Dermatol 10:296–302

Shelley WB, Shelley ED (1985) Uncombable hair syndrome: observations on response to biotin and occurrence in siblings with ectodermal dysplasia. J Am Acad Dermatol 13:97–102

Vitamin K

Finkelstein H, Champion MC, Adam JE (1987) Cutaneous hypersensitivity to vitamin K_1 injection. J Am Acad Dermatol 16:540–545

Mosser C, Janin-Mercier A, Souteyrand P (1987) Les réactions cutanées après administration parentérale de vitamine K. Ann Dermatol Venereol 114:243–251

Kapitel 50 Granulomatöse Erkrankungen unbekannter Ursache

Inhaltsverzeichnis
Sarkoidose 1231
    Löfgren-Syndrom 1235
    Heerfordt-Syndrom 1235
Granuloma anulare 1238
Granuloma multiforme 1239
Anuläres elastolytisches Riesenzellgranulom 1239
Lichen nitidus 1240
Necrobiosis lipoidica 1240
Noduli rheumatosi 1242
Nekrobiotisches Xanthogranulom 1242
Morbus Crohn der Haut 1243
Granuloma faciale 1243
Granuloma der Axilla 1244
Granuloma gluteale infantum 1244
Weiterführende Literatur 1245

Sarkoidose

[Hutchinson 1877, Besnier 1890, Boeck 1899, Schaumann 1917]

Synonyme. Boeck-Sarkoid, Morbus Besnier-Boeck-Schaumann, benignes Miliarlupoid

Definition. Die Sarkoidose ist eine in ihrer Ätiologie und Pathogenese unbekannte Erkrankung, die feingeweblich durch nichtverkäsende Epitheloidzellengranulome charakterisiert ist. Sarkoidose betrifft insbesondere Lunge, Haut, Augen, Nervensystem und Lymphknoten, Leber, Milz, Myokard und Skelettmuskulatur.

Geschichtliches. Hutchinson erwähnte 1877 Hauterscheinungen. Besnier beschrieb 1889 blaurötliche Veränderungen im Gesicht und speziell an der Nase mit Schwellung der Finger. Er nannte diese Erkrankung *Lupus pernio,* da sie einerseits an Perniosis erinnerte und zum anderen ein lupoides feingewebliches Infiltrat aufwies. Boeck beschrieb 1899 die Hautsymptomatologie und nannte die Hautveränderungen multiples benignes Sarkoid der Haut oder *benignes Miliarlupoid.* Schaumann erweiterte die Kenntnisse über diese Erkrankung und ihrer Organbeteiligung und erkannte die Lungenerscheinungen. Er nannte die Erkrankung *Lymphogranulomatosis benigna,* weil er eine Erkrankung des lymphatischen Systems vermutete.

1920/21 beschrieb Jüngling die *Ostitis tuberculosa multiplex cystica,* welche sich später als Sarkoidosemanifestation der Knochen herausstellte. Schließlich wurde erkannt, daß die Erkrankung der mediastinalen Lymphknoten mit und ohne Erythema nodosum eine Frühform der Sarkoidose darstellt. Somit konnte im Rahmen der geschichtlichen Entwicklung gezeigt werden, daß die Sarkoidose nicht nur ein Organ, sondern viele Organsysteme betreffen kann.

Biochemische Marker bei Sarkoidose

Makrophagen-Granulom-assoziiert
    Calcitriol/Hyperkalzämie
    Angiotensin converting enzyme
    Lysozym
    Carboxypeptidase
    Thermolysinartige Metalloendopeptidase
    Neopterin

Lymphozyten-assoziiert
    β-2-Mikroglobulin
    Löslicher Interleukin-2-Rezeptor
    Adenosindesaminase

Neutrophile-Granulozyten-assoziiert
    Kollagenase
    Elastase

Extrazelluläre-Matrix-assoziiert
    Prokollagen-III-Peptid
    Hyaluronan
    Fibronektin

Als biochemischer Marker hat sich in der Praxis überwiegend das Angiotensin converting enzyme als Marker als bedeutsam erwiesen.

Vorkommen. Die Sarkoidose wird weltweit beobachtet, wenngleich die Erkrankungshäufigkeit in verschiedenen Ländern deutlich schwankt. Die Prävalenz für intrathorakale Sarkoidose per 100000 Einwohner war besonders hoch in Dänemark, New York, Schweden, Uruguay, gefolgt von Deutschland, Norwegen, Kanada und Frankreich; die niedrigsten Zahlen wurden aus Rußland, Saudi-Arabien und dem Nahen Osten berichtet. In Deutschland schätzt man die Prävalenz auf 50/100000 Einwohner. Das Geschlechtsverhältnis schwankt in Abhängigkeit von der

Bevölkerungsgruppe. Die Sarkoidose der Haut ist bei Frauen etwas häufiger. Genetische Faktoren werden bei der Sarkoidose seit langem diskutiert. In der Literatur gibt es derzeit >450 Fälle von familiärer Sarkoidose. Bislang ist ein genauer Zusammenhang jedoch nicht geklärt worden. HLA-Assoziationen wurden immer wieder beobachtet, wobei diese in Abhängigkeit der untersuchten Bevölkerungsgruppe variierten. Assoziationen wurden beschrieben mit HLA-A1, -Aw30, -B7, -B8, -B15, -B27, -B35, -DR3 und -DR5. Eine allgemeine Spezifität bei allen ethnischen Gruppen konnte jedoch nicht nachgewiesen werden. Die wichtigsten Assoziationen scheinen jedoch zu HLA-B8, -B13 und -DR5 zu bestehen.

Ätiopathogenese. Die Ätiologie der Sarkoidose ist auch heute noch unbekannt. Ein Zusammenhang zwischen Sarkoidose und Tuberkulose wurde aufgrund des klinischen Verlaufes und der histologischen Veränderungen immer vermutet. Da Mykobakterien mit konventionellen Methoden nicht immer nachweisbar sind, wurde in den letzten Jahren versucht, mit molekularbiologischen Methoden Mykobakterien nachzuweisen. Bei systemischer Sarkoidose konnte Mykobakterien-DNA identifiziert werden. Als Antigene bei der Sarkoidose werden diskutiert: Mykobakterien, Chlamydia pneumoniae, Corynebakterien, Yersinia enterocolitica, Viren, Pilze, organische Stäube, nichtorganische Stäube und endogene Antigene (Viren, Tumoren). Die definitive Bedeutung dieser Befunde muß abgewartet werden. Immunologisch stellen Granulome komplexe Strukturen dar, die durch spezifische Immunmechanismen entstehen. Dabei wird ein Antigen, das von Makrophagen prozessiert wurde, an T-Zellen weitergegeben. Die T-Zellen sorgen für eine Akkumulation und weitere Differenzierung der mononukleären Phagozyten. Diese Immungranulome werden als epitheloidzellige Granulome bezeichnet. Hierbei stellt die Epitheloidzelle eine weitere Differenzierung des Monozyten dar. Einige dieser Granulome enthalten auch Riesenzellen. Um die Epitheloidzellen sind meistens CD4-positive T-Zellen angeordnet, ferner finden sich auch wenige CD8-positive suppressor-zytotoxische T-Zellen. Alle Daten deuten darauf hin, daß die Sarkoidose durch persistierende spezifische Antigene (exogen und/oder selbst) eine zelluläre Immunantwort hervorruft. Hierfür sprechen auch T-Zell-Antigenrezeptor-Untersuchungen.

Verlaufsformen. Das *Frühstadium* der Sarkoidose verläuft vielfach gutartig und neigt zur Rückbildung. Der Dermatologe sieht hier meistens das Erythema nodosum. Hinzu treten vielfach eine unbemerkte und zur spontanen Rückbildung neigende Schwellung der Hiluslymphknoten, Arthralgien oder akute Iridozyklitis sowie vorübergehende Erscheinungen an Haut oder anderen Organen. Das Frühstadium kann allerdings auch in das chronische Stadium übergehen.

Das *Spätstadium* ist durch die Entwicklung irreversibler Fibrosen im Bereich der epitheloidzelligen Granulome in Organen und Geweben gekennzeichnet. Besonders bei Lungen- oder Leberbeteiligung können sich daraus folgenschwere Zustände für den Patienten ergeben.

Klinik. Hauterscheinungen kommen bei etwa 40–50% aller Patienten vor.

Erythema nodosum. Dieses ist eine typische Manifestation im akuten-subakuten Frühstadium und wird bei etwa 30% aller Patienten mit Sarkoidose beobachtet.

Angiolupoid [Brocq-Pautrier-Syndrom, 1913]. Diese chronische Verlaufsform der Hautsarkoidose betrifft meist Frauen und entwickelt sich im Gesicht, bevorzugt im Nasenbereich. Klinisch zeigen sich polsterartige weiche Herde von rötlichbrauner oder mehr blaubräunlicher Farbe und einer deutlichen teleangiektatischen Zeichnung. Bei Glasspateldruck zeigt sich ein gelblichgraues lupoides Infiltrat. Die spontane Rück-

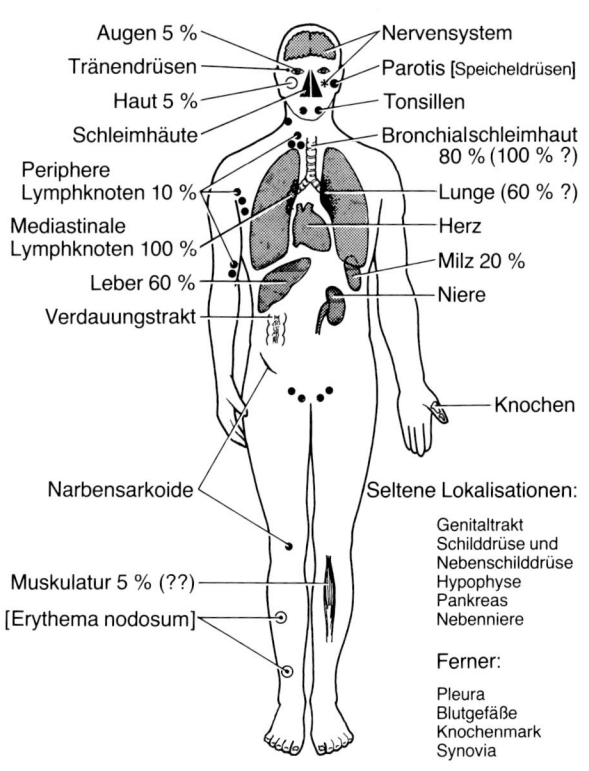

Abb. 50.1. Sarkoidose, geschätzte Häufigkeiten möglicher Organmanifestationen (nach Reusch 1982)

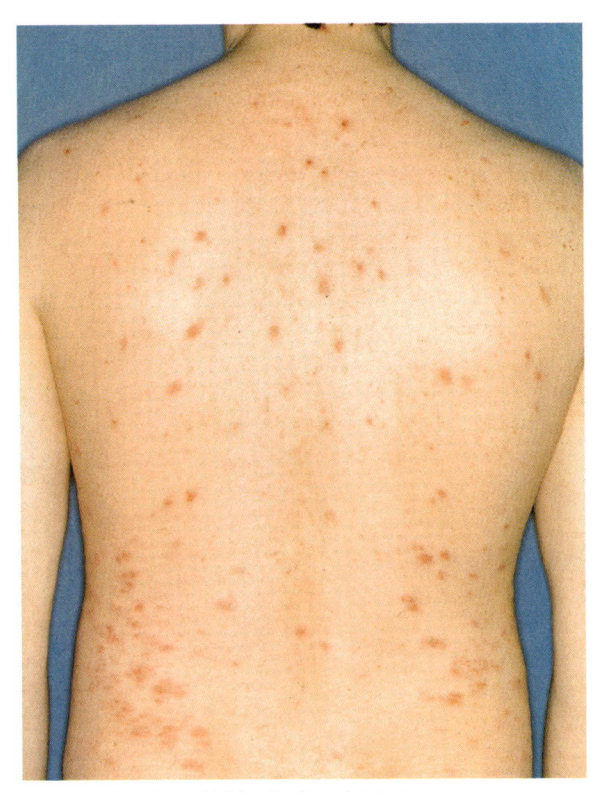

Abb. 50.2. Sarkoidose, kleinknotig-disseminierte Form

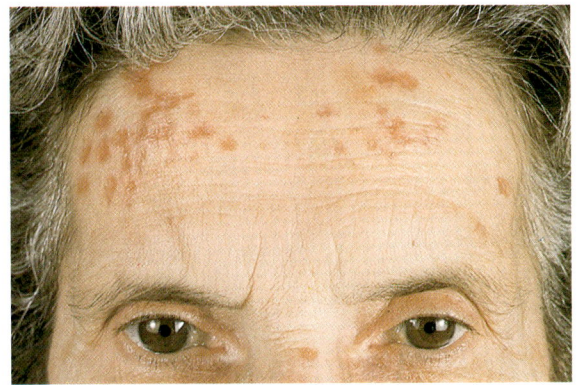

Abb. 50.3. Sarkoidose, kleinknotig disseminierte Form

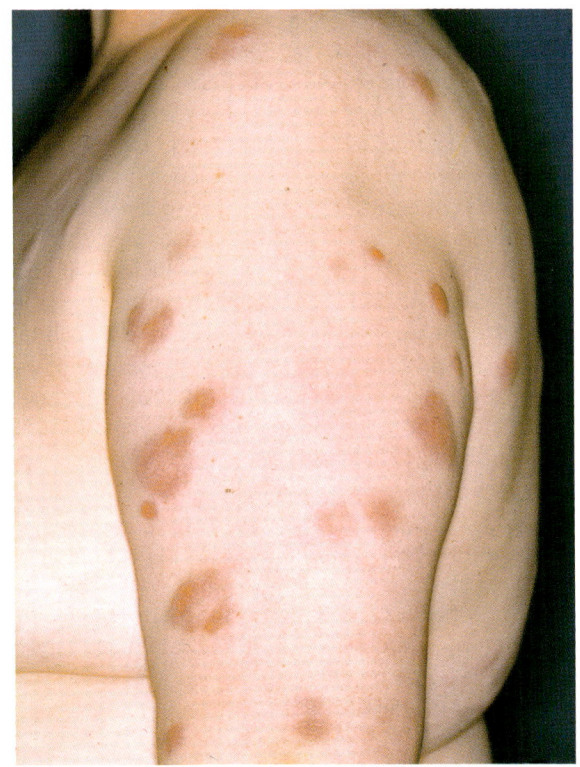

Abb. 50.4. Sarkoidose, großknotige Form

bildungsneigung ist gering; Rezidivneigung, auch nach örtlicher Glukokortikoidtherapie, ist groß.
Differentialdiagnose. Pseudolymphom, Granuloma eosinophilicum faciei und Lupus vulgaris.

Kleinknotig-disseminierte Form (benignes Miliarlupoid). Kennzeichnend sind stecknadelkopf- bis erbsgroße fleckförmige, papulöse oder kleinknotige, manchmal auch lichenoide, isoliert stehende Effloreszenzen in dichter, teils gruppierter Ausstreuung. Der Farbton ist braunrötlich oder blaurötlich. Unter Glasspateldruck zeigt sich ein feinfleckiges graugelbliches Infiltrat nach Art eines lupoiden Infiltrates. Hiervon leitet sich die Bezeichnung *benignes Miliarlupoid* ab. Sekundäre Veränderungen (Schuppung, Erosion, Ulzeration) sind sehr ungewöhnlich. Bevorzugt befallen sind Gesicht, Streckseiten der Extremitäten, selten auch Rumpf oder Schleimhäute. Gelegentlich manifestieren sich die Papeln oder Knötchen ringförmig (anulärer Typ) mit Rückbildung im Zentrum unter Hinterlassung oberflächlicher Atrophie. Die Erscheinungen können allmählich hyperpigmentieren und schließlich einem Lupus vulgaris sehr ähnlich werden. Gelegentlich treten auch zusätzlich Teleangiektasien auf. Diese Verlaufsform kann ohne interne Beteiligung auftreten. Insgesamt ist der Verlauf als günstig anzusehen.

Zirzinäre Sarkoidose. Meist an Stirn, Gesicht oder Nacken finden sich bandförmig gyrierte, oft leicht erhabene Veränderungen in zentrifugaler Ausbreitung bei zentraler Abheilung unter Depigmentierung und zarter Atrophie, die eine leichte Schuppung aufweisen können und eine gelblichrote Farbe aufweisen. Bei Glasspateldruck typisches lupoides Infiltrat; Sondenphänomen negativ.
Differentialdiagnose. Necrobiosis lipoidica.

Großknotige Form. Knoten- oder Plattenbildung, die über pflaumengroß werden und auch einen knollen-

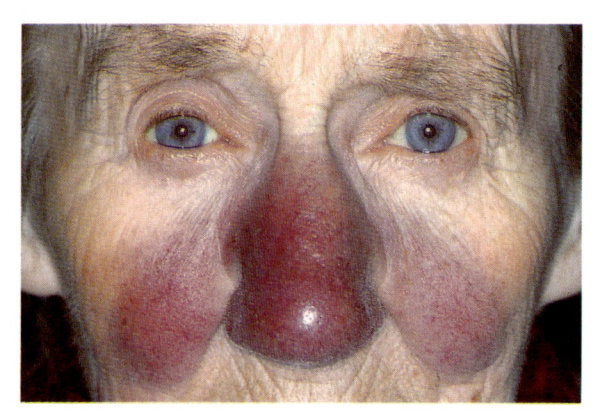

Abb. 50.5. Sarkoidose, Lupus pernio

förmigen Aspekt aufweisen können. Der Farbton ist braunrot oder blaurot, ihre Konsistenz ziemlich derb. Zentrale Rückbildung kann zur Einziehung der Knoten führen. Auch hier Entwicklung von Teleangiektasien möglich. Prädilektionsstellen sind Nase, Wangen, Ohrläppchen und Rumpf; dabei können massiv blaurote Schwellungen auftreten. Diaskopisch feinfleckiges lupoides Infiltrat, Sondenphänomen negativ.

Im Gesicht sitzende Knoten zeigen meist eine tiefblaue bis schiefergraue Farbe und erinnern an Pernionen. Daher wird diese großknotige Variante auch als **Lupus pernio** bezeichnet. Innere Organbeteiligung kommt bei diesen Veränderungen häufig vor, auch bestehen multiple Schwellungen der mittleren Fingerbereiche infolge Knochenbeteiligung: *Ostitis cystoides multiplex* (Jüngling-Krankheit).

Subkutan-knotiger Typ. Die Haut über den Knoten ist meist normal oder leicht livid verfärbt. Typisch ist der Palpationsbefund: knotenförmige Infiltrationen im subkutanen Fettgewebe. Histopathologisch zeigen sich epitheloidzellige Granulome am Übergang von Dermis bis ins tiefe Fettgewebe hineinreichend.

Narbensarkoidose. Innerhalb einer Narbe – auch nach diagnostischen Hautbiopsien – Entwicklung einer Sarkoidose. Es zeigen sich gelblichrötliche, im Verlaufe der Zeit mehr bräunlichrötliche Infiltrate innerhalb von Narben. Auf Glasspateldruck typisches lupoides Infiltrat; Sondenphänomen negativ. Die Narbensarkoidose kann im Frühstadium oder im chronischen Stadium der Erkrankung vorkommen. Sie verlangt Abgrenzung gegenüber sarkoiden Fremdkörpergranulomen und Lupus vulgaris.

Ulzerierende Sarkoidose. Extrem selten. Vorkommen meist an den unteren Extremitäten. Klinisch zeigen sich ausgestanzte Ulzerationen. Differentialdiagnostisch muß ulzerierende Necrobiosis lipoidica abgegrenzt werden.

Nagelbeteiligung. Sie kommt bei Sarkoidose in Form von Verdickung, Brüchigkeit, Atrophie, Nagelverlust, Pterygiumbildung oder rotbrauner Verfärbung vor.

Schleimhautbeteiligung. Die Schleimhäute, insbesondere Konjunktiven und Nasenschleimhaut können betroffen sein. Die Sarkoidose des oberen Respirationstrakts stellt eine besondere Situation dar. Überwiegend betroffen sind Frauen, mittleres Alter 35 Jahre. Nasenschleimhautbeteiligung kann zu Knochen- und Septumperforation sowie Nebenhöhlenbeteiligung führen. Meist weisen diese Patienten auch einen Lupus pernio auf. *Differentialdiagnostisch* müssen Turoten Augen. Diese Patienten sollten einem Ophthalmologen vorgestellt werden.

Allgemeinerscheinungen. Bei der Sarkoidose kann es zu einer Vielfalt von Allgemeinsymptomen kommen. Im Frühstadium fallen allgemeine Abgeschlagenheit, Gewichtsverlust, Müdigkeit, Fieber, Nachtschweiß und pulmonale Beschwerden auf. Im Verlauf der Erkrankung treten dann Erythema nodosum, Mediastinallymphknotenschwellung oder Parotitis hinzu. Die wichtigsten Organveränderungen sollen im folgenden diskutiert werden.

Lungenveränderungen. Die Lungenveränderungen werden radiologisch in 4 Stadien eingeteilt:

Stadium I   Bilaterale Hiluslymphadenopathie
Stadium II Bilaterale Hiluslymphadenopathie und parenchymale Infiltration
Stadium III Parenchymale Infiltration
Stadium IV Reversible Fibrose und Blasenbildung

Die pulmonale Funktion zeigt Veränderungen des Lungenvolumens (Compliance), Atemwegsobstruktion, Überaktivität der Atemwege, Diffusionsstörungen und pathologische Überlastungsfunktionen. Pathologische Lungenfunktionen müssen nicht parallel mit röntgenologischen Veränderungen verlaufen. Die Überwachung dieser Funktionen gehört in die Hand eines Pulmologen.

Augenbeteiligung. Etwa 25% aller Patienten haben eine Augenbeteiligung (Spaltlampenuntersuchung; bei dieser Untersuchung ergibt sich ein höherer Prozentsatz, s. auch Abb. 50.1). Die okuläre Sarkoidose ist noch häufiger bei Frauen in gebärfähigem Alter. Manifestationen sind anteriore und posteriore Uveitis, Choroidoretinitis, makuläres Ödem, Retinablutung und Neovaskularisierung. Die akute Sarkoidiridozyklitis beginnt mit Schmerzen, Lichtempfindlichkeit, verschwommenem Sehen und roten Augen. Diese Patienten sollten einem Ophthalmologen vorgestellt werden.

Neurosarkoidose. Eine neurologische Beteiligung tritt etwa bei 10% der Patienten mit Sarkoidose auf. In Untersuchungen an autopsierten Patienten zeigte sich eine Beteiligung zwischen 15 und 27%. Wenn eine Neurosarkoidose auftritt, zeigt sich diese bereits am Anfang in mehr als der Hälfte aller Patienten. Eine neurologische Beteiligung kann sowohl das zentrale als auch das periphere Nervensystem betreffen. Häufig betroffen sind die Hirnnerven, insbesondere Fazialislähmungen; ferner treten Enzephalopathie, lokale Raumforderung, Meningitis, Anfallsleiden und Störungen des peripheren Nervensystems auf. Wegen der vielfältigen neurologischen Differentialdiagnosen sollte auch hier der Spezialist zu Rate gezogen werden. Der Verlauf der neurologischen Veränderungen ist sehr unterschiedlich und hängt von der Lokalisation ab. Eine Hirnnervenbeteiligung zeigt häufig einen guten Verlauf, während Läsionen des ZNS und der peripheren Nerven häufig mit einer Progression verbunden sind. Akute Verlaufsformen zeigen wiederum eine bessere Prognose als chronische.

Nierenbeteiligung. Die Nierenbeteiligung bei Sarkoidose ist selten. Autopsieuntersuchungen weisen darauf hin, daß etwa 20% der Patienten eine Nierenbeteiligung haben. Zwei Manifestationsformen können unterschieden werden:
Eine granulomatöse interstitielle Nephritis oder aufgrund der Kalziumstoffwechselstörungen Nephrokalzinose, Urolithiasis, Kalziummetabolismus mit hyperkalzämischem Nierenversagen.
Die Erkrankung tritt langsam über mehrere Wochen auf und manifestiert sich in typischem Nierenversagen. Die Literatur deutet darauf hin, daß die erste Form der Nierenbeteiligung im Sinne einer granulomatösen interstitiellen Nephritis wesentlich häufiger ist.

Knochenveränderungen. Knochenveränderungen kommen bei etwa 10% der Patienten von Hautsarkoidose vor, vor allem in Assoziation mit Lupus pernio. Klinisch findet man Spina-ventosa-artige Schwellung der Phalangealgelenke, besonders an den Händen und Füßen, weniger an den langen Knochen und Wirbelkörpern. Auch eine abnorme Beweglichkeit der Endphalangen bei seitlicher Abduktion ist typisch, allerdings nicht immer sicher zu beurteilen. Röntgenologisch bietet sich das Bild der *Ostitis multiplex cystoides* (Jüngling-Krankheit). Dabei handelt es sich um trabekuläre Osteoporose innerhalb der Endphalangen, zum anderen röntgenologisch um sichtbare kreisrunde Aufhellungen, die mit einem gelochten Billett vergleichbar sind. Totale Knochenzerstörungen sind selten. Bei chronischer Sarkoidose kann gelegentlich auch eine trabekuläre Osteoporose beobachtet werden. Erhöhte Werte von Dihydroxycholecalciferol sind häufig bei der Sarkoidose und können eine erhöhte osteoklastische Aktivität und Knochenresorption bewirken. Ausgehend von sarkoiden Granulomen wird ein osteoklastischer Faktor, osteoclastic activating factor (OAF), postuliert, der zur Knochenresorption führt. Ferner Osteopenie durch granulomatösen Knochenumbau.

Gelenkbeteiligung. Eine akute febrile Arthropathie kann im Frühstadium mit bilateraler hilärer Lymphknotenschwellung und Erythema nodosum auftreten. Etwa 40% aller Sarkoidosepatienten zeigen als Erstmanifestation eine Arthritis. Hauptsächlich betroffen sind Knöchel, Knie, die kleinen Gelenke der Hände und Füße. Die Ursache der Sarkoidarthritis ist unbekannt. Zirkulierende Immunkomplexe konnten in der Frühphase nachgewiesen werden. Beteiligung der Skelettmuskulatur ist außerordentlich selten. Beschrieben wird eine akute Polymyositis; hierbei sind insbesondere Schulter- und Beckengürtel betroffen. Auch chronische Myopathie kommt vor, ist aber auch außerordentlich selten.

Leberbeteiligung. Die Leberbeteiligung liegt etwa bei 20%, ist aber von Region und Land abhängig.

Assoziierte Syndrome (siehe Tabelle 50.1)

Löfgren-Syndrom [1946]

Die Kombination von Erythema nodosum und/oder Arthritis oder Periarthritis der Knöchel sowie bilaterale hiläre Lymphadenopathie wird als Löfgren-Syndrom bezeichnet. Häufig Fieber und Abgeschlagenheit. Es stellt die Frühform einer Sarkoidose dar. Die Kveim-Siltzbach-Reaktion ist in diesem Stadium oft positiv. Frauen zwischen dem 20. und 40. Lebensjahr sollen häufiger betroffen sein.

Heerfordt-Syndrom [1909]

Febrile entzündliche granulomatöse Erkrankung an Augen, Parotis und anderen Speicheldrüsen sowie dem ZNS. An den Augen findet man Konjunktivitis mit transparenten bräunlichen Knötchen, Keratoconjunctivitis sicca oder Iridozyklitis mit bräunlichen Stippchen, auch Choreoiditis. Die Parotisschwellung ist meist doppelseitig, desgleichen die Erkrankung

Tabelle 50.1. Syndrome bei Sarkoidose

Spezifisch für Sarkoidose

Löfgren-Syndrom *Synonym.* Akute Sarkoidose	Trias: Bihiläre Lymphadenopathie, Erythema nodosum und (Sprunggelenk-)Arthritis
Heerfordt-Syndrom *Synonym.* Febris uveoparotica	Trias: Fazialisparese, Parotisschwellung und Iridozyklitis
Jüngling-Syndrom *Synonym.* Ostitis cystoides multiplex	Zystische Umwandlung der Phalangen der Finger

Vorkommen bei Sarkoidose

Mikulicz-Syndrom	Sialadenose (Parotisschwellung), Tränendrüsenschwellung, eventuell mit Sicca-Syndrom
Sicca-Syndrom	Verminderung des Speichel- und Tränenflusses
Parinaud-Syndrom *Synonym.* Konjunktivoglanduläres Syndrom	Konjunktivitis mit papillärer Wucherung, Tränendrüsenbeteiligung und eventuell Ulzera

Tabelle 50.2. Vergleich zwischen akuter und chronischer Sarkoidose

	Akute Sarkoidose	Chronische Sarkoidose
Verlauf	Vorübergehend	Persistierend
Alter	30	40
Auftreten	Abrupt	Langsam
Hautveränderungen	Erythema nodosum Makulopapulös kleinknotig	Lupus pernio Plaques, großknotig Narben Keloide Ulzera
Augen	Akute Iritis Konjunktivitis Konjunktivale Knoten	Chronische Uveitis Glaukom Katarakt Keratokonjunctivitis sicca
Speicheldrüsen Lymphadenopathie Splenomegalie Fazialislähmung	Meistens vorübergehend	Selten persistierend
Knochenzysten	Nein	Ja
Röntgenthorax	Adenopathie der Lymphknoten	Pulmonale Infiltration und Fibrose
Herz	Arrhythmie	Cor pulmonale
Histologie	Epitheloide und Riesenzellen	Hyaline Fibrose
Kalziumstoffwechsel	Hyperkalzämie Hyperkalziurie	Nephrokalzinose
Hydroxiprolinurie	Vermehrt	Normal
Bronchoalveoläre Lavage	Distinkte lymphozytische Alveolitis	Kann normal sein
Kveim-Siltzbach-Test	Positiv	Kann negativ sein
SACE[a]	Erhöht	Normal
Prognose	Gut	Abhängig von der Organbeteiligung

[a] SACE = Serum Angiotensin Converting Enzyme.

von Tränen-, Speichel- oder Submaxillardrüsen. Wenn letztere ohne Augensymptome vorkommen, so ist auch an das neurologisch nicht einheitliche *Mikulicz-Syndrom* zu denken. Auftreten vorwiegend im jugendlichen Erwachsenenalter.

Histopathologie. Auftreten von sarkoiden Granulomen *(epitheloidzellige Granulome)*. In der oberen, mittleren oder auch tiefen Dermis bis ins subkutane Fettgewebe hineinreichend gut abgegrenzte Ansammlung von epitheloiden Zellen, stellenweise mit Vorkommen von Riesenzellen; meist nur spärliches lymphozytäres Infiltrat. Zentrale Nekrose kommt im Gegensatz zur Tuberkulose nicht vor.

Verlauf. Insgesamt verläuft die Sarkoidose sehr unterschiedlich. Viele Patienten zeigen Spontanremissionen, etwa 25–30% entwickeln einen chronischen Verlauf. Bisher wurde nicht nachgewiesen, daß die Behandlung die langfristige Prognose beeinflußt.

Differentialdiagnose. Es muß klinisch und histologisch eine Reihe von anderen granulomatösen Erkrankungen abgegrenzt werden: tuberkuloide Lepra, Lupus vulgaris, Leishmaniose, lupoide Rosazea, Fremdkörpergranulome, Pseudolymphome, Lymphome.

Diagnostische Leitlinien. Wenn das klinische Bild vereinbar mit einer Sarkoidose ist und auch ein lupoides Infiltrat bei Glasspateldruck vorhanden ist, können folgende Maßnahmen zur Sicherung der Diagnose durchgeführt werden:

Hautbiopsie. In jedem Fall sollten Biopsien auch an unterschiedlichen Lokalisationen durchgeführt werden. Besteht der Verdacht auf ein Erythema nodosum, sollte dies histologisch gesichert werden. Eingreifende Maßnahmen wie Lymphknotenbiopsie, bronchoskopische Diagnostik und Mediastinoskopie werden von Pulmologen durchgeführt.

Kveim-Siltzbach-Hauttest. Dieser beruht auf einer intrakutanen Injektion von speziell aufbereitetem antigem Material von Patienten mit akuter Sarkoidose (in Deutschland nicht zugelassen). Zur Aufbereitung werden Milz- oder hiläres Lymphknotengewebe verwendet. Die Lösung wird am Unterarm injiziert; nach 2–3 Wochen entwickelt sich in diesem Bereich ein bräunlichrötliches Knötchen mit lupoidem Infiltrat, das an Größe zunimmt und nach 4–6 Wochen exzidiert werden sollte. Histologisch zeigen sich epitheloidzellige Granulome. Der Nachteil des Kveim-Siltzbach-Tests besteht in der langen Zeitspanne von 4–6 Wochen bis zur Diagnose, da man während dieser Zeit keine innerliche Steroidtherapie durchführen kann.

Kutane Anergie. Ein interessantes Phänomen bei der Sarkoidose ist, daß sowohl der zelluläre als auch der humorale Arm des Immunsystems aktiv sind und demgegenüber eine kutane Anergie gegenüber Tuberkulin, aber auch gegenüber verschiedenen anderen Antigenen wie Trichophytin, Candida albicans, Histoplasmin, Bakterien wie Tetanustoxoid, Streptokinase-Streptodornase und Viren besteht. Eine herabgesetzte Reaktion gegenüber 2,4-Dinitrochlorobenzene (DNCB) ist vorhanden. Die Bestimmung der Tuberkulinschwelle sollte daher bei Verdacht auf Sarkoidose durchgeführt werden.

Klinische Durchuntersuchung. Eine Röntgenuntersuchung der Lunge sollte in jedem Verdachtsfall durchgeführt werden. Ferner sollten in Abhängigkeit vom klinischen Bild Lungenfunktionsuntersuchungen, eine Radioisotopendiagnostik mit ^{67}Gallium, evtl. Computertomographie und bronchoalveoläre Lavage veranlaßt werden. Jede dieser Techniken hat eine begrenzte Aussagekraft, wobei der Röntgendiagnostik der Lunge die größte Bedeutung zukommen dürfte. Hinzu kommt die Bestimmung des Angiotensin-converting-Enzyms; ein erhöhter Kalziumspiegel wird bei Sarkoidose beobachtet und sollte daher kontrolliert werden. Alle diese Parameter stellen nur relative Aktivitätsmarker dar. Jeder Patient sollte dem Ophthalmologen vorgestellt werden.

Therapie
Innerlich. Das therapeutische Vorgehen sollte in Abhängigkeit vom klinischen Bild und damit therapeutischem Nutzen/therapeutischem Risiko erwogen werden. Ein Großteil der Fälle von Sarkoidose zeigt Spontanrückbildung. Als Medikamente bei der Sarkoidose kommen insbesondere Steroide in Frage (sowohl bei akuten als auch bei chronischen Verlaufsfor-

Tabelle 50.3. Behandlungsmöglichkeiten bei Sarkoidose

Glukokortikoide	Wichtigstes Medikament bei der Behandlung aller Formen von Sarkoidose. Kann in Kombination mit anderen Medikamenten eingesetzt werden
Nichtsteroidale Antiphlogistika	Anwendbar bei Erythema nodosum, Polyarthralgien und akuter Iritis
Methotrexat	Insbesondere bei chronischer Sarkoidose, um Lungenkomplikationen zu vermeiden
Hydroxychloroquin Azathioprin Cyclophosphamid Chlorambuzil	Bei fibrosierenden Veränderungen der Lunge und Haut

men). Dabei sollten die Gukokortikoide anfangs in höherer Dosierung, später etwa 20 mg Prednisolon über mehrere Monate gegeben werden. Eine Begleittuberkulose der Lunge muß ausgeschlossen sein.
Zusätzlich kommen Antiphlogistika bei akuten Beschwerden wie Erythema nodosum, Gelenkschmerzen und Iridozyklitis in Frage. Die Behandlung mit Cloroquin (Resochin 200 mg/die) wird für die Behandlung von Haut- und Lungenveränderungen empfohlen. Hier sollte man auch die Kombination mit Steroiden erwägen.
Immunsuppressiva werden nur bei schweren chronischen Verläufen erwogen, insbesondere für fibrosierende Lungenveränderungen.

Äußerlich. Die Hauterscheinungen sprechen gut auf eine örtliche Behandlung mit glukokortikoidhaltigen Cremes, besonders unter einem Okklusivverband, an. Photochemotherapie wird mit unterschiedlichem Erfolg empfohlen. Gute Erfolge bei kutaner Sarkoidose wurden auch mit der Balneophotochemotherapie (PUVA-Bäder) erzielt.

Granuloma anulare

[Colcott Fox 1895]

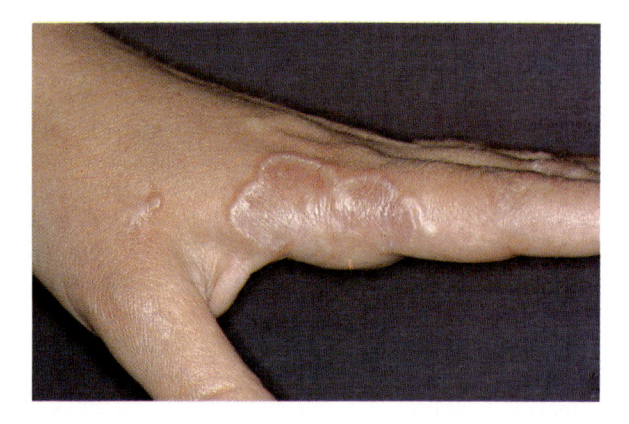

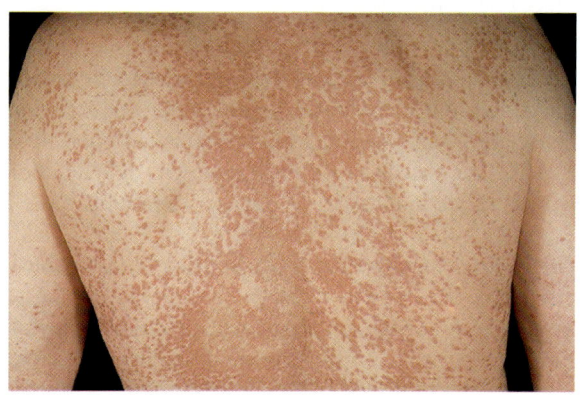

Abb. 50.6. Granuloma anulare, *unten:* disseminierte Form

Definition. Granuloma anulare ist eine gutartige, durch eine granulomatöse Entzündung gekennzeichnete Hauterkrankung, deren Ursache bislang unbekannt ist und die sich gewöhnlich in ringförmig angeordneten Papeln manifestiert.

Vorkommen. Meistens erkranken Kinder und junge Erwachsene. Befallen sind häufig die Extremitäten.

Ätiopathogenese. Die Ursache des Granuloma anulare ist unbekannt. Bisher gibt es wenig Hinweise für eine infektiöse oder toxische Genese der Hautveränderungen. Hautveränderungen wurden nach vielfältigsten Traumen wie Insektenstichen, anderen Traumen, Medikamenteneinnahme, Lichtexposition und PUVA-Behandlung beobachtet. Eine T-Zell-mediierte Immunreaktion dürfte für die Erkrankung von Bedeutung sein. Obwohl Granuloma anulare häufiger mit Diabetes mellitus assoziiert ist (generalisiertes Granuloma anulare bis zu 20%), gibt es keine Erklärung für diesen Zusammenhang. Insgesamt muß man von einem bisher nichtidentifizierten Antigen ausgehen.

Klinik. Prädilektionsstellen sind Handrücken, Fußrücken und Finger; aber auch über Gelenken (Handgelenkknöcheln, Fußgelenkknöcheln, Ellbogen) sowie an Glutäen und im Gesicht können Herde vorkommen.

Die juckreizfreien Hauterscheinungen beginnen mit kleinsten, meist erst bei Größerwerden beachteten flachen, scharf begrenzten und gering geröteten Papeln, die leicht spiegeln. Die schnell auswachsenden Herde können talergroß werden, sinken jedoch im Zentrum wieder in das Hautniveau zurück, ohne Residuen zu hinterlassen. Danach Auftreten von ringförmigen Herden aus glatten Papeln meist ohne Oberflächenveränderung. Palpatorisch sind die erhabenen Randwülste hart. Sekundäre Veränderungen wie Erosionen, Ulzerationen oder Zerfall sind selten. Die Entwicklung der Dermatose kann über mehrere Jahre gehen. Bei 75% der Patienten heilen die Erscheinungen allerdings innerhalb von 2 Jahren ab.

Erythematöse Form. Aus disseminierten Erythemen entwickeln sich flache Papeln, die unterschiedliche Konfigurationen annehmen können.

Plaqueform. Flächenhaft infiltrierte, rötliche oder rotbräunliche Herde, die differentialdiagnostisch an Necrobiosis lipoidica erinnern.

Subkutane Formen. Das subkutane Granuloma anulare zeigt hautfarbene derbe subkutane Knötchen. Histologisch muß diese Verlaufsform von Rheumaknoten oder der subkutan gelegenen Sarkoidose abgegrenzt werden.

Granuloma anulare perforans. Seltene Verlaufsform des Granuloma anulare, das insbesondere an den Extremitäten vorkommt. Es kommt zu einer oberflächlichen Ulzeration der Papeln, gelegentlich mit Entleerung einer Flüssigkeit. Da sich die Veränderungen auf kleinen Knoten entwickeln können, muß differentialdiagnostisch, sofern nur wenige Veränderungen bestehen, ein epitheloidzelliges Sarkom Enzinger ausgeschlossen werden.

Disseminiertes Granuloma anulare. Es ist eine ungewöhnliche Verlaufsform und zeigt disseminiert überwiegend papulöse Veränderungen mit einer Tendenz zur anulären Gruppierung. Der Erkrankungsbeginn ist meist später als beim solitären Granuloma anulare, der klinische Verlauf chronisch mit wenigen spontanen Rückbildungen sowie einem schlechten Ansprechen auf die Therapie. Diabetes mellitus soll bei dieser Verlaufsform in etwa 20% vorkommen; gelegentlich werden auch Fettstoffwechselstörungen beobachtet.

Histopathologie. Das Granuloma anulare kommt überwiegend in der Dermis vor. Bei der subkutanen Variante finden sich Veränderungen am Übergang von Dermis zu Subkutis. Zwei histologische Varianten können unterschieden werden:
Histiozyten, zum Teil in Palisadenstellung, umgeben meist Herde von degenerierten Kollagen im Sinne einer Nekrobiose. Reichlich Glykogen. Ferner finden sich perivaskuläre lymphozytäre Infiltrate.
Bei der diskreteren Verlaufsform finden sich Histiozyten zwischen kollagenen Fasern und perivaskulär lymphozytäre Infiltrate. Typische Nekrobioseherde kommen bei dieser Verlaufsform nicht vor.

Differentialdiagnostisch muß insbesondere die Necrobiosis lipoidica histologisch abgegrenzt werden.

Verlauf. Spontanheilungen ohne Therapie werden immer wieder beobachtet. Bekannt ist auch Spontanheilung nach Probeexcision. Die Prognose ist insgesamt gut. Das disseminierte Granuloma anulare zeigt meist einen protrahierten Verlauf.

Differentialdiagnose. Klinisch und histologisch müssen eine Reihe von anderen granulomatösen Erkrankungen abgegrenzt werden, so tuberkuloide Lepra, Lupus vulgaris, Basaliom, Leishmaniose, Fremdkörpergranulome oder tiefe Mykosen.

Therapie
Innerlich. Primär kommt die Gabe von Glukokortikoiden, Dapson oder Hydroxychloroquin in Frage.
Gutes Ansprechen wurde unter einer Etretinattherapie gesehen, ebenfalls mit PUVA. Kürzlich konnten auch in unkontrollierten Studien Erfolge mit Balneophotochemotherapie (PUVA-Bad) beobachtet werden.

Äußerlich. Bei älteren Herden kommt auch vorsichtige Kryotherapie (Kohlensäureschnee, flüssiger Stickstoff) in Betracht. Am meisten bewährt hat sich wohl die intraläsionale Injektion mit Triamcinolonacetonid-Kristallsuspension (Volon A, 10 mg, 1:3 bis 1:5 verdünnt mit einem Lokalanästhetikum wie Scandicain 1%). Auch einfacher Okklusivverband mif Heftpflaster soll die Abheilung einleiten. Abpflasterung der Herde mit einem glukokortikoidhaltigen Pflaster (Sermaka) ist von günstiger Wirkung und beschränkt den Glukokortikoideffekt auf die Erkrankungsherde. Über Vitamin-E-haltige Cremegrundlagen gibt es nur kasuistische Mitteilungen.

Granuloma multiforme
[Leiker 1964]

Seltene Erkrankung, die bei Patienten in Zentralafrika beobachtet wird. Wahrscheinlich handelt es sich um eine Variante von Granuloma anulare.

Klinik. Prädilektionsstellen sind Arme und oberer Rumpf. Es entwickeln sich Papeln, die sich rasch anulär ausbreiten. Zentrale Abheilung erfolgt unter Depigmentierung. Meist besteht ein leichter Juckreiz.

Histopathologie. Histiozytäre Infiltrate mit Riesenzellen, daneben nekrobiotische Areale, die sehr an Granuloma anulare erinnern.

Verlauf. Der Verlauf kann sich über Jahre hinstrecken.

Anuläres elastolytisches Riesenzellgranulom
[Hanke 1979, O'Brien 1975]

Synonyme. Granuloma-anulare-artige Veränderungen nach Sonnenexposition, Miescher-Granulom des Gesichtes, anuläre Necrobiosis lipoidica des Gesichtes oder Kopfes, Aktinisches Granulom.

Ätiopathogenese. Unbekannt. Wahrscheinlich identisch mit dem aktinischen Granulom. Durch starke Lichteinflüsse soll elastotisches Material zerstört und phagozytiert werden. Einige Autoren bezweifeln, daß es sich hierbei um eine eigene Entität handelt, sondern glauben, daß es sich um ein Granuloma anulare in stark lichtexponierter Haut handeln könnte.

Klinik. Anuläre Herde, teilweise kleinpapulös mit erhabenem Randwall und zentraler Atrophie. Besonders betroffen sind lichtexponierte Areale wie Gesicht und Hals, in seltenen Fällen können auch die unteren Extremitäten befallen sein.

Histopathologie. In der oberen Dermis finden sich Makrophagen und mehrkernige Riesenzellen. In den Riesenzellen kann elastotisches Material nachgewiesen werden.

Therapie. Lokal Glukokortikoide oder intraläsionale Glukokortikoidinfiltration. Systemisch wurden Chloroquin, DADPS und Clofazimine versucht.

Lichen nitidus
[Pinkus 1907]

Definition. Chronische kleinpapulöse lichenoide Dermatose unbekannter Ätiologie.

Ätiopathogenese. Die Ätiologie ist unbekannt. Ein Zusammenhang zwischen Lichen nitidus und Lichen ruber planus wird vermutet. Hierfür sprechen elektronenmikroskopische Befunde. Die meisten Autoren gehen jedoch davon aus, daß es sich um eine eigene Entität handelt. Vorkommen mit M. Crohn wurde beobachtet.

Klinik. Prädilektionsstellen sind Penisschaft und Glans, Beugeflächen der Unterarme, Hals, gelegentlich auch Brust und Rücken. Auf heller Haut findet man rötlichbräunliche, auf dunkler Haut (z. B. pigmentierter Penishaut) weißliche, über das Hautniveau kaum erhabene kleine polygonale flachpolige spiegelnde Papeln. Hämorrhagische Veränderungen können gelegentlich beobachtet werden. In einigen Fällen können auch konfluierende Areale auftreten.

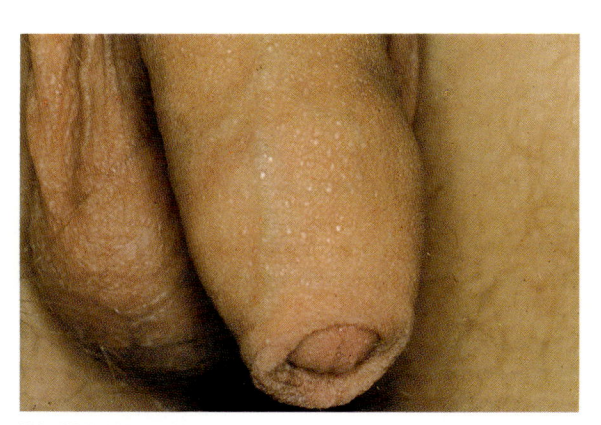

Abb. 50.7. Lichen nitidus

Histopathologie. Umschriebenes lymphohistiozytäres subepidermales Infiltrat mit Riesenzellen; vakuolige Veränderungen an der dermoepidermalen Grenze können vorkommen. Die Epidermis zeigt ein Krallenphänomen, in dem das entzündliche Infiltrat eingefaßt wird. Direkte Immunfluoreszenz negativ.

Verlauf. Chronischer Verlauf mit spontaner Heilungstendenz nach mehreren Jahren. Köbner-Phänomen kommt vor. Als Restzustände werden Hyperpigmentierungen beobachtet.

Differentialdiagnose. Lichen ruber, Lichen scrophulosorum, Lichen trichophyticus, Lichen syphiliticus, Pityriasis rubra pilaris.

Therapie. Schwierig. Wegen der Gutartigkeit der Erkrankung sollten nur symptomatische Maßnahmen durchgeführt werden. Nach topisch angewendeten Glukokortikoiden wird häufig Besserung beobachtet. Retinoide können in schwierigen Fällen versucht werden.

Necrobiosis lipoidica
[Oppenheim 1929, Urbach 1932]

Synonyme. Necrobiosis lipoidica diabeticorum, Granulomatosis disciformis chronica et progressiva (Miescher), Granulomatosis tuberculoides pseudosclerodermiformis (Gottron)

Definition. Es handelt sich um eine bei Patienten mit Diabetes mellitus, aber auch bei Nichtdiabetikern vorkommende chronische Erkrankung, gekennzeichnet durch plattenartige, an Lupus vulgaris oder zirkumskripte Sklerodermie erinnernde Veränderung infolge einer zur Nekrobiose führenden granulomatösen Entzündung mit Ulzerationsneigung.

Vorkommen. Die Erkrankung wird nicht selten beobachtet. Etwa 40% der Patienten haben gleichzeitig einen Diabetes mellitus. Der Necrobiosis lipoidica kann ein Diabetes vorangehen; die Ausprägung ist aber unabhängig von der Schwere der diabetischen Stoffwechsellage. Die Erkrankung kommt in jedem Alter vor, vorzugsweise bei Frauen mittleren Lebensalters. Wie auch beim Diabetes wurde auch bei der Necrobiosis lipoidica eine erhöhte Frequenz der HLA-Antigene B8, -Cw3 und -DR4 gefunden.

Ätiopathogenese. Die Ätiopathogenese der Necrobiosis lipoidica ist bislang unbekannt. Trotz der häufigen Assoziation mit Diabetes mellitus konnte der Zusammenhang hierzu nicht endgültig geklärt werden. Auf-

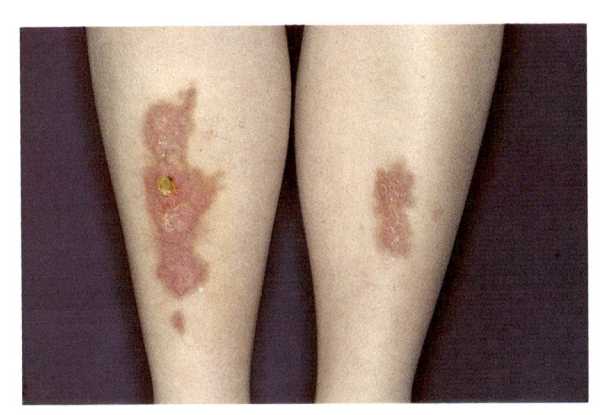

Abb. 50.8. Necrobiosis lipoidica

grund der Gefäßwandveränderungen wird ein Zusammenhang mit der diabetischen Mikroangiopathie diskutiert. Verdickung der Basalmembran an den Gefäßen wird beobachtet.
Ablagerungen von C3, IgM und IgA um die Gefäße wurden von vielen Autoren auch als Hinweis für eine Immunkomplexvaskulitis bewertet. Immunglobulinablagerungen sollen häufiger in Assoziation mit Typ-I- als mit Typ-II-Diabetes beobachtet werden. In erkrankter Haut wird eine verminderte Schweißdrüsenfunktion beobachtet; diese wird auf lokale Nervenschädigung infolge des lokal-entzündlichen Prozesses zurückgeführt. Veränderungen im Kollagenstoffwechsel wurden häufig im Zusammenhang mit den Basalmembranveränderungen diskutiert. So wurden als pathologische Reaktion ein verstärktes cross-linking von Kollagen, erhöhte Lysyloxidase und erhöhtes Hydroxylysin beobachtet. Ferner konnte eine verminderte Menge an Hydroxyprolin und Kollagen in erkrankter Haut beobachtet werden. Außerdem wurde eine Reduktion von Typ-I-Kollagen beobachtet. Auch konnte eine Assoziation zwischen Necrobiosis lipoidica und familiärer β-Lipoproteinämie gesichert werden.

Klinik. Prädilektionsstellen sind die Streckseiten der Unterschenkel, Fußrücken und Fußgelenkgegend. Die Beugeseiten der Unterschenkel sowie Oberschenkel können mitbetroffen sein. In etwa 15% sind Veränderungen auch in anderen Hautregionen, besonders an Handrücken und Unterarmen, vorhanden. Bemerkenswert ist der Sitz am behaarten Kopf, wo die atrophisierenden Veränderungen einen Pseudopelade-Zustand erzeugen.
Man findet an den Unterschenkeln unregelmäßig konfigurierte, scharf begrenzte plattenförmige atrophische Herde, die ein gelbes bis braungelbes, sklerotisch-hartes Zentrum aufweisen und von Teleangiektasien durchzogen sind. Der Randsaum ist rötlichviolett oder mehr braunrot. Dadurch entsteht ein sklero-dermieartiger Aspekt. Mehrere kleinere Herde können zu größeren zusammenfließen. Die Erkrankung kann einseitig beginnen, ist aber später meist symmetrisch ausgeprägt. Bei 1/3 der Patienten kommt es innerhalb der Herde zur Entwicklung schlecht heilender Ulzera mit einem gelblich-speckigen nekrotischen Grund. Wenn sich diese über die Tibiakante entwickeln, kann eine Begleitperiostitis starke Schmerzen verursachen.
Bei Diaskopie zeigen Herde im Beginn eine gelbliche Eigenfarbe, die lupoid wirkt, aber diffus im Bereich des Herdes nachweisbar ist. Abheilung erfolgt stets unter Hinterlassung von Atrophie mit Untergang der Anhangsgebilde, besonders der Haarfollikel und Talgdrüsen.

Necrobiosis lipoidica maculosa disseminata

Klinisch zeigen sich disseminiert gerötete und leicht infiltrierte Herde, meistens an den Extremitäten von Linsen- bis Markstückgröße, die sich langsam entwickeln. Differentialdiagnostisch muß disseminiertes Granuloma anulare abgegrenzt werden.

Necrobiosis lipoidica an Stirn- und Kopfbereich

Die Veränderungen manifestieren sich als zirzinäre oder mehr serpiginöse Herde mit zentraler Abheilung und Depigmentierung, besonders im Haargrenzbereich. Differentialdiagnostisch muß eine zirzinäre Sarkoidose abgegrenzt werden.

Granulomatosis disciformis chronica et progressiva
[Miescher 1948]

Der Krankheitsbegriff ist synonym mit der Necrobiosis lipoidica. Es handelt sich dabei nicht um eine eigene Krankheit, sondern höchstwahrscheinlich um eine Necrobiosis lipoidica bei Patienten ohne Diabetes mellitus, bei der Nekrobiose und Lipidablagerungen stärker in den Hintergrund treten und die tuberkuloide granulomatöse Reaktion ganz im Vordergrund des feingeweblichen Bildes steht.

Histopathologie. Im Bereich der oberen, mittleren und tiefen Dermis bis an das Fettgewebe heranreichend finden sich nekrobiotische Kollagenbezirke. Im Randbereich finden sich hierbei histiozytäre Infiltrate, zum Teil in Palisadenstellung, ferner auch Riesenzellen. Im Gegensatz zum Granuloma anulare zeigt die Necrobiosis lipoidica eine Beteiligung der gesamten Dermis. Histologisch können zwei Formen unterschieden werden: eine granulomatöse Variante mit Palisadenstellung sowie eine tuberkuloide Variante, bei der gut umschriebene Granulome nachweisbar sind. Die palisadenartige granulomatöse Variante wird häufig bei Diabetikern gesehen. Die tuberkuloide Verlaufsform wird von einigen Autoren auch als Miescher-Granulom bezeichnet.

Verlauf. Der Verlauf ist häufig chronisch, die Herde selbst sind asymptomatisch. Als Komplikationen können Ulzera auftreten. Die Behandlung des Diabetes mellitus muß nicht zur Rückbildung der Veränderungen führen.

Differentialdiagnose. Die Abgrenzung von Granuloma anulare kann, besonders bei disseminierten Formen, nicht nur klinisch, sondern auch histologisch große Schwierigkeiten bereiten. Sarkoidose und zirkumskripte Sklerodermie können durch Biopsie sicher abgegrenzt werden. Bei ulzerierten Formen ist auch an ulzeriertes tuberoserpiginöses Syphilid zu denken (Serologie, Diagnose ex juvantibus). Bei anulären oder serpignösen Herden im Stirn- und Kopfbereich sind zirzinäre Sarkoidose und auch Granuloma anulare auszuschließen.

Therapie. Die Behandlung bei Necrobiosis lipoidica ist außerordentlich vielfältig. Grunderkrankungen wie Diabetes mellitus sollten behandelt werden. Gute Erfahrungen liegen mit topischen Glukokortikoiden besonders unter okklusiven Bedingungen vor. Dabei sind Kompressionsverbände anzuraten. Bei ulzerierenden Fällen von Necrobiosis lipoidica wurde über gute Ansprechraten unter einer Kombination von Aspirin/Dipyridamol berichtet. Auch Pentoxifyllin und Heparin können versucht werden. Chirurgische Maßnahmen sind nur in Ausnahmefällen indiziert.

Noduli rheumatosi

[Hilliers 1868]

Synonyme. Rheumatismus nodosus, Rheumaknoten

Vorkommen. Rheumaknoten treten in etwa 20% der Patienten mit rheumatoider Arthritis auf. Sie sind nicht nur auf die Haut beschränkt, sondern können in Herz (Perikard, Myokard und Klappen), Larynx, Lunge, Pleura, Milz, Peritoneum, Auge, Nase und Venen vorkommen.

Klinik. Die Prädilektionsstellen an der Haut sind der Ellenbogen- und Ulnarbereich, seltener Hände und Fingerrücken oder Ohren. Es finden sich indolente hautfarbene, über das Hautniveau prominente, harte Knoten mit subkutanem Sitz, aber auch Lokalisation in den Weichteilen. Konfluierende Knoten kommen

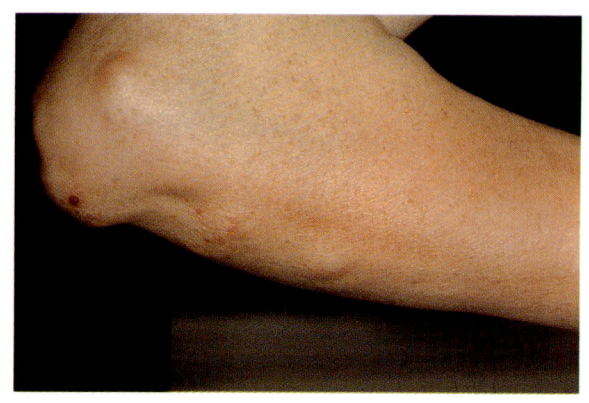

Abb. 50.9. Noduli rheumatosi (Rheumaknoten)

vor. Nach Trauma können die Veränderungen ulzerieren.

Histopathologie. In der Tiefe findet sich, umgeben von palisadenartig angeordneten Histiozyten und Riesenzellen, eine zentrale Nekrobiosezone mit Fibrin, Immunglobulinen, Lipid- und Glykosaminoglykanablagerungen. In der direkten Immunfluoreszenz sind um Rheumaknoten IgG- und IgM-Ablagerungen nachweisbar.

Prognose. Rheumaknoten bleiben meist länger bestehen; sie können spontan perforieren und nekrotisches Material nach außen entleeren.

Differentialdiagnose. Differentialdiagnostisch muß eine Reihe von anderen subkutanen knotenbildenden Erkrankungen wie Heberden-Knoten, fibroide Knoten bei Acrodermatitis chronica atrophicans, Sehnenxanthome, Gichttophi, Kalzinose und mesenchymale Tumoren abgegrenzt werden.

Therapie. Die Behandlung ist schwierig. Nach Einstellung der Grundkrankheit lokal Versuch mit Glukokortikoiden, je nach Lokalisation auch mit intraläsionalen Infiltrationen; gegebenenfalls können die Veränderungen exzidiert werden.

Nekrobiotisches Xanthogranulom

[Kossard und Winkelmann 1980]

Vorkommen. Betroffen sind Patienten mittleren und höheren Alters. Das Durchschnittsalter der Patienten liegt bei 65 Jahren. Assoziiert findet sich in den meisten Fällen eine Paraproteinämie. Insbesondere zeigte sich eine IgG-Paraproteinämie, wobei bei den Leichtketten κ-Ketten häufiger als λ-Ketten beobachtet wurden. Über Assoziationen zu Plasmozytom, Morbus Hodgkin und HTLV-I-Infektionen wird berichtet.

Ätiopathogenese. Die Ursache ist bislang unbekannt.

Klinik. Insbesondere an Gesicht, Hals, Rumpf und proximalen Extremitäten finden sich irreguläre Plaques und Knoten, die ulzerieren können. Besonders charakteristisch sind periokuläre Veränderungen. Die Veränderungen sind bräunlich bis rötlich, zentral etwas gelblich; Hämorrhagie kann vorkommen.
Die Veränderungen kommen auch in Herz, Skelettmuskulatur, Larynx, Milz und Eierstöcken vor.

Histopathologie. In der oberen, mittleren und insbesondere der tiefen Dermis finden sich große nekrobiotische Areale, die im Randbereich xanthogranulomatöse Infiltrationen aufweisen. Auffallend sind Epitheloidzellen, schaumige Histiozyten, Riesenzellen vom Touton-Typ sowie Fremdkörperriesenzellen. Ferner sind Cholesterinspalten und Lipidvakuolen nachweisbar.

Therapie. Meist chemotherapeutische Behandlung der Grundkrankheit. Lokal kommen symptomatische Maßnahmen in Frage.

Morbus Crohn der Haut
[Parks 1965]

Synonym. Metastatischer Morbus Crohn

Definition. Granulomatöse Reaktion der Haut bei Patienten mit Morbus Crohn.

Vorkommen. Meist bei Patienten mit Morbus Crohn des Dickdarms. Die Hautbeteiligung tritt unabhängig von der Erkrankungsdauer, dem Geschlecht und der Krankheitsaktivität auf.

Pathogenese. Unbekannt. Wahrscheinlich granulomatöse Reaktion gegenüber Antigenen, die in der Haut abgelagert werden.

Klinik. Das klinische Bild ist variabel. Häufig treten Hautveränderungen peristomal, perifistulär oder oral auf. Lokalisierte oder generalisierte Veränderungen werden auch beobachtet. Dabei treten Ulzera, Knoten und indurierte Plaques auf.

Histopathologie. Granulomatöse Entzündung der oberen, mittleren und unteren Dermis. Einige Autoren haben auch den Begriff granulomatöse Perivaskulitis geprägt.

Differentialdiagnose. Artefakte, Granuloma faciale, Erysipel, Impetigo, Hidradenitis suppurativa, Mykosen.

Therapie. Prednisolon, Sulfasalazin und Azathioprin.

Granuloma faciale
[Pedace und Perry 1966]

Synonym. Granuloma eosinophilicum faciei [Wigley 1945]

Definition. Durch entzündlich-rote Knoten oder plattenförmige Herde im Gesicht bei Erwachsenen gekennzeichnete chronische Erkrankung mit typischem Granulom und unbekannter Ätiologie.

Vorkommen. Die chronische Erkrankung betrifft überwiegend das Erwachsenenalter; häufiger sollen Männer zwischen dem 4. und 5. Lebensjahrzehnt betroffen sein. Die Erkrankung wird überwiegend bei Weißen beobachtet. Beziehungen zum Sonnenlicht wurden vermutet, sind jedoch nicht bewiesen.

Ätiopathogenese. Ätiologie unbekannt. Einige Autoren diskutieren, ob es sich im Frühstadium um eine Vaskulitis (leukozytoklastische Vaskulitis) handeln könnte. Die meisten Biopsien werden jedoch nicht in einem solch frühen Stadium durchgeführt. Auch an infektiöse Ursache wird gedacht.

Klinik. Anfänglich einzelne oder mehrere, stellenweise polyzyklische, scharf begrenzte, leicht infiltrierte Herde. Später Ausbildung von Plaques mit planer oder

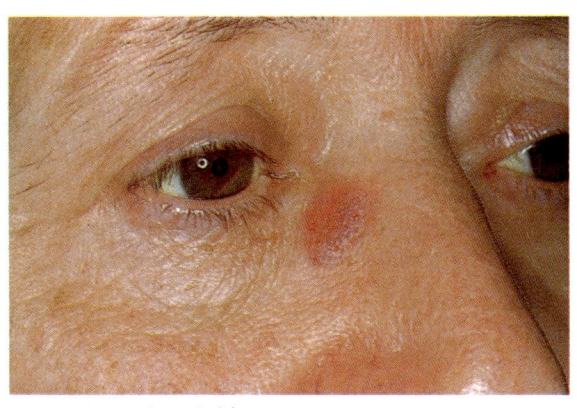

Abb. 50.10. Granuloma faciale

orangenschalenartiger Oberfläche. Die Konsistenz ist weich, umschriebene Knötchen oder Knotenbildung können vorkommen. Die Farbe braun-, blaurot, gelegentlich werden multiple Herde beobachtet. Einzelne Herde können auch Teleangiektasien aufweisen. Prädilektionsstellen sind Schläfen, Wangen, Nase, Kinn, Ohrläppchen. Als Leitsymptom wird über leichtes Brennen und Juckreiz berichtet.

Symptome. Gelegentlich leichte Empfindlichkeit (Brennen, Juckreiz); keine Mitbeteiligung innerer Organe

Histopathologie. Unauffällige Epidermis. Entzündungsfreie subepidermale Zone. Initial um die Gefäße überwiegend eosinophile und neutrophile Leukozyten sowie vereinzelt Histiozyten (leukozytäre Phase). Im Initialstadium wird auch eine klassische leukozytoklastische Vaskulitis vermutet. Später Hinzukommen von Lymphozyten, Plasmazellen und Mastzellen. Abnahme von Eosinophilen und Leukozyten, Hämosiderin kann vorkommen. Im Spätstadium Fibrosierung.

Direkte Immunfluoreszenz. In der direkten Immunfluoreszenz können Ablagerungen von IgG, IgA, IgM und C3/C4 in der dermoepidermalen Grenzzone vorkommen.

Verlauf. Chronisch. Spontanheilungen kommen gelegentlich vor.

Differentialdiagnose. Sarkoidose, Pseudolymphome, Lupus vulgaris, lymphozytische Infiltration (Jessner-Kanof), Lupus erythematodes tumidus, fixe Arzneimittelexantheme, Erythema elevatum et diutinum.

Therapie
Innerlich. Wegen der Gutartigkeit der Behandlung sollte das therapeutische Risiko erwogen werden. Empfohlen werden insbesondere Dapson, Chlorquin und Hydroxychloroquin.
Äußerlich. Lokal Applikation von glukokortikoidhaltigen Externa. Auch intraläsionale Injektion von Triamcinolonacetonid-Kristallsuspension (Volon A, 10 mg, 1:3–1:5 verdünnt mit dem Lokalanästhetikum Scandicain) wird häufig angewandt.
Versuche mit Kryotherapie, Exzision, Bestrahlung, Laser, Dermabrasion sowie Goldinjektionen zeigten unterschiedliche Ergebnisse.

Granulome der Axilla
[Pinkus und Botvinick 1957]

Synonyme. Axilläre Granulome, Desodorantgranulome, Zirkoniumgranulome

Vorkommen. Granulomatöse Entzündungen in der Axillaregion nach Anwendung von zirkoniumhaltigen Desodorants. Zirkoniumhaltige Präparate sind heute nicht mehr erlaubt.

Pathogenese. Granulomatöse Fremdkörperreaktion nach Anwendung natrium-zirkonium-laktat-haltiger Desodorants. Auftreten der Granulome im Bereich der Haarfollikel sowie ekkriner und apokriner Schweißdrüsen.

Klinik. Im Bereich der Achselhöhlen zahlreiche dichtstehende hautfarbene oder gering gerötete Knötchen, die stecknadelkopf- bis kleinerbsgroß und gerötet sind. Nach Absetzen der externen Noxe bilden sich die Veränderungen innerhalb von 1–2 Jahren zurück.

Histopathologie. In der oberen und mittleren Dermis umschriebene Granulome mit Epitheloidzellen, Riesenzellen vom Langerhans- und Fremdkörpertyp sowie Lymphozyten. Kein Nachweis von doppelbrechenden Kristallen.

Differentialdiagnose. Fremdkörperreaktion anderer Genese.

Therapie. Versuch mit externen Glukokortikoiden.

Granuloma gluteale infantum
[Tappeiner und Pfleger 1971]

Definition. Bei Säuglingen im Anschluß an Behandlung von Windeldermatitis mit fluorierten Glukokortikoiden auftretende granulomatöse Erkrankung.

Vorkommen. Die seltene Erkrankung wird vorwiegend bei Säuglingen zwischen dem 2. und 7. Lebensmonat beobachtet, keine Geschlechtsbevorzugung.

Ätiopathogenese. Ätiologie ist ungeklärt. Pathogenetisch handelt es sich um eine chronische, über mehrere Monate hin verlaufende Erkrankung, die sich zumeist auf dem Boden einer Windeldermatitis oder einer intertriginösen Infektion mit Candida albicans entwickelt. Vielfach ist in der Anamnese die Anwendung von fluorierten glukokortikoidhaltigen Salben oder Cremes festzustellen.

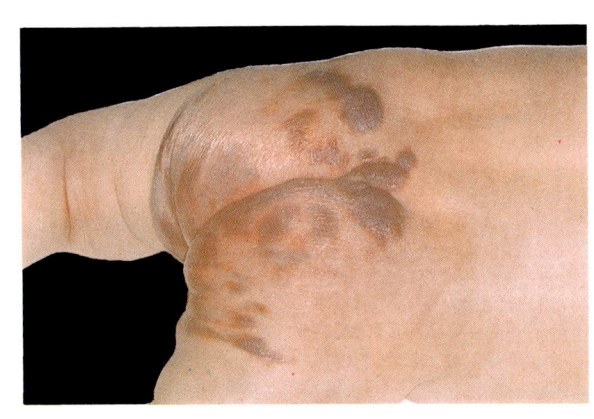

Abb. 50.11. Granuloma glutaeale infantum

Klinik. Am Gesäß und an den Oberschenkelbeugeseiten findet man rundliche oder in Spaltlinien stehende ovale, kalotten- oder polsterartige prall-elastische blaurote Knoten. Die Oberfläche kann durch Scheuerreize erodiert sein. Der Verlauf der Erkrankung ist günstig. Bei entsprechender Therapie Abheilung der Veränderung innerhalb weniger Wochen.

Histopathologie. In der oberen Dermis granulomatöse Infiltrate mit Histiozyten, Riesenzellen, Neutrophilen, Eosinophilen und Plasmazellen.

Differentialdiagnose. Das Erkrankungsbild ist außerordentlich typisch. Abzugrenzen sind im Einzelfall Pseudolymphom, Mastozytom und posterosives Syphiloid.

Therapie. Trockenbehandlung (Lotio zinci, Pasta zinci, Oleum zinci). Vermeidung von fluorierten glukokortikoidhaltigen Salben. Keine Plastikhöschen; häufiges Wechseln der Windeln.

Weiterführende Literatur

Sarkoidose

Chretin J, Marsac J, Saltiel J et al. (eds) (1983) Sarcoidosis and other granulomatous disorders. Pergamon, Oxford

Faure M, Nicolas JF, Gaucherand M et al. (1982) Numeration of T cell subsets in sarcoidosis using monoclonal antibodies: decreased levels of peripheral blood T cells and cells with suppressor T cell phenotype. Dermatologica 165:88–93

Gupta AK, Haberman HF, From GLA et al. (1987) Sarcoidosis with extensive cutaneous ulceration. Dermatologica 174:135–139

Hanno R, Needelman A, Eiferman RA et al. (1981) Cutaneous sarcoidal granulomas and the development of systemic sarcoidosis. Arch Dermatol 117:203–207

Hebel JL, Snider RL, Mitchell D (1993) Löfgren's syndrome. Cutis 52:223–224

Heerfordt CF (1909) Über eine „Febris uvea-parotidea subchronica", an der Glandula parotis und an der Uvea des Auges lokalisiert und häufig mit Paresen cerebrospinaler Nerven kompliziert. Arch Ophthalmol 70:254–273

Hruza GJ, Kendel FA (1985) Generalized atrophic sarcoidosis with ulcerations. Arch Dermatol 122:320–322

James DG (ed) (1994) Sarcoidosis and other granulomatous disorders. Dekker, New York

Kerdel FA, Moschella SL (1984) Sarcoidosis. An update review. J Am Acad Dermatol 11:1–19

Löfgren S (1946) Erythema nodosum. Studies on etiology and pathogenesis in 185 adult cases. Acta Med Scand 174 (Suppl):1–197

Remee de RA (1994) Sarcoidosis and Wegener's granulomatosis: a comparative analysis. Sarcoidosis 11:7–18

Saxe N, Benetar SR, Bok L et al. (1984) Sarcoidosis with leg ulcera and annular facial lesion. Arch Dermatol 120:93–96

Sönnichsen N, Audring H (1987) Hautsarkoidose. In: Braun-Falco O, Schill W-B (Hrsg) Fortschritte der Praktischen Dermatologie und Venerologie, Bd XI. Springer, Berlin, S 208–214

Steigleder GK, Silva A Jr, Nelson CT (1961) Histopathology of the Kveim test. Arch Dermatol 84:828–834

Sultzbach LE, James DG, Neville E et al. (1974) Course and prognosis of sarcoidosis arround the world. Am J Med 57:847–852

Thestrup-Pedersen K, Rømer FK, Jensen JH et al. (1985) Serum angiotensin-converting enzyme in sarcoidosis and psoriasis. Arch Dermatol Res 277:16–18

Vainsencher D, Winkelmann RK (1984) Subcutaneous sarcoidosis. Arch Dermatol 120:1028–1032

WAGSOG (1994) Consensus conference: activity of sarcoidosis. Third WASOG Meeting, Los Angeles, USA, September 8–11, 1993. Eur Respir J 7:624–627

Granuloma anulare

Allen T (1966) Granuloma annulare-like reaction to sunlight. Aust J Dermatol 8:252

Andersen BL, Verdich J (1979) Granuloma annulare and diabetes mellitus. Clin Exp Dermatol 4:31–37

Colcott Fox T (1985) Ringed eruption of the fingers. Br J Dermatol 7:91–92

Cox NH, McQueen A, Evans TJ (1987) An annular erythema of infancy. Arch Dermatol 123:510–513

Czarnecki N, Hintner H (1979) Disseminiertes perforierendes Granuloma annulare. Hautarzt 30:295–298

Dicken CH, Carrington SG, Winkelmann RK (1969) Generalized granuloma annulare. Arch Dermatol 99:556–563

Friedman-Birnbaum R, Haim S, Gideone O et al. (1978) Histocompatibility antigens in granuloma annulare. Comparative study of the generalized and the localized types. Br J Dermatol 98:425–428

Haensch R (1979) Granuloma annulare disseminatum. Z Hautkr 54:65–73

Haim S, Friedman-Birnbaum R, Shafrir A (1970) Generalized granuloma annulare: relationship to diabetes mellitus as revealed in 8 cases. Br J Dermatol 83:302–305

Haustein UF (1976) Zur Ultrastruktur des Granuloma annulare. Dermatol Monatsschr 162:289–299

Husz S, Hunyadi J, Kohau J et al. (1984) Über die PUVA-Behandlung des generalisierten Granuloma annulare. Aktuel Dermatol 10:31–33

Kossard D, Winkelmann RK (1978) Response of generalized granuloma annulare to alkylating agents. Arch Dermatol 114:216–220

Kresbach H (1987) Variationsbreite des Granuloma annulare. In: Braun-Falco O, Schill W-B (Hrsg) Fortschritte der Praktischen Dermatologie und Venerologie, Bd XI. Springer, Berlin, S 215–222

Levi L, Sala G, Galbiati G et al. (1986) Granuloma annulare perforans. Zwei klinische verschiedenartige Verlaufsformen. Hautarzt 37:23–27

Mehregan AH, Altman J (1973) Miescher's granuloma of the face: a variant of necrobiosis lipoidica-granuloma annulare spectrum. Arch Dermatol 107:62–64

Muhlbauer JE (1980) Granuloma annulare. J Am Acad Dermatol 3:217–230

Salomon RJ, Gardepe SF, Woodley DT (1986) Deep granuloma annulare in adults. Int J Dermatol 25:109–112

Steiner A, Pehamberger H, Wolff K (1980) Sulfone treatment of granuloma annulare. J Am Acad Dermatol 13:1004–1008

Umbert P, Winkelmann RK (1977) Histologic, ultrastructural and histochemical studies of granuloma annulare. Arch Dermatol 113:1681–1686

Wolff HH, Maciejewski W (1977) The ultrastructure of granuloma annulare. Arch Dermatol Res 259:225–234

Granuloma multiforme

Allenby CF, Wilson Jones E (1969) Granuloma multiforme. Trans St Johns Hosp Dermatol Soc 55:88–98

Braun-Falco O (1964) Elastische Fasern als Fremdkörper. In: Gans O, Steigleder GK (Hrsg) Pathologische Veränderungen an Grundsubstanz, Kollagen und Elastica. In: Marchionini A (Hrsg) Handbuch der Haut- und Geschlechtskrankheiten, Bd I/2. Normale und Pathologische Anatomie der Haut II. Springer, Berlin, S 626–628

Browne SG (1966) Granuloma multiforme in Eastern Nigeria. Int J Lepr 34:27–29

Dahl MV (1986) Is actinic granuloma really granuloma annulare? Arch Dermatol 122:39–40

Leiker DL, Ziedses des Plantes M (1967) Granuloma multiforme in Kenya. East Afr Med J 44:429–436

Leiker DL, Kok SH, Spaas JJ (1964) Granuloma multiforme. A new disease resembling leprosy. Int J Lepr 32:368–370

McGrae JD Jr (1986) Actinic granuloma. A clinical, histopathologic and immunocytochemical study. Arch Dermatol 122:43–47

Mehregan AH, Altman J (1973) Miescher's granuloma of the face. Arch Dermatol 107:62–64

O'Brien JP (1975) Actinic granuloma. An annular connective tissue disorder affecting sun- and heat-damaged (elastotic) skin. Arch Dermatol 111:460–466

Prendiville J, Griffiths WAD, Russel Jones R (1985) O'Brien's actinic granuloma. Br J Dermatol 113:353–358

Ragaz A, Ackerman AB (1979) Is actinic granuloma a specific condition? Am J Dermatopathol 1:43–50

Rogge T (1977) Granuloma multiforme. Hautarzt 28:375–377

Anuläres elastolytisches Riesenzellgranulom

Hanke CW, Bailin PL, Roenigk HH Jr (1979) Anular elastolytic giant cell granuloma: a clinicopathologic study of five cases and a review of similar entities. J Am Acad Dermatol 1:413–421

Kato H, Kitajima Y, Yaoita H (1991) Annular elastolytic giant cell granuloma: an unusual case with papular lesions. J Dermatol 18:667–670

Schwarz Th, Lindlbauer R, Gschnait F (1983) Annular elastolytic giant cell granuloma. J Cutan Pathol 10:321–326

Sina B, Wood C, Rudo K (1992) Generalized elastophagocytic granuloma. Cutis 49:355–357

Vehering KH, Bonsmann G, Bröcker EB et al. (1991) Das anuläre elastolytische Riesenzellgranulom – eine Differentialdiagnose kutaner Granulomatosen. Hautarzt 42:391–395

Yanagihara M, Kato F, Mori S (1987) Extra and intracellular digestion of elastic fibers by macrophages in annulare elastolytic giant cell granuloma. An ultrastructural study. J Cutan Pathol 14:303–308

Lichen nitidus

Banse-Kupin L, Morales A, Kleinsmith D (1983) Perforating lichen nitidus. J Am Acad Dermatol 9:452–456

Clausen J, Jacobsen FK, Brandrup F (1982) Lichen nitidus: electron microscopic and immunofluorescent studies. Acta Derm Venereol (Stockh) 62:15–19

Jetton RL, Eby CS, Freeman RG (1972) Vesicular and hemorrhagic lichen nitidus. Arch Dermatol 105:430–431

Kint A, Meysman L, Bugingo G et al. (1982) Lichen nitidus and Crohn's disease. Dermatologica 164:272–277

Lucker GPH, Koopman RJJ, Steijlen PM et al. (1994) Treatment of palmoplantar lichen niditus with acitretin. Br J Dermatol 130:791–793

Pinkus F (1907) Über eine neue knötchenförmige Hauteruption: Lichen nitidus. Arch Dermatol Syph 85:11–36

Pinkus H, Shair HM (1952) Koebner phenomenon in lichen nitidus. Arch Dermatol 65:82–86

Necrobiosis lipoidica

Beck HI, Bjerring P, Rasmussen I et al. (1985) Treatment of necrobiosis lipoidica with low-dose acetylsalicylic acid. A randomized double-blind trial. Acta Derm Venereol (Stockh) 65:230–234

Gotz A, Eckert F, Landthaler M (1994) Ataxia-teleangiectasia (Louis-Bar syndrome) associated with ulcerating necrobiosis lipoidica. J Am Acad Dermatol 31:124–126

Huntley AC (1982) The cutaneous manifestations of diabetes mellitus. J Am Acad Dermatol 7:427–455

Kavanagh GM, Novelli M, Hartog M et al. (1993) Necrobiosis lipoidica-involvement of atypical sites. Clin Exp Dermatol 18:543–544

Miescher G, Leder M (1948) Granulomatosis disciformis chronica et progressiva. Dermatologica 97:25–34

Noster U, Jänner M, Schulz KH (1974) Zur Entität der Necrobiosis maculosa. Granulomatosis disciformis chronica et progressiva Miescher und ihre Beziehung zur Necrobiosis lipoidica diabeticorum. Hautarzt 25:325–332

Ullman S, Dahl MV (1977) Necrobiosis lipoidica. An immunofluorescence study. Arch Dermatol 113:1671–1673

Wilson Jones E (1971) Necrobiosis lipoidica presenting on face and scalp: an account of 29 patients and a detailed consideration of recent histochemical findings. Trans St Johns Hosp Dermatol Soc 57:202–220

Noduli rheumatosi

Beatty EC (1959) Rheumatic-like nodules occurring in nonrheumatic children. Arch Pathol 68:154–159

Bennett GA, Zeller JW, Bauer W (1940) Subcutaneous nodules of rheumatoid arthritis and rheumatic fever. A pathologic study. Arch Pathol 30:70–89

Burton JL (1977) Granuloma annulare, rheumatoid nodules, and necrobiosis lipoidica. Br J Dermatol 97 (Suppl 15):52–54

Kerl H (1972) Knotige rheumatoide Hautmanifestationen und ihre Differentialdiagnose. Z Hautkr 47:193–208

Lowney ED, Simons HM (1963) „Rheumatoid" nodules of the skin. Arch Dermatol 88:853–858

Wolf P, Gretler J, Aglas F et al. (1994) Anticardiolipin antibodies in rheumatoid arthritis: their relation to rheumatoid nodules and cutaneous vascular manifestations. Br J Dermatol 131:48–51

Nekrobiotisches Xanthogranulom

Finan MC, Winkelmann RK (1986) Necrobiotic xanthogranuloma with paraproteinemia: a review of 22 cases. Medicine 65:376–388

Finan MC, Winkelmann RK (1987) Histopathology of necrobiotic xanthogranuloma with paraproteinemia. J Cutan Pathol 14:92–99

Hafner O, Witte T, Schmidt RE et al. (1994) Necrobiosis xanthogranuloma in IgG kappa plasmocytoma and Quincke edema. Hautarzt 45:339–343

Hauser C, Schifferli J, Saurat JH (1991) Complement consumption in a patient with necrobiotic xanthogranuloma and paraproteinemia. J Am Acad Dermatol 24:908–911

Kossard S, Winkelmann RK (1980) Necrobiotic xanthogranuloma with paraproteinemia. J Am Acad Dermatol 3:257–270

Novak PM, Robbins TO, Winkelmann RK (1992) Necrobiotic xanthogranuloma with myocardial lesions and nodular transformation of the liver. Hum Pathol 23:195–196

Plotnick H, Taniguchi Y, Hashimoto K et al. (1991) Periorbital necrobiotic xanthogranuloma and stage I multiple myeloma. J Am Acad Dermatol 25:373–377

Reeder CB, Connolly SM, Winkelmann RK (1991) The evolution of Hodgin's disease and necrobiotic xanthogranuloma syndrome. Mayo Clin Proc 66:1222–1224

Valentine EA, Friedman HD, Zamkoff KW et al. (1990) Necrobiotic xanthogranuloma with IgA multiple myeloma: a case report and literature review. Am J Hematol 35:283–285

Morbus Crohn der Haut

Buckley C, Bayoumi AHM, Sarkany I (1989) Metastatic Crohn's disease. Clin Exp Dermatol 15:131–1334

Burgdorf W (1981) Cutaneous manifestations of Crohn's disease. J Am Acad Dermatol 5:689–695

Greenstein AJ, Janowitz HD, Sachar DB (1976) The extraintestinal complications of Crohn's disease and ulcerative colitis; a study of 700 patients. Medicine 55:401–412

Lebwohl M, Fleischmajer R, Janowitz H et al. (1984) Metastatic Crohn's disease. J Am Acad Dermatol 10:33–38

Peltz S, Vestey JP, Ferguson A et al. (1993) Disseminated metastatic cutaneous Crohn's disease. Clin Exp Dermatol 18:55–59

Shum DT, Guenther L (1990) Metastatic Crohn's disease. Case report and review of the literature. Arch Dermatol 126:645–648

Wagner A (1971) Hauterkrankungen bei Enteritis regionalis (Morbus Crohn). Dtsch Med Wochenschr 95:1078–1086

Granuloma faciale

Apfelberg DB, Druker D, Maser MR et al. (1983) Granuloma faciale. Treatment with the argon laser. Arch Dermatol 119:573–576

Büchner SA, Koch B, Itin P et al. (1988) Granuloma faciale. Zur klinisch histologischen Variationsbreite der Befunde bei fünf Patienten. Hautarzt 39:217–222

Guill MA, Aton JK (1982) Facial granuloma responsive to dapsone therapy. Arch Dermatol 118:332–335

Gutierrez-Ortega MC, Martin-Moreno L, Arias-Palomo D et al. (1990) Facial granuloma caused by cactus bristles. Med Cutan Ibero Lat Am 18:197–200

Nieboer C, Kalsbeek GL (1978) Immunofluorescence studies in granuloma eosinophilicum faciale. J Cutan Pathol 5:68–75

Pedace FJ, Perry HO (1966) Granuloma faciale: a clinical and histopathologic review. Arch Dermatol 94:387–395

Perrin C, Lacour JP, Michiels JF et al. (1992) Facial granuloma. Ann Dermatol Venereol 119:509–516

Pfleger L, Tappeiner S (1951) Über das eosinophile Granulom des Gesichtes. Arch Dermatol Syph 193:1–13

Pinkus H (1952) Granuloma faciale. Dermatologica 105:85–99

Wigley JEM (1945) Sarcoid of Boeck: eosinophilic granuloma. Br J Dermatol 57:68–69

Granulome der Axilla

Kleinhans D, Knoth W (1976) Axillare Granulome (Zirkonium?). Dermatologica 152:161–167

Shelley WB, Hurley HJ (1958) The allergic origin of zirconium deodorant granulomas. Br J Dermatol 70:75–101

Terzakis JA, Shustak SR, Stock EG (1978) Talc granuloma identified by X-ray microanalysis. JAMA 239:2371–2372

Granuloma gluteale infantum

Delacrétaz J, Grigoriou D, Crousaz H de et al. (1972) Candidose nodulaire de la région inguino-génitale et des fesses (granuloma gluteale infantum). Dermatologica 144:144–155

Maekawa Y, Sakazaki Y, Hayashibara T (1978) Diaper area granuloma of the aged. Arch Dermatol 114:382–383

Tappeiner S, Pfleger L (1971) Granuloma gluteale infantum. Hautarzt 22:383–388

Kapitel 51 Erkrankungen mit Hypereosinophilie

Inhaltsverzeichnis

Hypereosinophiliesyndrom 1248
Hypereosinophile Dermatitis 1249
Eosinophile Zellulitis 1249
Noduläre Infiltration der Haut mit gestörter Immun-
   globulin-Isotyp-Verteilung 1250
Eosinophile Histiozytose 1250
Weiterführende Literatur 1251

Eine Vielzahl von inneren Erkrankungen und von Dermatosen ist häufig mit einer Bluteosinophilie assoziiert. Innere Erkrankungen mit peripherer Eosinophilie und bullöse Dermatosen sind anderen Kapiteln zugeordnet. Hier sollen spezielle Dermatosen mit Gewebeeosinophilie, bei denen gelegentlich auch Bluteosinophilie vorkommt, besprochen werden.

Tabelle 51.1. Innere Erkrankungen mit assoziierter Bluteosinophilie

Kollagenosen
Polyarteriitis nodosa
Rheumatoide Arthritis
Neoplasien
Morbus Hodgkin
Mycosis fungoides
Leukämie
Immunmangelzustände
Wiskott-Aldrich-Syndrom
Hyper-IgE-Syndrom
Selektiver IgA-Mangel
Hypereosinophiliesyndrom

Tabelle 51.2. Dermatosen mit assozierter Eosinophilie

Erkrankungen des atopischen Formenkreises
Trichinose
Toxoplasmose
Dermatitis herpetiformis Duhring
Pemphigus vulgaris
Erythema multiforme
Morbus Kimura
Eosinophile Zellulitis (Wells-Syndrom)
Eosinophile Fasziitis (Shulman-Syndrom)
Eosinophile pustulöse Follikulitis Ofuji
Hypereosinophile Dermatitis
Eosinophile Histiozytose

Hypereosinophiliesyndrom
[Griffin 1919]

Synonyme. Eosinophiles Leukämoid (Schmidt-Weyland 1925), eosinophile Retikulose (Gottron 1956)

Definition. Dieses seltene Syndrom besteht aus einem Spektrum von Erkrankungen, die gekennzeichnet sind durch hohe Bluteosinophilie oder Knochenmarkeosinophilie und eosinophile Gewebeinfiltrate. Das Manifestationsalter liegt zwischen 20–50 Jahren, selten im Kindesalter. Männer erkranken häufiger (9:1) als Frauen.
Die wesentlichen Veränderungen betreffen das Herz (eosinophile Endokarditis, Myokarditis, Aortitis); Knochenmark und Nervensystem sind häufig mitbetroffen. Lungenbeteiligung, Hepatomegalie, gastrointestinale Beteiligung mit Diarrhö, Übelkeit und Krämpfe werden seltener beobachtet. Erkrankungen, die primär die Haut betreffen, sind außerordentlich selten und meist später mit anderen Organerkrankungen assoziiert. Die Erkrankung wurde auch bei HIV-Infektion beobachtet.

Vorkommen. Sehr selten.

Ätiopathogenese. Unbekannt. Ein Teil der Patienten entwickelt eine Leukämie. Bei einem Patienten wurde der Übergang in eine akute lymphoblastische Leukämie beobachtet. Die Autoren spekulieren daher über Chromosomenaberrationen bei dieser Krankheit. Die schwere Herzbeteiligung resultiert aus der direkten toxischen Wirkung der Eosinophilen auf Endothelzellen.

Hauterscheinungen. Sie sind äußerst vielgestaltig. Beobachtet wurden heftiger Pruritus, schuppende keratotische Eritheme, chronisch-intermittierende Urtikaria oder angioödemartige Schwellungen, ulzerierende Knoten oder leukämoide Infiltrate der Haut sowie Petechien mit Vaskulitis. Auch generalisierte papulöse, prurigiforme oder lichenifizierte Eruptionen wurden beschrieben. Orale und genitale Ulzera, akrale Blasen, Erythrodermie und Erythema-anulare-centrifugum-artige Hautveränderungen wurden beobachtet. Bemerkenswert sind begleitende Lymphknotenschwellungen und Hepatosplenomegalie.

Verlauf. Chronisch.

Diagnose. Leukozytose (15–200000/µl). Persistierende Bluteosinophilie ohne Blasten (>1500 Eosinophile/mm^3) für mindestens 6 Monate, Knochenmarkhypereosinophilie und massive Eosinophilie im histologischen Substrat. Beteiligung von Herz und Nervensystem.

Therapie. Ursachenforschung (Mikroben, Parasiten, Arzneimittel, Tumoren) und gegebenenfalls Ursachenausschaltung.
Innerlich. Glukokortikoide und Immunsuppressiva. DADPS in Kombination mit Dinatriumcromoglykat.
Äußerlich. Symptomatisch. Vorsichtiger Versuch mit PUVA- oder Röntgenweichstrahlentherapie (6–12 Gy).

Hypereosinophile Dermatitis

[Nier und Westfried 1981]

Definiton. Die hypereosinophile Dermatitis ist eine klinisch distinkte Erkrankung im Spektrum des Hypereosinophiliesyndroms.

Vorkommen. Sehr selten.

Ätiopathogenese. Ursache unbekannt. Es dürfte sich um eine besondere morphologisch charakterisierte Verlaufsform des Hypereosinophiliesyndroms handeln, bei dem Organbeteiligung, besonders Herzbeteiligung, nicht feststellbar ist.

Klinik. Das klinische Bild ist gekennzeichnet durch eine generalisierte polymorphe Eruption von juckenden roten oder bräunlichroten, kalottenförmigen, glänzenden Papeln und Knötchen neben erythematischen Flecken. Kopf, Palmae und Plantae sowie Glans penis bleiben gewöhnlich ausgespart. Herzbeteiligung scheint völlig zu fehlen, mit Ausnahme von EKG-Anomalien bei einzelnen Patienten. Insbesondere besteht kein Hinweis für Neoplasien, Parasiten, Arzneimittelnebenwirkungen oder allergische Reaktionen als faßbare Ursachen.

Symptome. Das führende Symptom ist eine mäßiggradige Bluteosinophilie (um 20%). Die absoluten Eosinophiliezahlen schwanken um 3000/mm^3.

Histopathologie. In der oberflächlichen und tieferen Dermis perivaskuläres und periadnexielles lymphohistiozytäres Infiltrat mit Plasmazellen sowie zahlreichen Eosinophilen.

Verlauf. Chronisch mit wellenförmigen Eruptionen.

Differentialdiagnose. Eosinophile Zellulitis (Wells-Syndrom), Hauterscheinungen bei genuinem Hypereosinophiliesyndrom.

Therapie
Innerlich. Glukokortikoide in niedriger Dosierung, ferner Ketotifen und Dapson.
Äußerlich. Symptomatische Maßnahmen (Glukokortikoide, Lotio zinci); eventuell PUVA.

Eosinophile Zellulitis

[Miescher 1952; Wells 1971]

Synonyme. Wells-Syndrom, rezidivierende granulomatöse Dermatitis mit Eosinophilie, akutes eosinophiles Infiltrat der Haut mit Fazialislähmung und hochgradiger Eosinophilie im Blut (Miescher 1952)

Definition. Aus dermatologischer Sicht: Polymorphe, chronisch-rezidivierende Erkrankung mit eosinophilen entzündlichen Infiltraten und sogenannten Flammenfiguren im histologischen Bild. Im weiteren Verlauf mehr granulomatöse Reaktionen mit Eosinophilen in der Haut sowie Blut- und Knochenmarkeosinophilie.

Vorkommen. Sehr selten.

Ätiopathogenese. Ätiologie unbekannt. Als auslösende Ursachen kommen möglicherweise Infektionen, Insektenstiche oder Arzneimittelunverträglichkeit in Betracht. Es wird diskutiert, ob es sich überhaupt um eine Krankheitsentität oder nur um eine Überempfindlichkeitsreaktion gegenüber verschiedenen externen Stimuli handelt. Die von den Eosinophilen freigesetzten Stoffe wirken gewebetoxisch und induzieren eine vorwiegend phagozytär-granulomatöse Reaktion mit Eosinophilen.

Klinik. Die Erkrankung verläuft in zwei Phasen: Die *Frühphase* und eigentliche eosinophile Zellulitis dauert nur wenige Tage und ist klinisch durch Erytheme, durch umschriebene solide schmerzhafte Ödeme und Infiltrate, die teilweise an zirkumskripte Sklerodermie erinnern, aber auch pruriginen Charakter aufweisen können, gekennzeichnet. Auch Spannungsblasen können auftreten. Die *Spätphase*, auch granulomatöse Dermatitis mit Eosinophilie genannt, dauert Wochen und ist klinisch geprägt durch urtikariaartige, teilweise anuläre Erytheme, derbe atrophisierende Infiltrate oder Prurigoelemente mit starkem Juckreiz. Gelegentlich kann es auch zur Ausbildung von Bläschen kommen.

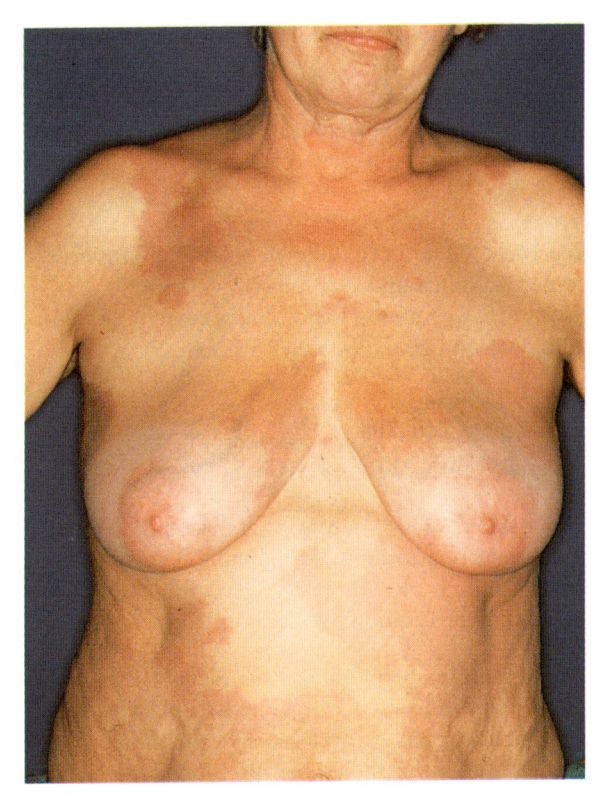

Abb. 51.1. Eosinophile Zellulitis

Symptome. Manchmal Fieber und Gelenkschmerzen; auch Fazialislähmung wurde beschrieben.

Laborbefunde. Eosinophilie in Blut und Knochenmark bei 50% der Fälle. Ferner kann Leukozytose, seltener Thrombozytose vorkommen.

Histopathologie. In der Akutphase Ödem und ein dichtes Infiltrat aus eosinophilen Granulozyten im oberen Korium. Blasen und Ausdehnung des Infiltrates in das subkutane Fettgewebe werden beobachtet. Im subakuten Stadium Ausbildung von „Flammenfiguren". Es zeigt sich ein amorphes granuläres Material, manchmal mit Kerntrümmern, welches sich an kollagene Fasern anlagert und von Eosinophilen, Histiozyten und Riesenzellen umgeben ist. In Spätstadien wurden fokale Nekrobiose und histiozytäre Infiltrate beschrieben. Die Flammenfiguren sind nicht spezifisch für die Erkrankung und stellen lediglich ein histopathologisches Reaktionsmuster dar.

Immunpathologie. Bemerkenswert sind Fibrinogenablagerungen im Korium und in der Subkutis, gelegentlich IgM in der Basalmembranzone und IgG, IgA und IgE im Korium und in der Subkutis; diese Befunde sind nicht pathognomonisch.

Verlauf. Chronisch-rezidivierend über Monate und Jahre. Spontanremissionen werden gelegentlich beobachtet.

Differentialdiagnose. Wegen ihrer Polymorphie muß eine Reihe von Dermatosen in Erwägung gezogen werden, so Erysipel, Urtikaria, Ekzeme, Artefakte, zirkumskripte Sklerodermie, Prurigokrankheiten und gelegentlich auch blasenbildende Erkrankungen.

Therapie
Innerlich. Behandlung mit niedrigen Glukokortikoiddosen genügt meist zur Morbostase. Versuch mit Dapson.
Äußerlich. Entsprechend den Hauterscheinungen, Glukokortikoide und Lotio zinci.

Noduläre Infiltration der Haut mit gestörter Immunglobulin-Isotyp-Verteilung

[Hauser und Saurat 1991]

Extrem seltene Erkrankung mit plaqueartigen und knotigen entzündlichen Infiltrationen der Haut besonders an Händen und Gesicht mit vielen Eosinophilen und Neigung zu chronischen Infektionen. Periphere Bluteosinophilie, Hyperimmunglobulinämie IgE und -IgG$_4$, sowie Hypoimmunglobulinämie-IgM und -IgG$_{1-3}$. Abzugrenzen vom Hypereosinophiliesyndrom.

Eosinophile Histiozytose

[Winkelmann und McLeod 1985]

Definition. Sehr seltene, chronisch-rezidivierende entzündliche Dermatose bei Erwachsenen mit Eosinophilen und Histiozyten.

Ätiopathogenese. Ursache unbekannt. Es wird diskutiert, ob diese Erkrankung eine Variante der lymphomatoiden Papulose darstellt.

Klinik. Eruptive papulonoduläre generalisierte entzündliche Hautveränderungen, die in Nekrose mit Ulzeration und Narbenbildung übergehen können. Die Patienten fühlen sich im allgemeinen wohl.

Verlauf. Spontanheilung der meisten Hautveränderungen.

Differentialdiagnose. Die Erkrankung muß von Pityriasis lichenoides subacuta und lymphomatoider Papulose abgegrenzt werden.

Weiterführende Literatur

Hypereosinophiliesyndrom

Fauci AS, Harley JB, Roberts WC (1982) The idiopathic hypereosinophilic syndrome: clinical, pathophysiologic and therapeutic considerations. Ann Intern Med 97:78–92

Gaynon PS, Gonzalez-Crussi F (1984) Exaggerated eosinophilia and acute lymphoid leukemia. Am Hematol Oncol 6:334–337

Kazmierowski JA, Chusid MJ, Parrillo JE et al. (1978) Dermatologic manifestations of the hypereosinophilic syndrome. Arch Dermatol 114:531–535

Linscheid KR, Zabel M (1988) Hypereosinophiliesyndrom mit kutanen Manifestationen, „Burning-Hand"-Syndrom und Immunglobulinerhöhungen. Behandlung mit einer Kombination von DADPS mit Dinatriumcromoglykat. Z Hautkr 63:338–343

May LP, Kelly J, Sanchez M (1990) Hypereosinophilic syndrome with unusual cutaneous manifestations in two men with HIV infection. J Am Acad Dermatol 23:202–204

Shelley WB, Shelley ED (1985) Erythema anulare centrifugum as the presenting sign of the hypereosinophilic syndrome: observations on the therapy. Cutis 35:53–55

Tonooka T, Sato Y, Matsumoto T et al. (1984) Hypereosinophilic syndrome in acute lymphoblastic leukemia with a chromosome translocation (t[5q;14q]). Med Pediatr Oncol 12:33–37

Van den Hoogenband HM (1982) Skin lesions as the first manifestation of the hypereosinophilic syndrome. Clin Exp Dermatol 7:267–272

Van den Hoogenband HM, Van den Berg WH, Van den Diggelen MW (1985) PUVA therapy in the treatment of skin of the hypereosinophilic syndrome. Arch Dermatol 121:450

Wemmer U, Thiele B, Steigleder GK (1968) Hypereosinophilie-Syndrom (HES) – erfolgreiche PUVA-Therapie. Hautarzt 39:42–44

Hypereosinophile Dermatitis

Nier MA, Westfried M (1981) Hypereosinophilic dermatitis. A distinct manifestation of the hypereosinophilic syndrome with response to dapsone. Dermatologica 162:444–450

Oppolzer G, Duschet P, Schwarz T et al. (1988) Die hypereosinophile Dermatitis (Nier-Westfried). Eine Variante im Spektrum des Hypereosinophilie-Syndroms. Z Hautkr 63:123–125

Schmelás A, Drobnitsch I, Schneider I (1986) Hypereosinophilic dermatitis with response to ketotifen and sulfone. Dermatol Monatsschr 172:397–402

Eosinophile Zellulitis (Wells-Syndrom)

Aberer W, Konrad K, Wolff K (1988) Wells' syndrome is a distinctive disease entity and not a histological diagnosis. J Am Acad Dermatol 18:105–114

Brehmer-Andersson E, Kaaman T, Skog E (1986) The histopathogenesis of the flame figure in Wells' syndrome based on five cases. Acta Dermato Venereol (Stockh) 66:213–219

Fisher GB, Greer KE, Cooper PH (1985) Eosinophilic cellulitis (Wells' syndrome). Int J Dermatol 24:101–107

Melski JW (1990) Wells' syndrome, insect bites, and eosinophils. Dermatol Clin 8:287–293

Schmidt-Riese L, Gutal W, Böckers M et al. (1991) Eosinophile Zellulitis - klinische und histologische Aspekte. Hautarzt 42:523–525

Schorr WF, Tauscheck AL, Dickson KB (1984) Eosinophilic cellulitis (Wells' syndrome): histologic and clinical features in arthropod bite reactions. J Am Acad Dermatol 11:1043–1049

Smith N (1987) Eosinophile Zellulitis. In: Braun-Falco O, Schill W-B (Hrsg) Fortschritte der praktischen Dermatologie und Venerologie, Bd 11. Springer, Berlin, S 85–89

Wells GC (1971) Recurrent granulomatous dermatitis with eosinophilia. Trans St John's Hosp Dermatol Soc 57:46–56

Wells GC, Smith NP (1979) Eosinophilic cellulitis. Br J Dermatol 100:101–109

Noduläre Infiltration der Haut mit gestörter Immunglobulin-Isotyp-Verteilung

Hauser C, Saurat J-H (1991) A syndrome characterized by nodular eosinophilic infiltration of the skin and immunoglobuline isotype imbalance. J Am Acad Dermatol 24:352–355

Eosinophile Histiozytose

McLeod WA, Winkelmann RK (1985) Eosinophilic histiocytosis: a variant from the lymphomatoid papulosis or a disease sui generis? J Am Acad Dermatol 13:952–958

Tuneu A, Moreno A, Pujol R et al. (1988) Eosinophilic histiocytosis. A subset of lymphomatoid papulosis? Dermatologica 176:95–100

Kapitel 52 Nävi

Inhaltsverzeichnis

Definition 1252
Einteilung 1252
Pigmentzellnävi 1253
   Epidermale melanozytische Nävi 1253
      Café-au-lait-Fleck 1253
      Melanosis naeviformis 1253
      Naevus spilus 1254
      Lentigo simplex und Lentiginose 1254
   Dermale melanozytische Nävi 1255
      Mongolenfleck 1255
      Naevus fuscocoeruleus ophthalmomaxillaris ... 1255
      Naevus fuscocoeruleus deltoideoacrominalis ... 1256
      Melanocytosis dermalis generalisata .. 1256
      Naevus coeruleus 1256
Nävuszellnävi 1256
   Naevus naevocellularis 1256
   Melanosis neurocutanea 1259
   Nävus Spitz 1260
   Dysplastischer Nävus und das Syndrom der dysplastischen Nävi ... 1261
   Hereditäres Syndrom der dysplastischen Nävi .. 1261
   Nichthereditäres dysplastisches Nävuszellnävussyndrom ... 1262
Organoide Nävi 1262
   Epidermale Nävi 1262
   Talgdrüsennävi 1264
      Naevus sebaceus 1264
      Zirkumskripte Talgdrüsenhyperplasie .. 1264
      Schimmelpenning-Feuerstein-Mims-Syndrom .. 1264
      Adenoma sebaceum 1265
      Adenoma sebaceum als Teilsymptom von Phakomatosen 1265
      Morbus Pringle 1265
      Morbus Bourneville 1266
Schweißdrüsennävi 1266
Haarnävi 1267
   Reine Haarnävi 1267
   Wollhaarnävus 1267
Bindegewebsnävi 1267
   Naevus comedonicus 1267
   Lumbosakraler Bindegewebsnävus 1267
   Grobknotig-disseminierter Bindegewebsnävus .. 1267
   Naevus elasticus 1267
   Juveniles Elastom 1267
Fettgewebsnävi 1268
   Naevus lipomatodes superficialis 1268
   Michelin-Reifen-Baby-Syndrom 1268
Blutgefäßnävi 1269
   Naevus flammeus 1269
   Angioma serpiginosum 1270
   Blutgefäßnävi als Teilsymptom von Phakomatosen 1270
      Sturge-Weber-Syndrom 1270
      Hippel-Lindau-Syndrom 1270
      Klippel-Trénaunay-Weber-Syndrom 1271
      Phacomatosis pigmentovascularis 1271
   Naevus araneus 1272
   Teleangiectasia hereditaria haemorrhagica .. 1272
   Naevus anaemicus 1273
   Naevus vascularis mixtus 1274
Weiterführende Literatur 1274

Definition

Eine allgemein akzeptierte Definition des Nävusbegriffes ist bisher nicht gelungen. Gewöhnlich versteht man unter Nävi umschriebene, meist nicht erbliche Fehlbildungen auf dem Boden einer embryonalen Entwicklungsstörung. Nävi können bei Geburt vorhanden sein oder im Laufe des Lebens manifest werden. Nach ihrer Entwicklung bleiben sie im allgemeinen mehr oder weniger unverändert bestehen. Der Volksmund bezeichnet sie als Male oder Muttermale, manche Typen als Leberflecken. Manchmal ist die Abgrenzung der Nävi von gutartigen echten Geschwülsten schwierig.

Einteilung

Man unterscheidet Pigmentzellnävi, Nävuszellnävi und organoide Nävi.
- *Pigmentzellnävi.* Sie sind entweder durch eine relativ zu große Zahl oder/und Aktivität epidermaler oder dermaler Melanozyten gekennzeichnet und stellen sich lediglich als umschriebene Hyperpigmentierungen dar.
- *Nävuszellnävi.* Sie enthalten als histologisches Substrat einen besonderen Differenzierungstyp der Melanozyten, die ebenfalls zur Pigmentbildung befähigten Nävuszellen (Nävozyten).
- *Organoide Nävi.* Sie stellen umschriebene Störungen im Mischungsverhältnis von normalen Hautstrukturen dar und werden jeweils nach dem vorherrschenden Gewebetyp benannt (z. B. Talgdrüsennävus).

Tabelle 52.1. Nävi

Pigmentzellnävi

Epidermale melanozytische Nävi
Café-au-lait-Fleck
Naevus spilus
Lentigo simplex
Lentigo-Syndrome

Dermale melanozytische Nävi
Naevus coeruleus
Mongolenfleck
Nävus Ota
Nävus Ito

Nävuszellnävi

Naevus naevocellularis mit Unterformen
Halonävus
Neurokutane Melanose
Nävus Spitz

Organoide Nävi

Epitheliale Nävi
Naevus verrucosus
Naevus sebaceus
Adenoma sebaceum, Morbus Bourneville-Pringle
Schweißdrüsennävi
Haarnävi

Bindegewebenävi
Lumbosakraler Bindegewebenävus
Grobknotig-disseminierter Bindegewebenävus
Nävus comedonicus
Naevus elasticus

Fettgewebenävi
Naevus lipomatosus

Blutgefäßnävi
Naevus flammeus
Phakomatosen mit Gefäßnävi
Naevus araneus
Teleangiectasia hereditaria haemorrhagica (Rendu-Osler)
Naevus anaemicus
Naevus vascularis mixtus

Pigmentzellnävi

Die normalen Pigmentzellen der Haut sind die *epidermalen Melanozyten,* zwischen den Basalzellen verteilt liegende dendritisch verzweigte Zellen, die das Melanin bilden und an die Keratinozyten abgeben. Sie entstammen der Neuralleiste und wandern in der Embryonalzeit in die Epidermis ein. Im Rahmen einer Fehlbildung können derartige Zellen auf ihrem Weg als *dermale Melanozyten* in umschriebenen Arealen der Dermis liegenbleiben.
Melanophagen sind keine pigmentbildenden Zellen, sondern melaninspeichernde Makrophagen, die unter vielerlei Bedingungen in der Dermis anzutreffen sind.

Epidermale melanozytische Nävi

Café-au-lait-Fleck

Klinik. Es handelt sich um fingernagel- bis handtellergroße, rundliche bis ovale, manchmal unregelmäßig zackig begrenzte, homogen milchkaffeefarbene bis graubräunliche Flecken der Haut. Sie sind relativ selten und harmlos.
Mehr als 5 größere derartige Flecken bei einem Patienten sind ein Hinweis auf Neurofibromatose. Diese Diagnose wird auch beim Fehlen sonstiger Krankheitszeichen wahrscheinlich, wenn gleichzeitig sommersprossenartige Hyperpigmentierungen in den Axillen bestehen.

Histopathologie. In der Basalzellschicht der Epidermis finden sich vermehrt Pigmentgranula. Die Zahl der normalen Melanozyten kann vermehrt sein.

Prognose. Gutartig. Die Flecken bleiben unverändert bestehen.

Therapie. Kosmetische Überdeckung oder Exzision.

Melanosis naeviformis

[Becker 1949]

Synonyme. Becker-Nävus, Becker-Melanose, pigmentierter und behaarter epidermaler Nävus

Definition. Meist in der Adoleszenz, einseitig im Schulter-, oberen Rumpf- oder Oberarmbereich auftretende landkartenartige Hyperpigmentierung und Hypertrichose.

Vorkommen. Der Becker-Nävus ist nicht selten, findet sich überwiegend bei jungen Männern, wobei die erste Manifestation meist im Sommer, manchmal nach ei-

Abb. 52.1. Café-au-lait-Fleck

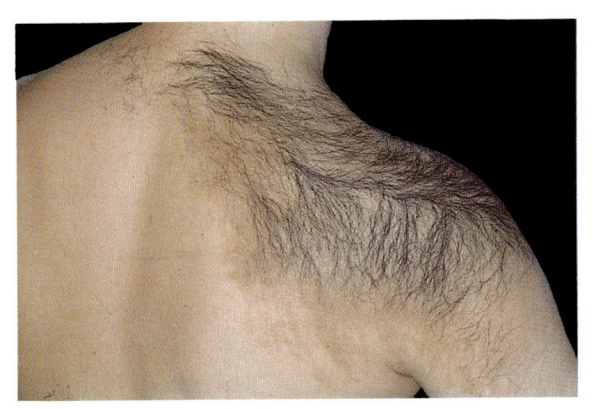

Abb. 52.2. Melanosis naeviformis

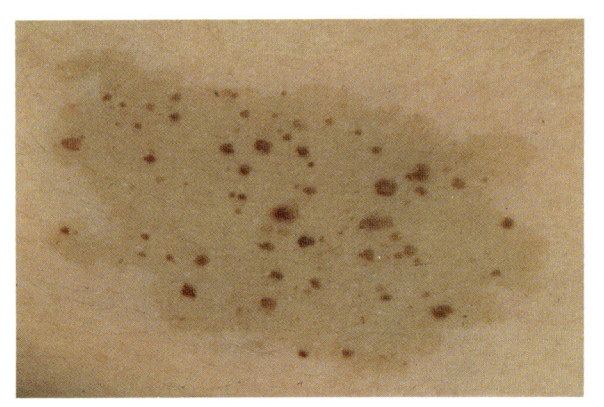

Abb. 52.3. Naevus spilus

nem Sonnenbrand bemerkt wird. Eine familiäre Häufung wird beobachtet.

Klinik. Ohne subjektive Beschwerden erscheint ein sich allmählich vergrößernder, gleichmäßig hell- bis dunkelbraun pigmentierter Herd von bizarrer landkartenartiger Form, der sich im Randbereich in einzelne Inseln auflöst. Darin wachsen später gröbere dunkle Haare, die die kosmetische Beeinträchtigung insbesondere auch wegen der asymmetrischen Verteilung verstärken.

Histopathologie. Die epidermalen Reteleisten sind verlängert, die Melanozyten wahrscheinlich nicht vermehrt, zeigen aber elektronenmikroskopisch verstärkte Aktivität. Subepidermal finden sich Melanophagen als Zeichen einer Pigmentinkontinenz.

Verlauf. Die langsame Größenausdehnung kommt in einigen Monaten bis zwei Jahren zum Stillstand. Der Herd bleibt dann meist unverändert bestehen, gelegentlich hellt er sich auch wieder etwas auf.

Therapie. Nicht möglich. Eventuell Rasur oder Bleichung der Haare.

Naevus spilus

Klinik. Es handelt sich um einen relativ seltenen, meist großflächigen hellbraunen Pigmentfleck, in den zahlreiche, etwa stecknadelkopfgroße braunschwarze Pigmentierungen eingestreut sind. Der hellbraune Fleck ist meist bei der Geburt vorhanden, die dunklen sommersprossenartigen Einsprengungen treten oft erst in späteren Jahren auf.

Histopathologie. Man findet eine Kombination aus einfacher basaler Hyperpigmentierung und kleinen Nävuszellnestern in der Junktionszone und im oberen Korium. Der Naevus spilus stellt somit eine Kombination aus Café-au-lait-Fleck und Nävuszellnävus dar. In den Melanozyten und Nävuszellen finden sich besonders zahlreich Riesenmelanosomen, die allerdings für diesen Nävustyp nicht spezifisch sind.

Prognose. Gutartig. Äußerst selten kann sich in den dunklen Bereichen ein malignes Melanom entwickeln.

Therapie. Keine; kosmetische Überdeckung oder Exzision.

Lentigo simplex und Lentiginose

Klinik. Es handelt sich um kleine, im Hautniveau bleibende, scharf umschriebene, etwa bis *linsengroße Hyperpigmentierungen* von gleichmäßiger hell- bis dunkelbrauner Farbe. Einzelne Lentigines sind oft bei Geburt vorhanden; sie können sich im Laufe der Kindheit oder Pubertät vermehren, manchmal auch schubweise. Bei größerer Zahl spricht man von *Lentiginose*. Eine Bevorzugung sonnenexponierter Hautareale ist nicht gegeben. Gelegentlich besteht familiäre Häufung. Als Sonderform ist die retikuläre schwarze *solare Lentigo* (ink spot lentigo) zu erwähnen, welche klinisch unregelmäßig begrenzt und sehr dunkel pigmentiert ist und nur in sonnenexponierten Körperarealen auftritt.

Histopathologie. Die Retezapfen sind relativ gleichmäßig verlängert, die einzeln liegenden normalen Melanozyten sind vermehrt, die basalen Schichten der Epidermis zeigen verstärkt Melanineinlagerung. Übergänge zum junktionalen Nävuszellnävus entstehen, wenn die Pigmentzellen in den Retezapfen nestförmig aggregieren: *nävoide Lentigo*.

Differentialdiagnose. Wichtig ist die Abgenzung von multiplen pigmentierten Nävuszellnävi.

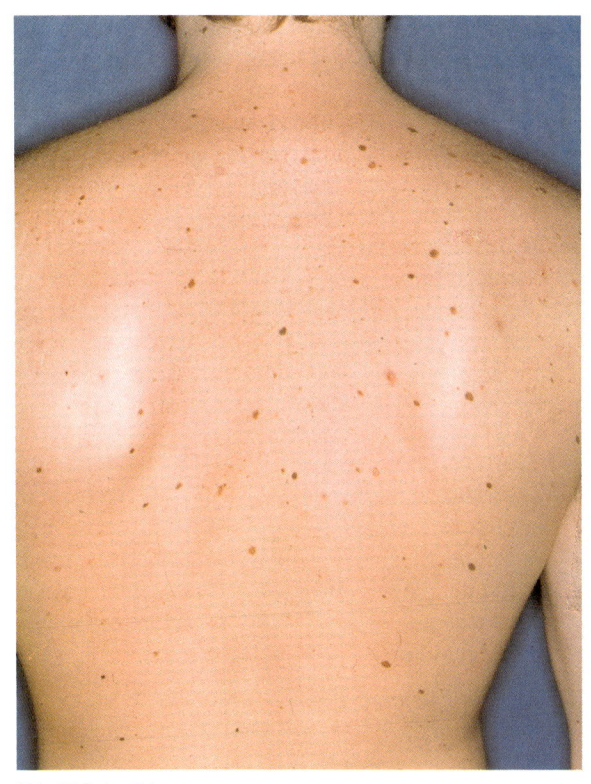

Abb. 52.4. Lentiginose

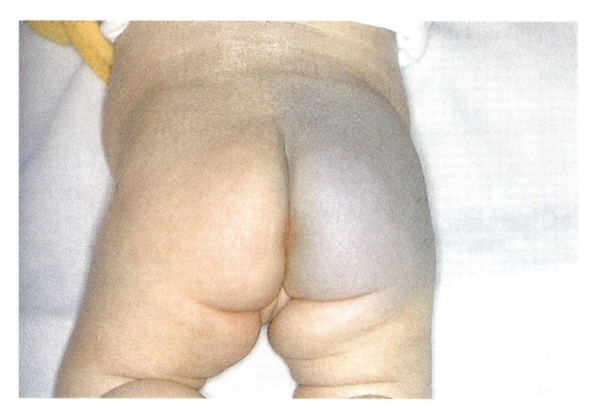

Abb. 52.5. Mongolenfleck

Sonderformen
- Lentiginosis eruptiva
- Lentiginosis profusa perigenitoaxillaris
- LEOPARD-Syndrom
- Lentiginosis centrofacialis
- Peutz-Jeghers-Syndrom

Dermale melanozytische Nävi

Diese Fehlbildungen leiten sich von Melanozyten ab, die nicht wie normal in der Epidermis oder im Haarfollikel, sondern im Korium gelegen sind. Man nimmt an, daß diese Melanozyten ihr Ziel, während der Fetalzeit von der Neuralleiste zur Epidermis und zur Haarwurzel zu wandern, nicht erreicht haben, im Korium liegenbleiben und hier ausreifen.

Mongolenfleck

Klinik. Auch bei weißrassigen Menschen sieht man ab und zu über dem Kreuzbein und im distalen Rückenbereich bereits bei der Geburt eine verwaschene graublaue Verfärbung der Haut, die sich gewöhnlich bis zur Pubertät wieder zurückbildet. Dieser Fleck wird bei 90–100% der Mongolen beobachtet. Selten finden sich atypisch lokalisierte oder persistierende Mongolenflecke.

Histopathologie. Es finden sich vorwiegend im mittleren Korium spindelige oder sternförmige pigmentbeladene Melanozyten und Melanophagen ohne entzündliche Reaktion.

Prognose. Maligne Entartung soll nicht vorkommen.

Therapie. Nicht erforderlich.

Naevus fuscocoeruleus ophthalmomaxillaris
[Ota 1930, 1939]

Synonyme. Naevus Ota, okulodermale Melanozytose

Klinik. Fast ausschließlich bei Angehörigen mongolischer Rassen, ganz selten auch bei Weißen, findet man einseitig im Versorgungsbereich des 1. und 2. Trigeminusastes schwarzbläuliche Pigmentierungen wie beim Mongolenfleck, zusätzlich eine schwarzbraune Pigmentierung im Augenbereich (*Konjunktiven, Iris*). Auch papulöse oder kleinknotige Erhabenheiten können sich in diesem Bereich entwickeln.

Histopathologie und Pathogenese. Gleichartig wie beim Mongolenfleck.

Prognose. Bleibt unverändert bestehen. Sehr selten soll sich ein malignes Melanom auf einem Ota-Nävus entwickelt haben, ferner intrazerebrale melaninbildende Tumoren.

Therapie. Eventuell kosmetische Abdeckung.

Naevus fuscocoeruleus deltoideoacrominalis

[Ito 1951]

Synonyme. Naevus Ito, deltoideoakromiale Melanozytose

Klinik. Dieser fast nur in Japan beobachtete Nävus ist im Schulter- und oberen Brustbereich lokalisiert; er entspricht ansonsten dem Mongolenfleck. Papulösnodöse Veränderungen bilden sich hier nicht aus. Er bleibt unverändert bestehen, die Entwicklung eines Melanoms muß nicht befürchtet werden.

Melanocytosis dermalis generalisata

[Bashiti et al. 1981]

Die generalisierte dermale Melanozytose kann als universeller Mongolenfleck interpretiert werden.

Naevus coeruleus

[Tièche und Jadassohn 1906]

Synonyme. Blauer Nävus, névus bleu

Definition. Blauschwarzes Knötchen, bedingt durch in der Dermis gelegene pigmentbildende Melanozyten seit Geburt oder frühester Kindheit.

Klinik. Typisch ist der blauschwarze oder grauschwarze Farbton dieses meist vereinzelt vorkommenden Nävus. Man sieht gewöhnlich ein scharf umschriebenes festes Knötchen von höchstens Reiskorn- bis Linsengröße eingelassen in die Haut. Der Farbton entsteht durch die tiefe Lage des Melaninpigments in der Haut, das ähnlich den schwarzen Tuschepartikeln einer Tätowierung bläulich durchschimmert. Die Konsistenz ist besonders bei länger bestehenden Bildungen hart. Subjektiv keine Beschwerden.

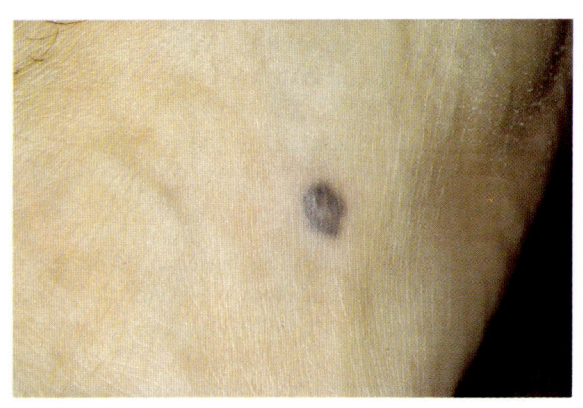

Abb. 52.6. Naevus coeruleus

Histopathologie. Trotz des makroskopisch einheitlichen Bildes lassen sich 4 histologische Varianten unterscheiden:

- Beim *einfachen Typ* finden sich im Korium zahlreiche dendritische und spindelige pigmentreiche Melanozyten und Melanophagen in einem fibrosierten Areal, oft in Beziehung zu den Adnexen.
- Beim *kombinierten Typ* treten Nester typischer Nävuszellen hinzu.
- Der seltenere *zellreiche Typ* (engl. cellular blue nevus) zeigt dichtgepackte zytoplasmareiche Zellen mit kleinen spindeligen chromatindichten Kernen, die neuroide oder sarkomatöse Strukturen imitieren können.
- Eine seltene histologische Variante stellt der *tief penetrierende Nävus* (deep penetrating nevus) dar, welcher tief in das Korium oder subkutane Fett reichende Melanozytenverbände und in etwa der Hälfte der Fälle Anteile eines oberflächlichen *Nävuszellnävus* aufweist. Die Abgrenzung vom malignen Melanom kann schwierig sein.

Differentialdiagnose. Pigmentiertes Histiozytom, Fibroangiom, manchmal knotiges malignes Melanom.

Prognose. Die Entwicklung eines malignen Melanoms (maligner blauer Nävus) kommt äußerst selten vor.

Therapie. Exzision in Lokalanästhesie im Gesunden; andernfalls Beobachtung.

Nävuszellnävi

Nävuszellen oder Nävozyten nennt man ebenfalls aus der Neuralleiste stammende, den Melanozyten eng verwandte Zellen, die wie diese zur Melaninsynthese befähigt sind. Sie sind nicht normale Bestandteile der Haut, kommen aber bei wohl jedem Menschen in mehr oder minder großer Zahl, meist in umschriebenen Ansammlungen, in der Haut vor. Im Gegensatz zu den Melanozyten sind sie nicht diffus in der Basalzellschicht der Epidermis verteilt, sondern liegen in umschriebenen Herden nest- und strangförmig innerhalb der Epidermis, im Bereich der dermoepidermalen Junktionszone, oder der Dermis. Im Gegensatz zu den spindelförmigen dendritischen Melanozyten sind Nävozyten mehr rundlich konfiguriert und weniger dendritenreich. Eine exakte Abgrenzung der Pigmentzellnävi (melanozytische Nävi) von Nävuszellnävi (nävozytische Nävi) ist nicht möglich und biologisch vermutlich wenig sinnvoll.

Naevus naevocellularis

Definition. Es handelt sich um sehr häufige hautfarbene oder unterschiedlich stark pigmentierte, fleckförmige, papulöse oder papillomatöse Bildungen der Haut mit histologisch nachweisbaren Ansammlungen von Nävuszellen in der Epidermis, der Dermis oder gleichzeitig in beiden Schichten. Sie können bei Geburt vorhanden sein oder entwickeln und vergrößern sich oft schubweise im Laufe des Lebens. Im höheren Lebensalter bilden sie sich meist zurück.

Vorkommen. Zahl und Art der Nävuszellnävi weisen beträchtliche Variationen zwischen einzelnen Menschen auf. Jeder weiße Erwachsene dürfte mindestens 20 Nävuszellnävi haben. Erbfaktoren sind umstritten, wie Familien- und Zwillingsuntersuchungen zeigen. Die häufige Entwicklung in der Pubertät legt hormonelle Einflüsse nahe.

Da in Hautarealen mit intermittierender Sonnenexposition signifikant mehr Nävi als in selten oder chronisch-lichtexponierten Regionen gefunden werden, scheint die UV-Strahlung zumindestens zu einem Teil eine nävogene Wirkung zu haben.

Pathogenese. Die als Abkömmlinge der Neuralleiste (Masson und Unna) in die Haut einwandernden Nävuszellen sammeln sich in kleinen Nestern in der Basalzellschicht der Epidermis. Nach der Abtropfungstheorie von Unna vermehren sich diese Zellen durch Teilung und tropfen in die Dermis ab, wo sie gleichfalls Nester und Stränge bilden. Die Nävuszellen der Junktionszone und des oberen Koriums sind meist relativ groß und bilden Melanin, zur Tiefe hin werden sie meist kleiner und rundlich oder spindelig und bilden wenig oder kein Melanin. Ältere Nävi sind fast ausschließlich dermal gelegen und können fibrosieren. Die Entwicklung eines malignen Melanoms in einem Nävuszellnävus mit junktionalem Anteil ist möglich, in einem dermalen Nävus relativ selten.

Klinik

Verteilung. Sitz der Nävuszellnävi kann jede Stelle des Integuments einschließlich der oberflächennahen Schleimhäute sein. Selten sind sie ein- oder doppelseitig in eigentümlichen Streifen, Linien oder Gruppen angeordnet, die den Anschein erwecken, als folge ihre Verteilung einem höheren Leitprinzip wie Nervensegmenten, der Gefäßversorgung oder embryonalen Nahtstellen. Derartige Nävi nennt man *systematisierte Nävi*. Eine solche eigenartige Verteilung wird nicht nur bei Nävuszell-, sondern auch bei andersartigen Nävi beobachtet.

Größe, Form und Farbe. Der einzelne Nävuszellnävus kann flach, papulös oder papillomatös sein. Meist ist er etwa linsengroß; die Variationsbreite reicht von Stecknadelkopf- bis Handflächengröße. Die Pigmen-

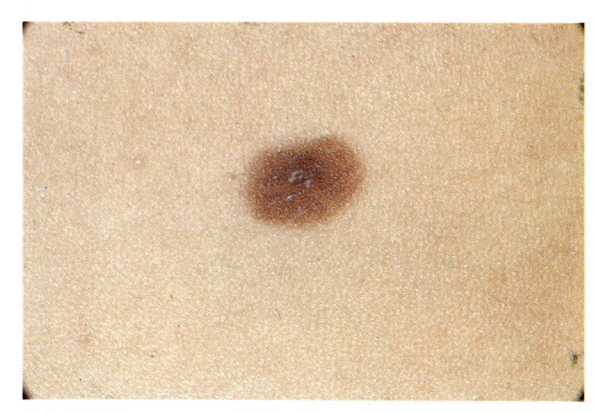

Abb. 52.7. Naevus naevocellularis pigmentosus

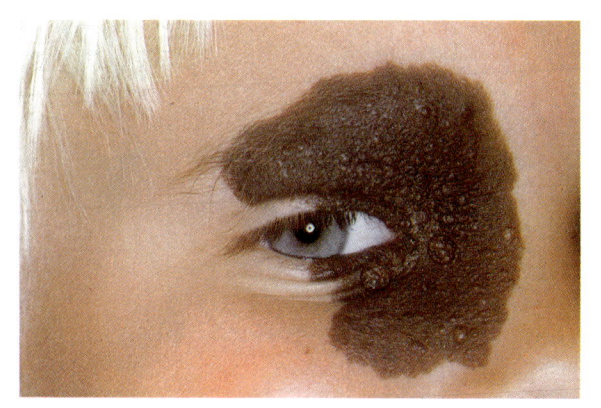

Abb. 52.8. Naevus naevocellularis pigmentosus partim papillomatosus

tierung reicht von hautfarben bis schwarzbraun. Für die einzelnen klinischen Bilder haben sich besondere Bezeichnungen eingebürgert:

Naevus pigmentosus (naevocellularis). So heißt der flache Pigmentnävus; Übergänge bestehen, auch histologisch, zur Lentigo.

Molluskoider Nävuszellnävus. Diese häufige Form stellt ein breitbasig aufsitzendes, weiches, erbsgroßes Knötchen mit geringem Pigmentgehalt dar. Verwechslungen mit weichen Fibromen kommen vor; möglicherweise sind letztere aber nichts anderes als fibrosierte Nävuszellnävi.

Naevus pigmentosus et papillomatosus. Diese größere, dunkel pigmentierte, brombeerartig papillomatöse Bildung sitzt häufig am Rumpf, selten im Gesicht. Durch Zersetzung von Sekreten in den tieferen Furchen kann es zu entzündlich-infektiösen Reaktionen kommen. Manchmal verleiht ihnen stärkere Verhornung an der Oberfläche einen warzenartigen Aspekt.

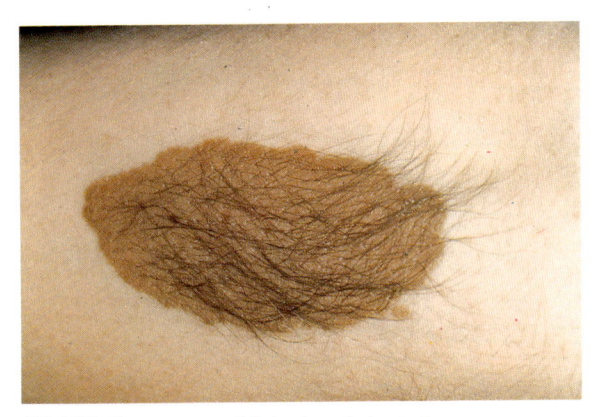

Abb. 52.9. Naevus naevocellularis pigmentosis et pilosus

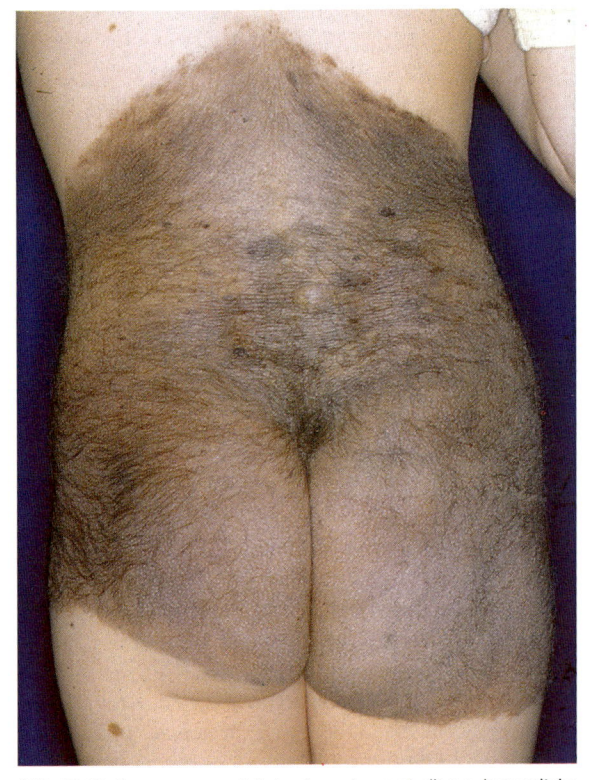

Abb. 52.10. Naevus naevocellularis pigmentosus et pilosus, kongenitaler Naevus giganteus

Naevus pigmentosus et pilosus. Dieser Nävuszellnävus ist von derben vibrissenartigen Terminalhaaren durchsetzt. Nimmt ein pigmentierter und stark behaarter kongenitaler Nävus große Hautgebiete ein, wird er gelegentlich als Tierfellnävus bezeichnet; ein Ausdruck, der mit Rücksicht auf den Patienten vermieden und durch die Bezeichnung *Riesenpigmentnävus* (*Naevus giganteus*) ersetzt werden sollte.

Halonävus. Es handelt sich um einen Nävus mit periläsionaler Depigmentierung und einer histologisch erkennbaren bandartigen Entzündungsreaktion. Wegen der pathogenetischen Beziehung zur Vitiligo wird dieses Krankheitsbild dort näher besprochen.

Histopathologie
Je nach Lagerung der Nävuszellen innerhalb der Haut kann man feingeweblich verschiedene Nävustypen unterscheiden:

Grenzflächen- oder Junktionstyp. Hier finden sich die Nävuszellen in der Basalzellschicht der Epidermis oder der dermoepidermalen Verbundzone als in Nestern liegende, rundliche bis polygonale Zellen mit großen Kernen und deutlicher Pigmentbildung. Die Reteleisten sind oft verlängert, in ihren Spitzen ist die bevorzugte Lage der Nävuszellen. Ein ungleichmäßiges Zellbild mit Durchtritt von Nävuszellen in das obere Korium, dem Auftreten von Melanophagen und einem geringen subepidermalen lymphohistiozytären Infiltrat zeigt junktionale Aktivität des Nävus an.

Epidermodermaler Typ. Er wird auch als Verbund- oder Compoundtyp bezeichnet. Dabei kommen gleichzeitig Nävuszellen sowohl in der Basalschicht der Epidermis als auch in der Junktionszone und im Korium vor.

Dermaler Typ. Hier liegen die Nävuszellnester fast ausschließlich im Korium. Mit dem Tiefertreten in die Dermis ändern die Nävuszellen ihr Aussehen: während die oberflächlich gelegenen, großen, rundlichen bis polygonalen, großkernigen melaninhaltigen Zellen den epitheloiden Typ (A-Typ) darstellen, finden sich in der Tiefe kleine lymphozytoide Nävuszellen mit dichten Kernen (B-Typ) oder spindelige neuroide (C-Typ) Formen. Außerdem wird die Melaninbildung zur Tiefe hin weitgehend eingestellt.

Als *Melanomsimulatoren* (Pseudomelanome) werden Nävuszellnävi bezeichnet, deren histologische Abgrenzung zum malignen Melanom besonders schwierig ist (Tabelle 52.2).

Tabelle 52.2. Melanomsimulatoren

Dysplastischer Nävus
Nävus Spitz
Naevus recurrens
Genitaler Nävus
Akraler Nävus
Nävus des Neugeborenen
Halonävus (Sutton-Nävus)
Tief penetrierender Nävus
Ancient nevus
Nävus nach UV-Exposition, PUVA-Therapie

Eine UV-Exposition kann in Nävuszellnävi reversible morphologische Veränderungen induzieren, welche eine Abgrenzung zum Melanoma in situ erschweren.

Prognose. Die Prognose der Nävuszellnävi ist meist günstig. Mindestens 20–30% der malignen Melanome entstehen im Bereich eines präexistenten Nävuszellnävus. Es wird vermutet, daß dieser Anteil eher höher sein dürfte, da histologische Nävusanteile durch proliferierende atypische Melanozytenverbände überdeckt werden können. Bei der Vielzahl von Nävi ist es im Einzelfall unmöglich vorherzusehen, welcher Nävuszellnävus die Potenz zu einem malignen Melanom in sich trägt. Grundsätzlich ist dies bei kleineren dermalen Nävi unwahrscheinlich, bei sehr dunklen, histologisch junktional aktiven Nävi eher möglich. In großflächigen kongenitalen pigmentierten und behaarten Nävi (Riesenpigmentnävi) sind maligne Melanome in 10–25% der Fälle beschrieben worden, so daß die vorsorgliche Exzision mit plastisch-chirurgischer Defektversorgung oder Schleifbehandlung frühzeitig im Kindesalter indiziert ist. Gerade in diesen Fällen kann allerdings die plastisch-chirurgische Therapie wegen der Größe und Lokalisation der Herde besonders schwierig sein.

Differentialdiagnose. Nävuszellnävi sind klinisch meist unverwechselbar. Am wichtigsten ist der Ausschluß eines malignen Melanoms.

Folgende Regeln können bei der *Beurteilung der Dignität von Nävuszellnävi* helfen:

- Grundsätzlich selten ist eine maligne Entartung pigmentierter Nävuszellnävi vor der Pubertät.
- Erhabene, breitbasig aufsitzende Naevi pigmentosi et pilosi mit harten vibrissenartigen Haaren und papillomatöse Nävuszellnävi sind gewöhnlich gutartig.
- Wenig oder nichtpigmentierte molluskoide Nävi oder fibröse Nävi entsprechen meistens histologisch dem intradermalen Typ und sind harmlos.
- Nävuszellnävi mit einem Durchmesser >0,5 cm mit ungleichmäßiger Begrenzung und Pigmentierung sollten sicherheitshalber exzidiert werden. Histologisch weist dieser Typ häufig Zeichen von Atypie auf.
- Grundsätzlich sollten pigmentierte Nävuszellnävi nicht chronischen Reizen wie Scheuerung von Kleidungsstücken, Ätzmaßnahmen oder ständiger mechanischer Epilation von Haaren ausgesetzt werden.

Auf maligne Entartung verdächtige klinische Zeichen sind:

- Zunahme der Fläche oder der Erhabenheit
- Zunahme, besonders ungleichmäßige Zunahme der Pigmentierungsintensität
- Entwicklung eines pigmentierten Hofes um einen leicht erhabenen pigmentierten Nävuszellnävus
- Entzündliche Reaktionen im Bereich von pigmentierten Nävuszellnävi
- Juckreiz im Nävuszellnävus
- Erosion und Blutung

In diesen Fällen sollte der betreffende Patient sofort an einen Facharzt überwiesen werden. Eine Probeexzision (Inzisionsbiopsie) bei einem malignen Melanom beeinflußt offenbar nicht die Prognose der Erkrankung, sollte jedoch vermieden werden.
Ansonsten kommen differentialdiagnostisch in Betracht: Naevus coeruleus, Spitz-Nävus, pigmentiertes Basaliom, Histiozytom, thrombosiertes Hämangiom sowie die pigmentierte seborrhoische Keratose.
Bei der Beurteilung von pigmentierten Tumoren kann die *auflichtmikroskopische Untersuchung* (Dermatoskopie) der Veränderung eine wichtige diagnostische Hilfe sein.

Therapie. Nävuszellnävi werden aus kosmetischen Gründen, wegen häufiger Irritation durch Kleidungsstücke oder der Befürchtung späterer Melanomentwicklung am besten durch Exzision im Gesunden entfernt. Zu flache Abtragung (shaving) oder Dermabrasion führt meist zum Rezidiv, manchmal unter dem histologischen Bild eines Pseudomelanoms. Entfernung mit der Diathermieschlinge oder Elektrokoagulation ergibt unschöne Narben und kann die histologische Beurteilung erschweren. Manchmal empfiehlt sich bei großflächigen Nävi die jeweils streifenförmige Teilexzision mit primärer Naht in mehreren Sitzungen; bei großflächiger Exzision ist plastische Deckung notwendig. Ausgedehnte systematisierte Nävi kann man mit Erfolg in Vollnarkose abradieren, wenn dies bereits in frühester Kindheit geschieht. Später wachsen diese Nävi in die Tiefe und eignen sich nicht mehr für die Fräsbehandlung. Kongenitale Riesenpigmentnävi sollten wegen des erhöhten Risikos für die Entwicklung eines malignen Melanoms bereits in der Kindheit entfernt werden.

Melanosis neurocutanea
[Virchow 1859, Rokitanski 1861, Touraine 1941]

Synonyme. Neurokutane Melanose, neurokutanes Melanoblastosesyndrom

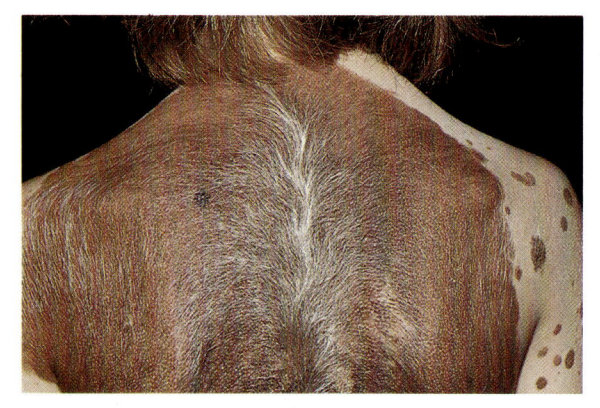

Abb. 52.11. Melanosis neurocutanea

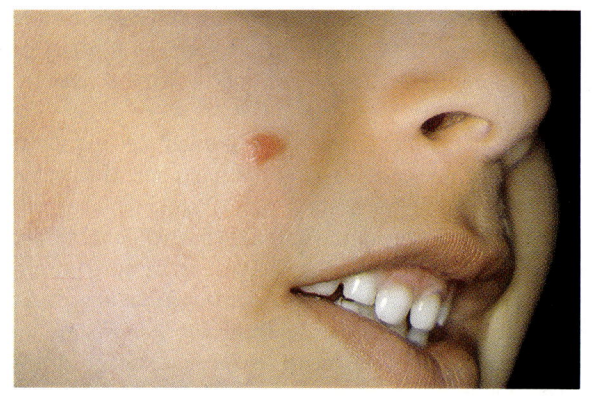

Abb. 52.12. Spitz-Nävus (Spindelzellnävus)

Klinik. Bei dem seltenen Krankheitsbild finden sich angeborene ausgedehnte behaarte pigmentierte Nävuszellnävi, oft im Badehosenbereich (Badehosennävus), daneben eine dichte Aussaat zahlreicher kleiner Nävuszellnävi, besonders auch an Palmae und Plantae. Gleichartige Ansammlungen von pigmentbildenden Nävuszellen bestehen in den Meningen, im Gehirn und Rückenmark. Nicht selten entwickelt sich ein Hydrocephalus internus occlusivus mit schwerwiegenden zerebralen Störungen (Hirndruck, Konvulsionen, Bewußtseinsstörungen), andererseits aber auch noch im Kleinkindalter ein von der Haut oder dem Zentralnervensystem ausgehendes metastasierendes malignes Melanom. Die Prognose ist daher schlecht; etwa die Hälfte der Kinder stirbt bereits im ersten Lebensjahr an den Folgen des Hydrozephalus. CT-Aufnahmen des Kopfes sind erforderlich.

Nävus Spitz

[Spitz 1948, Allen und Spitz 1954]

Synonyme. Benignes juveniles Melanom, Spindelzellnävus, (Allen-)Spitz-Nävus

Definition. Benigner, überwiegend bei Kindern vorkommender, vielfach kaum erbsgroßer Knoten aus meist spindeligen, bizarren und polymorphen Nävuszellen, der histologisch an ein malignes Melanom erinnert.

Vorkommen. Diese Sonderform von Nävuszellnävus kommt überwiegend bei Kindern, selten bei Erwachsenen vor und bevorzugt das Gesicht.

Klinik. In Wochen bis Monaten entwickelt sich ein einzelnes Knötchen, das meist auf Erbsgröße beschränkt bleibt. Die bis halbkugelig vorgewölbte Oberfläche ist glänzend-gespannt und von hellbraunrötlicher Farbe. Unter Glasspateldruck (Diaskopie)

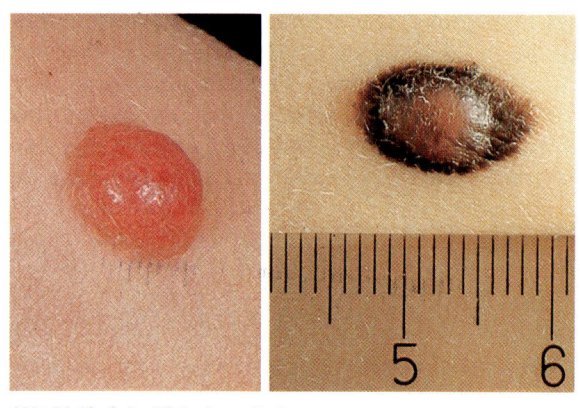

Abb. 52.13. Spitz-Nävi, pigmentiert

zeigt sich ein lupoides Infiltrat. Multiples Auftreten der Herde wird selten beobachtet (agminierte Spitz-Nävi). Selten sind Spitz-Nävi stärker pigmentiert. Eine stark pigmentierte Variante des Spitz-Nävus ist der *pigmentierte Spindelzelltumor Reed*.

Histopathologie. Es findet sich ein Nävuszellnävus meist vom Compoundtyp mit ungewöhnlicher Zellpolymorphie und einzelnen Mitosen. Charakteristisch sind ferner fischzugartige Wirbel von Spindelzellen, Riesenzellen, Zellsegregation und eine meist relativ geringe Pigmentbildung. Eosinophile Schollen werden als Kamino-Körperchen bezeichnet. Häufig besteht eine Akanthose der Epidermis.

Verlauf und Prognose. Nach zunächst oft rascherem Wachstum unverändertes Bestehenbleiben über Jahre. Die Prognose ist gut. Maligne Entartung ist nicht sicher nachgewiesen; bei den beschriebenen Fällen dürfte es sich bereits initial um maligne Melanome gehandelt haben.

Differentialdiagnose. Die Abtrennung vom malignen Melanom ist eher ein histopathologisches als ein kli-

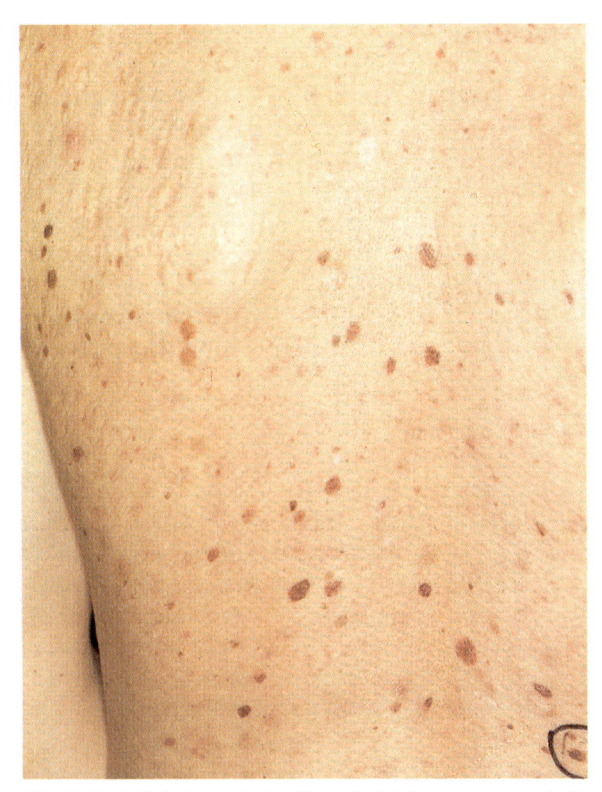

Abb. 52.14. Multiple dysplastische Nävuszellnävi (Syndrom der dysplastischen Nävi)

nisches Problem. Makroskopisch kommen differentialdiagnostisch Lupus vulgaris, Lymphadenosis cutis benigna, juveniles Xanthogranulom, Histiozytom, pigmentierter Nävuszellnävus oder eruptives Hämangiom in Frage.

Therapie. Exzision im Gesunden wird empfohlen.

Dysplastischer Nävus und das Syndrom der dysplastischen Nävi

[Clark et al. 1978, Lynch et al. 1978, Elder et al. 1980, Rhabari et al. 1980]

Definition. Dysplastische Nävi sind erworbene Nävuszellnävi, welche sich meist in der Pubertät oder im frühen Erwachsenenalter entwickeln und sich in der Regel sowohl klinisch wie auch histologisch von den gewöhnlichen Nävuszellnävi unterscheiden und als mögliche Melanomvorläufer diskutiert werden. Da es nicht möglich ist, exakte und reproduzierbare Kriterien für die makroskopische und mikroskopische Dysplasie festzulegen, wird der Begriff *dysplastischer Nävus* kontrovers diskutiert. Für den klinischen Alltag erscheint es sinnvoll, einen Begriff für einen benignen melanozytären Tumor zu benutzen, der in dem Kontinuum melanozytärer/nävozytärer Neoplasien morphologisch zwischen dem *gewöhnlichen Nävus* und dem malignen Melanom steht. Auf Vorschlag einer Konsensus-Arbeitsgruppe wird empfohlen, von *atypischen Nävi* und dem *Syndrom atypischer Nävi* zu sprechen.

Klinik. Dysplastische Nävi haben meist einen Durchmesser zwischen 5 und 12 mm, können jedoch sowohl kleiner als auch größer sein. Sie weisen häufig eine asymmetrische Form, eine polyzyklische und verwaschene Randbegrenzung sowie eine unregelmäßige Pigmentierung auf. Gelegentlich findet sich ein rötlicher Randsaum. Am häufigsten finden sich dysplastische Nävi am Rumpf. Bekannt ist, daß unter einer immunsuppressiven bzw. zytostatischen Behandlung vermehrt dysplastische Nävi auftreten können.

Histopathologie. Es zeigt sich eine Hyperplasie atypischer und polymorpher Melanozyten in der dermoepidermalen Junktionszone bei einem junktionalen Nävuszellnävus oder – mit zusätzlich dermalen Anteilen – beim Nävuszellnävus vom Compoundtyp. Im Randbereich weisen dysplastische Nävi häufig eine unscharfe Begrenzung auf, wobei der intraepidermale Anteil nach lateral über den dermalen Anteil meist hinausgeht (Schulter). Die Melanozytennester in der Basalzellschicht zeigen eine Tendenz zur Konfluenz, suprabasal in der Epidermis finden sich nur wenige, meist einzeln stehende Melanozyten. Das Korium weist Fibrosierung, eine vermehrte Vaskularisierung und ein überwiegend diskretes Entzündungsinfiltrat auf. Bei klinisch dysplastischen Nävi können histologische Zeichen der Dysplasie fehlen, wie auch umgekehrt ein klinisch unauffällig erscheinender Nävus histologisch als dysplastischer Nävus erscheinen kann.

Therapie. Alle Nävi mit Verdacht auf eine vorliegende Dysplasie sollten exzidiert werden.

Hereditäres Syndrom der dysplastischen Nävi

[Clark et al. 1978]

Synonyme. BK-mole-Syndrom, BK-Nävussyndrom, FAMMM-Syndrom (familial atypical multiple mole melanoma)

Definition. Erbliches familiäres Syndrom, das durch dysplastische Nävuszellnävi (moles = engl. = Mal) gekennzeichnet ist, auf denen sich gehäuft maligne Melanome entwickeln.

Vorkommen. Die Bezeichnung BK geht auf die Initialen von 2 jungen Patienten zurück, welche zusammen 7 primäre Melanome hatten.

Unter 150 Familien mit hereditären malignen Melanomen wurden bisher 13 Familien mit BK-mole-Syndrom beschrieben. Ein Zusammenhang mit dem HLA-System konnte nicht gefunden werden. Vermutlich handelt es sich um einen polygenen Vererbungsmodus.

Klinik. Es bestehen bei den Familienmitgliedern 10 bis über 100 solcher dysplastischer oder atypischer Nävuszellnävi, die sich unter Bevorzugung des oberen Stammes über das gesamte Integument verteilen. Die einzelnen Veränderungen sind durchschnittlich 0,5–1 cm groß, unregelmäßig bizarr konfiguriert. Die Farbe variiert von rosa über braun bis schwarz. Oft weisen die gefleckt wirkenden Läsionen einen rötlichbräunlichen Randsaum auf. Meist ist eine geringe dermale Komponente tastbar. Auf diesen Nävi entstehen im Laufe der Zeit maligne Melanome mit gleicher biologischer Wertigkeit wie nichthereditäre maligne Melanome.

Histopathologie. Man findet pigmentierte Nävuszellnävi vom Compoundtyp mit zusätzlich atypischer melanozytischer Hyperplasie bzw. Dysplasie in und unter der Epidermis (schwalbennestartige Aggregationen), lymphozytärem Infiltrat in der Dermis, Fibroplasie und Gefäßneubildungen. Mitosen kommen vor.

Verlauf. Entstehung von malignen Melanomen ist nicht selten. Bei solchen Patienten können mehrere maligne Melanome zur Ausbildung kommen. Unter Kontrazeptivaeinnahme ist eine größere Aktivität von BK-Nävi beobachtet worden.

Therapie. Solche Patienten benötigten lebenslange Kontrolluntersuchungen; Photodokumentation ist sinnvoll. Um initiale Malignisierung zu erfassen, sollten verdächtige Läsionen exzidiert werden. Die Patienten sollten intensive Sonnenexposition, besonders in Zeiten hormoneller Umstellung wie Pubertät, Gravidität und Klimakterium meiden, ebenso Kontrazeptiva.

Nichthereditäres dysplastisches Nävuszellnävussyndrom
[Elder et al. 1980]

Definition. Nichthereditäres Vorkommen desselben Syndromes bei Menschen, die später an einem nichtfamiliären malignen Melanom erkranken. Die Existenz dieses Syndroms wird angezweifelt. Das therapeutische Vorgehen ist wie beim hereditären dysplastischen Nävuszellnävussyndrom.

Organoide Nävi

Organoide Nävi sind *angeborene Fehlbildungen,* die durch eine umschriebene Störung im Mischungsverhältnis ansonsten normaler Hautstrukturen zustande kommen. Die Grenzen zu gutartigen Geschwülsten mit organoidem Aufbau sind fließend. Segmentäre, lineare oder andersartig systematisierte Anordnung kann bei allen organoiden Nävi vorliegen. Bei verschiedenen organoiden Nävi konnte ein zugrundeliegendes genetisches Mosaik nachgewiesen werden.

Epidermale Nävi

Es handelt sich um angeborene oder in der Kindheit entstehende, scharf abgegrenzte, einzeln stehende oder aggregierte papillomatöse Bildungen mit unterschiedlich stark ausgeprägter keratotischer Oberfläche. Je nach Ausprägung von Papillomatose, akanthotischer Epidermis, Verdickung, Hyperkeratose und entzündlicher Reaktion können verschiedene klinische und histologische Typen unterschieden werden.

Papillomatöser weicher epidermaler Nävus
Er ist meist auf kleine Bezirke begrenzt, hautfarben bis grau, weich und erinnert klinisch an den papillo-

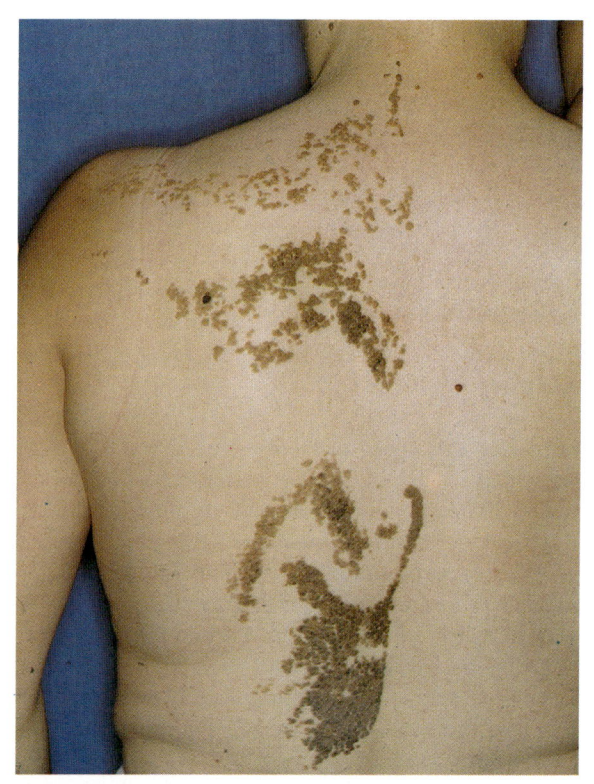

Abb. 52.15. Halbseitiger systematisierter papillomatöser epidermaler Nävus (weicher epidermaler Nävus)

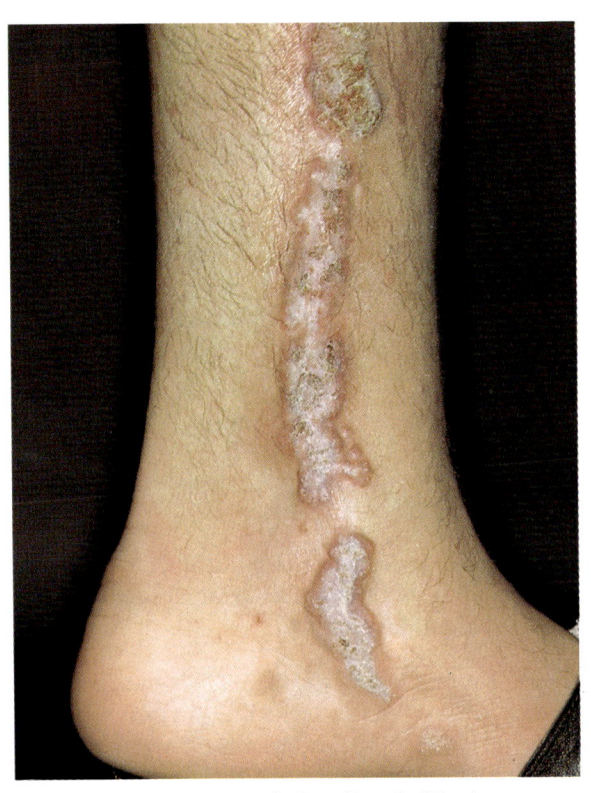

Abb. 52.16. Naevus verrucosus (harter epidermaler Nävus)

matösen Nävuszellnävus oder an die papillomatöse Verruca seborrhoica. Histologisch ist er durch Akanthose, Papillomatose und Orthohyperkeratose gekennzeichnet.

Naevus verrucosus
Hier findet man klinisch eine harte keratotische, an Warzen erinnernde, schmutzigbraune Oberfläche (*harter epidermaler Nävus*). Histologisch ist die Orthohyperkeratose besonders stark ausgeprägt. Als Besonderheit besteht manchmal eine schlotförmige fokale Parakeratose mit Ausbildung einer kornoiden Lamelle wie bei der Porokeratosis Mibelli (*Porokeratosismus*).

Naevus verrucosus unius lateris
Diese einseitig (selten auch doppelseitig) und systematisiert in bizarren, teils zosteriformen Linien angeordnet vorkommende Form zeigt histologisch Akanthokeratolyse (granulöse Degeneration) und wird als lokalisierte Erythrodermia ichthyosiformis congenitalis (bullosa) aufgefaßt im Sinne einer somatischen Mutation. Sind bei der Mutation die Gonaden betroffen, resultiert für ein Kind der nächsten Generation ein 50%iges Risiko, an einer bullösen ichthyosiformen Erythrodermie zu erkranken. Selten sind weiche Formen (siehe oben) oder solche mit Porokeratosismus.

Entzündlicher linearer verruköser epidermaler Nävus
Er trägt auch die Bezeichnung ILVEN (**i**nflammatory **l**inear **v**errucous **e**pidermal **n**evus). Dieser in der Kindheit auftretende, sich manchmal langsam vergrößernde, gelegentlich systematisiert erscheinende Nävus ist charakterisiert durch persistierende, juckende, erythematosquamöse oder papulokeratotische psoriasiforme Herde. Er zeigt neben der warzenartigen Oberfläche deutliche Entzündungszeichen. Assoziation mit Skelett- und ZNS-Anomalien wurde beobachtet, von uns auch Hydrozephalus. Das histologische Bild ähnelt mit Akanthose, Papillomatose, Parahyperkeratose und einem lymphohistiozytären Infiltrat im oberen Korium stark der Psoriasis vulgaris. Es fehlen aber Munro-Abszesse. Gelegentlich besteht eine ekzematoide Note. Vielleicht handelt es sich um einen entzündlichen Naevus verrucosus bei psoriatischer Diathese.

Verlauf und Prognose. Epidermale Nävi vergrößern sich manchmal sehr langsam im Laufe des Lebens; spontane Regression ist nicht zu erwarten.

Therapie. Störende epidermale Nävi lassen sich durch Exzision, die manchmal in mehreren Sitzungen streifenförmig erfolgen muß, tiefe Dermabrasion oder mit dem Dermatom entfernen. Dabei muß relativ viel Bindegewebe mitentfernt werden, da die genetisch bedingte Störung von der Tiefe her gesteuert sein kann (Donordominanz). Bei Naevus verrucosus mit histologisch nachgewiesener Akanthokeratolyse ist ein Versuch mit örtlicher Tretinoin-(Vitamin-A-Säure-)-Behandlung in niedriger Konzentration angezeigt. Bei einem ausgeprägten Befund kann auch eine orale Behandlung mit Retinoiden erwogen werden.

Keratosis areolae mammae naeviformis
[Otto]

Die umschriebene Verhornungsstörung im Bereich der weiblichen Brustwarzen wird bei den Keratosen beschrieben.

Epidermalnävussyndrom
[Solomon et al. 1968]

Sind epidermale Nävi assoziiert mit Fehlbildungen anderer Organsysteme, spricht man vom Epidermalnävussyndrom. Am häufigsten beobachtet werden Anomalien des Skeletts, der Augen und des zentralen Nervensystems.

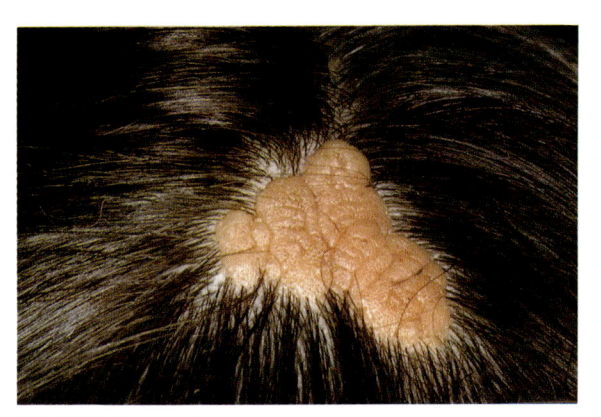

Abb. 52.17. Naevus sebaceus

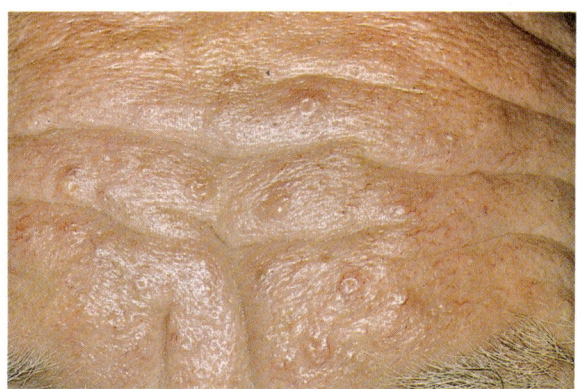

Abb. 52.18. Zirkumskripte Talgdrüsenhyperplasien

Talgdrüsennävi

Naevus sebaceus

Definition. Epitheliale nävoide Fehlbildung mit besonderer Vermehrung der Talgdrüsenläppchen.

Klinik. Bevorzugt am Kapillitium findet sich der Naevus sebaceus als angeborene, flach erhabene, weich elastische, glänzende Platte von gelblichem Farbton und mit feingefurchter oder etwas papillomatöser Oberfläche. Haare fehlen meist. Gelegentlich keratotische Oberfläche. Lineare oder systematisierte Anordnung kommt vor.

Histopathologie. Ballungen reifer Talgdrüsenläppchen im oberen und mittleren Korium sind das typische Merkmal. Aber auch weitere epitheliale Strukturen sind oft vermehrt, so apokrine Drüsen, abortive Haarfollikel und die akanthotisch-papillomatös hyperplastische Epidermis (*Naevus epitheliomatosebaceus.* Wolters 1910).

Prognose. Nicht selten (etwa 30%) entwickeln sich in einem Naevus sebaceus verschiedene Tumoren, am häufigsten gutartige Trichoblastome sowie Basaliome.

Therapie. Wegen der Möglichkeit einer Tumorentwicklung (Trichoblastom) ist die Exzision spätestens im jüngeren Erwachsenenalter anzustreben. Ansonsten sollte regelmäßig klinisch kontrolliert werden.

Zirkumskripte senile Talgdrüsenhyperplasie

Synonyme. Naevus sebaceus senilis, seniler Talgdrüsennävus

Pathogenese. Es handelt sich nicht um einen Nävus, sondern um eine umschriebene Talgdrüsenhyperplasie bei älteren Menschen.

Klinik. Kommt fast ausschließlich bei Patienten mit starker Seborrhö nach dem 35. Lebensjahr vor. Androtropie. Man findet bei Menschen im vorgerückten Alter ein kaum erhabenes, gewöhnlich zentral nabelartig gedelltes, gelbliches, weiches kleines Knötchen, bevorzugt an der Stirn. Nicht selten sind die Bildungen multipel; es wurden Fälle mit mehr als 100 solcher typischer Veränderungen beschrieben.

Differentialdiagnose. Es ist an ein initiales Basaliom wegen der Eindellung und gelegentlicher Teleangiektasien zu denken; letztere sind aber nicht so gelb und härter.

Therapie. Gegebenenfalls Exzision

Schimmelpenning [1957]-Feuerstein-Mims [1962]-Syndrom

Synonyme. Syndrom des linearen Naevus sebaceus, neuroektodermales Syndrom, Haut-Augen-Hirn-Herz-Syndrom (HAHH)

Klinik. Der sehr seltene angeborene und familiär erbliche (?) neuroektodermale Anomaliekomplex ist besonders durch das Vorkommen multipler Naevi sebacei in bizarr-systematisierter Anordnung, vor allem an Kopf, Hals und oberem Rumpf, daneben weiterer pigmentierter Nävi, durch Oligophrenie, Krampfanfälle sowie zusätzliche Mißbildungen, besonders der Augen und des Herzens, gekennzeichnet.

Prognose. Sie hängt von der Schwere der Mißbildungen an Augen, Gehirn und Herz ab.

Differentialdiagnose. Bourneville-Pringle-Syndrom, Neurofibromatose von Recklinghausen

Adenoma sebaceum
[Pringle 1890]

Definition. Es handelt sich um multiple, im Gesicht lokalisierte kleine nävoide Tumoren. Sie werden hier besprochen, obwohl ihrer Benennung als Adenoma sebaceum ein Irrtum zugrunde liegt: diese Tumoren sind histologisch *Fibroangiome*.

Klinik. Die Veränderungen werden autosomal-dominant vererbt, bei allerdings sehr unterschiedlicher Expressivität. Die klinischen Erscheinungen beginnen in der Kindheit. Im Gesicht finden sich in symmetrischer schmetterlingsförmiger Aussaat zahlreiche stecknadelkopfgroße oder auch etwas größere Knötchen, ausgestreut über Nase und Wangen, mit Vorliebe in den Nasolabialfalten und am Kinn. Meist stehen die halbkugelig prominenten Knötchen isoliert, selten konfluieren sie. Sie besitzen feste Konsistenz, sind hautfarben, gelblich oder rötlich und manchmal von feinen Teleangiektasien durchzogen.

Histopathologie. Bei den mehr hautfarbenen bis gelblichen Tumoren des Adenoma sebaceum handelt es sich um Angiofibrome mit zahlreichen Talgdrüsenfollikeln (adenomatöser Typ), bei den mehr rötlichen Tumoren herrscht gefäßreiches Bindegewebe vor (fibrösangiomatöser Typ).

Prognose. Im Laufe des Lebens kommt es zu allmählicher Vermehrung und Vergrößerung der kleinen Tumoren; maligne Entartung ist nicht bekannt.

Therapie. Die Gesichtstumoren können mit kosmetisch gutem Erfolg durch Abschleifen mit der hochtourigen Fräse (Dermabrasion) entfernt oder eingeebnet werden. Die Patienten sind aber auf die zu erwartenden Rezidive hinzuweisen, die im übrigen der wiederholten Dermabrasion zugänglich sind. Auch Lasertherapie kann empfohlen werden.

Adenoma sebaceum als Teilsymptom von Phakomatosen

Das Adenoma sebaceum kommt isoliert vor, aber auch als Teilsymptom nävoider Systemerkrankungen, die man allgemein als *Phakomatosen* bezeichnet: Morbus Pringle und Morbus Bourneville.

Morbus Pringle [1890]

Klinik. Das Vollbild dieser hereditären Störung zeigt neben dem Adenoma sebaceum im Gesicht weitere papillomatöse und fibromatöse Wucherungen sowie Café-au-lait-Flecken am ganzen Körper. Pathognomonisch sind knotige Zahnfleischwucherungen und sub- oder parunguale, bis erbsengroße Fibrome, die als Koenen-Tumoren bekannt sind. Typisch sind ferner flächenhafte lumbosakrale Bindegewebenävi, die oft als Pflastersteinnävi erscheinen. Wertvoll für die Diagnose sind blattartige Depigmentierungen, die besonders gut unter der Wood-Lampe erkennbar sind

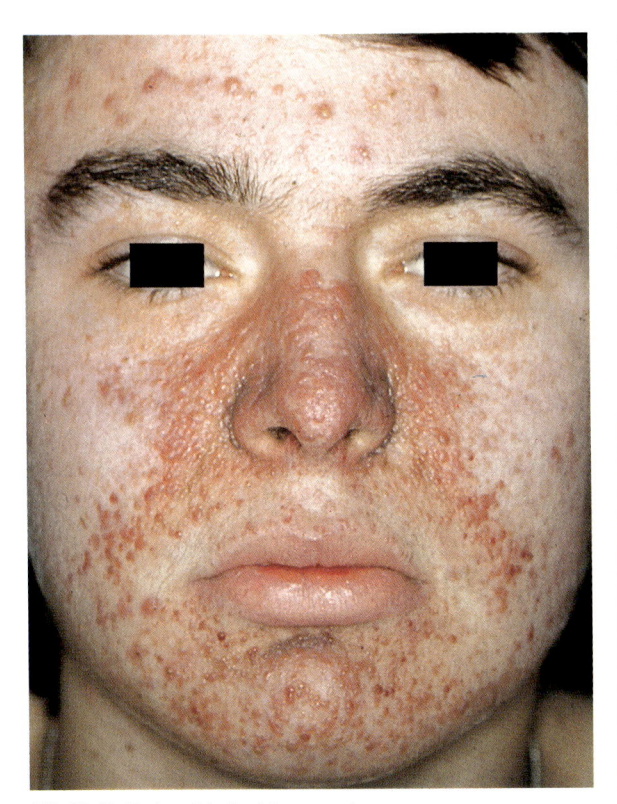

Abb. 52.19. Morbus Pringle, Adenoma sebaceum

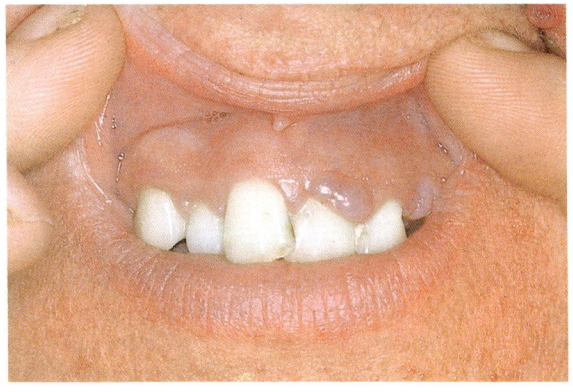

Abb. 52.20. Morbus Pringle, fibromatöse Zahnfleischwucherungen

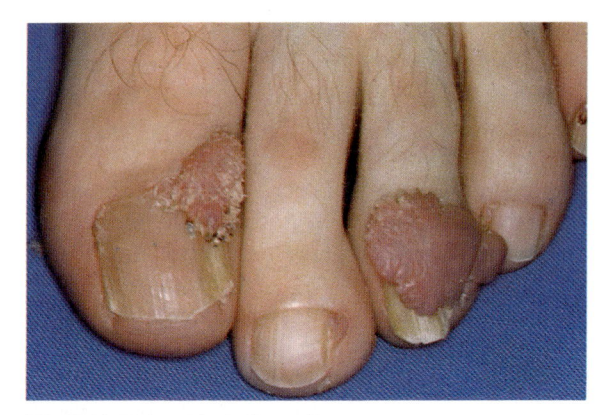

Abb. 52.21. Morbus Pringle, Koenen-Tumoren

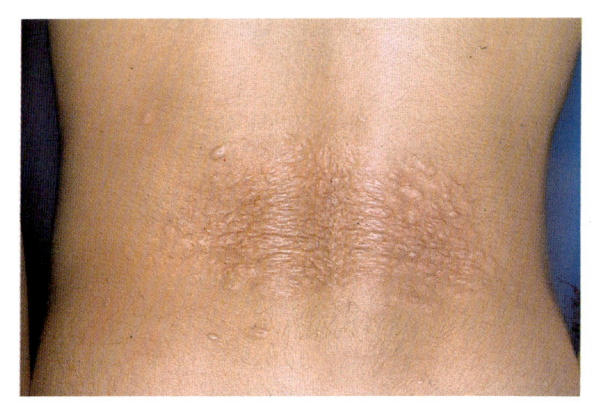

Abb. 52.22. Morbus Pringle, lumbosakraler Bindegewebsnävus

und manchmal ein schon bei Kleinkindern vorhandenes Frühsymptom darstellen. Nicht selten können diese Veränderungen mit pathologischen Erscheinungen an Augen (Netzhauttumoren), inneren Organen (besonders Zystennieren) und Zentralnervensystem verbunden sein. Übergänge in das Bourneville-Syndrom sind nicht selten.

Morbus Bourneville

[Balzer und Grandhomme 1886, Bourneville 1890]

Synonyme. Tuberöse Hirnsklerose, Epiloia

Definition. Es handelt sich um ein dominant-erbliches neurokutanes Syndrom.

Klinik. In den ersten Lebensjahren auftretende Verblödung, *epileptiforme Anfälle,* allmählich zunehmende geistige Reduzierung und spastische Lähmungen von Little-Typ sind klinische Zeichen der oft mit Adenoma sebaceum kombinierten tuberösen Hirnsklerose infolge von Gliawucherungen.

Diagnostisch wichtig sind intrakranielle Verkalkungen, Netzhauttumoren, Sehnervenatrophie, Stauungspapille. Auch an inneren Organen kommen Tumoren vor, so an den Nieren Adenome, Angiome und Angiofibrome, am Herzen Rhabdomyome.
Röntgenologisch sind an den kleinen Röhrenknochen von Händen und Füßen intraossäre, zystoide Aufhellungsherde infolge von Spongiosaresorption mit Markfibrose beschrieben worden, die aber auch in anderen Skelettbereichen vorkommen können. Sind alle diese Veränderungen vorhanden, besteht das Vollbild der Phakomatose *Bourneville-Pringle-Krankheit.*

Histopathologie. Bei den Tumoren des Adenoma sebaceum handelt es sich um Angiofibrome mit Einsprengung von Talgdrüsenfollikeln, auch bei den Koenen-Tumoren um Fibrome mit mehr oder minder starkem angiomatösem Anteil. Der tuberösen Sklerose liegen herdförmige Gliawucherungen und Gliome zugrunde.

Prognose. Im ganzen schlecht; sie wird durch die unbeeinflußbare Progredienz der internen Manifestationen bestimmt.

Differentialdiagnose. Das Bild ist klinisch typisch. Wenn die Veränderungen im Gesicht erst in der Pubertät beginnen, müssen differentialdiagnostisch Epithelioma adenoides cysticum (Brooke) und Zylindrome (Spiegler-Tumoren) histologisch ausgeschlossen werden.

Therapie. Siehe Adenoma sebaceum (S. 1265).

Schweißdrüsennävi

Definition. Nävoide Fehlbildungen mit Vermehrung von Schweißdrüsen.

Ekkrine Schweißdrüsennävi. Sie sind extrem selten und praktisch unbedeutend. Klinisch handelt es sich um weißliche Herde, in denen an umschriebener Stelle Hyperhidrose provoziert werden kann. Die Identifizierung erfolgt histologisch.

Apokrine Schweißdrüsennävi. Sie sind sehr selten, hingegen sieht man umschriebene Ansammlungen apokriner Drüsen in Verbindung mit epithelialen Nävi, insbesondere bei Naevus sebaceus. Dieses Vorkommen ist aus der Entwicklungsgeschichte verständlich, weil die embryonale Epithelleiste die Potenz zur Differenzierung der Hautanhangsgebilde: Haare, Talg- und apokrine Schweißdrüsen besitzt.

Haarnävi

Definition. Nävoide Fehlbildung mit Vermehrung von Haarfollikeln.

Reine Haarnävi

Sie sind äußerst selten und manifestieren sich als eine Ansammlung langer Haare in einem umschriebenen Bereich. Dagegen kommen sie sehr häufig in Kombination mit Nävuszellnävi als Naevus naevocellularis pigmentosus et pilosus vor, gelegentlich auch mit epithelialen Nävi oder dem Naevus sebaceus.

Wollhaarnävus
[Wise 1927]

Synonym. Kräuselhaarnävus

Klinik. Selten kommt als angeborene nävoide Fehlbildung im ansonsten glatthaarigen Kapillitium an umschriebener Stelle Wollhaar (Kräuselhaar) vor. Es handelt sich um eine dauerhafte Störung in der Bildung des Haarkeratins mit oft geringerer Pigmentierung und kleinerem Durchmesser der Haarschäfte. Bei starker kosmetischer Beeinträchtigung kommt als Therapie eine vom Friseur durchgeführte Entkräuselung oder die Dauerwellung des gesamten Kopfhaares in Frage; beides muß natürlich in regelmäßigen Abständen wiederholt werden. Wollhaarnävi kommen in etwa der Hälfte der Patienten kombiniert mit Pigmentnävi und/oder striären epidermalen Nävi vor; selten wurden zusätzlich verschiedenartige Fehlbildungen der Augen beschrieben.

Bindegewebsnävi

Definition. Mesodermale Fehlbildungen mit umschriebener Vermehrung von Bindegewebestrukturen.

Naevus comedonicus
[Kofmann 1895]

Klinik. Es handelt sich um eine sehr seltene, sich in der Kindheit entwickelnde Fehlbildung mit gruppierten, oft segmentalen, an den Extremitäten gelegentlich auch linear angeordneten komedoartigen follikulären Keratosen. Da Fälle mit einer palmaren Lokalisation oder mit einer Beteiligung der Palmae beschrieben sind, wurde die Vermutung, es liege ein Hamartom des Akroinfundibulum vor, in Frage gestellt. Es wird diskutiert, ob es sich bei palmar lokalisierten Veränderungen um einen porokeratotischen ekkrinen Nävus handelt.

Lumbosakraler Bindegewebsnävus

Synonyme. Pflastersteinnävus, Naevus collagenicus lumbosacralis

Klinik. Man sieht lumbosakral flach erhabene, hautfarbene oder weißliche pflastersteinartige Platten und Knoten, die gruppiert, linear oder systematisiert angeordnet sein können. Der Bindegewebsnävus ist oft Teilsymptom bei Adenoma sebaceum oder Morbus Pringle.

Histopathologie. Vermehrung von dichtgepacktem kollagenen Bindegewebe.

Therapie. Nur Exzision möglich.

Grobknotig-disseminierter Bindegewebsnävus

Diese Form ist sehr selten; das klinische Bild wird durch die Benennung gut beschrieben. Die Verdachtsdiagnose kann durch histologische Untersuchung einer Probeexzision bestätigt werden.

Naevus elasticus
[Lewandowsky 1921]

Klinik. Der seltene Nävus findet sich meist multipel im Thoraxbereich und besteht aus weißlichgelblichen linsengroßen Papeln oder ganz flachen größeren Herden. Histologisch findet sich Vermehrung der elastischen, manchmal aber auch überwiegend der kollagenen Fasern.

Juveniles Elastom
[Weidmann 1933]

Synonym. Disseminierte Form eines speziellen Bindegewebenävus

Vorkommen. Sehr selten. Der umschriebene Naevus elasticus kommt vorwiegend im Bereich der Mammagegend vor. Das juvenile Elastom in Form disseminierter Tumoren kann mit Osteopoikilie als Teilsyndrom des *Buschke-Ollendorf-Syndroms* beobachtet werden.

Klinik. Entweder seit Kindheit oder bei jüngeren Menschen entstehen innerhalb von einigen Monaten umschrieben in der Mammagegend (*Naevus elasticus regionis mammariae*, Lewandowski 1921) oder disseminiert besonders im Bereich des Abdomens, der Glutäen und Oberschenkel weiche, gelblichweißliche flache leicht erhabene Plaques, die gruppiert auch symmetrisch angeordnet sein können.

Histopathologie. Das feingewebliche Substrat ist charakterisiert durch eine Vermehrung elastischer Fasern an Zahl und Größe im Korium ohne entzündliche Infiltration. Ultrastrukturell scheint die elastische Matrix stark vermehrt zu sein, während elastische Mikrofibrillen vermindert und durch granuläres Material ersetzt erscheinen.

Verlauf. Keine maligne Entartungstendenz.

Differentialdiagnose. Pseudoxanthoma elasticum. Auf Buschke-Ollendorf-Syndrom ist zu achten.

Therapie. Exzision störender Knoten.

Fettgewebsnävi

Definition. Nävoide Fehlbildung mit umschriebener Vermehrung von Fettgewebe.

Naevus lipomatodes superficialis
[Hoffmann und Zurhelle 1921]

Klinik. Seit Geburt bestehend, finden sich in der Lenden- und Glutäalgegend weiche, hautfarbene oder gelbliche Papeln und flache weiche Knoten mit glatter oder verruziformer Oberfläche.

Histopathologie. Es finden sich im oberen Korium Läppchen normalen Fettgewebes. Eine ähnliche Verteilung des Fettgewebes kommt auch beim Goltz-Gorlin-Syndrom vor.

Michelin-Reifen-Baby-Syndrom
[Ross 1969]

Synonyme. Michelin tyre baby, generalized folded skin with underlying lipomatous nevus, folded skin with scarring

Klinik. Seit Geburt bestehende, oft den ganzen Körper einnehmende wulstig gefaltete Haut, ein Bild, das an das Symbol der französischen Autoreifenfirma erinnert. Mit zunehmendem Alter verliert sich die Hautfaltenbildung. Autosomal dominanter Erbgang. Assoziierte Fehlbildungen sind beschrieben.

Histopathologie. Vermehrung von subkutanem Fettgewebe, das oft bis unmittelbar unter die Epidermis reicht. Bei einzelnen Patienten wurde auch kollagenes Narbengewebe zwischen dem vermehrten Fettgewebe beschrieben; bei diesen Patienten ist oft ein Trauma (Geburtstrauma) eruierbar.

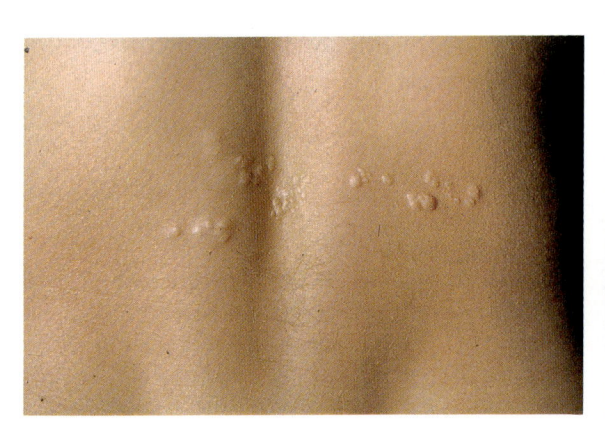

Abb. 52.23. Naevus lipomatodes superficialis

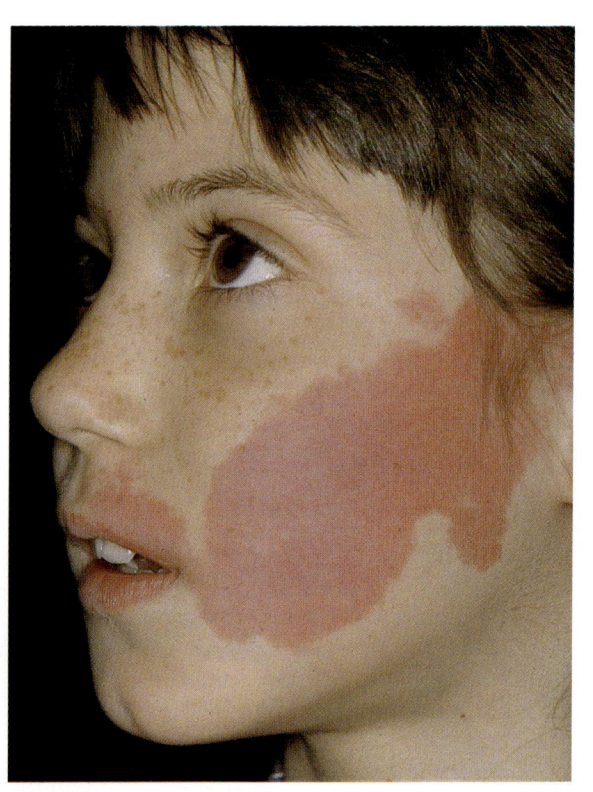

Abb. 52.24. Naevus flammeus

Differentialdiagnose. Verwandtschaft mit Naevus lipomatodes superficialis (Hoffmann-Zurhelle) wird diskutiert.

Blutgefäßnävi

Blutgefäßnävi sind häufig und wegen ihrer Auffälligkeit bekannt. Sie kommen für sich allein vor oder kombiniert mit anderen Fehlbildungen, für die sie manchmal der erste Hinweis sind. Zwischen den Blutgefäßnävi und Gefäßtumoren (Hämangiomen) bestehen fließende Übergänge.

Naevus flammeus

Synonyme. Naevus vinosus, Haemangioma planum, Feuermal, Portweinfleck

Klinik. Es handelt sich um angeborene oder sich früh entwickelnde, hellrote, rotweinfarbene oder mehr blaurote, scharf umschriebene Flecken, die unter Glasspateldruck verschwinden. Sie sind manchmal von bizarrer Form. Ihre Größe reicht von linsengroß bis zur Ausdehnung über weite Körperpartien. Sie vergrößern sich meist nur entsprechend dem Größenwachstum der Kinder, zeigen aber keine spontane Wachstums- und auch keine Regressionstenenz.

Histopathologie. Kapillarerweiterungen unter der Epidermis. Die pathologisch-anatomische Bezeichnung Haemangioma capillare simplex wird diesen Nävi nicht gerecht, da es sich nicht um einen Tumor handelt.

Fissurale oder symmetrische Naevi flammei. Sie sitzen im Bereich embryonaler Verschlußstellen, so in der Stirnmitte, an den Oberlidern, Nasenflügeln, in der Kreuzbeingegend, sind mattrot und prognostisch günstig, da sie sich zu 70–80% in den ersten Lebensmonaten oder -jahren spontan zurückbilden können.

Unna-Politzer-Nackennävus. Der allgemein als Storchenbiß bekannte, im Nacken gelegene weinrote Fleck ist sehr häufig. Er zeigt keine Rückbildungstendenz, stört aber wegen seiner verborgenen Lage im Haaransatz nicht.

Naevus teleangiectaticus. Er kann als eine Variante des Naevus flammeus angesehen werden, doch sieht man anstelle der diffusen Rötung ein dichtes Netz von feineren und größeren Teleangiektasien. Sitz ist häufig das Gesicht. Es zeigt sich kein Eigenwachstum.

Therapie der Gefäßnävi. Bei den fissuralen und symmetrischen Naevi flammei sollte einige Jahre abgewartet werden, ob die relativ häufige Spontanrückbildung erfolgt. Eine vorsichtige, ganz oberflächliche Kryotherapie mit Kohlensäure-Azeton-Schnee oder flüssigem Stickstoff ist oft wirksam, verlangt aber Erfahrung. Sehr gute Ergebnisse werden mit Lasertherapie erzielt. Der Argonlaser eignet sich besonders für flache, eher dunkle Naevi flammei. Die Therapie sollte erst im Erwachsenenalter erfolgen, da bei Kindern in etwa 40% eine Vernarbung und somit ein kosmetisch unbefriedigendes Ergebnis beobachtet wird. Mit (gepulsten) Farbstofflasern oder einem Kupferdampflaser können auch Nävi mit tieferreichenden Anteilen und einer unregelmäßigen Oberfläche mit sehr guten Resultaten behandelt werden. Exzision, streifenförmig in mehreren Sitzungen oder großflächig mit plastischer Deckung, dürfte nur in Ausnahmefällen in Frage kommen. Die entstehenden Narben werfen auch nach kosmetischer Abdeckung noch störende Schatten. Auf Keloidneigung sollte geachtet werden. Wir empfehlen unseren Patienten spezielle medizinische Schminken; nach entsprechender Unterrichtung und Einübung ist diese Abdeckung für den Patienten eine wertvolle Hilfe.

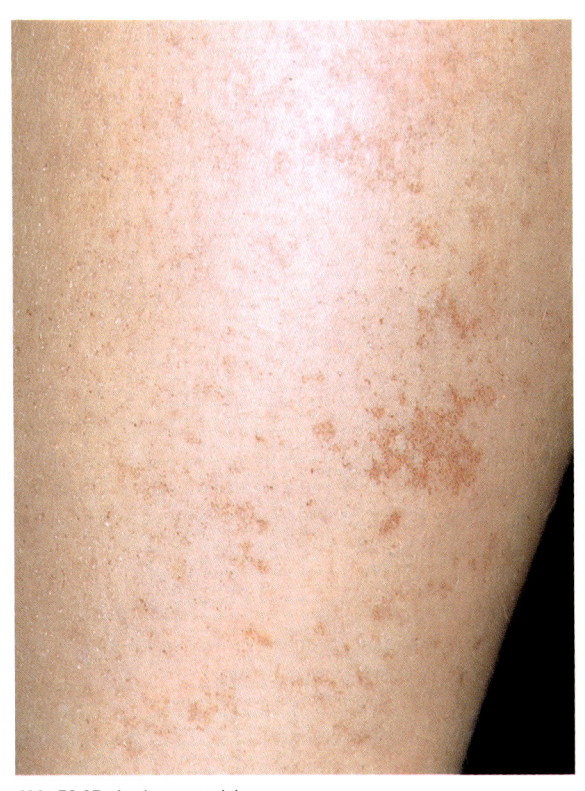

Abb. 52.25. Angioma serpiginosum

Angioma serpiginosum

[Hutchinson 1889, Crocker 1899]

Definition. Das Angioma serpiginosum kann als ein seltener kapillärer Nävus interpretiert werden, der hauptsächlich das weibliche Geschlecht betrifft und sich in der Jugend manifestiert.

Vorkommen. Selten. Gelegentlich wurde familiäres Vorkommen beschrieben, ohne daß Konsanguinität der Familie bekannt war. Es wird von manchen Autoren autosomal-dominante Vererbung mit höherer Penetranz beim weiblichen Geschlecht vermutet.

Pathogenese. Die Ätiologie der Erkrankung ist unbekannt. Es handelt sich um ein umschriebenes Auftreten erweiterter Kapillaren (Teleangiektasien), die von normalem Endothel ausgekleidet sind, aber im Gegensatz zu normalen Kapillaren meist keine Reaktion auf alkalische Phosphatase zeigen. Möglicherweise Gefäßinnervationsstörung.

Klinik. In der Kindheit oder in der Pubertät erscheinen oft einseitig an den Unterschenkeln, Gluten oder auch an den Oberarmaußenseiten intensiv rote oder purpurrote Punkte, die <1 mm groß sind, in Gruppen zusammenstehen und sich zur Peripherie ausbreiten können. Unter Rückbildung im Zentrum können anuläre oder serpiginöse Ausprägungsformen entstehen. Die ektatischen Kapillaren sind mit dem Glasspatel nur teilweise auszudrücken, da sie durch den Druck schräg abgedrückt werden und sich dann das Blut nicht entleeren kann. Gelegentlich findet man auch ein netzförmiges oder diffuses *Erythem,* auf dem sich die beschriebenen Veränderungen entwickeln.

Symptome. Allgemeinerscheinungen kommen nicht vor.

Histopathologie. Ektatische Kapillaren unter der Epidermis. Keine Entzündung.

Verlauf. Unterschiedlich, langsam progredient über Monate oder Jahre. Die Ausbildung solcher Veränderungen, die überall am Körper entstehen können, kann aber auch zum Stehen kommen. Auch später im Leben wieder Fortschreiten. Ganz selten kommt es zu langsamem Verschwinden.

Differentialdiagnose. Diese hat vor allem progressive essentielle Teleangiektasien zu berücksichtigen, ferner Morbus Osler und Morbus Fabry.

Therapie. Bei starker kosmetischer Beeinträchtigung Versuch mit Diathermienadelverödung, Lasertherapie oder Abdeckung.

Blutgefäßnävi als Teilsymptom von Phakomatosen

Gelegentlich sind die Naevi flammei nur ein Teilsymptom und finden sich mit anderen Entwicklungsstörungen an Weichteilen, Knochen, Retina und Hirnhäuten vergesellschaftet. Dann liegt eine nävoide Systemerkrankung oder Phakomatose vor.

Sturge-Weber-Syndrom

[Luschka 1854, Sturge 1879, Weber 1922, Krabbe 1934]

Synonym. Angiomatosis encephalotrigeminalis

Definition. Kongenitale Gefäßfehlbildung im Versorgungsbereich des Trigeminus und Gehirn mit Glaukom und zentralnervöser Symptomatik.

Vorkommen. Selten, dabei gelegentlich familiär auftretend. Erbgang autosomal-dominant oder unregelmäßig-dominant; vereinzelt chromosomale Trisomie.

Klinik. Man findet einen meist unilateralen Naevus flammeus im Gesichtsbereich (15% bilateral), meist im Versorgungsgebiet des 1. oder 2. Trigeminusastes, manchmal unter Einbeziehung der Mundschleimhaut. Zusätzlich besteht bei etwa 20% der Patienten eine Angiomatose des gleichseitigen Auges mit Glaukom (Buphthalmus) und schließlich Erblindung. Zum Vollbild des Syndroms gehören ferner zerebrale Symptome wie epileptiforme Anfälle, Hemiplegie, Oligophrenie bis zur Demenz, psychische Veränderungen, die in früher Kindheit beginnen. Ihnen liegen ebenfalls angiomatöse Veränderungen oder Gliome der weichen Hirnhäute zugrunde, die zu sekundären Obliterationen, Hirnatrophie und oftmals auch röntgenologisch nachweisbaren intrakraniellen Verkalkungen von Meningeal- und Hirngefäßen im Rindengebiet führen.

Diagnostische Leitlinien. Der klinisch auffällige, im Gesichtsbereich lokalisierte Naevus flammeus sollte zu Röntgenuntersuchung des Schädels (Gefäßverkalkungen) und ophthalmologischer Untersuchung veranlassen.

Von Hippel-Lindau-Syndrom

[Jackson 1872, von Hippel 1895, Lindau 1926]

Synonym. Angiomatosis cerebelli et retinae

Definition. Kongenitale polytope Gefäßfehlbildung.

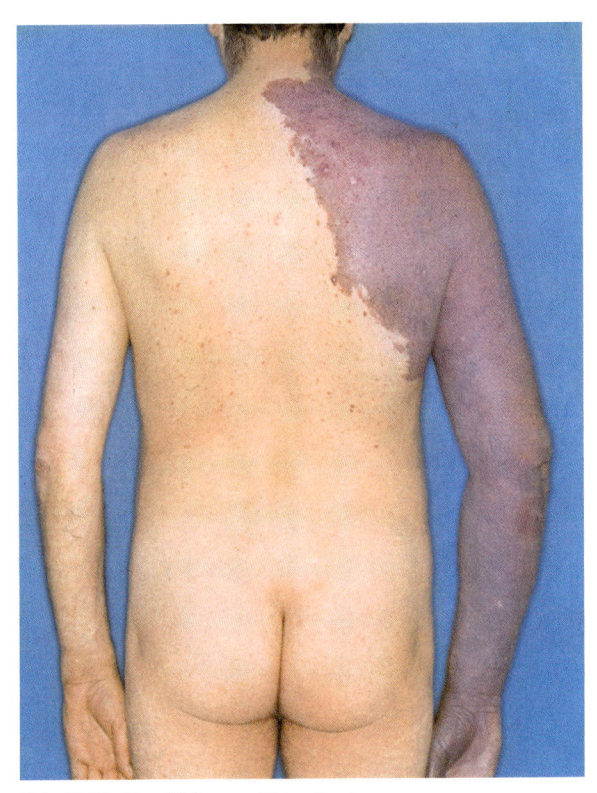

Abb. 52.26. Klippel-Trénaunay-Weber-Syndrom

Vorkommen. Das seltene angeborene Syndrom wird autosomal dominant mit unterschiedlicher Penetranz vererbt. Genlokalisation auf Chromosom 3p25.

Klinik. Es finden sich kapilläre Angiome, meist in der Retina und in den zerebellaren Leptomeningen; daneben besteht manchmal ein Naevus flammeus. Klinisch stehen Kleinhirn- und Hirndrucksymptome im Vordergrund. Nicht selten Kombination mit Pankreas- oder Nierenzysten, Nierenzellkarzinom, Phäochromozytom oder Leberkavernom.

Klippel-Trénaunay-Weber-Syndrom

[Klippel und Trénaunay 1900, Parkes Weber 1907]

Synonyme. Naevus varicosus osteohypertrophicus, Haemangiectasia hypertrophicans, Osteoangiohypertrophiesyndrom, Quadrantensyndrom

Definition. Umschriebener, meist quadrantenbezogener Riesenwuchs mit Gefäßhyperplasie und Gefäßfehlbildungen auf dem Boden einer embryonalen Entwicklungsstörung.

Vorkommen. Relativ selten. Hinweise auf Erblichkeit sind nicht gesichert. Das männliche Geschlecht wird deutlich bevorzugt. Gelegentlich kombiniert mit Sturge-Weber-Syndrom.

Klinik. Vielfach ist ein Quadrant des Körpers, selten sind mehrere Quadranten betroffen.
Zum Vollbild gehören
- Ein meist eine ganze Extremität einnehmender bizarrer Naevus flammeus, gelegentlich mit eingestreutem Naevus anaemicus.
- Variköse Venektasien
- Partieller Riesenwuchs mit Weichteil- und Knochenhypertrophie der befallenen Extremität.

Ob der Riesenwuchs Folge eines übermäßigen O_2-Angebots durch starke Vaskularisation und arteriovenöse Anastomosen ist, erscheint nicht sicher.
Angiographisch werden zusätzlich Fehlbildungen der Arterien und Lymphgefäße aufgedeckt. Oft bestehen zahlreiche arteriovenöse Anastomosen mit Gefahr der Herzinsuffizienz infolge starker Erhöhung des Herzminutenvolumens. Manchmal wird anstelle der Hypertrophie eine Weichteil- und Knochenatrophie der entsprechenden Extremität beobachtet. Zwischen befallener und nichtbefallener Extremität können Blutdruckunterschiede vorliegen. Sekundärfolgen sind Ödeme, trophische Störungen der Haut und Funktionsstörungen von Gelenken. Inkomplette Formen des Syndroms sind nicht ungewöhnlich. Sehr selten ist die Gefäßanomalie mit Extremitätenatrophie verbunden. Als Unterform (Typ Parkes-Weber) oder als eigenständiges *Parkes-Weber-Syndrom* werden teilweise die Fälle abgetrennt, bei denen der Naevus flammeus fehlt und tumorförmige Gefäßhyperplasien mit arteriovenösen Anastomosen im Vordergrund stehen.

Therapie. Nach Abklärung der funktionellen Gefäßstörungen (Doppler-Ultraschall, Angiographie) kommen Kompressionsverbände und gelegentlich gefäßchirurgische Maßnahmen, insbesondere Unterbindung von arteriovenösen Anastomosen, in Betracht.

Phacomatosis pigmentovascularis

[Ota 1921]

Unter diesem Begriff werden verschiedene Kombinationen eines Naevus flammeus mit einem linearen epidermalen Nävus (Typ I), mit einer dermalen Melanozytose (Typ II), mit einem Naevus spilus (Typ III) und mit sowohl einer dermalen Melanozytose wie auch einem Naevus spilus (Typ IV) zusammengefaßt. Der Subtyp a weist auf rein kutane Veränderungen hin, während beim Subtyp b eine interne Beteiligung vorliegt. Zur Erklärung des Phänotyps wird das Vorliegen zweier verschiedener Mutationen diskutiert, aus

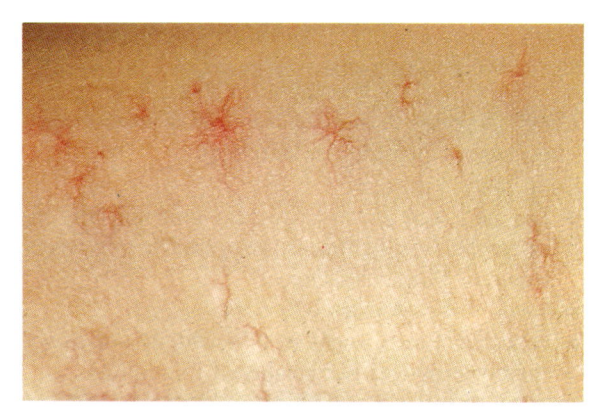

Abb. 52.27. Naevi aranei, Spider-Nävi

denen sich durch ein somatisches Crossing-over während der Embryogenese zwei verschiedene Zellpopulationen entwickeln (Phänomen der Zwillingsflecken).

Naevus araneus

Synonyme. Spidernävus, Spinnennävus, Sternchenangiom

Definition. Es handelt sich um kleine arterielle Gefäßneubildungen, somit nicht um echte Nävi.

Klinik. Der im Gesicht lokalisierte, meist bei Kindern und Frauen auftretende Naevus araneus ist hauptsächlich kosmetisch störend. Man sieht im Zentrum ein etwas vorspringendes, stecknadelkopfgroßes, manchmal pulsierendes arterielles Gefäßknötchen, von dem spinnenbeinartig nach allen Seiten feine Gefäßreiser ausgehen. Während der Schwangerschaft treten nicht selten zahlreiche *eruptive Naevi aranei* auf, die postpartal Rückbildungstendenz zeigen. Gehäuft kommen sie bei Leberkrankheiten wie chronischer Hepatitis, Zirrhose, Leberkarzinom sowie bei systemischer Sklerodermie (CRST-Syndrom) am Oberkörper und im Gesicht vor.

Histopathologie. Im oberen Korium finden sich verzweigte Gefäße, die aus einer ampullenartig erweiterten Arteriole entspringen.

Therapie. Das Zentralgefäß wird mit der Diathermienadel oder mit Laser verödet. Gelegentlich kommt es zum Rezidiv, das in gleicher Weise behandelt wird. Nur in Ausnahmefällen ist eine kleine Exzision nötig.

Teleangiectasia hereditaria haemorrhagica
[Babington 1865, Rendu 1896, Osler 1907]

Synonyme. Morbus Osler, Rendu-Osler-Syndrom

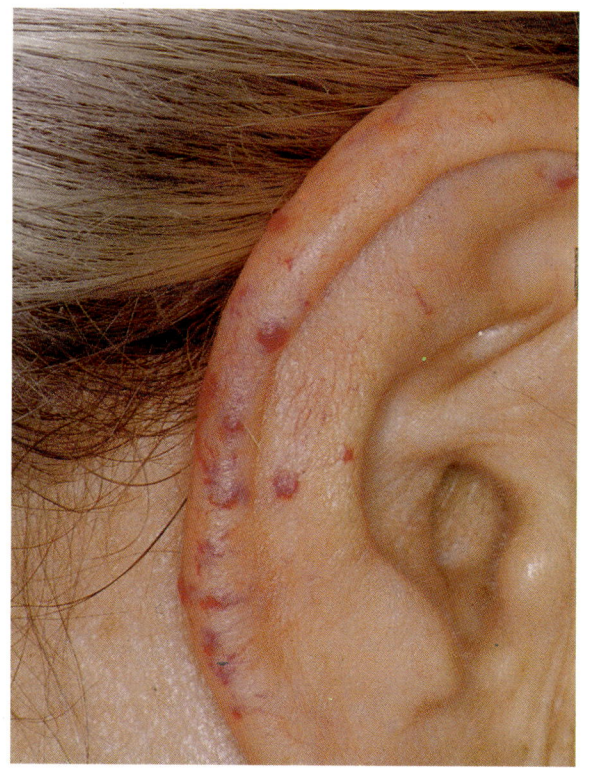

Abb. 52.28. Teleangiectasia hereditaria haemorrhagica (Morbus Osler)

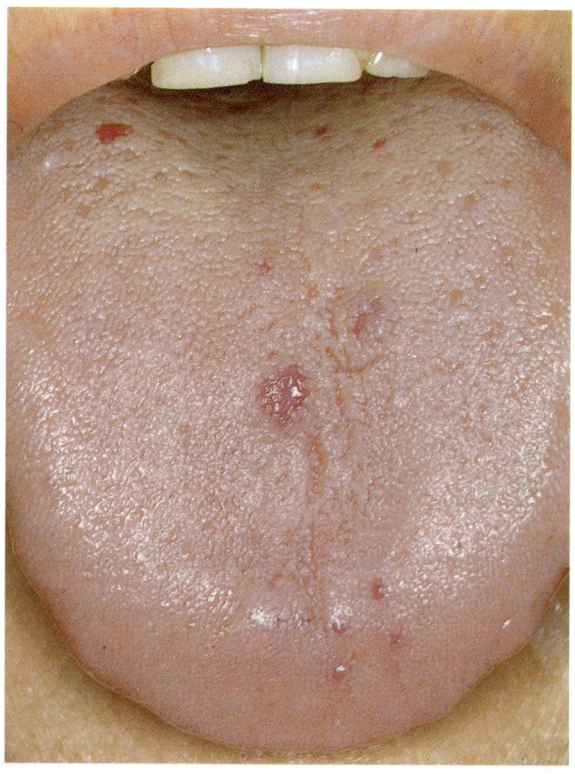

Abb. 52.29. Teleangiectasia hereditaria haemorrhagica (Morbus Osler)

Definition. Es handelt sich um hereditäre multiple Teleangiektasien der Haut, Schleimhäute und innerer Organe mit erhöhter Blutungsneigung. Die Erkrankung kann den nävoiden Systemerkrankungen zugerechnet werden.

Vorkommen. Selten. Die autosomal-dominant vererbte Erkrankung mit unterschiedlicher Expressivität betrifft beide Geschlechter. Blutgruppe 0 soll bevorzugt sein. Merkmalsträger sind heterozygot; homozygote sind nicht lebensfähig.

Klinik. Typisch ist eine starke Neigung zu Haut- und Schleimhautblutungen. Erstsymptom ist oft auffällig häufiges Nasenbluten im Jugendalter; daneben können auch Hämaturie und Darmblutungen vorkommen.

Hauptsitz der dunkelroten, bis glasstecknadelkopfgroßen knopfförmigen Gefäßerweiterungen mit manchmal sternförmigen Angiektasien sind Gesicht, Ohren, Lippen und Hände; hier fallen die rot durchscheinenden subungualen Ektasien von 1–3 mm Größe und darüber auf. Dazu kommt der typische Sitz an Zunge, Mund- und Nasenschleimhaut. Die gleichen Fehlbildungen sind aber auch an den Schleimhäuten des Darmtrakts, der Atem- und Harnwege, seltener im Nervensystem (Parästhesien) nachweisbar. Ferner wurden arteriovenöse Lungenfisteln (Zyanose, Dyspnoe, Trommelschlegelfinger) und arteriovenöse Anastomosen in der Leber und im Gehirn beschrieben. Leberzirrhose (Cirrhosis hepatis teleangiectatica) soll gehäuft vorkommen und wird auf wiederholte Bluttransfusionen zur Bekämpfung der Anämie zurückgeführt. Parästhesien und Raynaudartige Durchblutungsstörungen sind seltene Symptome. Die häufigen Blutverluste erklären die sekundäre Eisenmangelanämie. Selten wurden auch Thrombopenie (nicht <80000) und Thrombopathie beschrieben.

Prognose. Sie ist trotz manchmal starker Blutungen (Epistaxis, Hämoptoe, Hämaturie) günstig.

Histopathologie. Ektatische Kapillaren und Kapillarneubildung im oberen Korium, erweiterte dickwandige Blutgefäße im tieferen Korium.

Differentialdiagnose. Zur Diagnose gehört die vollständige Trias von Angiektasien, Erblichkeit und Blutungsneigung, besonders als Epistaxis. Ansonsten kommen eruptive Naevi aranei, multiple senile Angiome und das Angiokeratoma corporis diffusum (Morbus Fabry) in Frage.

Therapie. Kausale Therapie ist nicht möglich. Individuelle Ektasien können elektrokaustisch oder mit Laser koaguliert werden. Bei schwerstem Nasenbluten wurde ein Ersatz der Nasenschleimhaut durch Spalthauttransplantate durchgeführt. Bei Frauen kommt in schweren Fällen eine Östrogentherapie (0,2–0,5 mg Ethinylestradiol) zur Erzeugung von epithelialer Metaplasie am Nasenseptum in Betracht. Wichtig ist stets die Kontrolle der sekundären Anämie. Leichtere Fälle erfordern keine Behandlung, allenfalls Eisensubstitution. Die Leberfunktion sollte von Zeit zu Zeit kontrolliert werden.

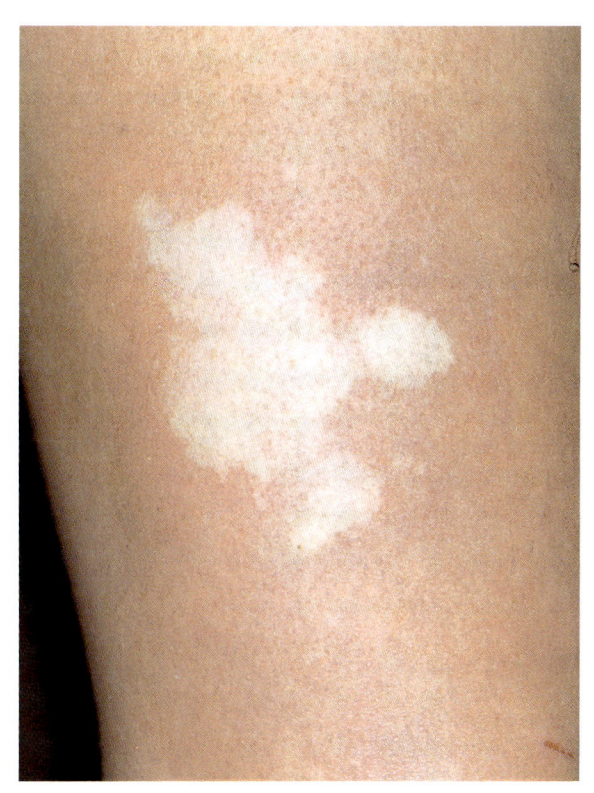

Abb. 52.30. Naevus anaemicus

Naevus anaemicus

[Vörner 1906]

Im Gegensatz zu allen vorgenannten nävoiden Gefäßvermehrungen handelt es sich beim Naevus anaemicus um eine angeborene, umschriebene Hypo- oder Aplasie oberflächlicher Hautgefäße. Klinisch imponiert der Naevus anaemicus als unregelmäßig konfigurierter, dabei scharf begrenzter weißer Fleck, der sich bei Reibung der Haut nicht rötet. Meist wird er als Nebenbefund entdeckt, da er keine nennenswerte Beeinträchtigung bedeutet. Er kommt gehäuft vor in Verbindung mit anderen Störungen der Vaskularisation, z.B. Klippel-Trénaunay-Weber-Syndrom. Neuere Untersuchungen deuten darauf hin, daß die oberflächlichen Blutgefäße im Naevus anaemicus vorhanden sind, aber eine erhöhte endogene Empfindlichkeit gegen Katecholamine aufweisen (funktioneller bzw. pharmakologischer Nävus). α-Rezeptorenblocker führen zu einer vorübergehenden Rötung bzw. Perfusion des anämischen Areals.

Naevus vascularis mixtus

[Fischer 1909, Hamm und Happle 1986]

Definition. Es handelt sich um die seltene, aber charakteristische Kombination eines Naevus teleangiectaticus mit einem benachbartem Naevus anaemicus. Andere kongenitale Gefäßanomalien können assoziiert sein.

Weiterführende Literatur

Pigmentzellnävi

Becker SW (1949) Concurrent melanosis and hypertrichosis in distribution of nevus unius lateris. Arch Dermatol Syph 60:155–160

Bolognia JL (1992) Reticulated black solar lentigo ("ink spot" lentigo). Arch Dermatol 128:934–940

Cooper PH (1992) Deep penetrating (plexiform spindle cell) nevus. J Cutan Pathol 19:172–180

Gartmann H (1978) Zur Dignität der naevoiden Lentigo. Z Hautkr 53:91–100

Glinick SE, Alper JC, Bogaars H et al. (1983) Becker's melanosis: associated abnormalities. J Am Acad Dermatol 9:501–514

Hidano A, Kajima H, Endo Y (1965) Bilateral nevus Ota associated with nevus Ito. Arch Dermatol 91:357–359

Johnson BL, Charneco DR (1970) Café-au-lait spot in neurofibromatosis and in normal individuals. Arch Dermatol 102:442–446

Kaufmann J, Eichmann A, Neves C et al. (1976) Lentiginosis profusa. Dermatologica 153:116

Kikuchi I, Inoue S (1980) Natural history of the mongolian spot. J Dermatol 7:449–450

Konrad K, Hönigsmann H, Wolff K (1974) Naevus spilus – ein Pigmentnaevus mit Riesenmelanosomen. Klinik, Histologie und Ultrastruktur. Hautarzt 25:585–593

Krähn G, Thoma E, Peter RU (1992) Zwei superfiziell spreitende Melanome auf Nävus spilus. Hautarzt 43:32–34

Mevorah B, Frenk E, Delacrétaz J (1977) Dermal melanocytosis. Dermatologica 154:107–114

Ota MTY (1939) Naevus fusco-coeruleus ophthalmo-maxillaris (in Japanese). Tokyo Med J 63:1243–1245

Panizzon R, Schnyder U (1988) Familial Becker's nevus. Dermatologica 176:275–276

Stewart DM, Altman J, Mehregan AH (1978) Speckled lentiginous nevus. Arch Dermatol 114:895–896

Tièche M (1906) Über benigne Melanome („Chromatophorome") der Haut. „Blaue Nävi". Virchows Arch [A] 186:212–229

Nävuszellnävi

Ackerman AB, Cerroni L, Kerl H (1994) Pitfalls in histopathologic diagnosis of malignant melanoma. Lea & Febiger, Philadelphia

Allen AC (1960) Juvenile melanomas of children and adults and melanocarcinomas of children. Arch Dermatol 82:325–335

Augustsson A (1991) Melanocytic naevi, melanoma and sun exposure. Acta Derm Venereol (Stockh) Suppl 166

Braun-Falco O, Schoefinius HH (1973) Neuro-cutane Melanoblastose (Touraine) mit metastasiertem malignem Melanom. Hautarzt 24:78–83

Eversheim U, Küster W, Plewig G (1986) Malignes Melanom auf angeborenem Riesennävus. Aktuel Dermatol 12:161–164

Gartmann H, Ganser M (1985) Der Spitz-Naevus. Spindelzellen und/oder Epitheloidzellennaevus – Eine klinische Analyse von 652 Tumoren. Z Hautkr 60:22–28

Gartmann H, Ganser M (1985) Der Spitz-Naevus. Spindelzellen und/oder Epitheloidzellennaevus – Eine histologische Analyse von 652 Tumoren. Z Hautkr 60:29–42

Kamino H, Misheloff E, Ackerman AB (1979) Eosinophilic globules in Spitz's nevi. New findings and a diagnostic sign. Am J Dermatopathol 1:319–324

Kornberg R, Ackerman AB (1975) Pseudomelanoma. Recurrent melanocytic nevus following partial surgical removal. Arch Dermatol 111:1588–1590

Kreusch J, Rassner G (1991) Standardisierte auflichtmikroskopische Unterscheidung melanozytischer und nicht melanozytischer Pigmentmale. Hautarzt 42:77–83

Masson P (1951) My conception of cellular nevi. Cancer 4:9–38

Miescher G, Albertini A von (1935) Histologie de 100 cas de naevi pigmentaires d'après les méthodes de Masson. Bull Soc Fr Dermatol Syphiligr 42:1265–1273

Panagio-Pereira C, Maize JC, Ackerman AB (1978) Nevus of large spindle and/or epitheloid cells (Spitz's nevus). Arch Dermatol 114:1811–1823

Smith SA, Day CL, Ploeg DE vander (1986) Eruptive widespread Spitz nevi. J Am Acad Dermatol 15:1155–1158

Spitz S (1948) Melanomas of childhood. Am J Pathol 24:591–609

Stadler R, Garbe C (1991) Nävus-assoziierte maligne Melanome – diagnostische Sicherung und Prognose. Hautarzt 42:424–429

Touraine A (1949) Les mélanoses neuro-cutanées. Ann Dermatol Syphiligr 9:489–524

Tronnier M, Wolff HH (1995) UV-irradiated melanocytic nevi simulating melanoma in situ. Am J Dermatopathol 17:1–6

Dysplastischer Nävus und dysplastisches Nävuszellnävussyndrom

Ackerman AB, Elder DE (1985) An exchange of ideas about dysplastic nevi and malignant melanomas. Am J Dermatopathol 7 (Suppl):99–105

Ackerman AB, Mihara I (1985) Dysplasia, dysplastic melanocytes, dysplastic nevi, the dysplastic nevus syndrome and the relationship of dysplastic nevi to malignant melanoma. Hum Pathol 16:87–91

Bergman W, Gruis NA, Sandkuijl LA et al (1994) Genetics of seven dutch familial atypical multiple mole-melanoma syndrome families: a review of linkage results including chromosomes 1 and 9. J Invest Dermatol 103:122S–125S

Braun-Falco O, Landthaler M, Ryckmanns F (1979) BK-Mole-Syndrom. Fortschr Med 97:1489–1494
Clark WH Jr, Reimer RR, Greene M et al. (1978) Origin of familial malignant melanomas from heritable melanocytic lesions. 'The B-K mole syndrome'. Arch Dermatol 114:732–738
Elder DE (1985) The dysplastic nevus. Pathology 17:291–297
Elder DE, Goldman LI, Goldman SC et al. (1980) Dysplastic nevus syndrome: a phenotypic association of sporadic cutaneus melanoma. Cancer 46:1787–1794
Elder DE, Kraemer KH, Greene MH (1982) The dysplastic nevus syndrome: our definition. Am J Dermatopathol 4:455–460
Fusaro RM, Lynch HT, Kimberling WJ (1983) Familial atypical multiple mole melanoma syndrome (FAMMM). Arch Dermatol 119:2–3
Gartmann H, Pullmann H (1981) Vorläufer und Frühformen der malignen Melanome aus histologischer Sicht. Z Hautkr 56:509–534
Gartmann J (1984) Was sind dysplastische Naevi? Hautarzt 35:3–6
Greene MH, Clark WH, Tacker MA (1985) Acquired precursors of cutaneous malignant melanoma. The familial dysplastic nevus syndrome. N Engl J Med 312:91–97
Kelly JW, Crutcher WA, Sagebiel RW (1986) Clinical diagnosis of dysplastic melanocytic nevi. A clinicopathologic correlation. J Am Acad Dermatol 14:1044–1052
Lynch HT, Fusaro RM, Lynch JF (1985) A medical and genetic critique of the familial atypical multiple mole melanoma syndrome and the dysplastic nevus syndrome. Am J Dermatopathol 7 (Suppl):107–116
Mark H, Greene MH (1985) The dysplastic nevus syndrome. Am J Dermatopathol 7 (Suppl):117–121
Meister HP, Wolff HH (1988) Dysplastischer Naevus. Pathologe 9:235–239
National Institutes of Health (1992) Diagnosis and treatment of early melanoma. NIH Consensus Development Panel on Early Melanoma. JAMA 268:1314–1319
Rahbari H, Mehregan AH (1981) Sporadic atypical mole syndrome: a report of five nonfamilian B-K syndrome-like cases. Arch Dermatol 117:329–331
Wolff HH, Hantschke M (1993) Der dysplastische Nävus aus heutiger Sicht. In: Braun-Falco O, Plewig G, Meurer M (Hrsg). Fortschritte der praktischen Dermatologie, Bd. 13, Springer, Berlin Heidelberg New York Tokyo, S 238–243

Organoide Nävi
Epidermale Nävi
Ackerman AB (1970) Histopathologic concept of epidermolytic hyperkeratosis. Arch Dermatol 102:253–259
Altman J, Mehregan AH (1971) Inflammatory linear verrucose epidermal nevus. Arch Dermatol 104:385–389
Barsky S, Doyle IA, Winkelmann RK (1981) Nevus comedonicus with epidermolytic hyperkeratosis. Arch Dermatol 117:86–88
Bourneville DM (1880) Sclérose tubéreuse des circonvolutions cérébrales, idiotie et épilepsie hémiplégique. Arch Neurol (Paris) I:81–91
Braun-Falco O, Thianprasit M (1965) Über die circumscripte senile Talgdrüsenhyperplasie. Arch Klin Exp Dermatol 221:207–231
Braun-Falco O, Petzoldt D, Christophers E et al. (1969) Die granulöse Degeneration bei Naevus verrucosus bilateralis. Arch Klin Exp Dermatol 235:115–137
Feuerstein R, Mims L (1962) Linear nevus sebaceus with convulsions and mental retardation. Am J Dis Child 104:675–679
Fitzpatrick TB, Szabo G, Hori Y et al. (1968) White leaf-shaped macules. Arch Dermatol 98:1–6
Gibbs RC, Berger RA (1970) Straight hair nevus. Int J Dermatol 15:438–440
Goldstein N (1967) Ephidrosis (local hyperhidrosis). Nevus sudoriferous. Arch Dermatol 96:67–68
Happle R (1990) Akanthokeratolytischer epidermaler Nävus: Vererbbar ist die Akanthokeratolyse, nicht der Nävus. Hautarzt 41:117–118
Happle R (1995) What is a nevus? Dermatology 191:1–5
Hodge SJ, Barr JM, Owen LG (1978) Inflammatory linear verrucose epidermal nevus. Arch Dermatol 114:436–438
Imai S, Nitto H (1983) Eccrine nevus with epidermal changes. Dermatologica 166:84
Lantis SDH, Pepper MC (1978) Woolly hair nevus. Arch Dermatol 114:233–238
Luderschmidt C, Plewig G (1978) Circumscribed sebaceous gland hyperplasia: autoradiographic and histoplanometric studies. J Invest Dermatol 70:207–209
Pinkus H (1965) Zur Begriffsbestimmung der Naevi, Organnaevi und Tumoren. Hautarzt 16:184–190
Pippione M, Depaoli MA, Sartoris S (1976) Naevus eccrine. Dermatologica 152:40–46
Plewig G, Christophers E (1975) Nevoid follicular epidermolytic hyperkeratosis. Arch Dermatol 111:223–226
Pringle JJ (1890) A case of congenital adenoma sebaceum. Br J Dermatol 2:1–14
Rieger E, Kerl H (1992) Das klinische Spektrum der Organmanifestationen bei tuberöser Sklerose. Hautarzt 43:272–277
Rogers M, McCrossin I, Commens C (1989) Epidermal nevi and epidermal nevus syndrome. J Am Acad Dermatol 20:476–488
Schimmelpenning GW (1957) Klinischer Beitrag zur Symptomatologie der Phakomatosen. Fortschr Roentgenstr 87:716–720
Su WDD (1982) Histopathologic varieties of epidermal nevus. Am J Dermatopathol 4:161–170
Wilson Jones E, Heyl T (1970) Naevus sebaceus. Br J Dermatol 82:99–117
Wood MG, Thew MA (1968) Nevus comedonicus: a case with palmar involvement and review of the literature. Arch Dermatol 98:111–116

Bindegewebsnävi
Berger TG, Levin MW (1984) Congenital smooth muscle hamartoma. J Am Acad Dermatol 11:709–712
Crivellato E (1986) Disseminierter naevus anelasticus. Int J Dermatol 25:171–173
Mehregan AH, Tavafoghi V, Ghandchi A (1975) Nevus lipomatosus cutaneus superficialis (Hoffmann-Zurhelle). J Cutan Pathol 2:307–314
Plewig G, Schmoeckel C (1979) Naevus musculi arrector pili. Hautarzt 30:503–505
Raque CJ, Wood MG (1970) Connective-tissue nevus. Arch Dermatol 102:390–396

Ross CM (1972) Generalized folded skin with underlying lipomatous nevus: the Michelin tyre baby. Arch Dermatol 106:766

Uitto J, Santa-Cruz DJ, Eisen AZ (1979) Familial cutaneous collagenoma: genetic studies on a family. Br J Dermatol 101:185–195

Wilson Jones E, Marks R, Pongsehirun D (1975) Nevus superficialis lipomatosus. A clinicopathological report of twenty cases. Br J Dermatol 93:121–130

Blutgefäßnävi

Alexander GL, Norman RL (1960) The Sturge-Weber syndrome. Wright, Bristol

Barsky S, Rosen S, Geer DE et al. (1980) The nature and evolution of port wine stains. J Invest Dermatol 74:154–157

Bean WB (1958) Vascular spiders and related lesions of the skin. Thomas, Springfield

Chavaz P, Laugier P (1981) Angiome serpigineux de Hutchinson. Ann Dermatol Venerol 108:429–436

Daniel RH (1977) Naevus anemicus. Arch Dermatol 102:53–55

Fischer W (1909) Über Naevus anaemicus. Arch Dermatol Syph 96:47–58

Greaves MW, Birkett D, Johnson C (1970) Nevus anaemicus: a unique catecholamine dependent nevus. Arch Dermatol 102:172–176

Hamm H, Happle R (1986) Naevus vascularis mixtus. Bericht über 4 Beobachtungen. Hautarzt 37:388–392

Happle R, Steijlen PM (1989) Phacomatosis pigmentovascularis gedeutet als ein Phänomen der Zwillingsflecken. Hautarzt 40:721–724

Hippel E von (1895) Vorstellung eines Patienten mit einem sehr ungewöhnlichen Aderhautleiden. Ber 24. Versamml Ophthalm Ges, 269

Klippel M, Trénaunay P (1900) Du naevus variqueux ostéohypertrophique. Arch Gen Med (Paris) 641–642

Krabbe KH (1934) Facial and meningeal angiomatosis associated with calcifications of the brain cortex, a clinical and an anatomopathologic contribution. Arch Neurol Psychiatry 32:737–755

Kumakiri M, Katoh N, Miura Y (1980) Angioma serpiginosum. J Cutan Pathol 7:410–421

Lamar LM, Farber GA, O'Quinn SE (1965) Klippel-Trénaunay-Weber syndrome. Arch Dermatol 91:58–59

Lindau A (1926) Studien über Kleinhirnzysten. Bau, Pathogenese und Beziehungen zur Angiomatosis retinae. Acta Pathol Microbiol Scand 1:1–128

Mariott PJ, Munro O, Ryan T (1975) Angioma serpiginosum. Br J Dermatol 93:701–706

Mountcastle EA, Diestelmeier MR, Lupton GP (1986) Nevus anemicus. J Am Dermatol 14:628–632

Rendu H (1896) Epistaxis répetées chez un sujét porteur de petits angiomas cutanés et muqueux. Bull Soc Méd Hóp (Paris) 13:731–733

Schnyder UW (1954) Zur Klinik und Histologie der Angiome. 2. Mitteilung: die Feuermäler (Naevi teleangiectatici). Arch Dermatol Syph 198:51–74

Spraker MK (1986) The vascular lesions of childhood. Dermatol Clin 4:79–87

Sturge WA (1879) A case of partial epilepsy apparently due to a lesion of one of the vasomotor centres of the brain. Clin Soc Transact 12:162

Vörner H (1906) Über Naevus anaemicus. Arch Dermatol Syph 82:391–398

Weber FP (1907) Angioma formation in connection with hypertrophy of limbs and hemihypertrophy. Br J Dermatol 19:231–235

Kapitel 53 Zysten und Sinus

Inhaltsverzeichnis

Zysten 1277
Echte Zysten und zystische Tumoren 1279
   Milien 1279
   Epidermalzysten 1279
      Sekundäre Epidermalzysten 1280
      Epidermalzysten am Skrotum 1280
      Traumatische Epithelzysten 1281
      Riesenkomedonen 1281
   Trichilemmalzysten 1281
      Proliferierende Trichilemmalzyste 1282
   Talgzysten und Talgretentionszysten 1282
   Steatozystome 1282
      Steatocystoma multiplex 1282
      Steatocystoma simplex 1283
      Steatocystoma multiplex conglobatum 1283
   Eruptive Vellushaarzysten 1283
   Haarscheidenakanthom 1284
   Riesenpore 1284
   Talgdrüsenfollikulom 1285
   Dermoidzysten 1285
Zysten auf dem Boden von Drüsenepithel . . . 1285
   Schweißdrüsenzysten 1285
      Ekkrines Hidrozystom 1285
      Apokrine Hidrozystome und Hidradenome . . . 1286
   Speicheldrüsenzysten 1286
   Ganglien 1286
Pseudozysten 1286
   Schleimgranulom 1286
   Mukoide Dorsalzyste der Finger 1287
   Muzinöse Papeln 1287
   Pseudozyste der Aurikula 1287
Sinus 1287
   Pilonidalsinus 1287
   Zahnfistel 1288
Entwicklungsgeschichtlich bedingte Zysten . . . 1288
   Mediane Raphezyste 1288
   Bronchogene Zyste 1289
   Laterale Halszyste 1289
Weiterführende Literatur 1289

Zysten

Echte Zysten. Echte Zysten haben einen Hohlraum und sind von einer epithelialen Zystenwand umkleidet. Der Zysteninhalt kann flüssig, gallertig oder fest sein, je nach Ursprung und Art der umkleideten Zystenwand. Die Zyste ist entweder geschlossen oder sie steht durch einen Ausführungsgang, der häufig tabakbeutelartig zugeschnürt ist, mit der Epidermis in Verbindung. Zysten entwickeln sich entweder aus verhornendem Epithel oder aus Drüsenepithel. Die Größe von Zysten variiert von Stecknadelkopfgröße (Milien) bis zu Faustgröße (Trichilemmalzysten). Die meisten Zysten entstehen durch Verlegung von Follikelausführungsgängen (Epidermalzysten), seltener durch eine traumatische Epithelverlegung (traumatische Epithelzyste, Milien nach Dermabrasion). Anlagebedingte Epithelverlagerungen oder Fehlentwicklungen sind selten und nävoider Natur. Multiple epidermale Zysten kommen im Rahmen von Genodermatosen, beispielsweise dem Gardner-Syndrom vor. Eine weitere Genodermatose stellt das Steatocystoma multiplex dar.

Pseudozysten. Sie sehen klinisch wie echte Zysten aus, besitzen jedoch keine Epithelzellen an der Zystenwand. Häufig sind sie bindegewebig eingekapselt wie die traumatische Schleimzyste der Unterlippe oder der Zunge und die Dorsalzyste der Finger.

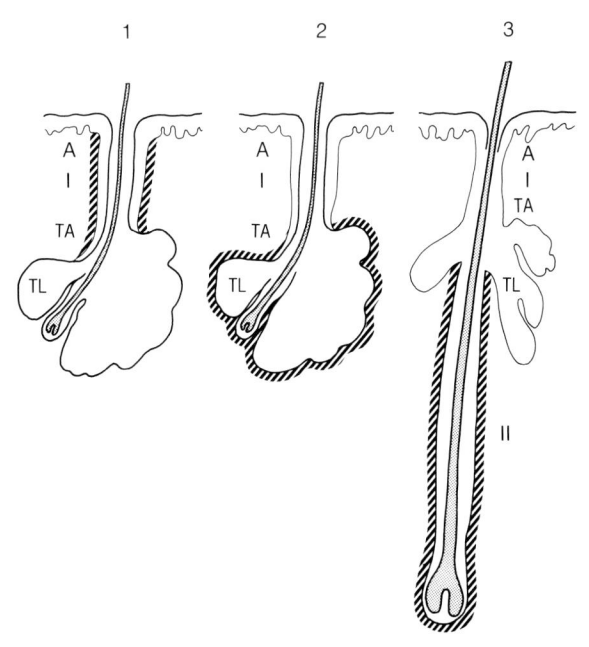

Abb. 53.1. Histopathogenese verschiedener Zysten aus Talgdrüsenfollikeln (*1* und *2*) und Terminalhaarfollikeln (*3*, schraffierte Abschnitte). *1* Epidermalzyste Infundibulumepithel, *2* Steatocystoma multiplex aus Talgdrüsenläppchen und Talgdrüsenausführungsgängen, *3* Trichilemmalzyste aus dem Trichilemm. *A* Akroinfundibulum, *I* Infrainfundibulum, *TA* Talgdrüsenausführungsgang, *TL* Talgdrüsenläppchen, *II* infrasebogландulärer Follikelabschnitt (Haarwurzelscheiden)

Tabelle 53.1. Zysten (Z), Pseudozysten (PZ), zystische Tumoren (ZT), nävoide zystische Tumoren (NZT) und Sinus (S)

Ausgangsstruktur	Adnex	Beispiel	Histologisches Merkmal	
Verhornendes bzw. nichtverhornendes Epithel	Interfollikuläre Epidermis	Traumatische Epithelzyste	Stratum granulosum Perizystische Fibrose	Z
		Milium	Subepitheliale Hornperle	Z
	Vellushaarfollikel	Milium	Intraepitheliale Hornperle	Z
		Eruptive Vellushaarzyste	Stratum granulosum, kleine Zyste, zahlreiche Vellushaare	Z
	Talgdrüsenfollikel	Offener und geschlossener Komedo	Stratum granulosum, große Talgdrüsenazini, symmetrische Zyste	Z
		Sekundärer Komedo	Stratum granulosum, kleine oder fehlende Talgdrüsenazini, asymmetrische Zyste	Z
		Riesenkomedo	Stratum granulosum, keine Talgdrüsenazini	Z
		Riesenpore	Papillomatose, Stratum granulosum, Melanin	ZT
		Talgdrüsenfollikulom	Zahlreiche Talgdrüsenfollikel	NZT
	Terminalhaarfollikel	Epidermalzyste	Stratum granulosum	Z
		Pilomatricoma (Malherbe)	Schattenzellen, Verkalkung	ZT
		Steatocystoma multiplex oder simplex	Talgdrüsenazini, Haare	NZT
		Trichilemmalzyste (Atherom)	Kein Stratum granulosum	Z
		Proliferierende Trichilemmalzyste	Mehrkammerige Zyste	ZT
		Pilonidalsinus	Gangsystem mit Stratum granulosum	S
Drüsenepithel	Ekkrine Schweißdrüsen	Syringom	Kaulquappenartige Nester	ZT
		Ekkrines Hidrozystom	Ekkrine Zystenwand	Z
		Ekkrines Spiradenom	Solide Zellnester, 2 Zelltypen	ZT
	Apokrine Schweißdrüsen	Apokrines Hidrozystom	Apokrine Sekretion	ZT
		Syringocystadenoma papilliferum	Apokrine Sekretion, papillomatöse Wucherung	ZT
		Moll-Zyste (Augenlid)	Apokrine Sekretion	ZT
		Zystadenom (Gesicht)	Apokrine Sekretion, organoider Nävus	NZT
		Erosive Adenomatose (Brustwarze)	Apokrine Sekretion, Milchgänge	ZT
	Speicheldrüsen	Speichelretentionszyste	Speichelstein	ZT
	Schleimdrüsen	Schleimgranulom (Mukozele)	Entzündung, Fibrose	PZ
	Endometriale Drüsen	Endometriose	Endometriale Drüsen, endometriales Stroma	ZT
Bindegewebe	0	Dorsalzyste	Mukoide Substanzen	PZ
		Kutaner Zahnsinus	Entzündung, Fibrose	S
Synovia	Gelenk, Sehnenscheide	Ganglion	Synovia	Z
Knorpelgewebe	Ohrknorpel	Pseudozyste der Aurikula	Knorpel	PZ
Embryonale Strukturen	Mediane Raphe	Mediane Raphezyste	Stratum granulosum	Z
	Tracheobronchiale Knospe	Bronchogene Zyste	Epithelzellen mit Zilien, Becherzellen	Z
	Kiemenfurche	Laterale Halszyste	Lymphoidzelliges Infiltrat am Zystenrand	Z

Zystische Tumoren. Von den echten Zysten und Pseudozysten sind die zystischen Tumoren abzugrenzen. Hier entwickeln sich zystische Hohlräume innerhalb des Tumorparenchyms, beispielsweise beim zystischen Basaliom oder beim ekkrinen Hidrozystom.

Echte Zysten und zystische Tumoren

Milien

Milien (Milium = Hirsekorn) sind stecknadelkopfgroße, weißliche, kugelige, kalottenförmige erhabene Zysten. Prädilektionsort ist das Gesicht, hier besonders die Wangen, periorbital und die Schläfen; aber auch im Genitalbereich oder an anderen Körperstellen können sie vorkommen. Milien besitzen keine offene Verbindung zur Hautoberfläche. Sie enthalten keine Bakterien und entzünden sich nicht. Bei manchen Patienten bestehen sie in sehr großer Zahl und stellen ein kosmetisches Problem dar. Insbesondere bei jungen Mädchen können sich viele Milien ziemlich plötzlich bilden: *eruptive Milien*. Milien kommen schon bei Kleinkindern vor; häufig sind sie bei jungen Erwachsenen. Frauen sind häufiger betroffen als Männer.

Histogenese. Milien können sich spontan aus interfollikulärer Epidermis, aus Vellushaarfollikeln oder aus dem intraepithelialen, verhornenden Ausführungsgang ekkriner Schweißdrüsen (Akrosyringium) entwickeln.

Sekundäre Milien. Sie entstehen durch Verlagerung verhornender Epithelabschnitte unter die Epidermis, wie beispielsweise nach einer Dermabrasion des Gesichts bei Aknenarben, posttraumatisch an den Handrücken, nach subepidermalen Blasen, so beim bullösen Pemphigoid (an jeder beliebigen Körperstelle), bei der Porphyria cutanea tarda (bevorzugt an den Handrücken und Fingern) und der Epidermolysis bullosa hereditaria. Auch bei abheilenden granulomatösen Entzündungen (Lupus vulgaris, Sarkoidose der Haut), nach Verbrennungen 2. Grades oder nach einer Radiotherapie können sie sich ausbilden. Sekundäre Milien bilden sich meist nach einiger Zeit spontan zurück.

Histopathologie. Es handelt sich um kugelrunde, dicht mit zwiebelschalenartig geschichteten Hornzellamellen ausgefüllte Zysten, die am unteren Stratum Malpighii der interfollikulären Epidermis, an einem Vellushaarfollikel oder an einem Akrosyringium liegen. Ein Stratum granulosum ist erkennbar.

Diagnose. Sie ist aufgrund der weißlichen stecknadelkopfgroßen Zysten leicht.

Differentialdiagnose. Bei alleinigem Sitz an den Unterlidern Hidradenome oder Xanthelasmen. Auch an perifollikuläre Fibrome, Fibrofollikulome und Kolloidmilium ist zu denken.

Therapie. Anritzen der dünnen Epitheldecke mit einem Starmesser oder einer Injektionskanüle und Herausdrücken des Miliums.

Epidermalzysten

Epidermalzysten sind solitäre, 3–20 mm große, halbkugelig vorgewölbte, prallelastische, hautfarbene, nicht schmerzhafte Knoten, die überall dort auftreten, wo an der Haut Talgdrüsen-, Terminalhaar- oder Vellushaarfollikel vorkommen. Am häufigsten werden sie im Gesicht, am Hals, am Rumpf und den proximalen Extremitätenabschnitten gefunden. Große Epidermalzysten dehnen die darüber liegende Epidermis so aus, daß häufig die Gefäße des Bindegewebes als Teleangiektasien erkennbar werden. Epidermalzysten haben stets eine offene Verbindung zur Hautoberfläche, nur ist die Öffnung meist tabakbeutelartig eng zugeschnürt. Die Öffnung ist als feine Pore in der Mitte der Zyste erkennbar. Ist die Öffnung größer, sind die Hornmassen als trockener, meist dunkel pigmentierter Propf (Melanin) erkennbar.
Multiple Epidermalzysten können beim autosomaldominant vererbten Gardner-Syndrom auftreten.

Histogenese. Epidermalzysten entstehen durch eine Proliferations-Retentions-Hyperkeratose im Infundibulum der Follikel. Die Hornmassen werden retiniert und gelangen nicht mehr nach außen. Da die Epidermalzyste zur Hautoberfläche eine offene Verbindung hat, ist sie oft mit Bakterien (Mikrokokken, Propionibacterium acnes) und in ihrem apikalen Teil auch von

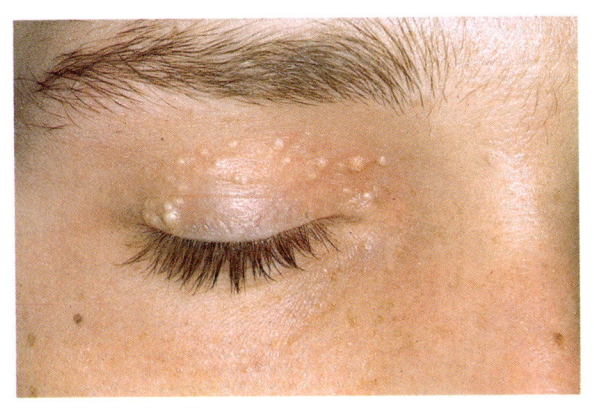

Abb. 53.2. Eruptive Milien

Pilzen (Pityrosporum ovale) besiedelt. Die dem Follikel zugehörige Haaranlage produziert fortlaufend Haare, so daß sich in einer Epidermalzyste entsprechend dem Alter der Zyste mehrere Haare finden. Talgdrüsen sind häufig nicht mehr vorhanden, da sie durch Druckatrophie oder durch Entzündung zugrunde gegangen sind. Da Epidermalzysten aber ständig größer werden, können sie platzen und sich entzünden, so daß bis kinderfaustgroße Abszesse, besonders am Nacken und im Schulterbereich, entstehen können.

Ein weiterer Entstehungsmechanismus für Epidermalzysten besteht in der Implantation von Epidermisanteilen in die Dermis, typischerweise nach einer Nähnadelverletzung an den Fingern: *traumatische Epidermalzyste*.

Histopathologie. Die Wand von Epidermalzysten besitzt ein Stratum granulosum. Im Lumen der Zyste liegen zwiebelschalenartig geschichtete Hornlamellen. Nach Ruptur einer Epidermalzyste bildet sich im Randbereich eine granulomatöse Reaktion mit mehrkernigen Riesenzellen; bei einer infizierten Epidermalzyste kommt es zusätzlich noch zur Ausbildung eines entzündlichen Infiltrats. Daraus können sich proliferierende Epidermalzysten entwickeln.

Therapie. Sie besteht in der Exstirpation der Zyste, die am besten wie ein Sack aus dem Bindegewebe stumpf herauspräpariert wird. Eine Alternative ist die Marsupialisation. Dazu wird die Zyste mit einem Skalpell angeritzt, der bröcklig-käsige Inhalt herausgepreßt und die Zystenwand mit einer Klammer gefaßt und nach außen gezogen. Die Inzision bleibt klein, das kosmetische Ergebnis ist häufig besonders gut. Entzündlich veränderte Zysten werden zunächst symptomatisch behandelt und erst einige Wochen später operativ entfernt.

Sekundäre Epidermalzysten

Sekundäre Epidermalzysten kommen besonders bei Acne conglobata im Gesicht, am Hals, am Rücken und an der Brust vor. Ihre Zahl schwankt von wenigen bis zu vielen hundert. Sie sind unterschiedlich groß, von wenigen Millimetern bis zu mehreren Zentimetern. Zysten bei Acne conglobata sind durch fortlaufende Entzündung geschlossener Komedonen und nachfolgender Reepithelialisierung entstanden, daher auch die Bezeichnung *sekundäre Komedonen*. Haaranlagen und Talgdrüsen sind fast immer durch die Entzündung zerstört worden.

Histopathologie. Sekundäre Epidermalzysten weisen ebenfalls ein Stratum granulosum auf, daher sind sie als eine Sonderform der Epidermalzysten einzustufen. Allerdings weist die die Zyste umgebende Fibrose auf vorausgegangene Entzündungen hin.

Differentialdiagnose. Trichilemmalzyste, Steatocystoma multiplex.

Epidermalzysten am Skrotum

[Blaschko und Gumpert 1924]

Synonym. Skrotalzysten, Sebocystomatosis scroti

Klinik. Aus unbekannter Ursache bilden sich bei manchen Männern aus den in der Skrotalhaut zahlreich vorhandenen Talgdrüsenfollikeln viele, 5–10 mm große, prall vorgewölbte, gelblich gefärbte Zysten. Im Zentrum ist oft eine porenartige Öffnung zu sehen, aus der sich gelbweiße Massen fadenförmig exprimieren lassen.

Histopathologie. Diese Zysten weisen ein Stratum granulosum auf, im Lumen liegen Hornmassen. Die randständigen Talgdrüsen sind fast immer zugrunde gegangen. Aus diesem Grunde ähneln sie den geschlossenen Komedonen der Acne vulgaris. Da sie Bakterien enthalten, können sie sich entzünden. Im Verlauf einer Entzündung kann das Zystenepithel völlig zerstört und durch eine fibrotische Kapsel mit Fremdkörperriesenzellen ersetzt werden.
Der Zysteninhalt verkäst oder verkalkt (*verkalkte Skrotalzyste*). Es ist umstritten, ob es primär verkalkte Skrotalzysten am Skrotum gibt. Wahrscheinlich sind verkalkte Skrotalzysten stets das Ergebnis entzündlich umgewandelter Epidermalzysten.
Aufgrund der dünnen Skrotalhaut scheinen die Zysten gelblich durch. Sebum (Talg) kommt nur dann als geringfügige Beimengung vor, wenn die Talgdrüsen noch erhalten sind. Mit zunehmender Zystengröße

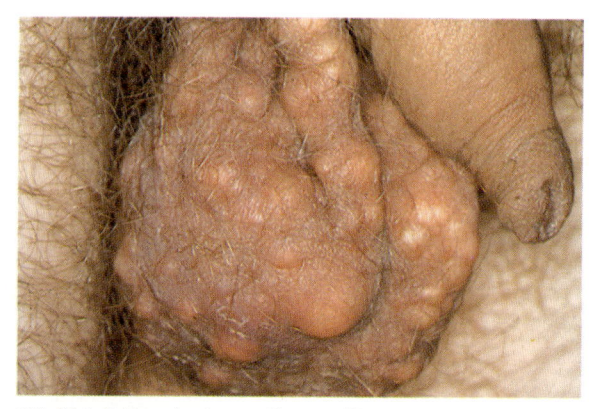

Abb. 53.3. Epidermalzysten am Skrotum (Skrotalzysten)

werden die Talgdrüsen immer kleiner, so daß mit wachsender Zystengröße der Anteil des Sebums am Zysteninhalt abnimmt. Der früher gebräuchliche Ausdruck Sebocystomatosis scroti sollte vermieden werden, da es sich nicht um eine Retention von Sebum handelt.

Traumatische Epithelzysten

Traumatische Epithelzysten sind selten. Sie entstehen durch traumatische Verlagerung von Epidermisanteilen in die Dermis, so nach Verletzungen an Hand- und Fußsohlen wie beispielsweise nach einer Nähnadelverletzung, unter den Fingernägeln (*subunguale Epithelzyste*) sowie nach chirurgischen Eingriffen an jeder beliebigen Körperstelle. Daher auch die Bezeichnung *traumatische Epithelzyste*. Histologisch weisen diese Zysten ein Stratum granulosum auf sowie eine Bindegewebefibrose als Zeichen der vorausgegangenen Entzündung.

Riesenkomedonen

Riesenkomedonen sind eine Sonderform von Narben. Durch Epithelinvagination entsteht ein zumeist weit offener, taschenförmig zystischer Hohlraum. Das umkleidende Epithel produziert Hornzellmassen, die dicht gepackt einen oft holzartig festen und pigmentierten Propf (Melanin) bilden. Mit einer Akne haben Riesenkomedonen nichts zu tun, sie entstehen posttraumatisch. Riesenkomedonen, die sich im Bereich des Nabels bilden, werden *Nabelsteine* oder *Omphalithen* genannt.

Trichilemmalzysten
[Ostermayer 1897]

Synonyme. Atherom, Grützbeutel

Definition. Kugelrunde Zysten, die mit trichilemmalen Hornzellmassen gefüllt sind. Ein Ausführungsgang zur Epidermis ist normalerweise nicht vorhanden. Histologisch entspricht die Zystenwand der äußeren Haarwurzelscheide, dem Trichilemm; ein Stratum granulosum, wie bei der epidermalen Zyste vorhanden, fehlt.

Histogenese. Trichilemmalzysten stammen vom Trichilemm der äußeren Haarwurzelscheide ab, dem Abschnitt der Haarfollikel zwischen Haarzwiebel und Einmündung der Talgausführungsgänge der infraboglandulären Follikelportion. Daher enthalten sie in der Zystenwand keine Talgdrüsenläppchen. Der Inhalt von Trichilemmalzysten wird sowohl aus weichen als auch aus fettig wirkenden Hornzellmassen gebildet.

Klinik. Die Zysten sind kalottenförmig vorgewölbt, erbs- bis walnußgroß, selten auch kinderfaustgroß, prall-elastische Strukturen. Die darüber liegende Haut ist bei größeren Zysten atrophisch dünn; durch die Überdehnung der Haut liegen die Haare weiter auseinander oder fehlen auch oft. Die Zysten sind zu 90% an der Kopfhaut lokalisiert. In 30% aller Fälle treten sie solitär, in 70% multipel auf. Eine zentrale Öffnung ist üblicherweise nicht zu erkennen. Sofern doch eine Öffnung besteht, entleert sich eine gelegentlich übelriechende, weißliche, pastenartige Masse. Trichilemmalzysten können sich gelegentlich entzünden und mit der Kopfschwarte verbacken. Manche Patienten neigen zu zahlreichen Trichilemmalzysten an der Kopfhaut. Eine familiäre Häufung *(familiäre trichilemmale Zysten)* wird bei 75% aller Patienten beobachtet.

Histopathologie. Die Zystenwand besitzt kein Stratum granulosum. Der Zysteninhalt besteht aus trichilemmalen Hornzellen. Haare fehlen. Eine Verkalkung des Zysteninhaltes tritt in 25% aller Zysten auf. Cholesterinspalten sind häufig.

Differentialdiagnose. Proliferierende Trichilemmalzyste, proliferierender Trichilemmaltumor, Epidermalzyste, Zylindrom.

Therapie. Exstirpation des ganzen Zystensackes mit anschließender Naht. Zurückbelassene Zystenwandreste verursachen Rezidive.

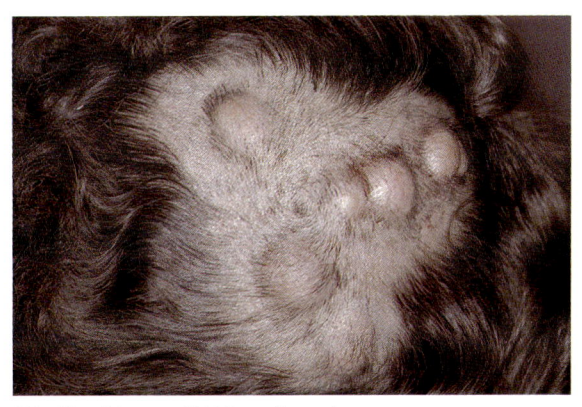

Abb. 53.4. Atherome (Trichilemmalzysten)

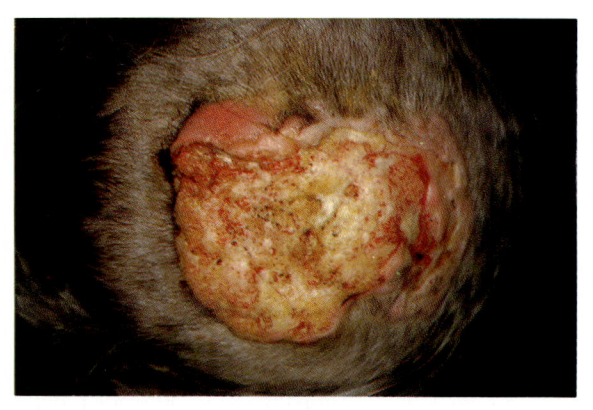

Abb. 53.5. Proliferierende Trichilemmalzyste am Kapillitium

Proliferierende Trichilemmalzyste
[Wilson Jones 1966]

Definition. Die proliferierende Trichilemmalzyste stellt einen soliden Tumor dar, der nur teilweise zystische Anteile aufweist.
Das Spektrum reicht von einer Trichilemmalzyste mit minimaler Epithelproliferation bis zu einer ausgedehnten Epithelproliferation, mit nur geringen zystischen Anteilen.
Wahrscheinlich entsteht sie aus einer Trichilemmalzyste.

Klinik. Die proliferierende Trichilemmalzyste ist ein langsam wachsender solitärer, entzündlich-geröteter Tumor, der vorwiegend bei älteren Patienten zumeist bei Frauen (85%) an der Kopfschwarte vorkommt. Etwa 10% der proliferierenden Trichilemmalzysten kommen an anderen Körperstellen vor, vorwiegend am Rücken. Maligne Entartung ist in wenigen Fällen beschrieben.

Histopathologie. Trichilemmale Verhornung ohne Stratum granulosum bei charakteristischer Kammerung und zahlreichen Ausbuchtungen der Zystenwand. Abschnittsweise kommt auch eine epidermale Verhornung mit Stratum granulosum vor. Eine Knochenusurierung kann hinzukommen.

Differentialdiagnose. Trichilemmaltumor (Headington 1976), spinozelluläres Karzinom der Kopfhaut sowie Kopfhautmetastasen.

Therapie. Exzision, gelegentlich ist plastische Deckung erforderlich.

Talgzysten und Talgretentionszysten

Es handelt sich um veraltete und zudem inkorrekte Bezeichnungen, die für Epidermalzysten, Trichilemmalzysten und Steatocystoma-multiplex-Zysten verwendet wurden. Eine Zyste, in der nur Talg retiniert wird, existiert nicht.

Steatozystome

Definition. Das Steatozystom weist eine zystische Erweiterung von Talgdrüsenfollikeln auf. Das Epithel der Zyste entspricht dem eines Talgdrüsenausführungsganges. Einige Autoren halten das Steatozystom für ein zystisches Hamartom. Man unterscheidet eine generalisierte, fast immer vererbte (autosomal-dominante) Form mit multiplen Veränderungen (Steatocystoma multiplex) von einer anscheinend nicht vererbten Form, wo nur ein solitärer Herd vorhanden ist (Steatocystoma simplex).

Steatocystoma multiplex
[Pringle 1899]

Synonym. Talgretentionszysten

Klinik. Nach der Pubertät, meist im 2. bis 3. Lebensjahrzehnt, entwickeln sich langsam 3-5 mm große, unter der Haut oder in verschiedenen Tiefen liegende Zysten, die manchmal einen leicht bläulichen Farbton (Tyndall-Effekt) aufweisen. Prädilektionsstellen sind Brust, Achselhöhlen, Rücken, Skrotum, seltener das Gesicht, hier besonders die Stirn.
Das Steatocystoma multiplex kommt bei Frauen und Männern vor. Es besteht fast immer eine familiäre

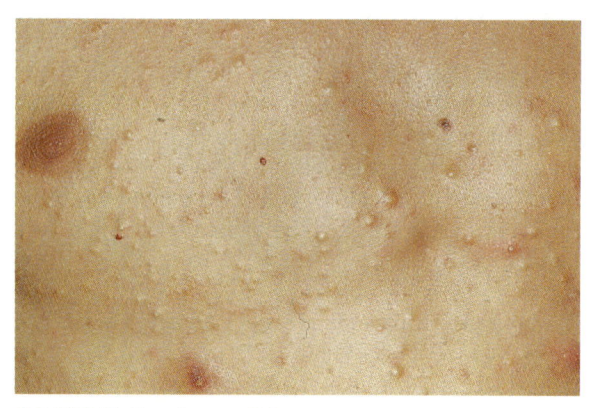

Abb. 53.6. Steatocystoma multiplex

Häufung. Die Zahl der Zysten schwankt und kann bis zu vielen hundert reichen. Manche Zysten können auch besonders groß, mehrere Zentimeter im Durchmesser, werden. Teilweise können diese Zysten dann kosmetisch stören.

Histogenese. Das Steatocystoma multiplex entwickelt sich aus dem untersten Abschnitt des Talgdrüsenfollikels, zu dem die Talgdrüsenazini, Talgdrüsenausführungsgänge und die Haaranlage gehören. Das darüber liegende Infundibulum ist nur rudimentär ausgeprägt und hat keine durchgehende offene Verbindung zur Hautoberfläche. Daher ist der Inhalt steril. Da Bakterien fehlen, werden Triglyzeride nicht zu freien Fettsäuren gespalten. Die Zysten des Steatocystoma multiplex entzünden sich aus diesem Grund gewöhnlich nicht.

Histopathologie. Die Zystenwand wird aus dem Epithel der Talgdrüsenausführungsgänge und der Talgdrüsenazini gebildet; somit weist die Zystenwand kein Stratum granulosum auf. Einzelne Talgzellen oder ganze Talgdrüsenazini sind in die Zystenwand eingelagert. Im Lumen finden sich trichilemmale Hornzellmassen, homogenes Talgmaterial und oft viele kleine Vellushaare.

Diagnose. Multiple kutan bis subkutan gelegene, bläulich durchschimmernde Zysten in talgdrüsenfollikelreichen Regionen.

Differentialdiagnose. Eruptive Vellushaarzysten, Komedonen oder Zysten bei Akne, zystische ekkrine oder apokrine Schweißdrüsentumoren.

Therapie. Schwierig, da gelegentlich mehrere hundert Zysten vorkommen. Kosmetisch störende Zysten können exzidiert werden. Die orale Behandlung mit Isotretinoin (Roaccutan) zeigt nur dann Erfolg, wenn wesentliche Anteile der Zystenwand aus Talgdrüsenanteilen bestehen.

Steatocystoma simplex
[Brownstein 1982]

Synonym. Solitäres Steatozystom

Diagnose. Kann klinisch nur vermutet aber nicht sicher gestellt werden. Die Zuordnung erfolgt histologisch nach klinischer Inspektion des Patienten und Verifizierung, daß keine weiteren zystischen Strukturen vorliegen.

Steatocystoma multiplex conglobatum
[Plewig, Wolff, Braun-Falco 1979]

Sehr seltene Erkrankung, bei der sich an der Brustrinne und in den Achselhöhlen zahlreiche Steatocystoma-multiplex-Zysten entzündlich verändern und unter Hinterlassung tief eingezogener Narben und Fistelgänge wie bei Acne conglobata abheilen. Das Krankheitsbild wurde bisher nur bei Männern gesehen. Warum es zur entzündlichen Umwandlung kommt, ist unbekannt. Wahrscheinlich spielen mechanische Faktoren wie Druck und Scheuerung eine Rolle. Die Diagnose kann nur histologisch gestellt werden.

Differentialdiagnose. Acne conglobata

Eruptive Vellushaarzysten
[Esterly et al. 1977]

Definition. Es handelt sich um Zysten, die von den Anlagen der Vellushaarfollikel ausgehen. Sie treten spontan auf und können autosomal-dominant vererbt werden.

Vorkommen. Selten. Wahrscheinlich jedoch häufiger als die wenigen Publikationen vermuten lassen.

Pathogenese. Unbekannt. Es wird diskutiert, ob eruptive Vellushaarzysten und das Steatocystoma multiplex als Spektrum einer Erkrankung zu sehen sind. Diese Auffassung wird durch das gleichzeitige Vorkommen beider Zysten bei einem Patienten unterstützt. Wir befürworten jedoch die Trennung dieser beiden Zystenformen.

Klinik. An den Armen, Beinen, Brust, Rücken und Gesicht finden sich multiple (Dutzende oder auch mehr als hundert) asymptomatische, komedonenartige, 1–3 mm im Durchmesser große Papeln. Eine Entzündung kann vorkommen, ebenso spontane Regression.

Histopathologie. Charakteristischerweise erkennt man eine in der mittleren Dermis lokalisierte Zyste. Der Zystenwall besteht aus geschichtetem verhornendem Epithel. Im Lumen finden sich Keratin sowie zahlreiche kleine Vellushaare. Ein rudimentärer Haarfollikel kann sich an der Zystenwand befinden. Nach Ruptur der Zystenwand kann es zu einer granulomatösen Entzündung und Rötung kommen.

Diagnose. Sehr kleine, wie geschlossene Komedonen wirkende, gelegentlich bläulich durchschimmernde

Zysten am Stamm und Extremitäten. Nach Anritzen einer Zyste entleeren sich mit dem flüssigen Zysteninhalt zahlreiche Vellushaare, die auf einem eingefärbten Objektträger präpariert sofort leicht mikroskopisch zu erkennen sind.

Differentialdiagnose. Klinisch: Steatocystoma multiplex, Komedonen bei Akne, akneiforme Eruptionen, perforierende Follikulitis, Keratosis follicularis, Zysten der ekkrinen und apokrinen Schweißdrüsen. *Histologisch:* Trichilemmale Zyste, irritiertes Milium, Steatocystoma multiplex.

Therapie. Schwierig. Die Exzision der kleinen Zysten ist oft kosmetisch unbefriedigend. Versuche mit Diathermie oder Lasertechnik. Isotretinoin oral (Roaccutan) ohne überzeugenden Erfolg.

Haarscheidenakanthom
[Mehregan und Brownstein 1978]

Definition. Gutartiger follikulärer Tumor, der sich vom Haarscheidenepithel der Talgdrüsenfollikel ableitet.

Vorkommen. Selten. Vorwiegend tritt das Haarscheidenakanthom bei älteren Menschen auf. Männer und Frauen sind gleich betroffen.

Pathogenese. Unbekannt. Haarscheidenakanthome finden sich oft in aktinisch betroffener Haut.

Klinik. Meist solitäre, selten in geringer Zahl auftretende asymptomatische, hautfarbene, gering erhabene papulöse Effloreszenzen mit einer breiten asymmetrischen schüsselförmigen Öffnung, die mit Hornzellmassen gefüllt ist. Ein komedonenartiger Propf kann durch stärkere Druckanwendung exprimiert werden. Das Haarscheidenakanthom tritt vorwiegend an Stirn, Oberlippe oder vorderen Halsanteilen auf.

Histopathologie. Eine von der Epidermis ausgehende, follikulär gebundene, lobuläre, zystische Invagination. Die Zystenwand ist akanthotisch verbreitert; die Keratinozyten der Basalzellschicht enthalten Melanin. Im Zystenlumen liegen dichtgepackte Hornmassen. Ein Vellushaar oder auch ein kräftiges Terminalhaar gehört zu jeder Zyste.

Differentialdiagnose. Riesenpore, Trichofollikulom, aktinische Komedonen.

Therapie. Exzision falls gewünscht.

Riesenpore
[Winer 1954]

Synonym. Dilated pore, Winer's pore

Definition. Die Riesenpore ist eine häufig bei älteren Erwachsenen, besonders in aktinisch geschädigter Haut von Gesicht, Hals und am Schultergürtel vorkommende, meist zystisch erweiterte oder fuchsbauartig unterminierte, gutartige, erweiterte Hautpore mit einem komedonenpfropfartigen Inhalt. Im Gegensatz zu Aknekomedonen liegt die Struktur nicht kuppelförmig gewölbt über der Haut, sondern stets unter der Haut.

Klinik. Meistens solitär auftretend, wie ein großer Komedo aussehende Veränderung, im Gesicht oder am Hals.

Histopathologie. Typisch ist der Ausgang des Tumors von einem Talgdrüsenfollikel, jedoch mit papillomatösem Wandaufbau, starker Melaninpigmentierung und Retention von Hornzellmassen. Talgdrüsenazini und Haaranlagen fehlen meist, ebenso eine perifollikuläre Fibrose.

Differentialdiagnose. Die trichterartig eingezogene Riesenpore erinnert klinisch an eine Narbe, an einen Riesenkomedo bei Akne oder an Komedonen bei Morbus Favre-Racouchot. Allerdings läßt sich kein richtiger Mitesser ausdrücken. Auch das Haarscheidenakanthom, ein ebenfalls vorwiegend im Gesicht vorkommender und nur histologisch abtrennbarer gutartiger Tumor, kommt in Betracht.

Therapie. Kosmetisch störende Riesenporen werden exzidiert.

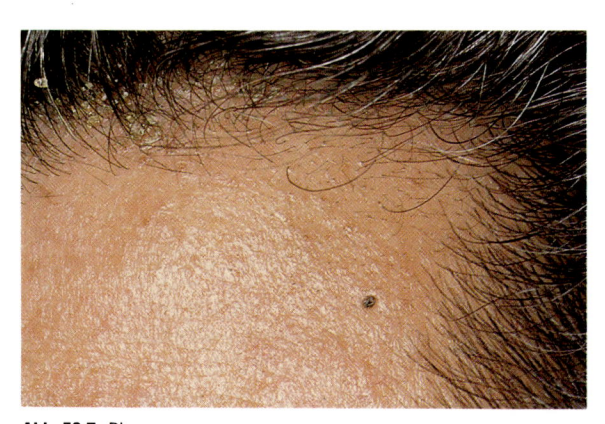

Abb. 53.7. Riesenpore

Talgdrüsenfollikulom

[Plewig 1980]

Definition. Meist isoliert vorkommender nävoider zystischer Tumor mit typischer Lokalisation auf dem Nasenrücken.

Klinik. Talgdrüsenfollikulome wurden bisher nur bei Männern beobachtet. Sie sitzen auf dem Nasenrücken und weisen einen tief eingezogenen, zystisch erweiterten, narbenartigen Gang auf, aus dem mehrere große borstenartige Haare und manchmal auch feine Härchen (Trichoide) herauswachsen. Keine Entzündung.

Histopathologie. Es liegt ein mehrkammeriger, großer, zystisch erweiterter und epithelausgekleideter Hohlraum vor, in den zahlreiche große Talgdrüsenazini einmünden.

Diagnose. Kraterförmige Öffnung am Nasenrücken, aus dem büschelartig Haare heraustreten.

Differentialdiagnose. Trichofollikulom. Andere seltene organoide nävoide Tumoren des Haarfollikelapparates. Echte Dermoidzysten sind sehr selten und liegen entweder in der Subkutis oder auch in inneren Organen, beispielsweise Dermoidzysten des Ovars und des Hodens.

Therapie. Exzision, notfalls nach vorherigem Ausschluß von tieferreichenden Fistelgängen.

Dermoidzysten

Definition. Seltene, subkutane Zysten ektodermalen Ursprungs, die an embryonalen Verschlußstellen, wie der Orbitalregion, der Nasenwurzel und am Hals lokalisiert sind.

Klinik. Solitäre subkutan gelegene 1–4 cm im Durchmesser große Zysten, die meistens am oberen Augenlid lokalisiert sind. Zumeist sind Dermoidzysten schon bei Geburt vorhanden; bei Erwachsenen wird ihnen oftmals erst Aufmerksamkeit teil, wenn sie sich entzünden.

Histopathologie. Die Zystenwand besteht aus verhornendem Epithel. Talgdrüsen können sich direkt in das Lumen entleeren. Die Zystenwand kann ekkrine und apokrine Drüsen enthalten.

Therapie. Exzision

Zysten auf dem Boden von Drüsenepithel

Zysten können sich auch durch Ausweitung der Lumina von ekkrinen und apokrinen Schweißdrüsen sowie von Speicheldrüsen der Mundhöhle entwickeln. Solche Zysten können durch Verlegung der Ausführungsgänge, zumeist durch ein Trauma, Steine (bei Speicheldrüsen), aber auch als nävoide Fehlbildung ohne Entzündung entstehen.

Schweißdrüsenzysten

Ekkrines Hidrozystom

[Robinson 1893]

Synonyme. Zystisches ekkrines Hidradenom, Schweißretentionszyste, Hydrocystome noire

Definition. Kleiner, gutartiger zystischer Tumor, der sich von den ekkrinen Schweißdrüsen ableitet.

Klinik. Dieser meist einzeln vorkommende Tumor tritt häufiger bei Frauen im mittleren Lebensalter als bei Männern auf. Prädilektionsstellen sind Lider, weiterhin Stamm und Fossa poplitea. Man erkennt stecknadelkopfgroße, sonst auch größere, durchscheinende, prall-elastische, manchmal bläulich durch die Haut durchschimmernde (Tyndall-Effekt) Zysten wie tiefsitzende Bläschen. Nach Einstich entleert sich Schweiß.

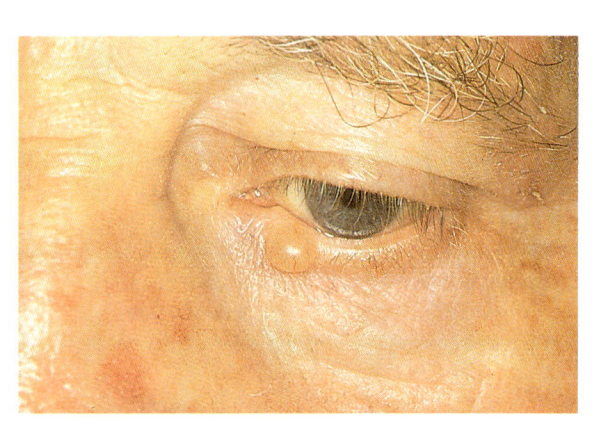

Abb. 53.8. Ekkrines Hidrozystom am Unterlid

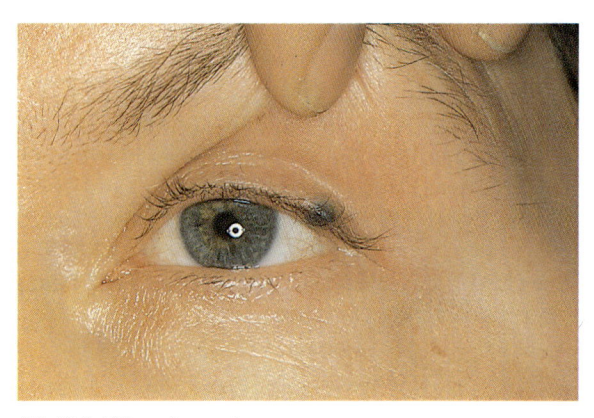

Abb. 53.9. Hidrozystome noir

Histopathologie. In der Dermis gelegene Zyste mit einem für Schweißdrüsen typischen ein- bis zweischichtigen kubischen Epithel. Myoepithelzellen fehlen. Das Zystenlumen ist meistens leer, vereinzelt findet sich eosinophiles Material.

Diagnose. Die Diagnose wird klinisch gestellt und histologisch gesichert.

Differentialdiagnose. Zystisches Basaliom, apokrines Hidrozystom.

Therapie. Exzision

Apokrine Hidrozystome und Hidradenome
[Mehregan 1964]

Synonym. Apokrines Zystadenom

Definition. Seltener, gutartiger zystischer Tumor, der sich von den apokrinen Schweißdrüsen ableitet.

Klinik. Meist einzeln und im mittleren Lebensalter auftretende bläulich durchschimmernde, teils exophytisch, teils endophytisch wachsende Tumoren. Prädilektionsstellen sind Gesicht, Hals, Leisten und Axillen. Apokrine Zystadenome können auch aus den Anteilen der Moll-Drüsen am Augenlid sowie in einem organoiden Nävus entstehen.
Gelegentlich sind Hidrozystome pigmentiert. Blaue und schwarze Varianten (schwarzes Hidrocystom, Monfort) kommen vor.

Histopathologie. In der Dermis gelegene Zysten mit einem zweischichtigen Epithel, das sich aus apokrinen Drüsenzellen und Myoepithelzellen zusammensetzt.

Differentialdiagnose. Zystisches Basaliom, ekkrines Hidrozystom, Nävuszellnävi, blaue Nävi und pigmentierte Spindelzellnävi bei pigmentierten Hidrozystomen.

Therapie. Exzision

Speicheldrüsenzysten

Blockiert ein Speichelstein den Ausführungsgang der Speicheldrüse, wird der Abfluß des Speichels behindert, so daß große zystische Erweiterungen auftreten können. Große Speicheldrüsenzysten, wie die der Parotis können zu auffälligen Schwellungen im Gesichtsbereich führen. Speicheldrüsensteine bilden sich hauptsächlich bei älteren, bettlägrigen, nicht mehr richtig kauenden Menschen. Die Therapie besteht in der Entfernung der Steine, meist durch Anschlitzen des Ausführungsganges durch den HNO-Arzt.

Ganglien

Synonym. Überbein

Das Ganglion ist eine echte, manchmal familiär vorkommende Zyste mit Synoviaepithelauskleidung und gallertigem Inhalt. Es kommt daher nur in Gelenknähe und entlang der Sehnen (Finger, Handgelenk, Zehen, Knöchel, Kniegelenk) vor. Histologisch werden Ganglien als hernienartige Ausstülpungen von Sehnescheiden oder Gelenkkapseln interpretiert. Sie sind kugelig, prall und wölben die Haut vor. Auch die Baker-Zyste in der Kniekehle gehört dazu. Die Behandlung erfolgt chirurgisch.

Pseudozysten

Pseudozysten besitzen im Gegensatz zu echten Zysten, keine epitheliale Wandauskleidung. Die Zyste wird durch Tumorzellen oder eine bindegewebige fibröse Kapsel umkleidet.

Schleimgranulom

Synonyme. Mukozele, traumatische Schleimretentionszyste, traumatische Schleimdrüsenzyste

Schleimgranulome sind Pseudozysten und treten vor allem an der Schleimhaut der Unterlippe und der Wangen auf.

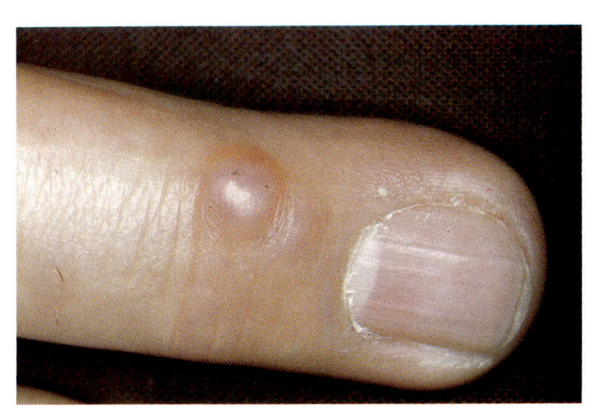

Abb. 53.10. Mukoide Dorsalzyste am Finger

Mukoide Dorsalzyste der Finger

[Hyde 1897]

Synonyme. Mukoide Fingerzyste, digitale mukoide Zyste

Pathogenese. Mukoide Dorsalzysten entstehen wahrscheinlich als Folge einer umschriebenen Degeneration des Bindegewebes. Auch wird an umschriebene Funktionsstörungen von Fibroblasten (vermehrte Hyaluronsäurebildung bei verminderter Kollagensynthese) gedacht. Gelegentlich werden auch Traumen angeschuldigt.

Klinik. Bevorzugt bei Frauen meist eine einzelne an der Dorsalseite der Finger- bzw. der Zehenendphalangen liegende umschriebene, weiche, oft transparente Zyste. Diese Zyste kann 5–10 mm Größe erreichen und gelegentlich Schmerzen verursachen. Bei Eröffnung entleert sich ein muköses, fadenziehendes Sekret, das aus sauren Mukopolysacchariden besteht; die Zysten füllen sich erneut auf.

Histopathologie. Es liegt ein Hale- und PAS-positives myxomatös durchtränktes hyaluronsäurereiches Gewebe vor, das gelegentlich fibrös eingekapselt ist, mit sekundärer Druckatrophie der darüber liegenden Epidermis. Das Kollagen ist stark rarefiziert.

Therapie. Störende Dorsalzysten werden exzidiert. Auch eine Einspritzung einer verdünnten Glukokortikoidkristallsuspension, beispielsweise von Triamcinolonazetonid (Volon-A-Kristallsuspension, etwa 2 mg, 1:5 mit NaCl verdünnt) und anschließendem Druckverband können versucht werden. Auch Kryotherapie mit flüssigem Stickstoff wurde empfohlen.

Muzinöse Papeln

Synonym. Myxom

Diese können an jeder Stelle der Haut auftreten und sind histologisch mit den mykoiden Dorsalzysten verwandt.

Pseudozyste der Aurikula

Seltene im Knorpel der Aurikula liegende Pseudozyste. Betroffen sind meistens jüngere Männer. Als Ursache wird eine Ischämie des Ohrknorpels mit resultierender Degeneration des Ohrknorpels und anschließender Akkumulation einer serösen Flüssigkeit, gehalten. Manche Autoren propagieren auch eine traumatische Enstehung.

Therapie. Inzision mit anschließendem Druckverband.

Sinus

Definition. Ein Sinus ist ein Hohlraum bzw. ein Gangsystem. Er kann unter anderem als Folge einer chronischen Entzündung, einer rupturierten Zyste oder einer chronischen Osteomyelitis entstehen.
Im Folgenden sollen zwei für die Dermatologie wichtige Sinus, der Pilonidalsinus und die Zahnfistel, besprochen werden.

Pilonidalsinus

Synonyme. Steißbeinfistel, Kokzygealfistel, Haarnestfistel, Pilonidalzyste

Definition. Pilonidalsinus sind postinflammatorisch entstandene, epithelausgekleidete und mit einem Stratum granulosum versehene, verhornende Gangsysteme.

Pathogenese. Abszedierende Entzündungen im Bereich der Terminalhaarfollikel. Mechanisch werden Pilonidalsinus durch chronische Reibung und Mazeration ausgelöst. Die Abszesse werden eingekapselt, das Epithel der Hautoberfläche wächst in die Tiefe und führt zu fuchsbauartigen Gängen mit verhornendem Epithel.

Klinik. Pilonidalsinus kommen vorwiegend intertriginös vor. Bekanntes Beispiel sind die Steißbeinfisteln

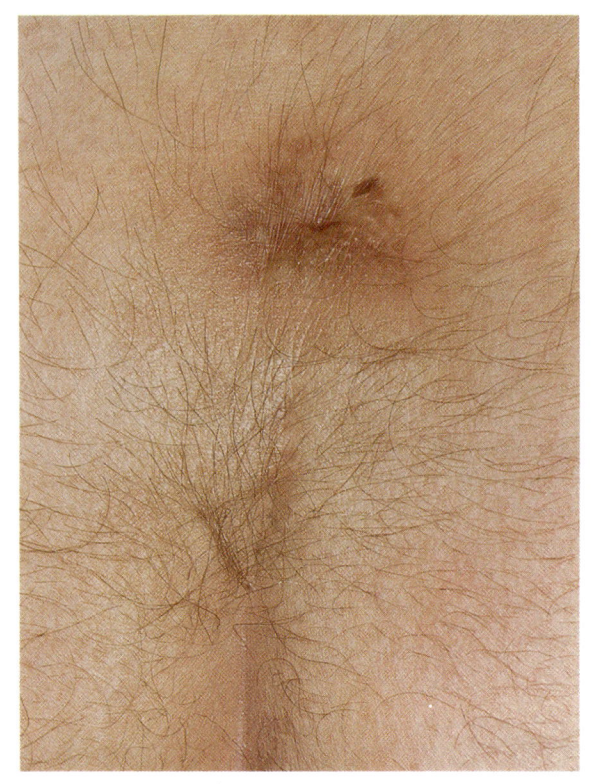

Abb. 53.11. Pilonidalsinus

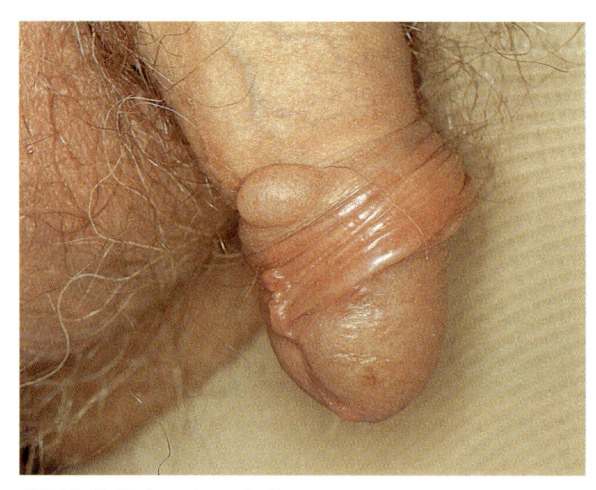

Abb. 53.12. Raphezyste am Penis

im oberen Abschnitt der Analfalte oder kurz darüber. Das Manifestationsalter ist zumeist das 2. bis 3. Lebensjahrzehnt. Klinisch erkennt man einschmelzende Knoten, Abszesse und Fistulationen. Am häufigsten kommen Pilonidalsinus im Rahmen einer Acne inversa oder bei einer Acne conglobata vor. Ein weiteres Beispiel für einen Pilonidalsinus in der Analfalte, der durch Mazeration ausgelöst wird, ist die Jeep- oder Motorradfahrererkrankung. Andere seltene Körperstellen, an denen ein Pilonidalsinus auftreten kann sind Nabel, Axillen, Wangen, Hals, Genitalregion, Augenlid und Fingerfalten. An den Fingerfalten tritt ein Pilonidalsinus besonders bei Friseuren auf. Durch eingespießte Haare kommt es zur Ausbildung von Trichogranulomen. Als seltene Komplikation eines lange bestehenden Pilonidalsinus kann ein Stachelzellkarzinom auftreten.

Histopathologie. Sinustrakt, der von Granulationsgewebe umgeben ist. In tiefen Abschnitten der Dermis sowie im subkutanen Fettgewebe findet sich eine Abzeßhöhle. Diese enthält Haarfragmente mit Fremdkörperriesenzellen.

Therapie. Großzügige Exzision des ganzen unterminierenden Abszeßgewebes einschließlich der Haaranlagen bis zur Sakrokokzygealfaszie, entweder primäre Wundnaht oder sekundäre Wundgranulation.

Zahnfistel

Synonyme. Dentalfistel, kutaner Zahnsinus, dentogene Fistel

Pathogenese. Ein Sinus, der sich als Folge einer chronischen Zahnwurzelentzündung entwickelt.

Klinik. Im Gesicht oder am Hals zeigt sich eine nässende Fistel. Als Ursache ist immer ein chronisch-infizierter Zahnhalteapparat oder Zahnwurzel auszumachen, typischerweise ein chronischer Abszeß der Zahnwurzel. Von der Wangenschleimhaut her ist der Fistelgang als Strang zu tasten.

Histopathologie. Sinustrakt, der von stark entzündetem Granulationsgewebe umgeben ist.

Therapie. Sanierung des den Sinus verursachenden Zahnes ist in den meisten Fällen erfolgreich. Nur nach erfolgloser Behandlung sollte eine Extraktion des entzündeten Zahnes erfolgen.

Entwicklungsgeschichtlich bedingte Zysten

Dies sind angeborene Mißbildungen. Es handelt sich um Zysten, die sich von embryonalen Strukturen wie beispielsweise den Kiemenfurchen (laterale Halszyste) ableiten oder als Folge eines defekten Verschlusses der Raphelinien zu erklären sind.

Mediane Raphezyste

Die mediane Raphezyste kann an jedem Punkt zwischen der äußeren Öffnung der Urethra und dem

Anus auftreten, beispielsweise an der ventralen Seite des Penis, an der Raphe des Skrotums oder Perineums. Meistens sind die Zysten kleiner als 1 cm im Durchmesser. Der Inhalt ist klar.

Pathogenese. Man vermutet defekten Verschluß der medianen Raphe während der Embryonalentwicklung.

Histopathologie. Eine in der Dermis gelegene Zyste, die keinen Kontakt zur Epidermis aufweist. Die Zystenwand besteht aus mehrschichtigem Plattenepithel. Gelegentlich sind auch Anteile von muzinsezernierenden Drüsen vorhanden.

Therapie. Exzision

Bronchogene Zyste

Klinik. Diese Zyste ist in den meisten Fällen schon bei Geburt vorhanden. Sie tritt am häufigsten am Brustbein und am Kinn auf. Man vermutet, daß die bronchogene Zyste sich aus Zellen der tracheobronchialen Knospe entwickelt.

Histopathologie. Dermal gelegene echte Zyste mit mehrschichtigem Wandepithel. Die Epithelzellen haben Zilien, zusätzlich finden sich Becherzellen.

Therapie. Exzision

Laterale Halszyste

Synonym. Branchiogene Zyste

Die laterale Halszyste entsteht entwicklungsgeschichtlich aus Überresten der Kiemenfurchen. Die Zysten, die sich von der 2. Kiemenfurche ableiten, befinden sich an der vorderen Begrenzung des M. sternocleidomastoideus, die von der ersten Kiemenfurche an der Mandibula. Diese Zyste tritt im Kindesalter oder bei jungen Erwachsenen auf.

Histopathologie. Die Zystenwand besteht aus mehrschichtigem Plattenepithel, zum Teil mit zilientragenden Zellen, und ist von einem dichten lymphoidzelligen Infiltrat mit Keimzentren begrenzt.

Therapie. Exzision

Weiterführende Literatur

Milien
Epstein W, Kligman AM (1956) The pathogenesis of milia and benign tumors of the skin. J Invest Dermatol 26:1–11

Epidermale Zysten
Blaschko H, Gumpert M (1924) Verkalkte Scrotalxanthome. Arch Dermatol Syph 146:323-329
Bode U, Plewig G (1980) Klassifikation follikulärer Zysten: Epidermalzysten einschließlich Sebocystomatosis Günther, Steatocystoma multiplex und Trichilemmalzysten. Hautarzt 31:1–9
Leonforte JF (1978) Palmoplantare Epidermiszyste. Hautarzt 29:657–658
Pavlidakey GP, Mehregan A, Hashimoto K (1986) Pigmented follicular cysts. Int J Dermatol 25:174–177
Perwein E, Maciejewski W (1986) Proliferierende Epidermalzysten. Hautarzt 37:102–106

Trichilemmale Zysten
Brownstein MH, Arluk DJ (1979) Proliferating trichilemmal cysts. Arch Dermatol 115:1347
Hödl S, Smolle J, Scharnagl E (1984) Zur Dignität der proliferierenden Trichilemmalzyste. Hautarzt 35:640–644
Munro JM, Hall PA, Thompson HH (1986) Proliferating trichilemmal cyst occuring on the skin. J Cutan Pathol 13:246–249
Ostermayer N (1897) Ein seltener Fall regionaler Atheromcystenbildung (Molluscum atheromatosum Kaposi) an der Scrotalhaut. Arch Dermatol Syph 39:353–354
Pinkus H (1969) „Sebaceous cysts" are trichilemmal cysts. Arch Dermatol 99:544–555
Welke S, Christophers E (1981) Proliferierender Trichilemmaltumor. Hautarzt 32:253–255
Wilson Jones (1966) Proliferating epidermoid cysts. Arch Dermatol 94:11–19

Steatocystoma simplex und multiplex
Brownstein MH (1982) Steatocystoma simplex. A solitary steatocystoma. Arch Dermatol 118:409–411
Egbert BM, Price NM, Segal RJ (1979) Steatocystoma multiplex. Report of a florid case and a review. Arch Dermatol 115:334–335
Gollhausen R, Besenhard HM, Ruzicka T (1988) Steatocystoma multiplex conglobatum. Hautarzt 39:177–179
Holmes R, Black MM (1980) Steatocystoma multiplex with unusually prominent cysts on the face. Br J Dermatol 102:711–713
Notowicz A (1980) Treatment of lesions of steatocystoma multiplex. J Dermatol Surg Oncol 6:98
Plewig G, Wolff HH, Braun-Falco O (1982) Steatocystoma multiplex: anatomic reevaluation, electron microscopy and autoradiography. Arch Dermatol Res 272:363–380
Rosen BL, Brodkin HR (1986) Isotretinoin in the treatment of steatocystoma multiplex: a possible adverse reaction. Cutis 37:115–120
Statham BN, Cunliffe WJ (1984) The treatment of steatocystoma multiplex suppurativum with isotretinoin. Br J Dermatol 111:246
Steffen C, Ackerman AB (1994) Steatocystoma; in Neoplasms with sebaceous differentiation, pp 147–181. Lea & Febiger, Philadelphia Tokyo

Eruptive Vellushaarzysten
Benoldi D, Allegra F (1989) Congenital eruptive vellus hair cysts. Int J Dermatol 28:340–341
Burns DA, Calnan DC (1981) Eruptive vellus hair cysts. Clin Exp Dermatol 6:209–213
Esterly NB, Fretzin DF, Pinkus H (1977) Eruptive vellus hair cysts. Arch Dermatol 113:500–503
Ohtake N, Kubote Y, Takayama O et al. (1992) Relationship between steatocystoma multiplex and eruptive vellus hair cysts. J Am Acad Dermatol 26:876–878
Piepkorn MW, Clark L, Lombardi DL (1981) A kindred with congenital vellus hair cysts. J Am Acad Dermatol 5:661–665.
Plewig G (1990) Eruptive vellus hair cysts. A follicular cyst of the sebaceous duct (sometimes). Am J Dermatopathol 12:538
Stiefler RE, Bergfeld WF (1980) Eruptive vellus hair cysts – an inherited disorder. J Am Acad Dermatol 3:425–429
Weedon D (1992) Cyts and sinuses. In: Weedon D (ed) The skin. Churchill Livingston, Edingburgh London, pp 483–498

Haarscheidenakanthom und Riesenpore
Klövekorn G, Klövekorn W, Plewig G et al. (1983) Riesenpore und Haarscheidenakanthom. Klinische und histologische Diagnose. Hautarzt 34:209–216
Mehregan AH, Brownstein MH (1978) Pilar sheath acanthoma. Arch Dermatol 114:1495–1497
Winer LH (1954) The dilated pore, a trichoepithelioma. J Invest Dermatol 23:118–188

Talgdrüsenfollikulom
Plewig G (1980) Sebaceous trichofolliculoma. J Cutan Pathol 7:394–403

Dermoidzysten
Brownstein MH, Helwig EB (1973) Subcutaneous dermoid cysts. Arch Dermatol 107:237–239

Ekkrines Hidrozystom
Cordero AA, Montes LF (1976) Eccrine hidrocystoma. J Cutan Pathol 3:292–293
Ebner H, Erlach E (1975) Ekkrine Hidrozystome. Dermatol Monatsschr 161:739–744
Robinson AR (1893) Hidrocystoma. J Cutan Genitourin Dis 11:293–303
Sperling LC, Sakas EL (1982) Eccrine hidrocystomas. J Am Acad Dermatol 7:763–770

Apokrine Hidrozystome und Hidradenome
Cramer HJ (1980) Das schwarze Hidrocystom (Montfort). Dermatol Monatsschr 166:114–118
Langer K, Konrad K, Smolle J (1989) Multiple apocrine hidrocystomas on the eyelids. Am J Dermatopathol 11:570–573
Mehregan AH (1964) Apocrine cystadenoma. Arch Dermatol 90:274–279
Smith JD, Chernosky ME (1974) Apocrine hidrocystoma (cystadenoma). Arch Dermatol 109:700–702

Mukoide Dorsalzyste der Finger
Goldman JA, Goldman L, Jaffe MS et al. (1977) Digital mucinous pseudocysts. Arthritis and Rheum 20:997–1002
Götz H, Koch R (1956) Zur Klinik, Pathogenese und Therapie der sogenannten „Dorsalcysten". Hautarzt 7:533–537
Hyde JN (1897) In Hyde JN, Montgomery FH (ed.). Diseases of the skin. First edition. Lea Brother, Philadelphia, New York, p 444
Johnson WC, Graham JH, Helwig EB (1965) Cutaneous myxoid cyst. JAMA 191:15–20
Sonnex TS, Leonard J, Ralfs I et al. (1982) Myxoid cysts of the finger: treatment by liquid nitrogen spray cryosurgery. Br J Dermatol 107 (Suppl):21–22

Pseudozyste der Aurikula
Fukamizu H, Imaizumi S (1984) Bilateral pseudocysts of the auricles. Arch Dermatol 120:1238–1239
Glamb R, Kim R (1984) Pseudocyst of the auricle. J Am Acad Dermatol 11:58–63
Grabski WJ, Salasche SJ, McCollough ML et al. (1989) Pseudocyst of the auricle associated with trauma. Arch Dermatol 118:528–530

Pilonidalsinus
Eby CS, Jetton RL (1972) Umbilical pilonidal sinus. Arch Dermatol 106:893
Patel MR, Bassini L, Nashad R, et al. (1990) Barber's interdigital pilonidal sinus of the hand: a foreign body hair granuloma. J Hand Surg Am 15:652–655
Sagi A, Rosenberg L, Grief M et al. (1984) Squamous cell carcinoma arising in a pilonodal sinus: A report of a case and review of the literature. J Dermatol Surg Oncol 10:210–212

Zahnfistel
Cioffi GA, Terezhalmy GT, Parlette HL (1986) Cutaneous draining sinus tract: An odontogenic etiology. J Am Acad Dermatol 14:94–100

Mediane Raphezyste
Asarch RG, Golitz LE, Sausker WF et al. (1979) Median raphe cysts of the penis. Arch Dermatol 115:1084–1086
Paslin D (1983) Urethoid cyst. Arch Dermatol 119:89–90

Bronchogene Zyste
Putte van der SCJ, Toonstra J (1985) Cutaneous 'bronchogenic' cyst. J Cutan Pathol 12:404–409
Fraga S, Helwig EB, Rosen SH (1971) Bronchogenic cysts in the skin and subcutaneous tissue. Am J Clin Pathol 56:230–238

Laterale Halszyste
Coleman WR, Homer RS, Kaplan RR (1989) Branchial cleft heterotopia of the lower neck. J Cutan Pathol 16:353–358

Kapitel 54   Benigne epitheliale Tumoren

Inhaltsverzeichnis

Epidermis 1291
   Verruca seborrhoica 1291
   Verruca-plana-artige seborrhoische Warze 1292
   Retikuläre Pigmentdermatosen der Beugen 1292
   Melanoakanthom 1293
   Leser-Trélat-Syndrom 1293
   Stukkokeratose 1293
   Klarzellakanthom 1294
   Großzelliges Akanthom 1294
Haarfollikel 1294
   Warziges Dyskeratom 1294
   Epithelioma adenoides cysticum 1294
   Trichoblastom 1295
   Trichilemmom 1296
   Pilomatrixom 1296
   Zylindrom 1297
Schweißdrüsen 1297
   Ekkrine Schweißdrüsen 1298
      Hidradenom 1298
      Hidradenom der Unterlider 1298
      Eruptives Hidradenom 1298
      Ekkrines Spiradenom 1298
      Ekkrines Porom 1299
   Apokrine Schweißdrüsen 1299
      Syringocystadenoma papilliferum 1299
      Hidradenoma papilliferum 1299
      Adenomatose der Mamille 1299
Weiterführende Literatur 1300

Aus interfollikulärer Epidermis, Follikelepithel oder Epithel der Schweißdrüsenausführungsgänge, die embryologisch verwandt sind, können eine Reihe benigner epithelialer Tumoren entstehen. Manche sind für jugendliche Altersstufen charakteristisch (Pilomatrixom), andere mehr für das höhere Lebensalter (seborrhoische Warzen).

Epidermis

Verschiedene gutartige Neubildungen können sich von der interfollikulären Epidermis entwickeln.

Verruca seborrhoica

Synonyme. Verruca seborrhoica senilis, seborrhoische Alterswarze, seborrhoische Warze.

Vorkommen. Häufig im höheren Lebensalter bei beiden Geschlechtern. Manchmal familiär gehäuft.

Pathogenese. Es ist unbekannt, warum es zur Epithelverbreiterung, Hyperkeratose und Hyperpigmentierung kommt. Der Ausdruck Verruca ist nicht im Sinne einer Virusätiologie zu verstehen; seborrhoische Warzen sind keine Viruspapillome.

Klinik. Vorwiegend am Rumpf, aber auch im Gesicht und Halsbereich sowie an den Dorsalseiten von Händen und Unterarmen und an den Beinen finden sich seborrhoische Warzen. Die Zahl kann klein, aber auch groß sein. Der Entwicklungsgrad der Einzelherde ist beim gleichen Patienten verschieden. Zu Beginn handelt es sich um scharf abgesetzte, kleine, hautfarbene oder leicht gelbliche, ganz flach erhabene, unscheinbare Neubildungen, die vielleicht nur durch stumpfe Oberflächenbeschaffenheit (gepunzte Oberfläche) oder Unterbrechung des normalen Hautreliefs auffallen. Die seborrhoischen Warzen werden größer, daumennagelgroß und mehr. Dann erscheinen sie papillomatös, zerklüftet und erhalten einen bräunlichen oder schmutzig-schwarzgrauen Farbton. Durch die Retention von Hornzellmassen in den Krypten entstehen komedonenartige schwärzliche Keratosen (Pfröpfe), die differentialdiagnostisch wichtig sind. Seborrhoische Warzen fühlen sich weich und fettig an. Entzündung ist primär nicht vorhanden, kann sich jedoch nach entsprechender Traumatisierung einstellen. Seborrhoische Warzen entwickeln sich immer auf normaler Haut.

Histopathologie. Exophytische über dem Hautniveau liegende papillomatöse Proliferation ohne Entartungszeichen. Hauptsächlich proliferierend sind basaloide Zellen, d. h. an Basalzellen erinnernde Epidermiszellen. Je nach Differenzierungsart kann ein akanthotischer, *hyperkeratotisch-akanthotischer Typ* mit Übergang in Stachelzellen und Ausbildung von Pseudohornzysten und ein *adenoider Typ* mit hidradenoiden Strukturen unterschieden werden. Vereinzelt kann es innerhalb der basaloiden Formation zu umschriebenen wirbelartigen Strukturen kommen, die aus stachelzellartigen Zellen mit Hornperlenbildung ohne Keratohyalinbildung aufgebaut sind und sehr an ein intraepidermales Epitheliom erinnern können. Basal und suprabasal ist oft stärkere Melaninpigmentierung vorhanden, ebenso Pigmentaufnahme in Makrophagen (Pigmentinkontinenz) im oberen Korium.

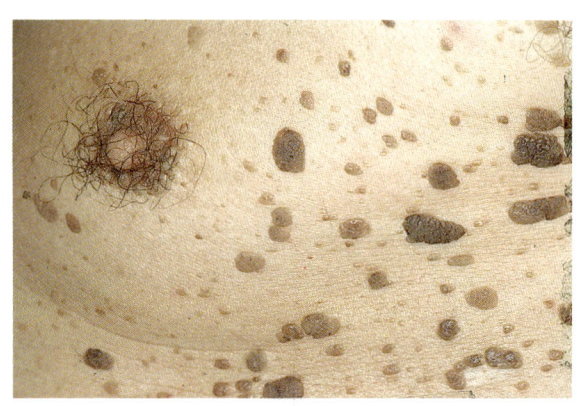

Abb. 54.1. Verrucae seborrhoicae

Eine histologische Sonderform ist die *aktivierte seborrhoische* Warze (*basosquamöses Akanthom*, Lund 1957), die durch Entzündung verändert ist. Es finden sich Einzelzellverhornung, Hornperlen („squamous eddies"), Lymphozyten und Granulozyten. Die exophytische Lokalisation der aktivierten seborrhoischen Warzen grenzt sie von der *invertierten follikulären Keratose* (Hellwig 1955) und initialem spinozellulären Karzinom ab.

Prognose. Gut. Mechanische Irritation, besonders am Hals, in den Achselhöhlen, submammär in der Gürtellinie und inguinal kann eine operative Entfernung der seborrhoischen Warzen notwendig machen.

Differentialdiagnose. Pigmentnävi. Vor Verwechslungen mit Melanom schützt die stumpfe gepunzte Oberfläche und die follikulären Keratosen. Im Einzelfall kann bei Sitz im Gesicht die Abtrennung von Lentigo senilis und Lentigo maligna schwierig sein. Auch pigmentierte Basaliome sind abzugrenzen. Die Dermatoskopie sollte in allen Zweifelsfällen angewandt werden.

Therapie. Abtragen durch scharfen Löffel oder Shaveexision mit einem horizontal angesetzten Skalpell. Diathermiestichelung oder die elektrische Schlinge werden nicht empfohlen, da häufig unansehnliche Narben zurückbleiben können. Bei unklarer Diagnose wird eine Exzision empfohlen. Abtragung mit einer Fräse (Dermabrasion) ist möglich. Alternativ wurde auch flüssiger Stickstoff (Applikationsdauer für wenige Sekunden) oder Laserabtragung empfohlen.

Verruca-plana-artige seborrhoische Warze
[Keining und Halter 1953]

Es handelt sich um Sonderformen der seborrhoischen Warzen mit sehr flachen, stärker pigmentierten Veränderungen, meist an den Handrücken und Unterarmen. Differentialdiagnostisch sind sie von der Lentigo senilis (Altersflecken) abzugrenzen. Bei schräg einfallendem Licht zeichnen sie sich durch eine rauhe stumpfe Oberfläche aus. Dermatoskopie ist hier hilfreich.

Histopathologie. Stark pigmentiertes Basalzellager mit initialer akanthotischer Sprossung des Rete Malpighii im Sinne einer beginnenden seborrhoischen Warze.

Therapie. Schwierig, da die Veränderungen oberflächlich sind und auf Podophyllintinktur (25%) nur selten ansprechen. Sonst oberflächliche Kürettage mit scharfem Löffel, Kryotherapie oder Schälbehandlung („peeling") mit Trichloressigsäure oder entsprechend konzentrierten Fruchtsäuren. Erfahrung im Umgang mit diesen Ätzbehandlungen sollte vorliegen.

Retikuläre Pigmentdermatose der Beugen
[Dowling 1938, Degos und Ossipowski 1954]

Synonym. Verrucosis seborrhoica [Cramer 1969]

Definition. Familiäre Dermatose mit bläulichen fleckigen oder retikulären Pigmentierungen sowie Verruca plana-artigen Papeln von bräunlichschwärzlicher Farbe an den großen Hautbeugen.

Vorkommen. Die Erkrankung ist sehr selten. Für eine Genodermatose spricht familiäres Vorkommen. Geschlechtsbevorzugung besteht nicht.

Klinik. Langsam progredient entwickeln sich im frühen Erwachsenenalter fleckige oder retikuläre Pigmentierungen von bräunlichschwärzlicher Farbe und stahlgraue oder mehr bläuliche Pigmentierungen in den großen Hautbeugen. Die Veränderungen können gelegentlich ganz leicht erhaben und gerade eben palpabel sein. Sie erinnern dann an Verruca plana-artige seborrhoische Warzen, wirken gelegentlich eher lichenoid, aber nie papillomatös oder verrukös. Auch schwärzlich pigmentierte, komedoartige Veränderungen oder punktförmige Narben, besonders perioral, kommen vor.

Histopathologie. Fingerförmig melaninhaltige epidermale Proliferationen wie bei initialen seborrhoischen Warzen, zusätzlich aber gleichartige Erscheinungen an den erweiterten Talgdrüsenfollikeln.

Differentialdiagnose. Lentigo senilis, adenoide Verruca seborrhoica und Acanthosis nigricans.

Prognose. Gutartige Dermatose ohne bekannte maligne Entartung.

Therapie. Symptomatisch, evtl. vorsichtige Ätzbehandlungen.

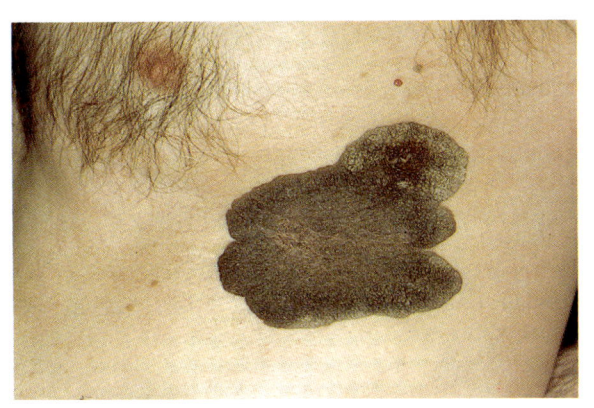

Abb. 54.2. Melanoakanthom

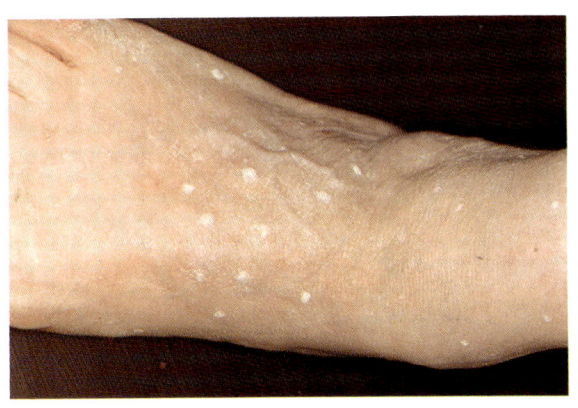

Abb. 54.3. Stukkokeratosen am Fußrücken

Melanoakanthom
[Mishima und Pinkus 1960]

Melanoakanthome werden besonders dunkel pigmentierte seborrhoische Warzen genannt, die histologisch intraepithelial gelagerte Strukturen mit hohem Pigmentgehalt sowie Pigmentaufnahme in Makrophagen im Stratum papillare des Bindegewebes aufweisen.

Diagnostische Leitlinien. Die Diagnose ist klinisch oft schwer möglich. Dermatoskopie ist hilfreich.

Histologie. Die Diagnose wird histologisch gestellt.

Differentialdiagnose. Malignes Melanom, Angiokerathom, pigmentiertes Basaliom.

Therapie. Exzision

Leser-Trélat-Syndrom [1890]

Definition. Plötzliche Entwicklung einer großen Zahl von Verrucae seborrhoicae mit Pruritus als Zeichen interner maligner Entwicklung (*paraneoplastisches Syndrom*).

Ätiopathogenese. Die Ursache des eruptiven Wachstums seborrhoischer Warzen ist unklar und kann rein zufällig sein. Sie wurden am häufigsten bei Adenokarzinomen, besonders des Magens, beobachtet. Aber auch bei akuter Leukämie, Mycosis fungoides, Sézary-Syndrom, malignen Lymphomen sowie Bronchialkarzinom sind sie zu finden. Wegen der Häufigkeit seborrhoischer Warzen bei älteren Menschen wird von manchen Autoren die Eigenständigkeit dieses Syndroms in Frage gestellt.

Klinik. Dieses Syndrom wurde zuerst von dem französischen Arzt Trélat und dem deutschen Chirurgen Leser beschrieben. Es ist gekennzeichnet durch plötzliches Auftreten von Verrucae seborrhoicae mit rascher Zunahme an Zahl und Größe. Die seborrhoischen Warzen selbst sind klinisch und histologisch typisch und zeigen keine malignen Entwicklungstendenzen. Bei entsprechender Anamnese sollte eine Tumorsuche angeschlossen werden.

Therapie. Wie bei seborrhoischen Warzen.

Stukkokeratose
[Unna 1898, Kocsard und Ofner 1958]

Definition. Seborrhoische Warzen in besonderer Ausprägung an den Beinen, seltener an den Unterarmen bei älteren Menschen mit exsikkierter Haut.

Klinik. Stukkokeratosen sind typische weißlichgelbliche Verruca-plana-artige Hautveränderungen, besonders an den distalen Abschnitten der Beine und Arme bei älteren Menschen mit lichtgeschädigter Haut. Männer sind häufiger betroffen. Die Einzeleffloreszenz ist eine bis zu linsengroße keratotische Papel, welche der Haut sehr flach und leicht konvex aufsitzt und wie weiß bestäubt wirkt. Sie ist immer scharf von der umgebenden Haut abgegrenzt. Ihre Farbe reicht von weiß über grau bis zu hellbraunen Tönen. Die Oberfläche der Stukkokeratosen ist stets glanzlos, rauh und trocken. Stukkokeratosen lassen sich leicht abkratzen, ohne daß eine Blutung oder ein Niveauunterschied in der Haut entsteht. Weitere Prädilektionsstellen sind der Fußrücken, Innen- und Außenknöchel sowie die Region über der Achillessehne. Als zweithäufigste Lokalisation werden die Handrücken und die Unterarmstreckseiten genannt. Stukkokeratosen kommen in geringer Zahl vor, gelegentlich liegen aber mehrere hundert Effloreszenzen vor. Keine maligne Entartungstendenz.

Pathogenese. Wie bei seborrhoischen Warzen.

Histopathologie. Verruziforme Akanthokeratose mit charakteristischen spitz ausgezogenen Epithelprojektionen mit korbgeflechtartigem Stratum corneum. Sie sitzen der Haut auf und sind scharf gegenüber der gesunden Haut abgegrenzt.

Therapie. Abtragen mit scharfem Löffel, selten Exzision. Elektrokaustische Maßnahmen sollten vermieden werden.

Klarzellakanthom
[Degos et al. 1962]

Synonym. Acanthome à cellules claires

Definition. Benigner, solitärer, selten multipel auftretender epidermaler Tumor.

Vorkommen. Selten. Meist sind Menschen zwischen 50 und 70 Jahren betroffen.

Ätiologie. Unbekannt.

Klinik. Meist liegt eine einzelne Neoplasie an den peripheren Abschnitten der Beine vor. Ein scharf abgegrenzter, langsam wachsender kuppelförmiger Knoten von 10–15 mm im Durchmesser überragt die Epidermis. Gelegentlich finden sich zahlreiche hämorrhagische Punkte im Zentrum. Typisch ist ein coleretteartiger schuppiger Randsaum mit verkrusteter Oberfläche.

Histopathologie. Das Bild ist typisch. Reguläre Akanthose, Hypergranulose oder Verlust des Stratum granulosum. Große blasse, verhornende Zellen in der Hämatoxylin-Eosin-Färbung, die sich aufgrund des Glykogenreichtums deutlich in einer PAS-Färbung darstellen. Ektatische Blutgefäße in den dermalen Papillen. Scharfe Abgrenzung der Veränderung gegenüber der gesunden Epidermis. Die Basalzellregion einschließlich der Basalmembran ist intakt. Insgesamt ist das Bild psoriasiform, solid-akanthotisch und exophytisch.

Differentialdiagnose. Porom, Fibrom, Histiozytom, Granuloma teleangiectaticum, Basaliom, amelanotisches Melanom, Keratoakanthom, seborrhoische Warze, Viruswarzen, Trichilemmom.

Therapie. Exzision.

Großzelliges Akanthom
[Pinkus 1970]

Synonym. Large cell acanthoma

Definition. Benigner epithelialer Tumor mit charakteristischer Histologie. Von manchen Autoren wird er als eine Variante der aktinischen Keratose aufgefaßt.

Vorkommen. Selten.

Klinik. Einzelne Läsion, gelegentlich auch multiple Herde an lichtexponierten Hautpartien, an Gesicht, Unterarm oder Unterschenkel. Die Akanthome sind scharf begrenzte, flach und geringfügig pigmentierte Herde auf einem entzündlichen Hintergrund.

Histopathologie. Scharfe laterale Begrenzung zur gesunden Epidermis. Der Tumor selber besteht aus gleichmäßig großen Keratinozyten (etwa doppelte Zellgröße wie in normaler Haut) mit proportional großen Zellkernen. Die Epidermis ist papillomatös verbreitert, in der Basalzellschicht findet sich eine geringfüge Hyperpigmentierung und im oberen Korium geringe Entzündung. Insgesamt keine Atypien.

Differentialdiagnose. Seborrhoische Warze, aktinische Keratose, Klarzellakanthom, Lentigo senilis.

Therapie. Exzision.

Haarfollikel

Warziges Dyskeratom
[Szymanski 1957]

Synonym. Dyskeratosis follicularis isolata [Nikolowski 1959]

Klinik. Die Veränderung ist klinisch nur vermutungsweise zu diagnostizieren. Meist in Einzahl findet man am Kapillitium, in der Nackengegend, aber auch an jeder anderen Körperstelle eine etwa erbsgroße verkrustete Bildung, welche leicht verletzt werden kann und dann blutet. Es handelt sich um eine gutartige Neubildung, die gelegentlich spontane Rückbildungstendenz zeigt.

Histopathologie. Es liegt eine vom Follikel ausgehende Einsenkung vor, ausgefüllt mit Hornzellmaterial und umgeben von plissiert wirkender Epithelwucherung mit Dyskeratose, Akantholyse und akantholytische Spaltbildungen wie bei Morbus Darier.

Differentialdiagnose. Morbus Darier, Morbus Bowen, Syringocystadenoma papilliferum.

Therapie. Exzision.

Epithelioma adenoides cysticum
[Brooke 1892]

Synonyme. Epithelioma papulosum multiplex [Jarisch], Trichoepitheliome

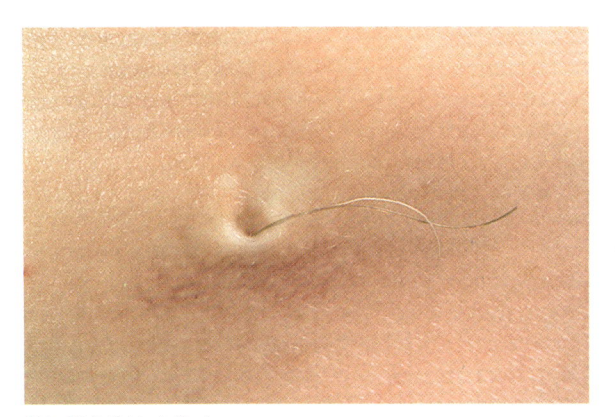

Abb. 54.4. Trichofollikulom

Klinik. Typisch ist die meist symmetrische Aussaat kleinster bis etwa erbsgroßer, oft recht dichtstehender hautfarbener, oder weißlichgelblicher perlartig glänzender, fester Knötchen und Knoten im Gesicht besonders in den Augenwinkeln, Nasolabialfalten und im periorbitalen Bereich, selten auch am Kapillitium oder an oberen Rumpfabschnitten. Die meist familiäre Erkrankung beginnt mit Knötchen in der Kindheit, oft bei Mädchen. Danach vermehrtes Wachstum in der Pubertät. Im höheren Erwachsenenalter bleiben die Veränderungen relativ stationär. Keine maligne Entartung. Enge Beziehungen zu anderen Hamartomen (Spiegler-Tumoren, Syringome), die beim gleichen Patienten nebeneinanderstehen können.

Histopathologie. Typisch sind Zysten mit konzentrisch geschichteten Hornzellagen innerhalb von strang- oder herdförmigen basaloiden Zellkomplexen. Histogenetisch handelt es sich um ein Hamartom. Seine Differenzierung ist follikulär, daher auch die Bezeichnung *Trichoepithelioma papulosum multiplex*.

Differentialdiagnose. Adenoma sebaceum, Zylindrom, Syringom, Trichofollikulom.

Therapie. Sie ist nicht leicht. Störende Tumoren können exzidiert werden. Bei disseminierten Tumoren bringt die Dermabrasion oder Laserbehandlung sehr gute Ergebnisse. Allerdings ist nach ein bis zwei Jahren mit Rezidiven zu rechnen. Diese können mit der gleichen Behandlungsart erneut angegangen werden.

Trichoblastom
[Headington 1976, Ackerman et al. 1993]

Synonyme. Trichoblastisches Fibrom, unreifes Trichoepitheliom, Riesentrichoepithelion

Definition. Gutartiger Adnextumor mit follikulärer Differenzierung, der aus follikulären germinativen Zellen besteht. Headington teilt die Tumoren der Haarfollikel entsprechend der Anatomie des Haares

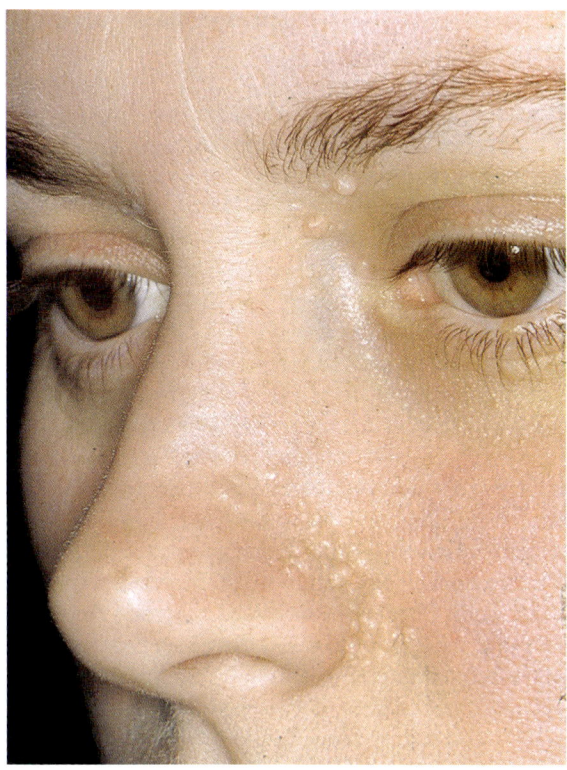

Abb. 54.5. Epithelioma adenoides cysticum

ein: rein epitheliale, gemischt epithelial-mesenchymale und rein mesenchymale Tumoren. Dabei zeigen sich induktive Veränderungen des Stromas bei den mesenchymhaltenden Tumoren, wie sie bei der Haarpapille beobachtet werden. Ackerman et al. schlagen eine Vereinfachung der Klassifikation von Headington vor:
Gutartiger Tumor aufgrund seiner Silhouette
  Scharfe Begrenzung mit gleichmäßiger Kontur, vertikales Wachstum, Symmetrie
Tumorzellen
  Follikuläre germinative Zellen
Wachstumsformen
  Großknotig, kleinknotig, siebartig, razemiform (hirschgeweihartig), retiform (netzartig)

Gleichzeitig fassen die Autoren das Trichepitheliom als eine oberflächliche Variante des Trichoblastoms auf.

Vorkommen. Selten. Jedes Alter und jedes Hautareal kann betroffen sein. Besonders häufig kommt das Trichoblastom im Naevus sebaceus vor und wird hier leicht mit einem Basaliom verwechselt.

Ätiopathogenese. Unbekannt.

Klinik. Das Trichoblastom zeichnet sich durch dermale oder subkutane Lokalisation, derbe Konsistenz, Hautfarbigkeit, endo- und exophytisches Wachstum ohne Ulzeration, Größe zwischen 1–2 cm und leichte

Herauslösbarkeit aus der Dermis während der Operation aus.

Histologie. Nur gelegentlich von der Epidermis ausgehender, aber vielfach durch eine Fibrosezone von dieser abgesetzter, symmetrischer, vertikal ausgerichteter, scharf begrenzter, solider Tumor. Dieser besteht aus monomorphen basaloiden Zellverbänden mit Palisadenstellung der peripher gelegenen Kerne sowie aus einem verdichteten, teils hyalinisierten, zellreichen Stroma. Ausbildung einzelner bis zahlreicher primitiver Haarkeime und dermaler Haarpapillen. Größere Lobuli besitzen in ihren Zentren zystische Hohlräume, die mit einem amorphen Zelldebris angefüllt sind. Eine artifizielle Spaltbildung läßt sich zwischen dem Bindegewebe des Tumors und der umgebenden Dermis beobachten und nicht wie beim Basaliom zwischen Tumorzellen und Bindegewebe des Tumors. Muzin zwischen den Tumorzellen ist nicht selten. Dagegen sind Ulzeration, deutliche zelluläre Pleomorphie und größere Nekrosezonen, wie sie typischerweise bei Basaliomen auftreten, nicht nachweisbar. Eine seltene Variante stellt der *pigmentierte Typ des Trichoblastoms* dar, der sich bis auf den vermehrten Pigmentgehalt im Zytoplasma der Tumorzellen und in den Melanophagen nicht von dem nichtpigmentierten Typ unterscheidet.

Differentialdiagnose. Basaliom, dermaler Nävuszellnävus und Fibrom. Bei dem pigmentierten Trichoblastom kommen pigmentierter Nävuszellnävus, malignes Melanom und pigmentiertes Basaliom in Betracht.

Therapie. Exzision.

Prognose. Gut

Demgegenüber sind Berichte über das Trichepitheliom bekannt, die das gemeinsame Auftreten von multiplen Trichoepitheliomen und Basaliomen beschreiben. Ob es sich hierbei um eine maligne Transformation des Trichoepithelioms oder um ein zufälliges Zusammentreffen handelt, kann nicht sicher entschieden werden.

Trichilemmom
[Haedington und French 1962]

Definition. Benigner follikulärer Tumor der äußeren Haarwurzelscheide.

Vorkommen. Selten, aber wahrscheinlich nur wenig mitgeteilt. Solitäre Tumoren sind nichterblich, multiple Tumoren autosomal-dominant vererblich. Selten werden Kinder, häufiger Erwachsene betroffen. Multiple Trichilemmome kommen beim Cowden-Syndrom vor.

Ätiologie. Unbekannt. Einige Autoren betrachten Trichilemmome als Sonderformen von Viruswarzen (Viruspapillome). Dieses Konzept kann jedoch wegen molekulartechnologisch nichtnachweisbarer Papillomviren nicht aufrechterhalten werden.

Klinik. Besonders am Gesicht mit bevorzugter Lokalisation an Nase, Wangen, Lippen, Kinn, Stirn und Augenbrauen sowie am Nacken finden sich kleine exophytische verruköse Papeln. Bei der vererbten Form liegen Trichilemmome nicht nur außen an der Haut, sondern auch in großer Zahl in der Mundhöhle vor. Trichilemmome können ein wichtiges Zeichen im Rahmen von Paraneoplasien der Haut darstellen, weil Patienten mit Cowden-Syndrom ein besonders hohes Krebsrisiko haben. Beispielsweise haben Frauen zu mehr als 50% die Chance, einen Brustkrebs zu entwickeln.

Histopathologie. Regelmäßige gelappte Akanthose, vorwiegend follikulär gebunden mit einem Haarfollikel im Zentrum. Haarfreie Bezirke, wie die Schleimhaut in der Mundhöhle, lassen die follikuläre Zuordnung vermissen. Die großen hellen Zellen sind hinweisend; eine PAS-Färbung ist positiv. Es finden sich keine Viruseinschlüsse und auch Hybridisierungstechniken lassen keine Viren erkennen. Die pallisadenförmig angeordnete Basalzellreihe steht auf einer prominenten Basalmembran.

Diagnostische Leitlinien. Solitäre oder multiple, leicht erhabene hautfarbene, 3-8 mm große Papeln im Gesicht oder in der Mundhöhle.

Differentialdiagnose. Viruswarzen, Basaliom, Klarzellhidradenom, Adenoma sebaceum, invertierte folliküläre Keratose.

Therapie. Exzision, falls erwünscht. Auch Laserabtragung ist möglich. Patienten mit multiplen Trichilemmomen und Verdacht auf Cowden-Syndrom sollten im Hinblick auf multiple Neoplasien überwacht werden.

Pilomatrixom
[Malherbe und Chénantais 1880]

Synonyme. Verkalktes Epitheliom, Epithéliome calcifié Malherbe, kalzifizierendes Epitheliom (Malherbe), Pilomatricoma

Pathogenese. Tumor mit Haarmatrixdifferenzierung, daher Pilomatrixom; für seine Entstehung scheinen Epithelversprengungen oder Verletzungen bedeutsam zu sein.

Klinik. Sitz an Schulter- und Oberarmregion, Hals oder Kopf. Besonders häufig finden sich Piloma-

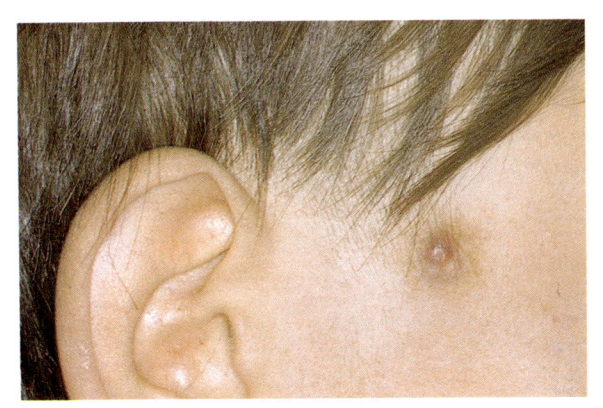

Abb. 54.6. Pilomatrixom

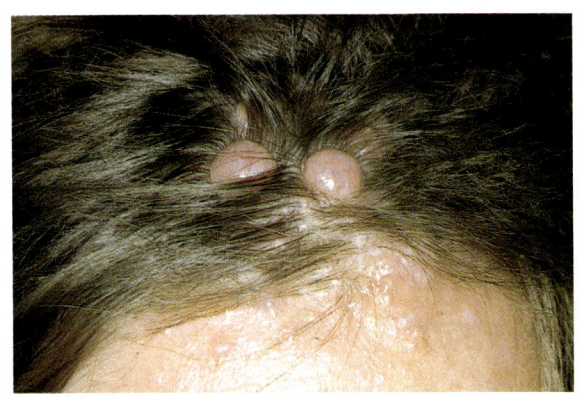

Abb. 54.7. Zylindrom

trixome in der Augenbrauenregion. Der meist solitäre 5-20 mm im Durchmesser große Tumor kommt bei Kindern, seltener auch bei Erwachsenen vor. Er ist steinhart, oft oval in der Form, auf der Unterlage gut verschieblich, mit der Haut aber oft fest verhaftet. Maligne Entartung kommt sehr selten vor.
Als Sonderformen gelten *eruptive multizentrische Pilomatrixome* (Wong, Somburanasin und Wood 1972).

Histopathologie. Kalzifizierende Epitheliome entwickeln sich aus Abschnitten der Haarmatrix und weisen Schattenzellen (verhornte Haarmatrixzellen) im Zentrum, umgeben von Strängen aus haarmatrixzellenartigen Epithelzellen auf. Verkalkung, Verknöcherung und Fremdkörperreaktionen kommen vor.

Differentialdiagnose. Dermatofibrom, Zysten anderer Art, subkutanes Granuloma anulare.

Therapie. Exzision.

Zylindrom

[Ancell 1842, Spiegler 1899]

Synonyme. Spiegler-Tumoren, Turbantumoren.

Klinik. Solitäre Zylindrome, vorwiegend im Kopfbereich Erwachsener, sind selten. Häufiger sind multiple, runde, hautfarbene bis rötliche, spiegelnde nichtbehaarte Tumoren, oft in großer Zahl an der Kopfhaut. Manche können teilweise gigantische Ausmaße annehmen und die Kopfschwarte total durchwachsen und wie ein Turban umgeben: *Turbantumoren*. Die Hautdecke ist glatt-atrophisch, durchzogen von Teleangiektasien und meist haarfrei. Kleinere Tumoren erinnern an Epithelioma adenoides cysticum. Sie sitzen bevorzugt an Stirn, Schläfen und Gesichtsmitte. An Rumpf und Extremitäten sind die Tumoren selten. Ulzeration größerer Tumoren ist möglich.
Spiegler-Tumoren findet man familiär gehäuft (autosomal, unregelmäßig-dominante pleotrope Erbanlage) bei beiden Geschlechtern. Beginn in der Kindheit, danach langsame, aber stetige Progredienz bis in das Erwachsenenalter hinein. Dann erfolgt Stillstand. Maligne Entartung ist extrem selten. Neben Zylindromen kommen häufig gleichzeitig beim selben Patienten Trichoepitheliome sowie Milien im Gesicht vor (Brook-Spiegler-Syndrom).

Histopathologie. Gelappte basaloide Zellnester und Zellstränge, die PAS-reaktive Hyalineinschlüsse enthalten und von einer auffällig breiten PAS-positiven Hyalinmembran umgeben sind. Das Hyalin ist wahrscheinlich epithelialer Herkunft (Laminin und Kollagen Typ V). Der Name Zylindrom entwickelte sich im 19. Jahrhundert aufgrund der damals üblichen Methode der Pathologen, Gewebeproben zu mazerieren. Die zylindrischen hyalinen Membranen blieben dabei erhalten. Wahrscheinlich entwickeln sich Zylindrome als Hamartome des Haarfollikels und nicht aus ekkrinen oder apokrinen Schweißdrüsen.

Diagnostische Leitlinien. Die Diagnose ist meist leicht. Verwechslung mit Morbus Recklinghausen, Epidermalzysten und Trichilemmalzysten kommen vor.

Therapie. Exzision größerer störender Knoten. Bei ausgedehntem Befall, insbesondere Turbantumoren, ist eine plastisch-chirurgische Versorgung gelegentlich notwendig.

Schweißdrüsen

Hidradenome sind gutartige nävoide Tumoren (Hamartome), die sich sowohl in Richtung ekkriner als auch apokriner Schweißdrüsen, insbesondere auch deren Ausführungsgänge, ausdifferenzieren können. Einige Tumoren weisen histologisch-enzymhistochemisch und ultrastrukturell Charakteristika ekkriner und apokriner Schweißdrüsen gemeinsam auf. Dennoch hat sich eine Unterteilung in Tumoren der ekkrinen und apokrinen Schweißdrüsen bewährt.

Ekkrine Schweißdrüsen

Hidradenom

Synonym. Syringom

Syringome sind häufige, nävoide Tumoren, vorwiegend bei Frauen. Sie treten in zwei klinischen Formen in Erscheinung.

Hidradenom der Unterlider

Synonym. Syringom der Unterlider

Klinik. Syringome kommen besonders häufig an den Augenlidern, besonders den Unterlidern vor, wo sie als hautfarbene oder etwas hellere erhabene multiple, 1–3 mm große Knötchen auftreten. Hidradenome kommen schon bei Jugendlichen vor. Frauen sind häufiger als Männer betroffen.

Differentialdiagnose. Milien, Xanthelasmen, Komedonen.

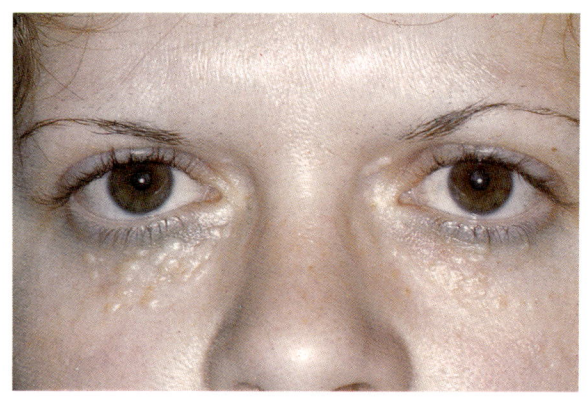

Abb. 54.8. Hidradenome (Syringome) der Unterlider

Eruptive Hidradenome

Synonym. Disseminierte Syringome

Klinik. Bei manchen Patienten, besonders bei Frauen im 2. bis 3. Lebensjahrzehnt, treten relativ kurzfristig Syringome auf. Daher die Bezeichnung eruptive Syringome. Diese können auch generalisiert in außerordentlich großer Zahl in Erscheinung treten. Prädilektionsstellen sind Lider oder Hals- und Brustbereich sowie Bauch. Aber auch am Penis, im Vulvabereich, an den Fingern, also überall wo ekkrine Schweißdrüsen vorkommen, können sie auftreten. Hidradenome sind derbe, glatte Papeln, die hautfarben bis leicht rötlich oder bräunlich, gelegentlich auch etwas bläulich wegen ihres zystischen Aufbaues sind und nicht jucken. Bei manchen Patienten treten Syringome nicht disseminiert, sondern in strichförmiger, segmentförmiger (zosteriformer), quadrantenartiger oder plaqueartiger Anordnung auf.

Differentialdiagnose. Kleinknotiges Granuloma anulare, papulöses Syphilid bei Lues II.

Histopathologie. Sie ist bei beiden Typen identisch. Im oberen Korium liegen zahlreiche rundliche bis kommaförmige zystische Hohlräume, die von einer zweireihigen Epithelwand umgeben sind und als Inhalt homogenes PAS-reaktives Material enthalten. Daneben basalzellartige Zellstränge. Bei plaqueartigen Hidradenomen findet sich häufig eine ausgeprägte Fibrose.

Prognose. Keine Rückbildungstendenz, eher langsame Progredienz. Keine maligne Transformation.

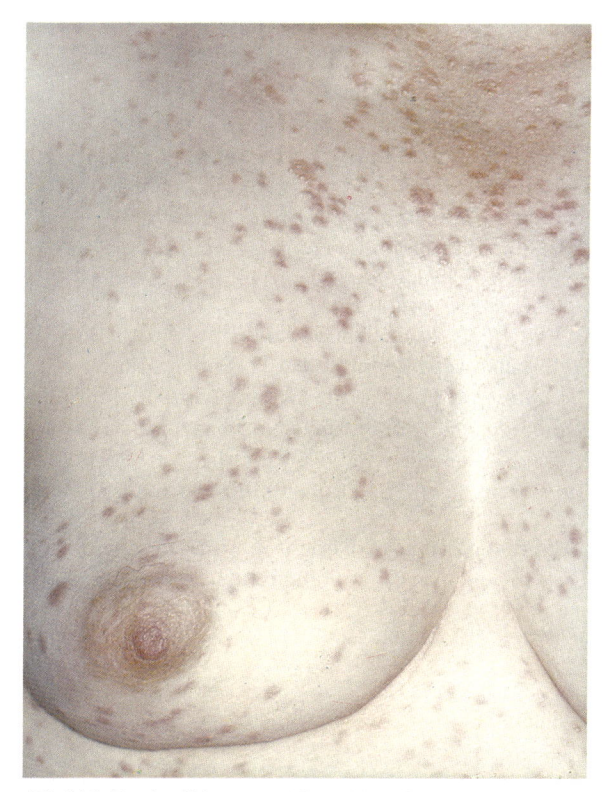

Abb. 54.9. Eruptive Hidranenome (disseminierte Syringome)

Therapie. Schwierig. Isolierte Syringome werden exzidiert, mit Laser kaustisch oder ätzend behandelt. Eine erfolgreiche Behandlung der disseminierten Syringome ist nicht bekannt.

Ekkrines Spiradenom

[Kersting und Hellwig 1956]

Klinik. Einzelne, selten mehrere kutan gelegene, manchmal bläulich durchscheinende, harte, recht schmerzhafte Knötchen im oberen Rumpfbereich oder an den Beugeseiten der Arme. Es besteht gewöhnlich auffallende Druckempfindlichkeit. Meist wird die Diagnose erst histologisch möglich.

Histopathologie. Im Korium liegen durch gefäßführendes Bindegewebe gut abgegrenzte Zellstränge aus zwei Zelltypen: sekretorischen Zellen mit großen hellen Kernen und myoepithelialen Zellen mit kleinen, spindeligen, stark basophilen Zellkernen. Die Immunhistochemie hilft in der genauen Zuordnung dieser Tumoren.

Differentialdiagnose. Wegen der Druckschmerzhaftigkeit ist an Leiomyome und Glomustumoren zu denken.

Therapie. Exzision.

Ekkrines Porom

[Pinkus, Rogin und Goldman 1956]

Klinik. Dieser gutartige epitheliale Tumor kommt häufig an der Fußsohle, an den Zehenkuppen und am Unterschenkel, selten auch am übrigen Körper vor. Er ist ein asymptomatischer, scharf gegenüber der gesunden Haut abgegrenzter, erhabener Knoten mit unveränderter oder gering geröteter, gelegentlich auch erosiver Hautoberfläche.

Histopathologie. Innerhalb der Epidermis grenzt sich scharf eine Zellproliferation ab, welche durch einen besonderen Zelltyp (kleine, glykogenreiche Zellen mit stärker basophilem Kern) charakterisiert ist. Der Tumor wächst zur Kutis vor. Histogenetisch leiten sich die Zellen von der äußeren Zellreihe des intraepidermalen Schweißdrüsenausführungsganges (Akrosyringium) ab.

Differentialdiagnose. Klarzellakanthom, Granuloma teleangiectaticum. Im Verdachtsfall Biopsie.

Therapie. Exzision.

Apokrine Schweißdrüsen

Hidradenome können auch eine apokrine Differenzierung aufweisen.

Syringocystadenoma papilliferum

[Elliot 1893, Kreibich 1904]

Synonyme. Naevus syringoadenomatosus papilliferus, Hidradenoma verrucosum fistulovegetans [Darier 1920]

Es handelt sich um ein Adenom apokriner Schweißdrüsen, allerdings mit bevorzugter Differenzierung in Richtung Schweißdrüsenausführungsgänge.

Klinik. Meist am Kapillitium oder an den Schläfen, ganz selten an den Wangen findet sich ein einzelner kleiner infiltrierter haarfreier Herd, welcher an seiner Oberfläche verkrustet oder verruziform sein kann. Gelegentlich ist eine kleine Fistelöffnung vorhanden mit bräunlich verkrusteter Sekretion. Der Tumor ist nur histologisch sicher zu diagnostizieren.

Histopathologie. Gut abgegrenzter zystischer Tumor mit auffälliger blumenkohlartiger Proliferation innerhalb der Zyste, wobei das Zystenepithel aus apokrinen Zellen aufgebaut ist. Immunhistochemisch ist eine genaue Klassifikation möglich.

Prognose. Günstig.

Differentialdiagnose. Warziges Dyskeratom, adenoiddifferenziertes Basaliom.

Therapie. Exzision.

Hidradenoma papilliferum

[Werth 1878]

Synonyme. Tubuläres Adenom der Vulva, Hidradenom der Vulva

Klinik. Es handelt sich um ein Adenom apokriner Schweißdrüsen, das sich als rundlicher, derbelastischer intradermaler Tumor von etwa Kirschgröße bei Frauen im Bereich von Labien und Damm entwickelt. Extrem selten kommen auch derartige Veränderungen am Präputium vor. Stets entwickelt sich der Tumor nach der Pubertät, meist zwischen dem 3. bis 5. Lebensjahrzehnt. Der meist einzelne, kleine intradermale Knoten wächst langsam. Er ist hart, elastisch und scheint entweder rötlich oder bläulich durch die Haut durch. Juckreiz ist selten, ebenfalls sekundäre Veränderung im Sinne von Vegetation oder Stielung. Wenn es zur Erosion oder Ulzeration kommt, kann die Sekretion einer rötlichen Flüssigkeit beobachtet werden, die zur Verkrustung neigt. Bemerkenswert menstruationsabhängige Fluktuationen in der Tumorkonsistenz.

Histopathologie. Zystischer Tumor mit adenoid und plissiert wirkenden Epithelschläuchen von apokriner Differenzierung in einem zellreichen bindegewebeartigen Stroma. Die Enzymhistochemie hilft bei der genauen Zuordnung der Veränderung.

Differentialdiagnose. Ekkrines Hidrozystom.

Prognose. Gut.

Therapie. Exzision.

Adenomatose der Mamille

[Collins und Warren 1905]

Synonyme. Papilläres intraduktales Zystadenom, intraduktales benignes Papillom

Klinik. Es handelt sich um einen sehr seltenen gutartigen Tumor, der als Hamartom aufgefaßt wird und sich an den apokrinen Ausführungsgängen der Milchdrüse entwickelt. Aus diesem Grunde wurde er auch als ein Äquivalent des Hidradenoma papilliferum angesehen. Frauen in jedem Alter können betroffen sein, ganz selten auch Männer. Gewöhnlich einseitig entwickelt sich in der Mamille eine leicht entzündliche Effloreszenz mit serös-sanguinöser Sekretion. Bei Palpation kann man ein kleines Knötchen unter der Mamille tasten. Erosion oder Ulzeration sind ebenso selten wie die Entwicklung größerer Knoten.

Histopathologie. Abgekapselter adenomatöser Knoten, der hauptsächlich aus einem kubisch-zylindrischen Epithel mit Myoepithelzellen am Rande besteht und Drüsenlumina aufweist.

Prognose. Gut.

Differentialdiagnose. Morbus Paget der Brustwarze, chronisches Mamillenekzem.

Therapie. Exzision.

Weiterführende Literatur

Allgemein

Hashimoto K, Mehregan AH, Kumakiri M (1987) Tumors of the skin appendages. Butterworth, Boston
Ishikawa K (1987) Adnexal tumors of the skin. An atlas. Springer, Berlin

Epidermis
Verruca seborrhoica

Braun-Falco O (1963) Zur Histogenese der Verruca seborrhoica. I. Mitteilung: Einleitung, histologische und histochemische Befunde. Arch Klin Exp Dermatol 216:615–649
Braun-Falco O (1964) Zur Frage der Entartung von Verrucae seborrhoicae seniles. Hautarzt 15:645–650
Braun-Falco O, Klint A, Vogell W (1963) Zur Histogenese der Verruca seborrhoica. II. Mitteilung: Elektronenmikroskopische Befunde. Arch Klin Exp Dermatol 217:627–651
Freudenthal W (1926) Verruca senilis und Keratoma senile. Arch Dermatol Syph 152:505–528

Retikuläre Pigmentdermatosen der Beugen

Bardach HG (1981) Morbus Dowling-Degos mit Beteiligung des Kapillitiums. Hautarzt 32:182–186
Degos R, Ossipowski B (1954) Dermatose pigmentaire réticulée des plis. (Diskussion de l'acanthosis nigricans). Ann Dermatol Syphiligr 81:147–151
Mittag H, Rupec M, Klingmüller G (1986) Der Morbus Galli-Galli – eine Entität? Eine klinische, histologische und elektronenmikroskopische Untersuchung. Aktuel Dermatol 12:41–46
Rebora A, Crovato F (1984) The spectrum of Dowling-Degos disease. Br J Dermatol 110:627–630
Wilson-Jones E, Grice K (1978) Reticulate pigmented anomaly of the flexures. Dowling Degos disease, a new genodermatosis. Arch Dermatol 114:1150–1157

Melanoakanthom

Delacrétaz J (1975) Mélano-acanthome. Dermatologica 151:236–240
Mishima Y, Pinkus H (1960) Benign mixed tumor of melanocytes and malphigian cells, melanoacanthoma: its relationship to Bloch's benign non-nevoid melanoepithelioma. Arch Dermatol 81:539–550
Schlappner OLA, Rowden G, Phillips TM et al. (1978) Melanoacanthoma. Ultrastructural and immunological studies. J Cutan Pathol 5:127–141

Leser-Trélat-Syndrom

Holdiness MR (1986) The sign of Leser-Trélat. Int J Dermatol 25:564–572
Ronchese F (1965) Keratoses, cancer and "the sign of Leser-Trélat". Cancer 18:1003–1006
Stieler W, Plewig C (1986) Acanthosis nigricans maligna and Leser-Trélat Zeichen bei Doppelmalignom von Mamma und Magen. Z Hautkr 62:344–366
Venencie PY, Perry HO (1984) Sign of Leser-Trélat. Report of two cases and review of the literature. J Am Acad Dermatol 10:83–88

Stukkokeratosen

Braun-Falco O, Weissmann I (1987) Stukkokeratosen. Übersicht und eigene Beobachtungen. Hautarzt 29:573–577
Koscard E, Carter JJ (1971) The papillomatous keratoses: the nature and differential diagnosis of stuccokeratosis. Australas J Dermatol 12:80–88

Klarzellakanthom

Baden JT, Woodley DT, Wheeler CE Jr (1987) Multiple clear cell acanthosis. Case report and delineation of basement membrane zone antigens. J Am Acad Dermatol 16:1075–1078
Degos R, Civatte J (1970) Clear-cell acanthoma. Experience of 8 years. Br J Dermatol 83:248–254
Degos R, Delort J, Civatte J et al. (1962) Tumeur épithelial d'aspect particulier: acanthome à cellules claires. Ann Dermatol Syphiligr 89:361–371
Kerl H (1977) Das Klarzellakanthom. Hautarzt 28:456–462
Pinkus H (1970) Epidermal mosaic in benign and precancerous neoplasia (with special reference to large-cell acanthoma). Acta Dermatol Kyoto Engl Ed 65:75–81
Rabinowitz AD (1983) Multiple large cell acanthomas. J Am Acad Dermatol 8:840–841
Rahbari H, Pinkus H (1978) Large cell acanthoma. One of the actinic keratoses. Arch Dermatol 114:49–52
Weinstock MA, Olbricht SM, Arndt KA et al. (1987) Well-demarcated papules and plaques in sun-exposed areas. Arch Dermatol 123:1071–1076

Haarfollikel
Warziges Dyskeratom

Delacrétaz J (1983) Dyskératomes verruqueux et kératoses séniles dyskératosiques. Dermatologica 127:23–32
Harrist TJ, Murphy GF, Mihm MC Jr (1980) Oral warty dyskeratoma. Arch Dermatol 116:929–931
Nikolski W (1959) Dyskeratosis follicularis isolata. Arch Klin Exp Dermatol 208:174–180
Szymanski FJ (1957) Warty dyskeratoma. A benign cutaneous tumor resembling Darier's disease microscopically. Arch Dermatol 75:567–572

Trichoepitheliom

Brownstein MH, Shapiro L (1977) Desmoplastic trichoepithelioma. Cancer 40:2979–2986
D'Souza M, Garg BR, Ratnahar C et al. (1994) Multiple trichoepitheliomas with rare features. J Dermatol 21:582–585
Fesel R, Kind P (1987) Multiple Trichoepitheliome im Gesicht. Akt Dermatol 13:128–130
Gaul LE (1953) Heredity of multiple benign cystic epithelioma. "The Indiana family". Arch Dermatol Syphilol 68:517–524
Gray HR, Helwig EB (1963) Epithelioma adenoides cysticum and solitary trichoepithelioma. Arch Dermatol 87:102–114
Nikolowski W (1958) "Tricho-Adenom" (Organoides Follikel-Hamartom). Arch Klin Exp Dermatol 207:34–45
Starink TM, Lane EB, Meijer CJLM (1986) Generalized trichoepitheliomas with alopecia and myasthenia gravis: clinicopa-

thologic and immunohistochemical study and comparison with classic and desmoplastic trichoepithelioma. J Am Acad Dermatol 15:1104–1112

Tatnall FM, Wilson Jones E (1986) Giant solitary trichoepitheliomas located in the perianal area: a report of three cases. Br J Dermatol 115:91–99

Trichoblastom

Aloi F, Tomasini C, Pippione M (1992) Pigmented trichoblastoma. Am J Dermatopathol 14:345–349

Headington JT (1976) Tumor of the hair follicle. Am J Pathol 85:480–505

Gilks BC, Clement PB, Wood WS (1989) Trichoblastic fibroma. A clinicopathologic study of three cases. Am J Dermatopathol 11:397–402

Grouls V, Kupfer R (1984) Trichoblastisches Fibrom. Z Hautkr 59:426–430

Long SA, Kurt MA, Santa Cruz DJ (1988) Immature trichoepithelioma: report of six cases. J Cutan Pathol 15:353–358

Schirren CG, Rütten A, Sander C et al. (1995) Das Trichoblastom. Ein Tumor mit follikulärer Differenzierung. Hautarzt 46:81–86

Trichilemmom

Ackerman AB (1980) Trichilemmoma. Am J Dermatopathol 2:207–224

Brownstein MH (1980) Trichilemmoma. Benign follicular tumor or viral wart? Am J Dermatopathol 2:229–231

Brownstein MH, Shapiro L (1973) Trichilemmoma. Analysis of 40 new cases. Arch Dermatol 107:866–869

Headington JT (1976) Tumors of the hair follicles. Am J Pathol 85:481–503

Reed RJ (1980) Tricholemmoma. A cutaneous harmatoma. Am J Dermatopathol 2:227–228

Schell H, Haneke E (1986) Tricholemmales Karzinom. Bericht über 11 Fälle. Hautarzt 37:384–387

Pilomatrixom

Chiaramonti A, Gilgor RS (1978) Pilomatricomas associated with myotonic dystrophy. Arch Dermatol 114:1363–1365

Lopansri S, Mihm MC Jr (1980) Pilomatrix carcinoma or calcifying epitheliocarcinoma of Malherbe. A case report and review of literature. Cancer 45:2368–2373

Malherbe A, Chenantais J (1880) Note sur l'épithélioma calcifié des glandes sébacées. Bull Soc Anat (Paris) 5:169–176

Solanki P, Ramzy I, Durr N et al. (1987) Pilomatrixoma. Cytologic features with differential diagnostic considerations. Arch Pathol Lab Med 111:294–297

Tsoitis G, Mandinaos C, Kanitakis JC (1984) Perforating calcifying epithelioma of Malherbe with a rapid evolution. Dermatologica 168:233–237

Weedon D, Bell J, Maize J (1980) Matrical carcinoma of the skin. J Cutan Pathol 7:39–42

Zaim T (1987) Pilomatricoma with melanocytic hyperplasia. An uncommon occurrence and a diagnostic pitfall. Arch Dermatol 123:865–866

Zylindrome

Bourlond A, Clerens A, Sigart H (1979) Cylindrome Malin. Dermatologica 158:203–207

Braun-Falco O (1955) Histochemische Untersuchungen zur Charakterisierung des Hyalin von Spiegler'schen Tumoren. Arch Klin Exp Dermatol 202:56–58

Goette DK, McConnell MA, Fowler VR (1982) Cylindroma and eccrine spiradenoma coexistent in the same lesion. Arch Dermatol 118:273–274

Gottschalk HR, Graham JH, Aston EE IV (1974) Dermal eccrine cylindroma, epithelioma adenoides cysticum of Brooke, and eccrine spiradenoma. Arch Dermatol 110:473–474

Guggenheim W, Schnyder UW (1961) Zur Nosologie der Spiegler-Brooke'schen Tumoren. Dermatologica 122:274–278

Holubar K, Wolff K (1967) Zur Histogenese des Cylindroms. Eine enzymhistochemische Studie. Arch Klin Exp Dermatol 229:205–216

Knoth W, Boepple D, Kleinhans D et al. (1978) Epitheliomatöse Phakomatose Brooke-Spiegler (Epithelioma adenoides cysticum und Zylindrome). Dermatol Monatsschr 164:63–64

Schweißdrüsen

Ekkrine Schweißdrüsentumoren

Blazejak T, Plewig G (1989) Lokalisierte Syringome der Vulva. Akt Dermatol 49:1083–1084

Friedmann SJ, Butler DF (1987) Syringoma presenting as milia. J Am Acad Dermatol 16:310–314

Hashimoto K, Di Bella RJ, Borsuk GM et al. (1967) Eruptive hidradenoma and syringoma. Histological, histochemical and electron microscopic studies. Arch Dermatol 96:500–519

Mainitz M, Schmidt JB, Gebhart W (1986) Response of multiple syringomas to isotretinoin. Acta Derm Venereol (Stockh) 66:51–55

Maloney ME (1982) An easy method for removal of syringoma. J Dermatol Surg Oncol 8:973–975

Ekkrines Spiradenom

Castro C, Winkelmann RK (1974) Spiradenoma. Arch Dermatol 109:40–48

Cooper PH, Frierson FH (1984) Papillary eccrine adenoma. Arch Pathol Lab Med 108:55–57

Evans HL, Daniel Su WP, Smith L et al. (1979) Carcinoma arising in eccrine spiradenoma. Cancer 43:1881–1884

Mambo NC (1983) Eccrine spiradenoma: clinical and pathologic study of 49 tumors. J Cutan Pathol 10:312–320

Schmoeckel C, Burg G (1988) Congenital spiradenoma. Am J Dermatopathol 10:541–545

Telechea O, Reis JP, Freitas JD et al. (1991) Multiple eccrine spiradenoma, and trichoepitheliomata. Eur J Dermatol 1:111–115

Ekkrines Porom

Tellechea O, Reis JP, Freitag JD et al. (1991) Multiple eccrine spiradenoma and trichjoepitheliomata. Eur J Dermatol 1:111–115

Goldner R (1970) Eccrine poromatosis. Arch Dermatol 101:606–608

Ogino A (1974) Linear eccrine poroma. Arch Dermatol 112:841–844

Pinkus H, Rogin JR, Goldman P (1956) Eccrine poroma. Tumors exhibiting features of the epidermal sweat duct unit. Arch Dermatol 74:511–521

Pylyser K, De Wolf-Peeters C, Marien K (1983) The histology of eccrine poromas. A study of 14 cases. Dermatologica 167:243–249

Rahbari H (1983) Hidroacanthoma simplex: a review of 15 cases. Br J Dermatol 109:219–225

Apokrine Schweißdrüsen

Hidroadenoma Papilliferum

Burket JM, Zelickson AS (1984) Tubular apocrine adenoma with perineural invasion. J Am Acad Dermatol 11:639–642

Hashimoto K (1972) Syringocystadenoma papilliferum. An electron microscopic study. Arch Dermatol Res 245:353–369

Pinkus H (1954) Life history of naevus syringadenomatosus papilliferus. Arch Dermatol Syphilol 69:305–322

Rahbari H (1984) Syringoacanthoma. Acanthotic lesion of the acrosyringium. Arch Dermatol 120:751–756

Santa Criu DJ, Prioleau PG, Smith ME (1981) Hidradenoma papilliferum of the eyelid. Arch Dermatol 117:55–56

Adenomatose der Mamille

Albrecht-Nebe H, Thormann T, Winter H et al. (1981) Das Mamillenadenom (Pseudo-Paget). Ein kasuistischer Beitrag. Dermatol Monatsschr 167:169–174

Brownstein MH, Phelps RG, Magnin PH (1985) Papillary adenoma of the nipple: analysis of fifteen new cases. J Am Acad Dermatol 12:707–715

Lewis HM, Ovitz ML, Golitz LE (1976) Erosive adenomatosis of the nipple. Arch Dermatol 112:1427–1428

Smith NP, Wilson-Jones E (1977) Erosive adenomatosis of the nipple. Clin Exp Dermatol 2:79–84

Tiedemann KH, Stüttgen G (1987) Das Fibroadenom der männlichen Brustdrüse. Stellenwert, Diagnostik und Therapie. Akt Dermatol 13:73–77

Undeutsch W, Nikolowski J (1979) Papillomatöses Milchgangsadenom (Pseudo-Paget der Mamille). Hautarzt 30:371–375

Kapitel 55 Präkanzerosen

Inhaltsverzeichnis

Obligate Präkanzerosen 1302
   Keratosis actinica 1302
   Röntgenkeratosen 1304
   Keratosen bei Xeroderma pigmentosum 1305
   Arsenkeratosen 1305
   Teerkeratosen 1306
   Cornu cutaneum 1306
   Morbus Bowen 1307
   Erythroplasie 1308
   Morbus Paget 1309
   Extramammärer Morbus Paget 1310
   Leukoplakien 1311
   Lentigo maligna 1312
Fakultative Präkanzerosen 1314
   Chronisch-entzündliche Veränderungen 1314
   Chronisch-degenerative Veränderungen 1314
   Gutartige Tumoren 1314
Weiterführende Literatur 1315

Unter der von Dubreuilh 1896 eingeführten Bezeichnung *Präkanzerosen* faßt man eine Reihe von Hauterkrankungen zusammen, von denen die klinische Erfahrung lehrt, daß sie mit einer über dem Zufall liegenden Regelmäßigkeit nach mehr oder minder langer Zeit invasiv maligne entarten. Demzufolge ist der Begriff der Präkanzerose zunächst ein *rein klinischer Begriff*.
Histopathologisch liegt den hier zu besprechenden Hauterkrankungen ein jeweils unterschiedliches Substrat zugrunde, das von entzündlichen Veränderungen mit Epithelhyperplasie bis zum Carcinoma in situ (Hamperl) reicht. Insofern ist die klinische Präkanzerose also wesensmäßig zumeist eine *präinvasive Kanzerose*.
Bei der Genese von Präkanzerosen sind bedeutsam:

- individuelle und genetische Faktoren wie Pigmentierungsgrad der Haut und Hornschichtdicke,
- Umweltfaktoren (chronische Sonnenlichteinwirkung, humanes Papillomvirus (HPV) oder Zufuhr karzinogener Substanzen),
- chronische pathologische Veränderungen an der Haut.

Man hat die Präkanzerosen in *obligate Präkanzerosen* und *fakultative Präkanzerosen* eingeteilt.

Obligate Präkanzerosen

Diese erfüllen sämtlich die Postulate von Dubreuilh für die Definition einer Präkanzerose. Sie sind nicht spontan rückbildungsfähig und sollten daher nicht unbehandelt bleiben. Hierzu gehören:
Keratosen
- Aktinisch bedingt: Keratosis actinica, Lichen-planus-artige aktinische Keratose, Cheilitis abrasiva praecancerosa, Röntgenkeratosen, Keratosen bei Xeroderma pigmentosum
- Chemisch bedingt: Arsen- und Teerkeratosen
- Ferner: Cornu cutaneum
Morbus Bowen
Erythroplasie Queyrat
Morbus Paget
Leukoplakie
Lentigo maligna

Keratosis actinica
[Neumann 1869]

Synonyme. Aktinische Keratose, solare Keratose, Keratosis actinica, Keratosis senilis, Keratoma senile

Definition. Es handelt sich um Veränderungen in chronisch-sonnenexponierten Hautanteilen, die sich besonders bei hellhäutigen und wenig pigmentierenden Menschen über 45 Jahre entwickeln und in ein spinozelluläres Karzinom übergehen können.

Vorkommen. Aktinische Keratosen kommen hauptsächlich bei hellhäutigen Menschen vor, die leicht Sonnenbrand bekommen (Typ I) und kaum braun werden (keltisch-irische Rassen). Bei dunkelpigmentierten Menschen (Schwarze) werden sie praktisch nicht beobachtet. Geschlechtsbindung ist nicht gegeben. Disponiert sind Menschen, die direkten Einflüssen des Sonnenlichts über lange Zeit ausgesetzt waren, so Bauern, Seeleute, Bergführer und Sonnenhungrige.
Seit etwa 20 Jahren wächst auch die Zahl aktinischer Keratosen in unserer Bevölkerung, wahrscheinlich aufgrund des wachsenden Trends zu wiederholten Urlaubsreisen in geographische Breiten mit höherer Ultravioletteinstrahlung.

Ätiologie und Pathogenese. Es handelt sich um Veränderungen, die durch chronische Lichteinwirkung, und zwar besonders durch UV-B-Strahlen (280–320 nm) ausgelöst werden. Gewöhnlich kommt es nach einer Latenzzeit von 10–20 Jahren zur Entwicklung von aktinischen Keratosen. Sie entstehen nie auf normaler, sondern stets auf degenerativ veränderter chronisch-lichtexponierter Altershaut.

Man nimmt an, daß es infolge der Ultraviolettbestrahlung zu einer Veränderung des genetischen Materials (somatische Mutation) der Epidermiszellen kommt mit der Folge einer Umwandlung in atypische (anaplastische) Zellen (*Carcinoma in situ*). Diese atypischen basalzellartigen Zellen durchsetzen langsam die normale Epidermisstruktur und führen zu Verhornungsstörungen. Wenn sie endophytisch durch die Basalmembran in das Korium vordringen, hat sich bereits ein invasives spinozelluläres Karzinom entwickelt.

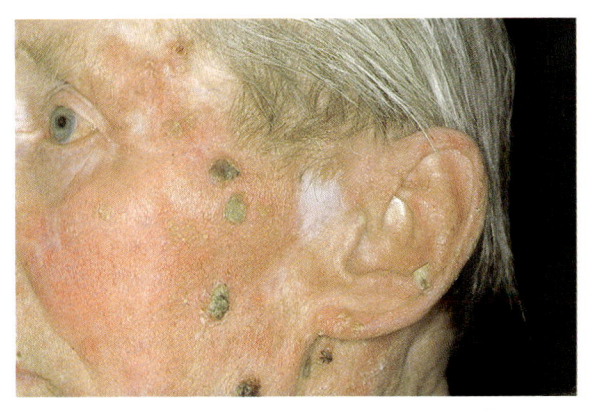

Abb. 55.1. Aktinische Keratosen auf chronisch sonnengebräunter Haut einer Bäuerin

Klinik. Die in Einzahl oder Mehrzahl auftretenden Bildungen bevorzugen chronisch-lichtexponierte Hautanteile, besonders Stirn und Glatze, Nasenrükken, Ohrmuscheln, Wangen, Unterlippe und Handrücken. Je nach Entwicklungsgrad ist das klinische Bild der aktinischen Keratose unterschiedlich. Man kann folgende Entwicklungstypen unterscheiden:

Erythematischer Typ. Dieser entspricht den initialen Veränderungen. Man findet runde oder ovale, auch unregelmäßige, aber stets scharf begrenzte Herde, die entzündlich gerötet und auch von Teleangiektasien durchzogen sind und bei Palpation eine rauhe hornige Oberfläche aufweisen. Die Herde sind zunächst nur wenige Millimeter groß, wachsen aber dann bis zu 1–2 cm Durchmesser. Blutungsneigung nach kleinen Verletzungen kommt vor.

Keratotischer Typ. Mit der Zeit werden die Hornauflagerungen stärker, so daß nicht mehr der gerötete Herd sichtbar ist, sondern eine gelbliche, schmutzigbraune oder grauschwarze und harte Hornauflagerung, die Keratose. Nach Abweichungen der Hornauflagerungen sieht man einen geröteten, teils zerklüfteten Grund. Vielfach findet sich im Randgebiet ein schmaler entzündlicher Randsaum.

Cornu-cutaneum-Typ. In diesen Fällen steht die Hornbildung so stark im Vordergrund, daß sich ein hauthornartiger Zustand entwickelt. Dies kommt hauptsächlich bei Männern an den Ohrrändern und an der Stirn vor.

Lichen-planus-artige aktinische Keratose. Diese bevorzugt die Streckseiten der Unterarme und das Gesicht. Sie wird aufgrund des typischen histologischen, an Lichen ruber erinnernden, entzündlichen Infiltrates diagnostiziert.

Pigmentierte aktinische Keratose. Hier stehen keratotische bräunliche Herde im Gesicht und am Handrük-

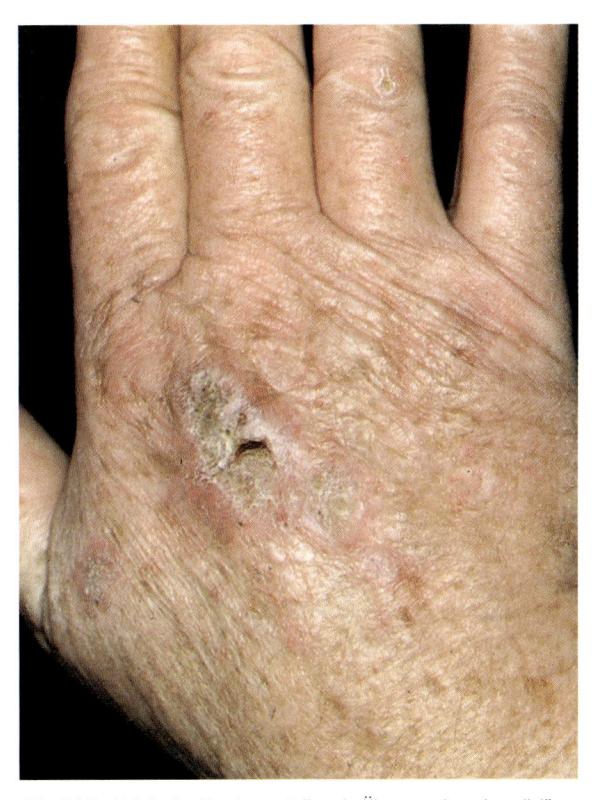

Abb. 55.2. Aktinische Keratosen, teils mit Übergang in spinozelluläres Karzinom

ken im Vordergrund. Die rauhe Keratose hilft bei der Abgrenzung gegenüber pigmentierten Verrucae seborrhoicae seniles. Die *spreitende pigmentierte aktinische Keratose* verlangt Abgrenzung gegenüber der Lentigo maligna.

Symptome. Subjektive Symptome fehlen meist. Stets sind andere Zeichen der chronisch-lichtexponierten Altershaut (aktinische Elastose, Hyper- und Depigmentierungen, Teleangiektasien) nachweisbar.

Histopathologie. Das histologische Substrat der aktinischen Keratosen ist vielfältig. Der Veränderung liegt eine Proliferation atypischer (anaplastischer) Zellen in den unteren Epidermisschichten zugrunde. Insofern handelt es sich um ein *Carcinoma in situ*. Es wurde auch als Karzinom vom Grad 1/2 bezeichnet. Je nach Ausprägung der Veränderungen hat man feingeweblich einen hypertrophischen Typ, einen atrophischen Typ und einen bowenoiden Typ von aktinischen Keratosen unterschieden. Stets kommt es durch Störung des Epidermisgefüges zu hyperkeratotischen oder parakeratotischen Hornauflagerungen über einer akanthotisch verbreiterten oder auf wenige Zellagen reduzierten Epidermis. Die Anordnung der Retezellen ist gestört und unregelmäßig, sie zeigen Atypien und oft dyskeratotische Veränderungen. Anaplastische Basalzellen zeigen einen erhöhten DNS-Gehalt in ihren Zellkernen sowie Kern- und Zellpolymorphie und reichlich Mitosen (*basale Kanzerisierung*). Im oberen Korium findet sich neben aktinischer Elastose zumeist ein chronisch-entzündliches Infiltrat, oft mit vielen Plasmazellen.

Verlauf. Der Verlauf von aktinischen Keratosen ist langsam. Maligne Entartung kommt nach jahre- bis jahrzehntelangem Verlauf dadurch zustande, daß sich infolge Proliferation und infiltrativ-endophytischem Wachstum der atypischen Zellen ein spinozelluläres Karzinom entwickelt. Diese maligne Umwandlung kommt bei uns nicht so häufig vor. Klinisch deutet sie sich durch Infiltration (Verdickung) der aktinischen Keratosen an ihrer Basis an.

Differentialdiagnose. Sie hat insbesondere die Abgrenzung von Verrucae seborrhoicae seniles zu berücksichtigen, die keine karzinomatöse Entartungsneigung besitzen. Diese bevorzugen Rumpf, aber auch Gesicht und Handrücken, sitzen breitbasig auf, erweisen sich bei Palpation als fettig und bleiben meist ohne entzündliche Erscheinungen. Im Zweifel entscheidet die histologische Untersuchung. Arsenkeratosen bevorzugen Palmae und Plantae. Isolierte aktinische Keratosen können einem Lupus erythematodes chronicus sehr ähnlich sehen.

Prognose. Sie ist mit einer gewissen Vorsicht zu stellen, weil sich in unseren Breiten bei etwa 10–20% der Fälle schließlich ein spinozelluläres Karzinom entwickelt.

Therapie. Einzelne aktinische Keratosen können durch Kürettage, Exzision oder Kryotherapie (Kohlensäureschnee sowie flüssiger Stickstoff) entfernt werden. Auch Desikkation, Lasertherapie oder oberflächliche elektrochirurgische Behandlung kommt in Betracht; letztere muß vorsichtig durchgeführt werden, um kosmetisch störende Narbenbildung mit Pigmentierungsstörungen zu vermeiden. Röntgenweichstrahlentherapie liefert günstige Ergebnisse, wird aber heute wegen der zusätzlichen Strahlenbelastung nur selten angewandt. Zytotoxische Behandlung mit Podophyllin-Lösung (25% in 70%igem Äthanol, nach 4–8 h abwaschen, in 10tägigem Abstand) zeigt gute Erfolge bei älteren Patienten, sollte aber nicht großflächig angewandt werden.

Wenn zahlreiche aktinische Keratosen zu behandeln sind, hat sich eine örtliche Behandlung mit dem Zytostatikum 5-Fluorouracil bewährt. 5-Fluorouracil (Efudix Roche Salbe) wird 2mal tgl. für 3–6 Wochen aufgetragen. Wichtig ist Augenschutz und Aufklärung des Patienten. Es kommt zu einer schmerzhaften erosiven Hautentzündung der behandelten Partien mit nachfolgender Abheilung ohne Narbenbildung. Gleichzeitige orale Verabreichung von 10–20 mg Isotretinoin (Roaccutan) verkürzt den Behandlungsablauf. In der Abheilungsphase können Glukokortikoidcremes für wenige Tage angewandt werden.

Wichtig ist die prophylaktische Vermeidung stärkerer Sonnenbelastung durch entsprechende Lichtschutzmaßnahmen.

Röntgenkeratosen

Synonym. Bestrahlungskeratosen

Definition. Röntgenkeratosen bilden sich nach Jahren im Bereich einer chronischen Radiodermatitis (Röntgenoderm) nach therapeutischer Bestrahlung (Röntgenstrahlen, α- oder β-Strahlen) oder nach Unfällen (Atomkraftwerke). Sie kommen auch in Hautarealen vor, die früher beruflich durch Röntgenstrahlen belastet waren, so bei Radiologen, Chirurgen und Technikern aus der Röntgengeräteindustrie. Die eingestrahlte Strahlendosis liegt zumeist über 10 Gy.

Klinik. Innerhalb einer chronischen Radiodermitis (Röntgenoderm) findet man harte, festsitzende hornige Auflagerungen, die nicht ohne Schmerz und Blutung zu entfernen sind.

Histopathologie. Es zeigt sich das Bild einer chronischen Radiodermitis mit epidermalen Veränderungen, die der aktinischen Keratose ähnlich sind.

Prognose und Verlauf. Röntgenkeratosen haben eine größere Entartungstendenz in spinozelluläre Karzinome als aktinische Keratosen. Sie sollten möglichst frühzeitig behandelt werden.

Therapie. Exzision, gegebenenfalls mit plastischer Deckung. Wegen der Vorbelastung keine Röntgenweichstrahlen- oder Elektronentherapie.

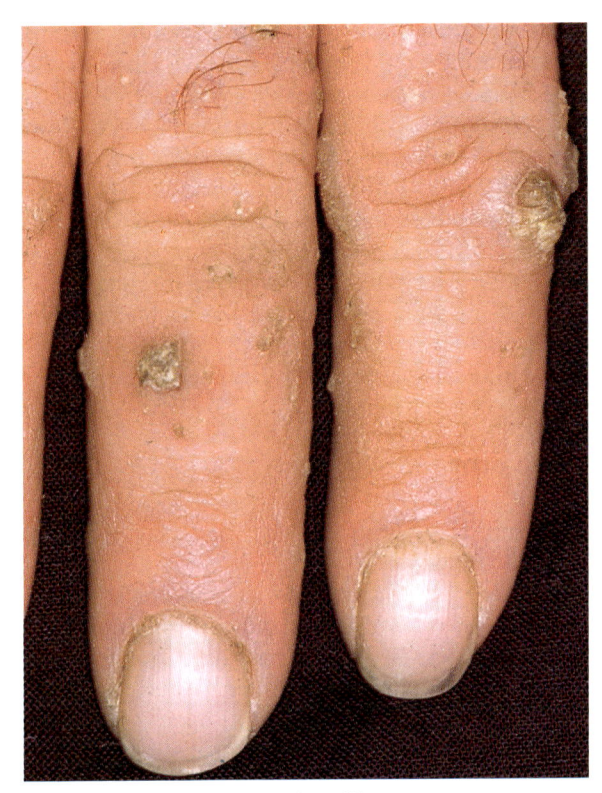

Abb. 55.3. Röntgenkeratosen bei einem Chirurgen

Keratosen bei Xeroderma pigmentosum

Diese zu den Lichtdermatosen gehörende Erkrankung liegt eine Störung im Reparaturmechanismus der chromosomalen DNS nach Strahlenbelastung zugrunde. Man hat die Hautveränderung auch als eine in die Jugendzeit vorverlegte Altershaut bei individueller genetisch fixierter Überempfindlichkeit gegenüber Lichteinflüssen interpretiert.

Damit sind trotz einer relativ geringen Gesamteinstrahlungsmenge von Sonnenlicht oder UV-Strahlung bereits in der Jugend die Voraussetzungen für die Entwicklung von aktinischen Keratosen wie auf chronisch-lichtexponierter Altershaut gegeben. In den lichtexponierten Hautarealen (Gesicht, Handrücken) finden sich neben De- und Hyperpigmentierungen, Teleangiektasien und aktinischer Elastose auch aktinische Keratosen. Sie können relativ rasch in spinozelluläre Karzinome mit Metastasierungsneigung übergehen und dadurch oft den frühzeitig letalen Ausgang der Erkrankung mitbestimmen.

Arsenkeratosen

Definition. Es handelt sich um punkt- oder warzenförmige hornige Exkreszenzen, die meistens an den Handinnenflächen und Fußsohlen auftreten, aber auch an der übrigen Haut vorkommen und sich in ein spinozelluläres Karzinom weiterentwickeln können.

Vorkommen. Bei Menschen nach chronischer Arseneinnahme oder chronischer Arsenvergiftung.

Ätiopathogenese. Arsenkeratosen gehen zurück auf chronische Vergiftungen mit anorganischem Arsen. Die Latenzzeit kann Jahrzehnte betragen (10–30 Jahre). Die zugeführten Arsenmengen, welche zu Arsenkeratosen Veranlassung geben, sind individuell sehr verschieden. Bedeutsam ist der Nachweis der chronischen peroralen Arsenzufuhr, wozu auch arsenhaltige Trinkwässer oder arsenhaltige Tonica gehören. Besonders der früher viel konsumierte Haustrunk (Nachpressung der vergorenen, früher arsenhaltigen Traubenrückstände) war oft verantwortlich zu machen. Arsenhaltige Schädlingsbekämpfungsmittel sind heute verboten. Auch eigenmächtig von Psoriasispatienten über längere Zeit fortgesetzte Arsenkuren mit Fowler-Lösung, Pilulae asiaticae oder arsenhaltigen Arzneimitteln waren oft die Ursache.

Klinik. Vorzugsweise an den Handtellern und Fußsohlen entstehen die Keratosen als im Hautniveau liegende glasstecknadelkopf- bis linsengroße graugelbe, harte keratotische Papeln. Sobald die Keratosen größer werden oder an der übrigen Haut sitzen, haben sie teilweise eine warzige Oberfläche („Hornwarzen"). Arsenkeratosen kommen auch an Hals, Gesicht und Rumpf vor.

An Handinnenflächen und Fußsohlen können sie mehr mit einer diffusen schwielenartigen Hyperkeratose verbunden sein, die seitlich auf die Dorsalflächen übergreifen kann. Arsenkeratosen sind am stärksten an den Druckstellen ausgeprägt (Fersen-, Zehen-, Handballen), können den Faustschluß behindern und zu schmerzhaften Rhagaden führen.

Histopathologie. Histologisch besteht Ähnlichkeit mit aktinischen Keratosen. Die Epidermis zeigt Hyperplasie mit Unordnung im Aufbau des Epidermisgefüges. Vakuolisierung von Epidermiszellen, Mitosen und Kernpolymorphie, auch dyskeratotische Züge führen zu Strukturen, die an Morbus Bowen erinnern können und allein histologisch die Diagnose Arsenkeratosen nicht zulassen. Im Falle invasiven endophytischen Wachstums findet man im entzündlich-infiltrierten Korium bereits ein spinozelluläres Karzinom.

Verlauf. Der Verlauf der Arsenkeratosen ist chronisch. Übergang in ein spinozelluläres Karzinom kommt vor, auch wenn das karzinogene Arsen viele Jahre nicht mehr eingenommen wurde. Patienten mit chronischer Arsenintoxikation neigen auch zu *visze-*

ralen Karzinomen besonders an Lungen, Leber, Nieren und Pankreas.

Differentialdiagnose. Abzutrennen ist die Keratosis palmaris et plantaris dissipata, aber manchmal auch Keratosis palmaris et plantaris. Bei Sitz an Fußsohlen muß an Verrucae vulgares (Dornwarzen) gedacht werden. Auch keratotische Formen von Lichen ruber planus sind auszuschließen. Am Handrücken können aktinische Keratosen identisch aussehen.

Therapie. Wenige Arsenkeratosen können exzidiert werden. Histologische Untersuchung ist angezeigt. Bei massiv disseminierten Arsenkeratosen an Palmae und Plantae sind keratolytische Maßnahmen oder mechanisches Abtragen nach Schmierseifenbädern angezeigt, auch ein Versuch mit Tretinoin in Creme (z.B. Epi-Aberel, Eudyna). Wichtig ist, daß Patienten mit Arsenkeratosen laufend in Kontrolle bleiben, um maligne Umwandlung oder die Entstehung anderer Arsennebenwirkungen wie Morbus Bowen oder Rumpfhautbasaliome frühzeitig zu erkennen und die Patienten in regelmäßigen Abständen auf viszerale Karzinome zu untersuchen. Versuch mit Acitretin-(Neotigason-)-Prophylaxe.

Teerkeratosen

Synonym. Teerwarzen

Teer und seine Destillationsprodukte haben nur bei langfristiger Anwendung eine karzinogene Wirkung auf die Haut.
Langfristige Exposition über Jahre führt zu kleinen keratotischen Papeln, warzenartigen Keratosen, teilweise auch Verruca-plana-artigen Akanthomen. Auch Keratoakanthome wurden beobachtet. Befallen sind meist unbedeckte Körperteile wie Gesicht und Nackenhaut, auch Streckseiten der Unterarme und Handrücken, vor allen Dingen jedoch die Skrotalhaut durch den intensiven Kontakt mit teerdurchtränkter Bekleidung. Wahrscheinlich ist das Sonnenlicht wegen der lichtsensibilisierenden Wirkung des Teers ein zusätzlicher pathogenetischer Faktor (Promotoreffekt). Gefährdet sind besonders Teerarbeiter und Schornsteinfeger. Daher werden Teerkeratosen und der sich daraus entwickelnde Teerkrebs bei Teerarbeitern, Schornsteinfegern, Paraffinarbeitern und Spinnern als Berufskrankheit anerkannt.

Therapie. Teerkeratosen sollten durch Exzision oder elektrochirurgische Abtragung beseitigt werden.

Therapeutische Teeranwendung. Während langfristige Teerexposition zu karzinogenen Effekten führen kann, ist *kurzfristige Teeranwendung,* wie die dermatologische Erfahrung von fast 100 Jahren lehrt, aus Behandlungsgründen unbedenklich. Sie führt weder zu Teerkeratosen noch zu Teerkarzinomen. Da Teere lichtsensibilisierende Substanzen enthalten, sollten die betreffenden Patienten angewiesen werden, zusätzliche Sonnenbestrahlungen der behandelten Hautanteile zu vermeiden, damit nicht eine *phototoxische Dermatitis* die eigentlich günstige Teerwirkung bei der Behandlung einer Hauterkrankung nachteilig beeinflußt. Auch Entwicklung von *Teerfollikulitis* und *Teerakne* muß in solchen Fällen beachtet werden.

Cornu cutaneum

Synonym. Hauthorn

Definition. Cornu cutaneum ist eine klinische Diagnose. Man versteht darunter Auswüchse der Haut, die einem Tierhorn ähneln und aus Keratinmaterial (Horn) bestehen. Die Histogenese ist vielgestaltig.

Klinik. Die schmutziggelbliche oder auch gelblichbräunliche Hauthornbildung kann 0,5–15 cm und länger sein. Sie steht senkrecht oder gebogen auf der Haut und ist zylindrisch oder pyramidenförmig, oft mit Längs- und Querfurchen versehen. Umgebende Entzündung fehlt ebenso wie eine infiltrierte Basis. Hauptsächlicher Sitz eines Hauthorns sind Gesicht, Kapillitium und Ohren, gelegentlich jede andere Körperstelle. Meistens kommt das Cornu cutaneum nur in Einzahl vor. Es kann über Jahre und Jahrzehnte langsam wachsen.

Histopathologie. Histologisch finden sich dicht gepackte hyperkeratotische, stellenweise auch parakeratotische Hornmassen auf mächtig verbreiterter Epidermis mit langen Retezapfen. Das Stratum granulosum kann mangelhaft ausgebildet sein oder fehlen.

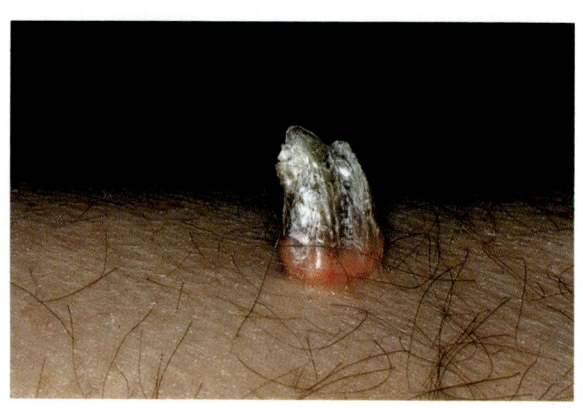

Abb. 55.4. Cornu cutaneum

Wenn es zur Einsprossung mit Ablösung spinozellulärer Epithelzapfen in das Korium kommt, deutet sich beginnende maligne Entwicklung in Richtung eines invasiven spinozellulären Karzinoms an.

Verlauf. Das Cornu cutaneum ist eine chronisch verlaufende Erkrankung, die in ein spinozelluläres Karzinom übergehen kann. Dieser Übergang deutet sich klinisch zumeist durch Infiltration an der Basis an. Daher sollte jedes Cornu cutaneum behandelt werden.

Diagnostik. Cornu cutaneum ist ein polyätiologisches Symptom. Unter dem klinisch typischen Bild kann sich verbergen:
- ein langsam wachsendes, zur Verhornung neigendes *spinozelluläres Karzinom,* Basaliom oder ein Morbus Paget
- ein zur Verhornung neigender *Morbus Bowen*
- eine zu stärkerer Verhornung neigende *Keratosis actinica* (solaris)
- *Keratosen* auf straffen Narben, so bei Lupus vulgaris, Röntgenoderm oder Lupus erythematodes chronicus
- eine zu starker Verhornung neigende *Verruca vulgaris*
- eine *Pomadenkruste*

Entscheidend ist der histologische Befund.

Differentialdiagnose. Entzündlich gerötete Umgebung und stärker infiltrierte Basis sprechen für Malignität.

Therapie. In jedem Fall Exzision und histologische Untersuchung. Das histologische Substrat bestimmt das weitere therapeutische Vorgehen (Nachexzision, Kontrolluntersuchungen).

Morbus Bowen

[Bowen 1912]

Synonym. Bowen-Krankheit

Definition. Chronisch-entzündliche, oft psoriasiforme Erscheinung, bedingt durch ein intraepidermales Karzinom (*Carcinoma in situ*), das Potenzen zu invasivem Wachstum besitzt. Übergang in ein invasives *Bowen-Karzinom* kommt vor.

Vorkommen und Ätiologie. Morbus Bowen ist nicht selten und tritt vorwiegend bei Menschen über 40 Jahren auf. Chronische Arsenzufuhr, wie sie früher aus therapeutischen Gründen (Behandlung der Psoriasis oder auch von Anämien) durchgeführt wurde, aber auch alimentär bedingt war (arsenhaltiger Haustrunk der Winzer, arsenhaltige Tonika oder Trinkwässer) begünstigt seine Entwicklung. Behauptet wurde, daß Morbus Bowen fast stets durch chronische Arsenzufuhr induziert sei. Neuerdings wurde bei einer ganzen Reihe von Patienten das onkogene HPV-Typ 16 nachgewiesen, allerdings weniger häufig als bei bowenoider Genitalpapulose. Für Einflüsse chronischer Sonnenexposition spricht, daß bei Männern Scheitel und Ohren, bei Frauen die Unterschenkel häufig betroffen sind. Auch sekundäre Entwicklung, beispielsweise auf disseminierter superfizieller aktinischer Porokeratose oder bowenoider Genitalpapulose wurde bekannt.

Pathogenese. Es handelt sich um ein *Carcinoma in situ,* d.h. um eine Proliferation atypischer zu individueller Verhornung (Dyskeratose) neigender Keratinozyten mit Neigung zu Polyploidie (erhöhtem DNS-Gehalt) innerhalb der meist verbreiterten Epidermis. Wenn es zur Überschreitung der Basalmembran durch endophytisch-infiltrierendes und destruierendes Wachstum kommt, liegt ein invasives *Bowen-Karzinom* mit Metastasierungsneigung vor.

Klinik. Sitz der chronischen, sehr langsam progredienten Dermatose kann jede beliebige Hautstelle, auch die Schleimhaut sein, vorwiegend jedoch die Haut von Rumpf, Gesicht, Stirn, Schläfen und Fingern. Die Krankheit entwickelt sich in 60% der Patienten als Einzelherd und in etwa 40% in Form mehrerer Herde: *multizentrischer Morbus Bowen.* Sie können linsen- bis handtellergroß sein. Die Herde sind stets scharf begrenzt, gelegentlich bizarr konfiguriert, manchmal auch wegen zentraler Involution randbetont oder anulär. Nahe zusammenliegende kleinere Herde können konfluieren und dann polyzyklisch begrenzt sein. Der entzündlich gerötete Einzelherd ist leicht erhaben und von weißlichgrauen oder weißlichgelblichen Schuppenkrusten bedeckt. Auf diese Weise

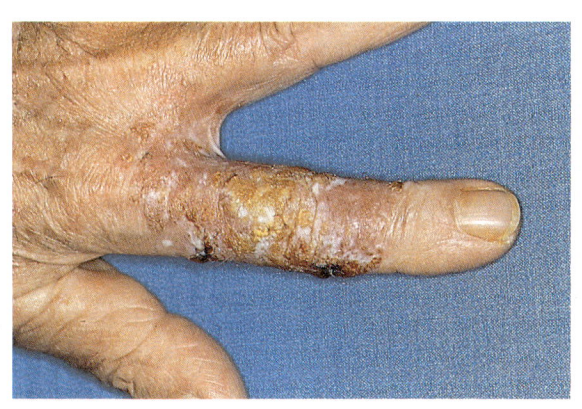

Abb. 55.5. Morbus Bowen

kann er sehr an einen Psoriasisherd erinnern. Nach Abweichung der Schuppen liegt eine rote feuchte erodierte Fläche vor, die fein gekörnt oder leicht papillomatös erscheinen kann. Geschwüriger Zerfall ist selten und ein Hinweis auf Bowen-Karzinom. Neigung zu spontaner Regression besteht nicht.
An Mundschleimhaut, Vulva oder Glans penis können ähnliche Herde auftreten, die dann auch eine leukoplakieartige keratotische Auflagerung tragen können.

Symptom. Gelegentlich Juckreiz

Histopathologie. Unter einer hyperkeratotischen oder parakeratotischen Hornschicht findet man eine akanthotisch verbreiterte Epidermis, deren unregelmäßig verbreiterte Retezapfen durch schmale und verlängerte Bindegewebepapillen (Papillomatose) unterbrochen ist. Die verbreiterte Epidermis hat ihre normale Struktur verloren und ist charakterisiert durch atypische Epithelzellen großer Formenvielfalt. Am auffälligsten ist die Zell- und Kernpolymorphie der proliferierenden atypischen Keratinozyten. Auch epitheliale Riesenzellen mit mehreren Kernen sind nicht selten. Typisch ist ferner Dyskeratose mit individueller Totalverhornung einzelner Zellen innerhalb des sonst noch nicht verhornten Epidermisverbandes (clumping cells oder corps ronds, Mantelzellen, grains). Mitosen sieht man häufig. Auffällig ist eine meist stärkere Stromareaktion aus Lymphozyten und Plasmazellen im oberen Korium. Wenn anaplastische Zellkomplexe die Basalmembranzone durchdringen und invasiv in das Korium vorwachsen, liegt ein *Bowen-Karzinom* vor.

Verlauf. Der Verlauf des Morbus Bowen ist chronisch. Im allgemeinen kommt es nach mehreren Jahren zur karzinomatösen Entartung. Bei Patienten mit Morbus Bowen kommen auch interne Karzinome häufig vor. Häufigste Lokalisation sind Atem-, Gastrointestinal- und Urogenitaltrakt. Die pathogenetische Korrelation wird noch kontrovers diskutiert.

Prognose. Sie ist mit Vorsicht zu stellen. Die Veränderungen können jahrelang etwa in der gleichen Art bestehen bleiben; schließlich entwickelt sich aber doch ein Bowen-Karzinom, das zu lymphogener Metastasierung neigt und keine günstige Prognose hat. Bei Patienten mit Morbus Bowen ist an chronische Arsenzufuhr zu denken. Solche Patienten sollen regelmäßig auf interne Karzinome kontrolliert werden.

Differentialdiagnose. Die klinische Variabilität des Morbus Bowen ist groß. Wichtig ist die Anamnese, jahrelange Dauer spricht für Morbus Bowen. Abgrenzung von umschriebenen Herden der Psoriasis vulgaris, von nummulärem psoriasiformem oder seborrhoischem Ekzem, aktinischen Keratosen, Lupus erythematodes chronicus, seltener auch von Lupus vulgaris oder tuberoserpiginösem Syphilid kann Schwierigkeiten bereiten; ebenfalls die Abgrenzung von bowenoider Genitalpapulose. Entscheidend ist der histologische Befund.

Therapie. Die spontan nicht rückbildungsfähigen Erscheinungen mit Neigung zur malignen Entartung verlangen aktives Vorgehen. Einzelherde können im Gesunden chirurgisch, elektrochirurgisch oder mittels Laser entfernt werden. Auch Elektrodesikkation mit nachfolgender Kürettage hat sich bewährt. Kryotherapie mit Kohlensäureschnee oder flüssigem Stickstoff kommt ebenfalls in Betracht, ferner auch Behandlung mit 5-Fluorouracil (Efudix Roche Salbe). Morbus Bowen spricht auch auf Röntgenweichstrahlentherapie ausgezeichnet an. Fraktionierte Röntgenweichstrahltherapie bis zur vollen Tumordosis in täglichen Dosen von 3,5 Gy (GHWT von 2,0–3,0 mm, Gesamtdosis 40–60 Gy) liefert bei alten, behinderten oder nicht operationsfähigen Menschen gute Ergebnisse. Auch Elektronentherapie kommt in Betracht.

Erythroplasie

[Queyrat 1911]

Synonyme. Epithéliome papillaire nu, nacktpapilläres Epitheliom

Definition. Es handelt sich um eine dem Morbus Bowen ähnliche Erkrankung, welche im Präputialraum, an der Vulva und am After vorkommt und sich histologisch als *Carcinoma in situ* erweist. Übergang in ein invasives spinozelluläres Karzinom ist nicht selten. Von manchen Autoren wird sie mit Morbus Bowen identifiziert.

Vorkommen. Meistens erkranken nicht beschnittene Männer vom 5. Lebensjahrzehnt an. Die Erkrankung kommt aber auch an der Vulva, ganz selten an der Mundschleimhaut oder am After vor.

Pathogenese. Es handelt sich um eine Erkrankung an Übergangsschleimhäuten, die als ein Carcinoma in situ angesprochen werden muß. Im Gegensatz zum Morbus Bowen ist die Neigung zur Dyskeratose und zur Hornbildung an der Oberfläche geringer. HPV 16-DNS wurde in den Veränderungen nachgewiesen.

Klinik. Fast ausschließlich in Einzahl entsteht ein unterschiedlich großer (>0,7 cm), rundlich oder unre-

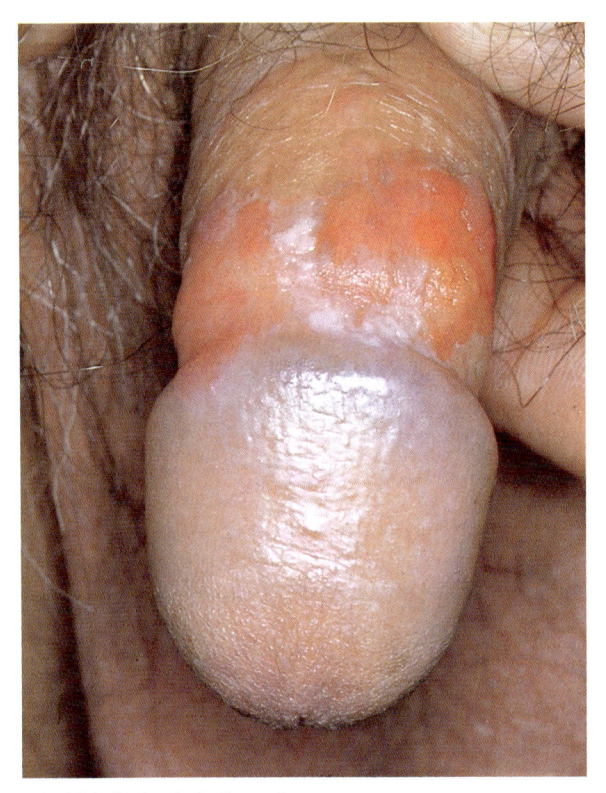

Abb. 55.6. Erythroplasie (Queyrat)

gelmäßig konfigurierter, aber scharf begrenzter Herd im Präputialraum, an der Vulva oder im Bereich der Mundschleimhaut. Die Oberfläche ist intensiv gerötet, naßglänzend und feingranuliert. Es kann Blutungsneigung bestehen. Manchmal ist der Herd plattenartig erhaben; vielfach handelt es sich dann bereits um ein invasives Karzinom.

Histopathologie. Hypertrophie der Retezapfen mit starker Verlängerung und Verbreiterung, oft auch kolbiger Auftreibung und oberflächlicher Erosion. Die dazwischen gelegenen Bindegewebspapillen sind schmal und nur von wenigen Epithelzellen bedeckt, so daß die papillären Kapillaren direkt an die Hautoberfläche herantreten; daher die Bezeichnung „épithéliome papillaire nu". In den akanthotisch verbreiterten Retezapfen finden sich Veränderungen wie bei Morbus Bowen (Kernpolymorphie, Zellatypien, Mitosen), meist nur wenig dyskeratotische Veränderungen, wohl aber Nester von entdifferenzierten basaloiden Zellen. Im Korium stets stark ausgeprägte Stromareaktion mit Lymphozyten und Plasmazellen.

Verlauf. Wegen Neigung zu früher Metastasierung ist die Prognose der Erythroplasie schlechter als die des Morbus Bowen.

Differentialdiagnose. An der Glans penis ist an Psoriasis vulgaris, Balanoposthitis chronica circumscripta benigna plasmacellularis, bowenoide Genitalpapulose (Veränderungen meist in Mehrzahl bei Menschen unter 40 Jahren), Balanitis erosiva circinata, Lichen ruber planus und fixes Arzneimittelexanthem zu denken. Ein initiales spinozelluläres Karzinom ist auszuschließen. Biopsie ist deshalb angezeigt.

Therapie. Wegen des möglichen Überganges in ein spinozelluläres Karzinom sollte die Behandlung unverzüglich eingeleitet werden. Erfolgreich ist die Exsision, gegebenenfalls mit plastischer Defektdeckung. Kürettage und Elektrochirurgie, Kryochirurgie, CO_2-Lasertherapie, auch 5-Fluorouracil (Efudix Roche Salbe) kommen ebenfalls in Betracht. Fraktionierte Röntgenweichstrahlentherapie oder Elektronentherapie werden selten angewandt. Wichtig ist eine weitere Überwachung der Patienten mit Kontrolle der Lymphknoten.

Morbus Paget

[Paget 1874]

Synonym. Paget's disease of the nipple

Definition. Zumeist einseitige, langsam progrediente, scharf begrenzte ekzemähnliche Veränderung im Bereich von Brustwarze, Brustwarzenhof und seiner Umgebung, welche als intraepidermales Adenokarzinom der Brustdrüse angesehen werden muß.

Vorkommen. Nicht häufig. Es kommt meistens bei Frauen jenseits des 4. Lebensjahrzehntes vor, extrem selten bei Männern.

Histogenese. Die Einordnung des Morbus Paget als Präkanzerose gründete sich auf die anfängliche Beschränkung der Proliferation von Paget-Zellen auf die Epidermis und fehlendes invasives Wachstum. Dies schien die Annahme einer Umwandlung von Basalzellen und Stachelzellen in Paget-Zellen innerhalb der Epidermis zu stützen. Klinische Untersuchungen haben aber gezeigt, daß bei Morbus Paget vielfach ein Karzinom der Milchdrüsenausführungsgänge, also ein Mammakarzinom vorhanden ist.
Der Morbus Paget wird deshalb heute nicht mehr als eine Präkanzerose, sondern als ein *epidermotropes Karzinom der Milchdrüsenausführungsgänge* angesehen. Man nimmt an, daß von einem Karzinom der Milchdrüsenausführungsgänge aus eine Einwanderung von Paget-Zellen, d.h. von Karzinomzellen in die Epidermis erfolgt. Im weiteren Verlauf kommt es zu invasivem Wachstum in das umgebende Gewebe mit

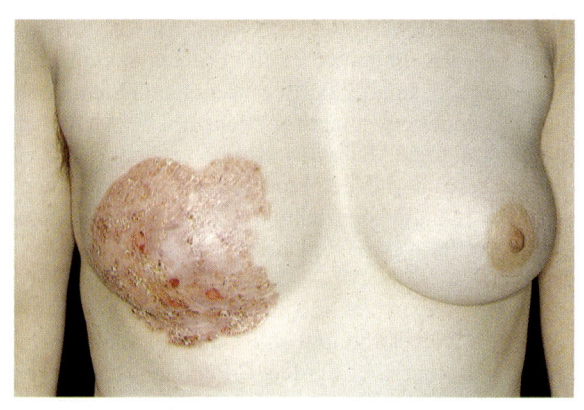

Abb. 55.7. Morbus Paget

nachfolgender Metastasierung. Diese Auffassung erklärt auch das häufige Vorkommen eines Morbus Paget zusammen mit einem Mammakarzinom, bedingt durch eine Einwanderung von Paget-Zellen in den Milchdrüsenkörper.

Klinik. Die fast stets einseitige chronische Hautveränderung nimmt ihren Ausgang von der Brustwarze oder im Warzenhof. Initial findet man oft nur ganz geringfügige Veränderungen in Form einer kleinen entzündlich geröteten, von Schuppenkrusten verdeckten Erscheinung an der Brustwarze oder in deren direkter Nachbarschaft mit juckenden oder schmerzenden Empfindungsstörungen. Langsam vergrößert sich der Herd, und es entwickelt sich ein ekzemähnliches Krankheitsbild: Der Herd wird größer, bleibt stets scharf, entweder rund oder bogig begrenzt, ist entzündlich gerötet, leicht infiltriert und von Schuppen oder Schuppenkrusten bedeckt. Im Verlauf stellt sich eine Einebnung der Mamille ein. Knotenförmige Veränderungen oder Ulzeration deuten auf invasives Wachstum.
Vielfach führt die Palpation des Brustdrüsenkörpers zur Aufdeckung von Knotenbildungen mit Verdacht auf *Mammakarzinom*. Auch die Palpation und Sonographie der *regionalen Lymphknoten* ist wichtig, da sie frühzeitig Lymphknotenmetastasierung erkennen lassen kann.

Histopathologie. Das typische Substrat sind die Paget-Zellen in einer meist nur wenig verbreiterten Epidermis, vornehmlich im Stratum malpighii. Es handelt sich um auffallend große klare Zellen mit hellem ödematös wirkendem Zytoplasma und großen, meist ovalen Zellkernen. Diese Zellen besitzen weder intrazelluläre Tonofibrillen noch Interzellularbrücken zu den umgebenden Epidermiszellen. Bei Durchführung der PAS-Reaktion sieht man als Inhalt des hellen Zytoplasmas große Mengen von neutralen Polysacchariden und Glykogen. Ferner enthalten sie Muzin und karzinoembryonales Antigen. Die Paget-Zellen können auch an den Anhangsgebilden entlang wachsen und sind dann in Haarfollikeln, Schweißdrüsenausführungsgängen oder Milchdrüsenausführungsgängen zu finden. Dyskeratotische Epidermisveränderungen fehlen. In den oberen Koriumschichten besteht eine zellulär-entzündliche Reaktion unterschiedlichen Ausmaßes.

Verlauf. Etwas günstiger als beim Mammakarzinom, weil die Phase des Wachstums innerhalb der Drüsenausführungsgänge in der Epidermis offenbar länger andauert als bei einem primär im Drüsenkörper entstehenden Mammakarzinom.

Diagnostik. Jedes unilaterale ekzemartige Krankheitsbild im Bereich der Brustwarze und des Warzenhofes ist verdächtig auf Morbus Paget. Im Zweifelsfall entscheidet die histologische Untersuchung.

Differentialdiagnose. Am häufigsten und folgenschwersten ist die Verwechslung mit einem Ekzem der Brustwarze und des Warzenhofes. Brustekzeme sind meistens doppelseitig, bedingt durch Kontaktallergie (Brustwarzensalben, während der Schwangerschaft und Stillperiode, Farbstoffallergie infolge von Kleidungsstücken), durch Irritation bei Atopie oder durch Skabies. Einseitigkeit, scharfe Begrenzung zur gesunden Haut, einplaniert wirkende Brustwarze oder zurückgeschlupfte Brustwarze und Therapieresistenz gegenüber antiekzematischer Behandlung mit Glukokortikoiden sprechen für Morbus Paget. Abzugrenzen ist ferner die Adenomatose der Brustwarze (benignes papillomatöses Milchdrüsenausführungsgangadenom, auch als *Pseudo-Morbus-Paget* bezeichnet. Auch an Morbus Bowen, ekzematoides Basaliom oder Psoriasis vulgaris ist zu denken.

Therapie. Wegen der Prognose des Morbus Paget kommt nur Mastektomie, evtl. mit Ausräumung der axillären Lymphknoten wie bei Mammakarzinom in Betracht. Alleinige Exzision oder Röntgenbestrahlung der Hautveränderung ist nicht ausreichend.

Extramammärer Morbus Paget

Er ist sehr selten und kommt nur dort vor, wo apokrine Schweißdrüsen vorhanden sind, so in der Anogenitalregion, den Leistenbeugen, in den Achselhöhlen, im Gehörgang, selten auch in der Nabelregion. Er ist häufiger bei Frauen als bei Männern und hat die gleiche klinische Morphologie wie Morbus Paget. Bei manchen Patienten sind mehrere Lokalisationen gleichzeitig betroffen.

Pathogenese. Dem extramammären Morbus Paget liegt ein Karzinom des Ausführungsgangs apokriner Schweißdrüsen zugrunde mit Einwachsen von Karzinomzellen (Paget-Zellen) in die Epidermis und in die Endstücke der Schweißdrüsen. Auch an Adenokarzinom, ausgehend von ektopischen Brustdrüsen, wird gedacht.

Wichtig ist, daß bei etwa 20% der Patienten bei anogenitalem Sitz ein primäres Karzinom anderer Organe gefunden werden kann, besonders in Rektum, Urethra oder Cervix uteri. Metastasierung ist nicht selten.

Differentialdiagnose. Es ist an Ekzem, Intertrigo und Morbus Bowen zu denken.

Therapie. Weit im Gesunden durchzuführende Exzision des befallenen Bereichs, eventuell mit nachfolgender plastischer Defektdeckung. Mikroskopisch kontrollierte Chirurgie (MKC) wird empfohlen.

Leukoplakien

Definition. Leukoplakien kommen an Schleimhäuten und Übergangsschleimhäuten vor und können in ein invasives spinozelluläres Karzinom übergehen. In diesem Sinne sind sie echte Präkanzerosen. Allerdings gibt es auch Leukoplakien mit relativ gutartiger Prognose. Im Mund kommen sie vor allen Dingen bei starken Rauchern (Pfeife) vor, sie können aber auch mechanisch durch defekte Zähne oder Zahnersatz und dadurch bedingte chronische Scheuerreize ausgelöst werden. Leukoplakien werden auch im Anogenitalbereich gesehen.

Vorkommen. Weltweit bestehen erhebliche Unterschiede in der Häufigkeit. Das Alter zwischen 40 und 70 ist bevorzugt. Nach Hornstein fanden sich bei 4000 Ambulanzpatienten einer deutschen Kieferklinik 3,1% orale Leukoplakien, mit Prävalenz bei Männern (4,3% männlich: 1,9% weiblich). Unter 123 Leukoplakien waren 7 präkanzeröse Bildungen und 6 Frühkarzinome auf Leukoplakie festzustellen.

Ätiologie. Leukoplakien entstehen exogen-irritativ durch chronische physikalische oder chemische Noxen, beispielsweise mechanische Reize durch kariöse Zähne mit scharfen Kanten oder durch schlecht sitzende Zahnprothesen, Potentialdifferenzen bei verschiedenen Metallen in den Zähnen oder andauernde chemische Irritation durch Bestandteile von Rauch-, Kau- oder Schnupftabak. Die Bedeutung onkogener Viren ist nicht hinreichend geklärt.

Pathogenese. Unter chronischer exogener Reizeinwirkung chemischer oder mechanischer Art, möglicherweise auch auf dem Boden entzündlicher Veränderungen, entwickelt sich eine progrediente, plane, papillomatös-endophytische oder papillomatös-exophytische Verbreiterung der Epidermis mit unterschiedlichem Grad an Dysplasien. Bei völligem Verlust der normalen epithelialen Schichtung kann die Ähnlichkeit zu Morbus Bowen groß sein; man muß dann bereits ein Carcinoma in situ diagnostizieren. Wird die Basalmembran nach unten zum Bindegewebe hin durchbrochen, so liegt ein invasives spinozelluläres Karzinom vor. Engere Beziehungen bestehen dann zu dem verrukösen Karzinom und der floriden oralen Papillomatose.

Klinik. Leukoplakien treten meist in Einzahl auf und bevorzugen in der Mundschleimhaut die retroanguläre Gegend und die seitlichen Mundschleimhautpartien. Sie kommen aber auch an Übergangsepithelien vor, so an den Lippen, am weiblichen und männlichen Genitale (Klitoris, Labia minora, Vagina und Portio, Präputium und Glans).

Folgende Erscheinungsformen von Leukoplakien können unterschieden werden:

Leucoplacia simplex. Hierbei handelt es sich um eine plane, homogene, wenig infiltrierte und scharf abgesetzte weißliche Verfärbung, die sich nach mehr oder minder langem Bestehen infiltrieren kann.

Gefleckte Leukoplakie (speckled leukoplakia). Sie ist durch feine Fleckung mit unregelmäßiger Oberfläche und mehr graurötlicher Verfärbung charakterisiert. Die gefleckte Leukoplakie soll stärkere Epitheldysplasie und daher größere Neigung zur malignen Entartung aufweisen.

Leucoplacia verrucosa. Die verruköse Leukoplakie ist gekennzeichnet durch eine unregelmäßig warzige Oberfläche infolge papillomatös-exophytischer oder papillär-endophytischer Wuchsform. Der Tastbefund an der Oberfläche ist rauh. Sobald die Basis hart infiltriert erscheint, muß man an ein bereits in Entwicklung befindliches invasives spinozelluläres Karzinom denken; der Übergang zum verrukösen Karzinom ist fließend. Papillomatöse Leukoplakien kommen bevorzugt am Alveolarfortsatz, im Bereich des Mundbodens und am Gaumen vor.

Leucoplacia erosiva. Erosive Herde.

Im weiblichen und männlichen *Genitalbereich* können gleichartige Veränderungen auftreten; vielfach besteht gleichzeitig eine Kandidose.

Symptome. Subjektive Symptome fehlen meist.

Histopathologie. Leukoplakien sind durch Epithelhyperplasie und Epitheldysplasie (Dyskeratose, Zellpo-

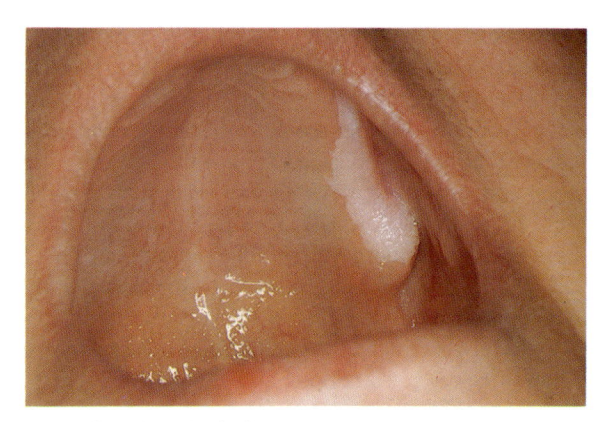

Abb. 55.8. Leukoplacia simplex

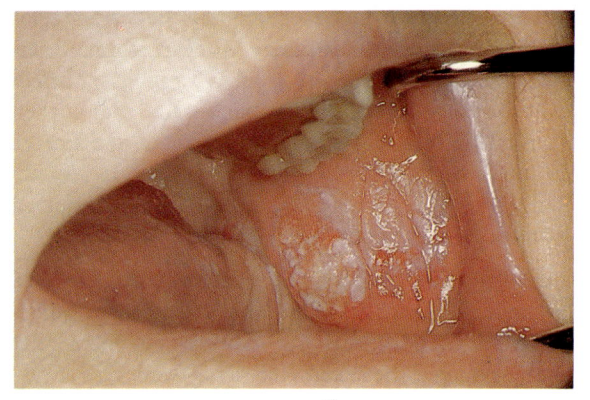

Abb. 55.9. Leukoplacia verrucosa mit Übergang in ein spinozelluläres Karzinom

lymorphie, Kernhyperchromasie, Kernpolymorphie, vermehrte und atypische Mitosen) charakterisiert. Je nach der Wuchsform unterscheidet man eine plane, eine papillomatös-endophytische und die seltenere papillomatös-exophytische Leukoplakie. Die weißliche Verfärbung der Leukoplakien beruht auf der Epithelhyperplasie mit Hornschichtverdickung. Häufig findet sich eine massivere plasmazellenreiche zellulär-entzündliche Reaktion unter der veränderten Epidermis.

Wenn die Epitheldysplasie zu einer völligen Zerstörung des normalen mehrschichtigen Epithelgefüges geführt hat, liegt ein Carcinoma in situ vor.

Verlauf und Prognose. Der Verlauf von Leukoplakien ist hochchronisch. Die Prognose chemisch oder entzündlich induzierter Leukoplakien ist im ganzen ungünstiger als die mechanisch induzierter Leukoplakien, da letztere auch histologisch nur schwielenartige Epithelverdichtungen darstellen und klinisch stets als plane Leukoplakie imponieren. Bei 30% der Karzinome der Mundhöhle konnte die Entwicklung auf dem Boden einer Leukoplakie nachgewiesen werden. Bei deutlich palpabler Basisinfiltration einer Leukoplakie besteht vielfach bereits ein invasives Karzinom. Rückbildung nach Aufgabe des Rauchens wurde beobachtet.

Komplikation. Als Komplikation kommt die Besiedlung mit Hefepilzen (Candida albicans) in verrukösen Leukoplakien vor. Man hat sogar daran gedacht, daß Candida albicans bei Patienten mit zahnlosem Mund Leukoplakien induzieren kann: *Leucoplacia candidomycetica*. Dies scheint aber wohl nicht der Fall zu sein; vielmehr dürfte die Candidabesiedlung sekundär sein und vor allen Dingen bei verrukösen Leukoplakien mit stärkerer Epitheldysplasie vorkommen.

Diagnostische Leitlinien. Leukoplakie verursacht eine flächige Veränderung. Die weißlichen Epitheltrübungen sind nicht abstreifbar, und es fehlt netzige Zeichnung. So ergibt sich die Abgrenzung gegenüber Soor, Lichen ruber planus, Lues II oder Lupus erythematodes chronicus und oraler Haarleukoplakie bei HIV-Infektion. Eine Probeexzision sollte stets durchgeführt werden, um die Dignität der Leukoplakie, speziell im Hinblick auf karzinomatöse Entartung zu sichern.

Therapie. Therapie der Wahl ist Exzision im Gesunden. Neuerdings wird auch Kryotherapie empfohlen. Innerlich auch Versuch mit Isotretinoin (z.B. Roaccutan) oder dem Retinoid Acitretin (z.B. Neotigason). Röntgenweichstrahltherapie ist möglich.

Lentigo maligna

[Hutchinson 1893]

Synonyme. Melanosis circumscripta praecancerosa, Melanosis circumscripta praeblastomatosa, melanotische Präkanzerose

Definition. Die Lentigo maligna ist eine langsam wachsende prämaligne Veränderung durch Proliferation atypischer Melanozyten innerhalb der Epidermis, die in ein malignes Melanom (Lentigo-maligna-Melanom) übergehen kann.

Vorkommen. Lentigo maligna kommt hauptsächlich bei weißen Rassen vor. Bevorzugt befallen ist das weibliche Geschlecht (2:1); das Durchschnittsalter beträgt 60 Jahre. Da die Veränderungen hauptsächlich in lichtexponierten Bereichen des Körpers sitzen, scheint der chronischen Sonnenlichteinwirkung pathogenetische Bedeutung zuzukommen.

Pathogenese. Der Lentigo maligna liegt eine Proliferation von atypischen melanozytischen Zellen im basalen Bereich der Epidermis zugrunde. Die Zellen zeigen ausgesprochene Zell- und Kernpolymorphie. Es handelt sich bei diesen Veränderungen bereits um ein *Melanoma in situ*. Auf jeden Fall können die atypischen, oft pagetoiden Zellen proliferieren, die Basalmembran zum Korium durchbrechen, um infiltrierend weiter in die Tiefe einzuwachsen. Dann liegt ein invasives malignes Melanom vor, das Lentigo-maligna-Melanom genannt wird.

Klinik. Meist im Gesicht, bei Frauen auch an den Unterschenkeln, entwickelt sich eine bräunlichschwärzliche makulöse Veränderung, die an Größe zunimmt. Das typische Bild einer Lentigo maligna ist charakterisiert durch eine deutliche Vielfalt von hellbraunen oder dunkelbraunen bis zu schwarzen Farbtönen innerhalb der Veränderung, die teilweise fleckig, teilweise mehr retikuliert erscheint. Die Randbegrenzung ist meistens unscharf, kann aber abschnittsweise auch scharf sein und neigt zu bogiger Ausprägung. Regressionszeichen innerhalb der Herde kommen nicht vor.

Sobald die lediglich farbliche, d.h. makulöse Veränderung, eine Störung des Oberflächenreliefs oder umschriebene leicht erhabene, meist schwärzliche Bezirke aufweist, kann man davon ausgehen, daß dort bereits ein invasives *Lentigo-maligna-Melanom* vorliegt.

Symptome. Lentigo maligna ist meist symptomfrei. Geringer Juckreiz kann vorkommen.

Histopathologie. Im Stratum basale der atrophischen Epidermis findet man atypische melanozytische Zellen mit großen bizarren Zellkernen und hellem Zytoplasma. Umschrieben kommt es zu nestartigen Zellvermehrungen, die gegen die Epidermis vorgebuckelt erscheinen, aber noch nicht die Basalmembran infiltrierend durchdringen. Bereits in diesen Phasen kann man teilweise eine stärkere entzündliche Stromareaktion, vorwiegend aus Lymphozyten und Histiozyten finden. Beachtlich ist auch im oberen Korium oft der reichliche Pigmentgehalt in Melanophagen infolge von Pigmentinkontinenz. Stets findet sich eine aktinische (solare) Elastose. Später werden die Zellen noch atypischer, beginnen Nester zu bilden sowie an den Follikelstrukturen entlang sich nach unten zu bewegen. Sobald die Basalmembran durchbrochen wird, liegt ein invasives Lentigo-maligna-Melanom vor.

Verlauf. Lentigo maligna hat eine ausgesprochen langsame Wachstumstendenz; Anamnesen von 10- bis 20jähriger Dauer sind nicht selten. Vielfach sterben die älteren Patienten, welche eine Lentigo maligna aufweisen, bereits vor der Entwicklung eines Lentigo-maligna-Melanomes. Bei etwa 25–30% der Patienten soll mit der Entwicklung eines Melanomes zu rechnen sein. Lentigo-maligna-Melanome nehmen offenbar einen günstigeren Verlauf als andere Formen von malignen Melanomen.

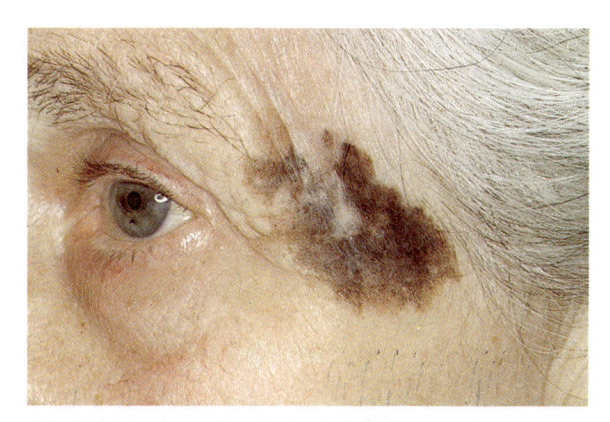

Abb. 55.10. Lentigo maligna (melanotische Präkanzerose)

Diagnostische Leitlinien. Lange Anamnese (>10 Jahre). Die Lentigo maligna ist meist unscharf begrenzt, läßt nur Braun- und Schwarztöne erkennen, aber keine Zeichen von Rückbildung oder Entzündung. Wenn die Erkrankung nicht im Gesicht sitzt, sollte die Diagnose nur mit großer Zurückhaltung gestellt werden; meist liegt dann ein superfiziell spreitendes Melanom (SSM) vor. Sobald Lentigo maligna umschriebene Papeln oder Knötchenbildung zeigt, handelt es sich um Lentigo-maligna-Melanom (LMM) (s.S. 1346). Besonders schwierig wird die Diagnose einer *amelanotischen Lentigo maligna*, wie sie bei sehr hellhäutigen Menschen vorkommen kann. Das fehlende Pigment läßt dann nicht an Lentigo maligna denken.

Differentialdiagnose. Die wichtigste Differentialdiagnose ist das superfiziell spreitende Melanom (SSM). Auch dieses zeigt eine gewisse farbliche Polymorphie, ist aber gegenüber der normalen Haut stets scharf begrenzt und hat vielfach zungenförmige Ausläufer. Sehr typisch ist auch das farbliche Muster, welches sich nicht nur in bräunlichschwarzen Farbtönen erschöpft, sondern erweitert wird durch graue, bläulichschwarze, weißliche (Zeichen von Regression), oft auch durch rosa bis rötliche (entzündliche Stromareaktion) Farbtöne. Solche Herde sind gewöhnlich unregelmäßig höckrig oder flach erhaben, sie können auch eine verruziforme Note zeigen. Auch an pigmentierte Verruca seborrhoica senilis, Melanoakanthom und pigmentierte aktinische Keratose ist zu denken.

Therapie. Bei der Lentigo maligna handelt es sich zunächst um eine flache intraepidermale Neoplasie. Allerdings ist bei jeder Therapieform zu berücksichtigen, daß atypische melanozytische Zellen auch die basalen Lagen der äußeren Haarwurzelscheide und der ekkrinen Schweißdrüsenausführungsgänge als Proliferationsschiene zur Tiefe hin benutzen können.

Kleine Herde wird man exzidieren; auch größere Herde werden durch Exzision mit nachfolgender plastischer Deckung des Defekts angegangen. Weniger häufig durchgeführte Behandlungsverfahren sind chemochirurgische Behandlung, elektrochirurgisches Vorgehen oder Fräsen. Auch Kryotherapie und Lasertherapie wurden empfohlen. Gute Behandlungsresultate liefert Röntgenweichstrahlentherapie; sie kommt insbesondere bei nicht operationsfähigen alten Menschen in Betracht. Nach Miescher kommen hierfür 10–20 Gy in täglicher Fraktionierung bis zu einer Gesamtdosis von 100 Gy bei einer GHWT von etwa 1,0–2,0 mm in Betracht. Es kommt zur Ausbildung einer starken Erosivreaktion. Sobald Lentigo-maligna-Melanom-Verdacht vorliegt, wird die Röntgenweichstrahltherapie nicht mehr empfohlen, sondern ausschließlich operatives Vorgehen.

Fakultative Präkanzerosen

Als fakultative Präkanzerosen hat man dermatologische Krankheitszustände herausgestellt, in deren chronischem Verlauf die Entwicklung von spinozellulären Karzinomen nicht ungewöhnlich ist. Uns scheint dieser Begriff nicht sehr sinnvoll, weil dadurch der eigentliche klinische Präkanzerosenbegriff, welcher zum gerichteten ärztlichen Handeln auffordern soll, verwässert wird.

Immerhin kennt man eine Reihe von Zuständen an der Haut, welche offenbar im Sinne eines Promotoreffekts die Entwicklung von spinozellulären Karzinomen begünstigen können. Diese Hautveränderungen sind primär gutartig, bieten aber bei jahrelanger oder jahrzehntelanger Bestandsdauer gewisse Voraussetzungen für eine Karzinomentwicklung, ohne daß dies mit der gleichen Regelmäßigkeit wie bei obligaten Präkanzerosen eintreten würde.

Chronisch-entzündliche Veränderungen

Bekannt ist, daß chronische Entzündung die Entwicklung eines spinozellulären Karzinoms begünstigen kann. Beispiele dafür sind das Fistelkarzinom, das spinozelluläre Karzinom auf einem chronischen Ulcus cruris, ein Ereignis, das in etwa 5000 Fällen einmal zur Beobachtung kommt, die Entwicklung eines spinozellulären Karzinoms bei Acne inversa oder auf inveterierten Herden von Psoriasis vulgaris bei arsenbehandelten Patienten oder auch die Karzinomentstehung auf disseminierter oberflächlicher aktinischer Porokeratose. Auch chronisch-entzündliche Veränderungen an den Schleimhäuten und an der Zunge begünstigen die Entwicklung von spinozellulären Karzinomen, so Lichen ruber atrophicans mucosae, Glossitis interstitialis luica oder rezidivierende Balanoposthitis.

Chronisch-degenerative Veränderungen

Chronisch-degenerative Veränderungen im Hautbindegewebe, insbesondere straffe Atrophien, Narben und Bindegewebeveränderungen infolge chronischer Lichtexposition, besonders bei hellhäutigen Menschen, können die Entwicklung von spinozellulären Karzinomen begünstigen. Dies gilt für die chronisch-lichtexponierte Haut (Landmanns- oder Seemannshaut), wo es allerdings zumeist über aktinische Keratosen zur Entstehung des spinozellulären Karzinoms kommt. Auch auf Narben kann sich ein spinozelluläres Karzinom entwickeln; bekannt ist das Karzinom auf Verbrennungsnarben. Bezüglich der Entwicklung von spinozellulären Karzinomen auf Atrophien gilt die Regel, daß Karzinome bevorzugt auf straffen sklerotischen Atrophien, aber nur ausnahmsweise auf schlaffen Atrophien entstehen. Bekannt ist die Entwicklung von spinozellulären Karzinomen auf atrophischen Abheilungszuständen bei Lupus vulgaris, (Lupuskarzinom), Lupus erythematodes chronicus, chronischer Radiodermitis (Röntgenkarzinom), Acrodermatitis chronica atrophicans, Lichen sclerosus et atrophicus oder Epidermolysis bullosa dystrophica.

Gutartige Tumoren

Auch manche gutartige Hauttumoren oder organoide Nävi neigen im Verlauf von Jahrzehnten zur Entwicklung von spinozellulären Karzinomen oder Basaliomen. So ist in etwa 30% der Patienten mit Naevus sebaceus mit der Entstehung eines Trichoblastoms oder Basaliom zu rechnen, und maligne Melanome entwickeln sich nicht selten ($\sim$20–30%) auf einem melanozytären Nävus.

Weiterführende Literatur

Allgemeines
Brownstein MH, Rabinowitz AD (1979) The precursors of cutaneous squamous cell carcinoma. Int J Dermatol 18:1–16
Friedman RJ, Rigel DS, Kopf AW et al. (1991) Cancer of the skin. W.B. Saunders, Philadelphia
Hamperl H (1965) Was versteht man eigentlich unter „carcinoma in situ"? Med Welt 20:1098–1100
Hornstein OP (1983) Präkanzerosen aus dermatologischer Sicht. Hautarzt 34, Suppl VI:47–50
Panizzon RG (1993) Die Behandlung von Hauttumoren mit ionisierenden Strahlen. In: Braun-Falco O, Plewig G, Meurer M (Hrsg), Fortschritte der praktischen Dermatologie und Venerologie, Bd 13. Springer, Berlin, S 199–203
Panizzon RG (1993) Dermato-Röntgentherapie. Hautarzt 44:749–760
Petres J, Kunze J, Müller RPA (Hrsg) (1984) Onkologie der Haut. Grosse, Berlin

Keratosis actinica
Ackerman AB, Reed RJ (1973) Epidermolytic variant of solar keratosis. Arch Dermatol 107:104–106
Bercovitch L (1987) Topical chemotherapy of actinic keratoses of the upper extremity with tretinoin and 5-fluorouracil; a double-blind controlled study. Br J Dermatol 116:549–552
Braun-Falco O, Schmoeckel C, Geyer C (1986) Pigmentierte aktinische Keratosen. Hautarzt 37:676–678
Fukamizu H, Inoue K, Matsumoto K et al. (1985) Metastasic squamous-cell arcinomas derived from solar keratosis. J Dermatol Surg Oncol 11:518–522
Marks R, Foley P, Goodman G et al. (1986) Spontaneous remission of solar keratoses: the case of conservative management. Br J Dermatol 115:649–655
Rödder-Wehrmann O, Lincke-Plewig H (1989) Spreitende pigmentierte aktinische Keratose – Diagnose und Therapie. Hautarzt 40:527–529
Subrt P, Jorizzo JG, Apisarnthanarax P et al. (1983) Spreading pigmented actinic keratosis. J Am Acad Dermatol 8:63–67
Scott MA, Johnson WC (1976) Lichenoid benign keratosis. J Cutan Pathol 3:217–221
Shapiro L, Ackerman AB (1966) Solitary lichen planus-like keratosis. Dermatologica 132:386–293

Röntgenkeratosen
Braun-Falco O, Lukacs S, Goldschmidt H (1976) Dermatoradiotherapy. Springer, Berlin
Traenkle HL (1979) Late radiation injury and cutaneous neoplasie. In: Helm F (ed) Cancer dermatology. Lea and Febiger, Philadelphia, p 31

Arsenkeratosen
Ehlers G (1968) Klinische und histologische Untersuchungen zur Frage arzneimittelbedingter Arsen-Tumoren. Ztschr Hautkrh 43:763–764
Hundeiker M, Petres J (1968) Morphogenese und Formenreichtum der arseninduzierten Präkanzerosen. Arch Klin Exp Dermatol 231:355–365
Petres J, Hagedorn M (1975) Die „Kaiserstuhl-Krankheit", ein Modell der chronischen Arsen-Intoxikation. Aktuel Dermatol 1:177–185
Yeh S (1973) Skin cancer in chronic arsenicism. Hum Pathol 4:469–485

Teerkeratosen
Götz H (1976) Tar keratosis. In: Andrade R, Gumport SL, Popkin GI et al. (eds) Cancer of the skin. Biology – diagnosis – management. Saunders, Philadelphia, pp 492–523

Cornu cutaneum
Bart RS, Andrade R, Kopf AW (1968) Cutaneous horns. A clinical and histopathologic study. Acta Dermato Venereol (Stockh) 48:507–515
Brownstein MH, Shapiro EE (1979) Trichilemmal horn: cutaneous horn overlying trichilemmoma. Clin Exp Dermatol 4:59–63
Dabski K, Stoll HL jr (1985) Paget's disease of the breast presenting as a cutaneous horn. J surg Oncol 29:237–239
Jansen T, Küppers K, Plewig G (1991) Pomadenkruste der Kopfhaut unter dem Bild eines Cornu cutaneum. Hautarzt 42:642–644
Lowe FC, McCullough AR (1985) Cutaneous horns of the penis: an approach to management. J Am Acad Dermatol 13:369–373

Morbus Bowen
Arbesman H, Ransohoff DF (1987) Is Bowen's disease a predictor for the developement of internal malignancy? A methodological critique of the literature. JAMA 257:516–518
Besenhard H-M, Korting HC, Stolz W et al. (1988) Disseminierte superfizielle aktinische Porokeratose (DSAP) mit Morbus Bowen. Hautarzt 39:286–290
Bowen JT (1912) Precancerous dermatosis: a study of two cases of chronic atypical epithelial proliferation. J Cutan Dis 30:241–255
Bowen JT (1920) Precancerous dermatosis. The further course of two cases previously reported. Arch Dermatol 1:23–24
Chuang TY, Reizner GT (1988) Bowen's disease and internal malignancy. J Am Acad Dermatol 19:47–51
Cobb MW (1990) Human papillomavirus infection. J Am Acad Dermatol 22:547–566
Degos R, Civatte J, Bélaich S et al. (1976) Maladie de Bowen cutanée ou muqueuse. A propos de 243 cas. Ann Dermatol Syphiligr 103:5–14
Kao GF (1986) Carcinoma arising in Bowen's disease. Arch Dermatol 122:1124–1126
King CM, Yates VM, VK (1984) Multicentric pigmented Bowen's disease of the genitalia associated with carcinoma in situ of the cervix. Br J Vener Dis 60:406–408
Kolbusz RV, Fretzin DF (1988) Bowen's disease of the umbilicus simulating psoriasis vulgaris. Cutis 42:321–322
Kossard S, Rosen R (1992) Cutaneous Bowen's disease. An analysis of 1001 cases according to ages, sex and site. J Am Acad Dermatol 27:406–410
Krogh G von (1993) HPV DNA typing; benefit for the management of genitoanal papillomavirus infection. In: Burgdorf WHC, Katz SI (eds) Dermatology-Progress and perspectives. Parthenon Publ. Group, New York, pp 342–346
Kühnl-Petzold C, Grösser A, da Villiers E-M (1988) HPV 16 assoziierter bowenoid-verrukiöser Tumor der palmaren Haut. Akt Dermatol 14:371–372
Landthaler M, Haina D, Brunner T (1986) Laser therapy of bowenoid papulosis and Bowen's disease. J Dermatol Surg Oncol 12:1253–1257

Reymann F, Ravnborg L, Schou et al. (1988) Bowen's disease and internal malignant diseases. A study of 581 patients. Arch Dermatol 124:677–679
Stone MS, Noonan CA, Tschen J et al. (1987) Bowen's disease of the feet. Presence of human papillomavirus 16 DNA in tumor tissue. Arch Dermatol 123:1517–1520
Strayer DS, Santa Cruz DJ (1980) Carcinoma in situ of the skin. A review of histopathology. J Cutan Pathol 7:244–259

Erythroplasie

Goette DK (1974) Erythroplasia of Queyrat. Arch Dermatol 110:271–273
Greenbaum SS, Glogau R, Stegman SJ et al. (1989) Carbon dioxide laser treatment of erythroplasia of Querat. J Dermatol Surg Oncol 15:747–750
Knox JM, Joseph LM (1976) Bowen's disease and erythroplasia. In: Andrade R, Gumport SL, Popkin GL et al. (eds) Cancer of the skin. Saunders, Philadelphia, pp 646–661
Laskaris GC, Nicolis GD (1981) Erythroplakia of Queyrat of the oral mucosa: A report of 2 cases. Dermatologica 162:395–399
Queyrat M (1911) Erythroplasie du gland. Bull Soc Fr Dermatol Syphiligr 22:378–382
Sonnex TS, Ralfs IG, Delanza MP et al. (1982) Treatment of erythroplasia of Queyrat with liquid nitrogen cryosurgery. Br J Dermatol 106:581–584

Morbus Paget

Ascensao AC, Marques MSJ, Capitao-Mor M (1985) Paget's disease of the nipple. Clinical and pathological review of 109 female patients. Dermatologica 170:170–179
Chrichlow RW, Czernobilsky B (1969) Paget's disease of the male breast. Cancer 24:1033–1040
Ishibashi Y, Niimura M, Klingmüller G (1972) Elektronenmikroskopischer Beitrag zur Morphologie von Paget-Zellen. Arch Dermatol Forsch 245:402–416
Ordonez NK, Awalt H, MacKay B (1987) Mammary and extramammary Paget's disease. Cancer 59:1173–1183
Paget J (1874) A disease of the mammary areola preceding cancer of the mammary gland. St. Bartholomew's Hosp Rep 10:87–89
Rae V, Gould E, Ibe MJ et al. (1987) Coexistent pemphigus vulgaris and Paget's disease of the nipple. J Am Acad Dermatol 16:235–237
Stephenson TJ (1987) Paget's disease in an epidermal cyst. Dermatologica 174:186–190

Extramammärer Morbus Paget

Archer CB, Louback JB, MacDonald DM (1987) Spontaneous regression of perianal extramammary Paget's disease after partial surgical excision. Arch Dermatol 123:379–382
Eichelberg D, Reber T, Husemann M et al. (1987) Das extramammäre Paget-Karzinom. Aktuel Dermatol 13:40–42
Fligiel Z, Kaneko MJ (1979) Extramammary Paget's disease of the external ear canal in association with ceruminous gland carcinoma. Cancer 36:1072–1076
Gunn RA, Gallager HS (1980) Vulvar Paget's disease. A topographic study. Cancer 46:590–594
Hashimoto T, Inamoto N, Nakamura K (1986) Triple extramammary Paget's disease. Immunohistochemical study. Dermatologica 173:174–179
Jones RE, Austin C, Ackerman AB (1985) Extramammary Paget's disease. Am J Dermopathol 7:335–340
Lechner W, Mehringer A, Hartmann AA (1987) Extramammärer Morbus Paget. Aktuel Dermatol 123:43–46
Merot Y, Mazoujian G, Pinkus G et al. (1985) Extramammary Paget's disease of the perianal and perineal regions. Evidence of apocrine derivation. Arch Dermatol 121:750–752
Mohs FE, Blanchard L (1979) Microscopically controlled surgery for extramammary Paget's disease. Cancer 67:933–938
Urabe A, Matsukuma A, Shimizu N et al. (1990) Extramammary Paget's disease: Comparative histopathologic studies of intraductal carcinoma of the breast and apocrine adenocarcinoma. Cutanous Pathol 17:257–265

Leukoplakien

Conant MA (1987) Hairy leukoplakia. A new disease of the oral mucosa. Arch Dermatol 123:585–587
Hong WK, Endicott J, Itri LM (1986) 13-cis-retinoid acid in the treatment of oral leukoplakia. N Engl J Med 315:1501–1505
Hornstein OP (1979) Ätiologie und Therapie der oralen Leukoplakien. Hautarzt 30:40–50
Hornstein OP (1987) Isotretinoin bei oraler Leukoplakie. Dtsch Med Wochenschr 121:863–864
Pindberg JJ (1980) Oral cancer and precancer. Wright, Bristol
Pindberg JJ (1980) Pathology of oral leukoplakia. Am J Dermopathol 2:277–278
Shklar G (1981) Modern studies and concepts of leukoplakia in the mouth. J Dermatol Surg Oncol 7:996–1003
Silverman SR Jr, Gorsky M, Lozada F (1984) Oral leukoplakia and malignant transformation: a follow-up study of 257 patients. Cancer 53:563–568

Lentigo Maligna

Clark WH Jr, Mihm MC (1969) Lentigo maligna and lentigo maligna melanoma. Am J Pathol 55:39–67
Cramer JH (1967) Unpigmentierte Melanosis praeblastomatosa. Hautarzt 18:20–206
Cramer SF, Kiehn CL (1982) Sequential histologic study of evolving lentigo maligna melanoma. Arch Pathol 106:121–125
Dubreuilh W (1894) Lentigo malin des viellards. Ann Dermatol Syphiligr 5:1092–1099
Dubreuilh MW (1912) De la mélanose circonscrite précancéreuse. Ann Dermatol Syphiligr 3:129–151 et 205–230
Hutchinson J (1892) On senile moles and senile freckles and on their relationship to cancerous processes. Arch Surg 2:218
Michaelsen C, Breuninger H, Rassner G (1990) Der subklinische Anteil im Randbereich der Lentigo maligna und des Lentigo-maligna-Melanoms. Hautarzt 41:142–145
Weinstock MA, Sober AJ (1987) The risk of progression of lentigo maligna melanoma. Br J Dermatol 116:303–310

Kapitel 56 Pseudokanzerosen

Inhaltsverzeichnis

Papillomatosis cutis carcinoides 1317
Floride orale Papillomatose 1318
Epithelioma cuniculatum 1319
Keratoakanthom 1320
Condyloma acuminatum giganteum 1322
Weiterführende Literatur 1322

Hier werden eine Reihe von Krankheitsbildern zusammengefaßt, die nicht nur klinisch, sondern auch histologisch schwer von echten Karzinomen zu unterscheiden sind. Pseudokanzerosen können aber nicht nur einem spinozellulären Karzinom ähnlich sehen, sondern, wie neuere Beobachtungen zeigen, auch nicht selten in ein spinozelluläres Karzinom übergehen. Teilweise wurde HPV (human papilloma virus) nachgewiesen; daher wird eine virale Karzinogenese diskutiert. Insofern sind Pseudokanzerosen gleichzeitig auch Präkanzerosen.

Feingeweblich steht eine *pseudokarzinomatöse Epithelhyperplasie* mit Entzündung im Vordergrund solcher Veränderungen.

Als Pseudokanzerosen gelten:
- Papillomatosis cutis carcinoides
- Floride orale Papillomatose
- Epithelioma cuniculatum
- Keratoakanthom
- Condyloma giganteum (Buschke und Löwenstein)
- Balanitis keratotica et pseudoepitheliomatosa

Papillomatosis cutis carcinoides

[Gottron 1932]

Synonym. Pseudoepitheliomatöse Hyperplasie der Haut

Definition. Es handelt sich meist um eine durch knoten- und plattenförmige Vegetation gekennzeichnete Dermatose, der histologisch eine pseudoepitheliomatöse Hyperplasie der Epidermis zugrunde liegt. Unter dem klinischen Bild kann sich ein Karzinom verbergen. Die Erkrankung kann sich selten auf normaler Haut, zumeist aber als Sekundärerkrankung auf dem Boden anderer entzündlicher chronisch-vegetierender oder -ulzerierender Hauterkrankungen entwickeln. Weiterentwicklung in ein verhornendes Stachelzellenkarzinom ist möglich.

Ätiopathogenese. Für eine Virusinfektion bestand bisher kein sicherer Anhalt. HPV (Human-papilloma-virus-)-Infektion wird vermutet, wobei die HPV-Typen 1, 2, 3, 4, 6 und 11 nachgewiesen worden sind. Von manchen Autoren wird die Erkrankung der *chronisch-vegetierenden Pyodermie* (Azua 1894) zugeordnet, von anderen bereits als ein sehr hochdifferenziertes spinozelluläres Karzinom (*verruköses Karzinom*) angesehen. Gegen die Annahme eines hochdifferenzierten spinozellulären Karzinoms spricht die oft vieljährige Bestandsdauer dieser Veränderungen ohne Tumorprogression.

Klinik. Die Krankheit tritt meist bei älteren Menschen auf. Prädilektionsstellen sind die Unterschenkel, welche einseitig oder beidseitig erkranken können. Blumenkohlartige, manchmal handtellergroße Wucherungen (Vegetationen) treten in Erscheinung.

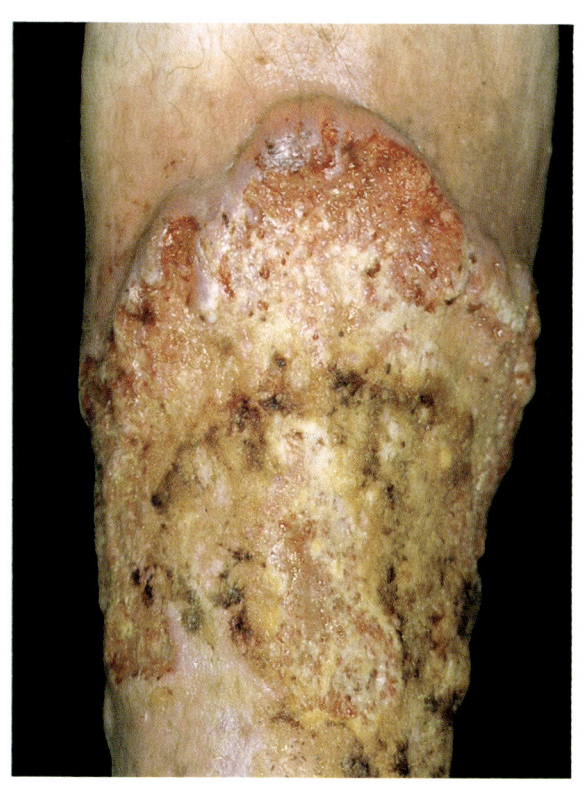

Abb. 56.1. Papillomatosis cutis carcinoides

Sie neigen meist nicht zu Zerfall, sind jedoch von schmierigem und übelriechendem Sekret bedeckt. Die papillomatösen Bildungen können inselförmige Hyperkeratosen oder leicht blutende Granulationen aufweisen.

Sitz außerhalb der Unterschenkel und Fußrücken ist selten; gleichartige Veränderungen wurden an den Armen beobachtet.

Die Erscheinungen treten an normaler Haut als Primärerkrankung auf oder entwickeln sich auf dem Boden chronisch-vegetierender oder -ulzerierender Hauterkrankungen verschiedener Ursache ohne Heilungstendenz, so besonders auf dem Boden von Lupus vulgaris, chronisch-vegetierender Pyodermie, Bromoderm oder Blastomykose als Sekundärerkrankung.

Symptome. Die subjektive Symptomatik ist bedingt durch die leicht blutenden Vegetationen. Auf dem Boden der Veränderungen können sich rezidivierend Erysipele entwickeln, welche zu chronischem Lymphödem führen können.

Histopathologie. Das histologische Bild erinnert mit enormen akanthotischen, tief in das Korium eindringenden Epithelproliferationen mit ausgeprägter Keratohyalin- und Hornperlenbildung an ein sehr reifes spinozelluläres Karzinom. Jedoch lassen die proliferierend und verdrängend wachsenden Epithelzapfen stets eine Basalzellschicht erkennen und sind scharf gegen das Bindegewebe abgegrenzt. Im Unterschied zum spinozellulären Karzinom fehlen entdifferenzierte atypische Stachelzellen und atypische Mitosen. Im Stroma findet sich eine entzündliche Reaktion, gelegentlich auch mit Fremdkörperriesenzellen. Insgesamt handelt es sich um eine pseudoepitheliomatöse Epithelhyperplasie mit entzündlicher Begleitreaktion.

Verlauf. Der Verlauf der Erkrankung ist chronisch über viele Jahre. Spontanabheilungen werden offenbar nicht beobachtet. Es muß damit gerechnet werden, daß sich unter dem Bild einer Papillomatosis cutis carcinoides bereits ein spinozelluläres Karzinom hohen Reifegrades, d.h. ein verruköses Karzinom verbirgt; daher sind multiple und wiederholte Biopsien angezeigt.

Differentialdiagnose. Gegen ein spinozelluläres Karzinom spricht der vielfach multiple Sitz, der gewöhnlich fehlende Zerfall und das feingewebliche Substrat. Schwierig kann die Abgrenzung von einer chronisch-vegetierenden Pyodermie sein, zumal mikrobielle Faktoren auch für die Papillomatosis cutis carcinoides ätiologisch bedeutsam sein können.

Therapie. Abtragung im Gesunden mit nachfolgender plastischer Defektdeckung. Nur in ausgedehnteren Fällen dürften Zytostatika (z.B. Bleomycin, Methotrexat) in Betracht kommen.

Floride orale Papillomatose
[Rock und Fisher 1960]

Synonyme. Papillomatosis mucosae carcinoides, wahrscheinlich auch identisch mit Plasmoakanthom und verrucous carcinoma of the oral cavity

Definition. Besonders bei alten Menschen mit zahnlosem Mund kommt es zur Entwicklung papillomatös-verruciformer Proliferationen, die langsam, aber unaufhaltsam fortschreiten und in ein verhornendes spinozelluläres Karzinom übergehen können. Hinter dem Bild dieser Erkrankung kann sich also eine Präkanzerose oder bereits ein invasives Karzinom hoher Reife, ein verruköses Karzinom, verbergen.

Vorkommen. Die Erkrankung ist selten. Sie bevorzugt die Mundhöhle bei alten Menschen mit zahnlosem Mund oder Immunsuppression. Viele Patienten sind starke Raucher. Bevorzugt sind Männer im Alter von 60–80 Jahren.

Ätiopathogenese. Trotz der klinischen Ähnlichkeit mit Condylomata acuminata konnten HPV in den Veränderungen nicht sicher nachgewiesen werden. Pathogenetisch handelt es sich um eine pseudokanzeröse, zur Verhornung neigende Epithelhyperplasie mit Neigung zu dyskeratotischen Veränderungen. Die Erkrankung ist wohl identisch mit der *Papillomatosis mucosae carcinoides* (Scheicher-Gottron) und dem *Plasmoakanthom* (Ferreira-Marques). Eine weitgehende Übereinstimmung ergibt sich auch zu dem von Ackerman beschriebenen *verrukösen Karzinom der Mundhöhle* (verrucous carcinoma of the oral cavity), das im Mund vorwiegend bei Benutzern von Kautabak beobachtet wird und bei älteren Menschen vorkommt. Es ist also zu betonen, daß die floride orale Papillomatose nicht nur eine Pseudokanzerose, sondern eine Präkanzerose oder bereits ein hochdifferenziertes verruköses spinozelluläres Karzinom mit Invasionstendenz darstellen kann. Multiple und wiederholte Biopsien sind daher indiziert.

Klinik. In der Mundhöhle (Wangenschleimhaut), aber auch an den Lippen kommt es zunächst zu leukoplakieartigen Arealen, auf denen sich breitbasig aufsitzende beetartige, bald verruziforme papillomatöse Vegetationen mit weißer verdickter Oberfläche entwickeln. Mit der Zeit können massive blumenkohlartige Tumormassen entstehen, die auf unveränderter Schleimhaut aufzuliegen scheinen. Multifokale Entstehung und Konfluenz der einzelnen Herde zu größe-

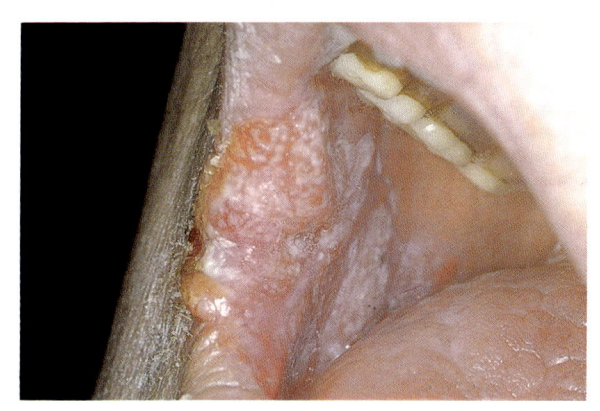

Abb. 56.2. Floride orale Papillomatose

ren Arealen ist nicht selten. Die Neigung zu entzündlicher Begleitreaktion bleibt gering; die Tendenz zur Ausbreitung hingegen ist groß.

Symptome. Bei massiver Proliferation kann es zur Einschränkung der Nahrungsaufnahme kommen; auch die Sprache ist dann behindert. Die Patienten leiden sehr unter diesem Zustand.

Histopathologie. Im Gegensatz zu den klinischen Veränderungen, die sehr an ein Karzinom denken lassen, findet sich zunächst feingeweblich eine eindeutig gutartige pseudoepitheliomatöse Epithelhyperplasie mit Mitosenreichtum, gelegentlich mit dyskeratotischen Zellen, aber ohne Zeichen von Malignität. Überall sind die konfluierenden Epithelzapfen scharf gegenüber dem Bindegewebe abgesetzt. Hier fallen starke Vaskularisierung und ein chronisch-entzündliches Begleitinfiltrat auf.

Verlauf. Chronisch-progredient über Jahre, manchmal auch Jahrzehnte. Die Prognose wird durch die Tatsache getrübt, daß sich bei nicht wenigen Patienten (etwa 30%) nach unterschiedlich langer Bestandsdauer ein invasives spinozelluläres Karzinom entwickeln kann.

Differentialdiagnose. Das verruköse Karzinom ist weder aufgrund klinischer noch histologischer Kriterien sicher abzugrenzen. Die hyperplastische Form des Morbus Bowen der Mundschleimhaut besitzt einen stärker ungeordneten Epithelaufbau mit vermehrt atypischen Zellen sowie vermehrten Zeichen von Dyskeratose; auch hat die Entwicklung in ein Bowen-Karzinom eine geringere Latenzphase. Initial kann die Abgrenzung von einer oralen verrukösen Leukoplakie histologisch Schwierigkeiten bereiten. Die Abgrenzung vom reifen verhornenden spinozellulären Karzinom ist mitunter schwierig, zumal auch Weiterentwicklung in ein spinozelluläres Karzinom vor-

kommt. Daher sind Mehrfachbiopsien empfehlenswert.

Therapie. Die Vegetationen sind strahlenunempfindlich. Therapie der Wahl ist die großzügig durchgeführte Exzision mit plastischer Defektdeckung; aber auch dadurch sind Rezidive nicht sicher zu vermeiden. In Einzelfällen Erfolge mit Laserkoagulation oder Kryochirurgie, eventuell nach Vorbehandlung mit Acitretin. Zytostatische Behandlung mit Methotrexat oder Bleomycin wird empfohlen. Hiermit wurden gute Anfangserfolge erzielt, allerdings sind Rezidive nicht sicher zu vermeiden. An aromatisches Retinoid (Acitretin) und systemische Interferontherapie ist zu denken. Wichtig ist engmaschige Nachsorge im Hinblick auf Rezidivneigung.

Epithelioma cuniculatum

[Aird et al. 1954]

Definition. Dieser an der Fußsohle vorkommende Tumor wird in seiner Dignität dem verrukösen Karzinom der Mundhöhle gleichgestellt oder als ein spinozelluläres Karzinom niedriger Malignität angesehen. Nach manchen Autoren soll es zumindest initial eine Pseudokanzerose sein. Virusätiologie (human papilloma virus = HPV) wird diskutiert.

Klinik. Der seltene Tumor wird meistens bei älteren Männern an den distalen Abschnitten der Fußsohle beobachtet. Er entwickelt sich langsam, vielfach exophytisch-papillomatös. An der Fußsohle kommt es zur Ausbildung eines exophytischen, teilweise als Warze verkannten Tumors, der oberflächlich ulzeriert, durch eine tiefe Furche mit einem kallösen Randsaum von der umgebenden Haut abgegrenzt ist und eitrig oder blutig sezernieren kann. Manchmal läßt sich ein fettiges, grützbeutelartiges Material exprimieren.

Symptome. Zunehmende Schwellung und Schmerzhaftigkeit der betroffenen Region sind typisch. Gehbeschwerden.

Histopathologie. Von der Epidermis ausgehende pseudoepitheliomatöse Epithelhyperplasie mit starker Verhornungsneigung und wenigen Mitosen. Starke Papillomatose. Invasives Wachstum fehlt zunächst.

Differentialdiagnose. Entzündliche riesige Verruca vulgaris, amelanotisches malignes Melanom.

Verlauf. Gewöhnlich lediglich örtlich aggressive Neoplasie, sehr selten im Verlauf vorwiegend lymphogene Metastasierung.

Therapie. Ausreichende operative Entfernung mit sekundärer Granulierung und nachfolgender plastischer Defektdeckung.

Keratoakanthom

[Dupont 1930]

Synonyme. Molluscum sebaceum, Molluscum pseudocarcinomatosum, multiple self-healing epithelioma (Ferguson-Smith 1934), selbstheilendes primäres Stachelzellenkarzinom

Definition. Ein rasch wachsender Tumor meist an unbedeckten Hautregionen, der sich vom Haarfollikel aus entwickelt, histologisch Ähnlichkeit mit einem spinozellulären Karzinom aufweist und sich spontan zurückbildet. Vorkommen einzeln oder multipel.

Vorkommen. Es erkranken fast ausschließlich Menschen weißer Rassen. Androtropie. Die meisten Erkrankten sind älter als 60 Jahre. Ob Vererbungsfaktoren eine Rollen spielen, ist nicht sicher. Für die *multiplen selbstheilenden Epitheliome der Haut* (Ferguson-Smith) ist autosomal-dominante Vererbung erwiesen. Es ist möglich, daß genetische Faktoren für das frühe Einsetzen und die Neigung zur Multiplizität in diesen Fällen verantwortlich zu machen sind.

Ätiopathogenese. Die Ätiologie ist unbekannt; an Virusbedingtheit wurde gedacht. Vereinzelt wurde HPV-25-DNS nachgewiesen. Dispositionsfaktoren sind helle Hautfarbe, Alter und die Erbanlagen. Daneben scheinen Umweltfaktoren eine wichtige Rolle zu spielen. Über 90% aller Keratoakanthome befinden sich in lichtexponierten Hautbereichen. Verletzungen, Kontakt mit Teer oder chemischen Karzinogenen sowie Industrieabgasen konnten in einzelnen Fällen als Ursache erkannt werden. Unter tierexperimentellen Bedingungen konnten nach Pinselung mit karzinogenen Kohlenwasserstoffen ähnliche Veränderungen induziert werden. Keratoakanthome kommen auch nach Gabe von Zytostatika oder bei Neoplasien innerer Organe vor. Von den äußeren Wurzelscheiden ausgehend entwickelt sich eine massive Epithelhyperplasie, die zu frühzeitiger Verhornung neigt und dadurch zur spontanen Rückbildung. Bemerkenswert ist die starke entzündliche Begleitreaktion im umgebenden Bindegewebe.

Klinik. Das Keratoakanthom entwickelt sich meist einzeln und sitzt meistens an unbedeckten Körperteilen, besonders im Gesicht, selten an der Lippe und oft

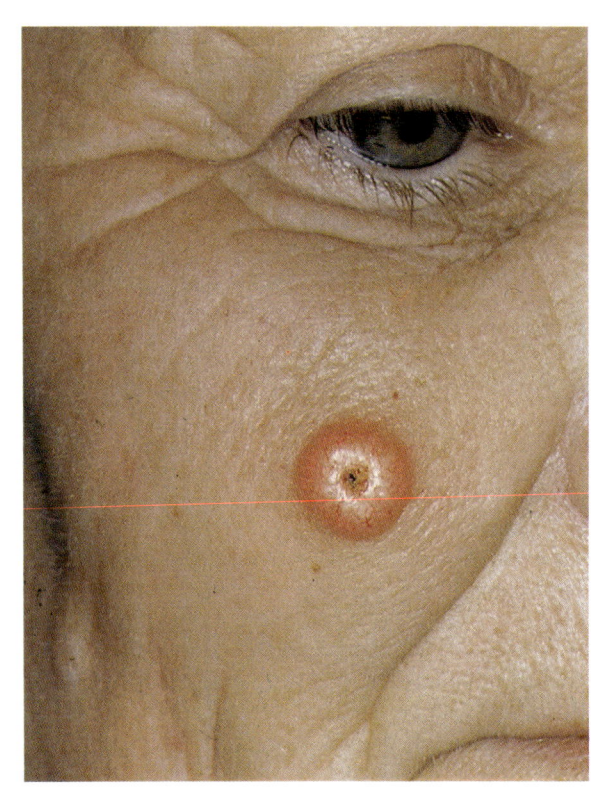

Abb. 56.3. Keratoakanthom

an den Handrücken. Zunächst bildet sich auf normaler Haut eine harte rundliche Papel, die sich rasch vergrößert und zentral verhornt. Nach wenigen Wochen bis zu 2 Monaten sieht man einen kalottenförmig sich über das Hautniveau erhebenden Knoten mit zentraler Eindellung, ausgefüllt mit einem graugelblichen keratotischen Propf, weshalb die Veränderung auch *Molluscum sebaceum* bezeichnet wurde. Wird das Keratoakanthom noch größer, so kann im Zentrum ein breiter Hornkrater mit einem stark prominenten Randwall auftreten. Das Keratoakanthom ist meist leicht rosarot, auch rotviolett. Feine Gefäße ziehen wie bei einem Basaliom über den Randwall hinweg. Infiltrierendes Tiefenwachstum kommt nicht vor. Bei Druck können sich aus dem Krater schmutziggelbliche keratotische Massen entleeren. Innerhalb von weiteren wenigen Monaten bildet sich das Keratoakanthom meistens spontan zurück, oft unter einer unregelmäßigen Einziehung der Haut. Die Rückbildung kann bis zu 4 Monate dauern.

Generalisierte eruptive Keratoakanthome. Im Gesicht und am Rumpf auftretende 1–3 cm große, follikuläre, gerötete und kuppelförmige Papeln, welche in großer Zahl auftreten können und sich wieder spontan zurückbilden. Palmae und Plantae bleiben stets ausgespart; Mundschleimhaut und Kehlkopf können mitbetroffen sein. Feingeweblich entwickeln sich die Veränderungen ebenfalls vom Follikel aus in Form einer unregelmäßigen Akanthose ohne wesentliche entzündliche Veränderung.

Familiäre Keratoakanthome. Bei diesen von Ferguson-Smith 1934 beschriebenen selbstheilenden Neoplasien handelt es sich um ein familiär gehäuftes Auftreten von Keratoakanthomen auf dem Boden autosomal-dominanter Vererbung. Die größte Zahl der Veränderungen findet man an den chronisch-lichtexponierten Körperteilen. Manchmal lokalisieren sie sich subungual (subunguales Keratoakanthom). Kontakt mit Karzinogenen ist nicht gegeben. Meist erscheinen die Veränderungen im frühen Erwachsenenalter. Sie können sich über Jahre und Jahrzehnte neu ausbilden und unter eingesunkenen Narben wieder abheilen. Die Veränderungen erweisen sich feingeweblich als sehr ähnlich, wenn auch manchmal nicht identisch mit einem Keratoakanthom.

Multiple Keratoakanthome. Sie entwickeln sich multipel an den gleichen Prädilektionsstellen wie das Solitärkeratoakanthom bei Patienten, die Kontakt mit Karzinogenen, beispielsweise mit Teer hatten. Bei diesen konnte selbst nach jahrzehntelanger Beobachtung maligne Entartung nicht festgestellt werden.

Riesenkeratoakanthom (Keratoacanthoma giganteum). Es bildet sich eine massive stärker entzündliche Veränderung aus, mehrere Zentimeter im Durchmesser, welche oft zunächst als verruköses Karzinom, blastomykoseartige Pyodermie oder Tuberculosis cutis verrucosa angesehen wird. Prädilektionsstellen sind Nase, Augenlider und besonders Handrücken. Die Diagnose verlangt histologische Bestätigung.

Keratoacanthoma centrifugum marginatum [Heid, Grosshans, Lazrak 1979]. Es handelt sich um eine Variante des Riesenakanthoms mit ganz fehlender oder nur geringer spontaner Rückbildungsneigung. Das atrophische Regressionszentrum der bis zu 20 cm im Durchmesser messenden Veränderung steht in topischer Beziehung zum peripheren deutlich erhabenen Randwall mit keratotischen Pfröpfen und zentrifugalem Wachstum. Prädilektionsstellen sind Handrücken und Beine.

Histopathologie. Zur eindeutigen Beurteilung der Abgrenzung gegenüber einem spinozellulären Karzinom ist eine Randbiopsie nicht verwertbar; benötigt wird eine Querschnittsbiopsie durch den zentralen gesamten Tumorbereich bis in die normale Haut. Das feingewebliche Substrat ändert sich mit den Entwicklungsphasen des Tumors. Voll ausgebildet handelt es sich um einen epithelialen Tumor im oberen Korium, der seitlich von normaler oder leicht akanthotischer Epidermis lippenartig begrenzt wird. Er nimmt seinen Ausgang vom oberen Teil eines oder weniger hyperplastischer Follikel. Um einen zentralen, mehr oder weniger pseudozystischen Krater, ausgefüllt von ortho- oder parakeratotischem Hornmaterial und Leukozytenabszessen, findet sich die plissiert wirkende, oft mächtig akanthotisch gewucherte glykogenreiche, pseudoepitheliomatöse spinozelluläre Epithelhyperplasie. Am Rand erfolgt Proliferation, zentral dagegen Verhornung. Das dermale Bindegewebe zeigt eine dichte, zellulär-entzündliche Reaktion, vorwiegend aus Lymphozyten, Histiozyten und Plasmazellen. Gelegentlich sind auch eosinophile Leukozyten zahlreich vertreten. Schwierigkeiten können sich besonders bei einer feingeweblichen Beurteilung in die Umgebung proliferierender Epithelzapfen ergeben, weil Mitosen, abnorme Kern-Plasma-Relationen und Riesennukleolen vorkommen können.

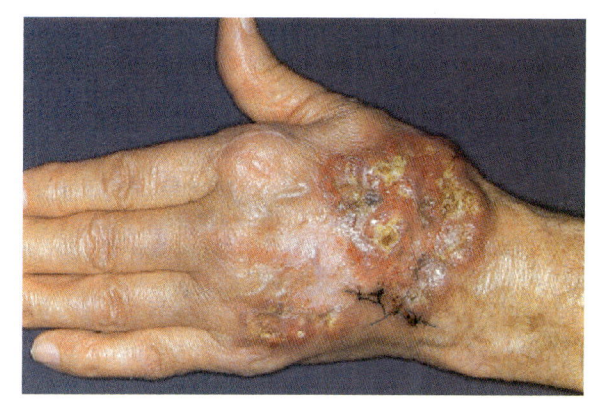

Abb. 56.4. Keratoacanthoma centrifugum marginatum

Symptome. Subjektive Beschwerden fehlen oder sind gering. Viele Patienten sind allerdings durch den schnell wachsenden Tumor beunruhigt.

Verlauf. Das solitäre Keratoakanthom hat einen typischen dreiphasigen Verlauf mit initial raschem Wachstum, stationärer Phase und spontaner Rückbildung bei einer Gesamtdauer von etwa 6 Monaten. Es können örtliche Rezidive auftreten. Dies ist auch nach Behandlung möglich, wenn die Bildung zu oberflächlich entfernt wurde. Es handelt sich grundsätzlich um einen selbstrückbildenden Tumor, der eine gute Prognose aufweist.

Es existieren jedoch auch Berichte über maligne Transformationen in einigen Fällen. Natürlich könnte es sich dabei um fehldiagnostizierte verhornende spinozelluläre Karzinome hoher Reife handeln. Wegen ihrer Lokalisation können Keratoakanthome im Augen- oder Nasenbereich ein besonderes Problem darstellen.

Differentialdiagnose. Für die Bildung sind kurze Krankheitsdauer, typisches morphologisches Bild sowie Angaben über spontane Rückbildung charakteristisch. Je nach der Entwicklungsphase sind auszuschließen: initial Molluscum contagiosum, Verruca vulgaris, später Basaliom und spinozelluläres Karzinom. Das Basaliom ist härter, bildet sich langsam aus und hat einen perlartigen Randsaum. Spinozelluläre Karzinome entwickeln sich auf vorgeschädigter Haut und nicht wie das Keratoakanthom auf normaler Haut; auch dauert die Entwicklung wesentlich länger.

Therapie. Wenn möglich, Exzision des Tumors. Auch fraktionierte Röntgenweichstrahlentherapie (20–40 Gy) wurden empfohlen. Die Strahlensensibilität der Tumoren scheint unterschiedlich zu sein. Intraläsionale oder subläsionale Injektionsbehandlung mit Triamcinolon-Kristallsuspension (Volon A 10 mg Kristallsuspension 1:4 verdünnt mit Meaverin 1%) in wöchentlichem Abstand ist nicht so eindeutig wirksam, daß sie grundsätzlich empfohlen werden könnte. Auch durch Kürettage in Lokalanästhesie kann man einzelne Keratoakanthome entfernen. Große Keratoakanthome und atypische Keratoakanthomtypen sollten operativ behandelt werden.

Condyloma acuminatum giganteum

Synonym. Buschke-Löwenstein-Tumor

Definition. Es handelt sich nicht um ein Condyloma acuminatum, sondern um ein klinisch-ähnliches Neoplasma mit pseudoepitheliomatöser Epidermishyperplasie und histologischen Zügen eines verrukösen Karzinoms, das sich nur relativ selten in ein Stachelzellenkarzinom transformiert. In dieser Neoplasie wurde hauptsächlich HPV-6 und/oder HPV-11-DNS nachgewiesen.

Weiterführende Literatur

Allgemeines
Barenbein BA (1985) Pseudocarcinoma of the skin. Consultants Bureau, New York
Goldschmidt H (1983) Chair's summary: Radiation therapy of skin lesions. In: Burgdorf WHC, Katz SI (eds) Dermatology, progress and perspectives. Parthenon Publ Group, New York, pp 1130–1133
Gross G (1993) New drugs for human papilloma virus infections. In: Burgdorf WHC, Katz SI (eds) Dermatology, progress and perspectives. Parthenon Publ Group, New York London, pp 236–240
Headington JT (1978) Verrucous carcinoma. Cutis 21:207–211

Papillomatosis cutis carcinoides
Gottron HA (1932) Ausgedehnte, ziemlich symmetrisch angeordnete Papillomatosis cutis. Zentralbl Haut Geschlechtskr 40:445
Lookingbill DP, Kreider JW, Howett MK et al. (1987) Human papillomavirus type 16 in bowenoid papulosis, intraoral papillomas, and squamous cell carcinoma of the tongue. Arch Dermatol 123:363–368
Nikolowski W (1973) Papillomatosis cutis carcinoides. In: Braun-Falco O, Petzold D (Hrsg) Fortschritte der praktischen Dermatologie und Venerologie, Bd 7. Springer, Berlin, S 36–39
Noel JC, Pery MO, Goldschmidt D et al. (1993) Human papillomavirus type 1 DNA in verrucous carcinoma of the leg. J Am Acad Dermatol 28:1036–1038

Floride orale Papillomatose
Ackerman LV (1948) Verrucous carcinoma of the oral cavity. Surgery 23:670–678
Burg G, Sobetzko R (1990) Floride orale Papillomatose: eine Indikation für Etretinat? Hautarzt 41:314–316
Grinspan D, Abulafia J (1979) Oral florid papillomatosis (verrucous carcinoma). Int J Dermatol 18:608–622
Kanee B (1969) Oral florid papillomatosis complicated by verrucous squamous carcinoma. Treatment with methotrexate. Arch Dermatol 99:196–202
Kraus FT, Perez-Mesa C (1966) Verrucous carcinoma: clinical and pathological study of 105 cases involving oral cavity, larynx, and genitalia. Cancer 19:26–38
Scheicher-Gottron E (1958) Papillomatosis mucosae carcinoides der Mundschleimhaut bei gleichzeitigem Vorhandensein eines Lichen ruber der Haut. Z Hautkr 24:99–101
Shear M, Pindborg JJ (1980) Verrucous hyperplasia of the oral mucosa. Cancer 46:1855–1862
Wolff K, Trappeiner J (1973) Floride orale Papillomatose (papillomatosis mucosae carcinoides). In: Braun-Falco O, Petzoldt D (Hrsg) Fortschritte der Praktischen Dermatologie und Venerologie, Bd 7. Springer, Berlin, S 40–51

Epithelioma cuniculatum
Aird I, Johnson HD, Lennox B et al. (1954) Epithelioma cuniculatum. A variety of squamous carcinoma peculiar to the foot. Br J Surg 42:245–250
Burkhardt A (1986) Verruköses Karzinom und Carcinoma cuniculatum — Formen des Plattenepithelkarzinoms. Hautarzt 37:373–383

Harms M (1983) Epithelioma cuniculatum. In: Braun-Falco O, Burg G (Hrsg) Fortschritte der Praktischen Dermatologie und Venerologie, Bd 10. Springer, Berlin, S 406–409

Kao GF, Graham JH, Helwig EB (1982) Carcinoma cuniculatum (verrucous carcinoma of the skin). A clinicopathologic study of 46 cases with ultrastructural observations. Cancer 49:2395–2402

Reingold IM, Smith BR, Graham JH (1978) Epithelioma cuniculatum pedis, a variant of squamous cell carcinoma. Am J Pathol 69:561–565

Keratoakanthom

Bart RS, Popkin GL, Kopf AW (1975) Giant keratoacanthoma: a problem in diagnosis and management. J Dermatol Surg 1:49–55

Benoldi D, Alinovi A (1984) Multiple persistent keratoacanthomas; treatment with oral etretinate. J Am Acad Dermatol 10:1035–1038

Cristofolini M, Piscioli F, Zumiani G et al. (1985) The role of etretinate (Tegison, Tigason) in the management of keratoacanthoma. J Am Acad Dermatol 12:633–638

Donahue B, Cooper JS, Rush S (1990) Treatment of aggressive keratoacanthomas by radiotherapy. J Am Acad Dermatol 23:489–493

Dupont A (1930) Kyste sebace atypique. Bull Soc Belge Dermatol: 177–179

Ferguson Smith J (1934) A case of multiple primary squamous-celled carcinomata of the skin in a young man with spontaneous healing. Br J Dermatol 46:267–272

Gassenmaier A, Pfister H, Hornstein OP (1986) Human papillomavirus 25-related DNA in solitary keratoacanthoma. Arch Dermatol Res 279:73–76

Grob JJ, Suzini F, Weiller M et al. (1993) Large keratoacanthomas treated with intralesional interferon alfa-2a-. J Am Acad Dermatol 29:237–241

Heid E, Grosshans E, Lazrak B (1979) Keratoacanthoma centrifugum marginatum. Ann Dermatol Venereol 106:367–370

Hilker O, Winterscheid M (1987) Familiäre multiple Keratoacanthoma. Z Hautkr 62:280–289

Hundeiker U (1983) Die Keratoakanthome. Hautarzt 24:65–68

Janecka IP, Wolff M, Crikelair et al. (1978) Aggressive histological features of keratoacanthoma. J Cutan Pathol 4:342–348

Keeney GL, Banks PM, Linscheid RL (1988) Subungual keratoacanthoma: Report of a case and review of the literature. Arch Dermatol 124:1074–1076

Pfister H, Gassenmaier A, Fuchs P (1986) Demonstration of human papilloma virus DNA in two keratoacanthomas. Arch Dermatol Res 2787:243–246

Rassner G (1973) Keratoakanthom. In: Braun-Falco O, Petzold D (Hrsg) Fortschritte der Praktischen Dermatologie und Venereologie, Bd 7. Springer, Berlin, S 52–58

Rook A, Whimster I (1979) Keratoacanthoma — thirty year retrospect. Br J Dermatol 100:41–47

Scheurlen W, Gissmann L, Gross G et al. (1986) Molecular cloning of two new HPV types (HPV 37 and HPV 38) from a keratoacanthoma and a malignant melanoma. Int J Cancer 37:505–510

Seifert A, Nasemann W (1989) Keratoakanthom und klinische Variante. Hautarzt 40:189–202

Shaw JC, White CR Jr (1986) Treatment of multiple keratoacanthomas with oral isotretinoin. J Am Acad Dermatol 15:1079–1082

Stoll DM, Ackerman AB (1980) Subungual keratoacanthoma. Am J Dermatopathol 2:265–271

Wade TR, Ackerman AB (1978) The many faces of keratoacanthoma. J Dermatol Surg Oncol 4:498–501

Witten VH, Zak FG (1952) Multiple primary, self-healing prickle-cell epithelioma of the skin. Cancer 5:539–550

Condyloma acuminatum giganteum

Bauer KM, Friedrich HC (1965) Peniscarcinom auf dem Boden vorbehandelter Condylomata acuminata. Z Hautkr 39:150–163

Buschke A, Löwenstein L (1925) Über carcinomähnliche Condylomata acuminata des Penis. Klin Wochenschr 4:1726–1728

Gissmann L, Villiers EM de, Hausen H zur (1982) Analysis of human genital warts (condylomata acuminata) and other genital tumors for human papilloma-virus type 6 DNA. Int J Cancer 29:143–146

Gross G, Gissmann L (1986) Urogenitale und anale Papillomavirusinfektionen. Hautarzt 37:587–596

Hohenleutner U, Landthaler M, Braun-Falco O (1990) Postoperative adjuvante Therapie mit Interferon-Alfa-26 nach Laserchirurgie von Condylomata acuminata. Hautarzt 41:545–548

Rüdlinger R, Smith IV, Bunney MH et al. (1986) Human papillomavirus infections in a group of renal transplant recipients. Br J Dermatol 115:681–692

Sherman RN, Fung HK, Flynn KJ (1991) Verrucous carcinoma (Buschke-Löwenstein Tumor) Internat J Dermatol 30:730–733

Silva PD, Micha JP, Silva DG (1985) Management of condyloma acuminatum. J Am Acad Dermatol 13:457–463

Kapitel 57 Maligne epitheliale Tumoren

Inhaltsverzeichnis

Basaliom. 1324
   Initiales Basaliom 1325
   Basalioma solidum 1325
   Basalioma exulcerans und Ulcus rodens 1326
   Basalioma terebrans, Ulcus terebrans 1327
   Pigmentiertes Basaliom 1328
   Sklerodermiformes Basaliom 1328
   Keloidiformes Basaliom 1328
   Zystisches Basaliom. 1328
   Rumpfhautbasaliom. 1328
   Riesenbasaliom. 1329
   Fibroepithelialer Tumor 1329
   Basalzellnävussyndrom. 1329
   Trichotillobasaliom 1329
   Narbenbasaliom 1329
   Metatypisches Basaliom vom type mixte 1330
   Metatypisches Basaliom vom type intermédiaire. . 1330
   Diagnose 1331
   Therapie. 1331
   Tumornachsorge und Prognose 1332
Spinozelluläres Karzinom 1333
   Lippenkarzinom 1336
   Zungenkarzinom 1336
   Peniskarzinom 1337
   Vulvakarzinom. 1337
   Trichilemmales Karzinom 1338
   Multifokales Karzinom. 1338
   Bowen-Karzinom 1338
   Talgdrüsenkarzinom. 1338
   Schweißdrüsenkarzinom 1338
   Mikrozystisches Adnexkarzinom 1338
   Adenoid-zystisches Schweißdrüsenkarzinom. . . 1339
Metastatische Karzinome der Haut 1340
Weiterführende Literatur. 1341

Maligne epitheliale Tumoren können primär an der Haut und den angrenzenden Schleimhäuten entstehen (*primäre maligne epitheliale Hauttumoren*) oder metastatisch in der Haut auftreten (*sekundäre oder metastatische maligne epitheliale Hauttumoren*).

Basaliom

[Krompecher 1900]

Synonyme. Basalzellenkrebs, Basalzellenkarzinom, Epithelioma basocellulare

Die verschiedenen Bezeichnungen deuten auf das histologische Bild dieser Tumoren. Dieses ist gekennzeichnet durch eine meist endophytische Proliferation von Zellen, die aufgrund ihres großen ovalen und stark basophilen Zellkerns sowie der palisadenartigen Stellung der Zellen an der Peripherie der Tumorstränge sehr an normale Basalzellen der Epidermis und des Infundibulums der Terminal- und Vellushaarfollikel erinnern.

Definition. Basaliome nehmen ihren Ausgang von den basalen Zellagen der Epidermis und der Terminalfollikel, wachsen örtlich infiltrierend und destruierend, metastasieren aber im Gegensatz zu den spinozellulären Karzinomen gewöhnlich nicht. Histologisch ist die palisadenartige Stellung der Zellen an der Peripherie des Tumorparenchyms sehr charakteristisch. Da Basaliome, von sehr seltenen Ausnahmen abgesehen, nicht zur Metastasenbildung fähig sind, fehlt ihnen eines der wichtigsten Kennzeichen echter maligner Tumoren. Um sie in dieser Weise sowohl von den benignen als auch von den malignen Tumoren abzugrenzen, hat man sie als semimaligne oder auch als aggressive Tumoren bezeichnet. An Schleimhäuten kommen Basaliome primär nicht vor, können aber in diese hineinwachsen.

Vorkommen. Relativ häufig. In sonnenreichen Ländern (Australien, Südstaaten der USA) sind sie häufiger als in sonnenarmen Gegenden. Die Morbidität bei uns beträgt etwa 20 auf 100000 Einwohner, in sonnenreichen Ländern 110 auf 100000 Einwohner und mehr. Bevorzugt sind Menschen im 6. bis 8. Lebensjahrzehnt. Bei jüngeren Erwachsenen sind Basaliome bei uns relativ selten. Es besteht keine Geschlechtsbevorzugung.

Ätiopathogenese. Verschiedene Faktoren spielen eine Rolle:

Genetik. Patienten mit sonnenempfindlicher Haut (Typ I und II) sind gegenüber den Folgen chronischer aktinischer Belastung besonders gefährdet. Lichtempfindliche Rassen weisen häufig Basaliome auf, wie das Beispiel der irischen Einwanderer in Australien oder die Basaliomhäufigkeit in den Südstaaten der USA gezeigt hat. Bei Menschen schwarzer Hautfarbe sind Basaliome selten. Ein weiteres Beispiel für genetische Belastung ist das Basalzellnävussyndrom (Goltz-Gorlin-Syndrom), eine Erkrankung, die auf dem Chromosom 9 vererbt wird, ferner auch familiär gehäuftes Vorkommen von Basaliomen.

Aktinische Belastung. Die UV-Strahlung der Sonne, ebenso wie die UV-Strahlung aus künstlichen Bestrahlungsquellen (Phototherapie und Photochemotherapie), können wesentliche ätiopathogenetische Faktoren sein. Auch nach langdauernder PUVA-Therapie mit hohen kumulativen Gesamtdosen besteht ein erhöhtes Risiko, Basaliome zu entwickeln.

Ionisierende Strahlen. Ionisierende Strahlen, vor allem nach Röntgen- oder Kobalttherapie, stellen einen wichtigen Kofaktor für eine Basaliomentstehung dar. Ab Oberflächendosen von 10 Gy besteht ein gegenüber der Norm deutlich erhöhtes Risiko für Basaliome. Die mittlere Latenzzeit bis zur Basaliomentwicklung wird auf etwa 25–35 Jahre geschätzt, obgleich bereits 4 Jahre nach der Therapie erste Tumoren auftreten können.

Karzinogene. Arsen (trivalentes anorganisches Arsen, z. B. als Fowler-Lösung) kann nach einer Latenzzeit von 10–30 Jahren zur Entwicklung zahlreicher Basaliome, auch an nichtlichtexponierten Hautstellen, sowie zu Karzinomen an inneren Organen (Nasen-Rachen-Raum, Ösophagus, Pankreas, Leber, Nieren etc.) führen.

Chronische Hautschädigung. Bekannt ist die Entwicklung von Basaliomen auf chronischer Radiodermitis, oder atrophischen Narben bei Lupus vulgaris oder Lupus erythematodes. Auch chronische mechanische Reize, wie besonders ständiges Ausziehen von Haaren an derselben Stelle, können basaliominduzierend wirken: *Trichotillobasaliom* (Hoffmann 1954). Basaliome können auch in langbestehenden Ulzera bei chronisch-venöser Insuffizienz, bei Acne inversa und bei mechanisch beanspruchten Narben (Unfallnarben, Brandnarben und Druckstellen von Prothesen) auftreten.

Weitere Faktoren. Trotz intensiver Suche konnten bis heute noch keine Onkogene sicher mit der Basaliomentstehung in Zusammenhang gebracht werden. Auch die Rolle der Immunabwehr ist noch nicht sicher geklärt. Von verschiedenen Autoren wurden numerische oder funktionelle Defekte im Bereich der CD4$^+$ T-Helferzellen beschrieben, und bei stark immunsupprimierten Patienten besteht ein etwa vierfach erhöhtes Risiko, Basaliome zu entwickeln.
Von allen Faktoren ist die aktinische Belastung sicher besonders bedeutsam. Da Basaliome überwiegend an exponierter Haut (Gesicht, Hals, Nacken, Ohren, Unterschenkel) vorkommen, wird der direkte Einfluß der UV-Strahlung deutlich. Chronische Sonnenexposition bei bestimmten Freiluftberufen und bei lichtempfindlichen Menschen sind wesentliche prädisponierende Faktoren. Bemerkenswert ist allerdings, daß Basaliome im Bereich der chronisch-lichtexponierten Handrücken relativ selten vorkommen und auch an anscheinend normaler Haut auftreten können.

Histogenese. Diese ist nicht gesichert. Immer mehr hat sich die Auffassung durchgesetzt, daß es sich bei Basaliomen um organoide Tumoren handelt, welche nicht, wie früher vermutet, aus embryonal versprengten primären undifferenzierten Epithelkeimzellen hervorgehen, sondern daß sie aus unreifen pluripotenten Epithelzellen entstehen, die sich erst im Laufe des Lebens, beispielsweise durch den chronischen UV-Einfluß, ausbilden und nicht mehr die Fähigkeit zur normalen Verhornung besitzen. Sowohl Studien mit Antikörpern gegen Basaliomzellen als auch die Zytokeratinexpression (CK 5 und 14) sprechen dafür, daß Basaliome aus pluripotenten Zellen der epidermalen Basalzellschicht oder aus basalen und infundibulären Strukturen entstehen. Es fehlt aber den Basaliomzellen eine Fraktion unlöslicher Zytokeratinproteine, wie sie normalerweise in suprabasalen Epidermiszellen (CK 1 und 10) vorkommen. Basaliome können sowohl in den basalen Zellen der Epidermis als auch im Follikelinfundibulumepithel entstehen. Zusätzlich exprimieren die Basaliomzellen die Zytokeratine 15, 17 und 19.

Klinik. Prädilektionsstelle für Basaliome ist das Gesicht. Bei etwa 80% der Patienten lokalisieren sie sich oberhalb einer Verbindungslinie vom Mundwinkel zum unteren Ohrenansatz. Als weitere Lokalisationen folgen in abnehmender Häufigkeit Stamm (besonders bei stark sonnenexponierten Personen), unteres Gesichtsdrittel, Kapillitium und die übrigen Hautareale. Im Gegensatz zu spinozellulären Karzinomen, die sich vorwiegend in chronisch-entzündlich oder chronisch-degenerativ geschädigter Haut und Schleimhaut oder aus einer Präkanzerose entwickeln, entstehen Basaliome gewöhnlich an klinisch normal aussehender Haut ohne Vorstufen.

Initiales Basaliom

Dies sieht klinisch sehr unterschiedlich aus. Sein Wachstum ist durchwegs langsam. Oft deutet eine kaum linsengroße, grauweiße Induration mit einzelnen Teleangiektasien klinisch ein initiales Basaliom an. Nicht selten wird dieses durch Rasieren oder Kratzen lädiert, so daß eine kleine, immer wieder an der gleichen Stelle auftretende Blutkruste das klinische Leitsymptom darstellt.

Basalioma solidum

Mit zunehmendem Wachstum entsteht im Verlauf von Monaten und Jahren entweder ein der Haut breitba-

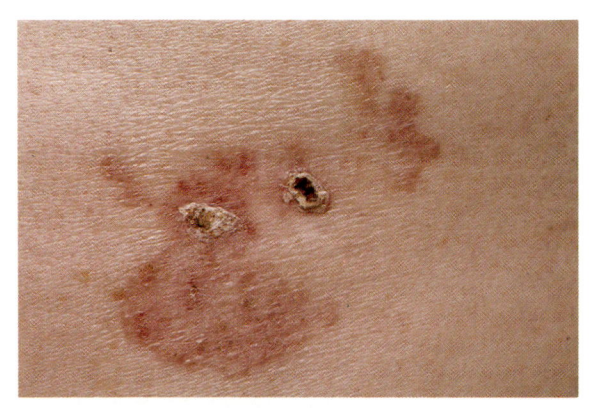

Abb. 57.1. Basaliom, oberflächlicher Typ

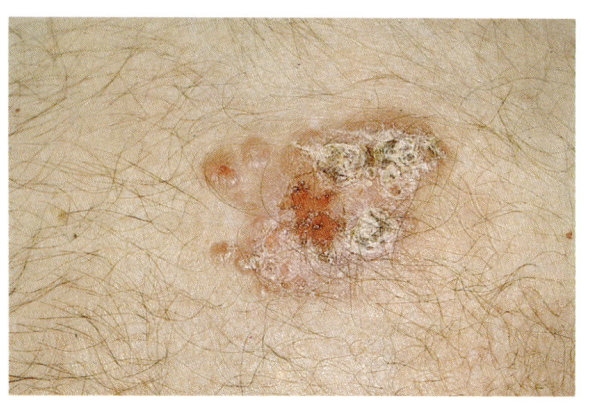

Abb. 57.3. Basalioma planum cicatricans

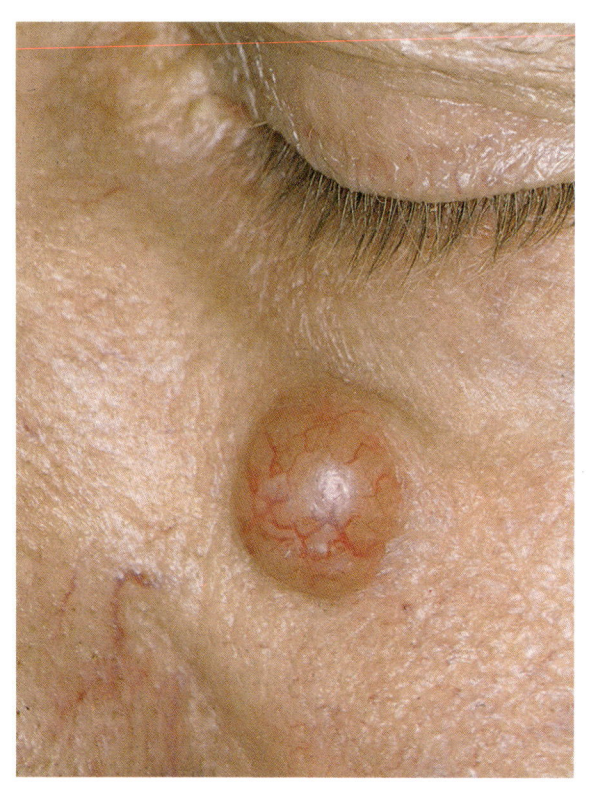

Abb. 57.2. Basalioma solidum

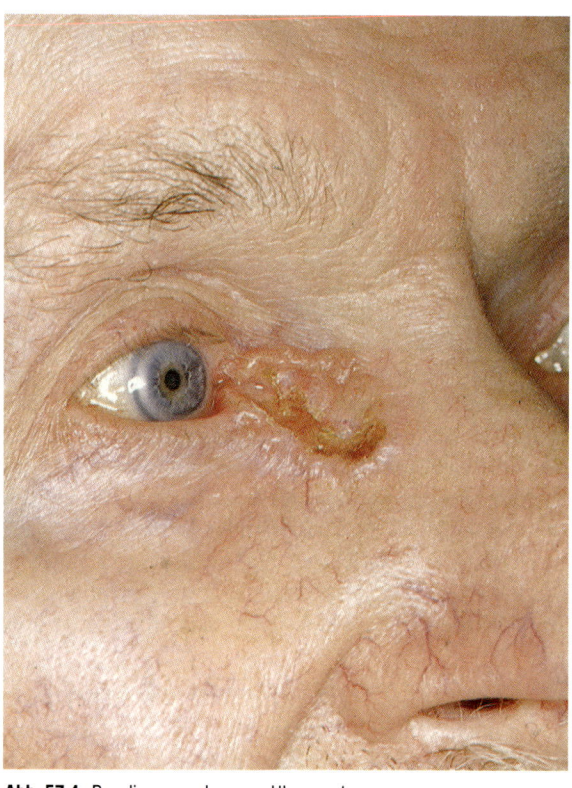

Abb. 57.4. Basalioma exulcerans, Ulcus rodens

sig aufsitzendes, kuppelartiges Knötchen von wachsartiger glasiger Farbe und derb-harter Konsistenz mit Teleangiektasien oder ein im Zentrum eingesunkenes, atrophisches Knötchen, das randwärts einen typisch perlartig aufgeworfenen Randsaum mit Teleangiektasien besitzt. An den Schläfen entsteht häufig ein bogig begrenztes Knötchen mit gerötetem verkrustetem Zentrum und einem perlartigen, leistenförmigen typischen Randsaum, den man besonders nach Anspannen der Haut gut erkennt.

Basalioma exulcerans, Ulcus rodens

Im Gesicht und am Kapillitium kommt es häufig zur Ulzeration des Basalioms. Wegen der Neigung zu peripherem nagendem Fortschreiten hat man früher diese Form auch als *Ulcus rodens* (lateinisch = rodere = nagen) bezeichnet. Typisch für Ulcus rodens sind fehlender Spontanschmerz, Schmerzlosigkeit bei Palpation, Neigung zu hämorrhagischer Verkrustung, harter perlartiger Randwall (Basaliomperlen) mit Teleangiektasien.

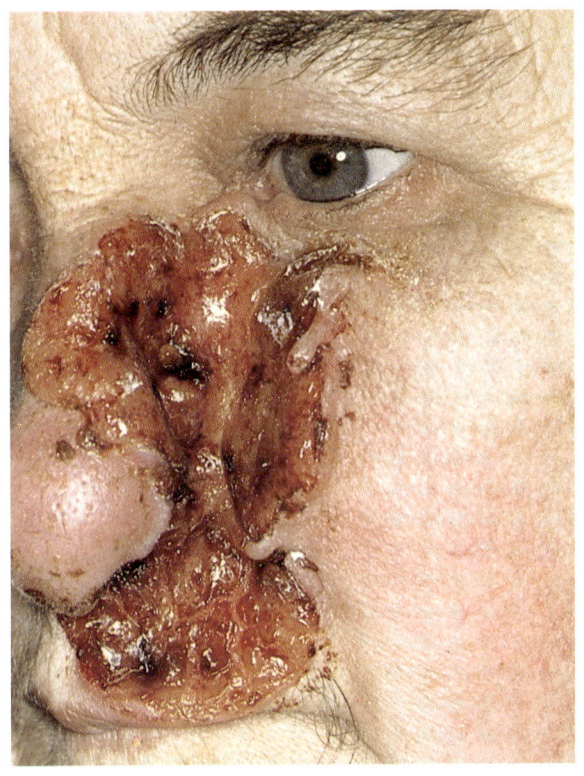

Abb. 57.5. Basalioma terebrans

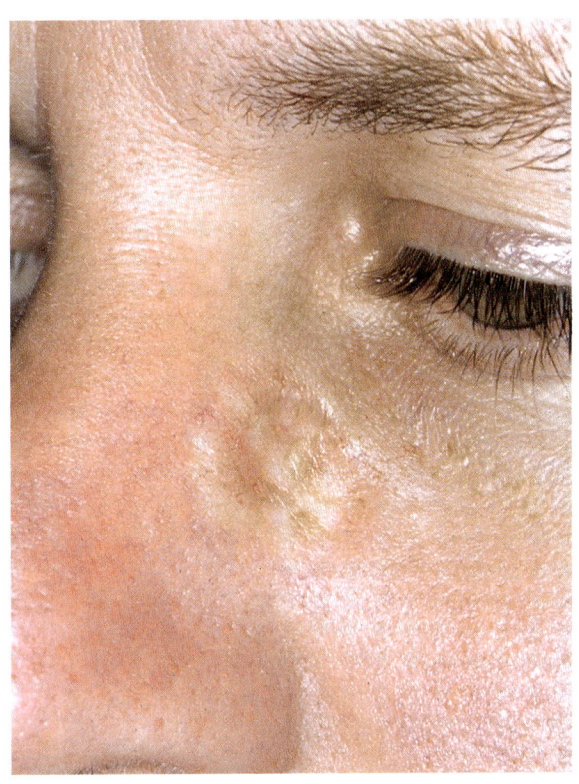

Abb. 57.7. Sklerodermiformes Basaliom

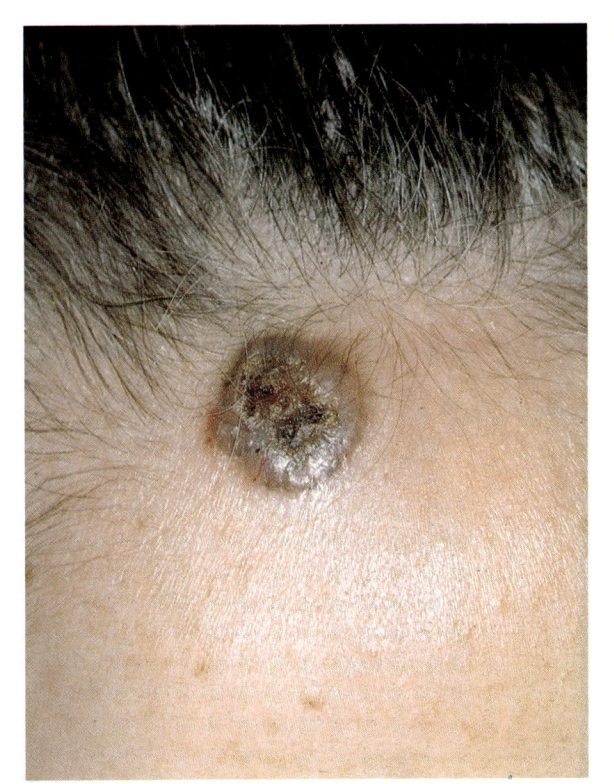

Abb. 57.6. Pigmentiertes, teils ulzeriertes Basaliom

Basalioma terebrans, Ulcus terebrans

Hierbei handelt es sich um ein zur Destruktion führendes Basaliom. Das Tumorwachstum bleibt nicht wie gewöhnlich auf das Korium begrenzt, sondern erfaßt tiefere unterhalb der Haut liegende Gewebeschichten. Handtellergroße, tief ulzerierende Herde mit roter, glasiger, granulierender Oberfläche und starker Blutungsneigung sind dann nicht ungewöhnlich. Nur hier und da findet man am Geschwürrand noch diskrete leistenartige Randwälle mit typischen Basaliomperlen. Knorpel und Knochen werden zerstört. Freigelegte Knorpel, eröffnete Nasen-, Kiefer- und Stirnhöhlen und andere Verstümmelungen sind typische und prognostisch bedenkliche Entwicklungen. Solch mutilierende Basaliome sitzen vorzugsweise am Kapillitium und in der Gesichtsmitte, können aber auch am Stamm auftreten. Sie sind oft eine Folge von Verwahrlosung oder Indolenz der Patienten, gelegentlich aber auch von wiederholter unzureichender Behandlung. In diesem Stadium ist das Basaliom durch Neigung zu Arrosionsblutungen und, bei Eröffnung der Schädelhöhle, zu meningealen Komplikationen lebensbedrohlich geworden. Trotz aller exzessiver örtlicher tumoröser Zerstörung kommt es aber gewöhnlich nicht zu lymphogenen oder hämatogenen Metastasen.

Pigmentiertes Basaliom

Das pigmentierte Basaliom stellt die pigmentierte Variante des soliden Basalioms dar und unterscheidet sich im übrigen nicht von dem soliden Basaliom. Hart-derbe Konsistenz, unterschiedlicher Melaningehalt und vielfach glasige Oberfläche mit Teleangiektasien und der perlchenartige Randsaum sind typische Symptome. Sie schützen vor Verwechslungen mit malignem Melanom, pigmentiertem Nävuszellnävus, Naevus coeruleus, Angiokeratom oder pigmentierter seborrhoischer Warze. In Zweifelsfällen kann die Dermatoskopie weiterhelfen; kann hierdurch ein Melanom nicht ausgeschlossen werden, sollte man sich wie bei Melanomverdacht verhalten.

Sklerodermiformes Basaliom

Es bevorzugt Nase, Stirn oder Wangen und ist meist schwer erkennbar. Es ist leicht erhaben, plattenartig, gelblich und von Teleangiektasien durchzogen. Selten besteht Neigung zur Ulzeration.

Differentialdiagnose. Es ist an zirkumskripte Sklerodermie, desmoplastisches Trichoepitheliom oder Narben zu denken.

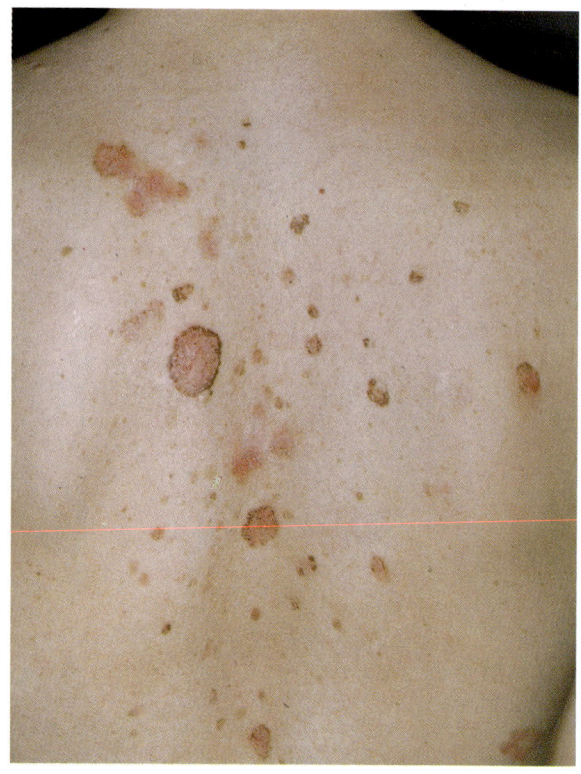

Abb. 57.8. Basaliomatose, multiple Rumpfhautbasaliome nach Arsentherapie

Keloidiformes Basaliom

Hier gilt das gleiche wie beim sklerodermiformen Basaliom. Wegen der Keloidähnlichkeit ist besonders auf die Anamnese zu achten.

Zystisches Basaliom

Dieses findet sich häufig im Lid- oder oberen Wangenbereich. Es ist relativ weich, der Hautoberfläche breitbasig aufsitzend, von rundlich-ovaler Form. Der Tumor ist bläulichweißlich, durchscheinend und von Teleangiektasien überzogen.

Differentialdiagnose. Es kommen verschiedene benigne Adnextumoren in Frage, so ekkrine oder apokrine Hidrozystome.

Rumpfhautbasaliom

Synonyme. Multizentrisches Basaliom, erythematoides, ekzematoides oder pagetoides Basaliom

Während Basaliome gewöhnlich in lichtexponierten Hautbereichen in Einzahl vorkommen, ist bei den Rumpfhautbasaliomen Vielzahl die Regel. Auch im klinischen Erscheinungsbild weichen sie von den übrigen Basaliomformen ab. Rumpfhautbasaliome sind durchwegs oberflächlich lokalisiert und neigen kaum zu tiefer Ulzeration. In unterschiedlicher Zahl (manchmal bis über 50) und Größe findet man rötliche oder rötlichbraune gelegentlich leicht juckende Herde, die scharf und unregelmäßig begrenzt sind und eine feine Schuppung oder kleine Krusten aufweisen können: *ekzematoides* oder *pagetoides Basaliom*. Harte, kleine perlartige Knötchen im Randgebiet, auch innerhalb des Herdes, führen zur richtigen Diagnose. Besonders charakteristisch ist ein sehr diskreter, filiformer weißer oder bei pigmentierten Basaliomen leicht bräunlicher Randsaum. Rumpfhautbasaliome wachsen langsam und sind prognostisch günstiger als die übrigen Basaliome. Chronische Sonnenexposition ist sicher die häufigste Ursache für die Entstehung multipler Rumpfhautbasaliome, aber auch eine großflächige Röntgenbestrahlung bei Patienten mit internen Tumoren kann für die Entstehung von Rumpfhautbasaliomen verantwortlich sein. Nicht selten entwickelten sie sich im Anschluß an Arsenzufuhr nach einer Latenzzeit von 10–30 Jahren. Früher wurde relativ häufig eine Arsentherapie bei Psoriasis durchgeführt. Andere Arseneinnahmemöglichkeiten lagen in arsenkontaminiertem Trinkwasser (Brunnenwasser), vormals auch im sogenannten Haustrunk der Winzer (Arsensalze als Schädlingsbekämpfungsmittel für Rebstöcke). Auch familiäres Vorkommen wurde beobachtet.

Differentialdiagnose. Es muß an nummuläres Ekzem, womit Rumpfhautbasaliome am häufigsten verwechselt werden, an Psoriasis, Morbus Bowen oder Morbus Paget gedacht werden. In allen Zweifelsfällen ist eine Probeexzision indiziert.

Riesenbasaliom

Dies ist ein klinischer Ausdruck für riesengroß wachsende Basaliome von 10–20 cm Durchmesser und mehr. Wegen der Größe des Tumors und des zentralen Zerfalls wird zunächst nicht an ein Basaliom gedacht. Riesenbasaliome kommen besonders an den Unterschenkeln vor.

Fibroepithelialer Tumor

[Pinkus 1953]

Die Bezeichnung rührt daher, daß es sich histologisch um einen teils epithelialen und teils mesenchymalen Tumor handelt. Die Prognose ist viel günstiger als die anderer Basaliome. Bei älteren Menschen kommen sie am Unterbauch, in der Lendenregion oder an den Oberschenkelinnenseiten als ein oder mehrere, flach erhabene oder gestielte, hautfarbene, gelegentlich auch zartgerötete, mäßig harte Tumoren vor. Klinisch erinnern sie am ehesten an Fibrome. Die Tumoren neigen kaum zur Ulzeration.

Basalzellnävussyndrom

[Howell und Caro 1959, Goltz und Gorlin 1960]

Synonyme. Nävobasaliome, Goltz-Gorlin-Syndrom, nävoide Basaliome, erblich kutane mandibuläre Polyonkose oder Ward-Syndrom (1967)

Hierbei handelt es sich um eine auf Chromosom 9 autosomal-dominant vererbte nävoide Systemerkrankung, die auch als fünfte Phakomatose bezeichnet wird. Die Erkrankung gliedert sich in eine nävoide und eine onkogene Phase. In der *nävoiden Phase*, bereits in der Kindheit oder Pubertät, entwickeln sich besonders am Stamm, aber auch im Gesicht, am Nacken, periaurikulär, perianal und an den proximalen Extremitätenabschnitten multiple, breitbasig aufsitzende hautfarbene, bräunliche oder auch zystisch feste Tumoren. Gelegentlich kommt es zur Ulzeration und Verkrustung. Langsam folgt der Übergang in die *onkogene Phase*, zumeist um das 20. Lebensjahr, in der die Basaliome klinisch und histologisch eindeutig werden. Bei der histologischen Begutachtung zeigt sich bei diesem Syndrom besonders häufig der infundibulozystische Basaliomtyp. Die langsam progredienten Veränderungen, die ein großes medizinisch-therapeutisches Problem darstellen, sind meist mit anderen Fehlbildungen kombiniert z. B. Knochenanomalien (Kieferzysten mit Neigung zu maligner Entartung, Gabelrippe, Kyphoskoliose, Spina bifida occulta), punkt- oder schüsselförmigen Grübchen (Basaliome) an Handflächen und Fußsohlen, verbreitertem Nasenrücken, Fibromen an den Ovarien, Hypertelorismus und teilweise fehlendem Corpus callosum oder Falx-cerebri-Verkalkung.

Therapie. Wie bei Basaliom; Prophylaxeversuch mit Acitretin (Neotigason).

Trichotillobasaliom

[Hoffmann 1954]

Wiederholte chronische mechanische Reize, wie ständiges Auszupfen von Haaren an ein und derselben Stelle, zumeist am Kinn oder an der Oberlippe, können basaliominduzierend wirken. Diese Basaliome gehen von den Epithelien der Terminalhaarfollikel aus und sind klinisch zumeist knotig.

Narbenbasaliom

Auf vorgeschädigter Haut wie Röntgenodermen, sklerotisch-atrophisch veränderter Haut nach Lupus vulgaris, fistulierenden mykotischen Infektionen, mechanisch beanspruchten Narben (Unfall- und Kriegsverletzungen, Reiben und Druckstellen von Prothesen) können Basaliome entstehen.

Symptome. Basaliome machen subjektiv wenig Beschwerden. Gelegentlich wird Juckreiz bemerkt. Manche Patienten geben an, daß es in dem Basaliom „arbeitet", Basaliome verursachen aber keine Schmerzen.

Prognose. Bei rechtzeitiger Diagnose gut. Bei zu spätem Behandlungsbeginn sowie beim Ulcus rodens und Ulcus terebrans ist die Prognose vorsichtig zu stellen.

Histopathologie. Da die Basaliome aus zwei keimblattmäßig verschiedenen Anteilen bestehen, findet sich stets ein epithelialer (ektodermaler) Anteil, der aus den Tumorzellen besteht und ein mesenchymaler Anteil, der das Tumorstroma bildet. Die Epidermis über dem Basaliom ist meist atrophisch, häufig erodiert oder ulzeriert. Von der interfollikulären Epidermis oder den Follikelepithelien gehen zunächst endophytisch, später gelegentlich auch exophytisch proliferierende basaliode Zellen aus, die in Nestern wachsen. Durch ihre großen ovalen basophilen Kerne erinnern die Tumorzellen an normale Basalzellen. Wegen ihrer intensiveren Basophilie fallen Basaliomstränge gegenüber der normalen Epidermis deutlich auf. Charakteristisch ist die palisadenartige Aufreihung der Basaliomzellen am Rand der Tumorstränge, während sie im Tumorzentrum regellos liegen. Mitosen finden sich zahlreich im Tumorparenchym. Zwischen Tumorzellen und Tumorstroma läßt sich häufig ein fixationsbedingter Spalt beobachten, der diagnostisch wegweisend ist. Das Tumorstroma des Basalioms kann infolge Anreicherung von mukoidem Material basophil sein und weist eine entzündliche Stromareaktion mit Ödem auf. Eine Basalmembranzone läßt sich häufig nachweisen, auch wenn diese nur unvollständig ausgebildet ist. Dies weisen die PAS-Reaktion und immunhistologische Untersuchungen mit Antikörpern nach, die gegen das extrazellulär gelegene Laminin und Typ-IV-Kollagen gerichtet sind. Im Gegensatz dazu scheinen desmoplastisch wachsende Basaliome die ungewöhnliche Eigenschaft zu haben, die Basalmembran zu zerstören. Bei solchen fibrosierenden oder morpheaähnlichen Basaliomen zeigen sich Defekte innerhalb der Basalmembranzone, wenn sie immunhistologisch untersucht wird.

Grundsätzlich werden 5 histologische Typen von Basaliomen unterschieden:

- Solides Basaliom
- Oberflächlich-multizentrisches Basaliom
- Infundibulozystisches Basaliom
- Sklerodermiformes (morpheaartiges) Basaliom
- Fibroepitheliomatöses Basaliom (fibroepithelialer Tumor Pinkus)

Dabei zeichnet sich das solide Basaliom durch seinen asymmetrischen knotigen Aufbau, das oberflächlich-multizentrische Basaliom durch sein oberflächliches und multifokales Wachstum, das infundibulozystische Basaliom durch seine infundibulären zystischen Strukturen und basaloiden Zellverbänden, das sklerodermiforme Basaliom durch die unscharfe Begrenzung, die fibrosierende (narbenartige) Stromareaktion und schmalen basaloiden Zellverbände und der fibroepitheliale Tumor durch seinen fenestrierten knotigen Tumor mit prominentem Stromaanteil aus.

Diese Grundtypen des Basalioms können bestimmte Varianten aufweisen, wie beispielsweise den Pigmentgehalt (solides Basaliom, pigmentiertes solides Basaliom), weiterreichende Differenzierung der basaloiden Zellen (hellzellig, follikulär, ekkrin, trichilemmal) oder auch Kombinationen daraus.

Metatypisches Basaliom vom type mixte

[Darier und Ferrand 1922]

Synonym. Epithélioma pavimenteux métatypique mixte (Darier)

Es finden sich Basaliomstränge, die Stachelzellkomplexe mit parakeratotischen Hornperlen einschließen. Ein Nebeneinander von Basaliom und spinozellulärem Karzinom dürfte, wenn überhaupt, nur extrem selten vorkommen, meist liegt eine umschriebene keratotische Ausdifferenzierung von Basaliomanteilen zugrunde. Das metatypische Basaliom dieses Typs unterscheidet sich nämlich in seiner Prädilektion und klinisch-morphologischen Ausprägung nicht von typischen Basaliomen. Die Diagnose ist nur histologisch zu stellen.

Metatypisches Basaliom vom type intermédiaire

Synonym. Epithéliome pavimenteux intermédiaire (Darier)

Der Tumor setzt sich aus basaloid wachsenden Zellen zusammen. Gleichzeitig finden sich hier aber auch Tumorteile, die an ein entdifferenziertes spinozelluläres Karzinom erinnern, so daß nicht eindeutig festgelegt werden kann, ob der Tumor einem Basaliom oder einem spinozellulären Karzinom zuzuordnen ist. Eine Abgrenzung zwischen einem verwilderten entdifferenzierten Basaliom und einem anaplastischen spinozellulären Karzinom ist nicht sicher möglich. Es wächst rascher als ein gewöhnliches Basaliom, teils destruktiv und ist zur Metastasierung befähigt. Nicht selten entsteht dieser Tumortyp im Anschluß an eine nicht adäquate Strahlenbehandlung eines Basalioms an der Nase. Bei vielen Fällen von sogenannten metastasierenden Basaliomen handelt es sich um diesen Tumortyp. Therapeutisch ist die geringe Strahlenempfindlichkeit dieser Tumorart hervorzuheben. Metatypische Basaliome sind prognostisch vorsichtig zu beurteilen und verlangen eine aktive und umfassende Therapie.

Diagnose

Basaliome werden fast immer aufgrund der typischen klinischen Merkmale eines wachsfarbenen flachen Tumors mit perlenartigem Randsaum und Teleangiektasien diagnostiziert. In Zweifelsfällen, wenn eine In-toto-Exzision nicht möglich ist, muß vor der Therapie eine Probeexzision gemacht werden. Handelt es sich klinisch um einen ulzerierten Knoten, der nicht weiter eingegrenzt werden kann, stellt die zytologische Aufarbeitung eines Abklatschpräparates eine rasche und sichere Methode in der Differentialdiagnose zum ulzerierten malignen Melanom dar. Diese zytologische Diagnose sollte dann durch die Histologie bestätigt werden. Bei pigmentierten Veränderungen bewährt sich auch die Dermatoskopie.

Differentialdiagnose. Die wichtigste Differentialdiagnose stellt das Trichoblastom und das Trichoepitheliom dar. Im weiteren hängt jene von der klinischen Erscheinungsform ab. An seborrhoische Warze, Morbus Bowen, aktinische Keratose, Fibroma nasi (Angiofibrom der Nase), benigne zystische oder solide Tumoren der ekkrinen und apokrinen Schweißdrüsen, Melanoakanthom – und bei stark pigmentierten Basaliomen auch an malignes Melanom – ist zu denken. In jedem Zweifelsfall sollte eine Probeexzision durchgeführt werden; bei Verdacht auf malignes Melanom ist entsprechend vorzugehen.

Therapie

Sie wird bestimmt von der Größe und dem Sitz des Basalioms. Eine Vielzahl sicherer Behandlungsmethoden existiert. Die persönliche Einstellung des Arztes und die Sicherheit, mit welcher er die verschiedenen Therapiemodalitäten beherrscht, entscheiden über das Vorgehen.

Rezidive in loco aus verbliebenen Basaliomnestern sollten bei weniger als 5% der Patienten auftreten, gleich welche Behandlung durchgeführt wird. Die Entscheidung, welche Therapieform durchgeführt wird, hängt nicht zuletzt auch vom Patienten ab. Bei älteren Menschen wird eher eine Röntgentherapie als bei jüngeren empfohlen, da die Gefahr einer erneuten Tumorentstehung (Basaliom, aktinische Keratosen und spinozelluläres Karzinom) im Röntgenoderm durch zusätzliche chronische UV-Exposition aufgrund der Lebenserwartung begrenzt ist. Bei Basaliom im Lidbereich kann Röntgenweichstrahlentherapie erwogen werden, während an den Handrücken oder über Gelenken gelegene Basaliome wegen der Spätfolgen sich nicht für diese Therapie anbieten. Lichtempfindlichen jüngeren Patienten mit Hauttyp I oder II wird weniger zur Röntgentherapie als zum operativen Vorgehen geraten, da sie aufgrund der zusätzlichen aktinischen Belastung Risikopatienten für weitere Tumoren sind.

Exzision. Sie ist die häufigste Behandlungsform. Kleinere Basaliome werden im Gesunden, soweit es die topographische Situation zuläßt, möglichst mit 0,5 cm Sicherheitsabstand exidiert. Größere Basaliome können unter Zuhilfenahme von plastisch-chirurgischen Maßnahmen ebenfalls mit gutem kosmetischem Endresultat versorgt werden. Ausgedehnte ulzerierende Basaliome (Ulcus terebrans) mit Übergang auf Weichteile und Knochen verlangen radikale operative Maßnahmen. Die Kooperation mit Chirurgen, Kieferchirurgen oder Hals-Nasen-Ohren-Ärzten ist anzustreben. Eine histologische Begutachtung unter der Fragestellung, ob das Basaliom den vorliegenden Schnitten nach in toto exidiert wurde, ist erforderlich.

Chemochirurgie und mikroskopisch kontrollierte Chirurgie (MKC). Da Basaliome seitlich oder zur Tiefe oft eisbergartig über die klinisch erkennbaren Grenzen hinauswachsen und Ausmaße und Richtung dieser Ausdehnung klinisch nicht erkennbar sind, ergibt sich bei einzelnen Patienten die Notwendigkeit, bei operativem Vorgehen die Vollständigkeit der Exzision durch kontinuierliche dreidimensionale histologische Untersuchung zu kontrollieren. Ein Behandlungsverfahren, das diese Forderung erfüllt, ist die *mikroskopisch kontrollierte Chirurgie*. Zwei Verfahren stehen zur Verfügung:

Chemochirurgie [Mohs 1936, Schreus 1951]. Das Behandlungsprinzip der Mohs-Methode besteht in der vollständigen histologischen Kontrolle des exidierten Gewebes, wodurch eine sichere Entfernung des Tumorparenchyms bei optimaler Schonung nichtbefallener Areale gewährleistet ist. Die ursprüngliche, von Mohs angegebene Chemochirurgie beinhaltet als ersten Schritt des Behandlungsverfahrens eine In-situ-Fixierung des Gewebes durch Behandlung mit einer 40%igen Zinkchloridpaste. Nach 3- bis 4stündiger Einwirkungszeit kann das fixierte Gewebe dann ohne Auftreten von Blutungen oder Schmerzen exidiert werden. Die Fixierungsphase selbst ist sehr schmerzhaft; deshalb wird dieses Verfahren nicht mehr angewandt. Die *Zinkschnellätzung nach Schreus* gehört in die Hand des Erfahrenen. Nach zentrifugaler Auskratzung des Basalioms (Kürettage) mit einem scharfen Löffel erfolgt die Zinkchloridbehandlung mit wäßriger Zinkchloridlösung (50%); histologische Kontrollmöglichkeit ist dabei nicht gegeben.

Frischgewebemodifikation der Mohs-Chemochirurgie. Hierbei wird auf die In-vivo-Vorfixierung des Gewebes durch Zinkchloridpaste verzichtet und das tumortragende Areal in Lokalanästhesie exzidiert. Scheibenförmig werden Exzisate entnommen und topographisch genau skizziert. Die Ränder der Exzisate werden mit wasserfesten Farbstiften zum Wiederauffinden im mikroskopischen Präparat markiert. Die Exzisate werden entweder in Kryostatschnitten oder nach einer üblichen Fixierung in horizontaler Schnittführung stufenweise aufgearbeitet. Die histologische Untersuchung erlaubt es, in Verbindung mit der Gewebemarkierung und der topographischen Skizze den Tumor in seinen Ausläufern genau zu verfolgen und vollständig zu exzidieren. Indikationen für die sehr aufwendige Methode der MKC sind Basaliomrezidive bei langer Anamnesedauer, Basaliome mit unsicherer klinischer Abgrenzbarkeit, sklerodermiforme Basaliome; ferner primäre Basaliome in besonderen topographischen Lokalisationen, wie z.B. in der Nähe von Augen, Nasensteg oder Ohrmuschel. Durch die Anwendung dieser Technik kann die Fünfjahresheilung von Problembasaliomen wesentlich verbessert werden.

Kürettage und Elektrodesikkation. Sie eignet sich für kleine initiale Basaliome und Rumpfhautbasaliome, vorwiegend bei älteren Patienten. Die klinische Diagnose sollte vor Therapiebeginn histologisch gesichert sein. Eine histologische Kontrolle, ob alles Basaliomgewebe in toto exzidiert wurde, ist allerdings nicht möglich.

Kryotherapie. Einfrieren (Vereisen) des Tumorparenchyms durch Einwirkung tiefreichender Kälte, wie flüssigem Stickstoff ist eine von manchen Ärzten bevorzugte Behandlungsmöglichkeit. In der Hand des Geübten bietet sich diese Therapieform besonders zur Behandlung flacher Basaliome, insbesondere der Rumpfhautbasaliome, an. Vorausgehende histologische Bestätigung der Diagnose ist erforderlich.

Strahlentherapie. Vor Beginn muß die klinische Diagnose histologisch gesichert sein. Strahlentherapie kommt in Form von Röntgenweichstrahlen, von β-Strahlen, oder besonders bei Basaliomen an der Nase und über Knochen, von schnellen Elektronen in Frage. In allen Fällen richtet sich die Strahlenqualität und Strahlendosierung nach Größe, Lokalisation und Zustandsbild. Im allgemeinen hat sich fraktionierte Röntgenweichstrahlentherapie mit kleineren Einzeldosen (3–5 Gy) bis zu Gesamtdosen von 50–60 Gy bewährt. Die Gewebehalbwertstiefe sollte bei Anwendung der Röntgenweichstrahlentherapie dabei der Tumordicke entsprechen. Chirurgisches Planieren der Tumoren vor der Bestrahlung ist bei stark exophytischem Wachstum angezeigt. Bei Bestrahlung muß ein späteres Röntgenoderm mit seinen Folgeerscheinungen in Kauf genommen werden. Wichtig ist, daß die Behandlung weit genug (0,5–0,7 cm) in die gesunde Haut hinein durchgeführt wird, da die Tumoren meistens ausgedehnter sind, als man klinisch erkennt. Nur so lassen sich Randrezidive vermeiden. Basaliome jüngerer Patienten an lichtexponierter Haut sollten möglichst nicht radiotherapeutisch behandelt werden. Lidbasaliome sprechen gut auf Röntgenweichstrahlentherapie an.

Photodynamische Therapie. Nach vorheriger lokaler Einwirkung eines Photosensibilisators, meist delta-Lävulinsäure, und nachfolgender Bestrahlung mit Laser oder anderen Lichtquellen kommt es zur Tumornekrose. Das Verfahren befindet sich in klinischer Erprobung.

Retinoide. Patienten mit Basalzellnävussyndrom sowie Patienten mit immer wieder auftretenden, zahlreichen Basaliomen (*Basaliomatose*) speziell in Verbindung mit anderen Tumoren, wie Keratoakanthom, aktinische Keratosen, spinozelluläres Karzinom, Morbus Bowen oder Bowen-Karzinom auf aktinischer Schädigung der Haut oder nach vorausgegangener Arsenzufuhr können *prophylaktisch* mit aromatischen Retinoiden behandelt werden. An Retinoiden stehen Acitretin (Neotigason) und Isotretinoin (Roaccutan) zur Verfügung. Die Dosis muß hoch sein, höher als zur Behandlung von Psoriasis, Ichthyosis oder Akne, um tumorpräventiv zu wirken. Die toxikologischen Nebenwirkungen sind kontrollbedürftig. Bereits bestehende Tumoren können sich teilweise zurückbilden, neue vermieden werden. Die Prophylaxe bei den meist älteren Patienten muß wahrscheinlich lebenslang erfolgen. Eine gleichartige Prophylaxe wird bei Patienten mit Xeroderma pigmentosum versucht.

Zytostatische Behandlung. Lokale Zytostatika wie 5-Fluorouracil (Efudix) haben sich generell nicht bewährt und kommen nur bei spezieller Indikation (oberflächliche Rumpfhautbasaliome) in Betracht. Auch die systemische Gabe von Bleomycin und Polychemotherapieschemata bei inoperablen und nichtbestrahlungsfähigen Patienten mit Basaliomen haben sich bislang nicht bewährt.

Tumornachsorge und Prognose

Aus nicht primär beseitigten Basaliomnestern und auch de novo innerhalb eines behandelten Areals können Basaliomrezidive oder neue Basaliome entstehen. Basaliome unter Transplantaten sind oft erst zu erkennen, wenn sie sich knotig vorwölben oder am Transplantationsrand auftreten. Unter Spalthautlappen sind Rezidive besser erkennbar als unter Vollhautlappen. Alle Basaliompatienten sollten lange genug nachkontrolliert werden, um Rezidive frühestmöglich zu erkennen. Kontrollen sind nach 2, 6, 12 Monaten und dann einmal jährlich anzuraten. Die Heilerfolge bei primären Basaliomen liegen bei 95–99%, nach Basaliomrezidiven bei etwa 90%.

Patienten, die bereits ein Basaliom hatten, bekommen statistisch häufiger neue Basaliome als Patienten, die noch kein Basaliom aufzeigten. Daher ist bei allen Patienten, die bereits ein Basaliom durchgemacht haben, eine besonders gute Tumornachsorge ohne zeitliche Begrenzung angezeigt. Sowohl bei Patienten mit aktinisch bedingten Basaliomen wie auch bei Patienten mit Basaliomen nach ionisierenden Strahlen hat sich gezeigt, daß mit zunehmender Latenz das Risiko zur Entwicklung von Basaliomen in den exponierten Arealen deutlich ansteigt. Wenn Sonnenlicht als wesentlicher Faktor für die Entstehung von Basaliomen erkannt ist, sollte unnötige Sonnenexposition vermieden werden. Auf Sonnenschutz durch entsprechende Kleidung und Anwendung ausreichend wirksamer Lichtschutzmittel mit einem Lichtschutzfaktor von 15 und höher, vorzugsweise im *UVB-* und *UVA-Bereich* sollte geachtet werden.

Spinozelluläres Karzinom

Synonyme. Spinaliom, Epithelioma spinocellulare, verhornender Plattenepithelkrebs, Plattenepithelkarzinom, Stachelzellkarzinom.

Definition. Spinozelluläre Karzinome sind maligne epitheliale Tumoren. Sie beginnen gewöhnlich intraepithelial als Carcinoma in situ und gehen nach unterschiedlicher Zeit in invasiv und destruktiv wachsende Tumoren über. Sie metastasieren zumeist lymphogen. Metastasierende spinozelluläre Karzinome führen zu Rückwirkungen auf den Allgemeinzustand der Patienten mit Tumorkachexie, Tumoranämie und unbehandelt schließlich zum Tode.

Epidemiologie. Spinozelluläre Karzinome der Haut sind viel seltener als Basaliome (Verhältnis etwa 1:10). An den Übergängen von Haut zu Schleimhaut und an den Schleimhäuten selbst stellen sie die häufigste Form maligner Tumoren dar, zumal Basaliome an den Schleimhäuten nicht vorkommen. In unseren Breiten liegt die Morbidität bei 12 (Männer) und 6 (Frauen)/100 000; sie erreichen aber in sonnenreichen Ländern sehr viel höhere Werte (in Texas 33 und in Australien >60/100 000 Einwohner).

Pathogenese. Mehrere prädisponierende oder pathogenetische Faktoren für das Zustandekommen von spinozellulären Karzinomen sind bekannt.

Hellhäutige durch wenig Melanin geschützte Menschen mit sonnenempfindlicher Haut (Typ I und II) neigen mehr als dunkelpigmentierte Hauttypen zu Präkanzerosen und spinozellulären Karzinomen. Blonde oder rotblonde Haare, blaue oder blaugrüne Augen charakterisieren diesen sonnenempfindlichen und stärker karzinomgefährdeten Hauttyp. Diese hellhäutigen Menschen sind besonders als Einwanderer aus sonnenarmen Regionen in die sonnenreichen Zonen der USA, Australiens oder Israels gefährdet. Das Ausmaß der UV-Exposition, vorwiegend des UVB, im Laufe des Lebens ist neben dem genetisch bedingten Hauttyp der wichtigste Faktor für die Entstehung von spinozellulären Karzinomen. Über 90% aller spinozellulären Karzinome sind in chronisch-lichtexponierten Hautanteilen, besonders im Bereich von Gesicht, Unterlippe, alopezischer Kopfhaut und Handrücken lokalisiert. Viele der von uns behandelten Patienten stammen aus der ländlichen Bevölkerung. Zunehmende Änderung der Lebensgewohnheit und Freizeitgestaltung auch der Stadtbevölkerung wird hier in absehbarer Zeit Änderungen erwarten lassen. Das Haupterkrankungsalter liegt in unseren Breiten zwischen dem 60. bis 80. Lebensjahr, in sonnenreichen Erdteilen viel früher; Karzinome bei 30- bis 40jährigen sind dort keine Seltenheit. Die Haut registriert sozusagen die UV-Belastung; im höheren

Tabelle 57.1. Pathogenetische Faktoren für das spinozelluläre Karzinom

Ursache	Jahr	Autor
Skrotalkrebs der Schornsteinfeger	1775	Pott
Arsen	1822	Paris
Straffe Narben	1828	Marjolin
Verbrennungsnarben	1860	Heurtreux
Sonnenlicht	1875	Thiersch
Steinkohlenteer	1876	Volkmann
Paraffinöl	1876	Bell
Sonnenlicht	1894	Unna
Röntgenstrahlen	1902	Frieben
Kreosotöl (aus Buchenholzteer; Guajakol; Kresol; Kreosot)	1930	Heller
PUVA-Behandlung	1979	Stern et al.
Humane Papillomaviren (onkogene Viren)	1982	Ostrow
Cyclosporin	1985	Thompson et al.

Lebensalter, wenn eine ausreichend hohe mutagen wirksame kumulative UV-Bestrahlung erreicht ist, manifestieren sich dann die spinozellulären Karzinome. Zu einer aktinischen Belastung der Haut kommt es auch nach Röntgenbestrahlung (chronische Radiodermitis, Röntgenoderm), akzidenteller Strahlenbelastung, langfristiger PUVA- und UV-Therapie sowie chronischer Hitzeeinwirkung (Kangri-Krebs am Unterbauch in Tibet, Unterschenkelkrebs durch offene Kaminfeuer in England).

Chronisch-degenerative und chronisch-entzündliche Hautveränderungen. Ein wichtiger Kofaktor für die Entstehung von spinozellulären Karzinomen sind chronisch-entzündliche Hautschädigungen. Karzinomgefährdet sind straffe Narben und Hautatrophien. Auf schlaffen Narben und nichtsklerotischer Hautatrophie entstehen selten Karzinome. Häufig sind sie auf Narben nach Verbrennung und Verbrühung, auf sklerosierten Lupus-vulgaris-Narben, auf Röntgenodermen, besonders in Verbindung mit einem Röntgenulkus, seltener auf atrophischen Lupuserythematodes-Herden und unter bestimmten Voraussetzungen bei Acrodermatitis chronica atrophicans. Gelegentlich sieht man Karzinome in lange bestehenden Unterschenkelgeschwüren (etwa 1:5000), oder langjährig sezernierenden Fisteln (Fistelkarzinom). Diese werden auch *Marjolin-Ulkus* genannt. Bei jahrzehntelang bestehenden fibrotischen fistulierenden Narben von Acne inversa werden ebenfalls spinozelluläre Karzinome gesehen.

Auch der Zwang zu laufender Epithelproliferation begünstigt Karzinome, so langfristiger Lichen ruber erosivus mucosae, Glossitis interstitialis luica, Lichen sclerosus et atrophicus der Vulva oder des Penis.

Chemische Karzinogene. Laufende exogene Einwirkung bestimmter kanzerogener Substanzen prädisponiert für Karzinomentwicklung an der Haut. Karzinomgefährdet sind bestimmte Berufsgruppen: Arbeiter in Erdölraffinerien, in der Steinkohlenteerindustrie, im Straßenbau mit Teer, in der Arsengewinnung und Arsenverarbeitung. Gefährdend sind auch Teerdestillate aus Tabak (Lungenkrebs der Raucher, aber auch zahlreiche Karzinome anderer innerer Organe sind mit Rauchen assoziiert) und Umgang mit Ruß (Schornsteinfegerkrebs). Ferner stellt Arsen ein (Ko-)-Karzinogen dar, wenn es in höheren Konzentrationen in Brunnen- oder Trinkwasser vorkommt. Patienten, die früher aus medizinischen Gründen arsenhaltige Medikamente genommen haben, können nicht nur an Karzinomen der Haut, sondern auch an solchen des Magen-Darm-Trakts, des Bronchialsystems oder der Nieren erkranken.

Immunsuppression. Organtransplantierte Patienten (Niere, Herz, Lunge, Leber) zeigen wegen der notwendigen medikamentösen Immunsuppressiva häufig eine höhere Rate an malignen Tumoren, einschließlich spinozellulärer Karzinome. Die gleiche Beobachtung wird bei Patienten gemacht, die aus anderen Gründen immunsupprimiert sind. Ebenso gehört in diese Gruppe die AIDS-Erkrankung. Immunsuppression und Virusinfektionen sind oft kombiniert.

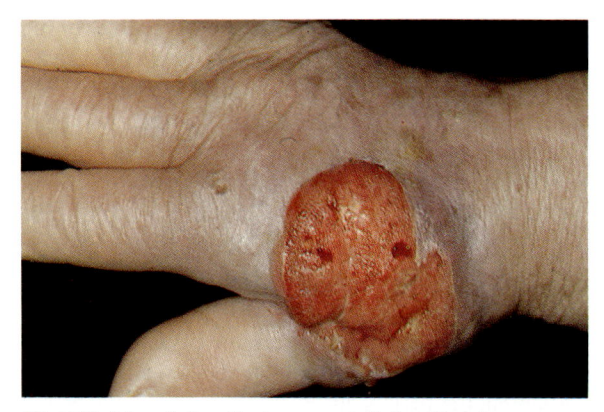

Abb. 57.9. Spinozelluläres Karzinom, exophytisches Wachstum

Virusinfektionen. Onkogene humane Papillomviren (HPV), meist Typ 16 und 18, sind mit einem höheren Risiko für spinozelluläres Karzinom vergesellschaftet. Es gibt viele Hinweise für die Virus- und Krebskorrelation bei Tumoren von Penis, Skrotum, Vulva, Zervix, Zunge, Blase und Nagelorgan.

Verschiedenes. Kombination von Alkoholabusus, insbesondere von hochkonzentrierten Alkoholika, und Rauchen erhöht das Risiko für spinozelluläre Karzinome an Mundschleimhaut, Rachen, Trachea und Bronchus um das Vielfache. Häufig werden bei diesen Patienten auch onkogene humane Papillomviren in den malignen Neoplasien nachgewiesen.

Klinik. Spinozelluläre Karzinome beginnen häufig unauffällig mit einer kleinen, leicht erhabenen, warzigen, breit aufsitzenden, grau oder bräunlichgelblichen Hyperkeratose. Ablösung dieser Kruste gelingt kaum. Dabei stellt sich leicht eine Blutung ein. Die Bildung ist bereits frühzeitig hart und weitgehend schmerzlos. Der Tumor wächst dann relativ rasch weiter. Sind die Tumoren größer, kann man gelegentlich gelbliche fadenartige Massen auspressen, die sogenannten *Vermiottes* (Würmchen), die histologisch aus verhornten Tumorzellen oder Hornperlen bestehen. Dabei bleibt der steinharte Tumor indolent. Das Tumorwachstum schreitet rasch fort. Ausgedehnte ulzeröse Zerfallsherde treten auf. Nichts verschont der Tumor, weder Weichteile noch Knorpel oder Knochen. Schließlich kommt es zur Metastasierung, zunächst in die regionalen Lymphknoten, später auch in andere Organe.

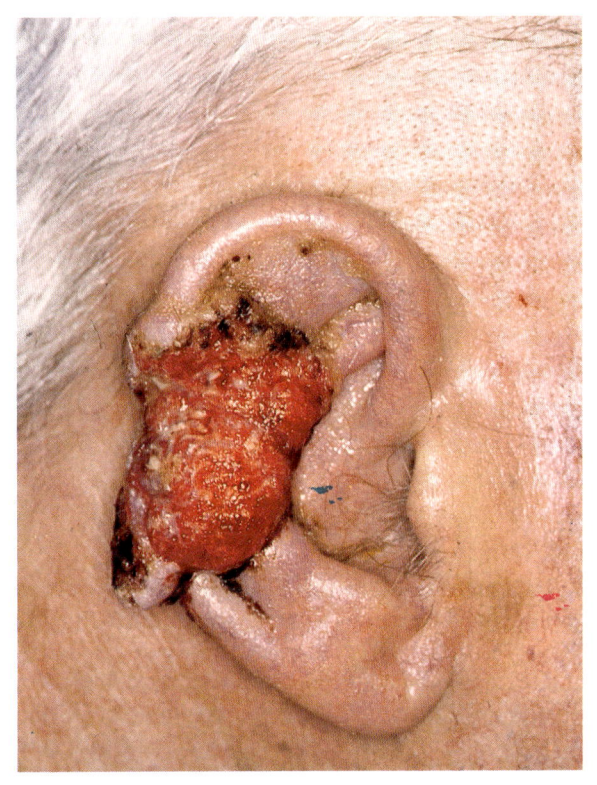

Abb. 57.10. Spinozelluläres Karzinom

Die Lymphknoten sind vergrößert, steinhart, im weiteren Verlauf unterschiedlich miteinander und der Umgebung verbacken, und bilden dicke vorgewölbte Pakete, die eng mit der Unterlage verwachsen sind. Sie sind dann zudem fest mit der darüber liegenden Haut verbunden, ulzerieren und fistulieren. Interkurrente bakterielle Infekte können lokal, später systemisch hinzutreten. Nicht beherrschbare Arrosionsblutungen oder eine Meningitis nach Destruktion der Schädelkalotte führen zum Tode.

Die Häufigkeit der *Metastasierung* spinozellulärer Karzinome schwankt erheblich, je nach Tumordifferenzierung und Art des Tumors, zwischen sehr gering und etwa 50%. Das anaplastische Karzinom auf Lupus-vulgaris-Narben oder Röntgenoderm neigt besonders häufig zur Metastasierung. Bei unseren Patienten kam es in etwa 0,1–2,5% zur Metastasierung.

Prognose. Sie hängt von Sitz, Größe und Differenzierungsgrad der Tumoren ab. Eine relativ schlechte Prognose haben Zungen-, Vulva- und Peniskarzinom. Karzinome der Haut bis zu einer Größenausdehnung von 2–3 cm können bei etwa 90% der Patienten geheilt werden, deren Heilungsaussichten bei größerer Ausdehnung deutlich absinken. Je reifer und damit epidermisähnlicher ein spinozelluläres Karzinom im feingeweblichen Bild ist, desto geringer ist die Metastasierungstendenz.

Differentialdiagnose. Aktinische Keratose, Keratoakanthom, Verruca vulgaris, Morbus Bowen, Basaliom, seborrhoische Warze, warziges Dyskeratom, pseudoepitheliomatöse Epidermishyperplasie, amelanotisches Melanom und viele andere. Ferner kommt eine Großzahl meist nur histologisch klassifizierbarer gut- oder bösartiger Adnextumoren der Talgdrüsenfollikel, der ekkrinen oder apokrinen Schweißdrüsen oder Terminalhaarfollikel in Frage. Beispiele sind: Talgdrüsenadenom, Porom oder proliferierender Trichilemmaltumor. Wie immer auf dem Gebiet der Tumordiagnostik entscheidet die histologische Untersuchung.

Histopathologie. Von der Epidermis oder den verhornenden Abschnitten der Follikelepithelien bzw. von der Schleimhaut gehen unregelmäßig geformte und sich verzweigende Tumorstränge aus. Sie wachsen infiltrierend und destruierend in das Korium. Die Basalmembranzone wird zerstört. Die Zellen sind groß und zytoplasmareich, die Zellgrenzen und Interzellularbrücken wie bei Zellen des Stratum spinosum aufgebaut (daher spinozelluläres Karzinom). Diese Zellen neigen wie normale Stachelzellen zur Verhornung. So kommt es in den Tumorsträngen zu konzentrisch geschichteten Hornkugeln, den *Hornperlen* (*squamous eddies*), die bei orthokeratotischer Verhornung subkorneal keratohyalinhaltige Zellen aufweisen, welche bei parakeratotisch verhornenden Hornperlen fehlen. Besonders beweisend sind entdifferenzierte Zellen, die in den rasch wachsenden Tumorrandzonen auftreten. Kernpolymorphie, atypische Mitosen oder Kernhyperchromasie fallen auf; der DNS-Gehalt der Zellkerne ist erhöht (Polyploidie). In allen Fällen findet man eine starke Stromareaktion um die proliferierenden Tumorstränge und Tumorzapfen mit Anreicherung von Histiozyten und Mastzellen, besonders aber Lymphozyten und Plasmazellen.

Der *Differenzierungsgrad* von spinozellulären Karzinomen wird nach Broders in 4 Grade eingeteilt, wobei die Gradeinteilung vom zunehmenden Prozentsatz undifferenzierter Zellen, die keine Verhornungstendenz mehr zeigen, abhängt. Anteil undifferenzierter Tumorzellen: Grad I < 25%, Grad II < 50%, Grad III < 75%, Grad IV > 75%.

Dieser Differenzierungs- oder Entdifferenzierungsgrad wird heute nur noch wenig benutzt. Dafür wird, analog zum malignen Melanom, die *Tumordicke* in Millimetern angegeben. Die Prognose hängt neben dem Differenzierungsgrad auch von der Tiefenausdehnung des Karzinoms ab; Invasion bis unter das Niveau der Schweißdrüsen findet man bei Tumoren von geringem Malignitätsgrad selten.

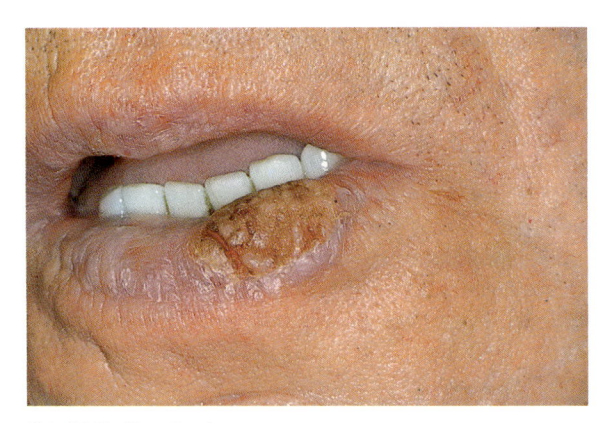

Abb. 57.11. Lippenkarzinom

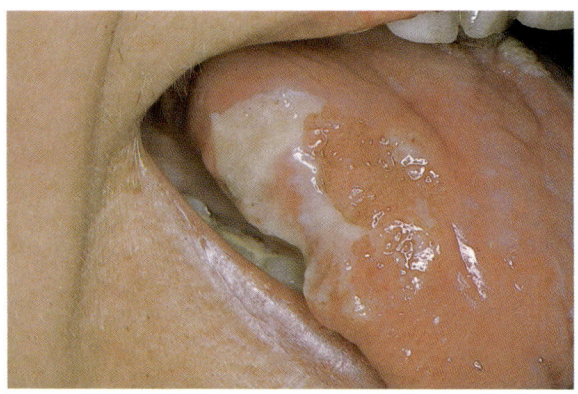

Abb. 57.12. Zungenkarzinom

Lippenkarzinom

65% der spinozellulären Karzinome sind zentrofazial lokalisiert. Männer sind viel häufiger als Frauen (40:1) betroffen. Die meisten Gesichtskarzinome sind Unterlippenkarzinome. Die Oberlippe ist im Vergleich zur Unterlippe extrem selten befallen. Der Einfallswinkel der UV-Strahlung des Sonnenlichts trifft vorwiegend das Unterlippenrot und die angrenzenden Partien der Unterlippenhaut (Sonnenterrassen des Gesichtes).

Lippenkarzinome entwickeln sich zumeist auf Präkanzerosen: *Leukoplakie* (bei Rauchern, speziell bei Pfeifenrauchern, Glasbläsern oder Teerarbeitern), *Cheilitis actinica praecancerosa* oder *Cheilitis abrasiva praecancerosa*. Zu Beginn der Karzinomentwicklung, die wenig beeindruckend ist, findet sich eine kleine festhaftende Schuppung, unter der man initial kaum, später angedeutet eine kleine Verhärtung tastet. Charakteristisch ist das Bild einer bunten Lippe mit Farbvariationen von weißlich, gelblich, rötlich und bräunlich. Manchmal ist der Beginn des Tumors eine kleine schmerzlose Erosion mit derber Basis. Auch primär schmerzlose Ulzeration ohne exophytisches Wachstum kommt vor; aber stets besitzen diese Tumoren bereits eine harte indolente Basis. Selten ist ein solides derbes Knötchen vorhanden, das erst später zerfällt. Wachstum und Ausdehnung können horizontal und vertikal verlaufen. Eine erosive aktinische Cheilitis kann mehrere Zentimeter breit sein und einen oder mehrere knotenförmige oder einen lang ausgezogenen mehrere Zentimeter langen wulstförmigen Tumoranteil besitzen. Verbreiterung der Lippe durch das zapfenförmig in die Tiefe wachsende Karzinom, Verziehung des Mundwinkels durch die Tumormassen und Metastasierung in die regionalen und später auch fernen Lymphknoten sind Folgeentwicklungen.

Differentialdiagnose. Keratoakanthom, verruköse Leukoplakie, Verruca vulgaris, syphilitischer Primäraffekt, floride orale Papillomatose. Basaliome greifen nur sekundär auf das Lippenrot über. In jedem Fall ist eine Biopsie angezeigt, Zur Früherkennung kann eine Vitalfärbung mit Toluidinblau hilfreich sein. Suspekte Lymphknoten werden palpatorisch und sonographisch beurteilt.

Zungenkarzinom

Männer sind etwa 10mal häufiger als Frauen betroffen. Das Zungenkarzinom entsteht auf dem Boden chronischer Entzündung (Glossitis, Gumma, atrophisierender Lichen ruber mucosae) und straffer Narben oder Leukoplakie. Onkogene humane Papillomviren und Tabakkonsum sind von besonderer Bedeutung. Der Zungenrand ist häufiger als der Zungenrücken oder Zungengrund betroffen. Es bilden sich an der Zunge harte Knoten oder strangförmige Indurationen. Danach entstehen wechselnd tiefgreifende Ulzerationen, die recht schmerzhaft sein können. Frühzeitige lymphogene Metastasierungsneigung führt regional zu harten schmerzlosen, ständig wachsenden regionalen Lymphknotenvergrößerungen.

Differentialdiagnose. Diese umfaßt Zungengumma bei Lues sowie seltenere gut- und bösartige Weichteiltumoren. Die Prognose des Zungenkarzinoms ist schlecht. Spezielle Behandlungsmaßnahmen der Hals-Nasen-Ohren-Ärzte gelten für dieses Karzinom.

Peniskarzinom

Das Peniskarzinom verlangt wegen seiner schlechten Prognose eine besonders frühzeitige Erkennung und

Abb. 57.13. Peniskarzinom

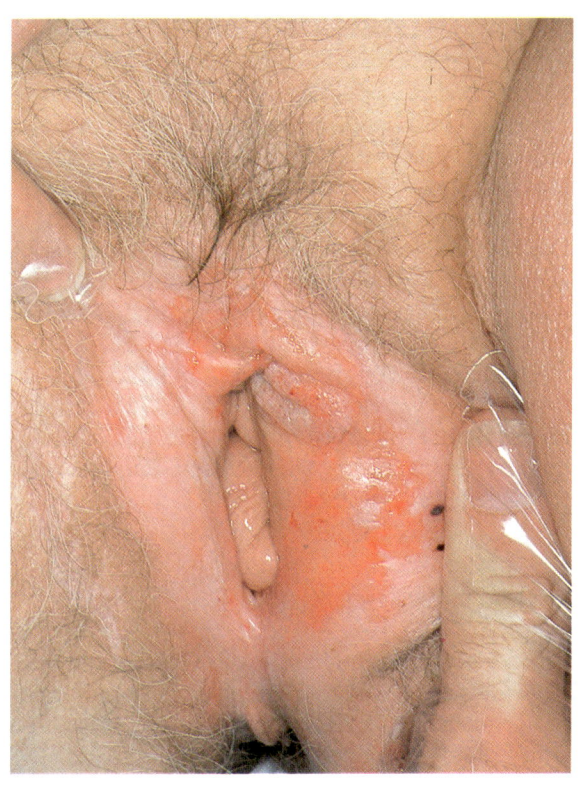

Abb. 57.14. Vulvakarzinom

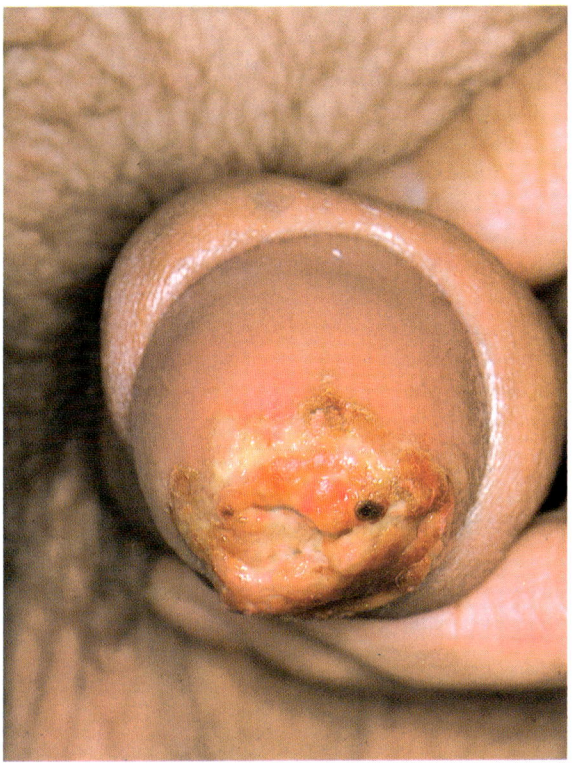

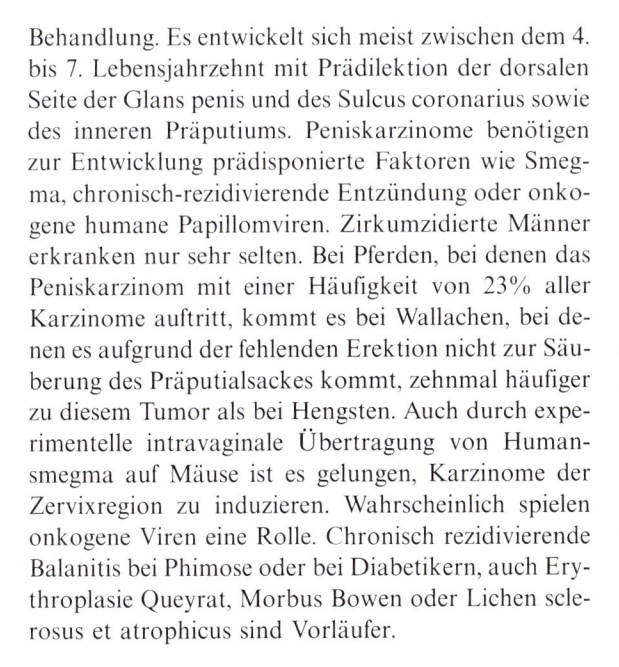

Behandlung. Es entwickelt sich meist zwischen dem 4. bis 7. Lebensjahrzehnt mit Prädilektion der dorsalen Seite der Glans penis und des Sulcus coronarius sowie des inneren Präputiums. Peniskarzinome benötigen zur Entwicklung prädisponierte Faktoren wie Smegma, chronisch-rezidivierende Entzündung oder onkogene humane Papillomviren. Zirkumzidierte Männer erkranken nur sehr selten. Bei Pferden, bei denen das Peniskarzinom mit einer Häufigkeit von 23% aller Karzinome auftritt, kommt es bei Wallachen, bei denen es aufgrund der fehlenden Erektion nicht zur Säuberung des Präputialsackes kommt, zehnmal häufiger zu diesem Tumor als bei Hengsten. Auch durch experimentelle intravaginale Übertragung von Humansmegma auf Mäuse ist es gelungen, Karzinome der Zervixregion zu induzieren. Wahrscheinlich spielen onkogene Viren eine Rolle. Chronisch rezidivierende Balanitis bei Phimose oder bei Diabetikern, auch Erythroplasie Queyrat, Morbus Bowen oder Lichen sclerosus et atrophicus sind Vorläufer.

Klinik. Klinisch manifestiert sich das Peniskarzinom entweder in Form eines papillomatösen exophytisch wachsenden Tumors mit Zerfallsneigung oder als derbe Plaque mit Ulzeration. Selbst bei klinisch nicht sicher begründetem Verdacht kann die Probeexzision ein histologisch verifiziertes Karzinom liefern. Wegen des Reichtums an Blut- und Lymphgefäßen ist wie beim Zungenkarzinom die Metastasierungsgefahr groß. Die bei etwa der Hälfte der Patienten frühzeitig einsetzende Metastasierung erfolgt meist in die regionalen Lymphknoten inguinal und paraaortal, während hämatogene Metastasierung nicht so häufig ist. Bei jedem harten Palpationsbefund ist an diese Diagnose zu denken. Die Therapiemaßnahmen umfassen ein kombiniertes urologisch-chirurgisches und radiotherapeutisches Vorgehen. Hinzu können chemotherapeutische Maßnahmen kommen. Es richtet sich nach dem Stadium des Tumors.

Anhaltspunkte dafür sind der Grad der Ausdehnung und Infiltration sowie das Vorhandensein von Metastasen. Bei präinvasiven Karzinomen beschränkt man sich auf die Exzision der verdächtigen umschriebenen Bezirke, sonst kommt eine Teilamputation des Penis in Frage. Spezielle Therapiemaßnahmen umschließen die Lymphknotenentfernung bis hoch paraaortal, Laserbehandlung sowie innerlich zytostatische Behandlung, beispielsweise mit Bleomycin, cis-Platin oder 5-Fluorouracil.

Vulvakarzinom

Es findet sich bei älteren Frauen innen an den Labia majora am Übergang zu den Labia minora und zur

Klitoris. Man unterscheidet infiltrierende, ulzerierende und papillomatöse Karzinome. Viele Vulvakarzinome entstehen analog dem Peniskarzinom auf einem Lichen sclerosus et atrophicus (auch unter dem Sammelbegriff Craurosis vulvae verborgen), sowie auf Morbus Bowen (Bowen-Karzinom) oder als extramammärer Morbus Paget (Paget-Karzinom).

Die Prognose ist wegen der großen Metasierungsneigung ungünstig. Deswegen wird eine möglichst frühzeitige histologische Untersuchung und Therapie empfohlen.

Spezielle Behandlungsmaßnahmen der Gynäkologie bestehen in Vulvektomie, Lymphknotenentfernung bis paraaortal, Lasertherapie, elektrokaustische Abtragung mit sekundärer Wundheilung, Radiotherapie und innerlicher zytostatischer Polychemotherapie.

Trilemmales Karzinom

Seltener exophytisch-ulzeröser Tumor, meist an der Kopfschwarte. Klinisch besteht Ähnlichkeit mit einer proliferierenden Trichilemmalzyste. Die Diagnose wird histologisch gestellt.

Multifokales Karzinom

Synonym. Field cancerization

Bei etwa 30% aller Mundschleimhautkarzinome kommt es zu multifokalen diskreten Karzinomen in feldförmiger Verteilung, wobei Lippen, Pharynx, Larynx und Ösophagus betroffen sein können. Auslösende Faktoren sind humane Papillomaviren, Alkoholabusus und Rauchen, wobei die Kombination dieser Faktoren besonders ungünstig ist.

Bowen-Karzinom

Dieses entwickelt sich durch destruktives Wachstum aus dem Morbus Bowen (s.S. 1307). Ein Morbus Bowen kann an lichtexponierten Hautarealen, aber auch an nichtexponierten Lichtpartien wie Rumpf, Genitalbereich (Präputialraum, Vulva) oder auch am Handrücken und zwischen den Fingerfalten auftreten. Weitere Prädilektionsstellen sind die Nagelbetten, besonders von Daumen und Großzehen. Manche Bowen-Karzinome wirken psoriasiform oder sind von einem Cornu cutaneum überlagert.

Talgdrüsenkarzinom

Seltenes Karzinom, das okulär oder extraokulär auftreten kann. Der häufigere okuläre Typ entwickelt sich meist aus den Meibom-Drüsen des Ober- oder Unterlides, der extraokuläre de novo. Die klinische Differentialdiagnose im Bereich der Lider umfaßt das Hordeolum, Furunkel und Basaliom, während beim extraokulären Talgdrüsenkarzinom differentialdiagnostisch alle sonstigen kuppelförmig erhabenen und teilweise gestielten Knoten in Frage kommen. Die Prognose des okulären Talgdrüsenkarzinoms ist mit Vorsicht zu stellen, da es häufig bereits jahrelang besteht und bei der Erstdiagnose bereits retrobulbäre Strukturen erreicht hat.

Schweißdrüsenkarzinom

Definition. Heterogene Gruppe von sehr seltenen malignen Tumoren (0,005% aller malignen epithelialen Tumoren), die eine Differenzierung von Schweißdrüsenstrukturen besitzen und entweder de novo oder aus einem vorbestehenden gutartigen Tumor entstehen. Je nach Differenzierung unterscheidet man nach Murphy und Elder *ekkrine* (sklerosierendes Schweißdrüsengangkarzinom, malignes chondroides Syrinom, Porokarzinom, malignes noduläres Hidradenom, ekkrines Adenokarzinom, malignes ekkrines Spiradenom, muzinöses ekkrines Karzinom, adenoidzystisches Karzinom, digitales papilläres Adenokarzinom) und *apokrine Karzinome* (extramammärer Morbus Paget, malignes Zylindrom, apokrines Adenokarzinom).

Mikrozystisches Adnexkarzinom

[Goldstein et al. 1982]

Synonyme. Sklerosierendes Schweißdrüsengangkarzinom, malignes Syringom

Definition. Seltenes Schweißdrüsenkarzinom mit ekkriner Differenzierung ähnlich dem distalen Anteil des Schweißdrüsenausführungsganges (Akrosyringium).

Klinik. Derbe, langsam wachsende Plaques oder knotige Tumoren im Gesicht (nasolabial oder periorbital) oder in der Axilla, seltener an der übrigen Haut, meist im 5. oder 6. Lebensjahrzehnt bei etwa gleicher Geschlechtsverteilung. Es kommt häufig zu Rezidiven und selten zu Metastasierung.

Histopathologie. Oft ohne erkennbare Verbindung zur Epidermis unscharf begrenzter asymmetrischer epithelialer Tumor aus oberflächlich gelegenen infundibulären Strukturen und tiefer gelegenen schmalen Zellzügen mit duktaler Differenzierung. Diese Epithelverbände sind von einem dichten fibrösen Stroma umgeben.

Verlauf. Hohe lokale Rezidivrate, wahrscheinlich auch wegen der ausgedehnten perineuralen Infiltration. Sehr selten Metastasierung.

Differentialdiagnose. Basaliom, sklerodermiformes Basaliom, Trichofollikulom, Trichoepitheliom, spinozelluläres Karzinom.

Therapie. Am besten mikroskopisch kontrollierte Chirurgie.

Adenoid-zystisches Schweißdrüsenkarzinom
[Boggio 1975]

Synonyme. Ekkrines Epitheliom, Basalzelltumor mit ekkriner Differenzierung

Definition. In der Haut kann es sich als primäres kutanes Schweißdrüsenkarzinom mit ekkriner Differenzierung bei relativ guter Prognose zeigen, da es zwar häufiger zu Rezidiven kommt, aber selten zur Metastasierung. Häufiger entwickelt es sich aber aus den Speicheldrüsen, Tränendrüsen, Zeruminaldrüsen oder den Schleimdrüsen der oberen Luftwege. Dabei kann die Haut per continuitatem oder durch Metastasierung betroffen sein.

Klinik. Asymptomatischer, rötlicher oder hautfarbener dermal wachsender Knoten, hauptsächlich im Gesicht, oft an der Nase. Männer und Frauen sind etwa gleich häufig betroffen, meist um das 60. Lebensjahr.

Histopathologie. Meist von der Epidermis abgesetzter, asymmetrischer und unscharf begrenzter, die gesamte Dermis diffus durchsetzender epithelialer Tumor. Dieser besteht aus basaloiden Zellen, die teils solide, teils tubuläre oder kribriforme (adenoid-zystische) Zellverbände ausbilden. Im Lumen ist teilweise Muzin nachweisbar.

Therapie. Exzision im Gesunden, gegebenenfalls mit mikroskopisch-kontrollierter Chirurgie und Suche nach dem Primärtumor, wenn eine Metastase gefunden wird.
Radikale Entfernung der Tumormassen gut im Gesunden, aber soweit möglich, unter Erhaltung der funktionellen Strukturen ohne Amputation ist die Methode der Wahl. Kryochirurgische Maßnahmen, Laserbestrahlung oder mikroskopisch kontrollierte Chirurgie werden je nach Lokalisation eingesetzt.

Chirurgische Methoden. Kleine Tumoren mit günstigem Sitz werden mit ausreichendem Sicherheitsabstand im Gesunden exzidiert und die Wunde primär, gelegentlich unter Zuhilfenahme plastisch-chirurgischer Defektdeckungsmöglichkeiten, verschlossen. Größere Tumoren verlangen oft das Abtragen von großen Gewebepartien, beispielsweise einer Ohrmuschel, eines Finger- oder Zehenstrahls oder des Penis. Funktionelle Gesichtspunkte und Erhaltung wichtiger Gewebepartien wie der Rest eines Ohrmuschelanteils zum Tragen der Brille sind zu bedenken. Für Präkanzerosen und initiale spinozelluläre Karzinome im Lippenrotbereich kommt ein *lip-shaving (Vermillionektomie)* in Frage, bei dem das Lippenrot in horizontaler Richtung abgetragen, die Unterlippenschleimhaut als Lippenersatz nach außen mobilisiert und die Haut- und Schleimhautanteile primär miteinander vernäht werden. Defekte bis zu 1/3 des Lippenrots werden durch Keilexzision oder W-förmige Exzision, Defekte bis zu 2/3 der Lippe durch Wangenverschiebeplastik nach Burow oder Bernard behandelt. Regionale Lymphknotenausräumung und neck dissection bei bestimmten Gesichtskarzinomen sollten Chirurgen, Gynäkologen, Kieferchirurgen oder Hals-Nasen-Ohren-Ärzten vorbehalten bleiben.

Röntgenbestrahlung. Früh erfaßte kleinere Karzinome können gut mit Röntgenweichstrahlentherapie behandelt werden. Sie ist die Therapie der Wahl bei älteren Menschen oder Risikopatienten. Die Strahlenqualität richtet sich nach Sitz und Größe des Tumors sowie dem histologischen Differenzierungsgrad. Die Einzeldosen liegen zwischen 3–5 Gy tgl. Die kumulative Dosis beträgt zwischen 50–80 Gy. Exophytisch gewucherte Karzinome werden vorher elektrochirurgisch planiert. Lippen- und Augenlidkarzinome sind gut mit Röntgenstrahlen zu behandeln. Weniger geeignet für diese Therapie sind knorpel- und knochennahe Karzinome, besonders an Hand- und Fußrücken.
Andere Strahlenqualitäten werden bei besonders gelagerten Tumorfällen (Karzinome über Knorpel und Knochen) vom Radiotherapeuten angewandt.

Zytostatika. Inoperable spinozelluläre Karzinome, nicht sicher chirurgisch in toto entfernte Tumoren, beispielsweise Peniskarzinome, auch metastasierende Karzinome, können systemisch mit Chemotherapeutika behandelt werden. Gelegentlich wird Bleomycin vor der Operation eingesetzt, um eine Verkleinerung des Tumors und damit eine verbesserte Operationssituation zu schaffen. Weitere Chemotherapiemaßnahmen, ob als Chemotherapie oder Polychemotherapie, sind mit den Onkologen zu besprechen. Behandlung mit intraläsional oder epikutan aufgetragener Zytostatika (Bleomycin, Stickstofflost, 5-Fluorouracil) bleibt besonderen Fällen vorbehalten.

Tumornachsorge. Eine ständige Nachbeobachtung über mindestens 5 Jahre, erst in kleineren (3 Monate) Abständen, dann alle 6–12 Monate wird empfohlen. Die Patienten sollten einen Nachsorgepaß (Tumorpaß) erhalten, in dem alle betreuenden Ärzte ihre Aufzeichnungen vermerken sowie die nächsten Kontrolltermine und anstehenden diagnostischen Maßnahmen festhalten. Bei Verdacht auf Rezidiv oder einen De-novo-Tumor muß sofort gehandelt werden. Wird ein primäres Karzinom oder ein Rezidiv früh genug erkannt, steigen die Heilungschancen erheblich an.

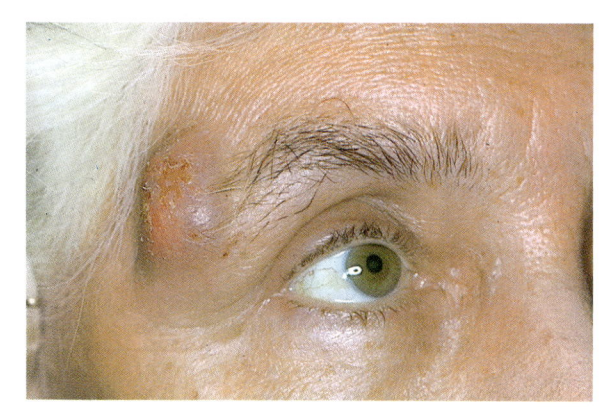

Abb. 57.15. Hautmetastase eines Adenokarzinoms

Metastatische Karzinome der Haut

Im Gegensatz zu den primären, an der Haut und den Schleimhäuten selbst entstehenden Karzinomen steht die Gruppe jener Karzinome, welche die Haut erst sekundär erreichen. Diese sind selten.
Sekundäre Karzinome der Haut entstehen per continuitatem sowie durch hämatogene oder lymphogene Metastasierung von Karzinomen innerer Organe. Bei etwa 3–5% der Patienten mit metastasierenden Tumoren kommt es zu Hautmetastasen. Oft sind sie das erste Zeichen eines metastasierenden Tumors anderer Organe. Hautmetastasen können in allen Schichten der Haut kutan, kutan-subkutan oder subkutan liegen. Meist handelt es sich um hautfarbene bis rote, harte, unterschiedlich große Knoten, die kaum ulzerieren und oft besser palpiert als gesehen werden können. Sehr typisch ist die gleichzeitige Lage von Hautmetastasen in den verschiedenen Hautschichten.
Mammakarzinome bei Frauen und Männern, aber auch andere Karzinome der Kopf-Hals-Region können Brustwand, Hals und Oberarme panzerartig infiltrieren und ummauern (cancer en cuirasse).
Der Sitz von Metastasen kann einerseits ein Hinweis auf einen Primärtumor sein, andererseits ist bei gewissen Primärtumoren bevorzugt mit Hautmetastasen zu rechnen. Die Bauchwand ist die häufigste Lokalisation für Metastasen, die aus Lunge, Magen oder Niere und bei Frauen aus den Ovarien stammen.
Brustwandmetastasen bei Frauen gehen am häufigsten von Brustdrüsenkarzinomen aus. Das Kapillitium wird von Metastasen aus Lungen, Nieren oder Mammae betroffen. Es folgt die Rückenhaut bei Lungen- oder Mammakarzinomen; dann Extremitäten,

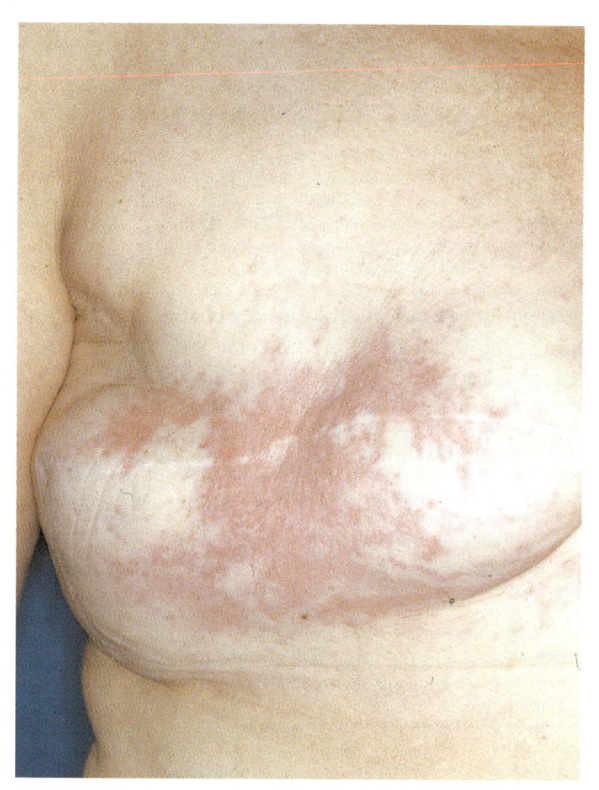

Abb. 57.16. Carcinoma erysipelatoides (Erysipelas carcinomatosum)

Gesicht und Nacken (Oropharyngealkarzinome, Hypernephrome). Die Korrelation zwischen Karzinomtyp und Hautmetastasierung läßt erkennen, daß metastatische Adenokarzinome in der Haut zumeist aus Kolon, Mammae oder Lungen stammen und metastatische spinozelluläre Karzinome zumeist aus Mundhöhle, Lungen oder Ösophagus. Am häufigsten sind Hautmetastasen bei Brustdrüsenkarzinomen. In der Häufigkeit folgen: Magen-, Uterus-, Lungen-, Darm- und Nierenkarzinome.
Metastasen in der Bauchnabelregion (*Sister Mary's nodule*, benannt nach der Operationsschwester Mary

des Chirurgen Mayo, die diese Beobachtung zuerst gemacht hat) weisen auf Karzinome aus dem Darm bzw. kleinen Becken hin.

Hämatogene Metastasen. Sie können beliebig lokalisiert sein und einzeln oder in großer Zahl vorliegen. An Bauch und Oberschenkeln sind sie am häufigsten. Behält die Metastase den histologischen Aufbau des Primärtumors weitgehend bei, kann der histologische Untersucher den Sitz des Primärtumors angeben. Dies gilt besonders für Magen-, Nieren- (Hypernephrom) und Bronchialkarzinome.

Lymphogene Metastasen. Sie werden hauptsächlich bei Brustdrüsenkarzinom gesehen; es kann aber auch Wachstum per continuitatem möglich sein. Bei lymphogener Metastasierung findet man histologisch erweiterte und mit Tumorzellenmassen vollgestopfte Lymphgefäße (Lymphbahninfarkte) im oberen und mittleren Korium. Beim Mammakarzinom, ganz selten auch beim malignen Melanom, kann eine flammende, an Erysipel erinnernde Rötung der Haut auftreten: *Carcinoma erysipelatoides, Erysipelas carcinomatosum, Erysipelas melanomatosum* bei metastasierendem Melanom.

Im Unterschied zum Erysipel findet sich jedoch nur langsame Progredienz und keine Temperaturerhöhung. Nach mehrwöchigem Bestehen weicht die Rötung einer gelblichen Tönung; die Haut ist dann verdickt und bretthart.

Cancer en cuirasse. Der Panzerkrebs, zumeist beim Mammakarzinom, beginnt mit fleckiger Hautrötung, die in harte Anschwellung und Infiltration übergeht. Dabei entsteht ein sklerodermieartiger Aspekt. Die Veränderung breitet sich aus und bezieht Schulter-, Rücken- und Armpartien ein. Eingestreut sein können Lymph- und Teleangiektasien. Innerhalb des Panzerkrebses können zosteriforme Pseudobläschen und papillomatöse Wucherungen entstehen. Ulzerationen und hämorrhagische Krusten treten an vielen Stellen auf. Histologisch ist neben karzinomatösen Lymphbahninfarkten die ganze Haut von Karzinomzellen durchsetzt.

Prognose. Schlecht.

Histologie. Je nach Primärtumor und Entdifferenzierungsgrad der Metastase. In der Zuordnung zum Primärtumor kommt der immunhistochemischen Markierung der hochkonservierten Intermediafilamente (Zytokeratine, S-100 Protein, Vimentin) große Bedeutung zu.

Differentialdiagnose. Kutane Metastasen, Granuloma pyogenicum, malignes Melanom.

Therapie. Diese richtet sich im wesentlichen nach dem Primärtumor. Einzelne Hautmetastasen können exzidiert, flächenhafte Metastasen radiotherapeutisch unter möglichster Schonung der Haut angegangen werden. Auch zytostatische Therapie kommt in Betracht. Kooperation mit den entsprechenden Fachkollegen ist angezeigt.

Weiterführende Literatur

Basaliom

Altman A, Rosen T, Tschen JA et al. (1987) Basal cell epithelioma in black patients. J Am Acad Dermatol 17:741–745

Barr RJ, Graham JH (1979) Granular cell basal cell carcinoma. Arch Dermatol 115:1064–1067

Barsky SH, Grossmann DA, Bhuta S (1987) Desmoplastic basal cell carcinoma possess unique basement membrane-degrading properties. J Invest Dermatol 88:324–329

Cox NH (1992) Basal cell carcinoma in young adults. Br J Dermatol 127:26–29

Domarus H von, Stevens PJ (1984) Metastatical basal cell carcinoma. Report of five cases and review of 170 cases in the literature. J Am Acad Dermatol 10:1043–1060

Dubin N, Kopf AW (1983) Multivariate risk score for reoccurrence of cutaneous basal cell carcinomas. Arch Dermatol 119:373–377

Eichmann F, Schnyder UW (eds) (1981) Das Basaliom. Der häufigste Tumor der Haut. Springer, Berlin

Farmer ER, Helwig EB (1980) Metastatic basal cell carcinoma: a clinicopathological study of 17 cases. Cancer 46:748–757

Grimwood RE, Siegle RJ, Ferris CF et al. (1986) The biology of basal cell carcinomas – a revisit and recent developments. J Dermatol Surg Oncol 11:805–808

Hirsch RD (1978) Das Basaliom, 2. Aufl. Minerva, München

Jacobs GH, Rippey JJ, Altini M (1982) Prediction on aggressive behavior in basal cell carcinomas. Cancer 49:533–537

Jackson RT, Adams RH (1973) Horrifying basal cell carcinoma: a study of 33 cases and a comparison with 435 non-horror cases and a report on four metastatic cases. J Surg Oncol 5:431–463

Krompecher E (1900) Der drüsenartige Oberflächenepithelkrebs. Ziegler, Beiträge Path Anat XXVIII 28:1–41

Leffell DJ, Haedington JT, Wong DS et al. (1991) Aggressive-growth basal cell cercinoma in young adults. Arch Dermatol 127:1663–1667

Lowe L, Rapini RP (1991) Newer variants and simulants of basal cell carcinoma. J Dermatol Surg Oncol 17:641–648

Marghoob A, Kopf AW, Bart RS et al. (1993) Risk of another basal cell carcinoma developing after treatment of a basal cell carcinoma. J Am Acad Dermatol 28:22–28

Mehregan AH (1983) Aggressive basal cell epithelioma on sunlight-protected skin. Report of eight cases, one with pulmonary and bone metastases. Am J Dermatopathol 5:221–229

Miller SJU (1991) Biology of basal cell carcinoma (I). J Am Acad Dermatol 24:1–13

Miller SJU (1991) Biology of basal cell carcinoma (II). J Am Acad Dermatol 24:161–175

Robinson JK, Pollack SV, Robins P (1980) Invasion of cartilage by basal cell carcinoma. J Am Acad Dermatol 2:499–505

Gizycki-Nienhaus B von, Kaudewitz P (1992) Zytologische Aspekte zur Differentialdiagnose des Basalioms. Hautarzt 43:629–633

Pigmentiertes Basaliom

Maloney ME, Jones DB, Sexton FM (1992) Pigmented basal cell carcinoma: Investigation of 70 cases. J Am Acad Dermatol 27:74–78

Titzmann T, Peter RU, Thoma E et al. (1991) Pigmentiertes Basaliom als Pseudomelanom der Mamille. Hautarzt 42:459–460

Sklerodermiformes Basaliom

Caro MR, Howell JB (1951) Morphea-like epithelioma. Arch Dermatol Syphilol 63:53–69

Salasche SJ, Amonette RA (1981) Morpheaform basal-cell epitheliomas. A study of subclinical extensions in a series of 51 cases. J Dermatol Surg Oncol 7:387–394

Fibroepithelialer Tumor

Pinkus H (1953) Premalignant fibroepithelial tumors of skin. Arch Dermatol Syphilol 67:598–615

Pinkus H (1965) Epithelial and fibroepithelial tumors. Arch Dermatol 91:24–37

Stern JB, Haupt H, Smith RRL (1994) Fibroepithelioma of Pinkus. Eccrine duct spread of basal cell carcinoma. Am J Dermatopathol 16:585–587

Infundibulozystisches Basaliom

Ackerman AB, De Viragh PA, Chongchitnant N (1993) Basal-cell carcinoma with follicular differentiation. In: Ackerman AB, DeViragh PA, Chongchitnant N (eds) Neoplasms with follicular differentiation. Lea & Febiger, Philadelphia London, pp 605–658

Basalzellnävussyndrom

Bale AE, Gailani MR, Leffell DJ (1994) Nevoid basal cell carcinoma syndrome. J Invest Dermatol 103:126S–130S

Berendes U (1971) Die klinische Bedeutung der onkotischen Phase des Basalzellnaevus-Syndroms. Hautarzt 22:261–263

Gorlin RJ, Goltz RW (1960) Multiple nevoid basal-cell epithelioma, jaw cysts and bifid rib. A syndrome. N Engl J Med 262:908–912

Gorlin RJ, Vickers RA, Kelln E et al. (1965) The multiple basalcell nevi syndrome. An analysis of a syndrome consisting of multiple nevoid basal-cell carcinoma, jaw cysts, skeletal anomalies, medulloblastoma, and hyporesponsiveness to parathormone. Cancer 18:89–104

Howell JB, Freeman RG (1980) Structure and significance of the pits with their tumors in the nevoid basal cell carcinoma syndrome. J Am Acad Dermatol 2:224–238

Reis A, Küster W, Lins G et al. (1992) Localisation of gene for the naevoid basal cell carcinoma syndrome. Lancet 339:617

Trichotillobasaliom

Hoffmann E (1954) Über zwei Fälle von Haarrupfkrebs, Trichotillobasaliom, am Kinn. Dermatol Wochenschr 130:772–774

Salfeld K (1963) Beitrag zum Trichotillobasaliom. Dermatol Wochenschr 148:193–198

Metatypisches Basaliom

Amonette RA, Salasche SJ, Chesney TMCC et al. (1981) Metastatic basal cell carcinoma. J Dermatol Surg 3:397–400

Darier J, Ferrand M (1922) L'epitheliome pavimenteux mixte et intermediaire. Forme métatypique du cancer malpighien de la peau et des orifices muqueux. Ann Dermatol Syphiligr VI série 3:385–406

Pena YM, Bason MM, Grant-Kels JM (1990) Basosquamous cell carcinoma with leptomeningeal carcinomatosis. Arch Dermatol 126:195–198

Therapie — Allgemeines

Drake LA, Ceilley RI, Cornelison RL et al. (1992) Guidelines of care for basal cell carcinoma. J Am Acad Dermatol 26:117–120

Petres J, Lohrisch I (Hrsg) (1993) Das Basaliom. Klinik und Therapie. Springer, Berlin Heidelberg New York Tokyo

Roenigk RK, Ratz JL, Bailin P et al. (1986) Trends in the presentation and treatment of basal cell carcinoma. J Dermatol Surg Oncol 12:860–865

Chirurgische Therapie

Breininger H, Pesch M, Dietz K et al. (1992) Quantitative Analyse der Rezidivierung bzw. Spontanregression von in situ belassenen Basaliomanteilen. Hautarzt 43:561–565

Kaufmann R, Landes E (1987) Dermatologische Operationen. Thieme, Stuttgart

Marchac D (1988) Surgery of basal cell carcinoma of the face. Springer, Berlin

Silvermann MK, Kopf AW, Bart RS et al. (1992) Recurrence rates of treated basal cell carcinomas. Surgical excision. J Dermatol Surg Oncol 18:471–476

Wolf DJ, Zitelli JA (1987) Surgical margins for basal cell carcinoma. Arch Dermatol 123:340–344

Mikroskopisch kontrollierte Chirurgie

Burg G (1976) Mikroskopisch kontrollierte (histographische) Chirurgie des Basalioms. In: Braun-Falco O, Marghescu S (Hrsg) Fortschritte der praktischen Dermatologie und Venerologie, Bd 8. Springer, Berlin, S 69–78

Dinehart SM, Dodge R, Stanley WE et al. (1992) Basal cell carcinoma treated with Mohs surgery. J Dermatol Surg Oncol 18:560–566

Mohs FE (1941) Chemosurgery. A microscopically controlled method of cancer excision. Arch Surg 42:279–295

Mohs FE (1976) Chemosurgery for skin cancer. Fixed tissue and fresh tissue techniques. Arch Dermatol 112:211–215

Schreus HT (1950) Chlorzinkätzung bei Lupus vulgaris. Hautarzt 1:169–171

Schreus HT (1951) Chlorzinkschnellätzung des Epithelioms. Ein Beitrag zur Chemochirurgie. Hautarzt 2:317–319

Kürettage und Elektrodesikkation

Brooks NA (1984) Curettage and shave excision. A tissue saving technic for primary cutaneous carcinoma worthy of inclusion in graduate training program. J Am Acad Dermatol 10:279–284

Cott RE, Wood MG, Johnson BL Jr (1987) Use of curettage and shave excision in office practice. Microscopic confirmation of removal. J Am Acad Dermatol 16:1243–1251

Goldschmidt H (1976) Kürettage und Elektrodesikkation bei Basaliom, spinozellulärem Karzinom und Kera-

toakanthom. In: Braun-Falco O, Marghescu S (Hrsg) Fortschritte der praktischen Dermatologie und Venerologie, Bd 8. Springer, Berlin, S 41–48
Pearce JA (1986) Electrosurgery. Wiley, New York
Salasche SJ (1983) Curettage and electrodesiccation in the treatment of midfacial basal cell epithelioma. J Am Acad Dermatol 8:496–503

Kryotherapie
Drake LA, Ceilley RJ, Cornelison RL et al (1994) Guidelines of care for cryosurgery. J Am Acad Dermatol 31:648–653
Torre D (1986) Cryosurgery of basal cell carcinoma. K Am Acad Dermatol 15:917–929

Röntgentherapie
Bahmer FA (1992) Praktischer Einsatz des TDF-Faktors in der Weichstrahlentherapie des Basalioms und des Plattenepithelkarzinoms. Hautarzt 43:625–628
Braun-Falco O, Goldschmidt H, Lukacs S (1976) Dermatologic radiotherapy. Springer, Berlin, S 80–92
Goldschmidt H, Breneman JC, Breneman DL (1994) Ionizing radiation therapy in dermatology. J Am Acad Dermatol 30:157–182
Landthaler M, Braun-Falco O (1989) Anwendung des TDF-Faktors in der Röntgenweichstrahlentherapie. Hautarzt 40:774–777
Panizzon RG (1983) Dermatoröntgentherapie. Hautarzt 44:749–760
Silverman MK, Kopf AW, Gladstein AH et al. (1992) Recurrence rates of treated basal cell carcinomas. X-ray therapy. J Dermatol Surg Oncol 18:549–554
Wilder RB, Shimm DS, Kittelson JM et al. (1991) Recurrent basal cell carcinoma treated with radiation therapy. Arch Dermatol 127:1668–1672

Retinoidtherapie
Braun-Falco O, Galosi A, Dorn M et al. (1982) Tumorprophylae bei Xeroderma pigmentosum mit aromatischem Retinoid (Ro 10-9359). Hautarzt 33:445–448
Hodak E, Ginzburg A, David M et al. (1987) Etretinate treatment of the nevoid basal cell carcinoma syndrome. Int J Dermatol 26:606–609
Peck GL, Gross EG, Butkus D et al. (1982) Chemoprevention of basal cell carcinoma with isotretinoin. J Am Acad Dermatol 6:815–823

Chemotherapie
Bason MM, Grant-Kels JM, Govil M (1990) Metastatic basal cell carcinoma: response to chemotherapy. J Am Acad Dermatol 22:905–908

Maligne epitheliale Tumoren
Haynes HA (1984) Pathophysiology of epidermal malignant disorders. In: Soter NA, Baden HP (eds) Pathophysiology of dermatologic diseases. McGraw-Hill, New York, pp 405–411
Hermanek, P, Sobin LH (eds) (1987) TNM classification of malignant tumours, 4th ed. Springer, Berlin
Miller EC, Miller JA (1981) Mechanisms of chemical carcinogenesis. Cancer 47:1055–1064
Schwartz RA (1988) Skin cancer. Recognition and management. Springer, Berlin, Heidelberg New York Tokyo
Yuspa SH (1986) Cutaneous chemical carcinogenesis. J Am Acad Dermatol 15:1031–1044

Spinozelluläres Karzinom
Broders AC (1921) Squamous cell epithelioma of the skin. Ann Surg 73:114–160
Broders AC (1932) Practical points on the microscopic grading of carcinoma. NY State J Med 32:667–671
Forman AB, Roenigk HH Jr, Caro WA et al. (1989) Long-term follow-up of skin cancer in the PUVA-48 cooperative study. Arch Dermatol 125:515–519
Thompson JF, Allen R, Morris PF et al. (1985) Skin cancer in renal transplant patients treated with cyclosporine. Lancet 1, 158–159
Castiglione FM Jr, Selikowitz SM, Dimond RL (1985) Mule spinner's disease. Arch Dermatol 121:370–372

Chronisch-entzündliche Hautveränderungen, Präkanzerosen, Chemische Karzinognese, Photokarzinogenese, PUVA-Therapie
Epstein JH (1983) Photocarcinogenesis, skin cancer, and aging. J Am Acad Dermatol 9:487–502
Eskelinen A, Halme K, Lassus A et al. (1985) Risk of cutaneous carcinoma in psoriatic patients treated with PUVA. Photodermatol 2:10–14
Farber E (1981) Chemical carcinogenesis. N Eng J Med 305:1379–1389
Henseler T, Chistophers E, Hönigsmann H et al. (1987) Skin tumors in the European PUVA study. Eight-year follow-up of 1643 patients with PUVA for psoriasis. J Am Acad Dermatol 16:108–116
Hofmann C, Plewig G, Braun-Falco O (1979) Bowenoid lesions, Bowen's disease and keratoacanthomas in long-term PUVA-treated patients. Br J Dermatol 101:685–692
Kligman LH (1987) Retinoic acid and photocarcinogenesis – a controversy. Photodermatol 4:88–101
Tanew A, Hönigsmann H, Ortel B et al. (1986) Nonmelanoma skin tumors in long-term photochemotherapy treatment of psoriasis. An 8-year follow-up study. J Am Acad Dermatol 15:960–965
Thompson JF, Allen R, Morris PF et al. (1985) Skin cancer in renal transplant patients treated with cyclosporine. Lancet 1:158–159
Yuspa SH (1986) Cutaneous chemical carcinogenesis. J Am Acad Dermatol 15:1031–1044

Virusinfektionen, Immunsuppression
Evered D, Clark S (eds) (1986) Papillomaviruses. Ciba Found Symp 120
Gross G, Ellinger K, Roussaki A et al. (1988) Epidermodysplasia verruciformis in a patient with Hodgkin's disease: characterization of a new papillomavirus type and interferon treatment. J Invest Dermatol 91:43–46
Jablonska S, Majewski S (1990) Immunology of genital papillomavirus infections. In: Gross G, Jablonska S, Pfister H, Stegner HE (eds) Genital papillomavirus infections. Modern diagnosis and treatment. Springer, Berlin, pp 263–281
Kremsdorf D, Jablonska S, Favre M et al. (1983) Human papillomaviruses associated with epidermodysplasia veruciformis. II. Molecular cloning and biochemical characterization of human papillomavirus 3a, 8, 10, and 12 genomes. J Virol 48:340–351
Moy RL, Eliezri YD, Nuovo GJ et al. (1989) Human papillomavirus type 16 DNA in periungual squamous cell carcinoma. JAMA 261:2669–2673

Obalek S, Jablonska S, Beaudenon S et al. (1986) Bownoid papulosis of the male and female genitalia: risk of cervical neoplasia. J Am Acad Dermatol 14:433–444

Zachow KR, Ostrow RS, Bender M et al. (1982) Detection of human papillomavirus DNA in anogenital neoplasias. Nature 300:771–773

Lippen-, Penis-, Skrotum- und Vulvakarzinom

Campion MJ, Singer A, Clarkson PK et al. (1985) Increased risk of cervical neoplasia in consorts of men with penile condylomata acuminata. Lancet i:943–946

Crum CP, Liskow A, Petras P et al. (1984) Vulvar intraepithelial neoplasia (severe atypia and carcinoma in situ): a clinicopathological analysis of 41 cases. Cancer 54:1429–1434

Eggert JH, Dumbach J, Steinhäuser EW (1986) Operative Therapie der regionären Lymphknoten bei Unterlippenkarzinom. Hautarzt 37:444–449

Moy LS, Chalet M, Lowe NJ (1986) Scrotal cell carcinoma in a psoriasis patient trated with coal tar. J Am Acad Dermatol 14:518–519

Schoeneich G, Brühl P (1994) Das Peniskarzinom. Tumordiagn Ther 15:163167

Talgdrüsenkarzinom

Cohen PR (1992) Sebaceous carcinomas of ocular adnexa and the Muir-Torre-syndrome. J Am Acad Dermatol 27:279–280

Dixon RS, Mikhail GR, Slater HC (1980) Sebaceous carcinoma of the eyelid. J Am Acad Dermatol 3:241–243

Cober CW, Fenske NA (1991) Basal cell, squamous cell, and sebaceous gland carcinomas of the periorbitle region. J Am Acad Dermatol 25:685–690

Lynde CW, McLean DI, Wood WS (1984) Tumors of ceruminous glands. J Am Acad Dermatol 11:841–847

Page EH, Assaad DM (1987) Morpheic plaque of the lower eyelid. Arch Dermatol 123:653–658

Pricolo VE, Rodil JV, Vezeridis MP (1985) Extraorbital sebaceous carcinoma. Arch Surg 120:853–855

Rao NA, Hidayat AA, McLean IW et al. (1982) Sebaceous carcinomas of the ocular adnexa: a clinicopathologic study of 104 cases, with five-year follow-up data. Hum Pathol 13:113–122

Wick MR, Goellner JR, Wolfe JT et al. (1985) Adnexal carcinomas of the skin. II. Extraocular sebaceous carcinoma. Cancer 56:1163–1172

Wolfe JT, Yeatts RP, Wick MR et al. (1984) Sebaceous carcinoma of the eyelid. Am J Surg Pathol 8:597–606

Tricholemmales Karzinom

Grouls V (1987) Tricholemmale Keratose and tricholemmales Karzinom. Hautarzt 38:335–341

Wong TY, Suster S (1994) Tricholemmal carcinoma. A clinopathologic study of 13 cases. Am J Dermatopathol 16:463–473

Schell H, Haneke E (1986) Tricholemmales Karzinom. Bericht über 11 Fälle. Hautarzt 37:384–387

Schweißdrüsenkarzinom

Abenoza P, Ackerman AB (1990) Neoplasms with eccrine differentiation. Lea & Febiger, Philadelphia London, pp 433–440

Beck HG, Lechner W, Wünsch PH (1986) Adenoid-zystisches Schweißdrüsenkarzinom. Hautarzt 37:405–409

Eckert F, Pfau A, Landthaler M (1994) Das adenoid-zystische Schweißdrüsenkarzinom. Eine klinisch-pathologische und immunhistochemische Studie. Hautarzt 45:318–323

Lupton GP, McMarlin SL (1986) Microcystic adnexal carcinoma. Report of a case with 30-year follow-up. Arch Dermatol 122:286–289

Murphy GF, Elder DE (1991) Atlas of tumor pathology of the skin. AFIP, Washington DC, pp 61–153

Rütten A, Kutzner H, Hügel H (1994) Das adenoid-zystische Karzinom der Haut. Akt Dermatol 20:119–121

Sebastien TS, Nelson BR, Lowe L et al. (1993) Microcystic adnexal carcinoma. J Am Acad Dermatol 29:840–845

Metastatische und sekundäre Karzinome der Haut

Baum EM, Omura EF, Rayne RR et al. (1981) Alopecia neoplastica — rare form of cutaneous metastasis. J Am Acad Dermatol 4:688–694

Brownstein MH, Helwig EB (1972) Pattern of cutaneous metastases. Arch Dermatol 105:862–868

Brownstein MH, Helwig EB (1972) Metastatic tumors of the skin. Cancer 29:1298–1307

Espinos JJ, Garcia-Patos V, Guiu XM et al. (1993) Early skin metastasis of endometrial adenocarcinoma: Case report and review of the literature. Cutis 52:109–111

Levine N, Miller RC, Meyskens FL Jr (1984) Oral isotretinoin therapy. Use in a patient with multiple cutaneous squamous cell carcinomas and keratoacanthomas. Arch Dermatol 120:1215–1217

Moller R, Reyman F, Hou-Jensen K (1979) Metastases in dermatological patients with squamous cell carcinoma. Arch Dermatol 115:703–705

Su DWP, Powell FC, Goellner JR (1985) Malignant tumors metastatic to the skin: unusual illustrative cases. In: Wick MR (ed) Pathology of unusual malignant cutaneous tumors. Dekker, New York, pp 357–398

Cancer en Cuirasse

Ingram JT (1958) Carcinoma erysipelatoides and carcinoma teleangiectaticum. Arch Dermatol 77:227–231

Zala L, Jenni C (1980) Das Carcinoma erysipelatoides. Dermatologica 160:80–89

Kapitel 58   Maligne Melanome

Inhaltsverzeichnis

Einleitung 1345
Lentigo-maligna-Melanom (LMM). 1346
Superfiziell spreitendes Melanom (SSM) 1347
Primär knotiges Melanom (NM). 1348
Akrolentiginöses Melanom (ALM). 1348
Varianten maligner Melanome 1349
   Prognostisch bedeutsame Faktoren 1350
   Prognostische Klassifikation maligner Melanome . 1351
   Differentialdiagnose 1352
   Diagnose 1352
   Therapie 1353
   Prophylaxe 1354
Weiterführende Literatur 1355

Einleitung

Definition und Allgemeines. Maligne Melanome gehören zu den bösartigsten Geschwülsten der Haut oder Schleimhaut. Das biologisch maligne Verhalten liegt dabei nicht so sehr in einer örtlichen Aggressivität des Primärtumors, als vielmehr in seiner ausgeprägt starken und oft recht frühzeitigen Neigung zu lymphogener oder/und hämatogener Metastasenbildung mit letalem Ausgang. Maligne Melanome bestehen aus Melanomzellen, die als eine maligne Variante des melaninbildenden Zellsystems der Haut aufgefaßt werden können. Von den normalen Melanozyten ist bekannt, daß sie Wanderzellen sind, welche bereits während der Ontogenese von der Neuralleiste an die Orte wandern, an denen Melanin gebildet wird. Melanozyten wachsen daher nicht im Verbund als ein Gewebe, besitzen keine zwischenzelligen Kontaktstrukturen und neigen nach mitotischer Teilung zur Segregation. Offenbar haben auch die malignen Melanomzellen diese biologischen Eigenschaften behalten. Nur so kann man sich die frühzeitige Einschwemmung von Tumorzellen besonders in die dünnwandigen Lymphgefäße im oberen Korium erklären.

Klinisch existieren eindeutige Hinweise auf eine immunologische Antwort des Organismus auf ein malignes Melanom; zu nennen sind Regressionsphänomene in oberflächlich spreitenden malignen Melanomen oder vollständige Rückbildung von Primärtumoren. So läßt sich bei etwa 5% der Patienten mit metastasierendem malignem Melanom der Primärtumor an der Haut nicht nachweisen.

Vorkommen. Maligne Melanome kommen vorwiegend bei Menschen weißer Rassen vor; bei Schwarzen sind sie sehr selten. Die Häufigkeit maligner Melanome hat weltweit in den letzten Jahren zugenommen. Die Inzidenz in Europa beträgt derzeit 5–14 Neuerkrankungen pro Jahr und 100 000 Einwohner.
Maligne Melanome bevorzugen Menschen in den mittleren Lebensjahren; vor der Pubertät sind sie sehr selten. Das weibliche Geschlecht ist in Europa etwa 2mal so häufig betroffen wie das männliche. Maligne Melanome können an jeder Hautstelle und auch an den Schleimhäuten (Mund, Genitale) entstehen. Bei Frauen sind Gesicht und Beine bevorzugt, bei Männern die oberen Rumpfpartien.
Inwieweit genetische Faktoren für die Entwicklung einer Melanomkrankheit verantwortlich sind, ist ungeklärt. Beziehungen zum HLA-System, besonders HLA-A8 oder HLA-DR4 sind nicht sicher. Immerhin gibt es Fälle von familiärem malignem Melanom (1–7% aller Patienten mit malignem Melanom), wo sich bei einem Elternteil und bei einem oder mehreren Kindern maligne Melanome entwickelt haben. Bei familiären malignen Melanomen vermutet man autosomal-dominante Vererbung mit reduzierter Penetranz oder polygenen Erbgang. Auch das Risiko, an einem malignen Melanom zu erkranken, ist in Familien mit einem manifesten Melanompatienten größer als in der Normalbevölkerung.
Über die Einflüsse von Umweltfaktoren ist bis heute nicht viel bekannt. Wir wissen nur, daß für die malignen Melanome auf dem Boden einer Lentigo maligna chronische Lichteinflüsse von Bedeutung sind, und daß unter stärkerer Sonnenbelastung, wie beispielsweise in Australien, hellhäutige Menschen der keltischen Rasse die höchste Tumorinzidenz aufweisen.
Vor allem massiver traumatischer Sonnenbelastung mit blasigen Sonnenbrandreaktionen in der Kindheit wird in der Entstehung maligner Melanome Bedeutung beigemesen. Auch iatrogene Immunsuppression, beispielsweise bei Patienten mit Nierentransplantation, und erworbene Immunsuppression (AIDS) scheinen das Auftreten von malignen Melanomen zu begünstigen.

Ätiopathogenese. Ätiologie unbekannt. Immerhin sind Untersuchungen von Interesse, durch die in tierexperimentellen und auch menschlichen malignen Melanomen virusartige Partikel mit den Eigenschaften von Retroviren nachgewiesen wurden. Die Übertragung eines malignen Melanoms durch einen zellfreien Gewebeextrakt ist bislang nicht gelungen.

Bei mehr als 50% der Patienten entwickeln sich *maligne Melanome auf klinisch-normaler Haut*. Leider betrachten die betroffenen Patienten die Frühentwicklung solcher pigmentierten Bildungen oft ohne Argwohn und suchen erst den Arzt auf, wenn subjektive Symptome einer malignen Entwicklung wie Größenzunahme, Nässen, Blutung oder Juckreiz hinzutreten. In weiteren 5% der Patienten entwickeln sich *maligne Melanome auf dem Boden einer Lentigo maligna*. Gewöhnlich nach jahrelangem, oft erst nach jahrzehntelangem Bestehen einer Lentigo maligna — bei unseren Patienten betrug die Durchschnittslatenzzeit 14,5 Jahre — kommt es besonders bei älteren Menschen zu invasiver Tumorprogression.

Selten (2%) entwickeln sich an Hand- und Fußflächen sowie im Nagelbereich *maligne Melanome auf dem Boden einer akralen Lentigo*. Oft werden bei diesen Patienten Kausalzusammenhänge mit Traumen vermutet, aber nicht bewiesen.

In etwa 30% der Patienten wird von den Patienten angegeben, daß sich das *maligne Melanom aus einem schon seit Jahren bestehenden pigmentierten Muttermal* entwickelt habe. Die Entstehung maligner Melanome auf pigmentierten Nävuszellnävi, besonders vom epidermalen oder Grenzflächentyp wird vielfach mit chronisch-traumatisch bedingten Irritationsvorgängen, Entzündungen oder unsachgemäßen Behandlungsversuchen solcher pigmentierter Nävuszellnävi als auslösende Faktoren in Zusammenhang gebracht, ist aber nicht bewiesen. Es handelt sich dabei wahrscheinlich entweder um eine maligne Transformation vorher vorhandener pigmentierter oder nichtpigmentierter Nävuszellen in einem solchen Nävuszellnävus, oder darum, daß innerhalb eines Nävuszellnävus ein günstiges Mikromilieu für die vererbte denovo-Entstehung eines malignen Melanoms herrscht. Besonders gefährdet sind Patienten mit dem hereditären Syndrom dysplastischer Nävi (BK-mole-Syndrom) und mit erworbenen dysplastischen pigmentierten Nävuszellnävi von über 5 mm Durchmesser.

Sehr selten können *maligne Melanome ihren Ausgang auch von Naevi coerulei* nehmen. Es ist ungeklärt, ob es sich um eine maligne Transformation dermaler melanozytischer Nävuszellen oder aber um das gleiche Phänomen wie bei den Nävuszellnävi handelt.

Klinik. Maligne Melanome sind zumeist tief braune bis bläulich-schwärzliche, oft in ihrer Farbintensität unterschiedlich ausgeprägte Tumoren. Teile der Tumoren können pigmentfrei sein. Selten ist der Primärtumor völlig melaninfrei: *amelanotisches Melanom*. Im übrigen existiert aber *das typische maligne Melanom* nicht, weil Größe, Gestalt, Tiefenausdehnung, Farbe und sekundäre Veränderungen wie Nässen, Verkrustung, Erosion, Ulzeration oder verruziforme Entwicklung und auch regressive Veränderungen eine außerordentliche morphologische Vielfalt bedingen. Die verantwortungsvolle und für den Patienten schicksalshafte ärztliche Diagnose ist daher gegen viele andere Hauterkrankungen abzusichern; dazu ist der Dermatologe am besten befähigt.

Folgende *Melanomtypen* werden heute unterschieden, wenn man auch davon ausgehen muß, daß sich ein nicht unbeträchtlicher Teil von malignen Melanomen rein klinisch nicht eindeutig zuordnen läßt.

Lentigo-maligna-Melanom (LMM)

Synonyme. Malignes Melanom auf dem Boden einer Melanosis circumscripta praecancerosa (Dubreuilh), malignes Melanom auf dem Boden einer melanotischen Präkanzerose

Klinik. LMM entwickelt sich auf einer Lentigo maligna (s. S. 1313), die meist über viele Jahre, sogar Jahrzehnte bestehen kann. Klinisch beobachtet man eine voll ausgebildete Lentigo maligna mit der typischen Buntscheckung von hell- über dunkel- bis schwärzlichbraun, meist im Gesicht oder am Unterschenkel bei älteren Frauen. Die Veränderung ist gewöhnlich unregelmäßig konfiguriert und nicht scharf begrenzt. Wenn in diesen Herden nach vieljährigem Bestehen schwärzliche, leicht infiltrierte Veränderungen auftreten oder kleine schwärzliche Knötchen entstehen, handelt es sich histologisch bereits um ein invasives malignes Melanom.

Histopathologie. Das LMM ist charakterisiert durch nestförmige Aggregate atypischer, zumeist stark pigmentierter melanozytischer Zellen, die die Basalmembran durchbrochen haben und sich als infiltrierend wachsende Zellkomplexe bereits im Korium befinden. Der Übergang in ein LMM aus einer Lentigo maligna erfolgt demnach langsam und kontinuierlich infolge

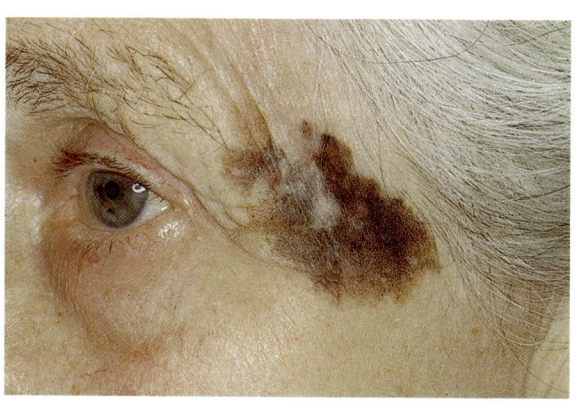

Abb. 58.1. Lentigo maligna

Abb. 58.2. Lentigo-maligna-Melanom (LMM)

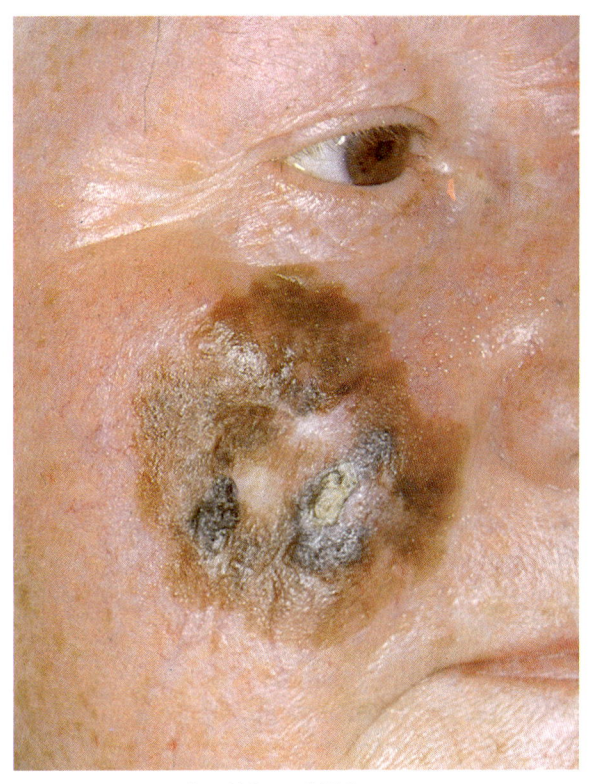

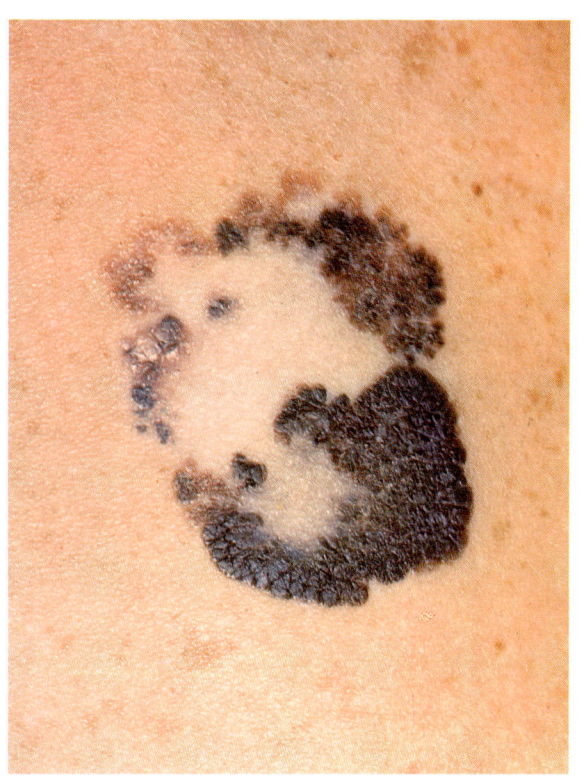

Abb. 58.3. Superfiziell spreitendes malignes Melanom (SSM)

Änderung der Wachstumsrichtung der Tumorzellen von horizontal-radial nach vertikal.

Prognose. Die Prognose dieses Melanomtyps scheint günstiger als die der anderen Melanomtypen, weil vertikal-invasives Wachstum gewöhnlich erst relativ spät einsetzt.

Superfiziell spreitendes Melanom (SSM)

Synonyme. Pagetoides malignes Melanom, superficial spreading melanoma

Klinik. Meistens bei Menschen im mittleren Erwachsenenalter und bevorzugt am Rumpf bildet sich dieser maligne Melanomtyp aus. Gelegentlich wird auch hier die Angabe gemacht, daß sich die Veränderungen auf einem pigmentierten Nävuszellnävus entwickelt hätten. Wahrscheinlich handelt es sich aber dabei oft insofern um eine Täuschung, als dem zeitlich nicht genau angegebenen Nävus bereits die erste horizontale Wachstumsphase des malignen Melanoms zugrunde liegt. Die Anamnese bei den Patienten ist gewöhnlich relativ kurz (1–5 Jahre). Das SSM erweist sich gewöhnlich als ein 1–5 cm großer, meist rundlicher bis ovaler Herd, der sich gegenüber der normalen umgebenden Haut scharf, teilweise bogig oder polyzyklisch absetzt und zungenförmige Ausläufer aufweisen kann. Der Rand ist zumeist geringfügig erhaben. Sehr typisch ist die farbliche Scheckung des Herdes, welche sich nicht in hellbraun- bis bräunlichschwärzlichen Farbnuancierungen erschöpft, sondern erweitert ist durch graue, bläulichschwarze, weißliche (*Regression*) und oft sehr kennzeichnende rosa bis rötliche Farbtönungen (*entzündliche Stromareaktion*). Solche Herde sind zunächst flach, weil das SSM primär horizontal wächst, werden aber dann zunehmend unregelmäßig höckrig und zeigen später umschriebene infiltrierte Papeln, Knötchen oder Knoten, teilweise mit verruziformer Note, weil nunmehr die Wachstumsrichtung des SSM stellenweise vertikal ist.

Histopathologie. Das SSM ist in Frühphasen seiner Entstehung ein Melanoma in situ. Man findet die zumeist leicht akanthotisch verbreiterte Epidermis durchsetzt von großen rundlichen atypischen Melanozyten mit reichlich hellem Zytoplasma, die morphologisch Zellen bei Morbus Paget ähnlich sind und auch ein ähnliches Verteilungsmuster aufweisen können. Deswegen wurde dieser Melanomtyp von McGovern auch als *pagetoides Melanom* bezeichnet. Sobald die Proliferation aus der horizontalen und intraepidermalen in die vertikale Wuchsform übergeht

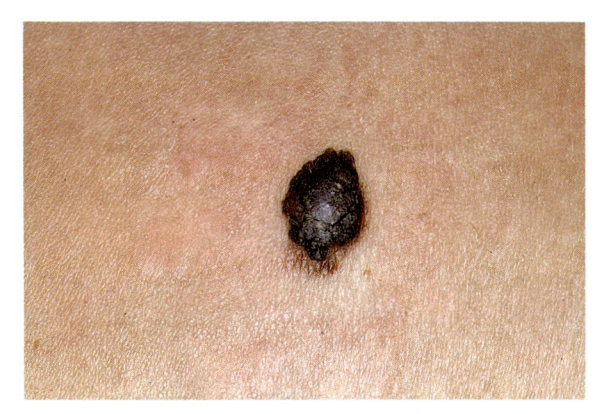

Abb. 58.4. Primär knotiges malignes Melanom (NM)

und die Basalmembran in Richtung Korium durchbricht, liegt ein invasives Melanom vor. Bemerkenswert ist gewöhnlich eine zellulär entzündliche Stromareaktion im oberen Korium.

Prognose. Die Prognose ist in frühen Entwicklungsphasen, in denen es sich noch um ein Melanoma in situ handelt, bei kleinen Herden günstig. Sie liegt etwa zwischen der relativ günstigen Prognose des LMM und der primär sehr ungünstigen Prognose des knotigen Melanoms (NM). Prognostisch entscheidend ist die Tumordicke in den knotigen Bereichen.

Primär knotiges Melanom (NM)

Synonyme. Knotiges malignes Melanom, nodular malignant melanoma

Klinik. Auch das NM entwickelt sich sowohl primär an der Haut als auch auf pigmentierten Nävuszellnävi oder auf dysplastischen Nävi im Rahmen eines hereditären oder erworbenen dysplastischen Nävussyndroms. Das Durchschnittsalter der Patienten liegt bei 40–50 Jahren. Da sich die Entwicklung relativ rasch vollzieht, ist die Anamnese meist kurz (Monate bis 2 Jahre).

Es kommt in zwei Wuchsformen vor:

Knotiger Typ. Hier tritt ein kleiner, meist homogen schwärzlicher Herd in Erscheinung, der sich bald zu einem halbkugeligen Knoten mit relativ glatter Oberfläche und einer ziemlich gleichmäßigen, blauschwarzen Färbung entwickelt. Gelegentlich können auch rosagraue Farbtöne (Regressionszeichen) auftreten.

Flach wachsender Typ. Es handelt sich um eine mehr horizontale Wuchsform. In diesem Fall entwickelt sich ein schwarzer Herd, der an Größe zunimmt, beetartig über das Hautniveau erhaben und gegenüber der normalen Haut scharf abgegrenzt ist. Zeichen von Regression kommen nicht vor.

Die beiden Wuchsformen des primär knotigen Melanoms müssen dahingehend gedeutet werden, daß zum einen das Wachstum in der Haut gleich vertikal erfolgt, zum anderen dagegen zunächst mehr horizontal.

Histopathologie. Man findet bei beiden Wuchsformen nicht nur eine Infiltration von Melanomzellen (spindelige, epitheloide, polymorphe oder nichtmelanisierte Zellen) in der Epidermis, sondern stets auch eine Invasion solcher Zellen in das Korium, gelegentlich bis in die Subkutis. Die entzündliche Stromareaktion ist gewöhnlich stark ausgeprägt.

Prognose. Klinisch wichtige prognostische Faktoren sind auf S. 1351 besprochen. Im allgemeinen ist die Prognose relativ ungünstig.

Akrolentiginöses Melanom (ALM)

Dieser Melanomtyp entwickelt sich primär an den Handinnenflächen und Fußsohlen sowie an den Phalangen auf einer akralen lentigoartigen Veränderung. Bei Patienten, bei denen die Finger betroffen sind, bevorzugen die Veränderungen den Peri- auch den subungualen Raum *(sogenanntes Nagelmelanom)* und können hier mit einer Hyperpigmentierung oder Zerstörung der Nagelplatte einhergehen.

Malignes Melanom der Schleimhäute. Die im Mund oder der Anogenitalregion vorkommenden malignen Melanome entsprechen ebenfalls oft diesem Typ. Daher die Bezeichnung: *a*krolentiginöses *m*ukosales *m*alignes *M*elanom (**ALMM**).

Klinik. Klinisch sehen die Veränderungen sehr dem LMM ähnlich. Es bestehen meist bereits längere Zeit unterschiedlich große unregelmäßig konfigurierte makulöse Veränderungen mit einer fleckigen Farbschattierung von braun bis schwarz. Nach gewisser Bestandsdauer kommt es über das horizontal-radiale Wachstum hinaus durch invasives vertikales Wachstum des ALM zu umschriebener Infiltration und Tumorbildung. Dann findet man in den unterschiedlich großen Herden, die auch eine feine Schuppung aufweisen können, eine mehr oder minder starke Infiltration oder einen kleinen Tumor, der meist weich und schwärzlich ist, aber auch nicht pigmentiert sein kann *(amelanotisches Melanom)*. Infolge mechanischer Belastung im Akralbereich kommt es häufig zu oberflächlicher Erosion oder Ulzeration. Jetzt ist der leicht

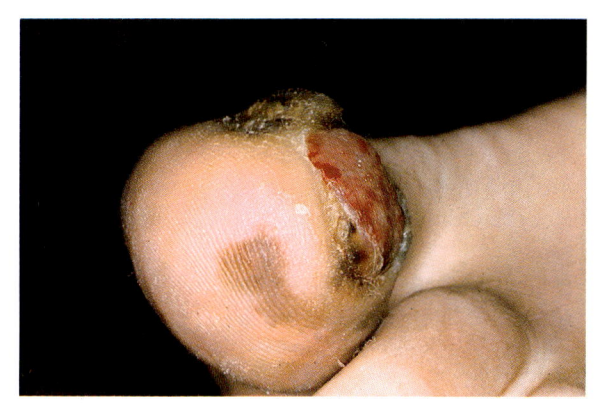

Abb. 58.5. Akrolentiginöses malignes Melanom (ALM)

nässende oder blutende Tumor am Rand von einer gewöhnlich etwas verdickten Hornschicht (Randkallus) umgeben. Zeichen von Regression kommen hier nicht vor.

Histopathologie. In der lokalisationstypisch akanthotisch wirkenden Epidermis findet man basal zahlreiche melanisierte atypische Melanozyten, die sich zum Tumor hin vermehren und dann nestförmig die Epidermis durchsetzen sowie invasiv ins Korium vordringen. Oft sind wiederholte Biopsien notwendig, um eine Frühdiagnose zu stellen.

Prognose. Sie hängt vom Grad der Entwicklung ab. Meist suchen die Patienten relativ spät einen Arzt auf. Wenn es zur Tumorbildung mit Sekundärveränderung gekommen ist, wird die Prognose im wesentlichen durch die Tumordicke und die mitotische Aktivität im Tumorparenchym bestimmt. Im ganzen hat das ALM eine ungünstige Prognose.

Varianten maligner Melanome

Maligne Melanome kommen auch im Auge und an den *Bindehäuten* des Auges vor, ferner an den *Schleimhäuten* des Mund- und Genitalbereiches.

Schleimhautmelanome. Sie sind bei stärker pigmentierten Rassen häufiger als bei Weißen. Sie haben eine schlechtere Prognose als maligne Melanome an der Haut, weil sie vielfach erst dann diagnostiziert werden, wenn sie bereits tumorförmig invasiv in die Tiefe vorgedrungen sind.

Anorektale Melanome. Sie besitzen die schlechteste Prognose; die Fünfjahresüberlebensrate beträgt weniger als 10%.

Amelanotische maligne Melanome (AMM). Sie sind klinisch besonders schwierig zu diagnostizieren, vielfach erst nach histologischer Untersuchung eines Ex-

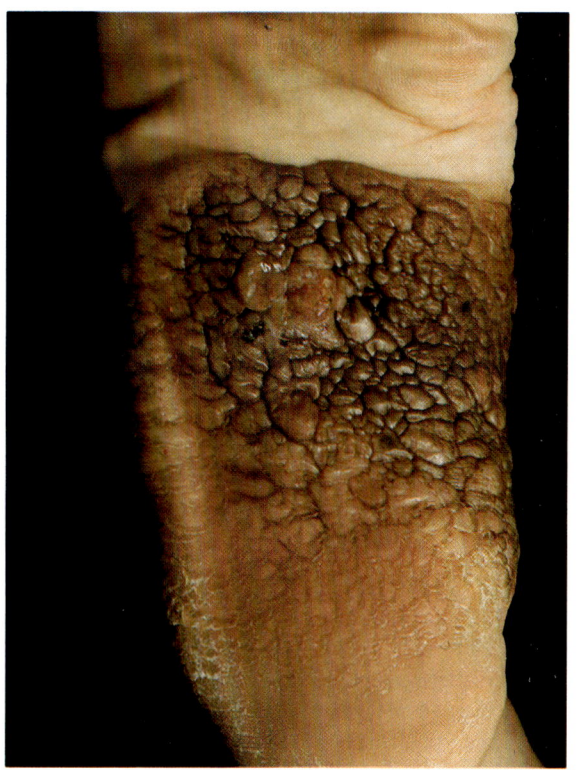

Abb. 58.6. Angeborener pigmentierter nävozytischer Nävus mit malignem Melanom

zidates. An diese Tumorform sollte man vor allen Dingen bei erosiven Tumoren an Händen und Füßen denken. Es scheint so, daß AMM biologisch aggressiver sind als pigmentierte Tumoren. Sie haben eine schlechte Prognose. Die Frage, warum es in den proliferierenden Tumorzellen nicht zur Melaninbildung kommt, ist ungeklärt.
Weitere klinische Sonderformen sind das *verruköse maligne Melanom* mit warziger Oberfläche und das *polypös aufsitzende maligne Melanom.*

Desmoplastisches malignes Melanom. Es ist sehr selten und klinisch schwer zu diagnostizieren. Pigment fehlt häufig und der Palpationsbefund ähnelt einem Dermatofibrom. Histologisch sind zellreiche Bindegewebevermehrung und Neurotropismus der Tumorzellen typisch.

Malignes Melanom und Schwangerschaft. Bei 1–5% der Patientinnen mit malignem Melanom stehen Entwicklung und Therapie des Tumors in zeitlichem Zusammenhang mit einer Schwangerschaft. Nach neueren Untersuchungen scheinen schwangere Melanompatientinnen dickere Tumoren aufzuweisen. Bei Berücksichtigung der größeren Tumordicke kann aber ein negativer Einfluß der Schwangerschaft auf den Krankheitsverlauf nicht nachgewiesen werden. Auch hat eine Schwangerschaft nach Therapie des malignen

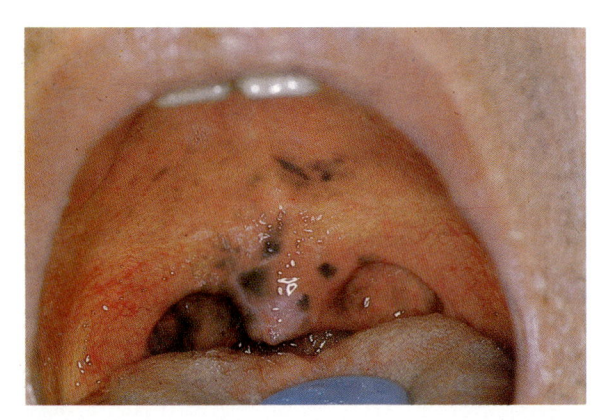

Abb. 58.7. Malignes Melanom der Mundschleimhaut mit lymphogenen Metastasen

Melanoms keinen Einfluß auf den weiteren Krankheitsverlauf.

Malignes Melanom ohne Primärtumor. Bei etwa 5% der Patienten mit metastasierendem malignem Melanom läßt sich ein Primärtumor nicht nachweisen. Bei der überwiegenden Mehrzahl dieser Patienten ergeben sich allerdings anamnestische Hinweise auf die spontane Regression des kutanen Melanoms. Darüber hinaus ist die primäre Entstehung maligner Melanome im Lymphknoten gut dokumentiert, auch die Entstehung maligner Melanome an inneren Organen (Urogenitaltrakt, Magen-Darm-Trakt und ZNS) ist möglich.

Verlauf und Prognose. Der Verlauf maligner Melanome ist durch die frühzeitige Metastasierungsneigung geprägt.

Metastasierung. Bei 50–60% der Patienten mit Tumorprogression finden sich regionale Lymphknotenmetastasen als Erstereignis, bei 30% Fernmetastasen und bei 10% Lokalrezidive.

Hautmetastasierung. Sie erfolgt vom Primärtumor aus gewöhnlich zunächst lymphogen in die umgebende Haut *(Satellitenmetastasen)* oder den Hautbereich zwischen Primärtumor und regionalen Lymphknoten *(In-transit-Metastasen)*. Im Stadium III kann sich *hämatogen disseminierte Hautmetastasierung* entwickeln.

Lymphknotenmetastasierung deutet sich in einem oder mehreren harten indolenten Lymphknoten an, die später zu größeren Paketen verbacken können. Erst dann kann die Haut mitbetroffen sein; es können durch nekrotisierenden Zerfall Ulzerationen entstehen.

Hämatogene Metastasierung erfolgt meistens später, bevorzugt in Lungen, Leber, Herz, Gehirn, Haut oder Knochen. Nicht selten entwickeln sich nichtpigmentierte *Leukometastasen*. Mit letalem Ausgang ist dann gewöhnlich nach 1–4 Jahren zu rechnen.

Nach operativer Entfernung des Primärtumors ohne klinischen Verdacht auf Metastasen bilden sich bei Krankheitsprogression bei etwa 80% der Patienten Metastasen innerhalb der ersten drei Jahre nach dem operativen Eingriff aus. Bei etwa 5% der Patienten mit Tumorprogression treten die Metastasen nach einem erscheinungsfreien Intervall von mehr als 5 Jahren auf, und erscheinungsfreie Intervalle von mehr als 10 Jahren bis zur ersten Tumorprogression sind bei Melanompatienten gut dokumentiert.

Die für Karzinommetastasen sonst typischen *Allgemeinsymptome* wie Tumoranämie, Tumordysproteinämie und Tumorkachexie können ungewöhnlich lange auf sich warten lassen, bis schließlich relativ rasch ein Zusammenbruch der Abwehrleistungen des Organismus zu Komplikationen mit tödlichem Ausgang führt.

Bei 5–10% der Patienten mit malignem Melanom kommt es im Nachbeobachtungszeitraum zum Auftreten eines weiteren malignen Melanoms: *multiples malignes Melanom*.

Prognostisch bedeutsame Faktoren

Klinisches Krankheitsstadium

Stadium I: Primärtumor ohne klinische regionale Lymphknotenmetastasen. Die Fünfjahresüberlebensrate beträgt etwa 80%. Der relativ geringe Prozentsatz von Nichtüberlebenden dürfte dadurch bedingt sein, daß es auch bei solchen Patienten bereits zu lymphogenen Mikrometastasen gekommen war, die durch die Therapie nicht miterfaßt wurden.

Stadium II: Primärtumor mit klinisch nachweisbaren In-transit- oder/und regionalen Lymphknotenmetastasen. Die Fünfjahresüberlebensrate ist auf etwa 20% zu schätzen. Im eigenen Krankengut befanden sich allerdings bei weit über 4000 Melanompatienten nur 5% der Patienten bereits bei der Erstuntersuchung in diesem Stadium.

Stadium III: Primärtumor mit hämatogenen oder lymphogenen Fernmetastasen. Hier liegt die Fünfjahresüberlebensrate bei 0%.

Größe, Dicke und Eindringtiefe des Primärtumors. Tumorvolumen und Tumoreindringtiefe in die Haut sind ebenso wie die mitotische Aktivität innerhalb des Tumors von wesentlicher prognostischer Bedeutung. Nach Storck et al. beträgt die Fünfjahresüberlebensrate bei primären malignen Melanomen < 2,0 cm Durchmesser 73%, bei Melanomen > 2,0 cm Durchmesser nur noch 17%.

Clark et al. haben eine *prognostisch-histologische Klassifikation der Eindringtiefen* (level of invasion) gegeben:

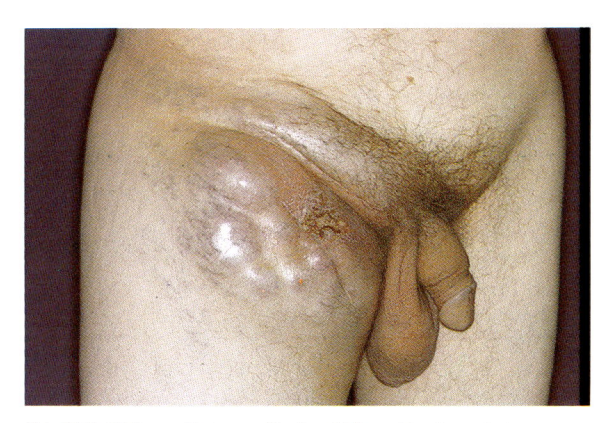

Abb. 58.8. Malignes Melanom, Stadium II, Lymphknotenmetastasen

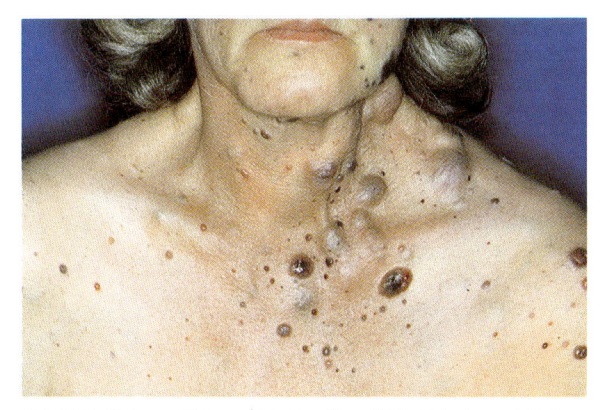

Abb. 58.9. Malignes Melanom, Stadium III, multiple Metastasen, teils Leukometastasen in verschiedenen Hautschichten

- *Eindringtiefe I:* Tumorzellen allein in der Epidermis oberhalb der Basalmembran
- *Eindringtiefe II:* Tumorzellen durch die Basalmembran bis in das Stratum papillare
- *Eindringtiefe III:* Tumorzellen bis in die Grenzzone zwischen Stratum papillare und Stratum reticulare
- *Eindringtiefe IV:* Invasion der Tumorzellen zwischen Kollagenfasern im Stratum reticulare
- *Eindringtiefe V:* Invasion der Tumorzellen bis in das subkutane Fettgewebe

Statistische Untersuchungen haben die prognostische Bedeutung dieser anatomischen Invasionsebenen zu untermauern versucht. Bei einer Eindringtiefe von I–II beträgt die Fünfjahresüberlebensrate nach Entfernung des Primärtumors über 90%, auf der anderen Seite bei einer Eindringtiefe von IV oder V nicht mehr als etwa 20–30%. Erfahrungsgemäß entsprechen die meisten malignen Melanome einer Eindringtiefe von II–III, sind also bezüglich ihrer Prognose nicht sicher zu beurteilen. Der wesentliche Nachteil der Invasionstiefenbestimmung nach Clark et al. liegt darin, daß sie zwar stark mit der Tumordicke korreliert, aber weniger aussagekräftig ist, da sie den exophytischen Teil eines malignen Melanoms unberücksichtigt läßt, und daß schließlich die Dermis in Abhängigkeit von der MM-Lokalisation und dem Lebensalter unterschiedlich strukturiert ist.

Tumordicke, mitotische Aktivität und prognostischer Index. Größte Bedeutung für die Einschätzung des prognostischen Risikos bei Patienten mit malignem Melanom hat die *Tumordicke*. Sie kann histologisch genau gemessen werden. Nach Breslow haben maligne Melanome <0,76 mm Dicke nur ein sehr geringes (~3%), andererseits maligne Melanome mit 3 mm Dicke und mehr ein sehr hohes Metastasierungsrisiko; bei etwa 80% der Patienten ist dann mit Metastasen zu rechnen. Auch die *mitotische Aktivität* (mitotischer Index: Mitosen/mm^2) ist ein bedeutsames Kriterium für die Einschätzung des Metastasenrisikos. Durch Kombination der beiden Kriterien Tumordicke und Mitoseindex ist es gelungen, die prognostische Aussage mit dem *prognostischen Index* nach Schmoeckel und Braun-Falco, weiter zu verbessern.

Prognostische Klassifikation maligner Melanome

Maligne Melanome mit niedrigem Metastasierungsrisiko (Rückfälle oder Metastasen bei weniger als 10% der Patienten):
- Tumordicke <0,75% mm
- Mitotischer Index <5,0 Mitosen/mm^2
- Keine Regression, keine vaskuläre Invasion, keine schwere Zellatypie, keine Ulzeration

Maligne Melanome mit hohem Metastasierungsrisiko (Rückfälle oder Metastasen bei etwa 75% der Patienten):
- Tumordicke >3,0 mm
- Prognostischer Index (Tumordicke mal mitotischer Index) >13
  vaskuläre Invasion durch Tumorzellen, ulzerierte Tumoren, multiple Zellklone

Maligne Melanome mit mittlerem Metastasierungsrisiko (Rückfälle oder Metastasen bei etwa 30% der Patienten): Alle übrigen malignen Melanome

Die prognostische Klassifikation scheint bedeutsame Hinweise für die Entwicklung im Individualfall zu geben. Darüber hinaus haben diese Untersuchungen zu der Erkenntnis geführt, daß für das Metastasierungsrisiko der Typ des malignen Melanoms nicht so bedeutsam zu sein scheint, wie man früher angenommen hat.

Lokalisation. Für die Prognose wichtig ist auch die Lokalisation des Primärtumors. Maligne Melanome an den Extremitäten haben eine günstigere Prognose als maligne Melanome am Rumpf oder im Kopfbereich, da sich hier die Metastasierung nach allen Richtungen vollziehen kann. Als besonders bösartig gelten maligne Melanome im Anogenital- und Vulvabereich, vermutlich deshalb, weil sie zumeist erst spät erkannt und behandelt werden.

Geschlecht. Frauen haben statistisch gesehen eine etwa 10% größere Überlebenschance als Männer.

Differentialdiagnose

Die makroskopisch-klinische Diagnose maligner Melanome ist mit einer Fehlerquote von 10–20% behaftet. Dies liegt daran, daß im Einzelfall einfach nicht entschieden werden kann, ob es sich um ein malignes Melanom handelt oder aber um eine andere Bildung. Wie die Tabelle 58.1 zeigt, existiert eine große Zahl von Hautveränderungen, die aufgrund ihrer Form, Farbe und Konsistenz an maligne Melanome denken lassen müssen. Die häufigsten Fehldiagnosen sind pigmentierter Nävuszellnävus, pigmentierte Verruca seborrhoica senilis, pigmentiertes Basaliom, thrombosiertes eruptives Hämangiom und pigmentiertes Histiozytom. Die *Dermatoskopie* hat sich hier als ein wesentliches Hilfsmittel erwiesen. Durch 10fache Vergrößerung und Ölimmersion ist es möglich, das Pigmentmuster melanozytärer Bildungen, Regression, Kapillarverhalten und Entzündungssymptome besser zu beurteilen und so wichtige Hinweise auf das Vorliegen eines malignen Melanoms zu erhalten.

Hilfreich ist ebenfalls die *klinische ABCDE-Regel* von Rigel, Kopf und Friedmann, durch die die *Früherkennung* melanomverdächtiger Pigmentmale erleichtert wird:

A = Asymmetrie des Herdes
B = Begrenzung (unregelmäßig)
C = Color (Farbe unregelmäßig, gesprenkelt)
D = Durchmesser > 5 mm
E = Erhabenheit

Sind 4 Kriterien erfüllt, sollte die Pigmentveränderung entfernt werden, da ein malignes Melanom möglich ist.

Diagnose

Sie ist in manchen Fällen einfach, mitunter aber auch sehr schwierig und hängt weitgehend von der Erfahrung des betreffenden Arztes ab. Dies um so mehr, als maligne Melanome wesentlich früher diagnostiziert werden als vor Jahren. Im Verdachtsfall ist eine Inzisionsbiopsie wegen der immer noch bestehenden Unklarheit über nachteilige Auswirkungen im Sinne einer Förderung lymphogener oder hämatogener Metastasierung abzulehnen. Andererseits sollte die für den Patienten sehr schwerwiegende Diagnose in jedem Fall histologisch gesichert sein. Dazu hat sich das Verfahren der Exzisionsbiopsie mit sofortigem Kryostatschnitt (intraoperative Kryostatschnelldiagnose) bewährt. Die im begründeten Verdachtsfall mit einem Sicherheitsabstand von mindestes 1,0 cm in gesunder Haut vorzunehmende Exzisionsbiopsie sollte in Leitungsanästhesie oder Vollnarkose durchgeführt werden, um bei Vorliegen eines malignen Melanoms den Tumor nicht durch intratumorale Injektion des Lokalanästhetikums zu traumatisieren und unverzüglich den Eingriff erweitern zu können. So lassen sich

Tabelle 58.1. Klinische Differentialdiagnose maligner Melanome. Hautveränderungen, die häufig für maligne Melanome gehalten werden

Pigmentierte melanozytische oder nävozytische Veränderungen
Pigmentierter Nävuszellnävus
Pigmentierter und papillomatöser Nävuszellnävus
Spindelzellnävus (Spitz)
Blauer Nävus
Lentigo maligna

Pigmentierte epidermale oder adnexale Veränderungen
Pigmentierte Verruca seborrhoica senilis
Pigmentiertes Basaliom
Verruca vulgaris mit Hämorrhagie
Klarzellakanthom, Melanoakanthom, apokriner Nävus, Keratoakanthom, Spiradenom
Hydrocystome noire
Pigmentiertes spinozelluläres Karzinom
Lichen obtusus

Vaskuläre Veränderungen
Thrombosiertes oder sklerosiertes eruptives Hämangiom
Granuloma pediculatum
Angiokeratom
Kaposi-Sarkom
Glomustumor
Subunguale oder subkorneale Hämorrhagie

Dermale Veränderungen
Pigmentiertes Dermatofibrom
Pigmentiertes Histiozytom
Mastozytom
Neurofibrom

unnötig große chirurgische Eingriffe vermeiden. Die histologische Kryostatschnittuntersuchung führt bei über 90% der Patienten sofort zu einer klaren Diagnose. Lediglich bei manchen melanozytischen Bildungen (Nävuszellnävus, Spindelzellnävus, blauer Nävus) kommen sowohl falsch-positive (Kryostatschnittdiagnose: malignes Melanom – Paraffinschnittdiagnose: benigne Veränderung) als auch falsch-negative (Kryostatschnittdiagnose: benigne Veränderung – Paraffinschnittdiagnose: malignes Melanom) Kryostatschnittdiagnosen vor. Bei unklaren Befunden sollte die Biopsiewunde geschlossen und das weitere Vorgehen von der paraffinschnitthistologischen Untersuchung abhängig gemacht werden. Wenn intraoperative Kryostatschnittuntersuchung nicht zur Verfügung steht, muß man das Ergebnis der Paraffinschnittuntersuchung vor Festsetzung des weiteren therapeutischen Vorgehens abwarten. Bei allen malignen Melanomen mit einer Tumordicke >0,76 mm sollte etwa innerhalb von 3 Wochen eine Nachexzision in gleicher Weise wie bei der Exzision eines Primärtumors erfolgen.

Staging. Wenn die Diagnose eines malignen Melanoms gesichert ist, muß die Frage geklärt werden, welches Stadium bei dem betreffenden Patienten vorliegt. Hierzu ist eine genaue körperliche Durchuntersuchung, einschließlich Röntgendiagnostik, Sonographie, Computertomographie erforderlich, um Metastasen, die bevorzugt in Lungen, Leber, Herz, Gehirn, seltener auch im Knochen auftreten, erfassen zu können. Die *Lymphographie* zur Darstellung von Metastasen in hautnahen Lymphknoten hat sich gegenüber dem Palpationsbefund nicht als wesentliche diagnostische Hilfe herausgestellt. Andererseits ist die *Lymphknotensonographie* als diagnostische Bereicherung anzusehen.

Therapie

Auch heute existiert weltweit noch keine einheitliche Haltung über das optimale Vorgehen in der Behandlung des malignen Melanoms. Generell hat sich die Auffassung durchgesetzt, daß maligne Melanome am zweckmäßigsten operativ angegangen werden sollten. Alleinige Röntgenbestrahlung (Nah- oder Weichstrahlentherapie) sowie Elektronenbestrahlung werden kaum durchgeführt. Allerdings wird über günstige Erfahrungen in der Behandlung von Lymphknotenmetastasen mit schnellen Elektronen und γ-Strahlen berichtet.
Folgendes *therapeutisches Vorgehen* wird von uns empfohlen:

Behandlung des Primärtumors

Exzision weit im Gesunden ist nach wie vor Therapie der Wahl zur Entfernung des Primärtumors. Bei einer Tumordicke von <0,76 mm ist ein Resektionsabstand von 1 cm ausreichend. Tumoren mit einer Tumordicke von >0,76 mm sollten möglichst mit einem Resektionsabstand von 3 cm entfernt werden, um Lokalrezidive zu vermeiden. Die Exzisionen erfolgen zur Tiefe hin bis zur Muskelfaszie.
Zweizeitiges Vorgehen mit Exzision des Primärtumors und folgender größerer Nachexzision hat keinen negativen Einfluß auf das Überleben von Patienten. Bei klinisch dicken Tumoren mit unsicherer Melanomdiagnose wird chirurgische Entfernung in Vollnarkose mit Schnellschnittuntersuchung empfohlen.
Die elektive Lymphknotendissektion ist bei Patienten mit mittlerer Tumordicke (1,5–4 mm) in die Therapieplanung miteinzubeziehen.

Behandlung von lymphogenen Metastasen

Die Frage, ob bei malignem Melanom im Stadium I bereits die regionalen Lymphknoten, auch wenn sie klinisch nicht suspekt sind, prophylaktisch exzidiert werden sollten, ist noch nicht sicher zu beantworten. Bei einer größeren Zahl von Patienten konnten histologisch bereits im Stadium I Mikrometastasen in regionalen Lymphknoten festgestellt werden. Es bleibt aber die Frage offen, welche biologische Bedeutung solche Mikrometastasen besitzen und ob der Organismus mit diesen nicht durch seine immunologischen und anderen Abwehrmechanismen fertig wird. Nach neueren Untersuchungen profitieren möglicherweise Patienten mit malignem Melanom mittlerer Tumordicke (0,76–3,0 mm) von einer *prophylaktischen Lymphknotendissektion*, so daß sie in dieser Patientengruppe zu diskutieren ist.
Bei lymphknotennaher Lokalisation des Primärtumors kommt auch En-bloc-Resektion des Primärtumors und der nahegelegenen Lymphknoten in Betracht, bei Extremitätenmelanom schließlich auch die in ihrer Wirkung noch nicht sicher zu beurteilende *intraarterielle hypertherme Zytostatikumperfusion*.
Bei klinisch erfaßbarer Lymphknotenmetastasierung ist die chirurgische Ausräumung des betreffenden Lymphknotenbereiches vorzunehmen, wenn keine Anhaltspunkte für Fernmetastasierung gegeben sind und sich der Patient somit im klinischen Stadium II befindet. Bei diesen Patienten ist im einzelnen zu prüfen, ob eine Nachbestrahlung (^{60}Co-γ-Bestrahlung) in Betracht kommt. Auch bei ausgedehnten Lymphknotenmetastasen liefert nach eigenen Erfahrungen alleinige Strahlentherapie gute palliative Ergebnisse.

Behandlung von Fernmetastasen

Bei Fernmetastasen in Lungen, Leber, Haut, Abdomen und/oder Knochen führt Strahlentherapie zur Rückbildung von Metastasen und zur Besserung vorhandener Schmerzen. Dies gilt insbesondere für Hirnmetastasen, bei denen Strahlentherapie in Zusammenhang mit Glukokortikoiden zu einer wesentlichen Linderung subjektiver Symptome führen kann.

Von *Monochemotherapie* mit Zytostatika wie Cyclophosphamid und Methotrexat haben wir nichts Positives beobachtet, sondern eher Verschlechterung des gesamten Krankheitsverlaufes. Wahrscheinlich kommt es unter einer solchen Behandlung zu einer weitgehenden Hemmung immunologischer Abwehrleistungen. Unter den zur zytostatischen Monochemotherapie angegebenen Substanzen ist besonders Dacarbazin (*D*imethyl-*T*riazeno-*I*midazol-*C*arboxamid, DTIC) anzuführen. Neuerdings mehren sich die Hinweise, daß durch eine *Kombination mit Interferon-α* höhere Ansprechraten erzielt werden können. Empfohlen werden 800 mg DTIC/m^2 Körperoberfläche als Bolus alle 4 Wochen i.v., in Kombination mit bis zu 9 Mio. IE Interferon-α tgl. s.c. Auf Nebenwirkungen ist zu achten.

Auch Vinkaalkaloide (Vindesine, Eldesine) wurden im Stadium II und III mit einer Ansprechrate von etwa 25% angewandt. Bei diesen Substanzen scheint ebenfalls die Kombination mit Interferon-α günstig zu sein, so z.B. die Kombination Vindesin in einer Dosis von 3 mg/m^2 alle 14 Tage i.v. und 3–9 Mio. IE Interferon-α pro Woche subkutan.

Zur *zytostatischen Polychemotherapie* wurden zahlreiche Behandlungsschemen angegeben, haben aber nicht zu wesentlichen Beeinflussung der Remissionsraten geführt. Dies gilt nach unseren Erfahrungen auch für die Kombination aus Cisplatin (Platinex) mit Ifosfamid (Holoxan), einer zyklophosphamidartigen Substanz. Allerdings wird das BOLD-Schema (*B*leomycin, *O*ncovin, *L*omustin, *D*acarbazin) noch angewandt. Andere Dreier-, Vierer- und Fünferkombinationen von zytostatischen Substanzen haben bisher keine wesentlichen Erfolge gebracht. Andererseits sind sie mit vielen Nebenwirkungen verbunden und daher auch für den Patienten subjektiv so belastend, daß man sich fragen kann, ob derartige Therapieverfahren annehmbar sind. Zur Zeit müssen alle Berichte über sensationelle Behandlungserfolge bei malignen Melanomen im Stadium III mit Skepsis aufgenommen werden.

Unspezifische Immuntherapie von Hautmetastasen wird an manchen Kliniken durchgeführt. In Einzelfällen wurden gute Rückbildungsergebnisse verzeichnet. Man stellt sich vor, daß es unter dieser Therapie zu einer Aktivierung des zellulären Immunsystems kommt. Bevorzugt wurden wiederholte Impfungen mit BCG, Kontaktsensibilisierung mit DNCB und Auslösung einer allergischen Kontaktdermatitis über kutanen Metastasen. In klinischen Studien wird derzeit die Kombination von Cisplatin, Interferon-α und Interleukin-2 erprobt. Solche Behandlungsformen verlangen aber viel Erfahrung und können nicht allgemein empfohlen werden. Die Zukunft muß zeigen, ob neue kombinierte Behandlungsverfahren mit Interferonen, Interleukin-2 oder anderen Zytokinen, möglicherweise in Kombination mit Zytostatika, wie z.B. Interferon, Interleukin-2 und Fotemustine die Erfolgsaussichten für nachhaltige Remissionen verbessern können.

Nachkontrolle. Wichtig ist auch die Nachkontrolle der behandelten Patienten in bestimmten, größer werdenden Abständen, um frühzeitig Rezidive oder Metastasen zu erfassen. Bei über 60% der Patienten mit Metastasen entwickeln sich Metastasen in den ersten 2 Jahren. Die Nachkontrolle sollte über die übliche Fünfjahresgrenze hinaus geführt werden, da die Zahl späterer Rückfälle größer ist als bei anderen Karzinomarten. Wir empfehlen eine zeitlich unbegrenzte Tumornachsorge in größer bemessenen Zeitabständen.

Prophylaxe

Da Früherkennung und Frühbehandlung maligner Melanome für das Leben des betroffenen Patienten von schicksalhafter Bedeutung sind, ist das Prophylaxeproblem von großer praktischer Wichtigkeit. Notwendig ist, daß sich die Patienten unverzüglich zur Untersuchung begeben, falls sie die Entwicklung einer pigmentierten Bildung an der Haut oder Veränderungen jeglicher Art innerhalb einer pigmentierten Hauterscheinung bemerken. Der Arzt sollte eine Frühtherapie bei Veränderungen durchführen, die erfahrungsgemäß zur Entwicklung von malignen Melanomen Veranlassung geben können. Dies gilt besonders für Lentigo maligna, Lentigo im akralen oder genitoanalen Bereich sowie die Erscheinungen des hereditären Syndroms dysplastischer Nävi.

Auch bei Spindelzellennävus und bei Naevus coeruleus empfehlen wir Exzision im Gesunden, obwohl Melanomentwicklungen hier nur sehr selten beobachtet wurden. Großflächige kongenitale pigmentierte Nävuszellnävi (Naevus naevocellularis pigmentosus giganteus, sogenannter Badeanzug- oder Tierfellnävus) sollten frühzeitig exzidiert und plastisch-chirurgisch versorgt werden, da bei 5–10% der Patienten mit der Entwicklung maligner Melanome, wie übrigens auch auf kleineren kongenitalen pigmentierten Nävuszellnävi, zu rechnen ist. Im übrigen kommt eine prophylaktische Exzision aller pigmentierten Nävuszellnävi, auch von solchen in bestimmten Lokalisationen wie Palmae und Plantae, allein wegen der Häufigkeit des Vorkommens solcher Bildungen nicht in Betracht. Wo sich aber Pigmentflecken im Laufe des Lebens innerhalb von wenigen Monaten entwickelt haben, Zeichen von Aktivität wie Wachstum, Farbänderung, Entzündung, Juckreiz oder Blutung erkennen lassen und größer als 5 mm im Durchmesser geworden sind, sollte eine *prophylaktische Exzision* angeraten werden. Dies gilt, vielleicht mehr aus emotionalen als aus rationalen Gründen, auch für pigmentierte Nävuszellnävi an Hautregionen mit chronischer Traumatisierung (Scheuerreize, Mazeration).

Im Rahmen der Prophylaxe und Früherkennung von malignen Melanomen ist schließlich die Kenntnis von *Risikofaktoren* für die Entstehung dieses Tumors bedeutsam. So ist die Gesamtzahl von melanozytären Nävi (NZN) ein Indikator für ein erhöhtes Melanomrisiko. Personen mit >50 NZN haben ein 4,8fach höheres Melanomrisiko als Personen mit <10 NZN. Rötlich-keltische Hautfarbe und rötliche Haarfarbe erhöht das Melanomrisiko um den Faktor 4,7; Hauttyp I um den Faktor 2,0. Nach neueren epidemiologischen Studien können Nävuszellnävi und auch atypische Nävi durch Sonnenbestrahlung induziert werden; blasige Sonnenbrandreaktionen in der Kindheit und Jugend erhöhen das Melanomrisiko bis zum 6fachen.

Auch iatrogene immunsupressive Therapie, beispielsweise nach Nierentransplantation, erhöht das Risiko, an einem malignen Melanom zu erkranken. Dies gilt auch für den erworbenen Immunmangel infolge HIV-Infektion.

Weiterführende Literatur

Übersichten

Balch CM, Milton GW (eds) (1985) Cutaneous melanoma. Clinical management und treatment results worldwide. Lippincott, Philadelphia

Burgdorf WHC, Katz SI (1993) (Hrsg) Dermatology – progress and perspectives. Parthenon Publ Group, New York, pp 286–313 und 526–539

Clark WH, Goldman L, Mastrangelo MJ (1979) Human malignant melanoma. Grune and Stratton, New York

Elder DE (ed) (1987) Pathobiology of malignant melanoma. (Pigment cell, vol 8) Karger, Basel

Elwood JM (ed) (1988) Melanoma and naevi. Incidence, interrelationships and implications. (Pigment cell, vol 9) Karger, Basel

Hölzle E, Kind P, Plewig G (1991) Pigmentierte Hautveränderungen. Schattauer, Stuttgart New York

Kopf AW, Bart RS, Rodriguez-Sains RS et al. (1979) Malignant melanoma. Masson, New York

Maize JC, Ackerman AB (1987) Pigmented lesions of the skin. Lea and Febiger, Philadelphia

McGovern VJ (1983) Melanoma: histological diagnosis and prognosis. Raven, New York

Orfanos CE, Garbe C (Hrsg) (1990) Das maligne Melanom der Haut. Neue Ergebnisse zur Epidemiologie, Diagnostik, experimentelle Forschung, Therapie und Nachsorge. Zuckschwerdt, München

Veronesi C, Cascinelli N, Santinami M (eds) (1987) Cutaneous melanoma. Academic, London

Voigt H (ed) (1986) Malignes Melanom. Springer, Berlin Heidelberg New York Tokyo

Originalarbeiten

Ackerman AB (1980) Malignant melanoma: a unifying concept. Hum Pathol 4:591–595

Anstey A, McKee P, Wilson Jones E (1993) Desmoplastic malignant melanoma: a clinicopathological study of 25 cases. Br J Dermatol 129:359–371

Balch CM, Murad TM, Soong S et al. (1979) Tumor thickness as a guide to surgical management of clinical stage I melanoma patients. Cancer 43:883–888

Balch CM, Wilkerson JA, Mura TM et al. (1980) The prognostic significance of ulceration of cutaneous melanoma. Cancer 45:3012–3017

Braun-Falco O, Korting HC, Konz B (1981) Histological and cytological criteria in the diagnosis of malignant melanomas by cryostat sections. Virchows Arch [A] 393:115–121

Braun-Falco O, Landthaler M, Hohenleutner U et al. (1985) Adjuvante Therapie maligner Melanome im Stadium I. In: Wolff HH, Schmeller W (Hrsg) Fehlbildungen, Naevi, Melanome. Springer, Berlin, S 273–286

Braun-Falco O, Landthaler M, Hölzel D et al. (1986) Therapie und Prognose maligner Melanome der Haut. Dtsch Med Wochenschr 111:1750–1756

Braun-Falco O, Landthaler M, Hölzel D (1986) Klassifizierung, Diagnose und Differentialdiagnose maligner Melanome. Chirurg 57:593–600

Breslow A (1975) Tumor thickness, level of invasion and node dissection in stage I cutaneous melanoma. Ann Surg 182:572–575

Breslow A (1979) Prognostic factors in the treatment of cutaneous melanoma. J Cutan Pathol 6:208–212

Clark WH Jr, Reimer RR, Greene M et al. (1978) Origin of familial malignant melanomas from heritable melanocytic lesions. The B-K mole syndrome. Arch Dermatol 114:732–738

Clark WH Jr, Elder DE, Guerry D et al. (1984) A study of tumor progression: the precursor lesions of superficial spreading and nodular melanoma. Hum Pathol 15:1147–1165

Clark EH Jr, Elder DE, Horn M von (1986) The biologic forms of malignant melanoma. Hum Pathol 17:443–450

Coleman WP, Loria PR, Reed RJ et al. (1980) Acral lentiginous melanoma. Arch Dermatol 116:773–776

Driscoll MS, Grin-Jorgensen CM, Grant-Kels JM (1993) Does pregnancy influence prognosis of malignant melanoma? J Am Acad Dermatol 29:619–630

Dummer R, Davis-Daneshfar A, Döhrnig C et al. (1995) Strategien zur Gentherapie des Melanoms. Hautarzt 46:305–308

Elder DE, Goldman LJ, Goldman SC et al. (1980) Dysplastic nevus syndrome: a phenotypic association of sporadic cutaneous melanoma. Cancer 46:1787–1798

Eversheim U, Küster W, Plewig G (1986) Malignes Melanom auf angeborenem Riesennävus. Aktuel Dermatol 12:161–164

Funk W, Schmoeckel C, Hölzel D et al. (1984) Prognostic classification of malignant melanoma by clinical criteria. Br J Dermatol 111:129–138

Gallagher RP, Elwood JM, Hill GB et al. (1985) Reproductive factors, oral contraceptives and risk of malignant melanoma: Western Canada melanoma Study. Br J Cancer 52:901–907

Garbe C, Stadler R, Orfanos CE (1986) Prognose-orientierte Therapie bei malignem Melanom. Neuere Konzepte. Hautarzt 37:365–372

Garbe C, Zouboulis C, Krüger S et al. (1992) Kombination von Interferon-α mit Zytostatika: erfolgversprechender Ansatz beim metastasierten Melanom. Hautarzt 43:4–10

Garbe C (1992) Sonne und malignes Melanom. Hautarzt 43:251–257

Garbe C (1993) Schwangerschaft, Hormonpräparate und malignes Melanom. Hautarzt 44:347–352

Garbe C (1995) Risikofaktoren für die Entwicklung maligner Melanome und Identifikation von Risikopersonen im deutschsprachigen Raum. Hautarzt 46:309–314

Gartmann H (1979) Desmoplastisches und malignes Melanom. Z Hautkr 54:107–114

Greene MH, Clark WH Jr, Tucker MA et al. (1985) Acquired precursors of cutaneous malignant melanoma. The familial dysplastic nevus syndrome. N Engl J Med 312:91–97

Greene MH, Tucker MA, Clark WH Jr et al. (1987) Hereditary melanoma and the dysplastic nevus syndrome: the risk of cancers other than melanoma. J Am Acad Dermatol 16:792–797

Hohenleutner U, Landthaler M, Braun-Falco O (1991) Maligne Melanome im Kindes- und Jugendalter. Hautarzt 42:545–550

Holzmann B, Bröcker EB, Lehmann JM et al. (1987) Tumorprogression in human malignant melanoma: five stages defined by their antigenic phenotypes. Int J Cancer 39:466–471

Jain S, Allen PW (1989) Desmoplastic malignant melanoma and its variants. A study of 45 cases. Am J Surg Pathol 13:358–373

Johnson TM, Smith JW, Nelson BR, Chang A (1995) Current therapy for cutaneous melanoma. J Am Acad Dermatol 32:689–707

Karakousis CP (1986) Die Chemotherapie des malignen Melanoms. Chirurg 57:606–611

Kato T, Takematsu H, Tomita Y et al. (1987) Malignant melanoma of mucous membranes. Arch Dermatol 123:216–220

Kelly JW, Sagebiel RW, Calderon W et al. (1984) The frequency of local recurrence and microsatellites as a guide to reexcision margins for cutaneous malignant melanoma. Ann Surg 200:759–763

Kerl H, Hödl St, Kresbach H et al. (1982) Diagnosis and prognosis of the early stages of cutaneous malignant melanoma. In: Burghardt E, Holzer E (eds) Minimal invasive cancer (microcarcinoma), vol 1. Saunders, London, pp 433–453

Koh HK, Sober AJ, Fitzpatrick TB (1984) Late recurrence (beyond ten years) of cutaneous malignant melanoma. JAMA 251:1869–1862

Koh H (1991) Cutaneous melanoma. New Engl J Med 325:171–182

Kopf AW, Lindsay AC, Rogers GS et al. (1985) Relationship of nevocytic nevi to sun exposure in dysplastic nevus syndrome. J Am Acad Dermatol 12:656–662

Kopf AW, Welkovich B, Frankel RE et al. (1987) Thickness of malignant melanoma. Global analysis of related factors. J Dermatol Surg Oncol 13:345–420

Landthaler M, Braun-Falco O (1979) Familiäres hereditäres malignes Melanom. Med Klin 74:353–357

Landthaler M, Braun-Falco O (1981) Maligne Melanome mit unbekanntem Primärtumor. Bericht über 12 Patienten und Übersicht. Hautarzt 32:339–344

Landthaler M, Braun-Falco O (1985) Maligne Melanome in der Schwangerschaft. Dtsch Med Wochenschr 110:1319–1323

Landthaler M, Braun-Falco O, Schlamminger F et al. (1989) Späte Metastasierung bei malignem Melanom der Haut. Dtsch Med Wochenschr 114:1149–1152

Landthaler M, Braun-Falco O, Leitl A et al. (1989) Excisional biopsy as the first therapeutic procedure versus primary wide excision of malignant melanoma. Cancer 64:1612–1616

Landthaler M, Braun-Falco O, Richter K et al. (1985) Maligne Melanome der Vulva. Dtsch Med Wschr 110:789–794

Landthaler M, Alvanopoulos K, Braun-Falco O (1990) Maligne Melanome des Penis. Hautarzt 41:72–74

Landthaler M, Braun-Falco O, Bernreiter F et al. (1992) Multiple primäre maligne Tumoren bei Patienten mit malignem Melanom der Haut. Hautarzt 43:11–15

Landthaler M, Tilgen W, Braun-Falco O (1992) Malignes Melanom. In: Krück F, Kaufmann W, Bünte H et al. (Hrsg) Therapie-Handbuch. Urban und Schwarzenberg, München, J 15, 1–6

Lederman JS, Soter AJ (1985) Does biopsy type influence survival in clinical stage I cutaneous melanoma? J Am Acad Dermatol 13:983–987

McGovern VJ, Shaw HM, Milton GW et al. (1982) Ulcerations and prognosis in cutaneous malignant melanoma. Histopathol 6:399–407

Meyer LJ, Zone JH (1994) Genetics of cutaneous melanoma. J Invest Dermatol 103:112S–116S

Murphy GF, Lopansri S, Mihm MC (1985) Clinicopathologic types of malignant melanoma — relevance to biologic behavior and diagnostig surgical approach. J Dermatol Surg Oncol 11:674–682

Nast-Kolb D, Landthaler M, Schweiberer L et al. (1985) Anorectale maligne Melanome. Chirurg 56:100–104

NIH Consensus Conference (1984) precursors to melanoma. JAMA 251:1864–1867

Oldbring J, Mikulowski P (1987) Malignant melanoma of the penis and male urethra. Report of nine cases and review of the literature. Cancer 59:581–587

Quaba AA, Wallace AF (1987) The incidence of malignant melanoma (0 to 15 years of age) arising in "large" congenital nevocellular nevi. Plast Reconstr Surg 78:174–179

Raderman D, Giler S, Rothem A et al. (1986) Late metastases (beyond ten years) of cutaneous malignant melanoma: literature review and case report. J Am Acad Dermatol 15:374–378

Rampen JHJ, Esch EP vd (1985) Biopsy and survival of malignant melanoma. J Am Acad Dermatol 12:385–388

Reed R (1985) The histological variance of malignant melanoma: the interrelationship of histological subtype, neoplastic progression, and biological behavior. Pathology 17:301–312

Reintgen DS, McCarthy KS Jr, Vollmer R et al. (1985) Malignant melanoma and pregnancy. Cancer 55:1340–1344

Robertson I, Cook MG (1987) Multiple melanomas associated with diffuse melanocytic dysplasia. Histopathology 11:395–402

Rogers GS, Kopf AW, Rigel DS et al. (1986) Influence of anatomic location on prognosis of malignant melanoma: attempt to verify the BANS model. J Am Acad Dermatol 15:231–237

Roses DF, Harris MN, Rigel D et al. (1983) Local and intransit metastases following definitive excision for primary cutaneous malignant melanoma. Ann Surg 198:65–69

Schmoeckel C (1984) How consistent are dermopathologists in reading early malignant melanomas and lesions precursor to them? An international survey. Am J Dermatopathol 6 (Suppl 1):13–24

Schmoeckel C, Braun-Falco O (1978) Prognostic index in malignant melanoma. Arch Dermatol 114:871–873

Schmoeckel C, Kaviani Nejad K, Braun-Falco O (1980) Der prognostische Index beim malignen Melanom. Eine verbesserte Methode zur Einschätzung des Metastasierungsrisikos. Pathologe 1:71–78

Schmoeckel C, Castro CE, Braun-Falco O (1985) Nevoid malignant melanoma. Arch Dermatol Res 277:362–369

Schmoeckel C, Wagner-Grösser G, Braun-Falco O (1985) Klinische Diagnostik initialer maligner Melanome. Hautarzt 36:558–562

Shaw HM, McGovern VJ, Milton GW (1980) Malignant melanoma: influence of lesion and age of patient in the female superiority in survival. Cancer 46:2731–2735

Swerdlow AJ, English J, McKie RM et al. (1986) Benign melanocytic naevi as a risc factor for malignant melanoma. Br Med J [Clin Res] 292:1555–1559

Trott KR, Lieven H von, Kummermehr J et al. (1981) The radiosensitivity of malignant melanomas, part I: experimental studies. Int J Radiat Oncol Biol Phys 7:9–13

Veronesi U, Cascinelli N, Adamus J et al. (1988) Thin stage I primary cutaneous malignant melanoma. Comparison of excision with margins of 1 or 3 cm. N Engl J Med 318:1159–1162

Veronesi U, Adamos J, Bandiera DC et al. (1977) Inefficacy of immediate node dissection in stage I melanoma of the limbs. N Engl J Med 297:627–639

Veronesi U, Adamos J, Aubert C et al. (1983) A randomized trial of adjuvant chemotherapy and immunotherapy in cutaneous melanoma. N Engl J Med 307:913–916

Weidner F, Hornstein OP, Bischof GM (1983) Zur Treffsicherheit der klinischen Diagnostik bei malignen Hautmelanomen. Dermatol Monatsschr 169:707–710

Weiß J, Garbe D, Bertz J et al. (1990) Risikofaktoren für die Entwicklung maligner Melanome in der Bundesrepublik Deutschland. Hautarzt 41:309–313

Kapitel 59 Mesenchymale und neurale Tumoren

Inhaltsverzeichnis

Tumoren und tumorartige Veränderungen
des fibrösen Bindegewebes 1360
    Keloid 1360
    Fibrome 1362
    Fibroma molle 1362
    Dermatofibrom 1362
    Histiozytom 1362
    Juveniles Xanthogranulom 1363
    Fibrosis nodularis nasi 1363
    Angiofibrom bei tuberöser Sklerose 1363
    Erworbenes Fibrokeratom 1363
    Fibrom der Sehnenscheide 1364
    Benigner Riesenzelltumor der Sehnenscheide . . 1364
    Familiäres kutanes Kollagenom 1364
    Bindegewebsnävus (elastischer Typ) bei
    Dermatofibrosis lenticularis disseminata mit
    Osteopoikilodermie 1365
    Elastofibrom 1365
    Isoliertes Elastom 1365
    Noduläre Fasziitis 1365
    Plaqueförmige dermale Fibromatose 1365
Tumoren des perifollikulären Bindegewebes 1366
    Trichodiskom 1366
    Perifollikuläres Fibrom 1366
    Perifollikuläre Fibromatosis cutis mit
    Kolonpolypen 1366
Fibröse Proliferationen im Kleinkindes- und
    Kindesalter 1366
    Fibröses Hamartom der Kindheit 1366
    Infantile digitale Fibromatose 1367
    Juvenile hyaline Fibromatose 1367
    Fibromatose der Gingiva 1367
Semimaligne und maligne fibröse Tumoren 1367
    Dermatofibrosarcoma protuberans 1367
    Pigmentiertes Dermatofibrosarcoma protuberans 1368
    Atypisches Fibroxanthom 1368
    Malignes fibröses Histiozytom 1369
    Fibrosarkom 1369
Tumoren der Blutgefäße 1369
    Infantiles kapilläres Hämangiom 1369
    Erworbenes kapilläres Hämangiom 1369
    Rankenangiome 1370
    Haemangioma senile 1370
    Lippenrandangiom 1370
    Haemangioma cavernosum 1370
    Verruköses Hämangiom 1372
Angiokeratome 1372
    Angiokeratoma corporis circumscriptum . . . 1372
    Angiokeratoma Mibelli 1372
    Angiokeratoma scroti und Angiokeratoma
    vulvae 1373
    Kasabach-Merritt-Syndrom 1373
    Mafucci-Syndrom 1373
    Blue-rubber-bleb-Nävus-Syndrom 1373
    Reaktive benigne Angioendotheliomatose . . . 1374
    Bazilläre Angiomatose 1374
    Granuloma teleangiectaticum 1374
    Spindelzellhämangioendotheliom 1375
    Endovaskuläres papilläres Angioendotheliom
    der Kindheit 1375
    Erworbenes büscheliges Angiom 1375
    Glomustumor 1375
Tumoren der Lymphgefäße 1376
    Lymphangiome 1376
    Lymphangioma circumscriptum cysticum . . . 1376
    Lymphangioma cavernosum subcutaneum . . . 1376
Maligne vaskuläre Tumoren 1377
    Angiosarkom der Kopf- und Gesichtshaut . . . 1377
    Lymphangiosarkom 1377
    Sarcoma idiopathicum multiplex
    haemorrhagicum 1378
    Klassisches Kaposi-Sarkom 1378
    Endemisches Kaposi-Sarkom 1379
    Kaposi-Sarkom bei immunsupprimierten
    Patienten 1379
    Epidemisches, Aids-assoziiertes Kaposi-Sarkom . 1379
Tumoren des Fettgewebes 1379
    Lipom 1379
    Adipositas dolorosa 1380
    Fetthals 1380
    Benigne symmetrische Lipomatose 1381
    Hibernom 1381
    Liposarkom 1381
Tumoren des Muskelgewebes 1382
    Muskelhamartom 1382
    Leiomyome 1382
    Leiomyosarkome 1382
Tumoren des Knorpel- und Knochengewebes 1383
    Chondrome und Osteome 1383
Tumoren des Nervengewebes 1383
    Neurom 1383
    Neurilemmom 1383
    Neuroblastom 1383
    Neurofibrom 1383
    Neurofibromatosis generalisata 1383
    Neurothekeom 1385
    Granularzelltumor 1385
    Merkelzellkarzinom 1385
Weiterführende Literatur 1386

Im folgenden werden Tumoren und tumorartige Gewebsvermehrungen des Bindegewebes, der Lymph- und Blutgefäße, der glatten Muskulatur, des Knorpels, des Knochens, des Fettgewebes und des Nervensystems dargestellt, soweit sie für den Dermatologen von Bedeutung sind.

Es handelt sich um teils echte Tumoren, teils reaktive Bildungen, wobei die Grenzen zwischen beiden fließend sind. Aus praktischen Gründen werden sie zusammengefaßt.

Tumoren und tumorartige Veränderungen des fibrösen Bindegewebes

Keloid

[Alibert 1815]

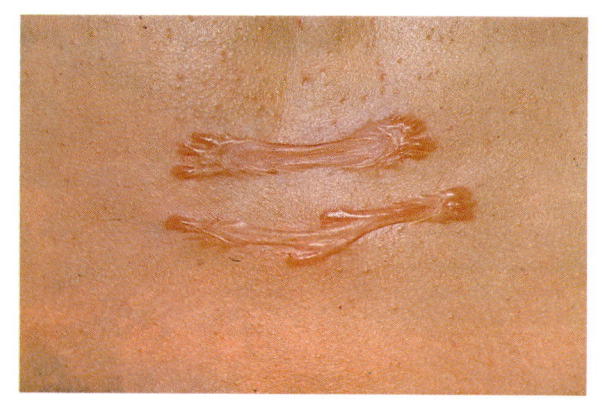

Abb. 59.1. Sogenanntes Spontankeloid in der Sternalregion

Definition. Keloide sind benigne Bindegewebsvermehrungen der Haut, die nach Verletzungen oder auf der Grundlage anderer Hautläsionen entstehen. Im Gegensatz zu Narben dehnen sie sich über den ursprünglichen Herd aus.

Vorkommen. Für Erbfaktoren sprechen familiäres Vorkommen und die größere Häufigkeit bei dunkelhäutigen Rassen. Bei manchen ethnischen Gruppen werden sie absichtlich als Stammes- und Schönheitsmerkmal erzeugt. Es bestehen Einflüsse des Lebensalters, des Geschlechtes, der Körperregion und der Art des vorangegangenen Traumas auf die Keloidbildung: Kinder und Jugendliche sind bevorzugt betroffen, Frauen öfter als Männer. Prädilektionsorte sind Gesicht, Ohren, Hals, oberer Rumpf, insbesondere die Prästernalregion und die proximalen Extremitätenanteile. An Palmae und Plantae sind sie extrem selten. Bei gleichem Trauma können zu verschiedenen Zeiten einmal Keloide, zum anderen Male gewöhnliche Narben auftreten. Ähnliches gilt für die Traumen in verschiedenen Körperregionen. Einige Menschen reagieren auf jedes Trauma mit Keloiden.

Pathogenese. Ungeklärt. Es wird von einer abnormen Regulation der Kollagenbiosynthese ausgegangen. Das abnorme Wachstumsverhalten von Keloidfibroblasten äußert sich in unterschiedlichen Ansprechraten auf endotheliale Wachstumsfaktoren und den epidermalen Wachstumsfaktor (epidermal growth factor).

Nach Verbrennungen und Verbrühungen sind Keloide besonders häufig, ferner nach Verätzungen, Pockenschutzimpfung, Acne vulgaris, ausgedehnten Exkoriationen, seltener auch bei destruierenden Hauterkrankungen wie Lupus vulgaris und Lues III. Eine

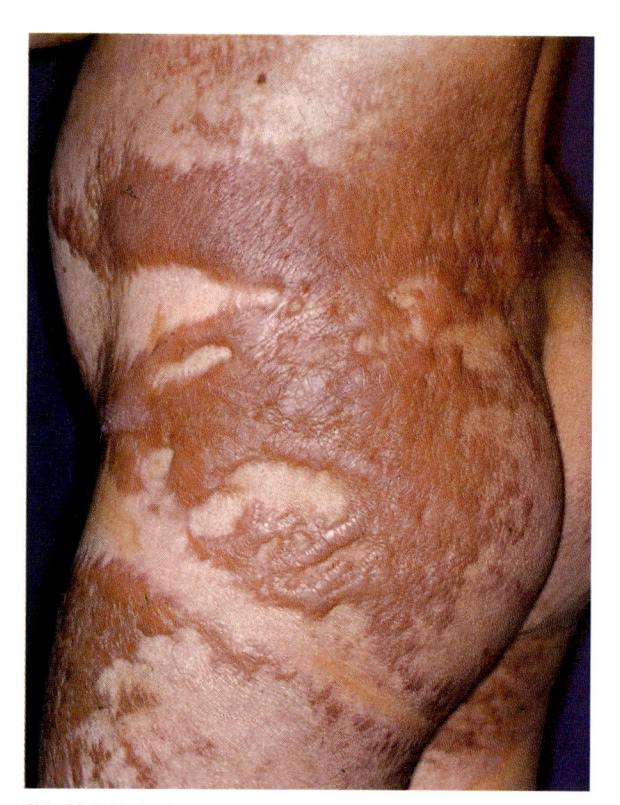

Abb. 59.2. Narbenkeloide nach Verbrühung

bakterielle Wundinfektion scheint das Risiko zu verstärken. Aber auch bei glatten und sauberen Operationswunden können sich Keloide entwickeln.

Klinik. Die Keloide entwickeln sich Wochen bis Monate nach dem Trauma. In Operationsnarben sind sie meist wulstartig, oft fingerdick, nach Verbrennungen dagegen mehr plattenartig mit Anteilen unterschiedlicher Härte und Dicke. Ihren Namen haben die Keloide (griech. Krebsschere) von den oft krebsscherenartigen Ausläufern an ihren Rändern. Durch den Verlust des Hautreliefs, der Haare und Talgdrüsen spiegelt die Oberfläche. Frische Keloide sind braunrot, später werden sie blaßrosa und schließlich alabasterfarben; teilweise treten auch Teleangiektasien auf. Wenn das Keloid eine gewisse Größe erreicht hat, stagniert das Wachstum; spontane Regressionen sind möglich, unbegrenzte Progredienz ist selten. Keloide sind meistens indolent, nur selten leicht druckschmerzhaft. Gelegentlich Berührungsempfindlichkeit, Juckreiz oder quälender spontaner Schmerz. Sogenannte Spontankeloide müssen von den Narbenkeloiden abgegrenzt werden. Sie treten prästernal als Folge von Mikrotraumen in Follikulitiden oder Akneeffloreszenzen auf. Der Begriff des echten Spontankeloids wird heute nicht mehr akzeptiert.

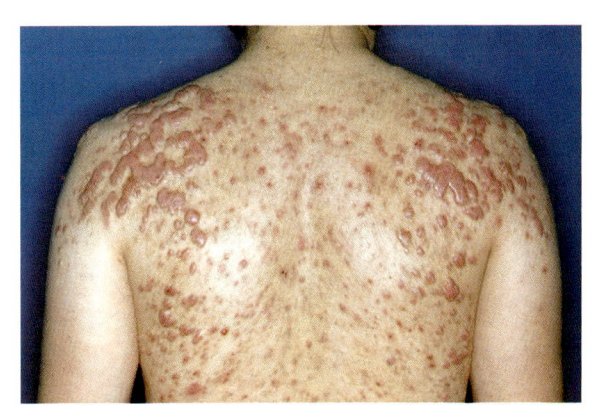

Abb. 59.3. Narbenkeloide bei Acne conglobata

Histopathologie. Die Epidermis ist meist unverändert oder mäßig verdünnt. In frischen Keloiden finden sich zahlreiche Fibroblasten, vermehrt Grundsubstanz, kollagene Fasern sowie Kapillaren und entzündliche Infiltrate. In vollentwickelten Keloiden bilden sich zellarme, dichte Knoten von homogenisierten Fasern. Haare, Talg- und Schweißdrüsen atrophieren. Die regelmäßige Anordnung des Kollagens wie in normalen oder hypertrophen Narben ist aufgehoben.

Differentialdiagnose. Das klinische Bild ist typisch. Hypertrophe Narben reichen nicht über die ursprüngliche Verletzung hinaus.

Prophylaxe. Exzisionen an Prädilektionsstellen bei Patienten um die Pubertätszeit, an unbedeckten Körperstellen und bei familiärer oder ethnischer Disposition erfordern besonders sorgfältige Indikationsstellung. Die glatte Exzision ist der Elektrokaustik vorzuziehen, spannungsfreie Naht und Infektprophylaxe sind wichtig. Fehlende Keloidbildung nach einer „Probeinzision" an unauffälliger Körperstelle bietet keine Gewähr, daß eine andere Stelle postoperativ ebenfalls keloidfrei bleibt.

Therapie
Frische Keloide. Bei frischen Keloiden kommen örtliche Glukokortikosteroidbehandlungen, Röntgenweichstrahlentherapie, Kryotherapie oder intraläsionale Gabe von Interferon in Frage. Bei Nichtansprechen können weitere konservative Maßnahmen eingesetzt werden.

Örtliche Glukokortikosteroidbehandlung. Das Steroid kann als Kristallsuspension intraläsional injiziert (Volon-A-Kristallsuspension 10 mg, verdünnt 1:3 bis 1:5 mit Mepivacain (Scandicain), alle 3–4 Wochen) oder in Creme- und Salbenform mehrmals täglich aufgetragen werden, dabei zeitweilig unter einem Okklusivverband.

Wechselnde Behandlungen mit heparin- und ichthyolhaltigen Externa (Lasonil-Salbe) wird empfohlen. Auch Pflanzenextrakte (Contractubex) werden eingesetzt. Bei entsprechendem Sitz kann über dem sich entwickelnden Keloid ein fester Druckverband unter Verwendung einer 1–2 cm dicken Schaumstoffkompresse und einer elastischen Klebebinde angelegt werden. Auch eine Silikongelfolie (Epi-Derm) wird empfohlen.

Ältere Keloide. Konservative Maßnahmen zeigen nur wenig Wirksamkeit. Der einfachen chirurgischen Exzision eines Keloids folgt meist ein Rezidiv größeren Ausmaßes: Zurückhaltung ist daher angebracht. Nach Entfernung des Keloids kann eine zusätzliche Behandlung mit Kompression, insbesondere gummielastischer Dauerkompression. Glukokortikosteroidkristallsuspension oder Röntgenweichstrahlentherapie erfolgen. Eine derartige Kombinationsbehandlung scheint derzeit die besten Ergebnisse zu erzielen.

Fraktionierte Röntgenweichstrahlentherapie. Therapieempfehlungen: GWHWT 1–15 mm, KV 20–50 oder mehr, Filter 0,4–2,0 mm Al, Einzeldosis 1–2 Gy, Gesamtdosis 4–12 Gy, Intervall 4–7 Tage. Die Ergebnisse sind nur in der Hälfte der Fälle befriedigend. Die Kombination von Exzision und Röntgentherapie hat sich insbesondere für die Behandlung von Ohrläppchenkeloiden bewährt. Strahlenschutzmaßnahmen wie Abdeckung der Augen, Schilddrüse und Genitalien sind zu beachten. Bei ausgedehnten und tiefer reichenden Veränderungen sollte eine Elektronentherapie erfolgen.

Weitere empfohlene Möglichkeiten, die sich in Einzelfällen bewährt haben: Kryotherapie, CO_2- oder Nd:YAG-Laser, intraläsionale Applikation von Interferon-γ, postoperativ Colchizin für 3 Monate.

Fibrome

Definition. Fibrome sind gutartige Bindegewebstumoren, die an der Haut klinisch als weiche, manchmal gestielte, erhabene oder derbe, in die Haut eingelassene pastillenartige Knötchen vorkommen.

Fibroma molle

Synonym. Weiches Fibrom, Hautanhang

Klinik. Weiche Fibrome sind hautfarben, an der Oberfläche gefältelt und oft gestielt. Die gestielte Form heißt *Fibroma pendulans*. Meist sind Fibrome der Haut kleiner als erbsgroß, sie können aber ausnahmsweise Kindskopfgröße erreichen. Besonders bei älteren Frauen findet man am Hals viele schlaffe, kleine Hautaussackungen oder gestielte, bis linsengroße Tumoren, die als *multiple Halsfibrome* bekannt sind. Auch *multiple Axillenfibrome* sind häufig, besonders bei Adipösen. Seltener kommen sie submammär oder inguinal vor.

Histopathologie. Man sieht von normaler oder akanthotisch verdickter Epidermis überzogene Knötchen aus lockerem gefäßreichem Bindegewebe ohne elastische Fasern.

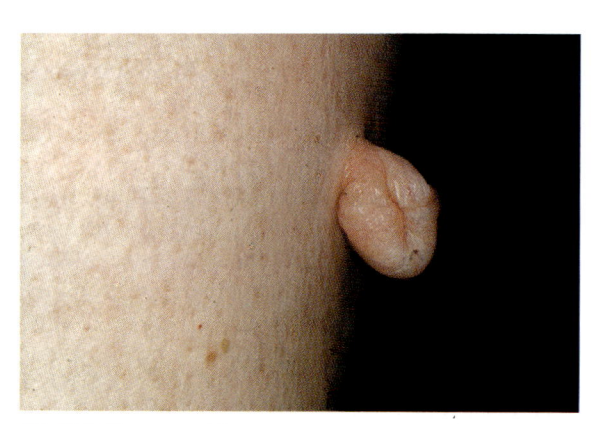

Abb. 59.4. Fibroma pendulans

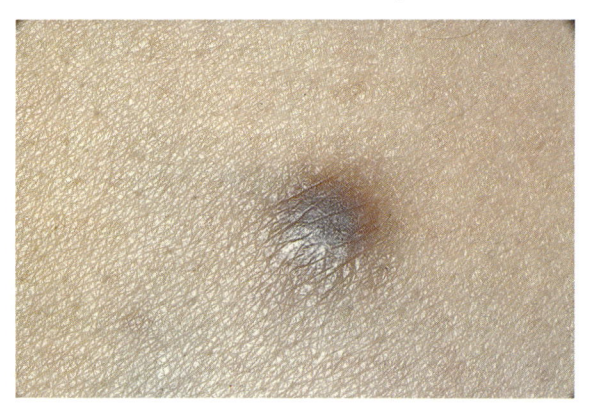

Abb. 59.5. Dermatofibrom

Differentialdiagnose. Hautfarbene dermale Nävuszellnävi.

Therapie. Kleine gestielte Fibrome werden durch Scherenschlag abgetragen, größere erfordern Exzision.

Dermatofibrom

Synonyme. Fibroma durum, hartes Fibrom, Nodulus cutaneus, Dermatofibroma lenticulare, Fibrome en pastille (frz.)

Vorkommen. Häufige Bildungen, besonders an den Extremitäten.

Ätiologie. Es handelt sich wohl zumeist um einen reaktiven Tumor, z.B. nach Insektenstich oder einem anderen Mikrotrauma. Sie können sich dann durch Fibrosierung von Histiozytomen entwickeln *(fibröses Histiozytom)*; ein Teil der Fibrome soll auch durch Fibrosierung von Nävuszellnävi entstehen.

Klinik. Meist tritt es solitär auf und überschreitet kaum Erbsgröße; es ist hart, graubräunlich und leicht erhaben, gewöhnlich wie eine Linse in die Haut eingelassen. Manchmal ist die bedeckende Haut etwas eingezogen, dunkel pigmentiert, und es besteht Juckreiz.

Histopathologie. In der Dermis finden sich in einem relativ gut abgegrenzten Areal spindelige Tumorzellen (Fibroblasten) zwischen kollagenen Fasern. Ältere Dermatofibrome sind zellärmer, jüngere enthalten zahlreiche Fibroblasten. Die darüberliegende Epidermis kann hyperplastisch sein und basaliomartige Züge aufweisen.

Therapie. Keine oder Exzision

Histiozytom

Synonyme. Kutanes benignes fibröses Histiozytom. Entsprechend den morphologischen Varianten werden verschiedene Formen abgegrenzt: Dermatofibrom (fibröses Histiozytom), pigmentiertes Histiozytom (mit Hämosiderinablagerung), xanthomatisiertes Histiozytom

Ätiologie und Pathogenese. Wahrscheinlich handelt es sich um reaktive Tumoren, die nach Trauma, z.B. Insektenstichen, auftreten können.

Klinik. Das meist in der Einzahl vorkommende gutartige Histiozytom stellt einen flachen pastillenartigen oder halbkugelig erhabenen, in der Haut liegenden, harten, gut umschriebenen, meist hautfarbenen Tumor dar. Seltener ist die Farbe gelblich, bräunlich oder bläulich. Häufigste Lokalisation sind Extremitäten jüngerer Menschen.

Histopathologie. Unter der meist akanthotisch verdickten und hyperpigmentierten Epidermis finden sich in einem umschriebenen Areal der Koriums dichte Ansammlungen von Histiozyten und Fibroblasten. Die Histiozyten speichern in unterschiedlichem Ausmaß Lipide und Hämosiderin; dadurch wird die makroskopische Färbung des Tumors mitbedingt. Es bestehen Übergänge zum Dermatofibrom. Einige Autoren betrachten dieses als Endstation eines Histiozytoms. Eine Sonderform stellt das Dermatofibrom mit Monsterzellen (ausgeprägte Atypien) dar. Es muß vom malignen fibrösen Histiozytom abgegrenzt werden.

Differentialdiagnose. Dermatofibrom, Neurofibrom, Schwannom, malignes Melanom, Leiomyom, Xanthom, Xanthogranulom.

Therapie. Nicht erforderlich. Gelegentlich Exzision zur differentialdiagnostischen Abgrenzung.

Juveniles Xanthogranulom
[McDonagh 1912]

Synonym. Nävoxanthoendotheliom

Dieser meist bei Kleinkindern in multipler Zahl vorkommende gelblich-rötliche harte Knoten stellt histologisch eine fettspeichernde Histiozytomvariante dar. (Näheres s.S. 1439).

Fibrosis nodularis nasi
[Graham 1964]

Synonym. Fibröse Nasenpapel

Definition und Klinik. Bis linsengroße, derbe, hautfarbene, weißliche oder bräunliche, halbkugelige, in Ein- oder Mehrzahl vorkommende Papeln an der Nasenspitze oder an den Nasenflügeln.

Pathogenese. Es wird diskutiert, ob es sich primär um Fibrome oder um regressiv-fibrosierte Nävuszellnävi handelt.

Histopathologie. Dünne Epidermis, umschriebene Vermehrung von Gefäßen und Fibroblasten.

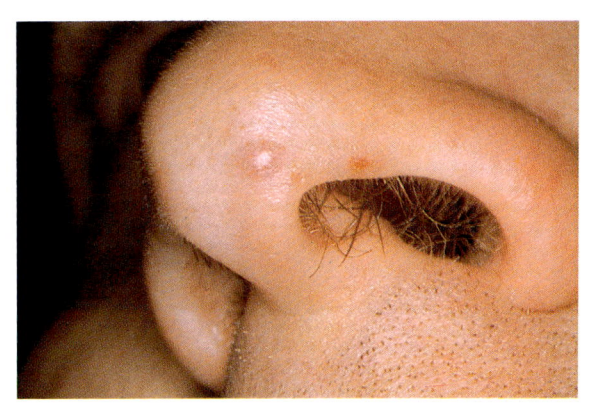

Abb. 59.6. Fibrosis nodularis nasi

Differentialdiagnose. Basaliom.

Therapie. Zum Ausschluß eines Basalioms oder aus ästhetischen Gründen kommt gelegentlich die Exzision in Frage.

Angiofibrom bei tuberöser Sklerose
(s. Morbus Pringle, Morbus Bourneville-Pringle)

Erworbenes Fibrokeratom
[Bart et al. 1968]

Definition. Im Laufe des Lebens auftretende filiforme oder zapfenförmige keratotische Neubildung.

Ätiopathogenese. Wahrscheinlich induzieren Verletzungen das Zustandekommen der Fibrokeratome.

Klinik. Am häufigsten an den Fingerseitenkanten der interphalangealen Gelenke, seltener an den Füßen oder auch an beliebigen anderen Körperstellen entwickeln sich kleine zapfen- oder kegelförmige, 2–15 mm große, distal keratotische lange Hautanhängsel, die gelegentlich auch größer sind. Diese sind hautfarben, meist nicht entzündlich verändert und weisen ein normales Relief auf. Männer sollen häufiger betroffen sein als Frauen.

Histopathologie. Normale Epidermis und Dermis; geringe Hyperkeratose. Keine oder nur wenige Nervenfaseranteile; keine Knochenstrukturen oder Nagelanlage.

Differentialdiagnose. Rudimentärer überzähliger, kongenital angelegter Finger. Hierbei werden in der

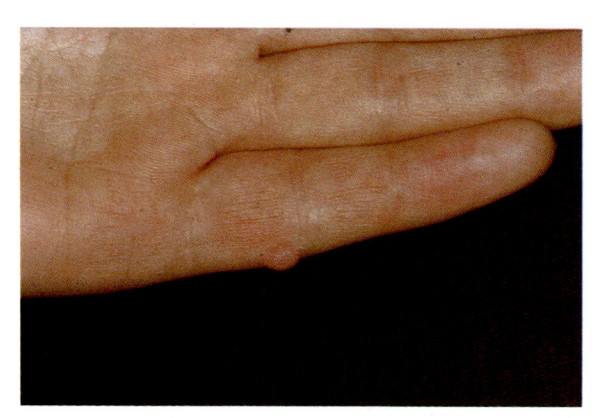

Abb. 59.7. Erworbenes Fibrokeratom

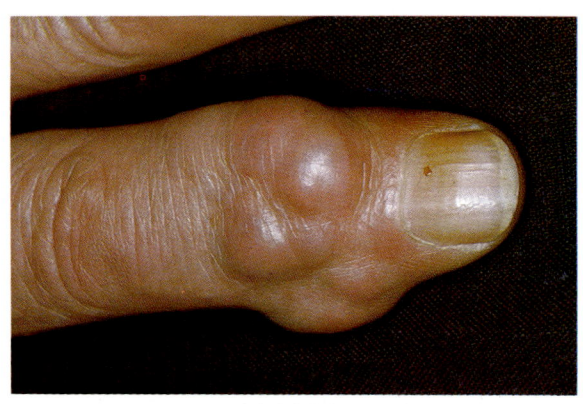

Abb. 59.8. Benignes Riesenzellsynovaliom

Histologie jedoch Nervenfasern gesehen. Cornu cutaneum.

Therapie. Exzision.

Fibrom der Sehnenscheide

[Geschickter und Copland 1949]

Klinik. Solitärer, langsam wachsender, gelegentlich schmerzhafter Tumor, der in der Nähe einer Sehnenscheide an Finger-, Hand- oder Fußgelenk auftritt, meist im mittleren Erwachsenenalter. Die Veränderungen werden selten größer als 3–4 cm.

Histologie. Gut umschriebener, vereinzelt lobulärer Tumor. Erweiterte Gefäße, Fibroblasten und stark vermehrtes dichtes, stark eosinophiles Kollagen. Gelegentlich myxoide Areale.

Therapie. Exzision. Rezidive sollen in bis zu 24% der Fälle auftreten.

Benigner Riesenzelltumor der Sehnenscheide

[Chassiagnac 1852]

Synonyme. Benignes Riesenzellsynovialom, fibröses Histiozytom des Synoviums, pigmentierte noduläre Synovitis, noduläre Tendosynovitis

Klinik. Relativ häufiger Tumor an Finger und Händen. Vorkommen besonders zwischen 30. und 50. Lebensjahr, etwas vermehrt bei Frauen. Es handelt sich um einen langsam wachsenden solitären höckrigen Knoten, der überwiegend im Bereich der Fingergelenke und Sehnenscheiden der Hände auftritt. Als Sonderform muß der diffuse Typ des tenosynovialen Riesenzelltumors angesehen werden.

Histopathologie. Gut umschriebener, umkapselter lobulärer Tumor, der Verbindung zur Sehnenscheide aufweist. Das Tumorgewebe zeigt in unterschiedlicher Dichte mononukleäre Zellen, Xanthomzellen, Riesenzellen, eingebettet in dichtes kollagenes Bindegewebe. Hämosiderinablagerungen in Zellen kommen vor, Mitosen werden selten beobachtet.

Therapie. Exzision in toto.

Prognose. Wegen der engen Beziehung zu den Gelenkkapseln ist die sichere Exzision oft schwierig. Rezidive kommen in 20–44% vor. Maligne Verlaufsformen stellen eine ausgesprochene Rarität dar.

Familiäres kutanes Kollagenom

Klinik. In der Pubertät Auftreten von multiplen, symmetrischen, indurierten Knoten besonders an Rumpf und Oberarmen. Die Vererbung erfolgt autosomal-dominant. Spontane Rückbildung wurde bislang nicht beobachtet. Eine klinisch und histologisch ähnliche nichtfamiliäre Form wurde beschrieben.

Histologie. Verdickte Dermis mit starker Vermehrung von variabel orientiertem Kollagen.

Bindegewebsnävus (elastischer Typ) bei Dermatofibrosis lenticularis disseminata mit Osteopoikilie

[Buschke und Ollendorff 1928]

Synonym. Buschke-Ollendorff-Syndrom

Klinik. Es finden sich multiple über den Rumpf und die Oberschenkel ausgestreute, etwa linsengroße Knötchen, die meist im Erwachsenenalter auftreten. Daneben besteht eine röntgenologisch nachweisbare Osteopoikilie, meist der Extremitäten- und Beckenknochen. Seltener sind weitere konstitutionelle Anomalien wie Osteogenesis imperfecta, blaue Skleren sowie Störungen im zentralen Nervensystem. Autosomal-dominanter Vererbungsmodus ist wahrscheinlich.

Histopathologie. In Abhängigkeit auch von den betroffenen Familien zeigt sich ein unterschiedliches Bild. Hyperplasie und Verklumpung der elastischen Fasern sind typisch. In anderen Fällen Vermehrung von abnormem Kollagen.

Elastofibrom

Klinik. Seltener Tumor im Bereich der Skapula oder Brustwand. Wahrscheinlich mechanisch induziert.

Histopathologie. Innerhalb der tiefen Dermis Vermehrung von eosinophilem Kollagen und elastischen Fasern, vermischt mit Fibroblasten. Die elastischen Fasern erscheinen fragmentiert.

Therapie. Exzision.

Isoliertes Elastom

Sehr seltener Tumor mit isolierter Vermehrung von elastischen Fasern. Vorkommen meist im Bereich der Mamma.

Noduläre Fasziitis

[Konwaler, Keasbey und Kaplan 1955]

Synonyme. Fasciitis nodularis pseudosarcomatosa, kutane pseudosarkomatöse Fibromatose, pseudosarkomatöses Dermatofibrom

Vorkommen. Selten. Der Tumor kann in jedem Lebensalter vorkommen, tritt jedoch meist bei jungen Erwachsenen auf. Geschlechtsunterschiede bestehen nicht.

Klinik. Bevorzugt betroffen sind die Extremitäten, insbesondere die Arme. Der Tumor kann jedoch auch in anderen Lokalisationen vorkommen; charakteristisch ist sein schnelles Wachstum. Der Knoten liegt subkutan und ist fest mit der Faszie verbunden. Das Allgemeinbefinden ist normal.

Histopathologie. Bei dem Tumor werden in Abhängigkeit von der Lokalisation drei Typen unterschieden: subkutaner, intramuskulärer und faszialer Typ. Das histopathologische Bild ist sehr unterschiedlich. Große plumpe Fibroblasten mit vesikulären Kernen, stellenweise storiformes Muster in mukoider Grundsubstanz, Mitosen in niedriger Anzahl. Als *Sonderformen* müssen betrachtet werden *proliferative Fasziitis, proliferative Myositis, kraniale Fasziitis, parosteale Fasziitis* und *intravaskuläre Fasziitis*.

Differentialdiagnose. Fibromatosen, malignes fibröses Histiozytom und Fibrosarkom.

Plaqueförmige dermale Fibromatose

[Hügel 1991]

Synonym. Dermatomyofibrom [Cooper 1992, Kamino et al. 1992]

Definition. Umschriebene tumorartige Proliferation von Myofibroblasten in der Dermis.

Klinik. Die Fibromatose kommt bevorzugt bei jungen Frauen im Bereich der Axillarregion vor. Klinisch findet sich ein langsam wachsender Tumor mit chagrinlederartiger Oberfläche, der eine Größe von 5 cm oder sogar Handtellergröße annehmen kann.

Histopathologie. Spindelige, überwiegend parallel zur Oberfläche angeordnete Tumorzellverbände in der oberen Dermis. Keine Infiltration der Adnexe. Das Gewebe ist kollagenreich, zeigt jedoch keine Vermehrung der elastischen Fasern. Die Tumorzellen werden immunzytologisch als Myofibroblasten charakterisiert (Vimentin- und Actin-positiv).

Differentialdiagnose. Fibromatosen, Dermatofibrosarcoma protuberans.

Therapie. Exzision.

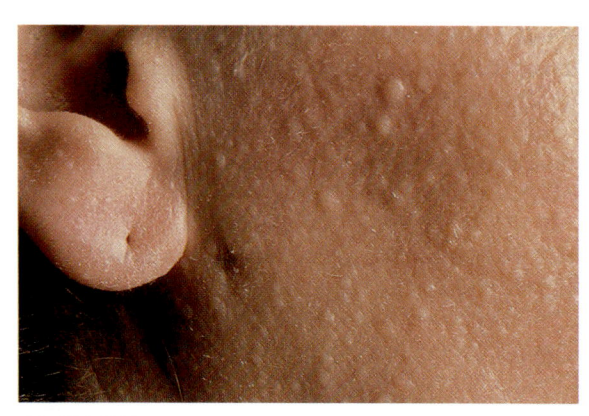

Abb. 59.9. Trichodiskom

Tumoren des perifollikulären Bindegewebes

Trichodiskom
[Pinkus et al. 1974]

Klinik. Kleine hautfarbene flache oder kuppelförmige Papeln finden sich im Gesicht, an Ohren, Rumpf und Extremitäten, die einzeln oder in generalisierter Aussaat vorhanden sein können.
Trichodiskome wurden in unterschiedlichen Assoziationen beschrieben: nichtfamiliäre Trichodiskome, dominant vererbte Trichodiskome und dominant vererbte Trichodiskome mit multiplen Fibrofollikulomen und Fibromen.

Ätiologie. Trichodiskome sind fibrovaskuläre Tumoren, die von einem vaskularisierten dermalen Bindegewebe und Nerven umgeben sind. Die Beziehung zur Haarscheibe (hair disk) ist umstritten.

Histologie. Para- und perifollikulär Faszikel von feinem fibrillärem Kollagen, häufig in alzianblaupositiver Grundsubstanz mit leichter Vermehrung von Fibroblasten, vermehrtes Vorkommen von erweiterten Gefäßen. Die darüber liegende Epidermis ist häufig abgeflacht.

Therapie. Einzelne Läsionen können durch Exzision oder Dermabrasion entfernt werden.

Perifollikuläres Fibrom

Klinik. Follikulär gebundene Knötchen, vorwiegend im Gesicht. Klinisch nicht von Trichodiskom oder Adnextumoren zu unterscheiden.

Histologie. Perifollikuläre Vermehrung von Fibroblasten und jungem Kollagen in konzentrischer Anordnung. Die betroffenen Follikel sind meist klein, gelegentlich dilatiert und mit Keratin ausgefüllt.

Therapie. Eventuell operatives Abtragen einzelner Veränderungen.

Perifollikuläre Fibromatosis cutis mit Kolonpolypen
[Hornstein und Knickenberg 1975]

Synonym. Hornstein-Knickenberg-Syndrom

Dieses Syndrom wurde bei drei Personen einer Familie beschrieben. Es finden sich eine ungewöhnliche Fibromatosis cutis mit einer großen Zahl von perifollikulären Fibromen an Stirn, Wangen, Hals und Rumpf sowie Fibromata pendulantia am Hals, an Achseln und Leisten. Bei einer Patientin waren diese Veränderungen mit adenomatösen Kolonpolypen mit Entartungstendenz kombiniert. Möglicherweise Beziehung zum Gardner-Syndrom.

Fibröse Proliferationen im Kleinkindes- und Kindesalter

Fibröses Hamartom der Kindheit
[Frey 1956]

Synonym. Subdermaler fibröser Tumor der Kindheit

Vorkommen. Auftreten des Tumors während des ersten Lebensjahres. Bei 15–20% ist die Veränderung bereits bei Geburt vorhanden. Jungen sind häufiger betroffen als Mädchen. Prädilektionsstellen sind die Axilla, Oberarm-, Schenkel- und Inguinalregion. Der Tumor sitzt in der tiefen Dermis oder Subkutis, ist meist gut beweglich, gelegentlich mit der Faszie oder dem Muskel verbacken.

Histopathologie. Umschriebene Trabeculae von fibrösem Gewebe, bestehend aus Spindelzellen und reifem Kollagen. Fokal mit unreifen, mehr rundlichen Zellen in myxoider Matrix, die eine positive Alzianblaufärbung aufweist. Eingestreut reifes Fettgewebe.

Verlauf. Die Prognose ist günstig.

Therapie. Komplette Exzision.

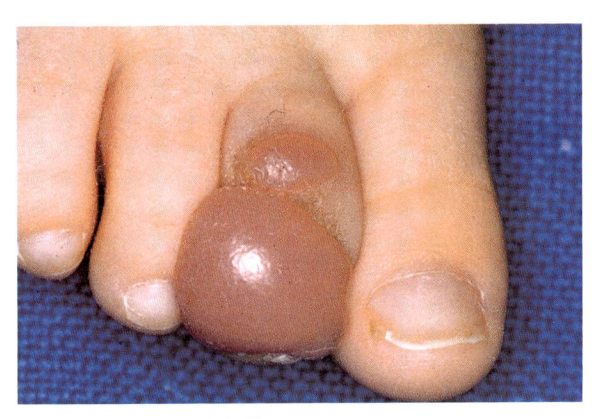

Abb. 59.10. Infantile digitale Fibromatose

Infantile digitale Fibromatose
[Franck 1908, Reye 1965]

Vorkommen. Benigner Tumor an den Fingern und Zehen. Im Gegensatz zu anderen Fibromatosen der Kindheit häufiger bei Mädchen als bei Jungen.

Klinik. Überwiegend an den Fingern, auf der Dorsalseite der distalen Phalangen liegende, kuppelförmige rötliche Tumoren. Daumen und Zehen sind meist ausgespart. Gelenkbeschwerden oder -deformitäten wurden in einzelnen Fällen beobachtet.

Histopathologie. Gleichförmige umschriebene Proliferation von Fibroblasten im Verlauf der kollagenen Fasern. Charakteristisch sind eosinophile Einschlüsse im Zytoplasma der proliferierenden Fibroblasten. Die Einschlüsse färben sich mit der Masson-Färbung tiefrot an und sind PAS- und Alzianblau-negativ.

Verlauf. Häufig Rezidive (bis zu 60%). Prognose insgesamt gut.

Therapie. Exzision.

Juvenile hyaline Fibromatose
[Murray 1873]

Synonym. Murray-Syndrom

Definition. Wahrscheinlich mesenchymale Dysplasie mit autosomal-rezessivem Vererbungsmodus. Multiple langsam wachsende subkutane Knoten, Gingivahyperplasie, Kontrakturen, Osteolysen im Bereich der Knochen.

Klinik. Sehr selten. Die Erkrankung beginnt zwischen dem 2. Lebensmonat und 4. Lebensjahr. Die Haut zeigt multiple polypöse Knoten an Gesicht, Hals, Nase und Ohr sowie auch in anderen Körperregionen große knotige Tumoren.

Histopathologie. Die kutan-subkutan gelegenen Tumoren bestehen aus eosinophil-hyaliner Grundsubstanz mit wenigen Fibroblasten.

Prognose. Die Prognose ist ungünstig. Chirurgische Behandlung ist nicht indiziert.

Fibromatose der Gingiva

Synonyme. Hereditäre gingivale Hyperplasie, kongenitale idiopathische gingivale Fibromatose, generalisierte Hypertrophie des Gaumens

Klinik. Sehr selten. Langsame Hyperplasie der Gingiva bei Kleinkindern. Erstmanifestation bei Vorhandensein der permanenten Zähne. Die Patienten haben Beschwerden beim Sprechen und Essen. Assoziierte Symptome sind Kleinwuchs, Hypertrichose, Retardierung, Epilepsie und Cherubismus. Die Vererbung erfolgt autosomal-dominant.

Histopathologie. Starke Vermehrung des kollagenen Bindegewebes bei nur geringer Zellvermehrung.

Differentialdiagnose. Gingivahyperplasie nach Medikamenteneinnahme (Diphenylhydantoin), Gingivahyperplasie in der Schwangerschaft.

Therapie. Die Meinungen über die Therapie gehen stark auseinander. Bei überschießenden Veränderungen Exzision, stellenweise ist auch die Extraktion von Zähnen erforderlich.

Semimaligne und maligne fibröse Tumoren

Dermatofibrosarcoma protuberans
[Darier und Ferrand 1924, Hoffmann 1925]

Definition. Das Dermatofibrosarcoma protuberans ist ein kutan-subkutaner Bindegewebstumor, der seinem Wesen nach klinisch und histologisch zwischen Dermatofibrom und Fibrosarkom steht. Lokale Rezidive nach operativer Entfernung sind häufig, Metastasierung ist jedoch sehr selten.

Vorkommen. Der Tumor kommt am häufigsten im mittleren Erwachsenenalter (3. bis 4. Lebensjahr-

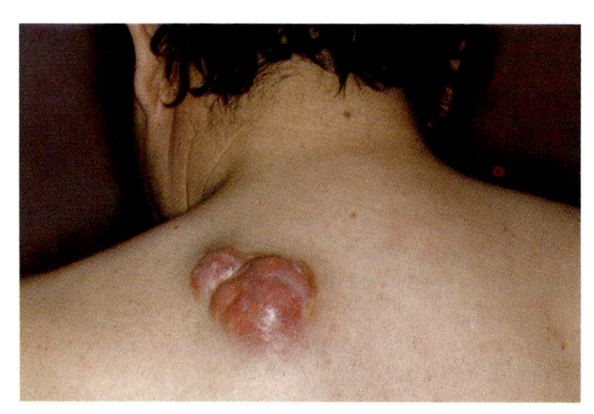

Abb. 59.11. Dermatofibrosarcoma protuberans

zehnt) vor. Vielfach werden örtliche Traumen als verursachend angegeben.

Klinik. Prädilektionstellen der fast stets solitären Geschwulst sind der Stamm, seltener der Kopf oder die proximalen Bereiche der Extremitäten. Die Entwicklung erfolgt in 2 Phasen:

Plaquestadium. In der Kutis bildet sich eine harte keloidartige oder sklerodermiforme Platte aus, die sich nach peripher ausbreitet und knotige Anteile besitzt. Die Haut ist derb, die Oberfläche glatt gespannt, von rotbrauner bis blauroter Farbe, gelegentlich auch von Teleangiektasien durchzogen. Die Bildung ist auf der Unterlage verschieblich.

Tumorstadium. Dieses entwickelt sich im weiteren Verlauf über Jahre hin. Auf der Plaque bilden sich schmerzlose Knoten, die über Walnußgröße erreichen können. Nun ist die Haut über den breit aufsitzenden grobhöckrigen, bläulichen bis braunroten Tumoren verdünnt und oft von Teleangiektasien durchzogen. Es kommt zur Infiltration in die umgebende Haut und in die darunter liegenden Gewebeschichten. Blutung und Ulzeration sind selten. Subjektive und örtliche allgemeine Beschwerden fehlen auch bei längerem Bestehen. Die Entwicklungsdauer kann Jahrzehnte betragen. Tritt die extrem seltene Metastasierung ein, so erfolgt sie gewöhnlich in die regionalen Lymphknoten oder in die Lungen.

Histopathologie. Im Gegensatz zum Dermatofibrom reicht der Tumor tief in das subkutane Fettgewebe. Er besteht aus wirbelig, typischerweise radspeichenartig angeordneten („cartwheel configuration"), dichtgelagerten spindeligen Fibroblasten mit nur vereinzelten Kernatypien und Mitosen. Hämosiderin- und Lipidspeicherung der Zellen sind gering, der Gehalt des Stromas an kollagenen Fasern wechselt. Myxoide Areale sind nicht selten. Die Epidermis über dem Tumor ist meist atrophisch.

Differentialdiagnose. Keloid, Dermatofibrom, Histiozytom, Fibrosarkom. Die klinische Diagnose ist histologisch zu sichern.

Therapie. Die Exzision muß auch zur Tiefe hin weit im Gesunden erfolgen, damit alle Ausläufer des Tumors erfaßt werden. Trotzdem sind örtliche Rezidive nicht selten. Die radikale Operation kann insbesondere am Rücken und im Nacken über der Wirbelsäule sowie über Gelenken technisch schwierig sein, wenn der örtlich aggressiv wachsende Tumor zapfenartig in die Tiefe reicht.

Pigmentiertes Dermatofibrosarcoma protuberans

[Bednar 1957]

Synonym. Bednar-Tumor

Bei diesem Tumor treten im Vergleich zum Dermatofibrosarkom noch Melaninablagerungen in unterschiedlicher Quantität auf.

Atypisches Fibroxanthom

[Hellwig 1963]

Definition. Wahrscheinlich oberflächlich gelegene Variante eines malignen fibrösen Histiozytoms mit klinisch gutartigem Verlauf.

Klinik. Bei älteren Patienten mit stark lichtgeschädigter Haut und aktinischer Elastose tritt an unbedeckten Körperstellen, besonders im Gesicht, ein derbes bräunlich-rötliches Knötchen auf, das meist 1–2 cm Durchmesser erreicht. Nicht selten kommt es zur Erosion.

Histopathologie. Es besteht eine außerordentliche Zellpolymorphie von Fibroblasten, Histiozyten, Riesenzellen und Xanthomzellen mit zahlreichen, auch atypischen Mitosen. Diskutiert wird die Frage, ob es sich um einen echten Tumor oder um eine reaktive Bildung auf Trauma oder auf Licht handelt.

Differentialdiagnose. Spinozelluläres Karzinom, Metastase, malignes Melanom.

Verlauf. Lokale Rezidive oder Metastasen treten bei ausreichender Primärexzision nur selten auf.

Therapie. Exzision. Radiotherapie ist ebenfalls möglich.

Malignes fibröses Histiozytom

Das maligne fibröse Histiozytom stellt das häufigste Weichteilsarkom des Erwachsenenalters dar. Klinisch finden sich subkutane Knoten, die eine beträchtliche Größe erreichen können. Histologisch werden verschiedene Subtypen unterschieden, auch innerhalb eines Tumors: *storiform-pleomorphe Variante, myxoide Variante, Riesenzellvariante, entzündliche Variante, angiomatoide Variante.*
Die angiomatoide Variante stellt eine Sonderform dar, die erst kürzlich charakterisiert worden ist und am häufigsten in der 1. bis 2. Lebensdekade auftritt. Bei allen Formen kommen deutliche Kernatypien mit häufig atypischen Mitosen vor. Bis auf den entzündlichen Typ gilt als Prädilektionsstelle das subkutane Bindegewebe der Extremitäten.

Therapie. Vollständige Exzision. Das therapeutische Vorgehen und die Nachbehandlung müssen von den im Einzelfall gegebenen Faktoren wie Lokalisation, Größe und histologischer Variante abhängig gemacht werden. Lokale Rezidive und Metastasen, meist in der Lunge, sind häufig (jeweils über 40%).

Fibrosarkom

Definition. Maligner spindelzelliger Tumor des Bindegewebes. Unter diesem Begriff wurde früher eine größere Zahl von malignen Tumoren zusammengefaßt, von denen die meisten heute dem — geringer differenzierten — malignen fibrösen Histiozytom zugeordnet werden; differentialdiagnostisch müssen auch andere Spindelzelltumoren abgegrenzt werden.

Klinik. Fibrosarkome können sich in jeder Lokalisation im Bindegewebe von Haut, Fettgewebe, Muskeln oder Sehnen als derbe, rasch wachsende Knoten entwickeln. Sie sind bläulich-bräunlich, die Haut ist gespannt, Ulzeration möglich. Fibrosarkome kommen in jedem Lebensalter vor, auch schon in der Kindheit.

Histopathologie. Zellreicher, infiltrierend wachsender Tumor aus in Faszikeln, fischgrätenartig angeordneten anaplastischen und polymorphen Spindelzellen mit je nach Differenzierungsgrad unterschiedlich ausgeprägter Kollagenbildung. Oft findet man auch myxoide Areale. Mitosen sind häufig, insbesondere bei niedrigem Differenzierungsgrad.

Therapie und Prognose. Großzügige Exstirpation, evtl. Chemotherapie. Trotzdem kommt es häufig zu lokalen Rezidiven sowie hämatoger und lymphogener Metastasierung.

Tumoren der Blutgefäße

An Haut und Schleimhäuten, aber auch an anderen Organen, kann es zu benignen und malignen vaskulären Tumoren kommen. Nicht selten sind benigne Tumoren und angeborene embryonale Fehlbildungen, die in den ersten Lebenstagen in Erscheinung treten. Die Grenzen zu den organoiden Nävi sind in diesen Fällen fließend. Gelegentlich wird eine familiäre Disposition beobachtet. Maligne vaskuläre Tumoren sind insgesamt an der Haut relativ selten.

Infantiles kapilläres Hämangiom

Klinik. Der meist solitäre Tumor wird wenige Tage nach der Geburt beobachtet. Er erreicht eine Größe von wenigen Millimetern bis zu 6 cm. Betroffen ist meistens die Kopfregion. Das weibliche Geschlecht ist doppelt so häufig betroffen wie das männliche. Bis zum Alter von 5–7 Jahren kommt es bei 90% der Patienten zu Regression.

Histopathologie. Frisch aufgetretene Tumoren sind sehr zellreich und zeigen ein mosaikartiges Bild. In Abhängigkeit von der Größe sind kutane Adnexe, Fettgewebe und Muskulatur enthalten. Die Zellen sind meist uniform, leicht eosinophil, die Zellkerne enthalten ein bis drei kleine Nukleolen. Mitosen sind häufig.

Erworbenes kapilläres Hämangiom

Definition. Kapilläres Hämangiom, das in der späten Kindheit oder im Erwachsenenalter auftritt.

Klinik. Meistens kleine solitäre Tumoren von sattroter Farbe.

Histopathologie. Aggregate von Kapillaren in unterschiedlichen Ebenen von Dermis und Subkutis.

Klinik. Sofern gewünscht, Exzision.

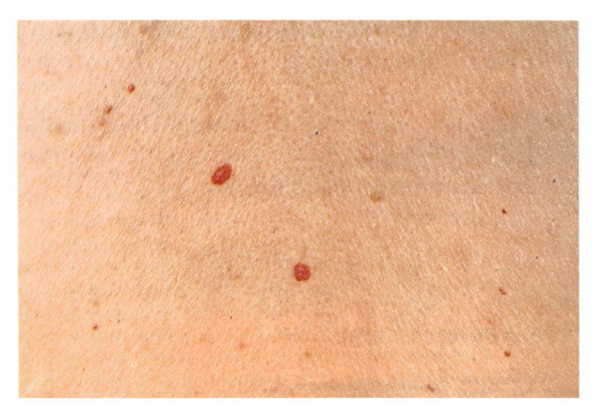

Abb. 59.12. Senile Hämangiome

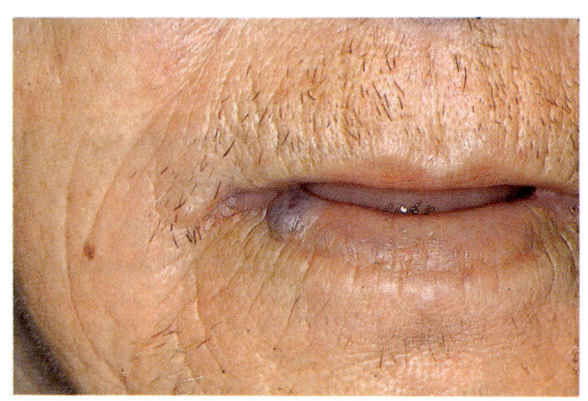

Abb. 59.13. Lippenrandangiom

Rankenangiome

Bei dieser klinischen Sonderform von Hämangiomen handelt es sich um oft pulsierende, venöse oder venös-arterielle Gefäßkonvolute, die sich subkutan ausbreiten, größere Körperpartien durchsetzen, unförmig auftreiben und blau- oder rubinrot durchscheinen können. Gefäßauskultation ist hilfreich.

Haemangioma senile

Synonyme. Seniles Hämangiom, eruptives Hämangiom

Klinik. Meist Auftreten jenseits des 4. Lebensjahrzehntes, von Laien als Rubinfleck bezeichnet. Vor allem am Rumpf vereinzelte oder zahlreiche stecknadelkopf- bis linsengroße, sattrote, flach erhabene, scharf begrenzte Tumoren. Ältere, teilweise thrombosierte Angiome sind blaurot, bläulich oder graublau. Die Zusatzbezeichnung „senil" ist oft unangemessen, so daß der Begriff „eruptives Hämangiom" vorzuziehen ist.

Histopathologie. Im oberen Korium Konvolut von Kapillaren.

Therapie. Falls gewünscht, kleine Exzision, Stanzung, Elektrokoagulation oder Laserbehandlung.

Lippenrandangiom

Synonyme. Seniles Hämangiom der Lippe, venous lake (engl.)

Klinik. Meist an der Unterlippe sieht man im Lippenrot einen blauroten oder -schwärzlichen, bis erbsgroßen einzelnen weichen Knoten. Dieses Lippenrandangiom kommt jenseits des 40. Lebensjahres vor. Allerdings handelt es sich um varizenartige umschriebene Gefäßektasien im oberen Korium, also nicht um einen echten Tumor.

Diagnose. Weiche, teilweise mit Glasspatel ausdrückbare Bildung.

Differentialdiagnose. Malignes Melanom.

Therapie. Falls gewünscht, Exzision oder Lasertherapie.

Haemangioma cavernosum

Synonyme. Kavernöses Hämangiom, Blutschwamm

Klinik. Das kavernöse Hämangiom ist meist schon bei der Geburt vorhanden oder tritt in den ersten Lebenstagen auf. Sein Wachstum kann in den ersten Lebensmonaten rasch sein, verhält sich aber gewöhnlich proportional zum Körperwachstum. Im späteren Lebensalter ist das Auftreten von kavernösen Hämangiomen selten. Je nach Lokalisation werden sie als kutane, kutan-subkutane oder rein subkutane Hämangiome bezeichnet.

Haemangioma cavernosum cutaneum. Es sitzt oberflächlich, ist erhaben, prall mit Blut gefüllt und zeigt daher sattrote Farbe. Besonders diese Form wird im Volksmund als Blutschwamm bezeichnet. Vielfach beschränkt sich die tumoröse Bildung nicht nur auf die Kutis, sondern erstreckt sich auch in die Subkutis.

Haemangioma cavernosum cutaneum et subcutaneum. Dieses tritt eisbergartig nur zentral an die Oberfläche und imponiert hier als scharf begrenzter Tumor. Am

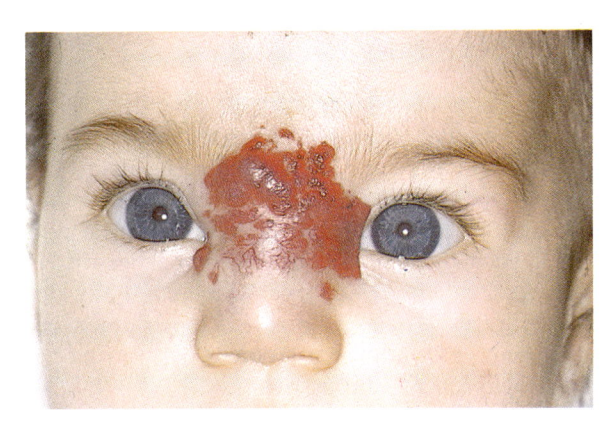

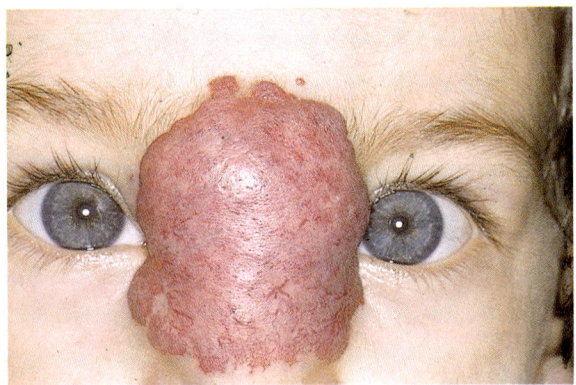

Abb. 59.14. Haemangioma cavernosum cutaneum, unten: 11 Monate später, mit beginnender Rückbildung

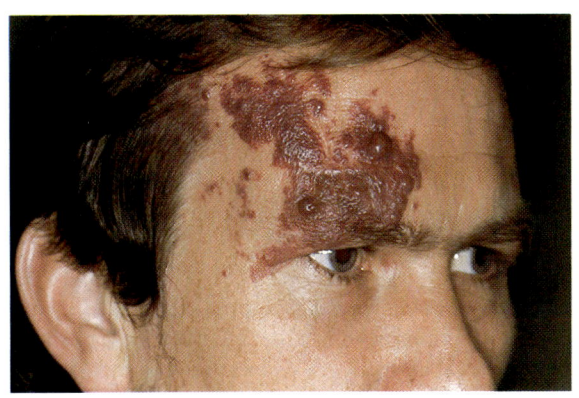

Abb. 59.15. Planotuberöses Hämangiom beim Erwachsenen

Rand scheint der wesentliche subkutane Anteil bläulich durch; er läßt sich durch Palpation näher beurteilen.

Haemangioma cavernosum subcutaneum. Es liegt rein subkutan und kann als weicher, manchmal schwammartig ausdrückbarer, subkutaner Tumor das Hautniveau emporheben und bläulich durchschimmern.

Größe und Lokalisation. Die Größe der einzeln oder in Mehrzahl auftretenden kavernösen Hämangiome ist unterschiedlich. Sie können fingernagelgroß sein, aber auch eine ganze Gesichtshälfte einnehmen. Sitz kann jede beliebige Hautstelle sein, Prädilektion ist der Kopfbereich. Auch die Schleimhäute sind Sitz kavernöser Hämagiome, die an der Zunge eine Makroglossie, an den Lippen Makrocheilie verursachen können. Kavernöse Hämangiome können mit Hypoplasie der darunterliegenden Gewebe — Weichteile, Knochen, Knochenkerne in Epiphysen — verbunden vorkommen.

Histopathologie. Weite, mit Blut gefüllte, endothelausgekleidete Hohlräume in Dermis und Subkutis.

Verlauf und Prognose. Die kutanen kavernösen Hämangiome bilden sich in etwa 70% der Patienten spontan zurück. Die Regression beginnt ab dem 1. Lebensjahr und ist bis zu dem 5. bis 7. Lebensjahr vollendet. Zeichen von Rückbildung ist eine zunehmende grauweiße netzige Zeichnung an der Oberfläche der sonst kräftig roten Bildung. Die Rückbildungstendenz von rein subkutanen kavernösen Hämangiomen ist nicht so groß.

Komplikationen. Blutung, Thrombosierung und Ulzeration. Intratumorale Thrombose durch Druck, Verletzung oder Mazeration bei Sitz kutaner Hämangiome in intertriginösen Bereichen kann zu nekrotischem Zerfall, Ulkusbildung mit sekundärer Wundheilung und damit zu Spontanheilung führen. In seltenen Fällen können Verdrängungssymptome klinisch bedeutsame Komplikationen auslösen, so beim anatomisch ungünstigen Sitz im Orbitabereich.

Therapie. Wegen der hohen Spontanregression kann ein konservatives Vorgehen gewählt werden. Die Eltern der Patienten sollten über den möglichen Verlauf genauestens aufgeklärt werden.

Kryotherapie. Bei Sitz der Hämangiome in funktionell (Lippenbereich, periorbital, perianogenital) oder ästhetisch störenden Lokalisationen (Gesicht) ist eine frühzeitige Kontaktkryotherapie Mittel der Wahl. Da die Hämangiome zu 80% in den ersten Lebenswochen auftreten und sich dann meist schnell vergrößern, ist rasches Handeln geboten; bei noch kleinen und oberflächlich liegenden planen oder planotuberösen Hämangiomen gibt die Kryotherapie sehr gute Resultate. Benutzt werden mit flüssigem Stickstoff gekühlte Metallstempel (z.B. mit dem Gerät Kryo-Pen), die ohne Anästhesie mit leichtem Druck 10–15 s lang appliziert werden; bei Bedarf ist eine zweite Behandlung nach 4 Wochen angezeigt. Tiefreichende nodöse Hämangiome sind für diese Therapie nicht geeignet.

Lasertherapie. Der gepulste Farbstofflaser ist ebenfalls für die Behandlung früher Hämangiome besonders gut geeignet, wobei eine oder wenige Sitzungen ausreichend sind. Auch hierbei ist eine Anästhesie nicht notwendig, allenfalls kann Vorbehandlung mit einem Oberflächenanästhetikum (Emla-Salbe) erfolgen. Tiefreichende, fortgeschrittene Hämangiome lassen sich nicht beeinflussen.

Chirurgische Behandlung. Diese ist oft schwierig und erfordert Erfahrungen in der Kinderchirurgie und plastischen Chirurgie. Als Indikation kommen ausgedehntere, nichtrückbildungsfähige Hämangiome, insbesondere bei funktioneller oder ästhetischer Beeinträchtigung, auch bei rezidivierenden Blutungen, in Frage.

Interne Gaben von Glukokortikosteroiden. Sie können ein rasches Wachstum von größeren Hämangiomen zum Stillstand bringen. Indikationen sind wachsende Hämangiome, vor allem im Periorbitalbereich, die die Sehkraft des betroffenen Auges gefährden können und anderen Therapieformen nicht zugänglich sind. Die Dosis beträgt bei Säuglingen und Kleinkindern 2–3 mg Prednisolon/kg KG tgl. oder entsprechende Äquivalente. Innerhalb von 2–3 Wochen kommt das rasche Wachstum der Tumoren zum Stillstand. Dosis und Zeitdauer der Erhaltungstherapie müssen dem individuellen Fall angepaßt und am besten mit dem Kinderarzt vereinbart werden. Nach Absetzen des Glukokortikosteroids kann das Wachstum wieder einsetzen; man kann aber versuchen, eine niedrige Erhaltungsdosis zu erreichen. Trotz mancher Bedenken stellt diese Therapie bei entsprechender Indikationsstellung eine wesentliche Hilfe dar.

Kompressionsbehandlung. Dauerkompression, evtl. mit eigens angefertigter Pelotte, kann in Einzelfällen zu erstaunlicher Rückbildung führen.

Sklerosierung. Wert und Gefahren einer Sklerosierungstherapie mit Varizenverödungsmitteln werden nicht einheitlich beurteilt.

Röntgenbestrahlung. Sie kann bei schnell wachsenden Hämangiomen das Wachstum aufhalten (sog. Stoppbestrahlung), die Rückbildung einleiten und beschleunigen. Die Indikation ist sehr streng zu stellen, nur in Ausnahmefällen und in bezüglich der Strahlenbelastung unproblematischen Körperregionen durchzuführen; keinesfalls dürfen Hämangiome mit Tumordosen behandelt werden.

Verruköses Hämangiom

Klinik. Verruköse Hämangiome sind bei der Geburt vorhanden oder entwickeln sich während der ersten zwei Lebensdekaden. Der Tumor erscheint erst als Gruppe von rötlichen Papeln ohne epidermale Veränderung. Später konfluieren die Veränderungen und bilden verruköse Plaques oder lineare Bänder, die bis mehrere Zentimeter lang sind. Tumoren, die in der Literatur als Angiokeratoma circumscriptum beschrieben wurden, müssen großteils den verrukösen Hämangiomen zugeordnet werden.

Histopathologie. Hyperkeratose und Papillomatose der Epidermis. In der Dermis zeigt sich ein kapillärkavernös gemischtes Hämangiom.

Angiokeratome

Angiokeratoma corporis circumscriptum
[Fabry 1915]

Synonyme. Angiokeratoma corporis naeviforme oder verruköses Hämagiom

Das Angiokeratoma circumscriptum wird heute den verrukösen Hämagiomen zugeordnet.

Angiokeratoma Milbelli
[1889]

Synonym. Angiokeratoma acroasphycticum digitorum

Klinik. Sehr seltenes Vorkommen, meistens an den Handrücken, den Seiten der Finger und der Füße sowie an den äußeren unteren Quadranten der Mam-

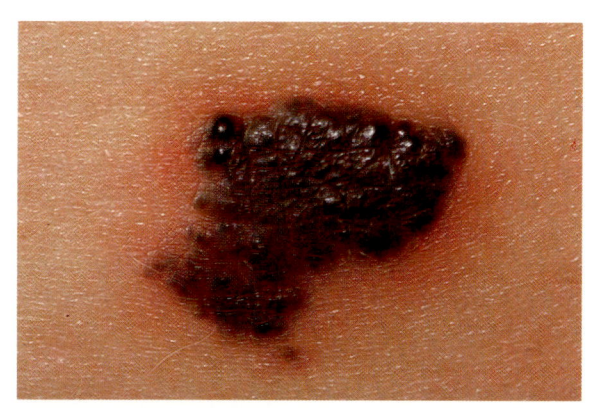

Abb. 59.16. Angiokeratoma circumscriptum, Achselregion

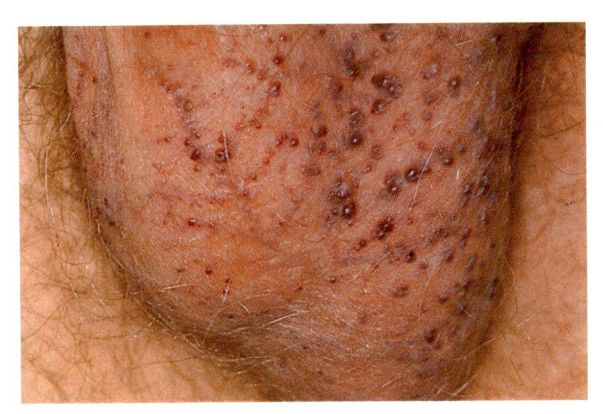

Abb. 59.17. Angiokeratoma scroti

mae bei jungen Mädchen zwischen 10 und 15 Jahren mit Kälteintoleranz. In lockerer Aussaat finden sich zahlreiche dunkelrote oder mehr graurötliche, bis linsengroße Gefäßerweiterungen, die von einer festen gelblichen verrukösen Hyperkeratose bedeckt sind.

Histopathologie. Epidermishyperplasie und Hyperkeratose. In der oberen Dermis Gefäßerweiterung, gelegentlich lymphozytäres Begleitinfiltrat.

Verlauf. Meist langsame Progredienz; keine maligne Transformation.

Therapie. Falls erwünscht, Exzision oder Laserbehandlung.

Angiokeratoma scroti und Angiokeratoma vulvae

[Fordyce 1896]

Multiple Angiokeratome der Skrotalhaut sind bei älteren Männern nicht selten. Es handelt sich um langsam zunehmend auftretende, kräftigrote oder mehr blaurote, stecknadelkopf- bis linsengroße Hämangiektasien mit unterschiedlich starker verruköser Komponente.
Analoge Veränderungen werden an der Vulva beobachtet. Die Bildungen sind benigne.

Histopathologie. Wie bei Angiokeratoma Mibelli. Häufiger werden jedoch erweiterte Gefäße auch in der tiefen Dermis gesehen.

Kasabach-Merritt-Syndrom [1940]

Bei größeren kavernösen Hämangiomen, sog. Riesenhämangiomen, können Thrombosierungen und eine Verbrauchskoagulopathie sowie eine mikroangiopathische hämolytische Anämie auftreten. Hierbei spricht man von Kasabach-Merritt-Syndrom.

Mafucci-Syndrom [1881]

Synonym. Chondrodysplasie-Hämangiom-Syndrom

Nichtfamiliäres Vorkommen von multiplen vaskulären Tumoren in Assoziation mit Enchondromen. Die kutanen Veränderungen entsprechen kavernösen Hämangiomen. Jedoch können auch kapilläre Hämangiome, Phlebektasien und Lymphangiome beobachtet werden. Die Enchondrome werden am häufigsten an Händen, Füßen und an den Knochen beobachtet und resultieren in Deformitäten wie Verkürzungen und Neigung zu Frakturen. Nicht selten entwickeln sich maligne Tumoren, wie Chondro-, Angio-, Fibro- und Osteosarkome.

Blue-rubber-bleb-Nävus-Syndrom

[Bean 1958]

Synonym. Blaues Gummibläschen-Nävus-Syndrom

Meist sporadisch, sehr selten autosomal-dominant erblich, treten im Verlauf der Kindheit, aber auch später, multiple subkutane oder blauschwarze kutane komprimierbare kavernöse Hämangiome von gummiartiger Konsistenz auf. Das männliche Geschlecht

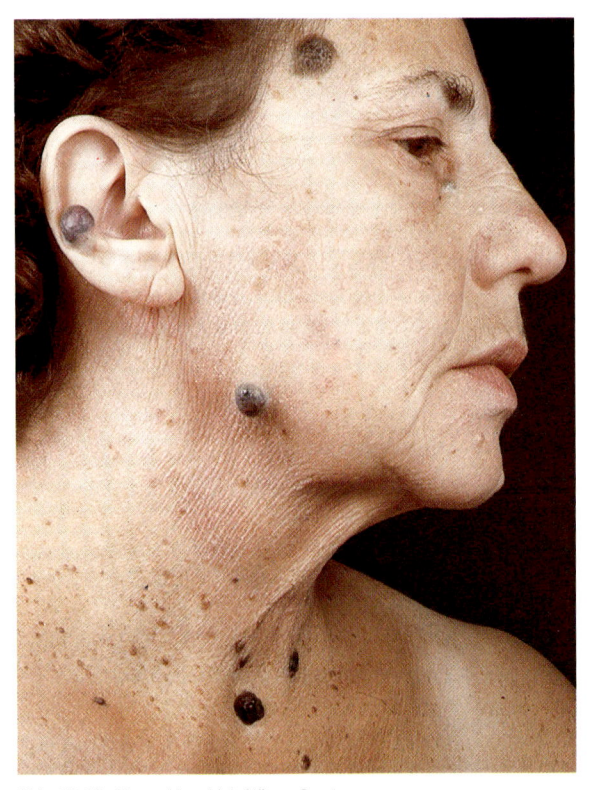

Abb. 59.18. Blue-rubber-bleb-Nävus-Syndrom

scheint bevorzugt. Wichtig ist das gleichzeitige Vorkommen der Angiome im Magen-Darm-Trakt mit der Folge manchmal lebensbedrohlicher Blutungen (Meläna) und Anämien.

Differentialdiagnose. Multiple Glomustumoren, Mafucci-Syndrom und Morbus Osler.

Therapie. Einzelne Herde können ggf. exzidiert werden, die operative Entfernung der Hämangiome im Darm ist nicht praktikabel. Symptomatische Behandlung der Anämie.

Reaktive benigne Angioendotheliomatose

Sehr seltene Erkrankung. Klinisch stellen sich Erytheme insbesondere am Rumpf dar. Es handelt sich um eine echte reaktive Angioendotheliomatose. Pathophysiologisch wird eine Endothelproliferation nach bakteriellen Endokarditiden diskutiert.

Histopathologie. Proliferation zum Teil auch atypischer Gefäßendothelien. Die differentialdiagnostisch zu erwägende maligne Angioendotheliomatose wird heute als intravaskulär wachsendes B-Zell-Lymphom aufgefaßt, die Unterscheidung erfolgt immunzytologisch. Bevor diese Möglichkeit bestand, wurden beide Entitäten unter dem Begriff Angioendotheliomatosis proliferans systematisata [Tappeiner und Pfleger 1963] zusammengefaßt (vgl. S. 1415).

Bazilläre Angiomatose

Synonym. Bazilläre Angiomatose

Diese durch den Bacillus Rochalimaea henselae ausgelöste Angiomatose tritt bei der HIV-Infektion auf und wird im Rahmen der Aids-Erkrankung dargestellt (s. S. 77 und 217).

Granuloma teleangiectaticum
[Poncet und Dor 1896]

Synonyme. Granuloma pediculatum, Granuloma pyogenicum

Definition. Nicht seltene, rasche Entwicklung eines rötlichen Knotens, der näßt und leicht blutet. Es besteht aus einem kapillären Hämangiom.

Pathogenese. Der Bildung liegt ein rasch proliferierendes eruptives Angiom zugrunde, das sekundär infi-

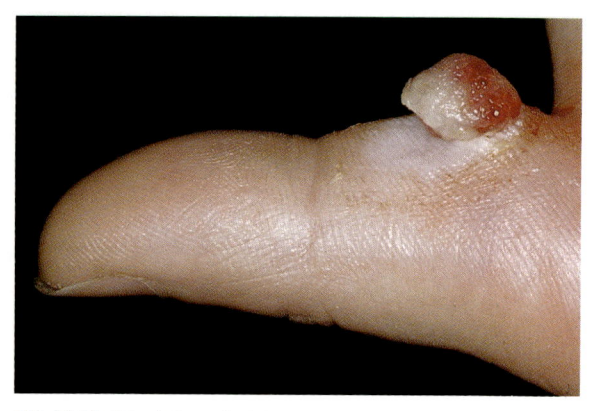

Abb. 59.19. Granuloma pediculatum

ziert wird und sich dann in ein Granulom umwandelt. Oft ist ein vorangehendes Trauma nachweisbar.

Klinik. Es handelt sich um eine bis erbsgroße, weiche, teils kugelig, teils mehr pilzförmig der Haut aufsitzende benigne Neubildung von lebhaft roter oder blauroter Farbe. An der Basis ist der Tumor eingeschnürt oder kurz gestielt. Die Oberfläche ist glänzend, manchmal auch graumeliert und feucht, oft durch Sekret verkrustet. Die Epidermis umfaßt die Basis kragenartig. Typisch ist die leichte Verletzlichkeit des Granuloms, das oft schwerstillbar blutet. Dadurch entstehen dunkle Blutkrusten an der Oberfläche. Bevorzugter Sitz sind Lippen, Mundschleimhaut, Gesicht, Kopfhaut, Finger und Hohlhand. Das Granuloma pediculatum entsteht meist auf irritierten, infizierten oder infiltrierten Wunden 1–3 Wochen nach Verletzungen, aber auch spontan. Gehäuftes Auftreten des Granuloma pediculatum wird während der Schwangerschaft beobachtet. Auch aus entzündlichen Aknepapeln können sich zahlreiche Granulomata pediculata entwickeln, oft noch verstärkt unter Isotretinointherapie.

Histopathologie. Das exophytische Knötchen ist bis auf den Stiel epithelfrei oder nur von einem dünnen Epithelbelag bedeckt. Im Innern findet sich ein lockeres Stroma mit zahlreichen Anschnitten neugebildeter erweiterter Kapillarkonvolute. Die entzündlichen Veränderungen zeigen sich in der Durchsetzung weiter Bereiche mit neutrophilen Granulozyten und an anderen Entzündungszellen; sie können ein granulomatöses Bild erzeugen.

Differentialdiagnose. Die kurze Anamnese, die stielartige Einschnürung und die Epithelkrause am Rand sind sehr typisch. Bedeutsam ist die manchmal schwierige Abgrenzung von einem amelanotischen malignen Melanom.

Therapie. Das Granulom sollte mit seinem in die Kutis reichenden angiomatösen Stiel exzidiert werden, da es bei oberflächlicher Abtragung zum Rezidiv kommen kann.

Spindelzellhämangioendotheliom

Spindelzellhämangioendotheliome stellen im Bereich der Dermis und Subkutis eine Rarität dar. Klinisch finden sich multiple dermal-subkutan gelegene Knoten mit Bevorzugung der Beine. Die Diagnose erfolgt histologisch. Der Tumor muß als semimaligne eingestuft werden.

Endovaskuläres papilläres Angioendotheliom der Kindheit

[Dabska 1989]

Synonym. Dabska-Tumor

Seltener, meist bei Kindern auftretender Tumor. Es handelt sich um eine Variante des Angiosarkoms mit niedriger Malignität.

Erworbenes büscheliges Angiom

Synonym. Acquired tufted angioma (engl.)

Seltenere Form einer lokal progressiven kapillären Angiomatose, die bei Kindern und Erwachsenen vorkommt. Die Läsion besteht aus langsam wachsenden erythematösen Makulä und Plaques. Als Prädilektionsstellen werden oberer Rumpf und Hals angesehen. Die Läsion kann bis zu mehreren Zentimetern groß werden.

Histopathologie. Viele zelluläre Lobuli mit Gefäßen in der gesamten Dermis. Die Zellen sind rund oder spindelig und zeigen keine Atypien. Spaltartige Lumina sind in den Lobuli vorhanden.

Glomustumor

[Masson 1924]

Synonyme. Glomangiom, Angiomyoneurom

Definition. Glomustumoren sind gutartige Neubildungen, die sich von den neuromyoarteriellen Glome-

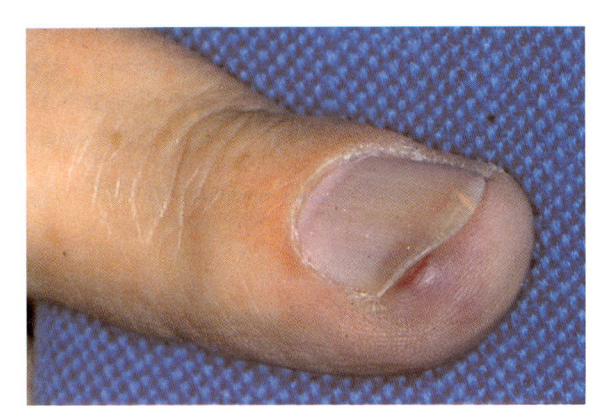

Abb. 59.20. Glomustumor

ra cutanea ableiten und histologisch aus Gefäßkanälen mit umgebenden Glomuszellen bestehen.

Vorkommen. Relativ selten. Für genetische Einflüsse sprechen gelegentlich familiäres Vorkommen mit autosomal-dominanter Vererbung und gleichzeitige Fehlbildungen im erkrankten Bereich.

Klinik. Man unterscheidet solitäre und die viel selteneren multiplen Glomustumoren, wobei letztere generalisiert oder regional beschränkt in gruppierter, segmentärer oder systematisierter Anordnung auftreten können. Multiple Glomustumoren können familiär gehäuft vorkommen. Die Glomustumoren imponieren als kleine, höchstens erbsgroße, ziemlich derbe, platt in die Haut eingelassene oder halbkugelig prominente, blaurote oder blauviolette Knötchen. Für die solitären Tumoren typisch ist ihre *Druckschmerzhaftigkeit* in Form heftiger lanzinierender Schmerzattacken. Prädilektionsorte der solitären Glomustumoren sind die Finger und Zehen, insbesondere subungual. Multiple Glomustumoren sind meist nicht druckdolent; sie können an jeder Hautstelle, an der Schleimhaut und an inneren Organen vorkommen.

Histopathologie. Man findet Gefäßkonvolute, deren Endothelbesatz von einem Mantel epitheloider, kubischer, heller, sogenannter Glomuszellen umgeben ist. Bei den solitären Glomustumoren herrschen solide Ansammlungen von Glomuszellen zwischen den Gefäßspatlen vor *(solide Form)*. Bei den multiplen Glomustumoren umgeben die Glomuszellen in ein bis zwei Schichten ausgedehntere, kavernöse, endothelausgekleidete Gefäßerweiterungen *(angiomatöse Form)*. Mastzellen und Nervenfasern sind in den Tumoren häufig.

Die Streitfrage nach der Natur der Glomuszellen, d.h. ob es sich um modifizierte Endothel-, Perithel-, Nerven- oder Muskelzellen handelt, ist mittlerweile geklärt. Elektronenmikroskopisch und immunzytologisch werden sie als glatte Muskelzellen identifiziert. Die Glomustumoren werden als Tumoren der arteriovenösen Anastomosen (Hoyer-Grosser-Organe, Glomera cutanea) angesehen.

Differentialdiagnose. Hämangiom, Leiomyom, ekkrines Spiradenom, Fibrom, malignes Melanom, Hautmetastasen eines malignen Melanoms und das Blue-rubber-bleb-Nävus-Syndrom.

Therapie. Exzision.

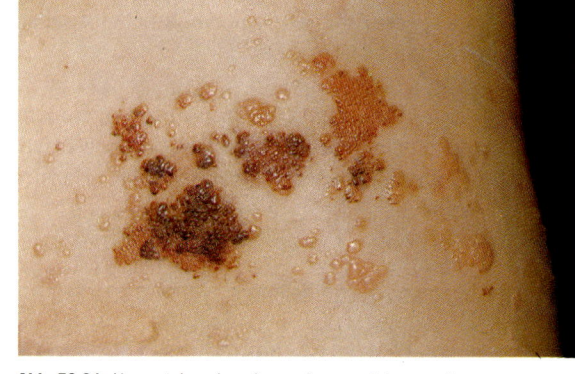

Abb. 59.21. Haematolymphangioma circumscriptum cysticum

Tumoren der Lymphgefäße

Lymphangiome

Lymphangiome sind ähnlich den Hämangiomen angeboren oder treten im frühen Säuglingsalter in Erscheinung. Auch sie nehmen eine Mittelstellung zwischen benignen Tumoren und nävoiden Fehlbildungen ein. Gemischte Hämatolymphangiome kommen vor. Histologisch finden sich kavernös erweiterte Lymphgefäße in unterschiedlichen Etagen der Haut.

Lymphangioma circumscriptum cysticum

Es kann an jeder beliebigen Stelle auftreten. Von Geburt an kontinuierlich fortbestehend, mit allmählicher Größenzunahme, findet man meist in herpetiformer Anordnung hell durchschimmernde prall-derbe froschlaichartige oder zosteriforme Pseudobläschen. Es treten keine Beschwerden auf. Nach Traumatisation häufig Blutbeimischung, es entsteht ein *Hämatolymphangiom*. An der Oberfläche können auch verruziforme Veränderungen auftreten. Gespeist werden die oberflächlichen Anteile aus tiefliegenden muskelstarken Zisternen.

Histopathologie. Subepidermal und lakunenartig in die Epidermis reichend, stark erweiterte Lymphgefäße. In tieferen Abschnitten findet man auch gelegentlich Muskulatur in der Gefäßwand.

Differentialdiagnose. Symptomatisches Lymphangioma circumscriptum cysticum, d.h. kutane Lymphangiektasien nach operativen Eingriffen, besonders im Leistenbereich (Herniotomie).

Therapie. Exzision. Lasertherapie bei Hämatolymphangiom, Kryotherapie. Bei unvollständiger bzw. zu oberflächlicher Therapie sind Rezidive häufig.

Lymphangioma cavernosum subcutaneum

Es führt zu einer umschriebenen Hautvorwölbung, unter der es als teigige, etwas ausdrückbare, scharf begrenzte Geschwulst liegt. Durch Punktion läßt sich Lymphe aspirieren. Der oft recht große Tumor kann ganze Körperpartien einnehmen und Ursache einer Elephantiasis der Extremitäten, einer unförmigen Verdickung des Halses, einer Makrocheilie oder Makroglossie sein.

Therapie. In geeigneten Fällen bleibt nur ausreichende operative Entfernung.

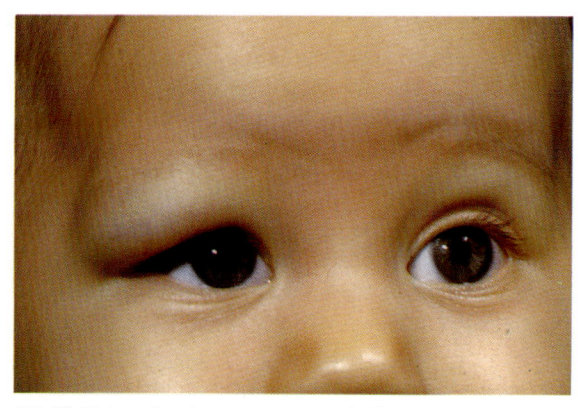

Abb. 59.22. Lymphangioma cavernosum subcutaneum

Maligne vaskuläre Tumoren

Angiosarkom der Kopf- und Gesichtshaut
[Livingston und Klemperer 1926]

Synonyme. Malignes Hämangioendotheliom, angioplastisches Sarkom der Kopfschwarte, Lymphangiosarkom der Kopfhaut

Definition. Bei älteren Menschen am behaartem Kopf oder im Gesicht auftretender, seltener, maligner, therapieresistenter Gefäßtumor mit später Metastasierung.

Klinik. Die Hautveränderung kann zunächst einem Hämatom gleichen, bis es aus der kontusiform blaurot verfärbten Haut heraus zu angiomatösen Knotenbildungen mit destruierender Infiltration und geschwürigem Zerfall kommt. Nicht selten starke Lymphorrhö aus erodierten Bezirken. Die Tumoren metastasieren hämatogen, insbesondere in die Lungen. Gelegentlich entwickeln sie sich auf dem Boden eines angeborenen planotuberösen Hämangioms. Der klinische Verdacht wird histologisch bestätigt.

Histologie. Der Differenzierungsgrad kann unterschiedlich sein, wobei zunehmende Entdifferenzierung im Verlauf nicht selten ist. Initial finden sich angioplastische Veränderungen mit von atypischen Endothelien ausgekleideten kapillarartigen Strukturen, später im entdifferenzierten sarkomatösen Stadium solide Massen polymorpher Spindelzellen, blutgefüllte Spalten und Erythrozytenextravasate.

Therapie. Eine radikale Exzision ist oft technisch nicht durchführbar. Der Tumor ist meist strahlensensibel, allerdings treten zunehmend strahlenresistente Rezidive auf. Polychemotherapie kann den letztlich infausten Verlauf oft für längere Zeit aufhalten.

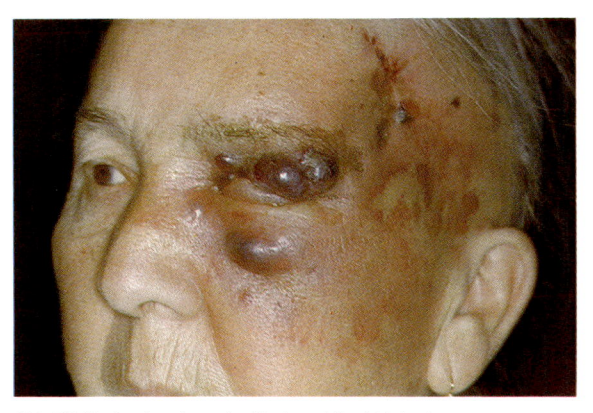

Abb. 59.23. Angiosarkom der Kopf- und Gesichtshaut

Lymphangiosarkom
[Stewart und Treves 1948]

Synonyme. Stewart-Treves-Syndrom, Postmastektomie-Lymphangiosarkom

Definition. (Hämangio-)Lymphangiosarkom bei chronisch elephantiastischer Lymphstauung.

Klinik. Dieses Angiosarkom entwickelt sich auf dem Boden eines postoperativen chronischen Lymphödems am Arm, gewöhnlich 5–20 Jahre nach Mastektomie. Die Häufigkeit wird mit etwa 0,45% bei Frauen angegeben, welche die Mastektomie mehr als 5 Jahre überleben. Es ist kein reines Lymphangiosarkom, da klinisch hämorrhagische und histologisch blutgefüllte Anteile typisch sind. Die zunächst makulopapulösen Erscheinungen werden zu ulzerierenden Knoten.

Differentialdiagnose. Die Abgrenzung von Hautmetastasen des Mammakarzinoms ist wichtig.

Histopathologie. Es finden sich bizarre, von atypischen Endothelzellen ausgekleidete Gefäßräume, entzündliche Infiltrate und Hämosiderinabspeicherung bei chronischem Lymphödem.

Prognose. Wegen lymphogener und hämatogener Metastasierung des Tumors ist diese sehr ernst.

Therapie. Es kommen frühzeitige Amputation, Strahlen- oder Chemotherapie in Frage.

Sarcoma idiopathicum multiplex haemorrhagicum

[Kaposi 1872]

Synonyme. Morbus Kaposi, Kaposi-Sarkom

Vorkommen. Das Kaposi-Sarkom wird in folgende Untergruppen eingeteilt:
- klassisches (sporadisches) Kaposi-Sarkom, ursprünglich von Kaposi beschrieben,
- endemisches Kaposi-Sarkom bei Afrikanern,
- Kaposi-Sarkom bei immunsupprimierten Patienten,
- Aids-assoziiertes Kaposi-Sarkom.

Das Kaposi-Sarkom wird heute am häufigsten im Rahmen der HIV-Infektion beobachtet. Es tritt bei diesen Patienten nicht nur an der Haut, sondern auch an Schleimhäuten und inneren Organen auf.

Histopathologie. Multizentrisch in der Dermis von Spindelzellen begrenzte schlitzförmige Gefäßspalten mit dazwischen und extravasal gelegenen Erythrozyten. Mitosen zeigen die zunehmende Proliferation atypischer Spindelzellen an. Hämosiderinablagerungen in Makrophagen, auffällig viele Plasmazellen. Erythrophagozytose durch die neoplastischen Spindelzellen. Im kompakteren Tumorknoten dichte Lagerung der Spindelzellen. Die Tumorzellen zeigen immunzytologisch Faktor-VIII-assoziiertes Antigen, allerdings offenbar nicht bei stärkerer Entdifferenzierung.

Klassisches Kaposi-Sarkom

Das klassische Kaposi-Sarkom ist sehr selten. Betroffen sind meist ältere Männer, bevorzugt sollen Juden aus dem Mittelmeerraum und aus Europa betroffen sein. Das Verhältnis von Männern zu Frauen beträgt etwa 10–15:1. Gelegentlich wird das Kaposi-Sarkom auch bei anderen ethnischen Gruppen beobachtet.

Klinik. Die Krankheit beginnt oft symmetrisch an Füßen, Unterschenkeln oder Händen. Zunächst treten Ödeme und indurierte braunrote bis bläulichviolette Maculae auf, die sich in flächenhaft infiltrierte Plaques, harte schmerzhafte Knötchen und Knoten verwandeln. An den Rändern schießen neue Knötchen auf, die mit den zentralen zusammenfließen und zu dicken Infiltraten werden. Schließlich entstehen unförmige höckerige Auftreibungen, die das betroffene Gebiet ummauern. Wegen des gestörten Lymphabflusses bilden sich zunächst elephantiastische Anschwellungen, außerdem kommt es zu Blutungen in den Veränderungen, sie werden also hämorrhagisch, die Oberfläche erinnert an die ockergelbe Purpura. Unter der Einwirkung von Traumen und mechanischer Beanspruchung kommt ulzeröser Zerfall vor. Oft beschränken sich die Veränderungen lange Zeit auf das Ursprungsgebiet, später gesellen sich meist gleiche Erscheinungen an Stamm, Genitale, Gesicht, Gaumen, Nasenschleimhaut und an den inneren Organen hinzu. Beim klassischen Kaposi-Sarkom können innere Organe wie Lymphknoten, Gastrointestinaltrakt, Leber, Lunge, Niere, Milz betroffen sein, dies stellt jedoch eine Ausnahme dar.

Differentialdiagnose. Akroangiodermatitis („Pseudo-Kaposi") bei chronischer Veneninsuffizienz, Hämangiome, andere Angiosarkome.

Therapie. Umschriebene Herde können exzidiert und, wenn nötig, plastisch gedeckt werden. Frühzeitige

Tabelle 59.1. Einteilung des Kaposi-Sarkoms

Typ	Risikogruppe	Altersgruppe
Klassisch	Mediterrane, jüdische und europäische Patienten	50–80 Jahre

Endemisch
  benigne knotig
  aggressiv
  florid
	Schwarze erwachsene Afrikaner	25–40 Jahre

mit Lymphknotenbeteiligung	Schwarze afrikanische Kinder	2–15 Jahre
Iatrogen immunsupprimierte Patienten	Patienten nach Behandlung mit Azathioprin, Cyclosporin, Kortikosteroiden, nach Organtransplantation	20–60 Jahre
Epidemisch, AIDS-assoziiert	Homosexuelle Männer (95%) Andere Risikogruppen (5%)	18–65 Jahre

Röntgenweichstrahlenbehandlung mit Einzeldosen von 2–3 Gy bis zu einer Gesamtdosis von 20–30 Gy ist palliativ wirksam. Ansonsten Chemotherapie.

Endemisches Kaposi-Sarkom

In den 50er Jahren wurde in Afrika über das Auftreten vom Kaposi-Sarkom berichtet. Dieser Tumor stellte sich sehr bald als der häufigste Tumor bei schwarzen Äquatorialafrikanern heraus (9%). Das Kaposi-Sarkom trat in ähnlichen geographischen Bereichen wie das Burkitt-Lymphom auf. Vor der Beschreibung der klinischen Assoziation zwischen Kaposi-Sarkom und Aids wurden in Afrika vier Typen unterschieden: Ein *benigner knotiger Typ*, der einen ähnlichen Verlauf wie das klassische Kaposi-Sarkom aufwies; eine *lokal aggressive Form* mit infiltrativem Wachstum in Muskulatur und Knochen; eine *floride disseminierte Form* mit mukokutaner und viszeraler Beteiligung; eine ungewöhnlich aggressive Verlaufsform, der *lymphadenopathische Typ*. Die letztgenannte Form wird ausschließlich bei afrikanischen Kindern beobachtet; innerhalb von 1–3 Jahren sterben die Patienten trotz Chemotherapie.
Eine weitere endemische Manifestation des Kaposi-Sarkoms wurde 1984 aus Griechenland beschrieben. Diese Patienten zeigten die Veränderungen des klassischen und endemischen Kaposi-Sarkom mit z.T. multiplen mukokutanen Veränderungen.

Kaposi-Sarkom bei immunsupprimierten Patienten

Mit der zunehmenden Zahl von Organtransplantationen und gleichzeitiger immunsuppressiver Behandlung zeigt sich ein gehäuftes Auftreten des Kaposi-Sarkoms. Die Tumoren treten zwischen 2 Monaten und 8 Jahren nach Beginn der immunsuppressiven Therapie auf, nach Absetzen bilden sie sich häufig zurück.

Epidemisches, Aids-assoziiertes Kaposi-Sarkom

Vorkommen. Noch vor der Entdeckung des HI-Virus zeigte sich bei jungen homosexuellen Männern in New York und Kalifornien das disseminierte Auftreten von Kaposi-Sarkomen und eine erworbene Immundefizienz (Aids). Anfangs wiesen etwa 40% aller betroffenen Patienten mit Aids Kaposi-Sarkome auf. Diese Entwicklung ist inzwischen rückläufig. Das epidemische Kaposi-Sarkom tritt in 95% der Patienten bei homosexuellen und bisexuellen Männern auf (davon 9% drogenabhängig), zu etwa 5% bei heterosexuellen Männern und Frauen. Diese Zahlen sind einem laufenden Wandel unterworfen.

Ätiologie. Die Ätiologie des Kaposi-Sarkoms ist nach wie vor ungeklärt. Genetische Faktoren scheinen eine Rolle zu spielen. Es wurde eine höhere Frequenz des HLA-DR5-Antigens bei Aids-assoziiertem Kaposi-Sarkom beschrieben. Es gibt Hinweise dafür, daß ein zusätzliches infektiöses Agens (ein Herpesvirustyp?) eine Rolle spielt. Ferner sind Wachstumsfaktoren für die Entstehung des Kaposi-Sarkoms bedeutend.

Klinik. Im Anfangsstadium zeigen sich oft streifig-längliche, rötliche bis livide Maculae, die differentialdiagnostisch von Hämatomen, Hämangiomen oder einer Purpura abgegrenzt werden müssen. Im späteren Stadium Auftreten von infiltrierten Plaques und Knoten, die Schleimhäute (insbesondere die Mundschleimhaut) sind häufig betroffen. In Abhängigkeit von dem Stadium der Erkrankung auch Beteiligung innerer Organe.

Therapie. Die Therapie muß im einzelnen abgewogen werden. In Frage kommen Röntgenweichstrahlentherapie, Lasertherapie, Kryochirurgie, Exzision einzelner Herde, Gabe von Interferon-α mit Zidovudin. Als Zytostatika kommen Vincristin, Bleomycin, Vinblastin und Etoposid in Frage. Alle Therapieformen zeigen einen vorübergehenden palliativen Effekt.

Tumoren des Fettgewebes

Lipom

Klinik. Lipome sind umschriebene tumorartige Vermehrungen des subkutanen Fettgewebes. Sie stellen die häufigsten Weichteiltumoren dar und können solitär oder multipel auftreten. Häufigster Sitz sind die Schultern, der Rücken, die Arme und Beine. Manchmal sind sie nur als prall-elastische, gelappte, gut abgrenzbare Tumoren zu tasten, die Pseudofluktuation zeigen, weil das Tumorparenchym von einer Kapsel umgeben ist. Die Geschwülste sind zwischen Haut und Unterlage verschieblich. Größere Lipome buckeln die Haut vor, sie verursachen sonst meist keine Beschwerden; nur gelegentlich sind sie druckschmerzhaft. Sie sind stets benigne. Extrem große Lipome von mehr als 25 kg Gewicht wurden beschrieben. Bei lumbosakralen Lipomen sollten eine Spina bifida oder Meningozele ausgeschlossen werden.

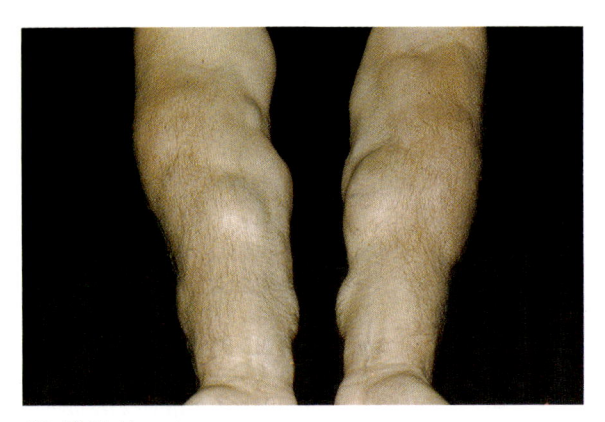

Abb. 59.24. Lipomatose

Lipomatosen. Sie ist gekennzeichnet durch eine Vielzahl von Lipomen an Rumpf und Extremitäten, die sich zunehmend in der 2. Lebenshälfte entwickeln. Häufig besteht erbliche Disposition. Frauen sind häufiger betroffen als Männer.

Kongenitale Lipomatose. Benigner hamartöser Tumor. Auftreten in den ersten Lebensmonaten, meist am Thorax. Infiltration der Skelettmuskulatur mit Fettgewebe. Die kongenitale Lipomatose wurden auch im Rahmen des Proteus-Syndroms beobachtet. Neben den Lipomen kommen hier auch partieller Gigantismus der Hände oder Füße, Pigmentnävi, Hemihypertrophie und andere subkutane Tumoren wie Hämangiome, Lymphangiome und Mesenchymome vor.

Multiple Lipome als Teilsymptom. Sie können bei Neurofibromatosis generalisata, Gardner-Syndrom und Richner-Hanhart-Syndrom vorkommen.

Histopathologie. Man findet Läppchen reifen Fettgewebes, durch Septen unterteilt, manchmal gekapselt. Bei deutlich erhöhtem Bindegewebsanteil spricht man von Fibrolipom, bei angiomatöser Komponente von Angiolipom. Manchmal kommen auch reichlich Nervenfasern vor, die die Schmerzhaftigkeit erklären können. Das sehr seltene Spindelzellipom weist neben vermehrtem Fettgewebe auch eine spindelzellige Komponente von Myofibroblasten auf. Diese Variante muß, ebenso wie das pleomorphe Lipom mit bizarr geformten Zellen, von Liposarkomen abgegrenzt werden.

Differentialdiagnose. Zysten, Steatozystome, Fibrome, Neurofibromastose v. Recklinghausen, Lipogranulome und Pannikulitiden, auch subkutane Metastasen von malignen Tumoren. Im Zweifelsfall Biopsie.

Therapie. Kosmetisch störende Lipome können nach Inzision der Haut herausgeschält werden.

Adipositas dolorosa
[Dercum 1888]

Synonyme. Morbus Dercum, Dercum-Krankheit, Lipomatosis dolorosa, Adiposalgie, Lipalgie

Definition. Diffuse schmerzhafte Fettgewebevermehrung, fast ausschließlich bei Frauen in der (oft verfrühten) Menopause.

Klinik. Bei allgemeiner Adipositas bestehen Fettwülste, vorwiegend am Rumpf und akral an den Extremitäten mit oft zyklisch auftretendem Spontanschmerz. Das Gesicht ist meist nicht betroffen. Die Haut über den Wülsten kann blaurot sein. Daneben bestehen allgemeine Adynamie, Apathie und psychische Störungen mit Neigung zu Depressionen. Auch Pruritus wurde beobachtet.

Histopathologie. Man findet normales Fettgewebe, selten bestehen entzündliche Veränderungen.

Ätiologie. Unbekannt.

Differentialdiagnose. Elephantiasis, einfache Lipome, schmerzhaftes Lipödem.

Therapie. Symptomatische Schmerztherapie.

Fetthals
[Madelung 1888]

Synonyme. Madelung-Fetthals, zervikale Lipomatose

Bei dieser Lipomatose kommt es besonders bei älteren Männern in Monaten bis Jahren, gelegentlich familiär, zu einer harmlosen, aber kosmetisch störenden und manchmal schmerzhaften, diffusen, massiven Vermehrung des Unterhautfettgewebes im Hals- und Schulterbereich *(diffuses Lipom).* Die Erkrankung wird neuerdings auch als Untertyp (I) der benignen symmetrischen Lipomatose Launois-Bensaude (s. unten) zugerechnet.

tischer Typ"). Hier finden sich teigig weiche oder mehr prall-elastische Fettgewebevermehrungen, die sich bei der Palpation klar von hypertrophischer Muskulatur abgrenzen lassen. Ein zusätzlicher häufiger Befund sind Teleangiektasien oder eine Livedo reticularis an den Streckseiten der Oberarme. Klinisch werden drei Typen unterschieden:

Typ I Madelung-Fetthals (lokalisierter zervikal-nuchaler Typ)
Typ II Schultergürteltyp (pseudoathletischer Typ)
Typ III Beckengürteltyp (gynäkoider Typ)

Neben den ästhetischen Problemen treten assoziierte innere Erkrankungen hinzu: Polyneuropathie, chronische Hepatopathien, Gynäkomastie, Diabetes mellitus, Hyperurikämie und Hyperlipidämie sind häufige Begleiterkrankungen, auch gelegentlich maligne Tumoren.

Pathogenese. Diskutiert wird ein gestörter Lipoidmetabolismus in den lipomatösen Adipozyten (Defekt der Lipolyse?).

Therapie. Eine operative (Teil-)Entfernung oder Liposuktion ist sehr schwierig; die Resultate sind zunächst günstig, Wiederwachstum kommt allerdings häufig vor.

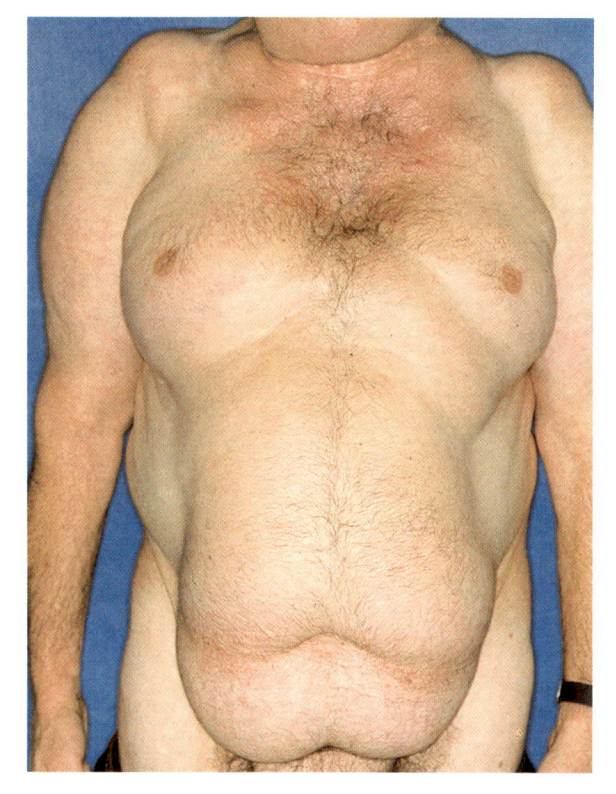

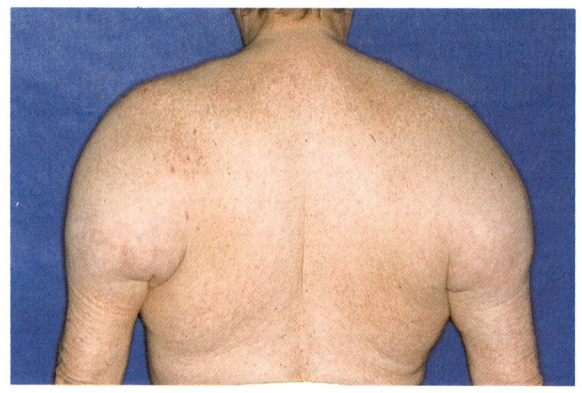

Abb. 59.25. Launois-Bensaude-Syndrom

Benigne symmetrische Lipomatose

[Launois und Bensaude 1898]

Synonym. Launois-Bensaude-Syndrom

Klinik. Bei der benignen symmetrischen Lipomatose Launois-Bensaude handelt es sich um eine sporadisch auftretende Erkrankung, die in seltenen Fällen familiär vorkommt. Betroffen sind Erwachsene zwischen dem 30. und 60. Lebensjahr. Bei deutlicher Androtropie (13:1) zeigt sich eine subkutane Fettgewebsvermehrung im Bereich des Nackens, Schultergürtels, der Oberarme und auch im Beckenbereich („pseudoathle-

Hibernom

Klinik. Sehr seltener benigner, subkutan gelegener Tumor, der bei jungen Erwachsenen, bevorzugt interskapulär, auftritt.

Histopathologie. Typische maulbeerartige Zellen, dem fetalen braunen Fettgewebe mit plurivakuolären Fettzellen entsprechend.

Therapie. Exzision.

Liposarkom

Als maligne Fettgewebstumoren werden vier Varianten des Liposarkoms unterschieden: Ein *gut differenziertes*, ein *myxoides*, ein *rundzelliges* und ein *pleomorphes Liposarkom*. Für die Dermatologie sind insbesondere das gut differenzierte und das myxoide Liposarkom von Interesse; die beiden anderen Varianten treten meist retroperitoneal oder im tieferen Weichteilgewebe auf. Bevorzugte Lokalisation der Liposarkome sind der Rumpf, die Retroperitoneal-, die Inguinalregion und die Beine. Am häufigsten wird der Tumor in der 5. Lebensdekade beobachtet.

Klinik. Es finden sich meist langsam wachsende, subkutan gelegene, derbe asymptomatische Knoten. Nach der histologischen Diagnosestellung sollte der Tumor sofort möglichst radikal entfernt werden. Die Prognose der gut differenzierten und myxoiden Liposarkome ist relativ günstig, die beiden übrigen metastasieren nicht selten, vor allem in die Lunge.

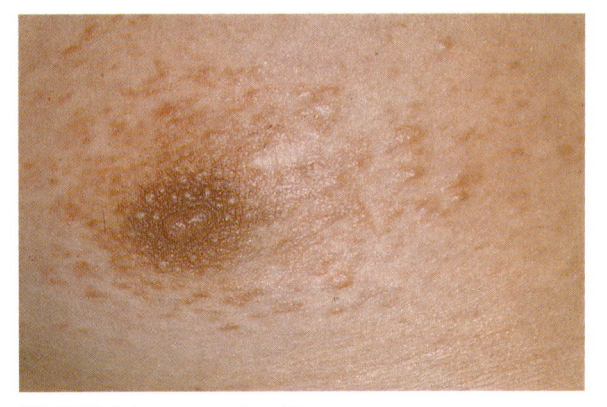

Abb. 59.26. Leiomyome, perimamillär

Tumoren des Muskelgewebes

Muskelhamartom

Hamartome der glatten Muskulatur der Haut sind den Mm. arrectores pilorum zuzuordnen. Sie sind wahrscheinlich häufiger als bisher angenommen, meist bereits bei der Geburt vorhanden. Es finden sich indurierte Maculae und Plaques bis 10 cm Durchmesser. Nach Reiben der Haut kann es zur vorübergehenden Erektion kommen (Pseudo-Darier-Zeichen). Die Veränderungen kommen besonders in der Lumbosakralregion und an den Extremitäten vor.

Histopathologie. Vermehrung in unterschiedlichen Richtungen orientierter glatter Muskelzellen.

Therapie. Nicht erforderlich, sonst Exzision.

Leiomyome

Leiomyome sind benigne Tumoren der glatten Muskulatur, die von den Mm. arrectores pilorum, der Muskulatur der Genital- und Mamillenregion oder der Gefäßwände abstammen.

Piloleiomyome. Dies sind die häufigsten kutanen Tumoren. Sie kommen solitär oder multipel vor. Familiäres Vorkommen ist bekannt. Meist an Rumpf und Extremitäten lokalisiert, finden sich mit einem Maximum in der 2. bis 3. Lebensdekade dermal gelegene Knötchen. Typisch ist der Schmerz bei seitlichem Palpationsdruck.

Genitale Leiomyome. Genitale Leiomyome kommen meist solitär im Bereich des Skrotums, der Labia majora und der Areolae mamillae vor. Es handelt sich um intradermal gelegene Knötchen ohne Schmerzsymptomatik.

Angioleiomyome. Angioleiomyome sind kleine, solitäre, langsamwachsende kutan-subkutane Knötchen, meist an den Armen und am Rumpf, selten in der Mundschleimhaut.

Histopathologie. In der Dermis finden sich einander durchflechtende Bündel glatter Muskelzellen mit zentral gelegenen zigarrenförmigen Kernen. Die Angioleiomyome sind eher gekapselt und gefäßreich. Zur histologischen Differenzierung der Leiomyome von Fibromen ist die van-Gieson-Färbung hilfreich, auch der immunzytologische Nachweis von Desmin in den Muskelzellen.

Leiomyosarkome

Maligne Tumoren der glatten Muskulatur sind an der Haut sehr selten. Sie können sowohl in der oberen Dermis als auch der Subkutis vorkommen. Prädilektionsstellen sind insbesondere die Extremitäten mit Bevorzugung der Beine. Meistens finden sich langsamwachsende derbe Knoten. Die Oberfläche ist meist rötlich.
Oberflächliche Leiomyosarkome haben gewöhnlich eine gute Prognose im Gegensatz zu den mehr tief gelegenen Formen im Retroperitoneum und Gastrointestinaltrakt. Die Rezidivrate schwankt zwischen 40 und 60%. Kutane Leiomyosarkome sollen etwa in 10% metastasieren.

Histopathologie. Großer, unscharf begrenzter, sehr zellreicher Tumor. Aufbau aus Faszikeln. Diese zeigen eine irreguläre Architektur, die Kerne sind elongiert, häufig parallel angeordnet, deutliche Atypien, Vorkommen von Mitosen.

Tumoren des Knorpel- und Knochengewebes

Chondrome und Osteome

Die gutartigen Chondrome sind seltene Tumoren, die meist im Hand- und Fußbereich vorkommen. Osteome sind ebenfalls seltene, meist kutan gelegene, harte Knoten, besonders an der Kopfhaut. Die Abgrenzung der echten Knochengeschwülste von Verknöcherungen andersartiger Herde ist nicht immer möglich. Chondrome und Osteome werden histologisch diagnostiziert.

Tumoren des Nervengewerbes

Neurom

Das Neurom tritt meist nach Verletzung oder chirurgischen Eingriffen auf (traumatisches Neurom, Amputationsneurom). Es wird zum Teil für die Phantomschmerzen nach Amputationen verantwortlich gemacht. Ob echte spontane Neurome vorkommen, ist umstritten.

Histologie. Es finden sich unregelmäßig angeordnete Bündel peripherer Nerven, bestehend aus Axonen, Schwann-Zellen, perineuralen Fibroblasten und Kollagen.

Therapie. Exzision.

Neurilemmom

Synonym. Schwannom

Der seltene Tumor leitet sich von Schwann-Zellen des neuroektodermalen Neurilemms peripherer Nerven ab und verursacht keine Beschwerden. Histologisch finden sich Schwann-Zellen mit in Reihen palisadenartig angeordneten Kernen, die homogenes Material umgeben, die für diesen Tumor charakteristischen Verocay-Bodies. Gehäuft findet der Tumor sich bei Neurofibromatosis generalisata (Morbus Recklinghausen). Sehr selten soll maligne Entartung vorkommen.

Therapie. Exzision.

Neuroblastom

Klinik. Der im Kleinkindesalter dritthäufigste maligne Tumor geht vom Nebennierenmark oder Grenzstrang aus; dermatologisch bedeutsam ist er wegen frühzeitig auftretender multipler Hautmetastasen. Diese erscheinen als derbe, bläuliche Knoten und zeigen als einzigartiges diagnostisches Zeichen ein Abblassen („blanching") nach Palpation für 30–60 min, gefolgt von einer 1- bis 2stündigen Refraktärzeit. Bei Metastasierung in die Orbita kommt es zu Protrusio bulbi. Diagnostisch genutzt wird die vermehrte Ausscheidung der vom Tumor produzierten Katecholaminderivate (wie Vanillinmandelsäure) im Urin.

Histopathologie. Rosettenartige Tumornester bestehen aus kleinen, monomorphen, basophilen Zellen mit großen Kernen und häufigen Mitosen.

Therapie und Prognose. Frühzeitige Exstirpation des Primärtumors, Strahlenbehandlung und Chemotherapie sind möglich. Die Prognose ist günstiger, wenn nur ein Organsystem betroffen ist, und je jünger das Kind bei Diagnosestellung war.

Neurofibrom

Klinik. Dieser häufigste neurogene Tumor kann als hautfarbenes kleines molluskoides Knötchen, aber auch als größere gestielte oder lappenartig über das Hautniveau tretende Bildung imponieren. Solitäre Neurofibrome sind selten; oft handelt es sich um abortive Fälle von Neurofibromatose, bei der sie in großer Zahl auftreten können.

Histopathologie. Drei Varianten werden unterschieden: ein *solitäres Neurofibrom*, ein *plexiformes Neurofibrom* und ein mehr *diffuses Neurofibrom*. Histologisch finden sich spindelige, teils S-förmige, elongierte Zellen in einem schwach basophilen, myxoiden Stroma. Bei den Tumorzellen handelt es sich um modifizierte Schwann-Zellen; die S-100-Färbung ist positiv. Daneben finden sich myelinisierte und unmyelinisierte Axone, Histiozyten, Mastzellen, kollagene und elastische Fasern. Junge Neurofibrome enthalten mehr Nervenfasern, ältere mehr Schwann-Zellen und Endoneurium.

Neurofibromatosis generalisata

[von Recklinghausen 1882]

Synonyme. Morbus Recklinghausen, Neurofibromatose

Definition. Die Neurofibromatose ist eine hereditäre, nicht selten auch durch Spontanmutation hervorgerufene polysymptomatische neuroektodermale Sy-

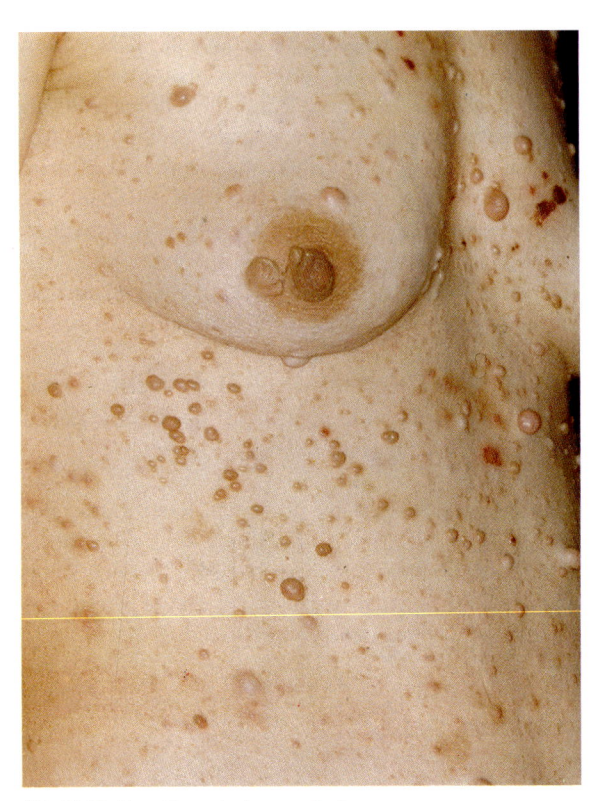

Abb. 59.27. Neurofibromatosis generalisata

stemerkrankung. Es handelt sich um kein einheitliches Krankheitsbild. Aus klinischer und genetischer Sicht lassen sich unterschiedliche Syndrome abgrenzen, deren wichtigste die Neurofibromatose vom peripheren Typ (NF-1) und die Neurofibromatose vom zentralen Typ (NF mit Akustikusneurinomen, NF-2) sind.

Vorkommen. Die Neurofibromatose ist eine der häufigsten Erbkrankheiten. Die NF-1 ist mit einer Prävalenz von 1:3000(–5000) 10- bis 20mal häufiger als die NF-2.

Pathogenese. Beide Formen werden autosomal-dominant vererbt. Die Gendefekte wurden bei NF-1 auf Chromosom 20, bei NF-2 auf Chromosom 22 lokalisiert. Bei 30–50% der Patienten mit NF-1 liegt eine Neumutation vor. Daraus errechnet sich die sehr hohe Spontanmutationsrate von 1:10000. Diese Patienten vererben die Krankheit mit 50%iger Wahrscheinlichkeit an ihre Nachkommen. Die klinische Expressivität der NF-1 kann auch innerhalb einer Familie stark variieren; Anlageträger können nur minimale Ausprägung zeigen, das Vererbungsrisiko ist aber ebenso groß wie bei klinischem Vollbild. Die NF-2 wird ebenfalls autosomal-dominant, jedoch gewöhnlich mit vollständiger Penetranz vererbt; hier werden keine Generationen übersprungen.

Klinik
Neurofibromatose vom peripheren Typ (NF-1). Diese ist mit etwa 85% die häufigste Neurofibromatose, der klassische Morbus Recklinghausen. Die Expressivität reicht von wenigen, kaum erkennbaren Café-au-lait-Flecken bis zu schwersten Deformitäten und Debilität. Hauptsymptome sind ab dem 1. Lebensjahr auftretende *Café-au-lait-Flecke* (mehr als 5, Durchmesser über 15 mm, bei etwa 85% der Patienten), *Neurofibrome* (mehr als 2) oder ein plexiformes Neurofibrom (100% der Patienten), sowie *sommersprossenartige Pigmentierungen* axillär oder inguinal (ab 3. Lebensjahr, bei 70%). Diagnostisch bedeutsam sind die *Lisch-Knötchen*; dies sind Irishamartome, rundliche bräunliche Knötchen, die am besten mit der Spaltlampe nachweisbar sind. Sie treten im Kindesalter, meist während der Pubertät, bei etwa 93% der Patienten auf. Die Neurofibrome können diskret vereinzelt oder sehr zahlreich auftreten und dann in auffälliger Weise den ganzen Körper mit Bevorzugung des Rumpfes übersäen. Diese Geschwülste können erbsgroß sein, aber auch zu monströsen Gebilden heranwachsen. Sie sind hautfarben oder bläulich, weich, breit aufsitzend oder gestielt. Manchmal sieht man lappenartige Faltenbildungen, die als Dermatochalasis imponieren und wammenartig herabhängen. Manche Tumorknoten durchbrechen die Haut von der Subkutis her hernienartig und lassen sich mit dem Finger wie durch ein Loch zurückschieben (Klingelknopfphänomen). Daneben finden sich härtere, rundliche oder ovoide, tiefer gelegene, auch druckschmerzhafte Tumoren wechselnder Größe, nicht selten im Nervenverlauf an den Extremitäten.

Nebensymptome und Komplikationen. Hier sind zu nennen (Häufigkeit nach Literaturangaben): Lernbehinderung (30%), geistige Behinderung (3%), Krampfanfälle (4%), Hydrozephalus (2%), neurogene, zentrale oder periphere Malignome (4–5%), Optikusgliom (1%), vorzeitiger oder verspäteter Pubertätsbeginn (2%), Skoliose (5%), Pseudoarthrosen (2%), Hemihypertrophie (5%), gastrointestinale Neurofibrome (2%), Nierenarterienstenosen (2%).

Neurofibromatose vom zentralen Typ (NF-2). Café-au-lait-Flecke finden sich nur bei 42%, Neurofibrome nur bei 19% aller Patienten mit NF-2. Das Fehlen von Lisch-Knötchen ist ein wichtiges differentialdiagnostisches Kriterium. Führendes und klinisch wichtigstes Symptom ist das praktisch bei allen Genträgern im Laufe des Lebens auftretende uni- oder bilaterale Akustikusneurinom. Erstsymptom ist ein Hörverlust durch Druck auf den 8. Hirnnerven, meist im Alter von 20–30 Jahren. Regelmäßige audiologische und CT-Untersuchungen ermöglichen die Frühoperation und können die Patienten vor bleibendem Hörverlust und Gleichgewichtsstörungen bewahren.

Weitere Formen der Neurofibromatose. Die endgültige Definition der folgenden Varianten steht noch aus: zentral-periphere NF (palmar-kutane NF), atypische NF (heterogene Gruppe), familiär-intestinale NF, Neurofibromatose-Phäochromozytom-Duodenalkarzinoid-Syndrom (NPDC), Neurofibromatose-Noonan-Syndrom.
Eine Rarität ist die *segmentale Neurofibromatose*, bei der die Hautveränderungen asymmetrisch auf ein Körpersegment beschränkt sind. Hier wird eine somatische Mutation angenommen.

Histopathologie. Die Neurofibrome bei Neurofibromatose entsprechen histologisch den solitären Tumoren. Die Café-au-lait-Flecken und Nävi sind histologisch ebenfalls uncharakteristisch.

Verlauf und Prognose. Die Pigmentflecken und Tumoren pflegen sich besonders im Pubertätsalter zu entwickeln und nehmen das ganze Leben lang an Zahl und Größe zu. Der Verlauf ist aber im Einzelfall nicht voraussehbar. Während der Gravidität kann es zu rascherer Progression kommen. Im allgemeinen ist die Prognose quoad vitam günstig. Immerhin ist sarkomatöse Entartung von Neurofibromen mit Metastasierung möglich. Getrübt sein kann die Prognose auch bei schweren Manifestationen an inneren Organen oder am Zentalnervensystem. Wegen der ästhetisch störenden Tumoren und Pigmentflecken kann sich eine erhebliche psychische Belastung entwickeln. Das obligate Vorkommen von Akustikusneurinomen bei NF-2 ist zu beachten.

Therapie. Es bleibt nur die Exzision schmerzhafter, ästhetisch störender oder raschwachsender Tumoren. Eine dringliche Indikation besteht bei Druck von Tumoren auf Nerven, bei NF-2 zur Exstirpation der Akustikusneurinome. Aufgrund der Beobachtung, daß Neurofibrome zahlreiche Mastzellen enthalten, deren Mediatoren möglicherweise das Tumorwachstum beeinflussen, wurde eine Behandlung mit Ketotifen (Zaditen) empfohlen. Darunter wurde eine symptomatische Besserung von Juckreiz und Spannungsgefühl, vielleicht auch Reduktion des Wachstums der Neurofibrome beobachtet. Wichtig ist die genetische Beratung im Hinblick auf die autosomal-dominante Vererbung. Pränatale Diagnostik ist bei NF-1 und NF-2 möglich, allerdings läßt sich der Schweregrad der diagnostizierten Erkrankung nicht vorhersagen.

Neurothekeom
[Gallager und Hellwig 1980]

Synonym. Nervenscheidenmyxom

Meistens von den Schwann-Zellen ausgehender, häufig im Gesicht lokalisierter gutartiger Tumor. Kürzlich wurde eine zellreiche Variante dieses Tumors beschrieben.

Therapie. Exzision.

Granularzelltumor
[Abrikossoff 1926]

Synonyme. Granularzellmyoblastom, Abrikossoff-Tumor

Klinik. Der seltene, relativ derbe, bis etwa kirschgroße Tumor kommt kutan oder subkutan an jeder Körperstelle vor; er tritt auch submukös an der Zunge auf. Überwiegend ist er solitär. Der Tumor wurde auch im Skelettmuskel oder an inneren Organen beschrieben. Die Diagnose wird histologisch gestellt.

Histopathologie. Insgesamt gut abgegrenzter Tumor aus großen, ovoiden, rundkernigen Zellen mit ausgeprägt eosinophil-granulärem Zytoplasma. Die Tumorzellen werden den Schwann-Zellen zugeordnet. Die sehr seltenen malignen Granularzelltumoren werden überwiegend im Weichteilgewebe gefunden. Histologisch finden sich dann mehr spindelige, pleomorphe Zellelemente sowie häufig Mitosen.

Therapie. Exzision.

Merkelzellkarzinom
[Toker 1972, Tang und Toker 1978]

Synonyme. Neuroendokrines Karzinom, trabekuläres Karzinom

Definition. Maligner neuroendokriner Tumor, dessen Differenzierung den Merkelzellen entspricht. Merkelzellen sind an der Unterseite der Epidermis sowie in der Haarscheibe gelegene, als Mechanorezeptoren und neurosekretorisch wirkende, mit feinen Nervenfasern in Verbindung stehende Zellen, die wahrscheinlich der Neuralleiste entstammen.

Vorkommen. Selten, jedoch zunehmend häufiger erkannt. Früher wurde der Tumor als undifferenziertes

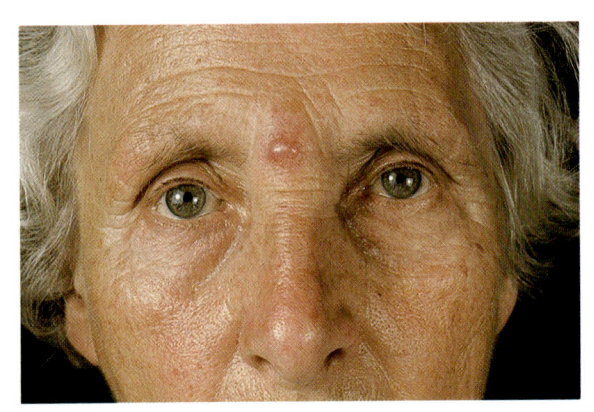

Abb. 59.28. Merkelzellkarzinom

Karzinom, kleinzelliges malignes Lymphom oder Metastase eines Bronchialkarzinoms fehldiagnostiziert. Er tritt meist bei alten Menschen auf, überwiegend bei Frauen (4:1).

Klinik. Prädilektionsstellen sind das Gesicht, auch der übrige Kopf und der Hals, weniger die Extremitäten, selten der Rumpf. Der hautfarbene oder rötliche, derbe, exophytische Tumor ist schmerzlos, wächst rasch und kann ulzerieren. Die Größe bei Diagnosestellung variiert von 1–2 bis ca. 14 cm.

Histopathologie. Solide Nester oder breite trabekuläre, anastomosierende Stränge monomorpher kleiner Tumorzellen mit rundlichen oder ovalen Kernen durchsetzen die Dermis und reichen in die Subkutis. Zahlreiche Mitosen. Die Epidermis bleibt zunächst intakt. Diagnostisch bedeutsam ist der immunzytologische Nachweis von neuronspezifischer Enolase, Neurofilamenten und in punktförmigem Muster Zytokeratin 20. Elektronenmikroskopisch charakteristisch sind monomorphe neurosekretorische „dense core" Granula von 100–200 nm Durchmesser.

Differentialdiagnose. Klinisch läßt das uncharakteristische Bild an eine Vielzahl von benignen und malignen Hauttumoren und an Metastasen denken. Histologisch kommen maligne Lymphome, Metastasen (vor allem des kleinzelligen Bronchialkarzinoms, von Schilddrüsenkarzinomen oder Karzinoid), das amelanotische maligne Melanom, undifferenzierte Stachelzellkarzinom, Basaliome und Adnextumoren differentialdiagnostisch in Betracht.

Therapie. Weiträumige Exzision ist notwendig, gegebenenfalls mit Lymphknotenresektion. Strahlentherapie ist möglich, wird auch postoperativ als adjuvante Therapie empfohlen. Palliativ auch Polychemotherapie (Cisplatin/Etoposid und andere Kombinationen). Die Prognose ist ungünstig, zum einen wegen lokaler destruktiver Ausbreitung im Kopf- und Halsbereich, aber auch wegen der sich häufig rasch entwickelten Metastasierung.

Weiterführende Literatur

Allgemeines
Enzinger FM, Weiss SW (1995) Soft tissue tumors, 3rd edn. Mosby, St. Louis

Keloide, Fibrome, Histiozytome
Altmeyer P (1977) Die fibrösen Nasenpapeln – eine klinische und histologische Entität? Hautarzt 28:416–420
Azzopardi JG, Tanda F, Salm R (1983) Tendosynovial fibroma. Diagn Histopathol 6:69–76
Balus L, Crovato F, Breathnach AS (1986) Familial multiple trichodiscomas. J Am Acad Dermatol 15:603–607
Buschke A, Ollendorf H (1928) Ein Fall von Dermatofibrosis lenticularis disseminata und Osteopathia condensans disseminata. Dermatol Wochenschr 86:257–26
Chung EB, Enzinger FM (1979) Fibroma of tendon sheath. Cancer 44:1945–1954
Datubo-Brown DD (1990) Keloids: a review of the literature. Brit J Plast Surg 43:70–77
Gonzales S, Duarte I (1982) Benign fibrous histiocytoma of the skin. A morphologic study of 290 cases. Pathol Res Pract 174:379–391
Hellwig EB (1963) Atypical fibroxanthoma. Tex Stat J Med 59:664–667
Hellwig EB, May D (1986) Atypical fibroxanthoma of the skin with metastasis. Cancer 57:368–376
Hornstein OP, Knickenberg M (1975) Perifollicular fibromatosis cutis with polyps of the colon. Arch Dermatol Res 253:161–175
Hügel H (1991) Die plaqueförmige dermale Fibromatose. Hautarzt 42:223–226
Kamino H, Reddy VB, Gero M et al. (1992) Dermatomyofibroma. A benign cutaneous, plaque-like proliferation of fibroblasts and myofibroblasts in young adults. J Cutan Pathol 19:85–93
Kegel M (1985) Nävoide perifollikuläre Fibrome (Zackheim und Pinkus) Hautarzt 36:412–414
Kint A, Baran R, Keyser H de (1985) Acquired (digital) fibrokeratoma. J Am Acad Dermatol 12:816–821
Kneifel H, Schmidberger H (1984) Buschke-Ollendorf-Syndrom. Dermatofibrosis lenticularis disseminata und Osteopoikilie. Akt Dermatol 10:232–236
Meigel WN, Ackerman AB (1979) Fibrous papule of face. Am J Dermatopathol 1:329–340
Meister P, Konrad E, Krauss F (1978) Fibrous histiocytoma: A histological and statistical analysis of 155 cases. Pathol Res Pract 162:361–379
Murdoch ME, Salisbury JA, Gibson JR (1990) Silicone gel in the treatment of keloids. Acta Derm Venereol (Stockh) 70:181–183
Niemi KM (1970) The benign fibrohistiocytic tumours of the skin. Acta Derm Venereol (Stockh) 50 (Suppl 63):1–66
Pinkus H, Coskey R, Brugess AG (1974) Trichodiscoma. A benign tumor related to Haarscheibe (hair disk). J Inv Dermatol 63:212–218
Smith PS, Pieterse AS, McClure J (1982) Fibroma of tendon sheath. J Clin Pathol 35:842–848

Tamada S, Ackerman AB (1987) Dermatofibroma with monster cells. Am J Dermatopathol 9:380–387

Wolff HH (1983) Zur Problematik des atypischen Fibroxanthoms. Hautarzt 34:74–75

Wolff HH, Braun-Falco O (1972) Das benigne Riesenzellsynovaliom. Zur Klinik, Histologie und Elektronenmikroskopie. Hautarzt 23:499–508

Wolff HH, Vigl E, Braun-Falco O (1975) Juveniles Xanthogranulom und Organmanifestationen. Hautarzt 26:268–272

Zouboulis CC, Orfanos CE (1990) Kryochirurgische Behandlung von hypertrophen Narben und Keloiden. Hautarzt 41:683–688

Pseudosarkome und Sarkome

Allen P (1972) Nodular fasciitis. Pathol 4:9–26

Allen PW (1972) Recurring digital fibrous tumours of childhood. Pathology 4:215–223

Allen PW (1977) The fibromatoses: A clinicopathologic classification based on 140 cases. Am J Surg Pathol 1:255–270

Bednar B (1957) Storiform neurofibromas of the skin, pigmented and nonpigmented. Cancer 10:368–372

Bernstein K, Lattes R (1982) Nodular (pseudosarcomatous) fasciitis, a non recurrent lesion: Clinicopathologic study of 134 cases. Cancer 49:1668–1678

Bertoni F, Capanna R, Biagini R et al. (1985) Malignant fibrous histiocytoma of soft tissue. Cancer 56:356–367

Camarasa JG, Moreno A (1987) Juvenile hyaline fibromatosis. J Am Acad Dermatol 16:881–883

Darier J, Ferrand M (1924) Dermato-fibromes progressifs et récidivants ou fibro-sarcomes de la peau. Ann Dermatol Syphiligr 5:545–562

Dupree WB, Langloss JM, Weiss SW (1985) Pigmented dermatofibrosarcoma protuberans (Bednar tumor): a clinicopathologic, ultrastructural, and immunohistochemical study. Amer J Surg Pathol 9:630–639

Enzinger EM (1965) Fibrous hamartoma of infancy. Cancer 18:241–248

Finlay AY, Ferguson SD, Holt PJA (1983) Juvenile hyaline fibromatosis. Br J Dermatol 108:609–616

Fromowitz FB, Hurst LC, Nathan J et al. (1987) Infantile (desmoid type) fibromatosis with extensive ossification. Am J Surg Pathol 11:66–75

Hoffmann E (1925) Über das knollentreibende Fibrosarkom der Haut (Dermatofibrosarkoma protuberans). Dermatol Z 43:1–28

Iwasaki H, Kikuchi M, Mori R et al. (1980) Infantile digital fibromatosis. Cancer 46:2238–2247

Kahn LB, Saxe W, Gordon W (1978) Dermatofibrosarcoma protuberans with lymph node and pulmonary metastasis. Arch Dermatol 114:599–601

Konwaler BE, Keasbey L, Kaplan L (1955) Subcutaneous pseudosarcomatous fibromatosis (fasciitis). Am J Clin Pathol 25:241–252

Meister P (1995) Malignant fibrous histiocytoma: a „fibroblastic" or primitive, fibroblastic sarcoma. Curr Topics Pathol 89:193–214

Meister P, Bückmann FW, Konrad E (1978) Extent and level of fascial involvement in 100 cases with nodular fasciitis. Virch Arch Pathol Anat 380:177–185

Meister P, Bückmann FW, Konrad E (1978) Nodular fasciitis (analysis of 100 cases and review of the literature). Pathol Res Pract 162:133–165

Mortimer G, Gibson AA (1982) Recurring digital fibroma. J Clin Pathol 35:849–854

Rothlaender JP, Wolff HH (1982) Ungewöhnliches Dermatofibrosarcoma protuberans. Z Hautkr 57:1664–1674

Waldermann F, Hagedorn M (1985) Klinik und Pathologie des Dermatofibrosarcoma protuberans. Z Hautkr 60:1886–1894

Wang NS, Knaack J (1982) Fibromatosis hyalinica multiplex juvenilis. Ultrastruct Pathol 3:153–160

Weiss SW (1982) Malignant fibrous histiocytoma: a reaffirmation. Am J Surg Pathol 6:773–784

Weiss SW (1986) Proliferative fibroblastic lesions. From hyperplasia to neoplasia. Am J Surg Pathol 10 (Suppl) 1:14–25

Weiss SW, Enzinger FM (1978) Malignant fibrous histiocytoma: an analysis of 200 cases. Cancer 41:2250–2266

Wilson AP (1974) Juvenile fibromatosis. Arch Dermatol 109:269–270

Benigne Tumoren der Blutgefäße

Agger P, Osmundsen PE (1978) Angiokeratoma of the scrotum (Fordyce). Acta Derm Venereol (Stockh) 50:221–224

Alessi E, Bertani E, Sala F (1986) Acquired tufted angioma. Am J Dermatopathol 8:426–429

Bailey OT (1935) The cutaneous glomus and its tumors. Am J Pathol 11:915–935

Betke M, Eckert F, Heldwein W et al. (1991) Viszerokutane Hämangiomatose – das sogenannte Blue-rubber-bleb-nevus-Syndrom. Hautarzt 42:23–27

Carleton A, Elkington JC, Greenfield JG et al. (1942) Mafucci's syndrome (dyschondorplasia with haemangiomata). Q J Med 11:203–228

Clearkin KP, Enzinger FM (1976) Intravascular papillary endothelial hyperplasia. Arch Pathol Lab Med 100:441–444

Conant MA, Wiesenfeld SL (1970) Multiple glomus tumors of the skin. Arch Dermatol 103:481–485

Coskey RJ, Mehregan AH (1967) Granuloma pyogenicum with multiple satellite recurrences. Arch Dermatol 96:71–73

Djawari D, Cremer HJ (1993) Kontaktkryochirurgische Frühbehandlung des Säuglingshämangioms. Akt Derm 19:317–321

Fordyce JA (1896) Angiokeratoma of the scrotum. J Cutan Dis 14:81–89

Gebhard W, Seidl K, Wießenbacher G (1972) Corticosteroidtherapie aggressiv wachsender Hämangiome im Säuglingsalter. Hautarzt 23:409–413

Gilardi S, Harms M (1982) Genetische Aspekte des Blue-rubber-bleb-Nävus-Syndroms und der multiplen generalisierten Glomangiomatose. Hautarzt 33:96–100

Kasabach HH, Merritt KK (1940) Capillary hemangioma with extensive purpura. Report of a case. Am J Dis Child 59:1063–1070

Kutzner H, Englert W, Hellbroich D et al. (1991) Angioendotheliomatosis proliferans systematisata: eine kutane Manifestation maligner B-Zellen-Lymphome: Hautarzt 42:384–390

Landthaler M, Braun-Falco O, Eckert F et al. (1990) Congenital multiple plaquelike glomus tumors. Arch Dermatol 126:1203–1207

Leu HJ, Odermatt B, Hardmeier T (1987) Proliferierende Glomustumoren vom angiomatösen Typ. Pathologe 8:201–206

Mafucci A (1881) Di un caso encendroma ed angioma multiplo. Movimento Medico-Chirurgico 3:399

Masson P (1924) Le glomus neuromyo-artériel des régions tactiles et ses tumeurs. Lyon Chir 21:257–280
Masson P (1935) Les glomus cutanés de l'homme. Bull Soc Fr Dermatol Syphiligr 42:1174–1245
Mentzel T, Calonje E, Fletcher CDM (1994) Vaskuläre Tumoren der Haut und des Weichteilgewebes. Pathologe 15:259–270
Novick NL (1985) Angiokeratoma vulvae. J Am Acad Dermatol 12:561–563
Rosai J, Gold J, Landy R (1979) The histiocytoid hemangiomas: A unifying concept embracing several previously described entities of skin, soft tissue, large vessels, bone and heart. Hum Pathol 10:707–710
Salyer WR, Salyer DC (1975) Intravascular angiomatosis: Developing and distinction from angiosarcoma. Cancer 36:995–1001
Wolff HH, Korting HC, Vigl E (1981) Multiple Glomustumoren. Hautarzt 32:354–358

Lymphangiome
Flanagan BP, Hellwig E (1977) Cutaneous lymphangioma. Arch Dermatol 113:24–30
Landthaler M, Haina D, Waidelich W et al. (1982) Behandlung zirkumscripter Lymphangiome mit dem Argonlaser. Hautarzt 33:266–270
Weakley DR, Juhlin EA (1961) Lymphangiectasis and lymphangiomata. Arch Dermatol 84:574–578
Young AE (1988) Lymphatic malformations. In: Malliken JB, Young AE (eds) Vascular Birthmarks – Haemangiomas and Malformations. Saunders, Philadelphia.

Angiosarkome, Kaposi-Sarkome
Alessi E, Sala F, Berti E (1986) Angiosarcomas in lymphedematous limbs. Am J Dermatopathol 8:371–378
Bork K, Fries J, Hoede N et al. (1985) Undifferenziertes kutanes Angiosarkom des Kopfes: Identifizierung durch Endothelmarker Ulex europaeus Agglutinin I. Hautarzt 36:341–346
Bratzke B, Stadler R, Eichhorn R et al. (1987) Disseminiertes mukokutanes Kaposi-Sarkom bei Aids. Klinische und therapeutische Erfahrungen an 13 Patienten. Hautarzt 38:266–294
Chachoua A, Krigel RL, Friedman-Kien AE (1989) Prognostic factors and staging classifications of patients with epidemic Kaposi's sarcoma. J Clin Oncol 7:774–780
Chen KT, Bauer V, Flam MS (1991) Angiosarcoma in postsurgical lymphedema. An unusual occurrence in a man. Am J Dermatopathol 13:488–492
Eckert F, Braun-Falco O, Landthaler M et al. (1988) Angiosarkom der Kopfhaut. Hautarzt 39:471–474
Friedman-Kien AE (1981) Disseminated Kaposi's sarcoma syndrome in young homosexual men. J Am Acad Dermatol 5:468–471
Friedman-Kien Ae, Saltzman BR (1990) Clinical manifestations of classical, endemic African, and epidemic AIDS-associated Kaposi's sarcoma. J Am Acad Dermatol 22:1237–1250
Gottlieb GJ, Ackerman AB (1982) Kaposi's sarcoma: an extensively dissminated form in young homosexual men. Hum Pathol 13:882–892
Harwood AR, Osoba D, Hofstader SL et al. (1979) Kaposi's sarcoma in recipients of renal transplantants. Am J Med 67:759–765
Kaposi M (1872) Idiopathisches multiples Pigmentsarkom der Haut. Arch Dermatol Syph 4:265–273
Marrogi AJ, Hunt SJ, Cruz DJ (1990) Cutaneous epitheloid angiosarcoma. Am J Dermatopathol 12(4):350–356
Mentzel T, Calonje E, Fletcher CDM (1994) Vaskuläre Tumoren der Haut und des Weichteilgewebes. Pathologe 15:259–270
Momberger HW, Alles JU, Hundeiker M (1984) Angiosarkom in chronischem Postmastektomielymphödem (Stewart-Treves-Syndrom). Akt Derm 10:237–241
Panizzon R, Schneider BV, Schnyder UW (1990) Rosacea-like angiosarcoma of the face. Dermatologica 181:252–254
Plettenberg A, Tronnier M, Kreusch J et al. (1995) Bazilläre Angiomatose. Hautarzt 46:39–43
Schmoeckel C, Braun-Falco O (1976) Der atypische Morbus Kaposi. Hautarzt 27:291–295
Stadler R, Bratzke B, Schaart F et al. (1990) Long-term combined rIFN-alpha-2a and zidovudine therapy for HIV-associated Kaposi's sarcoma: clinical consequence and side effects. J Invest Dermatal 95:170S–175S
Stewart FW, Treves N (1948) Lymphangiosarcoma in postmastectory lymphedema. Cancer 1:64–81
Weidner F, Braun-Falco O (1970) Über das angioplastische Reticulosarkom der Kopfhaut bei älteren Menschen. Hautarzt 21:60–66
Wendt T, Kietzmann H, Schubert CH et al. (1988) Progressives Lymphangiokeratom und Angiosarkom (Stewart-Treves-Syndrom) bei kongenitalem Lymphödem. Hautarzt 39:155–160

Tumoren des Fettgewebes
Bolen JM, Thorning D (1981) Spindle-cell lipoma: a clinical, light- and electron-microscopic study. Am J Surg Pathol 5:435–441
Dercum FX (1888) A subcutaneous connective tissue dystrophy of the arm and the neck, associated with symptoms resembling myxedema. Univ Med Graz Philadelphia 1:140–150
Donhauser G, Vieluf D, Ruzicka T et al. (1991) Benigne symmetrische Lipomatose Launois-Bensaude Typ III und Bureau-Barrière-Syndrom. Hautarzt 42:311–314
Enzinger FM, Harvey DJ (1975) Spindle cell lipoma. Cancer 36:1852–1859
Horl C, Biemer E (1992) Benign symmetrical lipomatosis. Lipectomy and liposuction in the treatment of Madelung disease. Handchir Mikrochir Plast Chir 24:93–96
Launois PE, Bensaude R (1898) Del'adéno-lipomatose symétrique. Bull Soc Méd Hôp Paris 1:298–318
Leffell DJ, Braverman IM (1986) Familial multiple lipomatosis. Report of a case and review of the literature. J Am Acad Dermatol 15:275–279
Madelung O (1888) Über den Fetthals (diffuses Lipom des Halses). Arch Klin Chir 37:106–130
O'Connor M, Snover DC (1983) Liposarcoma: a review of factors influencing prognosis. Am Surgeon 49:379–384
Ruzicka T, Vieluf D, Landthaler M et al. (1987) Benign symmetric lipomatosis Launois-Bensaude. J Am Acad Dermatol 17:663–674
Shmookler BM, Enzinger FM (1983) Liposarcoma occurring in children. An analysis of 17 cases and review of the literature. Cancer 52:567–574
Warkel RL, Rehme CG, Thompson WH (1982) Vascular spindle cell lipoma. J Cutan Pathol 9:113–118

Wilhelm KP, Eisenbeiß W, Wolff HH (1993) Hibernom der Stirn. Hautarzt 44:735–737

Tumoren des Muskelgewebes

Bardach H, Ebner H (1975) Das Angioleiomyom der Haut. Hautarzt 26:638–642

Braun-Falco O, Kind P, Meister P (1984) Kutanes Leiomyosarkom. Hautarzt 35:428–429

Berger TG, Levin MW (1984) Congenital smooth muscle hamartoma. J Am Acad Dermatol 11:709–712

Dahl I, Angervall L (1974) Cutaneous and subcutaneous leiomyosarcoma: a clinicpathologic study of 47 patients. Pathol Eur 9:307–315

Engelke H, Christophers E (1979) Leiomyomatosis cutis et uteri. Acta Derm Venereol 59:51–54

Headington J, Beals T, Niederhuber I (1977) Primary leiomyosarcoma of skin: a report and critical appraisal. J Cutan Pathol 4:308–317

Landri MM, Sarma DP, Boucree JB (1991) Leiomyosarcoma of the buttock. J Am Acad Dermatol 24:618–620

MacDonald DM, Sanderson KV (1974) Angioleiomyoma of the skin. Br J Dermatol 91:161–168

Metzker A, Merlob P (1986) Congenital smooth muscle hamartoma. J Am Acad Dermatol 14:691

Schmidt KU, Keipert D, Nasemann T (1987) Das Leiomyom der Haut. Akt Derm 13:125–127

Thompson JA Jr (1985) Therapy for painful cutaneous leiomyomas. J Am Acad Dermatol 13:865–867

Tsambaos D, Orfanos CE (1982) Cutaneous smooth muscle hamartoma. J Cutan Pathol 9:33–42

Tumoren des Knorpel- und Knochengewebes

Boneschi V, Alessi E, Brambilla L (1993) Multiple miliary osteomas of the face. Am J Dermatopath 15:268–271

Brodkin RH, Abbey AA (1985) Osteoma cutis: a case of probable exacerbation following treatment of severe acne with isotretinoin. Dermatologica 170:210–212

Holmes HS, Bovemeyer DA (1976) Cutaneous cartilaginous tumor. Arch Dermatol 112:839–840

O'Donell TF, Geller SA (1971) Primary osteoma cutis. Arch Dermatol 104:325–326

Schumachers G, Worret WJ (1992) Osteoma cutis. Pathogenese und therapeutische Möglichkeiten. Hautarzt 43:422–425

Tumoren des Nervensystems

Abrikossoff A (1926) Über Myome, ausgehend von der quergestreiften, willkürlichen Muskulatur. Virchows Arch Pathol Anat 260:215–233

Altmeyer P, Merkel KH (1981) Multiple systematisierte Neurome der Haut und der Schleimhäute. Hautarzt 32:240–244

Bergner T, Eckert F, Braun-Falco O (1991) Solitäre und multiple Granularzelltumoren. Fallberichte und Literaturübersicht. Hautarzt 42:161–167

Eichelberg D, Schmidt U, Katsilieris I et al. (1985) Der neuroendokrine Merkel-Zell-Tumor der Haut. Akt Derm 11:190–192

Feigin I (1983) Skin tumors of neural origin. Am J Dermatopathol 5:397–399

Fletcher CDM, Chan JKC, McKee PH (1986) Dermal nerve sheath myxoma: a study of 3 cases. Histopathol 10:135–145

Front RL, Truoug LD (1984) Melanotic schwannoma in tissues: electron-microscopic observations and review of literature. Am J Surg Pathol 8:129–138

Gallager RL, Hellwig EB (1980) Neurothekeoma: a benign cutaneous tumor of neural origin. Am J Clin Pathol 74:759–764

Lucky AW, McGuire J, Komp DM (1982) Infantile neuroblastoma presenting with cutaneous blanching nodules. J Am Acad Derm 6:389–391

Megahed M, Behrendt H, Scharffetter-Kochanek K et al (1992) Neurothekeom. Eine licht- und elektronenmikroskopische, histochemische und immonhistochemische Studie. Hautarzt 43:781–785

Rauch HJ, Höfler H, Kerl H (1984) Das neuroendokrine (Merkel-Zell-)Karzinom der Haut. Hautarzt 35:138–141

Recklinghausen FD von (1882) Über die multiplen Fibrome der Haut und ihren Beziehungen zu den Neuromen. Festschrift für R. Virchow. Hirschwald, Berlin, S 138

Riccardi VM, Eichner JE (1981) Neurofibromatosis: phenotype, natural history and pathogenesis. John Hopkins University Press, Baltimore

Riccardi VM, Mulvihill JJ, Wade WM (eds) (1981) Neurofibromatosis (von Recklinghausen disease). Genetics, cell biology, and biochemistry. Raven, New York (Advances in Neurology)

Smolle J, Walter GF, Kerl H (1985) Myelin-associated glycoprotein in neurogenic tumours of the skin: an immunohistological study using Leu-7 monoclonal antibody. Arch Dermatol Res 277:141–142

Tang CK, Toker C (1979) Trabecular carcinoma of the skin. Cancer 42:2311–2321

Toker C (1972) Trabecular carcinoma of the skin. Arch Dermatol 105:107–110

Weiss SW, Langloss, JM, Enzinger FM (1983) Value of S-100 protein in the diagnosis of soft tissue tumors with particular reference to benign and malignant Schwann cell tumors. Lab Invest 49:299–308

Woodruff JM, Marshall ML, Godwin TA et al. (1983) Plexiform (multinodular) schwannoma: a tumor simulating the plexiform neurofibroma. Am J Surg Pathol 7:691–697

Kapitel 60 Pseudolymphome der Haut

Inhaltsverzeichnis

B-Zell-Pseudolymphome	1391
Lymphadenosis cutis benigna	1391
T-Zell-Pseudolymphome	1392
Arzneimittelreaktionen	1392
Arthropodenreaktionen	1392
Aktinisches Retikuloid	1393
Pseudolymphome im weiteren Sinne	1393
Lymphocytic infiltration of the skin	1393
Erythema migrans arciforme et palpabile	1394
Angiolymphoide Hyperplasie mit Eosinophilie	1394
Dermatopathische Lymphadenopathie	1395
Weiterführende Literatur	1395

Wie in anderen nichtlymphatischen Geweben können in der Haut auch reaktiv benigne und rückbildungsfähige Proliferationen lymphatischer Zellen auftreten. Sie sind differentialdiagnostisch von primär kutanen malignen Lymphomen abzugrenzen. Die Bezeichnung *Pseudolymphom* (Hirsch und Lukes, 1965) verweist auf die oft ausgeprägte klinische und histologische Ähnlichkeit solcher benigner lymphatischer Infiltrate mit malignen Lymphomen.

Pseudolymphome waren zunächst ausschließlich klinisch und histologisch als nichtsystemische, gutartige, oft spontan rückbildungsfähige Erkrankungen mit polymorphem Infiltrat definiert. Immunhistologisch und molekularbiologisch lassen sich heute Pseudo-B-Zell- und Pseudo-T-Zellymphome unterscheiden. Auch die Abgrenzung zu malignen Lymphomen allein auf klinischer und histologischer Basis hat sich als unzureichend erwiesen und bedarf immunhistologischer und molekularbiologischer Ergänzung. Hierbei gilt der Nachweis monoklonaler Zellpopulationen als charakteristisch für maligne Lymphome. Trotzdem bleibt in einzelnen Fällen die Differentialdiagnose schwierig. Manche Pseudolymphome zeigen immunhistologisch und besonders molekularbiologisch ebenfalls Monoklonalität. Zudem haben bestimmte primär kutane maligne Lymphome einen günstigen Verlauf, der die konzeptionell ursprünglich zugrunde gelegte scharfe Trennung in bösartiges (maligne Lymphome) und gutartiges (Pseudolymphome) biologisches Verhalten als entscheidendes differentialdiagnostisches Kriterium in Frage stellt. Die Diagnose sollte deshalb alle verfügbaren Kriterien berücksichtigen und in unklaren Fällen während einer engmaschigen klinischen Kontrolle wiederholt an Hautgewebeproben überprüft werden.

Klassifikation. Eine einheitliche Klassifikation für Pseudolymphome existiert noch nicht. Die Einteilung nach Infiltratmuster (T-Zell- oder B-Zell-Muster) wird der tatsächlichen Infiltratzusammensetzung nicht immer gerecht. Da sich der vorherrschende Zelltyp heute jedoch immunhistologisch bestimmen läßt, können kutane Pseudolymphome in Analogie zu malignen kutanen Lymphomen in *B- oder T-Zell-Pseudolymphome* eingeteilt werden. Innerhalb dieser Klassifikation lassen sich *idiopathische Pseudolymphome* und *Pseudolymphome mit erkennbarer Ätiologie* unterscheiden. Für solche als klinikopathologische Entität wohldefinierten Pseudolymphome sollte die jeweilige Krankheitsbezeichnung die histologische Diagnose Pseudolymphom ersetzen.

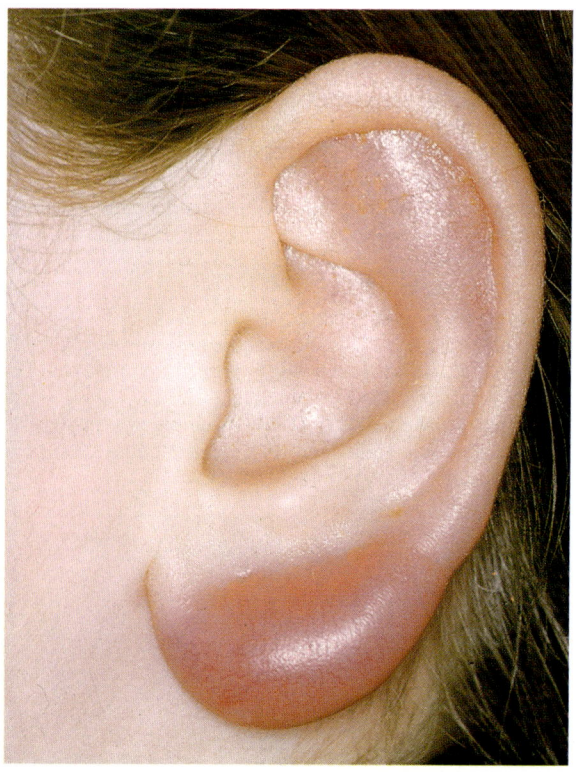

Abb. 60.1. Lymphadenosis cutis benigna, knotige Form

B-Zell-Pseudolymphome

Lymphadenosis cutis benigna
[Arndt et al. 1911, Bäfverstedt 1943]

Synonyme. Lymphozytom, Lymphoplasie der Haut, lymphoide Hyperplasie der Haut

Definition. Mit dem Begriff Lymphadenosis cutis beschrieben bereits 1911 Arndt und Burckhardt follikuläre Strukturen mit Ausbildung von Keimzentren in der Haut. Als klinische Entität von Bäfverstedt 1943 mit der Bezeichnung Lymphadenosis cutis benigna von lymphatischer Leukämie der Haut abgegrenzt. Entstehung zumeist reaktiv.

Vorkommen. Nicht selten bei Kindern und Jugendlichen, vorzugsweise Frauen im Alter von 30–70 Jahren. Häufig assoziiert mit borrelienbedingten Dermatosen wie Erythema chronicum migrans oder Acrodermatitis chronica atrophicans (*Borrelienlymphozytom*), nicht selten an der früheren Zeckenstichstelle. In solchen Fällen fällt der serologische Test für Borrelienantikörper positiv aus. Auftreten auch nach Zoster oder Herpes simplex, im Bereich von Tätowierungen, am Injektionsort bei Hyposensibilisierungen oder nach Ohrringstechen bei Kindern. Follikuläre reaktive Infiltrate mit reaktiver Keimzentrumsbildung sind auch bei malignen Melanomen, bei malignen T-Zell-Lymphomen oder bei Lupus erythematodes zu beobachten.

Pathogenese. Die genannten klinischen Assoziationen legen eine reaktive Hyperplasie lymphatischer Zellen auf verschiedene antigene Stimuli nahe. Besondere Bedeutung hat hierbei die Infektion mit Borrelia burgdorferi. In Endemiegebieten weisen die Mehrzahl der Patienten mit Lymphadenosis cutis benigna eine positive Borrelienserologie auf.

Klinik. Die klinische Variationsbreite der Hauterscheinungen ist groß. Bäfverstedt unterscheidet 2 klinische Hauptformen:

●*Lymphadenosis cutis benigna solitaria.* Sie tritt als solitärer Knoten: *großknotig-solitärer Typ* oder regional begrenzte knotige Infiltrate: *kleinknotig-multipler Typ* auf. Die Knoten sind relativ scharf begrenzt, auffallend weich, tiefrot bis bläulichrot, kalottenförmig vorgewölbt und von dünner Haut bedeckt. Diaskopisch findet sich ein gelblichgraues, oft lupoides Infiltrat. Prädilektionsstellen sind Ohrläppchen, Nacken, Mamille und Areolae mammae, Achsel, Skrotum und Fußrücken.

●*Lymphadenosis cutis benigna dispersa.* Sie ist gekennzeichnet durch ausgedehnte, oft indurierte Infiltrate, zeigt keine Prädilektion und kommt nur bei Erwachsenen vor.

Daneben sind zahlreiche weitere *klinische Varianten* beschrieben:

Disseminierte miliare Form. Sehr selten, mit symmetrisch angeordneten blauroten 2–5 mm großen Knötchen, hauptsächlich im Gesicht und am Stamm. Diaskopisch zeigen derartige *miliare Lymphozytome* ebenfalls ein graugelbliches lupoides Infiltrat. Das Sondenphänomen ist negativ.

Fleckförmig-infiltrative Form. Bläulich- oder braunrötliche fleckförmige oder plaqueartige Infiltrate, oft mit Teleangiektasien und Hämosiderinablagerungen. Tendenz zu arciformer Ausbreitung. Bei Diaskopie lupoides Infiltrat, daher die Bezeichnung *lupoides Lymphozytom*. Bevorzugt sind die Beine betroffen, sehr selten Konjunktiven oder Mundschleimhaut. Die Hautveränderungen zeigen keine Sekundärveränderungen und sind weitgehend asymptomatisch.

Die Definition der klinischen Formen beruht weitgehend auf dem klinischen und histologischen Erscheinungsbild und erfolgte zu einer Zeit, zu der die heute gültige definitorische Basis für maligne Lymphome (histologisch, immunologisch, molekularbiologisch) noch nicht bestand. Folglich entsprechen die Patienteneinschlußkriterien für zahlreiche klinische Studien, aus denen die oben geschilderten klinischen Charakteristika abgeleitet wurden, nicht den heute gültigen Definitionen für maligne Lymphome und Pseudolymphome. Inwieweit diese eher historischen klinischen Einteilungen Bestand haben werden, bleibt abzuwarten.

Symptome. Keine Allgemeinsymptome, keine generalisierte Lymphknotenschwellung und keine wesentlichen Blutbildveränderungen. Gelegentlich regionale Lymphadenopathie und reaktive Blutlymphozytose.

Histopathologie. Unterhalb einer unauffälligen Epidermis liegt eine infiltratfreie Grenzzone. Darunter findet sich ein oft die gesamte Dermis diffus oder knotig durchsetzendes meist polymorphes Infiltrat aus kleinen Lymphozyten, mit gelegentlichen Eosinophilen und Plasmazellen. Nicht selten bilden sich wie im normalen Lymphknoten follikuläre Strukturen mit reaktiven Keimzentren aus: *folliculäres B-Zell-Pseudolymphom*. Hier wie im Lymphknoten Zentroblasten, Zentrozyten, Keimzentrumsmakrophagen und zahlreiche Mitosen. Immunhistologisch lassen sich dendritische Retikulumzellen nachweisen. Eosinophile und Plasmazellen liegen in den Randzonen der Follikel. Der Nachweis polytypischer Immunglobulinleichtketten in netzförmiger Anordnung im Bereich des Keimzentrums gilt als diagnostisch für ein follikuläres B-Zell-Pseudolymphom. Bei Fehlen follikulärer Strukturen zeigen polyklonale B-Zell-Infiltrate immunhistologisch polyklonale intrazytoplasmatische Immunglobulinleichtketten: *nichtfollikuläres B-Zell-Pseudolymphom*.

Verlauf. Definitionsgemäß gutartig, jedoch können neue Infiltrate auftreten. Oft spontane Rückbildung.

Differentialdiagnose. In jedem klinischem Verdachtsfall sollte histologische Untersuchung erfolgen. Histologisch leicht abgrenzbar sind klinisch ähnliche Hauterscheinungen bei Sarkoidose, Lupus vulgaris, Granuloma eosinophilicum faciei oder Lupus erythematodes hypertrophicus. Histologische Schwierigkeiten kann die Abgrenzung follikulärer Pseudolymphome von malignen Keimzentrumslymphomen bereiten. Als histologische Kriterien, die für ein Pseudolymphom sprechen, gelten zum interfollikulären Infiltrat relativ scharf begrenzte Follikel, weitgehendes Fehlen extrafollikulärer Keimzentrumszellen sowie der reaktive Charakter des Keimzentrums mit zahlreichen Mitosen und Keimzentrumsmakrophagen (esterasepositive Sternhimmelzellen). Die Begrenzung neoplastischer Follikel kann scharf oder unscharf sein, Mitosen finden sich in geringerer Anzahl. In der zellulären Zusammensetzung des interfollikulären Infiltrates gelten eosinophile Granulozyten und Plasmazellen als Hinweis auf den reaktiven Charakter.

Immunhistologisch tragen B-Zellen neoplastischer Follikel häufig das CALLA-(CD10-)Antigen und weisen eine Restriktion der Oberflächenimmunglobuline vom Leichtkettentyp auf. Beim follikulären Pseudolymphom findet sich auf den B-Zellen des Keimzentrums ein polyklonales Muster in der Immunglobulinleichtkettenexpression.

Nichtfollikuläre B-Zell-Pseudolymphome sind von Hautinfiltraten bei chronisch lymphatischer Leukämie (B-CLL), bei Plasmozytom, bei zentrozytischem malignem Lymphom und bei lymphoplasmozytoidem Immunzytom abzugrenzen. Entsprechende Organ- und Blutuntersuchungen sind durchzuführen.

Therapie. Kleinere Knoten können exzidiert werden. Besonders borrelienassoziierte Pseudolymphome sprechen gut auf Penizillin [Baycillin Mega, 1 Mio. IE, oder Ispenoral 1,0 Mega, 1 Mio. IE, 3- bis 5mal tgl. 1 Filmtbl. über 2–3 (–4) Wochen oder Tardocillin 1200, einmal wöchentlich eine i.m.-Injektion über 2–3 (–4) Wochen] an. Auch andere Antibiotika sind wirksam (Amoxicillin (3mal 500 mg tgl.), Doxyzyklin (2mal 100 mg tgl.), Tetrazykline oder Erythromycin (4mal 250 mg tgl.) sowie Ceftriaxon (Rocephin), jeweils eutherapeutisch über 2–3 (–4) Wochen.

T-Zell-Pseudolymphome

Arzneimittelreaktionen

Synonym. Pseudomaligne lymphomatoide Hautreaktionen durch Arzneimittel oder andere Substanzen

Nach längerer Einnahme bestimmter Arzneimittel können reaktiv Hautinfiltrate auftreten, die histologisch zahlreiche Merkmale maligner kutaner T-Zell-Lymphome aufweisen. Zu den auslösenden Medikamenten gehören vor allem Antikonvulsiva wie Phenytoin oder Carbamazepin, aber auch Nitrofurantoin, Diltiazem, Pyrazolonderivate, Cyclosporin, Menthol, Angiotensin-converting-enzyme-Inhibitoren. Auch T-Zell-Pseudolymphome nach Allopurinol, Atenolol, D-Penicillamin und Penizillin wurden kasuistisch bekannt.

Klinik. Auftreten entweder *generalisiert* als makulopapulöses Exanthem mit Fieber und Lympadenopathie (*Pseudolymphomsyndrom*), manchmal auch mit Arthralgien und Bluteosinophilie, oder *umschrieben* in Form solitärer entzündlich-geröteter stabiler oder multipler Plaques ohne wesentliche systemische Begleitreaktion.

Histopathologie. Im oberen Korium findet sich ein bandartiges Infiltrat, in dem zahlreiche atypische Lymphoyzten mit hyperchromatischen und zerebriformen Kernen sowie einzelne blastäre Zellen vorkommen. Epidermotropismus ist nur gering ausgeprägt, ohne Ausbildung typischer Pautrier-Mikroabszesse. Differentialdiagnostische Abgrenzung von Mycosis fungoides kann histologisch schwierig sein.

Seltener finden sich knotige Infiltrate aus ebenfalls atypischen T-Zellen. Diese sind von Infiltraten bei pleomorphen T-Zell-Lymphomen zu unterscheiden, die aus ganz überwiegend pleomorphen atypischen Lymphozyten bestehen, während bei nodulären T-Zell-Pseudolymphomen reaktive, morphologisch unauffällige Lymphozyten überwiegen. Eine monoklonale T-Zell-Population läßt sich im Southernblot und PCR nicht nachweisen.

Arthropodenreaktionen

Unter bestimmten immunologischen Bedingungen können sich nach Arthropodenbissen oder Arthropodenstichen meist noduläre Infiltrate entwickeln. Neben B-Zell-Pseudolymphomen können auch noduläre T-Zell-Pseudolymphome entstehen, die histologisch den oben geschilderten nodulären pseudolymphomatösen Infiltraten gleichen. Klinisch erinnern diese an Lymphadenosis cutis benigna, initiale maligne Lymphome oder Morbus Hodgkin.

Pathogenetisch scheinen mechanische Traumatisation, freigesetzte toxische Substanzen oder übertragene Antigene eine Rolle zu spielen. Besonders bekannt sind persistierende lymphoide Papeln nach Skabies. Es sollte betont werden, daß Arthropodenreaktion nicht ein einförmiges histologisches Bild bieten, sondern mehr granulomatöser Natur sind und proliferative oder nekrotische epidermale Veränderungen sowie Zeichen chronischer Vaskulitis präsentieren können.

Diagnose. Anamnese und histologische Untersuchung führen zur richtigen Diagnose.

Aktinisches Retikuloid
[Ive et al. 1969]

Definition. Chronische ekzematoide Dermatose in lichtexponierter Haut mit persistierender, erhöhter Lichtempfindlichkeit auch an nichtbefallenen Hautarealen. Breites Aktionsspektrum. Histologisch Ähnlichkeit mit Mycosis fungoides. Besonders stark ausgeprägte Photodermatose im Spektrum der chronischen aktinischen Dermatitis. Das Krankheitsbild ist näher an anderer Stelle (s. S. 512 u. 514) beschrieben.

Pseudolymphome im weiteren Sinne

Die im Folgenden beschriebenen Erkrankungen haben klinisch wenig und histologisch kaum Ähnlichkeiten mit malignen Lymphomen und sind deshalb meist leicht von diesen abzugrenzen. Die Zuordnung zur Gruppe der Pseudolymphome erfolgt immer noch, weil auch bei diesen Dermatosen das histologische Substrat aus massiver lymphozytärer Infiltration besteht. Es kommt aber nicht zur Ausbildung von lymphknotentypischen Follikeln und auch nicht zum Auftreten atypischer oder blastärer Zellen.

Lymphocytic infiltration of the skin
[Jessner und Kanof 1953]

Synonym. Lymphozytäre Infiltration der Haut

Vorkommen. Eher selten bei Erwachsenen < 50 Jahren mit deutlicher Androtropie (10:1). Gelegentlich Verschlimmerung durch Sonnenexposition.

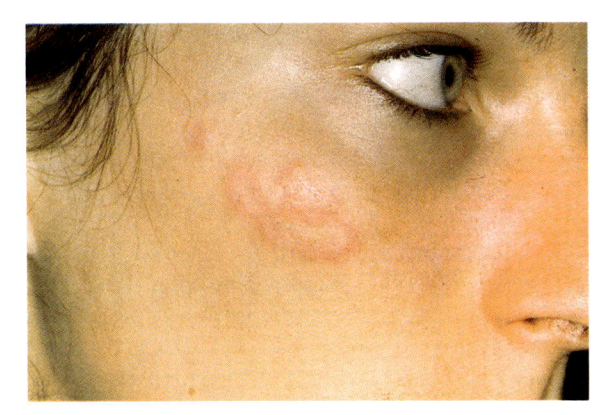

Abb. 60.2. Lymphocytic infiltration of the skin

Ätiopathogenese. Unbekannt. Die Eigenständigkeit des Krankheitsbildes steht nicht eindeutig fest. Diskutiert werden Beziehungen zu Lupus erythematodes chronicus, polymorpher Lichtdermatose und Lymphadenosis cutis benigna. Auch eine fixe Arzneimittelreaktion kommt für einzelne Fälle in Frage. Diskutiert wird ein T-Zell-Pseudolymphom.

Klinik. Prädilektionsstellen sind das Gesicht, besonders Stirn und Wangen und der Nacken. Auch andere Lokalisationen kommen vor. Gelegentlich einzelne, meist jedoch multiple, oft symmetrisch angeordnete, scharf begrenzte palpatorisch feste Infiltrate mit entzündlicher Rötung oder mehr braunrötlicher Farbe. Diese können plaqueartig oder polsterartig erhaben und zirzinär oder anulär konfiguriert sein. Schuppung fehlt gewöhnlich; follikuläre Keratosen, Atrophie, Vernarbung und Hypersensibilität kommen nicht vor.

Symptome. Keine Allgemeinsymptome, kein Juckreiz. Gelegentlich geringe Lymphozytose im Blutbild.

Histopathologie. Unauffällige Epidermis. Im mittleren Korium finden sich besonders periadnexiell und perivaskulär dichte Infiltrate mit relativ scharfer Begrenzung. Sie bestehen überwiegend aus zytologisch regulären kleinen Lymphozyten, denen gelegentlich einige Histiozyten und Plasmazellen beigemengt sind. Immunzytologisch tragen die Lymphozyten T-Zell-Antigene. In der direkten Immunfluoreszenz finden sich keine für Lupus erythematodes typische pathologischen Veränderungen.

Die histologische Diagnose lymphocytic infiltration ist mit Vorsicht zu stellen, da auch Lupus erythematodes chronicus und polymorphe Lichtdermatose ein sehr ähnliches zytomorphologisches Substrat zeigen können.

Differentialdiagnose. Lupus erythematodes tumidus und Lupus erythematodes hypertrophicus kommen vornehmlich in Frage, daneben auch subakut-kutaner Lupus erythematodes, polymorphe Lichtdermatose, Photokontaktdermatitis und Lymphadenosis cutis benigna. Wichtig ist die Abgrenzung von Arzneimittelreaktionen und persistierenden figurierten Erythemen durch sorgfältige Arzneimittelanamnese.

Therapie. Weitgehende Therapieresistenz.
Innerlich. Antimalariamittel [Chloroquin (Resochin), Hydroxychloroquin (Quensyl)] in Dosierung wie bei Lupus erythematodes.
Äußerlich. Glukokortikoide in Creme und auch intrafokale Injektionen von Triamcinolon Kristallsuspension (Volon A, 10 mg, 1:4 in Lokalanästhetikum verdünnt). Oberflächliche Vereisung mit Kohlensäurenazetonschnee bzw. flüssigem Stickstoff oder fraktionierte Röntgenweichstrahlentherapie bzw. Elektronentherapie wie bei Lymphadenosis cutis benigna mit einer Gesamtdosis von bis zu 10 Gy kommen ebenfalls bei einzelnen Patienten in Betracht.

Erythema migrans arciforme et palpabile
[Clark et al. 1974]

Synonym. Palpable migratory arciform erythema

Die Eigenständigkeit dieser Erkrankung mit unbekannter Ätiologie und hochchronischem Verlauf steht nicht fest. Männliche Erwachsene erkranken bevorzugt.

Klinik. Klinisch finden sich ein oder wenige diskoide, blaurote Infiltrate mit scharfer arciformer Begrenzung und elevierten Rändern. Im Zentrum sind sie abgeblaßt. Prädilektionsstellen sind Rücken, Arme und Oberschenkel. Die Infiltrate zeigen langsame zentrifugale Ausbreitungstendenz.

Histopathologie. Histologisch findet sich ein dichtes perivaskuläres und periadnexielles Infiltrat von regulären Lymphozyten im Stratum reticulare des Koriums ohne Ausbildung von lymphknotentypischen Follikeln.

Differentialdiagnose. Sie entspricht der lymphocytic infiltration of the skin. Abgrenzung von malignen Lymphomen der Haut ist wichtig.

Angiolymphoide Hyperplasie mit Eosinophilie
[Kimura et al. 1948; Krankheitsbezeichnung von Wells und Whimster 1969]

Synonyme. Morbus Kimura, Kimura-Syndrom, papulöse Angioplasie, angioplastische lymphoide Hyperplasie mit Eosinophilie, atypisches oder pseudopyogenes Granulom.

Definition. Angiomartige Knötchen am Kopf, hervorgerufen durch eine reaktive Proliferation atypischer Gefäße mit einem charakteristischen lymphomartigen entzündlichen Infiltrat.

Vorkommen. Selten. Die Erkrankung kann in jedem Alter auftreten. Es besteht Gynäkotropie.

Ätiopathogenese. Unbekannt.

Klinik. Primär meist am Ohr, im Gesicht oder am Kapillitium entstehen ein oder mehrere, teils herdförmig aggregierte halbkugelige sattrote Knötchen oder Knoten von angiomatösem Aspekt. Ihre Oberfläche ist glatt, glänzend und haarlos. Die dünne Epidermis kann erodieren. Die Hautveränderungen können bluten und auch ulzerieren.
Extrem selten ist ein disseminierter Erscheinungstyp.

Symptome. Gelegentlich Schwellung der regionalen Lymphknoten und Bluteosinophilie.

Histopathologie. Unterhalb einer dünnen Epidermis finden sich lobuläre angiomartige Proliferationen von Gefäßen, die mit großen atypischen, pleomorphen oft 2- oder 3schichtigen, ins Lumen ragenden Endothelzellen ausgekleidet sind. Elektronenoptisch zeigen diese Endothelzellen große intrazytoplasmatische Vakuolen. Die Gefäßproliferationen sind von einem ausgeprägten lymphomartigen Infiltrat aus Lymphozyten, Histiozyten und eosinophilen Granulozyten umgeben. Manchmal sind Lymphfollikel (Keimzentren) in den Randbezirken oder zur Subkutis hin zu beobachten. Symptomatische follikuläre Muzinose kommt vor.

Verlauf. Unbehandelt chronisch-progressiv, aber gutartig. Auch nach Exzision können im Verlauf weniger Jahre neue Herde in ursprünglich betroffenen Arealen auftreten.

Differentialdiagnose. Angiomatöse Neoplasien wie Granuloma pyogenicum mit Satellitenherden, kapilläres Hämangiom, Angiosarkom (häufigste Fehldiagnose) und Kaposi-Sarkom. Weiter ist an Trichilemmalzyste, Lymphadenosis cutis benigna und Granuloma eosinophilicum faciei zu denken. Die Diagnose wird histologisch gestellt.

Therapie. Wegen Rezidivgefahr Exzision ausreichend im Gesunden. Sonst versuchsweise intrafokale Injektion von verdünnter Triamcinolon Kristallsuspension (Volon A). Auch Röntgenweichstrahlentherapie kommt in Betracht.

Dermatopathische Lymphadenopathie

[Pautrier und Woringer 1932]

Synonyme. Lipomelanotische Retikulose, dermopathische Lymphadenitis, Morbus Pautrier-Woringer

Definition. Unspezifische, reaktive und rückbildungsfähige Schwellung von Lymphknoten mit charakteristischem histologischem Substrat bei großflächigen entzündlichen Dermatosen oder T-Zell-Lymphomen der Haut. Die Diagnose wird nur histologisch gestellt.

Pathogenese. Bei ausgedehnten entzündlichen Dermatosen können Melanin, Hämosiderin und Lipide der Haut in die drainierenden Lymphknoten gelangen. Dort bildet sich reaktiv eine unspezifische Vermehrung parakortikaler Histiozyten und in weniger ausgeprägten Fällen auch Hyperplasie von Lymphfollikeln aus, die das eingebrachte Material phagozytieren.

Klinik. Eine unspezifische Vergrößerung inguinaler und axillärer Lymphknoten wird bei vielen flächenhaft ausgedehnten entzündlichen Hauterkrankungen und bei T-Zell-Lymphomen der Haut beobachtet. Dazu gehören Erythrodermien oder Melanoerythrodermien verschiedener Genese, generalisierte Exantheme wie atopisches Ekzem, Lichen ruber planus, Psoriasis vulgaris oder Mycosis fungoides.

Histopathologie. Im Lymphknoten finden sich charakteristische Veränderungen mit starker Vermehrung parakortikaler Histiozyten und Ausbildung follikulärer Hyperplasie (große Keimzentren). In den vergrößerten Histiozyten finden sich Lipoide und Pigmentablagerungen *(lipomelanotische Retikulose)*, die aus Melanin und Hämosiderin bestehen. Dazwischen Lymphozyten, vereinzelt Plasmazellen, Immunoblasten und Eosinophile. Eine reaktive follikuläre Hyperplasie mit Ausbildung von Keimzentren kommt vor. Abgrenzung vom zentroblastisch-zentrozytischen Lymphom (Morbus Brill-Symmers) ist notwendig.

Verlauf. Nach Abheilen der zugrunde liegenden Dermatose langsame, oft über Jahre verlaufende Rückbildung der Lymphknotenschwellungen.

Differentialdiagnose. Maligne T-Zell-Lymphome wie Mycosis fungoides oder Sézary-Syndrom, besonders bei unklarer Erythrodermie. Im Zweifelsfall eines malignen Lymphoms DNS-Analyse des T-Zell-Rezeptorgens (Genrearrangement).

Behandlung. Beseitigung der zugrunde liegenden Hauterkrankung.

Weiterführende Literatur

Pseudolymphome allgemein

Burg G, Braun-Falco O (eds) (1983) Cutaneous lymphomas, pseudolymphomas and related disorders. Springer, Berlin

Hammer E, Sanueza O, Suwanjindar P et al. (1993) Immunophenotypic and genotypic analysis in cutaneous lymphoid hyperplasias. J Amer Acad Dermatol 28:426–433

Jessner M, Kanof NB (1953) Lymphocytic infiltration of the skin. Arch Dermatol Syphilol 68:447–449

Kaudewitz P, Eckert F (1990) Lymphom-Pseudolymphom. In: Braun-Falco O, Ring J (Hrsg) Fortschritte der praktischen Dermatologie und Venerologie, Bd XII. Springer, Berlin, S 88–95

Kerl H, Ackerman AB (1992) Inflammatory diseases that simulate lymphomas: cutaneous pseudolymphomas. In: Fitzpatrick TB, Eisen AZ, Wolff K, Freedberg JM, Austen KF (eds) Dermatology in general medicine, 5th edn. McGraw Hill, New York, pp 1315–1327

Kerl H, Smolle J (1990) Classification of cutaneous pseudolymphomas. Curr Probl Dermatol 19:167–175

MacKie RM (1992) Cutaneous lymphocytic infiltrates and pseudolymphomas. In: Champion RH, Burton JL, Ebling FJG (eds) Textbook of dermatology, vol II, 5th edn. Blackwell, Oxford, pp 2101–2105

Slater DN (1992) Diagnostic difficulties in "non-mycotic" cutaneous lymphoproliferative diseases. Histopathol 21: 203–213

Sterry W (1984) Kriterien zur Differenzierung von Pseudolymphomen und malignen Lymphomen der Haut. Z Hautkr 61:705–708

Toonstra J, Henquet CJM, Van Weelden H et al. (1989) Actinic reticuloid. A clinical, photobiologic, histopathologic and follow up study in 16 patients. J Am Acad Dermatol 21:205–214

Zelickson BD, Peters MS, Pittelkow MR (1991) Gene rearrangement analysis in lymphoid neoplasia. Clin Dermatol 9:119–128

Lymphadenosis cutis benigna

Bäfverstedt B (1943) Über Lymphadenosis benigna cutis. Eine klinische, pathologisch-anatomische Studie. Acta Derm Venereol (Stockh) 24 (Suppl):1–202

Blumental G, Okun MR, Ponitch JA (1982) Pseudolymphomatous reactions to tattoos. J Amer Acad Dermatol 6:485–488

Burckhardt JL (1911) Zur Frage der Follikel und Keimzentrenbildung in der Haut. Frankf Z Pathol 6:352–359
Caro WA, Helwig EB (1969) Cutaneous lymphoid hyperplasia. Cancer 24:487–502
Cerroni L, Volkenandt M, Soyer HP et al. (1991) Bcl-2 protein expression and polymerase chain reaction analysis of the t(14; 18) translocation in cutaneous lymphoproliferative disease. J Cut Pathol 18:363A
Gottron H (1938) Lymphadenosis cutis circumscripta im Bereich der Mamille bei gleichzeitiger Acrodermatitis chronica atrophicans der Extremitäten. Zbl Hautkr 59:633–712
Lubach D, Hinz E (1986) Pseudolymphomatöse Reaktion in einer Tätowierung. Hautarzt 37:537–576
Mach KW, Wilgram GF (1966) Characteristic histopathology of cutaneous lymphoplasia (lymphocytoma). Arch Dermatol 94:26–32
Medeiros LJ, Picker LJ, Abel AA et al. (1989) Cutaneous lymphoid hyperplasia. Immunologic characteristics and assessment of criteria recently proposed as diagnostic of malignant lymphoma. J Amer Acad Dermatol 21:929–942
Rijlaarsdam U, Bakels V, Oostveen JW van et al. (1992) Demonstration of clonal immunoglobulin gene rearrangements in cutaneous B-cell lymphoms and pseudo-B-cell lymphomas: differentialdiagnostic and pathogenetic aspects. J Invest Dermatol 99:749–754
Rijlaarsdam U, Meijer CJLM, Willemze R (1990) Differentiation between lymphadenosis benigna cutis and primary follicular center cell lymphomas. A clinicopathologic study of 57 patients. Cancer 65:2301–2306
Smolle J, Kaudewitz P, Aberer E (1987) Immunhistochemische Klassifizierung von kutanen Lymphomen und Pseudolymphomen. Hautarzt 38:461–466
Steigleder GK, Gartmann H, Pullmann H (1980) Pseudolymphome im Kindesalter. Dermatologica 162 (Suppl):705–708
Strie F, Pleterski-Rigler D, Stanek G et al. (1992) Solitary borrelial lymphocytoma: report of 36 cases. Infection 20:201–206
Wirt DP, Grogan TM, Jolley CS et al. (1985) The immunoarchitecture of cutaneous pseudolymphoma. Human Pathol 16:492–510
Wood GS, Ngan B, Tung R et al. (1989) Clonal rearrangement of immunoglobulin genes and progression to B-cell lymphoma in cutaneous lymphoid hyperplasia. Am J Pathol 135:13–19
Wolff HH, Wendt V, Winzer M (1987) Cutaneous pseudolymphoma at the site of prior herpes zoster eruption. Arch Dermatol Res 279:52S–54S

Arzneimittelreaktionen
Braddok SW, Harrington D, Vose J (1992) Generalized nodular cutaneous pseudolymphoma associated with phenytoin therapy. Use of T-cell receptor gene rearrangement in diagnosis and clinical review of cutaneous reactions to phenytoin. J Amer Acad Dermatol 27:337–340
D'Incan M, Souteyrand P, Bignon YJ et al. (1992) Hydantoin-induced cutaneous pseudolymphoma with clinical, pathologic, and immunologic aspects of Sézary syndrome. Arch Dermatol 128:1371–1374
Ecker RI, Winkelmann RK (1981) Lymphoid contact dermatitis. Contact Dermatitis 7:84–93
Fisher AA (1987) Allergic contact dermatitis mimicking mycosis fungoides. Cutis 40:19–21
Harris DW, Ostlere L, Buckley C et al. (1992) Phenytoin-induced pseudolymphoma. A report of a case and review of the literature. Br J Dermatol 127:403–406
Henderson CA, Shamy HK (1990) Atenolol-induced pseudolymphoma. Clin Exp Dermatol 15:119–120
Rijlaarsdam JU, Scheffer E, Meijer CJLM et al. (1991) Mycosis fungoides like lesions associated with phenytoin and carbamazepine therapy. J Amer Acad Dermatol 24:216–220
Rosenthal CJ, Noguera CA, Coppola A et al. (1982) Pseudolymphoma with mycosis fungoides manifestations, hyperresponsiveness to diphenylhydantoin, and lymphocyte disregulation. Cancer 49:2305–2314
Schreiber MM, McGregor JG (1986) Pseudolymphoma syndrome. Arch Dermatol 97:297–300
Souteyrand P, D'Incan M (1990) Drug induced mycosis fungoides-like lesions. Curr Probl Dermatol 19:176–182
Toccanier M-F, Kapanci Y (1985) Lymphadenopathy in drug addicts. Virchows Arch (A) 406:149–163

Lymphocytic infiltration
Jessner M, Kanof B (1953) Lymphocytic infiltration of the skin. Arch Dermatol Syphilol 68:447–449
Rijlaarsdam JU, Nieboer C, de-Vries E et al. (1990) Characterization of the dermal infiltrates in Jessner's lymphocytic infiltrate of the skin, polymorphous light eruption and cutaneous lupus erythematosus: differential diagnostic and pathogenetic aspects. J Cutan Pathol 17:2–8
Toonstra J, Wildschut A, Boer J et al. (1989) Jessner's lymphocytic infiltration of the skin. A clinical study of 100 patients. Arch Dermatol 125:1525–1530
Willemze R, Dijkstra A, Meijer CJL (1984) Lymphocytic infiltration of the skin (Jessner): a T-cell lymphoproliferative disease. Br J Dermatol 110:523–529

Erythema migrans arciforme et palpabile
Lohrisch I, Alexandrakis E, Maywurm H et al. (1990) Erythema migrans arciforme et palpabile (T-Zell-Pseudolymphom). Hautarzt 41:78–82

Angiolymphoide Hyperplasie mit Eosinophilie
Bunse T, Kuhn A, Groth W et al. (1993) Therapeutisches Problem. Angiolymphoide Hyperplasie mit Eosinophilie. Hautarzt 44:225–228
Chun SI, Ji HG (1992) Kimura's disease and angiolymphoid hyperplasia with eosinophilia: clinical and histopathologic differences. J Amer Acad Dermatol 27:954–958
Schotte U, Megahed M, Jansen T et al. (1992) Angioimmunoblastische Lymphadenopathie mit kutanen Manifestationen bei einem 13jährigen Mädchen. Hautarzt 43:728–734
Driesch P von den, Gruschwitz M, Schell H et al. (1992) Distribution of adhesion molecules, IgE, and CD23 in a case of angiolymphoid hyperplasia with eosinophilia. J Amer Acad Dermatol 26:799–804

Kapitel 61 Maligne Lymphome der Haut

Inhaltsverzeichnis

Klassifikation 1398
Klinischer Untersuchungsgang 1399
Morbus Hodgkin 1400
T-Zell-Neoplasien 1403
   Vorläufer-T-Zell-Neoplasien 1403
      T-lymphoblastisches Lymphom/Leukämie . . .1403
   Periphere T-Zell- und NK-Zell-Neoplasien 1403
      T-Zell-chronisch-lymphozytische Leukämie
         (T-CLL) 1403
      Mycosis fungoides 1404
      Sézary-Syndrom 1408
      Pagetoide Retikulose 1410
      Lymphomatoide Papulose 1411
      Periphere nichtspezifizierte T-Zell-Lymphome . .1412
         Kleinzelliges pleomorphes T-Zell-Lymphom .1412
         Mittelgroßzelliges und großzelliges
            pleomorphes T-Zell-Lymphom 1412
         T-Zonen-Lymphom 1413
         Immunoblastisches T-Zell-Lymphom 1413
      Angioimmunoblastisches T-Zell-Lymphom . . .1413
      CD30-positives großzellig-anaplastisches
         T-Zell-Lymphom 1414
      Angiozentrische Lymphome 1414
         Intravaskuläre (angiotrope) Lymphome . .1415
B-Zell-Neoplasien 1416
   Vorläufer-B-Zell-Neoplasien 1416
      Lymphoblastisches Lymphom 1416
   Periphere B-Zell-Neoplasien 1416
      B-Zell-chronisch-lymphozytische Leukämie
         (B-CLL) 1416
      LymphoplasmozytoidesLymphom/
         Immunozytom 1417
      Mantelzellenlymphom 1418
      Keimzentrumslymphom 1419
         Crosti-Retikulohistiozytose 1419
      Haarzell-Leukämie 1420
      Plasmozytom 1420
      Diffuses großzelliges B-Zell-Lymphom 1421
         Zentroblastisches Lymphom 1421
         Immunoblastisches Lymphom 1422
Weiterführende Literatur 1422

Maligne Lymphome sind bösartige Neoplasien des lymphatischen Systems. Innerhalb der verschiedenen dazugehörenden Organe und im peripheren Blut lassen sich verschiedene Typen lymphatischer Zellen abgrenzen. Unterschieden werden kann nach Morphologie, Nachweisbarkeit bestimmter Antigenstrukturen (leukozytenassoziierter Antigene) und Funktion solcher Zellen. Aus der Bursa fabricii bzw. dem Knochenmark beim Menschen entstammende lymphozytäre Zellen wurden B-Zellen genannt (Bildung von Immunglobulinen, humorale Immunität); lymphozytäre Zellen aus dem Thymus dagegen als T-Zellen (zelluläre Immunität) bezeichnet. B- oder T-Zellen sind jedoch keine homogenen Zellpopulationen, sondern weisen zahlreiche morphologische und funktionelle Subtypen, Funktionszustände und Reifegrade auf, die im komplexen Netzwerk des Immunsystems miteinander interagieren. Bestimmte so charakterisierbare Zelltypen können insbesondere im Lymphknoten oder im Thymus auch topographisch bestimmten Gewebestrukturen zugeordnet werden, so daß sie beispielsweise als Keimzentrumszellen, Follikelmantelzellen, medulläre oder kortikale Thymozyten bezeichnet werden können.

Maligne Proliferationen von lymphatischen Zellen werden als maligne Lymphome bezeichnet. Die Vielfalt der lymphatischen Zellen und deren topographische Verteilung erklärt die Vielzahl unterschiedlicher Lymphomtypen. Der Begriff maligne Lymphome wurde historisch zunächst für pathologische Vergrößerungen der Lymphknoten geprägt und dann auf dort lokalisierte lymphoproliferative Erkrankungen eingeengt. Neuere morphologische, immunhistologische und molekularbiologische Befunde zeigen, daß zwischen nodalen und extranodalen, also auch kutanen Manifestationen maligner Lymphome so weitgehende Übereinstimmungen bestehen, daß diese von einigen Ausnahmen abgesehen nach gleichen morphologischen und immunologischen Prinzipien klassifiziert werden können.

Wesentliche Kriterien hierbei sind das zytomorphologische Erscheinungsbild der atypischen Zellen und ihre Zugehörigkeit zur T- oder B-Zellreihe. Daraus ergibt sich die Einteilung maligner Lymphome in T-Zell- oder B-Zell-Non-Hodgkin-Lymphome. Neben den Non-Hodgkin-Lymphomen besteht der Morbus Hodgkin mit seinen histologischen Subtypen, obwohl die Entwicklung der Hodgkin- und Reed-Sternberg-Zellen aus lymphatischen Zellen durch entsprechende immunhistologische und immungenotypische Befunde wahrscheinlich gemacht wird.

Die *Haut* stellt bei überwiegend vom Lymphknoten ausgehenden Lymphomen in wechselnder Häufigkeit infolge einer Miterkrankung eines von oft zahlreichen

Manifestationsorganen dar: *sekundäres malignes kutanes Lymphom*.
Bestimmte maligne Lymphome treten jedoch bevorzugt primär am Hautorgan auf, ohne daß extrakutane Manifestationen nachweisbar sind: *primäres malignes kutanes Lymphom*. Insbesondere primäre kutane Lymphome beschäftigen zunächst den für das Hautorgan zuständigen Dermatologen. Auch historisch gehören solche malignen Lymphome wie etwa die Mycosis fungoides zu den ältesten als klinisch-morphologische Entität beschriebenen dermatologischen Krankheitsbildern.
Immunologische und molekularbiologische Methoden erlauben heute ein besseres Verständis der malignen kutanen Lymphome (MCL); trotzdem behalten klinische und histomorphologische Kriterien in der täglichen Routinediagnostik noch immer ihre wesentliche Bedeutung.

Klassifikation

Zu den malignen Lymphomen werden der Morbus Hodgkin und die Non-Hodgkin-Lymphome gerechnet. Ebenso lassen sich generell die malignen Lymphome der Haut, auch als maligne kutane Lymphome (MCL) bezeichnet, unterteilen.
Die weitergehende Einteilung nach speziellen Lymphomentitäten ist international nicht einheitlich. In Amerika sind die Klassifikationen nach Lukes und Collins sowie nach Rappaport und die Working Formulation gebräuchlich. In Europa hat sich die Kiel-Klassifikation durchgesetzt. Sie unterscheidet T- und B-Zell-Lymphome mit niedrigem oder hohem Malignitätsgrad. Die jeweiligen Entitäten werden nach morphologischen und immunphänotypischen Eigenheiten klassifiziert. Dabei wird die Hypothese zugrunde gelegt, daß sich den neoplastischen Zellen maligner Lymphome eine physiologische, normale Zellpopulation des hämatopoetischen Systems zuordnen läßt. Als Zuordnungskriterien dienen übereinstimmende morphologische, immunphänotypische und genetische Eigenschaften der neoplastischen und der normalen Zelle. Maligne Non-Hodgkin-Lymphome der Haut können ebenfalls nach der Kiel-Klassifikation eingeteilt werden. Außer der Mycosis fungoides und den lymphatischen Leukämien berücksichtigt diese Klassifikation jedoch keine extranodalen Lymphome.
Durch den Gebrauch unterschiedlicher Klassifikationen in den USA und Europa entstehen Schwierigkeiten bei der Interpretation therapeutischer Protokolle und lymphombezogener Studien, wenn unklar bleibt,

Tabelle 61.1. T-Zell-Lymphome — Klassifikation

Revised European American Lymphoma (REAL-)Classification	Kiel-Klassifikation der Non-Hodgkin-Lymphome
T-Zell-Neoplasien	**T-Zell-Lymphome**
Vorläufer-T-Zell-Neoplasie	
T-lymphoblastisches Lymphom/Leukämie	T-lymphoblastisch
Periphere T-Zell-Neoplasien	
T-Zell chronisch-lymphozytische Leukämie	T-lymphozytisch CLL
Mycosis fungoides Sézary-Syndrom	Kleinzellig-zerebriform Mycosis fungoides Sézary-Syndrom
Periphere nichtspezifizierte T-Zell-Lymphome	Pleomorph, kleinzellig mittelzellig großzellig T-immunoblastisch
Periphere T-Zell-Lymphome, spezifische Varianten	
Angioimmunoblastisches T-Zell-Lymphom	Angioimmunoblastisch (AILD, LgrX)
Angiozentrisches Lymphom	Kein Äquivalent
Intestinales T-Zell-Lymphom	Kein Äquivalent
Adultes T-Zell-Lymphom/ Leukämie (HTLVI+)	Pleomorph, kleinzellig (HTLV I+) mittelgroßzellig (HTLV I+) großzellig (HTLV I+)
Anaplastisch-großzelliges (CD30+) Lymphom (T- und Null-Zell-Typ)	T-Zell-großzellig (Ki-1+) (T- und Null-Zell-Typ)

ob vergleichbare Entitäten angesprochen sind. Andererseits hat sich in der hämatopathologischen Routinediagnostik gezeigt, daß unabhängig von der zugrunde gelegten Klassifikation eine bedeutende Zahl von Lymphomtypen auszumachen ist, deren morphologische, immunphänotypische und auch klinische Kriterien so gut reproduzierbar sind, daß sie als Entitäten, wenn auch unausgesprochen und mit unterschiedlichen Bezeichnungen, von amerikanischen und europäischen Pathologen gleichermaßen anerkannt sind. Es lag nahe, bei den bestehenden Verständnisproblemen und der mangelnden Akzeptanz der Kiel-Klassifikation in Amerika und amerikanischer Klassifikationen in Europa gerade solche Entitäten zur Basis einer konsensfähigen gemeinsamen europäisch-amerikanischen Einteilung der malignen Lymphome zu machen. Aus diesem Ansatz ist zunächst eine Liste der offensichtlich unumstrittenen Lymphomentitäten als Kern einer neuen revidierten europäisch-amerikanischen Lymphomklassifikation (REAL-Klassifikation) entstanden. In dieser Klassifikation wird jedoch

Tabelle 61.2. B-Zell-Lymphom — Klassifikation

Revised European American Lymphoma (REAL-) Classification	Kiel-Klassifikation der Non-Hodgkin-Lymphome
B-Zell-Neoplasien	**B-Zell-Lymphome**
Vorläufer-B-Zell-Neoplasie	
B-lymphoblastisches Lymphom/Leukämie	B-lymphoblastisch
Periphere B-Zell-Neoplasien	
B-Zell-chronisch-lymphozytische Leukämie	B-lymphozytisch CLL
Lymphoplasmozytoides Lymphom (Immunozytom)	Lymphoplasmozytisch/-zytoid (Immunozytom)
Mantelzellenlymphom	Zentrozytisch
Keimzentrumslymphom Grad I–III	Zentroblastisch-zentrozytisch follikulär
	Zentroblastisch, follikulär
Keimzentrumslymphom diffus, kleinzellig	Zentroblastisch-zentrozytisch diffus
Extranodales marginales B-Zell-Lymphom (niedrigmalignes B-Zell-Lymphom vom MALT-Typ)	Kein Äquivalent
Haarzell-Leukämie	
Plasmozytom	Plasmozytisch
Diffuses großzelliges B-Zell-Lymphom	Zentroblastisch (monomorpher, polymorpher und gelapptkerniger Subtyp)
	B-immunoblastisches Lymphom
	B-großzellig-anaplastisch (Ki-1+)

auch die Tatsache anerkannt, daß eine Reihe von hämatologischen Neoplasien nicht übereinstimmend oder gar nicht klassifizierbar sind. Auch gelingt es nicht immer ein physiologisches Äquivalent der neoplastischen Zellen als klassifikatorische Basis, wie in der Kiel-Klassifikation vorausgesetzt, aufzufinden. Daher war es trotz umfangreicher Kenntnisse über die komplexen Subpopulationen des hämatopoetischen Systems bisher nicht möglich, eine eindeutig biologisch vorgegebene Klassifikation maligner Lymphome zu ermitteln. Um von der pragmatischen Auflistung der allgemein anerkannten Entitäten zu einer Klassifikation zu gelangen, wurden diese zunächst den Hauptkategorien B- und T-Lymphome sowie der Gruppe der Hodgkin-Lymphome zugeordnet. Weiter wird zwischen Vorläufer-(precursor)neoplasien, die von Vorläuferzellen des Knochenmarks und des Thymus ausgehen, d.h. lymphoblastischen Lymphomen/Leukämien und peripheren Lymphomen, ausgehend von peripheren lymphatischen Zellen unterschieden.

Bei bestimmten peripheren Lymphomen werden histologische Dignitätskriterien (grade) und klinisches Verhalten (aggressiveness) berücksichtigt. Damit lassen sich auch innerhalb einer Lymphomentität wie bei nichthämatopoetischen Neoplasien unterschiedliche Malignitätsgrade abstufen. Dies ist vor allem bei den Keimzentrumslymphomen bedeutsam.

Die hier nur in den Grundzügen wiedergegebene neue REAL-(Revised European American Lymphoma) Klassifikation strukturiert einen bereits bestehenden Konsens anerkannter Entitäten und definiert deren morphologische, immunphänotypische und klinische Merkmale. Da die neu vorgeschlagene Klassifikation erwartungsgemäß im internationalen Schrifttum zunehmend Verbreitung finden wird, erscheinen obige Ausführungen zum grundsätzlichen Verständnis erforderlich. Einen Vergleich mit der bisher gebräuchlichen Kiel-Klassifikation zeigen die Tabellen.

Klinischer Untersuchungsgang

Besteht klinisch der Verdacht auf ein MCL, ist dessen Klassifikation ebenso wichtig wie das Staging, d.h. die Feststellung der klinischen Ausbreitung der Erkrankung. Diese Aufgabe ist an Kliniken gebunden und wird zumeist interdisziplinär mit Hämatologen, Röntgenologen und Pathologen durchgeführt.
Folgender Untersuchungsgang ist zu empfehlen:
- Anamnese und klinischer Befund: Hauterscheinungen, Lymphknotenbeteiligung, Vergrößerung von Tonsillen, Leber und Milz.
- Hautbiopsien in ausreichender Größe. Diese sollten teils in Formalin fixiert, teils in flüssigem Stickstoff eingefroren werden. Bei pathologisch vergrößerten Lymphknoten auch Lymphknotenbiopsie. Beckenkammbiopsie (Myelotomie) besonders bei höhermalignen Lymphomen.
- Laboruntersuchungen: Blutstatus, Leber- und Nierenfunktion, Harnsäure.
- Bei Verdacht auf leukämische Varianten T- und B-Zell-Subsets, bei B-Zell-Lymphomen Elektrophorese, Immunelektrophorese.
- Radiologische Untersuchungen: Thorax, Ultraschall und Computertomographie Leber, Milz, palpatorisch nichtzugängliche Lymphknotenstationen.

Die einzelnen, der histologischen Diagnose zugrunde liegenden Kriterien können hier nicht besprochen werden. Sie sind bei den jeweiligen Lymphomtypen angegeben. Darüber hinaus stehen heute immunhistologische und molekularbiologische Verfahren zur Diagnostik maligner kutaner Lymphome zur Verfügung.

Immunhistologisch lassen sich B-Zell- oder T-Zell-assoziierte Antigene bzw. Antigene der myelomonozytären Differenzierung in situ am kutanen Infiltrat nachweisen. Solche leukozytenassoziierten Antigene werden entsprechend ihrer Reaktivität in Gruppen (Cluster) zusammengefaßt und mit einer Zahl versehen. Bei der Vielzahl laborinterner Antikörperbezeichnungen schafft dieses Verfahren eine einheitliche Nomenklatur, bei der der Abkürzung CD (Cluster Designation) eine Zahl für das jeweilige Antigen folgt. Zahlreiche dieser Antigene sind in Struktur und Funktion genauer bekannt, so daß ihr Vorhandensein auf einer neoplastischen Zelle diese hinsichtlich Herkunft und Funktion charakterisieren kann. Der Nachweis für diagnostisch-wesentliche Antigene am kutanen Infiltrat gelingt inzwischen auch am Paraffinschnitt. Eine immunhistologische Infiltratphänotypisierung ist besonders bei solchen Lymphomen diagnostisch hilfreich, bei denen eine ausschließlich histologische Klassifikation Schwierigkeiten bereitet.

Molekularbiologisch können die Konfiguration der T-Zell-Antigenrezeptor- bzw. Immunglobulingene untersucht und diagnostisch verwertet werden. In der Keimbahn-DNA liegen die DNA-Stücke, die für die Antigenrezeptorproteine kodieren, weit auseinander. Um zu einem funktionellen Gen zu kommen, von dem aus Transkription in RNA und folgend Translation der Antigenrezeptorproteine erfolgen können, muß die B- oder T-Zelle die voneinander getrenntliegenden DNA-Stücke zu einem zusammenhängenden Stück neu zusammensetzen (Rearrangement). Für einen bestimmten Teil des Rezeptorproteins, z.B. die variable Region der β-Kette des T-Zell-Antigenrezeptors, liegen zudem bis zu 100 verschiedene DNA-Stücke vor, von denen im Verlauf des Rearrangements aber nur 1 benutzt wird. Gleiches gilt grundsätzlich auch für die übrigen Regionen der Antigenrezeptoren. Eine T-Zelle besitzt somit eine charakteristische, individuelle Konfiguration ihrer Antigenrezeptor-DNA. Wird eine solche Zelle bei einem T-Zell-Lymphom klonal expandiert, haben alle Zellen des malignen Klons dieselbe Konfiguration für das T-Zell-Antigenrezeptorgen. Im Gegensatz dazu haben T-Zellen entzündlicher Infiltrate unterschiedliche DNA-Konfiguration, da sie nicht alle von einer T-Zelle ausgehen. Liegt also in einem Infiltrat genügend identisch konfigurierte T-Zell-Antigenrezeptor-DNA vor, hat diese im Southern blot identische Wanderungseigenschaften und kann nach Hybridisierung mit markierter Antigenrezeptor-DNA als scharfe Bande nachgewiesen werden. Eine solche Bande gilt als Klonalitätsnachweis.

Weniger Material benötigt die enzymatische DNA-Amplifikation mit Hilfe einer hitzebeständigen DNA-Polymerase (Polymerasekettenreaktion), die gezielt beim Rearrangement einstehende, für eine individuelle Zelle bzw. einen Zellklon charakteristische kleinere DNA-Sequenzen an der Verbindungsstelle der rearrangierten Genstücke amplifiziert. Auch hier erlaubt die Identität der amplifizierten Stücke, die sich durch Bestimmung ihrer DNA-Sequenz sichern läßt, einen Klonalitätsnachweis.

Klonale T- oder B-Zellinfiltrate finden sich bei MCL. Klonalität ist jedoch nicht mit Malignität identisch, da auch in klinisch benigne verlaufenden lymphoproliferativen Erkrankungen klonale T- oder B-Zell-Populationen gefunden werden.

In allen Stadien des Untersuchungsganges ist eine enge Kooperation mit Pathologen, Hämatologen und Radiologen erforderlich. Für die Festlegung der geeigneten Therapie gilt dies ganz besonders.

Morbus Hodgkin
[1832]

Synonyme. Malignes Hodgkin-Lymphom, Lymphogranulomatosis maligna (Sternberg und Paltauf)

Definition. Morbus Hodgkin tritt überwiegend im Lymphknoten als nodaler Morbus Hodgkin auf und wird histologisch anhand charakteristischer Reed-Sternberg-Zellen in einem sonst gemischtzelligen Infiltrat diagnostiziert.

Die Rye-Klassifikation unterscheidet 4 histologische Subtypen: lymphozytenreicher, nodulär-sklerosierender, gemischtzelliger und lymphozytenarmer Typ. Die REAL-Klassifikation nennt als weitere provisorische Entität den lymphozytenreichen klassischen Morbus Hodgkin.

Zur Diagnose einer extranodalen Manifestation genügt bei gesicherter Diagnose im Lymphknoten der Nachweis mononukleärer Hodgkin-Zellen. Spezifische Hautbeteiligung wird bei weniger als 1% der Patienten mit nodalem Morbus Hodgkin beobachtet *(sekundärer Morbus Hodgkin der Haut)*. Eine ausschließlich kutane Manifestation des Morbus Hodgkin *(primärer Morbus Hodgkin der Haut)* wurde bisher nicht zuverlässig beobachtet.

Vorkommen. In jedem Lebensalter mit einem Gipfel zwischen dem 15. und 35. sowie jenseits des 50. Lebensjahres. Deutliche Androtropie. Hauterscheinungen finden sich bei etwa 30–50% der Patienten. Selten kann sich Morbus Hodgkin primär an der Haut manifestieren und dann lange verkannt bleiben.

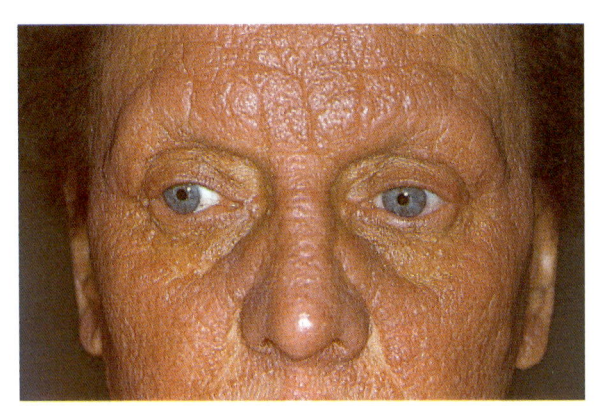

Abb. 61.1. Morbus Hodgkin

Ätiopathogenese. Die zelluläre Herkunft der Reed-Sternberg-Zellen und der Hodgkin-Zellen ist nicht definitiv geklärt. Immunhistologische und genotypische Befunde lassen die lymphozytenreiche Form als Neoplasie unreifer B-Zellen erscheinen. Reed-Sternberg- und Hodgkin-Zellen der übrigen Subtypen weisen T- oder B-Zell-Charakteristika auf. Dadurch erscheinen die nichtlymphozytenreichen Morbus-Hodgkin-Formen pathogenetisch nicht mehr als einheitliche Erkrankung, sondern eher als ein Syndrom. Gemeinsam ist allen Reed Sternberg- und Hodgkin-Zellen die Expression der Aktivierungsantigene CD30 und CDw70. Molekularbiologische Befunde (Southernblot-Hybridisierung, enzymatische Genamplifikation mit Polymerasekettenreaktion) und In-situ-Hybridisierung zeigen in Reed-Sternberg- und Hodgkin-Zellen aktive monoklonale EBV-Genome. Die Infektion unreifer lymphatischer Zellen mit EBV wird deshalb als wesentlicher Schritt in der Pathogenese des Morbus Hodgkin diskutiert.

Klinik. Zu unterscheiden sind spezifische Hautveränderungen mit dem krankheitstypischen histologischen Substrat von unspezifischen krankheitsbegleitenden Hauterscheinungen. Letztere sind wesentlich häufiger.

Spezifische Infiltrate sind sehr selten. Meist werden sie erst histologisch durch das für Morbus Hodgkin spezifische Substrat erkannt.
Klinisch handelt es sich wie auch bei anderen malignen Lymphomen der Haut um unscharf begrenzte, plattenförmige Infiltrate oder kutan-subkutan lokalisierte bräunlich- oder lividrote derbe Knötchen oder Knoten. Sie können in Einzahl, Mehrzahl und als papulonodöses Exanthem auftreten. Prädilektionsstellen sind vorderer Rumpf, Unterbauch, Leistengegend sowie Kopfhaut. Die Knoten wachsen und neigen dann zu geschwürigem Zerfall. Es entwickeln sich hochtorpide nekrotisierende Ulzerationen: *Ulcus lymphogranulomatosum* (Arzt und Randak). In anderen Fällen findet man mehr diffuse, teigige hautfarbene Schwellungen oder erysipelartige Hypodermitis.

Mundhöhle. Bei Erstmanifestation im lymphatischen Rachenring, häufig mit ausgeprägter Nekrotisierungstendenz, sind differentialdiagnostisch andere Formen nekrotisierender Angina zu bedenken. Im Unterschied zur myeloischen Leukämie und Agranulozytose bleibt die Gingiva frei.

Assoziierte maligne Lymphome. Das Auftreten einer lymphomatoiden Papulose bei Patienten mit Morbus Hodgkin wird als überzufällig häufig berichtet. Auch Übergänge von Morbus Hodgkin in großzellig anaplastisches CD30-positives malignes Lymphom wurden beobachtet.

Unspezifische Hauterscheinungen. Bei 30–50% der Patienten treten diese auf. Sie sind klinisch vielgestaltig und haben ein histologisch unspezifisches, d.h. für Morbus Hodgkin nicht diagnostisches Substrat. Die wichtigsten unspezifischen Hautveränderungen sind:

Pruritus und Hyperpigmentierung. Beide sind häufig und kommen auch gemeinsam vor. Der oft quälende, anfallsartige Juckreiz beginnt gerne an den Beinen und ist medikamentös kaum beeinflußbar. Sekundär entstehen Kratzeffekte, Impetiginisation, Ekzematisation und stark juckende Lichenifikation. Die diffuse Hyperpigmentierung betrifft im Gegensatz zu derjenigen bei Morbus Addison nicht die Schleimhäute.
Bei dieser Symptomenkombination sollte an Morbus Hodgkin gedacht werden, und es sollten speziell die retroperitonealen und mediastinalen Lymphknoten untersucht werden, auch bei chronischem therapieresistentem Juckreiz, da dieser der klinischen manifesten Erkrankung vorausgehen kann. Differentialdiagnostisch darf Skabies nicht übersehen werden.

Prurigo symptomatica. Zu den obigen Hauterscheinungen können bevorzugt am Rumpf urtikarielle Eruptionen und/oder stark juckende, prurigiforme Knötchen hinzukommen. Diese werden zerkratzt, bestehen dann als blutkrustenbedeckte erodierte Papeln weiter und heilen mit zarten de- oder hyperpigmentierten Närbchen ab. Histologisch gleicht die Prurigo symptomatica der Prurigo simplex subacuta (Urticaria papulosa chronica). Auch Prurigo nodularis kommt vor. Bei gleichzeitig vergrößerten hautnahen Lymphknoten sollte ebenfalls an Morbus Hodgkin gedacht werden.

Ichthyosisforme Hautveränderungen. Sie erinnern an Ichthyosis vulgaris, beginnen gewöhnlich an den Beinen und können das ganze Hautorgan betreffen. Die Haut ist sebostatisch und zeigt dünne, aber relativ fest anhaftende ichthyosiforme Schuppung. Auch Eczème craquelée kommt vor. Diese Erscheinungen entwikkeln sich erst während des Krankheitsverlaufs.

Zoster. Kommt wegen der gestörten Immunabwehr häufig als Zoster generalisatus vor.

Andere Hauterscheinungen. Viele andere Hauterscheinungen wurden bei Morbus Hodgkin beschrieben, sind aber vielleicht nur zufällig damit assoziiert. Genannt seien: Alopecia diffusa, aktinisches Retikuloid, bullöse Dermatosen, nodöse Erytheme, ekzematoide, an prämykoside Infiltrate bei Mycosis fungoides erinnernde Veränderungen, unspezifische Erythrodermie sowie Nagelwachstumsstörungen.

Histopathologie. Extranodaler Morbus Hodgkin, d.h. auch kutaner Morbus Hodgkin, läßt sich meist nicht klar einem der 4 verschiedenen Subtypen der Rye-Klassifikation zuordnen. Bezüglich der histologischen Subtypen des Morbus Hodgkin im Lymphknoten sei auf Lehrbücher der Pathologie verwiesen. Auch die allen nodalen Subtypen des Morbus Hodgkin gemeinsame Sternberg-Reed-Zelle kann in spezifischen Hautinfiltraten fehlen, zumindest Hodgkin-Zellen sind jedoch für die Diagnose erforderlich. Klassische *Sternberg-Reed-Zellen* sind große, zytoplasmareiche Zellen (15–60 µm) mit mehreren großen rundlichen Kernen und prominenten, leicht eosinophilen Nukleolen. *Hodgkin-Zellen* sind mononukleär, ebenfalls mit großen Kernen und prominenten Nukleolen.

In spezifischen Infiltraten sind diese für Morbus Hodgkin typischen Zellen von einem gemischtzelligen Infiltrat aus Lymphozyten, eosinophilen und neutrophilen Granulozyten, Plasmazellen und Histiozyten begleitet. Dieses gilt als reaktiv.

Morphologisch den Hodgkin- und Sternberg-Reed-Zellen sehr ähnliche atypische Zellen kommen bei lymphomatoider Papulose und bei primär kutanen CD30-positiven großzellig-anaplastischen Lymphomen vor. Vermutlich ist die Mehrzahl der beschriebenen Patienten mit primärem Morbus Hodgkin der Haut diesen Erkrankungen zuzurechnen.

Differentialdiagnostisch kann die histologische Abgrenzung von Morbus Hodgkin jedoch schwierig sein. Deshalb sollte auch das klinische Bild berücksichtigt werden. Papulöse und auch knotige Hautinfiltrate bei lymphomatoider Papulose heilen spontan ab und treten an anderen Stellen wieder auf (paradoxe rhythmische Eruptionen).

Das CD30+-großzellig-anaplastische Lymphom weist kohärente Areale oft bizarrer Tumorzellen auf; der für Morbus Hodgkin typische gemischtzellige Infiltrathintergrund fehlt meist.

Die Tumorzellen aller drei Erkrankungen haben jedoch zahlreiche morphologische und immunphänotypische Gemeinsamkeiten, die eine eindeutige Unterscheidung erschweren.

Verlauf. Spezifische Hautbeteiligung bei Morbus Hodgkin gilt nach der Ann-Arbor-Klassifikation als prognostisch ungünstig (Stadium IV), ist dies aber nicht immer. Die extrakutane Ausbreitung der Erkrankung bestimmt ihre Prognose. Einzelne Patienten mit Hautbeteiligung können auch viele Jahre überleben.

Diagnostische Leitlinien. Die Diagnose wird histologisch meist aus auffälligen Lymphknoten gestellt. Verdächtig sind Temperaturkurve (Pel-Ebstein-Typ) und Blutbild (Leukozytose mit relativer Lymphopenie und Eosinophilie). Entsprechende hämatologische Diagnostik ist angeraten.

Differentialdiagnose. Maligne Non-Hodgkin-Lymphome, insbesondere mit hohem Malignitätsgrad. Spezifische Hautinfiltrate müssen von Infiltraten bei lymphomatoider Papulose und primären großzellig-anaplastischen, CD30-positiven Lymphomen der Haut abgegrenzt werden.

Therapie. Die unspezifischen Hautveränderungen werden wie die betreffende Dermatose behandelt. Der quälende Pruritus ist äußerlicher Behandlung kaum zugänglich. Versuche mit antihistamin-, anästhetikahaltigen Externa (Soventol Gelee, Polidocanol-(Thesit)-Gel, Zinkpaste mit Ichthyol (3–6%), Clioquinol (Vioform, 0,5%)) sind angebracht. Ferner Versuch mit Photochemotherapie (PUVA), Balneophotochemotherapie, oder auch Röntgenfernbestrahlung. Innerlich wird man Antihistamine, Phenothiazine oder Chlorphenamin einsetzen.

Spezifische Hautveränderungen müssen sofort intensiv behandelt werden. Der Therapieplan sollte zusammen mit erfahrenen Hämatologen erstellt werden. Bei Morbus Hodgkin wird eine stadiengerechte Behandlung angestrebt. In unkomplizierten Stadien IA und IIA wird alleinige Strahlentherapie mit einer Gesamtdosis von 40 Gy bevorzugt. In den Stadien IIA, IIB und IV wird eine Polychemotherapie mit COPP (Cyclophosphamid, Vincristin, Procarbazin und Prednison) und ABVD (Doxorubicin, Bleomycin, Vinblastin, DTIC) vorgeschlagen. Die Zahl der Zyklen ist stadienabhängig. Eine zusätzliche Bestrahlung wird in manchen Zentren befürwortet. Weitere experimentelle Protokolle werden erprobt. Die Hautveränderungen sprechen gut an. Fehlen interner Veränderungen (keine mesenteriale, mediastinale und retroperitoneale Lymphknotenbeteiligung), so können Hautherde auch bestrahlt werden. Röntgengroßfeldtherapie oder Elektronenbestrahlung ist von erheblichem Nutzen bei großflächigen spezifischen Infiltraten.

T-Zell-Neoplasien

Maligne kutane T-Zell-Lymphome können nach der Kiel-Klassifikation eingeteilt werden. Die REAL-Klassifikation weicht von dieser Einteilung ab (Tabelle 61.1). Sie unterscheidet zwischen Vorläufer T-Zell Neoplasien und peripheren T-Zell- und NK-Zell Neoplasien. Die T-Zell-chronisch-lymphozytische Leukämie findet sich auch in der Kiel-Klassifikation, nicht dagegen die Large-granular-lymphozyte-Leukämie mit ihren T-Zell- und NK-Zell-Subtypen. Ihr Erscheinungsbild an der Haut ist noch nicht ausreichend geklärt. Mycosis fungoides und deren leukämische Variante, das Sézary-Syndrom werden auch in der REAL-Klassifikation als eigenständige Entitäten abgegrenzt. Dagegen verlieren die auch von den meisten Dermatopathologen anerkannten pleomorphen T-Zell-Lymphome der Haut ihre nodalen Äquivalente, da innerhalb der verbleibenden peripheren T-Zell-Lymphome nur mehr die in der Tabelle 61.1 genannten Lymphomtypen als klar abgrenzbare Entitäten anerkannt werden. Alle übrigen peripheren T-Zell-Lymphome sind in der Gruppe peripherer nichtspezifizierter T-Zell-Lymphome zusammengefaßt. Innerhalb dieses Lymphomtyps werden die provisorischen zytologischen Kategorien mittelgroßzellig, gemischt mittel- und großzellig, und großzellig unterschieden. Die Einteilung in niedrigmaligne und hochmaligne Lymphome entfällt als übergeordnetes Einteilungsprinzip, doch läßt sich mit dem histologischen Grading ebenfalls eine Aussage zur Malignität verbinden. Weitere dem Dermatologen bekannte lymphoproliferative Erkrankungen wie pagetoide Retikulose oder lymphomatoide Papulose sind aufgrund der zytomorphologischen und immunphänotypischen Eigenschaften ihrer atypischen Zellen und ihrem biologischen Verhalten nur schwer vergleichbaren nodalen Lymphomen zuzuordnen.

Vorläufer-T-Zell-Neoplasien

T-lymphoblastisches Lymphom/Leukämie

Synonym. Akute lymphatische Leukämie (T-ALL)

Definition. Hochmalignes Lymphom aus Vorläuferzellen peripherer T-Lymphozyten mit präthymischen und thymischen Subtypen, das früher oder später in eine lymphatische Leukämie übergeht. Häufigstes Vorkommen im Kindesalter. Häufig findet sich bei Kindern ein Thymustumor, der bei Erwachsenen mit Hauterscheinungen fehlen kann.

Klinik. Eine Hautbeteiligung kommt in etwa 20% der Patienten mit lymphoblastischem Lymphom vor, beim T-Subtyp eher seltener. Bevorzugt sind Kopf und Hals befallen. Die Hauteffloreszenzen sind nicht einheitlich. Man findet purpurische Plaques, rötlichlivide Knoten und Knötchen und bei tiefer gelegenen Infiltraten nur lokale Symptome wie persistierende Schmerzen. Lymphknotenschwellungen in unterschiedlichen Lokalisationen kommen vor.

Histopathologie. In der erkrankten Haut findet sich eine ausgedehnte weitgehend monomorphe Infiltration durch nichtkohärent wachsende, kleine bis mittelgroße T-Lymphoblasten, deren Kern bei einem Teil der Patienten eine gyriforme Konfiguration zeigt (convoluted type nach Lukes und Collins).
Immunhistologisch charakteristisch ist die Expression des CD7-Antigens, ansonsten ist der Immunphänotyp nach Reifegrad der atypischen Zellen unterschiedlich und gibt Aufschluß über den jeweiligen Subtyp.

Therapie. Polychemotherapie in Zusammenarbeit mit Hämatologen und Pädiatern.

Periphere T-Zell- und NK-Zell-Neoplasien

T-Zell-chronisch-lymphozytische Leukämie (T-CLL)

Vorkommen. Sehr selten, <2% aller chronisch-lymphatischen Leukämien sind vom T-Zell-Typ.

Klinik. Klinische Manifestation überwiegend im peripheren Blut, den Lymphknoten (mit Lymphknotenschwellung) und der Milz (Splenomegalie), häufig mit

Tabelle 61.3. TNM-Klassifikation kutaner T-Zell-Lymphome

Stadium	Haut	Lymphknoten	Organbefall
I A	T_1	N_0	M_0
I B	T_2	N_0	M_0
II A	T_1, T_2	N_1	M_0
II B	T_3	N_0, N_1	M_0
III	T_4	N_0, N_1	M_0
IV A	T_1-T_4	N_2, N_3	M_0
IV B	T_1-T_4	N_0-N_3	M_1

Auftreten von geröteten oder polsterartig weichen Hautinfiltraten, manchmal auch primär. Spezifische Erythrodermie ist nicht selten.
Histologisch charakteristische atypische Zellen mit typischen azurophilen Granula in der Giemsa-Färbung sowie hoher Gehalt an β-Glukuronidase und saurer Phosphatase, die jedoch auch bei B-CLL vorkommen können.
Immunhistologisch zeigen die Infiltratzellen den Phänotyp reifer T-Zellen (CD2+, CD3+, je nach Subtyp CD4+ bzw. CD8+).

Differentialdiagnose. Bei Erythrodermie kann die Abgrenzung vom Sézary-Syndrom schwierig sein. Hierbei kann die überwiegend dermale Lokalisation des Infiltrates ohne Epidermotropismus bei chronisch lymphatischer T-Zell-Leukämie hilfreich sein.

Mycosis fungoides
[D'Alibert 1832]

Synonym. Granuloma fungoides

Definition. Mycosis fungoides (M.f.) ist ein niedrigmalignes peripheres T-Zell-Lymphom mit primär kutaner Manifestation. Die atypischen Zellen haben eine charakteristische Morphologie (zerebriform) und sind immunphänotypisch in den meisten Fällen CD4- und CDw29-positiv (Memory-T-Helferzellen). Mycosis fungoides verläuft chronisch und letal mit langsamer Progression durch klinisch unterscheidbare Stadien und manifestiert sich nach Jahren bis Jahrzehnten regelmäßig zusätzlich in Lymphknoten, seltener auch extranodal in inneren Organen.

Vorkommen. Mycosis fungoides zählt zu den häufigsten malignen kutanen Lymphomen. Die Inzidenz beträgt 2–3/100000 mit ungeklärter Androtropie. Meist entwickelt sich M.f. jenseits des 4. Lebensjahrzehnts. Hereditäre Faktoren sind bisher nicht bekannt.

Pathogenese. Die Pathogenese der M.f. ist unbekannt. Seit den 20er Jahren unseres Jahrhunderts wird darüber diskutiert, ob M.f. eine zunächst reaktive und erst sekundär neoplastische Erkrankung ist, die durch vorausgehende entzündliche Dermatosen induziert wird, oder ob es sich um eine primäre Neoplasie handelt.
Mit molekularbiologischen Methoden lassen sich bereits in histologisch nicht sicher als maligne einzuordnenden Infiltraten früher Entwicklungsphasen dieselben klonalen T-Zell-Populationen identifizieren, die nach weiterer Progression charakteristische tumoröse Infiltrate bilden. Hypothetisch wurden für die Entwicklung solcher Populationen in der Haut persistierende Antigene (Arzneimittel, chronische Kontaktekzeme) verantwortlich gemacht. Für die pathogenetische Rolle T-lymphotroper Retroviren (HTLV-I/II, V) gibt es nur in wenigen Fällen direkte Hinweise, in denen retrovirale DNS-Sequenzen in den Tumorzellen gefunden wurden. Antikörper gegen HTLV-I-assoziierte Antigene ließen sich bei etwa 30% der Patienten mit M.f. nachweisen.

Klinik
Kutane Manifestationen. Die klinischen Erscheinungsformen der M.f. sind vielgestaltig. Bereits Ende letzten Jahrhunderts wurde von D'Aliberts Schüler Bazin das Auftreten unterschiedlicher Infiltratformen im zeitlichen Verlauf beobachtet. Nach vorherrschendem klinischem und histologischem Infiltrattyp wurden bei der klassischen M.f. 3 aufeinander abfolgende Phasen unterschieden: prämykosides, infiltratives und mykosides (tumoröses) Stadium. Die für das jeweilige klinische Stadium typischen Hautveränderungen kommen in fortgeschrittenen Stadien häufig gleichzeitig nebeneinander vor.

Prämykosides Stadium. Es kann sich über viele Jahre hin entwickeln und zunächst klinisch sowie histologisch uncharakteristisch bleiben. Die Hauterscheinungen können einem nummulären oder atopischen Ekzem, der Psoriasis vulgaris, dem Pemphigus vulgaris oder auch einem Lichen simplex chronicus ähneln und mit diesen Dermatosen verwechselt werden.
Man findet dann verschieden große, scharf begrenzte, runde, ovale, serpiginöse, bogig oder polyzyklisch begrenzte Herde. Sie sind unterschiedlich stark entzündlich gerötet und zeigen pityriasiforme oder psoriasiforme Schuppung. Selten können sie vesikulös oder sogar bullös werden und mit Krusten bedeckt sein. Auch urtikariell wirkende Herde kommen vor. Die Zahl der Herde schwankt von Fall zu Fall. Prädilektionen existieren nicht; Rumpf, Extremitäten und Kopf einschließlich des Gesichts können betroffen sein. Vielfach besteht ausgeprägter Juckreiz.
Die klinische Diagnose M.f. ist in dieser Phase schwierig. Schlechtes Ansprechen solcher Herde auf die für die vermutete Dermatose übliche Therapie, Besserung nach Sonnenbestrahlung, häufige Rezidive und langsame Zunahme der Herde an Größe und Zahl sollten an M.f. denken lassen. Dann sollten mehrere Herde biopsiert werden. Besonders an initiale M.f. zu denken ist bei der *großherdig-entzündlichen Form* (Parapsoriasis en grandes plaques simples) und der *großherdig-poikilodermatischen Form* (Parapsoriasis en grandes plaques poikilodermiques) der Parapsoriasis en grandes plaques (Brocq). Auch bei Mucinosis follicularis bei Erwachsenen ist an M.f. zu denken.

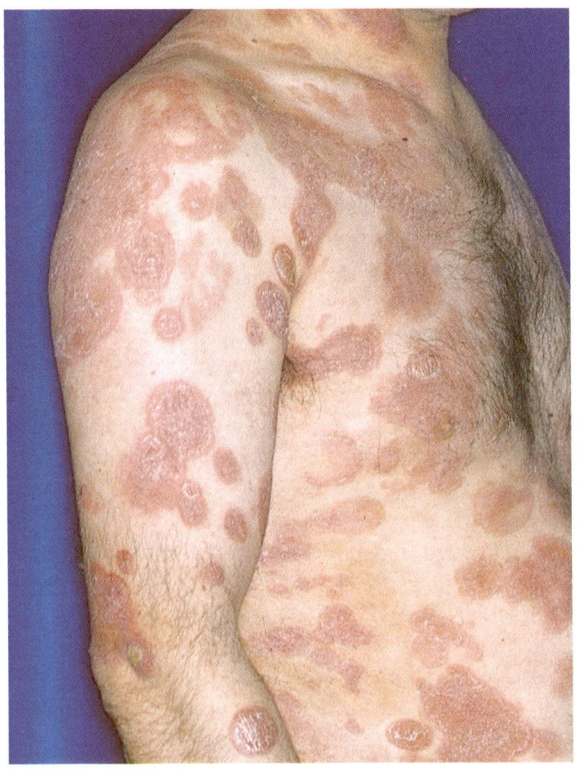

Abb. 61.2. Mycosis fungoides, infiltratives Stadium

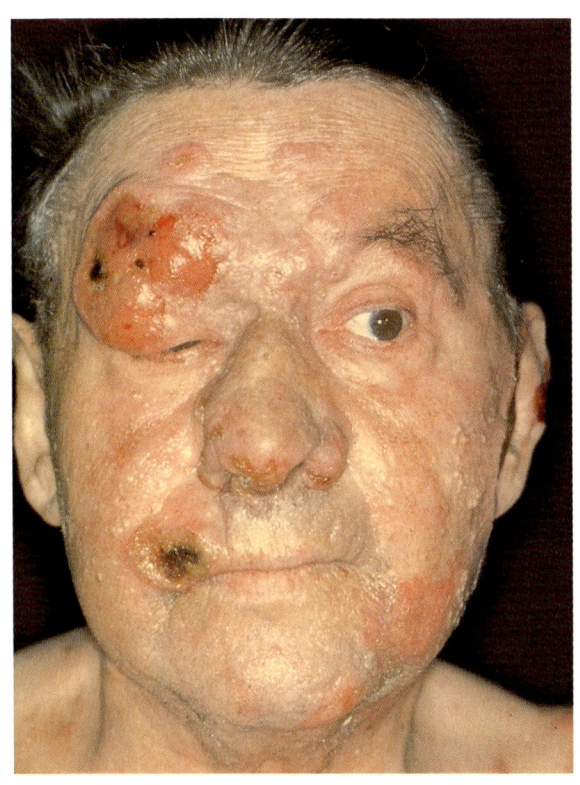

Abb. 61.3. Mycosis fungoides, infiltratives und tumoröses Stadium

Histologisch ist M.f. in dieser Phase nicht sicher zu diagnostizieren, wenn epidermotrope atypische Zellen und Pautrier-Abszesse fehlen.

Infiltratives Stadium. Es ist krankheitstypisch und zeigt eine zunehmende plattenförmige Infiltration der Herde, die entweder bereits im prämykosiden Stadium bestanden haben oder sich de novo entwickeln. Das klinische Bild ist diagnostisch.

Man findet jetzt scharf abgegrenzte, oft eigentümlich bizarr konfigurierte, plattenartig infiltrierte oder lichenifiziert wirkende, leicht schuppende oder verkrustete Herde von entzündlich-roter, rötlichvioletter oder mehr bräunlichroter Farbe. Alle Herde vergrößern sich langsam und konfluieren. Auffällig sind die innerhalb größerer Herde vorkommenden scharf begrenzten Inseln normaler Haut (nappes claires). Es besteht mäßiger bis starker Juckreiz.

Umschriebene Alopezien deuten auf Herde am Kapillitium hin, oft verbunden mit histologisch faßbarer *Mucinosis follicularis*.

Lymphknotenschwellungen sind nicht immer krankheitsspezifisch, sondern oft Ausdruck einer unspezifischen dermatopathischen Lymphadenopathie.

Histologisch ist die Diagnose M.f. in dieser Phase sicher zu stellen.

Mykosides (tumoröses) Stadium. Es entwickelt sich nach unterschiedlich langer, oft erst mehrjähriger Krankheitsdauer als tumoröse Phase und stellt das Endstadium der M.f. dar. Innerhalb der plattenförmig infiltrierten Herde, innerhalb einer Erythrodermie oder auch de novo entwickeln sich halbkugelige, tomatenartige, pilzförmige oder gelappte rötlichbläuliche bis braunrote Tumoren. Diese fungoiden (schwammartigen) Knoten können oberflächlich erodieren, nässen und und neigen zu ulzerösem Zerfall.

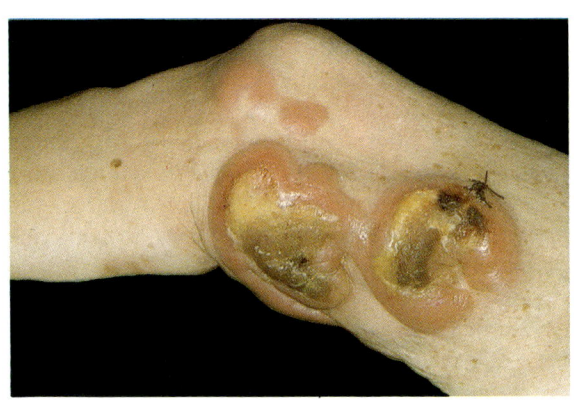

Abb. 61.4. Mycosis fungoides, Tumorstadium

Fieber und Reduzierung des Allgemeinzustandes sind für das Tumorstadium typisch.
Histologisch ist die Diagnose in den Randgebieten der Herde zu stellen. Die Tumoren selbst können aus Tumorzellen bestehen, die zytologische Merkmale höhermaligner T-Zell-Lymphome aufweisen.

Mycosis fungoides-d'emblée
[Vidal und Brocq 1885]

Klinisch gleichartige tumoröse Infiltrate ohne vorausgegangene prämykoside und infiltrative Hautveränderungen wurden zunächst als Sonderform der M.f. betrachtet. Wahrscheinlich handelt es sich jedoch bei derartigen primär knotigen Infiltraten um Manifestationen hochmaligner Lymphome. Dafür spricht auch der rasche (6–24 Monate) letale Verlauf.

Mycosis-fungoides-Erythrodermie
[Hallopeau und Besnier 1891]

In seltenen Fällen wird als Erstmanifestation eine unspezifische Erythrodermie beobachtet. Im weiteren Verlauf lassen sich spezifische Infitrate nachweisen, die die Haut wie ein M.f.-Mantel (spezifische Erythrodermie) umschließen. Die Haut ist entzündlich gerötet, verdickt und hart, schuppt oder juckt stark. Typisch sind auch hier ausgesparte Inseln gesunder Haut. Es ist fraglich, ob es sich hierbei um eine Form der M.f. handelt. Eher handelt es sich bei den meisten derartigen Fällen um ein Sézary-Syndrom.

Extrakutane Manifestationen
Schleimhautbeteiligung. Mundhöhle (Mundschleimhaut, Zunge, Tonsillen), Schleimhäute von Nase und Pharynx können in jeder Krankheitsphase betroffen sein.

Lymphknotenschwellung. Eine klinisch tastbare Lymphknotenvergrößerung kann zunächst reaktiv bedingt sein (dermatopathische Lymphadenopathie). Spezifische Infiltrate im Lymphknoten treten jedoch in fortgeschrittenen Stadien häufig auf. Besonders rasche Lymphknotenvergrößerung kann Ausdruck eines Übergangs in ein höhermalignes T-Zell-Lymphom sein.

Organbeteiligung. Obwohl sich die atypischen Zellen bei M.f. zunächst bevorzugt in der Haut manifestieren, dann zu Lymphknotenvergrößerung führen, können sie in späteren Phasen auch andere Organe infiltrieren. Milzbeteiligung ist häufiger als Leberbeteiligung. Miterkrankung von Lungen, Gastrointestinaltrakt, ZNS und anderen Organen kommt vor. Reduzierter Allgemeinzustand, Fieber und entsprechende Organsymptomatik deuten auf Organbeteiligung hin.

Laborbefunde. Im Blutbild gelegentlich leichte Lymphozytose und Eosinophilie. Manche Patienten haben auch elektronenmikroskopisch nachweisbare atypische T-Lymphozyten (bis zu 25%) wie bei Sézary-Syndrom im Blut. Diese Zellen werden *Lutzner-Zellen* genannt, haben einen besonders elektronenmikroskopisch auffallenden zerebriformen Kern und Glykogengranula im Zytoplasma; sie lassen sich auch im Blutausstrich mit der PAS-Färbung darstellen.

Histopathologie
Prämykosides Stadium. Bestehen klinisch nur ekzematoide Veränderungen, ist die sichere histologische Diagnose einer M.f. äußerst schwierig, häufig unmöglich. Die Epidermis zeigt fokale Parakeratose, Hyperkeratose und unregelmäßige Akanthose; spongiotische Auflockerung oder Mikrovesikulation fehlen oder treten nur ausnahmsweise auf. Eher selten werden im prämykosiden Stadium intraepidermale einzeln liegende Lymphozyten beobachtet (Einzelzellepidermotropismus). Zytologisch überwiegen kleine lymphoide Zellen mit gleich großen oder etwas größeren Kernen als die der basalen Keratinozyten. Nukleäre Atypien sind lichtmikropisch außer beim Gebrauch einer Ölimmersion nur zu erahnen. Besser sind atypische, oft zerebriforme Kernkonturen an kunststoffeingebettetem Gewebe oder elektronenmikroskopisch zu erkennen.

Gelegentlich im Stratum papillare des Koriums leichte Fibrose, besonders bei Herden mit spontaner Rückbildung. Ansonsten findet sich ein als charakteristisch angesehenes unterschiedlich dichtes, im prämykosiden Stadium eher lockeres, nur angedeutet bandförmiges Infiltrat mononukleärer überwiegend lymphoider Zellen. Eosinophile und neutrophile Granulozyten sowie Plasmazellen können vereinzelt vorkommen.

Infiltratives Stadium. Die histologischen Veränderungen sind dem prämykosiden Stadium ähnlich, jedoch so ausgeprägt, daß die Diagnose sicher zu stellen ist. Durch Verlängerung und Verbreiterung der Reteleisten mit Hyperparakeratose kann ein psoriasiformes Bild entstehen, die Papillomatose ist jedoch unregelmäßiger als bei Psoriasis vulgaris. Die charakteristische Invasion der Epidermis durch lymphozytäre Zellen tritt deutlicher hervor. Als besonders typisch gilt die umschriebene lakunäre Ansammlung von lymphoiden Zellen und Makrophagen in der Epidermis

(*Pautrier-Mikroabszesse*). Häufiger ist jedoch die Einwanderung einzeln liegender lymphozytärer Zellen (Einzelzellepidermotropismus). Neben deren epidermale Invasion gilt die Durchsetzung der Hautanhangsgebilde bis zur völligen Zerstörung als typisch für den malignen Charakter des mononukleären Infiltrats. Daneben kommen nekrobiotische Veränderungen an Talgdrüsen und Follikelepithel mit Auftreten muzinöser, metachromatischer Substanzen (Mucinosis follicularis) vor.
Die lymphoiden Zellen zeigen Zell- und Kernpolymorphie mit hyperchromatischen, irregulär begrenzten, zerebriformen Kernen. Gelegentlich Mitosen.
Infolge Beimischung von Eosinophilen, Granulozyten und Plasmazellen kann ein polymorphes Infiltratbild entstehen.

Tumorstadium. Mit zunehmender blastärer Umwandlung der Infiltratzellen geht ihr Epidermotropismus zurück. Subepidermal bleibt dann ein infiltratfreier Streifen, an den sich ein bis in die Subkutis reichendes tumoröses Infiltrat anschließt. Es überwiegen jetzt mittelgroße, häufig hyperchromatische atypische Zellen mit unregelmäßiger Kernkonfiguration. Eine wechselnde Zahl großer Zellen mit hellem basophilem Zytoplasma und großen Kernen mit prominenten Nukleolen deuten den Übergang vom zytischen zum blastären hochmalignen Lymphom an. Gleichen die dann zu beobachtenden Zellen anderen hochmalignen T-Zell-Lymphomen wie immunoblastischem, pleomorphem oder großzellig-anaplastischem Lymphom und überwiegen solche Zellen, spricht man von Transformation der M.f. in das jeweilige hochmaligne Lymphom. Molekularbiologische Untersuchungen zeigen, daß die dann morphologisch anaplastischen oder pleomorphen Tumorzellen weiterhin dem ursprünglich morphologisch kleinzelligen malignen T-Zell-Klon angehören.

Diagnostische Leitlinien. Früherkennung ist wichtig. Da die Histologie besonders im prämykosiden Stadium uncharakteristisch sein kann, sind multiple und wiederholte Biopsien erforderlich. Neben der histologischen Beurteilung sind sie Ausgangsmaterial für immunhistologische und molekularbiologische Untersuchungen. Immunphänotypisierung der Infiltratzellen weist bei morphologisch schwieriger Einordnung deren T-Zell-Natur, die proliferative Aktivität sowie zahlreiche weitere immunhistologisch faßbare diagnostisch hilfreiche Eigenschaften der atypischen Zellen nach. Die infiltrierenden Zellen bei M.f zeigen den Immunphänotyp reifer T-Zellen (CD2+, CD3+, CD4+, CD45RO+). Molekularbiologische Untersuchungen geben Aufschluß über die Konfiguration der T-Zell-Antigenrezeptorgene. Daraus können Rückschlüsse auf die Klonalität eines T-Zell-Infiltrates gewonnen und eine Abgrenzung gegenüber entzündlichen Dermatosen erreicht werden. Typisch für M.f. ist der Nachweis einer monoklonalen T-Zell-Population entweder im Southern blot oder mit Hilfe der Polymerasekettenreaktion (PCR).

Verlauf. Die Prognose der M.f. ist schwierig zu stellen. Im prämykosiden Stadium können Patienten jahrelang (5–20 und mehr Jahre) verharren; auch Rückbildung und Rezidive kommen vor. Wenn die Diagnose histologisch einwandfrei gesichert ist, liegt die durchschnittliche Überlebenszeit bei 5 Jahren. Wenn Tumoren, Lymphknotenschwellungen und innerliche Beteiligungen vorliegen, ist die Prognose ungünstig. Schließlich sterben die Patienten an den Organmanifestationen oder an Allgemeininfektionen.

Differentialdiagnose. Im prämykosiden Stadium nummuläres Ekzem, Arzneimittelreaktionen, Psoriasis vulgaris, lichenifiziertes Ekzem. Langes Bestehen, Therapieresistenz, ödematöse Infiltration, Inseln normaler Haut in Krankheitsherden lenken auf die Diagnose M.f. hin. Besonders Patienten mit Parapsoriasis en plaques sind auf M.f.-Entwicklung zu beobachten. Im infiltrativen und tumorösen Stadium sind Pseudolymphome (nodöse Arzneimittelreaktionen, lymphomatoide Papulose) und andere maligne Lymphome der Haut sowie Leukämie der Haut zu berücksichtigen.

Staging. Die beschriebenen klassischen klinischen Stadien dienen als grobe Orientierung. Prognostisch wichtige Parameter sind jedoch das Ausmaß der Hautbeteiligung sowie die extrakutane Manifestation in Lymphknoten, Blut und inneren Organen (s. Tabelle 61.3). Anhand der so festgestellten Ausbreitung wird die M.f. in die Stadien I–IV eingeteilt (TNM-Klassifikation nach Bunn und Lamberg). Wie bei anderen malignen Lymphomen ist ein exaktes Staging Voraussetzung für eine erfolgreiche Therapie.

Therapie. In den ganz frühen Stadien ist vielleicht eine Abheilung möglich. So kann in den Stadien Ia–IIb M.f. zunächst mit überwiegend äußerlich wirksamen Verfahren behandelt werden. Ab Stadium III und bei nachgewiesener extrakutaner Manifestation wird eine interne chemotherapeutische Behandlung erforderlich. Auch die unterschiedlichen pathogenetischen Auffassungen schlagen sich im Therapiekonzept nieder. Faßt man M.f. als primär malignes Lymphom auf, so erscheint eine primär aggressive Behandlung zur Vernichtung der proliferierenden atypischen Zellen vertretbar. Wird M.f. dagegen als zunächst entzündliche Erkrankung gesehen, so scheint eine vorsichtige Therapie sinnvoll, um angesichts des langen Verlaufes nicht, wie Oskar Gans es formuliert hat, „sein Pulver zu früh zu verschießen". Dies um so mehr als die M.f., wie die klinische Erfahrung lehrt, im Verlauf gegen therapeutische Maßnahmen, z.B. gegenüber Röntgenstrahlen zunehmend resistent wird. Da sich die Therapieresistenz in Abhängigkeit von der Intensität der durchgeführten Behandlung entwickelt, sollte man diese so führen, daß sich der Patient wohl fühlt.

Bei initialen Veränderungen mit Juckreiz genügen Glukokortikoidexterna und Antihistamine. Sehr günstig wirkt Besonnung (Heliotherapie). Auch regelmäßige UV-Bestrahlungen (UV-B, SUP) haben sich bewährt. Stärker infiltrierte Herde bilden sich auf Photochemotherapie PUVA (UV-A und Methoxypsoralen) zurück. Als Weiterentwicklung der PUVA-Therapie wird bei kutanen T-Zell-Lymphomen die extrakorporale Photopherese angewendet. Hierbei werden die Zellen des Patientenblutes in einem extrakorporalen Kreislauf vom Serum getrennt, mit Photosensibilisatoren inkubiert, danach mit UV-A bestrahlt und anschließend dem Patienten reinfundiert. Erste Berichte sind erfolgversprechend. Bei geringer Infiltration werden Balneophotochemotherapie versucht. Auch hier sind die Erfahrungen ermutigend.

Isolierte tumoröse Herde können mit Röntgenweichstrahlen therapiert werden. Zunächst genügen kleine Dosen (fraktioniert 2–4 Gy). Meist ist jedoch bei Tumoren eine Bestrahlung mit schnellen Elektronen erforderlich. Elektronen eignen sich auch zur Ganzkörpertherapie (etwa 8 Gy in 10–15 Tagen bis 40 Gy in 40 Tagen). Damit lassen sich besonders in frühen Stadien bei etwa zwei Drittel der Patienten längerdauernde komplette Remissionen erreichen; allerdings sollten die teilweise erheblichen Nebenwirkungen (Hauttrokkenheit, Atrophie und Juckreiz) bedacht werden.

Die örtliche Behandlung mit N-Lostlösung (Mechlorethamin, Chlormethin) ist vor allem in Skandinavien und den USA gebräuchlich, führt jedoch bei bis zu 50% der Patienten zu Kontaktsensibilisierung und zu Handhabungsproblemen für das Pflegepersonal. Zudem ist die Substanz selbst mutagen. Einzelne Herde oder auch primär die ganze Haut werden mit N-Lostlösung (10 mg Chlormethin in 40–60 ml Aqua dest.) täglich eingepinselt, bis ausreichende Wirkung vorhanden ist, danach reduzieren. Die Fünfjahresüberlebenszeit nach PUVA, Mechlorethamin und Elektronenbestrahlung scheint gleich zu sein.

Günstige Ergebnisse werden für die Behandlung mit Interferon-α berichtet, allerdings eher in Kombination mit anderen Therapieverfahren.

Bei fortgeschrittener Erkrankung zeigen Glukokortikoide (Prednison, Methylprednisolon oder Fluocortolon) in mittlerer Dosierung zunächst günstige Wirkung. Die erzielte Remissionsphase ist allerdings meist nur von kurzer Dauer und Reduzierung der Dosis verursacht Exazerbation. Bei fortgeschrittener Erkrankung, bei innerlichen Manifestationen und bei Übergang in ein höhermalignes Lymphom wird man Zytostatika in den Therapieplan einbeziehen. Diese Therapieformen erfordern Klinikbehandlung. Man kann mit Methotrexat-, hochdosierter Stoßtherapie mit Citrovorumfaktor (Leukovorin) oder niedrigdosierter Dauertherapie (15–50 mg/Woche i.v.) beginnen. Schließlich sollte jedoch in Kooperation mit dem Hämatologen eine Chemotherapie, beispielsweise das COPP-Schema (Cyclophosphamid (Endoxan), Oncovin (Vincristin), Procarbazin (Natulan) und Prednison (Decortin)) versucht werden. Die Erfolge der Zytostatikatherapie sind nicht so gut wie bei Morbus Hodgkin.

Im übrigen lokale Therapie zur Vermeidung von Infektionen und frühzeitig entsprechende antibiotische Therapie nach Antibiogramm.

Sézary-Syndrom

[Sézary und Bouvrain 1938]

Synonyme. Reticulohistiocytosis cutanea hyperplastica benigna cum melanodermia (Baccaredda 1939), T-Zell-Erythrodermie (Winkelmann 1973)

Definition. Chronische Erythrodermie, Lymphknotenschwellungen und leukämische Ausschwemmung atypischer morphologisch charakteristischer T-Zellen (Sézary-Zellen). Selten Knochenmarkbeteiligung. Wird vielfach als leukämische Variante der Mycosis fungoides betrachtet. Vorstadien mit Erythrodermie und <1000 Sézary-Zellen/mm^3 Blut werden als Prä-Sézary-Syndrom bezeichnet. Ab 1000 Sézary-Zellen/

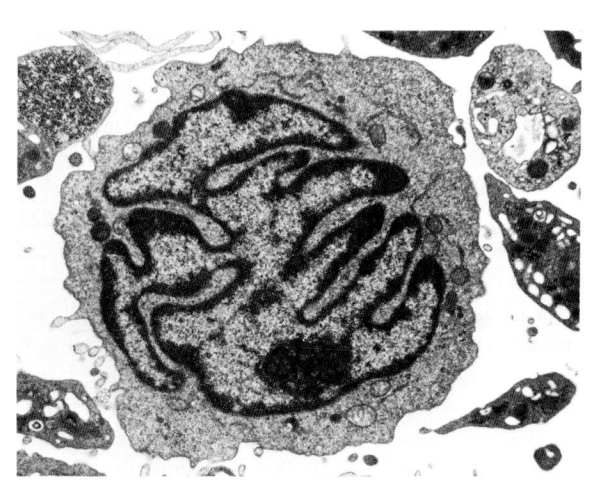

Abb. 61.5. Sézary-Syndrom, Lutzner-Zelle (Vergrößerung 10 100:1)

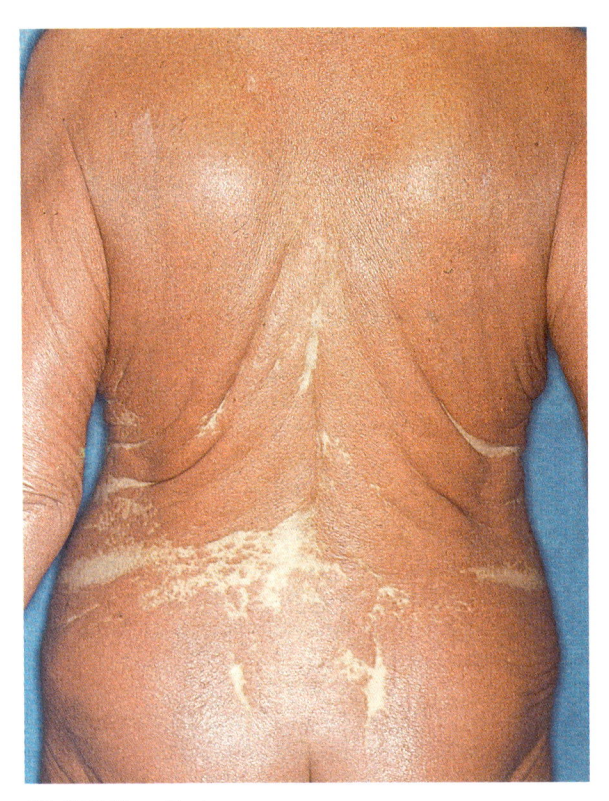

Abb. 61.6. Sézary-Syndrom

mm³ im peripheren Blut und entsprechender klinischer Symptomatik liegt ein Sézary-Syndrom vor. Übergang in höhermaligne T-Zell-Lymphome wurde beobachtet.

Vorkommen. Selten, meist ältere Menschen betroffen.

Ätiopathogenese. Ätiologie unbekannt. Man diskutiert eine gleichartige Genese wie bei M.f.

Klinik. Beginn der Erkrankung uncharakteristisch unter dem Bild eines seborrhoischen Ekzems, eines Kontaktekzems oder mit mehr psoriasiformen Veränderungen. Dann Entwicklung einer *Erythrodermie* (l'homme rouge) mit stark infiltrierter schuppender Haut und Pigmentierungsneigung (Melanoerythrodermie). Besonders ein entzündliches Ödem und starke Facies-leontina-artige entzündliche Infiltration der Gesichtshaut sind oft bemerkenswert.

Weitere Hautsymptome. Diffuse Hyperkeratosen der Palmae und Plantae, diffuse Alopezie infolge Miterkrankung des Kapillitiums, Onychodystrophie (Deformierung, subunguale Hyperkeratosen) und starker Juckreiz.

Lymphknoten. Typisch ist die Schwellung hautnaher Lymphknoten. Zunächst kann es sich um eine unspezifische Lymphadenopathie handeln. Molekularbiologische Untersuchungen weisen jedoch bereits dieselben klonalen T-Zellen wie in Blut und Haut nach, bevor histologisch ein eindeutiger spezifischer Mitbefall erkennbar wird. Später Zerstörung des Lymphknotens durch maligne T-Zellen.

Laborbefunde. Leukozytose mit relativer Lymphozytose und PAS-Granula-enthaltenden Sézary-Zellen.

Histopathologie. Grundsätzlich ähnlich wie bei M.f., neoplastische Infiltratzellen jedoch monomorpher (große und kleine Sézary-Zellen). Typisch ist die Sézary-Zelle, deren Ultrastruktur von Lutzner und Jordan eingehend beschrieben wurde. Diese Zelle kommt allerdings auch bei anderen, nichtmalignen, mit einem entzündlichen T-Zell-Infiltrat einhergehenden Dermatosen vor. Daher wird die Bezeichnung *Lutzner-Zelle* bevorzugt. Es handelt sich um 6–10 μm große Zellen mit wenig Zytoplasma und einem relativ großen eingebuchteten oder zerebriformen Kern. Zytodiagnostisch wichtig sind die intrazytoplasmatischen PAS-positiven Granula (Glykogen). Immunhistologisch tragen diese Zellen T-Zell-Antigene (CD3+, CD4+). Sie treten in der Haut, im Lymphknoten und im peripheren Blut auf und sind zumindest teilweise mit den sog. Mycosiszellen bei Mycosis fungoides identisch.

In den Lymphknoten findet sich zunächst eine dermatopathische Lymphadenopathie, dann lichtmikroskopisch erkennbare spezifische Infiltration durch atypische Lymphozyten (Sézary-Lutzner-Zellen). Molekularbiologisch ist eine monoklonale T-Zell-Population oft bereits vorher nachweisbar; sie ist in Haut, Blut und Lymphknoten identisch.

Verlauf. Chronisch, relativ gut über mehrere Jahre. Dann häufig rasche Dekompensierung mit Tumorbildung an der Haut, Kachexie und letalem Ausgang. Histologisch findet man dann oft Übergang in ein klinisch hochmalignes T-Zell-Lymphom mit großen blastären Tumorzellen.

Differentialdiagnose. Andere primäre und sekundäre Erythrodermien.
Ob die *Alterserythrodermie* bzw. *Melanoerythrodermie mit Kachexie und Lymphknotenschwellung* (Tritsch) als *Prä-Sézary-Syndrom* interpretiert werden muß, bleibt abzuwarten. Eigene Erfahrungen sprechen eher dagegen. Ein *Prä-Sézary-Syndrom* kann bei Erythrodermie und einem Sézary-Zellgehalt des peripheren Blutes von <1000/mm³ diagnostiziert werden.

Therapie. Grundsätzlich wie bei Mycosis fungoides (PUVA, Ganzkörperbestrahlung mit schnellen Elektronen), bei Sézary-Syndrom aber weniger oder kurzfristiger wirksam. Selten Verschlechterung infolge Lichtempfindlichkeit. Bewährt hat sich ferner initial die Kombination von niedrigdosierten Glukokortikoiden mit Chlorambucil (Winkelmann-Schema) in der Dosierung 20 mg Prednison (Decortin) und 5 mg Chlorambucil (Leukeran); tgl. Leukopherese wurde zur Entfernung der atypischen Zellen aus dem Blut angegeben. Auch extrakorporale Photopherese ist nach bisher vorliegenden Erfahrungen gut wirksam.

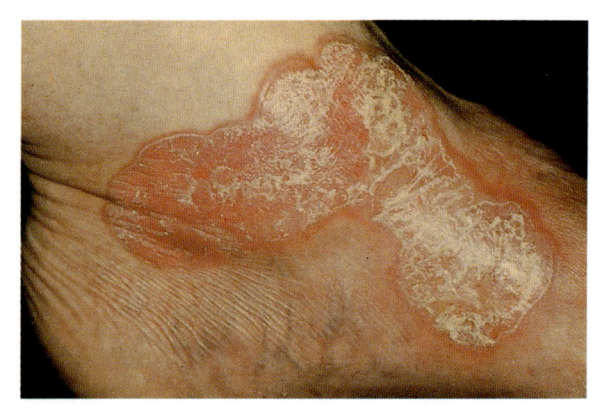

Abb. 61.7. Pagetoide Retikulose, Typ Worringer-Kolopp

Pagetoide Retikulose

[Woringer und Kolopp 1939; Krankheitsbezeichnung Braun-Falco, Marghescu und Wolff 1973]

Synonyme. Morbus Woringer-Kolopp, epidermotrope Retikulose (Dupond und Vandale 1959), lokalisierte Mycosis fungoides mit Epidermotropismus (Lever 1977)

Definition. Epidermotropes niedrigmalignes T-Zell-Lymphom, nur histologisch Ähnlichkeit mit Morbus Paget der Brustwarzengegend. Der Begriff Retikulose erinnert an die historisch gewordene Ableitung der Tumorzellen maligner Lymphome von Retikulumzellen.

Vorkommen. Sehr selten. Starke Androtropie.

Ätiopathogenese. Ätiologie unbekannt. Die Erkrankung ist histologisch gekennzeichnet durch eine auffallende Durchsetzung der Epidermis (pagetoides Infiltratmuster) mit großen zytoplasmareichen pagetoiden Zellen, die zunächst als Merkel-Zellen, Retikulumzellen, Monozyten oder Promonozyten interpretiert wurden. Zahlreiche Mitosen und polyploide nukleäre DNS-Werte deuten auf Malignität der infiltrierenden Zellen. Immunphänotypisch lassen sich die intraepidermalen atypischen Zellen als T-Lymphozyten identifizieren. Es können CD4- oder CD8-positive atypische T-Zellen überwiegen. Molekularbiologisch läßt sich eine klonale T-Zell-Population im Infiltrat der pagetoiden Retikulose nachweisen.

Klinik. Zwei Formen von pagetoider Retikulose lassen sich unterscheiden:
Lokalisierter Typ (Woringer und Kolopp). Fast ausschließlich beim männlichen Geschlecht, offenbar in jedem Alter, entwickelt sich ein umschriebener, scharf begrenzter, entzündlich wirkender rötlichbräunlicher oder bräunlichvioletter, oft randbetonter scheibenförmiger, etwas schuppender Herd, oft an den distalen Extremitäten, der sich langsam vergrößern und schuppen kann. In demselben Areal können weitere Herde hinzutreten und miteinander konfluieren; so entwickeln sich sehr langsam bogen- und ringförmige Veränderungen. Die Gesamtentwicklung läuft sehr langsam über viele Jahre.

Disseminierter Typ (Ketron und Goodman). Die Autoren beschrieben 1931 eine Erkrankung mit ekzematoiden, plaqueförmigen und tumorösen Infiltraten, die bereits von zeitgenössischen Dermatologen als mit Mycosis fungoides identisch angesehen wurde. Abgegrenzt von einer Mycosis fungoides wurde die Erkrankung wegen der von den Autoren vermuteten epithelialen Herkunft der fast ausschließlich intraepidermal gelegenen atypischen Zellen. Meist erkranken ältere Männer. Die entzündlich-geröteten und schuppenden Herde neigen eher zur Generalisation und wachsen rascher als beim lokalsierten Typ. Immunhistologisch tragen diese Zellen wie bei M.f. und der lokalisierten Form der pagetoiden Retikulose T-Zell-Antigene. Ob deshalb von einer disseminierten Form der pagetoiden Retikulose gesprochen werden kann, ist fraglich. Eher handelt es sich um eine Variante der M.f. mit ausgeprägtem Epidermotropismus der neoplastischen atypischen Lymphozyten. Dies um so mehr, als bei einigen Patienten anamnestisch als Vorläuferkrankheiten Parapsoriasis en plaques, Parakeratosis variegata und sogar M.f. festgestellt wurden.

Differentialdiagnose. Mycosis fungoides (D'Alibert-Bazin-Form).

Histopathologie. Die oft akanthotisch verbreiterte Epidermis ist in ihrer ganzen Breite von atypischen lymphoiden Zellen durchsetzt. Dadurch entsteht ein typischer pagetoider Aspekt. Keine typischen Pautrier-Mikroabszesse. Auch Follikel und ekkrine Schweißdrüsen können pagetoid zellig durchsetzt sein. Im oberen Korium relativ geringes Infiltrat aus

Lymphozyten, Histiozyten und einzelnen Eosinophilen.

Prognose. Beim lokalisierten Typ günstiger, beim disseminierten Typ oft rasche Progression.

Therapie. Großzügige Exzision isolierter Herde oder Elektronenbestrahlung, sonst wie bei Mycosis fungoides.

Lymphomatoide Papulose

[Dupont 1965, Verallo und Haserick 1966, Macaulay 1968]

Definition. Klinisch benigne Erkrankung mit maligne erscheinendem histologischem Substrat. Überwiegend klonale Proliferation CD4- und häufig CD30-positiver atypischer T-Zellen in der Haut. Klinisch an Pityriasis lichenoides et varioliformis acuta erinnerndes Erscheinungsbild mit wechselnd neu auftretenden und spontan abheilenden Papeln und Knötchen. Histologisch maligne aussehendes Infiltrat mit oft großen blastären Zellen.

Vorkommen. Jüngster Patient 8 Monate, ältester 84 Jahre, Hauptmanifestationsalter 30–40 Jahre.

Ätiopathogenese. Ätiologie unbekannt. Im kutanen Infiltrat polyklonale und monoklonale T-Zell-Populationen. In der Mehrzahl der Patienten bleibt deren Auftreten ausschließlich auf die Haut beschränkt. Auftreten von identischen atypischen T-Zell-Klonen in Haut und Lymphknoten kommt jedoch vor. Die klinisch beobachtete Assoziation mit anderen malignen Lymphomen besonders mit Mycosis fungoides und Morbus Hodgkin wurde als Übergang von lymphomatoider Papulose in eindeutig maligne Lymphome gewertet. Das beim individuellen Patienten schwer abzuschätzende Potential dieser überwiegend gutartigen Erkrankung zu systemischer Manifestation der klonalen atyischen T-Zellen mit dem biologischen Verhalten eines malignen Lymphoms veranlaßt dazu, die lymphomatoide Papulose bei den peripheren T-Zell-Lymphomen darzustellen.

Klinik. Durch locker disseminierte, meist asymmetrische Hauterscheinungen ohne wesentliche Prädilektion geprägtes Krankheitsbild. Die häufigsten Primäreffloreszenzen sind gewöhnlich wenige, zunächst rötlich-bräunliche papulonodöse Effloreszenzen, die 2–12 mm Durchmesser erreichen, entweder bald pityriasiforme Schuppen aufweisen und sich zurückbilden oder sich hämorrhagisch nekrotisch umwandeln und schließlich nach etwa 1–3 Monaten mit einer hyperpigmentierten, angedeutet varioliformen Narbe spontan abheilen. Neben Papeln kommen jedoch auch ekzematoide Infiltrate und länger persistierende Hauttumoren vor.

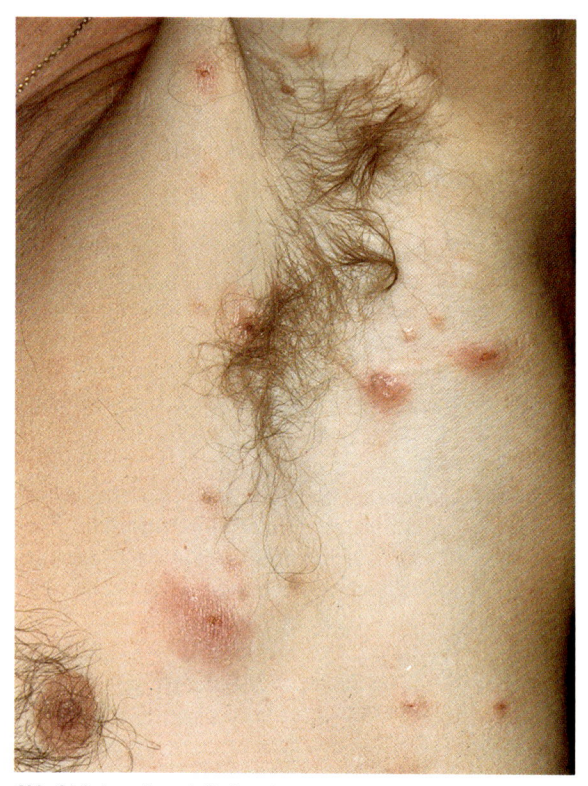

Abb. 61.8. Lymphomatoide Papulose

Symptome. Kein Juckreiz. Selten relative Lymphozytose im sonst normalen Blutbild oder Gammaglobulinerhöhung.

Histopathologie. Der histologische Befund hängt erheblich vom Alter der Papel ab. Voll entwickelt zeigt diese ein diffuses und perivaskuläres, oberflächlich und tiefes zellreiches Infiltrat im Korium. Subepidermal oft lichenoide Anordnung mit ausgeprägtem Epidermotropismus lymphoider Zellen. Die verbreiterte Epidermis zeigt Hyperparakeratose und fokale Nekrose. Das dermale Infiltrat besteht aus morphologisch unauffälligen Lymphozyten, zahlreichen Histiozyten, einzelnen Neutrophilen und Eosinophilen. Dazwischen liegen einzeln oder in kleineren kohärenten Arealen atypische Zellen unterschiedlicher Größe und Morphologie. Vorherrschend können kleine bis mittelgroße Zellen mit hyperchromatischen irregulären Kernen oder große an Hodgkin- oder Reed-Sternberg-Zellen erinnernde Zellen mit großen rundlichen oder nierenförmigen Kernen und prominenten Nukleolen sein.

Immunphänotypisch tragen die atypischen unterschiedlich großen Zellen T-Zell-Antigene, die allerdings auf blastären Zellen auch fehlen können. Besonders die größeren atypischen Zellen mit prominenten Nukleolen sind regelmäßig CD30-positiv. Die Proliferationsrate ist auffallend hoch.

Verlauf. Chronisch-wellenförmig oft über Jahrzehnte mit Episoden akuter Exazerbation. Die Assoziation mit malignen Lymphomen (Morbus Hodgkin, maligne T-Zell-Lymphome) in bis zu 20% der Patienten macht eine engmaschige Kontrolle erforderlich, begleitet von wiederholten histologischen Untersuchungen.

Differentialdiagnose. Maligne kutane Lymphome mit kleinknotigen Infiltraten, akute und chronische Formen der Pityriasis lichenoides, sekundäre Syphilis und Syphilis maligna sowie papulonekrotisches Tuberkuloid.

Therapie. Wenig wirksam. Versucht werden Photochemotherapie (PUVA) und Glukokortikoide äußerlich. Aggressive Therapieverfahren sind inadäquat, vertretbar ist Methotrexat in einem Therapieschema wie bei Psoriasis.

Periphere nichtspezifizierte T-Zell-Lymphome

Unter diesem Lymphomtyp werden alle peripheren T-Zell-Lymphome zusammengefaßt, die keinem der unten beschriebenen Subtypen der REAL-Klassifikation zuzuordnen sind. Auch die in der Kiel-Klassifikation als eigenständige Lymphomtypen abgegrenzten kleinzelligen und mittelgroß- oder großzelligen pleomorphen T-Zell-Lymphome gehen in den peripheren T-Zell-Lymphomen der REAL-Klassifikation auf. Nach der weiterhin vertretenen Ansicht mancher Dermatologen sind jedoch die klinischen und histologischen Merkmale der primär kutanen pleomorphen T-Zell-Lymphome charakteristisch genug, um ihre Eigenständigkeit als klinikopathologische Entität zu rechtfertigen. Deshalb wird dieser in der REAL-Klassifikation nicht mehr vorkommende Lymphomtyp auf der Basis der Kiel-Klassifikation hier noch beschrieben. In der REAL-Klassifikation nicht mehr als eigenständige Lymphomtypen betrachtet werden das T-Zonen-Lymphom und das T-immunoblastische Lymphom, die ebenfalls den peripheren nichtspezifizierten T-Zell-Lymphomen zugeordnet werden. Die REAL-Klassifikation erkennt jedoch ausdrücklich an, daß diese Kategorie nicht homogen ist und wahrscheinlich verschiedene, z.Z. noch nicht ausreichend gut abgrenzbare Entitäten umfaßt.

Kleinzelliges pleomorphes T-Zell-Lymphom
(Kiel-Klassifikation)

Definition. Kleinzelliges peripheres T-Zell-Lymphom mit ausgeprägt pleomorphen, überwiegend CD4-positiven Tumorzellen und nicht selten primär-kutaner Manifestation.

Vorkommen. Selten.

Ätiopathogenese. Unbekannt. Histologisch gleichartige Infiltrate werden bei HTLV-I-positiven endemischen adulten T-Zell-Lymphomen/Leukämien beobachtet.

Klinik. Uncharakteristisches Erscheinungsbild mit geröteten, überwiegend papulösen oder knotigen Primäreffloreszenzen in lockerer Dissemination und überwiegend asymmetrischer Anordnung.

Histopathologie. Im Korium dichtes Infiltrat aus kleinen lymphoiden Zellen mit auffällig pleomorphen Kernen. Diese zeigen irreguläre Kernkonfigurationen mit zahlreichen Einkerbungen, manchmal unter Ausbildung einer sägezahnartig konkaven und eher rundlichen konvexen Seite. Insgesamt jedoch eher monotones Zellbild. Diagnosestellung anhand des charakteristischen zytomorphologischen Bildes der Infiltratzellen. Immunphänotypisch sind die atypischen Zellen T-Zellen (CD3+, CD4+).

Verlauf. Kleinzellig-pleomorphe T-Zell-Lymphome zählen zu den niedrigmalignen Lymphomen. Meist folgt bei primär-kutanem Auftreten Lymphknotenmanifestation.

Therapie. Wie bei Mycosis fungoides, bei Lymphknotenbefall Polychemotherapie.

Mittelgroßzelliges und großzelliges pleomorphes T-Zell-Lymphom
(Kiel-Klassifikation)

Definition. Peripheres T-Zell-Lymphom aus mittelgroßen, großen oder übergroßen stark pleomorphen peripheren T-Zellen.

Histopathologie. Die atypischen Zellen sind mittelgroß bis groß und zeigen stark wechselnde Kernkonfigurationen, oft mit vielen irregulären Einkerbungen und nur manchmal auch prominenten Nukleolen. Ein ähnliches histologisches Bild findet sich auch bei der HTLV-I-positiven adulten T-Zell-Leukämie/Lymphom, demgegenüber das nichtendemische HTLV-I-negative pleopmorphe T-Zell-Lymphom einen etwas monotoneren Aspekt bietet. Die atypischen Infiltratzellen zeigen den Immunphänotyp reifer, peripherer T-Zellen CD2+, CD3+, CD4+ oder CD8+. Ein hoher Anteil der Tumorzellen kann ferner das Aktivierungsantigen CD30 tragen. Die Abgrenzung vom CD30+-großzellig-anaplastischen Lymphom erfolgt nach morphologischen und immunhistologischen Kriterien. Wie bei anderen hochmalignen T-Zell-Lymphomen kann jedoch die Expression einzelner T-Zell-Antigene fehlen (Antigenverlust).

Diagnostische Leitlinien. Die Diagnose wird histologisch und immunhistologisch gestellt. Entsprechende Staginguntersuchungen sollten folgen.

Klinik. Primärmanifestation an der Haut ist möglich. Dort sieht man unterschiedlich große, rötlichlivide Knötchen und Knoten, die aus zunächst plaqueartigen, scharf begrenzten, rötlichen, flachen Infiltraten hervorgehen können. Die Infiltrate können auch als aggregierte rötliche Papeln beginnen. Die sich entwikkelnden Knötchen und Knoten zeigen rasche Größenzunahme und nehmen im Verlauf einen charakteristischen lividrötlichen, oft hämorrhagisch-kontusiformen Farbton an.
Häufig sind bereits bei Auftreten spezifischer Hautinfiltrate auch Lymphknotenschwellungen feststellbar als Hinweis auf eine spezifische Beteiligung.
Gründliche klinische Durchuntersuchung mit exaktem Staging ist daher unverzichtbar.

Therapie. Elektronenbestrahlung der Hautherde. Meist muß aber in Zusammenarbeit mit Hämatologen eine zytostatische Chemotherapie eingeleitet werden.

T-Zonen-Lymphom
(Kiel-Klassifikation)
[Lennert und Mohri 1978]

Definition und Klinik. Das T-Zonen-Lymphom wird in der REAL-Klassifikation nicht mehr als eigene Entität genannt. Es geht ebenfalls in den peripheren nichtspezifizierten T-Zell-Lymphomen auf. Sehr seltenes Lymphom. In der Kiel-Klassifikation als T-Zonen-Lymphom bezeichnet, da das neoplastische Infiltrat in den T-Zonen des Lymphknotens auftritt und die Bestandteile der T-Zonen des lymphatischen Gewebes enthält. Charakteristisch sind kleine pleomorphe T-Zellen mit vereinzelten T-Immunoblasten sowie postkapilläre Venolen und interdigitierende Retikulumzellen dazwischen.
Hauterscheinungen sind extrem selten. Klinisch kann dann das Bild einer Erythrodermie bestehen.

Immunoblastisches T-Zell-Lymphom
(Kiel-Klassifikation)

Definition. Hochmalignes Lymphom peripherer T-Zellen aus eher gleichförmigen großen Zellen mit großen runden Kernen und meist solitärem großem Nukleolus. In der REAL-Klassifikation nicht mehr als eigenständig abgegrenzt, sondern den peripheren nichtspezifizierten T-Zell-Lymphomen zugeordnet.

Histopathologie. Charakteristisch für immunoblastische T-Zell-Lymphome sind große basophile Tumorzellen mit rundlichen bis ovalen Kernen und meist solitären, zentral gelegenen prominenten Nukleolen. Differentialdiagnostisch vom großzellig-anaplastischen T-Zell-Lymphom der Haut abzugrenzen, bei dem große blastäre Zellen mit ovalen bis nierenförmigen Kernen und oft mehreren prominenten Nukleolen das histologische Bild bestimmen. Immunhistologisch tragen die Tumorzellen T-Zellantigene (CD2+, CD3+, CD4 bzw. selten CD8+), wobei nicht selten ein zumindest partieller T-Zell-Antigenverlust zu beobachten ist. Weiter läßt sich ein hoher Anteil (bis über 50%) proliferierender Tumorzellen nachweisen (Ki-67+/MIB+).

Prognose. Die Erkrankung ist rasch progredient. An der Haut treten rasch wachsende, disseminierte, rötlichlivide feste Tumoren auf. Meist liegt dann bereits ein systemischer Befall von Lymphknoten und inneren Organen vor.

Therapie. Bestrahlung mit schnellen Elektronen und zytostatische Polychemotherapie.

Angioimmunoblastisches T-Zell-Lymphom

Synonyme. Lymphogranulomatosis X (Lennert 1973), Angioimmunoblastische Lymphadenopathie mit Dysproteinämie (Frizerra und Rappaport 1974, Radaszkiewicz und Lennert 1975)

Definition. Morphologisch und immunhistologisch aufgrund charakteristischer Veränderungen am Lymphknoten definiertes systemisches T-Zell-Lymphom. Die Prognose ist vorsichtig zu stellen.

Klinik. Akut auftretende Allgemeinsymptome wie Fieber, Gewichtsverlust, generalisierte Lymphknotenschwellung sowie Hepato- und Splenomegalie und Anämie. Im peripheren Blut findet sich oft eine polyklonale Hypergammaglobulinämie, hämolytische Anämie mit positivem Coombs-Test, Lymphozytopenie, Leukozytose und Eosinophilie.

Hautveränderungen. Sie werden in etwa 40% der Patienten als generalisierter Pruritus, juckende, makulopapulöse Exantheme, noduläre und plaqueförmige Infiltrate, livide urtikarielle Plaques auch mit Vaskulitis beobachtet. Diese können jedoch auch Ausdruck einer bei dieser Erkrankung beobachteten Überempfindlichkeit gegenüber Arzneimitteln sein. Auf Polylymphadenopathie ist zu achten.

Histopathologie. Die Hautveränderungen sind oft unspezifisch und lassen die Diagnose nur vermuten. Besonders ein buntes kutan-subkutanes Infiltrat aus kleineren, gelegentlich pleomorphen und größeren Lymphozyten, Plasmazellen und Histiozyten mit Vermehrung feinverzweigter Kapillaren und deutlicher eosinophiler Endothelverdickung lassen an die Diagnose denken. Sie wird histologisch am Lymphknoten gestellt. Dessen Architektur ist weitgehend zerstört, es finden sich „ausgebrannte" Keimzentren, ausgeprägte vaskuläre Proliferationen und ein Spektrum blastär transformierter lymphoider Zellen.

Genotypisch. Nachweis einer klonalen T-Zell-Population.

Verlauf. Durch frühzeitigen Einsatz von Chemotherapie Prognoseverbesserung. In Frage kommen CO-PLAM/IMVP16 oder Interferon-α. Die Prognose muß insgesamt als ungünstig angesehen werden.

Prognose. Diese ist vorsichtig zu stellen, oft rasch progredienter Verlauf mit letalem Ausgang.

Therapie. Frühzeitige Polychemotherapie in Zusammenarbeit mit Hämatologen.

CD30-positives großzellig-anaplastisches T-Zell-Lymphom

[Stein 1985]

Definition. Großzelliges peripheres T-Zell-Lymphom mit bizarren großen CD30-positiven Tumorzellen.

Vorkommen. Die Erkrankung tritt gehäuft bei Kindern und Jugendlichen sowie in höherem Alter auf. Sie kann sich an der Haut primär oder sekundär auf dem Boden vorbestehender T-Zell-Lymphome (M.f., Sézary-Syndrom, lymphomatoider Papulose, pleomorpher T-Zell-Lymphome) entwickeln.

Klinik. Spezifische Infiltrate der Haut treten bei primär kutanen Formen überwiegend solitär oder regional begrenzt als rötliche flache bis halbkugelige Tumoren, die ulzerieren können, auf. Auch plaqueförmige Infiltrate kommen vor. Auffälligerweise ist vereinzelt spontane Regression zu beobachten.

Histopathologie. Die überwiegend knotenförmig kutanen Infiltrate zeigen kohärente Areale großer bis sehr großer Tumorzellen mit bizarren oder rundlich bis ovalären, hufeisenförmigen Kernen und prominenten Nukleolen in Ein- oder Mehrzahl. Auch mehrkernige Tumorzellen und Tumorriesenzellen kommen vor. Die morphologische Abgrenzung von immunoblastischen oder pleomorphen großzelligen T-Zell-Lymphomen, bei denen ebenfalls die Expression des CD30-Antigens zu beobachten ist, kann schwierig sein. Meist sind die Tumorzellen des CD30-positiven großzellig-anaplastischen Lymphoms insgesamt größer. Ihre Kerne sind zwar oft völlig irregulär, haben jedoch nicht die oft gyrierte Kontur des pleomorphen T-Zell-Lymphoms. Auch fehlt hier meist der charakteristische prominente Nukleolus. Immunoblastenartige Zellformen kommen auch beim großzellig-anaplastischen Lymphom vor, sie bestimmen jedoch nicht wie beim immunoblastischen Lymphom ganz überwiegend das histologische Bild. Innerhalb des CD30-positiven großzellig-anaplastischen Lymphoms lassen sich morphologisch verschiedene Subtypen unterscheiden, wobei an der Haut überwiegend weniger bizarre Tumorzellen, meist mit rundlichen ovalären Kernen zu beobachten sind.

Differentialdiagnose. Es ist vor allem von anderen hochmalignen T-Zell-Lymphomen (pleomorphes T-Zell-Lymphom, T-immunoblastisches Lymphom) abzugrenzen sowie von der lymphomatoiden Papulose, bei der in einzelnen Fällen histologisch gleichartige Tumoren auftreten können. Als wesentliches differentialdiagnostisches Kriterium ist hier das klinische Verhalten heranzuziehen, das bei der lymphomatoiden Papulose durch das charakteristische Kommen und Gehen der Hauterscheinungen geprägt ist.

Verlauf. Eher günstiger als beim entsprechenden Lymphomtyp des Lymphknotens. Eine systemische Manifestation mit letztlich letalem Verlauf kommt jedoch auch beim primären CD30-positiven großzellig-anaplastischen Lymphom der Haut vor.

Prognose und Therapie. Die Prognose des primär-kutanen, großzellig-anaplastischen, CD30-positiven Lymphoms der Haut ist noch nicht sicher geklärt. Sie scheint jedoch etwas günstiger als diejenige des primär-nodalen Typs zu sein. Isolierte Herde können deshalb exzidiert oder mit schnellen Elektronen bestrahlt werden, bei Auftreten multilokulärer Herde ist jedoch eine zytostatische Chemotherapie zu empfehlen.

Angiozentrische Lymphome

[Liebow, Carrington und Friedman 1972]

Synonyme und verwandte Erkrankungen. Lymphomatoide Granulomatose, polymorphe Retikulose, „lethal midline granuloma", angiozentrische immunoproliferative Veränderungen.

Definition. Periphere T-Zell-Lymphome mit angiozentrischem und angiodestruktivem Wachstum und ungünstiger Prognose. Auch klinisch und histologisch gleichartige B-Zell-Lymphome sind beschrieben. Hautmitbefall kann der Manifestation des systemischem Lymphoms vorausgehen.
Die Gruppe der angiozentrischen Lymphome umfaßt unterschiedlich gut definierte Krankheitsbilder. Da diese immunphänotypisch heterogen sind, (T- und B-Zell-Phänotyp, T-Zell-reiche B-Lymphome) ist noch unklar, inwieweit die Erkrankungen identisch sind. Die ursprüngliche als reaktiver, entzündlicher Prozeß der Lunge (lymphomatoide Granulomatose) angesehene Erkrankung wurde von den erstbeschreibenden Autoren 11 Jahre später bei der Mehrzahl der Patienten des ursprünglichen Kollektivs als primäres Lymphom der Lunge eingestuft.

Ätiologie. Der Nachweis aktiver EBV-Genome bei mehreren Patienten läßt an eine pathogenetische Rolle dieses Virus denken.

Klinik. Angiozentrische Lymphome treten bevorzugt an Lunge, oberem Respirationstrakt einschließlich Nase und Nasensinus, Niere, Zentralnervensystem und an der Haut auf. Lymphknotenschwellung kann im Gegensatz zu anderen peripheren T-Zell-Lymphomen oft auch in fortgeschrittenen Stadien fehlen. Dort finden sich mit Bevorzugung der unteren Extremitäten rötliche Knötchen und Knoten, die ulzerieren können. Seltener kommen vesikulöse bis bullöse rötliche Infiltrate auch mit anulärer Konfiguration vor. Ähnlichkeit mit Necrobiosis lipoidica wird beschrieben.

Histopathologie. Im mittleren und unteren Korium findet sich ein polymorphes Infiltrat, das besonders an Venolen und Arteriolen auch mit Invasion und Durchsetzung der Gefäßwand auftritt. Es besteht aus atypischen kleineren und größeren bis blastären lymphoiden Zellen mit irregulären Kernkonfigurationen. Der Anteil dieser Zellen kann stadienabhängig variieren, in fortgeschrittenen Stadien treten auch zusammenhängend wachsende atypische Zellverbände auf. Daneben finden sich eosinophile Granulozyten, Histiozyten und Plasmazellen, die die atypischen Zellen an Zahl weit übertreffen können. Je nach Atypie und Anteil der neoplastischen Zellen läßt sich die Erkrankung histologisch nach Lipford in 3 prognostisch wichtige Stadien einteilen. Überwiegend findet sich der Phänotyp reifer peripherer T-Zellen (CD2+, CD3+, CD4+ oder CD8+). Auf blastären Zellen auch T-Zell-Antigenverlust. Auch atypische Infiltrate aus Zellen mit B-Phänotyp kommen vor.

Intravaskuläre (angiotrope) Lymphome

Synonyme. Maligne Angioendotheliomatose, systemisierte Endotheliomatose der kutanen Blutgefäße (Pfleger und Tappeiner 1959), Angioendotheliomatosis proliferans systematisata (Tappeiner und Pfleger 1963), proliferierende Endotheliose, neoplastische Endotheliose, angiotropic (intravascular) large cell lymphoma (Sheibani 1986).

Definition. Das angiotrope (intravaskuläre) Lymphom (maligne Angioendotheliomatose) ist eine multilokuläre Systemerkrankung, die sich vorwiegend in den kleineren und mittleren Gefäßen des zentralen Nervensystems und der Haut, aber auch der Lungen und Viszera manifestiert. In der REAL-Klassifikation werden intravaskuläre Lymphome nicht eigens von den angiozentrischen Lymphomen mit angiozentrischem und angioinvasivem Infiltrat abgegrenzt. In der Kiel-Klassifikation sind angiozentrische und angiotrope Lymphome nicht als eigener Subtyp genannt. Histologisch ist die maligne Angioendotheliomatose charakterisiert durch intravaskuläre Proliferation großer atypischer Zellen, die immunhistologisch entweder T-Zell-Antigene (CD4, CD5 oder CD8) oder B-Zell-Antigene (CD20, CD21) tragen. Im Gegensatz zu angiozentrischen Lymphomen sind atypische Zellen auch im Lumen kleiner Gefäße anzutreffen. Eine extravaskuläre Infiltratkomponente fehlt dagegen.

Klinik. Zu unterscheiden sind eine *reaktive Angioendotheliomatose* im Rahmen einer subakuten bakteriellen Endokarditis als reaktive Begleiterkrankung des Gefäßendothels und die *neoplastische Angioendothe-*

liomatose, die einem intravaskulären malignen Lymphom entspricht. Die klinischen Erscheinungsbilder beider pathogenetisch völlig unterschiedlichen Erkrankungen sind sehr ähnlich.
Klinische Symptome sind Fieber unklarer Genese, neurologische Herdsymptome, mentale Alteration bis hin zur Demenz sowie Seh- und Sprachstörungen.
An der *Haut* finden sich rötliche bis blaue plattenartige Infiltrate sowie Knötchen und Knoten, die ulzerieren können. Weiter finden sich wegen des sekundären Immunmangels opportunistische Infektionen (Aidsartiges Krankheitsspektrum).
Interne Befunde. Das angiozentrische intravaskuläre Lymphom tritt bevorzugt in den Gefäßen der Haut und des Gehirns auf. Es kann jedoch jedes andere Organ befallen sein.

Histopathologie. Sie ist sehr typisch. Man findet intraluminal in Kapillaren, Venolen, Arteriolen und kleinen Arterien gelegene mittelgroße bis große atypische Zellen, die immunhistologisch im Falle der neoplastischen Angioendotheliomatose überwiegend als B-Zellen, in einzelnen Fällen auch als T-Zellen identifiziert werden können. Dabei überwiegen großzellige blastäre Zelltypen, auch ein pleomorphes Erscheinungsbild atypischer T-Zellen ist zu beobachten.

Prognose. Eher ungünstig, insbesondere bei blastären hochmalignen Lymphomformen. Die durchschnittliche Überlebenszeit liegt bei 13 Monaten.

Therapie. Zytostatische Polychemotherapie.

B-Zell-Neoplasien

Vorläufer-B-Zell-Neoplasien

Lymphoblastisches Lymphom

Definition. Hochmalignes B-Zell-Lymphom aus B-Vorläuferzellen des Knochenmarks. Dieser Lymphomtyp kann leukämisch auftreten oder Tumoren ausbilden. Der Altersgipfel liegt im Kindesalter.

Klinik. Eine Hautbeteiligung ist eher selten. Bevorzugt sind Hals- und Kopfregion befallen. Dort treten solitäre oder multiple Knoten auf.

Histopathologie. Monomorphes diffuses bis knotiges Infiltrat der Haut durch kleine bis mittelgroße lymphoide Zellen mit blastärem Chromatin, die ovale, gekerbte oder gyriforme Kerne aufweisen.

Immunhistologisch lassen sich auf den atypischen Zellen das CD19- und in der Mehrzahl der Fälle CD10-Antigen (CALLA) nachweisen.

Therapie. In Verbindung mit Pädiatern, Hämatologen, Onkologen.

Periphere B-Zell-Neoplasien

B-Zell-chronisch-lymphozytische Leukämie (B-CLL)

Synonym. Chronisch-lymphatische Leukämie

Definition. Niedrigmaligne Proliferation monoklonaler B-Zellen ohne Immunglobulinsekretion mit leukämischer Aussaat im peripheren Blut.

Vorkommen. Die Erkrankung tritt hauptsächlich in höherem Lebensalter mit einem Häufigkeitsgipfel im 7. Dezenium auf.

Klinik. An der Haut lassen sich bei der chronisch-lymphatischen Leukämie vom B-Zell-Typ unspezifische Begleitsymptome und spezifische Infiltrate mit oft typischem klinischem Erscheinungsbild unterscheiden (s. Abb. 62.1 S. 1427).

Unspezifische Hautveränderungen. Bei den als kutane, wahrscheinlich allergisch bedingte Begleitsymptome der Leukämie auftretenden sog. *Leukämiden* handelt es sich vorwiegend um universellen *Pruritus.* Auch eine *Prurigo leucaemica,* die klinisch dem Krankheitsbild der Prurigo simplex subacuta (Urticaria papulosa chronica) entspricht, wird bei 10–20% der Patienten beobachtet. Umgekehrt sollte bei dieser Diagnose an eine lymphatische Leukämie gedacht werden. Unspezifische *Erythrodermien* werden bei etwa 20–25% der Patienten mit Hautsymptomen beobachtet. Sehr selten kommt es zur Entwicklung einer chronischen *Urtikaria* oder mukokutanen *Purpura.* Hingewiesen sei ferner auf den *Zoster generalisatus,* der auf der Basis des krankheitsbedingten sekundären Immunmangelzustandes relativ häufig vorkommt. Sehr selten ist, ebenfalls als Ausdruck einer Immunmangelsituation, *maligner Herpes simplex* mit ulzerösem Zerfall (*Herpes simplex exulcerans et persistens*), besonders im Gesicht und hier wiederum im nasooralen Bereich. Hierbei ist besonders eine HIV-Infektion auszuschließen. Wichtig ist, daß in diesen Begleiterkrankungen die Hauterscheinungen auch im weiteren Krankheitsverlauf histologisch ein unspezifisches feingewebliches Bild aufweisen.

Spezifische Haut- und Schleimhautveränderungen. Diese stellen eine Infiltration der Haut durch die gleichen atypischen B-Zellen dar, wie sie auch im peripheren Blut zu finden sind. Unterschieden werden können:

Hauterscheinungen. Diese sind meist symmetrisch angeordnet, bevorzugen den Kopf und das Gesicht, können aber auch am übrigen Körper vorkommen. Es handelt sich um kalottenförmig erhabene Knoten oder Tumoren unterschiedlicher Größe. Je nach Lokalisation der leukämischen Infiltrate innerhalb der Haut sind sie hautfarben oder braunrot. Ihre Konsistenz ist mäßig weich. In manchen Fällen konfluieren diese Tumoren zu apfel- oder faustgroßen Bildungen. Durch eine eher diffuse Infiltration des Gesichtes entsteht das Bild einer Facies leontina. Bei Glasspateldruck sieht man ein deutliches peripher verschwimmendes graues lupoides Infiltrat.

Auch knotige, bläulichrote oder bräunlichrote Tumoren an den Ohrläppchen sind ein typisches Symptom der B-CLL. Nicht selten manifestiert sich die Erkrankung in disseminierten follikulären oder mehr feinknotigen Hautinfiltraten am Rumpf oder an den Körperakren. Ulzeration der Hautveränderungen ist extrem selten.

Mundschleimhaut. Auch hier können flächenhafte Infiltrate oder Tumorbildungen entstehen. Tonsillentumoren, geschwulstartige Wucherungen am Zahnfleisch (Makrulie) oder am harten Gaumen kommen vor.

Lymphadenosis cutis circumscripta. Bei Patienten mit lymphatischer Leukämie kommen spezifische Hautveränderungen in etwa 20–50% der Fälle vor.

Symptome. Die spezifischen Hauterscheinungen verursachen gewöhnlich keinen Juckreiz.

Lymphknoten. Meist liegen disseminierte Lymphknotenschwellungen vor. Sie stellen ein diagnostisch wichtiges Symptom dar.

Häufig auch *Milzvergrößerung.* Bemerkenswert sind ferner *Serumproteinveränderungen* mit relativem Immunglobulinmangel.

Histopathologie. Die Haut wird meist unter Freilassung eines schmalen subepidermalen Bindegewebestreifens diffus oder knotig von einem monomorphen kleinzelligen Infiltrat durchsetzt. Keimzentren finden sich nicht. Die atypischen kleinen, zytoplasmaarmen Lymphozyten zeigen meist rundliche Kerne, können aber auch etwas pleomorph sein. Gelegentlich finden sich zwischen diesem monomorphen Infiltrat auch größere lymphozytoide Zellen, die als Prolymphozyten bezeichnet werden. Die atypischen Zellen tragen Oberflächenimmunglobulin vom IgM-Typ sowie Leichtketten-κ oder -λ. Intrazytoplasmatisches Immunglobulin fehlt dagegen. Sie sind CD5- und CD22-positiv und zeigen eine niedrige Proliferationsrate.

Verlauf. Chronisch, mit relativ guter Prognose, abhängig vom Stadium.

Differentialdiagnose. Andere kleinzellige Non-Hodgkin-Lymphome wie T-CLL- oder Sézary-Syndrom. Ferner müssen Sarkoidose der Haut, Lymphadenosis cutis benigna in histologisch nichtfollikulärer Form (B-Zell-Pseudolymphom), Lupus vulgaris tumidus und Lupus erythematodes hypertrophicus abgegrenzt werden.

Diagnose. Die Diagnose wird vorwiegend aus den typischen Blutbildveränderungen gestellt. Daneben sind die Veränderungen der Lymphknoten und des Knochenmarks charakteristisch.

Therapie. Im Vordergrund steht die zytostatische Behandlung der lymphatischen Leukämie durch den Internisten oder Hämatologen.

Die Behandlung unspezifischer Hautveränderungen erfolgt nach den allgemeinen dermatologischen Grundsätzen. Bei universellem Pruritus oder Prurigo leucaemica sowie universellen Erythrodermien ist auch an eine PUVA-Therapie oder Elektronenbestrahlung zu denken. Pruritus läßt sich durch Antihistamine abmildern. Auch der Einsatz von Glukokortikoiden kommt in Betracht.

Spezifische Hauterscheinungen sprechen auf eine Behandlung mit Röntgenweichstrahlen oder Elektronenbestrahlung oft gut an.

Lymphoplasmozytoides Lymphom/Immunozytom

Definition. Niedrigmalignes B-Zell-Lymphom aus kleinen Lymphozyten, lymphoplasmozytoiden Lymphozyten (Zellen mit reichlich basophilem Zytoplasma aber Kernen wie bei Lymphozyten) und Plasmazellen mit Bildung von monotypischem intrazytoplasmatischem Immunglobulin. Das primäre kutane Immunozytom ist klinisch und prognostisch vom sekundär-kutanen Immunozytom zu unterscheiden.

Vorkommen. Als Erkrankung eher selten, etwa 15% aller malignen kutanen Lymphome, überwiegend bei Erwachsenen mit Gipfel im 5. Lebensdezenium.

Klinik

Primäres Immunozytom der Haut. Spontan und relativ rasch bilden sich an normaler Haut meist auf eine Extremität beschränkt, solitär oder multipel erythe-

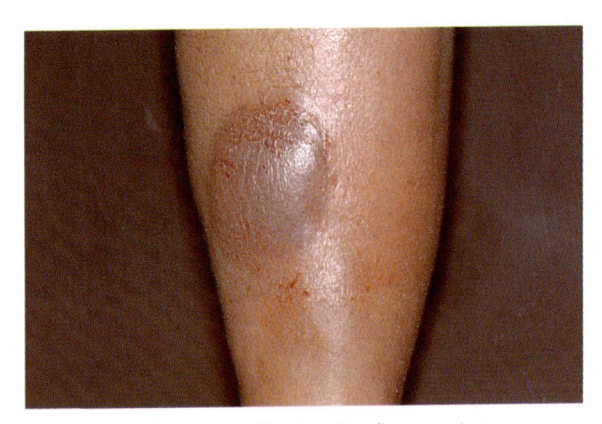

Abb. 61.9. Lymphoplasmozytoides Lymphom/Immunozytom

matopapulöse Herde, kalottenförmige klein- oder großknotige konsistente Tumoren oder mehr plattenförmige Hautinfiltrate von hellroter, lividroter und mehr bräunlicher Farbe. Gelegentlich wird der Aspekt einer Acrodermatitis chronica atrophicans vermittelt. Dieser kann in seltenen Fällen auch Entwicklung eines knotigen Infiltrates vorausgehen. Ulzeration ist offenbar selten.

Sekundäres Immunozytom der Haut. Meist sind die Hauterscheinungen generalisiert. Sie bestehen ebenfalls aus kutanen oder auch subkutanen Knoten, Knötchen und Papeln.

Symptome. Bei primärem Immunozytom der Haut finden sich keine extrakutanen Manifestationen. Klinische Begleitsymptome fehlen. Paraproteine lassen sich praktisch nicht nachweisen, nicht selten jedoch eine Hypergammaglobulinämie. Bei sekundärem Immunozytom der Haut Lymphknotenschwellung und Milzvergrößerung (lymphonodulärer Typ, splenomegaler Typ). Monoklonale Immunglobulinvermehrung im Blut bei etwa 30% (bei IgM als Makroglobulinämie Waldenström bezeichnet). Bei etwa 60% der Patienten Lymphozytose. Eine Assoziation mit Sjögren-Syndrom wird beobachtet.

Histopathologie. Die Anordnung des Infiltrates zeigt ein sog. B-Zell-Muster („B-cell-pattern"). Charakteristisch hierfür sind gut abgegrenzte knotige Infiltrate, die bis ins tiefe Korium und ins Fettgewebe reichen, wohingegen die Epidermis und auch ein schmaler subepidermaler Streifen nicht von atypischen B-Zellen infiltriert sind.

Zytologisch finden sich kleine B-Zellen mit reichlich basophilem Zytoplasma aber noch lymphozytärem Kern, die teilweise an Plasmazellen erinnern (lymphoplasmozytoide Zellen) und in wechselnder Anzahl morphologisch typische reife Plasmazellen. Der überwiegende Anteil des Infiltrats besteht jedoch aus kleinen Lymphozyten mit überwiegend rundlichen Kernen. Von den Subtypen der Kiel-Klassifikation, nämlich lymphoplasmozytoid (lymphoplasmozytoide Zellen, keine Plasmazellen), lymphoplasmozytisch (atypische Zellen mit plasmazellartiger Morphologie sowie Plasmazellen), entspricht das plasmozytoide Lymphom der REAL-Klassifikation am ehesten dem lymphoplasmozytoiden Immunozytom.

Als wesentliches diagnostisches Kriterium gilt der Nachweis von intrazytoplasmatischem Immunglobulin entweder im Kern selbst (Dutcher bodies) oder im Zytoplasma (Russel bodies). Diese lassen sich in der PAS-Färbung als homogene Einschlüsse besonders gut darstellen. Auch bei anderen B-Zell-Lymphomen kommen oft in den Randbereichen plasmazytoide Zellen und Plasmazellen häufig auch mit monotypischem intrazytoplasmatischem Immunglobulin vor. Die Diagnose richtet sich jedoch nach den übrigen Infiltratcharakteristika wie follikuläre Struktur und vorherrschender Tumorzelltyp. Als reaktives Begleitinfiltrat kommen Histiozyten, Mastzellen und einzelne Eosinophile vor.

Immunhistologisch sind die intrazytoplasmatischen Immunglobuline monoklonal, d.h. sie weisen entweder κ- oder λ-Leichtketten auf. Der Nachweis der Monoklonalität dient zur Abgrenzung von reaktiven Plasmazellen, die ebenfalls vorkommen können. Die atypischen B-Zellen tragen an der Oberfläche ebenfalls monoklonales Immunglobulin, weiterhin exprimieren sie B-Zell-assoziierte Antigene wie CD19, CD20 und CD22.

Verlauf. Die Prognose ist bei primären Immunozytomen der Haut und frühzeitiger Behandlung relativ günstig. In einzelnen Fällen kann die maligne B-Zell-Proliferation ausschließlich extranodal begrenzt bleiben. Ein Übergang in immunoblastische B-Zell-Lymphome kommt vor. Ebenso Übergang in einen Morbus Waldenström, welcher histologisch identisch ist mit lymphoplasmozytischem Immunozytom. Daher ist die Kontrolle der Serumimmunglobuline wichtig.

Differentialdiagnose. Klinisch andere Non-Hodgkin-Lymphome mit knotigen Infiltraten sowie Lymphadenosis cutis benigna.

Therapie. Bei solitären Herden Exzision im Gesunden, sonst oft erfolgreich Röntgenweichstrahlenbehandlung oder Elektronenbestrahlung.

Auch Polychemotherapie wurde mit gutem Erfolg angewendet: COP (Cyclophosphamid, Vincristin, Prednison) oder CHOP (Cyclophosphamid, Adriamycin, Vincristin, Prednison).

Mantelzellenlymphom

Definition. Das Mantelzellenlymphom gehört zu den niedrigmalignen B-Zell-Lymphomen. Es entspricht dem zentrozytischen Lymphom der Kiel-Klassifikation. Morphologisch sind die atypischen Zellen den Zentrozyten im Keimzentrum des Lymphknotens ähnlich. Von diesen unterscheiden sie sich aber immunphänotypisch und gleichen eher B-Zellen im Bereich der Follikelmantelzone sekundärer Keimzentren. Diese B-Zellen der Mantelzone gelten als physiologische Äquivalente der Tumorzellen des Mantelzellenlymphoms. Die folgenden Angaben basieren auf den zur Diagnose zentrozytisches Lymphom der Kiel-Klassifikation erhobenen Befunden.

Vorkommen. Etwa 8% aller malignen Non-Hodgkin-Lymphome mit einem Altersgipfel zwischen 50 und 60 Jahren.

Klinik. Zentrozytische Lymphome haben kein typisches klinisches Bild. Als spezifische Hautinfiltrate sind einzelne oder multiple rötliche Knötchen und Knoten oder plattenartige Infiltrate zu beobachten. Diese können primär und sekundär an der Haut auftreten. Manchmal lassen sich auch im Blut Zentrozyten nachweisen.

Histopathologie. B-Zell-Muster. Kein Epidermotropismus. Vorwiegend kutanes, monotones Infiltrat aus kleinen bis mittelgroßen Zellen, die pleomorphe auffallend gekerbte Kerne zeigen. Keine Blasten. Die atypischen Zellen tragen B-Zell-Antigene (CD19, CD20 und CD22) und sind oberflächenimmunglobulin-positiv. Daneben reaktives Infiltrat aus Lymphozyten und Histiozyten.

Differentialdiagnose. Andere kleinzellige Lymphome der Haut, besonders lymphatische Leukämie.

Therapie. Exzision oder Bestrahlung der Hautherde soweit innerliche Manifestation ausgeschlossen werden kann, ggf. internistisch-hämatologische Behandlung der Grundkrankheit (Mono- und Polychemotherapie).

Keimzentrumslymphom

Definition. Die Tumorzellen des Keimzentrumslymphoms sind morphologisch und in ihrer Anordnung einem reaktiven Keimzentrum des Lymphknotens ähnlich. Prognostisch zwischen niedrig- und hochmalignen B-Zell-Lymphomen einzuordnen. Hautbeteiligung ist eher selten. Das Keimzentrumslymphom der REAL-Klassifikation umfaßt das zentroblastisch-zentrozytische Lymphom und das follikuläre zentroblastische Lymphom der Kiel-Klassifikation. Die REAL-Klassifikation unterteilt das Keimzentrumslymphom abhängig von der Zahl der vorhandenen großen Zellen in die provisorischen zytologischen Grade I–III.

Vorkommen. Selten.

Klinik. Im Vordergrund stehen schmerzlose, harte Lymphknotenschwellungen, zunächst besonders an Hals und Achselhöhlen. Die vergrößerten Lymphknoten können nach außen perforieren. Später Milz-, gelegentlich auch Lebervergrößerung. Allgemeinsymptome und subjektive Beschwerden fehlen zunächst. Nach Jahren kann die Erkrankung zunehmend aggressiver verlaufen und infolge von Kachexie letal enden.

Hautbeteiligung. Selten.

Spezifische Infiltrate. Sie treten in Form blaurötlicher einzelner oder multipler Knoten auf. Diese können auch subkutan gelegen sein und zeigen extrem harte Konsistenz. Prädilektionsstellen sind Kopf und Hals.

Lymphknotenschwellungen. Sie sind ein frühzeitiges klinisches Symptom.

Unspezifische Hautveränderungen. Sie manifestieren sich als Erythrodermie, ekzematoide Veränderungen oder/und pigmentierte Flecken.

Histopathologie. Die Diagnose aus erkrankten Lymphknoten ist einfacher als aus der Haut, weil hier das follikuläre Muster mit großen Keimzentren und dem schmalen Lymphozytensaum fehlen kann. Die Infiltrate zeigen ein typisches B-Zell-Muster, d.h. knotige Anordnung, und durchsetzen das gesamte Korium und können auch ins Fettgewebe reichen. In unterschiedlichem Umfang finden sich follikuläre Strukturen mit eher unscharf begrenzten Keimzentren, wenigen Mitosen, zahlreichen Zentrozyten (kleinen gekerbten Zellen) und eher wenigen Zentroblasten (großen Zellen mit rundlichen Kernen und randständigen Nukleolen). Im Gegensatz zum follikulären Pseudolymphom finden sich keine Sternhimmelmakrophagen.

Immunhistologisch zeigen die Keimzentrumszellen Oberflächenimmunglobulin und B-Zell-Antigene. Sie sind CD5-negativ und wechselnd CD10-positiv. Von den polyklonalen B-Zellen reaktiver follikulärer Hyperplasien, die auch in der Haut zu beobachten sind, unterscheiden sie sich weiter durch die Expression des bcl-2-Proteins, die allerdings bei kutanen Keimzentrumslymphomen nicht regelmäßig zu finden ist.

Therapie. Zentroblastisch-zentrozytische Lymphome gelten als strahlenempfindlich, so daß in den früheren Stadien Röntgenweichstrahlen oder schnelle Elektronen effektiv sind (Extended-field-Technik). Im fortgeschrittenen Stadium Chemotherapie in Verbindung mit Hämatologen. Gebräuchlich sind Kombinationen von Chlorambucil (Leukeran) und Prednison, das COP-Schema [Cyclophosphamid (Endoxan), Oncovin (Vincristin), Prednison (Decortin)] oder das NOSTE-Schema [Mitoxantron (Novantron), Prednimustin (Sterecyt)].

Crosti-Retikulohistiozytose
[Crosti 1951]

Synonym. Retikulohistiozytom des Rückens

Definition. 1955 von Crosti geprägte Bezeichnung einer vorzugsweise bei Männern mit knotigen Infiltraten am Rücken auftretenden Erkrankung mit relativ günstiger Prognose. Auf der Basis neuerer immunhistologischer und molekularbiologischer Befunde ist das Retikulohistiozytom des Rückens ein primär an der Haut auftretendes *B-Zell-Keimzentrumslymphom*. Das klinische und histologische Bild gleicht demjenigen primärer Keimzentrumslymphome der Haut in anderen Lokalisationen. Deshalb wird der Begriff Retikulohistiozytose des Rückens heute nicht mehr verwendet.

Haarzell-Leukämie
[Bouroncle et al. 1958, Schreck und Donnelly 1964]

Definition. Neoplasie kleiner bis mittelgroßer B-Zellen, die im Ausstrich charakteristische haarartige Fortsätze zeigen. Diese treten im peripheren Blut, Knochenmark, Milz, Leber und Lymphknoten auf. Spezifische Hautveränderungen sind sehr selten.

Klinik. Chronische Erkrankung mit Splenomegalie, Hepatomegalie und Panzytopenie, Lymphadenopathie eher selten, im Verlauf möglich. Hohe Infektanfälligkeit.
Hautveränderungen. Spezifische Hautveränderungen sind sehr selten und treten als papulöse und kleinknotige Infiltrate auf. Häufiger sind unspezifische Hautveränderungen in Form von Vaskulitiden, Arzneimittelreaktionen und Infektionen. Gleichzeitiges Auftreten von Periarteriitis nodosa ist beschrieben.
Elektronenmikroskopisch sind die neoplastischen Zellen durch lange, dünne mikrovillusartige Fortsätze an der Zellmembran gekennzeichnet.

Immunphänotypisch tragen die atypischen Zellen Oberflächenimmunglobulin und B-Zell-Antigene (CD19, CD20, CD22). Diagnostisch wesentlich, jedoch nichtspezifisch ist der Nachweis von intrazellulärer tartratresistenter saurer Phosphatase.

Plasmozytom

Synonyme. Plasmozytisches Lymphom, multiples Myelom, Morbus Kahler

Definition. Niedrigmalignes B-Zell-Lymphom aus gut differenzierten Tumorzellen mit der Zytomorphologie reifer Plasmazellen. Gleichartige Neoplasien des Knochenmarks werden als Myelome bezeichnet. Extraossäre Plasmozytome können in seltenen Fällen auch primär an der Haut auftreten.

Klinik. Die Hauptlokalisation des Myeloms ist das Knochenmark mit charakteristischen, auch röntgenologisch erkennbaren Osteolysen.
Extraossäre Plasmozytome kommen überwiegend in Lymphknoten sowie im oberen Respirationstrakt einschließlich Nasopharynx und Mundhöhle vor. Primäre Plasmozytome der Haut sind äußerst selten.
Hautveränderungen können spezifisch oder als unspezifische Begleitreaktion beobachtet werden:

Unspezifische Hautveränderungen. Sie sind im wesentlichen Folge der Bildung pathologischer Immunglobuline (Paraproteine). Hierzu gehören:
Amyloid (Paraamyloid). Es wird in der Haut abgelagert und führt zu hautfarbenen papulösen oder knötchenförmigen Eruptionen, auch zu Alopezie. Amyloidablagerungen finden sich auch in der Muskulatur und in der Zunge (Makroglossie).
Kryoglobulinämie. Sie ist nicht selten. Die im Kalten präzipitierenden Proteine fallen in den oberflächennahen Hautgefäßen aus und stören die Gefäßfunktion.

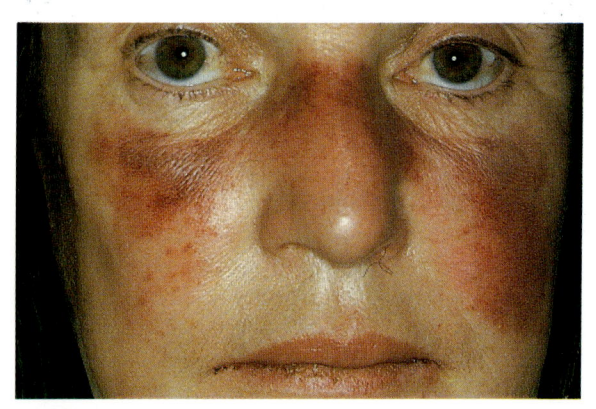

Abb. 61.10. Plasmozytom

Folgen sind Kältepurpura, Cutis marmorata, Raynaud-Syndrom, manchmal chronische Urtikaria.
Auch spontane Nekrosen mit Ulzerationen der Haut werden beobachtet. Ursache einer Purpura kann auch eine Begleitthrombozytopenie sein.
Skleromyxödem (Arndt und Gottron). Es ist in einem Teil der Fälle mit plasmozytomartigen Befunden kombiniert.
Pyoderma gangraenosum (Dermatitis ulcerosa). Sie sollte ebenfalls Grund zur Suche nach einem Plasmozytom sein.
Disseminierte plane Xanthome bei Erwachsenen. Sie sollten stets an Plasmozytom denken lassen.
Varicella-Zoster-Virusinfektionen mit massivem Verlauf besonders als *Zoster generalisatus* kommen bei Plasmozytom als Ausdruck eines sekundären Immunmangels nicht selten vor.

Spezifische Hautveränderungen. Sie werden primär als an der Haut auftretende extramedulläre Plasmozytome, als sekundäre Manifestationen plasmozytärer Myelome oder als primäre Lymphknotenplasmozytome beobachtet.
Primäres extraossäres Plasmozytom der Haut. Es ist extrem selten. Extramedulläre Primärmanifestationen finden sich häufiger im Rhinopharynx, in den Lungen, in der Niere, in der Milz und als primäres Lymphknotenplasmozytom. *Klinisch* findet man an der Haut solitäre oder multiple kleine rote Papeln oder Knoten. *Histologisch* findet sich ein monomorphes Infiltrat reifer Plasmazellen, wobei auch atypische Zellformen vorkommen können. Dagegen fehlen andere Zelltypen und B-Zell-Differenzierungsstadien. Intrazytoplasmatisch kann monoklonales Immunglobulin nachgewiesen werden, dagegen fehlt in den meisten Fällen die Expression B-Zell-assoziierter Antigene wie CD19, CD20 und CD22, während die B-Zellen nun PCA1- und CD38-positiv werden. PAS-positive Immunglobuline sind als hyalin erscheinende Ausgüsse in erweiterten Lymphgefäßen oder epidermisnahen Kapillaren festzustellen.

Therapie. Exzision oder Röntgentherapie.

Sekundäres Plasmozytom der Haut. Hier handelt es sich entweder um kutan-subkutan gelegene Knoten als Metastasen eines primär-ossären Plasmozytoms oder um subkutane Weichteiltumoren, welche sich aus darunter liegenden Knochenveränderungen entwickelt haben. Es besteht Ulzerationsneigung.

Veränderungen in der Mundhöhle. Diese sind diagnostisch bedeutungsvoll. Meist handelt es sich um Vergrößerungen des Zahnfleisches mit polypösen Wucherungen oder um Tumoren mit roter glänzender Oberfläche. Diese Veränderungen kommen auch isoliert, d.h. ohne weitere Symptome für Plasmozytom vor. Sie verlangen Abgrenzung von hyperplastischer Gingivitis anderer Genese. Biopsie empfehlenswert.

Diagnostische Leitlinien. Hinweise sind stark erhöhte BSG, Paraproteinämie (Immunelektrophorese) und Paraproteinurie (Bence-Jones-Probe).
Skelettveränderungen in Form von Osteolysen und plasmazellulärer Knochenmarkinfiltration durch plasmozytäre Myelome.
In abfallender Häufigkeit werden IgG-, IgA-, und Bence-Jones-Plasmozytome (light chain disease) beobachtet.

Therapie. Behandlung der Grundkrankheit, sonst wie beim Immunozytom. Zur zytostatischen Behandlung kommen besonders Mephalan (Alkeran), Cyclophosphamid (Endoxan), Procarbazin (Natulan) als Mono- oder Polychemotherapie in Betracht. Kooperation mit Hämatologen und Internisten.

Diffuses großzelliges B-Zell-Lymphom

Definition. Die Tumorzellen des diffusen großzelligen B-Zell-Lymphoms sind mindestens doppelt so groß wie normale Lymphozyten und haben vesikuläre Kerne mit prominenten Nukleolen. Sie wachsen diffus; follikuläre Strukturen fehlen. Die REAL-Klassifikation unterscheidet nicht mehr zwischen zentroblastischen, immunoblastischen und anaplastischen B-Zell-Lymphomen der Kiel-Klassifikation, da sich die Reproduzierbarkeit dieser morphologischen Subtypisierung als gering erwiesen hat. Im Folgenden sind die in der REAL-Klassfikation nicht mehr gebräuchlichen Kategorien hochmaligner B-Zell-Lymphome der Kiel-Klassifikation jedoch noch dargestellt.

Zentroblastisches Lymphom

Synonyme. Lymphoblastisches Lymphosarkom, germinoblastisches Sarkom.

Definition. In der Kiel-Klassifikation als hochmalignes Keimzentrumslymphom mit Tumorzellen, die den Zentroblasten des reaktiven Keimzentrums gleichen, genannt.
Es kann primär auftreten oder sich sekundär aus einem zentrozytisch-zentroblastischen Lymphom entwickeln.

Vorkommen. Häufigstes hochmalignes Non-Hodgkin-Lymphom mit Altersgipfel im 7. Lebensjahrzehnt. Bei vorbestehendem Keimzentrumslymphom ist das rasche Wachstum eines Lymphknotens für den Übergang in ein zentroblastisches Lymphom charakteristisch.

Histopathologie. Monomorphe knotige Infiltration in Korium und oft auch Subkutis aus großen blastären Zellen mit runden oder ovalen Zellkernen und membranständigen Nukleolen. Neben Zentroblasten kommen auch Immunoblasten und Tumorzellen mit gelappten (multilobated) Kernen vor. Abhängig vom jeweiligen Verhältnis der möglichen Tumorzellvarianten unterscheidet die Kiel-Klassifikation 4 histologische Subtypen: monomorph, polymorph, gelapptkernig (multilobated) und zentrozytoid.

Immunhistologisch. Nachweis von B-Zell-Antigenen CD19, CD20 und CD22; hohe Proliferationsrate.

Therapie. Röntgen- oder Elektronenbestrahlung, Polychemotherapie.

Immunoblastisches Lymphom

Definition. Hochmalignes B-Zell-Lymphom gekennzeichnet durch neoplastische Proliferation von Immunoblasten. Es ist selten und manifestiert sich primär oder sekundär an der Haut.

Klinik. Bevorzugt zwischen 40 und 80 Jahren mit einem Altersgipfel im 7. Lebensjahrzehnt. An der Haut entwickeln sich plattenartige Infiltrate oder flache polsterartige oder knotige Tumoren, die ulzerieren können. Die Veränderungen sind bräunlich oder livid bis düsterrot, bei subkutanem Sitz hautfarben. Sie können solitär, aber auch gleichzeitig oder nacheinander multipel auftreten. Die Mundhöhle kann beteiligt sein.

Allgemeinsymptome. Rasche Vergrößerung der Lymphknoten, Splenomegalie, Beteiligung von Leber und Lungen, Speicheldrüsen und Schilddrüse. Auch Knochenmarkbeteiligung möglich.

Histologie. Weitgehend monomorphes Infiltrat aus großen Immunoblasten mit basophilem Zytoplasma, großem überwiegend ovalem Kern mit lockerem Chromatin, der einen zentral gelegenen solitären Nukleolus enthält. Zahlreiche atypische Mitosen. Reaktiv vermehrte helle Makrophagen im Infiltrat (Pseudosternhimmelbild). Immunoblastische Lymphome mit und ohne Differenzierung werden als histologische Subtypen bezeichnet.

Immunhistologisch. Expression von CD19, CD20 und CD22 als B-Zell-assoziierte Antigene.

Verlauf. Rasch progredient und meist innerhalb von 1–2 Jahren letal.

Differentialdiagnose. Andere hochmaligne blastäre Lymphome. Hautmetastasen, Morbus Hodgkin.

Therapie. Röntgenweichstrahlentherapie oder Elektronenbestrahlung. Meist ist jedoch bei kutaner Manifestation eine zytostatische Polychemotherapie erforderlich.

Weiterführende Literatur

Maligne Lymphome — Allgemeines

Burg G (1988) Häufigkeit und Klassifikation der Hautlymphome. Hautarzt 39 (Suppl VIII):276–277

Burg G, Kerl H (1991) Cutaneous lymphomas and pseudolymphomas — introduction. Sem Diagn Pathol 8:53–54

Burg G, Kerl H, Thiers BH (eds) (1994) Cutaneous lymphomas. In: Dermatologic clinics. Saunders, Philadelphia

Davey FR, Gatter K, Ralfkiaer E et al. (1987) Immunophenotyping of non-Hodgkin's lymphoma using a panel of antibodies on paraffine-embedded tissues. Am J Pathol 129:54–63

Harris LH, Jaffe SE, Stein H et al. (1994) A revised European-American classification of lymphoid neoplasms: a proposal from the international lymphoma study group. Blood 84:1361–1392

Hausschild A, Sterry W (1989) Formalin-resistant leukocyte surface antigens in the diagnosis of cutaneous malignant lymphomas. Am J Pathol 135:177–184

Kaudewitz P (1992) Maligne kutane Lymphome. In: Braun-Falco O, Plewig G, Meurer M (Hrsg) Fortschritte der praktischen Dermatologie und Venerologie, Bd XIII. Springer, Berlin, S 207–211

Kaudewitz P, Braun-Falco O (1992) Malignant cutaneous lymphomas. In: Champion RH, Pye RJ (eds) Recent advances in dermatology. Churchill Livingstone, Edinburgh, pp 33–48

Kaudewitz P, Eckert F (1989) Lymphom — Pseudolymphom. In: Braun-Falco O, Ring J (Hrsg) Fortschritte der praktischen Dermatologie und Venerologie, Bd XII. Springer, Berlin, S 88–95

Picker LJ, Weiß LM, Medeiros LJ et al. (1987) Immunophenotypic criteria for the diagnosis of non-Hodgkin's lymphoma. Am J Pathol 128:181–201

Smolle J, Kaudewitz P, Aberer E et al. (1987) Immunhistochemische Klassifikation von kutanen Lymphomen und Pseudolymphomen. Hautarzt 38:461–466

Stein H, Dallenbach F, Dienemann D (1988) Differenzierungslinien physiologischer und maligner Zellen des lymphatischen Systems. Verh Dtsch Ges Pathol 72:57–85

Vloten WA van, Willemze R, Lange Vejlsgaard et al. (eds) Cutaneous lymphoma. Karger, Basel

Vogt T, Stolz W, Braun-Falco O et al. (1991) Prognostic significance of DNA cytometry in cutaneous malignant lymphomas. Cancer 68:1095–1100

Volkenandt M, Wienicke R, Koch OM (1993) Conformational polymorphism of cRNA of T-cell receptor genes as a clone specific molecular marker for cutaneous lymphoma. J Invest Dermatol 101:514–516

Weidenhiller M, Ackerman S, Dummer R et al. (1992) Zytokin- und Zytokin-Rezeptor-Expression in kutanen Lymphomen. In: Burg G, Hartmann AA, Konz B (Hrsg) Onkologische Dermatologie. Springer, Berlin, S 41–48

Weinberg JM, Rook AH, Lessin SR (1993) Molecular diagnosis of lymphocytic infiltrates of the skin. Arch Dermatol 129:1491–1500

Wood GS (1992) Benign and malignant cutaneous lymphoproliferative disorders including mycosis fungoides. In: Knowles DM (ed) Neoplastic hematopathology. Williams & Wilkins, Baltimore, pp 917–952

T-Zell-Lymphome

Beljaards RC, Kaudewitz P, Berti E et al. (1993) Primary cutaneous CD30-positive large cell lymphoma: definition of a new type of cutaneous lymhoma with a favorable prognosis. A European multicenter study of 47 patients. Cancer 71:2097–2104

Burg G, Dummer R, Wilhelm M et al. (1991) A cutaneous delta-positive T-cell lymphoma that produces interferon gamma. New Engl J Med 325:1078–1081

Kaudewitz P, Stein H, Dallenbach F et al. (1989) Primary and secondary cutaneous Ki-1+ (CD30+) anaplastic large cell lymphomas. Am J Pathol 135:359–367

Perniciaro C, Zalla MJ, White W Jr et al. (1993) Subcutaneous T-cell lymphoma. Report of two additional cases and further observations. Arch Dermatol 129:1171–1176

Schmoeckel C, Burg G, Hoffmann-Fezer G et al. (1982) Cutaneous Immunoblastic T-cell lymphoma. Arch Dermatol Res 274:141–154

Sterry W, Siebel A, Mielke V (1992) HTLV-1-negative pleomorphic T-cell lymphoma of the skin: the clinicopathological correlations and natural history of 15 patients. Br J Dermatol 126:456–462

Mycosis fungoides

Argenyi ZB, Goeken JA, Piette WW et al. (1992) Granulomatous mycosis fungoides. Clinicopathologic study of two cases. Am J Dermatopathol 14:200–210

Barcos M (1992) Mycosis fungoides. Diagnosis and pathogenesis. Am J Clin Pathol 99:452–458

Borowitz MJ, Weidner A, Olosen EA et al. (1993) Abnormalities of circulating T-cell subpopulations in patients with cutaneous T-cell lymphoma: cutaneous lymphocyte-associated antigen expression on T-cells correlates with extend of disease. Leukemia 7:859–863

Cerroni L, Rieger E, Hödl S et al. (1992) Clinicopathologic and immunologic features associated with transformation of mycosis fungoides to large-cell lymphoma. Am Surg Pathol 16:543–552

Cooper KD (1992) Skin-infiltrating lymphocytes in normal and disordered skin: activation signals and functional roles in psoriasis and mycosis fungoides-type cutaneous T-cell lymphoma. J Dermatol 19:731–737

Goudie RB, Karim SN, Mills K et al. (1990) A sensitive method of screening for dominant T cell clones by amplification of T cell gamma gene rearrangements with the polymerase chain reaction. J Pathol 162:191–196

Grevelink SA, Fuller GN, Olsen EA (1991) Central nervous system involvement by cutaneous T cell lymphoma. J Am Acad Dermatol 25:542–549

Heald P, Edelson R (1991) Immunology of cutaneous T-cell lymphoma. J Natl Cancer Inst 83:400–404

Heald PW, Yan SL, Edelson RL et al. (1993) Skin-selective lymphocyte homing mechanisms in the pathogenesis of leukemic cutaneous T-cell lymphoma. J Invest Dermatol 101:222–226

Kikuchi A, Naka W, Harada T et al. (1993) Parapsoriasis en plaques: its potential for progression to malignant lymphoma. J Am Acad Dermatol 29:419–422

Kono DH, Baccala R, Balderas RS et al. (1992) Application of a multiprobe RNase protection assay and junctional sequences to define V beta gene divesity in Sézary syndrome. Am J Pathol 140:823–830

Lacour JP, Castanet J, Perrin C et al. (1993) Follicular mycosis fungoides. A clinical and histologic variant of cutaneous T-cell lymphoma: report of two cases. J Am Acad Dermatol 29:330–334

LeBoit PE (1991) Variants of mycosis fungoides and related cutaneous T-cell lymphomas. Semin Diagn Pathol 8:73–81

Leibl ML, Lester H, Braunstein RE et al. (1991) Ocular findings in cutaneous T-cell lymphoma. Ann Ophthalmol 23:182–186

Lynch JW Jr, Linoilla I, Sausville EA et al. (1992) Prognostic implications of evaluation for lymph node involvement by T-cell antigen receptor gene rearrangement in mycosis fungoides. Blood 79:3293–3299

Olerud JE, Kulin PA, Chew DE et al. (1992) Cutaneous T-cell lymphoma. Evaluation of pretreatment skin biopsy specimens by a panel of pathologists. Arch Dermatol 128:501–507

Saed G, Fivenson DO, Naidu Y et al. (1994) Mycosis fungoides exhibits a Th1-type cell mediated cytokine profile whereas Sézary syndrome expresses a Th2-type profile. J Invest Dermatol 103:29–33

Sausville EA (1992) T-cell leukemia-lymphoma and mycosis fungoides. Curr Opin Oncol 4:829–839

Smith JL, Lane AC, Hodges E et al. (1992) T-cell receptor variable (V) gene usage by lymphoid populations in T-cell lymphoma. J Pathol 166:109–112

Sterry W, Mielke V (1989) CD4+ cutaneous T-cell lymphomas show the phenotype of helper/inducer cells (CD45RA-, CDw29+). J Invest Dermatol 93:413–416

Stolz W, Schmoeckel C, Burg G et al. (1983) Circulating Sézary cells in the diagnostis of Sézary syndrome (quantitative and morphometric analysis). J Invest Dermatol 81:314–319

Wood GS, Tung M, Haeffner AC et al. (1994) Detection of clonal T-cell receptor y gene rearrangements in early mycosis fungoides/Sézary syndrome by polymerase chain reaction and denaturing gradient gel electrophoresis (PCR/DGGE). J Invest Dermatol 103:34–41

Zelickson BD, Peters MS, Pittelkow MR (1991) Gene rearrangement analysis in lymphoid neoplasia. Clin Dermatol 9:119–128

Zucker-Franklin D, Hooper WC, Evatt BL (1992) Human lymphotropic retroviruses associated with mycosis fungoides: evidence that human T-cell lymphotropic virus type II (HTLV-II) as well as HTLV-I may play a role in the disease. Blood 80:1537–1545

Pagetoide Retikulose

Braun-Falco O, Marghescu S, Wolff HH (1973) Pagetoide Retikulose (Morbus Woringer-Kolopp). Hautarzt 24:11-21

MacKie RM, Turbitt ML (1984) A case of pagetoid reticulosis bearing the T cytotoxic suppressor surface marker on the lymphoid infiltrate: further evidence that pagetoid reticulosis is not a variant of mycosis fungoides. Br J Dermatol 110:89-94

Mandojana RM, Helwig EB (1983) Localized epidermotropic reticulosis (Woringer-Kolopp disease). J Am Acad Dermatol 8:813-829

Mielke V, Wolff HH, Winzer M et al. (1989) Localized and disseminated pagetoid reticulosis. Diagnostic immunophenotypical findings. Arch Dermatol 125:402-406

Tan RSH, MacLeod TIF, Dean SG (1987) Pagetoid reticulosis, epidermotropic mycosis fungoides and mycosis fungoides: a disease spectrum. Br J Dermatol 116:67-77

Wood GS, Weiss LM, Hu CH et al. (1988) T-cell antigen deficiencies and clonal rearrangements of T-cell receptor genes in pagetoid reticulosis (Woringer-Kolopp disease). N Engl J Med 318:164-167

Lymphomatoide Papulose

Beljaards RC, Willemze R (1992) The Prognosis of patients with lymphomatoid papulosis associated with malignant lymphomas. Br J Dermatol 126:596-602

Davis TH, Morton CC, Miller-Cassman R et al. (1992) Hodgkin's disease, lymphomatoid papulosis, and cutaneous T-cell lymphoma derived from a common T-cell clone. N Engl J Med 326:1115-1122

Kaudewitz P, Stein H, Burg G et al. (1986) Atypical cells in lymphomatoid papulosis express the Hodgkin cell-associated antigen Ki-1. J Invest Dermatol 86:350-354

Kaudewitz P, Stein H, Plewig G et al. (1990) Hodgkin's disease followed by lymphomatoid papulosis. J Am Acad Dermatol 22:999-1006

Macaulay WL (1968) Lymphomatoid papulosis. A continuing self-healing eruption, clinically benign — histologically malignant. Arch Dermatol 97:23-30

Weiss LM, Wood GS, Trela M et al. (1986) Clonal T-cell populations in lymphomatoid papulosis. N Engl J Med 315:475-479

Willemze R (1985) Lymphomatoid papulosis. Dermatol Clin 3:735-747

Zackheim HS, LeBoit PE, Gordon BI et al. (1993) Lymphomatoid papulosis followed by Hodgkin's lymphoma. Differential response to therapy. Arch Dermatol 129:86-91

Angiozentrische und intravaskuläre Lymphome

Colby TV, Carrington CB (1983) Pulmonary lymphomas: current concepts. Hum Pathol 14:884-887

Liebow AA, Carrington CB, Friedman PJ (1972) Lymphomatoid granulomatosis. Hum Pathol 3:457-558

Sepp N, Schuler G, Romani N et al. (1990) „Intravascular lymphomatosis" (angioendotheliosis): evidence for a T-cell origin in two cases. Hum Pathol 21:1051-1058

Setoyama M, Mizoguchi S, Orikawa T et al. (1992) A case of intravascular malignant lymphomatosis (angiotropic large-cell lymphoma) presenting memory T cell phenotype and its expression of adhesion molecules. J Dermatol 19:263-269

B-Zell-Lymphome

Berti E, Alessi E, Caputo R et al. (1988) Reticulohistiocytoma of the dorsum. J Am Acad Dermatol 19:259-272

Braun-Falco O, Guggenberger K, Burg G et al. (1978) Immunozytom unter dem Bild einer Acrodermatitis chronica atrophicans. Hautarzt 29:644-647

Garbe C, Stein H, Dienemann D et al. (1991) Borrelia burgdorferi associated cutaneous B cell lymphoma: clinical and immunohistological characterisation of four cases. J Am Acad Dermatol 24:584-590

Garcia CF, Weiss LM, Warnke RA et al. (1986) Cutaneous follicular lymphoma. Am J Surg Pathol 10:454-463

Kerl H, Burg G (1979) Immunozytome und immunoblastische Lymphome der Haut. Hautarzt 30:666-672

Pimpinelli N, Santucci M, Bosi A et al. (1989) Primary cutaneous follicular centre-cell lymphoma — a lymphoproliferative disease with favourable prognosis. Clin Exp Dermatol 14:12-19

Pimpinelli N, Santucci M, Carli P et al. (1990) Primary cutaneous follicular center cell lymphoma: clinical and histological aspects. Curr Probl Dermatol 19:203-220

Rijlaarsdam JU, Putte SC van der, Berti E et al. (1993) Cutaneous immunocytomas: a clinicopathologic study of 26 cases. Histopathol 23:117-125

Sander CA, Medeiros LJ, Abruzzo LV et al. (1991) Lymphoblastic lymphoma presenting in cutaneous sites. A clinicopathologic analysis of six cases. J Am Acad Dermatol 25:1023-1031

Sangueza OP, Yadav S, White CR et al. (1992) Evolution of B-cell lymphoma from pseudolymphoma. A multidisciplinary approach using histology, immunohistochemistry and Southern blot analysis. Am J Dermatopathol 14:408-413

Santucci M, Pimpinelli N, Arganini L (1991) Primary cutaneous B-cell lymphoma: a unique type of low-grade lymphoma. Cancer 67:2311-2326

Volkenandt M, Cerroni L, Rieger E et al. (1992) Analysis of the 14;18 translocation in cutaneous lymphomas using the polymerase chain reaction. J Cutan Pathol 19:353-356

Willemze R, Meijer CJLM, Sentis HJ et al. (1987) Primary cutaneous large cell lymphomas of follicular center cell origin. J Am Acad Dermatol 16:518-526

Wood GS, Ngan BY, Tung R et al. (1989) Clonal rearrangements of immunoglobulin genes and progression to B cell lymphoma in cutaneous lymphoid hyperplasia. Am J Pathol 135:13-19

Therapie kutaner Lymphome

Burg G, Dommann S, Dummer R (1993) Maligne Lymphome der Haut. Therapeutische Umschau 50, 12:828-834

Cooper DL, Braverman IM, Sarris AH et al. (1993) Cyclosporine treatment of refractory T-cell lymphomas. Cancer 71:2335-2341

Dreno B, Claudy A, Meynadier J et al. (1991) The treatment of 45 patients with cutaneous T-cell lymphoma with low doses of interferon-alpha 2a and etretinate. Br J Dermatol 125:456-459

Dummer R, Röger J, Vogt T et al. (1992) Topical application of hexadecylphosphocholine in patients with cutaneous lymphomas. Prog Exp Tumor Res 34:160-169

Heald PW (1991) Photopheresis for cutaneous T cell lymphoma. Ann NY Acad Sci 636:171-177

Holloway KB, Flowers FP, Ramos-Caro FA (1992) Therapeutic alternatives in cutaneous T-cell lymphoma. J Am Acad Dermatol 27:367–378

Knobler RM, Trautinger F, Radaszkiewicz T et al. (1991) Treatment of cutaneous T cell lymphoma with a combination of low-dose interferon alpha-2b and retinoids. J Am Acad Dermatol 24:247–252

Kuten A, Stein M, Mandelzweig Y et al. (1991) Total skin electron irradiation for cutaneous T-cell lymphoma: the Northern Israel Oncology Center experience. Strahlenther Onco 167:392–396

Peterseim UM, Küster W, Gebauer HJ et al. (1991) Cytogenetic effects during extracorporal photopheresis treatment of two patients with cutaneous T-cell lymphoma. Arch Dermatol Res 283:81–85

Ross C, Tingsgaard P, Jorgensen H et al. (1993) Interferon treatment of cutaneous T-cell lymphoma. Eur J Haematol 51:63–72

Zackheim HS (1993) Does photopheresis reduce the tumor cell burden in erythrodermic cutaneous T-cell lymphoma? J Am Acad Dermatol 28:1023–1024

Zackheim HS (1994) Treatment of cutaneous T-cell lymphoma. In: Maibach HI, Zackheim HS (eds) Semin Dermatol. Saunders, Philadelphia, pp 207–215

Zic J, Arzubiaga C, Salhany KE et al. (1992) Extracorporeal photopheresis for the treatment of cutaneous T-cell lymphoma. J Am Acad Dermatol 27:729–736

Diagnostische Aspekte

Beljaards RC, Meijer CJ, Scheffer E et al. (1991) Differential diagnosis of cutaneous large cell lymphomas using monoclonal antibodies reactive in paraffin-embedded skin biopsy specimens. Am J Dermatopathol 13:342:9

Clarke AM, Reid WA, Jack AS (1993) Combined proliferating cell nuclear antigen and morphometric analysis in the diagnosis of cutaneous lymphoid infiltrates. J Clin Pathol 46:129–134

Dummer R, Kohl O, Gillessen J et al. (1993) Peripheral blood mononuclear cells in patients with nonleukemic cutaneous T-cell lymphoma. Reduced proliferation and preferential secretion of a T helper-2-like cytokine pattern on stimulation. Arch Dermatol 129:433–436

Foon KA, Piro LD (1992) Lymphocytic leukemias: new insights into biology and therapy. Leukemia 6:26–32

Gilks CB, Ho VC, Gascoyne RD et al. (1992) T-cell receptor variable region gene expression in cutaneous T-cell lymphomas. J Cutan Pathol 19:21–26

Preesman AH, Hu HZ, Tilanus MG et al. (1992) T-cell receptor V betafamily usage in primary cutaneous and primary nodal T-cell non-Hodgkin's lymphoma. J Invest Dermatol 99:587–593

Kapitel 62   Leukämien der Haut

Inhaltsverzeichnis

Hautveränderungen bei lymphatischen Leukämien . . 1427
    Chronisch-lymphatische Leukämie. 1427
    Akute lymphatische Leukämien 1427
Hautveränderungen bei myeloischen Leukämien . . . 1427
    Akute myeloische Leukämien 1427
    Chronisch-myeloische Leukämien 1429
Weiterführende Literatur 1429

Unter physiologischen Bedingungen entwickeln sich aus den pluripotenten Stammzellen im Knochenmark über zahlreiche Zwischenstufen die reifen leukozytären Zellen des peripheren Blutes. Wird eine sich differenzierende Zelle des hämatopoetischen Systems maligne transformiert und klonal expandiert, so kann eine große Zahl atypischer weißer Zellen eines bestimmten Differenzierungsstadiums in das periphere Blut gelangen. Die Leukämie ist also eine systemische hämatopoetische Neoplasie. Die malignen Zellen befallen das gesamte blutbildende System und können auch in extramedullären Organen einschließlich der Haut proliferieren. Infiltrate der Haut durch leukämische Zellen werden als *Leucaemia cutis* bezeichnet und von unspezifischen Begleitreaktionen unterschieden. Histologisch sind in spezifischen Hautveränderungen demnach die für die zugrunde liegende Leukämie charakteristischen Zellen anzutreffen. Klinisch sind die Hauterscheinungen vielgestaltig und diagnostisch nicht streng spezifisch für einen bestimmten Leukämietyp.

Die durch spezifische Infiltrate hervorgerufenen Effloreszenztypen umfassen Maculae, Papeln und Knoten, infiltrierte Plaques oder Ulzera, die aus den genannten Primäreffloreszenzen hervorgehen können, sowie ekchymosenartige und purpurische Infiltrate. Subkutane Leucaemia cutis kann unter dem klinischen Bild eines Erythema nodosum auftreten. Vielfach sind am selben Patienten mehrere Infiltrattypen entweder gleichzeitig oder nacheinander zu beobachten.

Spezifische Hautveränderungen. Diese korrekt zu diagnostizieren, ist klinisch bedeutsam, da bei etwa 7% der Patienten mit chronisch-lymphatischer oder akuter myeloischer Leukämie die Hauterscheinungen als *aleukämische Leucaemia cutis* der leukämischen Manifestation im peripheren Blut vorausgehen können.

Unspezifische Hautveränderungen. Bei etwa 30% der Patienten mit Leukämie kommen sie vor. Diese sind einmal Folge der meist gestörten Hämatopoese, können aber auch unabhängig hiervon als paraneoplastische Begleitreaktion vorkommen. Anämie mit Blässe, Thrombozytopenie mit hämorrhagischer Diathese und dadurch bedingten Petechien, Ekchymosen und Purpura sowie eine Verminderung und Funktionsstörung der Zellen der weißen Reihe mit erhöhter Infektanfälligkeit sind Zeichen der Myelodysfunktion. Besonders oberflächliche und tiefe Hautmykosen durch Candida albicans, Trichophyton rubrum sowie durch Cryptococcus neoformans oder Histoplasma capsulatum treten gehäuft bei den durch Leukämie immunsupprimierten Patienten auf.

Als reaktive oder paraneoplastische Hautveränderungen sind Pruritus, bullöses Pemphigoid, urtikarielle, ichthyosiforme, ekzematoide oder makulopapulöse Exantheme zu beobachten. Sweet-Syndrom kommt vermehrt bei akuter myeloischer Leukämie vor, wobei in dieser Assoziation besonders klinisch atypische, vesikulöse, bullöse oder ulzeröse Formen beschrieben sind. Auch Pyoderma gangraenosum wird bei akuten oder chronischen myeloischen Leukämien beobachtet. Das klinische Bild kann auch hier mit eher oberflächlichen, von bullösem, graubläulichem Halo umgebenen Ulzerationen atypisch sein.

Neben therapiebedingten Arzneimittelexanthemen, besonders in der Induktionsphase, wird nach aggressiver Chemotherapie mit Myelodepression ein unmittelbar nach dem Nadir (Tiefpunkt) der Leukozytenzahl auftretendes, als „eruption of lymphocyte recovery" bezeichnetes makulopapulöses Exanthem beschrieben, das nicht mit einem Arzneimittelexanthem verwechselt werden darf.

Diagnose und Klassifikation. Diese basiert auf den morphologischen, enzymzytochemischen, immunphänotypischen, chromosomalen und molekularbiologischen Charakteristika der leukämischen Zelle. Die chronisch-lymphatischen Leukämien (T-CLL und B-CLL) sind in der Kiel-Klassifikation berücksichtigt. Die akuten lymphatischen Leukämien (ALL) werden nach der French-American-British Classification (FAB) eingeteilt. Diese umfaßt die Untergruppen L1

bis L3. Daneben hat die immunologische Einteilung auf der Basis zytoplasmatischer und membranständiger Zellmarker klinisch-prognostische Bedeutung.
Die Klassifikation myelodysplastischer und myeloproliferativer Erkrankungen ist komplex. Hier lassen sich chronisch-myeloische Leukämie, Polycythaemia vera, Myelosklerose mit myeloischer Metaplasie und essentielle Thrombopenie unterscheiden. Akute myeloische Leukämien werden nach der FAB-Klassifikation in die Subtypen M0–M7 unterteilt. Die genannten Klassifikationen bilden die Basis einer ordnenden Systematik der überaus komplexen hämatopoetischen Neoplasien, innerhalb der auch seltene Leukämieformen zugeordnet und verstanden werden können. Detailliertere Erläuterungen siehe Handbücher der Hämatologie.

Hautveränderungen bei lymphatischen Leukämien

Chronisch-lymphatische Leukämie (s. S. 1416)

Akute lymphatische Leukämien

Unspezifische Hautveränderungen

Störung der normalen Hämatopoese durch neoplastische Zellen führt zur klinischen Symptomatik mit Leukozytose, Anämie, Thrombozytopenie, Knochenschmerzen sowie einer Vergrößerung von Leber, Milz und Tonsillen. An Haut und Schleimhäuten finden sich Petechien, Ekchymosen und Purpura. Betroffen sind besonders Kopf, Gesicht, Hände, Beine, Füße und Rücken, bevorzugt jedoch Gesicht und Extremitäten.

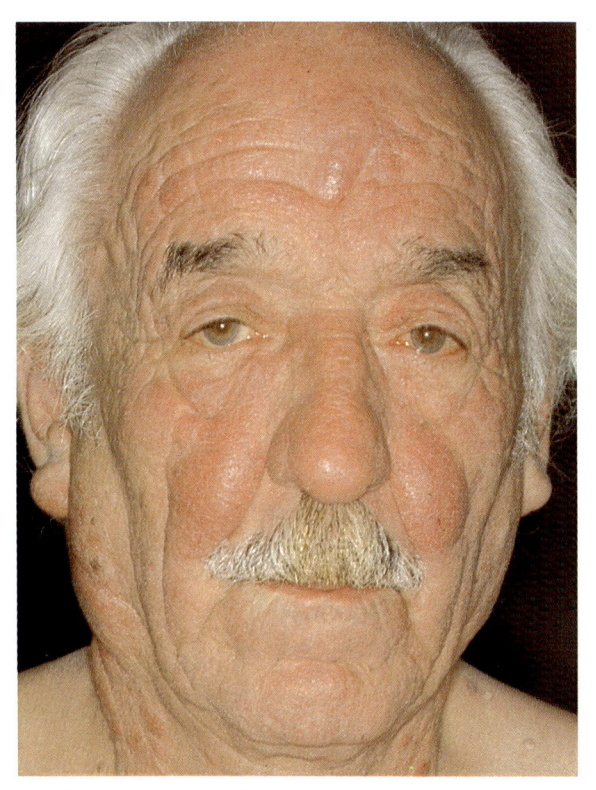

Abb. 62.1. Chronisch-lymphatische Leukämie, polsterförmige Infiltrate an Wangen und Stirn

Spezifische Hautveränderungen

Sie sind selten und können als makulöse, papulöse, nodöse oder plaqueförmige bläulichrötliche Infiltrate ohne regelhafte topographische Verteilung vorkommen.

Hautveränderungen bei myeloischen Leukämien

Akute myeloische Leukämien

Die akuten myeloischen Leukämien sind eine heterogene Gruppe hämatopoetischer Neoplasien, die in der FAB-Klassifikation nach Differenzierungsrichtung und Reifegrad in mindestens 8 Subtypen eingeteilt werden können (wie in Tabelle 62.1). Die leukämischen Zellen entstammen überwiegend der monozytären, granulozytären, erythrozytären oder megakariozytären Reihe; es kommen jedoch bei Panmyelopathie auch atypische Zellen mehrerer Reihen vor. Die jeweiligen Subtypen lassen sich morphologisch und enzymzytochemisch identifizieren, wobei z. B. Myeloperoxidase und unspezifische Esterase wesentliche Nachweisreaktionen darstellen. Immunologische und chromosomale Charakteristika dienen der weiteren Subtypisierung. Eine akute myeloische Leukämie

Tabelle 62.1. Klassifikation der akuten myeloischen Leukämien (AML). (Nach FAB und National Cancer Institute Study Group)

AML M0	AML mit minimaler Differenzierung
AML M1	Myeloblastenleukämie ohne Reifung
AML M2	Myeloblastenleukämie mit Reifung
AML M3	Promyelozytäre Leukämie (mit Subtyp hypergranulierte akute promyelozytäre Leukämie)
AML M4	Myelomonozytäre Leukämie
AML M5	Monozytäre Leukämie (akute Monozytenleukämie)
AML M6	Erythroleukämie
AML M7	Akute megakaryoblastische Leukämie

Da bei den Subtypen AML M1–3 auch atypische Zellen der granulozytären Reihe vorkommen, werden diese auch als akute granulozytäre Leukämien (AGL) bezeichnet.

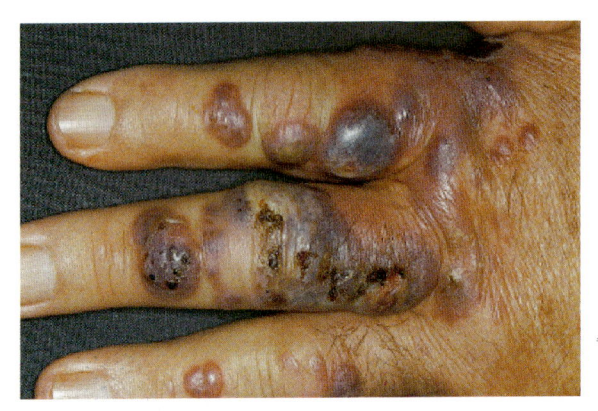

Abb. 62.2. Myeloische Leukämie

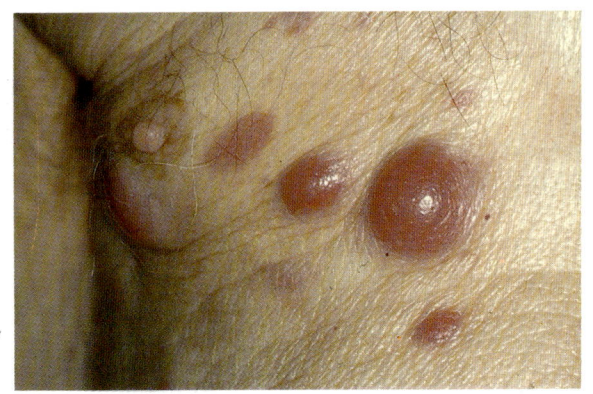

Abb. 62.4. Monozytenleukämie, sogenannte Retikulosarkomatose Gottron

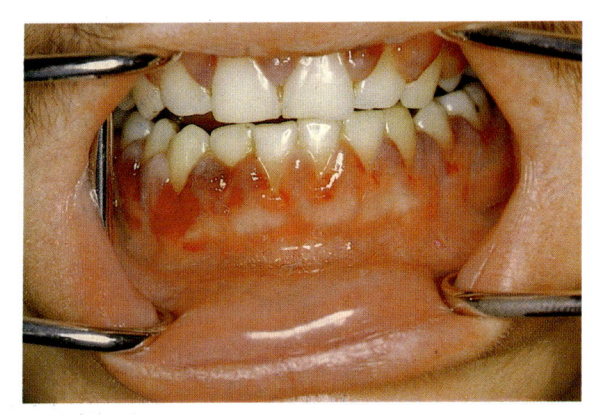

Abb. 62.3. Myeloische Leukämie, spezifische hämorrhagische Infiltrate der Gingiva

liegt vor, wenn mehr als 30% Myeloblasten oder äquivalente Zellen im Blut oder Knochenmark auftreten.

Unspezifische Hautveränderungen

Sie sind bei 30–70% der Patienten anzutreffen. Blässe infolge der Anämie und Petechien sowie Purpura bei Thrombozytopenie (thrombozytopenische Purpura) sind an Haut und Schleimhäuten zu beobachten. Erythema nodosum, Erythema multiforme, Urtikaria und Pannikulitis werden als weitere unspezifische Begleitreaktionen beschrieben, wobei subkutane spezifische Infiltrate ebenfalls nodöse Erytheme bilden können. Selten kommen exfoliative unspezifische Erythrodermien vor.

Spezifische Hautveränderungen

Die Angaben zur Häufigkeit liegen zwischen 6–36%; für bioptisch gesicherte spezifische Hautinfiltrate werden 8,6% angegeben. Spezifische Hautveränderungen treten als scharf abgegrenzte, harte, multiple Papeln und Knötchen auf, die kalottenförmig über das Hautniveau herausragen und einen violettroten, braunroten, blaugrauen oder lividroten Farbton aufweisen. Auch makulöse spezifische Infiltrate kommen vor. Selten sind kutan-subkutane Knoten mit eher weicher Konsistenz und rosa bis blaßgelb oder hautfarbenem Farbton. Ihre Diagnose erfolgt histologisch. Auch bullöse Infiltrate sind beschrieben.

Am häufigsten sind spezifische Hautveränderungen besonders bei akuter myelomonozytärer (AML-M4) und monozytärer Leukämie (AML-M5) an Kapillitium, Gesicht, Stamm und Extremitäten lokalisiert. Selten können auch Konjunktiven, Skrotum oder Stellen vorangegangener Traumen und Narben betroffen sein. Als seltene Manifestationsform kommt bei akuter myelomonozytärer Leukämie eine Erythrodermie vor. Knotige spezifische Hautfiltrate bei Monozytenleukämie wurden ursprünglich als *Reticulosarcomatosis Gottron* bezeichnet und als besondere Form eines kutanen Lymphoms verstanden. Heute ist dieser Begriff nicht mehr gebräuchlich.

Patienten mit spezifischen kutanen Infiltraten haben eine deutlich schlechtere Prognose als Patienten, bei denen Hautbeteiligung nicht auftritt.

Schleimhautveränderungen

An Schleimhäuten sind spezifische Infiltrate als Papeln und Knötchen mit Ulzerationsneigung oder typischerweise besonders bei akuter myelomonozytärer und akuter monozytärer Leukämie als Gingivahypertrophie zu beobachten. Auch hier besteht große Neigung zu hämorrhagisch-nekrotischem Zerfall mit Ulzeration.

Neben anderen hämatologischen Neoplasien tritt die akute myeloische Leukämie bei Patienten mit Down-Syndrom vermehrt auf. Sie kann auch bereits bei Geburt unter dem Bild eines *Blueberry-muffin-Babys* manifest sein. Differentialdiagnostisch sind hierbei besondere Formen kongenitaler Leukämien und transiente myeloproliferative Erkrankungen mit Spontanremission abzugrenzen.

Extramedulläre Tumoren aus neoplastischen myeloiden Zellen werden als *Chlorom* bezeichnet, da sie frisch angeschnitten durch ihren Gehalt an Myeloperoxidase einen grünlichen Farbton aufweisen. Dieser kann jedoch auch fehlen, so daß die Bezeichnung *granulozytisches Sarkom* für derartige Tumoren gebräuchlich ist. Granulozytische Sarkome können bei akuter myeloischer Leukämie der leukämischen Manifestation vorausgehen, zusammen mit dieser oder als Zeichen eines Rezidivs auftreten. Auch bei Übergang einer chronisch-myeloischen Leukämie in die Blastenkrise können granulozytische Sarkome vorkommen. Histologisch ist ihre zelluläre Zusammensetzung vom Reifegrad der myeloischen Tumorzellen abhängig.

Chronisch-myeloische Leukämien

Die chronisch-myeloische Leukämie entsteht durch klonale Expansion einer transformierten pluripotenten hämatopoetischen Stammzelle. Bei der chronisch-myeloischen Leukämie wurde das Philadelphia-Chromosom (Ph_1) als erste mit einer humanen Neoplasie assoziierten chromosomalen Aberration entdeckt. Es entsteht durch chromosomale Translokation zwischen den Chromosomen 9 und 22. Bei der chronisch-myeloischen Leukämie überwiegen im Knochenmark und im peripheren Blut meist Zellen der granulozytären Reihe aller Reifungsstadien mit einem Blastenanteil <2%. Die Erkrankung verläuft biphasisch. Sie beginnt mit einer initialen 3- bis 4jährigen chronischen Phase und geht akut oder über eine akzelerierte Phase in die 2- bis 6monatige terminale Blastenkrise über. Im Anfangsstadium können klinische Symptome fehlen, bald fallen jedoch Splenomegalie, Anämie und erhöhte Blutungsneigung auf. Extramedulläre Proliferation maligner Zellen ist in der chronischen Phase selten, tritt beim Übergang in die Blastenkrise jedoch bei der Minderzahl der Patienten auf. Hierbei kann auch die Haut in Form spezifischer Infiltrate betroffen sein. Wie bei anderen Leukämieformen sind diese von unspezifischen Hautveränderungen zu unterscheiden.

Unspezifische Hautveränderungen

Bei über 50% der Patienten sind Hämorrhagien als Petechien oder Ekchymosen zu beobachten. Pruritus, prurigoartige Papeln, Erythema multiforme und Urtikaria sind weitere unspezifische Hautveränderungen. Graubräunliche Hyperpigmentierungen treten wie bei chronisch-lymphatischer Leukämie und Morbus Hodgkin umschrieben oder generalisiert auf, sparen jedoch die Schleimhäute aus. Ein atypisches oberflächliches bullöses Pyoderma gangraenosum wurde als unspezifische, einer chronisch-myeloischen Leukämie vorausgehende Hautveränderung beschrieben.

Spezifische Hautveränderungen

Sie treten nur bei etwa 5% der Patienten auf. Die Knötchen, Tumoren und Plaques weisen einen charakteristischen blaurotvioletten Farbton auf; Ulzerationen sind eher selten. Wie bei akuter myeloischer Leukämie werden auch bei chronisch-myeloischer Leukämie extramedulläre knotige Proliferationen atypischer meist granulozytärer Zellen als Chlorom bzw. granulozytisches Sarkom vor allem im Bereich der Orbita, an Augen, Rückenmark, Knochen und an der Haut beobachtet.

Weiterführende Literatur

Baer M (1993) Management of unusual presentations of acute leukemia. Hematol Oncol Clin North Am 7:275–292

Baer MR, Barcos M, Farrell H et al. (1989) Acute myelogenous leukemia with leukemia cutis. Eighten cases seen between 1969 and 1986. Cancer 63:2192–2200

Buechner SA, Li CY, Su DWP (1985) Leukemia cutis. A histopathologic study of 42 cases. Am J Dermatopathol 7:109–119

Buescher L, Anderson PC (1990) Circinate plaques heralding juvenile chronic myelogenous leukemia. Pediatr Dermatol 7:122–125

Burg G, Braun-Falco O (1983) Leukemic lymphomas and leukemias. In: Burg G, Braun-Falco O (eds) Cutaneous lymphomas, pseudolymphomas and related disorders. Springer, Berlin Heidelberg New York Tokyo, pp 341–376

Burg G, Schmoeckel C, Braun-Falco O et al. (1978) Monocytic leukemia: clinically appearing as "malignant reticulosis of the skin". Arch Dermatol 114:418–420

Desch JK, Smoller BR (1993) The spectrum of cutaneous disease in leukemias. J Cutan Pathol 20:407–410

Gottesfeld E, Silverman RA, Coccia PF et al. (1989) Transient blueberry muffin appearance of a newborn with congenital monoblastic leukemia. J Am Acad Dermatol 21:347–351

Horlick HP, Silvers DN, Knobler EH et al. (1990) Acute meylomonocytic leukemia presenting as a benign-appearing cutaneous eruption. Arch Dermatol 126:653–656

Klapman MH (1989) Cutaneous diseases preceding diagnoses of lymphoreticular malignancies. J Am Acad Dermatol 20:583–586

Koizumi H, Kumakiri M, Ishizuka M et al. (1991) Leukemia cutis in acute myelomonocytic leukemia: infiltration to minor traumas and scars. J Dermatol 18:281–285

Long JC, Mihm MC (1977) Multiple granulocytic tumors of the skin. Report of six cases of myelogenous leukemia with initial manifestations in the skin. Cancer 39:2004–2016

Longacre TA, Smoller BR (1993) Leukemia cutis. Analysis of 50 biopsy-proven cases with an emphasis on occurrence in myelodysplastic syndroms. Am J Clin Pathol 100:276–284

Neimann RS, Barcos M, Berard C et al. (1981) Granulocytic sarcoma: a clinicopathologic study of 61 biopsied cases. Cancer 48:1426–1437

Ratnam KV, Su WP, Ziesmer SC et al. (1992) Value of immunohistochemistry in the diagnosis of leukemia cutis: study of 54 cases using paraffin-section markers. J Cutan Pathol 19:193–200

Resnik KS, Brod BB (1993) Leukemia cutis in congenital leukemia. Analysis and review of the world literature with report of an additional case. Arch Dermatol 129:1301–1306

Ricevuti G, Mazzone A, Rossini S et al. (1985) Skin involvement in hemopathies: specific cutaneous manifestations of acute nonlymphoid leukemias and non-Hodgkin lymphomas. Dermatologica 171:250–254

Shaikh BS, Frantz E, Lookingbill DP (1987) Histologically proven leukemia cutis carries a poor prognosis in acute nonlymphocytic leukemia. Cutis 39:57–60

Stawiski MA (1978) Skin manifestations of leukemias and lymphomas. Cutis 21:814–818

Su DWP (1994) Clinical, histopathologic, and immunohistochemical correlations in leukemia cutis. Semin Dermatol 13:223–230

Tagami H, Tashima M, Uehara N (1980) Myelofibrosis with skin lesions. Br J Dermatol 102:109–112

Verhagen C, Shalpers LJA, Pauw BE de et al. (1987) Drug-induced skin reactions in patients with acute non-lymphocytic leukaemia. Eur J Haematol 38:225–230

Zax RH, Kulp-Shorten CL, Callen JP (1989) Leukemia cutis presenting as a scrotal ulcer. J Am Acad Dermatol 21:410–413

Kapitel 63 Mastozytosen

Inhaltsverzeichnis

Struktur und Funktion der Hautmastzellen	1431
Kutane Mastozytosen	1432
Isoliertes Mastozytom	1432
Disseminierte Mastozytome	1433
Urticaria pigmentosa (infantum)	1433
Urticaria pigmentosa haemorrhagica	1434
Urticaria pigmentosa bullosa (pemphigoides)	1434
Urticaria pigmentosa adultorum	1435
Diffuse Mastozytosen der Haut	1435
Erythrodermische Mastozytose	1435
Systemische Mastozytosen	1436
Maligne Mastozytosen	1436
Diagnose der Mastozytosen	1436
Therapie	1436
Weiterführende Literatur	1437

Definition. Unter dem Begriff Mastozytosen faßt man eine Reihe von Erkrankungen unterschiedlicher Dignität zusammen, die histologisch durch eine Anreicherung von Mastzellen gekennzeichnet sind. Unter den gutartigen Mastozytosen betreffen die meisten die Haut, viszerale Beteiligung ist selten. Nur wenige Patienten mit Mastzelleukämie und malignem Verlauf sind beschrieben. Die Übergänge von hyperplastischen reversiblen zu neoplastischen irreversiblen Proliferationen sind unscharf. Ungefähr 75% aller Mastozytoseformen treten vor dem 2. Lebensjahr auf.

Struktur und Funktion der Hautmastzellen

Die Mastzellen wurden 1877 von Paul Ehrlich erstmals beschrieben. Es sind 8–20 µm große, meist spindelige oder kuboide Zellen, die durch ihre intrazytoplasmatischen, großen Granula gekennzeichnet sind. Die Granula haben die Eigenschaft der Metachromasie, d.h. sie lassen sich ebenso wie bei basophilen Leukozyten mit basischen Farbstoffen wie Toluidinblau charakteristisch violett anfärben und sind deshalb in histologischen Schnitten gut identifizierbar. Andere geeignete Färbemethoden sind die Naphthol-AS-D-Chlorazetatesterase-Reaktion (Leder-Färbung), die Giemsa-Färbung und die mastzellspezifische Tryptase- oder Chymasefärbung, welche intrazytoplasmatische Proteasen anfärbt. Elektronenmikroskopisch sind die Zellen leicht anhand ihrer typischen Granula zu identifizieren. Im Vergleich zu anderen Geweben sind Mastzellen in der Haut mit ungefähr 7000 Zellen/mm^3 sehr zahlreich vorhanden. Sie sind hauptsächlich im subpapillären Raum perivaskulär, in der Umgebung der epithelialen Anhangsgebilde und Nerven lokalisiert. Die morphologische Assoziation zu diesen lamininreichen Strukturen ist möglicherweise durch Lamininrezeptoren auf den Mastzellen bedingt. Der engen morphologischen Beziehung zwischen Nervenendigungen und Mastzellen kommt wahrscheinlich besondere funktionelle Bedeutung zu (Zellaktivierung durch neurale Mediatoren).
Mastzellen stammen histogenetisch von gemeinsamen pluripotenten (CD34+) Vorläuferzellen aus dem Knochenmark und differenzieren dort sowie im Zielgewebe unter dem Einfluß bestimmter Wachstumsfaktoren (z.B. „stem cell factor") und Kontakt zu an-

Klassifikation

Kutane Mastozytosen

Isoliert
  Mastozytom

Disseminiert
  Disseminierte Mastozytome
  Urticaria pigmentosa (infantum)
  Urticaria pigmentosa adultorum

Diffus
  Diffuse Mastozytose
  Erythrodermische Mastozytose

Systemische Mastozytose
Systemerkrankung mit Mastzellinfiltration des Knochenmarks und anderer Organe (Leber, Milz, Lymphknoten, Gastrointestinaltrakt) sowie fakultativer Hautbeteiligung. Kein Nachweis von Mastzellen im Blut.

Maligne Mastozytose und Mastzelleukämie
Systemerkrankung mit Mastzellinfiltration des Knochenmarks und anderer Organe (Leber, Milz, Lymphknoten, Gastrointestinaltrakt) sowie fakultativer Hautbeteiligung und Nachweis von im Blut zirkulierenden, unreifen Mastzellen.

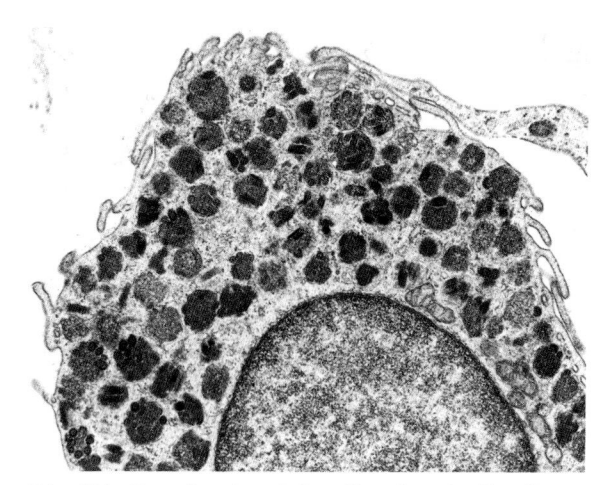

Abb. 63.1. Mastzelle mit typischen Mastzellgranula (Vergrößerung 15500:1)

deren Gewebezellen, so zu Fibroblasten. Im differenzierten Zustand weisen sie eine beträchtliche Gewebeheterogenität auf. Warum es bei Mastozytosen zur Proliferation von Hautmastzellen kommt, ist bislang unklar. Zwischen Gewebsmastzellen und den im Blut zirkulierenden basophilen Leukozyten bestehen zahlreiche Gemeinsamkeiten, unter anderem histaminhaltige Granula, Metachromasie, aber auch einige, insbesondere funktionelle Unterschiede (unterschiedliches Ansprechen auf Stimuli). Mastzellen werden hinsichtlich ihres Proteasegehaltes in tryptasehaltige und Tryptase-Chymasehaltige Zellen eingeteilt: Hautmastzellen enthalten zu 99% beide Proteasen.

Der wahrscheinlich bedeutsamste Membranrezeptor, der von Mastzellen, aber auch von basophilen Leukozyten und Langerhans-Zellen exprimiert wird, ist der Rezeptor mit hoher Affinität für Immunglobulin E (Fc_ε-*Rezeptor*). Über diesen werden Mastzellen durch Antigenbindung stimuliert und setzen dabei zahlreiche potente Entzündungsmediatoren frei, die entweder präformiert in den Granula gespeichert sind (Degranulation) oder neu gebildet werden.

Zu den präformierten Mediatoren zählen biogene Amine, hauptsächlich Histamin, Proteasen (Tryptase, Chymase, Carboxypeptidase u.a.) und Proteoglykane (z.B. Heparin); nach Aktivierung neu gebildet werden Arachidonsäure und ihre aktiven Metaboliten (bei Hautmastzellen hauptsächlich Prostaglandin D_2). Serotonin kommt in menschlichen Mastzellen nicht vor. An Nagermastzellen, Mastzell-Linien und vereinzelt auch bereits am humanen Modell hat man kürzlich gezeigt, daß Mastzellen auch zur Produktion von immunmodulierenden Zytokinen befähigt sind. Das Zytokinmuster ist dem der T-Helfer-Lymphozyten (Typ TH_2) sehr ähnlich. Bei Hautmastzellen ist das Vorkommen von TNFα sowie Interleukin 4 und 8 nachgewiesen worden.

Neben der antigeninduzierten (allergischen) Stimulation (bridging der Fc_ε-Rezeptoren) sind heute zahlreiche pseudoallergische Aktivatoren einer Mastzelldegranulation, sog. *Histaminliberatoren* bekannt. Beide führen im allgemeinen zum klinischen Bild einer Reaktion vom Soforttyp (akute Urtikaria bis hin zum anaphylaktischen Schock). Zu diesen Histaminliberatoren zählen:

Arzneimittel. Kodein, Morphin, Heparin, Chinin, Azetylsalizylsäure und andere nichtsteroidale Antiphlogistika, verschiedene Muskelrelaxantien, Hypnotika und Plasmaersatzmittel, Röntgenkontrastmittel und andere.

Biologische Substanzen und Nahrungsmittel. Bakterielle Toxine, Schlangengift, Insektengift, Helmintheninfektion (z.B. Ascaris lumbricoides); neurale Mediatoren (z.B. Substanz P); Inhaltsstoffe in Fisch, Austern und anderen Meerestieren, Alkohol und andere.

Physikalische Traumen. Wärme, Kälte Druck, Reibung und andere.

Die Freisetzung von Histamin ist verantwortlich für das typische urtikarielle Anschwellen der Effloreszenzen bei Urticaria pigmentosa oder bei isolierten Mastozytomen nach Reiben (Darier-Zeichen) und nach Wärme- oder Kälteapplikation. Man spricht deshalb auch von erektilen Effloreszenzen. Vielfach besteht im Bereich von Urticaria pigmentosa auch ein urtikarieller Dermographismus als Zeichen einer Histaminfreisetzung. Kommt es zu einer generalisierten Mastzellenaktivierung, so können sich die pharmakologischen, histaminduzierten Effekte (Erweiterung von Gefäßen mit einem Durchmesser < 80 μm und Permeabilitätserhöhung mit Serumexsudation) bis zum anaphylaktischen Schock steigern.

Kutane Mastozytosen

Sie führen hauptsächlich zu Hauterscheinungen, selten zu Veränderungen an inneren Organen.

Isoliertes Mastozytom

[Tilbury-Fox 1875]

Synonym. Mastzellnävus

Klinik. Die Veränderungen sind entweder bereits bei der Geburt vorhanden oder entwickeln sich in den ersten Lebensmonaten. Gelegentlich können sie auch bei älteren Kindern oder jugendlichen Erwachsenen beobachtet werden. Irgendwo am Körper findet man einen oder wenige Herde, die sich klinisch in Form braunroter oder graugelblicher, bis münzgroßer, ge-

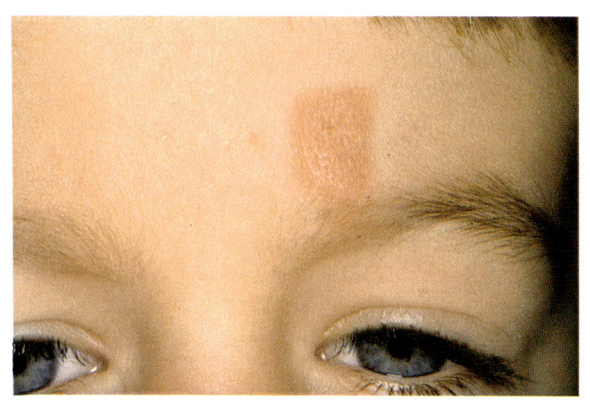

Abb. 63.2. Isoliertes Mastozytom

ring infiltrierter Veränderungen zeigen. Nicht selten sind sie stärker pigmentiert, gelegentlich sind Blasen durch Scheuerreiz das auffälligste Symptom.

Symptome. Nach Reiben werden die Herde apfelsinenschalenartig urtikariell (Darier-Zeichen) oder sogar blasig. Bei Diaskopie sieht man dann das gelbliche, extravasale Serum. Es besteht Juckreiz; Anfälle mit generalisiertem Histaminflush (flüchtige, hellrote Eytheme) sind sehr selten, andere Organe sind zumeist nicht betroffen.

Histopathologie. Mastzellfärbungen zeigen dichte Mastzellinfiltrate im oberen Korium.

Differentialdiagnose. Durch die Serumimbibition irritierter Herde erinnern die Veränderungen auch an Xanthome. Daher die ursprüngliche Bezeichnung *Xanthelasmoidea* (Tilbury-Fox 1875).

Prognose. Die Herde können sich innerhalb längerer Zeiträume (Monate bis Jahre) zurückbilden; maligne Entartung kommt nicht vor.

Therapie. Abwarten der Spontanheilung. Symptomatisch glukokortikoidhaltige Externa. Selten Exzision.

Disseminierte Mastozytome

Hier sieht man bei Kindern der gleichen Altersgruppe statt isolierter Mastozytome locker disseminierte plaqueförmige bis nodöse Veränderungen, die schmutziggelb oder graubräunlich aussehen und von runder bzw. ovaler Gestalt sind. Innerliche Begleitsymptomatik fehlt im allgemeinen. Die Diagnose sollte histologisch gesichert werden.

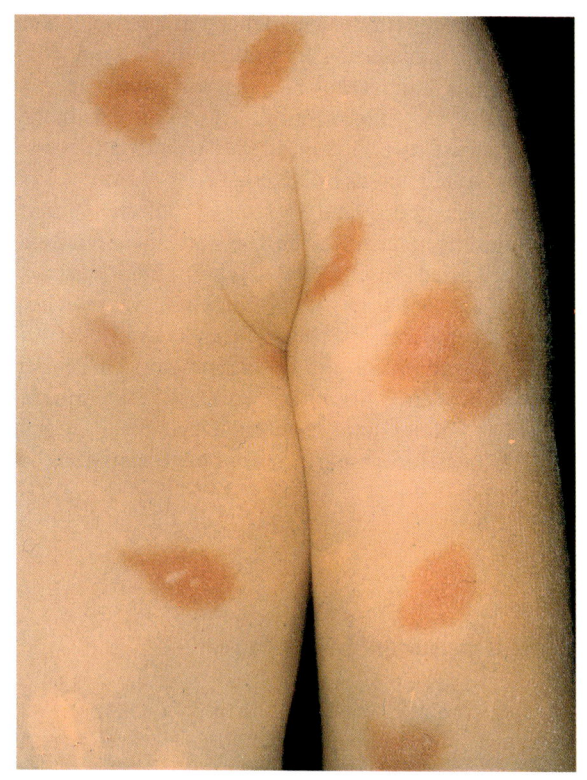

Abb. 63.3. Disseminierte Mastozytome

Urticaria pigmentosa (infantum)

[Nettleship 1869; Krankheitsbezeichnung von Sangster 1878]

Definition. Urticaria pigmentosa ist eine durch pathologische Mastzellproliferation charakterisierte, zumeist im Säuglingsalter auftretende Erkrankung, die durch disseminiert angeordnete, pigmentierte Flecken mit Tendenz zu urtikarieller Anschwellung nach physikalischer Irritation gekennzeichnet ist. Beteiligung innerer Organe ist selten.

Vorkommen. Kein Anhalt für Vererbung. Keine Geschlechtsprädisposition. Meist erkranken Säuglinge in den ersten 6 Lebensmonaten.

Ätiopathogenese. Ätiologie unbekannt. Die Pathogenese ist zu erklären durch die pharmakologische Aktivität der in den Hautveränderungen vermehrten Mastzellen. Physikalische Reize (Reiben, heiße oder kalte Bäder) führen zur Mastzelldegranulation. Dies führt zu urtikarieller Anschwellung der betreffenden Effloreszenzen; sekundär kommt es zu Hyperpigmentierung durch melanozytische Aktivität im dermoepidermalen Grenzflächenbereich.

Klinik. Sitz der Hauterscheinungen in unterschiedlich dichter Disseminierung ist zumeist der Rumpf. Man findet plane, kaum erhabene, unscharf begrenzte, runde oder ovale Effloreszenzen von unterschiedlicher Größe, meist etwa linsengroß, die schmutziggelb oder graubräunlich aussehen. Knotige oder tumoröse Veränderungen sind selten. Typisch ist, daß die Primärveränderungen nach Reiben (z. B. mit einem Holzspatel) urtikariell anschwellen (erektile Effloreszenzen, Darier-Zeichen) und dann Juckreiz verursachen. Auch subepidermale Blasen nach physikalischer Stimulierung kommen vor. Vielfach findet sich bei den entsprechenden Patienten ein urtikarieller Dermographismus. Palmar- und Plantarflächen sowie Gesicht bleiben meist ausgespart. Schleimhautbeteiligung ist sehr selten.

Urticaria pigmentosa haemorrhagica

Hierbei kommt es neben dem urtikariellen Anschwellen auch zu Hämorrhagien in den Herden. Mundschleimhaut und Lippen können mitbetroffen sein.

Urticaria pigmentosa bullosa (pemphigoides)

Diese Erkrankung kann als Maximalvariante einer Urticaria pigmentosa interpretiert werden. Spontan, vielfach nach Scheuern oder Reiben, entsteht unter starkem Juckreiz eine blasige Reaktion auf den pigmentierten Herden. Diese Reaktionsform kommt gewöhnlich nach dem 3. Lebensjahr nicht mehr vor. Sie kann mit interner Manifestation und Histaminflush verbunden sein.

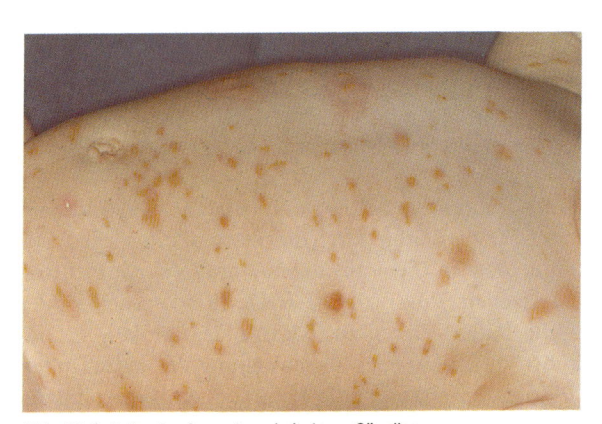

Abb. 63.4. Urticaria pigmentosa bei einem Säugling

Symptome. Das führende Symptom der Urticaria pigmentosa ist Juckreiz, der auch spontan auftreten kann und zum Reiben veranlaßt. Die Scheuerreize ihrerseits führen zu Histaminfreisetzung und urtikarieller Reaktion, bei über 30% der Patienten auch zu Blasen. Später entwickelt sich Hyperpigmentierung, welche lange besteht und kosmetisch oft erheblich stört. Veränderungen an inneren Organen können wie bei systemischer Mastozytose vorkommen, sind aber selten (<10% der Patienten). Auch das Allgemeinbefinden bleibt, abgesehen von störendem Juckreiz, zumeist unbeeinflußt.

Histopathologie. Infiltration des oberen Koriums durch zahlreiche Mastzellen, die sich vorwiegend um die Blutgefäße und Anhangsgebilde anordnen. Bei urtikarieller Reaktion sieht man degranulierte Mastzellen (entleerte Zellen und Granula frei in der Zellumgebung). In älteren Herden findet sich verstärkt Melaninablagerung im Stratum basale.

Verlauf. Diese juvenile Form der Urticaria pigmentosa bildet sich gewöhnlich langsam bis zur Pubertät zurück.

Differentialdiagnose. Bei der seltenen *Urticaria cum pigmentatione* handelt es sich um eine gewöhnliche

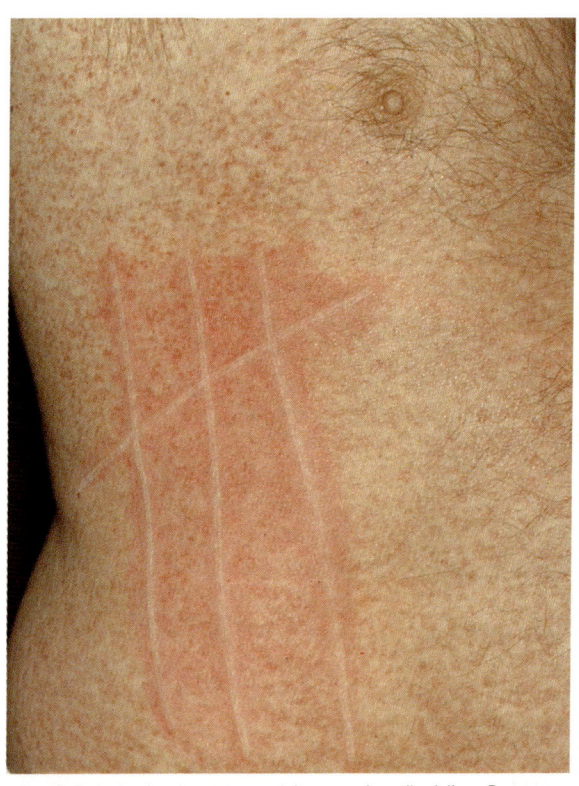

Abb. 63.5. Urticaria pigmentosa adultorum mit urtikariellem Dermographismus

Urtikaria mit sekundärer Hyperpigmentierung im Bereich abgeheilter Quaddeln. Hier besitzen die Pigmentflecken keine urtikarielle Erektilität. Andere Erkrankungen wie disseminierte Histiozytome, eruptive Hidradenome, Leiomyome oder maligne Lymphome kommen bei Säuglingen gewöhnlich nicht vor und sind durch histologische Untersuchung abzugrenzen.

Urticaria pigmentosa adultorum

[Parkes Weber und Hellenschmied 1936]

Synonym. Teleangiectasia macularis eruptiva perstans

Definition. Im Gegensatz zur Urticaria pigmentosa infantum beginnt die Erkrankung im Erwachsenenalter, und die Effloreszenzen besitzen einen mehr bräunlichrötlichen Farbton.

Vorkommen. Selten; für Vererbung kein Anhalt.

Klinik. Typisch ist die sukzessive, meist massive Aussaat von ovalen oder rundlichen, bis zu linsengroßen, mehr braunrötlichen, gelegentlich Teleangiektasien aufweisenden makulösen Effloreszenzen, welche bei Reiben urtikariell werden. Ältere Effloreszenzen zeigen zunehmende Hyperpigmentierung. Typisch ist die Prädilektion im Rumpfbereich. Gewöhnlich findet man auch in normaler Haut einen starken, erythematösen und urtikariellen Dermographismus mit deutlichem Reflexerythem und spontaner Anschwellung der Effloreszenzen in diesen Zonen. In seltenen Fällen stehen klinisch teleangiektatische Makulä im Vordergrund. Zu Blasen kommt es nicht.

Symptome. Die wesentlichen Symptome bestehen in Juckreiz und urtikarieller Reaktion nach Reiben, warmen oder kalten Bädern infolge Histaminfreisetzung aus Hautmastzellen. Bei Generalisation kann es zu Histaminflush, Erbrechen, Durchfall, Kopfschmerzen, Dyspnoe, Bewußtlosigkeit und anderen histamininduzierten, schockartigen Symptomen kommen. Selten findet sich generalisierter Pruritus ohne Hautveränderungen.

Histopathologie. Im Gegensatz zur juvenilen Urticaria pigmentosa ist die Intensität der Mastzellinfiltrate im oberen Korium oft relativ gering. Bemerkenswert sind weitgestellte Kapillaren im Stratum papillare.

Verlauf. Chronischer Verlauf über Jahre. Die Prognose bezüglich einer Regression der kosmetisch stark störenden Hauterscheinungen muß vorsichtig gestellt werden. Komplikationen können durch tumorartige Infiltration von Mastzellen in Knochenmark oder inneren Organen bedingt sein. Sehr selten ist die Kombination mit Hepatosplenomegalie und Xanthomatose.

Diffuse Mastozytosen der Haut

Definition. Diese Veränderung ist extrem selten und besteht in einer großflächigen massiven Mastzellinfiltration des gesamten Koriums. Die Erkrankung wird meistens in der frühesten Kindheit, extrem selten aber auch bei Erwachsenen beobachtet; dann kann sie mit systemischer Mastzellinfiltration einhergehen.

Klinik. Durch die massive Mastzellinfiltration kommt es zu einer diffusen elephantenhautartigen Verdikkung der Haut mit unscharf begrenzten Hyperpigmentierungen. Die großen flachen Bereiche wirken lichenifiziert, sie sind gelblich, manchmal graubräunlich verfärbt. Die Hautfalten, besonders im Bereich der Axillen und Leisten, wirken vertieft. Betont ist die Hyperpigmentierung der Haut an den mechanisch beanspruchten Körperstellen und im intertriginösen Bereich. Meist besteht sehr starker Juckreiz. Gelegentlich kommt es nach Reiben oder Kratzen zu teilweise großblasigen Eruptionen. Typisch ist ferner starker urtikarieller Dermographismus.

Erythrodermische Mastozytose

Sie ist die massivste Form einer Hauterkrankung durch Mastzellinfiltration des gesamten Integuments. Extrem selten.

Symptome. Interne Manifestationen im Sinne einer systemischen Mastozytose sind häufig (Hepatosplenomegalie). Desgleichen Zeichen von innerlicher Wirkung der Histaminfreisetzung: Histaminflush, Durchfall, spastische Bronchitis, Blutdruckabfall und Magenulkus. Der Juckreiz ist intensiv.

Histopathologie. Im Korium findet man neben histiozytoiden Zellen ein dichtes, diffuses Infiltrat von Mastzellen. Betroffene innere Organe und das Knochenmark zeigen ebenfalls Mastzellinfiltrate mit Fibrosierungsneigung.

Verlauf. Im allgemeinen progredienter Verlauf bei insgesamt ungünstiger Prognose, selten spontane Rückbildung. Häufiger entwickelt sich eine innerliche Erkrankung im Sinne einer malignen Mastozytose.

Systemische Mastozytosen

Mastozytosen können neben der Haut auch innere Organe erfassen. Bei isolierten Mastozytomen, bei Urticaria pigmentosa infantum oder adultorum kommt eine *systemische Beteiligung* bei 5–10% der Patienten vor, bei diffusen Mastozytosen ist sie häufiger (etwa 40% der Patienten). Systemische Mastozytose kann auch ohne Hautbeteiligung vorkommen. Die Symptomatik ist abhängig von der Lokalisation des Mastzellinfiltrats.

Skelettbeteiligung. Diese äußert sich in umschriebenen Defektbildungen durch Mastzellinfiltration oder Strukturveränderungen infolge Osteofibrose oder Osteoporose, bevorzugt an den langen Röhrenknochen. Selten bei Kindern. Sekundär Blutveränderungen (z. B. Anämie).

Gastrointestinaltrakt. Je nach Verlauf kommen Malabsorption, Erbrechen, Diarrhö, kolikartige Bauchschmerzen, Hyperazidität mit peptischen Ulzera vor. Die Symptome sind wahrscheinlich durch Freisetzung großer Mengen von Histamin und anderer Mastzellmediatoren vermittelt.

Hepatosplenomegalie. Diese kommt zusammen mit Lymphknotenschwellungen infolge von Mastzellinfiltration vor und stellt ein prognostisch ungünstiges Zeichen dar. Leberfibrose und portale Hypertension sind beschrieben. Extrem selten ist eine Hyperlipoproteinämie bei Leberbeteiligung.

Kreislaufsymptome. Durch erhöhte Plasmahistaminspiegel können Tachy- und Bradykardie, Arrhythmie, Hypo- und Hypertonie sowie Schocksymptome verursacht werden.

Neuropsychiatrische Symptome. Beschrieben sind unter anderem Konzentrationsschwäche, Merkfähigkeitsstörungen, depressive Verstimmung und Kopfschmerzen.

Sonstiges. Abgeschlagenheit und Gewichtsverlust sind Allgemeinsymptome bei Systembeteiligung. Lungen und endokrine Organe sind nur sehr selten involviert.

Verlauf. Wenn Mastozytosen nicht hautgebunden bleiben, sondern innerliche Manifestation erkennen lassen, ist die Prognose vorsichtig zu stellen.

Maligne Mastozytosen

Diese sind als systemische Mastozytosen mit oder ohne Hauterscheinungen, aber mit Ausschwemmung von Mastzellen in die Blutbahn aufzufassen. Das Vorkommen von im Blut zirkulierenden, unreifen Mastzellen ist meist verbunden mit Proliferation atypischer (maligner) Mastzellen im Knochenmark. Eine solche *Mastzelleukämie* ist äußerst selten.

Diagnose der Mastozytosen

Die Diagnose ist meist anhand des klinischen Bildes zu stellen. Das Darier-Zeichen kann zur Abgrenzung gegenüber Xanthomen, Leiomyomen, malignen Lymphomen, der Langerhans-Zellen-Histiozytose und anderen papulösen Exanthemen dienen. Das histologische Bild der Mastzellproliferation ist typisch. Bei Stimulation ausgedehnt mastzellinfiltrierter Haut bzw. bei systemischer Beteiligung kann oft ein Konzentrationsanstieg der Mastzellmediatoren und ihrer Metaboliten in Plasma und Urin nachgewiesen werden (Histamin, Tryptase, Prostaglandin D_2). Bei Verdacht sollte interne Manifestation je nach Symptomatik mittels Knochenmarksaspiration, Abdominalsonographie, Biopsie der Darmschleimhaut und Skelettszintigraphie abgeklärt werden. Zum Ausschluß von Karzinoid und Phäochromozytom als Ursache eines Flushs sollte die Konzentration von 5-Hydroxyindolessigsäure bzw. Vanillinmandelsäure im 24-h-Urin bestimmt werden.

Therapie

Einzelne Mastozytome können exzidiert werden. Im übrigen ist die Therapie symptomatisch. Topische Glukokortikoide, auch unter Okklusion, führen ebenso wie Triamzinoloninjektionen zur Reduktion der Hautmastzellen bzw. des Histamingehaltes der Haut und können in Ausnahmefällen bei lokalisierten Formen angewendet werden. Antihistaminika wie (H_1-Rezeptorantagonisten) sind die Medikamente der Wahl und supprimieren Pruritus, Histaminflush, kardiale und teilweise auch gastrointestinale Symptome (vgl. Tab. 69.2). Bei Erwachsenen hat sich in manchen Fällen die Kombination mit H_2-Rezeptorantagonisten, beispielsweise Cimetidin (Tagamet), bewährt. Bei ausgeprägten gastrointestinalen Beschwerden empfiehlt sich die prophylaktische Anwendung des Mastzellblockers Dinatriumcromoglycat (Colimune, 400–800 mg tgl.), welcher auf die Hauterscheinungen jedoch keinen Einfluß hat. Ketotifen (Zaditen), ein H_1-Rezeptorantagonist sowie Aktivitätsinhibitor mancher Mastzellpopulationen, lindert ebenfalls den Juckreiz und die Quaddelbildung. Nifedepin unterdrückt den Histaminflush bei systemischer Mastozytose. Orale Glukokortikoide sind keine Therapeutika der ersten Wahl: In mittleren Dosen kommen sie höchstens bei schweren Verlaufsformen wie diffuser Mastozytose der Haut, bei ausgedehnter Neigung zu Blasen oder bei schwerer Malabsorption in Betracht. Gute Erfolge ergeben sich bei der Urticaria pigmentosa (adultorum) unter Anwendung einer PUVA-Therapie; ein morbostatischer Effekt bis zu 2 Jahren nach Beendigung der Therapie wird beschrieben. Der Wirkmechanismus ist unklar; möglicherweise kommt es zu einer Reduktion von Mastzellen im Hautinfiltrat. Bei innerlichen bzw. malignen Verlaufsformen sollte der Einsatz von Zytostatika erwogen werden. Vereinzelt wurde eine Remission unter Chlorambucil (Leukeran) erreicht. Insgesamt ist die Prognose dabei jedoch schlecht. Inzwischen liegen auch erste positive Erfahrungen mit systemischer Gabe von Interferon-α vor.

Wichtig ist, daß die Patienten mit Urticaria pigmentosa und diffusen Mastozytosen darüber aufgeklärt werden, Histaminliberatoren und plötzliche Exposition gegenüber Kälte oder Hitze (z. B. Springen in kaltes Wasser im Schwimmbad oder sehr heißes Baden) zu meiden, weil die dadurch induzierte massive Histaminausschüttung zu schockartigen Zuständen (klassisches Beispiel: plötzlicher Tod durch Ertrinken) führen kann. Bei geplanten Vollnarkosen und Hyposensibilisierungen ist wegen der Möglichkeit von nichtimmunologischer Histaminfreisetzung sorgfältige Risikoabwägung notwendig. Es empfiehlt sich, Patienten mit ausgeprägten Mastozytoseformen mit einem Anaphylaxie-Notfallset auszurüsten.

Weiterführende Literatur

Mastzellen
Amon U, Nitschke M, Dieckmann D et al. (1994) Activation and inhibition of skin mast cells: a review of in vitro experiments. Clin Exp Allergy 24:1098–1104
Amon U, Wolff HH (1994) Mastzellen — weit mehr als nur ein Speicher für Histamin. Allergologie 17:350–354
Eady RAJ, Cowen T, Marshall TF et al. (1979) Mast cell population density, blood vessel density and histamine in normal human skin. Br J Dermatol 100:623–633
Ehrlich P (1877) Beiträge zur Kenntnis der Anilinfärbungen und ihrer Verwendung in der mikroskopischen Technik. Arch Mikr Anat 13:263–264
Foreman JC (Hrsg) (1993) Immunopharmacology of mast cells and basophils. Academic Press, London
Galli SJ (1993) New concepts about the mast cell. N Engl J Med 328:257–265
Grabbe J, Haas N, Czarnetzki BM (1994) Die Mastzelle. Hautarzt 45:55–64
Holgate ST (Hrsg) (1988) Mast cell, mediators and disease. Kluwer Academic Publishers, Lancaster
Markey AC, Churchill LJ, MacDonald DM (1989) Human cutaneous mast cells — a study of fixative and staining reactions in normal skin. Br J Dermatol 120:625–631
Parwaresch MR, Horny HP, Lennert K (1985) Tissue mast cells in health and disease. Path Res Pract 179:439–461
Rothe MJ, Nowak M, Kerdel FA (1990) The mast cell in health and disease. J Am Acad Dermatol 23:615–624

Mastozytose
Akaiyama M (1990) A clinical and histological study of urticaria pigmentosa: relationships between mast cell proliferation and the clinical and histological manifestations. J Dermatol 17:347–355
Amon U, Wehrhahn C, Wolff HH (1995) Trends in der Therapie von Mastozytosen. Zeitschr Hautkr 70:61–67
Barton J, Lavker RM, Schechter NM et al. (1985) Treatment of urticaria pigmentosa with corticosteroids. Arch Dermatol 121:1516–1523
Braun-Falco O, Jung J (1961) Über klinische und experimentelle Beobachtungen in einem Fall von diffuser Hautmastozytose. Arch Klin Exp Dermatol 213:639–650
Bredfeldt JE, O'Lauglin JC, Durham JB et al. (1980) Malabsorption and gastric hyperacidity in systemic mastocytosis. Am J Gastroenterol 74:133–137
Caplan RM (1963) The natural course of urticaria pigmentosa. Analysis and follow-up of 112 cases and personal communication. Arch Dermatol 87:146–152
Christophers E, Hönigsmann H, Wolff K et al. (1978) PUVA-treatment of urticaria pigmentosa. Br J Dermatol 98:701–702
Cooper AJ, Winkelmann RK, Wiltsie JC (1982) Hematologic malignancies occuring in patients with urticaria pigmentosa. J Am Acad Dermatol 7:215–220
Czarnetzki BM, Behrendt H (1981) Urticaria pigmentosa: clinical picture and response to oral disodium cromoglycate. Br J Dermatol 105:563–567
Fairley JA, Pentland AP, Voorhees JJ (1984) Urticaria pigmentosa responsive to nifedipine. J Am Acad Dermatol 11:740–743
Fine JD (1980) Mastocytosis. Int J Dermatol 19:117–123
Friedman BS, Santiago ML, Berkebile C et al. (1993) Comparison of azelastine and chlorpheniramine in the treatment of mastocytosis. J Allergy Clin Immunol 92:520–526
Gerrad JW, Ko C (1979) Urticaria pigmentosa: treatment with cimetidine and chlorpheniramine. J Pediatr 94:843–844
Granerus G, Olafasson JH, Roupe G (1983) Studies on histamine metabolism in mastocytosis. J Invest Dermatol 80:410–416
Haensch R, Ippen H (1968) Zur Klinik der Mastzell-Erythrodermie. Hautarzt 19:403–407
Horan RF, Sheffer AL, Austen KF (1990) Cromolyn sodium in the management of systemic mastocytosis. J Aller Clin Immunol 85:852–855
Kendal ME, Fields JP, King LE jr (1984) Cutaneous mastocytosis without clinically obvious skin lesions. J Am Acad Dermatol 10:903–905
Keyzer JJ, Monchy JG d, Doormaal JJ van de et al. (1983) Improved diagnosis of mastocytosis by measurements of urinary histamine metabolites. N Engl J Med 309:1603–1605

Klaus SN, Winkelmann RK (1962) Course of urticaria pigmentosa in children. Arch Dermatol 86:68–76

Kolde G, Frosch PJ, Czarnetzki BM (1984) Response of cutaneous mast cells to PUVA in patients with urticaria pigmentosa: histomorphometric, ultrastructural and biochemical investigations. J Invest Dermatol 83:175–178

Langer K, Wolff K (1990) Das klinische Spektrum der Mastozytosen. Hautarzt 41:188–195

Metcalfe DD (1991) Classification and diagnosis of mastocytosis: current status. J Invest Dermatol 96:2–4

Metcalfe DD (1991) The treatment of mastocytosis: an overview. J Invest Dermatol 96:55–59

Omerod AD, Herriot R, Davidson RJL et al. (1990) Adult mastocytosis, an immunophenotypic and flow cytometric investigation. Br J Dermatol 122:737–744

Orkin M, Good RA, Clawson CC et al. (1970) Bullous mastocytosis. Arch Dermatol 101:547–564

Reisberg IR, Oyakawa S (1987) Mastocytosis with malabsorption, myelofibrosis and massive ascites. Am J Gastroenterol 832:54–60

Ridell B, Olafsson JH, Roupe G et al. (1986) The bone marrow in urticaria pigmentosa and systemic mastocytosis. Cell composition and mast cell density in relation to urinary excretion of methylimidazoeleacetic acid. Arch Dermatol 122:422–427

Rodermund OE, Klingmüller G, Rohner HG (1980) Interne Befunde bei Mastozytose. Hautarzt 31:175–178

Sagher F, Even-Paz Z (1967) Mastocytosis and the mast cell. Karger, Basel

Stein DH (1986) Mastocytosis: a review. Pediatr Dermatol 3:365–375

Travis WD, Li CY, Hoagland HC et al. (1986) Mast cell leukemia: report of a case and review of the literature. Mayo Clin Proc 61:957–966

Weidner N, Horan RF, Austen KF (1992) Mast-cell phenotype in indolent forms of mastocytosis. Ultrastructural features, fluorescence detection of avidin binding, and immunofluorescent determination of chymase, tryptase and carboxypeptidase. Am J Pathol 140:847–857

Kapitel 64   Histiozytosen

Inhaltsverzeichnis

Tumorartige Erkrankungen dendritischer und
nichtdendritischer histiozytärer Zellen 1439
   Allgemeines 1439
   Klassifikation. 1440
Langerhans-Zellhistiozytose: Tumorartige
Erkrankungen von Langerhans-Zellen 1440
   Kongenitale oder neonatale selbstheilende
   Histiozytose 1442
   Abt-Letterer-Siwe-Krankheit 1442
   Hand-Schüller-Christian-Krankheit 1443
   Eosinophiles Granulom 1445
   Tumorartige Erkrankung der indeterminierten
   Zellen. 1446
Nicht-Langerhans-Zellhistiozytose. 1446
   Tumorartige Erkrankungen nichtdendritischer
   histiozytärer Zellen 1446
   Generalisiertes eruptives Histiozytom 1446
   Benigne zephale Histiozytose 1447
   Juveniles Xanthogranulom 1447
   Xanthoma disseminatum. 1448
   Retikulohistiozytom. 1448
   Multizentrische Retikulohistiozytose 1448
   Progressives noduläres Histiozytom 1450
   Sinushistiozytose mit massiver Lymphade-
   nopathie. 1450
   Zytophagische histiozytäre Pannikulitis. 1451
   Histiozytäres Lymphom 1451
   Maligne Histiozytose 1452
   Monozytenleukämie. 1452
Weiterführende Literatur 1452

Tumorartige Erkrankungen dendritischer und nichtdendritischer histiozytärer Zellen

Allgemeines

Unter dem Begriff Histiozytosen werden idiopathische benigne und maligne Erkrankungen zusammengefaßt, welche durch lokalisierte oder disseminierte Proliferation und Infiltration von histiozytären Zellen zustande kommen.

Erkenntnisse der letzten Jahre haben die strukturelle und funktionelle Vielfältigkeit dieser Zellen gezeigt, die zum mononukleären Phagozytensystem (MPS) gehören.

Man nimmt heute an, daß Histiozyten von pluripotenten undifferenzierten Stammzellen via Vorläufer mit begrenzter Differenzierungskapazität, dann über Monoblasten und schließlich Promonozyten des Knochenmarks abstammen. Nach Austritt aus den Blutgefäßen werden die Blutmonozyten als *Histiozyten* bezeichnet. Histiozyten, die zur Phagozytose fähig sind, werden als *Makrophagen* bezeichnet. Beide Zellen besitzen ein gut entwickeltes lysosomales System, das sie zur Verdauung phagozytierten Materials befähigt. Histiozyten und Makrophagen werden deshalb durch den histochemischen Nachweis von unspezifischen Esterasen, sauren Phosphatasen oder Lysozym im histologischen Schnitt geortet. Heute werden aber auch Antikörper gegen zelltypische Genprodukte (α-1-Antitrypsin, α_1-Antichymotrypsin sowie weitere Oberflächen- und Zytoplasmaantigene) zu ihrer Identifizierung angewandt. Je nach Stimulus und Art des phagozytierten Materials können sich Makrophagen in Xanthomzellen (Schaumzellen), in Epitheloidzellen oder in Riesenzellen vom Fremdkörpertyp, vom Langhans-Typ oder vom Touton-Typ entwickeln.

Es können aber auch nicht phagozytierende histiozytoide Zellen abgegrenzt werden.

Die *dendritischen Zellen* – so nach ihren zytoplasmatischen Ausläufern genannt – sind im Gewebe beinahe aller Organe zu finden. In der Epidermis werden sie als *Langerhans-Zellen* bezeichnet. Letztere werden mit Hilfe charakteristischer Zellmarker und den entsprechenden monoklonalen Antikörpern, die nicht mit Monozyten oder Makrophagen reagieren, sichtbar gemacht. Sie zeichnen sich außerdem durch eine ultrastrukturell identifizierbare Organelle, das Langerhans-Zell-Granulum aus. Langerhans-Zellen stammen ebenfalls von Knochenmarkzellen ab. Obwohl Langerhans-Zellen in vieler Hinsicht Histiozyten gleichen, ist ihre Zellinienbeziehung, d.h. ihr Verwandtschaftsgrad, noch nicht bekannt. Es wird angenommen, daß die Langerhans-Zellen die Epidermis auch wieder verlassen können. Wenn sie ihre zelltypischen Granula verlieren, werden sie indeterminierte Zellen (*indeterminate cells*) genannt. Schließlich gelangen sie via Lymphgefäße in die T-Zellen-Areale der regionalen Lymphknoten. Dort werden sie als *interdigitierende dendritische Zellen* bezeichnet. Diese dendritische Zellreihe: Langerhans-Zelle > indeterminierte Zelle > interdigitierende dendritische Zelle hat, wie wohl auch andere dendritische Zellen, als Hauptfunktion, Antigene aufzunehmen, zu verarbeiten und schließlich den T-Lymphozyten so zu präsentieren, daß diese das Antigen erkennen können. Als Antwort darauf wird die T-Zelle aktiviert, eine Voraussetzung für die Auslösung der meisten Immunantworten.

Kürzlich wurde eine weitere histiozytoide Zellpopulation in der Dermis identifiziert. Es handelt sich um die *Dendrozyten*, ebenfalls Zellen mit dendritischen Ausläufern. Sie befinden sich in der gesamten Dermis, sind aber am dichtesten in perivaskulärer Anordnung in der papillären Dermis zu finden. Ihr typischer Zellmarker ist der Faktor XIII, eine Protransglutaminase.

Ob ein von gewebeständigen Zellen in der Haut abstammender Zelltyp, die sogenannte Retikulumzelle, existiert, wurde bis heute nicht gesichert.

Histiozytosen können heute am besten nach zytogenetischen Gesichtspunkten, d. h. nach ihrer zellulären Herkunft eingeteilt werden. Eine Klassifizierung in maligne und benigne Erkrankungen hat sich als weniger brauchbar erwiesen, da oft ein und dieselbe Krankheit von Patient zu Patient einen unterschiedlichen Verlauf nehmen kann. Die Unterscheidung der einzelnen Krankheitsbilder beruht einerseits auf dem klinischen Erscheinungsbild; andererseits sind heute neben der histologischen Untersuchung zahlreiche weitere spezielle Untersuchungsmethoden zur genauen Diagnosestellung unerläßlich geworden. Hierzu gehören histochemische und immunzytologische Reaktionen, oft auch die Elektronenmikroskopie. Gelegentlich werden molekularbiologische Methoden zur Identifizierung von T- und B-Lymphozyten-Rezeptorgen-Rearrangements verwendet. Diese Methoden ermöglichen es beinahe immer, lymphozytäre Erkrankungen auszuschließen, und erlauben die Zuordnung zur entsprechenden Zellinie und damit zu einer bestimmten Krankheit.

Klassifikation

In diesem Kapitel werden tumorartige Erkrankungen des dendritischen und nichtdendritischen histiozytären Zellsystems beschrieben. Solche, die primär einen xanthomisierten Aspekt aufweisen (Xanthelasmen, verschiedene Formen von Xanthomen) werden hier nicht behandelt. Allerdings ist zu erwähnen, daß primär nichtxanthomisierte Histiozytosen (Abt-Letterer-Siwe-Krankheit, Hand-Schüller-Christian-Krankheit) *sekundär* xanthomisieren können, so daß sie von primär xanthomisierten Histiozytosen nicht mehr zu unterscheiden sind. Da Makrophagen auch bei primären und sekundären Fettstoffwechselstörungen betroffen werden, sind diese Krankheiten dort zu finden. Fibrohistiozytäre Tumoren sind im Kapitel der mesenchymalen Tumoren beschrieben.

Tumorartige Proliferation dendritischer histiozytärer Zellen

Tumorartige Erkrankungen von Langerhans-Zellen (Langerhans-Zellhistiozytosen)

- Kongenitale oder neonatale selbstheilende Histiozytose
- Abt-Letterer-Siwe-Krankheit
- Hand-Schüller-Christian Krankheit
- eosinophiles Granulom

Tumorartige Erkrankung von indeterminierten Zellen

Tumorartige Proliferation nichtdendritischer histiozytärer Zellen (Nicht-Langerhans-Zellhistiozytosen)

- Generalisiertes eruptives Histiozytom
- benigne zephale Histiozytose
- juveniles Xanthogranulom
- Retikulohistiozytom der Haut
- multizentrische Retikulohistiozytose
- progressives noduläres Histiozytom
- Sinus-Histiozytose mit massiver Lymphadenopathie
- zytophage histiozytäre Pannikulitis
- histiozytäres Lymphom
- maligne Histiozytose

Langerhans-Zellhistiozytose: Tumorartige Erkrankungen von Langerhans-Zellen

Unter der Bezeichnung Histiozytose X wurden die wesensmäßig gleichartigen Erkrankungen: Abt-Letterer-Siwe-Krankheit, Hand-Schüller-Christian-Krankheit und das eosinophile Granulom zusammengefaßt, bei denen durch Proliferation und Infiltration histiozytoider Zellen und Ausbildung histiozytoider Granulome, teils mit Lipoideinlagerungen, Krankheitserscheinungen hervorgerufen werden. Der Buchstabe X sollte auf die unbekannte Ätiologie dieser Erkrankung hinweisen. Basset und Nezelof erkannten 1973, daß es sich dabei um eine Erkrankung von *Langerhans-Zellen* handelt.

Langerhans-Zellen

Bei diesen Zellen handelt es sich lichtmikroskopisch um große rundliche, histiozytoide Zellen mit reichlichem, oft leicht eosinophilem Zytoplasma und einem großen unregelmäßigen blasigen Zellkern. Elektro-

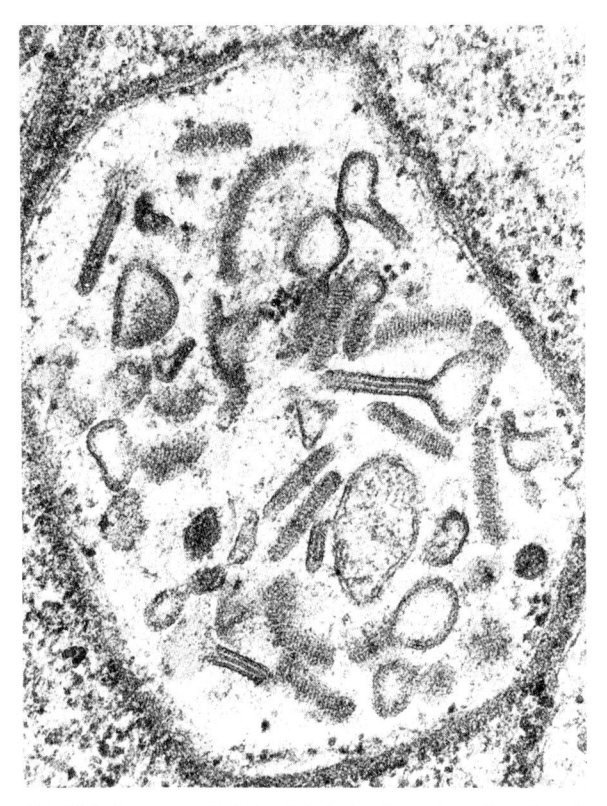

Abb. 64.1. Histiozytose X, Zelle mit typischen Langerhans-Zellen-Granula (Vergrößerung 70000:1)

nenmikroskopisch lassen sich eine Zellmembran mit zahlreichen pseudopodienartigen Ausläufern, ein großer, meist nierenförmig ausgebuchteter Kern, ein deutlicher Nukleolus und ein sehr helles, feingranuläres Zytoplasma mit wenigen Mitochondrien, einzelnen Ribosomen und Polysomen sowie ein oder mehrere gut entwickelte Golgi-Komplexe und ein rauhes endoplasmatisches Retikulum unterscheiden. Bei Langerhans-Zellhistiozytosen können im Gegensatz zu normalen Langerhans-Zellen auch kommaförmige Körper gefunden werden. Das lysosomale System mit endozytischen Vesikeln, primären und sekundären Lysosomen und dense bodies ist unterschiedlich stark entwickelt. Der auffälligste ultrastrukturelle Befund ist das *Langerhans-Zellgranulum* oder *Birbeck-Granulum*. Diese Granula erscheinen im Elektronenmikroskop als stabförmig, ungefähr 30 nm dicke Organellen unterschiedlicher Länge mit abgerundeten Enden, die häufig kolbenförmig aufgetrieben sind, was an Tennisschläger erinnert, von einer Doppelmembran begrenzt sind und eine zentrale Längsstreifung aufweisen. Bei der Langerhans-Zellhistiozytose können die Birbeck-Granula einen fuzzy coat tragen. Obwohl Langerhans-Zellen unter physiologischen Bedingungen zur Pinozytose und zur rezeptorvermittelten Endozytose, nicht aber zur Phagozytose befähigt sind, spielen die Birbeck-Granula vermutlich eine Rolle beim intrazellulären Transport von außen aufgenommener Substanzen.

Langerhans-Zellen tragen eine große Anzahl von *Zytoplasma-* und *Membranmarkern* wie die Klasse-II-Antigene des Haupthistokompatibilitätskomplexes, das CD1a-Antigen, das S-100-Antigen und das PNA-(peanutagglutinin-)bindende Protein sowie α-D-Mannosidasen. Nur die Kombination von Histologie, elektronenoptischer Identifikation von intrazytoplasmatischen Langerhans-Zellgranula und immunologischem Nachweis von CD1a, S-100-Antigen, α-D-Mannosidase und falls möglich, dem PNA-bindenden Protein, erlaubt heute die präzise Zuordnung einer histiozytären Erkrankung zu den Langerhans-Zellhistiozytosen. Daher ist auch die kongenitale oder neonatale selbstheilende Histiozytose dieser Krankheitsgruppe zuzurechnen.

Die *Proliferation* dieser histiozytoiden Zellen geht der Granulombildung und auch der Speicherung, d.h. der Umformung in lipidbeladene Schaumzellen (Xanthomisierung), voraus. Man vermutet, daß dieser Vorgang auf einen Enzymdefekt dieser Zellen mit Lipidabbau- oder Umbaustörung und nachfolgender intrazellulärer Lipidanhäufung zurückzuführen ist. Wegen des Reichtums an Lipiden wurden früher auch die Histiozytosen teilweise den Erkrankungen des Fettstoffwechsels (Cholesterinspeicherkrankheit) zugeordnet.

In einiger Hinsicht verhalten sich Langerhans-Zellhistiozytosen nicht wie maligne Neoplasien. Es werden nicht wie bei letzteren Krankheiten aneuploide Kerne gefunden. Außerdem wurden Spontanremissionen auch nach disseminierter Organbeteiligung beobachtet. Nicht die Multiplizität der Veränderungen an sich, sondern die dadurch bedingte Dysfunktion lebenswichtiger Organe ist prognostisch entscheidend. Obwohl sich diese Krankheiten wie reaktiv präsentieren, sind bislang gesicherte ätiologische Faktoren (Virusinfektion?) nicht bekannt.

Die proliferative Grunderkrankung der Langerhans-Zellen tritt zumeist unter typischen Krankheitsbildern wie der kongenitalen oder neonatalen selbstheilenden Histiozytose, der Abt-Letterer-Siwe-Krankheit, der Hand-Schüller-Christian-Krankheit oder dem eosinophilen Granulom auf. Allerdings zeugen Langerhans-Zellhistiozytosen, die klinisch nicht diesen Krankheitsbildern entsprechen, davon, daß ein weiteres klinisches Spektrum ein und derselben Grunderkrankung existiert. Einige Autoren haben daher auf die Individualisierung der einzelnen klinisch-typischen Krankheitsbilder verzichtet und klassifizieren die Langerhans-Zellhistiozytosen in:

- lokalisierte Formen (Knochen, Lymphknoten, Haut)
- disseminierte Formen (multifokal an Knochen, Knochen- und Weichteilgeweben oder Weichteilgeweben allein mit Organdysfunktion (Leber, Lungen, Hämopoese)

Dieser Klassifikationsversuch wird zwar der Pathologie gerecht, nicht aber dem patientenbetreuenden Arzt in der Praxis.

Kongenitale oder neonatale selbstheilende Histiozytose

[Hashimoto und Pritzker 1973]

Synonyme. Retikulohistiozytose der Haut mit benignem Verlauf, Hashimoto-Pritzker-Syndrom

Definition. Sehr seltene, rasch und spontan abheilende Langerhans-Zellhistiozytose, die angeboren ist oder in der Neonatalperiode auftritt.

Klinik. Isolierte oder locker disseminierte, derbe sukkulente rötlichbräunliche oder blaubeerenfarbene weiche, teils exsudative Knötchen und/oder Knoten, selten Papulovesikel, die später zentral verschorfen oder verkrusten, abfallen und weißliche atrophische Narben hinterlassen können. Prädilektionsstellen sind Gesicht und Kapillitium; aber auch das übrige Integument kann betroffen sein. Das Allgemeinbefinden bleibt ungestört.

Histopathologie. Das zelluläre Infiltrat ist hauptsächlich aus großen histiozytoiden Zellen und mehrkernigen Riesenzellen in der oberen und mittleren Dermis zusammengesetzt. Die histiozytoiden Zellen weisen ein eosinophiles oder milchglasartiges Zytoplasma und nierenförmige, sowie vergrößerte Zellkerne auf. Auch eosinophile Leukozyten und lymphoide Zellen sind vorhanden. Elektronenmikroskopisch findet man histiozytoide Zellen mit Langerhans-Zellgranula (10–25%) oder mit „dense bodies" und „laminated bodies". Ungefähr 20% der Zellen sind S-100-positiv.

Differentialdiagnose. Die Abt-Letterer-Siwe-Krankheit kann aufgrund ihres multiplen Organbefalls abgegrenzt werden. Weiterhin müssen Erkrankungen, die ein Bluberry-muffin-Zeichen verursachen können, nämlich extramedulläre dermale Erythropoese (nach TORCH-Infektionen, Morbus haemolyticus) und kongenitale maligne Tumoren (Neuroblastom, Leukämie, Choriokarzinom, malignes Melanom) abgegrenzt werden.

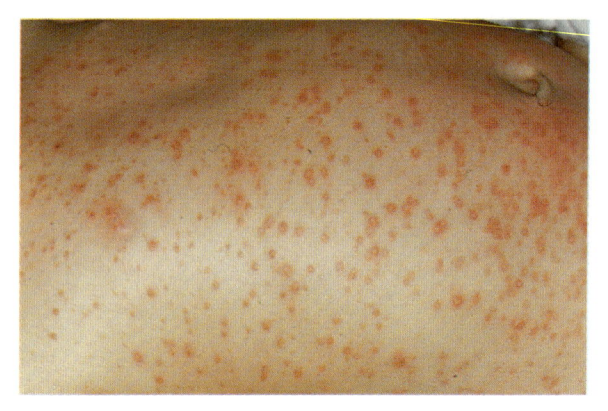

Abb. 64.2. Abt-Letterer-Siwe-Krankheit

Verlauf. Gewöhnlich Spontanheilung innerhalb von 2–3 Monaten.

Diagnose. Histologische, immunzytochemische oder elektronenmikroskopische Absicherung notwendig.

Therapie. Symptomatisch

Abt-Letterer-Siwe-Krankheit

[Letterer 1924, Siwe 1933, Abt 1936]

Synonym. Morbus Abt-Letterer-Siwe

Definition. Akute bis subakute, ohne Behandlung letale Verlaufsform der disseminierten (multifokalen) Langerhans-Zellhistiozytose mit Hauterscheinungen, gleichzeitig oder später mit Beteiligung innerer Organe.

Vorkommen. Selten, gewöhnlich bei Kindern zwischen dem 6. Lebensmonat und dem 2. Lebensjahr. Kongenitale Formen, Erkrankungen in den ersten 6 Lebensmonaten oder nach dem 20. Lebensjahr sind extrem selten.

Ätiopathogenese. Ursache unbekannt. Man vermutet reaktive Erkrankung; zahlreiche klinische Phänomene sind möglicherweise auf erhöhte Zytokinbildung durch die angereicherten Zellen zu beziehen.

Klinik. Die Patienten sind oft schwer krank und bieten ein septisches Bild. Fieber, Hepatosplenomegalie, Polylymphadenopathie und zunehmende Anämie bei normalen Verhältnissen im weißen Blutbild, gelegentlich mit Eosinophilie, sind typische Zeichen. Häufig betroffen sind auch die Lungen (Marmorierung im Röntgenbild durch zystoide Veränderungen), Pleura, Gehirn und Knochenmark.

Hauterscheinungen. Die Haut ist häufiger als bei der Hand-Schüller-Christian-Krankheit Sitz histiozytoider Proliferationen mit völliger Verdrängung des präexistenten Gewebes. Primäreffloreszenzen sind kleine, durchsichtige, rosa bis gelblichbräunliche, oft leicht schuppende Papeln, die hämorrhagisch werden können und zu nekrotischem Zerfall neigen. Auch noduläre oder ulzerierende Veränderungen können sich entwickeln. Petechiale Blutungen an Händen, Nagelbetten und Fußsohlen sind nicht selten. Die Hautveränderungen entwickeln sich oft schubweise. Durch dichte Dissemination entsteht ein polymorphes Krankheitsbild, das charakterisiert ist durch petechiale Blutungen, disseminierte Eruptionen kleiner, flacher, bräunlicher, krusten- und schuppentragender Papeln, papulovesikulöse oder papulopustulöse Erscheinungen und erosive nässende Veränderungen. Xanthomatisation ist selten.

Prädilektionsstellen sind behaarter Kopf einschließlich Ohren, Gesicht, besonders in der Nasolabial- und Perioralregion, Hautfalten, oberen Rumpfpartien, besonders in den seborrhoischen Gebieten. Häufig besteht Otorrhö. Blutungen in die Gingiva und Lockerung der Zähne kommen vor.

Histopathologie. Proliferation von histiozytoiden Zellen mit beginnender Granulombildung ohne xanthomatöse Reaktion. Akanthose mit Exozytose von histiozytoiden Zellen mit Langerhans-Zellcharakteristik.

Verlauf. Unbehandelt meist innerhalb eines Jahres letal. Schlechte prognostische Zeichen sind Purpura, besonders an den Handinnenflächen, Lungenbeteiligung und allgemeiner Verfall.

Differentialdiagnose. Wegen der Prädilektionsstellen in den seborrhoischen Gebieten ist besonders an seborrhoisches Ekzem und Morbus Darier zu denken. Vesikulöse oder pustulöse Formen können Kandidose oder andere vesikulöse bzw. pustulöse Erkrankungen vortäuschen. Bei petechialen Blutungen oder Purpura unklarer Genese in früher Kindheit ohne die typischen papulösen Veränderungen sollte an Abt-Letterer-Siwe-Krankheit gedacht werden. Neonatale besonders schwere Verläufe müssen vom *Omenn-Syndrom* (kongenitale Retikuloendotheliose mit Eosinophilie und Immundefizienz) und hämorrhagischen Formen von den familiären hämatophagen Histiozytosen abgegrenzt werden. Im späteren Alter ist an maligne Histiozytose und reaktive hämatophage Histiozytose zu denken. Manchmal ist Skabies auszuschließen.

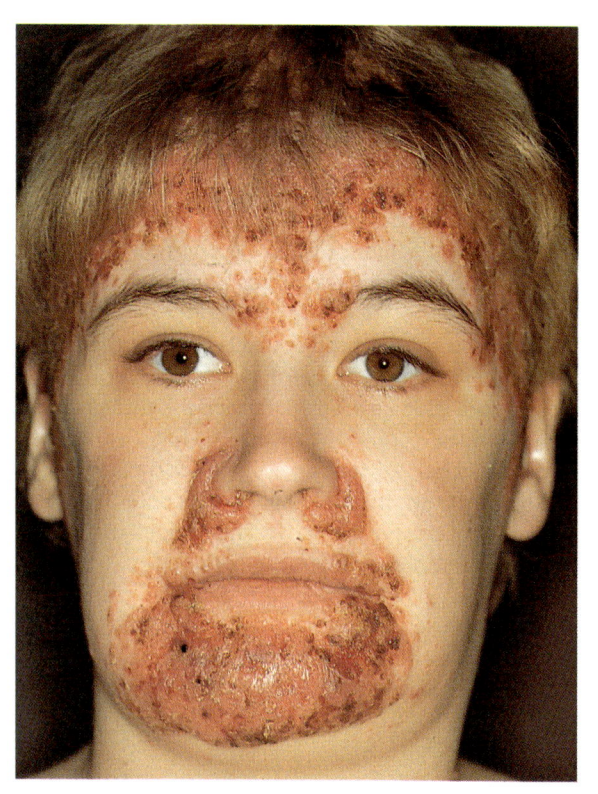

Abb. 64.3. Langerhans-Zellen-Histiozytose, Hand-Schüller-Christian-Krankheit

Therapie
Innerlich. Mit Vinblastin werden in über 50% Remissionen erreicht. Zusammenfassende Darstellung auf S. 1445.
Äußerlich. Abtrocknende Behandlung auf freier Haut (Lotio zinci oder Ol. zinci mit 0,5% Clioquinol (Vioform); eventuell Glukokortikoide als Lotion oder Creme. Am Kapillitium krustenlösende Therapie (Salizylöl); Glukokortikoide mit antibiotischem Zusatz in Creme.

Hand-Schüller-Christian-Krankheit
[Hand 1893, Schüller 1915, Christian 1920]

Synonym. Morbus Hand-Schüller-Christian

Definition. Chronische Verlaufsform der disseminierten (multifokalen) Langerhans-Zellhistiozytose mit der charakteristischen klinischen Trias: Knochendefekte, Diabetes insipidus und Exophthalmus.

Vorkommen. Die sehr seltene Erkrankung beginnt meistens zwischen dem 2. bis 5. Lebensjahr, kann aber auch noch bei älteren Kindern und Jugendlichen auftreten.

Pathogenese. Hier steht nicht nur die Anreicherung von histiozytoiden Zellen mit den typischen Langerhans-Zellgranula im Vordergrund (proliferative Reaktion), sondern die Ausbildung von histiozytoiden Granulomen (granulomatöse Reaktion) mit Lipideinlagerung (xanthomatöse Reaktion). Diese bedingen durch Lokalisation im Knochen, in der Dura mater, mit Druckerscheinungen auf die Hypophyse und in der Orbita, die klinisch typische Symptomentrias.

Klinik. Obwohl die proliferativen Infiltrationen vielfach auch Lungenveränderungen, Vergrößerung von Leber und Milz sowie generalisierte Lymphknotenschwellungen verursachen können, hat das Krankheitsbild meist keinen septischen Charakter. Auch chronische Otitis media kann ein wichtiges Symptom sein, das auf entsprechende Veränderungen im Mastoid hinweist (Röntgenuntersuchung).

Knochendefekte. Sie sind besonders im Schädeldach röntgenologisch als Landkartenschädel nachweisbar. Bei massiver Ausprägung kann Panzytopenie resultieren.

Diabetes insipidus. Er ist relativ häufig bei bis zu 50% der Patienten und durch Druck auf Hypothalamus oder Hypophysenstiel bedingt. Zum Zeitpunkt der Diagnosestellung wird er nur bei etwa einem Drittel der Patienten nachgewiesen. Bei inkompletten Formen sollten entsprechend empfindliche Tests wiederholt werden. Der Diabetes insipidus kann nach Abheilung der Histiozytose weiterbestehen.

Exophthalmus. Er ist relativ selten (10% der Patienten) und bedingt durch histiozytoide Zellproliferation in der Orbita.

Haut- und Schleimhauterscheinungen. Diese kommen in etwa 30% vor und sind sehr vielgestaltig: makulöse bräunlichrötliche, an petechiale Blutungen erinnernde Flecken, Petechien, kleinpapulöse schuppende oder krustöse Effloreszenzen von hellgelber bis tiefdunkelbrauner Farbe führen zu einem Krankheitsbild, das an seborrhoisches Ekzem oder Morbus Darier erinnert. Prädilektionsstellen sind behaarter Kopf, seitliche Gesichtspartien, seborrhoische Gebiete am Rumpf, auch die Anogenitalgegend. Nicht selten kommt es zu bakterieller oder auch mykotischer Sekundärinfektion. Abheilung mit Atrophie oder Narben ist möglich.
Die Neigung zu hämorrhagischen Veränderungen ist geringer als bei der Abt-Letterer-Siwe-Krankheit, während andererseits häufiger xanthomatöse Veränderungen auftreten können. Diese erinnern an Xanthoma disseminatum und bestehen aus ausgedehnten papulösen gelblichbräunlichen oder gelblichrötlichen Effloreszenzen, besonders an den Lidern, den seitlichen Halspartien, den Achselhöhlen und seitlichen Rumpfpartien.
Auch die Schleimhäute, vorwiegend die Mundschleimhaut mit Beteiligung der Maxilla, was im Röntgenbild den typischen Befund von freischwimmenden Zähnen ergibt, ferner die Anogenitalregion, sind bei der Hälfte der Patienten Sitz von Infiltrationen mit Entwicklung schmerzhafter Erosionen und Ulzerationen, die auch noch bei Erwachsenen auftreten können.

Histopathologie. Initiale Hautherde zeigen feingeweblich eine Vermehrung von, vorzugsweise perivaskulär orientierter histiozytoiden Zellen mit Langerhans-Zellen-Charakteristik im oberen Korium (*proliferatives Stadium*). Im weiteren Verlauf treten neutrophile und eosinophile Leukozyten, lymphoide Zellen und Plasmazellen hinzu. Das granulomatöse Infiltrat kann sich bis tief in das dermale Bindegewebe erstrecken (*granulomatöses Stadium*). Auch intrazelluläre Lipide können bereits nachweisbar werden. Im *xanthomatösen Stadium* wandeln sich die histiozytoiden Zellen durch feintropfige Lipoideinlagerungen in Schaumzellen um; auch Schaumriesenzellen vom Touton-Typ sind nicht selten. Die eingelagerten Lipide bestehen aus Cholesterin, Phospholipiden, freien Fettsäuren und Triglyzeriden. Durch die begleitende zellulärentzündliche Reaktion ist das Bild wesentlich bunter als bei echten Xanthomen. Schließlich kommt es durch zunehmende Fibrose (*fibröses Stadium*) zur bindegewebigen Durchsetzung der Veränderung.

Verlauf. Spontanheilung kommt vor. In 50–70% ist der Verlauf ohne Behandlung letal. Die Prognose ist umso besser, je später im Leben die Krankheit beginnt.

Differentialdiagnose. Sie hat in erster Linie seborrhoisches Ekzem und Morbus Darier, bei Ausprägung allein in den Beugen auch Morbus Hailey-Hailey zu berücksichtigen. Bei ulzerierten, granulomatösen Veränderungen an den Schleimhäuten und in der Anogenitalregion ist an ulzerierende Hauttuberkuloseformen, ulzerierenden persistierenden Herpes simplex, bei Immundefizienz an hämatologische Erkrankungen und maligne Neoplasien zu denken. Die disseminierte Lipogranulomatose kann der Hand-Schüller-Christian-Krankheit bezüglich Hautbefund ähnlich sein.
Bei *isolierten* chronischen Hautveränderungen ist an knotiges Mastozytom und an juveniles Xanthogranulom zu denken. Bei *disseminierten* stark xanthomisierten Krankheitsbildern müssen Xanthomatosen wie

das Xanthoma disseminatum, das ebenfalls mit Diabetes insipidus vergesellschaftet sein kann, ferner das papulöse Xanthom, das nekrobiotische Xanthogranulom und die plane Xanthomatose abgegrenzt werden. Biopsie mit Histologie, Elektronenmikroskopie und Immunphänotypisierung für Langerhans-Zellmarker ermöglichen gewöhnlich die Diagnose.

Eosinophiles Granulom

Synonym. Eosinophiles Granulom der Knochen, Langerhans-Zellgranulom

Definition. Meistens gutartige unifokale Manifestationsform der Langerhans-Zellhistiozytose, die hauptsächlich in den Knochen, seltener an der Haut und/oder an den Schleimhäuten auftritt und als Teilsymptom der Hand-Schüller-Christian-Krankheit interpretiert wurde. Das Granuloma eosinophilicum faciei hat mit dieser Krankheit nichts zu tun.

Vorkommen. Sehr selten, typischerweise bei Kindern zwischen dem 2. bis 6. Lebensjahr.

Ätiologie. Unbekannt.

Klinik. Die Manifestationsorte sind vielfältig.

Knochenveränderungen. Sie manifestieren sich in Form isolierter, seltener als multiple Herde, die röntgenologisch als osteolytische Aufhellungen nachweisbar sind und sich entweder klinisch nicht manifestieren oder aber Schmerzen, Spontanfrakturen, Diabetes insipidus oder Otitis media verursachen. In abnehmender Reihenfolge sind Schädelkalotte, Rippen, Wirbelsäule, Becken, Schulterblatt und die langen Röhrenknochen betroffen.

Hauterscheinungen. Die entsprechen denen bei Hand-Schüller-Christian-Krankheit, wurden auch als *Reticulogranuloma eosinophilicum cutis* beschrieben und entwickeln sich als umschriebene, entzündlich-infiltrierte plaqueförmige Herde, die auch zu schmerzhafter Ulzeration neigen können, oder als gelblich bis bräunlich gefärbte Papeln. Prädilektionsstellen sind auch hier das Kapillitium, die Temporalregion, besonders aber die Anogenitalregion, wo es zu massiv infiltrierten, auch ulzerösen schmerzhaften Veränderungen kommen kann, die vielfach lange Zeit bestehen, bevor die richtige Diagnose vermutet wird. Auch disseminierte verkrustete Papeln wie bei Abt-Letterer-Siwe-Krankheit wurden beobachtet.

Mundschleimhauterscheinungen. Sie sind nicht selten und manifestieren sich meist als platten- oder knotenförmige Infiltration mit Ulzerationstendenz.

Lymphknotenbeteiligung. Diese kann sich zervikal, axillär und inguinal lokalisieren und die Erstmanifestation darstellen.

Lungenbeteiligung manifestiert sich als Rundschatten oder Infiltrat im Röntgenbild und hinterläßt nach Abheilung eine Fibrose (Honigwabenlunge).

Histopathologie. Granulomatöse Reaktion mit ausgedehnten Ansammlungen von histiozytoiden Zellen mit Langerhans-Zellen-Charakteristik und anderen Entzündungszellen mit besonders vielen eosinophilen Leukozyten. Lipideinlagerungen fehlen meist in der Haut, sind aber in Knochenherden oft vorhanden. Immunphänotypisierung oder/und elektronenmikroskopische Untersuchung im Zweifelsfall erforderlich.

Differentialdiagnose. Wie bei Hand-Schüller-Christian-Krankheit.

Therapie. Einzelne Knochenherde sind einer Röntgenstrahlentherapie (3–6 Gy) zugänglich; auch Kürettage mit oder ohne Knochenersatz wird empfohlen. Hautherde werden exzidiert oder mit Röntgenweichstrahlen behandelt.

Verlauf und Prognose der Langerhans-Zellhistiozytosen. Wie die Bezeichnung des Syndroms erkennen läßt, heilt die kongenitale oder neonatale selbstabheilende Histiozytose innerhalb von 2–3 Monaten ab. Auch bei den übrigen Langerhans-Zellhistiozytosen einschließlich der multifokalen Formen mit Beteiligung innerer Organe sind Spontanabheilungen beschrieben worden; sie sind jedoch selten.
Die Prognose hängt von folgenden Faktoren ab:

Alter. Kinder < 2 Jahren haben eine größere Mortalität als Patienten > 2 Jahre; kongenitale disseminierte Formen scheinen eine besonders schlechte Prognose zu haben.

Anzahl der betroffenen Organe. Die Letalität steigt mit der Anzahl betroffener Organe.

Organdysfunktion. Dysfunktion von Leber, Lunge oder/und Knochenmark weisen auf eine schlechte Prognose hin.

Therapie der Langerhans-Zellhistiozytosen. Die Behandlung der meisten Langerhans-Zellhistiozytosepatienten erfordert die Zusammenarbeit mit dem Kinderarzt. Im allgemeinen haben sich in den letzten Jahren weniger aggressive Behandlungsschemata immer mehr durchgesetzt.

Innerlich. Lokalisierte asymptomatische Knochen- oder Weichteilherde werden nach Diagnosestellung entweder kürettiert oder unbehandelt beobachtet. Lokalisierte symptomatische Knochen- oder Weichteilproliferate werden kürettiert, exzidiert oder, falls keine Kontraindikation besteht, mit energiereichen Strahlen in niedriger Dosierung behandelt.
Isolierte Hautherde sollen exzidiert werden. Sie sprechen auch auf Röntgenweichstrahlentherapie an. Multiple Hautveränderungen können erfolgreich mit 20%igem Mechlorethamin topisch behandelt werden. Für multiple oder disseminierte Hautformen ohne Beteiligung anderer Organe sind auch PUVA-Therapie und Grenzstrahlentherapie erfolgreich eingesetzt worden. Falls Kompressionssymptome vorliegen, kann oft tiefeindringende Strahlentherapie Hilfe bringen.
Bei *multifokalem Organbefall* ist innerliche Behandlung indiziert. Es sollte von weniger aggressiven Behandlungsschemata zu aggressiveren übergegangen werden, falls eine Remission mit der weniger aggressiven Methode nicht zu erzielen ist. So kann zunächst eine hochdosierte Glukokortikoidtherapie beispielsweise mit Prednisolon oder Prednison (2 mg/kg KG tgl.) eingesetzt werden. Für eine zytostatische Monotherapie kommen besonders Vinblastin, aber auch Methotrexat, 6-Mercaptopurin oder Cyclophosphamid in Betracht; erreichbare Remissionsraten werden mit 50–70% angegeben.
Obwohl zunächst über gute Behandlungsresultate mit dem Epipodophyllotoxin Etoposid (VP-16) berichtet wurde, darf dieses Arzneimittel nicht mehr eingesetzt werden, da nach Etoposidbehandlung bei einigen Kindern akute myeloische Leukämie beobachtet wurde. Zweierkombination wie Prednison und Vinblastin können als nächste Behandlungsstufe eingesetzt werden. Polychemotherapie sollte nur im äußersten Falle in Betracht gezogen werden, da ihre Wirksamkeit offenbar nicht besser ist als die einer Monochemotherapie. Ablationschemotherapie und Radiotherapie gefolgt von Knochenmarktransplantation ist bei Resistenz gegen Polychemotherapie versucht worden. Bei schwerstem Leberversagen ist Lebertransplantation erfolgreich vorgenommen worden. Diabetes insipidus kann am besten mit DDAVP (1-Desamino-8-D-Arginin-Vasopressin), einem synthetischen Vasopressin, behandelt werden.
Äußerlich. Die äußerliche Behandlung von Hautveränderungen erfolgt mit indifferenten, glukokortikoidhaltigen, keratolytischen oder desinfizierenden Externa. Wichtig ist bei Erscheinungen in intertriginösen Räumen Überwachung auf bakterielle oder mykotische (Candida albicans) Sekundärinfektion; hier haben sich auch Farbstoffe bewährt (Brillantgrün, Pyoktanin 0,1% wäßrig).

Tumorartige Erkrankung der indeterminierten Zellen

[Wood et al. 1985]

Synonym. Tumor der interdigitierenden dendritischen Zellen

Definition. Extrem seltene Erkrankung mit multiplen Hauttumoren durch Zellen, die phänotypisch dendritischen histiozytären Zellen entsprechen.

Klinik. Multiple, selten allein stehende, hautfarbene bis rötlichbräunliche dermale bis in die Subkutis reichende, in der Regel verschiebbare Knoten mit hauptsächlichem Befall der Streckseiten der Extremitäten. Der klinische Verlauf ist durch schubweise Progression und intermittierende spontane Regression gekennzeichnet. Im Ganzen scheint die Krankheit aber zu persistieren. Über Spontanremission bei einem Patienten mit multiplen Herden ist berichtet worden. Beteiligung innerer Organe wurde bislang nicht beobachtet.

Histopathologie. Infiltration der Dermis durch große histiozytoide Zellen mit eosinophilem Zytoplasma und großen, oft gebuchteten Kernen. Elektronenmikroskopisch gleichen sie Langerhans-Zellen, besitzen jedoch keine Birbeck-Granula. Die Marker für CD1a und S-100 sind positiv.

Therapie. Versuch mit Vinblastin.

Nicht-Langerhans-Zellhistiozytosen

Tumorartige Erkrankungen nichtdendritischer histiozytäter Zellen

Generalisiertes eruptives Histiozytom

[Winkelmann und Müller 1963]

Definition. Sehr seltene normolipämische spontan abheilende papulöse Histiozytose.

Klinik. Symmetrische Dissemination asymptomatischer 3–10 mm großer Papeln und Knötchen mit dunkelroter bis dunkelblauer Farbe, besonders an Gesicht, Stamm und proximalen Extremitäten. Es können bis 1000 Herde auftreten. Schleimhautbeteiligung kommt vor. Die Veränderungen erscheinen schubweise, persistieren einige Jahre und heilen dann oft mit Hyperpigmentierung spontan ab. Der Allgemeinzustand bleibt unbeeinflußt; innere Organe sind nicht betroffen.

Histopathologie. Monomorphes histiozytoides Infiltrat in der mittleren und oberen Dermis. Die Zellen besitzen ein reichliches, wenig färbbares, schlecht abgegrenztes Zytoplasma und Kerne mit spärlichem Chromatin. Schaum- und Riesenzellen werden nicht beobachtet. Elektronenmikroskopisch keine intrazellulären Langerhans-Zellgranula, wohl aber zytoplasmatische laminated bodies.

Benigne zephale Histiozytose

[Gianotti 1971]

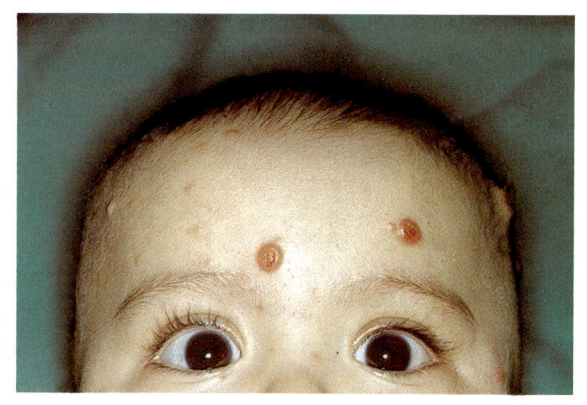

Abb. 64.4. Benigne zephale Histiozytose

Synonym. Papulöse Histiozytose des Kopfes

Definition. Sehr seltene, spontan abheilende Histiozytose im Kleinkindalter mit Prädilektion der Veränderungen am Kopf.

Klinik. Im 2. Lebenshalbjahr bilden sich halbrunde rötlichbräunliche bis gelbe Knoten vorwiegend am Kopf; manchmal können vereinzelte Herde auch an den Schultern und Oberarmen auftreten. Die Veränderungen heilen innerhalb von 2–5 Jahren oft unter Ausbildung pigmentierter atropischer Narben ab. Schleimhaut- und innerliche Beteiligung sind nicht bekannt.

Histopathologie. Dermale Infiltration von histiozytoiden Zellen mit pleomorphen Kernen und leicht gefärbtem, manchmal milchglasartigem Zytoplasma. Lymphozytoide Zellen und Eosinophile finden sich in geringer Zahl. Elektronenmikroskopisch lassen sich in etwa 20% histiozytoider Zellen kommaförmige Strukturen, jedoch keine Langerhans-Zellgranula identifizieren. CD1a- und S-100-Marker sind negativ.

Therapie. In der Regel nicht erforderlich.

Juveniles Xanthogranulom

[McDonagh 1912]

Synonyme. Xanthogranuloma juvenile, Naevoxanthoendotheliom, Naevoxanthom, Xanthoma juvenile, juveniles Riesenzellgranulom, multiple Xanthome in der Kindheit

Definition. Benigne normolipämische Erkrankung in der frühen Kindheit, bei der einzelne oder zahlreiche xanthomartige kutane Knötchen oder Knoten an Haut, Schleimhäuten, Augen, selten auch an inneren Organen entstehen, die sich gewöhnlich innerhalb von einem Jahr spontan zurückbilden.

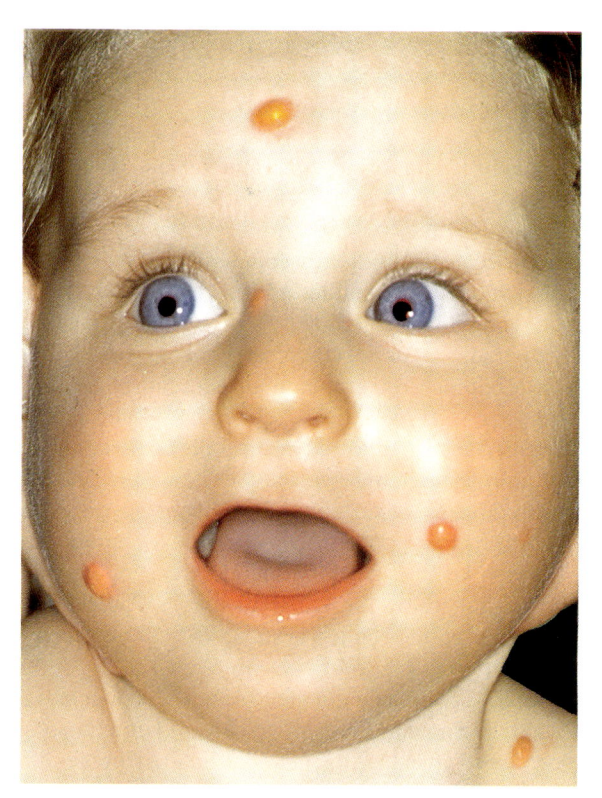

Abb. 64.5. Juveniles Xanthogranulom

Vorkommen. Nicht ungewöhnlich. Die Hautveränderungen können bereits bei Geburt vorhanden sein. Für genetische Einflüsse gibt es keinen Anhalt. Bei Weißen wesentlich häufiger als bei Schwarzen. Koinzidenz mit Neurofibromatose (Café-au-lait-Flecken), Morbus Niemann-Pick, myeloischer Leukämie und Urticaria pigmentosa wurde in Einzelfällen bekannt.

Ätiopathogenese. Ursache unbekannt. Es handelt sich wahrscheinlich um eine zu Beginn mit entzündlichen Zeichen einhergehende histiozytoid-xanthomatöse Hauterkrankung, bei der bislang Veränderungen der

Lipide oder Lipoproteine im Blutserum nicht nachgewiesen wurden.

Klinik. Meist in den ersten Lebenswochen bis -monaten treten kutane gelblich-xanthomatoide bis gelbbraune oder mehr orangefarbene Papeln bis Knoten vorwiegend am Kopf und an den Streckseiten der Extremitäten in Erscheinung. Manchmal beschränkt sich die Erkrankung auf einen einzelnen Tumor mit einem Durchmesser bis zu 2 cm. Selten beobachtet man schubweise Dissemination; die Zahl der xanthomatoiden Herde kann dann groß sein.
Als andere Manifestationsorte wurden beobachtet: Mundschleimhaut und Augen (10%): Iris, Ziliarkörper sowie Uvea mit Glaukom und dem Risiko von Erblindung. Selten sind innerliche Veränderungen an Lunge, Leber oder Milz (Hepatosplenomegalie), sehr selten an Perikard, Testes oder ZNS.

Symptome. Subjektive Symptome fehlen. Im Serum keine Abweichungen bei Lipiden oder Lipoproteinen.

Histopathologie. Initiale Veränderungen manifestieren sich als Ansammlung von histiozytoiden Zellen mit geringfügiger zellulär-entzündlicher Reaktion (lymphoide Zellen, eosinophile Leukozyten). Später entwickelt sich ein granulomatöses Infiltrat aus Histiozyten, Schaumzellen, Schaumriesenzellen vom Touton-Typ, Lymphozyten, eosinophilen Granulozyten und Fremdkörperriesenzellen. Im Verlauf der Rückbildung entwickelt sich zunehmend Fibrose. Elektronenmikroskopisch in den angereicherten Histiozyten keine Birbeck-Granula; zytochemisch sind die Zellen positiv für Lysozym und α_1-Antichymotrypsin, aber gewöhnlich negativ für S-100-Protein.

Verlauf. Gewöhnlich innerhalb von 6 Monaten bis zu 3 Jahren Spontanrückbildung unter Hinterlassung von Restpigmentierung oder leichter Atrophie, am Kapillitium zirkumskripte Alopezie. Auch die inneren Veränderungen bilden sich zurück. Bei massiver Augenbeteiligung kann Blindheit resultieren.

Differentialdiagnose. Hyperlipoproteinämie vom Typ IIa tritt später in Erscheinung; die tuberösen Xanthome besitzen andere Prädilektionsstellen. Bei Urticaria pigmentosa xanthelasmoidea werden die Veränderungen nach Reiben urtikariell (positives Darier-Zeichen). An Xanthoma disseminatum mit Diabetes insipidus ist zu denken. Langerhans-Zellhistiozytosen können durch entsprechende Spezialuntersuchungen ausgeschlossen werden.

Therapie. Wegen Spontanremission kann man zuwarten. Wo nötig, Exzision oder oberflächliche Röntgenstrahlentherapie störender Knoten, auch bei okulärem Sitz. Aufklärung der Eltern. Sorgfältige Kontrolle auch der Augen- und Organveränderungen. Bei starker Progressionstendenz Versuch mit Glukokortikoiden.

Xanthoma disseminatum

[Ausset 1899, Montgomery und Oserberg 1938]

Obwohl es sich ebenfalls um eine primär nichtxanthomisierte histiozytäre Erkankung handelt, ist sie aus differentialdiagnostischen Gründen im Kapitel der Xanthomatosen zu finden (s. S. 1125).

Retikulohistiozytom

[Parkes Weber und Freudenthal 1937, Caro und Senear 1952]

Synonyme. Retikulohistiozytäres Granulom, Riesenzellhistiozytom

Klinik. Meistens am Kopf oder Nacken findet man einen, seltener auch einige umschriebene Knoten von 0,5–2,0 cm Durchmesser, die sich gewöhnlich spontan wieder zurückbilden. Die Knoten sind hart, bräunlichgelb und dermal lokalisiert. Selten wurden diffuse Formen beschrieben.

Histopathologie. Wie bei der multizentrischen Retikulohistiozytose.

Verlauf. Benigne

Differentialdiagnose. Im einzelnen gilt es, einen derartigen Knoten gegen andere singuläre Hautknoten wie Dermatofibrom, xanthomatisiertes Histiozytom, Myoblastenmyom abzugrenzen. Juveniles Xanthogranulom kommt zumeist in früher Kindheit vor. Entscheidend ist der feingewebliche Befund.

Therapie. Notwendigenfalls Exzision.

Multizentrische Retikulohistiozytose

[Targett 1897, Goltz und Laymon 1954]

Synonyme. Reticulohistiocytosis disseminata, multizentrische Retikulohistiozytose der Haut und Synovia, Lipoiddermatoarthritis, Histiocytosis gigantocellularis

Definition. Es handelt sich um eine Erkrankung mit multiplen gelenknahen Hautknoten, die sich hauptsächlich aus histiozytoiden Zellen aufbauen. Sie geht meist mit einer Polyarthropathie und oft mit gleichzeitiger Erkrankung anderer Organe einher.

Vorkommen. Vorwiegend sind Erwachsene betroffen. Deutliche Gynäkotropie (3:1).

Ätiopathogenese. Es handelt sich vermutlich nicht um eine echte Neoplasie, sondern um eine ursächlich unbekannte reaktive benigne granulomatöse Erkrankung an Haut und den Synovialmembranen von Gelenken mit einem sehr typischen histologischen Substrat. Serumlipiduntersuchungen und rheumaserologische Tests sind meist negativ.
Neben Arthritis können gleichzeitig folgende Krankheiten mit der multizentrischen Retikulohistiozytose assoziiert sein: maligne Tumoren (15–28%); vereinzelt ist über primäre biliäre Zirrhosen, Sjögren-Syndrom, Paraproteinämie, Polyarteriitis nodosa und Wegener-Granulomatose berichtet worden. Des weiteren wurden konkomittierend Pleuritis, Perikarditis, Perikarderguß, Kardiomyopathie, Sialadenitiis sowie Myositis beobachtet. Alle diese Manifestationen, einschließlich der Augenveränderungen, werden vermutlich durch Infiltration von histiozytären Zellen verursacht.

Klinik. Die klinische Symptomatik ist hauptsächlich durch Haut- und Gelenkveränderungen gekennzeichnet.

Hautveränderungen. Primäreffloreszenzen sind bräunlichgelbe Papeln oder Knötchen, die der Haut kalottenförmig aufsitzen und langsam durch Wachstum oder Konfluieren an Größe zunehmen können, so daß sie mehrere Zentimeter Durchmesser erreichen. Sie ulzerieren nicht; allerdings kann die darüber liegende Epidermis atropisch werden und leicht schuppen. Spontane Rückbildung und Rezidive wurden beobachtet.
Prädilektionsstellen sind periartikuläre Gegenden der Fingerrücken und Handgelenke, Gesicht (besonders Lippen und Naseneingänge) sowie Ohren. Durch Konfluenz der Herde kann sich ein sogenanntes Löwengesicht bilden.
Hyperpigmentierung der Nägel sowie Onychodystrophie mit Längsfurchen sind auf synoviale Manifestationen an den distalen Fingergelenken zu beziehen. Erscheinungen an der *Mundschleimhaut* und der *Zunge* sind häufig. In etwa 30% finden sich an den Lidern Xanthelasmen.

Arthropathie. Polyarthritische Veränderungen können den Hauterscheinungen vorausgehen oder folgen. Vielfach ist die Arthropathie vom Typ der rheumatoiden Arthritis (primär chronische Polyarthritis, meist ohne positive Rheumaserologie), oft destruktiv infolge Knorpelzerstörung (Arthritis mutilans) und trägt Züge der psoriatischen Arthropathie (mains-en-lorgnettes, Teleskopfinger). Röntgenaufnahmen zeigen Rarefizierung, Destruktion der Gelenkanteile der Knochen von Fingern und Mittelhand. Auch Vertebralgelenke und Beckengelenke können miterkranken.

Symptome. Die Hauterscheinungen jucken gewöhnlich nicht. Im Vordergrund stehen die starken Gelenkveränderungen mit Schmerzen, besonders bei mutilierendem Verlauf. *Laborchemisch* kein Anhalt für primäre oder sekundäre Hyperlipoproteinämie. BKS meist normal; rheumaserologische Tests nur sehr selten positiv.

Histopathologie. Führendes Substrat sind zahlreiche große histiozytoide Zellen mit einem homogenen oder ganz feingranulären milchglasartigen (ground glass) eosinophilen Zytoplasma, welche einen oder mehrere unregelmäßig verteilte Zellkerne haben. Die Zahl der multinukleären Riesenzellen kann unterschiedlich groß sein; ihr Nachweis ist aber diagnostisch wesentlich. Immunzytochemisch erweisen sich diese Zellen als Histiozyten; sie sind positiv für saure Phosphatase, Lysozym, α_1-Antitrypsin und ATPase, aber CD1a-negativ.
Wichtig sind auch histochemische Untersuchungen, nach denen das Zytoplasma dieser Zellen PAS-reaktive, diastaseresistente und lipidlösliche Substanzen enthält, die als Glykolipoproteine interpretiert werden. Mit speziellen Färbungen wurden auch Phospholipide und Neutralfette in solchen Zellen nachgewiesen, während Cholesterin gewöhnlich fehlt. Wegen dieser typischen histochemischen Befunde wurde die Erkrankung als *Lipoiddermatoarthritis* bezeichnet. In frischen Hautveränderungen findet man eine stärkere zellulär-entzündliche Reaktion, in älteren mehr Fibrose. Die gleichen Veränderungen bilden auch das Substrat der synovialen oder ossären Veränderungen.

Verlauf. Harmlos, solange nur Hauterscheinungen vorliegen. Die Polyarthropathie hat vielfach deformierenden Charakter. Bemerkenswert ist bei manchen Patienten (~20%) eine erhöhte Neigung zu Neoplasien (Kontrolluntersuchungen).

Differentialdiagnose. Sie hat eine Reihe von dermoarthropathischen Veränderungen zu berücksichtigen, so Sarkoidose, Gicht, Hyperlipoproteinämie (Typ II), rheumatoide Arthritis und Heberden-Knoten. Bei Formen mit nur wenigen Herden ist an Granuloma anulare, Synovialzysten, Fingerknöchelpolster, mechanische Schwielen, endemische und venerische Treponematosen sowie Fremdkörpergranulome zu denken.

Bei Auftreten von gelenknahen Knoten und Arthritis in der Kindheit ist an das Francois-Syndrom *(familiäre dermochondrokorneale Dystrophie)*, die familiäre histiozytäre Dermoarthritis und an Lipogranulomatosis disseminata (Farber-Krankheit) zu denken.

Therapie. Symptomatisch und innerlich antirheumatische Behandlung, Versuch mit intrafokaler Injektion von verdünnter Triamzinolonazetonid-Kristallsuspension (1:4 verdünnt mit Lokalanästhetikum) oder Exzision störender Knoten. Remissionen bei aggressiven Formen wurden mit Alkylanzien (Cyclophosphamid) erzielt.

Progressives noduläres Histiozytom

[Taunton, Yeshurun und Jaratt 1978]

Synonyme. Multiple Retikulohistiozytome, noduläre kutane reaktive Histiozytose, noduläre Non-X-Histiozytose

Definition. Sehr seltene, stark disseminierte papulonoduläre Histiozytose der Haut mit progressiver Eruption von neuen Herden ohne Beteiligung anderer Organe. Von einigen Autoren wird die Erkrankung als rein kutane Form der multizentrischen Retikulohistiozytose aufgefaßt.

Klinik. Schubweises progressives Erscheinen von disseminierten Papeln oder Knoten, die bei Konfluenz im Gesicht das Bild eines *Löwengesichts (facies leonina)* ergeben können. Beteiligung von Gelenken, viszeralen Organen oder Schleimhäuten fehlt. Die Patienten sind in einem guten Allgemeinzustand.

Histopathologie. Massives Infiltrat histiozytoider Zellen und Lymphozyten. Die histiozytoiden Zellen haben unregelmäßig geformte Zellkerne und ein granuläres leicht eosinophiles Zytoplasma. Riesenzellen und Mitosen sind selten oder fehlen.

Therapie. Chemotherapie mit Vinblastin und Elektronenstrahlentherapie haben zu Remission der Veränderungen geführt.

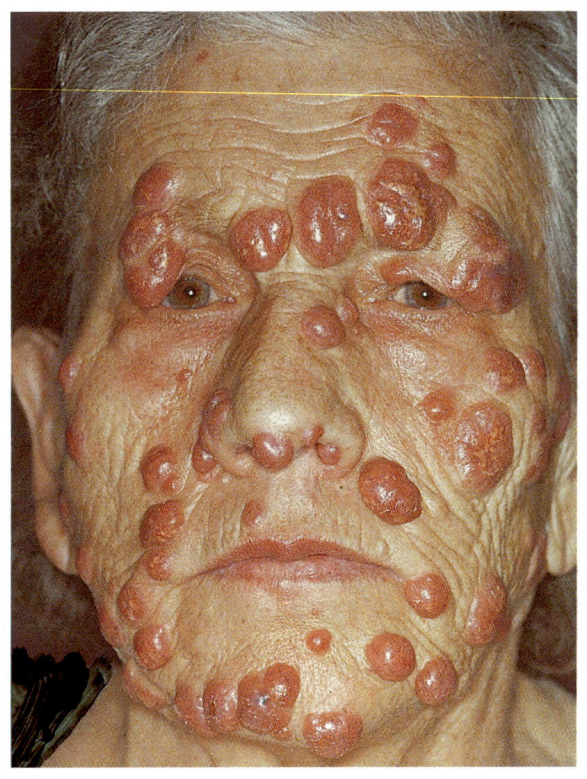

Abb. 64.6. Sinushistiozytose

Sinushistiozytose mit massiver Lymphadenopathie

[Destombes 1965, Rosai und Dorfman 1969]

Definition. Es handelt sich um eine sehr seltene benigne, spontan abheilende Erkrankung mit meist massiver zervikaler Lymphadenopathie und manchmal Hautbeteiligung, die sich meist bei schwarzen jungen Menschen vor dem 20. Lebensjahr entwickelt.

Klinik. Die Erkrankung äußert sich oft mit Allgemeinsymptomen wie Fieber, erhöhter Blutsenkungsgeschwindigkeit, Anämie, neutrophiler Leukozytose und polyklonaler Hypergammaglobulinämie.

Innerliche Veränderungen. Die zervikale Lymphadenopathie, die oft symmetrisch ist und groteske Ausmaße annehmen kann, entwickelt sich meist sehr rasch. Axilläre, inguinale und mediastinale Lymphknoten können auch betroffen sein. Vergrößerung von Leber oder Milz ist bei etwa 10% der Patienten nachweisbar. Der obere Respirationstrakt, Knochen und Hoden können ebenfalls mitbetroffen sein. Befall der Orbita kann zu Exophthalmus und Chemosis führen. Die Erkrankung tritt meist bei Kindern und Jugendlichen dunkler Hautfarbe auf und verläuft meist gutartig. Nach Monaten bis Jahren kommt es zur Spontanabheilung.

Hautveränderungen. Sie werden bei 10% der Patienten beobachtet und können den anderen Manifestationen vorausgehen. Ohne Prädilektionsstellen treten isoliert oder locker disseminiert rötlichbraune bis gelbbraune Papeln oder Knötchen auf. Bei Beteiligung der Subkutis kann sich das Bild einer Pannikulitis entwickeln.

Histopathologie. Das dermale Infiltrat kann ebenfalls massiv sein und setzt sich hauptsächlich aus großen histiozytoiden Zellen mit reichlich Zytoplasma und großen vesikulösen Kernen zusammen. Schaum- und vielkernige Riesenzellen kommen vor. Lymphophagozytose (Emperipolesis), der charakteristische mikroskopische Befund, findet sich seltener in den Hautveränderungen als in den betroffenen Lymphknoten. Die histiozytoiden Zellen liegen oft in Gruppen zusammen und lassen an Lymphknotensinus denken. Einige Lymphozyten, Neutrophile und Plasmazellen sind dem Infiltrat beigemischt. Die histiozytoiden Zellen sind S-100-positiv, aber CD1a-negativ. Gefäßproliferation kann vorkommen; später zunehmend Fibrose.

Verlauf. Benigne, mit Spontanheilung nach Monaten bis Jahren.

Zytophagische histiozytäre Pannikulitis

[Winkelmann und Bowie 1980]

Definition. Sehr seltene subkutane histiozytäre Infiltration mit Erythrozyten- und Lymphozytenphagozytose, Fieber und Panzytopenie. Bei zumindest einigen Formen scheint es sich um ein T-Zellymphom zu handeln.

Klinik. Subkutane Knoten oft mit hämorrhagischen Veränderungen, später lipatropische Herde. Als innerliche Symptome finden sich Panzytopenie, Hepatosplenomegalie mit Leberversagen und hämorrhagischer Diathese. Es können maligne Lymphome assoziiert sein. Die Erkrankung hat eine schlechte Prognose. Manchmal kann mit Polychemotherapie eine Vollremission erzielt werden.

Histopathologie. Infiltration der Fettgewebeläppchen mit histiozytoiden Zellen ohne zytologische Abnormitäten. Pseudomikrozystenbildung. Man findet typischerweise Erythrozytenphagozytose und Lymphozytenphagozytose neben Phagozytose von Zelltrümmern, die den Eindruck von Bohnensäcken (bean bags) vermitteln.

Differentialdiagnose. Die Erkrankung ist von der malignen Histiozytose (Zellatypien, unreife Zytologie) abzugrenzen. Die Abgrenzung von der reaktiven hämatophagen Histiozytose kann schwierig sein.

Therapie. Prednison, manchmal in Kombination mit Cyclophosphamid, Vinblastin und Doxorubicin oder Bleomycin hat vereinzelt eine Remission erzielt.

Histiozytäres Lymphom

[Roulet 1930, Rössle 1939]

Synonyme. Echtes Retikulosarkom der Haut, Retikulumzellensarkom, Retothelsarkom, histioblastisches Retikulosarkom, Stammzellenlymphom

Definition. Extrem seltener, maligner, zu Metastasierung neigender Tumor, der durch Proliferation histiozytoider Zellen entsteht. Wie bei den malignen Histiozytosen wird durch den Fortschritt der molekularbiologischen und immunologischen Charakterisierung solcher Tumoren die Diagnose eines histiozytären Lymphoms immer seltener.

Klinik. Das Erscheinungsbild ist vielgestaltig. Oft entwickelt sich ein einzelner bis tomatengroßer, derber bräunlicher Tumor, der in unterschiedlicher Hauttiefe seinen Ausgang nimmt, rasch wächst und zentral tiefgreifend ulzeriert. Es können aber auch aggregierte, kleinknotige, schmerzlose, rote bis bräunlichrote Knoten auftreten oder manchmal auch ein solitäres unterschiedlich großes Infiltrat. Prädilektionsstellen sind Gesicht, Hals und Tonsillen. Neue Tumoren treten hinzu, wobei schwer zu unterscheiden ist, ob es sich um die Folge hämatogener oder lymphogener Metastasierung oder um multizentrische Entstehung handelt.
Sekundär werden innere Organe und das Skelett mitbefallen. Auch Ausschwemmung monozytoider Zellen in die Blutbahn kommt vor.

Histopathologie. Unter normaler Epidermis und getrennt durch einen freien Bindegewebestreifen ist die ganze Dermis bis zur Subkutis durchsetzt von mehr oder weniger differenzierten pleomorphen histiozytoiden Zellen. Große helle Zellen zeigen oft das Phänomen der Erythrozytenphagozytose (Sternhimmelbild). Die Tumorzellen liegen bei reiferen Formen in einem feinen Netz argyrophiler Gitterfasern (Gomori-Färbung). Heute gehören der Nachweis lysosomaler Enzyme, die Reaktivität verschiedener monozytenassoziierter monoklonaler Antikörper und die Abwesenheit von T- und B-Zellen-spezifischen Markern zur Diagnose. Elektronenmikroskopisch keine Langerhans-Zellgranula in histiozytoiden Zellen.

Verlauf. Bei frühzeitiger Behandlung eines Solitärtumors ist die Prognose nicht schlecht. Später ist ein letaler Ausgang nicht zu verhindern.

Differentialdiagnose. Maligne kutane Lymphome von hohem Malignitätsgrad. Mycosis fungoides d'emblée oder Morbus Kaposi.

Therapie. Gutes Ansprechen auf Röntgenbestrahlung. Kleine Herde können im Gesunden exzidiert werden. Später zytostatische Polychemotherapie wie bei malignen Lymphomen von hohem Malignitätsgrad, beispielsweise COP-, COP-Bleomycin- oder MCV-Schema.

Maligne Histiozytose

Synonyme. Histiozytäre medulläre Retikulose (Scott und Robb-Smith 1939), maligne Retikulohistiozytose, aleukämische Retikulose

Definition. Extrem seltene akut-subakut letal verlaufende Erkrankung durch multipel-autochthone neoplastische Proliferation atypischer Histiozyten mit Hämozyten-, speziell Erythrozytenphagozytose. Keine Beziehung zu Langerhans-Zellhistiozytosen.

Pathogenese. Die Beziehungen zum histiozytären Lymphom als metastasierendes Neoplasma sind unklar.

Klinik. Im Vordergrund der Krankheitserscheinungen stehen Fieber, Gewichtsverlust, Gelbsucht, Lymphknotenschwellungen, Hepatosplenomegalie, Panzytopenie und Knochenmarkinfiltration. Neben einer *viszeralen Form* mit frühzeitiger Beteiligung des hämatopoetischen Systems wird eine *kutane Form* unterschieden, die bei etwa 10% der Patienten zur Beobachtung gelangen soll.

Hauterscheinungen. Beschrieben wurden zirkumskripte infiltrierte Eritheme, disseminierte bräunliche bis violettrote Papeln von 1–10 mm Durchmesser mit Neigung zu zentraler Hämorrhagie und Ulzeration, nodöse Erytheme (gelegentlich als Frühmanifestation) und polymorphe Exantheme (morbilliform, psoriasiform, makulopapulös). Auch subkutane Knötchen und Tumoren mit Nekrotisierungstendenz kommen vor.

Histopathologie. Unter Aussparung des Stratum papillare im tieferen Korium und der Subkutis vorwiegend perivaskulär polymorphe, blockförmige zelldichte Infiltrate aus atypischen esterasepositiven Histiozyten, mit Lysoyzym-, Trypsin- und Chymotrypsinaktivität, Makrophagen mit phagozytierten Erythrozyten, Granulozyten, Hämosiderin und Lipiden, ferner Entzündungszellen ähnlich wie bei Morbus Hodgkin. Wichtig ist die Abgrenzung vom großzelligen anaplastischen Lymphom (Ki 1-positives-Lymphom).

Verlauf. Meist innerhalb von 6 Monaten letal.

Differentialdiagnose. Maligne kutane Lymphome von hohem Malignitätsgrad. Die mit molekularbiologischen und immunologischen Methoden durchgeführte Lymphomdiagnostik hat die Zahl der diagnostizierten malignen Histiozytosen verringert. Schwierig abzugrenzen ist *die reaktive hämatophage Histiozytose,* die eine bessere Prognose haben soll.

Therapie. Zytostatische Polychemotherapie wie bei echtem histiozytärem Lymphom.

Monozytenleukämie

Bei der Monozytenleukämie handelt es sich um eine innerliche neoplastische Erkrankung des mononukleären Phagozytensystems. Da man heute für die monozytäre und granulozytäre Zellreihe eine gemeinsame Stammzelle kennt, werden Übergangsformen zwischen Monozytenleukämien, myelomonozytären Leukämien und myeloischen Leukämien verständlich. Die Hauterscheinungen werden an anderer Stelle beschrieben.

Weiterführende Literatur

Übersichten

Basset F, Nézelof C, Hance AJ (1991) Histiocytoses. In: Kahn MF, Peltier AP, Meyer O, Piette JC (Hrsg) Les Maladies systémiques. Flammarion, Paris

Burg G (1992) Histiozytosen. In: Braun-Falco O, Plewig G und Meurer M (Hrsg) Fortschritte der praktischen Dermatologie und Venerologie, Bd 13. Springer, Berlin, S 3–9

Burg G, Braun-Falco O (1983) Cutaneous lymphomas, pseudolymphomas and related disorders. Springer, Berlin

Gianotti F, Caputo R (1985) Histiocytic syndromes: a review. J Am Acad Dermatol 13:383–404

Goos M, Christophers E (1982) (eds) Lymphoproliferative diseases of the skin. Springer, Berlin Heidelberg New York Tokyo

Orfanos CE, Lämmer D (1980) Retikulohistiozytäre Tumoren der Haut. Hautarzt 31:297–307

Ringel E, Moschella S (1985) Primary histiocytic dermatoses. Arch Dermatol 121:1531–1541

Winkelmann RK (1981) Cutaneous syndromes of non-X histiocytosis. A review of the macrophage-histiocyte diseases of the skin. Arch Dermatol 117:667–672

Kongenitale oder neonatale selbstabheilende Histiozytose

Berger TG, Lane AT, Headington JT et al. (1986) A solitary variant of congenital self-healing reticulohistiocytosis: solitary Hashimoto-Pritzker disease. Ped Dermatol 3:230–236

Hashimoto K, Pritzker MS (1973) Electron microscopic study of reticulohistiocytoma. An unusual case of congenital self-healing reticulohistiocytosis. Arch Dermatol 107:263–270

Hashimoto K, Bale GF, Hawkins HK (1986) Congenital self-healing reticulohistiocytosis (Hashimoto-Pritzker type) Int J Dermatol 25:516–523

Herman LE, Rothman KF, Harawi S et al. (1990) Congenital self-healing reticulohistiocytosis. A new entity in the differential diagnosis of neonatal papulovesicular eruptions. Arch Dermatol 126:210–212

Laugier P, Hunziker N, Laut J (1975) Réticulo-histiocytose d'evolution bénigne (type Hashimoto-Pritzker). Etude en microscopie électronique. Ann Dermatol Venereol 102:21–31

Mascaro JM, Aliaga A, Mascaro-Gali C (1978) Réticulose congénitale autoinvolutive (type Hashimoto-Pritzker). Ann Dermatol Venereol 105:224–227

Rufli T, Fricker HS (1979) Kongenitale, selbstheilende Retikulohistiozytose. Z Hautk 54:554–558

Übrige Langerhans-Zellhistiozytosen

Brigham EA, Bridges JM, Kelly AMT (1982) Letterer-Siwe disease: a study of thirteen cases over a 21-year period. Br J Dermatol 106:205–209

Burg G, Braun-Falco O (1983) Histiocytosis X. In: Burg G, Braun-Falco O (eds) Cutaneous lymphomas, pseudolymphomas, and related disorders. Springer, Berlin, pp 378–389

Ceci A, Terlizzi M de, Colella R et al. (1988) Etoposid in recurrent childhood Langerhans' cell histiocytosis: an Italian cooperative study. Cancer 62:2528–2531

Chu AC, D'Angio DJ, Farara B et al. (1987) Histiocytosis syndromes in children. Lancet i:208–209

Dunger DB, Broadbent V, Yeoman E et al. (1989) The frequency and natural history of diabetes insipidus in children with Langerhans cell histiocytosis. N Engl J Med 321:1157–1162

Ebert-Willershausen W, Steger O, Barran W et al. (1984) Histiozytosis X. Eine oligosymptomatische Form des Morbus Hand-Schüller-Christian mit einer neuen Form und Möglichkeit der Diagnostik. Hautarzt 35:539–542

Esterly NB, Maurer HS, Gonzalez-Crussi F (1985) Histiocytosis X. A seven year experiment at a children's hospital. J Am Acad Dermatol 13:481–496

Fartasch M, Vigneswaran N, Diepgen TL et al. (1990) Immunohistochemical and ultrastructural study of histiocytosis X and non-X histiocytosis. J Am Acad Dermatol 23:885–892

Greenberger JS, Crocker AC, Vawter G et al. (1981) Results of treatment of 127 patients with systemic histiocytosis (Letterer-Siwe syndrome, Schüller-Christian syndrome and multifocal eosinophilic granuloma) Medicine 60:311–338

Groh V, Gadner H, Radaszkiewicz T et al. (1988) The phenotypic spectrum of histiocytosis X cells. J Invest Dermatol 90:441–447

Helm KF, Lookingbill DP, Marks JG (1993) A clinical and pathological study of histiocytosis X in adults. J Amer Acad Dermatol 29, 2:166–170

Kühle J, Kühner U, Ströder J (1984) Histiocytosis X – Retrospektive Analyse von 40 Fällen mit lokalisierter oder disseminierter Erkrankung. Monatsschr Kinderheilkd 132:88–95

Lichtenstein L (1953) Histiocytosis X. Integration of eosinophilic granuloma of bones, "Letterer-Siwe-disease" as related manifestations of a single nosologic entity. Arch Pathol 56:84–102

Lichtenwald DJ, Jakubovic HR, Rosenthal D (1991) Primary Cutaneous Langerhans Cell Histiocytosis in Adult. Arch Dermatol 127:1545–1548

McLelland J, Broadbent V, Yeoman E et al. (1990) Langerhans cell histiocytosis: a conservative approach to treatment. Arch Dis Child 65:301–303

Nezelof C, Frileux-Herbet F, Cronier-Sachot J (1979) Disseminated histiocytosis X: analysis of prognostic factors based on a retrospective study of 50 cases. Cancer 44:1824–1838

Niebauer G, Gebhard W, Jurecka W (1978) Histiozytosis X. Hautarzt (Suppl) 3:85–91

Raney BR, Angio GJ D' (1989) Langerhans' cell histiocytosis (histiocytosis X): experience at the Children's Hospital of Philadelphia, 1970–1984. Med Ped Oncol 17:20–28

Rivera-Luna R, Martinez-Guerra G, Altamirano-Alvarez E et al. (1988) Langerhans-Cell histiocytosis: clinical experience with 124 patients. Ped Dermatol 5:145–150

Winzer M, Krech R, Früchtnicht W, Wolff HH (1991) Akute disseminierte Histiozytosis X (Langerhans-Zell-Histiozytose) mit tödlichem Verlauf bei einem Erwachsenen. Hautarzt 42:507–511

Wolff HH, Janka GE (1978) Morbus Abt-Letterer-Siwe: Zur Diagnostik und Therapie. Monatsschr Kinderheilkd 126:425–430

Tumorartige Erkrankung der indeterminierten Zellen

Contreras F, Fonseca E, Gamallo C et al. (1990) Multiple self-healing indeterminate cell lesions of the skin in an adult. Am J Dermatophatol 12:396–401

Kolde G, Bröker EB (1986) Multiple skin tumors of indeterminate cells in an adult. J Am Acad Dermatol 15:591–597

Weber L, Hesse G, Felle AC et al. (1988) Multizentrischer Hauttumor der interdigitierenden dentritischen Zelle. Hautarzt 39:28–33

Generalisiertes eruptives Histiozytom

Caputo R, Ermacora E, Gelmetti C et al. (1987) Generalized eruptive histiocytoma in children. J Am Acad Dermatol 17:449–454

Grob JJ, Collet AM, Horchowski N et al. (1988) Histiocytome éruptif généralisé de Winkelmann et Muller. Etude ultrastructurale et immunohistochimique. Ann Dermatol Venereol 115:1202–1204

Umbert I, Winkelmann RK (1989) Eruptive histiocytoma. J Am Acad Dermatol 20:958–964

Winkelmann RK, Muller SA (1963) Generalized eruptive histiocytoma: a benign papular histiocytic reticulosis. Arch Dermatol 88:586–595

Benigne zephale Histiozytose

Gianotti F, Caputo R, Ermacora E et al. (1986) Benign cephalic Histiocytosis. Arch Dermatol 122:1038–1043

Godfrey KM, James MP (1990) Benign cephalic histiocytosis: a case report. Br J Dermatol 123:245–248

Larralde de Luna M, Glikin I, Golberg J et al. (1989) Benign cephalic histiocytosis: Report of four cases. Ped Dermatol 3:198–201

Juveniles Xanthogranulom
Cohen BA, Hood A (1989) Xanthogranuloma: report on clinical and histologic findings in 64 patients. Ped Dermatol 6:262–266
Garvey TW, Grundy SM, Eckel R (1987) Xanthogranulomatosis in an adult: lipid analysis of xanthomas and plasma. J Am Acad Dermatol 16:183–187
Jensen NE (1971) Naevoxanthoendothelioma and neurofibromatosis. Br J Dermatol 85:326–331
McDonagh JER (1911) Congenital xanthoma (endothelioma). Case presentation. Meeting of the Royal Society of Medicine, March 16, 1911. Br J Dermatol 23:115–116
McDonagh JER (1912) A contribution to our knowledge of the naevoxantho-endotheliomata. Br J Dermatol 24:85–99
Morier P, Mérot Y, Paccaud D et al. (1990) Juvenile chronic granulocytic leukemia, juvenile xanthogranulomas, and neurofibromatosis. J Am Acad Dermatol 22:962–965
Nödl F (1959) Systematisierte großknotige Naevoxanthoendotheliome. Arch Klin Exp Dermatol 208:601–615
Wolff HH, Vigl E, Braun-Falco O (1975) Juveniles Xanthogranulom mit Organmanifestationen. Hautarzt 26:268–272
Zimmermann I (1986) Ocular lesions of juvenile Xanthogranuloma. Am J Ophtalmol 60:1011–1016

Retikulohistiozytom der Haut, multizentrische Retikulohistiozytose
Barrow MV, Holubar K (1969) Multicentric reticulohistiocytosis, a review of 33 patients. Medicine (Baltimore) 48:287–305
Bélaich S (1989) Multicentric reticulohistiocytosis. G Ital Dermatol Venereol 115:77–82
Burg G (1983) Lipoid dermatoarthritis (multicentric reticulohistiocytosis). In: Burg G, Braun-Falco O (Hrsg) Cutaneous lymphomas, pseudolymphomas and related disorders, Springer, Berlin, pp 469–498
Caro MR, Senear PE (1952) Reticulohistiocytoma of the skin. Arch Dermatol 65:701–713
Catteral MD (1980) Multicentric reticulohistiocytosis. A review of eight cases. Clin Exp Dermatol 5:267–279
Ginsburg WW, O'Duffy JD, Morris JL et al. (1989) Multicentric reticulohistiocytosis: response to alkylating agents in 6 patients. Ann Intern Med 111:384–388
Goette DK, Odom RB, Fitzwater JE (1982) Diffuse cutaneous reticulohistiocytosis. Arch Dermatol 118:173–176
Holubar K, Mach K (1966) Histiocytosis gigantocellularis. Hautarzt 17:440–445
Lesher JL, Allen BS (1984) Multicentric reticulohistiocytosis. J Am Acad Dermatol 11:713–723
Olivier GF, Umbert I, Winkelmann RK et al. (1990) Reticulohistiocytoma cutis — review of 15 cases and an association with systemic vasculitis in two cases. Clin Exp Dermatol 15:1–6
Zelger B, Cerio R, Soyer HP et al (1994) Reticulohistiocytoma and multicentric reticulohistiocytosis. Histopathologic and Immunophenotypic distinct entities. Am J Dermatopathol 16:577–584

Noduläres progressives Histiozytom
Burgdorf WH, Kusch SL, Nix TE Jr et al. (1981) Progressive nodular histiocytoma. Arch Dermatol 117:644–649
Taunton OD, Yeshurun D, Jarrat M (1978) Progressive nodular histiocytoma. Arch Dermatol 114:1505–1508

Piette F, Thomas P, Hildebrand HF et al. (1979) Reticulohistiocytome multiple. Ann Dermatol Venereol 106:597–601

Sinushistiozytose mit massiver Lymphadenopathie
Destombes P (1965) Adénite avec surcharge lipidique de l'enfant ou de l'adulte jeune, observée aux Antilles et au Mali. Quatre observations. Bull Soc Path Exot Filiales 58:1169–1182
Eisen RN, Buckley PJ, Rosai J (1990) Immunophenotypic characterisation of sinus histiocytosis with massive lymphadenopathy (Rosai-Dorfman disease). Semin Diag Pathol 7:74–82
Foucar E, Rosai J, Dorfman RF (1988) Sinus histiocytosis with massive lymphadenopathy. Current status and future directions. Arch Dermatol 124:1211–1214
Foucar E, Rosai J, Dorfman RF (1990) Sinus histiocytosis with massive lymphadenopathy. Sem Diag Pathol 7:19–73
Olson EA, Crawford JR, Vollmer RT (1988) Sinus histiocytosis with massive lymphadenopathy. Case report and review of a multisystemic disease with cutaneous infiltrates. J Am Acad Dermatol 18:1322–1332
Rosai J, Dorfman RF (1969) Sinus histiocytosis with massive lymphadenopathy: A newly recognized benign clinicopathological entity. Arch Pathol 87:63–70
Shuster S, Cartagena N, Cabello-Inchausti B et al. (1988) Histiocytic lymphophagocytic panniculitis. An unusual extranodal presentation of sinus histiocytosis with massive lymphadenopathy (Rosai-Dorfman disease). Arch Dermatol 124:1246–1249

Zytophage histiozytäre Pannikulitis
Alegre VA, Fortea JM, Camps C et al. (1989) Cytophagic panniculitis. Case report with resolution after treatment. J Am Acad Dermatol 20:875–878
Alegre VA, Winkelmann RK (1989) Histiocytic cytophagic panniculitis. J Am Acad Dermatol 20:177–185
Gall EA, Mallory TB (1942) Malignant lymphoma: Clinicopathologic survey of 618 cases. Am J Pathol 18:381–429
Winkelmann RK, Bowie EJ (1980) Hemorrhagic diathesis associated with benign histiocytic panniculitis and systemic histiocytosis. Arch Intern Med 140:1460–1463
Yanagawa T, Yokoyama A, Noya K et al. (1990) Cytophagic histiocytic panniculitis evolving into total lipodystrophy. South Med J 83:1323–1326

Histiozytäres Lymphom
Burg G, Braun-Falco O (1983) Cutaneous lymphomas, pseudolymphomas and related disorders, Springer, Berlin, pp 408–413
Levine EG, Hanson CA, Jaszcz W et al. (1991) True histiocytic lymphoma. Sem Oncol 1:39–49
Rössle R (1939) Das Retothelsarkom der Lymphdrüsen. Seine Formen und Verwandtschaften. Beitr Pathol Ant 103:385–415
Roulet R (1930) Das primäre Retothelsarkom der Lymphknoten. Virch Arch (A) 277:15–47
Valk J van der, Velde J, Jansen J et al. (1981) Malignant lymphoma of true histiocytic origin, histiocytic sarcoma: a morphological, ultrastructural immunological cytochemical and clinical study of ten cases. Virchows Arch (A) 391:249–265

Willemze R, Ruiter DJ, Vloten WA van et al. (1982) Primary "reticulum cell sarcoma" of the skin: high frequency of true histiocytic lymphoma. In: Goos M, Christophers E (eds) Lymphoproliferative diseases of the skin. Springer, Berlin, pp 142–210

Winkelmann RK, Li CY, Banks PM (1982) Cutaneous histiocytic lymphoma. In: Goos M, Christophers E (eds) Lymphoproliferative diseases of the skin. Springer, Berlin, pp 197–210

Maligne Histiozytose

Brugieres L, Caillaud JM, Patte C et al. (1989) Malignant histiocytosis: therapeutic results in 27 children treated with single polychemotherapy regimes. Med Pediatr Oncol 17:193–196

Burg G, Braun-Falco O (1983) Malignant histiocytosis. In: Burg G, Braun-Falco O (eds) Cutaneous lymphomas, pseudolymphomas, and related disorders. Springer, Berlin, pp 390–391

Dodd HJ, Stansfeld AG, Chambers TJ (1985) Cutaneous malignant histiocytosis – a clinicopathological review of five cases. Br J Dermatol 113:455–461

Ducatman BS, Wick MR, Morgan TW et al. (1985) Malignant histiocytosis: a clinical, histologic, and immunohistochemical study of 20 cases. Hum Pathol 145:368–377

Scott RB, Robb-Smith AHT (1939) Histiocytic medullary reticulosis. Lancet II:194–198

Weiss LM, Trela MJ, Cleary ML et al. (1985) Frequent immunoglobulin and T cell receptor gene rearrangements in "histiocytic" neoplasms. Am J Pathol 121:369–373

Wick MR, Sanchez NP, Crotti CP et al. (1983) Cutaneous malignant histiocytosis. A clinical and histopathologic study of eight cases with immunohistochemical analysis. J Am Acad Dermatol 8:50–62

Kapitel 65 Paraneoplastische Syndrome

Inhaltsverzeichnis

Einführung. 1456
Obligate kutane paraneoplastische Syndrome 1456
    Acanthosis nigricans maligna 1456
    Paraneoplastische Akrokeratose. 1458
    Erythema gyratum repens 1458
    Hypertrichosis lanuginosa acquisita 1460
    Paraneoplastischer Pemphigus 1460
    Torre-Muir-Syndrom 1462
Weiterführende Literatur 1463

Einführung

Es handelt sich um Hautveränderungen, die häufig mit einer malignen Erkrankung an inneren Organen vergesellschaftet vorkommen und daher von großer diagnostischer Bedeutung sind. Sie sind aber dem malignen Tumor nicht direkt zugehörig, also keine Hautmetastasen. Der genaue Pathomechanismus der paraneoplastischen Hautsymptome ist nicht bekannt. Es wird vermutet, daß es sich zum Teil um die Auswirkung allergischer Reaktionen an der Haut auf das vom Organismus als fremd empfundene Tumorantigen oder um die Folge der Freisetzung von Mediatoren, Peptiden oder Hormonen aus dem Tumor handelt.
Maligne Tumoren und Hautveränderungen beginnen entweder gleichzeitig oder relativ kurz nacheinander. Der maligne Tumor und die Hautveränderungen bestehen nebeneinander fort. Nach Beseitigung des Tumors heilen die Hautveränderungen ab. Wiederauftreten oder Progredienz der Hautveränderungen zeigt ein Tumorrezidiv oder eine Metastasierung an. Der zugrundeliegende Tumor sollte einheitlich oder charakterisierbar sein. Oft ist ein bestimmter maligner Tumortyp mit den jeweiligen Hautveränderungen verbunden (Beispiel: Adenokarzinom bei Acanthosis nigricans maligna oder beim Gammel-Syndrom). Die Hautveränderungen können relativ häufig, aber auch sehr selten sein (Beispiel: Paraneoplastische Akrokeratose). Bei genetisch determinierten malignen Tumoren (Beispiel: Gardner-Syndrom, Torre-Muir-Syndrom) müssen die Hautveränderungen nicht gleichzeitig mit dem Tumor beginnen und parallel zu diesem verlaufen; wegen ihrer Signalwirkung werden sie aber zu den paraneoplastischen Syndromen gerechnet.

Man spricht von *obligat paraneoplastischen Hautsymptomen*, wenn mit großer Wahrscheinlichkeit ein maligner Tumor entsteht, und von *fakultativ paraneoplastischen Hautsymptomen*, wenn sich nur selten ein Malignom entwickelt.

Obligate kutane paraneoplastische Syndrome

Acanthosis nigricans maligna

Definition. Symmetrische progrediente Pigmentierung und Vergröberung der Haut. Eine Geschlechtspräferenz ist nicht erkennbar. In 17% sind die Hautveränderungen Erstsymptom, in 60% treten Tumor und Hautveränderungen synchron auf, in 22% folgen die Hautveränderungen der Tumormanifestation.

Tumorart und Tumorlokalisation. Meist Adenokarzinom, sehr selten Plattenepithelkarzinom. Der Tumor ist in 86% im Bauchraum lokalisiert, davon in 62% im Magen und in 7% in der Leber. In 4–10% liegt ein Bronchialkarzinom zugrunde.

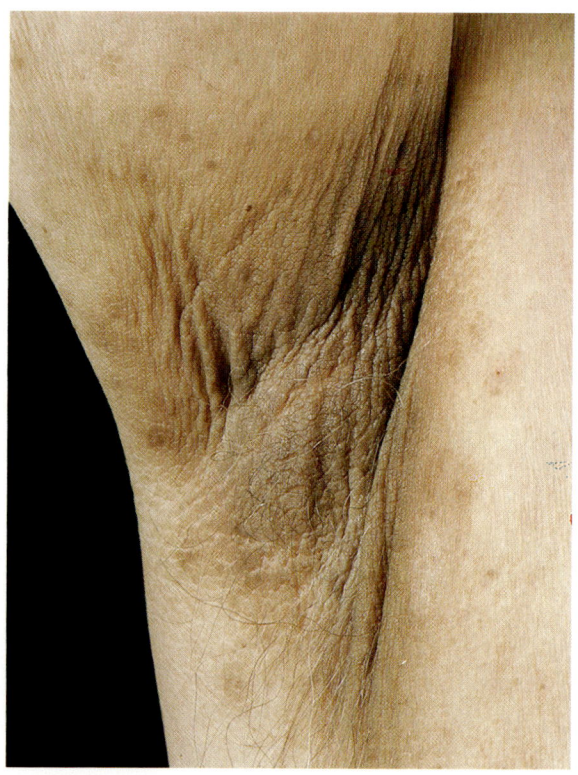

Abb. 65.1. Acanthosis nigricans maligna

Tabelle 65.1. Autosomal-dominante Genodermatosen mit Tumoren

Paraneoplasie	Hautveränderungen und Leitsymptome	Maligner Tumor oder Grundkrankheit	Koinzidenz (%)
Basalzell-Nävus-Syndrom [Clendenning et al. 1964] *Synonyme.* Naevus epitheliomatodes multiplex [Hermanns et al. 1960], Gorlin-Goltz-Syndrom [Gorlin und Goltz 1960], Ward-Syndrom [Ward 1960]	Multiple Basaliome, Palmargrübchen	Gehirn, Medulloblastom	−20
Birt-Hogg-Dubé-Syndrom [Birt, Hogg und Dubé 1977]	Perifollikuläre Fibrome und Trichodiskome	Schilddrüse, Magen-Darm	?
Carney-Syndrom [Carney et al. 1985]	Lentigines, blaue Nävi, Myxome	Herzmyxome, Hoden, Mamma	>75
Cowden-Syndrom [Lloyd und Dennis 1963] *Synonyme.* Multiples Hamartomsyndrom [Weary et al. 1972], Papillomatose der Lippen und des Oropharynx	Trichilemmome im Gesicht, orale Papeln, akrale Fibrome	Karzinome: Mamma, Schilddrüse, Magen-Darm	70
Dysplastisches Nävussyndrom [Clark et al. 1978]	Multiple dysplastische Nävi	Melanom, Hoden, Augen	?
Gardner-Syndrom [Gardner und Richards 1953] *Synonym.* Familiäre Polypose des Dickdarms	Epidermoidzysten, Fibrome, Osteome, pigmentierter Augenhintergrund	Karzinom: Kolon	Nahezu 100
Howel-Evans-Syndrom [Howel-Evans et al. 1958]	Palmoplantare Keratosen	Ösophaguskarzinom	100
Multiples endokrines Neoplasiesyndrom (MEN 2b)	Neurome (Lippen, Zunge), Oberlidfalte	Schilddrüse, Phäochromozytom	>85
Peutz-Jeghers-Syndrom [Peutz 1921, Jeghers 1944]	Lentigines an den Lippen	Magen-Darm, Ovarien, Hoden	Selten
Torre-Muir-Syndrom [Muir et al. 1967, Torre 1968]	Multiple Talgdrüsentumoren, (Adenome, Epitheliome, Karzinome), Keratoakanthome	Magen-Darm, Lunge, Urogenitalsystem. Häufig multiple primäre Karzinome	−100

Klinik. In erster Linie sind die auch sonst dunkler pigmentierten Partien befallen wie Mamillenhof, Achselhöhlen, Genital- und Perianalregion, Handrücken, Halsausschnitt, Gesicht, Lippen- und Mundschleimhaut. Die Haut verfärbt sich zunächst gelblichbraun, dann grauschwarz. Gleichzeitig verändert sich die Oberfläche, die rauh und trocken wird. An Lippenrot und Mundschleimhaut, ebenso an der Vaginal- und Rektumschleimhaut entstehen dicht aggregierte kleine halbkugelige Papeln. Da dieser Vorgang den Spaltlinien der Haut folgt, entsteht ein baumrindenähnliches Relief. Gleichzeitig treten verruziforme, nichtvirusbedingte Fibroepitheliome, insbesondere in den Achselhöhlen und an der Brust auf. Nicht selten wird ein Keratoma palmoplantare acquisitum beobachtet.

Differentialdiagnose. Acanthosis nigricans benigna.

Tabelle 65.2. Autosomal-rezessive Genodermatosen mit Tumoren

Paraneoplasie	Hautveränderungen und Leitsymptome	Maligner Tumor oder Grundkrankheit	Koinzidenz (%)
Bloom-Syndrom [Bloom 1954]	Gesichtserythem mit Teleangiektasien, Lichtempfindlichkeit und Wachstumsretardierung, niedriges Geburtsgewicht, Chromosomenanomalien	Leukämie, gastrointestinale Tumoren	3- bis 4fach häufiger
Chédiak-Higashi-Syndrom [Chediak und Higashi 1954]	Albinismus	Lymphome	Häufig
Fanconi-Panzytopenie	Spinozelluläre Karzinome perioral und perianal, Dyspigmentierung	Myelomonozytische Leukämie	3- bis 4fach häufiger
Hemihypertrophiesyndrom	Hemihypertrophie, Hamartome	Wilms-Tumor, Hepatoblastom	Häufig?
Louis-Bar-Syndrom [Bar 1941] *Synonym.* Ataxia teleangiectasia	Progressive zerebelläre Ataxie, Teleangiektasien im Gesicht, Infektionsanfälligkeit, Beginn frühe Kindheit	Lymphome, Magenkarzinom	10
Neuroblastomsyndrom	Ähnlich Neurofibromatose	Neuroblastome, Phäochromozytome	100
Werner-Syndrom [Werner 1904]	Pangerie, Wachstumsretardierung	Lymphome, Leber	10
Zinsser-Cole-Engman-Syndrom [Zinsser 1910, Engman 1926, Cole et al. 1930] *Synonym.* Dyskeratosis congenita	Pigmentatio reticularis an lichtexponierten Stellen, Onychodystrophie, Leukoplakie, Beginn spätes Kindesalter	Karzinome auf leukoplakischen Veränderungen: Mund, Urogenitalregion	Häufig

Paraneoplastische Akrokeratose
[Bazex et al. 1965]

Synonym. Acrokeratosis paraneoplastica

Definition. Primär nur an den Akren lokalisierte symmetrische Hyperkeratosen auf erythematösem Grund. Nur Männer sind betroffen. Tumor und Hyperkeratosen zeigen einen parallelen Verlauf.

Tumorart und Tumorlokalisation. Plattenepithelkarzinome der Tonsillen, des hinteren Zungengrundes, des Kehlkopfes, der oberen Speiseröhre und der oberen Lungenabschnitte. Halslymphknotenmetastasen von Karzinomen beliebiger Lokalisation.

Klinik. Befallen sind die Hände, Finger, Füße, Zehen, Ohrränder und der Nasenrücken. Es handelt sich um Hyperkeratosen, die auf erythematösem Grund eine feine, mehlartige oder grobe, grauschwärzliche festhaftende Schuppung zeigen. Die Nägel weisen Verdickungen, Verkrümmungen sowie Farbveränderungen auf und lösen sich stellenweise vom freien Rand her ab. Die Hautveränderungen breiten sich zentripetal auf Extremitäten und Stamm aus, ohne daß sich eine Erythrodermie entwickelt. Es besteht kein Juckreiz.

Differentialdiagnose. Lupus erythematodes chronicus discoides, Psoriasis vulgaris, atopisches Ekzem.

Erythema gyratum repens
[Gammel 1952]

Definition. Täglich wanderndes, gebändertes Erythem mit schuppiger Halskrause (Collerette) im Randbereich. Sehr selten, wobei Männer etwas häufiger betroffen sind (Geschlechtsverhältnis 3:2). Tumor und Hautveränderungen verlaufen parallel. Das Erythem ist in 60% Erstsymptom und geht der Tumormanifestation um bis zu $1^1/_2$ Jahre voraus.

Tumorart und Tumorlokalisation. In 40% Bronchialkarzinome, sonst Karzinome verschiedener Organe, selten andere Tumoren.

Tabelle 65.3. Erworbene, enge Assoziation kutaner Paraneoplasien mit einem malignen Tumor

Paraneoplasie	Hautveränderungen und Leitsymptome	Maligner Tumor oder Grundkrankheit	Koinzidenz (%)
Acanthosis nigricans maligna	Gleichzeitig an vielen Stellen, besonders Intertrigines, auch Schleimhaut. Flächenhafte papilläre Akanthose, Hyperkeratose. Pigmentierung und einzeln stehende seborrhoische Warzen, verruköse Papeln	Fast stets Adenokarzinom des Bauchraumes: Magen 64% Abdominell (außer Magen) 27% Extraabdominell 9%	Nahezu 100
Acrokeratosis [Bazex et al. 1965]	Erythematosquamöse (psoriasiforme) und hyperkeratotische Veränderungen an Ohrmuscheln, Nasenrücken, Wangen, Streckseiten der Finger- und Zehengelenke, Handtellern, Fußsohlen, Nageldystrophie	Karzinom der oberen Luftwege und des oberen Magen-Darm-Traktes oder Metastasen anderer Karzinome in zervikalen und mediastinalen Lymphknoten	−100 Larynx 50
Akquirierte Ichthyosis *Synonyme.* Pityriasis rotunda, Pityriasis circinata, Pseudoichtyose acquise en taches circulaires	Entspricht Ichthyosis	Morbus Hodgkin, Non-Hodgkin-Lymphome, Karzinome	Häufig
Dermatomyositis beim Erwachsenen	Livide Gesichtserytheme	Karzinome: Lunge, Brust, Ovarien, Magen, Uterus oder diffuse interstitielle letale Pneumonie	12–15
Digitale Ischämie	Atypisches Raynaud-Syndrom	Karzinome: Nieren, Magen-Darm, Ovar	100
Floride kutane Papillomatose	Aufschießen verruköser Papeln	Karzinome: Magen-Darm	100
Gammel-Syndrom [Gammel 1952] *Synonym.* Erythema gyratum repens	Unscharf begrenzte, zerfließende, vielgestaltige makulöse Erytheme (Zebrahaut)	Adenokarzinom (Mamma, Bronchus, Intestinum), oft polypeptidsynthetisierende, nichtendokrine Tumoren	Nahezu 100
Glukagonomsyndrom [Becker 1942] *Synonyme.* Staphylodermia superficialis circinata [Rothmann 1925], Erythema necrolyticum migrans, nekrolytisches, migrierendes Erythem mit α₂-Zelltumor des Pankreas, Obligate fünfte kutane Paraneoplasie [Röckl et al. 1977]	Diabetes mellitus, Erythema necrolyticum migrans, Gewichtsverlust, Glossitis, Stomatitis, Nageldystrophie, Diarrhö, Venenthrombosen, abdominelle Schmerzen, Übelkeit, Erbrechen, Anämie	Karzinome: Pankreas; chronische kalzifizierende Pankreatitis ohne Tumor	Nahezu 100
Hypertrichosis lanuginosa acquisita [Herzberg, Potjan und Gebauer 1968] *Synonym.* Malignant down (engl. down = Daunenfeder)	Generalisierte lanugoartige Hypertrichose, rote Zungenpapeln	Karzinome: Blase, Gallenblase, Lunge, Bronchus, Magen-Darm	Nahezu 100

Tabelle 65.3. (Fortsetzung)

Paraneoplasie	Hautveränderungen und Leitsymptome	Maligner Tumor oder Grundkrankheit	Koinzidenz (%)
Leser-Trélat-Syndrom [Leser und Trélat 1890]	Eruptive seborrhoische Warzen und Sommersprossen. Inkomplette Acanthosis nigricans?	Intraabdominelle Adenokarzinome	40?
Paraneoplastischer Pemphigus [Anhalt et al. 1990]		Non-Hodgkin-Lymphome, Thymome, Castleman-Tumor, Sarkome	Nahezu 100
Trousseau-Syndrom [Trousseau 1861] *Synonym.* Migratorische Thrombophlebitis	Thrombophlebitis an verschiedenen Körperregionen	Karzinome: Pankreas, Kolon, Magen, Urogenitalsystem, Lunge	40

Klinik. Befallen sind vorwiegend die oberen Anteile des Stammes und die proximalen Extremitätenabschnitte. Die Hautveränderungen bestehen in 1–3 cm breiten, mehrere Zentimeter langen nichtinfiltrierten Erythemen, die von einer schuppigen Halskrause (Collerette) begrenzt sind und an Zebrahaut erinnern. Die Erytheme wandern täglich. Juckreiz besteht nicht.

Differentialdiagnose. Andere gyrierte und anuläre Erytheme.

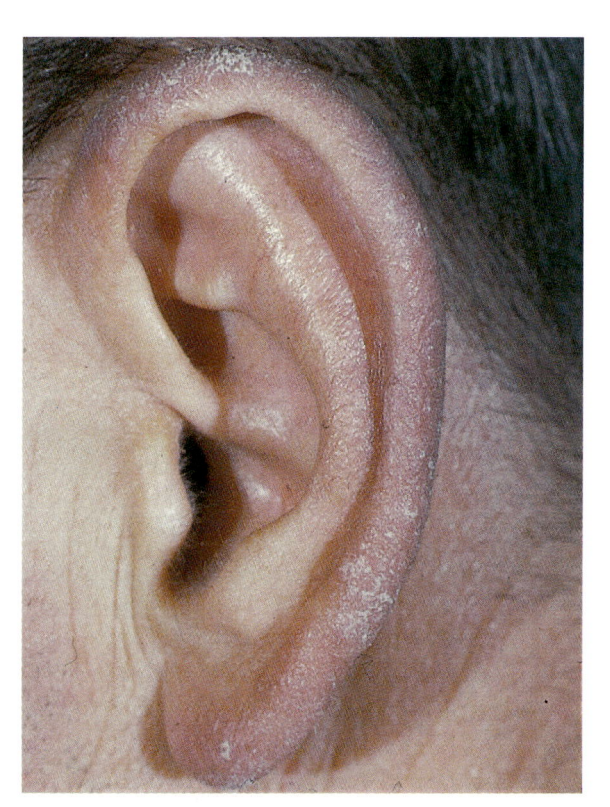

Abb. 65.2. Acroceratosis paraneoplastica

Hypertrichosis lanuginosa acquisita
[Herzberg et al. 1968]

Synonym. Hypertrichosis lanuginosa et terminalis acquisita

Definition. Plötzlich einsetzende Synchronisation des Haarwuchses, zumeist der Vellus-, gelegentlich auch der Terminalhaare. Extrem selten, etwa 20 beschriebene Krankheitsfälle. Frauen sind häufiger betroffen (Geschlechtsverhältnis 3:1). Das Syndrom ist prognostisch ungünstig.

Tumorart und Tumorlokalisation. Karzinome aller Organe, selten Lymphome. Die meisten der bisher beschriebenen Patienten wiesen metastasierte, rasch zum Tod führende Malignome auf.

Klinik. Vermehrtes Haarwachstum an Nase, Ohrrand, Wangen, Augenlidern, Nacken, Stamm und Extremitäten. Die silbrig glänzenden lanugoartigen Haare können bis zu 3–4 cm, die Körperhaare bis zu 15 cm lang werden. Vereinzelt wurden Geschmacksveränderungen und eine im vorderen Bereich rot verfärbte Zunge gefunden.

Differentialdiagnose. Angeborene, endokrinologisch erworbene (Hyperplasie, Tumor) sowie durch Medikamente ausgelöste Hypertrichosen.

Paraneoplastischer Pemphigus
[Anhalt et al. 1990]

Definition. Klinisch, histologisch und immunpathologisch eigenständige Erkrankung der Pemphigusgruppe bei zugrundeliegendem Tumor.

Tabelle 65.4. Lockere Assoziation kutaner Paraneoplasien mit einem malignen Tumor

Paraneoplasie	Hautveränderungen und Leitsymptome	Maligner Tumor oder Grundkrankheit	Koinzidenz (%)
Akute neutrophile Dermatose *Synonym.* Sweet-Syndrom		Leukämie, Myelome	Selten
Erythema anulare centrifugum		Hodgkin-Lymphome, Non-Hodgkin-Lymphome, Karzinome	Selten
Erythrodermien	Generalisiertes Erythem, extremer Pruritus	Maligne Lymphome, chronische lymphatische Leukämien, Mamma, Lunge, Leber	28 (Lymphome)
Flush		Karzinoide; Karzinome: Magen, Lunge, Schilddrüse	Häufig
Hauterscheinungen bei tumorbedingten Kryoglobulinämien	Livedo reticularis, Kälteurtikaria, Raynaud-Phänomen, Purpura, Nekrosen	Plasmozytome, Makroglobulinämien, Non-Hodgkin-Lymphome	Häufig
Hyperpigmentierung		Bronchialkarzinome (40%), Thymome (20%), Pankreaskarzinome (10–15%)	Selten
Lichen ruber pemphigoides	Erosionen der Wangenschleimhaut, periumbilikal	Lymphome, Thymome, selten Karzinome	Selten
Mucinosis follicularis, sekundäre, symptomatische Formen		Hodgkin-Lymphome, Non-Hodgkin-Lymphome, Mycosis fungoides, Sézary-Syndrom, Plasmozytome	Selten
Akquirierte Pachydermoperiostose und Cutis verticis gyrata *Synonym.* Marie-Pierre-Bamberger-Syndrom		Karzinome: Bronchus, Pleuramesotheliome	Häufig
Akquirierte Palmoplantarkeratose [Clarke 1977, Breathnach und Wells 1980] *Synonym.* tripe palms (engl. tripe = Gekröse; Gekrösehandflächen)		Karzinome: Ösophagus, Lunge, Magen	Häufig
Pannikulitis bei Pfeifer-Weber-Christian-Syndrom	Pannikulitis, Fieber, Synovitis	Pankreaskarzinom	Selten
Pyoderma gangraenosum *Synonym.* Dermatitis ulcerosa		IgA-, IgG- oder IgG-A-Plasmozytome, Morbus Waldenström, Leukosen, monoklonale Gammopathien	Selten
Zoster generalisatus		Uncharakteristischer Tumortyp: maligne Lymphome, Morbus Hodgkin, Mammakarzinom, HIV-Infektion	Selten

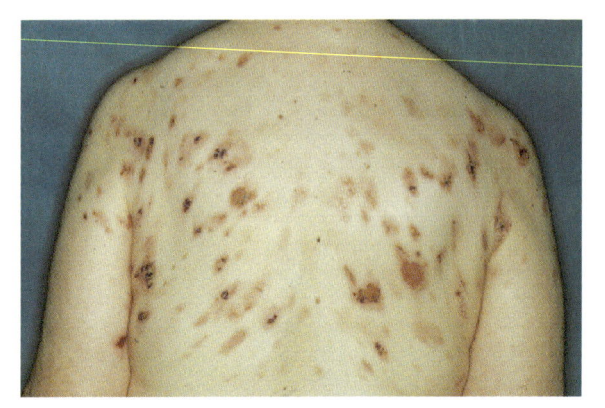

Abb. 65.3. Glukagonomsyndrom, Staphylodermia superficialis circinata

Tumorart und Tumorlokalisation. Non-Hodgkin-Lymphome, Thymome, Castleman-Tumor, Sarkome. Häufig retroperitoneal.

Klinik. Neben schwersten erosiven Schleimhautveränderungen prägen polymorphe Hautveränderungen das Bild, die an Lichen ruber pemphigoides, subakut kutanen Lupus erythematodes oder Erythema exsudativum multiforme erinnern können. Auf erythematösem Grund entstehen vielfach Blasen und Erosionen. Augenbeteiligung und Nagelbefall kommen vor. Chronisch-progredienter Verlauf und Nichtansprechen auf konventionelle Therapie sind hinweisend.

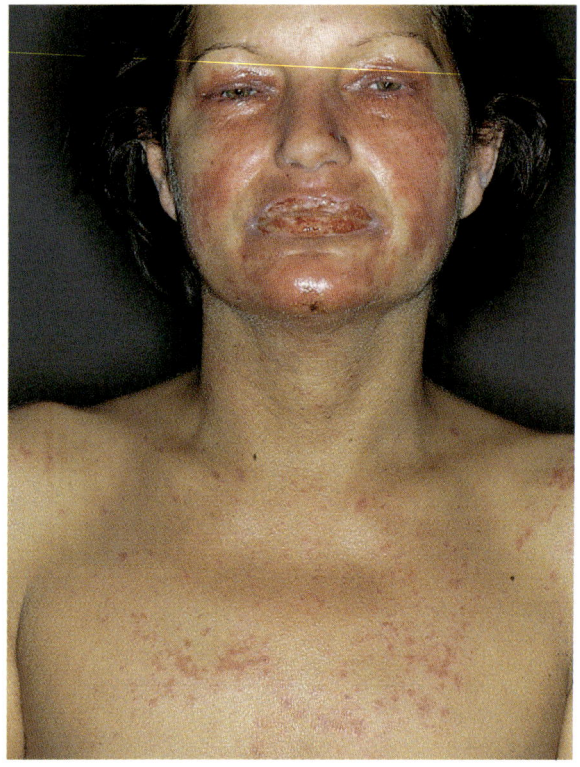

Abb. 65.4. Paraneoplastischer Pemphigus

Histopathologie. Hinweisend, jedoch nicht beweisend. Intraepidermale akantholytische Spaltbildung, suprabasale Spaltbildung, Dyskeratose, vakuolige Degeneration der Basalzellschicht, epidermale Exozytose von Entzündungszellen.

Immunpathologie. Positive direkte Immunfluoreszenz im Interzellularraum der Epidermis. Nachweis von Pemphigusantikörpern im Serum mittels indirekter Immunfluoreszenz. Die Befunde der indirekten Immunfluoreszenz sind wegweisend, da die Antikörper nicht nur an geschichtetes verhornendes Epithel (wie bei Pemphigus vulgaris), sondern auch an alle desmosomentragenden Epithelien binden. Die Antikörper präzipitieren einen besonderen Antigenkomplex, daher Nachweis eines spezifischen Bandenmusters in der Immunpräzipitation (250, 230, 210, 190 kd).

Torre-Muir-Syndrom

[Muir et al. 1967, Torre 1968]

Definition. Multiple eruptive, meist benigne Tumoren mit Talgdrüsenzelldifferenzierung. Das Spektrum der Talgdrüsentumoren umfaßt Hyperplasie, Adenom, Epitheliom, Basaliom mit Talgdrüsenzelldifferenzierung und Karzinom. Dazu gehören ferner Keratoakanthome. Die seltene Erkrankung wird von manchen Autoren zum Cancer family syndrome (Warthin 1913, Lynch 1966) gezählt, das allerdings keine Hauterscheinungen aufweist. Überwiegend sind Männer betroffen.

Tumorart und Tumorlokalisation. Fast ausschließlich multiple primäre Karzinome, vorwiegend des Kolon, meist ohne Polyposis. Es handelt sich um niedrigmaligne Tumoren.

Klinik. Die Keratoakanthome äußern sich als multiple, schubweise auftretende, 1–2 cm große, steil aus der Haut herausragende, hautfarbene Tumoren mit horngefülltem zentralem Krater. Die Talgdrüsentumoren entstehen einzeln als kleine rötliche oder hautfarbene, oft gedellte Tumoren. Ihre Zahl kann mit der Zeit zunehmen. Sie finden sich meist an Stamm und Extremitäten, selten im Gesicht und Nacken.

Weiterführende Literatur

Allgemein

Abeloff MD (1987) Paraneoplastic syndromes: a window on the biology of cancer. N Engl J Med 317:1598–1600

Cohen PR, Kurzrock R (eds) (1993) Cutaneous paraneoplastic syndromes. Clin Dermatol 11:1–187

Hagedorn M, Hauf GF, Thomas C (1978) Paraneoplasien, Tumorsyntropien und Tumorsyndrome der Haut. Springer, Wien New York

Herzberg J (1986) Cutane paraneoplastische Syndrome der Haut. Perimed, Erlangen

McLean DJ (1986) Cutaneous paraneoplastic syndromes. Arch Dermatol 122:765–767

Peloti Y, Ophir J, Brenner S (1993) Cutaneous paraneoplastic syndromes. Acta Derm Venereol (Stockh) 73:161–170

Rosenberg FW (1977) Cutaneous markers of internal malignancy. Cutis 20:227–234

Glukagonom-Syndrom

Galle K, Schweiß D (1984) Das Glukagonom-Syndrom – eine wenig bekannte kutane Paraneoplasie. Ein kasuistischer Bericht. Hautarzt 35:204–209

Kheir SM, Omura EF, Grizzle WE et al. (1986) Histologic variation in the skin lesions of the glucagonoma syndrome. Am J Surg Pathol 10:445–453

Montenegro F, Lawrence GD, Macon W et al. (1980) Metastatic glucagonoma: improvement after surgical debulking. Am J Surg 139:424–427

Swenson KH, Amon RB, Hanifin JM (1978) The glucagonoma syndrome. A distinctive cutaneous marker of systemic disease. Arch Dermatol 114:224–228

Vandersteen PR, Scheithauer BW (1985) Glucagonoma syndrome. A clinicopathologic, immunocytochemical, and ultrastructural study. J Am Acad Dermatol 12:1032–1039

Akrokeratose

Bazex A, Salvador R, Dupré A et al. (1965) Syndrome paranéoplasique à type d'hyperkératose des extrémités. Guérison après le traitement de l'épithélioma laryngé. Bull Soc Franc Dermatol Syphil 72:182

Bazex A, Griffiths A (1980) Acrokeratosis paraneoplastica – a new cutaneous marker of malignancy. Br J Dermatol 103:301–306

Jacobsen FK, Abildtrup N, Laursen SO et al. (1983) Acrokeratosis paraneoplastica (Bazex' syndrome). Arch Dermatol 120:502–504

Pecora AL, Landsman L, Imgrund SP et al. (1983) Acrokeratosis paraneoplastica (Bazex' syndrome). Arch Dermatol 119:820–826

Richard M, Giroux JM (1987) Acrokeratosis paraneoplastica (Bazex' syndrome). J Am Acad Dermatol 16:178–183

Thiel W, Plog B, Schreiber G et al. (1987) Paraneoplastische Akrokeratose (Bazex-Syndrom). Hautarzt 38:304–307

Pityriasis rotunda

Berkowitz I, Hodkinson HJ, Kew MC et al. (1989) Pityriasis rotunda as a cutaneous marker of hepatocellular carcinoma: comparison with its prevalence in other diseases. Br J Dermatol 120:545–549

DiBisceglie AM, Hodkinson HJ, Berkowitz I et al. (1986) Pityriasis rotunda. A cutaneous marker of hepatocellular carcinoma in South African blacks. Arch Dermatol 122:802–804

Rubin MG, Mathes B (1986) Pityriasis rotunda: two cases in black Americans. J Am Acad Dermatol 14:74–78

Acanthosis nigricans und Leser-Trélat-Syndrom

Czarnecki DB, Rothstein H, O'Brien TJ et al. (1983) The sign of Leser-Trélat. Aust J Dermatol 24:93–99

Gross G, Pfister H, Hellenthal B et al. (1984) Acanthosis nigricans maligna. Dermatologica 168:265–272

Halevy S, Feuerman EJ (1985) The sign of Leser-Trélat. A cutaneous marker for internal malignancy. Int J Dermatol 24:359–361

Holdiness MR (1986) The sign of Leser-Trélat. Int J Dermatol 25:564–572

Stieler W, Plewig G (1986) Acanthosis nigricans maligna und Leser-Trélat-Zeichen bei Doppelmalignom von Mamma und Magen. Z Hautkr 62:344–366

Paraneoplastischer Pemphigus

Anhalt GJ, Kim S, Stanley JR et al. (1990) Paraneoplastic pemphigus: an autoimmune mucocutaneous disease associated with neoplasia. New Engl J Med 323:1729–1735

Jansen T, Plewig G, Anhalt GJ (1995) Paraneoplastic pemphigus with clinical features of erosive lichen planus associated with Castleman's tumor. Dermatology 199:245–250

Plewig G, Jansen T, Jungblut RM et al. (1990) Castleman-Tumor, Lichen ruber und Pemphigus vulgaris: paraneoplastische Assoziation immunologischer Erkrankungen? Hautarzt 41:662–670

Stevens SR, Griffiths CEM, Anhalt GJ et al. (1993) Paraneoplastic pemphigus presenting as a lichen planus pemphigoides-like eruption. Arch Dermatol 129:866–869

Su WPD, Oursler JR, Muller SA (1994) Paraneoplastic pemphigus: a case with high titer of circulating anti-basement membrane zone autoantibodies. J Am Acad Dermatol 30:841–844

Zillihens D, Bröcker EB (1994) Paraneoplastischer Pemphigus. Induktion von Autoantikörpern gegen Strukturproteine der Haut. Hautarzt 45:827–833

Andere paraneoplastische Syndrome

Andreev VC (1978) Skin manifestations in visceral cancer. In: Mali JHW (ed) Current problems in dermatology, vol 8. Karger, Basel

Bonnetblanc JM, Bernard P, Fayol J (1990) Dermatomyositis and malignancy. A multicenter cooperative study. Dermatologica 180:212–216

Breathnach SM, Wells GC (1980) Acanthosis palmaris: tripe-palms: a distinctive pattern of palmar keratoderma frequently associated with internal malignancy. Clin Exp Dermatol 5:181–189

Cohen PR, Talpaz M, Kurzrock R (1988) Malignancy-associated Sweet's syndrome. J Clin Oncol 6:1887–1897

Cuzick J, Harris R, Mortimer PS (1984) Palmar keratoses and cancers of the bladder and lung. Lancet I:530–533

Finan MC, Connolly SM (1984) Sebaceous gland tumors and systemic disease: a clinicopathologic analysis. Medicine 63:232–242

Giardiello FM, Welsh SB, Hamilton SR et al. (1987) Increased risk of cancer in the Peutz-Jeghers syndrome. N Engl J Med 316:1511–1514

Gorlin RJ (1987) Nevoid basal-cell carcinoma syndrome. Medicine 66:98–113

James WD (1984) Trousseau's syndrome. Int J Dermatol 23:205–206

Jemec GBE (1986) Hypertrichosis lanuginosa acquisita. Report of a case and review of the literature. Arch Dermatol 122:805–808

Lukitsch O, Gebhardt KP, Kövary PM (1985) Follicular hyperkeratosis and cryocrystalglobulinemia syndrome. Occurrence in a patient with multiple myeloma. Arch Dermatol 121:795–798

Lindelöf B, Islam N, Eklund G et al. (1990) Pemphigoid and cancer. Arch Dermatol 126:66–68

Krasovec M, Elsner P, Burg G (1995) Cowden Syndrom. Hautarzt 46:472–476

Polisky RB, Bronson DM (1986) Acquired ichthyosis in a patient with adenocarcinoma of the breast. Cutis 38:348–351

Razack EMA, Premalatha S, Rao NR et al. (1987) Acanthosis palmaris in a patient with bullous pemphigoid. J Am Acad Dermatol 16:217–219

Salem OS, Steck WD (1983) Cowden's disease (multiple hamartoma and neoplasia syndrome). A case report and review of the English literature. J Am Acad Dermatol 8:686–696

Sigurgeirsson B (1992) Skin disease and malignancy: an epidemiological study. Acta Derm Venereol (Stockh) (Suppl) 178:1–111

Skolnick M, Mainman ER (1975) Erythema gyratum repens with metastatic adenocarcinoma. Arch Dermatol 111:227–229

Kapitel 66   Dermatologische Proktologie

Inhaltsverzeichnis

Hämorrhoiden 1466
Analekzem 1468
Analer Pruritus 1469
Proctalgia fugax 1469
Anokutaner Ergotismus gangraenosus 1469
Analfissur 1470
Perianale Thrombose 1470
Marisken 1471
Analfistel und periproktitischer Abszeß 1471
Weiterführende Literatur 1471

Die Diagnostik und Therapie des sogenannten analen Symptomenkomplexes gehört in Zusammenarbeit mit dem Gastroenterologen und dem Chirurgen zum Fachgebiet der Dermatologie. Es handelt sich im wesentlichen um das Hämorrhoidalleiden und seine Komplikationen sowie um Dermatosen, die in besonderer Ausprägung oder Häufigkeit anal und perianal vorkommen. Störungen im komplizierten anorektalen Funktionssystem sind insgesamt sehr häufig: etwa 70% aller Erwachsenen leiden unter Enddarmbeschwerden. Die diagnostische Abklärung ist in den meisten Fällen durch eine exakte Anamnese und relativ wenig aufwendige ärztliche Untersuchungstechniken möglich.

Anamnestische Angaben und Symptome. Die sorgfältige Erhebung der Anamnese ist auch bei proktologischen Erkrankungen von großer Wichtigkeit. Zu fragen ist nach folgenden Symptomen im Analbereich: Juckreiz, Brennen, Nässen, Fötor, krampfartige Schmerzen, Abgang von hellrotem oder schwarzbraunem Blut bei der Defäkation. Wichtig ist, ob die Stuhlentleerung normal funktioniert, oder ob Obstipation, Diarrhö, Inkontinenz, Gebrauch (oder Mißbrauch) von Laxanzien vorliegen. Allgemeinerkrankungen, insbesondere Enteritiden, Leber- und Stoffwechselerkrankungen und eine unklare Gewichtsabnahme sollten ebenfalls anamnestisch bekannt sein. Die Familienanamnese deckt manchmal erbliche Belastung für Hämorrhoidal- und Krampfaderleiden im Sinne einer „Bindegewebeschwäche" auf. Auch frühere proktologische Untersuchungen, operative oder sonstige Behandlungen und die verwendeten Medikamente sollten erfragt werden.

Untersuchungsgang bei anorektalen Krankheiten. Die Untersuchung des gebückt stehenden Patienten ist allenfalls für die äußere Inspektion ausreichend. Bewährt hat sich besonders die Steinschnittlage; manche Untersucher bevorzugen die Seitenlage des Patienten mit angezogenen Beinen oder (die für den Patienten meist beschwerlichere) Knie-Ellbogen-Lage. Bei Angabe von Befunden nach dem Uhrzifferblatt (z.B. im Analring bei 3 Uhr) soll dies stets auf die Steinschnittlage bezogen werden, d.h. das Perineum liegt bei 12 Uhr.

Inspektion. Bei Spreizung der Nates werden in guter Beleuchtung erkennbar: die mazerativ-erosiven Veränderungen einer Intertrigo, Lichenifikation und Schuppung chronischer Analekzeme, Rhagaden, äußere Fisteln, die papillomatösen Condylomata acuminata, die beetartigen, nässenden Condylomata lata der Lues II, Marisken, Hauttumoren, colleretteartige Schuppung und Pusteln im Randbereich bei perianaler Kandidose. Läßt man den Patienten vorsichtig pressen, werden unter Umständen Hämorrhoidalknoten, ein Analprolaps oder Analfissuren zusätzlich erkennbar.

Digitale Untersuchung. Der von einem gefetteten Fingerling geschützte Zeigefinger erlaubt die Palpation bis maximal 10 cm Höhe. Beurteilt werden der Tonus des Sphinktersystems, Lücken im Sphinkter, die Oberfläche der Rektumschleimhaut (Knoten, Tumoren, Ulzerationen), die Prostata bzw. Portio vaginalis. Hämorrhoiden der Grade I und II lassen sich durch Palpation meist nicht erfassen, da sie sich unter Druck entleeren. Beim Herausziehen des Fingers sollte sich der Anus sofort spontan schließen; ferner achte man auf Schleim, Eiter oder Blut am Finger. Bei Analfissuren kann die digitale Untersuchung wegen starker Schmerzen und krampfartigen Sphinkterschlusses nur in Lokalanästhesie durchgeführt werden. Zur Lokalisation der Fissur dient das Einführen eines Wattestieltupfers, der nach dem Herausziehen an der Stelle der Fissur einen Blutstreifen erkennen läßt.

Proktoskopie. Proktoskope sind vorn offene oder seitlich gefensterte, zum Teil mit Spiegeln versehene Rohre von 8–15 cm Länge, die in den Anus eingeführt und innen beleuchtet werden. Sie erlauben die Diagnostik von Hämorrhoidalknoten, entzündlichen Veränderungen der Enddarmschleimhaut sowie benignen und malignen Tumoren wie Polypen, inneren Condylomata acuminata und Karzinomen.

Bei geringstem Verdacht auf weiter kranial sich befindende Veränderungen sind unverzüglich weitere diagnostische Maßnahmen wie Rektosigmoidoskopie, Röntgenuntersuchungen oder Computertomogramm zum Ausschluß eines Rektum- oder Kolonkarzinoms erforderlich.

Hämorrhoiden

Anatomische Vorbemerkungen. Es handelt sich nicht um anal lokalisierte Varizen (d.h. Erweiterungen eines venösen Plexus), sondern um die pathologische Vergrößerung von Gefäßkonvoluten des Corpus cavernosum recti. Dieser Schwellkörper ist submukös im kranialen Drittel des Analkanals gelegen und funktionell Teil des anorektalen angiomuskulären Kontinenzorganes. Die den Schwellkörpern der Genitalien ähnlichen, weitlumigen, dünnwandigen Gefäße werden von 3 Endarterien gespeist, die meist bei 3, 7 und 11 Uhr (Steinschnittlage) 5 cm oberhalb des Analringes in Höhe der Linea dentata (Kryptenlinie) die Rektumwand von außen nach innen durchbrechen. Hier liegen deshalb die Prädilektionsstellen der Hämorrhoidalknoten, die bei leichter Verletzlichkeit hellrotes Blut, manchmal spritzend, entleeren. Nebenäste bei 3 und 7 Uhr können zu Hämorrhoidalnebenknoten (Satelliten) führen.

Pathogenese. Hämorrhoiden gehören zu den häufigsten proktologischen Erkrankungen. Neben einer gewissen genetischen Disposition werden chronische Obstipation bei erhöhtem Sphinktertonus mit langem Pressen während der Defäkation, Laxanzienabusus, selten eine Diarrhö, als wichtige ätiologische Faktoren angesehen. Begünstigend für das Hämorrhoidalleiden sind auch die Eßgewohnheiten mit großen fettreichen Mahlzeiten ohne Ballaststoffe, ein reichlicher, Hyperämie auslösender Alkoholgenuß, vielleicht sitzende oder stehende Lebensweise sowie hormonelle und hämodynamische Einflüsse während der Schwangerschaft. Die früher angenommene Bedeutung von Rückstauungen im Beckenvenenbereich bei Leberzirrhose oder Tumoren im kleinen Becken wird heute bestritten, da niemals eine Drucksteigerung bis auf die im analen Schwellkörper bestehenden arteriellen Werte erreicht wird. Bedeutsam ist dagegen die behinderte Entleerung des Gefäßabflusses des Schwellkörpers über den sphinktären Abfluß bei der Stuhlpassage, die zu ständiger Überdehnung und Wandschädigung der Gefäßkonvolute des Schwellkörpers und schließlich zu dessen Hypertrophie führt.

Klinik. Das Hämorrhoidalleiden wird in vier Schweregrade (bzw. Stadien) eingeteilt:
- *Hämorrhoiden Grad I.* Ein oder mehrere Knoten wölben sich dunkelrot in den Analkanal vor, überschreiten aber nie die Linea dentata; sie liegen also stets 5 cm oberhalb des Analringes. Wegen ihrer noch weichen Konsistenz sind sie nicht palpabel, sondern nur im Proktoskop sichtbar. Sie bluten leicht, ohne dabei zu schmerzen.

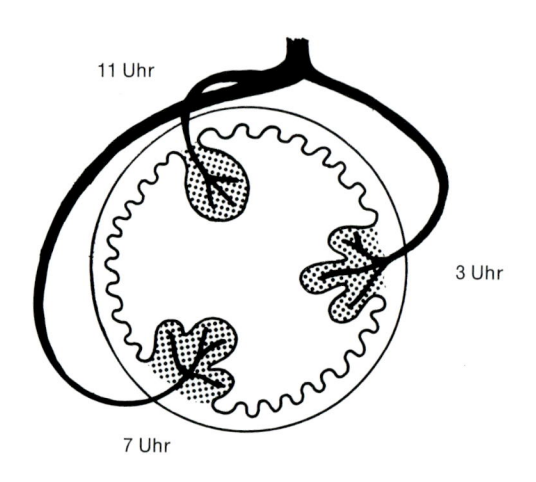

Abb. 66.1. Schema der arteriellen Gefäßversorgung der Hämorrhoidalknoten aus der A. rectalis superior (Steinschnittlage)

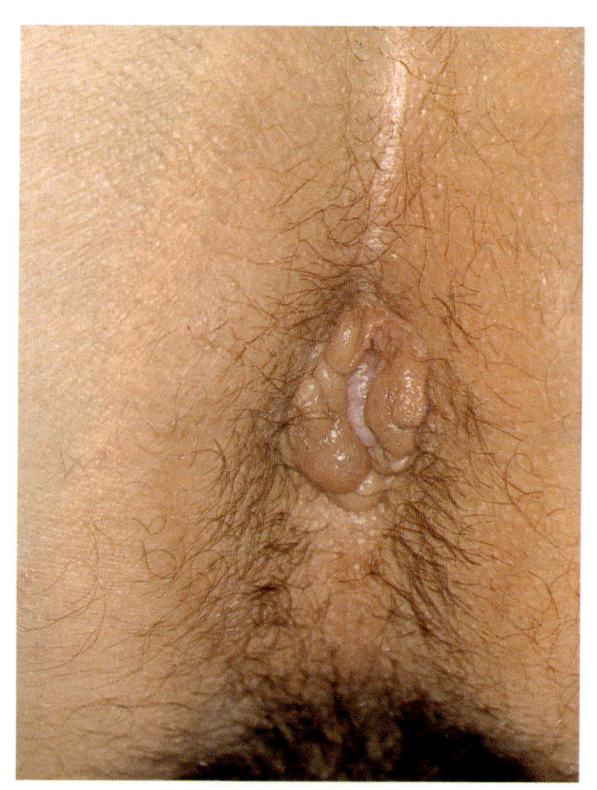

Abb. 66.2. Analprolaps durch Hämorrhoiden Grad III

- *Hämorrhoiden Grad II.* Die knotigen Gefäßkonvolute reichen teilweise in den Analkanal und können beim Pressen prolabieren, retrahieren sich aber spontan. Mit zunehmender Fibrosierung werden sie tastbar, bluten dann weniger.
- *Hämorrhoiden Grad III.* Die stark erweiterten Konvolute bilden zum Teil elongierte Knoten, die irreversibel in das Lumen hineinragen, bei der Defäkation prolabieren und schließlich zu einem ständigen (sekundären) Analprolaps führen, der manuell reponiert werden muß.
- *Hämorrhoiden Grad IV.* Es besteht ein Analprolaps, der sich nicht reponieren läßt. Man findet dann gestaute, lividrote, aus dem Anus ragende Schleimhautfalten und Knoten. Die Analarchitektur ist — histologisch nachweisbar — weitgehend zerstört, der Analschließmechanismus erheblich beeinträchtigt.

Symptome. Wesentliche Symptome bei Hämorrhoiden sind: Nässen, Blutung, Juckreiz, Schmerzen, Prolaps.
Hellrotes Blut, manchmal bei der Defäkation spritzend, tritt besonders bei Hämorrhoiden I. Grades auf. *Spastisch-rigide Verhärtungen* des Analkanals und *Schmerzen* beim Stuhlgang, insbesondere auch bei der möglichen Einklemmung und Thrombosierung von Hämorrhoidalknoten, sind für den II. Schweregrad typisch. Im III. Grad leiden die Patienten besonders unter dem *Analprolaps* mit *Störung der Kontinenz,* ständiger Sekretion, Ausprägung eines chronischen Analekzems und starkem Juckreiz.

Komplikationen. Die ständige Irritation der Perianalregion bei Hämorrhoiden Grad II–IV durch austretendes Sekret führt zu Intertrigo bzw. chronischem Analekzem. Die nicht selten jahrelange Verwendung von Analtherapeutika (Hämorrhoidensalben, -zäpfchen) führt häufig zusätzlich zu Kontaktsensibilisierungen, d.h. zu einem *allergischen Analekzem,* insbesondere gegen Grundlagen (Wollwachsalkohole, Kakaobutter, Perubalsam), juckreizstillende Zusätze (Benzocain, Menthol, Phenol) und antimikrobielle Bestandteile (Jod, Resorcin, Sublimat, Neomycin). Austretende Sekrete, besonders bei chronischer Proktitis, können zu Mazeration und dadurch zu chronischer analer Intertrigo oder einem stark juckenden kumulativ-toxischen bzw. nichtallergischen Analekzem führen. Sekundärinfektion durch Candida albicans ist nicht selten, wobei eine intestinale Kandidose meist das Reservoir darstellt. Chronische Intertrigo und Analekzem begünstigen ferner die Ausbreitung von analen und perianalen Condylomata acuminata. Erwähnt wurde bereits die Möglichkeit einer *Thrombosierung von Hämorrhoidalknoten;* diese sehr schmerzhafte, akute perianale Thrombose entsteht plötzlich und imponiert als sich aus dem Analring vorwölbender praller blauschwarzer bis kirschgroßer Knoten.

Differentialdiagnose. Die Verwechslung von Hämorrhoiden mit den nässenden Papelbeeten der Condylomata lata (Lues II) sollte nicht vorkommen (weitere Luesmanifestationen, Erregernachweis im Dunkelfeld, Luesserologie).
Besonders wichtig ist ebenfalls, daß Symptome und klinische Erscheinungen von Rektum- und Analkarzinomen nicht als harmloses Hämorrhoidalleiden fehlgedeutet werden.
Differentialdiagnostisch können je nach klinischem Bild noch bei Proktitis eine rektale Gonorrhö, bei Ulzerationen der syphilitische Primäraffekt, Lymphogranuloma inguinale, bei Fisteln auch Enteritis regionalis (Crohn), Colitis ulcerosa, schließlich die Acne inversa oder, sehr selten, Tuberculosis subcutanea et fistulosa in Frage kommen.

Therapie
Stuhlregulation. Entscheidend, auch vorbeugend, ist ballastreiche Nahrung, gegebenenfalls unter Einnahme von Weizenkleie. Ein Laxanzienabusus muß abgebaut werden. Zur Obstipation führende Nahrungsmittel sind zu meiden (Schokolade, schwarzer Tee, Rotwein, Bananen).

Lokalbehandlung. Suppositorien und Salben können allenfalls kurzzeitig zur Linderung der Symptome (Intertrigo, Juckreiz) eingesetzt werden. Eine kausale Wirksamkeit besteht nicht; die Grundlagen, Hilfs- und Wirkstoffe der Therapeutika führen bei längerdauernder Anwendung dagegen häufig zu beträchtlichen Nebenwirkungen wie Kontaktallergien, Steroidatrophie, Begünstigung von Virus- und Pilzinfektionen.

Sklerosierungstherapie. Bei Hämorrhoiden der Grade I und II hat sich die Sklerosierungstherapie (Verödung) besonders bewährt. Als Sklerosierungsmittel dient oft Chinin (Chinin. dihydrochlor. 20,0. Aqua dest. ad 100,0. S. steril) oder als Fertigpräparat (25% Chininumdihydrochloricum „Buchler" Amp.). Vor jeder Sklerosierung muß eine digitale Untersuchung vorgenommen werden. Dann injiziert man nach Einstellen des Hämorrhoidalknotens im Proktoskop mit einer Spezialtropfspritze und langer, vorn abgewinkelter Kanüle einige Tropfen (0,2–0,5–0,8 ml) der Sklerosierungsflüssigkeit streng submukös in die Basis der Hämorrhoidalknoten, zunächst zur Prüfung der Verträglichkeit nur an einer Stelle, dann in etwa wöchentlichen Sitzungen jeweils an mehreren Stellen. Meist sind in einer Serie 6–10 Behandlungen notwendig, nach monate- bis jahrelangen Intervallen können Nachbehandlungen notwendig werden.

Bei Chininallergie, die bei etwa 1% der Patienten vorkommen soll, wird als Sklerosierungsmittel 5% Phenolöl empfohlen; auch die zur Varizenverödung verwendeten Jodpräparate sowie das Detergens Polidocanol (Aethoxysklerol) werden benutzt.

Infrarotkoagulation. Infrarotlicht wird mittels Faseroptik unter Sicht im Proktoskop oberhalb der Hämorrhoidalknoten durch Kontakt der Sondenspitze mit der Schleimhaut appliziert. Je Sitzung können bis zu 4 Stellen behandelt werden. Leichte Nachblutungen sind möglich, ansonsten sind die Nebenwirkungen sowie die Beschwerden der Patienten gering.

Kryotherapie. Mit flüssigem Stickstoff ($-196°$ C) gekühlte Sonden können zur Verödung einzelner Hämorrhoidalknoten eingesetzt werden. Die Erfolgsquote wird unterschiedlich beurteilt. Mögliche Komplikationen sind stärkere Schmerzen und eine Nachblutung.

Gummibandligatur. Die Methode wird als risikoarm und erfolgreich bei Hämorrhoiden Grad I–II, z.T. auch bei Grad III, empfohlen. Dabei wird eine elastische Ligatur mittels eines besonderen Applikators über den mit Zangen oder Sauger angehobenen Hämorrhoidalknoten bzw. die proximal davor gelegene Schleimhaut gelegt. Es entsteht ein flaches Ulkus mit nachfolgender Fibrosierung.

Dehnungsbehandlung. Die manuelle anale Dilatation in Allgemeinnarkose kommt für blutende, schmerzhafte Hämorrhoiden bei gleichzeitig bestehendem stark erhöhtem Sphinkterdruck in Betracht.

Operative Therapie. Bei massivem Hämorrhoidenbefund, insbesondere bei Grad III und IV, ist die operative Behandlung in Form einer lateralen subkutanen Sphinkterotomie oder als Hämorrhoidektomie durch einen proktologisch erfahrenen Chirurgen indiziert. Die Hämorrhoidektomie wird meist nach Milligan und Morgan als kleeblattartige Entfernung der Hämorrhoidalknoten bei 3, 7 und 11 Uhr mit nachfolgender Ligatur an der proximalen Basis durchgeführt. Dabei sollen genügend breite Hautbrücken erhalten bleiben, um die früher bei zirkulärer Hämorrhoidektomie nach Whitehead beobachteten narbigen Stenosierungen und Prolapse mit Inkontinenz zu verhindern.

Analekzem

Definition. Akute bis chronische Intertrigo im Analbereich mit Juckreiz.

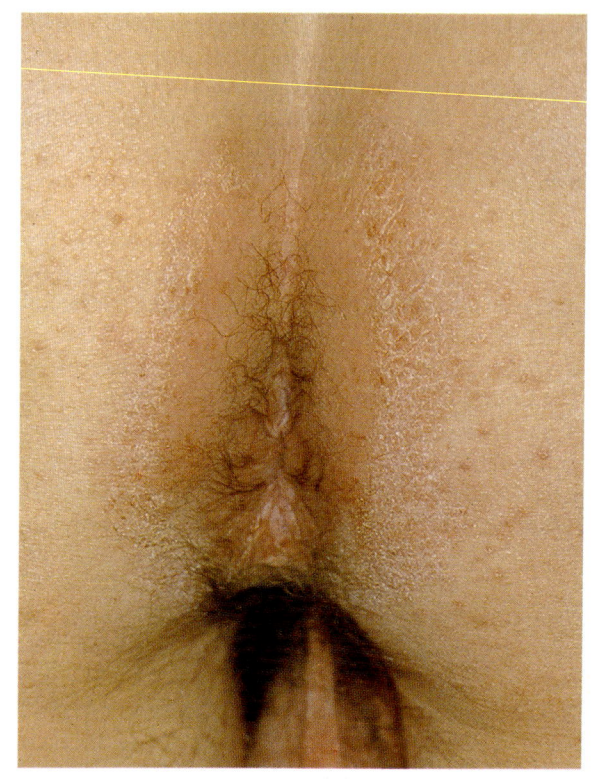

Abb. 66.3. Analekzem

Pathogenese. Meist bedingt durch die in Folge eines Hämorrhoidalleidens auftretende Sekretion aus dem Anus (Begleitproktitis), die zu mazerativ-erosiver Irritation im intertriginösen Perianalgebiet führt. Begünstigend sind Adipositas, Verdauungsstörungen, ein Trichteranus, vermehrte Analfalten bzw. Marisk3en, Fissuren, Fisteln und mangelhafte Analhygiene. Es handelt sich um eine toxisch-irritative Reaktion, die aber vielfach sekundär durch kontaktallergische Reaktionen überlagert wird.

Klinik. Alle morphologischen Varianten der Dermatitis bzw. des Ekzems von akut-nässenden bis zu chronisch-lichenifizierten Formen kommen vor. Meist besteht starker Juckreiz.

Komplikationen. Langdauernde Therapie mit Hämorrhoidalsalben und Suppositorien führt gelegentlich zu Kontaktallergie (Wollwachsalkohole, Kakaobutter, Perubalsam, Menthol, Jod, Sublimat, Resorcin, Allylthiocarbamid, Hamamelis, Kampfer, Promethazin, Tct. benzoes, Neomycin). Deshalb Epikutantestung. Häufig ist auch die sekundäre Kandidose, unterhalten durch ein symptomloses Pilzreservoir im Darm. Condylomata acuminata kommen ebenfalls vor.

Differentialdiagnose. Perianale Psoriasis vulgaris, Lichen ruber, Lichen sclerosus et atrophicus, extramammärer Morbus Paget.

Therapie. Am wichtigsten ist die Beseitigung einer ständigen Sekretion aus dem Anus. Schon nach wenigen Sklerosierungsbehandlungen auch klinisch geringfügig erscheinender Hämorrhoiden tritt oft überraschende Besserung ein. Wichtig ist auch die Analhygiene; am besten sollte die Analregion nach jedem Stuhlgang gewaschen (Bidet) und gut abgetrocknet werden. Unterwegs Hakle feucht. Stark fettende Salben, vor allem aber in der Epikutantestung festgestellte Allergene, müssen gemieden werden. Bei akut-nässender analer Dermatitis sind feuchte Umschläge oder Pinselungen mit Farbstofflösungen (Pyoktanin 0,1–0,5% wäßrig) am besten wirksam, in der Praxis aber schwer durchführbar. Glukokortikoide führen in Form von Lotion (Sermaka, Hydrocortison Wolff) oder Milch (Ultralan), bei subakutem Bild in Pasten (Decoderm-Paste, Locacorten-Vioform-Paste), später dünn aufzutragende steroidfreie Pasten (Hermal Paste, Basotherm Hautschutzpaste) meist zu rascher symptomatischer Besserung.
Wichtig ist das Einlegen von Watte oder Mull in die Analfalte, damit der intertriginöse Raum trockengelegt wird. Bei Nachweis von Candida albicans im Stuhl verordnet man Nystatin oder Amphotericin B per os für 2 Wochen (Moronal, Candio-Hermal, Nystatin Lederle: 3mal 2 Drg./tgl.; Ampho-Moronal: 4mal 1 Tbl./tgl.).

Analer Pruritus

Juckreiz in der Analregion ist ein häufiges, oft sehr quälendes Symptom; bei entsprechenden Hinweisen sollte der Arzt das Problem offen ansprechen, da sich die Patienten manchmal scheuen, es vorzubringen. Die Vielzahl der möglichen Ursachen ist in der Tabelle 66.1 zusammengestellt. Nach Ausschluß organischer Veränderungen, deren Behandlung in den jeweiligen Kapiteln dargestellt wird, bedarf die Therapie des psychogenen analen Pruritus gegebenenfalls der Kooperation mit der Psychosomatik oder Psychiatrie. Beruflicher Streß, Störungen zwischenmenschlicher Beziehungen, larvierte oder offene Depressionen werden in diesem Zusammenhang angegeben.

Proctalgia fugax

Synonym. Anorektale Neuralgie, Proctalgia nocturna

Es handelt sich um anfallsweise, sehr heftige krampfartige Schmerzen tief im Rektum, von wenigen Minu-

Tabelle 66.1 Ursachen für analen Pruritus

Akute und chronische Dermatitis (Intertrigo)
Toxisch oder kumulativ-toxisch
    Hämorrhoiden
    Analfisteln
    Morbus Crohn, Colitis ulcerosa
    Laxanzienabusus, Diarrhö
    Marisken, Fissuren, Fisteln
Kontaktallergisch auf
    Analtherapeutika
    Sonstige Suppositorien
    Hautreinigungsmittel, Toilettenpapier
Atopisch

Örtliche Infektionen
Perianale und intestinale Kandidose
Tinea glutaealis
Oxyuriasis
Condylomata acuminata
Bowenoide Papulose
Condylomata lata
Anale Gonorrhö

Sonstige Dermatosen
Psoriasis vulgaris
Lichen ruber
Lichen sclerosus et atrophicus
Extramammärer Morbus Paget
Langerhans-Zellhistiozytose

Benigne und maligne Analtumoren

Teilsymptom bei generalisiertem Pruritus
Leber- und Nierenerkrankungen
Diabetes mellitus
Morbus Hodgkin

Psychogener analer Pruritus

ten bis 15–30 min Dauer, die meist nachts gegen Morgen auftreten und den Patienten aus dem Schlaf reißen. Betroffen sind jüngere Menschen bis zum 50. Lebensjahr. Die Attacken erfolgen in unregelmäßigen Abständen, mit oft monatelangen Intervallen. Die Ursache ist unbekannt, diskutiert werden Gefäßspasmen oder Krämpfe der Beckenbodenmuskulatur. Zur Linderung haben sich die Anwendung von Wärme (Wärmflasche, warme Bäder) und Nitroglyzerin sublingual bewährt; manchen Patienten hilft auch eine Änderung der Körperlage, kräftiger Druck auf den Damm oder die Defäkation.

Anokutaner Ergotismus gangraenosus
[Wienert und Grußendorf 1980]

Definition. Die Erkrankung ist als eigenes Krankheitsbild infolge eines jahrelangen Abusus ergotaminhaltiger Suppositorien im Analbereich bekannt geworden. Sie manifestiert sich in Ulzerationen.

Vorkommen und Verlauf. Bisher wurden nur 2 Patienten beschrieben. Die Erkrankung dürfte aber wesentlich häufiger vorkommen und vielfach verkannt werden. Typisch ist die Anamnese, nämlich die Zufuhr ergotaminhaltiger Suppositorien, meist zur Migränebehandlung. Daher vielleicht häufiger bei Frauen.
Der Verlauf ist chronisch und sehr schmerzhaft, wenn die Ursache nicht erkannt ist. Nach Absetzen der ergotaminhaltigen Suppositorien erfolgt rasche und vollständige Abheilung.

Ätiopathogenese. Die dauernde Zufuhr von ergotaminhaltigen Suppositorien zur Migränebehandlung führt offenbar auf dem Boden geringer Hautläsionen im intraanalen und perianalen Bereich zu Gefäßkonstriktion und sekundär zur Gangrän mit Ulzerationen. Im Perianalbereich sowie im intraanalen Bereich entwickeln sich bis zum M. sphincter ani reichende tiefe Ulzerationen mit mukopurulenter Sekretion. Bei Berührung sind sie sehr schmerzhaft. Die Ränder wirken scharf begrenzt, eine tiefergehende Infiltration oder Unterminierung fehlt.

Histopathologie. Unspezifische Entzündung mit Verdickung und Infiltration der Gefäßwände sowie gelegentliche Obliterationen ihrer Lumina.

Differentialdiagnose. Andere Ulzerationen im Analbereich wie Morbus Crohn, Syphilis, Tuberkulose, Langerhans-Zell-Histiozytose, Lymphogranuloma inguinale oder maligne Tumoren.

Therapie. Äußerliche Maßnahmen zur Wundheilung.

Analfissur

Definition. Radiär verlaufender ulkusartiger Einriß im Analkanal mit schlechter Heilungstendenz.

Pathogenese. Umstritten. Primäre Fissuren finden sich bei klinisch normalem Analkanal, sekundäre nach Eingriffen, bei Stenosen und bei Morbus Crohn. Mitbedingend können harter Stuhlgang, Hämorrhoiden, Thrombophlebitis im Analkanal sein, auch die Weiterentwicklung aus oberflächlichen Rhagaden ist möglich.

Klinik. Der bei Entfaltung bis 0,5 cm breite, meist um 1 cm lange radiär gelegene Spalt mit derbem speckigem Grund reicht von der Linea dentata bis an die äußere Haut, die er aber nicht miterfaßt. Hinweisend ist oft eine außen vor der Fissur liegende Hautfalte, die sog. Vorpostenfalte.

Hauptsymptom ist der sehr starke, krampfartige Schmerz bei oder nach der Defäkation; der Schmerz kann so stark empfunden werden, daß er zu panischer Angst vor jeder Stuhlentleerung und erheblichen psychischen Alterationen führt. Der Analring ist dabei ständig spastisch verschlossen. Die Untersuchung ist daher nur in Lokalanästhesie möglich.

Therapie. Sphinkterdehnung in Lokal- (evtl. in Allgemein-)Anästhesie führt oft bereits zur Besserung; desgleichen die Unterspritzung mit Sklerosierungsflüssigkeit oder verdünnter Steroidkristallsuspension (Volon A10 mit Mepivacain 1:1–1:4). Empfohlen werden ferner die laterale oder mediale Sphinkterotomie, eine Fissurektomie, auch das Ausfrieren mit der Kryosonde. Die erfolgreiche Sklerosierungstherapie der Hämorrhoiden führt meist ebenfalls zur Heilung einer gleichzeitig bestehenden Fissur.

Perianale Thrombose

Synonyme. Akute Analvenenthrombose, perianales Hämatom

Definition. Akut entstehender, sehr schmerzhafter perianal gelegener thrombosierter Venenknoten. Gelegentlich auch multiples Vorkommen.

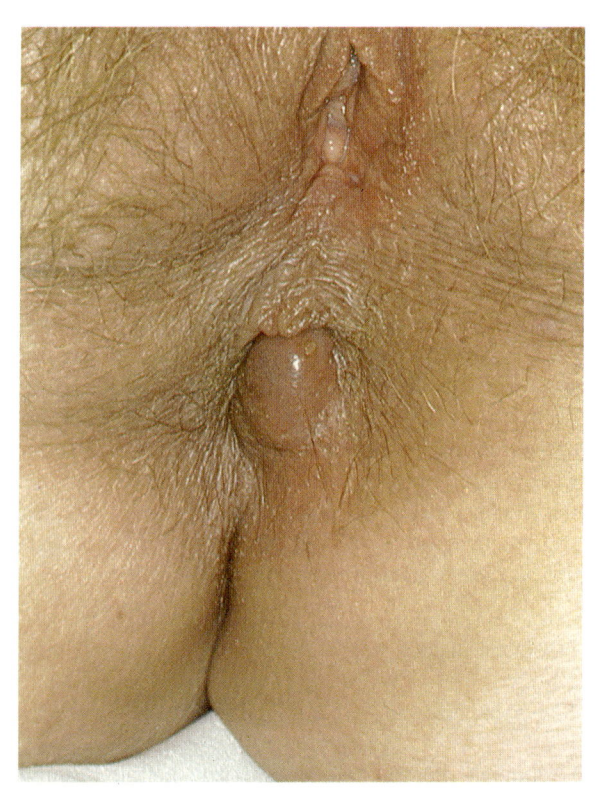

Abb. 66.4. Perianale Thrombose

Pathogenese. Meist bei bestehenden Abflußbehinderungen im Rahmen eines Hämorrhoidalleidens kommt es akut beim Pressen zu Wandzerreißungen im Bereich perianaler Venen mit Hämatom- und Thrombosebildung.

Klinik. Die Patienten bemerken das Auftreten eines bis kirschgroßen Knotens, der am Analring hervortritt und sehr starke Schmerzen verursacht. Er ist von blauroter bis schwarzer Farbe. Die Untersuchung erfolgt am besten nach Injektion eines Lokalanästhetikums.

Therapie. Möglichst frühzeitige Inzision in Lokalanästhesie und die Entleerung der Blutkoagula schaffen augenblickliche Erleichterung. Ein Teil der sackartigen Höhlenwand sollte mit der Schere abgetragen werden, damit sich die Wunde nicht sofort schließt und kein Rezidiv entsteht. Zur Nachbehandlung Einlegen eines Salbenstreifens (Betaisodona), Sitzbäder (Chinosol, Kaliumpermanganat).

Marisken

Es handelt sich um außen am Anus liegende und daher nicht reponierbare schlaffe Hautfalten, die sich beim Pressen nicht füllen. Sie stellen einen harmlosen Befund dar, der oft als Restzustand nach perianalen Thrombosen zurückbleibt. Größere Marisken stören bei der Reinigung und können daher zur Unterhaltung eines Analekzems beitragen. Ihre Entfernung ist in Lokalanästhesie mit dem Skalpell oder dem Diathermiemesser möglich, wobei zur Vermeidung einer Stenose ausreichend große Hautbrücken belassen werden müssen.

Analfistel und periproktitischer Abszeß

Analfisteln sind blind endende (inkomplette Fisteln) oder den Analkanal und die äußere Haut verbindende, von Epithel ausgekleidete Gänge bis hin zu komplizierten, weitverzweigten Gangsystemen im Perianalbereich. Sie sind die Ursache von Sekretion, Inkontinenz, stark juckendem Analekzem und manchmal heftigen Schmerzen. Ihre Erkennung und genaue Darstellung kann schwierig sein, zumal die Enden auch von Haut oder Schleimhaut verdeckt sein können. Bei Sekretretention und bakterieller Infektion entsteht ein *periproktitischer Abszeß* mit entzündlicher Vorwölbung, starken Schmerzen und ggf. Fieber. Kleinere Fisteln werden nach Sondierung durch Einlegen eines Nylonfadens drainiert, Abszesse gespalten. Diagnose und Therapie von Fisteln und Abszesse fallen in das Gebiet der Chirurgie. An Morbus Crohn ist zu denken.

Weiterführende Literatur

Buchmann P (1988) Lehrbuch der Proktologie, 2. Aufl. Huber, Bern
Hansen H, Stelzner F (1981) Proktologie. Springer, Berlin
Neiger A (1987) Atlas der praktischen Proktologie, 3. Aufl. Huber, Bern
Raulf F (1992) Diagnose und Therapie proktologischer Erkrankungen. Dr. Kade, Berlin
Rios Magrina E de los (Hrsg) (1981) Atlas der Koloproktologie, deutsche Übertragung von Hernandez Alvarez. Schattauer, Stuttgart
Roschke W, Krause H (1983) Die proktologische Sprechstunde. Urban & Schwarzenberg, München
Stein E (1990) Proktologie, Lehrbuch und Atlas, 2. Aufl. Springer, Berlin
Stelzner F (1983) Die anorectalen Fisteln, 3. Aufl. Springer, Berlin
Verbor J (1984) Pruritus ani and its management — a study and reappraisal. Clin Exp Dermatol 9:46–52
Wienert V (1985) Einführung in die Proktologie. Schattauer, Stuttgart
Wienert V (1985) Diagnose und Therapie des Analekzems. Hautarzt 36:232–233
Wienert V (1985) Die Analfissuren. Hautarzt 36:234–236
Winkler R (Hrsg) (1982) Proktologische Indikationen und Therapie. Konservativ oder operativ, ambulant oder stationär? Enke, Stuttgart
Wolff HH (1975) Diagnostik und Therapie des Analekzems. Therapiewoche 20:2751–2760

Kapitel 67   Andrologie

Inhaltsverzeichnis

Andrologische Untersuchung 1473
    Anamnese 1473
    Körperliche Untersuchung 1474
    Ejakulatuntersuchung 1474
        Spermiogramm 1474
    Hodenbiopsie. 1477
    Chromosomenuntersuchung 1478
    Hormondiagnostik 1479
Ursachen der männlichen Sterilität 1480
    Primärer Hodenschaden 1480
    Sekundärer Hodenschaden 1480
    Extratestikuläre genitale Störungen 1481
Therapie der Fertilitätsstörungen 1483
Gynäkomastie 1485
Weiterführende Literatur 1486

Die Andrologie (Männerheilkunde) ist die Lehre von den Funktionsstörungen und Erkrankungen der männlichen Geschlechtsorgane unter dem besonderen Aspekt der Störungen der Zeugungsfähigkeit. Sie gehört in Deutschland überwiegend zum Fachgebiet der Dermatologie, ist in der Weiterbildungsordnung zum Hautarzt verankert, wird aber auch von der Urologie, Endokrinologie und vereinzelt von der Gynäkologie wahrgenommen.
Etwa 10–20% aller Ehen bleiben ungewollt kinderlos. Man findet als Ursache in etwa $1/3$ der Fälle männliche, in $1/3$ weibliche und in $1/3$ kombinierte weibliche und männliche Sterilitätsfaktoren.

Andrologische Untersuchung

Bei Kinderlosigkeit ist neben der Untersuchung der Frau durch den Gynäkologen auch stets eine andrologische Untersuchung indiziert. Insbesondere sollte die Zeugungsfähigkeit des Mannes untersucht werden, bevor bei der Frau wegen der Kinderlosigkeit eingreifende diagnostische oder therapeutische Maßnahmen von seiten des Gynäkologen vorgenommen werden. Weitere Indikationen liegen bei Begutachtungen aus versicherungsrechtlichen oder forensischen Gründen, bei Endokrinopathien, Genitalerkrankungen, bei der klinischen Prüfung von Arzneimittelnebenwirkungen und bei Kontrolluntersuchungen nach Vasektomie vor.

Anamnese

Auf die psychische Situation des Patienten sollte verständnisvoll eingegangen werden. Die Anamnese muß ungestört und ohne Zeitdruck erhoben werden. Es empfiehlt sich die Verwendung eines standardisierten Anamnese- und Befundbogens.
Vermerkt werden das Alter des Patienten, die Dauer der Ehe und seit wann Kinderwunsch besteht. Wurde Antikonzeption durchgeführt, in welcher Form? Die Häufigkeit des Geschlechtsverkehrs beträgt meist 2- bis 3mal wöchentlich. Es ist zu fragen, ob der Geschlechtsverkehr über längere Zeit mit dem Ovulationstermin abgestimmt wurde. Frühere andrologisch-diagnostische oder -therapeutische Maßnahmen sollten erfragt werden, gegebenenfalls sind ältere Befunde zum Vergleich anzufordern. Wichtig ist die Frage nach vorehelichen Kindern oder Kindern aus einer früheren Ehe. Auf genetisch mitbedingte Stoffwechsel- und Allgemeinerkrankungen (Diabetes mellitus, Hypertonie) sowie Kinderlosigkeit in der Familie sollte geachtet werden.

Sexuelle Anamnese. Erfragt werden der Zeitpunkt der ersten Rasur, die Häufigkeit der Rasuren, die Zeitpunkte der ersten Masturbation und des ersten Geschlechtsverkehrs. Sind Libido, Erektion, Ejakulation normal oder partnerabhängig gestört? Kommt es zu Ejaculatio praecox, d.h. zur Ejakulation nach einer Kohabitationszeit von weniger als einer halben Minute?

Vegetative Anamnese. Aufschluß geben Fragen nach der Miktion, dem Stuhlgang, dem Appetit, dem Schlaf, nach Kopfschmerzen und Streßgefühl sowie Messung des Blutdrucks.

Genußmittel- und Medikamentenanamnese. Nikotin- oder Alkoholabusus und Drogen können entscheidende Faktoren sein. Grundsätzlich sind alle Medikamente zu vermerken, besonders Sedativa, Antihistaminika, Psychopharmaka, Antihypertensiva, Zytostatika, Hormone und Antibiotika. Schließlich sollte auch nach einer möglichen Exposition gegenüber Berufs- und Umweltschadstoffen (Pflanzenschutzmittel, Biphenyle, Schwermetalle etc.) gefragt werden.

Somatische Anamnese. Besonders zu beachten sind Unfälle mit Verletzungen im Genitalbereich, Operationen (auch von Hernien) sowie Bestrahlungen im Genitalbereich, Hodenerkrankungen, Infektionskrankheiten (Mumps, Tuberkulose, Diphtherie, Typhus, Malaria), Geschlechtskrankheiten (Gonorrhö, Syphilis), Stoffwechselerkrankungen (Diabetes, Lebererkrankungen), Gefäßkrankheiten, schwere Allgemeinerkrankungen.

Anamnese der Ehefrau. Die Untersuchung und die Behandlung der Ehefrau sind Aufgabe des Gynäkologen. Anamnestische Angaben über die Ehefrau, auch gynäkologische Befund- und Therapieberichte, sollten in die Beurteilung des Andrologen einbezogen werden. Besonders wichtig sind dabei das Alter der Ehefrau, die Menstruationsanamnese, gynäkologische Untersuchungen und Behandlungen, insbesondere das Ergebnis des *Postkoitaltests (Sims-Huhner-Test)*, Fehl- und Frühgeburten, voreheliche Kinder oder Kinder aus einer früheren Ehe.

Körperliche Untersuchung

Wichtige Hinweise geben bereits die Körperproportionen, die Fettverteilung, die Entwicklung der Muskulatur, die Kopf- und Bartbehaarung, die Verteilung und Intensität der Körper-, Scham- und Achselbehaarung. Außerdem sollte auf das Vorliegen einer Gynäkomastie geachtet werden.

Genitaluntersuchung. Beim Penis sind Größe, Reponierbarkeit des Präputiums (Ausschluß einer Phimose), Entzündungen (Herpes, Balanitis) und die Lage der Urethralöffnung zu beachten. Die Palpation der Hoden zeigt deren Größe, Konsistenz (normalerweise prall-elastisch) und etwaige Dolenz und dient dem Ausschluß einer Hydrozele. Die Hodengröße kann durch vergleichende Palpation mit perlenkettenartig aufgereihten Kugeln definierter Größe bestimmt werden; eine Größenmessung ist auch an der Skala eines Orchidometers möglich, das scherenartig an den oberen und unteren Hodenpol angelegt wird. Das normale Hodenvolumen beträgt 15–25 ml. Palpatorisch werden ferner der normalerweise gut abgegrenzte Nebenhoden und der Ductus deferens sowie das Skrotum beurteilt. Wichtig ist der Ausschluß einer Varikozele durch Doppler-Ultraschall-Untersuchung, auch durch einen Valsalva-Preßversuch. Die Prostata wird beim gebückt stehenden Patienten in Knie-Ellbogen-Lage oder in Seitenlage rektal mit dem Zeigefinger untersucht. Über den Handschuh wird zusätzlich ein Fingerling gezogen und in ein Gleitmittel getaucht. Die normale Prostata ist kastaniengroß, etwas weicher als der angespannte Daumenballen und gut gegen die Umgebung abgrenzbar. Der Sulcus interlobaris ist gut tastbar. Selten lassen sich kranial die querliegenden Bläschendrüsen tasten. Die Schleimhaut über der Prostata ist verschieblich. Eine exakte Beurteilung der Hoden und der akzessorischen Geschlechtsdrüsen ist allerdings nur durch die Sonographie möglich.

Ejakulatuntersuchung

Das Ejakulat ist das beim Samenerguß austretende Gemisch von Produkten der Hoden, Nebenhoden, Prostata, Bläschendrüsen sowie der Urethraldrüsen. Dem Hoden entstammen als zelluläre Bestandteile des Ejakulats die Spermatozoen und gegebenenfalls als Vorstufen Zellen der Spermiogenese; als pathologische zelluläre Bestandteile können Epithelien und Leukozyten auftreten. Die flüssigen Bestandteile des Ejakulats, das Seminalplasma, entstammen sowohl dem Hoden als auch dem Nebenhoden und allen oben genannten Drüsen.

Bei der Ejakulation treten nacheinander verschiedene Fraktionen aus:

- Die Vorfraktion enthält schleimig-flüssiges Sekret der bulbourethralen (Cowper-) und der tubuloalveolären (Littré-)Drüsen der Harnröhre.
- Die 1. Fraktion von etwa 0,6 ml enthält etwa $^2/_3$ aller Spermatozoen mit meist besserer Beweglichkeit, dagegen relativ wenig Fruktose.
- Die 2. Fraktion von etwa 1,0 ml weist eine deutlich geringere Spermatozoendichte auf.
- Die 3. Fraktion von etwa 1,5 ml enthält nur wenige Spermatozoen, aber den höchsten Fruktoseanteil.

Spermiogramm

Als Spermiogramm wird die Gesamtheit der Befunde einer Ejakulatuntersuchung bezeichnet. Die Untersuchung des Ejakulats nimmt in der andrologischen Diagnostik den wichtigsten Platz ein. Das Ejakulat muß durch Masturbation am Ort der Untersuchung gewonnen werden. Da Kondome spermizide Zusätze enthalten, ist Kondomsperma ungeeignet. 5 Tage vor der Untersuchung darf kein Samenerguß stattgefunden haben; eine zu kurze, aber auch eine wesentlich verlängerte Karenzzeit verfälschen das Untersuchungsergebnis.

Nomenklatur und Normalwerte des Spermiogramms

Karenzzeit vor einem Spermiogramm: 5 Tage
Normospermie: normale Ejakulatmenge (2–6 ml)
Aspermie: kein Ejakulat

Hypospermie: <2 ml Ejakulat
Hyperspermie: >6 ml Ejakulat
Normozoospermie: normale Spermatozoendichte
   (20–250 Mio/ml)
Oligozoospermie: <20 Mio/ml
Kryptozoospermie: <1 Mio/ml
Polyzoospermie: >250 Mio/ml
Azoospermie: keine Spermatozoen im Ejakulat
Nekrozoospermie: ausschließlich abgestorbene
   Spermatozoen (Eosintest)
Asthenozoospermie: verminderte Beweglichkeit
   (<25% lebhaft progressiv)
Teratozoospermie: >70% morphologisch pathologische Spermatozoen
Initialfruktose: >1 200 µg/ml
Fruktolyse: 500–600 µg/ml Abfall in 5 h
   bei 37° C
Viskosipathie: Störung der Spermaverflüssigung

Makroskopische Beurteilung

Menge des Ejakulats. Das normale Volumen beträgt 2–6 ml. Mögliche Befunde sind Normospermie, Aspermie, Hypo- oder Hyperspermie.

pH-Wert. Er wird mit Indikatorpapier bestimmt und soll zwischen 7,0 und 8,0 betragen; das Ejakulat ist also leicht alkalisch. Bei Entzündungen von Prostata, Nebenhoden und Bläschendrüsen kann ein pH von >8,0, bei Verschluß der Ductus ejaculatorii und Gewinnung reinen Prostatasekrets ein pH von <6,5 vorliegen.

Farbe. Sie ist milchig oder glasig-weißlich bis leicht gelblich. Verändert sein kann sie durch Blut-(Hämospermie) oder Eiterbeimengungen (Pyospermie).

Geruch. Er ist typisch und wird mit dem Geruch frischer Kastanienblüten verglichen. Der typische Geruch fehlt bei Entzündungen und Prostataatrophie. Bei Koliinfektionen kann er faulig-süßlich sein.

Konsistenz. Das frische Ejakulat ist flockig-zähflüssig, es koaguliert sofort nach der Ejakulation. Innerhalb von 10–30 min verflüssigt es sich. Diese *Verflüssigungszeit* kann bei Prostataerkrankungen auf bis zu 2 h oder mehr verlängert sein.

Viskosität. Sie wird 30 min nach der Ejakulation beurteilt. Mit einem Viskosimeter kann sie exakt gemessen werden; eine gute Schätzung ist möglich, wenn das Ejakulat mit einem Stab umgerührt und beim Herausziehen des Stabes die Länge des sich ausbildenden Fadens beobachtet wird. Bei erhöhter Viskosität kann sie mehrere Zentimeter betragen und Ursache einer verminderten Beweglichkeit der Spermatozoen sein.

Biochemische Untersuchung

Fruktosebestimmung. Die im Seminalplasma nachweisbare Fruktose dient als Energiequelle für die Spermatozoen. Sie wird in den Bläschendrüsen gebildet und ist gleichzeitig ein Indikator für die Testosteronproduktion der Leydig-Zwischenzellen. Es besteht aber keine Korrelation zwischen dem Seminalplasmafruktosespiegel und der Serumtestosteronkonzentration. Die Fruktosebestimmung kann routinemäßig als kolorimetrisch erfaßbare Farbreaktion oder enzymatisch erfolgen. Der Normalwert liegt im frischen Ejakulat (Initialfruktose) bei 1200 µg/ml–8000 µg/ml.

Fruktolyse. Darunter versteht man den laufenden Verbrauch von Fruktose im Ejakulat durch die Spermatozoen. Der Abfall der Fruktosekonzentration beträgt bei normalem Sperma bei 37° C in 5 h etwa 20% der Initialfruktose (500–600 µg/ml). Bei hoher Spermatozoendichte und starker Motilität ist er höher, bei niedriger Spermatozoendichte und herabgesetzter Stoffwechseltätigkeit geringer. Als *Fruktolyseindex* wird die von 1 Mio Spermatozoen bei 37° C in 1 h verbrauchte Fruktosemenge in µg/ml, multipliziert mit dem Faktor 100, definiert. Der Normalwert liegt um 100.

$$\text{Fruktolyseindex} = \frac{100 \times \text{in 1 h verbrauchte Fruktose in µg/ml}}{\text{Zahl der Spermatozoen in Mio/ml}}$$

Zitronensäure. Sie wird in der Prostata gebildet, ebenfalls in Abhängigkeit vom Testosteronspiegel. Sie beeinflußt die Koagulation des Ejakulats und soll die toxische Wirkung der bei der Fruktolyse entstehenden Milchsäure auf die Spermatozoen hemmen. Der Normalwert beträgt > 52 µmol pro Ejakulat.

Akrosin. Dieses in den Akrosomen (Kopfkappen) der Spermatozoen lokalisierte Enzym ist für die Penetration durch die Zona pellucida der Eizelle während der Befruchtung notwendig. Die Enzymaktivität wird auf 10^6 Spermatozoen umgerechnet. Die Normalwerte hängen von der Bestimmungsmethode ab.

Morphologische Untersuchungen

Motilität. Sofort nach der Verflüssigung wird ein Tropfen Ejakulat auf einen Objektträger gebracht und mit einem Deckgläschen bedeckt. Im Phasenkontrast oder im abgeblendeten Hellfeld wird bei etwa 400facher Vergrößerung die Beweglichkeit der Spermatozoen beurteilt. Für die Routine genügt die einige Erfahrung erfordernde Schätzung. Mindestens 50% der Spermatozoen sollen beweglich sein (quantitative Motilität). Die Schätzung der qualitativen Beweglichkeit soll mindestens 25% sehr lebhaft vorwärts bewegliche, daneben mäßig bewegliche und nicht mehr als 50% unbewegliche Spermatozoen ergeben. Neben der normalen Vorwärtsbewegung kommen pathologische (kreisförmige, zitternde oder pendelnde) Bewegungen vor. Verminderte Beweglichkeit wird als *Asthenozoospermie* bezeichnet. Die Beweglichkeit soll mehrere Stunden erhalten bleiben; nach 4 h soll der Motilitätsverlust nicht mehr als 20% betragen. Bei Asthenozoospermie kann im Spermatozoenstimulationstest versucht werden, durch Zusatz von Kallikrein (5 KE/ml; KE = Kallikreineinheit) oder Koffein (5 mmol/ml Ejakulat) die Beweglichkeit der Samenzellen zu erhöhen.

Spermatozoendichte und -zahl. Die Anzahl der Spermatozoen pro ml Sperma wird in einer Zählkammer nach Verdünnung auf 1:10 oder 1:20 bestimmt. Verdünnt wird mit Aqua destillata, das zur Immobilisation führt. Mögliche Ergebnisse sind

- Normozoospermie: 20–250 Mio Spermatozoen/ml Ejakulat
- Oligozoospermie: <20 Mio/ml
- Kryptozoospermie: <1 Mio/ml
- Polyzoospermie: >250 Mio/ml
- Azoospermie: keine Spermatozoen im Ejakulat

Die Gesamtzahl der Spermatozoen im Ejakulat ergibt sich, wenn man die Zahl pro ml auf das Gesamtvolumen des Ejakulats umrechnet.

Weitere Zellen im Ejakulat. Im Nativpräparat in der Zählkammer erkennt man neben den Spermatozoen auch Rundzellen, Erythrozyten, Epithelien oder Trichomonaden; ihr Vorkommen wird vermerkt. Bei *Hämospermie* ist insbesondere an Tuberkulose oder maligne Tumoren zu denken und der Patient an einen Urologen zu überweisen.

Eosintest. Die Kopfmembran abgestorbener Spermatozoen wird für eine wäßrige Eosinlösung durchlässig. Wird ein Tropfen Sperma auf dem Objektträger mit einem Tropfen 0,5% wäßriger Eosinlösung vermischt, so färben sich die toten Spermatozoen an, während die lebenden – auch die unbeweglichen – ungefärbt bleiben. Sind alle Spermatozoen abgestorben, spricht man von *Nekrozoospermie*.

Differentialspermiozytogramm. 1–2 Tropfen Sperma werden ähnlich einem Blutausstrich auf einem Objektträger dünn ausgestrichen, fixiert, getrocknet und mit Hämalaun-Eosin, nach Papanicolaou, Shorr oder Giemsa gefärbt. Die haltbar eingedeckten Präparate werden mit Ölimmersion beurteilt. Man zählt 200 Spermatozoen aus und unterscheidet normale und pathologische Formen, Spermatogenesezellen, auch Leukozyten, Erythrozyten und Bakterien. Das normale Spermatozoon hat einen längsovalen Kopf von 3–5 μm Länge und 2–3 μm Breite, ein Mittelstück von 5–7 μm Länge und 1 μm Breite sowie einen axial angesetzten etwa 50 μm langen Schwanz. Mindestens 30% der Spermatozoen sollten morphologisch normal sein.

Teratozoospermie. Als pathologische Spermatozoenformen kommen unter anderem vor: Riesenköpfe, Mikroköpfe, schmale Köpfe, Doppelköpfe, vakuolisierte Köpfe, Rundköpfe, verdickte Mittelstücke, Zytoplasmaanhänge, Knickungen, Doppelschwänze. Liegen mehr als 70% pathologische Formen bei normaler Spermatozoendichte (>20 Mio/ml) vor, spricht man von Teratozoospermie.

Immunbiologische Phänomene. Das aus Spermatozoen und Seminalplasma bestehende Ejakulat enthält zahlreiche Komponenten mit antigenen Eigenschaften. Daher können sowohl im Serum des Mannes Autoantikörper gegen Bestandteile des eigenen Spermas als auch im Serum der Partnerin Isoantikörper auftreten. Man kann Antikörper mit spermatozoenimmobilisierenden und solche mit -agglutinierenden Eigenschaften unterscheiden. Autoantikörper beim Mann treten besonders häufig nach Hodentraumen, nach entzündlichen Prozessen und Verschlüssen im Bereich der samenableitenden Wege auf. Bei infertilen Männern wurden gehäuft (3–12%) agglutinierende oder immobilisierende Antikörper gegen Spermatozoen gefunden; andererseits bedeutet der Nachweis derartiger Antikörper nicht zwingend Infertilität.

Immunologische Untersuchungen. Im Nativpräparat können Agglutinationen lebender Spermatozoen beobachtet werden, die allerdings nicht stets auf einer Antigen-Antikörper-Reaktion beruhen müssen. Man findet vorwiegend Kopf/Kopf-, Schwanz/Schwanz- oder gemischte Agglutinationen. Zum Nachweis der meist höheren Antikörpertiter im Serum wird ein Gelatine-Sperma-Gemisch von einem fertilen Spender mit Patientenserum in einer Verdünnungsreihe inkubiert und auf Agglutinationen untersucht (*Spermagglutinationstest* nach Kibrick). Immobilisierende Antikörper können durch Inkubation von gut beweglichen Spermatozoen eines fertilen Spenders im Patientenserum nachgewiesen werden: nach einer Stunde wird der Prozentsatz immobilisierter Spermatozoen bestimmt und mit einer parallellaufenden Kontrolle verglichen (*Immobilisationstest* nach Isojima). Als Screening-Verfahren zur Bestimmung von Spermatozoenautoantikörpern im Seminalplasma stehen der MAR-(Mixed Antiglobulin-)Test, RIA- und ELISA-

Methoden zur Verfügung. Die Sicherung der klinischen Relevanz von Spermatozoenantikörpern in den Genitalsekreten erfolgt durch den *Spermatozoen-Zervixmukus-Kontakttest* (Schüttelphänomen).

Mikrobiologische Ejakulatuntersuchung. Beim Nachweis von Entzündungszellen, insbesondere Granulozyten, und/oder Bakterien im Differentialspermiozytogramm sollte eine *bakteriologische Untersuchung* des frischen Ejakulats durch Kulturverfahren erfolgen. Mehrfache Kontrollen sind insbesondere bei Verdacht auf chronische Gonorrhö oder Genitaltuberkulose (besonders bei Hämospermie) angezeigt. Beim Nachweis von Keimen gibt die Resistenzbestimmung Richtlinien für die antibiotische Therapie. Infektionen des Genitaltraktes mit *Mykoplasmen* und *Chlamydien* werden als Sterilitätsursachen eingestuft und sollten durch entsprechende Kulturverfahren ausgeschlossen werden. Auch nach einer Candida-albicans-Infektion sollte gesucht werden.

Splitejakulatuntersuchung. Hierbei wird das Sperma während der Ejakulation in 2 Portionen getrennt gesammelt und untersucht (engl. to split = teilen). Dabei ergeben sich Aufschlüsse über die Leistungen der einzelnen Geschlechtsdrüsen, denn die erste Fraktion des Splitejakulats besteht im wesentlichen aus Nebenhoden- und Prostatasekret, die 2. Fraktion aus Bläschendrüsensekret. In der ersten Hälfte des Splitejakulates finden sich etwa $^2/_3$ aller Spermatozoen, so daß das fraktionierte Sammeln des Ejakulats auch zur Spermatozoenanreicherung benutzt werden kann. Vor allem aber ist die progressive Motilität in der spermatozoenreichen Fraktion häufig deutlich besser als im Gesamtejakulat. Die Splitejakulation ermöglicht somit, bei Oligozoospermie und Asthenozoospermie ein qualitativ verbessertes Ejakulat für Inseminationszwecke zu gewinnen.

Spermatozoenstimulationstest. Die Spermatozoenmotilität ist durch bestimmte pharmakologische Substanzen in vitro stimulierbar und wird im Spermatozoenstimulationstest überprüft. Ist eine Stimulation z.B. durch Pankreaskallikrein (5 KE/ml) möglich, kann als therapeutische Konsequenz die Insemination mit Kallikreinzusatz durchgeführt werden.

Hodenbiopsie

Indikationen. Die Hodenbiopsie ist bei Azoospermie (gesichert durch 2 Untersuchungen) und normaler Hodengröße sowie normalem FSH-Basisspiegel absolut indiziert, um die Frage zu klären, ob das Fehlen der Spermatozoen im Ejakulat durch fehlende Produktion der Samenzellen im Hoden (Spermatogenesestopp) oder durch einen Verschluß der Samenwege (Verschlußazoospermie) bedingt ist. Bei Oligozoo- und Kryptozoospermien besteht eine relative Indikation zur Hodenbiopsie für die histologische Beurteilung der Spermiogenese. Wesentliche Kontraindikationen sind akut-entzündliche Prozesse und schwere Allgemeinerkrankungen.

Technik. Ein dreitägiger Klinikaufenthalt wird empfohlen. Die Operation kann in Leitungsanästhesie erfolgen. Die Hodenbiopsie soll stets beidseitig erfolgen. Eine Blindpunktion ist nicht ratsam. Wichtig ist, daß der Nebenhoden nicht verletzt wird. Der Hoden wird nach Durchtrennung der Hodenhüllen an seiner Vorderseite längs durch einen etwa 3 mm langen Schnitt in die Tunica albuginea eröffnet, worauf das zarte Parenchym unter leichtem Druck vorquillt. Ein jeweils reiskorngroßes Stück wird mit Scherenschlag abgetrennt und sofort vorsichtig unter Vermeidung von Quetscharefakten in die Fixierungsflüssigkeit eingebracht. Zur Fixierung eignet sich Bouin-Lösung (gesättigte wäßrige Pikrinsäure 15,0; Formol 5,0; Eisessig 1,0; letzterer wird frisch zugefügt); auch Stieve-Lösung oder Zenker-Lösung sind zur Fixierung geeignet, nicht dagegen das für histologische Zwecke sonst gebräuchliche Formalin.

Die Tunica albuginea und die Operationswunde werden durch Nähte verschlossen. Für 1–2 Tage wird Bettruhe und Hodenhochlagerung durch Hodenbänkchen angeordnet, danach muß noch 1–2 Wochen lang ein Suspensorium getragen werden. Die Hodenbiopsie ist ein einfacher und ungefährlicher Eingriff, bei dem allerdings strenge Asepsis, exakte Blutstillung und Nahttechnik zu beachten sind.

Histologische Befunde. Beurteilt werden das Keimepithel der Hodentubuli, die Sertoli-Zellen, die Tubulusbasalmembran, das Interstitium mit den Leydig-Zwischenzellen, die Gefäße, die durchschnittliche Größe der Tubulusdurchmesser. Als histologischer Befund kann sich beispielsweise ergeben:

Normaler Befund von Keimepithel und Zwischengewebe. Bei Azoospermie beweist dieser Befund einen Verschluß distal vom Rete testis.

Spermiogenesehemmung mit quantitativer Verminderung aller Entwicklungsstufen bis zu den reifen Spermatozoen; ein möglicher Befund bei Oligozoospermien.

Desorganisation des Keimepithels mit Auftreten zahlreicher pathologischer Zellformen, oft koordiniert auftretend mit *Desquamation* von großen Anteilen des

Keimepithels in das Lumen. Pathologische Zellformen und Zellen der Spermatogenese sind dann im Ejakulat nachweisbar.

Spermatogenesestopp. Eine Blockierung der normalen Ausreifung kann auf der Stufe der Spermatogonien, Spermatozyten oder der Spermatiden auftreten. Sind alle Tubuli betroffen, resultiert Azoospermie, bei partiellen Formen Oligozoospermie mit Auftreten von Spermatogenesezellen im Ejakulat.

Sertoli-Zellsyndrom (Del-Castillo (1947)-Syndrom, Sertoli cell only syndrome). Man findet in den Tubuli ausschließlich Sertoli-Zellen; die primäre Form (angeborene Keimzellaplasie) kann von sekundären Formen (degenerativ, nach Mumps- oder Autoimmunorchitis) histologisch nicht unterschieden werden. Stets resultiert eine therapeutisch aussichtslose Azoospermie.

Tubulussklerose, oft kombiniert mit Leydig-Zell-Hyperplasie. Der Befund ist typisch für das Klinefelter-Syndrom, kann aber auch Folge einer Varikozelenorchidopathie sein.

Akute, chronische oder narbig abgeheilte Entzündungsprozesse: Orchitis bei Mumps, grippale Infekte, Mononukleose, Varizellen; septische Erkrankungen; Tuberkulose; Trauma; Autoimmunorchitis.

Hodentumoren. Je nach dem Befund der histologischen Untersuchung schließen sich weitere Untersuchungen an.

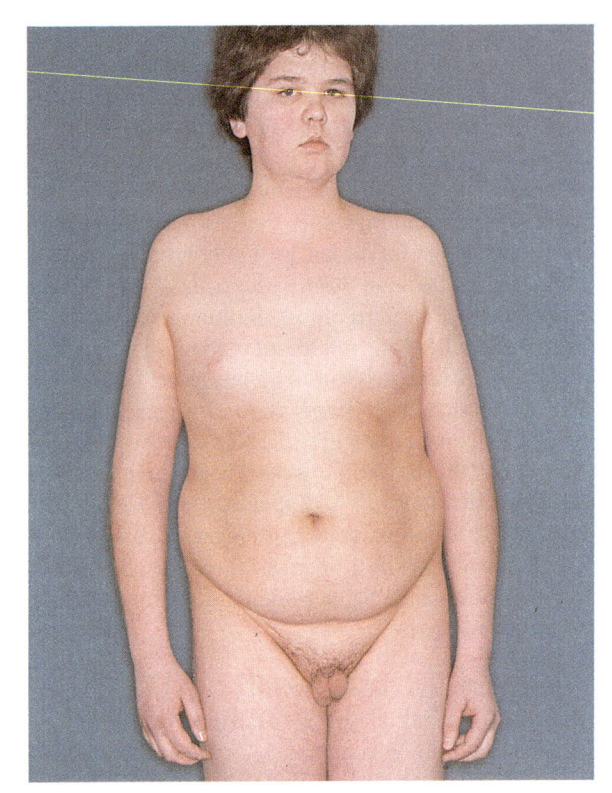

Abb. 67.1. Klinefelter-Syndrom

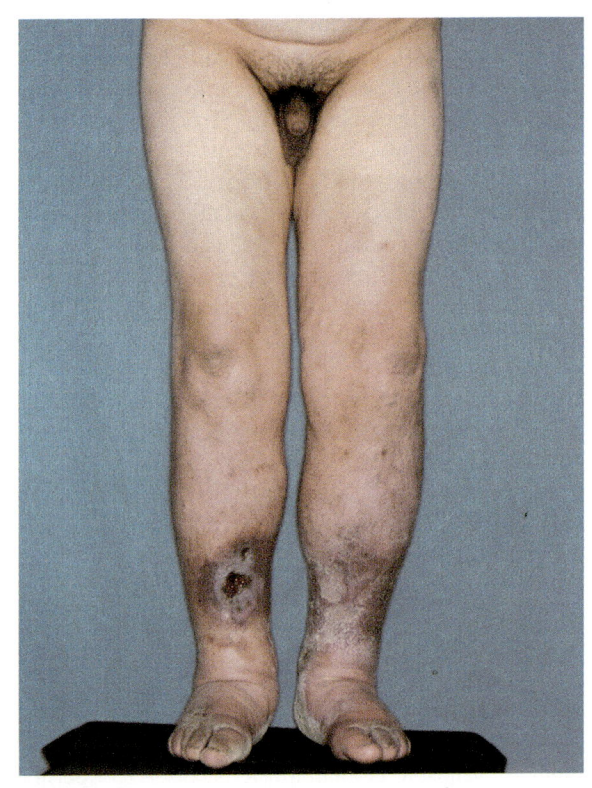

Abb. 67.2. Klinefelter-Syndrom, chronische Veneninsuffizienz mit Ulcus cruris

Chromosomenuntersuchung

Indikation. Bei Hypoplasie beider Hoden oder bei Verdacht auf Klinefelter-Syndrom, das immerhin bei 2‰ der Gesamtbevölkerung und etwa 10% der Fälle von männlichem Hypogonadismus vorkommt, ist die chromosomale Geschlechtsdiagnose indiziert.

Chromatintest. Am einfachsten ist der Nachweis des Geschlechtschromatins (Barr-Körperchen), das beim Vorhandensein von zwei X-Chromosomen nachweisbar ist und somit bei normalen Männern fehlt. Abstriche von der Wangenschleimhaut mit dem Holzspatel werden auf einem Objektträger ausgestrichen, noch feucht in Alkohol-Äther (1:1) für 1 h fixiert und dann gefärbt. 100–300 Zellen werden ausgezählt; findet sich das etwa 1 μm messende Barr-Körperchen in mehr als 25% der Zellen an der Innenseite der Kernmembran, wird der Ausstrich als *chromatin-positiv* bezeichnet. Chromatin-positive Individuen sind genetisch weiblich (XX) oder gehören, von seltenen Ausnahmen abgesehen, der Klinefelter-Gruppe (XXY) an. Sehr selten ist XXYY.

F-Körper-Test. Das Y-Chromosom kann als fluoreszierender Körper (F-Körper) am Mundschleimhautepithel nach Präparation ähnlich wie beim Chromatintest fluoreszenzmikroskopisch dargestellt werden. Bei Nachweis in mehr als 25% der Kerne wird der F-Test als positiv bezeichnet. Bei Verdoppelung des Y-Chromosoms (XYY) sind zwei F-Körper nachweisbar.

Chromosomenanalyse. Sie ist aufwendiger, an spezielle Labors gebunden und damit besonderen Indikationen vorbehalten. Indiziert ist sie bei Zwitterbildungen oder Ausbleiben der sexuellen Reifung. Benötigt werden etwa 20 ml heparinisiertes Blut. Daraus werden die Lymphozyten angezüchtet, in der Metaphase durch Kolchizin arretiert, gespreitet, gefärbt, differenziert und ausgezählt.

Hormondiagnostik

Funktion der Hypothalamus-Hypophysen-Gonaden-Achse. Die *exokrine und endokrine Hodenfunktion* (Spermatogenese und Steroidogenese) werden durch einen komplizierten hormonellen Regelmechanismus gesteuert, an dem Hypothalamus, Hypophyse und Hoden selbst beteiligt sind. Im Zentrum steht die Adenohypophyse (der Hypophysenvorderlappen), die geschlechtsunspezifische gonadotrope Hormone (Gonadotropine) produziert, und zwar

- FSH = follikelstimulierendes Hormon und
- LH = luteinisierendes Hormon (ICSH, interstitial cell stimulating hormone, Zwischenzellen-stimulierendes Hormon).

FSH wirkt auf die Hodentubuli (exokrine Funktion), indem es spezifisch an die Sertoli-Zellen gebunden wird, deren Funktion es über die Aktivierung einer Adenylzyklase steuert. Zur Hypophyse besteht ein negativer Rückkoppelungsmechanismus, da eine von den Sertoli-Zellen produzierte, nichtsteroidale Substanz mit Proteincharakter, das Inhibin, die FSH-Ausschüttung reguliert.
LH wirkt dagegen auf die Leydig-Zwischenzellen des Hodens (endokrine Funktion), indem es an spezifische Hormonrezeptoren dieser Zellen gebunden wird und die Testosteronbiosynthese kontrolliert.

Die *Hypophysenfunktion* ihrerseits wird vom Hypothalamus gesteuert, dessen Neurone ein gonadotropes Releasinghormon (GnRH) synthetisieren und über das hypothalamohypophysäre Portalsystem an die Hypophyse abgeben. Dieses Releasinghormon stimuliert die Bildung und Abgabe sowohl von LH als auch von FSH, unterliegt seinerseits aber der negativen Rückkoppelung durch das Testosteron bzw. das Östradiol. Schließlich wirken auf das gesamte endokrine System höher gelegene kortikale neurale Reize ein.

Untersuchung der Basissekretion. Für die klinische Diagnostik werden mittels Radio- oder Enzymimmunoassays folgende Hormone im Serum bestimmt: Testosteron, LH und FSH. Diese endokrinologische Diagnostik ist insbesondere bei Spermatozoendichten unter 5 Mio/ml indiziert und ermöglicht die differentialdiagnostische Unterscheidung zwischen primärem und sekundärem Hypogonadismus, d.h. zwischen primären Hodenschäden und Störungen im Bereich der höher gelegenen Steuerungszentren der Hypophyse und des Hypothalamus. Bei Patienten mit Potenzstörungen oder sekundärem Hypogonadismus ist zusätzlich die Prolaktinbestimmung indiziert. Eine Hyperprolaktinämie weist auf ein Mikroadenom im Bereich des Hypophysenvorderlappens hin.

Funktionstests. Neben der Basissekretion der genannten Hormone kann die funktionelle Kapazität der Hypothalamus-Hypophysen-Gonaden-Achse durch dynamische Funktionstests überprüft werden.

Antiöstrogentest. Die Antiöstrogene Clomifen (Dyneric) bzw. Tamoxifen (Nolvadex) blockieren die Steroidrezeptoren im Hypothalamus, so daß die normale Hemmung der Releasinghormonfreisetzung aufgehoben wird. Nach Gabe der genannten Substanzen erfolgt daher normalerweise ein signifikanter Anstieg der Gonadotropinausscheidung der Hypophyse. Er bleibt bei hypogonadotropem Hypogonadismus aus. Dies kann bedeuten, daß entweder im Hypothalamus keine Releasinghormone freigesetzt werden können oder daß die Hypophyse auf Releasinghormone nicht reagiert. Die Differenzierung erfolgt mit dem GnRH-Test.

GnRH-Test (Gonadotropin-Releasing-Hormon-Test). Nach Injektion von synthetischem Releasinghormon kommt es wegen der erheblichen Funktionsreserve der Hypophyse normalerweise zu einem Anstieg von LH und FSH im Serum. Bei hypogonadotropem Hypogonadismus spricht das positive Testergebnis für eine Störung der Releasinghormonproduktion im Hypothalamus, das negative für eine fehlende Ansprechbarkeit der Hypophyse.

HCG-Test. Die Injektion von Gonadotropin führt normalerweise zu einem Anstieg des Testosteronspiegels im Blut. Ein positives Testergebnis spricht für eine funktionelle Reservekapazität der Leydig-Zwischenzellen, ein negatives für primäre Insuffizienz bzw. Atrophie. Bei leerem Skrotum erlaubt der Test die Differenzierung zwischen Kryptorchismus (Anstieg des Testosterons) und Anorchie (kein Anstieg).

Ergebnisse der Hormondiagnostik. Unter endokrinologischen Gesichtspunkten lassen sich 3 Patientengruppen mit folgenden Merkmalen unterscheiden:

- *Hypergonadotroper Hypogonadismus,* bei dem ein primärer Hodenschaden vorliegt. Die Gonadotropinbasissekretion, insbesondere die von FSH, ist gegenregulatorisch erhöht.

- *Hypogonadotroper Hypogonadismus,* bei dem die Störung im übergeordneten Hypothalamus-/Hypophysenvorderlappensystem liegt. Die Gonadotropinbasissekretion ist erniedrigt oder grenzwertig normal.

- *Eugonadotrope Störungen,* die endokrinologisch unauffällig sind und neben Verschlußazoospermien, Varikozelen, vegetativ-funktionellen Störungen und der retrograden Ejakulation auch die idiopathische Oligozoospermie einschließen.

Der überwiegende Teil subfertiler Patienten weist testikuläre Störungen im Sinne einer isolierten Insuffizienz des Keimepithels auf, die hormondiagnostisch durch eine erhöhte FSH-Basissekretion objektiviert werden können. Die aufwendigere Hodenbiopsie ist damit nur noch bei Verdacht auf Verschlußazoospermie notwendig.

Ursachen der männlichen Sterilität

Aufgrund der Ergebnisse der vorstehenden diagnostischen Untersuchungen lassen sich folgende Ursachen männlicher Sterilität unterscheiden:

- primärer Hodenschaden
- sekundärer Hodenschaden
- extratestikuläre genitale Störungen
- immunologische Störungen
- Impotentia coeundi

Primärer Hodenschaden

Sowohl beim primären als auch beim sekundären Hodenschaden kann von den beiden Kompartimenten des Hodenparenchyms (Tubuli, Leydig-Zellen) jeweils nur eines betroffen sein, oder aber die Störung betrifft beide gemeinsam. Störungen im Tubulusapparat bewirken eine tubuläre Hodeninsuffizienz und damit eine verminderte, pathologische oder ganz fehlende Spermiogenese, während die Störung der Leydig-Zwischenzellen zu einer inkretorischen Hodeninsuffizienz, d. h. zu einem Androgenmangel, führt. Im ersten Fall ist meist wegen der hypophysären Gegenregulation bei Inhibinmangel die FSH-Sekretion erhöht. Im letzten Fall ist die LH-Sekretion der Hypophyse gegenregulatorisch erhöht.

Ursachen des primären Hodenschadens

Angeborene Störungen
- Chromosomenaberrationen (z.B. Klinefelter-Syndrom)
- Mißbildungssyndrome
- Anorchie
- Hodenhypoplasie
- Hodendystopie
- germinale Aplasie (Del-Castillo-Syndrom)

Erworbene Störungen
- Leydigzell-Insuffizienz (sogenanntes Climacterium virile)

- Tubulusinsuffizienz (Entzündungen, Infektionskrankheiten, Intoxikationen, Trauma, Wärmeschäden, Durchblutungsstörungen, ionisierende Strahlen, Hypoxämie, Druck, Ernährungsstörungen, Medikamente)

- Tubulus- und Leydigzell-Insuffizienz (Kastration, Antiandrogene = chemische Kastration, falsches Klinefelter-Syndrom, totale Atrophie, gleiche Schäden wie unter Tubulusinsuffizienz)

Sekundärer Hodenschaden

Hier liegt die Störung in den hormonellen Steuerungsmechanismen.
Wichtig ist, daß bei einem primären oder sekundären Funktionsausfall der Testes vor der Pubertät (präpuberaler Hodenschaden) die somatische und psychische Entwicklung im Sinne des Eunuchoidismus gestört ist. Wird die inkretorische Hodenfunktion nach der Pubertät geschädigt (postpuberale Störungen), so

sind die Körperproportionen unbeeinflußt. Es werden nur die sekundären Geschlechtsmerkmale rückgebildet; es resultieren Spermatogenesestörungen.

Ursachen des sekundären Hodenschadens

- Leydigzell-Insuffizienz (Fertiler Eunuch, postpuberale Leydigzell-Insuffizienz)
- Tubulusinsuffizienz
  (FSH-Ausfall, idiopathisch oder durch endogene und exogene Östrogene)
- Tubulus- und Leydigzell-Insuffizienz
  (Pubertas tarda, idiopathischer Eunuchoidismus, Kallmann-Syndrom, hypothalamische Störung, partielle Hypophysenvorderlappeninsuffizienz, Panhypopituitarismus, funktioneller Gonadotropinausfall bei Hunger und Kachexie, androgenitales Syndrom und andere Endokrinopathien)

Extratestikuläre genitale Störungen

- Verschluß oder Stenose der ableitenden Samenwege
- Störungen des Entleerungsmechanismus (retrograde Ejakulation)
- Varikozele
- Hodendystopien
- Störungen der akzessorischen Geschlechtsdrüsen
- Priapismus

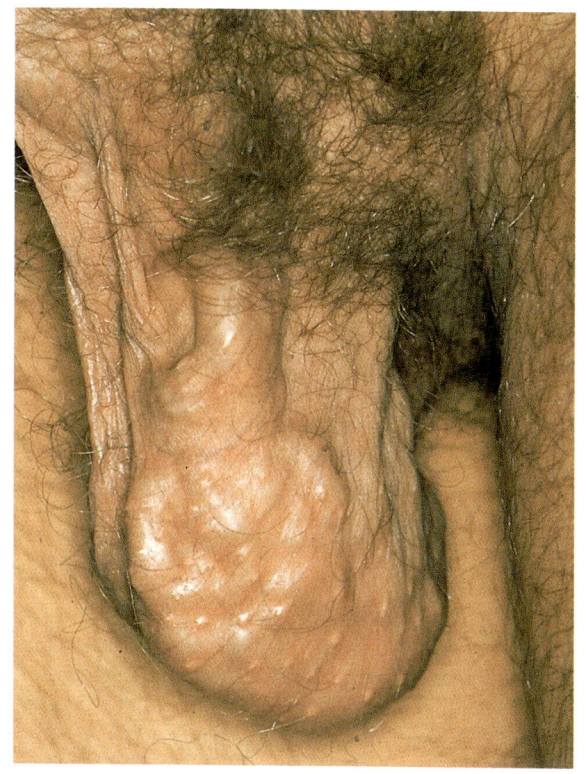

Abb. 67.3. Varikozele

Verschlußazoospermie. Sie liegt bei etwa 3% der andrologischen Patienten vor, wobei der Verschluß entweder im Bereich des Rete testis, der Ductuli efferentes, der Nebenhoden, der Samenleiter oder der Ductuli ejaculatorii lokalisiert sein kann. Bei angeborenen Verschlüssen liegt eine kongenitale Agenesie der Samenleiter und der Bläschendrüsen vor, da die Entwicklung der Wolff-Gänge in der Embryonalperiode ausgeblieben ist. Daneben sind Aplasien im Bereich des Rete testis und des Ductus deferens häufig. Als erworbene Ursachen von Verschlußazoospermien kommen gonorrhoische und nichtgonorrhoische, akute oder chronische Epididymitis in Frage. Auch skrotale Traumen, Blutergüsse und postoperative (Herniotomie) Verwachsungen können Verschlüsse im Bereich der samenableitenden Wege bedingen.

Retrograde Ejakulation. Dabei wird das Sperma nicht nach außen, sondern in die Blase entleert. Die Diagnose stützt sich auf das Fehlen eines Samenergusses trotz Orgasmus und den Nachweis von Spermatozoen im Urin. Ursache sind eine Schädigung des Blasenschließmuskels nach Operationen im Prostata-Blasenhals-Bereich oder Störungen der vegetativen Innervation der Lumbal- und Sakralregion. Nach einer retroperitonealen Lymphadenektomie resultiert meist eine Transportaspermie mit „trockenem Orgasmus".

Varikozele. Sie wird als eine der häufigsten Ursachen männlicher Fertilitätsstörungen angesehen und ist bei 20–40% dieses Patientengutes nachweisbar. Die Varikozele kommt überwiegend linksseitig durch einen Reflux des Blutstromes im Bereich der V. testicularis interna zustande. Die klinische Diagnose wird am stehenden Patienten durch eine Palpation des erweiterten Plexus pampiniformis gestellt, der beim Valsalva-Preßversuch stärker hervortritt. Häufig kann der Reflux nur mittels skrotaler Thermographie, durch Dopplerultraschallmessung oder retrograde Phlebographie der V. testicularis interna objektiviert werden.

Hodendystopien. Zum Zeitpunkt der Geburt findet sich bei >4% aller Jungen eine Deszensusstörung (Maldescensus testis, Hodenhochstand); in den meisten Fällen kommt es innerhalb des 1. Lebensjahres aber zum spontanen Deszensus. Die Maldeszensusrate bei unbehandelten Erwachsenen beträgt 0,2–0,3%. Die ernsten Folgen dieser Entwicklungshemmung sind Fertilitätsstörungen, eine erheblich erhöhte Wahrscheinlichkeit der Entwicklung maligner Hodentumoren, Hodentorsionsneigung und psychische Beeinträchtigung. Der Begriff *Kryptorchismus* wird vielfach klinisch verwendet, ist strenggenommen aber nur für die abdominale Hodenretention zu verwenden. Bei dieser wie bei der inguinalen und präskrotalen Retention besteht eine Hemmung der physiologischen Hodendeszension im Leistenkanal; daneben kommen (selten) noch Hodenektopien vor. Als *Pendel- oder Wanderhoden* bezeichnet man Hoden mit ausreichend langem Samenstrang, die nur zeitweilig nach oben retrahiert sind und mit zunehmendem Hodengewicht ihre Normallage einnehmen. Der *Gleithoden* dagegen kann zwar in das Skrotum heruntergezogen werden, gleitet aber wegen seines zu kurzen Samenstranges ständig nach proximal zurück.

Therapie. Sie beruht auf Empfehlungen der International Health Foundation von 1973. Ziel ist die Erhaltung der Fertilität. Die Ergebnisse einer hormonalen und/oder operativen Behandlung im Schulalter, wahrscheinlich auch im späten Kleinkindalter, sind in dieser Hinsicht unbefriedigend. Daher wird empfohlen, jeden nicht regulär deszendierten Hoden schon im Alter zwischen 3 Monaten und 2 Jahren zu behandeln. Bei Therapie nach Pubertätsbeginn ist kaum noch mit Verbesserung einer bereits eingeschränkten Fertilität zu rechnen. Sowohl bei einseitigem als auch bei beidseitigem Hochstand soll die Behandlung primär mit HCG (Pregnesin) bzw. Gonadotropin-Releasinghormon (Gonadorelin) durchgeführt werden. Primär operativ sollen nur die Fälle mit Begleithernien, mit Hodenhochstand nach Herniotomie sowie alle Hodenektopien versorgt werden. Die HCG-Dosierung beträgt im Säuglingsalter 2mal 250 E wöchentlich, im Kleinkindalter bis 6 Jahre 2mal 500 E wöchentlich und bei älteren Kindern 2mal 1000 E wöchentlich, jeweils über 5 Wochen. Nach Auftreten sekundärer Geschlechtsmerkmale ist eine HCG-Behandlung nicht mehr sinnvoll. Eine 2. Behandlungsserie ist nur erfolgversprechend, wenn bei der ersten Serie ein deutlicher, aber nicht ausreichender Erfolg erzielt wurde. Nachkontrollen sind etwa halbjährlich notwendig, da Rezidive nach der Hormontherapie vorkommen. Bei bilateralem echtem Kryptorchismus sollte vor und während der HCG-Behandlung Testosteron im Serum bestimmt werden, damit Fälle von Anorchie erkannt und die Patienten vor einer unnötigen Operation bewahrt werden können (etwa 50% der Fälle).
Anstelle von HCG kann ein GnRH-Nasenspray (Gonadorelin tgl. 1,2 mg = 3mal tgl. 2 Sprühstöße von je 200 µg) eingesetzt werden. Behandlungsdauer: 1 Monat. Eine Wiederholung nach 3 Monaten ist möglich. Kommt es unter der Hormontherapie nicht zu einem ausreichenden Deszensus, ist die operative Behandlung (Orchidopexie) indiziert.

Hodentumoren. Sie gehören in das Fachgebiet der Urologie, jedoch fällt dem Andrologen bei der Erkennung eine wichtige Rolle zu. Hodentumoren sind fast immer maligne. Sie sind zwar insgesamt selten, jedoch die häufigste maligne Erkrankung des Mannes im Alter von 25–35 Jahren. Sie können aber in jedem Lebensalter auftreten. Die Inzidenz beträgt jährlich etwa 40 neue Fälle/1 Mio männlicher Einwohner; etwa 0,74% aller Malignome beim Mann sind Hodentumoren. Hauptsymptom ist der Tastbefund einer einseitigen Hodenvergrößerung. Aber auch hinter den Symptomen einer Orchitis, Epididymitis, von Kryptorchismus, Hydrozele oder einer Hämospermie und bei Manifestation von unklaren Schmerzen im Rücken-, Becken- Bauchbereich kann sich ein maligner Hodentumor verbergen. Histologisch lassen sich Seminome, embryonale Karzinome, reine oder kombinierte Teratome unterscheiden. Entscheidend für die Prognose sind die frühzeitige Erkennung und ein sofortiger Therapiebeginn. Die *Therapie* hängt vom histologisch bestimmten Tumortyp und dem klinischen Stadium ab und kann Semikastration, retroperitoneale Lymphadenektomie, Radiotherapie und Zytostatikatherapie umfassen.

Prostatovesikulitis. Sie kann häufig die Ursache einer gestörten Fertilität sein, wobei die Gefahr besteht, daß die Infektion durch eine Epididymitis kompliziert wird.

Immunologische Störungen. Das Auftreten von Agglutination und Immobilisation der Spermatozoen im Ejakulat wurde bereits dargestellt; es kann Ursache der Sterilität sein.

Impotentia coeundi. Hierunter sind die Zustände zu verstehen, bei denen Libido und/oder Erektion für eine normale Kohabitation nicht ausreichen. Zu unterscheiden ist die *psychische Impotentia coeundi,* die meist partnerabhängig ist, von der *organischen Impotentia coeundi.* Für letztere kann eine Vielzahl von Ursachen verantwortlich sein, insbesondere Hepatopathien, Diabetes mellitus, Hypo- und Hypertonie, arterielle Verschlußkrankheiten, neurologische Erkrankungen, örtliche Genitalveränderungen (Induratio penis plastica, Balanitis), Arzneimittel (Sedativa, Psychopharmaka), Alkohol, Herbizide.

Priapismus. Der Begriff bezeichnet eine nicht sexuell betonte, oft schmerzhafte maximale Dauererektion oder zeitweilige Erektion des Penis. Priapismus beginnt meist akut. Ursächlich kommen neurologische Erkrankungen (Tabes dorsalis, Querschnittslähmungen), örtliche Durchblutungsstörungen (Thrombosen, Bluterkrankungen wie Leukämie, Sichelzellenanämie, Gefäßerkrankungen), Tumoren (primär, metastatisch), Traumen und Entzündungsvorgänge (Tbc) in Frage. Priapismus ist selten, bedarf aber in jedem Einzelfall zur Verhinderung einer dauernden Erektionsunfähigkeit einer raschen Therapie.

Therapie. Sie ist von der Ursache abhängig; fibrinolytische und antithrombotische Therapie sind als erste Maßnahmen zu erwägen, ferner Tranquilizer und operative Maßnahmen. Die Inzision der Schwellkörper darf nur bei drohender Gangrän vorgenommen werden, da diese zum irreversiblen Verlust der Erektionsfähigkeit führt. Jeder Patient sollte möglichst frühzeitig in klinische Behandlung genommen werden. Die Erkrankung wird im Fachgebiet der Urologie behandelt.

Therapie der Fertilitätsstörungen

Die Therapie der Fertilitätsstörungen sollte sich nach den festgestellten Ursachen richten, in den meisten Fällen von Oligozoospermie (idiopathischer Oligozoospermie) ist sie aber auf empirisches Vorgehen angewiesen.

Operative Therapie. Eine Phimose wird durch Zirkumzision beseitigt. Bei beidseitigem Verschluß der abführenden Samenwege besteht die einzige Chance einer Wiederherstellung der Fertilität in einer Rekanalisierungsoperation. Die mikrochirurgischen Verfahren der Epididymovasostomie und der Vasovasostomie sind bei umschriebenen Verschlüssen in beachtlichem Maße erfolgreich, während sie bei ausgedehnten postinflammatorischen Vernarbungen wenig aussichtsreich, bei kongenitalen Atresien und Agenesien kaum möglich sind. Überholt ist das Verfahren, bei Aplasien, ausgedehnten Stenosen, erfolgloser Reanastomose nach Vasektomie, neurogenen Spermatozoentransportstörungen nach paraaortaler Lymphknotenausräumung und/oder bei Paraplegikern eine alloplastische Spermatozele anzulegen. Dabei wurde im Bereich des Nebenhodenschwanzes durch Einlegen einer Kunststoffpelotte ein künstliches Spermatozoenreservoir hergestellt, aus dem Spermatozoen abpunktiert und zyklusgerecht inseminiert werden können. Über einzelne hierdurch ermöglichte Schwangerschaften wurde bereits berichtet. In jüngster Zeit wird die direkte Gewinnung von Spermatozoen durch Punktion bzw. Aspiration aus dem Hoden bzw. Nebenhoden bevorzugt. Man spricht dann von Mesa (Microepididymal sperm aspiration) und Tese (Testicular sperm extraction). Bei einer Kombination mit der intrazytoplasmatischen Spermatozoeninjektion (ICSI) liegen die Schwangerschaftsraten bei 25% pro Zyklus.

Die Therapie der Varikozele besteht in transfemoraler retrograder Sklerotherapie der betroffenen Refluxvarikozele bzw. die Embolisation der V. spermatica interna. Auch eine antegrade Sklerosierung vom Skrotum her ist möglich. Die hohe Ligatur der V. testicularis interna nach Bernardi-Ivanissevich wird nur noch selten durchgeführt.

Auch Hydrozelen und größere Spermatozelen sowie Leistenhoden im Erwachsenenalter sind selbstverständlich der operativen Behandlung zuzuführen. Bei Maldescensus testis sollte die Behandlung bis zum Ende des 2. Lebensjahrs abgeschlossen sein, wobei eine Hormontherapie mit HCG versucht wird, bei Nichterfolg eine Orchidopexie durchgeführt werden muß.

Medikamentöse Therapie

Hormonsubstitution. Bei etwa 1% des andrologischen Patientengutes liegt ein hypogonadotroper Hypogonadismus mit nachgewiesenem Hormonmangel vor. Hier ist die Substitutionstherapie mit Humangonadotropinen (HCG und HMG) indiziert. Bewährt ist die kombinierte Anwendung von wöchentlich 5000 IE HCG (Predalon, Pregnesin) und 225 IE FSH (Humegon, Pergonal 500). In einzelnen Fällen kann die FSH-Dosis auch auf 300 IE tgl. erhöht werden.

Androgene finden Anwendung bei der inkretorischen Hodeninsuffizienz durch primären Hypogonadismus, beispielsweise beim Klinefelter-Syndrom und im Climacterium virile; daneben natürlich bei Anorchie und nach Kastration. Zur Behandlung der Androgen-empfindlichen Bläschendrüseninsuffizienz (Fruktosemangel) wird eine niedrig dosierte Androgentherapie mit 3mal 25 mg Mesterolon (Proviron) tgl. über 3–6 Monate empfohlen.

Therapie der idiopathischen Oligozoospermie. Bei der normogonadotropen Oligozoospermie ist eine kausale Therapie im Sinne einer Hormonsubstitution kaum möglich. Im wesentlichen wird empirisch vorgegangen.

Grundsätzlich sollte jeder Therapieversuch einen Zeitraum von mindestens 3 Monaten abdecken, da der Spermatogenesezyklus und die Nebenhodenpassage der Spermatozoen etwa 80–90 Tage betragen. Frühestens dann ist der therapeutische Effekt im Ejakulat objektivierbar. Folgende Therapieformen kommen nacheinander in Frage:

Kallikrein. Kininogenasen, z. B. Kallikrein, setzen mittels limitierter Proteolyse aus dem im Körper ubiquitär vorkommenden Kininogen Kinine frei, die als Gewebshormone mit Wirkungen auf Gefäßpermeabilität, glatte Muskulatur und Blutdruck sowie Zellproliferation eine nicht zu unterschätzende Rolle bei einzelnen Fortpflanzungsfunktionen spielen. Das Pankreasenzym Kallikrein führt nach Untersuchungen bei Ratten und beim Mann zu einer Verbesserung der Spermatogenese und zu einer Erhöhung der Spermatozoenmotilität in vitro und in vivo. Bei täglicher Verabreichung von 600 E Kallikrein oral (Padutin 100) kann es zu einer Verbesserung der Spermatozoenmotilität und zu einer Zunahme der Spermatozoenzahl insbesondere bei der idiopathischen Form der Oligozoospermie und Asthenozoospermie kommen.

Antiöstrogene. Das Antiöstrogen Tamoxifen (Nolvadex) kann bei idiopathischer normogonadotroper Oligozoospermie eine Zunahme der Spermatozoendichte und -motilität bewirken. Wirkungsmechanismus ist eine Blockierung der Östrogenrezeptoren im Hypothalamus, damit eine Durchbrechung des negativen Feedback, eine erhöhte Freisetzung von Releasinghormon im Hypothalamus, von Gonadotropin in der Hypophyse und des Testosterons im Hoden. Die Dosierung beträgt 2mal 10 mg/Tag per os.

Humangonadotropine. Sie können bei hochgradiger Oligozoospermie trotz normaler Gonadotropinbasissekretion indiziert sein, wenn eine latente Leydigzell-Insuffizienz oder eine histologisch gesicherte Spermatogenesehemmung in Höhe der Spermatiden besteht. Der Zustand wird als *relativer hypogonadotroper Normogonadismus* bezeichnet. Für die Behandlung wird das folgende Schema empfohlen: 3mal wöchentlich (Montag, Mittwoch, Freitag) je 2 Amp. HMG (Pergonal 500), zusätzlich 2mal wöchentlich (Montag, Freitag) je 1 Amp. HCG (Pregnesin 2500) i.m.

Androgene. Die niedrigdosierte Androgentherapie mit wöchentlich 25 mg Testosteron i.m., 120 mg tgl. Testosteronundecanoat (Andriol) oder 75 mg tgl. Mesterolon (Proviron), einem synthetischen, nicht lebertoxischen Androgen, ist bei Oligozoospermie möglich. Die Wirksamkeit ist aber umstritten, da die notwendige extrem hohe Testosteronkonzentration lokal im Bereich der Hodentubuli nur durch Stimulation der Leydig-Zwischenzellen erreicht werden kann. Eine Wirksamkeit ist zumindest aber auf die akzessorischen Genitaldrüsen gegeben. Eine hochdosierte Androgentherapie wird aber wegen der Gefahren irreversibler Tubulusschäden als riskant angesehen.

Insemination. Die Inseminationstherapie hat den Vorteil, daß durch die instrumentelle Übertragung des Spermas das spermatozoenfeindliche Vaginalsekret umgangen, ein Spermareflux vermieden wird und alle Samenzellen die Chance haben, in den weiblichen Genitaltrakt einzudringen. Daneben wird eine exakte Abstimmung auf den günstigsten Zeitpunkt zum Ovulationstermin ermöglicht. Bei der homologen Insemination wird das Sperma des Ehemannes auf die Ehefrau übertragen.

Indikationen zur homologen Insemination aus andrologischer Sicht sind: Oligo-, Astheno-, Teratozoospermie, Fruktosemangel, Viskosipathie, Hypo-, Epispadie, Induratio penis plastica, Impotentia coeundi infolge sonstiger organisch oder psychisch bedingter Erektionsstörungen, Immissionsstörungen (Penismißbildungen, Adipositas, Hernien), Ejaculatio praecox, retrograde Ejakulation und das Vorliegen von Spermatozoenantikörpern.

Die Insemination wird mit Hilfe einer Portiokappe oder eines Portioadapters durchgeführt. In speziellen Fällen kann sie mit Methoden kombiniert werden, die eine Qualitätsverbesserung des Spermas zum Ziel haben (Splitejakulat, Spermazusätze wie Kallikrein, Chymotrypsin, Fruktose, Glukose, Selektion von motilen Spermatozoen mittels Filtration über Glaswolle, Gewinnung seminalplasmafreier Spermatozoen). Die intrauterine Insemination seminalplasmafreier Spermatozoen wird bevorzugt angewandt. Die Erfolgsraten der homologen Insemination bei Oligozoospermie liegen bei 20–30%, unter Verwendung von Splitejakulat bei 40%. In ausgewählten Fällen kann aus andrologischer Indikation auch eine In-vitro-Fertilisation durchgeführt werden. Seit kurzer Zeit wird die intrazytoplasmatische Spermatozoeninjektion (ICSI) mit großem Erfolg durchgeführt. Dabei wird mit Hilfe eines Mikromanipulators ein einzelnes Spermatozoon in eine Einzelzelle injiziert. Die Befruchtungsraten liegen bei 70%, die ausgetragenen Schwangerschaften bei 25% pro Zyklus. Die Mißbildungsraten mit 2,7% liegen im Normbereich. Die Mikroinjektion ist nicht nur mit ejakulierten Spermatozoen möglich, sondern auch mit operativ aus Nebenhoden und Hoden gewonnenen männlichen Gameten.

Spermakonservierung. Sperma kann in flüssigem Stickstoff bei −196° C tiefgefroren über Jahre gelagert (*Kryosperma*) und nach dem Auftauen zur Insemination verwendet werden. Eine Anwendungsmöglichkeit ist die prophylaktische Spermakonservierung als Vorsorge bei absehbarem Verlust der Zeugungsfähigkeit durch Entzündungen, Tumoren, Zytostatika, Röntgenbestrahlung, bei Gefährdung durch berufliche Tätigkeit und vor einer freiwilligen Vasektomie.

Die Verwendung von Kryosperma zur heterologen Insemination (Samenbank) ist biologisch-medizinisch möglich, aus ethischen und juristischen Gründen aber umstritten.

Gynäkomastie

Zur klinisch-andrologischen Untersuchung gehört die Beurteilung der männlichen Brust. Als Gynäkomastie wird die ein- oder beidseitige, gutartige Umfangsvermehrung der männlichen Brust bezeichnet. Sie zeigt keine Tendenz zur malignen Entartung.
Pathogenetisch unterscheidet man die physiologische, die symptomatische, die iatrogene Gynäkomastie sowie die idiopathische Form als selteneres Teilsymptom verschiedenartiger dermatologischer, neurologischer und interner Erkrankungen.

Physiologische Gynäkomastie. Diese Formen sind Ausdruck entwicklungsbedingter Veränderungen im hormonellen Gleichgewicht und bilden sich in der Regel spontan zurück. Die harmlose und rasch reversible *Neugeborenengynäkomastie* entsteht unter dem Einfluß mütterlicher Hormone. Die *Pubertätsmakromastie*, die bei etwa der Hälfte aller Knaben auftritt, kann eine erhebliche psychische Belastung darstellen. Persistiert sie über das 20. bis 25. Lebensjahr hinaus, müssen endokrinologische und sonstige Ursachen ausgeschlossen werden. Die *Fettbrust* ist Teilsymptom einer Adipositas, eine echte Gynäkomastie kann erst nach Gewichtsreduktion erkannt werden. Die *Involutionsgynäkomastie* älterer Männer beruht auf dem Überwiegen der Östrogene bei abnehmender Testosteronproduktion.

Symptomatische Gynäkomastie. Sie ist bedingt durch Störungen im Androgen-Östrogen-Stoffwechsel, auch bei hormonbildenden Tumoren. Vor allem das Spermiogramm und endokrinologische Untersuchungen sind für die Diagnose hilfreich. Bei chronischen Lebererkrankungen (chronische Hepatitis, Zirrhose) treten außer der Gynäkomastie auch Hodenatrophie, Potenzstörungen (*hepatotestikuläres Syndrom*), ferner als bekannte Zeichen Naevi aranei, Palmarerytheme und Gerinnungsstörungen auf.

Iatrogene Gynäkomastie. Auf sie weist die sorgfältig zu erhebende Medikamentenanamnese hin. Überlappungen mit den übrigen in der Tabelle aufgeführten Formen sind möglich.

Idiopathische Gynäkomastie. Sie ist insbesondere bei den in der Tabelle genannten Erkrankungen als seltenes, in ihrer Pathogenese ungeklärtes Ereignis beschrieben worden.

Mammakarzinom. Bei jeder diagnostisch unklaren knotigen oder zystischen Veränderung der Brustdrüse, jeder narbigen Einziehung der Haut in diesem Areal ist an Mammakarzinom zu denken, das auch bei Männern in höherem Alter durchaus vorkommen kann. Es kann nur durch Biopsie ausgeschlossen werden; hilfreich sind ferner Mammographie, Thermographie und Feinnadelzytologie.

Tabelle 67.1. Die häufigsten Formen von Gynäkomastie nach pathogenetischen Gesichtspunkten

Physiologisch	Neugeborenengynäkomastie Pubertätsmakromastie (persistierend, transitorisch) Gynäkomastische Fettbrust Involutionsgynäkomastie

Symptomatisch	Hypogonadismus (primär, sekundär)
	Hormonbildende Tumoren
	  Testes, Nebennierenrinde,
	  Hypophyse, Bronchien
	Leberstoffwechselstörungen
	Hyperthyreose

Iatrogen	*Nach Behandlung mit* Gonadotropinen Testosteron Östrogenen Spironolacton Digitalis Vitaminen A, D$_2$ Tuberkulostatika (Isoniazid) Lostderivaten Psychopharmaka Antihypertensiva Dialyse
Teilsymptom von Krankheiten	Lepra Leukämie Trauma (Schädelbruch, Interkostalnervenverletzungen) Malignes Lymphom Tuberkulose Sarkoidose

Weiterführende Literatur

Acosta AA, Swanson RJ, Ackerman SB, et al. (1980) Human spermatozoa in assisted reproduction. Williams & Wilkins, Baltimore

Bain J, Schill W-B, Schwarzstein L (1982) Treatment of male infertility. Springer, Berlin

Bandhauer K, Frick J (1982) Disturbances in male fertility. Springer, Berlin

Bettendorf G, Breckwoldt M (1989) Reproduktionsmedizin. Fischer, Stuttgart

Fritsch P, Trenkwalder B, Schill W-B (1985) Venerologie und Andrologie. Springer, Berlin

Hofmann N (1988) Klinik der Fertilitätsstörungen des Mannes. Editium TAD, Cuxhaven

Hofmann N (1988) Leitfaden der morphologischen Andrologie. Editium TAD, Cuxhaven

Insler V, Lunenfeld B (1993) Infertility: Male and female, 2nd ed. Churchill Livingstone, Edinburgh

Kaiser R, Schumacher GFB (1981) Menschliche Fortpflanzung. Thieme, Stuttgart

Krause W (1986) Umwelteinflüsse auf die männliche Fertilität. Tagung der Mitteleuropäischen Gesellschaft für Reproduktionsmedizin in Bad Nauheim, Dezember 1985. Zuckschwerdt, München

Krause W, Rothauge CF (1991) Andrologie. Krankheiten der männlichen Geschlechtsorgane, Enke, Stuttgart

Ludwig G, Frick J (1987) Praxis der Spermatologie. Atlas und Anleitung. Springer, Berlin

Mann T, Lutwak-Mann C (1981) Male reproductive function and semen. Springer, Berlin

Runnebaum B, Rabe T (1994) Gynäkologische Endokrinologie. Grundlagen·Physiologie·Pathologie·Prophylaxe· Diagnostik·Therapie, 2. Aufl. Springer, Berlin

Schill W-B, Bollmann W (1985) Spermakonservierung, Insemination, in vitro Fertilisation. Urban & Schwarzenberg, München

Schirren C (1982) Praktische Andrologie, 2. überarbeitete Aufl. Karger, Basel

Zander J, Breckwoldt M (1992) Geschlechtsreife, Sterilität, Frühschwangerschaft, Alter, Psychosomatik. In: Käser O, Friedberg V, Ober KG et al. (Hrsg) Gynäkologie und Geburtshilfe. Grundlagen·Pathologie·Prophylaxe·Diagnostik·Therapie. Thieme, Stuttgart

Kapitel 68 Äußerliche Dermatotherapie

Inhaltsverzeichnis

Grundtatsachen der Dermatopharmakologie 1488
Indifferente Behandlung: Therapie mit
dermatologischen Grundlagen 1489
   Wäßrige Lösungen 1490
      Bäder 1490
      Feuchter Verband 1490
      Fettfeuchter Verband 1491
      Feuchter Dunstverband 1491
   Alkoholische Lösungen 1492
   Dermatologische Tinkturen 1493
   Firnisse 1494
   Sprays 1494
   Puder 1494
   Schüttelmixturen 1495
   Zinkleim 1496
   Pflaster 1496
      Wirkstoffhaltige Pflaster für Dermatosen 1497
   Gele 1497
   Pasten 1498
   Öle 1499
      Tierische Öle 1500
      Badeöle 1500
   Fettsalben, Salben und Creme 1500
      Fettsalben 1501
      Salben 1501
      Creme 1502
   Milch 1502
   Salbenartige Stoffe und Einsatz in offizinellen
   und sonstigen Grundlagen 1502
      Mineralische salbenartige Stoffe 1502
      Tierische und pflanzliche salbenartige Stoffe . . 1503
   Offizinelle Zubereitungen 1504
      Regeln für die Auswahl geeigneter Grundlagen . 1505
Differente Behandlung: Einsatz von
Arzneistoffen in Grundlagen 1507
   Antiinfektiva 1507
      Desinfizienzien 1507
      Oxidationsmittel 1509
      Antibiotika 1510
      Antimykotika 1511
      Virustatika 1513
      Sonstige Herpesmittel 1513
      Antiparasitika 1513
   Sonnenschutzmittel 1515
      Arzneiliche Lichtschutzmittel 1515
   Gewerbliche Hautschutzpräparate 1516
   Hautreinigungsmittel 1516
      Haarwaschmittel 1517
   Antihidrotika 1518
   Depigmentierende und pigmentierende Arzneistoffe 1518
   Keratolytika 1519
   Adstringentien und Kaustika 1521
   Zytostatika 1521
   Antipsoriatika 1522
   Vitamin-D3-Analoga 1523
   Antipruriginosa und nichtsteroidale Antiphlogistika 1523
   Antihistaminika 1524
   Antiinflammatorische Phytopharmaka 1524
   Nichtsteroidale Antirheumatika 1525
   Glukokortikosteroide 1525
Weiterführende Literatur 1529

Die Behandlung von Hauterkrankungen erfolgt nur selten ausschließlich durch innerliche Therapie, vielfach durch eine Kombination von innerlichen und äußerlichen medikamentösen Therapiemaßnahmen und oft allein durch äußerliche Dermatotherapie. Daher ist es notwendig, daß sich der Arzt mit den allgemeinen Richtlinien für die äußerliche medikamentöse Behandlung von Hauterkrankungen vertraut macht.
Arzneimittel zur Behandlung von Hautkrankheiten werden als Dermatika bezeichnet. Sind sie zur inneren Anwendung bestimmt, so handelt es sich um systemische Dermatika, bei äußerlicher Anwendung um topische Dermatika oder Topika. Dermatika dienen zur Behandlung von Hautkrankheitszuständen. Daneben kennt die Haut aber auch Zustände, die nicht eigentlich als krankhaft zu bezeichnen sind, aber dennoch von der Norm im Sinne des Zustandes bei der Mehrzahl der Individuen in einer Population abweichen. Konkret handelt es sich um sebostatische Haut und seborrhoische Haut. Hier droht die Entstehung von Hautkrankheitszuständen. Dieser Gefahr kann vorgebeugt werden durch Einsatz von Zubereitungen zur äußeren Anwendung von pflegendem Charakter. Diese Zubereitungen werden als Kosmetika bezeichnet. Kosmetika dienen entweder ausschließlich der Verschönerung der Haut (dekorative Kosmetik) oder der Pflege bzw. Vorbeugung von Hautkrankheitszuständen bzw. der Reinigung (pflegende Kosmetik). Der Verkehr mit Kosmetika wird — vor dem Hintergrund des Lebensmittel- und Bedarfsgegenständegesetzes — durch die Kosmetikverordnung geregelt, der Verkehr mit Arzneimitteln durch das Arzneimittelgesetz. Topische Dermatika und Kosmetika können zusammen als Externa bezeichnet werden. Manchmal wird dieser Begriff auch synonym mit dem Begriff Topika gebraucht.
Das Vorgehen in der äußerlichen Behandlung von Hauterkrankungen hat keine Parallelen in der übri-

gen Medizin. Man muß sich an den Gedanken gewöhnen, daß keine äußerliche Therapiemaßnahme existiert, die in jedem Falle von der erkrankten Haut vertragen wird oder eine bestimmte Dermatose zur Abheilung bringt. Dieselbe äußerliche Behandlungsmaßnahme mag in zahlreichen Fällen ein gutes Ergebnis bringen, in anderen versagen oder verschlimmernd wirken. Die Gründe dafür sind verschieden. So kann die Grundlage (Vehikel) einer äußerlichen Therapiemaßnahme (z.B. Puder, Lotio, Creme, Salbe) falsch gewählt sein, oder sowohl in der Grundlage (mit Träger- und Hilfsstoffen) als auch unter den Wirkstoffen können Substanzen vorhanden sein, gegen die ein Patient allergisch ist – oder wird – und während der Anwendung zusätzlich mit einer akuten allergischen Kontaktdermatitis reagiert.

Man muß daher die äußerliche Dermatotherapie von Grund auf erlernen und genügend Erfahrung erwerben, um eine möglichst adäquate Therapie zu verwirklichen.

Wichtige Voraussetzungen sind:
- Kenntnis der Grundlagen: Zusammensetzung aus Einzelstoffen und deren physikalische und dermatopharmakologische Wirkungen.
- Kenntnis der inkorporierten Wirk- bzw. Arzneistoffe: Chemische, physikochemische Struktur und dermatopharmakologische Wirkungen.
- Exakte Indikationsstellung für die betreffenden äußerlichen therapeutischen Maßnahmen.

Grundtatsachen der Dermatopharmakologie

Die Haut ist mit 1,6–2,0 m^2 ein großes Aufnahmeorgan für äußerlich applizierbare Medikamente. Die Wirkstoffaufnahme durch die Haut erfolgt im wesentlichen auf zwei Wegen, transepidermal und transfollikulär. Durch Resorption können Wirkstoffe über die Lymphe oder/und über das Blut in den Organismus gelangen und dort Wirkungen entfalten, wie beispielsweise die Salizylsäurevergiftung nach großflächiger Behandlung mit höherkonzentrierter Salizylvaseline verdeutlichen kann.

Liberation. Freisetzung des Arzneistoffes aus einem Externum an der Grenzfläche zur Hornschicht.

Adsorption. Oberflächliche physikalisch-chemische Bindung oder Haftung von Arzneistoffen bzw. von Externa an Hautstrukturen, besonders im Stratum corneum. Vielfach dient das Stratum corneum als Reservoir von Arzneistoffen, z.B. verschiedener Glukokortikoide, die von dort langsam in tiefere Hautschichten abgegeben werden.

Absorption. Dadurch werden jene Vorgänge beschrieben, die mit der Aufnahme von Substanzen aus einer Grundlage durch bestimmte Schichten der Haut verbunden sind.

Penetration. Ein Arzneistoff dringt über das Stratum corneum in die lebende Epidermis ein, wobei Reste des Arzneistoffes an der Oberfläche der Haut liegen bleiben können (Abweisungsrate).

Das Stratum corneum stellt die wesentliche Komponente der epidermalen Barriere dar. Im Zusammenhang mit der Bioverfügbarkeit ist nicht nur das Eindringen der Wirkstoffmoleküle von Bedeutung, sondern auch das Verweilen in unveränderter Form. Insbesondere im Übergangsbereich von lebender zu toter Epidermis finden sich unterschiedliche Enzyme wie etwa unspezifische Esterasen, die Arzneistoffmoleküle zu verändern vermögen. So werden beispielsweise Estergruppen von Glukokortikoiden abgespalten. Dem wird besondere Bedeutung beigemessen im Zusammenhang mit dem Konzept der topischen Glukokortikoide mit verbesserter Wirkungs/Nebenwirkungs-Relation, etwa von Prednicarbat.

Permeation. Man versteht darunter die komplizierten Vorgänge der transepidermalen und transfollikulären Durchdringung der Haut von einer oder mehreren Substanzen. Dieser Durchwanderung stehen von seiten der Haut mehrere Systeme mit Barrierefunktion entgegen: die Hautoberflächenemulsion aus Talg und Schweiß, die Hornschicht, die keratogene Zone an der Basis der Hornschicht, die vitalen Schichten der Epidermis, die Basalmembranzone an der dermoepidermalen Grenzzone, das Hautbindegewebe mit den mesenchymalen Grundsubstanzen und die Wände von Blut- und Lymphgefäßen. Die Permeation durch die Haut wird wesentlich von hauteigenen Faktoren und der molekularen Struktur, dem physikochemischen Verhalten sowie der Konzentration der permeierenden Substanzen bestimmt.

Resorption. Nach Permeation und Aufnahme in Blut- und Lymphgefäße ist ein Stoff resorbiert.

Mit modernen Meßmethoden, besonders der Anwendung von Radioisotopen, kann man sich heute ein recht genaues Bild über die Bioverfügbarkeit von Arzneistoffen bei äußerlicher Anwendung machen. Absorption, Penetration, Permeation und Resorption von Arzneimitteln aus Externa in die Haut hängen entscheidend vom Einfluß der jeweiligen Hautfunktion ab:

Patientenalter. Kindliche Haut hat eine wesentlich höhere Permeabilität als die Haut von Erwachsenen; daher ist auch bei Kindern leichter mit resorptiven Vergiftungen zu rechnen, insbesondere wenn größere Körperareale behandelt werden. Dies gilt in gleicher

Weise für topische Dermatika, z.B. Calcipotriol-Salbe oder Salizylvaselin wie für Kosmetika, etwa Hautreinigungsmittel mit Hexachlorophen.

Hautregion. Die Hautregion spielt eine große Rolle für die Permeation und Resorption von dermatologischen Arzneistoffen. Je größer die Dichte von Haar- bzw. Talgdrüsenfollikeln, desto größer die Resorption. Besonders groß ist die Resorption aus der Skrotalhaut: so wird das Glukokortikoid Hydrocortison 42fach mehr von der Haut des Skrotums als von der Haut des Unterarms aufgenommen. Einen entscheidenden Faktor stellt die Dicke der Hornschicht dar. An Handinnenflächen und Fußsohlen oder bei Hauterkrankungen mit Hyperkeratose ist die Permeation von Arzneistoffen, z.B. von Glukokortikoiden, vergleichsweise niedrig. Dies ist dem Dermatologen etwa von der Behandlung eines chronischen hyperkeratotisch-rhagadiformen Handekzems wohlbekannt.
Durch die Wahl einer geeigneten Grundlage kann eine bessere Permeation erreicht werden.

Pathologische Veränderungen der Hornschicht. Nach Entfernen der Hornschicht durch Transparentklebeband-Abriß oder nach Entfettung der Hornschicht kann die Resorption von Arzneistoffen deutlich erhöht sein, womöglich auch bei krankheitsbedingten Veränderungen der Hornschicht. So wird eine vermehrte Absorption von Wirkstoffen aus Dermatika in Psoriasisherden diskutiert.

Hydratation der Hornschicht und Hauttemperatur. Beide Faktoren haben einen wesentlichen Einfluß auf die Permeation von dermatologischen Wirkstoffen. Die Hydratation der Hornschicht, etwa durch einen Okklusivverband, fördert die Permeation von Glukokortikosteroiden um einen Faktor zwischen 10 und 100. Bekannt ist die toxische Wirkung von an freier Haut gut tolerierten Cignolinkonzentrationen bei Behandlung von Psoriasis in intertriginösen Räumen. Wo die Wasserverdunstung von der Hautoberfläche (Perspirato insensibilis) behindert ist, ist die Feuchtigkeit der Hornschicht (Quellungseffekt) und damit Penetration erhöht.

Hautdurchblutung. Eine Vermehrung der Hautdurchblutung (Hyperämie) vergrößert im allgemeinen die Resorption von extern zugeführten Arzneimitteln.

Einfluß der Grundlage (*Vehikel, Trägerstoff*). Eine Penetration von Stoffen in die Haut ist nur gegeben, wenn die Grundlage eine Lösung des Arzneistoffes ermöglicht. Daraus ergibt sich, daß für jeden Arzneistoff in Übereinstimmung mit der gewünschten Arzneiform eine ganz bestimmte Grundlage zu wählen ist. Außerdem ist zu berücksichtigen, daß die Grundlage auch nach Aufbringen auf die Haut durch Veränderung der Wasserdampf- und Wärmeabgabe durch die Haut Effekte auf die Hornschicht entfalten kann (Zunahme der Hydratation), die ihrerseits wiederum eine Einfluß auf die Permeation eines Arzneistoffes haben können. Viele Arzneistoffe penetrieren aus Emulsionen, d.h. fett- und wasserhaltigen Vehikeln, besser in die Epidermis als aus reinen Fettsalben. Für den Einfluß eines Wirkstoffes sind dessen Molekülgröße, seine chemische Struktur, Löslichkeitscharakteristik, seine Konzentration und die Affinität zur Salbengrundlage von Bedeutung.

Durch die Hydratation der Hornschicht (Okklusivverband, Pflaster) oder penetrationsverbessernde Substanzen können Arzneistoffe leichter durch die Hornschicht in tiefere Bereiche der Haut eingeschleust werden. Auch durch Kombination — besonders bei Glukokortikosteroiden — mit Salizylsäure oder Harnstoff läßt sich offenbar die Penetration verbessern. Bekannt ist, daß die Epidermis verschiedene Barrierefunktionen und sehr viele Enzyme besitzt, die zur Metabolisierung von Arzneistoffen (Oxydation, Reduktion, Hydrolyse, Bildung von Glukosamiden, Sulfatierung, Methylierung und Konjugation) auf und in der Haut wirksam beitragen. So oxydiert beispielsweise Cignolin (Dithranol) bereits in den oberen Epidermislagen zu einem nicht mehr aktiven Stoff; aus diesem Grunde kommen systemische Nebenwirkungen praktisch nicht vor.

Je nach Art des gewünschten Arzneimittels wird eine örtliche Wirkung ohne systemische Effekte oder das Gegenteil angestrebt. Aus der Kenntnis des Hautstoffwechsels und der Biotransformation von Arzneistoffen ergibt sich die Möglichkeit einer gezielten örtlichen Behandlung.

Indifferente Behandlung: Therapie mit dermatologischen Grundlagen

Für eine optimale äußerliche Dermatotherapie ist es zunächst notwendig, die jeweils am besten geeignete dermatologische Grundlage auszuwählen. Das Vehikel dient nicht nur als Träger für die inkorporierten Arzneistoffe, z.B. Salizylsäure als Arzneistoff in der Grundlage Vaselin, sondern entfaltet aufgrund seines physikochemischen Charakters therapeutische Effekte. In diesem Sinne kann auch ein *Vehikel als Arzneimittel* verstanden werden. Richtige Wahl einer Grundlage kann heilen, falsche kann krankheitsverschlimmernd wirken.

Grundlagen sind teilweise sehr kompliziert zusammengesetzt. In manchen Grundlagen sind Komponenten vorhanden, die als Kontaktallergene in Betracht kommen. Deshalb ist es notwendig, im Einzelfall zu prüfen, ob ein Patient eine bestimmte Grundlage verträgt, und ob diese für die zu behandelnden Hautveränderungen adäquat ist. Nicht selten führt bereits die indifferente Behandlung mit einer Grundlage bzw. einer bestimmten Arzneiform ohne weitere Wirkstoffzusätze zu einem guten Behandlungsresultat. Man wird sich dann unter Umständen entschließen, in die erwiesenermaßen vertragene Grundlage differente dermatologische Wirkstoffe, also Arzneistoffe, zu inkorporieren. Diesem Gesichtspunkt widmet sich in besonderer Weise die pharmazeutische Technologie; so werden beispielsweise Glukokortikosteroide jetzt in verschiedenen Grundlagen und damit Arzneiformen für äußerliche Zwecke angeboten, so in Lotio, Creme, Salbe, Fettsalbe, Paste oder in alkoholischer Lösung.

Heute werden dermatologische Grundlagen vielfach auch industriell hergestellt und besitzen im Hinblick auf standardisierte Herstellung und damit gleichmäßige Qualität und Haltbarkeit gewisse Vorteile gegenüber eigenen Rezepturen. Angesichts ihrer Eigenwirkung spricht man auch von Basiszubereitungen, also etwa Basis-Creme oder Basis-Salbe. Dies ist insbesondere dann der Fall, wenn es sich um handelsübliche Zubereitungen handelt, die mit entsprechenden Glukokortikoid-Externa korrespondieren. Basistherapeutika erheben stets einen arzneilichen Anspruch. Nicht selten befinden sich chemisch sehr ähnliche, wenn nicht identische Zubereitungen auch als Kosmetika im Verkehr. Die Tatsache, daß eine Zubereitung sich als Arzneimittel im Handel befindet, sichert noch nicht unbedingt die Verordnungsfähigkeit in der gesetzlichen Krankenversicherung. Hier ist die Verordnung von Basistherapeutika aber im Regelfall zulässig im Zusammenhang mit der gleichzeitigen Verordnung korrespondierender Glukokortikosteroidpräparate.

Wäßrige Lösungen

Definition. Es handelt sich um flüssige Grundlagen auf Wasserbasis, die unter Umständen zusätzlich weitere Stoffe enthalten, etwa Kochsalz (0,9%, physiologische Kochsalzlösung) oder Desinfizientien. Beispielhaft ist Chinosol®-Lösung zu nennen, die in Form von feuchten Umschlägen eingesetzt wird. Zur Bereitung der Lösung wird eine Tablette à 1.000 mg, enthaltend 666 mg 8-Chinolinolsulfat und 286 mg Kaliumsulfat, in einem Liter Wasser gelöst. Um eine raschere Abdunstung einer wäßrigen Lösung an der Haut zu erreichen, kann Alkohol, speziell Äthanol, in niedriger Konzentration (20–30%) zugesetzt werden.

Wäßrige Lösungen werden in unterschiedlicher Weise angewendet:

Bäder

Diese werden meist in Form warmer (31–35° C) oder heißer Bäder (36–40° C) verordnet. In Betracht kommt, den ganzen Körper zu exponieren (Vollbad) oder Teile (Teilbad).

Erwünschte Wirkungen. Sie wirken reinigend. Auflagerungen wie Krusten, Schuppen, Sekrete oder Salbenreste werden aufgeweicht und abgelöst: Bei hohem Anteil geeigneter Lipide (insbesondere z.B. Sojabohnenöl (Balneum Hermal, Ölbad Cordes)) wird trockene Haut bei Ekzem günstig beeinflußt. Bei längerer Badezeit erhöht sich die Hydration der Hornschicht infolge von Quellung. Dann wirken Bäder austrocknend. Mittels Bädern können auch Wirkstoffe an die Haut herangebracht werden (Tabelle).

Unerwünschte Wirkungen. Häufiges Baden führt durch Herauslösen wasserbindender Inhaltsstoffe aus der Epidermis (Feuchthaltefaktoren) zur Austrocknung. Beigefügte waschaktive Substanzen, also Netzmittel oder Tenside, können je nach ihrer Art zusätzlich irritierend wirken. Beispielhaft gilt dies für die früher häufig eingesetzte Substanz Natriumlaurylsulfat.

Indikationen. Reinigung der Haut von äußerlich aufgebrachtem Schmutz, aber auch normalen oder krankhaften Absonderungen der Haut. Desweiteren als Träger von desinfizierenden, adstringierenden, rückfettenden, entzündungshemmenden, antipruriginösen, keratolytischen und hyperämisierenden Wirkstoffen.

Feuchter Verband

Bei diesem Verband, auch *feuchter Umschlag* genannt, wird Mull mit Mullbinden auf der erkrankten Haut fixiert und häufig mit wäßriger Flüssigkeit getränkt.

Erwünschte Wirkungen. Durch Erzeugung von Verdunstungskälte infolge rascher Abdunstung kühlend, entquellend, entzündungswidrig und juckreizlindernd. Ferner geeignet zur Erweichung und Ablösung von Auflagerungen wie Krusten, Schuppen oder Sekreten, zur Säuberung sekretbedeckter Ulzera und zur Reepithelisierung von oberflächlichen Wunden. Wegen der raschen Austrocknung des feuchten Verbandes ist regelmäßige Wiederanfeuchtung notwendig.

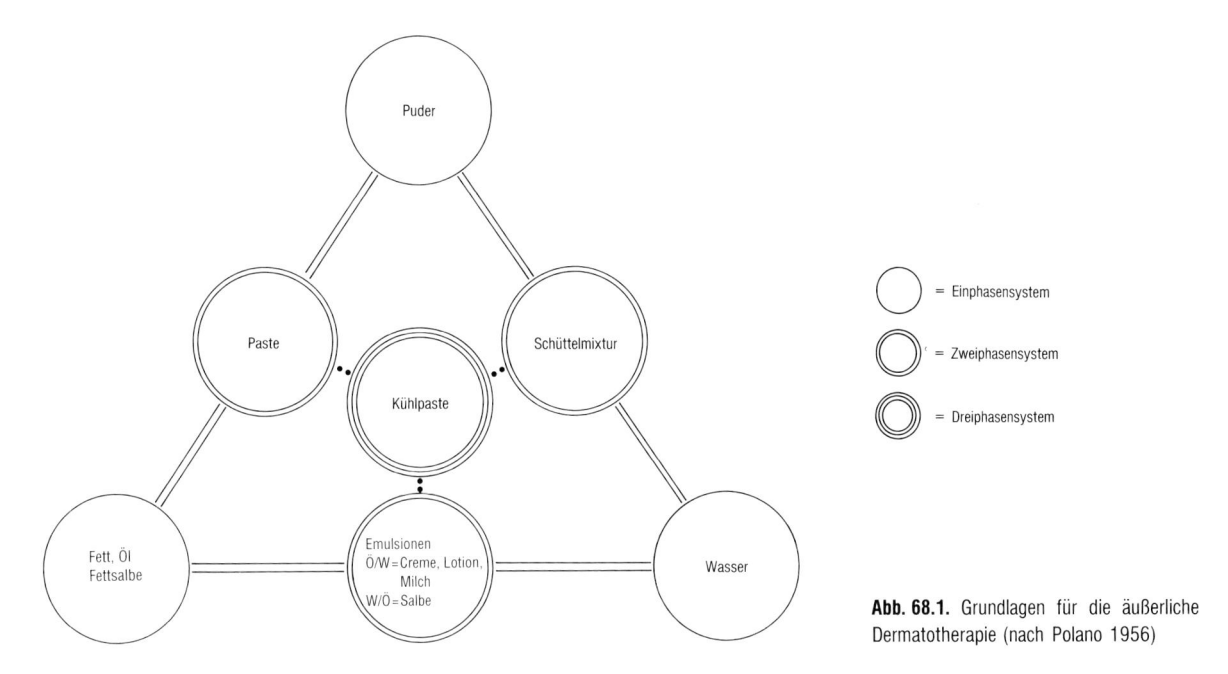

Abb. 68.1. Grundlagen für die äußerliche Dermatotherapie (nach Polano 1956)

Unerwünschte Wirkungen. Bei mehrtägiger Anwendung feuchter Verbände kommt es infolge der Dochtwirkung des Mulls auf der Haut bald zur Herauslösung löslicher Inhaltsstoffe aus der Haut und ähnlich wie bei häufigem Baden zur Austrocknung der behandelten Hautareale.

Indikationen. Oberflächliche entzündliche, nässende, krustöse, vesikulobullöse und erosive Hautveränderungen. Säuberung und Granulationsanregung bei Ulzerationen.

Fettfeuchter Verband

Hier wird das zu behandelnde Areal zunächst mit einer Salbe oder Fettsalbe bedeckt und anschließend ein feuchter Verband angelegt; kurzfristig kann bei ausgedehnten Hauterscheinungen (z.B. generalisiertes atopisches Ekzem) statt Verbänden ein feuchter Schlafanzug appliziert werden.

Erwünschte Wirkungen. Die Wirkung ist die gleiche wie beim feuchten Verband; allerdings wird durch die Salbe bzw. Fettsalbe eine allzu rasche Austrocknung der Haut verhindert, zudem wird der krusten- und schuppenablösende Effekt verbessert. Wünscht man eine stärkere Entzündungshemmung, so kann man glukokortikoidhaltige Externa einsetzen.

Unerwünschte Wirkungen. Keine wesentlichen.

Indikationen. Im wesentlichen wie beim feuchten Verband, insbesondere bei erhöhter Austrocknungsgefahr. In Betracht kommen insbesondere ekzematöse Hauterscheinungen bei Patienten mit Sebostase sowie solche, bei denen Auflagerungen rasch abgelöst werden sollen.

Feuchter Dunstverband

Hier wird ein feuchter Verband angelegt und die Abdunstung nach außen durch einen wasserundurchlässigen Stoff wie z.B. Billroth-Batist, Guttapercha oder Plastikfolie verhindert. Die wasserundurchlässige Schicht muß allseitig die angefeuchteten Mullagen überragen, um eine Dochtwirkung nach außen zu vermeiden. Der gut angelegte Verband bleibt 24 h feucht.

Erwünschte Wirkungen. Wegen blockierter Wärme- und Wasserabgabe von der Hautoberfläche erhebliche Quellwirkungen und Temperaturerhöhung der Haut mit Anregung von Hyperämie. Letztere soll über viszerokutane Reflexe zur Beeinflussung von tiefergelegenen Erkrankungen (Bronchitis, Gelenkerkrankungen) führen.

Unerwünschte Wirkungen. Bei zu häufiger Anwendung Gefahr von Mazeration und Hautreizung. Ferner Förderung von Infektionen. Daher nur bei engmaschiger Kontrollierbarkeit anzuwenden.

Tabelle 68.1. Indikationen für dermatologische Bäder und Wirkstoffzusätze

Wirkstoff	Handelspräparat	Wirkungen	Indikationen	Sonstiges
Tenside	Dermowas seba med flüssig	Reinigung	nässende und verkrustete entzündliche Dermatosen	Aufweichen und Ablösen von Schuppen
Desinfizienzien	Chinosol Kaliumpermanganat	Reinigung und Desinfektion	nässende erosive Dermatosen, insbesondere auch vom Typ der Intertrigo, infektiöse und sekundär infizierte Dermatosen	Beseitigung unangenehmen Geruchs, etwa bei Pemphigus vulgaris
Adstringenzien	Tannolact Tannosynt Salhumin Sitzbad N Salhumin Teilbad N	Adstringierung Entzündungshemmung Austrocknung	nässende, insbesondere mit Bläschen einhergehende Ekzeme, Hyperhidrose, speziell im Hand- und Fußbereich	
Lipide	Balmandol Balneum Hermal Balneum Hermal F Linola Ölbad Cordes Oleatum Oleobal	Reinigung, Rückfettung	sebostatische Dermatosen, insbesondere atopisches Ekzem, Ichthyosen Phototherapie	speziell auch bei Kindern mit Sebostase und atopischem Ekzem: Kinderbäder
Antiphlogistika	Balneum Hermal mit Teer, Ichtho-Bad Kamillen-Bad-Robugen Kamillo-Bad	antiphlogistisch antipruriginös	chronische Ekzeme, speziell Analekzeme, sonstige Prurigokrankheiten, Psoriasis, Lichen ruber	
Antipruriginosa	Balneum Hermal Plus	Juckreizstillung	juckende Hauterkrankungen, speziell Ekzeme und Psoriasis, Pruritus senilis	
Keratolytika	Natriumchlorid (3–5%iger Zusatz)	Keratolyse	Psoriasis, atopisches Ekzem, Ichthyosen	Lipidzusatz empfohlen; vergälltes Kochsalz vergleichsweise preiswert
Hyperämika	Rubriment-Essenz Pela-Moorlauge	Hyperämie	periphere Durchblutungsstörungen, speziell Akrozyanose, Pernionen, Akrosklerodermie	

Indikationen. Insbesondere nicht nur die oberflächlichen Hautschichten ergreifende Erkrankungen (ausgedehnte Furunkel, tiefe Trichophytie), bei denen eine Hyperämie erwünscht ist.

Alkoholische Lösungen

Hierbei handelt es sich meist um Äthanol (50–70%)-Wasser-Gemische oder Isopropanol (25–35%)-Wasser-Gemische. Eingebracht werden können zusätzlich Wirkstoffe, die juckreizstillend, gerbend, keratolytisch, hyperämisierend, antiphlogistisch oder antimikrobiell wirken.

Erwünschte Wirkungen. Der Kühleffekt wäßriger Lösungen wird weiter gesteigert. Dafür ist aber auch die austrocknende und hautentfettende Wirkung stärker ausgeprägt. Bei höherer Konzentration ist auch die Desinfektionswirkung beachtlich. Die Alkoholkomponente kann die Aufnahme von eingebrachten Wirkstoffen steigern.

Unerwünschte Wirkungen. Es kann relativ rasch zur Austrocknung kommen und damit dann zu Schuppung und Exsikkationsekzematiden sowie Juckreiz.

Indikationen. Alkoholische Lösungen werden insbesondere am behaarten Kopf, im Gesicht, an Händen und Füßen sowie intertriginösen Räumen benutzt. Sie sind speziell bei seborrhoischer Haut indiziert.

Kontraindikation. Sebostase.

Dermatologische Tinkturen

Steht bei einer alkoholischen Zubereitung im Mittelpunkt des Interesses, einen Wirkstoff in die Haut einzubringen, so spricht man von Tinkturen. Sie werden an umschriebenen Hautarealen eingesetzt, die relativ wenig zur Irritation neigen.

Erwünschte Wirkungen. Tinkturen vermögen Wirkstoffe in relativ großer Menge an Wirkorte heranzubringen, ohne daß damit eine wesentliche ästhetische Beeinträchtigung verbunden ist. Bedeutsam ist dies insbesondere am Haarboden.

Unerwünschte Wirkungen. Bei längerfristiger Anwendung ist — im Ausmaß abhängig vom gegebenen Hautareal — mit Austrocknung zu rechnen.

Handelspräparat. Eine isopropanolische Zubereitung mit 0,5% Natriumbituminosulfonat stellt Solutio Cordes dar. Das Präparat wird adjuvant bei Pyodermie sowie Ekzemen und Psoriasis im Bereich der Kopfhaut eingesetzt, des weiteren bei Seborrhoea capitis. Große Bedeutung kommt den entsprechenden Glukokortikosteroidpräparaten zu.
Bedeutung besitzen Alkohole auch als wesentliche Komponenten von Desinfektionsmitteln, die im Zusammenhang mit der hygienischen und chirurgischen Händedesinfektion eingesetzt werden. Spitaderm enthält neben Isopropanol als Wirkstoffe Chlorhexidindiglukonat und Wasserstoffperoxid. Die Kombination von 2-Phenoxyethanol mit dem neuartigen Desinfiziens Octenidin stellt Octenisept dar. Nicht nur zur Desinfektion von Füßen, sondern auch von Strümpfen und Schuhen, etwa im Zusammenhang mit einer Pilzinfektion, eignet sich ein Gemisch aus Tributylzinn (IV)-Benzoat und Isopropanol: Incidin M Spray extra.

Offizinelle Zubereitungen. Aufgrund ihrer desinfizierenden Wirkung werden einige klassische Rezepturen immer noch bei bestimmten Hautkrankheitszuständen eingesetzt, speziell bei Pyodermien.

Solutio jodi. Jodtinktur sollte nicht in der offizinellen Form, sondern lediglich verdünnt mit Äthanol angewandt werden.

Rp. Sol.jodi 3,0
 Spirit.dil. ad 100,0
 M.D.S. Verdünnte Jodtinktur

Sie besitzt hervorragende antiseptische Eigenschaften. Allerdings ist auf Jodallergie zu achten.

Speziell für Mykosen, aber auch für chronische Ekzeme, insbesondere des Anogenitalbereiches, ist die *Solutio Arning* DRF bestimmt.

Rp. Anthrarobini 2,0   Rp. Anthrarobini 1,0
 Tumenol-Ammonii 8,0   Tumenol-Ammonii
 Aetheris 20,0   Glycerini aa 3,0
 Tinct.benzoes 30,0   Spirit.dil. 20,0
 M.D.S. Arning-Lösung   M.D.S. Arning-Lösung
                           ohne Tinct. benzoes

Solutio Castellani DRF. Es handelt sich um eine dunkelrot gefärbte Tinktur aus Fuchsin, Phenolum liquefactum, Borsäure, Aceton und Resorcin. Heute wird auf Borsäure verzichtet.
Solutio Castellani wirkt austrocknend, entzündungshemmend und antimikrobiell und ist ausgezeichnet wirksam bei intertriginösen nässenden Veränderungen wie Intertrigo, intertriginösem Ekzem, intertriginöser Psoriasis, gramnegativem Fußinfekt und bei intertriginöser Kandidose.

Podophyllin-Tinktur. Besondere Bedeutung besitzen alkoholische Grundlagen bei der Anwendung von Podophyllin. Eine hochkonzentrierte Form wird bei Präkanzerosen wie aktinischen Keratosen oder Morbus Bowen, aber auch bei spitzen Kondylomen eingesetzt.

Rp. Podophyllini 12,5
 Spirit.absol. ad 50,0
 M.D.S. Podophyllintinktur 25%ig
 Nicht mehr als 7 cm^2 Hautoberfläche behandeln.

Niedriger konzentrierte Zubereitungen eignen sich auch bei Verrucae vulgares.

Rp. Podophyllini 2,5
 Spirit.dilut. ad 50,0
 M.D.S. Warzentinktur
 Nur äußerlich anwenden.

Bei der Anwendung ist stets die Umgebung zuvor mit Zinkpaste zum Schutz zu bedecken.

Handelspräparat. Condylox-Lösung (siehe Virustatika).

Firnisse

Firnisse — oder Lacke — können als Spezialform von Tinkturen verstanden werden, nach Eintrocknen hinterlassen sie einen Film. Sie dienen dazu, Wirkstoffe auf streng umschriebene Hautpartien gezielt aufzubringen. Klassischerweise erfolgt die Auftragung mit einem Pinsel. Nach Verdunstung des Lösungsmittels bleibt ein festhaftender hautartiger Überzug zurück.

Collodium elasticum. Es handelt sich um eine Lösung von Kollodiumwolle in Äthanol und Äther mit 3% Rizinusöl. In Betracht kommt die Anwendung bei Verrucae vulgares, aber auch Klavi.

Rp. Acidi salicylici 1,0–2,0
    Acidi lactici 1,0
    Collod.elastici ad 10,0
    M.D.S. Hühneraugenkollodium

In neuester Zeit haben Lacke bei der Onychomykosetherapie Bedeutung erlangt (siehe Antimykotika).

Sprays

Es handelt sich um Zubereitungen, die durch Versprühen aus einem geeigneten Behältnis auf die Haut aufgebracht werden, wobei in der Regel einzelne Bestandteile rasch wieder an die Umwelt abgegeben werden. Bei einem Teil der Präparate steht die Schutzwirkung eines auf der Haut entstehenden Films im Vordergrund. Bei anderen geht es um die ästhetisch besonders akzeptable Anwendung.

Hautschutzsprays. Zur Verhütung von Wundsein und Dekubitus, aber auch zur Behandlung von akzidentellen Wunden sowie Amputationsstumpfveränderungen eignet sich ein Gemisch aus Lebertran und Zinkoxid: Desitin Salbenspray. Evalgan-Spray enthält Zinkoxid und Dimethicon.

Antiseptische Sprays. Desinfizierende Sprays auf Alkoholbasis wurden bereits angesprochen (Incidin M Spray extra). Weiteres gibt es Antibiotika-haltige Sprays, speziell für Wunden: Insbesondere auch der Prophylaxe bei akzidentellen Wunden dient der Propan und Butan als Treibgasgemisch enthaltende Nebacetin N Sprühverband mit Neomycinsulfat als Wirkstoff. Eine Kontaktallergie stellt eine Kontraindikation dar. Vorwiegend zur Behandlung bereits etablierter Wundinfektionen kann auch Nebacetin Puderspray eingesetzt werden. Er enthält neben Neomycinsulfat als weiteren Wirkstoff Bacitracin. Geläufig sind auch antimykotische Sprays. Mycospor Lösung als Pumpspray enthält 1% Bifonazol in Äthanol; auf ein Treibgas ist hier verzichtet worden. Die Vernebelung erfolgt mechanisch. Eine Indikation stellen insbesondere intertriginöse Hautpilzerkrankungen dar.

Puder

Es handelt sich um eine pulverförmige Arzneiform aus einem oder mehreren Stoffen. *Streupuder* können aus einer Streudose angewandt werden. Beim *Kompaktpuder* sind die festen Puderteilchen in eine halbfeste Grundlage eingearbeitet und werden erst durch Abrieb anwendungsfähig.

Erwünschte Wirkungen. Infolge der großen Oberfläche der Puderteilchen wirken Puder an der Haut kühlend, oberflächlich entzündungswidrig und austrocknend. Sie können geringe Mengen von Sekret aufnehmen und glätten Haut und Nägel (Poliereffekt).

Unerwünschte Wirkungen. Puder wirken nur oberflächlich und auf die Dauer austrocknend, da sie der Hautoberfläche Wasser und Lipide entziehen. Daher wird längere Puderanwendung von sebostatischer Haut oft nicht gut vertragen. Puderbehandlung ist bei stärker entzündlich infiltrierten Hautveränderungen wirkungsarm und bei krustösen, nässenden und erosiven Dermatosen zu vermeiden, da es leicht zu Verkrustungen mit der Gefahr unterminierender Sekundärinfektion kommt.

Mineralische Puder. Diese enthalten zumeist Talkum (Magnesiumpolysilikathydrat), Zincum oxydatum, Bolus alba, Magnesia usta, Titanum oxydatum und in spezieller Indikation, wie beispielsweise im Präputialraum, auch Bismutum subnitricum.
Pudern können vielerlei Wirkstoffe zugefügt werden, insbesondere Antibiotika und Antimykotika.

Rp. Zinci oxydati
    Talci aa ad 50,0
    M.D.S. Talkumstreupuder

Rp. Zinci oxydati 20,0
    Adip.lanae 5,0
    Talci ad 100,0
    M.D.S. Talkumfettpuder

Rp. Acidi tannici
    Zinci oxydati aa 5,0
    Talci ad 50,0
    M.D.S. Adstringierender Puder

Die letztere Zubereitung ist insbesondere bei erosiver Balanitis indiziert.

Handelspräparat. Dermatol-Streupuder enthält neben dem Vehikelbestandteil Talkum 20% basisches Wismutgallat.
Als *Indikationen* werden Exkoriationen und Verbrennungen angesehen. Die Umweltbelastung durch Wismut bedarf der Erwähnung.

Vegetabilische Puder. Hauptvertreter sind Amylum tritici (Weizenstärke) und Amylum oryzae (Reisstärke). Diese werden heute kaum noch angewandt, da insbesondere bei Einsatz in intertriginösen Räumen durch Gärungsvorgänge unangenehme Folgeprodukte entstehen können.

Selbstauflösende Puder. Bei diesen handelt es sich um puderförmig applizierbare Arzneimittel, die sich — vielfach auf Milchzuckerbasis — in feuchten Sekreten von selbst auflösen. Sie werden insbesondere bei der Behandlung von Ulzera eingesetzt.

Handelspräparate
Antibiotische Puder. Fusidinsäure (Fucidine), Gentamicin (Refobacin), Neomycin/Bacitracin (Nebacetin).

Antimykotische Puder. Bifonazol (Mycospor), Ciclopiroxolamin (Batrafen), Clotrimazol (Canesten), Econazol (Epi-Pevaryl), Nystatin (Nystatin „Lederle", Amphotericin B Trockensubstanz).

Puderbett. Dies ist eine spezielle Art von Puderanwendung. Hierbei wird das Bettuch ganz mit Puder bestreut und der Patient in dem Puderbett gedreht. Ein Puderbett kann eingesetzt werden bei generalisierten oder universellen akuten oberflächlich entzündlichen Hauterkrankungen, die nicht mit Nässen, Blasen- oder Krustenbildung einhergehen.

Indikationen. Puder sind insbesondere bei akuten erythematösen Exanthemen indiziert, solange es nicht zu Infiltration oder sekundären Effloreszenzen gekommen ist.

Schüttelmixturen

Schüttelmixturen sind Suspensionen fester Stoffe in Wasser bzw. Äthanol-Wasser-Gemischen, somit Zweiphasensysteme. Sie werden daher auch *flüssige Puder* genannt. Da sie sich beim Stehen in die beiden Phasen Flüssigkeit und Feststoffe trennen, muß diese Arzneiform vor Gebrauch geschüttelt werden; daher die Bezeichnung *Schüttelmixtur*. Man verwendet auch die Bezeichnung *Trockenpinselung*, da diese Arznei mit einem Pinsel auf die Haut aufgetragen wird und dann antrocknet. Sie ist mit Wasser abwaschbar. Durch Zusatz von Schleimen wie Traganth und Glycerin erhält man eine visköse Konsistenz und eine verbesserte Haftfähigkeit.
Schüttelmixtur wird als Lotio bezeichnet, die wichtigste ist als Lotio alba bekannt. Zu unterscheiden ist der aus dem Englischen stammende Begriff Lotion (Mehrzahl Lotions), der stark wasserhaltige Öl-in-Wasser-Emulsionen bezeichnet, d.h. Grundlagen vom Typ der Milch.

Erwünschte Wirkungen. Schüttelmixturen wirken kühlend, austrocknend und oberflächlich entzündungswidrig. Insbesondere Schüttelmixturen nach Art der Lotio alba wirken stärker entzündungshemmend als Externa vom Pudertyp, da nach Verdunsten des flüssigen Anteils — unter Erzeugung der durchaus gewünschten Verdunstungskälte — eine festhaftende Schicht zurückbleibt.

Unerwünschte Wirkungen. Diese festhaftende Schicht stellt aber unter Umständen auch ein Problem dar: Bei nässenden und krustösen Hauterscheinungen kann es zu Sekretstauung und Sekundärinfektionen kommen. Bei diesen Hautkrankheitszuständen liegt somit zumindest eine relative Kontraindikation vor. Infolge der austrocknenden Wirkung sind Schüttelmixturen bei Patienten mit Neigung zu trockener Haut nur kurzfristig indiziert. Bei stärker infiltrierten Hauterscheinungen reicht die entzündungshemmende Wirkung nicht aus.
Im DAC bzw. in den DRF enthalten sind folgende Schüttelmixturen: Lotio alba aquosa und Lotio alba spirituosa.

Rp. Zinci oxydati
  Talci
  Glycerini
  Aquae pur. aa ad 100,0
  M.D.S. Lotio alba

Rp. Zinci oxydati
  Talci aa 20,0
  Glycerini
  Aqu. dest. aa ad 100,0
  M.D.S. Lotio alba aquosa DRF

Will man den zur Anwendung empfehlenswerten Pinsel mitverordnen, so kann man: „Da cum penicillo" hinzufügen.
Eine stärker kühlende und austrocknende Zubereitung erhält man durch Zufügung von Alkohol.

Rp. Zinci oxydati   20,0
  Talci   20,0
  Glycerini   30,0
  Spirit. diluti
  Aqu. dest. aa ad 100,0
  M.D.S. Lotio alba spirituosa DRF

Will man die austrocknende Wirkung reduzieren, kann man eine salbenartige Komponente beifügen.

Rp. Lanette N   3,0
  Zinci oxydati
  Talci aa 15,0–20,0
  Glycerini
  Spirit. diluti
  Aqu. dest. aa ad 100,0
  M.D.S. Weiche Lotio zinci

Schüttelmixturen können auch Arzneistoffe zugefügt werden, so Desinfizienzien, Glukokortikosteroide,

Teere, Schwefel u.a. Viele Handelspräparate gegen Acne vulgaris sind auf dieser Grundlage aufgebaut.

```
Rp. Polidocanol                       5,0
    Lotion.alb.spirit.DRF     ad    100,0
    M.D.S. Juckreizlindernde Lotio

Rp. Liquor.carbon.deterg.        5,0–10,0
    Lotion.alb.aquos.          ad    100,0
    M.D.S. LCD-Lotio

Rp. Ichthyoli                        5,0
    Lotion.alb.aqu.            ad    100,0
    M.D.S. Ichthyol-Lotio

Rp. Vioformi                         0,5
    Lotion.alb.aquos.DRF       ad    100,0
    M.D.S. Vioform-Lotio
```

Handelspräparat. Fissan-Zinkschüttelmixtur; die Zubereitung eignet sich insbesondere auch als Rezepturgrundlage.

Indikationen. Schüttelmixturen sind bei akuten und subakuten oberflächlich entzündlichen Dermatosen (erythematöse Exantheme, akute Kontaktdermatitis, Pityriasis rosea u.a.) indiziert, wenn diese Hauterscheinungen nicht nässen. Bei initialer Blasenbildung (Dyshidrose) kann Schüttelmixtur zur Eintrocknung in Betracht kommen. Als Grundlage zur Behandlung seborrhoischer und intertriginöser Dermatosen sind Schüttelmixturen wegen ihrer austrocknenden Wirkung besonders geeignet.

Zinkleim

Zinkleim *(Gelatina zinci)* kann als ein nicht mehr streichfähiges Hydrogel bezeichnet werden, das vor Applikation durch Erwärmen verflüssigt werden muß. Verwendet wird Zinkleim zur Herstellung eines dauerhaften halbstarren Verbandes. In warmem Wasser wird der Zinkleim flüssig, bei Zimmertemperatur — nach Applikation — erstarrt er. Die Bestandteile umfassen Zinkoxid, Glycerin, Gelatine und Wasser.

```
Rp. Zinkoxid           10,0
    Glycerin 85%       40,0
    Gelatine           15,0
    Wasser             35,0
    M.D.S. Zinkleim
```

Handelspräparate. In der Regel wird Zinkleim in Form von Handelspräparaten verwendet, bei denen er in Binden eingearbeitet ist. Gelostretch besteht aus einem Trägermaterial natürlichen Ursprungs (24% Baumwolle, 76% Viskose) und einer Zink-Gel-Masse auf Zellulose-Basis. Im dermatologischen Bereich ist der Verband insbesondere bei Ulcus cruris in Abheilung indiziert. Bedeutsam ist der niedrige Ruhedruck, bei hohem Arbeitsdruck. Gelocast elastic unterscheidet sich durch das Trägermaterial, das hier in einer längselastischen Kreppbinde besteht. Weitere Zinkleimbinden: Varicex F Lohmann, Varolast Hartmann (elastische feuchte Zinkleimbinde).

Indikationen. Außer bei Ulcus cruris sind Zinkleimverbände indiziert bei chronischer Beinveneninsuffizienz, speziell dann, wenn es ein stärkeres Ödem zu vermindern gilt, ferner auch zur Okklusion bei Artefakten.

Pflaster

Pflaster oder *Emplastra* wurden ursprünglich knetbare, auf der Haut selbstklebende Massen genannt, die als Grundstoffe fettsaure Bleisalze, Fette, Öle, Wachse u.a. enthielten.

Emplastrum lithargyri. Bleipflaster (oder Emplastrum lithargyri) stellt einen klassischen Hauptbestandteil dar. Es bildet die wesentliche Komponente von *Unguentum diachylon Hebra* DAB 6, das insbesondere mit dem Wirkstoff Salizylsäure in einer Konzentration von 5–20% Verwendung findet bei keratotischen Veränderungen an Handinnenflächen und Fußsohlen. Der praktischen Anwendung steht heute das Bedenken der Verträglichkeit des Schwermetalls Blei entgegen.

```
Rp. Acidi salicylici         5,0–10,0–20,0
    Ungt.diachylon DAB 6   ad   100,0
    M.D.S. Salizyl-Hebra-Salbe
```

Heute können Pflaster als Zubereitungen interpretiert werden, die als feste Schicht auf der Haut haften und auch Arzneistoffe enthalten können.

Verbandpflaster. Hierbei handelt es sich um Gewebe oder Folien, die mit einer hautverträglichen Klebemasse versehen sind. Die wesentliche Komponente besteht herkömmlicherweise in Kautschuk, daneben bilden Zinkoxid, Harze, Wollfett weitere wesentliche Komponenten. Im Zusammenhang mit der Wundbehandlung spricht man auch von Heftpflastern oder *Collemplastra*.

Erwünschte Wirkungen. Heftpflaster sollen akzidentelle Wunden vor Kontamination schützen und die Wundheilung fördern.

Unerwünschte Wirkungen. Heftpflaster führen zu einer vermehrten Hydratation der Hornschicht und damit längerfristig zu Verquellung. Nicht wenige Personen sind auf Pflaster überempfindlich; es resultiert bei ihrer Anwendung eine Pflasterreizung. Eine wesentliche Ursache der Pflasterunverträglichkeit besteht in einer Kontaktallergie auf Inhaltsstoffe; auch irritative Wirkungen werden diskutiert.

Indikationen. Heftpflaster werden insbesondere für akzidentelle Wunden verwendet. Desweiteren gelten derartige Pflaster als Wirkstoffträger. Das Ziel kann dann darin bestehen, Wirkstoffe in oberflächliche oder tiefe Hautschichten einzubringen oder aber ins System, d.h. in die Blutbahn.

Handelspräparate. Hansamed Universal stellt ein Schmutz und Wasser abweisendes Pflaster für akzidentelle Wunden dar, das aufgrund der Kombination von einem Nylongewirk als Trägermaterial und vollsynthetischem Polyacrylat als besonders hautverträglich anzusehen ist.
Ein besonders anschmiegsames Pflaster erhält man, wenn man als Trägermaterial Polyamid-Vlies einsetzt: Hansamed Soft. Zur Versorgung der Haut nach chirurgischen Eingriffen, aber auch bei sezernierenden Wunden bedarf es eines Verbandes, der mit der Wunde nicht verklebt: Hansapor steril besteht aus mit Polyacrylatkleber beschichtetem Polyamid-Vlies sowie einem Zellwollgewirk, das mit der Wunde unmittelbar in Kontakt gebracht wird. Der Verband ist gleichermaßen wasserabstoßend wie wasserdampfdurchlässig.

Wirkstoffhaltige Pflaster für Dermatosen

Salizylsäurepflaster. Zur Erweichung von umschriebenen Keratosen wie Kallus und Klavus, aber auch zur Behandlung von keratotischen infektiösen Hauterkrankungen, speziell Warzen, eignet sich Salizylsäurepflaster. Guttaplast enthält eingearbeitet in weiße lakkierte Zellwolle 60% Salizylsäure; für Kalli und Klavi stehen Cornina-Hornhaut-Pflaster und Cornina-Hühneraugen-Pflaster zur Verfügung.

Rheumapflaster. Zur Förderung der Hautdurchblutung in den tieferen Gewebsanteilen werden Cayennepfeffer-haltige Pflaster eingesetzt. ABC-Wärmepflaster enthält zudem Arnika-Extrakt, was bei entsprechender Kontaktallergie zu beachten ist. Indikationen stellen rheumatische Erkrankungen im Weichteilbereich, aber auch Prellungen, Verstauchungen und Lumbago dar.

Glukokortikosteroidpflaster. Handelsüblich ist eine Folie mit 4 µg Fludroxycortid in 1 cm^2 Folie: Sermaka-Folie. Als Indikationen sind chronische Dermatosen insbesondere vom trockenen, schuppenden Typ anzusehen. Alternativ kommt die Anwendung von glukokortikoidhaltigen Cremes, Salben oder Fettsalben zur Okklusion mit haushaltsüblicher Klarsichtfolie aus Polyäthylen (Toppits) in Betracht.

Gele

Ein Gel ist eine transparente Form zur örtlichen Anwendung, in die Arzneistoffe eingearbeitet werden können.

Hydrogele. Im typischen Falle enthalten Gele größere Mengen an Wasser und keine fettartigen Bestandteile: Hydrogele. Einen entscheidenden Bestandteil stellen hochmolekulare Stoffe dar, die in erheblichem Umfang Wasser aufzunehmen vermögen. Ursprünglich wurden insbesondere quellbare Kolloide wie der Pflanzenschleim Traganth eingesetzt, heute kommt Stoffen wie Carboximethylcellulose und Polyacrylat zentrale Bedeutung zu. Hydrogele spielen insbesondere auch in der Kosmetik eine wesentliche Rolle, aufgrund der großen Akzeptanz durch den Anwender. Diese beruht auf dem Fehlen von sichtbaren Spuren der Anwendung aufgrund des raschen Einziehens in die Haut.

Erwünschte Wirkungen. Hydrogele wirken kühlend, oberflächlich entzündungshemmend und juckreizlindernd, zumindest anfänglich. Sie sind nicht fettend, meist gut sekret-, wärme- und wasserdurchlässig sowie mit Wasser abwaschbar.

Unerwünschte Wirkungen. Bei längerer Anwendung kommt es zur Austrocknung; daher stellt sebostatische Haut eine relative Kontraindikation dar.

Indikation. Die Domäne liegt bei seborrhoischen Erkrankungen. Insbesondere gilt dies, wenn sie den Haarboden betreffen. In der Rezeptur spielen sie keine große Rolle, sie sind hier aber grundsätzlich bekannt, wie das *Unguentum glycerini* DAB 6 ausweist.

Rp. Weizenstärke	10 Teile
Wasser	15 Teile
Glycerin	100 Teile
Weingeist	5 Teile
Feingepulverter Traganth	2 Teile
M.f.ungt.	
M.D.S. Glycerinsalbe	

Handelspräparate. Hydrogele werden in der Regel als wirkstoffhaltige Externa in Verkehr gebracht. Dabei können ganz unterschiedliche Wirkstoffe eingearbeitet sein.

Antipruriginosa. Insbesondere in der Selbstmedikation spielen Antihistaminika-haltige Gele eine Rolle. Sie werden insbesondere bei Insektenstichreaktionen zur Juckreizlinderung eingesetzt. Bei vielen Präparaten ist in Frage zu stellen, ob die Wirksamkeit über die der Grundlage hinausgeht. Zu nennen sind: Fenistil-Gel, Soventol-Gel, Systral-Gel oder Tavegil-Gel.

Antiphlogistika. Bei Ekzemen und Psoriasis speziell der behaarten Haut bietet sich der Einsatz von Glukokortikoid-Gelen an. Anders als bei Cremes und Salben ist höchstens in geringem Umfang mit einer raschen Fettung der Haare zu rechnen: Syracort GT-Gel.

Antibiotika. Oxytetracyclin-HCl/Polymyxin-B-Sulfat zusammen mit Hydrocortison (Terracortril-Gel).

Antimykotika. Bifonazol (Mycospor Gel).

Aknemittel. Erythromycin (Clinofug-Gel); Tretinoin (Vitamin-A-Säure) (Epi-Aberel-Gel, Eudyna-Gel).

Wundheilungsfördernde Mittel. Proteinfreies Hämodialysat aus Kälberblut (Actihaemyl-Gelee, Actovegin-Gelee).

Indikationen. Hydrogele kommen als kühlende und juckreizstillende Externa insbesondere bei Insektenstichreaktionen, Sonnenbrand und erythematösen oder urtikariellen juckenden Exanthemen in Betracht, desweiteren — mit entsprechenden Wirkstoffen — bei Erkrankungen des seborrhoischen Formenkreises, insbesondere am Haarboden.

Lipogele. Hierunter versteht man ebenfalls durchsichtige streichfähige Grundlagen, welche wasserfrei sind, sich aber aus Fetten bzw. fettartigen Grundstoffen wie Paraffinkohlenwasserstoffen, Polyethylenglykol (Karbowachs, Wollwachs), kolloidaler Kieselsäure u.a. zusammensetzen. Von manchen Autoren werden fettende Substanzen wie flüssiges Paraffin *(Paraffinum liquidum)* und Vaselin *(Vaselinum)* den Lipogelen zugerechnet. Auch Salbengrundlagen auf Polyethylenglykolbasis *(Ungt. polyaethylenglycoli)* sind hier zu nennen. Diese Grundlagen nehmen bis auf Paraffin und Vaselin Wasser auf und sind abwaschbare Fettsalben.

Handelspräparate. Lygal-Kopfsalbe N (enthält Salizylsäure), für die Rezeptur Lygal Salbengrundlage und Plastibase.

Pasten

Paste ist eine Bezeichnung für Salben, in denen pulverförmige Bestandteile in größerer Menge verteilt sind (DAB 8).

Pasten können gewöhnlich als Zweiphasensysteme oder als hochkonzentrierte Suspensionen definiert werden. Sie enthalten eine Mischung von pulverförmigen Bestandteilen und Fettkörpern (Salbe, Creme). Der Anteil der pulverförmigen Bestandteile beträgt mindestens 10%. Pasten sind je nach der Konzentration der pulverförmigen Bestandteile gut oder eben noch streichfähige Zubereitungen. Man unterscheidet:

- *Paste:* Verhältnis von pulverförmigen Bestandteilen zu Salbengrundlage 1:1.
- *Harte Paste:* Verhältnis von pulverförmigen Bestandteilen zu Salbengrundlage etwa 2:1.
- *Weiche Paste:* Verhältnis von pulverförmigen Bestandteilen zu Salbengrundlage etwa 1:2.

Erwünschte Wirkungen. Pasten haben eine kühlende, entzündungshemmende, sekretaufsaugende (trocknende) und hautschützende Wirkung. Je härter eine Zinkpaste, desto geringer die kühlende Wirkung und desto größer der wärmestauende und hautprotektive Effekt.

Harte Pasten sind besonders geeignet zur Randabdeckung von Ulcera cruris, um Mazeration der Haut und Kontaktekzeme durch die Externa zur Ulkusbehandlung zu vermeiden. Auch zur Hautabdeckung bei Dekubitus sind sie empfehlenswert.

Weiche Pasten sind besser auf die Haut aufzutragen, wirken stärker antiphlogistisch und stärker fettend. Die wärmestauende Wirkung ist geringer als bei harten Pasten. Sie sind geeignete Trägerstoffe bei Patienten, die weder typische Seborrhoiker noch extreme Sebostatiker sind.

Unerwünschte Wirkungen. Insbesondere harte Pasten haben einen wärmestauenden Effekt; daher sind sie bei akut entzündlichen Hautveränderungen kontraindiziert. Unter Pastenabdeckung kann es bei erosiven oder ulzerösen Hautveränderungen zu bakteriellen Sekundärinfektionen kommen. An Palmae und Plantae können lipophile Pasten zu Wärmestau mit dyshidrosiformer Reaktion führen. Am Kapillitium sollten Pasten nicht verwendet werden, da sie die Haare verkleben und schwer zu entfernen sind. Manche Pasten enthalten Wollwachs bzw. Wollwachsalkohole. Diese Stoffe erhöhen die Streichfähigkeit und vermögen auch Sekret aufzusaugen; ihnen kommt unter Umständen aber auch eine gewisse Bedeutung als Kontaktallergen zu. Insbesondere bei Unverträglichkeitsreaktionen ist daran zu denken. Meistens gut vertragen werden Zinkpasten auf Vaselinbasis.

Offizinell sind sowohl Basiszubereitungen wie wirkstoffhaltige Zubereitungen. Die klassische Zinkpaste findet sich im Deutschen Arzneibuch (DAB) 6:

Rp. Zinci oxydati
　　Talci　　　　　　aa　25,0
　　Vaselini flavi　　ad 100,0
　　M.D.S. Zinkpaste DAB 6

Eine neuere Formulierung mit dem heute bevorzugten weißen Vaselin und dem pflanzlichen pulverförmigen Bestandteil Weizenstärke gibt das DAB 8 an:

Rp. Zinci oxydati　　　　　　25,0
　　Amyli tritici　　　　　　25,0
　　Vaselini albi　　　ad 100,0
　　M.D.S. Zinkpaste DAB 8

Weiche Zinkpaste kann man unter anderem wie folgt rezeptieren:

Rp. Ol. oliv.　　　　　　　　30,0
　　Past. zinci DAB 6　ad 100,0
　　M.D.S. Weiche Zinkpaste

Rp. Zinci oxydati
　　Talci　　　　　　aa　15,0
　　Ol. arachid.　　　　　10,0
　　Ungt. moll.　　　ad 100,0
　　M.D.S. Weiche Zinkpaste

Früher große Bedeutung bei dyshidrosiformen Veränderungen, etwa im Rahmen des atopischen Ekzems, an Handinnenflächen und Fußsohlen hat eine austrocknende Wismut-haltige Zubereitung besessen:

Rp. Bismuti subgallici　　　10,0
　　Zinci oxydati
　　Talci　　　　　　aa　25,0
　　Ol. lini　　　　　　　　20,0
　　Ungt. alcohol. lanae　ad 100,0
　　M.D.S. Pasta exsiccans DRF

Heute ist beim Einsatz der mögliche Nutzen gegenüber individual- wie umwelttoxikologischen Risiken von Wismut abzuwägen.

Handelspräparate. Wirkstofffreie Präparate werden in der Regel als Kosmetika in Verkehr gebracht, insbesondere zur Hautpflege bei Säuglingen im Windelbereich. Nicht selten wird dabei die Bezeichnung Creme verwendet (Penaten-Creme). Arzneiliche Zubereitungen stellen Desitin-Salbe, Desitin-Salbenspray (mit Lebertran), Evalgan-Spray und Penaten-medical-Zinkheilpaste dar.

Wirkstoffhaltige Präparate
Antiphlogistika. Fluprednidon-21-acetat (Decoderm-Paste).
Antimykotika. Nystatin (Candio-Hermal-Softpaste, Cordes Nystatin-Softpaste, Nystatin „Lederle").

Indikationen. Harte Pasten sind indiziert zur Abdeckung der Umgebung bei Ulzerationen, speziell Ulcera cruris und Dekubitus. Basis- aber auch wirkstoffhaltige Pasten sind insbesondere indiziert bei subakuten und chronischen entzündlichen Dermatosen der intertriginösen Räume, speziell bei Ekzemen, sowie bei stärker lichenifizierten oder allgemein infiltrierten Hautveränderungen. Weiche Pasten speziell eignen sich auch in der Abheilungsphase bei Kontaktdermatitis. Besonders gilt dies bei Neigung zu Sebostase.
Mit Pasten läßt sich eine *Doppelschichtbehandlung* durchführen. Dabei werden etwa beim atopischen Ekzem nacheinander glukokortikoidhaltige Creme und weiche Paste aufgetragen. Will man Pastenreste entfernen, so kann man dies mit Ölen tun, etwa Olivenöl oder flüssigem Paraffin.

Öle

Arzneiliche Öle sind Zubereitungen, die Arzneistoffe in fetten Ölen gelöst enthalten. Sie sind bei Raumtemperatur flüssig oder Suspensionen von Puderbestandteilen in Ölen oder fettartigen Grundstoffen.

Erwünschte Wirkungen. Öle dienen zur Hauteinfettung, zur Entfernung von Dermatotherapeutika wie Salben, Pasten oder Schüttelmixturen, zur Erweichung von Auflagerungen wie Krusten oder Schuppen und zur milden oberflächlichen antiphlogistischen Behandlung bei entzündlicher Haut, besonders im Kindesalter.

Unerwünschte Wirkungen. Wegen des fettenden Effektes sind Öle bei Patienten mit Seborrhö oder Erkrankungen des seborrhoischen Formenkreises nicht indiziert.

Mineralische Öle. Es handelt sich um leicht zu verflüssigende Kohlenwasserstoff-Verbindungen aus Erdöl. Hauptvertreter dieser nicht ranzig werdenden salbenartigen Stoffe sind *Paraffinum subliquidum* und *Paraffinum perliquidum*. Besondere Bedeutung kommt ihnen im Zusammenhang mit Lippenerkrankungen zu.

Rp. Paraffin. perliquid.　　5,0–10,0
　　Bepanthen Roche Salbe　ad 50,0
　　M.D.S. Weiche Lippensalbe

Pflanzliche Öle. Es handelt sich um bei Raumtemperatur flüssige salbenartige Stoffe pflanzlichen Ursprungs, meist um Triglyceride von Ölsäure und anderen gesättigten oder ungesättigten Fettsäuren unterschiedlicher Kettenlänge. Besonders bedeutsam ist das Olivenöl: *Oleum olivarum*.

Zinköl. Einen Hauptvertreter der therapeutisch eingesetzten pflanzlichen Öle bildet Zinköl. Es eignet sich besonders zur Behandlung großflächiger entzündlicher Dermatosen. Die salbenartige Komponente wird in der Regel rasch von Verbänden bzw. Bettwäsche aufgesogen, unter Hinterlassung des oberflächlich austrocknend und entzündungshemmend wirkenden Puderanteils. Mehrmalige tägliche Anwendung ist daher zu empfehlen.

Rp. Zinci oxydati
 Ol. oliv.   aa ad 100,0
 M.D.S. Zinköl

Rp. Talci   35,0
 Ol. oliv.   ad 100,0
 M.D.S. Talköl

Rp. Tumenol. ammonii   5,0
 Zinci oxydati
 Ol. oliv.   aa ad 100,0
 M.D.S. Tumenol-Zinköl

Erwünschte Wirkungen. Oberflächlich entzündungshemmend und mäßig austrocknend.

Unerwünschte Wirkungen. Auf Dauer Gefahr der Exsikkation.

Indikationen. Angezeigt ist der Einsatz insbesondere bei Windeldermatitis und generell intertriginösen entzündlichen Dermatosen bei Säuglingen und Kleinkindern, weiters bei großflächigen entzündlichen Hauterkrankungen, etwa Ekzemen unter Betonung der intertriginösen Räume.

Salizylöl. Es wird eingesetzt zur Ablösung von Schuppen und Schuppenkrusten, speziell am Kopf, insbesondere von Säuglingen.

Rp. Acidi salicylici   3,0
 Ol. oliv.   ad 100,0
 M.D.S. Salizylöl

Sonstige pflanzliche Öle. Sie bilden wesentliche Bestandteile von halbfesten Formen. Zu nennen sind unter anderem *Oleum arachidis*, das Erdnußöl, und *Oleum amygdalae*, das Mandelöl. Letzteres bildet einen Bestandteil der handelsüblichen Excipial Mandelölsalbe. In neuerer Zeit hat der Einsatz gammalinolensäurereicher Öle Bedeutung erlangt, insbesondere von Nachtkerzensamenöl und Borretschöl. Ersteres bildet einen wesentlichen Bestandteil von Nioleol Salbe. Speziell für am behaarten Kopf anzuwendende Zubereitungen (Haarwässer auf Alkoholbasis) empfehlen sich das Rizinusöl, *Oleum ricini*, und das Klettenwurzelöl, *Oleum bardanae*.

Tierische Öle

Einen Hauptvertreter stellt Lebertran, *Oleum jecoris aselli*, dar. Dieser salbenartige Stoff gilt als geeignet zur Behandlung akzidenteller Wunden. Die damit hergestellten Zubereitungen werden häufig als Salbe angeboten. Da sie zusätzlich aber oft in erheblichen Mengen Zinkoxid enthalten, sind sie eigentlich im Sinne der obigen Definition als Pasten anzusprechen (Desitin-Salbe, Mirfulan-Salbe, Unguentolan-Salbe).

Badeöle

Öle werden häufig als Badezusätze angeboten. Das heute übliche häufige Duschen und Baden führt besonders bei Sebostatikern zur Exsikkation der Haut. Badeöle dienen der Rückfettung ausgetrockneter Haut und sind bei sebostatischen Patienten und solchen mit atopischem Ekzem indiziert. Medizinische ölige Badezusätze enthalten vielfach als wesentliche Bestandteile Sojabohnenöl, Erdnußöl, Mandelöl oder flüssiges Paraffin (z.B. Balmandol, Balneokonzentrat, Balneum Hermal, Balneum Hermal F, Ölbad Cordes, Oleobal) oder azetylierte Wollwachsalkohole und Paraffin (z.B. Oleatum, Linola Fett-Ölbad). Die Anwendung erfolgt zum Teil mit Zusätzen wie Ammoniumbituminosulfonat (Ichtho-Bad), Teer (Balneum Hermal mit Teer) oder Schwefel (Balneum Hermal mit Schwefel).

Fettsalben, Salben und Creme

Es handelt sich um streichfähige oder flüssige Zubereitungen, welche zur äußeren Anwendung durch Auftragen oder Einreiben bestimmt sind. Entsprechend ihrer Zusammensetzung besitzen sie unterschiedliche physikochemische Eigenschaften. Sie spielen als Medikamententräger in der äußerlichen Dermatotherapie eine sehr wichtige Rolle. Die Nomenklatur auf diesem Sektor ist wegen der oft sehr komplizierten und vielfach unbekannten Zusammensetzung noch nicht einheitlich. Dermatologisch ist es weniger wichtig, diese streichfähigen Dermatika nach ihrer chemischen Zusammensetzung genau zu definieren. Wichtiger für die Praxis ist die Charakterisierung ihrer pharmakologischen Wirkungen auf die Haut, weil davon die Wahl des geeigneten Vehikels zur Behandlung einer Hauterkrankung wesentlich bestimmt wird. So werden beispielsweise heute von vielen pharmazeutischen Herstellern Glukokortikoide in den verschiedensten Grundlagen, z.B. als glukokortikoidhaltige Fettsalbe, Salbe, Creme oder Milch, angeboten. Der Dermatologe sollte die Gesichtspunkte zur

Auswahl der geeigneten Grundlage bei einer Hauterkrankung kennen und wissen, ob eine Grundlage potentielle Kontaktallergene (z.B. Lanolin, Wollwachsalkohole oder andere Emulgatoren, Duftstoffe, Konservierungsstoffe) enthält, welche im gegebenen Fall für eine Unverträglichkeitsreaktion in Betracht kommen können. Die verschiedenen Grundlagen (Vehikel) bestehen aus einer Vielzahl von Hilfsstoffen und Grundstoffen. Vor allen Dingen werden heute eingesetzt:

- *Kohlenwasserstoffe*, z.B. Vaselin, dick- oder dünnflüssiges Paraffin oder Polyethylenglykole;
- *Alkohole*, z.B. Glycerin, Sorbitol, Cetylalkohol, Cholesterin, Polyethylenglykole;
- *Säuren*, z.B. Stearinsäure oder Palmitinsäure;
- *Ester*, z.B. Trigyceride, Isopropylmyristat, Wachse;
- *Emulgatoren* verschiedenster Art;
- *Stabilisatoren* in Form von Konservierungsmitteln und Antioxidanzien.

Es ist wichtig zu wissen, daß verschiedene Hilfsstoffe auch als *potentielle Kontaktallergene* in Betracht kommen.

Fettsalben

Diese sind praktisch wasserfreie lipophile und hydrophobe stark fettende Grundlagen, die bei Zimmertemperatur streichbar sind, bei Hauttemperatur erweichen oder schmelzen, gewöhnlich nicht mit Wasser abwaschbar sind und die Haut gegen hydrophile Stoffe schützen können. Sie sind entweder mineralischen, pflanzlichen oder tierischen Ursprungs oder werden synthetisch hergestellt. Beispielhaft seien *Unguentum paraffini* oder *Vaselin* genannt.

Erwünschte Wirkungen. Fettsalben bilden eine abdeckende, weitgehend durchlässige Schicht auf der Haut, wirken daher wärme- und wasserretinierend, erweichend und fördernd auf die Penetration von Arzneistoffen, die keratolytisch (z.B. Salizylsäure) oder antiphlogistisch (z.B. Glukokortikoide) wirken sollen.

Unerwünschte Wirkungen. Besonders bei akut entzündlichen Hauterkrankungen kommt es unter der Behandlung mit Fettsalben zu stärkerer Behinderung der Wärme- und Wasserdampfabgabe, und daher zur Entzündungsförderung. Bei der Anwendung an Händen und Füßen ist insbesondere in der warmen Jahreszeit mit dyshidrosiformen Eruptionen zu rechnen. Desweiteren kann es wohl insbesondere durch Beeinflussung der bakteriellen Flora im Follikelbereich zu Follikulitiden kommen. Von Patienten mit Seborrhö und seborrhoischen Dermatosen werden Fettsalben weniger gut vertragen.

Indikationen. Die Indikationsgebiete für Fettsalben sind klein. Sie werden benutzt zur Entschuppung (z.B. Salizylvaselin), zur Behandlung von hyperkeratotisch-rhagadiformen Handekzemen (z.B. glukokortikoidhaltige Fettsalben wie Nerisona-Fettsalbe oder Ultralan-Fettsalbe) und schließlich bei Patienten mit Sebostase und sebostatischen Hauterkrankungen wie Ichthyosis oder atopischem Ekzem. Bei akut entzündlichen Hauterkrankungen sind sie kontraindiziert.

Salben

Hierbei handelt es sich um Zweiphasensysteme aus salbenartigen Bestandteilen und Wasser, wobei die erstere Komponente quantitativ überwiegt. Wie bei Butter sind in der Außenphase Öl (Fett) feinste Wassertröpfchen verteilt. Im Sinne dieser Definition sind Salben auch als *Wasser-in-Öl(W/Ö)-Emulsionen* zu verstehen. Mit salbenartigen Bestandteilen besteht in großem Umfang Mischbarkeit, mit Wasser nur in mäßigem Umfang. Nach einer anderen Definition sind halbfeste Formen aus salbenartigen Bestandteilen allein als Salben aufzufassen, Wasser-in-Öl-Emulsionen als *lipophile Cremes*, Öl-in-Wasser-Emulsionen als *hydrophile Cremes*. Salben im Sinne von Wasser-in-Öl-Emulsionen kommt nicht nur bei den Dermatika, sondern auch bei den Kosmetika große Bedeutung zu. Hauptvertreter stellen pH-5-Eucerin, Nivea-Creme, Satina-Creme und kosmetische Nacht- bzw. Nährcremes dar.

Erwünschte Wirkungen. Ähnlich wie Fettsalben führen Salben zu einer Fettung der Haut, Erweichung von Keratosen, Abdeckung (Okklusion), mit möglichem Wärme- und Sekretstau (Sekundärinfektionsgefahr). Der Kühleffekt ist gering. Salben sind, wenn überhaupt, nur schlecht mit Wasser abwaschbar.

Unerwünschte Wirkungen. Bei akut entzündlichen Hautveränderungen führt der Okklusiveffekt unter Umständen zu einer Verschlechterung, an Handinnenflächen und Fußsohlen kann es im Sommer zu dyshidrotischen Erscheinungen kommen.

Handelspräparate. Eucerinum W/Ö-Grundlage, Lipo Cordes Creme (W/Ö), Linola-Fett N Creme (W/Ö).

Indikationen. Sie kommen hauptsächlich bei chronischen Entzündungen (Psoriasis, chronische Ekzeme), zur Abweichung von Auflagerungen (Schuppen, Krusten) oder zur Fettung bei Patienten mit Sebostase und sebostatischen Dermatosen in Betracht.

Kontraindikationen. Bei Seborrhö und seborrhoischen Erkrankungen sind Salben in der Regel nicht einzusetzen, des weiteren bei akut entzündlichen Hauterkrankungen. Eine Ausnahme bildet die kombinierte Anwendung zusammen mit wäßrigen Lösungen („fettfeucht", siehe oben).

Creme

Es handelt sich um eine halbfeste Form vom Typ des Zweiphasensystems, wobei die Wasserphase gegenüber der Phase aus den salbenartigen Bestandteilen überwiegt, d.h. um eine *Emulsion vom Typ Öl-in-Wasser* (Ö/W). Hier sind in der Außenphase Wasser feinste Öl- oder Fetttröpfchen emulgiert. Kuhmilch oder auch viele kosmetische Feuchtigkeits- bzw. Tagescremes entsprechen diesem Emulsionstyp. Um stabile Cremes zu erhalten, bedarf es in der Regel des Zusatzes von Emulgatoren wie etwa Cetylstearylalkohol. Dies bedingt zum einen, daß Cremes mit Wasser gut verdünnt und auch abgewaschen werden können. Zum anderen resultiert aus dem hohen Wassergehalt ein erheblicher Konservierungsbedarf: Kontamination mit Mikroorganismen kann leicht zur Zerstörung der Zubereitung führen. Dem muß man in der Regel durch Beigabe von Konservierungsstoffen begegnen.

Erwünschte Wirkungen. Cremes haben keine Deckwirkung, wegen ihrer Abdunstungsbereitschaft wirken sie entzündungshemmend und aufgrund ihres großen Wasseranteiles (bis 70%) auch kühlend.

Unerwünschte Wirkungen. Bei längerer Anwendung kann es zur Austrocknung kommen, damit auch unter Umständen zur Juckreizförderung. Im Extremfall kann das Bild des Exsikkationsekzematids (État craquelé) entstehen.

Handelspräparate. Eucerinum Ö/W-Grundlage, Hydro Cordes (Ö/W) Creme, Linola Creme (Ö/W).

Indikationen. Cremes sind indiziert bei akuten und insbesondere nässenden entzündlichen Dermatosen, ferner bei Erkrankungen des seborrhoischen Formenkreises. Patienten mit Seborrhö vertragen sie gut.

Kontraindikationen. Cremes sind in der Regel kontraindiziert bei Patienten mit Sebostase und sebostatischen Erkrankungen wie Ichthyosis und nicht nässendem atopischem Ekzem.

Milch

Meist dünnflüssige Kosmetika, seltener Arzneimittel zu äußerlicher Anwendung. Diese werden auch *Lotio* oder *Lotion* (engl.) genannt. Wichtig ist die Unterscheidung von der Lotio alba, der Schüttelmixtur. Es handelt sich um von Farbe und Konsistenz her flüssige milchartige Grundlagen, die in der Hauptsache aus Emulgatoren, viel Wasser und wenig Fettstoffen bestehen. Dem Emulsionstyp nach handelt es sich um *hydrophile Emulsionen vom Typ Ö/W.* In der Kosmetik haben sie eine große Bedeutung als Reinigungsmilch und Körperlotion. In der Medizin sind sie als Trägersubstanzen von Glukokortikoidsteroiden (z.B. Sermaka Lotio) und zur Nachbehandlung oder Rehabilitation von Hauterkrankungen (z.B. Excipial U Lipolotio, Nivea Milch, pH 5-Eucerin Lotio, F' Satina Milch, Sebamed Lotion) beliebte Grundlagen. Speziell bei empfindlicher, zu Trockenheit neigender Haut eignet sich Lait de toilette Roche-Posay.

Erwünschte Wirkungen. Lotionen wirken nur sehr oberflächlich. Es kommt ihnen aufgrund des hohen Wassergehaltes eine gute Kühlwirkung zu. Günstig beeinflußt werden insbesondere akut entzündliche erythematöse Dermatosen. Wärme- bzw. Wasserabgabe werden nicht behindert.

Unerwünschte Wirkungen. Aufgrund des hohen Wasseranteils kommt es bei längerer Anwendung leicht zur Austrocknung der behandelten Haut.

Indikationen. Akut entzündliche nässende und bläschenbildende Hauterkrankungen, beispielsweise akute Kontaktdermatitis, akute Dyshidrose oder dyshidrotisches Ekzem. Ferner zur Behandlung intertriginöser Areale und entzündlicher Erkrankungen der Schleimhäute geeignet.

Kontraindikationen. Wegen der oberflächlichen und austrocknenden Wirkung nicht bei chronisch-entzündlichen Hauterkrankungen, bei schuppenden oder krustösen Hautveränderungen; ebenfalls meist kontraindiziert bei Patienten mit Sebostase und sebostatischen Hautkrankheiten wie Ichthyosen.

Salbenartige Stoffe und Einsatz in offizinellen und sonstigen Grundlagen

Mineralische salbenartige Stoffe

Es handelt sich um Rohöl-basierte Produkte, die chemisch als gesättigte Kohlenwasserstoffe anzusprechen sind. Bei der Erdöldestillation gewinnt man unterschiedliche Paraffine. Sie unterscheiden sich in der Übergangstemperatur. Bei Raumtemperatur fest ist *Paraffinum solidum* oder Hartparaffin, eher flüssig bzw. flüssig sind dick- und dünnflüssiges Paraffin, *Paraffinum subliquidum* und *Paraffinum perliquidum*. Ebenfalls bei der Erdölverarbeitung, nämlich im Rahmen der Petroleum-Destillation, wird Vaselin gewonnen. Je nach Zusammensetzung liegt die Erstarrungstemperatur bei 38–56° C. Bei der Herstellung fällt zunächst gelbes Vaselin oder *Vaselinum flavum* an. Durch Bleichen erhält man daraus weißes Vaselin, *Vaselinum album*. Letzteres wird heute bevorzugt, da der Anteil möglicherweise als kanzerogen anzusehender Stoffe niedriger liegt. Vaselin wie Paraffin nehmen praktisch kein Wasser auf, auf die Haut aufgebracht wirken sie abdeckend (okklusiv), Wärme- und Wasserabgabe hemmend. Etwa von der Haut abgesonderte Sekrete werden gestaut, und es kommt unter Umständen zu Mazeration und Sekundärinfektionen. Dafür ist bei trockener Haut eine sehr gute Pflegewirkung gegeben. Desweiteren kommt es nur selten zur Kontaktallergie. Insbesondere Vaselin stellt einen Hauptbestandteil von Fettsalben dar. Auch *Unguentum molle* (DAB 6) kann als Prototyp einer Fettsalbe herausgestellt werden; sie besteht aus gelbem Vaselin und Lanolin zu gleichen Teilen.

Tierische und pflanzliche salbenartige Stoffe

Chemisch handelt es sich in der Regel um Triglyceride längerkettiger Fettsäuren bzw. Ester von Fettalkoholen mit entsprechenden Fettsäuren (Wachse). Die Viskosität ist abhängig von der Molekülgröße und dem Grad der Sättigung. Auch diese Stoffe wirken stark fettend, der Okklusiveffekt ist aber geringer ausgeprägt als bei den mineralischen salbenartigen Stoffen. Ein Vorteil wird in der größeren Ähnlichkeit mit Hautfetten gesehen, ein Nachteil in der größeren Oxydationsempfindlichkeit, es droht das Ranzigwerden.

Tierische salbenartige Stoffe. *Wollwachs und Wollwachsalkohole.* Unter den tierischen salbenartigen Stoffen kommt zentrale Bedeutung dem Wollfett zu, das im Rahmen der Reinigung der Schafwolle nach der Schur im Zusammenhang mit der Gewinnung der Wolle als Nebenprodukt anfällt. Hauptkomponenten des Wollfetts stellen Wollwachs und Wollwachsalkohole dar. Sie bilden einen wesentlichen Bestandteil von vielen offizinellen Rezepturen.

Walrat (Cetaceum). Dieses Öl aus bestimmten Teilen der Pottwale vermag ebenso wie Wollwachsalkohol selbst emulgierend zu wirken. Angesichts des drohenden Aussterbens der Wale kommt eine Anwendung im Rahmen der Dermatotherapie heute aber nicht mehr in Betracht. Als Ersatz hat man synthetische Stoffe entwickelt, prototypisch Cetylstearylalkohol.

Diese Lanette N genannte Zubereitung hat sehr gute Emulgator-Eigenschaften, ist allerdings auch als Allergen wie Irritans beachtlich.

Adeps suillus (Schweineschmalz). Anders als etwa Vaselin ist Schweinefett zumindest mit Tensidlösungen gut auswaschbar, kann damit sogar auch im Haarbodenbereich angewendet werden. Der praktischen Anwendung steht aber vor allem die Gefahr der Verranzung entgegen. Ihr muß man durch Beigabe von einem Konservierungsstoff, speziell Benzoesäure, begegnen. Dies schafft dann wieder das Problem einer möglichen Kontaktallergie. Die 2% Benzoesäure enthaltende Zubereitung von Adeps suillus wird im DAB 6 als *Adeps benzoatus* bezeichnet.

Rp. Acidi salicylici 5,0
 Solve in Ol. oliv. q.s.
 Adip. benzoati ad 100,0
 M.D.S. Zur Abweichung von Krusten und Schuppen am behaarten Kopf

Pflanzliche salbenartige Stoffe. Sie haben im wesentlichen den Charakter von Öl.
Im Mittelpunkt des Interesses steht Sojabohnenöl. Dies gilt nicht nur für Ölbäder, sondern auch für halbfeste Formen. Phospholipide wie der Hauptinhaltsstoff Lecithin — chemisch betrachtet ist Phosphatidylcholin die Leitsubstanz — besitzen besonders gute Pflegeeigenschaften. Handelt es sich doch um ein in der menschlichen Haut ohnehin vorkommendes Strukturlipid (Zellmembranbestandteil). Zudem wird die Aufnahme von Wirkstoffen — speziell Glukokortikoiden — in die Haut gefördert. Dies gilt in Sonderheit aber nicht nur, wenn Lecithin in liposomaler Form angewandt wird.

Synthetische salbenartige Stoffe. Insbesondere im Zusammenhang mit der Herstellung von Fettsalben — speziell für den gewerblichen Hautschutz — eignen sich Makromoleküle aus der chemischen Synthese. Zu nennen sind insbesondere Stoffe, die anders als die bereits genannten nicht Kohlenstoff sondern Silicium als Hauptbestandteil enthalten, etwa Dimethylpolysiloxan. Zu nennen sind des weiteren künstlich hergestellte Ester der Ölsäure wie Ölsäureoleylester und ähnlich aufgebaute Stoffe, insbesondere Isopropylmyristat und Isopropylpalmitat. Hervorzuheben ist ihre allergologische Unbedenklichkeit.

Offizinelle Zubereitungen

Wollwachsalkoholsalbe DAB 10. Einen zentralen Bestandteil in der dermatologischen Rezeptur bildet Wollwachsalkoholsalbe nach dem derzeit gültigen Arzneibuch. Handelsüblich ist eine derartige Rezepturgrundlage in Form von Eucerinum anhydricum Grundlage mit 6% Wollwachsalkoholen (Eucerit), 93,5% weißem Vaselin und 0,5% Cetylstearylalkohol. Die hervorragenden Emulsionseigenschaften dieser Salbengrundlage beruhen insbesondere auf den gereinigten Wollwachsalkoholen. Bemerkenswert ist in diesem Zusammenhang, daß bei entsprechender Herstellung von salbenartigen Bestandteilen aus Schafwolle das Problem der Kontaktallergie in der Praxis ein geringes ist. Nicht selten werden trotz im Epikutantest nachgewiesener Kontaktallergie auf Lanolin auf Eucerinum anhydricum-Grundlage basierte Zubereitungen im Gebrauchstest am Vorderarm problemlos vertragen. Die von mancher Seite hervorgehobene Ähnlichkeit der Wollwachsalkoholsalbe mit hauteigenen Fetten beruht insbesondere auf dem Bestandteil Cholesterol. Eucerinum anhydricum ist frei von Konservierungsmitteln, Duft- und Farbstoffen. Dies besitzt vor dem Hintergrund große Bedeutung, daß davon auszugehen ist, daß mehr als 4/5 aller allergischen Reaktionen auf Externa durch diese Stoffe bedingt sind. Der Zubereitung kommen gute Pflegeeigenschaften zu, auf der Haut bildet sich ein Film, der den transepidermalen Wasserverlust vermindert. Mit Wasser ist Wollwachsalkohol-Salbe (wasserfrei) im Verhältnis 1:1 mischbar, man erhält so die *wasserhaltige Wollwachsalkohol-Salbe DAB 10,* eine Emulsion vom Typ Wasser-in-Öl. Handelsüblich ist diese Zubereitung als Eucerinum cum aqua. Ständiges Rühren während der Herstellung bis zum Erkalten führt zu stabilen Emulsionen. Eine Vielzahl von Wirkstoffen kann eingearbeitet werden, man spricht dann von Kompatibilität. Bezüglich der Kompatibilität einzelner Wirkstoffe sei auf die beigefügte Tabelle verwiesen.

Im Falle von Schwierigkeiten bei der Herstellung einer stabilen Emulsion, d.h. wenn emulsionszerstörende Komponenten eingearbeitet werden müssen, empfiehlt sich ein geeigneter weiterer Emulgator wie Sorbitanmonooleat oder Sorbitansesquiolat. Problematisch sind insbesondere Phenole, Teere und verwandte Produkte wie Schieferölsulfonate.

Unguentum emulsificans und Unguentum emulsificans aquosum. Bei *Unguentum emulsificans* handelt es sich um eine Zubereitung aus weißem Vaselin, dickflüssigem Paraffin und dem Emulgator Cetylstearylalkohol. Hieraus läßt sich durch Zugabe großer Wasseranteile eine Öl-in-Wasser-Emulsion gewinnen: *Unguentum emulsificans aquosum.*

Rp. Ungt. emulsificans DAB 8   30,0
     Aqu. dest.   ad 100,0
M.D.S. Wasserhaltige hydrophile Salbe DAB 8

Andere Rezepturen:

Rp. Lanette N   10,0
     Cetacei   5,0
     Ol. arachidis   10,0
     Nipagin   0,5
     Aqu. dest.   ad 100,0
M.D.S. Kühlcreme

Tabelle 68.2. Kompatibilität von Wirkstoffen bzw. Externa mit wasserfreier Wollwachsalkohol-Salbe bzw. wasserhaltiger Wollwachsalkohol-Salbe (Eucerinum anhydricum bzw. Eucerinum cum aqua)

Wollwachsalkohol-Salbe wasserfrei		Wollwachsalkohol-Salbe wasserhaltig	
Ammoniumbituminosulfonat	Schwefel	Allantoin	Neomycinsulfat
Aqua calcariae (DAB 6)	Thesit	Aluminiumacetattartrat-Lösung	Nystatin
Bolus rubra	Zinkoxid	Aluminiumchlorid	Olivenöl
Dexamethason	Zinkpaste	Ammoniumbituminosulfonat	Phenol
Dithranol	Weißes Vaselin	Benzalkoniumchlorid	Pix lithanthracis
Erdnußöl		Benzocain	Prednisolon
Fucidine Salbe		Chloramphenicol	Prednisolonacetat
Glycerol 85%		Chlorhexidindigluconat	Resorcin
Hydrocortison		Clotrimazol	Salicylsäure
Hydrocortisonacetat		Dexamethason	Triamcinolonacetonid
Lebertran		Dithranol	Vioform
Menthol		Erdnußöl	Vitamin A-Säure
Prednisolon		Erythromycin	Zinkpaste
Resorcin		Harnstoff	Zinkoxid
Ricinusöl		Hydrocortison	
Salicylsäure		Hydroscortisonacetat	
		Milchsäure	

Rp. Natriumlaurylsulfat 1,0
Propylenglykol 12,0
Stearylalkohol 25,0
Vaselin 25,0
Wasser 37,0
Methylparaben 0,025
Propylparaben 0,015
M.D.S. Hydrophile Creme „Hydrophilic Ointment USP XX"

Kühlsalben. Lange Zeit hat man der kühlenden Wirkung von Externa im Zusammenhang mit Hautkrankheitszuständen wesentliche Bedeutung zugemessen. Heute weiß man, daß diese Wirkung gering ausgeprägt ist. Die Kühlsalbe *Unguentum leniens* nach DAB 7 setzt sich wie folgt zusammen:

Rp. Cerae flavae 6,5
Cetacei 8,0
Ol. arachidis 60,0
Glycerinmonostearati 0,5
Aqu. dest. 25,0
M.D.S. Kühlsalbe

Polyäthylenglykol-Externa. Polyäthylenglykole können ein Molekulargewicht zwischen 200 und 6000 aufweisen. Dementsprechend weisen hieraus aufgebaute Zubereitungen eine unterschiedliche Konsistenz auf. Sie reicht von flüssig bis wachsartig. Zubereitungen diesen Typs sind wasserfrei aber unbegrenzt wasseraufnehmend bzw. wasserlöslich, die Mischbarkeit mit salbenartigen Bestandteilen ist begrenzt. Ein Vorteil in der praktischen Anwendung liegt in der hervorragenden Abwaschbarkeit. Schwerpunkt der Anwendung liegt demzufolge beim behaarten Kopf. Auf Dauer muß allerdings mit einer austrocknenden Wirkung gerechnet werden. Wichtig sind mögliche Inkompatibilitäten mit wichtigen Arzneistoffen. *Polyaethylenglycoli unguentum* DAB 8 wird wie folgt rezeptiert:

Rp. Polyäthylenglykol 300
Polyäthylenglykol 1500 aa
M.D.S. Polyäthylenglykolsalbe DAB 8

Ähnlich aufgebaut ist Lygal Salbengrundlage. Lygal-Kopfsalbe N (mit Salizylsäure) hat einen guten schuppen- und krustenlösenden Effekt und ist mit Wasser auswaschbar.

Regeln für die Auswahl geeigneter Grundlagen

Äußerliche Dermatotherapie muß exakt erlernt werden. Jeder Arzt muß seine Erfahrungen sammeln. Es ist empfehlenswert, mit möglichst wenigen Grundlagen, die man genau kennt, auszukommen. Stets ist zu berücksichtigen, daß bereits die Grundlage Wirkungen an der Haut entfaltet. Die Wahl eines falschen Vehikels bedeutet Verzögerung der Heilung einer Dermatose, kann zu ihrer Exazerbation oder zusätzlicher Kontaktallergie führen und stellt die beabsichtigte Wirkung inkorporierter Wirkstoffe in Frage. Die Auswahl geeigneter Grundlagen fördert die Heilung. Die Auswahl orientiert sich an:

- Hauttyp,
- Akuitätsgrad entzündlicher Veränderungen,
- morphologischem Substrat der zu behandelnden Hauterkrankung.

Hauttyp. Prinzipiell sollten gegensätzlich wirkende Grundlagen gewählt werden. Für Patienten mit *Seborrhö* (etwa 50% der Bevölkerung) oder *seborrhoischen Dermatosen* kommen demnach in erster Linie Grundlagen ohne oder mit wenig salbenartigen Bestandteilen wie Puder, alkoholische Lösungen, Schüttelmixturen oder (harte) Pasten in Betracht. Auch Öl-in-Wasser-Emulsionen werden zumeist gut vertragen. Weniger empfehlenswert für die fettige Haut solcher Patienten sind stark fettende Grundlagen wie Fettsalben oder Salben. Für *Patienten mit Sebostase* (etwa 30% der Bevölkerung), d.h. Patienten mit trockener oder zur Austrocknung neigender Haut oder sebostatischen Dermatosen (Ichthyosis, atopisches Ekzem), sind in erster Linie fettende Salbengrundlagen indiziert, speziell Fettsalben, weiche Pasten, aber auch Wasser-in-Öl-Emulsionen, also Salben, während austrocknende bzw. wenig fettende Grundlagen wie Puder, alkoholische Lösungen, Schüttelmixturen, (harte) Pasten und Cremes insbesondere bei längerer Anwendung wegen ihrer austrocknenden Wirkung nicht gut toleriert werden. Bei sog. *Mischhaut*, d.h. bei Patienten ohne eindeutig feststellbare Seborrhö oder Sebostase (etwa 20% der Bevölkerung), ist es empfehlenswert, fettarme Grundlagen wie Cremes vor allem einzusetzen. In der Praxis ist auch zu beachten, daß bei einem einzelnen Individuum unterschiedliche Hautareale unterschiedlich geprägt sein können, so kann die Haut am Stamm sebostatisch sein, im Mittelgesichtsbereich aber seborrhoisch. Dem ist die Auswahl der Grundlage anzupassen. Es kann also zu einem Zeitpunkt notwendig sein, unterschiedliche Grundlagen in unterschiedlichen Arealen allein schon aufgrund der jeweils vorliegenden Hauttyps einzusetzen.

Akuitätsgrad entzündlicher Hautveränderungen. Bei der antiinflammatorischen Behandlung akuter entzündlicher oberflächlicher Hauterscheinungen wie etwa infektiöser oder toxischer Exantheme, Pityriasis rosea oder akuter erythematöser Kontaktdermatitis genügt eine oberflächlich entzündungswidrige Behandlung. Diese steht in Form von Puder, Schüttelmixtur (Lotio alba), Milch oder Creme zur Verfügung. Weiche Pasten, Salben bzw. gar Fettsalben dekken zu stark ab, verhindern somit die Abdunstung und die entzündungswidrige Abkühlung. Derartige Formen sind hier nicht empfehlenswert. Demgegenüber verlangen chronisch entzündliche Hauterscheinungen, etwa bei Ekzemen, Lichen simplex chronicus oder Psoriasis vulgaris, Grundlagen, die in besonderer Weise geeignet sind, Wirkstoffe in die Haut einzubringen. Zu denken ist an (weiche) Pasten, Salben sowie Fettsalben, hier sind die mehr oberflächlich wirkenden Externa wie Puder, Schüttelmixturen oder Cremes weniger geeignet. Bei stärkerer Xerose ist zudem die austrocknende Wirkung derartiger Zubereitungen zu fürchten.

Morphologie der Hauterscheinungen. Entscheidend wird die Wahl der Grundlage für ein Arzneimittel von dem morphologischen Bild der zu behandelnden Dermatose bestimmt. Grundsätzlich kann man sich dabei an die in der Tabelle 68.3 dargestellten Regeln halten. Wichtig ist, daß auch ausreichende *Mengen* von Grundlagen rezeptiert werden, welche man zur Behandlung benötigt.

Einsatzmengen von Externa. Für eine einmalige therapeutische Anwendung einer Salbe oder Creme benötigt man für den ganzen Körper etwa 30–60 g; für Hände, Gesicht, Kopf und Anogenitalbereich etwa je 2 g; für eine obere Extremität oder Vorder- bzw. Rückfläche des Rumpfes je 3 g und für ein Bein etwa 4 g.

Entsprechende Mengen sind zu verordnen, wenn sich die Therapie über einen längeren Zeitraum erstrecken muß.

Besteht Verdacht auf eine mögliche Unverträglichkeit, sollte man zunächst kleinere Mengen verabfolgen. Bei Fertigarzneimitteln wird man dann die Packungsgröße N1 verordnen, andernfalls N2 bzw. N3. Generell gilt, daß der Preis der Zubereitung bezogen auf das Gramm bei größeren Gebinden niedriger liegt.

Werden fertige Arzneimittel im Rahmen der Rezeptur eingesetzt, so gilt es zu beachten, daß Packmittel nicht vollständig vom Apotheker entleert werden können. Verordnet man etwa 50 g Zubereitung aus einer 50 g-Tube, so muß der Apotheker unter Umständen eine zweite Packung anbrechen, was zusätzlich berechnet wird. Im Regelfall wird man deshalb für die Rezeptur eine etwas geringere Menge angeben, als sich in der in Aussicht genommenen Packung des Fertigarzneimittels befindet, oder „aus einer 50 g-Tube" auf dem Rezept zu vermerken.

Tabelle 68.3. Morphologisches Bild von Hauterscheinungen und geeignete Grundlagen für die Behandlung

Morphologie	Empfehlenswert	Weniger geeignet
Akute Rötung	Puder, Schüttelmixtur, Milch, Creme	Paste, Salbe, Fettsalbe
Rötung, Schwellung	Wie oben, evtl. feuchte Umschläge	Wie oben
Bläschen	Puder, Schüttelmixtur, Gel	Salbe, Fettsalbe, weiche Paste
Blasen	Feuchte Verbände, fettfeuchte Verbände	Puder, Schüttelmixtur, Salbe, Fettsalbe
Erosionen	Feuchte Verbände, fettfeuchte Verbände, Salbe	Puder, Schüttelmixtur, Fettsalbe
Krusten	Feuchte Verbände, fettfeuchte Verbände, weiche Paste, Salbe, Fettsalbe	Puder, Schüttelmixtur, harte Paste, Creme, Gel
Schuppen	Fettfeuchte Verbände, weiche Paste, Salbe, Fettsalbe	Puder, Schüttelmixtur, Gel, harte Paste, Creme
Keratosen	Fettfeuchte Verbände, Fettsalbe, weiche Paste	Puder, Schüttelmixtur, harte Paste, Gel, Creme
Chronische entzündliche Infiltration und Lichenifikation	Weiche Paste, Salbe, Fettsalbe	Puder, Schüttelmixtur, harte Paste, Gel, Creme
Narben	Weiche Paste, Salbe, Fettsalbe	Puder, Schüttelmixtur, Gel, Creme
Atrophie	Weiche Paste, Salbe	Puder, Schüttelmixtur, harte Paste, Creme, Fettsalbe

Differente Behandlung:
Einsatz von Arzneistoffen in Grundlagen

Im Rahmen der äußerlichen Behandlung von Hautkrankheiten versteht man unter differenter Behandlung die örtliche Anwendung von Arzneistoffen in einer adäquaten Grundlage. Angesichts der bereits aufgezeigten Eigenwirkungen der Grundlage muß man sich im Rahmen der topischen Dermatotherapie stets fragen, ob man auch tatsächlich die ideale mögliche Grundlage einsetzt. Bei der Auswahl des geeigneten Arzneimittels gilt es also keineswegs nur den geeigneten Wirkstoff festzulegen. Im Einzelfall kann es sogar so sein, daß man auf einen bestimmten als bestmöglich erachteten Wirkstoff verzichten muß, weil er in einer geeigneten Grundlage nicht verfügbar ist (Fertigarzneimittel) oder nicht eingearbeitet werden kann (Kompatibilität). Häufiger wird es aber so sein, daß ein bestimmter als ideal erachteter Wirkstoff in mehreren Grundlagen eingesetzt werden kann. Hier ist dann auf die Auswahl der geeigneten Grundlage zu achten. Von daher ist es gerade auch im klinischen Alltag bei dem Einsatz von Fertigarzneimitteln wichtig, nicht nur den am Wirkstoff orientierten Handelsnamen, sondern auch die Grundlage definitiv anzugeben. Eine besondere Frage besteht bei der differenten Behandlung darin, ob mehrere Wirkstoffe in einem Präparat gleichzeitig eingesetzt werden sollen. In bestimmten Fällen kann dies sinnvoll erscheinen. In der Vergangenheit sind aber vermutlich zu häufig Präparate eingesetzt worden, die mehr Wirkkomponenten als nötig enthalten haben. Dies ist nicht zuletzt deshalb bedenklich, weil prinzipiell jeder Inhaltsstoff eines Topikums und damit nicht zuletzt auch die einzelnen Wirkstoffe die Gefahr einer Allergisierung mit sich bringen.

Antiinfektiva

Bis zum Beginn der Antibiotikaära haben Hautinfektionen insbesondere vom Typ der Pyodermien eine zentrale Bedeutung in der gesamten Dermatologie gehabt. Seit alters stehen deshalb antimikrobielle Wirksubstanzen im Mittelpunkt des Interesses des Dermatologen. Hierher gehört eine Vielzahl unterschiedlicher Substanzen, die wiederum in einzelne Substanzklassen eingeordnet werden können. Bei manchen Wirkstoffen besteht bezüglich der Einordnung eine gewisse Schwierigkeit. Bestimmte klassische Wirkstoffe bzw. Wirkstoffgemische zeigen nicht nur antimikrobielle, sondern auch antiinflammatorische Wirkungen. Derartige Substanzen werden unter dem Aspekt dargestellt, der heute in den Vordergrund des Interesses beim praktischen Einsatz getreten ist. Unter den Antiinfektiva zur örtlichen Anwendung im so definierten engeren Sinne sind zu unterscheiden

- Desinfizienzien
- Antibiotika
- Antimykotika
- Virustatika
- Antiparasitika

Desinfizienzien

Desinfizienzien sind antimikrobiell wirkende Zubereitungen zur äußeren Anwendung. Ein Hauptanwendungsgebiet stellt die Hautreinigung bei erhöhter Gefahr der Kontamination mit pathogenen Mikroorganismen dar, die hygienische Händedesinfektion. Ebenfalls eine wesentliche Rolle spielt beim Einsatz die Verminderung krankheitserregender Keime auf der Haut chirurgisch tätiger Ärzte oder Assistenzpersonen: Chirurgische Händedesinfektion. Schließlich werden Desinfektionsmittel eingesetzt bei bereits manifesten Hautinfektionen bestimmten Typs. Antimikrobiell wirkende Zubereitungen zur örtlichen Anwendung unter dem Aspekt der Vermeidung bzw. Behandlung von Wund- respektive Hautinfektionen werden auch seit alters als *Antiseptika* bezeichnet. Sie lassen sich einteilen in

- Alkohole und Phenole
- Halogene und Halogenverbindungen
- Schwermetallverbindungen
- Farbstoffe

Zum Teil ist eine Zuordnung einzelner Zubereitungen nicht in unstrittiger Weise möglich, so enthalten viele Antiseptika Alkohole, die dann als eigentliche Wirkstoffe oder aber auch Hilfsstoffe zur Lösung anderer Wirkstoffe angesehen werden können.

Alkohole und Phenole. Alkohol-Wasser-Gemische eignen sich zur hygienischen und chirurgischen Händedesinfektion, desweiteren zur Herstellung feuchter Umschläge. Das DAB 8 kennt eine 70%ige Lösung von Äthanol in Wasser, der Deutsche Arzneicodex (DAC) 1979 eine korrespondierende Zubereitung mit Isopropanol. Gerade bei wiederholter Anwendung ist an die austrocknende Wirkung zu denken.

Handelspräparate. Ein klassisch zusammengesetztes Handelspräparat (Spitacid), das zur hygienischen und chirurgischen Händedesinfektion zugelassen ist, enthält als Wirkstoff 46% Äthanol und 27% Isopropanol sowie 1% Benzylalkohol. Nicht selten werden derartigen Zubereitungen noch gezielt weitere antimikrobielle Wirkstoffe beigefügt; Spitaderm enthält neben 70% Isopropanol 0,5% Chlorhexidindiglukonat und 0,45% Wasserstoffperoxid. Entsprechend enthält Neo Kodan neben 30% Propanol und 45% Isopropanol 0,1% Octenidin.

Indikationen. Alkoholische Lösungen mit antiseptischen oder antibiotischen Zusätzen werden in erster Linie zur Behandlung oberflächlicher Pyodermien angewandt, speziell am behaarten Kopf.

Rezeptur. In der Rezeptur werden alkoholischen Zubereitungen in der Regel antimikrobielle Stoffe beigefügt.

Rp. Acidamphenicoli 0,5
    Acidi salicylici 2,0
    Aethanoli 50%ig wäßrig ad 100,0
    M.D.S. Desinfizierender Gesichtsalkohol bei Acne vulgaris

Trotz toxikologischer Bedenken wird immer noch auch *Phenol* (0,5–1%) hier eingesetzt; ihm wird neben der antibakteriellen auch eine juckreizstillende Wirkung zugesprochen. Bei langfristiger großflächiger Anwendung ist aber mit Resorption und Systemtoxizität zu rechnen.
Phenol befindet sich in dem leicht schälenden antiseptischen *Fabry-Spiritus:*

Rp. Acidi salicylici 2,0
    Resorcini 2,0
    Phenoli liquefacti 1,0
    Spirit. diluti ad 100,0
    M.D.S. Fabry-Spiritus

Er wird zur leichten Schälung rezeptiert bei Verrucae planae juveniles im Gesicht oder Pityriasis versicolor.

Halogene und Halogenverbindungen. Schon lange wird im Zusammenhang mit antiseptischen Zubereitungen auf die antimikrobiellen Wirkungen von Chlor und vor allem Jod zurückgegriffen.

Jod. In der Rezeptur gebräuchlich ist die bereits angesprochene Jodtinktur (Jodi solutio DAB 8, 3%ig).

Handelspräparat. In der Praxis werden heute in der Regel stattdessen Fertigarzneimittel auf der Basis von Polyvinylpyrrolidon(Povidon)-Jod eingesetzt. Das Jod ist hierbei an einen makromolekularen Träger gekoppelt, von dem er kontrolliert freigesetzt wird.
Polyvidonjod wird in unterschiedlichen Formen in Verkehr gebracht. Braunoderm-Lösung ist indiziert zur Hautdesinfektion vor chirurgischen oder sonstigen Eingriffen. Braunol 2000-Lösung ist indiziert bei Wunden, Verbrennungen und insbesondere auch infizierten Dermatosen. Die Anwendung von Polyvidonjod kann auch in Form von Salbe oder Salbengaze erfolgen. Braunovidon-Salbe enthält 10% Polyvidonjod mit 10% verfügbarem Jod in einer synthetischen Grundlage, bei Braunovidon-Salbengaze liegt die obige Salbe gekoppelt an einem Textilträger vor. Diese Zubereitungen werden insbesondere bei Verbrennungen und Wunden eingesetzt, bakterielle und pilzbedingte Hautinfektionen stellen aber ebenfalls Indikationen dar. Povidon-Jod wird in vielen unterschiedlichen Formen auch als Betaisadona in Verkehr gebracht: Lösung, Mundantiseptikum, Perinealantiseptikum, Salbe, Salben-Wundgaze, Salben-Wundvlies, Waschantiseptikum.

Erwünschte Wirkungen. Jodzubereitungen sind gut wirksam gegen eine Vielzahl von Bakterien, Pilzen, Viren und Protozoen. Pseudomonas aeruginosa stellt aber ein Problem dar.

Unerwünschte Wirkungen. In der Regel gute Verträglichkeit. Bei Kontaktallergie Kontaktekzem. Insbesondere im Kleinkindesalter und bei großflächiger Anwendung über Resorption Beeinflussung der Schilddrüsenfunktion möglich. Wie bei anderen Desinfizienten stellt sich die Frage der ungünstigen Beeinflussung der Wundheilung bei bereits bestehenden Hautveränderungen.

Indikationen. Zur Desinfektion der Haut, bei Wunden, Ulzerationen, Verbrennungen, sekundär infizierten Dermatosen.

Chlor. Chlor wird gewöhnlich in Form von chlorierten Verbindungen eingesetzt. Chlorhexidindiglukonat wurde bereits erwähnt.

Clioquinol. Chlor und Jod sind wesentliche Bestandteile des Clioquinols (Vioform). Chemisch handelt es sich um *Chlorjodhydroxychinolin.*

Erwünschte Wirkungen. Clioquinol wirkt gegen eine Reihe von hautrelevanten Keimen, insbesondere grampositiven Kokken, zudem wahrscheinlich auch entzündungswidrig.

Unerwünschte Wirkungen. Gelegentlich Kontaktsensibilisierung. Mit schwerwiegenden unerwünschten Wirkungen wie nach enteraler Applikation (subacute myelo-optico-neuropathy oder SMON-Krankheit) ist nicht zu rechnen.

Rezeptur. Clioquinol stellt einen wesentlichen Rezepturbestandteil dar. Insbesondere wird der Wirkstoff 0,5–1,0%ig in Schüttelmixturen, Pasten, Cremes sowie Zinköl eingearbeitet.

Handelspräparat. Linola-sept-Emulsion stellt eine Öl-in-Wasser-Emulsion mit 0,5% Clioquinol dar. Clioquinol stellt bei einigen Dermatika eine Komponente einer Glukokortikoid-Antiinfektivum-Kombination dar: Locacorten-Vioform (mit Flumethason-pivalat), Sermaform (mit Fludroxycortid).

Chlorquinaldol. Das nahe verwandte Chlorquinaldol als Desinfiziens in einer Konzentration von 1% enthält die Diflucortolon-21-valerat-haltige Nerisona-C-Creme. Sie wird eingesetzt bei manifesten oder drohenden sekundärinfizierten entzündlichen Hauterkrankungen. Kürzlich wurde allerdings eine Negativbewertung der Kombination durch die Arzneimittelzulassungsbehörde vorgenommen.

Indikationen. Sekundärinfizierte Dermatosen, nässende Dermatomykosen, impetiginisierte Ekzeme, sekundärinfizierte Dyshidrose, Ulcera cruris.

Schwermetallverbindungen. Hier sind Quecksilber- und Silververbindungen zu diskutieren.

Quecksilberverbindungen. Hydrargyrum wurde in der Dermatologie früher viel verwendet. Wegen der kontaktsensibilisierenden Wirkung mancher Quecksilbersalze, örtlicher Hydrargyrose bei langfristiger Anwendung, beispielsweise als Sommersprossencreme, und resorptiver Wirkungen ist es weitgehend aus dem Arzneischatz verdrängt. Einige organische Quecksilberverbindungen haben allerdings einen guten antiseptischen Effekt und werden zur Hautdesinfektion und Antisepsis häufig benutzt.

Handelspräparat. Mercuchrom-Lösung enthält 2% Merbromin (2,7-Dibrom-4-Hydroxymercurifluorescin). Es ist indiziert bei der Behandlung von (kleineren) Verbrennungen und Wunden. Wegen der Gefahr unerwünschter resorptiver Wirkungen ist eine Vorschädigung der Niere eine Kontraindikation. Unerwünschte Wirkungen von Jodzubereitungen können verstärkt werden.

Rezeptur. In der Rezeptur wird *Quecksilber* aufgrund toxikologischer Bedenken nur noch in begrenztem Umfang eingesetzt.

Rp. Hydrarg. perchlorici (Ph.Eur.)	0,25–0,5
Glycerini	3,0
Aethanoli 50% ad	100,0
M. Da sub signo veneni	
S. Sublimatspiritus	

Silbersalze. Sie werden in unterschiedlicher Konzentration bei verschiedenen Indikationen verordnet.

Silbernitrat. Als *Höllensteinstift* (Lapis infernalis) wird es zur Behandlung von überschießenden Wundgranulationen verwendet. Wichtig ist, daß das frische Epithel nicht berührt wird, da Silbernitrat eine stark eiweißfällende Wirkung besitzt.

Silbernitratlösung. In einer Konzentration von 0,01–1% wird wäßrige Silbernitratlösung heute vermehrt für feuchte Verbände und feuchte Umschläge benutzt, da es infolge seiner proteinfällenden Effekte antibakteriell wirkt und praktisch nicht sensibilisiert. 0,5–2%ige Lösungen hemmen auch besonders das Wachstum von Naßkeimen wie Pseudomonas aeruginosa. Als stundenweise Behandlung bei Ulcera cruris bewährt. Nach längerer Anwendung von Silbersalzen kann es an Augen und Schleimhäuten zur Argyrie kommen. Es färbt Haut und Fingernägel.

Silberpuder. Zur Wund- und Ulkusbehandlung Fissan-Silberpuder (Methenamin-Silbernitrat und papainhydrolysiertes Casein).

Silbersulfadiazin. Silbersulfadiazin (Flammazine) hat sich zur Behandlung und Prophylaxe von Wundinfektionen nach Verbrennungen, Verbrühungen oder Verätzungen sowie bei Ulcus cruris bewährt. Auf sulfonamidbedingte Nebenwirkungen sollte geachtet werden. Es verfärbt nicht.

Oxydationsmittel

Oxydierende Agenzien werden ebenfalls zur Desinfektion in der äußerlichen Dermatotherapie benutzt.

Kaliumpermanganat (Ph. Eur.). Kalium permanganicum hat in verdünnter wäßriger Lösung einen milden antiseptischen Effekt.

Unerwünschte Wirkungen. Braunfärbung im Alkalischen, daher nicht gemeinsam mit Seife anwenden, sonst Verfärbung von Haut und Nägeln; bei Anwendung stärkerer Konzentrationen auch adstringierend und ätzend.

Anwendung. Zur Reinigung und antibakteriellen Behandlung von nässenden oder verkrusteten Hauterscheinungen in Form von Vollbädern oder Teilbädern (Konzentration: schwach rosa). Auch zu feuchten Umschlägen (1:6000). Die Lösungen müssen frisch zubereitet werden, da sie rasch zerfallen (Braunverfärbung).

Benzoylperoxid. Es ist ein starkes Oxidationsmittel; insbesondere im anglo-amerikanischen Raum wird Benzoylperoxid häufig zur Reinigung von schlecht heilenden Wunden, etwa bei Ulcus cruris venosum, eingesetzt. In diesem Zusammenhang besteht aber ein erhebliches Kontaktallergiepotential. In Deutschland erfolgt der Einsatz insbesondere bei Acne vulgaris. Hier wird zusätzlich zur antimikrobiellen Wirkung auf Propionibakterien eine Schälwirkung diskutiert, die aber letztlich umstritten ist.

Handelspräparate. Aknefug-oxid 3/5/10-Gel, Akneroxid-5-10-Gel, Panoxyl-Akne-Gel (5 und 10%), Sanoxit-2,5/5/10%-Gel oder 5%-Lotio.

Indikationen. Akne, seborrhoische Kopferkrankungen, Ulcus cruris.

Farbstoffe. Die Anwendung von Farbstoffen ist immer noch üblich, wenngleich dadurch die Hauterscheinungen weitgehend verdeckt werden. Farbstoffe haben einen adstringierenden und antiseptischen Effekt.

8-Chinolinolsulfat/Kaliumsulfat. Die als Chinosol bekannte Zubereitung kommt als wäßrige Lösung (1:1000) in Form von feuchten Kompressen bzw. feuchten Umschlägen und zur Hautdesinfektion zur Anwendung, ferner als Zusatz bei Teil- und Vollbädern.

Methylrosanilinchlorid und p-Diäthylaminotriphenylmethanol. Als Kristallviolett, Gentianaviolett oder Pyoktanin bzw. Brillantgrün werden diese Stoffe in Konzentrationen von 0,1–1% in Wasser angewendet. Sie haben auch einen guten antimikrobiellen Effekt auf Candida albicans und werden daher zur Behandlung intertriginöser und genitaler Veränderungen benutzt. Auch zur Abtrocknung erosiver Veränderungen kommen sie in Betracht. Vorsicht ist bei Anwendung in intertriginösen Räumen bei Kindern geboten, da *Pyoktaninnekrosen* bekannt geworden sind; deshalb sollte die Konzentration in solchen Fällen 0,1–0,3% nicht überschreiten.

Antibiotika

Antibiotika haben einen festen Platz in der externen Dermatotherapie. Der Schwerpunkt liegt in der Behandlung der Akne, daneben sind aber auch bakterielle Hautinfektionen durch Eitererreger — nicht zuletzt Wundinfektionen — beachtlich.

Erythromycin. Erythromycin stellt heute das am meisten eingesetzte topische Antibiotikum dar. Dies geht insbesondere auf den Einsatz bei Acne vulgaris zurück. Die Wirkung bei dieser Erkrankung beruht auf der Beeinflussung der Propionibakterien. Lange Zeit hat man der örtlichen Anwendung von Antibiotika unter dem Aspekt der möglichen Selektion resistenter Hautkeime Bedenken entgegen gebracht. Dies galt insbesondere für Staphylokokken. Trotz breitestem Einsatz hat sich das Risiko in bezug auf Staphylokokken nicht als relevant erwiesen. Wohl aber ist in letzter Zeit eine Resistenz von Propionibacterium acnes häufig zu verzeichnen. Die In-vitro-Resistenz von Propionibakterien ist relevant, wenn eine systemische Anwendung von Erythromycin erwogen wird. Bei der topischen Anwendung sind die Konzentrationen des Wirkstoffes am Zielort Follikel als hoch genug anzusehen, um dennoch die Bakterien wesentlich zu schädigen. Andere Makrolide als Erythromycin kommen grundsätzlich ebenfalls in Betracht, sind bislang aber nicht eingeführt worden.

Handelspräparate. Akne Cordes Gel 2%/4%, Aknefug EL-Lösung, Aknemycin-Lösung, Clinofug Gel 2%/4% Stiemycine-Lösung. Insbesondere bei eher trockener Haut kann es zur Austrocknung kommen. Beachtlich ist diese auch bei gleichzeitiger Anwendung eines Kombinationspräparates mit Tretinoin: Clinesfar-Gel. Eine Kombination mit Zinkacetat stellt Zineryt dar; inwieweit die Beifügung von Zinkacetat einen Zusatznutzen bringt, erscheint unklar.

Clindamycin. Dieses Lincosamid wird ebenfalls bei Acne vulgaris eingesetzt. Die Wirkung gilt als vergleichbar.

Handelspräparat. Sobelin Akne-Lösung enthält 1% Clindamycin.

Tetrazykline. Tetrazykline werden bei Acne vulgaris in großem Umfang innerlich eingesetzt; die topische Anwendung wird ebenfalls für möglich erachtet. Eine von mancher Seite gesehene weitere Indikation stellen bakterielle Hauterkrankungen durch Eitererreger dar. Tetrazykline wirken bakteriostatisch gegen viele Gram-negative und Gram-positive Bakterien. Viele Streptokokken und Staphylokokken, aber auch Enterobacteriaceae sind tetrazyklinresistent. Die ist bei der Anwendung zu berücksichtigen; gegebenenfalls antibiotische Resistenzbestimmung vor Behandlungsbeginn. Tetrazyklin kann in 0,5–1%iger Konzentration in Spiritus dilutus oder in Salben zur Anwendung kommen.

```
Rp. Tetrazyklinhydrochlorid      1,0
    Paraffini subliquidi        10,0
    Vaselini              ad   100,0
    M.D.S. Tetrazyklinsalbe 1%
```

Handelspräparate. Tetrazyklin (Achromycin-Salbe, Imex-Salbe), Chlortetrazyklin (Aureomycin-Salbe).

Fusidinsäure. Fusidin ist gegen Staphylokokkeninfektion und bei Erythrasma sehr wirksam. Es penetriert rasch durch die Hornschicht und hat ein breites Wirkungsspektrum.

Handelspräparat. Fucidine.

Aminoglykoside. Aminoglykoside haben lange Zeit eine relativ große Rolle in der topischen Therapie gespielt, insbesondere im Zusammenhang mit der Wundversorgung.

Gentamicin. Die Leitsubstanz der systemischen Aminoglykosidtherapie stellt Gentamicin dar, das auch zur örtlichen Anwendung zur Verfügung steht. Bei der örtlichen Anwendung von Aminoglykosiden sind zwei Probleme von Bedeutung: Zum einen besteht nicht selten eine Kontaktallergie, zum anderen können auf der Haut resistente Klone von Staphylococcus aureus selektiert werden. Im Einzelfall kann es zu einer Übertragung auf andere Organe als das Hautorgan beim Patienten oder einem anderen Menschen kommen. Dies bedeutet dann unter Umständen ein therapeutisches Problem bei einer schwerwiegenden Infektion, da Gentamicin ein Zweitrangantibiotikum bei lebensbedrohlichen Staphylokokkeninfektionen darstellt. Die Anwendung von Aminoglykosiden sollte deshalb mit Zurückhaltung gesehen werden.
Gentamicin kommt heute vielfach bei der Behandlung von Ulcera cruris, Pyodermien, Verbrennungen etc. als Puder, Creme oder Salbe zur Anwendung.

Handelspräparate. Refobacin, Sulmycin.

Indikationen. Bakterielle Hautinfektionen, Verbrennungen, infizierte Wunden, insbesondere auch Ulcus cruris und Dekubitus. Der Puder ist speziell auch indiziert bei Reverdin-Hautplastiken.

Neomycin und Framycetin. Zahlreiche Externa enthalten Neomycin oder Framycetin in Puder, Sprays oder Salben. Ulkussalben werden diese Antibiotika, die zwar ein breites Wirkungsspektrum aufweisen, aber nicht selten kontaktallergische Reaktionen auslösen, ebenfalls zugesetzt. Der imprägnierte Gittertüll Sofra-Tüll enthält Framycetin. Vielfach kommt es zu Kreuzallergien.

Handelspräparate. Neomycinsulfat und Bacitracin ist enthalten in Nebacetin-Lösung, Sprühverband, Puder, Puderspray, Salbe, Trockensubstanz, Styli, Wundgaze; Leukase N Kegel enthalten Framycetin und Lidocain-HCl.

Chloramphenicol. Chloramphenicol wird an der Haut in der Regel in Form von Kombinationspräparaten eingesetzt. Unstrittig ist die große antibakterielle Wirksamkeit. Es gilt aber zu bedenken, daß es gelegentlich zur Kontaktallergie kommt und daß im Einzelfall auch bei topischer Anwendung eine aplastische Anämie beschrieben worden ist.

Handelspräparate. Ichthoseptal-Lösung und -Creme enthalten neben Chloramphenicol Natriumbituminosulfonat. Die Creme ist indiziert bei Pyodermien und impetiginisierten Dermatosen, die Lösung zudem bei Akneerkrankungen. Ebenfalls Chloramphenicol enthält Iruxol-Salbe, die zudem als Wirkstoff Kollagenase aufweist. Das Präparat ist bestimmt für die Reinigung infizierter Wunden, insbesondere auch Ulcus cruris. Als Hauptwirkkomponente ist das Enzym anzusehen.

Polymyxin. Polymyxin B ist ein sehr breit wirksames Antibiotikum, vor allem gegen Gram-negative Bakterien: Enterobacteriaciae sowie Pseudomonaden.

Handelspräparat. Polymyxin.

Indikationen. Behandlung von sekundärinfizierten Wunden, Ulzera etc. durch Aufbringen von Trockensubstanz (Trockensubstanz oder gelöst in isotonischer Kochsalzlösung, 1 Amp. auf 10 ml); manchmal schmerzhaft.

Antimykotika

Viele antimikrobiell wirksame Substanzen, insbesondere soweit sie als Desinfizienzien aufzufassen sind, wurden speziell auch im Zusammenhang mit Dermatomykosen erwogen. Mittel der Wahl waren lange Zeit Präparate auf Basis von Triphenylmethan-Farbstoffen. In der jüngeren Vergangenheit sind aber wesentlich wirksamere Stoffe bzw. Stoffgruppen entwickelt worden. Diese sind im folgenden Gegenstand der Betrachtung. Antimykotische Handelspräparate stehen gewöhnlich als Lösung, Puder, Spray oder Creme bzw. Salbe zur Verfügung.

Azole. Am häufigsten werden heute Azole örtlich eingesetzt. Sie besitzen ein breites Wirkungsspektrum und richten sich gleichermaßen gegen Dermatophyten, Hefe- und Schimmelpilze.

Handelspräparate. Zur örtlichen Anwendung steht eine Vielzahl unterschiedlicher Azole zur Verfügung. Eine Übersicht gibt die Tabelle.
Bis heute konnte bei keiner neueren Substanz eine definitive Überlegenheit gegenüber den ursprünglichen Vertretern, Clotrimazol und Miconazol, aufge-

Tabelle 68.4. Topische Azol-Antimykotika

Substanz	Handelspräparat
Bifonazol	Mycospor
Clotrimazol	Canesten, Myco Cordes
Econazol	Epi-Pevaryl
Isoconazol	Travogen
Ketoconazol	Nizoral, Terzolin
Miconazol	Daktar, Epi-Monistat
Oxiconazol	Oceral
Sertaconazol	Zalain

zeigt werden. Große Bedeutung kommt der geeigneten Zubereitung zu. Von manchen Azolen stehen nur bestimmte Zubereitungen zur Verfügung. Manche Azole sind aus der Verschreibungspflicht entlassen. Ihnen kommt dann unter Umständen eine große Bedeutung im Rahmen der zunehmend gepflegten Selbstmedikation zu.

Handelspräparate. Am häufigsten wird in Deutschland Clotrimazol eingesetzt, unter den Clotrimazol-Präparaten wiederum am häufigsten Canesten-Zubereitungen: Creme, Lösungen, Pumpspray, Puder. Besonders viele unterschiedliche Formen gibt es mit Econazol: Epi-Pevaryl-Creme, -Lotio, -Spraylösung, -Puder und -Heilpaste. Eine Epi-Pevaryl P.v. genannte Lösung ist speziell für Pityriasis versicolor bestimmt. Von einem in der Schweiz bereits eingeführten Liposomen-Gel (Pevaryl-Lipogel) wird eine wesentlich verstärkte Wirkung erwartet.
Die ersten drei genannten Darreichungsformen sind indiziert bei Dermatomykosen durch Dermatophyten, Hefen und Schimmelpilze, speziell auch bei Pityriasis versicolor; eine weitere Indikation stellt das durch Corynebakterien bedingte Erythrasma dar. Der Puder ist speziell zur Nachbehandlung von Pilzinfektionen bestimmt. Die Anwendung hat zwei- bis dreimal täglich zu erfolgen.

Azolhaltige Pasten. Azolhaltige Pasten sind speziell in intertriginösen Hautarealen indiziert. Zu nennen ist u.a. Myko Cordes Plus-Paste. Speziell für pilzbedingte Windeldermatitis kommt auch eine etwas weichere Paste in Betracht: „Penaten medical-Paste gegen Windelsoor" mit Econazolnitrat und Zinkoxid.

Bifonazol steht nicht nur in Form von Mycospor-Creme, -Lösung, -Gel und -Puder zur Verfügung, sondern auch in Form des Mycospor-Nagelsets. Dieses Set umfaßt zum einen eine Salbe genannte Zubereitung mit 1% Bifonazol und 40% Harnstoff, zum anderen für den okklusiven Einsatz am Nagelorgan notwendige Begleitutensilien wie speziell zugeschnittene Pflaster und Feilen.

Pyridone. Die ersten Vertreter diese Substanzklasse stellen Ciclopiroxolamin sowie Ciclopirox dar.

Indikationen. Wie die Azole sind diese Präparate gegen Dermatophyten, Hefen und Schimmelpilze gleichermaßen gut wirksam.

Handelspräparate. Batrafen-Lösung, -Creme und -Puder. Speziell für Nagelpilzerkrankungen gibt es einen Lack: Nagel-Batrafen; die zusätzliche Auftragung eines kosmetischen Decklackes ist hierbei möglich.

Allylamine. Schon vor langer Zeit wurde als Vertreter dieser insbesondere gegen Dermatophyten wirksamen Substanzklasse Tolnaftat (Tonoftal) eingeführt. Die Wirksamkeit dieser Substanz gilt als geringer als die der Azole. In neuerer Zeit sind als stärker wirksame Substanzen neue Vertreter eingeführt worden, nämlich Naftifin und Terbinafin.

Indikationen. Dermatomykosen, bei Terbinafin auch speziell Pityriasis versicolor.

Handelspräparate. Naftifin: Exoderil-Creme/-Gel und -Lösung; Terbinafin: Lamisil-Creme.

Morpholine. Amorolfin ist Vertreter einer neuen Substanzklasse, die wie die Azole und Allylamine eingreift in die Ergosterol-Biosynthese.

Indikationen. Dermatomykosen, eine Überlegenheit gegenüber Azolen wurde nicht aufgezeigt. Eine Lackform steht für Onychomykose mit partiellem Befall der Nageloberfläche zur Verfügung.

Handelspräparate. Loceryl-Creme Roche, Loceryl-Nagellack Roche Lösung.

Polyene. Zu nennen sind insbesondere Amphotericin B und Nystatin, aber auch Natamycin.

Indikationen. Die Polyene sind bei Candida-Infektionen der Haut und hautnahen Schleimhäute sowie Candida-Besiedlung des Magen-Darm-Traktes indiziert.

Amphotericin B
Handelspräparate. Ampho-Moronal Creme, Genitalcreme, Lutschtabletten, Ovula, Salbe, Suspension, Tabletten.

Nystatin
Handelspräparate. Candio Hermal Creme, Fertigsuspension, Mundgel, Paste, Salbe, Softpaste; Moronal, Genitalcreme, Ovula, Puder, Salbe, Suspension,

Nystatin Lederle Creme, Filmtabletten, Ovula, Paste, Salbe, steriles Pulver, Tropfen.

Natamycin
Handelspräparate. Deronga Heilpaste, Pimafucin Creme, Pimafucin Lutschtabletten zuckerfrei.

Virustatika

Neben allgemein antiseptischen Arzneistoffen haben in letzter Zeit auch antivirale Agenzien zur örtlichen Behandlung von Virusinfektionen erhöhte Aufmerksamkeit gefunden. In vielen Fällen ist die Wirkung allerdings begrenzt oder überhaupt nicht gesichert. Im folgenden werden die Substanzen von praktischer Bedeutung abgehandelt.

Aciclovir
Aciclovir Creme ist indiziert bei Schmerzen und Juckreiz bei rezidivierendem Herpes labialis. Die Abheilungsdauer des manifesten Herpes simplex von etwa einer Woche wird in der Größenordnung von einem Tag verkürzt. Die Behandlung hat, wenn sie für angezeigt gehalten wird, bereits mit den ersten Anzeichen zu beginnen, die Auftragung erfolgt 5 × täglich alle 4 Stunden (s. auch S. 1546).

Handelspräparat. Zovirax Creme.

Idoxuridin. 5-Jod-2-Desoxyuridin (IDU) ist ein synthetisches Nukleosid, das bei der viralen DNS-Synthese interferiert. Bei Herpes-simplex-Virus-bedingter Keratitis dendritica ist es sicher wirksam; weniger sicher bei HSV-Infektionen an Haut und Schleimhäuten. Durch Zusatz von DMSO (Dimethylsulfoxid) hat man versucht, das Penetrationsvermögen für Idoxuridin zu erhöhen. Auch bei Zoster wurden Therapieversuche durchgeführt.

Unerwünschte Wirkungen. Gelegentlich, besonders bei DMSO-haltigen Präparaten Hautirritation; selten Kontaktallergie.

Handelspräparate. Virunguent-Salbe, Zostrum Lösung.

Tromantadin. Auch Tromatadin wird zur Behandlung von Herpes-simplex-Virus-Infektionen der Haut und Schleimhäute gegeben. Nicht selten werden Kontaktallergien gesehen.

Handelspräparate. Viru-Merz-Creme, Viru-Merz-Serol-Gel.

Vidarabin. Es handelt sich um 9-β-D-Arabino-furanosyladenin [Adenosinarabinosid]. Dieses purinhaltige Nukleosid ist bei innerlicher Behandlung als effektives antivirales Agens besonders bei Herpesinfektionen erkannt worden. Zur örtlichen Behandlung wird es bei Herpes-simplex-Infektionen und Zoster in der Ophthalmologie und in der Dermatologie verwandt.

Handelspräparat. Vidarabin-3%-Thilo-Salbe.

Sonstige Herpesmittel

Foscarnet-Natrium
Handelspräparat. Triapten Antiviralcreme.

Zinksulfat
Handelspräparat. Virodermin Gel, zusammen mit Heparin-Natrium: Lipactin-Gel.

Melissenblätter-Trockenextrakt
Handelspräparat. Lomaherpan-Creme.

Antiparasitika

Während Insektizide wie etwa Paral primär für die Beseitigung von Insekten in Räumen benutzt werden, kommen Antiparasitika bei Epizoonosen auch auf der Haut zur Anwendung. Am häufigsten werden sie bei Skabies (Krätze) eingesetzt.

Hexachlorcyclohexan. Diese auch als Lindan bezeichnete Substanz eignet sich gleichermaßen bei Milben- wie Läusebefall. Es bestehen allerdings individual- wie umwelttoxikologische Bedenken; insbesondere bei Kindern wird mit Resorption und unerwünschten Wirkungen auf das Zentralnervensystem gerechnet. Deshalb hat man verstärkt nach Alternativen gesucht; in bezug auf Laus-bedingte Erkrankungen hat man diese in Form der Pyrethroide gefunden. Bei der Skabies als letztlich wichtigster Epizoonose gibt es bis heute nur die schon lange verfügbare Alternative Benzylbenzoat. Diese Substanz ist auch gut wirksam, wenn auch vielleicht nicht so gut wie Lindan, zudem aber gut verträglich.

Handelspräparate. Jacutin-Emulsion enthält 0,3% Lindan und 25% Benzoylbenzoat, das Jacutin-Gel 0,3% Lindan.

Indikationen. Die Jacutin-Emulsion ist indiziert bei Krätze, das Gel darüberhinaus bei Kopf- und Filzlausbefall. Unter Vorsichtsgesichtspunkten ist bei Kindern bis zu drei Jahren eine Anwendung in der

Klinik anzuraten. Dabei wird zunächst die untere, am folgenden Tag die obere Körperhälfte behandelt und nach drei Stunden wieder abgewaschen. Dies gilt es dann noch einmal zu wiederholen. Bei Kindern von 3–10 Jahren kann an einem Tag mit Ausnahme des Kopfes alles eingerieben werden, diese Prozedur wird dann am nächsten Tag zu wiederholt. Die Einwirkdauer soll ebenfalls drei Stunden betragen. Bei Erwachsenen erfolgt die Anwendung am gesamten Körper mit Ausnahme des Kopfes am Abend, am darauffolgenden Morgen kann dann abgewaschen werden. Diese Prozedur ist insgesamt zweimal durchzuführen und nach etwa einer Woche zu wiederholen. Während dieses Vorgehen für Krätze gilt, ist bei Läusen im Kopfbereich das Gel in das durch Kopfwäsche feuchte Haar einzureiben (15 g ca.). Die Einwirkdauer muß zwei Tage betragen. Danach kann eine Kopfwäsche erfolgen.

Benzylbenzoat. Der Ester der Benzoesäure und des Benzylalkohols ist als Antiskabiosum seit langem bekannt. Er kann aus Perubalsam extrahiert oder synthetisch hergestellt werden. Benzylbenzoat ist ein sicheres Antiskabiosum und kann besonders zur Behandlung von Skabies bei Säuglingen oder Kleinkindern empfohlen werden. Benzylbenzoatresistente Skabies ist selten. Die Behandlung wird an 3 aufeinanderfolgenden Tagen am ganzen Körper mit Ausnahme des Kapillitiums durchgeführt. Nebenwirkungen sind nicht bekannt. Rückfälle sind selten.

Handelspräparat. Antiscabiosum Mago KG Emulsion 25%ig für Erwachsene und Jugendliche.

Pyrethroid/Piperonylbutoxid. Aus Chrysanthemen gewonnener Extrakt, Pyrethrumextrakt, ist in Kombination mit Piperonylbutoxid gegen Läuse wirksam. Alternativ zur ersten Komponente kann auch der synthetische Stoff Allethrin I eingesetzt werden.

Indikationen. Kopf-, Filz- und Kleiderlausbefall.

Handelspräparate. Goldgeist forte bzw. Jacutin N Spray.

Crotamiton. Crotamiton, chemisch N-Äthyl-O-Crotonanilid, ist insbesondere bei Skabies und Phthiriase wirksam, wird aber auch als juckreizstillendes Arzneimittel angewandt. Es sollte nicht auf nässende entzündliche Hauterscheinungen aufgebracht werden. Kontaktallergie durch Crotamiton ist selten.

Handelspräparate. Euraxil-Creme und -Lotio.

Thiabendazol. Dieser Arzneistoff (Minzolum) ist zur innerlichen Behandlung von Wurminfektionen bekannt. Zur örtlichen Behandlung wird er in einer Konzentration von 10% in hydrophiler Creme zur Behandlung von Tinea corporis oder Tinea capitis verwandt. Auch Skabies soll bei einmal täglicher Anwendung in über 80% der Fälle heilen. Besonders wichtig ist jedoch die gute Wirkung von Thiabendazol bei „creeping disease". Thiabendazol (5–20%) in hydrophiler Creme soll ebenso wirksam sein wie Thiabendazol (2%) in DMSO; Behandlungsdauer 1–3 Tage, 3- bis 4mal tgl. einreiben, evtl. unter Okklusion.

Repellents. Insektenrepellents sind zur Abweisung stechender Insekten, besonders von Mücken gedacht. Die Stechmücken (Culicidae) umfassen unter anderem Hausmücken (Gattung Culex), Wald-Wiesen-Mücken (Gattung Aedes), Gabelmücken (Gattung Anopheles), Kleinmücken oder Gnitzen mit Kriebelmücken (Gattung Simulium), Schmetterlingsmücken, auch Mottenmücken oder Sandfliegen genannt (Gattung Phlebotomus) und Bartmücken (Gattung Culicioides). Schweiß gilt als Attractant, Sebum als Repellent. Warum manche Menschen für Mücken besonders attraktiv sind, ist nicht bekannt.
Insektenstiche schmerzen, jucken und können impetiginisiert sein. Vorwiegend in den Tropen sind Insekten Überträger von Krankheiten: Malaria, Gelbfieber, Enzephalitis, Dreitagefieber und andere.

Wirkungsweise. Der genaue Wirkmechanismus von Repellents ist nicht bekannt. Sie fügen jedenfalls den Kleinlebewesen keinen wesentlichen Schaden zu. Womöglich spielt eine Irritation des Olfaktoriums eine wesentliche Rolle. Ein Repellent ist um so stärker wirksam, je besser es von der Haut verdunstet, dies begrenzt zugleich aber auch seine Wirkdauer. Ein praktisch einsatzfähiges Repellent muß stets einen Kompromiß zwischen Wirkstärke und Wirkdauer darstellen. Schwitzen und Baden gefährden die Wirksamkeit. Sie hängt weiter ab von Umgebungstemperatur, Luftfeuchtigkeit, Windgeschwindigkeit und Dichte der Insektenpopulation. Beim praktischen Einsatz gilt es alle Hautstellen lückenlos zu benetzen. Lange Zeit hat man erwogen, anstelle von Repellents innerlich Vitamin B einzusetzen. Dies hat sich nicht als wirksam erwiesen. Der wichtigste Wirkstoff besteht in N,N-Diethyl-m-toluamid.

N,N-Diäthyl-m-toluamid. Diäthyltoluamid eignet sich zur Abwehr von Stechmücken wie Schnaken, aber auch Bremsen und Zecken. Bei Kindern ist vorsichtiger Einsatz angebracht. Desgleichen ist das Präparat nicht gleichzeitig anzuwenden mit auf die Haut aufgebrachten bzw. anliegenden Kunststoffen oder Kunstfasern sowie Lacken.

Handelspräparate. Autan-S-Hautspray-Lösung sowie Autan-S-Lotion und Autan-S-Stift.

Sonnenschutzmittel

Nicht nur beruflich, sondern auch in der Freizeit ist der Mensch in der modernen Industriegesellschaft stark gegenüber Sonnenstrahlung exponiert. In erheblichem Umfang wird die Besonnung sogar angestrebt, da sie als förderlich angesehen wird für die Gesundheit allgemein bzw. zur Erzielung eines sogenannten gesunden Hautkolorits (Teints) im Sinne der Bräune. Bei langfristiger Exposition kann dies zur Ausprägung von Präkanzerosen und malignen Hauttumoren führen. Sonnenschutz ist zum einen möglich durch Abdeckung. Hierfür kommen geeignete *Textilien* in Betracht. Deren Aufbau ist von Bedeutung, da nicht alle Textilien UV-Strahlung im wünschenswerten Umfang von der Haut fernhalten. Alternativ kommt insbesondere für üblicherweise nicht von Textilien zu bedeckende Areale wie Gesicht und Handrücken der Einsatz von *Sonnenschutzmitteln* in Betracht. Da sie der Vorbeugung von Hautkrankheiten dienen, werden sie in der Regel als Kosmetika in Verkehr gebracht. Sie haben sich dabei an der Kosmetik-Verordnung zu orientieren, was die eingesetzten UV-Filter anbetrifft. Die Fähigkeit von Lichtschutzmitteln auf der Basis von UV-Filtern, bei starker Sonnenexposition der Ausprägung von Präkanzerosen entgegen zu wirken, ist heute belegt.

Chemische UV-Filter. Klassische Bestandteile von Sonnenschutzmitteln sind bestimmte chemische Substanzen bzw. Substanzklassen, die Licht bestimmter Wellenlänge von der Haut fernzuhalten vermögen. Als Leitsubstanz ist p-Aminobenzoesäure (PABA) bzw. ihre Ester anzusprechen. Die Lichtschutzwirkung liegt im UVB-Bereich, zwischen 280 und 320 nm. Mit derartigen Stoffen lassen sich Präparate konzipieren, die einen hohen Lichtschutz bieten. Im UVB-Bereich, der herkömmlicherweise im Mittelpunkt des Interesses beim Sonnenschutz steht, läßt sich die Schutzwirkung ermitteln anhand einer DIN-Norm. Man kann einen Lichtschutzfaktor angeben. Hierbei handelt es sich um eine Zahl, die aussagt, wieviel mal länger man sich der Sonne aussetzen kann, bis eine wahrnehmbare Erythemreaktion auftritt, wenn man ein Präparat mit dem entsprechenden Filter bzw. ein korrespondierend zusammengesetztes Komplexpräparat mit mehreren Lichtschutzfiltern verwendet. Als Vergleich dient dabei unbehandelte Haut. Angesichts der besseren Aufklärung über lichtbedingte Hautalterung, Hautkrebsvorstufen und Hautkrebs durch Insolation werden bevorzugt Präparate mit einem hohen Lichtschutzfaktor eingesetzt; ab 15 spricht man von eigentlichen Sonnenblockern. Die Rezeptur mit entsprechenden Lichtschutzfiltern ist möglich.

Paraaminobenzoesäure. PABA und ihre Ester absorbieren UV-Licht zwischen 280 und 320 nm. Die PABA-Ester sind zwar weniger wirksam, interferieren aber nicht mit Baumwolle oder synthetischen Fasern (Gelbfärbung). Der Lichtschutz ist gut (etwa Lichtschutzfaktor 10–15).

Rp. Acidi paraaminobenzoici 5,0
    Aethanoli 50% wäßrig ad 100,0
    M.D.S. Lichtschutzlösung

Rp. Acidi paraaminobenzoici 10,0
    Ungt. polyaethylengycoli USP ad 100,0
    M.D.S. Lichtschutzsalbe

Benzophenonderivate. Diese absorbieren UV-Licht zwischen 250 und 400 nm. Sie sind aber weniger wirksam als die PABA-Verbindungen im erythemerzeugenden UV-B-Spektrum.

Zimtaldehyde. Auch sie sind im UV-B-Bereich wirksam.

Lichtschutzmittel werden insbesondere auch im Zusammenhang mit Badeurlauben eingesetzt. Hier besteht das besondere Problem darin, daß zeitweise die Haut mit Wasser benetzt wird, was in erheblichem Umfang zum Abwaschen der aufgetragenen Lichtschutzmittel führen kann. Man hat sich deshalb darum bemüht, Präparate mit besonderer Wasserfestigkeit zu entwickeln. In diesem Zusammenhang erweist sich liposomale Verkapselung der Wirkstoffe als hilfreich.

Arzneiliche Lichtschutzmittel

Handelspräparate. Das arzneiliche Lichtschutzmittel Contralum Ultra-Creme enthält als Wirkstoffe 3-(4-Methylbenzyliden)-Campher, 1-(4-Isopropyl-phenyl)-3-phenyl-1,3-propandion sowie 2-Phenyl-benzimidazolsulfonsäure-Natriumsalz. Indiziert ist das Präparat bei Porphyrien sowie sicher nachgewiesenen schweren Lichtdermatosen, sowie exogenen phototoxischen-photoallergischen Hautreaktionen, desweiteren bei durch Licht sich verschlimmernden schwerwiegenden Dermatosen wie etwa Lupus erythematodes.

Spectraban-4-Lichtschutzlösung enthält als Wirkstoff 2-Ethylhexyl-p-N, N-dimethylamino-benzoat und ist insbesondere bei Lichtdermatosen indiziert.

Kosmetische Lichtschutzmittel. Aus der Fülle der Präparate-Serien seien genannt: Delial (z.B. Delial 20), Anthélios (unter anderem Anthélios 20), Nivea Sonne, Solabar. Daylong 16 repräsentiert einen kosmetischen Sonnenblocker, bei dem konventionelle Lichtschutzfilter durch liposomale Verkapselung einen ganztägigen Schutz auch bei wiederholter Wasserexposition bieten.

Physikalische Lichtschutzfilter. In letzter Zeit werden verstärkt physikalische Lichtschutzfilter entwickelt. Hierzu eignen sich anorganische Pigmente, speziell Titandioxid.

Handelspräparat. Microsun 20.

Gewerbliche Hautschutzpräparate

Insbesondere am Arbeitsplatz, aber nicht nur hier, kann die Haut erheblichen ungünstigen Einflüssen ausgesetzt sein. Stoffe der Umwelt, die mit der Haut in Kontakt kommen, können als Irritantien aber auch Allergene wirken. Idealerweise sollten derartige Stoffe aus der Umwelt entfernt werden. Dies ist aber nicht immer möglich. Weiter ist anzustreben, die Haut durch entsprechende Schutzkleidung vor Kontamination zu bewahren. Auch dies stößt manchmal auf unlösbare Probleme. Immer dann bedarf es bestimmter Externa. Bei vielen handelsüblichen Präparaten mischt sich der Aspekt der eigentlichen Vorbeugung im Sinne der Abweisung von Noxen (Ausbildung eines Schutzschildes, barrier cream) mit einer Pflegewirkung, die einer bereits eingetretenen geringfügigen Schädigung mit geeigneten, d.h. selbst im wesentlichen nicht schädlichen Mitteln begegnen soll. Gewerblichem Hautschutz in diesem Sinne kommt in der Praxis große Bedeutung zu. Gerade unter dem Aspekt der Pflege kommen viele bereits besprochene Basistherapeutika in Betracht. Dabei ist die Auswahl unter anderem auch am Hautzustand bei dem gegebenen Individuum zu orientieren. Lange Zeit hat man geglaubt, daß durch bestimmte Zubereitungen zudem bestimmten Noxen gezielt entgegengewirkt werden könnte. Entsprechende Ansprüche — soweit erhoben — haben neueren Untersuchungen oft nicht standgehalten.

Ein besonderes Problem im gewerblichen Bereich kann darin bestehen, daß Hautschutzmittel keine Abdrücke auf Werkstücken hinterlassen dürfen, etwa wenn es darum geht, Leiterplatten zu bestücken. Hier kommt die Anwendung der Hautschutzcreme Sineprint in Betracht. Sie bildet dünn nach der Waschung auf die Haut aufgetragen innerhalb von 20 Sekunden einen Schutzfilm aus. Eine umfassende Serie von Hautschutzmitteln bietet die Firma Stockhausen, Krefeld, an.

Rezeptur:

Rp. Sol. acidi citrici 0,1%		30,0
Glycerini		10,0
Ungt. Cordes	ad	100,0
M.D.S. Lipophile Hautsalbe		

Rp. Cetioli		7,5
Lanette N		7,5
Glycerini		2,0
Aquae	ad	100,0
M.D.S. Hautsalbe		

Rp. Urea pur.		3,0
Allantoin.		0,2
Karion F flüssig		3,0
Vaselini flavi		10,0
Lanette N		15,0
Guajazulen 25%		0,04
Aquae	ad	100,0
M.D.S. Hydrophile Hautsalbe		

Hautreinigungsmittel

Tägliche Hautreinigung mit Wasser und Seife oder Syndets (synthetische Detergenzien) wird als selbstverständlich angesehen; man hält sie nicht nur für nützlich, sondern auch für gesundheitsfördernd. Durch die Detergenswirkung von Seifen oder Syndets wird Hauttalg emulgiert. Schmutz und Bakterien werden mit dem Schaum hochgehoben und durch Wasser abgespült. Heißes Wasser verstärkt die hautreinigende Wirkung. Auch bei Hauterkrankungen sind Reinigungsmaßnahmen erforderlich, nicht zuletzt zur Beseitigung von Auflagerungen oder Erregern. Ein großes Problem stellte früher die Hautreinigung bei Ekzemkrankheiten dar, weil vielfach durch Seifenwaschung Hautirritationen (Alkaliekzem) erzeugt wurden; daher gehörte das Seifenverbot an den Beginn jeder Ekzembehandlung. Durch die Einführung von synthetischen Detergenzien als Hautreinigungsmittel ist hier eine Wende eingetreten.

Seifen. Sie sind Natrium- oder Kaliumsalze von freien Fettsäuren. Sie sind alkalisch und fällen Kalziumionen. Die Alkalität von Seifen ist nachteilig, da sie den Säuremantel der Haut (Marchionini), d.h. die physiologisch saure Reaktion an der Hautoberfläche (pH zwischen 4,8 und 6,0) zeitweise stört. Außerdem kann es zu alkalibedingten Quellungsvorgängen kommen. Die kalziumfällende Wirkung der Seife wirkt sich speziell bei entzündlichen Hauterkrankungen und hier besonders bei Ekzemkrankheiten aus. Juckkrisen nach Seifenwaschungen waren nicht selten (sog. Alkali- oder Seifenekzem). Die Gesamtheit der biologischen Effekte von Seifen an der Haut kann bei entzündlichen Erkrankungen zu Irritationen führen. Kontaktallergien gegen Seife sind meist bedingt durch Sensibilisierung gegenüber Seifeninhaltsstoffen wie Parfüm, Desinfektionsmitteln, Farbstoffen oder anderen Zusatzstoffen, nicht aber gegen die waschaktiven Substanzen in der Seife.

Synthetische Detergenzien. Syndets haben eine große Bedeutung als Hautreinigungsmittel in der Dermatologie erhalten und Seifen weithin verdrängt. Sie haben die gleichen Effekte im Hinblick auf die Reinigung der Haut, lassen sich aber in ihrem pH-Wert hautadäquat einstellen, stören dann den Säuremantel der Haut nicht und haben keine kalziumfällende Wirkung. Besonders bei Ekzemen haben sie sich daher in der Hautreinigung bewährt. Als Nebenwirkung von Syndets ist auf stärkere Hautentfettung, besonders bei Patienten mit Sebostase, zu achten.

Die entfettende Wirkung von Hautreinigungsmitteln ist abhängig von der angewandten Menge, der Wassertemperatur sowie der Häufigkeit und Dauer des Waschvorganges. Besonders bei Patienten mit sebostatischer Haut ist Nachfettung der Haut empfehlenswert, um kumulativ-toxische Hautirritation zu vermeiden. Kontaktallergien gegenüber Syndets sind kaum bekannt geworden.

```
Rp. Kokosfettsäureethanolamid        6,5
    Natriumlauryläthersulfat        30,5
    Äthanol                          4,0
    Aqu. dest.              ad     100,0
    M.D.S. Hautwaschmittel (alkalifrei, klar)

Rp. Äthylenglykolstearat             2,0
    Natriumlauryläthersulfat        40,0
    Milchproteinaminolysat           2,0
    Kokosfettsäureäthanolamid        2,0
    Natriumchlorid                   1,0
    Zitronensäure                    0,05
    Aqu. dest.              ad     100,0
    M.D.S. Waschemulsion
```

Handelspräparate. Dermowas, Eubos, Lanosan, Präcutan, Satina, Sebamed compact (pH 5,5) oder Sebamed flüssig, Tensimed.

Haarwaschmittel

Haarwaschmittel dienen ebenfalls der Reinigung, Entfettung und Schuppenbeseitigung, ferner bei Kopfhauterkrankungen auch der Kopfhautbehandlung. In solchen Fällen haben die meist aus synthetischen Detergenzien zusammengesetzten Produkte spezielle Wirkstoffe.

Teer. Er wirkt antiphlogistisch.

Handelspräparate. Polytar Flüssigkeit enthält Wacholderteer, Holzteer und Steinkohlenteer.

Ammoniumbituminumsulfonat. Er wirkt antiphlogistisch und antiseborrhoisch, desweiteren antimikrobiell.

Handelspräparat. Crino Cordes N Lösung.

Selensulfid. Es wirkt antiseborrhoisch und antimikrobiell.

Handelspräparate. Ellsurex, Selsun.

Indikationen. Seborrhoische Erkrankungen der Kopfhaut, Pityriasis versicolor, Psoriasis capillitii.

Zinkpyrithion. Zinkpyrithion hat eine gute antimikrobielle Wirkung.

Handelspräparat. de-squaman hermal.

Indikationen. Seborrhoische Erkrankungen der Kopfhaut, Pityriasis simplex capillitii, Pityriasis versicolor, Psoriasis capillitii.

Ketoconazol. Das Azol-Antimykotikum wirkt insbesondere auch auf Malassezia furfur.

Handelspräparat. Terzolin Lösung.

Benzoylperoxid. Dieses starke Oxidans wirkt ebenfalls antimikrobiell und keratolytisch.

Handelspräparat. Benzoyl Peroxyd flüssig.

Indikationen. Wie oben, besonders seborrhoische Dermatosen.

Salizylsäure. Sie wirkt entschuppend und antiseptisch.

Handelspräparate. Squamasol Gel und Lösung.

Indikationen. Pityriasis simplex capillitii, seborrhoische Kopfhauterkrankungen. Psoriasis capillitii.

Antihidrotika

Übermäßige Schweißabsonderung stellt insbesondere an Händen und Füßen und im Achselbereich unter Umständen ein medizinisches und psychologisches Problem dar. Unterschiedliche Behandlungsverfahren kommen in Betracht. Neben der Leitungswasser-Iontophorese ist die Pharmakotherapie zu nennen.

Aluminiumsalze. Aluminiumchlorid und Aluminiumchloridhexahydrat sind Antiperspiranzien, welche in kosmetischen und zum Teil auch arzneilichen Mitteln angewandt werden. Sie führen zu einem vorübergehenden Verschluß der Akrosyringien (Schweißdrüsenausführungsgänge) und dadurch zur Blockierung der Schweißabgabe. Aluminiumsalze können toxische Irritationen der Haut und auch Juckreiz auslösen.

Handelspräparate. Aluminiumchlorhydrat ist enthalten in: Hidrofugal Roll-on, Pumpspray, Zerstäuber, Körperspray, Creme; forte (mit Aluminiumchlorid). Dialuminium-chlorid-pentahydroxid-Komplex zusammen mit Propanthelinbromid, einem Anticholinergikum, findet sich in Hydonan-Rollstift.

Tannin und Tamol. Acidum tannicum in alkoholischer Lösung (2%), Tannin-Glyzerin-Lösung (5%) oder Tannin-Puder (5%) hat einen gering adstringierenden und daher milden anhidrotischen Effekt. Offenbar vorübergehend kommt es zum Verschluß der Schweißdrüsenpori. Ebenfalls wirksam sind Eichenrindenextrakt und synthetischer Gerbstoff in Form von Tamol, auch Harnstoff-Cresolsulfonsäure-Natriumsalz-Kondensationsprodukt genannt.

Handelspräparate. Tannolact Pulver, Tannolact Trokkenpulver, Tannolact Creme, Tannosynt flüssig, Tannosynt Lotio Schüttelmixtur, Tannosynt Puder.

Anticholinergika. Seit langer Zeit wird der Einsatz von Anticholinergika in Betracht gezogen, insbesondere von Propanthelinbromid. Die tatsächliche Wirksamkeit ist zumindest bei alleiniger Anwendung fraglich.

Depigmentierende und pigmentierende Arzneistoffe

Depigmentierende Arzneistoffe interferieren mit der Melaninsynthese entweder durch Anwendung von Tyrosinanalogen (Hydrochinon und Hydrochinonderivate) oder durch Störung von Enzymen der Melaninsynthese.

Hydrochinon. Hydrochinon verursacht Hypopigmentierung und kann daher bei Hyperpigmentierungen unterschiedlichster Genese wie Melasma, perioraler Melanose etc. verwandt werden. In 5%iger Konzentration in hydrophiler Creme zerfällt es innerhalb relativ kurzer Zeit infolge Luftoxidation. Auch Irritationen kommen nicht selten vor; nach langfristiger Anwendung wurden exogene Ochronose und Kolloidmilium beschrieben.

Handelspräparat. Pigmanorm-Creme Widmer enthält neben Hydrochinon als weitere Wirkstoffe Tretinoin und Hydrocortison. Das Präparat ist nur auf die betroffene Stelle aufzutragen. Die längerfristige Anwendung ist nur indiziert, wenn spätestens nach drei Monaten eine Hautaufhellung eintritt.

Pigmentierende Arzneistoffe. Zur Pigmentierung oder Repigmentierung kommen mehrere Behandlungsmethoden in Betracht.

Abdeckung oder Einfärbung. Depigmentierte Areale, beispielsweise bei Vitiligo, können durch Kosmetika wie Dermacolor oder andere kosmetische Schminken entsprechend der umgebenden Haut abgedeckt werden.

Dihydroxyaceton. Es verbindet sich mit der Hornschicht zu einem bräunlichen Farbton, induziert also nicht Melanin. Kosmetisch nachteilig wirkt sich nicht selten die etwas scheckige Färbung der Haut und die Verfärbung der Wäsche aus.

Handelspräparat. Tamloo.

Repigmentierung. Sie ist schwierig und kommt nur bei ausgedehnten Depigmentierungen wie Vitiligo in Betracht.

Örtliche Photochemotherapie. Hier wird zur örtlichen Lichtsensibilisierung 8-Methoxypsoralen benutzt und mit UVA bestrahlt. Diese Behandlung verlangt Vorsicht, weil es leicht zu massiven phototoxischen Reaktionen kommt und vielfach auch zu starker Hyperpigmentierung der normalen Haut im Randbereich solcher Herde.

Handelspräparat. Meladinine Lösung.

Therapeutisches Vorgehen
- Abdeckung der umgebenden Haut durch ausreichenden Lichtfilter (Lotio zinci, Pasta zinci).
- Applikation des Photosensibilisators (Meladinine).
- Nach 1 h Beginn der Behandlung mit UV-A-Licht in geringer Dosis. Wenn ein Erythem mit Maximum nach 48 h nicht erscheint, kann die UV-Dosis gesteigert werden.

Vitiligo-Repigmentierung kommt besonders bei dunkelhäutigen Menschen, nicht aber so sehr bei Hellhäutigen zur Beobachtung.

Keratolytika

Keratolytika stellen eine unscharf definierte Gruppe von Dermatika dar. Zudem ist heute umstritten, ob gerade die klassischen Keratolytika nicht eher als Keratoplastika bezeichnet werden sollten. Zumindest ein Teil der hierher gehörenden Substanzen wird auch als Schälmittel bezeichnet. Auch dieser Begriff ist nicht unproblematisch, insbesondere weil bei einigen von manchen als wichtige Vertreter angesehenen Stoffen umstritten ist, ob ihnen vor allem diese oder eine andere Wirkung eigen ist. Allen hier angesprochenen Substanzen kommt jedenfalls die Eigenschaft zu, Einfluß zu nehmen auf den Zustand der Hornschicht. Ein wichtiges Therapieziel kann darin bestehen, eine verdickte Hornschicht zu verdünnen. Desweiteren kann es darum gehen, bei Beeinträchtigung der Barrierefunktion diese zu rekonstituieren, speziell bei trockener Haut (atopisches Ekzem, Ichthyosis).

Salizylsäure. Acidum salicylicum, chemisch o-Hydroxybenzoesäure, kommt seit alters in der Dermatotherapie Bedeutung zu. Heute wird vor allem die schuppenhemmende oder – wohl vor allem – schuppenlösende Wirkung ausgenutzt. In besonderem Umfang gilt dies für die Schuppenflechte und hier wiederum die des Haarbodens. Salizylsäure ist häufiger Inhaltsstoff in Kombinationspräparaten. Handelt es sich dabei um Kombinationen mit Glukokortikoiden, so soll die Salizylsäure insbesondere auch die Resorption des Glukokortikoids verstärken. Obwohl diese Wirkung an sich nicht in Zweifel gezogen wird, stellt sich heute die Frage ihrer Relevanz, kann man doch auf stärkere Glukokortikoide zurückgreifen. Führt die einfache Verstärkung der Resorption doch gleichermaßen zu einer Verstärkung der erwünschten und unerwünschten Wirkungen. Im Zusammenhang mit dem häufigen Antipsoriatikum Dithranol (Cignolin) kommt Salizylsäure die Rolle eines Schutzes vor Oxydation und damit Wirkungsverlust zu. Will man die gegen Keratosen gerichtete Wirkung von Salizylsäure maximieren, so kommt der Einsatz einer hochprozentigen Zubereitung in Form eines Pflasters in Betracht.

Unerwünschte Wirkungen. Anders als p-Aminobenzoesäure und ihre Derivate ist die o-Hydroxybenzoesäure allergologisch unbedenklich und auch toxikologisch, was örtliche Wirkungen anbetrifft. Beachtlich ist aber, daß bei großflächigem Einsatz insbesondere höher konzentrierter Zubereitungen die Aufnahme in das System zu unerwünschten Wirkungen an anderen Organen führen kann, bis hin zu einer irreversiblen Nierenschädigung (Salizylismus).

Handelspräparate. Lygal-Kopfsalbe N enthält Salizylsäure in einer gut auswaschbaren Grundlage. Alpicort-N-Lösung enthält neben Salizylsäure Prednisolon, Lygal-Kopftinktur-Lösung zusätzlich Dexpanthenol. Am höchsten konzentriert ist mit 10% die Squamasol-Lösung; Sali-Decoderm-Salbe und -Tinktur enthalten Fluprednilyden-21-acetat zusätzlich zu Salizylsäure. Hochdosierte Anwendung von Salizylsäure in Pflasterform ermöglicht Guttaplast. Die umgebende gesunde Haut ist zuvor abzudecken. Ein spezielles Pflaster für Klavi stellt Cornina-Hühneraugen-Pflaster dar.

Indikationen. Salizylsäure ist insbesondere indiziert bei schuppenden Erkrankungen des Haarbodens, desweiteren an der freien Haut bei mit festhaftender Schuppung einhergehenden Hauterkrankungen wie keratotisch-rhagadiformem Ekzem und Psoriasis vulgaris. Salizylhaltige Pflaster (Guttaplast) sind indiziert bei Verrucae vulgares bzw. Klavi.

Rezeptur. In der Rezeptur findet Salizylsäure in Konzentrationen von 2–5% insbesondere eingearbeitet in weißes Vaselin Verwendung. Klassischerweise wird mittels dieser Präparation eine Abschuppung bei geplanter weitergehender Pharmakotherapie der Psoriasis vulgaris angestrebt. Möchte man Schuppenkrusten in intertriginösen Räumen oder am Kapillitium entfernen, so eignet sich 2–5%iges Salizyl-Zinköl.

Resorcin. Resorcin oder Dihydroxybenzol stellt chemisch ein Isomer des Hydrochinons dar. Die Substanz wirkt stark reduzierend, austrocknend und in höherer Konzentration auch keratolytisch. Insbesondere vor Einführung der Vitamin-A-Säure hat man sich diese Wirkung bei der Aknebehandlung zunutze gemacht. Eingearbeitet in Zinkpaste fanden in aufsteigender Konzentration bis zu 20%ige Zubereitungen Verwendung. Bei großflächiger Anwendung in höherer Konzentration ist mit resorptiven Wirkungen zu rechnen. Es ist alkohollöslich.

Schwefel. Schwefel war früher eine vielbenutzte Arzneisubstanz bei seborrhoischen Erkrankungen wie Akne und seborrhoischem Ekzem. Es ist in vielen Rezepturen als Teilkomponente enthalten. Heute ist man zurückhaltend mit der Anwendung von Schwefel, da seine antiseborrhoische Wirkung nicht sicher zu sein scheint und Komedonenentstehung beschrieben wurde.

In der Rezeptur wird insbesondere präzipitierter Schwefel eingesetzt, ein sehr feines gelbes amorphes Pulver.

Rp. Sulfuri praecipitati 5,0–10,0
Zinci past. ad 100,0
M.D.S. Schwefel-Zink-Paste zur Behandlung von tieferen Dermatomykosen

Rp. Rescorcini 1,0
Sulfuri praecipitati 2,5
Ol. oliv. 5,0
Pastae Cordes ad 50,0
M.D.S. Rosazeapaste

Azelainsäure. Azelainsäure stellt einen natürlicherweise auf der Haut vorkommenden Stoff dar, wird er doch von Malassezia furfur gebildet. In hoher Konzentration eignet er sich zur Behandlung der Acne vulgaris, zum Teil werden auch depigmentierende Wirkungen ausgenutzt. Gesichert ist die antimikrobielle Wirkung, speziell gegen Propionibacterium acnes. Eine eigenständige Schälwirkung ist umstritten.

Handelspräparat. Skinoren Creme.

Tretinoin. Tretinoin oder Vitamin-A-Säure greift am Retinoidrezeptor der Haut an, der zusammen mit dem Glukokortikoidrezeptor zu einer Rezeptor-Superfamilie gehört. Tretinoin beeinflußt insbesondere die Proliferation und Ausdifferenzierung der Epidermis. Bei mit Hyper- bzw. Parakeratose einhergehenden Veränderungen speziell im Follikelbereich kommt es zu einer Normalisierung der Hautreifung.

Unerwünschte Wirkungen. Setzt man Tretinoin in wirksamen Dosen topisch bei Akne ein, so kommt es häufig zu einer ausgeprägten Irritation mit Rötung und Schuppung, desweiteren unter Umständen zu einem vermehrten Auftreten entzündlicher Erscheinungen wie Pusteln (Aufblühen). Zur Reduktion der unerwünschten irritierenden Wirkungen bietet sich die Kombination mit Erythromycin (Clinesfar Gel) an, desweiteren liposomale Verkapselung.

Indikation. Tretinoin ist indiziert bei Acne vulgaris.

Handelspräparate. Airol Roche (Creme, Lösung, Tupfer), Cordes VAS Creme, Epi-Aberel (Creme, Gel, Lösung und Tupfer), Eudyna Creme und Gel.

Isotretinoin. In neuester Zeit ist auch Isotretinoin in die topische Therapie der Acne vulgaris eingeführt worden. Ein wichtiges Ziel bei der Entwicklung besteht darin, ein Schälmittel mit verbesserter Verträglichkeit zu erlangen. Das Rationale hierfür besteht in der langsamen Isomerisierung in Tretinoin.

Handelspräparat. Isotrex-Gel.

Kochsalz. Natriumchlorid kann in hoher Konzentration eingesetzt ebenfalls Schuppen lösen. Es spielt heute eine wesentliche Rolle im Zusammenhang mit der Bäderbehandlung der Psoriasis vulgaris. So wird in bestimmten Bädern Starksole mit UV-Licht kombiniert. Bei Starksole handelt es sich um eine hochkonzentrierte Kochsalzlösung natürlichen Ursprungs. Ebenfalls therapeutisch eingesetzt wird zusammen mit natürlichem oder künstlichem UV-Licht das Salz des Toten Meeres (in natürlicher oder künstlicher Lösung). In halbfesten Formen findet Kochsalz zusammen mit Harnstoff bei Ichthyosen Anwendung: Urea-Kochsalz-Salbe.

Rp. Natr. chlorati 5,0(–10,0)
Ureae purae 5,0–10,0
Ungt.alcohol.lanae aquosi ad 100,0
M.D.S. Urea-Kochsalz-Salbe

Statt Natriumchlorid kann im Zusammenhang mit Ichthyosen auch Kalziumchlorid therapeutisch angewendet werden.

Rp. Calciumchlorid 25% wäßrig
Glycerin aa 20,0
Ungt.alcohol.lanae anhydric. ad 100,0
M.D.S. Keratolytische Salbe

Handelspräparat. Nubral forte Creme enthält Natriumchlorid und Harnstoff.

Harnstoff. Harnstoff oder Urea löst auf physikalisch-chemischem Wege Bindungen zwischen Elementen der Hornschicht, speziell Wasserstoffbrückenbindungen. Auf diese Weise wird die Hornschicht reversibel verändert. Unter anderem wird die epidermale Barriere so modifiziert, daß bestimmte arzneiliche Wirkstoffe wie Glukokortikoide besser zu penetrieren vermögen. Dies macht man sich bei Kombinationspräparaten zunutze. Ähnlich wie bei der Salizylsäure ist aber hiermit kein wesentlicher erkennbarer therapeutischer Fortschritt verbunden. Harnstoff gehört darüberhinaus zu den Substanzen, die schon natürlicherweise Wasser in den obersten Hautschichten zu binden vermögen. Es gehört also zu dem sogenannten natural moisturizing factor wie etwa die Urocaninsäure. Durch die vermehrte Einlagerung von Wasser wird einer Austrocknung der Haut entgegengewirkt bzw. trockene Haut normalisiert. Dies ist unter Umständen mit einer Verdickung der Hornschicht verbunden. Man spricht deshalb bei Substanzen, die wie

Harnstoff wirken, heute auch von Keratoplastika. Die Wirkung dieser Substanzen ist irreversibel. Obwohl die feuchtigkeitsspeichernde Wirkung von Harnstoff möglicherweise einen dosisabhängigen Effekt darstellt, gilt es als umstritten, ob Harnstoff in niedriger Konzentration bereits wesentliche erwünschte Wirkungen ausübt. Unstrittig wirksam sind demgegenüber höhere Konzentrationen, in der Größenordnung von 10%.

Indikationen. Harnstoffpräparate sind indiziert bei trockener Haut, etwa im Zusammenhang mit atopischem Ekzem, aber auch angeborenen Verhornungsstörungen, speziell Ichthyosen.

Handelspräparate. Balisa-Creme, Basodexan-Creme, Basodexan Softcreme, Basodexan-S-Salbe, Carbamid-Creme Widmer, Laceran-Salbe 10% Urea, Nubral-Creme.

Indikationen. Speziell bei Ichthyosen eignet sich eine Kombination mit Tretinoin, Carbamid+VAS-Creme Widmer.

Adstringentien und Kaustika

Adstringentien sind nach herkömmlicher Definition Substanzen, die eiweißfällend wirken und so die Haut abdichten. Eingesetzt werden sie insbesondere bei nässenden Dermatosen. Als wesentliche Vertreter werden Gerbstoffe aufgefaßt. Zu nennen sind insbesondere Eichenrindenextrakt und synthetisch dargestellte verwandte Stoffe, speziell Tamol. Auf sie wird angesichts ihrer allgemeinen antiinflammatorischen Wirkung bei den nichtsteroidalen Antiphlogistika näher eingegangen.

Silbernitrat. Argentum nitricum wird in Abhängigkeit von der Einsatzkonzentration in der Dermatotherapie unterschiedlich eingesetzt. 0,1–1%ige wäßrige Lösungen kann man als topisches Antiinfektivum bei feuchten Umschlägen heranziehen, insbesondere wenn Feuchtkeime wie Proteus und Pseudomonas eine Rolle spielen. 2–5%ige wäßrige Lösungen eignen sich, Rhagaden etwa bei Ekzemen oder Psoriasis zu behandeln. In hoher Konzentration kann man Argentum nitricum in Form des Lapis infernalis oder Höllensteinstiftes einsetzen, um überschießender Granulation von – insbesondere schlecht heilenden – Wunden zu begegnen.

Trichloressigsäure. In 35–50%iger wäßriger Lösung kann Trichloressigsäure eingesetzt werden, um bestimmte Hautveränderungen zu behandeln. Insbesondere gilt dies für Xanthelasmen im Augenlidbereich. Einmalige Betupfung und anschließende Überpuderung führt zur Abheilung unter einem von selbst abfallenden Schorf (Koagulationsnekrose). Große Vorsicht ist beim Umgang erforderlich, um unerwünschte Wirkungen zu vermeiden. Nicht selten werden unterschiedliche ätzende Stoffe kombiniert eingesetzt. Dies gilt insbesondere auch für die Behandlung von therapeutisch sonst schlecht ansprechbaren hyperkeratotischen Veränderungen wie Verrucae vulgares.

Handelspräparat. Solco-Derman-Lösung enthält als Wirkstoffe Eisessig, Oxalsäure, Salpetersäure, Milchsäure und Kupfer(II)-Nitrat. Das Präparat ist indiziert bei Verrucae vulgares, Condylomata acuminata, seborrhoischen Alterswarzen und aktinischen Keratosen. Eine Selbstbehandlung durch den Patienten kommt höchstens bei Verrucae vulgares in Betracht. Zumindest die Erstapplikation sollte stets durch den Arzt oder medizinisches Assistenzpersonal erfolgen.

Zytostatika

Grundsätzlich kann die topische Anwendung einer ganzen Reihe unterschiedlicher Zytostatika erwogen werden. Erwähnt sei die Stickstoff-Lost-Behandlung der Psoriasis vulgaris und die Miltefosin(Miltex-Lösung)-Behandlung von Hautmetastasen des Mammakarzinoms. In der dermatologischen Praxis von größerer Bedeutung sind der Einsatz von 5-Fluorouracil- sowie Podophyllin-Zubereitungen.

5-Fluorouracil. Bei 5-Fluorouracil bzw. 5-FU handelt es sich um einen DNS-Antimetaboliten vom Typ des Pyrimidinantagonisten. Über eine Hemmung der Thymidilatsynthetase kommt es zu einer irreversiblen Zellschädigung. An der Haut scheint dabei eine gewisse Selektivität bezüglich anomaler Zellen zu bestehen.

Erwünschte Wirkungen. Hemmung der Teilung von Zellen, speziell in proliferierenden Geweben. An der Haut kommt es nach 1–3 Wochen zu Rötung, Nässen, Krustenbildung und schließlich unter Umständen Nekrose.

Unerwünschte Wirkungen. Bei großflächiger Anwendung können erhebliche Mengen des Zytostatikums ins System gelangen. Dann ist unter anderem mit einer Beeinträchtigung der Hämatopoese zu rechnen.

Handelspräparat. Efudix-Roche-Salbe enthält 5% Fluorouracil. Sonnenlichteinwirkung kann die mögliche Hautreizung verstärken. Die zu einem Zeitpunkt behandelte Hautfläche darf maximal 500 cm² betragen (ca. 23 × 23 cm).

Indikationen. 5-FU kommt zur Behandlung zahlreicher aktinischer Keratosen im Gesicht oder Glatzenbereich in Betracht. Herde an Armen und Händen sprechen weniger gut an. Ferner hat es sich als günstig in der Behandlung von aktinischer Cheilitis, Morbus Bowen, extramammärem Morbus Paget oder Erythroplasie Queyrat erwiesen, in 1–2%iger Konzentration auch bei Nagelpsoriasis. Auch zur Behandlung oberflächlicher Basaliome (Rumpfhautbasaliome) wurde 5-FU unter Okklusivbedingungen empfohlen; allerdings sind Rückfälle nicht selten. Kombiniert mit Salizylsäure und DMSO (Verrumal) wird 5-FU zur örtlichen Therapie von Warzen und spitzen Kondylomen angewandt.

Podophyllin. Podophyllin stellt ein Phytopharmakon dar, handelt es sich doch um einen Extrakt aus Podophyllum peltatum (Nordamerika) oder Podophyllum emodi (Indien). Die wirksame Substanz stellt Podophyllotoxin dar.

Erwünschte Wirkung. Podophyllotoxin greift in den Zellteilungsvorgang in der Metaphase ein und führt so zum Zelluntergang.

Unerwünschte Wirkungen. Unter Umständen kann es zu einer toxischen Kontaktdermatitis kommen, bei Resorption großer Wirkstoffmengen ist auch mit systemischen Nebenwirkungen zu rechnen. Wegen der Gefahr der Fruchtschädigung darf eine Schwangerschaft bei Anwendung nicht vorliegen. Insbesondere sind periphere Neuropathie und intrauteriner Fruchttod beobachtet worden.

Handelspräparat. Condylox-Lösung enthält 0,5% Podophyllotoxin.

Rezeptur. In der Rezeptur wird in der Regel auf eine 25%ige alkoholische Lösung von Podophyllin zurückgegriffen. Dieses Präparat kann außer bei spitzen Kondylomen auch zur Behandlung von aktinischen Keratosen eingesetzt werden. Um unerwünschten Wirkungen zu begegnen, soll zunächst sechs Stunden nach Applikation vorsichtig abgewaschen werden.

Anwendung. Podophyllin wird in 10–25%iger Konzentration in absolutem Alkohol oder Tinctura benzoes aufgetragen. Im Behandlungsbereich kommt es nach einigen Tagen zur entzündlichen Rötung, gelegentlich auch zur Verkrustung durch akute toxische Dermatitis. Nach 10–14 Tagen ist der Heilungsvorgang abgeschlossen. Podophyllintinktur muß nach entsprechender Applikationszeit abgewaschen werden, da die individuelle Empfindlichkeit sehr unterschiedlich ist. Bewährt hat sich zur Behandlung von Hauterscheinungen eine Expositionszeit von 6–24 h, zur Behandlung von Schleimhautveränderungen oder Anogenitalveränderungen von 2–6 h. Bei der langer Einwirkungsdauer kommt es zu toxischer Kontaktdermatitis; Kontaktallergien sind selten. Podophyllin ist ein primär irritierendes Arzneimittel. Aus diesem Grunde müssen die Augen (akute Konjunktivitis, Chemosis) geschützt werden. Auch die Flächenausdehnung der behandelten Partien ist zu berücksichtigen. Mehr als 7 cm² sollten im Genitoanalbereich nicht gleichzeitig behandelt werden.

Indikationen. Condylomata acuminata, aktinische Keratosen, Morbus Bowen, Erythroplasie Queyrat, bowenoide Genitalpapulose, weniger Lentigo senilis und Verruca-plana-artige seborrhoische Alterswarzen.

Antipsoriatika

Die Psoriasis vulgaris als häufige Hauterkrankung kann mit einer Vielzahl unterschiedlicher Arzneistoffe behandelt werden. Seit alters kommt Teeren und Dithranol ein großer Stellenwert zu. Große Bedeutung besitzen in der Praxis auch die noch zu besprechenden Glukokortikoide. In neuerer Zeit hat die Gruppe der Vitamin-D3-Analoga Bedeutung erlangt.
Die Antipsoriatika werden im Zusammenhang mit der Psoriasis vulgaris abgehandelt. Im folgenden wird aber näher auf die Teere eingegangen, da sie auch in anderem Zusammenhang häufig eingesetzt werden, desweiteren auf die neue Substanzklasse der Vitamin-D3-Analoga.

Teere. Teere sind das Ergebnis der trockenen Destillation unterschiedlicher in der Natur vorkommender Stoffgemische. Zu nennen sind insbesondere Steinkohle und Holz als Ausgangsprodukte für die Gewinnung von Steinkohlen- bzw. Holzteeren. Teere enthalten mehr als 1000 unterschiedliche chemische Verbindungen, darunter auch polyzyklische aromatische Kohlenwasserstoff-(PAK)Verbindungen, die wie Benzpyren, auch Benz-A-Pyren genannt, Karzinogene darstellen. Nahe verwandt sind die auch als Schieferteer bezeichneten sulfonierten Ölfschiefer-Schweldestillate vom Typ des Ichthyols, auf das im Zusammenhang mit den Antipruriginosa eingegangen wird. Sie zeichnen sich freilich durch einen extrem geringen PAK-Gehalt aus.

Erwünschte Wirkungen. Korrespondierend mit der Vielzahl der Inhaltsstoffe besitzen Teere eine Vielzahl unterschiedlicher Wirkungen zur gleichen Zeit, diese Wirkungen sind allerdings zum Teil nur als relativ schwach ausgeprägt aufzufassen. Lange Zeit wesentliche Bedeutung hat die antimikrobielle Wirkung besessen, heute wird insbesondere noch auf die entzündungshemmende Wirkung abgestellt. Speziell können auch in gewissem Umfang die antipruriginöse und antipsoriatische Wirkung herausgestellt werden. Zielerkrankungen stellen somit die Psoriasis vulgaris, aber auch das atopische Ekzem und hier wiederum speziell dessen chronische lichenifizierte bzw. pruriginöse Formen dar.

Eine wesentliche Wirkkomponente besteht auch in der Photosensibilisierung, im Zusammenhang mit der kombinierten Pharmako- und Lichttherapie wird dies seit alters ausgenutzt. Hierauf gründet sich das Goekkerman-Behandlungsschema, bei dem sich eine UV-Bestrahlung an ein vorheriges Teer(Öl-)Bad anschließt.

Unerwünschte Wirkungen. Insbesondere bei längerer Anwendung von Teerpräparaten kann es zu einer Follikulitis bzw. Akne (Teerfollikulitis, Teerakne (Acne picea)) kommen. Bei mangelhaft kontrollierter Lichteinwirkung im Zusammenhang mit Teeranwendung kann eine phototoxische Dermatitis resultieren. Bei der langfristigen Anwendung von Teerpräparaten speziell im Zusammenhang mit Licht muß eine geringfügige Erhöhung der Häufigkeit von Hautkrebs angenommen werden. Als besonders gefährdet gilt die Haut in intertriginösen Räumen, speziell zu nennen ist das Skrotum. Bei Anwendung hochkonzentrierter Teerpräparate bzw. großflächiger Anwendung muß mit der Aufnahme von Inhaltsstoffen ins System gerechnet werden. Sie können dann im Urin nachgewiesen werden. Früher hat man auch eine Dunkelverfärbung des Urins nach längerem Stehen beobachtet: Karbolurin. Speziell bei Holzteeren muß man mit Kontaktsensibilisierung rechnen.

Rezeptur. In der Rezeptur wird Steinkohlenteer (Pix lithanthracis) in Form eines alkoholischen Seifenauszuges eingesetzt: Liquor carbonis detergens. Diese rasch eintrocknende Tinktur kann entweder als solche auf befallene Hautstellen aufgepinselt werden oder in Form einer Salbe auf Vaselinbasis appliziert werden, unter Umständen unter Verwendung von Wollwachsalkoholsalbe.

Handelspräparate. Teer-Linola-Fett N-Creme enthält 2% Steinkohlenteerdestillat. Berniter Kopfhautgel enthält 5% Steinkohlenteer. Der Badezusatz Balneum Hermal mit Teer enthält 30% Steinkohlenteerdestillat. Polytar-Lösung enthält neben Steinkohlenteer Holz- und Wacholderteer.

Indikationen. Die Präparate sind indiziert bei schuppenden Hauterkrankungen, insbesondere der Kopfhaut.

Vitamin-D3-Analoga

In den letzten Jahren ist die Wirkung von Vitamin D3 auf der Haut besser verstanden worden. Vor diesem Hintergrund konnten Analoga entwickelt werden, die bei Psoriasis vulgaris therapeutisch einsetzbar sind. 1,25-Dihydroxy-Vitamin-D3 bindet in der Haut an spezielle Rezeptoren, die Bedeutung haben für die epidermale Differenzierung. Calcipotriol, der erste Vertreter der neuen Stoffklasse der therapeutisch einsetzbaren Vitamin-D3-Analoga, vermag an diesen Rezeptor zu binden.

Handelspräparate. Daivonex-Salbe, Psorcutan-Salbe.

Indikation. Psoriasis vulgaris.

Antipruriginosa und nichtsteroidale Antiphlogistika

Polidocanol. Seit alters wird Polidocanol oder Thesit eingesetzt zur Juckreizstillung. Insbesondere gilt dies im Zusammenhang mit der Lotio alba, in die der Wirkstoff in einer Konzentration von wenigen Prozent ($\sim 5\%$) eingearbeitet werden kann. In neuerer Zeit findet sich Polidocanol auch als juckreizstillende Komponente in einem Ölbad.

Handelspräparat. Balneum Hermal Plus Flüssiger Badezusatz enthält neben Sojabohnenöl 15% Polidocanol. Das Präparat ist indiziert zur unterstützenden Behandlung von Hauterkrankungen bei trockener respektive stark juckender Haut, speziell bei entsprechenden Ekzemen und Psoriasis. Eine weitere Indikation stellt der Pruritus senilis dar.

Ammoniumbituminosulfonat. Ammoniumbituminosulfonat oder Ichthyol repräsentiert ein sulfoniertes Schweldestillat des Ölschiefers. Dieser wurde ursprünglich in Seefeld in Tirol gewonnen, heute in Südfrankreich. Die Inhaltsstoffe ähneln denen des Steinkohlenteers, der aber wesentlich mehr polyzyklische aromatische Kohlenwasserstoffverbindungen aufweist. Hervorzuheben ist die relativ gute Löslichkeit. Therapeutisch macht man sich neben der juckreizstillenden vor allem die antimikrobielle und antientzündliche Wirkung zunutze. Eingearbeitet wird Ichthyol

(3%) unter anderem in weiche Zinkpaste. Es eignet sich dann speziell zur Behandlung subakuter und chronischer Ekzeme speziell vom lichenifizierten bzw. pruriginösen Typ.

Ichthyol kann, anders als die meisten Arzneistoffe bzw. Arzneistoffgemische, pur eingesetzt werden, die hochviskose Flüssigkeit Ichthyol ist indiziert bei Furunkulose und Pernionen.

Handelspräparat. Eingearbeitet in eine Salbengrundlage findet das Stoffgemisch in unterschiedlichen Konzentrationen als Ichtholan 10%/-20%/-50%-Salbe Verwendung, im dermatologischen Bereich unter anderem bei Abszessen.

Antihistaminika

Anders als die systemische Zufuhr spielt die topische bei Antihistaminika in der Dermatologie keine wesentliche Rolle. Dies hängt mit der in der Regel geringen Wirksamkeit zusammen, wobei oft zudem der eingearbeitete Wirkstoff, also das Antihistaminikum im engeren Sinne, keinen Zusatznutzen gegenüber der Grundlage bringt. Eingesetzt werden topische Antihistaminika insbesondere bei ausgedehnten Insektenstich-Reaktionen, angesichts des akut entzündlichen Charakters ist eine stark wasserhaltige Grundlage empfehlenswert.

Handelspräparate. Fenistil Gel enthält Dimetindenmaleat, Soventol Gel Bamipinlaktat, Systral Gel Chlorphenoxamin-HCl, Tavegil Gel Clemastinhydrogenfumarat.

Indikationen. Insektenstichreaktionen, Verbrennungen I. Grades, Sonnenbrand.

Capsaicin. Juckreiz und Schmerz stellen zumindest verwandte Wahrnehmungen dar. Die zugrundeliegenden Mechanismen sind bis heute nur teilweise verstanden. Eine wesentliche Rolle scheint bei der Schmerzempfindung die Substanz P zu spielen. Hieran orientiert sich der therapeutische Einsatz von Capsaicin. In USA wird diese Substanz unter anderem bei postzosterischem Schmerz empfohlen.

Handelspräparat. Dolenon-Liniment. Es handelt sich um eine 5%ige Cayennepfefferextrakt-Zubereitung, standardisiert auf Capsaicinoide. Indiziert zur Behandlung von Nervenschmerzen, besonders bei postzosterischem Schmerz.

Antiinflammatorische Phytopharmaka

In letzter Zeit wird pflanzlichen Dermatika im Zusammenhang mit der Behandlung von Ekzemen und Schuppenflechte wieder verstärkt Aufmerksamkeit geschenkt. In Betracht gezogen werden insbesondere Zubereitungen von Kamille, Hamamelis, Calendula (Ringelblume), Arnika und Aloe. In der Regel bestehen keine wesentliche toxikologischen Bedenken. Zu berücksichtigen gilt es allerdings, daß Inhaltsstoffe bestimmter Pflanzen nicht ganz selten allergische Kontaktekzeme hervorrufen, in Sonderheit gilt dies für Arnika. Wegen ihrer besonders günstigen Nutzen/Risiko-Relation seien im folgenden Kamille und Hamamelis diskutiert.

Kamillenextrakt. Kamillenextrakt enthält eine Fülle unterschiedlicher Wirkstoffe, deren relative Bedeutung nicht endgültig geklärt ist, unter anderem Apigenin, Matrizin, Bisaboloide. In vitro werden sowohl Cyclooxygenase wie Lipoxygenase gehemmt. Auf Zubereitungen bestimmter Kamillenarten gibt es allergische Kontaktekzeme, hierfür ist ein Sesquiterpenlacton verantwortlich. Dieses kommt unter anderem in der Hundskamille vor, nicht aber in der Chamomilla recutita.

Handelspräparat. Kamillosan-Creme, -Heilcreme und -Salbe enthalten 2% Zubereitung, standardisiert auf Levomenol. Die beiden letzten Präparate sind indiziert unter anderem bei Ekzemen, das erstere speziell zu deren Nachbehandlung nach Glukokortikoidanwendung. Alternativ kommt Perkamillon-Salbe in Betracht. Bei entzündlichen Erkrankungen der Mundhöhle ist Kamillosan Mundspray N indiziert, er enthält neben Kamillenextrakt Pfefferminzöl und Anisöl.

Hamamelis-Destillat. Hamamelis virginiana, die Zaubernuß, enthält unter anderem Flavonoide wie Quercetin, desweiteren Tannine, insbesondere Beta-Hamamelitannin. Therapeutisch eingesetzt werden derzeit Destillate, Extrakte können aber auch erwogen werden. Kontaktallergie ist extrem selten, trotz der häufigen Anwendung unter anderem im Perianalbereich.

Handelspräparate. Hametum Creme und Salbe. Die erstere Form enthält zur Wirkungssteigerung das phosphotidylcholinhaltige Präliposomen-System Phosal.

Tamol. Seit langem werden Zubereitungen der Eichenrinde wegen ihrer adstringierenden und entzündungshemmenden Wirkung eingesetzt, speziell bei nässenden Dermatosen. Wirksames Prinzip sind die

Tannine, von ihnen hat man den synthetischen Stoff Tamol abgeleitet.

Handelspräparate. Der auch als Harnstoff-Kresolsulfonsäure-Natriumsalz-Kondensationsprodukt bezeichnete Stoff findet sich in Tannolact Pulver in 40%iger Konzentration, in Tannolact Trockenpuder in 1,2%iger sowie in Tannolact Creme in 0,4%iger. Tannosynt enthält den identischen Wirkstoff.

Nichtsteroidale Antirheumatika

Um Glukokortikoide einzusparen, versucht man auch auf die Substanzklasse der nichtsteroidalen Antirheumatika zurückzugreifen. An der Haut in großem Umfang eingesetzt wird Bufexamac. Wie beim Indomethacin handelt es sich um einen Cyclooxygenasehemmer. Die Wirksamkeit bei örtlicher Anwendung gilt als nicht endgültig gesichert. Gelegentlich kommt es zu einer Kontaktallergie (die Häufigkeit wird bis auf 1:1000 beziffert). Ebenfalls an der Haut angewendet werden nichtsteroidale Antirheumatika, um Veränderungen in tieferliegenden Geweben zu beeinflussen. Hierbei wird insbesondere Diclofenac eingesetzt.

Handelspräparate. Parfenac-Creme, -Salbe bzw. -Fettsalbe enthalten 5% Bufexamac. Sie sind indiziert bei Ekzemen, die ersteren beiden Formen zudem unter anderem bei leichten Verbrennungen und Sonnenbrand, die letztere bei hyperkeratotischen Hautzuständen. Speziell für proktologische Probleme wie Analekzem und Hämorrhoiden gibt es Proctoparf Salbe, sie enthält neben 5% Bufexamac in entsprechender Stärke Lidocain, basisches Wismutgallat und Titandioxid. Diclofenac ist enthalten in Voltaren Emulgel.

Glukokortikosteroide

Bedeutung. Das erste topische Glukokortikoid wurde 1952 von Sulzberger und Witten in die externe Dermatotherapie eingeführt, in Form des Hydrokortisons. Die ursprüngliche Zielerkrankung atopisches Ekzem stellt auch heute noch eine Hauptindikation für topische Glukokortikoide dar. In den letzten Jahrzehnten ist eine Vielzahl weiterer, verwandter Wirkstoffe hinzugekommen. Heute lassen sich zahlreiche, darunter insbesondere auch zahlenmäßig wichtige entzündliche Hauterkrankungen erfolgreich mit topisch applizierten Glukokortikoiden behandeln. Topische Glukokortikoide bilden die bei weitem am häufigsten verordnete Untergruppe der topischen Dermatika.

Struktur/Wirkungs-Beziehungen. Die Glukokortikoide leiten sich chemisch von einem Grundgerüst ab, dem Cyclopentanoperhydrophenanthren. Das Kortisol stellt eine unverzichtbare körpereigene Substanz diesen Typs dar. Es eignet sich grundsätzlich zur äußeren wie inneren therapeutischen Anwendung. In vielen Fällen wird man aber stärkere verwandte Substanzen benötigen. Um die durch den Glukokortikoid-Rezeptor, der auch in der Haut nachweisbar ist und zur Glukokortikoid-Retinoid-Rezeptor-Superfamilie gehört, vermittelte Wirkung zu steigern, hat sich die Einführung von Halogenatomen als sinnvoll erwiesen, insbesondere von Fluor-, aber auch von Chloratomen. Auf diese Weise kann man, bei peroraler Zufuhr, zu hochwirksamen Stoffen gelangen. Im Zusammenhang mit der örtlichen Anwendung bedarf es zudem einer verbesserten Penetrationsfähigkeit. Hierzu bietet sich die Einführung von Säuren als Seitenketten im Sinne der Veresterung an. Einen Hauptvertreter der halogenierten und veresterten topischen Glukokortikoide stellt das in großem Umfang eingesetzte mittelstarke topische Glukokortikoid Betamethason-17-valerat dar. Noch stärker ist Betamethasondipropionat; die Einführung einer zweiten Estergruppe bedingt die höhere Wirksamkeit. In neuerer Zeit hat man angesichts von mit der Halogenierung im Zusammenhang gesehenen unerwünschten Wirkungen versucht, nichthalogenierte Doppelester darzustellen und zu charakterisieren. Die erste Substanz diesen Typs bei uns stellt das vom Prednisolon abgeleitete Prednicarbat (Dermatop) dar; ebenfalls vom Prednisolon abgeleitet ist das 6-Methylprednisolonaceponat (Advantan). Entsprechende Substanzen lassen sich aber auch vom Hydrocortison ableiten: Hydrocortisonaceponat (Retef) und Hydrocortisonbuteprat (Pandel). Diese Substanzen weisen ebenso wie Betamethasonvalerat eine mittlere Wirkstärke auf. Nicht fluoriert, aber chloriert ist das ebenfalls mittelstarke Mometasonfuroat (Ecural). Die höchste bislang als möglich erkannte Wirksamkeit eines topischen Glukokortikoids läßt sich bislang aber nur durch mehrfache Halogenierung erzielen: Clobetasolpropionat (Dermoxin), ein dreifach halogeniertes Glukokortikoid, stellt die bislang stärkste Wirksubstanz dar. Alternativ kommt in Betracht, die Wirksamkeit von topischen Glukokortikoiden durch Einsatz von Arzneistoffträgersystemen wie Liposomen zu optimieren.

Erwünschte Wirkungen. Eine wesentliche Wirkung aller bislang therapeutisch eingesetzten Glukokortikoide wird in ihrer vasokonstriktorischen Aktivität gesehen. Diese Eigenschaft wird auch bei der vergleichenden Bewertung der Wirkstärke herangezogen: Im Abblassungstest nach McKenzie und Stoughton überprüft man, in welchem Umfang eine Glukokortikoidzubereitung eine Abblassung der normalen Hautfarbe bedingen kann. Eng verbunden mit der vasokonstriktorischen scheint die antiinflammatorische Wirkung zu sein. Dabei spielt wohl die Stabilisierung lysosomaler Membranen eine wesentliche Rolle. Desweiteren wird die Aktivität von T- wie B-Lymphozyten beeinflußt. Schließlich beeinflussen Glukokortikoide die Zellteilung (antimitotischer bzw. antiproliferativer Effekt). Insbesondere auch Keratinozyten und Fibroblasten werden hiervon betroffen. Im Korium spielt die Beeinträchtigung der Kollagen- und Glukosaminoglykan-Synthese insbesondere im Zusammenhang mit unerwünschten Wirkungen eine wesentliche Rolle. Entsprechend ist die Negativbeeinflussung der Chemoattraktion einzustufen. Nach längerer Anwendung kann die Wirkung — reversibel — vermindert sein: Tachyphylaxie.

Klassifikation nach Wirkstärke

Die große Zahl der verfügbaren topischen Glukokortikoide macht eine Einteilung für die Praxis unverzichtbar. In Zentraleuropa wird eine Viererklassifikation bevorzugt, wobei der Klasse I die schwächsten und der Klasse IV die stärksten Vertreter zugeordnet werden. Die Klassifikation orientiert sich insbesondere an der relativen Wirksamkeit im Abblassungstest. Grundsätzlich spielt hierbei auch die Arzneiform eine gewisse Rolle. Bei der Auswahl einer einzelnen Wirksubstanz ist zu beachten, daß innerhalb einer Klasse erhebliche Unterschiede in der Wirkstärke bestehen, desweiteren, daß die Unterschiede zwischen nahe beieinanderliegenden Glukokortikoiden zweier benachbarter Klassen gering sein können. Bezüglich der Einstufung verbreiteter Wirkstoffe und korrespondierender handelsüblicher Präparationen sei auf die Tabelle verwiesen.

Indikationen. Glukokortikoide sind indiziert bei Glukokortikoid-empfindlichen Dermatosen. Hierunter sind besonders Ekzeme und Psoriasis herauszustellen. Ein Unterschied in bezug auf diese beiden Hauptindikationen besteht allerdings insofern, als Glukokortikoide zwar bei Ekzemen, nicht aber bei Psoriasis Mittel der ersten Wahl sind.

Taktik der Glukokortikoid-Anwendung. Herkömmliche Glukokortikoide werden in der Regel zweimal täglich appliziert. Neuere Präparate sind auch zur Einmalanwendung bestimmt, die in vielen Fällen ausreicht. Dies hängt auch mit der Bildung eines Wirkstoffdepots in der Hornschicht zusammen. In vielen Fällen wird man bei Einmalanwendung des Glukokortikoid-Präparates pro Tag nach 12 Stunden eine korrespondierende Basiszubereitung einsetzen. Für diese sogenannte *Tandem-Therapie* gibt es von vielen Glukokortikoid-Externa korrespondierende Basispräparationen. Diese Grundlagen eignen sich auch für die Rezeptur.

Basistherapeutika stellen auch eine wesentliche Komponente der *Intervalltherapie* mit topischen Glukokortikoiden dar. Hierbei wird zunächst für etwa eine Woche die wirkstoffhaltige Präparation eingesetzt, dann für eine Woche die korrespondierende Wirkstoff-freie, dann wiederum die Wirkstoff-haltige usf. Von mancher Seite wird auch empfohlen, bei abzusehender längerfristiger Behandlungsbedürftigkeit zunächst stärkere und dann schwächere topische Glukokortikoide konsekutiv einzusetzen. Auch auf diese Weise sollen unerwünschte Wirkungen reduziert werden.

In der Praxis werden ganz überwiegend mittelstarke Glukokortikoide eingesetzt, speziell die stärkeren der Klasse II und solche der Klasse III, erstere insbesonder bei Ekzemen, letztere bei Psoriasis.

Unerwünschte Wirkungen. Schon bald nach Einführung der halogenierten Glukokortikoide ist man sich möglicher unerwünschter Wirkungen bewußt geworden. Ihr Auftreten und Ausmaß hängt ab von der Stärke des verwendeten Glukokortikoids, der Häufigkeit und Fläche der Anwendung sowie dem Ausmaß der Beeinträchtigung der epidermalen Barriere. Grundsätzlich ist zwischen systemischen und lokalen Nebenwirkungen zu unterscheiden.

Systemische unerwünschte Wirkungen. Besonders bei langfristiger großflächiger Anwendung hochpotenter Glukokortikoide kann es infolge perkutaner Absorption in Abhängigkeit von der Art der Verbandstechnik (Okklusionsverband) resorptiv zu systemischen Nebenwirkungen kommen. Auf Cushingoid, Hypokaliämie, Osteoporose, Diabetes mellitus, Wachstumsstörungen, Glaukom oder Steroidakne ist zu achten, und dies besonders bei großflächiger örtlicher Anwendung von Glukokortikosteroiden bei Kindern und Jugendlichen.

Akute örtliche unerwünschte Wirkungen. Sie können sich in einer toxischen Kontaktdermatitis bei Wahl der falschen Grundlage, z.B. einer glukokortikoidhaltigen Fettsalbe zur Behandlung intertriginöser Hauterscheinungen, manifestieren oder als allergische Kontaktdermatitis. Letztere ist nur sehr selten durch das Glukokortikoid selbst ausgelöst, meist hingegen durch Bestandteile in der Grundlage wie Wollwachs-

Tabelle 68.5. Klassifikation wichtiger topischer Glukokortikosteroide (in Anlehnung an Niedner/Schöpf 1993)

Wirkstärke	Wirkstoff	Konzentration	Arzneiform	Handelsname	Packungsgröße
I	Hydrocortison	1,0%	Creme	Hydrocortison-Wolff 1,0% Lotio	N1, N2
	Hydrocortison	1,0%	Creme	Hydrocortison-Wolff 1,0% Creme	N1, N2
	Hydrocortisonacetat	1,0%	Salbe	Hydrocortison-Salbe Mago KG	N1
	Prednisolon	0,4%	Creme	Linola-H N	N1, N2
	Prednisolon	0,4%	Salbe	Linola-H Fett N	N1, N2, N3
	Fluocortinbutyl	0,75%	Creme	Vaspit-Creme	N1, N3
	Fluocortinbutyl	0,75%	Salbe	Vaspit-Salbe	N1, N3
	Fluocortinbutyl	0,75%	Fettsalbe	Vaspit-Fettsalbe	N1, N3
II	Hydrocortisonaceponat	0,1%	Creme	Retef-Creme	N1, N2, N3
	Hydrocortisonaceponat	0,1%	Salbe	Retef-Salbe	N1, N2, N3
	Hydrocortisonaceponat	0,1%	Fettsalbe	Retef-Fettsalbe	N1, N2, N3
	Dexamethason	0,05%	Creme	Dexamethason-Creme LAW	N1, N2, N3
	Dexamethason	0,05%	Salbe	Dexamethason-Salbe LAW	N1, N2, N3
	Hydrocortisonbuteprat	0,1%	Creme	Pandel-Creme	N1, N2
	Hydrocortisonbuteprat	0,1%	Salbe	Pandel-Cresa	N1, N2
	Hydrocortisonbuteprat	0,1%	Fettsalbe	Pandel-Salbe	N1, N2
	Triamcinolonacetonid	0,1%	Creme	Volon A-Creme	N1, N2
	Triamcinolonacetonid	0,1%	Salbe	Volon A-Salbe antibiotikafrei	N1, N2
	Prednicarbat	0,25%	Creme	Dermatop Creme	N1, N2, N3
	Prednicarbat	0,25%	Salbe	Dermatop Salbe	N1, N2, N3
	Prednicarbat	0,25%	Fettsalbe	Dermatop Fettsalbe	N1, N2, N3
	Prednicarbat	0,25%	Tinktur	Dermatop Lösung	N1, N2, N3
III	Betamethasonvalerat	0,1%	Creme	Betnesol-V Lotio 0,1%	N1, N2, N3
	Betamethasonvalerat	0,1%	Salbe	Betnesol-V Creme 0,1%	N1, N2, N3
	Betamethasonvalerat	0,1%	Salbe	Celestan-V Creme	N1, N2, N3
	Betamethasonvalerat	0,1%	Fettsalbe	Betnesol-V Salbe 0,1%	N1, N2, N3
	Betamethasonvalerat	0,1%	Fettsalbe	Celestan-V Salbe	N1, N2, N3
	Betamethasonvalerat	0,1%	Tinktur	Betnesol-V Crinale 0,1%	N1, N2, N3
	Betamethasonvalerat	0,1%	Tinktur	Celestan-V Crinale	N1, N2, N3
	Betamethasondipropionat	0,05%	Salbe	Diprosone-Creme	N1, N2, N3
	Betamethasondipropionat	0,05%	Fettsalbe	Diprosone-Salbe	N1, N2, N3
	Desoximetason	0,25%	Creme	Topisolon-Lotio	N1, N2
	Desoximetason	0,25%	Salbe	Topisolon-Salbe	N1, N2, N3
	Desoximetason	0,25%	Fettsalbe	Topisolon-Fettsalbe	N1, N2
	Fluocinonid	0,05%	Creme	Topsym Creme	N1, N2
	Fluocinonid	0,05%	Salbe	Topsym Salbe	N1, N2
	Fluocinonid	0,05%	Fettsalbe	Topsym F Salbe	N1, N2
	Fluocinonid	0,05%	Tinktur	Topsym Lösung	N1, N2
	Diflucortolonvalerat	0,1%	Creme	Nerisona Creme	N1, N2, N3
	Diflucortolonvalerat	0,1%	Salbe	Nerisona Salbe	N1, N2, N3
	Diflucortolonvavalat	0,1%	Fettsalbe	Nerisona Fettsalbe	N1, N2, N3
IV	Clobetasolpropionat	0,05%	Salbe	Dermoxin Creme	N1, N2
	Clobetasolpropionat	0,05%	Fettsalbe	Dermoxin Salbe	N1, N2

alkohole oder Konservierungsstoffe (Parabene, Äthylendiamin) oder in Mischsalben beigefügte antibakterielle oder antimykotische Arzneistoffe.

Chronische lokale unerwünschte Wirkungen. Diese sind entsprechend der vielfältigen Wirkung von Glukokortikosteroiden auch klinisch morphologisch vielfältig. Im allgemeinen sind sie abhängig von der Dauer der Anwendung und der Potenz des verwendeten Glukokortikosteroids.

Epidermis. Nebenwirkungen führen zur epidermalen Atrophie und Verdünnung der Epidermis mit leichter Verletzbarkeit.

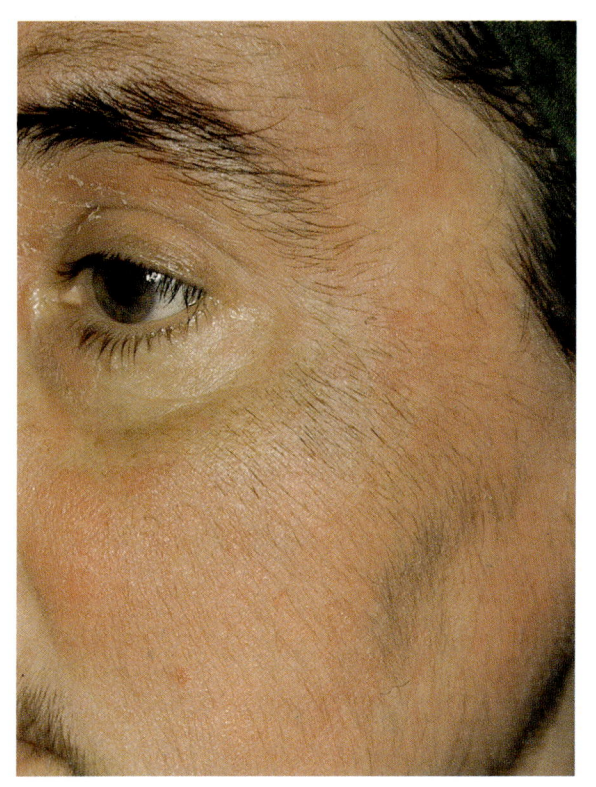

Abb. 68.2. Nebenwirkungen bei längerer topischer Glukokortikosteroidtherapie, Erythrose und Hypertrichose

kungs-Relation gesichert werden konnte: Topische Glukokortikosteroide mit verbesserter Wirkungs-Nebenwirkungs-Relation.

Weitere Veränderungen des Bindegewebes führen zu *stippled skin*, weißlicher Follikelprominenz besonders im Halsbereich, und infolge größerer Verletzlichkeit besonders an den Streckseiten der Unterarme zu sternförmigen Narben: *pseudocicatrices stellaires* wie bei alten Menschen in chronisch lichtexponierter Haut. Die allgemeine Verdünnung des Bindegewebes der Haut bildet sich nach Absetzen der Glukokortikoide wieder langsam zurück.

Pigmentierung. Störungen der Pigmentierung sind sehr selten. Nach Anwendung von fluorierten Glukokortikosteroiden als Pflaster wurde Leukoderm beschrieben. Womöglich ist dies jedoch durch nichtsteroidale Pflasterinhaltsstoffe bedingt.

Blutgefäße. Besonders im Gesicht kann es unter langfristiger Steroideinwirkung zum Auftreten multipler Teleangiektasien in der atrophisch verdünnten Haut kommen: *Rubeosis steroidica*. Ob solche Teleangiektasien sich wieder spontan zurückbilden können, scheint im Einzelfall fraglich, ist aber möglich. Auch *Dauererythem* kommt als Nebenwirkung vor.

Dermatosen. Granuloma gluteale infantum ist als Nebenwirkung nach längerfristigem Gebrauch von potenten fluorierten Glukokortikosteroiden in der Windelgegend bei Säuglingen bekannt. Hier kommt es zu papulösen und knotenförmigen Veränderungen, die einen blaurötlichen Aspekt aufweisen und eine gewisse Ähnlichkeit mit dem posterosiven Syphiloid besitzen. Nach Absetzen der fluorierten Glukokortikosteroide heilen diese Granulome ab.

Periorale Dermatitis. Auch diese wurde zumindest bei manchen dieser Patienten als Nebenwirkung nach fluorierten Glukokortikosteroiden erkannt.

Haartalgdrüsenfollikel. Hypertrichose ist besonders im Gesicht bei Frauen eine unangenehme Nebenwirkung, bildet sich gewöhnlich aber nach Absetzen wieder zurück. *Steroidakne* kann nicht nur nach peroraler, sondern auch nach örtlicher Anwendung auftreten. Besonders die Prädilektionsstellen der Akne sind bei jungen Menschen gefährdet.

Hautbindegewebe. Unter der Glukokortikosteroidwirkung kann es zu einer Atrophie und Verdünnung des Hautbindegewebes kommen, nach subkutaner Injektion von Kristallsuspensionen auch des subkutanen Fettgewebes mit Dellenbildung. Die unangenehmste Folge sind Striae rubrae distensae. Gefährdet für das Auftreten von *Steroidstriae* sind diejenigen Hautregionen, in denen sich während der Schwangerschaft oder beim Cushing-Syndrom Striae entwickeln, bei Jugendlichen insbesondere die Achselfalten und Innenseiten der Oberschenkel, beispielsweise nach fehlerhafter Glukokortikoidtherapie von Dermatomykosen. Steroidstriae sind irreversibel.

Will man derartige Wirkungen vermeiden, kann man auf nichthalogenierte Doppelester wie Prednicarbat und 6-Methylprednisolonaceponat sowie Hydrocortisonaceponat und Hydrocortisonbuteprat zurückgreifen, bei denen eine verbesserte Wirkungs-Nebenwir-

Ulzerationen. Glukokortikosteroide interferieren mit der Wundheilung und verzögern diese. Im Fall längerfristiger Anwendung bei chronischen ulzerösen Hauterkrankungen, insbesondere bei Ulcera cruris auf dem Boden von chronischer venöser Insuffizienz, können sie nach anfänglichen positiven Effekten zu Wundheilungsstörungen und sogar zu Vergrößerung der Ulzerationen führen: *Steroidulkus*.

Schwächung der Infektabwehr der Haut. Bei langfristiger Anwendung kann es zu Infektionen durch Hefepilze (Candidafollikulitis, Candidaintertrigo), Bakterien (Follikulitis, Impetigo, Phlegmone) oder Viren (Verrucae vulgares, Mollusca contagiosa, Herpes simplex) kommen. Typische Erkrankungen bei langfristiger Behandlung von atopischem Ekzem mit hochpo-

Tabelle 68.6. Glukokortikosteroidhaltige Kombinationspräparate

Zusätzlicher Wirkstoff	Glukokortikoid	Handelspräparat
Antiinfektiva		
Antibiotika		
Gentamicinsulfat	Flupredniden-21-acetat	Decoderm comp. Creme, Salbe
Gentamicinsulfat	Betamethason-17,21-dipropionat	Diprogenta Creme, Salbe
Gentamicinsulfat	Betamethason-17-valerat	Sulmycin mit Celestan-V-Creme, Salbe
Gentamicinsulfat	Hydrocortison	Corti-Refobacin
Neomycinsulfat	Prednisolon	Linola-H-compositum N Creme
Fusidinsäure	Hydrocortison-17-butyrat	Fucidine plus Salbe
Antimykotika		
Miconazol	Flupredniden-21-acetat	Decoderm tri Creme
Isoconazolnitrat	Fluocortinbutyl	Bi-Vaspit-Creme
Isoconazolnitrat	Diflucortolon-21-valerat	Travicort-Creme
Clotrimazol	Hydrocortison	Canesten HC Creme
Desinfizienzien		
Clioquinol	Flumetason-21-pivalat	Locacorten-Vioform Creme, Salbe, Paste
Chlorquinaldol	Diflucortolon-21-valerat	Nerisona C Creme
Keratolytika		
Harnstoff	Hydrocortison	Hydrodexan Creme, S Salbe, Nubral 4 HC Creme (mit Kochsalz)
Salizylsäure	Betamethason-17-valerat	Betnesalic-Salbe
Salizylsäure	Betamethason-17,21-dipropionat	Diprosalic Salbe, Lösung
Salizylsäure	Flumethason-21-pivalat	Locasalen-Salbe, Lösung
Salizylsäure	Fluprednoden-21-acetat	Sali-Decoderm Salbe, Tinktur
Natriumbituminosulfonat	Hydrocortison	Ichthocortin fett Salbe, fettfrei Creme
Depigmentanzien		
Hydrochinon/Tretinoin	Hydrocortison	Pigmanorm Creme Widmer
Lokalanästhetika		
Pramocain	Hydrocortison-21-acetat	Proctofoam HC Rektalschaum

tenten Glukokortikosteroiden sind daher Eczema herpeticatum, Eczema verrucatum, Eczema molluscatum oder Eczema vaccinatum.

Reboundeffekte. Als „Rückstoßeffekt" kann die Tatsache bezeichnet werden, daß nach Absetzen einer örtlichen Glukokortikoidtherapie die betreffenden Hauterscheinungen massiver als vor der Behandlung auftreten und dann nicht selten auch schlechter auf Glukokortikosteroide ansprechen als vorher. Dies ist besonders von Psoriasis vulgaris bekannt, bei der z.B. aus einer Psoriasis vulgaris palmoplantaris nach Absetzen der Glukokortikoidtherapie eine Psoriasis pustulosa palmoplantaris entstehen kann.

Kombinationspräparate. Traditionell werden Glukokortikoide topisch häufig zusammen mit anderen Wirkstoffen eingesetzt. Nicht immer ist dabei klar, ob mit der weiteren Wirkkomponente tatsächlich ein zusätzlicher Nutzen verbunden ist. Entsprechende Präparate sind zusammen mit den entsprechenden Wirkstoffen abgehandelt. Diese gehören insbesondere zur Gruppe der Antiinfektiva und Keratolytika. Eine Übersicht gibt die Tabelle 68.6.

Weiterführende Literatur

Monographien

Arndt KA (1989) Manual of dermatologic therapeutics, 4th edn. Little Brown, Boston

Braun-Falco O, Korting HC (eds) (1990) Hautreinigung mit Syndets. Springer, Berlin

Braun-Falco O, Korting HC, Maibach HI (eds) (1992) Liposome dermatics. Springer, Berlin

Bundesverband der Pharmazeutischen Industrie (Hrsg) Rote Liste 1994. Editio Cantor, Aulendorf

Charlet E (1989) Kosmetik für Apotheker. Wissenschaftliche Verlagsgesellschaft, Stuttgart

Gloor M (1982) Pharmakologie dermatologischer Externa. Springer, Berlin
Groot de AC, Weyland JW, Nater JP (1994) Unwanted effects of cosmetics and drugs used in dermatology. 3rd ed. Elsevier, Amsterdam
Hornstein OP, Nürnberg E (eds) (1985) Externe Therapie von Hautkrankheiten. Pharmazeutische und medizinische Praxis. Thieme, Stuttgart
Korting GW, Frank P (1987) Diagnose und Therapie der Hautkrankheiten. Schattauer, Stuttgart
Korting HC (1995) Dermatotherapie. Springer, Berlin, Heidelberg, New York
Korting HC, Schäfer-Korting M (eds) (1996) The benefit/risk ratio: a handbook for the rational use of potentially hazardous drugs. CRC Press, Boca Raton
Maddin S (1991) Current dermatologic therapy. 2nd Ed. Saunders, Philadelphia
Mahrle G, Ippen H (eds) (1985) Dermatologische Therapie. Perimed, Erlangen
Maibach HI, Surber C (eds) (1992) Topical corticosteroids. Karger, Basel
Merk HF, Bickers DR (1992) Dermotopharmakologie und Dermatotherapie. Blackwell, Berlin
Mukhtar H (Ed) (1992) Pharmacology of the skin. CRC Press, Boca Raton
Mutschler E (1991) Arzneimittelwirkungen. 6. Aufl. Wissenschaftliche Verlagsgesellschaft, Stuttgart
Niedner R, Ziegenmeyer (eds) (1992) Dermatika. Therapeutischer Einsatz, Pharmakologie und Pharmazie. Wissenschaftliche Verlagsgesellschaft, Stuttgart
Ring J, Fröhlich HH (1985) Wirkstoffe in der dermatologischen Therapie. Springer, Berlin
Ruzicka T (ed) (1990) Eicosanoids and the skin. CRC Press, Boca Raton
Schauder S (ed) (1994) Göttinger Liste 1994. Sonnenschutzkosmetik in Deutschland. Blackwell, Berlin
Schrader K (1989) Grundlagen und Rezepturen der Kosmetika. Hüthig, Heidelberg
Schwabe U, Paffrath D (Hrsg) (1993) Arzneimittelverordnungs-Report '93. Fischer, Stuttgart
Shelley WB, Shelley ED (1987) Advanced dermatologic therapy. Saunders, Philadelphia
Shroot B, Schaefer H (eds) (1987) Skin pharmacokinetics. Karger, Basel
Tronnier H, Schmohl U (1990) Dermatologische Rezepturen und Wirkstoffe. Thieme, Stuttgart
Umbach W (ed) (1988) Kosmetik. Entwicklung, Darstellung und Anwendung kosmetischer Mittel. Thieme, Stuttgart
Zesch A (1988) Externa. Galenik, Wirkungen, Anwendungen. Springer, Berlin

Einzelarbeiten

Agathos M, Bandmann HJ (1984) Benzoyl peroxide contact allergy in leg ulcer patients. Contact Dermatitis 11:316–317
Arndt KA (1988) Adverse reactions to acyclovir: topical, oral and intravenous. J Am Acad Dermatol 18:188–190
Behrendt H, Korting HC (1990) Klinische Prüfung von erwünschten und unerwünschten Wirkungen topisch applizierbarer Glukokortikoide am Menschen. Hautarzt 41:2–8
Bickers DR (1981) The carcinogenicity and mutagenicity of coal tar — a perspective. J Invest Dermatol 77:173–174
Charlet E, Finkel P, Wiskemann A (1979) Sunblocker. Ärztl Kosmetol 9:368–372
Clerq de E (1982) Selective antiherpes agents. Trends Pharm Sci 3:492–495
Corey L, Nahmias AJ, Guinan ME et al. (1982) A trial of topical acyclovir in genital herpes simplex virus infections. N Engl J Med 306:1313–1319
Cornell RC, Stoughton RB (1987) Review of super-potent topical corticosteroids. Semin Dermatol 6:72–76
Crumpacker GS (1989) Molecular targets of antiviral therapy. N Engl J Med 321:163–172
Czarnetzki BM (1989) Vitamin D_3 in Dermatology: a critical appraisal. Dermatologica 178:184–188
DuVivier A, Stoughton RB (1975) Tachyphylaxis to the action of topically applied steroids. Arch Dermatol 111:581–583
Eckstein E, Steiner H, Wesenberg W (1974) Zur externen Behandlung der Akne mit Tretinoin. Arzneimittelforschung 24:1205–1209
Effendy I, Speck B, Friedrich HC (1986) Die Behandlung der Dermatomykosen. Therapiewoche 36:848–858
Eggensperger H (1980) Wirkstoffe zur Hautdesinfektion. Dtsch Apoth Ztg 120:28–30
Elsner P (1994) Die Bedeutung von Pflegepräparaten für die epidermale Barriere. Zeitschr Hautkr 69:303–307
Enders F, Przybilla B, Ring J et al. (1988) Epikutantestung mit einer Standardreihe. Ergebnisse bei 12.026 Patienten. Hautarzt 39:779–786
Epstein E (1977) Treatment of actinic cheilitis with topical fluorouracil. Arch Dermatol 113:906–908
Epstein NN, Epstein WL, Epstein JH (1963) Atrophic striae in patients with inguinal intertrigo. Arch Dermatol 87:450–457
Fanta D (1978) Klinische und experimentelle Untersuchungen über die Wirkung von Benzoylperoxid in der Behandlung der Akne. Hautarzt 29:481–486
Feiwel M, James VHT, Barnett ES (1969) Effect of potent topical steroids on plasma cortisol levels of infants and children with eczema. Lancet i:485–487
Frederiksson T (1974) Topically applied fluorouracil in the treatment of psoriatic nails. Arch Dermatol 110:208–212
Frenk E (1986) Die Behandlung der Vitiligo. Hautarzt 37:1–5
Gloor M (1993) Wie zuverlässig sind Hautschutzmittel am Arbeitsplatz? In: Braun-Falco O, Plewig G, Meurer M (Hrsg) Fortschritte der praktischen Dermatologie und Venerologie, Bd 13. Springer, Berlin, Heidelberg, S 412–415
Gloor M, Baldes G, Lipphardt BA et al. (1978) Über den Effekt von Selendisulfid auf Menge und Zusammensetzung der Kopfhaut- und Haarlipide. Therapiewoche 28:3582–3588
Gloor M, Mattern E, Friedrich HC (1976) Über die Wirkung eines Steinkohlenteerzusatzes zu Kopfwaschmitteln auf Menge und Zusammensetzung der Kopf- und Haarlipide. Dermatol Monatsschr 162:678–683
Gloor M, Ohrmann R (1975) Zur Therapie der Sebostase mit Ölbadezusätzen. Akt Dermatol 1:273–279
Goerz G, Merk H (1983) Teerbehandlung in der Dermatologie. Hautarzt 34:437–441
Goette DK (1981) Topical chemotherapy with 5-fluorouracil. J Am Acad Dermatol 4:643–649
Goldermann R, Teilkemeier P, Lehmann P et al. (1992) Typ-IV-Sensibilisierung gegen Kortikoide. Z Hautkr 67:430–435

Goldschmidt JA, Kligman AM (1968) Increased sebum secretion following selenium sulfide shampoos. Acta Derm Venereol 48:489–491

Hardil E, Lindstrom C, Moller H (1978) Intermittent treatment of psoriasis with clobetasol propionate. Acta Derm Venereol 58:375–377

Haustein UF (1991) Pyrethrine und Pyrethroide bei der Behandlung von Skabies und Pediculosis. Hautarzt 42:9–15

Hay RJ (1990) Antifungal drugs in dermatology. Semin Dermatol 9:309–317

Heilgemeir G, Balda BR (1981) Irreversible toxische Depigmentierung. Münch Med Wochenschr 123:47–48

Hölzle E (1984) Therapie der Hyperhidrosis. Hautarzt 35:7–15

Hörmann HP, Korting HC (1994) Evidence for the efficacy and safety of topical herbal drugs in dermatology. Part I. Anti-inflammatory agents. Phytomedicine 1:161–171

Hogan DJ (1991) Benzoyl peroxide: carcinogenicity and allergenicity. Int J Dermatol 30:467–470

Hurwitz RN (1989) Steroid acne. J Am Acad Dermatol 21:1179–1181

James VHT, Munro DD, Feiwel M (1967) Pituitary-adrenal function after occlusive topical therapy with betamethasone-17-valerate. Lancet ii:1059–1061

Kaidbey KH, Kligman AM (1981) An appraisal of the efficacy and substantivity of the new high potency sunscreens. J Am Acad Dermatol 4:566–570

Katz BE, Fisher AA (1987) Bacitracin: a unique topical antibiotic sensitizer. J Am Acad Dermatol 17:1016–1024

Keményi L, Ruzicka T, Braun-Falco O (1990) Dithranol: A review of the mechanism of action in the treatment of psoriasis vulgaris. Skin Pharmacol 3:1–20

Kligman AM, Willis I (1975) A new formula for depigmenting human skin. Arch Dermatol 111:40–48

Kochevar IE, Armstrong RB, Einbinder J et al. (1982) Coal tar phototoxicity: active compounds and action spectra. Photochem Photobiol 36:65–69

Korting HC, Braun-Falco O (1989) Efficacy and tolerability of combined topical treatment of acne vulgaris with tretinoin and erythromycin in general practice. Drugs Exp Clin Res 15:447–451

Korting HC, Kerscher MJ, Schäfer-Korting M (1992) Topical glucocorticoids with improved benefit/risk ratio: do they exist? J Am Acad Dermatol 27:87–92

Korting HC, Kerscher M, Schäfer-Korting M et al. (1993) Influence of topical erythromycin preparations for acne vulgaris on skin surface pH. Clin Investig 71:644–648

Korting HC, Schäfer-Korting M, Hart H et al. (1993) Anti-inflammatory activity of hamamelis distillate applied topically to the skin. Influence of vehicle and dose. Eur J Clin Pharmacol 44:315–318

Kragballe K (1990) Combination of topical calcipotriol (MC 903) and UVB radiation for psoriasis vulgaris. Dermatologica 181:211–214

Krochmal L, Wang JCT, Patel B et al. (1989) Topical corticosteroid compounding: effects on physiocochemical stability and skin penetration rate. J Am Acad Dermatol 21:979–984

Lawrence CM, Howel D, Shuster S (1984) The inflammatory response to anthralin. Clin Exp Dermatol 9:336–341

Leyden JJ, Thew M, Kligman AM (1974) Steroid rosacea. Arch Dermatol 110:619–622

Lutz U, Jaspersen HP (1982) Repellentien und Insektenabwehr. Dtsch Apoth Ztg 122:1539–1543

Maibach HI, Khan AA (1983) Topical insect repellents: volatility modifications. In: Frost P, Gomez EC, Zaias N (eds) Recent advances in dermatopharmacology. Spectrum Publ, New York, pp 243–250

Merk H, Loew D, Lorke D (1990) Topische Anwendung des Steinkohlenteers: Nutzen-Risiko-Abwägung aus klinischer, pharmakologischer und toxikologischer Sicht. Akt Dermatol 16:147–151

Meurer M, Konz B (1977) Hautnekrosen nach Anwendung 2%iger Pyoktaninlösung. Hautarzt 28:94–95

Michael J (1977) Klinische Erfahrungen mit Betaisadona-Mikrobiziden in Chirurgie und Orthopädie. Therapiewoche 27:9328–9330

Niedner R (1991) Grundlagen einer rationalen Therapie mit externen Glukokortikosteroiden. Hautarzt 42:337–346

Niedner R (1992) Extern anzuwendende Glukokortikosteroide. Teil I: Anwendungsregeln – Klassifikation. Fortschr Med 110:327–329

Pflugshaupt C (1983) Diskontinuierliche topische Cordicoidtherapie. Z Hautkr 148:1229–1238

Pittelkow MR, Perry HO, Muller SA et al. (1980) Skin cancer in patients with psoriasis treated with coal tar. Arch Dermatol 117:465–468

Plewig G, Wolff HH, Braun-Falco O (1971) Lokalbehandlung normaler und pathologischer Haut mit Vitamin-A-Säure. Arch Klin Exp Dermatol 239:390–413

Przybilla B, Balda BR (1980) Allergische Kontaktdermatitis durch Tromantadin. Münch Med Wochenschr 122:1195–1198

Puschmann M (1981) Experimentelle Untersuchung zur Wirkung von Balneum Hermal und Balneum Hermal F stärker fettend im Vergleich zu einem nicht-rückfettenden Schaumbad. Dermatol Kosmet 22:40–43

Puschmann M, Gogoll K (1989) Verbesserung der Hautfeuchte und des Hautreliefs unter Harnstofftherapie. Hautarzt 40 (Suppl):67–70

Raab W (1983) Pharmakologie und Wirkungsmechanismus von Anthralin. Ärztl Kosmetol 13:329–332

Roller JA (1978) Contact allergy to clotrimazole. Br Med J II:737–738

Rivara G, Tomb RR, Foussereau J (1989) Allergic contact dermatitis from topical corticosteroids. Contact Dermatitis 21:83–91

Schäfer-Korting M, Korting HC, Ponce-Pöschl E (1994) Liposomal tretinoin for uncomplicated acne vulgaris. Clin Invest 72:1086–1091

Schittko I (1979) Parfenac Salbe als alternative Therapie zu Kortikoiden bei Hauterkrankungen im Säuglingsalter. Therapiewoche 29:5963–5966

Schmid MH, Korting HC (1994) Liposomes: a drug carrier system for topical treatment in dermatology. Crit Rev Ther Drug Carrier Syst 11:153–175

Sebben JE (1983) Surgical antiseptics. J Am Acad Dermatol 9:759–765

Siegle RJ, Fekety R, Sarbonne PD et al. (1986) Effects of clindamycin on intestinal microflora in patients with acne. J Am Acad Dermatol 15:180–185

Simmonds WL (1976) Management of actinic keratoses with topical 5-fluorouracil. Cutis 18:298–300

Smith JG, Wahr RF, Chalker DK (1976) Corticosteroid induced atrophy and telangiectasia. Arch Dermatol 112:1115–1117

Stoughton RCD, August PJ (1975) Cushing's syndrome and pituitary-adrenal suppression due to clobetasol propionate. Br Med J ii:419–421

Stritzler C (1966) Cutaneous candidiasis treated with topical Amphotericin B: a comparative study. Arch Dermatol 93:101–105

Sturm HM (1979) Bowen's disease and 5-fluorouracil. J Am Acad Dermatol 1:513–522

Sulzberger MB, Witten VH (1952) The effect of topically applied compound F in selected dermatoses. J Invest Dermatol 18:101–102

Taube KM (1992) Feuchthalteeffekt und Verträglichkeit von harnstoffhaltigen Externa bei Neurodermitikern. Hautarzt 43 (Suppl):30–32

Trozak DJ (1990) Topical corticosteroid therapy in psoriasis vulgaris. Cutis 46:341–350

Van de Kerkhof PCM, Van Bokhoven M, Zultak M et al. (1989) A double-blind study of topical 1a, 25-dihydroxyvitamin D_3 in psoriasis. Brit J Dermatol 120:661–664

Vermeer BJ, Heremans GFP (1974) A case of growth retardation and Cushing's syndrome due to excessive application of betamethasone-17-valerate ointment. Dermatologica 149:299–304

Weiss JS, Ellis CN, Headington JT et al. (1988) Topical tretinoin improves photoaged skin. A double-blind vehicle controlled study. JAMA 259:527–532

White DG, Collins PO, Rowsell RB (1989) Topical antibodies in the treatment of superficial skin infections in general practice — a comparison of mupirocin with sodium fusidate. J Infect 18:221–229

Wilkinson DS, Kirton V, Wilkinson JD (1970) Perioral dermatitis. Br J Dermatol 101:245–257

Wilson FM (1979) Adverse external ocular effects of topical ophthalmic medications. Surg Ophthalmol 24:57–88

Wohlrab W (1988) Bedeutung von Harnstoff in der externen Therapie. Hautarzt 40 (Suppl):35–41

Zesch A (1988) Wirkstoffe, Hilfsstoffe und Wirksamkeit von Externa-Fertigarzneimitteln. Hautarzt 39:267–269

Kapitel 69   Innerliche Behandlung von Dermatosen

Inhaltsverzeichnis

Einführung 1533
Glukokortikoide 1534
Sexualsteroide 1536
Antihistaminika 1537
Retinoide 1538
Zytostatika und Immunsuppressiva 1539
Nichtsteroidale Antiphlogistika 1541
Antimalariamittel 1542
Antibiotika 1542
   Penizilline 1543
   Cephalosporine 1544
   Tetrazykline 1544
   Makrolide 1545
   Aminoglykosidantibiotika 1545
   Zweitgenerations-Quinolone 1545
   Sonstige Antibiotika 1546
Sulfonamide, Cotrimoxazol, Sulfone 1546
Virustatika 1546
   Aciclovir 1546
Antimykotika 1547
Photosensibilisatoren 1547
Rheologika 1547
Psychopharmaka 1548
Zytokine 1549
Weiterführende Literatur 1550

Einführung

Bei vielen Dermatosen ist zumindest zu bestimmten Zeiten eine rein äußerliche Behandlung nicht ausreichend. Immer dann stellt sich die Frage einer innerlichen Behandlung, entweder allein oder zusammen mit einer äußerlichen. Wie bei jeder Therapie gilt es stets, die Indikation einwandfrei zu stellen, die absoluten und relativen Kontraindikationen zu beachten und den erwarteten Nutzen gegen mögliche Nebenwirkungen abzuwägen.

Vorteile einer innerlichen Behandlung von Dermatosen sind die gegenüber den äußerlichen Applikationen oft intensivere und schnellere Wirkung, die wesentlich einfachere Anwendung und daher meist bessere Patientencompliance sowie die leichtere Steuerbarkeit. Nachteile sind die unerwünschten Effekte an anderen Organsystemen.

Leichtere und auf kleinere Hautbezirke beschränkte Dermatosen wird man eher örtlich behandeln; abhängig von individuellen Gegebenheiten entscheidet sich, wann beispielsweise ein impetiginisiertes atopisches Ekzem (zusätzlich) innerlich mit Antibiotika, eine Tinea mit systemischen Antimykotika oder eine Dermatitis innerlich mit Glukokortikosteroiden behandelt wird. Bei Autoimmunerkrankungen wie Pemphigus vulgaris oder schweren allergischen Reaktionen kann dagegen die frühzeitige systemische Gabe von Glukokortikosteroiden in hoher Dosis lebensrettend sein.

Insbesondere die Substanzklassen, die auch sonst in der Medizin — insbesondere in der Inneren Medizin — eine Rolle spielen, werden ausführlich in Lehrbüchern der klinischen Pharmakologie abgehandelt. Auf sie kann hier nur kurz unter Hervorhebung dermatologisch wichtiger Aspekte eingegangen werden. Sofern die Anwendung systemischer Dermatika ganz überwiegend bei einer bestimmten Krankheitsgruppe erfolgt, wird die Substanzklasse dort abgehandelt, etwa die systemischen Antimykotika bei den Dermatomykosen. Es ist selbstverständlich, daß gerade bei der Anwendung systemischer Medikamente der Arzt die verordneten Präparate genau kennen sollte und unter Umständen zusätzliche Informationen einholen muß. Dies gilt besonders im Hinblick auf weitere Erkrankungen des Patienten, bekannte Risikofaktoren, früher aufgetretene Unverträglichkeiten und mögliche Wechselwirkungen mit anderen Medikamenten.

Die wichtigsten Medikamentengruppen zur innerlichen Therapie dermatologischer Erkrankungen sind:

- Glukokortikoide
- Sexualsteroide
- Antihistaminika
- Retinoide
- Zytostatika und Immunsuppressiva
- Nichtsteroidale Antiphlogistika
- Antimalariamittel
- Antibiotika
- Sulfonamide, Sulfone
- Virustatika
- Antimykotika
- Photosensibilisatoren
- Psychopharmaka
- Rheologika
- Zytokine

Nicht eingegangen werden kann auf die auch bei dermatologischen Patienten nicht selten notwendigen internistischen Therapeutika wie Analgetika, Antidiabetika, Kardiaka, Antihypertonika, Fibrinolytika, Antikoagulanzien, Diuretika.

Glukokortikoide

Glukokortikoide gehören zu den wichtigsten Therapeutika in der Dermatologie. Ihre starke antiphlogistische Wirkung ist fast universell; sie unterdrücken Entzündungen immunologischer bzw. allergischer, infektiöser, physikalischer, chemischer Genese. Oral zugeführte Glukokortikoide werden im Jejunum absorbiert. Der absorbierte Anteil übersteigt 50%. Die Aufnahme wird durch Nahrung unter Umständen verlangsamt, aber nicht quantitativ vermindert. Spitzenspiegel im Plasma treten nach $1/2$ bis $1 1/2$ Std. auf.

Antiinflammatorische Wirkung. Sie beruht auf einer Hemmung der Phospholipase A2 und damit des Arachidonsäuremetabolismus, so daß Prostaglandine und Leukotriene in geringerem Umfang zur Verfügung stehen. Glukokortikosteroide wirken vasokonstringierend und setzen die Permeabilität von Kapillaren für die unterschiedlichen Zelltypen des Blutes herab. Dies erschwert es ihnen, an den Ort einer Entzündung zu gelangen. Des weiteren wird auch der Übertritt von Immunglobulinen und zirkulierenden Immunkomplexen aus den Gefäßen ins umliegende Gewebe erschwert. B-Lymphozyten werden wenig beeinflußt, T-Lymphozyten dagegen stark. Die Funktion von Makrophagen wird gestört, insbesondere wird auch die Fähigkeit der Langerhanszellen zur Antigenpräsentation herabgesetzt. Eosinophile und Basophile finden sich unter Glukokortikoidgabe vermindert, die Funktion ist beeinträchtigt. Bei Mastzellen wird die Freisetzung von Histamin und Kininen reduziert. Interleukin 1 bzw. Interleukin 2 werden von Makrophagen bzw. T-Lymphozyten vermindert gebildet, entsprechendes gilt für Gamma-Interferon. In vitro wird über eine Stabilisierung von Membranen die Freisetzung lysosomaler Enzyme inhibiert.

Antiproliferative Wirkung. Die Vermehrung von Zellen in Geweben wird durch Hemmung der Fähigkeit zur Mitose in den Phasen G1 und G2 des Zellzyklus gemindert. Außerdem werden Fibroblasten gehemmt, Kollagen und sonstige Matrixbestandteile zu bilden.

Indikationen. Wichtigste Indikationen sind allergische Hauterkrankungen mit systemischer Beteiligung insbesondere der anaphylaktische Schock, schwere akute Urtikaria und das Quincke-Ödem, schwere Arzneiexantheme. Die Autoimmunerkrankungen der Pemphigusgruppe, das bullöse Pemphigoid, das vernarbende Pemphigoid, der Herpes gestationis, der systemische Lupus erythematodes, die Dermatomyositis, Periarteriitis nodosa, Arteriitis temporalis und gemischte Bindegewebserkrankungen sind oft nur durch hochdosierte Glukokortikoidgaben zu beherrschen. Hilfreich sind sie häufig bei entzündlichen Dermatosen wie akuter Dermatitis, akuter Dyshidrose, Sweet-Syndrom, Erythema multiforme, Erythema nodosum, exanthematischem Lichen ruber planus und besonderen Verlaufsformen von Ekzemen. Manchmal ist der systemische Einsatz von Glukokortikosteroiden bei granulomatösen Entzündungen der Haut wie Sarkoidose, Granuloma anulare, ferner bei Pseudolymphomen und malignen Lymphomen indiziert.

Unerwünschte Wirkungen. Angesichts der vielfältigen Wirkmechanismen sind auch zahlreiche unerwünschte Effekte bedeutsam. Unter den *Herz-Kreislauf-Wirkungen* steht die Hypertonie im Vordergrund. Neben der Vasokonstriktion sollen Natriumretention und vermehrte Bereitstellung von Renin verantwortlich sein. Bei Einsatz von Wirkstoffen mit geringer Mineralokortikoidwirkung ist diese Gefahr geringer. Die Wasserretention kann zu Herzinsuffizienz führen.
Als *zentralnervöse Nebenwirkungen* können bei höherer Dosierung Pseudotumor cerebri und Psychosen auftreten. Frauen sind vermehrt gefährdet. Der insbesondere bei rascher Dosisreduktion vorkommende Pseudotumor cerebri äußert sich in Kopfschmerzen, Übelkeit, Erbrechen und Sehstörungen.
Als *endokrine Wirkung* kann es zu einer Suppression der Hypophysen-Nebennierenrinden-Achse kommen. Durch Laboruntersuchungen läßt sie sich schon nach wenigen Tagen der Behandlung mit mittleren oder hohen Dosen nachweisen. Grundsätzlich ist bei brüskem Absetzen nach längerer, höher dosierter systemischer Glukokortikoidtherapie mit einem Mangel an Kortisol und seinen Folgen im Sinne der Addison-Krise zu rechnen.
In der Praxis bedeutsamer ist das *Steroidentzugs-Syndrom*. Es kann bei rascher Dosisreduktion nach wenigstens zehntägiger Behandlung mit höheren als physiologischen Dosen auftreten. In schweren Fällen kommt es zu Appetitlosigkeit, Übelkeit und Erbrechen, des weiteren gehören Arthralgien und Myalgien, Kopfschmerzen, Müdigkeit, Lethargie und Stimmungslabilität zum Bild. Eine Heraufsetzung der Dosis führt zu raschem Nachlassen der Symptome. Im Kindesalter kann es zu einer Vemehrung von Somatomedin A und dadurch zu einer Wachstumsretardierung kommen. Allerdings kommt es in den meisten Fällen nicht zu Minderwuchs auf Dauer.
Die Bezeichnung Glukokortikosteroide weist auf die Glukoneogenese aus Aminosäuren und endogenen Proteinen und damit die *diabetogenen* und *katabolen*

Effekte hin. Insbesondere bei schon vorbestehender abnormer Glukosetoleranz kann es zu einem manifesten Diabetes mellitus kommen. In seltenen Fällen können sogar eine diabetische Ketozidose und ein Koma Folge der Glukokortikoid-Therapie sein. Bei Anwendung von über der Cushing-Schwelle liegenden Dosen über einen Monat kommt es zur Ausprägung eines Vollmondgesichtes, seltener zu Stammfettsucht.

Am bedeutsamsten im Bereich des *Skelettes* sind aseptische Knochennekrosen und Osteoporose.

Am *Auge* ist insbesondere bei Anwendung von mehr als 10 mg Prednisolon pro Tag über ein Jahr mit Kataraktbildung zu rechnen. Des weiteren kann es zu Glaukom kommen, allerdings seltener unter systemischer als unter topischer Glukokortikoidtherapie.

Eine seltene, aber wichtige *hämatologische Komplikation* stellt die Phlebothrombose dar. Sie geht unter anderem auf die Vermehrung von roten Blutkörperchen zurück. Auch kommt es zur Vermehrung der weißen Blutkörperchen, auf 15- bis 20000/µl; der relative Anteil von Lymphozyten nimmt dabei in der Regel ab.

Im Bereich des *Gastrointestinaltraktes* besteht bei hohen Dosen die Gefahr eines peptischen Ulkus. Ein höheres Risiko wird bei gleichzeitiger Anwendung von Azetylsalizylsäure oder anderen nichtsteroidalen Antiphlogistika gesehen. Sehr selten ist die gefährliche Pankreatitis.

An der *Haut* können sich die typischen Zeichen eines Morbus Cushing entwickeln, Atrophie, Striae distensae, Teleangiektasien und Purpura. Als Ausdruck einer androgenartigen Wirkung können Hirsutismus und Steroidakne auftreten. Bei langdauernder Glukokortikoidgabe kann die Wundheilung gestört sein. Vorübergehend kann ein telogenes Effluvium auftreten.

Risiken in der Schwangerschaft. Beim Menschen wurde kein erhöhtes Mißbildungsrisiko gefunden. Dennoch ist eine strenge Indikationsstellung vonnöten, besonders im ersten Trimenon. Durch Suppression der Hypophysen-Nebennierenrinden-Achse beim Feten kann das Risiko einer Totgeburt oder eines Abortes gegeben sein.

Wechselwirkungen. Bei gleichzeitiger Gabe von Glukokortikoiden und nichtsteroidalen Antiphlogistika droht im Magen eine vermehrte Blutungsneigung bzw. Ulkusgefahr. Die Ausscheidung von Salizylsäure in der Niere wird durch Glukokortikoide gesteigert, woraus reduzierte Serumspiegel resultieren. Orale Kontrazeptiva können die Serumhalbwertzeit von Glukokortikoiden erhöhen. Durch unterschiedliche Arzneimittel wie Phenobarbital, Phenytoin, Isoniazid und Rifampizin kann der enzymatische Abbau von Glukokortikoiden in der Leber gesteigert werden. Liegt eine durch Glukokortikoid bedingte Hypokaliämie vor, so sind Herzglykoside verstärkt toxisch.

Kontraindikationen. Sogenannte absolute Kontraindikationen stellen die Herpes-simplex-Keratitis und Systemmykosen dar, des weiteren eine sehr seltene Glukokortikoidallergie. Die wichtigsten relativen Kontraindikationen ergeben sich aus dem Spektrum der unerwünschten Wirkungen: Hochdruck, Herzinsuffi-

Tabelle 69.1. Glukokortikosteroide zur innerlichen Gabe bei dermatologischen Erkrankungen

Freibezeichnung	Handelsname (Beispiele)	Äquivalenzdosis (mg)	Cushingschwelle (mg)	Natriumretention (Hydrokortison = 1)
Prednison	Decortin	5	10	0,8
Prednisolon	Decortin-H Deltacortril Prednisolon Jenapharm	5	10	0,8
6-Methyl-prednisolon	Medrate Urbason	4	8	0,5
Prednyliden	Decortilen	6–8	12	
Dexamethason	Dexamethason – Ferring – Jenapharm Fortecortin	1	2	0
Triamcinolon	Berlicort Volon	4	8	0
Betamethason	Celestamine N	1	2	0
Fluocortolon	Ultralan oral	5	10	0,8

zienz, Psychosen, speziell Depressionen, florides peptisches Ulkus, aktive Tuberkulose, Diabetes mellitus, Osteoporose, Glaukom, Katarakt, Schwangerschaft.

Präparate und Dosierung

Präparate. Wie die Tabelle ausweist, sind verschiedene Glukokortikosteroidderivate gebräuchlich, die sich aber im wesentlichen nur in der Wirksamkeit bezogen auf die Gewichtseinheit unterscheiden. Eine Ausnahme besteht in bezug auf die Natriumretention, die Ausdruck einer unterschiedlich ausgeprägten zusätzlichen Mineralokortikoidwirkung ist. Beim praktischen Gebrauch — insbesondere beim Umstellen einer begonnenen Behandlung — ist es wichtig, die Äquivalenzdosen der unterschiedlichen Stoffe zu kennen. Die *Äquivalenzdosis* bezeichnet diejenige Menge in mg, welche 1 mg Dexamethason als Leitsubstanz entspricht. Wichtig ist darüberhinaus die Cushing-Schwelle, diejenige niedrigste Dosis, bei deren täglicher Anwendung mit systemischen unerwünschten Wirkungen im Sinne eines Morbus Cushing zu rechnen ist. Prednison und Prednisolon wirken praktisch identisch. Prednisolon stellt einen in der Leber gebildeten Metaboliten des Prednison dar, das als unwirksame Vorstufe (Prodrug) anzusehen ist. Da in Einzelfällen die Umwandlung in der Leber ein Problem darstellt, wird vielfach Prednisolon bevorzugt.

Dosierung. Im Rahmen einer — initial nicht selten notwendigen — *hochdosierten Therapie* werden 100–300 mg Prednisolon (bzw. Äquivalenzdosen) täglich appliziert, in bis zu vier über den Tag zu verteilenden Dosen. So bald wie möglich sollte auf eine Erhaltungsdosis übergegangen werden, von möglichst nicht mehr als 7,5 mg. Diese Dosis ist dann morgens zu applizieren, um der zirkadianen Rhythmik des endogenen Kortisonhaushaltes gerecht zu werden. Bei subakuten entzündlichen Krankheiten kann eine *mittlere Anfangsdosis* von 40–60 mg in bis zu drei über den Tag zu verteilenden Dosen angezeigt sein. In vielen Fällen wird bei entzündlichen Hautkrankheiten ein Richtwert von 1 mg/kg KG initial gesehen. Bei längerer Anwendung muß mit einer vorübergehend mangelnden Ansprechbarkeit der Nebennierenrinde gerechnet werden. Die Dosis muß somit langsam systematisch reduziert werden (ausschleichen). Eine *niedrige Dosierung* beginnt mit 20–30 mg. Diese Anhaltswerte müssen in jedem Einzelfall den individuellen Gegebenheiten angepaßt werden.

Wird ein sehr rascher Wirkeintritt notwendig, etwa bei anaphylaktischen Reaktionen, so kann man lösliche Derivate (Solu-Decortin-H) intravenös oder intramuskulär injizieren. Bei drohendem Schock sollte nicht i.m. appliziert werden. Ein relativ rascher Wirkungseintritt ist bei Selbstmedikation in Notfällen (Wespengiftallergie, nach Stich) durch Trinken von Betamethason-Lösung (Celestamine N liquidum) zu erzielen. Ist in besonderen Fällen die rektale Applikation zweckmäßig, stehen auch Suppositorien (Rectodelt) zur Verfügung. Die Anwendung von Kristallsuspensionen (Volon A 40 bzw. 80) als intramuskuläres Depot ist wegen der unkontrollierbaren und ungleichmäßigen Freisetzung bei dermatologischen Indikationen nicht empfehlenswert, während sich Vorteile bei intraläsionaler Injektion (d.h. einer Form von topischer Therapie, verdünnt) ergeben können.

Sexualsteroide

Cyproteronacetat. Cyproteronacetat unterdrückt die Bildung bzw. Freisetzung von Gonadotropinen, was Follikelreifung und Ovulation inhibiert. An den zytosolischen Androgenrezeptoren verschiedener Gewebe hemmt es kompetitiv Dihydrotestosteron, den aktiven Metaboliten von Testosteron, und ist somit ein Antiandrogen. Die Substanz wird langsam aber vollständig aus dem Gastrointestinaltrakt aufgenommen, nach einer Dosis von 50 mg wird ein Spitzenspiegel nach 3–4 Stunden im Plasma aufgebaut. Die Eliminationshalbwertzeit beträgt 38 Stunden.

Indikationen und Dosierung. In Form des Kombinationspräparates Diane-35 (2 mg Cyproteronacetat und 0,35 µg Ethinylestradiol) wird es bei Frauen angewendet, die zugleich eine orale Kontrazeption wünschen, so bei ausgeprägten Formen von Akne, bei Seborrhö, bei leichteren Formen von Hirsutismus sowie bei androgenetischer Alopezie. Bei schweren und mittelschweren Formen von Akne, Seborrhö, Hirsutimus und androgenetischer Alopezie ist sehr selten die zusätzliche Gabe von Cyproteronacetat in Form einer Tablette à 10 mg (Androcur-10) täglich angezeigt.

Kontraindikationen und unerwünschte Wirkungen. Die Präparate Diane-35 und Androcur dürfen naturgemäß ausschließlich Frauen verordnet werden, wobei Zusammenarbeit mit dem Gynäkologen zweckmäßig ist. Keine Anwendung bei Kinderwunsch, in Schwangerschaft und Stillzeit. Wesentliche Kontraindikationen sind ferner schwere Leberfunktionsstörungen, Cholestase, Fettstoffwechselstörungen, vorausgegangene oder bestehende Thrombosen und Embolien, Hypertonie; eingeschränkt ist die Anwendung bei Varikose, Diabetes mellitus, vor Operationen bzw. bei Bettlägerigkeit mit Thromboserisiko sowie bei Raucherinnen. Als Nebenwirkungen werden Chloasma,

Schwindel, Kopfschmerzen, Zunahme epileptischer Anfälle, Depressionen, Übelkeit, Brustspannungen und Veränderungen der Libido beschrieben.

Antihistaminika

Eine bedeutende Rolle in der systemischen Dermatotherapie spielen Histaminrezeptorantagonisten. Bis heute konnten vier verschiedene Histaminrezeptortypen (H1-, H2-, H3-Rezeptoren und intrazelluläre Rezeptoren) identifiziert werden. Die H1-Rezeptorantagonisten, sogenannte H1-Blocker, werden in der Dermatologie hauptsächlich bei mit Juckreiz einhergehenden Dermatosen, anaphylaktischen Reaktionen, Mastozytoseformen und allergischer Rhinokonjunktivitis eingesetzt.

H1-Rezeptorantagonisten weisen eine strukturelle Ähnlichkeit zu Histamin auf, was eine kompetitive Wechselwirkung am Rezeptor ermöglicht. Prinzipiell unterscheidet man klassische (1. Generation) und nichtsedierende (2. Generation) H1-Rezeptorantagonisten. Die erstgenannte Gruppe zeichnet sich durch eine hohe Lipophilie aus, welche ein Durchdringen der Blut-Hirn-Schranke und damit zentralnervöse „Neben"wirkungen bedingt. Chemisch werden die zahlreichen auf dem Markt befindlichen Substanzen in Ethanolamine, Ethylendiamine, Alkylamine, Piperazine, Piperidine und Phenothiazine eingeteilt. Eine Auswahl ist der Tabelle 68.2 zu entnehmen. Als weitere Substanzgruppe mit teils starker antihistaminerger Aktivität müssen trizyklische Antidepressiva (z.B. Doxepin) genannt werden.

H1-Blocker werden nach oraler Applikation gut resorbiert, variieren aber in Metabolismus, Clearance und Halbwertszeit. Als typische Beispiele seien der schnelle Wirkungseintritt von Cetirizin (innerhalb einer Stunde) und der durch Bildung aktiver Metaboliten bedingte langsame Wirkungsbeginn von Astemizol (innerhalb von Tagen) genannt. Bei der letztgenannten Substanz ist noch 6–12 Wochen nach Absetzen eine Suppression der Histaminquaddel zu beobachten. H1-Rezeptorantagonisten werden zumeist in der Leber metabolisiert. Cetirizin wird im Gegensatz zu den anderen nichtsedierenden Substanzen größtenteils unverändert renal ausgeschieden.

Erwünschte Wirkungen. H1-Rezeptorantagonisten heben die H1-Rezeptor-vermittelte Wirkung von Histamin an unterschiedlichen Zielorganen auf. Der Tonus der glatten Muskulatur an den kleinen Gefäßen (<80 µm Durchmesser) und den Bronchien nimmt ab, die gesteigerte Gefäßpermeabilität wird normalisiert, die Sekretion exokriner Drüsen wird inhibiert, und der histaminvermittelte Juckreiz wird gelindert. Piperidinderivate wirken in hohen Konzentrationen auch antiserotoninerg. Für einige Substanzen der zweiten Generation sind neuerdings zusätzlich H1-Rezeptor-unabhängige „antiallergische" Effekte in vivo und in vitro beschrieben worden. Exemplarisch sei an dieser Stelle die inhibierende Wirkung von Cetirizin auf die Chemotaxis von eosinophilen Granulozyten erwähnt. Andere Substanzen können einen direkten inhibierenden Einfluß auf die Mastzellaktivität zeigen.

Indikationen. Klassische Indikationen für H1-Rezeptorantagonisten sind pruriginöse Dermatosen, Pruritus sine materia, Urtikaria, Angioödem, Rhinokonjunctivitis allergica, allergische Gastroenteritis, anaphylaktische und anaphylaktoide Reaktionen, Insektenstichreaktionen und verschiedene Mastozytoseformen. Bei atopischem Ekzem sind die älteren H1-Blocker den neueren Substanzen wegen ihrer sedierenden Komponente hinsichtlich der Linderung des Pruritus womöglich überlegen. Bei Fällen von chronischer Urtikaria, die auf eine Monotherapie mit H1-Rezeptorantagonisten nicht ansprechen, ist eine Kombination mit H2-Rezeptorantagonisten (z.B. Ranitidin, Cimetidin) unter Umständen hilfreich. Diese Kombination wird auch eingesetzt zur perioperativen Prophylaxe unerwünschter Arzneireaktionen bei Risikopatienten (z.B. bei bekannter Unverträglichkeit von Röntgenkontrastmitteln oder Hypnotika).

Unerwünschte Wirkungen. Das Nebenwirkungsprofil der klassischen H1-Rezeptorantagonisten ist vor allem durch Sedierung gekennzeichnet. Dadurch sind kognitive Funktionen, Bewußtseinslage und Reaktionszeiten im Straßenverkehr oder beim Bedienen gefährlicher Maschinen gegebenenfalls stark beeinträchtigt. Die Wirkung von Alkohol und Benzodiazepinen wird gesteigert. An weiteren Nebenwirkungen können gastrointestinale Beschwerden (Ethylendiamine), Übererregbarkeit bei Kindern (Alkylamine) und teilweise ausgeprägte anticholinerge Effekte wie Mundtrockenheit, Akkomodationsstörung, Obstipation und Harnverhalt (Phenothiazine, Piperidine) auftreten. In Einzelfällen stellen die „Nebenwirkungen" eine gesonderte Indikation dar; so werden Dimenhydrinat (Vomex A) als Antiemetikum oder Promethazin (Atosil) als Neuroleptikum eingesetzt. Da die neueren H1-Blocker nicht in relevanten Konzentrationen die Blut-Hirn-Schranke überwinden, wirken sie nicht sedierend, wobei auch Ausnahmen beobachtet wurden. Für einige Substanzen der 2. Generation (Astemizol, Terfenadin), aber auch für verschiedene klassische Antihistaminika (Hydroxyzin, Cyproheptadin u.a.), sind arrhythmogene Nebenwirkungen (Verlängerung der QT-Zeit, ventrikuläre Arrhythmien, plötzlicher Herztod) beschrieben worden, insbesondere wenn die genannten Medikamente mit Substanzen kombiniert werden, die ebenfalls über Cytochrom-P-450-abhängige Enzyme hepatisch metabolisiert werden oder diese hemmen (z.B. Azol-Antimykotika, Makrolidantibiotika, Ciclosporin A, Kalziumantagonisten, orale Kontrazeptiva). Dabei, wie auch bei Leberkrankungen, kann es zu einer gefährlichen Kumulation der hepatisch metabolisierten H1-Rezeptorantagonisten kommen. Bei bis zu einem Drittel der Patienten kommt es nach längerer Einnahme von Astemizol zu einer Gewichtszunahme.

Kontraindikationen. Als Kontraindikationen für klassische Antihistaminika gelten Blasenentleerungsstörungen mit Restharnbildung (z.B. bei Prostatahypertrophie), Engwinkelglaukom, Alkohol- und Schlafmittelvergiftung sowie Einnahme von Monoaminooxidasehemmern. Bei Kindern ist die Herstelleranweisung genau zu beachten. Antihistaminika sind plazentagängig und werden mit der Muttermilch ausgeschieden. Deshalb gilt für Schwangere und Stillende eine strenge Indikationsstellung. H1-Rezeptorantagonisten der zweiten Generation sind in der Schwangerschaft bisher nicht zugelassen.

Tabelle 69.2. Handelspräparate oraler H1-Rezeptorantagonisten (Monopräparate; Auswahl)

Substanzklasse	Substanzname	Handelsname
Klassische H1-Rezeptorantagonisten		
Alkylamine	Brompheniramin	Dimegan
	Doxylamin	Mereprine
	Dimetinden	Fenistil
	Pheniramin	Avil
Ethanolamine	Clemastin	Tavegil
Phenothiazine	Promethazin	Atosil
	Alimemazin	Repeltin
Piperazine	Hydroxyzin	Atarax
	Meclozin	Bonamine
Piperidine	Cyproheptadin	Peritol
	Ketotifen	Zaditen
andere	Doxepin	Aponal
	Mebhydrolin	Omeril
	Oxatomid	Tinset
H1-Rezeptorantagonisten der zweiten Generation		
Butyrophenone	Terfenadin	Teldane
Piperazine	Cetirizin	Zyrtec
Piperidine	Astemizol	Hismanal
	Loratadin	Lisino

Präparate. Es stehen zahlreiche orale H1-Rezeptorantagonisten zur Verfügung. Eine Auswahl ist der Tabelle 68.2. zu entnehmen.

Retinoide

Die Retinoide — mit dem Vitamin A verwandte Substanzen — repräsentieren die größte Gruppe der ausschließlich dermatologisch eingesetzen systemisch zu applizierenden Pharmaka. Ihre Einführung hat die Behandlungsmöglichkeiten wesentlich erweitert, einerseits das *Isotretinoin* bei schweren Formen der Akne und der Rosazea, zum anderen das *Acitretin* bei Psoriasis und weiteren Verhornungsstörungen.

Erwünschte Wirkungen. Die Retinoide regulieren zelluläre Differenzierungsprozesse. Die Wirkungen werden vermittelt durch einen im Zytoplasma gebildeten Komplex aus der Substanz selbst und dem zytosolischen retinolbindenden Protein (CRBP) bzw. dem zytosolischen Vitamin-A-Säure-bindenden Protein (CRABP). Nach Transport in den Zellkern werden Genexpression und RNS-Synthese beeinflußt. In Abhängigkeit von der Dosis wirken Retinoide hemmend bzw. normalisierend auf die Verhornung; die Fibroblastenkollagenase wird gehemmt. Im Zusammenhang mit Akneerkrankungen ist neben der positiven Wirkung auf die Verhornung auch die Hemmung der Talgproduktion bedeutsam.

Indikationen. Indikationen für Isotretinoin (Roaccutan) stellen schwere, therapieresistente Formen der Akne dar, insbesondere die Acne conglobata und die Acne fulminans. Acitretin (Neotigason), der aktive Metabolit des früher eingesetzten aromatischen Retinoids, Etretinat, ist indiziert zur symptomatischen Behandlung schwerer therapieresistenter Verhornungsstörungen, speziell der Psoriasis vulgaris und hier besonders von erythrodermatischen und pustulösen Formen, bei palmoplantaren Hyperkeratosen und Pustulosen, bei Ichthyosen, Morbus Darier, Pityriasis rubra pilaris und Lichen ruber planus der Haut und Schleimhäute. Auch bei malignen Lymphomen wird Acitretin (kombiniert mit Photochemotherapie oder Interferon) eingesetzt.

Unerwünschte Wirkungen. Retinoide können an der Haut Juckreiz hervorrufen, Hautverdünnung, Rötung und Schuppung, Haarausfall, Bildung von Granulationsgewebe, Nagelwallentzündungen sowie Nageldystrophie, Pigmentverschiebung an Haut und Haaren. Staphylococcus-aureus-Infektionen können gefördert werden; im Rahmen der Abheilung kann erhöhte Lichtempfindlichkeit auftreten. Beachtlich sind auch Aufflammeffekte der jeweiligen Erkrankung zu Therapiebeginn. Im Bewegungsapparat kann es zu Muskel- und Gelenkschmerzen sowie Knochenveränderungen kommen, an den Augen zur Bindehautentzündung sowie Sehstörungen und Linsentrübungen. Im Gastrointestinaltrakt sind Trockenheit der Lippen und der Mundschleimhaut, Übelkeit und Erbrechen, Durchfälle und Blutungen möglich. Die Blutfette können ansteigen, seltener der Blutzucker. Die Atemwege können austrocknen. Thrombozytopenie, Anämie oder Leukopenie sind möglich. Kopfschmerz, Erhöhung des Schädelinnendruckes und Gynäkomastie werden ebenfalls angegeben.

Präparate und Dosierung. Isotretinoin ist in Form von Roaccutan Kapseln à 2,5, 10 oder 25 mg verfügbar. Die Dosierung ist dem Einzelfall anzupassen. In der Regel werden initial 0,5 mg/kg KG tgl. über 4 Wochen gegeben, dann bei guter Wirkung die gleiche Tagesdosis weiter über 2–3 Monate. Bei ungenügender Wirksamkeit wird auf 1 mg/kg KG und Tag gesteigert, bei Unverträglichkeit ist die Dosis zu reduzieren. In sehr schweren Fällen kann eine Initialdosis von 1 mg/kg KG und Tag angezeigt sein. Bei niedrigen Dosen reicht die Einmalgabe je Tag, bei höheren sind 2 Einzeldosen zu verabreichen.
Acitretin ist in Mengen von 10 oder 25 mg in Neotigason Kapseln enthalten. Die Dosierung ist ebenfalls dem Einzelfall anzupassen. Erwachsene erhalten initial 3 Kapseln à 10 mg täglich über 2–4 Wochen; danach ist nach Wirkung zu dosieren, die Maximaldosis beträgt 75 mg täglich. Gewöhnlich liegt die Erhaltungsdosis bei 30 mg für weitere 6–8 Wochen. Bei Verhornungsstörungen wird eine niedrige Dosis angestrebt, weniger als 10 mg pro Tag, keinesfalls mehr als 30 mg pro Tag. Bei Kindern kommt unter Umständen eine Behandlung mit 0,5 mg/kg KG und Tag in Betracht, falls erforderlich, bis zu 1 mg/kg KG. Die Erhaltungsdosis liegt hier bei 0,1 mg/kg KG und Tag, keinesfalls über 0,2 mg.

Kontraindikationen. Unter der Fülle der Kontraindikationen sind insbesondere Fettstoffwechselstörungen, das Tragen von Kontaktlinsen (Umstellen auf Brille) und gleichzeitige Gabe von Tetrazyklin sowie Methotrexat zu beachten. Angesichts der Teratogenität stellt die Schwangerschaft, ebenso die Stillzeit, eine Kontraindikation dar. Bei Frauen im gebärfähigen Alter ist eine zuverlässige Antikonzeption notwendig: Beginn vier Wochen vor Therapiebeginn, bei Isotretinoin bis vier Wochen nach Therapieende, bei Acitretin bis zwei Jahre nach Therapieende.

Zytostatika und Immunsuppressiva

Zytostatika. Im engeren Sinne werden sie einerseits bei malignen Tumoren und lymphoproliferativen Erkrankungen der Haut eingesetzt, andererseits in niedriger Dosierung auch bei entzündlichen Dermatosen, wie Methotrexat bei Psoriasis. Als Folge ihrer Hemmwirkung auf Proliferation oder Proteinsynthese zeigen sie gleichzeitig auch – meist unerwünschte – immunsuppressive Effekte, die sich als verminderte Abwehr gegenüber Mikroorganismen oder durch die Entwicklung zusätzlicher Tumoren bemerkbar machen können.

Immunsuppressiva. Sie besitzen dagegen vorwiegend hemmende Wirkungen auf das Immunsystem, daher werden sie insbesondere bei den Autoimmunerkrankungen eingesetzt.

Zytostatika

Üblicherweise werden die Zytostatika nach ihrer Wirkungsweise und/oder Herkunft eingeteilt; im folgenden sind in der Dermatologie gebräuchliche Präparate kurz zusammengestellt. Je nach Angriffspunkt können sie entweder einzelne Phasen des Zellzyklus selektiv blockieren oder zyklusunspezifisch den Zellstoffwechsel stören. Das Problem aller Zytostatika ist ihre Toxizität auch gegenüber gesunden Körperzellen, insbesondere gegenüber rasch proliferierenden Geweben (Knochenmark, Dünndarmepithel, Haarmatrix, Hodentubuli). Daher ist die Indikation stets streng zu stellen. Wirkungen und Nebenwirkungen der einzelnen Präparate müssen dem Therapeuten gut bekannt sein, die Dosierung muß individuell erfolgen und jeweils den Gegebenheiten angepaßt werden. Der Patient hat während der Therapie unter ständiger ärztlicher Kontrolle zu bleiben.

Alkylanzien. Sie reagieren mit ihren aktiven Gruppen (Alkylierung) mit der DNS, deren Verdoppelung in der S-Phase des Zellzyklus nachhaltig gestört wird. Zu nennen sind Cyclophosphamid (Endoxan), Iphphamid (Holoxan), daneben Chlorambucil (Leukeran), Busulfan (Myleran) und Melphalan (Alkeran). Als Indikation für diese Zytostatika, oft auch in kombinierter Form mit anderen Zytostatika und mit Glukokortikosteroiden, werden maligne Lymphome, aber auch Autoimmunerkrankungen wie Pemphigus, Pemphigoid, Wegener-Granulomatose, Vaskulitiden, Pyoderma gangraenosum und systemischer Lupus erythematodes angegeben.

Antimetaboliten. Sie hemmen selektiv die DNS-Synthese in der S-Phase, indem sie an die Stelle normaler

Metaboliten treten und damit falsche Moleküle entstehen lassen. Amethopterin (Methotrexat) wirkt als Antagonist der für die DNS-Synthese erforderlichen Folsäure, die von ihrem Enzym Dihydrofolsäurereduktase verdrängt wird und damit nicht weiter verarbeitet werden kann. Mercaptopurin (Purinethol) führt nach Verstoffwechselung zum Einbau falscher Purinbasen in die DNS, die damit inaktiviert wird. Zur Gruppe der Antimetaboliten gehören auch Cytosinarabinosid (Alexan) und 5-Fluorouracil (Fluroblastin).
Die weiteste Anwendung findet Methotrexat insbesondere bei bullösen Dermatosen, Dermatomyositis, Wegener-Granulomatose, Morbus Reiter und bei schweren Psoriasisformen. Bei therapieresistenter Psoriasis vulgaris einschließlich Psoriasisarthritis reichen in vielen Fällen 10–12,5 mg pro Woche aus, die notwendige Dosis pro Woche übersteigt selten 30 mg. Initial sollten 5–10 mg je Woche gegeben werden, dann kann wöchentlich um 2,5–5 mg gesteigert werden. Ist die zu erwartende Wirkung erreicht, wird dann langsam wieder um 2,5 mg je Woche reduziert, um die Erhaltungsdosis zu ermitteln.

Kontraindikationen. Es sind vor allem Schwangerschaft und Stillzeit, akute Infektionen, Knochenmarksdepressionen, Leber- und Nierenfunktionsstörungen. Eine Vielzahl von Wechselwirkungen ist zu beachten: Die Methotrexattoxizität kann nicht nur durch das Knochenmark beeinträchtigende Mittel beeinflußt werden, sondern auch durch nichtsteroidale Antiphlogistika, Phenytoin, Barbiturate, Tetrazykline, Chloramphenicol, Sulfonamide, Para-Aminobenzoesäure, Para-Aminohippursäure und Metamizol. Bei Überdosierung, insbesondere bei einem kritischen Abfall der Leukozyten, hebt Folinsäure (Leukovorin i.v./i.m.) als Antidot die Wirkung von Methotrexat auf.

Alkaloide. Die Vinca-Alkaloide Vincristin und Vinblastin (Velbe) wirken in der Mitosephase, indem sie die Spindelbildung stören. Indikationen sind maligne Lymphome, Morbus Kaposi und Langerhanszell-Histiozytose.
Colchizin ist bei manchen Vaskulitis-Formen wirksam, auch bei Morbus Behçet.

Antibiotika. Einige Antibiotika sind stark zytostatisch wirksam. Sie blockieren in unterschiedlicher Weise die DNS-, RNS- oder Proteinsynthese. Zu dieser Gruppe gehören Actinomycin D, Doxorubicin (Adriblastin) und Bleomycin (Bleomycinum Mack).

Sonstige Zytostatika. Zu nennen sind Procarbacin (Natulan), Hydroxyurea (Litalir) und Cisplatin (Platinex). Bei allen diesen Präparaten ist die Wirkungsweise bisher nicht zweifelsfrei aufgeklärt.

Dacarbazin *(DTIC).* Es ist indiziert zur Mono- und Kombinationstherapie des malignen Melanoms, zur Kombinationstherapie von Sarkomen und Morbus Hodgkin. Es wird in der Dermatologie vorwiegend beim metastasierenden malignen Melanom eingesetzt. Hierbei wird nicht selten statt des fünftägigen Behandlungsregimes einmalig 850 mg/m^2 Körperoberfläche appliziert. Derzeit wird die Kombination mit α2-Interferon und Interleukin2 diskutiert. Wegen der geringen Absorption aus dem Gastrointestinaltrakt wird es intravenös verabfolgt. Die Eliminationshalbwertszeit beträgt fünf Stunden. Nur 5% werden proteingebunden; es penetriert nur gering in die Zerebrospinalflüssigkeit. In der Leber wird Dacarbazin in erheblichem Umfang verstoffwechselt, dabei entstehen neben dem Purinvorläufer 5-Aminoimidazol-4-Carboxamid auch alkylierend wirkende Metabolite, die für die zytostatische Wirkung verantwortlich gemacht werden. Die unerwünschten Wirkungen sind beträchtlich, insbesondere starke Übelkeit, Erbrechen, Kopfschmerzen, schwere grippeähnliche Beschwerden, Blutbildveränderungen, sowie lokale Venenreizungen.
Kontraindikationen sind vor allem Gravidität, Stillzeit, Leuko- oder Thrombopenie und schwere Leber- und Nierenerkrankungen. Zur Beherrschung der Übelkeit und des Brechreizes ist die gleichzeitige Gabe von Ondansetron (Zofran) empfehlenswert.

Immunsuppressiva

In der Dermatologie sind vor allem Azathioprin (Imurek) und Ciclosporin (Sandimmun) gebräuchlich. Gelegentlich wird auch Cyclophosphamid (Endoxan) bei Lupus erythematodes, Sklerodermie, systemischen Vaskulitiden und Psoriasis arthropathica eingesetzt.

Azathioprin. Azathioprin (Imurek) ist ein Imidazolderivat des 6-Mercaptopurins. Es hemmt zum einen die DNS-, zum anderen die RNS-Synthese und wirkt sowohl antiproliferativ wie immunsuppresiv. Beeinflußt werden B-Lymphozyten wie auch vor allem T-Lymphozyten.

Indikation und Dosierung. Azathioprin ist indiziert bei Autoimmunerkrankungen, insbesondere bei den bullösen Dermatosen, beim Lupus erythematodes und bei der Dermatomyositis. Durch zusätzlichen Einsatz von Azathioprin wird versucht, Glukokortikoide einzusparen. Üblich ist eine Dosis von 1–2,5 mg je kg Körpergewicht und Tag.

Unerwünschte Wirkungen. Beachtenswert sind vor allem die Knochenmarksdepression, einschließlich makrozytärer Anämie, daneben Übelkeit und Erbrechen, Diarrhö, Haarausfall und Leberfunktionsstörungen mit Cholestase. Die Toxizität wird verstärkt durch Allopurinol; bei Gabe des letzteren ist die Azathioprin-Dosis auf 25% zu reduzieren.

Ciclosporin. Ciclosporin (Sandimmun) ist ein sehr lipophiles zyklisches Peptid aus 11 Aminosäuren, das durch Peptidasen des Magen-Darm-Traktes nicht abgebaut wird. Die Aufnahme nach peroraler Gabe aus dem Gastrointestinaltrakt ist unvollständig und stark schwankend, im Durchschnitt werden 30% absorbiert. Spitzenspiegel im Blut lassen sich nach zwei bis vier Stunden nachweisen. Die Halbwertszeit liegt bei ungefähr 18 Stunden. Die Ausscheidung erfolgt nach Verstoffwechselung zu einer Vielzahl von Metaboliten ganz überwiegend über die Galle und die Fäzes. Arzneimittel, die Cytochrom-P-450 abhängige Enzyme induzieren, wie Phenobarbital, Carbamazepin und Diphenylhydantoin, führen zu einem Wirksamkeitsverlust von Ciclosporin durch verstärkten Metabolismus, während die gleichzeitige Gabe von Ketokonazol, Erythromycin und anderen Hemmstoffen dieses Stoffwechsels zu schweren Ciclosporin-Intoxikationen führen kann.

Ciclosporin beeinflußt die frühe Phase der Immunantwort, die Wechselwirkung zwischen Antigen, antigenpräsentierenden Makrophagen und dendritischen Zellen sowie T-Zellen. Lymphokine wie der Makrophagenmigrations-Inhibitionsfaktor werden gehemmt. Interleukin 1 und Interleukin 2 werden vermindert gebildet. Konsekutiv wird auch die Reifung zytotoxischer T-Zellen behindert; T-Lymphozyten werden unter der Standardtherapie nicht gehemmt.

Indikation und Dosierung. Ciclosporin ist unter anderem indiziert bei schwersten therapieresistenten Formen der Psoriasis, insbesondere vom Plaque-Typ. Ferner bei Behçet-Uveitis mit rezidivierender entzündlicher Mitbeteiligung der Retina. Die Dosen bei der Psoriasis liegen grundsätzlich niedriger als bei der ursprünglichen Hauptindikation nach Organ- und Knochenmarktransplantationen. Innerhalb von vier bis acht Wochen kommt es bei der Schuppenflechte bei Dosen von 2,5–5 mg/kg KG tgl. zu einem guten Ansprechen. Eine Korrelation zwischen Blutspiegeln und erwünschten Wirkungen ist nicht gegeben. Nach Ansprechen der Erkrankung ist die Dosis versuchsweise abzusenken. Nach Absetzen kommt es häufig binnen ein bis zehn Wochen zum Rezidiv. Neben Sandimmun-Lösung zum Einnehmen und -Kapseln (25 bzw. 100 mg) wurde neuerdings eine Mikroemulsion zur Verbesserung der Bioverfügbarkeit entwickelt (Sandimmun Optoral-Lösung und -Kapseln).

Unerwünschte Wirkungen und Kontraindikationen. Sie sind zahlreich: Unter anderem Hypertrichose, Tremor, Nieren- und Leberschäden, arterielle Hypertonie, Müdigkeit, Gingivitis hypertrophicans, gastrointestinale Beschwerden, Brennen in Händen und Füßen (in der ersten Behandlungswoche), Kopfschmerzen, Hautrötung, Gesichtsödeme. Kontraindikationen bei der Psoriasistherapie sind schwerwiegende Lebererkrankungen, erhöhte Harnsäure- oder Kalium-Blutspiegel, Nierenfunktionsstörungen, bösartige Geschwülste, Bluthochdruck, Infektionskrankheiten. Kontraindiziert sind die gleichzeitige Anwendung von PUVA, sonstiger UV-Therapie, Retinoiden oder weiterer Immunsuppressiva. Zu einer vorangegangenen Acitretin-Therapie ist ein Abstand von vier Wochen einzuhalten. Auszuschließen von der Behandlung sind Patienten unter 18 Jahren, Alkoholkranke, Patienten mit erythrodermischer und pustulöser Psoriasis, Patienten nach langjähriger Methotrexattherapie.

Nichtsteroidale Antiphlogistika

Das älteste und am häufigsten verwendete entzündungshemmende Präparat ist Acetylsalizylsäure (Aspirin), das ebenso wie die neueren Antiphlogistika Indometacin (Amuno), Diclofenac (Voltaren), Ibuprofen (Imbun) die Zyklooxygenase und damit die Prostaglandinsynthese hemmt.

Indikationen sind Thrombophlebitis, Erythema nodosum, Polychondritis, Erkrankungen des rheumatischen Formenkreises; auch dienen sie als Begleitmedikation bei mikrobieller Entzündung wie Zoster, Furunkel oder Erysipel.

Unerwünschte Wirkungen sind besonders gastrointestinale Beschwerden (Übelkeit, Durchfall), Ulzerationen im Magen-Darm-Trakt mit okkulten Blutungen, allergische Exantheme; Erythema multiforme, Lyell-Syndrom, Kopfschmerzen, Störungen der Hämopoese und bei Kindern eine Aktivierung latenter Infektionen. Eine Vielzahl von *Wechselwirkungen* ist zu beachten.

Kontraindikationen sind Magendarmulzera (auch in der Anamnese), Leber- und Nierenfunktionsstörungen, Lupus erythematodes, Störungen der Blutbildung. Als Intoleranzreaktion kann Asthma bronchiale ausgelöst werden.

Weitere in der Dermatologie bei entzündlichen Dermatosen wirksame Substanzen mit noch nicht sicher geklärtem Wirkungsmechanismus werden andernorts näher besprochen: Sulfone (Dapson), Thalidomid,

Goldsalze, Penicillamin, Clofazimin (Lampren). In diese Reihe gehören auch die nachfolgend dargestellten Antimalariamittel Chloroquin (Resochin) und Hydroxychloroquin (Quensyl).

Antimalariamittel

Die Antimalariamittel Chloroquin (Resochin) und Hydroxychloroquin (Quensyl) eignen sich auch zur Behandlung von Autoimmunerkrankungen. Beide Substanzen stabilisieren lysosomale Membranen und wirken so der Enzymfreisetzung entgegen. Dies spielt insbesondere bei UV-Schädigung der Haut eine wesentliche Rolle. Des weiteren wird die Chemotaxis von Neutrophilen und Eosinophilen gehemmt. Neben dieser in den Entzündungsprozess eingreifenden Wirkung besteht auch eine immunsuppressive: die Aufnahme von Antigenen in Makrophagen wird gestört. Chloroquin wirkt toxisch auf Hepatozyten, die vermehrt Porphyrine enthalten, es resultiert eine verstärkte Uroporphyrinausscheidung.

Indikationen und Dosierung. Außer zur Malariaprophylaxe ist Chloroquin bei systemischem und diskoidem Lupus erythematodes indiziert. Vor und unter Therapie ist eine Kontrolle des Augenhintergrundes notwendig (wenigstens dreimonatlich).
Die Regeldosis besteht in 1 Tablette Resochin à 250 mg täglich. Insbesondere im Zusammenhang mit der Malariaprophylaxe soll eine Gesamtdosis von 100 g Chloroquinbase nicht überschritten werden. In Betracht kommt Chloroquin auch bei der Behandlung der Porphyria cutanea tarda; die Dosierung beträgt dabei 2 × wöchentlich 125 mg.

Unerwünschte Wirkungen. An der Haut kann es zu Juckreiz und Exanthemen kommen, selten zu Photosensibilisierung, Pigmentstörungen, Haarausfall, Exazerbation einer Psoriasis oder einer Porphyria cutanea tarda, an den Augen zu irreversiblen Retinopathien mit Beeinträchtigung des Farbensehens, daneben zu reversiblen Hornhauttrübungen. Bei Kumulation oder i.v.-Gabe können EKG-Veränderungen und Herzryhthmusstörungen auftreten.

Kontraindikationen. Gleichzeitige Anwendung anderer hepatotoxischer Stoffe, Retinopathien, Glukose-6-Phosphatdehydrogenasemangel, Schwangerschaft und Stillzeit.

Antibiotika

Antibiotika sind Produkte von Mikroorganismen, die andere Mikroorganismen in ihrem Wachstum hemmen oder sie abtöten können. Sie zeigen also bakteriostatische oder bakterizide Wirkung; einige Antibiotika sind auch bei nichtbakteriellen Infektionserregern wirksam. Viele Antibiotika werden heute synthetisch oder halbsynthetisch hergestellt. Prinzipiell sollten Antibiotika nur gezielt eingesetzt werden: Es sollte ein Antibiotikum gewählt werden, das aufgrund seines Wirkungsspektrums den jeweiligen Erreger nach allen Erfahrungen oder nach der vorher in vitro bestimmten Empfindlichkeit (Antibiogramm) sicher trifft; die Dosierung muß eine ausreichend hohe Konzentration am Angriffsort über genügend lange Zeit gewährleisten. Eine vertretbare Relation zwischen der Dringlichkeit der Indikation und möglichen Therapienebenwirkungen ist selbstverständlich zu beachten.
Die Domäne der Antibiotika sind die bakteriellen Infektionen der Haut einschließlich ihrer Anhangsgebilde sowie die klassischen venerologischen Erkrankungen. Daneben werden in der Dermatologie Antibiotika bei nichtinfektiösen Erkrankungen empirisch eingesetzt, ohne daß die guten Erfolge sicher erklärt werden können; bekanntestes Beispiel ist die Wirksamkeit von Tetrazyklinen bei perioraler Dermatitis oder entzündlichen Formen der Rosazea, die auf antiphlogistischen, die Leukozytenfunktion hemmenden Wirkungen beruhen soll. Bei derartigen Indikationen wird auch eine monatelange niedrigdosierte Therapie angewendet, die in der klassischen antibiotischen Therapie wegen der Resistenzentwicklung von pathogenen Keimen abzulehnen ist.
Bei der unterschiedlichen molekularen Struktur der heute verwendeten zahlreichen Antibiotika ist es verständlich, daß sich ihre *Nebenwirkungen* im einzelnen weitgehend unterscheiden.
Generell ist zu denken an:
- dosisabhängige toxische Wirkungen auf bestimmte Organe, z. B. Oto- und Nephrotoxizität bei Gentamicin
- Phototoxische Wirkungen, z. B. bei einigen Tetrazyklinen
- Allergisierung (dosisunabhängig); möglich sind alle bekannten allergischen Reaktionen, z. B. bei Penzillinen
- pharmakologische und metabolische Nebenwirkungen
- Entwicklung von resistenten Keimen, insbesondere bei längerer Unterdosierung
- Wirkung plötzlichen Bakterienzerfalls und der Endotoxinfreisetzung, z. B. Herxheimer-Reaktion bei Lues

- Störung der physiologischen Mund-, Darm-, oder Genitalflora mit Überwuchern unphysiologischer Bakterienstämme und von Candida albicans, Verdauungsstörungen und relativer Vitamin-K-Mangel (Breitbandantibiotika)

Mögliche Unverträglichkeitserscheinungen von Antibiotika
- *Haut:* Akute Urtikaria, makulopapulöse, morbilliforme oder skarlatiniforme Exantheme, Erythema nodosum, fixe Arzneiexantheme, Erythema multiforme, Lyell-Syndrom, hämatogenes Kontaktekzem, photoallergische, phototoxische und akneiforme Exantheme, Vasculitis allergica
- *Allgemein:* Anaphylaktischer Schock, Fieberreaktion, Serumkrankheit mit Urtikaria, Fieber und Arthralgien
- *Magen-Darm-Trakt:* Stomatitis, Glossitis, schwarze Haarzunge, orale Kandidose, vesikulöse bzw. erosive Stomatitis im Rahmen des Erythema multiforme oder des Lyell-Syndroms, Ösophaguserosionen, Übelkeit, Gastralgien, Malabsorptionssyndrome, Diarrhö, pseudomembranöse Kolitis, chronische Kolitis, Anorektitis
- *Pankreatitis* und *Hepatopathien*
- *Hämatologische Symptome:* Knochenmarkschädigungen, aplastische Anämie, Thrombopenie, Agranulozytose, Methämoglobinämie, hämolytische Anämie
- *Nephropathien:* Toxisch oder immunologisch ausgelöst
- *Neuropsychische Unverträglichkeiten:* Schäden des Cochleovestibularapparates, Optikusneuritiden, Konvulsionen, Neuritiden
- Seltener sind kardiovaskuläre Reaktionen, Stoffwechselstörungen, pulmonale Reaktionen, rheumatoide Erscheinungen oder Lupus-erythematodes-artige Bilder

Allgemeine Indikationen. Bei den Zielerkrankungen kann man unterscheiden:
- *Primär bakterielle Infektionen der Haut* wie Impetigo, Furunkel, Erysipel und Hautborreliosen. Hierher gehören auch einige sexuell übertragbare Erkrankungen wie Lues und Gonorrhö
- *Hauterkrankungen mit bakterieller Sekundärinfektion,* wie das impetiginisierte atopische Ekzem
- Primär nicht infektiöse aber *Erreger-assoziierte Hauterkrankungen* wie die Acne vulgaris

Antibiotika werden in der Dermatologie manchmal auch dann eingesetzt, wenn Bakterien nicht beteiligt sind, etwa bei der Rosacea.

Penizilline

Die Gruppe der Penizilline stellt nach wie vor wichtige Antibiotika, vor allem wegen ihrer praktisch fehlenden Toxizität und guten Wirksamkeit. Eine absolute Kontraindikation stellt lediglich die nicht seltene Penizillinallergie dar, deren Häufigkeit mit 0,3–5% angegeben wird. Alle Penizilline sind chemisch durch einen β-Laktamring charakterisiert. Sie haben als gemeinsamen Kern die 6-Aminopenizillansäure, zeigen eine kurze Serumhalbwertzeit und rasche renale Ausscheidung. Sie wirken bakterizid durch Synthesehemmung der Bakterienzellwand, vorwiegend der grampositiven Keime. Verschiedene Penizilline unterscheiden sich durch die Breite ihres Wirkungsspektrums, ihre Empfindlichkeit gegen β-Laktamase, die Säurestabilität, die Gewebegängigkeit und die Art der Verabreichung. Nach ihrem Wirkungsspektrum sind für die Dermatologie die wichtigsten Penizilline:

Penizillin G (i.v.) und seine parenteral verabreichten Depotformen. Sie sind wirksam gegen grampositive und gramnegative Kokken (einige Staphylokokken, Streptokokken, Pneumokokken, Meningokokken, Gonokokken), grampositive Bakterien (Corynebacterium diphtheriae, Clostridien), Treponemen und Aktinomyzeten. Die Depotwirkung wird erreicht durch die Bildung von kaum dissoziierten Salzen mit organischen Basen: Clemizol-Penizillin i.m., Benzathin-Penizillin (Tardocillin 1200); auch Kombinationen werden verwendet (Hydracillin forte, Jenacillin A). Wichtigste dermatologische Indikationen sind Lues und Erysipel.

Oral wirksame Penizilline. Sie sind säurestabil, nicht penizillinasefest. Am häufigsten verwendet werden Phenoxymethylpenizillin-Kalium (Isocillin, Megacillin oral, Penizillin-V-Wolff) und ähnlich wirkende Derivate (Baycillin, Syncillin).

Penizillinasefeste Penizilline (Isoxazolyl-Derivate). Oxacillin (Stapenor) und Flucloxacillin (Staphylex); sie können oral und parenteral verordnet werden. Indikationen sollten ausschließlich Staphylokokkeninfekte (Furunkel, Karbunkel, Impetigo und Erysipel) sein.
Der regelmäßige Einsatz von Isoxazolylpenizillinen kann zur Selektion resistenter Staphylococcus-aureus-Stämme führen. Da im Zusammenhang mit der In-vitro-Testung das therapeutisch kaum noch eingesetzte Methicillin als Leitsubstanz gilt, spricht man auch von Methicillin-resistenten Staphylococcus aureus (MRSA)-Isolaten. Zur Bekämpfung resistenter Stämme kommt insbesondere Vancomycin in Betracht.

Breitspektrumpenizilline. Ampicillin (Binotal) und Amoxycillin (Amoxypen, Clamoxyl) sind Aminopenizilline. Bei gleicher Wirksamkeit und gleichem Wirkungsspektrum unterscheidet sich Amoxycillin vom Ampicillin durch eine bedeutend bessere orale Bioverfügbarkeit. Das nach Aminopenizillin nicht seltene *morbilliforme Exanthem* ist in den meisten Fällen offenbar nichtallergischer Natur und klingt trotz einer (allerdings riskanten) Weiterbehandlung spontan ab. Patienten mit Mononukleose entwickeln unter Aminopenizillintherapie fast stets ein Exanthem. Diese Penizilline sollten daher solchen Patienten nicht verordnet werden.

Penizilline mit sehr breitem Wirkungsspektrum. Hierzu gehören Azlocillin (Securopen), Mezlocillin (Baypen) und Piperacillin (Pipril), die zum Teil auch gegen gramnegative Problemkeime wie Pseudomonas wirksam sind.

Cephalosporine

Angesichts ihrer breiteren Wirksamkeit und bezüglich anaphylaktischer Reaktionen besseren Verträglichkeit kommt Cephalosporinen auch in der Dermatologie wesentliche Bedeutung zu, speziell parenteral zu applizierenden Drittgenerations-Cephalosporinen.

Indikationen sind insbesondere Infektionen durch Gram-negative Stäbchen wie der Gram-negative Fußinfekt, daneben auch das Erysipel, Hautborreliosen und die Gonorrhö.

Präparate. Unter den dermatologisch eingesetzten Cephalosporinen der dritten Generation stehen die Aminothiazol-Cephalosporine ganz im Vordergrund; hier als Leitsubstanz Cefotaxim (Claforan), desweiteren – insbesondere wegen der längeren Halbwertszeit, die eine Einmalgabe je Tag ermöglicht – Ceftriaxon (Rocephin).

Unerwünschte Wirkungen. Unter Einsatz von Aminothiazol-Cephalosporinen können resistente Stämme selektiert werden, insbesondere im Bereich der Staphylokokken und der Klebsiella-Enterobacter-Gruppe. An der Haut kann es zu Juckreiz, Urtikaria und angioneurotischem Ödem sowie Exanthemen bis hin zum Erythema multiforme kommen. Übelkeit und Durchfälle sind selten ein Problem; bei letzteren ist an pseudomembranöse Kolitis zu denken. Das Risiko einer anaphylaktischen Reaktion ist wesentlich geringer als bei Penizillinen, dennoch ist die Möglichkeit der Kreuzreaktion zu sehen. In diesem Falle kommt als Alternative ein Zweitgenerations-Quinolon wie Ciprofloxacin (Ciprobay) in Betracht. Schwangerschaft und Stillzeit erfordern eine strenge Indikationsstellung.

Tetrazykline

Es handelt sich um eine Gruppe nahe verwandter Antibiotika mit einem Naphthacen-Ringsystem. Tetrazykline wirken bakteriostatisch, indem sie die Proteinbiosynthese in der bakteriellen Zellwand beeinflussen über eine Hemmung der Acylierung von Aminosäuren im Bereich des Ribosoms bei der Peptidkettenbildung. Außer den klassischen Tetrazyklinen werden heute insbesondere die besser resorbierbaren Derivate Minozyklin und Doxyzyklin eingesetzt. Tetrazykline und speziell Doxyzyklin wirken auf eine Vielzahl unterschiedlicher Bakterien, insbesondere auch Treponemen, Mykoplasmen und Chlamydien. Lange Zeit waren auch die Eiterkokken empfindlich. Heute gilt dies noch für Streptokokken; Staphylococcus-aureus-Isolate sind im dermatologischen Krankengut heute zu wenigstens einem Drittel resistent.

Indikationen und Dosierung. Doxyzyklin ist indiziert bei Weichteil- und Hautinfektionen durch Gram-positive und Gram-negative empfindliche Erreger, sowie Acne vulgaris und Acne conglobata. Weiterhin sind als Indikationen auch Infektionen durch Spirochäten, Rickettsien, Mykoplasmen und Chlamydien zu nennen.
Die Tagesdosis beträgt am ersten Behandlungstag 200 mg, danach 100 mg; in schweren Fällen ist die Dosis von 2×100 mg während der gesamten Behandlungsdauer beizubehalten. Zahlreiche Präparate stehen zur Verfügung (Vibramycin, Doxy-Wolff u.a.). Doxyzyklinhyclat steht auch zur intravenösen Gabe zur Verfügung (Vibravenös SF); dies spielt aber dermatologisch höchstens im Zusammenhang mit der Behandlung der Syphilis bei Penizillinallergie eine Rolle.
Bei der Acne vulgaris, besonders bei papulopustulösen und zystischen Formen, wird auch Minozyklin eingesetzt. Morgens und abends wird je 1 Filmtablette mit reichlich Flüssigkeit gegeben (Klinomycin 50, Lederderm 50, Aknosan, Mino-Wolff).
Die klassischen Tetrazykline besitzen heute kaum noch eine Bedeutung; die Tagesdosis beträgt 1 bis maximal 2 g (Achromycin, Hostazyklin, Tefilin).

Unerwünschte Wirkungen. Am wichtigsten sind Verdauungsbeschwerden durch direkte Reizung der Magen-Darm-Schleimhäute, meist aber durch Störungen der Darmflora. Tetrazykline werden in wachsende Knochen und Zähne eingelagert und führen zu gelbbraunen Zahnverfärbungen mit manchmal weiteren Schäden. Daher sind sie in der Schwangerschaft und bei Kindern bis zu 8 Jahren kontraindiziert, außerdem bei Niereninsuffizienz und schweren Leberfunktionsstörungen. Gleichzeitig mit Milch, Antazida oder Eisensalzen sollten sie nicht eingenommen werden, da ihre Resorption durch Chelatbildung vermindert wird. Die Wirkung von Antikoagulanzien wird durch Tetrazykline verstärkt, die Toxizität von Methotrexat erhöht. Allergische Exantheme (morbilliform, akneiform) und phototoxische Reaktionen einschließlich Photoonycholyse können vorkommen. Die Sicherheit oraler Kontrazeptiva kann beeinträchtigt werden.

Makrolide

Es handelt sich um komplex aufgebaute Antibiotika, die aus einem Laktonring und glykosidisch gebundenen Zuckern bzw. Aminozuckern bestehen. Die Leitsubstanz stellt Erythromycin dar. Erythromycinbase selbst wird von Magensäure inaktiviert, während Ester des Erythromycins stabiler sind. Ein neueres Derivat stellt Roxithromycin dar, verwandt ist das Clarithromycin. Die neueren Makrolide sind chemisch wesentlich stabiler, haben eine höhere Bioverfügbarkeit und sind besser verträglich. Makrolide wirken in therapeutischen Konzentrationen bakteriostatisch, indem sie die ribosomale Proteinsynthese der Bakterien inhibieren. Sie hemmen Streptokokken und Staphylokokken, aber auch Chlamydien und Mykoplasmen. Resistente Staphylokokken kommen vor, in der Mehrzahl der Fälle ist aber von einer Empfindlichkeit auszugehen. Propionibakterien werden ebenfalls angesprochen. Der langfristige Einsatz von Erythromycin bei Akne hat aber zur Selektion resistenter Keime geführt, so daß dessen systemische Gabe in vielen Fällen nicht mehr wirksam ist.

Dosierungen. Erythromycin (Erycinum, Erythrocin, Monomycin u.a.): 1–2 g tgl., über 24 Stunden verteilt; Kinderdosen s. Herstellerangaben. Roxithromycin (Rulid): 300 mg tgl., Clarithromycin (Cyllind, Klacid): 2 × 250 mg tgl.

Unerwünschte Wirkungen. Zu den unerwünschten Wirkungen der Makrolide gehören Pruritus, Urtikaria und Exantheme, gastrointestinale Störungen wie Übelkeit und Durchfälle (unter Umständen pseudomembranöse Kolitis). Speziell bei Roxithromycin sind Kopfschmerz und Schwindel zu nennen, eine Pankreatitis kann auftreten. Makrolidantibiotika können den oxidativen Stoffwechsel anderer Arzneimittel hemmen (z. B. Terfenadin) und damit zu lebensbedrohlichen Herzryhthmusstörungen führen.

Aminoglykosidantibiotika

Für die interne Therapie sind am wichtigsten das Gentamicin und, speziell für die Behandlung der Gonorrhö, das verwandte Spectinomycin.

Gentamicin (Refobacin). Es besitzt ein breites antibakterielles Spektrum, das lediglich Enterokokken, Treponemen (Spirochäten) und Anaerobier nicht umfaßt. Nachteilig ist die geringe therapeutische Breite wegen relativ hoher Oto- und Nephrotoxizität, die strenge Indikationsstellung unter ständiger klinischer Kontrolle erfordert.

Spectinomycin (Stanilo). Dieses Aminocyclitol wird aus Kulturfiltrat von Streptomyces spectabilis gewonnen. Einzige Indikation ist die Gonorrhö. *Nebenwirkungen* sind Schmerzen an der Injektionsstelle und sehr selten allergische Exantheme. Die *Dosierung* beträgt 2–4 g, einmalig i.m. injiziert.

Zweitgenerations-Quinolone

Quinolone sind Carboxylsäurederivate mit einer assoziierten Carboxylgruppe, die für ihre antibakterielle Wirkung bedeutsam ist. Für die Dermatologie sind insbesondere die Chinolin-Carbonsäuren wie Ofloxacin (Tarivid) und Ciprofloxacin (Ciprobay) bedeutsam. Da diese Substanzen in Position 6 ein Fluoratom aufweisen, spricht man auch von Fluoroquinolonen. Quinolone hemmen bakterielle DNA-Topoisomerasen. Da diese Enzyme auch als Gyrasen bezeichnet werden, nennt man die Wirkstoffe auch Gyrasehemmer.
Ofloxacin wie Ciprofloxacin sind wirksam gegenüber fast allen Gram-positiven und Gram-negativen Bakterien, wobei Gram-negative Stäbchen wesentlich empfindlicher sind. Beachtlich ist die Aktivität gegenüber E. coli, Proteus, Pseudomonas, Neisseria gonorrhoeae und auch gegenüber Chlamydia trachomatis. Unter Therapie kann es zur Resistenzentwicklung kommen, speziell bei Staphylokokken und Pseudomonaden.

Indikationen sind vor allem Infektionen der Geschlechtsorgane (einschließlich Adnexitis, Gonorrhö, Prostatitis) sowie der Haut und der Weichteile.

Unerwünschte Wirkungen. Sie sind vielfältig, vor allem (photo-)allergische Exantheme, zentralnervöse und gastrointestinale Störungen, Wirkungen auf Leber- und Nierenfunktion sowie die Blutbildung.

Wichtigste Kontraindikationen. Vor allem Kinder und Jugendliche unter 18 Jahre, zerebrale Anfallsleiden,

Schwangerschaft und Stillzeit. Verschiedenartige *Wechselwirkungen* sind zu beachten.

Dosierung. Von Ciprofloxacin (Ciprobay) werden peroral 2 × tgl. 250–750 mg verabfolgt oder intravenös 2 × tgl. 100 mg bis 3 × tgl. 400 mg. Bei der unkomplizierten Gonorrhö des Mannes und der Frau und der unkomplizierten Zystitis der Frau kann einmalig mit 250 mg per os oder 100 mg intravenös behandelt werden. Bei eingeschränkter Nierenfunktion ist die Dosis zu reduzieren.

Sonstige Antibiotika

Auf die in der Dermatologie selten innerlich verabreichten Antibiotika kann hier nicht eingegangen werden. Antibiotika mit eng begrenzter Anwendung (Rifampicin bei Tuberkulose) und die antimykotisch wirksamen Antibiotika (Amphotericin B, Griseofulvin) werden bei den speziellen Indikationen dargestellt.

Sulfonamide, Cotrimoxazol, Sulfone

Sulfonamide. Sie sind infolge zunehmender Resistenzentwicklung und wegen Unverträglichkeiten aus der antibakteriellen Therapie von den Antibiotika verdrängt worden. *Unerwünschte Wirkungen* sind gastrointestinale Störungen, Blutbildveränderungen sowie allergische oder photoallergische Hautreaktionen; gefürchtet ist das Lyell-Syndrom. *Kontraindikationen* sind schwere Leber- und Niereninsuffizienz sowie Thrombo- und Leukopenien. Interaktionen bestehen mit oralen Antidiabetika, Antikoagulanzien, Phenytoin und Methotrexat (jeweils Wirkungsverstärkung); bei Harnansäuerung besteht das Risiko einer Kristallurie.

Cotrimoxazol. Diese Kombination von Sulfamethoxazol und Trimethoprim (Bactrim, Cotrim, Eusaprim) führt zu einer synergistischen Wirkung auf zwei verschiedenen Stufen der Folsäuresynthese. Damit wird die Wirksamkeit der Sulfonamide übertroffen, wenngleich zunehmend Resistenzentwicklung beobachtet wird. Eine mögliche *Indikation* in der Venerologie ist das Ulcus molle. Die *Kontraindikationen* sind die gleichen wie bei den Sulfonamiden.

Sulfone. Diaminodiphenylsulfon (DADPS, Dapson-Fatol) und seine Derivate wirken vor allem auf Mykobakterien und sind daher wichtige Therapeutika aller Formen der Lepra. Außer bei Erkrankungen durch empfindliche Erreger werden sie empirisch bei so verschiedenartigen Dermatosen wie Dermatitis herpetiformis Duhring, vernarbendes Pemphigoid, Pustulosis subcornealis, Pyoderma gangraenosum und Acne conglobata eingesetzt. Dabei ist ihr Wirkungsmechanismus unbekannt; diskutiert werden immunsuppressive und allgemein antientzündliche Effekte. Die Dosis beträgt 50–200 mg tgl. Als *unerwünschte Wirkungen* werden Blutbildveränderungen, Magen-Darm-Störungen, Neuritiden und allergische Exantheme angegeben. Besonders ist zu achten auf die dosisabhängige Methämoglobinbildung (Zyanose), besonders bei Patienten mit genetischem Glukose-6-Phosphat-Dehydrogenase-Mangel.

Virustatika

Heute steht eine Vielzahl unterschiedlicher Virustatika auch zur systemischen Anwendung zur Verfügung. Bereits eingesetzt wird Aciclovir (Zovirax) bei Infektionen durch Herpes-simplex-Viren und das Varizella-Zoster-Virus. Bei der HIV-Infektion (AIDS) wird Zidovudin (Retrovir) als Basistherapeutikum eingesetzt.

Aciclovir

Es handelt sich um ein Derivat des Guanins, das Acicloguanosin. Nach Aufnahme in eine durch ein empfindliches Virus infizierte Zelle wird Aciclovir zunächst durch ein virales Enzym, eine Thymidinkinase, umgewandelt in Acicloguanosin-Monophosphat. Aus dem Monophosphat entsteht die eigentlich wirksame Substanz, die sich an virale DNA-Polymerase bindet und diese inaktiviert. Aufgrund des Wirkungsmechanismus ist evident, daß Aciclovir unwirksam ist bei latenter Virusinfektion, da hier keine Replikation stattfindet. Menschliche DNS-Polymerase ist weniger empfindlich. Damit halten sich unerwünschte Wirkungen in Grenzen.

Indikationen. Hauptindikation ist der Zoster. Des weiteren ist die Vorbeugung von schweren Herpes-simplex-Infektionen bei immunsupprimierten Erwachsenen zu nennen, etwa nach Organtransplantation. Die intravenöse Form ist zudem indiziert bei schwerem Herpes genitalis, Herpes neonatorum, Herpes-simplex-Encephalitis und durch Herpes simplex-Viren hervorgerufene Haut- und Schleimhautinfektionen bei Immunschwäche (AIDS).

Unerwünschte Wirkungen. Insbesondere bei langfristiger Anwendung von niedrigen Dosen kann es zur Selektion von Herpesviren kommen, die keine Thymidinkinase bilden. Aciclovir kann außer Hautausschlägen Magen-Darm-Störungen wie Übelkeit, Schwindel, Schläfrigkeit sowie selten Nierenschäden mit Serumkreatinin-Anstieg hervorrufen. Bei intravenöser Gabe kommt es selten zu Krampfanfällen und Psychosen.

Kontraindikationen. Angesichts der renalen Elimination und möglichen Schädigung der Niere stellt die eingeschränkte Nierenfunktion eine Kontraindikation dar, allerdings nur im Zusammenhang mit der vorbeugenden Gabe. Schwangerschaft und Stillperiode stellen Kontraindikationen dar; eine tatsächliche Schädigung der Leibesfrucht bzw. des Kindes ist aber bislang nicht belegt.

Dosierung. Bei Zoster des Erwachsenen werden 5× täglich 2 Tabletten Zovirax à 400 mg alle vier Stunden tagsüber über 5–7 Tage verabfolgt. Als intravenöse Infusion erhalten Erwachsene im Regelfall eine Einzeldosis von 5 mg/kg KG alle 8 Stunden. Bei Herpes-Enzephalitis und Herpes neonatorum wird die Dosis verdoppelt, desgleichen bei Zoster in Fällen von Immundefizienz.

Bei Herpes simplex-Erstinfektionen der Haut bzw. der Schleimhäute sowie bei häufig wiederkehrenden Infektionen im Genitalbereich ist Aciclovir in Form von Zovirax 200 Tabletten indiziert, desgleichen auch im Rahmen des Versuches einer Vorbeugung bei Erwachsenen mit sehr schweren Verlaufsformen von Herpes simplex genitalis. Gegeben wird alle 4 Stunden 1 Tablette (à 200 mg) über 5 Tage, gegebenenfalls länger. Im Rahmen der Prophylaxe werden 1 Tablette alle 6 Std oder 2 Tabletten alle 12 Std verabfolgt. Die Gesamtanwendungsdauer sollte 12 Monate nicht überschreiten.

Antimykotika

Seit der Einführung des Griseofulvins (Fulcin S, Gricin, Likuden M) um 1960 kommt systemischen Antimykotika eine wesentliche Bedeutung in der Dermatotherapie zu. In letzter Zeit verlagert sich der Schwerpunkt zu den Antimykotika vom Typ der Azole, unter dem Aspekt der Nutzen-Risiko-Relation insbesondere zu Itraconazol (Sempera) und Fluconazol (Diflucan, Diflucan Derm 50, Fungata). Bei den Azolen handelt es sich anders als bei Griseofulvin grundsätzlich um Breitspektrum-Antimykotika, das heißt, eine Wirkung ist sowohl gegen Dermatophyten als auch gegen Hefen gegeben. Bislang liegt der Schwerpunkt der Anwendung bei Itraconazol auf den Dermatophytosen, die auch die Indikation für Griseofulvin darstellen, bei Fluconazol auf den Kandidosen. Neuerdings ist auch das Allylamin Terbinafin (Lamisil) zur systemischen Therapie von Dermatophytosen verfügbar. Diese Substanzen werden im Kapitel Dermatomykosen abgehandelt.

Photosensibilisatoren

Im Zusammenhang mit der Phototherapie hat sich der Einsatz von Photosensibilisatoren als sinnvoll erwiesen. Therapeutisch verwendet werden derzeit bestimmte Furocumarine, die Psoralene. In Deutschland wird 8-Methoxypsoralen (Meladinine) eingesetzt, in den USA zudem 4,5′,8-Trimethylpsoralen oder Trioxsalen, in manchen europäischen Ländern auch 5-Methoxypsoralen, Bergapten. Bei gleichzeitiger Einwirkung von ultraviolettem Licht von 320–400 nm (UVA) können die Psoralene in doppelsträngige DNA interkaliert werden, wobei über den Furan- bzw. den Cumarinanteil kovalente Bindungen eingegangen werden. Auf diese Weise ist es möglich, Querverbindungen zwischen Pyrimidinbasen beider Komponenten einer DNA-Doppelhelix zu schaffen. Man spricht von der Bildung bifunktionaler Addukte.

Rheologika

Störungen der Mikrozirkulation spielen bei einer Reihe von Hautkrankheiten eine wesentliche Rolle, insbesondere auch bei arteriellen und venösen Durchblutungsstörungen der Beine und ihren Folgeerkrankungen wie dem Ulcus cruris venosum. Unterschiedliche Substanzen können hier erfolgreich angreifen, beispielhaft sei Pentoxifyllin (Trental) genannt. Es handelt sich um ein dreifach substituiertes Methylxanthinderivat. Pentoxifyllin verbessert die Verformbarkeit von geschädigten Erythrozyten und steigert die Beweglichkeit polymorphkerniger Granulozyten. Die Aggregationsneigung von Thrombozyten wird gemindert.

Indikationen. Trophische Störungen wie Ulcus cruris und Gangrän, generell periphere arterielle und arteriovenöse Durchblutungsstörungen.

Unerwünschte Wirkungen. Schwindel, Kopfschmerzen, Unruhe, Übelkeit, sehr selten auch pektanginöse Beschwerden, Tachykardie und Blutdruckabfall. In Einzelfällen kann ein Schock auftreten.

Dosierung. Einschleichend; bei Niereninsuffizienz Dosisreduktion. Üblich sind 2–3×1 Retard Tbl. Trental à 400 mg oder 2×600 mg. Als Infusion 100–300 mg Trental 1–2× tgl.

Psychopharmaka

Es handelt sich um eine chemisch uneinheitliche Gruppe von Medikamenten. Neben den Wirkungen auf die Psyche sind aber gerade die „Nebenwirkungen", wie analgetische, antipruriginöse, antihistaminische, sedativhypnotische, sympathiko- und parasympathikolytische Wirkungen, bei der Behandlung dermatologischer Erkrankungen oft besonders wertvoll.

Indikationen. Vor der Anwendung von Psychopharmaka sollte bedacht werden, daß dermatologische Symptome in ganz unterschiedlicher Weise als psychogen (mit)erklärt werden können (Tabelle 69.3).

Tabelle 69.3. Psychiatrische Syndrome, die in der Dermatologie häufiger vorkommen, und eine Auswahl indizierter Psychopharmaka

Psychiatrische Syndrome	Dermatologische Symptome (Beispiele)	Erwünschte Wirkung	Pharmakagruppe	Handelspräparate (Beispiele)
Depressives Syndrom Traurige Verstimmtheit, Antriebsdefizit, Agitiertheit, Schlafstörungen	Mutilationen nach chronischen Dermatosen, Psoriasis, Systemerkrankungen, Karzinome, postklimakterische Glossodynie	Eher sedierend	Antidepressiva: Amitriptylingruppe	Laroxyl, Saroten
		Eher aufhellend	Imipramingruppe	Anafranil, Tofranil
		Eher antriebssteigernd	Desipramingruppe	Nortrilen, Pertofran
Hypochondrisches Syndrom Phobien in Verbindung mit Depressionen, Neurosen, Abbauprozessen	Luophobie, Zoophobie, Pruritus sine materia	Sedierend, angstlösend	Tranquillanzien, Antidepressiva mit sedierender Wirkung	Valium, Librium Tavor, Tranxilium Insidon, Limbatril
Paranoides Syndrom Wahnvorstellungen ohne Einsicht	Dermatozoenwahn, Trichotemnomanie, wahnhafte Luo- oder Karzinophobie	Antipsychotisch und wenig sedierend	Neuroleptika	Haldol, Triperidol
		Stark sedierend		Neurocil, Taxilan
Schlafstörungen organischer Genese, psychogen (neurotisch), bei verschiedenen Irritationen (Juckreiz), bei Psychosen	Juckreiz, Schmerzen	Beseitigung von: Einschlafstörungen	Clomethiazol (evtl. Koffein)	Distraneurin (Coffeinum 0,05–0,1)
		Durchschlafstörungen	Chloralhydrat, Doxylamin, Neuroleptika	Chloraldurat Sedaplus Haldol (niedrig dosiert)
		Ein- und Durchschlafstörungen	Tranquilizer	Adumbran, Remestan
Psychovegetatives Syndrom Dysregulation im vegetativen Nervensystem, vorwiegend im Herzkreislauf-, Verdauungs-, Urogenitalsystem und in der Haut	Hyperhidrose, Urticaria factitia, atopisches Ekzem	Allgemein stabilisierend	Tranquilizer	Librium, Insidon Limbatril
		Eher sympathikolytisch	Tranquilizer β-Blocker	Librium, Dociton
		Eher parasympathikolytisch	Tranquilizer Sekalealkaloide	Atarax Bellergal
Sexualstörungen	Ejaculatio praecox	Libido- und potenzsenkend, sympathiko- und parasympathikolytisch	Tranquilizer	Melleril, Librium
	Hypersexualität	Libido- und potenzsenkend, fertilitätseinschränkend	Antiandrogene Flutamid	Androcur Fugerel
	Impotenz	Libido- und potenzsteigernd	Androgene Yohimbin	Proviron, Tonol
Terminale Zustände Depressionen, Angst, Panik, Agitiertheit	Karzinosen, schwere bullöse Dermatosen, Kollagenosen	Antidepressiv	Antidepressiva	Laroxyl, Saroten
		Anxiolytisch	Tranquillanzien	Tavor, Tranxilium
		Stark sedierend	Neuroleptika	Melleril, Neurocil

Psychosomatische Phänomene werden als Dermatose sichtbar. In erster Linie ist hier kausal eine Psychotherapie indiziert; die Psychopharmakotherapie kann symptomatisch dabei sehr hilfreich sein. Beispiele sind die Krankheiten des Atopieformenkreises (atopisches Ekzem, allergische Rhinitis, allergisches Asthma bronchiale), Psoriasis vulgaris, Urticaria factitia, manche Formen der Urticaria chronica, Pruritus, Artefakte, Phobien, Trichotillomanie.

Psychosen führen zu dermatologischer Begleitsymptomatik, beispielsweise zu Dermatozoenwahn, Luophobie, Karzinophobie, Pruritus sine materia, Glossodynie oder Trichotemnomanie.

Psychovegetatie Symptome können sich als Hyperhidrose, Hyperhidrose mit Ekzematisation, Erröten, urtikarieller Dermographismus, Urticaria factitia oder Pruritus manifestieren.

Psychoneurosen können sich ebenfalls hinter Hyperhidrose, Erröten, Pruritus, praktisch sogar hinter jedem, auch eindeutig organischen Symptom verbergen; es handelt sich also um „vorgeschobene" Symptome.

Reaktive psychische Symptome werden durch Dermatosen sekundär induziert, wie Depressionen bei entstellenden Dermatosen (Psoriasis vulgaris, Acne conglobata), bei malignen Tumoren und Systemerkrankungen; Unruhe, Nervosität und Schlaflosigkeit bei stark juckenden Dermatosen. Hier können Psychopharmaka besonders als Ergänzung der speziellen Dermatotherapie wertvoll sein.

Für den Dermatologen sind im wesentlichen drei Gruppen von Psychopharmaka bedeutsam (Tabelle 69.3):
– Tranquillanzien
– Neuroleptika
– Antidepressiva

Auf Psychotomimetika (Halluzinogene), Psychostimulantien (Pervitin etc.) sowie Psychopharmaka im weiteren Sinne wie Hypnotika und Sedativa (Schlaf- und Beruhigungsmittel) sowie Analgetika kann im folgenden nicht eingegangen werden.

Tranquillantien (Tranquilizer, Ataraktika, Anxiolytika). Sie besitzen abschirmende, entspannende und angstlösende, daneben meist sedierende Wirkungen. Die Schlafbereitschaft wird erhöht, jedoch führen sie auch in hohen Dosen kaum zu Bewußtseinsverlust wie die Hypnotika. Sie haben keinen antidepressiven oder antipsychotischen Effekt. Die Persönlichkeit wird aber verflacht, der Antrieb bis zur Gleichgültigkeit vermindert.

Indikationen. Alle mit Unruhe einhergehenden Zustände, auch kleinere hypochondrische Befürchtungen, Ein- und Durchschlafstörungen bei Juckreiz und/oder Schmerzen, psychovegetative Syndrome mit Hyperhidrose und anderen vegetativen Dysfunktionen, Urticaria factitia und atopisches Ekzem.

Handelspräparate. Als Tranquilizer werden überwiegend Benzodiazepine eingesetzt, die sich im wesentlichen nur durch Wirkstärke (Dosis) und Pharmakokinetik (Wirkdauer) unterscheiden. Zu den langwirksamen, z.T. wegen der Bildung eines aktiven Metaboliten, gehören z.B. Chlordiazepoxid (Librium), Diazepam (Valium) und Chlorazepat (Tranxilium). Sie werden zur Langzeit- und Analgosedation verwendet. Zur kurzfristigen Beruhigung und zur Standardtherapie ambulanter Patienten, z.B. zur Nacht, sollten nicht kumulierende Substanzen wie Oxazepam (Adumbran) oder Temazepam (Remestan) eingesetzt werden. Als Alternative zu Benzodiazepinen kommt auch Hydroxyzin (Atarax) in Frage, das neben der anxiolytisch-sedativen auch eine ausgeprägte antihistaminerge Wirkung besitzt. Opipramol (Insidon; 1–3 mal 50 mg) hat neben der tranquillisierenden auch eine antidepressive Wirkung.

Nebenwirkungen. Am wichtigsten sind die Sedierung und damit eine verminderte Reaktionsfähigkeit im Straßenverkehr mit teilweise langer Nachwirkungsdauer, Schwindel, Muskelrelaxierung, Abnahme der Libido und gelegentlich allergische Exantheme einschließlich Vasculitis allergica oder Purpura chronica progressiva. Daneben kann Hydroxyzin (Atarax) zu Blutdruckabfall und einer anticholinergen Symptomatik (Miktionsstörungen, Glaukomanfall, Mundtrockenheit) führen.

Wechselwirkungen. Die gleichzeitige Einnahme von anderen zentral dämpfenden Pharmaka und/oder Alkohol führt zu unkalkulierbarer gegenseitiger Wirkungsverstärkung.

Bei längerfristiger Einnahme besteht die Möglichkeit der Entwicklung einer Benzodiazepin-Abhängigkeit.

Zytokine

Aus dieser heterogenen Substanzgruppe sind bisher nur einzelne Präparate bei wenigen dermatologischen Erkrankungen zugelassen, z.T. befinden sie sich in Erprobung: so Interferon-α (Glucoferon) bei Haarzell-Leukämie, Interferon-α-2a (Roferon) bei malignen T-Zell-Lymphomen, Kaposi-Sarkom und Haarzell-Leukämie, Interferon-α-2b (Intron A) bei Kaposi-Sarkom und malignen Lymphomen, Interferon-β (Fiblaferon) bei schweren Viruserkrankungen wie Varizellen bei Immunsupprimierten, Interferon-Gamma (Imukin) bei septischer Granulomatose und Interleukin-2 (Proleukin) bei metastasierendem Melanom. Die Wirksamkeit ist meist limitiert, das Nebenwirkungsspektrum beachtlich. Die Anwendung erfordert daher spezielle Erfahrungen.

Weiterführende Literatur

Monographien

Arndt KA (1989) Manual of dermatological therapeutics, 4th edn. Little, Brown and Co., Boston

Forth W, Henschler D, Rummel W (1993) (Hrsg) Allgemeine und spezielle Pharmakologie und Toxikologie, 6. Auflage. BI Wissenschaftsverlag, Mannheim

Korting HC (1995) Dermatotherapie. Springer, Berlin Heidelberg New York

Maddin S (1991) Current dermatologic therapy, 2nd edn. Saunders, Philadelphia

Mahrle G, Ippen H (Hrsg) (1985) Dermatologische Therapie. Beiträge zur Dermatologie, Bd 11. Perimed, Erlangen

Merk HF, Bickers DR (1992) Dermatopharmakologie und Dermatotherapie. Blackwell, Berlin

Mukthar H (ed) (1992) Pharmacology of the skin. CRC Press, Boca Raton

Mutschler E (1991) Arzneimittelwirkungen, 6. Auflage. Wissenschaftliche Verlagsgesellschaft, Stuttgart

Orfanos CE, Garbe C (1995) Therapie der Hautkrankheiten. Springer, Heidelberg

Riecker G, Paumgartner G (Hrsg) (1995) Therapie innerer Krankheiten. 8. Aufl. Springer, Heidelberg

Wolverton SE, Wilkin JK (eds) (1991) Systemic drugs for skin diseases. Saunders, Philadelphia

Glukokortikosteroide, Sexualsteroide

Barraglough D (1986) The use of corticosteroid agents in connective tissue disorders. Med J Aust 144:427–432

Fauci A (1976) Glucocorticoid therapy: mechanisms of action and clinical considerations. Ann Intern Med 84:304–315

Fritz K, Weston W (1984) Systemic glucocorticoid therapy of skin diseases in children. Pediatr Dermatol 1:236–245

Gallant C, Kenny P (1986) Oral glucocorticosteroids and their complications. A review. J Am Acad Dermatol 14:161–177

Hammerstein J, Meckies J, Rossberg LI et al. (1975) Use of cyproterone acetate (CPA) in the treatment of acne, hirsutism and virilism. J Steroid Biochem 6:827–836

Imman HW, Vessey MP, Weslerholm B et al. (1970) Thromboembolic disease and the steroidal content of oral contraceptives: a report to the Committee on the Safety of Drugs. Br Med J 2: 203–209

Kaiser H (1986) Praxis der Cortisontherapie, 2. Auflage. Urban & Schwarzenberg, München

Antihistaminika

Aram H (1987) Cimetidine in dermatology. Int J Dermatol 26:161–166

Clissold SP, Sorkin EM, Goa KL (1989) Loratadine: a preliminary review of its pharmacodynamic properties and therapeutic efficacy. Drugs 37:42–57

Diller G, Orfanos CE (1982) Sind H_2-Antagonisten in der Dermatologie nützlich? Hautarzt 33:353–354

Fisher AA (1980) The Antihistamines – clinical review. J Am Acad Dermatol 3:303–306

Flowers FP, Araujo OE, Nieves CH (1986) Anithistamines. Int J Dermatol 25:224–231

Monroe EW (1988) Chronic urticaria: review of nonsedating H_1 antihistamines in treatment. J Am Acad Dermatol 19:842–849

Richards DM, Brogden RN, Heel RC (1984) Astemizole: a review of its phamacodynamic properties and therapeutic efficacy. Drugs 28:38–61

Schuller DE, Turkewitz D (1986) Adverse effects of antihistamines. Postgrad J Med 79:75–86

Sorkin EM, Heel RC (1985) Terfenadine: a review of its pharmacodynamic properties and therapeutic efficacy. Drugs 29:34–56

Weil EK, Rosenberg JM (1989) Antihistamine agents in the pipeline. Hosp Pharm 24:864–865

Woodward JK (1988) Pharmacology and toxicology of nonclassical antihistamines. Cutis 42:5–9

Retinoide

Bauer R, Gollnick H (Hrsg) (1984) Der Stellenwert der Retinoide in der Dermatologie. Grosse, Berlin

Boyd AS (1989) An overview of the retinoids. Am J Med 86:568–574

Cunliffe WJ, Miller AJ (eds) (1984) Retinoid therapy. MTP Press, Lancaster

David M (1988) Adverse effects of retinoids. Med Toxicol 3:273–288

Dicken CH (1984) Retinoids: a review. J Am Acad Dermatol 11:541–552

Ellis CN, Voorhees JJ (1987) Etretinate therapy. J Am Acad Dermatol 16:267–291

Ginsberg H, Rubenstein A, Brown WV (1986) Medical complications of isotretinoin. Clin Dermatol 4:183–189

Goodman DS (1984) Vitamin A and retinoids in health and disease. N Engl J Med 310:1023–1031

Leyden JJ (1988) Retinoids and acne. J Am Acad Dermatol 19:164–168

Lowe NJ, David M (1988) New retinoids for dermatologic diseases. Dermatol Clin 6:539–552

Orfanos CE, Ehlert R, Gollnick H (1987) The retinoids. A review of their clinical pharmacoloty and therapeutic use. Drugs 34:459–503

Pochi PE, Ceilley RI, Coskey RJ et al. (1988) Guidelines for prescibing isotretinoin (Accutane) in the treatment of female acne patients of childbearing potential. J Am Acad Dermatol 19:920

Saurat JH (ed) (1984) Retinoids: new trends in research and therapy. Karger, Basel

Silverman AK, Ellis CN, Voorhees JJ (1987) Hypervitaminosis A: paradigm of retinoid side effects. J Am Acad Dermatol 15:1027–1039

Stern RS (1989) When a uniquely effective drug is teratogenic: the case of isotretinoin. N Engl J Med 320:1007–1009

Strauss JS, Cunningham WJ, Leyden JJ et al. (1988) Isotretinoin and teratogenicity. Am J Acad Dermatol 19:353–354

Vahlquist A, Rollman O (1987) Clinical pharmacology of 3 generations of retinoids. Dermatologica 175 (Suppl 1):20–27

Vahlquist A, Torma H (1988) Retinoids and keratinization. Current concepts. Int J Dermatol 27:81–95

Zytostatika und Immunsuppressiva

Ahmed AR, Hombal SM (1984) Cyclophosphamide. J Am Acad Dermatol 11: 1115–1126

Ahmed AR, Moy R (1981) Azathioprine. Int J Dermatol 20:461–467

Baciewicz AM, Baciewicz FA (1989) Cyclosporine pharmacokinetic drug interactions. Am J Surg 157:264–271

Biren CA, Barr RJ (1986) Dermatologic application of Cyclosporine. Arch Dermatol 122:1028–1032

Dantzig PJ (1974) Immunosuppressive and cytotoxic drugs in dermatology. Arch Dermatol 110:393–406

Gendler E (1984) Azathioprine for use in dermatology. J Dermatol Surg Oncol 10:462–464

Gupta AK, Brown MD, Ellis CN et al. (1989) Cyclosporine in dermatology. J Am Acad Dermatol 21:1245–1256

Kahan BD (1989) Drug therapy: Cyclosporine. N Engl J Med 321:1725–1738

Lester RS (1989) Methotrexate. Clin Dermatol 7:128–135

McDonald CJ (1985) Cytotoxic agents for use in dermatology. J Am Acad Dermatol 12:753–775

McDonald CJ (1985) Use of cytotoxic drugs in dermatologic diseases. J Am Acad Dermatol 12:965–975

Roenigk HH, Auerbach R, Maibach HI et al. (1988) Methotrexate in psoriasis: revised guidelines. J Am Acad Dermatol 19:145–156

Nichtsteroidale Antiphlogistika

Editorial (1984) Nonsteroidal antiinflammatory drugs: caution still indicated. JAMA 251:1301–1302

Greaves MW (1987) Pharmacology and significance of nonsteroidal antiinflammatory drugs in the treatment of skin diseases. J Am Acad Dermatol 16:751–764

Kark EL, Davis BR (1981) Clofazimine treatment of pyoderma gangrenosum. J Am Acad Dermatol 5:346–347

Neuhofer J, Fritsch P (1984) Cheilitis granulomatosa (Melkersson-Rosenthal-Syndrom): Behandlung mit Clofazimin. Hautarzt 35:459–463

Simons LS, Mills JA (1980) Nonsteroidal antiinflammatory drugs. N Engl J Med 302:1179–1185

Stern RS, Bilgey M (1984) An expanded profile of cutaneous reactions to nonsteroidal antiinflammatory drugs. JAMA 252:1433–1437

Antimalariamittel

Isacson D (1982) Antimalarials in dermatology. Int J Dermatol 21:379

Koranda FC (1981) Antimalarials. J Am Acad Dermatol 4:650–655

MacKenzie AH (1970) An appraisal of chloroquine. Arthritis Rheum 13:280–291

Ochsendorf FR, Runne U (1988) Chloroquin-Retinopathie: vermeidbar durch Beachtung der maximalen Tagesdosis. Hautarzt 39:341–342

Rasmussen JE (1983) Antimalarials – are they safe to use in children? Pediatr. Dermatol 1:89–91

Antibiotika und andere Antiinfektiva

Abeck D, Korting HC (1991) Einsatz von Antibiotika bei Hauterkrankungen. Bayer Internist 2:45–53

Arndt KA (1988) Adverse reactions to acyclovir: topical, oral and intravenous. J Am Acad Dermatol 18:188–190

Ball AP (1986) Overview of clinical experience with ciprofloxacin. Eur J Clin Microbiol 5:214–219

Bartlett JG (1991) Pocketbook of infectious disease therapy. Williams & Wilkins, Baltimore

Crowe S, Mills J (1988) The future of antiviral therapy. Dermatol Clin 6:521–537

Dorsky DI, Crumpacker CS (1987) Drugs five years later: acyclovir. Ann Intern Med 107:859–874

Eron LJ (1987) Therapy of skin and skin structure infections with ciprofloxacin: an overview. Am J Med 82 (Suppl 4A):224–226

Feingold DS, Wagner RF (1986) Antibacterial therapy (CME article). J Am Acad Dermatol 14:535–548

Fleischer AB Jr, Resnick SD (1989) The effect of antibiotics on the efficacy of oral contraceptives: a controversy revisited. Arch Dermatol 125:1562–1564

Korting HC (1987) Cephalosporin-Therapie der Gonorrhoe. Karger, Basel

Korting HC, Schäfer-Korting M (1992) Is tinea unguium still widely incurable? A review three decades after the introduction of griseofulvin. Arch Dermatol 128:243–248

Lesher JL Jr, Smith JG Jr (1987) Antifungal agents in dermatology. J Am Acad Dermatol 17:383–394

Modai J (1988) The clinical use of macrolides. J Antimicrob Chemother 22 (Suppl B): 145–153

O'Brien JJ, Campoli-Richards DM (1989) Acyclovir: an updated review of its antiviral activity, pharmacokinetic properties and therapeutic efficacy. Drugs 37:233–309

Schäfer-Korting M (1993) Pharmacokinetic optimisation of oral antifungal therapy. Clin Pharmcokinet 25:329–341

Thiers B (1989) Antiretroviral therapy. J Am Acad Dermatol 21:443–454

Simon C, Stille W, Wilkinson PJ (1993) Antibiotic therapy in clinical practice. Schattauer, Stuttgart.

Walker RC, Wright AJ (1987) The quinolones. Mayo Clin Proc 62:1007–1012

Yarchoan R, Mitsuya H, Broder S (1989) Clinical basis and advances in the antiretroviral therapy of human immunodeficiency virus infection: a review. Am J Med 87:191–200

Photosensibilisatoren

Bickers DR (1983) Position paper – PUVA therapy. J Am Acad Dermatol 8:265–270

Gupta AK, Anderson TF (1987) Psoralen photochemotherapy. J Am Acad Dermatol 17:703–734

McEvoy MT, Stern RS (1987) Psoralens and related compounds in the treatment of psoriasis. Pharmacol Ther 34:75–97

Wolff de FA, Thomas TV (1986) Clinical pharmacokinetics of methoxsalen and other psoralens. Clin Pharmacokinet 11:62–75

Psychopharmaka

Bassuk EL, Schoonover SC, Gellenberg AJ (eds) (1983) The practitioner's guide to psychoactive drugs. Plenum, New York

Beckmann H, Vogel PG, Braun-Falco (1976) Psychotherapie und Psychopharmakotherapie in der Dermatologie. II. Hautarzt 27:525–531

Crayton JW, Freedman DX (1977) Psychotropic drugs in dermatological practice. Int J Dermatol 16:512–519

Gupta MA, Gupta AK, Habermann HF (1986) Psychotropic drugs in dermatology. A review and guidelines for use. J Am Acad Dermatol 14:633–645

Hippius H (1979) Zur Anwendung von Psychopharmaka bei hautkranken Patienten. In: Braun-Falco O, Wolff HH (eds) Fortschritte der praktischen Dermatologie und Venerologie, Bd. 9. Springer, Berlin, pp 347–353

Rheologica

Ely H (1988) Pentoxifylline in therapy in dermatology. Dermatol Clin 6:585–608

Zytokine

Krown S (1990) Approaches to interferon combination therapy in the treatment of AIDS. Sem Oncol 17:11–15

Meigel M (Hrsg) Interferone in der dermatologischen Therapie. Symposium Hamburg 1988. Editiones Roche, Basel

Kapitel 70 Physikalische Therapie

Inhaltsverzeichnis

Kälte 1552
Wärme 1553
Dermabrasion 1554
Elektrizität 1554
Elektrochirurgie 1555
Licht 1556
    Quellen optischer Strahlung 1556
    Künstliche Lichtquellen 1557
    Photodiagnostik und Phototherapie 1557
    Laser 1562
Ionisierende Strahlen 1564
    Röntgenstrahlen 1564
    Teilchenbeschleuniger 1565
    Telecuriegeräte 1566
    Künstliche radioaktive Isotope 1566
    Künstliche β-Strahler 1566
Weiterführende Literatur 1566

Tabelle 70.1. Kühlmittel zur Kühlbehandlung/Kryochirurgie

Substanz	Siedepunkt (°C)
Äthylchlorid	+ 12,2
Freon 114	+ 3,8
Freon 12	− 29,8
Freon 22	− 41,0
Kohlendioxid (Sublimationstemperatur)	− 78,5
Stickoxid	− 89,5
Flüssiger Stickstoff	−195,6

Zur Behandlung mit Kälte, Wärme, Elektrizität, Licht, Ultraschall und ionisierenden Strahlen gehört viel Erfahrung. Teilweise ist eine Spezialausbildung erforderlich, um sachgemäßes Verhalten zu gewährleisten.

Kälte

Kalte Kompressen. Umschläge mit 20- bis 30%igem Alkohol (Äthanol) werden selten angewandt. Feuchte Umschläge mit kaltem Leitungswasser über Waden und/oder Unterarmen, 3mal je 10 min, sind gut geeignet, um pyretische Temperaturen zu senken.

Eisbeutel. Er wird bei Kontusionen, postoperativen Schwellungen und entzündlichen Ödemen (Bienen- und Wespenstichen) angewandt. Der bei Polychemotherapie induzierte Haarausfall, vorwiegend durch Adriamycin, kann durch Eisbeutelkappen im Kapillitiumbereich während der ersten halben Stunde der Infusionen deutlich reduziert werden (Soukop 1978). Mit Vorsicht sollten Eisbeutel im Genitalbereich, besonders in Hodennähe, appliziert werden.

Kohlensäureschnee. Die früher weitverbreitete Gefrierbehandlung, bei der Kohlensäure (CO_2) aus einer mit ihrer Öffnung nach unten in einem Dreifuß stehenden „Kohlensäurebombe" in einen Lederbeutel einströmt und der trocken-weiße Kohlensäureschnee zum Gebrauch am Patienten mit einem Stempel fest in eine Hülse oder in ein Reagenzglas gefüllt wird, ist heute weitgehend aufgegeben worden. Der Grad der reaktiven Entzündung hängt von der Stärke des Druckes auf die Haut und von der Dauer der Einwirkung ab. Eine Anwendung für 6–10 s führt zu einer weißgefrorenen Platte und nachfolgender entzündlicher Rötung und Schwellung, eine etwa 15–20 s lange Applikation führt zur Blasenbildung. Bei Zeiten über 40–60 s können unter Depigmentierung abheilende Nekrosen entstehen.

Kohlensäureazetonschnee. Kohlensäureschnee wird mit Azeton gemischt und mit einem Wattestäbchen kurzfristig unter Wischen aufgetragen. Die Kälteeinwirkung ist geringer als durch Kohlensäureschnee.

Indikation. Lupus erythematodes chronicus discoides, entzündliche Knoten bei Akne und Rosazea.

Flüssiger Stickstoff. Dieser kann direkt auf die Haut aufgetragen werden, indem Wattestäbchen in ein mit flüssigem Stickstoff gefülltes Dewar-Gefäß getaucht und dann unter leichtem Druck für wenige Sekunden auf die Haut gehalten werden. Die Einwirkungszeit schwankt je nach der angestrebten Reaktion, der Körperstelle (Handrücken, Fingerinnenseite, Handfläche, Fußsohle) und dem Alter des Patienten zwischen 3 und etwa 50 s. Nach 1–2 Tagen entsteht eine Blase mit Abhebung des Herdes. Diese Kryonekrose tritt bei minimalen Temperaturen von −25° C auf. Moderne Geräte für die Praxis erlauben das Besprühen der zu behandelnden Hautstelle mit flüssigem Stickstoff (z. B. Kry-Ac).

Die indirekte Übertragung der Kälte auf die Haut durch geschlossene Systeme ist heute eine bevorzugte Methode. Der flüssige Stickstoff strömt dabei aus einem Behälter, der je nach Größe für 8–36 h gefüllt bleibt, durch ein Schlauchsystem in einen metallenen Applikator. Dieser kann ausgewechselt werden und wird als Scheibe, Zylinder, Kugel oder Stift, je nach Anwendungsweise, angeboten. Modelle sind beispielsweise Cry-owen (Alcon-Pharma, Freiburg) oder C-76 (Frigitronics). Größere Tumoren wie Basaliome müssen im ganzen Tumorbereich und darüber hinaus in einer mindestens 5 mm breiten Sicherheitszone eingefroren werden. Zur Kontrolle werden Mikrothermoelemente in Nadelform in und um den Tumor, besonders zur Tiefe hin, plaziert, um sicherzustellen, daß überall Temperaturen von -25 bis $-35°$C erreicht werden. Einfrieren, Auftauen und erneutes Einfrieren der Tumoren wird in einer Sitzung in Lokalanästhesie ambulant vorgenommen. Bei entsprechender Beherrschung aller Regeln (Indikation, technische Durchführung) sind die Ergebnisse der Kryochirurgie bei der Behandlung von Basaliomen ebenso gut wie bei anderen Verfahren (chirurgisches Vorgehen, Röntgenbestrahlung), mit etwa 3–5% Rezidiven.

Hautveränderungen, die bei richtiger Indikationsstellung mit flüssigem Stickstoff behandelt werden können (nach Zacarian 1973)

Dermatosen

Akne
Chondrodermatitis nodularis chronica helicis
Condylomata acuminata
Dermatofibrom
Diskoider Lupus erythematodes
Dorsalzysten
Filiforme Hautanhänge
Folliculitis nuchae sclerotisans
Granuloma pyogenicum
Hämangiome, kutane kavernöse
Hypertrophische Aknenarben
Keratoakanthom
Larva migrans cutanea
Lineare Nävi
Lymphangiom
Molluscum contagiosum
Mosaikwarzen
Plantarwarzen
Porokeratosen, verschiedene Formen
Seborrhoische Warzen
Spidernävi
Trichoepitheliome
Verrucae planae juveniles
Verrucae vulgares

Präkanzerosen und Hautkrebs

Aktinische Keratosen
Arsenkeratosen
Basaliom, Cornu cutaneum auf aktinischer Keratose
Lentigo maligna

Wärme

Die örtliche Anwendung von Wärme kommt hauptsächlich als Maßnahme zur Rückbildung oder Einschmelzung örtlicher entzündlicher Gewebereaktionen in Frage. Die in das entzündete Gebiet geleitete Wärme (Leitungswärme) erzeugt eine aktive Hyperämie, wirkt resorptionsfördernd, erhöht über eine gesteigerte Durchblutung die Sauerstoffzufuhr und wirkt oft schmerzstillend.

Heiße Kompressen. Die Wärme kann großflächig, z.B. an einer Extremität, zugeführt werden.

Indikation. Neuralgien, Furunkel, tiefe Trichophytie.

Kataplasmen. Sie sind leichter in der Anwendung als Fangopackungen (Fango-Paraffin-Conzen-Packungsmasse in Tafeln mit Mehrfachfolie, Fangotherm-Wärmepackung); Leinsamen-, Kartoffel- oder Sandsäckchen; Paraffinpackungen, Ölwatteumschläge, Thermophore, Heizkissen oder antiphlogistische Pasten, die warm angewandt werden können (Enelbin).

Indikation. Furunkel, Neuralgien, Arthrosen, chronische Arthritiden.

Strahlungswärme. Sie wird durch Wärmestrahlung (Infrarot) abgebende elektrische Lampen, d.h. Rotlicht appliziert.

Indikation. Furunkel, Karbunkel, schlecht heilende Wunden und Neuralgien.

Diathermie und Kurzwellen. Zur direkten Durchwärmung tiefer gelegener Gewebepartien eignen sich hochfrequente Wechselströme (Wellenwärme). Zur Durchwärmungsbehandlung werden Kurzwellengeräte (Röhrensender mit Kurzwellen zwischen 3 und 15 m) benutzt, da eine besonders gleichmäßige und intensive Tiefenwirkung erzeugt wird. Die Dosierung ist individuell vorzunehmen und darf nur zu einem subjektiv angenehmen Wärmegefühl, nicht aber zu Schmerzempfindungen führen.

Indikation. Neuralgien nach Zoster, Furunkel, Karbunkel, Hidradenitis-suppurativa-artige Entzündungen der Achselhöhlen, Pernionen und Erythema induratum (Bazin).

Dermabrasion

[Kromayer 1905, Schreus 1950]

Definition und Technik. Abtragen der oberflächlichen Hautschichten durch hochtourige Schleifgeräte zur Korrektur von Narben, Beseitigung von Fibroangiomen, Nävi, Pulvereinsprengungen und Tätowierungen.

Kromayer hat die Methode der mechanischen Fräsung kosmetisch störender Hautveränderungen in die Dermatologie eingeführt. Ursprünglich wurden zahnärztliche Bohrmaschinen benutzt. Die niedrige Umdrehungszahl war nachteilig, ebenso die notwendige Härtung der Haut durch die gleichzeitige Vereisung. Rotationsinstrumente mit hohen Umdrehungszahlen wurden von Schreus eingeführt und werden heute benutzt (>30000 Umdrehungen/min). Moderne Geräte sind durch Fußbedienung stufenlos regelbar.

Die Schleifkörper sind Metall-, Diamant-, Rubin-, Draht- oder Kunstfaserbürsten oder entsprechende Zylinderköpfe. Verschieden große und unterschiedlich geformte Schleifkörper werden je nach der Lokalisation der zu behandelnden Hautveränderung, der Art der Dermatose und den persönlichen Erfahrungen des Operateurs ausgewählt.

Hochtouriges Schleifen der Gesichtshaut wird fast stets in Vollnarkose durchgeführt, insbesondere um durch ungewollte Bewegungen des Patienten während der Operation Verletzungen zu vermeiden. Dermabrasion von Tätowierungen an Extremitäten oder umschriebenen Gesichtspartien wird in örtlicher Betäubung vorgenommen. Die Haut wird in der zu fräsenden Partie straff gespannt und vorsichtig Schicht um Schicht bis zur Epidermis-Korium-Grenze abgetragen; tieferes Schleifen führt zu permanenten Narben. Haare und Operationstücher müssen aus dem zu schleifenden Gebiet ferngehalten werden; Tupfer sollten nicht benutzt werden, damit die Fräse diese nicht erfaßt und mitreißt, wodurch es zu unangenehmen Verletzungen kommen kann. Abdecken der diffus blutenden Wundfläche durch fett- oder antibiotikahaltigen Tüll (Sofra-Tüll, Fucidine), so daß das Wundsekret durch die Gittermaschen abfließen kann. Der erste Verbandswechsel erfolgt nach 2–4 Tagen.

Indikation

Akne- und Unfallnarben. Für optimale Ergebnisse sind oft 2 oder mehr Schleifbehandlungen notwendig.

Pulvereinsprengungen (Feuerwerkskörper, Industrieverletzungen) und *Schmutztätowierungen.* Diese sollten innerhalb von 2–20 Tagen nach dem Unfall behandelt werden, wobei sich eine abgewandelte Technik bewährt hat, bei der anstelle des hochtourigen Fräsgerätes eine Bürstenbehandlung (Nylon-, Zahnbürste) und 0,1%ige Oxyzyanatlösung benutzt wird.

Nävi. Abtragen einzelner Nävuszellnävi oder Fräsen von kongenitalen Riesennävi bei Kleinkindern, oft in mehreren Sitzungen.

Rhinophym. Abtragen der Bindegewebe- und Talgdrüsenhyperplasien zunächst mit dem Skalpell oder Einmalrasiermesser, anschließend Nachmodellierung mit der hochtourigen Fräse.

Varia. Je nach Einstellung des Operateurs und Beherrschung der Technik können Naevus verrucosus, Schmucktätowierungen und viele andere Hautveränderungen gefräst werden. Narbenkorrekturen (Akne-, Unfallnarben) sollten auf das Gesicht beschränkt bleiben, und zwar auf das Gebiet zwischen Haaransatz, Ohrmuschel und Kieferwinkel, da alle übrigen Hautpartien zu keloidiformen postoperativen Narbenbildungen neigen können. Es sollte also nicht am Hals oder am Rumpf hochtourig gefräst werden. Die Patienten müssen besonders sorgfältig vor jeder geplanten Fräsung über die therapeutischen Möglichkeiten, die zu erwartenden Operationsergebnisse, Nebenwirkungen und absolute Kontraindikationen aufgeklärt werden. Im geschliffenen Hautareal kommt es häufig zu bleibenden Hypopigmentierungen, während die Grenze zur nicht geschliffenen Haut oft hyperpigmentiert. Patienten sollten nach einer Fräsung in lichtexponierten Hautarealen Lichtschutzmittel anwenden und Sonnenexpositionen meiden.

Manche Patienten neigen zu keloidiformen Narbenbildungen, weshalb ein Probeschliff vor jedem größeren Eingriff empfohlen wird. Die Erwartungen vieler Patienten sind oft unbegründet hoch, so daß die Behandlungsergebnisse nicht zu optimistisch dargestellt werden sollten.

Elektrizität

Elektrische Ströme werden in verschiedener Weise in der Dermatotherapie eingesetzt.

Gleichstrom findet Anwendung bei Elektrolyse, Iontophorese und Glühkaustik (Galvanokaustik).

Elektrolyse. Die Kathode wird in Form einer feinen Nadel in die zu behandelnde Veränderung eingestochen, während die Anode vom Patienten in eine Hand genommen oder an einer anderen Körperstelle großflächig angebracht wird. Gleichstrom wird allmählich steigernd auf 0,5 bis höchstens 2,0 mA eingeschaltet. Die Dauer der Anwendung reicht von Sekunden bis zu 1 oder 2 min, je nach Grundausstattung der Geräte und der Art der zu behandelnden Läsion. Während an der der Haut breit aufliegenden Anode wegen der geringen Stromstärke keine Wirkung eintritt, kommt es an der spitzen Kathode zu einer chemischen Zerlegung der gewebeeigenen Elektrolytflüssigkeiten mit weißlicher Gewebefärbung und Entwicklung von Wasserstoffbläschen. Nach 8–12 Tagen trocknen die behandelten Herde (z. B. Warzen) ein und fallen ab.

Indikation. Dauerepilation bei Hypertrichose, Verödung von Teleangiektasien und Naevi aranei. Entfernung von Warzen und kleinen Fibromen.

Ionto- oder Elektrophorese. Zwei flächige Elektroden werden verwendet, um wassergelöste Medikamente durch Ionenwanderung in die Haut einzuschleusen. Die Polung der Elektroden ist abhängig von der chemischen Natur der einzubringenden Medikamente.
Bei der *Iontophorese zur Behandlung der Hyperhidrosis manuum et pedum* (Levit 1968) wird Gleichstrom (15–20 mA) mittels Wasserbädern (Leitungswasser) durch beide Hände oder beide Füße geleitet, wobei 2 getrennte oder ein gemeinsames Becken verwendet werden können. Es gibt auch Axillarapplikation.
Jede Sitzung dauert 20–30 min. Nach 5–10 Behandlungen tritt Anhidrose ein mit besserer Wirkung an der Anode.
Der Mechanismus der Iontophorese ist unbekannt. Es kommt nicht zu einer Okklusion der ekkrinen Schweißdrüsenausführungsgänge. Wahrscheinlich ruht die Anhidrose auf neuralen Mechanismen. Die Wirkung hält Tage bis Wochen an. Nebenwirkungen sind nicht bekannt geworden.

Galvanokaustik
Synonyme. Glühkaustik, Elektrokauterisation
Die *Glühkaustik* darf nicht mit Elektrochirurgie verwechselt werden, von der sie weitgehend abgelöst worden ist. Bei Glühkaustik werden feine Drähte, Drahtschlingen, Nadelspitzen oder schmale Klingen durch Gleichstrom bis zum Rotglühen angeheizt (Ohm-Widerstand des Metalls) und die zu behandelnde Hautläsion damit ausgebrannt. Die Gewebezerstörung findet durch Überleitung von einem heißen auf einen kalten Körper statt. Bei der Verkohlung des Gewebes entwickeln sich nach verbranntem Fleisch riechende Dämpfe. Die Blutstillung ist sehr gut: Abheilung nach Demarkierung des Wundschorfs nach 2–4 Wochen. Heute kaum noch verwandt.

Indikation. Seborrhoische Alterswarzen, aktinische Keratosen, Verrucae vulgares, kleine Angiome.

Elektrochirurgie

Hochfrequenter Wechselstrom kommt als Diathermiestrom bei elektrochirurgischen Maßnahmen zur Anwendung. Gewebe wird entfernt oder zerstört, indem elektrische Energie infolge des Gewebewiderstandes in Wärme umgewandelt wird.

Elektrokauterisation *(Glühkaustik)* darf nicht mit Elektrochirurgie (chirurgische Diathermie) verwechselt werden. Bei der Elektrochirurgie ist die an der konzentrierenden Elektrode auftretende Energie so groß, daß Gewebe damit fulguriert, desikkiert, koaguliert oder zerschnitten werden kann. Der Grad der Gewebezerstörung hängt von der Oszillation und der Stromstärke ab: Eine gut gedämpfte Oszillation führt zu ausgiebiger Gewebedestruktion und zu guter Blutstillung, schneidet aber nicht. Eine völlig ungedämpfte Oszillation zerstört kaum Gewebe, stillt eine Blutung kaum, schneidet aber sehr gut.

Elektrokoagulation. Eine großflächige, inaktive Elektrode wird in Form einer großen Metallplatte am Arm oder Bein des Patienten befestigt. Im Bereich der aktiven kugeligen, spitzen oder ovalen Operationselektrode kommt es ohne Erhitzung *(Kaltkaustik)* durch Entwicklung von Widerstandswärme über umschriebene Hitzewirkung zur Verkochung (Weißwerden) des Gewebes (Elektrokoagulation), bei längerer Einwirkung auch zur Verkohlung. Die Koagulation des Gewebes führt sofort zur Blutstillung. Die kombinierte Anwendung (Schichtung) von Elektrokoagulation und Kürettage mit einem scharfen Löffel, beispielsweise in Form von 2- bis 3maliger Elektrokoagulation, mit jeweils nachfolgendem Abkratzen des nekrotischen Gewebes, hat sich zum Abtragen größerer Herde (seborrhoische Alterswarzen, Basaliome) bewährt. Dieses Verfahren hat die Galvanokaustik (Glühkaustik) verdrängt.

Indikation. Warzen aller Art, Fibrome, Granuloma pediculatum, kleine Nävi, Xanthelasmen, senile Angiome, aktinische Keratosen, kleine Basaliome, Teleangiektasien, Naevi aranei, Dauerepilation.

Elektrotomie. Durch Erhöhung der mA-Einstellung und dadurch erzielter größerer Stromdichte kann mit messerartigen oder schlingenförmigen Elektroden (Drahtschlinge nach Wucherpfennig) das Gewebe an der Schnittfläche rasch getrennt werden, ohne daß es zu einer Erwärmung oder Zerstörung der Gewebeumgebung kommt. Eine großflächige Blutstillung ist damit nicht möglich; die Methode eignet sich aber gut zur Durchtrennung von Blutgefäßen. Vorteilhaft ist die sofortige Blutstillung der durchtrennten Gefäße, wodurch eine lymphogene oder hämatogene Verschleppung von Bakterien oder Geschwulstanteilen vermieden wird.

Indikation. In der operativen Beseitigung von malignen Hauttumoren, bei Durchtrennung von Blutgefäßen während eines operativen Eingriffes, Abtragen von Granuloma pediculatum, Inzision von Karbunkeln.

Elektrodesikkation (Elektrofulguration (fulgur = Blitz). Während bei der Elektrokoagulation und Elektrotomie Hochfrequenzstrom bipolar zum Einsatz kommt, beruht die Elektrodesikkation auf monopolarer Anwendung. Hier wird lediglich mit einer Elektrode gearbeitet. Eine zweite Elektrode (Oudin-Spule) wird an die Primärspule angeschlossen (d'Arsonval-Spule). Typisch sind die relativ hohe Spannung (2000–5000 V), die niedrige Stromstärke (100–150 mA) und die hohe Frequenz (0,5–1 MHz). Von der Desikkationsnadel oder -kugel fließt, wenn diese ganz nahe an die Hautveränderung gebracht wird, ein feiner Funkenstrom über, durch den eine sehr oberflächliche Koagulation zu erreichen ist. Da diese über eine rasche Dehydration zustande kommt, spricht man von Desikkation. Bei der Elektrofulguration wird die Fulgurationsnadel oder -kugel sehr nahe an die Haut gehalten; bei der Elektrodesikkation berührt die Elektrode das zu behandelnde Gewebe. Dieses verfärbt sich schnell weißlich, der entstehende trockene oberflächliche Schorf stößt sich ohne Narbenbildung nach 1–2 Wochen ab. Eine antiseptische Nachbehandlung erübrigt sich ebenso wie meistens eine Lokalanästhesie. Gelegentlich kann sich infolge der Zerstörung von Melanozyten eine bleibende Depigmentierung entwickeln.

Indikation. Naevi spili, aktinische Keratosen, seborrhoische Warzen, Lentigo-senilis-artige seborrhoische Warzen, Verrucae planae juvenilis, Xanthelasmen.

Vorsichtsmaßnahmen bei Galvanokaustik und Elektrochirurgie

- Beachtung der Anwendungsvorschriften des Herstellers
- Beachtung der Sicherheitsvorschriften des Technischen Überwachungsvereins (TÜV, MedGV)
- Erdung des Gerätes überprüfen
- Brüchige äußere Kabel oder defekte Anschlüsse beseitigen
- Vermeidung von Explosion durch Benutzung nichtexplosiver Anästhetika
- Vermeiden von Bränden durch Beseitigung aller brennbaren Desinfektionsmittel an der Haut des Patienten und in Tupfern (Alkohol)
- Vermeiden von Bränden durch Entflammen von brennbarem Gewebe (Mulltupfer, Abdecktücher, Kleidung des Patienten)
- Herzschrittmacherpatienten sind Risikopatienten und dürfen mit dieser Methode nur bedingt behandelt werden. Schrittmacher können durch die Elektroanwendung außer Betrieb gesetzt werden

Licht

Als Licht wird das gesamte Gebiet der ultravioletten, der sichtbaren und der infraroten Strahlung bezeichnet. Wichtigstes Charakteristikum der optischen Strahlung in diesem Bereich ist, daß die Ionisierung von Molekülen als Primärereignis im Gegensatz zu den kurzwelligeren Röntgen- oder Gammastrahlen eine vernachlässigbar kleine Rolle spielt. Optische Strahlung ist daher ein biologisch und medizinisch wichtiger Teilbereich der nichtionisierenden Strahlung. Der Wellenlängenbereich optischer Strahlung reicht von 200 nm im kurzwelligen Ultraviolett bis zu 1 mm im langwelligen Infrarot. Bezüglich der Einwirkung auf die Haut ist vor allem der Bereich des Ultravioletts von 200–400 nm und des Sichtbaren von 400–700 nm von Interesse, während Strahlung im Infrarot mit Wellenlängen von > 700 nm vorwiegend zur Erwärmung der Haut führt.

Quellen optischer Strahlung

Natürliche Lichtquellen. Die ubiquitär vorhandene Sonnenstrahlung stellt naturgemäß die wichtigste Quelle optischer Strahlung dar. Ungefähr $^1/_3$ der Gesamtenergie der Sonnenstrahlung wird beim Durchtritt durch die Atmosphäre absorbiert. Das Absorptionsvermögen der Atmosphäre hängt von der Länge des Lichtweges, der Menge an Wassertröpfchen (Wolken) und anderen lichtbrechenden und -absorbierenden Partikeln (Staub, Ruß etc.) ab. Ferner spielt die Absorption von Sonnenlicht durch Ozon und molekularen Sauerstoff sowie durch Wasserdampf eine wichtige Rolle. Die UV-C-Strahlung wird in der Regel vollständig von der Ozonschicht der Stratosphäre absorbiert. Die Gesamtdosis der auf die Erdoberfläche auftreffenden UV-Strahlung beträgt etwa 2–6 mW/cm^2, wovon etwa 0,1–0,5 mW/cm^2 auf den UV-B-Bereich entfallen. Anteile der natürlichen Sonnenstrahlung können zu therapeutischen Zwecken angewendet werden.

Heliotherapie. Der erythemauslösende UV-B-Anteil wirkt oft als begrenzender Faktor für die Anwendungsdauer.

Heliothalassotherapie. Sonnen-Meeres-Klimatherapie, bei der die Aerosole des Salzwassers, UV-A, UV-B und Wärmestrahlung zusammenwirken.

Heliobalneotherapie. Salzwasser und Sonnenlicht werden zusammen angewendet.

Indikationen. Atopisches Ekzem, Psoriasis vulgaris, Parapsoriasisformen, Mycosis fungoides und ausgewählte Formen der Acne vulgaris.

Künstliche Lichtquellen

Verschiedene Lichtquellen mit sehr unterschiedlichem Emissionsspektrum stehen zur Verfügung.

Gasentladungsstrahler. Das Emissionsspektrum besteht aus einzelnen Banden (Linienspektrum).

Leuchtstoffröhren. Sie enthalten verschiedene Gasfüllungen (oft Quecksilberdampf) und unterschiedliche Beschichtungen der Innenwand. Das Emissionsspektrum kann innerhalb verschiedener Bereiche modifiziert und als UV-B- oder UV-A-Strahler eingesetzt werden. Einige Leuchtstoffröhren enthalten noch UV-C-Anteile. UV-C-Strahlung verursacht eine Keratokonjunktivitis und zerstört Einzeller.

Quecksilberdampflampen. Sie gelten als wichtige UV-Strahlungsquellen.

Quecksilberniederdrucklampen. In der Dermatotherapie werden sie kaum benutzt. Wegen einer starken bei 254 nm liegenden Bande dienen sie als Entkeimungslampen.

Quecksilberhochdrucklampen. Sie sind häufig benutzte UV-Strahler. Viele „Höhensonnen" haben einen solchen Brenner; die UV-C-Strahlung wird meist durch das Röhrenglas absorbiert. Auch die früher gebräuchliche wassergekühlte Kromayer-Lampe zur direkten Druck- oder Kompressionsbestrahlung enthielt als Brenner eine Quecksilberhochdrucklampe.

Quecksilberhöchstdrucklampen. Sie werden als Brenner in einzelnen zur Diagnostik eingesetzten Geräten benutzt (Monochromatoren).

Quecksilberhochdrucklampen mit Metallhalogenidzusätzen. Durch verschiedene Metallzusätze (beispielsweise Eisen) werden bestimmte Linien verstärkt (z. B. im UV-A-Bereich). Sie sind in vielen modernen Bestrahlungsgeräten enthalten.

Wood-Lampe. UV-A-reicher Brenner (meist eine Quecksilberhochdrucklampe) mit speziellen Filtern. Sie dient zur Diagnostik von Erythrasma, Mikrosporie und Depigmentierungen bei tuberöser Sklerose oder Vitiligo.

Edelgasentladungslampen. Sie sind mit Argon, Krypton, Neon oder Xenon gefüllt und senden ein annähernd kontinuierliches Spektrum aus. Das Licht der Xenonlampe ähnelt weitgehend dem Spektrum des Sonnenlichtes. Xenonlampen dienen als Lichtquellen in Monochromatoren oder Testgeräten zur Überprüfung der Lichtempfindlichkeit (Solarsimulator).

Photodiagnostik und Phototherapie

Photodiagnostische Testverfahren

Lichtempfindlichkeit. Bei der Diagnostik von durch ultraviolette Strahlen (UV)-provozierbaren Dermatosen sollte zunächst die Schwellendosis für Erythem (UV-B) und Sofort- sowie Spätpigmentierung (UV-A) bestimmt werden. Die Bestimmung der minimalen Erythemdosis (MED) für UV-B mit Hilfe einer Lichttreppe geht auf Wucherpfennig (1931) zurück und dient der Ermittlung eines objektiven Wertes für die Empfindlichkeit der Haut gegenüber der erythemerzeugenden UV-B-Strahlung. Auf 7 etwa 1–2 cm^2 großen Feldern am unteren Rücken wird UV-B-Strahlung in aufsteigender Dosis (z. B. von etwa 14–112 mJ/cm^2) appliziert. Die Ablesung der UV-B-Lichttreppe erfolgt nach 24 h. Als Lichtquelle sind polychromatische Strahler unter Anwendung von Filtern, die unerwünschte Strahlenanteile ausblenden (z. B. Sonnensimulatoren mit Xenonbrenner, Dr. Hönle blue point), oder Leuchtstoffröhren, die ein Emissionsspektrum von 285–350 nm besitzen (z. B. Philips TL 20W/12), geeignet.

UV-A besitzt eine etwa 1000fach geringere Erythemwirksamkeit als UV-B. Das UV-A-Erythem tritt etwa 1–2 h nach der Bestrahlung auf und zeigt einen Intensitätsgipfel nach 6–12 h; es ist jedoch für die Photostungen von Lichtdermatosen nicht von Relevanz. Durch die ebenfalls am unteren Rücken durchgeführte UV-A-Lichttreppe (etwa 5–40 J/cm^2) werden vielmehr die Schwellendosen für Sofortpigmentierung (immediate pigmentation dose, IPD) und Spätpigmentierung (minimal tanning dose, MTD) bestimmt. Die Ablesung der UV-A-Lichttreppe erfolgt sofort (IPD) und nach 24 h (MTD). Für den UV-A-Bereich eignen sich als polychromatische Lichtquellen Fluoreszenzröhren mit einem Emmissionsspektrum im UV-A-Bereich (z. B. Philips TL 08, 09 oder 10) oder Metallhalogenidstrahler (UVASUN 3000 oder 5000, Mutzhas). Insbesondere bei Patienten mit extremer Lichtempfindlichkeit sind monochromatische Lichtquellen (z. B. Dermolum HI, Müller) empfehlenswert.

Provokationstestung. Bei manchen Photodermatosen kann es diagnostisch sinnvoll sein, die vermutete Erkrankung in einem umschriebenen Areal durch Photoprovokation auszulösen. Zugleich kann auch der auslösende Wellenlängenbereich annähernd definiert werden, was für gezielte Protektionsmaßnahmen von Bedeutung sein kann (z. B. Lichtschutzmittel, Hardening).

- *Photoallergische und phototoxische Reaktionen.* Bei Verdacht auf eine Photosensibilisierung wird ein Photopatchtest durchgeführt. Die zu testenden Substanzen werden nach Empfehlung der deutschsprachigen Arbeitsgemeinschaft Photopatchtest für 24 h okklusiv am Rücken aufgetragen. Die anschließende Bestrahlung erfolgt mit 5–10 J/cm^2 UV-A. Die Strahlungsquelle sollte den gesamten UV-A-Bereich von 320–400 nm umfassen (z. B. Fluoreszenzstrahler Philips 20 W/TL 09 N). Im positiven Falle werden ähnlich wie beim Epikutantest Erythem- und Ekzemreaktionen beobachtet. Ablesungen erfolgen sofort, nach 24, 48 und 72 h. Als Kontrollen dienen zum einen der gleichzeitig durchgeführte unbestrahlte Patchtest sowie zum anderen bestrahlte Hautareale ohne Patchtest. Ergänzende Testverfahren sind die systemische Photoprovokation sowie der Photoprick- und Photoscratchtest.

- *Persistierende Lichtreaktion.* Hierbei lösen geringe Dosen UV-B, UV-A und in manchen Fällen auch sichtbares Licht innerhalb von 24 h eine entzündliche Hautreaktion in den bestrahlten Arealen aus. Testort ist erscheinungsfreie, nicht-UV-exponierte Haut. Zusätzlich wird ein Photopatchtest durchgeführt, wobei die UV-A-Dosis so zu wählen ist, daß sie unter der vorher ausgetesteten Ekzemschwelle liegt.
- *Chronisch aktinische Dermatitis.* Durch Provokationstestungen mit geringen Dosen von UV-B, UV-A oder sichtbarem Licht ist die Auslösung von ekzematösen Hautreaktionen möglich. Testort ist erscheinungsfreie, nicht-UV-exponierte Haut.
- *Lichturtikaria.* Das Aktionsspektrum liegt meist im UV-C, UV-B, UV-A oder im sichtbaren Bereich. Sofort nach Bestrahlung kommt es unter Juckreiz zum Auftreten einer Urtika, die Minuten bis Stunden bestehenbleibt. Das Aktionsspektrum wird exakt mit einem Hochintensitätsmonochromator ermittelt (z. B. Dermolum II, Müller).
- *Erythropoetische Protoporphyrie.* Hier liegt das Aktionsspektrum im Bereich des langwelligen UV-A- oder des sichtbaren Lichtes. Typisch sind subjektive Empfindungen wie Brennen, Juckreiz und Stechen während der Provokationstestung sowie Quaddeln und Rötung nach der Bestrahlung.
- *Hydroa vacciniformia.* Der auslösende Wellenlängenbereich liegt im UV-A-Anteil des Sonnenlichtes. Durch wiederholte Provokationen mit UV-A (30 J/cm^2 oder mehr) können hämorrhagische, pralle Blasen hervorgerufen werden.
- *Polymorphe Lichtdermatose.* Die Auslösung typischer Hautveränderungen wird durch mehrmalige Bestrahlung relativ großer Felder (5 × 8 cm) an den Prädilektionsstellen (z. B. Unterarm) mit hohen Dosen an UV-A (je 60–100 J/cm^2) und UV-B (je 1,5 MED) an 3 aufeinanderfolgenden Tagen erreicht. Ablesungen erfolgen 24, 48 oder 72 h nach Bestrahlung.
- *Lupus erythematodes.* Er wird allgemein nicht zu den Lichtdermatosen gerechnet. Dennoch können mit wiederholten UV-Provokationen großer Felder (5 × 8 cm) am oberen Rücken mit relativ hohen Dosen UV-A (3 × 100 J/cm^2) und UV-B (3 × 1,5 MED) LE-typische Hautveränderungen induziert werden. Im positiven Fall erscheinen die provozierten Hautveränderungen 1–3 Wochen nach der Bestrahlung. Ein solches Ergebnis hat Bedeutung für den Patienten im Hinblick auf die konsequente Meidung stärkerer Sonnenexposition sowie auf die Anwendung von Lichtschutzmitteln mit hohem Schutzfaktor im entsprechenden Wellenlängenbereich.

Phototherapie

Ganz- und Teilkörperbestrahlungen mit hochintensiven Bestrahlungsgeräten zum Zweck der Photo- und Photochemotherapie sind eine verantwortliche Tätigkeit, die nur von Ärzten ausgeführt werden kann, die besondere Kenntnisse in der Photobiologie haben, Indikationen und Kontraindikationen kennen und mit der Technik der Bestrahlungsgeräte vertraut sind.

Phototherapie mit UV-B. Die UV-B-Therapie kann als *Teil-* oder *Ganzkörperbestrahlung* durchgeführt werden. Der Wellenlängenbereich der Strahlenquellen liegt üblicherweise von 280–320 nm und läuft somit mit dem Aktionsspektrum des Erythems parallel. Eine Breitbandstrahlung mit Maxima bei 305 und 325 nm wird als selektive Phototherapie (SUP) bezeichnet. Für die Therapie geeignete Spektren lassen sich mit Halogenidhochdrucklampen (Saalmann SUP Kabinen, Dr. Hönle dermalight Systeme) oder entsprechend beschichteten Leuchtstoffröhren (Waldmann F 85/100 W/UV21-Lampen für die Ganzkörpertherapie oder Philips TL 20 W-12 Röhren für die Teilkörperbestrahlung) erzeugen. Die für die kontrollierte und effektive Durchführung der Therapie erforderliche Dosimetrie erfolgt in modernen Therapieanlagen mit Hilfe integrierter Dosimeter. Zusätzlich sollte regelmäßig mit zuverlässigen Dosismeßgeräten (z. B. Centra, Osram; UV-Meter Waldmann; IL 1353-1 International Light), die im UV-B-Bereich eine hohe Empfindlichkeit besitzen, eine Kontrolle der Geräteleistung erfolgen. Die Patienten werden je nach Behandlungsprotokoll 3- bis 5mal pro Woche bestrahlt. Die Verwendung von Lichtschutzbrillen sowie das Abdecken von Gesicht (falls erscheinungsfrei) und bei Männern der Genitalregion (Tumorprophylaxe) während der Bestrahlung ist erforderlich. Vor der ersten Ganz- oder Teilkörperbestrahlung erfolgt die Bestimmung der MED. Die therapeutische Anfangsdosis be-

Tabelle 70.2. Geräte zur Lichtdiagnostik und Lichttherapie

Hersteller	Lampentyp	Vorwiegende Emission	Indikation
Waldmann UV 1000	Sylvania Ultraviolett F 75/ W 86/UV 6 oder UV 21	UV-B	Phototherapie (Stehkabine)
Waldmann UV 6002	Sylvania Ultraviolet F 75/ W 85/UV 6	UV-B	Phototherapie (Stehkabine)
Waldmann PUVA 4000	Lifeline Sylvania FR 90 T 12 PUVA/HO	UV-A	PUVA-Therapie (Liegegerät)
Waldmann PUVA 6000	Sylvania FR 74 T 12/PUVA	UV-A	PUVA-Therapie (Stehgerät)
Waldmann PUVA 200	Sylvania F 8 T 5/BL	UV-A	PUVA-Therapie (Hand- und Fußbox)
Benke Bestrahlungs- kabine Typ München	Philips TL 20 W/09	UV-B	PUVA-Therapie (Stehkabine)
Saalmann SUP-Lampen Typen KL, PR, PR-H, PRW	Halogenidhochdrucklampe	UV-A + UB-B	Selektive UV-Phototherapie (Steh- und Liegegeräte)
Dr. Hönle Typen 2001, 2002 und 2005	Halogenidhochdrucklampe	UV-A + UV-B	Phototherapie, Selektive UV-Phototherapie (SUP), Photochemotherapie (PUVA) (Steh- und Liegegeräte)
Hanau, Original Höhensonne 3030	Quecksilberhochdrucklampe	UV-B	Phototherapie
Lumatek Superlite, UV-Punktstrahler mit beweglichem Lichtleiter	Quecksilberhöchstdrucklampe	UV-A oder UV-B	Lichtdiagnostik UV-B oder UV-A-Therapie
Dr. Hönle blue point UV-Punktstrahler mit beweglichem Lichtleiter	Quecksilberhochdrucklampe	UV-A oder UV-B	Lichtdiagnostik und UV-Therapie

trägt etwa 80% der MED. Diese Dosis wird jedesmal um 15–30% gesteigert, um die Erythemreaktion aufrechtzuerhalten, welche für die therapeutische Wirksamkeit erforderlich ist. Beim Auftreten eines stärkeren Erythems erfolgt keine Steigerung der Dosis. Die Behandlung wird bis zur vollständigen Abheilung der Hautkrankheit fortgesetzt. Kontraindikationen für eine UV-B-Phototherapie sind eine stark erhöhte UV-B-Empfindlichkeit, so daß keine therapeutisch wirksamen Dosen erreicht werden können, sowie das Vorliegen lichtprovozierbarer Dermatosen.

Phototherapie bei Psoriasis. Bei Psoriasis vulgaris liegt der therapeutisch wirksamste Bereich einer UV-Therapie, d.h. das Aktionsspektrum bei Wellenlängen zwischen 295 und 310 nm. Eine Lampe, die nur eine enge Wellenlängenbande mit einem Gipfel bei 311 nm ausstrahlt, ist erhältlich (Philips TL 01/100W) und wird mit Erfolg in der Phototherapie eingesetzt (*Schmalspektrum-UV-B-Therapie*). Die Wirksamkeit der UV-B-Phototherapie kann wesentlich gesteigert werden, wenn die psoriatischen Herde vor Bestrahlung mit Fettsalben behandelt werden. UV-B-Bestrahlung kann mit verschiedenen Lokaltherapeutika, wie beispielsweise Teer, Dithranol oder Glukokortikoiden kombiniert werden, um die Abheilung der Hautveränderungen zu beschleunigen und die kumulative UV-B-Dosis zu reduzieren. Die Kombination von Schmalspektrum-UV-B mit Calcipotriol (Daivonex, Psorcutan) steigert dessen Wirksamkeit bei chronisch-stationärer Psoriasis beträchtlich. Auch die Kombination von Solebädern [z. B. Starksole (27%ige gesättigte NaCl-Lösung)] mit anschließender UV-B- oder SUP-Bestrahlung hat sich bei Psoriasis bewährt. Durch Folienbäder kann zudem die Menge der eingesetzten Solelösung reduziert werden. Eine relative Kontraindikation für die Balneophototherapie stellen kardiale Probleme des Patienten dar.

Phototherapie anderer Hautkrankheiten. Manche Formen von Parapsoriasis en plaques, initialer Mycosis fungoides, Pityriasis lichenoides chronica sowie manche Fälle von atopischer Dermatitis zeigen ein gutes Ansprechen auf eine UV-B-Therapie. Auch in der prophylaktischen Behandlung von Photodermatosen kann sich eine UV-B-Phototherapie als günstig erweisen. So kann in der prophylaktischen Behandlung der polymorphen Lichtdermatose UV-B-Strahlung in schrittweise steigenden Dosen verabfolgt werden (light-hardening, Abhärten durch UV-Strahlung). Des weiteren bessern sich manche Formen von Pruritus unter UV-B-Phototherapie, so hepatischer oder urämischer Pruritus.

Phototherapie mit UV-A plus UV-B. Dabei erfolgt eine gleichzeitige Bestrahlung mit UV-A- und UV-B-emittierenden Fluoreszenzlampen. Der Vorteil dieser Therapie besteht in der Möglichkeit, die UV-A- und UV-B-Dosierungen unabhängig voneinander zu regulieren. Diese Kombinationstherapie kann in der Behandlung des atopischen Ekzems sowie mancher Formen von Pruritus eingesetzt werden. Die Kontraindikationen entsprechen denen der UV-B-Therapie; die Einnahme von phototoxisch oder photoallergisch wirkenden Pharmaka ist zu vermeiden.

Photochemotherapie. Das therapeutische Prinzip der Photochemotherapie besteht in der Kombination von oral oder topisch applizierten lichtsensibilisierenden Psoralenen (P) und UV-A-Strahlung zur Erzielung einer kontrollierten phototoxischen Reaktion. Daraus leitet sich das Akronym PUVA ab: Diese phototoxische Reaktion zeigt sich als verzögertes Erythem, das bei geeigneter Dosierung den therapeutischen Effekt bewirkt, bei Überdosierung allerdings in Blasen und oberflächliche Hautnekrosen übergehen kann. Psoralene gehören zu den trizyklischen Furocumarinen. Am häufigsten wird 8-Methoxypsoralen (8-MOP) verwendet; daneben sind 5-Methoxypsoralen (5-MOP) und Trimethylpsoralen (TMP) therapeutisch wirksam. Psoralene können topisch in Form von Lösung (z.B. 0,15% 8-MOP-Lösung) und Cremes sowie systemisch in Form von Tabletten und Kapseln angewendet werden. Eine wirksame und gut kontrollierbare Variante der topischen PUVA-Therapie besteht in der *PUVA-Bad-Therapie*, bei der der Patient für 20 Minuten in einer 8-MOP-haltigen wäßrigen Lösung badet und anschließend mit UV-A-Strahlung behandelt wird. Die langwellige UV-A-Strahlung wird in der Mehrzahl der UV-A-Bestrahlungseinrichtungen durch Fluoreszenzröhren erzeugt, die eine Breitband-UV-A-Strahlung mit einem Maximum bei 360 nm emittieren (Waldmann F85/100W-PUVA, Sylvania F15/T8, F8/T5). Auch Metallhalogenidstrahler sind für die PUVA-Therapie geeignet (Dr. Hönle dermalight). Der therapeutisch wirksamste Spektralbereich liegt zwischen 320 und 340 nm (sog. UV-A2). Die für die sichere und effektive Durchführung der PUVA-Therapie erforderliche Dosimetrie erfolgt mit Hilfe kommerziell erhältlicher UV-A-Dosimeter (Waldmann PUVA-Meter; Centra, Osram; UVAMAT, Dr. Hönle). Ebenso wie bei der UV-B-Phototherapie müssen auch während der UV-A-Bestrahlung eine Schutzbrille getragen und die männliche Genitalregion abgedeckt werden (z.B. mit Aluminiumfolie). Falls das Gesicht erscheinungsfrei ist, sollte eine Abdeckung des Kopfes erfolgen.

Die beiden Hauptindikationen für PUVA-Therapie stellen Psoriasis vulgaris sowie kutane T-Zell-Lym-

Seltenere Indikationen für Photochemotherapie

Aktinische Prurigo
Aktinisches Retikuloid
Alopecia areata
Chronisch-aktinische Dermatitis
Druckurtikaria
Erythropoetische Protoporphyrie
Graft-versus-host-Reaktion
Granuloma anulare
Hydroa vacciniformia
Lichen ruber planus
Lichturtikaria
Lymphomatoide Papulose
Parapsoriasis
Persistierende Lichtreaktion
Pityriasis lichenoides
Pityriasis rubra pilaris
Prurigo nodularis
Urticaria pigmentosa
Zirkumskripte Sklerodermie

Kontraindikationen der Photochemotherapie

Absolute Kontraindikationen

Bloom-Syndrom
Cockayne-Syndrome
Dermatomyositis
Dysplastisches Nävussyndrom
Gorlin-Goltz-Syndrom
Malignes Melanom
Systemischer Lupus erythematodes
Trichothiodystrophie
Xeroderma pigmentosum

Relative Kontraindikationen

Anamnestisch spinozelluläre Karzinome oder
 Basaliome
Röntgen-, Arsen- oder Ciclosporintherapie
begleitende immunsuppressive Therapie
Schwangerschaft
Stillzeit
Alter <10 Jahren[1]
Katarakt[1]
Funktionsstörungen von Leber und Niere[1]
Einnahme phototoxisch oder photoallergisch
 wirkender Medikamente

[1] Systemische PUVA-Therapie

phome dar. Daneben ist die PUVA-Therapie wirksam bei ausgewählten Formen von atopischem Ekzem, Vitiligo und zur prophylaktischen Therapie der polymorphen Lichtdermatose. Seltenere Indikationen sowie Kontraindikationen für die PUVA-Therapie sind in den Übersichten zusammengestellt.

Systemische Photochemotherapie. Während des gesamten Therapieintervalls sollten die Dosis des Photosensibilisators und das Zeitintervall zwischen Einnahme der Substanz und der UV-A-Bestrahlung konstant bleiben. Vor Therapiebeginn wird bei jedem Patienten die minimale Phototoxizitätsdosis (MPD) bestimmt, die im Gegensatz zur MED-UV-B erst nach 72 h abgelesen werden kann. Die initiale UV-A-Dosis beträgt bei der systemischen PUVA-Therapie 50–80% der MPD. Je nach Absorptionscharakteristika oder pharmakologischer Zubereitung werden 0,6–0,8 mg 8-MOP oder 1,2–1,4 mg 5-MOP/kg KG oral 1–3 h vor der Bestrahlung gegeben. Bei der Photochemotherapie der Vitiligo kann als Photosensibilisator auch Khellin, ein Furanochromom, in einer Dosierung von 100 mg/Bestrahlung eingesetzt werden. Der Vorteil von Khellin liegt darin, daß es keine phototoxische Eigenschaften hat, nicht zu einem Erythem führt und eine wesentlich geringere mutagene Aktivität als die Psoralene aufweist. Das Behandlungsschema entspricht dem der Psoralenphotochemotherapie. Bewährt hat sich ein Schema von 4 Behandlungstagen pro Woche (Mo, Di, Do, Fr), wobei Steigerungen der UV-A-Dosis frühestens nach 72 h erfolgen sollen (Maximum des PUVA-Erythems). Im Laufe der Behandlung muß die UV-A-Dosis durch die sich entwickelnde Pigmentierung stetig gesteigert werden. Die Dosiserhöhung sollte nicht mehr als 50% der vorangegangenen Dosis betragen. Ein stärkeres Erythem sollte Anlaß zur Dosisreduktion oder Unterbrechung der Therapie sein. Nach Erreichen einer vollständigen Erscheinungsfreiheit empfiehlt sich die Durchführung einer Erhaltungstherapie, beispielsweise über 4 Wochen 2mal pro Woche und dann über weitere 4 Wochen einmal pro Woche. Während und bis zu 8 h nach jeder Bestrahlung muß wegen der Möglichkeit von Kataraktentwicklung eine Schutzbrille getragen werden, die UV-A absorbiert. Empfohlen werden Gläsertypen, die eine hohe Absorption im langwelligen UV-Bereich besitzen, ohne den Anteil sichtbaren Lichtes nennenswert abzuschwächen (z. B. Claret rosé oder UV 400, Zeiss). Die Wirksamkeit der PUVA-Therapie kann durch Kombination mit anderen Therapeutika, z. B. Retinoiden (Re-PUVA) erhöht werden.

Balneophotochemotherapie. Die PUVA-Bad-Therapie besteht in äußerlicher Anwendung von Psoralen in Form eines Ganz- oder Teilkörperbades und nachfolgender UV-A-Bestrahlung. Als Photosensibilisatoren werden 8-MOP und Trimethylpsoralen eingesetzt, die in einer alkoholischen Lösung dem Badewasser zugegeben werden. Die Konzentration des Psoralens im Badewasser variiert zwischen 0,5–1,0 mg/l; die Badezeit soll bei einer Temperatur des Badewassers von 37° C 15–20 min betragen. Die UV-A-Bestrahlung wird innerhalb von 15–20 min nach dem Bad durchgeführt. Die PUVA-Bad-Therapie erfordert sehr vorsichtige UV-A-Dosierung. Die initiale UV-A-Dosis muß sich nach der MPD richten und sollte 30%, maximal 50% der MPD betragen. Auch die PUVA-Bad-Therapie wird 4mal pro Woche durchgeführt (Mo, Di, Do, Fr). Wie bei der systemischen PUVA-Therapie empfiehlt sich auch hier eine Erhaltungstherapie nach Abheilung der Hautveränderungen. Während der UV-A-Bestrahlung müssen die Patienten eine Schutzbrille tragen, dagegen entfällt das Tragen einer UV-A-blockierenden Schutzbrille während des gesamten Tages. Die Indikationen der Balneophotochemotherapie

Tabelle 70.3. Photochemotherapie, Behandlungsschemen

Therapieschema	Medikament		Strahlung
PUVA	8-Methoxypsoralen[a]	Oral	UV-A
	5-Methoxypsoralen[a]	Oral	UV-A
	Trimethylpsoralen[b]	Oral	UV-A
Lokale Psoralen-UV-A-Anwendung (an umschriebenen Hautstellen, Bad mit Psoralenzusatz)	8-Methoxypsoralen[a]	Lokal	UV-A
	Trimethylpsoralen[b]	Lokal	UV-A
Goeckerman	Teer	Lokal	UV-B, UV-B + UV-A
Ingram	Cignolin (Dithranol)	Lokal	UV-B, UV-B + UV-A

[a] Meladinine, Oxsoralen   [b] Trisoralen

Tabelle 70.4. Meßgrößen und Abkürzungen gebräuchlicher Maßeinheiten. (Modifiziert nach Lischka und Jung 1979)

Frequenz einer Strahlung	Hz	Hertz
Zeit	s	Sekunde
Länge	m	Meter
	mm	Millimeter (10^{-3} m)
	µm	Mikrometer (10^{-6} m)
	nm	Nanometer (10^{-9} m)
	Å	Ångström (10^{-10} m)
Strahlungsleistung *Synonyme:* Strahlungsfluß, Energiestrom, Strahlungsenergie pro Zeit	W	Watt
Strahlungsenergie *Synonyme:* Strahlungsmenge, Quantität der Strahlung	Ws J erg$^+$ eV	Wattsekunde (Joule) Joule (Wattsekunde) 10^{-7} Joule Elektronenvolt ($1{,}6 \times 10^{-19}$ Joule)
Strahlungsenergiefluß *Synonyme:* Dosis, Strahlungsenergie pro Flächeneinheit	J/m^2 mJ/cm^2 Ws/m^2 mWs/cm^2	Joule/Quadratmeter Millijoule/Quadratzentimeter Wattsekunden/Quadratmeter Milliwattsekunden/Quadratzentimeter
Strahlungsintensität *Synonyme:* Energieflußdichte Bestrahlungsstärke, Strahlungsleistung pro Fläche	W/m^2 mW/cm^2 J/s × m^2	Watt/Quadratmeter Milliwatt/Quadratzentimeter Joule/Sekunde · Quadratmeter

Tabelle 70.5. Elektromagnetisches Spektrum

Bereich	Wellenlänge (nm)
UV-Strahlung	200– 400
UV-C	200– 280
UV-B	280– 320
UV-A	320– 400
Sichtbares Licht	400– 780
Infrarotstrahlung	780–1000

entsprechen denen der systemischen PUVA-Therapie. Vorteile der PUVA-Bad-Therapie sind das Fehlen systemischer Nebenwirkungen der Psoralene (Übelkeit, erhöhte Lichtempfindlichkeit über mindestens 8 h, Kataraktgefahr) und eine deutlich geringere UV-A-Gesamtdosis.

Topische Photochemotherapie. Bei dieser topischen Therapie wird das zu behandelnde Hautareal mit einer psoralenhaltigen Lösung (0,15% 8-MOP-Lösung) bepinselt und 30 min später mit UV-A bestrahlt. Die initiale UV-A-Dosis beträgt maximal 0,25 J/cm^2 UV-A; die Steigerung hängt vom Hauttyp und dem Krankheitsverlauf ab. Vorteil der topischen Photochemotherapie ist wiederum das Fehlen systemischer Nebenwirkungen, Nachteil das häufige Auftreten massiver phototoxischer Nebenwirkungen auch bei relativ geringen UV-A-Dosen. Indikationen dieser topischen Therapie sind umschriebene Hautveränderungen, beispielsweise palmoplantare Dermatosen oder solitäre Herde von kutanem T-Zell-Lymphom. Wir benutzen die Lösung nicht mehr, sondern bevorzugen die Balneophotochemotherapie, auch als Teilkörperbad.

Laser

Historisches. Einstein beschrieb 1917 den das Laserprinzip ausmachenden Effekt der stimulierten Emission; weitere theoretische und physikalische Grundlagen wurden von Schawlow und Towns sowie von Prokhovrov und Basow 1950 entwickelt. Maiman setzte 1960 erstmals einen Laser in Betrieb.

Physikalische Grundlagen. Der Terminus Laser ist eine Abkürzung für *l*ight *a*mplification by *s*timulated *e*mission of *r*adiation. Durch stimulierte Emission von Strahlung findet eine Lichtverstärkung statt. Beim Durchlauf eines Lichtquants durch verschiedene Substanzen wird die Emission eines weiteren Lichtquants derselben Wellenlänge erzwungen (stimuliert oder induziert). Solche Substanzen bilden das sog. aktive Medium eines Lasers. Dieses kann ein Festkörper (Rubinkristall), eine Flüssigkeit (Farbstofflösung Rhodamin 6 G) oder ein Gas (Argon, Krypton, CO_2) sein.

Laserlicht ist streng monochromatisch: zeitliche Kohärenz. Die Linienbreite eines He-Ne-Lasers beträgt beispielsweise nur 0,002 nm. Die von einem Laser emittierten Lichtquanten laufen nahezu parallel und schwingen im gleichen Takt: räumliche Kohärenz. Laserlicht kann durch Linsen gebündelt werden, wodurch hohe Leistungsdichten zustande kommen. Mit gebündeltem Licht eines CO_2-Lasers von 50 W Ausgangsleistung läßt sich Granit verdampfen.

In der Medizin werden die kontinuierlich betriebenen (CW) Laser zur Koagulation, zum Schneiden und Verdampfen von Gewebe eingesetzt. Mit gepulsten Lasern wird dagegen das Prinzip der selektiven Photothermolyse (Anderson und Parrish 1983) verwirklicht, d.h. durch Wahl einer geeigneten Wellenlänge und sehr kurze Bestrahlungszeiten können vaskuläre oder pigmentierte Strukturen selektiv zerstört werden.

Bestrahlungsbedingungen. Sie setzen sich zusammen aus Laserleistung P am Behandlungsort, dem Strahlendurchmesser (Auftrefffläche A) und der Bestrahlungszeit t. Daraus ergibt sich die Leistungsdichte oder Intensität

$$I = \frac{P}{A}$$

gemessen in W/cm^2 und die Energiedichte oder Bestrahlungsdosis D zu $De = I \times t$, gemessen in J/cm^2 (1 J = 1 Ws).

Anwendungsgebiete. Aufgrund seiner relativ starken Absorption im Hämoglobin und im Melanin eignet sich der *Argonlaser* zur Koagulation oberflächlicher vaskulärer und pigmentierter Veränderungen. Die Koagulationstiefe ist mit etwa 1 mm relativ begrenzt. Wichtigste Indikation für den Argonlaser sind Naevi flammei. Bei 60% der erwachsenen Patienten mit roten oder lividroten Naevi flammei im Kopf-Hals-Bereich lassen sich gute Therapieergebnisse erzielen. Die Entfernung von Teleangiektasien im Gesichtsbereich, kleinen Lippenangiomen (venous lakes), Rubinflecken etc. ist mit dem Argonlaser problemlos möglich. Von den nichtvaskulären Veränderungen sind vor allem weiche pigmentierte epidermale Nävi und Xanthelasmen gut mit dem Argonlaser zu behandeln.

CO_2-Laser werden überwiegend zur Vaporisation von Viruspapillomen und anderen exophytischen benignen Läsionen eingesetzt. Ultragepulste CO_2-Laser oder CO_2-Laser mit rechnergesteuerten Scannersystemen eignen sich zur Behandlung aktinisch geschädigter Haut (Skin resurfacing).

Nd: YAG-Laser können wegen ihrer tiefen Koagulationswirkung zur Behandlung von Angiomen eingesetzt werden; allerdings erfordert diese Behandlung viel Erfahrung.

Blitzlampen-gepulste Farbstofflaser, die gelbes Licht einer Wellenlänge von 577 bzw. 585 nm aussenden, eignen sich sehr gut zur Behandlung von hellroten Naevi flammei und Naevi flammei bei Kindern. Sie wirken aufgrund der Wellenlänge und der kurzen Expositionszeit gefäßspezifisch (Prinzip der selektiven Photothermolyse), und das Risiko der Narbenbildung ist deshalb gering. Sie sind Therapie der Wahl bei rosafarbenem und rotem Naevus flammeus, besonders bei Kindern und Jugendlichen. Auch Behandlung von kutanen Säuglingshämangiomen ist bei etwa 60% der Patienten erfolgreich.

Kupferdampflaser (577 nm) eignen sich ebenfalls zur Behandlung oberflächlicher vaskulärer Veränderungen.

Gepulste Rubinlaser (694 nm, t = 40 ns, Dosis bis 10 J/cm^2) werden zur Entfernung von Tätowierungen und dermalen melanozytären Nävi (z.B. Naevus Ota) verwendet, *gepulste Farbstofflaser*, die grünes Licht emittieren (510 nm, t = 300 ns, Dosis bis 1,0 J/cm^2) zur Behandlung pigmentierter epidermaler Veränderungen wie Lentigo senilis oder Café-au-lait-Flecken.

Tabelle 70.6. Laser, die in der Dermatologie Anwendung finden

	Wellenlänge (nm)	Betriebsart	Hauptabsorption in
Argonionenlaser	488 und 514	cw	Hb, Mel
CO_2-Laser	10600	cw	H_2O
Nd: YAG-Laser	1060	cw	H_2O (Hb, Mel)
		Q-switch	H_2O (Hb, Mel)
Dye-Laser	577	cw	(Hb, Mel)
	577, 585	gepulst	(Hb, Mel)
Kupferdampflaser	578	Pseudo-cw	(Hb, Mel)
Rubinlaser	694	Q-switch	Mel, exogene Pigmente
Erb: YAG-Laser	2940	Gepulst	H_2O
Excimerlaser	157–355	Gepulst	H_2O

cw „continuous wave"; *Hb* Hämoglobin; *Mel* Melanin; *Q-switch* „quality switch" (Güteschaltung).

Ionisierende Strahlen

Röntgenstrahlen

Die Behandlung von Hautkrankheiten mit ionisierenden Strahlen hat sich als *Dermatoröntgentherapie* zu einem Spezialgebiet entwickelt, das dementsprechend nur von Dermatologen mit entsprechender Ausbildung ausgeführt werden darf, um irreparable Strahlenschäden bei Patient und Arzt zu vermeiden.

Dosisbegriffe und Dosiseinheiten

Hauterythemdosis. Vor der internationalen Einführung des R (Röntgen) als Einheit für Röntgen- und Gamma-Strahlung (Chicago 1937) war die Hauterythemdosis (HED) lange Zeit Grundlage jeder Messung einer verabreichten Strahlenmenge. Man verstand darunter jene Röntgenstrahlendosis, die nach 14 Tagen ein gerade sichtbares Erythem an der Haut erzeugte. Die HED ist ein individueller Faktor, der von der Qualität der Röntgenstrahlen und auch der individuellen Hautbeschaffenheit abhängig, daher ungenau und heute außer Gebrauch ist.

Röntgen. Die Einheit der Röntgen- oder Gamma-Strahlung wurde dann als Röntgen (R) definiert, und zwar 1 R = die Menge von Röntgen- oder Gamma-Strahlung, die in 1,293 mg Luft eine Ionisation erzeugt, welche eine Elektrizitätsmenge von 1 elektrostatischen Einheit jedes Vorzeichens zu tragen vermag.

Rad. Eine alte Einheit der Energiedosis ist das Rad (rd). Die Energiedosis ist der wichtigste Dosisbegriff, der immer dann benutzt wird, wenn in der Strahlentherapie nur von der Dosis gesprochen wird. Die Energiedosis, die pro Zeit appliziert wird, ist von Bedeutung (Dosisleistung).

Gray. Die Energiedosis hat durch die 2. Änderungsverordnung von 1977 zum Einheitengesetz den Namen Gray (Gy) erhalten.
In der deutschen DIN-Norm 6814, Teil 3 von 1981 wird der historische Weg der Ionendosisdefinition über die elektrostatische Einheit (esE) und ein Luftvolumen nicht mehr erwähnt, sondern von der durch Strahlung in einer Luftmasse gebildeten Ladung gesprochen: die von einer ionisierenden Strahlung erzeugte Ionendosis (I). Nach dem Gesetz über Einheiten im Meßwesen von 1969 dürfen ab 1985 nur noch SI-Einheiten als gesetzliche Einheiten benutzt werden, das sind Einheiten des Internationalen Einheitensystems der Meterkonvention (**S**ystème **I**nternational d'Unités). Basiseinheiten sind Meter, Kilogramm, Sekunde, Ampère, Kelvin, Candela und Mol und aus ihnen mit dem Zahlenfaktor 1 kohärent abgeleitete Einheiten. Das Röntgen (R) paßt nicht in dieses System und darf nach 1985 nicht mehr verwendet werden. Die SI-Einheit für die Ionendosis ist das Coulomb pro Kilogramm (C/kg). Ein Nachteil der Ionendosis ist, daß sie sich definitionsgemäß auf einen Meßeffekt in einem luftgefüllten Hohlraum und nicht auf die Strahlenwirkung im Gewebe bezieht. Dieser Nachteil wurde durch die 1953 beschlossene Einführung der Energiedosis (absorbed dose) behoben (nach Scherer). Die Energiedosis ist der Quotient der von einer ionisierenden Strahlung auf das Gewebe übertragenen Strahlungsenergie und der Masse des Materials.

$$1 \text{ Gy} = 1 \frac{\text{J}}{\text{kg}} = 1 \frac{\text{Ws}}{\text{kg}} = 0{,}239 \frac{\text{mcal}}{\text{g}}$$

Die gesetzliche Einheit der Dosisleistung ist das Gray (Gy) durch Sekunde oder jeder andere Quotient aus einem dezimalen Teil oder Vielfachen der Energiedosis und jeder gesetzlichen Zeiteinheit, beispielsweise mGy/h oder Gy/min.

$$1 \frac{\text{mGy}}{\text{h}} = 10^{-3} \frac{\text{Gy}}{\text{h}} \times \frac{1 \text{ h}}{3600 \text{ s}} = 0{,}278 \frac{\mu\text{Gy}}{\text{s}}$$

$$1 \frac{\text{Gy}}{\text{min}} = 1 \frac{\text{Gy}}{60 \text{ s}} = 16{,}7 \frac{\text{mGy}}{\text{s}}$$

Als Faustregel zur Umrechnung gilt: 1 rd = 0,01 Gy. Neben der *Energiedosis* der applizierten Röntgenstrahlen (Gy) ist für den therapeutischen Effekt die *Qualität* der verabreichten Röntgenstrahlen von größter Bedeutung.

Röhrenspannung. Je höher die Röhrenspannung (in kV), desto energiereicher, härter und kurzwelliger sind die emittierten Röntgenstrahlen. Bei harten, kurzwelligen Strahlen nimmt die Strahlendosis mit zunehmender Eindringtiefe nur geringfügig ab. Weiche, langwellige, bei geringer Röhrenspannung erzeugte Röntgenstrahlen dagegen werden leicht in den oberen Hautschichten absorbiert.

Filterung. Durch geeignete Filterung, meist mit Aluminium, kann man die Strahlenqualität ändern.

Halbwertsschichtdicke (HWD). Die Strahlenqualität wird in Form der Halbwertsschichtdicke gemessen, das ist diejenige Schichtdicke eines Materials, die ein schmales Strahlenbündel gerade auf $^1/_2$ schwächt. Da die Halbwertsschichtdicke sich auf lebende Gewebe bezieht, wird auch von *Gewebehalbwertstiefe* (GHWT) gesprochen.

Intensitätsabfall. Der Intensitätsabfall der Röntgenstrahlung folgt den Gesetzmäßigkeiten der Optik, d.h. er nimmt mit dem Quadrat der Entfernung der Strahlenquelle ab. Ist eine zu bestrahlende Körperfläche nicht plan, sondern gerundet, wird zur Bestrahlung ein größerer (längerer) Tubus gewählt, um den sonst sehr unterschiedlichen Intensitätsabfall der Röntgenstrahlung im zum bestrahlenden Tumorgewebe auszugleichen.

Fokus-Haut-Abstand. Der Fokus-Haut-Abstand (FHA) spielt in der Dermatoröntgentherapie eine große Rolle. Mit zunehmendem FHA nimmt der Dosisabfall in der Haut ab. Durch Veränderung dieser verschiedenen Faktoren (kV-Spannung, Eigenfilterung der Röhre, Filterung der Strahlung, FHA) ist es möglich, eine weitgehend optimale Röntgentherapie zu betreiben, die zum Ziel hat, mit Minimaldosen den gewünschten Effekt unter größtmöglicher Schonung des umgebenden Gewebes zu erreichen und damit Schädigungen und Spätschäden zu vermeiden.

Grenzstrahlen. Grenzstrahlen wurden in die dermatologische Strahlenbehandlung von dem Berliner Arzt Bucky 1928 *(Bucky-Strahlung)* eingeführt. Es handelt sich dabei um sehr weiche, sogenannte überweiche Röntgenstrahlen, die bei einer Spannung von 10–12 kV oder weniger erzeugt werden und nur in die oberflächlichsten Hautschichten (Epidermis, oberes Korium) eindringen. Grenzstrahlen sind zur Epilation nicht geeignet. Eine Filterung erübrigt sich, vielmehr muß die Röntgenröhre ein besonderes Fenster (Lindemann-Fenster oder Berylliumfenster) besitzen, damit die emittierten überweichen Röntgenstrahlen nicht bereits vor ihrem Austritt durch Eigenfilterung der Strahlenaustrittsfenster absorbiert werden. Grenzstrahlen kommen therapeutisch nur bei sehr oberflächlichen Hauterkrankungen in Betracht. Bereits nach geringeren Einzelgaben kommt es im Anschluß an die Bestrahlung leicht zu Erythem und Hyperpigmentierung. Bei größeren Einzeldosen (>10 Gy) und höheren Gesamtdosen ist später mit oberflächlichen poikilodermatischen Atrophien zu rechnen. Daher spielt Grenzstrahlentherapie keine wesentliche Rolle mehr.

Indikationen. Umschriebenes chronisches Ekzem, Lichen simplex chronicus, chronisches Handekzem.

Röntgenweichstrahlentherapie. Sie wurde möglich nach Einführung von berylliumgefensterten Röntgenröhren. Beryllium läßt wegen seines geringen Atomgewichtes weiche Röntgenstrahlen durchtreten, die bei anderen Fenstern bereits durch Eigenfilterung verlorengehen. Hier ist also die geringe Härte der austretenden Strahlung für den steilen Dosisabfall im Gewebe und damit für die hohe Strahlenabsorption in den oberen Hautschichten verantwortlich. Dabei spielt der Fokus-Haut-Abstand nur eine untergeordnete Rolle. Weichstrahlengeräte sind Dermopan (Siemens-Reiniger) und R.T. 100 (C.H. Müller, Hamburg), welche allerdings kaum noch zu haben sind. Durch Veränderung der Filterung und der Röhrenspannung zwischen 10 und 100 kV beim R.T. 100 und zwischen 10 und 50 kV beim Dermopan ist es möglich, sich weitgehend an die geforderte Aufgabe anzupassen, und Grenzstrahlentherapie (bis 12 kV), weiche Röntgenstrahlentherapie (30–60 kV) oder Halbtiefentherapie (60–100 kV) zu betreiben. Ein weiterer Vorteil liegt darin, daß auch in flächenhafter Ausdehnung bestrahlt werden kann: *Großfeldtechnik* oder *Röntgenfernbestrahlung* zur Strahlentherapie bei Mycosis fungoides, Erythrodermie oder Lymphomen der Haut. Röntgenweichstrahlengeräte sind deshalb universell in der Dermatoröntgentherapie zu gebrauchen und vereinigen gewissermaßen mehrere Geräte in einem.

Indikationen. Basaliom, spinozelluläres Karzinom, Morbus Bowen und Bown-Karzinom, Lentigo maligna (Morbus Dubreuilh), malignes Lymphom der Haut, Pseudolymphom, psoriatische Onychodystrophie. Die Bestrahlung benigner Dermatosen wie chronisches therapieresistentes Ekzem, Psoriasis, Thrombophlebitis und Hidradenitis-suppurativa-artige Entzündung in den Achselhöhlen ist wirkungsvoll, verlangt aber sorgfältige Indikationsstellung.

Teilchenbeschleuniger

Es werden Linear- und Umlaufbeschleuniger eingesetzt.

Linearbeschleuniger. Hierbei werden Teilchen in elektrischen Wechselfeldern beschleunigt. Sie erzeugen Wanderwellen möglichst kleiner Wellenlängen und liefern keine kontinuierliche Strahlung, sondern Impulsstrahlung hoher Intensität. Die Geräte besitzen eine Energie von 4–25 MV, selten bis 40 MV.

Umlaufbeschleuniger. Elektronen werden in einem ringförmigen Vakuumgefäß durch große Elektromagnete mit Zunahme des Magnetflusses beschleunigt. Dabei wird maximal fast die Lichtgeschwindigkeit erreicht. Umlaufbeschleuniger sind das *Betatron* (Fa. Siemens; *Elektronenbeschleuniger*) mit maximaler Elektronenenergie von 18–42 MV. Sowohl Linearbeschleuniger als auch das Betatron sind zur Erzeugung von Elektronenstrahlen definierter Energie und damit weitgehend festgelegter Eindringtiefe geeignet (neben der Erzeugung von Photonenstrahlen durch Energie, die als Tiefentherapie verwendet werden). Dadurch können Hautkarzinome homogen bestrahlt werden, während das darunter liegende Gewebe fast vollkommen von Strahlen verschont bleibt.

Indikation. Maligne Hauttumoren, besonders mit Sitz über Knochen oder Knorpel.

Telecuriegeräte

[Marie und Pierre Curie 1898]

Durch Konzentration von ^{226}Radium in entsprechenden Strahlenköpfen (Radiumkanonen) konnten Geräte geliefert werden, die zur *Halbtiefentherapie* geeignet waren. Entwicklungen sind ^{60}Co- und ^{137}Cs-Quellen. Die fast monochromatische y-Strahlung des ^{60}Co und die hohe spezifische y-Strahlen-Konstante haben zur weiteren Verbreitung von *Telekobaltgeräten* geführt. Neu ist auch die Entwicklung von Tele-τ-Bestrahlung mit Caesiumgeräten *(Telecaesiumgeräte)*. Telecuriegeräte gestatten durch die Variation des Quellen-Haut-Abstandes sowohl eine *Halbtiefen-* als auch *Tiefentherapie* und besitzen gegenüber der Therapie mit Röntgenstrahlen Vorteile, besonders hinsichtlich einer besseren Dosisverteilung bei Herden, die unter der Haut gelegen sind. Die Oberflächendosis ist geringer als die Dosis in einer Tiefe von einigen Millimetern oder Zentimetern (je nach Energie) durch den sog. Aufbaueffekt.

Indikation. Halbtiefengeräte (Telecaesium, Telecobalt, schnelle Elektronen bis 20 MV): maligne Tumoren einschließlich Metastasen im Kopf-Hals-Gebiet, in Penis, Mamma, Vulva, peripherer Lymphknotenregion und oberflächliche Extremitätentumoren. *Tiefentherapie* (Telekobalt, schnelle Elektronen bis 43 MV, ultraharte Röntgenstrahlen 4–30 MV (Linearbeschleuniger): tiefgelegene Tumoren des Thorax und Abdomens, der Extremitäten, ausgedehnte Tumoren im Kopf-Hals-Bereich. Diese Therapieformen werden nur durch Radiologen durchgeführt.

Künstliche radioaktive Isotope

Zur interstitiellen Therapie, d.h. zur Implantation von γ-Strahlen in den Tumor werden heute statt der Radiumnadeln künstlich radioaktive Substanzen verwendet. Je nach den speziellen Bedingungen werden ^{60}Co, ^{137}Cs, ^{192}Ir oder ^{125}J in Form von Perlen oder Drähten verwendet, entweder als permanentes oder vorübergehendes Implantat. Nach Möglichkeit sollten Nachladetechniken zur Verminderung der Strahlenbelastung verwendet werden. Anwendung nur durch Strahlentherapeuten.

Künstliche β-Strahler

Sie haben eine Eindringtiefe von nur wenigen Millimetern und sind für eine oberflächliche Strahlentherapie von Hauterkrankungen besonders geeignet. Erfahrungen liegen vor allem mit radioaktivem Strontium (^{90}Sr), das mit einer Halbwertszeit von 21,6 Jahren in das radioaktive Yttrium (^{90}Y) zerfällt, vor. Dieses wandelt sich in das stabile Isotop ^{99}Zr um und sendet dabei mit einer Halbwertszeit von 2,4 Tagen eine reine β-Strahlung von maximal 2,35 MV aus. Die Präparate kommen als Platten („umschlossene β-Strahler") ^{90}Sr – ^{90}Y (Buchler) oder als Augenapplikatoren zur Anwendung.

Indikation. Oberflächliche Tumoren der Haut und der Schleimhäute.
Eine Therapie mit künstlichen radioaktiven Isotopen darf nur durch nach der Strahlenschutzverordnung berechtigte Ärzte vorgenommen werden.

Weiterführende Literatur

Allgemeines

Epstein E, Epstein E Jr (1987) Skin surgery, 6th edn. Saunders, Philadelphia

Goldschmidt H (1978) Physical modalities in dermatologic therapy. Springer, Berlin Heidelberg New York

Kaufmann R, Landes E (1992) Dermatologische Operationen, 2. Aufl. Thieme, Stuttgart

Konz B, Burg G (Hrsg) (1977) Dermatochirurgie in Klinik und Praxis. Springer, Berlin Heidelberg New York

Pearce JA (1986) Electrosurgery. Wiley, New York

Stegman SJ, Tromovitch TA, Glogau RG (1982) Basics of dermatological surgery. Year Book Medical, Chicago

Swanson NA (1987) Atlas of cutaneous surgery. Little, Brown, Boston

Torre D, Lubritz RR, Kuflik EG (1988) Practical cutaneous cryosurgery. Appleton and Lange, Norwall

Weast RC, Astle MJ, Beyer WH (1988) CRC Handbook of chemistry and physics, 6th edn 1988–1989. CRC, Boca Raton

Kälte

Altmeyer P, Luther H (1987) Das Kryopseudorezidiv. Aktuell Dermatol 13:117–119

Johansen LV (1985) Scalp hypothermia in the prevention of chemotherapy-induced alopecia. Acta Radiol 24:113–116

Soukop M, Campell A, Gray MM et al. (1978) Adriamycin, alopecia, and the scalp tourniquet. Cancer Treat Rep 62:489–490

Symonds RP, McCormick CV (1986) Adriamycin alopecia prevented by cold air scalp cooling. Am J Clin Oncol 9:454–457

Tigges FJ (1981) Prophylaxe der Adriamycin-bedingten Alopezie. Münch Med Wochenschr 123:737–738

Torre D (1986) Cryosurgery of basal cell carcinoma. J Am Acad Dermatol 15:917–929

Zacarian SA (ed) (1985) Cryosurgery for skin cancer and cutaneous disorders. Mosby, St. Louis

Wärme

Dover JS, Philips TJ, Arndt KA (1989) Cutaneous effects and therapeutic uses of heat with emphasis on infrared radiation. J Am Acad Dermatol 20:278–286

Karlsmark T, Thomsen HK, Danielsen L et al. (1986) Immediate dermal changes in pig skin after exposure to moderate amounts of heat and electrical energy. J Invest Dermatol 87:528–532

Venning VA, Colver GB, Millard PR et al. (1987) Tattoo removal using infra-red coagulation: a dose comparison. Br J Dermatol 117:99–105

Dermabrasion

Alt TH (1984) The value of effective therapeutic and cosmetic dermabrasion. In: Epstein E (ed) Controversies in dermatology. Saunders, Philadelphia, pp 439–444

Falabella R (1987) Postdermabrasion leukoderma. J Dermatol Surg Oncol 13:44–48

Petres J (1977) Dermabrasion. In: Konz B, Burg G (Hrsg) Dermatochirurgie in Klinik und Praxis. Springer, Berlin, S 211–218

Rubenstein R, Roenigk HH Jr, Stegmann SJ et al. (1986) Atypical keloids after dermabrasion of patients taking isotretinoin. J Am Acad Dermatol 15:280–285

Elektrizität

Boughton RS, Spencer SK (1987) Electrosurgical fundamentals. J Am Acad Dermatol 16:862–867

Grumay HM (1985) Electrosurgery, ultraviolet light therapy, cryosurgery, and hyperbaric oxigen therapy. In: Moschella SL, Hurley HJ (eds) Dermatology, vol 1. Saunders, Philadelphia, pp 1980–2001

Karlsmark T, Thomsen HK, Danielson L et al. (1986) Immediate dermal changes in pig skin after exposure to moderate amounts of heat and electrical energy. J Invest Dermatol 87:528–532

Kligman AM, Peters I (1984) Histologic changes of human hair follicles after electrolysis: a comparison of two methods. Cutis 34:169–176

Levit F (1968) Plantar pseudochromidrosis. JAMA 203:807–808

Pratzel HG (1987) Iontophorese. Springer, Berlin

Richards RN, McKenzie MA, Meharg GE (1986) Electroepilation (electrolysis) in hirsutism. 35000 hours' experience on the face and neck. J Am Acad Dermatol 15:693–697

Sebben JE (1987) The hazards of electrosurgery. J Am Acad Dermatol 16:869–872

Nichtionisierende Strahlen

Beitner H (1986) Clinical and experimental aspects of longwave ultraviolet (UVA) irradiation of human skin. Acta Derm Venereol (Suppl) (Stockh) 123

British Photodermatology Group (1994) British Photodermatology Group guidelines for PUVA. Br J Dermatol 130:246–255

Centers for Disease Control (CDC) (1989) Injuries associated with ultraviolet tanning devices – Wisconsin. MMWR 38:333–335

Cox NH, Jones SK, Downey DJ et al. (1987) Cutaneous and ocular side-effects of oral photochemotherapy: results of an 8-year follow-up study. Br J Dermatol 116:145–152

Diffey BL, Farr PM (1987) An appraisal of ultraviolet lamps used for the phototherapy of psoriasis. Br J Dermatol 117:49–56

Diffey BL, Roelandts R (1986) Status of ultraviolet A dosimetry in methoxsalen plus ultraviolet A therapy. J Am Acad Dermatol 15:1209–1213

Fanselow D, Crone M, Dahl MV (1987) Dosimetry in phototherapy cabinets. J Am Acad Dermatol 17:74–77

Frain-Bell W (1985) Cutaneous photobiology. Oxford Medical, Oxford

Gschnait F (1982) Orale Photochemotherapie: Grundlagen-Klinik-Praxis-Forschung. Springer, Wien New York

Harber LC, Bickers DR (1989) Photosensitivity diseases: principles of diagnosis and treatment, 2nd edn. Saunders, Philadelphia

Hofmann C, Plewig G, Braun-Falco O (1977) Ungewöhnliche Nebenwirkungen bei oraler Photochemotherapie (PUVA-Therapie) der Psoriasis. Hautarzt: 28:583–588

Kerscher M, Volkenandt M, Plewig G et al. (1993) Combination phototherapy of psoriasis with calcipotriol and narrow-band UVB. Lancet 342:923

Kerscher M, Lehmann P, Plewig G (1994) Die PUVA-Bad-Therapie: Indikationen und praktische Durchführung. Hautarzt 45:526–528

Kerscher M, Plewig G, Lehmann P (1994). PUVA-Bad Therapie mit 8-Methoxypsoralen zur Behandlung von palmoplantaren Dermatosen. H+G 69:110–112

Kerscher M, Volkenandt M, Meurer M et al. (1994) Treatment of localised scleroderma with PUVA bath photochemotherapy. Lancet 343:1233

Krutmann J (1991) Dermatologische Phototherapie. Hautarzt 42:407–414

Larkö O (1982) Phototherapy of psoriasis: clinical aspects and risk evaluation. Acta Derm Venereol (Stockh) (Suppl) 103

Lerman S, Megaw J, Willis I (1980) Potential ocular complications from PUVA therapy and their prevention. J Invest Dermatol 74:197–199

Lischka G, Jung EG (1982) Lichtkrankheiten der Haut. Perimed, Erlangen

Lowe NJ, Weingarten D, Moly LS (1986) PUVA therapy for psoriasis: comparison of oral and bathwater delivery of 8-methoxypsoralen. J Am Acad Dermatol 14:754–760

Macher E, Kolde G, Bröcker EB (1993) Jahrbuch der Dermatologie – Licht und Haut. Biermann, Zülpich

Magnus A (ed) (1976) Dermatological photobiology: clinical and experimental aspects. Mosby, St. Louis

Mahrle G (1987) Phototherapie in Kombination mit Cignolin, Teer und Retinoiden. In: Braun-Falco O, Schill WB (Hrsg) Fortschritte der praktischen Dermatologie und Venerologie. Bd 11, Springer, Berlin, S 454

Menter A, Cram DL (1983) The Goeckerman regimen in two psoriasis day care centers. J Am Acad Dermatol 9:59–65

Morison WL (1983) Phototherapy and photochemotherapy of skin disease. Praeger, New York

Ortel B, Tanef A, Hönigsmann H (1988) Treatment of vitiligo with khellin and ultraviolet A. J Am Acad Dermatol 18:693–701

Parrish JA, Fitzpatrick TB, Tannenbaum L et al. (1974) Photochemotherapy of psoriasis with oral methoxsalen and long-wave ultraviolet light. N Engl J Med 291:1207–1211

Petrozzi JW, Barton JO, Kaidbey KK et al. (1987) Updating the Goeckerman regimen for psoriais. Br J Dermatol 98:437–444

Reinauer S, Lehmann P, Plewig G et al. (1993) Photochemotherapie (PUVA) der akuten Graft-versus-Host Erkrankung. Hautarzt 44:708–712

Röcken M, Kerscher M, Volkenandt M, Plewig G (1995) Balneophotochemotherapie. Hautarzt 46:437–450

Streit V, Wiedow O, Christophers E (1994) Innovative Balneotherapie mit reduzierten Badevolumina: Folienbäder. Hautarzt 45:140–144

Urbach F, Gange RW (eds) (1986) The biological effects of UVA radiation. Preager, New York

Volc-Platzer B, Hönigsmann H, Hinterberger W et al. (1990) Photochemotherapy improves chronic cutaneous graft-versus host disease. J Am Acad Dermatol 23:220–228

Laser

Achauer BM, Kam V van der, Berns MW (1992) Lasers in Plastic Surgery and dermatology. Thieme, Stuttgart New York

Anderson RR, Parrish JA (1983) Selective photothermolysis: precise micro-surgery by selective absorption of pulsed radiation. Science 220:524–527

Apfelberg DB, Maser MR, Lash H et al. (1983) Expanded role of the argon laser in plastic surgery. J Dermatol Surg Oncol 9:145–151

Arndt KA (1984) Treatment techniques in argon laser therapy. Comparison of pulsed and continuous exposures. J Am Acad Dermatol 11:90–97

Arndt KA, Noe JM, Rosen S (eds) (1983) Cutaneous laser therapy: principles and methods. Wiley, Chicester

Dover J, Arndt KA (1990) Illustrated cutaneous laser surgery. Appleton, Norwalk

Goldman L (1981) The biomedical laser: technology and clinical applications. Springer, Berlin Heidelberg New York

Landthaler M, Haina D, Brunner R et al. (1986) Neodymium-YAG laser therapy for vascular lesions. J Am Acad Dermatol 14:107–117

Landthaler M, Haina D, Seipp W et al. (1987) Zur Behandlung von Naevi flammei mit dem Argon-Laser. Hautarzt 38:652–659

Landthaler M, Haina D, Hohenleutner U et al. (1988) Der CO_2-Laser in der Dermatotherapie – Anwendung und Indikation. Hautarzt 39:198–204

Landthaler M, Braun-Falco O (1991) Lasertherapie in der Dermatologie. Dtsch Ärzteblatt 88:1767–1770

Landthaler M, Hohenleutner U (1993) Lasertherapie – Angebot und Anwendung. Hautarzt 44:413–425

Olbricht SM, Stern RS, Tang SV et al. (1987) Complications of cutaneous laser surgery. A survey. Arch Dermatol 123:345–349

Steiner R, Kaufmann R, Landthaler M et al. (Hrsg) (1991) Lasers in dermatology. Springer, Berlin

Tan OT, Sherwood K, Gilchrest B (1988) Treatment of children portwine statins using the flashlamp-pulsed tunable dye laser. N Engl J Med 320:416–421

Wheeland RG (ed) (1988) Lasers in skin disease. Thieme, New York

Wheeland RG, Walker NPJ (1986) Lasers – 25 years later. Int J Dermatol 25:209–216

Ionisierende Strahlen

Braun-Falco O, Lukacs S, Goldschmidt H (1976) Dermatologic radiotherapy. Springer, Berlin Heidelberg New York

Braverman IM, Yager NB, Chen M et al. (1987) Combined total body electron beam irradiation and chemotherapy for mycosis fungoides. J Am Acad Dermatol 16:45–60

El-Akkad S, Bull CA, El-Senoussi MA et al. (1986) Kaposi's sarcoma and its management by radiotherapy. Arch Dermatol 122:1396–1399

Goldschmidt H (1986) Dermatologic radiotherapy. The risk-benefit ratio. Arch Dermatol 122:1385–1388

Goldschmidt H, Sherwin WK (1980) Reactions to ionizing radiation. J Am Acad Dermatol 3:551–579

Goldschmidt H, Sherwin WK (1983) Office radiotherapy of cutaneous carcinomas I. Radiation techniques, dose schedules, and radiation protection. J Dermatol Surg Oncol 9:31–46

Goldschmidt H, Sherwin WK (1983) Office radiotherapy of cutaneous carcinomas II. Indications in specific anatomic regions. J Dermatol Surg Oncol 9:47–76

Goldschmidt H, Panizzon RG (1991) Modern dermatologic radiation therapy. Springer, New York

Landthaler M, Lukacs S, Braun-Falco O et al. (1981) Röntgenweichstrahlentherapie der Lippenkarzinome. Hautarzt 32:80–83

Landthaler M, Hendel B, Schiele-Luftmann K et al. (1983) Röntgenweichstrahlentherapie von Lidbasaliomen. Hautarzt 34:118–122

Lindelöf B, Eklund G (1986) Incidence of malignant skin tumors in 14140 patients after Grenz-Ray treatment for benign skin disorders. Arch Dermatol 122:1391–1395

Lindelöf B, Wrangsjö K, Liden S (1987) A double-blind study of Grenzray therapy in chronic eczema of the hands. Br J Dermatol 117:77–80

Normenausschuß Radiologie (NAR) in DIN Institut für Normung e.V. (1979) Deutsche Normen. Begriffe und Benennungen in der radiologischen Technik. Dosisgrößen und Dosiseinheiten. DIN 6814 Teil 3

Orton CG, Ellis F (1973) A simplification in the use of the NSD concept in practical radiotherapy. Br J Radiol 46:529–537

Scherer E (Hrsg) Strahlentherapie, 3. Aufl., Bd. 3: Radiologische Onkologie. Springer, Berlin Heidelberg New York Tokyo

Vloten WA van, Hermans J, Daal WAJ van (1987) Radiation-induced skin cancer and radiodermatitis of the head and neck. Cancer 59:411–414

Whittington R, Browning ME, Farrell GR et al. (1986) Radiation therapy and chemotherapy in malignant sweat gland tumors. J Am Acad Dermatol 15:1093–1097

Sachverzeichnis

A
A.T.10 665
ABCDE-Regel 1352
Abklatsch- oder Sukzessivschanker 129
Ablatio retinae 449
Abrikossoff-Tumor 1385
Abseuchungstuberkulose 224
Abszesse
– Bartholin-Pseudoabszess 101
– Cowper- 103
– Fistelgänge, abszedierende 951
– Mikroabszesse (*s. auch dort*) 15, 578
– periproktitische 1471
– Schweißdrüsenabszesse der Neugeborenen 198
Abt-Letterer-Siwe-Krankheit 1442
Acanthosis (*siehe* Akanthosen) 597ff., 1456ff.
Acarus sicro var. hominis 328
Achard-Thiers-Syndrom 1007
Achenbach-Syndrom 873
Achromie 595
Aciclovir (Zovirax) 37, 40, 46, 50, 70, 1513, 1546, 1547
Acidum salicylicum 559
Acitretin 568, 1539
Acne (*siehe* Akne) 188, 947ff.
Acrocyanosis (*siehe* Akrozyanose) 6, 798, 799, 1151
Acrodermatitis (*siehe* Akrodermatitis) 169ff., 333, 556, 658, 721
Acrokeratoelastoidose (*siehe* Akrokeratoelastoidosis) 717
Acrokeratosis (*siehe* Akrokeratosis) 691, 692, 1458, 1459
Acroosteopathia (*siehe* Akroosteopathien) 907
Acropathia (*siehe* Akropathien) 907
Acropustulosis (*siehe* Akropustulosen) 657ff.
Acylceramide 673
Adalinexanthem 364
Adams-Oliver-Syndrom 767
Addison-Krankheit 925
Adenomatose der Mamille 1300
Adenome (Adenoma) 1265, 1285ff., 1299
– A. sebaceum 1265
– – Teilsymptom von Phakomatosen 1265
– Hidradenome (*siehe auch dort*) 1285, 1286, 1298
– Spiradenom, ekkrines 1299
– Syringocystadenoma papilliferum 1300
– tubuläres Adenom der Vulva 1300
– Zystadenome (*siehe dort*) 1286, 1300

Adeps suillus (Schweineschmalz) 1503
Aderlaßtherapie 1193
Adiponekrosen (Adiponecrosis) 781, 782
– A. e frigore 782
– A. subcutanea neonatorum 781
Adipsalgie 1380
Adipositas 791, 1380
– A. dolorosa 1380
– A. oedematosa 791
Adnexkarzinom, mikrozystisches 1338
Adstringentien 1521
Aeroallergene 395
Aethoxysklerol (Polidocanol) 841, 1466
Afipia felis 217
agent orange 956
Agranulocytosis infantilis hereditaria 1073
Agranulozytose 1073ff.
Aids (*siehe auch* HIV) 64ff.
– ARC (Aids-related-complex) 64
– Ulcus molle und Aids 176
Ainhum-Syndrom 767
Akantholyse 14, 624, 633
– Dermatitis herpetiformis, akantholytische 627
– Dermatosen, akantholytische
– – papulöse akantholytische 635
– – persistierende akantholytische 635
– – transitorische akantholytische 634, 635
– Nävus, akantholytischer epidermaler 682
– papulöse (*siehe auch* Morbus Grover) 634
– Pemphiguszelle, akantholytische (Tzanck-Zelle) 624
Akanthome (Acanthoma/Acanthome)
– A. á cellules claires 1294
– A. fissuratum 480
– basosquamöses Lund 1292
– großzelliges (large cell acanthoma) 1294
– Haarscheidenakanthom 1284
– Keratoakanthom (*siehe auch dort*) 1320, 1321
– Klarzellakanthom 1294
– Melanoakanthom 1293
– Plasmoakanthom 1318
Akanthosen (Acanthosis) 14, 597ff., 1456ff.
– A. nigricans 597
– – A. n. benigna 597, 598
– – – und erworbene endokrine Krankheiten 598
– – – durch Pharmaka 598
– – – als Teilsymptom von erblichen Syndromen 597
– – A. n. maligna 598, 599, 1456, 1459

– Pseudoacanthosis (*siehe dort*) 598, 600
– Reaktionen, acanthosis-nigricans-artige 367
Akarophobie 331, 905
Akatalasämie 1061
Akne (Acne) 188, 947ff.
– A. aestivalis 962
– A. comedonica 951, 952
– A. conglobata 951, 952
– – akute febrile ulzerierende A. c. mit Polyarthralgien und leukämoider Reaktion 954
– A. excoriée des jeunes filles 957
– A. frontalis 206
– A. fulminans 954
– A. indurata 952
– A. infantum 957
– A. inversa 198, 953, 979
– – A. i., Hidradenitis suppurativa 198
– A. keloidalis nuchae 188
– A. mechanica 955
– A. medicamentosa 1221
– A. necrotica 206
– A. necroticans miliaris capitis 454
– A. neonatorum 957
– A. papulopustulosa 951, 952
– A. urticata 899, 901
– A. varioliformis 206
– A. venenata 955
– – A. v. infantum 957
– A. vulgaris 947ff.
– – A. v., HIV-Infektion 80
– Body-Building-Akne 954, 955
– Bromakne 963
– Chlorakne 955, 956
– Diät 958
– Dopingakne 954
– Exantheme, akneiforme 962
– Follikulitis, akneiforme 368
– Halogenakne 956
– Hautreaktionen, akneiforme 368
– Hippiakne 955
– intertriginöse 953
– Jodakne 963
– Kelpakne 963
– Kontaktakne 955
– Kosmetikakne 955, 956
– Mallorca-Akne 962, 963
– in der Menopause 956, 957
– Ölakne 956
– Pechakne 956
– persistierende Gesichtsinduration oder Gesichtsschwellung 957
– Pomadenakne 956
– postmenstruelle 956, 957

Akne (Acne)
- prämenstruelle 956, 957
- solides Gesichtsödem 957
- Steroidakne 962
- Teerakne 956
- Therapie 958ff.
- Tuberklid, akneiformes 238
Akneeffloreszenzen 949ff.
- primäre nicht entzündliche 950
- sekundäre entzündliche 950
Aknekeloid 188
Aknetetrade 953
Aknetriade 953
Aknitis 238
Akroangiodermatitis 837
Akroasphyxie 798
Akrocyanosis chronica anaesthetica 799
Akrodermatitis (Acrodermatitis) 169ff., 333, 556, 721
- infantile papulöse 592
- A. chronica atrophicans 169–171, 333
- - Dermatitis atrophicans maculosa 170
- A. continua suppurativa 556, 658
- A. enteropathica 437, 1205
- A. papulosa eruptiva infantilis 592
- A. perstans 658
Akrogerie 705
Akroinfundibulum 945
Akrokalzinose 1199
Akrokeratoelastoidose (Acrokeratoelastoidosis) 717
Akrokeratosen (Akrokeratosis) 691, 692, 1458, 1459
- A. verruciformis (Hopf) 691, 692
- paraneoplastische 1458
akrolentiginöses Melanom 1045, 1349
akrolokalisiertes papulovesikuläres Syndrom, infantiles 593, 594
Akroosteitis, pustulöse 661
Akroosteolyse 1043
Akropathie (Acropathia) 907
- A. ulceromutilans familiaris 907
- A. u. nonfamiliaris 907
Akropustulosen (Acropustulosis) 657ff.
- A. acuta 661, 666
- A. continua suppurativa 658
- A. infantilis 657, 658
- im Erwachsenenalter 658, 659
Akrosklerodermie 729, 730
Akrosyringium 981
Akrozyanose (Acrocyanosis) 6, 798, 799, 1151
- A. chronica anaesthetica 799
Aktinomykose 212ff.
- abdominale 213
- thorakale 213
- zervikofaziale 213
akzessorische Mamillen 770
Albendazol 339
Albinismus 927ff., 1003
Albright-McCune-Sternberg-Syndrom 917
Albright-Syndrom 917
Alkalineutralisation 411
Alkaliresistenz 411

Alkaptonurie mit Ochronose 1143
Alkoholdehydrogenase 524
Alkoholsyndrom, fetales 769
Alkylanzien 1539
(Allen)-Spitz-Nävus 1260
Allergene (siehe auch Allergie) 18
- Aeroallergene 395
- Inhalationsallergene 449
- Klimaallergene 451
- Kontaktallergene (siehe dort) 418
- missed allergen 411
- Nahrungsmittelallergene 450
- Photoallergen 511
Allergenmischextrakte 447
Allergenprophylaxe 430
Allergenspektrum 429
Allergie (siehe auch Allergene) 17, 351ff.
- Analekzem, allergisches 1467
- Arzneimittelexanthem 351, 352
- - allergisches 352
- - toxisch-allergisches 351
- - Vasculitis allergica als Arzneimittelreaktion 358
- Asthma bronchiale, allergisches 445
- atopisches Ekzem (siehe dort) 79, 403, 443, 445, 448ff.
- Bienengiftallergie 396
- Diagnostik 390, 448
- - in-vitro-Allergiediagnostik 390
- Granulomatose, allergische (Churg-Strauss-Erkrankung) 808
- Gruppenallergie 430
- Hyposensibilisierung 398ff., 436
- Kontaktdermatitis / Kontaktekzem, allergisches (siehe dort) 382, 414ff., 425, 511, 580
- Kopplungsallergie 430
- Mikrofilarien, allergische Reaktion auf 343
- Mykoallergosen 280
- Parastoffgruppenallergie 430
- Photoallergie (siehe auch dort) 502, 507
- Pollenallergien 447, 448
- Propfallergie 430
- Pseudoallergien (siehe auch dort) 365, 366, 382, 383, 391
- RAST (Radio-Allergo-Sorbent-Test) 371, 390, 450
- Rhinitis allergica 445
- streptokokkenbedingte Hautveränderungen 205
- tuberkulospezifische 219, 226ff.
- Urtikaria, allergische 384
- Vaskulitis, allergische (siehe auch dort) 358, 812, 813, 878
- Wespengiftallergie 396
- zellvermittelte allergische Reaktionen 353, 356
- - vom Ekzemtyp 357
- - vom Soforttyp 353
- - vom Spättyp oder verzögerten Typ (Typ-IV-Reaktion) 353, 356
- - vom Tuberkulintyp 353, 356
Allergiepaß 430
Allethrin 320
Alloimmunthrombozytopenien 862, 863

Allylamine 298, 1512
Alopezie (Alopecia) 1008ff.
- A. androgenetica 1013–1016
- - A. an. der Frau 1015, 1016
- A. areata 449, 1022ff.
- A. diffusa toxica 368
- A. hassica 1013
- A. lepromatosa 243
- A. marginalis traumatica 1013
- A. mucinosa 1174
- A. praematura 1015
- A. specifica areolaris 136
- A. specifica diffusa 136
- A. temporalis congenita 1010
- A. triangularis congenitalis 1010
- atrophierende 191, 1011
- durch Druck und Zug 1013
- vom dystrophischen Typ oder Soforttyp 368
- vom Frühtyp 1009
- Haarlichtung, alopecia-temporalis-triangularis-artige 454
- irreversible 1010
- Mottenfraßalopezie 136
- narbige 1010
- reversible 1017
- reversible zirkumskripte 1020
- sklerodermatische 730
- vom Spättyp 368, 1009
- symptomatische diffuse 1018
- Traktionsalopezie 1013
α-MSH 916
α_1-Antrypsin
- Mangel 1042
- Pannikulitissyndrom 783
α_1-Trypsininhibitor-Mangel, Pannikulitis 783
Altération cavitaire 14
Altersekzeme 465
Alterserythrodermie 1409
Altersfleck 921
Altershaut (siehe auch Hautalterung) 710
Alterspigmentierung 921
Alterssebostase 465
Alterswarze, seborrhoische 1291
Aluminium 984
Amalgamtätowierungen 942, 1065
Ambisexualhaar 993
Ambrette Moschus 512
Ambustio 481
Amelanose 927
Amimie, sklerodermatische 730
Aminkolpitis 114
Aminoglykoside 1511
δ-Aminolävulinsäuredehydratasedefekt 1187
Aminosäurestoffwechsel, Hautkrankheiten durch Störungen 1140ff.
Amiodarone 941
Ammelida (Ringel- oder Borstenwürmer) 336
ammoniakalische Zersetzung des Urins 464
Ammoniumbituminumsulfonat 1517, 1523
Amnionbandsyndrom 767

Amniozentese 674
Amoxycillin 1544
Amphotericin-B 303, 314, 1512
Ampicillin 1544
Amyloid / Amyloidose 1149, 1153 ff.
A. cutis nodularis atrophicans 1157
– vom AA-Typ 1158
– vom AL-Typ 1157
– – bei lymphoproliferativen Erkrankungen 1157
– Amyloid K 1155
Amyloidmakroglossie 1158
– Begleitamyloidosen 1158
– bullös-hämorrhagische 1158
– bullöse 1158
– friction amyloidosis 1156
– idiopathische systemische 1157
– interskapuläre Hautamyloidose 1156
– knotige 1157
– makulöse Hautamyloidose 1156
– nylon brush macular amyloidosis 1156
– Paramyloidose 1157
– perikollagene 1154
– periretikuläre 1154
– plaqueförmige tumoröse Hautamyloidose 1157
– primäre systematisierte Haut- u. Muskelamyloidose 1157
– primäre kutane 1155
– sekundäre kutane Hautmanifestationen systemischer A. 1157
– Serumamyloid-A-Protein (SAA) 1158
Amyloidelastose 1159
Amyloidmakroglossie 1158
Amyloidose (siehe Amyloid)
ANA (antinukleäre Antikörper) 732, 746
Anagen / Anagen- oder Wachstumsphase 994, 995
Anagenhaare 996, 1020
– looses Anagenhaar des Kindes 1020
– Syndrom der lockeren Anagenhaare 1020
Analekzem 424, 1467, 1468
– allergisches 1467
– Perianalekzem der Neugeborenen 463
analer Pruritus 1468, 1469
– Ursachen 1468
Analfissur 1470
Analfisteln 1471
Analgetikaidiosynkrasie 383
Analphalipoproteinämie 1124
Analprolaps 1467
Analvenenthrombose 1470
Anamnese 3, 4
anaphylaktischer Schock 355
Anaphylaxie 373 ff., 394, 395
– Typ-I-Reaktion (anaphylaktische / anaphylaktoide Reaktion) 353, 365, 375, 394, 395
– – bei Idiosynkrasie 365
Anästhesie
– Anaesthesia paraesthetica 907
Ancylostoma 340
Anderson-Fabry disease 1132

Androgene 1484
androgenetisches Effluvium 1013
androgenisierende Syndrome 956
Androgenrezeptoren 948
Andrologie 1473 ff.
Androluteom der Schwangerschaft 956
Anergien 220, 221
– negative 221
– positive 220
Anetodermie 171, 711, 712
– Fettgewebehernien, anetodermieartige 709
– Typ Jadassohn 711
– Typ Pellizari 711
– Typ-Schwenninger-Buzzi 712
Aneurysma, syphilitisches 143
Angiitis, Hypersensitivitätsangiitis 812
Angina 1072 ff.
– A. agranulocytotica 1073
– A. catarrhalis 1072
– A. diphtherica 1073
– A. lacunaris et follicularis 1072
– A. Ludovici 203
– A. Plaut-Vincenti 1073
– A. syphilitica 137, 138
– A. tonsillae heterotopicae 1056
– A. ulceromembranacea 1073
– diphtherische 1073
– Herpangina 57
– Monozytenangina 1074, 1075
angiocentric immunoproliferative lesion 811
Angiodermatitis
– Akroangiodermatitis 837
– disseminierte pruriginöse 876
Angioendotheliom, endovaskuläres papilläres der Kindheit 1375
Angioendotheliomatose (Angioendotheliomatosis) 1415
– reaktive benigne 1374
– proliferans systematisata 1374
Angiofibrom bei tuberöser Sklerose 1363
Angiographie 822
Angiokeratome (Angioceratoma) 1131, 1372 ff.
– A. acroasphyticum digitorum 1372
– A. corporis
– – A. c. circumscriptum 1372
– – A. c. diffusum 1131, 1134
– – A. c. naeviforme 1372
– A. Mibelli 1372
– A. scroti 1373
– A. vulvae 1373
Angioleiomyome 1382
Angiolopathien 798
Angiolupoid (Brocq-Pautrier-Syndrom) 1232
angiolymphoide Hyperplasie mit Eosinophilie 1394
Angiomatosen (Angiomatosis) 1270
– A. cerebelli et retinae 1270
– A. encephalotrigeminalis 1270
– epitheloide (bazilläre) 77, 217, 218, 1374
Angiome (Angioma)
– A. serpiginosum 797, 1270

– acquired tufted angioma 1375
– erworbenes büscheliges 1375
– Fibroangiome 1265
– Glomangiom 1375
– Hämangiome (siehe dort)
– Lymphangiome 1376
– Rankenangiom 1370
– Sternchenangiom 1271
Angiomyoneurom 1375
angioneurotisches Ödem 391
Angioödem 373 ff., 385, 391 ff.
– hereditäres 392, 393
Angiopathien
– diabetische 824
– – Makroangiopathie 824, 1216
– – Mikroangiopathie 824, 1216
– entzündliche 805
Angiosarkome 1377 ff.
– der Kopf- und Gesichtshaut 1377
angiozentrisches T-Zell-Lymphom 811
Angulus infectiosus 42, 301, 1051
Anhidrose (Andidrosis) 244, 988
– A. hypotrichotica 988
Anklopfkrankheit 803
Ann-Arbor-Klassifikation 1402
Anomalien und Fehlbildungen der Haut 766 ff.
Anonychie 1040
anorektale Neuralgie 1469
Anorexia nervosa 1215, 1216
Anstrengungsurtikaria 380
Anthrax 273
Anthropozoonosen 261
Antibiotika 434, 435, 1510 ff., 1542, 1543
Anticholinergika 984
Antiekzematika 433
p24-Antigen-Test 83
Antigenmapping 618, 620, 621, 650
Antigenpräsentation 20
antigenpräsentierende Zellen 18, 451
Antigensubstrat mit kochsalzseparierter Haut 651
Antihidrotika 1518
Antihistaminika 397, 435, 1524, 1537, 1538
Antiinfektiva 1507
Antikörper
– antinukleäre (ANA) 732, 746
– pemphigusartige 625
Antimalariamittel 569, 1542
Antimetaboliten 1539, 1540
antimikrobielle Substanzen 434
Antimon 267
Antimykogramm 285
Antimykotika 298, 1547
– Breitspektrumantimykotika 307, 308
Antimyotika 1511 ff.
Antiöstrogene 1484
Antiöstrogentest 1479
Antiparasitika 1513
Antiperspiranzien 985
Antiphlogistika 383, 434, 569, 1523, 1541
– nichtsteroidale 434, 1523, 1541
Antiphospholipidsyndrom 744, 747, 750 ff.

Antiphospholipidsyndrom
- sekundäres 744, 747
Antipruriginosa 1523, 1524
Antipsoriatika 1522 ff.
antiretrovirale Therapie, HIV-Infektion 84
Antirheumatika, nichtsteroidale 1525
Antithrombosestrümpfe 841
ANUG (akut nekrotisierende ulzerierende Gingivitis) 75
Anxietas tibiarum 802
Anxiolytika 1549
Aortenarteriitis 811
Aphthen / Aphthenerkrankungen 1068 ff.
- Aphthoid-Pospiòschill-Feyrter 38, 1068
- Bednar-Aphthen 1069
- bipolare 1070, 1070
- chronisch-rezidivierende (habituelle) 1068, 1069
- habituelle 1069
- HIV-Infektion 82
- solitäre 1068, 1069
Aphthosen (Aphthosis)
- A. Behçet 1070
- A., bipolare 1070
- A., große 1072
- aphthous fever 56
Aplasia
- A. cutis
-- A. c. circumscripta 766
-- A. c. congenita 705, 766
- A. pilorum intermittens 999
apokrine Miliaria 978
Apolipoproteine 1113
- familiärer Apolipoprotein-B-100-Defekt 1121
Aponeurosis fibrosa plantaris 759
Apoptose 14
Apostema 1054
Aqminoglykosidantibiotika 1545
aquagene Urtikaria 381
aquagener Pruritus 381
ARA-Kriterien 743
Arachidonsäurederivate 546
Arachnida 327
Arachnodaktylie 703
Araneae (Spinnen) 327
Arbeitsgemeinschaft der Berufsdermatologie zur Schätzung der Minderung der Erwerbunfähigkeit 469
- Punktetabelle 469
ARC (Aids-related-complex) 64
Argininbernsteinsäuresyndrom 1144
Argonionenlaser 1563
Argyll-Robertson-Zeichen 143
Argyrose 940, 1037
Armadillos (Gürteltiere) 241
Arndt-Gottron-Syndrom 1172
Arsen 1325
- Arsenkeratosen 1305
- Arsenmelanose 924, 925
Artefakte 903
arterielle Verschlußkrankheiten 819
- pAVK (periphere arterielle Verschlußkrankheit) 819

Arteriitis / Arteriitiden (siehe auch Vaskulitis) 805 ff.
- A. cranialis 810
- A. temporalis 810
- Aortenarteriitis 811
- Panarteriitis nodosa 806
- Periarteriitis nodosa (siehe auch dort) 806 ff.
- Polyarteriitis nodosa (siehe auch dort) 806, 807
- Riesenzellarteriitiden 810 ff.
- Takayasu-Arteriitis 811
Arteriosklerose (Arteriosclerosis) 822, 1115
- A. obliterans 822
- Hautgangrän, arteriosklerotisches 822
Arthritis / Arthropathia 557 ff.
- A. urica (Gicht) 1209
- Lipoiddermatoarthritis 1449
- M. Reiter 113
- Monarthritis gonorrhoica 107
- Oligoarthritis (siehe auch dort) 557
- Osteoarhritis pustulosa 661
- Polyarthritis (siehe auch dort) 557
- psoriatische Arthritis / Polyarthritis (A. psoriatica) 556, 557
- Spondylarthritis (siehe auch dort) 558
arthrogenes Stauungssyndrom 839, 840
Arthroosteitis, pustulöse 558, 661
Arthropathia psoriatica 556
Arthropodenreaktionen 1392
Arthrose (Arthrosis)
- Heberden-Arthrose 757
- Osteoarthrosis deformans alcaptonurica 1143
Arthus-Typ-Reaktion 353, 356
Arzneimittel 351 ff.
- antivirale 83
- De-novo-Provokation von Hauterkrankungen durch 368, 369
- depigmentierende Arzneistoffe 1518
- Dermatopharmakologie 1488 ff.
- Einteilung der Arzneimittelreaktionen 355
- Intoleranz / Unverträglichkeit der Haut, arzneimittelbedingt 351
- Nebenwirkungen 352
- phototoxisch wirksame Medikamente 508
- Serumkrankheit, Arzneimittelreaktion vom Typ der 356, 358, 359
- L-Tryptophan-haltige 734
- Vehikel als Arzneimittel 1489
arzneimittelbedingte Erkrankungen / Arzneimittelexantheme 351 ff.
- akneiforme 368, 1221
- allergische 352
- Canities, medikamentöse bedingte 1004
- erythematobullöses 361
- erythematohämorrhagische 358
- erythematovesikulöses 359
- fixes 360
-- multifokal fixes 361
- hämorrhagisch-bullöse 358
- hämorrhagische 358
- Histopathologie 369, 370

- HIV-Infektion 82, 83
- Hypertrichose, medikamentöse 1005
- Immunthrombozytopenien, medikamentös induzierte 861
- Juckreiz durch Arzneimittel 895
- Klinik und Ätiologie 357 ff.
- lichenoides 360
- Lyell-Syndrom, medikamentöses 361, 362
- makulourtikarielles 357
- morbiliformes 359
- nodöses 359, 360, 538
- Pannikulitis, medikamentöse 780, 781
- Psoriasis 544
- rubeoliformes 359
- skarlatiniformes 359
- Therapie 371
- toxisch-allergisches 351
- toxisches 351, 367
- Vasculitis allergica als Arzneimittelreaktion 358
ärztliche Anzeige über eine Berufskrankheit (grüne Meldung) 467
Ascher-Syndrom 703
Ashy dermatosis 527, 924
Askaridiasis 338, 339
Askaridose 338, 339
Äskulapstab 345
Aspergillose, Aids-Patienten 74
Aspergillus niger 287
Aspermie 1474
Asphyxie (siehe auch Zyanose) 6
- Akroasphyxie 798
Asteatose (Sebostase) 449, 451, 453, 677
- Altersasteatose 465
- atopische Xerosis 946
- Ekzem, asteatotisches 409, 465
Asthenozoospermie 1475
Asthma bronchiale, allergisches 445
- Pollenasthma, allergisches 448
Asthmaanfälle 375
Ataraktika 1549
Ataxia telangiectasia / A. telangiectatica 515, 796, 1458
Atebrin (Mepacrin) 941
Atemluft, unangenehmer Geruch der 1075
Atherom 1281
Atherosklerose (siehe auch Arteriosklerose) 822
Atopene 445
Atopie 443, 678
- Unterlider, Atopiefalten 457
atopische Xerosis (Asteatose) 946
atopisches Ekzem (siehe auch Neurodermitis) 79, 404, 443, 445, 448 ff., 594, 596
- atopic winter feet 462
- Erythrodermie 581
- HIV-Infektion 79
- nummuläres 455
- photoaggravierte atopische Dermatitis 512
- prurigoformes 455, 900
- in der Säuglingszeit 452 ff.
- Vererbungsmodus 449

Atrichie 1010
Atrophien der Haut 9, 704ff., 710ff.
– atrophic tissue disease panniculitis 788
– Atrophie blanche 835, 837
– Epidermisatrophie 14
– erworbene 705, 710ff.
– Fußknöchelatrophie, anuläre 787
– Hemiatrophie (Hemiatrophia) 712
– – H. faciei progressiva 712, 789
– – H. Parry-Romberg 712
– Inanitionsatrophie 711
– Insulinlipoatrophie 786
– kongenitale 705
– Lipoatrophien (siehe auch dort) 786ff.
– neurogene 712ff.
– Panatrophie (siehe auch dort) 788, 789
– Pseudoatrophie 9
– schlaffe 9, 704
– senile und aktinische (solare) 710
– sklerotische 9
– straffe 9, 704
– Zug- und Druckatrophie 711
Atrophodermia
– A. idiopathica et progressiva 726
– A. vermiculata 713
Auflichtmikroskopie (Dermatoskopie) 11
Aurantiasis cutis 940
Aurikularanhänge 769
aurikulotemporales Syndrom 985
Auspitz-Phänomen 546, 547
äußerliche Dermatotherapie 1487ff.
Austrocknungsekzem 410
autoerythrocytic sensitization or DNA sensitization 880
Autoimmun-Progesteron-Dermatitis in der Schwangerschaft 1109, 1110
Automutilationssyndrom 1211
Autophagie 1211
AV-Block (atrioventrikulärer Block), kongenitaler 749
Avitaminosen (siehe Vitamine) 1219ff.
axilläre Granulome 1244
Axillenfibrome, multiple 1362
Azathioprin 566, 638, 1540
Azelainsäure 960, 1520
Azetylcholin 380
Azetylsalizylsäure 383
Azidothymidin (Zidovudin, AZT) 84
Azole 298, 1511, 1512
Azoospermie 1475
AZT (Azidothymidin) 84

B

B-Lymphozyten 19
B-Scan-Technik (bildgebender Ultraschall) 821
B-Zellen 416
– B-Zell-chronisch-lymphozytische Leukämie (B-CLL) 1416
– B-Zell-Lymphome 1419ff.
– – diffuses großzelliges 1421
– – Marginalzonen- 1420
– B-Zell-Neoplasien 1416
– – periphere 1416

– B-Zell-Pseudolymphom 1390ff.
– – follikuläres 1391
– – nichtfollikuläres 1392
Babcock, Venenstripping nach 843
Bacillus
– B. anthracis 273
– B. rochalimaea henselae 76
Badeöle 1500
Bäder 1490
Badetherapie 442, 459
– PUVA-Badetherapie (Balneophotochemotherapie) 564, 574
Bakterid, pustulöses 234, 659, 666
– akutes generalisiertes 666
BAL (British-Anti-Lewisit) 491
Balanitis 1085ff.
– allergische 426
– B. candidomycetica 303
– B. circinata parakeratotica 1088
– B. erosiva circinata 1087, 1088
– B. gangraenosa phagedaenica 1086
– B. keratotica et pseudoepitheliomatosa 1089
– B. ulcerosa 1086
– B. xerotica obliterans 723, 1089
– Candidabalanitis 303
– Soorbalanitis 303
Balanoposthitis 103, 1083, 1985
– B. acuta 1085
– – akute infektiöse 1086
– – akute kontaktallergische 1085, 1085
– B. candidomycetica 1087
– B. chronica 1086
– B. chr. circumscripta benigna plasmacellularis 1088
– B. diabetica 1086
ballonierende Degeneration 14
Balneophotochemotherapie (PUVA-Badetherapie) 563, 564, 1561
Bambushaar, echtes 1001
Bancroft-Filariasis 341
Bandwürmer (Cestoda) 336
Bang (Brucella abortus) 277
bar-Befunde 154
Barber-Königsbeck-Psoriasis 555
Barbituratnekrosen der Haut 367
Barr-Körperchen (Geschlechtschromatin) 1478
Barraquer-Simons-Syndrom 789
Barrierefunktion der Hornschicht 407
Bart-Pumphrey-Syndrom 756
Bart-Syndrom 622
Bartholin-Drüse 101
Bartholin-Pseudoabszess 101
Bartholinitis, Chlamydieninfektion 117
Basaliom (Basalioma) 1324ff.
– B. exulcerans 1326
– B. solidum 1325, 1326
– B. terebrans 1327
– ekzematoides 1328
– fibroepitheliomatöses 1330
– infundibulozystisches 1330
– keloidiformes 1328
– metatypisches 1330
– – vom type intermédiaire 1330
– – vom type mixte 1330
– Narbenbasaliom 1329

– nävoides 1329
– oberflächlich-multizentrisches 1330
– pagetoides 1328
– pigmentiertes 1328
– Riesenbasaliom 1329
– Rumpfhautbasaliom 1328
– sklerodermiformes (morphaeaartiges) 1328, 1330
– solides 1330
– Trichotillobasaliom 1329
Basalzelldegeneration, hydropisch-vakuolisierende 15
Basalzellkarzinom 1324
Basalzellnävussyndrom 1324, 1329, 1457
Basalzellverflüssigung 15
Basidiomycota 280
Baseler-Krankheit 956
Baseler-Studie 830
Bassi-Perforationsvene 826
Bateman-Purpura senilis 710
BCG (Bazillus-Calmette-Guérin) 1354
– BCG-Impfung 223
Beau-Reil-Linien oder -Querfurchen 1031, 1032
Beckenvenenthrombose 828
Becker-Melanose 1254
Becker-Nävus 1254
Bednar-Tumor 1368
Begleitamyloidosen 1158
Begleitbalanoposthitis 1086
Behçet-Krankheit 1068, 1070ff.
– Klassifikation 1071
Behandlung
– differente 1507
– indifferente 1489ff.
Beinvenen 826
– oberflächliche 826
– tiefe 826
BEKV (Berufskrankheitenverordnung) 467, 470
– BEKV Nr. 3102, Tinea barbae 290
– BEKV § 3 470
Bence-Jones-Plasmozytom 1147
Bence-Jones-Proteine im Urin 1148
Benzophenonderivate 1515
Benzoylperoxid 958, 1509, 1517
Benzylbenzoat 330, 1513, 1514
Beradinelli-Seip-Syndrom 597, 790
Berger-Krankheit 879
Beri-Beri 1221
Berlinerblaureaktion auf Eisen 15
Berloque-Dermatitis 509, 510
Bernard-Soulier-Syndrom 864
berufsbezogene Irritantien (Übersicht) 419, 420
Berufsekzeme 466ff.
Berufskrankheit, ärztliche Anzeige über 467
Berufskrankheitenverordnung (siehe BEKV) 290, 467, 470
Berufsunfähigkeit 467
Berufsunfälle 490
Besenreiservarizen 830
Besnier-Boeck-Schaumann-Krankheit 1231
Besnier-Prurigo (endogenes Ekzem) 448

Bestrahlung (s. auch Radiotherapie; s. auch Phototherapie) 434, 563
Bestrahlungskeratosen 1304
β-adrenerge Blockade 451
β-Caroten 933
β-Karotin 1186
β-Laktamase (Penizillinase) 101
β-MSH 916
Bettwanze (Cimex lectularius) 323
Beugenekzem 453
Beulenpest 275
BIDS-Syndrom 682, 1002
Bienengiftallergie 396
Bilharziose 347, 348
– Blasenbilharziose (Schistosoma haematobium) 347
– Darmbilharziose (Schistosoma japonicum) 347
Bindegewebe / Bindegewebserkrankungen 697ff.
– gemischte 755ff.
– Pannikulitis bei 784ff.
Bindegewebenävi 1265, 1267
– bei Dermatofibrosis lenticularis disseminata mit Osteopoikilie 1365
– flächenhafte lumbosakrale 1265
Bindehautschrumpfung, essentielle 640
Biopsie 13
– Hodenbiopsie 1477
Biotin (Vitamin H) 1228
Birbeck-Granula / -Granulom 671, 1441
Birt-Hogg-Dubé-Syndrom 1457
Bisgaard-Kulisse 836
Bithionol 512
Bjoernstad-Syndrom 999
BK-mole-Syndrom 1261
BK-Nävus-Syndrom 1261
black heel 479
Blankophor 281
Bläschen (siehe auch Vesicula) 7
– aberrierende 49
Blaschkitis 596
Blaschko-Linien 585, 922, 931
Blase / blasenbildende Erkrankungen (siehe auch Bulla) 7, 478, 613ff.
– dermolytische 620, 621
– epidermolytische (siehe auch Epidermolysis) 613ff.
– junktiolytische 617, 618
– Zytologie des Blasengrundausstrichs 630, 634
Blasenbilharziose (Schistosoma haematobium) 347
Blasenmole 642
Blastomykosen (Blastomyces) 312, 313
– schwarze 890
Blattern 51, 52
– schwarze 52
blauer Nävus (névus bleu) 1256
blaues Gummibläschen-Nävus-Syndrom 1373
Bleiporphyrie 1187
Blenorrhö 99ff.
– Ophthalmoblenorrhoea neonatorum 105, 106
Blepharitis chronica eczematosa 441

– B. granulomatosa 1055
Blepharochalasis 702
Blepharose, moniliforme 1162
Blitzfiguren 489
Bloch-Sulzberger-Syndrom 922
Blockade, β-adrenerge 451
Bloom-Syndrom 515, 598, 795, 1458
Bloom-Torre-Machacec- 795
Blow-out-Ulzera 839
Blue-rubber-bleb-Nävus-Syndrom 1373
Blueberry-muffin-Babys 1429
Bluteosinophilie 343, 446, 1248
– innere Erkrankungen mit assoziierter Bluteosinophilie 1248
– Mikrofilarien 343
Blutgefäßnävi 1268, 1270
– als Teilsymptom von Phakomatosen 1270
Blutschwamm 1370
Blutgefäßtumoren 1369
Body-Building-Akne 954, 955
Boeck-Sarkoid 1231
Bogaert-Scherer-Lipoidose, cholesterinerge 1124
Bombensyphilid 139
Bonjourtropfen 103
Bonnevie-Ullrich-Syndrom 769
Böök-Syndrom 1004
Boyd-Perforationsvenen 826
Borderlinelepra 242, 245
Borke (siehe Krusten) 7
Borkenkrätze 77, 331
Borrelia-burgdorferi-Infektionen 162ff., 333
– B. afzelii 162
– B. burgdorferi sensu stricto 162
– B. garinii 162
– B. vincenti 1073
– klinische Manifestationen 164
– Labordiagnostik 165
– während der Schwangerschaft 165
Borrelienlymphozytom 168, 169, 1391
Botryomykose 781, 783
Bouchard-Knoten 758
Bourneville-Syndrom 1266
Bowen-Karzinom 1307, 1338
Bowen-Krankheit (M. Bowen) 1044, 1307
– Genitalpapulose, bowenoide (b. Genitalpapeln) 1089
– multizentrischer M. Bowen 1308
Brain-Syndrom 708
branchiogene Fisteln und Zysten 769, 1289
Breitspektrumantimykotika 307, 308
Breitspektrumpenizilline 1544
Bremsen (Tabanus) 326
Brenztraubensäureoligophrenie 927
Brill-Krankheit 94
Brilliantgrün 1510
broad-beta disease 1122
Brock-Spiegler-Syndrom 1297
Brocq-Krankheit 444, 575, 576, 682
– bullöse kongenitale ichthyosiforme Erythrodermie Brocq 682
– Morbus Brocq im engeren Sinne 576
Brocq-Pautrier-Syndrom 1232

Brocq-Pseudopelade 191
Bromakne 963
Bromhidrose (Bromhidrosis) 210, 979
Bromoderm 963
Bronzebabysyndrom 939
Bronzediabetes 1203
brown recluse spider 327
Brucellose (Brucella) 276, 277
Brugia
Bubo / Bubonen (Lymphadenopathie) 122, 123, 130, 173ff.
– klimatischer 122
– syphilitischer 130
– Ulcus-molle-Bubo 173
Bubonenpest 275
Buckley-(Hyper-IgE)-Syndrom 450, 456
Bucky-Strahlung 1565
Buclosamid 512
Bürger-Grutz-Syndrom 1123
Bulimia nervosa 1215, 1216
bull-dog scalp syndrome 767
Bulla (siehe auch Blase) 7, 184, 613ff.
– B. repens 184
Bunostomum phlebotum (Rinderhakenwurm) 340
Bureau-Barrière-Syndrom 907
Burning-feet-Syndrom 801, 1226
Buschke-Hitzemelanose 923
Buschke-Löwenstein-Tumoren 29, 1322
Buschke-Ollendorff-Syndrom 1267, 1365
Busse-Buschke-Krankheit 312

C
c-AMP-/c-GMP-System 545
C1-Inaktivator (C1-Esteraseinhibitor) 392
Café-au-lait-Flecke 1253, 1384
Calabar swelling 342
Calcinosis (siehe Kalzinosen) 732, 1197ff.
Calcipotriol 562
Calculus cutaneus 1201
California-Krankheit 315
Callositas 478
Calvities hippocratica 1013, 1014
cANCA (anti-neutrophil cytoplasmatic antibodies) 809
cancer (siehe auch Tumoren)
– c. en cuirasse 1340, 1341
– c. family syndrome 1462
Candidiasis / Candidosis (siehe auch Kandisosen) 300ff., 387
Canities 1003, 1004
CAP-(Carrier-Polymer)-System 371
Capillaritis alba 837
Capsaicin 1524
Caput natiforme 148
Carbacholtest 381
Carney-Syndrom 1457
Caro luxurians 1043
Carriertest 678
Casál-Halsband 1223
cat scratch disease (siehe auch Katzenkratzkrankheit) 216ff.
Catagen / Catagenphase (siehe auch Katagen) 994, 995

cauliflower ear 773
Cauterisatio 489, 490
Cavernitis gonorrhoica 103
CBCD (chronic bullous dermatosis of childhood) 649
CD (cluster designation) 1400
CDC-Klassifikation 65
CEA 16
Cellulitis 791
Cephalosporine 1544
Ceramidasedefizienz 1137
Ceramide (epidermale Lipide / Sphingo-lipide) 407, 451, 673
Cervicitis gonorrhoica 101, 102
Cesol (Praziquantel) 345
Cestoda (Bandwürmer) 336
Cetaceum (Walrat) 1503
Chagas-Krankheit 324
Chanarin-Dorfman-Syndrom 681
Chancrum oris 1214
chancroid 172
Chédiak-Higashi-Syndrom 515, 928, 929, 1458
Chédiak-McKusick-Breen-Syndrom 929
Cheilitis 1051 ff.
– allergische 426
– Ch. abrasiva praecancerosa 1053, 1336
– Ch. actinica 1053
– – Ch. a. chronica 1053
– Ch. artefacta 1053
– Ch. exfoliativa 1053
– Ch. glandularis 1054
– – Ch. g. apostematosa 1054
– – Ch. g. simplex 1054
– Ch. granulomatosa 1054, 1055
– Ch. sicca 454, 1052
– Ch. simplex 1052
– Ch. solaris 1053
– glanduläre Cheilitisformen 1054
– Makrocheilie (siehe auch dort) 1054, 1055
– Mundwinkelcheilitis 1051
– Retinoidcheilitis 960
– Volkmann-Cheilitis 1054
Cheiropompholyx 986, 987
Chemochirurgie 1331
– Mohs-Chemochirurgie 1331
Chemotherapeutika 435
Chemotherapie
– Photochemotherapie (siehe auch PU-VA) 434, 563, 564, 1560
– Polychemotherapie, zytostatische 1354
cheveux
– ch. cadavérisées 1023
– ch. incoiffables 1000
Cheyletiellainfektion 331
Chiblainlupus 738
Chicago-Krankheit 313
chicken pox 44
Chiclero-Ulzera 264
Chinolin 303
Chinosol 1510
Chirurgie, mikroskopisch kontrollierte 12

Chlamydieninfektionen (Chlamydia / Chlamydien) 106, 108, 110, 115 ff.
– Ch.-Bartholinitis 117
– Ch.-Endometritis 117
– Ch.-Epididymitis 119
– Ch.-Konjunktivitis 120, 121
– – des Erwachsenen 121
– – des Neugeborenen 120
– Ch.-Pneumonie des Neugeborenen 121
– Ch.-Proktitis 120
– Ch.-Salpingitis 117
– Ch. trachomatis 106, 108, 115, 118, 122
– Ch.-Urethritis 110, 119
– Ch.-Zervizitis 117, 1098
– urogenitale 115 ff.
– – der Frau 117
– – des Mannes 119
– Zellkultur 116
Chloasma 918, 925
Chlorakne 955, 956
Chlorambucil 638
Chloramphenicol 1511
Chlormethin 1408
Chlorom 1429
Chloroquin 1193, 1542
Chlorpromazin 512
Chlorquinaldol 1509
Chlorquinaldolnekrose 1091, 1092
Chloasma 918
– Chl. cachecticorum 918
– Chl. cosmeticum 918
– Chl. gravidarum 918
– Chl. hormonale 918
– Chl. medicamentosum 918
– Chl. uterinum 918
Cholesterinembolie 804
cholesterinerge Lipoidose vom Typus Bogaert-Scherer 1124
Cholesterinose, extrazelluläre 531
Chondritis 774
Chondrodermatitis 773
– Ch. nodularis chronica helicis 773
Chondrodysplasie (Chondrodysplasia)
– Ch. punctata, X-chromosoal-domi-nante 681
– Chondrodysplasie-Hämangiom-Syn-dorm 1373
Chondromalazie, systemische 774
Choreoiditis 1235
Chorionkarzinom 642
Chromatintest 1478
Chromoblastomykose 310, 311, 890
Chromhidrose 979
– Pseudochromhidrose 979, 980
Chromomykose 310
Chromosomenuntersuchung 1478 ff.
chronic superficial dermatitis 444
chronic superficical scaly dermatitis 575, 576
Chrysiasis 940
Chrysops 342
Churg-Strauss-Granulomatose 808
Chvostek-Zeichen 665
Chylomikronen 1113, 1114
cicatricial pemphigoid 640

Cicatrix (siehe auch Narbe) 8, 9
Ciclopiroxolamin 298
Ciclosporine 1541
– Ciclosporin A 567
Cimex
– C. lectularius (Bettwanze) 323
Cimikose (Wanzen) 323, 324
Cladosporium
– C. carrionii 310
– C. werneckii 287
Clarithromycin 1545
Claudicatio 823, 825
– C. intermittens 810, 825
Clavi syphilitici 135
Climacterium virile 1480
Clindamycin 1510
Clioquinol 305, 1508
Clofazimin (Lampren) 250, 941
Clomifen 1479
Clotrimazol 302, 1512
Cluster Designation 18
cluster-headache 909
CMV-(Zytomegalievirus)-Erkrankun-gen 71, 85
CO_2-Laser 1563
Cockayne-Syndrom 515, 706
Cockayne-Touraine-Syndrom 620
Cockett-Venen 826
Colchizin 1210
Collerette 540
Collodium elasticum 1494
Combustio 481
Comèl-Netherton-Syndrom 681
Condylomata (Condyloma)
– C. acuminata (Feigwarzen) 26, 29, 30, 72
– – C. acuminatum giganteum 1322
– – – bei HIV-Infizierten 72
– C. gigantea 30
– C. lata 134
– C. plana 26, 30
Congelatio 485, 486
congenital
– c. developmental malformation 708
– c. localized absence of skin and aso-ciated abnormalities resembling epi-dermolysis bullosa 622
Conjunctivitis (siehe Konjunktivitis)
connective-tissue-Pannikulitis 784
Coombs- und Gell-Klassifikation 416, 445
Copropophyrie, hereditäre (HC) 1189
Cornea verticillata 1133
Cornelia-de-Lange-Syndrom 1007, 1211
Cornu cutaneum 1303, 1306
Corona
– C. phlebectatica 798, 836
– – C. ph. paraplantaris 836
– C. veneris 135
corps ronds 634, 690
Corynebacterium
– C. diphtheriae 211, 1073
– C. minutissimum 208
– C. pseudodiphtheriae 207
– C. tenuis 210
Coryza syphilitica 145
Cotrimoxazol 1546

Cotton-wool
- cotton balls 553
- cooton-wool-Exsudate 745
couperose 963
Cowden-Syndrom 1064
Cowper-Abszess 103
Cowper-Drüsen 103
Cowper-Striktur 103
Coxsackie-Virusinfektion 457
crab dermatitis 271
crab yaws 161
Craurosis
- C. penis 1089
- C. vulvae 1101, 1337
Credé-Silbernitratprophylaxe 106
creeping disease 326, 340
Creme 1502
Crescendotyp 429
CREST-Syndrom 729, 732, 1201
Creutzfeldt-Jakob-Krankheit 818
Crohn-Krankheit (Morbus Crohn der Haut) 1243
- metastatischer 1243
Crosti-Retikulohistiozytom des Rükkens 1419
Crotamiton 1514
Crouzon-Syndrom 598
CRST-Syndrom 732
crusta lactea 452
Cryptococcus neoformans 283, 312
Culex pipiens (Stechmücke) 326
Culicosis bullosa 326, 374
Cumarinnekrosen, hämorrhagische 367
Curschmann-Steinert-Syndrom 706
Cushing-Schwelle 1535
Cutis
- C. anserina perpetua 487
- C. hyperelastica 701
- C. laxa 702
- C. marmorata 6, 799, 816
- - C. m. teleangiectatica congenita 800
- C. rhomboidalis nuchae 716
- C. vagantium 321
- C. verticis gyrata 767, 768, 1461
- - echte 768
- - Pseudo- 768
CVI (chronische Veneninsuffizienz) 835ff.
Cyanocobalamin (Vitamin B_{12}) 1224, 1225
Cyclophosphamid 626
Cyclops 344
Cyclosporin A 626
Cyproteronacetat 1536
Cystathion-β-Synthase-Mangel 1145
Cysticercus cellulosae 345

D

D-H-S-System (Hefe- und Schimmelpilze) 280
Da-Costa-Syndrom 687
Dacarbazin (DTIC) 1354, 1540
DADPS (Diaminodiphenylsulfon) 248, 249, 1546
Dakryocystitis tuberculosa 230
Danazol 393
Dapson (*siehe auch* DADPS) 248 249, 646, 1546
Darier-Krankheit 690
Darier-Zeichen (erektile Efflorenzen) 1433, 1434
Darling-Krankheit 314
Darmbilharziose (Schistosoma japonicum) 347
Darmmilzbrand 274
Dauerwelle 997
Daumenekzem, atopisches 453
Davies-Colley, disseminated clavus of the hands and feet 686
DDC (Dideoxyzytidin) 83, 84
DDI (Dideoxyinusin) 84
De-novo-Provokation von Hauterkrankungen durch Arzneimittel 368, 369
De-Sanctis-Caccione-Syndrom 515, 516
deer fly fever 275
Defluvium 1008
Degeneration
- ballonierende 14
- retikuläre 14
Degenerationsprodukt, trichomalazisches 1009
Dehydrogenase-Mangel 249
Dekubitus 8, 480, 481
Dellwarze 33
δ-Aminolävulinsäuredehydratasedefekt 1187
Demodex folliculorum 332, 948, 968
Demodikose 968, 969
dendritische Zellen 18, 1439
- intergitierende dendritische Zellen 1439
Dendrozyten 1440
Dennie-Morgan-Infraorbitalfalte 456
Dense-core-Granula 671
Dentalfistel 1288
dentogene Fistel 1288
Deodoranzien 984
depigmentierende Arzneistoffe 1518
Depigmentierungen 931ff.
- permanente 935
- temporäre 935
Dequaliniumnekrose 1091
Dercum-Krankheit 791, 1380
Dermabrasion 1554
Dermanyssus gallinae seu avium 332
Dermatansulfat 1165
Dermatite
- D. bulleuse muco-synéchiante 640
- D. lichenoide, purpurique et pigmentée 876
- D. polymorphe douloureuse 644
- D. du toboggan 591
Dermatitis (*siehe auch* Ekzemkrankungen) 403ff.
- aerogene (toxische) irritative 405
- Akroangiodermatitis 837
- Akrodermatitis (*siehe auch* dort) 437, 592
- atopische (*siehe auch* atopisches Ekzem) 79, 404, 443, 445, 448ff.
- bei Säuglingen und Kindern 460
- Berloque-Dermatitis 509, 510
- chronisch-aktinische 80, 512ff.
- chronisch aktinische 1558
- chronisch-photosensitive 514
- D. artefacta 903, 904
- D. atrophicans maculosa 170
- D. autogenica 904
- D. bullosa pratensis 510
- D. exfoliativa neonatorum Ritter v. Rittershain 183
- D. herpetiformis 627, 644ff.
- - D. h., Dünndarmveränderungen 644
- - D. h., glutensensitive Enteropathie (Zöliakie) 644, 645
- - D. h., großblasige oder bullöse 645
- - D. h., juvenile 648, 649
- - D.-h.-Körperchen (DH-bodies) 646
- - D. h., prurigoforme 900
- - D. h., Typ Cottini 645
- D. hidrotica 988
- D. hiemalis 455, 462
- D. livedoides 366
- D. multiformis gestationis 642
- D. nummularis 442
- D. papulosa juvenilis 463, 591
- D. pratentis 510
- D. repens 556, 658
- D. seborrhoides infantum 437–439
- D. solaris 499, 500
- D. ulcerosa 814, 815
- D. verrucosa 310, 890
- dysseborrhoische 436
- exsudative diskoide lichenoide 444
- frictional dermatitis of children 463
- frictional lichenoid eruption 463
- hypereosinophile 1249
- lineare 596
- lupoide periorale 970
- nummuläre 442ff.
- papulöse 79
- - in der Schwangerschaft 1111
- perianale der Neugeborenen 463
- periorale 969
- photoaggravierte atopische Dermatitis 512
- phototoxische 508
- Phytophotodermatitis 508, 510
- Röntgendermatitis (*siehe auch dort*) 491ff.
- Raupendermatitis 327
- sandbox dermatitis 463, 591
- Schistosomendermatitis 348
- seborrhoische (*siehe auch dort*) 436ff.
- - der Erwachsenen 439ff.
- - der Säuglinge 437–439
- Taucheranzugdermatitis 193
- tropische lichenoide 589
- UV-provozierte lichenoide 80
- in verschiedenen Lebensabschnitten 460
- Wiesengräserdermatitis 508, 510
- Whirlpooldermatitis 193
- Windeldermatitis (*siehe auch dort*) 464, 465
- Zerkariendermatitis 348
Dermatochalasis 392, 702ff.
- Blepharochalasis 702
- sekundäre 392

Dermatofibrom (Dermatofibroma) 1362, 1365
– D. lenticulare 1362
Dermatofibrosarcoma protuberans 1367, 1368
– D. p. pigmentiertes 1368
Dermatographismus 376, 377, 941
– roter 376
– schwarzer 941
– urtikarieller 376
– – Spätdermographismus 376
– weißer 377, 451
Dermatohistopathologie (siehe Histopathologie) 11, 13 ff.
Dermatolipoosklerose 827, 835, 837
dermatological nondisease 1061
Dermatome 48
Dermatomykosen (siehe Mykosen) 279 ff., 300 ff.
Dermatomyositis 751 ff.
– Sklerodermatomyositis 732
Dermatophagoides pteronyssinus 332, 449
Dermatophyten / Dermatophytosen 280, 295–297
Dermatoröntgentherapie (siehe auch Röntgentherapie; siehe auch Phototherapie) 434, 563, 1563, 1564
Dermatosen (Dermatosis)
– akute febrile neutrophile 538
– Ashy dermatosis 527, 924
– atypische neutrophile Dermatose mit subkornealer IgA-Ablagerung 663
– chronisch bullöse, im Kindesalter 647–649
– – benigne 649
– D. papulosa nigra 601
– D. pigmentaria progressiva 875
– digitale dermatosis 576
– Dermatose der Kopfhaut, erosive pustulöse / pustulöse ulzerative 661
– Eosinophilie, Dermatosen mit assoziierter Eosinophilie 1248
– erythematöse 524 ff.
– familiäre rosazeaartige 969
– Genodermatosen 2, 674
– hämorrhagisch-pigmentäre 874
– IgA-Dermatosen (siehe auch dort) 647, 663
– invisible 587
– juvenile plantare 462
– lichenoide purpurische 876
– Lichtdermatosen (siehe auch dort) 493 ff., 501 ff.
– Minimaldermatosen 894
– Neuroektodermatosen 677
– peridigitale 462
– Pigmentdermatose 924, 1292
– – der Beugen, retikuläre 1292
– – kleinfleckige 924
– Prädilektionsstellen 3
– progressive pigmentäre 364
– Schwangerschaftsdermatose 642, 643
– subkorneale pustulöse 664
– transitorische akantholytische Dermatose 634, 635
Dermatosklerose 837

Dermatoskopie (Auflichtmikroskopie) 11, 1352
Dermatosparaxie 701
Dermatostomatitis 532
Dermatotherapie
– äußerliche 1487 ff.
– innerliche 1533 ff.
Dermatozoenwahn 905
Dermodex folliculorum 332
Dermoidzysten 1285
Dermolum 497
Descrescendotyp 429
Desinfizienzen 1507
Desmin 16
Desmoplakin I und II 673
Desmosomen 672
– Halbdesmosomen 671
Desodurantsgranulome 1244
Desquamatio insensibilis 673
Detergenswaschmethode 177
Detergenzien 408, 1516
Deutsche Gesellschaft zur Bekämpfung der Geschlechtskrankheiten e.V. (GBGK) 156
DH-bodies (Dermatitis-herpetiformis-Körperchen) 646
Dharmendra-Lepromintest 242
DHT (5α-Dihydrotestosteron) 948
Diabetes
– Bronzediabetes 1203
– D. insipidus 1126, 1443
– D. mellitus 1216 ff.
– – Angiopathie, diabetische (siehe auch dort) 824
– – lipoatrophischer 790
– – Prurigo diabetica 898
– – Psoriasis 553
– – Gelenksteife, diabetische 1217
– – Necrobiosis lipoidica diabeticorum 1240
Dialysepatienten 689
Diaminodiphenylsulfon 1546
Diamond-Syndrom 1170
Diaskopie (Glasspatel) 5, 227, 228, 393
– Lupusknötchen 227, 228
Diät 460
– Akne 958
– Eliminationsdiät 391
– glutenfreie 646
– Kelpdiät 963
– Psoriasis 569
– Suchdiät 391
Diathermie 1553
Diathese, psoriatische 542
Didanosin (Dideoxyinusin) 84
Dideoxyinosin (DDI, Didanosin, Videx) 84
Dideoxyzytidin (DDC, Zalcitabin, HiviD) 83, 84
Diethylcarbamazin (Hetrazan) 342, 344
Diethyltoluamid 1514
DiGeorge-Syndrom 589
Digitus
– D. mortuus 804
– D. supranumeralis 1037
5α-Dihydrotestosteron (DHT) 948
Dihydroxiphenylanin (Dopa) 914

1,25-Dihydroxy-Vitamin-D$_3$ 1523
1,8-Dihydroxyanthranol 559
1,24-Dihydroxycholecalciferol (Vitamin D$_3$) 562
Dihydroxyaceton 1518
dilated pore 1284
Dimethyl-Triazeno-Imidazol-Carboxamid (DTIC) 1354
Dimethylsulfoxid (DMSO) 281
Dimorphismus 280
Diphtherie der Haut 211
diphtheroide Stäbchen, Erkrankungen durch 207
Diphyllobothrium latum (Fischbandwurm) 345
Diptera (Zweiflügler) 325
Direktpigmentierung 496
Dirofilaria repens 340
disabling pansclerotic morphea of children 727
discoid lupus erythematosus (DLE) 736
disseminated superficial actinic porokeratosis 693
Dithranol 669
– D.-Minutentherapie 561
– D.-Teer-Phototherapie 560
Dithranolsalizylvaselin 560
– Ingram-Methode 560, 563
Dithranolsalizylzinkpaste (Farber-Methode) 560
DMSO (Dimethylsulfoxid) 281
DNCB 1354
DNS
– Reparaturdefekte 515
– Reparaturmechanismen 494
Dodd-Perforansvene 826
Dokumentation von Hautbefunden (Hautarztbericht) 4, 467
Dolichostenomelie 703
Dolores osteocopi 138
Dopa (Dihydroxiphenylanin) 914
Dopingakne 954
Doppellippe 703
Doppelschichtbehandlung 1499
Dopplerultraschall-Untersuchung 821, 827, 828
Dornwarzen 26, 28, 479
Doryl (Carbachol) 380
Dosismeßgeräte 494
Doss-Porphyrie 1186, 1187
Dowling-Syndrom 708
Dracontiasis 344
Drakunkuliasis 344
Dreifachreaktion 373
Dreitagefieberexanthem 62
Dreuw-Salbe 560
Druckatrophie 711
druckbedingte Fersen- und Handkantenknötchen 770
Druckurtikaria 377, 378
– vom Soforttyp 378
– vom Spättyp 378
Drusen 215
DSA (digitale Subtraktionsangiographie) 822
DTIC (Dimethyl-Triazeno-Imidazol-Carboxamid) 1354

DTIC
- Dacarbazin 1540
Duhring-Brocq-Krankheit 644
Dumdumfieber 265
Dunkelfeldtechnik, Syphilis 125
Dünndarmveränderungen bei Dermatitis herpetiformis 644
Dunstverband, feuchter 1491
Duplexscanner 821
Duplexsonographie 829
Dupuytren-Fingerkontraktur 758
Dysästhesie 352
Dysbetalipoproteinämie, familiäre 1122
Dyschromasie 295
Dyschromatosis universalis hereditaria 926
Dyschromien 939ff.
- endogene 939
- Erythema dyschromicum perstans 527, 924
- exogene 940
Dysgeusie 1060
Dyshidrose (Dyshidrosis) 424, 986, 987
- D. lamellosa sicca 987
Dyskeratom, warziges 1295
Dyskeratose (Dyskeratosis) 14, 633, 675, 690, 691, 708
- D. congenita 708, 1458
- D. follikularis 690, 691
-- D. f. isolata 1295
- fokale akantholytische 691
- Zellen, dyskeratotische 690
dyskeratotische Zellen 499
Dysplasie, ektodermale 1038
dysplastischer Nävus (siehe Nävi) 1261, 1346
Dystrophia myotonica 706
Dystrophiesyndrom, frühkindliches progredientes 706

E
EBA (Epidermolysis bullosa acquisita) 649
ECF (eosinophil chemotactic factor) 446
Echinokokkose (Echinococcus) 346
Econazol 286, 1512
Ecthyma
- E. contaginosum 55
- E. infectiosum 55
Ectodermose érosive plurorificielle 532
Eczema (siehe Ekzeme)
eczematid-like purpura 876
Edelgasentladungslampen 1557
Efeu, giftiger 417, 510
Effloreszenzen 4, 5, 9, 10
- Primäreffloreszenzen 5
- Sekundäreffloreszenzen 5
Effluvium 367, 1008, 1009
- anagenes (Alopezie vom dystrophischen oder Soforttyp) 368
- anagenes-dystrophisches 1009
- androgenetisches 1013
- telogenes (Alopezie vom Spättyp) 368, 1009
Egel 347
Ehlers-Danlos-Syndrom 700, 701
Eiche, giftige 510

Eichhoff-Tinktur 561
eingewachsener Nagel 1043, 1044
Eisbeutelklappen im Kapillitium 1552
Eisenmangel 1203
Eisenstoffwechsel 1203ff.
Ejakulation, retrograde 1481
Ejakulationsuntersuchung 1474ff.
- Splitejakulationsuntersuchung 1477
Ekchymosen 5
Ekchymosensyndrom, schmerzhaftes 880
ekkriner Schweiß (siehe auch Schweißdrüsen) 981, 1266
Ekthyma 203, 204
- E. gangraenosum 204
- E. simplex 203
Ektodermaldysplasien 767
- anhidrotische 988
Ektoparasiten 319
ektopische Talgdrüsen 1050
Ekzematid, seborrhoisches 439
Ekzematoid, frühexsudatives (Rost) 452
Ekzemerkrankungen (Ekzem / Eczema; siehe auch Dermatitis) 403ff.
- akutes (siehe auch Kontaktdermatitis) 404ff., 425ff.
- Allergie vom Ekzemtyp 353, 357
- Altersekzeme 465ff.
- Analekzem (siehe auch dort) 424, 463, 1467, 1468
- asteatotisches 409, 465
- atopisches (siehe auch dort) 79, 404, 443, 445, 448ff.
-- in der Säuglingszeit 452
-- in der Kindheit 453
-- bei Jugendlichen und Erwachsenen 453
-- lichtprovoziertes 455
- Austrocknungsekzem 410
- Berufsekzeme 466ff.
- Beugenekzem 453
- chronisches (siehe auch Kontaktekzem) 404ff., 425ff.
- Daumenekzem, atopisches 453
- diskoides 442
- disseminiertes seborrhoisches 440
- dyshidrotisches 424, 987
- E. coxsaccium 457
- E. flexurarum 453
- E. herpeticatum 39
- E. hiemalis 409
- E. in ichthyotico 677
- E. infantum 452, 460
- E. marginatum (Hebra) 291
- E. mediothoracicum 440
- E. molluscatum 457
- E. vaccinatum 53, 457
- E. verrucatum 27, 457
- eczéma cannelée 410
- eczéme flanellaire 437, 440
- Ekzemnägel 1041
- endogenes (Besnier-Prurigo) 448
- Erythrodermie 581
- Exsikkationsekzematide 946
- Fingerkuppenekzem 423
- Genitalekzem 424

- hämatogenes allergisches dyshidrosiformes 425
- Hand- und Fußekzem (siehe auch dort) 413, 423, 432, 466
- intertriginöses 413
-- i. seborrhoisches 440
- Kontaktekzem (siehe auch Kontaktdermatitis) 404ff., 511, 580
- Kopfekzem 423
- krustöses 432
- Läuseekzem 320
- lichenifiziertes Ekzem 594
- Lid- und Lidrandekzem 423
- Lippenekzem (siehe auch dort) 423, 453, 454, 461
- Lutsch- oder Saugekzem bei Säuglingen 454
- Mamillenekzem 423, 455
- mikrobielles 442
- nässendes 432
- nummuläres 442
-- nummulär atopisches 444, 454
-- nummulär (mikrobiell) 404, 442ff.
- Ohrekzem 423
- periorales 461
- photosensitives 512, 514
- postvakzinales 53
- Purpura, ekzemartige 876
- seborrhoisches (siehe auch dort) 78, 404, 436ff.
- Unterschenkelekzem (siehe auch dort) 423, 424
- in verschiedenen Lebensabschnitten 460
- Vulvaekzeme (siehe auch dort) 454, 1103ff.
- xerotisches 409
Elastofibrom 1365
Elastolyse (Elastolysis)
- E. acquisita mediodermalis 715
- generalisierte 702
Elastom (Elastoma) 716, 721, 1365
- E. diffusum 716
- E. intrapapillare perforans verruciforme 721
- isoliertes 1365
- juveniles 1267
- perforierendes 721
Elastorrhexis generalisata et systemica 719
Elastosen (Elastosis) 15, 704, 715, 716
- aktinische (solare) 15
- E. ab igne 715
- E. actinica 715
- E. colloidalis conglomerata 718
- E. perforans serpiginosa 704, 721, 1207
- E. solaris 715
- Elastéidose cutanée nodulaire à comédons 716
- noduläre mit Zysten und Komedonen 716
- Ohrknötchen, elastotische 718
- Röntgenelastose 718
- urämische 718
Elek-Toxizitätstest 211
Elektizität, Hautschädigungen durch 488, 489

Elektrochirurgie 1555
Elektrodesikkation 1556
Elektrofulguration 1556
Elektrokauterisation 1555
Elektrokoagulation 1555
Elektrolyse 1554
elektromagnetisches Spektrum 1562
Elektrophorese 1555
Elektrotomie 1555
Elephantiasis 889 ff.
– E. chromomycetica 890
– E. filarica 890
– E. genitalium 123
– E. genito-ano-rectalis ulcerosa 123
– E. nostras 42, 201, 890, 1055
– E. tropica 341, 890
Eliminationsdiät 391
ELK-Manifestation 809
Embolien (Embolia) 804 ff.
– bakterielle 804
– Cholesterinembolie 804
– E. cutis medicamentosa 366
– Embolien von Tumoren 805
– Fettembolie 804
– Myxomembolie 804
Emmert-Keiloperation 1044
EMO-Syndrom 768, 1170
Emperipolesis 1451
Emplastra 1496
ENA (extrahierbare nukleäre Antigene) 746
Enanthem 4, 357
Enchondrom, subunguales 1045
Endangiitis obliterans 824
Endarteriitis 824
endemische Syphilis 162
Endokarditis 204
– subakute bakterielle 204
– – mit Hauterscheinungen 204
– – subunguale Splitterhämorrhagien 204
Endometriose (Endometriosis) 1104 ff.
Endometritis
– Chlamydieninfektion 117
– E. gonorrhoica 102
Endomykosen 312
Endomysium- und Retikulinantikörper 645
Endotheliose, proliferierende 1415
Enterobacteriaceae 216
Enterobiasis (Enterobius) 336, 337
Enteropathie, glutensensitive (Zöliakie) 644
Enzephalitis
– Masernenzephalitis 59
– SSPE (subakut sklerosierende Panenzephalitis) 59
– Toxoplasmoseenzephalitis 85
Enzymimmuntests 390
– Enzymimmun-(EIA)-Verfahren 390
Eosinophilie
– Bluteosinophilie (*siehe dort*) 343, 446, 1248
– Dermatosen mit assoziierter Eosinophilie 1248
– ECF (eosinophil chemotactic factor) 446

– Fasziitis, eosinophile 734, 784
– Follikulitis, eosinophile / eosinophile pustulöse 667
– Granulom der Knochen, eosinophiles 1445
– Histiozytose, eosinophile 1250
– Hypereosinophilie (*siehe dort*) 1248 ff.
– Zellulitis, eosinophile 1249
Eosinophilie-Myalgie-Syndrom 734
Epheliden 916
Epidermalnävussyndrom 1263
Epidermalzysten 1279, 1280
– sekundäre 1280
– am Skrotum 1280
Epidermisatrophie 14
Epidermodysplasia verruciformis 31
Epidermolysen (Epidermolysis) 183, 361, 613 ff.
– Blase, epidermolytische 613 ff.
– dystrophische 619 ff.
– E. acuta toxica 361
– E. bullosa 616
– – E. b. acquisita (EBA) 649, 650
– – congenital localized absence of skin and associated abnormalities 622
– – E. b. atrophicans generalisata gravis 617
– – E. b. dystrophica 618 ff.
– – – E. b. d. hyperplastica 620
– – – E. b. d. generalisata gravis Hallopeau-Siemens 619
– – – E. b. d. generalisata mutilans 619
– – – E. b. d. inversa 621
– – – E. b. d. localisata 620
– – – E. b. d.-neurotrophica 618
– – – E. b. d. Pasini 621
– – E. b. generalisata nonmutilans 621
– – E. b. herpetiformis 616, 617
– – E. b. hereditaria 616 ff.
– – – E. b. h. albopapuloidea 621
– – – E. b. h. atrophicans generalisata mitis 618
– – – E. b. h. dystrophica dominans 620
– – – E. b. h. letalis 617
– – E. b. junctionalis progressiva 618
– – E. b. und kongenitales lokalisiertes Fehlen der Haut 622
– – E. b. maculata 617
– – E. b. manuum et pedum aestivalis 616
– – E. b. polydysplastica 619
– – E. b. progressiva 618
– – E.-bullosa-simplex-Formen 614 ff.
– – – E. b. s. generalisata 615
– – – E. b. s. Köbner 615
– – – E. b. s. localisata 616
– – – E. b. simplex - Typus Ogna 616
– – – E. b. s. Typus maculatus 617
– – E. necroticans combustiformis 361
– E. toxica acuta 183
– epidermale 615
– hereditäre 614
– – Klassifikation 614
– – junktionale 617, 618
– – letale junktionale Epidermolysis bullosa (Herlitz) 617

– – nichtletale junktionale Epidermolysis bullosa 618
Epidermolysin (Staphylokokkenexotoxin) 363
Epidermophytien (Epidermophyton) 282, 288, 290
– E. floccosum 282, 290
Epidermopoese 674
Epidermotropismus 1392
Epididymitis, bakterielle 104
Epikutantestung 371, 411, 426, 447
– belichtete 498
Epilation 996, 1007, 1008
Epiloia 1266
Epistaxis 880
epitheliale Tumoren (*siehe auch* Epitheliom) 1291 ff.
Epitheliom (Epithelioma/Epithéliome) 33, 1295, 1296
– benigne epitheliale Tumoren 1291 ff.
– E. adenoides cysticum 1295
– E. basocellulare 1324
– E. calcifié Malherbe 1296
– E. contagiosum 33
– E. cuniculatum 1319
– E. papillare nu 1308
– E. papulosum multiplex 1295
– E. spinocellulare 1333
– kalzifizierendes 1296
– maligne epitheliale Tumoren 1324 ff.
– multiple self-healing epithelioma 1320
– nacktpapilläres 1308
– Trichoepitheliom (*siehe auch dort*) 1295, 1297
– verkalktes 1296
Epithelzysten, traumatische 1281
Epizootien 319 ff.
Epulis 1063
– E. fissuratum 1063
Erb: YAG-Laser 1563
erektile Effloreszen (Darier-Zeichen) 1433, 1434
Erfrierung 485, 486
Ergotismus gangraenosus, anokutaner 1469, 1470
Erkrankung der indeterminierten Zellen, tumorartige 1446
Ernährungsstörungen 1213 ff.
– Proteinmangelernährung 1213
– Zinkmangelsyndrom durch intravenöse Ernährung 1205
Erntekrätze 333
Erosio (*siehe auch* Geschwür) 8
– E. interdigitalis blastomycetica seu candidomycetica 303
Erröten 524
– anfallsweises 524
Erosivschanker 129
Eruptionen, papulöse 79
Erwerbsunfähigkeit, Schätzung der Minderung 469
Erysipel (Erysipelas) 199 ff.
– chronisch-rezidivierendes 201
– E. melanomatosum 1341
– mitigiertes 201
– Pseudoerysipel 837

Erysipeloid 271
Erysipelothrix rhusiopathiae 271
erythematöse Hauterkrankungen 523ff.
erythematosquamöse Hauterkrankungen 523ff.
Erythemdosis, minimale (MED) 494, 495, 500
Erytheme (Erythema / Erythemata)
- E. ab igne 800
- E. anulare
-- E. a. centrifugum 527
--- E. a. c.-artige Psoriasis 556
-- E. a. familiale 529
-- E. a. rheumaticum 529
- E. arthriticum epidemicum 277
- E. circinatum 529
- E. (chronicum) migrans 166, 333
- E. contusiforme 536
- E. dyschromicum perstans 527, 924
- E. elevatum et diutinum 531
- E. exsudativum multiforme 43, 364, 532
-- Stevens-Johnson-Syndrom 364, 532, 533
-- Typus annuus 43
- E. faciale persistens 525
- E. gyratum
-- E. g. perstans 529
-- E. g. repens 528, 1458, 1459
- E. induratum 236
- E. infectiosum 61
- E. e irritatione 524
- E. marginatum rheumaticum 529
- E. mediothoracicum 440
- E. migrans arciforme et palpabile 1394
- E.-migrans-Borreliose 162
- E. multiforme 532ff.
-- postherpetisches 532
-- Typus annus 532
- E. necroticans migrans 530
- E. necrolyticum migrans 1459
- E. neonatorum 526, 662
-- E. n. allergicum 526, 662
-- E. n. toxicum 526, 662
- E. nodosum 536
-- E. n. gravidarum 1111
-- E. n. leprosum 244
-- E. n. migrans 537
-- E. n. bei Sarkoidose 1232
- E. palmare et plantare symptomaticum 525, 526
- E. papulatum 529
- E. paranasale 439
- E. perstans 744
- E. e pudore 524
- E. scarlatiniforme desquamativum recidivans 529
- E. scarlatiniforme disquamativum recidivans localisatum 530
- erysipelähnliches 1217
- figurierte 527
- funktionelles 964
- HIV-Infektion 75
- Hyperämie, arterielle 795
- livedo-racemosa-ähnliche 707
- multiforme 361

- der Neugeborenen 662
- nodöse 538
-- durch Arzneimittel 538, 781
-- als Id-Reaktion 538
-- bei Infektionskrankheiten 538
- palmare und plantare 525, 526
- persistierende 964
- Schmetterlingserythem 744
- teleangiektatisches 795
- toxisches Erythem der Neugeborenen 526
- Ulerythema (siehe dort) 192, 688, 689
- UV-Erytheme (siehe auch dort) 494, 495
Erythermalgie 801
Erythralgie 801
Erythrasma 208ff.
Erythrocyanosis crurum puellarum 800
Erythrodermie (Erythrodermia) 368, 579ff.
- Alterserythrodermie 1409
- atopische 456
- bullöse kongenitale ichthyosiforme Erythrodermie Brocq 682
- E. desquamativa 438, 439
- E. l'homme rouge 1409
- E. ichthyosiformis 682, 1001
-- E. i. congenita 1001
-- E. i. congenitalis bullosa 682
- E. psoriatica 548, 554
- E. pityriasique en plaques disséminées 575
- im Erwachsenenalter 580
- durch Generalisation einer akuten allergischen Kontaktdermatitis 580
- durch Generalisation vorher bestehender Dermatosen 581
-- Ekzeme und atopisches Ekzem 581
-- Lichen ruber planus 581
-- Pemphigus foliaceus 581
-- Pityriasis rubra pilaris 581
-- Psoriasis 581
-- Scabies norvegica 581
- bei hämatologischen Erkrankungen 582
- ichthyosiforme 681
- im Kindesalter 580
- kongenitale ichthyosiforme (nichtbullöse Form) 680
- bei malignen Lymphomen der Haut 582
- Melanoerythrodermie mit Kachexie und Lymphknotenschwelllung 1409
- Mycosis-fungoides-Erythrodermie 1406
- primäre 580
- im Säuglingsalter 580
- seborrhoische 441
- sekundäre 580
- T-Zell-Erythrodermie 1408
- toxische 580
- Typ Wilson-Brocq 582
- mit unbekannter Ursache 582
Erythrodontie 1182
Erythrokeratodermien (Erythrokeratodermia) 687ff.
- E. figurata variabilis Mendes da Costa 687

- E. progressiva 687
-- E. p. Burns 687
-- E. p. symmetrica Gottron 687
Erythromelalgie 801
Erythromelanosis inferfollicularis colli 797, 798
Erythromycin 1510, 1545
Erythroplakien 1093, 1104
Erythroplasie 1308
Erythroprosopalgie 909
Erythrosen (Erythrosis / Erythrose)
- E. interfollicularis colli 797
- E. péribuccale pigmentaire Brocq 920
- E. pigmenta faciei 920
Erythrozytenphagozytose 1451
Espundia 266
Etat pseudopéladique 1013
Etoposid 68
Eumelanin 915
Euterpocken 54
Euthyreose, Muzinosen 1171
Evans-Syndrom 860, 861
Exantheme (Exanthema) 4
- Adalinexanthem 364
- akneiforme 962
- Arzneimittelexantheme (siehe dort) 351ff.
- E. subitum 62, 63
- lichenoide 589ff.
- bei Serumkrankheit 358
- spinulöse 235
Excimerlaser 1563
Exfoliatio
- E. linguae areata 1057
- E. manuum areata 987
Exkorationen 8
- neurotische 454, 900, 901
Exophthalmus 1443
Exostose, subunguale 1044
Exozytose 15
Expositions- oder Karenztest 364, 370, 430
Exsikkationscheilitis 1052
Exsikkationsekzematid / -ekzem (Exsikkation der Haut) 409, 410, 444, 894, 946
- alter Menschen 465
Externa, Einsatzmengen 1506
Exzisionen 11–13
- Auswahl der Exzisionsstelle 12
- Exzisionsbiopsie (siehe auch Biopsie) 13
- Probeexzision 11, 12
Exzisionsreparatur 495

F
Fabry-Syndrom 1131
Facies
- F. antonina 244, 246
- F. latrodectismica 327
- F. leonina 243
- F. leontina 513
- F. scarlatinosa 59
Fadenpilze 280
Faktor VIII 16
Faktor-VIII-Mangel (Hämophylie A) 866

Faktor-IX-Mangel (Hämophylie B) 866
falsch-reaktive Befunde, biologisch 154
familial multiple-type hyperlipoproteinemia 1119
FAMMM-(familial atypical multiple mole melanoma)-Syndrom 1261
Fanconi-Anämie 853
Fanconi-Panzytopenie 1458
Fanconi-Syndrom 853
Farber-Körperchen (Farber bodies) 1137
Farber-Krankheit 1137
Farber-Methode (Dithranolsalizylzinkpaste) 560
Farbfilmentwickler 589
Farbschweiß 979
Farbstoffe 1510
Färbungen 15, 16
– Berlinerblaureaktion auf Eisen 15
– Fite-Färbung 16
– Giemsa- 15
– Gramfärbung 100
– Grocott- 284
– van-Kossa- 16
– Leder-Färbung 1431
– Methylenblaufärbung 99
– PAS- 284, 308
– Thioflavin-T- 1156
– Ziehl-Neelsen- 16
Fasern, elastische 16
Fasziitis (Fasciitis) 734, 1365
– diffuse mit Eosinophilie 734
– eosinophile 734, 784
– F. nodularis pseudosarcomatosa 1365
– nekrotisierende 203
– noduläre 1365
Fasziotomie, paratibiale 843
Faulecken 1051
Favre-Racouchot-Krankheit 716
Favus 288–290
Fazialisparese 1055
Fc$_\varepsilon$-Rezeptor 1432
Febris
– F. melitensis 276
– F. undulans 276, 277
– F. uveopasotica 1236
Fehlbildungen der Haut 766 ff.
Feigwarzen (Condylomata acuminata) 26, 29, 30
Fernandez-Reaktion (Leprafrühreaktion) 242
Fertilitätsstörungen, Therapie 1483
Fettembolie 804
Fettgewebserkrankungen (siehe auch Pannikulitis) 777 ff.
– Fettgewebeherien
– – anetodermieartige 709
– – der Ferse, multiple 770
– – bei Neugeborenen 781
Fettgewebsnävi 1268
Fettgewebstumoren 1379 ff.
Fetthals 1380
– Madelung-Fetthals 1380
Fettnekrose 780
– membranöse 780
– nodulär-zystische 780

– des Neugeborenen, subkutane 781
Fettsalben 1501
Fettsäuren, freie 945
Fettsklerem der Neugeborenen 782
Fettsklerose, symmetrische 781
Fettsyndrom, schmerzhaftes 791
Fetus papyraceus 767
Feuermal 1268
Feuersteinleber 145
Fibroblasten 698
Fibroblastom, Riesenzellfibroblastom der Kindheit 1368
fibroepitheliale Tumoren 1329
– fibroepithelialer Tumor Pinkus 1330
– fibroepithelomatöses Basaliom 1330
Fibrokeratom 1045
– erworbenes 1363
Fibrom (Fibroma) 1265, 1297, 1362 ff.
– Axillenfibrome, multiple 1362
– Dermatofibrome (siehe auch dort) 1362
– Dermatomyofibrom 1365
– F. durum 1362
– F. molle 1362
– F. en pastille 1362
– F. pendulans 1362
– Fingerfibrome (siehe auch dort) 756, 757, 1038
– Halsfibrome, multiple 1362
– Histiozytome (siehe dort) 1362 ff., 1446 ff.
– Lichen fibromucinoidosus 1171
– Nasenpapel, fibröse 1363
– Neurofibrom 1383
– perifolliculäres 1366
– der Sehnenscheide 1364
– trichoplastisches 1297
Fibromangiome 1265
Fibromatose (Fibromatosis) 1366
– F. cutis, perifolliculäre mit Kolonpolypen 1366
– Fingerfibromatose (siehe auch dort) 756, 757, 1038
– der Gingiva 1367
– infantile digitale 1367
– juvenile hyaline 1367
– Neurofibromatosis generalisata, sommersprossenartige Flecken in den Axillen 917
– Palmarfibromatose 758
– Plantarfibromatose 759, 760
– plaqueförmige dermale 1365
Fibromuzinose 1171
Fibrosarkom 1369
Fibrose (Fibrosis)
– F. mammae virilis 759
– F. nodularis nasi 1363
– F. papulosa acralis persistens 1172
– Pankreasfibrose, zystische 1217
– Präputialringfibrose 1084
– zystische 1217
Fibroxanthom, atypisches 1368
Fieberbläschen 40
Fiessinger-Leroy-Syndrom 112
Fiessinger-Rendu-Syndrom 532
Fièvre boutonneuse (Mittelmeerfieber) 95

Filariosen / Filarien / Filariasis 341, 342
– Bancroft-F. 341
– Knotenfilariose 343
– Loa-loa-F. 342
– lymphatische 341, 342
– Malayische F. 341
– Mikrofilarien, Anreicherungsverfahren 342
– Wanderfilarien 342
Filzlaus (Pediculus pubis) 322, 323
Fingererkrankungen (siehe auch Handerkrankungen)
– akzessorischer Finger 1038
– Dupuytren-Fingerkontraktur 758
– Fingerapoplexie 873
– Fingerfibrome / Fingerfibromatose 757, 1038
– – benigne 756
– – digitale 1038
– – multiple 757
– Fingerknöchelpolster, echte 756
– Fingerrudiment 1038
– glossy skin and fingers 712
– mukoide Fingerzyste 1287
– Onychodysplasie der Zeigefinger, kongenitale 1040
– paroxysmales Fingerhämatom 873
– toter Finger (Leichenfinger) 804
– Trommelschlegelfinger 768, 1035
Fingerhutnagel 1035
Fingerkontraktur, Dupuytren- 758
Fingerkuppenekzem 423
Finnenkrankheit 345
Firnisse 1494
Fischbandwurm (Diphyllobothrium latum) 345
Fischgeruch-Syndrom (fish odor syndrome) 115, 980
Fischschuppenkrankheit 676 ff.
Fissur 8
Fisteln (Fistulae) 769 ff.
– abszedierende Fistelgänge 951
– Analfisteln 1471
– branchiogene 769
– Dentalfistel / Zahnfistel 1288
– Fistelkarzinom 1334
– Fistelkomedonen 951
– F. siccae 124
– Halsfisteln (siehe auch dort) 769, 770
– Kokzygealfistel 1287
– Nasenfisteln 769
– Ohrfisteln 769
– Steißbeinfistel 1287
– Unterlippenfisteln (siehe auch dort) 1050, 1051
Fite-Färbung 16
Fitz-Hugh-Curtis-Syndrom 102
fixes Arzneimittelexanthem 360
Flaggenzeichen 1214
Flechte, fressende 227
Fleck (siehe auch Makula) 5
Fleckfieber 94 ff.
Flöhe (Pulikose) 324
– Menschenfloh (Pulex irritans) 324
– Sandfloh (Tunga penetrans) 325
Fluconazol 297, 301, 302, 1547

Flügelfell 888
Flügelfellbildung 769
Fluor albus 1096
Fluor vaginalis 1097ff.
– durch bakterielle Vaginose 1098, 1099
– durch Candida-albicans-Infektion 1099
– durch Chlamydia-trachomatis-Infektion 1098
– durch Gonorrhö 1098
– durch Trichomonadeninfektion 1099
Fluoreszenz-Treponema-Antikörper-Absorptions-(FTA-ABS)-Test 150
Fluoreszenzmikroskop 281
Fluoreszenzstrahler / -lampen 497, 498
5-Fluorouracil 32, 1521
Fluorozyten 1183
Flush 383, 524, 525
– bei Karzinoidsyndrom 525
– phenomenal flushing 525
Flußblindheit 343, 344
Foetor ex ore 1075
Fogo selvagem 630
Fokalgeschehen 387
Fokus-Haut-Abstand 1565
Follikelfilamente 950
Follikulitis
– akneiforme 368
– eosinophile pustulöse 667
– F. (barbae) candidomycetica 306, 307
– F. decalvans 191, 192
– – F. d. capillitii 191
– – F. d. faciei 192
– F. eczematosa 187, 188
– – F. e. barbae 187
– – F. e. vestibuli nasi 188
– F. keloidalis 188
– F. Ofuji, eosinophile pustulöse 79
– F. scleroticans nuchae 188
– F. simplex barbae 186
– gramnegative 192, 193
– HIV-Infektion 75
– Keratosen, follikuläre 8, 688ff., 737
– Malasseziafollikulitis 308
– nekrotisierende lymphozytäre 206
– Ostiofollikulitis 184
– Perifollikulitis (siehe auch dort) 186, 189
– Pityrosporumfollikulitis 308
– pruritische, in der Schwangerschaft 1111
– Pseudofollikulitis (siehe auch dort) 190
Fölling-Syndrom 927, 1140
Folsäure (Pteroylglutaminsäure) 1225
Folsäureantagonisten 1225
Fonsecaea
– F. compacta 310
– F. dermatitis 310
– F. pedrosi 310
foot and mouth disease 56
Fordyce-Zustand 1050
Foscarnet 1513
Fournier-Gangrän 201, 1091
Fowler-Lösung 925, 1325

Fox-Fordyce-Krankheit 978
Fragilitas ossium 704
Frambösie 160ff.
Framycetin 1511
Francisella-tularensis / F.-t.-Infektion 275, 276
Frei-Test 124
freie Fettäuren 945
Frenulumsklerose 730
friction amyloidosis 1156
frictional
– f. dermatitis of children 463
– f. lichenoid eruption 463, 591
Friedrich-Erb-Arnold-Syndrom 1035
Friseurgranulom 54
Frostbeulen (siehe Pernionen) 486, 487
Früh- und Todgeburten, Syphilisinfektion 144, 145
Frühlingsperniosis 488
Frühsommermeningoenzephalitis (FSME) 333
Frühsyphilis (Lues I und Lues II) 128, 139
Fruktosebestimmung im Seminalplasma 1475
FSH (follikelstimulierendes Hormon) 1479
FSME (Frühsommermeningoenzephalitis) 333
FTA-ABS-(Fluoreszenz-Treponema-Antikörper-Absorptions)-Test 150
Fuchs-Syndrom 534
Fumarsäure 569
Fumarsäuremonoethylester 569
Fünfte Krankheit 61, 62
Fünfte obligate kutane Paraneoplasie 530, 1459
Fünfte Phakomatose 1329
Fungi
– F. imperfect 280
– F. perfect 280
Furchenhaare 1000
Furocumarine 509
Furunkel 195
Furunkulose 196
Fusobacterium plauti 1073
Fußerkrankungen
– atopic winter feet 462
– Atrophie der Fußknöchel, anuläre 787
– disseminated clavus of the hands and feet, Davies-Colley 686
– druckbedingte Fersen- und Handkantenknötchen 770
– Fettgewebehernien der Ferse, multiple 770
– Fußsohlenwarzen 28
– Hand-Fuß-Mund-Exanthem (hand, foot and mouth disease) 56, 57
– hyperkeratotisch-rhagadiformes Hand- und Fußekzem 413, 432
– Ichthyosisfuß 676
– recurrent bullous eruption of the hand and feet 616
– schwarze Ferse 479
– Syndrom der brennenden Füße 801, 802

G

G-6-PDH-Screening 646
Gallenfarbstoffe 939
Galvanokaustik 1555
Gamaschenulkus 839
γ-Hexachlorcyclohexan (Lindan) 320, 330
Gammel-Syndrom 1459
Gammopathien 1147ff.
– benigne essentielle monoklonale 1148
– monoklonale 1148
– polyklonale 1149
Ganglien 1286
Gangosa 162
Gangrän (siehe auch Hautgangrän) 201, 816ff., 824, 905
– des männlichen Genitales, akute 1091
– des Mundes, infektiöse 1214
Gangränsyndrom, urämisches 1197
Ganzkörperbestrahlung 589
Gardner-Diamond-Syndrom 880
Gardner-Syndrom 1457
Gardnerella vaginalis 114
Gasentladungsstrahler 1557
Gaucher-Krankheit 1134
Gaucher-Zellen 1135
Gaumen- und Wangenschleimhauterkrankungen (siehe auch Mundschleimhaut-E.) 1063ff.
GBGK (Deutsche Gesellschaft zur Bekämpfung der Geschlechtskrankheiten e.V.) 156
gefäßabdichtende Substanzen 397
Gefäßversorgung der Haut 794, 795
Gehstützverband nach Brann 841
Geigermal 955
Gele 1497
Gelenksteife, diabetische 1217
Gell- und Coops-Klassifikation 416
Genitalatrophie, senile 1102
genitale Erkrankungen
– des äußeren weiblichen Genitals 1095ff.
– Genitalekzem 424
– Genitalgangrän, akute 1085
– – akute männliche 1091
– Genitalpapulose, bowenoide 1089
– Glans penis 1079ff.
– Präputium 1079ff.
Genodermatosen 2, 674
Gentamicin 1511, 1545
Gentianaviolett 304, 1510
Gentianaviolettnekrosen 303, 461
Gerhardt-Syndrom 801
Gerinnung / Gerinnungsstörungen 850
– disseminierte intravasale G. 868
– bei Lebererkrankungen 867
– Thrombozytopenie bei disseminierter intravasaler Gerinnung (DIC) 857
– durch Vitamin-K-Mangel 868
Gerota-Drüsen 123
Gerstenkorn 194
Gerstenkrätze 332
Geschlechtschromatin (Barr-Körperchen) 1478
Geschwulst (siehe auch Tumoren) 6

Geschwür (Erosio / Ulcus; *siehe auch* Ulkus) 8
Gesetz zur Bekämpfung der Geschlechtskrankheiten 109
Gesichtsmaske, konstitutionelle 525
Gesichtsröte, persistierende 525
Getreidekrätze 332
Gianotti-Crosti-Syndrom 592, 593
Gicht 1209 ff.
Gichtknötchen (Tophi) 1209, 1210
Gichtpannikulitis 785
Gichtperlen 1210
Giemsa-Färbung 15
Gilchrist-Krankheit 313
Gingiva (Gingivitis) / Gingivaerkrankungen 1061
– akut nekrotisierende ulzerierende Gingivitis (ANUG) 75
– G. erosiva marginalis 1062
– G. hyperplasia 1061
– Gingivafibromatose 1367
– Gingivahypertrophie 1428
– Makrogingiva 1061
Gingivostomatitis
– G. acuta 1066
– G. herpetica 36, 37, 1068
Glans penis-Erkrankungen 1079 ff.
Glanzhaut, syphilitische 146
Glanzmann-Naegeli-Krankheit 864
Glanznägel (Poliernägel) 454, 1043
Glasspatel (*siehe* Diaskopie) 227, 228, 393
Glaswollehaare 1000
Glatzenbildung, männliche, Ausbildung der 1014
Gletscherbrand 40, 42
Glomangiom 1375
Glomerulonephritis, postinfektiöse (Impetigonephritis) 180
Glomustumor 1045, 1375
– multiple 1375
– subungualer 1045
Glossitis
– G. interstitialis superficialis 142
– G. mediana rhombica 1058
– G. rhombica mediana (midline glossitis) 301
– Möller-Hunter-Glossitis 1060, 1225
Glossodynia simplex 1061
Glossopyrosis 1060, 1061
glossy skin and fingers 712
Glottisödem 375, 385
Glühkaustik 1555
Glukagonomsyndrom 1459
Glukagonsyndrom 530
– Pseudoglukagonsyndrom 530
Glukokortikoide 1534 ff.
Glukokortikoidlipodystrophie 786
Glukokortikoidpflaster 1497
Glukokortikosteroide 433, 435, 1525 ff., 1534
– topische, Klassifikation 1527
Glukosylceramidlipidose 1134
Glukose-6-Phosphat-Dehydrogenase 249, 365
– Dehydrogenase-Mangel 249, 646
glutenfreie Diät 646

glutensensisitive Enteropathie (Zöliakie) 644
Glykosaminoglykane 1165
Glykosaminoglykanstoffwechsel, Hauterkrankungen durch 1165
Gneis 438
GnRH-(Gonadotropin-Releasing-Hormon)-Test 1479
Goekerman-Teer-/ Phototherapie 561
Goltz-Gorlin-Syndrom 767, 1324, 1329, 1457
Gonokokkeninfektion, disseminierte 106
Gonokokkenkonjunktivitis, Neugeborene 105, 106
Gonokokkenkultur 100
Gonorrhö 99 ff.
– aufsteigende
– – der Frau 102
– – des Mannes 103, 104
– Fluour vaginalis durch G. 1098
– kindliche 102
– Kontrolluntersuchung 109
– Meldepflicht 110
– pharyngeale 105
– rektale 105
– der schwangeren Frau 102
– Therapie 108, 109
– – Einzeitbehandlung 108
– – Partnerbehandlung 109
Gottron-Papeln 752
Gottron-Syndrom 687
Gougerot-Carteaud-Syndrom 600
Goundou 162
Graft-versus-host-
– Erkrankung / graft-versus-host-disease (*siehe* GvHD) 589 ff.
– Reaktion (*siehe* GvHR) 589 ff.
grains 690
Gramfärbung 100
Granularzelltumor 1385
Granulom (Granuloma / Granulomatosis) / granulomatöse Erkrankungen 1231 ff.
– Agranulozytose 1073 ff.
– aktinisches 1239
– allergische Granulomatose (Churg-Strauss-Erkrankung) 808
– Angina agranulocytica 1073
– axilläre Granulome 1244
– Birbeck-Granula 671, 1441
– Cheilitis granulomatosa 1054, 1055
– Churg-Strauss-Granulomatose 808
– Dense-core-Granula 671
– Desodurantsgranulome 1244
– Echinococcus granulosus 346
– eosinophiles der Knochen 1445
– epitheloidzellige Granulome 1237
– Friseurgranulom 54
– Granuloma
– – G. anulare 80, 1238, 1239
– – – G. a.-artige Veränderungen nach Sonnenexposition 1239
– – – G. a. perforans 1239
– – – G. a., photosensites 80
– – G. eosinophilicum faciei 1243
– – G. faciale 1243

– – G. fissuratum 480
– – G. gluteale infantum 1244
– – G. multiforme 1239
– – G. pediculatum 1374
– – G. pyogenicum 1374
– – G. rubra nasi 985
– – G. trichophyticum 296
– Granulomatosis
– – G. disciformis chronica et progressiva 1241
– – G. tuberculoides pseudosclerodermiformis 1240
– – lymphomatoide 811
– granuläre Degeneration 684, 1263
– Hypergranulose 14
– Keratohyalingranula 672
– kokzidioidales 315
– Langerhans-Zellen-Granulom 1441, 1445
– Lipogranulom / Lipogranulomatose (*siehe auch dort*) 779, 780, 1037
– Lipokalzinogranulomatose 1198
– lipophage 778
– Lymphogranulome / lymphomatoide Granulomatose (*siehe dort*) 122, 811, 812, 1415
– lymphomatoide 1415
– Melkergranulationsknoten (Melkergranulom) 54, 55
– membrane coating granules 672
– Miescher-Granulom 1242
– – Miescher-Granulom des Gesichtes 1239
– Pannikulitis
– – symptomatische granulomatöse 786
– – xanthogranulomatöse 1128
– photosensitives Granuloma anulare 80
– Propionibacterium acnes granulosum (Typ II) 948
– Prurigo lymphogranulomatotica 899
– pseudopyogenes Granulom 1394
– Reticulogranuloma eosinophilicum cutis 1445
– retikulohistiozytäres 1448
– Riesenzellgranulom, anuläres elastolytisches 1239
– Rosazea, granulomatöse 965
– Roseola, granulomatöse (Roseaola granulata) 133, 965
– Schleimgranulom 1051, 1286
– Schwimmbadgranulom (*siehe auch dort*) 220, 239, 240
– tuberkuloides / tuberkulöses Granulom 221, 230
– Wandgranulation 844
– Wegener-Granulomatose 809
– Xanthogranulome (*siehe dort*) 1128, 1242, 1243, 1363, 1447
– Zirkoniumgranulome 1244
graue Baby-Syndrom 367
Gray 1564
Greither-Syndrom 684
Grenzstrahlen 1565
Griseofulvin 297, 299, 1547
Grocott-Färbung 284
Grönblad-Strandberg-Syndrom 719

Großzehennageldystrophy der Kindheit 1034
Grover-Krankheit 634, 635
- spongiotisch-akantholytischer Typ 635
grüne Meldung (ärztliche Anzeige über eine Berufskrankheit) 467
Gruppenallergie 430
Grützbeutel 1281
Guarnieri-Körperchen 52
Guineawurminfektion (Drakunkulose) 344
Gumma (Lues gummosa) 139, 140
- tuberkulöses 231
Gummibläschen-Nävus-Syndrom, blaues 1373
Gummihaut 701
Gumminbandligatur 1468
Gundu 162
Günther-Krankheit 1182
Gürtelrose 46
Gürteltest 378
Gürteltiere (Armadillos) 241
GvHD (Graft-versus-host-Erkrankung / graft-versus-host-disease) 589ff.
- intrauterine 589
Gynäkomastie 1485
Gyri 768

H
^{3}H-Thymidinmarkierung 674
H1-, H2-, H3-Rezeptor 1537
H1-Rezeptorantagonisten 1537
Haare / Haarerkrankungen 992ff.
- Alopezien (siehe dort)
- Ambisexualhaar 993
- Anagenhaare (siehe auch dort) 996, 1020
- Bambushaar, echtes 1001
- Furchenhaare 1000
- Glaswollehaare 1000
- Glatzenbildung, männliche, Ausbildungsgrade der 1014
- Haarausfall 549, 1009, 1022
-- kreisförmiger oder kreisrunder 1022
-- physiologischer Haarausfall der Neugeborenen 1019
-- Psoriasis vulgaris 549
-- telogener 1009
- Haarbalgmilbe 332, 968
- Haarfarbe, Veränderungen 1003ff.
- Haarfollikel 1294ff.
-- Haarfollikelmilbe 968
-- Keratosen, folliculäre 1226
-- Pyodermien 185
-- Terminalhaarfollikel 945
-- Vellushaarfollikel 945
- Haarfollikelmilbe 968
- Haarleukoplakie 71
-- orale 71
- Haarlichtung, alopecia-temporalis-triangularis-artige 454
- Haarnävi 1267
- Haarrupftic 1021
- Haarscheibe 1366
- Haarscheidenakanthom 1284
- Haartypen 993
- Haarverformung 997
-- temporäre 997
- Haarwachstum 993, 995
-- hormonelle Beinflussung 993
-- Wachstumsstörungen 80, 136
-- HIV-Infektion 80
-- Lues II 136
- Haarwaschmittel 1517
- Haarwurzelstatus (Trichogramm) 996, 1009
- Haarzell-Leukämie 1420
- Haarzyklus 995
-- Anagen- oder Wachstumsphase 995
-- Katagen- oder Übergangsphase 995
-- Telogen- oder Ruhephase 995
- kadaverisierte Haare 1009, 1023
- kinky hair disease 998
- kosmetische Maßnahmen, Haarschäden durch 996ff.
- Kräuselhaar 1000
- Kräuselhaarnävus 1000, 1267
- Pili (siehe dort)
- Pyodermien der Haarfollikel 185
- Ringelhaare 997, 998
- Rollhaare 1002, 1003
- Rollhaarzysten 1002
- Schwefelmangelhaar 1002
- Sexualhaar 993
- Spindelhaar 999
- Syndrom der leicht ausziehbaren Haare 1020
- Syndrom der lockeren Anagenhaare 1020
- Syndrom der unkämmbaren Haare 1000
- Terminalhaarfollikel 945
- Torsionshaare 998
- unkämmbare 1000
- Vellushaarfollikel 945
- Wollhaare 1000
- Wollhaarnävus 1000, 1267
- Zickzackbandenmuster, Kopfhaar 681
Haarzunge 73, 1059
- HIV-Infektion 73
- schwarze 1059
Haber-Sydrom 969
Haemangiectasia hypertrophicans 1270
Haemophilus ducreyi 172
Hailey-Hailey-Krankheit 632, 690
Halb- und Halbnägel 1037, 1042
Halbmond (Lunula) 1029
half-and-half-nail 1042
Halitosis 1075, 1076
Hallopeau, Pemphigus vegetans Typ Hallopeau 628
Hallopeau-Siemens-Syndrom 619
Halluzinose, chronisch-taktile 905
Halogenakne 956
Halonävus 934, 1258
Hals, schmutziger 457
Halsband der Venus 136
Halsfibrome, multiple 1362
Halsfisteln 769, 770
- laterale 769
- mediane 770
Halslymphknotentuberkulose 232
Halsphlegmone 203

Halszysten, laterale 769, 770, 1289
Hamamelis 1524
Hämangioendothelium, malignes 1377
Hämangiome (Haemangioma) 1268, 1370
- akrales arteriovenöses 1375
- eruptives 1370
- erworbenes kapilläres 1369
- H. cavernosum 1370, 1371
- H. planum 1269
- H. senile 1370
- Hämangiom-Thrombozytopenie-Syndrom 871
- infantiles kapilläres 1369
- kavernöses 1370
- Riesenhämangiome 871
- verruköses 1372
Hämangioperizytom 1374
Hamartom
- fibröses der Kindheit 1366
- Multiple-Hamartome-Syndrom 1064
- Muskelhamartom 1382
Hamartomsyndrom, multiples 1457
Hämatom 5
Hämaturie 1272
Hämbiosynthese 1179
Hämochromatose 1203
hämolytisch-urämisches Syndrom (HUS) 858
Hämophilic A (Faktor-VII-Mangel) 866
Hämophylie B (Faktor-IX-Mangel) 866
Hämophylietyp 851
Hämoptoe 315
hämorrhagisch-pigmentäre Dermatosen 874
hämorrhagische Diathesen 849ff., 871
- durch gesteigerte fibrinolytische Aktivität 871
- hereditäre vaskuläre 871
- durch Koagulopathien 866
- vaskuläre bedingte 871
Hämorrhoiden / Hämorrhoidalleiden 1466ff.
- Hämorrhoidalknoten, Thrombosierung von 1467
- Hämorrhoidalnebenknoten 1466
Hämosiderose 939
Hampelmannphänomen 1227
Hand-Schüller-Christian-Krankheit 1443
Handerkrankungen
- atopische Handekzeme 455
- chronisch-kumulativ-toxische Handekzeme 466
- disseminated clavus of the hands and feet, Davies-Colley 686
- druckbedingte Fersen- und Handkantenknötchen 770
- dyshidrotisches Ekzem 424, 425
- Fingererkrankungen (siehe dort)
- Hand-Fuß-Mund-Exanthem (hand, foot and mouth disease) 56, 57
- Handlinienxanthome 1122
- hyperkeratotisch-rhagadiformes Hand- und Fußekzem 413, 432
- Ichthyosishand 676
- paroxysmales Handhämatom 873

– recurrent bullous eruption of the hand and feet 616
hanging groins 343
Hansenosis 240
Happle-Syndrom 681
Haptene 415
Harlekinfetus 679
Harnstoff 434, 1520
Harnstoff-Kochsalz-Salbe 677
Hartnup-Syndrom 515, 797, 1142, 1143
Hasenpest 275
Hashimoto-Pritzker-Syndrom 1442
Haupthistokompatibilitätskomplex (siehe MHC) 18
Haushaltsunfälle 490
Hausstaubmilbe 332, 449
Haut-Augen-Herz-Syndrom (HAHH) 1264
Hautalterung 710
– extrinsische 710
– intrinsische 710
Hautamyloidose (siehe Amyloidose) 1153ff.
Hautarztbericht (Dokumentation) 4, 467
Hautarztverfahren 467
Hautatrophien (siehe Atrophien der Haut) 9, 704ff., 710ff.
Hautdefekte
– isolierte 766
– kongenitale 766
Hautembolien (siehe auch Embolien) 804ff.
Hautflora 176, 177
– bakterielle 177
– residente 177, 178
– temporär residente 177, 178
– transiente 177, 178
Hautflügler (Hymenoptera) 325
Hautgangrän 201, 816ff., 822, 824
– arteriosklerotische 822
– Fournier-Gangrän 201
– multiple neurotische 905
– oberflächlich wandernde 824
– postoperative progressive 816
Hauthorn 1306
Hautirritabilität 405
Hautmastzellen, Struktur und Funktion 1431
Hautmaulwurf 326
Hautmetastasen 1340
Hautmilzbrand 273, 274
Hautmykosen (siehe Mykosen) 279ff., 300ff.
Hautnekrosen, umschriebene nach intramuskulärer Injektion 366
Hautoberflächen-pH-Wert 177
Hautreinigung 431, 459
Hautreinigungsmittel 436, 1516, 1517
Hautschutz 436
Hautschutzpräparate, gewerbliche 1516
Hautschutzsalben 412
Hauttestungen, allergische Urtikariaformen 388
Hauttuberkulosen (siehe auch Tuberkulose) 219ff.
– bei Allergie 226ff.

– bei Anergie 222ff.
– subkutane 228
– tuberkulöser Primärkomplex der Haut (T. primaria cutis) 222, 223
– – im Tonsillen-Halslymphknoten-Bereich 223
– warzige 226
Hauttyp 1505ff.
Hauttypen 1505ff.
– Klassifikation 495, 496
Haverhill-Fieber 277
HDL 1113
Head and neck dermatitis 454
Heberden-Arthrose 757
Heberden-Knoten 757
Hebra (Eczema marginatum) 291
Hebra-Salbe 559
Heck-Krankheit (fokale epitheliale Hyperplasie) 31, 33
Heerfordt-Syndrom 1235
Hefe 280
Hefe- und Schimmelpilze (D-H-S-System) 280
– Dermatomykosen 300ff., 308
Heilpasten, Kandidose 305
Heilverfahren 468
Heiserkeit 1162
Heliobalneotherapie 1556
Heliothalassotherapie 1556
Heliotherapie 563, 1556
HELLP-Syndrom 858
Hemiatrophie (Hemiatriophia) 712
– H. faciei progressiva 712, 789
– H. Parry-Romberg 712
Hemihypertrophiesyndrom 1458
Hepatitis
– Feuersteinleber 145
– Hepatitis-B-Infektion bei Kindern 592
– Perihepatitis (siehe dort) 102, 107
hepatoerythropoetische Porphyrie (HEP) 1193
hepatoerythrozytäre Porphyrie 1193
hepatolentikuläre Degeneration 1207
hepatozerebrale Degeneration 1207
Herbstbeiße 333
hereditäre Syndrome 700ff.
Heredopathia atactica polyneuritiformis 679
Herlitz-Syndrom 617
Hermansky-Pudlak-Syndrom 928, 929
Herpangina 57
Herpes-simplex-Virus (siehe HSV) 35ff.
Herpesformen 40–43, 128
– H. febrilis 42
– H. genitalis 41
– H. gestationis 642, 1109
– H.-gestationis-Faktor 643
– H. gladiatorum 42
– H. glutaealis 41
– H. impetiginisatus 42
– H. menstrualis 42
– H. praemonitorius 128
– H. progenitalis 41
– H. simplex (siehe HSV) 40–43
– H. zoster (siehe auch Zoster) 46
– phagedänischer Herpes 43

Herpessepsis der Neugeborenen 38, 39
herpetische Paronychie 37
Hertoghe-Zeichen 453
Herxheimer-Krankheit / Herxheimer-Reaktion 156, 169, 365
– Lues 156
Herzberg-Potjan-Gebauer-Syndrom 1005
Heterochromie 1003
– exogene 1004
Hetrazan (Diethylcarbamazin) 342, 344
Heufieber 445
Heukrätze 333
Heuschnupfen 445
Hexachlorcyclohexan 1513
Hibernom 1381
Hidradenitis 197
– H. suppurativa 953
– – H. s. bei Acne inversa 198
Hidradenom (Hidradenoma) 1285ff., 1298ff.
– apokrines 1286
– eruptive 1298
– H. papilliferum 1300
– H. verrucosum fistulovegetans 1300
– der Unterlider 1298
– der Vulva 1300
– zystisches ekkrines 1285
Hidrex 984
Hidrochinon 1518
Hidrozytstom (Hidrocystome) 1285, 1286
– apokrines 1286
– ekkrines 1285
– H. noire 1285
High-densityl-Lipoprotein-Mangel, familiärer 1124
Himbeerzunge 60
Hippel-Lindau-Syndrom 1270
Hippiakne 955
Hirsuties papillaris penis 1080
Hirsutismus 1006ff.
His-Werner-Krankheit 217
Histaminliberation 374, 381
Histaminsynthesehemmer 397
Histiozytom 1362ff., 1446ff.
– fibröses 1362, 1364
– – malignes fibröses 1369
– – des Synoviums 1364
– generalisiertes eruptives 1446
– pigmentiertes 1362
– progressives noduläres 1450
– Retikulohistiozytom 1448
– Riesenzellhistiozytom 1448
– xanthomatisiertes 1362
Histiozytosen 1439ff.
– benigne zephale 1447
– eosinophile 1250
– H. gigantocellularis 1448
– kongenitale oder neonatale selbstheilende 1442
– Langerhans-Zellhistiozytosen 1440
– Lipoidhistiozytose vom Kerasintyp 1134
– Lymphom, histiozytäres 1451
– maligne 1452

Histiozytosen
- Sinushistiozytose mit massiver Lymphadenopathie 1450
- Xanthosiderohistiozytose 1125

Histopathologie / histopathologische Untersuchung 11, 13 ff.
- Grundbegriffe der Dermatohistopathologie 13

Histoplasmose 314
Hitzeblattern 988
Hitzeintoleranz 990
Hitzschlag 990
HIV-(humane Immundefizienzvirus)-Infektion (siehe auch Aids) 64 ff.
- akute HIV-Krankheit 66
- Arzneimittelexantheme 82, 83
- Autoimmunphänomene 81, 82
- bakterielle Erkrankungen 75 ff.
- erregerbedingte Dermatosen 69 ff.
- Herpesinfektionen bei HIV-Infektion 43, 69, 70
- Immunthrombozytopenien, HIV-assoziierte 861
- Lymphome, HIV-assoziierte 69
- M. Reiter 78, 114
- mykotische Infektionen 73 ff.
- nichtinfektiöse provozierte Dermatosen 78 ff.
- parasitäre Erkrankungen 77 ff.
- Pockenvirenerkrankungen 72 ff.
- Psoriasis und HIV-Infektion 78, 544
- seborrhoisches Ekzem 78, 436
- Zoster bei HIV-Infektionen 49, 70

HIV-Tests / Verfahren zum HIV-Nachweis 83, 84
- Indikationen 84
- p24-Antigen-Test 83

HLA-Haplotypen 647, 658, 660
- HLA-A1 647
- HLA-B8 647, 660
- HLA-B27 658, 660
- HLA-C6 660
- HLA-DR3 647, 660

HLA-System 449
HMB-45 16
Hobelspanphänomen 286
Hochsinger-Infiltrate 146
Höcker (Tuber) 6
Hoden, Pendel- oder Wanderhoden 1482
Hodenbiopsie 1477
Hodendystrophien 1481
Hodenhochstand 1481
Hodenschaden 1480
Hodentumoren 1482
Hodgkin-Lymphom, malignes 1400 ff.
- extranodales 1402

Hodgkin-Zellen 1402
Hoigné-Syndrom 395
Höllensteinstift 1509
Holmes-Adie-Syndrom 988
holokrine Sekretion 977
Holzbock 163
Homan-Zeichen 834
Homozystinurie 1145
Hordeolose 194
Hordeolum 194

Hormondiagnostik 1479 ff.
Horner-Syndrom 988
Hornhauttrübungen 678
Hornissen 325
Hornperlen (squamous eddies) 1335
Hornschicht (Stratum corneum) 672, 1489
- Barrierefunktion 407

Hornstein-Knickenberg-Syndrom 1366
Horton-Syndrom 810
hot tub-associated dermatitis 193
Hovel-Evans-Syndrom 1457
HPV (Humanpapillomavirus) 24
HSV (Herpes-simplex-Virus; siehe auch Herpesformen) 35 ff.
- Erreger (Herpesvirus hominis) 35
- Herpes simplex 40 ff.
- - H. s. analis, persistierender ulzerierender 70
- - H. s. bei HIV-Infektion 43, 69
- - H. s. labialis 41
- - H. s. recidivans in loco 40, 43
- - - Erythema exsudativum multiforme (siehe auch dort) 43
- - H. s. traumaticus 41
- - H.-s.-Virus-6, humanes 62

HTLV III 65
Hühnerauge 478
Hühnermilben 332
Humanpapillomavirus (siehe HPV)
Hummeln 325
Hundebandwurmkrankheit (Echinokokkose) 346
Hundehakenwurm (Ancylostoma caninum) 340
HUS (hämolytisch-urämisches Syndrom) 858
Hushpuppies 767
Hustenkranz 798
Hutchinson-Gilford-Syndrom 705
Hutchinson-Syndrom 1127
Hutchinson-Trias 147
Hutchinson-Zähne 147
Hyalinosen (Hyalinosis) 1161 ff.
- H. cutis et mucosae 1161

Hydatidenkrankheit 346
Hydrargyrose 941
Hydroa vacciniformia 505, 506
Hydrochinonderivate, Depigmentierung 935
Hydrochinonmonobenzyläther 935
Hydrochlorothiazid 512
Hydrocystome (siehe Hydrozystom) 1285
Hydrogele 1497
Hydrokolloidverbände 844
Hydrokystome 686
Hydroxycarbamid 566
Hydroxychloroquin 1542
Hydroxyharnstoff 566
5-Hydroxyindolessigsäure 525
Hydroxykynurenurie 797
5-Hydroxytryptamin 525
Hymenoptera (Hautflügler) 325
Hyper-IgE-Syndrom (Buckley) 450, 456
Hyperbetalipoproteinämie 1120
Hypercholesterinämie 1115, 1120

- essentielle 1120
- familiäre 1120

Hypereosinophilie 1248 ff.
- Dermatitis, hypereosinophile 1249

Hypereosinophiliesyndrom 1248
Hyperergie 221
Hyperflexibilität 702
Hypergammaglobulinämie
- polyklonale 1150
- symptomatische 1150

Hypergranulose 14
Hyperhidrose (Hyperhidrosis) 981 ff.
- emotionale 982
- genuine 982
- gustatorische 985
- H. axillaris 983
- H. manuum 983, 985
- H. oleosa 439
- H. pedum 983, 985
- physiologische 981
- symptomatische 982

Hyperkeratose (Hyperkeratosis) 14, 478, 479, 675, 676, 682, 692, 694
- epidermolytische 682
- H. areolae mammae naeviformis 694
- H. follicularis et parafollicularis in cutem penetrans 689
- H. haemorrhagica 479
- H. lenticularis perstans Flegel 692
- H. monstruosa, Sauriasis 682
- Parahyperkeratose 14
- Proliferationshyperkeratose 675
- Retentionshyperkeratose 675, 676, 678

Hyperlinearität 449
Hyperlipidämie, gemischte familiäre 1119
Hyperlipoproteinämien (Hyperlipoproteinemia) 553, 1114 ff., 1119
- familial multiple-type 1119
- mit breiter β-Bande 1122
- primäre 1114, 1115, 1119
- - primäre familiäre 1119
- Psoriasis 553
- sekundäre 1114, 1115
- Typ-I-Hyperlipoproteinämie, familiäre 1123
- Xanthelasmen ohne Hyperlipoproteinämie 1127

Hyperphenylalaninämie, Typ I 1140
Hyperpigmentierungen 5, 477, 916 ff.
- aktinische 923
- chemische 924
- diffuse 925
- endokrine 925
- kalorische 925
- mechanische 923
- der Mundschleimhaut 1065
- periokuläre 918
- postinflammatorische 924
- UV-induzierte 80

Hyperplasie der Haut 1317, 1394
- angiolymphoide mit Eosinophilie 1394
- fokale epitheliale (Morbus Heck) 31, 33
- lymphoide 1391
- pseudoepitheliomatöse 1317

Hyperreaktor 445
Hypersensitivitätsangiitis 812
Hyperthyreose, Muzinosen 1169
Hypertrichosen (Hypertrichosis) 1005, 1182, 1185
– erworbene umschriebene 1005
– H. lanuginosa 1005
– – H. l. acquisita 1005, 1459, 1460
– – H. l. congenita 1005
– – H. l. et terminalis acquisita 1460
– medikamentöse 1005
– nävoide 1005
– symptomatische 1005
– umschriebene im Sakralbereich 1005
Hypervitaminosen (siehe Vitamine) 1219 ff.
Hyphen 280
Hypodermitis 836
Hypohidrose 988
Hypokeratose 14
Hypomelanose (Hypomelanosis) 927, 930, 931, 935
– H. guttata idiopathica 935
– H. Ito 930, 931
– tuberöse Sklerose, hypomelanotische Maculae 931
Hyponychium 1029
Hypoparathyreoidismus 665
Hypoplasie, fokale dermale 709, 767
Hyposensibilisierung 398 ff.
– spezifische 436
Hypospermie 1475
Hypothalamus-Hypophysen-Gonaden-Achse 1479
Hypothyreose
– Muzinosen 1168
– Myxodermie 1168
Hypotrichose 1010
Hypoxanthin-Guanin-Phosphoribosyl-Transferase 1211

I
IBIDS-Syndrom 1002
Ichthyosen (Ichthyosis) 676 ff.
– akquirierte 1459
– epidermolytische 682
– erworbene (symptomatische) 79, 683
– Erythrodermie, ichthyosiforme 680, 681
– – erythrodermische lamelläre 680
– Fuß, Ichthyosisfuß 676
– Hand, Ichthyosishand 676
– hereditäre 676 ff.
– I. bullosa Siemens 682
– I. congenita 679, 680
– – I. c. gravis 679
– – I. c. mitis 680
– – I. c. Riecke I 679
– I. follicularis 688
– I. hystrix 682
– – I. h. Bäfverstedt 683
– – I. h. Curth-Macklin 682
– – I. h. Lambert 682
– – I. h. Rheydt 683
– I. linearis circumflexa 680, 1001
– I. nigricans 678
– I. nitida 677

– I. serpentina 677
– I. simplex 676
– I. und Trichothiodystrophie 681
– I. vulgaris 448, 676 ff.
– – I. v., autosomal-dominante 676
– – I. v., geschlechtsgebundene 676
– – I. v., X-chromosomal-rezessiv-erbliche 678
– Ichthyosishand 458
– lamelläre 680
– – autosomal-dominante lamelläre 681
– – autosomal-rezessive lamelläre 680
– – nichterythrodermische lamelläre 680
– – symptomatische ichthyosiforme Hautveränderungen 683
– X-chromosomal-dominante 681
Id-Reaktion 234
idiopathische thrombozytopenische Purpura (ITP) 858
Idiosynkrasie
– anaphylaktoide Reaktion bei 365
– orale Provokationstestung (OPTI) 391
– Pseudoallergie-(Idiosynkrasie)-Reaktion 391
IDL 1113
Idoxuridin 1513
IFN (Interferon) 1549
IgA-Dermatose
– intraepidermale neutrophile 663
– lineare 647
IgA-Endomysium-Antikörper 644
IgA-Gammopathie 1149
IgA-Klasse, Serumantikörper 644
IgA-lineare Dermatose 647
IgA-Nephropathie 879
IgA-Pemphigoid 647
IgD-Gammopathie 1149
IgE-Antikörper 353
IgE-Dermatitis 456
– Hyper-IgE-Syndrom (Buckley) 450, 456
IgE-Gammopathie 1149
IgE-Rezeptor, hochaffine 374
IgG-FTA-ABS-Test 157
IgG-Gammopathie 1149
IgM-FTA-ABS-Test 151
– 19S-IgM-FTA-ABS-Test 151, 157
ILVEN (inflammatory linear verrucous epidermal nevus) 597, 1263
immediate pigment darkening (IPD) 496
Immundefizienz, minimale 456
Immunfluoreszenz, indirekte (IIF) 625
Immunglobulin-Isotyp-Verteilung, gestörte, noduläre Infiltration der Haut mit 1250
Immunglobuline 18
– Produktion 20
– Röteln-Immunglobulin Behring 64
– Zosterimmunglobulin 50
Immunitätsphänomene, Syphilis 148, 149
Immunitätsstörungen 449, 450
– humorale 449
– zelluläre 450
Immunkomplexreaktion (Typ-III-Reaktion) 356

Immunkomplexvaskulitis 812, 878
immunologische
– Propädeutik 17
– Urtikaria 384
Immunozytom der Haut 1148, 1417
– primäres 1417
– sekundäres kutanes 1417
Immunschwächeerkrankung, erworbene (siehe auch HIV) 64 ff.
Immunsuppression, UV-induzierte 499
Immunsuppressiva 1540
Immuntherapie von Hautmetastasen, unspezifische 1354
Immunthrombozytopenien 858 ff.
– Alloimmunthrombozytopenien 862, 863
– HIV-assoziierte 861
– medikamentös induzierte 861
Impetiginisation 453
Impetigo 178 ff.
– I. Bockhart 185
– I. bullosa 181
– I. contagiosa 178 ff.
– – großblasige 181
– – I. c. staphylogenes 181
– – I. c. streptogenes 179
– – kleinblasige 179, 180
– I. herpetiformis 556, 665
– – I. h. in der Schwangerschaft 1109
– I. staphylogenes 181
– Impetigonephritis (postinfektiöse Glomerulonephritis) 180
Impfmasern 59
Impotentia coeundi 1480, 1482
Imurek 1540
In-vitro-Fertilisation 1484
Inanitionsatrophie 711
Incontinentia pigmenti 922
– I. p. achromians 930
indeterminierte Zellen 1439, 1446
– tumorartige Erkrankung der 146
Induratio penis plastica 759
infantiles akrolokalisiertes papulovesikuläres Syndrom 593, 594
Infektionskrankheiten, „sechs Infektionskrankheiten" 58 ff.
Infiltration der Haut, lymphozytäre 1393
Infrainfundibulum 945
Infraorbitalfalten, Verstärkung 456
Infrarotstrahlung 494, 1562
Infundibulum 945
Ingram-Methode / Ingram-Schema (Dithranolsalizylvaselin) 560, 563
Inhalationsallergene 449
Inhalationstest 447
Injektion
– intraarterielle 366, 367
– intrakutane 447
„ink spot lentigo" 1254
Innenohrschwerhörigkeit 147
innere Erkrankungen mit assoziierter Bluteosinophilie 1248
innerliche Behandlung von Dermatosen 1533 ff.
Insektenrepellents 342

Insemination 1484
Insulinlipoatrophie 786
Insulinlipodystrophie 786
Interferon (*siehe* IFN) 490, 1549
intergitierende dendritische Zellen 1439
Interleukine (IL) 18
intertriginöse Bereiche 4
Intertrigo 412 ff., 463
– Candidaintertrigo (I. candomycetica) 304
– Ekzem, intertriginöses 413
– intertriginöse Räume 412
– pseudomembranöse 463
– retroaurikuläre 454
Intoleranzreaktion, epidermale 403
Intoxikationen (*siehe* Vergiftungen)
Intrakutan- / Intradermaltestung 371, 388, 389, 447
Inzisionsbiopsie 13
ionisierende Strahlen 1325, 1564
Ionto- oder Elektrophorese 1555
Irisblendenphänomen 799, 801
Iriseffloreszenz 533
Irritantien in verschiedenen Berufen (Übersicht) 419, 420
Iso-Kikuchi-Syndrom 1040
Isoconazol 1512
isomorpher Reizeffekt (Köbner-Phänomen) 543, 582, 587
– Lichen ruber 582, 587
– Psoriasis 543
Isotope, radioaktive 1566
Isotretinoin (13-cis-Retinsäure) 958, 961, 1539
itching purpura 876
Itrakonazol (Itraconazol) 299, 301, 441, 1547
Ixodes (Zecken) 162, 163, 327, 333, 334

J

Janeway-Maculae 204
Jarisch-Herxheimer-Reaktion (*siehe auch* Herxheimer-R.) 156, 169, 365, 366
Jellinek-Zeichen 918
Job-Syndrom 456
Jod-Stärke-Test 984
Jodakne 963
Jodnatrium (Varigloban) 841
Jododerm 963
Johanson-Blizzard-Syndrom 767
Joule 494
Juckreiz 375, 466, 893, 894
– Anamnese 894
– durch Arzneimittel 895
– bei Hauterkrankung 894
Jüngling-Krankheit 1234, 1235

K

kadaverisierte Haare 1009, 1023
Kahler-Krankheit 1420
Kala-Azar (*siehe auch* Leishmaniose) 265, 266
Kalium iodatum 310
Kaliumdichromat 469
Kaliumpermanganat 1509
Kalkeinlagerungen 730

Kalkknötchen (*siehe auch* Calculus) 1201, 1202
– kutanes 1201
– an den Ohrrändern 1202
Kallikrein 446, 1484
Kallus 478
Kälte (*siehe auch* Kryo) 1551, 1552
– Hautschädigungen, kältebedingte 485 ff.
Kälte- / Kryopurpura 488, 1151
Kälte- / Kryourtikaria 378, 379, 1151
– autosomal-dominant vererbte familiäre 378
– Kältekontakturtikaria 378, 379
– plötzliche Todesfälle 379
Kältepannikulitis 488, 779, 1151
Kältepurpura 1151
Kältereflexurtikaria 379
Kaltkaustik 1555
Kaltlufturtikaria 379
Kaltwasserurtikaria 379
Kalzifizierung, solitäre kongenitale noduläre 1200
Kalzinosen (Calcinosis) 732, 1197 ff.
– Akrokalzinose 1199
– C. cutis 1197
– C. cutis universalis 1200
– C. dystrophica 1200
– C. lipogranulomatosa 1198
– C. metabolica 1198
– – C. m. circumscripta 1199
– – C. m. universalis 1198
– C. metastatica 1197
– disseminierte 1199
– idiopathische 1198
– des Skrotum 1200
– tumorartige 1198
Kalzium 435
Kamerunschwellung 342
Kamillenextrakt 1524
Kampfstoffe, Hautschäden durch 490, 491
Kandidose-Endokrinopathie-Syndrom 307
Kandidosen (Candidosis / Candida) 300 ff., 387
– akute atrophische 301
– akute pseudomembranöse 300
– Candidabalanitis 303
– Candidafollikulitis 306, 307
– Candidaintertrigo 304, 305
– Candidakolpitis 302
– Candidaleukoplakie 301
– Candidamykosen 300 ff.
– Candidaonychomykose 305, 306
– Candidaparonychie 305, 306
– Candidaurethritis 111
– Candidavulvovaginitis 302, 303
– chronische atrophische 301
– chronische hyperplastische 301
– chronische mukokutane 307, 308
– – diffuse 307
– – familiäre 307
– – mit Spätmanifestation 307
– HIV-Infektion 72, 73
– interdigitale 303, 304
– der Mundschleimhaut 73, 300–302

– vulvovaginale (Kandidose der Vagina) 302, 303
– im Windelbereich 305
Kantennägel 1034
Kapillarmikroskopie 1030
Kaposi-Bureau-Barrière-Grupper-Syndrom 693
Kaposi-Sarkom 66 ff., 1378, 1379
– afrikanisches 67
– Aids-assoziiertes 1379
– – epidemisches 1379
– endemisches 1379
– HIV-assoziiertes, Therapie 68
– iatrogenes 67
– bei immunsupprimierten Patienten 1379
– klassisches 67, 1378
– Stadieneinteilung 68
– varizelliforme Eruption Kaposi 39
Karbamidpurpura 875
Karbunkel 197
– Milzbrandkarbunkel 274
Kardiolipin 150
Karenz- oder Expositionstest 364, 370, 430
Karenzzeit 1474
Karotinose 933, 940
Karzinoide / Karzinoidsyndrom (*siehe auch* Karzinom; *siehe auch* Tumoren) 525
– Flush bei Karzinoidsyndrom 525
Karzinom / Carcinoma (*siehe auch* Tumoren)
– Adnexkarzinom, mikrozystisches 1338
– Bowen-Karzinom 1307, 1338
– C. erysipelatoides 1341
– C. in situ 1304, 1307
– Chorionkarzinom 642
– epidermotropes der Milchdrüsenausführungsgänge 1310
– Fistelkarzinom 1334
– Lippenkarzinom 1336
– Lupuskarzinom 228, 230
– Merkelzellkarzinom 1385
– metastatische K. der Haut 1340 ff.
– multifokales 1338
– neuroendokrines 1385
– Peniskarzinom 1336
– Röntgenkarzinom 492
– Schweißdrüsenkarzinom (*siehe auch* dort) 1338, 1339
– spinozelluläres 1333, 1335
– – Differenzierungsgrad nach Broders 1335
– – Metastasierung 1335
– Talgdrüsenkarzinom 1338
– trabekuläres 1385
– trilemmales 1338
– verruköses 1317, 1318
– – der Mundhöhle 1318
– Vulvakarzinom 1337
– Zungenkarzinom 1337, 1338
Kasabach-Merrit-Syndrom 871, 1373
Katagenhaare (*siehe auch* Catagen) 995
Kataplasmen 1553

Katarakt 449, 707, 708
– juveniler 707
– kongenitale ektodermale Dysplasie mit Katarakt 708
– Neurodermitiskatarakt 449, 456
Katzenkratzkrankheit 216 ff.
Katzenohr 769
Kauschwielen 757
Kaustika 1521
Kawasaki-Krankheit 535
Keimzentrumslymphom 1419
Keining-Zeichen 752
Keloide 1360
– Aknekeloid 188
– Basaliom, keloidiformes 1328
– Follikulitis keloidalis 1360
– Keloidmorphea 726
– Keloidneigung 12
– Narbenkeloide 1360
– Spontankeloid 1360
Kelpakne 963
Keratinisierung 673
Keratinosomen 672
Keratinozyten 671
Keratitis parnchymatosa 147
Keratoakanthome (Keratoacanthoma) 1320, 1321
– eruptive / generalisierte cruptive 1320
– familiäre 1321
– K. centrifugum marginatum 1321
– K. giganteum 1321
– multiple 1321
– Riesenkeratoakanthom 1321
Keratoderme (Karatoderma / Keratodermia)
– Erythrokeratodermien (siehe dort) 687 ff.
– K. blenorrhagicum 112
– K. punctatum 162
– K. symmetrica maculosa disseminata palmaris et plantaris 686
Keratohyalingranula 672
Keratokonjunktivitis (Keratoconjunctivitis)
– K. photoelectrica 500, 501
– K. sicca 1067, 1068
– nicht-allergische 456
Keratokonus 449, 456
Keratolytika / Keratolytikum (Schälmittel) 32, 559, 1519
Keratomalazie (Xerosis corneae) 1220
Keratome (Keratoma) 679, 686
– Dyskeratom, warziges 1295
– K. hereditarium dissipatum palmare et plantare 686
– K. malignum 679
– K. senile 1302
– K. sulcatum 210
Keratosen (Keratosis) 8, 14, 671 ff., 683 ff., 688 ff.
– Akrokeratosen (siehe dort) 691, 1458
– aktinische (solare) 710, 1302, 1303
– Arsenkeratosen 1305
– Dyskeratose (siehe dort) 14, 633, 675, 690, 691, 708
– follikuläre 8, 688 ff., 737
– – der Haarfollikel 1226

– Hyperkeratose (siehe auch dort) 14, 478, 479, 675, 676, 682, 692, 604
– Hypokeratose 14
– K. actinica 1302
– K. areolae mammae naeviformis 694, 1263
– K. extremitatum hereditaria transgrediens et progrediens 684
– K. follicularis 688 ff.
– – K. f. et parafollicularis in cutem penetrans 689
– – K. f. serpiginosa 721
– – K. f. spinulosa decalvans 689
– K. lichenoides chronica 693
– K. palmoplantaris 683 ff.
– – K. p. areata Siemens 687
– – K. p. circumscripta Richner-Hanhart 686
– – K. p. circumscripta seu areata 1141
– – K. p. diffusa 683–685
– – – K. p. d. mit Ösophaguskarzinom 686
– – – K. p. d. mit Periodontopathie 685
– – – K. p. d. transgrediens 684
– – – K. p. d. transgrediens et progrediens Greither 684
– – – K. p. d. transgrediens et progrediens Mljet 684
– – – K. p. d. Vörner-Unna-Thost 683
– – K. p. mit Lidrandzysten 686
– – K. p. mutilans Vohwinkel 685, 686
– – K. p. papulosa Buschke-Fischer-Brauer 686
– – K. p. striata Brünauer-Fuhs-Siemens 687
– K. pilaris 688, 689
– – K. p. rubra atrophicans faciei 688, 689
– K. solaris 1302
– K. suprafollicularis 688
K. verruciformis 595
– Leukokeratosis nicotina palati 1063
– Orthohyperkeratose 14
– Orthokeratose 14, 674
– palmoplantare 683 ff., 1461
– – akquirierte 1461
– – diffuse palmoplantare 683 ff.
– – streifenförmige palmoplantare 687
– Parahyperkeratose 14
– Parakeratose (siehe auch dort) 14, 674, 675
– – elektronenmikroskopische 675
– – histochemische 675
– Porokeratosis (siehe dort) 692 ff.
– Proliferationshyperkeratose 675
– Retentionshyperkeratose 675, 676, 678
– Röntgenkeratosen 492, 1304
– seborrhoische 1291
– solare 1302
– Stukkokeratose 1293
– Teerkeratosen 1306
– Trikeratose (siehe dort) 693
– umschriebene K. ohne Follikelbindung 691 ff.
– bei Xeroderma pigmentosum 1305
Keratosis (siehe Keratosen)

Kerion Celsi 288
Kerzenphänomen 546, 547
Ketoconazol 286, 297, 301, 302, 441, 1512, 1517
Kibrick-Spermagglutinationstest 1476
KID-Syndrom 687
Kieferzysten 1329
Kiel-Klassifikation 1398
Kieler Masern 59
Kimmig-Agar 283
Kimura-Syndrom 1394
Kinderlosigkeit 1473
kinky hair disease 998, 1206
Klarzellakanthom 1294
Klarzellen 1253
Klavus 478
Klebsiellen (Klebsiella) 219
Kleeblattnase 243
Kleiderlaus (Pediculus vestimentorum) 94, 319, 321, 322
Klein-Waardenburg-Syndrom 930
Klimaallergene 451
Klimabehandlung 459, 563
klimatischer Bubo 122
Klinefelter-Syndrom 1478
Klingelknopfphänomen 1384
Klippel-Trénaunay-Weber-Syndrom 1270
Klopfartefakt 906
Kneifartefakte 873
Knorpel, entzündliche Erkrankungen 773 ff.
Knötchen (Nodulus) 6
Knoten (Nodus) 6
Knotenfilariose 343
knuckle pads 756
Koagulationsnekrose 490
Koagulopathien 866
– erworbene 867
– hämorrhagische Diathesen durch 866
– hereditäre 866
Köbner-Phänomen (siehe auch isomorpher Reizeffekt) 543, 582, 587
Kochsalz 1520
kochsalzseparierte Haut, Antigensubstrat mit 651
Koenen-Tumoren 1041
Kohlenmonoxidvergiftung 368
Kohlensäureazetonschnee 1552
Kohlensäureschnee 1552
Kohlenstaubtätowierungen 942
Köhlmeier-Degos-Syndrom 818
Koilonychie 1035
Kokardeneffloreszenz 533
kokzidioidales Granulom 315
Kokzidioidomykose 315
Kokzidiomykose 74, 75
– zellulärer Immundefekt 74
Kokzygealfistel 1287
Kollagenose, reaktive perforierende 722
Kollagenfasern 698
Kollagenmolekül, Typ I–X 698
Kollagenom, familiäres kutanes 1364
Kolliquationsnekrose 490
Kollodiumbaby 680
Kollodiumhäutchen 573
Kolloidmilium 718, 719

Komedonen (Komedo) 950
- Fistelkomedonen 951
- geschlossener 950
- Mikrokomedo 950
- nach ionisierender Strahlung 956
Komplementbindungsreaktionen 150
Kompression, intermittierende 841
Kompressionsklasse I–IV 841
Kompressionsstrumpf 841
Kompressionsverband 840
Konduktorinnenstatus 679
kongenitale ektodermale
- Dysplasie mit Katarakt 708
- und mesodermale Dysplasie 709
Kogoj-Pustel, spongiforme 556
Konjunktivitis (Conjunctivitis)
- allergische 426
- C. plasmacellularis 1089
- Chlamydienkonjunktivitis (siehe auch dort) 120, 121
- Gonokokkenkonjunktivitis, Neugeborene 105, 106
- Keratoconjunctivitis photoelectrica 500, 501
- Pollenkonjunktivitis 445, 448
- Xerosis conjunctivitae 1220
Kontaktakne 955
Kontaktallergene in Pflanzen (phytogene K.) 418
Kontaktcheilitis, allergische 1052
Kontaktdermatitis / Kontaktekzem / Kontaktallergie 382, 404ff., 425ff., 511, 580
- akute Kontaktdermatitis 404ff., 425ff.
- - akut-allergisch 414, 421, 422
- - akut-toxisch 404
- - an Schleimhäuten 425
- - chronische Kontaktekzeme 404ff., 425ff.
- - chronisch-allergisch 414, 422, 423
- - chronisch-allergisch dyshidrosiform 425
- - chronischeskumulativ-toxisch 407, 410, 462
- - chronisch-photoallergisch 511
- - Diagnose der Kontaktallergie 426ff.
- - entzündlich-infiltriert 432
- - Erythrodermien 580
- - Gruppenallergie 430
- - hämatogen-allergisch 425, 426
- - hämatogen-allergisch dyshidrosiform 425
- - Kontaktallergie vom Soforttyp 382
- - Kopplungsallergie 430
- - monovalent 429
- - oligovalent 429
- - polyvalent 429
- - Pfropfallergie 430
- - Therapie 431ff.
Kontaktnoxen, Beseitigung und Meldung 431
Kontaktsensibilisierung 415
Kontakturtikaria 327, 375, 381
Kontakturtikariogene 395
Kontraktur, dermatogene 730
Kopfekzem 423

Kopfhaar, Zickzackbandenmuster (siehe auch Haarerkrankungen) 681
Kopfhautdermatose, pustulöse 661
- erosive pustulöse 661
- pustulöse ulzerative 661
Kopflaus (Pediculus capitis) 319, 320
Koplik-Flecken 58
Kopplungsallergie 430
Korneadystrophie 686
Korneozyt 673
kornoide Lamelle 692
Kosmetikakne 955, 956
kosmetische Maßnahmen, Haarschäden durch 996ff.
Kotballen (Skybala) 329
Krallenphänomen 1240
Kranzfurchenlymphangitis 1081
Kranzfurchenphlebitis 1082
Krätze (Scabies) 77, 328, 329, 331, 332
- Borkenkrätze 77, 331
- Erntekrätze 333
- Gerstenkrätze 332
- Getreidekrätze 332
- Heukrätze 333
- Sc. crustosa 331
- Sc. norvegica 77, 331, 581
- - Erythrodermie 581
- Skabiesmilbenantigene, persistierende Immunreaktion gegen 657
- S. norvegica 331
Kraurosis
- K. penis 723
- K. vulvae 723
Kräuselhaar 1000
- Kräuselhaarnävus 1000, 1267
- Kraushaarsyndrom 1206
Kriebelmücke, Simulium 343
Kristallviolett 1510
Krossektomie 843
Krumm- oder Krallennägel 1033
Krupp, Masernkrupp 59
Krusten (Crusta) 7
- Crusta lactea 452
Kryo (siehe Kälte) 1551, 1552
Kryochirurgie 1553
Kryoglobulinämie 1150
Kryopurpura 1151
Kryosperma 1484
Kryostatschnellschnittdiagnose, intraoperative 1352
Kryptokokkenmeningitis 312
Kryptokokkose 312, 313
- zelluläre Immundefizienz 74
Kryptorchismus 678
Kryptozoospermie 1475
Kupferdampflaser 1563
Kupferfinne 963
Kupferstoffwechsel, Störungen 1206
Kurzwellen 1553
Kussmaul-Maier-Syndrom 806
KUVA 933
Kveim-Siltzbach-Reaktion /-Test 1235, 1237
Kwashiorkor 1213
Kyrle-Krankheit 689

L
loedeme bleu 781
La(SSB)-Antigene 746
Labia
- L. majora 1095
- L. minora 1095
Laboruntersuchungen 10
Lagophthalmus 245
Lampren (Clofazimin) 250
Landkartenschädel 1444
Landkartenzunge 1057
Langerhans-Zellen 415, 451, 671, 1439
- Langerhans-Zellgranulom 1441, 1445
- Langerhans-Zellhistiozytosen 1440, 1445, 1446
Lapis infernalis 1509
Larva
- L. currens 341
- L. migrans 326, 339
- - kutane 339, 340
- racing larva 341
Larynxerysipel 200
Larynxödem 375, 385
LAS (Lymphadenopathiesyndrom) 64
Laser 1562ff.
Lasseur-Graham-Little-Syndrom 586, 587
Latrodectus mactans 327
Laugier-Hunziker-Baran-Syndrom 1037
Launois-Bensaude-Syndrom 1381
Läuse (siehe auch Pedikulose) 319ff.
- Filzlaus (Pediculus pubis) 322, 323
- Kleiderlaus (Pediculus vestimentorum) 319, 321, 322
- Kopflaus (Pediculus capitis) 319, 320
- Läuseekzem 320
LAV 65
Lawrence-Syndrom 598, 790
LDL (Low-densitiy Lipoprotein) 1113
LE-Zellphänomen 746
LE-Zelltest 746
Leber, Feuersteinleber 145
Leberbiopsie, Methotrexat (MTX) 566
Ledderhose-Krankheit 759
Legal-Probe 1145
Leichenfinger 804
Leichentuberkel 226
Leichte-Ketten-Krankheit 1173
Leiner-Krankheit 439
Leiomyome 1382
- Angioleiomyome 1382
- genitale 1382
Leiomyosarkome 1382
Leishmaniosen (Leishmania) 261ff.
- Klassifikation 262
- kutane 262, 263
- - der Alten Welt 261, 264
- - der Neuen Welt 261, 264
- L. donovani 265
- L. infantum 263
- mukokutane 266, 267
- nichtheilende-chronisch kutane 263
- viszerale (Kala-Azar) 262, 265, 266

Leitungswasseriontophorese 984
Leitvenen, tiefe 828
Leitveneninsuffizienz 830
Lemmingfieber 275
Lentiginosen (Lentiginosis / Lentigines) 920 ff., 1254
– endobukkale 1037
– generalisierte 920
– L. centrofacialis 920
– L. eruptiva 921
– L., periorifiziale 917
– L. profusa perigenitoaxillaris 921
– Lentigines nach PUVA 921
– Lentigines seniles 710
– Lentiginosis-Syndrom 921
– segmentale 921
– zentrofaziale neurodysraphische 920
Lentigo 920, 1080, 1081, 1313 ff.
– der Glans penis 1080, 1081
– ink spot lentigo 1254
– L. maligna 1313
– – L. m., amelanotische 1313
– – L.-m.-Melanom (LMM) 1346
– L. senilis 921
– L. simplex 1254
– L. solaris 921
– der Lippen 1080
– schwarze solare 1254
– der Vulva 1080
LEOPARD-Syndrom 917, 921
Leopardenhaut 343
Lepra 240 ff.
– bakteriologischer Index (BI) 248
– Diagnostik 247
– – Erregernachweis 247
– – Histamintest 247
– – Schwitztest 247
– dimorphe (Borderlinelepra) 242, 245
– L. indeterminata (unbestimmte L.) 242, 245
– L. lepromaosa (lepromatöse L.) 242 ff.
– L. tuberculoides (tuberkuloide L.) 242, 244, 245
– lazarine 243
– morphologischer Index (MI) 241, 248
– Nervenveränderungen bei L. 245
– neurale 242
– neuritische 242
Leprareaktion 243, 244, 247
Leprazellen 242
Lepromatosis, diffuse (Lucio-Latapi) 243, 247
Leprominreaktion 242, 248
Lepromintests 242, 248
– Dharmendra 242
– Mitsuda-Hayaski 242
– Olsmos-Castro 242
Lesch-Nyhan-Syndrom 1211
Leser-Trélat-Syndrom 1293, 1460
letale junktionale Epidermolysis bullosa (Herlitz) 617
lethal midline granuloma 1415
Leuchtstoffröhren 1557
Leucoderma (siehe Leukodermien) 136, 553, 934, 935
Leukämien der Haut (Leucaemia) 1403, 1416, 1426 ff.

– B-Zell-chronisch-lymphozytische (B-CLL) 1403
– Haarzell-Leukämie 1420
– L. cutis 1426
– lymphatische 1403, 1427
– – akute lymphatische 1403, 1427
– – chronisch-lymphatische 1416, 1427
– – Hautveränderungen bei 1427 ff.
– myeloische 1427
– – akute myeloische 1427
– – chronisch myeloische 1429
– Monozytenleukämie 1452
– T-lymphoblastische 1403
– T-Zell-chronisch-lymphozytische (T-CLL) 1403
Leukmelanodermien 936
Leukoderme (Leucoderma) centrifugum acquisitum 5, 931, 934
– L. lenticulare disseminatum 935
– L. psoriaticum 553
– L. specificum 136
– Pseudoleukoderme (siehe dort) 553, 936
Leukokeratosis nicotina palati 1063
Leukonychie (Leukonychia) 1032, 1033
– L. punctata 1032
– L. striata 1032
– L. totalis (totale L.) 1032
– L. transversa 1032
– L. trichophytica 295
Leukoplakien (Leucoplacia) 1064, 1093, 1104, 1311 ff., 1337
– Candidaleukoplakie 301, 312
– gefleckte (speckled leukoplakia) 1311
– Haarleukoplakie 71
– L. candidomymetica 1312
– L. erosiva 1312
– L. simplex 1311
– L. verrucosa 1311
– der Mundschleimhaut 1064
– – im weiteren Sinne 1064
leukozyklastische Vaskulitis 384
Lewis-Trias 373
Lewisit 491
– BAL (British-Anti-Lewisit) 491
Leydigzell-Insuffizienz 1480, 1481
LH (luteinisierendes Hormon) 1479
Libman-Sacks-Syndrom 745
Lichen / Lichenifikation 6, 422, 454
– Dermatose, lichenoide purpurische 876
– Ekzem, lichenifiziertes 594
– Exantheme, lichenoide 588 ff.
– frictional lichenoid eruption 591
– L. albus 722
– L. amyloidosus 1155
– L. anularis 587
– L. aureus 877
– L. fibromucinoidosus 1171
– L. giganteus 596
– L. myxoedematosus 1149, 1171
– L. nitidus 1240
– L. nuchae 594
– L. obtusus 584
– L. obtusus corneus 901
– L. pigmentosus 527
– L. pilaris 688

– L. planus 584–586
– – L. p. actinicus 586
– – L. p. acuminatus 586
– – L. p. der alten Leute 584
– – L. p. im Analbereich 587
– – L. p. anularis 584
– – L. p. atrophicans 585
– – L. p. erosivus 585, 587
– – L. p. exanthematicus 584
– – L. p. follicularis 586
– – – L. p. f. capillitii 586
– – – L. p. f. decalvans 387, 586
– – L. p. genitalis 587
– – L. p., großknotiger 585
– – L. p. der Handinnenflächen und Fußsohlen 586
– – L. p., herdförmiger 584
– – L. p. linearis 585
– – L. p. der Mundschleimhaut 586
– – L. p. der Nägel 586
– – L. p. pemphigoides 585
– – L. p. der Schleimhäute 586
– L. purpuricus 877
– L. ruber / L. ruber planus 582 ff.
– – Assoziation mit chronischer Leber- erkrankung 582
– – – chronisch-aktive Hepatitis 582
– – – Hepatitis B 582
– – – Hepatitis C 582
– – Erythrodermie 581
– – L. r., tropischer 589
– – L. r. verrucosus 585
– – L. r. p.-artige Exantheme 588 ff.
– – L. r. p. integumentalis 583, 584
– L. sclerosus et atrophicus 722, 1089
– – L. s. et a. vulvae 1102
– L. scrophulosorum 234, 235
– L. simplex acutus 897
– L. simplex chronicus 594
– – L. s. c. verrucosus 596
– L. striatus 596, 597
– L. syphiliticus 139, 235
– L. trichophyticus 235, 296
– L. urticatus 897, 898
– L. variegatus 578
– L. Vidal 594
– – L. V. urticatus 898
– Lichénification circonscrites nodulai- res chroniques 902
– – L. géante 596
– Pseudolichenifikation 576
lichenoide Trikeratose 693
Licht, sichtbares 494
Lichtdermatosen / durch Licht provo- zierbare Dermatosen 493 ff., 501 ff.
– polymorphe (PMLE) 504–507
– – hereditäre 507
– – morphologische Varianten 504
– – Einteilung 502
Lichtdiagnostik 493, 1557
Lichtempfindlichkeit 1557
lichtprovozierte Hautreaktionen / Licht- reaktion 498 ff., 514
– persistierende 512, 514
Lichtquellen 497, 1556, 1557
– künstliche 1557
– natürliche 1556

Lichtreaktion, persistierende 1558
Lichtreflexionsrheographie (LRR) 828, 829
Lichtschutz der Haut 497
Lichtschutzmittel, arzneiliche 1515
Lichtschwiele 497, 674
Lichttherapie 1557, 1558
Lichturtikaria 380, 502, 503, 1558
– Typ I 503
– Typ II 503
Lid- und Lidrandekzem 423
Lidrandzysten 686
light-sensitive seborrhoid 969
lilac ring 725
Lilakrankheit 751
Lindan (γ-Hexachlorycyclohexan) 320, 330
Linearbeschleuniger 1565
Lingua (siehe auch Zungenerkrankungen)
– L. geographica 1057, 1058
– L. plicata 1055
– L. scrotalis 1057
– L. villosa nigra 1059
Linola Fett-Ölbad 1500
lip-shaving 1339
Lipalgie 1380
Lipidablagerungen 1131
Lipide
– epidermale (Ceramide/Spingolipide) 407, 451, 673
– Neutrallipidspeicherkrankheit 681
– Serumlipidelektrophorese 679
Lipidfilm der Hautoberfläche 408
Lipidlamellen 678
Lipidstoffwechsel, Hautkrankheiten 1113 ff.
Lipoatrophien (Lipoatrophia) 786 ff.
– entzündliche lokalisierte 787
– generalisierte (totale) 790
– involutionale 787
– L. anularis 787
– L. centrifugalis abdominalis infantilis 787
– L. semicircularis 787
– lokalisierte 786, 788
– – nach Glukokortikoidinjektion 786
– progressive partielle 789
– systematisierte paritelle oder totale (generalisierte) 789
Lipocalcinosis progrediens 1198
Lipödem 791
Lipödemsyndrom 791
– der Unterschenkel, schmerzhaftes 791
Lipodystrophie (Lipodystrophia) 789
– cephalothorakale 789
– kongenital-progrediente 790
– L. progressiva 789
Lipodystrophiesyndrom 598, 790
– generalisiertes 790
– partielles 790
Lipogele 1498
Lipogranulom 779, 780
– sklerosierendes 780
Lipogranulomatose (Lipogranulomatosis)
– disseminierte 1137

– familiäre 1137
– L. subcutanea 779
Lipoiddermatoarthritis 1449
Lipoidhistiozytose vom Kerasintyp 1134
Lipoidkalkgicht 1198
Lipoidose, cholesterinerge vom Typus Bogaert-Scherer 1124
Lipoidproteinose 1161
– bei Lichtempfindlichkeit 1162
Lipokalzinogranulomatose 1198
Lipomatosen (Lipomatosis) 1380, 1381
– benigne symmetrische 1381
– kongenitale 1380
– L. dolorosa 791, 1380
– zervikale 1380
Lipome 1379, 1380
– multiple als Teilsymptom 1380
lipomelanotische Retikulose 1395
lipophage Granulome 778
Lipoprotein
– Low-density- (LDL) 1113
– Very-low-density- (VLDL) 1113
Lipoproteinämiestoffwechsel, Hautkrankheiten 1113 ff.
– Hyperlipoproteinämie (siehe auch dort) 553, 1114 ff.
Lipoproteinlipasemangel, familiärer 1123
Liposarkom 1381
Liposklerose 784
Lippen / Lippenerkrankungen 1049 ff.
– Doppellippe 703
– Lippenekzem 423, 461
– – atopisches 454
– Lippengrind der Schafe 55
– Lippenleckekzem 454, 1052
– Tapirlippe (Makrocheilie) 201
– Unterlippenfisteln, kongenitale 1050
Lippenkarzinom 1336
Lisch-Knötchen 1384
Littré-Drüsen 103
Livedo
– Dermatitis, livedoides 366
– L. racemosa 816
– – Erytheme, livedo-racemosa-ähnliche 707
– L. reticularis 799, 816, 817
– – L. r. e calore 800
– – L. r. mit Sommerulzerationen 817
Livedovaskulitis (liveoid vasculitis) 817
Loa-loa-Filariose 342
Löffelnägel 1035
Löffler-Syndrom 338
Löfgren-Syndrom 537, 1235
Loiasis / Loiase 342, 343
loose anagen hair syndrome 1020
Lösungen, alkoholische 1492
Lotion 1495
Louis-Bar-Syndrom 515, 796, 1458
Lowenberg-Test 834
Loxosceles reclusa 327
Lucio-Latapi / Lucio-Phänomen (diffuse Lepromatosis) 243, 247
Lues (siehe auch Syphilis) 125 ff.
– L. I (Primärstadium) 128 ff.
– L. II (Sekundärstadium) 128, 131 ff.

– – Erscheinungen an der Mundschleimhaut 137
– – Lymphknotenschwellung 138
– – Störungen des Haarwachstums 136
– L. III (Tertiärstadium) 128, 139, 140
– – Hautveränderungen 140
– L. IV (Metalues) 128, 139, 143, 144
– L. acquisita 128
– L. connata 128, 144 ff.
– – L. c. praecox 145
– – L. c. tarda 146, 147
– L. gummosa 139, 140
– L. latens (Spätlatenz) 128
– L. latens seropositiva (Frühlatenz) 128
– L. maligna 135, 136
– L. tuberosa 140
Lungenmilzbrand 274
Lunula (Halbmond) 1029
lupoides Infiltrat 5
Lupus
– Chiblainlupus 738
– Infiltrat, lupoides 228
– L. erythematodes (L. erythematosus) 736 ff.
– – L. e. chronicus 736
– – – L. e. chr. discoides (DLE) 736
– – L. e. hypertrophicus et profundus 738
– – L. e. integumentalis et visceralis 742
– – L. e., kutaner 736
– – L. e. lupoides 740
– – L. e., neonataler 747, 749
– – L. e. profundus 738, 784
– – L. e., subakut-kutaner 741
– – L. e., systemischer (SLE) 742 ff.
– – L. e. tumidus 738
– – L. e.-visceralis-artiges Syndrom 750
– – L. e.-Zellphänomen 746
– – L. e.-Zelltest 746
– L. miliaris disseminatus faciei 237, 970
– L. pernio 740, 1234
– L. vulgaris 227–230
– Miliarlupoid, benignes 1231, 1233
– Rezidive 230
Lupusbandtest 631, 742, 747, 784
– diagnostische Bedeutung 747
Lupusfleck 228
Lupuskarzinom 228, 230
Lupusknötchen 227, 228
Lupuspannikulitis 784
Lutsch- oder Saugekzem von Säuglingen 454
Lutz-Splendore-Almeida-Krankheit 313
Lutzner-Zelle 1409
Lyell-Syndrom 183, 361–363, 580
– medikamentöses 361, 362
– staphylogenes 183, 363
– – Schnellschnittuntersuchung 183
Lyme-Borreliose 162, 333
Lymphadenitis, dermopathische 1395
Lymphadenopathie (siehe auch Bubo) 173 ff., 454, 580, 1395, 1406
– dermatopathische 454, 1395, 1406
– Sinushistiozytose mit massiver Lymphadenopathie 1450

Lymphadenopathiesyndrom (LAS) 64
- akutes febriles mukokutanes 535
Lymphadenosis cutis benigna 168, 169, 333, 1391
Lymphangiectasis penis 1081
Lymphangiofibrosis thrombotica occlusiva 1081
Lymphangiographie 889
Lymphangiome (Lymphangioma) 1376
- L. cavernosum subcutaneum 1376
- L. circumscriptum cysticum 1376
Lymphangiosarkom 1377
- der Kopfhaut 1377
- Postmastektomie-Lymphangiosarkom 1377
Lymphangitis
- des Penis, nichtvenerische sklerosierende 1081
- L. acuta 889
Lymphdrainage, manuelle nach Földi 888
Lymphgefäßerkrankungen 887ff.
Lymphgefäßtumoren 1376ff.
Lymphknotendissektion, prophylaktische 1353
Lymphknotensonographie 1353
Lymphknotensyndrom, mukokutanes 535
Lymphknoten, Halslymphknotentuberkulose 232
lymphocytic infiltration of the skin 1393
Lymphödeme 887ff.
- artifizielles L. 892, 905
- primäre 887, 888
- - genetisch bedingt primäre 887
- - nichtgenetisch bedingte, sporadisch auftretende primäre 888
- sekundäre 889
Lymphogranulomatosis / Lymphogranuloma / lymphomatoide Granulomatose 122, 811, 812, 1415
- L. inguinalis 122
- L. maligna 1400
- L. venereum 122
- L. X 1413
Lymphokine 18
lymphomatoide Papulose 1411
Lymphome
- angiozentrische 1414
- B-Zell-Lymphom (siehe dort) 1419ff.
- histiozytäres 1451
- HIV-assoziierte 69
- immunoblastisches 1422
- intravaskuläre (angiotrope) 1415
- Keimzentrumslymphom 1419
- Klassifikation 1398
- lymphoblastische 1416
- lymphoplasmozytoides Lymphom / Immunozytom 1417
- maligne L. der Haut 1397ff.
- - Erythrodermie bei 582
- - Hodgkin-Lymphom, malignes (siehe auch dort) 1400ff.
- - primäres malignes kutanes L. 1398
- Mantelzelllymphom 1418

- plasmozytisches 1420
- Pseudolymphome der Haut (siehe dort) 168, 169, 1390ff.
- Stammzellenlymphom 1451
- T-lymphoblastisches 1403
- - Lymphom / Leukämie 1403
- T-Zell-Lymphome (siehe dort) 811, 1390, 1412ff.
- T-Zonen-Lymphom 1413
- zentroblastische 1421
Lymphophagozytose 1451
Lymphoplasie der Haut 168, 169, 1391
lymphoproliferative Erkrankungen 1397
Lymphosarkom, lymphoblastisches 1421
Lymphozele 1081
Lymphozyten
- B-Lymphozyten (siehe dort) 19
- T-Lymphozyten (siehe dort) 19, 20, 451
Lymphozytentransformationstest 371, 430
Lymphozytom 1391

M

Maculae
- Janeway- 204
- M. coeruleae (tâches bleuâtres) 322
Madelung-Fetthals 1380
Maden 325
Madenwurm (Enterobius vermicularis) 337
Madonnenfigur 730
Madurafuß (Myzetome) 214, 215, 311, 312
Maduramykose 311
Maffucci-Syndrom 1373
Mahorner-Ochsner-Test 827
Majocchi-Purpura 874
Makroangiopathie 1216
- diabetische 824
Makrocheilie (Tapirlippe) 201, 703, 1054, 1055, 1162
- Ursachen 1055
Makroflockungstest 150
Makrogingiva 1061
Makroglobulinämie 1148
Makroglossie 1060, 1162
Makrolide 1545
Makrophagenmigrationsinhibitionstest 430
Makrulie 1061
Makula (Fleck) 5
Mal de Meleda 684
Mal perforant 906
Malabsorptionssyndrome, Psoriasis 553
maladie des griffes du chat 216ff.
Malaria, Antimalariamittel 569, 1542
Malassezia furfur 285, 308
Malasseziafollikulitis 308
Malathion 321
Malayische Filariasis 341
Maldescensus testis 1481
malignant down 1459
maligne Melanome (siehe Melanome, m.) 1345ff.

Malleus 272
Mallorca-Akne 962, 963
Maltafieber 276, 277
Malum perforans 906
Mamille, akzessorische 770
Mamillenekzem 423, 455
Mandrinphänomen 228
Mantelzelllymphom 1418
Marasmus 1213
Marcumarnekrosen 365
Marfan-Syndrom 703
Marginalzonen-B-Zell-Lymphom 1420
Marie-Pierre-Bamberger-Syndrom 1461
Marisken 1471
Marjolin-Ulkus 199, 1334
Masern (Morbilli) 58, 59
- Impfmasern 59
- Kieler Masern 59
Masernenzephalitis 59
Masernkrupp 59
masque biliaire 918
Mastozytom 1432 ff.
- disseminiertes 1433
- isoliertes 1432, 1433
Mastozytosen der Haut 1431ff.
- diffuse 1435
- erythrodermische 1435
- kutane 1432
- maligne 1436
- systemische 1436
Mastzellaktivierung 374
Mastzellblocker 397
Mastzellen 1431
Mastzelleukämie 1436
Mastzellnävus 1432
Maul- und Klauenseuche 56, 1067
- echte 56
- falsche 56, 57
May-Hegglin-Anomalie 853
Mayer-Test 150
Mazotti-Test 344
McCune-Albright-Syndrom 917
MCTD 755
Mebendazol 339
MED (minimale Erythemdosis) 494, 495, 500
Medaillon 540
Medikamente (siehe Arzneimittel)
medikamentöses Lyell-Syndrom 362
Medinawurm (Dracunculus medinensis) 345
Mees-Querbänder 1031
Mees-Streifen 1031
Meibom-Drüsen 194
Melada (Mljet) 684
Meläna 853
Melanin 913ff.
- epidermale Melanineinheit 496, 913
- Eumelanin 915
- Melaningehalt der Haut 913
- Phaeomelanine 915
- Störungen der Melaninpigmentierung 913ff.
Melaninpigmentvermehrung 915
- Sofortpigmentierung 915
- Spätpigmentierung 915

Melanoakanthom 1293
Melanoblastosesyndrom, neurokutanes 1259
Melanocytosis dermalis generalisata 1256
Melanodermien (Melanoderma) 5
– M. psoriaticum 553
– M. reticularis calorica 923
Melanodermitis toxica 919
Melanoerythrodermie mit Kachexie und Lymphknotenschwelllung 1409
Melanogenese 913
Melanom (Melanoma; siehe auch Tumoren)
– akrolentiginöses 1045, 1349
– amelanotisches 1346, 1349
– anorektales 1350
– benignes juveniles 1260
– Erysipelas melanomatosum 1341
– FAMMM-(familial atypical multiple mole melanoma)-Syndrom 1261
– Lentigo-maligna-Melanom (LMM) 1346
– malignes 1345ff.
– – auf dem Boden einer melanotischen Präkanzerose 1346
– – amelanotisches malignes 1350
– – der Schleimhäute 1348
– – Eindringtiefe Clark 1351
– – Größe (Tumordicke) 1351
– – knotiges malignes 1348
– – Metastasierung 1350
– – – hämatogene 1350
– – – Hautmetastasierung 1350
– – – In-transit-Metastasen 1350
– – – Leukometastasen 1350
– – – Lymphknotenmetastasierung 1350
– – – Satellitenmetastasierung 1350
– – mitotische Aktivität 1351
– – primär multiples 1350
– – Primärtumor 1351, 1353
– – – Behandlung 1353
– – prognostische Klassifikation 1352
– – prognostischer Index 1351
– – Prophylaxe 1354
– – ohne Primärtumor 1350
– – der Schleimhäute 1349
– – Varianten 1349
– – verruköses malignes 1350
– – Zytostatikumperfusion, intraarterielle hypertherme 1353
– pagetoides 1347
– polypöses 1350
– primär knotiges (NM) 1348
– Pseudomelanome 1258
– Regression 1347
– superfiziell spreitendes (SSM) 1347
Melanonychia striata 1037
Melanophagen 1253
Melanoplakien 1093, 1104
Melanoprotein 915
Melanosen (Melanosis)
– Amelanose 927
– Arsenmelanose 924, 925
– Becker-Melanose 1254
– Buschke-Hitzemelanose 923
– diffuse neurokutane 926

– Erythromelanosis inferfollicularis colli 797, 798
– Hypomelanose (siehe dort) 927, 930, 931, 935
– M. circumscripta 1313
– – M. c. praeblastomatosa 1313
– – M. c. praecancerosa 1313, 1346
– M. diffusa congenita 926
– M. lenticularis generalisata 924
– M. naeviformis 1254
– M. neurocutanea 1259
– M. perioralis et peribuccalis Brocq 918, 920
– neurokutane 1259
– Riehl-Melanose 919
– transiente neonatale pustulöse 663
Melanosomen 496, 914
Melanosomenkomplexe 915
Melanozyten 496, 671, 913, 1253
melanozytenstimulierendes Hormon (MSH) 497
Melanozytose (Melanocytosis) 1255, 1256
– deltoideoakromiale 1256
– M. dermalis generalisata 1256
– okulodermale 1255
Melasma 918
Melatonin 916
Meldung / gesetzliche Meldepflicht 110, 160
– ärztliche Anzeige über eine Berufskrankheit (grüne Meldung) 467
Melioidosis (siehe auch Milzbrand) 273ff.
Melkergranulationsknoten (Melkergranulom) 54, 55
Melkerknoten 53ff.
Melkerpocken 53
Melkerschwielen 54
Melkersson-Rosenthal-Syndrom 1055
Melotia 769
membrane coating granules 672
Meningitis
– Frühsommermeningoenzephalitis (FSME) 333
– Kryptokokkenmeningitis 312
Meningokokkensepsis, fulminante 870
Menkes-Syndrom 998, 1206, 1207
Mepacrin (Atebrin) 941
Merkel-Zellen 671
Merkelzellkarzinom 1385
merokrine Sekretion 977
Mesterolon 1484
Metacholinchlorid 380
Metallhalogenidstrahler 497
Metallisation 489
Metalues (Lues IV) 128, 139, 143, 144
Metastasen, septische 804
Metastasierung spinozellulärer Karzinome 1335
Methämoglobinämie 365
Methotrexat (MTX) 565, 566, 626
– Einzelstoßtherapie 566
– intermittierende zellzyklusadaptierte Stoßtherapie 566
– Leberbiopsie 566

5-Metoxypsoralen (5-MOP) 509, 1560
8-Metoxypsoralen(8-MOP) 509, 564, 1560
Metopitis granulomatosa 1055
Methylenblaufärbung 99
Metroniadzol 269, 967
Meyenburg-Altherr-Uehlinger-Syndrom 774, 1202
MHC (Haupthistokompatibilitätskomplex / major histocompatibility complex) 18, 415
– Klasse-I-Moleküle 18
– Klasse-II-Moleküle 18
Michelin-Reifen-Baby-Syndrom 1268
Miconazol 1512
mid-dermal elastolysis 715
Miescher-Granulom des Gesichtes 1239, 1242
Mikroabszesse 15, 578
– Pautrier-Mikroabszesse 578
Mikroangiopathie 1216
– diabetische 824
Mikrobide 234
mikrobielle Einflüsse 437
Mikrofilarien
– allergische Reaktion auf 343
– Anreicherungsverfahren 342
Mikrokomedo 950
Mikroschanker 131
Mikroskopie
– Chirurgie, mikroskopisch kontrollierte (MKC) 12, 1331
– Dermatoskopie (Auflichtmikroskopie) 11, 12
– Fluoreszenzmikroskop 281
Mikrosporie (Microsporum) 282, 288, 289
Mikrostomie 730
Mikulicz-Zellen 219
Milaria, apokrine 978
Milben 327ff.
– Haarbalgmilbe 332, 968
– Haarfollikelmilbe 968
– Hausstaubmilbe 332, 449
– Hühnermilben 332
– Milbengänge 328
– Nachweis 329
– persistierende Immunreaktion gegen Skabiesmilbenantigene 657
– Vogelmilben 332
Milch 1502
Milchleiste 770
Milchschorf 445, 452
Miliaria 988ff.
– M. profunda 989
– M. rubra 989
– M. scarlatinosa 60
Miliarlupoid, benignes 1233
Miliartuberkulose der Haut 224
Milien 1279
– eruptive 1279
Milzbrand 273, 274
– Milzbrandkarbunkel 274
Minderung der Erwerbsunfähigkeit, Schätzung 469
Miniaturfollikel 1023
Minocyclin 941
Minimaldermatosen 894

Minor-Schwitzversuch 984, 985
missed allergen 411
Mitchell-Syndrom 801
Mitsuda-Hayaski-Lepromintest 242
Mitsuda-Reaktion, Lepra 242, 248
Mittelmeerfieber (Fièvre boutonneuse) 95, 276, 277
mixed connective tissue disease (MCTD) 755 ff.
Mljet (Meleda) 684
Mobiluncus-Vaginose 114
Moeller-Barlow-Erkrankung 1226
– des Kindes 873
Moeller-Hunter-Glossitis 1060, 1225
Mohs-Chemochirurgie 1331
Mollusca contagiosa 72
Molluscum
 – M. contagiosum 33
 – M. pseudocarcinomatosum 1320
 – M. sebaceum 1320
Molluscumkörperchen 34
Molluskiziden 348
molluskoide Pseudotumoren 701
Monarthritis gonorrhoica 107
Mondor-Syndrom 833, 1081
Mongolenfleck 1255
Monilethrix 999
 – Pseudomonilethrix 1000
Moniliasis 300 ff.
Mononukleose (Mononucleosis) 1074, 1075
 – M. infectiosa 1074, 1075
Monozytenangina 1074, 1075
Monozytenleukämie 1452
Montenegro-Reaktion 262
Morbilli (*siehe* Masern) 58, 59
Morbus (*siehe auch* Syndrome)
 – M. Abt-Letterer-Siwe- 1442
 – M. Addison 925
 – M. Behçet (*siehe auch* Behçet-Krankheit) 1068, 1070 ff.
 – M. Berger 879
 – M. Besnier-Boeck-Schaumann 1231
 – M. Bourneville 1266
 – M. Bowen (*siehe auch* Bowen-Krankheit) 1044, 1307, 1308
 – M. Brill 94
 – M. Brocq (*siehe auch* Brocq-Krankheit) 444, 575, 576, 682
 – M. Busse-Buschke 312
 – M. Crohn (*siehe auch* Crohn-Krankheit) 1243
 – M. Darier 690
 – M. Darling 314
 – M. Dercum 791, 1380
 – M. Duhring-Brocq 644
 – M. Fabry 1131
 – M. Farber 1137
 – M. Favre-Racouchot 716
 – M. Fölling 927, 1140
 – M. Fox-Fordyce 978
 – M. Gaucher 1134
 – M. Gianotti-Crosti 592, 593
 – M. Gilchrist 313
 – M. Glanzmann-Naegeli 864
 – M. Grover (*siehe auch* Grover-Krankheit) 634

 – M. Günther 1182
 – M. Hailey-Hailey 632, 690
 – M. Hand-Schüller-Christian 1443
 – M. Hansen 240
 – M. Hartnup 1142
 – M. Heck (fokale epitheliale Hyperplasie) 31, 33
 – M. His-Werner 217
 – M. Hodgkin (*siehe auch* Hodgkin-Lymphom, malignes) 1400 ff.
 – M. Kahler 1149, 1420
 – M. Kaposi- 66 ff., 1378
 – M. Kawasaki 535, 536
 – M. Kimura 1394
 – M. Kyrle 689
 – M. Ledderhose 759
 – M. Leiner 439
 – M. Lutz-Splendore-Almeida 313
 – M. Majocchi 874
 – M. Moeller-Barlow- (*siehe auch* Moeller-Barlow-Krankheit) 873, 1226
 – M. Mondor 833, 1081
 – M. Moschcowitz 857
 – M. Mucha-Habermann (*siehe auch* Mucha-Habermann-Syndrom) 574, 575
 – M. Nicolas-Durand-Favre 122
 – M. Niemann-Pick- 1136
 – M. Osler 1272
 – M. Paget (*siehe auch* Paget-Krankheit) 1309 ff.
 – – extramammärer 1310
 – M. Pautrier-Woringer- 1395
 – M. Peyronie 759
 – M. Pringle 1265, 1266
 – M. Raynaud (*siehe auch* Raynaud-Syndrom) 729, 802, 803
 – M. Recklinghausen 1383
 – M. Reiter (*siehe auch* Reiter-Krankheit) 78, 112–114, 1088
 – M. Rendu-Osler 797
 – M. Schamberg 364, 875
 – M. Sulzberger-Garbe 444
 – M. Tangier 1124
 – M. Unna 436
 – M. Unna-Thost 683
 – M. Waldenström 1148
 – M. Werlhof 858
 – M. Whitmore 273
 – M. Wilson 1207
 – M. Winiwarter-Buerger 824
 – M. Woringer-Kolopp 1410
 – M. Zoon 1088
Morbus haemorrhagicus 858, 868
 – M. h. maculosus 858
 – M. h. neonatorum 868
Morgagni-Syndrom 1007
Morsicatio buccarum 1063
Morphaea / Morphoea 724, 725
 – disabling pansclerotic morphea of children 727
 – Keloidmorphaea 726
 – M. generalisata 725
 – M. guttata 725
 – M. profunda 726
Morpholine 1512
Morvan Ulkus 906
Mosaikwarzen (Myrmetium) 26, 28

Moschcowitz-Syndrom 857
Mottenfraßalopezie 136
MPD (minimale Phototoxizitätsdosis) 495
MSH (melanozytenstimulierendes Hormon) 497
MTX (*siehe* Methotrexat) 565, 566
Mucha-Habermann-Syndrom 574, 575
 – febriles ulzeronekrotisches 575
Mücken
 – Kriebelmücke, Simulium 343
 – Stechmücke (Culex pipiens) 326
Mucophanerosis intrafollicularis et seboglandularis 1174
Mucositis orificialis plasmacellularis 1089
MUD (minimale Urtikariadosis) 503
Muehrcke-Bänder 1033
mukoide Fingerzyste 1287
Mukopolysaccharidosen, hereditäre 1007, 1165, 1166
Mukoviszidose 1217, 1218
Mukozele 1051, 1286
Multiple-Hamartome-Syndrom 1064
Münchhausen-Syndrom 781, 904
Mundbodenphlegmone 203
Munderkrankungen 56, 57
 – Hand-Fuß-Mund-Exanthem (hand, foot and mouth disease) 56, 57
Mundfäule 36, 37
Mundgangrän, infektiöse 1214
Mundgeruch, unangenehmer 1075
Mundhöhlenerkrankungen 1049 ff.
 – verruköses Karzinom 1318
Mundschleimhauterkrankungen (Wangen- und Gaumenschleimhaut-E.) 1063 ff.
 – Hyperpigmentierung der Mundschleimhaut 1065
 – Leukoplakie 1063
 – Lues II 137
Mundsoor 300
Mundwinkel
 – Mundwinkelcheilitis 1051
 – Mundwinkelpapeln 135
 – Mundwinkelrhagaden 1051
Munro-Abszesse 553
Murines (endemisches Fleckfieber) 96
Murray-Syndrom 1367
Muskelgewebstumoren 1382 ff.
Muskelhamartom 1382
Mutilationen 685
Muzinosen / Myxodermien (Mucinosis) 1166 ff.
 – akrale persistierende papulöse 1172
 – bei Euthyreose 1171
 – bei Hyperthyreose 1169
 – bei Hypothyreose 1168
 – dermale 1168
 – epitheliale 1174
 – M. erythematosa reticularis 1173
 – M. follicularis 1174, 1175, 1405
 – – M. f., idiopathische 1175
 – – M. f., symptomatische 1176
 – M. papulosa seu lichenoides 1171
 – plaqueartige kutane 1174
 – retikuläre erythematöse 1173

Myasthenia dolorosa 753
Mycosis (siehe Mykosen) 279ff., 300ff.
Myelom, multiples 1149, 1420
Myiasen (Myiasis) 326
– M. externa 326
– M. linearis migrans 326
Mykide 234, 296, 986
Mykidreaktion 292
Mykoallergosen 280
Mykobakteriosen der Haut (Mycobacterium) 219ff., 239ff.
– atypische Mykobakterien, Hautveränderungen 76, 220, 239ff.
Mykoplasmen (Mycoplasma) 110
– M. hominis 110
Mykoplasmenurethritis 110
Mykosen (Mycosis) 279ff., 300ff.
– Aktinomykose (siehe auch dort) 212ff., 311
– Blastomykosen (siehe auch dort) 312, 313
– dermale 309
– Diagnostik 281
– Endomykosen 312
– durch Hefe- oder Sproßpilze 300ff.
– HIV-Infektion 74
– Kokzidioidomykose 315
– Kokzidiomykose 74, 75
– Kryptokokkusmykose 312, 313
– kutane 279, 287ff.
– M. fungoides 1404
– – M. f.-demblée 1406
– – M. f.-Erythrodermie 1406
– – prämykosides Stadium 1404
– Materialgewinnung von Hautmykosen 281
– oberflächliche 279
– Onychomykose (siehe auch dort) 287, 289, 294, 295
– Otomykosen 287
– Parakokzidiomykose 313, 314
– Prämykose 575
– Pseudomykose 455, 463
– durch Schimmelpilze 308
– subkutane 279, 309ff.
– Systemmykosen (siehe auch dort) 279, 312
– tiefe 309
– Trichomycosis nodosa 286, 287
– viszerale 312
– Zytomykose, retikuloendotheliale 314
Mykotoxikosen 280
Myositis
– Dermatomyositis 751ff.
– – Sklerodermatomyositis 732
– M. ossificans progressiva 1198
– Poikilodermatomyositis 752
– Polymyositis 751, 753
Myrmetium (Mosaikwarzen) 26, 28
Myxödem (Myxoedema) 1168
– diffuses 1168
– Lichen fibromucinoidosus 1171
– Lichen myxoedematosus 1149, 1171
– M. circumscriptum symmetricum praetibiale 1169

– M. tuberosum 1169
– prätibiales 1169
– primäres 1168
– sekundäres 1168
– Skleromyxödem 1149, 1172
– zirkumskriptes 1169
Myxodermie (Myxodermia)
– diffuse bei Hypothyreose 1168
– M. circumscripta praetibialis 1169
– M. papulosa 1171
– zirkumskripte bei Hypothyreose 1169
Myxom 1287
Myxomembolie 804
Myzel 280
Myzetom (Madurafuß) 214, 215, 311, 312

N
N-Lostlösung 1408
Nachbehandlung 460
Nachtblindheit 1220
Naevoxanthoendotheliom 1447
Naevus (siehe Navi / Nävus) 1252ff.
Nägel / Nägelerkrankungen 1029ff.
– Allgemeinkrankheiten, Nagelveränderungen bei 1042
– Brüchigkeit der Nägel 1030
– eingewachsener Nagel 1043, 1044
– – Syndrom der eingewachsenen Großzehennägel 1044
– Ekzemnägel 1041
– erworbene Nagelveränderungen 1043
– Fingerhutnagel 1035
– Glanznägel (Poliernägel) 1043
– Großzehennageldystrophy der Kindheit 1034
– Halb- und Halbnägel 1037, 1042
– Hautkrankheiten, Nagelveränderungen bei 1040ff.
– isolierte Nagelveränderungen 1038
– Kantennägel 1034
– Krumm- oder Krallennägel 1033
– Längsbänder 691
– Löffelnägel 1035
– 20-Nägel-Dystrophie 1034
– Nagel-Patella-Syndrom 1040
– Nagelablösung, totale 1031
– Nageleinheit 1029
– Nagelfalz, subunguale Blutungen 744
– Nagelhämatom 1043
– Nagelplatte 1029, 1030
– – Pigmentveränderungen und Verfärbungen 1036
– Nagelpsoriasis 551, 552
– – Nagelbettpsoriasis 551
– – Nagelfalzpsoriasis 552
– – Nagelmatrixpsoriasis 551
– – psoriatische Tüpfelnägel 551
– neapolitanische Nägel 1034
– Nied- oder Neidnägel 1034
– Röhrennagel 1035
– silver-blue nails 1037
– Syndrom der gelben Nägel („yellow-nail-syndrome") 1042
– Tapeziernagelphänomen 737
– Tennisschlägernägel 1038

– Tüpfelnagel 1041
– Turmnagel 1035
– Uhrglasnägel 1035
Nagetierseuche 275
Nahrungsmittelallergene 450
Nahrungsmittelzusatzstoffe 383
nail en raquette 1038
Naphthol-AS-D-Chlorazetatesterase-Reaktion 1431
Napkin psoriasis 438, 465
Narben (Cicatrix) 8, 9
– atrophische 8
– hypertrophische 8
– Narbenbasaliom 1329
– Narbenkeloide 1360
– Narbenkorrekturen 961
– Narbensarkoidose 1234
– varioiforme 9
Nasaltest 447
Nasenbluten 1272
Nasenfisteln 769
Nasenrotz, primärer 272
Natamycin 1513
Nativpräparat, Mykosen 281
Nävi / Nävus (Naevus) 1252ff.
– akantholytischer epidermaler 682
– (Allen)-Spitz-Nävus 1260
– Basalzellnävussyndrom 1324, 1457
– Becker-Nävus 1254
– Bindegewebenävi 1265, 1267
– – bei Dermatofibrosis lenticularis disseminata mit Osteopoikilodermie 1365
– – flächenhafte lumbosakrale 1265
– – grobknotig-disseminierter 1267
– BK-Nävussyndrom 1261
– blauer Nävus (névus bleu) 1256
– blaues Gummibläschen-Nävus-Syndrom 1373
– Blue-rubber-bleb-Nävus-Syndrom 1373
– Blutgefäßnävi 1268, 1270
– als Teilsymptom von Phakomatosen 1270
– deep penetrating nevus 1256
– dermale melanozytischer 1255
– dermaler Typ 1258
– dysplastischer (Syndrom der dysplastischen Nävi) 1261, 1262, 1346, 1457
– entzündlicher linearer verruköser epidermaler 1263
– epidermodermaler Typ 1258, 1262, 1263
– Fettgewebennävi 1268
– Halonävus 934, 1258
– harter epidermaler 1263
– Hypertrichose, nävoide 1005
– ILVEN (inflammatory linear verrucous epidermal nevus) 1263
– Junktionstyp 1258
– Keratosis areolae mammae naeviformis 694, 1263
– Kräuselhaarnävus 1000
– Melanosis naeviformis 1254
– N. achromicus 931
– N. anaemicus 1273
– N. araneus 1271

- N. coeruleus 1256
- N. collagenicus lumbosacralis 1267
- N. comedonicus 1267
- N. depigmentosus 931
- N. elasticus 1267
- - N. e. regionis mammariae 1268
- N. epitheliomatosebaceus 1264
- N. flammeus 1268
- - N. f., fissural oder symmetrisch 1269
- N. fuscocoeruleus
- - N. f. deltoideoacrominalis 1256
- - N. f. ophthalmomaxillaris 1255
- N. Ito 1256
- N. lipomatosus 1268
- N. naevocellularis 1256
- N. Ota 1255
- N. pigmentosus (naevocellularis) 1257
- - N. p. et papillomatosus 1258
- - N. p. et pilosus 1258
- N. sebaceus / N. sebaceus-Syndrom, lineares 1264
- N. spilus 1254
- N. Spitz 1260
- N. spongiosus albus mucosae 1064
- N. syringoadenomatosus papilliferus 1300
- N. teleangiectaticus 795, 1269
- N. varicosus osteohypertrophicus 1270
- N. vascularis 800, 1273, 1274
- - N. v. mixtus 1274
- - N. v. reticularis 800
- N. verrucosus 1263
- - N. v. unius lateralis 1263
- N. vinosus 1268
- Nävobasaliome 1329
- nävoide zystische Tumoren 1278
- Nävoxanthom 1447
- Nävoxanthoendotheliom 1363, 1447
- Nävuszellnävi 1252, 1256, 1257
- - molluskoide 1257
- Nävuszellnävussyndrom, dysplastisches 1262
- - hereditäres Syndrom 1261
- - nichthereditäres 1262
- - neuroektodermaler Anomalienkomplex mit Naevus sebaceus 767
- - organoide 1252, 1262
- - papillomatöser weicher epidermaler 1262
- - Pflastersteinnävi 1265, 1267
- - Pigmentnävi 1252, 1253
- - Schweißdrüsennävus (siehe auch dort) 981, 1266
- - Spindelzellnävus 1260
- - Spinnennävus / Spidernävus 1271
- - Spitz-Nävus 1260
- - Sutton-Nävus 934
- - sytematisierte 1257
- - Talgdrüsennävi 1264
- - Unna-Politzer-Nackennävus 1269
- - Vitiligo, perinävische 934
- - Wollhaarnävus 1000
- Nävobasaliome 1329

Nävus (siehe Nävi) 1252ff.
Nävuszellen 1257
NCF (neutrophil chemotactic factor) 446
Nd: YAG-Laser 1563
neapolitanische Nägel 1034
Nebenreaktionen 150
Nebenschilddrüseninsuffizienz 665
Necator americanus (Menschenhakenwurm) 340
Necrobiosis lipoidica 1240, 1241
necrolytic migratory erythema 530
Negativkontrastverfahren 45
Neisseria
- N. gonorrhoeae 99
- - Antibiotikaempfindlichkeit 100
- - Methylenblaufärbung 99
- - mikroskopisches Ausstrichpräparat 99
- - N. gonorrhoeae-(PPNG)-Stämme 101
- - N. meningitidis 99
Nekrolyse, toxische epidermale 183
Nekrose (Schorf) 7
Nekrozoospermie 1475
Nelson-Test 126, 150
Nemathelminthes(Rundwürmer) 336, 337
Nematoden 335, 336
Neomycin 1511
Neoplasiesyndrom, multiples endokrines 1457
Nervengewebe, Tumoren des 1383 ff.
Nervensystem, vegetatives, Störungen 451
Netherton-Syndrom 999, 1001
Neumann, Pemphigus vegetans Typ Neumann 628
Neunerregel nach Wallace (siehe auch Verbrennungen) 481
Neuralgie, anorektale 1469
Neuralleiste 1257
Neurilemmon 1383
Neuro-Behçet 1071
Neuroblastom 1383
Neuroblastomsyndrom 1458
Neurodermitis (siehe auch atopisches Ekzem) 448, 594, 596
- N. atopica 448
- N. circumscripta 594
- - N. c. vulvae 1103
- N. constitutionalis 448
- N. diffusa 448
- N. disseminata 448
- N. verrucosa 596
- Neurodermitiskatarakt 449, 456
neuroektodermaler Anomalienkomplex mit Naevus sebaceus 767
neuroektodermales Syndrom 1264
Neuroektodermatosen 677
Neurofibrom 1383
- diffuses 1383
- plexiformes 1383
- solitäres 1383
Neurofibromatose (Neurofibromatosis) 1383 ff.
- N. generalisata 1383
- - N. g., sommersprossenartige Flecken in den Axillen 917

- vom peripheren Typ (NF-1) 1384
- segmentale 1385
- vom zentralen Typ (NF mit Akustikusneurinomen, NF-2) 1384
neurokutane Melanose 1259
neurologische Erkrankungen 906 ff.
Neurom 1383
Neuropathien
- Acrodermatitis chronica atrophicans 171
- hereditäre sensible, Typ I 907
- Typ IV, hereditäre motorische sensible 679
Neurosarkoidose 1235
Neurosyphilis 155 ff.
- Liquordiagnostik 155
- Therapie 159
Neurothekom 1385
neurotische Exkorationen 453, 900, 901
neurologische Erkrankungen 893 ff.
neurotrophische Ulzerationen 906 ff.
Neutrallipidspeicherkrankheit 681
NF-1 (Neurofibromatose vom peripheren Typ) 1384
NF-2 (Neurofibromatose vom zentralen Typ) 1384
nichtletale junktionale Epidermolysis bullosa 618
nichttreponemale Seroreaktionen 149, 157
Niclosamid 345
Nicolas-Durand-Favre-Krankheit 122
Nicolau-Syndrom 366
Nied- oder Neidnägel 1034
Niemann-Pick-Krankheit 1136
Niemann-Pick-Zellen 1136
Nikolski-Phänomen 363, 624, 637
- Phänomen I 624, 629, 637
- Phänomen II 624, 637
Nikotinamid 1142
Nikotinsäureamid (Vitamin B$_3$) 1222
noduläre Infiltration der Haut mit gestörter Immunglobulin-Isotop-Verteilung 1250
Noduli rheumatosi 1242
Nokardiose (Nocardia) 214 ff.
Noma 1067, 1214
Nonne-Milroy-Meige-Syndrom 791
Nooan-Syndrom 769
Normospermie 1474
Normozoospermie 1475
Nosokomialgangrän 1067
Notalgia paresthetica 909
Notfallausrüstung 399
Nozizeption 893
nummuläres Ekzem (siehe auch Ekzeme) 404, 442 ff., 454, 461
- n. (mikrobielles) Ekzem 404
nylon brush macular amyloidosis 1156
Nystatin 303, 1512

O

Oberschenkelthrombose 828
Ochronose 940, 941, 1143, 1144
- exogene 941, 1144

Ödeme
- Angioödem (*siehe auch dort*) 373ff., 385, 391ff.
- Glottisödem 375, 385
- Larynxödem 375, 385
- Milzbrandödem 274
- O. cutis circumscriptum acutum 391
- O. indurativum 129
- Quincke- (*siehe auch dort*) 373–375, 391ff.

Odland-Körperchen 672
Odor-Syndrom 980
Ofuj-Follikulitis, eosinophile pustulöse 79
Oharás disease 275
Ohrerkrankungen 773
- Innenohrschwerhörigkeit 147
- Katzenohr 769
- Ohrekzem 423
- Ohrfehlbildungen 769
- Ohrfeigenwangen 62
- Ohrfisteln 769
- Ohrknötchen 718, 773
-- elastotische 718
-- schmerzhaftes 773
- Ohrzysten 769
- Ringerohr 773
- Wangenohr 769

Oid-oid-disease 444
okulokutane Tyrosinämie 686
okulokutanes Syndrom 934
Ölakne 956
Öle 1499
Oleom 780
Oleosklerom 780
Ölflecke 1041
- psoriatische 551
Oligoarthritis, psoriatische, asymmetrische 557
Oligophrenie (Oligophrenia) 927, 1140
- Brenztraubensäureoligophrenie 927
- O. phenylpyruvica 927, 1140
Oligozoospermie 1475
Olsmos-Castro-Lepromintest 242
Ölsyndrom, toxisches 735
Olympierstirn 143, 148
Onchozerkose (Onchocerca) 343
ONMR-Syndrom 1002
Onychoatrophie 1033
Onychoauxis 1033
Onychodermalband 1029
Onychodystrophie (Onychodystrophia) 295, 551, 1031, 1036
- kongenitale 1040
-- der Zeigefinger 1040
- O. mediana canaliformis 1036
- O. psoriatica 551
Onychogryphose 1043
Onycholyse (Onycholysis) 1031
- O. canaliformis 1031
- O. psoriatica 552
- O. semilunaris 1031
- O. totalis 1031
Onychomadese 1031
Onychomykose (Onychomycosis) 287, 289, 294, 295
- Therapie 299

Onychopathie, azotämische 1037
Onychophagie 1043
Onychoporose 1033
Onychorrhexis 1030, 1035
Onychoschisis 1030, 1040
Onychotillomanie 1031
Ophiasis 1024
Ophthalmia neonatorum 106
Ophthalmoblennorrhoea 105, 106
- O. adultorum 106
- O. neonatorum 105, 106
Ophthalmorosazea 965
OPISI-(Overhelming Postsplenectomy Infection)-Syndrom 8790
OPTI 383
optische Strahlung 1556
Orf / Orfvirus 55
orookulogenitales Syndrom 1222
Orthohyperkeratose 14
Orthokeratose 14, 674
Orthonyxie 1044
Osler-Knoten 204
Osler-Krankheit 1272
Osteoarthritis pustulosa 661
Osteoarthropathie, idiopathische hypertrophische 768
Osteoarthrosis deformans alcaptonurica 1143
Osteogenesis imperfecta 704
Osteoporose, fetale 704
Ostiofollikulitis 184
Ostitis
- O. cystoides mulitplex 1234, 1235, 1236
- O. tuberculosa multiplex cystica 1231
Oszillographie 822
Otomykose 287
Oxiconazol 1512
Oxydationsmittel 1509
Oxyuriasis 336
Oxyuris 337
Ozonschicht 493

P
P-Proteine 747
PABA (Paraaminobenzoesäure) 1515
Pachydermie (Pachydermia) 9, 767, 837
- faltenartige 767
- P. verticis gyrata 767
Pachydermodaktylie 756, 757
Pachydermoperiostose (Pachydermoperiostosis) 768, 1035, 1461
- familiäre 768
Pachyonychie (Pachyonychia)
- P. congenita 1039
- P.-congenita-Syndrom 1038
- P. ichthyosiformis 1039
PAF (platelet activating factor) 446
Paget-Krankheit (Pagets disease) 1309
- extramammärer 1311
- P. d. of the nipple 1309
- Pseudo-Morbus-Paget 1310
Paget-Zellen 1311
pagetoide Retikulose (*siehe* Retikulose) 1410
painful bruising syndrome 880
Palmarerythem 525, 526

- hereditäres 525
- symptomatisches 526
Palmarfibromatose 758
Palmoplantarkeratose 683ff.
- akquirierte 1461
Palmoplantarsyphilid 135
palpable migratory arciform erythema 1394
PAN 806
Panarteriitis nodosa 806
Panatrophie (Panatrophia) 788, 789
- P. localisata 789
Panenzephalitis, subakut sklerosierende (SSPE) 59
Pangerie 706
Pankreaserkrankungen, Pannikulitis bei 782, 783
Pannikulitis 777ff.
- afebrile noduläre 779
- bei alpha$_1$-Trypsininhibitor-Mangel 783
- artifizielle 781
- atrophic tissue disease panniculitis 788
- bei Bindegewebekrankheiten 784ff.
- chronisch umschriebene 779
- connective-tissue-Pannikulitis 784
- eosinophile 785
- faktitielle 781
- Fettgewebserkrankungen (*siehe auch dort*) 777ff.
- bei Gicht 785
- infektiöse 783
- Kältepannikulitis 488, 779
- kalzifizierende 786
- lipoatrophische 788
- lipophagische 788
- lobuläre 784
- Lupuspannikulitis 784
- medikamentöse 780, 781
- metabolische 781
- neutrophile 783
- P. artefacta 781
- P. nodularis nonsuppurativa febrilis et recidivans 779
- bei Pankreaserkrankungen 782, 783
- Pannikulitissyndrom 780, 783
-- α_1-Antitrypsin 783
-- junger Frauen 780
- postphlebitische 784
- Poststeroidpannikulitis 781
- bei proliferativen Krankheiten 785
- psychogene 781
- Reiterpannikulitis 779
- septale 784
- durch Silikon und Paraffin 780
- Sklerodermiepannikulitis 784
- symptomatische granulomatöse 786
- traumatische 780
- mit Vaskulitis 783
- xanthogranulomatöse 1128
- zytophagische histiozytäre 785, 1451
Panophthalmia leprosa 246
Pantothensäure 1225
Panzytopenie, familiäre 853
Papeln (Papula / Papillae / Papulosis); papulöse Hauterkrankungen 6, 523ff.

- Dermatitis, papulöse 79
- erosive nässende 134
- Eruptionen, papulöse 79
- Genitalpapulose, bowenoide 1089
- Gottron-Papeln 752
- keratotische 690
- lymphomatoide Papulose 1411
- Mundwinkelpapeln, syphilitische 135
- muzinöse 1287
- Nasenpapel, fibröse 1363
- Papillae coronae glandis 1080, 1363
- papular-pupuric gloves and socks-syndrome 62
- Papulosis maligna atrophicans 818
- Penispapeln (siehe auch dort) 26, 1089, 1363
- postskabiöse persistierende 330
- Primärpapel 129
- pruritische urtikarielle in der Schwangerschaft 1110
- Seropapel 6, 897
- Urtikaria, papulöse 79
- Vulvapapeln (siehe auch dort) 26, 1089

Papillom 15, 1300
- intraduktales benignes 1300

Papillomatose (Papillomatosis) 15, 600, 601
- floride orale 1318
- orale (disseminierte Schleimhautwarzen) 31
- P. confluens et reticularis (P. confluente et réticulée) 600, 601
- P. cutis carcinoides 1317
- P. mucosae carcinoides 1318

Papillomviren 72, 1334
- humane 72
- onkogene humane 1334

Papillon-Lefèvre-Syndrom 685, 1062
papular dermatitis of pregnancy 1111
Paraffinom 780
Paraffinpannikulitis 780
Parahyperkeratose 14
Parakeratose 14, 674, 675
- P. centrifugata atropohicans 692
- P. Mibelli 692
- P. variegata 578

Parakokzidiomykose (Paracoccidioides) 313, 314
Paralysis progressiva 144
Paramyloidose 1157
Paraneoplasie, fünfte obligate kutane 530, 1459
paraneoplastisches Syndrom 528, 599, 1293, 1456 ff.
- bullöses Pemphigoid 636
- obligate kutane 1456
- Pemphigus, paraneoplastischer 632
Paraphimose 1084
Paraproteinämie 1147
Paraproteine, Schwere-Ketten-Typ 1147
Parapsoriasis 444, 572, 575, 576, 578, 1404
- P. digitiformis 576
- P. en grandes
- - P. en g. plaques poikilodermiques 578, 1404

- - P. en g. plaques simples 576, 577, 1404
- P. guttata 572
- P. en plaques (Morbus Brocq) 444, 575, 576
- - großherdig-entzündlicher Typ 576, 577
- - großherdig-poikilodermatischer Typ 578
- - kleinherdiger Typ 576
- - prämaligne Form 576
- P. lichenoides 572, 578
Parasiten, tierische (Ektoparasiten) 319
Parasitophobie 905
Parästhesie 352
Parastoffe 352, 386
Parastoffgruppenallergie 430
Paravakzineknoten 53
Pareiitis granulomatosa 1055
- P. plasmacellularis 1089
Parinaud-Syndrom, okuloglanduläres, Katzenkratzkrankheit 217
Parodontitis / Parodontose 1061
Paronychie, herpetische 37
Paronychien 135
Paronychium 1029
paroxysmales Fingerhämatom 873
Parrot-Furchen 146, 147
Parrot-Pseudoparalyse / Pseudo-Parrot-Furchen 145, 454
Parvovirus B19 61, 62
Pasini-Syndrom 621
Pasten 1498
Patausyndrom 767
Pathergie 1071
Paul-Versuch 52
Pautrier-Mikroabszesse 578
Pautrier-Woringer-Krankheit 1395
PAUVA 933
pAVK (periphere arterielle Verschlußkrankheit) 819
Payr-Druckpunkt 834
Paziquantel (Biltrizide) 348
PCR (Polymerasekettenreaktion) 16, 17
PDP (papular dermatitis of pregnacy) 1111
pearly penile papules 1363
peau citréine 717
peau dorange 1170
Pechakne 956
pedal papules, painful piezogenic 770
Pedikulose / Pediculosis (Pediculus) 319 ff.
- P. capitis (Kopflaus) 319, 320
- P. pubis (Filzlaus) 319, 322, 323
- P. vestimentorum (Kleiderlaus) 319, 321, 322
Pel-Ebstein-Typ, Temperaturkurve 1402
pélade 1022
Peliosis rheumatica 878
Pellagra 1222 ff.
- pellagra-cerebellar ataxia-renal aminoaciduria syndrome 1142
Pellagroid 1224
pelvic inflammatory disease 118
Pemphigoidgruppe 635

Pemphigoidkrankheiten (Pemphigoid) 635 ff.
- bullöses 636
- - dyshidrosiformes 637
- - erythematöses 639
- - juveniles 648
- - - akraler Typ 648
- - - zentraler Typ 648
- - Koexistenz mit anderen Erkrankungen 636, 637
- - Koexistenz von Pemphigus und bullösem Pemphigoid 627
- - lokalisiertes 637
- - ödematöses 639
- - als paraneoplastisches Syndrom 636
- - vegetierendes 639
- - vesikulöses 639
- cicatricial pemphigoid 640
- dermatite bulleuse muco-synéchiante 640
- IgA-Pemphigoid 647
- juveniles 636
- P. gestationis 642
- P. vegetans 639
- polymorphes 647
- Schleimhautpemphigoid, benignes 640
- seborrhoisches 639
- vernarbendes 640–642
- - disseminiertes 642
- - lokalisiertes 641, 642
Pemphigus
- akantholytische Pemphiguszelle (Tzanck-Zelle) 624, 631
- Antikörper, pemphigusartige 625
- brasilianischer 630
- intertrigoähnlicher 627
- Koexistenz von Pemphigus und bullösem Pemphigoid 627
- P. acutus neonatorum 183
- P. chronicus benignus familiaris 632
- P. erythematosus 631
- P. foliaceus 581, 629, 648
- - brasilianischer 630, 631
- - Erythrodermie 581
- P. herpetiformis 627
- P. hystericus 326
- P. juvenilis 648
- P. seborrhoicus 631
- P. syphiliticus 146
- P. vegetans 628
- P. v. Typ Hallopeau 628
- P. v. Typ Neumann 628
- P. vulgaris 622, 623, 648
- - juveniler 648
- paraneoplastischer 632, 1460, 1461
- Pemphigusantikörper 623
- Pemphigustest 625
Pendel- oder Wanderhoden 1482
Penetration 1488
Penis (siehe auch Glans-Penis-Erkrankungen) 1079 ff.
- Lymphangitis des Penis, nichtvenerische sklerosierende 1081
- Peniserysipel 201
- Peniskarzinom 1336
- Penisknochen 759

Penis
- Penispapeln 26, 1089, 1363
- – angiofibromatöse 1363
- – bowenoide 26
- – pigmentierte (PPP) 1089
- Penisruptur 1082
Penizillinase (β-Laktamase) 101
Penizilline 1543, 1544
- Breitspektrumpenizilline 1544
- penizillinasefeste 1543
Perforationsunterbindung 843
Periarteriitis nodosa 806 ff.
- P. a. cutanea benigna 808
peribukkale Pigmentierung 920
Perichondritis 774
Perifollikulitis 186, 189
- P. capitis abscendens et suffodiens 189
Perihepatitis
- Chlamydia trachomatis 118
- P. acuta gonorrhoica 102, 107
periorales Ekzem 461
Perléche 301, 1051
Permeation 1488
Pernionen / Perniones (Frostbeulen) 486, 487
Perniosis (Pernio) 486, 487
- Frühlingsperniosis 488
- P. follicularis 487, 488
Peromelie 767
perspiratio insensibilis 407
Pest 275 ff.
Petechien 5, 850
- petechial glove and socks-syndrome 62
Peutz-Jeghers-Syndrom 917, 1457
Peyronie-Krankheit 759
Pfaundler-Hurler-Syndrom 1007
Pfeifer-Weber-Christian-Syndrom 777
Pfeiffer-Drüsenfieber 1074, 1075
Pflaster 1496
Pflastersteinnävi 1265, 1267
Pfropfallergie 430
pH-Wert
- Hautoberflächen 177, 412
Phaeomelanine 915
Phakomatose (Phacomatosis) 1271, 1329
- fünfte 1329
- P. pigmentovascularis 1271
Phänomen
- des letzten Häutchens 547
- der punktförmigen Blutung (Auspitz-Phänomen) 546, 547
Pharyngitis
- herpetic pharyngitis 57
- Ph. vesicularis 57
- ulzerative 57
Phenbrocumon 367
Phenole 1507, 1508
Phenylalaninhydroxylase 1140
Phenylalaninmangel 1214
Phenylketonurie 515, 927, 1140
Phialophora 310
Philadelphia-Chromosom 1429
Philips TL 01 311, 498, 563, 1559

Phimose 1083, 1084
- akute 1083
- angeborene 1083
- chronische 1084
- erworbene 1083
- Paraphimose 1084, 1085
- physiologische 1084
- Pseudophimose 1083
Phlebektasien 798
Phlebitiden
- phlébite en cordon de la paroi thoracique 833
- phlébite en fil de fer 833
- strangförmige oberflächliche 833
- – str. o. am Penis 1082
- Thrombophlebitis (siehe auch dort) 825, 833
Phlebodynamometrie 829
Phlebographie 829
Phlebothrombose 834
Phlebotomus 261
Phosphorverbrennungen 484
Phospholipase A 2 546
photoaggravierte atopische Dermatitis 512
Photoallergie / photoallergische Reaktion 507 ff.
Photobiologie 493
- Testverfahren, photobiologische (siehe Phototest) 497, 498
Photochemotherapie (siehe auch PUVA) 1560 ff.
- Balneophotochemotherapie 1561
- systemische 1561
- topische 1562
Photodermatosen, Einteilung 502
photodiagnostische Testverfahren 1557
Photohämolyse 1181, 1184
Photopatchtest 498
Photoreaktivierung 495
Photosensibilisatoren 1547
Photosensibilität
- Dermatitis, chronisch photosensives 514
- Ekzem, photosensitives 512, 514
- Granuloma anulare, photosensitives 80
- HIV-assoziierte 80
Phototest 497, 498
- minimale Testdosis 498
Phototherapie 1558 ff.
- mit UV-A plus UV-B 1560
- mit UV-B 1558
Phototherapie 434, 560, 563
- Dithranol-Teer- 560
- Goekerman-Teer- 561
- Schmalspektrumbestrahlungsgeräte 563
- SUP (selektive-UV-Phototherapie) 560, 563
phototoxisch wirksame Medikamente 508
phototoxische
- Dermatitis 507
Phototoxizitätsdosis, minimale (MPD) 495
Phrynoderm 1220
Phthir(i)us pubis 319, 322

Phthiriase 322
physikalisch bedingte Hautkrankheiten 477 ff.
physikalische Therapie 1552 ff.
Phytansäurespeicherkrankheit 679
Phytopharmaka, antiinflammatorische 1525
Phytophotodermatitis 508, 510
Phytosterolämie 1125
Pianome 161
PIBIDS-Syndrom 1002
Piebaldismus 930
Piedra 286, 287
- schwarze 287
- weiße 286, 287
piezogene Knötchen 770
Pigmentatio maculosa 924
- P. m. acquisita 924
- P. m. eruptiva idiopathica 924
Pigmentdermatosen
- kleinfleckige 924
- retikuläre der Beugen 1292
Pigmentfleckenpolypose 917
Pigmentierung 496
- Alterspigmentierung 921
- Depigmentierungen (siehe auch dort) 931 ff.
- Hyperpigmentierung (siehe dort) 5, 477, 916 ff.
- peribukkale 920
- Sofort- / Direktpigmentierung 496
- sommersprossenartige 1384
- Spätpigmentierung 496
Pigmentinkontinenz 15
Pigmentsyphilide 136
Pigmentzellnävi 1252, 1253
Pili
- P. anulati 997
- P. canaliculi 1000
- P. incarnati 190
- P. pseudoanulati 998
- P. recurvati 190, 1002
- P. torti 998
- – P. t. bei Kupfermangel 998
- – P. t. bei Netherton-Syndrom 999
- – P. t. mit Taubheit 999
- P. trianguli et canaliculi 1000
Piloleiomyome 1382
Pilomatrixome (Pilomatricoma) 1296
- eruptive multizentrische 1296
Pilonidalsinus 1287
Pilonidalzyste 1287
Pilulae asiaticae 925
Pilze (siehe auch Mykosen) 279 ff.
- Fadenpilze 280
- Hefepilze 280
- Pilzmyzel 280
- Schimmelpilz 280, 283
Pincer-nail-Syndrom 1035
Pinta 162
pinworm diagnostic tape 338
Piperonylbutoxid 320, 1514
pitted keratolysis 210
Pityriasis
- P. alba 286, 455, 591, 936
- P. circinata 1459
- P. folliculorum 968

– P. lichenoides 572, 574
– – P. l. chronica 572, 574
– – – ulzeronekrotische Form 574
– – P. l. et varioliformis acuta 574
– P. recidivans 541
– P. rosea 540
– – P. r. recidivans 541
– P. roytunda 1459
– P. rubra (Herba) 582
– P. rubra pilaris, Erythrodermie 570, 581
– P. simplex 409, 946
– – P. s. capillitii 409
– – P. s. corporis 409
– – P. s. faciei 409
– – P. s. seborrhoides capillitii 947
– P. versicolor 285, 286
– Sommerpityriasis der Ellenbogen und Knie 591
Pityrosporum ovale 73, 285, 454, 457
– HIV-Infektion 73
Pityrosporumfollikulitis 308
Pix lithanthracis 561
plantar pitting 210
Plantarfibromatose 759, 760
Plaques
– pl. lisses 137
– pl. muqueuses 137
– pl. opalines 137
– pruritische urtikarielle in der Schwangerschaft 1110
Plasmacytosis orificialis 1089
Plasmapherese 626
Plasmoakanthom 1318
Plasmozytom der Haut (Plasmacytosis) 1147, 1149, 1420
– Benze-Jones- 1147
– P. orificialis 1089
– primäres extraossäres 1421
Plastikfolienokklusivverband 414, 560
Plathelminthes (Plattwürmer) 336, 345, 346
Platonychie 1035
Plättchenfunktionsstörungen 864, 865
– medikamentös induzierte 865
Plattenepithelkarzinom 1333
Plattwürmer (Plathelminthes) 336, 345, 346
Plaut-Vincent-Angina 1073
Plethysmographie 822
plumbers' itch 340
Plexus, dermaler
– oberflächlicher 795
– tiefer 795
PMLE (polymorphic light eruption; siehe auch Lichtdermatosen, p.) 504
Pneumocystis-carinii-Pneumonie 85
Pocken 51, 52
– Euterpocken 54
– Melkerpocken 53
– Pockenzoster 52
– Schafpocken 55
– Spitzpocken 54
– Windpocken 44
– Zahnpocken 897
Pockenschutzimpfung 52
Podagra 1209

Podophyllin 32, 1493, 1522
Podopompholyx 986, 987
poikilodermatische Haut 492
Poikilodermatomyositis 752
Poikilodermie (Poikilodermia) 9, 704, 710, 797
– P. congenitalis (kongenitale P.) 707
– – P. c. mit Blasen 708
– – P. c. mit warzigen Hyperkeratosen 708
– P. réticulée pigmentaire du visage et du cou 919
– P. vascularis atrophicans 721
poison ivy 510
poison oak 510
Polidocanol 841, 1468, 1523
Poliernägel (Glanznägel) 1043
Poliose 1003, 1023
Pollenallergie 447, 448
Pollenasthma 448
Pollenkonjunktivitis 448
Pollenpharyngitis 448
Pollenrhinitis 448
Pollenvulvitis 448
Pollinose 448
Polyarteriitis nodosa 806, 807
Polyarthritis, psoriatische 557
– primär chronische 557
– progressive 557
– rheumatoide 1068
Polychemotherapie, zytostatische 1354
Polychondritis 774
– P. recidivans et atrophicans 774
Polydaktylie 767
– postaxiale Polydaktylie Typ A1 769
– rudimentäre 769
Polydysplasie, ektodermale (Polydysplasia ectodermica) 708, 988
Polyene 304, 1512
Polykeratosis congenita 1039
Polymastie 770
Polymerasekettenreaktion (siehe PCR) 16, 17
polymorphic light eruption (PMLE; siehe auch Lichtdermatosen) 504
Polymorphie
– metachrone 405
– synchrone 422
Polymyositis 751, 753
Polymyxin B 1511
Polypose, familiäre, des Dickdarms 1457
Polyskleradenitis 138
Polythelie 770
Polyvidonjod 1508
Polyvinylchloridkrankheit 1043
Polyzoospermie 1475
Pomadenakne 956
Pomadenkruste 462
Porokeratose (Porokeratosis) 692ff.
– P. gigantea 693
– P. linearis 692
– P. Mibelli 692
– P. palmoplantaris et disseminata 692, 693
– P. punctata 693
– P. superficialis disseminata actinica 693

Porom, ekkrines 1299
Porphobilinogensynthasedefekt 1187
Porphyriebiosynthese 1179
Porphyrien 1179ff., 1196
– akute intermittierende 1187
– Bleiporphyrie 1187
– Coproporphyrie, hereditäre (HC) 1189
– Doss-Porphyrie 1186, 1187
– erythropoetische 1181, 1193
– hepatische 1186
– gemischte hepatische 1190
– – hepatoerythropoetische (HEP) 1193
– hepatoerythrozytäre 1193
– durch Hexachlorbenzol ausgelöst 1183
– kongenitale 1182
– – kongenitale erythropoetische 1182
– P. acuta intermittens (AIP) 1187
– P. cutanea tarda (PCT) 1190, 1191
– P. erythropoetica congenita (CEP) 1182
– P. variegata (PV) 1190
– Porphyrinhepatitis 1193
– Protokoproporphyrie, hereditäre 1190
– Protoporphyrie (siehe dort) 1183
– Rotfluoreszenz 1188
– schwedische 1187
– Skleroporphyrie 1192
– südafrikanische 1190
– türkische 1183
– UV-Licht 1188
Porphyrinhepatitis 1193
Portweinfleck 1268
Pospischill-Feyrter-Aphthoid 38
Post-Kala-Azar (siehe auch Leishmaniose) 266
Posthitis 1085
Postmastektomie-Lymphangiosarkom 1377
Postreplikationsreparatur 495
Poststeroidpannikulitis 781
postthrombotisches Syndrom 834, 840
Poxvirus 51ff.
PP-Faktor 1222
Prä-Sezary-Syndrom 1409
Prader-Willi-Syndrom 598
Präkanzerosen 1302ff., 1313, 1314
– fakultative 1314
– melanotische 1313
– obligate 1302
Prämykose 575
Präputialraum 1079
Präputialringfibrose 1084
Präputium-Erkrankungen 1079ff.
Pratt-Warnvenen 834
Prausnitz-Küstner-Transfertests 374, 503
Praziquantel 345
Priapismus 1482
Pricktest 389, 447
Primäraffekt, Lues I 129, 130
Primäreffloreszenzen 5
Primärpapel 129
Primärplaque 540
Pringle-Krankheit 1265, 1266
PRIST (Papier-Radio-Immuno-Sorbent-Test) 390, 450

Probeexzision 11, 12
Proctalgia
– P. fugax 1469
– P. nocturna 1469
Progerien (Progeria) 705
– P. adultorum 706
– P. infantilis 705
Proktologie, dermatologische 1465 ff.
Proktoskopie 1465, 1466
Proliferationshyperkeratose 675
Propionibacterium acnes 948
Prostatitis, bakterielle 104
Proteinase-III (PR III), zytoplasmatische 809
Proteinmangelernährung 1213
Proteoglykane 700, 1165
Protokoproporphyrie, hereditäre 1190
Protoporphyrie (Protoporphyria) 1183
– erythrohepatische 1183
– erythropoetische 1162, 1183
Protozoen, Erkrankungen durch 261 ff.
Protoscolices 346
Provokationstest 391, 430, 447
– oraler bei Idiosynkrasie (OPTI) 391
– systemischer 430
Prurigo / Prurigokrankheiten / pruriginöse Erkrankungen 893, 896 ff.
– akute 897
– aktinische 506, 507, 903
– – familiäre 507
– Antipruriginosa 1523, 1524
– atopisches Ekzem, pruriginoformes 455, 900
– Besnier-Prurigo (endogenes Ekzem) 448
– chronische 901
– der Dermatitis herpetiformis 900
– des atopischen Ekzems 900
– noduläre 902
– P. aestivalis 504, 900
– P. chronica multiformis 900, 903
– P. diabetica 898
– P. dysmenorrhoica 899
– P. gestationis 898
– – P. g. vom Frühtyp 1110
– P. hepatica 898
– P. lymphatica 898
– P. lymphogranulomatotica 899
– P. mitis 900
– P. nodularis Hyde 902
– P. simplex 455, 897
– – P. s. acuta infantum 897
– – P. s. acuta et subacuta adultorum 898
– – P. s. chronica 901
– – P. s. subacuta 455
– – P. s. subacuta während der Schwangerschaft 1110
– P. symptomatica 1401
– P. uraemica 899
– Sommerprurigo 504
Pruritus 352, 466, 893 ff., 1401
– analer (siehe auch dort) 1468, 1469
– aquagener 381, 895
– P. cum materia 894
– P. gravidarum 1108
– P. hiemalis 894
– P. senilis 894
– P. simplex 895
– P. sine materia 895
– P. vulvae 1102
Pseudo-Ainhum-Syndrom 767
Pseudo-B-Zell-Lymphom 1390 ff.
Pseudo-Koebner-Phänomen 27, 34
Pseudo-Parrot-Furchen 145, 454
Pseudo-Raynaud-Syndrom 1151
Pseudo-SLE-Syndrom 750
Pseudo-T-Zell-Lymphom 1390, 1392
Pseudoacanthosis nigricans 598, 600
Pseudoallergien 365, 366, 382, 383, 391
– Idiosynkrasie 391
– Urtikaria, pseudoallergische nicht-immunologische 382
Pseudoatrophie 9
Pseudochromhidrose 979, 980
Pseudochromidrosis plantaris 479
Pseudocicatrices stellaires spontanées 710
pseudoepitheliomatöse Hyperplasie der Haut 1317
Pseudoerysipel 837
Pseudofollikulitis, barbae 190
Pseudoglukagonsyndrom 530
Pseudokanzerosen 1317 ff.
Pseudoleukoderme (Pseudoleucoderma) 5, 553, 936
– P. angiospasticum 800, 936
– P. atopicum 936
– P. psoriaticum 553, 936
Pseudolichenifikation 576
Pseudolymphome der Haut 168, 169, 1390 ff.
– B-Zell-Pseudolymphom (siehe dort) 1390 ff.
– mit erkennbarer Ätiologie 1390
– idiopathische 1390
– T-Zell-Pseudolymphom (siehe dort) 1390, 1392
Pseudomelanome 1258
Pseudomonas
– P. aeruginosa 193
– P. mallei 272
– P. pseudomallei 272, 273
Pseudomonilethrix 1000
Pseudo-Morbus-Paget 1310
Pseudomykose 455, 463
Pseudopelade 661, 744, 1011
– P. (Brocq) 191
– Pseudopeladezustand 191, 288, 586, 640, 1012, 1013
Pseudophimose 1083
Pseudopili anulati 998
Pseudopsoriasis (chronic superficial dermatitis) 444
Pseudorhagaden 1185
Pseudosarkoma Kaposi 837
Pseudosklerodermie 706, 733 ff., 1192
Pseudothrombozytopenie 854
Pseudotuberkulide (siehe auch Tuberkulide) 237 ff.
Pseudotumoren
– molluskoide (siehe auch dort) 701
– P. cerebri 960
Pseudoxanthoma 719, 720
– P. elasticum 719, 720
– – P. e., Penicillamin-induziertes 720
– – P. e., Salpeterinduziertes 720
Pseudozysten 1277, 1286
Psoriasis 541 ff.
– Analbereich 549
– Antipsoriatika 1522 ff.
– Arthritis, psoriatische (siehe auch dort) 556–558
– Arzneimittel 544
– Assoziation mit Molekülen des Hauptkompatibilitätskomplexes 542
– Beziehung zu Diabetes mellitus 553
– Diät 569
– Diathese, psoriatische 542
– Disposition und Vererbung 542
– endogene Provokation 544
– erythema-anulare-centrifugum-artige 556
– Erythrodermie, psoriatische 548, 554, 581
– exogene Provokation 543
– geographische Verteilung 542
– und HIV-Infektion 78, 544
– humorale Immunphänomene 546
– und Hyperlipoproteinämie 553
– und innere Erkrankungen 553 ff.
– latente 542
– und Malabsorptionssyndrome 553
– Mundschleimhautveränderungen 552
– Nagelpsoriasis (siehe auch dort) 551, 552
– P. anularis 549
– P. arthropathica 556
– P. capillitii 549
– P. exsudativa 554
– P. follicularis 548
– P. geographica 548
– P. guttata 548
– P. gyrata 549
– P. inversa 549
– P. inveterata 551
– P. lichenoides 548
– P. nummularis 548
– P. punctata 548
– – P. p. unguium 551
– P. pustulosa 555
– – P. p. dyshidrotica 556
– – P. p. generalisata 555, 665
– – P. p. palmaris et plantaris 555, 658
– – P. p. palmoplantaris 558
– – P. p. vom Typ Barber-Königsbeck 555
– – P. p. vom Typ von Zumbusch 555
– P. retroauricularis 551
– P. serpiginosa 549
– P. verrucosa 551
– P. vulgaris 541 ff.
– – chronisch-stationäre 554
– – endogener Eruptionsdruck 542
– – eruptiv-exanthematische 554
– – Haarausfall 549
– – isomorpher Reizeffekt (Köbner-Phänomen) 543
– – Morbidität der Bevölkerung 541
– – P. v. cum pustulatione 555
– – P. v. palmarum et plantarum 551

- Parapsoriasis (*siehe dort*) 444, 572, 575, 576, 578, 1404
- paronychiale 552
- phänotypische oder manifeste 542
- Prädilektionsstellen 552
- Prophylaxe 558
- Pseudopsoriasis (*siehe dort*) 444
- Röntgenbestrahlung 564
- Syphilis, psoriasiforme 134
- Therapie 558 ff.
- Typ-I-Psoriasis mit frühem Beginn 542
- Typ-II-Psoriasis mit spätem Beginn 542
- weiße 551
- Windeldermatitis, psoriasiforme 465
- Zytostatika 565

Psoriasoide 438, 465
psychogene Faktoren 388
psychogene Pannikulitis 781
psychologische und nervöse Faktoren 451
Psychopharmaka 1548
Psychosomatik 460
- Vulvovaginitis, psychosomatische 1097
Pteroylglutaminsäure (Folsäure) 1225
Pterygium 769, 888
Pterygium inversum unguis 1040
- Pterygium-inversum-unguis-artige Veränderungen 1040
-- progressive systemische Sklerodermie 1040
Ptosis adiposa 703
Pubertätsstriae 714
Puder 1494
Pufferkapazität der Haut 407, 674
Pulex irritans (Menschenfloh) 324
Pulikose (Flöhe) 324
Pulpite
- P. digitale kératosique craquelée récidivante 455
- P. sèche 455, 462
Pulpitis sicca 462
pulseless disease 811
Pulvereinsprengungen 1554
Pulvertätowierungen 943
PUPPP (pruritic urticarial papules and plaques of pregnancy) 1110
Purinstoffwechselstörungen 1209 ff.
Purpura
- durch allergische Vaskulopathien 878
- Definition 850
- bei Dysproteinemien 879
- ekzemartige 876
- embolische 880
- idiopathische thrombozytopenische Purpura (ITP) 858
- bei Infektionskrankheiten 874
- juckende 876
- Kältepurpura / Kryopurpura 488, 1151
- Karbamidpurpura 875
- Ockerpurpura 836, 872
- orthostatische 872
- P. abdominalis 879
- P. chronica progressiva 364, 875

- P. cryoglobulinaemica 1151
- P. factita 873
- P. fulminans 870, 874
- P. hyperglobulinaemica 1149, 1150
- P. jaune docre 836, 872
- P. macroglobulinaemica 1148
- P. Majocchi 874
- P. orthostatica 872
- P. pigmentosa progressiva 875
- P. pulicosa 324
- P. rheumatica Schönlein-Henoch 812, 878
- P. senilis (Bateman) 710, 872
- bei Protein-C-Mangel 880
- purpuric pigmented lichenoid dermatosis 876
- Steroidpurpura 872
- bei Stoffwechselstörungen 873
- thrombotisch-thrombozytopenische Purpura (TTP) 857
- thrombozytopenische 357

Pusteln (Pustula) / pustelbildende Erkrankungen (*siehe auch* Pustulosen) 7, 657 ff.
- Akroosteitis, pustulöse 661
- Bakterid, pustulöses 659
- Dermatose der Kopfhaut, erosive pustulöse 661, 662
- Melanose, transiente neonatale pustulöse 662, 663
- Pustula maligna 273, 274
- Pustular bacterid 659
- pustular ulcerative dermatosis of the scalp 661
- spongiforme 14, 556
-- Kogoj-Pustel 556

Pustulosen (Pustulosis) 657 ff.
- Akropustulosen (*siehe auch dort*) 657 ff.
- akute generalisierte 666
- eosinophile 667
- generalisierte 662 ff.
-- im Erwachsenenalter 663
-- im Kindesalter 662, 663
- P. acuta 39, 666
-- P. a. generalisata 666
-- P. a. varioliformis Juliusberg 39
- P. palmaris et plantaris 659
- P. subcornealis 664
- sterile eosinophile 667
- subkorneale 664
- transiente neonatale 663

PUVA / PUVA-Therapie (Photochemotherapie) 434, 563, 564, 569, 1560
- PUVA-Badetherapie (Balneophotochemotherapie) 564, 574, 575
- PUVA-Lentigines 921
- Re-PUVA (Retinoid + PUVA) 569
- systemische Photochemotherapie 564
- topische Photochemotherapie 564

Pyodermien (Pyoderma) 178 ff.
- chronisch vegetierende 205, 1317
- chronische 205
- der Epidermis 178
- der Haarfollikel 185
- HIV-Infektion 75
- P. faciale 965

- P. gangraenosum 814, 815
-- Koinzidenz mit inneren Erkrankungen 815
- P. ulcerosa serpiginosa 206
- P. vegetans (Pyodermite végétante) 205, 206
- schankriforme 206
- der Schweißdrüsen 197

Pyoktanin 1510
Pyoktaninnekrosen 461
Pyostomatitis vegetans 1072
Pyrethroide 1513, 1514
Pyrethrumextrakt 320
Pyridone 298, 1512
Pyridoxin (Vitamin B_6)

Q

Q-Fieber 95
Quadrantensyndrom 1270
Quadrichromvitiligo 932
Quecksilberdampflampen 493, 1557
Quecksilberverbindungen 1509
Quincke-Ödem 373–375, 391 ff.
Quinolone, Zweitgenerations- 1545

R

Rabson-Mendelhall-Syndrom 598
racing larva 341
racket nails 1038
Rad. 1564
radioaktive Isotope 1566
Radiodermatitis / Radioderm (*siehe* Röntgendermatitis) 491 ff.
Radioelastosis 718
Radioimmuntests 390
- Radioimmun-(EIA)-Verfahren 390
Raphezyste, mediane 1288
Rapid-Plasma-Reagin-Card-(RPCR)-Test 150, 157
RAST (Radio-Allergo-Sorbent-Test) 371, 390, 450
Ratschow
- Lagerungsprobe nach 821
- Pulsationen 820
Rattenbißkrankheit 277, 278
Raucherbein 825
Raupendermatitis 327
Raupenurtikaria 381
Raynaud-Syndrom 729, 802, 803
- Pseudo-Raynaud-Syndrom 1151
Re-PUVA (Retinoid + PUVA) 569
Reaktion
- acanthosis-nigricans-artige 367
- anaphylaktische / anaphylaktoide Reaktion (Typ-I-Reaktion) 353, 354, 365, 375, 394, 395
- vom Arthus-Typ 353, 356
- Dreifachreaktion 373
- Fernandez-Reaktion (Leprafrühreaktion) 242
- Herxheimer-Reaktion (*siehe auch dort*) 156, 169, 365, 366
- Id-Reaktion 234
- Immunkomplexreaktion (Typ-III-Reaktion) 356
- Intoleranzreaktion, epidermale 403
- Komplementbindungsreaktionen 150

Reaktion
- Kveim-Siltzbach-Reaktion 1235
- Leprareaktion (*siehe auch dort*) 243, 244, 247
- Leprominreaktion 242, 248
- Mitsuda-Reaktion, Lepra 242, 248
- Montenegro-Reaktion 262
- Mykidreaktion 292
- Nebenreaktionen 150
- photoallergische 507
- phototoxische 507
- Polymerasekettenreaktion (*siehe* PCR) 16, 17
- pseudoallergische (*siehe auch* Pseudoallergie) 382, 383
- Seroreaktionen (*siehe auch dort*) 149, 150, 384
- Sofortreaktion (*siehe auch dort*) 353, 384, 447
- vom Typ der Serumkrankheit 356
- verzögerte 353
- Weil-Felix-Reaktion 95
Reaktionsbereitschaft, follikuläre 949
REAL-Klassifikation 1398
Recklinghausen-Krankheit 1383
recurrent bullous eruption of the hand and feet 616
red liver palms 526
Refsum-Syndrom 679
Reibtest 389, 447
Reiter-Krankheit 112–114, 1088
- HIV-Infektion 78, 114
Reiterpannikulitis 779
Reizserum 126, 129
Rektumschleimhaut 1465
REM-Syndrom 1173
Rendu-Osler-Syndrom 1272
Repellents 1514
Resochin 1542
Resorcin 1519
Resorption 1488
Retentionshyperkeratose 675, 676, 678
Reticulogranuloma eosinophilicum cutis 1445
Reticulosarcomatosis Gottron 1428
retikuläre Degeneration 14
Retikulin- und Endomysiumantikörper 645
Retikulohistiozytom (retikulohistiozytäres Granulom) 1448
- multiples 1450
Retikulohistiozytose, multizentrische 1448
- der Haut mit benignem Verlauf 1442
Retikuloid, aktinisches 512, 514, 1393
Retikulose 1395, 1410
- histiozytäre medulläre 1452
- lipomelanotische 1395
- pagetoide 1395, 1410
- - disseminierter Typ (Ketron und Goodman) 1410
- - lokalisierter Typ (Woringer und Kolopp) 1410
Retikulumzellensarkom 1451
Retinoid 435, 565, 569
- aromatisches 565
- Re-PUVA (Retinoid + PUVA) 569

Retinoidcheilitis 960
Retinoide 1538, 1539
13-cis-Retinsäure (*siehe* Isotretinoin) 958, 961
Retothelsarkom 1451
Retrovir (Azidothymidin) 84
Rezeptoren, taktile 893
Rhagade 8
- Pseudorhagaden 1185
Rheologika 1547
Rheuma
- Antirheumatika, nichtsteroidale 1525
- Erythema anulare rheumaticum 529
- Erythema marginatum rheumaticum 529
- Peliosis rheumatica 878
- Polyarthritis, rheumatoide 1068
- Purpura rheumatica Schönlein-Henoch 812, 878
- Rheumapflaster 1497
- Rheumatismus nodosus 1242
- Wüstenrheumatismus 315
Rheumatoid, vagantes 532
Rhinitis
- Pollenrhinitis 448
- R. allergica 445
- R. syphilitica 147
Rhinophym 966
Rhinosklerom 218 ff.
Rhus toxicodendron 417, 510
Riboflavin (Vitamin B$_2$) 1222
Richner-Hanhart-Syndrom 1141
Rickettsien / Ricksettsiosen 94 ff.
Riehl-Melanose 919
Riesenbasaliom 1329
Riesenhämangiome 871
Riesenkeratoakanthom 1321
Riesenkomedonen 1281
Riesenpore 1284
Riesentrichoepithelion 1297
Riesenwarzen 28
Riesenzellarteriitis / Riesenzellarteriitiden (*siehe auch* Arteriitis) 810 ff.
Riesenzellfibroblastom der Kindheit 1368
Riesenzellgranulom, anuläres elastolytisches 1239
- juveniles Riesenzellgranulom 1447
Riesenzellhistiozytom 1448
Riesenzellsynovialom, benignes 1364
Riesenzelltumor, benigner, Sehnenscheide 1364
Rifampicin 250
Rinderhakenwurm (Bunostomum phlebotum) 340
Ringel- oder Borstenwürmer (Annelida) 336
Ringelhaare 997, 998
Ringelröteln 61
Ringerohr 773
river blindness (Flußblindheit) 343, 344
Ro(SSA)-Antigene 746
Roaccutan (Isotretinoin) 959, 967, 1539
Rochalimaea
- R. henselae 217
- R. quintana 218
Rocky Mountain spotted fever 95

Röhrennagel 1035
Rollhaare 1002, 1003
Rollhaarzysten 1002
Romberg-Syndrom 712
Romberg-Trophoneurose 712
Röntgendermatitis / Röntgenoderm (Radiodermatitis) 491 ff.
Röntgenelastose 718
Röntgenkarzinom 492
Röntgenkeratosen 492, 1304
Röntgenkontrastmittel 383
Röntgenoderm 797
Röntgenstrahlen 1564
Röntgentherapie / Röntgenbestrahlung (*siehe auch* Phototherapie) 434, 563, 1339
- Ganzkörperbestrahlung 589
- Röntgenweichstrahlentherapie 434
- - Psoriasis 564
Röntgenulkus 492
Röntgenurtikaria 380
Röntgenweichstrahlentherapie 1565
Rosazea (Rosacea) 238, 963 ff.
- lupoide oder granulomatöse 965
- Ophthalmorosazea 965
- persistierendes Ödem 965
- R. conglobata 965
- R. fulminans 965
- Steroidrosazea 965
- Tuberkuloid, rosazeaartiges 238
Röschenflechte 540
Roseolen (Roseola) 62, 94, 132, 133
- makulöses Syphilid 132
- R. granulata 133
- R. infantum 62
- R. urticata 132
- Ricksettsien 94
Ross-Syndrom 988
Rost (frühexsudatives Ekzematoid) 452
Röteln (Rubeola) 63, 64
- Lebendimpfstoffe 64
- R. scarlatinosa 61
- Ringelröteln 61
- Röteln-Immunglobulin Behring 64
- Rötelnembryopathie 64
roter Dermatographismus 376
Rothia 217
Rothmund-Syndrom 707
Rothmund-Thomson-Syndrom 515
Rotlauf 199 ff.
Rötung, anfallsweise 525
Rotz 272
Roxithromycin 1545
RPRC-(Rapid-Plasma-Reagin-Card)-Test 150, 157
rRNP 747
Rubeola (*siehe* Röteln) 61, 63, 64
Rubeosis faciei 1217
- R. steroidica 1528
Rubinlaser 1563
Rubriment-Test 458
Rumpel-Leede-Test 873, 880
Rumpfhautbasaliom 1328
Rundwürmer (Nemathelminthes) 336, 337
Rupia sychilitica 136
Rye-Klassifikation 1400

S
S-100-Protein 16
Säbelscheidentibia 143, 148
Sabouraud-Glukose 283
SACE (Serum Angiotensin Converting Enzyme) 1236
Salben 1501
– Hautschutzsalben 412
Salizylanilide, halogenierte 512
Salizylsäure 32, 434, 442, 1517, 1519
Salizylsäurepflaster 1497
Salpingitis gonorrhoica 102
Samenbank 1484
sandbox dermatitis 463, 591
Sandfloh (Tunga penetrans) 325
Sarcoptes scabiei 328
Sarkoidose 537, 1231ff.
– Augenbeteiligung 1234
– Erythema nodosum bei Sarkoidose 1232
– erythrodermischer Typ 1234
– großknotige Form 1233
– kleinknotig-disseminierte Form 1233
– Lungenveränderungen 1234
– Narbensarkoidose 1234
– Neurosarkoidose 1235
– subkutan-knotiger Typ 1234
– Syndrome bei Sarkoidose 1236
– ulzerierende 1234
– zirzinäre 1233
Sarkome (Sarcoma; *siehe auch* Tumoren)
– angioplastische 1377
– Fibrosarkom 1369
– granulozytische 1429
– Kaposi-Sarkom (*siehe auch dort*) 66ff.
– Pseudosarkoma Kaposi 837
– Retikulumzellensarkom 1451
– Retothelsarkom 1451
– S. idiopathicum multiplex haemorrhagicum 1378
Sattelnase, syphilitische 143, 147
Sauerstoffpartialdruck 822
Saugwürmer (Trematoden) 336, 347
Säuremantel der Haut 177, 674, 1516
Scabies (*siehe* Krätze; *siehe auch* Skabies) 77, 328, 329, 331
Scarlatina (*siehe* Scharlach) 59–61
Schafpocken 55
Schafzecke 163
Schälmittel (Keratolytika) 32
Schamberg-Syndrom 364, 875
Schamröte 524
Schanker 129
– Abklatsch- oder Sukzessivschanker 129
– Ersosivschanker 129
– Mikroschanker 131
– Pyodermie, schankriforme 206
– tuberkulöser 222
– überhäuteter 129
– weicher 172ff.
Schankroid 172
Scharlach (Scarlatina) 59–61
– Sc. fulminans 60
– septischer 60
– toxischer 60
Scharlachzunge 60

Schaumzellen 1119
Schick-Tests 211
Schienbeinfieber 217
Schildchen (Scutulum) 289
Schildkrötenzunge 137
Schildzeckenborreliosen 162
Schimmelpenning-Feuerstein-Mims-Syndrom 767, 1264
Schimmelpilze 280
– Dermatomykosen 300ff., 308
Schirmer-Test 1068
Schistosomendermatitis 348
Schistosomiasis (Schistosoma) 347
Schlachtertuberkel 226
Schlaffhaut 702
Schleimgranulom 1051, 1286
Schleimhautmelanome 1349
Schleimhautpemphigoid, benignes 640
Schleimhautwarzen 30, 31
Schleimhautxanthome 1125
Schleimretentionszyste 1051
– traumatische 1286
Schleimzyste, traumatische 1051
Schmalspektrum-UV-B-Therapie 1559
Schmalspektrumbestrahlungsgeräte 563
Schmelzspuren 489
Schmerzrezeptoren 893
Schmetterlingserythem 744
Schmucktätowierungen 5
Schmutztätowierungen 942, 1554
Schnelltest 150
Schnitzler-Syndrom 394
Schock
– anaphylaktischer 355
– Schockfragmente 355
– toxisches Schocksyndrom / Toxinschocksyndrom (*siehe auch dort*) 184, 202
– Verbrennungsschock 482
Schönlein-Henoch-Syndrom 812, 878
Schöpf-Syndrom 686
Schorf (*siehe auch* Nekrose) 7
Schornsteinfegerkrebs 1334
Schuppenkrause 540
Schüttelmixturen 1495
Schwachman-Test 1217
Schwangerschaft, Hauterkrankungen 1107ff.
– Androluteom 956
– Borrelia-burgdorferi-Infektionen 165
– Dermatitis in der Schwangerschaft
– – Autoimmun-Progesteron-Dermatitis 1109, 1110
– – papulöse 1111
– Dermatose 642, 643
– Erythema nodosum 1111
– Gonorrhö 102
– Herpes gestationis 642, 643, 1109
– Papeln und Plaques, pruritische urtikarielle 1111
– Prurigo während der Schwangerschaft
– – P. follicularis 1111
– – P. gestationis vom Frühtyp 1110
– – P. simplex subacuta 1110
– Pruritus gravidarum 1108
– Striae distensae (Schwangerschaftsstreifen) 703, 714

– Syphilistherapie in der Schwangerschaft 159
– Varikose 831
– Varizellen 46
Schwartzman-Sanarelli-Phänomen 362
schwarze / schwarzer
– Blastomykose 890
– Blattern 52
– – Dermographismus 941
– Ferse 479
– Haarzunge 1059
– Lentigo (schwarze solare) 1254
– Piedra 287
– Tod (*siehe* Pest) 275ff.
– Witwe 327
Schwarzfliegen 630
Schwefel 434, 1519
Schwefelgranula 215
Schwefelmangelhaar 1002
Schwefelstoffwechsel 1204
Schweinebandwurm (Taenia solium) 345
Schweinerotlauf 271
Schweineschmalz (Adeps suillus) 1503
Schweiß
– ekkriner 981
– gefärbter 979
Schweißdrüsen / Schweißdrüsenerkrankungen 977ff.
– apokrine 977
– ekkrine, Erkrankungen der 981ff.
– Hidradenome (*siehe auch dort*) 1298
– Pyodermien der Schweißdrüsen 197
– Schweißdrüsenabszesse der Neugeborenen 198
– Schweißdrüsennävi 981, 1266
– – apokrine 1266
– – ekkrine 981, 1266
– Schweißretentions-Syndrom 451
Schweißdrüsenfeld, axilläres, operative Entfernung 984
Schweißdrüsenkarzinom 1338, 1339
– adenoid-zystisches 1339
Schweißdrüsenzysten 1285
– Schweißdrüsenretentionszyste 1285
Schweißfrieseln 988
Schwiele 478
Schwimmbadgranulom 220, 239, 240
– sprorotrichoide Form 240
Schwitznäschen 985
Schwitzurtikaria 380
Scleradenitis multiplex 138
Sclerema
– S. adiposum neonatorum 782
– S. amyloidosum Gottron 1158
– S. oedematosum neonatorum 735, 736
Scleroedema 735
– S. adultorum 735
– S. Buschke 735
Sclerodermia (*siehe* Sklerodermien) 724ff.
Sclerosis fibrosa penis 759
Scopulariopsis brevicaulis 283, 287
Scratchtest (Skarifikationstest) 389, 447
scrub-typhus 95
Scutula 289
Scutulum (Schildchen) 289

Sebocystomatosis scroti 1280
Seborrhö 4, 436, 946, 947
– Ekzem, seborrhoisches 78, 404, 436 ff.
– – der Erwachsenen 439
– – HIV-Infektion 78, 436
– – der Säuglinge 437, 438
– Keratose, seborrhoische 1291
– light-sensitive seborrhoid 969
– pityriasiforme 441
– Seborrhoid 441
– Warze / Alterswarze, seborrhoische 1291
Sebostase (Asteatose) 449, 451, 453, 677, 946 ff.
– Alterssebostase 465
Sebum (Talg) 945
Sebumproduktion 946
Sechs Infektionskrankheiten 58 ff.
Sechste Krankheit 62, 63
Secrétan-Syndrom 781, 892, 904, 905
Sehnenscheide, Riesenzelltumor, benigner 1364
Sehnenscheidenphlegmone 203
Seifen 1516
Sekundäreffloreszenzen 5
Sekundärinfektion 457
Selen(4)-Sulfid 286, 442, 1517
– Schampoos, selensulfidhaltige 308
Senear-Usher-Syndrom 631
seniles Ekzem 465
Sensibilisierung / Sensibilisierbarkeit 352, 353, 414
– monovalente 352, 353
– polyvalente 354
Sensibilitätsstörungen 244
Seronarbe 149
Seropapel 6, 897
Seroreaktionen 149, 150, 384
– nichttreponemale 149, 157
– treponemale 150, 157
Sertaconazol 1512
Serum-Amyloid-P-Komponente (SAP) 1153
Serumkrankheit / Serumkrankheitsreaktion 356, 358, 384
– Arzneimittelreaktion vom Typ der 356, 358, 359
– Exantheme bei Serumkrankheit 358
Sexualhaar 993
Sexualsteroide 1536
Sézary-Syndrom 1408
Sézary-Zellen 577, 1409
– Sézary-Lutzner-Zellen 1409
Sharp-Syndrom 755
shave biopsy 13
Shulman-Syndrom 734, 784
Sicca-(Sjögren)-Syndrom 741, 1067, 1068
Sicca-Symptomatik, HIV-Infektion 82
Siderose 942, 1203
– Hämosiderose 939
Siemens-Syndrom 689
Siff-Zeichen 834
Silbernitrat 1509, 1521
Silbernitratlösung 1509
Silbernitratprophylaxe 106
– Credé 106

Silbersulfadiazin 1509
Silikonom 780
Silikonpannikulitis 780
silver-blue nails 1037
Simons-Syndrom 789
Simulium-Kriebelmücke 343
Sintrin 367
Sinus 1278, 1287
– Dentalsinus, kutaner 1288
– Pilonidalsinus 1287
Sinushistiozytose mit massiver Lymphadenopathie 1450
Sister Marýs nodule 1340
Sitosterolämie 1125
Sjögren-Larsson-Syndrom 680, 681
Sjögren-Syndrom 1067, 1068
Skabies (Scabies; siehe Krätze) 328, 329, 331
Skabophobie 331
Skarifikationstest (Scratchtest) 389
Skleradenitis, syphilitische 131
Sklerodactylie 730
Sklerödem 735
– Scleroderma amyloidosum Gottron 1158
Sklerodermatomyositis 732
Sklerodermien (Sclerodermia / Sclérodermie) 724 ff.
– Akrosklerodermie (siehe auch dort) 729, 730
– Alopezie, sklerodermatische 730
– diffuse 728–730
– – Stadium oedematosum 730
– – Stadium sclerosum 730
– Pseudosklerodermie 706, 733 ff., 1192
– S. diffusa seu progressiva 728
– Sclérodermie en coup de sabre 725
– Skleroporphyrie 1192
– systemische 728 ff.
– – Klassifikation 729
– zirkumskripte (S. circumscripta; siehe auch Morphaea) 724 ff.
– – Klassifikation 724, 725
Sklerodermiepannikulitis 784
Sklerofaszie 727
Skleromyxödem 1149, 1172
Sklerose, systemische 728
Sklerosierungsbehandlung 841 ff.
– Komplikationen 842, 843
Sklerosierungstherapie bei Hämorrhoiden 1467
Skorbut 1226
– beim Kind 1226
– des Erwachsenen 873, 1226
Skorpione 327, 328
Skrophuloderm 231
Skrotalzysten 1280
– verkalkte 1280
Skrotumkalzinose 1200
Skybala (Kotballen) 329
SLE (siehe Lupus, erythematodes, systemischer) 742 ff.
Slow-virus-Infektion 545
Sm 746
Smegma 1079
Smegmolithen 1083
SMON-Krankheit 1508

Sneddon-Syndrom 817
Sneddon-Wilkinson-Syndrom 664
Sobostase 4
Sofortpigmentierung 496, 915
Sofortreaktion 353, 384, 447
– urtikarielle 384
Sohlenhorn 1040
Solardermatitis (siehe auch Sonnenbrand) 493, 495, 499, 500
solare Keratosen 1302
Solutio
– – S. Castellani DRF 298, 304, 1493
– S. jodi 1493
Sommerpityriasis der Ellenbogen und Knie 591
Sommerprurigo 504, 900
Sommersprossen 916
– Neurofibromatosis generalisata, sommersprossenartige Flecken in den Axillen 917, 1384
– permanente 916
Sondenphänomen 228
Sonnenbrand 493, 495, 499, 500
Sonnenbrandzellen 494
Sonnenbräunung 915
Sonnenschutzmittel 1515
Sonnenurtikaria 502
Sonographie, Lymphknoten 1353
Sonozaki-Syndrom 661
Soor 300 ff.
– Mundsoor 300
– vaginaler 302
– Windelsoor (Soorwindeldermatitis) 305
spanischer Kragen 1085
Spätdermatographismus, urtikarieller 376
Spätpigmentierung 496, 915
Spätsyphilis (Lues III und Metalues) 128, 139
Spectinomycin 1545
Speicheldrüsenzysten 1286
Spermagglutinationstest nach Kibrick 1476
Spermakonservierung 1484
Spermiogramm 1474
Spermatozoendichte und -zahl 1476
Sphingolipide (Ceramide) 407, 451, 673
Sphingolipidosen 1131
Sphingomyelin-Cholesterin-Lipidose 1136
Sphingomyelinose 1136
Spidernävus 1271
Spiegeleizellen 499
Spiegeltumoren 1297
Spinaliom 1333 ff.
Spindelhaar 999
Spindelzellhämangioendotheliom 1375
Spindelzellnävus 1260
Spindelzelltumor Reed, pigmentierter 1260
Spinnen (Araneae) 327
Spinnennävus 1271
spinozelluläres Karzinom 1333 ff.
Spinulosismus 235
Spiradenom, ekkrines 1299
Spirochaeta pallida 125

Spitzpocken 54
Splitejakulationsuntersuchung 1477
Spondylarthritis, psoriatische 558
Spontankeloid 1360
Sporen 280
Sporothrix schenckii 309
Sporotrichose 309
– Nokardiose, sporotrichoide 214
Sprays 1494
Sproßpilz 280
– Dermatomykosen 300ff.
Spulwurm (Ascaris lumbricoides) 338
spun glass hair 1000
Squalen 945
Squama (Schuppe) 7
– colleretteartige Schuppung 7
– exfoliative Schuppung 7
– ichthyosiforme Schuppung 7
– kleinlamellöse Schuppung 7
– pityriasiforme Schuppung 7
– psoriasiforme Schuppung 7
squamous eddies 1335
SSPE (subakut sklerosierende Panenzephalitis) 59
Stachelzellkarzinom 1333
Stadium
– bullosum 406, 422
– crustosum 406, 422
– erythematosum et oedematosum 405, 422
– madidans 406, 422
– squamosum 406, 422
– vesiculosum 406, 422
– vesiculosum et bullosum 422
Stammvarikose 830
Stammzellen 1439
Stammzellenlymphom 1451
Standardreihe 428
Stanilo 1545
Stanzbiopsie 13
Staphylodermia superficialis circinata 530, 1459
Staphylokokken (Staphylococcus / staphylococcal)
– Epidermolysin (Staphylokokkenexotoxin) 363
– Impetigo, staphylogenes 181
– Lyell-Syndrom, staphylogenes 183, 363
– Pemphigoid der Neugeborenen, staphylogenes 183
– S. aureus 181, 183, 457
– – Phagentyp-71 183
– S. epidermidis 948
– staphylococcal scalded skin syndrome (SSSS) 183
Status seborrhoicus 436
Stauungssyndrom, arthrogenes 839, 840
Steatozystome (Steatocystoma) 1282, 1283
– St. multiplex 1282
– – St. m. conglobatum 1283
– – St. simplex 1283
Stechfliege (Stomoxys calcitrans) 326
Stechmücke (Culex pipiens) 326
Stein-Leventhal-Syndrom 956, 1007
Steinkohlenteer 561

Steinschnittlage 1465
Steißbeinfistel 953, 1287
Stemmer-Zeichen 887
Sterilität 1480
Sternberg-Reed-Zellen 1402
Sternchenangiom 1271
Sternhimmelbild 1451
Sternokostoklavikularhyperostose 661
Steroidakne 962
Steroidentzugs-Syndrom 1534
Steroidlipodystrophie 786
Steroidpurpura 872
Steroidrosazea 965
Steroidsulfataseenzymmangel 678
Steroidulkus 1528
Sterole, freie 945
Stevens-Johnson-Syndrom (Erythema multiforme) 364, 532, 533
Stewardessenkrankheit 969
Stewart-Treves-Syndrom 891, 1377
Stichprovokation in Notfallbereitschaft 398
Stichtest (Pricktest) 389, 447
Stickstoff, flüssiger 1552
Stoffwechsel / Stoffwechselstörungen
– Aminosäurestoffwechsel, Hautkrankheiten durch Störungen 1140ff.
– Chylomikronenstoffwechsel 1114
– Eisenstoffwechselstörungen 1203ff.
– Glykosaminoglykanstoffwechsel, Hauterkrankungen durch 1165
– Kupferstoffwechselstörungen 1206
– Lipidstoffwechsel, Hautkrankheiten 1113ff.
– Lipoproteinämiestoffwechsel, Hautkrankheiten 1113ff.
– Purinstoffwechselstörungen 1209ff.
– Purpura bei 873
– Schwefelstoffwechselstörungen 1203ff.
– Zinkstoffwechselstörungen 1204
Stomatitis
– allergische 426
– Gingivostomatitis herpetica 36, 37
– Pyostomatitis (*siehe dort*) 1072
– St. aphthosa 36, 37, 1068
– St. candidomycetica 300, 301
– St. epidemica 1067
– St. gangraenosa 1067
– St. ulcerosa 1066
Stomatopyrosis 1060
Stomoxys calcitrans (Stechfliege) 326
Strahlen
– Bucky-Strahlung 1565
– Hautkrankheiten durch ionisierende Strahlen (*siehe auch* Röntgendermatitis) 491ff., 1563
– Infrarotstrahlung 494
– ionisierende 1325, 1563
– optische Strahlung 1556
– Röntgenstrahlen 1563, 1564
– Röntgenweichstrahlentherapie 1565
– UV-Strahlung (*siehe auch dort*) 493
Streptobacillus moniliformis 277
Streptokokken-Infektionen (Streptococcus / Streptococcal) 199ff., 536, 544
– allergische Hautveränderungen durch S. 205

– Formen
– – S. der Gruppe A 59, 544
– – S. pyogenes 199
– – S. toxic shock-like syndrome 202
– hämolysierende Streptokokken 179
– sekundäre Hautinfektionen durch S. 204
Streptomyces madurae 215
Streß 451
– Psoriasis, Streßsituationen und emotionale Belastungen 544
Streureaktionen 422
Striae / Stria
– Pubertätsstriae 714
– Str. distensae (Schwangerschaftsstreifen) 703, 714, 1107
– Str. gravidarum 714, 1107
– Str. migrans 715
Strommarken 488
Strongoloidose / Strongyloidiasis (Strongyloides) 341
– St. stercoralis 341
Strophulus
– Str. adultorum 898
– Str. bullosus 897
– Str. infantum 324, 897
– Str. urticatus 898
Struma, euthyreote 703
Stukkokeratose 1293
Sturge-Weber-Sydrom 1270
subcorneal pustular dermatosis 664
Substanz P 374
Subtraktionsangiographie 822
subunguale
– Exostosen 1044
– Tumoren 1044
Suchdiät 391
Sudamen 988
Suffusionen 5
Suggestivtherapie, Warzen 32
Sugillationen 5, 851
Sukzessivschanker 129
Sulfamethoxazol 1546
Sulfonamide 1546
Sulfone 1546
Sulzberger-Garbe-Krankheit 444
SUP (selektive-UV-Phototherapie) 560, 563
Sutton-Nävus 934
Sweet-Syndrom 538, 539
swimmers itch 348
Sycosis
– nonparasitaria 290
– parasitaria 290
Sympathikomimetika 397
Sympathikusblockade 984
Syndets 1516
Syndrom / Syndroma / syndrome (*siehe auch* Syndrome, nach Namen benannte)
– der brennenden Füße 801, 802
– der dysplastischen Nävi 1261, 1346
– der eingewachsenen Großzehennägel 1044
– der gelben Nägel (yellow-nail-syndrome) 1042
– des grauen Babys 367

Syndrom
- der leicht ausziehbaren Haare 1020
- der unkämmbaren Haare 1000
- der unruhigen Beine 802
- der verbrühten Haut 183, 361
- des linearen Naevus sebaceus 1264
- MAGIC- 775, 1071
- paraneoplastisches 599
- POEMS- 1149
- REM- 1173
- S. digitocutaneum minimum 455
- S. muco-cutaneo-oculare acutum 532
- syndrome of limited joint mobility and waxy skin 1217

Syndrome (*siehe auch* Morbus; nur nach Namen benannte *Syndrome*)
- Achard-Thiers- 1007
- Achenbach- 873
- Adams-Oliver- 767
- Ainhum- 767
- Albright- 917
- Albright-McCune-Sternberg- 917
- Arndt-Gottron- 1172
- Ascher- 703
- Barraquer-Simons- 789
- Bart- 622
- Bart-Pumphrey- 756
- Beradinelli-Seip- 597, 790
- Bernard-Soulier- 864
- BIDS- 682
- Birt-Hogg-Dubé- 1457
- Bjoernstad- 999
- Bloch-Sulzberger- 922
- Bloom- 515, 598, 795, 1458
- Bloom-Torre-Machacec- 795
- Böök- 1004
- Bonnevie-Ullrich- 769
- Bourneville- 1266
- Brain- 708
- Brock-Spiegler- 1297
- Brocq-Pautrier- 1232
- Buckley- 456
- Bureau-Barrière- 907
- Bürger-Grütz- 1123
- Buschke-Ollendorff- 1267, 1365
- Carney- 1457
- Chanarin-Dorfman- 681
- Charcot- 781
- Chédiak-Higashi- 515, 928, 929, 1458
- Chédiak-McKusick-Breen- 929
- Cockayne- 515, 706
- Cockayne-Touraine- 620
- Comèl-Netherton- 681
- Cornelia-de-Lange- 1007, 1211
- Cowden- 1064
- CRST- 732
- CREST- 729, 732, 1201
- Crouzon- 598
- Curschmann-Steinert- 706
- Da-Costa- 687
- De-Sanctis-Cacchione- 515, 516
- Diamond- 1170
- DiGeorge- 589
- Dowling- 708
- Ehlers-Danlos- 700, 701
- EMO- 768
- Evans- 860, 861
- Fabry- 1131
- Fanconi- 853
- Fiessinger-Leroy- 112
- Fiessinger-Rendu- 532
- Fitz-Hugh-Curtis- 102
- Fölling- 927, 1140
- Francois- 1450
- Friedrich-Erb-Arnold- 1035
- Fuchs- 534
- Gammel- 1459
- Gardner- 1457
- Gardner-Diamond- 880
- Gerhardt- 801
- Gianotti-Crosti- 592, 593
- Goltz-Gorlin- 709, 767, 1324, 1329, 1457
- Gottron- 687
- Gougerot-Carteaud- 600
- Greither- 684
- Grönblad-Strandberg- 719
- Haber- 969
- Hallopeau-Siemens- 619
- Happle- 681
- Hartnup- 515, 1142
- Hashimoto-Pritzker- 1442
- Heerfordt- 1235
- Herlitz- 617
- Hermansky-Pudlak- 928, 929
- Herzberg-Potjan-Gebauer- 1005
- Hippel-Lindau- 1270
- Hoigné- 395, 396
- Holmes-Adie- 988
- Horner- 988
- Hornstein-Knickenberg- 1366
- Horton- 810
- Hovel-Evans- 1457
- Hutchinson- 1127
- Hutchinson-Gilford- 705
- Iso-Kikuchi- 1040
- Job- 456
- Johanson-Blizzard- 767
- Jüngling- 1236
- Kaposi-Bureau-Barrière-Grupper- 693
- Kasabach-Merritt- 871, 1373
- KID- 687
- Kimura- 1394
- Klein-Waardenburg- 930
- Klinefelter- 1478
- Klippel-Trénaunay-Weber- 1271
- Köhlmeier-Degos- 818
- Kussmaul-Maier- 806
- Lassueur-Graham-Little- 586, 587
- Laugier-Hunziker-Baran- 1037
- Launois-Bensaude- 1381
- Lawrence- 598, 790
- LEOPARD- 917, 921
- Lesch-Nyhan- 1211
- Leser-Trélat- 1460
- Libman-Sacks- 745
- Löffler- 338
- Löfgren- 537, 1235
- Louis-Bar- 515, 796, 1458
- Lyell- (*siehe auch dort*) 183, 361-363, 580
- Maffucci- 1373
- Marfan- 703
- Marie-Pierre-Bamberger- 1461
- McCune-Albright- 917
- Melkersson-Rosenthal- 1055
- Menkes- 998, 1206, 1207
- Meyenburg-Altherr-Uehlinger- 774, 1202
- Miescher- 598
- Mikulicz- 1237
- Mitchell- 801
- Moebius- 1211
- Mondor- 833
- Morgagni- 1007
- Mucha-Habermann- (*siehe auch dort*) 574, 575
- Muckle-Wells- 1154
- Münchhausen- 781, 904
- Murray- 1367
- Netherton- 999, 1001
- Nicolau- 366
- Nonne-Milroy-Meige- 791
- Nooan- 769
- Omenn- 1443
- Papillon-Lefèvre- 685, 1062
- Parinaud- 217
- Parkes-Weber- 1271
- Pasini- 621
- Peutz-Jeghers- 917, 1457
- Pfaundler-Hurler 1007
- Pfeifer-Weber-Christian- 777, 1198
- Prä-Sézary- 1409
- Prader-Willi- 598
- Pseudo-Lesch-Nyhan- 1211
- Pseudo-Raynaud- 1151
- Rabson-Mendelhall- 598
- Raynaud- (*siehe auch dort*) 729, 802, 803
- Refsum- 679
- Reiter-Syndrom (*siehe* Reiter-Krankheit) 112–114
- Rendu-Osler- 1272
- Richner-Hanhart- 1141
- Romberg- 712
- Ross- 988
- Rothmund- 707
- Rothmund-Thomson- 515, 797
- Schamberg- 364, 875
- Schimmelpenning-Feuerstein-Mims- 767, 1264
- Schnitzler- 394
- Schönlein-Henoch- 812, 878
- Schöpf- 686
- Secrétan- 781, 892, 904, 905
- Senear-Usher- 631
- Sézary- 1408
- Sharp- 755
- Shulman- 734, 784
- Sicca-(Sjögren)- 741, 1067, 1068
- Siemens- 689
- Simons- 789
- Sjögren- 1067, 1068
- Sjögren-Larsson- 680, 681
- Sneddon- 817
- Sneddon-Wilkinson- 664
- Sonozaki- 661
- Stein-Leventhal- 956, 1007
- Stevens-Johnson- 364, 532, 533
- Stewart-Treves- 891, 1377

- Sturge-Weber- 1270
- Sudeck- 889
- Sweet- 538, 539
- Teutschländer- 1198
- Thévenard- 907
- Thibiérge-Weissenbach- 732, 1201
- Thomson- 707
- Tietz- 930
- Torre-Muir- 1457, 1462
- Touraine-Solente-Golé- 768, 1035
- Troisier-Hanot-Chauffard- 1203
- Trousseau- 1460
- Turner- 769, 888
- Urbach-Wiethe- 1161
- Vogt-Koyanagi- 934
- Vohwinkel- 685
- Vrolik- 704
- Ward- 1329
- Waterhouse-Friderichsen- 870
- Weber-Cockayne- 616
- Wells- 1249
- Werner- 706, 1458
- von Willebrand- (siehe auch von Willebrand-Krankheit) 864, 867
- Winterbauer- 732
- Wiskott-Aldrich- 852
- Wittmaack-Ekbom- 802
- Wolf- 767
- Woolf-Dolowitz-Aldous- 930
- Zinsser-Cole-Engman- 708, 1458
synoviale Ödeme 375
Syphilis/Syphilide (siehe auch Lues) 125 ff.
- angeborene 144
- Antikörperverhalten in verschiedenen Stadien
- - der behandelten Lues 152
- - der unbehandelten Lues 153
- Bestätigungsreaktionen 154
- Bombensyphilid 139
- Bubo, syphilitischer 130
- dekapierte L. 128
- Einteilung 128
- endemische 162
- Frühsyphilis (Lues I und Lues II) 128, 139
- gesetzliche Meldepflicht 160
- HIV-Infektion 77
- Immunitätsphänomene 148, 149
- klinische Stadien der Lues 157
- korymbiform 139
- Luesformen und -stadien (siehe Lues)
- Neurosyphilis (siehe auch dort) 155 ff.
- Pigmentsyphilide 136
- Primärstadium (Lues I) 128 ff.
- Quartärstadium (Lues IV) 143, 144
- Sekundärstadium (Lues II; siehe auch dort) 128, 131 ff.
- Serokontrollen 160
- serologische Untersuchungsbefunde 157
- - Liquordiagnostik 155
- Spätsyphilis (Lues III und Metalues) 128, 139, 143, 144
- Suchreaktion 153
- Syphilis connata (siehe auch Lues connata) 128, 144 ff.
- tertiäre L. innerer Organe 142, 143

- Tertiärstadium (Lues III) 139, 140
- Therapie 156 ff.
- - Neurosyphilis 159
- - in der Schwangerschaft 159
- Tod- und Frühgeburten, syphilitische 144, 145
- Verlaufskontrollreaktionen 154
Syphiloid, posterosives 464
Syringocystadenoma papilliferum 1300
Syringome 1298
- disseminierte 1298
Systemmykosen 279, 312
- durch fakultativ pathogene Pilze 312
- durch obligat pathogene Pilze 312
Systemsklerose 728
Szentivanyi-Theorie 451

T
tâches bleuâtres 322
T-Helferzellen 19
T-lymphoblastisches Lymphom 1403
T-Lymphozyten (siehe auch T-Zellen) 19, 20, 451
- allergenspezifische 451
- zytotoxische (CD8 + T-Lymphozyten) 20
T-Zell-Antwort 20
T-Zell-chronisch-lymphozytische Leukämie (T-CLL) 1403
T-Zell-Erythrodermie 1408
T-Zell-Lymphom 811, 1390, 1412 ff.
- angioimmunoblastisches 1413
- angiozentrisches 811
- CD30-positives großzellig-anaplastisches 1414
- großzelliges pleomorphes 1412
- immunoblastisches 1413
- kleinzelliges pleomorphes 1412
- mittelgroßzelliges pleomorphes 1412
- pannikulitisches 785, 1452
T-Zell-Neoplasien 1403
T-Zell-Pseudolymphom 1390, 1392
T-Zell-Rezeptor 18
T-Zellen 416
T-Zonen-Lymphom 1413
Tabanus 326
Tabes dorsalis 144
tache mère 540
Taenia solium (Schweinebandwurm) 345
Takayasu-Arteriitis 811
taktile Rezeptoren 893
Taldrüsenfollikulom 1285
Talg (siehe auch Sebum) 945
Talgdrüsen
- ektopische 1050, 1080
- freie 1050
- heterotope 1080 ff., 1095
Talgdrüsenausführungsgänge 945
Talgdrüsenazini 945
Talgdrüsenfollikel / Talgdrüsenfollikelerkrankungen 945 ff.
Talgdrüsenhyperplasie, zirkumskripte senile 1264
Talgdrüsenkarzinom 1338
Talgdrüsennävi 1264
Talgdrüsenproduktion (Seborrhö) 436
Talgzysten 1282

Tamoxifen 1479
Tangier-Krankheit 1124
Tannin 1518
Tapeziernagelphänomen 737
Tapirlippe (Makrocheilie) 201, 1055
Tätowierungen 5, 941 ff.
- Amalgamtätowierungen 942, 1065
- Kohlenstaubtätowierungen 942
- Pulvertätowierungen 943
- Schmucktätowierungen 5
- Schmutztätowierungen 942, 1554
Taucheranzugdermatitis 193
Teerakne 956
Teerbehandlung / therapeutische Teeranwendung 459, 1306
- Goekerman-Teer-/ Phototherapie 561
Teere / teerartige Externa 433, 442, 561, 1522, 1523
- andere Teerpräparationen 561
- Liquor. carbon. deterg. 561
- Steinkohlenteer 561
- Teerkeratosen 1306
- Teerwarzen 1306
Teilchenbeschleuniger 1565
Teleangiektasien (Teleangiectasia) 795 ff.
- Erythem, teleangiektatisches 795
- - kongenitales 795
- essentielle 796
- primäre 795
- progressive disseminierte essentielle 796
- sekundäre 797
- T. hereditaria haemorrhagica 1272
- T. macularis eruptiva perstans 1435
- Teleangiektasie-Ataxie-Syndrom 796
- zerebellookulokutane 796
Telecuriegeräte 1566
Telogen / Telogenphase 994, 995
telogener Haarausfall 1009
Telogenhaare 996
Teratozoospermie 1475
Terbinafin 297, 299, 1547
Terminalhaarfollikel 945
Terrainfaktoren 221
- Lupus vulgaris 228
Tesafilm 286
Testosteron 1484
Tests / Untersuchungstests
- Antiöstrogentest 1479
- CAP-(Carrier-Polymer)-System 371
- Carbacholtest 381
- Carriertest 678
- Chlamydienzellkultur 116
- Chromatintest 1478
- Detergenswaschmethode 177
- Dunkelfeldtechnik, Syphilis 125
- Epikutantestung 371, 411, 426, 447
- F-Körper-Test 1479
- Frei- 124
- FTA-ABS-(Fluoreszenz-Treponema-Antikörper-Absorptions)- 150
- GnRH-(Gonadotropin-Releasing-Hormon)-Test 1479
- Gonokokkenkultur 100
- Gürteltest 378
- Harris- 150
- HIV-Tests (siehe auch dort) 83, 84

Tests / Untersuchungstests
- IgG-FTA-ABS- 157
- IgM-FTA-ABS- 151
- 19S-IgM-FTA-ABS- 151, 157
- Inhalationstest 447
- Intrakutan- / Intradermaltestung 371, 388, 389, 447
- Jod-Stärke-Test 984
- Karenz- oder Expositionstest 364, 370, 430
- Kveim-Siltzbach-Reaktion /-Test 1235, 1237
- Lepratests (siehe auch dort) 242, 247
- Lupusbandtest (siehe auch dort) 631, 742, 747
- Lymphozytentransformationstest 371, 430
- Mahorner-Ochsner- 827
- Makroflockungstest 150
- Makrophagenmigrationsinhibitionstest 430
- Mayer- 150
- Mazotti-Test 344
- Minor-Schwitzversuch 984, 985
- Nasaltest 447
- Nelson- 126, 150
- p24-Antigen- 83
- Paul-Versuch 52
- Prausnitz-Küstner-Transfertests 374, 503
- Pricktest (Stichtest) 389, 447
- PRIST (Papier-Radio-Immuno-Sorbent-Test) 390, 450
- Provokationstestung (siehe auch dort) 391, 430, 447
- Radioimmun- und Enzymimmuntests 390
- RAST (Radio-Allergo-Sorbent-Test) 371, 390, 450
- Reibtest 389, 447
- RPRC-(Rapid-Plasma-Reagin-Card)- 150, 157
- Rubriment-Test 458
- Rumpel-Leede- 873, 880
- Schick- 211
- Schirmer- 1068
- Schnelltest 150
- Schwachman- 1217
- Scratchtest (Skarifikationstest) 389, 447
- Spermagglutinationstest nach Kibrick 1476
- Toluidblautest 1054
- Toxizitätstest nach Elek 211
- TPHA-(Treponema-pallidum-Hämagglutinations)- 152, 157
- TPI-(Treponema-pallidum-Immobilisations)- 126, 150
- Trendelenburg- 827
- Tuberkulintests (siehe auch dort) 219–221
- Tzanck- 42, 457, 624
- VDRL-(Venereal-Disease-Research-Laboratory)- 150, 157
- Zylindertests 378
Teststoffe 428

Testsubstanz 427, 428
- Salbengrundlage 427
Tetrachlorsalizylanilid (TCSA) 512
Tetrazykline 1510, 1544
Teutschländer-Syndrom 1198
Thalassotherapie 563
Thallus 280
Theodor-Drüse 59, 63
Thermographie 822
Thesaurismosis hereditaria lipoidica 1132
Thévenard-Syndrom 907
Thiabendazol 1514
Thiamin (Vitamin B_1) 1221
Thibiérge-Weissenbach-Syndrom 732, 1201
Thioflavin-T-Färbung 1156
Thomson-Syndrom 707
Thorium X 491
Thrombangiitis obliterans 824
Thrombektomie 835
Thromboasthenie 864
Thrombangitis cutaneointestinalis disseminata 818
Thrombophlebitis
- migratorische 1460
- T. migrans 825, 833
- T. profunda 834
- T. saltans 833
- T. superficialis 832
Thrombose
- Analvenenthrombose 1470
- perianale 1470, 1471
Thrombosediagnostik 828
Thrombosezeichen 828
Thrombozythämie 851, 863, 864
Thrombozytopathie / thrombozytäre Störungen 850, 851, 864
- erworbene 865
- hämorrhagische Diathesen, thrombozytär bedingte 851
- hereditäre 864
Thrombozytopenie 851 ff.
- Alloimmunthrombozytopenien 862, 863
- bei disseminierter intravasaler Gerinnung (DIC) 857
- erworbene 854
- familiäre 852, 854
- - mit Ekzem und Infektanfälligkeit 852
- - ohne Organanomalien 854
- durch gesteigerten Thrombozytenabbau 856
- Hämangiom-Thrombozytopenie-Syndrom 871
- heparinassoziierte (HAT) 862
- hereditäre 852
- - mit Nierenerkrankungen 853
- idiopathische thrombozytopenische Purpura (ITP) 858
- immunologisch bedingte (siehe auch Immunthrombozytopenien) 858ff.
- bei Infektionskrankheiten 856
- kongenitale 853
- Pseudothrombozytopenie 854

- Purpura
- - thrombotisch-thrombozytopenische (TTP) 857
- - thrombozytopenische 357
- durch Verteilungs- und Verdünnungsstörungen 863
Thrombozytosen 863
Tiaprofensäure 512
Tierhaare 449
Tietz-Syndrom 930
Tigerschwanz, Zickzackbandenmuster 681
Tinea 285 ff.
- aphlegmasische Form 288
- Berufskrankheitenverordnung (Nr. 3102) 290
- phlegmasische Form 288
- T. barbae 287, 290
- T. capitis 287, 288
- T. colli 291
- T. corporis 288, 290, 291
- T. cruris 294
- T. crurum 294
- T. faciei 287, 290, 291
- T. favosa 288, 289
- T. incognita 291
- T. inguinalis 288, 291, 292, 294
- T. manuum 288, 292, 293
- - dyshidrosiforme 292
- - hyperkeratotisch-rhagadiforme 292
- T. nigra 287
- T. pedis 293
- T. pedum 288
- T. unguium 288, 294, 295
- T. versicolor 285
Tinkturen 1493
Tod- und Frühgeburten, Syphilisinfektion 144, 145
Todesfälle, plötzliche, Kälteurtikaria 379
α-Tokopherol 1227
Tolnaftat 298
Toluidblautest 1054
Tonsillae linguae heterotopicae symmetricae 1056
Tonsillitis 1072
Tophi (Gichtknötchen) 1210
Torre-Muir-Syndrom 1457, 1462
Torsionshaare 998
Torulose 312
toter Finger (Leichenfinger) 804
Totes Meer 563
Touraine-Solente-Golé-Syndrom 768, 1035
Touton-Riesenzellen 1119
toxic epidermal necrolysis (TEN) 361
Toxikodermie 351
toxisches
- Arzneimittelexanthem 351, 367
- Ölsyndrom 735
- Schocksyndrom / Toxinschocksyndrom 184, 202
- - durch Streptokokken 202
Toxizitätstest nach Elek 211
Toxoplasmoseenzephalitis 85
TPHA-(Treponema-pallidum-Hämagglutinations)-Test 152, 157

Sachverzeichnis

TPI-(Treponema-pallidum-Immobilisations)-Test 126, 150
Trachyonychie (Trachyonychia) 1034
– T. idiopathica 1034
Traktionsalopezie 1013
Tranexamsäure 393
Tranquillantien 1549
Transfusion
– maternofetale 589
– von nichtbestrahlten Blut- bzw. Blutbestandteilen 589
transitorische akantholytische Dermatose 634
traumatische Pannikulitis 780
Trematoden (Saugwürmer) 336, 347
trench fever 217
Trendelenburg-Tests 827
Treponema
– T. carateum 162
– T. pallidum 125
– – Treponema-pallidum-Hämagglutinations-(TPHA)-Test 152, 157
– – Treponema-pallidum-Immobilisations-(TPI)-Test 126, 150
– T. pertenue 160
treponemale Seroreaktionen 149, 157
Tretinoin (Vitamin-A-Säure) 563, 958, 1220, 1520
Tribromsalizylanilid (TBSA) 512
Trichilemmalzysten 1281, 1282
– proliferierende 1282
Trichinellose (Trichinella) 339
– T. spiralis 339
Trichinose 339
Trichloressigsäure 1521
Trichobacteriosis palmellina 209
Trichobilharzia
Trichoblastom 1297, 1298
– Fibrom, trichoblastisches 1297
– pigmentierter Typ 1298
Trichodiskom 1366
Trichoepitheliom 1296, 1297
– Riesentrichoepithelion 1297
– unreifes 1297
Trichogramm (Haarwurzelstatus) 996, 1009
Trichoklasien 1001
Tricholemmom 1296
Trichomalazie 1009
Trichome 915
Trichomegalie, Aids 81
Trichomonadenurethritis 268
Trichomonas 267ff.
– Penatrichomonas hominis 267
– T. tenax 267
– T. vaginalis 267, 1099
Trichomycosis nodosa 286, 287
– T. palmellina 209
Trichonodosis 1001
Trichophyton / Trychophytien 282, 288
– T. mentagrophytes 288, 290
– T. rubrum 282, 290
– T. schönleinii 289
– T. tonsurans 288
– T. verrucosum 288
– T. violaceum 288
– der Unterschenkel, chronisch follikuläre 294

Trichopoliodystrophie 998, 1206
Trichoptilosis 1002
Trichorrhexis 1001
– T. congenita 1144
– T. invaginata 1001
– T. nodosa 1001, 1144
Trichoschisis 1001
Trichosporon
– T. beigelii 286
– T. cutaneum 286
Trichostasis
– T. lanuginosa 1005
– T. spinulosa 963
Trichotemnomanie 1021
Trichothiodystrophie 515, 680, 681, 1002, 1204
– Ichthyosis und Trichothiodystrophie 681
– als Teil von Syndromen 1002
Trichotillobasaliom 1329
Trichotillomanie 1021
Trigeminus-Syndrom, trophisches, neurotrophischer Ulkus bei 906
Trikeratose, lichenoide 693
Trimethoprim 1546
Trimethylaminoxidase 980
Trimethylaminurie 115, 980
Trimethylpsoralen (TMP) 509, 1560
tripe palms 1461
Triphenylmethan 298
Tripper (siehe Gonorrhö) 99ff.
Trockenpinselung 1495
Troisier-Hanot-Chauffard-Syndrom 1203
Trombidien (Trombicula) 333
– T. autumnalis 333
Trombidiose 333
Trommelschlegelfinger 1035
– idiopathische 768
Tropengeschwür 1215
Trophödeme 887, 888
– Typ Meige 888
– Typ Nonne-Milroy 887
Trophoneurose, Romberg- 712
tropical anhidrotic asthenia 990
tropical phagedena 1215
tropical ulcer 1215
tropische lichenoide Dermatitis 589
Trousseau-Syndrom 1460
Trousseau-Zeichen 665
Trypanosomatidae 261
Tryptophan 1142
– L-Tryptophan-haltige Arzneimittel 734
Tuberculosis (siehe Tuberkulose) 219ff.
Tuberculum impar 1058
Tuberkulid (siehe auch Tuberkulose) 219, 233ff.
– akneiformes 238
– nodöses 236
– papulonekrotisches 235
– Pseudotuberkulide 237ff.
– rosazeaartiges 238
– ulzeröses 235
Tuberkulin
– Allergie vom Tuberkulintyp 353, 356

– Tuberkulinschwellenbestimmung 221
– Tuberkulintest 219, 220
Tuberkulose (Tuberculosis) 219ff., 536
– Abseuchungstuberkulose 224
– Aids 76
– Allergie, tuberkulospezifische 219
– Etagenwechsel 228
– Granulom
– – tuberkulöses 221, 230
– Gumma, tuberkulöses 231
– Halslymphknotentuberkulose 232
– Hauttuberkulosen, warzige 219ff., 226
– Schanker, tuberkulöser 222
– Schutzimpfung 223
– T. cutis
– – T. c. colliquativa 231, 232
– – T. c. indurativa 236
– – T. c. lichenoides 234, 235
– – T. c. luposa 227
– – T. c. miliaris disseminata 224
– – T. c. orificialis 224
– – T. c. papulonecrotica 235
– – T. c. verrucosa 226
– T. fungosa serpiginosa 225
– T. lupoides miliaris disseminata faciei 237
– T. miliaris ulcerosa mucosae et cutis 224
– T. primaria cutis (siehe auch Hauttuberkulosen) 222, 223
– T. subcutanea et fistulosa 233
– Tuberkulide (siehe dort)
– Zirkumzisionstuberkulose 223
tuberöse Sklerose 931, 1266
Tübinger-Studie 830
tubuläres Adenom der Vulva 1300
Tularämide 276
Tularämie 275, 276
Tumoren
– Abrikossoff-Tumor 1385
– Akanthome (siehe dort) 480, 1284, 1292, 1320
– Bednar-Tumor 1368
– der Blutgefäße 1369
– Buschke-Löwenstein- 29, 1322
– Dabaska-Tumor 1374
– Embolien von Tumoren 805
– Epitheliom (siehe auch dort) 33, 1295, 1296
– – benigne epitheliale 1291ff.
– – maligne epitheliale 1324ff.
– Fettgewebstumoren 1379ff.
– Fibroblastom, Riesenzellfibroblastom der Kindheit 1368
– fibroepitheliale (siehe auch dort) 1329, 1330
– des fibrösen Bindegewebes 1360
– Glomustumor (siehe auch dort) 1045, 1375
– Granularzelltumor 1385
– Hodentumoren 1482
– Koenen-Tumoren 1041, 1265
– Präkanzerosen 1302ff., 1313, 1314
– Pseudokanzerosen 1317ff.
– Pseudotumoren (siehe dort) 701
– Riesenzelltumor, benigner, Sehnenscheide 1364

Tumoren
- Spiegler-Tumoren 1297
- subunguale 1044
- zystische 1278, 1279
Tumornachsorge 1332
Tunga penetrans 325
Tüpfelnägel, psoriatische 551
Turbantumoren 1297
Turmnagel 1035
Turner-Syndrom 769, 888
Tuschepräparate 312
Tylositates articuli 756
Tyndall-Effekt 1285
Typ-I-Reaktion 354
Typ-II-Reaktion 356
Typ-III-Reaktion 356
Typ-IV-Reaktion 356
Typhus 95
Typus rusticanus 525, 800
Tyroglyphiden 332
Tyrosin 914
Tyrosinämie, okulokutane (Typ II) 686, 1141, 1142
Tyrosinase 914
Tyson-Drüsen 1080
Tzanck-Test 42, 457, 624
Tzanck-Zelle (akantholytische Pemphiguszelle) 624, 631

U

U1-RNP 746
Überbein 1286
Uhrglasnägel 1035
Ulcus (*siehe* Ulkus)
Ulerythema
- U. ophryogenes 688, 689
- U. sycosiforme 192
Ulkus (Ulcus) / Geschwür 8
- anästhetisches 906
- Marjolin-Ulkus 199, 1334
- Morvan-Ulkus 906
- neurotrophisches (*siehe auch dort*) 906ff.
- Röntgenulkus 492
- U. cruris 819, 838, 843
-- U. c., Ätiologie 838
-- U. c., Deckung mit Spalthaut 843
-- U. c., hypertonicum 819
-- U. c., lokale Behandlung 843, 844
-- U. c. venosum 838
- U. durum 129
- U. mixtum 131, 174ff.
- U. molle 172ff.
-- und Aids 176
-- U. m.-Bubo 173
-- U. m. elevatum 173
-- U. m.-Lymphangitis 173
- U. phagedaenicum gangraenosum 129
- U. rodens 1326
- U. terebrans 1327
- U. tropicum 204, 1215
- U. vulvae acutum 1100
Ultraschall, bildgebender (B-Scan-Technik) 821
Ultraviolett-Therapie (*siehe auch* UV) 459, 563
Ulzerationen, neurotrophische 906ff.

Umlauf 184
Umlaufbeschleuniger 1565
Ungezieferbefall, wahnhafter 905
Unguentum
- U. diachylon Hebra 1496
- U. emulsificans 1504
-- U. e. aquosum 1504
Ungues hippocrati 1042
- U. in turriculo 1035
- U. incarnatus 1043
Unna-Abtropfungstheorie 1257
Unna-Krankheit 436
Unna-Politzer-Nackennävus 1269
Unna-Thost-Krankheit 683
Unterlippenfisteln 1050, 1051
- kongenitale 1050
- laterale 1051
- paramediane 1051
Unterschenkelekzem 423, 424
- paratraumatisches 424
- periulzeröses 424
Unterschenkelvenenthrombose 828
Uranitis granulomatosa 1055
- U. plasmacellularis 1089
Urbach-Wiethe-Syndrom 1161
Ureaplasma urealyticum 108, 110
Urethritis
- Candida-U. 111
- Chlamydien-U. 110
- Mykoplasmen-U. 110
- nichtgonorrhoische 110
- traumatische 111, 112
- U. gonorrhoica posterior 103
- Virus-U. 111
Urin, ammoniakalische Zersetzung 464
Urtica (Quaddel)
- U. anaemica 6
- U. hyperaemica 6
- U. porcellanea 6, 374
- U. profunda 6, 374, 391
- U. rubra 6, 374
Urtikaria (Urticaria / Urtica) 373ff.
- adrenergische 381
- akute 375, 382, 384, 385
- allergische 384, 388
-- Hauttestungen 388
- mit Angioödem (Quincke-Ödem) 373–375, 391ff.
-- als Symptome von anaphylaktoider Reaktion 375
- Anstrengungsurtikaria 380
- aquagene 381
- cholinergische 380
- chronische 375, 382, 386
-- chronisch-intermittierende 375, 382, 386
-- Diagnostik 388
-- endogen chronische 387
- dermographische 377
- Dermographismus, urtikarieller 376
- Druckurtikaria (*siehe auch dort*) 377, 378
- durch exogenen Kontakt mit Seetieren 382
- immunologische oder allergische 384
- Kälte- / Kryourtikaria (*siehe auch dort*) 378, 379, 1151

- Kontakturtikaria / Kontakturtikariogene 327, 375, 381, 395
- Lichturtikaria (*siehe auch dort*) 380, 502, 503, 1558
- nichtimmunologische 382
- papulöse 79
- photoallergische 502
- physikalische 376
- pseudoallergische 382
- psychogene chronische 388
- Raupenurtikaria 381
- Röntgenurtikaria 380
- Schwitzurtikaria 380
- Sofortreaktion, urtikarielle 384
- Sonnenurtikaria 502
- Strongyloidiasis bei U. 341
- U. bullosa 374
- U. e calore 379
- U. cum pigmentatione 375
- U. dioica 373
- U. factitia 377
- U. e frigore 378
- U. gigantea 374
- U. haemorrhagica 374
- U. mechanica 377
- U. neonatorum 526, 662
- U. papulosa
-- U. p. chronica 898
-- U. p. infantum 897
- U. perstans 901
- U. pigmentosa 1433ff.
-- U. p. adultorum 1435
-- U. p. bullosa (pemphigoides) 1434
-- U. p. haemorrhagica 1434
- U. porcellanea 374
- U. profunda 374, 391
- U. rubra 374
- U. solaris 502
- Urtikariavaskulitis 375, 393, 394, 813
- Wärmeurtikaria (*siehe auch dort*) 379, 380
- Wiedererwärmungsurtikaria 380
Urtikariadosis, minimale (MUD) 503
UV-A 494, 1562
- UV-A-Erythem 494
UV-B 493, 494, 1562
UV-B-Erythem 495
UV-C 493, 494, 1562
UV-Empfindlichkeit 795
UV-Filter 1515
UV-induzierte
- Hyperpigmentierung 80
- Immunsuppression 499
- lichenoide Dermatitis 80
UV-Phototherapie, selektive (SUP) 560, 563
UV-Strahlung 493, 494
UVASUN 498

V

V. (*siehe* Venen)
Vaccina (*siehe* Vakzine)
vaginaler Soor 302
Vaginose
- Fluor vaginalis durch bakterielle Vaginose 1098
- Mobiluncus- 114

Vakzine (Vaccina) 51–53
- Paravakzineknoten 53
- postvakzinale Ekzeme 53
- V. generalisata 53
- V. inoculata 53
Vakzinevirus 53
Valley fever 315
van-Kossa-Färbung 16
Varicella-Zoster-Virus 44, 46, 70
- HIV-Infektion 70
- in der Schwangerschaft 46
Varicosis (siehe Varikose) 830ff.
Varikophlebitis 832
Varikose (Varicosis) 830ff.
- Komplikationen 831
- primäre 830
- retikuläre 830
- Schwangerschaftsvarikose 831
- sekundäre 831
- Stammvarikose 830
- Therapie 840
Varikozele 1481
Variola (Variolois) 46, 51
Varizellen (siehe Varicella-Zoster-Virus) 44, 46, 70
- Eruption Kaposi, varizelliforme 39
Varizen 830ff.
- akute Varizenblutung 831
- Besenreiservarizen 830
- Lokalisation 830
Vaskulitis / Vaskulitiden (Vasculitis; siehe auch Arteriitis) 805ff., 850
- allergische 812, 813
-- als Arzneimittelreaktion 358
-- hämorrhagisch-bullös-nekrotischer Typ 813
-- hämorrhagischer Typ 813
-- papulonekrotischer Typ 813
- HIV-Infektion 81
- Immunkomplexvaskulitis 812, 878
- leukozyklastische 384, 393, 812, 878
-- l. nekrotisierende 393
- Livedovaskulitis 817
- primäre 806
- sekundäre 812
- Urtikariavaskulitis 375, 393, 394, 813
- V. allergica 812, 813, 878
-- V. a. als Arzneimittelreaktion 358
-- V. a. vom hämorrhagischen Typ 878
- V. racemosa 816
VDRL-(Venereal-Disease-Research-Laboratory)-Test 150, 157
Vehikel als Arzneimittel 1489
Veillonella-Infektionen 111
Vellushaarfollikel 945
Vellushaarzysten, eruptive 1283
Venektasien 798
Venen (Vena / Venae) / Venenerkrankungen 826ff.
- Beinvenen 826
-- oberflächliche 826
-- tiefe 826
- chronische Veneninsuffizienz (siehe auch CVI) 835ff.
- Cockett-Venen 826
- Leitvenen, tiefe 828
-- Leitveneninsuffizienz 830

- Perorationsvenen 826
-- Bassi- 826
-- Boyd- 826
-- Dodd- 826
- Pratt-Warnvenen 834
- Therapie der Veneninsuffizienz 840
- V.v. perforantes 826, 828
- V. saphena
-- V. s. magna 828, 831
--- Insuffizienz der 831
-- V. s. parva 828, 831
--- Insuffizienz der 831
- Varikose (siehe auch dort) 830
- Varizen (siehe auch dort) 830
- venöse Ulzera 838ff.
Venendruckmessung 829
Venenstripping 831
- nach Babcok 843
Venenverschlußplethysmographie 829
Venereal-Disease-Research-Laboratory-(VDRL)-Test 150, 157
Verätzung 489, 490
Verband 1490 ff.
- Dunstverband, feuchter 1491
- fettfeuchter 1491
- feuchter 1490
Verbrennung 481, 482
- Neunerregel nach Wallace 481
- Phosphorverbrennungen 484
- Verbrennungsschock 482
Verbrühung 481
- Verbrühte Haut-Syndrom 183, 361
Vergiftungen
- Kohlenmonoxid- 368
Verhornungsstörung, follikuläre 949
Verkalkungen, intrakranielle 1162
Vermillionektomie 1339
Vermiottes 1334
Verödung 831, 841ff.
Verruca / Verrucae (siehe auch Warzen) 25, 28, 29, 226, 1291ff.
- Eczema verrucatum 27
- Karzinom, verruköses (siehe auch dort) 1317, 1318
- V. necrogenica 226
- V. planae juveniles 28, 29
- V. plantares 28
- V. seborrhoica 1291
-- V. s. senilis 1291
- V. vulgares (vulgäre Warzen) 25
- verruca-plana-artige Warze 1292
Verrucosis 27, 31
- V. acuminata 27
- V. generalisata 27, 31
- V. seborrhoica 1292
Verschlußazoospermie 1481
Verschlußkrankheit, arterielle (siehe auch arterielle V.) 819
Vesicula (Bläschen) 7
Vierte Krankheit 61
Vimentin 16
Vinblastin 68
Vincaalkaloide 68
Vincristin 68
Virchow-Trias 832
Virchow-Zellen 242

Viren
- Coxsackie-Viren 57
- Erkrankungen durch 23ff.
- Herpes-simplex-Virus (siehe HSV) 35ff.
- HIV-(humane Immundefizienzvirus)-Infektion (siehe auch Aids) 64ff.
- Orfvirus 55
- Papillomviren, humane (siehe auch HPV) 24, 72
- Parvovirus B19 61, 62
- Poxvirus 51ff.
- Rötelnvirus 63
- Typen 24
- Vakzinevirus 53
- Varicella-Zoster-Virus 44, 70
- Zytomegalievirus-(CMV)-Erkrankungen 71, 85
Virus-Urethritis 111
Viruside 234
Virustatika 1513, 1546
Vitamine / Vitaminosen
- Avitaminosen 1219ff.
- Hypervitaminosen 1219ff.
- Vitamin A 1219, 1220
-- Vitamin-A-Mangel 1219
-- Vitamin-A-Hypervitaminose 1220
-- Vitamin-A-Säure (Tretinoin) 563, 958, 1220
- Vitamin B 1221
- Vitamin B_1 (Thiamin) 1221
-- Vitamin B_1-Mangel 1221
- Vitamin B_2 (Riboflavin) 1221
- Vitamin B_3 (Nikotinsäureamid) 1221
-- Vitamin B_3-Hypervitaminose 1224
- Vitamin B_6 (Pyridoxin) 1221
- Vitamin B_{12} (Cyanocobalamin) 1224, 1225
- Vitamin C 1226
-- Vitamin-C-Mangel 873
- Vitamin D 1227
-- Vitamin-D-Hypervitaminose 1227
-- Vitamin-D-Mangel 1227
- Vitamin D_3 (1,24-Dihydroxycholecalciferol) 562
-- 1,25-Dihydroxy-Vitamin-D_3 1523
-- Vitamin D_3-Analoga 1523
- Vitamin E 1227
- Vitamin H 1228
- Vitamin K 1228
-- Vitamin-K-Mangel 867, 868, 1228
--- Gerinnungsstörungen durch 868
--- bei Neugeborenen 868
Vitiligo 449, 932ff.
- gemischte 933
- generalisierte 933
- Klassifikation 932
- lokalisierte 932
- perinävische 934
- Quadrichromvitiligo 932
- Trichomvitiligo 932
- universale 933
VLDL (Very-low-density-Lipoprotein) 1113, 1114
Vogelmilben 332

Vogt-Koyanagi-Syndrom 934
Vohwinkel-Syndrom 685
Volkmann-Cheilitis 1054
Volumenersatzmittel, kolloidale 383
Vrolik-Syndrom 704
Vulvaatrophie 1101, 1102
– primäre 1101
– senile 1102
Vulvadystrophien 1101
Vulvaekzem 1103 ff.
– atopisches 1103
– lichenifiziert atopisches 454
Vulvaerkrankungen 1100 ff.
Vulvaerysipel 201
Vulvakarzinom 1337
Vulvapapeln
– bowenoide 26
– pigmentierte 1089, 1090
Vulvapruritus 1102
Vulvitis
– allergische 426
– V. circumscripta chronica benigna plasmacellularis 1097
– V. plasmacellularis 1089
Vulvodynie 1097
Vulvovaginitis 1095 ff.
– infantile 1096
– psychosomatische 1097
– Vv. adultorum 1095
– Vv. candidomycetica 302, 1099
– Vv. diabetica 1097
– Vv. gonorrhoica 102
– Vv. herpetica 38
– – Vv. h. recidivans 38
– Vv. infantum 1096

W

Wadenschmerz 825
wahnhafter Ungezieferbefall 905
Waldenström-Krankheit 1148
Wallace-Neunerregel (siehe auch Verbrennungen) 481
Walrat (Cetaceum) 1503
Walter-Reed-Klassifikation 65
Wanderfilarien 342
Wanderhoden 1482
Wanderplaques 1057
Wandgranulation 844
Wangen- und Gaumenschleimhauterkrankungen (siehe auch Mundschleimhaut-E.) 1063 ff.
Wangenohr 769
Wanzen (Cimikose) 323, 324
– Bettwanze (Cimex lectularius) 323
– tropische 324
Ward-Syndrom 1329
Warfarin 367
Wärmestrahlung 1553
Wärmeurtikaria 379, 380
Wärmekontakturtikaria 379
– hereditäre, vom Spättyp 379
– vom Soforttyp 379
Warzen 24 ff.
– Condylomata (siehe dort)
– Dellwarze 33
– Dornwarzen 26, 28, 479
– Dyskeratom, warziges 1295

– Feigwarzen (Condylomata acuminata) 26, 29, 30
– Fußsohlenwarzen 28
– Mosaikwarzen (Myrmetium) 26, 28
– Riesenwarzen 28
– Schleimhautwarzen 30, 31
– seborrhoische 1291
– – seborrhoische Alterswarze 1291
– Teerwarzen 1306
– Therapie 31 ff.
– Verruca / Verrucae (siehe dort) 28, 29, 226, 1291 ff.
– verruca-plana-artige 1292
– Verrucosis (siehe dort) 27, 31, 1318
Wasserbindungsvermögen der Haut 407
water dermatitis 340
Waterhouse-Friderichsen-Syndrom 870
Weber-Cockayne-Syndrome 616
Wegener-Granulomatose 809
weicher Schanker 172 ff.
Weil-Felix-Reaktion 95
weiße
– Piedra 286, 287
– Psoriasis 551
weißer Dermatographismus 377, 451
Weißfleckung / Weißfleckenkrankheit 932 ff.
– angeborene 930
Wellenfieber 276, 277
Wells-Syndrom 1249
Werlhof-Krankheit 858
Werner-Syndrom 706, 1458
Wespen 325
– Wespengiftallergie 396
Whirlpooldermatitis 193
white sponge nevus 1064
white spot disease 722
Whitmore-Krankheit 273
Wickham-Phänomen 583, 587
Wiedererwärmungsurtikaria 380
Wiesengräserdermatitis 508, 510
von Willebrand-Syndrom 864, 867
– Plättchentyp des 864
Wilson-Krankheit 1207
Windeldermatitis 464, 465
– psoriasiforme 465
Windelsoor 305
Windpocken 44
Winer-Riesenpore 1284
Winiwarter-Buerger 824
Winterbauer-Syndrom 732
Wiskott-Aldrich-Syndrom 852
Wismut 940
Wittmaack-Ekbom-Syndrom 802
Witwe, schwarze 327
Wohynisches Fieber 217
Wolf-Syndrom 767
Wollhaare 1000
Wollhaarnävus 1000, 1267
Wollwachs 1503
Wollwachsalkohole 1500
Wollwachsalkoholsalbe 677, 1503, 1504
Wood-Lampe 1557
Wood-Licht 208, 931
– Untersuchung 209, 285
Woolf-Dolowitz-Aldous-Syndrom 930

Woringer-Kolopp-Krankheit 1410
Wuchereria bancrofti 342
Wundrose 199 ff.
Würmer, Hauterkrankungen durch 335 ff.
– Bandwürmer (Cestoda) 336, 345
– – Fischbandwurm (Diphyllobothrium latum) 345
– – Hundebandwurmkrankheit (Echinokokkose) 346
– – Schweinebandwurm (Taenia solium) 345
– Guineawurminfektion (Drakunkulose) 344
– Hundehakenwurm (Ancylostoma caninum) 340
– Madenwurm (Enterobius vermicularis) 337
– Medinawurm (Dracunculus medinensis) 345
– Menschenhakenwurm (Necator americanus) 340
– Plattwürmer (Plathelminthes) 336, 345, 346
– Rinderhakenwurm (Bunostomum phlebotum) 340
– Ringel- oder Borstenwürmer (Annelida) 336
– Rundwürmer (Nemathelminthes) 336, 337
– Saugwürmer (Trematoden) 336, 347
– Spulwurm (Ascaris lumbricoides) 338
– Trichinen 339
– Zwergfadenwurm (Strongyloides stercoralis) 341
Wüstengeschwür 1215
Wüstenrheumatismus 315

X

X-chromosomal dominante Ichthyosis 681
X-ray elastosis 718
Xanthelasmen (Xanthelasma) 1115, 1116
– cysticum 1127
– generalisiertes 1127
– ohne Hyperlipoproteinämie 1127
– X. corporis 1127
– X. palpebrarum 1116, 1127
Xanthelasmoidea 1433
Xanthochromia palmaris 1118
Xanthoerythrodermia perstans 576
Xanthogranulom (Xanthogranuloma) 1128, 1242, 1243, 1363, 1447
– Histiozytom, xanthomatisiertes 1362
– juveniles 1447
– nekrobiotisches 1128, 1242
– Pannikulitis, xanthogranulomatöse 1128
– X. juvenile 1447
Xanthomatisation 1119
Xanthomatose
– familiäre idiopathische hypercholesterinämische 1120
– zerebrotendinöse 1124
Xanthome (Xanthoma) 1116 ff.

– disseminierte mit Hepatosplenomegalie bei Hyperlipidämie 1123
– diffuse plane 1127
– papulöses 1126
– verruziformes 1126
– X. disseminatum 1125, 1448
– X. eruptivum 1118
– X. juvenile 1447
– X. palmare 1118
– – X. p. papulosum 1119
– – X. p. striatum 1119, 1122
– X. planum diffusum 1117
– X. tendinosum 1118
– X. tuberosum 1117
– X. verruciforme 1119
Xanthomzellen 15
Xanthosiderohistiozytose 1125
Xenonlampe 497
Xerodermie (Xeroderma) 79, 515, 516
– HIV-Infektion 79
– X. pigmentosum (XT) 515, 516
– – Keratosen bei 1305
– X- pigmentosum-Variante 516
– pigmentiertes Xerodermoid 515, 516
Xerosis
– atopische (Asteatose) 946
– X. conjunctivae 1220
– X. corneae 1220
Xerostomie 1060, 1068
xerotisches Ekzem 410
XP (Xeroderma pigmentosum) 515, 516
– XP-A bis XP-I 515

Y
Y-Chromosom 1479
yaws 160, 161
yellow nail syndrome 888, 1042
Yersiniainfektionen (Yersinia) 216, 275, 537
– Y.-enterocolitica-Infektion 216
– Y. pestis 275
Yersiniasis 216

Z
Zähne, Verfärbung 367
Zahnfistel 1288
Zahnpocken 897
Zahnsinus, kutaner 1288
Zebra bodies 1137
Zebrahaut 528
Zecken (Ixodes) 327, 333, 334
– Schafzecke 163
– Zeckenbißfieber, südafrikanisches 95
– Zeckentyphus 95
zeitlicher Zusammenhang mit der beruflichen Tätigkeit 468
Zellulitis 791
– eosinophile 1249
Zeramidasedefizienz 1137
Zerebrosidlipidose 1134
Zerkarien 347
– Zerkariendermatitis 348
Zestoden 345
Zeugungsfähigkeit des Mannes 1473
Ziehl-Neelsen-Färbung 16

Zigarettenpapier, Aufsaugen von Sebum in 946
Zimtaldehyde 1515
Zink 961
Zinkleim 1496
– Zinkleimverband 841
Zinkmangel, alimentärer 1205
Zinkmangelsyndrom durch intravenöse Ernährung 1205
Zinköl 1499, 1500
Zinkpyrithion 442, 1517
Zinkstoffwechsel 1204
– Störungen 1204, 1205
Zinksubstitution 1206
Zinnoberflecken 801
Zinsser-Cole-Engman-Syndrom 708, 1458
Zirkonium 984
Zirkoniumgranulome 1244
zirkumskripte Talgdrüsenhyperplasie 1264
Zirkumzisionstuberkulose 223
Zitronenhaut 717
Zöliakie (glutensensitive Enteropathie) 644
Zona 46
Zoon-Krankheit 1088
Zoonosen 271 ff.
– Anthropozoonosen 261
Zoster 46 ff.
– Herpes zoster 46
– Varicella-Zoster-Virus (siehe auch Varizellen) 44
– Zosterformen 48, 49
– – Pockenzoster 52
– Zoster bei HIV-Infektionen 49
– – Z. gangraenosus 49
– – Z. generalisatus 49
– – Z. haemorrhagicus 49
– – Z. ophthalmicus 48
– – Z. oticus 49
– – Z. segmentalis 48
– – Z. unilateralis 48
Zosterimmunglobulin 50
Zug- und Druckatrophie 711
Zumbusch-Psoriasis 555
Zungenbändchen, Verkürzung 730
Zungenerkrankungen (siehe auch Lingua) 1056 ff.
– Faltenzunge 1057
– Furchenzunge 1057
– heterotope Zungenmandeln (-tonsillen) 1056
– Landkartenzunge 1057
– schwarze Haarzunge 1059
– Zungenbrennen 1061
– Zungenkarzinom 1337
– Zungenschmerz 1061
– Zungentonsille 1056
– Zungenvarizen 1056
Zuviel-Haut-Syndrom 702
Zweiflügler (Diptera) 325
Zwergfadenwurm (Strongyloides stercoralis) 341
Zyanoakrylattechnik 968

Zyanose (Asphyxie) 6, 795
– Akrozyanose (siehe auch dort) 6, 798, 1151
– Erythrocyanosis crurum puellarum 800
Zylindrom 1297
Zystadenom 1286, 1300
– apokrines 1286
– papilläres intraduktales 1300
Zysten 951, 1277 ff.
– branchiogene 769, 1289
– bronchogene 1289
– Dermoidzysten 1285
– Dorsalzyste der Finger, mukoide 1287
– echte 1051, 1277
– entwicklungsgeschichtlich bedingte 1288
– Epidermalzysten (siehe auch dort) 1279, 1280
– Epithelzysten, traumatische 1281
– Fibrose, zystische 1217
– – Pankreasfibrose, zystische 1217
– Halszysten, laterale 769, 770, 1289
– Hidradenome (siehe auch dort) 1285, 1286, 1298
– Hidrozystome (siehe auch dort) 1285, 1286
– Kieferzysten 1329
– Lidrandzysten 686
– noduläre Elastose mit Zysten und Komedonen 716
– Ohrzysten 769
– Pilonidalzyste 1287
– Pseudozysten 1277, 1286
– Raphezyste, mediane 1288
– Riesenkomedonen 1281
– Rollhaarzysten 1002
– Schleimzysten (siehe auch dort) 1051, 1286
– Schweißdrüsenzysten (siehe auch dort) 1285
– Skrotalzysten (Sebocystomatosis scroti) 1280
– Speicheldrüsenzysten 1286
– Steatozystome 1282
– Talgzysten 1282
– Trichilemmalzysten (siehe auch dort) 1281, 1282
– Tumoren
– – nävoide zystische 1278
– – zystische 1278, 1279
– Vellushaarzysten, eruptive 1283
– Zystadenom, apokrines 1286
Zystizerkose 345
Zytokine 18, 416, 450, 1549
Zytologie des Blasengrundausstrichs 630, 634
Zytolyse 616
Zytomegalievirus-(CMV)-Erkrankungen (siehe CMV) 71, 85
Zytomykose, retikuloendotheliale 314
zytopathischer Effekt 45
Zytostatika 1521 ff., 1539, 1540
zytotoxische Reaktion (Typ-II-Reaktion) 356

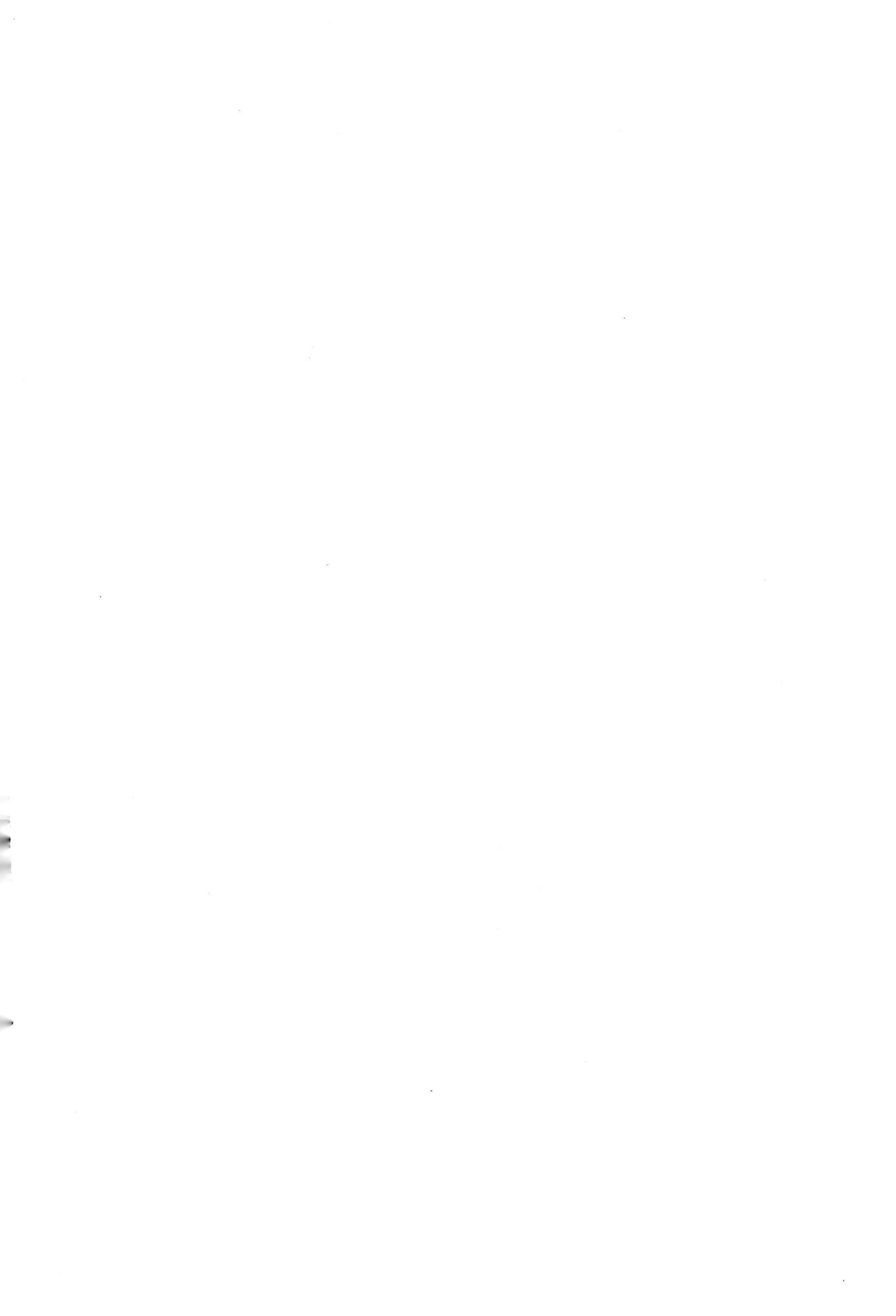